尼尔逊儿科学

Nelson Textbook of Pediatrics

原著第 19 版（下册）

原　著　［美］Robert M. Kliegman

　　　　　Bonita F. Stanton

　　　　　Joseph W. St. Geme Ⅲ

　　　　　Nina F. Schor

　　　　　Richard E. Behrman

主　译　毛　萌　桂永浩

副主译　杜立中　罗小平　陈艳妮

　　　　刘瀚旻　陆国平

世界图书出版公司

西安 北京 上海 广州

图书在版编目(CIP)数据

尼尔逊儿科学/(美)罗伯特·克利格曼(Robert M. Kliegman)等
著;毛萌,桂永浩主译. —西安:世界图书出版西安有限公司,2017.9
书名原文:Nelson Textbook of Pediatrics
ISBN 978 - 7 - 5192 - 0464 - 8

I. ①尼… II. ①罗… ②毛… ③桂… III. ①儿科学 IV. ①R72

中国版本图书馆 CIP 数据核字(2017)第 229052 号

书　　名	尼尔逊儿科学(原著第 19 版)	
	Nierxun Erkexue	
原　　著	[美]Robert M. Kliegman　　Bonita F. Stanton　　Joseph W. St. Geme III	
	Nina F. Schor　　Richard E. Behrman	
主　　译	毛　萌　桂永浩	
责任编辑	刘小兰　王梦华　杨　莉　马元怡	
装帧设计	新纪元文化传播	
出版发行	世界图书出版西安有限公司	
地　　址	西安市北大街 85 号	
邮　　编	710003	
电　　话	029 - 87214941　87233647(市场营销部)	
	029 - 87234767(总编室)	
网　　址	http://www.wpcxa.com	
邮　　箱	xast@ wpcxa.com	
经　　销	新华书店	
印　　刷	陕西金德佳印务有限公司	
成品尺寸	889mm×1194mm　　1/16	
印　　张	176.25　　彩　页　100	
字　　数	4200 千字	
版　　次	2017 年 9 月第 1 版　2017 年 9 月第 1 次印刷	
版权登记	25 - 2014 - 075	
书　　号	ISBN 978 - 7 - 5192 - 0464 - 8	
定　　价	1680.00 元(全 2 册)	

下册目录

第18部分 消化系统

第1篇 胃肠道疾病的临床表现 /1401
第297章 正常消化道表现 /1401
第298章 消化道疾病的主要症状及体征 /1401

第2篇 口腔 /1412
第299章 牙齿发育和发育异常 /1412
第300章 与其他情况相关的口腔病 /1415
第301章 咬合不正 /1415
第302章 唇裂与腭裂 /1415
第303章 伴有口腔表现的综合征 /1417
第304章 龋齿 /1418
第305章 牙周疾病 /1421
第306章 牙外伤 /1422
第307章 口腔软组织的常见病变 /1424
第308章 唾液腺和颌部疾病 /1425
第309章 牙齿的诊断性X线评估 /1426

第3篇 食管 /1426
第310章 食管的胚胎学、解剖学和功能 /1426
第311章 先天性畸形 /1426
第312章 食管梗阻性和动力性疾病 /1428
第313章 动力障碍 /1429
第314章 食管裂孔疝 /1430
第315章 胃食管反流病 /1431
第316章 嗜酸细胞性食管炎和非胃食管反流病性食管炎 /1435
第317章 食管穿孔 /1436
第318章 食管静脉曲张 /1436
第319章 食入 /1436

第4篇 胃肠 /1439
第320章 正常发育、结构和功能 /1439
第321章 幽门狭窄和胃的其他先天性畸形 /1439
第322章 肠闭锁、狭窄和旋转不良 /1442
第323章 肠重复畸形、梅克尔憩室和其他卵黄管残余 /1446
第324章 动力性疾病和先天性巨结肠 /1448
第325章 肠梗阻、肠粘连、肠套叠和闭袢性肠梗阻 /1453
第326章 异物和粪石 /1456
第327章 儿童消化性溃疡病 /1458
第328章 炎症性肠病 /1461
第329章 嗜酸细胞性胃肠炎 /1473
第330章 吸收不良性疾病 /1473
第331章 小儿肠功能衰竭的小肠移植术 /1494
第332章 儿童急性胃肠炎 /1494
第333章 慢性腹泻 /1512
第334章 功能性腹痛（非器质性慢性腹痛） /1520
第335章 急性阑尾炎 /1523
第336章 肛门及直肠的外科情况 /1530
第337章 消化道肿瘤 /1538
第338章 腹股沟疝 /1538

第5篇 胰腺 /1544
第339章 胚胎学、解剖学和生理学 /1544
第340章 胰腺功能试验 /1544
第341章 胰腺外分泌紊乱 /1545
第342章 胰腺功能不全的治疗 /1546
第343章 胰腺炎 /1546
第344章 胰腺假性囊肿 /1550
第345章 胰腺肿瘤 /1550

第6篇 肝和胆道系统 /1551
第346章 肝脏和胆道系统的形态发生 /1551
第347章 肝脏疾病的临床表现 /1551
第348章 胆汁淤积 /1559

第349章　肝的代谢性疾病　/1567
第350章　病毒性肝炎　/1573
第351章　肝脓肿　/1585
第352章　与全身性疾病相关的肝病　/1586
第353章　线粒体肝病　/1586
第354章　自身免疫性肝炎　/1589
第355章　药物及毒物引发的肝损伤　/1592
第356章　暴发性肝衰竭　/1594
第357章　肝和胆道的囊性疾病　/1597
第358章　胆囊疾病　/1597
第359章　门静脉高压和静脉曲张　/1598
第360章　肝移植　/1598
第7篇　腹　膜　/1598
第361章　畸　形　/1598
第362章　腹　水　/1598
第363章　腹膜炎　/1599
第364章　腹壁疝　/1600

第19部分　呼吸系统

第1篇　发育与功能　/1602
第365章　呼吸系统病理生理学及调节　/1602
第366章　呼吸系统疾病的诊疗进展　/1604
第367章　婴儿猝死综合征　/1604
第2篇　呼吸道疾病　/1614
第368章　先天性鼻部疾病　/1614
第369章　鼻部后天性疾病　/1616
第370章　鼻息肉　/1618
第371章　普通感冒　/1619
第372章　鼻窦炎　/1622
第373章　急性咽炎　/1624
第374章　咽后脓肿、咽侧（咽旁）脓肿和扁桃体周围蜂窝织炎/脓肿　/1626
第375章　扁桃体和增殖腺　/1628
第376章　慢性或反复呼吸道症状　/1631
第377章　急性炎症性上气道梗阻（哮吼、会厌炎、喉炎、细菌性气管炎）　/1632
第378章　喉、气管和支气管的先天性异常　/1637
第379章　气道异物　/1640
第380章　喉气管狭窄和声门下狭窄　/1641
第381章　气管和支气管软化　/1642
第382章　喉、气管和支气管的肿瘤　/1642

第383章　喘息、毛细支气管炎和支气管炎　/1643
第384章　肺气肿和过度充气　/1648
第385章　α1-抗胰蛋白酶缺乏和肺气肿　/1651
第386章　其他远端气道疾病　/1651
第387章　先天性肺疾病　/1651
第388章　肺水肿　/1656
第389章　吸入综合征　/1658
第390章　慢性反复性吸入　/1660
第391章　显著超敏、嗜酸性粒细胞浸润或毒素介导损害的肺实质性疾病　/1663
第392章　社区获得性肺炎　/1663
第393章　支气管扩张症　/1669
第394章　肺脓肿　/1670
第395章　囊性纤维化　/1672
第396章　原发性纤毛运动障碍（纤毛不动综合征）　/1689
第397章　肺间质疾病　/1689
第398章　肺泡蛋白沉积症　/1689
第399章　遗传性表面活性物质代谢异常　/1689
第400章　肺含铁血黄素沉着症　/1690
第401章　肺栓塞、梗死、出血　/1692
第402章　肺不张　/1697
第403章　肺肿瘤　/1697
第404章　胸膜炎、胸腔积液及脓胸　/1697
第405章　气胸　/1702
第406章　纵隔气肿　/1705
第407章　胸腔积液　/1707
第408章　血胸　/1707
第409章　乳糜胸　/1708
第410章　支气管肺发育不良　/1710
第411章　骨骼疾病对肺功能的影响　/1710
第412章　重症慢性呼吸功能不全　/1713
第413章　肺外疾病的肺部表现　/1721

第20部分　心血管系统

第1篇　心血管系统的发育生物学　/1722
第414章　心脏发育　/1722
第415章　胎儿至新生儿的循环转换　/1724
第2篇　心血管系统的评价　/1724
第416章　病史采集和体格检查　/1724
第417章　实验室检查　/1734

第 3 篇　先天性心脏病　/1746

第 418 章　先天性心脏病的流行病学与遗传基础
　　　　　/1746

第 419 章　婴儿及儿童先天性心脏病评估　/1747

第 420 章　非发绀型先天性心脏病：左向右分流病变
　　　　　/1748

第 421 章　无青紫型先天性心脏病：梗阻性病变
　　　　　/1760

第 422 章　非发绀型先天性心脏病（反流性疾病）
　　　　　/1770

第 423 章　发绀型先天性心脏病（对合并发绀和呼吸
　　　　　窘迫的危重新生儿的评估）　/1772

第 424 章　发绀型先天性心脏病变（与肺血流量减少
　　　　　相关的病变）　/1773

第 425 章　发绀型先天性心脏病：肺血流量增加相关
　　　　　的畸形　/1786

第 426 章　其他先天性心脏病和血管畸形　/1797

第 427 章　肺动脉高压　/1801

第 428 章　先天性心脏病治疗的一般原则　/1804

第 4 篇　心律失常　/1813

第 429 章　心率和心律失常　/1813

第 430 章　猝　死　/1823

第 5 篇　获得性心脏病　/1826

第 431 章　感染性心内膜炎　/1826

第 432 章　风湿性心脏病　/1832

第 6 篇　心肌与心包疾病　/1834

第 433 章　心肌病　/1834

第 434 章　心包疾病　/1842

第 435 章　心脏肿瘤　/1844

第 7 篇　心脏治疗学　/1844

第 436 章　心力衰竭　/1844

第 437 章　儿童心脏及心肺移植　/1844

第 8 篇　周围血管疾病　/1845

第 438 章　血管疾病（动脉瘤和动静脉瘘）
　　　　　/1845

第 439 章　高血压病　/1845

第 21 部分　血液疾病

第 1 篇　造血系统　/1855

第 440 章　造血系统的发育　/1855

第 441 章　贫　血　/1855

第 2 篇　红细胞生成不足（造血功能衰竭）　/1858

第 442 章　先天性纯红细胞再生障碍性贫血
　　　　　（Diamond-BlackfanAnemia，DBA）
　　　　　/1858

第 443 章　Pearson 综合征　/1859

第 444 章　获得性纯红细胞再生障碍性贫血　/1860

第 445 章　慢性病性贫血病和肾性贫血　/1861

第 446 章　先天性红系造血异常性贫血　/1862

第 447 章　婴儿生理性贫血　/1862

第 448 章　巨幼红细胞性贫血　/1863

第 449 章　缺铁性贫血　/1864

第 450 章　其他小红细胞贫血　/1867

第 3 篇　溶血性贫血　/1868

第 451 章　溶血性贫血的定义和分类　/1868

第 452 章　遗传性球形红细胞增多症　/1868

第 453 章　遗传性椭圆形红细胞增多症　/1871

第 454 章　遗传性口型红细胞增多症　/1871

第 455 章　其他膜缺陷性疾病　/1872

第 456 章　血红蛋白病　/1872

第 457 章　酶缺乏　/1887

第 458 章　细胞外因素所致的溶血：免疫性溶血性
　　　　　贫血　/1891

第 459 章　继发于其他细胞外因素的溶血性贫血
　　　　　/1894

第 4 篇　红细胞增多症　/1895

第 460 章　红细胞增多症　/1895

第 461 章　继发性红细胞增多症　/1895

第 5 篇　全血细胞减少　/1895

第 462 章　遗传性全血细胞减少　/1895

第 463 章　获得性全血细胞减少　/1903

第 6 篇　血液成分输血　/1905

第 464 章　红细胞输注和促红细胞生成素的应用
　　　　　/1905

第 465 章　血小板输注　/1905

第 466 章　中性粒细胞（粒细胞）输注　/1906

第 467 章　血浆输注　/1906

第 468 章　输血的风险　/1906

第 7 篇　出血与血栓性疾病　/1906

第 469 章　止　血　/1906

第 470 章　遗传性凝血因子缺乏（出血性疾病）
　　　　　/1913

第 471 章　血管病性假性血友病　/1919

第 472 章　遗传倾向性血栓形成　/1922

第 473 章　儿童血栓性疾病　/1924

第 474 章　新生儿期后期维生素 K 缺乏　/1928

第 475 章　肝脏疾病　/1928

第 476 章　获得性凝血抑制因子　/1928

第 477 章　弥散性血管内凝血　/1929

第 478 章　血小板和血管疾病　/1931

第 8 篇　脾　/1941

第 479 章　脾的解剖及功能　/1941

第 480 章　脾　大　/1941

第 481 章　脾功能减低、脾创伤及脾切除　/1941

第 9 篇　淋巴系统　/1942

第 482 章　淋巴系统的解剖和功能　/1942

第 483 章　淋巴管异常　/1942

第 484 章　淋巴结病　/1942

第 22 部分　癌症和良性肿瘤

第 485 章　儿童和青少年癌症的流行病学　/1944

第 486 章　肿瘤的细胞和分子生物学　/1947

第 487 章　诊断原则　/1947

第 488 章　治疗原则　/1951

第 489 章　白血病　/1951

第 490 章　淋巴瘤　/1960

第 491 章　儿童脑肿瘤　/1967

第 492 章　神经母细胞瘤　/1975

第 493 章　肾肿瘤　/1979

第 494 章　软组织肉瘤　/1982

第 495 章　骨肿瘤　/1985

第 496 章　视网膜母细胞瘤　/1990

第 497 章　性腺和生殖细胞肿瘤　/1992

第 498 章　肝肿瘤　/1994

第 499 章　良性血管瘤　/1995

第 500 章　罕见肿瘤　/1996

第 501 章　儿童组织细胞增生症　/1997

第 23 部分　肾病学

第 1 篇　普通微生物学　/2001

第 502 章　肾小球疾病概论　/2001

第 2 篇　血　尿　/2002

第 503 章　儿童血尿的临床评估　/2002

第 504 章　孤立性肾小球疾病伴反复性肉眼血尿　/2005

第 505 章　感染相关性肾小球肾炎　/2007

第 506 章　膜性肾病　/2011

第 507 章　膜增生性肾小球肾炎　/2011

第 508 章　狼疮性肾炎　/2012

第 509 章　过敏性紫癜性肾炎　/2014

第 510 章　急进性（新月体性）肾小球肾炎　/2014

第 511 章　Goodpasture 病　/2016

第 512 章　溶血尿毒综合征　/2016

第 513 章　血尿的上尿路因素　/2020

第 514 章　血液系统疾病所致血尿　/2022

第 515 章　解剖结构异常相关性血尿　/2022

第 516 章　血尿的下尿路病因　/2025

第 3 篇　蛋白尿相关的疾病　/2026

第 517 章　儿童蛋白尿概述　/2026

第 518 章　一过性蛋白尿　/2027

第 519 章　直立性（体位性）蛋白尿　/2027

第 520 章　混合性蛋白尿　/2027

第 521 章　肾病综合征　/2029

第 4 篇　肾小管疾病　/2035

第 522 章　肾小管功能　/2035

第 523 章　肾小管酸中毒　/2035

第 524 章　肾性尿崩症　/2040

第 525 章　Bartter 综合征、Gitelman 综合征和其他遗传性肾小管转运异常　/2041

第 526 章　肾小管间质性肾炎　/2043

第 5 篇　中毒性肾病——肾衰竭　/2046

第 527 章　中毒性肾病　/2046

第 528 章　肾皮质坏死　/2048

第 529 章　肾衰竭　/2048

第 530 章　肾移植　/2057

第 24 部分　婴儿和儿童的泌尿系统异常

第 531 章　肾脏的先天异常和发育不全　/2058

第 532 章　尿路感染　/2061

第 533 章　膀胱输尿管反流　/2065

第 534 章　尿路梗阻　/2070

第 535 章　膀胱畸形　/2079

第 536 章　神经源性膀胱　/2079

第 537 章　排尿障碍　/2079

第 538 章　阴茎与尿道畸形　/2085
第 539 章　阴囊内容物的异常　/2092
第 540 章　泌尿生殖系统外伤　/2097
第 541 章　泌尿系结石　/2098

第 25 部分　儿童妇科学问题

第 542 章　病史及体格检查　/2099
第 543 章　外阴阴道炎　/2099
第 544 章　出　血　/2102
第 545 章　乳房疾病　/2104
第 546 章　多囊卵巢综合征及多毛症　/2104
第 547 章　肿瘤及青少年人乳头瘤病毒（HPV）筛查　/2104
第 548 章　外阴阴道及副中肾管发育异常　/2108
第 549 章　特殊的妇科关爱　/2109

第 26 部分　内分泌系统

第 1 篇　内分泌系统　/2111
第 550 章　下丘脑和垂体激素　/2111
第 551 章　垂体功能减退　/2111
第 552 章　尿崩症　/2117
第 553 章　其他精氨酸加压素代谢和作用异常　/2120
第 554 章　垂体功能亢进、高身材、过度生长综合征　/2123
第 555 章　青春期生理　/2123
第 556 章　青春期发育障碍　/2123
第 2 篇　甲状腺疾病　/2132
第 557 章　甲状腺发育和生理　/2132
第 558 章　甲状腺素结合球蛋白缺乏症　/2132
第 559 章　甲状腺功能减退症　/2132
第 560 章　甲状腺炎　/2143
第 561 章　甲状腺肿　/2145
第 562 章　甲状腺功能亢进症　/2149
第 563 章　甲状腺癌　/2155
第 3 篇　甲状旁腺疾病　/2159
第 564 章　维持钙动态平衡和骨代谢的激素和肽类　/2159
第 565 章　甲状旁腺功能减退症　/2159
第 566 章　假性甲状旁腺功能减退症（Albright 遗传性骨营养不良）　/2162
第 567 章　甲状旁腺功能亢进症　/2163

第 4 篇　肾上腺疾病　/2167
第 568 章　肾上腺的生理学　/2167
第 569 章　肾上腺皮质功能减退症　/2168
第 570 章　先天性肾上腺皮质增生症和相关疾病　/2175
第 571 章　库欣（Cushing）综合征　/2185
第 572 章　原发性醛固酮增多症　/2188
第 573 章　肾上腺皮质肿瘤　/2188
第 574 章　嗜铬细胞瘤　/2188
第 575 章　肾上腺肿块　/2190
第 5 篇　性腺疾病　/2190
第 576 章　性腺的发育和功能　/2190
第 577 章　睾丸功能减退　/2190
第 578 章　睾丸肿瘤引起的假性性早熟　/2198
第 579 章　男性乳腺发育症　/2198
第 580 章　卵巢功能低下　/2200
第 581 章　卵巢病变所致的假性性早熟　/2207
第 582 章　性发育异常　/2209
第 6 篇　儿童糖尿病　/2219
第 583 章　糖尿病　/2219

第 27 部分　神经系统

第 584 章　神经系统评估　/2253
第 585 章　中枢神经系统先天异常　/2253
第 586 章　儿童期癫痫发作　/2269
第 587 章　非癫痫性发作性疾病　/2301
第 588 章　头　痛　/2301
第 589 章　神经皮肤综合征　/2309
第 590 章　运动障碍　/2317
第 591 章　脑　病　/2326
第 592 章　儿童神经系统退行性疾病　/2335
第 593 章　中枢神经系统脱髓鞘疾病　/2343
第 594 章　儿童卒中综合征　/2348
第 595 章　中枢神经系统感染　/2355
第 596 章　脑脓肿　/2369
第 597 章　假性脑瘤　/2370
第 598 章　脊髓疾病　/2372

第 28 部分　神经肌肉病

第 599 章　评估和检查　/2380
第 600 章　肌肉发育性疾病　/2384

第 601 章　肌营养不良　/2393
第 602 章　内分泌性肌病和中毒性肌病　/2404
第 603 章　代谢性肌病　/2405
第 604 章　神经肌肉接头病和运动神经元病　/2409
第 605 章　遗传性运动感觉神经病　/2416
第 606 章　中毒性神经病　/2419
第 607 章　自主神经病　/2420
第 608 章　吉兰 – 巴雷综合征　/2423
第 609 章　Bell 麻痹　/2426

第 29 部分　眼部疾病

第 610 章　生长和发育　/2428
第 611 章　眼的检查　/2428
第 612 章　屈光和调节异常　/2431
第 613 章　视力障碍　/2432
第 614 章　瞳孔和虹膜的异常　/2435
第 615 章　眼运动及眼位异常　/2438
第 616 章　眼睑疾病　/2445
第 617 章　泪器系统疾病　/2447
第 618 章　结膜病　/2448
第 619 章　角膜异常　/2452
第 620 章　晶状体异常　/2452
第 621 章　葡萄膜疾病　/2456
第 622 章　视网膜和玻璃体疾病　/2459
第 623 章　视神经异常　/2467
第 624 章　儿童期青光眼　/2467
第 625 章　眼眶异常　/2467
第 626 章　眼眶感染　/2468
第 627 章　眼部外伤　/2470

第 30 部分　耳

第 628 章　总则与评估　/2474
第 629 章　听力损失　/2474
第 630 章　先天性畸形　/2484
第 631 章　外耳道炎　/2485
第 632 章　中耳炎　/2487
第 633 章　内耳和骨迷路疾病　/2502
第 634 章　耳和颞骨创伤　/2502
第 635 章　耳和颞骨肿瘤　/2502

第 31 部分　皮　肤

第 636 章　皮肤的形态　/2503
第 637 章　患者的评估　/2503
第 638 章　治疗原则　/2504
第 639 章　新生儿皮肤病　/2506
第 640 章　皮肤缺陷　/2509
第 641 章　外胚叶发育不良　/2511
第 642 章　血管性疾病　/2512
第 643 章　皮肤色素痣　/2520
第 644 章　色素增多性皮肤病　/2525
第 645 章　色素减退性皮肤病　/2527
第 646 章　水疱大疱性皮肤病　/2531
第 647 章　皮炎湿疹类疾病　/2541
第 648 章　光敏性疾病　/2545
第 649 章　表皮疾病　/2551
第 650 章　角质层疾病　/2559
第 651 章　真皮疾病　/2567
第 652 章　皮下组织疾病　/2577
第 653 章　汗腺的疾病　/2582
第 654 章　毛发疾病　/2585
第 655 章　甲　病　/2590
第 656 章　黏膜疾病　/2594
第 657 章　细菌感染性皮肤病　/2596
第 658 章　皮肤真菌感染　/2606
第 659 章　皮肤病毒感染　/2613
第 660 章　昆虫叮咬和寄生虫感染　/2616
第 661 章　痤　疮　/2620
第 662 章　皮肤肿瘤　/2627
第 663 章　营养代谢性皮肤病　/2627

第 32 部分　骨与关节疾病

第 1 篇　整形外科问题　/2630
第 664 章　生长和发育　/2630
第 665 章　儿童评估　/2630
第 666 章　足和足趾　/2635
第 667 章　旋转和成角畸形　/2644
第 668 章　下肢不等长　/2651
第 669 章　膝关节　/2651
第 670 章　髋关节　/2655
第 671 章　脊　柱　/2665

第 672 章　颈　部　/2679

第 673 章　上　肢　/2685

第 674 章　关节挛缩　/2690

第 675 章　常见骨折　/2690

第 676 章　骨髓炎　/2698

第 677 章　化脓性关节炎　/2703

第 2 篇　骨科问题　/2706

第 678 章　损伤的流行病学和预防　/2706

第 679 章　骨骼肌肉系统损伤的处理　/2713

第 680 章　头颈损伤　/2727

第 681 章　热损伤　/2729

第 682 章　女运动员：月经问题和骨质疏松风险　/2731

第 683 章　性能增强药物　/2731

第 684 章　特殊运动和相关损伤　/2733

第 3 篇　骨骼发育不良　/2733

第 685 章　总　论　/2733

第 686 章　软骨基质蛋白相关异常　/2733

第 687 章　跨膜受体相关疾病　/2735

第 688 章　离子转运蛋白相关疾病　/2740

第 689 章　转录因子相关疾病　/2741

第 690 章　骨吸收异常疾病　/2742

第 691 章　不明原因的发育异常疾病　/2744

第 692 章　成骨不全　/2747

第 693 章　马方综合征　/2751

第 4 篇　代谢性骨病　/2759

第 694 章　骨的构建、生长和激素调节　/2759

第 695 章　原发性软骨营养不良（干骺端发育不良）　/2759

第 696 章　低磷酸酶血症　/2759

第 697 章　高磷酸酶血症　/2759

第 698 章　骨质疏松症　/2760

第 33 部分　环境对健康的危害

第 699 章　儿童辐射损伤　/2761

第 700 章　化学污染物　/2761

第 701 章　重金属中毒　/2761

第 702 章　铅中毒　/2761

第 703 章　非细菌性食物中毒　/2768

第 704 章　生化武器　/2768

第 705 章　动物咬伤和人咬伤　/2768

第 706 章　毒液螫伤　/2775

第 34 部分　实验医学

第 707 章　婴幼儿和儿童的实验室检查　/2782

第 708 章　实验室检测的参考区间　/2782

第 18 部分　消化系统

第 1 篇　胃肠道疾病的临床表现

第 297 章
正常消化道表现
Chris A. Liacouras

胃肠功能随发育成熟度而变化，有些在年长儿可能为病理症状，而在新生儿或婴儿期则是生理现象。胎儿早在妊娠 12 周即可吞咽羊水，但新生儿营养性吸吮的能力大约在妊娠 34 周才初步形成。吞咽固体食物所需的口咽部协调运动在生后最初几个月内逐步出现，在此之前，舌头通过向上向外推挤而吸奶，缺乏将固体食物推向食管入口的向后运动。婴儿在 1 个月龄时出现对甜咸食物的偏好，4 月龄时对固体食物的兴趣逐渐增加。推荐 6 个月龄开始添加固体食品是基于营养学及文化上的考虑，而非吞咽过程的成熟（见第 42 章）。婴儿在喂养时吞咽了空气需拍婴儿背部使其打嗝排出，以防引起胃胀气。

补充内容请参见光盘。

第 298 章
消化道疾病的主要症状及体征
Raman Sreedharan, Chris A.Liacouras

胃肠道外器官的异常可出现类似消化道疾病的症状和体征，在鉴别诊断时应予考虑（表 298-1）。对于生长发育正常的儿童，在进行病史问诊和体格检查后，可以根据假定的诊断开始治疗而不必进一步检查。体重不增或下降提示有严重疾病，必须进一步检查。

■ 吞咽困难

在吞咽过程中出现咽下困难或梗阻称为吞咽困难，吞咽时疼痛称为吞咽痛，哽噎是一种无明确原因

表 298-1　引起儿童胃肠道症状的非消化道因素

食欲缺乏

全身性疾病：炎症、肿瘤

心肺疾病

医源性：药物治疗、难吃的治疗性饮食

抑郁

神经性食欲缺乏

呕吐

先天性代谢性疾病

药物：红霉素、化疗、非类固醇抗炎药

颅内高压

脑肿瘤

尿路感染

迷路炎

肾上腺功能不全

妊娠

心理因素

腹型偏头痛

毒素

肾脏疾病

腹泻

感染：中耳炎、尿路感染

尿毒症

药物：抗生素、西沙必利

肿瘤：神经母细胞瘤

心包炎

便秘

甲状腺功能减退症

脊柱裂

精神发育迟滞

脱水：糖尿病、尿崩症、肾小管病变

药物：麻醉剂

铅中毒

婴儿肉毒食物中毒

腹痛

肾盂肾炎、肾积水、肾绞痛

表 298-1（续）

肺炎

盆腔炎症性疾病

卟啉病

血管性水肿

心内膜炎

腹型偏头痛

家族性地中海热

性或身体虐待

系统性红斑狼疮

学校恐惧症

镰状细胞危象

椎间盘炎症

腰大肌脓肿

骨盆骨髓炎

药物

腹胀或腹块

腹水：肾病综合征、肿瘤、心力衰竭

孤立的肿块：Wilms瘤、肾积水、神经母细胞瘤、肠系膜囊肿、肝母细胞瘤、淋巴瘤

妊娠

黄疸

溶血性疾病

泌尿道感染

败血症

甲状腺功能减退症

全垂体功能减退症

的喉部被卡住的感觉。吞咽是一个复杂的过程，起始于口腔对食物的咀嚼和湿润而形成食团，食团通过舌的推送进入咽部。吞咽时食物通过咽部非常快速，咽部同时具有阻止食物进入气道的保护机制。吞咽时会厌下降封闭喉部，软腭上升关闭鼻咽部，呼吸短暂停止，上食管括约肌松弛使食团进入食管。在食管，肌肉收缩协同蠕动推动食团进入胃内。上食管括约肌松弛后不久下食管括约肌随之松弛，液体可快速廓清食管，无阻力地进入胃内。

吞咽困难分为口咽性吞咽困难和食管性吞咽困难。口咽性吞咽困难即从口腔转移食团进入食管的过程受损（也称为传递性吞咽困难）。口咽性吞咽困难可存在口腔、口咽部、上食管括约肌等部位的横纹肌受累，神经和肌肉性疾病可导致口咽性吞咽困难（表298-2）。威胁生命的呼吸困难是口咽性吞咽困难最严重的并发症。

将食物运送到食管上段涉及一系列神经肌肉的复杂连续过程。参与进食过程的肌肉异常以及其神经支配、强度或协调等方面的异常与婴幼儿传递性吞咽困难相关。在这些患儿中，口咽部问题通常只是全身性神经或肌肉疾病（肉毒杆菌中毒、白喉、神经肌肉疾病）的一部分。口腔疼痛，例如急性病毒性口炎或创伤，偶尔会影响进食。如果鼻腔被严重堵塞，在喂奶时将引起严重的透气困难。尽管严重的结构、牙齿及唾液腺异常有可能导致进食困难，但对大多数这类孩子来说，饥饿时的进食过程相对较好。

食管性吞咽困难即食团沿食管推进困难，可由神经肌肉疾病或机械性梗阻所致（表298-3）。原发性动力异常引起的蠕动功能损害和吞咽困难在儿童很少见。贲门失弛缓症是下食管括约肌不能松弛的食管动力性疾病，很少发生于小儿。在食管气管瘘或贲门失弛缓症外科修复后可有食管远端动力异

表 298-2 口咽性吞咽困难病因

神经肌肉疾病

脑瘫

脑肿瘤

脑血管意外

脊髓灰质炎及脊髓灰质炎后综合征

多发性硬化

肌炎

皮肌炎

肌无力

肌营养不良

代谢性与免疫性疾病

甲状腺功能亢进症

系统性红斑狼疮

结节病

淀粉样变

感染性疾病

脑膜炎

肉毒食物中毒

白喉

莱姆病

神经梅毒

病毒感染：脊髓灰质炎病毒、柯萨奇病毒、疱疹病毒、巨细胞病毒

结构性病变

炎症：脓肿、咽炎

先天性喉蹼

表 298-2（续）

| 环咽肌功能障碍 |
| 牙齿问题 |
| 大疱性皮肤病变 |
| Plummer-Vinson 综合征 |
| 咽食管憩室 |
| 外部压迫：骨质增生、淋巴结、甲状腺肿大 |
| **其他** |
| 腐蚀性损伤 |
| 药物副作用 |
| 外科手术后 |
| 放疗后 |

摘自 Gasiorowska A, Faas R. Current approach to dysphagia.Gastroenterol Hepatol, 2009, 5（4）：269-279

表 298-3　食管性吞咽困难病因

| **神经肌肉病** |
| 胃食管反流病 |
| 贲门失弛缓症 |
| 弥漫性食管痉挛 |
| 硬皮病 |
| **机械性** |
| 内在病变 |
| 异物 |
| 食管炎：GERD、嗜酸细胞性食管炎 |
| 狭窄：腐蚀性损伤、药物性，消化性 |
| 食管蹼 |
| 食管环 |
| 食管憩室 |
| 肿瘤 |
| 外部病变 |
| 血管压迫 |
| 纵隔病变 |
| 颈椎骨软骨炎 |
| 脊椎异常 |

GERD：胃食管反流病
摘自 Gasiorowska A, Faas R.Current approach to dysphagia.Gastroenterol Hepatol, 2009, 5(4):269-279

常，动力异常还见于胶原血管性疾患。机械性梗阻可由食管本身或食管外部因素所致，在食管狭窄、食管蹼或食管肿瘤时，由于食管本身的结构缺陷导致食管狭窄，食团通过时可在固定部位出现梗阻。

血管环、纵隔病变或脊椎畸形可压迫食管造成外在性食管梗阻。结构缺陷所致的吞咽困难在吞咽固体比吞咽液体时更明显。食管蹼、残余气管支气管或血管环可引起婴儿吞咽困难。继发于食管炎（慢性胃食管反流、嗜酸细胞性食管炎、慢性感染）的食管狭窄偶尔以吞咽困难为首发症状。食管异物或腐蚀性损害所致的继发狭窄也可引起吞咽困难。下食管环（Schatzki 环），即位于下食管括约肌附近的细小环状黏膜组织，是反复吞咽困难存在的另一机械性因素，在儿童中也罕见。

当吞咽困难并有食物通过食管时的停顿，患儿能指出发生停顿的胸廓平面，但食管症状常牵涉胸骨上切迹。因此，当患儿指着胸骨上切迹时，阻塞可能发生在食管的任何部位。

■ 反　流

反流是胃内容物逆蠕动至食管及口腔。有反流的婴儿多无不适，常在发作后很快又有饥饿感。下食管括约肌可阻滞胃内容物反流入食管，因此，反流是胃内容物通过功能障碍的下食管括约肌，在婴儿未发育成熟的下食管括约肌回流的结果。这常常是一个动态发展过程，随着发育成熟、反流或"溢乳"可逐步缓解。反流需与呕吐鉴别，后者表现为主动的反射过程，涉及广泛的疾病（表 298-4）。

食欲缺乏

食欲缺乏指长期性的食欲缺乏。饥饱中枢位于下丘脑，从胃肠道向大脑中枢的传入神经似乎在表现为食欲缺乏的许多胃肠道疾病中起了重要的决定作用。饱胀感是胃或上段小肠扩张刺激引起，信号通过感觉传入神经传递，这类神经在上消化道尤其密集。

肠道的化学感受器受营养吸收的影响，也对传入食欲中心的信号有作用。从高级中枢到达下丘脑的冲动，可受肠道疾病疼痛和情绪干扰的影响。其他调节因素包括激素、饥饿激素、瘦素及血糖，反过来它们也可影响肠道功能（见第 44 章）。

■ 呕　吐

呕吐是一种高度协调的反射过程，先是流涎增加，同时伴不由自主的干呕；然后横膈剧烈下降、腹肌收缩加之贲门松弛以迫使胃内容物返回食管。这个过程由延髓呕吐中枢来协调，而呕吐中枢受传入神经的直接影响，以及化学感受器触发区及高级中枢神经系统（CNS）的间接影响。许多急、慢性疾病均可引起呕吐（表 298-1、298-4）。

表 298-4 儿童期呕吐的鉴别诊断

婴儿	儿童	青少年
常见病		
胃肠炎	胃肠炎	胃肠炎
胃食管反流	全身感染	GERD
喂养过多	胃炎	全身感染
解剖学梗阻*	毒物摄入	毒物摄入
全身感染	百日咳综合征	胃炎
百日咳综合征	药物	鼻窦炎
中耳炎	反流	炎症性肠病
	鼻窦炎	阑尾炎
	中耳炎	偏头痛
	解剖学梗阻*	妊娠
		药物
		滥用催吐药、暴食症
		脑震荡
罕见病		
肾上腺皮质增生症	Reye 综合征	Reye 综合征
先天性代谢异常	肝炎	肝炎
脑肿瘤（颅内压增高）	消化性溃疡	消化性溃疡
硬膜下出血	胰腺炎	胰腺炎
食物中毒	脑肿瘤	脑肿瘤
反刍	颅内压升高	颅内压增高
肾小管酸中毒	中耳疾病	中耳疾病
肾盂输尿管连接部梗阻	化疗	化疗
	贲门失弛缓症	周期性呕吐（偏头痛）
	周期性呕吐（偏头痛）	胆绞痛
	食管狭窄	肾绞痛
	十二指肠血肿	糖尿病酮症酸中毒
	先天性代谢异常	

GERD：胃食管反流病。*包括肠旋转不良、幽门狭窄、肠套叠

胃肠道梗阻所致的呕吐可能涉及肠道内脏传入神经刺激呕吐中枢（表 298-5）。如果梗阻位于十二指肠降段以下，呕吐物通常含有胆汁；但在无梗阻的反复呕吐者，因十二指肠内容物反流入胃，呕吐物亦可有胆汁。消化道非梗阻性疾病也可引起呕吐，这包括肠道上段、胰腺、肝脏或胆道疾患。中枢神经系统疾病或代谢紊乱可引起严重而持续的呕吐。

周期性呕吐是多次呕吐发作而间歇期完全正常的一种综合征。北美小儿胃肠病、肝病和营养学会的周期性呕吐诊断和治疗标准见表 298-6。在罗马Ⅲ功能性胃肠病中针对儿童周期性呕吐有两条标准，都可用于周期性呕吐的诊断：发作 2 次或 2 次以上剧烈的恶心和持续呕吐或干呕，持续数小时至数日；恢复至通常的健康状态，可达数周至数月。

周期性呕吐的初发年龄通常在 2~5 岁，但也有在婴儿期或成人期初发的病例。呕吐发作的频率变化很大（平均每年发作 12 次），每次发作通常持续 2~3d，发作时每小时可呕吐 4 次或 4 次以上。发作通常发生在清晨或初醒时，患者可有恶心、面色苍白、对声或光敏感、倦怠及头痛等前驱症状，许多患者可伴上腹痛、腹痛、腹泻及发热，使诊断变得困难。该病触发因素包括感染、身体应激及心理应激。

周期性呕吐的发病机制存在多种学说，包括偏头痛相关机制、线粒体疾病及自主神经功能障碍。80%以上的患儿其一级亲属有偏头痛；许多患者后来自身也发展为偏头痛。许多儿童表现为汗腺分泌系统的交感神经功能障碍。周期性呕吐的鉴别诊断包括胃肠道疾病（肠旋转不良、重复畸形、胆总管囊肿、反复肠套叠）、中枢神经系统疾病（肿瘤、癫痫、前庭病变）、肾结石、胆结石、肾盂积水、代谢-内分泌疾病（尿素循环障碍、脂肪酸代谢异常、Addison病、卟啉病、遗传性血管性水肿、家族性地中海热）、慢性阑尾炎及炎症性肠病。在进行详细的病史询问与体格检查后，视病情需要，辅助检查可包括消化内镜、胃肠道对比造影、头颅 MRI 及代谢检查（乳酸、有机酸、氨）。治疗包括补液及止吐（如昂丹司琼），预防措施包括

表 298-5　胃肠道梗阻的病因

食管

先天性

食管闭锁

血管环

Schatzki 环

气管支气管残留

获得性

食管狭窄

异物

贲门失弛缓症

Chagas 病

胶原血管病

胃

先天性

窦蹼

幽门狭窄

获得性

胃石、异物

幽门狭窄（溃疡）

儿童慢性肉芽肿病

嗜酸细胞性胃肠炎

克罗恩病

大疱性表皮松解症

小肠

先天性

十二指肠闭锁

环状胰腺

肠旋转不良或肠扭转

肠旋转不良或 Ladd 带

回肠闭锁

胎粪性肠梗阻

Meckel 憩室伴肠扭转或肠套叠

腹股沟疝

肠重复畸形

获得性

术后粘连

克罗恩病

肠套叠

远端肠梗阻综合征（囊性纤维化）

十二指肠血肿

肠系膜上动脉综合征

表 298-5（续）

结肠

先天性

胎粪阻塞

先天性巨结肠

结肠闭锁、狭窄

肛门闭锁

直肠狭窄

假性肠梗阻

肠扭转

结肠重复畸形

获得性

溃疡性结肠炎（中毒性巨结肠）

Chagas 病

克罗恩病

结肠纤维化（囊性纤维化）

表 298-6　周期性呕吐诊断标准

周期性呕吐的定义必须包含以下所有条件：
- 在任何时间呕吐至少发作 5 次，或在 6 个月内至少发作 3 次
- 发作时有强烈的恶心及呕吐，持续 1h 至 10d，两次发作至少间隔 1 周
- 每个患者表现为固定的形式与症状
- 每小时发作时呕吐 ≥ 4 次，持续时间 ≥ 1h
- 发作间歇期恢复至通常的健康状态
- 无其他疾病的证据

摘自 Li, B UK, Lefevre F, Chelimsky GG, et al.North American Society for Pediatric Gastroenterology, Hepatology, and Nutrition Consensus Statement on the Diagnosis and Management of Cyclic Vomiting Syndrome. J Pediatr Gastroenterol Nutr , 2008,47:379-393

改变生活方式及根据患者年龄预防性用药（赛庚啶、普萘洛尔、阿米替林、苯巴比妥）。

呕吐可能的并发症见表 298-7。对常见及特殊原因所致呕吐的治疗见表 298-8 和 298-9。

■ 腹　泻

腹泻最恰当的定义是粪便中水及电解质丢失过多。急性腹泻定义为急性发作的、排出过于松散的粪便，婴儿排便量 >10mL/（kg·d），儿童 >200g/24h，病程 <14d。当腹泻 >14d 时，称为慢性或持续性腹泻。

通常小婴儿排便约为 5mL/（kg·d），成人粪便量增加到 200g/24h。正常情况下，绝大部分水分在小肠被吸收，结肠逆高渗透压梯度浓缩肠腔内容物。成人小肠每天可吸收 10~11L 摄入的水分及分泌的液体，而结肠大约每天吸收 0.5L，因此，影响小肠吸收的疾

病将出现大量的水泻，而影响大肠吸收的疾病腹泻时排粪量较少。痢疾样症状（频繁量少的黏液血便、里急后重感）是结肠炎的主要症状。

所有腹泻发病的基础都是干扰肠内容物的运输及水的吸收。水跨肠细胞膜的运动是被动的，其转运取决于溶质主动与被动地流动，尤其是钠、氯及葡萄糖。绝大部分腹泻的发病机制可归为分泌性、渗透性、动力异常性或多种机制的共同作用（表298-10）。

分泌性腹泻发生于肠上皮细胞溶质转运系统处于活跃的分泌状态时。它常由促分泌素引起，如霍乱毒素。促分泌素与肠上皮细胞表面受体结合，刺激细胞内环磷酸腺苷（cAMP）或环磷酸鸟苷（cGMP）的积聚，一些脂肪酸及胆盐引起的腔内结肠黏膜分泌也是通过这种机理。无外源性促分泌素的腹泻也可有分泌源（如先天性微绒毛包涵体病）。分泌性腹泻通常表现为大量的水泻，禁食后腹泻仍持续。粪便渗透压可用粪便中电解质的容量表示，离子间隙≤100mOsm/kg。离子间隙是通过总渗透压减去电解质浓度计算所得。

渗透性腹泻发生在进食了不易吸收的溶质后。溶质可以为正常情况下较难吸收的物质（如镁剂、磷酸盐、乳果糖、山梨醇），或小肠疾患后吸收不良的物质（如乳糖酶缺乏时的乳糖或轮状病毒腹泻时的葡萄糖）。吸收不良的碳水化合物在结肠发酵，产生短链脂肪酸（SCFAs）。尽管短链脂肪酸可在结肠吸收利用作为能源，但最终的结果是增加了肠腔内溶质的渗

表298-7 呕吐的并发症

并发症	病理生理学	病史、体检和试验性研究
代谢性	呕吐丢失液体	脱水
	呕吐丢失氯化氢（HCl）	低氯性碱中毒
	呕吐丢失 Na^+、K^+	低钠血症、低钾血症
	碱中毒→	
	·Na^+ 进入细胞	
	·尿中丢失 HCO_3^-	尿 pH 7~8
	·尿中丢失 Na^+ 和 K^+	尿 Na^+↑、K^+↑
	低氯血症→肾脏保留 Cl^-	尿 Cl^-↓
营养	呕吐、食欲缺乏对能量及营养造成影响	营养不良、生长落后
Mallory-Weiss 撕裂	干呕 → 胃食管连接部撕裂伤	剧烈呕吐→呕血
食管炎	慢性呕吐→食管酸暴露	烧心、粪便潜血阳性
吸入	呕吐物吸入，特别是在反应迟钝时	肺炎、神经功能障碍
休克	呕吐致严重的液体丢失，或同时伴腹泻	脱水（伴随腹泻可解释酸中毒？）
	便血致严重的失血	血容量不足
肺气肿，纵隔气肿	胸膜腔内压增高	胸部 X 线片
淤点，视网膜出血	胸膜腔内压增高	血小板计数正常

摘自 Kliegman RM, Greenbaum LA, Lye PS. Practical strategies in pediatric diagnosis and therapy. Elsevier, 2004: 318

表298-8 呕吐发作的药物治疗

治疗分级	药物	剂量
反流		
多巴胺拮抗剂	甲氧氯普胺（灭吐灵）	0.1~0.2mg/kg PO 或 IV qid
胃轻瘫		
多巴胺拮抗剂	甲氧氯普胺（灭吐灵）	0.1~0.2mg/kg PO 或 IV qid
胃动素激动剂	红霉素	3~5mg/kg PO 或 IV tid~qid
假性肠梗阻		
小肠迁移肌电复合体的刺激	奥曲肽（善得定）	1μg/kg SC bid~tid
化疗		
多巴胺拮抗剂	甲氧氯普胺	0.5~1.0mg/kg IV qid，使用抗组胺药物预防锥体外系副作用
血清素 5-HT_3 受体拮抗剂	昂丹司琼（枢复宁）	0.15~0.3mg/kg IV 或 PO tid
吩噻嗪类药物（存在椎体外系、血液系统的副作用）	丙氯拉嗪（甲哌氯丙嗪）	≈ 0.3mg/kg PO bid~tid
	盐酸氯丙嗪（氯丙嗪）	年龄 >6 个月：0.5mg/kg PO 或 IV tid~qid
类固醇激素	氟美松（地塞米松）	0.1mg/kg PO tid
大麻类	四氢大麻酚（大麻隆）	0.05~0.1mg/kg PO bid~tid
手术后		
	昂丹司琼、吩噻嗪类	见化疗章节

治疗分级	药物	剂量
运动病、前庭疾病	运动，前庭疾病	
抗组胺剂	晕海宁（茶苯海明）	1mg/kg PO tid~qid
抗胆碱能药	东莨菪碱	成人：每 3d 补充 1 次
肾上腺危象		
类固醇激素	皮质醇	2mg/kg 弹丸式推入后以 0.2~0.4mg/(kg·h) IV 维持（±1mg/kg IM）
周期性呕吐综合征	周期性呕吐综合征	
支持	支持	
镇痛药	哌替啶（杜冷丁）	1~2mg/kg IV 或 IM q4~6h
抗焦虑药、镇静剂	劳拉西泮（氯羟安定）	0.05~0.1mg/kg IV q6h
抗组胺药、镇静剂	苯海拉明（苯那君）	1.25mg/kg IV q6h
流产	流产	
血清素 5-HT$_3$ 受体拮抗剂	昂丹司琼	见上
	格拉司琼（凯特瑞）	10μg/kg IV q4~6h
非类固醇类抗炎药（有胃肠道溃疡形成副作用）	酮咯酸（酮咯酸）	0.5~1.0mg/kg IV q6~8h
血清素 5-HT1D 激动剂	舒马普坦 (Imitres)	>40kg: 20mg 滴鼻或 25mg 口服，仅用 1 次
预防[*]	预防	
抗偏头痛药：β-肾上腺素能阻滞剂	普萘洛尔（心得安）	0.5~2.0mg/kg PO bid
抗偏头痛药：抗组胺药	赛庚啶	0.25~0.5mg/(kg·d) PO bid~tid
抗偏头痛药：三环类抗抑郁药	盐酸阿米替林	0.33~0.5mg/kg PO tid, 按需可滴定至最大剂量 3.0mg/(kg·d)，在治疗开始时获得基线 ECG，可考虑监测血药浓度
抗偏头痛药：抗癫痫药	苯巴比妥（鲁米那）	2~3mg/kg qn
	红霉素（见上）	
低雌激素口服避孕药	考虑周期性呕吐与月经来潮有关时	

CVS：周期性呕吐综合征；EC：心电图；GI：胃肠道
PO：口服；IM：肌肉注射；IV：静脉注射；bid：每天 2 次；tid：每天 3 次；qid：每天 4 次；q8h：每 8h 1 次；8n：每晚 1 次
[*] 如周期性呕吐每月发作 1 次以上或症状非常严重需每日用药
摘自 Kliegman RM, Greenbaum LA, Lye PS. Practical strategies in pediatric diagnosis and therapy. Elsevier, 2004:317

表 298-9　呕吐的支持及非药物性治疗

表 298-9（续）

疾病	治疗方法
所有	病因治疗 ·梗阻：手术 ·变态反应：改变饮食（±激素） ·代谢缺陷：治疗缺陷 ·酸相关消化性疾病：H$_2$RAs、PPIs 等
并发症	
脱水	静脉补液、电解质
呕血	输血、纠正凝血功能障碍
食管炎	H$_2$RAs、PPIs
营养不良	慢性疾病可采用鼻胃管或鼻空肠管滴入喂养
胎粪性肠梗阻	泛影葡胺灌肠
远端肠梗阻综合征	泛影葡胺灌肠、平衡液结肠灌洗（如 GoLytely）
肠套叠	钡灌肠、空气灌肠
呕血	内镜：注入硬化治疗或食管静脉曲张套扎、注射治疗、使用纤维蛋白封闭剂、选择性上消化道热探头电凝止血
乙状结肠扭转	结肠镜减压
反流	调整体位、饮食疗法（婴儿：米粉，1 勺 28.35g 配方奶）
精神性因素	心理疗法、三环类抗抑郁药、抗焦虑药（如安定：0.1 mg/kg PO tid~qid）

PO：口服；tid：每天 3 次；qid：每天 4 次
摘自：Kliegman RM, Greenbaum LA, Lye PS. Practical strategies in pediatric diagnosis and therapy. Elsevier,2004:319

表 298-10 腹泻机制

原发原因	缺陷	粪便检查	举例	备注
分泌性	吸收减少,分泌增多,电解质转运	水样,渗透压正常,离子间隙 <100mOsm/kg	霍乱、产毒性大肠杆菌、类癌、VIP 瘤、神经母细胞瘤、先天性失氯性腹泻、艰难梭菌感染、隐孢子虫病(AIDS)	禁食后腹泻仍持续,胆盐吸收障碍也可致小肠水分泌增加,粪便中无白细胞
渗透性	消化不良,传输障碍,摄入不能吸收的物质	水泻、粪便呈酸性,内容物少,渗透压增高,离子间隙 >100 mOsm/kg	乳糖酶缺乏、葡萄糖-半乳糖吸收不良、服用乳果糖、滥用泻药	禁食后腹泻停止,碳水化合物吸收不良致呼吸氢增加,粪便中无白细胞
动力增强性	通过时间缩短	粪便松散至外观正常,由胃结肠反射刺激产生	肠易激综合征、甲状腺功能亢进症、迷走神经切断后倾倒综合征	感染也可促进肠动力增加
动力降低性	神经肌肉缺陷,淤血(细菌过度生长)	粪便松散至外观正常	假性肠梗阻、盲襻	可能为细菌过度生长
黏膜表面积减少(渗透性,动力障碍性)	功能性吸收表面积减少	水泻	短肠综合征、乳糜泻、轮状病毒肠炎	可能需要要素饮食及肠外营养
侵袭黏膜	炎症,结肠重吸收降低,动力增强	血便,粪便中白细胞增多	沙门氏菌、志贺氏菌感染、阿米巴、耶尔森氏菌、空肠弯曲菌感染	痢疾样症状,黏液血便,粪便白细胞增多

VIP:血管活性肠肽

摘自 Kliegman RM, Greenbaum LA, Lye PS. Practical strategies in pediatric diagnosis and therapy. Elsevier, 2004: 274

透负荷。与分泌性腹泻相比,渗透性腹泻的排粪量较小,禁食后腹泻可停止。由于其他渗透活性物质的存在及离子间隙 >100mOsm,粪便的渗透压不能完全用电解质容量表示。

动力异常性腹泻可为蠕动增快或延迟,一般不伴有大量的排便。肠道运动缓慢可能与细菌过度生长所致腹泻有关。急性与慢性腹泻常见病因的鉴别诊断见表 298-11。

表 298-11 腹泻的鉴别诊断

婴儿	儿童	青少年
急性		
常见病		
胃肠炎(病毒多于细菌)	胃肠炎(病毒多于细菌)	胃肠炎(病毒多于细菌)
全身感染	食物中毒	食物中毒
抗生素相关	全身感染	抗生素相关
喂养过量	抗生素相关	
罕见		
原发性双糖酶缺乏	毒物摄入	甲状腺功能亢进症
先天性巨结肠中毒性结肠炎	溶血尿毒综合征	阑尾炎
肾上腺生殖器综合征	肠套叠	
新生儿阿片类药物撤退综合征		
慢性		
常见		

表 298-11(续)

婴儿	儿童	青少年
感染后继发性乳糖酶缺乏	感染后继发性乳糖酶缺乏	肠易激综合征
牛奶或大豆蛋白不耐受	肠易激综合征	炎症性肠病
婴儿慢性非特异性腹泻	乳糜泻	乳糖不耐受
过量果汁(山梨醇)摄入	乳糖不耐受	贾第鞭毛虫病
乳糜泻	过量果汁(山梨醇)摄入	滥用泻药(神经性食欲缺乏)
囊性纤维化	贾第鞭毛虫病	便秘伴大便失禁
AIDS 肠病	炎症性肠病	
	AIDS 肠病	
罕见		
原发性免疫缺陷	获得性免疫缺陷	分泌性肿瘤
葡萄糖-半乳糖吸收不良	分泌性肿瘤	原发性肠道肿瘤
微绒毛包涵体病(微绒毛萎缩)	假性肠梗阻	寄生虫感染与性病
先天性转运缺陷(氯、钠)	蔗糖酶-异麦芽糖酶缺乏症	阑尾脓肿
原发性胆汁酸吸收障碍	嗜酸细胞性胃肠炎	Addison 病
代理性伴病症		
先天性巨结肠		
Shwachman 综合征		
分泌性肿瘤		
肠病性肢端皮炎		
淋巴管扩张症		
无 β 脂蛋白血症		
嗜酸细胞性胃肠炎		
短肠综合征		
难治性腹泻综合征		
免疫性肠病		

摘自 Kliegman RM, Greenbaum LA, Lye PS. Practical strategies in pediatric diagnosis and therapy. Elsevier, 2004: 272

■ 便 秘

便秘的定义是相对的，依据粪便的硬度、排便频率及难易而定。一个正常儿童可以2~3d排一次软便，无排便困难，这不叫便秘。但每3d排一次硬便且伴有排便困难应按便秘对待。便秘由直肠的充盈或排空缺陷引起（表298-12）。

婴儿会有排便间隔时间长而粪便硬度正常的情况，这多为正常现象。在新生儿期真正的便秘常继发于先天性巨结肠、假性肠梗阻和甲状腺功能减退症。

当结肠蠕动无效时可发生直肠充盈缺陷（如甲状腺功能减退症或使用麻醉剂患者以及因畸形或先天性巨结肠引起肠梗阻）。粪便在结肠滞留导致粪便过干，不能形成正常情况下触发排便的直肠反射。直肠自发性排空取决于直肠肌压力感受器引起的排便反射。因此，粪便的滞留还可因直肠肌、骶部脊髓传入传出神经纤维、腹肌及盆底肌受损而引起。肛门括约肌松弛异常也可引起粪便滞留。

不论何种病因，便秘易形成恶性循环。直肠内质硬、大块的粪便使排便困难，甚至有疼痛感。因此，粪便滞留的时间越长，越易形成恶性循环。直肠与结肠的扩张降低了排便反射的敏感性及有效的蠕动。最终，水样物从近端结肠渗出至硬粪周围，不自主地经直肠溢出，这种无意的大便失禁常被误诊为腹泻。便秘本身对其他器官不会造成功能损伤，但严重的长期便秘患者可伴有尿潴留，便秘还会导致焦虑，对本人和家庭的情绪有明显影响。

表 298-12　便秘的病因

非器质性（功能性）

器质性

解剖学异常

　肛门狭窄、闭锁伴瘘管形成

　肛门闭锁

　肛门异位

　肠狭窄（坏死性小肠结肠炎后）

　肛门狭窄

肌肉组织异常

　梨状腹综合征

　腹裂

　Down综合征

　肌营养不良

小肠神经或肌肉异常

　先天性巨结肠

　假性肠梗阻（内脏肌肉疾病或神经性病变）

表 298-12（续）

　肠神经元发育不良

脊髓病变

　脊髓栓系

　脊髓损伤

　脊柱裂

药物

　抗胆碱药

　麻醉剂

　哌甲酯

　苯妥英钠

　抗抑郁药

　化疗药物（长春新碱）

　胰酶（纤维化结肠病）

　铅

　维生素D中毒

代谢异常

　低钾血症

　高钙血症

　甲状腺功能低下症

　糖尿病、尿崩症

肠道疾病

　乳糜泻

　牛奶蛋白不耐受

　囊性纤维化（胎粪性肠梗阻等）

　炎症性肠病（狭窄）

　肿瘤

结缔组织疾病

　系统性红斑狼疮

　硬皮病

精神性疾病

　神经性食欲缺乏

■ 腹 痛

不同儿童对腹痛的感觉和耐受力存在差别，这也是慢性腹痛难以诊断的原因之一。功能性腹痛患儿（无明确器质性病因）可与器质性腹痛患儿表现一样。区分器质性与非器质性（功能性）腹痛非常重要，以便指导治疗。对疑诊为功能性腹痛的儿童应进行正常发育测定和体格检查（包括直肠指检）。

腹痛患者可能很难找到特别的原因，但可通过临床描述明确疼痛的性质和部位来判断。在腹部有两种神经纤维传递疼痛刺激，来自皮肤与肌肉的A纤维传递定位准确的锐痛，来自内脏、腹膜与肌肉的 C 纤维传递定位模糊的钝痛。这些传入纤维的细胞体位于背根神经节，一些轴突越过中线上升至延髓、中脑与丘脑。中央后回的皮质区接受疼痛感觉，而且接受身体两侧传来的刺激。在肠道，疼痛常由紧张或牵拉刺激所致。炎症性病变可以降低疼痛的阈值，但炎症产生疼痛的机制尚不清楚。组织代谢产物释放到神经末梢附近可能解释由局部缺血引起的疼痛。源于大脑及周围两方面的神经冲动可调节疼痛的感觉，心理因素尤为重要。腹痛的特征见表 298-13 和 298-14。出现以下情况提示腹痛可能的潜在严重器质性病因：发病年龄 < 5 岁、发热、体重下降、胆汁性或血性呕吐、黄疸、肝脾大、背部或腰部疼痛或非脐周部位疼痛、入睡后痛醒、牵涉痛至肩、腹股沟或背部、ESR、WBC 或 CRP 升高、贫血、水肿、炎症性肠病（IBD）或乳糜泻的家族史。

内脏痛往往是钝痛，可在相应的体表感受到，因为其与病变器官接受同一神经支配，因此很多情况下不能感知病变部位的疼痛。在上腹部可感受到起源于肝脏、胰腺、胆道、胃或近端小肠的疼痛刺激，在脐部可感受到远端小肠、盲肠、阑尾或近端结肠的疼痛，在耻骨上方可感受远端结肠、尿道或盆腔器官的疼痛。盲肠、升结肠及降结肠的疼痛有时可在病变的原发部位感知到，这是因为盲肠系膜及相应的结肠系膜较短。阑尾炎的疼痛开始于脐周，横结肠的疼痛通常在耻骨上区域。转移性疼痛对诊断有指导作用，如脐周疼痛数小时后转移至右下腹提示阑尾炎。放射痛对诊断也有帮助，如胆绞痛可放射到右肩胛角，胰腺疼痛可放射到背部，肾绞痛可放射到同侧的腹股沟区。

躯体疼痛剧烈，通常容易定位。当内脏炎症同时伴随躯体器官如腹膜壁层或腹壁病变，就能感知病变部位的疼痛。腹膜炎时体格检查可发现全腹压痛、腹肌紧张、反跳痛及皮肤感觉过敏。

由于腹壁的感觉神经通路和肠道外结构共用同一神经投射，因此肠外的牵涉痛可引起腹痛，如肺炎、胸膜顶疼痛可引起腹痛。

表 298-13　儿童慢性腹痛

疾病	特征	评估要点
非器质性		
功能性腹痛	非特异性疼痛，通常在脐周	病史与体格检查，必要时辅助检查
肠易激综合征	间歇性绞痛、腹泻及便秘	病史与体格检查
非溃疡性消化不良	类似消化性溃疡症状，而上消化道检查无异常	病史，上消化道内镜检查
胃肠道		
慢性便秘	粪便潴留病史，便秘证据	病史与体格检查，腹部 X 片
乳糖不耐受	症状与乳糖摄入有关，腹胀、胀气，绞痛及腹泻	无乳糖饮食试验，乳糖氢呼吸试验
寄生虫感染（特别是贾第鞭毛虫）	腹胀、胀气，绞痛及腹泻	粪便查虫卵，贾第鞭毛虫特异性免疫检测
摄入过量果糖或山梨醇	非特异性腹痛、腹胀、胀气及腹泻	进食大量的苹果、果汁、糖果或用山梨醇甜化的口香糖
克罗恩病	见第 328 章	
消化性溃疡	上腹部烧灼样痛或撕咬样疼痛，在睡醒或餐前加剧，抗酸剂可缓解疼痛	上消化道内镜检查或上消化道造影
食管炎	上腹痛伴胸骨下灼痛	上消化道内镜检查
Meckel 憩室	脐周或下腹部疼痛，可有便血	Meckel 憩室同位素扫描或钡灌肠
复发性肠套叠	阵发性腹部剧烈绞痛，发作时可有血便	发作期确认肠套叠，发作间歇期行胃肠道对比造影寻找套叠头部
腹股沟或腹壁疝	腹部钝痛或腹壁疼痛	体格检查，腹壁 CT
慢性阑尾炎或阑尾黏液囊肿	反复右下腹疼痛，常被误诊，是腹痛的罕见原因	钡灌肠、CT
胆囊与胰腺		
胆石症	右上腹疼痛，进食后加重	胆囊超声
胆总管囊肿	右上腹疼痛、包块，胆红素升高或正常	右上腹超声或 CT
复发性胰腺炎	持续钻孔样疼痛，可放射到背部，呕吐	血淀粉酶及脂肪酶，有条件检测血胰蛋白酶原，胰腺超声或 CT

表 298-13（续）

疾病	特征	评估要点
泌尿生殖道疾病		
尿路感染	耻骨上钝痛、腰痛	尿液检查、尿培养和肾扫描
肾盂积水	单侧腹痛或腰痛	肾脏超声
尿路结石	严重的进行性疼痛，疼痛从腰部到腹股沟区到睾丸	尿液检查、超声、IVP、CT
其他泌尿生殖道疾病	耻骨上方或下腹部疼痛，泌尿生殖系统症状	肾脏及骨盆超声、妇科检查
其他原因		
腹型偏头痛	见正文；恶心，家族性偏头痛史	病史
腹型癫痫	可有惊厥的前驱症状	脑电图（可能需要 1 次以上的检查，包括睡眠剥夺脑电图）
Gilbert 综合征	轻微腹痛（偶然或巧合？）非结合胆红素轻度升高	血清胆红素
家族性地中海热	阵发性发热，剧烈腹痛，触痛伴多浆膜炎	病史、发作时体格检查、DNA 诊断
镰状细胞危象	贫血	血液学检查
铅中毒	腹痛定位不明确，便秘可有可无	血铅检测
过敏性紫癜	反复发作的剧烈腹痛，粪便隐血阳性，特征性皮疹，关节炎	病史、体格检查、尿液检查
血管神经性水肿	脸或气道肿胀，腹部绞痛	病史、体格检查、上消化道对比 X 线检查、血清 C1 酯酶抑制剂
急性间歇性卟啉病	剧烈腹痛，药物、禁食或感染诱发	尿卟啉检查

IVP：静脉肾盂造影

表 298-14　儿童急性消化道疼痛的识别性特征

疾病	发作	部位	放射痛	性质	备注
胰腺炎	急性	上腹、左上腹	背部	持续、尖锐、钻孔样痛	恶心、呕吐、压痛
肠梗阻	急性或渐进性	脐周 – 下腹	背部	绞痛（肠绞痛）与缓解交替	腹胀、顽固性呕吐、肠鸣音亢进
阑尾炎	急性	脐周，后局限到右下腹，可扩散成腹膜炎	如盲肠后位可背部或骨盆	尖锐、无波动	食欲缺乏、恶心、呕吐、局部压痛，腹膜炎时伴发热
肠套叠	急性	脐周 – 下腹	无	绞痛，间歇期缓解	便血，膝拉起位
尿路结石	急性、突发性	背部（单侧）	腹股沟	尖锐、间歇性、绞痛	血尿
尿路感染	急性	背部	膀胱	钝痛至锐痛	发热、肋脊角压痛、排尿困难、尿频

胃肠道出血

出血可发生在胃肠道的任何部位，要明确具体的出血部位可能很困难（表 298-15）。食管、胃或十二指肠的出血可引起呕血，接触胃液或肠液后，血液迅速变暗呈咖啡色，大量出血可呈红色。粪便中出现红色或暗红色血性物提示便血，既可是远端部位出血，也可是回肠末端以上部位的大量出血。回肠末端以上部位轻度到中度的出血往往出现柏油样黏稠黑便，大多数十二指肠或以上部位的出血也可出现黑便。

胃肠道黏膜的糜烂性损伤是出血最常见的病因，但继发于门脉高压的静脉曲张出血也常发生，应引起关注。胃黏膜脱垂所致的黏膜上皮下出血及呕吐后黏膜撕裂所致的 Mallory-Weiss 综合征是上消化道出血的原因。在儿童，血管畸形极其少见，也很难鉴别。上消化道出血可通过上消化道内镜检查（EGD）确诊，胶囊内镜用以探查小肠出血。较大儿童可以吞下胶囊样的成像装置，幼龄儿童则通过内镜送入。下消化道出血可用结肠镜检查。出血部位不明确的小肠活动性出血，可以通过标记红细胞扫描来定位出血部位。粪便隐血试验可以使用商品化的粪便隐血试验卡来检测，其通过化学物质愈创木酯和血红蛋白进行氧化反应使颜色变蓝。愈创木酯试验非常敏感，但随机粪便试验可能会遗漏慢性出血，后者可导致缺铁性贫血。

表 298-15　儿童消化道出血的鉴别诊断

婴儿	儿童	青少年
常见病		
细菌性肠炎	细菌性肠炎	细菌性肠炎
牛奶蛋白过敏	肛裂	炎症性肠病
肠套叠	结肠息肉	消化性溃疡或胃炎
咽下母血	肠套叠	继发于呕吐的胃黏膜
肛裂	消化性溃疡或胃炎	脱垂（外伤性的）
淋巴小结增生	咽下鼻血	Mallory-Weiss 综合征
	继发于呕吐的胃黏膜	结肠息肉
	脱垂（外伤性的）	肛裂
	Mallory-Weiss 综合征	
罕见病		
肠扭转	食管静脉曲张	痔疮
坏死性小肠结肠炎	食管炎	食管静脉曲张
Meckel 憩室	Meckel 憩室	食管炎
应激性溃疡、胃炎	淋巴小结增生	药物性溃疡
凝血功能障碍（新生儿出血症）	过敏性紫癜	毛细血管扩张症
	异物	移植物抗宿主病
食管炎	血管瘤、动静脉畸形	重复囊肿
	性虐待	
	溶血尿毒综合征	
	炎症性肠病	
	凝血功能障碍	
	重复囊肿	

胃肠道出血可引起低血压及心动过缓，但很少会有胃肠道症状，十二指肠或胃的活动性出血可引起恶心、呕吐或腹泻。肠腔内血液分解产物可使肝功能已受损的患者发生肝昏迷，导致血清胆红素升高。

腹胀及腹部肿块

　　腹部增大可由于腹壁肌肉组织的张力降低或内容物（例如液体、气体或实性物质）增加所致。腹水即液体积聚于腹腔，如果腹水量大，可使腹部向前及向两侧扩大，这种液体随患者的活动而移动，产生液波震颤。腹水通常为低蛋白浓度的漏出液，是由于低白蛋白血症时血浆胶体渗透压降低和（或）门静脉压力升高而引起。门脉高压时，液体可从肝脏表面的淋巴管及脏腹膜的毛细血管中漏出，但腹水通常只有在血清白蛋白下降时才能形成。随着腹水积聚，尿钠分泌明显减少，因此，饮食中的钠直接进入腹腔，带入更多的水分。当腹水中所含的蛋白浓度较高时，通常是由炎症或肿瘤病变渗出造成的。

　　当肠道因液体积聚引起扩张时，应疑诊肠梗阻或吸收分泌失衡。这些因素引起液体在肠腔内积聚的同时也引起气体的积聚，故可听到气过水声。气体的来源常为吞入的空气；但在吸收不良时，内源性菌群数量增加，当分解产物到达低位肠段时，会产生过多的气体。腹腔内存在游离气体（气腹）多由内脏穿孔所致，气腹可致腹胀，腹胀程度取决于漏出气体的量。如果叩诊呈鼓音，甚至在叩诊肝脏等实性器官时也呈鼓音，提示腹腔内有大量的气体。

　　腹腔脏器可弥漫性增大或受孤立的肿块影响而增大。在消化道，孤立的肿块可发生在管腔内、管壁、网膜或肠系膜。在便秘的儿童常可扪及移动性、无痛性的粪块。肠壁可出现先天性异常、囊肿或炎症性病变；肠壁肿瘤在儿童罕见。肝脾、膀胱、肾脏肿大都可引起腹胀。

黄　　疸

　　见第 96.3 和第 348 章。

参考书目

　　参考书目请参见光盘。

第 2 篇　口　腔

第 299 章
牙齿发育和发育异常
Norman Tinanoff

■ 起　源

　　乳牙源于牙隐窝，牙隐窝是由融合入每个发育下颌的一群上皮细胞株聚集形成。到胎儿 12 周时，每个上皮细胞株（牙齿的板层）在两侧上颌骨和下颌骨有 5 个快速生长区域，看上去类似圆形花蕾样增大。近的间质组织有序生长，逐渐替代上皮细胞区域，这两个要素合在一起就形成了牙齿。

　　在 20 颗乳牙的牙隐窝形成后，从舌侧（朝向牙齿）萌生出新的牙胚，逐渐发育成为恒切牙齿、犬齿和白齿，并最后取代乳牙。这个过程发生在从孕 5 月形成中央切牙到孕 10 月形成第二前白齿。第一、第二和第三恒牙是从第二乳牙的牙板远端逐渐延伸出来的，上述牙蕾分别出现于孕 4 月、1 岁和 4~5 岁时。

■ 组织分化和形态分化

当上皮细胞牙蕾增生时，表面内陷加深，大量的间质被部分包埋。上皮细胞分化成成釉细胞，后者下沉在有机基质上，再形成牙釉质，间质形成牙本质和牙髓。

■ 钙 化

在有机基质下沉后，无机矿物结晶从某些钙化部位发生沉积并融合。牙齿无机部分的特性可以由以下几种情况改变：基质形成障碍、矿物质可用性降低以及外来物质的混合。这些问题可以影响颜色、密度或牙齿表面的厚度。乳齿的钙化在孕3~4个月时开始，而产后12个月时完成第二乳白齿的钙化（表299-1）。

■ 萌 出

牙齿萌出的时候，每个牙齿向口腔开始连续的移动、萌出。乳牙和恒牙萌出时间表见表299-1。

■ 牙齿发育异常

牙齿发育缺失和过度都已被注意到。牙齿发育缺失的发生可能是由于环境的损害、仅仅累及牙齿的基因缺陷或是某一综合征的表现。无牙齿或牙齿缺失发生于无牙蕾形成（外胚层发育不良或家族性牙齿缺失）或者在正常起始部位发生障碍（腭裂区域）。最常见的牙齿缺失包括第三磨牙、上颌侧切齿和下颌第二前磨牙。

如果牙板产生超过正常数量的牙蕾，就发生多余的牙齿，多见于上颌中切齿区域。因为它们会破坏正常部位的邻近正常牙齿的萌出，所以通过X线检查来确诊是很重要的。多余牙齿的发生也可见于颅骨锁骨发育不良（见第303章）和腭裂区域。

双生，即两个牙齿结合在一起，最常见于乳牙的下颌切牙部位。这可由双生牙融合或结合引起。双生牙是由同一个牙齿的胚芽分裂的结果，从而形成通常伴有共同髓管的单一根部上对裂的牙冠，在牙弓上可出现多余的牙齿。融合牙是不完全长出的牙齿连接起来，由于压力、外伤或拥挤，继续像一个牙齿一样地生长，融合的牙齿有时是以整个长度结合的。另一方面，一个单个的宽阔牙冠是由两个根管支持的。结合牙是通过牙骨质过度的沉积与邻近相似牙齿的根部结合在一起的。这种类型的双生不像其他的牙，在上颌磨牙区最多见。

牙齿分化的障碍可引起牙齿形态学的改变，如巨齿（大的牙齿）或小牙（小的牙齿）。在上颌侧切牙

表299-1 钙化、牙冠形成和萌出

牙	首次钙化证据	牙冠形成	萌出
乳牙			
上颌			
中切牙	宫内3~4个月	4个月	$7\frac{1}{2}$个月
侧切牙	宫内$4\frac{1}{2}$个月	5个月	8个月
尖牙	宫内$5\frac{1}{2}$个月	9个月	16~20个月
第一乳磨牙	宫内5个月	6个月	12~16个月
第二乳磨牙	宫内6个月	10~12个月	20~30个月
下颌			
中切牙	宫内$4\frac{1}{2}$个月	4个月	个月
侧切牙	宫内$4\frac{1}{2}$个月	$4\frac{1}{4}$个月	7个月
尖牙	宫内5个月	9个月	16~20个月
第一乳磨牙	宫内5个月	6个月	12~16个月
第二乳磨牙	宫内6个月	10~12个月	20~30个月
恒牙			
上颌			
中切牙	3~4个月	4~5年	7~8年
侧切牙	10个月	4~5年	8~9年
尖牙	4~5个月	6~7年	11~12年
第一前磨牙	$1\frac{1}{2}$~$1\frac{3}{4}$年	5~6年	10~11年
第二前磨牙	2~$2\frac{1}{4}$年	6~7年	10~12年
第一磨牙	出生时	$2\frac{1}{2}$~3年	6~7年
第二磨牙	$2\frac{1}{2}$~3年	7~8年	12~13年
第三磨牙	7~9年	12~16年	17~21年
下颌			
中切牙	3~4个月	4~5年	6~7年
侧切牙	3~4个月	4~5年	7~8年
尖牙	4~5个月	6~7年	9~10年
第一前磨牙	$1\frac{3}{4}$~2年	5~6年	10~12年
第二前磨牙	$2\frac{1}{4}$~$2\frac{1}{2}$年	6~7年	11~12年
第一磨牙	出生时	$2\frac{1}{2}$~3年	6~7年
第二磨牙	$2\frac{1}{2}$~3年	7~8年	11~13年
第三磨牙	8~10年	12~16年	17~21年

摘自 Logan WHG, Kronfeld R. Development of the human jaws and surrounding structures from birth to age 15 years. J Am Dent Assoc, 1993, 20:379

可能会表现细小的、逐渐变细的形状（"钉型切齿"）。

釉质发育不全是一组由于遗传因素而表现为乳牙和恒牙的釉质发生缺陷而无系统性疾病的表现（图299-1）。牙齿表面仅覆盖了一层薄薄的异常形成的釉质，通过釉质可看见黄色牙质。乳齿所受的影响大

于恒齿。对龋齿的敏感性低，釉质很容易因磨损而破坏。牙冠全部受到牙质保护，以降低牙齿的敏感性，并且改善外观。

牙本质发育不全又称为遗传性乳光牙本质，与釉质发生缺陷的情况相似，成牙质细胞不能正常分化，导致牙齿钙化不全（图299-2）。这种常染色体显性遗传性疾病也会发生在骨生成缺陷的患者。牙釉质–牙本质的接合面改变，导致釉质脱离，暴露的牙质对磨损敏感，在某些病例使得牙龈变得很脆弱。牙齿是不透明的，珍珠样，髓腔通常因钙化而消失。乳齿和恒齿都是这样。如果有过度磨损的牙齿，牙质可能选择完全覆盖从而进一步防止牙齿脱落和改善外观。

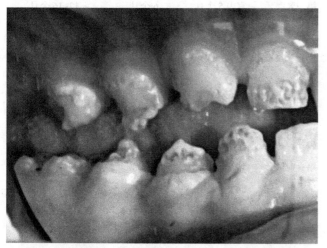

图299-1（见彩图） 釉质发育不全的类型。釉质缺陷导致部分区域无釉质覆盖或釉质很薄，出现凹槽和坑

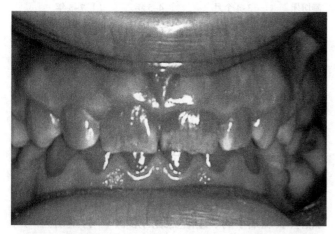

图299-2（见彩图） 牙本质发育不全。牙本质有基因有缺陷的这些牙齿出现蓝色、乳白色的光泽。这种情况可能与成骨不全症有关。摘自 Nazif MM, Martin BS, McKibben DH, et al. Oral disorders// Zitelli BJ, Davis HW. Atlas of pediatric physical diagnosis.4 ed. Philadelphia:Mosby, 2002: 703

钙化的局部障碍常与疾病、营养不良、早产儿或出生时外伤有关。牙齿钙化不全表现为牙齿呈无光泽的白色斑点或横线；发育不全则更加严重，表现为凹陷性或缺乏釉质区域。系统性疾病如肾衰竭和囊性纤维化与牙釉质缺陷有关。乳牙的局部外伤也会影响恒切牙的钙化。

氟中毒（花斑样釉质）是在釉质形成过程中，氟化物消耗超过 0.05mg/（kg·d）时发生。这种大量氟化物消耗可能发生在一些含氟量高的饮水区域（>2.0ppm），咽下含氟过量的牙膏或使用不恰当的含氟药物。在釉质形成时，过量的氟化物可影响成釉细胞的合成功能，导致难以觉察的牙釉质上白色花边状斑点，或更为严重的淡棕色的变色和发育不全。在饮水中，氟浓度 >5.0 ppm 时这种牙齿的改变最易发生。

变色的牙齿是由于在釉质的形成过程中混合了外来的物质。新生儿高胆红素血症可使乳齿产生蓝–黑色变色。卟啉病可产生红–棕色变色。四环素可广泛地混入骨头和牙齿，如果在釉质形成时期用药，会导致褐黄色变色和釉质发育不全，这种牙齿在紫外线下会发出荧光。这一危险期可从孕4个月持续到7岁，反复或长期使用四环素可致最高的危险性。

20颗乳牙的延迟萌出可能是家族性的或者系统性或营养紊乱如垂体功能减退、甲状腺功能减退、颅骨锁骨发育不良、21–三体综合征、早老症、Albright骨营养不良、色素失调症、佝偻病或多样的综合征。单个牙齿或一小组牙齿萌出延缓也许是局部因素引起，例如牙齿错位、牙齿多余、囊肿或乳牙保留。早产儿的乳牙缺失常见的原因是恒牙长出得不成熟，如果全部牙列都超前年龄和性别，就应当考虑青春期早熟或甲状腺功能亢进。

新生儿牙在2000例新生儿中可见1例，通常在下颌中央切齿部位可见到2个。新生儿牙在出生时就存在，而新生儿的牙齿一般在生后1个月时长出。新生儿牙一般附着在齿龈边缘，几乎没有牙龈形成或骨质支持。也许是一种多余的或不成熟的乳齿。X线检查可以很容易区别这两种情况。新生儿牙与腭裂、Pierre Robin 综合征、Ellis-van Creveld 综合征、Hallermann-Streiff 综合征、先天性甲肥厚和其他异常情况有关。有新生儿牙家族史或长出过不成熟牙齿的家庭可使 15%~20% 的儿童受影响。

新生儿牙偶尔会引起疼痛，并因此拒乳，有时会因喂奶时擦伤或咬乳头而引起母亲不适。如果将之拔去，则很少发生危险，除非牙齿被吸入。因为出生时舌头位于齿槽中间，舌头也许会被撕裂，偶尔舌尖会被切断（Riga-Fede 病）。关于是否要拔除这种不成

熟的乳齿则要根据个人情况决定。

表皮不脱落发生于恒牙长出前乳牙未脱落时。大部分的乳牙最后将出现表皮脱落，但有一些患者的乳牙也许需要拔除，这种情况通常见于下颌骨切齿区域。

参考书目

参考书目请参见光盘。

第 300 章
与其他情况相关的口腔疾病
Norman Tinanoff

牙齿及其周围结构的疾病可以独立发生或与其他系统性疾病联合发生（表 300-1）。极为常见的是，发生于牙齿发育阶段的其他系统疾病，可以影响牙齿的形成或外观。在牙齿发育阶段对牙齿造成的损害是永久性的。

表 300-1　与某些疾病相关的牙齿问题

疾病	常见的有关牙或口腔的发现
唇裂和腭裂	牙齿缺失、牙齿多余、牙弓改变、喂养困难和语言障碍
肾衰竭	花斑状釉质（恒牙）、面部畸形
囊性纤维化	大量药物导致的牙齿染色，花斑状釉质
免疫抑制	口腔念珠菌病与潜在的系统性念珠菌病，环孢霉素诱发的牙龈增生
低出生体重	长期口腔插管导致的腭沟和狭窄的牙弓，乳牙釉质缺陷
心脏缺损，易感细菌性心内膜炎	因牙科手术或外伤而致的菌血症
中性粒细胞趋化不足	青少年牙周炎（缺乏牙齿周围支持的骨质）
青少年糖尿病（未控制）	青少年牙周炎
神经运动功能障碍	跌落时口腔外伤、错位咬合（开放咬）、不卫生而致牙龈炎
在牙齿形成时，疾病（全身性）	疾病期间牙冠部分的牙釉质发育不良
青少年糖尿病（未控制）	青少年牙周炎
运动神经病变	跌倒导致的口腔创伤、咬合不正（开放咬）、口腔卫生缺乏导致的牙龈炎

表 300-1（续）

疾病	常见的有关牙或口腔的发现
牙形成期间的慢性疾病（全身型）	牙冠形成时牙釉质发育不全
癫痫发作	如果使用苯妥英钠可引起牙龈增生
产妇感染	梅毒：异常形状的牙齿
维生素 D- 依赖性佝偻病	牙釉质发育不全

第 301 章
咬合不正
Norman Tinanoff

口腔本质上是一种咀嚼工具。前面牙齿的任务是将大块食物咬成一部分一部分的，后面牙齿是将食物切碎成一个又软又湿的食团。面颊和舌头将食物压到牙齿的接触面。在下颌骨和上颌骨牙齿之间建立一个合适的关系对于生理和面部外观是很重要的。

补充内容请参见光盘。

第 302 章
唇裂与腭裂
Norman Tinanoff

唇裂与腭裂有着不同的本质，但在胚胎学、功能及遗传学上关系密切。虽然有许多不同的理论，但通常认为唇裂是由于间充质层的发育不良导致内侧的鼻和上颌骨突起而不能结合。腭裂是因为上颚骨架不能接近或不能融合。

■ 发病率和流行病学

唇裂伴或不伴腭裂在白种人新生儿中的发病率约为 1/750；单纯腭裂在白种人新生儿中的发病率约为 1/2500。唇裂在男性中更常见，可能的原因包括母亲服药、畸形综合征或基因问题。尽管两者都是呈现散发性，但是易感基因的存在尤为重要。目前约有 400 种综合征与唇裂和腭裂有关。在家族里唇裂、腭裂或者两者同时存在是显性遗传（van der Woude 综合征），通过对父母进行详细的体检可以将其与其他原因引起的区别开来，因为再发风险为50%。IRF6基因与van der Woude综合征及一些非综合征的唇裂发病有关。唇裂的严重程度与易感基因无关。种族因素也影响唇裂和腭裂的发病率，唇裂在亚洲人（约1/500）和美洲原著人（约1/300）中发病率最高，在黑人中发病率最低（约1/2500）。与之相关的先天畸形（染色体的异倍体、前脑无裂畸形）和发育损害的发病率在唇裂缺陷的儿童是增加的，尤其是仅有腭裂的儿童。在家族中唇裂缺陷再发的风险性讨论见第72及75章。

■ 临床表现

唇裂的表现形式可以从唇红缘的一个小切迹到从皮肤、肌肉、黏膜、牙齿、骨骼的完全裂开。开裂可以是单侧的（常发生于左侧）或双侧，可以累及牙槽嵴（图302-1）。

孤立的腭裂发生在中线，可以累及悬雍垂或延伸至或穿过软腭和硬腭达到切齿孔。合并唇裂时这种缺陷可以累及软腭中线延伸至一侧或双侧的硬腭。一侧或双侧鼻腔暴露形成一侧或双侧的腭裂。黏膜下层腭裂表现为悬雍垂裂开，肌肉部分裂开而黏膜完整，或在上腭的后部分有明显切迹。

■ 治　疗

对于有唇裂或腭裂的孩子一个完整的训练项目需要一个特殊的团队持续几年的治疗，包括儿科医生、整形外科医生、耳鼻喉专家、口腔颌面整形外科、儿科牙医、口腔修复科医生、牙齿矫正专家、语言治疗师、遗传学专家、医学社会工作者、心理学专家及公共卫生护士。儿科医生应该负责寻找和协调这些专家的工作，并且给孩子的父母提供咨询和指导。

对于唇裂、腭裂的婴儿首先的问题是喂养问题。尽管一些人提倡制作一个密封的塑料装置来辅助喂养，但是大部分人认为用有大开口柔软的人造乳头、可以挤压的奶瓶以及合适的喂养说明，对于这些唇裂的婴儿喂养会相对容易和有效一些。

当婴儿能够获得良好的体重增长，且没有任何口腔、呼吸道或系统性的感染时，一般唇裂封闭的手术在3个月时进行。改进的Millard rotation-advancement技术是最常用的技术，一条交错的缝合线使唇部裂隙因为疤痕组织收缩缩小至最小。最早的修补一般在4或5岁时进行。鼻子的修正一般延迟至青春期，鼻子的手术也可以在唇裂修补的时候一起进行。整形结果取决于畸形严重程度、个体的愈合能力、有无合并感染以及外科医生的技术。

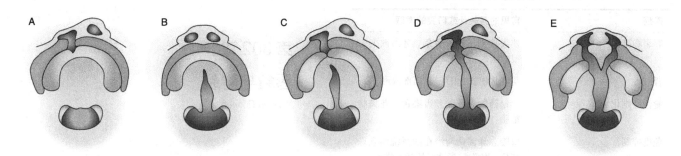

图302-1　非综合征口面裂。A. 唇裂和小窝。B. 腭裂。C. 不完全单侧唇裂和腭裂。D. 完全的单侧唇裂和腭裂。E. 完全的双侧唇裂和腭裂
摘自 Shaw WC. Orthodontics and occlusal management, Oxford. England: Butterworth-Heinemann, 1993

由于腭裂在范围大小和畸形程度上有很大的不同，所以外科修复手术的时间因人而异。比如开裂的宽度、足够的尚存的硬腭部分、边缘组织的形态（口咽部的宽度）、软腭和咽壁神经及肌肉的功能这些标准都会影响决定。手术的目的是使开裂的部分连接起来，能清晰和舒适地说话，减少鼻子的反流，避免对生长中的上颌骨造成损伤。

对于一个其他方面都健康的孩子，为了增进正常语言能力的发展闭合上腭的手术一般在1岁以前。如果外科矫正在3岁以后进行，上颌骨牙列的后方连接波状外形的语言球，咽和腭咽部肌肉的收缩使组织可以接触到球，以完成鼻咽部的关闭帮助孩子清晰的说话。

腭裂通常会穿过牙槽嵴干扰上颌前面牙齿的形成，在开裂的部位牙齿会移位、畸形或缺损，缺失或者无功能的牙齿需要被修补的装置代替。

■ 术后处理

手术后专门的护理师很必要的。鼻咽部轻柔的吸引可以减少吸入性肺不张或肺炎常见的并发症。术

后主要的护理目的是保持缝线的清洁和避免缝线的拉紧。婴儿用 Mead Johnson 的奶瓶喂养，手部需要用绑带约束，流质或者半流质维持 3 周，继续用 Mead Johnson 的奶瓶或者杯子。患者的双手、玩具和其他异物需要远离手术部位。

■ 后遗症

腭裂的常见并发症为复发性中耳炎和继发的听力损害。上颌弓的移位和牙列不正通常需要牙科正畸医生矫正。由于生理功能和解剖结构不完整、移位或外科手术腭裂闭合不充分，发音不准或腭咽功能不全通常与唇裂和腭裂同时存在，并且可能持续存在。这种情况语言是特征性的伴有空气从鼻中发出来，并且是伴有高鼻音的某种声音或补充性发音不准（声门闭锁音）。腭裂手术之前或者有时候腭裂手术之后的语言缺陷是由硬腭和咽部肌肉功能不全引起的。软腭和鼻咽的后壁侧壁构成了一个瓣膜将鼻咽和口咽部在吞咽和发某些音的时候分隔开来。如果这个瓣膜的功能不全，在发爆破音如 p、b、d、t、h、y，或齿擦音 s、sh、ch 和 "cats"、"boats" 及 "sisters" 这类词时由于不能在口腔内建立足够的压力而导致发音不清楚。在手术后或者插入语言装置后，语言治疗是必要的。

■ 腭咽闭合功能不全

腭裂的孩子发音干扰的特点也可以由骨或神经肌肉异常而导致不能在吞咽及发声时有效地封闭口咽部及鼻咽部。这个异常可能发生在硬腭的结构异常或咽部及这些结构相连的肌肉。一个有潜在语言异常的孩子做了腺样体切除术后会使鼻音明显加重。黏膜下的腭裂可以引起这个问题，在这些患者中，腺样体的肿块可以在软腭上抬时帮助腭咽的关闭。如果神经肌肉功能完整，可以通过腭咽运动来补偿，语言缺陷可以得到改善，但是语言治疗是必要的。在其他一些病例，腺样体的缓慢退化可以逐渐补偿硬腭和咽部肌肉功能，这就可以解释为什么一些黏膜下腭裂或者类似咽腭功能不全的畸形的孩子语言缺陷不是很明显。

腭咽闭合功能不全（VPD）也可以发生在先天性腭咽闭合功能不全（软腭-心-面综合征）的孩子，腭咽闭合功能不全可以通过颅面疾病团队和遗传学专家诊断。

临床表现

尽管 VPD 临床表现各异，但症状和腭裂相似。可能有高鼻音（特别在发辅音如 p、b、d、t、h、v、f 和 s）；在发音过程中有显著的鼻孔收缩运动；不能吹口哨、漱口、吹蜡烛或吹气球；当低头喝液体时会从鼻子漏出；中耳炎及听力丧失。口腔检查时可能会发现腭裂或相对短的硬腭伴随大口咽；在发声或作呕时软腭肌肉和咽部运动缺失，极不对称或减少。如果是黏膜下腭裂，可以看到分裂的悬雍垂，软腭上沟提示在发声或作呕时可以由软腭中线的透明膜（提示肌肉缺乏连续性），鼻后面的棘突被硬腭后缘明显的切迹代替，向前移位或呈 V 行的移位。

腭咽闭合功能不全可以通过 X 线证实。需仔细的摆放头部以获得真实的侧面视角，当患者安静时先拍一张，在患者连续发元音 "boom" 时再拍一张。功能正常时软腭接触到后壁，而腭咽闭合功能不全时接触不到。

在一些选择性腭咽闭合功能不全的患者，硬腭可以后移复位或利用咽后壁下垂的组织完成咽部修复。牙齿的语音装置也被成功地应用。手术的类型最好根据鼻腔镜下所见来决定。

参考书目
参考书目请参见光盘。

第 303 章
伴有口腔表现的综合征
Norman Tinanoff

很多综合征具有独特的或者伴有面部、口腔、牙齿的表现（Apert 综合征，见第 585 章；颅面骨发育不全综合征，见第 585 章；唐氏综合征，见第 76 章）。

成骨不全通常会影响到牙齿，称牙质生成不全（见第 299 章图 299-2）。根据临床表现的严重程度，牙齿的治疗从常规预防到用不锈钢牙冠覆盖受到影响的后面的牙齿，从而预防进一步的牙齿损伤并改善外观。牙质生成不全也可以不伴对骨的影响而单独发生。

其他的综合征，颅骨锁骨发育不良也伴有口面部变化，如前额隆起、下颌前突及宽鼻根部。牙齿的萌出通常延迟，乳牙可以异常的保留而恒牙不萌出。常出现多余的牙齿，特别是在前磨牙的位置。虽然已经长出的牙齿没有发育不良，但牙齿大小、形状上的变化经常见到。需要大量的牙齿修复治疗来维持有效的咀嚼功能。

外胚层发育不良（见第 64 章）具有异质性的临床表现，从口腔轻微表现或完全不累及（牙列完全正常）到有些患者牙齿完全或者部分缺失或畸形。因为当牙齿缺失时牙槽骨不发育，牙槽突可以部分或者完全缺失，以至于下颌骨咬合过度引起唇部突出，但面部发育不受干扰。存在的牙齿形状可以从正常到小和圆锥形。如果颊部、唇部黏液腺发育不良，口腔黏膜可以发生干燥和刺激症状。外胚层发育不良的人可能在年幼时就需要部分或者全部的假牙。上下颌之间的垂直高度重建后可以改善唇的位置和面部轮廓，同时重新建立正常的咀嚼功能。

Pierre Robin 综合征由小颌畸形伴高腭弓和腭裂组成（图 303-1）。通常舌头的大小正常而口腔底部缩短。吸气时气道部分阻塞，通常需要通过治疗来预防窒息。婴儿应该保持俯卧或者部分前倾位可以使舌头向前垂以减轻呼吸梗阻，一些患者需要气道造口。下颌骨牵引术可以增加新生儿下颌骨的大小，利于呼吸，帮助经口喂养。

下颌骨的充分生长发生在几个月内以减轻潜在的气道梗阻，通常在 4~6 岁时长成正常的轮廓。对于下颌骨发育不良的婴儿喂养需要细心和耐心，但通常不需要管饲。30%~50% 的 Pierre Robin 综合征患儿合并

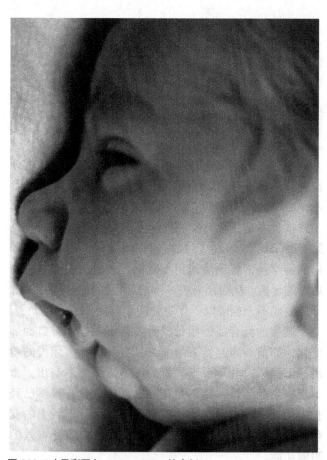

图 303-1（见彩图） Pierre Robin 综合征
摘自 Clark DA. Atlas of neonatology. 7 ed. Philadelphia: WB Saunders, 2000: 144

Stickler 综合征，一种常染色体显性遗传疾病，包括关节突出、关节炎、肌张力过低、关节过伸、二尖瓣脱垂和眼睛问题（视网膜分离、近视、白内障）。

下颌面骨发育不全（Treacher Collins 综合征或 Franceschetti 综合征），面部特征为眼睑裂隙向下倾斜、下眼睑缺损、颧骨凹陷、盲端瘘管开口于嘴角和耳朵之间、耳廓畸形、头发不规则生长延伸至面颊、下巴后缩及大嘴，常见面裂、耳朵畸形和耳聋。这是一种常染色显性遗传的疾病，通常伴不完全的外显率。下颌骨通常发育不良，分支不全，冠状突和髁突平坦甚至发育不全，上腭顶高或者裂开。常见牙齿咬合不正，需要牙齿正畸和常规的牙齿治疗。

半侧面部短小症的特征是单侧下颌骨发育不全可伴部分面神经瘫痪、颊横裂、嘴角和耳间有盲端瘘管和外耳道畸形，受影响的一侧下颌骨髁突的缺失或发育不全可以导致严重的面部不对称和咬合不正。先天性的髁突发育畸形随着年龄增长而增加，早期颅面的手术可以减少畸形。这个疾病可以伴随眼睛和脊柱的畸形（眼-耳-脊柱发育不良，包括 Goldenhar 综合征），因此，应该用脊柱和肋骨的 X 线检查来评估骨骼受累的程度。

参考书目

参考书目请参见光盘。

第 304 章

龋 齿
Norman Tinanoff

■ 病 因

龋齿的发生取决于牙齿表面、饮食中的碳水化合物及特殊口腔细菌之间的相互关系。饮食中的碳水化合物发酵产生有机酸，降低了邻近牙齿牙菌斑的 pH 值，并使之产生脱矿物质作用。最初表现为牙釉质上不透明的白点，然后逐渐脱矿物质，最后出现牙齿空洞（图 304-1）。

有一组微生物变异链球菌和龋齿的形成有关。这些细菌可以黏附到牙釉质，产生大量的酸性物质，在低 pH 值的环境存活。一旦牙釉质表面空洞形成，其他口腔细菌（乳酸杆菌）可以定植到牙齿，产酸，进一步使牙齿脱矿物质。细菌产酸脱矿物质取决于进食

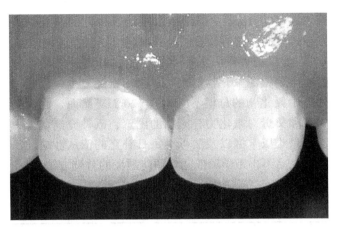

图 304-1（见彩图）　龋齿开始的病灶（白色点状病灶）在下颌骨中切牙颈部

碳水化合物的频率和种类。蔗糖是最容易引起龋齿的糖类，在细菌代谢过程中产生的副产物葡聚糖，是一种使细菌更容易黏附到牙齿表面的聚合物。饮食习惯，例如使用奶瓶喝甜饮料或频繁吃有黏性的糖增加了引起龋齿的风险，因为糖在口腔中长期存在。

流行病学

在过去 30 年龋齿的发生率在发达国家有所降，但在低收入和发展中国家儿童的发病率并没有降低，仍保持高发病率。在美国超过一半的孩子患有龋齿，龋齿主要发生在磨牙闭（咬）合面的凹陷和缝隙。

临床表现

乳牙的龋齿通常发生在凹面和缝隙，小的病灶可能在口腔检查时不容易发现，但是大的病灶可以看到很明显的变黑或在牙齿表面形成空洞从而容易诊断（图 304-2）。在婴儿期和学步期发生的龋齿称为早期儿童龋齿（ECC），与早期定值的引起龋齿的细菌和吃糖有关，不管是吃奶瓶还是固体食物，这个时候发生的龋齿首先影响上颌骨的切牙，然后当磨牙萌出的时候进展到磨牙。

早期儿童龋齿在低社会经济背景的儿童中发生率为 30%~50%，在美国原住民中发生率高达 70%。除了频繁的吃糖和容易引起龋齿的细菌定植之外，其他因素包括低经济状态的家庭其他家庭成员患龋齿、新移民的儿童及肉眼可见的牙菌斑。儿童早期发生龋齿长大后发生龋齿的风险增高，因此适当预防儿童早期的龋齿可以清除大部分学步期牙齿的问题和减少儿童期龋齿的发生。

并发症

龋齿如果不经过治疗通常会破坏牙齿的大部分结

构并侵犯牙髓（图 304-3），导致牙髓炎症（牙髓炎）和明显的牙痛。牙髓炎可以进展到牙髓坏死，细菌侵犯牙槽骨导致牙齿脓肿（图 304-4）。乳牙的感染会干扰随后恒牙的正常生长。有部分患者在这个过程会发生败血症和面部感染。

治疗

龋齿的发生年龄在牙齿治疗中很关键。3 岁以下的儿童在治疗中缺乏配合的能力通常需要约束、镇静或全身麻醉来修补龋齿；4 岁以后，孩子慢慢可以使

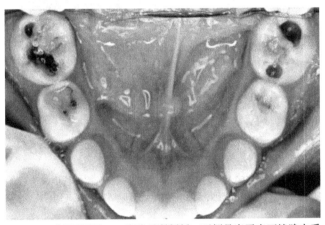

图 304-2（见彩图）　3 岁孩子猖獗龋。下颌骨磨牙表面缝隙中看到变黑和空洞形成的龋齿

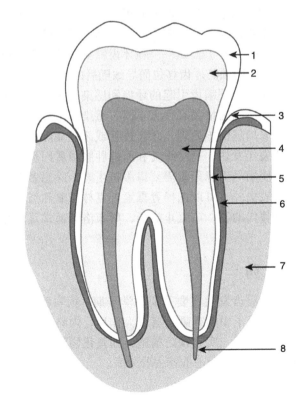

图 304-3　牙齿基本的解剖：1.牙釉质；2.牙本质；3.牙龈缘；4.牙髓；5.牙骨质；6.牙周韧带；7.牙槽骨；8.神经血管束

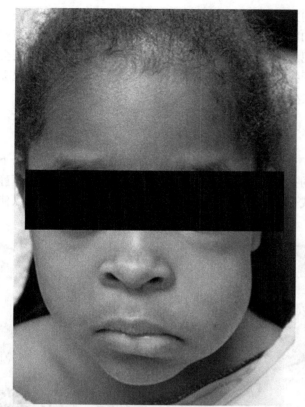

图 304-4（见彩图） 乳磨牙脓肿引起的面部肿胀。抗生素治后，随后拔除牙齿或根管治疗受影响的牙齿可以解决炎症

用局部麻醉药配合牙齿修补。

牙齿治疗可以通过使用银汞混合物、塑料复合物或不锈钢牙冠来修复大部分龋齿问题。如果龋齿累及牙髓，需要去掉部分牙髓（牙髓切断）或去掉全部牙髓（牙髓摘除术）。如果一颗牙齿需要拔除，需要处理留下的空间预防牙齿移位而导致随后的恒牙错位。

临床上处理龋齿引起的牙痛和感染根据龋齿的范围和患者的用药情况有很大不同。感染局限在牙槽时可以采取局部措施处理（牙齿拔除或牙髓摘除术）。牙齿感染伴发热、蜂窝织炎和面部肿胀或者因炎症存在无法使用局部麻药时需要口服抗生素，除患者有青霉素过敏史外，可以选择青霉素。克林霉素和红霉素是可以替代的药。口服止痛药，如布洛芬通常足够用于止痛。

■ 预 防

因为龋齿发生在婴儿期和学步期，内科医生在 3 岁以下的孩子中筛查龋齿有很大作用，内科医生可以提供预防指导，实施预防措施，如氟化物涂层。如果孩子仍有牙齿问题则推荐去看牙医。

■ 氟化物

预防龋齿最有效的方法是使提供的公共饮用水中

氟浓度接近 1ppm，居住在水氟缺乏地区的孩子龋齿发生风险高，这时饮食中补充氟将可以获益（表 304-1）。如果患者用私人用水，医生在开氟补充品处方前有必要检测氟化物的水平。为了避免过度补充氟，处方中氟化物的总量不能超过 120mg。然而，因为实施者和父母对氟化物补充品的困惑、氟补充剂量与中毒剂量难以掌握以及父母对每日补充的依从性缺乏，氟补充品不再是学龄前儿童预防龋齿的首选方法。

表 304-1 氟补充剂一览表

年龄	家庭用水氟浓度（ppm）		
	<0.3	0.3~0.6	>0.6
6 月至 3 年	0.25*	0	0
3~6 年	0.50	0.25	0
6~16 年	1.00	0.50	0

* 每天的氟 mg 数

含氟牙膏的使用可以用来日常牙齿局部补充氟。6 岁以下的儿童牙刷上监督使用"豌豆大小"总量的牙膏（大概 1/4g）可以减少氟化物的风险；2 岁以下的孩子有高龋齿发生风险可以使用涂有氟化物牙膏的牙刷。每半年局部、专业地应用氟化物可以减少龋齿发生率约 30%。对于学前期儿童专业的氟化物涂抹是比较理想的，甚至对不是专业的牙齿保健者来说也容易操作，而且因为是单独一次使用的剂量，所以比较安全。目前能获得的氟规格有 0.25mL、0.4mL 和 0.6mL，各自相对应 12.5mg、20mg 和 30mg 的氟。氟保护涂层对于有中等风险龋齿患病率的学龄前儿童每年需应用 2 次，而对于有高风险龋齿患病率的儿童每年需应用 4 次。

口腔卫生

每日刷牙，特别是用含氟的牙膏可以帮助预防龋齿。大多数 8 岁以下的儿童不能很好地配合足够次数的刷牙。父母需要对孩子的口腔卫生承担相应的责任，父母根据孩子能力的改变适当地进行帮助。

饮 食

有时候父母不会认为频繁的喝果汁会引起龋齿发生风险，因此在奶瓶中或 sippy 杯中喝甜的饮料需要被制止，需要特殊的指导父母他们的孩子只能在进餐时喝果汁，且每天不要超过 0.17kg。

牙齿密封剂

塑料的牙齿密封材料在预防乳牙或恒牙的磨牙凹面和缝隙的龋齿发生中是有效的。牙齿密封材料在有很深的窝沟和缝隙的磨牙萌出后立即使用的效果是最好的。

参考书目

参考书目请参见光盘。

第 305 章
牙周疾病
Norman Tinanoff

牙周组织包括牙龈、牙槽骨、牙骨质和牙周韧带（图 304-3）。

■ 牙龈炎

不良的口腔卫生可以导致牙菌斑积聚在牙齿、牙龈接触面并发生炎症反应，可以使牙龈局部或全部变红、肿胀。超过一半的美国学龄儿童患过牙龈炎。严重的病例中会发生牙龈自发性出血和口臭。治疗措施是给予适当的口腔卫生（仔细地刷牙和使用牙线），可以期待彻底地解决。青春期开始荷尔蒙水平的波动会增加牙菌斑的炎症反应，在健康儿童中牙龈炎不太可能发展成牙周炎（牙周韧带的炎症导致牙槽骨损伤）。

■ 儿童快速进展性的牙周炎（青春期前牙周炎）

青春期前的牙周炎是比较少见的，通常发生在乳牙萌出时或 4~5 岁间，可以发生在局部或全部牙周组织。这会导致骨质迅速被破坏，通常导致乳牙不成熟或破坏。常和一些系统性疾病有关，包括中性粒细胞减少症、白细胞黏附或迁移异常、低磷酸酯酶症、Papillon-Lefèvre 综合征、白血病及组织细胞增生症 X。虽然在很多情况下并没有潜在的系统性疾病，但是仍有必要排除潜在系统性疾病。

治疗包括积极地专业牙齿清洗、策略性地拔除受影响的牙及抗感染治疗。极少有报道长期治疗逆转了乳牙的骨质破坏。

■ 青少年进展性牙周炎 （局限性青少年牙周炎）

青少年进展性牙周炎以快速的牙槽骨破坏为特征，尤其是在恒牙的切齿和第一、第四磨牙周围。该病在美国的总发病率低于 1%，但是报道在非裔美国人中的发生率为 2.5%。这种牙周炎和放线杆菌有关。此外，进展性牙周炎患者可能有中性粒细胞的趋化功能或吞噬功能缺陷。如果不进行治疗，受累的牙齿会失去连接物、片状剥落。治疗根据受累程度不同而不同。在疾病起病时诊断的患者通常通过手术或在连接处清创联合抗感染治疗，预后取决于起病时疾病累及的范围和治疗的依从性。

■ 出 牙

出牙可以在乳牙萌出部位造成间歇的局部不适、刺激、低热和唾液分泌过多，很多孩子没有明显的出牙困难。其症状缓解治疗包括口服止痛药和使用冰环让孩子磨牙。相似的症状也会在 6 岁左右萌出第一颗恒磨牙时出现。

■ 环孢霉素或苯妥英钠导致的牙龈增生

抑制器官排异反应的环孢霉素或抗癫痫治疗的苯妥英钠，以及有些钙离子通道阻滞剂和广泛的牙龈增生有关。苯妥英钠及其代谢产物可以直接刺激牙龈纤维母细胞导致胶原合成加速。如果患者细致地做好口腔卫生可减少牙龈增生。

使用苯妥英钠治疗的患者大概 10%~30% 会发生牙龈增生。严重的会导致明显的牙龈肿胀，有时候会覆盖牙齿；牙龈出现水肿、红斑；继发感染，导致脓肿形成；牙齿移位；妨碍乳牙脱落继而影响恒牙生长。治疗主要在于预防，如果可以，最好停止使用环孢霉素或苯妥英钠。长期接受这些药物治疗的患者需要经常做口腔检查和口腔保健护理。严重的牙龈过度增生可以行牙龈切除，但是如果继续使用药物仍会复发。

■ 急性牙冠周炎

部分盖住没有完全萌出的牙冠龈瓣的急性炎症，常发生在下颌骨的恒牙、磨牙。龈瓣和牙齿之间积聚的食物碎屑和细菌促进了炎症反应。由正畸牙齿带环或牙冠的使用导致牙龈脓肿是另一种情况。牙关紧闭和剧烈疼痛可能和炎症有关。不经过治疗可能会导致面部感染和面部蜂窝织炎。

治疗包括局部的清创术和冲洗、温生理盐水冲洗及抗感染治疗。当急性期消退，可以拔除牙齿或切除龈瓣预防复发。早期识别下颌骨第三磨牙的部分阻生和随后拔除受累牙齿可预防这些部位发生牙冠周炎。

■ 坏死性牙周疾病（急性坏死性溃疡性牙龈炎）

坏死性牙周炎在过去有时候称为"战壕口腔炎"，

是一种显著的牙周疾病，与螺旋菌和梭形杆菌有关。目前不清楚细菌感染是不是在发病中有作用或是继发感染。在发达国家这种疾病很少在健康儿童发病，在美国的发病率<1%，但是在非洲、亚洲、南美这些发展中国家的儿童和青少年中常见。在一些非洲国家发病的儿童通常有蛋白质营养不良，病灶可以延伸到附近的组织导致面部结构坏死（坏疽性口炎）。

坏死性牙周疾病的临床表现包括牙齿之间的牙龈坏死和溃疡、受累的牙龈上灰色伪膜黏附、口臭、颈部淋巴结肿大、萎靡不振和发热。这种情况会被误诊为急性疱疹性龈口炎。暗视野显微镜下可以看到坏死的组织碎片致密螺旋体群落。

坏死性牙周疾病的治疗分为急性期局部清创术、氧化剂（直接应用 10% 的过氧化胺加入无水甘油，每日 4 次）及镇痛药，通常在 48h 内发生显著效果。如果患者有发热，则抗生素（青霉素或甲硝唑）是中药的辅助治疗。如果急性期已经对牙周组织的形态造成了不可逆的损害，必须进行第二阶段的治疗。该疾病没有传染性。

参考书目

参考书目请参见光盘。

第 306 章
牙外伤
Norman Tinanoff

外伤性口腔损害分为 3 类：牙齿损伤、软组织损伤（挫伤、擦伤、撕裂伤、穿刺伤、撕脱伤、烧伤）和颌骨损伤 [上颌骨和（或）下颌骨骨折]。

■ 牙齿损伤

18 个月到 18 岁的儿童中大约 10% 有过明显的牙齿外伤。有 3 个好发年龄段：学步期（1~3 岁），通常由于摔倒或受虐待；学龄期（7~10 岁），常由于骑自行车或操场上的意外；青春期（16~18 岁），常由于打架、运动创伤、汽车意外事故。儿童容易受伤的牙齿为前面突出的牙齿。有颅面畸形或神经肌肉缺陷的儿童发生牙齿损伤的风险增高。牙齿外伤包括硬质牙组织、牙髓（神经）和牙周组织（牙周骨和附属结构）损伤（图 306-1；表 306-1）。

牙齿骨折可以简单（局限于牙体硬组织）或很复杂（累及牙髓）。牙髓暴露导致细菌感染和牙髓坏死，牙髓暴露使治疗变复杂且预后不良。

最容易受损伤的牙齿是上颌骨切齿。不完全性牙冠骨折的治疗是覆盖暴露的牙齿，并做美容修复；完全性牙冠骨折常需要牙髓（根管）治疗。牙冠 – 根和牙根骨折通常需要彻底的牙齿治疗。乳牙的这种损伤

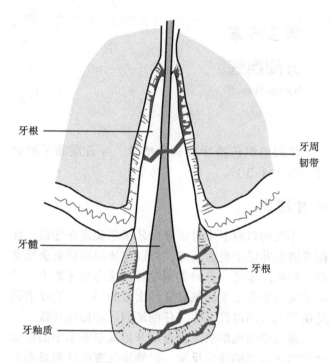

图 306-1 牙齿骨折可以累及牙釉质、牙齿或牙髓，可以发生在牙冠或牙根

摘 自 Pinkham JR. Pediatric dentistry: infancy through adolescence. Philadelphia: WB Saunders, 1988: 172

表 306-1 牙冠的损伤

损伤的类型	表现	治疗和推荐
牙釉质不完全折断（裂纹）	不完全牙釉质折断，无牙齿结构损伤	病初不需要治疗，但需要牙科医生定期检查
牙釉质完全折断	仅有牙釉质折断	使牙齿表面光滑，治疗时将碎片复位
牙釉质和牙本质折断	牙齿的牙釉质和牙本质折断，牙齿可能对冷或空气敏感，牙髓可能坏死，导致根尖周脓肿	需要尽快就诊，损伤处的治疗需要保持牙髓的完整
牙齿折断累及牙髓	细菌感染可能导致牙髓坏死，引起根尖周脓肿，牙齿可表现为出血或小红点	立即就诊，牙齿治疗的方法取决于损伤的程度、牙髓的情况、牙齿的发育、距离损伤的时间和牙周组织的损伤。治疗时减少感染，努力改善预后

摘 自 Josell SD, Abrams RG. Managing common dental problems and emergencies. Pediatr Clin North Am, 1991, 38:1325-1342

可以影响恒牙的生长，所以比较严重的乳牙外伤一般需要拔除。口腔外伤后尽管牙列看起来是完整的，但也应该尽早去看牙医，尽快评估患者牙齿的情况。根据初步数据（X线表现、松动情况、对特殊刺激的反应）能让牙医评估骨折并发症的可能性。

■ 牙周结构损伤

牙齿外伤伴有牙周结构外伤常表现为牙齿移动或错位，这种损伤在乳牙比恒牙更为常见。牙周组织外伤分类包括震动伤、半脱位、挤入性脱位、挤出性脱位和撕脱伤。

震动伤

外伤对牙周韧带产生微小的损伤称为震动伤，牙齿经受这种外伤无异常活动或移位，但对叩诊反应明显（用器械轻轻敲打牙齿）。这种类型的外伤通常不需要治疗，无并发症。乳切齿经历震动可能会发生颜色改变，提示牙髓管退化，需要由牙医检查。

半脱位

半脱位的牙齿表现为轻中度的水平或垂直移动，牙龈边缘环绕牙颈部出血通常是半脱位的证据，没有牙齿移位。许多半脱位的牙齿需要用夹板固定来保证牙周韧带充分的修复。有些病例会发展为牙髓坏死。

挤入性脱位

挤入的牙齿被推入牙槽，有时候在临床看不出来，挤入的乳牙可以造成牙齿脱落的假象（撞击）。为了排除牙齿脱落，需要拍摄牙齿X线片（图306-2、306-3）。

挤出性脱位

挤出性脱位的特征是牙齿从牙槽中移位，一般牙齿常移到舌侧，伴牙槽骨壁骨折。这些牙齿需要立即治疗；如果耽误的时间越长越容易在移位的部位固定。

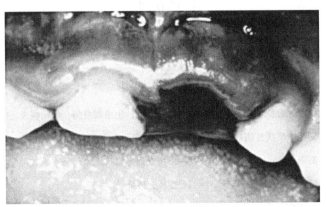

图306-2 侵入的乳尖牙表现为脱落（撞击）

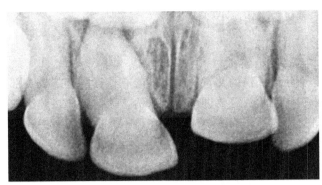

图306-3 咬合位X线证实挤入的"脱落牙齿"

治疗是进行复位（重新固定牙齿）和固定（夹板固定）。这种牙齿的牙髓常会坏死需要牙髓治疗，挤出的乳牙一般需要拔除，复位和固定可能会影响恒牙的生长发育。

撕脱伤

如果撕脱的恒牙在20min内再次种回，成功的可能性很大。如果延迟至2h，则经常失败（牙根消融、关节粘连）。牙齿再种植后正常附着的可能性和牙周韧带的活力有关。父母遇到这种紧急情况可以按以下步骤处理：

·找到牙齿。

·冲洗牙齿（不要擦洗牙齿，不要碰牙根，堵住下水管后，抓住牙冠在流水下冲洗）。

·将牙齿插入牙槽（轻轻把它放入正常的位置，不要在意牙齿稍微突出的情况，如果父母和孩子对重新放入牙齿有顾虑，牙齿应该放置在冷的牛奶或冷的等渗液体中）。

·直接去找牙医治疗（孩子应该在途中用手指保持牙齿在牙槽中，父母应该用安全带扣住孩子，安全开车）。

在牙齿重新种植后，需要固定来帮助重新附着，需要牙髓治疗。重新种植后并发症可以在外伤后1周出现也可延迟到外伤后几年出现。密切的牙科随访应至少1年。

■ 预 防

目的是尽可能减少牙齿外伤：

·所有孩子和青少年参加直接接触的体育运动时需要带护口器，可以由牙医制作或者在体育运动店购买。

·儿童或青少年有神经肌肉问题或癫痫的需要带护脸的头盔来保护头部和面部免受跌倒后损伤。

·在骑车、滑冰和划板时也需要头盔。

·所有长突出尖牙的儿童、青少年应该由儿科牙医或牙齿矫正医生评估。

■ 其他考虑

牙齿外伤的儿童同时也可能有持续的颈部或头部外伤，因此，需要进行神经评估。任何破坏口腔组织完整性的外伤都需要注射破伤风。永远需要考虑孩子受虐待的可能性。

第 307 章
口腔软组织的常见病变
Norman Tinanoff

■ 口咽部念珠菌病

口咽部白色念珠菌感染（鹅口疮、念珠菌病；见第 226.1）在新生儿中常见，由产道或母乳感染所引起。口咽部念珠菌病（OPC）表现为口咽黏膜局部或全部覆盖白斑，擦去这些斑块后下面表现为红肿和出血点。由病变处刮取的标本直接进行性氯化钾涂片或刮片培养可以确诊。该病在健康新生儿中一般具有自限性，口腔局部和母亲乳头使用制霉菌素可加快恢复。

OPC 也是骨髓抑制治疗中一个主要问题，系统性真菌病（SC），在骨髓抑制治疗中具有高发病率和高死亡率，几乎都发生在既往有口咽部、食管或肠道真菌感染的患者中。这项观察提示预防 OPC 可以减少系统性真菌病的发生。用含 0.2% 氯己定溶液的漱口水加全身抗真菌治疗可以有效预防 OPC、SC 或真菌性食管炎发生。

■ 阿弗他溃疡

阿弗他溃疡（口疮样溃疡）是一种特殊的口腔病变，容易反复发作。鉴别诊断见表 307-1。阿弗他溃疡发生于 20% 的人群中，病因不明，但与变态反应或免疫反应、情绪压力、遗传和口腔软组织损伤有关。阿弗他样病变和炎症性肠病、白塞病、乳糜泻、周期性发热 - 口疮性口炎 - 咽炎 - 颈淋巴结炎综合征（PFAPA 综合征）、Sweet 综合征、艾滋病毒感染（尤其是溃疡大而且愈合慢）和周期性中性粒细胞减少有关。临床上这些溃疡表现为边界清楚，溃疡有白色坏死性基底伴红晕。病变一般 10~14d 愈合，不留疤痕。非处方治疗如苯佐卡因和局部利多卡因及局部激素治

疗是有效的。四环素在严重爆发时有效，但在孕妇和儿童应用时必须小心，在儿童牙齿发育时需预防四环素牙。

■ 疱疹性龈口炎

大约经过 1 周的潜伏期，单纯疱疹病毒初次感染表现为发热、不适，通常在 5 岁以下的儿童发病（见第 244 章）。口腔表现各异，包括牙龈红斑、黏膜出血、整个口腔遍布密集的疱疹，经常累及黏膜皮肤交界处和口周皮肤（图 307-1）。口腔症状通常伴随发热、淋巴结肿大和进食、喝水困难。症状通常在 2 周内好转不留疤痕。因为孩子可能出现脱水，所以需要鼓励孩子喝水。止痛药或麻醉清洗可以让孩子更舒服，在症状出现的前 3d 口服阿昔洛韦可以缩短症状持续的时间，需要小心预防病毒的自体转移或眼部感染。

■ 复发性疱疹性唇炎

大约 90% 的人群有单纯疱疹抗体。在静止期，病毒潜伏在感觉神经元。不像初次感染时的疱疹性龈口炎表现为在嘴唇、舌头、上颚、牙龈和黏膜上的大量

表 307-1　口腔溃疡鉴别诊断

病种	备注
常见	
阿弗它他（口疮样溃疡）	疼痛、接触性病变、复发性
创伤性	外伤、慢性颊部咬伤、牙齿局部麻醉后
手足口病	疼痛，舌头、口腔前部、手、足病损
疱疹性咽峡炎	疼痛，病变局限于软腭和咽峡
疱疹性龈口炎	疱疹在皮肤黏膜交界处，疼痛、发热
复发性疱疹性唇炎	嘴唇疱疹，疼痛
化学性灼伤	碱、酸、阿司匹林，疼痛
烫伤	热的食物、电
不常见	
中性粒细胞缺陷	粒细胞缺乏症、白血病、周期性中性粒细胞减少症，疼痛
系统性红斑狼疮	复发性、无痛
白塞综合征	似阿弗他病变、生殖器溃疡、葡萄膜炎
坏死性溃疡性龈口炎	Vincent 口腔炎，疼痛
梅毒	硬性下疳或梅毒瘤，无痛
口腔克罗恩病	阿弗他样，疼痛
组织胞浆菌病	舌损害

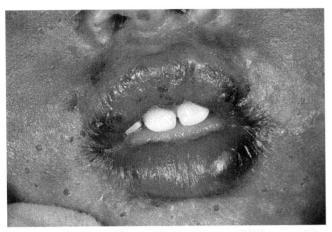

图 307-1（见彩图）　疱疹性龈口炎，唇糜烂伴口周多发疱疹病灶
摘自 Paller AS, Mancini AJ. Hurwitz clinical pediatric dermatology. 3 ed. Philadelphia：Elsevier/Saunders, 2006：398

疼痛性疱疹，复发性疱疹通常局限在嘴唇，除了烦人的疼痛和不美观的外表，通常没有全身症状。紫外线暴露、组织创伤、应激和发热可以激活病毒。对复发疱疹的健康的儿童进行抗病毒治疗与姑息治疗相比，抗病毒治疗并没有多大的优势。

■ Bohn 小结

Bohn 小结是发生在新生儿上下颌嵴的颊侧和舌侧及硬腭的异常发育的结节，这些病灶来源于黏液腺组织残留，不需要治疗，结节会在数周内自行消失。

■ 牙板囊肿

牙板囊肿是位于新生儿上下颌嵴顶部的小囊性病变，这些病变来源于牙板上皮细胞残留，不需要治疗，几周内会消失。

■ Fordyce 肉芽

大约 80% 的成人口腔黏膜有多发性黄白色肉芽成簇状或斑块状分布，大部分在颊黏膜或口唇。它们是异常的皮脂腺，这些腺体在出生时就存在，但它们可以增生，在青春期前约 50% 的孩子会发生增生，第一次出现呈黄色散在丘疹。不需要治疗。

■ 牙龈脓肿

牙龈脓肿（龈脓肿）是一种长在慢性牙脓肿附近柔软的红色丘疹，它出现在引流牙齿窦道的终点。治疗包括判断发生脓肿的牙齿并拔除之或进行根管治疗。

■ 唇　炎

嘴唇干燥，随后起皮开裂伴有烧灼感，常见于儿童。唇炎可以由对接触物过敏、舔唇、维生素缺乏、免疫功能减弱或真菌细菌感染引起，通常伴发热。治疗包括抗真菌或抗细菌药物和应用凡士林唇膏。

■ 舌系带过短

舌系带过短或"结舌"的特点是舌系带异常缩短阻碍舌的运动，但很少影响进食和语言发育，随着孩子长大舌系带可能会自发性延长。如果舌系带缩短程度严重，语言发育可能会受影响，需要手术矫正。

■ 地图舌

地图舌（移行性舌炎）是良性、无症状的病变，特点为正常粗糙的舌面上有一处或多处光滑红色斑，常表现为舌背侧黄色、灰色或白色膜样边缘。原因不明，无特殊治疗。

■ 舌　裂

舌裂（沟槽舌）是一种以舌背面有大量小沟或小凹槽为特点的畸形（见第 656 章）。如果有舌痛，刷舌头或者用水冲洗可以减少裂隙中细菌。

第 308 章
唾液腺和颌部疾病
Norman Tinanoff

除了流行性腮腺炎（见第 240 章），腮腺疾病在儿童中极少见。双侧的颌下腺增大可出现于 AIDS、囊性纤维化、EB 病毒感染、营养不良，可短暂出现于急性哮喘发作状态的儿童中。慢性呕吐可以伴有腮腺肿大。腮腺良性增生与内分泌疾病相关，如甲状腺疾病、糖尿病和垂体 - 肾上腺疾病。

补充内容请参见光盘。

第309章

牙齿的诊断性 X 线评估

Norman Tinanoff

全景牙列 X 线上显示上下颌的断层图像，包括所有的牙齿和牙周结构。拍摄时 X 线管绕着患者头部在胶片或图像接收器之间旋转。全景片显示下颌骨体、分支、髁状突、上颌窦和大部分面部支柱。这样的片子可以显示牙齿数目、发育和萌出的异常、囊性和肿瘤性病灶、骨质感染、断裂、龋齿及牙周疾病（图309-1 见光盘）。

补充内容请参见光盘。

第3篇 食 管

第310章

食管的胚胎学、解剖学和功能

Seema Knan, Susan R.Orenstein

食道是一条中空的肌性管道，通过上下 2 个弹性闭合的括约肌，上与咽部分开，下与胃分开，其主要功能是将摄入的食物从口腔输送到胃。食管缺乏大部分的消化腺和消化酶，且仅短暂的与营养物质接触，在消化方面不起积极作用。

补充内容请参见光盘。

310.1 常见的临床表现和诊断方法

Seema Khan, Susan R. Orenstein

■ 常见的临床表现

食管疾病的临床表现可以分为疼痛、梗阻或吞咽困难、胃内容物异常的逆行运动（反流、反刍或呕吐）或出血；食管疾病也可产生呼吸道症状。与吞咽无关的胸部疼痛（烧心）可能是食管炎的症状，但类似的疼痛也可提示心、肺或骨骼肌疾病或内脏高敏性。吞咽时疼痛（吞咽痛）表明疾病局限于咽部和食管，通常提示炎症性黏膜病变。完全性食管梗阻可因食管异物而急性发作，包括食物嵌塞。这可能是先天性的，如食管闭锁，也可能是经过一段时间进展为消化性狭窄而阻塞食管。吞咽困难（咽下困难）可产生于不完全性的食管闭塞（外来的压迫、内部的狭窄或异物）或食管的动力障碍（无论是否原发、特发或继发于系统性疾病）。非梗阻性或动力障碍性食管炎症性损害是咽下困难的第三种原因；嗜酸细胞性食管炎最常折磨的是大龄男孩，相对常见。

补充内容请参见光盘。

第311章

先天性畸形

311.1 食管闭锁和气管食管瘘

Seema Khan, Susan R. Orenstein

食管闭锁（EA）是最为常见的食管先天畸形，在新生儿中它的发病率约为 1/4000，其中 90% 以上的病例为食管闭锁伴气管食管瘘（TEF）。在食管闭锁的最常见类型中，上端食管末端为盲袋，气管食管瘘连接远端食管。食管闭锁和气管食管瘘的类型以及它们的发生率如图 311-1 所示。其确切的病因至今未明，相关的因素包括大龄妊娠、欧洲人种、肥胖、低社会经济学状态和吸烟。由于新生儿重症监护技术的改进、早发现及合适的干预，该疾病的存活率大于 90%。其中，出生体重低于 1500g 的新生儿死亡风险最高。50% 的患病新生儿不合并其他畸形，而在其他病例中，最常见合并的畸形为 VATER 或 VATERL 综合征（椎体、肛门直肠、心血管、气管、食管、肾脏、桡骨、四肢）。患有这些综合征的孩子智力基本正常。虽然双胞胎之间的低一致性以及家族性病例的发病率较低，但是在散发的综合征病例中可以发现突变基因，所以遗传因素在该疾病中有重要意义，例如 Feingold 综合征（N-MYC），CHARGE 综合征 [CHD7;

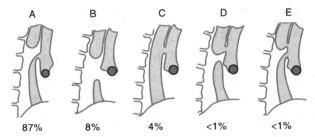

图 311-1 5种常见的食管闭锁和气管食管瘘图解及其发生率

眼球缺损、中枢神经系统异常、心脏畸形、后鼻孔闭锁、生长和（或）发育迟缓、生殖和（或）泌尿系统异常、耳朵异常和（或）耳聋]，无眼 – 食管 – 生殖系统综合征（SOX2）。

临床表现

典型的食管闭锁新生儿出生时口和鼻吐（冒）白沫、咳嗽、发绀、呼吸窘迫。喂养可使以上症状恶化，出现反流，引起误吸。食管闭锁患儿中普遍存在吸入咽分泌物的情况，但经远端瘘管误吸胃内容物可引起更严重的肺炎。单独存在气管食管瘘而没有食管闭锁的婴儿（H型）可延迟数天至数月才因慢性呼吸系统疾病就诊，包括反复吸入性肺炎和复发的气管痉挛。

诊 断

在早期发病的呼吸窘迫新生儿中，无法插入鼻胃管或口胃管提示存在食管闭锁，孕期羊水过多也提示食管闭锁的可能。在诊断呼吸窘迫时，X线平片显示食管盲端有导管盘绕和（或）胃内气体扩张，提示存在气管食管瘘（图311-2）。相反，单纯食管闭锁可显示为腹部充气少，为舟状腹。单独存在的气管食管瘘（H型）可在食管造影上显示缺损情况（图311-3）。在气管内的瘘口可通过气管镜发现，或者将亚甲蓝注入气管插管，用力吸气后可在内窥镜下观察到食管内的亚甲蓝。

治 疗

首先，保持气道开放和防止分泌物误吸是最重要的。俯卧位可以最大程度地减少胃内容物进入远端瘘管，吸引食管盲端可减少盲端内分泌物的误吸。如果可能的话，尽可能避免气管插管和机械通气，因为这可能会加重腹腔内脏的扩张。当手术时机成熟时可行外科手术结扎气管食管瘘和食管端 – 端吻合术。对于早产儿或有其他并发症的婴儿生后早期的封闭手术应被推迟，而代之以瘘管结扎和胃造瘘术放置导管。如果闭锁两端的间距大于 3~4cm，早期修补术不能进行，

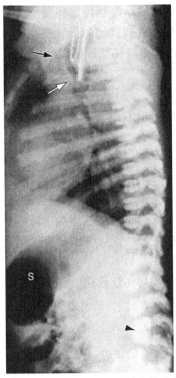

图 311-2 气管食管瘘。侧位 X 线片显示鼻饲管在闭锁食管的上端盘绕（箭头）。胃腔（S）和小肠的气体扩张显示了末端瘘管，箭头所指为椎骨融合，而心脏杂音和心脏肥大提示室间隔缺损的存在。这个患者表现了 VATER 形态缺陷

摘自 Balfe D, Ling D, Siegel M. The esophagus//Putman CE, Ravin CE. Textbook of diagnostic imaging. Philadelphia: WB Saunders, 1988

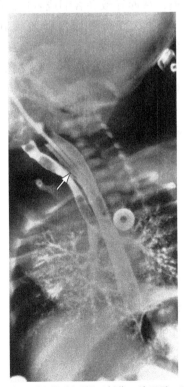

图311-3 一个新生儿吞钡剂后摄正斜位X片显示H型瘘管（箭头）。瘘管的气管缺损端位于食管端之前，钡剂显示了气管树的轮廓

摘自 Wyllie R, Hyams JS. Pediatric gastrointestinal and liver disease. 3 ed. Philadelphia: Saunders Elsevier, 2006: 299

可选择胃、空肠或结肠肠段替代食管。治疗前应仔细检查是否患有心脏或其他畸形。胸腔镜下的外科修补被认为是可行的，且长期预后良好。

■ 预 后

大部分食管闭锁和气管食管瘘的患儿可正常成长并拥有正常的生活，但是仍可能有一些并发症，尤其是在 5 岁前。手术并发症包括吻合口漏、瘘管再现及吻合口狭窄。食管功能异常导致胃食管反流病（GERD），常合并胃排空延迟，在很多患者中都治疗困难。胃食管反流病增加了呼吸系统疾病（如气道反应性疾病）的发病率以及食管闭锁术后吻合口狭窄的概率。

很多患者伴有气管软化，这个可在儿童发育过程中改善。

参考书目

参考书目请参见光盘。

311.2 喉气管食管裂

Seema Khan, Susan R. Orenstein

喉气管食管裂为罕见畸形，食管气管的间隔不能完全发育使咽食管和喉气管管腔之间的腔隙内有联通的管状缺损，从而导致在吞咽或者反流的时候喉部闭合不全。其他发育畸形如食管闭锁和气管食管瘘中，20%的患者存在喉气管食管裂。在生后早期，婴儿表现为喘鸣、窒息、发绀、误吸、反复胸部感染。诊断比较困难，一般需要可视化内镜检查咽和食管。当应用 X 线检查时，造影剂在食管和气管中可见。治疗为外科修补，如果缺损比较大，手术可能会比较复杂。

参考书目

参考书目请参见光盘。

第 312 章

食管梗阻性和动力性疾病

Seema Khan, Susan R. Orenstein

典型的食管梗阻性病变可产生吞咽困难，固体食物比液体食物更早出现也应该引起注意，当进食液体食物的婴儿开始进食固液混合食物时即可出现；

与动力障碍性疾病相比，后者吞咽液体食物与固体食物一样早期即受影响，有时甚至早于固体食物。在大多数吞咽困难的病例中，先用 X 线透视法评估，包括 X 线透视录像评估吞咽功能，特别是以吸入为主要症状的病例。进一步的检查常为内窥镜检查（如果怀疑腔内梗阻）或压力测定（如果怀疑动力障碍）。其他影像学检查在一些特殊的病例中也有一定的应用。先天性缺陷需要手术治疗，消化性狭窄或者蹼可以在内镜下（或探头）扩张。消化性狭窄的患者一旦扩张后，需要考虑行胃底折叠术来预防疾病进展。

■ 外在的

食管重复囊肿是最常见的前肠重复畸形，这些囊肿由肠道上皮细胞组成，有发育良好的平滑肌壁，与正常的胃肠道相连。2/3 的食管重复囊肿位于食管右侧。最常见的症状是由于压迫邻近气道导致的呼吸窘迫，吞咽困难是年长儿的常见症状。因为囊壁上有分泌胃酸的胃黏膜覆盖，所以也可发生上消化道出血。神经管原肠囊肿是含有神经胶质的食管重复囊肿，常伴有椎骨畸形。通过食管钡餐或胸部 CT 可做出诊断。治疗需要外科手术，腹腔镜下切除也是可行的。

由于感染（结核病、组织胞浆菌病）或者肿瘤（淋巴瘤）所致的纵隔或隆突下淋巴结肿大是最常见的外在肿块，可压迫食管引起梗阻症状；血管畸形也可压迫食管。"食管受压性吞咽困难"表示这种吞咽困难是由血管发育异常引起，常见于右锁骨下动脉异位或右位主动脉弓或双主动脉弓（见第 426.1）。

■ 先天性

食管腔内的狭窄可以是先天性的也可以是获得性的。病变的部位、特征和临床状况可提示病因。食管下段是消化道狭窄最常见的部位，一般长几厘米，有轻度凹凸不平。薄膜状的环包括在鳞柱上皮交界处的 Schatzki 环，也可封闭这个区域。在食管中段，先天性食管狭窄与食管闭锁 - 食管气管瘘有关，因为部分病变累及软骨，所以扩张的风险较大。反流性食管炎可引起食管表面凹凸不平及广泛的狭窄，并比通常的消化性狭窄位置更高，这常常与伴随的食管裂孔疝有关。先天性的蹼或环可使食管上段狭窄，食管上段也可因炎症所致狭窄，常见于吞入腐蚀性物品后或大疱性表皮松解症。环咽失弛缓症可在 X 线片上显示为食管上

第 18 部分　消化系统

段环咽部"条状影"。嗜酸细胞性食管炎（EoE）是目前食管梗阻症状中最常见的病因之一。虽然嗜酸细胞性食管炎导致梗阻的发病机制尚未完全明确，且在各个病例中表现不一，但是内镜或影像学检查显示，一些嗜酸细胞性食管炎患儿存在狭窄形成，在这些患儿中，食管顺应性降低是很明显的，超声影像证实食管壁层增厚。

参考书目

参考书目请参见光盘。

第 313 章
动力障碍

Seema Khan, Susan R. Orenstein

■ 食管上段和上食管括约肌动力障碍（横纹肌）

环咽肌失弛缓症是指上食管括约肌（UES）不能完全松弛，而环咽肌不协调意味着上食管括约肌能充分松弛但与咽部收缩不协调。这些问题通常经吞咽 X 线荧光透视检查可发现（有时伴有可见的环咽肌突出，称之为杆），但确诊需要通过测压所得。自限性环咽肌不协调发生在婴儿期，虽然存在吞咽困难，但是如果营养状况保持良好，可在出生后第 1 年自行缓解。在年长儿，特发性环咽肌痉挛通常需要行上食管括约肌切开术治疗。然而重要的是，对这样的孩子需要彻底评估，包括通过头颅 MRI 检测 Arnold Chiari 畸形，这种畸形也有类似的临床表现，但对其最好的治疗是通过颅减压术而非食管手术。环咽肌痉挛非常严重时可在梗阻的括约肌上方形成咽后壁（Zenker）憩室，但这在儿童中罕见。

全身性疾病引起的吞咽功能障碍可影响口咽、上食管括约肌和食管上段，包括脑瘫、Arnold Chiari 畸形、脊髓空洞症、延髓麻痹或脑神经缺陷（Möbius 综合征，暂时性婴儿期喉上神经麻痹）、暂时性咽肌功能障碍、脊髓性肌萎缩（包括 Werdnig-Hoffmann 病）、肌营养不良、多发性硬化症、感染（肉毒杆菌、破伤风、脊髓灰质炎、白喉）症和自身免疫性疾病（皮肌炎、重症肌无力、多发性神经炎、硬皮病）以及家族性自主神经功能障碍。所有这些疾病都可以出现吞咽困难。药物（硝西泮、苯二氮卓类药品）和气管造

口术可以影响上食管括约肌的功能，从而出现吞咽困难。

■ 食管下段和下食管括约肌功能障碍（平滑肌）

由原发性远端食管动力障碍所致的吞咽困难的病因包括贲门失弛缓症、弥漫性食管痉挛、胡桃夹食管、LES 压力过高；但贲门失弛缓症在儿童罕见。继发原因包括先天性巨结肠症、假性肠梗阻、炎性肌病、硬皮病和糖尿病。

贲门失弛缓症是一种原发性病因不明的食管运动障碍性疾病，主要特征为下食管括约肌松弛能力和食管蠕动功能的损失，这两者都可引起远端食管的功能性梗阻。退行性、自身免疫性（肠肌神经丛抗体）、感染（克氏锥虫所致的南美洲锥虫病）因素是可能的原因。在罕见的情况下，贲门失弛缓症是家族性的或 Allgrove 综合征的部分症状，Allgrove 综合征表现为贲门失弛缓症、无泪和促肾上腺皮质激素不敏感。

与贲门失弛缓症不同的是，假性贲门失弛缓症是指失弛缓是因各种癌症通过造成胃食管交界处的梗阻、下食管括约肌的黏膜下层和肌层的浸润所致，或抗 Hu 抗体形成的副肿瘤综合征的症状之一。在病理上，贲门失弛缓症可见神经节细胞被炎症围绕，数量减少。正常情况下，神经节后抑制神经元可控制括约肌松弛，故其选择性的丧失将导致节后胆碱能神经元亢进，这种不平衡使下食管括约肌的基线压力增高及松弛不完全，食管蠕动功能的丧失可能是继发的现象。

贲门失弛缓症表现为固体和液体反流及吞咽困难，可伴有营养不良或呼吸道症状；食管内食物滞留可导致食管炎。儿童发病的平均年龄为 8.8 岁，诊断前症状的平均持续时间为 23 个月，这在学龄前期是不常见的。胸部 X 线片显示在扩张的食管内有气液平面。钡餐检查显示光滑的逐渐变细的食管下段直到关闭的下食管括约肌，就像鸟嘴（图 313-1）。常常可见远端食管丧失原发性蠕动、食物滞留和排空不足。食管测压是最敏感的诊断方法，可显示远端食管蠕动消失和下食管括约肌松弛不完全或缺失的特征，往往伴随着下食管括约肌高压和食管体部低振幅收缩。

最有效的两种治疗方法是气囊扩张术和外科肌切开术（Heller 术）。气囊扩张是初始治疗的选择。外科肌切开术后往往会出现括约肌功能不全，所以外科医生通常会在实施肌切开术的同时行抗反流术来预

1429

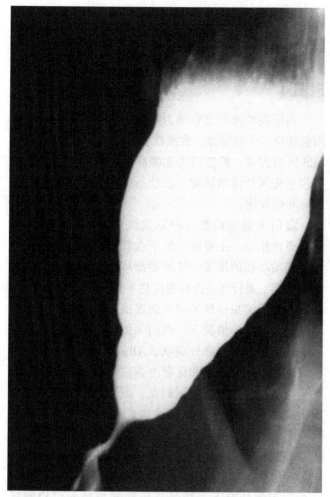

图 313-1　贲门失弛缓症患儿的钡剂造影，显示扩张的食管和下食管括约肌狭窄，注意食管内钡剂顶端保留的分泌物层

防随之而来的胃食管反流病。钙通道阻滞剂（如硝苯地平）和磷酸二酯酶抑制剂可以暂时缓解吞咽困难。内镜下在下食管括约肌内注射肉毒杆菌毒素也可能是一种有效治疗，可以抑制神经末梢乙酰胆碱的释放从而使神经递质的抑制重新平衡。肉毒杆菌毒素在50%~65%的患者中有效，但价格昂贵，半数患者可能需要在1年内再次注射。大多数患者最终需要气囊扩张或手术治疗。

　　弥漫性食管痉挛引起胸痛和吞咽困难并影响青少年和成年人。该病可采用压力测定而诊断，治疗上使用硝酸盐类药物或钙通道阻滞剂。

　　胃食管反流病是非特异性食管运动功能异常最常见的原因，可能是因为食管炎症对肌肉组织的影响。

参考书目

　　参考书目请参见光盘。

第 314 章
食管裂孔疝

Seema Khan, Susan R. Orenstein

　　胃通过食管裂孔可形成疝，常以滑动疝的形式出现（1型），从胃食管连接处滑入胸腔；或以食管旁疝的形式出现（2型），其胃的一部分（常为胃底）位于裂孔内食管胃交界处旁（图314-1，图314-2）。一些患者中表现为两者均有（3型）。滑动疝常伴有胃食管反流，特别是在发育迟滞的儿童中。成人胃食管反流与裂孔疝的关系尚不清楚。治疗主要针对胃食管反流而非裂孔疝。

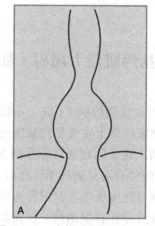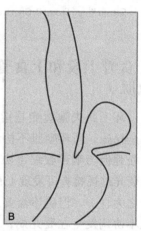

图 314-1　食管裂孔疝的类型。A. 滑动性裂孔疝，最常见的类型。B. 食管旁疝

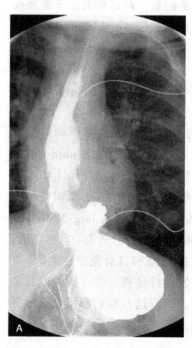

图 314-2（见彩图）　A. 上消化道造影显示巨大的食管裂孔疝在膈面上扩张，阻碍了造影剂从食管流向胃。造影结果也显示了向上段食管的反流。B. 上消化道内镜检查时疝的翻转影像

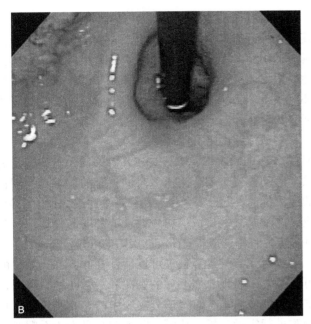

图 314-2（续）

食管旁疝可以是单独存在的先天畸形或者伴发胃肠扭转，也可在治疗胃食管反流的胃底折叠术后发生，尤其是扩大的食管膈面裂孔边缘没有收紧时。常见的症状有进食后饱胀和上腹部疼痛，疝入胃的嵌顿梗死罕见。

第 315 章

胃食管反流病

Seema Khan, Susan R. Orenstein

胃食管反流病（GERD）是在所有年龄段的儿童中最常见的食管疾病。胃食管反流（GER）是指胃内容物通过下食管括约肌（LES）进入食管的逆行运动。虽然反流偶尔是生理性的，如正常的婴儿反流，但在经常或持续发作的儿童，这种现象就成为病理性，即GERD，并导致食管炎或出现食管相关症状或发生呼吸道后遗症。

病理生理学

决定食管反流性的因素包括食管暴露时间（取决于反流发生频率和持续时间）、反流物的腐蚀性和食管对损伤的易感性。由胃食管交界处的膈肌脚支撑的下食管括约肌与胃食管连接处解剖结构的瓣膜样作用形成了抗反流屏障。在日常生活中正常的腹内压增加

时，由于 LES 张力不足、松弛的频率异常、在腹部紧张时防止 LES 压力相应增高的食管裂孔疝、均可导致反流发作的频率增高。正常的腹内压增高可因腹部用力或费力呼吸而进一步加剧。缺乏吞咽（如睡眠时）和食管蠕动受损增加了反流的持续时间。慢性食管炎导致食管蠕动功能障碍（低幅波、传播受扰）、下食管括约肌张力降低以及炎症食管缩短导致食管裂孔疝三者间形成恶性循环，加重反流。

短暂的下食管括约肌松弛（TLESR）是反流发生的最主要的机制。TLESR 独立于吞咽发生，可降低下食管括约肌压力 0~2mmHg（胃之上）并持续 >10s。这一过程始于妊娠 26 周。迷走神经反射是由胃近端的传入机械刺激感受器、脑干、下食管括约肌的传出神经组成，调节 TLESR。胃扩张（餐后或由于异常的胃排空或吞咽空气）是 TLESR 的主要刺激因素。胃食管反流病的发生是由于 TLESR 的频率增高还是 TLESR 时的反流率增加目前尚有争论，在不同患者中两者均有可能。TLESR 时用力可增加反流的可能性，如同将胃食管交界处置于胃内的气液界面之下。其他影响胃压力 – 容积动力学的因素，如增加运动、用力、肥胖、大量或高渗性食物以增加呼吸做功（咳嗽、喘息）也会产生相同的作用。

流行病学和自然病史

在出生后的最初几个月，婴儿反流变得明显，约 4 个月时达到高峰，88% 的婴儿在 12 个月时，几乎所有的婴儿在 24 个月时症状消失。在较大儿童，症状倾向慢性，波动起伏，但不超过一半能完全缓解，这类似于成人的模式。食管炎的组织学变化在自然缓解的有反流症状的婴儿中仍能观察到。胃食管反流病可能有遗传倾向：GERD 症状的家庭聚集性、内镜下食管炎、食管裂孔疝、Barrett 食管和食管腺癌已被证实。作为一种连续可变并常见的疾病，复杂的遗传方式可能涉及多个基因和环境因素。对同卵双胎的 GERD 患者的研究结果强有力地显示，该疾病具有遗传连锁。与耳鼻咽喉和呼吸道表现相关的小儿常染色体显性遗传位于染色体 13q14 位点，基因座名为 GERD1。

临床表现

如有食管疾病的大多数常见临床表现，意味着 GERD 的存在。婴儿期的反流往往表现为反胃（尤其是餐后）和食管炎的症状（易激惹、拱起、窒息、作呕、食欲缺乏），并导致生长发育迟滞；症状大多在 12~24 个月大时自然缓解；较大儿童的反流可持续至学龄前；青少年主要表现为腹部和胸骨后疼痛。

偶尔会有患儿表现为颈部扭曲（呈弓形、转头），称为Sandifer综合征。呼吸系统的症状也与年龄有关：GERD在婴儿可表现为阻塞性呼吸暂停、喘鸣或反流影响主气道导致的下呼吸道疾病，如喉软化症或支气管肺发育不良。中耳炎、鼻窦炎、淋巴组织增生、声音嘶哑、声带小结及喉头水肿都与胃食管反流病有关。在年长的儿童中，气道表现常与哮喘或耳鼻咽喉疾病（如咽喉炎或鼻窦炎）有关。尽管哮喘儿童GERD的患病率高，但数据显示其因果关系是矛盾的。

■诊 断

对于具有大多数典型GERD表现者，特别是年长儿，完整的病史和体格检查足以做出初步诊断。初始评估的目的是确定支持胃食管反流病及其并发症的诊断依据，并排除其他可能疾病的诊断依据。病史可采用问卷来量化（如婴儿胃食管反流问卷，即I-GERQ及其衍生的I-GERQ-R），这使鉴别诊断、评估症状改善或恶化得以量化评分。在进行婴儿或儿童慢性呕吐的鉴别诊断时，需要考虑的重点疾病包括：牛奶或其他食物过敏、嗜酸细胞性食管炎、幽门狭窄、肠梗阻（尤其是肠旋转不良伴间断扭转）、非食管炎性疾病、感染、先天性代谢异常、肾盂积水、颅内压增高、反刍和暴食症。根据不同的表现和鉴别诊断要点，可在最初检查的基础上补充诊断相关的检查。

大多数食管相关的检查对疑诊GERD的特殊患者有用。食管和上消化道的对比放射学检查（通常用钡剂）在伴有呕吐和因松弛导致的吞咽困难、食管狭窄及缩窄、食管裂孔疝、胃出口梗阻或肠梗阻患儿中的作用已被证实（图315-1）。因检查时间受限及无法区分生理性GER和GERD，故该检查诊断GERD的敏感性和特异性较差。

食管远端pH监测不再是GERD诊断的必要条件，提供了一个敏感且能定量的酸反流事件的检测方法，而酸反流是病理性反流最重要的发作类型。pH探头放置在鼻至下食管括约肌长度约87%的距离处，这是基于患者身高的回归方程、X线检查显像或下食管括约肌压力测定而得出。食管远端酸暴露的正常值（pH<4）通常被认为低于全部监测时间的5%~8%，但这些定量的界值不足以建立或推翻GERD的诊断。食管pH监测最重要的指征是评估治疗过程中抑酸剂的疗效、联合运用呼吸描记图评估呼吸暂停的发作和可能的气道阻力，并评估GERD的非典型表现如慢性咳嗽、喘鸣及哮喘。双pH探头是在标准位置的近端再放置一枚探头，用于食管外GERD的诊断，有助于确定食管上段酸暴露的时间，约为异常阈值总时间的1%。

内镜检查用于诊断腐蚀性食管炎（图315-2）及其并发症，如狭窄或Barrett食管；食管活检可诊断无糜烂的组织学上的反流性食管炎，并排除过敏及感染性原因。内镜也用于因反流所致狭窄的扩张治疗。当怀疑吸入和胃排空延迟时，放射性同位素锝扫描可能证实其存在。

多通道腔内阻抗监测（MII）是一种烦琐的检查，但在诊断GERD及了解与GERD有关的团流、容量清除、运动模式（联合测压）时的食管功能上具有潜在的应用价值。其由多个传感器和一个远端pH感受器组成，能记录酸性反流、弱酸性反流和弱碱性反流，是呼吸道症状特别是非酸反流性疾病的重要检测工具。

喉气管支气管镜检查可评估食管外GERD相关的可见性气道表现，如喉后的炎症和声带小结，可通过支气管肺泡灌洗法对气道分泌物中的充满脂质的巨噬细胞进行定量分析，从而诊断无症状吸入（吞咽或反流期间）。对气道分泌物中的胃蛋白酶检测是胃内容物相关反流吸入的标志。食管测压术可评估食管运动障碍，特别是在抗反流手术的准备中。

在一定时间内使用大剂量质子泵抑制剂（PPI）的经验性抗反流治疗，在成人已证实符合诊断的成本-

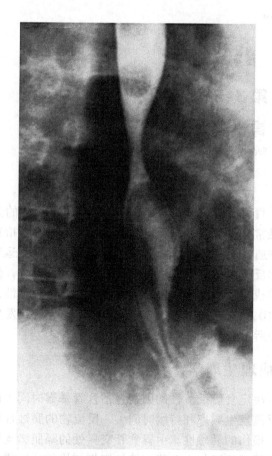

图315-1 食管钡餐显示无胃食管反流。狭窄因消化性食管炎所致。横膈上纵向胃皱襞提示食管裂孔疝的存在

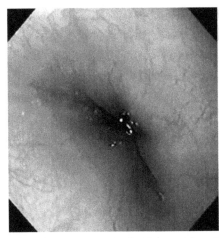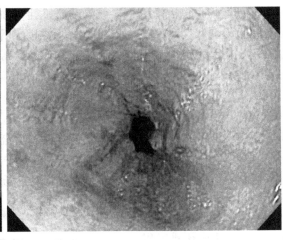

图 315-2（见彩图）　A.内镜下的正常食管。B.糜烂性消化性食管炎

效益策略；尽管未正式用于较大儿童，但在这一年龄组中也适用。然而，对经验性治疗失败或需要延长时间治疗的患者，正式的诊断性评估是必须的。

■ 治　疗

保守治疗和生活方式的改变是 GERD 治疗的基础。婴儿的饮食干预措施包括纠正错误的喂养技巧、喂养量及次数。增稠的食物或使用商业化增稠配方可减少反流婴儿的比例，减少每日反流呕吐频率，使得婴儿的体重增加，没有证据显示两种增稠方式何种更佳。在每盎司配方乳中加入一汤匙米粉可使热量密度增加（30kcal/ 盎司），减少婴儿哭闹的时间，尽管可能不会改善非反胃性反流发作的次数。短期的低敏饮食试验可以在药物治疗前用以排除牛奶或大豆蛋白过敏。建议年长儿避免摄入酸性或诱发反流的食物（西红柿、巧克力、薄荷）和饮料（果汁、碳酸饮料和含咖啡因的饮料、酒精）。在所有的肥胖患者，减轻体重和减少烟雾暴露是其他有效的措施。

对那些不能独立地控制自己体位的婴儿来说，调整体位尤其重要。坐位会加重婴儿反流，患有 GERD 的婴儿应该避免。食管 pH 监测已证实，在仰卧位和侧位的婴儿中发生反流的次数多于俯卧位的婴儿，但证据显示，仰卧位能降低婴儿猝死综合征的风险，因而美国儿科学会和北美儿科胃肠病学和营养学会推荐仰卧位睡眠。当婴儿清醒时，可观察到俯卧位和直立位能最大限度地减少反流。在较大儿童中体位的有效性尚不清楚，但一些证据显示，在睡眠过程中左侧位和头部抬高可使患儿受益。头部抬高是指抬高床头而非垫高枕头，以避免腹部屈曲和压迫加重反流。

药物治疗用于中和胃内容物的酸度或促进胃向幽门的蠕动。抗酸剂是最常用的抗反流治疗药物，也是容易获得的非处方药物。通过中和胃酸抗酸剂可以快速但短暂的缓解症状，抗酸剂不推荐长期使用，因为

可能出现腹泻（含镁抗酸剂）、便秘（含铝抗酸剂）的副作用，由于长期使用导致更严重的副作用也有罕见报道。

H₂ 受体拮抗剂（H_2RA：西咪替丁、法莫替丁、尼扎替丁、雷尼替丁）因对胃壁细胞组胺受体的选择性抑制作用，而被广泛地作为抑酸剂使用。对治疗轻至中度反流性食管炎，H₂ 受体拮抗剂有明确的作用。由于其极好而全面的安全性，H₂ 受体拮抗剂曾被推荐为一线治疗药物，但随着 PPI 在儿童中的应用及其安全性经验的积累，美国食品和药物管理局（FDA）的批准，并获得适用儿科的配方和剂量，目前 H₂ 受体拮抗剂已逐渐被 PPI 所替代。

PPI（奥美拉唑、兰索拉唑、泮托拉唑、雷贝拉唑、埃索美拉唑）通过阻断胃酸分泌中氢 - 钾 ATP 酶通道的最后共同通路而产生有效的抗反流作用。在重度和糜烂性食管炎的治疗上，PPI 优于 H₂RA。药效学研究显示，以每公斤体重计算，儿童比成人需要更高剂量的质子泵抑制剂。质子泵抑制剂治疗婴儿和儿童在症状基础上拟诊 GERD 的比例在最近几年已大大增加，而在婴儿仅以症状为基础诊断的胃食管反流病的对照试验显示，PPI 有效性类似于安慰剂，并且需要关注其安全性。

在美国，可使用的促动力制剂包括甲氧氯普胺（多巴胺 -2 和 5-HT3 受体拮抗剂）、氨甲酰甲胆碱（胆碱能受体激动剂）和红霉素（胃动素受体激动剂）。这些药物绝大多数可增加 LES 压力，其中一些可改善胃排空或食管清除，对 TLESR 的频率没有影响。目前，可得到的对照试验尚未显示促动力药物在治疗胃食管反流病中的效果。2009 年，FDA 对甲氧氯普胺发布黑框警告，长期使用（>3 个月）与迟发性运动障碍、罕见的不可逆运动障碍有关。巴氯芬是一种中枢 γ - 氨基丁酸（GABA）激动剂，已被证明在健康成人和一小部分神经系统损伤并患有胃食管反流病的儿童中可

通过降低 TLSER 减少反流。一些新的药物，包括作用于外周而无中枢影响的 GABA 受体激动剂和代谢型谷氨酸受体 5 亚型（mGluR5）拮抗剂在内，报道认为可降低 TLSER，但应用于儿童尚无足够的研究。

外科治疗通常采用胃底折叠术，其是治疗难治性儿童胃食管反流病的有效方法，尤其是对顽固性食管炎或狭窄以及因为慢性肺部疾患而产生显著发病风险者。行胃底折叠术时，可考虑喂养或引流需求同时行胃造瘘术。因抑酸剂具有显著的有效性，这就要求在进行手术前，需要更精确地分析相关的风险（或成本）及效益，并与长期的药物治疗作比较。胃底折叠术的一些风险包括包裹"过紧"（产生吞咽困难或胃胀气）或"过于宽松"（因而效果欠佳）。外科医生基于自己的经验和患者的病情，可以选择执行"紧"（360°，Nissen）或不同程度的"松"（<360°，Thal，Toupet，Boix-Ochoa）包裹，或加胃引流术（幽门成形术）来改善胃排空。术前诊断胃食管反流病的准确度和外科医生的技能是预测成功预后的最重要的两个因素。长期的研究表明胃底折叠术在儿童和成人中常常失效，Nissen 术有高达 14% 的胃反流复发率，高达 20% 的出现包裹松散。目前这一情况已与 PPI 的治疗结合起来，很多病例中手术与长期的药物治疗结合。胃底折叠术可为开放手术，或腹腔镜下完成，或由腔内（胃折术）技术。内镜下射频治疗（Stretta 术）在儿童应用经验有限。在贲门和 LES 上形成 2~3cm 高压区来减少反流。

参考书目

参考书目请参见光盘。

315.1 胃食管反流病的并发症

Seema Khan, Susan R. Orenstein

■ 食管：食管炎及后遗症——狭窄、Barrett 食管、腺癌

食管炎在婴儿可表现为易激惹、拱起、拒食；在较大儿童表现为胸部或上腹部疼痛；而呕血、贫血或 Sandifer 综合征在任何年龄均罕见。在大约 12% 的 GERD 患儿中可见糜烂性食管炎，这在男孩、年长儿、神经系统异常儿童、严重的慢性呼吸系统疾病患儿、食管裂孔疝患儿中更多见。长期和严重的食管炎导致食管形成狭窄，一般位于食管远端，可产生吞咽困难，需反复行食管扩张，常常也需要胃底折叠术。长期食管炎易导致正常食管的鳞状上皮化生为小肠柱状上皮，称为 Barrett 食管，是食管腺癌的前兆。Barrett 食管和腺癌多发生在白人男性和反流症状持久、发作

频繁及严重性增加的患者。这种转变随着年龄的增长在 50 岁左右达到平台。因此，儿童期食管腺癌罕见。Barrett 食管也少见于儿童，需要定期监测组织学改变、积极的药物治疗，在病变进展时行胃底折叠术。

■ 营 养

食管炎和反流严重时可因为热量不足导致生长发育迟滞，在治疗中有时需要肠内（鼻胃管或鼻腔肠管，或经皮胃管或空肠管）或肠外营养。

■ 食管外的：呼吸系统（"不典型"）表现

胃食管反流病应列入不明原因或难治性耳鼻喉和呼吸道症状的鉴别诊断。胃食管反流病可以通过反流的胃内容物与呼吸道直接接触（吸入、喉部渗透或误吸）或通过反流物在食道和呼吸道的相互关系（包括喉关闭、支气管痉挛）而产生呼吸道症状。通常，GERD 和原发性呼吸系统疾病（如哮喘）可相互作用形成恶性循环，加重各自疾病。许多有食管外表现的儿童并没有 GERD 的典型症状，这使诊断困难。这些不典型的 GERD 表现需要深入思考后做出鉴别诊断，需要考虑多种原发性的耳鼻喉疾病（感染、过敏、鼻后滴漏、发音过多）和呼吸系统疾病（哮喘、囊性纤维化）。治疗这些 GERD 必须更加积极（常同时使用一种 PPI）和更长时间（一般至少 3~6 个月）。从熟悉气道疾病（耳鼻咽喉科、呼吸科）和反流性疾病（消化科）的专科医生处获得帮助常常是需要的和有用的，二者可使诊断检查更专业，治疗管理更优化。

■ 呼吸暂停和喘鸣

一些病例报告和流行病学研究已显示，这些上呼吸道表现与 GERD 有关，已有一些患者通过食管 pH-MII 检查证实呼吸暂停、喘鸣和反流存在联系，在许多病例中，对具有上述表现的患者采用 GERD 的治疗所得到的有效反馈也提供进一步的支持。对 1400 例患有呼吸暂停的婴儿进行评估，归因于 GERD 的占 50%，但其他的研究并没能证实二者的联系。由于反流所致的呼吸暂停和明显威胁生命事件（ALTE）一般是阻塞性，来自于喉痉挛，这可能是作为一种异常强烈的保护性反射。在这样的呼吸暂停中，婴儿常由特定的体位而激发（仰卧位或屈曲坐位），他们之前曾被喂养，并显示阻塞性呼吸暂停的迹象，同时未出现用力呼吸的情况。然而目前又有证据表明，婴儿出现呼吸暂停和 ALTE 时，大部分原因不是 GERD。反流引发喘鸣常发生在解剖学上易感的婴儿（喉软化症、小颌畸形）。喘鸣性喉痉挛，一种发作性致死性的上

气道阻塞，在年长儿也可发生。食管 pH 探针研究可能无法证明这些表现与反流的关系，也不能除外是因为婴儿配方乳对胃内容物的缓冲作用及自然发生的可能。如果没有设计成通过测量鼻部气流来识别梗阻性呼吸暂停的模式，呼吸描记图可能无法识别呼吸暂停发作。

反流性喉炎和其他耳鼻咽喉疾病的表现（喉咽反流）可以归因于胃食管反流病。声嘶、嗓音疲劳、清嗓、慢性咳嗽、咽炎、鼻窦炎、中耳炎和癔球症已被证明。胃食管反流病的咽喉症状包括水肿和充血（背侧面）、接触性溃疡、肉芽肿、息肉、声门下狭窄及杓状软骨间的水肿，目前尚缺乏对照研究的相关评估资料证实其中的联系。其他危险因素也可刺激上呼吸道使一些患者易感 GERD，其主诉类同。

在大约 50% 的哮喘儿童中，哮喘与胃食管反流病同时存在，这与儿童中这两种疾病各自的患病率大约在 10% 形成对比。许多研究通过病史、pH-MII、内镜及食管组织学检查报道了哮喘和反流之间的关联。然而，这种关联不能阐明两者之间的因果关系，因此，并不能表明哮喘患者有可能从抗反流治疗中获益。哮喘患儿中，尤其可能将 GERD 作为诱发因素的是那些伴有反流性疾病的症状者、难治性或激素依赖性哮喘患者及夜间恶化的哮喘患者。内镜下显示的 GERD 食管后遗症为积极治疗（大剂量、数月疗程）GERD 提供了依据。

牙侵蚀症是胃食管反流病最常见的口腔病变，病变可由它们在牙齿舌面的位置区分。该疾病的严重程度似乎与反流症状的存在、反流在食管近端和口腔导致的酸性环境有关。其他可以产生类似病变的因素为果汁摄入和暴食症。

参考书目

参考书目请参见光盘。

第 316 章

嗜酸细胞性食管炎和非胃食管反流病性食管炎

Seema Khan, Susan R. Orenstein

■ 嗜酸细胞性食管炎

嗜酸细胞性食管炎（EoE）的食管上皮中有嗜酸性粒细胞浸润，典型者每高倍视野（HPF）超过 15 个。

症状包括呕吐、喂养困难、胸部或上腹部疼痛以及因偶尔发生的食物嵌顿或狭窄出现吞咽困难。大多数患者是男性。诊断时的平均年龄为 7 岁（1~17 岁），症状的持续时间为 3 年，多数患者有其他特应性疾病和相关的食物过敏；实验室异常包括外周嗜酸性粒细胞和免疫球蛋白 E（IgE）水平增高。内镜下食管表现出颗粒状、沟状、环形或渗出性外观（图 316-1）；食管组织学显示嗜酸性粒细胞增多，诊断的界定范围由 15~20 个 /HPF 不等。多达 30% 的嗜酸细胞性食管炎患儿可见大体正常的食管黏膜。与胃食管反流病（GERD）鉴别的要点是其没有糜烂性食管炎，可见更多嗜酸性粒细胞密集，以及抗反流治疗效果欠佳。胃食管反流病可能是一种重要的并存诊断。评估嗜酸细胞性食管炎应该包括通过皮肤点刺试验（IgE 介导）和斑贴试验（非 –IgE 介导）来寻找食物及环境中的过敏源。

治疗包括限制饮食，可采取以下三种方案之一：根据环境及食物过敏试验结果为指导的排除饮食；去除主要食物过敏源（牛奶、大豆、小麦、鸡蛋、花生和坚果、海鲜）的 "六种食品排除饮食"；氨基酸配方的要素饮食。70%~98% 的患者可获得临床和组织学上缓解。局部和全身糖皮质激素已成功地用于无反应和非过敏性（原发）的嗜酸细胞性食管炎患者，在症状和组织学上缓解率达到 90%。目前在研究的治疗包括抗白细胞介素 5 抗体（美泊利单抗，reslizumab）。目前，对嗜酸细胞性食管炎的自然病史可知甚少，但似乎终是一种慢性缓解和复发交替的疾病，有潜在的并发症，如形成狭窄。

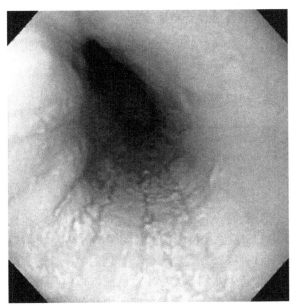

图 316-1（见彩图） 内镜下嗜酸细胞性食管炎典型的皱襞和白斑的黏膜外观

■ 感染性食管炎

较为少见，通常影响免疫功能低下的儿童。感染性食管炎多由真菌（如念珠菌、光滑球拟酵母）及病毒（如单纯疱疹病毒、巨细胞病毒、艾滋病病毒、带状疱疹和水痘）引起的，很少见于细菌感染（包括白喉和结核杆菌）。典型的症状和体征是吞咽疼痛、吞咽困难和胸骨后疼痛；也可能出现发热、恶心、呕吐。食管念珠菌病中有 11% 的患者合并口咽部感染，可侵袭免疫活性及免疫功能低下的儿童。食管病毒感染也可像急性发热性疾病一样，在免疫功能正常的宿主发病。如其他形式的食管炎，感染性食管炎有时会进展为食管狭窄。感染性食管炎的诊断可通过内镜（溃疡、渗出）和组织病理学检查做出，加上聚合酶链反应、组织病毒培养及免疫细胞化学可提高诊断的敏感性和特异性。治疗需要适当的抗微生物制剂、止痛药和抗酸剂。

■ 药物性食管炎

这种急性损伤是通过接触损伤制剂产生的。与此有关的药物包括四环素、氯化钾、硫酸亚铁、非甾体类抗炎药物、阿仑膦酸钠。最常见的是在睡前吞服药片时未饮用足够的水。这种做法往往产生胸骨后疼痛、吞咽疼痛、吞咽困难，从而产生强烈不适感。内镜下可见局灶性病变常局限于食管的一个解剖性狭窄区域或不能发现的病理性狭窄区域。治疗以支持治疗为主，虽然缺乏足够的证据，但目前常采用的措施是包括抗酸剂、局部麻醉剂、温和的或流质饮食。

参考书目

参考书目请参见光盘。

第 317 章

食管穿孔

Seema Khan, Susan R. Orenstein

儿童食管穿孔的主要原因为钝伤（车祸、枪伤、儿童虐待）或医源性损伤。医源性损伤包括心外按压、海姆利希手法、放置鼻胃管、有创的喉镜检查或气管内插管、新生儿复苏过程中过度的气道内吸引、难度大的内窥镜检查、食管静脉曲张硬化剂治疗、气管内插管套压迫食管以及贲门失弛缓症的食管扩张治疗。

食管破裂常继发食欲缺乏症患者剧烈呕吐后及吞入腐蚀性物质、吞入异物、食物嵌顿、药物性食管炎或嗜酸粒细胞性食管炎后的食管损伤。

补充内容请参见光盘。

第 318 章

食管静脉曲张

Seema Khan Susan R. Orenstein

门静脉高压定义为门静脉压力较下腔静脉压力升高 10~12mmHg（见第 359 章）。过高的门静脉压力可由门体静脉侧支循环经冠状静脉与胃左静脉相连，就产生了食管静脉曲张。大多数食管静脉曲张是"上行性静脉曲张"；少数食管静脉曲张不伴有门静脉高压，而存在上腔静脉梗阻（SVC），出现"下行性静脉曲张"，治疗是针对上腔静脉梗阻的原因进行。食管静脉曲张破裂出血是门静脉高压发病率和死亡率的主要原因，表现为大量呕血、黑便；而大多数患者有肝脏疾病，一些儿童患有实体病变如肝外门静脉血栓形成，早期可能是无症状的。任何一个孩子有呕血和脾大都应推定为食管静脉曲张破裂出血直到被证实。

补充内容请参见光盘。

第 319 章

食 入

319.1 食管异物

Seema Khan, Susan R. Orenstein

80% 的误服异物发生在儿童，发病高峰年龄在 6 个月至 3 岁。发育迟滞及有精神疾患的年轻人也是高危人群。硬币和小的玩具部件是最常见的异物。儿童中食物嵌塞较成人更少见，常发生在结构异常或动力障碍的患者，如食管闭锁术后或嗜酸粒细胞性食管炎。大部分食管异物滞留在环咽肌[上食括约肌（UES）]、主动脉弓或正好在胃与食管连接的膈肌水平上[下食管括约肌（LES）]。

至少 30% 的食管异物患儿无症状，因此应详细询问和调查有无任何异物的摄入史。最初表现为窒息、作呕及咳嗽，随之出现过度流涎、吞咽困难、拒食、呕吐或颈、胸、胸骨切迹处疼痛。如果异物压迫喉或气管后壁，会出现呼吸道症状例如喘鸣、气喘、发绀或呼吸困难。颈部肿胀、红斑或皮下捻发音提示口咽部或食管近端穿孔。

对有异物摄入史的儿童首先可行颈、胸、腹部前后位摄片进行评估，同时行颈胸部侧位摄片。食管中硬币的平面可在前后位摄片中见到，边缘可在侧位片见到（图 319-1）。相反，如硬币滞留在气管，前后位摄片看到边缘，侧位片看到平面。电池片看起来像硬币（图 319-2），灼伤或坏死的风险更高（图 319-3）。其他如塑料、木头、玻璃、铝和骨头可透过 X 线。对有症状的患者但不能通过摄片使物体显影时，需行急诊内镜检查。由于潜在的误吸风险以及为下一步内镜观察和取出异物带来困难，尽管钡剂造影可能对平片阴性的少见的无症状患者有帮助，但不推荐使用。

食管异物的治疗一般是在内镜直视异物及其周的黏膜下将其取出，用气管插管保护气道进行内镜下治疗是最保守的方法。食管中的尖锐异物、纽扣电池或伴有呼吸道症状的异物需要紧急取出。尤其是纽扣电池必须尽快取出，因为它能在 1h 内造成黏膜损伤，4h 内累及食管全层（图 319-3）。滞留在食管无症状的钝性异物或硬币可以观察 24h，看是否会进入胃内。如果分泌物能咽下，肉类嵌顿可以观察到 12h。没有食管手术史的患者，可使用胰高糖素（0.05mg/kg 静脉注射），降低下食管括约肌的压力，从而促进食物远端食团通过。肉类嫩化剂或产气物质会导致穿孔，一般不推荐使用。如食管硬币嵌顿时间 <24h，在诸多技术里最安全的方法是由有经验的放射科医生在透

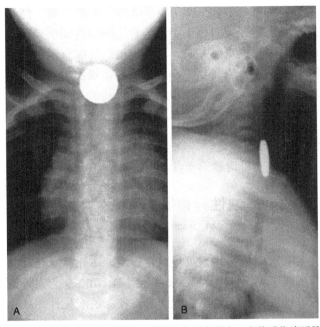

图 319-1 食管异物 X 线：A. 当异物位于食管内，在前后位片可见异物的平面；B. 在侧位可见异物的边缘，异物在气管中则相反

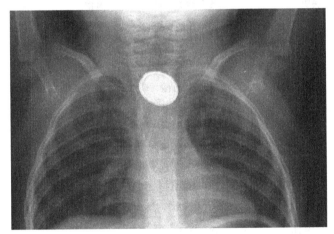

图 319-2 盘状电池嵌顿于食管。可见双边缘影
摘自 Wyllie R, Hyams JSs. Pediatric gastrointestinal and liver disease. 3 rd ed. Philadelphia: Saunders, 2006

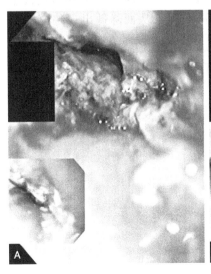
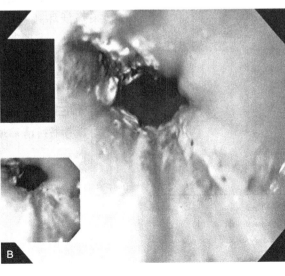

图 319-3 盘状电池位于食管内，A. 在灼伤部位坏死碎片；B. 食管盘状电池取出后典型的双侧食管灼伤
摘自 Wyllie R, Hyams JS, editors. Pediatric gastrointestinal and liver disease. 3 rd ed. Philadelphia: Saunders, 2006

视下将一根 Foley 管放在硬币远端，扩张气囊，然后置患者于俯卧倾斜位下牵拉导管，同时将硬币带出。由于无法直视观察黏膜，当不使用气管插管保护气道时，应用该方法需要小心。当不能常规使用内镜时，对没有并发症的食管硬币用探条将其推入胃内是一种有效、安全和经济的方法。

参考书目

参考书目请参见光盘。

319.2　腐蚀性异物摄入

Seema Khan, Susan R. Orenstein

摄入腐蚀性物质可导致食管炎、坏死、穿孔和狭窄形成（见第 58 章）。大部分病例（70%）为意外摄入碱性液体，这可能造成严重、较深的液化性坏死；

表 319-1　家长易摄入的腐蚀性物质

种类	最危险的物质	其他
碱性清洗液，挤奶机管道清洗剂	氢氧化钠或氢氧化钾	氨、次氯酸钠、铝粒
酸性清洗剂	盐酸、硫酸	
厕所清洗剂	盐酸、硫酸、磷酸、其他酸性物质	氯化铵、次氯酸钠
烤箱和烤架清洗剂	氢氧化钠、过硼酸盐（硼砂）	
假牙清洗剂	过硫酸铵（硫磺） 次氯酸盐（漂白剂）	
洗碗机洗涤剂	氢氧化钠	
·液体	次氯酸钠	
·粉末	碳酸钠	
漂白剂	次氯酸钠	铵盐
游泳池用化学物质	酸、碱、氯	
电瓶酸性水（液体）	硫酸	
盘状电池	电流	锌和其他金属盐
去锈剂	氢氟酸、磷酸、草酸和其他酸性物质	
Household de-limers/liner	磷酸、羟基乙酸、盐酸	
铁架清洗剂	氢氧化钠或氢氧化钾	
草甘膦（RoundUp）酸表面活性剂	草甘膦除草剂	表面活性物质

摘自 National Library of Medicine: Health and safety information on household products（website）. http://householdproducts.nlm.nih.gov/. Accessed April 28, 2010
摘自 Wyllie R, Hyams JS, editors. Pediatric gastrointestinal and liver disease. 3 rd ed. Philadelphia: Saunders, 2006

表 319-2　腐蚀性物质摄入引起食道损伤的内镜下严重度分级

严重度	内镜下食道黏膜表现
0 级	正常黏膜
1 级	红斑
2 级	红斑、剥脱、溃疡和渗出（不环周）
3 级	深黏膜剥脱或溃疡（环周）
4 级	焦痂，全层损伤和穿孔

清洗剂是最常见的，因为无味常被误服（表 319-1）。酸性物质（20% 的病例）味苦，因此不易被混淆；酸性物质可造成凝固性坏死，形成厚的保护性焦痂；它可能导致严重的胃炎，挥发性酸可产生呼吸道症状。摄入腐蚀性物质的患儿中 5 岁以下儿童占一半，男孩比女孩多见。

摄入腐蚀性物质后可出现呕吐、流涎、拒水、口腔灼伤、吞咽困难、呼吸困难、腹痛、呕血及喘鸣的症状和体征。20% 的患者会发展至食管狭窄。没有口咽损伤不能除外食管、胃损伤的可能性，这些损伤会导致穿孔和狭窄。无症状常提示无损伤或损伤轻微；而呕血、呼吸窘迫或至少三项症状提示损伤严重。上消化道内镜检查是最有效的快速评估组织损伤的方法，推荐用于所有有症状的儿童。

推荐水或牛奶稀释用于紧急处理，但中和、催吐和洗胃是禁忌的。治疗取决于病变的严重性和范围（表319-2）。如出现环周溃疡、白苔和黏膜剥脱，继发狭窄的风险增高。狭窄需要扩张治疗，在部分严重病例，需要外科手术切除及结肠或小肠插补术。扩张后内镜下置入硅胶支架（自扩张）是可选择的方法，或采用保守方法处理狭窄。文献报道后期出现食管癌罕见。激素的使用存在争议，I 度灼伤时不推荐使用，但是激素可以降低腐蚀性食管炎食管狭窄的风险。一些医学中心也在腐蚀性食管炎的初始治疗中应用抗生素来降低坏死组织重复感染从而降低出现狭窄的风险。然而，多项关于抗生素在腐蚀性食管炎中的作用的研究没有显示对二级或更严重的食管炎有显著临床效果

参考书目

参考书目请参见光盘。

第4篇　胃　肠

第 320 章
正常发育、结构和功能
Chris A. Liacouras

■ 发　育

在妊娠 4 周时可以辨识原始肠管，由前肠、中肠和后肠组成。前肠分化为上消化道包括食道、胃和十二指肠起始至胆总管开口处，中肠分化为小肠的其余部分和大肠起始至横结肠中段处，后肠形成结肠的其余部分和上肛管。在胎儿发育期，中肠的快速发育使其通过脐环突出于腹腔之外，随后中肠回到腹腔且沿逆时针方向旋转直至盲肠位于右下象限。这个过程一般在妊娠第 8 周完成。

参考书目
参考书目请参见光盘。

第 321 章
幽门狭窄和胃的其他先天性畸形

321.1　肥厚性幽门狭窄
Anna Klaudia Hunter, Chris A. Liacouras

肥厚性幽门狭窄在美国的发生率为每 1000 新生儿中 1~3 例，在北欧祖先的白种人中更常见，在黑种人中少见，在亚洲人中罕见。男孩（尤其是第一胎）发病是女孩的 4~6 倍。母亲患病者的子女患幽门狭窄的风险高于父系，母亲患病者的后代中接近 20% 的男性和 10% 女性会有幽门狭窄。B 型和 O 型血的婴儿幽门狭窄的发病率增加。偶尔，幽门狭窄可伴随其他先天性缺陷，包括气管食管瘘、下唇系带发育不良或缺失。

■ 病　因

幽门狭窄的病因不明，但受多种因素影响。幽门狭窄通常不在生后出现症状，单卵双生比双卵双生发病更有一致性。幽门狭窄在死胎中不常见，可能系生后发展而来。幽门狭窄与嗜酸粒细胞性胃肠炎、Apert 综合征、Zellweger 综合征、18- 三体综合征、Smith-Lemli-Opitz 综合征以及 Cornelia de Lange 综合征相关。据发现，在生后 2 周内使用红霉素是幽门狭窄发生的高危因素。有文献报道，母亲在妊娠和哺乳期间使用大环内酯类抗生素，其女婴幽门狭窄的发病率增高。肌肉的异常神经支配、血清前列腺素水平增高和婴儿高胃泌素血症与幽门狭窄相关。神经元型一氧化氮合酶（nNOS）外显子 1c 调控区的异常表达影响 nNOS 基因表达导致 nNOS 水平下降，而后者可能与幽门狭窄的发生有关。

■ 临床表现

幽门狭窄的初始表现为无胆汁性呕吐，呕吐开始时可能为喷射性或非喷射性，但是通常呈进行性加重，偶尔在餐后立即发生。呕吐可发生在每次喂养后，或呈间歇性发作。呕吐常在生后 3 周开始出现，但是症状的出现可早至生后 1 周或迟至生后 5 月。大约 20% 的患儿生后为间歇性呕吐此后加重至典型表现。呕吐后婴儿会有饥饿感并要求再次进食。如呕吐持续会有进行性液体、氢离子、氯离子丢失导致低氯性代谢性碱中毒。提高对幽门狭窄的警惕，可在面对慢性营养不良和严重脱水的少见病例时以及幽门狭窄亚临床期患儿尚能自我调节时更早做出鉴别诊断。

高胆红素血症是幽门狭窄最常见的伴随表现，称之为黄疸幽门综合征。高间接胆红素血症比高直接胆红素血症更常见，常在手术纠正梗阻后缓解。在大约 5% 的婴儿伴随葡萄糖醛酸基转移酶水平的下降，这与胆红素尿苷二磷酸葡萄糖醛酸转移酶（UGT1A1）基因突变有关。如果表现为高直接胆红素血症，需要进一步检查其他病因。有报道，幽门狭窄可合并其他疾病，如嗜酸粒细胞性胃肠炎、食道裂孔疝、消化性溃疡、先天性肾病综合征、先天性心脏病和先天性甲状腺功能低下症。

传统的诊断建立在触及幽门肿块上，肿块坚硬、可移动，约 2cm 长，橄榄形，从左侧触诊最佳，肿块位于脐部的右上方、肝缘下方的中上腹部。在呕吐后橄榄形包块最易触及，进食后，可以观察到向腹部推进的胃蠕动波（图 321-1）。

诊断幽门狭窄常用两项影像学检查。超声检查可以诊断大多数病例，诊断标准包括幽门肌厚度 >3~14mm、全幽门长度 >15~19mm、幽门直径 >10~14mm（图 321-2），超声敏感性约 95%。造影检查可以显示延长的幽门管（线样征）、幽门肌肥厚突向胃窦部（肩征），在狭窄的管道里显示平行的钡剂条纹，形成"双管征"（图 321-3）。

■ 鉴别诊断

胃蠕动波偶尔可在小年龄、消瘦的无幽门狭窄的婴儿中见到。合并或不合并食道裂孔疝的胃食管反流很少会与幽门狭窄混淆。胃食管反流可以通过放射影像学检查和幽门狭窄鉴别。肾上腺生殖综合征出现肾

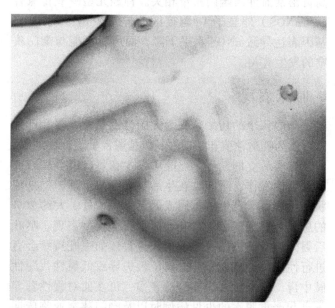

图 321-1 幽门狭窄患儿的胃蠕动波

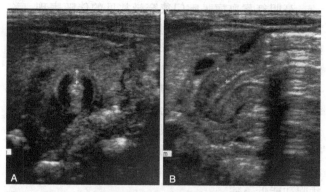

图 321-2 A. 幽门狭窄婴儿的横切声像图显示幽门肌壁厚度大于 4 mm（光标间的长度）；B. 水平面显示幽门管长度大于 >14 mm（光标间的壁厚）

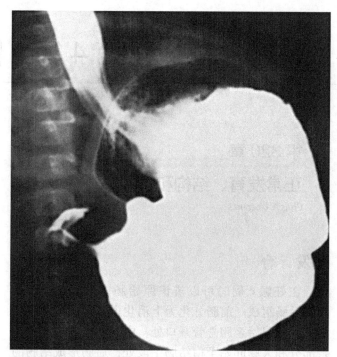

图 321-3 出现喷射性呕吐婴儿的钡餐造影，变细的幽门管是先天性肥厚性幽门狭窄的典型表现

上腺功能减退时可以有类似幽门狭窄的表现，但是无代谢性酸中毒、高血钾及高尿钠可做鉴别（见第 570 章）。先天性代谢异常可出现反复性呕吐伴碱中毒（尿素循环）或酸中毒（有机酸血症）、昏睡、昏迷或抽搐。腹泻合并呕吐提示胃肠炎，但是幽门狭窄患儿偶尔也会出现腹泻，表现为喷射性呕吐的胃窦隔膜或幽门重复畸形罕见，在幽门重复畸形的病例有可见的蠕动波及触及肿块。Vater 壶腹部近端的十二指肠梗阻可以出现幽门狭窄相似的临床表现，但体检幽门区无可触及的肿块或超声检查有助于鉴别。

■ 治 疗

术前治疗的目的在于纠正液体、酸碱和电解质的丢失。碱中毒的纠正是防止术后发生呼吸暂停所必需，后者可并发于麻醉时。大部分婴儿在 24h 内可以成功纠正脱水，当胃排空后呕吐常常停止，偶尔需要鼻胃管吸引减压。

可选择的外科手术是幽门肌切开术。传统的 Ramstedt 术是通过一短的横切口下进行，幽门肿块被纵向切开至黏膜下层，然后关闭切口。腹腔镜技术同样取得成功，一项研究显示，腹腔镜下手术恢复进食时间短、住院时间缩短、家长满意度更高。腹腔镜手术的成功取决于外科医生的技术。术后一半的婴儿可出现呕吐，这与切口部位的继发性水肿有关。大多数婴儿在术后 12~24h 开始进食，36~48h 达到维持喂养

量。持续呕吐提示幽门肌切开不完全、胃炎、胃食管反流或其他原因梗阻。幽门狭窄的外科手术是有效的，手术死亡率在 0~0.5%。内镜下球囊扩张术已成功地用于因幽门肌切开不完全持续呕吐的患儿。

鼻十二指肠喂养的保守治疗推荐用于不适宜手术的患儿。有报道在无法手术时口服或静脉使用硫酸阿托品（幽门肌松弛）。

参考书目

参考书目请参见光盘。

321.2 先天性胃出口梗阻

Chris A. Liacouras

由于幽门闭锁和胃窦蹼引起的胃出口梗阻较少见，在消化道所有的闭锁和隔膜畸形中少于 1%。病因不明，幽门闭锁与大疱性表皮松解症相关，常在婴儿早期出现症状，性别分布平等。

■ 临床表现

幽门闭锁的婴儿在生后第 1 天出现无胆汁性呕吐、喂养困难和腹胀。大多数病例有羊水过多史，低出生体重很常见。出生时胃液量大于 20ml 需要抽出以防止误吸。胃破裂可早在生后 12h 内发生。胃窦蹼的婴儿症状可不明显，这取决于梗阻程度。年长儿可以表现出恶心、呕吐、腹痛和体重下降。

■ 诊　断

腹部平片或孕期超声发现巨大、扩张的胃提示先天性胃出口梗阻的诊断。上消化道造影检查常用于诊断和显示幽门。当行造影检查时，必须注意避免误吸。胃窦蹼可以是靠近幽门管的一层薄隔膜。在年长儿，内镜检查有助于确定胃窦蹼。

■ 治　疗

任何病因所致的胃出口梗阻的新生儿初始治疗为纠正脱水和低氯性碱中毒。持续性呕吐应采用鼻胃管胃肠减压。当病情稳定时，行外科或内镜下修补术。

321.3 胃重复畸形

Anna Klaudia Hunter , Chris A. Liacouras

胃重复畸形是在胃壁上有囊状或管状结构，较少见，占所有消化道重复畸形的 2%~7%。胃重复畸形绝大多数位于大弯侧，大多数直径小于 12cm，一般与胃腔不相通；然而，二者有共同的血供。35% 的患儿伴有其他畸形。对重复畸形的病因有几个假说，包括脊索分裂理论、憩室形成、管化缺陷和尾部重复。

胃重复畸形最常见的临床表现与部分或完全性胃出口梗阻有关。33% 的患者可触及囊状物。交通性重复畸形可引起溃疡，且可并发呕血或黑便。

放射学检查常显示胃一侧肿块对胃造成挤压。超声可以显示黏膜内高回声区和肌层低回声区，这是消化道重复畸形的典型表现。有症状的胃重复畸形的治疗是手术切除。

参考书目

参考书目请参见光盘。

321.4 胃扭转

Anna Klaudia Hunter, Chris A. Liacouras

胃通过肝胃、脾胃和胃结肠韧带纵向固定，在横轴，通过胃膈韧带和十二指肠的腹膜后附着来固定。当这些附着固定任一缺失或延伸过长时，可使胃沿着自身旋转，出现胃扭转。一些胃扭转的儿童也伴有其他缺陷，包括肠旋转不良、膈肌缺损、食道裂孔疝或邻近脏器异常如无脾。旋转可以沿着纵轴产生器官轴型扭转或沿着横轴产生肠系膜轴型扭转，如果胃沿着器官轴和肠系膜轴旋转则出现混合型扭转。

胃扭转的临床表现是非特异性的，很像高位肠梗阻。婴儿胃扭转常并发无胆汁性呕吐和上腹胀，在这个年龄也与发作性呼吸困难和窒息有关。急性胃扭转可以很快进展为绞窄和穿孔。慢性胃扭转在年长儿更常见，表现为呕吐、腹痛及腹胀，早饱及生长迟滞。

腹部平片显示的胃扩张提示本病。肠系膜轴型扭转的腹部立位片显示双液平及临近食道下端连接处的特征性"鸟嘴样"改变，胃多呈垂直位；在器官轴型扭转中，胃为水平位，可见单一气液平而没有典型的鸟嘴样结构。上消化道造影有助于诊断。

急性胃扭转患儿一旦病情稳定需行急诊手术，腹腔镜下胃固定术是常用的外科术式。某些慢性胃扭转的年长儿内镜下复位有效。

参考书目

参考书目请参见光盘。

321.5 肥厚性胃病

Anna Klaudia Hunter, Chris A. Liacouras

与成人（Ménétrier 病）相比,儿童肥厚性胃病少见,通常为暂时性、良性和自限性疾病。

■ 发病机制

肥厚性胃病最常继发于 CMV 感染，其他因素，包括单纯疱疹病毒、贾地鞭毛虫、幽门螺杆菌也与之有关。相关临床表现的病理生理机制目前不完全清楚，但是可能涉及胃上皮细胞间的缝隙连接增宽导致液体和蛋白丢失，这与在 CMV 感染诱导的胃病中观察到的胃黏膜组织转化生长因子 –α（TGF–α）表达增加有关。幽门螺杆菌感染可以引起血清胰高血糖素样肽 –2 水平增加，后者是促进黏膜生长的胃肠激素。

■ 临床表现

临床表现包括呕吐、食欲缺乏、上腹痛、腹泻、水肿（低蛋白血症性蛋白丢失性肠病）、腹水和少见的呕血（如果有溃疡）。

诊断和鉴别诊断

诊断的平均年龄为 5 岁（2d 至 17 岁）；症状常持续 2~14 周，然后完全缓解。内镜下活检和组织 CMV-PCR 检测是诊断方法。上消化道造影可显示增厚的胃壁。该病需要与嗜酸细胞性胃肠炎、胃淋巴瘤或胃癌、克罗恩病和炎性假瘤鉴别。

■ 治 疗

采取支持治疗，包括足够补液、H_2 受体拮抗剂，如存在症状性低白蛋白血症时补充白蛋白。当有幽门螺杆菌感染，需行根除治疗。仅在 CMV 感染的严重胃病患儿中需要使用更昔洛韦治疗。肥厚性胃病可完全康复，在儿童不是慢性疾病，在成人会引起更严重的情况。

参考书目

参考书目请参见光盘。

第 322 章

肠闭锁、狭窄和旋转不良

Christina Bales，Chris A. Liacouras

活产儿中发生肠梗阻比例接近 1:1500。肠梗阻可为不完全性或完全性，据其特征可分为单纯性或绞窄性。单纯性肠梗阻是肠腔内容物不能向远端输送，而绞窄性肠梗阻是由于供应肠管的血流受阻。如果绞窄性肠梗阻不能迅速解除，可引起肠坏死和肠穿孔。

肠梗阻可根据病因进一步分为内源性肠梗阻或外源性肠梗阻。内源性原因包括先天肠道神经支配异常、粘液分泌异常或管状结构异常。在这些原因中，先天性肠管结构畸形最常见，可以表现为闭锁或狭窄。90% 的肠狭窄和闭锁发生在十二指肠、空肠和回肠，很少发生在结肠，这可能与近端闭锁更多相关。

先天性肠梗阻的外源性原因有血管（如十二指肠前门静脉）、器官(如环状胰腺)和囊肿(如肠系膜重复)压迫肠管。胚胎发育期肠旋转异常也是先天性肠梗阻独特的外源性原因。旋转不良伴随着肠系膜不完全附着于后腹壁，由于肠管扭曲或旋转易导致自发性肠梗阻。旋转不良常伴随着先天性粘连，当从盲肠扩展到右上腹时可以压迫引起十二指肠梗阻。

由于摄入食物、气体和梗阻近端肠管内分泌物的积聚，典型的肠梗阻常伴随着肠管扩张。由于肠管扩张，肠液吸收下降，加之液体和电解质分泌增加，这会导致等渗性血管内容量下降，常伴有低钾血症。肠梗阻还会造成梗阻肠管的血流下降，由于肠黏膜供血不足，黏膜完整性受损，梗阻肠管内细菌增生，主要为大肠杆菌类和厌氧菌。细菌快速增殖，再加上肠壁黏膜的完整性受损，使细菌易位穿过肠壁，极有可能导致内毒素血症、菌血症和脓毒症。

肠梗阻的临床表现随肠梗阻的病因、严重程度、梗阻发生后就诊时间的不同而有所差异。新生儿肠梗阻典型症状为呕吐、腹胀和便秘。高位肠梗阻常表现为大量、频繁的胆汁性呕吐，很少或没有腹胀。疼痛为阵发性，呕吐后常常缓解。远端小肠梗阻可有中或重度腹胀，粪性呕吐物逐渐增多，近端和远端梗阻最终都伴随着便秘。但是，如梗阻发生在小肠上段或在宫内晚期发生，生后可排出胎粪。

先天性肠梗阻的诊断需要结合病史、体检和放射学检查。在某些情况，产前可以诊断。常规产前超声检查发现羊水过多，往往伴随着高位肠梗阻。当发现羊水过多，婴儿出生后应立即进行胃吸引。如果吸出的胃液有 15~20ml 或更多，尤其是含胆汁，高度提示近端小肠梗阻。

在生后，腹部平片是最初的诊断检查，可以提供潜在并发症的有价值信息。当完全梗阻时，腹部平片提示梗阻肠管近端扩张，立位或侧位片可以显示扩张肠袢的气液平。用腹部平片来判断肠梗阻部位必须小心，因为在新生儿结肠袋尚未完全发育，很难通过平片来区别小肠或大肠梗阻。在这些情况，可采用肠管的对照剂比较或 CT 扫描，口服或鼻胃管注入造影剂可以帮助判断近端梗阻部位。造影剂灌肠可用于诊断更远端的肠梗阻。实际上，对于胎粪性肠梗阻或胎粪黏滞综合征，灌肠可以解除远端梗阻。

肠梗阻的婴儿或儿童最初的治疗必须是液体复苏和稳定病情。鼻胃减压常可减轻疼痛和呕吐。取样培养后，对有危重面容的新生儿肠梗阻患者和怀疑绞窄性肠梗阻的患者常使用广谱抗生素。绞窄性肠梗阻患者必须在肠管缺血导致肠管坏死和穿孔前手术解除。广泛的肠坏死可导致短肠综合征（见第330.7）。非手术保守治疗通常仅限于怀疑粘连或炎性狭窄的患儿，这些情况可以通过胃肠减压或抗感染治疗好转。如果12~24h内临床症状没有缓解，需要行手术治疗。

参考书目

参考书目请参见光盘。

322.1 十二指肠梗阻

Christina Bales, Chris A. Liacourus

先天性十二指肠梗阻发病率为每10万新生儿中有2.5~10例。大多数为闭锁，是肠管形成的内在缺陷所致，也可由邻近异常结构（如环状胰腺、十二指肠前门静脉）、重复囊肿或伴随旋转不良的先天性索带的外在性压迫导致。内、外因素所致的十二指肠梗阻可以独立发生，也可合并存在。因此在这些婴儿中需要高度怀疑多种因素共存的可能以避免不必要的再次手术。

十二指肠闭锁发病率为每1万新生儿中有1例，占所有肠闭锁的25%~40%。与更远端的可能由于宫内血管异常引起的肠闭锁相比，十二指肠闭锁多因孕期肠管再腔化异常导致。在胎儿发育的第4~5周，十二指肠黏膜上皮细胞快速增殖。这些细胞在第7周退化，如果持续存在，就会导致闭锁（约2/3）和狭窄（1/3）。十二指肠闭锁有多种形式：薄膜堵塞肠腔、十二指肠两盲端由一条短纤维素相连或十二指肠两端不相连中间有一间隙。隔膜形成是最常见的，常常发生在Vater壶腹部。隔膜扩张，即风向袋蹼少见，这些少见的十二指肠闭锁会导致距膜数厘米远端的梗阻。

约50%的十二指肠闭锁的婴儿为早产儿，常伴发其他先天畸形，如先天性心脏病（30%）、肠旋转不良（20%~30%）、环状胰腺（30%）、肾脏畸形（5%~15%）、有或无食道气管篓的食道闭锁（5%~10%）、骨骼畸形（5%）、肛门直肠畸形（5%）。所有这些畸形，只有复杂性先天性心脏病会增加死亡率。环状胰腺与迟发并发症的增高有关，如胃食管反流病、消化性溃疡、胰腺炎、胃出口和复发性十二指

肠梗阻、胃癌。因此，这些患者需要长期随访到成年。约一半的十二指肠闭锁患儿有染色体异常，21-三体占到1/3。

■ 临床表现和诊断

十二指肠梗阻的特点是胆汁性呕吐而无腹胀，通常发生在生后第1天，疾病早期可见蠕动波。由于远端肠管羊水吸收的减少，半数患儿在其母妊娠期有羊水过多的病史，这些羊水由于宫内呕吐而黄染。1/3婴儿存在黄疸。

腹部平片发现"双泡征"时需要怀疑十二指肠梗阻（图322-1）。双泡征主要是由于扩张并气体充盈的胃和近端十二指肠，它们不一定相连。造影检查偶尔用于排除旋转不良和肠扭转，因为如果肠扭转6~12h内没有解除会导致肠坏死。造影检查一般不需要，易导致误吸。十二指肠闭锁产前诊断主要依赖于胎儿超声检查，超声可发现双泡征。产前诊断可降低十二指肠闭锁的发病率，缩短住院时间。

■ 治 疗

十二指肠闭锁的初期治疗包括经鼻或经口的胃肠减压和静脉补液治疗。需要行心脏、肾脏超声、胸部和脊柱X线检查评估相应的畸形。只有在评估和治疗

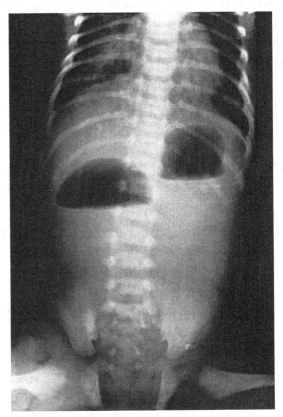

图322-1 新生儿直立位腹部X线片。先天性十二指肠闭锁患者，注意"双泡"气体影和远端肠管无气体充盈

危及生命的畸形后，才行十二指肠闭锁治疗。

　　十二指肠闭锁经典手术方式为十二指肠吻合术，该手术也用在伴发环状胰腺或单独环状胰腺的病例中，这种情况下，十二指肠吻合术不需要分离胰腺。扩张的近端肠管需要变细以促进蠕动。术后行胃造瘘术引流胃液和保护气道。在开始口服喂养前，需要静脉营养或空肠造瘘喂养。十二指肠闭锁长期的预后良好，约90%的患者存活。

参考书目

　　参考书目请参见光盘。

322.2　空肠、回肠闭锁和梗阻

Christina Bales, Chris A. Liacouras

　　先天性小肠梗阻的主要原因为肠道解剖发育过程中的内在异常（空回肠狭窄和闭锁）、黏液分泌（胎粪性肠梗阻）和肠壁神经支配异常（长段巨结肠）。

　　空回肠闭锁主要由于宫内血管意外引起，可以引起节段性缺血和胎儿肠道再吸收。血管残留有可能导致肠扭转、肠套叠、胎粪性肠梗阻和腹裂或脐疝等腹壁缺陷处出现绞窄疝。吸烟和吸食可卡因会促进血管收缩，故孕妇此类行为可能在发病中也起了一定作用。只有少数家族遗传病例报道，在这些家庭中，在常染色体隐性遗传模式下，会出现多发性肠闭锁。空回肠闭锁与多胞胎、低出生体重和早产有关。与十二指肠闭锁不同的是，由于肠管外畸形导致的空回肠闭锁并不常见。

　　空肠和回肠闭锁有五种类型（图322-2）。Ⅰ型：腔内隔膜堵塞管腔，但是在远端和近端肠管保持连续性。Ⅱ型：小口径实心索带与远近端肠管相连。Ⅲ型分为两种亚型，Ⅲa型：肠管两端为盲袢，并伴有肠系膜的小面积缺失；Ⅲb型：伴有肠系膜的广泛性缺损，远端肠管失去正常血供，远端回肠盘绕在回结肠动脉周围，由此获得全部血供，形成"苹果皮"样外观。这种畸形常伴有早产、不常见的短远端回肠和明显肠管缩短。Ⅳ型：多发性肠闭锁。Ⅱ型和Ⅲa型最常见，各占30%~35%，Ⅰ型约占20%，Ⅲb型和Ⅳ型占余下的10%~20%，Ⅲb型是最少见的类型。

　　胎粪性肠梗阻主要发生在囊性纤维化的新生儿，与氯化物转运相关的外分泌腺缺陷可以导致黏液分泌异常。约80%~90%的胎粪性肠梗阻患儿伴有囊性纤维化，但仅有10%~15%的囊性纤维化患儿表现出胎粪性肠梗阻。在单纯性胎粪性肠梗阻病例，回肠的最后20~30cm肠管萎陷并充满了丸状的灰白色粪便，近端肠管扩张充填着稠浆或胶样胎粪，肠蠕动不能把这

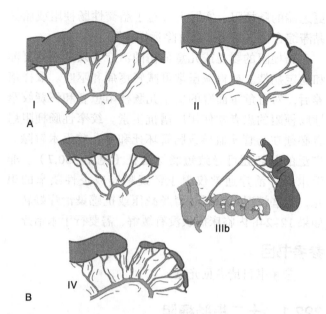

表 322-2　A 和 B：肠闭锁的分型。Ⅰ型：腔内隔膜阻塞引起梗阻，有完整的肠壁和肠系膜；Ⅱ型：纤维索连接两个分离的盲端；Ⅲa型：盲端被 V 性肠系膜损分离；Ⅲb型："苹果皮"样外观；Ⅳ型：多发性闭锁

摘自 Grosfeld J. Jejunoileal atresia and stenosis//Welch KJ, Randolph JG, Ravitch MM. editors. Pediatric surgery. 4th ed. Chicago. Medical Publishers: Year Book, 1986

些黏稠物质向前推进而堵塞回肠。在复杂性胎粪性肠梗阻病例，会发生扩张的近端肠管扭转，导致肠缺血、闭锁和（或）穿孔。宫内穿孔会引起胎粪性腹膜炎，后者可能导致潜在的梗阻性粘连和钙化。

　　肠闭锁和胎粪性肠梗阻必须与长段巨结肠鉴别。巨结肠是由于肠管肌层和黏膜下层神经丛神经节细胞先天缺如引起。小部分患者（5%）除了全结肠病变外，末端回肠也会有无神经节肠段。长段巨结肠婴儿会表现小肠扩张，这部分小肠有神经节细胞但是出现肠壁增厚，漏斗样形状连接少神经节肠段移行区，远端无神经节细胞肠管明显萎陷。

■ 临床表现和诊断

　　在宫内远端肠梗阻比近端肠梗阻更少见。20%~35%空回肠闭锁的患儿有羊水过多，羊水过多可能是肠闭锁的首发表现。出生时很少出现腹胀，但是在进食12~24h后会快速出现。腹胀常伴随着呕吐，多为胆汁性。约80%的婴儿24h内无胎粪排出。20%~30%患者有黄疸，为高间接胆红素血症。

　　空回肠闭锁或长段巨结肠所致肠梗阻的患儿，直立或侧卧位腹部平片可发现在梗阻的近端存在多处气液平（图322-3）。由于近端肠管中黏稠的分泌物阻止了气液分层，因此，在胎粪性肠梗阻中见不到气液平，而代之以右下腹出现典型的模糊或毛玻璃样改变，

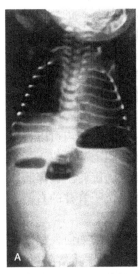
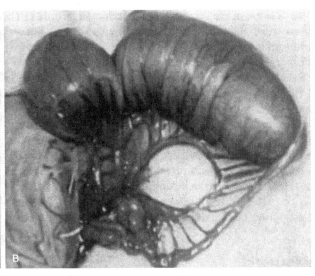

表 322-3　A. 胆汁性呕吐新生儿腹部 X 线片，显示有气液平的扩张的肠袢；B. 腹腔镜下 I 型（隔膜）空肠闭锁
摘自 O'Neill JA Jr, Grosfeld JL, Fonkalsrud EW, et al. Principles of pediatric surgery. 2 ed, St Louis: Mosby, 2003, 493

这些模糊改变是末端回肠浓缩的胎粪中截留的气体小泡。如果有胎粪性腹膜炎，可见到钙化灶，尤其是在侧腹部。平片可以提供肠穿孔导致气腹的证据，在直立位膈下和左侧卧位肝脏上可见到气体。

由于平片无法明确区分新生儿的小肠和大肠梗阻，造影检查常用于确定梗阻部位。水溶性灌肠剂（泛影葡胺）在区分闭锁、胎粪性肠梗阻和巨结肠中特别有价值。小"结肠"提示失用性和回盲瓣近端梗阻的存在。腹部超声是一项重要的辅助检查，可以区分胎粪性肠梗阻和回肠闭锁，也可以判断伴发的肠旋转不良。

■ 治　疗

小肠梗阻患儿在手术或放射性检查前必须给予充足的液体和电解质，稳定生命体征，除非怀疑肠扭转。有感染征象时需要使用相应的抗生素治疗，术前应预防使用抗生素。

回肠或空肠闭锁需要切除近端扩张的肠管，然后行端端吻合。如果单纯的黏膜隔存在，切除黏膜蹼的空肠成形或回肠成形术是可行的手术方法。在非复杂性胎粪性肠梗阻，泛影葡胺灌肠可诊断梗阻并清除浓缩的胎粪。泛影葡胺是高渗性的，必须小心防止脱水、休克和肠穿孔，8~12h 后必须重复灌肠一次。如果没有缺血并发症，没有必要在灌肠后行切除术。

大约 50% 的单纯性胎粪性肠梗阻患儿对水溶性灌肠剂效果不佳，需行开腹手术。当梗阻不能通过反复的非手术方法减轻的患儿及复杂性胎粪性肠梗阻患儿需行手术治疗。手术处理的范围取决于病变程度。在单纯性胎粪性肠梗阻患儿，可以通过手术挤压方法排出胎粪或通过肠造瘘口用 N- 乙酰半胱氨酸直接冲洗引流；在复杂性病例，需要行肠切除、腹腔灌洗、腹

腔引流及造瘘术。一般需要全肠外营养。

参考书目

参考书目请参见光盘。

322.3　肠旋转不良

Melissa Kennedy, Chris A. Liacouras

肠旋转不良是在胎儿发育期由于肠管的不完全旋转而形成的。最初从胃到直肠为一直通管道。从妊娠第 5 周开始，中肠（从十二指肠远端至横结肠中段）开始延长，进行性向脐索突出，直到完全位于腹腔外。以提供这部分肠段血供的肠系膜上动脉为轴，发育中的肠管在腹腔内外进行旋转，十二指肠再次进入腹腔后，向 Treitz 韧带区移行，结肠随后向左上腹移动，盲肠在腹腔逆时针旋转至右下腹。在结肠完全旋转前十二指肠固定于腹壁后；旋转后，左右两侧结肠和肠系膜根部固定于腹壁后。这些固定为肠系膜和肠系膜上动脉提供了广泛的支撑，这样可以防止肠系膜根部的扭转和血管的扭曲，腹内的旋转和固定在孕 3 个月时完成。

在肠管回到腹腔后旋转异常则造成旋转不良。十二指肠的第 1 和 2 部分在正常位置，但是剩余的十二指肠、空肠和回肠占据了腹腔的右侧，结肠位于左侧。最常见的旋转不良为盲肠没有移到右下腹（图322-4）。盲肠的一般位置在肝区下方，盲肠不能相应旋转伴随着不能形成正常基底附着于腹壁后。肠系膜，包括肠系膜上动脉被限制在狭窄的蒂里，本身可能发生扭转，导致中肠扭转。组织带（Ladd 带）可以从盲肠延伸至右上腹，跨越并可能引起十二指肠梗阻。

旋转不良和不旋转常伴随着腹部的其他畸形，如膈疝、腹裂和脐疝。旋转不良也常伴随着内脏异位综

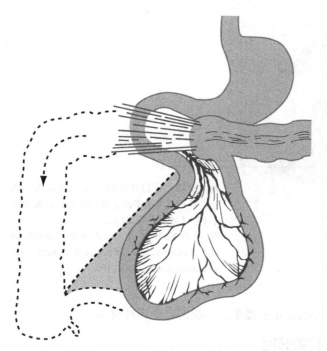

表 322-4 中肠旋转不全肠梗阻的发生机制（旋转不良）。虚线为盲肠应移动的路线，由于不能旋转遗留了横跨十二指肠的梗阻带及中肠袢的窄蒂，易发生肠扭转

摘自 Nixon HH, O'Donnell B. The essentials of pediatric surgery. Philadelphia: JB Lippincott, 1961

合征，内脏异位综合征是包含先天性心脏病、旋转不良和无脾或多脾的复杂的先天性畸形（见第 425.11）。

■ 临床表现

文献报道旋转不良发病率为 1：500 到 6000 活产新生儿。大部分患者在 1 岁以内发病，50% 在生后 1 月内发病，表现为急性或慢性肠梗阻。在这个年龄段，呕吐是最常见的症状。常在生后 1 周内出现胆汁性呕吐和急性肠梗阻。大年龄婴儿表现为类似于肠绞痛的复发性腹痛，提示间歇性肠扭转。年长儿旋转不良可表现为发作性呕吐和（或）腹痛。偶尔有患者表现为伴随细菌过度生长的吸收不良或蛋白丢失性肠病。间歇性肠扭转或 Ladd 带压迫十二指肠或其他黏附带影响小肠和大肠时可以出现症状。大约 25%~50% 的青少年肠旋转不良患者是无症状的，青少年的症状为急性肠梗阻或腹痛的反复发作而很少有呕吐和腹泻。任何年龄的肠旋转异常的患者都会在既往没有症状的情况下出现急性致命的肠扭转。

此前无肠道手术史的患者出现急性小肠梗阻往往是肠旋转不良并发肠扭转的结果。急性小肠梗阻是肠旋转不良的一个致命并发症，类似于急腹症或脓毒症，是提示肠旋转不良常需要进一步检查的主要原因。肠扭转发生在小肠绕着肠系膜上动脉扭曲导致肠管血管受压。可以通过超声提示肠旋转不良，X 线造影检查

可以明确诊断。腹部平片往往是非特异性的，但是可能会显示腹部充气较少或十二指肠梗阻的双泡征。钡剂灌肠常用于诊断盲肠异位，但是约 20% 的患者会正常。上消化道造影是评估和诊断肠旋转不良和肠扭转的影像学检查和金标准。上消化道造影是观察 Treitz 韧带异位的最佳检查方法，也可以观察到螺旋状的小肠或十二指肠梗阻的"鸟嘴样"特征。超声可以显示肠系膜上动脉和静脉的反位，肠系膜上静脉位于肠系膜上动脉的左侧提示肠旋转不良。肠旋转不良伴肠扭转提示十二指肠梗阻，增厚的肠袢位于脊柱的右侧，伴有游离腹腔液体。

有明显旋转异常的患者，不管年龄如何，都推荐手术治疗。如果存在肠扭转，需要急诊手术解除扭转，可将十二指肠和空肠上段与各种束带分离，并保持在腹腔的右侧；将结肠与粘连带分离，置于腹腔的右侧，而盲肠置于左下腹，通常附带行阑尾切除术。如果没有肠缺血，可以在腹腔镜下手术，但是一般情况下需要开腹手术。外科手术的目的是减少肠扭转的潜在风险，而不是恢复肠管到正常的位置。内脏异位患儿的相应手术治疗存在争议，因为这些患者肠旋转不良发病率高，但是急性肠扭转的发病率低。目前不清楚这些患者是否适宜行选择性 Ladd 手术或观察等待。由肠扭转引起的广泛肠缺血会导致短肠综合征（见第 330.7）。肠旋转不良术后症状持续提示存在假性梗阻样运动障碍。

参考书目

参考书目请参见光盘。

第 323 章
肠重复畸形、梅克尔憩室和其他卵黄管残余

323.1 肠重复畸形

Chris A. Liacouras

肠重复畸形为一少见的畸形，为附着于肠壁的发育良好的管形或球形结构，与肠管有共同的血供。肠重复畸形的内膜类似于胃肠道，重复位于系膜的边缘，和肠腔相通，可分为三种类型：局部重复、伴有脊髓缺损和脊椎畸形的重复、结肠重复，偶尔有多发性重复畸形（10%~15%）。

局部重复畸形可发生在胃肠道任何区域,但回肠和空肠最常见,肠壁内有囊状或管状结构。病因不明,但其发生仍应归因于在胚胎发育的肠腔闭塞阶段后再成管化的缺陷。肠重复畸形可伴有脊椎和脊髓畸形(半脊椎畸形、前脊柱裂、颈或胸段脊柱与病损间的连接带),认为是胚胎发育期脊索的分裂所致。结肠重复畸形常伴随泌尿道和生殖器的畸形,可出现全结肠、直肠、肛门和回肠末端的重复。这些缺陷是继发于尾重复,伴有后肠、生殖器、下泌尿道重复。

■ 临床表现

症状取决于重复的大小、位置以及所覆盖的黏膜。重复畸形可压迫附近的肠腔出现肠梗阻,或成为肠套叠的引发点或肠扭转的部位。如果内膜为泌酸黏膜,可引起溃疡、穿孔和出血。患者可出现腹痛、呕吐、可触及的肿块或急性胃肠道出血。位于胸部的肠重复畸形(神经管原肠的囊肿)可引起呼吸窘迫。肠管下段的重复畸形可导致便秘或腹泻或反复发作的直肠脱垂。

基于病史和体检可拟诊重复畸形。钡剂等放射学检查、超声、CT 和 MRI 显示囊状结构或肿块有助于诊断,但不是特异的。放射同位素锝扫描可以定位异位胃黏膜。重复畸形的治疗为手术切除和相应畸形的处理。

323.2 梅克尔憩室和其他卵黄管残余

Melissa Kennedy, Chris A. Liacouras

梅克尔(Meckel)憩室是胚胎期卵黄囊的残余,又称为脐肠系膜管或卵黄管。在胚胎发育期,脐肠系膜管连接卵黄囊和肠道,并提供营养直到胎盘形成。在孕期第 5~7 周,卵黄管变细并和肠道分离。恰好在退化前,卵黄囊的上皮发育成与胃黏膜类似的内膜。卵黄管部分或全部退化不全导致各种类型的残余结构。在这类结构中,最常见的是 Meckel 憩室,也是最常见的先天性消化道畸形,占所有婴儿的 2%~3%。典型的 Meckel 憩室为 3~6cm 大小的回肠壁外突,位于肠系膜对侧缘,距回盲瓣 50~75cm 处(图 323-1)。憩室与回盲瓣的距离依患者的年龄而定。其他卵黄管残余结构很少发生,包括脐肠瘘、实心索、卵黄管囊肿或憩室及与之有关的连接憩室和脐之间的索带。

■ 临床表现

Meckel 憩室的症状常在 1~2 岁内出现(平均年龄 2.5 岁),但是初发症状可以在 10 岁以内出现。Meckel 憩室的大部分症状与异位的黏膜有关,包括泌

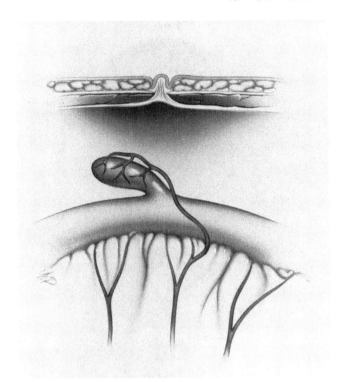

图 323-1 肠系膜对缘处的典型 Meckel 憩室

酸黏膜引起邻近正常回肠黏膜的溃疡而导致间歇性无痛性直肠出血。异位黏膜常起源于胃黏膜,也可以是胰腺、空肠或这些组织的混合。不像十二指肠上段黏膜,这些酸不能被胰腺分泌的碳酸氢盐中和。

典型的粪便颜色为砖色或果胶色。出血可导致明显贫血,但是由于低血容量导致内脏血管收缩,出血常为自限性。Mechel 憩室出血很少表现为黑便。

Meckel 憩室引起部分或完全性肠梗阻很少见。肠梗阻常见的原因是憩室引起肠套叠。发生肠梗阻的平均年龄低于表现为出血的患者的平均年龄。梗阻也可由连接卵黄管残余至回肠和脐的腹腔束带引起,这些束带可以导致腹内疝或围绕束带小肠扭转。Meckel 憩室偶尔会发生感染(憩室炎),临床表现类似于急性阑尾炎。这些患者往往年龄较大,平均年龄 8 岁,憩室炎可以导致穿孔和腹膜炎。

■ 诊 断

卵黄管残余的诊断依据临床表现。如果婴儿或儿童表现为明显的无痛性直肠出血,应疑及 Meckel 憩室,Meckel 憩室占 2 岁以内下消化道出血的 50%。

Meckel 憩室的确诊很困难。腹部平片无诊断价值。常规的钡剂检查很难充盈显示憩室。最敏感的检查是通过静脉注射 99m 锝高锝酸盐进行 Meckel 憩室扫描,异位胃黏膜能摄取高锝酸盐,使 Meckel 憩室显影(图 323-2)。摄取可因各种因素增强,包括西咪替丁、雷尼替丁、胰高糖素和胃泌素。增强扫描的敏感性接

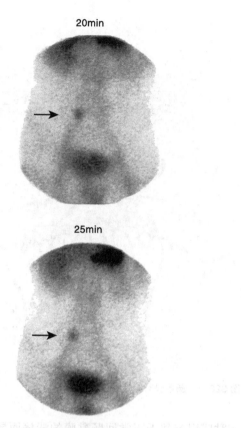

图 323-2　Meckel 憩室扫描显示在胃（上方）、膀胱（下方）和 Meckel 憩室泌酸黏膜上的锝积聚

近 85%，特异性接近 95%。在贫血患者可能出现假阴性，尽管假阳性少见，但是文献报道在肠套叠、阑尾炎、重复畸形、动静脉畸形和肿瘤中会出现假阳性结果。其他的检查方法有红细胞放射标记的扫描（在活动性出血时）、腹部超声、肠系膜上动脉造影、腹部 CT 扫描或者诊断性腹腔镜。有肠梗阻或因卵黄管残余而有阑尾炎样表现的患者，在手术前很难做出诊断。

有症状的 Meckel 憩室的治疗是手术切除。

参考书目

参考书目请参见光盘。

第 324 章
动力性疾病和先天性巨结肠

324.1　慢性假性肠梗阻

Kristin N. Fiorino, Chris A. Liacouras

慢性假性肠梗阻是一组以肠梗阻症状及体征为特征，而缺乏解剖学损害的疾病。假性肠梗阻可以为原发性疾病，也可继发于可暂时性或永久性地改变肠动力的许多疾病。假性肠梗阻存在广泛的病理异常，包括从肠肌电活动异常到神经异常（肠神经疾病）或肌肉系统异常（肠肌病）的病理改变。受累器官可包括全消化道或局限于某一部位如胃或结肠。由于其临床特点的相似性，因此将这一组有特征性病理异常的疾病放在一起讨论。

大多数先天性的假性肠梗阻性疾病常为散发，已报道有几组常染色体显性或隐性异常的病例存在肠道肌肉或神经异常。常染色体显性形式的假性肠梗阻患儿可有多种疾病表现。继发性的假性肠梗阻可在急性胃肠炎之后发生，可能与由急性胃肠炎导致的肠肌间神经丛损伤有关。

大多数先天性假性肠梗阻病例都存在肠肌肉或神经的异常。在肠肌肉性疾病病例中，外层的纵形肌层被纤维化组织代替。而在肠神经性疾病病例中可见紊乱的肠肌丛神经节、神经节缺乏或神经节增多症。已证实部分患儿可存在 Cajal 间质细胞（可能是肠道的起搏细胞）异常，而在另外一部分患儿中发现存在线粒体缺陷。研究发现原发性假性肠梗阻患儿的转录因子 SOX10、DNA 聚合酶 γ 基因（POLG）和 8 号染色体存在基因缺陷。

临床表现

半数以上先天性假性肠梗阻患儿在出生后前几个月即出现临床症状。出生数天内即出现症状的婴儿有 2/3 是早产儿，且 40% 患儿存在肠旋转不良。75% 的患儿在 1 岁以内出现症状，其余病例在以后的几年内逐渐出现症状。腹胀和呕吐为最常见的症状，见于 75% 的患儿。约 60% 患儿可出现便秘、生长发育落后及腹痛，30%~40% 病例可出现腹泻。大部分患儿临床症状时轻时重，营养不良、精神压抑和伴发其他疾病可加重原有症状。80% 肌病型和 20% 神经病型的假性肠梗阻患儿可累及泌尿道和膀胱，可表现为反复泌尿道感染、巨大膀胱症或梗阻症状。

假性肠梗阻的诊断依赖于肠梗阻症状的存在，但无解剖性梗阻。腹部平片检查可显示小肠气液平。出生时即表现梗阻症状的新生儿可存在小结肠。钡餐造影检查可显示钡剂通过缓慢，造影时应考虑选用水溶性造影剂。约半数患儿存在食道动力异常。如病变累及肠上段，可出现胃十二指肠动力及胃排空异常（表 324-1）。正常的移行运动复合波和餐后蠕动波的压力测试可辅助诊断该疾病。肛门直肠动力正常可用于鉴别假性肠梗阻和先天性巨结肠。全层肠道黏膜活检可能显示肠肌层受累或内源性肠神经系统的异常。

鉴别诊断包括先天性巨结肠、其他可引起机械性肠梗阻的疾病、精神性便秘、神经源性膀胱以及肠系膜上动脉综合征。同时必须排除引起肠梗阻或假性肠梗阻的继发原因，包括甲状腺功能减退、阿片类制剂、硬皮病、美洲锥虫病、低钾血症、糖尿病性神经病变、淀粉样病变、卟啉病、血管神经性水肿、线粒体病以及放射性疾病等。

■ 治　疗

营养支持治疗是假性肠梗阻的主要治疗方法。30%~50% 患儿需进行部分或全肠外营养治疗。部分患儿可予以间断的肠内营养支持治疗，也有部分患儿可依靠自己选择性进食维持。促肠动力药物一般是无效的。孤立的胃轻瘫常继发于病毒性胃肠炎，一般可在 6~24 个月内自愈。红霉素（胃动素受体激动剂）和西沙比利（5- 羟色胺 HT4 受体激动剂）可以促进胃排空、增强近端小肠蠕动，可能用于治疗部分患儿。疼痛的治疗比较困难，需要多学科联合治疗。

出现症状的小肠细菌过度生长常需要口服抗生素或益生菌。肠道细菌过度生长可能与脂肪泻、消化吸收不良有关。尽管不被肠道吸收的抗生素仍是治疗首选，其他一些抗生素可被尝试着使用以解决细菌耐药的难题。小剂量的长效生长抑素类似物奥曲肽被用于治疗小肠细菌过度生长。有高胃酸分泌的消化道症状的病例可使用抑酸剂治疗。胃造口术具有较好的治疗效果，减压性的回肠造瘘术或结肠造瘘术具有一定疗效。如肠动力异常病变主要位于大肠，结肠切除联合回直肠吻合术是比较有效的治疗方法。肠移植术对部分患儿有效。

参考书目

参考书目请参见光盘。

324.2　功能性便秘

Kristin N. Fiorino , Chris A. Liacouras

便秘是指持续 ≥ 2 周的排便困难或排便延迟，并引起患儿不适的一组疾病。另一种定义方法参见表 324-2。功能性便秘，也称为特发性便秘或粪便滞留，可根据病史及体格检查与继发于器质性疾病的便秘相鉴别（见第 21.4）。不同于肛门直肠畸形和先天性巨结肠，功能性便秘通常在新生儿期后起病。患儿常有故意地或下意识的粪便滞留，常常为急性发作之后再转变成慢性便秘。由人奶改为牛奶喂养时因蛋白

表 324-1　假性肠梗阻相关检查结果

检查方法	*结果
食道动力测定	近一半的假性肠梗阻患儿食道动力测定异常，在某些区域甚至可高达 85%
	食管下括约肌压力下降
	食管下括约肌松弛不能
	食管体：低振幅波，蠕动波前移困难，三重波，逆行蠕动波，偶发的蠕动停止
胃排空	可能延迟
ECG 胃电图	胃动过速或胃动过缓
ADM 胃肠动力测定	可见餐后胃窦蠕动减少，并和胃排空延迟有关
	肠肌病亚型：低幅收缩，<10–20mmHg
	肠神经病亚型：收缩不协调
	进食反射不存在
	空腹移行复合运动消失，或移行复合运动传送异常
结肠的	进食不能刺激蠕动增加，因此无胃反射。
ARM 肛门直肠压力测定	肛门直肠抑制反射正常

表 324-2　慢性便秘：罗马 Ⅲ 标准

婴幼儿

至少具备以下 2 条

· 每周 ≤ 2 次排便

· 能够自行排便后至少有 1 次大便失禁

· 大量粪便潴留史

· 排便疼痛或排便困难史

· 直肠内有巨大粪块

· 排出的粪块巨大以至于阻塞厕所史

4~18 岁发育中的儿童

具备至少以下 2 条

· 每周 ≤ 2 次排便

· 每周 ≥ 1 次大便失禁

· 有大量粪潴留史或与粪潴留有关的姿势

· 排便疼痛或排便困难史

· 直肠内有巨大粪块

· 排出的粪块巨大以至于阻塞厕所史

* 累及肠段不同可有不同的检查结果。摘自 Wyllie R, Hyams JS, editors. Pediatric gastrointestinal and liver disease. 3 ed. Philadelphia: Saunders, 2006

摘自 Carvalho RS, Michail SK, Ashai-Khan F, et al. An update in pediatric gastroenterology and nutrition: a review of some recent advances. Curr Prob Pediatr Adolesc Health Care , 2008, 38:197–234

质与碳水化合物比例改变或对牛奶蛋白过敏可能造成急性便秘发生。粪便变得干结、量少、排便困难，并导致肛门发炎和肛裂。对于刚学走路的患儿，强制性或不恰当的过早如厕锻炼是引起粪便滞留的一个重要原因。对于大龄儿童，进入排便不方便的新环境如学校后可出现持续的便秘。因引起肠蠕动的排便可导致腹痛，所以形成故意的滞留粪便以避免这种疼痛刺激。

当患儿有排便冲动时，最典型的动作包括躺下来硬挺双腿以便收缩臀肌，站立的时候倚靠在家具上，或安静地蹲在角落里以等待大便出来。当直肠适应其内容物之后，排便的冲动就消失了。需排出的粪便量逐渐增多与粪便滞留形成了恶性循环。护理人员可错误地认为患儿的这些动作是要排便，而实际上却是滞留粪便的动作。对于功能性便秘患儿，白天的大便失禁是比较常见的，有部分患儿因为大量粪便排出可能出现便血。如患儿存在生长发育落后、体重下降、腹痛、呕吐或顽固性肛裂和肛瘘，则需考虑病理性疾病。

体格检查常可在耻骨上触及大量粪块，直肠指检可发现直肠呈拱形扩张并滞有较多粪便。脊柱或脊柱凹上存在毛发、提睾反射阴性或肛门收缩异常提示脊柱病变可能。脊髓栓系常表现为下肢反射减弱或缺失。脊索损伤可并发于相应部位的皮肤病变。泌尿道症状包括反复尿路感染和遗尿症。体格检查无阳性体征的患儿一般很少需要行影像放射检查。

对于难治性患儿（顽固性便秘），需进行一些特殊检查以排除甲状腺功能减低症、低钙血症、铅中毒、腹腔疾病和过敏性疾病。使用不透射线标志物法或闪烁显像技术的结肠传输试验检查可能有用。部分患儿需行脊髓 MRI 检查以明确脊髓内病变，动力学检查可用于诊断肠肌源性或肠神经源性疾病，而钡剂灌肠检查可显示肠道结构畸形。肛肠动力检查可显示排便时肛肠外括约肌的反常收缩，这种反常收缩可通过行为训练进行治疗。结肠动力检查可用于指导难治性便秘的治疗，如病变局限于某一肠段，可考虑行外科手术治疗。

功能性便秘的治疗包括患者宣教，缓解压力以及软化粪便（见第 21.4）。家长需理解患儿尿失禁时伴有的粪便排出和正常感觉缺失有关，并不是有意行为。规律的排便训练计划包括饭后蹲厕 5~10min 和记录肠蠕动的频率，有利于形成规律的排便习惯。如刚开始的体格检查就发现肠肌紧张，在常规使用大便软化剂的同时需行灌肠处理以消除阻力。常用的药物包括聚乙二醇制剂、乳果糖或石液状蜡。避免长期使用一些刺激剂如番泻叶或比沙可啶。有行为问题的患儿常会

影响疗效，可能需心理卫生医生参与治疗。维持治疗需一直持续到形成规律的排便习惯并且排便时疼痛感消失为止。通过盲肠造瘘口或乙状结肠管注入小剂量的液体可有效治疗脊柱病变引起的便秘。

参考书目
参考书目请参见光盘。

324.3 先天性神经节细胞缺乏性巨结肠（先天性巨结肠，Hirschsprung 病）

Kristin Fiorino, Chris A. Liacouras

先天性巨结肠或先天性神经节细胞缺乏性巨结肠是一种肠神经系统发育异常性疾病（神经嵴病），以肠道黏膜下层及肠肌层内神经节缺失为主要特征。先天性巨结肠是新生儿下消化道梗阻的最常见病因，总发病率为全部活婴的 1:5000。短肠段受累的患儿中男女比例为 4:1，随受累肠道长度的增加该比例逐渐接近 1:1。早产儿少见。

在受累肠段较长的患儿中其发病率呈家族倾向。先天性巨结肠可并发其他先天性缺陷，包括 Down 综合征、Goldberg-Shprintzen 综合征、Smith-Lemli-Opitz 综合征、Shah-Waardenburg 综合征、软骨毛发发育不全综合征和先天性肺换气不足（Ondine's curse）综合征、泌尿生殖器和心血管畸形。已有报道先天性巨结肠可合并小头畸形、精神发育迟滞、面容异常、孤独症、腭裂、脑积水及小下颌畸形。

■ 病理学

先天性巨结肠是由于肠壁神经节细胞缺乏所致，病变从肛门向近端连续延伸，受累长度不等。缺乏神经支配是成神经细胞从肠道近端向远端迁移受阻的结果。由于缺乏肠肌丛及黏膜下神经丛，肠壁缺乏足够的松弛而造成肠壁张力增高，进而可导致肠梗阻。

尽管对某些家族性病例的研究已明确了显性及隐性遗传方式，先天性巨结肠仍以散发常见。基因研究发现在编码 RET 信号传导通道蛋白（RET, GDNF 和 NTN）和内皮素 B 受体通道（EDNRB, EDN3, and EVE-1）蛋白的多种基因中存在基因缺陷。先天性巨结肠综合征与 L1CAM, SOX10, 和 ZFHX1B（以前的 SIP1）等基因有关。

80% 患儿神经节细胞缺乏仅限于直肠乙状结肠。有 10%~15% 的患儿累及较长肠段，可持续到乙状结肠近端。全肠道缺乏神经节细胞病例罕见，约占 5%。组织学改变可表现为在肠道肌层之间和黏膜下层内缺乏 Meissner 和 Auerbach 神经丛，神经束肥大伴有高

浓度乙酰胆碱酶。

临床表现

先天性巨结肠常在新生儿期因腹胀、胎便排出延迟、呕吐胆汁样液体或喂养困难而被诊断。99% 的健康足月儿在出生后 48h 内排出胎便。任何足月儿存在胎便排出延迟均需怀疑先天性巨结肠可能（该病在早产儿罕见）。部分新生儿可表现为胎便排出正常，但其后出现慢性便秘。因先天性巨结肠常在疾病早期即被发现，蛋白丢失性肠病引起的低蛋白血症性生长迟缓比较少见。母乳喂养患儿病情较人工喂养者轻。

粪便无法排出可导致近端肠段扩张和腹胀。随着肠管扩张，肠管腔内压力增加引起肠道血供减少及黏膜屏障功能降低。粪便滞留导致细菌滋生，可引起小肠结肠炎（艰难梭状芽孢杆菌、金黄色葡萄球菌、厌氧菌、大肠杆菌类）而出现腹泻、腹肌压痛、脓毒症血和肠梗阻征象。在出现小肠结肠炎前及早发现先天性巨结肠是降低疾病发病率和死亡率的基础。

年长儿的先天性巨结肠必须与其他引起腹胀和慢性便秘的疾病相鉴别（表 324-3，图 324-1）。病史中常有自婴儿期即开始出现的便秘，且治疗反应不佳。一般不会出现大便失禁、急便以及滞留粪便行为。腹部可有鼓音和腹胀，并可在左下腹触及大粪便块。直肠指检显示手指可顺利通过肛门且肛门压力正常。通常直肠中没有粪便，而当拿出手指后常有恶臭的粪便和气体猛烈地排出。与功能性便秘患儿排出的大量粪便不同，先天性巨结肠病例排出的大便可由小丸状、带状或黏稠液组成。由粪便滞留引起的间断性肠梗阻可伴随腹痛和发热。由于泌尿道受压而继发出现膀胱扩张或肾盂积水可引起尿潴留。

在新生儿，先天性巨结肠需与胎粪栓塞综合征、胎粪性肠梗阻和肠闭锁鉴别。在年长儿，需考虑到 Currarino 三联征，包括肛门直肠畸形（异位肛门、肛门狭窄、肛门闭锁）、骶骨畸形（发育不良、分段不良）和骶前畸形（骶前肿块、畸胎瘤、囊肿）。

诊　断

直肠抽吸活检是诊断先天性巨结肠的金标准。活检标本须包含足量的黏膜下层组织以便评估是否存在神经节细胞。为避免取到肛门边缘长度为 3~17mm 范围内的正常组织，直肠抽吸活检应在距齿状线 2cm 以上处取样。需对活检标本进行乙酰胆碱酯酶染色以便于解释检查结果。神经节细胞缺乏症患儿的标本可见大量乙酰胆碱酯酶染色阳性的肥大神经束，同时缺乏神经节细胞。

表 324-3　先天性巨结肠与功能性便秘的鉴别特征

鉴别项目	功能性便秘	先天性巨结肠
病史		
便秘发生时间	2 岁以后	出生后
大便失禁	常见	罕见
生长发育迟缓	不常见	可能
小肠结肠炎	无	可能
被迫的肠道训练	经常	无
体检		
腹胀	不常见	常见
体重增长缓慢	少见	常见
直肠	大便潴留	无大便
直肠检查	直肠内有大便	爆发性的大便排出
营养不良	无	可能
实验室检查		
肛门直肠测压	肛门内括约肌松弛	无肛门内括约肌松弛
直肠活检	正常	无神经节细胞，乙酰胆碱酯酶染色增多
钡灌肠检查	大量粪便，无移行区	可见移行区，钡剂排泄延迟（>24h）

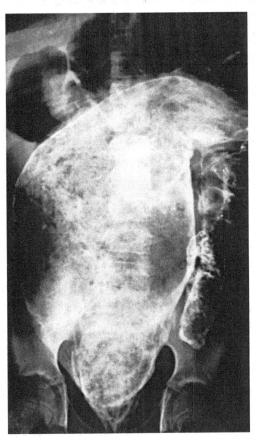

图 324-1　患严重便秘的 14 岁男孩的钡灌肠影像。直肠和远端结肠显著扩张是继发性功能性巨结肠的典型表现

肛门直肠测压法是在直肠内气囊充气扩张时测量肛门内括约肌的压力。在健康个体，直肠扩张使得肛门内括约肌压力反射性下降，而在先天性巨结肠患儿中，直肠扩张不能引起肛门内括约肌反射性松弛。尽管该检查方法的敏感度和特异度可在很大范围波动，由经验丰富的检查者进行检查时该项检查的敏感度是相当高的。该检查在小婴儿中进行还存在技术难度。测压检查过程中反应正常可排除先天性巨结肠的诊断，不明确的或矛盾的反应需重复压力测定或行直肠活检。

在出生后头几周近端有神经节细胞的肠道扩张可能尚不明显的1月龄以上患儿中，无需肠道准备的钡灌肠检查可有助于先天性巨结肠的诊断。典型表现是在正常扩张的近端结肠和小直径的梗阻远端无神经节肠段之间有一突然变窄的移行带。如未发现此征象，则需要比较直肠与乙状结肠的直径。若直肠直径小于或等于乙状结肠直径则提示先天性巨结肠可能。进行X线检查前无需行肠道准备，以避免无神经节细胞区的暂时性扩张。高达10%的先天性巨结肠新生儿钡餐检查结果可正常，延迟24h再次拍片有助于显示滞留的造影剂（图324-2）。即使未发现狭窄移行区，如结肠内存留明显的钡剂，也可增加先天性巨结肠诊断的可能性。钡灌肠检查有助于术前确定无神经节细胞肠段的病变范围，也可用于评估引起新生儿下消化道梗阻的其他疾病。手术时可进行直肠全层活检以确定诊断并判断病变累及程度。

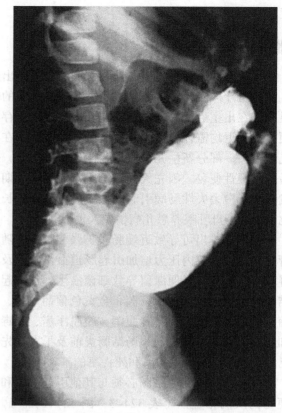

图324-2　患先天性巨结肠的3岁女孩钡灌肠侧位片。无神经节细胞的远端肠段狭窄，而其上面的正常神经节细胞肠段则扩张

■ 治　疗

一旦确诊先天性巨结肠，根本的治疗方式是外科手术治疗。以往常用的手术方法是先行暂时性的结肠造瘘术，待患儿年长后再行根治性手术。现在很多患儿接受一次性手术，除非患儿并发小肠结肠炎或其他疾病而需行减压性造瘘术。

有3种外科手术选择。第一种由Swenson描述的成功的手术方式是切除神经节细胞缺乏的肠段，将正常近端肠段与齿状线以上1~2cm处的直肠吻合。因该手术方式技术难度较大而产生了其他两种手术方法。Duhamel描述了创建新直肠的过程，将有正常神经支配的肠段拉下置于无神经节细胞的直肠肠段后与之吻合。该手术方法所创建的新直肠前半侧无神经节细胞而有正常感觉，后半侧含神经节细胞有正常的推动力。Soave描述的直肠内拖出术，从无神经节细胞支配的直肠上剥离黏膜层，将有正常神经支配的结肠通过残余肌肉鞘，因此从内部绕过了异常肠段。新的技术发展促使在腹腔镜下行单期直肠内拖出术取得成功，这种治疗方法可供首选。

在累及肠段超短的先天性巨结肠或肛门内括约肌失迟缓的患儿中，神经节细胞缺乏的肠段局限于肛门内括约肌。临床症状可与功能性便秘患儿类似。直肠抽吸活检标本可见神经节细胞，但肛门直肠测压结果异常，直肠扩张不能诱使肛门内括约肌松弛。目前该病的治疗包括肛门内注射肉毒毒素以松弛肛门括约肌，有指征者可行肛门直肠肌切除术，但这些治疗方法仍存在争议。

先天性巨结肠较长肠段的病变可累及全结肠，有时甚至累及部分小肠，处理棘手。肛门直肠测压和直肠抽吸活检可显示先天性巨结肠的相应病变，但放射检查结果较难判读，因为无法辨认结肠的狭窄移行区。在剖腹手术时取或组织检查可准确判定神经节细胞缺乏的范围。当全结肠神经节细胞缺乏时，常累及末端回肠的一段，回肛吻合术为首选的手术方式，保留部分无神经节细胞的结肠便于重吸收水分以使大便变硬。

先天性巨结肠手术治疗后一般预后良好。绝大部分患儿能做到排便节制。术后的长期问题包括便秘、反复的小肠结肠炎、狭窄、脱垂、肛周脓肿和大便失禁。部分患儿需行肌切除术或再次行直肠内拖出术。

参考书目

参考书目请参见光盘。

324.4 肠神经元发育不良

Kristin N. Fiorino, Chris A. Liacouras

肠神经元发育不良（IND）是指由于肠肌层和（或）黏膜下神经丛数量异常（神经节细胞减少或增多症）和质量异常（神经节细胞不成熟或异位）引起的一组疾病。典型的组织学改变包括神经节细胞增多和巨大神经节。A 型较少见，以先天性的交感神经系统发育不良或低发育为特征，患儿早在新生儿期即出现肠梗阻、腹泻、血便的症状。95% 以上的病例为 B 型。该型以黏膜下层和肠肌层的副交感神经系统发育异常为特征，可见巨大的神经节、增粗的神经纤维、强化的乙酰胆碱酯酶染色和黏膜固有层内孤立的神经节细胞。B 型 IND 和先天性巨结肠相似，患儿可表现为慢性便秘。

临床表现包括腹胀、便秘和小肠结肠炎。不同长度的肠道可能受累，可累及某段肠管或整个肠道。IND 可以单独病灶存在，亦可在无神经节细胞肠段近端出现。IND 病例也可出现其他肠内及肠外的临床表现。该病在各年龄组中均有报道，婴儿病例最常见，儿童期正常的成年便秘患者也可出现该病。

伴发疾病包括先天性巨结肠、早产、左小结肠综合征以及胎粪栓塞综合征。研究发现 IND 病例存在 P 物质缺乏。尚未在 RET, GDNF, EDNRB 或 EDN3 基因编码区发现基因突变。

治疗方法与功能性便秘的大致相同，若无效则有指征进行手术治疗。

补充内容请参见光盘。

324.5 肠系膜上动脉综合征（Wikie 综合征，Cast 综合征，肠系膜动脉十二指肠压迫综合征）

Andrew Chu, Chris A. Liacouras

肠系膜上动脉综合征是第 3 段十二指肠段在肠系膜上动脉与主动脉之间受压而出现一系列症状的综合征。因营养不良或分解代谢导致的体重下降可引起肠系膜脂肪消耗，主动脉 – 肠系膜上动脉夹角变小使位于该夹角内的十二指肠受压塌陷。其他病因包括腹腔外压迫（如囊肿包块）和回肠肛门吻合术造成的肠系膜张力增高。

临床症状包括间歇性胸痛、食欲减退、恶心及呕吐，可能相关的病因包括消瘦体型、长期卧床、腹部手术以及腰椎明显前凸。接触相关刺激数周内可发病，但部分病例可仅出现慢性不典型症状而使诊断困难。一位消瘦的青少年在接受脊柱侧弯矫形术后 1~2 周就开始出现呕吐是该病的一个典型例子。

诊断的确立有赖于影像学上显示中线右侧十二指肠出现截断并伴有近段十二指肠扩张，伴或不伴胃扩张。虽然上消化道造影依然是主要检查方法，在其他病因如肿瘤不能除外时 CT、MR 血管造影及超声检查可能是更为合适的检查方法。需考虑完善胃肠内镜检查以除外胃肠道内病变。

治疗集中在解除梗阻以及营养支持。侧卧或俯卧位可改变十二指肠存在的梗阻结构，并可恢复经口进食。促胃肠动力药如甲氧氯普胺对部分病例可能有效。若复位不成功，患者可能需要放置可跨过梗阻部位的鼻腔肠管进行肠内营养，若不能耐受则需要全胃肠外营养。罕见情况下，病情顽固的患者需通过手术绕开梗阻部位。

补充内容请参见光盘。

第 325 章
肠梗阻、肠粘连、肠套叠和闭袢性肠梗阻

325.1 肠梗阻

Andrew Chu, Chris A. Liacouras

肠梗阻是肠动力协调性缺失导致肠蠕动减弱而无机械性梗阻的证据。在儿童中，肠梗阻常并发于腹部手术或感染（肺炎、胃肠炎、腹膜炎）。肠梗阻也可伴有代谢性异常（如尿毒症、低钾血症、高钙血症、高镁血症、酸中毒）或使用某些药物如阿片类、长春新碱和治疗胃肠炎的抗动力药（如洛哌丁胺）。

肠梗阻临床可表现为进行性腹胀、恶心及随着腹胀增加逐渐加剧的腹痛。肠鸣音明显减弱或消失，不同于早期机械性肠梗阻（肠鸣音亢进）。腹部立位平片检查可显示全腹多个气液平。连续多次平片检查显示腹胀无进行性加重，而机械性肠梗阻则可显示进行性加重的腹胀。如果进行造影检查则可显示钡剂缓慢通过开放的管腔。

肠梗阻的治疗涉及对下述各种异常的纠正。胃肠减压可缓解反复呕吐或腹胀伴腹痛。腹部手术后出现的肠梗阻一般 24~72h 内可自行缓解。促胃肠动力

药物如胃复安或红霉素被认为可加快正常肠动力的恢复，但临床尚无确定结论。选择性外周阿片受体拮抗剂如甲基纳曲酮有希望用于降低术后肠梗阻的发生，但尚缺乏儿科研究资料。

参考书目

参考书目请参见光盘。

325.2　肠粘连

Andrew Chu, Chris A. Liacouras

肠粘连是由腹膜损伤后出现的纤维组织带。肠粘连可压迫空腔器官，是术后小肠梗阻的主要原因。大部分病例无临床症状，但不管手术范围多大，在术后2周到数年内任何时候都有可能出现临床症状。一项研究表明，术后肠粘连5年再住院风险因手术部位（结肠2.1%，回肠9.2%）及过程（阑尾切除术0.3%，回肠造瘘成形术或造瘘关闭25%）不同而有差异。总发生率不包括阑尾切除术时为5.3%，包括阑尾切除术时为1.1%。

腹膜内手术后出现腹痛、便秘、恶心的患儿需考虑肠粘连可能。腹痛发生后很快出现恶心和呕吐。起初肠鸣音可亢进，腹部尚平坦。随后肠鸣音消失，肠管扩张可引起腹胀。发热和白细胞增高提示肠坏死和腹膜炎。腹部立位平片可显示梗阻征象，明确病因可能需要行CT扫描或造影检查。

肠粘连治疗包括胃肠减压、静脉补液、术前预防性应用广谱抗生素。除非患儿病情稳定，临床症状改善明显，否则不宜保守治疗。对于反复肠梗阻患儿，相邻小肠袢的纤维蛋白胶折叠术可降低反复发生肠梗阻的风险。长期并发症包括女性不育，生长发育落后，慢性腹痛或盆腔痛。

参考书目

参考书目请参见光盘。

325.3　肠套叠

Melissa Kennedy, Chris A. Liacouras

肠套叠是一部分消化道套入邻近的肠管内。该病是引起3月龄至6岁儿童发生肠梗阻的最常见病因，也是2岁以下儿童急腹症的最常见病因。60%患儿小于1岁，80%发生于2岁以前，新生儿病例罕见。在活产儿中肠套叠的发病率约为1/1000~4/1000，男女比例为3:1。部分肠套叠可自行复位，但如果不予治疗，大部分会导致肠梗死、肠穿孔、腹膜炎甚至死亡。

■ 病因及流行病学

90%左右的儿童肠套叠是原发性的，春秋季好发。该病可能与先前或同时发生的呼吸道腺病毒C感染有关，可同时合并中耳炎、胃肠炎、过敏性紫癜或上呼吸道感染。2周内接种过四价恒河猴重组人轮状病毒疫苗的1岁以下婴儿发生肠套叠的风险增加。疫苗接种咨询委员会不再推荐接种此种疫苗，目前已无此种疫苗。尽管轮状病毒可产生肠毒素，野生型人轮状病毒和肠套叠并无关系。目前获批的轮状病毒疫苗不会增加肠套叠风险。

有假说认为胃肠道感染或引入新的食物蛋白可导致回肠末端集合淋巴结肿大。淋巴结增生是导致肠套叠的另一个危险因素。隆起的淋巴组织导致回肠黏膜下垂进入结肠，进而导致肠套叠。2%~8%患儿可找到肠套叠触发诱因，如麦克尔憩室、肠息肉、神经纤维瘤、肠重复囊肿、血管瘤或淋巴瘤等恶性疾病。这些触发诱因多见于2岁以上患儿，且患儿年龄越大，存在触发因素的风险越高。在过敏性紫癜或血友病患儿中肠套叠可并发黏膜出血。囊性纤维化是另一危险因素。术后肠套叠可为回肠回肠套叠，常于腹部手术后数天内出现。宫内肠套叠可能与肠闭锁的发生有关。早产儿肠套叠罕见。

■ 病　理

肠套叠多为回肠结肠套叠，其次为盲肠结肠套叠，单纯的回肠套叠较少见，阑尾形成肠套套入的尖端更少见。肠上部即套入部，嵌入肠下端即肠套叠鞘部，将其肠系膜带入套圈内。肠系膜受压可阻碍静脉回流，套入部肠管随后出现肿胀、水肿，黏膜出血引起血便、有时伴黏液。在某些漏诊的病例中，肠套叠尖端可延伸至横结肠、降结肠或乙状结肠、甚至接近或穿过肛门口。这种情况需与直肠脱垂相鉴别。大多数肠套叠在起病24h内不会出现绞窄性肠梗阻，但最终可导致肠坏死和休克。

■ 临床表现

典型病例表现为先前正常的儿童突然出现阵发性的剧烈绞痛，呈间歇性反复频繁发作，并伴屈曲腿脚和大声哭闹。病初的腹痛发作间歇期患儿可无不适感，正常玩耍。但如果肠套叠没有复位，患儿会变得越来越虚弱，甚至嗜睡。有时候，嗜睡和腹部体征不一致。最终可发展成休克样状态伴发热，出现脉搏细弱、呼吸变浅伴鼾声，腹痛时可仅表现为呻吟。大部分病例有呕吐，并且在疾病早期更频繁，后期呕吐物可含有胆汁。在症状出现的起初数小时之内患儿可排出正常外观的大便，随后大便量减少或无排便，几乎很少或无肛门排气。通常 12h 内出现血便，偶尔有病例 1~2d 内无血便，罕见病例全程无血便；60% 婴儿可出现黏液血便，即果酱样大便。部分患儿仅表现为易激惹和时有时无的嗜睡状态或进行性嗜睡。小于 15% 的肠套叠患儿可出现典型的三联征，即腹痛、腹部可触及的腊肠样包块及果酱样大便。

腹部触诊一般可发现有轻度触痛的腊肠样包块，有时位置不定，在腹痛发作时包块可增大变硬，多位于右上腹，其长轴为纵向。如包块位于上腹部，其长轴为横向。约 30% 患儿不能触及包块。直肠指检有黏液血便支持肠套叠的诊断。当出现肠梗阻严重时腹胀和腹痛可随之加剧。少数情况下，嵌入的肠段可通过肛门口脱出，这种脱垂可通过脱出肠段壁和直肠壁的区别而与直肠脱垂相鉴别，直肠脱垂不存在其他肠管脱出。

回肠肠套叠可无典型的临床表现，症状和体征主要为小肠梗阻的表现。5%~8% 患儿可出现反复性肠套叠，水压灌肠复位比手术复位更常复发。慢性肠套叠的症状在反复发作的间隙期较轻微，常与急性胃肠炎同时或随后发生，年长儿与婴儿均可发病。

■ 诊　断

根据临床病史及体检考虑肠套叠时，首先需行 B 超检查，腹部立位平片可显示肠套叠区呈高密度影。对疑诊肠套叠的患儿进行 B 超筛查可有效协助诊断或治疗性灌肠法，减少 B 超检查阴性患儿不必要的放射暴露。肠套叠在 B 超上具有诊断价值的表现是纵向可见一管样团块，横向可见同心圆或靶心样结构（图 325-1）。B 超检查的敏感度可达 98%~100%，诊断肠套叠的敏感性约 88%。空气灌肠、水压灌肠和较少见的水溶性造影剂灌肠复位法已代替钡餐检查。钡灌肠时钡剂因肠套叠套入部而前行受阻，在钡剂头部出现充盈缺损或杯状改变（图 325-2），在肠套入部的受压管腔内可见钡剂的中线柱，在肠套鞘部的黏膜皱折内可见淡薄的钡剂边缘围绕着嵌入的肠管（弹簧圈征），尤其在钡剂排出后。在压力作用下 X 线检查和 B 超检查显示肠套套入部倒退，可证实复位成功。空气灌肠复位较传统的钡剂水压灌肠复位法并发症更少，放射暴露更低。

■ 鉴别诊断

已患胃肠炎的患儿诊断肠套叠尤其困难。疾病表现形式的不同、疼痛特征的改变或呕吐性质改变、血便

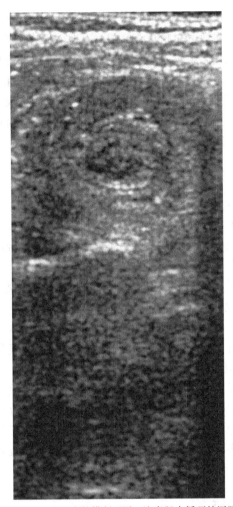

图 325-1　肠绞痛的横断面图。注意肠内循环的回路

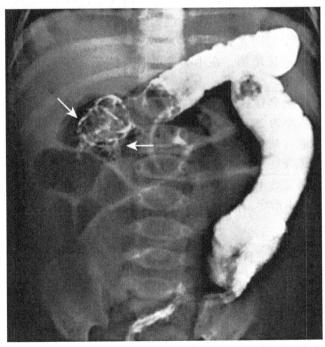

图 325-2　婴儿肠套叠。近端横结肠阻很明显。在肠套叠套入部和肠套叠鞘部的造药剂显示螺旋弹簧的外观

的出现应引起临床医生的警惕。伴随小肠结肠炎的血便和腹部绞痛常可与肠套叠鉴别，因为小肠结肠炎引起的腹痛较轻且无规律，常伴有腹泻，婴儿一般在腹痛间歇期仍呈病态。麦克尔憩室引起的血便一般是无痛性的，过敏性紫癜引起的肠道出血通常（但不是一成不变）伴随关节症状、紫癜或血尿。因肠套叠可作为过敏性紫癜的并发症，故需行 B 超检查排除肠套叠。

■ 治 疗

急性肠套叠需紧急复位处理，一旦确诊，应立即进行手术准备。肠套时间较长、伴有休克症状、腹膜刺激症状、肠穿孔、肠壁积气的病例不能进行水压灌肠复位术。

对于回肠结肠肠套叠患儿，应用 X 线透视或超声引导的放射性水压灌肠复位成功率可达 80%~95%。4%~10% 的肠套叠患儿可自行复位。钡剂和水压灌肠复位者有 0.5%~2.5% 发生肠穿孔，而空气灌肠复位者为 0.1%~0.2%。

回肠回肠肠套叠在腹部超声检查中显示最好。缓慢灌注钡剂、盐水或空气灌肠对回肠回肠套叠可能无效。这种肠套叠可在肠道术后隐匿起病，如不能自行缓解则需再次手术。如术中不能手法复位，或者肠段已坏死，需切除肠套肠段，并行端端吻合术。

■ 预 后

未处理的婴儿肠套叠经常是致命的，康复的概率直接和复位前肠套叠持续的时间长短有关。如肠套叠在病初 24h 内复位则大部分患儿可康复，如超过这个时间尤其在起病第 2 天后尚未复位，则死亡率可迅速增加，在术前准备期间肠套叠自行复位并不少见。

肠套叠复位术后的复发率约为 10%，手术复位后复发率为 2%~5%，手术切除后没有复发病例。糖皮质激素可减少肠套叠复发。反复发作的肠套叠一般可通过钡灌肠复位。因淋巴肉瘤、息肉、麦克尔憩室造成的肠套叠不太可能通过钡灌肠成功复位。经适当的外科手术治疗，早期病例的手术缓解可明显降低死亡率。

参考书目

参考书目请参见光盘。

325.4 闭袢性肠梗阻

Andrew Chu, Chris A. Liacouras

闭袢肠梗阻（即内疝）是小肠袢进入由肠系膜缺陷或粘连形成的闭袢出现扭曲而造成肠梗阻。除非能迅速解除，否则扭曲肠管的血管充血可导致肠缺血和坏死。临床可表现为腹痛、腹胀和呕吐胆汁。腹膜刺激征提示肠道缺血。腹部立位平片可显示小肠梗阻征象，如发生肠穿孔可见游离气体。支持治疗包括静脉补液、抗生素以及胃肠减压；如要防止发生肠坏死则需迅速行手术治疗解除梗阻。有时候疝入的肠段可自行从肠系膜缺损处滑出以致缓解梗阻，症状可暂时缓解，而梗阻再次发生时症状可再现。

参考书目

参考书目请参见光盘。

第 326 章

异物和粪石

326.1 胃肠道异物

Judith Kelsen, Chris A. Liacouras

一旦异物进入胃内，95% 的吞入异物可顺利地通过其余的胃肠道，据估计，吞入异物后的穿孔发生率低于全部异物吞入病例的 1%。穿孔好发于生理性的括约肌区域（幽门、回盲瓣）、锐角转弯处（十二指肠弯曲处）、先天性肠道畸形（蹼、膈膜或憩室）或先前肠道手术部位。

异物吞入多发于 6 月龄至 6 岁儿童，硬币是儿童最常吞入的异物，肉和食物嵌塞则是青少年和成人最常见的异物。吞入非食物性异物的患者常能自述病史，年幼儿童可能有旁人证明。接近 90% 的异物为不透光性，常规行 X 线检查可对可疑异物的形状、数量及部位进行观察，有时需行造影检查来显示一些类似塑料、玩具等物体。

大多数已经通过食管进入胃内的异物可采用保守治疗，一般情况下异物在 4~6d 内通过肠道，但有些可延迟至 3~4 周。在等待异物排出的过程中，应指导父母继续规律饮食，并观察大便中是否有异物出现，应避免使用导泻剂。如有特别长的或尖锐的异物通常可在 X 线下监视，应告知父母或患者如出现腹痛、呕吐、持续发热、呕血或黑便需及时告知医生。如 3~4 周后仍未排出异物，一般不提示穿孔，但可能与先天性畸形或继发性肠道异常有关。

某些特殊的异物具有较大风险，对于尖锐的异物如圆柱鞘，需每周进行 1 次评估。如患者出现梗阻症状及体征，或出现肠穿孔，或数周内异物仍不能排出，则需行手术取异物。用于固定耳环的小磁体可导致肠穿孔，磁体吞入时被分解，然后通过肠壁又互相吸引，导致压力性肠坏死和肠穿孔（图 326-1）。廉价的玩具奖章含有铅，可导致铅中毒。较新的硬币长时间停留在胃酸中也可分解腐烂。除非吞入多枚硬币，不然硬币释放的金属物质不会产生临床危害。

吞入电池很少出现问题，但是电池在消化道降解过程中渗漏的碱性物质或重金属（汞）可导致临床症状，另外电池也可产生电流从而导致肠道低电压性电灼伤。如患者出现呕吐或腹痛等症状，或者大直径（>20mm）电池在胃内停留超过 48h，或者吞入电池为锂电池，则需取出电池。>15mm 的电池若 48h 内不能通过幽门则不太可能自行排出，一般需要取出电池。6 岁以下患儿，>15mm 的电池一般不能自行排出，需内镜下取出。如患儿出现腹膜炎征象，则需手术取出异物。电池需通过其大小、印码或电池盒内相同电池的评估进行鉴定，可拨打国际纽扣电池吞入热线电话 202-625-3333 以帮助鉴定电池类型，也可拨打毒物控制中心电话 800-222-1222 来鉴定电池和腐蚀性物质。锂电池比纽扣碱性电池可造成更严重的损伤，可在数分钟内即造成损伤。

在年长儿和成人，直径 >5cm 或厚度 >2cm 的椭圆形异物易滞留于胃内，一般需内镜下取出。>10cm 的细长物体不能通过十二指肠弯曲部，也需要内镜取出。在婴幼儿，长度 >3cm 或直径 >20mm 的物体一般不能通过幽门，应予以取出。打开的安全别针存在较大问题。剃须刀片可采用刚性内镜将刀片牵拉进仪器取出。内镜操作者可选择性地使用一种橡胶罩套在内镜头上以保护食管，打开的安全别针也应该通过内镜

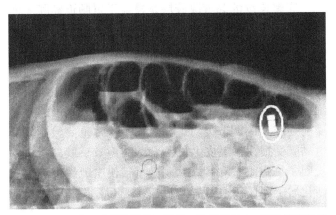

图 326-1　一个 3 岁男孩腹部 X 线片，注意标记 3，磁铁导致肠扭转和多个肠穿孔
摘自 the US Consumer Product Safety Commission. From Centers for Disease Control and Prevention. Gastrointestinal injuries from magnet ingestion in children—United States: MMWR, 2003—2006, 55:1296-1300, 2006

取出，但是其他尖锐物体可保守治疗。误服某些药物（如聚合铁剂、可卡因包装物）可能需要手术取出，最初的治疗应包括口服聚乙二醇电解质液。

吞入磁铁对儿童带来了危险。吞入磁铁的数目非常重要，如果仅吞入单个磁铁，很少发生并发症；但如果吞入 2 个及 2 个以上的磁铁，磁体的电极相互吸引可造成肠梗阻、肠瘘和肠穿孔。如吞入多个磁铁，摄片后需行急诊内镜取出，若出现腹痛或腹膜炎征象则需急诊外科手术。

含铅异物可导致铅中毒相关的一系列症状。如吞入物体可能含有铅则需尽早行内镜取出，且应评估铅含量。

儿童有时会把异物放入直肠内，小的钝的物体常可自行通过肛门排出，但大的或尖锐物体需予以取出，在试用内窥镜或扩张器取异物前，适当的镇静很有必要，以便使肛门括约肌松弛。若异物接近直肠，可观察 12~24h 以使异物下降至直肠。

参考书目
参考书目请参见光盘。

326.2　粪石
Judith Kelsen, Chris A. Liacouras

粪石是由胃肠道内外源性物质的累积形成，主要由食物和纤维组成。大部分粪石发生于有潜在人格问题的女性或有神经病学疾患的人群。经历腹腔手术的患者更容易形成粪石。症状出现的高峰年龄为 20 岁。

粪石按其组成成分进行分类，毛粪石由患者自己的毛发构成，植物粪石由动植物材料的复合物构成，乳粪石以前多见于早产儿，可能和一些早产儿奶粉中酪蛋白或钙含量高有关。咽下的口香糖有时可能导致粪石形成。

毛粪石可逐渐变大，形成胃的形状，并进入十二指肠近端。毛粪石可表现为胃出口或部分肠梗阻的临床症状，包括呕吐、食欲缺乏、体重下降。患者可能主诉腹痛、腹胀、严重的口臭。体格检查可发现斑秃和左上腹的实性包块，患者偶有缺铁性贫血、低蛋白血症或慢性胃炎引起的脂肪泻。植物粪石可表现类似症状。粪石或毛粪石的脱离部分可迁移至小肠形成"卫星团"，从而导致小肠肠梗阻。

腹部立位平片可发现粪石的存在，进一步可通过超声或 CT 检查确诊。在 CT 上，粪石表现为胃或肠腔内不均匀、不强化的密度影，周围可见强化的造影剂。

胃内粪石常可通过内镜取出，如内镜不能取出，可能需外科手术治疗。乳粪石一般在禁食 24~48h 后

可消失。

参考书目

参考书目请参见光盘。

第 327 章
儿童消化性溃疡病

Samra S. Blanchard, Steven J. Czinn

消化性溃疡病是由胃和十二指肠内细胞保护因子与毒性因子失衡所引起的炎症性疾病，临床可表现为不同程度的胃炎或显性溃疡。消化性溃疡病的病因是多因素的，但最终形成溃疡的共同途径是由于胃酸过多和胃肠黏膜上富有的胃蛋白酶的共同作用，以及黏膜屏障受损使保护功能下降。内镜检查可观察胃及十二指肠黏膜病变，伴或不伴组织学改变，较深的病灶如破坏胃及十二指肠肠壁黏膜肌层则被认为是消化性溃疡，胃溃疡多发于胃小弯侧，而十二指肠溃疡90% 以上发生在球部。尽管儿童研究缺乏大样本，儿童消化性溃疡病发病率较低。一较大儿科中心曾报道每年在 2500 个住院患者中有 5~7 个患儿诊断为胃溃疡或十二指肠溃疡。

儿童溃疡病可分为原发性溃疡病和继发性溃疡病，前者为慢性病程，以十二指肠溃疡多见，后者多为急性起病，且以胃溃疡多见（表 327-1）。原发性溃疡病大部分与幽门螺杆菌（Hp）感染相关，儿童特发性原发性消化性溃疡近 20% 为十二指肠溃疡。继发性溃疡病可继发于脓毒症、休克或颅内病变（cushing 溃疡）、严重烧伤（curling 溃疡）。还可多继发于阿司匹林或非甾体抗炎药的使用及 Zollinger-Ellison 综合征引起的胃酸高分泌状态（见 327.1），而短肠综合征和系统性肥大细胞增生症是引起消化性溃疡的少见原因。

■ 发病机制

胃酸分泌

3~4 岁时，儿童胃酸分泌水平已接近成人。刚开始胃酸由 pH 为 0.8 的胃泌酸细胞分泌，而胃内 pH 值为 1~2。过多的胃酸分泌和大的壁细胞团有关，胃窦 G 细胞的高分泌、迷走神经张力增高导致餐后及夜间胃酸分泌增多或持续分泌。通过多种反馈机制可调节胃酸分泌，其中包括内分泌、旁分泌和神经分泌途径。

表 327-1　消化性溃疡的病因分类

Hp 感染
药物（非甾体抗炎药）诱发
Hp 和非甾体抗炎药使用史均阳性
Hp 和非甾体抗炎药使用史均阴性*
胃酸高分泌状态（Zollinger-Ellison 综合征）
胃大部分切除术后吻合口溃疡
肿瘤（癌症、淋巴瘤）
少见的特异性病因
胃或十二指肠克罗恩病
嗜酸细胞性胃十二指肠炎
系统性肥大细胞增多症
放射损伤
病毒感染（巨细胞病毒或单纯疱疹病毒感染，尤其是免疫缺陷患者）
胃内海尔曼螺杆菌定值
严重的全身性疾病
卡梅伦溃疡（胃溃疡合并食管裂孔疝通过膈肌裂孔）
特发性溃疡

NSAID：非甾体抗炎药

* 需寻找其他特殊病因

摘自 Vakil N, Megraud F. Eradication therapy for Helicobacter pylori. Gastroenterology, 2007, 133: 985-1001

促进胃酸产生的促分泌素包括迷走神经释放的乙酰胆碱、嗜铬细胞分泌的组胺以及胃窦 G 细胞释放的胃泌素。减少胃酸分泌并促进保护性黏液素产生的介质包括前列腺素。

黏膜屏障

完整连续的黏液凝胶层是覆盖于胃肠道黏膜表面以抵抗氢离子和其他化学物质的黏膜屏障。前列腺素 E2 可刺激黏液产生和分泌。在黏液层下面，上皮层形成第二道屏障，其功能由上皮细胞的生物特点和细胞间的紧密连接决定。上皮细胞的另一重要功能是当有细菌入侵时可分泌趋化因子。胃黏膜碳酸氢根的分泌受前列腺素的调节，对中和氢离子非常重要。一旦发生黏膜受损，在上皮生长因子、TNF-α、胰岛素样生长因子、胃泌素和铃蟾肽刺激下很快出现黏膜细胞的活化增生和迁移，以覆盖上皮受损区域。

■ 临床表现

消化性溃疡的临床表现随年龄不同而有所差异，大多数消化性溃疡患者可出现呕血或黑便，学龄期儿童和青少年临床症状可类似与成人，更常表现为上腹痛和恶心。消化不良、上腹痛或饱胀感可见于年长儿童，喂养困难、呕吐、阵发性哭闹、呕血或黑便则常见于婴儿及年幼儿童。在新生儿期，胃穿孔可为首发症状。

消化性溃疡的典型症状仅见于少数患儿，表现为进食后可缓解的上腹痛。很多儿科患者表现为难以定位的腹痛，也可为脐周疼痛。诉有脐周疼痛或上腹疼痛或不适的大部分患儿并没有消化性溃疡，而仅为功能性胃肠道疾病，如肠易激综合征或非溃疡性消化不良（功能性消化不良）。消化性溃疡患儿很少出现由穿孔引起的急性腹痛或后壁穿透性溃疡导致的胰腺炎的症状和体征。偶尔可因出血速度快且在肠道停留时间短，临床出现鲜红血便。呕吐可能提示胃流出道梗阻。

腹痛常为钝痛或酸痛，不像成人患者的剧痛和烧灼感，腹痛可持续数分钟至数小时，常常时好时坏持续数周至数月，年长儿可常见夜间痛醒。不足33%的患儿表现为典型的溃疡痛，且服用抑酸剂后腹痛可缓解。急性或慢性失血者、溃疡穿孔至腹腔或邻近器官导致休克、贫血、腹膜炎或胰腺炎较少见。如炎症和水肿进一步扩大，可并发急性或慢性胃流出道梗阻。

■ 诊　断

胃十二指肠内窥镜检查是确诊消化性溃疡病的主要方法，所有年龄患儿都可由经验丰富的儿科消化科医生进行内镜检查。内镜检查可直接观察食管、胃、十二指肠，并可发现特殊病灶。在食管、胃及十二指肠可取活检进行组织病理检查来筛查是否存在Hp感染。内镜检查也可用于止血治疗，包括注射药物、使用热探头及必要时予以电凝治疗。粪便幽门螺杆菌抗原检测可用于儿童Hp诊断，并在儿童中有不同的效用。

■ 原发性溃疡病

幽门螺杆菌相关性胃溃疡

幽门螺杆菌（Hp）是人类最常感染的细菌，系S形的革兰氏阴性杆菌，可产生尿素酶、过氧化氢酶和氧化酶，在消化性溃疡形成中可能起重要作用。Hp的感染和传播机制尚不清楚，最可能的传播方式为粪—口传播或口—口传播，在Hp感染患者的粪便或呕吐物中可培养得到活的幽门螺杆菌。危险因素包括社会经济地位低下、有Hp感染家族史。所有感染Hp患儿的组织病理检查均可表现为慢性活动性胃炎，但临床可无症状。Hp感染患儿可表现为腹痛、呕吐，少见为难治性缺铁性贫血或生长迟滞；Hp感染可能和慢

性自身免疫性血小板减少性紫癜有关。Hp的慢性定值可明显增加儿童发生十二指肠溃疡、胃癌如腺瘤或MALT淋巴瘤的风险。在成人，Hp感染者较非感染者发生胃癌的相对危险度为2.3~8.7倍，Hp被世界卫生组织定为I级致癌因子。.

曾报道贫血、特发性血小板减少性紫癜、身长矮小以及婴儿猝死综合征可作为Hp感染的肠外表现。有一研究证实，Hp感染和婴儿猝死综合征（SIDS）的发生有关，但无证据表明Hp在SIDS发病过程中起作用。

Hp感染的诊断主要通过活检标本的组织病理学检查（图327-1），尽管血清学IgG抗体检测有助于进行HP感染的筛查，但不能用于诊断活动性Hp感

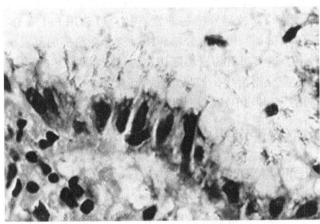

图 327-1（见彩图）　Giemsa染色下胃黏膜表面Hp的图片（高倍视野）
摘自 Campbell DI, Thomas JE. Heliobacter pylori infection in paediatric practice. Arch Dis Child Edu Pract Ed，2005，90:ep25-ep30

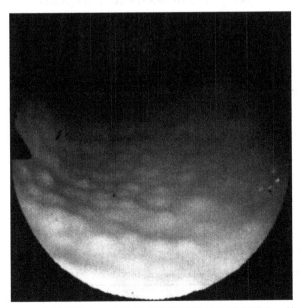

图 327-2（见彩图）　内镜下胃窦黏膜淋巴样结节增生。摘自 Campbell DI, Thomas JE. Heliobacter pylori infection in paediatric practice. Arch Dis Child Edu Pract Ed, 2005, 90:ep25-ep30

染或评估抗 Hp 治疗疗效，C13 呼气试验和粪便 Hp 抗原测定可作为检测 Hp 感染的非侵入性方法，然而，对于怀疑 Hp 感染的儿童，应建议行内镜检查以评估和确定有无 Hp 相关性疾病。Hp 感染的患儿内镜下可表现不同，可为大致正常黏膜，也可为伴有黏膜皱襞的非特异性炎症、结节样改变（图 327-2）或溃疡。因原发性 Hp 相关性胃炎的大部分患儿在内镜下可为正常胃窦黏膜，故不管内镜下表现如何时均需取胃体和胃窦活检标本。一旦证实 Hp 感染，即使患儿无临床症状，都应予抗 Hp 治疗（表 327-2 和 327-3）。

特发性溃疡病

15%~20% 儿童的十二指肠溃疡为 Hp 阴性且无非甾体抗炎药服用史，这些患儿内镜下无胃窦部黏膜结节样病变，组织病理检查无活动性胃炎表现。单纯的抑酸治疗对特异性溃疡非常有效，可选用 PPI 或 H2 受体拮抗剂。停用抗分泌药物后特异性溃疡的复发率较高，这类患者需密切随访，一旦症状再发，应再予以抗酸分泌治疗，如果患儿大于 1 岁，PPI 可用于维持治疗，其比 H2 受体拮抗剂更有利于预防溃疡复发。

■ 继发性溃疡病

阿司匹林或其他非甾体抗炎药

非甾体抗炎药通过局部直接刺激和抑制环氧化酶及前列腺素的形成导致黏膜损伤，前列腺素可保护黏膜抵御损伤，因此前列腺素产生减少可增加黏膜受损风险。因非甾体抗炎药引起的严重糜烂性胃病可最终

表 327-2 儿童 HP 相关性疾病的治疗推荐方案

药物	剂量	疗程或治疗方案
阿莫西林	50mg/(kg·d)，每天 2 次	14d
克拉霉素	15mg/(kg·d)，每天 2 次	14d
PPI	1mg/(kg·d)，每天 2 次	1m
或者		
阿莫西林	50mg/(kg·d)，每天 2 次	14d
甲硝唑	20mg/(kg·d)，每天 2 次	14d
PPI	1mg/(kg·d)，每天 2 次	1个月
或者		
克拉霉素	15mg/(kg·d)，每天 2 次	14d
甲硝唑	20mg/(kg·d)，每天 2 次	14d
PPI	1mg/(kg·d)，每天 2 次	1个月

摘自 Gold BD, Colletti RB, Abbott M, et al. Medical position statement: The North American Society for Pediatric Gastroenterology and Nutrition. Helicobacter pylori infection in children: recommendations for diagnosis and treatment, J Pediatr Gastroenterol Nutr, 2000, 31:490-497

表 327-3 抑酸剂的儿童剂量

药物	儿童剂量	如何给药
H₂ 受体拮抗剂		
西咪替丁	20~40 mg/(kg·d)，每天 2 次至每天 4 次	糖浆：300 mg/mL 片剂：200 mg、300 mg、400 mg、800 mg
雷尼替丁	4~10 mg/(kg·d)，每天 2 次至每天 4 次	糖浆：75 mg/5mL 片剂：75 mg、150mg 300 mg
法莫替丁	1~2mg/(kg·d)，每天 2 次	糖浆：40mg/5mL 片剂：20 mg、40mg
尼沙替丁	10mg/(kg·d)，每天 2 次	
PPI		
奥美拉唑	1.0~3.3mg/(kg·d) <20kg：10mg/d >20kg：20mg/d 批准用于 2 岁以上患儿	胶囊：10 mg、20 mg、40mg
Lansoprazole 兰索拉唑	0.8~4mg/(kg·d) <30kg：15mg/d >30 kg：30mg/d 批准用于 1 岁以上患儿	胶囊：15 mg、30 mg 粉剂：15 mg、30mg 肠溶片：15 mg、30mg
雷贝拉唑	成人剂量：20mg/d	片剂：20mg
泮托拉唑	成人剂量：40mg/d	片剂：40mg
胃黏膜保护剂		
硫糖铝	40~80mg/(kg·d)	悬浮液：1000mg/5mL 片剂：1000mg

导致出血性溃疡或胃穿孔，这些溃疡较好发于胃，尤其是胃窦部。

应激性溃疡

应激性溃疡常发生于重症疾病起病的 24h 内，这时患者处于生理性应激状态。很多情况下，患者因胃糜烂出血，而非溃疡。近 25% 的 PICU 重症患儿可出现肉眼可见的胃出血，NICU 内的早产儿及足月患儿也可出现胃黏膜损伤并引起上消化道出血或穿孔性溃疡。尽管预防儿童应激性溃疡的治疗方法目前尚无统一标准，在 PICU 常用抑酸药物以降低胃黏膜糜烂或溃疡的发生率。

■ 治 疗

急性出血的治疗包括持续监测脉搏、血压和血细胞比容以确保血流动力学的稳定和避免严重贫血。如患者血容量不足，可先予以生理盐水复苏，如出现明显贫血症状，可继续输注新鲜红细胞悬液。同时予患儿血型鉴定及备血，并置一较粗的静脉置管用于液体复苏或血浆置换。应该置一鼻饲管评估出血是否停止。液体复苏后或持续出血可引起明显贫血（也可引起休

克）。幸运的是，大部分急性消化性溃疡出血可自行停止。临床怀疑消化性溃疡出血者需静脉予以大剂量的 PPI，可降低再次出血的风险，有些医院也会予以奥曲肽，可降低脾血流量和胃酸产生。

一旦患者血流动力学稳定，需行内镜检查以明确出血部位并可在内镜下行止血治疗，止血方法包括加压、激光、热灼伤或电凝法，可用夹子、结扎或注射法（肾上腺素、生理盐水）。

治疗溃疡有 2 个目的，包括治愈溃疡和清除原发诱因，其他还包括缓解症状和防止并发症。儿童胃炎和消化性溃疡病的一线治疗方案是 H2 受体拮抗剂和 PPI（表 327-3），PPI 对治愈溃疡最有效，如存在黏膜损伤可选择黏膜保护剂作为辅助治疗，抗生素联合 PPI 可用于治疗 Hp 相关性溃疡（表 327-2）。

H2 亚型受体的结合，PPI 可通过剂量依赖方式阻碍胃壁细胞上 H+/K+–ATP 酶泵的作用，从而减少基础胃酸分泌和刺激后胃酸分泌。目前美国至少有 5 种 PPI 制剂，包括奥美拉唑、兰索拉唑、泮托拉唑、埃索美拉唑和雷贝拉唑。尽管这几种制剂不全适用于儿童，但大部分患儿可耐受，副作用较小，如出现腹泻（1%~4%），头痛（1%~3%），恶心（1%）。关于疗效方面，有证据表明所有标准剂量的 PPI 制剂在治疗消化性溃疡病时疗效相当，且均优于 H2 受体拮抗剂。PPI 制剂餐前服用疗效最好。

HP 相关性消化性溃疡病的治疗

在儿童，抗生素和铋剂联合 PPI 用于治疗 HP 感染（表 327-2）。4~6 周的双联或三联抗 Hp 治疗 Hp 清除率可达 68%~92%，溃疡愈合率达 91%~100%，三联疗法比双联疗法治愈率高。儿童抗 Hp 治疗的最合适方法需进一步确立，但目前 PPI 联合克拉霉素和阿莫西林或甲硝唑连续使用 2 周可被较好耐受，推荐使用此三联疗法（表 327-2）。尽管 5 岁以下儿童可发生再感染，但抗 Hp 治疗失败的最常见原因为依从性差和抗生素耐药。因克拉霉素和甲硝唑较广泛用于治疗其他感染性疾病，Hp 对这两种药物的耐药性较高，对于耐药的 Hp 感染者，可选择序贯疗法或使用其他抗生素补救治疗。序贯疗法为 10d 治疗方案，包括起初 5dPPI+ 阿莫西林（每天 3 次），后 5d 为 PPI+ 克拉霉素 + 甲硝唑的三联疗法。根据患儿年龄可适当选择左氧氟沙星、利福平或呋喃唑酮联合阿莫西林和铋剂作为补救治疗方案。在成人，非达霉素疗效与万古霉素相当。了解某一地区 Hp 对克拉霉素和甲硝唑的耐药情况有助于选择初始治疗或补救治疗方案。

外科手术治疗

随着 Hp 的发现以及现代医学技术的发展，消化性溃疡病已经很少需要外科手术治疗。外科手术适应证包括不能控制的出血、穿孔和梗阻。自从 H2 受体拮抗剂的应用，Hp 的认识和治疗，及 PPI 的应用，需外科手术治疗的出血和穿孔显著减少。

参考书目
参考书目请参见光盘。

327.1　佐林格 - 埃利森综合征
Samra S. Blanchard, Steven J. Czinn

佐林格 - 埃利森（Zollinger-Ellison）综合征是一种罕见的综合征，以胃酸分泌过多引起的难治性、严重性消化性溃疡病为特征，胃酸分泌过多与胃内神经内分泌肿瘤胃泌素瘤自发分泌胃泌素有关。临床症状可与消化性溃疡病相似，偶伴有腹泻。如溃疡反复发作、呈多发溃疡或溃疡位于非好发部位则需怀疑该病可能，98% 以上患者空腹胃泌素水平增高。Zollinger-Ellison 综合征较常见于多发性内分泌腺瘤患者，较少见于神经纤维瘤和结节性硬化患者。最主要的治疗是积极有效地处理胃酸过多分泌，PPI 是治疗首选，因其疗效持续时间长。使用 H2 受体拮抗剂也有效，但剂量要比治疗消化性溃疡大。

参考书目
参考书目请参见光盘。

第 328 章
炎症性肠病
Andrew B. Grossman, Robert N. Baldassano

炎症性肠病（IBD）是指特发性、慢性炎症性肠道疾病，包括克罗恩病和溃疡性结肠炎两种，其病因不详，两者均有自行加重和缓解的特征。IBD 发病年龄有两个高峰，10~20 岁，其次为 50~80 岁。IBD 最常见于青少年，大约 25% 的病例发生在 20 岁之前。自世纪之初观察发现，IBD 的发生可早至 1 岁以内，而且小年龄组的发病率越来越高，发病年龄越小结肠越容易受累。在发达国家，IBD 是 1 岁以上儿童肠道慢性炎症的主要病因。IBD 的第三型即不确定结肠炎临床少见，约 10% 的儿童患者属于此型。

IBD 的发病机制与遗传和环境因素有关。在美国，西班牙裔和亚裔中克罗恩病的发病率远远低于白种人和黑种人。有报道，7%~30% 的 IBD 患者的亲属中也患有此病；双亲皆患 IBD 的孩子患 IBD 的风险可超过 35%。亲属中有患溃疡性结肠炎或克罗恩病者，则患相应疾病的风险更高；这两种疾病可并存于同一个家庭。有克罗恩病家族史者发生 IBD 的风险要比有溃疡性结肠炎家族史者稍高。

从同卵双胞胎比异卵双胞胎有更多机会同时患上 IBD 的现象中可认识到遗传因素在 IBD 发生中的重要性。双胞胎中，克罗恩病（36%）比溃疡性结肠炎（16%）具有更高的患病一致性。与 IBD 相关的遗传性疾病包括 Turner 综合征、Hermansky-Pudlak 综合征、糖原累积症 Ib 型和各种免疫缺陷病。2001 年，IBD 首个相关基因 NOD2 被发现。1 个月后，又发现 5 个与 IBD 相关的单倍体。随后很长时间都没有重大发现，直到 2006 年，首次公布了 IBD 全基因组阵列研究。目前 IBD 相关的遗传危险因素的发现呈指数增长。

在约 70% 的溃疡性结肠炎患者和不足 20% 的克罗恩病患者中发现了核周抗中性粒细胞胞浆抗体（pANCA），故认为 pANCA 是遗传控制免疫调节失衡的标志物。在克罗恩病的患者中，大约 55% 的患者抗－酿酒酵母菌（ASCA）抗体阳性，其他的标志物还包括大肠杆菌外膜蛋白抗体（抗 OmpC）和抗鞭毛蛋白抗体（抗 CBir1）等。

环境因素也是相当重要的，由此可以推测双胞胎患病的不一致性以及不同地区同种族患病风险的差异，但确切的原因尚不清楚。移民到发达国家的人群显示与其所在地相关的高 IBD 发病率。吸烟是克罗恩病的一个高危因素，但却可保护机体免患溃疡性结肠炎。虽然在感染与 IBD 的关系这个领域的研究很活跃，但至今尚没有特殊感染因素可重复显示与 IBD 有关。

肠道黏膜免疫调节异常可能是 IBD 发病机制中最重要的。肠道处于微生物和食物抗原不断的免疫刺激中，与此相应，黏膜通常显示"生理性"的炎症反应，IBD 发病机制是持续的"生理性"炎症消失，病理性炎症出现。目前尚不清楚这是否象征着对肠道抗原的异常反应或者是对目前未知的微生物的正常反应。炎症介质（细胞因子、花生四烯酸代谢物、活性氧代谢物、生长因子）参与其中，可导致组织破坏和纤维化，大多数治疗旨在干预这些介质。

通常可以从临床表现和放射学检查、内镜检查以及组织病理学检查（表 328-1）来鉴别溃疡性结肠炎和克罗恩病。大约有 10% 的慢性结肠炎不能明确诊断，即所谓"不确定结肠炎"。有时，一些根据临床表现最初被认为是溃疡性结肠炎的患儿，随着病情的演变

最终可确诊为克罗恩病，在小年龄组的患者中尤为如此，因为在这些患者中，克罗恩病经常表现为全结肠炎，类似溃疡性结肠炎的改变。克罗恩病和溃疡性结肠炎的治疗相重叠。

克罗恩病的肠外表现较溃疡性结肠炎的稍多见（表 328-2）。15%~40% 的患儿在确诊克罗恩病时已存在生长发育迟缓。无论是溃疡性结肠炎或克罗恩病，IBD 的肠外表现均可出现关节、皮肤、眼、口和肝胆病变，均倾向于与结肠炎相关。某些临床表现与肠道疾病活动相关，如周围性关节炎、结节性红斑和贫血。活动性坏疽性脓皮病与活动性肠道疾病关联较小，而硬化性胆管炎、强直性脊柱炎和骶髂关节炎与肠道疾病无关。关节炎表现有三种类型：累及周围大关节的游走性关节炎、强直性脊柱炎和骶髂关节炎。IBD 的周围性关节炎不破坏关节；强直性脊柱炎开始于发病

表 328-1　Crohn 病和溃疡性结肠炎的比较

特征	克罗恩病	溃疡性结肠炎
直肠出血	少见	多见
腹泻	或多或少	多见
腹痛	多见	可轻可重
腹部包块	多见	无
生长迟缓	多见	或多或少
肛周病变	多见	罕见
直肠病变	偶见	普遍
坏疽性脓皮病	罕见	有
结节性红斑	多见	少见
口腔溃疡	多见	罕见
血栓形成	少见	有
结肠病变	50%~75%	100%
回肠病变	多见	无（除外倒灌性回肠炎）
胃－食管病变	相当多见	可见慢性胃炎
狭窄	多见	罕见
裂沟	多见	罕见
瘘管	多见	罕见
中毒性巨结肠	无	有
硬化性胆管炎	不多见	有
癌变风险	增加	显著增加
非连续性（跳跃式）病变	多见	不存在
透壁性炎症	多见	不常见
隐窝脓肿	不多见	通常见到
肉芽肿	多见	无
线形溃疡	不多见	多见

表328-2 炎症性肠病的肠外并发症

表328-2（续）

肌肉骨骼系统	慢性支气管炎与支气管扩张
外周关节炎	慢性支气管炎与中性粒细胞浸润
肉芽肿性单关节炎	纤维性肺泡炎
肉芽肿性滑膜炎	肺血管炎
类风湿性关节炎	小气道病变、闭塞性细支气管炎
骶髂关节炎	嗜酸细胞性肺部疾病
强直性脊柱炎	肉芽肿性肺疾病
杵状指和肥大性骨关节病	气道梗阻
疲劳性骨膜炎	心脏
骨质疏松、骨软化症	心包炎
横纹肌溶解症	心肌病
骨盆骨髓炎	感染性心内膜炎
复发性多发性骨髓炎	心肌炎
复发性多软骨炎	营养不良
皮肤和黏膜	食物摄入量减少
口腔病变	·IBD
唇炎	·饮食限制
口腔溃疡、舌炎	吸收不良
肉芽肿性口腔病	·IBD
黏膜裂缝和鹅卵石样炎性增生	·肠切除术
增殖性口周炎	·胆汁盐消耗
皮肤	·细菌过度生长
结节性红斑	肠道损失
坏疽性脓皮病	·电解质
Sweet 综合征	·矿物
转移性克罗恩病	·养分
银屑病	热量需求增加
大疱性表皮松解	·炎症
肛周皮赘	·发热
结节性多动脉炎	血液
眼	贫血：缺铁性贫血（失血）
结膜炎	维生素B12（回肠疾病或切除、细菌过度生长、叶酸缺乏）
葡萄膜炎、虹膜炎	慢性炎症性贫血
巩膜外层炎	过敏性紫癜（克罗恩病）
巩膜炎	脾功能减退
球后视神经炎	自身免疫性溶血性贫血
脉络膜视网膜炎和视网膜脱离	凝血功能异常
Crohn 角膜病	凝血因子激活增加
后段异常	纤溶激活
视网膜血管疾病	抗心磷脂抗体
支气管、肺	与动脉和静脉血栓形成相关的脑血管意外、心肌梗死、外周动脉和静脉闭塞的风险增加

表 328-2（续）

肾和泌尿生殖系统

代谢

· 尿晶体的形成（肾结石、尿酸、草酸酯）

低钾性肾病

炎症

· 腹膜后脓肿

· 输尿管纤维化伴输尿管梗阻

· 瘘形成

肾小球炎

膜性肾炎

肾淀粉样变、肾病综合征

胰腺炎

继发于药物（柳氮磺胺吡啶、6-巯基嘌呤、硫唑嘌呤、肠外营养）

克罗恩病十二指肠壶腹病变

肉芽肿性胰腺炎

胰腺外分泌功能下降

硬化性胆管炎伴胰腺炎

肝胆

PSC

小胆管 PSC（胆管周围炎）

胆管癌

肝脂肪浸润

胆石症

自身免疫性肝炎

内分泌和代谢

生长停滞、性成熟延迟

甲状腺炎

骨质疏松、骨软化症

神经系统

周围神经病变

脑膜炎

前庭功能障碍

假性脑瘤

G6PD:6-磷酸葡萄糖脱氢酶；IBD:炎症性肠病；PSC:原发性硬化性胆管炎。
摘自 Kugathasan S. Diarrhea//Kliegman RM, Greenbaum LA, Lye PS. Practical strategies in pediatric diagnosis and therapy. 2nd ed. Philadelphia. Saunders: 2004, 285

30 年后，常常发生在人类白细胞抗原-B27（HLA-B27）阳性的溃疡性结肠炎患者中，症状包括下背部疼痛和晨僵，典型受累部位有背、髋关节、肩及骶髂关节；单独的骶髂关节炎通常症状不明显，但若仔细检查却发现相当常见。在皮肤表现中，结节性红斑最为常见，

临床伴有结节性红斑或坏疽性脓皮病的患者很有可能同时存在关节炎。肾小球肾炎、葡萄膜炎和血液高凝状态则属于发生在儿童期少见的表现，脑血栓在儿童IBD 中也有出现。

328.1 溃疡性结肠炎

Andrew B. Grossman, Robert N. Baldassano

溃疡性结肠炎为一种局限于结肠、并不累及上消化道的特发性慢性炎症性疾病。通常起始于直肠，可向肠道近端扩展。当病变局限于直肠时为溃疡性直肠炎，而累及整个结肠时为全结肠炎。大约50%~80% 的儿童患者病变范围广泛，而成人患者以直肠病变更为常见。溃疡性直肠炎尽管对治疗效果可能不如弥漫性病变，但较少伴有全身症状。约30% 的溃疡性直肠炎患儿病变会蔓延至结肠近端。溃疡性结肠炎在婴儿中罕见，在这个年龄段可能因食物蛋白不耐受而误诊为溃疡性结肠炎。食物蛋白不耐受（如牛奶蛋白）是一种暂时性疾病，其症状与摄入蛋白抗原直接相关。

溃疡性结肠炎的发病率基本保持稳定，而相应的克罗恩病则有所增加，但各国各种族之间不同。北欧和美国的发病率最高（15/100 000），而日本和南非最低（1/100 000）。在以色列溃疡性结肠炎的发病率随人种而异，那些出生在亚洲和非洲的人发病率最低。北欧和美国溃疡性结肠炎的患病100/100 000~200/100 000，男性略高于女性，而克罗恩病则正好相反。

■ 临床表现

黏液脓血便和腹泻是溃疡性结肠炎的典型表现，直肠炎时可出现便秘，里急后重、排便急迫感、腹部绞痛（特别与排便有关）、夜间排便是常见症状。起病方式可从隐匿发展至爆发，发热、重度贫血、低蛋白血症、白细胞增多和每天超过 5 次便血可诊断为暴发性结肠炎。慢性是诊断的一个重要部分，当患儿仅有 1~2 周的症状，是很难判断是亚急性、一过性感染性结肠炎还是溃疡性结肠炎。但当症状持续超过这个时间，常提示为继发于IBD。尽管食欲缺乏、体重减轻、生长停滞这些并发症多是克罗恩病的典型表现，但在溃疡性结肠炎中也可能出现。

溃疡性结肠炎较克罗恩病更常出现肠外表现，包括坏疽性脓皮病、硬化性胆管炎、慢性活动性肝炎和强直性脊柱炎。慢性失血和摄入减少均可导致缺铁，叶酸缺乏并不常见，但因为柳氮磺胺吡啶会干扰叶酸吸收，因此在儿童使用该药物治疗时会加剧叶酸缺

乏。慢性炎症和多种炎性细胞因子能干扰红细胞生成而导致慢性贫血。继发性闭经也是在疾病活动期常见的表现。

溃疡性结肠炎的临床过程是以无法解释的缓解和复发为特征的。经过对最初症状治疗后，约 5% 的溃疡性结肠炎患儿可获得长期缓解（>3 年）；约 25% 的重症和 5% 的轻症溃疡性结肠炎患儿需在诊断的 5 年内行结肠切除术。肠道感染被认为可能是症状反复的重要因素，因为这些感染可表现为类似病情加重或确实诱导了疾病的复发。非甾体抗炎药的使用被认为是病情加重的诱发因素。

一般认为，发生结肠癌的风险在起病大约 8~10 年后开始增加，并且每年递增 0.5%~1%；病变局限于降结肠的患儿可推迟 10 年；仅有直肠炎的患儿则与普通人群相似。因结肠癌变之前通常有黏膜不典型增生改变，因此建议病程超过 10 年的溃疡性结肠炎患者每 1~2 年行结肠镜检查和组织活检。虽然这是目前标准方案，但其发病率和死亡率是否因此有所改变尚不清楚。针对此标准方案目前有两种相反的观点：①既往研究可能过高估计了结肠癌变的风险，因而过分强调了监测检查；②如果某些结肠癌变并不发生不典型增生，那么作为预防结肠癌而在溃疡性结肠炎的患者中筛查不典型增生可能就不合适。

■ 鉴别诊断

主要是排除感染性结肠炎、过敏性结肠炎和 Crohn 结肠病变。每一位初诊为溃疡性结肠炎的患儿必须行肠道病原菌粪便培养、粪便虫卵和寄生虫检查以及阿米巴血清学检查（表 328-3）。使用抗生素者应注意继发于艰难梭菌感染的伪膜性肠炎。巨细胞病毒感染可出现类似溃疡性结肠炎的表现或与现有疾病的恶化有关。最难鉴别的是克罗恩病，因为克罗恩病

表 328-3　易与炎症性肠病混淆的感染因素

病因	表现	诊断	备注
细菌			
空肠弯曲菌	急性腹泻、发热，脓血便	培养	多见于青春期，可复发
小肠结肠耶尔森菌	急性→慢性腹泻，右下腹痛，肠系膜淋巴结炎–假性阑尾炎，脓血便，肠外表现，类似克罗恩病	培养	多见于青春期，表现为 FUO、体重下降、腹痛
艰难梭菌	使用抗生素后，水样→血性腹泻，乙状结肠镜检可见伪膜	细胞毒素分析	可能为医源性
大肠杆菌 O157：H7	结肠炎、血便、腹痛	培养和分型	溶血尿毒综合征
沙门氏菌	水样→血性腹泻，食物污染、粪便中有白细胞、发热、腹痛、绞痛	培养	通常急性
志贺菌	水样→血性腹泻，粪便中有白细胞、发热、腹痛、绞痛	培养	痢疾症状
迟钝爱德华菌	血性腹泻、绞痛	培养	内镜下可见溃疡
亲水性气单芽孢菌	腹痛、腹泻、便血	培养	可为慢性，饮用污染水
邻单胞菌	腹泻、绞痛	培养	源自贝壳类
结核菌	少数来自牛，现为结核分枝杆菌属，回盲瓣区域、瘘管形成	培养、PPD、活检	可类似克罗恩病
寄生虫			
溶组织阿米巴	急性血性腹泻和肝脓肿、绞痛	粪便中滋养体，结肠黏膜烧瓶样溃疡、血清学检测	流行地区旅行
蓝氏贾第鞭毛虫	恶臭的水样腹泻、绞痛、胃肠胀气、体重下降，不累及结肠	粪便中"猫头鹰"样滋养体和包囊，少数进入十二指肠	可为慢性
AIDS- 相关性肠病			
隐孢子虫	慢性腹泻、体重下降	粪便显微镜检查	黏膜病变与 IBD 不同
贝氏等孢子虫	同隐孢子虫		热带地区
巨细胞病毒	结肠溃疡、腹痛、血性腹泻	培养、活检	

FUO：不明原因的发热；IBD：炎症性肠病；PPD：结核菌素纯蛋白衍生物

结肠受累的早期表现与溃疡性结肠炎完全相同，特别是在年幼的儿童中，当结肠炎的全貌呈现出来或病变发展至小肠才会最后获得正确的诊断，这可能已在发病数年后。

溶血-尿毒综合征的结肠炎症在起病初期的表现可能与溃疡性结肠炎早期表现相同，但最终可根据微血管溶血征象（外周血涂片中可见破碎红细胞）、血小板减少及随后的肾衰竭确诊；虽然过敏性紫癜可表现为腹痛和血便，但通常不存在结肠炎；白塞氏病可根据其典型特征进行鉴别（见第155章）。其他需要鉴别的有放射性肠炎、发生于免疫功能低下患者的病毒性结肠炎及缺血性结肠炎（表328-4）。在婴儿期，虽然食物蛋白不耐受是一种暂时性疾病，可以通过食物回避而使疾病缓解，并且溃疡性结肠炎在此年龄段

表 328-4 慢性炎症样肠道疾病

感染（见表328-3）

细菌

寄生虫

AIDS 相关

毒素

免疫-炎症

先天性免疫缺陷病

获得性免疫缺陷病

食物蛋白源性小肠结肠炎

白塞氏病

淋巴结节性增殖

嗜酸细胞性胃肠炎

移植物抗宿主病

血管-缺血性疾病

系统性血管炎（系统性红斑狼疮、皮肌炎）

过敏性紫癜

溶血尿毒综合征

其他

狭窄前结肠炎

转移性结肠炎

放射性结肠炎

新生儿坏死性小肠结肠炎

盲肠炎

先天性巨结肠炎

小肠淋巴瘤

滥用泻药

极其少见，但二者仍有可能混淆。先天性巨结肠在术前或术后数月内可发生小肠结肠炎，这不太可能与溃疡性结肠炎相混淆。

■ 诊 断

在缺乏明确病因（表328-3、328-4）和典型内镜及组织学表现时（表328-1），诊断溃疡性结肠炎或溃疡性直肠炎必须有典型症状。对于一个症状持续时间少于2~3周的儿童，在排除感染之前诊断溃疡性结肠炎必须慎重。当病情呈亚急性表现时，只有在得到结肠活检为慢性改变的证据时才能确诊。实验室检查可见贫血（无论是缺铁性贫血或慢性疾病所致贫血）或低蛋白血症。虽然血沉和 C 反应蛋白常常升高，但在暴发性结肠炎时却可能正常。白细胞计数升高通常仅见于比较严重的结肠炎。粪便钙卫蛋白水平通常升高。钡灌肠可以提示但不能判断是急性病变（图328-1）还是慢性毁损性病变（图328-2）。

溃疡性结肠炎必须通过内镜和组织学检查确诊。一般来说，病变开始于直肠，肉眼改变以黏膜红斑、水肿、血管纹理消失、黏膜颗粒样变以及质地脆易出血为特征，在病变和正常肠段间可能有"中断"明显的分界线，也可累及全结肠，受累部位的炎症程度也可不同。乙状结肠镜检查可明确诊断，全结肠镜检查可评估病变范围并排除 Crohn 结肠病变。因存在诱发中毒性巨结肠或操作过程中造成穿孔的危险，当疑有暴发性结肠炎时不能行结肠镜检查。结肠炎病变的程度可以根据肠黏膜的大体病变评估，通常不会发现离散的溃疡改变，离散的溃疡更大程度上提示 Crohn 结肠病变可能。溃疡性结肠炎在内镜下呈现为浅小溃疡，黏膜弥漫性异常，重症慢性结肠炎可见假性息肉形成。肠黏膜活检呈现急、慢性黏膜炎性改变，典型的组织学改变为隐窝炎、隐窝脓肿、腺体间炎性细胞浸润、急性炎性细胞聚集、水肿、黏液耗损及腺体分支，后者不见于感染性结肠炎。肉芽肿、裂沟或肠壁全层受累提示 Crohm 病（通常外科手术比内镜活检更多见）。

肛周疾病，排除与腹泻相关的轻度局部激惹或肛裂外，还需考虑到克罗恩病。腹部 X 线平片可见结肠袋消失，明显的肠腔充气或中毒性巨结肠显著扩张的肠腔。重度结肠炎在放射学上可显示直径 >6mm 的结肠扩张，这在成人患者中提示有中毒性巨结肠。如果必须对重症结肠炎的患儿行结肠的放射学检查（以此评估累及范围或排除克罗恩病），那么采用全程小肠钡餐的上消化道系列造影，然后观察结肠延迟显影有时是有意义的。潜在的中毒性巨结肠是钡灌肠的禁忌。

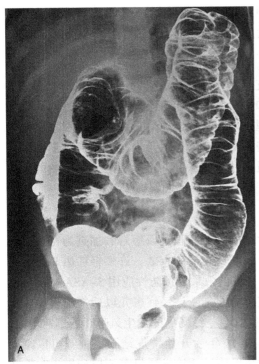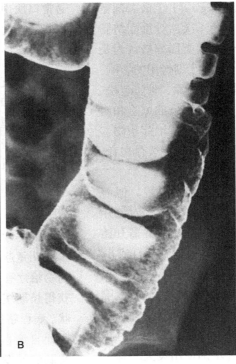

图 328-1　溃疡性结肠炎。5 岁男孩气钡双重造影影像,自 3 岁起患儿间歇性出现一些肠内和肠外症状。A.小溃疡累及肠管的整个管周,从直肠至横结肠近端呈连续、均匀分布,这是典型的溃疡性结肠炎表现。B.同一患者的乙状结肠的锥形图像,在结肠表面小溃疡表现为细点,在结肠轮廓的切线面小溃疡呈现细毛刺状

摘自 The child with diarrhea//Hoffman AD, Hilton SW, Edwards DK, editors. Practical pediatric radiology. 2 ed. Philadelphia: WB Saunders , 1994,p 260

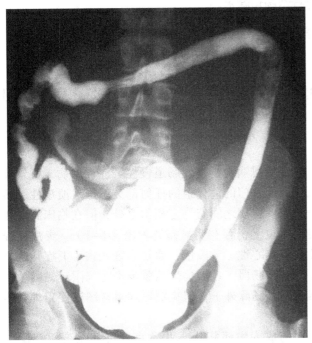

图 328-2　溃疡性结肠炎晚期改变。15 岁女孩钡灌肠影像,显示溃疡性结肠炎的晚期改变。结肠失去正常特征、管径缩小、肠管缩短,末端回肠扩张(倒灌性回肠炎)

摘自 The child with diarrhea//Hoffman AD, Hilton SW, Edwards DK, editors. Practical pediatric radiology. 2 ed. Philadelphia: WB Saunders,1994, 262

■ 治　疗

内科治疗

　　溃疡性结肠炎的药物治疗并不是治愈性的,治疗的目的在于控制症状和减少复发,其次是使类固醇的使用剂量最小化。治疗的强度取决于症状的严重程度。约 20%~30% 的溃疡性结肠炎患者的症状可自行改善。

　　用于轻症结肠炎的一线药物是氨基水杨酸。柳氮磺胺吡啶是由磺胺吡啶和活性 5-氨基水杨酸(5-ASA)相结合构成,这种结合可预防药物前体在上消化道被吸收,容许药物达到结肠,并在结肠被细菌分解成两种成分起效。柳氮磺胺吡啶剂量为 50~75mg/(kg·d),每天 2~4 次,一般总剂量不超过 2~4g/d。对磺胺类成分过敏是柳氮磺胺吡啶的主要副作用,发生率为 10%~20%。由于耐受性差,柳氮磺胺吡啶比其他耐受性更好的 5-ASA 制剂[如美沙拉嗪 50~100 mg/(kg·d),巴柳氮 110~175 mg/(kg·d)]使用受限。柳氮磺胺吡啶、5-氨基水杨酸制剂已被证明治疗溃疡性结肠炎、防止复发是有效的,建议在缓解期继续使用。这些药物也可能降低患结肠癌的风险。

　　大约 5% 的患者会发生 5-ASA 过敏反应,表现为皮疹、发热、腹泻,这些症状难以区分是否是溃疡性结肠炎爆发的症状。5-ASA 灌肠剂和栓剂对直肠炎是特别有效的。氢化可的松灌肠也可用于治疗直肠炎,但可能不一定有效。同时使用 5-ASA 的口服和直肠制剂已显示比单用口服制剂治疗结肠炎更有效。

　　益生菌在成年人溃疡性结肠炎的维持缓解治疗中是有效的,但在活跃期的诱导缓解治疗中尚未证明其有效性。防止癌变,这种术后常见的并发症,是益生菌最有前景的作用。

　　对 5-ASA 治疗无效的中-重度全结肠炎或结肠炎患儿应予口服糖皮质激素治疗,最常用的是泼尼

松。泼尼松常用剂量为 1~2 mg/（kg·d）（最大剂量 40~60mg）。此药可每日早晨给药 1 次，对重症结肠炎可每天分为 2 次，也可静脉给药。类固醇被认为是急性发作时有效的治疗药物，但是由于副作用的影响，包括生长发育迟缓、肾上腺抑制、白内障、骨质疏松、股骨头无菌性坏死、葡萄糖不耐受、感染的风险和对外貌的影响等，类固醇并不适于作为维持治疗药物。对住院患者，静脉注射类固醇5~7d症状仍持续存在者，应考虑升级治疗或手术。

大多数患儿在药物治疗后 3 个月内缓解，但有 5%~10% 的患儿超过 6 个月症状持续不缓解，对治疗无效。许多需频繁使用糖皮质激素治疗的患儿需开始使用免疫调节剂如硫唑嘌呤[2.0~2.5mg/（kg·d）]或 6-巯基嘌呤 [1~1.5mg/（kg·d）]。治疗中症状未控制提示对这部分患儿激素不敏感。淋巴增殖性疾病与硫嘌呤的使用有关。环孢霉素可以改善重症或暴发性结肠炎患儿的症状，但由于副作用高发而很少使用，且该药不能改变疾病的自然病程，并增加使用英夫利昔单抗的用量。英夫利昔单抗是肿瘤坏死因子（TNF）-α 单克隆抗体的一种，对暴发性结肠炎治疗也有效。英夫利昔单抗在中 - 重度成人溃疡性结肠炎的诱导和维持治疗中也是有效的。肿瘤坏死因子拮抗剂与感染（特别是肺结核）和恶性肿瘤（淋巴瘤、白血病）的风险增加有关。

手术治疗

结肠切除术应用于难治性病例、治疗并发症和药物无效的爆发性病例。无证据显示全肠外营养或持续肠内要素饮食对治疗重症溃疡性结肠炎是有益的，然而肠外营养可以用于那些药物治疗失败，经口摄入营养不足，需要加强营养支持准备手术的患儿。对于任何一种治疗溃疡性结肠炎的药物，临床医生应该权衡利弊或评估此药物是否可能不利于那些对手术治疗有效的患儿。

难治性或暴发性结肠炎的外科治疗是全结肠切除术，最佳的方法是全结肠切除与直肠内拖出术相结合。保留直肠远段并剥离该处的黏膜，然后拉下回肠远端，并在肛门内采用 J 袋与直肠缝合。这个手术保留了患儿肛门排便的功能。通常做暂时性回肠造口术以保护回肠袋和直肠之间的吻合，回肠造口一般在数月内关闭从而恢复肠道连续性，此时大便次数常增加，使用洛哌丁胺可以得到改善。该手术的主要并发症是肠袋炎，为肠袋不明原因的慢性炎症反应，可导致血性腹泻、腹痛和有时低热。与其他手术适应证（如家族性结肠息肉病）相比，溃疡性结肠炎术后回肠肠袋出现并发症更常见。肠袋炎可见于 30%~40% 的溃疡性结肠炎患者，

通常口服甲硝唑或环丙沙星治疗有效，益生菌也能减少肠袋炎的发生率以及抗生素治疗后肠袋炎的复发。

支持治疗

心理支持治疗是疾病治疗的一个重要组成部分，包括患者和医生之间对疾病表现和治疗的适当讨论，必要的心理咨询和社会工作者或家庭顾问对家庭的支持。对有些家庭而言，患者互助小组是有帮助的。应鼓励患有溃疡性结肠炎的儿童参加适于其年龄的全部日常活动，但在疾病发作期间需要减少活动。

预 后

溃疡性结肠炎的病程是以缓解和加重为特征，大多数儿童起初对药物治疗有效，许多轻症患儿持续对药物治疗有良好的效果，预防性应用 5-ASA 制剂可以获得长期缓解。但是少许轻症患儿以后却出现顽固症状。病程超过 10 年，结肠癌的发生风险开始迅速增加。因而自病程 8~10 年后开始常规结肠镜检查可以减少结肠癌的发生风险，活检发现显著不典型增生时需及时行结肠切除术。

参考书目
参考书目请参见光盘。

328.2 克罗恩病（局限性肠炎、局限性回肠炎、肉芽肿性结肠炎）
Andrew B. Grossman, Robert N. Baldassano

克罗恩病是特发性肠道慢性炎症性疾病，可累及从口腔到肛门的消化道的任何部分。虽然溃疡性结肠炎和克罗恩病之间有许多相似之处，但在临床病程和侵犯部位上仍存在明显差异（表 328-1）。炎症过程往往呈离心性、节段性，通常为跳跃式（炎症肠段之间有正常肠段）。溃疡性结肠炎炎症局限于黏膜（中毒性巨结肠除外），但克罗恩病对胃肠道侵犯具有透壁性。

与成人发病相比，儿童克罗恩病病变更广泛。超过 50% 的患儿，最初的表现为侵犯回肠和结肠（回结肠炎），20% 单独累及结肠，高达 30% 的患儿累及上消化道（食管、胃、十二指肠）。与成人相比，单独累及小肠在儿童中较少见。孤立的结肠疾病在小于 8 岁的儿童中是常见的，与溃疡性结肠炎难以区分。在儿童患者中，病变部位往往会随时间推移而蔓延。

克罗恩病往往呈双峰的年龄分布，第一个发病高峰在十几岁。克罗恩病的发病率一直在上升，而溃疡性结肠炎的发病率一直稳定。据报道，在美国儿童克罗恩病的发病率为 4.56/100 000，患病率为 43/100 000。

■ 临床表现

克罗恩病以炎症、狭窄、透壁性病变为特征。小肠病变的患者很有可能因纤维性狭窄而出现肠阻塞的症状（右下腹痛最常见），结肠病变的患者更可能出现炎症的症状（腹泻、出血、腹痛）。疾病表现经常随病程延长而改变（炎性导致结构改变或透壁损伤）。

克罗恩病的全身症状和体征较溃疡性结肠炎更常见，包括发热、乏力、易疲劳，伴有延迟性骨成熟的生长停滞和性发育延迟可能先于其他症状 1~2 年出现，Crohn 病发生上述症状和体征的概率至少是溃疡性结肠炎的 2 倍。生长停滞可作为儿童克罗恩病的唯一表现，生长发育不良的原因包括摄入不足、吸收不良或营养物质的过度损失、慢性炎症对骨代谢和食欲的影响以及在治疗过程中使用糖皮质激素等。原发性或继发性闭经，青春期延迟是常见的。与溃疡性结肠炎相比，肛周疾病（皮赘、瘘管、脓肿）更常见。胃或十二指肠受累可出现反复呕吐、上腹部疼痛。小肠不完全性肠梗阻通常继发于炎症或狭窄引起的肠腔变窄，可导致腹部疼痛（尤其是饭后）、肠鸣和间歇性腹胀（图 328-3）。若患儿感觉肠内容物通过腹部某个区域后突然出现气过水声伴随着症状的减轻，应怀疑有肠狭窄的存在。

透壁性病变导致瘘管形成。小肠 - 小肠或小肠 - 结肠瘘（位于肠段之间）往往无症状，但可因细菌过

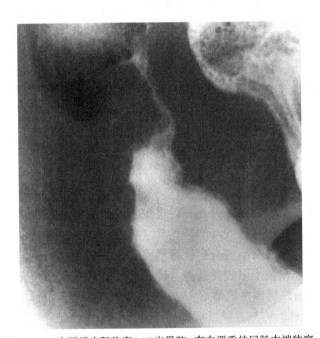

图 328-3　克罗恩病肠狭窄。16 岁男孩，存在严重的回肠末端狭窄。黏膜皱襞的炎症消退，近端肠管管腔狭窄，小溃疡形成
摘　自 The child with diarrhea//Hoffman AD, Hilton SW, Edwards DK, editors. Practical pediatric radiology. 2nd ed. Philadelphia: W B Saunders,1994, 267

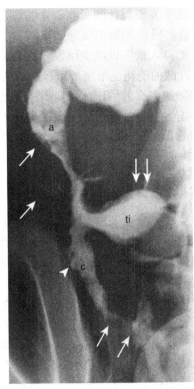

图 328-4　克罗恩病: 窦、瘘。严重的结肠炎导致回盲部瘘（单箭头，下）和升结肠窦道形成（a）（平箭头）。C.盲肠（箭头）; Ti,末端回肠（双箭头）
摘 自 The child with diarrhea. In Hoffman AD, Hilton SW, Edwards DK, editors. Practical pediatric radiology. 2nd ed. Philadelphia: WB Saunders, 1994, 268

度生长或排泄过多而导致吸收不良（图 328-4）。肠 - 膀胱瘘（肠和膀胱之间）起源于回肠或乙状结肠，表现为泌尿系感染、气尿或粪尿。肠 - 阴道瘘起源于直肠，可引起阴道流出不洁物质且难以治疗。肠 - 皮肤瘘（肠道和腹部皮肤之间）往往是由此前手术吻合口漏引起的。腹腔内脓肿可伴有发热和疼痛，但也可能相对无症状。肝或脾脓肿可伴有或不伴有局部瘘。肛门 - 直肠脓肿往往直接来源于肛门上方的尿道舟状隐窝。肛瘘的类型因不同的组织而显复杂。肛周脓肿通常感觉疼痛，但肛瘘的症状却往往比预期的少。脓液引流通常与肛周瘘管有关。继发于肠瘘的腰大肌脓肿可表现为髋关节疼痛、伸展受限（腰征）和发热。

克罗恩病的肠外表现比溃疡性结肠炎更常见，，特别是那些与克罗恩病相关的症状，包括口腔多发溃疡、周围关节炎、结节红斑、杵状指、巩膜外层炎、肾结石（尿酸、草酸盐）和胆结石等。在 IBD 章节中所描述的任一肠外表现都可能发生于克罗恩病（表 328-2）。周围关节炎不会致关节变形。肠外表现的发生通常与结肠炎的活动相关。

小肠的广泛病变，特别是手术切除，可导致短肠综合征，但在儿童中罕见。末端回肠功能障碍或切除

的并发症包括继发于胆汁酸吸收不良的腹泻和维生素B12吸收不良。慢性脂肪泻可导致草酸尿并继发肾结石，增加钙的摄入量可以减少继发于回肠炎症的肾结石风险，胆汁酸的消耗也增加了胆石症的风险。

疾病伴随的多样的临床症状可对患儿的生活方式产生重大影响。幸运的是，大多数的克罗恩病患儿能够继续他们的日常活动，只需在症状增加期间限制活动即可。

■ 鉴别诊断

最需与克罗恩病鉴别的是感染性肠病（在克罗恩病：急性末端回肠炎、感染性结肠炎、肠道寄生虫病和阑尾周围脓肿）（表328-3、328-4和328-5）。耶尔森菌在小肠远端能引起许多在克罗恩病可见到的放射学和内镜表现。细菌性痢疾的症状比克罗恩病更可能被误认为是溃疡性结肠炎。乳糜泻和贾第虫感染可出现类似克罗恩病的症状，包括腹泻、体重减轻、蛋白丢失性肠病。胃肠道结核虽然罕见但表现可类似克罗恩病。异物肠道穿孔（牙签）可出现类似克罗恩病局灶性病变。小肠淋巴瘤临床表现类似克罗恩病，但往往是结节性充盈缺损而无溃疡或管腔狭窄，儿童肠道淋巴瘤比克罗恩病少见的多。反复功能性腹痛可与小肠克罗恩病的疼痛类似。末端回肠的淋巴结节性增生（正常表现）可能会被误诊为克罗恩病。右下腹

表 328-5 克罗恩病的鉴别诊断

主要症状	考虑诊断
右下腹疼痛，有或无肿块	阑尾炎、感染（如弯曲菌、耶尔森菌属）、淋巴瘤、肠套叠、肠系膜淋巴结炎、梅克尔憩室、卵巢囊肿
慢性脐周或上腹部疼痛	肠易激综合征、便秘、乳糖不耐受、消化性疾病
直肠出血，无腹泻	肛裂、息肉、梅克尔憩室、直肠溃疡综合征
血性腹泻	感染、溶血尿毒综合征、过敏性紫癜、缺血性肠病、放射性肠炎
水样腹泻	肠易激综合征、乳糖不耐受、贾第虫、隐孢子虫感染、山梨醇、泻药
直肠周围疾病	肛裂、痔（罕见）、链球菌感染、尖锐湿疣（罕见）
生长延迟	内分泌性疾病
食欲缺乏、体重减轻	神经性食欲缺乏症
关节炎	胶原血管性疾病、感染
肝功能异常	慢性肝炎

摘自 Kugathasan S: Diarrhea//Kliegman RM, Greenbaum LA, Lye PS, editors. Practical strategies in pediatric diagnosis and therapy. 2 ed.Philadelphia: Saunders, 2004, 287

疼痛或肿块伴发热可能是阑尾周围脓肿所致，偶尔也会伴有腹泻。

生长停滞可是克罗恩病的唯一表现，但其他疾病如生长激素缺乏症、谷蛋白敏感性肠病（乳糜泻）、特纳综合征或神经性食欲缺乏症也需考虑。如果关节炎在肠道症状之前出现，可能会作出幼年特发性关节炎的初步诊断。以难治性贫血为特征的可能被误诊为原发性血液系统疾病。白血病可以表现为腹部疼痛，伴血细胞计数异常，病初可能被误诊为克罗恩病。儿童慢性肉芽肿性疾病可引起肠道以及肛周炎性改变，此疾病胃窦部狭窄可被误诊为是继发于克罗恩病的狭窄。

■ 诊 断

克罗恩病的表现多种多样。病初症状可以是比较隐匿的（生长迟缓或仅有腹痛），这就是为什么症状出现1或2年后才被诊断的原因。克罗恩病的诊断有赖于疾病的典型临床表现（病史、体格检查、实验室检查和内镜或X线表现），应排除与克罗恩病表现相似的慢性的特殊肠炎。病史包括任何形式的腹痛（尤其是右下腹痛）、腹泻、呕吐、食欲缺乏、体重减轻、生长迟缓和肠外表现。只有25%的患儿病初即有腹泻、体重减轻及腹痛三联征，大多数患儿没有腹泻，只有25%的患儿有胃肠道出血。

患有克罗恩病的儿童经常出现慢性病表现，常有体重下降和生长迟滞、营养不良。生长迟滞的早期表现是生长速度的下降，可出现在高达88%的青春前期的克罗恩病患儿中，且通常先于其他症状。克罗恩病患儿往往显得苍白、无力、食欲差，以后可出现与进食相关的腹部疼痛或腹泻，弥漫性或局限于右下腹的腹部压痛，右下腹可触及柔软包块或饱满感。肛周疾病可能为特征表现，大的肛周皮赘（直径1~3cm）或肛周瘘管流脓提示克罗恩病。可伴有杵状指、关节炎和皮肤损害。

全血细胞计数通常会显示贫血，往往是缺铁性贫血；血沉通常升高，但也可能正常；血小板增多常见；白细胞计数可能是正常或轻度升高；血清白蛋白降低，表明小肠炎症或蛋白丢失性肠病。粪便钙卫蛋白或乳铁蛋白往往升高。抗-酿酒酵母菌抗体、大肠杆菌外膜蛋白抗体（抗OmpC）和抗鞭毛蛋白抗体（抗CBir1）均与克罗恩病有关。

疑诊克罗恩病时应该行内镜和放射学检查了解小肠、大肠和上消化道的情况。应该完成上消化道内镜和肠镜检查正确评估上消化道、回肠末端及整个结肠情况。结肠镜检查结果可以包括片状、非特异性炎症

改变（红斑、质脆、血管纹理消失）、口疮样溃疡、线性溃疡、结节形成和狭窄。活检结果可能仅为非特异性的慢性炎症性改变。类似结节病的非干酪性肉芽肿虽然不常见，但却是最具特征性的组织学表现。透壁性炎症也是一种特征性改变，但只能在手术标本中看到。

需要行放射学检查以评估整个小肠病变情况，找到结构性或透壁性病变的证据。影像学上可显示各种病变，腹部平片可正常，也可为小肠不完全梗阻征象或肠壁黏膜皱襞粗乱。上消化道造影和全程小肠造影可显示口疮样溃疡、肠壁增厚、结节状褶皱以及管腔狭窄。线性溃疡使黏膜的表面呈鹅卵石样改变。肠壁和肠系膜增厚常常使肠袢分离。其他提示更严重克罗恩病的影像学改变有瘘肠（小肠-小肠之间或小肠-结肠之间）、窦道和狭窄（图328-3和328-4）。

小肠成像检查常选择上消化道造影及全程小肠造影，但小肠CT、MRI和小肠超声也越来越多地被用来评估肠壁增厚、肠腔外表现如脓肿或瘘。骨盆的MRI检查也有助于明确肛周组织受累范围。胶囊内镜检查可以提供部分影像学检查正常的患者小肠黏膜病变的证据。

■ 治 疗

无论药物治疗或外科手术切除均无法治愈克罗恩病，治疗的目的是缓解症状、防止慢性炎症的并发症（贫血、生长停滞）、预防复发、尽量减少皮质类固醇药物的使用以及尽可能地促进黏膜愈合。

内科治疗

通常根据病变部位、炎症的严重程度、患者的年龄和是否存在并发症（脓肿）选择特定的治疗方案。对于轻度末端回肠或结肠克罗恩病最初可尝试使用美沙拉嗪 [50~100mg/（kg·d），最大剂量3~4g]，特定的药物制剂可在整个小肠混合，在回肠和结肠，或单独在结肠释放活性5-ASA，直肠制剂用于结肠远端的炎症。抗生素如甲硝唑 [10~20 mg/（kg·d）]用于感染性并发症，是肛周疾病的一线用药（抗生素停用时肛周疾病经常复发），也可以有效治疗轻度至中度克罗恩病。

皮质类固醇激素因能有效地抑制急性炎症，迅速缓解症状仍然是儿童克罗恩病急性加重期的主要治疗方法。对于更广泛或严重的小肠或结肠克罗恩病，大多数临床医生治疗初始即使用糖皮质激素 [泼尼松，1~2mg/（kg·d），最大剂量40~60 mg]。治疗目标是病情一经缓解激素尽快减量，在减量过程中，病情可出现反复。继续使用皮质类固醇激素作为维持治疗是

无效的，因为除了副作用，耐受性降低外，并没有证据显示皮质类固醇激素可以改变疾病的进程或促进黏膜愈合。布地奈德是一种特殊的、在回肠释放的皮质类固醇激素，具有对肠黏膜局部抗炎活性和较高的肝脏首过效应，也可用于治疗轻至中度回肠或回盲部病变（成人剂量，每日9mg）。布地奈德比美沙拉嗪治疗活动性回结肠病变更有效，但比泼尼松效果略差。与传统的糖皮质激素相比，布地奈德的激素副作用更少。

不幸的是，高达50%的克罗恩病患儿对皮质类固醇激素治疗不敏感或存在激素减量即复发的激素依赖现象。免疫调节剂如硫唑嘌呤 [2.0~2.5 mg/（kg·d）]或6-巯基嘌呤 [1.0~1.5 mg/（kg·d）]可能对有些泼尼松无效或激素依赖者有效。由于这些药物可能在用药后3~6月才起作用，故对急性期无益，早期使用这些药物可以减少最初1~2年的泼尼松累积剂量。若这些药物代谢酶系统出现遗传变异 [硫嘌呤甲基转移酶（TPMT）]可以影响药物代谢的反应速率，具有潜在毒性。IBD患者使用了巯基嘌呤可引起淋巴增殖性疾病。甲氨蝶呤是另一种免疫调节剂，治疗活动性克罗恩病是有效的，而且在第1年的治疗期间可以改善身高增长速度。本药的优点包括：① 可每周1次皮下注射或口服给药 [每周10mg（20~29kg）；每周15mg（30~39kg）；每周20mg（40~49kg）；每周25mg（>50kg）]；②比硫唑嘌呤或6-巯基嘌呤起效更快（6~8周）。通常可同时给予叶酸以减少药物的副作用。免疫调节剂对肛瘘的治疗是有效的。

直接针对炎症介质的抗体可用于克罗恩病的治疗。英夫利昔单抗（5mg/kg，IV）是肿瘤坏死因子-α单克隆抗体，已证明对慢性活动性中度、重度克罗恩病的诱导和维持缓解有效，可促进黏膜愈合、肛周瘘管愈合，并减少类固醇的使用，一些儿科数据还显示英夫利昔单抗能改善儿童的生长情况。英夫利昔单抗起效迅速，初始治疗为6周内给药3次（0、2、6周），此药疗效的持久性不稳定，可短至4~8周，因此维持治疗是必要的。其副作用包括输液反应、感染发生率增加（尤其是激活潜伏的肺结核）、淋巴瘤的风险增加、自身抗体产生和自身免疫性疾病的发展（白细胞破碎性血管炎）。产生英夫利昔单抗（ATI）抗体可导致输液反应的增加和药效持久性的降低。英夫利昔单抗的定期、定量给药是根据ATI水平下降的情况，而不是根据病情需要偶发性给药。开始使用英夫利昔单抗治疗之前应进行结核菌素（PPD）试验，活跃的或潜在的腹腔感染（脓肿）是英夫利昔单抗治疗的禁忌之一。可皮下给药的阿达木单抗，是完全人源化的肿瘤

坏死因子－α 单克隆抗体，也证明在治疗慢性活动性成人中－重度克罗恩病是有效的，此药也已被广泛用于儿童。抗 IL-6（白细胞介素 6）、IL-10、IL-11、IL-12、IL-23 及 IL-23/p40 抗体和细胞间黏附分子的抗体正在研制中。

肠内营养治疗是有效的辅助治疗手段。肠内营养（要素饮食）起效快速且和其他治疗一样有效。儿科研究也提示泼尼松可改善临床症状，但肠内营养促进黏膜愈合的疗效优于类固醇激素。由于要素饮食难以下咽，可经鼻胃管或胃造瘘管夜间输注。大多数患儿都不愿使用鼻胃管灌注，但一旦使用则发现实施并不困难。营养支持的优点是：①相对无副作用；②避免了与糖皮质激素治疗相关的问题；③同时适合营养康复，儿童白天可以正常活动。这种方法的一个主要缺点是患者不能吃正常的饮食，所获得的能量都来自专门的营养配方。营养支持对肛门、直肠和结肠病变效果不佳，但对于儿童生长停滞是理想的治疗手段。

口服高热量的补充剂虽然有效但因为可能引起早饱或症状加重（腹痛、呕吐或腹泻）而常常不能耐受。体重增加不理想的患儿，即使他们不适合行全肠内营养治疗，也仍应给予部分肠内营养支持。对慢性营养不良和生长停滞的患儿，夜间持续鼻饲效果良好，且比肠外高营养发生并发症的风险低得多。益生菌和 ω-3 脂肪酸在克罗恩病的治疗效果尚有争议。

手术治疗

外科手术治疗适用于特殊病例。肠切除术后复发率仍较高（5 年内 >50%），需要再次手术的风险也随手术次数的增加而增加。手术的潜在并发症包括瘘或狭窄、吻合口漏、继发于术后粘连的不完全性小肠梗阻和短肠综合征。外科手术指征包括：①病变局限于小肠或结肠且内科药物治疗无效；②肠穿孔；③狭窄伴不完全小肠梗阻症状和顽固性出血。腹腔内或肝脓肿有时可在超声或 CT 引导下行导管引流并同时静脉注射抗生素得到有效治疗，若此方法无效，则需要手术切开引流。生长迟缓曾是肠切除的适应证，但若无其他上述指征时手术并未显示其优越性，可采用药物治疗或营养治疗，或两者合用。

除非自发破溃流脓，肛周脓肿通常需要切开引流脓液。一般来说，肛瘘需要内外科联合治疗。通常，外科医生在通过瘘口的地方挂线保持瘘口开放和引流同时给予药物治疗，以预防肛周脓肿的形成。严重的肛瘘需要切开，但只能在不累及括约肌时才考虑。

克罗恩病的外科手术方法是尽可能少的切除病变肠段。目前尚无证据表明切除肠段范围超过病变部位的手术方法预后要优于仅切除病变肠段的方法，但后者降低了发生短肠综合征的风险。腹腔镜越来越多地被使用，可减少术后恢复时间。对有症状的小肠狭窄是行狭窄成形术而非切除术。外科医生于狭窄处行纵向切口，然后横向缝合关闭切口，此方法是非活动期短段狭窄的理想处理方法，与肠切除术相比再手术率并无增加，却能保留较长的肠段。术后药物治疗如美沙拉嗪、甲硝唑、硫唑嘌呤以及最近常用的英夫利昔单抗，可减少术后复发的可能性。

药物治疗无效的严重肛周病变可变为顽固性，治疗困难。结肠病变无活动性，但在吻合口处病变常常再次活跃，因此，严重的肛周病变需要行结肠切除。克罗恩病因为残留的正常肠段有复发的风险，通常不主张行控制性回肠造瘘术或直肠内复原术，而是常规行结肠切除术和传统的回肠造瘘术。

支持治疗

克罗恩病患儿的心理问题包括感觉的差异、对身体形象的忧虑、不能参加适龄儿童的全部活动及因患病而产生的家庭冲突所带来的附加压力。社会支持是克罗恩病治疗的重要组成部分。父母常常注重向其他有类似问题的孩子学习，但孩子则表现犹豫不决。社会支持与个体心理咨询对自我调节困难的患儿来说是非常重要的，能与社会"连接"的患儿则较好；对疾病的不断认识是治疗的一个重要方面，如果患儿对病情有正确的认识和了解，病情通常更易稳定。美国的克罗恩病和结肠炎基金会在各地均有分会。

■ 预 后

克罗恩病是一种发病率高但死亡率低的慢性疾病，虽经治疗症状却仍反复且往往无法解释。体重减轻和生长停滞通常可以在治疗和关注营养需求后得以改善。高达 15% 的继发于克罗恩病的早期生长迟缓的患儿会发生永久性生长落后。那些慢性营养不良和经常使用高剂量皮质类固醇的患儿常见骨质疏松发生。一些肠外表现可能成为起病的主要症状，包括硬化性胆管炎、慢性活动性肝炎、坏疽性脓皮病、强直性脊柱炎。

尽管典型的起病是在早期发展迅速而随后进展缓慢，但受累肠道的范围往往随着时间而扩大，炎症产生的并发症也会随着时间而增多，包括肠狭窄、瘘、肛周疾病、腹腔或腹膜后脓肿。绝大多数克罗恩病患者因并发症而最终需要手术治疗，且再手术率也高。儿童从发病至需要手术的时间间隔似乎比成人的短。手术不能治愈疾病，除了上文提及的手术指征外应尽量避免手术。不可避免的重复小肠切除术会导致短肠综合征，引起吸收不良（见第 330.7 章）。回肠末端切除术可导致胆汁酸吸收不良，出现腹泻和维生素B12 吸收不良。长期的 Crohn 结肠病变发生结肠癌的风险与溃疡性结肠炎的接近，结肠镜检查筛查指征为结肠患病 10 年后。

除了上述并发症，大多数克罗恩病患儿处于活动期，生活中常伴随症状的间歇性发作。

参考书目

参考书目请参见光盘。

（译者　高珊　汪志凌）

第 329 章
嗜酸细胞性胃肠炎

Andrew B. Grossman, Robert N. Baldassano

嗜酸细胞性胃肠炎是由一组少见、对其了解甚少的疾病组成，以胃及小肠内嗜酸性粒细胞浸润、外周血嗜酸性粒细胞增多为共同特征，食管和大肠也可累及。组织病理检查可见在黏膜层、黏膜肌层或浆膜层有嗜酸性粒细胞浸润，黏膜层受累可出现恶心、呕吐、腹泻、腹痛、胃肠出血、蛋白丢失性肠病或吸收不良，黏膜肌层受累可出现梗阻症状（尤其是幽门梗阻），而浆膜层受累则可出现嗜酸性粒细胞性腹水。

该病临床症状与小肠和结肠的食物蛋白过敏性疾病有相同之处，鉴别诊断也包括乳糜泻、慢性肉芽肿病、结缔组织疾病、血管炎、多种感染（尤其是寄生虫）、嗜酸性粒细胞增多综合征、早期炎症性肠病以及少见的肿瘤性疾病。常见对多种食物过敏，血清 IgE 常增高，75% 左右的患者可有外周血嗜酸性粒细胞增多。黏膜层受累最常见，在胃窦或小肠组织活检可见大量嗜酸性粒细胞浸润可确诊该病。

嗜酸细胞性胃肠炎的临床表现具有非特异性，最常见的临床症状包括体重下降、腹泻、生长发育落后、腹部绞痛、腹胀、吞咽困难和呕吐，婴儿患者临床症状可与幽门狭窄相似。实验室检查常可见外周血嗜酸性粒细胞增多，血清 IgE 水平增高，低白蛋白血症和贫血。

该病一般呈慢性、渐进病程，偶有病情恶化。尽管要素饮食对大部分单纯的嗜酸细胞性食管炎治疗有效，但对嗜酸细胞性胃肠炎并不一定有效。口服色甘酸钠和孟鲁司特可能有效，大部分患者需要全身激素治疗。

参考书目

参考书目请参见光盘。

第 330 章
吸收不良性疾病

David Branski

所有吸收不良性疾病与肠道存在一种或多种膳食营养物质吸收的减少有关。吸收不良是指某种营养物质在肠腔内消化或黏膜吸收发生障碍。吸收不良性疾病可以分为广义的黏膜异常所导致的多种营养素吸收不良（表 330-1）或特定营养物质（碳水化合物、脂肪、蛋白质、维生素、矿物质、微量元素）的吸收不良（表330-2）。几乎所有的吸收不良性疾病都伴随着慢性腹泻（见 333 章）。

■ 临床表现

临床特征取决于营养素吸收不良的程度和类型。吸收不良性疾病的共同表现，尤其在幼儿中，表现为腹泻、腹胀和生长落后，低于生长曲线百分位。一般表现包括肌肉萎缩、皮下脂肪消失、皮肤皱褶松散（图330-1）。由于幼儿本身能量储备有限，且维持身高及体重的增长需要摄入的热量比例更高，因此幼儿营养吸收不良的后果更加突出。在大龄儿童中，营养不良会导致生长迟缓，通常也见于较晚确诊为乳糜泻的患儿。如果吸收不良不予纠正，可导致身高增长缓慢，长期营养不良甚至会导致死亡（见第 43 章）。这种极端的结果通常发生在发展中国家的儿童，与其肠内外营养支持来源有限相关。特殊表现往往可提示某种特殊的疾病：如水肿提示肠道蛋白质丢失，杵状指提示囊性纤维化和乳糜泻（图 330-1），肛周脱皮和腹腔胀气提示糖吸收不良，肛周及口周皮疹提示肠源性肢端皮炎，毛发异常提示 Menkes 氏综合征，特征性面容提示 Johanson-Blizzard 综合征。

许多吸收不良性疾病患儿的食欲较好，试图以此抵消粪便中蛋白质和能量的损失。在胰脏外分泌功能不全者中，只要患者增加摄入量，即使高达 40% 的蛋白质和能量在粪便中丢失，也不会导致营养不良。某些绒毛萎缩或炎症病变时（乳糜泻、肠道感染），粪便中蛋白质和能量丢失通常有限，但若发生疾病相关的食欲缺乏以及食物摄入减少也会引起营养不良。

表 330-1　与全身性黏膜缺损相关的吸收性不良疾病和慢性腹泻

黏膜疾病

　谷蛋白敏感性肠病（脂泻病）

　牛奶和其他蛋白敏感性肠病

　嗜酸性肠病

　蛋白丢失性胃肠病

　淋巴管扩张（先天性和后天性）

　导致肠黏膜紊乱的疾病，克罗恩病

　先天性肠黏膜缺损

　微绒毛包含病

　绒毛状肠病

　糖缺损糖蛋白综合征

　肠上皮细胞硫酸乙酰肝素不足？

　肠道内分泌紊乱（NEUROG 3 突变）

免疫缺陷病

　先天性免疫缺陷病

　　选择性 IgA 缺陷病（可以与脂泻病相关）

　　严重联合免疫缺陷病

　　血中丙球蛋白贫乏症

　　伴性低丙种球蛋白血症

　　湿疹血小板减少伴免疫缺陷综合征

　　常见变异性免疫缺陷病

　　慢性肉芽肿性疾病

　获得性免疫缺陷病

　　艾滋病感染

　　免疫抑制性治疗与出生后骨髓移植

　自身免疫性肠病

　　IPEX 综合征（X 染色体连锁的先天免疫缺陷综合征）

其他

　　免疫增生小肠病

　　短肠综合征

　　慢性营养不良

　　放射性肠炎

IGA：免疫球蛋白 A

表 330-2　吸收不良性疾病和慢性肠炎的分类
（基于主要营养吸收不良）

糖类吸收不良

乳糖吸收不良

先天性乳糖吸收不良

低乳糖酶症（成人型）

继发性乳糖酶缺乏症

表 330-2（续）

先天性蔗糖酶 - 异麦芽糖酶缺乏症

葡萄糖半乳糖吸收不良

脂肪吸收不良

无 β 脂蛋白血症

淋巴管扩张

纯合性低 β 脂蛋白血症

乳糜微粒潴留病（安德森病）

囊肿性纤维化

Shwachman-Diamond 综合征

Blizzard Johanson 综合征

Pearson 综合征

继发性胰腺外分泌功能不全

单独的酶缺乏症

　肠激酶缺乏症

　胰蛋白酶缺乏症

　脂肪酶 / 共脂肪酶缺乏症

慢性胰腺炎

蛋白质 - 能量营养不良

促胰酶素分泌递减

胆汁盐肝肠循环中断

胆汁淤积性肝病

胆汁酸合成缺陷

胆汁酸吸收不良（回肠末端疾病）

氨基酸吸收不良

赖氨酸尿性蛋白耐受不良（二碱基氨基酸转运缺陷，见第 79 章, 13）

Hartnup 病（游离中性氨基酸缺陷）

蓝尿布综合征（单纯性色氨酸吸收不良）

啤酒花烤房尿病（蛋氨酸吸收不良）

Lowe 综合征（赖氨酸和精氨酸吸收不良）

矿物质和维生素吸收不良

先天性氯化物性腹泻

先天性钠吸收缺陷

肠源性肢端皮炎（锌吸收不良）

门克斯病（铜吸收不良）

　维生素 D 依赖性佝偻病

　叶酸吸收不良

　先天性（？）

　继发性黏膜损害（脂泻病）

　维生素 B_{12} 吸收不良

自身免疫性恶性贫血

胃酸减少（H2 受体阻滞剂或质子泵抑制剂）

表 328-2（续）

回肠末端疾病（如克罗恩病）或切除
先天维生素 B12 转运和代谢错误
原发性低镁血症
药物引发的
柳氮磺胺吡啶：叶酸吸收不良
消胆胺：钙和脂肪吸收不良
抗痉挛药物诸如苯妥英（导致维生素 D 缺乏和钙吸收不良）

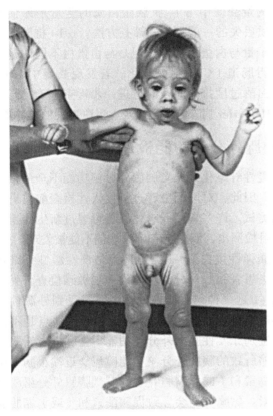

图 330-1　一个合并活动性乳糜泻的 18 月龄男孩。注意皮肤褶松散，标志性近端肌肉萎缩、腹胀。孩子看上去处于疾病状态

营养评估是临床评估吸收不良性疾病患儿疾病严重程度的重要组成部分（见第 41 章）。长期钙和维生素 D 吸收不良会导致骨密度下降及代谢性骨疾病，增加骨折的风险。维生素 K 吸收不良，不论发病机制如何（如脂肪吸收不良、黏膜萎缩），均会导致凝血功能障碍。严重的肠道蛋白质丢失常与吸收不良综合征（乳糜泻、肠淋巴管扩张）相关，可引起低蛋白血症、水肿。其他营养素缺失，如铁吸收障碍引起小细胞性贫血和网织红细胞计数低下，血清叶酸水平低下可导致黏膜萎缩，血清维生素 A 和维生素 E 水平低下会导致脂肪吸收不良。

仅通过病史并不足以明确特定的诊断，但其可以

表 330-3　出现于新生儿期的腹泻病

条件	临床特征
微绒毛包涵体病	分泌性腹泻
分泌性腹泻	分泌性腹泻
先天性葡萄糖 - 半乳糖吸收不良	酸性腹泻
先天性乳糖酶缺乏	酸性腹泻
先天性氯化物性腹泻	羊水过多，分泌性腹泻
	代谢性碱中毒
先天性空肠 Na+/H+ 转运缺陷	羊水过多，分泌性腹泻
先天性胆汁酸吸收不良	脂肪泻
先天性重组肠激酶缺乏症	发育停滞，浮肿
先天性胰蛋白酶缺乏症	发育停滞，浮肿
先天性脂肪酶 / 共脂肪酶缺乏症	发育停滞，油性大便
肠道内分泌紊乱 (NEUROG 3 突变)	高氯血症酸中毒，发育停滞

摘自 Schmitz J: Maldigestion and malabsorption//Walker WA, Durie PR, Hamilton JR, et al, editors. Pediatric gastrointestinal disease. 3rd ed. Hamilton, Ontario: BC Decker, 2000, p 55

引导儿科医生通过制定更加合理的检查方案。腹泻是吸收不良的主要临床表现。婴儿早期发病的腹泻提示先天性缺陷（表 330-3）。分泌性腹泻提示先天性氯化物腹泻和微绒毛相关性疾病。粪便水样、量多，可能被误认为是尿液。如果当儿童的饮食中引入某一特定的食物后出现症状，可为诊断提供线索，如蔗糖摄入后不适提示蔗糖酶缺失。腹泻的性质也可提示诊断线索：大量水样泻提示糖吸收不良，松散油脂状大便提示乳糜泻，糊状淡黄色便提示胰腺外分泌功能不全。大便颜色变化通常意义不大，绿色粪便含未消化的"豌豆和胡萝卜"提示幼儿腹泻者肠道蠕动加快，但其影响不大，不会导致发育停滞。

330.1　可疑性肠道吸收不良患儿的评估

Michael J. Lentze, David Branski

辅助检查需依据病史和体格检查进行选择。慢性或复发性腹泻患者，初步检查应包括粪便培养、寄生虫抗体检测，粪便显微镜检查虫卵和寄生虫，如鞭毛虫，粪便隐血和白细胞检查排除感染性疾病；大便 pH 和还原物质测定用于诊断碳水化合物吸收不良；定量粪便脂肪测定以及 α1- 抗胰蛋白酶检测以确诊脂肪和蛋白质吸收不良；粪弹性蛋白酶试验明确是否存在胰腺外分泌功能不全；一张完整的外周血涂片非常有用，可提示小细胞性贫血、淋巴细胞减少（淋巴管扩张）、中性粒细胞减少（Shwachman 综合征）和棘红细胞增多症（无 β 脂蛋白血症）；如果怀疑乳糜泻，

应该检测血清免疫球蛋白（IgA）和组织转谷氨酰胺酶（TG2）抗体水平。根据初步检查结果，制定进一步检查方案。

■ 碳水化合物吸收不良的检查

粪便碳水化合物测定（Clinites 试剂标识还原性物质）是一个简单的筛选试验。酸性大便的还原性物质 > 2+，则提示碳水化合物吸收不良。因为大便中蔗糖或淀粉不会被识别为还原糖，除非被盐酸水解后才能转换成还原糖。

呼吸氢试验是用来诊断特定的碳水化合物吸收不良。经过一夜禁食之后，进食可疑糖类物质（乳糖、蔗糖、果糖或葡萄糖）口服溶液（碳水化合物剂量：1~2g/kg，最大量50g）。在吸收不良患者中，糖分不能在小肠消化或吸收，到达结肠后被正常菌群代谢。这一过程的产物之一是氢气，可通过结肠黏膜吸收，并通过呼吸排出。呼气中氢离子浓度增加表明碳水化合物吸收不良。呼吸氢浓度高于基准线 20 ppm 被判定为是阳性。患儿在测试期间不能服用抗生素，因为结肠菌群对糖的发酵至关重要。

小肠黏膜活检：可以直接测定黏膜双糖酶（乳糖酶、蔗糖酶、麦芽糖酶、Palatinase）浓度。原发性酶缺陷病，小肠黏膜酶水平较低但黏膜形态正常。部分或全部肠绒毛萎缩可以是由乳糜泻等疾病引起，或是轮状病毒肠胃炎后可导致继发性双糖酶缺乏症和一过性乳糖不耐受。黏膜修复后，双糖酶水平将恢复正常。

■ 脂肪吸收不良的检查

大便中含脂肪球表明脂肪吸收不良。脂肪吸收能力与年龄相关，早产儿只能吸收 65%~75% 的膳食脂肪，足月婴儿吸收近 90%，而年长儿童能吸收常规饮食中 > 95% 的脂肪。定量测定脂肪吸收不良需收集 3d 的粪便，以评估脂肪排出量和测定脂肪的吸收系数：

脂肪的吸收系数（%）=（脂肪摄入量 – 粪便脂肪排出量）/ 脂肪摄入量 ×100

脂肪摄入量和脂肪排出量以克为单位。由于粪便脂肪平衡测定烦琐、昂贵且不愉快，因此简单的检测通常是首选。在这些粪便检测方法中，粪便酸度测试是最可靠的。当怀疑胆汁酸缺乏是脂肪吸收不良的原因时，十二指肠引流液中胆汁酸水平的测定可能有用。

脂肪吸收不良和胰腺外分泌功能不全通常与脂溶性维生素 A、D、E 和 K 缺乏相关。血清维生素 A、D、E 浓度可以测定，凝血酶原时间延长是一种间接评估维生素 K 缺乏症的检查。

■ 肠道蛋白质丢失的评估

食物和被分泌到肠腔内的内源性蛋白几乎完全被小肠吸收，其中仅 <1 g 的蛋白质进入结肠。大多数的粪便中的氮来自肠道细菌的蛋白质。严重的经肠道的蛋白质丢失通常表现为低白蛋白血症。然而，儿童中低白蛋白血症最常见病因是肾脏疾病。因此，必须测定尿蛋白的排出量。其他低白蛋白血症可能的原因还包括肝脏疾病（合成减少）和蛋白质摄入不足。低白蛋白血症罕见于大面积的皮肤病变所引起的蛋白质丢失。测量粪便中 α1- 抗胰蛋白酶的含量是评估肠道蛋白质丢失的一项有用的筛查方法。α1- 抗胰蛋白酶的分子量与白蛋白相似，但是与白蛋白不同的是它不会在胃肠道（GI）中被消化。若发现粪便中 α1- 抗胰蛋白酶过度排泄应及时行进一步检查来确定肠道和胃（Menetrier病、肥大性胃炎）蛋白丢失的具体原因。

■ 胰腺外分泌功能检查（图 330-2）

囊性纤维化是儿童胰腺外分泌功能不全最常见的病因；因此，对可疑患者进行侵入性检查前需进行汗液氯测试。许多囊性纤维化患者可通过新生儿遗传筛查项目检测出，偶尔也有罕见病例不能被发现。

粪弹性蛋白酶 –1 测定是评估慢性囊性纤维化和胰腺炎患者胰腺外分泌功能的一项敏感检查。弹性蛋白酶 –1 是一种稳定的内肽酶，不易受到外源性胰酶的影响。粪弹性蛋白酶 –1 测定的一个缺点是不能很好地鉴别原发性胰腺外分泌功能不全和继发于肠道绒毛萎缩所致的胰腺外分泌功能障碍。近端小肠产生的促胰酶素和（或）缩胆囊素是刺激胰腺外分泌酶分泌的激素。黏膜萎缩会导致促胰酶素和（或）缩胆囊素分泌减少，随后引起胰腺外分泌功能不全。粪便弹性蛋白酶 –1 也可以在急性腹泻时呈假阳性。

血清胰蛋白酶原浓度也可作为胰腺外分泌功能不全的筛检方法。在囊性纤维化患者中，其浓度早期大大提升，然后逐渐下降。因此大多数囊性纤维化患者在 5~7 岁后胰腺外分泌功能不足时，该酶原浓度将低于正常的水平。而囊性纤维化患者如果胰腺外分泌功能正常，则该酶原浓度正常或升高。在这类患者中，血清胰蛋白酶原浓度的变化可用于监测胰腺外分泌功能。Shwachman 综合征患者胰腺外分泌功能不足的另一个表现是血清胰蛋白酶原水平很低。

其他胰腺功能不全检测，如 NBT-PABA 试验和 pancreolauryl 试验，是测量某些物质经尿液或呼气中的浓度。这些检测方法缺乏特异性，在临床实际中也很少使用。

胰腺外分泌功能检测黄金标准是十二指肠引流液成

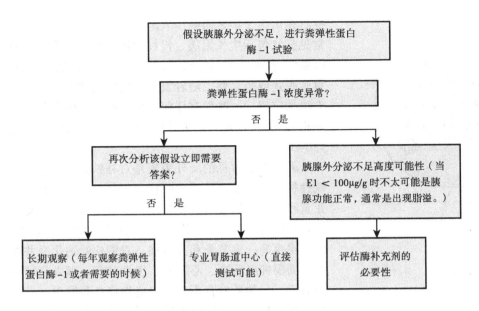

图330-2 评估外分泌胰腺功能的算法。*如果不能获取，使用其他检测。进行适当的胰腺影像学检查。
** 在边界值的情况下，考虑重复测试三个独立样本。
*** 需考虑的鉴别诊断（特别是考虑黏膜绒毛萎缩和水样粪便的稀释效应）。
GI：肠胃道
摘自 Walkowiak J, Nousia-Arvanitakis S, Henker J, et al. Indirect pancreatic function tests in children. J Pediatr Gastroenterol Nutr, 2005, 5（40）: 107-114

分的直接测定。在由促胰液素和促胰酶素和（或）缩胆囊素刺激分泌后，十二指肠引流液的引流量和碳酸氢盐、胰蛋白酶和脂肪酶的含量。这项检查需行十二指肠插管，仅少数医疗中心进行该项检查（见第340章）。

肠道黏膜疾病的检查

吸收不良的确诊通常需要小肠黏膜活检组织学检查。该标本可通过内镜检查获得，内镜检查需多点活检，因为黏膜病变多发，尤其是乳糜泻。先天性腹泻患儿的黏膜活检标本需进行碘酸-希夫（氏）（PAS）染色和电镜检查，这对评估先天性微绒毛萎缩十分重要。肠淋巴管扩张病例中可有节段性肠黏膜病变，通过小肠的放射影像学检查或反复超声检查确定增厚的肠段，而这样的肠段就是导致蛋白质丢失的病变部位。通过内镜获取黏膜标本，可测定肠黏膜双糖酶活性。十二指肠引流液可以用来检测胰腺酶浓度以及做细菌定量培养。引流液检测对其他细菌感染或寄生虫感染如鞭毛虫等可能有用。

影像学检查

平片和钡剂造影可提示肠蠕动异常的部位及原因。虽然钡剂的絮凝和肠黏膜褶皱增厚的扩张肠管可提示弥漫性吸收不良性病变，如乳糜泻等，但这些影像学改变是非特异性的。在超声检查中发现充盈缺损的扩张肠管也提示吸收不良。

330.2 麸质敏感性肠病（乳糜泻）

David Branski, Riccardo Troncone

■ 病因及流行病学

乳糜泻是一种免疫介导性疾病，基因易感人群摄入麸质引起，以小肠慢性炎症为特点。由于抗-TG2抗体的存在以及与其他自身免疫性疾病相关（甲状腺、肝脏、糖尿病、肾上腺），该病被认为是一种自身免疫性疾病。

乳糜泻由小麦谷蛋白、黑麦和大麦中相关醇溶谷蛋白的摄入诱发。在大多数研究中，燕麦被证明是安全的；然而，也有很少的乳糜泻患者存在燕麦醇溶谷蛋白活化的黏膜T细胞，该细胞可引起黏膜炎症。

乳糜泻是一种常见的疾病（活检证实的疾病中占1%），其在中部非洲和东亚罕见。环境因素可能对乳糜泻的发生风险或进展产生影响，延长母乳喂养时间可降低疾病的相关症状。婴儿饮食中面食添加时间对该病的影响尚不清楚，在出生后1年内随着摄入面食含量的增加，该病发病率也增加。传染性病原体可能也有影响，因为频繁的轮状病毒感染可增加该病的风险。这可能与肠道发生炎症时接触醇溶蛋白，可引起肠道通透性改变、增强抗原表达，由此增加患病的风险（图330-3）。

遗传学和发病机制

该病有家族聚集性，且同卵双生子中几乎100%发病率，提示其有遗传倾向。CD的主要病变在由DQA1 * 05和DQB1 * 02基因编码的DQ α β 异质二聚体。这种DQ分子存在于≥95%的乳糜泻患者中，而在对照组中仅20%~30%。DQ2阴性乳糜泻患者总是HLA DQ8阳性（DQA1 * 0301 / DQB1 * 0301）。基因剂量效应及对此现象的分子假说已经被提出，该理论系基于HLADQ2分子的数量和质量对谷蛋白肽呈递至T细胞过程的影响。其他非HLA基因与乳糜泻易感性也相关。全基因组关联研究已经证实这些基因变异会增加免疫反应的异常，如发生1型糖尿病。

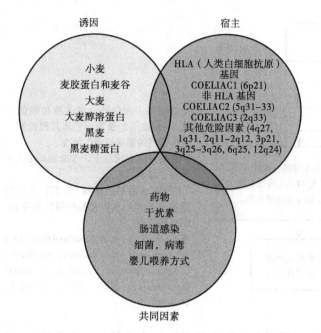

诱因　宿主

小麦
麦胶蛋白和麦谷
大麦
大麦醇溶蛋白
黑麦
黑麦糖蛋白

HLA（人类白细胞抗原）
基因
COELIAC1 (6p21)
非 HLA 基因
COELIAC2 (5q31-33)
COELIAC3 (2q33)
其他危险因素 (4q27,
1q31, 2q11-2q12, 3p21,
3q25-3q26, 6q25, 12q24)

药物
干扰素
肠道感染
细菌，病毒
婴儿喂养方式

共同因素

图 330-3 乳糜泻的诱发因素。HLA：人类白细胞抗原
摘自 Di Sabatino A, Corazza GR. Coeliac disease. Lancet, 2009, 373: 1480-1490

　　乳糜泻是 T 细胞介导的慢性自身免疫性疾病。肠腔酶处理异常、肠道通透性改变、先天免疫机制激活可能导致获得性免疫反应的发生。麦胶蛋白优势免疫表位可高度耐受管腔及黏膜面的消化；由此导致的不完全降解有利于发生免疫刺激和毒性作用。一些麦胶蛋白肽（p31-43）可以激活先天性免疫，特别是产生白介素 15（IL-15）。其他机制如 HLA DQ2 或 DQ8 分子激活固有层中 T 细胞。TG2 增强醇溶朊特异性 T 细胞作用；酶将特定的谷氨酰胺残基转化为谷氨酸，这将导致麦胶蛋白肽对 HLA DQ2 或 HLADQ8 具有更高的亲和力。麦胶蛋白激活产生细胞因子由干扰素-γ（IFN-γ）（Th1 倾向）介导；IFN-α，IL-18 及 IL-21 也参与了此过程的调节。随后发生复杂的黏膜改变，包括金属蛋白酶水平和生长因子的增加，导致经典的黏膜扁平。上皮内 CD8+ 细胞毒性淋巴细胞密度的增高也是乳糜泻的标志。IL-15 引起自然杀伤细胞受体 CD94 和 NKG2D 的表达以及压力分子在上皮的表达，从而增加细胞毒性、细胞凋亡及绒毛萎缩。

　　自身免疫最重要的证据是 TG2 血清抗体的存在。然而，自身免疫的机制仍在很大程度上尚未阐明。肝、淋巴结、肌肉中细胞外 TG2 IgA 沉积这一发现，表明 TG2 与肠源性自体抗体相关。乳糜泻的一些肠道外临床表现（如肝脏、心脏、神经系统）可能与自身抗体的存在有关。

■ 临床表现和相关疾病

　　乳糜泻的临床表现差异很大（表 330-4）。肠道

症状是出生 2 年之内确诊乳糜泻的患儿常见的表现。常见症状包括生长迟缓、慢性腹泻、呕吐、腹胀、肌肉萎缩、食欲缺乏和易怒（图 330-1）。少见症状有便秘、直肠脱垂或肠套叠。随着发病年龄增大和血清学筛查方法的应用，一些没有任何消化系统症状的肠外表现和相关疾病，已经日渐被发现，几乎涉及所有器官（表 330-5）。

　　乳糜泻最常见的肠外表现是对补铁治疗无效的缺铁性贫血；可发生骨质疏松症，但与成年患者相比，儿童经无麸质饮食可逆转骨质疏松的进展，并恢复正常骨峰值密度测量值。其他肠外表现还包括身材矮小、内分泌疾病、关节炎和关节痛，双侧枕叶钙化合并癫痫、周围神经病变、心肌病、慢性肺病、孤立高转氨酶血症，牙釉质发育不全，口疮性口炎和脱发。导致疾病严重程度和临床表现的多样性的机制目前上不清楚。营养不良或异常免疫反应仍被认为可能相关。

表 330-4　儿童和成人脂泻病的若干临床表现

系统	表现	（可能的）病因
胃肠	腹泻	吸收不良
	腹胀	小肠黏膜萎缩
	呕吐	
	食欲缺乏	
	减重	
	发育停滞	
	口疮性口炎	
血液	贫血	铁吸收不良
骨骼	佝偻病	钙/维生素 D 吸收不良
	骨质疏松症	
	牙齿釉质发育不全	
肌肉	萎缩	营养不良
神经	周围神经病	维生素 B1/维生素 B12 缺乏
	癫痫	
	易怒	
内分泌	身材矮小	营养不良
	青春期发育迟缓	钙/维生素 D 吸收不良
	继发性甲状旁腺功能亢进症	
皮肤	疱疹样皮炎	自身免疫
	斑秃	
	结节性红斑	
呼吸	肺含铁血黄素沉着症	

摘自 Mearin ML.Celiac disease among children and adolescents. Curr Prob Pediatr Adolesc Health Care , 2007,37:81-112

表 330-5 脂泻病病例发现的危险人群

一级亲属

疱疹样皮炎

不明原因的缺铁

贫血

自身免疫性甲状腺炎

1 型糖尿病

不明原因的不育

反复流产

牙轴质发育不全

Cryptic 高转氨酶血症

自身免疫性肝病

身材矮小

青春期延迟

Down, Williams, and Turner 综合征

应激性结肠综合征

不明原因的骨质疏松症

Sjögren 综合征

枕叶钙化癫痫

选择性 IgA 缺陷

Addison 病

IgA: 免疫球蛋白 A。摘自 Di Sabatino A, Corazza GR. Coeliac disease. Lancet ,2009, 373:1480-1490

表 330-6 脂泻病的临床谱

有症状的

Frank 吸收不良症候:慢性腹泻,发育停滞,体重减轻

肠外表现:腹泻,疲倦,高转氨酶血症,神经紊乱,身材矮小,牙齿釉质发育不全,关节痛,口疮性口炎

无症状的

在危险人群中,在大部分通过血清学筛查识别的病例中,尽管有绒毛萎缩的组织学证据,却无明显症状(见表 330-1)

潜伏的

有正常组织学表现,在别的时候,之前或之后,出现了谷蛋白依赖性肠病

潜在的

有阳性腹腔疾病血清学改变,但没有空肠组织学病变的证据

可能是,也可能不是症状性的

溃疡性空肠回肠炎或肠病相关 T 细胞淋巴瘤。

诊 断

血清学检测对乳糜泻的诊断十分重要;抗 TG2-IgA 敏感性 61% ~100%(中位 87%),特异性为 86%~100%(中位 95%)。生后 2 岁内确诊该病的患者中约 10% 缺乏抗 TG2-IgA 。对这些患者,建议行血清抗麦胶蛋白抗体检测。醇溶蛋白相关脱酰胺肽(D-AGA)抗体可被测定。与传统 AGA 相比,该肽抗体(IgG 和 IgA)有更好的敏感性和特异性。但该检测不适用于 IgA 不足的乳糜泻患者(一般人群相比增加 10 倍)。在 IgA 不足的情况下,应检查 D-AGA、抗肌内膜 IgG 或 TG2。临床高度疑诊,但血清学阴性的患者,需进行病理活检检查。

基因检测在诊断中越来越重要。小于 2% 的乳糜泻患者缺乏 HLA 特异性;与此同时,约 1/3 "正常"人群有一个或其他标记;这意味着检测 HLA DQ2 和(或)DQ8 对诊断乳糜泻有较高的阴性预测价值,但阳性预测值较低。因此,一些针对无谷蛋白饮食或高危组(例如一级亲属发病、胰岛素依赖型糖尿病患者、唐氏综合征患者)的研究中,如基因检测阴性,则可排除乳糜泻,以避免长期随访。

乳糜泻的最终诊断依赖于小肠黏膜病理活检(表 330-7)。根据欧洲儿科胃肠病、肝脏病学和营养(ESPGHAN)协会目前的标准,确诊乳糜泻有 2 个基本要求:当患者吃足量的谷蛋白时,小肠绒毛萎缩与隐窝增生、上皮组织异常增生,当无谷蛋白饮食后临床症状完全缓解。

循环中乳糜泻 IgA 相关抗体在诊断时存在、无谷蛋白饮食后消失,进一步证实该病的诊断。活检来明

沉默型乳糜泻越来越多地被认识,主要在乳糜泻患者无症状一级亲属的筛查中被发现。然而在这些患者中,小肠绒毛活检提示乳糜泻相关的严重黏膜病变。潜在乳糜泻是指患者筛查实验阳性,但小肠活检无乳糜泻证据。这些患者的随访很重要,因为他们将来可能发展为乳糜泻(表 330-6)。

在一些疾病,特别是自身免疫性疾病中,乳糜泻发生率高于正常人群。其中包括 1 型糖尿病、自体免疫性甲状腺疾病、艾迪生病、干燥综合征、自身免疫性胆管炎、自身免疫性肝炎、原发性胆汁性肝硬化、IgA 肾病、脱发和扩张型心肌病。这种联系被解释为共享相同 HLA 单倍体的结果。乳糜泻和其他自身免疫性疾病之间的关联不太明确。一旦这些疾病发病,他们不受无谷蛋白饮食的影响。其他相关疾病包括选择性 IgA 缺乏症、唐氏综合征、Turner 综合征和 Williams 综合征。

乳糜泻患者远期死亡率增高,确诊延迟和(或)不当饮食可导致死亡风险上升。非霍奇金淋巴瘤是主要的死亡原因。成人患者并发症包括难治性乳糜泻、

确无谷蛋白饮食后黏膜结构改变仅仅是对饮食改变后临床改善不明显的患者中强制进行。谷蛋白激发并不是强制进行，除非初始诊断有疑问时，例如初次活检未做或活检标本不合格或者无乳糜泻典型改变。

目前认为乳糜泻小肠组织学异常的范围比过去更广泛。在一些乳糜泻患者，只有腺窝增长及上皮内淋巴细胞增加的细微变化可能存在。在这些情况下，评估血清学和 HLA 类型对明确诊断十分重要。多点活检分析也是非常重要的。

然而，许多乳糜泻病例并不能确诊，诊断和未确诊比例可能高达 1:7。首先检测抗肌内膜或抗 TG2 抗体检测，其次再进行空肠活检，作为大规模筛查策略的性价比更高。有相关症状者或乳糜泻相关疾病的患儿均应该进行血清学的评估。

■ 治 疗

治疗乳糜泻唯一的方法是终身严格遵守无谷蛋白饮食（图 330-4）。这需要一个无小麦、大麦、黑麦饮食。尽管证据表明燕麦对大多数乳糜泻患者是安全的，但仍需注意在燕麦收割、铣和航运的过程中可能存在的污染。然而，在无谷蛋白饮食完善后再添加燕麦是可行的，可以很容易地发现是否出现不良反应。目前的共识是有无论症状与否，所有乳糜泻患者都应该进行

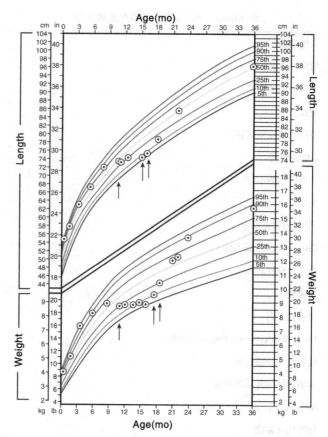

图 330-4　麸质过敏性肠病。生长曲线表明婴儿期从 0~9 月正常生长，开始进食含谷蛋白饮食后出现食欲不振和间歇性呕吐和腹泻（单箭头）。活检证实了诊断，无谷蛋白饮食治疗改善生长（双箭头）

无谷蛋白饮食。然而，有症状乳糜泻患者回避谷蛋白饮食后的疗效相对容易评估，但在无症状乳糜泻患者中评估起来较为困难。继续含谷蛋白饮食的沉默型乳糜泻患者，可能有营养风险，尤其骨量减少。对未经治疗的小肠病患者的健康风险知之甚少，这可能由于这部分患者无临床表现，从而无法评估。目前还没有指南涉及"潜在型"乳糜泻（乳糜泻相关血清学阳性但无肠道病变）是否需无谷蛋白饮食。

Codex Alimentarius 指南规定无谷蛋白定义为 <20 ppm，但是，尽管分析方法对谷蛋白检测已经达到令人满意的敏感性，但仍需更多关注到日常生活中乳糜泻患者可能摄入的谷蛋白量。目前数据似乎表明，阈值应该设置为 <50mg/d。但由于个体差异，可能较难制定一个通用阈值。

一个具备乳糜泻相关专业知识且经验丰富的营养师对整个家庭和孩子就饮食限制进行辅导教育十分重要。遵守无谷蛋白饮食十分困难，尤其是在青少年。建议乳糜泻患儿进行定期随访，评估包括症状、增长、体格检查，及坚持无谷蛋白饮食。定期测量 TG2 抗体水平，证据提示抗体滴度减少，可以作为坚持无谷蛋白饮食的间接证据，但是对轻微的饮食犯规并不敏感。

表 330-7　扁平黏膜的其他病因

自身免疫

肠病

热带口炎性腹泻

贾弟虫病

HIV 肠病

细菌过度生长

克罗恩病

嗜酸细胞性胃肠炎

牛奶蛋白诱导的肠病

大豆蛋白诱导的肠病

原发性免疫缺陷症

移植物抗宿主疾病

放化疗

蛋白质热能缺乏症

结核病

淋巴瘤

非谷蛋白食物不耐性

摘自 Di Sabatino A, Corazza GR.Coeliac disease, Lancet, 2009, 373:1480-1490

参考书目

参考书目请参见光盘。

330.3 其他吸收不良综合征

Philip M. Sherman, David Branski, Olivier Goulet

■ 先天性肠黏膜疾病

微绒毛相关疾病（先天性微绒毛萎缩）

微绒毛相关疾病是一种常染色体隐性疾病，出生后即表现有大量水样分泌性腹泻，是最常见的先天性腹泻原因。光学显微镜显示小肠黏膜弥漫性变薄，发育不全的绒毛萎缩、没有炎性浸润。光学显微镜下 PAS 和 CD10 染色，可见非常薄的或缺失刷状缘，PAS 阳性和 CD10 胞内夹杂物。电子显微镜显示肠上皮细胞缺失或稀疏的微绒毛。顶端肠上皮细胞的细胞质中包含电子致密分泌颗粒；微绒毛的特点是顶端膜退化。羊水过多不是 MID 一个重要的病史。新生儿通常表现为脱水和生长迟缓。尽管有肠外营养，持续腹泻和初始液体管理仍很困难。这种疾病如无长期肠外营养支持是致命性的。一些婴儿并发迅速发病的肝病，这与瘙痒有关。大多数孩子死于婴儿期或早期的童年。长效生长抑素模拟物奥曲肽是治疗的一线方法，可以减少一些婴儿粪便的体积（见第 331 章）。肠移植是治疗这种罕见的疾病唯一明确的方法。少见的轻症患者可存活至青年，并部分经口饮食。潜在的基因缺陷是 MYO5B 突变，该基因编码一个参与亚细胞运输的蛋白质。涉及多种类型的突变。

簇绒肠病

簇绒肠病（肠上皮发育不良）表现为生后 1 周内持续性水样腹泻，占婴儿期发病的长期腹泻婴儿的一小部分。症状通常不会在出生后立即出现，但在婴儿早期即表现。小肠黏膜活检的特征是局灶性上皮"丛"（肠上皮细胞紧密堆积成，顶部细胞膜峰峦叠状呈泪滴形），分布在 80%~90% 上皮表面。然而，典型的病理表现并不会在生后立即出现，而其他已知的肠病丛占上皮细胞 ≤ 15%。结肠上皮细胞病变更难以识别。电子显微镜不能帮助诊断。

这种疾病的发病机制可能是由于细胞与细胞、细胞与基质间传递障碍，因为 α2β 整合蛋白沿腺窝绒毛轴异常分布，桥粒芯蛋白表达增加，细胞桥粒的超微结构的变化。簇绒肠病常伴有点状的角膜炎和结膜发育不良，类似典型塔夫茨表现。簇绒肠病的遗传基础支持这种猜测，因为有研究报道了编码一种上皮细胞黏附分子的蛋白质 EPCAM 基因外显子 4 编码的氨基酸。

没有有效的治疗方法，所以需要长期的肠外营养与肠移植（见第 331 章）。此病涉及几种类型的基因突变，还需要进行基因型－表型关系的研究。

肠道内分泌紊乱

NEUROG3 基因的突变导致广泛的黏膜吸收障碍，呕吐、腹泻、生长迟缓、脱水、高氯代谢性酸中毒。进口饮食除了水，均会导致腹泻。小肠活检可见绒毛－隐窝结构正常，但神经内分泌细胞染色（例如抗嗜铬粒蛋白抗体）提示无杯状细胞和潘氏细胞这类分泌细胞的存在。治疗方案即全静脉营养和小肠移植。

■ 碳水化合物缺乏糖蛋白综合征和肠上皮细胞硫酸乙酰肝素缺乏症

先天性糖基化（碳水化合物缺乏糖蛋白，CDG）疾病是遗传病，由于细胞质和内质网 N- 聚糖聚积，导致各种症状（见第 81.6）。CDG I 都与蛋白质丢失性肠病有关。诊断依据：血清转铁蛋白的等电点聚焦、酶分析和（或）DNA 分析。口服甘露糖可以为 CDG Ib 提供有效的治疗，所以对合并低血糖症、甲状腺功能减退、和（或）甲状腺结合球蛋白缺乏症的患者早期诊断该病是十分有意义的。

先天性肠上皮细胞乙酰肝素缺乏症（CEHD）是一种难治性腹泻的罕见原因，合并蛋白质丢失性肠病腹泻，可能是碳水化合物缺乏糖蛋白综合征（cdg）1 型（也称为 Jaeken 综合征）（见第 81.6）的一种不常见表现。硫酸乙酰肝素是一种黏多糖，在肠道中发挥多个作用，包括限制血管中大分子如白蛋白。

■ 肠淋巴管扩张

肠淋巴管道淋巴引流的阻塞可以是先天性缺陷形成或继发因素导致（表 330-8）。先天性缺陷通常与身体其他部位的淋巴异常有关，如 Turner、 Noonan、和 Klippel-Trenaunay-Weber 综合征。继发性淋巴管扩张原因包括缩窄性心包炎、心脏衰竭、腹膜后纤维化、腹部结核病、和腹膜后恶性肿瘤。淋巴液富含蛋白质、脂肪和淋巴细胞，泄漏进入肠腔，导致蛋白质丢失性肠病、脂肪泻和淋巴细胞耗竭。低白蛋白血症、低丙球蛋白血、水肿、淋巴细胞减少、脂肪和脂溶性维生素的吸收不良、乳糜性腹水也经常发生。肠淋巴管扩张的表现还有腹水、周围性水肿、低白蛋白血症。

典型临床表现及粪便 α1- 抗胰提示本病诊断。

表 330-8　蛋白质流失肠病病因

黏膜炎症
感染
巨细胞病毒 (CMV)
细菌过度生长
侵袭性细菌感染
胃炎
Menetrier 病
嗜酸细胞性胃肠炎
肠炎
脂泻病
克罗恩病
嗜酸细胞性胃肠炎
热带口炎性腹泻
放射性肠炎
原发性肠淋巴管扩张症
继发性肠淋巴管扩张症
缩窄性心包炎
充血性心力衰竭
Fontan 术后
肠旋转不良
淋巴瘤
结节病
放射性治疗
结肠炎症
炎症性肠病
坏死性小肠结肠炎
先天性糖蛋白糖基化缺陷

影像学检查表现为贯穿全小肠的均匀、对称性黏膜皱襞增厚，是典型特征，但非特异性。小肠黏膜活检可以显示乳糜管扩张、绒毛变形、无炎性浸润。片状分布或少见的深层黏膜病变会导致假阴性结果。该病的治疗包括限制长链脂肪摄入，进食蛋白质和中链三酰甘油（MCT）配方饮食。淋巴管扩张年长儿给予低脂饮食，使用中链三酰甘油烹饪。较少需要肠外营养。如果只累及部分肠段，可以考虑手术切除。

■ 症状性腹泻

症状性腹泻（SD），也被称为表型腹泻（PD）或发 - 肝 - 肠症候群，是一种先天性肠病，表现为早发性严重腹泻，需要肠外营养。在西欧，该病在活产儿中发病率约 1/400 000 ~1/300 000。小于胎龄儿一般在出生 6 月内出现腹泻（绝大多数患儿在 1 月龄内发病）。他们有异常表现，包括面部先天性畸形：额头突出、塌鼻、眼距增宽、头发稀疏、结节性脆发症、毛发羊毛样、容易掉落、缺乏色素。约一半患者有肝脏疾病，包括广泛纤维化或肝硬化。尽管血清免疫球蛋白水平正常，但患儿有抗体应答异常，其体外增殖反应正常，但皮肤抗原测定异常。显微镜分析显示了扭曲的头发（扭曲发），aniso-and poilkilotrichosis，结节性脆发。病理分析显示非特异性的绒毛萎缩有或没有固有层的单核细胞浸润，没有上皮特定的组织学异常。最近，TTC37 基因的突变被发现为该综合征的原因。父母和（或）兄弟姐妹间共同发病表明该病可能与遗传相关，为常染色体隐性遗传。这种类型难治性腹泻的婴儿预后较差，因为大多数患者死亡年龄在 2~5 岁，其中一些合并早发性肝脏疾病。

■ 自身免疫性肠病

自体免疫肠病的症状通常为出生 6 月后出现慢性腹泻、吸收不良及生长迟缓。小肠组织学病变包含部分或完全绒毛萎缩、腺窝增生和固有层慢性炎性细胞增生。与麸质敏感性肠相比，上皮内淋巴细胞的增多并不是自身免疫肠病一个突出特点。通过正常小肠黏膜及肾脏组织免疫荧光测定可发现 ≥ 50% 的患者有特定血清抗肠上皮细胞抗体。有些患者抗杯状细胞抗体也可以被测定出。结肠也经常累及，有感染和结肠炎的临床特征。

常见的肠道外自身免疫性疾病，包括关节炎、膜性肾小球肾炎、胰岛素依赖型糖尿病、血小板减少、自身免疫性肝炎、甲状腺功能减退、溶血性贫血。必须排除潜在原发性免疫缺陷，尤其是男孩合并其他自身免疫疾病（糖尿病），因为有一部患儿有潜在免疫失调、多发内分泌病、肠病、X 连锁（IPEX）综合症（见第 120.5）。这个系统性自身免疫性疾病是由于 FOXP3 突变，该基因是负责调节性 T 细胞亚群正常发展的转录调节者。在 Schimke 型免疫 - 骨发育不良病例中也有自身免疫性肠病的报道。

自身免疫性肠病的治疗包括免疫抑制药物如泼尼松、硫唑嘌呤、环磷酰胺、环孢霉素和他克莫司。骨髓移植也是 IPEX 综合征一种有效治疗。

■ 前蛋白转化酶 1/3 不足

新生儿期发病的慢性水样腹泻，合并胰岛素过多、低血糖、性腺机能减退、肾上腺低能症。小肠活检显示非特异性肠病。年长患儿及其有症状兄弟姐妹间均有迟发性摄食过量相关的肥胖，提示常染色体隐性遗传可能。

■ 胆汁酸吸收不良

在原发性胆汁酸吸收不良患者中，回肠钠胆汁酸转运蛋白基因 *SLC10A2* 的突变，导致先天性腹泻、脂肪泻、胆汁酸肝肠循环中断及血浆胆固醇水平降低。胆汁酸通常在肝脏由胆固醇合成，分泌到小肠，在小肠促进脂肪、脂溶性维生素和胆固醇的吸收。胆汁酸在回肠末端重吸收，通过门静脉循环回到肝脏，并重新分泌到胆汁。通常，胆汁酸的肝肠循环是一个极其有效的过程；只有10%的肠胆汁酸未被重吸收并从粪便排泄。胆汁酸分泌大部分是自主的，增加胆汁酸的分泌能力有限。由于胆汁酸吸收不良引起胆汁酸池中胆汁减少导致脂肪泻，需要限制膳食脂肪摄入。未被吸收的胆汁酸刺激结肠氯排泄，导致腹泻，这与消胆胺，一种阴离子结合树脂相关。继发性胆汁酸吸收不良与回肠疾病如克罗恩病，以及部分回肠切除相关。

慢性新生儿期发病的腹泻又被认为是常染色体隐性脑腱性黄色瘤病，起因是先天性27羟化酶缺乏导致胆汁酸异常。这些孩子还存在幼年期发病白内障和发育迟缓。新生儿胆汁淤积也是一种表现。肌腱黄色瘤在20岁或30岁余发病。诊断的确定很重要，因为口服鹅去氧胆酸治疗是有效的。

■ 无 β 脂蛋白血症

无 β 脂蛋白血症是一种罕见的常染色体隐性脂蛋白代谢的紊乱（Bassen Kornsweig 综合征）（见第80章）。其与生后严重脂肪吸收不良相关。孩子生后1年生长迟缓，粪便苍白、恶臭、量多。腹部膨胀和深部腱反射消失，是周围神经病变的结果，继发于维生素 E（脂溶性维生素）缺乏症。智力发展趋于缓慢。10周岁之后，其肠道症状不太严重，但出现共济失调以及位置和振动感觉、意向震颤异常，除非能维持维生素 E 水平在正常范围内。这些后者症状提示后列、小脑、基底神经节病变。在青春期，如没有补充足够的维生素 E 可出现非典型色素性视网膜炎；如使用 TPGS 配方的维生素。

诊断依据包括外周血涂片棘细胞存在，血浆胆固醇极低（< 50 mg/dL），三酰甘油也很低（< 20 mg/dL）。乳糜微粒和极低密度脂蛋白不检测，低密度脂蛋白（LDL）分子几乎不参与循环。标志性三酰甘油异常堆积在十二指肠黏膜绒毛肠上皮细胞。

脂肪泻发生在年幼患儿，但其他营养吸收过程是正常的。佝偻病可能是无 β 脂蛋白血症和低 β 脂蛋白血症不常见的初始表现。佝偻病是因为脂肪泻相关钙损失和维生素 D 缺乏。微粒体甘油三酸酯转运蛋白（MTP）基因突变，导致 MTP 在小肠功能缺失。这种蛋白质参与正常合成和分泌极低密度脂蛋白及乳糜微粒。

没有特异性的治疗方法。应予补充大量脂溶性维生素 A、D、E 和 K。维生素 E[100~200mg/（kg·24h）] 可能改善神经和视网膜变性。限制长链脂肪摄入量可以缓解肠道症状；中链三酰甘油可用来补充脂肪摄入量。

■ 纯合子低 β 脂蛋白血症

纯合子低 β 脂蛋白血症（见第80章）被认为有常染色体显性遗传特点。纯合子形式以区别无 β 脂蛋白血症。这些患者的父母为杂合子，血浆低密度脂蛋白和载脂蛋白 - β 浓度较低，而无 β 脂蛋白血症患者父母的浓度正常。在小肠活检电子显微镜下，无 β 脂蛋白血症和低 β 脂蛋白血症的肠上皮细胞脂质空泡的大小不同：低 β 脂蛋白血症者存在许多小液泡，无 β 脂蛋白血症者存在较大的液泡。

■ 乳糜微粒保留疾病（艾迪生病）

乳糜微粒保留疾病是一种罕见的隐性疾病，乳糜微粒从肠上皮细胞胞外分泌存在异常。Sar1-GTP 促进内质网和高尔基体的转运，艾迪生病患者缺乏 Sar1b。这些患者有严重的肠道症状，如脂肪泻、慢性腹泻，及生长迟缓。棘红细胞增多症很少见，与无 β 脂蛋白血症中棘红细胞增多症相比，神经症状不严重。血浆胆固醇水平适度减少（<75mg/dL）和空腹三酰甘油是正常，但脂溶性维生素，尤其是和 E 非常低。治疗方法是早期积极补充脂溶性维生素和膳食脂肪摄入的调整，如同无 β 脂蛋白血症的治疗。

■ Wolman 病

Wolman 病是一种罕见的致命性脂质积累疾病，其导致脂肪沉积在多个器官，包括小肠。除了呕吐、严重腹泻、肝脾大，还有淋巴阻塞导致的脂肪泻。溶酶体酸性脂肪酶的缺乏可能是该病的潜在原因（见第80章）。成功的骨髓移植可使外周血白细胞溶酶体酸性脂肪酶酶的活性正常化，随后解决腹泻及痊愈。

参考书目

参考书目请参见光盘。

330.4 肠道感染和寄生虫感染相关性吸收不良

David Branski, Raanan Shamir

在免疫功能正常儿童中，原发性肠道感染和寄生虫感染导致吸收不良较为罕见，可能发生感染弯曲杆菌、志贺氏杆菌、沙门氏菌、贾第鞭毛虫、隐孢子虫、球孢子菌、轮状病毒。这些感染相关吸收不良更常见于免疫力低下患者中。

■ 感染后腹泻

在婴儿和年幼儿中，慢性腹泻可发生在感染性肠炎后，不管哪种病原体。腹泻的发病机制并不清楚，可能与继发性乳糖酶缺乏、食物蛋白过敏、抗生素相关性结肠炎（包括艰难梭状芽孢杆菌毒素导致的伪膜性结肠炎）中一种或多种机制相关。

支持治疗，继发性乳糖酶缺乏者予无乳糖饮食，婴儿可能需要半要素饮食。益生菌的疗效仍需更严谨的临床试验证实。

■ 细菌过度生长

在结肠中正常大量细菌（1011~1013 cfu/g 粪便）与宿主存在共生关系，提供营养和保护宿主免受致病菌侵害。小肠和胃里的细菌过量是有害的。细菌通常只少数存在于胃和小肠。胃酸 pH 防止摄入的致病菌侵害小肠，两餐之间或晚上小肠蠕动和移行性复合运动可以净化小肠；回盲瓣防止结肠细菌回流到回肠。黏膜防护如粘蛋白和免疫球蛋白防止小肠细菌过度生长。细菌过度繁殖是由于临床条件改变，胃液 pH 改变或小肠蠕动异常以及一些疾病，如部分肠阻塞、憩室、短肠道、肠道重复、糖尿病、特发性假性肠梗阻综合征、硬皮病、早产儿、免疫缺陷和营养不良及其他因素与小肠细菌过度生长相关。

小肠引流液培养和乳果糖氢呼气试验可为诊断提供依据。乳果糖是一种合成的二糖其不会被黏膜刷状缘酶消化，但可以由细菌发酵。呼气中氢浓度高及浓度快速升高支持细菌过度生长的诊断，但假阳性结果也常见。

细菌过度生长导致肠腔处理膳食脂肪能力下降，而胆汁盐被细菌早期解离、维生素 B12 吸收不良、微绒毛刷状缘病变性吸收不良，导致脂肪泻。细菌消耗维生素 B_{12}、增强叶酸合成导致血清维生素 B12 降低和叶酸水平升高。D- 乳酸（L- 乳酸同分异构体）生产过剩会导致昏迷、神经功能障碍及 D- 乳酸酸中毒休克。如患儿处于细菌过度生长高风险，即神经功能恶化和不能被可衡量酸如 L-lactate 解释的高阴离子间隙代谢性酸中毒，需警惕乳酸酸中毒。d- 乳酸测量是必需的，因为标准乳酸测定仅测量 L- 乳酸。

细菌过度生长的治疗主要是纠正潜在的原因，如部分梗阻。口服抗生素是主要的治疗。2~4 周的甲硝唑初始治疗的作用持续数月。抗生素包括阿奇霉素、SMZ、环丙沙星、甲硝唑是必需的。其他替代品时口服抗生素如氨基糖甙类。偶尔，抗真菌治疗也用来控制肠道真菌生长。

■ 热带口炎性腹泻

某些热带地区本土和外籍人士，即使移民很久以后，仍呈现弥漫性小肠黏膜病变——口炎性腹泻。流行地区包括印度南部、菲律宾和加勒比海的一些岛屿。在非洲、牙买加、和东南亚不常见。这种疾病的病因还不清楚，因为其继发于急性腹泻性疾病暴发后，抗生素治疗后好转，提示可能是感染性病因。全世界发病率下降，可能与发展中国家肠胃炎常规使用抗生素有关。

临床症状包括发烧和水样腹泻后不适。约 1 周后急性功能消退，食欲缺乏症、间歇性腹泻、和慢性吸收不良导致严重营养不良，其特征是舌炎、口腔炎、唇干裂、夜盲症、色素沉着过度和水肿。还可有肌肉萎缩、腹部膨胀。巨红细胞性贫血是叶酸和维生素 B12 缺乏导致。

通过小肠活检明确诊断，病理活检提示绒毛压扁、腺窝增生、固有层的慢性炎性细胞浸润及上皮细胞脂质积累。

治疗方案为营养补充，包括补充叶酸和维生素 B12。为了防止复发，推荐口服叶酸（5mg）和四环素或磺胺类药 6 个月。患者继续驻留在一个特有的热带地区的患者中约 10%~20% 会复发，其他抗生素可能是必要的。

■ 惠普尔病

Whipple（惠普手）病是一种慢性多系统疾病。这是一个罕见的疾病，尤其是在儿童中。这种疾病有一种病原体，Tropheryma whipplei 菌，可从病变淋巴结组织中培养出。该综合征包括体重下降、腹泻、腹痛、隐匿性肠黏膜出血、肝脾大、肝炎和腹水。其他器官和系统如关节、眼睛、心脏、肾脏也可累及，可能出现神经和精神症状。

诊断依据巨噬细胞活检 PAS 染色阳性及 PCR 识别 T . whipplei。

复方磺胺甲噁唑等抗生素治疗需要 1~2 年。近来推荐的方案：静脉注射头孢曲松或美罗培南 2 周，后服用复方磺胺甲噁唑 1 年。

参考书目

参考书目请参见光盘。

330.5　免疫缺陷疾病

Ernest G. Seidman, David Branski

吸收不良可发生于先天性免疫缺陷疾病者，慢性腹泻及生长迟缓是该病常见表现。体液和细胞免疫缺陷均可能参与，包括选择性 IgA 缺乏症、丙球蛋白缺乏、常见的变量（CVID）免疫缺陷疾病、重度联合免疫缺陷症、Wiskott-Aldrich 综合征或慢性肉芽肿性疾病。尽管大多数选择性 IgA 缺乏症患者无症状，贾第虫病或非特异性肠病细菌过度生长导致的吸收不良可能发生。据报道约 60%CVID 儿童发生吸收不良综合征或慢性非感染性腹泻，特别是在低记忆 B 细胞计数亚型中。也有报道晚发性 CVID~10% 的患者吸收不良，常继发于贾第虫病。在 IgA 缺乏和 CVID 患者中乳糜泻较为常见。

然而，更难以排除乳糜泻的诊断，是因为缺乏可靠性的以 IgA - 和 IgG 为基础血清学检测。由于慢性轮状病毒、贾第虫病、细菌过度生长，和蛋白质损失肠病导致的吸收不良被公认可能是 X 连锁丙球蛋白缺乏的并发症。免疫缺陷相关吸收不良可因绒毛萎缩和二级双糖酶缺乏症加重。在慢性肉芽肿性疾病，吞噬功能受损和整个消化道肉芽肿形成，类似克罗恩病。除了生长迟缓，免疫缺陷相关吸收不良的微量营养素缺乏十分复杂，包括维生素 A、E、B12 和钙、锌、铁。

总体上，在儿童中免疫缺陷如低丙球蛋白血症常常继发于其他疾病，如癌症和化疗、慢性感染、吸收不良、肾病综合征或心脏疾病。营养不良、腹泻，及生长迟缓在未经治疗的艾滋病毒感染儿童很常见。胃肠道感染的风险与 CD4 细胞计数下降相关，机会性感染菌包括隐孢子虫、巨细胞病毒、胞内鸟分枝杆菌、等孢子球虫、微孢子虫、白色念珠菌、星状病毒、杯状病毒、腺病毒，及普通肠道细菌病原体。在这些患者中，隐孢子虫会导致慢性分泌性腹泻。

癌症化疗能破坏肠黏膜，导致继发性双糖（如乳糖）吸收不良。骨髓移植后，移植物抗宿主病导致的黏膜损害会引起腹泻和吸收不良。小肠活检显示非特异性绒毛萎缩，炎性细胞混合浸润，细胞凋亡增加。癌症化疗和骨髓移植导致胰腺损伤，继发胰腺外分泌功能不全。

参考书目

参考书目请参见光盘。

330.6　免疫增生性小肠疾病

Ernest G. Seidman, David Branski

小肠恶性淋巴瘤分为三个亚型：霍奇金淋巴瘤、非霍奇金淋巴瘤和地中海淋巴瘤。儿童中最常见的是霍奇金淋巴瘤，典型病变累及回肠末端。少见的"西方"类型非霍奇金淋巴瘤（通常是大型 b 细胞型）可以累及多部位小肠，而地中海淋巴瘤主要累及近端小肠。世界卫生组织（WHO）定义免疫增生性小肠疾病（IPSID）为地中海淋巴瘤相关综合征，其早期阶段不像一个真正的恶性淋巴瘤。许多"分泌"IPSID 综合征患者血清或其他体液免疫球蛋白水平有不同程度异常，如缩短的 α 重链。世界卫生组织分类中定义合并重链疾病的 IPSID 为一种累及淋巴结外边缘区 b 细胞的特殊病变，小肠黏膜相关淋巴组织淋巴瘤（MALT）。

IPSID 往往发生在地中海盆地、中东、亚洲和非洲地区的年长儿童和年轻人的近端小肠。贫困和婴儿期频繁的肠胃炎是前期危险因素。最初的临床表现是间歇性腹泻和腹痛。随之而来的是吸收不良性慢性腹泻（60% ~80%）、蛋白质丢失性肠病、体重减轻、杵状指和生长异常。晚期并发症常见有肠梗阻、腹部肿块及腹水。

原发性非免疫增生性小肠淋巴瘤的小肠病理通常较为典型，累及特定的小肠部位，而病变部位之间为正常组织，而 IPSID 病变是弥漫性的，累及大片段小肠，有时甚至整个小肠，从而导致吸收不良。分子和免疫组织化学研究表明与空肠弯曲杆菌的感染相关。鉴别诊断包括慢性肠道感染（寄生虫、热带口炎性腹泻）、乳糜泻和其他淋巴瘤。影像学检查包括 CT 扫面提示多个充盈缺陷、溃疡、狭窄及肠系膜淋巴结肿大。

诊断通常依据内镜活检和（或）外科手术结果。胃镜检查提示十二指肠和近端空肠黏膜增厚、充血、结节状。随着病情的进展，肿瘤通常出现在近端小肠，很少累及胃。诊断需要十二指肠和空肠黏膜多点活检，有心形细胞和浆细胞黏膜致密浸润。高危大细胞浆细胞性和免疫母细胞性淋巴瘤的特点是异性浆细胞的增多，即黏膜下层、固有肌层中浆细胞和免疫母细胞聚积，随后成片发育不良。IgA 的血清标志，α 重链副蛋白，存在于大多数患者中。

早期 IPSID 阶段抗生素治疗可使 30%~70% 患者完全缓解。然而，大部分未经治疗的 IPSID 进展为浆细胞性和免疫母细胞性淋巴瘤，侵犯肠壁和肠系膜淋巴结，并可转移至远处器官，需要化疗。

参考书目

参考书目请参见光盘。

330.7　肠综合征

Jon A. Vanderhoof, David Branski

短肠综合征是先天性畸形或切除小肠导致。短肠综合征的原因表330-9中列出。大于50%的小肠有或无合并部分大肠病变，广泛性吸收不良或特殊营养素不足的症状取决于切除肠段的部位。出生时，小肠的长度为200~250cm，至成年后小肠长至300~800cm。婴儿期肠切除预后比成人患者更好，是因为儿童肠道有增长的潜能。婴儿肠管短于15cm但有回盲瓣，或肠管20cm无回盲瓣有更好的预后，最终可脱离全肠外营养（TPN）。

除了肠管的长度，切除的解剖位置也很重要。空肠有更多的皱褶和更长的绒毛。近端100~200cm空肠是吸收碳水化合、蛋白质、铁和水溶性维生素的主要部位，而脂肪的吸收在远端小肠。肠切除部位不同导致特定的营养物质吸收不良。维生素B12和胆汁盐只在回肠末端吸收（图330-5）。空肠切除术后预后比回肠切除术后更好，是因为回肠更适应吸收营养物质和水分。钠和水在回肠吸收相对更多。回肠切除对水电解质吸收影响更大，因为剩余回肠对钠和水吸收不良；回肠胆汁盐吸收不良导致结肠液体和电解质的分泌增加。

■ 治 疗

肠切除术后，治疗短肠综合征首先是改善大量液体和电解质的损失，虽然初期肠管能耐受这些损失。

通常通过肠外营养提供营养支持。应行中心静脉置管来进行肠外液体和营养支持。应评估引流液或粪便排泄量，充分补充液体和电解质损失。尿钠测定评估血Na$^+$是防止血Na$^+$过低的有效方法。保持尿Na$^+$高于K$^+$以确保Na$^+$摄入充足。口服葡萄糖电解质治疗可改善肠道钠吸收，尤其是无结肠患者。

切除术后最初几周之后，液体和电解质损失将稳定，而治疗的重点转变到逐渐恢复肠内喂养的肠功能康复。连续少量肠内营养应该从水解蛋白配方和高中

表 330-9　短肠综合征的病因

先天性
先天性短肠综合征
肠道多发闭锁
腹裂
肠切除
坏死性小肠结肠炎
肠扭转伴或不伴肠旋转不良
长段巨结肠疾病
胎粪性腹膜炎
克罗恩病
创伤

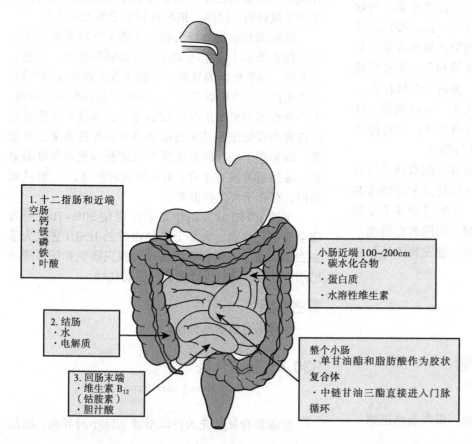

1. 十二指肠和近端空肠
· 钙
· 镁
· 磷
· 铁
· 叶酸

2. 结肠
· 水
· 电解质

3. 回肠末端
· 维生素 B$_{12}$（钴胺素）
· 胆汁酸

小肠近端 100~200cm
· 碳水化合物
· 蛋白质
· 水溶性维生素

整个小肠
· 单甘油酯和脂肪酸作为胶状复合体
· 中链甘油三酯直接进入门脉循环

图 330-5　小肠营养的吸收因部位而异。

链三酰甘油配方开始，以刺激肠道激素分泌，促进黏膜增长。肠内喂养可增加胰胆汁分泌，减少肠外营养导致的胆汁淤积。婴儿应尽快给予少量的水，然后定期经口喂养来维持口腔喂食的兴趣，减少或避免发展到厌恶口服。随着肠道适应性的发展，肠内喂养逐渐增加，而减少肠外补充，促进肠黏膜增殖和肠道长度增加。

随着肠道吸收能力最大程度的恢复，需关注特定微量元素和维生素的缺乏的评估以及感染后黏膜吸收不良等暂时性问题的治疗。胃肠道感染如轮状病毒或小肠细菌过度生长可能导致吸收不良患者恢复完整的肠内喂养治疗失败。

大便排泄量显著增加或碳水化合物吸收不良的证据（粪便 pH<5.5 和还原物质测定阳性）限制进一步增加肠内喂养。持续提高并缓慢增加肠内营养比例，直到所有营养素都能被肠内营养提供。然后才能更改进食方案，包括增加口服或大量进食。

大量粪便排出的患者，增加可溶性纤维和止泻药物如洛派丁胺和抗胆碱能类可能是有益的，尽管这些药物会增加细菌过度生长的风险。消胆胺可以有利于远端回肠切除的患者，但其潜在损耗胆汁酸池可以增加脂肪泻。短肠婴儿常见细菌过度繁殖，可以延缓肠内喂养的进度。经验性甲硝唑治疗或其他抗生素通常是有用的。高脂肪和低碳水化合物饮食可能有助于减少细菌过度生长以及增强适应性。

■ 并发症

短肠综合征的长期并发症包括肠外营养相关的中心导管感染、血栓形成、肝内胆汁淤积、肝硬化和胆结石。适当的预防中心导管感染和导管相关性血栓形成是极其重要的。一些患者需要长期肠外营养支持，无法进行中心导管置管可能有致命性风险。新生儿期应该避免不适当的去除或更改中心置管。其他末端回肠切除的并发症包括维生素 B_{12} 缺乏症，该病可能发生在肠外营养停止后 1~2 年。长期监测维生素 B_{12}、叶酸、铁、脂溶性维生素和微量元素如锌和铜，是很重要的。肾结石可能发生在继发于脂肪泻的高草酸尿症（草酸钙结合多余的脂肪，而不结合草酸，所以更多的草酸被重吸收、随尿液排泄）。短肠综合征患者中，静脉血栓形成和维生素缺乏与高同型半胱氨酸血症相关。肠内喂养过程中可出现（片状轻度结肠炎）结肠炎性便血，称为"喂结性肠炎"，其发病机理尚不清楚，但其通常是良性的，可予低致敏性的饮食或柳氮磺胺吡啶治疗来改善。

经过数年的肠康复治疗，如果患者仍无法实现完全肠内喂养，可考虑外科肠道延长手术。在某些肠外营养并发症患儿中，特别是肝衰竭，可考虑小肠和肝脏移植（见第331章）。

330.8 性营养不良

Raanan Shamir, David Branski

在发展中国家，原发性营养不良（如营养不足）是很常见的，直接增加疾病负担和死亡率（见第43章）。在发达国家，慢性营养不良主要是由于食物摄入减少、吸收不良综合征、慢性疾病患儿营养需求增加，住院儿童发生率 11%~50%。儿童不合理配方会导致严重的营养不良。营养不良的评估包括膳食摄入量、病史（食欲缺乏、呕吐、吞咽困难、情绪和行为变化、腹痛、腹泻），人体测量（例如体重/年龄和体重/身高比降低，BMI< 第五百分位），营养不良的临床症状（缺铁性贫血的萎缩性舌或缺锌脱发锌）。

营养不良的儿童可能导致免疫低下、伤口愈合不良、肌肉无力和心理异常。营养不良短期后果（致残率、发病率和死亡率增高）和长期后果（最终身高降低、低智商、劳动力减弱）。住院儿童的营养不良导致增加感染性并发症、延迟恢复时间、增加住院时间及成本、增加再次入院率、增加死亡率。

营养不良儿童的营养康复在 43 章讨论。

腹泻脱水使慢性营养不良复杂化这是一种普遍现象。感染性腹泻常见于热带和亚热带国家、卫生习惯差地区及免疫功能不全患者（艾滋病毒、先天性免疫缺陷），异常免疫反应是与慢性营养不良本身相关。患有慢性疾病，儿童腹泻可能有潜在疾病，应该进一步寻求病因。包括不遵守无谷蛋白饮食的乳糜泻者、不遵守胰腺酶治疗的囊肿性纤维化者和炎症性肠病（IBD）复发者。在炎症性肠病患者中，应排除感染性腹泻和梭状芽孢杆菌感染，才能确定复发。营养不良本身会导致胰腺外分泌功能不全，进而加剧吸收不良和腹泻。

严重营养不良的婴儿和儿童，很多症状通常用来评估脱水或休克是不可靠的。严重的营养不良可能伴有脓毒症；因此，感染性休克患儿可能没有腹泻、口渴或凹陷的眼睛，但可能是低温、低血糖或发热。心电图（ECG）经常提示心动过速、低振幅、T波持平或倒置。心脏储备功能下降，心脏衰竭也是一种常见的并发症。

长期营养不良患可能有脱水的临床症状，但尿渗透压仍偏低，肾酸化能力有限。

长期营养不良儿童腹泻的治疗基于三个原则：口服补液纠正脱水、快速恢复常规饮食避免长时间禁食，治疗腹泻原发病因。

治疗脱水时，必须记住，在脱水和营养不良的婴儿中细胞间隙过度膨胀可推断细胞内低渗透压。因此，这种情况下应给与低渗性口服补液方案。当经口补液不能进行时，可考虑胃管，应该尽可能避免静脉注射治疗。

重度脱水患者的初始静脉治疗目的是改善患者的循环和增加细胞外容量。水肿者，液体性质和补液速度需根据病情程度调整，以避免容量过多和肺水肿。休克或严重贫血者应给予输血治疗。有排尿正常者应尽早补充含钾盐。补镁治疗可更快速改善临床和心电图表现。

慢性营养不良患者容易发生重新喂养综合征。因此，初始热量不应超过前日日摄入量，通常开始给予静息能量消耗的 50% ~75%，如没有发生严重的血钠、钾、磷、钙、镁异常，应迅速增加热量以达到热量目标。纠正营养不良和追赶生长不是这些患者初始治疗目标，但在营养康复计划中是必要的。

参考书目

参考书目请参见光盘。

330.9 酶缺陷

Michael J. Lentze, David Branski

■ 碳水化合物吸收不良

碳水化合物吸收不良的症状包括水样腹泻、胀气、腹胀和疼痛。有些孩子是无症状的，除非吸收不良的碳水化合物大量消耗。双糖酶存在于小肠刷状缘膜。双糖酶缺乏症可以是由于遗传缺陷或继发于小肠上皮损伤，如感染或炎症性疾病。

未被吸收的碳水化合物进入大肠，被肠道细菌发酵，产生有机酸和气体，如甲烷和氢气。气体会引起不适感，未被吸收的碳水化合物和有机酸导致渗透性腹泻，其特点是酸性 pH 和大便存在还原或未还原糖。呼气中可探测到氢气，提示未被吸收的碳水化合物发酵（H2- 呼气测试）。

■ 乳糖酶缺乏

先天性乳糖酶缺乏是罕见，症状发生在暴露于牛奶中的乳糖之后。全世界报道数少于 50 个病例。在先天性乳糖酶缺乏症患者，已发现 5 个 LCT 的编码区基因突变。在大多数患者（84%）中发现一个无意义突变纯合性，4170T-A（Y1390X; OMIM 223000），指定的 Fin。

原发性成人型低乳糖酶症是由乳糖酶活性下降明显，大多数哺乳动物断奶后发生。胎儿期刷状缘乳糖酶表达较少，，晚期胎儿及生后 3 年之内该表达水平增高，之后随着年龄的增长逐渐减少。乳糖酶水平下降在不同民族间存在差异。乳糖酶缺乏发生在 15% 的白人成人、40% 的亚洲成人和 85% 的美国成年黑人。乳糖酶是由单个基因编码（LCT）~50 kb 位于染色体 2q21.C / T（-13910）多态性 MCM6 基因，被认为与大多数欧洲成人型低乳糖血症。在 3 个非洲种群中——坦桑尼亚人、肯尼亚和苏丹，3 个 SNPs,G/C(14010-),T/G（13915-）,C / G（13907-）被确定是乳糖耐受性和衍生等位基因，大大增强了乳糖酶基因启动子的转录。

继发性乳糖不耐受是由于小肠黏膜损伤（乳糜泻、轮状病毒感染），通常是短暂的，黏膜愈合后改善。

乳糖酶缺乏可通过呼气氢测试或经小肠活检测量黏膜组织乳糖酶活性来诊断。诊断测试不是强制性的，往往简单的饮食变化如减少或消除乳糖饮食，可缓解症状。

乳糖酶缺乏的治疗包括无牛奶饮食。无乳糖奶粉（豆基配方或牛奶配方）可用于婴儿。在大一点的孩子，可以接受低乳糖牛奶。添加乳糖酶的乳制品通常可缓解症状。

酸奶中含有的细菌能产生乳糖酶，因此在多数乳糖酶缺乏患者可使用。硬奶酪有少量的乳糖，一般耐受性良好。

■ 果糖吸收不良

儿童进食大量富含果糖、玉米糖浆或自然水果果糖的果汁，可以表现为腹泻、腹胀和体重增加缓慢。限制饮食中果汁的少摄入可缓解症状，可避免不必要检查。果糖氢呼吸测试可以帮助果糖吸收不良的诊断。果糖吸收不良的原因是肠刷状缘膜表面 GLUT-5 转运体大量减少，可发生在约 5% 的人口。

■ 蔗糖酶 - 异麦芽糖酶缺乏

蔗糖酶 - 异麦芽糖酶缺乏是一种罕见的常染色体隐性疾病，其蔗糖酶消化能力完全丧失以及麦芽糖酶消化活动下降。蔗糖酶 - 异麦芽糖酶复合体是由 3364bp 基点 mRNA 编码的 1927 个氨基酸组成。该基因定位在 3 染色体上，有 30 个外显子可编码 106.6 kb。大多数蔗糖酶 - 异麦芽糖酶突变导致缺乏酶蛋白质合成（null 突变）。导致翻译后加工缺陷。

大约有 2% 的欧洲人和美国人携带突变杂合子。蔗糖酶缺乏症是特别常见于土著格陵兰人（约 5%），他们往往伴随着乳糖酶缺乏。

蔗糖酶－异麦芽糖酶缺乏症状通常开始时婴儿暴露于蔗糖或葡萄糖聚合物饮食。这可能发生在摄入婴儿无乳糖配方奶粉或高浓度食物，特别是水果和糖果。可看到腹泻、腹痛和生长不良。偶尔有患者症状出现在童年后期甚至成年，但认真复习病史可发现症状其实更早时期已出现。蔗糖酶－异麦芽糖酶吸收不良的诊断依据大便酸水解还原产物，因为蔗糖是一种非还原糖。诊断方法还包括氢呼气试验或小肠活接直接酶测定。

最主要的治疗方法是终生限制含蔗糖饮食。纯化酵母菌的酶替代，sacrosidase（Sucraid），可高度有效的辅助饮食限制治疗。

■ 葡萄糖－半乳糖吸收不良症

目前报道超过 30 种钠／葡萄糖共同转运蛋白体不同基因突变（SGLT1）。这些突变引起的一种罕见的常染色体隐性疾病，肠道葡萄糖和半乳糖／Na+ 共同转运蛋白体系统异常，导致渗透性腹泻。因为大多数饮食中糖类为多糖或二糖，含葡萄糖或半乳糖，腹泻发生在摄入葡萄糖、母乳或传统乳糖配方。导致严重脱水和酸中毒，甚至死亡。

大便呈酸性，含糖。该缺陷患者对果糖正常吸收，小肠功能和结构是正常的。间歇或永久性禁食或葡萄糖负荷后糖尿是运输异常是一种常见表现，也可发生于肾脏。水样便中还原物质的存在、伴低血糖的轻微糖尿高度提示葡萄糖－半乳糖吸收不良。葡萄糖和半乳糖吸收不良根据氢气呼吸试验很容易诊断。首剂 0.5g/kg 葡萄糖是安全的，如有必要，第二次予 2g/kg。呼气中氢会上升，超过 20ppm。小肠活检有利于明确绒毛结构和双糖酶活性正常。明确 SGLT1 突变是高危人群行产前筛查成为可能。

治疗包括严格限制葡萄糖和半乳糖摄入。果糖是唯一被认为安全的碳水化合物，应该按 6%~8% 的浓度添加到碳水化合物回避饮食中。婴儿给予该配方饮食后，腹泻立即停止。尽管这个缺陷是永久性的，但在以后的生活中，少量的葡萄糖、淀粉或蔗糖等摄入仍可能会耐受。

■ 胰腺外分泌功能不全

胰腺外分泌功能不全疾病将在 341 章讨论。囊胞性纤维症是最常见一种与胰腺外分泌功能不全有关的先天性疾病。虽然罕见，其次常见的儿童胰腺功能不全原因是 Shwachman-Diamond 综合征。其他导致胰腺外分泌功能不全的罕见疾病是 Blizzard-Johanson 综合征（严重的脂肪泻、鼻翼发育不全、耳聋、甲状腺功

能减退、头皮缺陷）。皮尔森骨髓综合征（铁粒幼红细胞性贫血、不同程度的中性粒细胞减少症、血小板减少症）和孤立的胰腺酶缺乏症（脂肪酶、共脂肪酶和脂肪酶的辅脂肪酶、胰蛋白酶原、淀粉酶）。缺乏肠激酶（一种关键酶，近端小肠产生，促进胰蛋白酶原转换为胰蛋白酶），导致类似胰腺外分泌功能不全的临床症状。

自身免疫性多发内分泌综合征 1 型是一种罕见的常染色体隐性疾病，是由于自身免疫调节基因（AIRE）的突变。慢性皮肤黏膜念珠菌病与甲状旁腺、肾上腺皮质、胰腺 β－细胞、性腺、胃壁细胞及甲状腺异常。胰腺功能不全和脂肪泻与这些异常有关。

■ 肠激酶（肠肽酶）缺乏症

肠激酶（肠肽酶）是小肠刷状缘酶。它负责胰蛋白酶原被激活为胰蛋白酶。缺乏这种酶导致严重腹泻、吸收不良、未能茁壮成长、生长迟缓以及出生后水肿。

肠激酶缺乏症是由 21q21 染色体丝氨酸酶－7 基因（PRSS7）突变导致。通过检测小肠该酶水平可以确定诊断。治疗这种罕见的常染色体隐性疾病包括补充胰酶，以及婴儿期蛋白质水解配方奶粉及添加 MCT 饮食。

■ 胰蛋白酶原缺乏症

胰蛋白酶原缺乏症是一种罕见综合征，其症状类似于肠激酶缺乏症。肠激酶催化胰蛋白酶原转化为胰蛋白酶，胰蛋白酶又激活各种胰酶原，如胰凝乳蛋白酶、羧肽酶原及弹性蛋白酶原。胰蛋白酶原不足导致生后不久即出现严重腹泻、吸收不良、生长迟缓和低蛋白血症性水肿。

胰蛋白酶原基因位于染色体 7q35。治疗方案与治疗肠激酶缺乏症一样，婴儿期补充胰酶，以及蛋白水解奶粉配方添加 MCT。

330.10　肝胆道疾病引起吸收不良

Anil Dhawan, David Branski

脂肪和脂溶性维生素的吸收在很大程度上取决于足够的胆汁流向小肠提供胆汁酸。大多数肝、胆道疾病导致胆汁排泄异常，导致长链脂肪酸和维生素如 A、D、E 和 K 吸收不良。此外，严重的门脉高压导致门脉高压肠病，导致营养吸收较差。失代偿性肝脏疾病导致食欲缺乏症和能源支出增加，进一步扩大热卡摄入与净吸收的差距，导致严重的营养不良。不管是否进行肝脏移植，足够的营养补充是改善预后必不可少

的治疗方式。这通常包括富含中链脂肪酸的牛奶配方、补充维生素，但口服困难时予连续或胶囊肠内喂养。

维生素 D 缺乏通常生化检查发现，孩子较少发生病理性骨折。补充维生素 D 与水溶性维生素 E 复合制剂 [聚乙二醇 1000 维生素 E 琥珀酸酯（T PGS）] 可加强维生素 D 的吸收。在婴幼儿，口服维生素 D3 的剂量 1000U /（kg·24h）。1 月后，如果体内血清 25 - 羟维生素 D 水平仍低，需口服同等剂量的维生素 D 和 TPGS。之后每 3 月复查 25 - 羟维生素 D 水平，必要时调整剂量。

合并慢性胆汁淤积的维生素 E 缺乏症患者通常没有症状，但可以表现为进行性神经系统综合征，其中包括周围神经病变（体现为深部腱反射损失和眼肌麻痹）、小脑性共济失调、和后续一列功能障碍。早期病程中，经治疗部分症状可逆；后期症状可能不可逆。维生素 E 缺乏症较难识别，因为淤胆型肝病患者的高水平血脂可虚假提升血清维生素 E 水平。因此，测量血清维生素 E/ 血清总脂质比十分重要；<12 岁患者的正常水平 > 0.6，而 > 12 年患者 > 0.8。口服水溶性维生素 E 制剂（TPGS，Liqui-E）可预防神经系统症状，新生儿期剂量为 25~50U/d，儿童为 1U/（kg·d）。

维生素 K 缺乏可能发生由于胆汁郁积和儿童脂肪吸收障碍。肝脏疾病患者中，区分维生素 K 缺乏相关的凝血障碍与继发于肝脏合成异常的凝血障碍十分重要。单一静脉注射维生素 K 不能纠正肝衰竭患者凝血酶原时间延长，但这种应答缺陷仅几小时。容易擦伤可能是第一个迹象。在新生儿胆汁淤积，维生素 K 缺乏症相关的凝血障碍可并发致命性颅内出血，对胆汁淤积患儿定期检测凝血酶原时间来检测维生素 K 缺乏。所有胆汁淤积患儿均应该补充维生素 K。

维生素 A 缺乏症是罕见，导致夜盲症、眼干燥症，增加麻疹死亡率。血清维生素 A 水平应监测和适当补充。

实际上，胆汁淤积患儿规定服用两倍常规日剂量多种维生素制剂。

330.11　罕见的先天缺陷造成吸收不良

Peter Zimmer, David Branski

一些先天性（原发性）吸收不良疾病源自整合膜蛋白的缺陷，该酶在营养物质的运输中所起作用包括受体、跨肠上皮细胞顶端通道或肠上皮细胞的基底膜。小肠和大肠的组织学检查通常是正常的。大多数这类疾病是一个常染色体隐性遗传模式。大多数是罕见的，患者表现因修饰基因和营养和其他继发因素等有广泛的表型异质性。

■ 碳水化合物吸收障碍

Fanconi-Bickel 综合症患者（FBS）出现管型肾病、佝偻病、肝大、糖原堆积在肝脏、肾、小肠，生长迟缓和空腹低血糖。该病是因为 GLUT2 纯合突变，使肠上皮细胞肝细胞、肾小管、胰岛细胞和大脑神经元的基底膜的葡萄糖（和半乳糖）运输更便利。由于严重的渗透性腹泻不是 FBS 的特性，认为存在葡萄糖非 GLUT2 依赖的基底运输。GLUT2 可能可调节胰岛素分泌、肾脏重吸收和葡萄糖在（餐后）糖环境肠上皮细胞顶膜的吸收。具有诊断价值的表现有：血液乳糖水平升高（新生儿筛查项目）、新生儿双侧白内障、糖尿、广义氨基酸尿、肾磷酸盐和钙的过度损失。肝脏和肾脏肿大。治疗包括纠正电解质损失、补充维生素 D 和提供生玉米淀粉以防低血糖。新生儿期发病的患者需要少量多餐无乳糖牛奶喂养。

■ 氨基酸和肽的吸收障碍

由于其个体发育的起源，肠上皮细胞和肾小管有相同的氨基酸表达转运子。在空肠可发现肠道转运体最活跃的状态。导致 Hartnup 疾病、胱氨酸尿、亚氨基甘氨酸尿症和二元羧酸氨基酸尿的转运蛋白位于顶端膜，那些导致赖氨酸尿性蛋白质不耐受（LPI）和蓝尿布综合征的转运蛋白是固定在肠道上皮细胞的基底膜。

二氨基酸包括胱氨酸、鸟氨酸、赖氨酸和精氨酸，被非 Na- 依赖 SLC3A1 / SLC7A9 吸收，导致胱氨酸尿。该病在新生儿中的患病率是 1：7000。这种疾病与任何胃肠道或营养相关病变没有相关，因为可被其他转运蛋白纠正。然而，尿中分泌过多的胱氨酸导致胱氨酸结石复发，所有泌尿道结石者中约占 1%。充足的水分、碱化尿液和胱氨酸相关硫醇药物可以提高胱氨酸的溶解度。胱氨酸尿 I 型作为常染色体隐性遗传型特征，II 型是不完全外显的常染色体显性遗传。胱氨酸尿 I 型被认为与 2p21 缺失综合征及张力减退胱氨酸尿综合征相关。

Hartnup 疾病特点是中性氨基酸包括必需氨基酸色氨酸的吸收不良，表现为氨基酸尿、光敏糙皮样皮疹、头痛、小脑性共济失调、智力发展迟缓和腹泻。临床表现范围较大，可无症状，青春期严重者进行性神经退化导致死亡。SLC6A19 是主要的小肠和肾小管钠依赖中性氨基酸转运蛋白，已被确认为有缺陷的蛋白质。该蛋白与 collectrin 和血管紧张素转换酶（ACE）II 的关联可能参与 Hartnup 疾病的表现型遗传。色氨酸是 NAD（P）H 生物合成的前体；因此，该病可通过补充烟酰胺治疗，每餐蛋白 4 g/kg。使用脂溶性氨基酸和色氨酸乙酯也被报道。

在蓝色尿布综合症（尿蓝母尿、德拉蒙德综合征），色氨酸是特殊吸收障碍，与 Hartnup 疾病相比，其缺陷仅表现在小肠，而没有累及肾脏。肠道细菌将未被吸收的色氨酸转化糖苷，该腺苷水解和氧化后导致尿液变蓝色。症状包括消化紊乱，如呕吐、便秘、食欲不振、生长迟缓、高钙血症、肾钙质沉着症、发烧、易怒、和眼部异常。这种疾病的分子遗传缺陷尚未报道。

亚氨基甘氨酸尿症是由于脯氨酸、羟脯氨酸氨基酸和甘氨酸的吸收不良，由于质子转运蛋白 SLC36A2 缺陷，也可能有修饰基因参与，其中一个修饰基因（SLC6A20）存在于肠道上皮细胞。这种疾病通常是良性的，但散发脑病病例合并精神发育迟滞、耳聋、失明、肾结石，高血和脑回状萎缩已被被报道。

兴奋性氨基酸载体 SLC1A1 影响二元羧酸氨基酸尿。这个载体存在于小肠、肾脏和大脑和转运阴离子氨基酸，如 L 谷氨酸、L- 及 D- 天冬氨酸、L 半胱氨酸。有个例报告表明这种疾病可能与血脯氨酸过多症和神经症状相关，如 POLIP（多神经病、眼肌麻痹、脑白质病、假性肠梗阻）。

组氨酸特定的运输系统也被提出。有部分报道一些患者的肠道和肾脏缺陷这种载体。其没有被证实，相比组氨酸血症，血浆组氨酸水平低下的组氨酸尿患者可出现神经症状（例如听力损失，肌阵挛性发作），这尚未被证实。

小肠蛋氨酸 - 优势转运蛋白被认为是 Smith-Strang 疾病（蛋氨酸吸收不良综合征）中受到影响，该病特点是紫色，红棕色的尿液，卷心菜气味，包含羟基丁酸、缬氨酸、亮氨酸。蛋氨酸吸收不良的潜在症状包括神经症状、白发、和腹泻。大量蛋氨酸和支链氨基酸存在于粪便而不是尿液。低蛋氨酸饮食可缓解症状。

这些阳离子氨基酸（赖氨酸、精氨酸、鸟氨酸）膜运输异常的疾病（见前面的讨论胱氨酸尿）中，赖氨酸尿性蛋白不耐受（LPI）是第二常见，在芬兰发病率为 1/60 000。肠道和肾脏上皮基底膜的 y + LAT-1（SLC7A7）载体影响，导致不能转运胞质二价阳离子氨基酸到细胞间隙以换取 Na + 和中性氨基酸。这个缺陷不是由 SLC3A1 / SLC7A9 转运子（在顶端膜）补偿，后者在胱氨酸尿中有病变。LPI 的症状出现在断奶后，包括腹泻、生长迟缓、肝脾大、肾炎、呼吸衰竭、肺泡蛋白质沉积症、肺纤维化及骨质疏松症。骨髓的异常也发生在 LPI 部分患者中。这种疾病的特点是低血浆浓度的二价氨基酸（与相反，高浓度瓜氨酸、谷氨酰胺和丙氨酸）和大量排泄的赖氨酸（而乳

清酸、鸟氨酸和精氨酸少量排泄）的尿液。

高血氨症和昏迷通常发生剧烈呕吐、禁食后或摄入大量蛋白质（或丙氨酸负载）之后，这可能与线粒体内的鸟氨酸缺乏相关。一些患者表现为中度异常。皮肤的表现包括脱发、肛周的皮炎和稀疏的头发。一些患者避免含蛋白质食物。治疗包括口服瓜氨酸制剂 [200mg/（kg·d），将在肠道吸收]、膳食蛋白质限制 [< 1.5g/（kg·d）] 和肉碱补充。一例单纯赖氨酸尿患者被报道合并增长失败、癫痫、精神发育迟滞。

■ 脂肪运输障碍

无 β 脂蛋白血症、低 β 脂蛋白血症和乳糜微粒潴留症在 80 章中讨论。长链脂肪酸（FATP4）和胆固醇转运蛋白，后者被称为 Niemann-Pick C1-like 蛋白质（NPC1L1），特点是在小鼠模型中肠道刷状缘角化过度、脂肪酸和胆固醇吸收异常。NPC1L1 受依替米贝抑制，可限制膳食胆固醇的吸收。

Tangier 病的特点是缺乏高密度脂蛋白胆固醇（HDL-C），这是由三磷酸腺苷（ATP）结合盒转运体 A1（ABCA1）基因的突变引起。细胞内磷脂和胆固醇未能转化为乏脂质性载脂蛋白受体如高密度脂蛋白，容易导致早发冠心病及胆固醇在肝、脾、淋巴结（扁桃体）及小肠堆积。

Tangier 疾病包括橙色扁桃体、肝脾大、复发神经病变、结肠和回肠黄褐斑、低血浆胆固醇浓度相关腹泻（apo A- I，apo A- II），和甘油三酸酯水平正常或升高。该病特异性治疗方案尚不明确。

谷固醇血症中固醇流出物缺陷导致膳食固醇吸收增加，通常情况下，< 5% 由胃肠道被保留。患者携带突变的 ABCG5（sterolin-1）和 ABCG8（sterolin-2）转运蛋白。该病与肌腱黄色瘤相关，增加了动脉粥样硬化和溶血。血浆甾醇（主要是谷甾醇）浓度通常 > 10mg/dL。

■ 维生素的吸收障碍

肠上皮细胞的转运蛋白和受体被认为作用于是水溶性而不是脂溶性维生素，后者主要通过胆汁盐乳化脂肪后被动扩散后，由肠上皮细胞吸收。转移蛋白（视黄醇结合蛋白，RBP4 和 α- 生育酚转移蛋白，TTP1）分别作用于与维生素 E 缺乏症（脊髓小脑的共济失调）和维生素 A 缺乏症（眼科征象）。

维生素 B_{12}（维生素 B_{12}）完全由微生物合成，人类主要从肉类和牛奶获取。其吸收开始

胃酸将维生素 B_{12} 从膳食蛋白质中分离出，与咕啉结合蛋白（haptocorrin）结合。在十二指肠，胰蛋

白酶水解维生素 B_{12}- 咕啉结合蛋白，允结合体，使维生素 B_{12} 结合到内在因子（IF），该内在因子起源于壁细胞。维生素 B_{12}-IF 结合体的受体位于回肠肠上皮细胞顶膜，是一种 cubulin and amnionless 异质二聚体，经内吞作用进入核内体，在核内体内结合到和形式 cobalamin-transcobalamin-2 结合体（IF 酶切后）以用于进一步转胞吞作用。作为蛋氨酸合成酶的辅因子，维生素 B_{12} 转换同型半胱氨酸为蛋氨酸。维生素 B_{12} 缺乏可能是由于摄入维生素不足（例如素食母亲母乳喂养），原发或继发胃酸缺乏症包括自身免疫性胃炎、外分泌胰腺功能不全、细菌过度生长（见第 330.4）、回肠病（克罗恩病，见第 328 章）、回肠或胃切除、感染（鱼绦虫）和 Whipple 疾病（见第 333 章）。

先天性维生素 B_{12} 吸收不良的临床症状通常出现从几个月到 14 岁的年龄，是全血细胞减少症包括巨成红细胞性贫血、疲劳、生长迟缓，和神经症状包括发育迟缓。可能合并复发性感染和擦伤。实验室检查异常包括：低浓度血清维生素 B_{12}、高同型半胱氨酸血症、甲基丙二酸血症、轻度蛋白尿。Schilling 测试有效鉴别 IF 缺乏与维生素 B_{12} 吸收不良。三个罕见的常染色体隐性遗传先天性维生素 B_{12} 缺乏症影响了维生素 B_{12} 的吸收和转运（此外还有 7 种其他维生素 B_{12} 代谢的遗传缺陷）。这些包括导致 IF 缺乏（但正常酸分泌和缺乏 IF 或壁细胞的自身抗体）的胃 IF（GIF）基因突变，amnionless（AMN）和 cubilin（CUBN）基因突变（Imerslund-Grasbeck 综合征），和钴胺传递蛋白 2 cDNA 突变。这些疾病需要长期肠外维生素 B_{12} 治疗：持续 10d 肌内注射羟基钴胺素 1mg/d，然后每月 1 次。替代性大剂量口服维生素 B_{12}（每两周 1mg）似乎并不足以满足所有先天性维生素 B_{12} 缺乏症患者。

叶酸是一个重要的维生素，应用于同型半胱氨酸合成蛋氨酸，主要存在于绿叶蔬菜、豆类和橘子。经肠上皮细胞吸收后转化为 5- 甲基四氢叶酸（5 mthf）。继发性叶酸缺乏是由于叶酸摄入量不足，绒毛萎缩（如乳糜泻、IBD），治疗药物包括苯妥英和甲氧苄啶等（见第 448.1）。一些叶酸代谢和运输的遗传性疾病的已经描述。

遗传性叶酸吸收不良被认为是刷状缘质子耦合的叶酸转运蛋白的缺陷（PCFT，之前报道为 HCP1，一种血红素载体），导致叶酸在小肠上部吸收异常以及叶酸中枢神经系统运输受损。活性降低叶酸载体（RFC1 SLC19A1）的突变并没有被发现。柳氮磺胺吡啶和甲氨蝶呤是 PCFT 强有力的抑制剂。先天性叶酸吸收不良的症状包括腹泻、生长迟缓、巨成红细胞性贫血（生

后数月内）、舌炎、免疫功能缺陷患者感染（卡氏肺孢菌肺炎），和神经系统异常（癫痫、精神发育迟滞、基底节钙化）。检查发现大红细胞症，有或没有嗜中性白细胞减少症，多形核细胞症，LDH 和胆红素增加，转铁蛋白饱和度增加，胆固醇水平降低，血清和脑脊液中叶酸浓度低下。血浆同型半胱氨酸浓度以及尿液排泄谷氨酸和乳清酸升高。红细胞叶酸盐可较好的显示叶酸长期持续缺乏。治疗包括大剂量的口服（最大 100mg/d）或系统（鞘内）补充叶酸。

肠道运输其他水溶性维生素如维生素 C（Na + 依赖维生素 C 转运蛋白，SVCT1 和 SVCT2）、吡哆醇 / 维生素 B_6、和生物素 / 维生素 B_5（Na^+ 依赖多重维生素转运蛋白，SMVT）的分子学基础已被描述。然而，这些转运系统的先天性缺陷在人类尚未发现。硫胺素 / 维生素 B_1 相关巨成红细胞性贫血（TRMA）综合征，这是与早发性 1 型糖尿病及神经性耳聋相关，是由刷状缘硫胺素转运蛋白 ,THTR-1（SLC19A2）的基因突变引起。

■ 电解质和矿物质的吸收障碍

先天性氯腹泻是更严重的先天性腹泻的常见原因，在芬兰患病率为 1：20 000。它是因为 SLC26A3 基因缺陷引起，该基因编码回肠和结肠上皮细胞顶膜内一个非 Na + 依赖 Cl^-/HCO_3^- 交换体。始祖突变曾在芬兰、波兰和阿拉伯患者中被报道：分别是 V317del，I675-676 ins 和 G187X。Cl^-/HCO_3^- 交换体吸收胃酸和囊性纤维化跨膜传导调节因子（CFTR）生成的氯化物，并向肠腔分泌碳酸氢盐，同时中和胃液分泌的酸性。

该病产前临床征象是一段扩张的小肠，能误导肠梗阻的诊断。先天性氯腹泻新生儿在生后最初的数周发生严重的可危及生命的分泌性腹泻。实验室检查异常有：代谢性碱中毒、血氯过少、低钾血和低钠血症（高血浆肾素和醛固酮活性）。粪便氯浓度 > 90mmol/L，超过粪便钠和钾的总和。早期诊断和积极的终身肠内氯化钾和氯化钠婴儿期替代治疗 [氯化剂剂量 6~8mmol/（kg·d），大孩子 3~4mmol/（kg·d）]，可降低死亡率和长期并发症（如尿路感染、伴肾钙化性高尿酸血症、肾功能不全和高血压），生长和发育一般正常。口服质子泵抑制剂、消胆胺和丁酸盐可以减少腹泻严重性。腹泻症状随着年龄的增长逐渐好转。然而，发热疾病可加剧症状，导致严重脱水、电解质紊乱（见第 52 章液体和电解质管理）。

原发性先天性钠腹泻表现有羊性水过多、大量分泌腹泻、严重的代谢性酸中毒、碱性离子（粪便

pH>7.5）和低钠血症（由于粪便丢失钠，粪便 Na+>70mg/L）。尿钠排泄低于正常。部分绒毛萎缩。过去曾被认为是 Na$^+$–H$^+$ 交换体（NHEs）异常相关，因为该交换体主要负责小肠 Na$^+$ 吸收，但目前并不这样认为。此外，一种伴后鼻孔或肛门闭锁、眼距过宽、角膜糜烂的先天性失钠性腹泻综合征被认为与 SPINT2 突变相关，该基因编码丝氨酸蛋白酶抑制剂，其在肠道吸收 Na$^+$ 过程中的病理生理还不清楚。一些患者之后可脱离肠外营养，但依赖口服补充柠檬酸钠。

先天性肠病性肢端皮炎表现为生后人工喂养或母乳断奶后患儿严重缺锌。该病的临床症状是食欲缺乏、腹泻、生长迟缓、体液和细胞介导免疫缺陷（伤口愈合不良、复发性感染）、男性性腺机能减退、皮肤损伤（四肢、直肠周围、生殖器周围和口周部位的水疱大疱性皮炎和脱发）、神经系统异常（颤抖、冷漠、抑郁、易怒、眼球震颤、畏光、夜盲症和味觉减退）。肠病性肢端皮炎的遗传缺陷是由 Zrt-Irt-lik 蛋白 4（ZIP4 SLC39A4）的突变引起，通常在顶端膜表达，促使锌吸收进入肠上皮细胞的胞质。锌依赖的碱性磷酸酶和血浆锌水平较低。小肠黏膜隐窝的潘氏细胞有包涵体。肠病性肢端皮炎需要长期元素锌 1mg/（kg·d）治疗。孕产妇缺锌影响胚胎、胎儿和出生后发育。获得性锌缺乏疾病在第 51 章描述。

Menkes 病和枕角综合征都是由编码 Cu^{2+} 运输 ATP 酶、α 多肽（ATP7A）、又称为 Menkes 或 MNK 蛋白的基因突变引起，ATP7A 主要在肠上皮细胞、胎盘细胞、中枢神经系统表达，和作用于反式高尔基网络对铜酶分泌途径或转移到核内体促进铜流出。在肝脏和大脑中铜值较低，而黏膜细胞，包括肠上皮细胞和成纤维细胞中升高。产后血浆铜和血浆铜蓝蛋白水平下降。Menkes 病的临床特征是进行性脑变性（痉挛）、喂养困难、生长迟缓、体温过低、呼吸暂停、感染（尿道）、特殊的面容、头发异常（卷缩发）、色素减退、骨改变和皮肤松弛症。经典型 Menkes 病患者通常在 3 岁之内死亡。组氨酸铜治疗试验应该在生后 6 周之内开始。与 Menkes 病相比，枕角综合征通常表现为青春期临界智力、颅面畸形、骨骼发育不良（短锁骨、漏斗胸、膝外翻）、结缔组织异常、慢性腹泻、体位性低血压、阻塞性肾病变、骨质疏松，应该与 Ehlers–Danlos 综合征 V 型鉴别。

活跃的钙吸收是由刷状缘膜上瞬时受体电位通道 6（TRPV6），钙结合蛋白以及 Ca^{2+} ATP 酶，或近端小肠内的基底外侧膜上钙外流的 Na$^+$–Ca^{2+} 交换体。这些转运蛋白的先天性缺陷尚未被描述。

饮食中镁的肠道吸收，是通过顶端膜瞬时受体电位通道 TRPM6，它在合并继发性低钙血症的家族性低镁症中异常，该病表现为新生儿癫痫和强直。

肠铁吸收包括几种复杂的过程，首先在顶端膜血红素铁载体蛋白 1（HCP1）结合含血红素铁，以及二价金属转运蛋白 1（DMT1）结合 Fe2+（在肠腔内氧化 Fe3+），然后十二指肠肠上皮细胞基底外侧膜上运铁素 1 [也称为铁调节蛋白（IREG1）]使 Fe^{2+} 流出。运铁素 1 基因的突变在血色沉着病 4 型的常染色体显性遗传形式中被发现。经典的血色沉着病中 HFE（Cys282Tyr、His63Asn Ser65Cys）突变降低肠上皮基底外侧膜铁传递蛋白 receptor-1（TfR1）对铁蛋白的内吞作用。铁调素抗菌肽（HAMP）编码铁调素，一种肝肽激素，通过运铁素可抑制铁的流出，它可被 IL-6 介导。它是青少年血色沉着病（2 型、亚型 B）的缺陷基因。

参考书目
参考书目请参见光盘。

330.12　嗜酸性胃肠炎的吸收不良
Ernest G. Seidman, David Branski

嗜酸性胃肠炎的诊断是基于胃肠道症状、胃肠道嗜酸性粒细胞的浸润，排出其他引起嗜酸性粒细胞增多的原因，如寄生虫感染（儿童中最常见的是蛲虫）或特异性的过敏反应。外周嗜酸粒细胞容易变化，不作为统一的标准诊断。大多数（50%~70%）的患者有其他过敏性疾病的病史，某些患者有相关的结缔组织疾病。大约有 10% 的该病患者有一位直系亲属也有同样的疾病，这表明嗜酸性胃肠道疾病与遗传、常见的环境因素相关，最有可能的还是多种因素共同作用的结果。特定食物过敏源的过敏已被假定为一个病因学的因素。症状取决于嗜酸性炎症浸润的严重程度和部位。肠道任何部位或深度（黏膜、黏膜下层和浆膜）均可能单独或同时累及。

参考书目
参考书目请参见光盘。

330.13　炎症性肠病的吸收障碍
Ernest G. Seidman, David Branski

克罗恩病和溃疡性结肠炎是由免疫介导的炎症性肠病的两种常见类型（见第 328 章）。由于大多数儿童克罗恩病累及小肠，营养吸收不良的问题远比溃疡性结肠炎常见。在诊断时，明显的体重下降可发生在多达 85% 的克罗恩病患儿和约 65% 溃疡性结肠炎患儿，这是由于腹泻和吸收不良导致能量和微量元素摄入的不足。因此，慢性营养不良导致的生长迟缓在克罗恩病中比在溃疡性结肠炎更常见，影响了 40% 病例。

补充内容请参见光盘。

第 331 章
小儿肠功能衰竭的小肠移植术
Jorge D. Reyes

随着他克莫司的应用和腹部多器官获取技术的发展，使得多种类型的小肠移植，包括小肠移植在内的腹腔多脏器（如肝、胰腺、胃）移植成为可能。小肠移植已在器官移植中占据重要地位，为需要行肠移植的患者提供了广阔的视野。此外，此前肝脏联合其他脏器（如肾脏）的移植，显示了肝脏可保护肠道发生排异反应。第一个小肠移植幸存者仍在继续表现出受体与供体免疫细胞（同种异体移植体带来的）之间的相互作用（宿主对供体及供体对宿主），这种作用在免疫抑制剂的使用下，提高了对供体的接受度，最终将减少药物治疗。

补充内容请参见光盘。

（王丽媛 译）

第 332 章
儿童急性胃肠炎
Zulfiqar Ahmed Bhutta

胃肠炎是指由细菌、病毒或者寄生虫导致的胃肠道感染（表 332-1，表 332-2，表 332-3），主要通过食源性途径引起。最常见的临床表现为腹泻和呕吐，也可伴有全身系统症状，如腹痛和发热。绝大部分感染性腹泻患儿中都会出现胃肠炎。在公共卫生领域，通常把腹泻病特指为感染性腹泻，尽管我们知道一些非感染性胃肠道疾病也会出现呕吐或（和）腹泻（表332-4）。

■ 儿童腹泻的流行病学

由腹泻导致的儿童死亡占儿童总体死亡的一大部分（18%），即全球每年大约有 1500 万儿童死于腹泻，腹泻是引起儿童死亡的第二大常见原因。WHO和 UINICEF 估计在发展中国家，5 岁以下儿童每年大约有 25 亿人次发生腹泻，其中超过 80% 发生在非洲（46%）和南美洲（38%）。尽管全球死亡率可能在下降，但是腹泻的总体发生率仍然没变。每名儿童每年大约出现 3.6 次的腹泻（图 332-1），估计占到所有儿童伤残调整生命年（DALYs）的 13%。

虽然在发展中国家里，腹泻的确切病因还需要进行更多的研究，但是由各种细菌引起的腹泻的比例可能在降低。有迹象显示志贺菌感染，特别是引起症状最重的痢疾志贺杆菌，其住院率和死亡率可能在下降，每年大约引起 160 000 例儿童死亡。肠毒性大肠杆菌（ETEC）每年引起 300 000~500 000 例的 5 岁以下儿童的死亡。轮状病毒感染（儿童中可被检出的最常见的胃肠道病毒）每年引起 527 000 例的死亡，占 5 岁以下儿童因腹泻死亡的 29%。由轮状病毒感染导致的死亡约 23% 发生在印度，而大于 50% 的死亡主要发生在 6 个国家（印度、尼日利亚、刚果、埃塞俄比亚、中国及巴基斯坦）。

由于轮状病毒疫苗的保护作用、腹泻治疗措施的改进以及婴幼儿营养状况改善，虽然腹泻的发生率并没有大的改变，但腹泻的死亡率在下降。干预措施包括家庭和医院中口服补液疗法的广泛普及和腹泻患儿的营养管理。

尽管目前我们在控制腹泻方面做了很多努力，但是小年龄儿童中发生腹泻的比例仍然很高，需要特别的关注。对于腹泻所引起的长期后果的研究目前还非常少，特别在迁延性慢性腹泻以及继发营养不良的发生等方面。腹泻会对小年龄儿童的精神运动和认知发育造成明显的影响。在儿童发育的关键时期，早期和反复的腹泻，尤其当与营养不良、感染、贫血同时发生时，对线性生长、精神和认知功能产生了长期的影响。

■ 腹泻病因

感染引起的胃肠炎主要经由粪-口途径获得或者进食被污染的食物或水而发生。因此，胃肠炎的发生与贫困、差的卫生环境及社会发展指数相关联。肠道致病菌（志贺菌、肠出血性大肠杆菌、空肠弯曲菌、诺如病毒、轮状病毒、蓝氏贾第鞭毛虫、隐孢子虫、溶组织内阿米巴）可通过人际间接触传播；其他病原体，如霍乱，通常由于食物或水的污染引起（表 332-1、332-2、332-3）。

在美国，最常见的肠道病毒病原体是轮状病毒和

表 332-1　细菌性食源性疾病

病原	潜伏期	症状体征	病程	相关食物	实验室检查	治疗
炭疽芽孢杆菌	2d 至数周	恶心、呕吐、乏力、血便、急性腹痛	数周	未充分煮熟的肉类	血液	青霉素是自然获得性胃肠道炭疽病的首选药物，环丙沙星为第二选择
蜡状芽孢杆菌（呕吐型毒素）	1~6h	突发性剧烈恶心及呕吐，可有腹泻症状	24h	不正确的冷冻熟食或炒米饭、肉类	通常临床即可诊断；实验室常不能鉴定该微生物，必要时可将粪便及食物样本送至参考实验室行细菌培养和毒素鉴定	支持治疗
蜡状芽孢杆菌（腹泻性毒素）	10~16h	腹部绞痛、水样泻、恶心	24~48h	肉、炖汤、肉汤、香草酱	无需检测，自限性，疾病暴发时可行食物及粪便的毒素检测	支持治疗
流产布鲁氏菌、羊布鲁氏菌及猪布鲁氏菌	7~21d	急性期发热、寒战、多汗、虚弱、头痛、肌肉和关节疼痛、腹泻、血便	数周	未灭菌乳制备的生牛、羊奶酪、被污染的肉类	血培养及血清学阳性	急性期：利福平及多西环素连续使用≥6周，有并发症者需联用利福平、四环素及一种氨基糖苷类药物
空肠弯曲菌	2~5d	腹泻、肠绞痛、发热、呕吐，腹泻可为血性	2~10d	生肉及未煮熟的家禽肉、未灭菌乳、污染的水	常规粪便培养；弯曲杆菌需特殊的培养基及 42℃的孵化条件	支持治疗；对重症患者，在腹泻病例中需早期给予红霉素及喹诺酮类等抗生素治疗；后期可发生格林-巴利综合征
肉毒梭菌：儿童和成人（肉毒毒素）	12~72h	呕吐、腹泻、视物模糊、复视、吞咽困难、下行性肌无力	因可能并发呼吸衰竭及死亡而不定（数天至数月）	家庭自制的低酸性罐装食品、不正确罐装的商业化食品、家庭自制的罐装或发酵鱼、香草油、铝箔装烤土豆、奶酪酱、瓶装大蒜、为延长食用期给予保暖的食品（如放置在烘箱中）	粪便、血清及食物毒素检测，粪便、食物微生物培养，上述检测可在国家卫生部门实验室和 CDC 进行	支持治疗；及早给予肉毒杆菌抗毒素；与国家卫生部门联系
肉毒梭菌：婴儿 嗜睡、乏力、纳差、便秘、肌张力低下、头部控制差、吞咽及吸吮反射减弱	3~30d 不定	1 岁以内婴儿 蜂蜜、家庭自制的罐装蔬菜及水果、玉米糖浆		粪便、血清及食物毒素检测，粪便、食物微生物培养，上述检测可在国家卫生部门实验室和 CDC 进行	支持治疗；肉毒杆菌免疫球蛋白可从加利福尼亚卫生和公众服务部婴儿肉毒中毒的预防项目获得；肉毒杆菌抗毒素通常不推荐用于婴儿	
产气荚膜梭菌毒素	8~16h	水样泻、恶心、腹部绞痛，罕见发热	24~48h	肉类、家禽类、肉汤、干或待煮的食物、在较高温度下长时间缓慢冷却食物	可行粪便肠毒素检测及培养，因为正常人粪便中常能检出产气荚膜梭菌，故必须做定量培养	支持治疗；抗生素非必要

表 332-1（续）

病原	潜伏期	症状体征	病程	相关食物	实验室检查	治疗
肠出血性大肠杆菌（EHEC）包括大肠杆菌 O157：H7 和其他产志贺毒素大肠杆菌（STEC）	1~8d	严重腹泻（常为血性）、腹痛及呕吐，一般很少或不发热，常见于 4 岁以下儿童	5~10d	未煮熟的牛肉尤其是汉堡包、未灭菌乳及果汁、生水果及蔬菜（如豆芽）、意大利腊肠（很少）、污染的水	粪便培养；大肠杆菌 O157：H7 生长需要特殊的培养基。如果疑诊 O157：H7 血清型感染，必须行特定检测。志贺毒素检测可以使用商品化试剂盒；阳性菌株应转交公共卫生实验室进行确认及分型	支持治疗，密切监测肾功能、血红蛋白及血小板水平；O157：H7 血清型感染也与溶血性尿毒综合征（HUS）相关，后者可导致终身的并发症；研究显示，抗生素的使用可能促进 HUS 的发展
产肠毒素大肠杆菌（ETEC）	1~3d	水样泻、腹部绞痛、可伴呕吐	3~7d 或 7d 以上	被人粪污染的水或食物	粪便培养；鉴定 ETEC 需要特殊的实验室技术；必须行特定检测	支持治疗；除重症患者外，很少需要使用抗生素；推荐使用的抗生素包括 TMP/SMX 及喹诺酮类
单核细胞增生李斯特氏菌	9~48h（胃肠道症状者），2~6周（侵袭性感染者） 在出生及婴儿期	发热、肌肉疼痛、恶心或腹泻；孕妇可出现轻微的类流感表现，感染可导致早产或死胎；老年人或免疫功能低下者可发展为菌血症或脑膜炎 感染源来至母亲的婴儿存在罹患败血症或脑膜炎的风险	不定	新鲜软质干酪、未灭菌或灭菌不充分的牛奶、即食熟肉、热狗	血或脑脊液培养；因存在无症状的粪便带菌者，故粪便培养常常无益；李斯特菌溶血素 O 抗体检测可能有助于回顾性鉴定爆发性疾病	支持治疗及抗生素；对侵袭性疾病推荐静脉注射氨苄西林、青霉素或 TMP/SMX
沙门氏菌	1~3d	腹泻、发热、腹部绞痛、呕吐；伤寒及副伤寒沙门菌所致伤寒病起病隐匿，主要症状为发热、头痛、便秘、乏力、寒战及肌肉疼痛；腹泻少见，呕吐多不严重	4~7d	被污染的鸡蛋、家禽、未灭菌乳或果汁、奶酪、被污染的生水果及蔬菜（苜蓿芽、瓜类）；伤寒沙门菌的流行往往与水源或街头售卖食品的粪便污染有关	常规粪便培养	支持治疗；除伤寒、副伤寒沙门菌感染外无需使用抗生素，除非存在肠道外感染或引起肠道外感染的风险；可供选择的抗生素包括氨苄西林、庆大霉素、TMP/SMX，或喹诺酮类药物（必要时）；已有伤寒沙门菌疫苗
志贺氏菌	24~48h	腹部绞痛、发热、腹泻；粪便可能含有血及黏液	4~7d	被人粪污染的食品或水；一般在人与人之间传播，粪–口途径；被感染的食品从业人员接触过的即食食物，如生蔬菜、沙拉、三明治	常规粪便培养	支持治疗；在美国，对敏感菌株推荐使用 TMP/SMX；如菌株耐药可选择萘啶酸或其他喹诺酮类药物，尤其是在发展中国家
金黄色葡萄球菌（肠毒素）	1~6h	突发性剧烈恶心及呕吐、腹部绞痛，可伴腹泻及发热	24~48h	未冷藏或不适当冷藏的肉类、土豆及鸡蛋沙拉、奶油糕点	通常临床即可诊断；必要时可行粪便、呕吐物及食物的毒素检测及细菌培养	支持治疗

表 332-1（续）

病原	潜伏期	症状体征	病程	相关食物	实验室检查	治疗
霍乱弧菌（毒素）	24~72h	大量水样泻及呕吐，可在数小时内导致严重脱水及死亡	3~7d；导致危及生命的脱水	被污染的水、鱼、贝类、街头售卖的食品，以拉丁美洲或亚洲为代表	粪便培养；霍乱弧菌生长需要特殊的培养基；如果疑诊霍乱弧菌感染，必须行特定检测	积极地口服和静脉补液支持治疗；对确诊的霍乱患者，成人推荐使用四环素或多西环素，<8岁的儿童推荐使用 TMP/SMX
副溶血性弧菌	2~48h	水样泻、腹部绞痛、恶心、呕吐	2~5d	未煮熟或生海鲜，如鱼、贝类	粪便培养；副溶血性弧菌生长需要特殊的培养基；必须行特定检测	支持治疗；在重症患者推荐使用如下抗生素：四环素、多西环素、庆大霉素或头孢噻肟
创伤弧菌	1~7d	腹泻、腹痛、菌血症及伤口感染；多见于免疫功能低下或慢性肝病患者（表现为大疱性皮肤病变）；在肝病及免疫功能低下者可致命	2~8d	未煮熟或生的贝类，特别是牡蛎、其他被污染的海鲜、暴露于海水的开放性伤口	粪便、伤口或血培养；创伤弧菌生长需要特殊的培养基；如果疑诊创伤弧菌感染，必须行特定检测	支持治疗及抗生素；推荐使用四环素、多西环素或头孢他啶
小肠结肠炎耶尔森菌和假结核耶尔森菌	24~48h	阑尾炎样症状（腹泻及呕吐、发热、腹痛）主要发生在年长儿及年轻人；假结核耶尔森菌感染可出现猩红热样皮疹或结节性红斑	1~3周，通常是自限性的	未煮熟的猪肉、未灭菌乳及豆腐、被污染的水；感染可发生于其照顾者有处理猪肠病史的婴儿	粪便、呕吐物或血培养；耶尔森氏菌生长需要特殊的培养基；必须行特定检测；血清学检查可在研究及参考实验室进行	支持治疗；如果发生脓毒症或其他侵袭性疾病，需使用庆大霉素或头孢噻肟（也可选择多西环素或环丙沙星）抗感染治疗

CDC：疾病预防控制中心；GI：胃肠道的；TMP/SMX：甲氧苄啶／磺胺甲基异恶唑

摘自 Centers for Disease Control and Prevention. Diagnosis and management of foodborne illnesses. MMWR,2004,53:7-9

表 332-2　病毒性食源性疾病

病原	潜伏期	症状体征	病程	相关食物	实验室检查	治疗
甲型肝炎	平均28d（15~50d）	腹泻、黑尿、黄疸及流感样症状，如发热、头痛、恶心、腹痛	不定，2周至3个月	从污染水域收获的贝类、生产原料、被污染的饮用水、未煮过的食物、已煮过但接触被感染的食品加工人员后未再次加热的食物	ALT、胆红素水平增高；抗甲型肝炎 IgM 抗体阳性	支持治疗；预防接种
杯状病毒（包括诺如病毒及扎如病毒）	12~48h	恶心、呕吐、腹部绞痛、腹泻、发热、肌痛，可伴头痛；成人患者以腹泻为主，儿童患者呕吐更为普遍；可存在持续无症状排毒	12~60h	贝类、粪便污染的食物、被感染的食品加工人员接触过的即食食物（沙拉、三明治、冰、饼干、水果）	常规行新鲜粪便标本的 RT-PCR 及 EM 检查；培养无细菌生长可临床诊断；粪便常规检查无白细胞	支持治疗，如补液；良好的卫生习惯
轮状病毒（A~C组）	1~3d	呕吐、水样泻、低热；可出现暂时性乳糖不耐受；婴儿、儿童、老年人及免疫功能低下的人群更易被感染	4~8d	粪便污染的食物、被感染的食品加工人员接触过的即食食物（沙拉、水果）	通过免疫分析法鉴别粪便中病毒	支持治疗；严重腹泻者需要补充液体及电解质
其他病毒（星状病毒、腺病毒、细小病毒）	10~70h	恶心、呕吐、腹泻、乏力、腹痛、头痛、发热	2~9d	粪便污染的食物、被感染的食品加工人员接触过的即食食物；一些贝类	早期急性粪便标本鉴定病毒；血清学检测；商业化的 ELISA 试剂盒用于检测腺病毒及星状病毒	支持治疗；一般症状轻、自限性；良好的卫生习惯

ALT：谷丙转氨酶；ELISA：酶联免疫吸附试验；EM：电子显微镜；IgM：免疫球蛋白 M；RT-PCR：反转录聚合酶链反应；WBCs：白细胞

摘自 Centers for Disease Control and Prevention. Diagnosis and management of foodborne illnesses. MMWR, 2004, 53: 9

表 332-3　食源性寄生虫病

病原	潜伏期	症状体征	病程	相关食物	实验室检查	治疗
广州管圆线虫	1 周至 1 个月或 1 个月以上	剧烈头痛、恶心、呕吐、颈强直、感觉异常、感觉过敏、抽搐及其他神经系统异常	数周至数月	生的或未煮熟的中间宿主（如蜗牛或蛞蝓）、被感染的转续（转运）宿主（如蟹、淡水虾）、被中间宿主或转续宿主污染的新鲜产品	CSF 检查示压力、蛋白、白细胞及嗜酸性粒细胞增高；ELISA 法检测广州管圆线虫血清学抗体	支持治疗；对更严重的病例采用反复腰椎穿刺放液及糖皮质激素治疗
隐孢子虫	2~10d	腹泻（常为水样）、胃痉挛、胃部不适、轻微发热	可缓解复发交替达数周至数月以上	任何未煮过的食物或烹饪后被患病的食品加工人员污染的食物、饮用水	需作特定的粪便检测；可能需要检查水或食物	支持治疗；自限性；重症患者考虑使用巴龙霉素 7d；1~11 岁患儿可使用硝唑尼特 3d
环孢子虫	1~14d，常 ≥ 1 周	腹泻（常为水样）、食欲减退、体重大幅度下降、胃痉挛、恶心、呕吐、疲乏	可缓解 - 复发交替达数周 ~ 数月以上	各种新鲜农产品（进口浆果、生菜）	需作特定的粪便检测；可能需要检查水或食物	TMP/SMX 7d
溶组织内阿米巴	2~3d 至 1~4 周	腹泻（常为血性）、频繁排便、下腹痛	可延长到数周至数月	任何未煮过的食物或烹饪后被患病的食品加工人员污染的食物、饮用水	检测粪便中的包囊及寄生虫；可能需要至少 3 个样本；血清学检测用于长期感染者	甲硝唑加一种针对肠内阿米巴的药物（双碘喹啉或巴龙霉素）
蓝氏贾第鞭毛虫	1~2 周	腹泻、胃痉挛、胀气、体重下降	数天至数周	任何未煮过的食物或烹饪后被患病的食品加工人员污染的食物、饮用水	检测粪便中的虫卵及寄生虫；可能需要至少 3 个样本	甲硝唑
弓形虫	5~23d	一般无症状，20% 出现颈部淋巴结肿大和（或）流感样症状；免疫功能低下的患者常可见中枢神经系统病变、心肌炎或肺炎	数月	误食被污染的食物（如被猫粪污染的土壤中长出的水果及蔬菜），生的或未完全煮熟的肉类（尤其是猪肉、羊肉或鹿肉）	从血液或其他体液中分离出寄生虫；通过显微镜或组织学观察患者标本中的寄生虫。很少能检出弓形虫；血清学检测（需参考实验室）是诊断弓形体病有用的辅助检查；然而，IgM 抗体可持续存在 6~18 个月，因此近期感染无需该检测。可作体液 PCR 检测	感染后无症状者无需治疗。螺旋霉素或乙胺嘧啶 + 磺胺嘧啶可用于孕妇。在特定的情况下，乙胺嘧啶 + 磺胺嘧啶可用于免疫功能低下的患者。乙胺嘧啶 + 磺胺嘧啶（无论类固醇使用与否）必要时可用于眼部疾病。使用乙胺嘧啶 + 磺胺嘧啶时应同时服用叶酸以拮抗对骨髓的抑制
弓形虫（先天性感染）	婴儿出生时	治疗母亲可以减轻婴儿病情的严重性和（或）降低先天性感染的发生率。大多数被感染婴儿在出生时很少有症状；此后，如未给予治疗，他们普遍出现先天性弓形体病的症状（精神发育迟滞、视力严重受损、脑瘫、癫痫发作）	数月	从母亲（孕期获得急性感染）传递给小孩	从胎盘、脐带或婴儿血液分离弓形虫；可在参考实验室完成血白细胞、脑脊液或羊水的 PCR 检测，或血清 IgM 及 IgA 检测	
旋毛虫	初始症状出现在感染后 1~2d；其他症状开始于感染后 2~8 周	急性期：恶心、腹泻、呕吐、疲乏、发热、腹部不适，其次是肌肉酸痛、乏力，偶有心脏及神经系统并发症	数月	生的或未煮熟的被污染的肉类，常为猪肉或野味（如熊肉或鹿肉）	血清学检测阳性或通过肌肉活检发现幼虫；嗜酸性粒细胞增高	支持治疗加甲苯达唑或阿苯达唑

CNS：中枢神经系统；CSF：脑脊液；ELISA：酶联免疫吸附试验；IgM：免疫球蛋白 M；PCR：聚合酶链反应；TMP/SMX：甲氧苄啶 / 磺胺甲基异恶唑
摘自 Centers for Disease Control and Prevention. Diagnosis and management of foodborne illnesses. MMWR, 2004, 53:9-10

表 332-4　食源性非感染性疾病

病原	潜伏期	症状体征	病程	相关食物	实验室检查	治疗
锑	5min 至 8h，通常 < 1h	呕吐、金属味	常为自限性	金属容器	饮料或食物中金属的鉴定	支持治疗
砷	数小时	呕吐、肠绞痛、腹泻	数天	被污染的食物	小便检测；可致嗜酸性粒细胞增多症	洗胃，BAL（二巯基丙醇）
镉	5min 至 8h，常 < 1h	恶心、呕吐、肌痛、唾液分泌增加、胃痛	常为自限性	海鲜、牡蛎、蛤、龙虾、谷物、花生	食品中金属的鉴定	支持治疗
雪卡毒素中毒（雪卡毒素）	2~6h	胃肠道：腹痛、恶心、呕吐、腹泻	数天至数周至数月	各种大型珊瑚鱼：石斑鱼、红鱼、油甘鱼及梭鱼（最常见）	鱼中毒素的放射性分析或相关病史	支持治疗，静脉注射甘露醇；儿童更易受累
	3h	神经系统：感觉异常、冷热颠倒、疼痛、乏力				
	2~5d	心血管系统：心动过缓、低血压、T 波异常				
铜	5min 至 8h，常 < 1h	恶心、呕吐、呕吐物呈蓝绿色	常为自限性	金属容器	饮料或食物中金属的鉴定	支持治疗
汞	1 周或更长	麻木、下肢无力、痉挛性瘫痪、视力受损、失明、昏迷。孕妇及发育中的胎儿特别容易受累	可能迁延	暴露于有机汞的鱼、用含汞杀真菌剂处理的谷物	血液、头发分析	支持治疗
蘑菇毒素，短效（museinol、毒蕈碱、裸盖菇素、Coprius Artemetaris、鹅膏蕈氨酸）	< 2h	呕吐、腹泻、意识模糊、视力障碍、流涎、出汗、幻觉、戒酒样反应。	自限性	野生蘑菇（烹饪可能不能破坏这些毒素）	典型的综合征及蘑菇的鉴定或毒素的确定	支持治疗
蘑菇毒素，长效（鹅膏蕈碱）	4~8h 出现腹泻；24~48h 出现肝衰竭	腹泻、腹部绞痛、导致肝及肾衰竭	常致死	蘑菇	典型的综合征及蘑菇的鉴定和（或）毒素的确定	支持治疗，危及生命时需要生命支持
亚硝酸盐中毒	1~2h	恶心、呕吐、发绀、头痛、眩晕、乏力、意识丧失、血液呈深棕色	常为自限性	腌制的肉类、任何被污染的食物、过度硝化的菠菜	食物、血液分析	支持治疗，亚甲基蓝
农药（有机磷或氨基甲酸酯类）	数分钟至数小时	恶心、呕吐、腹部绞痛、腹泻、头痛、神经质、视力模糊、抽动、惊厥、流涎、细胞分裂	常为自限性	任何被污染的食物	食物、血液分析	阿托品；2–PAM（解磷定）用于阿托品不能控制症状时，极少用于氨基甲酸酯中毒
河豚（河豚毒素）	< 30min	感觉异常、呕吐、腹泻、腹痛、上行性瘫痪、呼吸衰竭	常在 4~6h 内死亡	河豚	检测鱼中的河豚毒素	危及生命时需要呼吸支持
鲭鱼（组胺）	1min 至 3h	面部潮红、皮疹、皮肤口腔及咽喉烧灼感、眩晕、荨麻疹、感觉异常	3~6h	鱼类：蓝鳍金枪鱼、金枪鱼、鲣鱼、鲭鱼、旗鱼、玉梭鱼及和鲯鳅	检测食物中的组胺或临床诊断	支持治疗，抗组胺药
贝类毒素（腹泻、神经毒性、失忆）	腹泻性贝毒（DSP）：30min 至 2h	恶心、呕吐、腹泻、腹痛，伴寒战、头痛、发热	数小时至 2~3d	各种贝类，主要是贻贝、牡蛎、扇贝及来自佛罗里达海岸和墨西哥湾的贝类	检测贝类中的毒素；高效液相色谱法	支持治疗，常为自限性

表 332-4（续）

病原	潜伏期	症状体征	病程	相关食物	实验室检查	治疗
	神经性贝毒（NSP）：数分钟至数小时	唇、舌、喉刺痛及麻木、肌肉疼痛、眩晕、冷热感颠倒、腹泻、呕吐				
	失忆性贝毒（ASP）：24~48h	呕吐、腹泻、腹痛及神经系统症状，如意识模糊、失忆、定向障碍、惊厥、昏迷				老年人对 ASP 特别敏感
贝类毒素（麻痹性贝类中毒）	30min 至 3h	腹泻、恶心、呕吐导致嘴及唇感觉异常、乏力、言语困难、发音障碍、呼吸麻痹	数天	扇贝、贻贝、蛤、蚶	检测食物或鱼类所在水源的毒素；高效液相色谱法	危及生命时需要呼吸支持
氟化钠	数分钟至 2h	咸味或肥皂味、嘴唇麻木、呕吐、腹泻、瞳孔散大、痉挛、面色苍白、休克、虚脱	常为自限性	被含有氟化钠的杀虫剂及灭鼠剂污染的干燥食品（如奶粉、面粉、发酵粉、蛋糕粉）	检测呕吐物或洗胃液，食品分析	支持治疗
杀鼠剂	数小时	恶心、呕吐、腹泻、肢端刺痛或僵硬感、多发性运动神经病、脱	数天	被污染的食物	尿液、头发	支持治疗
锡	5min 至 8h，常 < 1h	恶心、呕吐、腹泻	常为自限性	金属容器	食物分析	支持治疗
呕吐毒素	数分钟至 3h	恶心、头痛、腹痛、呕吐	常为自限性	谷物，如小麦、玉米、大麦	食物分析	支持治疗
锌	数小时	胃痉挛、恶心、呕吐、腹泻、肌痛	常为自限性	金属容器	食物、血液及粪便、唾液或尿液分析	支持治疗

摘自 Centers for Disease Control and Prevention. Diagnosis and management of foodborne illnesses. MMWR , 2004,53:11-12

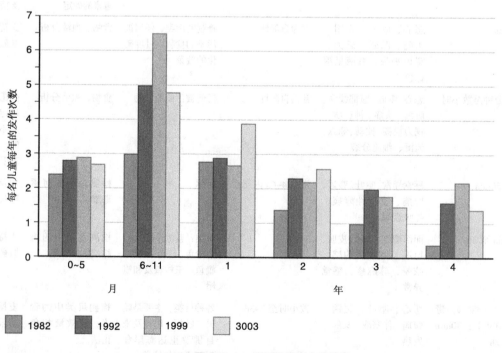

图 332-1 腹泻发病率全球趋势

诺如病毒（一种小圆病毒，如诺瓦克样病毒和杯状病毒），其次是扎如病毒、肠道腺病毒和星状病毒（表332-2）。在美国，食源性细菌感染引起腹泻暴发的主要病原体为沙门氏菌、大肠杆菌和梭状芽孢杆菌、产气荚膜梭菌和金黄色葡萄球菌，其次为空肠弯曲菌、志贺菌、隐孢子虫、鼠疫、李斯特弧菌和孢子虫。而在发展中国家，沙门氏菌、志贺菌以及各种致泻性的大肠杆菌是最常见的细菌性病原体（表332-1）。尽管儿童大多数抗生素相关性腹泻并不一定由艰难芽孢梭状杆菌引起，但是产毒素的艰难芽孢梭状杆菌仍然与抗生素相关性腹泻、伪膜性肠炎有关。成人非艰难芽孢梭状杆菌引起的抗生素相关性出血性结肠炎可能由产细胞毒素的产酸克雷伯菌引起。引起水源性感染暴发的常见病原体为隐孢子虫（最常见）、空肠弯曲菌、诺如病毒、志贺菌、贾第鞭毛虫、大肠杆菌O157:H7、类志贺邻单胞菌、弧菌属。

在发达国家，感染性腹泻的发生可通季节性暴露感染病原体，比如轮状病毒；或者在密切接触的场所暴露于病原体，如日托中心。发展中国家的儿童会被各种细菌和寄生虫感染，然而不论是发展中国家还是发达国家儿童，在他们5岁以内都可能会感染轮状病毒或者其他肠道病毒，以及蓝氏贾第鞭毛虫和隐孢子虫。

■ 感染性腹泻的发病机制

细菌性腹泻的发生和严重程度取决于病原体是否会分泌毒素（金黄色葡萄球菌/蜡样芽孢杆菌），产生分泌因子（霍乱、大肠杆菌、沙门氏菌、志贺菌）或细胞毒素（志贺菌、金黄色葡萄球菌、副溶血弧菌、难辨梭状芽孢杆菌、大肠杆菌、空肠弯曲菌），或者具有侵袭性或能够在食物中生存繁殖。肠道致病菌可引起肠道黏膜的炎症性或非炎症性反应（表332-5）。

肠道病原体引起非炎症性腹泻的机制包括某些细菌产生的肠毒素、病毒对绒毛（表面）的破坏、寄生虫的黏附以及细菌的黏附和（或）转位。炎症性腹泻的机制通常由细菌引起，它们可以直接侵入肠道上皮或者产生细胞毒素，随后引起液体、蛋白质的分泌以及细胞（红细胞、白细胞）的聚集。某些肠道致病菌具有一种以上的毒力因素。一些病毒，比如轮状病毒，可作用于肠上皮微绒毛尖端，并且可直接或者通过钙离子依赖的内吞作用侵入到细胞内。因此会导致绒毛的缩短，并由此引起肠上皮细胞吸收面积的减少（图332-2）。

大多数的细菌会分泌肠毒素；轮状病毒蛋白NSP4可视作病毒的肠毒素。细菌性肠毒素能够选择性的激活肠道上皮细胞内信号转导通路，并且影响到细胞结构蛋白的重组，从而改变水和电解质的跨膜运动。在霍乱弧菌产生肠毒素引起的产毒性腹泻中，肠黏膜水平cAMP的增高可抑制电中性的NaCl的吸收，但不会影响葡萄糖激活的Na^+吸收。在炎症性腹泻（如志贺菌、沙门氏菌）中，可存在广泛的组织损伤，从而导致细胞形态的改变，降低葡萄糖激活的Na^+以及电中性的NaCl的吸收。因此炎症反应过程中，主要是一种及以上的细胞因子作用的结果。在隐窝的分泌细胞中，Cl^-的分泌在正常状态下是少量的，但在产毒性和炎症性腹泻中可被cAMP激活，从而被大量分泌（图332-3）。

ETEC通过其菌毛定植和黏附于小肠的肠道上皮

表 332-5　三种类型肠道感染的比较

参数	感染类型		
	I	II	III
机制	非炎症性（肠毒素或黏附/浅层侵入）	炎症性（浸润、细胞毒素）	穿透性
部位	近端小肠	结肠	远端小肠
疾病	水样泻	痢疾	肠热症
粪便检查	粪便无白细胞，乳铁蛋白轻度或不↑	粪便查见多形核白细胞，乳铁蛋白↑↑	粪便查见单核细胞
举例	霍乱弧菌、大肠杆菌（ETEC、LT、ST）、产气荚膜梭菌、蜡样芽孢杆菌、金黄色葡萄球菌 还有†：蓝氏贾第鞭毛虫、轮状病毒、诺如样病毒、隐孢子虫、大肠杆菌（EPEC、EAEC）、微孢子虫、环孢子虫	志贺氏菌、大肠杆菌（EIEC、EHEC）、沙门氏菌、副溶血性弧菌、艰难梭菌、空肠弯曲菌、溶组织内阿米巴*	伤寒沙门氏菌、小肠结肠炎耶尔森菌? 胎儿弯曲杆菌

EAEC：集聚性大肠杆菌；EHEC：出血性大肠杆菌；EIEC：侵袭性大肠杆菌；EPEC：致病性大肠杆菌；ETEC：产毒性大肠杆菌；LT：不耐热肠毒素；ST：耐热肠毒素

* 尽管阿米巴痢疾会引起组织的炎症反应，但因毒力阿米巴原虫的破坏，出现特征性的白细胞固缩或缺乏

† 尽管不是典型的产肠毒素病原微生物，但它们可通过黏附、进入表层细胞，诱导细胞因子或产生抑制细胞功能的毒素来改变肠道生理

摘自 Mandel GL, Bennett JE, Dolin R. Principles and practices of infectious diseases. 7 ed. Philadelphia: Churchill Livingstone, 2010

表面，由不耐热肠毒素（LT）或耐热肠毒素引起小肠水分和电解质的高分泌。LT 与霍乱弧菌毒素在结构上具有相似性，能够激活腺苷酸环化酶，导致细胞内 cGMP 水平增高（图 332-4）。相反，志贺菌是通过侵入 Peyer 氏结（Peyer patches）上方的 M 细胞从而进入结肠黏膜层而引起胃肠炎。在被细胞吞噬之后，引起一系列病理过程，包括巨噬细胞的凋亡、细菌的繁殖和扩散，释放炎症介质（IL-1 和 IL-8），中性粒细胞浸润并转位进入肠腔、中性粒细胞坏死、脱颗粒，最终引起上皮屏障的破坏和黏膜损伤（图 332-5）。

■ 胃肠炎的高危因素

主要的危险因素包括环境污染和肠道致病菌暴露的增加。其他的危险因素包括低龄、免疫缺陷、麻疹、营养不良、非纯母乳喂养。营养不良会增加腹泻和死亡的发生率，中重度发育迟缓可导致腹泻相关性死亡的比例增高 1.6~4.6 倍。由营养不良引起的感染性腹泻的死亡比例随着营养不良的流行率而不同，最高的比例发生在撒哈拉以南非洲、南亚洲以及安第斯拉丁美洲。微量元素缺乏的营养不良患儿出现死亡的风险性显著较高；维生素 A 缺乏的儿童死于腹泻、麻疹和疟疾的风险会增高 20%~24%。锌缺乏估计可增加腹泻、肺炎和疟疾的死亡风险的 13%~21%。

绝大多数腹泻可在病程的第 1 周即得到缓解，很少会因治疗失败而持续大于 2 周。迁延性腹泻定义为急性起病，但持续时间 ≥ 14d。在 5 岁以下患儿腹泻中，迁延性腹泻占 3%~20%，可引起最高达 50% 的腹泻相关性死亡。在发展中国家中大多数儿童（特别是婴儿和幼儿）通常主要以急性腹泻为主。尽管仅少数患儿腹泻可持续大于 14d，但是急性腹泻仍可常导致营养不足，从而使患儿可能发展为迁延性腹泻、蛋白质-热量营养不良、继发感染。此外，持续 7~13d 的腹泻仍需要受到更多关注，因为它们也和营养的丢失明显相关。

■ 腹泻的临床表现

腹泻的大多数临床表现及临床综合征与感染的病原体、感染量或接种量有关（表 332-1，表 332-2，表 332-3）。其他的临床表现取决于并发症的发生（如脱水和电解质紊乱）以及病原体的本身特性（表 332-5）。通常摄入了细菌的毒素（如金黄色葡萄球菌）在 6h 内可快速引起恶心和呕吐，在 8~72h 内可能出现发热、腹部绞痛和腹泻。如水样泻和腹绞痛发生在感染后 8~16h，可能和产肠毒素的产气荚膜梭菌以及蜡样芽孢杆菌有关。若上述症状发生在感染后 16~48h，可能和诺如病毒、某些产毒性细菌、隐孢子虫、环孢子虫以及流感病毒 H1N1 有关。某些病原体，包括沙门氏菌、志贺菌、空肠弯曲菌、小肠结肠炎耶尔森氏菌、

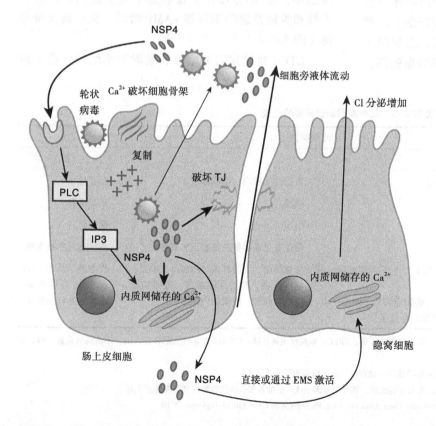

图 332-2　轮状病毒腹泻的发病机制

ENS：肠神经系统；ER：内质网；PLC：磷脂酶 C；TJ：紧密连接

摘自 Ramig RF. Pathogenesis of intestinal and systemic rotavirus infection.J Virol ,2004,78:10213-10220

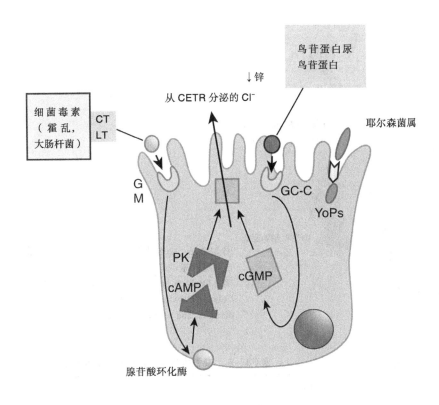

图 332-3　霍乱毒素的机制
摘自 Thapar M, Sanderson IR.Diarrhoea in children: an interface between developing and developed countries. Lancet, 2004, 363:641-653;Montes M, DuPont HL. Enteritis, enterocolitis and infectious diarrhea syndromes// Cohen J, Powderly WG, Opal SM, et al. Infections diseases, 2nd ed. London: Mosby, 2004, 31-52

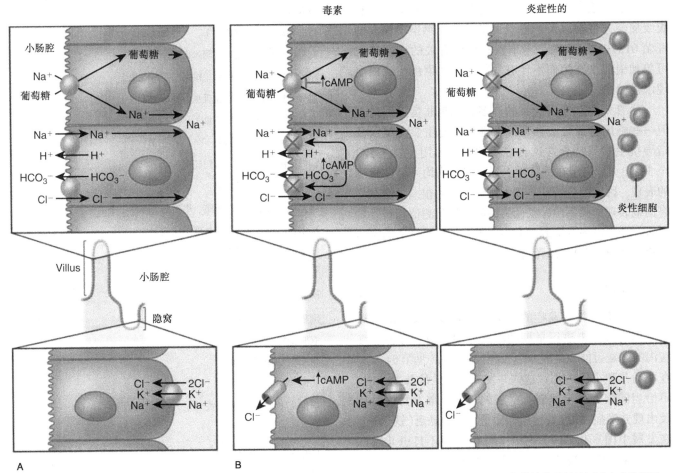

图 332-4　Na⁺ 及 Cl⁻ 在小肠中的转运　A. 正常转运。Na⁺ 通过两种不同的机制被绒毛的黏膜细胞吸收：葡萄糖伴随的转运及电中性转运，后者表现为 Na⁺/ H⁺ 及 Cl⁻/HCO₃⁻ 的耦联转运。B. 毒素及炎症所致腹泻的 Na⁺、Cl⁻ 转运
摘自 Petri WA, Miller M, Binder HJ, et al.Enteric infections, diarrhea and their impact on function and development. J Clin Invest, 2008, 118: 1277-1290

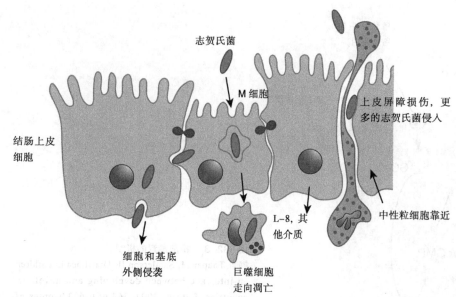

志贺氏菌

M 细胞

上皮屏障损伤，更
多的志贺氏菌侵入

结肠上皮
细胞

L-8，其
他介质

中性粒细胞靠近

细胞和基底
外侧侵袭

巨噬细胞
走向凋亡

图 332-5　志贺菌肠炎的发病机制　IL-8：
白细胞介素 -8
摘自 Opal SM, Keusch GT.Host responses to infection//
Cohen J, Powderly WG, Opal SM, et al. Infections
diseases, 2nd ed. London: Mosby, 2004, 31-52

肠侵袭性或出血性大肠杆菌（产志贺毒素）和副溶血
弧菌，可引起血便以及粪便中出现白细胞，同时伴有
腹绞痛、里急后重和发热，这些特征均提示细菌性痢
疾和发热（表 332-6）。感染后 72~120h 出现血便和
腹绞痛与志贺菌以及产志贺毒素的大肠感染（如大肠
杆菌 0157:H7）有关。与痢疾和血便有关的病原体也
可单独引起水样泻而不伴有发热，或在痢疾症状前出
现水样便。

　　尽管儿童急性胃肠炎的许多表现是非特异性的，
但一些临床特征也能够帮助识别腹泻的主要类型以及
指导抗生素或特异性饮食疗法的分类使用（表 332-1
至 332-3）。由于在症状学上，很多疾病均可存在腹泻
的表现。因此菌痢特征表现的阳性预测值很差，但在没
有菌痢表现的腹泻中，细菌感染的阴性预测值相对要好
得多。如果设备及资源的允许，那么可通过合适的实验
室检查来明确引起腹泻的病原体。

■ 并发症

　　胃肠炎相关并发症的发生大多与诊断及正确治疗
的延迟有关。未进行早期的和充分的补液，许多急性
腹泻的儿童可能发生脱水以及相关并发症（见第 54 章）。
在婴幼儿和小年龄儿童这些并发症可能是危及生命的。
不恰当的治疗可导致腹泻病程的延长、继发营养不良
及出现并发症，如继发感染和微量元素的缺乏（铁、锌）。
在发展中国家和 HIV 感染人群中，营养不良患儿腹泻
相关的菌血症是被公认的并发症之一。

　　某些特殊病原体可引起肠道外表现和并发症，但
这不是感染的特征性表现，也不会总是和腹泻的发生
存在密切关系（表 332-7）。

表 332-6　　急性痢疾及炎症性肠炎的鉴别诊断

特殊感染病变
细菌性痢疾（痢疾志贺菌、福氏志贺菌、宋内志贺菌、鲍氏志贺菌；侵袭性大肠杆菌）
弯曲菌病（空肠弯曲菌）
阿米巴痢疾（溶组织内阿米巴）
结肠小袋纤毛虫性痢疾（结肠小袋纤毛虫）
血吸虫性痢疾（日本血吸虫、曼氏血吸虫）
其他寄生虫感染（旋毛虫）
弧菌病（副溶血性弧菌）
沙门氏菌病（鼠伤寒沙门氏菌）
伤寒（伤寒沙门氏菌）
肠热症（猪霍乱沙门氏菌、甲型副伤寒沙门氏菌）
耶尔森菌病（小肠结肠炎耶尔森菌）
螺旋菌性痢疾（螺旋菌）
直肠炎
淋球菌性（淋病奈瑟菌）
疱疹性（单纯疱疹病毒）
衣原体性（沙眼衣原体）
梅毒性（梅毒螺旋体）
其他综合征
新生儿坏死性小肠结肠炎
坏死性肠炎
伪膜性肠炎（艰难梭菌）
盲肠炎
慢性炎症性病变
致病性大肠杆菌及聚集性大肠杆菌

表 332-6（续）

胃肠道结核病

胃肠道真菌病

寄生虫性肠炎

无已知感染源的综合征

特发性溃疡性结肠炎

克罗恩病

放射性肠炎

缺血性结肠炎

过敏性肠炎

摘自 Mandel GL, Bennett JE, Dolin R.Principles and practices of infectious diseases, 7 ed. Philadelphia: Churchill Livingstone ,2010

和呕吐。全身系统性表现因人而异，并且与各种病因有关。儿童急性腹泻的评估包括：

·评估脱水和酸中毒的程度，是否需要快速的液体复苏或通过口服（或静脉）的途径补液（表 332-8，表 332-9）

·取得正确的接触史、旅行史和暴露史信息。包括相似症状患者接触史，是否进食污染的食物或水，幼托中心的出勤情况，近期的旅行，或者与到过腹泻流行疫区人的接触史，抗感染药物的使用情况。

·从临床上确定腹泻的病因，在有指征的情况下可及时使用抗生素治疗。尽管恶心呕吐为非特异性的症状，但它们可提示上消化道的感染。发热显示体内炎症反应的过程，但也可发生在脱水或合并感染的情况（如尿路感染、中耳炎）。发热是炎症性腹泻常见的表现。严重的腹痛和里急后重提示病变可能累及结肠和直肠。恶心呕吐、不发热或低热、轻中度脐周疼痛、水样便可能提示小肠病变，上述症状提示存在严重细菌感染的可能性不大。

对小年龄儿童腹泻的诊断及管理的临床方法是儿童疾病综合管理（IMCI）的一个非常重要的组成部分，应用于高腹泻死亡率的发展中国家（图 332-6）。

■ 诊　断

胃肠炎的诊断主要基于对临床表现的认识，快速评估其严重程度以及根据线索选择适当的实验室辅助检查。

腹泻的临床评估

儿童最常见的消化道感染的症状就是腹泻、腹痛

表 332-7　肠道感染的肠外表现

临床表现	相关肠道病原微生物	发病及预后
细菌病原的全身扩散所致的局灶性感染，包括外阴阴道炎、尿路感染、心内膜炎、骨髓炎、脑膜炎、肺炎、肝炎、腹膜炎、绒毛膜羊膜炎、软组织感染及脓毒性血栓性静脉炎	所有的主要病原菌均可导致肠道外感染，包括沙门氏菌、志贺氏菌、耶尔森菌、弯曲杆菌、艰难梭菌	通常发生在急性感染期，但也可发生在感染后。预后取决于感染部位
反应性关节炎	沙门氏菌、志贺氏菌、耶尔森菌、弯曲杆菌、隐孢子虫、艰难梭菌	通常发生在感染后 1~3 周，15%~50% 的患者可出现再感染后复发，但大多数患儿可在首发症状出现后 2~6 个月内完全恢复
格林 - 巴利综合征	弯曲杆菌	通常发生在原发感染后数周。预后良好，尽管 15%~20% 患者可能遗留后遗症
肾小球肾炎	志贺氏菌、弯曲杆菌、耶尔森菌	可在急性期突然发作，是指突然发生的炎症，或是慢性的，这是逐渐发生的。对大多数患者，肾脏会随时间康复
IgA 肾病	弯曲杆菌	该病以反复发作的血尿为特征，是免疫球蛋白A（IgA）在肾小球沉积的结果。IgA 肾病可进展多年而没有明显的症状。男性患者似乎患病率更高。
结节性红斑	耶尔森菌、弯曲杆菌、沙门氏菌	尽管疼痛，但多为良性，常见于青少年，4~6 周恢复
溶血尿毒综合征	痢疾志贺菌 1 型，大肠杆菌 O157：H7，其他	突然发病，短期内出现肾衰竭。在重症患者，治疗肾衰竭需要多个疗程的透析以替代受损的肾功能，但大多数患儿将恢复正常，不会对其健康造成永久性的损害
溶血性贫血	弯曲杆菌、耶尔森菌	相对罕见的并发症，可为慢性病程

摘自 Centers for Disease Control and Prevention. Managing acute gastroenteritis among children. MMWR Recomm Rep, 2004,53:1-33

表 332-8　脱水症状

症状	轻微或无脱水（＜3% 体重丢失）	轻-中度脱水 (3%~9% 体重丢失)	重度脱水（＞9% 体重丢失）
精神状态	好/灵敏	正常、疲乏或不安、易怒	精神萎靡、嗜睡、昏迷
口渴	正常饮水/可能拒绝摄入液体	口渴/想喝水	饮水无力/不能饮水
心率	正常	正常-增快	心动过速，最严重的情况下可心动过缓
脉搏	正常	正常-减慢	细、弱或不能触及
呼吸	正常	正常/增快	深大
眼窝	正常	稍凹陷	明显凹陷
眼泪	有泪	减少	无泪
口舌	湿润	干燥	明显干燥
皮肤弹性	立即回缩	回缩 < 2s	回缩 > 2s
毛细血管再充盈	正常	延长	延长/不充盈
肢端	暖和	凉	冷/花斑/发绀
尿量	正常~减少	减少	极少

摘自 Duggan C, Santosham M, Glass RI. The management of acute diarrhea in children: oral rehydration, maintenance, and nutritional therapy. MMWR Recomm Rep , 1992,41(RR-16):1–20. World Health Organization. The treatment of diarrhoea: a manual for physicians and other senior health workers.Geneva: World Health Organization, 1995. Centers for Disease Control and Prevention. Diagnosis and management of foodborne illnesses. MMWR, 2004, 53: 5

表 332-9　基于脱水程度的治疗

脱水程度	治疗脱水	预防脱水	营养支持
轻微或无脱水	无需	体重 < 10kg：每次腹泻或呕吐后补充 ORS 液 60~120mL；体重 > 10kg：每次腹泻或呕吐后补充 ORS 液 120~240mL	继续母乳喂养，或在初始补液后恢复与年龄相适应的正常饮食，包括足够的热量摄入*
轻至中度脱水	ORS 液，50~100mL/kg，3~4h 以上饮入	同上	同上
重度脱水	乳酸林格氏液或生理盐 20ml/kg 静脉注射至血液灌注及精神状态改善；然后给予 100ml/kg ORS 液 4h 以上饮入或 5% 糖盐水以 2 倍维持补液的速度静脉输注	同上；如不能口服，则使用鼻胃管补液或静脉给予 5% 糖盐水 20mEq/L 氯化钾	同上

ORS：口服补液盐

* 急性腹泻期间应避免过分限制饮食，母乳喂养的婴儿应继续按需喂养即使在急性补液阶段。如患儿太虚弱不能进食，则可经鼻胃管管喂牛奶或配方乳。含乳糖的配方乳通常有较好的耐受性，如出现乳糖吸收不良的临床表现，可使用无乳糖配方。推荐食用复合碳水化合物、新鲜水果、瘦肉、酸奶及蔬菜，应避免饮用碳酸饮料或含高浓度简单碳水化合物的市售果汁

摘自 Centers for Disease Control and Prevention. Diagnosis and management of foodborne illnesses.MMWR, 2004, 53:1-33

粪便检查

对粪便及其培养标本进行显微镜下的检查可为腹泻的病因学诊断提供重要的信息。需要对粪便中的黏液、血、白细胞进行相应的检查。尽管在一些感染的早期，粪便中的白细胞很少，如志贺菌、产志贺毒素的大肠杆菌以及溶组织内阿米巴，但是粪便中检出白细胞可提示细菌侵入了结肠黏膜。在肠道寄生虫的流行区域，对粪便的镜检必须包括相应寄生虫的检查，比如蓝氏贾第鞭毛虫和溶组织内阿米巴。

在病程的早期需要尽早进行粪便的培养，特别是镜检查出白细胞的血便患儿、怀疑溶血尿毒综合征（HUS）的患儿以及免疫缺陷（抑制）的腹泻患儿。用于培养的粪便标本需尽快运送至实验室并进行接种。目前可使用分子生物学的手段来提高细菌性腹泻的诊断率，比如 PCR 的方法。在大多数单纯的水样泻并且既往健康的患儿中，并不一定需要进行实验室的病因学检查，除非因流行病学调查的目的。

■ 治　疗

儿童急性胃肠炎的治疗管理的原则包括口服补

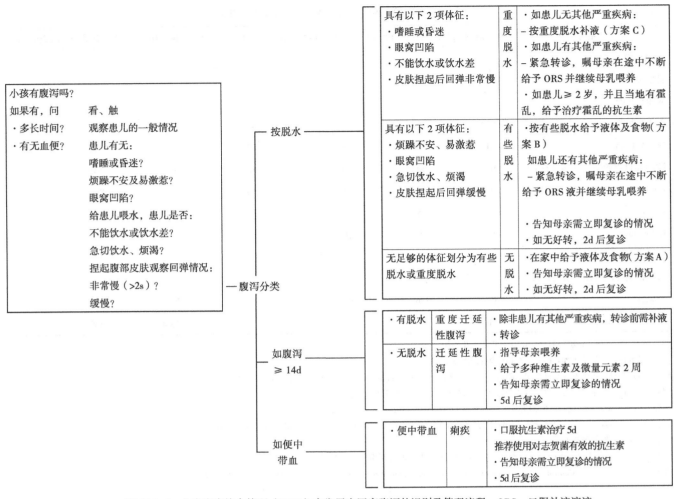

图 332-6 儿童疾病综合管理（IMCI）在发展中国家腹泻的识别及管理流程。ORS：口服补液溶液

液、肠内喂养和饮食选择、补充锌剂，以及其余的治疗如益生菌的使用。

口服补液疗法

儿童，特别是婴儿，相对于成人而言更容易发生脱水。因为儿童体内每公斤体重的基础液体和电解质需要量更大，需要外源性获取来满足机体的需要。发生腹泻后，必须快速判断脱水的程度，并在 4~6h 内纠正，同时评估每日的生理需要量。口服补液推荐用于补充累积丢失量和继续损失量（表 332-8、332-9）。仅有很小一部分患儿，特别是脱水性休克或者不能耐受口服补液的患儿，才需要立即进行静脉补液。对于严重脱水需要进行静脉补液的危险因素包括：小于 6 月龄、早产儿、有慢性疾病、3 月龄以下发热 >38℃或 3~36 月龄发热 >39℃，血便、持续呕吐、少尿、眼眶凹陷、意识状态萎靡。低渗的 WHO 口服补液盐（ORS）每升含有 75mEq 钠和 75mmol 葡萄糖，总体渗透压为 245mOsm/L。该配方目前是全球推荐的标准 ORS 配方。与其他配方相比，该低渗 ORS 配方对于减少粪便量更加有效，同时没有发生高钠血症的

风险（表 332-10）。

使用谷类的口服补液液体（如米汤）对于营养不良的患儿也是有益的，可以在家庭中使用。非碳酸苏打饮料、果汁、茶并不适合用于补液或维持补液，因为它们的渗透压并不适合补液，钠含量也偏低。中到重度腹泻患儿的临床评估和治疗策略可见于图 332-6和表 332-9。婴幼儿和儿童的口服补液应该缓慢的给予，特别是那些有明显呕吐的患儿。可以用滴管、汤勺或注射器少量缓慢给予，每次从 5mL 开始，随着耐受而逐渐增加喂养量。根据呕吐量和腹泻量的补液量可见于表 332-9。如果需要，口服补液也可以通过鼻胃管给予，而此途径并不作为临床常规使用。

口服补液疗法不适用于发生休克、肠梗阻、肠套叠、糖耐量降低（少见）、严重呕吐、剧烈腹泻［>10mL/（kg·h）］时的补液。昂丹司琼（口腔黏膜吸收的剂型）可以降低呕吐的发生，从而促进更有效的口服补液。

肠内喂养和饮食选择

持续的肠内喂养可以促进腹泻患儿的康复。在纠正脱水后继续给予适宜于年龄的饮食可以作为临床的

表 332-10 商品化口服补液溶液及普遍饮料的成分

溶液	葡萄糖 (g/L)	钠 (mmol/L)	钾 (mmol/L)	氯 (mmol/L)	碱 * (mmol/L)	渗透压 (mOsm/L)
口服补液溶液						
低渗 ORS	13.5	75	20	65	10	245
WHO (2005)						
WHO (2002)	13.5	75	20	65	30	245
WHO (1975)	20	90	20	80	10	311
欧洲儿科胃肠病、肝病及营养学会	16	60	20	60	30	240
Enfalyte†	30	50	25	45	34	200
Pedialyte‡	25	45	20	35	30	250
Rehydralyte§	25	75	20	65	30	305
CeraLyteǁ	40	50–90	20	NA	30	220
常用饮料（不宜用于腹泻治疗）						
苹果汁¶	120	0.4	44	45	NA	730
可口可乐** 标准	112	1.6	NA	NA	13.4	650

NA：不适用；ORS：口服补液盐；WHO：世界卫生组织

* 实际或潜在碳酸氢盐（如乳酸盐、柠檬酸盐或乙酸盐）

† 新泽西州普林斯顿米德约翰逊公司。附加信息可获得，在 www.meadjohnson.com/professional/products/enfalyte.html

‡ 俄亥俄州哥伦布雅培公司。对于口味的数据是一致的。附加信息可获得，在 www.pedialyte.com

§ 俄亥俄州哥伦布雅培公司。附加信息可获得，在 www.abbottnutrition.com/products/pedialyte

ǁ 马里兰州杰塞普 Cera 产品责任有限公司。附加信息可获得，在 www.ceraproductsinc.com/productline/ceralyte.html

¶ 符合美国农业部最低要求

** 佐治亚州亚特兰大可口可乐公司。数字不包括可能存在于装瓶时局部用水中的电解质。

摘自 Centers for Disease Control and Prevention.Diagnosis and management of foodborne illnesses. MMWR ,2004,53:1–33

常规。尽管在迁延慢性腹泻时，肠道刷状缘表面和肠腔面的酶可能受到影响，但是有证据证明在此情况下各种食物中的碳水化合物、蛋白和脂肪的吸收仍然是满意的。一旦脱水纠正就应该重新引入食物，同时维持口服补液来补充因呕吐和腹泻引起的继续丢失量。尽快恢复母乳喂养或非稀释性的普通配方奶喂养。含有复杂碳水化合物的食物（大米、小麦、土豆、面包和谷物）、瘦肉、酸奶、水果和蔬菜也可以耐受。脂类饮食或高单糖食物（果汁、碳酸饮料）应该回避。通常在腹泻时的饮食能量密度应该在 1kcal/g 左右，以保证摄入的最低能量为 100kcal/（kg·d），蛋白质摄入量为 2~3g/（kg·d）。当不能摄入足量能量密度食物的情况下，通过发芽技术添加了淀粉酶的饮食也是有益的。

除了少部分患儿可能发生急性的继发乳糖不耐受，大多数腹泻儿童能够耐受含有乳糖的奶制品和饮食。回避奶类和使用无乳糖配方奶是没有必要的。尽管儿童持续的腹泻不完全是因为乳糖不耐受引起的，但是如果摄入的乳糖含量超过 5g/（kg·d）与更高排泄率和治疗失败有关。在喂养持续腹泻的营养不良患儿时，可选择的降低乳糖含量的方法，包括在谷物饮食中加入奶粉以及使用发酵的奶制品，如酸奶。

少数情况下，当食物不耐受妨碍了牛奶基质配方奶或奶制品的摄入时，可能需要使用特殊的不含有牛奶蛋白的饮食，比如粉碎或匀浆的鸡肉基质饮食或要素配方饮食。尽管要素饮食在一些情况下是有效的，但在大多数发展中国家因其价格高而不能负担。除了大米－扁豆配方，在食物中添加青香蕉或果胶在治疗持续性腹泻中也被认为是有效的。图 332-7 显示了在发展中国家迁延性腹泻患儿管理的原则。

补充锌剂

有强有力的证据证实，发展中国家腹泻患儿补充锌剂可以缩短腹泻的病程和降低严重程度，对防止大部分患儿的病情反复有潜在的作用。补锌除了可以促进腹泻的康复，还可以增加 ORS 的应用，以及减少不恰当的抗感染药物的使用。尽管研究并没有证明在小于 6 个月的婴儿补充锌剂有益，但是 WHO 和 UNICEF 仍然推荐高危地区的所有急性腹泻患儿均应该在腹泻病程中和结束后口服补充锌剂 10~14d（小于 6 月龄婴儿：10mg/d；大于 6 月龄：20mg/d）。

其他治疗

使用非致病菌的益生菌制剂来预防和治疗腹泻在

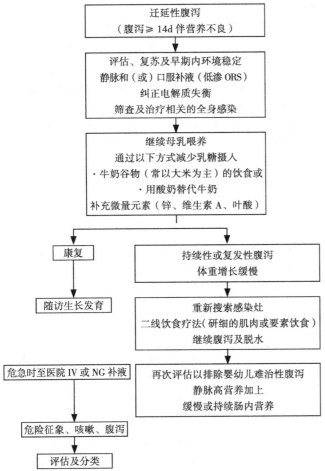

图 332-7 迁延性腹泻的管理。IV：静脉注射；NG：鼻胃管；ORS：口服补液溶液

发展中国家取得了成功。除了有利于恢复正常的肠道菌群，益生菌还可以增强机体的保护性免疫力，比如下调促炎症细胞因子以及上调抗炎因子的水平。许多微生物（乳杆菌、双歧杆菌）使用起来均有比较好的安全性。但是益生菌治疗尚未标准化，最有效（和最安全）的微生物也尚未确定。布拉氏酵母菌被认为对于抗生素相关性腹泻以及难辨梭状芽孢杆菌引起的腹泻有效，有证据证明它对发生在日托中心的腹泻可能有预防作用。鼠李糖乳杆菌可降低腹泻的病程和严重性，特别是在儿童轮状病毒感染腹泻中的证据更多。布拉氏酵母菌也有相同的作用，尽管其证据级别并不高。在将益生菌推荐为发展中国家儿童腹泻时临床常规使用前，还需要更多的研究来证明其临床有效性。

抗动力药物（洛哌丁胺）禁用于痢疾患儿，对于急性水样便的儿童可能无效。同样，吩噻嗪类止吐药物没有太大使用价值，并且存在潜在的严重副作用（嗜睡、肌张力异常、恶性高热）。然而，昂丹司琼是有效并且毒性低的止吐药物。在持续的呕吐可能妨碍口服补液的进行时，可以给予一次舌下含服昂丹司琼口腔溶解片 [4~11 岁：4mg；>11 岁：8mg（通常 0.2mg/kg）]。但

是，大部分患儿并不需要止吐的治疗，通常小心仔细地进行口服补液就足够了。

消旋卡多曲是一种脑啡肽抑制剂，可减少腹泻患儿的粪便量，但目前的研究证据并不一致。在儿童中该药的使用经验是有限的，并且对普通的急性腹泻患儿可能并不需要使用该药物。

抗生素治疗

在考虑为细菌感染性腹泻病例中及时地使用抗生素可以缩短病程和降低疾病严重程度，以及预防并发症的发生（表 332-11）。尽管在特殊病例中一些抗生素的使用非常重要，但是广泛而任意地使用这些药物可导致耐药的发生。硝唑尼特是一种抗感染药物，具有广泛的抗感染谱，包括微小隐孢子虫、蓝氏贾第鞭毛虫、溶组织内阿米巴，人芽囊原虫、难辨梭状芽孢杆菌、轮状病毒。虽然初步的研究数据显示硝唑尼特可以用于非特异性急性分泌性腹泻，但是还需要更多的研究来证明其有效性。

■ 预 防

在发达国家，由肉毒杆菌、大肠杆菌 O157:H7、沙门氏菌、志贺菌、霍乱弧菌、隐孢子虫以及环孢子虫引起的腹泻需要上报疾病监测系统。对接触者进行追踪和明确感染源对于防止疾病的暴发非常重要。

许多发展中国家正在与腹泻引起的巨大疾病负担做斗争，因此需要更多的方法来对腹泻进行预防。发展中和发达国家在腹泻的预防策略上是相同的。

促进纯母乳喂养

纯母乳喂养（生后 6 个月内不进食其他液体或食物）尚未普及，特别是在许多发达国家。纯母乳喂养通过被动免疫以及减少摄入潜在被污染的食物和水这两方面来保护小婴儿，从而减少其腹泻的发生。母乳包含了所有婴儿早期所需要的营养，并且在腹泻时仍然持续母乳喂养可以减轻腹泻对营养状况的影响。生后 6 个月的纯母乳喂养被广泛认为是降低早产儿死亡率最有效的措施之一，并能减少 13% 的 5 岁以下儿童死亡。

改善辅食喂养

合适的、安全的辅食喂养和 6~11 月龄儿童的死亡呈负相关。营养不良是腹泻频次和严重程度的独立危险因素。辅食应该在 6 月龄时引入，而母乳喂养可持续到 1 岁（发展中国家可以更长）。

在发展中国家，辅食的质量通常较差并且经常被严重污染，因此容易导致腹泻。通过儿童看护人的教育和改善家庭食物的储存可以有效地降低辅食污染的

表332-11 感染性腹泻的抗生素治疗

病原微生物	选择的药物	治疗剂量及疗程
志贺菌（严重的痢疾及 EIEC 痢疾）	环丙沙星*、氨苄西林、头孢曲松、阿奇霉素或 TMP/SMX，现在大多数菌株对几种抗生素耐药	头孢曲松 50~100mg/(kg·d)，静脉注射或肌内注射，每天 1 次或每天 2 次 ×7d；环丙沙星 20~30mg/(kg·d)，口服，每天 1 次 ×（7~10）d；氨苄西林，口服，静脉注射 50~100mg/(kg·d)，每天 4 次 ×7d
EPEC、ETEC、EIEC	TMP/SMX 或环丙沙星*	TMP 10mg/(kg·d) + SMX 50mg/(kg·d)，每天 2 次 ×5d；环丙沙星，口服，20~30mg/(kg·d)，每天 4 次 ×（5~10）d
沙门氏菌	非伤寒沙门氏菌所致单纯胃肠炎的既往健康儿童无需使用抗生素，抗生素用于：< 3 个月婴儿、恶性肿瘤、慢性胃肠道疾病、严重的结肠炎、血红蛋白病或 HIV 感染及其他免疫功能低下的患者，大多数菌株对多种抗生素产生耐药性	参见志贺菌治疗
气单胞菌属、邻单胞菌	TMP/SMX，环丙沙星*	TMP 10mg/(kg·d) + SMX 50mg/(kg·d)，每天 2 次 ×5d；环丙沙星，口服，20~30mg/(kg·d)，每天 2 次 ×（7~10）d
耶尔森菌属	腹泻患者通常无需使用抗生素，严重感染或菌血症患者应暂停去铁胺治疗，对于免疫力低下的脓毒症患者，应使用肠外多西环素、氨基糖苷类、TMP/SMX 或氟喹诺酮联合治疗。	
空肠弯曲菌	红霉素或阿奇霉素	红霉素，口服，50mg/(kg·d)，每天 3 次 ×5d，阿奇霉素，口服，5~10mg/(kg·d)，每天 4 次 ×5d
艰难梭菌	甲硝唑（一线用药） 停止使用抗生素 万古霉素（二线用药）	口服，30mg/(kg·d)，每天 4 次 ×5d，最大剂量 2g 口服，40mg/(kg·d)，每天 4 次 ×7d，最大剂量 125mg
溶组织内阿米巴	甲硝唑，续之以双碘喹啉或巴龙霉素	甲硝唑，口服，30~40mg/(kg·d)，每天 3 次 ×（7~10）d；双碘喹啉，口服，30~40mg/(kg·d)，每天 3 次 ×20d；巴龙霉素，口服，25~35mg/(kg·d)，每天 3 次 ×7d
蓝氏贾地鞭毛虫	呋喃唑酮或甲硝唑或阿苯达唑或奎纳克林	呋喃唑酮，口服，25mg/(kg·d)，每天 4 次 ×（5~7）d；甲硝唑，口服，30~40mg/(kg·d)，每天 3 次 ×7d；阿苯达唑，口服，200mg，每天 2 次 ×10d
隐孢子虫	免疫功能正常者无需口服硝唑尼特，免疫功能低下的患者需口服免疫球蛋白＋积极治疗原发病如艾滋病等。	1~3 岁：100mg 每天 2 次 ×3d；4~11 岁：200mg 每天 2 次
等孢球虫属	TMP/SMX	口服，TMP 5mg/(kg·d) + SMX 25mg/(kg·d)，每天 2 次 ×（7~10）d
环孢子虫	TMP/SMX	口服，TMP 5mg/(kg·d) + SMX 25mg/(kg·d)，每天 2 次 ×7d
人芽囊原虫	甲硝唑或双碘喹啉	甲硝唑，口服，30~40mg/(kg·d)，每天 3 次 ×（7~10）d；双碘喹啉，口服，40mg/(kg·d)，每天 3 次 ×20d

EIEC：侵袭性大肠杆菌；EPEC：致病性大肠杆菌；ETEC：产毒性大肠杆菌；SMX：磺胺甲基异恶唑；TMP：甲氧苄啶
* 环丙沙星批准用于 ≥ 16 岁的儿童

发生。体内维生素 A 水平的改善可降低严重腹泻发生的频率。维生素 A 的补充使各种原因引起的儿童期死亡降低了 21%，使腹泻引起的死亡降低了 31%（95%CI 17%~42%）。

轮状病毒疫苗

大多数婴儿在生后的早期都会发生轮状病毒感染而引起的腹泻。有效的轮状病毒疫苗的使用对降低发展中国家儿童腹泻死亡率起到了主要的作用。1998 年四价的恒河猴来源的轮状病毒疫苗在美国批准上市，但后来由于其增加了肠套叠发生的风险而被撤回。之后研发和测试的新型轮状病毒疫苗最终在大多数发达国家被使用。2009 年 WHO 批准该类疫苗可在发展中国家广泛使用。越来越多的研究结果证实疫苗的使用可明显降低严重腹泻和其相关的死亡。

大规模轮状病毒疫苗接种制度的建立使得疾病负担及其相关死亡率明显降低。在对这种大范围的轮状疫苗使用的评估中发现，12 月龄以下的婴儿的疫苗覆盖率达到 74% 时，可降低 41%（95% CI，36%~47%）与腹泻相关的死亡。对非洲的使用情况进行评估发现，对于轮状病毒引起的急性胃肠炎的保护有效率为 49%~61%，对所有原因引起的婴儿严重胃肠炎的保护有效率为 30%。但是，在严重联合免疫缺陷病患儿中有疫苗（活病毒）引起轮状病毒感染的报道。

其他可降低小年龄儿童严重腹泻疾病负担和死亡率的疫苗包括志贺菌和 ETEC 疫苗。

改善水源和公共卫生设施并促进个人及家庭卫生

在发展中国家腹泻流行率的降低主要是由于改善了环境卫生、设施设备的卫生以及水源的供应。严格来讲，据估计全球所有腹泻死亡病例的 88% 是由于不安全的饮用水、没有充分消毒的设施设备以及较差的环境卫生所引起的。关于这方面的各种研究均证实，改善卫生条件后可以降低 36% 的腹泻发生。此外，在家常规使用肥皂进行洗手在任何环境条件下均能减少腹泻的发生。洗手这种行为改变的策略提示，促进洗手以及使用肥皂能够降低发展中国家的腹泻疾病负担。

提高对腹泻病例的管理能力

通过及时的识别并给予适当的治疗，从而改善对腹泻病例的管理能力，可以明显缩短腹泻病程，减少腹泻引起的营养障碍以及减少死亡发生的危险。对急性腹泻患者的管理是降低迁延性和慢性腹泻发生的关键因素。WHO/UNICEF 推荐在腹泻治疗时使用低渗 ORS 以及补充锌剂，并且选择性的以及正确使用抗生素。以上的方法能够潜在地降低儿童腹泻导致的死亡。近期的一个评估认为，合理使用 ORS、补充锌剂以及使用抗生素治疗痢疾，可以避免 22% 的 5 岁以下儿童死亡。

参考书目

参考书目请参见光盘。

332.1　旅行者腹泻

Zulfiqar Ahmed Bhutta

旅行者腹泻是旅行者到发展中国家后最常出现的并发症。各种病原体均可以引起旅行者腹泻，特别跟季节和所到的地区有关（表 332-12）。旅行者来自于高收入国家、在夏季中旅行、在具有温暖气候且本身存在较高感染性腹泻的发生率的国家旅行，均可使旅行者容易发生旅行者腹泻。旅行者腹泻可以表现为水

表 332-12　引起旅行者腹泻最常见病原的区域分布

病原体	亚洲	拉丁美洲	非洲
细菌性			
产毒性大肠杆菌	6%~37%	17%~70%	8%~42%
其他大肠杆菌	3%~4%	7%~22%	2%~9%
空肠弯曲菌	9%~39%	1%~5%	1%~28%
沙门氏菌属	1%~33%	1%~16%	4%~2%
志贺菌属	0%~17%	2%~30%	0~9%
类志贺邻单胞菌	3%~13%	0~6%	3~5%
气单胞菌属	1%~57%	1%~5%	0~9%
病毒性			
轮状病毒	1%~8%	0~6%	0~36%
寄生虫性			
溶组织内阿米巴	5%~11%	<1%	2%~9%
蓝氏贾地鞭毛虫	1%~12%	1%~2%	0~1%
隐孢子虫属	1%~5%	<1%	2%
环孢子虫	1%~5%?	<1%?	<1%?
未明确病原	10%~56	24%~62%	15%~53%

摘自 Al-Abri SS, Beeching NJ, Nye FJ.Traveller's diarrhea.Lancet Infect Dis, 2005,5: 349–360

样便或者菌痢。

■ 治　疗

旅行者腹泻通常是自限性的，但仍然需要特别注意避免脱水的发生。对于婴幼儿及儿童，正确的纠正脱水（已经在第 332 章详述）以及给予标准的饮食。青少年和成人应该多摄入富含电解质的液体。高岭土-果胶、抗胆碱能药物、乳酸杆菌、次水杨酸铋剂并不认为是有效的治疗手段。洛哌丁胺作为抗动力和抗分泌的药物，可以降低水样泻大年龄儿童的粪便量，被认为与抗生素联合使用时能改善旅行者腹泻的结局。但是洛哌丁胺应该被小心使用，或者在有中毒和高热表现的菌痢或血便患儿中不使用。

抗生素，不论是否联合洛哌丁胺使用，能够降低不成形大便的量。短期的（3d）使用喹诺酮类、复方新诺明、阿奇霉素或利福昔明是有效的。抗生素的选择取决于患儿的年龄、潜在的病原体以及当地致病菌的耐药情况。了解当地病原体和耐药情况的最新信息，可查询 www.cdc.gov/travel。

■ 预　防

旅行的人应该喝瓶装水、罐装饮料或者开水，应该避免食用冰块、沙拉和未削皮的水果，食物应该在

热的时候食用。野生的或者没有烹饪好的海鲜、在餐馆就餐均是危险因素。游泳池和水上娱乐设施也可能被污染。

对于健康的儿童或成人，并不推荐常规使用药物来预防旅行者腹泻的发生。但是在腹泻发生并进展时，应该使用阿奇霉素（<16岁）或者环丙沙星（>16岁）进行抗感染治疗。

参考书目

参考书目请参见光盘。

（熊励晶　汪志凌　译）

第333章

慢性腹泻

Alfredo Guarino, David Branski

■ 定义和流行病学

慢性腹泻定义为腹泻病程 ≥ 14d。流行病学有两种不同的模式：在发展中国家，慢性腹泻经常是由于肠道感染引起，持续时间长于预期，通常被定义为迁延性腹泻，在迁延性和慢性腹泻之间没有明确的界定；在发达国家，慢性腹泻并不常见，但病因也更多样化，显示出与年龄相关的模式。腹泻的结局取决于病因，可从预后良性，如幼儿腹泻至严重的先天性疾病，如微绒毛包涵体病，其中微绒毛包涵体病可致不可逆的肠衰竭，最终死亡。

■ 病理生理学

腹泻机制一般分为渗透性和分泌性，但腹泻经常由这两种机制共同引起。分泌性腹泻表现为大量水样便，并且禁食后持续存在。渗透性腹泻取决于有无经口喂养及经口喂养食物的种类，粪便量通常不像分泌性腹泻多（图333-1）。

分泌性腹泻的特点是大量的电解质和水分泌到肠腔内，其机制是囊性纤维化跨膜转导调节因子（CFTR）氯通道的开放刺激活性 Cl^- 从隐窝细胞分泌，以及抑制中性耦联 NaCl 在肠绒毛细胞的吸收。另外 Na^-K^-2Cl 将 Cl^- 转移至肠上皮细胞；Na^-K 泵，通过降低细胞内 Na^+ 浓度，进一步增加 Na^+ 内流的驱动梯度；K^+ 同 Na^+ 一起进入细胞内，而选择性 K^+ 通道使 K^+ 再次返回到细胞外液。

细胞内介质如 cAMP、cGMP 或者钙离子浓度的

增加导致肠道内电的产生，而微生物肠毒素或内源性内分泌或非内分泌部分（包括炎症性细胞因子）影响上述三者在细胞内的浓度。另外一个机制是中性耦联的 NaCl 通道如 Na^+-H^+ 和 $Cl^--HCO^-_3$ 交换通道被抑制，而其中 Na^+-H^+ 和 $Cl^--HCO^-_3$ 交换的缺陷可导致先天性腹泻。

渗透性腹泻是由于肠腔内有不能被吸收的溶质引起，涉及以下一种或多种发病机制，包括：肠道损伤（肠道感染）、功能性吸收面积减少（如乳糜泻）、消化酶及载体缺陷（如乳糖不耐受）、肠道传输时间减少（如功能性腹泻）及营养素超过了实际的消化能力。当肠道消化或吸收功能受损时便发生渗透性腹泻。无论是哪种机制，都是由于肠腔内不被吸收的溶质产生渗透性负荷使水分渗透致肠腔。渗透性腹泻的经典例子是乳糖不耐受。乳糖在小肠不能吸收而到达结肠，结肠细菌发酵不能吸收的乳糖成为短链有机酸，产生渗透性负荷，从此超过肠道的吸收能力。

大多数儿童慢性腹泻有多种发病机制，他们互相交叉并且形成恶性循环。由多种机制产生慢性腹泻的例子是 HIV 感染，可直接导致免疫紊乱、肠道感染、营养吸收不良和肠道损伤。HIV 直接致肠病作用可触发及维持慢性腹泻状态（图333-2）。

■ 病 因

慢性腹泻的主要病因见表333-1。

在发展中国家及工业化城市肠道感染是目前慢性腹泻最常见的原因，相同或不同病原体持续的感染可致长期的症状存在。在发展中国家肠黏附性大肠杆菌和隐孢子虫与慢性腹泻相关。在发达国家，慢性感染

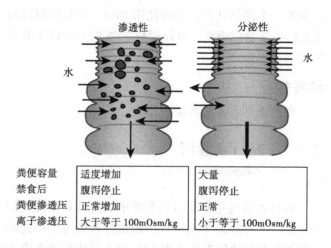

粪便容量	适度增加	大量
禁食后	腹泻停止	腹泻停止
粪便渗透压	正常增加	正常
离子渗透压	大于等于 100mOsm/kg	小于等于 100mOsm/kg

渗透性　　　　分泌性
水　　　　　　　　　　水

图 333-1　渗透性腹泻和分泌性腹泻途径。渗透性腹泻是由于肠上皮细胞功能或结构受损。不能被吸收的活性溶质驱动水进入管腔。粪便渗透压和离子渗透压逐渐增加。禁食后腹泻即停止。分泌性腹泻，通过外源性和内源性促分泌素促使离子进入肠腔内。通常肠道未受损。粪便渗透压和离子渗透压处于正常水平。禁食仍持续

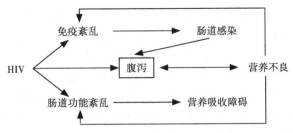

图 333-2　HIV 感染引起免疫紊乱及肠道功能紊乱。肠道感染和营养吸收障碍致营养不良。后者又致免疫紊乱和肠道功能紊乱。恶性循环导致腹泻，最终引起消瘦，AIDS 终末期，HIV 也可直接通过反式激活因子诱发腹泻。

摘自 Berni Canani R, Cirillo P, Mallardo G, et al. Effects of HIV-1 Tat protein on ion secretion and on cell proliferation in human intestinal epithelial cells.Gastroenterology, 2003, 124: 368–376

表 333-1　慢性腹泻病因

感染性因素

细菌
病毒和原生动物
小肠细菌过度繁殖
肠炎后症候群
热带性肠病（热带口炎性腹泻）
Whipple 病（惠普尔病，小肠脂肪营养不良）

外源性腹泻因素

过量摄入碳酸盐类液体
过量摄入含有山梨糖醇，甘露糖醇，木糖醇等营养食品过量摄入抗酸剂或含有乳果糖或 Mg（OH）$_2$ 的泻药
过量摄入含有甲基黄嘌呤饮料（可乐，茶，咖啡）

异常消化

囊性纤维化
Shwachman-Diamond 综合征
特发性胰酶缺乏
慢性胰腺炎
Pearson 综合征
胰蛋白酶和肠激酶缺乏症
慢性胆汁淤积
使用胆汁酸螯合剂
原发性胆汁酸吸收不良
回肠末端切除

营养吸收障碍

先天性或获得性乳糖酶缺乏
先天性或获得性蔗糖酶 - 异麦芽糖酶缺乏
葡萄糖 - 半乳糖吸收不良
果糖吸收不良
先天性或后天性短肠

免疫和炎症

食物过敏（牛奶或大豆蛋白，等）
乳糜泻
嗜酸细胞性胃肠炎
炎症性肠病
自身免疫性肠病
IPEX 综合征
原发性和继发免疫缺陷

表 333-1（续）

结构缺陷

微绒毛包涵体病
簇绒肠病
表型腹泻
硫酸乙酰肝素不足
α2β1 和 α6β4 整合素缺乏症
淋巴管扩张肠道内分泌性疾病（NEOROG3 突变）

电解质和代谢产物运输功能缺陷

先天性失氯性腹泻（家族性氯化物泻）
先天性钠腹泻
肠病性肢端皮炎
选择性叶酸缺乏症
无 β 脂蛋白血症

动力障碍

先天性巨结肠
假性梗阻（神经源性肌病）
甲状腺毒症

肿瘤性疾病

神经内分泌肿瘤（APUD 瘤如 VIP 肿瘤）
卓 - 艾综合征
肥大细胞增多症
嗜铬细胞瘤
淋巴瘤

慢性非特异性腹泻

功能性腹泻
幼儿腹泻
肠易激综合征

IPEX：疑似 X 连锁多内分泌腺病肠病伴免疫失调综合征

性腹泻病程属于良性过程，其病原体往往是病毒，其中以轮状病毒和诺如病毒常见，而巨细胞病毒和艰难梭菌常引起小儿严重腹泻。

条件致病菌在特定人群，如免疫功能低下的儿童中常引起较为严重且持久的腹泻。肠道隐孢子虫是 AIDS 患者严重及长期腹泻最常见的原因，但 HIV 可能直接导致腹泻和 HIV 肠病。

在小肠细菌过度生长的患儿，腹泻可能是微生物和肠细胞直接相互作用的结果，或者是细菌在小肠近端的异常增殖导致胆盐降解和脱羟基以及脂肪酸羟基化的结果（见第 330.4）。

肠炎后症候群是由于急性胃肠炎后小肠黏膜损伤引起的一种临床病理状态。致敏食物抗原、继发性双糖酶缺乏、肠道病原微生物的感染或再感染可导致肠炎后症候群。由于病原微生物和（或）抗生素治疗引起的肠道菌群改变可引起肠炎后腹泻。

在乳糜泻患者，腹泻是由于肠道吸收表面积的减少所致。乳糜泻是对麸质持久的不耐受，这类患者存

在相关的遗传素质，对人群的影响高达1%，这取决于地理来源。醇溶蛋白诱发绒毛萎缩，导致了功能性吸收表面积的减少，若实施严格的无麸质饮食其结果是可逆的（见第330.2）。

牛奶蛋白过敏及其他食物过敏可表现为慢性腹泻，尤其是在初始阶段。嗜酸细胞性胃肠炎的特点是肠壁嗜酸性粒细胞浸润，且与过敏体质密切相关。

年长儿和青少年慢性腹泻的主要病因是炎症性肠病即 Crohn 病、溃疡性结肠炎以及不确定结肠炎。

慢性腹泻也可能是胰腺外分泌功能障碍所致消化不良的症状（见第343章）。大多数患有囊性纤维化的患者，胰腺功能不全导致脂肪和蛋白质吸收不良。Shwachman-Diamond 综合征，即胰腺外分泌功能发育不全可能与中性粒细胞减少、骨质改变和肠道蛋白丢失有关。特发性胰酶缺乏可导致脂肪和（或）蛋白质吸收不良。继发于胰蛋白酶原基因突变的家族性胰腺炎可能与胰腺功能不全和慢性腹泻相关。

肝脏疾病可导致胆盐减少及脂肪吸收不良。胆汁酸丢失可见于末端回肠病，如 Crohn 病或回肠末端切除术后。原发性胆汁酸吸收不良的新生儿和小婴儿患者表现为慢性腹泻及脂肪吸收不良，该病源自回肠胆汁酸转运体的突变。

碳水化合物吸收不良和乳糖不耐受可能是由于乳糖或蔗糖酶-异麦芽糖酶缺乏或先天性葡萄糖-半乳糖吸收不良引起。乳糖不耐受是肠黏膜损伤所致的继发性乳糖酶缺乏较为常见的结果。与年龄相关的乳糖酶活性丧失可影响大约80%的非白种人，较大儿童服用牛奶后出现的慢性腹泻即为此原因。

慢性非特异性腹泻属最良性的病因，包括4岁以下儿童的功能性腹泻（或幼儿腹泻）以及5岁及5岁以上儿童的肠易激综合征。本病的临床表现大致相同，随年龄略有差异。腹痛是更为常见的症状，而腹泻与年长儿明确相关，表现为腹泻的儿童其体重均在正常范围内。年幼儿腹泻通常是水样便，其中含未消化的食物残渣，以晨起严重。当液体摄入量 >150mL/（kg·d）时，应限制液体摄入量不超过90mL/（kg·d）。孩子经常会在限制液体后第2天出现烦躁现象；但是，若坚持此方法，排便频率和排便量将会减少。若既往儿童摄入过多水果，则应限制水果的食用。山梨糖醇是一种不可吸收糖，存在于苹果、梨、李子和果汁中，可引起幼儿腹泻。苹果汁和梨汁含有较高的果糖，这一特点被推测是引起幼儿腹泻的原因。年长儿肠易激综合征通常表现为腹痛，可能与焦虑、抑郁以及其他心理障碍有关。

多种原因引起的顽固性腹泻综合征往往是由于肠道内的结构或功能缺陷所致，可致进行性、不可逆的肠衰竭从而需要肠外营养支持。顽固性腹泻的主要病因包括肠上皮细胞结构缺陷、肠道蠕动功能紊乱、免疫性疾病、短肠以及多种食物不耐受。最近已确定顽固性腹泻病因与遗传和分子基础有关（表333-2）。

肠上皮细胞结构缺陷是由于特定分子结构缺陷所引起的早发严重腹泻。在微绒毛包涵体病，微绒毛被隔离在液泡内是自噬作用的结果，而自噬的发生是由于肌球蛋白发生基因突变，损害了顶端蛋白质转运引起刷状缘异常发育所致（图333-3）。肠道上皮细胞发育异常（或簇绒肠病）是以肠上皮细胞无序地排列成簇为特点。在肠上皮细胞基底膜侧可检测出层粘连蛋白和硫酸乙酰肝素蛋白多糖的异常沉积。簇绒肠病显示 α2β1 和 α6β4 整合素在肠道异常分布，这些遍及各处的蛋白参与细胞与细胞以及细胞与基质之间的相互作用，在细胞发育和分化过程中起着至关重要的作用。

电解质转运缺陷属于肠上皮细胞结构缺陷的一种，包括先天性失氯性腹泻，这是由于 SLC26A3 发生

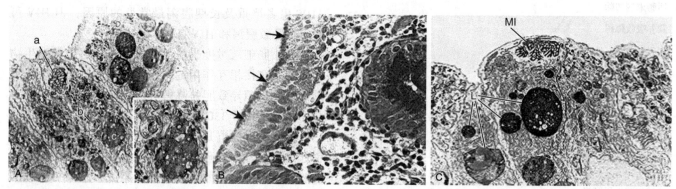

图 333-3（见彩图） 微绒毛包涵体病　A.肠上皮细胞从顶端至基底部结构：微绒毛包涵体（a），少数颗粒（b），溶酶体（c）。b、c 分别放大 11 000 及 21 500 倍。B.PAS 染色在肠上皮细胞胞质内显示 PAS 阳性（箭头）。C.肠绒毛缺乏刷状缘微绒毛，而顶端细胞质中含有微绒毛包涵体（MI）和大量溶酶体（L）×5 500。
摘自 Morroni M, Cangiotti AM, Guarino A, et al.Unusual ultrastructural features in microvillous inclusion disease: a report of two cases, Virchows Archiv. 2006,448:805–810

突变，导致 Cl^-/HCO_3^- 交换缺陷或缺失从而引起严重的 Cl^- 吸收障碍。碳酸氢盐分泌障碍导致代谢性碱中毒及肠内容物酸化，肠道内酸化进一步抑制依赖于 Na^+ 吸收的 Na^+/H^+ 交换。先天性失钠性腹泻表现出

类似的临床特征,因小肠和大肠存在 Na^+/H^+ 交换缺陷,导致大量的 Na^+ 从粪便丢失,引起严重的酸中毒。

多种食物蛋白过敏被视为顽固性腹泻综合征的病因。通过排除法以及摄入食物与腹泻之间的联系可做

表 333-2 先天性腹泻病分子基础

疾病	基因	位点	功能
电解质、营养转运及吸收缺陷			
先天性乳糖酶缺乏症	LCT	2q21	乳糖酶-根皮苷水解酶活性
双糖不耐受	EC 3.2.1.48	3q25-q26	异麦芽糖酶,蔗糖酶
麦芽糖酶,葡萄糖淀粉酶缺乏症	MGAM	7q34	麦芽糖酶,葡萄糖淀粉酶活性
葡萄糖-半乳糖吸收不良	SGLT1	22q13.1	Na^+-葡萄糖协同转运蛋白
果糖吸收不良	GLUT5	1p36	果糖转运
Fanconi-Bickel 综合征	GLUT2	3q26	基底葡萄糖转运
囊性纤维化	CFTR	7q31.2	cAMP 依赖性 Cl^- 通道
肠病性指端皮炎	SLC39A4	8q24.3	Zn^{2+} 转运
先天性失氯性腹泻	DRA	7q22-q31.1	Cl^- 转换器
先天性钠腹泻	SPINT2	未知	Na^+/H 交换?
肠激酶缺乏症	Serine protease 7	21q21	丝氨酸蛋白酶抑制剂
胰蛋白酶缺乏症	Trypsinogen	7q35	肠激酶使胰蛋白酶原水解
基因缺陷性疾病赖氨酸尿性蛋白耐受不良	SLC7A7	14q11	将内切和外切肽链酶水解为 AA,参与基底转运
胰脂肪酶缺乏症	Pancreatic lipase	10q26	将水解三酰甘油为脂肪酸
无 β 脂蛋白血症	MTP	4q22	脂质转移至载脂蛋白 B
低 β 脂蛋白血症	APOB	2p24	载脂蛋白形成乳糜微粒
乳糜微粒滞留疾病	SARA2	5q31	细胞内乳糜微粒转运
先天性胆汁酸腹泻	ABAT	13q3	回肠 Na^+/胆汁酸盐转运
肠细胞分化和极化缺陷			
微绒毛包涵体病	EpCAM	18q21	肌球蛋白 Vb.胞内蛋白质运输
先天性簇绒肠病	未知	2p21	细胞间相互作用
腹泻症候群	未知	未知	未知
肠道内分泌细胞分化缺陷			
肠道内分泌疾病	NEUROG3	10q21.3	肠内分泌细胞活性
肠内分泌细胞发育不良	—	—	肠内分泌细胞功能
前蛋白转化酶 1 缺陷	Prohormone convertase-1	5q15-q21	激素前体处理
肠道免疫应答缺陷			
IPEX	FOXP3	Xp11.23-q13.3	转录因子
IPEX 症候群	未知	未知	未知
自身免疫缺陷性肠病	未知	未知	未知
自身免疫性多腺体综合征 1 型	AIRE	21p22.3	自身免疫调节蛋白
自身免疫性肠道病变（GAGD）	未知	未知	未知

cAMP:环磷酸腺苷;IPEX:疑似 X 连锁多内分泌腺病肠病伴免疫失调综合征

出诊断。大多数情况下，多种食物不耐受最终并不是通过食物激发试验证实的，并且大多数孩子最后可回到无过敏源饮食。

发生于肠上皮细胞的自身免疫性疾病多独自存在或表现为肠道外症状。自身免疫性肠病的特点是通过黏膜 T 细胞介导的自身免疫应答产生抗肠上皮细胞和抗杯状细胞抗体，主要为 IgG 抗体，作用于肠刷状缘或细胞质。X 连锁多内分泌腺病肠病伴免疫失调综合征（IPEX）与慢性腹泻的多种表型相关。

免疫功能异常如无丙种球蛋白血症、孤立性免疫球蛋白 A 缺乏、联合免疫缺陷病的患者均可发生持续性感染性腹泻。

表型腹泻亦称为综合征样腹泻或发 - 肝 - 肠综合征，是一种罕见的疾病，表现为面部畸形、毛茸茸的头发、严重腹泻及吸收障碍（图 333-4），一半的患者有肝脏疾病。

肠道动力障碍包括肠神经系统发育和功能的紊乱，如先天性巨结肠和慢性特发性假性肠梗阻（包括神经源性和肌源性两种形式）。其他动力障碍可继发于肠道外疾病，如甲亢和硬皮病。动力障碍与便秘或腹泻或两者同时相关，通常前者在临床中占主导地位。

短肠综合征（见第 330.7）是腹泻和肠衰竭最常见的病因。许多肠道畸形，如肠狭窄、节段性肠闭锁及肠旋转不良均需手术切除，残留的小肠可能不足以承担消化吸收功能。另外，小肠细菌过度生长如盲袢综合征可引起腹泻。

在罕见的严重慢性腹泻病例中，胃肠道症状可能是线粒体疾病或另一代谢性疾病即碳水化合物缺乏糖蛋白综合征的始发表现。若腹泻的病因不明确，临床过程与器质性疾病不符，应考虑代理性样病症（以前称为代理性孟乔森症候群）可能。

顽固性腹泻的病程与肠道基础疾病相关。食物不耐受通常在数周或数月内可缓解，当给予适当的免疫抑制治疗后，自身免疫性肠病亦可如此。动力障碍的患儿症状持久存在，但却很少致命，而肠上皮细胞结构缺陷的患者需进行小肠移植才能得到缓解。

■ 评 估

由于腹泻的病因较广泛，因此疾病的诊断应首先根据患儿年龄进行评估，然后再考虑临床和流行病学因素，病原学检查结果应始终贯穿其中。慢性腹泻的病因显示与年龄相关，早期发病暗示可能存在先天性疾患或病情严重；感染和过敏常见于其后的婴儿至 2 岁的儿童，而炎症性疾病多见于年龄较大的儿童和青少年。由于具有相对较高的发病率，乳糜泻及慢性非特异性腹泻被认为与年龄无关（表 333-3）。

家族史和个人史可提供有用的线索，有助于分辨病因是先天性的、过敏性或炎症引起的。早期有急性胃肠炎症状提示肠炎后症候群，食用某种特殊食物后

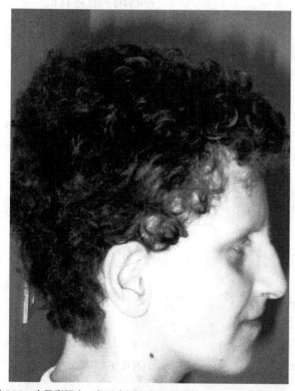

图 333-4（见彩图） 表型腹泻患儿面部形状异常，增宽，头发卷曲，似羊毛。病因不明，兄弟姐妹同时患病显示为常染色体隐性遗传

表 333-3　与年龄相关的慢性腹泻病因 *

0~30d	1~24 个月	2~18 岁
微绒毛包涵体病	苹果汁和梨花蜜	苹果汁和梨花蜜
	自身免疫性肠病	抗生素引起的艰难梭状芽孢杆菌肠炎
	肠道感染	肠道感染
先天性短肠综合征	短肠	
食物过敏	食物过敏	乳糖不耐受
	功能性腹泻 †	肠易激综合征 ‡
	乳糜泻	乳糜泻
巨结肠病	囊性纤维化	
肠旋转不良与肠段堵塞	胃肠炎后腹泻	胃肠炎后腹泻
新生儿淋巴管扩张		
	簇绒肠病	
原发性胆盐吸收障碍		
假性肠梗阻	假性肠梗阻	

* 除了这些疾病，其他疾病在表 333-2 中列出
† 0~4 岁
‡ 5~18 岁

发生腹泻则提示食物过敏。羊水过多史与先天性失氯性和先天性钠腹泻有关，相反则需考虑囊性纤维化。湿疹或哮喘与过敏性疾病有关，而特定的肠外表现（如关节炎、糖尿病、血小板减少症），可能提示存在自身免疫性疾病。特异性皮肤损害提示肠病性肢端皮炎。典型的面部畸形和毛茸茸的头发与表型腹泻有关（图333-4）。

体格测量评估是重要的步骤，因腹泻可影响体重，针对"何时评估、如何评估"，应结合发病持续的时间和体重下降值来估计腹泻的严重程度。

初始临床检查包括一般营养状况评估。脱水、消瘦或恶性营养不良需要立即支持治疗以使病情稳定。营养评估对建立快速干预的需求至关重要。首先应评估体重身高曲线和身高体重指数以确定腹泻对生长是否产生影响。同身高相比，体重更易受到影响，但随时间的流逝身高亦被影响，且这两个参数可能长期存在异常。营养状况评估包括饮食史及生化和营养调查。热量摄入应定量监测，体重变化和能量摄入之间的关系应慎重思考。

生化标志物对营养不良的分级有帮助（表333-4）。血清蛋白的半衰期可区别短期和长期营养不良。身体成分分析可通过测量中臂围和三头肌皮褶厚度，或者更准确地通过生物电阻抗法分析或双发射的 X 射线骨密度仪（DEXA）扫描来进行评估。

功能性腹泻的诊断是基于与年龄相关的临床诊断标准（表333-3）。迁延性腹泻及疑似吸收障碍的患儿可能不适于给予低热量饮食以减轻腹泻，并且持续性营养不良的间接病因可能就是迁延性腹泻。一个恶性循环的例子如胰腺外分泌功能不全源自蛋白质热量营养不良。

寻找病因需以腹泻的病理生理学为基础。通过检测粪便中电解质浓度可区别分泌性腹泻和渗透性腹泻，其结果可指导后续的诊断治疗。粪便病原学检查包括细菌、病毒和原虫。近端小肠细菌过度生长可通过口服负荷量葡萄糖后进行氢呼气试验来检测。

消化吸收功能和肠道炎症的非侵入性检查方法在诊断工作中起着关键的作用（表333-5）。

慢性腹泻的诊断通常需要内镜和组织学检查。在绝大多数慢性腹泻和吸收不良的病例中小肠黏膜活检可发现主要的病因。出现肉眼血便，或粪便中查见白细胞，或黏液便及腹痛的频率增加均提示存在结肠病变，当任何情况的慢性腹泻出现上述改变时，需行结肠镜检查。消化吸收功能试验异常提示小肠受累，而肠道炎症表现为钙卫蛋白及直肠一氧化氮水平增高，显示肠道远端受累。胶囊内镜可发现整个肠道形态异常、炎症和出血。

因病灶可呈片状分布，因此活组织检查应在肠道多个位点取材，即便是外观正常。组织学通过肠道受损级别和相关异常评估来确认黏膜受累的程度，如固有层的炎性浸润。形态学检查可提供上皮细胞变化的额外的量化信息。某些情况下，基于感染细胞中包涵体或寄生虫存在，光学显微镜可以帮助识别特定的细胞内物质，如巨细胞病毒。电子显微镜检测细胞结构异常至关重要，如微绒毛包涵体病。免疫组化可进行黏膜免疫活性以及其他类型的细胞（平滑肌细胞和肠神经元细胞）和基底膜成分的研究。

影像学检查在诊断方法中起着重要的作用。腹部X 线平片显示肠胀气，可提示存在肠梗阻。坏死性小肠结肠炎或肠套叠可发现壁内及肠道入口存在气体。结构异常如憩室、肠旋转不良、狭窄、盲袢和炎症性肠病，以及动力障碍可通过钡餐和全消化道造影检查鉴别，后者还可提供时间传输信息。腹部超声检查可以帮助检测肝脏和胰腺异常，肠壁增厚提示炎症性肠病。

检查应针对具体的诊断需求进行。皮肤点刺和斑贴试验可支持食物过敏的诊断，尽管确诊需要通过食物激发试验。胆汁吸收不良可能是由于胆汁酸类似物75SeHCAT 在肠肝循环蓄积所致。通过闪烁扫描检查，用放射性标记的奥曲肽可显示疑诊 APUD（胺前体摄取和脱羧化）细胞的肿瘤性增生。对于其他疾病，如CT 或 MRI 特定成像技术也具有重要的诊断价值。

一旦排除感染性因素，即可对慢性腹泻地患儿进行营养评估及阶梯式的治疗方法。慢性腹泻的主要病因应根据腹泻的特点和主要的或选择性的肠功能障碍进行研究。循序渐进的诊断方法对减少不必要的侵入性检查以及降低总体成本不仅重要而且使诊断检查的收益也达到最优化（表333-6；图333-5）。

■ 治 疗

慢性腹泻是一种与营养状况密切相关的严重疾病，一旦确诊应立即治疗。治疗措施包括一般支持治疗、营养康复、饮食排除法和药物治疗。药物治疗包括针对具体病因治疗及干预治疗，旨在抑制液体分泌和（或）促进受损的肠上皮细胞修复。因为脱水在大多数情况下可引起死亡，因此维持液体和电解质平衡是最重要的早期干预。

营养康复治疗以临床和生化评估为基础往往很重要。对于严重营养不良，热卡的摄入需逐渐增加到50% 或者比推荐的膳食营养供给量更多。通过消化功能试验可监测小肠吸收能力。脂肪痢患儿，中链三酰

表 333-4　慢性腹泻儿童内脏蛋白浓度及营养不良状况的评估

内脏蛋白	半衰期	正常值	轻度营养不良	中度营养不良	重度营养不良
白蛋白	20d	30~45g/L	3.0~2.9g/L	2.8~2.5g/L	<2.5g/L
前白蛋白	2d	0.2~04g/L	0.2~0.18g/L	0.17~0.1g/L	<0.1g/L
视黄醇结合蛋白	12h	2.6~7.6g/L	2.5~2.0g/L	1.9~1.5g/L	<1g/L
转铁蛋白	8d	218~411μg/dL	200~150μg/dL	149~100μg/dL	<100μg/dL
血清铁	11~19h	16~124μg/dL	15~13μg/dL	12~10μg/dL	<10μg/dL

下列微量营养素浓度也需考虑：钙，锌，镁，碘，维生素 A，维生素 C，维生素 B$_1$

表 333-5　非侵入性检查方法检测肠道、胰腺消化吸收功能以及肠道炎症

检验	正常值	意义	参考
α 1- 抗胰蛋白酶浓度	粪便 <0.9mg/g	肠道通透性增加以及蛋白丢失	Catassi C, et al. J Pediatr, 1986, 109: 500–502
粪便 Steatocri 酸检测	<2.5%（大于 2 岁儿童）	粪便脂肪流失	Guarino A, et al. J Pediatr Gastroenterol Nutr, 1992, 14: 268–274
粪便还原物质实验	暂无	碳水化合物吸收不良	Lindquist BL, et al. Arch Dis Child, 1976, 51: 319–321
弹性蛋白酶浓度	粪便 >200μg/g l	胰腺外分泌功能障碍	Carroccio A, et al. Gut, 1998, 43:558–563
胰糜蛋白酶浓度	>7.5 U/g>375 U/24 h	胰腺外分泌功能障碍	Carroccio A, et al. Gastroenterology, 1997, 112:1839–1844
大便潜血	暂无	大便出血远端肠道炎症	Fine KD. N Engl J Med, 1996, 334:1163–1167
钙网蛋白浓度	粪便 100 μg/g l	肠道炎症	Fagerberg UL, et al. J Pediatr Gastroenterol Nutr, 2003, 37: 468–472
大便白细胞	<5 个 / 显微镜	结肠炎症	Harris JC, et al. Ann Intern Med, 1972, 76:697–703
直肠一氧化氮测定	<5μM of NO$_2^-$/NO$_3^-$	直肠炎症	Berni Canani R, et al. Am J Gastroenterol, 2002, 97:1574–1576
双糖（纤维二糖 / 甘露糖醇）吸收试验	尿液排泄率 0.010 ± 0.018	肠道通透性增加	Catassi C, et al. J Pediatr Gastro Nutr, 2008, 46:41–47

表 333-6　慢性腹泻诊断检查方法

第一步

肠道病原体

・粪便培养

・显微镜检查寄生虫

・病毒

・粪便电解质

・H$_2$ 呼气试验乳糜泻筛选试验（谷氨酰氨转胺酶 2 抗体）非侵入性检查：

・肠道功能

・胰腺功能和发汗试验

・肠道炎症食物过敏检查

・皮肤针刺试验和斑贴试验

第二步

肠道形态学检查

表 333-6（续）

・空肠 / 结肠组织学

・形态测定

・PAS 染色

・电子显微镜

第三步

特殊检查

・肠道免疫组化

・肠上皮细胞抗体

・血清嗜铬粒蛋白和儿茶酚胺

・自身抗体

・75SeHCAT 测量

・刷状缘酶的活性

・运动性和电生理研究

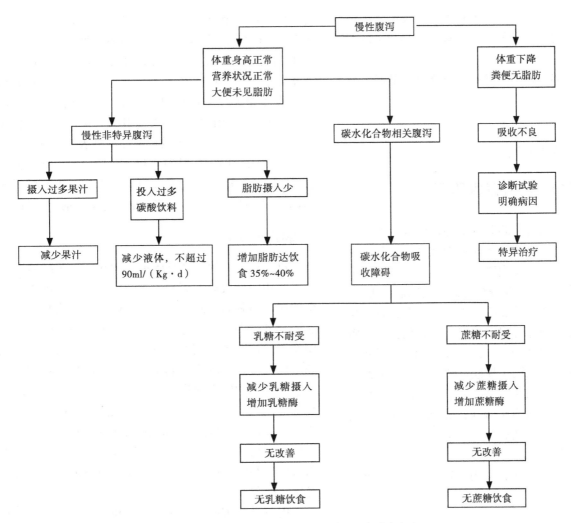

图 333-5 慢性腹泻一般治疗方法

甘油可能是脂肪的主要来源。世界卫生组织（WHO）推荐，患有慢性腹泻的儿童应进行无乳糖饮食，麦芽糊精或复合碳水化合物将替代乳糖。蔗糖酶缺乏症需给予无蔗糖配方饮食。食物不耐受可能是慢性腹泻的主要原因，半要素或要素饮食有克服食物不耐受及加速营养物质吸收的双重目的。根据孩子的身体情况，限制的食物应该从少到多的分级情况进行排序，比如从牛奶蛋白水解物到氨基酸的配方饮食。对于严重患儿，一开始即给予氨基酸配方喂养。

临床营养包括肠内和肠外营养。肠内营养通过鼻胃管或胃造瘘管给予，因原发性肠道疾病或极度衰竭而不能经口喂养的小孩亦可应用。持续肠内营养可延长营养物质在仍有吸收功能肠道的通过时间，因此，持续肠内营养对一些吸收功能不良的孩子很有效，例如短肠综合征。当处于极度消耗状态时，肠内营养可能不足，此时需要肠外营养支持。

作为营养康复的一部分，微量营养素和维生素的供给可阻止病情进一步恶化，尤其对发展中国家的营养不良儿童。在预防和治疗慢性腹泻的过程中，锌的补充是一个重要的因素，因为它可以促进离子的吸收、恢复上皮细胞增殖和刺激免疫应答。营养康复治疗对患者的整体状况、肠道功能、免疫应答都是有利的，并且打破如图333-2所示的恶性循环。

药物治疗包括抗生素、免疫抑制剂及阻止液体流失和促进细胞生长的药物。如果检测到病原体，则应选用特定的抗生素。经验性的抗生素治疗可用于小肠细菌过度生长或疑似细菌性腹泻的患儿。复方新诺明、甲硝唑或阿苯达唑、硝唑尼特抗菌谱较广，包括寄生虫。轮状病毒引起的严重和长期腹泻应予口服人免疫球蛋白（300mg/kg）。

在特定条件下如自身免疫性肠病，应考虑使用免疫抑制剂，甚至生物制剂。

治疗可能改变了具体的病理生理过程。亲吸收剂或许可以减少严重的电解质分泌，如脑啡肽酶抑制剂消旋卡多曲。神经内分泌肿瘤、微绒毛包涵体病引起的腹泻以及肠毒素引起的严重腹泻，可考虑给予生长抑素类似物奥曲肽。锌或生长激素可促进肠上皮细胞生长和电解质吸收，对肠萎缩和电解质分泌相关的腹泻也有效。

当其他尝试都失败了，唯一的选择可能是肠外营养或小肠移植。

参考书目

参考书目请参见光盘。

333.1 神经内分泌肿瘤性腹泻

来自胃肠胰轴及肾上腺和肾上腺以外部位的神经内分泌细胞的罕见肿瘤源于 APUD 细胞系统。其特点是产生过量的一肽或多肽类物质，当其释放到循环中发挥作用时，可通过放射免疫法（血浆或尿液代谢物）进行测定，因此可作为肿瘤标志物。临床上，具有功能的高分泌肿瘤会引起可识别的综合征，包括水样腹泻。尽管不常见，但神经内分泌肿瘤（NET）可能是患有特别严重或慢性腹泻（导致电解质和液体失衡）患者的潜在病因，NET 可表现为面部潮红或心悸，或具有阳性多发性内分泌腺瘤病家族史（MEN-1 或 MEN-2）（表 333-7 见光盘）。

补充内容请参见光盘。

（张良娟 译，王宝西 审）

第 334 章
功能性腹痛（非器质性慢性腹痛）
Raman Sreedharan , Chris A. Liacouras

复发性腹痛（RAP）在儿童被定义为：至少 3 个月内有 3 次以上腹痛发作，同时影响其日常功能。在很多情况下，复发性腹痛可以和功能性腹痛同义替换。其他的一些术语（如：慢性腹痛、非器质性腹痛和心因性腹痛）也被用来描述引起临床混乱的小儿腹痛。美国儿科学会就慢性腹痛，北美儿科胃肠、肝病及营养学会就腹痛均建议不应再使用 RAP 这个术语，由同一委员会推荐的长期间歇性或持续腹痛的临床定义见表 334-1。

根据病因不同，慢性腹痛可以是器质性的或非器质性的。非器质性腹痛或功能性腹痛是指没有结构、炎症、代谢或肿瘤方面异常的证据。功能性胃肠病（FGIDs）是一组胃肠道（GI）疾病，是各种不能被结构或生化异常解释的慢性或复发性胃肠道症状的组

合。为了临床和研究的目的，罗马委员会更新和修改了关于 FGIDs 的内容。根据年龄段，罗马Ⅲ设立了 2 个小儿委员会：新生儿 / 婴幼儿（0~4 岁）委员会和儿童 / 青少年（4~18 岁）委员会，儿童 / 青少年委员会将腹痛相关性 FGIDs 归于表 334-2 中的 H2 类。罗马Ⅲ中儿童功能性腹痛（类别 H2d）和儿童功能性腹痛综合征（类别 H2d1）的诊断标准见表 334-3。

慢性腹痛确切的发病率和患病率尚未可知。据报道，9%~15% 的儿童受慢性腹痛的影响。也有资料显示，13% 的初中生和 17% 的高中生每周都有腹痛发生。

■ 病理生理学

FGIDs 的症状可能是肠道感觉和运动系统障碍的结果。功能性腹痛的病理生理学较复杂，目前仍未完全阐明。内脏高敏感性和动力障碍被认为是功能性腹痛的部分原因。动力障碍独自在功能性腹痛中发挥重要作用的传统观念还没有得到证实。现在认为，内脏高敏感性导致的肠道对刺激（生理、心理、毒物）的异常敏感在功能性腹痛中可能有更主要的作用。内脏高敏感性可能是由于大脑对正常信号的异常反应和（或）异常信号被发送到大脑引起的。肠道的痛觉受体可以对机械和（或）化学刺激起反应，内脏受体可以对机械和化学刺激均产生反应，而黏膜受体主要是对化学刺激起反应。

内脏受双重神经（迷走神经和内脏脊神经或骨盆和内脏脊神经）的支配。传入神经末梢将冲动传到脊

表 334-1 小儿长期间歇性或持续性腹痛的临床推荐定义

疾病	定义
慢性腹痛	指长期间歇性或持续功能性或器质性腹痛（根据病情）
功能性腹痛	指没有明显病理改变证据的腹痛，如解剖代谢、感染、炎症或肿瘤疾病。功能性腹痛可以出现典型的功能性消化不良，肠易激综合征，腹部偏头痛或功能性腹痛综合征的症状
功能性消化不良	指上腹部功能性疼痛或不适
肠易激综合征	伴有排便习惯改变的功能性腹痛
腹型偏头痛	伴有偏头痛特征的功能性腹痛（伴有食欲不振、恶心、呕吐或面色苍白和周期性偏头痛家族史的突发性腹痛）
功能性腹痛综合征	不伴有消化不良、肠易激综合征或腹型偏头痛特点的功能性腹痛

摘自 Di Lorenzo C, Colletti RB, Lehmann HP, et al. American Academy of Pediatrics Subcommittee on Chronic Abdominal Pain; NASPGHAN Committee on Abdominal Pain: Chronic abdominal pain in children: a clinical report of the American Academy of Pediatrics and the North American Society for Pediatric Gastroenterology, Hepatology and Nutrition. J Pediatr Gastroenterol Nutr, 2005, 40（3）：245-248

表 334-2　儿童功能性胃肠道疾病：儿童 / 青少年（H 级）

H1. 呕吐和吞气症

H1a. 青少年反刍综合征

H1b. 周期性吐逆综合征

H1c. 吞气症

H2. 腹痛 – 与 FGIDs（功能性胃肠病）相关的

H2a. 功能性消化不良

H2b. 肠易激综合征

H2c. 腹型偏头痛

H2d. 小儿功能性腹痛

H2d1. 小儿功能性腹痛综合征

H3. 便秘和大便失禁

H3a. 功能性便秘

H3b. 非潴留性大便失禁

摘自 Rome Foundation. Rome III disorders and criteria（website）. www.romecriteria. org/criteria/. Accessed May 7, 2010

表 334-3　小儿功能性腹痛 H2d 和小儿功能性腹痛综合征 H2d1 的罗马 III 标准

H2d: 小儿功能性腹痛

诊断标准：同时满足一下各条

①阵发性或持续性腹痛

②不足以诊断为其他的 FGIDs

③没有炎症，结构，代谢，肿瘤方面的证据可以解释患者的症状

H2d1: 小儿功能性腹痛综合征

诊断标准：满足小儿功能性腹痛诊断标准的同时，至少 1/4 时间出现以下一条或多条：

①日常功能的部分缺失；②附加的躯体症状：如头痛、肢体痛或睡眠障碍。

FGIDs: 功能性胃肠道疾病。

以上症状每周至少一次，并 ≥ 2 个月才能诊断。

摘自 Rome Foundation. Rome III disorders and criteria（website）. www.romecriteria. org/criteria/. Accessed May 7, 2010

髓，脊髓背角可以调节外周痛觉受体向脊髓和大脑传导的冲动，并且疼痛感会进一步受到认知和情感中心的影响。慢性周围神经系统疼痛可以增加上级中枢神经系统中心的神经活动，从而导致疼痛持续。心理社会压力可以通过这些机制影响疼痛的强度和质量。儿童对疼痛的反应可以受到压力、性格类型和家庭内疾病行为强化的影响。自主的肠神经系统可以影响痛觉的产生、传导和延续。

正常功能状态的肠神经系统（ENS）在协调肠道蠕动、分泌和血流方面很重要。肠神经系统异常可能是功能性腹痛的一个潜在因素。肠道炎症及其在功能性腹痛发病机制中的作用可能是 ENS 的炎症介质和细胞因子（由各种炎症细胞产生）的效应。脑 – 肠交流的调节异常也会引起功能性腹痛。某些明确的疼痛触

发物如乳糖、山梨糖醇、果糖、胆酸或脂肪酸可能是通过改变肠道敏感度或运动功能而起作用，因为当从一些患者的饮食中去除这些成分时，病情就会缓解。肠道通透性的改变使得食物抗原能通过黏膜从而引起对肠道黏膜免疫系统和 ENS 的长期刺激也可能是功能性腹痛的一个原因。

■ 评估和诊断

在对慢性腹痛患者进行评估时，鉴别器质性腹痛和功能性腹痛是一个挑战。在建立功能性腹痛（非器质性）诊断之前必须考虑到慢性腹痛广泛的潜在器质性原因（表 298-13）。慢性腹痛的常见原因包括便秘、食管炎、胃炎、炎症性肠病和贾第虫病。几乎没有证据表明疼痛的频率、严重程度或部位有助于区分器质性和非器质性腹痛。关于疼痛引起的夜间觉醒是否与器质性疾病相关还是将其视为功能性腹痛综合征的一部分尚有争议。

慢性腹痛的患儿可能会有相关的头痛、食欲缺乏、恶心、呕吐、胀气、腹泻或便秘以及关节疼痛，但是这些症状并不能区分功能性和器质性疾病。消极生活事件和较大的生活压力也不能区分器质性和非器质性的腹痛，尽管有报告显示慢性腹痛患儿的生活压力较大。日常的压力可能会增加疼痛发作的可能性，但没有证据表明心理问题可以区分器质性和非器质性腹痛。尽管如此，发现并处理心理因素是很重要的，因为有证据表明慢性腹痛的患儿有更多的焦虑和抑郁症状，这些是否会引起疼痛或者是疼痛的结果尚不清楚。

与对照组相比，功能性腹痛患儿的品行障碍或叛逆行为发生率并没有升高，但这些患儿在以后的生活中更容易出现情感症状或精神疾病。功能性腹痛患儿的父母有更多的躯体化症状及焦虑和抑郁。对成人而言，肠易激综合征（IBS）的发病率增高时，家庭和孩子都会受到影响。

病史回顾和体格检查有助于识别出报警症状和体征（表 334-4、334-5）。如果存在报警症状和体征，则需要进一步检查；若没有报警症状和体征，那么一般的体格检查以及大便常规检查足以对功能性腹痛进行初步的诊断。对儿童慢性腹痛是否进行实验室、放射或内镜检查应根据详细的病史和体格检查的结果而个体化。

如果病史和体格检查可以诊断为功能性腹痛，那么可能就没有必要进行实验室检查。尽管如此，如果功能障碍严重和生活质量较差，那么辅助检查可以让患者、家庭、甚至医生更加放心。全血细胞计数、血沉、C- 反应蛋白、常规生化检查、腹部影像学检查、粪便

表 334-4 需要进一步检查的报警症状

小儿从睡眠中痛醒
持续性右上腹或右下腹痛
严重呕吐（胆汁性呕吐、长期呕吐、周期性呕吐或令人担忧的身体状况）
不明原因的发热
泌尿生殖道症状
吞咽困难
慢性重型腹泻或夜间腹泻
胃肠道失血
不明原因的体重减轻
生长速度减慢
发育延迟
炎症性肠病、乳糜泻和消化性溃疡家族史

表 334-5 需要进一步检查的报警体征

局限性右上腹痛
局限性右下腹痛
局限性饱满或肿块
肝大
脾大
黄疸
肋脊角痛
关节炎
脊柱疼痛
肛周疾病
异常的或不明原因的阳性体征

培养、粪便虫卵及寄生虫检查以及尿液分析是合理的筛选检查。在这些患者中，乳糜泻的患病风险大约是一般人群的 4 倍。粪便中钙卫蛋白水平的升高通常提示有炎症存在。

如病情如需，腹部超声检查可以提供肾脏、胆囊、胰腺的信息；如果腹痛部位较低，可行盆腔超声检查；如果怀疑胃和小肠疾病，则需要进行上消化道 X 线检查。

幽门螺杆菌感染似乎与慢性腹痛并没有联系，但在有胃炎或胃溃疡症状的患者中，可行幽门螺旋杆菌（粪便幽门螺杆菌抗原）检查。为了排除乳糖和蔗糖吸收障碍可行氢呼吸试验。乳糖不耐受很常见，这一发现可能为巧合，所以临床医生在将慢性腹痛归因于该病时必须谨慎。

对有持续性上消化道疾病症状者，需行上消化道内镜检查；在没有这种怀疑时，该检查通常是没有必要的，它很可能识别不出异常。

■ 治 疗

对功能性腹痛做出积极的诊断是很重要的。如果慢性腹痛患儿没有报警症状或体征、体格检查也正常、粪便隐血试验阴性，那么大多数 4~18 岁的患儿是可以通过初级保健医生进行诊断的。在实践中，很多情况下，孩子的功能性腹痛得不到一个结论性的诊断，这可能会导致诊断似乎不可靠，同时增加了患者和家庭的焦虑。即使在首次就诊时就进行诊断评估，在与患儿与家长的交流及讨论过程中让其明确功能性腹痛是最可能的诊断将会帮助患者和家庭更好地理解这个诊断，由同一位卫生保健提供者进行随访是至关重要的。

最重要的治疗方法就是安慰、教育患儿和家庭成员。患儿和家长需要无严重潜在性疾病存在的证据以安心。功能性腹痛的患儿和家长可能会因为担心未能识别出器质性原因而不接受非器质性疾病的诊断。尽管疼痛确实存在，用没有潜在的严重疾病这种简单的语言进行解释通常也可以减轻患儿和家长的焦虑。不接受功能性疾病诊断的患儿，大多数存在持续躯体症状和学校缺勤，应指导父母避免再次获得症状增强。如果患儿因为疼痛而不上学或远离日常活动，那么帮助他们回到正常的活动是很重要的。

应该建立恢复功能和减少疼痛的治疗目标，想要疼痛完全消失可能只是一个理想目标。认知行为疗法有助于在短期内控制疼痛和功能障碍（表 334-6）。生物反馈、意向引导以及放松疗法在某些功能性腹痛患儿中有效。尽管还没有证据显示药物治疗作用的普遍性，但一定时间的药物治疗通常是综合性治疗的一部分。常用药物包括治疗消化不良症状的抑酸剂、解痉剂、小剂量阿米替林（抗抑郁药）。对于伴有 IBS 症状的慢性腹痛，也可使用止泻药和非刺激性泻药，

表 334-6 小儿腹痛的有效治疗方法

治疗方法	疾病类型	疗效
认知行为疗法	复发性腹痛	有效
法莫替丁	复发性腹痛和消化不良症状	不确定
增加膳食纤维	复发性腹痛	未必有益
无乳糖膳食	复发性腹痛	未必有益
薄荷油	肠易激综合征	可能有益
阿米替林	功能性胃肠障碍，肠易激综合征	疗效不一
乳酸菌 GG	罗马Ⅱ标准界定的肠易激综合征	未必有益

镇痛药、解痉药、镇静剂和抗抑郁药的疗效尚不明确
摘自 Berger MY, Gieteling MJ, Benninga MA. Chronic abdominal pain in children. BMJ, 2007, 334:997-1002

使用薄荷油2周可以改善患儿的 IBS 症状。没有证据表明限制乳糖和补充纤维饮食可以降低小儿慢性腹痛的发生率。质子泵抑制剂或内脏肌肉松弛剂（抗胆碱能制剂）也可以经验性尝试，但往往对于没有具体使用指征时是没有帮助的。

肠易激综合征

IBS 好发于青少年和年轻人，以慢性胃肠功能障碍并腹部疼痛或不适和肠功能改变为特征。有多个诊断标准，其症状的持续时间从 ≥ 3 月到 >2 年不等。

腹痛一般为下腹部的阵发性绞痛或酸痛，常在便后缓解，可有腹部不适、腹胀、胃肠胀气。腹泻和便秘可单独或交替存在，腹泻通常是频繁的水样泻，同时伴有腹痛和黏液样便及里急后重感。便秘与排便次数减少和粪便干燥有关。症状可以追溯到幼年或曾经有细菌性或病毒性胃肠炎的发生。排除腹痛的器质性病因及改变肠道状态非常重要，尤其是乳糜泻，即使患儿没有这种疾病的典型特征。

处理是针对主要症状而采取相应措施。对腹痛的处理方法有：认知行为治疗、转疼痛门诊、使用薄荷油、止痉药和三环类抗抑郁剂（阿米替林）；治疗腹泻的常用药物有: 洛派丁胺、口服不吸收抗生素、5-HT3拮抗剂（阿洛司琼）；便秘的治疗方法有：使用纤维素（车前草）、增加液体摄入、使用乳果糖，5-HT4受体激动剂（替加色罗）和选择性 C2 氯离子通道激动剂。在所有的药物试验中，这些措施均比对照组有更好的疗效。

参考书目

参考书目请参见光盘。

（高珊 译，汪志凌 审）

第 335 章
急性阑尾炎

John J. Aiken, Keith T. Oldham

在过去半个世纪，尽管在美国急性阑尾炎的发病率有下降的趋势，但急性阑尾炎仍然是儿童期需紧急手术治疗最常见的病因和死亡的主要原因。在美国每年有近 80 000 名儿童患阑尾炎，14 岁以下儿童的发病率为 4‰。尽管自世纪之交阑尾炎住院时间有逐渐缩短的趋势，但每年阑尾炎占用住院时间大于 100 万天。阑尾炎总体死亡率低，但在大多数并发穿孔的病例中，死亡率仍能较高。

在不同的临床医生和医院之间，阑尾炎的诊断和治疗方法有很大的差异，并且有关以腹痛为主诉和疑似阑尾炎的儿童采取最佳治疗方案的共识仍不够明确。随着不断改进的抗生素治疗方案，先进的成像技术的发展，通过介入放射技术的经皮引流手术的开展，在一些特殊病例的早期非手术管理，以及腹腔镜技术的应用，阑尾炎的治疗已经发生了明显的变化。

■ 病理学

急性阑尾炎可能是由多种病因所致，最后的共同致病机制涉及细菌对阑尾壁的侵袭。急性阑尾炎的病因之一是管腔的梗阻，已发现的梗阻可能与粪便浓缩、淋巴组织增生、异物嵌顿、寄生虫和肿瘤有关。由于细菌增殖和黏膜持续分泌黏液，阑尾腔的梗阻导致管腔内压力升高；反过来，管腔内压力升高导致淋巴管和静脉充血水肿，随之动脉灌注受损，最终导致阑尾壁缺血、细菌侵袭伴阑尾壁的所有层的炎症浸润和坏死。这样从单纯性阑尾炎发展为坏疽性阑尾炎，甚至出现阑尾穿孔。阑尾黏膜下淋巴滤泡，可以导致阑尾管腔阻塞。淋巴滤泡在出生时很少出现，但在童年时持续增多，在十几岁的时候达到高峰，此时很容易导致急性阑尾炎，在 30 岁后逐渐下降。与以高纤维饮食为主的发展中国家相比，以精细、低纤维饮食为主的发达国家更容易发生阑尾粪石及阑尾炎；但已证实，缺乏纤维膳食与阑尾炎之间没有因果关系。

对急性阑尾炎标本进行病理学检查发现，有管腔阻塞者不足 50%，这促使我们去搜寻阑尾炎的其他病因。在大多数病例中，肠道感染与细菌引起的黏膜溃疡和阑尾壁浸润可能会起协同作用，已发现与之有关的细菌如耶尔森菌、沙门氏菌和志贺氏菌，病毒如流行性腮腺炎病毒、柯萨奇 B 病毒及腺病毒。此外，病例报告显示阑尾炎可发生于异物嵌顿、阑尾类癌或蛔虫和腹部钝伤后。囊性纤维化儿童的急性阑尾炎发病率增加，其原因被认为与黏液的异常黏稠有关。阑尾炎在新生儿期发病罕见，存在囊性纤维化及先天性巨结肠症时需警惕阑尾炎可能。

急性阑尾炎治疗的关键是防止脓毒症及感染并发症的发生，后者多与穿孔有关。在镜下或肉眼穿孔及肠系膜静脉的细菌侵入导致门静脉败血症（门静脉炎）和肝脓肿前，细菌可以从阑尾浆膜面培养出来。穿孔后，为微生物污染的粪便可能因网膜和相邻的肠袢被局限于右下腹（RLQ）或盆腔，导致局部脓肿或炎性包块（蜂窝织炎）形成；或者粪便污染扩散到腹膜腔，引起弥漫性腹膜炎。年幼儿通常网膜尚未发育完整，感染常常不易局限。阑尾炎穿孔和脓肿形成可通过专门的鞘状突（先天性腹股沟斜疝）或肠梗阻导致邻近器官形成内瘘、阴囊蜂窝组织炎和脓肿。

■ 临床特点

阑尾炎常见于年龄较大的儿童，发病年龄高峰在12~18岁；年龄小于5岁的儿童发病罕见（占病例的比例<5%），年龄小于3岁的儿童发病极其罕见（占病例的比例<1%）。在美国，男孩略多于女孩，白种人较黑人发病率高。发病高峰期在春、秋季。在某些病例中出现了家族性倾向，特别是在6岁前患阑尾炎的儿童。

穿孔在儿童最常见，<5岁的儿童穿孔发生率为82%，婴儿接近100%。在少数种族和参加医疗健康保险的儿童中，阑尾炎导致穿孔的发生率增高。

小儿阑尾炎的临床表现多种多样。症状和体征可以表现为典型或非典型，这完全取决于症状出现的时间、患儿的年龄、阑尾的解剖位置和在疾病发展过程中的个体差异。在疾病的早期，儿童的一般情况可，症状比较轻微，在体检时有轻度的阳性体征，实验室检查结果可正常；而发生穿孔和晚期腹膜炎的儿童往往出现肠梗阻、肾衰竭和感染性休克。

尽管在成像技术和计算机辅助下诊断模式和评分系统方面取得了明显的进步，但急性阑尾炎的诊断准确率不高，在过去的几十年里穿孔发生率并没有改变。

具有典型表现的急性阑尾炎很好诊断，但这种病例不到一半；因此，在大多数病例中，阑尾炎的临床表现是"不典型"的。阑尾炎通常以全身的不适及食欲不振等非特异性症状起病，患儿无疾病的表现，父母是不太可能询问患儿有无"胃肠型感冒"或"病毒综合征"的症状。不幸的是，如果确诊是阑尾炎，腹痛和呕吐病情迅速进展，在48h内可能发展为阑尾穿孔，诊断穿孔前的时间一般是短暂的。

腹痛通常是首发症状，常在起病后不久开始。腹痛最初是模糊的，与活动或体位无关，部位通常在脐周，这是由于肿胀的阑尾导致内脏炎症所致。在之后的12~24h随炎症的进展可引起相邻腹膜壁层表面受累，导致躯体疼痛局限于右下腹，疼痛部位变得固定和更加剧烈，并且随运动疼痛会加剧。患儿经常诉去医院路上因车辆"颠簸"导致明显不适，强迫体位，并且上检查室的床都存在困难。在超过一半的患儿中，通常在腹痛发作几个小时后出现恶心和呕吐。在急性阑尾炎患儿中，食欲不振是一个典型及连续的症状，但偶尔会感到饥饿。腹泻和泌尿道症状也很常见，特

别是在阑尾炎穿孔病例，可能引起直肠炎症和盆腔脓肿。由于肠道感染可引起阑尾炎，腹泻可能是最初的表现，并且可能误诊为胃肠炎。与胃肠炎相比，阑尾炎的腹痛部位是固定的（不会出现痉挛性腹痛或排便后腹痛缓解），呕吐可能含有胆汁并持续存在，随临床病程恶化而不是随着时间的延长得到改善。除非发生阑尾穿孔，发热通常是低热。大多数患者表现出至少轻度心动过速。

大多数病例在24~48h，症状可从轻度不定的腹痛、全身不适和食欲不振快速进展到典型的三联征，即严重的局部疼痛、发热、呕吐。如果延误诊断超过36~48h，穿孔发生率超过65%。在穿孔后的一段时间内常述及腹痛和急性症状减轻，这可能是由于阑尾压力的解除。如果大网膜或相邻的肠袢能够阻止感染的进程，疾病的发展可低于预期，疾病的表现可能会延迟；如果穿孔导致弥漫性腹膜炎，患儿一般都会出现弥漫性腹痛加重和中毒症状快速进展，表现为脱水和脓毒症征象，包括低血压、少尿、酸中毒及高热。在阑尾炎发展的几天之内，患儿常常出现持续进展的小肠梗阻症状。如果阑尾是在盲肠后，可以预测阑尾炎的进展速度比较慢，患者有可能描述上述临床表现持续4~5d。疼痛可出现在腹侧及后面，并可能与化脓性髋关节炎、腰肌脓肿的症状相似。

在30%~50%的患儿中，可出现不典型的临床表现，包括无发热、Rovsing征阴性、无反跳痛及转移痛、无腹肌紧张及食欲不振，其他不典型的表现包括肠鸣音正常和突发性腹痛。

■ 体格检查

急性阑尾炎的诊断关键是仔细和全面的病史采集和体格检查。首次评估的基本要点是关注与疾病相关的特定的症状和体征随着时间的演变。在大多数儿童中，阑尾炎可以仅根据体格检查来确诊，这样可以避免延误治疗，减少治疗费用和降低影像学检查相关辐射的暴露。

体格检查应从观察患儿的举止与腹部的外观开始。因为阑尾炎大多数起病隐匿，在发病的12h内，患儿很少出现临床症状。即使有早期症状的患儿，在体检时也很难发现。儿童早期阑尾炎（发病18~36h）通常出现轻微症状和暂时的行动不便、身体前倾，常伴有轻度的右侧肢体跛行。仰卧位时常采取右侧卧位，屈膝以使腹部肌肉松弛，当被要求采取平卧位或坐起时，患儿会慢慢地小心移动，并可能用手去保护右下腹部。

在阑尾炎起病的初期，腹部通常是平坦的；腹胀

表明疾病可能进展为肠穿孔或小肠梗阻。在阑尾炎早期，腹部听诊提示肠鸣音正常或肠鸣音亢进，当发展为阑尾穿孔时肠鸣音会减弱。审慎地使用吗啡镇痛来缓解腹痛不会影响诊断的准确率和妨碍医生的手术决策，患者腹痛应当得到适当的控制。

局限性腹痛是诊断急性阑尾炎一种最可靠的体征。在 1899 年，McBurney 描述在急性阑尾炎体检中局限性压痛点是一种典型的体征，它位于右髂前上棘和脐部连线的中外 1/3 交界处，但压痛点的部位也可能因为阑尾的解剖异常位置而发生改变。当阑尾位于盲肠后面时，压痛部位和阑尾的位置是不一致的。

在开始体检时轻柔的触摸患儿的胳膊并且保证腹部体检时采用同样的方式触摸，这样可取得患儿的信任，并增加了检查的可靠性和重复检查的机会。检查最好从左下腹开始，这样不至于在检查初始即产生不适感，检查以逆时针方向顺序进行，左上腹部、右上腹部，最后为右下腹部，这样应该能够减轻患儿的焦虑情绪，使腹部肌肉松弛，并增加了患儿对医生的信任。医生检查时在患儿腹部多做几个"循环"并逐渐增加触诊的按压力量。

急性阑尾炎共同存在的体征是上腹直肌紧张。腹肌紧张可能是自发的，在体检时可保护压痛区域，或是非自发的，是继发于腹膜炎引起的上腹肌痉挛。体检结果的解释必须考虑与病情的即时演变。在发病的早期，腹部压痛会模糊不清或甚至没有，阑尾穿孔后腹部压痛通常呈弥漫性。反跳痛（Rovsing 征）是急性阑尾炎的一个典型体征但并不总是存在。反跳痛是在腹部深触诊时检查者手突然放开所引起，这对患儿来说是非常痛苦的，并且研究表明它与腹膜炎相关性较差，所以反跳痛检查应该避免。轻柔的触诊是一种更好的检测腹膜刺激的方法。同样，直肠检查是不舒服的，并且在大多数病例中不大可能有助于阑尾炎病情的评估。但直肠检查在特殊的病例中是有用的，包括诊断被质疑、怀疑盆腔内阑尾炎或脓肿，或青春期少女怀疑有卵巢病变时。腰大肌的体征是由于主动屈曲右侧大腿或髋关节被动伸展所致，在盲肠后阑尾炎病例中通常可出现阳性体征。闭孔征表现为大腿内收内旋后大腿内收肌疼痛，在盆腔阑尾炎通常可出现阳性体征。体检发现右下腹部包块提示阑尾周围蜂窝织炎或局限性包块。

■ 辅助检查

实验室检查

各种各样的实验室检查已经被用于评估临床疑诊阑尾炎的儿童。目前，没有单独的一种实验室检查

对阑尾炎诊断的敏感性或特异性均很高，但是联合检查可以影响临床医生对阑尾炎的可能性诊断、是否需儿外科医生会诊的决策，以及出院或进行影像学检查的判断。实验室结果的解释应考虑病情的即时演变。

通常可得到一个全血细胞计数及分类和尿液分析的结果。

在阑尾炎发病的早期（发病 <24h），白细胞计数可能正常，随着疾病进展到第一个 24~48h，白细胞计数通常轻度升高并且有核左移（11 000~16 000/mm^3）。白细胞计数正常不能完全排除阑尾炎诊断，但病程 >48h 后患儿白细胞计数仍 <8000/mm^3，阑尾炎的诊断应高度置疑而考虑其他的诊断。在穿孔性阑尾炎病例中，白细胞计数可明显升高（>20000 个 /mm^3），但在非穿孔的病例中白细胞计数明显升高很少。除非在阑尾炎晚期或穿孔性阑尾炎，白细胞计数明显升高应高度怀疑其他疾病。

尿液分析常见少许白细胞或红细胞，这是由于肿胀的阑尾接近输尿管或膀胱所致，但尿液应该是无菌的。因为进食减少、呕吐，尿液往往被浓缩。严重血尿并不常见，它的出现常提示原发性肾脏损害。

电解质和肝功能一般正常，诊断被延误时可导致严重脱水和（或）脓毒症。淀粉酶和肝酶仅仅有助于排外其他的诊断，如胰腺炎和胆囊炎，如果是高度怀疑阑尾炎诊断，那么无需行这些检查。

C- 反应蛋白升高与阑尾炎的炎症程度是相关的，但是非特异性，并且没有在临床被广泛使用。在急性阑尾炎患儿中，血清淀粉样蛋白持续升高，敏感性和特异性分别是 86% 和 83%。

小儿阑尾炎评分应结合病史、体格检查和实验室结果以协助诊断（表 335-1）。评分 ≤ 2 分提示诊断阑尾炎的可能性非常低，评分 ≥ 8 分提示诊断阑尾炎的可能性非常高，评分在 3~7 分，则需要进一步完善相关检查。然而，没有一个评分系统是敏感性或特异性都很高的。

影像学检查

X 线片

腹部 X 片可以显示急性阑尾炎的几种表现，包括肠襻的形成和局限性肠梗阻、腰大肌痉挛引起的脊柱侧弯、在右髂窝（结肠截止标志）以上水平形成的结肠液 - 气平面，或粪石（5%~10% 的病例），但是 X 片诊断阑尾炎的敏感度低，一般不推荐（图 335-1）。在评价具有小肠梗阻和被怀疑小肠内无气体的疑难病例中，平片是最有帮助的。

表335-1　儿童阑尾炎评分

特征	积分
发热 >38℃	1
食欲缺乏症	1
恶心/呕吐	1
咳嗽/冲击/跳频压痛	2
右下腹压痛	2
疼痛迁移	1
白细胞 >10 000（10^9/L）	1
多形核中性粒细胞 >7 500（10^9/L）	1
总数	10

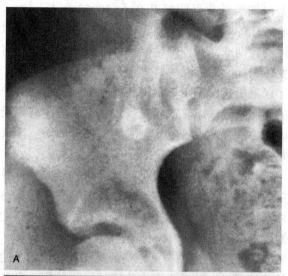
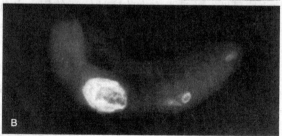

图335-1　钙化的阑尾结石在前后视图上呈向下的锥形（右下象限）（A），已切除阑尾的10岁女性急性阑尾炎患儿（B）
摘自 Kuhn JP, Slovis TL, Haller JO. Caffrey's pediatric diagnostic imaging. vol 2, 10 ed. Philadelphia: Mosby, 2004: p 1682

超声检查

在美国，超声检查常被用于急性阑尾炎的评估，并且已发现在技术水平高、经验丰富的儿童医疗中心其敏感性和特异性均 >90%。依次探查升结肠和盲肠并确定阑尾的位置（图335-2）。阑尾炎的超声标准包括阑尾壁厚 ≥ 6mm，阑尾管腔扩张，缺乏弹性，右下腹复杂的包块，或有粪石。超声检查可见的阑尾通常是与局部疼痛和压痛点一致。研究结果表明，晚期的阑尾炎超声包括非对称阑尾壁增厚、脓肿形成、腹腔积液、周围组织水肿、局部压痛减轻。

超声检查的主要缺点是不能清晰地看到阑尾，这在多达 20% 的病例中有报告。要通过超声检查排除阑尾炎，正常的阑尾必须清晰可见。在一定的病例中，包括肥胖、肠管扩张和疼痛，降低了超声检查诊断阑尾炎的灵敏度和可靠性。

超声的主要优点是成本低，无需检查前准备及没有放射性。由于超声检查能评估卵巢病变并且没有放射性，因此超声检查特别对青春期的女孩有帮助，她们阑尾切除率很低（手术发现正常的阑尾）。如超声检查已明确诊断阑尾炎或正常则无需进行 CT 检查，在有经验的医疗中心超声检查被作为首选。

CT 扫描

CT 扫描被认为是评估儿童疑似阑尾炎的影像学金标准。CT 检查有多种检查方法，包括标准 CT 扫描、螺旋 CT 扫描、有或没有口服和静脉造影、检查腹部和骨盆或单独骨盆、阑尾 CT 扫描以及在直肠造影下阑尾 CT 扫描。所有这些方法诊断急性阑尾炎的敏感性和特异性 >95%。CT 扫描结果与阑尾炎一致，包括肿胀的增厚的阑尾、炎症浸润肠系膜周围的脂肪或盲肠旁蜂窝织炎或脓肿（图 335-3、335-4）。

阑尾结石在 CT 扫描比 X 线平片更容易显影。CT 扫描有助于识别晚期阑尾炎、引导经皮穿刺引流及鉴别炎性肿块，这可能有助于制定初始的非手术管理计划。

CT 扫描的缺点包括检查成本更高、辐射暴露、可能需要静脉注射、口服或直肠给予造影剂、可能需要镇静。如果阑尾炎已被诊断，那么口服造影是不需要的，因为在麻醉诱导期是有呼吸系统的风险。发现脂肪沉积在周围组织是 CT 评价阑尾炎的一个重要组成部分，所以在低体脂的消瘦儿童 CT 检查欠可靠，为此，直肠造影可以提高这些儿童的诊断准确性。CT 扫描也有助于发现除阑尾炎以外引起腹痛的其他原因。

MRI/白细胞扫描

MRI 已被证明对阑尾炎诊断的准确性至少与 CT 检查相当，并且无放射性。因为 MRI 实用性不高、价格更昂贵、大多数病例需要镇静以及不能对积液引流提供等效的信息，因此 MRI 在急性阑尾炎的使用受到限制。放射性核素标记的白细胞扫描也被用于评估儿童疑似阑尾炎的病例，一些医疗中心显示出该检查敏感性高（97%），但只有适度的特异性（80%）。

■ 鉴别诊断

类似急性阑尾炎的疾病很多，许多胃肠道疾病、

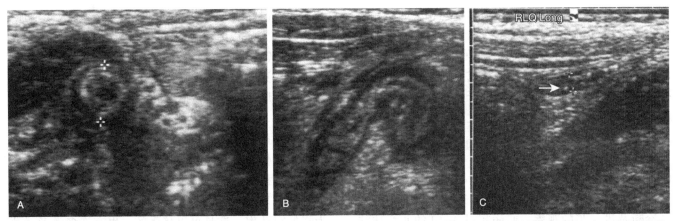

图 335-2 阑尾炎患者的超声检查。 A. 阑尾横向超声扫描显示特征性的"靶征",在这个病例,最里面的成分是透声的,包含液体或脓液。B. 另一患者的纵向扫描显示强回声区与弱回声区交替,最外层为弱回声区,提示阑尾周围液体。C. 右下象限(RLQ)的纵向超声扫描显示扩张的、不受压缩的阑尾。阑尾回声里的阴影为阑尾粪石(箭头)

摘自 Kuhn JP, Slovis TL, Haller JO. Caffrey's pediatric diagnostic imaging. vol 2, 10 ed. Philadelphia: Mosby, 2004: p 1684

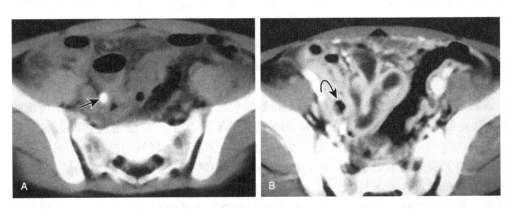

图 335-3 A. 穿孔性阑尾炎患者扩张的阑尾(实心箭头)周围的蜂窝织炎(空心箭头);B. 穿孔性阑尾炎患者增厚的阑尾壁(箭头)附近的腔外气体

摘自 Yeung KW, Chang MS, Hsiao CP. Evaluation of perforated and nonperforated appendicitis with CT. J Clin Imag , 2004,28:422–427

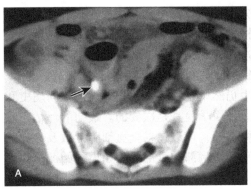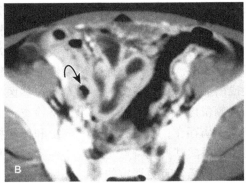

图 335-4 A.CT 平扫显示穿孔性阑尾炎中的阑尾粪石(箭头);B. 增强 CT(在 A 平面以下 1cm)显示穿孔性阑尾炎患者的阑尾腔内气体(弯箭头)伴回肠壁强化

摘自 Yeung KW, Chang MS, Hsiao CP. Evaluation of perforated and nonperforated appendicitis with CT. J Clin Imag, 2004, 28:422–427

妇科疾病及炎症性疾病可以有类似病史、体征和症状表现。鉴别诊断即使仅限于常见疾病,也包括胃肠炎、肠系膜淋巴结炎、梅克尔憩室炎、炎症性肠病、糖尿病、镰状细胞病、链球菌性咽炎、肺炎、胆囊炎、胰腺炎、尿路感染、肠炎和女孩卵巢扭转、异位妊娠破裂、卵巢囊肿、盆腔炎症性疾病(包括输卵管卵巢脓肿)。肠道淋巴瘤、阑尾肿瘤(在儿童多为类癌)、卵巢肿瘤罕见,但也可以类似急性阑尾炎。

在 <3 岁的婴幼儿和青春期女性阑尾炎误诊率特别高。

最重要的是和胃肠炎鉴别,这是患儿阑尾炎最易误诊的疾病。胃肠道疾病多发,随时间进展出现不同的临床表现是病史的重要组成部分。典型的急性阑尾炎患儿以腹痛为首要的症状。在一般情况下,全身症状如头痛、畏寒、肌痛表明阑尾炎可能性小。急性阑尾炎通常起病时表现为全身的不适或食欲减退,但也有以腹痛起病,在发病的 24~48h 病情常迅速进展。而大多数的急性阑尾炎患儿在发病的 24~48h 出现呕吐,在阑尾炎早期,呕吐频繁是不寻常的。相反,患胃肠炎时,在疾病的早期腹泻和呕吐更可能是主要的表现，腹痛是与频繁发作的腹泻和呕吐相关的。在急性病变发病 72h 以内呕吐早于腹痛出现、伴严重的腹泻、频繁的非胆汁性呕吐及高热提示急性胃肠炎诊断。此外，阑尾炎患儿肠鸣音常正常或减退，而胃肠炎常存在持续的肠鸣音活跃。从起病开始，阑尾炎的患儿通常有一个逐渐病情恶化的临床过程，而胃肠炎的患儿可能有一个病情波动起伏的过程，可时好时坏。

在典型的儿童急性阑尾炎中，在发病的 48h 内，白细胞计数可降低、正常或升高，但只有很少患儿升高 >20 000/mm³。如白细胞计数在这个范围内，应及时诊断及进一步的观察。起病超过 3~4d 的儿童往往更难判断。如果确诊为阑尾炎，有可能已发生穿孔，患儿应该表现出右下腹局限性脓肿 / 蜂窝织炎的表现，或弥漫性腹膜炎的表现，这时白细胞计数往往 >12 000/mm³ 并有核左移；白细胞计数 <7000/mm³，伴淋巴细胞增多，胃肠炎可能性大。

血常规异常合并皮肤紫癜、关节炎、肾炎提示过敏性紫癜或溶血性尿毒综合征；未降睾丸扭转、附睾炎也是常见的，但应在体检时发现；梅克尔憩室炎罕见，但临床表现酷似阑尾炎，诊断通常经手术证实；青春期女孩的原发性自发性腹膜炎常被误认为是阑尾炎。

应该承认，"漏诊"的阑尾炎是无腹部手术史小儿肠梗阻最常见的原因。阑尾炎的非典型表现可能与其他疾病有关如妊娠、克罗恩病、类固醇治疗、免疫抑制治疗。在与克罗恩病有关的阑尾炎常有反复出现的非典型表现，长期表现为局部的腹痛。

青春期女孩的阑尾炎诊断特别具有挑战性，一系列报告显示，阴性阑尾切除率高达 30%。卵巢囊肿通常是因破裂而疼痛，迅速扩大或出血；与排卵有关的卵泡破裂常常在月经周期中出现侧位疼痛（轻度），但症状不会加重，也没有全身性疾病存在；卵巢肿瘤扭转的症状也类似于急性阑尾炎，虽然其典型特点是严重疼痛的急性发作，比阑尾炎早期通常有更严重的恶心和呕吐；盆腔炎性疾病，疼痛通常位于双侧耻骨上，疼痛的持续时间较长。阑尾炎在女孩的准确诊断需要迫切的关注，穿孔性阑尾炎容易导致患儿未来的异位妊娠或输卵管性不孕，虽然研究没有一致表现出穿孔性阑尾炎后不孕不育的发病率增加。由于这些原因，大多数的青少年女性需要进一步诊断性检查，包括超声、CT，或腹腔镜检查。

■ 诊断方法

急性阑尾炎的诊断有时甚至难倒经验丰富的临床医生。急性阑尾炎的初诊率只有 50%~70%，而诊断

和治疗延误导致的发病率、住院天数和成本大幅增加。当患者因为症状出现晚、误诊或延误诊断而发生穿孔后，他们需要更长的住院时间、其他侵入性操作，如脓肿经皮穿刺引流以及长疗程的抗生素，而且阑尾炎并发症的风险较高，包括形成脓肿、腹膜炎、脓毒症、伤口感染、肠梗阻。穿孔性阑尾炎病例的治疗费用大约是不穿孔的情况下的两倍。

按照传统的观点，在诊断模棱两可的情况下，早期手术是标准的治疗，因阑尾炎穿孔后并发症和发病率急剧上升。普遍认为，剖腹探查存在 10%~20% 阴性，为降低穿孔率，这是可以接受的。也有许多学者对此持批评态度，认为如此高的阴性剖腹探查率带来了不必要的手术风险和费用。国际数据库已经成为指南和标准化治疗的一个重要资源。由美国儿童保健公司（CHCA）创建的儿科健康信息系统（PHIS）是作为国家数据库来支持儿童医院临床治疗的评价与改善。从该数据库收集的资料证明在评价和管理阑尾炎实践模式和资源的利用方面发生了重大的变化。阑尾炎穿孔率从 20% 到 76% 不等，中位数为 36%，中位总阴性剖腹探查率（正常阑尾）为 2.6%，明显低于传统的 10%~20% 的报告。事实上，在阑尾炎管理方案上缺乏一致性，反映出来就是在疑似阑尾炎诊断时，诊断性影像学检查的使用率可从 18% 到 89%。

诊断的困难有很多，其中包括阑尾炎可从细微的不适快速进展至穿孔（通常在 36~48h）。一些报告描述了临床评分系统和计算机辅助决策模式，结合特殊的病史、体格检查和实验室检查，旨在提高对急性阑尾炎的诊断准确率（表 335-1）。到目前为止，与经验性临床判断相比，诊断的精确度并没有提高。

一些医生仍然坚定认为，首先要详细询问病史和体格检查，而影像学检查是次要的。最初的评估，除病史和体格检查外，可以包括全血细胞计数及分类、小便常规和平片（胸部和腹部）。如果初始评估高度怀疑阑尾炎，下一步应该是小儿外科会诊，以确定在没有进一步的检查下进行急诊阑尾切除术的可能性。如果最初的评估提示为非手术性疾病，阑尾炎可能性小，患儿可能会被安排出院，如果患儿在接下来的 24h 经过补充液体、清淡饮食后症状没有改善，建议家长返院再次评估。在一些医疗中心，这种方法已被证明具有高的敏感性和特异性（>90%），但从多个中心收集的数据尚不能再现该方法的高准确性。

在诊断不明的情况下，一些医生或中心进行了一个积极的观察计划。通过超过 12~24h 的观察和系列检查，许多报道证实该方案可提高诊断的准确性，简化最终的决定：进行阑尾切除术或出院或进行影像学

检查，并报告手术并发症和手术时机的选择之间没有相关性。患儿可能在6~12h内通过静脉输液、重复全血细胞计数及体格检查来观察病情变化。在一个观察期结束时，临床医生应该决定患儿是基于临床表现的好转而出院，或者进行阑尾切除术，或进行进一步的影像学检查。在这种疑似的病例中，进一步的影像学检查有希望最大限度地降低阴性剖腹探查率而不增加穿孔率（误诊或延误诊断）。在观察中仅有不到2%的儿童发生阑尾穿孔。这种方法的费效比较高，往往可以避免放射学检查。

大多数医疗中心证实，当使用影像学检查作为病史采集及体格检查的辅助手段时，小儿阑尾炎的诊断准确性提高了。有的甚至建议影像学检查在非典型病例可减少不必要的手术（阴性阑尾切除术）和避免阑尾炎并发症的漏诊，包括脓肿形成和腹膜炎、败血症、伤口感染、穿孔和肠梗阻。阑尾炎漏诊的后果是大大增加发病率、住院天数和成本。使用选择性成像，儿童中心的PHIS数据显示总体阴性阑尾炎切除率为2.6%。

看来，如果在所有疑似患者及病程早期（<24h）都进行影像学检查，影像学检查的假阴性率将增加。当影像学检查被选择用于以下儿童时可获得最大的效益和成像效果，由经验丰富的临床医生经过详细的病史采集及仔细的体格检查后疑诊阑尾炎的儿童；在疾病的即时演变过程中不在起病初期的儿童。

对疑诊阑尾炎的病例周全的处理方案是：如果可用并且有超声诊断阑尾炎的经验，则先进行超声检查。一项研究显示，超声检查降低了22%的患者对CT扫描的需要。如果没有超声检查或结果不确定，或作为肥胖患者的初步检查，对可能的晚期、穿孔性阑尾炎或出现肠胀气的病例可以进行CT扫描。这种方法已被证明是非常准确的和具有成本效益的。

实践指南在不增加并发症同时，降低住院时间和成本。该指南对采用临床判断及选择性使用影像学检查的阳性和阴性预测值分别为94%及99%。

■ 治　疗

急性阑尾炎一旦诊断明确或高度疑似，最常用的治疗是急诊阑尾切除术。抗生素、介入放射学下的排液引流以及初期非手术管理作为可供选择的方案，这取决于患者的一般情况及阑尾的状况。急诊外科手术是很少见的，大多数患者需要术前准备稳定生命体征，确保手术的安全性和改善手术预后。

而一旦确诊，按传统的手术方法进行手术，阑尾切除术应该很少会在深夜进行。通常，在手术中，如果发现术前未预见的异常病理，包括阑尾肿瘤、肠淋巴瘤、肾先天性畸形、炎症性肠病，术中可能需要冰冻切片检查。当在诊断的24~48h进行手术，手术时机与穿孔率或术后并发症的发生没有相关性。阑尾切除术是一项具有挑战性的手术，有潜在的风险，主要并发症包括损伤相邻肠管、髂血管或右输尿管等。手术应在诊断的12~24h进行。小儿阑尾炎通常伴有轻度脱水，麻醉前需要补液纠正低血容量和电解质异常。如果有发热应进行处理。在明确诊断前即应开始疼痛管理，咨询疼痛服务，一旦决定进行手术这是合适的处理。在大多数病例中，术前管理在诊断期间及急诊手术时都可以同时进行。

确诊为穿孔性阑尾炎，并非急诊手术指征，适当的术前管理更重要。当急性阑尾炎延误诊断较长时间，患儿可以表现出显著的生理紊乱，包括低血压、严重脱水、酸中毒、肾衰竭。这些患儿需要一个较长的液体复苏过程和稳定的抗生素治疗，也包括少数病例在进行更明确的管理之前先进入ICU。根据患者的情况、CT扫描结果和有经验的放射科医生的意见，最初的方案可能会采用放射介入下积液穿刺引流并继续补液和抗感染，没有液化的蜂窝织炎可能最初对非手术的抗生素治疗有反应。在影像（CT或超声）引导下，有超过80%的患儿能成功地放置一个或多个引流导管。大多数患者仍然需要延迟阑尾切除术（在一次住院期间）或择期阑尾切除术（初期表现后4~6周）。

如果存在弥漫性腹膜炎，在给予一段时间静脉输液和广谱抗生素后，大多数外科医生主张立即进行阑尾切除术；如果患者表现出临床改善，包括血流动力学稳定、尿量达到生理指标、体温控制、白细胞计数下降，则可以继续接受非手术治疗；如果患儿临床好转、肠道功能恢复，一般口服抗生素2周后，可以决定在6~8周进行择期阑尾切除术；如果在24~72h病情无改善，患儿需要急诊阑尾切除以控制脓毒症。急诊阑尾切除术只应在偶尔的情况下进行，如当生理复苏需要紧急控制严重的腹腔脓毒症而介入下引流不能满足要求或不可用时。

抗生素

使用抗生素可降低术后伤口感染和穿孔性阑尾炎腹腔脓肿的发病率，但在单纯性阑尾炎中的作用是不确切的。抗生素治疗应针对在阑尾中发现的常见的细菌丛，包括厌氧菌（拟杆菌、梭状芽孢杆菌和肠链球菌属）和革兰氏阴性细菌（大肠杆菌、铜绿假单胞菌、肠杆菌属、肺炎克雷伯菌）。革兰氏阳性菌在结肠不常见，选择抗生素时是否需要覆盖这类菌（主要是肠球菌）是有争议的。许多抗生素在以伤口感染率、控制发热、住院时间、并发症的发生率为依据的对照试验中证明疗效相当。

对于单纯的非穿孔性阑尾炎，术前给予一剂单一广谱抗生素（头孢西丁）或同类药物已足够，在穿孔或坏疽性阑尾炎，大多数外科医生更愿意选择"三联"抗生素（氨苄西林、庆大霉素和克林霉素或甲硝唑）或如头孢曲松加甲硝唑或替卡西林克拉维酸加庆大霉素的组合，术后继续给予抗生素 3~5d。口服抗生素已被证明与静脉同样有效，因此患儿可改为口服疗法，一旦肠功能恢复即可出院。这种口服抗生素的过渡显著影响了穿孔性阑尾炎的住院时间和住院费用。

择期阑尾切除术

阑尾炎并发阑尾周围脓肿可不立即进行阑尾切除术，主要是避免手术并发症的发生，这在儿童被证明是有意义的，术后穿孔总发生率接近 50%。在本组患者中，阑尾切除的时间间隔存在争议。如果阑尾没有切除，存在阑尾炎复发的风险，相关报告显示这种风险在 10%~80%（最接近 10%）。大多数患儿在首次发病 2 年后阑尾炎再次复发。因为复发性阑尾炎发病率低，一些作者认为择期阑尾切除术是不必要的，其他的观点支持择期切除阑尾以避免复发性阑尾炎，并且可证实以前的诊断，在择期阑尾切除标本中有 30% 发现意外的病理改变。绝大多数小儿外科医生对穿孔性阑尾炎在非手术管理后常规进行择期阑尾切除术（间隔 4~6 周）。

外科手术

传统的阑尾切除术是以 RLQ 切口为手术路径。对简单的穿孔性阑尾炎，外科医生习惯在腹腔镜下行阑尾切除术。比较儿童患者开腹手术与腹腔镜阑尾切除术，研究显示二者间在管理因素（成本、资源利用、住院天数）和临床观察指标（伤口感染率、腹腔内脓肿、镇痛要求、完全恢复活动）上存在差异，但仍需要循证医学依据。

在非穿孔性阑尾炎，腹腔镜阑尾切除术对镇痛要求更低，伤口的并发症减少，并改善切口愈合外观，但手术时间和成本似乎略高于开腹手术。这两种手术的住院时间是差不多的。

腹腔镜手术在穿孔性阑尾炎的作用尚不明确的。目前还没有令人信服的数据推荐在所有患者中的使用这种方法。大多数小儿外科医生选择性地使用这两种方法。腹腔镜手术最常用于疑诊阑尾炎的肥胖患者，在青春期女孩能更好地评估卵巢病理及盆腔炎症性疾病，同时能避免 CT 检查带来的射线。儿童的随机对照试验显示，伤口注射丁哌卡因可显著降低术后疼痛。

并发症

阑尾炎并发症的发病率变动很大，从 10%~45% 不等。引起并发症的主要决定因素是阑尾炎的严重程度。在非穿孔性阑尾炎，预计总并发症发生率为 5%~10%；在穿孔性阑尾炎，并发症的发生率上升到 15%~30%。最常见的并发症是伤口感染（3%~10%）和腹腔内脓肿，这两者都是穿孔后比较常见的。穿孔和脓肿形成也可导致邻近器官形成内瘘。小于 5 岁的儿童穿孔率一直大于 80%。晚期阑尾炎患者可发展为脓毒症和多器官衰竭，但是通常这些患儿对抗生素、补液和其他支持治疗能快速起反应。其他潜在的并发症包括术后肠梗阻、弥漫性腹膜炎、门静脉炎（罕见）和粘连性肠梗阻。

阑尾炎的死亡率极低（<0.3%），多见于新生儿和免疫功能低下的患儿。

参考书目

参考书目请参见光盘。

（万盛华　译，王宝西　审）

第 336 章
肛门及直肠的外科情况

336.1　肛门直肠畸形

Shawm J. Stafford, Michael D. Klein

为了理解肛门直肠异常的一系列疾病，有必要了解括约肌复合体的重要性。括约肌复合体是围绕肛门直肠的肌肉纤维团（图 336-1），是耻骨直肠肌，肛提肌，肛门内、外括约肌和肛门外括约肌浅层的组合，所有肌肉在直肠汇合。肛门直肠畸形是根据直肠与复合体的关系定义的，包括从不同程度的狭窄到完全闭锁。活产婴儿的发生率是 1/3000。长期的关注重点是排便控制和泌尿功能以及性功能。

■ 胚胎学

在妊娠第 2 周，尾肠作为原肠管的一部分延伸至尾褶内形成。大约 13d，它发育成一个腹侧憩室、尿囊和原始膀胱。尿囊和后肠的连接部形成泄殖腔，生殖、泌尿和肠管在其内部形成管腔。所有这些结构表面覆盖泄殖腔膜。尿直肠膈在第 7 周中期下降延伸，通过长入和融合的横向皱褶分裂成直肠和尿道。膜后部（肛膜）的开口发生在第 8 周。在发育过程中不同

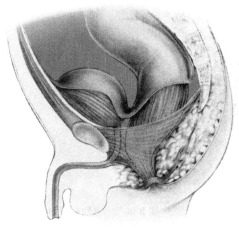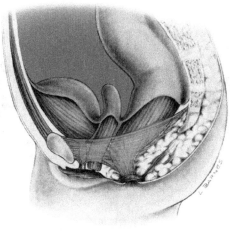

图 336-1　正常肛门直肠的解剖与盆腔结果有关

摘自 Peña A. Atlas of surgical management of anorectal malformations. New York: Springer-Verlag,1989: p3

环节的异常导致一系列肛门生殖器畸形的产生。

肛门闭锁分为直肠下降至括约肌复合体的低位闭锁和直肠未达到括约肌复合体的高位闭锁。很多肛门闭锁的患者有瘘管。男孩和女孩有一系列相关畸形。在男孩中，低位闭锁通常表现为会阴区沿正中缝的胎粪污染（图 336-2）。女孩的低位闭锁也表现为一系列疾病，可从仅仅是会阴体前肛门的轻微改变到严重的阴唇系带瘘，后者开口于阴道口湿润的黏膜远处直至处女膜（图 336-3）。男孩的高位闭锁没有明显的皮内瘘道或瘘管，但是通常会有通到尿道或者膀胱的泌尿道瘘管（图 336-2）。在女孩，尽管偶尔会有直肠阴道瘘，但是高位闭锁通常有泄殖腔的异常，表现为直肠、阴道和尿道成为共同的通道或者泄殖腔主干长度的改变（图 336-3）。在男孩，没有瘘管的肛门闭锁值得关注，主要发生在唐氏综合征的孩子。

■ 伴发畸形

肛门直肠畸形可伴发许多其他的畸形（表 336-1）。最常见的是肾脏和尿道与骶骨连接的异常，这种复合体通常被称为尾部退化综合征。有直肠膀胱瘘的男孩和残留泄殖腔的患者合并泌尿道缺陷的风险高达 90%。其他常伴的畸形是心脏异常伴有或不伴有食管气管瘘的食管闭锁。这些可以以任何组合发生在一个患者身上。有合并畸形时，经常伴发上肢径向异常而被命名为 VATERR（脊柱、肛门、气管、食管、桡骨、肾脏）或者 VACTERL（脊柱、肛门、心脏、气管、食管、肾脏、肢体）联合征。

骶骨的发育程度与患者将来的功能之间存在很好的相关性。缺乏骶骨的患者通常有持久的粪尿失禁。脊柱异常和不同程度的闭合不全通常和这些缺陷有关。脊髓栓系发生于 <25% 的肛门直肠畸形患者。栓系解除可以改善一些患者尿路和直肠问题的持续性，

尽管很少能逆转已经确立的神经缺陷。脊髓缺陷的诊断能在生命的最初三个月通过脊髓超声得到确定。根据患者情况，核磁共振（MRI）是必要的。

■ 临床表现和诊断

低位闭锁

新生儿的体检包括会阴部的检查。肛门口在正确位置的缺乏需要进一步的评估。轻度肛门闭锁通常叫作肛门狭窄或前异位肛门。肛门闭锁可能会伴有会阴瘘。会阴部肛门的正常位置接近尾骨和阴囊或阴道口连接线的一半处（比率为 0.5）。尽管主要是便秘的症状归于前异位肛门（女孩比率 <0.34，男孩比率 <0.46），但是很多患者没有症状。

如果未见肛门或瘘管，可能有低位闭锁或者"隐肛"。在这些病例中，臀部发育很好，并且经常有增厚的脊或者叫作"桶状柄"。24h 后，可以看到胎粪性膨胀，表面呈蓝色或黑色。这些患儿应该立即实施会阴手术，紧接着进行扩张治疗。

男孩的会阴（皮肤）瘘管可以沿着正中缝穿过阴囊向前延伸，甚至到底阴茎干下面。这通常是很细的痕迹，同时正常的直肠经常距离皮肤仅仅几个毫米。这些患者中不到 10% 可以看到肠道外的异常。

女孩的低位闭锁能穿过前庭或者阴唇系带（处女膜外阴道口内的潮湿黏膜）。这样的病例中，直肠下降通过括约肌复合体。

低位闭锁患儿最初的治疗通常是会阴处理和扩张。在评估和治疗中查找低位瘘管很重要，这样可以避免在第 1 个 24h 通过鼻胃管引起腹部和肠管的膨胀，进而推动胎粪进入直肠远端。

高位闭锁

肛门高位闭锁男孩会阴部看起来是平坦的。当瘘

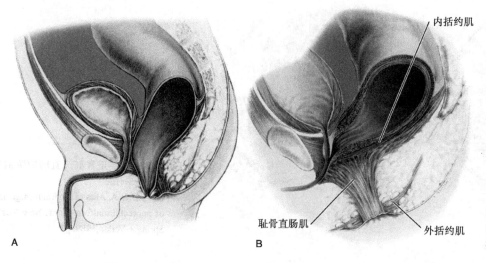

图 336-2　男性肛门闭锁。A. 低病变。B. 高病变

摘自 Peña A. Atlas of surgical

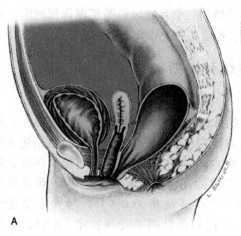

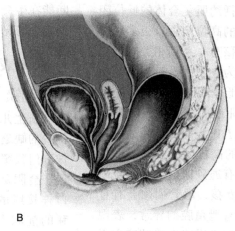

图 336-3　女性肛门闭锁。A. 直肠前庭楼。B. 泄殖腔

摘自 Peña A. Atlas of surgical management of anorectal malformations. New York: Springer-Verlag, 1989: pp 50, 60

表 336-1　相关的畸形
泌尿生殖系统
膀胱输尿管反流肾发育缺失
肾发育不良
输尿管重复畸形
隐睾症
尿道下裂
双角子宫
阴道隔板耦合
脊椎
神经管闭合不全
脊髓栓系
骶骨前包块
脑脊髓膜膨出
脂肪瘤
皮肤脐胎瘤
心血管
法洛四联症
室间隔缺损
大动脉转位
左心发育不全综合征

表 336-1（续）
胃肠道
气管食管瘘
十二指肠闭锁
肠旋转不良
巨结肠病
中枢神经系统
脊柱裂
脊髓栓系

管是高位时，就有空气或胎粪经过阴茎（尿道）进入尿道球部或前列腺部，甚至进入膀胱。直肠尿道瘘的患者（男孩最常见）括约肌功能是正常的，骶骨可能发育不良，肛门窝存在；直肠尿道前列腺瘘的患者骶骨发育差，阴囊开裂，肛门窝靠近阴囊；直肠膀胱瘘管的患者，括约肌发育落后，骶骨发育不全或者缺失。在唐氏综合征男孩中，所有这些高位闭锁的特征都可能存在，但是没有瘘管，骶骨和括约肌通常发育良好，预后好。

高位肛门闭锁女孩可以从外观上看到直肠阴道瘘。真正的直肠阴道瘘是罕见的，多数情况是上文所述的阴唇系带瘘或泄殖腔的形态异常。

残留性泄殖腔

残留性泄殖腔患者，直肠、尿道和阴道交汇并融合成一个共同孔，这种情况从胚胎阶段即持续存在。认识到这一点很重要，因为修补要求重新定位尿道和阴道，跟重新定位直肠一样。高位闭锁的男孩及女孩在修补前需做结肠造口术。

直肠闭锁

直肠闭锁是一种罕见的缺陷，仅占肛门直肠畸形中的 1%。在男孩和女孩中有相同的特征，表现为受累患者有正常的肛管和正常的肛门。这种缺陷通常在测直肠温度时被发现，阻隔存在于肛管皮肤上 2cm。这些患者需做保护性结肠造口术。其功能预后很好，因为这些患者的肛门有正常的括约肌功能（和正常的感觉）。

■ 患者检查方法

评估包括确定相关的畸形（表 336-1）。仔细检查会阴部对于确定瘘管的存在与否是重要的。如果在会阴部发现瘘管，提示低位闭锁。骨盆侧面的倒立 X 线检查意义不大，但是生后 24h（肠管扩张使空气充盈的时间）采用不透射线标记物行会阴部俯卧水平侧位 X 线检查，如发现离会阴部皮肤 <1cm 的肾气泡则证实低位闭锁的存在。包括双侧髂翼的全骶骨 X 线平扫对确定骶骨异常和骶骨的完整性很重要。腹部 - 盆腔超声和排泄性膀胱尿道造影（VCUG）也是必要的。临床医生还应安置鼻胃管以确定是否存在食管闭锁和行超声心动图检查。在高位闭锁的男孩中，VCUG 检查通常可确定直肠瘘管。在高位闭锁的女孩中，包括阴道摄片和内窥镜在内的更多侵入性检查通常对于仔细确定泄殖腔异常是必要的。

好的临床评估和尿液分析可以为 80%~90% 的男性患者提供足够的数据以确定是否需要结肠造口术。在会阴及直肠尿道瘘患者，肛门括约肌环绕在肠道最远端，在胎粪出现在尿道或会阴部之前，肠腔内压必须大到足够克服这些肌肉的张力。尿道里面存在胎粪和底部平坦被认为是做结肠造口术的适应证。与会阴瘘诊断相一致的临床发现表明适应做肛门成形术而不必做保护性的结肠造口术。超声不仅评估尿道有价值，也用来探讨新生儿脊柱畸形和确定直肠下降的离会阴部有多远。

超过 90% 女孩的诊断可以通过会阴视诊确定。存在单一的会阴口是泄殖腔残存，可触及的盆腔包块（阴道积水）证实了这一诊断。前庭瘘可通过仔细分离阴唇，暴露前庭而诊断，肛孔紧邻于女性外阴前庭内的处女膜后面。会阴瘘容易诊断，肛孔位于女性外阴和括约肌中心之间，周围包绕着皮肤。通过 24h 的观察，小于 10% 的患者不能通过外阴或会阴排除胎粪，需行俯卧平台侧位片助诊。

■ 手术修补

如果会阴瘘开口位置尚可，就能通过简单的扩张进行治疗。使用 Hegar 扩张器，初始型号为 5 号或 6 号，当母亲能用 8 号时可让婴儿回家，在家里每天扩张两次，每几周增加尺寸直至成功使用 14 号。到 1 岁时，如果粪便形态正常，则无需进一步扩张。到 14 号时，检查者通常可以插入一小指。如果肛门环柔软圆滑，扩张频率可以减少，或者停止扩张。

偶尔没有可见的瘘管，但是在会阴部可以看到充满胎粪而膨胀的直肠，或者怀疑肛门被遮盖。如果会阴部 X 线平片或者超声确认直肠距离会阴皮肤 <1cm，临床医生可以做一个较小的会阴部手术，在皮肤打孔，然后进行扩张，或者做一个简单地会阴肛门成形术。

如果瘘管口很接近阴道口或者阴囊，通常适合手术将其后移。这也要求术后扩张以防止狭窄形成。这个过程可以在出生到 1 岁的任何时间进行。等到扩张做了几周，孩子长大一些再做手术更合适。这时候的肛门直肠比较容易解剖分辨。使用 Pena 后矢状方法围绕瘘管做切口，然后至新位置的后壁中线。这个解剖持续至中线，使用肌肉刺激器来确定两侧是否有足够的肌肉。瘘管必须解剖至头部几厘米以确保后面的定位没有张力。如果适合的话，在吻合到会阴部皮肤之前切除远端的瘘管。

高位闭锁儿童，可行双腔结肠造口术。这种方法有效地分离了来自于尿道的粪便涌出。在修补前可行结肠增压成像术以确定远端直肠和瘘管的确切位置。最终的修补术或者后矢状入路肛门成形术在 1 岁左右实施。以正中切口为手术通路，这个过程经常要劈开尾骨，甚至骶骨；使用肌肉刺激器确定括约肌功能，外科医生要严格保持在中线分开括约肌复合体，从而确定直肠的位置；然后直肠在正中线开口，直肠里面的瘘管被确定，这个过程要求分离瘘管而不能损伤尿道；直肠近端分离至获得足够的长度以便可以缝合到适当的会阴位置，然后括约肌复合体的肌肉要缝合到直肠周围（特别是后面）。

也可应用其他的手术方法（如前路手术），但是目前常用的可以媲美后矢状入路肛门成形术的是腹腔镜手术。这个手术可以在直视下进行瘘管的分离，通过会阴透照法可以识别括约肌复合体。

对于伴有变异的高位闭锁的女孩可以进行类似的操作，以便从泄殖腔主干分离出阴道和直肠。当泄殖腔主干超过3cm长时，手术将特别困难和复杂。

通常，在后矢状入路肛门成形术后6周或更长时间可以关闭结肠造口。任何的肛门手术后2周，家人应该进行每天两次的肛门扩张。通过持续的扩张，患儿不再感到疼痛，并且组织创伤、炎症和瘢痕较少。

■ 预 后

直肠获得自控能力取决于运动及感觉双重因素。括约肌复合体一定要有足够的肌肉，并且在直肠的位置正确，括约肌复合体和感觉成分要有完整的神经支配，同时肛门直肠要存在这些感觉元素。低位闭锁患者更可能获得真正的肛门的自控力。但是，他们也易于便秘，从而导致溢出性肛门失禁。所有这些患者的严密随访是很重要的，而且当排便训练成功时，便秘和肛门扩张也就很好地得到处理。表336-2和表336-3描述了肛门自控力和便秘的结果与不同畸形的关系。

高位闭锁的孩子，特别是伴有直肠前列腺尿道瘘的男孩和泄殖腔异常的女孩，获得自控的机会较少，但是通过一定的肠道管理计划，他们通常能获得社会认可的排便（不需要结肠造口术）方式。通常的肠道管理计划包括每天1次的灌肠，保持结肠排空和患者

表336-2 肛门直肠畸形外科治疗结果：总控制率*

类型	百分率
低位	
会阴瘘	90
直肠闭锁/狭窄	75
前庭瘘	71
高位	
肛门闭锁无瘘管	60
延髓尿道瘘	50
短泄殖腔	50
前列腺瘘	31
长泄殖腔	29
膀胱颈部瘘	12

*随意排便，没有遗粪

摘自Levitt MA, Peña A. Outcomes from the correction of anorectal malformations, Curr Opin Pediatr, 2005, 17: 394-401

表336-3 便秘和肛门生殖器畸形类型

类型	百分率
前庭瘘	61
延髓尿道瘘	64
直肠闭锁/狭窄	50
肛门闭锁无瘘管	55
会阴瘘	57
长泄殖腔	35
前列腺瘘	45
短泄殖腔	40
膀胱颈部瘘	16

摘自Levitt MA, Peña A. Outcomes from the correction of anorectal malformations, Curr Opin Pediatr, 2005, 17: 394-401

的清洁直到应用下一次灌肠剂。如果成功，一种自控性顺行灌肠法（ACE或者Malone法）能改善患者的生活质量。这个方法提供了正常进入结肠的通路，既通过一种非返流方式在脐部行阑尾造口，也可通过在腹部右下四分之一象限行盲肠包埋造口，然后患者可以坐在洗手间，通过ACE给予灌肠剂，因而可以冲洗全部的结肠。顺行的方法可以使24h清洁率达到95%。特别有趣的是临床发现很多患者随着成长改善了他们的自控力，穿着尿裤或者拉拉裤去上小学的病儿通常可以穿着正常衣裤去上中学，一些团体已经以此作为心理影响的证据开始了早期的行为干预，并且取得了很好的结果。

参考书目

参考书目请参见光盘。

336.2 肛 裂

Shawm J. Stafford, Michael D. Klein

肛裂是肛门的黏膜与皮肤连接处的裂伤。它是一种病因尚不明确的获得性疾病，可能继发于坚硬的粪便强行通过而引起的损伤，然而，肛裂主要见于通常排软便的婴儿，因此，裂伤可能是便秘的结果，而非便秘的原因。

■ 临床表现

肛裂的患儿通常有便秘史，伴有近期痛苦的排便过程，这与坚硬粪便通过后产生的裂伤相一致。患儿为了避免疼痛的排便过程而拒绝排便，便秘加剧，导致粪便更加坚硬而形成恶性循环。经常主诉排便时疼痛，粪便表面可见鲜血。

通过会阴区的视诊可以确定诊断。检查时，患儿取膝胸位，臀部分开以充分暴露肛门皮肤的皱褶，肛裂可表现为一个小的裂口。有时在裂口周围可见一个小的皮肤附属物，实际上这代表继发于慢性炎症的上皮形成的肉芽组织，通常被称为"皮赘生物"。直肠检查可发现壶腹部硬质粪块和直肠痉挛。

■ 治　疗

必须告诉患儿父母肛裂的形成和便秘的恶性循环机制，目的是确保患儿排出软便从而避免肛门的过度扩张。治愈过程可能需要几周，甚至几个月。一次排坚硬粪便能使问题恶化。治疗需要首先明确便秘的原因。需要调整饮食和排便行为以及使用粪便软化剂。患儿父母应该根据治疗反应来确定粪便软化剂的剂量。粪便软化剂通过增加水分摄入或者使用口服聚乙醇酸盐或酯，如聚乙二醇发挥最佳作用。包括肛门扩张、内在的肛门括约肌切开术或者裂口的切除等外科干预没有科学依据。

年长儿的慢性肛裂与便秘、既往直肠手术、克罗恩病和慢性腹泻有关。这种情况的初始处理方法和婴儿肛裂类似。用粪便软化剂，也可以加用坐浴。局部0.2%三磷酸甘油酯可以减轻肛门痉挛，治愈肛裂，但是它可能导致头痛。此外，10%的利多卡因或EMLA（5%丙胺卡因，5%利多卡因）的局部用药也是有效的。对以上方法无效的患者可以局部注射肉毒毒素治疗括约肌相关的挛缩。

参考书目

参考书目请参见光盘。

336.3　肛周脓肿和瘘管

Shawm J. Stafford, Michael D. Klein

儿童占所有肛周脓肿患者的0.5%~4.3%，通常在生后第1年发病，病因不明。推测与先天性异常的Morgagni隐窝有关，较深的隐窝（3~10mm，而非正常的1~2mm）可能导致陷入碎屑和隐窝炎（图336-4）。从肛周脓肿分离出来的病原微生物中最常见的需氧菌（大肠杆菌、肺炎杆菌、金黄色葡萄球菌）和厌氧菌（拟杆菌属、梭状芽孢杆菌、韦荣球菌）的混合菌丛，10%~15%为单纯的大肠杆菌、金黄色葡萄球菌，或者脆弱拟杆菌的生长。在小于2岁的患者中男性明显多于女性，这种不平衡同样发生在老年人，这与其病因如炎症性肠病、白血病、免疫功能低下等有关。

■ 临床表现

年幼患儿的症状通常轻微，包括低热、轻微的直肠疼痛和肛周区域的蜂窝织炎。这些症状通常可自愈而无需治疗。在伴有易感因素的年长儿患者，临床过程更严重一些。免疫系统抑制可能掩盖发热，并容许快速进展为脓毒症。这些患者的脓肿可能更深，可在坐骨直肠窝甚至肛提肌上，这与脓肿通常临近受累隐窝的小年龄患儿形成对比。

肛周脓肿进展到瘘的患者发生在多达85%的病例，通常表现为会阴皮肤或者多部位排脓。与脓肿形成相似，瘘管有明显的男性优势。瘘管管道的组织学检查显示了典型的与慢性炎症相关的复层鳞状细胞的上皮排列，这也揭示如克罗恩病或者结核证据的肉芽肿的其他病因。

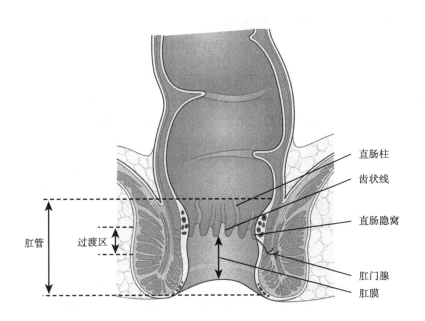

直肠柱
齿状线
直肠隐窝
肛管
过渡区
肛门腺
肛膜

图 336-4　肛管的解剖
摘自 Brunicardi FC, Anderson DK, Billar TR, et al. Schwartz's principles of surgery. 8 ed. New York: McGraw-Hill, 2004

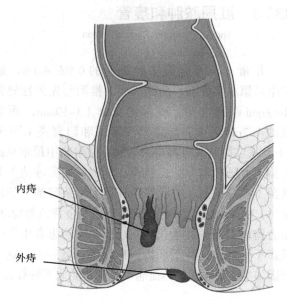

内痔

外痔

图 336-5　痔疮的形成

■ 治　疗

没有易感因素的婴儿基本无需治疗，因为这种病情通常可以自限。即使有瘘形成，也主张保守治疗（观察），因为这种瘘在 2 岁前通常可以自动消失。抗生素在这些患者中是无效的。如果患者极端不适，可以局麻下行脓肿引流。需要外科处理的瘘管可以进行瘘管切开术（去除顶部或者开放瘘管）、瘘管切除术（开放瘘管的切除，达到二次治愈），或者挂线（穿过瘘管的粗缝合线，带出肛门，牢固系于肛门）。

有易感因素的年长儿可以通过最小的干预措施而得到很好的处置。如果仅轻度不适，无发热或全身性疾病的其他体征，最好的处置是局部清洁和使用抗生素。免疫功能低下患者外科手术干预的危险是可能造成一个甚至更大的、难以愈合的伤口。伴有严重的全身症状的患者需要更积极地干预，并同时处理易感因素。必须使用广谱抗生素，如果存在脓毒症和扩展的蜂窝织炎，还必须广泛切除并引流。

年长儿的瘘管主要与克罗恩病、先天性巨结肠的拖出术史或者少见的结核有关。这些瘘管对治疗效果不佳，需要治疗原发病。

治疗的并发症包括复发及少见的失禁。

参考书目

参考书目请参见光盘。

336.4　痔　疮

Shawm J. Stafford, Michael D. Klein

痔疮一般发生在儿童和青少年，通常与缺乏纤维饮食和饮水不足有关。在年幼儿，发现痔疮时需怀疑门脉高压症的可能。1/3 的痔疮患者需要治疗。

■ 临床表现

需要根据痔疮的位置进行描述。外痔发生在齿状线以下（图 336-4、图 336-5），由于急性的血栓形成，常表现为极度疼痛和痒感。内痔定位于齿状线以上，首要特征是出血、脱垂和嵌顿。

■ 治　疗

对大多数病例，通过调整饮食、减少用力以及避免在马桶上久坐等保守处理而得以解决。局部止痛药或者抗炎药物如安那索（普莫卡因）、安那索碳氢化合物（氢化可的松）和坐浴可以缓解疾病的不适。疾病的自然病程表现为渐增的疼痛，48~72h 达到高峰，随着血栓形成疼痛逐渐缓解，1~2 周后恢复原状。有些外痔的患者，症状发生后不久出现剧痛，要考虑行血栓切除术。最好的方法是用 0.25% 丁哌卡因和 1∶200 000 的肾上腺素局部浸润麻醉，然后切开静脉和皮赘，取出凝块。这样可以快速缓解症状，很少复发，不必要进行进一步的随访。

当内痔脱垂引起嵌顿和坏死时会出现剧烈疼痛，通常以痔组织的缩小得以缓解。保守治疗失败的患者要给予外科治疗。可用的方法包括橡皮带结扎法、开放切除和采用经肛门吻合器。

并发症很少（<5%），包括复发、出血、感染、伤口不愈合和瘘管形成。

参考书目

参考书目请参见光盘。

336.5　肠脱垂

Shawm J. Stafford, Michael D. Klein

直肠脱垂是直肠黏膜通过肛门的外露。通常情况下，当直肠壁的全层受累时，被称为脱垂。多数直肠组织通过肛门的脱出是脱垂，而不是息肉。

多数脱垂的病例是特发的。发病起始年龄在 1~5 岁，通常在儿童开始站立时发生，至 3~5 岁当骶骨达到差不多成人的形状，肛管被定向后方时症状缓解。这时，腹部脏器的全部重量不再像发育早期下推到直肠上。

其他诱发因素包括肠道寄生虫（特别在流行区域）、营养不良、腹泻、溃疡性结肠炎、百日咳、Ehlers-Danlos 综合征、脊膜膨出（由于缺乏会阴肌肉支持通常与脱垂密切相关）、囊状纤维化和慢性便秘。

肛门闭锁患者的外科治疗也可引起不同程度的直肠黏膜脱垂，这种情况在括约肌发育不良的患者中特别普通。

■ 临床表现

直肠脱垂通常发生在排便过程中，特别是在排便训练过程中。脱垂的回纳可以是自发性的或由患者或父母手法复位。在严重病例，脱垂的黏膜变得充血和水肿，使得回纳更加困难。直肠脱垂通常为无痛性，或者可有轻微不适。如果排便后直肠仍然脱垂，在内衣摩擦下可能被损伤，引起出血、潮湿和潜在溃疡。脱垂表面从鲜红色到暗红色变化，类似蜂窝，长度10~12cm，见第337章与息肉脱垂的鉴别。

■ 治　疗

初始评估应该包括必要的检查以排除一些诱发因素，特别是囊状纤维化和骶神经根病变。脱出物可以用柔和的力量帮助回纳，一种简单的回纳方法是用厕纸包裹手指，探入肿块间隙，轻轻地将其推入患者的直肠，然后将手指立刻抽出。厕纸黏附在黏膜上，允许放开手指，当厕纸变软时会被排出体外。

常规方法包括排便后人工小心将直肠纳回，尽量避免在肠蠕动时过度用力（此时患者的脚是离地的）。便秘患者使用轻泻剂及粪便软化剂，可防止直肠炎症的发生，有肠道寄生虫时需驱虫治疗。如果所有这些方法都失败，要考虑外科治疗。现存的外科治疗都存在并发症可能，因此，内科治疗总是首选。

硬化剂注射可导致神经源膀胱等并发症。已发现线性烧灼是有效的，而且除了复发，并发症少。在手术室，通过对黏膜的牵引再次将直肠脱出，使用电灼法对黏膜增厚部分进行线性灼烧。通常在脱垂的黏膜处的外部做八处，内部做四处线性灼烧。术后不久，脱垂还发生可能，但是在接下来的几周，灼烧区域收缩，可使黏膜保持在肛管内。Delorme黏膜袖状切除术是经肛门途径通过切开、拖出和切断冗长的黏膜来处理黏膜脱垂，手术带来的黏膜缺损接近于吸收性缝线。

对于脱垂症、全层脱垂或直肠乙状结肠套叠（通常由于脊髓发育不良或其他骶神经根病变）等患者，可选择更多的侵入性术式。Thiersch术是在肛门部皮下植入线或针，试图使肛门开口变窄，并发症包括梗阻、粪块嵌塞和瘘管形成；Ripstein术是将不可吸收物质缠绕在直肠周围，拉紧缝在骶骨前筋膜，在骨盆里悬吊起冗长的肠管；Frykman-Goldberg术是直肠乙状结肠切除术即直肠固定术的组合，冗长的乙状结肠被切除，降结肠与直肠吻合；相反，Altemeier会阴部直肠乙状结肠切除术是经肛门将冗长肠管的全层切除，一期吻合到肛门。

参考书目

参考书目请参见光盘。

336.6　藏毛窦和脓肿

Shawn J. Stafford, Michael D. Klein

藏毛窦的病因尚不清楚，目前有3种假设：第1种是创伤，如长期坐位可能促使毛发进入皮下组织，为感染提供了滋生地；另一种假设提出，在一些患者，皮下组织中的毛囊可能由于胚胎发育异常成为感染的好发部位，尤其是伴有毛发油脂的分泌处；第3种假设认为臀部运动干扰了特别深的中线皮折，使皮下的细菌和毛发生长活跃，在中线伤口的关闭手术后藏毛窦可获得短期和长期的明显改善是该假设的理论基础。

藏毛窦通常出现在青少年或者年轻人中，伴有中线骶骨和尾骨区域的明显的毛发。它可能表现为急性脓肿伴红、肿、痛、热，或者作为引流窦道，这时必须手术治疗。急性脓肿应在适当麻醉下引流、切口开放，口服能覆盖常见病原菌（金黄色葡萄球菌和拟杆菌属）的广谱抗生素，1周后由家人撤走包裹。当包裹整体移除时，这个区域应通过沐浴或淋浴保持清洁。伤口通常在六周内完全愈合。一旦伤口愈合，应安排选择性切除以避免复发。通常，有窦道的患者可以用单一的选择性切除来处理。

多数手术需仔细确认每个窦道的范围，切除覆盖骶骨和尾骨受累筋膜的所有皮肤和皮下组织。一些手术在中线关闭伤口，其他手术敞开切口并且二期包裹治愈。部分伤口通过缝合在皮肤边缘向下暴露到筋膜覆盖骶骨和尾骨造瘘。在切除和缝合的过程中，缝合线并不是在中线上，似乎有了更大的成功。比较广泛切除和去顶端造瘘的研究提出了后组减少了并发症，加快了愈合。另外的比较长菱形的广泛局部切除和Limberg皮瓣手术的预期的随机试验更赞成皮瓣手术。复发和伤口愈合问题相对常见，发生在9%~27%的病例。一些患者使用了真空辅助闭合疗法（VAC），该技术是通过在伤口部位放置海绵敷料并持续性施加负压，从而帮助伤口边缘拉拢的方法。通常每3d更换一次，可以在家里由护士辅助下完成。顽固的病例可采用大而厚的臀皮瓣或植皮。藏毛窦囊肿癌变仅在慢性感染和脓肿患者中有报道。

单一的位于臀沟中线的尾骨水平的凹陷在正常婴儿是相对普通的。没有证据表明这种小窦可以引起患者任何的问题。开放的真皮窦是没有症状的、良性的，不需要手术干预。

参考书目

参考书目请参见光盘。

（王玮　译，王宝西　审）

第337章

消化道肿瘤

Lydia J. Donoghue, Michael D. Klein

消化道肿瘤主要是息肉。这些肿瘤一般也是症状性肿瘤和已知遗传标识的肿瘤（表337-1见光盘）。消化道肿瘤通常表现为直肠无痛性出血，但是也能以肠套叠为首发症状。

补充内容请参见光盘。

（王丽媛　译，汪志凌　审）

第338章

腹股沟疝

John J. Aiken, Keith T. Oldham

腹股沟疝是儿科最常见的疾病之一。腹股沟疝可能造成肠道、睾丸或卵巢潜在的缺血性损伤，正确诊断和治疗腹股沟疝成为儿科医生和小儿外科医生日常诊疗工作的重要部分。婴儿及儿童时期大多数腹股沟疝是由先天开放性的鞘突引起的斜疝（99%）。男孩发病率是女孩的10倍。其他类型的腹股沟疝包括直疝或后天获得性疝（0.5%~1.0%）和股疝（<0.5%）。

大约50%的腹股沟疝发生在出生后1年之内，且生后6个月内最常见。早产儿腹股沟疝发病率接近30%。在出生后第一年内腹股沟疝发生绞窄和嵌顿的概率最高（30%~40%），及时发现腹股沟疝并手术修复可以减少绞窄和嵌顿的发生率，避免并发症。

■ 胚胎学和发病机制

婴儿和儿童期的腹股沟斜疝是先天胚胎发育异常、鞘突未闭引起，而不是因为获得性的肌无力所导

致。先天性腹股沟斜疝发生与胚胎期性腺的发育、睾丸通过腹股沟管内环下降至阴囊的过程有关。在妊娠6周，原始生殖细胞从卵黄囊迁移到生殖嵴完成了肾脏附近性腺的发育；妊娠7~8周，在激素的作用下其分化成为睾丸或卵巢；妊娠28周，睾丸从后腹膜泌尿生殖嵴下降到腹股沟管内环区；在妊娠晚期28~36周，睾丸下降至阴囊，下降至阴囊之前睾丸是由睾丸引带和鞘突引导的。鞘突是一种腹膜突起，在妊娠12周开始出现，通过腹股沟管内环延伸，伴随睾丸离开腹腔，下降进入阴囊。

睾丸引带从中肾发育形成（发育中的肾），连在睾丸的下极，引导着睾丸通过腹股沟管内环和腹股沟管而进入阴囊。睾丸通过腹股沟管仅需要几天，但它从腹股沟管外环下降至阴囊需要大约4周。睾丸引带的索样结构偶尔移动到异位位置（会阴或股动脉区域），导致异位睾丸。

在妊娠的最后几周或产后短时间，鞘突的几层通常融合在一起，封闭了从腹腔通向腹股沟管的开口。而后鞘突也会在睾丸的上方闭合，鞘突的一部分包裹睾丸，形成睾丸固有被膜。在女孩鞘突闭合的较早，大约在妊娠7个月左右。鞘突未闭合使腹腔液体或腹腔脏器脱出腹腔，导致婴儿和儿童的各种腹股沟阴囊发育畸形。卵巢从泌尿生殖嵴下降至盆腔，但不从腹腔脱出。对女孩而言，引带的上部分化成卵巢固有韧带，下部分化成圆韧带，圆韧带穿过腹股沟管内环终止于大阴唇。女孩的鞘突通过腹股沟管延伸至大阴唇，也被称为Nuck管。

雄激素，丰富的感觉神经末端感受器和机械因素如腹腔压力增高都可影响睾丸进一步通过腹股沟管下降。睾丸和精索（精索血管和输精管）位于腹膜后，因为它和鞘突密切相关，所以会受腹腔内压力的影响。生殖股神经睾丸下降中也起到重要的作用：支配提睾肌，提睾肌由引带分化而来。实验性的去除或者损伤胎儿的两条生殖股神经，可以阻止睾丸下降。平滑肌退变失败可能在腹股沟斜疝的形成中起一定作用。目前有几项研究表明睾丸下降中起调控作用的基因如肝细胞生长因子和降钙素基因在鞘突闭合中也有一定作用。与成人疝气不同，在儿童的腹股沟疝中没有发现胶原合成异常（图338-1）。

■ 遗传学

儿童腹股沟疝的遗传学机制尚不完全明确。腹股沟疝患者的兄弟姐妹有发生腹股沟疝的遗传学风险；女性患儿的姐妹发生腹股沟疝的风险最高，相对危险度为17.8。一般来讲男性患儿的兄弟的发病风险为

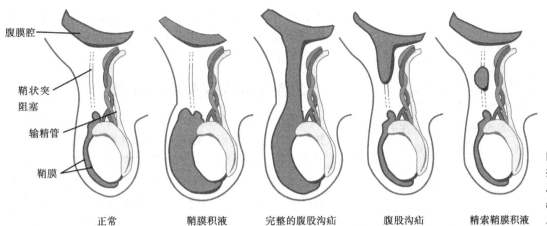

腹膜腔

鞘状突阻塞

输精管

鞘膜

正常　　　　鞘膜积液　　　完整的腹股沟疝　　腹股沟疝　　精索鞘膜积液

图 338-1　疝和鞘膜积液。摘自 Scherer LR Ⅲ, Grosfeld JL. Inguinal and umbilical anomalies. Pediatr Clin North Am, 1993, 40: 1121-1131

4~5，和男性患儿的姐妹发病风险一样。多因子的阈值模式、常染色体显性遗传伴不完全外显率以及性别的影响似乎可以解释这个遗传现象。

病理学

鞘突在出生时常常闭合不完全。鞘突在生后继续闭合，其开放的比率和儿童的年龄呈反比。据统计40% 的儿童在生后最初几个月鞘突闭合，20% 的男孩在 2 岁时鞘突仍未闭。生后鞘突未闭就是潜在的疝，但并不是所有鞘突未闭的患者都会发展为临床意义上的疝，只有当腹腔内容物逸出腹腔并通过未闭的鞘突进入到腹股沟区时才发生腹股沟疝。根据腹股沟疝与腹股沟管的相对位置（上腹部血管下方的侧面），称之为腹股沟斜疝，与成人疝气常见的肌肉无力或薄弱不同。根据鞘突远端闭合的程度，疝可能局限于腹股沟区或通过腹股沟管下降进入阴囊。鞘突完全不闭合促成特征性的腹腔内容物进入完整的到腹股沟管的腹股沟疝，并可延伸至阴囊。鞘突远端（围绕睾丸部分）闭合、近端开放，形成典型的腹股沟斜疝，特点是腹腔内容物突出到腹股沟内。

鞘膜积液是指液体进入到鞘突，引起阴囊肿胀（阴囊积液），液体在腹股沟区沿着精索潴留其中（精索积液），或者通过腹股沟管从腹腔进入阴囊（交通性阴囊积液）。阴囊积水如果积液量在多少上有变化称为交通性积液，一般在活动后液量有增加，当液体压力下降积液量变少进入腹腔。有些大龄儿童也可能在创伤、炎症或肿瘤后出现阴囊积液。尽管鞘突未闭的原因至今尚不清楚，但它常在那些睾丸未降及早产儿中发生。右侧发生阴囊积液更为常见，持续的鞘突未闭右侧病变的发生为左侧的两倍，可能与右侧睾丸下降晚有关，还有来自下腔静脉和髂外静脉的影响。先天性腹股沟疝发生的危险因素，与造成鞘突未闭的形成条件有关，危险因素列于表

338-1。囊性纤维化患者的腹股沟疝发病率 15%，现认为与胚胎期沃尔弗氏管的形成发生有关，从而导致男性的输精管缺如。睾丸女性化综合征患者和其他外阴特征性别不明疾病的患者腹股沟疝的发生率也有增加。结缔组织病的患者腹股沟疝修补后的复发率接近 50%，儿童腹股沟疝复发患者常有报道最终诊断为结缔组织病。

表 338-1　疝的诱发因素

早产儿
泌尿生殖系统
·隐睾症
·膀胱外翻
·外阴性别不明
·尿道下裂 / 尿道上裂
腹腔液体增加
·腹水
·脑室腹膜分流术
·腹膜透析导管
腹内压增加
·修复腹壁缺陷
·严重腹水（乳糜）
·胎粪性腹膜炎
慢性呼吸系统疾病
·囊性纤维化
结缔组织疾病
·埃勒斯 - 当洛斯综合征
·Hunter 综合征
·马方综合征
·黏多糖病

■ 发病率

足月新生儿先天性腹股沟斜疝的发病率为 3.5% ~ 5.0%。早产儿与低出生体重儿发病率明显升高，约为 9% ~11%。极低出生体重儿（<1000g）和 <28 周的早产儿中发病率高达 30%。男孩要比女孩更常见，男女比例为 6:1。60% 的腹股沟疝发生在右侧，30% 在左侧，10% 为双侧。女性患儿双侧疝的比例高于男性，达 20% ~40%。右侧更易发生腹股沟疝的原因可能与右侧睾丸下降晚、鞘状突闭合时受到发育中的下腔静脉干扰有关。有统计表明，在双胞胎和伴有腹股沟疝患者的家族成员中，先天性腹股沟疝的发病率增高。11.5% 的患者家庭中另外还有腹股沟疝的记载。

■ 临床表现

腹股沟疝的典型表现是在腹股沟区的膨出，可延伸进入阴囊内。女性患者膨出通常位于大阴唇上部。在情绪激动或腹压增高时（如哭闹、用力、咳嗽）膨出很容易看到。它可在一出生就出现或出生后几周、几个月甚至几年后才出现。膨出大多首先被家长发现，或在医生做常规检查时发现。从家长那里得到的典型病史是间隙性腹股沟、阴唇或阴囊肿胀，常会自然消退，但也会持续存在逐渐增大或者难以消失。体格检查时腹股沟疝的特征性体征是一个光滑的、实质性肿块，在耻骨结节外侧的腹股沟管外环处向外凸出，并随着腹压的升高而增大。当患儿放松时，疝通常会自然还纳，或者能通过轻柔地在腹股沟管外环处按压使之回复到腹腔。

用来诊断疝的检测方法应根据患儿的年龄而有所不同。对于一个安静的新生儿，将他（她）置于仰卧位，两腿伸直，双臂伸直置于头部，这时候大部分新生儿会挣扎着要放松，因而使腹腔内压力升高而使疝凸出。对稍大孩子则可以通过吹气球或咳嗽来做 Valsalva 动作。对大龄儿童则需要站立着检查，当然在排便后检测也会有所帮助。随着腹腔压力增高，在腹股沟区能触摸到明显膨出，或者触诊阴囊可触到腹股沟外环则提示腹股沟疝的诊断。在新生女婴中，疝囊内可能包含卵巢和输卵管，表现为阴唇上有一固定的、孤立的、无痛性膨出。另一个试验是"丝手套征"，即示指在耻骨结节旁壁在转动精束，可感到疝囊（鞘突）滑过精索。这个试验的敏感度为 92%，特异度 97.3%。如果膨出位于腹股沟管的下方大腿中部，则警惕股疝。疑诊腹股沟疝时，明确睾丸的位置十分重要，因为新生儿和幼儿睾丸回缩是很常见的，由于睾丸回缩，腹股沟外环处会出现类似于腹股沟疝的膨出。在女性患者，20% ~25% 的疝是一种可滑动的疝（疝囊的内容物和疝囊粘在一起因此难以分开），可触摸到腹股沟管内的输卵管或卵巢。

■ 急性腹股沟区肿块的鉴别

有时婴儿或儿童会出现急性腹股沟区域的肿块，并伴有不适。鉴别诊断包括嵌顿性腹股沟疝，急性阴囊积液，未下降睾丸的扭转和化脓性腹股沟淋巴结炎。鉴别嵌顿性腹股沟疝和急性阴囊积液是最困难的。患有嵌顿性腹股沟疝的婴儿或儿童临床表现类似于肠梗阻，如腹部绞痛、腹胀、呕吐、停止排便等。患有急性阴囊积液的患儿虽有不适，但可以安抚，喂养也能耐受，无肠梗阻的相关症状。嵌顿性腹股沟疝腹部平片的典型表现为多个气液平面。

在检查急性阴囊积液患儿时，值得注意的是肿块有时是可以移动的。此外，在可疑阴囊积液和内环之间部位，精束结构仅轻微增厚。嵌顿性腹股沟疝患儿的腹股沟区肿块不能移动，且明显肿胀，或者肿块由阴囊延伸至腹股沟区，甚至上达内环或包裹内环。有经验的临床医生可通过双手触诊法鉴别腹股沟的异常情况。检查者用一只手轻压在腹股沟管内环上，另一手通过腹股沟内环向腹股沟区轻轻加压。在腹股沟斜疝患者，通过内环可触及腹腔内脏器。

另一个检查方法是透光试验，但是必须注意的是透光试验会发生误诊，因为婴儿肠壁很薄，与积液阴囊的壁相似，因而两者均可透光。这就是为什么决定做腹股沟肿块内容物抽吸时没有信心的理由。超声检查可以鉴别疝和阴囊积液。突然出现的腹股沟区肿块须尽快诊断，以免出现迅速进展的嵌顿性腹股沟疝等潜在并发症。腹腔镜探查对此类疾病是一种有效和可靠的诊断手段，但是需要全身麻醉。

化脓性腹股沟淋巴结炎可能与嵌顿性腹股沟疝相混淆，仔细检查腹股沟区淋巴可以分辨出是浅表感染还是皮内损害，此外，腹股沟淋巴结炎引起的肿块通常比嵌顿性腹股沟疝的要更浅表，更靠外侧。而且淋巴结炎多伴发该部位较多肿大淋巴结。未下降睾丸的扭转会在腹股沟区产生一个触痛性的红斑性的肿块，如在同一侧阴囊内睾丸缺失可明确诊断。

嵌顿性腹股沟疝

嵌顿性腹股沟疝是指疝内容物不能被回纳入腹腔的疝。疝囊内容物包括小肠、阑尾、大网膜、结肠等，偶见 Meckel 憩室。在女孩，疝囊内可有卵巢、输卵管或者二者都被嵌顿，另外女婴的子宫也可能被推入疝囊。嵌顿性疝如不能及时解除，疝囊内容物在腹股沟管内持续受压，可导致缺血或坏疽。

尽管嵌顿性疝在成年人能忍受多年，但在儿童中大多数为不可回纳性，如不加治疗，将会迅速进展为梗死性绞窄性疝。最初，压力使疝内容通过内环、腹股沟管和外环。进而腹股沟管内压力进一步升高，导致淋巴和血液回流障碍，随之疝内容物水肿，最终造成疝内容物血液供应终止，逐渐出现缺血性改变，最终导致疝内容物的坏疽和穿孔。因为绞窄性疝会压迫精索，睾丸也面临着缺血的风险。在女孩，卵巢也会发生绞窄或扭转。腹股沟疝嵌顿的发病率在12%~17%之间。2/3的嵌顿性疝发生在出生后一年内，最大的危险发生在婴儿时期，有报道称6个月以下婴儿腹股沟疝嵌顿的发病率高达25%~30%。但是早产儿绞窄性疝的发生率较低，目前原因尚不清楚。

嵌顿性疝的症状是易激惹、腹股沟或腹部疼痛、腹胀和呕吐。表现为腹股沟区出现一个略有张力、无波动感的肿块，可延伸到阴囊或阴唇内，肿块易于触及，质软，不能还纳；一旦发生缺血性改变，疼痛加剧，呕吐物变为胆汁样或粪便样，大便中有血。典型的肿块是柔软的，表面皮肤水肿、发红，并出现发热和肠梗阻的症状。如果绞窄性疝块使腹股沟环内的精索静脉和淋巴管受压严重，则同侧睾丸会肿大、变硬。腹部平片显示为不完全性或完全性肠梗阻的特征性改变，在腹股沟韧带以下阴囊内可见到嵌顿肠段内的气体。

两性畸形

具有两性特征的婴儿常患有腹股沟疝，常常特别需要考虑只保留一个生殖腺。患腹股沟疝的女婴，特别是伴有双侧腹股沟疝的患者，特别需要注意是否患有睾丸雌性化综合征，因为50%的睾丸雌性化综合征患者会有腹股沟疝（见第55章）。但是在患腹股沟疝的女婴中患有睾丸雌性化综合征的真正发病率很难确定，大约1%。在显性女性患者中，如果怀疑睾丸雌性化综合征的诊断，患儿需在进行疝修补之前刮取口腔黏膜涂片来寻找巴尔小体和进行适当的遗传学评估。睾丸雌性化综合征的诊断也可以在手术时证实是否有异常的睾丸，或在进行直肠检查时触诊到子宫，也可做盆腔超声检查。正常女婴做直肠检查时，通过耻骨联合下的特殊中线结构可触及子宫。在手术前诊断睾丸雌性化综合征或其他两性疾病如混合性性腺发育障碍症及选择性假两性畸形，可以为患儿家庭提供咨询服务，并且在进行疝修补手术的同时可行性腺切除术。

处　理

对于存在腹股沟疝的儿童，特别是1~6个月的婴儿，主要治疗方法为手术修补。腹股沟疝不会自然愈合，早期治疗，可降低疝嵌顿和其他潜在并发症的危险。行疝修补术的时间需考虑多种因素，如年龄、患儿一般状态、精神状况等。在1岁内的婴儿需尽快进行修补术，因为在生后的头1年，70%左右的嵌顿疝需行急诊手术来解除嵌顿。而且3个月内婴儿发生嵌顿后，同侧睾丸萎缩症的发病率高达30%。幼儿发生嵌顿性疝的发生率要远远低于婴儿，因此修补术可择期进行。对于可复性疝，应在诊断后短期内做选择性手术。选择性腹股沟疝修复术可在门诊安全进行，并且48h内完全康复。但这种手术是要在有充分仪器支持并可随时入院的情况下进行。影响患儿手术后修复的原因有很多，如显著早产儿（体重1800~2000g）、合并肺炎（特别是呼吸道合胞病毒性肺炎）、其他感染及严重的先天性心脏病等。

大部分手术是在全麻下进行，但对于慢性肺疾病或支气管肺发育不良患儿，不适合气管插管麻醉，可在脊椎麻醉或马尾麻醉下进行。早产儿一般行脊椎麻醉，因为早产儿全麻下发生窒息及心动过缓的可能性很大（见第70章），因此对于<44周的早产儿及<3月龄的足月儿，需整晚对其进行心电监护，并给予恰当的呼吸支持。

发生嵌顿的难复性疝，如果没有绞窄的临床证据时则对患者立即实施非手术处理。除了有明确的腹膜炎或肠坏死需手术处理，嵌顿性疝可以通过taxis手法复位缓解。手法复位的方法是向下牵拉疝的尾部，并使其从腹股沟外环中游离出来，然后向上把疝内容物纳回腹腔内。如果婴儿哭闹或疝有压力抵抗感时就应立即终止。在实施手法复位前应用镇静剂或镇痛剂可能会有一定帮助；可降低腹腔内压力，并降低腹股沟环处疝囊颈的压力。操作时要特别注意患儿呼吸情况避免发生呼吸抑制，对早产儿更要警惕呼吸抑制。其他有助于嵌顿性疝非手术性回纳的方法包括抬高下肢并敷冰块等。许多医生不赞同婴儿使用冰块，因为可能会出现体温过低的危险。如复位成功，对于复位较困难的患儿要密切观察饮食情况，并且确保无肠管坏死。因为复位后可再发生嵌顿，故需要在手法复位后24~48h行选择性修补术。因为此时水肿减轻，修复疝囊更为容易，从而降低并发症的可能性。

在女性腹股沟疝的内容物以卵巢多见，且患者无明显症状。查体时疝内容物质地柔软，无触痛，且没有肿胀及水肿，并且没有提示绞窄的证据。这表明疝囊内容物为输卵管和卵巢，与疝囊的后壁合在一起，形成了滑疝。过于积极地尝试回纳是不安全的，对卵巢及输卵管存潜在的危险，是否可引起卵巢绞窄尚无定论。大多数的小儿外科医生建议在疝发生后24~48h内进行选择性的疝修复手术。对于任何有较长疝病史、腹膜激惹症或小肠梗阻体征的患者，需要立即急性外科手术复位。

手术治疗

当疝不能被还纳或已发生绞窄，立即手术以防止疝囊内的脏器或睾丸进一步受损害。如果已经有了肠梗阻或肠绞窄的体征，首要的处理包括：插鼻饲管、静脉营养和应用广谱抗生素的治疗。当体液及电解质的平衡得以纠正，患儿的一般状态已令人满意，将考虑手术治疗。手术内容包括对疝囊内容物的还纳，在腹股沟管内把疝囊和精索血管分开，并在腹股沟管内环处高位结扎疝囊。对疝囊内没有活性的组织或已梗死的睾丸的切除与否应根据外科医生的经验和判断来决定。尽管睾丸嵌顿时可能有缺血的表现，但大多数患者在手术后症状都会缓解而不需要将其切除。

先天性腹股沟斜疝的择期修复术很明确，包括在腹股沟管内环疝囊（明显的鞘突）的高位结扎，这样就可以避免腹腔脏器膨出于腹股沟管。对男性患儿，需要将疝囊与精索结构仔细地分离，要避免伤及这些重要的结构。大约20%的患者同时会出现阴囊积液，应先处理阴囊积液，以免对位于其后精索结构造成损伤。在女性患儿，由于结扎疝囊和圆韧带时不必担心对卵巢血供的影响，故外科修补更简单。看到输卵管即可排除睾丸女性化综合征。如果卵巢和输卵管为嵌顿疝的内容物，结扎疝囊要远离这些结构，在还纳疝囊内容物于腹腔后，即可关闭内环。

利用腹腔镜的腹股沟疝修补术

尽管传统的开放式腹股沟疝修补术最常用，但利用腹腔镜的疝修补术已越来越多地被有腔镜经验的儿外科医生所应用，如开放式修补术。腔镜技术在根本上也是一种腹股沟斜疝疝囊（鞘突）的高位结扎术。腔镜疝修补术简化了对侧内环的检查，减少了对输精管和精索血管的操作，减少了手术时间，增强了发现潜在直疝或股疝的能力。在一个前瞻性研究中，对97例患者的随机研究发现，腹腔镜技术与减轻疼痛、父母感知康复时间及伤口修复有相关性。然而，迄今腔镜方法的并发症和复发率较传统手术略高。

对侧腹股沟探查

对于单侧腹股沟斜疝的婴儿和儿童，何时进行对侧腹股沟检查仍存在争议。对侧腹股沟检查的唯一目的是避免以后对侧疝（异时疝）的发生。2月龄患儿对侧鞘突闭锁不全的发病率约60%，到2岁时降至20%。鞘突闭锁不全仅表示有潜在性疝的可能，能否真正发展成为腹股沟疝还受许多危险因素影响。

对侧腹股沟探查的优点包括：减少父母的焦虑和可能进行的二次麻醉；额外手术的费用；对侧发生嵌顿风险。缺点包括：可能对精索血管、输精管、睾丸的损伤；延长手术时间；而且事实上，对许多婴儿来说，这是一个不必要的步骤。在争议中，相关的议题主要围绕着在一侧疝修补术后对侧疝发生的概率与年龄、性别以及疝发生在哪侧的关系。从以往的文献记载来看，小于2岁的儿童30%~40%可能发生对侧的疝，所以多数儿外科医生对这个年龄组的患者都进行常规对侧探查。腹股沟探查术对精索及输精管损伤的概率在一些研究中评估，最低为1%，最高为30%。对腹股沟疝修复术后男性患儿8~12年后进行随访发现，5.8%的患者修复侧睾丸较正常小，1%有睾丸萎缩。多数儿外科医生认为对于高风险患者是否进行对侧疝探查术需具体分析。在女孩，由于双侧腹股沟疝的发生率高，而且没有伤及精索和睾丸的危险，因此常规对对侧腹股沟探查建议放宽至5岁或6岁。对于有发生腹股沟疝危险因素或者有全身性疾病增加麻醉风险情况的婴儿和儿童，则需要放宽常规的对侧腹股沟探查的限度。

腹腔镜技术可以看到对侧的情况而且没有损伤精索及睾丸的危险。操作可通过脐部切口进入，或在患侧疝囊结扎前，以30°或70°探视角度放入患侧开放的疝囊来进行。如果对侧未闭已经证实，外科医生可进行双侧腹股沟疝修补术。如果对侧已经闭合，则探查和潜在的并发症将被避免（图338-2，图338-3）。

■ 腹股沟直疝

腹股沟直疝在儿童较为少见。直疝表现为突向股部血管的腹股沟肿块，并伴有下垂或紧张感。病因是腹壁上部血管和腹股沟管底壁之间的肌肉缺损或薄弱。因此，儿童的直疝一般被认为是一种获得性缺损。1/3的病例有先前曾做过同侧斜疝修补术的病史，而且修补位置在直疝壁旁，提示可能在第一次疝修补术时损伤了腹股沟管底壁的肌肉层。有结缔组织病的患者会增加发生直疝的危险，如 Ehlers-Danlos 综合征或"马方综合征"以及黏多糖病比如 Hunter-Hurler 综合征。

直疝的手术修补包括增加腹股沟管壁的强度。儿童直疝修补术的技术与成人相似。直疝的修补可通过单一的有限的切口完成，相比之下运用腹腔镜修补未见优势。与成人相比，儿童疝修补术后复发率明显较低。由于儿童肌性薄弱的区域较小，而且小儿的组织具有更好的弹性，所以进行基础修补即可。很少需要直

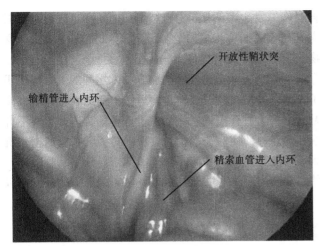

图 338-2　右侧开放性鞘状突腹腔镜检查图像

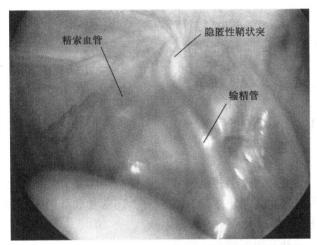

图 338-3（见彩图）　左侧隐匿性鞘状突诊断性腹腔镜检查图像

疝修补材料或其他方法，如腹膜前壁修补。但是，患有直疝同时又有结缔组织病的大龄儿童可能例外，腹腔镜的方法以及修复材料对他们来说在修补中很有用。

■ 股　疝

儿童股疝比较少见（占儿童腹股沟疝的比率 <1%）。女童发病要比男童更常见，比例为 2∶1。股疝在婴儿极其罕见，多发于较大的儿童。股疝表现为股管的膨出，其膨出部分位于腹股沟韧带下方，大腿内侧面。在临床上，在体格检查或进行斜疝修补术时，股疝比直疝更易漏诊。股疝的修补包括股管缺损处的关闭，通常把腹股沟韧带缝合至耻骨韧带和耻骨筋膜上。

■ 并发症

择期腹股沟修补术后并发症少见（1.5%），但嵌顿后并发症发生率却明显增高（10%）。有些并发症与技术因素有关（复发，医源性隐睾症）。而其他的都和以下潜在因素有关，如小肠缺血、性腺梗死和疝嵌顿引起的睾丸萎缩。并发症主要在嵌顿后发生或在急诊还纳手术和疝修补术后发生。

切口感染

婴儿及儿童择期腹股沟疝修补术术后切口感染率 <1%，但发生疝的嵌顿急诊手术时切口感染率高达 5%~7%。患者术后会有发热和 3~5d 的过敏期，切口处皮温升高、红肿、有波动感。处置方法是开放切口及引流、短期使用抗生素、每日的切口换药。常见的致病菌是革兰氏阳性菌（葡萄球菌及链球菌属），用药时要把耐甲氧西林的金葡菌考虑在内。切口一般在 1~2 周可达 I 级愈合，感染发生率较低。

复发性疝

选择性腹股沟疝修补术后疝的复发率为 0.5%~1.0%，在早产儿高达 2%。嵌顿疝急诊手术后复发率明显增高，据报道为 3%~6%。但据长期随访报道，复发疝的发生率很可能更高。腹股沟疝复发的患者中，50% 在 1 年内复发，75% 在 2 年内复发。

斜疝的复发主要原因是初次手术的技术原因，如疝囊性质不明确、疝囊在内环水平的高位结扎失败或者疝囊撕裂后和精索结构相通。直疝的复发源于首次疝修补时损伤腹股沟管壁（腹横筋膜）或在首次探查时没有诊断出直疝。结缔组织病（胶原缺乏）或增加腹内压的因素（脑室腹膜分流术，腹水，透析所用腹膜导管）都会增加复发疝的发生率。

医源性隐睾

医源性隐睾是指腹股沟疝修补术后发生的睾丸异位。并发症的发生往往与附睾破裂有关，或者在首次手术时忽略了未下降的睾丸，使它收缩回到外环的部位。在腹股沟疝修补术完成时，睾丸必须被放置到阴囊内一个特定的位置上。如果睾丸没有保持这个位置，在疝修补术时就需要加做睾丸固定术了。

嵌　顿

腹股沟嵌顿性疝可以引起肠管、输卵管、卵巢或同侧睾丸的损伤。据报道，先天性腹股沟疝发生嵌顿的概率可达 6%~18%，而对于 3 个月以内婴儿可高达 30%。因为疝嵌顿引起肠损伤以致需要做肠切除的比较少见，发病率在 1%~2%。如嵌顿疝患者通过非手术方法使疝回纳，发生肠损伤的可能性是很低的。但是这些患者需要密切观察是否有肠梗阻的症状和体征，如发热、呕吐、腹肌紧张或血便。

据文献报道，由于疝嵌顿导致睾丸梗死继而出现睾丸萎缩的发病率为 4%~12%，对于难复性疝该发生率更高。嵌顿疝的疝囊对性腺血管的压迫及手术修补过程引起的损伤均可导致睾丸的损害。<2~3 个月的婴儿发生睾丸梗死的比例更高，据报道高达 30%。基于上述问题，疝一旦确诊，减少嵌顿的发生则尤为重要，并且需要进行早期修复，以避免反复发生嵌顿。

损伤输精管和男性生育能力

与输卵管一样，输精管可能因为嵌顿疝的压迫和疝的修复手术而受到损伤。这种损伤常常被忽略，因为根本没有办法发现这种损伤，即使是双侧输精管均受损，只有到成年后才有可能被发现。尽管很多研究结果表明输精管具有易损伤性，但是对于该问题的实际发生率还没有较好的数据统计。在一份回顾性报道提出，对疝囊标本中输精管的病理切片证实，疝输精管损伤的发生率约 1.6%，这个数据有可能被夸大，因为其他人的研究证实，在疝囊里可以发现小腺体包含物，类似残存的缪勒（Mullerian）管，而且没有临床意义。

男性生育能力与腹股沟疝修补术之间的关系还不明了。睾丸萎缩、精子数异常的男性不育患者常伴有疝修补手术史。另有报道，存在精子自凝集抗体的男性不育症，与先前的疝修补术相关。手术对于输精管的损伤机制，可能是由于腹股沟疝修补术损伤导致输精管阻塞，使精子转向到睾丸淋巴管，这种血-睾屏障的破坏可以产生抗原激发，进而导致精子自凝集抗体的形成。

参考书目

参考书目请参见光盘。

（熊励晶，汪志凌　译，汪志凌　审）

第 5 篇　胰　腺

第 339 章

胚胎学、解剖学和生理学

Steven L. Werlin

约在妊娠第 5 周，原始十二指肠内胚层的背侧胰原基和腹侧胰原基开始发育，背胰由十二指肠生长而来，腹胰则是由原始肝脏发育而来的 1 个或者 2 个胚芽（图 339-1 见光盘）。背胰发育成胰腺体尾部和部分胰头，腹胰发育成胰头的主要部分。约在妊娠的第 17 周，背胰和腹胰开始融合并在肠道旋转。腹侧导管形成主胰管（Wirsung 管）的近端部分，开口于 Vater 壶腹；背侧导管形成 Wirsung 管的远端部分和副胰管（Santorini 管），大约 5% 的人的副胰管可独立排空。背胰和腹胰在融合时发生变异可能导致胰腺发育异常。研究表明，胰腺发育不全与 *ipfl HOX* 基因（*PDX1*）的碱基对缺失相关，碱基对的缺失也可能发生于 *PTF1A* 基因和 *FS123TER* 基因。其他参与胰腺发育的隐性基因包括 *IHH*、*SHH*、*SMAD2* 和转化生长子（TGF）-1β 基因。

补充内容请参见光盘。

339.1　解剖异常
Steven L. Werlin

完全或部分性胰腺发育不全较为罕见。完全缺如不仅与新生儿重度糖尿病有关，还常常和低龄儿童的死亡相关（见第 583 章）。

补充内容请参见光盘。

339.2　生理学
Steven L. Werlin

腺泡是胰腺外分泌的功能单位。腺泡细胞沿管腔呈半圆形排列，而泡心细胞和导管细胞构成引流腺泡的导管，这种排列使得各种类型的细胞产生的分泌液能够充分混合。

补充内容请参见光盘。

（朱莉　译，王宝西　审）

第 340 章

胰腺功能试验

Steven L. Werlin

胰腺功能检测有直接法和间接法。粪弹性蛋白酶可以间接检测胰腺功能不全，其灵敏度和特异度均大于90%，被认为是标准的检测方法。另外，一些肠道疾病中粪弹性蛋白酶也会发生异常。目前很少检测粪便中其他胰酶活性。

补充内容请参见光盘。

（朱莉　译，王宝西　审）

第341章
胰腺外分泌紊乱
Steven L. Werlin

■ 与胰腺功能不全有关的功能异常（紊乱）

除了囊性纤维化外，能引起胰腺功能不全的疾病在儿童比较少见。这些疾病包括儿童胰腺功能不全并中性粒细胞减少症综合征（Shwachman-Diamond综合征）、孤立的酶缺乏、肠激酶缺乏（见第330章）、慢性胰腺炎以及蛋白质-能量营养不良（见第43、330章）。

囊性纤维化（见第395章）

囊性纤维化是最常见的致死性遗传性疾病，而且是引起美国及欧洲白种人儿童吸收障碍最常见的原因。85%~90%患有囊性纤维化（CF）的儿童会在1岁末出现胰腺功能不全，这种情况如果没有经过治疗，将导致营养不良。对胰腺功能不全进行治疗可以改善这些患儿的吸收障碍，使其获得更好的生长发育状况，并使其大便趋于正常化。我们可以通过持续检测粪便中的弹性蛋白酶来评估患有CF的儿童的胰腺功能。囊性纤维化基因的某种变异与特发性慢性胰腺炎相关。美国各州新生儿据均需要筛查CF。

Shwachman-Diamond综合征（见第125章）

Shwachman-Diamond综合征（SDS）是一种常染色体隐性遗传综合征（出生时发病率为1/20 000）。90%~95%的SDS患儿是由于位于7号常染色体上SBDS基因突变导致核糖体功能障碍所致。SDS的表现包括胰腺功能不全、周期性粒细胞减少症、中性粒细胞趋化障碍、干骺端骨发育不全、生长迟缓以及身材矮小症。有些SDS患儿有肝脏或肾脏的受累、牙齿疾病或是学习障碍。SDS是先天性中性粒细胞减少症最常见的原因。

典型病例于婴儿期起病，伴有生长障碍及肥胖。因吸收功能障碍大便有难闻的气味。SDS患儿汗氯水平正常，无囊性纤维化基因，有特征性骨干骺端病变，并且胰腺因脂肪化在CT及MIR中表现为低密度，通过以上特点，我们可以很容易将本病与囊性纤维化相鉴别。

尽管给予充分的胰腺替代治疗并对吸收不良进行纠正，生长发育迟缓的状态通常会持续存在。胰腺功能不全往往是暂时性的，而脂肪泻也有可能随年龄增长得到自发的改善。这些患儿通常会出现反复的化脓性感染包括中耳炎、肺炎、骨髓炎、皮炎及脓毒症，也是引起死亡的主要原因。70%的患儿会伴有血小板减少，50%的患儿会出现贫血。有报道3%的患儿可出现骨髓异常增生综合征，且有24%的患儿最终可演变为急性髓细胞白血病。从病理学上来说，这些患儿的正常的胰腺腺泡被脂肪及少量纤维化替代，而胰岛细胞和导管是正常的。

Pearson综合征

Pearson综合征是由一种线粒体DNA变异引起，从而导致氧化磷酸化障碍，在婴儿期表现为严重的大细胞性贫血及多变的血小板减少症。骨髓象可表现为红系及髓系前体出现空泡、并可出现环形铁粒幼细胞。Pearson综合征除可引起严重的骨髓衰竭外，其导致的胰腺功能不全也是引起生长发育迟缓的原因。线粒体基因突变可通过母系遗传同时遗传给男性及女性后代或者是散发存在。

孤立的酶缺陷

孤立的胰蛋白酶原、肠激酶、脂肪酶及辅酯酶缺陷已经被报道。尽管肠激酶是一种刷状缘酶，但其缺陷造成胰腺功能不全的原因是胰腺蛋白酶的活性降低。胰腺蛋白酶及肠激酶缺乏表现为生长迟缓、低蛋白血症及水肿。孤立性的淀粉酶缺陷有典型发育性的特点，在2~3岁时可自行缓解。

■ 与胰腺功能不全有关的症状

胰腺不发育，Johanson-Blizzard综合征（表现为胰腺功能不全、耳聋、低出生体重、小头畸形、中线外胚层头皮缺损、精神运动迟缓、甲状腺功能减退症、侏儒症、恒齿缺如以及鼻翼发育不良），先天性胰腺细胞发育不良及先天性风疹是引起胰腺功能不全的少见原因。一些具有Alagille综合征或具有非症候群性的肝内胆管发育不良的患儿因其肝脏疾病同时可合并有胰腺功能不全。据报道，十二指肠闭锁及狭窄也可出现胰腺功能不全，在家族性或非家族性高胰岛素性低血糖症的患儿也可发生胰腺功能不全，因为95%~100%的此类患儿通常需要实施胰腺切除术来控制低血糖。

参考书目

参考书目请参见光盘。

（李在玲　译，王宝西　审）

第 342 章
胰腺功能不全的治疗

Steven L. Werlin

通过口服胰酶替代治疗胰腺外分泌功能不全常常可以治疗蛋白质泻，但脂肪泻很难完全纠正。这可能与剂量不足，与进食或胃排空有关的给药时机有误，胰酶被胃酸灭活，以及观察到的酶制剂中脂肪酶被糜蛋白酶消化，并且灭活有关。2010 年，美国食品及药物管理局（FDA）从美国市场清除了之前存在的所有酶制剂。以前过量灌装胶囊的做法被禁止了。需要说明的是，被批准上市的 3 种新的酶制剂都在囊性纤维化患者中进行过试验并证实其可减少吸收不良的症状。现代酶制剂都包被肠衣以防止被胃酸灭活。

儿童的胰酶制剂的替代治疗剂量取决于摄入食物的量，并且经过反复试验建立。由于这些产品中含有比脂肪酶更多的蛋白酶，剂量由脂肪酶的需要量即每餐 500~2500U/kg 来估算，最大剂量为每天 10 000U/kg。剂量充足才能使大便脂肪含量转至正常，可由 72h 粪便脂肪收集试验，以及大便的性状、颜色和气味是否正常来证实。酶制剂应该在刚开始进餐和进餐时服。儿童不会吞咽含酶制剂的胶囊，应该把颗粒和少量食物（如：苹果酱）混合给予。酶不应嚼碎，不应在食物中压碎或融化，这样会让胃酸穿透酶的肠衣并破坏酶的活性。酶制剂必须和点心同服。超过推荐剂量的酶制剂并不能改善吸收不良，却可能造成生长迟缓，还可能导致纤维化结肠。

当未达到足够的脂肪吸收时，可使用抗酸剂和抑酸剂 H2 受体拮抗剂或更常用的质子泵抑制剂，减少胃酸导致的酶失活，增加脂肪酶向肠道输送的量。肠衣也可保护脂肪酶被胃酸灭活。

继发于胰酶替代治疗的副作用包括过敏反应、尿酸水平增加和肾结石。纤维化性结肠病，包括结肠纤维化和狭窄，可发生于高剂量的酶替代治疗后 7~12 个月（每餐 6500~58 000U/kg）。

参考书目

参考书目请参见光盘。

（李在玲　译，王宝西　审）

第 343 章
胰腺炎

343.1　急性胰腺炎

Steven L. Werlin

急性胰腺炎是儿童中最常见的胰腺疾病，发病率在逐渐增高。目前在较大的儿科医学中心每年至少有 30~50 例患者。在儿童中，腹部钝器伤，多系统疾病累及胰腺，胆道结石或微小结石（泥沙样结石），药物中毒等是胰腺炎最常见的病因。尽管许多药物和毒物都可以导致易感人群发生胰腺炎，但是丙戊酸、左旋天冬氨酰酶、6- 巯基嘌呤和咪唑嘌呤是最常见的引起药物性胰腺炎的原因。其他的病因有：器官移植、感染、代谢紊乱、易感基因突变（见第 343.2）。还

表 343–1　儿童急性胰腺炎病因学

药物及毒物
过量服用对乙酰氨基酚
酒精
左旋门冬酰胺酶硫唑嘌呤
卡马西平
西咪替丁
皮质类固醇
依那普利
红霉素
雌激素呋塞米
异烟肼赖诺普利
6- 巯基嘌呤
甲基多巴
甲硝唑
奥曲肽
有机磷中毒喷他脒抗反转录病毒药物：DDC，DDI，替诺福韦磺胺类药物：美沙拉嗪，5- 氨基水杨酸盐，柳氮磺胺吡啶，甲氧苄啶 / 磺胺甲基恶唑舒林酸四环素噻嗪类丙戊酸毒液（蜘蛛、蝎子、毒蜥蜴）
长春新碱
遗传
· 阳离子胰蛋白酶原基因（*PRSS1*）
· 胰凝乳蛋白酶 C 基因（*CTRC*）囊性纤维化基因（*CFTR*）

表 343-1（续）

- 胰蛋白酶抑制因子基因（SPINK1）

感染

蛔虫病

柯萨奇病毒 B 病毒

EB 病毒

甲型及乙型肝炎

甲型及乙型流感

钩端螺旋体病

疟疾

麻疹流行性腮腺炎

支原体

风疹

麻疹

瑞氏综合征：水痘，乙型流感
脓毒症休克

梗阻

壶腹性疾病

蛔虫病

胆道畸形

胆总管囊肿

胆管囊状扩张胆石症，微石症及胆总管结石（结石或淤积）重复囊肿

逆行胰胆管造影（ERCP）并发症

胰腺分裂

胰导管异常

术后

奥迪氏括约肌功能障碍

肿瘤

全身性疾病

自身免疫性胰腺炎

颅脑肿瘤

胶原血管病

克罗恩病

糖尿病

头部创伤

血色素沉着病

溶血性尿毒综合征

高脂血症：Ⅰ型、Ⅳ型及Ⅴ型
甲状旁腺功能亢进 / 高钙血症

川崎病

营养不良

表 343-1（续）

消化性溃疡

结节性动脉周围炎

肾衰竭

系统性红斑狼疮

移植：骨髓、心脏、肝脏、肾脏、胰腺

血管炎

创伤

闭合性损伤

烧伤

儿童虐待

低体温

手术创伤

全身脱皮

有大约不到 5% 的病例是特发性的（表 343-1）。

在最初的损伤之后，如胰管断裂或梗阻，胰蛋白酶原在胰腺腺泡细胞内被激活为胰蛋白酶，活化的胰蛋白酶再激活其他胰酶原，导致胰腺的自身消化和进一步的酶活化，释放活性的蛋白酶。腺泡细胞内，溶酶体水解酶与胰酶原共定位。胰液淤积（类似于胆汁淤积）与酶的持续合成同时发生。卵磷脂由磷脂酶 A2 活化为有毒的溶血卵磷脂。磷脂酶 A2 前体不稳定，可被极微量的胰蛋白酶激活。经此变化后，细胞因子和其他炎症介质前体被释放。

正常的胰腺组织不进行自身消化是因为胰蛋白酶以无活性的酶原形式存在；消化酶在 pH 值为 6.2 的低钙浓度下被分离成分泌颗粒，从而最大限度减少胰蛋白酶的活性；在细胞质和酶原颗粒中存在胰蛋白酶抑制因子；酶直接分泌入导管。

胰腺炎的组织病理学表现，首先出现间质水肿。然后，随着胰腺炎的进展，局部或融合的坏死，血管破裂导致出血，并可并发腹膜炎。

■ 临床表现

轻症急性胰腺炎

急性胰腺炎患者表现为剧烈的腹痛、持续呕吐，并有可能发热。疼痛发生在上腹部或中上腹，表现为持续性的固定疼痛，往往导致患儿采用被动体位，如采用臀部和膝盖弯曲、身体坐直，或侧卧姿势，以减轻疼痛。患儿非常不舒服、烦躁，表现出急性病态。查体可发现腹胀，腹痛，可触及包块。疼痛可在 24~48h 内持续增强，期间还会出现呕吐，患儿可能会

因脱水而需要住院治疗，包括补充液体及电解质。大多数无并发症的急性病例都会完全康复。急性胰腺炎的发病率正在增加。

重症急性胰腺炎

重症急性胰腺炎在儿童中少见。它可危及生命，患儿表现出严重的恶心、呕吐和腹痛。还可发生休克、高热、黄疸、腹水、低钙血症、胸腔积液等。脐周（Cullen 征）或侧腹（Grey Turner 征）可见青紫。胰腺出现坏死并进展为炎症性出血性肿块，其病死率约为 20%，通常的原因是全身炎症反应综合征、多器官功能障碍、休克、肾衰竭、急性呼吸窘迫综合症、弥漫性血管内凝血、消化道内广泛出血以及全身或腹腔内感染。CT 扫描中胰腺组织坏死比例，以及增强 CT 中未显影的胰腺组织比例（提示坏死）提示疾病的严重性。

■ 诊　断

急性胰腺炎通常可通过检测血清脂肪酶和淀粉酶活性诊断。血清脂肪酶目前被认为是诊断急性胰腺炎的检测指标，对于急性胰腺疾病来说，它比血清淀粉酶有更好的特异性，所以当怀疑胰腺炎时应作此检测。血清脂肪酶在发病 4~8h 后升高，在 24~48h 达到顶峰，8~14d 仍保持较高水平，比血清淀粉酶升高持续的时间长。在其他非胰腺疾病，血清脂肪酶也可能升高。血清淀粉酶通常在 4d 内升高。其他疾病也可能导致高淀粉酶血症（表 343-2）。血清中唾液淀粉酶的升高可能误导医生，将腹痛的小孩诊断为胰腺炎。实验室可区分胰腺淀粉酶和唾液淀粉酶。发病初期，10%~15% 的患者血清淀粉酶水平是正常的。

急性胰腺炎其他的实验室异常指标包括血液浓缩、凝血障碍、白细胞增多、高血糖、糖尿、低血钙、高 γ - 谷氨酰转肽酶和高胆红素血症。

胸部和腹部 X 线检查可有非特异性的发现。胸部 X 线可发现片状肺不张、基底浸润、膈肌抬高、左侧胸腔积液（右侧很少）、心包积液和肺水肿。腹部 X 线可见岗哨肠襻、横结肠扩张（cutoff 征）、肠梗阻、胰腺钙化（如果复发），左髂腰肌缘模糊、假性囊肿、弥漫性腹部混浊（腹水）和胰周外气泡。

CT 在儿童胰腺炎的诊断和随访中起重要作用。CT 结果可显示胰腺肿大、低回声、透声性水肿、胰腺肿块、积液和脓肿（图 343-1）；超过 20% 的胰腺炎患儿早期影像学检查结果正常。在成人中，CT 检查结果是评估胰腺炎的基础指标已被广泛接受。超声检查比 CT 扫描对胆管结石的诊断更敏感。磁共振胰胆管造影（MRCP）和内镜逆行胰胆管造影（ERCP）在复发性胰腺炎、未见好转的胰腺炎以及与胆囊病变相关的疾病的诊断中起着非常重要的作用。超声内镜检查也有助于对胰腺系统的观察。

表 343-2　高淀粉酶血症鉴别诊断

胰腺病变
急性或慢性胰腺炎
胰腺炎并发症（假性胰腺囊肿，腹水，脓肿）
人为因素胰腺炎
唾液腺病变
腮腺炎（流行性腮腺炎，金黄色葡萄球菌，巨细胞病毒，HIV，EB 病毒）
唾液腺炎（结石，放射）
进食障碍（神经性食欲缺乏症，贪食症）
腹腔内病变
胆道疾病（胆石症）
消化性溃疡穿孔腹膜炎肠梗阻阑尾炎
全身病变
代谢性酸中毒（糖尿病，休克）
肾功能不全，移植烧伤妊娠药物（吗啡）
颅脑损伤
体外循环

■ 治　疗

治疗的目标是减轻疼痛和恢复代谢平衡。镇痛剂的使用应足量。应补充液体、电解质和矿物质，并维持其平衡。胃肠减压对呕吐者有益。对呕吐的患儿应禁食。通常胰腺炎需要 4~5d 可完全恢复。呕吐消失后即可开始进食。尽早恢复饮食有助于减少并发症及缩短住院时间。

对重症胰腺炎，抗生素被用于预防感染性胰腺坏死或治疗被感染已经坏死的胰腺。要进行抑酸治疗。内镜治疗对由解剖学异常，如狭窄或结石引起的胰腺炎是有效的。发病 2~3d 给予经口、鼻胃管或鼻腔肠管（用于病情严重或那些不能耐受口、鼻胃管的患者）的肠内营养，可缩短住院时间。儿童中，手术治疗对非创伤性、急性胰腺炎往往是不必要的，但需要对坏死组织和脓肿进行引流。

■ 预　后

儿童无并发症的胰腺炎通常恢复良好，在 4~5d 内痊愈。但如果胰腺炎合并外伤或全身性疾病，则预后与病情严重程度有关。

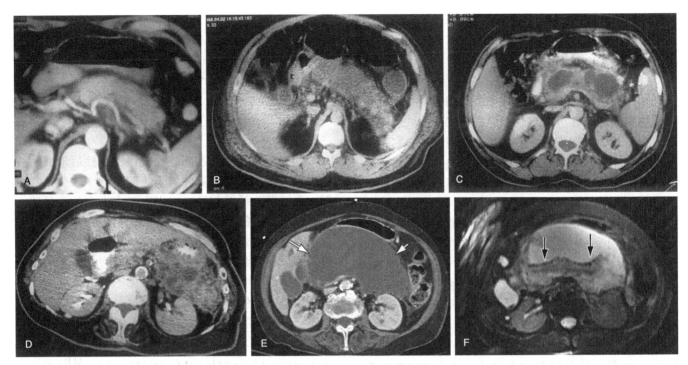

图 343-1　胰腺炎的计算机断层扫描（CT）和磁共振成像（MRI）表现。A. 轻症急性胰腺炎。螺旋 CT 动脉相。胰腺弥漫性肿大无液体积聚。B. 重症急性胰腺炎。由于整个胰腺坏死，其实质无影像增强。C. 胰腺假性囊肿。小网膜囊中可见薄壁的圆形液体聚积。D. 急性重症胰腺炎并胰周脓肿形成。胰周和左前肾旁空间可见脓肿形成。E. 胰腺坏死。CECT 成像可见明确的胰床液体聚积（白色箭头）。F. 同样液体聚集在 MR-T2 图像显示更复杂的结构。内部碎片和坏死组织被更好地显示，因为 MR 成像有更好的软组织对比度（黑色箭头）。[A~D 摘自 Elmas N. The role of diagnostic radiology in pancreatitis. Eur J Radiol, 2001, 38(2):120–132] 图 1、3b、4a 和 5。图 E~F 摘自 Soakar A,、Rabinowitz CB, Sahani DV. Cross-sectional imaging in acute pancreatitis. Radiol Clin North Am, 2007, 45(3): 447-460）图 14

参考书目

参考书目请参见光盘。

343.2　慢性胰腺炎

Steven L. Werlin

儿童慢性胰腺炎往往是由于基因突变或胰腺或胆管系统的先天畸形所致。位于第 7 号染色体的长臂的 *PRSS1* 基因（阳离子胰蛋白酶原），位于第 5 号染色体上 *SPINK1* 基因（胰蛋白酶抑制因子），囊性纤维化基因（*CFTR*），及胰凝乳蛋白酶 C（Chymotrypsin C）的突变均可导致慢性胰腺炎（表 343-1）。

阳离子胰蛋白酶原具有胰蛋白酶敏感的切割位点。这个切割位点的缺失使胰蛋白酶原被不受控制地激活为胰蛋白酶，导致胰腺的自身消化。PRSS1 的突变为常染色体显性遗传，表现出不完全外显率和可变的表达。通常在 10 岁前表现出症状，但首次发病的症状较轻。尽管每次发病都会在 4~7d 内痊愈，但之后的每次发病，症状都会加重。临床上，遗传性胰腺炎可通过家族史诊断。无症状期的检测可能没有阳性发现，直到病情发展为胰腺钙化、假性囊肿，以及胰

腺外分泌和内分泌不全（图 343-2）。慢性胰腺炎是胰腺癌的危险因素。有报道 *PRSS1* 基因的多种突变与遗传性胰腺炎相关。

胰蛋白酶抑制因子就像安全 - 故障机制一样可以抑制胰蛋白酶无限的激活。*SPINK1* 基因的突变与复

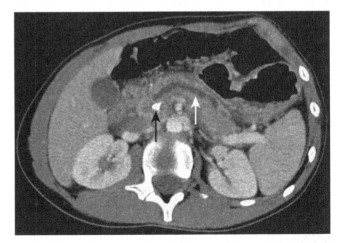

图 343-2　慢性胰腺炎。计算机断层扫描显示一名 12 岁患者胰头的钙化（黑色箭头）和扩张的胰管（白色箭头）（Dr. Janet Reid 惠赠）摘自 Wyllie R, Hyams JS. Pediatric gastrointestinal and liver disease. 3 ed. Philadelphia: Saunders, 2006

发性和慢性胰腺炎相关。*SPINK1* 基因突变后，安全 - 故障机制失灵。这一基因可能是调控基因，并不是直接的致病因素。

囊性纤维化基因（*CFTR*）的突变可导致胰腺囊性纤维化，然而并不经常导致肺部疾病，但是它可导致慢性胰腺炎，这可能与胰腺导管阻塞有关。胰凝乳蛋白酶 C 基因的突变是一种功能获得型突变，它是一种新发现的慢性胰腺炎的病因。反复发作的急性胰腺炎、慢性胰腺炎、胰腺炎家族史或原因不明的儿童胰腺炎患儿应作基因检测。

其他与慢性、复发性胰腺炎相关的疾病包括高脂血症（Ⅰ、Ⅳ、Ⅴ类）、甲状旁腺机能亢进和蛔虫病。以前，大多数复发性儿童胰腺炎都被认为是特发性的；随着至少 4 个与复发性胰腺炎相关的基因被发现，这一认识得到了改变。胰胆管系统的先天性异常，如胰腺分裂，要比以往认识的多。

自身免疫性胰腺炎的典型表现有黄疸、腹痛、体重减轻等。胰腺通常发生肿大，并且在 CT 中表现为低密度。发病机制尚不清楚。治疗主要使用类固醇。目前，在儿童中，只有少数几例关于本病的报道。

少年热带胰腺炎是热带发展中国家最常见的慢性胰腺炎。发生率最高的地方是印度喀拉拉邦。热带胰腺炎发生于儿童晚期或成年早期，表现为腹部疼痛和不可逆的胰腺功能不全，在 10 年内发展为糖尿病。胰管被浓缩的分泌物阻塞，这些分泌物后期还会钙化。50% 的本病病例与 *SPINK* 基因突变有关。

建议对每个有 1 次以上胰腺炎发作的患儿都做一次全面的检查评估。确定血清脂质、钙磷水平。检测大便中蛔虫，作汗液测试。腹部平片检测胰腺有无钙化。腹部超声或 CT 扫描检测假性囊肿，检测是否存在胆道结石。进行遗传学咨询后，检测 *PRSS1*、*SPINK1*、*CFTR* 和 *CRTC* 基因。

MRCP 和 ERCP 可用于明确胰腺的解剖结构，并且是胰腺手术的必要准备。如果不考虑内镜治疗，MRCP 是首选的检测方法，用于评估特发性、未见好转的、或复发性胰腺炎的儿童，或假性囊肿引流患儿。这些情况下，可能发现一些适于内镜或手术治疗的，之前未被发现的解剖学结构异常。内镜治疗包括括约肌切开术、取石、假性囊肿引流、放置胰腺或胆道内支架。而这些治疗以前都必须靠手术完成。

参考书目

参考书目请参见光盘。

（李在玲　译，王宝西　审）

第 344 章
胰腺假性囊肿

Steven L. Werlin

胰腺假性囊肿是胰腺急性或慢性炎症后形成的一种少见并发症。假性囊肿属于腹腔囊肿中较少见的类型，囊肿壁为纤维包膜，可以向各个方向扩张延伸，由此可以产生各种不同的表现（图 343-1C）。

当胰腺急性炎症难以消退吸收或者炎症进展时就可以形成假性囊肿。临床常见症状有腹痛、恶心、呕吐，也可以没有临床症状。最常见的体征是可触及的腹部包块（发生率为 50%），其次是黄疸（发生率为 10%），还有腹水和胸腔积液（多为左侧）。

腹部超声、CT 扫描、磁共振胰胆管成像（magnetic resonance cholangiopancreatography，MRCP）、内镜下逆行性胰胆管造影（endoscopic retrograde cholangiopancreatography，ERCP）和超声内镜（endoscopic ultrasound，EUS）可用于胰腺假性囊肿的诊断。腹部超声检查因其简单、易行、可靠而成为首选。超声持续追踪检查已经发现多数 <6cm 的胰腺假性囊肿可被自行吸收。推荐患者在胰腺急性炎症消退 2~4 周后行腹部超声检查，以明确是否有胰腺假性囊肿形成。

除了难治性和反复发作的囊肿，目前囊肿经皮穿刺引流或经内镜引流已经取代了外科手术引流。外科手术引流应在囊肿成熟之后进行，囊壁增厚成熟需要 4~6 周的时间，而经皮或经内镜引流却可以实施的更早。一些病例成功实施了胃镜下囊肿胃吻合术。术前进行 MRCP 或 ERCP 检查可以帮助医生明确是否存在胰胆管结构发育异常，从而合理设计治疗方案。当选择了内镜治疗方案时，超声内镜将发挥重要作用。

参考书目

参考书目请参见光盘。

（李玫　译，王宝西　审）

第 345 章
胰腺肿瘤

Steven L. Werlin

胰腺肿瘤起源于内分泌腺或非内分泌腺细胞。

胰腺内分泌肿瘤包括胰岛素瘤和胃泌素瘤，在常染色体显性遗传的多发性内分泌腺瘤-Ⅰ型（multiple endocrine neoplasia type 1，MEN-1）中可以见到胰岛素瘤、胃泌素瘤以及其他具有内分泌功能的肿瘤。根据低血糖伴胰岛素水平异常升高或顽固性胃溃疡（卓-艾综合征）推测可能存在胰腺肿瘤（见第337章）。

多数胃泌素瘤长在胰腺以外的位置，治疗方法是手术切除肿瘤。如果不能找到原发灶或者肿瘤已经转移，疾病将难以根治。药物治疗则是选择大剂量的质子泵抑制剂来抑制胃酸分泌。

补充内容请参见光盘。

（李玫 译，王宝西 审）

第6篇 肝和胆道系统

第346章
肝脏和胆道系统的形态发生
Alexander G. Miethke, William F. Balistreri

肝脏和胆道系统的形态发生是一个复杂的过程。其形态发生过程一旦改变，会对机体产生显著影响，包括胆汁循环障碍，如Alagille综合征（先天性肝内胆管发育不良症）和胆道闭锁。

补充内容请参见光盘。

（吴斌 译，王宝西 审）

第347章
肝脏疾病的临床表现
Lynelle M. Boamah, William F. Balistreri

■ 病理学表现

肝脏结构和功能的改变随肝细胞对损伤反应的形式不同而异，可分为急性和慢性。肝细胞损伤可能导致炎症细胞浸润或细胞死亡（坏死），在损伤修复过程中可伴随瘢痕形成（纤维化）和潜在的结节形成（再生），肝硬化则是所有肝病进展的最终结局。

病毒感染、药物或毒物、低氧血症、免疫性疾病、先天性代谢紊乱等均可引起肝细胞损伤。发生肝细胞损伤后可出现修复，若持续肝损伤则出现慢性改变，极个别情况下可出现大范围肝损伤。

胆汁淤积是肝内或肝外胆道梗阻引起的肝损伤的结果或伴随反应。正常情况下分泌入胆汁的物质，如结合胆红素、胆固醇、胆汁酸和微量元素因胆汁淤积

而蓄积在血清中。肝活检显示胆色素在肝实质中沉积。在肝外梗阻时，肝小叶内胆管甚至整个肝实质均可见胆色素沉积而形成胆汁池或胆汁梗阻。在肝内胆汁淤积时，肝细胞损伤或肝生理功能改变可导致水和溶质的分泌率减少，其原因可能包括：酶和微管转运体活性的改变、胆小管器的渗透性发生变化、负责胆汁分泌的细胞器的改变以及肝细胞的细胞骨架的超微结构发生改变，其最终结果使临床上很难与梗阻性胆汁淤积相鉴别。

肝硬化，为组织学上概念，以中央区和门脉区出现连接的纤维组织带、形成肝实质再生结节为特征，可能是各种急性或慢性肝病的终末阶段。肝硬化可以发生于肝炎后（急性或慢性肝炎后）或坏死后（中毒性损伤后），或继发于慢性胆道梗阻（胆汁性肝硬化）。肝硬化可能为大结节性肝硬化，其由较宽的间隔分隔成各种形态的结节，直径可达>5cm；小结节性肝硬化，其由较细的间隔分隔成形态大小一致的结节，直径<1cm；大小结节混合性肝硬化。肝硬化时肝进行性纤维化导致肝血流发生改变，从而进一步引起肝细胞功能损伤。门脉血流阻力增高还可引起门脉高压。

肿瘤（转移性肿瘤）和非肿瘤疾病（贮积病和脂肪浸润），以及许多系统性疾病和感染可继发引起肝损害。慢性被动性充血或急性缺氧亦可使肝脏受累，从而造成肝细胞损伤。

■ 临床表现
肝 大

有多种机制可引起肝大（表347-1）。肝脏正常大小判断是基于与年龄相关的临床正常指标，如：所触诊的肝脏边缘在肋弓下延伸程度、叩诊检查肝脏的浊音界、由影像技术检测得到的肝脏上下径的长度。儿童可在右肋弓下2cm处触及肝脏下缘，新生儿在右锁骨中线上肋弓下触及肝脏下缘>3.5cm提示有肝大。可通过叩诊获得肝脏上界、在右锁骨中线上触诊获得肝脏下界，从而测量肝脏上下径大小，这比单独

表 347-1　肝脏肿大的机制

肝脏内在细胞数量或体积增加

贮积性

脂肪：营养不良、肥胖、代谢性肝病（如脂肪酸氧化病和 Reye 综合征样病）、脂肪浸润（全肠外营养）、囊性纤维化、糖尿病、药物相关性和妊娠特异性脂肪贮积病：Gaucher 病、Niemann-Pick 病、Wolman 病糖原：糖原累积症（多发性酶缺乏）、全胃肠外营养、糖尿病母亲的婴儿和 Beckwith 综合征其他：α₁ 抗胰蛋白酶缺乏症、Wilson 病、维生素 A 过多症和新生儿铁贮积病。

炎症

肝细胞增大（肝炎）

- 病毒：急性和慢性
- 细菌：脓毒血症、脓肿、胆管炎
- 毒物：药物
- 自身免疫 Kupffer 细胞增大
- 结节病
- 系统性红斑狼疮
- 巨噬细胞活化综合征

浸润

原发性肝肿瘤：良性

肝细胞性

- 局灶结节状增生
- 结节状再生性增生
- 肝细胞腺瘤中胚层性
- 婴儿血管内皮瘤
- 间叶性错构瘤囊性肿块
- 胆总管囊肿
- 肝囊肿
- 血肿
- 寄生虫性囊肿
- 脓肿或阿米巴坏死性脓肿

原发性肝肿瘤：恶性

肝细胞性

- 肝母细胞瘤
- 肝细胞癌中胚层性
- 血管肉瘤
- 未分化胚胎性肉瘤继发性或转移性肿瘤
- 淋巴瘤
- 白血病
- 组织细胞增生症
- 神经母细胞瘤
- Wilms 瘤（肾母细胞瘤）

血管容积增大

表 347-1（续）

肝内肝静脉流出梗阻

- 静脉阻塞病
- 肝静脉血栓形成（Budd-Chiari 综合征）
- 肝静脉网肝前性
- 充血性心力衰竭
- 心包疾病
- 心包填塞缩窄性心包炎造血性：镰状细胞性贫血、地中海贫血

胆道容积增大

先天性肝纤维化 Caroli 病肝外梗阻

先天性

种类多样

- Riedel 叶
- 正常变异
- 膈肌下移

进行肝脏边缘测定更为可靠。这两种检查方法的相关性较差。

肝脏上下径随体重和年龄呈线性增加，年龄 1 周时 4.5~5cm，12 岁时在男孩为 7~8cm，女孩为 6.0~6.5cm。一些人的肝脏在右下缘向下延长成为里德尔叶（Ricdel 叶），这些人腹部可扪及一个正常的大肿块。一些肝硬化患者的上腹部可以触及肿大的肝脏左叶。膈肌（如肺气肿）或胸腔内脏器引起的肝下移可产生肝脏长大的错误印象。

肝脏检查应当注意质地、边缘和表面状态、压痛、包块或杂音，同时要检查脾的大小。慢性肝病患者记录出现的腹水和任何皮肤红斑是非常重要的。

超声波检查（US）有助于评估肝脏大小、质地和胆囊大小。肝脏实质强回声见于代谢性肝病（糖原累积病）或脂肪肝（肥胖、营养不良、静脉营养输注和应用糖皮质激素）。

胆囊的正常长度在婴儿为 1.5~5.5cm（平均 3.0cm），到青春期为 4~8cm；在任何年龄胆囊宽度均为 0.5~2.5cm。婴儿脓毒症可见胆囊扩张。胆道闭锁婴儿常表现为胆囊缺失。

黄 疸

巩膜、皮肤和黏膜黄染是高胆红素血症的体征（见第 96.3）。在儿童和成人血清胆红素浓度达 2~3mg/dL（34~51μmol/L）时，临床上出现显性黄疸；然而，新生儿可能在胆红素浓度低于 5mg/dL（85μmol/L）时并不出现黄疸。黄疸可能是肝功能损害最早的和唯一

的征象。婴儿出现轻度黄疸，但有尿色加深或无胆汁（浅色）粪便时应当怀疑肝脏疾病，需要立即进行检查以确定病因。

通过对血清总胆红素检测可以对黄疸进行定量。血浆中总胆红素有 4 种形式：与白蛋白紧密结合的非结合胆红素；游离的或非结合胆红素（由于能通过细胞膜，是引起核黄疸的主要成分）；结合胆红素（唯一可在尿中出现的成分）；δ 成分（与白蛋白共价结合的胆红素）。当肝胆疾病患者结合胆红素分泌受损时，δ 成分出现在血清中。δ 成分使结合胆红素在血清中持续存在，导致黄疸消退延迟。尽管在用词上"直接胆红素"和"间接胆红素"分别相当于结合胆红素和非结合胆红素，但从定量意义上来讲并不完全正确，因为直接胆红素包括结合胆红素和 δ 胆红素。任何种类的胆汁淤积均可见到血清胆汁酸水平上升。

对婴儿和年长儿黄疸的检查包括非结合胆红素和结合胆红素测定。高非结合胆红素血症提示胆红素产生增加、溶血、肝脏廓清能力下降或胆红素代谢改变（表 347-2）。高结合胆红素血症反映了由于肝脏实质细胞损伤或胆道疾病引起的排泌减少，可见于梗阻、脓毒症、中毒、肝炎、遗传或代谢性疾病（表 347-3）。

瘙痒

胆汁淤积患者可能发生剧烈的全身瘙痒（高结合胆红素血症）。瘙痒与高结合胆红素血症的程度无关；深度黄疸患者可能没有症状。虽然对于瘙痒而言滞留的胆汁成分可能非常重要，但其原因可能是多方面的。有证据表明：应用多种药物能够缓解瘙痒症状，这些药物包括胆汁酸结合剂（消胆胺）、利胆药（熊去氧胆酸）、阿片受体拮抗剂、抗组胺药和抗生素（利福平）。外科的胆汁分流手术（部分性胆汁外分流术）也可能缓解药物治疗无效的瘙痒。

蜘蛛痣

血管性蜘蛛痣（毛细血管扩张）是以从搏动性的小动脉发出辐射状金属丝般的细小静脉为特征。蜘蛛痣可见于慢性肝病患者，通常在面部和胸部最明显。蜘蛛痣可能反映了肝功能障碍时雌激素代谢的改变。

肝　掌

在慢性肝病患者还可见到在大鱼际、小鱼际和手指末端出现大片红斑，这可能是由于血管扩张和血流增加引起。

黄色瘤

与某种类型的慢性胆汁淤积相关的血清胆固醇明

表 347-2　高非结合胆红素血症的鉴别诊断

来自血红蛋白的非结合胆红素产生增加

溶血性疾病（遗传性或获得性）

同族免疫性溶血（新生儿、急性或迟发性输血反应、自身免疫）

· RH 血型不合

· ABO 血型不合

· 其他血型不合先天性球形红细胞增多症遗传性椭圆形红细胞性贫血婴儿固缩红细胞增多症红细胞酶缺陷血红蛋白病

· 镰形红细胞性贫血

· 地中海贫血

· 其他脓毒血症微血管病变

· 溶血尿毒综合征

· 海绵状血管瘤

· 机械损伤（心脏瓣膜）无效红细胞生成药物感染闭合性血肿红细胞增多症

· 糖尿病母亲

· 胎儿输血（受体）

· 脐带结扎延迟

非结合胆红素（血浆）转运到肝细胞的量减少

充血性右心功能不全门腔静脉分流

通过肝细胞膜的胆红素摄取下降

酶转运缺陷竞争性抑制

· 母乳性黄疸

· Lucey-Driscoll 综合征（暂时性家族性新生儿高胆红素血症）

· 药物抑制（放射性对比造影剂）其他

· 甲状腺功能减退症

· 低氧血症

· 酸中毒

胞液内非结合胆红素储存降低（Y 和 Z 蛋白减少）

竞争性抑制发热

生物转化减少（结合）

新生儿黄疸（生理性）抑制（药物）遗传（Crigler-Najjar）

· Ⅰ 型 完全性酶缺陷

· Ⅱ 型 部分缺陷 Gilbert 病肝细胞功能失调

肠肝循环

母乳性黄疸肠梗阻

· 回肠闭锁

· Hirschsprung 病（先天性巨结肠）

· 囊状纤维症

· 幽门狭窄应用抗生素

表 347-3　新生儿和婴儿胆汁淤积的鉴别诊断

感染

全身性细菌性脓毒血症病毒性肝炎

· 甲、乙、丙和丁型肝炎

· 巨细胞病毒

· 风疹病毒

· 人类疱疹病毒：单纯疱疹病毒、人类疱疹病毒 6 型和 7 型

· 水痘

· 柯萨奇病毒

· 埃可病毒

· 呼吸道肠道病毒 3 型

· 细小病毒 B_{19}

· HIV

· 腺病毒其他

· 弓形虫病

· 梅毒

· 结核

· 李斯特菌病

· 泌尿系感染

中毒

脓毒血症肠外营养相关药物相关

代谢性

氨基酸代谢异常

· 酪氨酸血症脂肪代谢异常

· Wolman 病

· Niemann-Pick 病（C 型）

· Gaucher 病胆固醇贮积病碳水化合物代谢异常

· 半乳糖血症

· 果糖血症

· 糖原累积病 IV 型胆汁酸生物合成异常其他代谢异常

· α_1 抗胰蛋白酶缺乏症

· 囊状纤维症

· 特发性垂体功能减退症

· 甲状腺功能减退症

· Zellweger（肝-脑-肾）综合征

· 新生儿铁贮积病

· 印度儿童肝硬化 / 婴儿铜负荷过度

· 嗜红细胞淋巴细胞组织细胞增多症

· 先天性糖基化病

· 线粒体性肝病

· Citrin 蛋白缺乏

表 347-3（续）

基因 / 染色体病

17- 三体综合征、18- 三体综合征、21- 三体综合征 Down 综合征

肝内胆汁淤积

"特发性" 新生儿肝炎 Alagille 综合征（肝动脉发育异常）肝内胆管缺乏综合征肝内胆汁淤积综合征进行性家族性肝内胆汁淤积（PFIC）

· FIC-1 缺乏

· BSEP 缺乏

· MDR3 缺乏与淋巴水肿相关的家族性良性复发性胆汁淤积先天性肝纤维化 Caroli 病（肝内胆管囊性扩张）

肝外疾病

胆道闭锁硬化性胆管炎胆道狭窄胆总管 – 胰管连接异常自发性胆道穿孔胆总管囊肿肿块（肿瘤和结石）胆汁 / 黏液栓（胆汁浓缩）

其他

休克和低灌注与肠炎相关 与肠梗阻相关 新生儿红斑狼疮 骨髓增生性疾病（21- 三体综合征）噬血综合征（HLH）多发性关节弯曲、肾功能紊乱及胆汁淤积综合征（ARC 综合征）

显升高（达到 >500mg/dL）可导致脂质在真皮和皮下组织中沉积。棕色结节可首先出现在四肢伸肌的表面，黄色瘤极少出现在眼睑。

门脉高压

门静脉将来自内脏（胃肠道腹部部分、胰腺和脾）的血流引流到肝窦，正常的门脉压梯度，即门静脉和体静脉（肝静脉或下腔静脉）压力差是 3~6mmHg。门静脉压力超过阈值 10mmHg 时为有临床意义的门静脉高压。门脉高压是肝硬化的主要并发症，直接引起两个最常见和可能致命的并发症——腹水和静脉曲张破裂出血。

腹　水

小儿慢性肝病患者出现腹水意味着存在引起腹水的两个前提条件，即门静脉高压和肝功能不全。腹水也可能由肾病综合征和其他泌尿系异常、代谢疾病（如溶酶体贮积病）、先天性或获得性心脏病和胎儿水肿所致。引起腹腔内液体贮积的因素包括：血浆胶体渗透压降低、毛细血管流体静水压增加、腹水胶体渗透压增加、腹水静水压降低。还须考虑到肾钠潴留（见第 362 章）。

静脉曲张破裂出血

由于胃食管静脉曲张易于破裂引起危及生命的出血，因此，胃食管静脉曲张是最具有重要临床意义的门体侧支循环。曲张静脉内压力增高使其直径变化，管壁张力增加，当超过曲张静脉壁的强度则可导致静

脉的机械破裂。假如门体侧支循环的血流量和压力都很高，再加上缺乏天然的压迫止血机制，那么曲张静脉破裂出血的速度是很惊人的。

脑　病

肝性脑病可以累及任何神经系统功能，其临床表现可以很明显，也有可能以轻微的形式表现出来，如在学校中的行为表现异常、抑郁或情感暴发。这些症状可以因任何并发的疾病、药物、出血或电解质和酸碱失衡而反复发作或促发。肝性脑病的发生取决于门体分流、血脑屏障的改变和毒性代谢产物与中枢神经系统的相互作用。发病机制的假说包括氨代谢改变、协同神经毒素或血浆氨基酸失衡所致的假性神经递质。

内分泌异常

患有肝病的成人发生内分泌异常较儿童多见。这反映了肝合成、储存和代谢功能的改变，包括那些在肝脏进行的激素代谢。在血浆中与激素结合的蛋白是在肝脏合成，类固醇激素在肝脏中结合并经尿液排泄；这些功能的衰竭将产生临床症状。内分泌异常也可由营养不良或某些特殊物质缺乏引起。

肾功能不全

全身疾病或毒素可对肝、肾脏功能同时产生影响，或者肝脏实质病变可引起继发性肾功能损害，反之亦然。肝胆疾病时可引起肾脏水钠潴留改变、肾浓缩功能改变和钾代谢异常。肝硬化患者腹水可能与肾脏钠潴留异常、血容量增加或与有效血容量降低导致的钠潴留有关。肝肾综合征（HRS）是在肝病终末期患者出现的肾衰竭。肝肾综合征病理生理学机制尚不明确，但其特点为强烈的肾脏血管收缩（由血流动力学、体液和神经机制介导）与全身血管扩张并存。肝肾综合征诊断依据是：少尿 [<1mL/（kg·d）]；尿液电解质异常（尿钠 <10mEq/L、钠排泌分数 <1%，尿/血浆肌酐比值 <10 及尿沉淀正常）；无血容量不足；排除其他肾疾病。由于及时进行肝移植有可能完全恢复患者肾脏功能，因此它是肝肾综合征最佳治疗方案。

累及肺部

肝肺综合征（HPS）是以典型的低氧血症、肺内血管扩张和肝病三联征为临床特征。实质上，肺内存在右向左的血液分流，这种分流导致全身血氧饱和度下降。慢性肝病患儿若伴有气短或运动不耐受、临床检查发现发绀（尤其是嘴唇和手指）及杵状指，并且在站立位时氧饱和度低于 96%，应怀疑是否患有肝肺综合征并进行相关检查。在治疗上应及时进行肝移植，肺部疾病才能随后康复。

复发性胆管炎

胆道系统的上行性感染在儿童胆汁淤积性肝病中常见，最为常见的病原菌是肠道革兰氏阴性菌，如：大肠杆菌、克雷伯杆菌、假单胞菌和肠球菌。肝移植是治疗慢性胆汁淤积性肝病儿童复发性胆管炎的明确有效的方法，尤其当药物治疗无效时。

肝功能异常的其他临床表现

急慢性肝病的非特异性表现有：食欲缺乏，常见于无黄疸性肝炎和慢性胆汁淤积性肝硬化；由于腹水、自发性腹膜炎和内脏肿大引起的腹痛和腹胀；营养不良和生长停滞；由于凝血因子合成障碍（胆道梗阻伴维生素 K 不足或过度肝损害）或者门脉高压伴脾功能亢进引起的出血。在出现脾功能亢进时，可出现特异性凝血因子合成减少、异常蛋白产生或血小板数量和功能改变。药物代谢改变可能延长常用药物的生物半衰期。

参考书目

参考书目请参见光盘。

347.1　可能的肝功能异常患者的检查

Lynelle M. Boamah, William F. Balistreri

对怀疑患有肝脏疾病的婴儿、儿童和青春期患者应进行适当的评估，包括准确采集病史、认真仔细的体格检查和对患儿体征和症状进行专业解释。进一步的措施是选择合适的诊断试验，然后是影像学检查或肝活组织检查。所谓的肝脏功能检查中的大多数并不能测定特异的肝功能，如血清转氨酶增高表明肝细胞损伤、免疫球蛋白升高反映了对损伤的免疫反应、血清胆红素增高反映了胆红素代谢的严重紊乱（表 347-2、表 347-3）。任何单一的生化检查只能提供有限的信息，必须与临床相结合。价-效比最高的方法是熟悉所选择的辅助检查组合的基本原理、含义和局限性，这样具体问题才能得到具体分析。患有胆汁淤积性黄疸的小婴儿应当立即评估其是否需要外科手术干预。

疑似肝病的患者，评估结果要说明以下问题：肝病存在吗？如果存在，其性质如何？严重程度如何？是否有特异性的治疗方法？如何监测评价其治疗效果？预后如何？

■ 生化试验

实验室检查一般用于普查或对肝病可疑者进行确

诊，检查项目包括血清转氨酶、胆红素（总胆红素和成分胆红素）、碱性磷酸酶（AP）、凝血酶原时间（PT）或国际标准化比例（INR）以及白蛋白。这些检查项目互为补充，可用于评价肝合成和分泌功能，还可能提示肝功能紊乱的性质（炎症或胆汁淤积）。

临床体征和实验室检查结果可以反映肝脏疾病的严重性。临床体征包括脑病、静脉曲张破裂出血、黄疸加深、由于广泛坏死导致肝体积缩小或产生腹水；生化改变包括低血糖、酸中毒、高血氨、电解质失衡、持续性高胆红素血症、明显的低白蛋白血症、不能为注射维生素 K 所纠正的 PT 或 INR 延长。

在病毒性肝炎、药物或中毒性肝病、休克、低氧血症或代谢疾病引起的急性肝细胞损伤（实质性病变）中，转氨酶明显升高是最敏感的指标。胆汁淤积（梗阻病变）使胆汁成分回流入血，因此使血清总胆红素、结合胆红素和总胆汁酸升高，血清碱性磷酸酶、5'核苷酸酶（5' NT）和 γ-谷氨酰转肽酶（GGT）升高也是胆道梗阻或炎症的敏感指标。血清总胆红素中的结合和非结合胆红素的测定有助于鉴别由溶血或肝功能异常引起的胆红素升高。结合胆红素明显升高是肝细胞病变或肝脏分泌功能受损的相对敏感指标。

丙氨酸氨基转移酶（ALT，血清谷氨酸丙酮酸转移酶）是肝脏特异性酶，而天冬氨酸转移酶（AST，血清谷氨酸-草酰乙酸转移酶）除了肝以外还来源于其他的脏器。ALT 和 AST 两者明显升高见于急性肝细胞损伤；由急性病毒性肝炎、毒素损伤、低氧血症或低灌注引起的肝细胞损伤时，ALT 和 AST 可升高数千倍。发生腹部钝伤后，转氨酶的同步升高可能为肝脏损伤的早期指标。ALT 和 AST 出现不同程度的升高或降低有时能提供十分有用的信息。在急性肝炎，ALT 升高较 AST 明显；在酒精性肝损伤、暴发性埃可病毒感染和各种代谢性肝病时，AST 明显升高的报道较多。在慢性肝病、肝内或肝外胆道梗阻，AST 和 ALT 可升高不明显。非酒精性脂肪肝（NAFLD）也被称为非酒精性脂肪性肝炎（NASH），是一种慢性肝病，可见于肥胖儿童，表现为血清转氨酶增高；酒精诱导的肝脏损伤和非酒精诱导的肝脏损伤在组织学上的表现相似是值得注意的特征。

血清白蛋白和蛋白质水平及 PT 或 INR 反映了肝脏的合成功能。血清球蛋白浓度和球蛋白各部分的相对数量也有助于肝脏合成功能评估。自身免疫性肝病患者 γ 球蛋白常常很高，也可能出现抗平滑肌抗体、抗核抗体、抗肝肾微粒体抗体和抗线粒体抗体。甲胎蛋白再次增高可能提示肝细胞瘤、肝母细胞瘤或遗传性酪氨酸血症。低白蛋白血症是由于合成功能受抑制所致，并发严重的肝病时出现，提示预后不良。严重

肝病或暴发性肝衰竭患者可发生凝血因子 V 和维生素 K 依赖性凝血因子（Ⅱ、Ⅶ、Ⅸ和Ⅹ）缺乏。如果 PT 或 INR 延长是由于肠道维生素 K 吸收不良（胆汁淤积所致）或摄取减少引起，那么注射维生素 K 能纠正凝血障碍，在 12~24h 内可恢复正常；若不能为注射维生素 K 所纠正则提示肝病严重。凝血因子Ⅶ水平持续低下是暴发性肝衰竭患者预后不良的依据。

肝脏结构和功能的生化检测结果必需考虑到因年龄而异后才能做出解释判断。不同年龄儿童碱性磷酸酶（AP）活性明显不同，正常生长儿童的血清碱性磷酸酶水平增高，主要反映了来源于骨骼的碱性磷酸酶同工酶的活性，尤其在快速生长的青春期。所以，如果其他肝功能正常时，碱性磷酸酶单独增高不能反映肝胆病变。其他酶如 5' NT 和 GGT 在胆汁淤积时升高，对肝胆疾病可能更具有特异性，骨骼中没有 5' NT。在生命早期 GGT 活性高，但随着年龄的增加而迅速下降。胆固醇浓度的增加贯穿生命始终，无论是肝内性或肝外性胆汁淤积，胆固醇水平均可能明显增高，而在急性肝病如肝炎时，血清胆固醇可能降低。

由于生理测定值的差异大和实验室检测的内在困难，对血氨值的解释必须谨慎。

■ 肝脏活检

肝脏活检与临床资料相结合能提示多数肝细胞损伤或胆道疾病的病因。肝脏组织标本对新生儿胆汁淤积、慢性肝炎、NAFLD（或 NASH）、代谢性肝病、肝内胆汁淤积（胆道缺乏）、先天性肝纤维化或未明确的门静脉高压患者可提供精确的组织学诊断；对肝脏组织进行酶分析可发现先天性代谢异常；还可对肝脏组织进行沉积的物质分析，如铁、铜或特殊代谢物。通过肝活检可以监测肝脏对治疗的反应，或检测应用潜在肝毒性药物可能出现的并发症，这些药物包括：阿司匹林、抗感染药（红霉素、米诺环素、酮康唑、异烟肼）、抗代谢药物、抗肿瘤药物或抗惊厥药物。

在婴儿和儿童，经皮针刺肝脏活检很容易完成，即使在小婴儿所获得的组织量也足以进行组织学检查和需要的生化分析。出生后一周的婴儿即可安全地进行经皮肝活检。患者一般只需要进行镇静和局部麻醉。禁忌证包括 PT 或 INR 延长、血小板减少、在穿刺的路径上怀疑有血管、囊肿或感染病灶以及严重腹水患者。如果应用新鲜冰冻血浆或输注血小板不能纠正 PT、INR 或血小板减少，可考虑采用其他技术获得肝组织。这些方法包括剖腹手术楔形切开活检，或采用合适的荧光透视设备，在经验丰富的儿童介入放射科医生的指导下，在超声和荧光监测下经颈静脉获得标本。发生出血、血肿、动静脉瘘、气胸或胆汁性腹膜

炎等并发症的风险很小。

肝脏的影像学检查

不同的检查技术有助于确定肝脏的大小、形状和结构及肝内外胆管的解剖结构。尽管影像学检查不能提供准确的组织学和生化诊断，但可以解答具体的问题，如肝大是否与脂肪或糖原贮积有关，还是由于肿瘤或囊肿引起？这些检查结果可提示进行进一步的检查，如肝脏活检，并将提示胆道梗阻可能的患者迅速转到外科进行进一步的诊治。选择影像学检查应该是仔细制定诊断手段的一部分，要避免多种方法的重复检查。

X线平片检查可提示肝大，但仔细的体格检查是了解肝大小更可靠的方法。有脂肪浸润的肝脏可显示其密度较正常的低，而有重金属沉积的肝脏则密度增高，如铁的沉积。肝脏或胆道的肿块可使充气的肠袢移位。钙化可出现在肝（寄生虫和肿瘤疾病）、血管（门静脉血栓形成）或胆囊及胆管（结石）；气体积聚可见于肝内（脓肿）、胆道或门静脉循环（坏死性小肠结肠炎）。

超声检查可提供有关肝脏大小、组成、肝血流量的相关信息。脂肪浸润可见到回声增强，超声检查可以发现 1~2cm 大小的肿块。超声可替代胆管造影发现胆囊或胆管结石。甚至可在新生儿利用超声检查胆囊大小、发现胆道扩张及识别胆总管囊肿。胆道闭锁婴儿的胆囊一般很小或缺如，无法辨认胆总管，但在门静脉分支处可出现"三角索征"，一种三角形或管状形的超声反射密度，代表了肝门的纤维化残余。在门静脉高压的患者，多普勒超声能检查门静脉开放情况、显示侧支循环、检查脾脏的大小和腹水的多少，也能探测到少量腹水。应用多普勒超声对检查肝脏移植后血管开放的情况有帮助。

计算机断层（CT）扫描可提供与超声相似的资料，但不适用于 <2 岁的患者，其原因是这些患者肝脏结构较小，缺乏用作对比的腹内脂肪，并且需要镇静或全麻。核磁共振显像（MRI）是一种有效的替代检查。磁共振胰胆管成像可以用于检查胆道疾病。CT或 MRI 对局部病变的检测，如肿瘤、囊肿、脓肿比超声更准确。当采用对比剂造影增强时，CT 扫描能发现与正常肝密度只有轻度不同的肿瘤。若怀疑肝脏肿瘤，CT 扫描是发现肿瘤的解剖范围、实性或囊性及血管系统的最好方法。CT 扫描还可显示肝脏实质密度的细微不同，因为肝脏平均衰减系数可随脂肪浸润而降低。肝脏密度增加可见于铁或糖原沉积。在梗阻性与非梗阻性胆汁淤积的鉴别诊断中，在精确判断梗阻水平上 CT 或 MRI 比超声更为常用。CT 扫描

和超声检查均可用于引导经皮细针穿刺活检、特殊病变抽吸或胆管造影。

放射性核素扫描是依据选择性摄取放射性药物的原理，常用制剂包括：99mTc 标记的胶态硫，由 Kupffer 细胞吞噬；99mTc– 亚氨基乙酰乙酸，为肝细胞摄取，类似于胆红素排入胆汁；67 镓聚集于炎症和肿瘤细胞。肝闪烁扫描的解剖分辨率一般不如 CT、MRI 和超声。

99mTc 胶态硫扫描可发现直径大于 2~3cm 的局灶病变（如肿瘤、囊肿或脓肿）。由于肝硬化患者肝摄取不均匀，所摄入的胶体由肝脏转移到骨髓，因此，这种方法对检出疑诊肝硬化的患者有帮助。

99mTc– 亚氨基乙酰乙酸可用于鉴别新生儿肝内胆汁淤积和肝外梗阻，最好在应用苯巴比妥刺激胆汁排泌 5~7d 后再进行扫描。静脉注射后，正常情况下 1~2h 内在肠道可发现同位素，肝外胆道梗阻时，同位素排泌延迟，因此在注射 24h 后才获得一系列扫描图像。在胆道闭锁早期，肝细胞功能正常，摄取很快，但不能排入肠道。与之相反，肝实质性病变摄取较差，如新生儿肝炎，但最终可进入胆汁和肠道。

胆管造影术采用注射不透光的造影剂直接观察肝内和肝外胆道树，在部分患者中进行胆管造影可以明确病因、病变部位或胆管梗阻的程度。对婴儿和年长儿可选择采用细针进行经皮肝穿刺胆道造影术。CT 扫描、MRI 或超声检查显示胆管扩张的患者应用该方法进行胆道显像效果极佳。经皮肝穿刺胆道造影术可用于显示胆道系统的轮廓。

内镜下逆行胰胆管造影（ERCP）是一种可在年长儿中选用的检查胆道的方法。通过光纤内窥镜在直视下寻找 Vater 乳头壶腹，然后插管并将造影剂注入胆道和胰导管，显示其解剖学外形。

腹腔动脉、肠系膜上动脉或肝动脉选择性血管造影可用于显示肝脏和门脉循环。对肝脏的动、静脉循环系统均能检查。在外科手术前常常需要血管造影以确定肿瘤的血液供应，并可用于检查已知或怀疑有门静脉高压的患者。在考虑进行血管分流术时，可应用该方法对门脉系统开放、侧支循环程度和血管口径进行评价。MRI 亦可提供类似的资料。

婴儿黄疸的诊断方法

北美儿科胃肠病、肝病和营养学会已经发表了新生儿和小婴儿胆汁淤积性黄疸的诊断流程图。外观良好的婴儿也可能有胆汁淤积性黄疸。胆道闭锁和婴肝综合征是婴儿早期最常见的胆汁淤积原因。除非能够早期发现，胆道闭锁预后不良，最佳治疗方案是早期手术重建（在日龄 45~60d 时）。在进行评估黄疸患

儿时，首先是询问病史、体格检查、通过检测总胆红素及结合胆红素水平及早发现高结合胆红素血症（图347-1）。在评估过程中应早期咨询儿科胃肠病专家。

参考书目

参考书目请参见光盘。

（吴斌 译，王宝西 审）

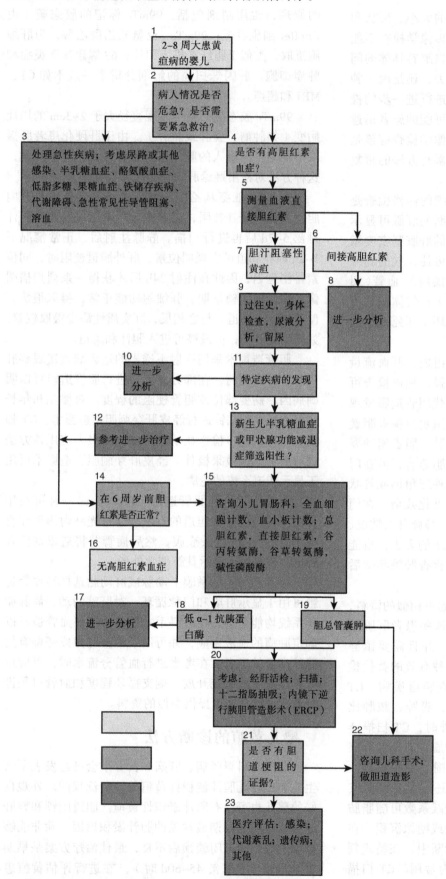

图347-1 胆汁淤积性黄疸临床实践指南适用于2~8周患儿。ALT：丙氨酸转氨酶；AST：天冬氨酸转氨酶；ERCP：内镜下逆行胰胆管造影

摘自Moyer V, Freese DK, Whitington PF, et al. North American Society for Pediatric Gastroenterology, Hepatology and Nutrition: Guideline for the evaluation of cholestatic jaundice in infants: recommendations of the North American Society for Pediatric Gastroenterology, Hepatology and Nutrition. J Pediatr Gastroenterol Nutr, 2008, 39:115-128

第348章
胆汁淤积

348.1 新生儿胆汁淤积

H. Hesham A-kader，William F. Balistreri

新生儿胆汁淤积的定义为生后14d血清中直接胆红素水平持续升高。生后2周出现黄疸，此后加重或没有减退，需测定血清中直接胆红素水平。新生儿胆汁淤积可能由于感染、遗传、代谢或未知的异常所致的胆道机械性梗阻或肝排泌功能受损（表347-3）。前者包括胆总管狭窄或梗阻，后者是由于肝细胞或分泌胆汁器官的先天性缺陷或损伤。

新生儿胆汁淤积可分为肝外胆汁淤积和肝内胆汁淤积（图348-1）。任何类型胆汁淤积的临床特征相似。患病新生儿的某些疾病的诊断，如半乳糖血症、脓毒血症和甲状腺功能低下等相对简单，可通过新生儿筛查明确。然而多数胆汁淤积病例原因不明，对胆道闭锁、特发性新生儿肝炎和肝内胆汁淤积的鉴别诊断尤其困难。

■ 发病机制

由于先天性胆汁酸代谢异常或运输缺陷引发的代谢性肝病与有毒的初级胆汁酸的蓄积、胆汁及营养胆酸产生不能有关。临床表现和组织病理学是非特异性的，与其他类型新生儿肝胆损伤表现相似。一些原因不明的新生儿肝损伤可能与自身免疫有关。

新生儿肝脏损伤的组织病理学表现不同于成人。胆汁淤积患儿肝损害的形式多样，以肝巨细胞化为主。肝内胆汁淤积更常见、也更严重。新生儿肝炎和肝外胆道闭锁患儿的临床表现和组织病理学存在显著差别，但尚未确定引发肝细胞或胆管炎症的最初原因。如果以胆道上皮细胞病变为主，那么胆管炎症可致胆道系统进行性硬化和狭窄，最终导致管腔完全闭塞（胆道闭锁）。如果以肝细胞的损伤为主，则出现"新生儿肝炎"的临床表现和组织学特点。这个理论不足以解释精确的发病机制，但可以很好地说明生后这些疾病的演变无法预料，如在婴儿期诊断为新生儿肝炎，胆管造影显示胆道系统开放，但之后可发展为胆道闭锁。

胆汁排泄异常也可以导致新生儿胆汁淤积。胆汁的形成依赖于肝细胞有效的排泄胆汁酸。在生命早期肝细胞转运和代谢胆汁酸的能力相对不足，轻度肝损伤可进一步减少胆汁排泄，产生异常的胆汁酸。胆汁淤积综合征表现为一系列胆汁排泄的问题。胆汁酸缺乏症多发生在肝内胆汁淤积的婴儿（表348-1）。严重的家族性肝内胆汁淤积，与新生儿血色素病伴有构成肝细胞细胞骨架的收缩蛋白异常有关。新生儿血色素病是同种免疫介导的妊娠期疾病（母亲抗体攻击胎儿肝细胞），可静滴丙种球免疫球蛋白治疗。败血症也可引起胆汁淤积，可能是由于大肠杆菌产生的内毒素所致。

■ 评 估

评估黄疸婴儿应遵循逻辑性、成本-效益的顺序多步骤进行（表348-2）。虽然新生儿胆汁淤积可能是多种疾病及潜在的严重疾病的最初表现形式，但其临床表现常常相似，对病因的判断所能提供的线索很少。受累患儿表现为黄疸、尿色加深、大便色变浅或白陶土样便、肝脏肿大，这些都是因为肝细胞受损或胆道梗阻造成的胆汁排泄障碍所致。肝脏合成功能异常可导致低凝血酶原血症和出血。因此，这类患儿的初期治疗就应使用维生素K预防出血。

高间接胆红素血症可能为生理性的，与之相反，新生儿胆汁淤积（任何程度的直接胆红素增高）通常是病理性的，必须迅速做出鉴别判断。第一步是判定婴儿是否存在胆汁淤积，第二步是确定病因和制定适当的治疗方案，其目的是阻止进一步的损害和避免出现长期并发症，如败血症、内分泌疾病（甲状腺功能低下或垂体功能减退）、特殊的代谢紊乱引起的营养性肝中毒（半乳糖血症）或其他代谢性疾病（高酪氨酸血症）。

肝胆疾病可以是纯合子α1-抗胰蛋白酶缺陷或囊性纤维化的最初临床表现。新生儿肝病可能与先天性梅毒和特异的病毒感染有关，尤其是ECHO病毒和疱疹病毒包括巨细胞病毒（CMV）。肝炎病毒（甲、乙、丙型）很少引起新生儿胆汁淤积。

评估新生儿胆汁淤积最后的也是最重要的步骤是区别肝外胆管闭锁和新生儿肝炎。

■ 肝内胆汁淤积

新生儿肝炎

新生儿肝炎的名称就提示肝内胆汁淤积（图348-1），有各种不同类型（表348-1、348-3）。

特发性新生儿肝炎既可散发，又可呈家族性聚集，病因尚不明确。散发病例可能是由于特异性、尚未确定的代谢或病毒性感染所致；而家族性病例则可能反

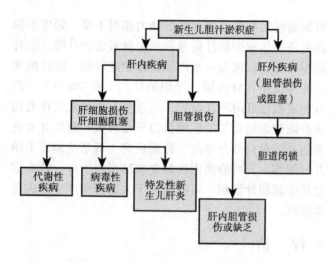

图 348-1　新生儿胆汁淤积。显示新生儿胆汁淤积的疾病分组。可有重叠 – 如肝外胆道闭锁的患者可有一定的肝内损伤。"特发性"新生儿肝炎的病儿将来可发现是原发性代谢病或病毒病

表 348-1　内胆汁淤积的类型

A. 细胞膜转运或分泌失调

1. 小管分泌的失调

a. 胆汁酸转运：BSEP 缺乏

i. 持续、进展性（PFIC type 2）

ii. 反复、良性（BRIC type 2）

b. 磷脂转运：MDR3 缺乏（PFIC type 3）

c. 离子转运：囊性纤维化（CFTR）

2. 复杂或多器官失调

a. FIC1 缺乏

i. 持续、进展性（PFIC type 1, Byler 疾病）

ii. 反复、良性（BRIC type 1）

b. 新生儿硬化性胆管炎（CLDN1）

c. 关节挛缩 – 肾功能障碍 – 胆汁淤积综合征（VPS33B）

B. 胆汁酸合成和结合的失调

1. 3-oxoD-4- 类固醇 5β- 还原酶缺乏

2. 3β- 羟基 –5-C27- 类固醇脱氢酶 / 异构酶缺乏

3. 氧化固醇 7α- 羟化酶缺乏

4. 胆汁酸 – 辅酶 A 合成酶缺乏

5. BAAT 缺乏（家族性高胆烷血症）

C. 胚胎发育的异常

1. Alagille 综合征（Jagged 缺陷，肝内胆管缺乏）

2. 胆管畸形（ARPKD，ADPLD，Caroli 综合征）

D. 未分类（特发性"新生儿肝炎"）：机制不明

FIC1 缺乏，BSEP 缺乏和一些胆汁酸合成失调的临床特点是，不管是否存在胆汁淤积血清 GGT 水平降低。而其他疾病，常伴血清 GGT 升高。

ADPLD：常染色体显性遗传的多囊肝（囊肿在肝中）；ARPKD：常染色体隐性遗传多囊肾（囊肿在肝脏和肾脏）；BAAT：胆汁酸转运；BRIC：良性复发性肝内胆汁淤积；BSEP：胆汁排出泵；GGT：γ- 谷氨酰胺转肽酶；PFIC：进行性家族性肝内胆汁淤积

摘自 Balistreri WF, Bezerra JA, Jansen P, et al. Intrahepatic cholestasis: summary of an American Association for the Study of Liver Diseases single-topic conference. Hepatology, 2005, 42: 222-235

表 348-2　特殊检查在评估疑似新生儿胆汁淤积患者的价值

试验	价值
血清胆红素比例（如评估结合胆红素所占比例）	评估胆汁淤积
大便颜色（大便是有颜色还是无粪胆原着色）	确定胆汁流入肠道
尿 / 血浆胆酸测定	确定胆汁淤积可表明胆汁酸生物合成先天性异常
肝合成功能（白蛋白和凝血因子）	表明肝功能异常严重性
α₁- 抗胰蛋白酶表现型	提示（或排除）PiZZ
甲状腺素和 TSH	提示（或排除）内分泌疾病
汗液氯离子 / 突变分析	提示（或排除）囊性纤维化
尿 / 血浆氨基酸和尿还原物质	提示（或排除）代谢性肝疾病
超声	提示（或排除）胆总管囊肿，可能探及提示胆道闭锁的三角索征象
肝扫描	证明胆道开放或梗阻
肝活检	区别胆道闭锁与新生儿肝炎，提示可选择的诊断

PiZZ：蛋白抑制酶 ZZ 表型；TSH：促甲状腺素

应了遗传或代谢的异常。过去，常常将 α1- 抗胰蛋白酶缺乏的患者也归于这一类型。

Aagenaes 综合征是特发性家族性肝内胆汁淤积的一种类型，伴有双下肢淋巴水肿。肝脏疾病与淋巴水肿的关系尚不明确，可能是由于肝淋巴回流的减少或肝淋巴管的发育不良。患者常表现为反复发作的胆汁淤积，伴有血清转氨酶、碱性磷酸酶和胆汁酸的增高。发作间隙期，患儿水肿消失，生化指标改善。相比其他类型的家族性胆汁淤积，这类患儿预后良好，50% 的患者不影响正常生活。Aagenaes 综合征的致病基因已定位于距染色体 15q 6.6cM 处。

Zellweger 综合征（脑肝肾综合征）为罕见的常染色体隐性遗传病，表现为进行性肝肾变形（见第 80.2）。新生儿的发病率为 1:100 000，多在 6~12 个月内死亡。患儿表现为严重的全身性肌张力减退和显著的神经系统功能障碍伴精神运动发育迟缓。这类患儿还存在头部形态异常、面容特殊、肝脏肿大、肾皮质

表 348-3 基因缺陷导致肝脏疾病发生

基因	编码蛋白	功能，底物	疾病
ATP8b1	FIC1	P 型 ATP 酶；合成氨磷脂转移酶促使血清磷脂酰丝氨酸和磷脂酰乙醇胺自小管膜外侧向内侧转移	PFIC 1（Byler 病），BRIC 1，GFC
ABCB11	BSEP	小管蛋白 ATP- 结合盒（蛋白 ABC 家族）；作为转运胆汁酸使其穿过小管区的泵	PFIC 2，BRIC 2
ABCB4	MDR3	小管蛋白 ATP- 结合盒（蛋白 ABC 家族）；作为小管膜上磷脂翻转酶	PFIC 3，ICP，胆石症
AKR1D1	5β- 还原酶	Δ4-3- 氧化类固醇 -5 还原酶基因；抑制胆汁酸合成	BAS: 巨细胞肝炎型新生儿胆汁淤积
HSD3B7	C27-3β-HSD	3β- 羟基 C27- 类固醇氧化还原酶（C27-3β-HSD）基因；调节胆汁酸合成	BAS: 慢性肝细胞内胆汁郁积症
CYP7BI	CYP7BI	类固醇 7α- 羟化酶；调节胆汁酸合成的酸性通路	BAS: 巨细胞肝炎型新生儿胆汁淤积
JAG1	JAG1	跨膜的细胞表面蛋白与 Notch 受体相互作用调节胚胎发育过程中细胞的命运	Alagille 综合征
TJP2	紧密连接蛋白	属于膜相关的鸟苷激酶同系物家族，参与上皮细胞和内皮细胞间连接的构成；调节细胞旁渗透性	FHC
BAAT	BAAT	该酶可将胆汁酸的一部分从酰基辅酶 A 硫酯转移给甘氨酸或牛磺酸	FHC
EPHX1	环氧化物酶	微粒体环氧化物酶调节外源性化学物质的活化和解毒	FHC
ABCC2	MRP2	小管蛋白 ATP- 结合盒（蛋白 ABC 家族）；调节小管转运谷胱甘肽复合体和砷酸盐	Dubin-Johnson 综合征
ATP7B	ATP7B	P 型 ATP 酶；作为铜转运泵	Wilson 病
CLDN1	Claudin 1	紧密连接蛋白	NSC
CIRH1A	Cirhin	细胞信号传导	NAICC
CFTR	CFTR	氯离子通道 ATP 结合盒（蛋白 ABC 家族）；调节氯化物转运	囊性纤维化
PKHD1	Fibrocystin	编码蛋白与纤毛功能和管腔化过程有关	ARPKD
PRKCSH	Hepatocystin	在内质网与葡糖苷酶 IIα 亚基组合	ADPLD
VPS33B	血管蛋白分选 33	调节蛋白质与细胞膜的融合	ARC

ADPLD: 常染色体显性多囊肝病；ARC: 关节弯曲 - 肾功能不全 - 胆汁淤积综合征；ARPKD: 常染色体隐性多囊肾病；ATP: 腺苷三磷酸；BAAT: 胆汁酸转运子；BAS: 胆汁酸合成障碍；BRIC: 良性复发性肝内胆汁淤积症；BSEP: 胆汁盐输出泵；CFTR: 囊性纤维化跨膜传导调节蛋白；FHC. 家族性高胆烷血症；GFC: 格陵兰家族性胆汁郁积症；GSH: 谷胱甘肽；ICP: 妊娠期肝内胆汁郁积症；NAICC: 北美印第安人的儿童期肝硬化；NSC: 伴有鱼鳞病、白细胞空泡和脱发的新生儿硬化性胆管炎；PFIC: 进行性家族性肝内胆汁淤积症

* 低 GGT（PFIC 1 型、2 型，BRIC 1 型、2 型，ARC）

摘自 Balistreri WF, Bezerra JA, Jansen P, et al. Intrahepatic cholestasis: summary of an American Association for the Study of Liver Diseases single-topic conference. Hepatology, 2005, 42: 222-235

囊肿、髌骨和股骨大转子点样钙化和眼部异常。肝细胞的超微结构显示过氧化物酶缺乏。孕晚期的 MRI 检查可以分析大脑的旋转和髓鞘的形成，有助于产前诊断 Zellweger 综合征。

新生儿铁贮积病（NISD）进展迅速，表现为肝脏、心脏及内分泌器官铁沉积增加，而无网状内皮系统铁沉积增加。患儿有多脏器功能衰竭，生命短暂。有家族性发病的报道，一个家庭中出现几个这种疾病的孩子是常见的。这是一种自身免疫病，母源性抗体直接攻击婴儿的肝脏。实验室检查提示存在低血糖、

高胆红素血症、低蛋白血症和明显低凝血酶原血症。血清转氨酶初期可能升高，但随病情进展而趋于正常。确诊通常依靠颊黏膜活检或核磁共振显示有肝外铁沉积。本病预后较差，肝移植是唯一有效的治疗方法。抗氧化剂螯合前列腺素治疗虽然在初期取得令人欣慰的效果，但并不能改善所有 NISD 患儿的预后。虽然 NISD 患者自愈或通过药物治疗好转的报道罕见，但确有潜在的组织修复伴纤维症消退的病例。

新生儿铁贮积症是妊娠期的同种免疫性疾病，在高危妊娠中反复发生的严重新生儿铁贮积病可以通过

母亲每周（从孕 18 周开始）静脉输入高剂量的丙种球蛋白（1g/kg）得以缓解。生后这些受累患儿通过血浆置换或丙种球蛋白治疗可以改善生存率和降低肝移植风险。

胆汁酸转运、分泌、结合和合成异常

进行性家族性肝内胆汁淤积症（PFIC-1 型）或 FIC1（以前称为 Byler 疾病），是严重的肝内胆汁淤积，由 Jacob Byler 首先描述。患儿表现为脂肪泻、瘙痒症、维生素 D 缺乏性佝偻病、并逐渐发展为肝硬化和低 γ-谷氨酰胺转肽酶（γ-GT）。与 Alagille 综合征的主要区别是没有胆管缺少及肝外病征。

PFIC-1 型（FIC-1 缺乏）定位于染色体 18q12，由 F1C1 基因突变引起（ATP8B1；表 348-3、348-4）。F1C1 编码 P 型 ATP 酶，合成氨基磷脂转移酶，可使血清磷脂酰丝氨酸和磷脂酰乙醇胺从细胞外转移至细胞内。F1C1 在肠道内高表达，参与肠内胆汁酸的吸收。F1C1 缺乏也可以引起另一种形式的肝内胆汁淤积：良性周期性胆汁淤积（BRIC）1 型。此病的特征是反复发作的胆汁淤积、严重瘙痒，每次持续 2 周至 6 个月，在 5 岁终止。发作频率差别很大，从 1 年发作几次至 10 年发作 1 次，发作时严重影响生活质量。无义密码子、读框移位、缺失突变导致 PFIC-1 型，而劈离式突变导致 BRIC-1 型。典型的 BRIC-1 型患儿胆固醇和谷氨酰转肽酶水平正常。

PFIC-2 型（BSEP 缺乏）与 PFIC-1 型类似，但在非 Amish 族群存在（中东和欧洲人群），病变基因定位于染色体 2q24。由 BSEP（ABCB11）基因编码的胆小管 ATP 依赖的胆汁酸转运子突变可能为其病因。BSEP 蛋白缺陷导致胆汁酸排泌减少，继而肝细胞内次级胆汁酸积聚，导致进行性肝脏病变。BRIC-2 型是由于 ABC11 基因突变所致，表现为反复发作的胆汁淤积。

PFIC-3 型（MDR3 疾病）不同于 PFIC-1 型和 PFIC-2 型，PFIC-3 型患者 γ-GT 水平增高。此病由于 MDR3 基因（ABCB3）突变，造成穿越小管膜的磷脂酰胆碱缺乏。具有该基因的杂合子在妊娠期有肝内胆汁淤积的危险。

家族性高胆烷血症（FHC）以血清胆汁酸升高、瘙痒、生长发育迟缓和凝血功能障碍为主要特征。FHC 有复杂的遗传性状，主要与编码胆汁酸 -CoA 突变有关，包括氨基酸 N- 酰基转移酶基因（BAAT）和紧密连接蛋白 2 基因（编码基因 TJP 2 通常称为 ZO-2）。BAAT 突变导致胆汁酸连接酶丧失活性。具有该基因的纯合子其胆汁酸中只有未结合胆汁酸。BAAT 和 TJP 2 同时突变使胆汁酸的转运和循环中断。FHC

患者通常对熊去氧胆酸的治疗有效。

胆汁酸生物合成缺陷可能为新生儿胆汁淤积疾病中早期或永久性因素。胆汁酸生物合成的先天性异常导致正常营养或初级胆汁酸缺乏以及原始（肝毒性）代谢物堆积。胆汁酸生物合成的先天性异常可以引起急慢性肝脏疾病，如早期确诊可用胆汁酸替代，逆转肝损伤。几种特殊的缺陷如下描述。

Δ4-3- 氧化类固醇 -5β 还原酶缺乏，该酶是胆固醇降解成初级胆汁酸过程的第 4 步，缺乏时表现为显著的胆汁淤积，生后迅速发展为肝衰竭，并伴有凝血异常和代谢性肝损伤，类似于高酪氨酸血症。肝组织学表现为伴有巨细胞的小叶紊乱、假腺泡转化和小管内胆汁淤积。质谱测定显示尿胆汁酸增高，以氧化羟基胆烷酸和氧化二羟基胆烷酸为主。用胆酸或熊去氧胆酸治疗可改善生化、病理表现和临床症状。

3β- 羟基 C27- 类固醇脱氢酶（3-HSD）异构酶缺乏，该酶是胆汁酸合成第 2 步的关键酶，该酶缺乏可引起家族性进行性胆汁淤积。患者常表现为黄疸、转氨酶升高和肝脏肿大，但是 γ-GT 和血清胆酰甘氨酸正常。从巨细胞肝炎至慢性活动性肝炎，病理学变化差异很大。诊断可通过质谱检测尿液中 C24 胆汁酸，如保留 3β- 羟基 -Δ5 结构，用 7α- 羟基 -Δ5 结构胆固醇为底物在培养的成纤维细胞中测定 3β-HSD 活性而确诊。最初的胆汁酸治疗主要是口服给药降低胆固醇 7α- 羟基酶的活性，限制 3β- 羟基 -Δ5 胆汁酸的产生，促进肝的清除率，有效地逆转肝损伤。

类固醇 7α- 羟化酶缺乏，有报道一对表兄妹所生的 10 周大的婴儿患此病。患儿在婴儿期即表现为进行性胆汁淤积、肝脾大、肝硬化至肝衰竭。虽然 ALT 和 AST 显著增高，但血清 γ-GT 正常。肝活检显示胆汁淤积伴肝巨细胞增生、桥接纤维化和胆小管再生。该病对胆汁酸类的药物治疗无效，肝功能试验显示服用熊去氧胆酸后导致肝功能恶化。患儿在 4 月半时接受肝移植但随后死于 EB 病毒相关的淋巴组织增生症。

■ 胆汁酸辅酶 A 生成酶缺乏

与甘氨酸和牛磺酸结合是胆汁酸合成的最后一步，有两种酶催化胆汁酸的酰胺化。第 1 步，在限速酶胆汁酸 -CoA 连接酶作用下，催化形成 COA 硫酯；第 2 步，氨基酸 N- 乙酰转移酶催化甘氨酸和牛磺酸耦合到细胞质的胆汁酸 -COA 上。已经有胆汁酸 -CoA 连接酶缺乏的病例报道，表现为高结合胆红素血症、生长发育受限或脂溶性维生素缺乏。服用初级胆汁酸的结合物甘氨酸可能有效，补充脂溶性维生素可以改善生长发育受限。

胚胎发育异常

Alagille 综合征（肝动脉发育不良综合征）是合并肝内胆管缺乏的最常见的综合征。门管区胆管缺乏（常误称为肝内胆管闭锁）表现为门管区小叶间胆管数量缺乏或显著减少，而门静脉和肝动脉分支形态均正常。早期的活检显示胆管炎症，之后炎症消退伴有胆管数量减少和直径缩小，类似于成人免疫调节异常所见的"胆管消失综合征"。

Alagille 综合征的临床表现多样且非特异，有的患者有特征面容（宽额头、眼球凹陷伴眼距增宽、长而直的鼻梁和下颌骨发育不良）。还可有眼部异常（角膜后胚胎环、小角膜、视盘小疣、浅前房）、心血管异常（周围性肺动脉狭窄、有时为法洛四联征、肺动脉瓣闭锁、房间隔缺损、室间隔缺损、主动脉缩窄）和小管间质性肾病。还可表现为生长发育迟缓、胰腺功能不全和精子生成障碍。此类患儿生存和预后相对较好，但不治疗可有瘙痒、黄色瘤伴显著胆固醇增高及维生素 E 缺乏的神经系统并发症。人类 *Jagged 1* 基因（*JAG1*）突变与 Alagille 综合征有关，该基因编码 notch 受体的配体。

胆道闭锁

称为"胆道闭锁"并不十分准确，因为患儿肝外胆道解剖变异很大，更合适的名称应为"进行性闭塞性胆管病"，能反映其病理生理过程。胆道远端胆管闭塞伴肝外到肝门的管道开放是一种外科可以纠正的病变，但不常见。胆道闭锁最常见的类型，占近 85% 的病例是肝门或肝门以上的肝外胆管闭塞。这种状况在外科处理上很困难。大部分（85%~90%）胆道闭锁的婴儿在出生时是正常的，生后出现进行性胆管闭塞；在胚胎或胎儿时表现与出生时一致，并易合并其他先天异常（如左右转位、多脾、肠旋转不良、复杂先天性心脏病）和多脾［胆道闭锁多脾畸形（BASM）］（图 348-2）（见第 425.11）。生后启动免疫或感染介导这一过程。

活产儿胆道闭锁的发病比例在 1∶10 000~15 000。

特发性新生儿肝炎与胆道闭锁的鉴别

早期在肝内病变（新生儿肝炎）和胆道开放的患者中，识别出能手术纠正胆道闭锁的婴儿是很困难的。明确诊断缺乏特异性的生化和影像学检查，诊断要依据临床表现、组织病理学、生化和影像学结果综合判定。

特发性新生儿肝炎的患者近 20% 有家族史，胆道闭锁在同一家庭中再发者罕见。一些胎儿期发生胆道闭锁的婴儿合并其他畸形的概率增加，如多脾综合征和腹腔脏器异位、肠旋转不良、左位心和腹腔内血管

表 348-4　进行性家族性肝内胆汁淤积症

	PFIC1	PFIC2	PFIC3
传递方式	常染色体隐性	常染色体隐性	常染色体隐性
核型	18q21–22	2q24	7q21
基因	ATP8B1/F1C1	ABCB11/BSEP	ABCB4/MDR3
编码蛋白	FIC1	BSEP	MDR3
产生部位	肝细胞，结肠，小肠，胰腺；顶端膜	肝细胞小管膜	肝细胞小管膜
功能	ATP 依赖性氨磷脂翻转酶；对细胞内信号传导的影响不明	ATP 依赖性胆汁酸的转运	ATP 依赖性磷脂酰胆碱的转运
表现型	进行性胆汁淤积，腹泻，脂肪泻，生长障碍，重度瘙痒	快速进行性胆汁淤积的巨细胞性肝炎，生长障碍，瘙痒	迟发性胆汁淤积，门静脉高压，轻度瘙痒，导管内和胆囊结石病
组织学	初为轻度胆汁淤积；粗糙、颗粒状胆小管胆汁沉积于内质网	新生儿巨细胞肝炎，非结晶型胆小管胆汁沉积于内质网	胆小管增生，门静脉周围纤维化，最终发生胆汁性肝硬化
生物化学特点	血清 γGT 正常；血清胆汁酸浓度升高，而胆管内胆汁酸浓度降低	血清 γGT 正常；血清胆汁酸浓度升高，而胆管内胆汁酸浓度降低	血清 γGT 升高；胆管内缺乏或无磷脂酰胆碱；血清脂蛋白 X 缺乏；胆管内胆汁酸浓度正常
治疗	胆汁分流，回肠排出，肝脏移植，但后期可致腹泻、脂肪泻和脂肪肝	胆汁分流，肝脏移植	如残留磷脂酰胆碱分泌，应用熊去氧胆酸治疗，肝脏移植

ATP：腺苷三磷酸；BCEP：B 细胞表位肽；　EM：电子显微镜；γGT：γ-谷氨酰转肽酶；LPX：脂蛋白 X；OLT：原位肝移植术；PC：磷脂酰胆碱；PFIC：进行性家族性肝内胆汁淤积症；UDCA：熊去氧胆酸

摘自 Suchy FJ, Sokol RJ, Balistreri WF. Liver disease in children. 3 ed. New York: Cambridge University Press, 2007

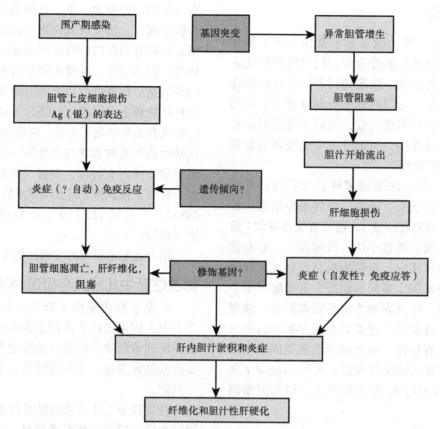

图 348-2 提出胆道闭锁两种形式发病机制的途径。围生期损伤如病毒感染触发胆管上皮细胞受损，自身抗原或新抗原的暴露引发随后的免疫反应。炎症引发肝外胆管上皮细胞坏死和凋亡，导致胆管的闭塞和官腔的纤维化。过强的 Th1 免疫（自身免疫？）攻击作为靶子的肝内胆管造成胆汁淤积，导致纤维化的加速，终致胆汁性肝硬化。胚胎期的胆管闭塞是可能是由于控制正常胆管形成或分化的基因突变，其次在孕 11~13 周胆汁流形成之初介导胆总管和肝脏的炎症 / 免疫反应。由于胆汁淤积或自身免疫反应的发展，继发肝细胞和肝内胆管损伤。最终的结果肝内胆汁淤积、肝门纤维化致胆汁淤积性肝硬化。其他主要因素如遗传素质、自身免疫和修饰因子决定细胞内免疫反应和纤维变性的类型和程度。摘自 Mack CL, Sokol RJ. Unraveling the pathogenesis and etiology of biliary atresia. Pediatr Res, 2005, 57:87R–94R

发育畸形。新生儿肝炎通常发生在早产儿或小于胎龄儿。持续的白陶土样大便提示胆道梗阻（胆道闭锁），但严重的特发性新生儿肝炎患儿可有暂时性的胆汁分泌严重受损。持续的黄色大便可排除胆道闭锁，十二指肠插管引流液中含有胆汁也可除外胆道闭锁。对胆道闭锁患者触诊时可发现肝脏大小和质地异常，这在新生儿肝炎中较为少见。

腹部超声是评估新生儿胆汁淤积的有用工具，可识别胆总管结石、胆道穿孔或胆管系统其他结构异常如胆总管囊肿。胆道闭锁患者超声检查可发现多脾综合征和血管畸形等相关的异常。闭锁患者超声检查不能探及胆囊或仅见微小胆囊，这在特发性新生儿肝炎、囊性纤维化或全静脉营养所致的肝内胆汁淤积患儿可有相似的超声表现。超声三角索征象（TC）可见于胆道闭锁患者，表现为门静脉分支头侧圆锥形纤维块状物（图 348-3、图 348-4）。评估新生儿胆汁淤积时，胆道闭锁外科手术中肝门处所见纤维状残留物的超声征象会有助于诊断。

临床上辨别胆道闭锁和非梗阻性胆汁淤积可选择肝胆显像扫描，后者采用锝标记的亚氨基乙酸衍生物。胆道闭锁患者的肝细胞摄取功能正常，摄取亚氨基乙酸的能力未受损伤，但不能排泄到肠道；而新生儿肝炎患儿虽肝脏摄取能力受损，但最终可排泄到肠道。24h 跟踪扫描对胆道闭锁的诊断极有价值，推荐检查前 5d 口服苯巴比妥 [5mg/（kg·d）]，以促进同位素在胆汁中的分泌。对胆道闭锁而言，肝胆显像扫描是一项敏感但不特异的检查，因为它不能确定胆管其他结构的异常或血管畸形。由于检查缺乏特异性并需等待 5d，因而这项检查在评价疑似胆道闭锁患者中用途有限。

肝活检在新生儿肝胆疾病中价值最高，并能提供最可靠的鉴别依据。胆道闭锁时可见胆道增生，存在胆栓，门脉或小叶间水肿和纤维化，基本肝小叶结构完整；而新生儿肝炎有严重的、弥漫性肝细胞病变，小叶结构变形，有明显的炎细胞浸润和灶性肝细胞坏死，胆道病变不明显。胆道闭锁和新生儿肝炎都能见

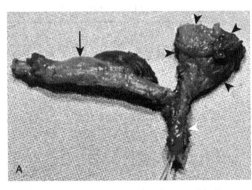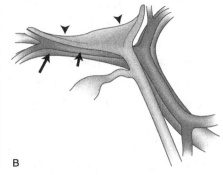

图 348-3（见彩图） A．胆道闭锁患儿的手术后标本，术后标本的照片显示在闭塞的肝外胆管在肝门区有纤维导管残留（黑色箭头所示），残留的胆囊（短箭头所示）和纤维化的胆总管（白色箭头）。纤维导管的残留是 1 个三角锥形的团。B．为示意图代表纤维导管与肝门周围血管的解剖学关系。呈三角锥形纤维导管残留（黑色箭头，绿色）在门静脉（长箭头，蓝色）和肝动脉（短箭头，红色）的稍前方

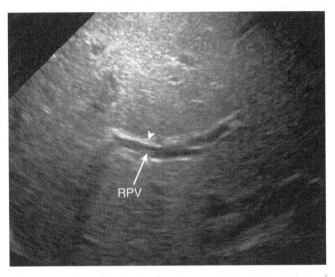

图 348-4　8 周男婴儿胆道闭锁伴直接胆红素增高。横向声像图显示：超声三角索征象可见于胆道闭锁患者，表现为门静脉分支头侧圆锥形纤维块状物

摘自 Lowe LH. Imaging hepatobiliary disease in children. Semin Roentgenol, 2008, 43:39-49, Fig 1B

到巨细胞形成，故该征象没有诊断特异性。

特发性新生儿肝炎的组织学变化也可见于其他疾病，包括 α1- 抗胰蛋白酶缺陷、半乳糖血症和各种肝内胆汁郁积。虽然在生后最初几周内肝活检可见肝内胆道缺乏，但后期的组织活检可见更多特征性变化。

疑似胆道闭锁患者的治疗

所有疑似胆道闭锁患者应进行剖腹探查和直接胆管造影术，可发现梗阻的存在及位置。对可纠正的患者可采取直接引流，如发现无法纠正的病变时，可从肝门处横切进行冰冻切片检查以明确胆道上皮的存在，并确定残余胆道的大小和开放状态。在有些病例，胆道造影显示胆道开放但管径缩小，提示胆汁淤积并非胆道闭塞所致，而是因为胆道缺乏或存在肝内病变

导致胆汁排泌显著减少。应避免对这些患者行肝门横切或进一步的解剖。

当患者的损害无法纠正时，可进行 Kasai 肝门空肠吻合术。手术的基本原理是肝门的纤维组织内可存在保留的微小胆管，它是残余管道征象，这种管道可以是肝内管道系统的直接延续。行肝门横切，把肠系膜与横切的近端表面吻合，使胆汁可以排泌。如果在生后头几个月胆汁排出通道不能迅速建立，将出现进行性闭塞或硬化。如果显微镜下发现开放的管道直径大于 150μm，术后有建立胆汁排泄的可能性。如在生后 8 周内做 Kasai 手术，那么术后建立良好胆流的成功率约为 90%。因此应强调疑似胆道闭锁婴儿早期就诊的重要性并及时评估。

一些胆道闭锁的患者，甚至是"不可纠正"型，通过 Kasai 手术干预可获得长期效果。但大多数有一定程度的持续性肝功能异常。胆道闭锁的患者一般有持续肝内胆道炎症，显示胆道闭锁反映了整个肝胆系统受累的动态过程，这也解释了一些并发症如门脉高压的最终发展。肝门肠吻合术的短期效果是解除压迫和有利于胆汁的排泄，防止硬化发生和维持生长，直到成功地进行肝移植（见第 360 章）。

慢性胆汁淤积的处理

任何形式的新生儿胆汁淤积，无论是特发性新生儿肝炎、肝内胆道缺乏或胆道闭锁，患儿均处在慢性并发症不断加重的危险状态。这反映不同程度的残余肝功能，是由于胆流直接或间接排泄减少所致。正常任何排入胆道中的物质在肝中均有保留，随后在组织和血清中蓄积，这些物质包括胆酸、胆红素、胆固醇和微量元素。胆汁酸排入小肠近端减少，导致对饮食中长链三酰甘油和脂溶性维生素消化和吸收不足。肝代谢功能的损害可改变激素平衡和营养的利用。进行

性肝损害可引起胆汁性肝硬化、门脉高压和肝衰竭。

这些患者的处理（表 348-5）是经验性的，并需要仔细的监测引导。目前无有效的治疗来阻止胆汁淤积的进展或预防肝细胞的进一步损害和肝硬化。

由于对饮食中脂肪的消化和吸收障碍，导致营养不良从而引起生长发育停滞。应用中链三酰甘油食谱可改善热卡平衡。

伴有肝胆疾病的慢性胆汁淤积的儿童可有脂溶性维生素（A、D、E 和 K）缺乏。使用胆汁酸结合剂消胆胺后会加重脂肪和脂溶性维生素吸收障碍，代谢性骨病常见。

慢性胆汁淤积的患者，通过口服维生素 A 酯可使血浆维生素 A 浓度维持正常。在这些患者监测维生素 A 的水平是必须的。

退行性神经肌肉病变见于吸收不良和维生素 E 缺乏引起的慢性胆汁淤积患者。患儿有进行性反射消失、小脑共济失调、眼肌麻痹和振动感觉减弱。特异性的形态学改变见于中枢神经系统、周围神经和肌肉。这种病变在 3~4 岁时尚可逆，患儿存在血清维生素 E 浓度降低、过氧化氢性溶血增加、血清维生素 E 与总血脂之比降低（12 岁以下儿童低于 0.6mg/g，更年长的儿童低于 0.8mg/g）。口服大量维生素 E（至 1000U/d）可阻止维生素 E 缺乏，如患者不能足够的吸收可使用 D- 生育酚聚乙二醇 1000 丁二酸盐口服。监测血清水平可作为有效的依据。

瘙痒是慢性胆汁淤积很棘手的并发症，常伴有黄色瘤。两者似乎与胆固醇和胆汁酸在血清和组织中蓄积有关。胆道梗阻时胆汁中的一些成分出现滞留，但只要有任何程度的胆道开放，应用熊去氧胆酸可加强利胆或打断胆汁酸的肠肝循环，从而减少黄色瘤和改善瘙痒（表 348-5）。熊去氧胆酸治疗还可以降低血清胆固醇，使用量为 15mg/（kg·d）。

部分性胆汁外分流术对于药物治疗无效的顽固性瘙痒是有效的，对未发展为肝硬化的慢性胆汁淤积患者有效。手术包括切除一段肠管作为胆汁分流的通道。一端连接胆囊，一端连接腹壁皮肤。此术最大的缺点是需要腹壁永久性胆道造瘘。

进行性纤维化及肝硬化会导致门脉高压，进而发生腹水及静脉曲张出血。腹水是产生自发性细菌性腹膜炎（SBP）的危险因素。腹水患者处理的第一步是控制 SBP 和限制钠的摄入在 0.5g[约 1~2mEq/（kg·d）]。只要患者肾排出量适当，不必限制摄入的液体量。如此举无效则可使用利尿剂，利尿剂选择安体舒通 [3~5mg/（kg·d），每天 4 次]。如果单用安体舒通不能控制腹水，可加用另外的利尿剂如噻嗪类或呋塞

表 348-5 持续性胆汁郁积的内科处理

临床损害	处理
对饮食中长链三酰甘油吸收不良引起的营养不良	用含中链三酰甘油的食谱配方替代
脂溶性维生素吸收不良	
维生素 A 缺乏（夜盲、皮肤增厚）	用 Aquasol A 10 000~15 000U/d 替代
维生素 E 缺乏（神经肌肉变性）	用 α- 生 育 酚 50~400U/d 或 TPGS 口服替代
维生素 D 缺乏（代谢性骨病）	用 D2 5000~8000U/d 或 25- 羟维生素 D3 3~5 µg/（kg·d）替代
维生素 K 缺乏（低凝血酶原血症）	用水溶性维生素 K 的衍生物 2.5~5.0mg 隔天 1 次替代
微量元素缺乏	补充钙、磷或锌
水溶性维生素缺乏	按推荐日常用量的两倍来补充
胆汁成分潴留如胆固醇（瘙痒或黄色瘤）	应用促胆汁分泌剂熊去氧胆酸，15~30mg/（k·d）
进行性肝病和门静脉高压（静脉曲张出血、腹水和脾功能亢进）	对症处理（控制出血、限盐、安体舒通）
终末期肝病（肝衰竭）	肝移植

TPGS：D- 生育酚聚乙二醇 1000 琥珀酸盐

米。有腹水而无周围水肿的患者，应用利尿治疗后有血浆容量减少和尿排出量下降的危险。张力性腹水改变了肾血流量和系统的血流动力学，腹穿放腹水和静脉输注白蛋白可改善血流动力学、肾灌注和相关症状。随访包括膳食咨询、血清和尿电解质浓度监测（见第 356、359 章）。

门脉高压患者常发展成静脉曲张出血和脾功能亢进。明确慢性肝病患者胃肠道出血的原因很重要，胃炎或消化性溃疡均可导致出血，对不同并发症的处理不同，因而治疗前需行内镜检查（见第 359 章）。如患者发生血容量不足，应谨慎输血以避免过量输注反而会加快出血。儿童不推荐使用球囊扩张术，因为它可能与某些严重并发症有关。另一方面，硬化剂治疗或内镜下曲张静脉结扎术可能成为静脉曲张出血有效的姑息疗法，并可能优于手术。

晚期肝病患者，肝移植成功率在 85% 以上（见第 360 章）。如果手术在技术上可行，则可延长生命和纠正代谢异常，如 α1- 抗胰蛋白酶缺乏、高酪氨酸血症或 Wilson 病。手术的成功取决于良好的术前、术中、术后护理和谨慎地应用免疫抑制剂。小肝供者的严重缺乏限制了婴儿和儿童中肝移植的应用。应用原位肝移植及活供体增加了小儿治疗成功的机会。

■ 预　后

对于特发性新生儿肝炎，不同的预后反映了病变的多相性。在散发的病例，60%~70% 可恢复而无肝脏结构和功能的损伤。接近 5%~10% 的患者有持续性纤维化或炎症，更少部分病例进展为更严重的肝病，如肝硬化。婴儿死亡通常发生于病程早期，主要是由于出血和脓毒症所致。家族性特发性新生儿肝炎的婴儿，仅 20%~30% 恢复，10%~15% 转变为伴有肝硬化的慢性肝病，需要肝移植。

348.2　年长儿的胆汁淤积

Robert M. Kliegman

新生儿期后的胆汁淤积大部分是由于急性病毒性肝炎或药物所致。引起新生儿胆汁淤积的许多病变也可引起年长儿的慢性胆汁淤积。患结合性高胆红素血症的青少年应考虑急慢性肝炎、α1- 抗胰蛋白酶缺乏、Wilson 病、伴有炎性肠病的肝病、自身免疫性肝炎和肝内胆汁淤积综合征（伴或不伴有胆管缺乏）。其他病因包括胆石症、腹部肿瘤或淋巴结肿大引起的梗阻，或药物引起的肝炎。年长儿的胆汁淤积处理类似新生儿胆汁淤积（表 348-5）。

参考书目

参考书目请参见光盘。

（张琳　译，王宝西　审）

第 349 章
肝的代谢性疾病

William F. Balistreri, Rebecca G. Carey

因为肝对碳水化合物、蛋白质、脂肪、微量元素和维生素代谢的合成、降解和调节途径起主要作用，许多代谢异常或特异性酶缺乏可原发地或继发地影响肝脏功能（表 349-1）。在过去的几年，已经有很多关于肝脏代谢性疾病生物化学基础、分子生物学、分子遗传学的研究。这些数据使肝脏代谢性疾病有了更精确的诊断策略和新的治疗方法。当酶缺乏使代谢途径产生阻滞时，当未代谢的酶底物贮积在阻滞的近端时，当必要的物质缺乏造成远端异常的化学反应时，或当发生异常代谢物的合成时，均可引起肝病。病理变化包括：肝细胞损伤，随后其他的代谢功能衰竭，

表 349-1　肝功能异常的先天性代谢性疾病

碳水化合物代谢性疾病

半乳糖代谢异常

·半乳糖血症（半乳糖 -1- 磷酸 尿苷基转化酶缺乏）

·果糖代谢异常

遗传性果糖不耐受（醛缩酶缺乏）

果糖 -1，6 二磷酸酶缺乏

糖原贮积病

Ⅰ型

Ⅰa 型 Von Gierke（葡萄糖 -6- 磷酸酶 缺乏症）

b 型（葡萄糖 -6- 磷酸酶 转运缺陷）

Ⅲ型 Cori/Forbes（糖原脱支酶缺乏）

Ⅳ型 Andersen（糖原分支酶缺乏）

Ⅵ型 Hers（肝磷酸化酶缺乏）

糖基化的先天异常（多样的亚型）

氨基酸和蛋白质代谢异常

酪氨酸代谢异常

Ⅰ型遗传性酪氨酸血症（延胡索二酰乙酰缺乏）

Ⅱ型酪氨酸血症（酪氨酸氨基转移酶缺乏）

遗传性尿素循环酶缺陷

CPS 缺陷（氨甲酰磷酸合成酶缺陷）

OTC 缺陷（鸟氨酸氨甲酰转移酶缺乏症）

瓜氨酸血症 Ⅰ型（精胺琥珀酸合成酶缺乏症）

精氨基琥珀酸尿症（精胺琥珀酸缺乏）

精氨酸血症（精氨酸酶缺乏）

N-AGS 缺陷

（乙酰谷氨酸合成酶缺陷）

淡棕色血清尿疾病（多重缺陷*）

脂代谢疾病

·Wolman 病（溶酶体酸性脂肪酶缺乏）

·胆固醇贮积病（溶酶体酸性脂肪酶缺乏）

·纯合子的家族性高胆固醇血症（低密度脂蛋白受体缺乏）

·Gaucher 病 Ⅰ型（β- 葡糖脑苷脂酶缺乏症）

·Niemann-Pick C 型（*NPC* 1 和 2 基因突变）

胆汁酸代谢性疾病

异构酶缺乏

还原酶缺乏

脑肝肾综合征（过氧化物酶生物合成基因多重基因脱变）

金属代谢性疾病

ii. Wilson 病（*ATP7B* 基因突变）

iii. 肝铜负荷过重

表 349-1（续）

iv. 印度儿童肝硬化

v. 新生儿铁贮积病

胆红素代谢性疾病

2. Crigler-Najjar 病（先天性非溶血性黄疸）

3. I 型

4. II 型

2. Gilbert 病（胆红素 - 尿苷二磷酸葡糖基转移酶多态性）

3. Dubin-Johnson 综合征（多重耐药的蛋白 2 基因突变）

4. Rotor 综合征

其他

2. α1- 抗胰蛋白酶缺乏

3. 瓜氨酸血症 II 型（维生素 P 缺陷）

4. 囊泡性纤维症（囊性纤维化跨膜传导调节蛋白基因脱变）

5. 红细胞生成性原卟啉症（亚铁螯合酶缺乏）

6. 多囊性肾病

* 槭糖尿可能由基因脱变在支链开端氧化脱氢酶、酮酸脱羧酶、lioamide 脱氢酶、二氢硫辛酰胺引起

最终会导致肝硬化、肝肿瘤或两者均有；脂质、糖原或其他产物的蓄积表现为肝大，多伴有特异的代谢紊乱（如糖原贮积病患者的血葡萄糖浓度下降）；尽管有明显的代谢影响，但无结构变化，如尿素循环缺陷一样。肝代谢性疾病的临床表现类似于感染、中毒和血液病、免疫性疾病（表 349-2）。许多代谢性疾病在扩大的新生儿代谢筛查中被发现（见第 78 章）。有同一疾病的家族史，或观察到症状发生与饮食习惯变化密切相关，比如，遗传性果糖不耐受住院患者，症状出现在果糖摄入时，可提供进一步线索。根据临床和实验室证据经常可做出诊断。肝活检可提供形态学检查和酶学检查，也可进行其他各种成分的定量和定性检查。遗传分子学诊断方法也是可以采用的。这样的检查需要熟练的实验者的合作和仔细的标本的收集和处理。治疗策略依赖于代谢缺陷的类型，而且总

表 349-2　提示代谢性疾病可能性的临床表现

反复呕吐，生长发育延迟，身材矮小，特征性畸形，水肿 / 全身性水肿

黄疸，肝大（± 脾大），爆发性肝衰竭

低血糖症，有机酸中毒，乳酸中毒，高血氨症，出血（凝血障碍）

发育延迟 / 精神运动性阻滞，张力减退，进行性神经肌肉衰竭，癫痫

心功能障碍 / 衰竭，不常见的气味，佝偻病，白内障

的来说，个别少见肝脏代谢性疾病（占 10%）是儿童肝脏移植的适应证之一。

349.1　遗传性胆红素结合缺陷（家族性非溶血性非结合性高胆红素血症）

Rebecca G. Carey, William F. Balistreri

胆红素是亚铁血红素代谢终产物，在分泌物进入胆汁前，首先会被葡萄糖尿苷二磷酸葡萄糖基转移酶葡糖醛酸化（UDPGT）。肝葡萄糖醛酸转移酶活性不足发生在遗传和功能性均有明显差异的疾病［Crigler-Najjar 综合征（CN）I 型和 II 型］，产生先天性非梗阻性、非溶血性、非结合性高胆红素血症。UGT1A1 是胆红素葡糖醛酸化中需要的葡萄糖尿苷二磷酸葡萄糖基转移酶的主要异构体，而且其活性完全缺乏引起 CN-I 型。UGT1A1 活性减低导致 CN-II 型。Gilbert 综合征常由于基因的多态性所致，1 个 TA 嵌入 UGT1A1 启动子区，将导致 TATA 结合蛋白的结合减少，而且减少正常基因活性，但只有 30%。不像 CN 综合征，Gilbert 综合征通常发生于青春期后，它与慢性肝脏疾病无关，而且没有必须的治疗方法。然而，那是很普遍的，白人的血清总胆红素的浓度显示 1~6mg/dL 的波动。因为 UGT1A1 涉及了除了胆红素（比如制药的药物、内生激素、环境毒素和芳香烃）之外的多重底物的葡萄糖醛酸化。葡糖醛酸化导致底物失活，*UGT1A1* 基因突变已经被证明癌症危险性和药物毒性倾向。

Crigler-Najjar 综合征（I 型葡萄糖醛酸转移酶缺乏）

CN-I 是由常染色体隐性方式遗传，而且通常由引起比预期早的终止密码或移码突变引起，从而导致 UG1A1 活性丧失。至今为止已经发现 35 种基因突变。通过肝酶检测或葡萄糖醛酸苷形成的测定显示出患儿父母结合能力的部分不足，但他们的血清胆红素浓度正常。

临床表现

临床表现严重的非结合性高胆红素血症在纯合子婴儿，在出生后 3d 发生，如不治疗，非结合性高胆红素血清浓度在 1 个月将达 25~35mg/dL。核黄疸作为这种综合征几乎普遍的并发症，一般在新生儿早期即可出现，但一些经过治疗的婴儿到儿童期可无后遗症。大便呈浅黄色。非结合性高胆红素血症在出生后 1 周持续在 20mg/dL 以上，而缺乏溶血的征象则提示此综合征。

诊 断

发病年龄早、胆红素水平极度升高而无溶血现象是 CN–Ⅰ 的诊断依据。与正常浓度 50~100mg/dL 相比，胆汁的胆红素浓度 <10mg/dL，无胆红素葡萄糖醛酸苷。通过封闭式肝活检的标本测定肝葡萄糖醛酸转移酶活性可确定诊断；应避免开腹活检，因手术和麻醉可加重核黄疸。DNA 诊断是可用的，而且可能是更好的诊断方法。对其父母杂合子的状况识别也可强烈地提示诊断。非结合的高胆红素血症的鉴别诊断在第 96.3 讨论。

治 疗

至少在出生的头 2~4 周血清非结合胆红素浓度应保持在 20mg/dL 以下，在低体重儿应更低。一般需要输液和光疗反复交替进行。应使用苯巴比妥区别其反应性，并鉴别Ⅰ型和Ⅱ型。

由于核黄疸的危险持续至成人，尽管在新生儿期以后造成脑损伤的血清胆红素浓度较高（一般 >35mg/dL），但在整个生命早期常需连续进行光疗。在年长婴儿和儿童为了不影响正常活动，光疗主要在睡眠时进行。但是，尽管增加光照强度、延长光照时间，血清胆红素对光疗衰减反应随年龄下降。磷酸钙、消胆胺和琼脂可用于结合光胆红素产物，干扰胆红素的肠肝循环。

迅速治疗同时存在的感染、发热和其他病变有助于阻止核黄疸的发生，胆红素达 45~55mg/dL 时就可能出现核黄疸。CN–Ⅰ型患者到青年时最终会有严重的核黄疸。

肝移植可治愈本病，已有少数成功的病例。分离的肝细胞移植有不到 10 例报道，但最终这些患者都接受了原位肝移植。其他治疗方法有血浆去除法，以限制胆红素产生。更靠后的选择是用金属卟啉疗法抑制血红素氧合酶抑制胆红素的生成。

Crigler-Najjar Ⅱ型（葡萄糖醛酸转移酶缺乏）

像 CN–Ⅰ型一样，CN–Ⅱ型是一种常染色体隐性遗传病。它由 UGT1A1 纯合子错位突变引起，从而导致酶活性的局部减低。至今为止，已经证实 18 种突变。Ⅱ型疾病通过苯巴比妥钠治疗可以诱导苯巴比妥钠效应原件在 UGT1A1 上的启动子，通过显著的削弱血清胆红素水平使Ⅱ型和Ⅰ型鉴别开。

临床表现

新生儿 Crigler-Najjar 综合征Ⅱ一般在生后 3d 有非结合性高胆红素血症，血清胆红素浓度在生理性黄疸范围或达病理水平。特征性是出生第 3 周后保持高水平，持续在 1.5~22mg/dL；处于这个范围下限浓度

时则难以确定是否存在慢性高胆红素血症。很少发生核黄疸，粪便颜色正常，婴儿无临床症状和体征。无溶血的证据。

诊 断

在Ⅱ型综合征胆汁中的胆红素浓度接近正常。Ⅱ型综合征黄疸婴幼儿口服苯巴比妥 5mg/（kg·24h），在 7~10d 内血清胆红素浓度可下降到 2~3mg/dL。

治 疗

连续服用苯巴比妥 5mg/（kg·24h）可获得血清胆红素长期下降。由于在无溶血性疾病的情况下，有少许长期核黄疸的危险，故应对美容、心理社会有利方面和有效药量可能的危险加以权衡。奥利司他，作为肠脂肪酶不可逆的抑制剂，可诱导 CN–Ⅰ型和Ⅱ型的住院患者血浆胆红素水平温和的下降。

遗传性结合性高胆红素血症

遗传性结合性高胆红素血症是常染色体隐性遗传病，以轻度黄疸为特征。从肝到胆汁的胆红素和其他有机阴离子转运存在缺陷。慢性轻度的高结合性胆红素血症一般见于青少年，但早也可在 2 岁时出现。常规肝功检测正常。在感染、妊娠、口服避孕药、酒精消耗或手术时黄疸加重。一般无死亡，预期寿命正常，但最初这种疾病在与更严重病变做鉴别诊断时可能存在困难。

Dubin-Johnson 综合征

Dubin-Johnson 综合征是常染色体隐性遗传的肝细胞分泌胆红素葡萄糖醛苷缺陷。肝细胞分泌功能的缺陷不仅限于结合胆红素的排泌，还包括正常情况下从肝细胞中排入胆汁的多种有机阴离子。多种药物抗蛋白（MRP2）——一种 ATP 依赖的小管转运子的功能缺乏是引起本病的缺陷。已经发现超过 10 种的基因突变，影响 MRP2 在生成物衰变方面的定位或削弱 MRP2 在微管膜的活性。胆汁酸分泌和血清胆汁酸水平是正常的。总的尿粪卟啉分泌是正常的，但是粪卟啉Ⅰ分泌增加到 80% 伴随粪卟啉Ⅲ分泌量减少。正常时粪卟啉Ⅲ应占总量的 75% 以上。胆囊造影胆道不显影。

Rotor 综合征

这类患者另外有有机阴离子摄取不足。但遗传缺陷还没有被阐明。总尿粪卟啉排泌升高，伴粪卟啉Ⅰ异构体量相应增加。X 线检查胆囊正常，肝细胞无色素沉着。在 Dubin-Johnson 综合征和 Rotor 综合征，磺溴酞排泄常出现异常。

参考书目

参考书目请参见光盘。

349.2 Wilson 病

William F. Balistreri, Rebecca G. Carey

Wilson 病（肝豆状核变性）为常染色体隐性遗传病，以大脑改变、肝病和角膜 K-F 环为特征。发病率为 1:50 000~100 000 出生儿。如果不治疗则以死亡告终，然而特异有效的治疗是有用的。对存在的任何肝病应迅速进行肝豆核变性的可能性的检查，特别是在 >5 岁的儿童，不仅可对肝豆状核变性的处理进行早期指导和相关的遗传咨询，而且一旦铜中毒被排除后可采取针对肝豆状核变性肝病的适当治疗。

■ 发病机制

肝豆状核变性的异常基因位于染色体 13（13q14.3）的长臂。Wilson 病基因编码铜转运 P 型 ATP 酶，ATP7B，它主要在肝细胞表达，而且对于铜随胆汁酸的排泄和铜结合血浆铜蓝蛋白起决定性作用。ATP7B 的缺乏或障碍导致胆汁铜排泄的逐渐下降和铜在肝细胞溶质中扩散。随时间进展，肝细胞超载，铜被重新分配到其他组织，包括脑和肾脏，主要成为影响酶催化反应的蛋白抑制剂而产生毒性。在脑内铜离子抑制丙酮酸氧化酶和膜腺苷三磷酸酶，导致组织的三磷酸腺苷（ATP）—磷酸肌酸和钾含量下降。

已发现超过 250 种的基因突变，通过 DNA 突变分析可得出诊断，除非已知先证者突变，否则 DNA 分析十分困难。大多数患者是杂合子。完全破坏基因功能的症状的出现早至 2~3 岁，而此时 Wilson 病可能尚未典型到考虑为鉴别诊断。较轻微的突变可使神经系统症状或肝疾病的表现晚至 70 岁才出现。目前已克隆出肝豆状核变性的基因，有望在症状发生前正确地识别 Wilson 病并及时进行治疗，最终应用于基因治疗。

■ 临床表现

肝病的临床表现包括无症状的肝大（伴有或不伴有脾大）、亚急性或慢性肝炎或暴发性肝衰竭（伴或不伴溶血性贫血）。原因不明的肝硬化、门脉高压、腹水、水肿、食管出血或其他肝功能异常（青春期延缓、无月经或凝血缺陷），为 Wilson 病的表现。

表现各种各样，有家族聚集的倾向。患者年龄越小，肝损害的表现越突出。在出现急性肝衰竭方面，女孩是男孩的 3 倍。20 岁以后，神经系统损害占主要地位。

神经系统异常表现可隐匿性或骤然起病，有意向

震颤、构语障碍、肌张力改变、学校表现变坏或行为改变。虽然年幼的肝病患者 K-F 环可缺如，但有神经病变症状的患者常可发现 K-F 环（图 349-1）。精神病学的临床表现包括沮丧、人格改变、焦虑或精神错乱。

Coombs 试验阴性的溶血性贫血可为初发表现，可能与损伤的肝细胞大量释放铜有关，这种形式的 Wilson 病如不进行肝移植常常死亡。在溶血发作时尿酮排泄和血铜（非铜蓝蛋白结合物）明显升高。常见 Fanconi 综合征和进行性肾衰竭，可伴有小管氨基酸、葡糖糖和尿酸转运改变。不常见的症状有关节炎、不孕不育和反复流产、心肌症、内分泌病变（甲状腺旁腺功能减退）。

■ 病理学

不同程度的肝损伤均可发生，伴有脂肪变、气球样肝细胞、糖原颗粒、轻微炎症和 Kupfter 细胞增大。损害可能与自身免疫性肝炎无法区别。随着薄壁组织损害的进展，纤维化和硬化进展，超微结构变化包括大的、致密的线粒体伴滑面内质网的改变。

■ 诊　断

在儿童和十几岁的少年有无法解释的急性或慢性肝病、不明原因的神经病变症状、急性溶血、精神病变、行为改变、Fanconi 综合征或无法解释的骨病（骨质疏松、骨折），或肌肉疾病（肌病、关节疼）应考虑肝豆状核变性。临床可疑者通过铜代谢指标的检查确定。

大多数肝豆状核变性的患者血浆铜蓝蛋白水平下降（<20mg/dL）。铜转化成血浆铜蓝蛋白的失败导致血浆蛋白质半衰期缩短，因此减少了循环中稳定的血浆铜蓝蛋白的浓度。解释血浆铜蓝蛋白水平时应注意，

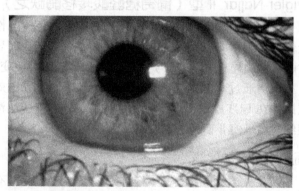

图 349-1（见彩图） Kayser-Fleischer（K-F）环。由于铜沉积在后弹力层膜，角膜外缘有一个棕色的污点。在这里清楚地看到逆关淡绿色虹膜。裂隙灯检查是必须的。

摘自 Ala A, Walker AP, Ashkan K, et al. Wilson Disease, Lancet, 2007, 369: 397–408

在急性炎症和升高雌性激素的情况如怀孕、补充雌性激素或口服避孕药时它可能会升高。Wilson 病早期血铜升高。尿铜的排泄增加（正常 <40μg/d），可大于 100μg/d，常可达 1000μg/d 或更多。可疑病例尿铜排出量以及对螯合剂的反应可协助诊断。收集 24h 尿液的患者，间隔 12h 给予口服剂量的 D- 青霉胺，患者铜的排泄超过 1600μg/24h。K-F 环不出现在幼儿，需要眼科医生使用裂隙灯检查。

肝活检对组织学检查和肝铜含量测定有价值（干重量正常小于 10μg/g）。在 Wilson 病肝铜含量干重超过 250μg/g。在健康的杂合子，水平可居中。在 Wilson 病晚期，肝铜含量是不可靠的，因为肝硬化导致肝铜分布的多变和抽样误差。

已证实的病例其家族成员需在 Wilson 病症状发生前进行筛查。筛查应包括血铜蓝蛋白水平和尿铜排泄量。如果结果异常或可疑，应进行肝活检以检查肝形态和肝铜含量。通过连锁分析或直接的 DNA 突变分析进行遗传性筛查是可行的，尤其在当先证者的突变是已知的情况下或患者来自一个区域，这个区域的基因突变是已知的（在中欧和东欧，H1069Q 基因突变存在 50%~80% 的患者）。

■ 治　疗

主要的措施应限制铜摄入量小于 1mg/d。避免进食如肝、虾蟹、坚果和巧克力的食物。如果水中铜含量超过 0.1mg/L，需对水进行去矿物质处理。

有症状患者的初始治疗是使用铜螯合剂，可使沉积的铜迅速排泄。螯合剂治疗可通过青霉胺（β,β-一二甲基半脱氨酸）成人量为 1g/d，分两次餐前服，对于儿童为 20mg/（kg·d）或三乙烯四胺二氢氯化物（Trien, TETA, trientine），成人量为 0.5~2.0g/d，儿童为 20mg/（kg·d）。应用螯合剂后，尿铜排泄量将明显增加，在连续使用的病例，尿铜可正常，肝和神经功能明显改善，K-F 环消失。

大约 10%~50% 的患者使用青霉胺作为神经病症状治疗时病情加重。青霉胺的毒性反应发生在 10%~20% 的患者，包括过敏反应（Goodpasture 综合征、系统性红斑狼疮和多发性肌炎）、胶原和弹性蛋白相关作用、其他元素不足（如锌）、再生障碍性贫血和肾病。由于青霉胺是维生素 B6 的抗代谢物，很有必要添加这种维生素。由于这个原因，三乙烯四胺二氢氯化物被作为首选方案而且被作为这些患者的一线用药。三乙烯四胺很少有副作用。

四硫钼酸铵是另一种可供选择的螯合剂，在对神经系统异常表现患者的研究中发现。最初的结果显示，和青霉胺相比，使用这种药物的患者很少有神经系统症状的恶化。初始剂量是 120mg/d（20mg 三餐间服和 20mg 三餐时服），副作用包括贫血、白细胞减少症、转氨酶的轻度增高。

锌由于其独特的减少胃肠道铜吸收的作用，也被作为辅助疗法，维持疗法，或作为症状出现前患者的主要治疗。醋酸锌的剂量在成人是每次 25~50mg，每天 3 次；在大于 5 岁的儿童是每次 25mg，每天 3 次。副作用局限在胃部的不适。

■ 预　后

肝豆状核变性的患者未经治疗将死于肝、神经、肾和血液的并发症。接受迅速和持续的青霉胺治疗的患者预后各不相同，取决于开始应用时间、应用时间早晚和对螯合剂反应的个体差异。肝移植是有效的，存活率 85%~90%。患者无症状同胞早期使用螯合剂或锌治疗可阻止疾病的进展。

参考书目
参考书目请参见光盘。

349.3　印度儿童肝硬化
William F. Balistreri, Rebecca G. Carey

印度儿童肝硬化（ICC）是一种慢性肝脏疾病，尤其发生在印第安大陆。ICC 会出现黄疸、皮肤瘙痒、昏睡和肝脾大。未经治疗的 ICC 患者在 4 周内有 40%~50% 的死亡率。组织结构上，它以肝细胞坏死、马洛里小体、小叶内纤维化和炎症为特征。

病因学是不明确的。过去认为有铜中毒基因易感性的人摄入过多的铜是最可能的病因。流行病学数据证明铜毒性的理论是不可能的。仅在 ICC 晚期患者中可见到，肝脏铜含量升高，通常大于 700μg/g 干体重，且伴随锌水平的增高，而锌是一种非肝细胞毒性金属。用铜污染的餐具喂养婴儿和过量的铜摄取仅在 10%~15% 的病例中被发现。虽然准确的病因并不明确，当前假设的病因是出生后当地肝毒性制剂的使用。

在过去的几十年，随着这种疾病意识的增强，ICC 的发病率已经降低而且在印第安的一些地区已经被消除。这种症状的变异型根据出现地区来命名比如提洛尔儿童肝硬化。在中东、非洲西部、北美和中美洲也有报道。

参考书目
参考书目请参见光盘。

349.4　新生儿铁贮积病

Rebecca G. Carey, William F. Balistreri

新生儿铁贮积病（NISD），也被称为新生儿血色素沉着病，是一种稀少的爆发性肝脏疾病，它出现在出生后的开始几天。它与遗传性血色沉着病的家族表型无关，后者发生在生命晚期。NISD 在家族中有很高的重现概率，后代的婴儿将有 80% 受到影响。NISD 被设定为一种妊娠期的同族免疫性疾病也被分类为先天的同族免疫性肝炎。同种免疫在怀孕期母亲体内发展，当她暴露于一种未知的胎儿肝细胞表面抗原，并把它识别为异己时受到影响。胎儿抗原的母体 IgG 跨过胎盘，然后通过免疫系统活化作用产生肝脏损伤。受影响胎儿早产或宫内生长受限提供了其妊娠期损伤的证据。一些 NISD 的婴儿也有肾脏发育不全。

NISD 是一种快速进行性致死性疾病，肝大、低血糖、低凝血酶原血症、低白蛋白血症、贮铁蛋白和高胆红素血症为特征。用维生素 K 治疗不能纠正凝血障碍。肝脏病理学显示严重的肝损伤，伴随急性或慢性炎症，纤维化和肝硬化。当婴儿有严重的肝损伤和肝脏外的铁质沉着（颊黏膜腺体活检显示铁沉着）或核磁共振成像测定诸如胰腺之类的器官有铁贮积，可明确诊断。

受影响婴儿的预后通常是不好的，但是一些 NISD 的患者，使用铁螯合剂（去铁胺）联合抗氧化剂治疗取得成功。双倍剂量的交换输血，之后给予静注免疫球蛋白（IVIG），被证实能去除引起损伤的母体 IgG。肝移植也应尽早考虑。从怀孕 18 周直至分娩，每周 1 次给母亲输注 IVIG，可以缓和 NISD 的复发。最大样本的经验性报告是 48 个怀有 NISD 胎儿的妇女，经过 IVIG 治疗后产下 52 个婴儿。大多数婴儿有肝脏疾病的生物化学证据，伴随血清 α-甲胎蛋白和铁蛋白的升高。所有的婴儿包括给予药物治疗和未治疗的都幸存下来。

参考书目

参考书目请参见光盘。

349.5　肝其他代谢性疾病

William F. Balistreri, Rebecca G. Carey

■ α1-抗胰蛋白酶酶缺乏

一小部分 α1-抗胰蛋白酶缺乏的纯合子个体，出现新生儿胆汁淤积和随后的儿童期肝硬化。α1-抗胰蛋白酶是肝合成的一种蛋白酶抑制剂，保护肺组织免于中性白细胞弹性蛋白酶的破坏（表 385）。α1-抗胰蛋白酶存在 20 多种不同的共显性等位基因，仅少数几个导致蛋白酶抑制剂的缺陷。最常见的蛋白酶抑制剂的等位基因（*Pi*）系统是 M，其正常的表型是 PiMM。在临床上易于缺乏等位基因 Z，肝病患者通常为 PiZZ，其血清 α1-抗胰蛋白酶水平低于 2mg/mL（约为正常的 10%~20%）。PiZZ 基因型的发病率在白种人中的发病率大约为 1/2000~4000。混合的杂合子 PiZ-，PiSZ，PiZI 并不是肝脏疾病的独立病因，但可作为修饰基因，增加进展为其他肝脏疾病比如非酒精性脂肪肝和丙型肝炎的风险。这种无效的表型导致 α1-抗胰蛋白酶外显子的终止密码或完整删除 α1-抗胰蛋白酶编码外显子，是导致蛋白质的完全缺乏和肺疾病的病因。

最近成形的 α1-抗胰蛋白酶缩氨酸正常的进入细胞内质网（ER），在运送至质膜前在那里经历酶改性和折叠，在质膜它被作为一个 55kDa 的糖蛋白分泌。在 PiZZ 患者，α1-抗胰蛋白酶缩氨酸折叠率是减少的，而且这种延迟伴随被保存在 ER 中聚合物的产生。这种聚合物如何引起肝脏损伤尚未被完全阐明，但是研究表明反常折叠蛋白的累积压力导致 ER 的促炎途径和肝细胞凋亡的激活。在患者的肝组织活检，通过电子显微镜和组织化学法聚合的 α1-抗胰蛋白酶缩氨酸能够被看到，高碘酸 Schiff（PAS）阳性淀粉酶抑制剂小体在门静脉周围肝细胞，并且在 Kupffer 细胞和胆道上皮细胞被发现。新生儿肝损伤的方式可完全不同，而且肝活检可显示肝坏死、炎性细胞浸润、胆管增生、门静脉纤维化或肝硬化。

在受累患者中，肝病病程是多变的。在瑞典的前瞻性研究显示仅有 10% 患者在第 40 年时发展成临床严重的肝病。基因遗传或者环境因素影响了 α1-抗胰蛋白酶缺乏患者疾病的进展。患此类肝脏疾病的婴儿无法与其他特发性新生儿肝炎区别，约占其中的 5%~10%。生后第 1 周可有黄疸、无胆汁粪便和肝大，但一般 2~4 个月黄疸更明显。随后可能完全缓解，或为持续性肝病，或发展至肝硬化。年长儿可有慢性肝病或肝硬化表现，伴门脉高压的征象。长期的患者有发展为肝细胞癌的风险。

治疗是支持的，肝移植可治愈。

参考书目

参考书目请参见光盘。

（张琳　译，王宝西　审）

第 350 章

病毒性肝炎

Nada Yazigi, William F. Balistreri

在发展中国家和发达国家病毒性肝炎都是一个重要的健康问题。至少有 5 种嗜肝病毒可引起病毒性肝炎，包括甲型肝炎病毒、乙型肝炎病毒、丙型肝炎病毒、丁型肝炎病毒、戊型肝炎病毒（表 350-1）。其他许多病毒包括单纯疱疹病毒（HSV）、巨细胞病毒（CMV）、EB 病毒、水痘 - 带状疱疹病毒、人类免疫缺陷病毒（HIV）、风疹病毒、腺病毒、肠道病毒、微小病毒 B19 和虫媒病毒均可引起肝炎，而这些病毒引起的肝炎是多系统病变的一部分（表 350-2）。

肝炎病毒是一组异质性传染性病原体，可引起相似的急性临床疾病。急性期大部分患儿无症状或症状较轻。发病率与以下因素有关：易感患者发生的罕见的急性肝衰竭（ALF）、慢性疾病状态和乙肝病毒、丙肝病毒、丁肝病毒感染引起的并发症。

■ 肝炎病毒共性

鉴别诊断

肝炎患者常以黄疸为就诊的首发原因，黄疸的出现提示了混合或结合（直接）胆红素达到高胆红素血症的水平。

感染引起皮肤和黏膜黄染，肝大、质软，也可触及脾脏和淋巴结。乙肝病毒（HBV）、丙肝病毒（HCV）感染时常易出现肝外症状，如皮疹、关节炎。临床上应注意有无神志及肌张力的改变，这些常提示存在肝性脑病和急性肝衰竭。

不同的年龄段鉴别诊断有所差异。

在新生儿期，引起高结合胆红素血症的常见原因是感染，感染源可以是细菌（如大肠杆菌、李斯特菌、梅毒），也可以是非嗜肝性病毒（如单纯疱疹病毒、肠病毒、巨细胞病毒），也应该考虑到代谢和解剖因素（如酪氨酸血症、胆道闭锁、遗传性肝内胆汁淤积和胆总管囊肿等）。

在婴儿后期和儿童期，应与如下疾病鉴别：肝外性梗阻（如胆结石、原发性硬化性胆管炎、胰腺病变）、炎症性疾病（如自身免疫性肝炎、幼年特发性关节炎、川崎病、免疫功能紊乱）、浸润性病变（如恶性肿瘤）、毒素和药物损伤、代谢性疾病（如 Wilson 氏病、囊性纤维化）和感染（如 EB 病毒、水痘病毒、疟疾、钩端螺旋体病、梅毒等）。

发病机制

嗜肝病毒引起的急性反应包括直接的肝细胞病变和免疫介导的肝细胞损伤，可累及整个肝脏。中央小叶区坏死最明显。急性炎症细胞浸润主要发生在汇管区，同时也影响肝小叶。尽管初期发生肝实质细胞气球样变性和单个或簇状细胞坏死，小叶结构仍保持完整。除丙肝病毒感染外，脂肪变性罕见。胆道增生常见，但胆道损害不常见。在肝窦区有弥漫性 Kupffer 细胞增生。新生儿通过形成巨细胞对肝损伤做出反应。

在急性重型肝炎，肝实质完全被破坏，仅留下分隔连接组织。

通常在急性感染的 3 个月内，肝形态可恢复正常。如果发展为慢性肝炎，炎症细胞浸润门脉周围，导致纤维间隔逐渐形成。上述这些改变可发生在慢性乙型肝炎和慢性丙型肝炎患者。

急性感染期生化监测

肝炎病毒引起的急性肝脏损伤主要反映在 3 个生化指标上。这些指标为急性感染期的支持治疗、监测

表 350-1　五种嗜肝病毒的特征

病毒学	甲肝病毒（RNA）	乙肝病毒（DNA）	丙肝病毒（RNA）	丁肝病毒（RNA）	戊肝病毒（RNA）
潜伏期（d）	15~19	60~180	14~160	21~42	21~63
传染方式					
·经皮传染	罕见	有	有	有	无
·粪 - 口传染	有	无	无	无	有
·性传染	无	有	有	有	无
·通过胎盘传染	无	有	罕见	有	无
慢性感染	无	有	有	有	无
爆发性肝炎	罕见	有	罕见	有	有

表 350-2　儿童肝炎病因及鉴别诊断

病毒感染

嗜肝病毒

· 甲肝病毒

· 乙肝病毒

· 丙肝病毒

· 丁肝病毒

· 戊肝病毒

· 非 A-E 肝炎病毒可引起肝炎的全身感染

· 腺病毒

· 虫媒病毒

· 柯萨奇病毒

· 巨细胞病毒

· 肠道病毒属

· EB 病毒

· "外源性"病毒（如黄热病）

· 单纯疱疹病毒

· 人免疫缺陷病毒

· 副粘病毒属

· 风疹

· 痘带状疱疹其他

非病毒性感染

肝脓肿

阿米巴病

败血症

布鲁杆菌病

菲－休－柯三氏综合征

组织胞浆菌病

钩端螺旋体病

肝结核

其他

自身免疫性疾病

自身免疫性肝炎

硬化性胆管炎其他（如：系统性红斑狼疮、幼年特发性关节炎）

代谢性疾病

α₁抗胰蛋白酶缺乏症

酪氨酸血症

Wilson 病

其他

中毒性肝病

医源性或药物造成的（如醋氨酚）

表 350-2（续）

环境问题（如农药）

解剖学异常

胆总管囊肿

胆道闭锁

其他

血液循环障碍

休克

充血性心力衰竭

肝静脉阻塞综合征

其他

非酒精性脂肪肝

· 特发性脂肪肝

· Reye 综合征

· 其他

提供重要的指导。

急性肝损伤时血清中谷草转氨酶（AST）和谷丙转氨酶（ALT）升高，酶的升高水平与肝细胞的坏死范围无关，对判断预后价值小。通常在几周后生化指标可缓慢恢复，但 AST 和 ALT 水平的下降滞后于血清胆红素，后者常最先恢复正常。转氨酶水平的快速下降预示预后不良，尤其是合并胆红素水平升高、凝血酶原时间延长时，这常常提示存在大量的肝细胞受损。

肝细胞破坏及炎症介质可引起小管及细胞水平胆汁流动异常，导致胆汁淤积，表现为高结合胆红素血症。急性期血清碱性磷酸酶（ALP）、5'-核苷酸酶、γ-谷氨酰胺转肽酶（GGT）和尿胆原升高均提示胆汁淤积。HCV 或 HBV 感染时，即使没有胆汁淤积的生化学改变，也不排除进展为慢性肝炎。

肝脏损伤最重要的标志物主要反映在肝脏的合成功能。在临床随访过程中主要通过监测患者的肝脏合成功能来确定肝病的严重程度。急性期肝脏合成功能障碍的程度可指导临床治疗及确定干预标准。肝脏合成功能异常是肝脏衰竭的标志，是快速转移到肝脏移植中心的一个指征。因肝脏功能失调呈非线性进展，故需连续的评估肝功能。肝脏合成功能异常表现为：蛋白合成功能障碍[如凝血酶原时间延长、国际标准化比值（INR）增高、血清白蛋白降低]、代谢功能障碍（如低血糖、乳酸酸中毒、高氨血症）、依赖于肝功能的药物清除率降低、知觉改变伴深反射亢进（如肝性脑病，见第 356 章）。

■ 甲肝病毒

五种肝炎病毒中甲肝病毒（HAV）感染最易引起流行。大部分的急性和良性肝炎是由甲肝病毒引起。暴发性肝衰竭虽也可发生，但十分少见，且多发生于成人。

病原学

HAV 是一种 RNA 病毒，属于微小核糖核酸病毒家族。该病毒耐热，宿主局限于人类及其他灵长类。

流行病学

全世界均可发生甲肝病毒感染，以发展中国家更常见。在美国，30%~40% 的成人曾经感染过甲肝病毒，50% 的临床症状明显的急性肝炎为甲型肝炎。儿童甲肝疫苗接种策略的实施，使得在美国有临床症状的甲肝患者明显减少。在托幼机构，甲肝病毒很容易由年幼的、无黄疸的感染儿童传播，引起急性爆发流行，同时还有多种因素可引起流行，如各类食物、水源污染等也可引起爆发流行，印证了全美实施接种疫苗计划的正确性。

甲肝病毒传染性很强，几乎都通过人与人接触的粪－口途径传播，母婴传播罕见，未发现其他形式的传播途径。在怀孕或分娩时感染甲肝病毒不会增加妊娠的并发症或新生儿临床疾病。在美国发现，在与感染者有接触以及在儿童－护理中心、家庭护理过程中接触患病儿童的人群患病风险增高。感染也与接触受污染的食品或水源以及到流行地区旅游有关。食物源性和水源性是造成爆发的常见原因，包括受污染的贝类、冷藏的浆果和生产品，但仍有一半的病例原因不明。甲肝平均潜伏期是 0~3 周，粪便排毒开始于潜伏后期，在临床症状显著前达高峰，在黄疸发生后 2 周降至最低，婴儿排毒持续时间更长。所以，患者在临床症状出现之前直至排毒停止均有传染性。

临床表现

甲型肝炎只表现为急性肝炎，常为无黄疸型肝炎，可伴有与其他胃肠道病毒感染相似的临床表现，多发生在年幼儿。

成人、青少年、有潜在肝脏疾病的患者及免疫功能不全的患者多表现为急性发热性疾病，伴突发的乏力、恶心、呕吐、食欲缺乏和黄疸。持续时间通常为 7~14d（图 350-1）。

急性甲肝病毒感染可累及多个器官。可出现局部淋巴结肿大和脾大；骨髓中度增生低下，有发生再生障碍性贫血的报道；小肠绒毛膜结构可发生改变，同时可出现胃肠道溃疡，尤其在致死案例中；急性胰腺炎

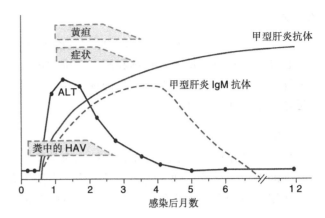

图 350-1　急性甲型肝炎的血清学过程。ALT：丙氨酸氨基转移酶；HAV：甲型肝炎病毒。

摘自 Goldman L，Ausiello D. Cecil textbook of medicine. 22 ed. Philadelphia: Saunders, 2004: p 913

及心肌炎虽然罕见，但也有报道；循环免疫复合物可致肾炎、关节炎、血管炎和冷球蛋白血症。

诊　断

通过检测甲肝病毒抗体，尤其是甲肝病毒 IgM 抗体，可诊断急性甲肝病毒感染，很少通过检测大便病毒颗粒确诊。病毒 PCR 分析常用于科研（表 350-3）。甲肝抗体在临床症状出现时即能检测到，在急性感染之后可持续阳性 4~6 个月。出现临床症状 8 周之内常能测到中和性甲肝病毒 IgG 抗体，常作为血清甲肝病毒总抗体的一部分。甲肝病毒 IgG 抗体具有长期保护性。

血清中 ALT、AST、胆红素、ALP、5'－核苷酸酶和 GGT 的升高对于明确病因无帮助。

并发症

虽然大部分患者能完全康复，但也可发生两种不同的并发症。

在甲肝患者中发生急性肝衰竭十分罕见，但急性肝衰竭的病因中甲肝并不罕见。青少年、成年人及具有潜在肝功能紊乱或免疫低下的患者有发生急性肝衰竭的风险。肝炎的严重程度与血液中甲肝病毒的数量有关。在美国，儿童急性肝衰竭中由甲肝病毒导致的比例 <0.5%，但成人急性肝衰竭中由甲肝病毒引起的死亡病例占到 3%。在全球甲肝流行地区，发生在儿科的急性肝衰竭患者中，约 40% 是由甲肝病毒引起。

甲肝可发展为胆汁淤积症，症状时轻时重可持续数个月，临床上出现瘙痒和脂肪吸收不良时，可给予止痒剂和脂溶性维生素对症处理。这些症状也可发生在无肝脏合成功能障碍的患者，治疗后多不遗留后遗症。

治 疗

针对甲肝无特异性治疗。支持治疗包括静脉补液，针对长期淤胆型肝炎给予止痒剂和脂溶性维生素，同时要注意急性肝衰竭的征兆，一旦确诊急性肝衰竭，应迅速转运至肝脏移植中心。

预 防

甲肝患者在黄疸发生前 2 周及后 7d 均有传染性，在此期间不可去学校、幼儿园和工作单位。常洗手尤其在换尿布后和准备食物前后。在医院，接触者也有

预防标准，对于大便失禁的患者在症状出现后 1 周推荐使用尿布。

免疫球蛋白

暴露于甲肝前后都可肌注免疫球蛋白（IG）（0.02mL/kg）（表 350-4）。

所有到甲肝流行地区旅行的易感者均推荐使用免疫球蛋白，它可提供 3 个月的有效保护。在旅游前的任何时间给予甲肝疫苗是健康人暴露前预防的首选，但免疫球蛋白对 1 岁以下儿童、疫苗成分过敏者或拒

表 350-3 诊断性的血液检查：血清和病毒 PCR

甲肝病毒	乙肝病毒	丙肝病毒	丁肝病毒	戊肝病毒
急性感染				
抗 –HAV IgM$^+$	抗 –HBc IgM$^+$	抗 –HCV$^+$	抗 –HDV IgM$^+$	抗 i–HEV IgM$^+$
血 PCR 阳性 *	HBsAg+	HCV RNA$^+$	血 PCR 阳性	血 PCR
	抗 –HBsHBV	（PCR）	HBsAg$^+$	阳性
	DNA$^+$（PCR）		抗 –HBs$^-$	
感染恢复期				
抗 –HAV IgG$^+$	抗 –HBs$^+$	抗 –HCV$^+$	抗 HDV IgG$^+$	抗 HEV IgG$^+$
	抗 –HBc IgG$^+$	血 PCR	血 PCR	血 PCR
		阴性	阴性	阴性
慢性感染				
N/A	抗 –HBc IgG$^+$	抗 –HCV$^+$	抗 –HDV IgG$^+$	N/A
	HBsAg$^+$	血 PCR	血 PCR	
	抗 –HBs	阳性	阴性 HBsAg$^+$	
	PCR 阳性或阴性			
疫苗反应				
抗 –HAV IgG$^+$	抗 –HBs$^+$	N/A	N/A	N/A
	抗 –HBc$^-$			

HAV：甲型肝炎病毒；HBs：乙型肝炎表面；HBsAg：乙型肝炎表面抗原；Ig：免疫球蛋白；PCR：聚合酶链反应

* 研究工具

表 350-4 甲肝的预防

暴露前预防（去流行区旅游）		
年龄	暴露时间	剂量
<1 岁	预期 <3 个月	Ig 0.02mL/kg
	预期 3~5 个月	Ig 0.06mL/kg
	预期长时间	离开时 Ig 0.06mL/kg，以后每 5 个月 1 次
≥1 岁	健康个体	甲肝疫苗
	免疫不全的个体或有慢性肝病 / 慢性疾病的个体	甲肝疫苗和 Ig 0.02mL/kg
暴露 2 周以内	< 1 岁 IG 0.02 mL/kg 免疫不全的个体或有慢性肝病 / 慢性疾病的个体：IG 0.02mL/kg and 甲肝疫苗 >1 岁及健康人：主要选择甲肝疫苗、IG 散发非家庭暴露或密切接触：无预防指征 *	
暴露 2 周以上	无	

Ig：免疫球蛋白

* 非家庭接触的预防应该根据个人的曝光量和风险定制

绝接种疫苗者是适宜的预防措施。对计划 2 周内外出旅行者、老年患者、免疫低下的患者和有慢性肝脏疾病或者其他慢性疾病者应该同时使用免疫球蛋白和接种甲肝疫苗。

接触甲肝患者后应尽快应用免疫球蛋白，超过 2 周以上应用没有预防作用。免疫球蛋白主要用于保护 1 岁以下儿童、免疫低下者、慢性肝病者及有疫苗接种禁忌者；40 岁以上的患者最好用免疫球蛋白；1 岁以上 40 岁以下的健康人群中，首选甲肝疫苗，免疫球蛋白是备选。先前未接种过甲肝疫苗的 1 岁以上患儿应尽早给予疫苗接种。IG 不常规推荐给偶尔的非家庭暴露人群（如用于保护医务人员或同学）。

疫　苗

目前用来预防甲肝感染的疫苗主要有两种，这两种疫苗均已被批准用于 1 岁以上儿童。需接种 2 次，第 2 次在第 1 次接种后 6~12 个月完成。在儿童初次接种后血清转化率超过 90%，在两次后可达 100%。有保护作用的抗体滴度至少可持续 10 年。甲肝疫苗在免疫受损者、老年患者及慢性病患者中免疫效果可能不理想，针对这些患者，暴露前后可预防性应用疫苗和免疫球蛋白（IG）。甲肝疫苗可与其他疫苗同时接种，目前已经在成人试验甲肝疫苗和乙肝疫苗组合应用。对于 1 岁以上健康儿童，在暴露前后使用疫苗预防的作用优于免疫球蛋白（IG）（表 350-3）。

在美国和其他一些国家，现在已经推荐给所有 1 岁以上儿童常规接种甲肝疫苗。在常规甲肝疫苗接种实施之前，学校集中爆发流行时，可对在校儿童进行大规模的免疫接种。由于接种疫苗后快速的血清抗体阳转率和疾病较长的潜伏期，疫苗接种可十分有效的遏制甲型肝炎的暴发流行。

■ 预　后

甲肝患者预后良好，不会遗留长期后遗症，最严重的并发症是急性肝衰竭。然而，甲肝仍是导致死亡的一个主要原因，在流行地区和流行期间可对社会和经济造成较大的影响。

■ 乙型肝炎

病原学

HBV 属嗜肝 DNA 病毒科，基因组长约 3.2kb，为部分双链环状 DNA。已经分出 4 个基因：S（表面）基因、C 基因、X 基因和 P（多聚体）基因。乙肝病毒表面的表面抗原（HBsAg）包括两种颗粒：直径 22nm 的球形微粒和宽 22nm 的长度可变、最长可达 200nm 的小管。病毒内部组成包括乙肝病毒核心抗原（HBcAg），它是包裹病毒 DNA 的核蛋白壳。还有称为 e 抗原（HBeAg）的非结构抗原，它是 HBcAg 被蛋白酶自身剪切形成的非特异性溶解抗原。HbeAg 作为病毒活动复制的指标，与 HBV-DNA 水平相关。乙肝病毒的复制在肝脏最明显，但也发生在淋巴细胞、脾、肾和胰腺。

流行病学

HBV 感染呈世界性流行，大约 4 亿人为慢性 HBV 感染者。乙肝病毒感染的高发区是撒哈拉大沙漠以南非洲、中国、部分中东地区、亚马逊河流域和太平洋岛屿。在美国，实施常规乙肝疫苗接种之前，阿拉斯加土著居民感染率最高。在美国估计有 125 万人为慢性乙肝病毒携带者，每年新增大约 30 万患者，高发年龄为 20~39 岁。1/4 的慢性乙肝病毒携带者在一生中会发生严重的后遗症。每年儿童新发病例比成人少但难以估计，原因在于大部分感染儿童无临床症状。自从 1982 年乙肝疫苗首次在美国使用以来，乙肝感染总发生率下降了 50% 以上。美国和台湾在全境范围实施乙肝疫苗接种计划之后，这些国家和地区在消除儿童乙肝病毒感染方面取得了实质性进展。

乙肝病毒在血液、血清和血浆渗出物中含量高，在唾液、阴道液体和精液中有中等含量。通过暴露于血液和性接触可造成传染。儿童和青少年发生乙肝病毒感染的危险因素包括静脉用药或血制品、针灸或文身、性交、护理机构或携带者接触。约有 40% 的患者未发现明确的危险因素。间接接触（如共享玩具）一般不传染 HBV。

在儿童获得性乙肝病毒感染的最重要危险因素是围生期暴露于 HBsAg 阳性的母亲。如果母亲 HBeAg 也为阳性则传染的危险性更高，如不治疗最高达 90% 的婴儿成为慢性感染者。感染母亲所生的婴儿中 2.5% 发生了宫内感染。在大多数病例，提示感染的血清标志物及抗原血症出现在生后 1~3 个月，提示感染发生在分娩时。病毒的来源可能是受污染的羊水或母亲的粪便或血液。儿童免疫接种能有效预防感染，保护超过 95% 的新生儿。美国每年约有 22 000 新生儿是由 HBsAg 阳性的母亲生产，98% 以上接受免疫球蛋白，对婴儿起到了保护作用。

已经证实在感染母亲的乳汁中 HBsAg 是不一致的。乙肝病毒感染母亲对未被免疫的婴儿进行母乳喂养与进行人工喂养相比，婴儿患肝炎的危险性无增高。

慢性乙肝病毒感染是指 HBsAg 阳性超过 6 个月，发展成慢性乙肝病毒感染的危险性与年龄呈负相关。在美国，虽然儿童感染者占总乙肝病毒感染者不足

10%，但占据了所有慢性感染者的20%~30%。乙肝病毒感染者中，可能发展为慢性感染的概率：<1岁者为90%，1~5岁者为30%，成人为2%。慢性感染与慢性肝病及原发性肝细胞癌的发展有关。原发性肝细胞癌的风险与肝纤维化无关。原发性肝细胞癌是亚洲年轻人癌症相关性死亡中最重要的病因。

HBV分为A-H 8个基因型。A型为大范围流行，B和C型在亚洲流行，D型流行于欧洲，E型流行于非洲，F型流行于美国，G型流行于美国和法国，H型流行于中美洲。基因变异使得对抗病毒药物产生耐药。乙肝潜伏期为45~160d，平均约120d。

发病机制

肝脏对乙肝病毒的急性反应与所有嗜肝病毒一样。乙肝患者持续的组织学改变提示慢性肝脏疾病的发展。乙肝病毒不同于其他嗜肝病毒之处在于它对肝细胞无直接致病作用，而是通过免疫介导过程引起损伤的。肝细胞损伤严重程度反应免疫应答程度，完全免疫应答可能完全清除病毒，但也可能引起最严重的肝细胞损害。急性肝炎的第一步是乙肝病毒感染肝细胞，导致细胞表面出现病毒抗原。最重要的病毒抗原可能是核壳体抗原HBcAg和HBeAg。这些抗原结合Ⅰ型主要组织相容性（MHC）蛋白，使细胞成为细胞毒T细胞的靶细胞而溶解。

进行性慢性肝炎的发病机制尚不十分清楚。包括：允许肝细胞持续被感染、核心蛋白或Ⅰ型主要组织相容性蛋白可能不被识别、细胞毒淋巴细胞可能不被激活或有其他未知机制涉入肝细胞的破坏。围生期感染的患者中耐受现象较为突出，导致儿童中持续感染发病率高，同时不伴肝脏炎症或炎症轻微。虽然这些患者很少发展为终末期肝病，但原发性肝细胞癌危险性非常高，可能部分与病毒复制不受控制有关。

存在HBe抗体或乙肝病毒前C区突变株感染的慢性乙肝病毒携带的母亲所生的新生儿可发生急性肝衰竭。这个事实提示：在宫内暴露于HBsAg的慢性携带乙肝病毒的婴儿，生后一旦感染可引起乙肝病毒免疫耐受。缺乏这种免疫耐受时，T细胞大量的攻击肝脏，表现为急性肝衰竭。

免疫介导机制也涉及与乙肝病毒感染相关的肝外表现。循环免疫复合物包括HBsAg可在结节性多动脉炎、膜性或膜增生性肾小球肾炎、风湿性多肌痛、白细胞分裂的血管炎和格林-巴利综合征的患者中出现。

临床表现

许多乙肝病毒感染儿童无症状，这可由无急性肝炎病史的人群中乙肝病毒血清标志物也有很高的携带

率得以证明。急性乙肝临床表现与甲肝、丙肝相似，但更严重，且多累及皮肤和关节（图350-2）。乙肝病毒感染首先表现出生化指标的异常，ALT水平的升高常出现在疲乏、食欲缺乏和不适之前，这些症状大约发生在乙肝病毒感染后6~7周。少数儿童可有血清病样症状，表现为关节痛或皮损（包括荨麻疹、紫癜、斑疹或斑丘疹），也可发生丘疹性肢端皮炎和Gianotti-Crosti综合征。其他肝外表现包括多动脉炎、肾小球肾炎和再生障碍性贫血。大约25%的患儿可出现黄疸，常发生于乙肝病毒感染后8周并持续4周左右。

一般在清除乙肝病毒感染的过程中，临床症状存在6~8周。在儿童有临床证据表明，乙肝患者恶化的比例高于甲肝，乙肝患者发生急性肝衰竭的比例高于甲肝。大部分患者能够康复，但成年人中急性乙肝患者约10%转为慢性携带者。慢性乙肝发生率主要依赖于感染年龄及方式，围生期感染乙肝患者90%可发生慢性乙肝。慢性肝炎、肝硬化和肝细胞癌只发生于慢性感染者。慢性乙肝可分为3个期，即免疫耐受期、免疫清除期和非活动期。大部分儿童进入免疫耐受期，到目前为止无有效的治疗方法，大部分治疗主要针对免疫清除期。活动性炎症是免疫清除期的特征性表现，ALT/AST水平升高、进行性肝纤维化。免疫耐受期可发生自发性HBeAg血清学转换，发生率很低，约每年4%~5%。与垂直传播相比，儿童期感染的乙肝更易发生自发性HBeAg血清学转换，这个过程可持续很多年，期间可发生严重的肝损伤。目前还没有大量的研究证据来评估慢性乙肝患儿的发生风险和发病率，致使难以掌握治疗时机，因此也还没有

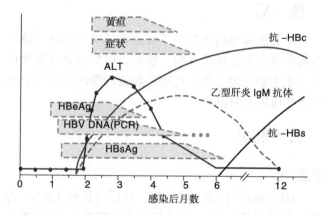

图350-2　急性乙型肝炎的血清学过程。HBc：乙型肝炎核心抗原；HBeAg：乙型肝炎e抗原；HBs：乙型肝炎表面抗体；HBsAg：乙型肝炎病毒；PCR：聚合酶链反应。

摘自Goldman L，Ausiello D. Cecil textbook ,of medicine. 22 ed. Philadelphia: Saunderrs, 2004: p914

理想的治疗方法。有报道指出，免疫功能不全的慢性乙肝患儿接受化疗、免疫调节剂和T细胞清除剂之后，可出现再活跃期，可增加发生急性肝衰竭的风险或加速肝脏纤维化。

诊 断

乙肝病毒血清表现形式较甲肝病毒复杂，且有赖于疾病是处于急性期、亚临床还是慢性期（图350-3）。一些抗原和抗体被用于确诊急性乙肝病毒感染（表350-3）。常规乙肝病毒感染至少筛查3个血清学标记（HBsAg，抗-HBc，抗-HBs）。HBsAg是乙肝病毒感染之后首先出现的血清标志物，它几乎在所有的感染者中出现，它的升高与症状的发生密切相关。HBsAg阳性持续6个月以上的称为乙肝病毒慢性感染状态。在急性感染恢复的过程中，因为HBsAg的水平在症状消失前即可下降，故HBcAg的IgM抗体可能是急性感染期唯一的血清标志物。HBcAg的IgM抗体在感染早期即可升高且能持续数月直到被IgG抗体（IgG抗体能持续几年）所取代，故HBcAg的IgM抗体是急性乙肝病毒感染时非常重要的血清学标志物。HBs-Ab是HBV感染恢复的标志，提示已获得对HBV的特异性免疫。接种乙肝疫苗的人血中仅有抗-HBsAg存在，而在感染恢复期可检测到抗-HBsAg和抗-HBcAg两种抗体。HBeAg存在于急性、慢性感染期，提示具有传染性。HBeAb的产生提示疾病的改善，是慢性乙肝病毒感染患者的治疗目标。在急性感染者及慢性携带者血清中可检测出HBV-DNA，在HBeAg阳性的患者中HBV-DNA滴度升高，产生HBe抗体时HBV-DNA滴度明显降低。

并发症

急性乙肝病毒感染导致的急性肝衰竭较其他嗜肝病毒引起凝血功能障碍、肝性脑病和脑水肿发生的频

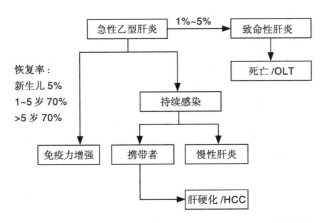

图350-3 乙型肝炎病毒感染的自然过程。HCC：肝细胞癌；OLT：原始肝移植

率更高。当合并丁肝病毒感染及宿主存在免疫抑制时急性肝衰竭发生风险增高。急性肝衰竭的致死率超过30%，肝移植是唯一的有效干预措施，加强支持治疗并早期转运至肝脏移植中心。乙肝病毒感染也可引起慢性肝炎，它可导致肝硬化、终末期肝病各种并发症和原发性肝细胞癌。由于补体和HBeAg沉积于肾小球毛细血管引起的膜性肾小球肾炎是乙肝病毒感染的罕见并发症。

治 疗

急性乙肝病毒感染以支持治疗为主，关键是密切监测肝衰竭及肝外症状发病率。

慢性乙肝的治疗在不断进步，但目前还没有一种药物能完全根除此病毒。儿童慢性乙肝病毒感染自然史是复杂的，缺乏长期转归数据来支持诊疗计划；慢性乙肝病毒感染儿童治疗应该个性化，同时在有治疗肝病经验的胃肠病儿科大夫照顾下进行。

治疗的目标是减少病毒复制，即监测不到血清HBV-DNA，并出现HBe抗体。HBsAg血清学转换使得疾病转变为非活动期，因此降低了肝脏损伤、肝脏炎症反应、肝纤维化进程、传染性，以及肝细胞癌的风险。

目前的治疗主要是针对乙肝病毒感染免疫活跃期的患者。研究表明，肝脏进展性炎症及纤维化，使得儿童期发生肝硬化风险增加。

治疗方案

干扰素α-2b（IFN-α2b）具有免疫调节和抗病毒作用，已用于儿童并取得了25%长期的病毒应答率，与成人报道的相似。因需24周的皮下注射及可能的副作用（如骨髓抑制、抑郁、视网膜病变、自身免疫性疾病），限制了IFN的应用。IFN治疗的绝对禁忌证包括：失代偿性肝硬化。

拉米夫定是一种口服的人工合成的核苷（酸）类药物，可抑制HBV-DNA聚合酶和反转录酶活性。2岁以上儿童应用52周后，在ALT超过正常值2倍以上的患者中，34%获得了HBeAg清除，88%的患者在1年后仍保持缓解。该药安全性良好。在病毒清除之后，仍需继续应用6个月以上的拉米夫定，但突变病毒株的出现阻碍了它的长期使用。联合应用IFN和拉米夫定不能改善病毒应答率。

阿德福韦是一种嘌呤类似物可抑制病毒复制，已经批准用于12岁以上的儿童，一项为期1年的前瞻性研究显示，该药可使23%的受试者获得血清学转换，研究中未发现病毒抵抗，但是成人中有病毒抵抗的报道。

聚乙烯乙二醇干扰素－α2和一些新的核苷酸／核苷类似物（替比夫定，替诺福韦和恩替卡韦）已被批准用于成人，与IFN-α2b或拉米夫定相比，他们效果更好，病毒抵抗更少，但没有16岁以下儿童使用的数据。

血中乙肝病毒DNA滴度低、HBeAg阳性、炎症活动期（ALT超过正常值2倍以上）和近期感染的患者对药物治疗效果好。

免疫耐受者目前不推荐治疗，尽管新的治疗方法为这个特殊群体带来了希望，但人数多，治疗困难。

预　防

可用乙肝疫苗和乙型肝炎免疫球蛋白预防HBV感染。在美国可得到两种在儿童中有很高免疫原性的重组DNA疫苗。乙肝疫苗非常安全，最常报道的副作用是注射部位的疼痛（可占总数的29%）、发热（占总数的6%）；

通过家庭、性以及共用针头接触者，如果怀疑他们存在乙肝病毒感染，应进行检测和接种疫苗。乙肝患者均应被告知围生期和亲密接触传播乙肝病毒的危险。乙肝病毒不经过母乳喂养、接吻、拥抱、共用水源及餐具传播。乙肝儿童不应受到歧视，不应禁止他们上学、游玩、上幼儿园、工作，除外他们有咬人倾向。互助小组可以帮助儿童更好的处理乙肝病毒感染。HBsAg阳性的所有患者均应上报于当地卫生局，如果持续6个月HBsAg阳性可以诊断为慢性乙型肝炎。

乙型肝炎免疫球蛋白

HBIG仅适用于暴露后的特殊环境并仅提供暂时（3~6月）保护（表350-5）。HBIG在生后12h内接种，可在预防围生期传播方面起到关键作用。

常规预防接种

2005年美国疾病预防控制中心计划免疫咨询委员会更新了乙肝病毒免疫接种的综合指南。这些建议已经纳入美国儿科学会修订疫苗计划。重点是从出生后开始，全面实现婴儿的免疫接种，为预防围生期感染、幼童时期感染提供一个安全环境，促进常规疫苗接种方案的实施，预防青少年及成人的感染。最终的目标是在美国消除HBV传播以及将乙肝疫苗作为儿童常规疫苗接种措施。

两个单抗原疫苗（Recombivax HB和Engerix-B）已被批准用于儿童，且是唯一批准用于6个月以下婴儿的疫苗。三次连续的乙肝疫苗接种可给予持续的免疫接种剂量，使得乙肝疫苗能够融入常规免疫接种计划中。大部分患者接种第2剂疫苗后，血清抗体阳性率可达95%以上，第三剂作为强化剂量，可维持机体长期的免疫。免疫低下的患者及出生体重<2kg的婴儿，建议给予第4次接种，同样监测血清学指标。尽管HBs抗体随着时间逐渐衰减，大部分已接种疫苗的健康人仍能受到保护。

目前乙肝疫苗接种推荐方案如下（表350-5见光盘）：

·医学状况稳定，出生体重在>2kg，母亲为HBsAg阴性的足月儿应在出院前接种首次剂量的乙肝疫苗。出生时给予单次剂量的乙肝疫苗，在1~4个月和6~18个月时完成乙肝疫苗系列接种。表面抗原阴性或有表面抗体的母亲生的孩子接种后不推荐进行接种后常规检测。

·个别情况，可在出院之后给予首次剂量，最晚为生后两个月。但是一旦做出推迟接种疫苗的决定，应该把母亲HBsAg阴性的原始检查报告单和拒绝给予出生时接种乙肝疫苗的医嘱一并放入病历中。

·出生体重小于2kg，母亲为HBsAg阴性的早产儿，应在一个月或出院前进行第1次疫苗接种。

·增加原先未接种儿童和青少年的疫苗接种率；许多州已经把免疫接种作为进入中学的必要条件。

·通过对孕妇乙肝病毒筛查、对HBsAg阳性孕妇所产婴儿免疫预防来阻止围生期传播。表面抗原阳性母亲生的孩子应在出生时、1~2个月和6个月接种乙肝疫苗（表350-4）。尽可能在分娩后（12h内）就给予首剂乙肝免疫球蛋白0.5mL，因为随着生后时间的延长它的有效率迅速降低。疫苗接种后应在9~18个月检测表面抗原和表面抗体。如果表面抗体阳性，提示小儿对乙肝病毒有免疫性；如果仅有表面抗原阳性，应询问他的双亲情况并由儿科肝病专家对小儿做出评价；如果表面抗原和表面抗体都为阴性，需要进行第二次乙肝疫苗接种，然后检测表面抗体以决定是否需要再次接种。

如出生后一直使用联合疫苗，接种第四剂疫苗是允许的，这并不会增加疫苗反应。

暴露后的预防

暴露后选择何种预防方式取决于在哪种情况下暴露于乙肝病毒（表350-5）。即使得不到暴露源患者的免疫接种记录，也应该及时给予免疫接种，同时通过各种方式获得暴露源患者的免疫接种记录。

预　后

尽管有发生急性肝衰竭的风险，大多数情况下急性HBV感染预后良好。发生慢性感染的风险使得肝纤维化和肝细胞癌的风险更加突出。在乙肝流行地区，围生期传播引起的慢性感染是年轻人肝细胞癌发病率高的主要原因。重要的是疫苗接种可有效地控制和预防乙肝病毒感染和相关并发症。

丙型肝炎

病原学

丙肝病毒是单链 RNA 病毒，属于黄热病病毒家族中独立的一种，有明显的基因异质性。它有六种主要的基因型和许多亚型和类似种类，如此可使病毒逃避宿主免疫监视。基因的变化可部分解释临床过程及对治疗反应的不同。1b 型在美国最常见，它对目前可用的治疗反应最差。

流行病学

在美国，丙肝病毒感染是引起成人慢性肝病的最常见原因，每年引起 8000~10 000 例患者的死亡。在美国估计大约有 400 万人感染丙肝病毒，全世界估计大约 1.7 亿人感染丙肝病毒。大约 85% 的成人感染者发展为慢性感染。11 岁以下儿童丙肝病毒感染率为 0.2%，11 岁以上为 0.4%。

在过去的二十年中，丙肝病毒的传染危险因素发生了显著的变化。以前，输血是最常见的感染途径，但通过目前的筛查实验，丙肝病毒的危险性大约为每输血单位 0.001%。现在，在美国一半的感染者是由于不合理用药使其暴露于丙肝病毒感染者的血液或使用丙肝病毒感染者的血制品。性传播，尤其通过多个性伙伴，是第二个常见原因。另外的危险因素包括职业暴露。大约 10% 的新发感染无明显原因。儿童中，围生期传播是最常见的传播方式（表 350-1），丙肝病毒感染的母亲生育的孩子中 5% 发生围生期传播。有高滴度丙肝病毒 RNA 或同时合并 HIV 感染的母亲发生围生期传播的概率可至 20%。潜伏期是 7~9 周（范围 2~24 周）。

发病机制

急性肝损伤模式与其他嗜肝病毒相似。在慢性病例，在门脉区可发现淋巴细胞聚集或滤泡形成，它们单独存在或是作为炎症浸润的一部分。在肝脏标本中常能发现脂肪变性。丙肝病毒致细胞病变引起原发损伤，但也发生免疫介导的损伤。在所有嗜肝病毒感染所致的典型的急性损害中，丙肝病毒所引起的是最不严重的，所以其细胞病变轻微。

临床表现

在成人和儿童急性发病是轻微和隐匿的（图 350-4；表 350-1）。很少引起急性肝衰竭。丙肝病毒是最可能引起慢性感染的嗜肝病毒（图 350-5）。在成人

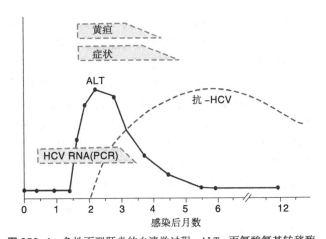

图 350-4　急性丙型肝炎的血清学过程。ALT：丙氨酸氨基转移酶；CV：丙型肝炎病毒；PCR：聚合酶链反应
摘自 Goldman L，Ausiello D. Cecil textbook of medicine. 22nd ed. Philadelphia: Saunders, 2004: 915

感染者中，病毒被清除者 <15%，其余的发展为慢性肝炎。儿科研究中，6%~19% 的儿童在感染之后的 6 年获得持续的病毒清除。

慢性丙肝病毒感染患儿在发生并发症之前可无临床表现，血清转氨酶水平可发生轻微的改变，偶尔可正常，但都会存在组织学炎症改变。在合并其他疾病之前，肝纤维化进展缓慢。在急性感染后的 20~30 年，大约 25% 的患者最终进展为肝硬化、肝衰竭和偶发的原发性肝癌。虽然在儿童期丙肝病毒感染者发生肝硬化、原发性肝癌十分少见，但临床上已有相关报道。慢性丙肝病毒感染可能与小血管血管炎有关，它是引起自发的混合性冷球蛋白血症的常见原因。其他肝外表现包括皮肤血管炎、外周神经病变、脑炎、活动性膜性增生性肾小球肾炎和肾病综合征，还可出现平滑肌抗体、抗核抗体、甲状腺素水平降低。

诊　断

临床对丙肝病毒感染的诊断依赖于检测丙肝病毒抗体或直接检测丙肝病毒 RNA（表 350-3）。这些诊断性检验，不论是血清学还是病毒学方法，都不能提示肝病的严重程度。

应用最广的血清学检测是第三代酶免疫分析（EIAs），它增加了敏感性。在高危人群中该检验的预测价值最高，而在低危人群中有高达 50%~60% 假阳性率。因为临床疾病发生后抗体在 1~3 个月间保持阴性，所以假阴性结果也可能发生。丙肝病毒抗体不是保护性抗体，不具有免疫力，通常与病毒同时存在。

PCR 是最常用的丙肝病毒测定方法，在感染期可测出血清和组织样品中少量的丙肝病毒 RNA。定性 PCR 检测对于近期或产期感染、高 γ - 球蛋白血症或

免疫抑制状态的患儿特别有用且非常敏感。定量 PCR 有助于确定对治疗有反应的患者及监测治疗效果。

丙肝病毒感染高危人群包括：有吸毒史（即使仅有 1 次）、接受 1987 年（灭活方法出现）前制作的凝血因子或 1992 年之前输过血液制品、血液透析、原发性肝病、HCV 感染的母亲生下的孩子（在婴儿期需做定性 PCR 试验，在 12 个月后监测 HCV 抗体）。不推荐对所有孕妇进行常规的丙肝筛查。

因为不同基因型对治疗反应不同，故治疗前查 HCV 基因型十分必要。HCV 1 型对治疗反应差，HCV 2 型及 3 型对治疗反应好（后面会有相关讨论）。丙肝病毒感染过程中，转氨酶水平呈波动性改变，但与肝纤维化程度无关。

除了明显的慢性肝病征象外，肝活检是唯一的评价是否存在肝纤维化和肝纤维化程度的方法。肝活检仅用于开始治疗前及排除其他病因所致肝病。

并发症

丙肝病毒感染引起急性重型肝炎的危险性不高，而引起慢性肝炎的危险性是嗜肝病毒中最高的。成人中使病情进展到肝纤维化的危险因素包括：年龄较大、肥胖、男性和中度酒精摄入（每天两次 1 盎司酒）。发展为肝硬化或肝细胞癌是发病最主要的原因，也是美国成人肝脏移植最常见的适应证。图 350-5 见光盘。

治疗

每周皮下注射聚乙烯乙二醇干扰素联合口服利巴韦林是成人最有效的治疗方法，此外还有结合核苷类似物的治疗研究。对治疗最有可能反应的因素包括：肝组织病变轻微、感染史短、血清丙肝病毒 RNA 水平低。HCV 2 型及 3 型对治疗反应最敏感，HCV 1 型对治疗反应差。治疗的目标是获得持续病毒应答（SVR），即停止用药 6 个月之后无病毒血症，同时组织学得到改善、降低发病率。

儿童 HCV 感染史仍不确定。目前认为，儿童自发清除率比成人更高，19 岁时可达 45%。一项多中心研究追踪 359 名感染丙肝儿童 10 年以上，发现只有 7.5% 清除了病毒，1.8% 的儿童发展为失代偿性肝硬化。初步研究表明，HCV 1 型成人受试者接受 24 周 IFN+ 利巴韦林治疗之后，获得了 88% 的持续病毒应答（SVR），如果上述数据是准确的，那么应该考虑比成人感染时间短、合并症少的儿童能否成为这项治疗的理想候选人。鉴于当前治疗的不良反应，不推荐用于临床试验之外。

美国食品药品监督管理局已经批准聚乙烯乙二醇干扰素（先灵）、IFN-α2b 和利巴韦林用于治疗 3 岁以上儿童丙型肝炎。研究表明，儿童单一 IFN 治疗的 SVR 率高于成人，对药物的顺应性也较好，药物的不良反应也较少。多项研究表明 HCV 基因 1 型能够达到 49% 的 SVR。慢性丙型肝炎抗病毒疗效应答受多种因素的影响，下列因素有利于取得 SVR：<12 岁、HCV 基因型 2、3 型、HCV 基因型 1b 型患者中血 RNA 病毒水平 $<2×10^6$copies/mL，以及病毒应答（在治疗 4、12 周时 PCR 检测 HCV-DNA 数量下降）。

引起大部分患者治疗中止的药物副作用包括：贫血、中性粒细胞减少症、流感样症候群。

感染 HCV 基因 2 型和 3 型的儿童均应接受治疗，因为他们对治疗有很好的应答率。而 HCV 基因 1b 型的儿童治疗方法选择仍具争议性。肝活检提示存在损伤或早期肝纤维化时应给予治疗。一份共识文件建议肝活检提示存在活动性炎症伴随生化指标异常时，所有患者均应接受治疗。Peg-IFNa 和利巴韦林联合治疗疗程为 48 周。治疗 24 周复测 HCV-RNA，若仍为阳性应停药。治疗前建议行肝活检，需密切监测治疗不良反应。生物学指标正常、组织炎症轻微的儿童治疗时应该定期随访。

最新的治疗方法

聚乙烯乙二醇干扰素和抗病毒药物 tela-previr（NS3 病毒蛋白酶抑制剂）在成人研究中持续病毒应答（SVR）率较高，儿童相关研究不确定。成人中正在研究联合治疗方案和分级治疗方案。

预 防

无疫苗可用来预防丙肝病毒感染，目前免疫球蛋白对此无益。在美国免疫球蛋白制品不包括针对丙肝病毒的抗体，因为血和血浆的提供者筛查过丙肝病毒抗体，若阳性将被排除出献血者名单中。目前发现广谱 HCV 中和性抗体具有保护作用，为以后开发疫苗奠定了基础。

一旦确诊丙肝病毒感染，患者应该每年监测肝脏超声、血清 α-甲胎蛋白水平（除外肝细胞癌）及肝病临床表现。对感染者预防接种甲肝、乙肝疫苗可以预防双重/多重感染，同时减少发生严重肝衰竭的风险。

预 后

应每年检测病毒滴度直到自行缓解。大部分患者发展为慢性肝炎。合并饮酒、病毒基因型变异、肥胖、潜在疾病遗传易感性的患者更易发生进行性肝损伤。强烈建议到儿科胃肠病医生处就诊，以获得最新的监测计划及治疗方案。

丁型肝炎

病原学

丁型肝炎病毒是已知动物病毒中最小的，HDV 是一种缺陷病毒，因为没有乙肝病毒同时存在时不能引起感染。这个直径 36nm 的病毒不能制造自己的壳蛋白；它由 HBsAg 包裹，病毒的内部核心是单链环状的 RNA，表达丁肝病毒抗原。

流行病学

丁肝病毒可与乙肝病毒同时感染（合并感染），或在已经感染乙肝病毒的患者再感染丁肝病毒（双重感染）。在高流行区域（主要是发展中国家），通常通过家庭内部或密切接触而传染（表 350-1）。在低流行区域，如美国，非肠道途径更为常见。在美国儿童中丁肝病毒感染不常见，但当发生急性肝衰竭时要考虑到丁肝病毒感染。丁肝病毒双重感染的潜伏期 2~8 周；合并感染的潜伏期与乙肝病毒感染相似。

发病机制

丁肝肝脏损伤更重，但肝病理改变无变化。与乙肝病毒相反，丁肝病毒通过对肝细胞的直接细胞毒性作用引起损伤。许多严重的乙肝病毒感染是乙肝病毒和丁肝病毒共同感染的结果。

临床表现

丁肝临床表现与其他嗜肝病毒相似，但更重。丁肝病毒感染的临床转归取决于感染机制。合并感染时，常见重于单独乙肝病毒感染的急性肝炎的表现，但发展为慢性肝炎的风险低。双重感染时，急性病例罕见，而慢性肝炎常见。双重感染时急性肝衰竭的危险性最高。患有急性肝衰竭的儿童均应考虑到丁肝病毒感染。

诊 断

丁肝病毒尚未被分离出来，循环抗原也还未被鉴定。通过测定丁肝病毒 IgM 抗体诊断 HDV；在合并感染后 2~4 周，双重感染后 10 周可出现 HDV 抗体。HDV 抗体检测有市售试剂盒。PCR 测试病毒 RNA 仅能作为研究工具（表 350-2）。

并发症

所有急性肝衰竭患者须考虑丁型肝炎病毒感染。丁肝病毒合并乙肝病毒感染可致严重慢性疾病。

治 疗

一旦确认感染，主要是支持性治疗，尚无特异性的针对 HDV 的靶向治疗，治疗主要是基于控制和治疗 HBV，一旦不合并 HBV 感染，HDV 不能导致肝炎。

预 防

尚无丁肝疫苗。因为在没有合并乙肝感染时丁肝病毒不能复制，因此，通过预防接种乙肝疫苗就可阻止丁肝病毒感染。乙肝病毒疫苗和免疫球蛋白的应用指征与单纯乙肝感染相同。

戊型肝炎

病原学

戊肝病毒尚未被分离出来，但已通过分子克隆技术获得。这种 RNA 病毒是球形、有刺突但无包膜的病毒，结构类似于萼状病毒。

流行病学

戊肝是以前被称为非甲非乙肝炎的流行形式。通过粪 - 口传播（通常是粪便污染的水源），传播与大便内排出的直径为 27~34nm 的颗粒有关（表 350-1）。戊肝病毒感染的高发流行区是印度大陆、中东、东南亚和墨西哥，尤其在那些卫生条件差的地区。在美国，仅在到过流行病区旅行或从流行病区移民来的人中发现。平均潜伏期 40d，范围 15~60d。

发病机制

戊肝病毒可引起细胞毒性，病理表现与其他肝炎病毒相类似。

临床表现

戊肝病毒感染与甲肝病毒感染表现类似，但更加严重，这两种病毒仅产生急性感染，不发生慢性感染。戊肝通常比甲肝重，老年患者易感，在 15~34 岁有一个高峰。戊型肝炎病毒是孕妇感染的主要病原体，它可致急性肝衰竭，病死率较高。戊型肝炎病毒可使慢性肝病失代偿。

并发症

孕妇中戊肝死亡率高。尚没有发现该病毒的其他并发症。

诊 断

应用重组 RNA 技术已经开发出针对戊肝病毒颗粒的抗体，IgM 和 IgG 抗体测定可区分感染是在急性期还是恢复期（表 350-3）。病毒 IgM 抗体在发病约 1 周后出现。粪便和血液中的病毒 RNA 可通过 PCR 测得。

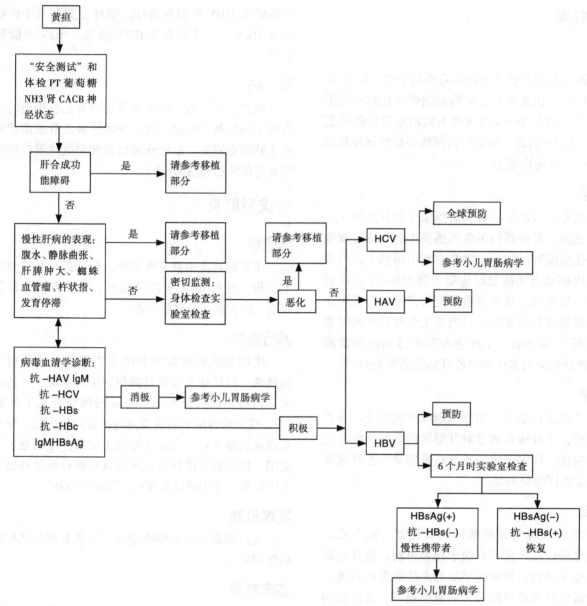

图350-6　病毒性肝炎的临床方法。CBCD：全血计数伴分类；HAV：甲型肝炎病毒；HBs：乙型肝炎表面抗体；HBsAg：乙型肝炎表面抗原；HBV：乙型肝炎病毒；HCV：丙型肝炎病毒；lgM：免疫球蛋白M；NH：氨；PT：凝血酶原时间

预 防

　　成人使用重组戊肝疫苗十分有效。尚无证据显示免疫球蛋白有助于预防戊肝病毒感染。从流行区患者获得的免疫球蛋白可能有效。

■ 对急性或慢性肝炎的探讨

　　尽管新的治疗慢性病毒性肝炎的方法不断出现，治疗结果相应有所改善，但对儿童来说，最主要的医学突破是预防，即针对甲肝病毒和乙肝病毒感染使用有效而安全的疫苗。更加敏感和可靠的诊断工具的应用可为感染患者带来更好的保健。初级保健医生处于治疗和管理肝炎病毒暴露者的一线。积极的围生期、儿童、青少年的免疫策略，对甲肝病毒、乙肝病毒的

流行区有重大的影响。

　　初级儿科医生主要是确定患者是否发展为急性肝炎、急性肝衰竭，一旦确诊，立即转诊至肝脏移植中心。

　　一旦确定慢性病毒感染，建议密切随访，转诊到儿科胃肠专家，以获得合适的治疗。儿童慢性乙肝病毒感染和丙肝病毒感染的治疗最好是通过对照试验获得，因为适应证、时机、方案和结果尚未确定，不能单纯引用成人数据。应尽可能避免慢性肝病患者进一步的肝脏损伤，建议使用甲肝疫苗、避免饮酒、控制肥胖、小心谨慎使用新药（包括非处方药、中草药）。

　　国际领养和旅行便利继续改变着病毒性肝炎的流行病学。在美国，国际领养者中慢性乙型肝炎和慢性丙型肝炎流行率高，应尽早诊断，从而提供合适的治

疗及预防措施,以便限制病毒的传播。

对于儿童和他们的家庭,慢性肝炎可能是一种歧视性疾病。儿科医生应通过主动宣传,为他们提供适当的支持,同时为他们的社交圈子提供相应的教育。从美国肝脏基金会(www.liverfoundation-ne.org)、美国胃肠、肝病及营养学会(www.naspghan.org)、儿科消化中心可获得关于支持小组的资料和信息。

参考书目

参考书目请参见光盘。

(张琳　译,王宝西　审)

第351章

肝脓肿

Robert M. Kliegman

儿童化脓性肝脓肿极其少见,其发病率是住院患者的10/100 000。化脓性肝脓肿可通过细菌经由门脉循环进入肝脏引起,如脐炎、门静脉炎、腹腔内感染、继发于阑尾脓肿或炎症性肠病脓肿等,其他原因包括:原发性菌血症(脓毒血症、心内膜炎),由胆石症或硬化性胆管炎所致胆道梗阻相关的上行性胆管炎,Kasai手术后,或继发性胆总管囊肿,邻近组织感染或穿透性外伤,隐源性胆道感染等。极罕见情况是经皮肝脏活检术后也会发生肝脓肿。新生儿也可发生与新生儿脓毒血症、脐静脉感染或置管相关的肝脓肿。约50%的肝脓肿发生在年龄<6岁的儿童。在成人的化脓性肝脓肿患者中,肝移植是主要的危险因素,儿童肝移植患者是否具有同样发生肝脓肿的风险,目前还无从得知。慢性肉芽肿病、高免疫球蛋白E综合征(Job syndrome)以及癌症患儿,其发生肝脓肿的风

险亦会增加。

儿童化脓性肝脓肿最常见的病原微生物包括金黄色葡萄球菌、链球菌属、大肠埃希氏菌、肺炎克雷伯杆菌、沙门氏菌和厌氧微生物。与溶组织阿米巴或犬弓首线虫相关的肝脓肿在发展中国家或高流行地区均有报道。

阿米巴病在美国很少见,且与高流行地区移民或旅游有关。从大便中检出溶组织阿米巴病原体即可以高度疑似阿米巴脓肿,需要与溶组织阿米巴很相似但无致病性的迪斯帕内阿米巴相鉴别,抗阿米巴抗体有助于鉴别溶组织阿米巴。多发性微小脓肿常见继发于菌血症、念珠菌血症以及猫爪病。约有50%为多重微生物感染,儿童隐源性脓肿通常是以金黄色葡萄球菌作为主要单一微生物因素。

肝脓肿的症状和体征无特异性,可包括发热、寒战、盗汗、乏力、倦怠、恶心、右上腹痛和压痛、肝脏肿大等,黄疸较少见。诊断具有挑战性,而且常常延误,对有危险因素的儿童高度疑似是必要的。血清转氨酶升高,更多见是碱性磷酸酶水平升高。红细胞沉降率增快及白细胞计数增多也很常见。50%的肝脓肿患者血培养阳性。胸部X片可见右侧膈抬高伴活动度下降或右侧胸膜渗出。超声或CT能明确诊断(图351-1、图351-2、图351-3)。肝右叶肝脓肿(75%的病例)中,孤立性肝脓肿(70%的病例)比多发性脓肿或肝左叶孤立性脓肿更为常见。

治疗需要在超声或CT引导下经皮穿刺抽吸治疗,极少情况下需进行开放性手术引流,尤其是多发性脓肿或体积大的脓肿。某些情况可以放置和保留引流管直至脓肿腔闭合,其他可以做单次或重复抽吸,引流物应做需氧菌及厌氧菌培养。有一些情况可进行经验性抗生素治疗,不必采用抽吸或引流方法。但对于阿米巴肝脓肿,大多数情况不需要抽吸治疗。

抗生素疗法初始应使用广谱抗生素,而后根据脓液细菌培养结果调整为窄谱抗生素。初始经验性抗生素治疗方案包括氨苄西林/舒巴坦、替卡西林/克拉

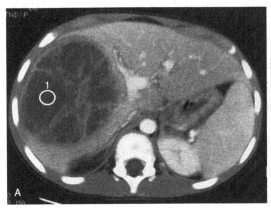
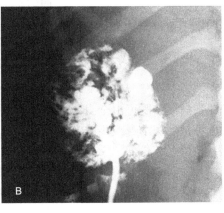

图351-1　肝脓肿。A.对照增强CT扫描显示右肝叶一个低密度多囊有分隔的囊性肿块。囊肿的分隔为高密度影,在脓肿与正常的增强肝组织间可见轻微的水肿。B.经皮穿刺引流后证实链球菌肝脓肿。在注射增加造影剂后,可清楚显示病灶为多囊性质以及不规则的囊壁
图片来源于Kuhn JP, Slovis TL, Haller JO. Caffrey's pediatric diagnostic imaging, 10th ed. Philadelphia: Mosby, 2004, 2: p 1470

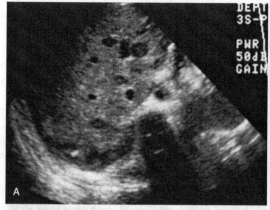
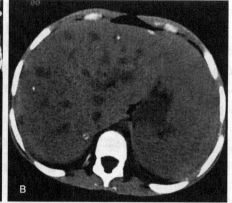

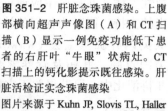
图 351-2 肝脏念珠菌感染。上腹部横向超声声像图（A）和CT扫描（B）显示一例免疫功能低下患者的右肝叶"牛眼"状病灶。CT扫描上的钙化影提示既往感染。肝脏活检证实念珠菌感染

图片来源于 Kuhn JP, Slovis TL, Haller JO. Caffrey's pediatric diagnostic imaging. 10th ed. Philadelphia: Mosby, 2004, 2: p 1472

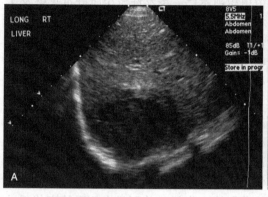
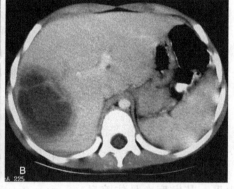

图 351-3 阿米巴肝脓肿。A. 超声显示右肝叶一低回声包块及其边缘更多低回声影像。B. CT扫描显示右肝叶一低密度块状影，伴有明显的晕环

图片来源于 Kuhn JP, Slovis TL, Haller JO. Caffrey's pediatric diagnostic imaging, vol 2. 10 ed. Philadelphia: Mosby, 2004: p 1473

维酸、哌拉西林/他唑巴坦。其他推荐治疗的药物为三代头孢菌素联合甲硝唑。阿米巴肝脓肿的治疗主要是甲硝唑或替硝唑联合巴龙霉素（口服非吸收治疗肠道相关阿米巴感染）。抗生素治疗隐源性脓肿是静脉使用 2~3 周后，改口服抗生素治疗，总疗程 4~6 周。20 世纪 80 年代以来，随着早期诊断和恰当的初始治疗，肝脓肿的死亡率已显著下降。

参考书目

参考书目请参见光盘。

（吴庆斌 译，王宝西 审）

第 352 章
与全身性疾病相关的肝病

Kathryn D. Moyer, William F. Balistreri

肝脏疾病可见于很多全身性疾病，其既可由全身性疾病的主要病理过程所致，也可是疾病本身或相关治疗所导致的并发症。

补充内容请参见光盘。

（吴庆斌 译，王宝西 审）

第 353 章
线粒体肝病

Rebecca G. Carey, William F. Balistreri

因为肝脏在新陈代谢过程对能量的高依赖性，故肝细胞内线粒体含量丰富，是线粒体功能障碍的靶器官。线粒体功能障碍导致氧化磷酸化（OXPHOS）受损，氧自由基生成增加，损害其他代谢途径，激活细胞死亡机制。线粒体疾病分为原发性和继发性，原发性线粒体病是指线粒体自身缺陷，继发性线粒体病是指外源性损伤或者非线粒体基因突变导致线粒体功能缺陷而引发的疾病（见第 81.4）。原发线粒体病可由线粒体 DAN（mtDNA）或者编码线粒体蛋白或者辅酶因子的核基因突变所致（表 353-1）；继发线粒体肝病包括：病因尚未明确的疾病，如 Reye 综合征；内源性或者外源性毒物、药物或者金属所引起的疾病；以及线粒体氧化障碍导致肝脏损伤等。

■ 流行病学

目前已有 200 多种编码线粒体蛋白的核 DNA 和 mtDNA 的基因突变得以确认。线粒体遗传学很独

表 353-1 原发性线粒体肝病

电子传递（呼吸链）缺陷

新生儿肝衰竭

复合物 I 缺乏（NADH：泛醌氧化还原酶），复合物 IV 缺乏（细胞色素 C 氧化酶）

复合物 III 缺乏（泛醌：细胞色素 C 氧化还原酶）

多种复合物缺乏

线粒体 DNA 缺失综合征（DGUOK，MPV17 和 POLG）

Alpers 疾病（复合物 I 缺乏，POLG）

Pearson 骨髓 - 胰腺综合征（mtDNA 缺失）

线粒体神经 - 胃肠脑肌疾病（胸腺嘧啶磷酸化酶，色氨酸 tRNA）

累及肝脏的慢性腹泻（绒毛萎缩）（复合物 III 缺乏）

Navajo 神经肝脏病（mtDNA 缺失，MPV17）

线粒体翻译缺陷（延伸因子 G1）

脂肪酸氧化和转运缺陷

肉碱棕榈酰基转移酶 I 和 II 缺乏

肉碱 - 乙酰肉碱转移酶缺乏

长链羟酰基辅酶 A 脱氢酶缺乏

妊娠期急性脂肪肝（AFLP）

尿素循环酶缺陷

电子传递黄素蛋白（EFT）和 ETF 脱氢酶缺陷

磷酸烯醇丙酮酸羧激酶（PEPCK）缺乏（线粒体）

非酮症高糖血症（甘氨酸裂解酶缺乏症）

DGUOK：脱氧鸟苷酸激酶；MPV17；POLG：γ 聚合酶；CoA：辅酶 A；mtDNA：线粒体 DNA；NADH：烟酰胺腺嘌呤二核苷酸

摘自 Lee WS, Sokol RJ. Mitochondrial hepatopathies:advances in genetics and pathogenesis. Hepatology, 2007, 45:1555-1565

特，因为线粒体能够独立复制、转录并且翻译自己的 DNA，线粒体基因组编码 2 种 rRNA，22 种 tRNA 以及 13 种呼吸链复合物 I、III、IV 和 V 的蛋白。OXPHOS，即三磷酸腺苷（ATP）的生成过程，发生于线粒体内膜的呼吸链上，被分为 5 种多酶复合物：还原型烟酰胺腺嘌呤二核苷酸（NADH）-辅酶 Q（CoQ）还原酶（复合物 I），琥珀酸 - 辅酶 Q 还原酶（复合物 II），还原辅酶 Q- 细胞色素 C 还原酶（复合物 III），细胞色素 C 氧化酶（复合物 IV），以及 ATP 合成酶（复合物 V）。形成这些复合物的多肽来自 mtDNA 和核 DNA 的转录；任何基因组的突变均能导致 OXPHOS 功能障碍。

线粒体疾病表现复杂多变，用于精确诊断的组织标本收集、处理技术的困难，以及大多数线粒体疾病表现为伴有可变外显率的母系遗传，这些原因均导致流行病学研究受到阻碍（见第 75 章）。由于缺少内含子、

保护性组蛋白以及有效的线粒体修复系统，mtDNA 突变频率是核 DNA 的 10 倍。线粒体遗传学总是表现出一种阈值效应，突变的种类和严重程度决定了在不同的人和组织器官中不同的临床表现。尽管如此，据估计，每 10 万人口有 11.5 例线粒体疾病发生。线粒体肝病主要是支持治疗，该病存在多系统受累，肝移植治疗仍存在争议。

临床表现

氧化磷酸化缺陷可以不同程度的影响任何组织，对能量依赖最强的器官最容易受到损害。任何年龄的患者如果出现进行性的多系统受累，却无法用特定诊断来解释的时候，应该考虑线粒体疾病的诊断。胃肠道（GI）主诉包括呕吐，腹泻，便秘，生长迟滞（FTT）和腹痛；某些线粒体疾病有特征性的 GI 症状。皮尔逊骨髓胰腺综合征可表现为铁粒幼细胞性贫血和胰腺外分泌功能不全，而线粒体神经胃肠脑肌病（MNGIE）则表现为慢性假性肠梗阻和恶病质。肝脏表现可从慢性胆汁淤积、肝大、脂肪肝到暴发性肝衰竭甚至死亡等各种不同表现。

原发性线粒体肝病

呼吸链缺陷的常见表现是在出生后的前几个月出现严重的肝衰竭，以乳酸性酸中毒，黄疸，低血糖，肾功能不全和高氨血症为特点。症状非特异性并且包括嗜睡和呕吐。多数患者有神经系统受累表现，如吸吮力减弱，反复呼吸暂停及肌阵挛型癫痫等。肝活检显示明显的小泡性脂肪变性、胆汁淤积、胆小管增生、糖原缺失以及铁超载。即使经过规范治疗，患儿预后依然很差，大多数患者在生后几个月死于肝衰竭或者感染。核基因编码的细胞色素 C 氧化酶的缺陷在这些婴儿中最为常见，复合物 I 和 III 缺乏也可导致该疾病（表 353-1）。

Alpers 综合征（Alpers-Huttenlocher 综合征或阿尔伯斯肝脏脑灰质营养不良综合征）从婴儿到 8 岁均可发病，表现为癫痫发作，肌张力降低、喂养困难，精神运动减退和共济失调。患者通常有肝大、黄疸，与细胞色素 C 氧化酶缺乏的患者相比，Alpers 综合征患者肝衰竭呈现为慢性进展的过程。通过对多个 Alpers 综合征患者家庭的研究，促进了该疾病的分子学诊断，确认为核基因 mtDNA 多聚酶 - γ A（POLG）催化亚基发生突变，为常染色体隐性遗传性疾病。

线粒体 DNA 缺失综合征

线粒体 DNA 缺失综合征（MDS）是一种由于 mtDNA 在特定组织复制数目减少，导致（呼吸链）复合物 I，III，IV 和 V 缺乏的临床综合征。MDS 表型具

有异质性，可呈现多系统和局部病变的形式，包括肌病型，肝脑型和肝病型。

肝脑型的婴儿在新生儿期出现快速进展的肝衰竭、神经系统异常，低血糖以及乳酸酸中毒，通常1岁左右死亡。有报道1例肝脏型患者自然痊愈。该病系常染色体隐性遗传，许多肝脑型MDS患者已被确认存在脱氧鸟苷酸激酶（dGK）基因的突变。dGK为核基因，该基因蛋白能够使脱氧鸟苷磷酸化转变为脱氧鸟苷单磷酸，对维护核苷酸池的动态平衡、保持mtDNA的稳定性起重要作用。胸腺嘧啶核苷激酶2（TK2）也与脱氧核苷酸磷酸化有关，并证实与肌病型MDS有关，肝病型MDS的基因缺陷尚未确认。DGUOK，POLG和MPV17等多个基因已经被证实与肝脑型MDS有关。

MDS患者的肝脏病理表现为脂肪变性、胆汁淤积、局灶细胞质胆汁样坏死以及肝细胞和肝窦细胞内铁沉积。超微结构的改变是以嗜酸瘤细胞的线粒体改变为特征，此时线粒体内嵴稀疏，颗粒样基质，含有致密或者泡状包含物。该疾病诊断需要确定受累组织中mtDNA与核DNA量的比值降低（<10%）和（或）基因检测，而不是进行mtDNA基因序列的检测。

Navajo 神经肝病

Navaj神经肝病（NNH）是一种仅发现于美国西南部纳瓦霍印第安人中的一种常染色体隐性遗传、伴有进行性肝病的感觉运动神经疾病。其发生率为1/1600活产。该病诊断标准已经明确，包括感觉神经病变，运动神经病变，角膜感觉缺失，肝病，代谢或者感染并发症（包括FTT、身材矮小、青春期延迟或者全身感染）以及中枢神经系统（CNS）脱髓鞘的影像学证据。符合上述标准中的4条或者3条加上既往有一个兄弟姐妹患有NNH即可诊断。对来自5个不同家庭的6位NNH患者基因测序发现在MPV17基因上存在R50Q纯合子突变。有趣的是MPV17也是导致MDS的突变基因（见前述），表明NNH可能是仅发现于纳瓦霍印第安人的MDS的一种特殊类型。

根据发病年龄和临床结果NNH分为三种临床表型。同一家族中可有不同的表型。首先，经典型NNH出现在婴儿期，临床上呈现严重的进行性神经系统退化，如肌无力，肌张力低下，伴随肢端感觉缺失，角膜溃疡以及生长迟滞。大多数患者有肝病表现，多为继发且表现多样，包括无症状的肝功能指标升高，瑞氏综合征样发作，肝细胞性肝癌，肝硬化等。γ-谷氨酰转肽酶（GGT）水平高于其他NNH表型。肝脏病理显示汇管区慢性炎症和肝硬化，但是与其他类型的NNH相比胆汁淤积、肝细胞气球样变以及巨细胞化相对较少。

婴儿型NNH在1~6月发病，表现为黄疸、生长迟滞、进行性肝衰竭，2岁左右死亡。患者肝脏肿大且伴有天冬氨酸转氨酶（AST或SGOT）、丙氨酸转氨酶（ALT或SGPT）以及GGT的中度升高。肝脏病理示假腺泡形成多核巨细胞、门管区以及小叶炎症、微小胆管的胆汁淤积、脂肪变性等。进行性神经症状通常不被注意，但后期会有症状出现。

儿童型NNH在1~5岁发病，可快速进展为暴发性肝衰竭并在数月内导致死亡。多数患者有明显的神经系统病变。除了显著肝细胞气球样变，肝细胞坏死等改变以外，患儿肝脏病理表现与婴儿型相似，胆管增生和肝硬化也能见到。

上述所有类型的神经病理显示：不同粗细的有髓鞘神经纤维的减少以及无髓鞘神经纤维的变性和再生。任何类型的NNH都没有有效的治疗方案，神经系统症状常常妨碍肝移植。婴儿型及经典型NNH均可出现MPV17突变，提示NNH的临床表现的具有显著异质性。

■ 继发性线粒体肝病

继发性线粒体肝病可由具有肝毒性的金属、药物、毒物或者内源性代谢产物引起。过去，最常见的继发性线粒体肝病多为瑞氏综合征，其患病率在20世纪70年代达到高峰，死亡率>40%。尽管死亡率没有改变，患病率从1980年的500多例下降至目前每年35例。它是由遗传易感性与病毒感染（流感、水痘）和水杨酸制剂的使用相互作用引起。临床上，在前驱病毒性疾病好转后出现急性发作的呕吐及脑病（表353-2）。神经系统症状可快速进展为抽搐，昏迷和死亡。出现呕吐时多伴有肝功能障碍、凝血障碍、AST、ALT和血氨升高。重要的是，患者没有黄疸表现，血清胆红素水平正常。肝脏病理提示脂肪变性，但没有肝脏炎症和硬化的证据。患者多死于颅内压增高及脑疝发生。幸存者肝功可完全恢复正常，但是应对脂肪酸氧化和脂肪酸转运缺陷进行仔细地筛查（表353-3）

表353-2 瑞氏综合征和瑞氏综合征样疾病临床分期

初期症状：

Ⅰ.通常表现淡漠、嗜睡、呕吐，肝功能不全实验室证据

Ⅱ.深睡眠，意识障碍，谵妄，易激惹，过度换气，腱反射亢进

Ⅲ.感觉迟钝，浅昏迷±抽搐，去皮质强直，瞳孔对光反射存在

Ⅳ.抽搐，深昏迷，去大脑强直，头眼反射消失，瞳孔固定

Ⅴ.昏迷，深部腱反射消失，呼吸抑制，瞳孔扩大固定，软弱/去大脑（间歇性）；脑电图呈现等电位

表 353-3　临床或病理类似急性瑞氏综合征的疾病

代谢性疾病

· 有机酸尿症

· 氧化磷酸化异常

· 尿素循环缺陷（氨基甲酰磷酸合成酶，鸟氨酸氨甲酰基转移酶）

· 脂肪酸氧化代谢缺陷

· 酰基 CoA 脱氢酶缺乏

· 全身性肉碱缺乏症

· 肝肉碱棕榈酰转移酶缺乏症

· 3-羟基,3-甲基戊二酰 -CoA 裂解酶缺乏症

· 果糖血症中枢神经系统感染或中毒（脑膜炎），脑炎，中毒性脑病出血性休克与脑病药物或毒物摄入（水杨酸，丙戊酸钠）

　　获得性线粒体功能异常可由几种药物和毒物引起，包括丙戊酸、氰化物、胺碘酮、氯霉素、铁、抗霉素 A、蜡样芽孢杆菌的催吐剂毒素和核苷酸类似物。丙戊酸是一种支链脂肪酸，可以代谢成线粒体毒素 4-烯丙戊酸。有潜在呼吸链缺陷的儿童对这类药物的毒性效应更加敏感。据报道，丙戊酸能加速 Alpers 综合征和细胞色素 C 氧化酶缺陷的患儿发生肝衰。核苷酸类似物可直接抑制线粒体呼吸链复合物的功能。用于治疗乙型肝炎的非阿尿苷能导致的致命乳酸酸中毒和肝脏衰竭。线粒体损伤的机制包括非阿尿苷直接整合入 mtDNA 替代胸腺嘧啶，从而直接阻碍 DNA 转录，导致获得性 mtDNA 缺失综合征。用于治疗艾滋病病毒感染的反转录抑制剂齐多夫定、地达诺新，司坦夫定和扎西他滨等能抑制线粒体的 γ-DNA 聚合酶，阻止 mtDNA 延长，导致 mtDNA 耗竭。其他可导致线粒体氧化应激因素包括胆汁淤积，非酒精性脂肪性肝炎，α1-抗胰蛋白酶缺乏症，以及 Wilson 病。

　　对大多数线粒体肝病的患者而言没有有效的治疗方法，神经系统损害的症状常阻碍正常的肝移植。推荐使用包括抗氧化剂、维生素、辅助因子和电子受体在内的药物混合制剂，但尚无的随机对照研究来评估这些药物的组合方式。因此，目前的治疗仍以支持治疗为主。

参考书目

参考书目请参见光盘。

（徐俊杰　译，王宝西　审）

第354章
自身免疫性肝炎

Benjamin L. Shneider, Frederick J. Suchy

　　自身免疫性肝炎（AIH）是一种慢性肝脏炎症过程，表现为血清转氨酶浓度升高，与肝脏相关的血清自身抗体升高，和（或）高丙种球蛋白血症。炎症过程的靶组织可能包括肝细胞，累及胆管上皮细胞并不常见。慢性肝病是指肝脏疾病持续时间通常超过 3~6 个月或有慢性肝功能失代偿的证据（低白蛋白血症，血小板减少症）或存在慢性肝病的体征（杵状指，蜘蛛痣，肝脾大）。疾病的严重程度差异大，受影响的儿童可能只有肝功能生化的异常表现，也可能有慢性肝病的体征，或有肝衰竭的表现。

　　慢性肝炎也可由持续的病毒感染（见第 350 章）、药物（见第 355 章）、代谢性疾病（见第 353 章）及自身免疫性疾病（表 354-1）或不明原因引起。大约 15%~20% 的慢性肝炎与乙型肝炎病毒感染有关，异常严重的病例可能由于合并丁型肝炎病毒（一种 RNA 缺陷病毒，依赖乙型肝炎病毒 HBV 复制）感染引起。超过 90% 的 1 岁以内的乙型肝炎病毒感染的患儿转化为慢性患者，而年龄较大的儿童和成年人仅为 5%~10%。超过 50% 的急性丙型肝炎病毒感染发展为慢性肝炎。接受血液制品或大量输血的患者风险增加。甲型或戊型肝炎病毒不引起慢性肝炎。常用于儿童的可引起慢性肝损伤的药物包括异烟肼、甲基多巴、匹莫林、呋喃妥英、丹曲林、米诺环素和磺胺类药物。代谢性疾病如 α1-抗胰蛋白酶缺乏症、先天性胆汁酸生成障碍、威尔逊病可引起慢性肝炎。非酒精性脂肪性肝炎，通常与肥胖和胰岛素抵抗有关，是慢性肝炎的另一个常见原因。本病是良性的，减肥和（或）维生素 E 治疗有效。成人和部分儿童可进展为肝硬化。在多数情况下，慢性肝炎的病因不明确，如果发现血清抗核抗体和抗平滑肌抗体阳性和多系统受累（关节病、甲状腺炎、皮疹、Coombs 试验阳性的溶血性贫血）提示可能是自身免疫机制所致。

　　组织学改变有助于了解慢性肝炎的特点。基于组织学改变将慢性肝炎分为持续型和活动型两种形式已经不再像以前那么有用。炎症局限在门脉区（慢性持续性肝炎），无肝纤维化或肝硬化改变则提示为良性过程。如果存在乙型肝炎病毒感染，肝活检既可预测抗病毒治疗反应，又是自身免疫性肝炎的一项诊断标准。组织学改变有助于鉴别病因。α1-抗胰蛋白酶缺

表354-1 导致慢性肝炎的疾病
慢性病毒性肝炎
·乙型肝炎病毒
·丙型肝炎病毒
·丁型肝炎病毒
自身免疫性肝炎
·抗肌动蛋白抗体阳性
·抗肝肾微粒体抗体阳性
·抗可溶性肝抗原抗体阳性
·其他（包括肝脏特异性脂蛋白或无唾液酸糖蛋白抗体）
·硬化性胆管炎和自身抗体重叠综合征
·系统性红斑狼疮
·乳糜泻
药物性肝炎
慢性肝脏疾病相关的代谢紊乱
·威尔逊病
·α_1-抗胰蛋白酶缺乏症
·酪氨酸血症
·尼曼-皮克病2型
·糖原贮积病Ⅳ型
·囊性纤维化病
·半乳糖血症
胆汁酸代谢异常

表354-2 自身免疫性肝炎的分类

变量	1型自身免疫性肝炎	2型自身免疫性肝炎
自身抗体特征	抗核抗体*	抗肝肾微粒体抗体*
	抗平滑肌抗体*	
	抗肌动蛋白抗体†	抗肝细胞液1抗体*
	抗可溶性肝抗原和肝胰抗原抗体‡	
	非典型抗中性粒细胞胞浆抗体	
地域差异	全世界	全世界；北美罕见
年龄	任何年龄	主要为儿童和青年
性别	约75%患者为女性	约95%患者为女性
其他相关的自身免疫性疾病	常见	常见§
临床严重程度	范围广泛	严重
组织病理学特征	范围广泛	经常进展
治疗失败	不常见	常见
停药后复发	易变的	常见
需长期维持	易变的	约100%

* 检测的传统方法是免疫荧光法。
† 商业实验室很少检测这种抗体。
‡ 该抗体通过酶联免疫吸附测定法进行检测。
§ 自身免疫性多内分泌病-念珠菌病-外胚层营养不良仅见于2型自身免疫性肝炎。

摘自 Krawitt EL. Autoimmune hepatitis. N Engl J Med, 2006, 354:54-66

乏症可见过碘酸-希夫染色反应（PAS）阳性，抗淀粉酶颗粒。肝细胞内中性脂肪蓄积而呈现大小不等的空泡是脂肪性肝炎的特点。胆管损伤可能提示自身免疫性胆管疾病。超微结构分析可以显示不同类型的存储障碍。

自身免疫性肝炎是一种免疫介导的疾病过程，免疫抑制剂治疗有效（表354-2）。典型的自身免疫性肝炎通常是指原发的肝细胞特异性的过程，而自身免疫性胆管病和硬化性胆管炎多由肝内和肝外胆管损伤所致。儿童常见的是肝细胞和胆管的重叠损伤。De novo 肝炎可见于肝移植的受者，而其最初的疾病不是自身免疫性肝炎。

■ 病　因

自身免疫性肝炎（AIH）肝门区可见大量单核细胞浸润并侵入周围实质，包括T淋巴细胞、B淋巴细胞、巨噬细胞和浆细胞。自身免疫性肝炎的免疫致病机制尚不明确。触发因素包括感染、药物及遗传易感宿主受到环境（毒物）因素诱发。白细胞抗原（HLA）

Ⅱ类分子，特别是DR3亚型，有自身免疫性肝炎易感性，可呈递外源性抗原至T淋巴细胞。细胞色素P450（CYP）2D6是2型自身免疫性肝炎的主要自身抗原。CD4+ T细胞识别自身抗原肝细胞肽导致肝损伤。由CD8+细胞毒性T细胞释放的细胞因子所致的细胞介导和（或）抗体介导的细胞毒性可导致损伤。抗体包被的肝细胞可通过补体或FC自然杀伤（NK）细胞被裂解。在一些1型和2型自身免疫性肝炎儿童中可发现自身免疫调节基因（AIRE）杂合突变，它编码一种转录因子，控制自身反应性胸腺细胞的阴性选择。AIRE 突变可导致约20%的自身免疫性肝炎患者发生自身免疫性多内分泌病-念珠菌病-外胚层营养不良。

■ 病　理

在未经治疗的情况下组织学改变包括：炎症浸润，淋巴细胞和浆细胞扩展到汇管区并侵入肝小叶；中至重度的肝细胞碎屑样坏死，从肝界板向外延伸；多种坏死，纤维化和实质区断裂可跨越至相邻汇管区或汇管区-中央静脉（桥接坏死）；不同程度的胆管上皮损伤。肝脏结构可能发生严重破坏。儿童患者在诊断时可能就已经出现肝硬化。急性肝衰竭期组织学的其他改变可能被大量坏死所掩盖。

临床表现

自身免疫性肝炎的临床特点和过程是多变的。临床表现多样，包括大量无症状患者，一部分患者呈急性，甚至爆发性发作。25%~30% 的自身免疫性肝炎患者，尤其是儿童，临床表现与急性病毒性肝炎相似。大多数患者起病隐匿，可无症状或有疲劳、乏力、行为改变、食欲缺乏、闭经，有时几个月后才会出现慢性肝病所致的黄疸或皮肤红斑。肝外表现包括关节炎、血管炎、肾炎、甲状腺炎、Coombs 试验阳性的贫血和皮疹。一些患者最初的临床表现为肝硬化（腹水，食管静脉曲张破裂出血，或肝性脑病）。

自身免疫性肝炎通常有轻度至中度黄疸。可存在蜘蛛痣及肝掌。肝脏通常有触痛并且轻度扩大，但肝硬化患者可能感觉不到。脾脏通常增大。晚期患者可能存在水肿和腹水。可能导致其他器官受累。

实验室检查

实验室检查结果与疾病严重程度有关。许多无症状的患者，血清转氨酶在 100~300U/L，而有症状的年轻患者的血清转氨酶可超过 1000U/L。血清胆红素浓度（主要是直接胆红素）通常为 2~10mg/dL。血清碱性磷酸酶（ALP）和 γ-谷氨酰转肽酶（GGT）活性可正常或轻度升高，但自身免疫性胆管疾病可显著升高。血清 γ 球蛋白水平可显著升高。低蛋白血症是常见的。凝血酶原时间延长，大多数是由于维生素 K 缺乏所致，但也可是肝细胞功能受损的反映。可存在正色素正细胞性贫血，白细胞减少，血小板减少，而且随门静脉高压及脾功能亢进的进展而逐渐加重。

大多数自身免疫性肝炎患者有高丙种球蛋白血症。血清免疫球蛋白 IgG 水平通常超过 16g/L。不同亚型的自身免疫性肝炎自身抗体类型不同（表 354-2）。最常见的类型是非器官特异性抗体，如抗肌动蛋白（平滑肌）抗体和抗核抗体。大约 50% 的此类患者年龄为 10~20 岁。另一种类型为高滴度的肝肾微粒体（LKM）抗体，在 2~14 岁的儿童中常见。一些年轻女性的自身抗体可能针对一种可溶性肝抗原但不针对核或微粒体蛋白。抗中性粒细胞胞浆抗体在自身免疫性胆管病变中更为常见。虽然在各种肝脏疾病中都可以观察到自身抗体的非特异性升高，但健康儿童自身抗体罕见，所以滴度低至 1∶40 也可能对儿童患者

有显著意义。高达 20% 的自身免疫性肝炎患者自身抗体阴性。与细胞色素 P450 反应的自身抗体 LKM 在慢性丙型肝炎病毒感染的成年患者中常见。丙型肝炎病毒和细胞色素 P450 抗原决定簇的同源性可以解释这一点。其他不太常见的自身抗体包括类风湿因子，抗壁细胞抗体及抗甲状腺抗体等。可伴有 Coombs 试验阳性的溶血性贫血。

诊　断

自身免疫性肝炎是基于某些诊断依据的临床诊断，单一的检测不能做出诊断。尽管诊断评分系统是为了科研而开发，并非作为诊断工具，但诊断评分标准已应用于成人，稍做修改后适用于儿童。重要的阳性特征包括女性，转氨酶显著升高而碱性磷酸酶无明显升高，γ-球蛋白水平升高，自身抗体（最常见的抗核抗体，抗平滑肌抗体，或抗肝肾微粒体抗体）阳性，以及组织学改变（图 354-1）。重要的阴性特征包括感染的病毒标志物（乙、丙、丁型肝炎病毒）阴性，无药物或血液制品接触史，可忽略的酒精摄入史。

应排除其他所有可导致慢性肝炎的病因（表 354-1）。鉴别诊断包括 α1-抗胰蛋白酶缺乏症（见第 349 章）和威尔逊病（见第 349.2）。排除前者需检测 α1-抗胰蛋白酶亚型，排除后者需测定血清铜蓝蛋白、24h 尿铜排泄和（或）肝铜含量。炎性肠病患者可发生慢性肝炎，但这些患者的肝功能异常通常是由于胆管周围炎或硬化性胆管炎所致。乳糜泻（见第 330.2）与自身免疫性肝炎类似的肝脏疾病有关，应进行适当的血清学检测，包括组织型转谷氨酰胺酶的测定。需进行超声检查以鉴别胆总管囊肿或其他结构异

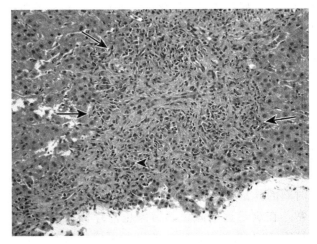

图 354-1（见彩图）　自身免疫性肝炎。肝活检显示汇管区纤维膨胀，中度的淋巴细胞浸润，浆细胞丰富（箭头）。有广泛的界面性肝炎（箭头）。原始放大倍数 ×20。感谢 Margret Magid, Mount Sinai School of Medicine

常的胆道系统疾病。磁共振胆管造影对筛选硬化性胆管炎非常有用。超声检查探测静脉扩张或闭塞可提示布加综合征的可能性。

■ 治 疗

大多数自身免疫性肝炎患者应用泼尼松，联合或不联合硫唑嘌呤或 6-巯基嘌呤治疗，可改善临床、生化和组织学改变，延长重症患者的生存期。利胆剂熊去氧胆酸可能对有胆道症状的患者特别有用。

治疗目标是以最小的副作用抑制或消除肝脏炎症。泼尼松初始剂量为 1~2mg/（kg·24h），到转氨酶水平小于正常上限的两倍时，以 5mg 的速度逐渐减量，在 2~4 个月内减到维持剂量 0.1~0.3mg/(kg·24h)。对治疗效果欠佳，出现严重的副作用，或者不能维持低剂量治疗的患者，可以加用硫唑嘌呤［1.5~2.0mg/（kg·24h），最高剂量 100mg/24h］，并密切监测有无骨髓抑制。监测硫唑嘌呤的代谢产物对调整不同患者的治疗有用。虽然隔日类固醇联合硫唑嘌呤治疗是一种有效地减少皮质激素相关毒性的方法，但隔日皮质激素单药治疗应该十分谨慎。轻度和无症状的患者，应使用较低起始剂量的泼尼松（10~20mg），同时早期联合应用 6-巯基嘌呤［1.0~1.5mg/（kg·24h）］或硫唑嘌呤［1.5~2.0）mg/（kg·24h）］。有关报道显示对于标准治疗来说，布地奈德、环孢霉素 A、他克莫司和西罗莫司可用于难治性病例。因为这些药物发生毒性反应的比例更高而导致使用受到限制，所以应由经验丰富的医生使用这些药物。

虽然生化缓解并不一定意味着组织学恢复正常，但组织学变化并不一定需要通过连续的肝活检来评估。对考虑停用皮质激素治疗的患者肝活检是极其重要的。患者症状消失，生化恢复正常，活检显示坏死性炎性消退，则可尝试逐步停用药物治疗。停止治疗后复发率高。复发需重新使用高水平的免疫抑制剂以控制病情。

■ 预 后

自身免疫性肝炎的初始治疗反应是迅速的，缓解率 >75%。转氨酶和胆红素水平常在最初的 1~3 个月内下降至接近正常水平。而血清白蛋白和凝血酶原时间的异常则要较长的时间（3~9 个月）才能恢复正常。在满足逐渐减量然后停止治疗标准的患者中（25%~40% 儿童），50% 的患者可停用所有药物；而另外 50% 的患者在经过不同的缓解期后出现复发。复发患者通常对再治疗有应答。许多儿童不符合停用免疫抑制剂的指征，他们需使用最小剂量的泼尼松以

最大限度减少疾病的活动性。因此，必须不断地进行对持续免疫抑制剂治疗的风险和进行性肝炎之间的评估，需要筛查药物治疗的并发症（眼科检查，骨密度测量，血压监测）。间歇性突发的肝炎可以重复使用泼尼松治疗。

有些肝炎患儿对激素抵抗，对此应进行更广泛的评估引起肝炎的病因，特别是重新评估是否有硬化性胆管炎或威尔逊病的存在。尽管药物治疗有很好的应答，且能延长患儿的生命，但自身免疫性肝炎仍可进展为肝硬化。皮质类固醇治疗爆发性自身免疫性疾病可能是有用的，但应谨慎给药，应评估这些患者发生全身性细菌和真菌感染的易感性。

原位肝移植已成功用于终末期自身免疫性肝炎患者（见第 360 章）。移植后病情可复发。肝移植的适应证应包括肝功能失代偿的证据。

参考书目

参考书目请参见光盘。

（徐樨巍 译，王宝西 审）

第 355 章
药物及毒物引发的肝损伤
Frederick J. Suchy

肝脏是药物代谢的主要场所，特别容易受到进食、胃肠外给药或吸入化学制剂、药物、植物衍生物（家庭治疗）或环境毒物的影响而导致肝脏结构和功能的损伤。每个肝功能损伤的儿童需调查其在家或在父母工作场所接触药物或毒物的可能性。患者临床表现差异大，可从肝功能异常但无症状至爆发性肝衰竭不等。肝损伤可能是药物不良反应唯一的临床特征或者可伴随全身症状和其他器官的损害。住院患者的临床和实验室检查结果可能与其基础疾病相混淆。

药物和毒物的肝脏代谢是由一系列的酶促反应介导的，在很大程度上把疏水性、不溶性分子转变为无毒、亲水性化合物，使其容易随尿液或胆汁排出（见第 56 章）。肝脏的相对体积，肝血流量，与蛋白结合的程度也影响药物代谢。代谢过程的第 1 阶段包括酶与底物结合形成有活性的中间体，包括羧基、酚、环氧化物或羟基。混合功能的单氧化酶、细胞色素 C 还原酶、各种水解酶和细胞色素 P450 系统（CYP）也参与了这一过程。这些酶途径的非特异性诱导，可发

生在并发病毒感染、饥饿和某些药物如抗惊厥药物管理过程中，可以改变药物的代谢，增加潜在的肝毒性。一种单一的药物可以通过一种以上的生化反应过程进行代谢。第 2 阶段，潜在破坏细胞的活性中间体可与葡萄糖醛酸、硫酸盐、醋酸盐、甘氨酸或谷胱甘肽结合进行酶促反应。有些药物可不通过第一阶段活化而直接通过这些结合反应而代谢。第 3 阶段，药物代谢产物及其结合物通过一系列的膜转运体，如多重耐药蛋白 1（MDR–1）进行能量依赖性排泄。

生物转化途径早在胎儿和婴儿期即可表达，但许多第一阶段和第二阶段的酶是不成熟的，特别是 1 岁以内。CYP3A4 是生后主要的肝脏细胞色素 P450，可代谢超过 75 种常用的治疗药物、环境污染物和致癌物。肝脏 CYP3A4 活性在胎儿期表达少，出生后逐渐增多，生后 1 个月达到成人的 30%，6 个月至 12 个月达到成人的 50%。可诱导 CYP3A4 的药物包括苯妥英钠、苯巴比妥、利福平。有毒代谢产物的增加可以使第二阶段反应能力下降。相反，不同类药物如红霉素和西咪替丁的 CYP3A4 抑制剂会导致 CYP3A4 底物的毒性积累。相比之下，虽然 CYP2D6 也受到发育调控（10 岁成熟），但它的活性更多取决于遗传多态性，而不是诱导剂和抑制剂的敏感性，因为与 CYP2D6 相关的超过 70 个等位基因的变异可显著影响许多药物的代谢。一种第二阶段的酶，UDP– 葡萄糖苷酸转移酶 1A6，可以使对乙酰氨基酚葡萄糖醛酸化，在胎儿期缺乏，新生儿期略有增加，但直到 10 岁之后才会达到成人水平。在生命早期缺乏有机离子的吸收和排泄机制。生后几个月内第一和第二阶段的药物代谢作用受损，之后许多药物代谢作用逐渐增强，直至 10 岁达到成人水平。

基因编码的酶和转运蛋白介导第 1、第 2 和第 3 阶段反应的遗传多态性与药物代谢受损和肝毒性风险增加有关。由于第 1 阶段药物代谢的畸变（多态性）可发生特异性肝毒性，产生的异常肝毒性的中间体可能与第 2 阶段结合反应的发展、获得、相对低效率相结合。儿童的肝毒性反应可以大于成人或小于成人；儿童使用麻醉药氟烷后发生肝损伤是罕见的，婴儿发生对乙酰氨基酚毒性反应比青少年少见，儿童发生致命性肝毒性的报道多数与使用丙戊酸钠有关。儿童过量或长期给予对乙酰氨基酚治疗可减少热量或蛋白质的摄入量，从而产生肝毒性。在这种情况下，对乙酰氨基酚代谢可由于硫酸盐合成和葡萄糖醛酸代谢减少以及谷胱甘肽存贮减少而受损。肝脏药物代谢途径的不成熟可以防止有毒因子的降解，在其他情况下，相同的不成熟性可能会限制毒性代谢物的形成。

化学肝毒性是可预知的、特异质的。可预知的肝毒性，暴露人群肝损伤的发生率高，具有剂量依赖性。在临床使用中只有少数药物属于这一类。这些药物可通过膜脂质的改变（过氧化作用）或通过蛋白质的变性直接损伤肝细胞，这些药物包括四氯化碳和三氯乙烯。间接损伤可以通过干扰代谢途径破坏细胞完整性或通过活性代谢产物的共价结合而导致细胞组分的变形。例如由对乙酰氨基酚或抗代谢药物如甲氨蝶呤或 6– 巯基嘌呤导致的肝损伤。

特异质肝毒性是不常见和不可预知的，但占不良反应的大多数。其损伤不是剂量依赖性的，可以发生在接触致病物的任何时间。某些患者特异质药物反应可以反映药物代谢异常通路，可能与遗传多态性相关，可产生有毒中间体（异烟肼和丙戊酸钠能通过这种机制导致肝损伤）。肝损伤前用药的持续时间不同（数周至 1 年及 1 年以上），再接触时的反应可能会延迟。

特异质反应也可能是由于致敏作用（超敏反应）而由免疫介导的反应，过敏反应的肝外表现包括发热、皮疹、关节痛和嗜酸性粒细胞增多。接触致病物 1~4 周后可发生特异质反应，再次接触可导致损伤迅速复发。研究表明，通过芳香族抗惊厥药（苯妥英钠、苯巴比妥、卡马西平）的氧化代谢（细胞色素 P450）产生的芳烃氧化物，可以启动一些过敏反应的发病机制。体内产生的芳烃氧化物，可结合细胞大分子，从而扰乱细胞的功能，并可能引发肝损伤的免疫学机制。

虽然化学活性代谢产物的生成在肝毒性的发病机制受到人们的重视，但越来越多的证据表明此过程是多因素的，特别是宿主免疫系统发挥的作用。肝非实质枯否细胞的激活和中性粒细胞的浸润使许多药物释放活性氧和氮以及细胞因子而导致毒性损伤。星状细胞也可以被激活，从而导致肝纤维化和肝硬化。

药物性肝病的病理范围极其广泛，很少是特定的，可以与其他肝脏疾病类似（表 355–1）。可预知的肝毒性，如对乙酰氨基酚产生的肝小叶中心性坏死。脂肪变性是四环素（小泡性脂肪变性）和乙醇（大泡性脂肪变性）毒性的重要特征。依托红霉素和氯丙嗪引起的损伤可导致胆汁淤积性肝炎。胆汁淤积无炎症可能是雌激素和合成类固醇的毒性作用所致。使用口服避孕药和雄激素可导致良性和恶性肝肿瘤。一些特异质药物反应，可导致弥漫性胆汁淤积和细胞坏死的混合损伤。一些草药补充剂可与肝衰竭相关（表 355–2）。慢性肝炎与使用甲基多巴和呋喃妥因有关。

临床表现可以轻而无特异性，如发热、全身不适。发热、皮疹和关节痛在过敏反应病例中更突出。在住院患者中，肝脏药物中毒的症状和体征可能很难与基

表 355-1　药物性肝损伤模式

疾病	药物
小叶中心坏死	对乙酰氨基酚氟烷
小泡性脂肪变性	丙戊酸
急性肝炎	异烟肼
一般过敏	磺胺类药物苯妥英钠
纤维化	甲氨蝶呤
胆汁淤积	氯丙嗪红霉素雌激素
静脉闭塞性疾病	照射和白消安环磷酰胺
门静脉和肝静脉血栓形成	雌激素雄激素
胆泥（Biliary sludge）	头孢曲松
肝腺瘤和肝细胞癌	口服避孕药促同化激素类

表 355-2　潜在肝毒性的草药或营养补充剂

卡法根（卡瓦胡椒）
灌木丛（杂芬油灌木丛林，黎科灌木之一种）
麻黄
紫草叶（吡咯里西啶类生物碱）
石蚕属植物提取物
缬草与黄芩
蘑菇（毒鹅膏，盔孢伞属）
LipoKinetix（苯丙醇胺，二碘甲腺原氨酸，育亨宾，咖啡因）

础疾病区分开。鉴别诊断应包括急性和慢性病毒性肝炎、胆道疾病、败血症，缺血缺氧性肝损伤、恶性肿瘤浸润以及遗传代谢性肝病。

药物或毒物相关的肝脏疾病的实验室检查特征差异大。肝细胞损伤可导致血清氨基转移酶和血清胆红素水平升高，合成功能障碍，血清凝血因子和白蛋白减少。肝衰竭或尿素循环的选择性抑制（丙戊酸钠）可导致高氨血症。血、尿标本的毒物学筛查有助于检测药物或毒物。经皮肝穿刺活检对区分药物损伤来源于基础疾病的并发症或并发感染是有必要的。

药物治疗过程中可出现血清转氨酶活性的轻度升高（一般小于正常值的 2~3 倍），特别是抗惊厥药，能够诱导药物代谢微粒体途径。肝活检显示光面内质网增生但没有显著肝损伤。肝功轻度异常通常可以继续药物治疗。

■ 治　疗

药物或毒物相关性肝损伤的治疗主要是支持治疗。应避免接触致病因素。皮质激素可能在免疫介导性疾病中起一定作用。N-乙酰半胱氨酸，在对乙酰氨基酚急性过量 16h 内给药，可通过刺激谷胱甘肽合成有效预防肝毒性，甚至在摄入对乙酰氨基酚 36h 后给药可提高严重肝损伤患者的生存率（见第 58 章）。静脉注射左旋肉碱可治疗丙戊酸诱导的肝毒性。原位肝移植可治疗药物或毒物引起的肝衰竭。

■ 预　后

药物或毒物引发的肝损伤的预后取决于它的类型和严重程度。当肝毒性因素去除后损伤通常是完全可逆的。但是亚大块肝坏死伴爆发性肝衰竭的死亡率可超过 50%。持续使用某些药物，如甲氨蝶呤，肝毒性的影响可以在不知不觉中进展到肝硬化。长期使用雄激素治疗可导致肿瘤形成。对可疑导致既往肝损伤的药物进行激发试验是不合理，并可导致致命性肝坏死。

■ 预　防

药物性肝损伤的预防仍然是一个挑战。肝生化指标的监测在某些情况下可能是有用的，但对使用多年的药物持续监测是困难的。这样的检测对之前存在肝脏疾病的患者非常重要。对于有特定肝毒性的药物，即使在儿童是偶发事件，如使用异烟肼，如果患者出现恶心、呕吐、腹痛、疲倦，应该建议患者立即停药，直至肝损伤被排除。肝脏疾病的明显症状，如黄疸和尿色深可在严重肝细胞损伤之后出现。使用硫唑嘌呤过程中监测有毒代谢物和基因分型可以有效预防严重毒性反应。随着药物基因组学的进展，如使用基因芯片检测细胞色素 P450 酶的变异体，有希望采用个性化的方法来预防肝毒性。

参考书目

参考书目请参见光盘。

（徐樨巍　译，王宝西　审）

第 356 章

暴发性肝衰竭

Frederick J. Suchy

暴发性肝衰竭（又称急性肝衰竭）是指大量肝细胞坏死或肝细胞功能受损，如合成功能、分泌功能和排毒功能均严重受损导致的临床综合征。在成年人中，肝性脑病是诊断暴发性肝衰竭的必要条件。但在婴幼儿中诊断暴发性肝衰竭比较困难，因为在婴幼儿中早期肝性脑病很难被发现。目前，儿童暴发性肝衰竭的定义包括突然出现急性肝损伤的生化学证据（病程 <8 周）；既往没有慢性肝病的证据；不能被维生素 K 纠正的凝血功能障碍：凝血酶原时间（prothrombin time, PT）>15s 或者国际标准化比率（international normalized ratio, INR）>1.5，同时伴有肝性脑病症状；或者是不管有没有肝性脑病临床症状，PT>20s 或 INR>2.0。围生期的肝衰竭可能与胎儿期的肝损伤，甚至肝硬化有关。如新生儿铁贮积病（新生儿血色素沉着病），酪氨酸血症，或者其他的一些先天性病毒感染性疾病。这些肝病可能出生时或生后数天被发现。爆发型肝豆状核变性发病年龄较大，而且发病之前无任何临床症状。在一些肝衰竭的病例中，尤其是不明原因的急性肝衰竭，肝性脑病出现较晚，可能发生在黄疸出现后的第 8~28 周。

病　因

暴发性肝衰竭是甲、乙、丁、戊型病毒性肝炎的常见并发症。乙型肝炎病毒和丁型肝炎病毒混合感染的年轻人发生暴发性肝衰竭的危险性非常高。HBV-DNA 的前核心区和（或）启动子区突变的病毒感染可能与暴发性重症肝炎有关。某些暴发性肝衰竭患者不存在 HBV 感染的血清学标记，肝脏中却发现 HBV-DNA，提示乙型肝炎病毒是导致暴发性肝衰竭的病因。在美国，丙肝和戊肝病毒不是暴发性肝衰竭的常见病因。慢性丙肝患者如同时感染甲肝病毒，则发生肝衰竭的危险性更高。在儿童中，EB 病毒、单纯疱疹病毒、腺病毒、肠道病毒、巨细胞病毒、细小病毒 B19、人类疱疹病毒 -6、水痘 - 带状疱疹病毒感染均可发生暴发性肝衰竭。

不到 5% 的暴发性肝衰竭是由自身免疫性肝炎引起，患者通常有阳性的自身免疫学标记物（如抗核抗体、平滑肌抗体、肝 - 肾微粒体抗体或者可溶性肝抗原），或者是血清 IgG 水平升高。肝脏活检可以明确诊断。

基因缺陷、疱疹病毒感染及各种其他原因如器官移植、恶性肿瘤引起的噬血细胞增多症（HLH）也常引起急性肝衰竭。遗传性或获得性噬血细胞综合征的典型特征是受损伤的自然杀伤细胞（NK）和细胞毒 T 细胞（CTL）无法控制噬血现象，细胞因子大量产生。生化改变包括铁蛋白和三酰甘油升高，纤维蛋白原降低。

在儿童中，不明原因的暴发性肝衰竭占 40%~50%，

常为突发，通常没有感染常见病毒性肝炎的高危因素，其病因复杂，包括尚未明确的某些病毒感染或代谢紊乱。

许多有肝毒性的药物和化学制品也可引起暴发性肝衰竭。接触四氯化碳、鹅膏蕈类或过量服用对乙酰氨基酚均会引起肝损伤。在英国和美国的青少年中，对乙酰氨基酚为最常见的引起急性肝衰竭的病因，除了短期故意大量服用外，通常也发生在长期服用超推荐剂量的患病儿童。因为长期患病和营养状况欠佳的情况下，体内储存谷胱甘肽的能力下降。此外，服用三氟溴氯乙烷、异烟肼、丙戊酸钠及草药也会引起肝衰竭（表 355-2）。

肝脏血管闭塞、严重的心力衰竭、青紫型先天性心脏病或者循环性休克引起的组织缺氧缺血均可导致肝衰竭。与肝衰竭有关的代谢疾病包括肝豆状核变性、妊娠期急性脂肪肝、半乳糖血症、遗传性酪氨酸血症、遗传性果糖不耐受症、新生儿铁贮积病、脂肪酸 β - 氧化缺陷，线粒体电子转运缺陷病。

组织病理

肝活检通常发现片状或大片融合的肝细胞坏死，肝小叶结构不清或桥状坏死与肝脏网状结构系统萎缩有关，肝细胞几乎不能再生。对乙酰氨基酚或循环性休克引起的肝损害呈现出中央小叶带状坏死。在 Reye 综合征、β - 氧化缺陷和四环素毒性反应中，由于肝细胞内微泡状脂肪浸润（microvesicular fatty infiltrate），组织学检查结果是严重的肝细胞器功能不全，而不是肝细胞坏死。

发病机制

暴发性肝衰竭的发病机制目前尚未明了。为什么仅有 1%~2% 的病毒性肝炎患者会发生肝衰竭，原因尚不清楚。肝细胞大量坏死可能是病毒的直接毒性作用，也可能是病毒抗原的免疫反应结果。1/3~1/2 HBV 感染导致肝衰竭的患者，症状出现的几天内，其血清乙肝表面抗原变为阴性，血清中检测不到乙型肝炎病毒抗原或 HBV-DNA，表明病毒超免疫反应可能是肝细胞大量坏死的基础。在对乙酰氨基酚、异烟肼引起的药物性肝损伤中，肝毒性代谢产物与组织分子共价结合，导致细胞内物质尤其是谷胱甘肽消耗引起爆发性肝衰竭。无论肝细胞损伤的初始原因是什么，许多因素可导致肝衰竭的发生，包括肝细胞再生能力受损，肝实质灌注能力的改变，内毒素血症，肝脏网状内皮组织功能的下降。

肝性脑病的发病机制可能与血氨、假性神经介质及胺类物质的增多有关，与 γ - 氨基丁酸受体活

跃或内源性苯二氮类化合物增加有关。这些物质的肝脏清除率下降可以产生明显的中枢神经系统功能不全。

■ 临床表现

爆发性肝衰竭可以表现出肝病的特征，也可使先前已知的肝病症状复杂化。缓慢进展的病史和（或）神经肌肉功能障碍病史预示着可能存在线粒体病或β-氧化缺陷。暴发性肝衰竭的儿童患者既往大多身体健康，没有肝脏疾病的危险因素，如接触毒物或血制品。最常见临床表现为黄疸进行性加重、肝病性口臭、发热、食欲不振、呕吐、腹痛。临床症状未见改善而肝脏迅速变小常预示病情恶化，易发生出血倾向及腹水。

应密切观察肝性脑病的发生。肝性脑病的最初特征为轻微的意识障碍或运动功能障碍。婴儿通常仅表现为易激惹、喂养困难和睡眠节律改变。在年龄较大的儿童中可表现扑翼样震颤。患者常表现为嗜睡、意识模糊或者觉醒期易激惹，最终表现为仅对疼痛刺激有反应，并迅速发展成深昏迷，呈现去皮质强直、去大脑强直状态。早期呼吸频率加快，Ⅳ期昏迷则发生呼吸衰竭（表356-1）。

■ 实验室检查

血清直接胆红素、间接胆红素和转氨酶水平明显升高，但血清的转氨酶水平与疾病的严重程度并不一致。实际上，转氨酶水平降低可能预示疾病恶化。血氨浓度通常升高，但血氨正常者也可能发生肝性昏迷。可出现PT和INT延长，即使肠外使用维生素K也不能改善。可发生低血糖，多见于小婴儿。也可出现低血钾、低血钠、代谢性酸中毒、呼吸性碱中毒。

■ 治 疗

急性肝衰竭针对病因的特殊治疗包括：如针对对乙酰氨基酚引起可使用N-乙酰半胱氨酸，针对单纯

疱疹病毒使用阿昔洛韦，针对鹅膏蕈菌使用青霉素，针对HBV使用拉米夫定，针对自身免疫性肝炎使用泼尼松，针对肠道病毒使用普可那利。对于其他原因导致的爆发性肝衰竭给予支持治疗。目前没有逆转肝细胞损伤和促进肝脏再生的治疗方法。

患有急性肝衰竭的婴儿或儿童应在ICU中持续监测重要脏器功能，如果必要时给予肝移植。气管插管可以减少过度换气引起的脑水肿及加强肺交换。晚期昏迷患者予机械通气和提供氧气十分必要。禁止使用镇静剂，以免加重脑病，除非在做插管治疗的患者。鸦片制剂比苯二氮卓类药物更易耐受。急性肝衰竭患者存在消化道出血的风险，应预防性应用质子泵抑制剂。

需谨慎输注等张液体和血制品以避免发生低血容量。肾功能不全可由脱水、急性肾小管坏死或功能性肾衰竭（肝肾综合征）引起。应静脉输注电解质和葡萄糖溶液以保证正常尿量、纠正和预防低血糖、维持正常血钾浓度，避免发生稀释性低钠血症。还需要肠外补充钙、磷、镁。低磷血症可能提示肝再生反应良好。在急性肝衰竭中，早期补充磷可能对预后有好处。

凝血障碍需要肠外补充维生素K和输注新鲜冰冻血浆、冷沉淀物，有明显出血时需输注血小板。血浆置换法可以暂时纠正出血，不会出现容量超负荷。如果输注新鲜冰冻血浆仍不能纠正凝血障碍，可应用重组的活化因子FⅦa暂时纠正凝血障碍，而且对侵入性操作如中央静脉置管或放置颅内压监测器时可应用重组的活化因子FⅦa。连续血液过滤可能对液体超负荷管理和急性肾衰竭有帮助。

爆发性肝衰竭患者应该严密监控感染，包括脓毒症、肺炎、腹膜炎、泌尿系统感染。至少50%患者会发生严重感染。革兰氏阳性菌（表皮葡萄球菌）为常见病原菌，其次为革兰氏阴性菌和真菌。

胃肠道出血、感染、便秘、使用镇静剂、电解质紊乱、低血容量可促使肝性脑病发生，应该注意识别并予以纠正。根据肝性脑病的严重程度禁止摄入或限制摄入蛋白。每2~4h口服或鼻饲10~50mL乳果糖清洁肠道，

表356-1 肝性脑病分级

	分级			
	Ⅰ	Ⅱ	Ⅲ	Ⅳ
症状	嗜睡期、欣快；日夜颠倒；警觉	嗜睡，易激动,情绪波动大，定向力障碍	木僵但可唤醒、意识迷糊，语无伦次	昏迷 Ⅳa 对有害刺激有反应 Ⅳb 对任何刺激无反应
体征	画人困难，能完成智力任务	扑翼样震颤，肝臭，不自主活动	扑翼样震颤，反射亢进，伸肌反射，强直	反射消失，无扑翼样震颤，肌张力降低
脑电图	正常	广泛的慢波、θ波	明显异常，三相波	明显异常的双侧慢波，δ波，皮质电波消失

并依据每天稀便次数调整乳果糖的剂量。也可以将乳果糖糖浆用水稀释1~3倍，每6h保留灌肠1次。乳果糖为不能吸收的双糖，通过结肠细菌作用，分解代谢成有机酸，通过降低微生物氨的产生及在酸性肠道内容物中吸附氨，从而降低血氨水平。口服和直肠给予不能吸收的抗生素如利福昔明或新霉素可以抑制肠道细菌，减少细菌分解蛋白质产生氨。降低血氨水平，口服抗生素可能比口服半乳糖效果更好。氟马西尼是一种苯二氮（䓬）类拮抗剂可以暂时逆转早期肝性脑病。不论患者肝衰竭病因是否与对乙酰氨基酚有关，N-乙酰半胱氨酸可能会改善急性肝衰竭的预后。

脑水肿为肝性脑病最严重并发症，使用皮质类固醇与渗透性利尿剂对脑水肿均无明显效果。监测颅内压可防止严重脑水肿、维持脑灌注压，保证患者处于适合肝移植的状态。对照试验表明，应用皮质类固醇可能使爆发性肝衰竭患者的预后更加恶化。

暂时的人工肝支持仍然被认为是肝衰竭患者等待肝移植或肝再生治疗期间的过渡治疗。非生物型人工肝本质上是一种含白蛋白透析液的肝透析形式。生物型人工肝支持系统包括灌注患者的血液通过一个含有肝细胞系或猪的肝细胞的装置，可滤过一些毒素，改善血液生化异常。在某些情况下可改善神经功能，但几乎没有证据表明可提高存活率。几乎没有孩子做过这样的治疗。

原位肝移植（OLT）可以挽救Ⅲ期、Ⅳ期肝昏迷患者的生命。在婴幼儿急性肝衰竭的治疗中，小体积的同种异体移植和活体供者移植已有很大进展，部分辅助原位或异位肝移植在一小部分患儿中已经取得成功，在某些患者中还可以使原本的肝脏得到再生能力，最终避免排斥反应。原位肝移植不宜在神经肌肉功能障碍或线粒体代谢紊乱的肝衰竭患者中进行，因为移植后神经功能进行性损害仍然会持续。

■ 预 后

儿童肝衰竭的预后较成人相对来说好一些，但总死亡率仍超过70%。预后的不同取决于肝衰竭的病因及肝性脑病分期。给予恰当的医学治疗，其存活率为50%~60%，过量服用对乙酰氨基酚导致的急性肝衰竭其存活率可高达90%，爆发性HAV和HBV感染存活率也较高。相反，特发性肝衰竭或肝豆状核变性引起的急性肝衰竭，其自然痊愈可能性只有10%~20%。在进展为Ⅳ期肝昏迷的患者中（表356-1），预后非常差。脑干脑疝为最常见的死亡原因。主要的并发症如脓毒症、严重大出血、肾衰竭均增加死亡率。肝细胞坏死和多器官功能衰竭的患者预后极差。年龄<1岁，

Ⅳ期肝性脑病，INR>4，在移植前需要透析的患者同样增加其死亡率。移植前胆红素水平与转氨酶水平可能与移植后存活率无关。急性肝衰竭的患儿可能在等待肝移植过程中死亡。由于他们疾病的严重性，移植后6个月的存活率不超过75%，明显低于慢性肝病的儿童（90%）。爆发性肝衰竭的患者痊愈后通常很少进展为肝硬化或慢性肝病。不到10%的再生障碍性贫血患者可能发生特发性爆发性肝衰竭，这通常是致命的。

（黄开宇 译，王宝西 审）

第357章
肝和胆道的囊性疾病
Frederick J. Suchy

肝脏的囊性病变在婴幼儿期即可被发现（表357-1见光盘）。肝纤维化的发生也可作为潜在的发育缺陷的一部分（表357-2见光盘）。肾脏囊性疾病通常与之相关，并往往决定了其临床表现和预后。实际上，肝、肾复合囊性疾病中突变基因编码的所有蛋白质至少部分定位于肾小管上皮细胞和胆管上皮细胞原纤毛上。

补充内容请参见光盘。

（黄开宇 译，王宝西 审）

第358章
胆囊疾病
Frederick J. Suchy

胆囊的变异

在人群中，约有0.1%的人有先天性的胆囊缺失。胆囊发育不全或缺失可能与肝外胆道闭锁或囊性纤维化变有关。胆囊重复畸形罕见。异位胆囊可表现有横位的、肝内的、左侧位的或反向位的胆囊。多腔胆囊是另一种罕见的先天性变异，具有多个隔膜将胆囊分成多个腔室的特征。

补充内容请参见光盘

（黄永坤 译，王宝西 审）

■ 尼尔逊儿科学

第 359 章
门静脉高压和静脉曲张
Frederick J. Suchy

门静脉高压是指门静脉压力高于 10~20mmHg。是引起有肝病儿童致残和致死的主要原因。正常门静脉压是 7mmHg。各种原因引起的门静脉高压的临床表现可以是相似的。但是，相关的并发症、治疗和预后可明显的不同，而其复杂性有赖于是否并发肝脏功能不全。

补充内容请参见光盘

（黄永坤　译，王宝西　审）

第 360 章
肝移植
Jorge D. Reyes

肝移植的发展需要在终末器官疾病、外科技术和围手术期护理的管理方面不断改进。随着免疫抑制剂的发展（1978 年环孢素和 1989 年他克莫司）及我们对受体和宿主免疫系统相互关系的认识增加，患者获得了更好的长期生存的条件。同时，腹腔器官获取技术和器官保存技术的进步，使远距离器官的获取及移植成为可能，并建立了国家供体器官与等待的受体匹配系统［器官获得和移植网络（OPTN）和器官共享联合网络（UNOS）］。

补充内容请参见光盘

（唐清　译，王宝西　审）

第 7 篇　腹　膜

第 361 章
畸　形
Melissa Kennedy, Chris A. Liacouras

先天性腹膜带可引起肠梗阻；在腹膜形成的过程中许多其他解剖的异常可以发生，但临床意义不大。腹内疝很少通过异常的腹膜带形成的环行结构产生。大网膜的缺失或重复畸形罕见。大网膜内的淋巴管道阻塞可出现大网膜囊肿，它们可以是先天性或是外伤造成的，但通常无症状。腹痛和部分小肠梗阻是因大网膜挤压或牵拉导致小肠扭转引起。

（唐清　译，王宝西　审）

第 362 章
腹　水
Melissa Kennedy, Chris A. Liacouras

腹水是指在腹腔中大量的浆液积聚。腹水的多种病因见表 362-1（见光盘）。对儿童而言，肝脏、肾脏和心脏疾病是最常见的病因。

补充内容请参见光盘。

362.1　乳糜腹
Jessica Wen, Chris A. Liacouras

乳糜腹可因胸导管的腹内部分异常、损伤、阻塞所致。虽然不常见，但它可以发生于任何年龄。病因包括先天畸形、腹膜带、全身淋巴管瘤病、肠慢性炎症过程、肿瘤、淋巴结肿大、既往腹部手术和外伤。先天性淋巴系统异常与特纳综合征、努南综合征、黄指甲综合征和克－特－韦综合征有关。

补充内容请参见光盘。

（唐清　译，王宝西　审）

第 363 章

腹膜炎

Jessica Wen , Chris A. Liacouras

腹膜炎可因感染、自身免疫、肿瘤及化学损伤引起。感染性腹膜炎分为原发性（自发）腹膜炎和继发性腹膜炎。原发性腹膜炎是指腹腔内无原发病灶，致病菌通过血运、淋巴管及肠壁等途径侵入腹膜腔而导致的腹膜炎。继发性腹膜炎是由腹腔脏器破裂或器官脓肿扩散与蔓延所致。第三型腹膜炎是指复发性弥漫性或局灶性腹腔内感染，较继发性腹膜炎预后更差。

临床上，患儿可出现腹痛、腹部压痛和腹肌紧张。腹膜炎可由阑尾或梅克尔憩室等空腔脏器破裂、创伤或腹膜透析导管导致腹膜破裂、胆汁和尿液等其他体液导致化学性腹膜炎以及感染产生。胎粪性腹膜炎在96.1、322 章描述。腹膜炎是外科急症，除自发性细菌性腹膜炎外，均需要腹部探查和灌洗。

参考书目

参考书目请参见光盘。

363.1　急性原发性腹膜炎

Jessica Wen, Chris A. Liacouras

■ 病因及流行病学

原发性腹膜炎是指腹膜腔无明显的细菌感染灶。多数情况下，发生于肾病综合征或肝硬化腹水患儿。感染可由肠道细菌移位及免疫功能紊乱引发。既往健康的儿童发生原发性腹膜炎罕见。常见病原菌有：肺炎链球菌（最常见）、A 组链球菌、肠球菌、葡萄球菌、革兰氏阴性肠道细菌，特别是大肠埃希菌和肺炎克雷伯菌也很常见。男女同样受累，多数于 6 岁前发病。结核分枝杆菌和牛分枝杆菌罕见。

■ 临床表现

急性或隐匿起病，以发热、腹痛、呕吐、腹泻及感染中毒症状为特征。常见低血压和心动过速，伴有呼吸浅促，腹部触诊有压痛和反跳痛，肠鸣音减弱或消失。糖皮质激素的使用可减轻现有的临床表现，延误腹膜炎的诊断。

■ 诊断和治疗

虽然白细胞（WBC）计数可受肝硬化患者脾功能亢进的影响，但急性原发性腹膜炎常见外周血白细胞增多，且中性粒细胞比例明显增高。肾病综合征患者有蛋白尿，这些患者低血清白蛋白与腹膜炎的风险增加有关。腹部 X 线检查见大肠和小肠扩张，肠壁增厚，环形皱襞影增加。患者无肾病综合征或肝硬化病史时，原发性腹膜炎与阑尾炎鉴别困难，因此，原发性腹膜炎可通过 CT 扫描、腹腔镜或开腹手术等方法诊断。有明确肾病或肝病和腹水的患者出现腹膜炎体征时，应及时诊断性腹腔穿刺。感染性腹水表现为白细胞（WBC）计数 ≥ 250/mm³，多形核细胞 >50%。

其他的腹水结果提示原发性腹膜炎包括：pH<7.35，动脉 / 腹水 pH 梯度 >0.1，乳酸升高。腹水革兰氏染色特征性显示单一的革兰氏阳性菌或阴性菌，而革兰氏阴性菌较少见。在假设为原发性腹膜炎的儿童，如腹水检查存在混合细菌感染或腹部 X 线显示腹腔游离气体，则需要性剖腹探查术以定位腹腔是否局部穿孔成腹内感染源。腹腔穿刺抽取腹水入血培养瓶培养，可增加培养的阳性率。给予静脉应用抗生素头孢噻肟和氨基糖苷类等治疗，随后根据药敏试验调整抗生素（耐药肺炎球菌选万古霉素）。疗程10~14d。

培养阴性的中性粒细胞性腹水是原发性腹膜炎的一个变异，其白细胞计数为 500/mm³、培养阴性、无腹腔内感染源、之前无抗生素治疗。处理方式与原发性腹膜炎类似。

参考书目

参考书目请参见光盘。

363.2　急性继发性腹膜炎

Jessica Wen, Chris A. Liacouras

急性继发性腹膜炎最常见于肠道细菌通过坏死的肠壁缺损进入腹腔，或其他脏器的梗阻、梗死，或腹腔内脏器脓肿破裂后。最常见于阑尾穿孔。其他胃肠道（GI）的原因包括：嵌顿疝、梅克尔憩室破裂、肠扭转、肠套叠、溶血性尿毒综合征、消化性溃疡、炎症性肠病、坏死性胆囊炎、坏死性小肠结肠炎、盲肠炎、创伤性穿孔。新生儿期的腹膜炎是坏死性小肠结肠炎的常见并发症，但可能与胎粪性肠梗阻或胃或小肠自发性破裂有关（吲哚美辛诱发）。青春期后的女孩，生殖道的细菌（淋病奈瑟菌，沙眼衣原体）可以通过输卵管进入腹膜腔导致继发性腹膜炎。有异物，诸如脑室导管或腹膜透析导管存在时，皮肤的微生物如表皮葡萄球菌、金黄色葡萄球菌、白色念珠菌污染，容易导致腹膜炎。细菌的直接毒性作用、局部和全身炎症介质释放（脂多糖内毒素）导致继发性腹膜炎。脓毒血症的发生与发展依赖于不同的宿主与病因、抗生素及外科手术干预的及时性。

■ 临床表现

类似于原发性腹膜炎，典型症状包括发热（≥39.5℃）、弥漫性腹痛、恶心、呕吐等。体检包括反跳痛、腹肌紧张，强直体位（静卧），麻痹性肠梗阻时肠鸣音减弱或消失。液体大量渗出进入腹膜腔，随着全身性扩血管物质的释放，可导致休克的快速发展。感染中毒症状、易怒，烦躁不安常见。可出现肺不张及肺内分流，发展为急性呼吸窘迫综合征。

实验室检查提示外周血白细胞计数 $>12\,000/mm^3$，分叶核占显著优势。X 线腹部平片见腹腔游离气体，表现为肠梗阻、腹腔积液和腰大肌影消失。

■ 治 疗

应立即开始积极的液体复苏和维持心血管功能。外科手术前必须保持患者病情稳定。必须提供有效的抗生素治疗，覆盖感染部位可能的主要的感染源。氨苄西林、庆大霉素及克林霉素的方案足以解决由大肠杆菌、肺炎克雷伯菌、拟杆菌属和肠球菌感染导致的下消化道穿孔。替代方案可选择替卡西林－克拉维酸和氨基糖苷类。手术修复内脏穿孔，应在患者稳定及抗生素治疗启动后进行。术中腹腔液培养可提示是否需要更换抗生素治疗。经验性治疗腹膜透析（PD）的导管相关性腹膜炎，可包括头孢唑啉、头孢他啶、亚胺培南/西司他丁或万古霉素/环丙沙星。注意导管卫生，及时拆除和更换有感染迹象的导管，可预防 PD 导管的严重感染。

参考书目

参考书目请参见光盘。

363.3 急性继发性局限性腹膜炎（腹腔脓肿）
Jessica Wen, Chris A. Liacouras

■ 病 因

腹腔内脓肿多见于成人，儿童和婴儿少见。但可发生于腹腔内脏器官（肝，脾，肾，胰，输卵管，卵巢脓肿），或小肠间、阑尾、膈下、肝下、盆腔或腹膜后。阑尾穿孔导致的阑尾周围和盆腔脓肿最常见。克罗恩病可因透壁炎症与瘘管形成导致腹腔内脓肿。

■ 临床表现

长期发热，食欲缺乏，呕吐，精神不振可提示腹腔脓肿的发生。外周血白细胞计数升高，红细胞沉降率增高。阑尾周围脓肿有局部压痛和右下腹包块存在。

腹胀、直肠下坠感、伴或不伴少量黏液便，膀胱刺激征可提示盆腔脓肿，直肠指诊触及直肠前方痛性包块。膈下气体聚集，肺底肺不张，膈肌抬高，胸腔积液可能提示膈下脓肿。腹膜后阑尾炎、克罗恩病、肾周或肾内脓肿的炎症漫延可导致腰大肌脓肿。腹部体征少，可出现跛行、髋关节疼痛和发热等症状。超声检查、CT 扫描和 MRI 检查可用于腹腔内脓肿定位，MRI 可提供疾病受累部位的最佳分辨率。

■ 治 疗

脓肿应引流，并提供适当的抗生素治疗。引流在影像引导下进行（超声或 CT 引导），并留置引流管。联合应用广谱抗生素如氨苄西林、庆大霉素及克林霉素，并根据药敏试验结果进行调整。阑尾破裂并发的脓肿的治疗复杂，因为肠蜂窝织炎的形成使手术切除更加困难。治疗方案是抗生素治疗 4~6 周后，行阶段性阑尾切除术。

参考书目

参考书目请参见光盘。

（杨敏 译，王宝西 审）

第 364 章

腹壁疝

John J. Aiken, Keith T. Oldham

腹壁疝是在剑突与脐之间的腹壁中线上的腹侧疝气。腹壁疝是因腹白线纤维缺陷导致，先天缺陷多于后天获得。多数腹壁疝小，且无症状，因此，确切的发病率不明。但报道的儿童发病率为 <1%，或高达 5% 不等。腹壁疝可为单个或多个，男性比女性常见，发病率是女性的 2~3 倍。典型的缺损通常只包含腹膜前脂肪，无腹膜囊或腹腔脏器。腹壁（切口）疝可发生

于以前的切口部位或与脑室腹腔分流有关。

补充内容请参见光盘。

364.1　切口疝

John J. Aiken, Keith T. Oldham

对儿童，在既往剖腹手术部位形成疝是罕见的。与腹壁切口疝风险增加的相关因素包括：腹内压力增加、伤口感染和正中切口。而对腹部横切口的青睐，是因为可增加腹壁强度和血液供应，减少伤口感染和切口疝。虽然大多数的切口疝需要修补，操作应该推迟到儿童处于最佳的医疗条件下，特别是婴儿。有人建议弹性绷带包扎，阻止疝的扩大，促进自然愈合。腹壁缺损新生儿是小儿切口疝的最大发病群体。最初的管理应该是保守的，修补应该延迟至 1 岁。嵌顿非常罕见，有指征时应及时修补。

参考书目

参考书目请参见光盘。

（杨敏　译，王宝西　审）

第 19 部分　呼吸系统

第 1 篇　发育与功能

第 365 章
呼吸系统病理生理学及调节

Ashok P. Sarnaik, Sabrina M. Heidemann

呼吸系统的主要功能是提供代谢所需的氧气及排出二氧化碳。组织的氧合及二氧化碳的清除过程包括通气、灌注、弥散，其中任何一种机制的异常均可导致呼吸衰竭。由于不同年龄和发育阶段机体呼吸调节机制、气道动力学、肺实质解剖生理特征明显不同，因此，呼吸系统疾病的病理生理表现极大地受年龄和发育的影响。与年长儿童比较，婴儿由于气道更细小、胸腔顺应性高，对低氧敏感性弱，因此，相似严重程度的疾病对其危害更严重。

补充内容请参见光盘。

365.1　健康和疾病状态下的肺容量及功能

Ashok P. Sarnaik, Sabrina M. Heidemann

传统意义上，肺容量是用肺量图来测量的（图 365-1），潮气量（VT）是每次呼吸进出肺的气体量，平静状态下，正常潮气量是 6~7 mL/kg，深吸气量（IC）是呼气后最大吸气量，补呼气量（ERV）是呼气后最大呼气量，最大呼气后肺内所剩的气体量是残气量。肺活量（VC）被定义为最大吸气和最大呼气中进出肺的气体总量。潮气量、深吸气量及补呼气量在肺疾病时减少，但仍受呼吸力量的影响。肺总量是最大吸气后肺内气体量。

补充内容请参见光盘。

365.2　胸　壁

Ashok P. Sarnaik, Sabrina M. Heidemann

当需要增加胸腔（肺）容积时，婴儿胸壁和横膈活动度明显不如成人，而且婴儿的肋骨相对水平，横膈扁平。因此婴儿不能像成人一样通过肋骨的向上和向外的运动及横膈的向下运动来增加胸廓的容量。此外，婴儿的胸壁更软，比成人的顺应性更强。这种柔软的、高顺应性的胸壁利于出生时通过产道及日后肺的发育，但也使小婴儿在某些特定的病理情况下更易受损伤。胸壁顺应性是 FRC 的一个主要的决定因素。因为胸壁和肺的回弹力在休息时方向是相反的，当胸廓向外的回弹力与肺向内的弹性阻力达到平衡时，这点就称为 FRC。由于胸廓的顺应性更高，达到平衡时，小婴儿的肺容积比年长儿更小（图 365-7 见光盘）。此外，婴儿的 FRC 实际测量值往往高于预期，因为其呼吸肌保持胸廓一直处于吸气状态。另外，小婴儿呼气时也存在一定程度的气体滞留。

补充内容请参见光盘。

365.3　健康和疾病状态下的肺力学和呼吸功

Ashok P. Sarnaik, Sabrina M. Heidemann

呼吸运动气体进出肺时，大气及肺泡之间需要足够的压力梯度。其中一部分压力梯度来克服胸廓和肺的弹性阻力，另一部分被用来克服气道阻力，弹性阻力：是指对抗变形和膨胀的力量。它通过压力的变化（ΔP）÷ 容积的变化（ΔV）来计算。弹性阻力是指当不再受外力影响时，能够恢复到原始的状态。顺应性（$\Delta V \div \Delta P$）是弹性阻力的倒数。顺应性可以反映肺实质、气道及胸壁状况。阻力是指产生气道气流所需的压力。通过伯努利方程定律来计算。

$$R = 8I\eta \div \Pi r^4$$

这里 R 指阻力，I 指长度，η 指黏滞系数，r 为半径。压力 - 气流关系实际含义指气道阻力与它半径的四次方成反比。如果气道的管腔减小一半，阻力就会增高 16 倍。新生儿和小婴儿由于其本身气道小，更容易在炎症和分泌物时气道阻力显著增加。在气道阻力增加的疾病，气流往往变成紊流。紊流在很大程度上取决于雷诺数（Re），无因次的，以 $Re = 2rvd \div \eta$ 计算。

r 为半径，V 是速度，d 是密度，η 是黏滞系数。当 Re 超过 2000，紊流是最容易发生的气流状况。紊流的阻力主要受密度影响。低密度的气体如氦氧混合气可减少阻塞性疾病如病毒性喉气管支气管炎、哮喘的紊流。新生儿和小婴儿主要是鼻通气，因此，即使是最小的鼻腔阻塞也是难以耐受的。

补充内容请参见光盘。

365.4　健康和疾病状态下的气道动力学

Ashok P. Sarnaik, Sabrina M. Heidemann

因为婴儿的气管和气道的顺应性比年长儿童和成人高，胸膜腔内压的变化导致气道直径的变化更大。气道可以分为 3 个解剖部位：胸外气道包括从鼻腔到胸廓入口，胸内肺外气道从胸廓入口到主支气管，肺内气道就是肺内的薄壁组织。在平静呼吸时，吸气时胸腔内气道扩张，胸内负压加大；呼气时气道变窄直至回到功能残气量的基线。这种气道内径改变对于正常状态的呼吸运动意义不大。当发生气道阻塞性疾病时，为获得足够的气流，胸膜腔内压变化会增大，进而导致更明显的气道管腔变化。而小婴儿由于胸壁和气道顺应性高，此时气道管腔内径的改变就对呼吸运动产生明显影响。

补充内容请参见光盘。

365.5　不同病例部位的疾病表现

Ashok P. Sarnaik, Sabrina M. Heidemann

诊断呼吸系统疾病的第一步是如何对临床表现做出恰当的解释。呼吸困难在非呼吸系统疾病时也可发生，严重的呼吸衰竭亦可无显著呼吸困难表现。中枢神经系统兴奋性疾病如脑炎或神经兴奋药物的应用可以发生中枢神经性过度通气。同样，一些代谢性酸中毒疾病，如糖尿病酮症酸中毒、水杨酸中毒和休克也往往会出现过度通气。上述患者临床上都可以表现为呼吸困难，但是与呼吸系统疾病患者不同的是，这些患者的潮气量和呼吸频率都是增加的，血气值分析结果为低 $PaCO_2$ 和正常 PaO_2。神经肌肉疾病如格林巴利综合征或重症肌无力，还有呼吸动力异常的患者，在发生严重呼吸衰竭时，却没有足够的能力表现出呼吸困难。这些患者即使发生呼吸性酸中毒和低氧血症，其呼吸运动看起来也可以是正常的。

补充内容请参见光盘。

365.6　健康和疾病中的通气灌注

Ashok P. Sarnaik, Sabrina M. Heidemann

在潮式呼吸时，肺的肺泡和气道在独立部位（直立体位的肺上叶）相对于非独立部位（直立体位的肺下叶）受到更大的负面影响，因此也相对膨胀。重力作用下，双肺上叶与壁层胸膜的间隙也会较大。在潮式呼吸时，由于膨胀程度不同，通气优先发生在双肺下叶。虽然双肺下叶因重力作用，静水压更高，灌注更好，但灌注增加多于通气的增加。因此，从比值角度出发，双肺上叶比双肺下叶比值更高。由于双肺下叶的气道更窄，所以在呼气时更早闭合。将双肺下叶气道开始闭合时的肺容量称为闭合容量。在正常儿童，功能残气量大于闭合容量。潮式呼吸时，气道处于始终开放状态。在新生儿，由于其闭合容量大于功能残气量，潮式呼吸时通气不充分的肺泡灌注，因此与年长儿相比，健康新生儿氧分压更低。

补充内容请参见光盘。

365.7　健康疾病的气体交换

Ashok P. Sarnaik, Sabrina M. Heidemann

呼吸系统的主要功能是全身的静脉血流经肺时，运出二氧化碳，提供氧气。因此，吸入气体成分、通气、灌注、弥散和组织代谢都会对动脉血气产生影响。

补充内容请参见光盘。

365.8　血气的意义

Ashok P. Sarnaik, Sabrina M. Heidemann

临床的观察和血气值的解读在对病变部位的评估和病情严重程度起到决定性的作用（表 365-2 见光盘）。在隆突上的气道受阻（声门下狭窄，血管环），血气的总体反映是肺泡通气不足。这是肺泡气程式中 $PACO_2$ 的升高和成比例的 PAO_2 降低的体现。一般 $PACO_2$ 升高 20mmHg，PO_2 降低 25mmHg。在无肺实质疾病和肺内分流情况下，此类病变对补充氧气以逆转低氧血症的反应非常好。类似的血气分析值同样可以出现在呼吸中枢抑制或神经肌肉功能减弱导致呼吸功能不全的患者，这类患者的血气分析提示通气不足，临床通过补充氧气病情改善。这可与气道梗阻导致呼吸困难患者鉴别。

补充内容请参见光盘。

365.9　健康和疾病状态下的肺血管

Ashok P. Sarnaik, Sabrina M. Heidemann

胎儿的肺动脉中层在妊娠的最后三个月会形成更多肌肉组织（见第 95.1）。胎儿期，90% 以上的体循环回流血经卵圆孔及动脉导管水平从肺循环分流到体循环。出生后，随着动脉导管和卵圆孔功能性闭合和肺血管的扩张，肺血管阻力（PVR）明显降低，右心输出血流全部经过肺部。生后3天内，PVR是体循环阻力的50%左右。生后几周，随着肺动脉中层肌层退化，PVR和肺动脉压进一步降低。生后2~3个月，PVR和肺动脉压力为全身血管阻力的15%。这种情况持续至整个幼年时期和青春期。低氧血症、酸中毒、高碳酸血症时，肺血管收缩，是对的反应，高氧血症，碱中毒和低碳酸血症时，肺血管扩张。小婴儿肺动脉肌层相对较发达，故对肺血管收缩因素刺激尤为敏感。

补充内容请参见光盘。

365.10 肺损伤的免疫反应
Ashok P. Sarnaik, Sabrina M. Heidemann

局部和全身性疾病可能会引起肺部炎症反应。局限于肺部的疾病可能引起的炎症反应，包括感染的过程、误吸、窒息、肺挫伤、和吸入化学的刺激因子；全身性疾病，包括脓毒症、休克、创伤、体外循环。这种炎症反应是通过细胞因子和其他介质的释放介导的。在肺部，肺泡巨噬细胞是早期细胞因子反应的首要基础，产生肿瘤坏死因子-α（TNF-α）和白细胞介素-1（IL-1β）。这些细胞因子参与启动炎症反应链，导致产生其他的细胞因子，如前列腺素、活性氧类，并上调了细胞黏附分子，转而使白细胞进入肺组织。炎症反应的病理生理后果包括损伤肺毛细血管内皮和肺泡上皮细胞。多种细胞因子和类花生酸类物质引起肺血管收缩，导致肺动脉高压和右心室后负荷增加。损伤毛细血管内皮细胞，导致通透性增加，富含蛋白的液体流入肺间质和肺泡内。以细胞碎片和纤维蛋白为特征性的嗜酸性透明膜就会沿肺泡壁形成。1型肺泡上皮细胞脱落。肺间质及肺泡水肿降低FRC，阻碍了扩散，通气不足的肺内发生右向左的肺内分流，增加了肺泡-动脉氧（A-aO$_2$）梯度。在临床上，肺泡-动脉氧梯度>200是急性肺损伤的特征性表现，梯度>300称为急性呼吸窘迫综合征（ARDS）（见第65章）。

补充内容请参见光盘。

365.11 呼吸的调节
Ashok P. Sarnaik, Sabrina M. Heidemann

呼吸运动的主要功能是保持血气平衡状态，以达到利用最低能耗满足机体代谢需要。机体通过神经中枢、感受器、效应器之间复杂的相互作用，对呼吸频率与潮气量进行调控。呼吸中枢内的神经元接收并整合来自感受器的传入信息，同时向效应器发出运动冲动，从而启动并维持呼吸运动。感受器分布于全身，收集理化信息，并将之传送至呼吸中枢，从而刺激或抑制呼吸中枢活动。效应器由各种呼吸肌组成，它们在呼吸中枢的控制下，按照一定的潮气量与呼吸频率，控制肺部进出气流。从新生儿期起，至幼儿期以及儿童早期，人体呼吸运动的调控机制逐步发展，完善成熟。睡眠状态对呼吸控制具有潜在的深远影响。

补充内容请参见光盘。

（殷芳　彭博　译，陈慧中　审）

第366章
呼吸系统疾病的诊疗进展
Gabriel G. Haddad, Thomas P. Green

儿童呼吸系统疾病的诊断需要详细的病史及体格检查，在一些特殊的病例，额外的诊断方法及辅助手段也是必要的。

补充内容请参见光盘。

（钱婧　译，陈慧中　审）

第367章
婴儿猝死综合征
Carl E. Hunt, Fern R. Hauck

婴儿猝死综合征（简称SIDS），是指婴儿突然意外的死亡，经完整检查，包括全面尸检和对死亡环境及病史资料的调查，仍不能确定死因者。尸检对于明确突发意外死亡的病因，包括先天发育异常、感染、儿童受虐待致死是非常重要的（表367-1，367-2，367-3）。通常尸检不能区分婴儿猝死综合征与人为窒息，但通过调查环境和病史可以发现证据。

■ 流行病学

婴儿猝死综合征为美国第三位婴儿死亡的病因，占总死亡病因的8%。它是新生儿期后婴儿死亡的最主要原因，占1月龄到1岁年龄段组死亡病因的40%~50%。1992年美国儿科学会提出，让婴儿

表 367-1　婴儿期突然意外死亡的鉴别诊断

死亡原因	主要诊断标准	需要鉴别的因素	分布频率
尸体解剖能够解释的死因			
自然死亡			18%~20%*
感染	病史，尸体解剖，培养物	如果极少阳性发现：SIDS	35%~46%†
先天性畸形	病史，尸体解剖	如果极少阳性发现：SIDS 或故意窒息	14%~24%†
意外伤害	病史，现场调查，尸体解剖	意外伤害	15%*
虐待儿童所致伤害	尸体解剖，现场调查	虐待儿童所致伤害	13%~24%*
其他自然死亡原因	病史，尸体解剖	如果极少阳性发现：SIDS 或故意窒息	12%~17%*
尸体解剖不能够解释的死因			
SIDS	病史，现场调查，尸体解剖不能够解释的死因	故意窒息	80%~82%
故意窒息（杀害子女）	犯罪者供认，尸体解剖不能够解释的死因	SIDS	不明

SIDS: 婴儿猝死综合征

* 占所有尸检证明为突然、意外死亡的婴儿百分比

† 占所有尸检证明为自然原因突然、意外死亡的婴儿百分比

摘自 Hunt CE, Sudden infant death syndrome and other causes of infant mortality: diagnosis, mechanisms and risk for recurrence in siblings. Am J Respir Crit Care Med, 2001, 164:346-357

采取非俯卧睡姿可以减少婴儿猝死综合征的发病风险，在此之前，美国婴儿猝死综合征年死亡率保持在 1.3/1000~1.4/1000 活产婴儿（约 7000 婴儿 / 年）。从那以后，尤其自 1994 年美国国家仰卧睡姿运动兴起后，婴儿猝死综合征的发生率持续下降，于 2001 年达到 0.55/ 活产婴儿（2234 名）的水平。从此，该比例基本保持不变；2006 年该值为 0.55/1000 活产婴儿（2323 名）。美国及其他国家都将婴儿猝死综合征死亡率的下降归功于仰卧睡姿的广泛普及。1992 年，美国尚有 82% 的婴儿采用俯卧姿势睡眠。2008 年许多其他国家已将俯卧睡姿的比例下降到 2% 以下，但美国仍有 15% 的婴儿采用俯卧睡眠。

■ 病 理

婴儿猝死综合征没有可以用于确诊的尸检证据，也没有明确的诊断依据，只有一些常规表现。68%~95% 的病例可发现点状出血，但这不能解释死亡原因。肺水肿也非常常见。然而发生这些现象的原因仍然未知。

婴儿猝死综合征患者的肺及其他组织、脑干的结构及功能均有一些明确的改变。将近 65% 的婴儿猝死综合征患者在发病之前会出现慢性低水平窒息所致结构改变的证据，另一些研究还发现了提示窒息的生物标记物。婴儿猝死综合征患者脑脊液（CSF）中血管内皮生长因子（VEGF）水平是升高的。这种水平的升高与血管内皮生长因子基因多态性（见基因危险因素）有关或者是由于近期低氧事件引起的，因为低氧

时，血管内皮生长因子水平会上调。脑干异常包括树突持续增加、延髓呼吸中枢突触成熟障碍、酪氨酸羟化酶免疫活性下降及儿茶酚胺神经元的减少等。迷走神经背侧神经元、孤神经元、延髓腹外侧神经元中 5-羟色胺 1A（5-HT1A）和 5-HT2A 受体免疫活性降低，而此类受体在中脑导水管周围灰质中的活性升高。这些受体免疫活性的降低与脑干神经胶质细胞过多同时发生，但尚不清楚它是由于缺氧缺血产生的继发性表现，还是原发性 5- 羟色胺代谢或转运异常（见基因危险因素）（表 367-4）。

婴儿猝死综合征患者的腹侧延髓为研究的重点。它是生命自主神经功能，包括呼吸、觉醒和化学感受功能的综合区域。三维（3D）解剖学研究发现一些婴儿猝死综合征婴儿存在弓形核发育不全，有将近 60% 的病例存在双侧或单侧弓形核发育不全的组织病理学证据。婴儿猝死综合征可能的机制与晚期胎儿意外死亡也有明显重叠，将近 30% 的晚期意外死亡的胎儿及不明原因死产胎儿存在着弓形核发育不全。

关于弓形核神经递质的研究也证实了婴儿猝死综合征婴儿存在受体类型的异常，包括状态依赖的自主控制异常和特别是对于通气和觉醒的反应。这些缺陷包括与红藻氨酸盐、类胆碱能毒蕈碱及 5- 羟色胺受体的结合能力的显著下降。对腹侧延髓的相关研究发现：5- 羟色胺神经元形态上和生物化学特性上的缺陷。免疫组化研究揭示：5 羟色胺神经元存在数量上的增加，不成熟神经元比例增加的现象。这提示此类神经元成熟障碍与迟滞。目前尚不清楚这种延髓腹侧 5 羟

表 367-2　可能会导致明显的威胁生命的事件或突然死亡的情况

中枢神经系统

　　动静脉畸形
　　硬脑膜下血肿
　　癫痫发作
　　先天性中枢性肺换气不足
　　神经肌肉病（韦[德尼希]-霍[夫曼]二氏综合征）
　　Arnold-Chiari 二氏畸形
　　亚急性坏死性脑病

心脏

　　心内膜弹力纤维增生症
　　主动脉瓣狭窄
　　异常冠状动脉
　　心肌炎
　　心肌病
　　心律失常（长 Q-T 综合征，预激综合征，先天性心脏传导阻滞）

肺

　　肺动脉高压
　　声带麻痹
　　吸入
　　喉气管疾病

胃肠道

　　胰腺炎
　　腹泻和（或）脱水
　　胃食管反流
　　肠扭转

内分泌代谢

　　先天性肾上腺皮质增生症
　　恶性高热
　　长链脂酰或中等辅酶 A 缺乏症
　　高氨血症（尿素循环酶缺陷）
　　戊二酸血症
　　肉碱缺乏症（全身性或继发性）
　　糖原贮积病 I 型
　　枫糖尿症
　　先天性乳酸性酸中毒
　　生物素酶缺乏症

感染

　　败血症
　　脑膜炎
　　脑炎
　　脑脓肿
　　肝炎
　　肾盂肾炎
　　毛细支气管炎（呼吸道合胞体病毒）
　　婴儿型肉毒中毒
　　百日咳

创伤

　　虐待儿童
　　窒息
　　物理外伤
　　代理综合征

中毒

　　硼酸
　　一氧化碳
　　水杨酸类药物
　　巴比妥类药物
　　催吐剂
　　可卡因
　　胰岛素
　　其他
　　有意及无意

摘自 Kliegman RM, Greenbaum LA, Lye PS. Practical strategies in pediatric diagnosis and therapy. 2nd ed. Philadelphia: Elsevier Saunders, 2004, 98

表 367-3　在亲缘关系中复发性婴儿猝死综合征的鉴别诊断

先天性

　真正的婴儿猝死综合征复发

中枢神经系统

　　先天性中枢性肺换气不足
　　神经肌肉病
　　亚急性坏死性脑病

心脏

　　心内膜纤维弹性组织增生
　　沃尔夫 - 帕金森 - 怀特综合征
　　长 Q-T 综合征
　　先天性心脏传导阻滞

肺部

　　肺动脉高压

内分泌代谢

　　（见表 367-2）

感染

　　免疫宿主防御疾病

虐待儿童

　　杀害子女
　　杀害婴儿
　　代理综合征

摘自 Kliegman RM, Greenbaum LA, Lye PS. Practical strategies in pediatric diagnosis and therapy. 2nd ed. Philadelphia: Elsevier Saunders, 2004, 101

表 367-4　与对照组儿童相比，在 SIDS 婴儿中基因多态性的分布有所不同

心脏离子通道（7）

　　钠离子通道基因（SCN5A）（长 QT 综合征 3，布鲁格达氏症候群）
　　钾离子通道基因（KCNE2, KCNH2, KCNQ1）
　　CAV3（长 QT 综合征 9）
　　GPD1-L（布鲁格达氏症候群）
　　RyR2（儿茶酚胺敏感性多形性室性心动过速）

5- 羟色胺（5-HT）（3）

　　5- 羟色胺转运蛋白（5-HTT）
　　SLC6A4 的两个内含子（可变数量串联重复序列 [VNTR] 多态性）
　　5- 羟色胺 FEV

自主神经系统发育的相关基因（8）

　　配对同位序列 2a（PHOX2A）
　　PHOX2B
　　转染重排因子（RET）
　　内皮素转化酶 -1（ECE1）
　　T- 细胞白血病同位序列（TLX3）
　　转录因子 -1（EN1）
　　酪氨酸羟化酶（THO1）
　　单胺氧化酶 A（MAOA）

感染和炎症（6）

　　补体 C4A
　　补体 C4B
　　白介素 -10（IL-10）
　　白介素 -6（IL-6）（促炎性）
　　血管内皮生长因子（VEGF）（促炎性）
　　肿瘤坏死因子（TNF）-α（促炎性）

能量代谢（1）

线粒体 DNA（mtDNA）多态性

摘自 Hunt CE, Hauck FR. Sudden infant death syndrome: gene-environment interactions// Brugada R, Brugada J, Brugada P. Clinical care in inherited cardiac syndromes. Guildford, UK, London: Springer-Verlag, 2009

色胺神经元的缺陷是否可以完全解释自主神经功能障碍的发生。相对于健康人，婴儿猝死综合征患者弓形核和迷走神经背侧核中白细胞介素 1β（IL-1β）水平是增加的，这可能引发分子间的相互作用，进而影响循环呼吸和觉醒反应。

神经病理学研究发现 5- 羟色胺稳态改变是导致婴儿猝死综合征潜在因素的证据。5- 羟色胺是重要的神经递质，位于延髓以及脑干及脊髓的 5- 羟色胺神经元影响着呼吸运动、觉醒功能、血压及血液循环的心血管调节、非快速动眼睡眠、体温调节和上气道刺激反射。延髓的 5- 羟色胺神经元还是呼吸化学感受器，承担着机体对间断缺氧的呼吸调控以及呼吸节律的调节。SIDS 者迷走神经背侧神经元、孤神经元和延髓腹外侧神经元中，5- 羟色胺 1A 和 5- 羟色胺 2A 受体免疫反应是下降的。SIDS 者脑干中的 5- 羟色胺也存在着异常，包括 5- 羟色胺神经元数量的增加、延髓维持稳态功能的 5- 羟色胺 1A 受体结合位点密度的减少，以及延髓中与 5- 羟色胺转运因子（5-HTT）结合的 5- 羟色胺神经元比例的降低。这在 SIDS 男婴中更为明显。上述发现均提示：相关通路中，5- 羟色胺的合成及效能有改变的，继而影响神经元电生理。这些神经病理学改变可以用 5- 羟色胺神经元数量增加导致细胞外 5- 羟色胺过多，继发 5- 羟色胺 1A 受体下调来解释。此外，还有一种可能的原因是，尽管 5- 羟色胺神经元代偿性增加，但由于 5- 羟色胺的合成和（或）释放存在缺陷，以致细胞外 5- 羟色胺仍然相对缺乏。尽管神经病理研究还不能明确在婴儿猝死综合征婴儿中，5- 羟色胺神经元水平究竟是升高还是降低的，但是 5- 羟色胺的多态性数据支持 SIDS 者细胞外及突触的 5- 羟色胺的浓度是下降的。

■ 环境危险因素

过去十年中，美国及全球的婴儿猝死综合征的发生率降低了 50% 以上，这一定程度上归功于国家开展了预防 SIDS 相关危险因素的教育。其中，减少婴儿俯卧睡姿，增加仰卧睡姿是主要措施。另一些降低婴儿猝死综合征风险的因素也起到重要作用（表 367-5）；虽然其中很多因素不能改变，那些能改变的因素亦没有发生很明显的变化，但统计还是发现在过去十年，孕期母亲吸烟率还是下降了 25%。

■ 不可改变的危险因素

尽管各个社会阶层均有婴儿猝死综合征的发生，但在社会经济水平越低的地区，该疾病的发生率越高。在美国，非裔、土著及阿拉斯加地区的婴儿患婴儿猝死综合征死亡的风险为白人婴儿的 2~3 倍，亚裔、大洋洲群岛、以及西班牙裔婴儿发生率最低。这种差别可能部分是由于贫穷和不良环境，如意外事故高发地区引起的。

大部分 SIDS 婴儿死亡发生在 6 月龄以前，其中 2~4 月龄发生率最高。而在婴儿猝死综合征发生率较低的国家这种年龄特征则不明显，表现为发生年龄段更早，并且没有明显峰值。相似的，婴儿猝死综合征主要发生在冬季这一特征在一些广泛采用非俯卧睡姿的国家也是不明显或不存在的，这也支持了之前提出发生率与睡姿的联系，以及发生率在寒冷季节更高的联系（覆盖过多、感染）。男婴比女婴发生率高 30%~50%。

■ 可改变的危险因素

怀孕相关因素

婴儿猝死综合征风险的增加与多种产科因素有关，这提示 SIDS 婴儿宫内环境不理想。第一胎发生 SIDS 较少见，排除母亲年龄的影响因素，频繁妊娠及分娩也是发生 SIDS 的危险因素。SIDS 婴儿的母亲通常在妊娠期及产后初期缺乏足够的医疗照顾。此外，低出生体重、早产、宫内和宫外发育迟缓也是相关危险因素。

吸 烟

婴儿猝死综合征的发病风险与孕期接触吸烟环境存在很大关联。在减少 SIDS 风险运动兴起前，吸烟母亲所生的婴儿 SIDS 发生率是未吸烟母亲的 3 倍，在运动后，发生率变为 5 倍，而且随着每日吸烟量增加，死亡率也增加。除了母亲吸烟增加 SIDS 发生率，父亲及家庭其他成员吸烟是否影响其发生率很难确定。小部分证据表明，父亲吸烟也是一项独立的危险因素，但关于家庭其他成员吸烟影响的研究结果并不一致。

一般情况下，产前吸烟的父母产后也会吸烟，所以很难客观地评价婴儿生后烟草暴露是否系 SIDS 的危险因素。有研究提示，婴儿生后由于母亲有吸烟习惯而暴露于烟雾环境的，SIDS 发生率增加。家庭中吸烟人数、婴儿房间内的吸烟人数以及吸烟数量与 SIDS 发病率呈正相关。这些证据提示，让婴儿远离吸烟环境，可以进一步降低 SIDS 发病风险。

滥用药物及酒精

大部分研究均表明，母孕期滥用药物，尤其是鸦片类药物，SIDS 发病风险增加 2~15 倍。大多数研究尚未发现母亲产前及产后饮酒与 SIDS 发病风险有关。但是，一项关于美国平原印第安人的研究发现，围产期饮酒和孕早期酗酒分别使 SIDS 发病风险增加 6 倍和 8 倍。一项丹麦的队列研究发现，无论产前还是产后那些因饮酒或药物滥用就诊的母亲，其婴儿发生婴儿猝死综合征的死亡率增加 3 倍。一项荷兰的研究报道，SIDS 婴儿的母亲在婴儿死亡前 24 小时内饮酒比例明显高于对照组（2~8 倍）。婴儿的兄弟姐妹发生酒精所致戒断综合征，其发生 SIDS 风险比对照组的 10 倍。

婴儿睡眠环境

俯卧睡姿增加 SIDS 发病风险已被广泛认同。由于目前人群普遍采用非俯卧睡姿，因此采取俯卧睡姿的婴儿发生 SIDS 相对危险度就变得更高。目前认为：最容易发生 SIDS 的是平时采用非俯卧睡姿的婴儿，被俯卧位放置（"非习惯性俯卧"）或被发现是呈俯卧位（"继发性俯卧"）。"非习惯性俯卧"姿势更容易发生在那些幼托机构中，因此，对幼托看护人员加强婴儿适宜睡眠姿势的教育非常重要。

降低 SIDS 风险运动最初提出：侧卧睡姿与仰卧睡姿均可以降低发病风险。但后期研究发现：尽管侧卧比俯卧安全，但侧卧发生 SIDS 的风险为仰卧位的两倍。这可能与侧卧姿势不易固定，一些婴儿会自己翻滚成俯卧姿势有关。因此目前提倡：除那些少数需要特殊医疗护理而必须采用其他睡姿的婴儿外，所有婴儿均应采取仰卧位睡姿。

很多家长及护理人员最初担心仰卧睡姿会增加睡眠困难、呕吐或误吸风险。但证据表明，俯卧的婴儿更容易发生反流性窒息。一些新生儿护理人员仍习惯将婴儿侧卧放置，给家长展示了错误的示范。婴儿仰卧睡眠并不会增加发绀或窒息的危险；在斯堪的纳维亚半岛采用仰卧睡姿后，发绀、窒息等不良事件发生率明显降低。在美国，出生后一直保持仰卧或侧卧睡姿的婴儿，其 1、3、6 月龄大婴儿因发热、咳嗽、喘息、睡眠困难、呼吸困难、呕吐、腹泻或呼吸道疾病等疾病就诊比例，相对于俯卧者也没有增加，甚至 1 月龄发热，6 月龄鼻塞及睡眠困难的比例更低。此外，采用仰卧位睡姿的 3 月龄及 6 月龄婴儿以及采用侧卧位睡姿的 3 月龄婴儿，因耳部炎症就诊的发生率亦降低。这些结果使家长及护理人员确信：仰卧位睡姿是婴儿最安全最适宜的睡姿。

床面过软，使用如羊毛毯、枕头、羊皮织物、聚苯乙烯材料枕头、老旧或柔软的床垫都会增加 SIDS 发病风险。头面部覆盖松软的被褥，尤其是较重的羊毛毯也会增加危险性。由于房间温度增高、体温升高、出汗、穿衣或盖被褥过多导致的过热也是 SIDS 危险

因素。一些关于过热和俯卧睡眠关系的研究指出，只有俯卧位睡眠的婴儿，过热会增加 SIDS 发病风险。在美国，尚无环境温度过高增加 SIDS 发病风险的报道。

一些研究表明：同床睡眠也是 SIDS 的危险因素。几个孩子在同一张床睡眠，父母与孩子一起睡在沙发或其他柔软狭窄的空间，以及与母亲同睡时母亲吸烟。即使母亲不吸烟，与小于 4 月龄婴儿同床睡眠也会增加 SIDS 风险。夜间长时间的同床睡眠风险就更大，一旦将婴儿抱回自己的婴儿床，就不会增加 SIDS 风险。同房间但不同床可以降低 SIDS 风险，因此，婴儿最安全睡眠地点可能是与父母同房间，但不同床。

一项研究提示，睡眠时，房间中开启风扇可以减少 SIDS 风险，这在较差的睡眠环境作用更明显。然而，此研究结论尚需进一步被证实。

婴儿喂养方式

大量研究指出，母乳喂养是 SIDS 的保护性因素，然而也有部分研究认为，排除干扰或交互因素后，母乳喂养的保护性可能并不存在。德国的一项大规模研究发现，排除社会经济因素及其他混杂的因素后，母乳喂养确实可以降低 SIDS 发病风险。这为母乳喂养降低 SIDS 风险提供强等级证据。

绝大多数研究表明，使用安慰奶嘴可以降低婴儿猝死综合征的发病风险。尽管尚不清楚这种保护作用是来自安慰奶嘴本身的直接作用，还是来自婴儿或家长的行为，但通过放置及取出安慰奶嘴这种方式，可以增加睡眠过程中唤醒婴儿的次数。目前已考虑倡议将使用安慰奶嘴作为降低婴儿猝死综合征发病风险的方法，尤其是对于那些非母乳喂养的婴儿。精良设计的研究尚未发现使用安慰奶嘴与母乳喂养之间存在关联。研究提示使用安慰奶嘴可能轻度增加中耳及呼吸、胃肠疾病风险。荷兰（对于配方奶喂养婴儿）和德国倡议将使用安慰奶嘴用于降低 SIDS 发病风险。最近美国儿科学会指南也提议所有婴儿均应使用安慰奶嘴，此外，在良好的母乳喂养建立前可以暂缓使用安慰奶嘴。

目前尚未发现上呼吸道感染会增加 SIDS 发病风险。上呼吸道感染及其他轻微感染可能 SIDS 病理过程中起部分作用。覆盖被褥过多或睡眠中头部覆盖的俯卧位睡眠婴儿，其患感染疾病后发生 SIDS 婴儿风险增加。

目前尚未发现免疫接种可以降低 SIDS 发病风险。SIDS 婴儿更少接种疫苗，在免疫接种的婴儿中，也未发现疫苗与死亡存在关联。一项基于病例对照研究的

荟萃分析提示：在排除相关混杂因素后，接种百白破疫苗的婴儿发生 SIDS 风险是未接种者的一半。

在美国原住民、阿拉斯加地区、非洲裔人群 SIDS 发生率仍然较高。这可能部分与其对俯卧位睡姿或其他降低分析措施的接受度较低有关。我们仍应对父母及其他家庭成员，以及幼托中心的护理人员不断加强关于降低 SIDS 风险的教育力度。

■ 基因危险因素

表 367-4 列举了健康婴儿、其他原因死亡婴儿及 SIDS 婴儿大量基因差异。相比于对照组，婴儿猝死综合征患者基因多态性包括 7 个导致心律失常的离子通道相关基因，3 个 5- 羟色胺基因，8 个自主神经系统发育基因，6 个与感染及炎症相关的前炎症因子基因和 1 个能量生成相关基因。

长 Q-T 综合征是由于去极化增加或复极化减少而导致心脏活动电位延迟的疾病，可导致成人及儿童突发的意外死亡。首个支持长 Q-T 综合征会导致 SIDS 的证据来自一项意大利的大规模研究，其发现生后 3~4d 婴儿心电图 QT 间期大于 440ms，其发生 SIDS 的比值比为 41.3。很多病例报告支持心脏离子通道基因多态性与 SIDS 间存在相关性。LQTS 与主要获得功能相关基因突变的多态性相关，突变发生在编码关键通道形成 α 亚基或必需通道相互作用蛋白的钠通道基因（SCN5A）中。钠离子通道基因（SCN5A）参与编码形成钠离子通道的关键 α 亚基和各亚单位交互的相关蛋白，该基因发生功能获得性突变会导致长 QT 综合征的发生。此外，三个钾离子通道基因（KCANE2、KCNH2、KCNQ1）发生功能缺失性突变也会导致长 QT 综合征。钾离子通道基因变异可能部分通过睡眠（包括快速动眼睡眠期）时交感神经兴奋的增加，睡眠相关的低氧血症及化学感受器反射等机制导致 SIDS。目前，短 QT 综合征被认为也是导致在休息或睡眠时发生致死性心律失常或猝死的原因之一。KCNH2 和 KCNQ1 基因发生功能获得性突变会导致短 QT 综合征，一些婴儿发生此类猝死，这揭示短 QT 综合征也可能是 SIDS 发病原因。

长 QT 综合征及短 QT 综合征均会引起心律失常，从而导致心搏骤停及猝死的发生。但其中有一些基因多态性正常情况下并不引起心律失常，机体只有在酸中毒，缺氧等应激事件诱发下，容易发生心律失常所致心功能障碍。此外，还有一些心脏离子相关通道基因多态性也会导致心律失常，包括布鲁加达综合征基因（BrS1、BrS2），儿茶酚胺爆发性室性心律失常基因（CPVT1）。所有这些由于心脏离子通道基因多态

性所致的致死性心律失常导致的 SIDS，约占 SIDS 总数的 10%。

很多基因负责调控 5- 羟色胺的合成、储存、膜摄取及代谢。与对照组比较，SIDS 婴儿 17 号染色体的 5- 羟色胺转运蛋白基因的启动部位发生更多的变异。长 "L" 等位基因相比于短 "S" 等位基因，增加启动子作用更强，促使神经末梢细胞外的 5- 羟色胺浓度下降。美国白人、非洲裔及日本人 SIDS 婴儿有更高比例的 "L" 等位基因。同样有证据表明：婴儿猝死综合征与 S/S 基因型成负相关。神经影像结合尸检的相关研究也发现：L/L 基因型与 5- 羟色胺转运蛋白增加有关。

5- 羟色胺转运基因内含子 2 的基因多态性也与 SIDS 有关，该基因多态性调节 5- 羟色胺转运蛋白的表达。相比对照组，美国黑人婴儿猝死综合征的婴儿内含子 2 基因的分布更少。特异性表达于大脑中央 5- 羟色胺神经元的人类第五尤文变异基因（FEV），可用以识别 5- 羟色胺转运蛋白神经元。SIDS 婴儿相比于对照组婴儿，插入突变的 FEV 基因内含子 2 的分布情况明显不同。

对 SIDS 婴儿分子基因学研究发现，基因突变与胚胎早期自主神经系统（ANS）发育有关。这些基因包括哺乳动物 achaete-scute homolog-1 基因（MASH1），成骨蛋白 - 2 基因（BMP2），成对样同源盒 2a 基因（PHOX2a），PHOX2b 基因，转染重排因子基因（RET），内皮缩血管肽基因转化酶 -1 基因（ECE1），T 淋巴细胞白血病同源盒基因（TLX3），同源盒蛋白转入因子基因（EN1），酪氨酸羟化酶基因（THO1），和单胺氧化酶 A 基因（MAOA）。目前在 14/92 个婴儿猝死综合征病例中发现了 11 个罕见的导致蛋白变异的基因突变，包括 PHOX2a，RET，ECE1，TLX3 和 EN1 基因。在 2/92 个对照组病例中仅发现上述基因中的 1 个突变（TLX3）。美国非裔 SIDS 婴儿中发现了 10/11 个导致蛋白变异的基因突变。相比于对照组，婴儿猝死综合征患者 PHOX2B 基因有高达 8 种变异。

相比对照组婴儿，SIDS 婴儿中还发现了另外两个补体 C4 基因突变。在 SIDS 婴儿、感染致死的婴儿和健康婴儿当中，相比于没有感染 SIDS 或存活婴儿，那些因患轻微上呼吸道感染的 SIDS 死亡婴儿的 C4A 或 C4B 基因多有缺失。那些存活下来的婴儿和没有患上呼吸道感染的婴儿，C4 基因表达基本相同。这些证据提示 C4 的部分缺陷加上轻微上呼吸道感染使那些有免疫力缺陷的婴儿发生突发意外死亡的风险增加了。还有一些 SIDS 婴儿存在另外一种编码抗炎因子表达

异常：白细胞介素 10（IL-10）的基因启动区域发生功能缺失性变异。相比于存活的对照组婴儿，SIDS 婴儿 IL-10 基因变异与猝死有更强的关联性。IL-10 基因多态性使 IL-10 水平下降，使保护性抗体的生成延迟，调节炎症因子的能力下降，从而降低白细胞介素 10 的水平，导致 SIDS 发生。而另一项大规模研究并未发现 SIDS 与对照组的 IL-10 基因差异，但其发现拥有 ATA 单倍体的婴儿在受感染后容易猝死。

血管内皮生长因子（VEGF）、白细胞介素 6（IL-6）和肿瘤坏死因子 α（TNF-α）基因多态性也与 SIDS 具有相关性。这三种细胞因子均为前炎症因子，若其基因发生功能获得性突变，则会出现在受感染或炎症刺激时过度的炎症反应，从而导致前炎症因子及抗炎因子的失衡。研究证实，SIDS 婴儿脑脊液中 IL-6 和 VEGF 水平明显升高。在一项挪威 SIDS 研究中并未发现不同组间白细胞介素 IL6-174G/C 基因多态性并无显著差异，但这些研究总的证据提示：免疫相关基因可能参与了 SIDS 婴儿免疫系统的激活。

一些研究发现，与对照组婴儿相比，婴儿猝死综合征的婴儿线粒体转运 DNA 基因存在显著变异，这种高频变异发生在 D 环 HVR-1 区域，并且该区域的高频率的变异与线粒体转运 DNA 的编码区变异相关。另一项关于线粒体转运 RNA 与侧翼区的研究却未发现在 SIDS 婴儿的特定线粒体转运 RNA 基因或者线粒体转运 DNA 基因高频变异与对照组婴儿存在明显差异。在家族性线粒体疾病患者中发现包括 QT 间期延长的心律失常的发生。尽管目前尚未发现与心律失常相关的线粒体转运 DNA T3394C 更高频率的基因变异与婴儿猝死综合征有关，但是也不能否认例如线粒体转运 DNA T3394C 基因变异与环境危险因素诱发原本健康的婴儿发生猝死的可能性（图 367-1）。

■ 基因与环境相互作用

遗传和环境危险因素之间的相互作用决定了个体婴儿发生 SIDS 的实际风险（图 367-2）。俯卧睡眠似乎与通气受损及觉醒反应之间存在相互作用。面朝下或近乎面朝下睡眠确实偶尔发生于俯卧睡眠的婴儿，可能导致健康足月婴儿气道阻塞和窒息。健康婴儿会在这类事件危及生命之前觉醒，但对窒息的觉醒反应不足的婴儿则会有猝死的风险。可能有其他危险因素，如柔软的床上用品、俯卧睡眠姿势和热应力。还可能有遗传危险因素如通气和觉醒异常，温度或代谢调节不足。心肺控制不足可能与 5-HTT 基因多态性或与 ANS 发育相关的基因多态性有关。受影响的婴儿发生睡眠相关的低氧血症的风险会增加，因此更容易受到

不安全的睡眠姿势或床上用品的负面影响。有睡眠相关的低氧血症高风险的婴儿，若存在心脏离子通道病多态性，其发生致命性心律失常的风险会显著增加。

50% 以上的 SIDS 受害者中，可记录到近期有发热性疾病，通常与上呼吸道感染有关（表 367-5）。其他良性感染如果与遗传性免疫反应受损相互作用，可能增加患 SIDS 的风险，这些遗传性免疫反应受损包括补体 C4 基因的部分缺失或白介素多态性（表 367-4）。缺乏炎症反应也可以是由于肥大细胞脱颗粒，这在 SIDS 的病例中有所报道；这是一种与细菌毒素一致的过敏性反应，并且发生 SIDS 的婴儿的一些家庭成员也存在肥大细胞过度释放性和脱颗粒，这表明增加过敏反应的敏感性是另一种遗传因素，这决定婴儿是发生致命的结局还是轻微感染。上呼吸道感染或其他轻微疾病和其他因素（如俯卧睡眠）之间的相互作用也可能在 SIDS 的发病中起一定作用。

SIDS 危险性增加与其在胎儿期和出生后暴露于吸烟环境有关系，这至少部分与遗传或表观遗传因素有

表 367-5 环境因素与婴儿猝死综合征风险性增加的关系

孕产妇和产前的风险因素

妊娠中期时血清甲胎蛋白的升高
吸烟
饮酒
吸毒（可卡因、海洛因）
营养不良
不充分的产前护理
低社会经济地位
低龄产妇
低教育水平
单亲
较短的怀孕间隔
宫内缺氧
胎儿生长受限

婴儿的危险因素

年龄（2~4 月龄为高峰，但可能更低龄）
男性
种族和民族（非洲裔美国人和印第安人）
生长迟缓
母乳喂养
无奶嘴（假乳头）喂养
早产
俯卧和侧卧睡眠
最近患有发热性疾病（轻度感染）
不充分的免疫接种
吸烟暴露（产前和产后）
睡在柔软的卧具上
与父母或其他的孩子睡在同一张床上
过热
寒冷的季节，没有中央供暖系统

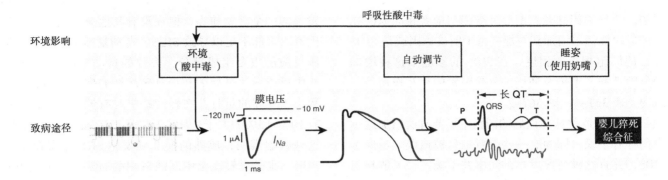

图 367-1　一个能导致婴儿猝死综合征（SIDS）的致心律失常发病途径，从患者的基因型到临床表型，与环境影响的说明。基因异常（如心脏钠离子通道 SCN5A 基因多态性）在环境因素，如酸中毒等的影响下可引起晚期 Na 离子流（INa）增加的表现。可能由于遗传和环境因素的改变，晚期钠离子电流与其他离子电流交互作用，可引起细胞出现动作电位持续时间延长和早期后除极的表现。心室肌细胞动作电位的延长和进一步与环境因素，如自主神经支配的相互作用可能是受到遗传因素的影响，在心电图（ECG）上产生一个组织器官 Q-T 间隔延长的表现，并在整个心脏呈尖端扭转心律失常。如果继续持续甚至恶化，将会成为心室颤动，临床上表现为 SIDS。环境和多种遗传因素可以在许多不同的层面相互作用，可以在分子、细胞、组织、器官和临床水平产生特征性表现
摘自 Makielski JC. SIDS. genetic and environmental influences may cause arrhythmia in this silent killer. J Clin Invest, 2006, 116:297–299

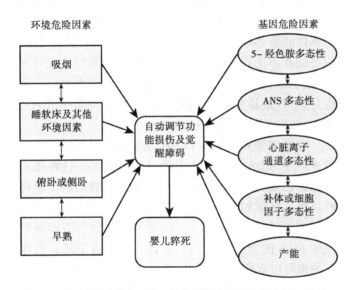

图 367-2　反映婴儿期猝死（SUDI）和婴儿猝死综合征（SIDS）中，遗传和环境危险因素之间潜在相互作用的示意图。ANS：自主神经系统；5-HTT：5-羟色胺（5-HT）载体
摘自 Hunt CE, Hauck FR. Sudden infant death syndrome: gene-environment interactions// Brugada R, Brugada J, Brugada P. Clinical care in inherited cardiac syndromes. Guildford, UK: Springer-Verlag London, 2009

关，包括影响脑干自主控制。虽然没有遗传研究可以表明任何基因多态性影响尼古丁或烟草的体内代谢，但不论动物还是人类婴儿的研究均表明通气及觉醒反应下降到缺氧状态下与胎儿暴露于尼古丁有关，在呼吸暂停以后自动苏醒减弱与后天尼古丁暴露有关。将产前大鼠暴露于香烟环境下可减少脑干的免疫反应来选择蛋白激酶 C 和神经元型一氧化氮合酶亚型，这是受损缺氧反应的另一个潜在原因。吸烟暴露也增加了病毒和细菌感染的易感性，并且使得细菌黏膜表面与

烟草的某些成分更易结合，这表明吸烟、心肺控制和免疫状态之间存在相互作用。

婴幼儿睡眠时，心脏离子通道易于受到干扰，致心电稳定性降低，增加发生致命的心律失常的危险性。这些干扰可能包括伴有突发的迷走神经和交感神经兴奋的快动眼睡眠，轻微的呼吸道感染，或任何其他原因引起的睡眠相关的低氧血症或高碳酸血症，特别是那些可以导致酸中毒的原因。俯卧睡姿与交感神经兴奋性增高有关。

婴儿 SIDS 危险性增加的因素

不明原因的明显威胁生命的事件

存在不明原因的明显威胁生命的事件（ALTE）的婴幼儿发生 SIDS 的风险性增加。一份原因不明的 ALTE 历史报告表明，有 5%~9% SIDS 患者中存在不明原因的 ALTE，并且 SIDS 的危险性可能是不明原因事件的 2 倍甚至更高，但没有明确的发病率。与健康对照组婴儿相比，发生了 ALTE 的婴儿 SIDS 的危险性是他们的 3 到 5 倍。虽然大多数关于 ALTE 的研究都没有确切的胎龄，但是在婴儿家中监测联合评估项目中发生 ALTE 的婴儿 30% 均为早产儿。

SIDS 在同胞中再次发生

第一个出生的婴儿死于非感染的自然原因，下一个出生的同胞死于此原因的危险性显著增加，其中也包括 SIDS。同一种疾病的死亡原因的相对危险度为 9.1，不同原因引起的死亡相对危险度为 1.6。再次发生 SIDS（范围 5.4~5.8）的相对危险度与非 SIDS 所

引起的死亡原因（范围 4.6~12.5）的相对危险度是相似的。有兄弟姐妹死亡的婴儿会因与前者相同原因死亡的危险性似乎增加到与那些由于明确原因或是 SIDS 死亡的同胞相近的程度，在 SIDS 的家庭中这种增加的危险性和其遗传及环境的危险因素的相互作用是一致的（表 367-5；图 367-2）。

SIDS 的危险性在以后的同胞中可能有所增加这一点仍存有争议，因为有一些故意窒息被错误地当成了 SIDS，并且这种情况发生的频率并不确定，了解基因方面的风险也面临很多限制。此外，这种错误还限制了对遗传危险因素作用的认识。由于缺乏客观的诊断标准证实其非故意窒息所造成的死亡。虽然有些健康专家曾表示，在一个家庭中出现婴儿突然、意外的死亡事件时，需要当成可能的凶杀案进行调查，但是有充分的数据支持，在一些家庭中遗传和环境因素导致了再次发生 SIDS 的危险性增加。除了遗传证据符合同胞 SIDS 危险性的增加，来自英国的流行病学资料证实，有 2 个婴儿死亡的家庭并不少见，并且至少 80%~90% 是缘于非人为因素的。同一家庭婴儿再次死于 SIDS 的比例较可能死于凶杀的比例大 5.9 倍。

早 产

SIDS 危险性和胎龄之间呈负相关。与 SIDS 相关的环境危险因素，包括俯卧姿和侧睡姿，在早产儿与足月儿间没有本质上的差别。早产儿死于 SIDS 的年龄，按出生后年龄计算比足月婴儿大 5~7 周，而按受孕后的年龄计算比足月儿小 4~6 周。与出生体重 >2500g 的婴儿相比较，出生体重在 1000~1499g 和 1500~2499g 的婴儿死于 SIDS 的可能性分别大约是出生体重 >2500g 婴儿的 4 倍和 3 倍。

生理学研究

生理学研究已在健康婴儿的早期进行，其中几个婴儿后来死于 SIDS。对于 SIDS 有高危因素的婴儿的生理学研究也已经完成，尤其是那些有 ALTE 和其同胞存在 SIDS 的婴儿。总体而言，这些研究表明脑干异常与心肺控制或其他自主功能的神经调节有关，并与 SIDS 患儿的尸检结果和遗传学研究结果相一致（见"病理学"和"遗传危险因素"章节）。

脑干毒蕈碱样胆碱能通路在 CO_2 的通气反应中起重要作用，从神经嵴发育和很重要的通气反应形成。毒蕈碱系统源于神经嵴，而 RET 基因对其产生非常重要，被敲除 RET 基因的小鼠对高碳酸血症通气反应降低。除了化学感受器的敏感性，这些观察到的生理异常也会影响呼吸模式、心率和呼吸频率是可控制或失

控，以及窒息和觉醒反应。缺乏觉醒反应可能是 SIDS 发生的一个必要前提，但在没有其他遗传或环境危险因素时可能不足以导致 SIDS。自动复苏（喘息）是觉醒反应的重要组成部分，失败的自动复苏在 SIDS 婴儿中可能导致最后的和最具破坏性的生理衰竭。大多数小于 9 周的足月儿在轻度缺氧时有觉醒反应，但只有 10%~15% 的大于 9 周的正常婴儿有觉醒反应。因此，这些数据表明，成熟的婴儿到发生 SIDS 最危险的年龄时，也是对轻度至中度缺氧刺激的觉醒反应减弱的年龄。

有些 SIDS 患儿心率增加时，QT 间期却不能缩短，这表明这些婴儿可能易患室性心律失常。这与心脏离子通道基因多态性在其他 SIDS 患儿的观察是一致的（表 367-4），但也有其死后离子通道基因多态性的 SIDS 患儿生前没有 QT 间期的数据。对之后死于 SIDS 的婴幼儿的生理研究发现，这些患儿在生后几个星期，所有的睡眠 - 觉醒阶段都有较快的心率，清醒时心脏心率变异性减少，整个睡眠 - 觉醒周期中的呼吸频率伴随着心率变异性也显著减少。此外，这些 SIDS 的婴幼儿不论在 REM 还是在非 REM 睡眠时，比对照组婴幼儿有更长的 QT 间期，尤其是在深夜时分，那也是 SIDS 最易发生的时段。接受调查的婴幼儿中仅 1 例 SIDS 患儿 QT 间期超过 440ms。

在心率变异性减少和心率增加的部分婴幼儿中，后来死于 SIDS 可能与迷走神经张力有关。这种张力减低的出现，与迷走神经障碍、调节心脏的副交感神经核所在区域的脑干受损存在或多或少的关系。通过对阻塞性呼吸暂停前后的心率能谱的比较，发现将要发生 SIDS 的婴儿低频高频能谱比率没有下降，而在对照组可以观察到降低。一些将要发生 SIDS 的患儿，对阻塞性呼吸暂停有不同的自律性响应，这或许表明损伤的自主神经控制对外部或体内因素的应激性较高，从而导致心脏的电稳定性降低。

人们已经观察到一些有不明原因的 ALTE 婴幼儿或发生 SIDS 的患儿睡觉时易出汗。虽然过热可能是这种出汗的原因，但还可能是通气不足和继发性窒息或自主神经功能障碍引起的。自主神经功能障碍为脑干功能缺乏的一部分。

配有记忆功能的家庭心肺监视器记录了一些 SIDS 患者的临终状况。这些记录都没有包括脉搏血氧仪，并且通过运用经胸廓的阻抗检测呼吸，不能识别阻塞性呼吸。在大多数情况下，突然出现了的严重心动过缓并迅速加重，这与中枢性呼吸暂停无关，或似乎发生得太快而无法用中枢性呼吸暂停来解释。这些结果与观察到的自主神经控制的异常心率变异性，或存在有继发于

阻塞性呼吸暂停的低氧血症及心动过缓是一致的。

■ 临床策略

家庭监测

对婴儿 SIDS 的个体预防尚缺乏策略，因为尚不能预先确认将发生 SIDS 的患儿并对其进行有效的干预；对心肺模型或其他自主神经异常的研究尚无具有足够灵敏度和特异度的筛查试验供临床上使用。利用现有家用电子技术监护并不能降低 SIDS 的危险性。虽然对于确诊婴儿 QT 间期延长可以进行治疗，但出生后常规心电图（ECG）筛查的重要性，诊断和治疗的成本 - 效果，以及安全性的评价体系都没有建立（第 429.5 章）。父母的心电图筛查可能没有什么帮助，因为自发突变很常见。

减少 SIDS 的危险性

让婴儿的照看者减少 SIDS 发生的危险行为、增加保护行为从而进一步减少并最终消除 SIDS，这是一个重要的目标。在美国，最近对婴儿俯卧睡眠的关注度有所增加，并且要求对国民进行重新教育。美国儿科学会指出，减少 SIDS 危险性的措施是适用于大多数婴儿的，但医生和其他医疗保健工作者可能有时需要考虑其他方法。主要意见如下：

①足月和早产儿应置于仰卧位睡眠。仰卧睡眠对健康没有不利的影响。不推荐侧卧位睡眠。

②建议当婴儿与其父母睡在同一个房间时，他们应该睡在那些符合消费者产品安全委员会安全标准的婴儿床或摇篮里。婴儿床或摇篮应放置在靠近母亲的床，以便于护理和照看。

③应把婴儿放在硬床垫上。不能把婴儿放在水床、沙发、软床垫或其他柔软的地方。

④婴幼儿的睡眠环境应尽量避免柔软的东西，不论是在上面、下面还是附近，物品包括枕头、被子、棉被、羊皮、坐垫式保险杠垫及毛绒玩具。宽松的被褥可能会有危害，如果使用毛毯，应塞在婴儿床床垫周围。睡觉的衣物，如睡袋，可代替毛毯。

⑤免过热和包裹过多。婴儿应该在一个舒适的温度下穿着贴身的衣物睡眠。

⑥在婴儿清醒时和在仔细地照看下，应该有一定的时间让其俯卧位。变换婴儿头的位置或婴儿在床里的位置也可以使仰卧位睡眠造成的头部扁平（体位性扁平）的危险性降到最低。

⑦不建议使用广告宣传的保持睡眠姿势、"保护"同睡一个床的婴儿、减少再呼吸危险设备。

⑧家庭呼吸、心脏和血氧饱和度监测对那些呼吸、心脏和血氧饱和度指标极不稳定的婴儿可能有效，但没有证据表明，这些监测可以减少 SIDS 的发病率，因此不推荐用来减少 SIDS 的发病率。

⑨可以考虑在睡前和睡眠时提供一个奶嘴。当婴儿入睡时应该使用奶嘴，但奶嘴一旦掉出，最好不要插回。对于母乳喂养的婴儿，直至哺乳期再使用奶嘴，这个观点已经得到确认。

⑩母亲不应该在怀孕期间吸烟，婴幼儿应避免暴露于二手烟环境。

⑪应继续对国民，并集中在 SIDS 发病率较高的群体进行让婴幼儿仰卧睡眠的教育运动，进一步强调安全的睡眠环境的多个特征。教育策略必须根据每个种族或民族文化背景，确保不同文化背景的人可以接受。二级保健提供者需要针对性地接受这些教育信息，包括日托提供者、祖父母、养父母和保姆。在重症监护室和健康新生儿婴儿室的医疗保健专业人员于婴儿出院之前，应执行这些建议。

（郭文卉　方昕　译，陈慧中　审）

第 2 篇　呼吸道疾病

第 368 章
先天性鼻部疾病
Joseph Haddad, Jr.

■ 正常新生儿的鼻部

儿童和成人都经鼻呼吸，除非鼻部存在阻塞。大部分新生儿通过鼻腔进行呼吸，但如果生后即存在鼻部阻塞，如后鼻孔闭锁，除非建立一个可以替代鼻的呼吸通道，否则随时可能危及婴儿生命。鼻部阻塞在婴儿期非常常见，而且影响着患儿睡眠时的呼吸，这可能与鼻道狭窄、病毒或细菌感染、腺样体肥大、与母体雌激素刺激（妊娠期鼻炎的原因）等有关。中鼻道在婴儿前 6 个月中增宽 1 倍，可以缓解很多婴儿的鼻部阻塞症状。此外，使用洗耳球和盐水滴鼻剂、减少鼻腔充血药物和抗生素等支持治疗均可以改善婴儿的呼吸困难症状。

■ 生理机制

鼻子是用来闻气味和初步温湿化吸入空气的器官。在上鼻道，湍流的气体和鼻部纤毛可以使大分子物质沉积，剩余的气道则可以过滤掉直径约 6μm 以上的小颗粒物质。气流通过鼻甲骨的位置时，气流变得扁平，流速减慢，这样更利于颗粒物质的沉积及对空气的加温湿化。空气经过鼻部通道的阻力占正常呼吸阻力的 50% 左右。鼻翼扇动是呼吸困难的一种特征，它通过减轻吸入气流的阻力而改善通气（见第 365 章）。

尽管鼻腔黏膜含有丰富的血管，鼻甲位置的血管甚至比下呼吸道更丰富。但其表面的细胞是类似的：包括主要由呼吸道上皮细胞组成，也包括纤毛细胞、黏膜下腺体以及黏膜表面的黏液。鼻腔分泌物包含有具抗菌活性的溶解酶和分泌性免疫球蛋白 A（sIgA）、IgG 和 IgE、白蛋白、组胺、细菌、乳铁蛋白、细胞碎片和可提高黏液弹性的黏液糖蛋白。通过纤毛细胞的运动，黏液向鼻咽部流动，在咽部气流变宽，上皮细胞变成鳞状上皮细胞，分泌物通过吞咽被清除。黏液层为 10~20min 就会更新 1 次。有 0.1~0.3mg/（kg·24h）的黏液生成，其中大部分是由黏膜下层腺体分泌的。

■ 先天发育异常

先天性鼻结构发育异常相对于后天获得性畸形不那么常见。鼻骨可存在先天缺失，使鼻梁未发育，导致胎儿鼻骨发育不全。先天性鼻缺损（无鼻畸形），完全或部分缺失，或仅有中心性鼻孔，这可以是单独症状，但多为多发畸形综合征的一部分。更为罕见的是，赘生牙在鼻中被发现，或者从上颌骨长入鼻内。

鼻骨可能完全的畸形，导致严重的鼻道狭窄，此狭窄通常还伴发高而窄的硬腭。具有这些缺陷的儿童通常在上呼吸道感染时存在明显的气流受阻，且更易发展为反复或慢性通气不足（见第 17 章）。其他更为罕见的是双侧鼻翼菲薄缺乏支撑，致使吸气性呼吸梗阻，或者先天性鼻泪管阻塞伴囊样扩展，从而导致呼吸困难（图 368-1）。

■ 后鼻孔闭锁

后鼻孔闭锁是最常见的先天性鼻腔发育异常，发生率约 1/7000 活产儿。闭锁包括鼻咽部单侧或双侧骨性（90%）或膜性（10%）隔膜闭锁，大部分病例同时存在骨性和膜性的闭锁，大约 50%~70% 的患儿同时存在其他先天性异常，在双侧后鼻孔闭锁的病例中更常见。CHARGE 综合征（眼组织残缺、心脏疾病、后鼻孔闭锁、生长发育迟缓或者中枢神经系统异常或两者都有、生殖器先天性异常或者性腺功能低下症或者两者都有、耳廓畸形或耳聋或者两者都有）是最常见的与后鼻孔闭锁关联的一种先天发育异常。大部分存在 CHARGE 综合征的患者存在 *CHD7* 基因的突变，它参与染色体的组成。大约 10%~20% 后鼻孔闭锁的患儿存在 CHARGE 综合征。

临床表现

新生儿可以经口腔呼吸，因此，鼻部阻塞时并非每个婴儿都会出现同样的呼吸困难症状。当阻塞是单侧时，婴儿可以在很长时间内无症状，通常直到第一次呼吸道感染后才被发现；一般单侧鼻道出现分泌物或者持续性鼻腔阻塞可能提示本病。双侧后鼻孔闭锁的婴儿需用力经口呼吸，通常吸吮嘴唇动作后会出现发绀。有时，存在呼吸困难的患儿哭闹（可以缓解发绀）后变平静，恢复正常皮肤颜色，闭上嘴巴后再次发生呼吸困难，并反复出现此循环。这些通过口腔呼吸的后鼻孔闭塞婴儿，当吸吮和吞咽时会表现为呼吸困难，一旦开始喂养也会出现发绀。

诊 断

用具有一定硬度的导管，经每个鼻孔向咽部伸进 3~4cm 的过程中有困难，可考虑诊断为后鼻孔闭锁。通过鼻腔光纤维镜可以直接看到闭锁的隔。通过高分辨 CT 来评估解剖结构异常是最好的评估方法（图368-1）。

治 疗

初始的治疗包括迅速建立一个经口呼吸通道，确保口腔始终保持开放的状态，或者气管插管。使用一个标准经口气道（在麻醉过程中使用），或者通过增大奶嘴的孔径使气道畅通。一旦经口气道建立，婴儿就可通过鼻饲方法喂养，直到可以不经辅助气道也可喂养和主动呼吸。对于双侧后鼻孔闭塞患儿，存在气管插管或者气管切开（不常用）指征。如果孩子没有严重的疾病，应该考虑在新生儿期给予手术干预，一般通过经鼻修复，通过较小的内窥放大镜和手术设备和钻头完成。为了防止手术后发生闭锁和狭窄，可以在修复后放置支架数周。在双侧后鼻孔闭锁危及生命或者早期手术修复时机不合适或手术不可行的时候，可以考虑应用气管切开治疗。对于单侧后鼻孔闭锁的患儿可数年后再予手术矫正。在单侧或双侧闭锁的病例，因再度狭窄需要扩张或者再次手术是很常见的。丝裂霉素 C 已被用

来防止肉芽组织的形成和狭窄。

鼻中隔的先天缺陷　请重新校对翻译

鼻中隔穿孔是继发于出生后感染，后天性鼻中隔疾病，比如梅毒，结核，创伤等，但少见进行性发展的。持续气道正压通气、气管插管是医源性穿孔的原因。分娩过程中的创伤可能是出生后鼻中隔偏曲的原因，如果可以早期发现，则可以立即通过使用钝头探针、棉花敷料、局部麻醉矫正。通常需要时推迟正式的矫正手术以避免中间面增长的干扰。

轻度鼻中隔有偏差是常见的，通常无症状。该隔膜发育异常比较罕见，除非合并其他畸形的存在，如唇裂或腭裂。

梨形孔径狭窄

存在鼻前孔骨骼异常的婴幼儿在出生时或之后不久即出现严重的鼻阻塞，诊断有赖于鼻部 CT。如果患儿存在喂养困难但无呼吸困难时，通过鼻前部，唇下的手术修补方法或许可行。钻头用来扩大狭窄的前骨孔。

先天性鼻中线肿块

皮样囊肿，神经胶质瘤，和脊髓脊膜膨出（按发生率逐渐下降的顺序）可以在鼻内或鼻外存在，且可以和颅内相连接。鼻皮样囊肿通常在鼻背有凹陷或坑，有时伴有毛发存在，而且如果颅内的瘘管或窦道存在，还能诱发颅内感染。皮样囊肿的反复感染常见。胶质瘤或异位性脑组织膨出质地硬，而脊髓脊膜膨出质地软，哭闹后会增大，或出现 Valsalva 动作。先天性鼻中线肿块的诊断基于物理检查结果和影像学结果。CT 提供最佳的骨细节，但 MRI 矢状面视图则进

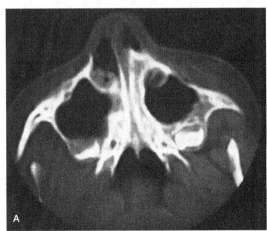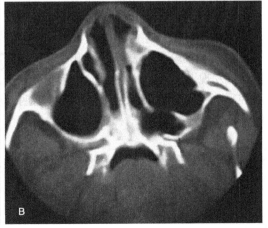

图368-1　CT 扫描显示（A）鼻腔发育不良，（B）骨性和膜性的后鼻孔闭锁
摘自 Altuntas A, Yilmaz MD, Kahveci OK, et al. Coexistence of choanal atresia and Tessier's facial cleft number 2.
Int J Pediatr Otorhinolaryngol, 2004, 68:1081–1085

一步明确颅内影像（图 368-2，见光盘）。通常必需手术切除肿瘤，手术的范围和操作方法取决于肿物的类型和质量的大小。

其他鼻部肿物包括鼻血管瘤、先天性鼻泪管阻塞（发生在鼻内的肿物）、鼻息肉、肿瘤，如肉瘤（见第 494 章）。鼻息肉很少发生在出生时，其他肿块经常出现在婴儿期（见第 370 章）。

在唐氏综合征中，鼻旁窦的发育不良和狭窄的鼻气道与反复发生或慢性上呼吸道感染有关（见第 76 章）。

■ 诊断及治疗

对于存在先天性鼻疾病的儿童，在诊断之前需给予气道支持护理。诊断需灵活的影像学研究配合，主要是 CT 扫描。对于先天性后鼻孔闭锁患儿，如果儿童是健康的或不存在威胁生命的先天性心脏病时，可以进行手术矫正治疗。

参考书目

参考目录见光盘。

（崔菲菲　译，陈慧中　审）

第 369 章
鼻部后天性疾病
Joseph Haddad, Jr.

肿瘤、鼻中隔穿孔、鼻和鼻窦的其他后天异常都可以表现为鼻衄，鼻或面部骨折等面中部创伤均可以伴有鼻衄。鼻损伤可以引起鼻中隔血肿，如果延误治疗，会导致鼻中隔软骨坏死并形成鞍鼻畸形。纤维-骨损伤（包括骨化纤维瘤、纤维性结构不良、牙骨质化纤维瘤）和鼻旁窦黏液囊肿在内的其他异常，可导致鼻和鼻旁骨外形改变，除鼻塞表现外，很少有其他症状。体格检查可发现上述异常，CT 扫描和活检可以确诊。尽管鼻腔后天性疾病多为良性，但却都可以明显改变周围的骨结构，通常需要外科介入治疗。

369.1 异　物
Joseph Haddad, Jr.

■ 病　因

异物（食物、珠子、蜡笔、小玩具、橡皮擦、纸团、

纽扣、电池、豆子、石头、海绵块和其他小物体）经常被年幼儿童和发育迟缓的儿童塞入鼻腔，占儿科急诊比例 ≤ 1%。最初的症状包括单侧鼻塞、喷嚏、轻度不适，甚至疼痛。这些患者可有异物置入史（86%）、黏液脓性鼻涕（24%）、鼻恶臭（9%）、鼻衄（6%）、鼻塞（3%）和经口呼吸（2%）。由于部分异物吸收水分后体积增大，导致鼻黏膜肿胀，随着时间延长，局部阻塞征象和不适感会逐渐明显。患者可能出现体臭（类似狐臭）。

■ 诊　断

单侧鼻孔流涕和鼻塞提示可能存在异物，通常将鼻镜或将检耳镜放入鼻腔即可看到异物。为能清楚看到异物，可能需要清除脓性分泌物，并常需要使用头灯、吸引器和局部减少充血药物。异物通常位于鼻腔前部，但是不熟练的操作反可使异物进入鼻深部。异物长期滞留可被肉芽组织和黏膜层包裹，看似鼻肿块。如果异物是金属的或不透射线的，那么侧位颅骨 X 片可以协助诊断。

■ 治　疗

快速检查鼻部可以帮助明确异物是否存在，以及决定是否需要紧急取出异物（取异物的地点在诊所还是手术室）。迅速除去鼻部异物，可以避免异物进一步吸入，降低局部组织坏死风险，通常在局部麻醉下，使用镊子或鼻腔吸引即可取出异物。如果有明显的肿胀、出血或组织肥大，则需要全身麻醉下取出异物。感染通常在异物取出后很快消除，一般不需要进一步治疗。

■ 并发症

通常伴有感染，产生脓性、恶臭或者血性分泌物。异物长期存在可造成局部组织损伤，纽扣电池可造成的碱烧伤可致局部组织缺失和软骨破坏，这些情况会导致组织粘连或瘢痕形成，引起鼻塞。鼻中隔的黏膜和软骨损失会导致鼻中隔穿孔。将纽扣电池误放入鼻腔是很危险的，电池渗出的碱性液体在数小时内，即可引起疼痛和局部组织破坏。

破伤风是未常规接种该疫苗儿童发生鼻异物长期滞留后，发生的一种罕见并发症（见第 203 章）。中毒性休克综合征也是一种罕见并发症，最常见于鼻腔外科填塞术后（见第 174.2），故鼻腔进行外科填塞后应该口服抗生素。

■ 预　防

例如圆形、发光的珠子等对孩子有明显吸引力的

物体，只能在成人的监督下使用。纽扣电池应该放置在年幼儿童无法接触到的地方。

参考书目

参考书目请参见光盘。

369.2 鼻 衄

Joseph Haddad , Jr.

鼻衄在婴儿时期少见，儿童时期常见。发病率在青春期后降低，50 岁以后升高。诊断和治疗取决于出血的部位和原因。

■ 解剖学

出血最常见的部位是基赛尔巴赫静脉丛，位于鼻中隔前下方，是颈内动脉分支（筛前动脉和筛后动脉）和颈外动脉分支（蝶腭动脉和颌内动脉终端分支）聚集区。这一区域黏膜很薄，并且位于前面，这使其容易暴露于干燥的空气中，并容易受到创伤。

■ 病 因

鼻中隔前部出血的常见病因有手指抓伤、异物、干燥的空气和炎症，其中炎症包括上呼吸道感染、鼻窦炎和过敏性鼻炎（表 369-1）。通常有儿童期鼻衄的家族史。鼻用类固醇喷雾剂常用于儿童，但长期应用可引起出血。明显胃食管反流进入鼻腔的小婴儿很少因为黏膜炎症继发鼻衄。在呼吸道感染期间和冬天，

表 369-1　鼻出血常见病因

手指抓伤出血（挖鼻）
鼻炎
慢性鼻窦炎
异物
鼻新生物或鼻息肉
刺激（例如吸香烟）
鼻中隔偏曲
鼻中隔穿孔
创伤，包括虐待儿童
血管畸形或毛细血管扩张
血友病
血小板功能障碍
血小板减少
高血压
白血病
肝病（例如肝硬化）
药物（例如：阿司匹林、抗凝药、非甾体类抗炎药、局部用皮质类固醇）
可卡因滥用

摘自 Kucik CJ, Clenney T. Management of epistaxis, Am Fam Physician. 2005, 71（2）: 305-311

干燥的空气刺激鼻黏膜，造成皲裂和结痂时，鼻衄的发生率增加。先天血管畸形，如遗传性毛细血管扩张症（见第 426.3），静脉曲张、血管瘤、血小板减少、凝血因子缺乏，尤其是血管性血友病，以及高血压、肾衰竭和静脉充血等疾病可能发生严重的鼻衄。鼻息肉和其他鼻内增生物也可致鼻衄。反复发生的严重鼻衄可能是青少年鼻血管纤维瘤最初出现的症状，常发生于青春期男性。

■ 临床表现

鼻衄通常没有预兆，血液自发从一侧鼻孔缓慢流出，偶尔从两侧鼻孔流出。在有鼻损伤的儿童，鼻衄可能发生在体育锻炼之后。当鼻衄发生在夜间时，血液可能被吞下，直到被吐出来或便血时才被发现。后鼻孔出血可以和前鼻孔出血表现一样，如果出血量大，可能以呕血为首发症状。

■ 治 疗

多数鼻衄在几分钟内可自行停止。出血时应该压迫鼻孔并使儿童尽可能保持安静，头部直立位、向前倾斜，以避免血液流到咽喉部。冷敷鼻部可能有帮助。如果以上措施没能奏效，局部应用羟甲唑啉溶液（羟甲唑啉或去氧肾上腺素）（0.25%~1%）也许有帮助。如果仍出血不止，则可能需要前鼻孔填塞；如果鼻衄发生于后鼻孔，则必须同时填塞前、后鼻孔。在出血控制后，如果出血部位明确，用硝酸银烧灼局部将能避免后期的麻烦。由于鼻中隔软骨通过其表面覆盖的黏膜软骨膜获取营养，所以一次只能烧灼一侧鼻中隔，以免鼻中隔穿孔。在冬天或者干燥的季节、环境里，室内加湿器、盐水滴鼻、鼻黏膜上涂抹石蜡油（凡士林）等措施可有助于预防鼻衄。

严重或反复鼻衄的患者可能需要输血。对这些患者、双侧鼻衄或非基赛尔巴赫静脉丛出血的患者，有指征者应进行耳鼻喉科检查。对于严重的反复出血患者，必须进行血液学评估（凝血性疾病或贫血）、鼻内窥镜检查和获取影像学资料以明确诊断。对血液病患者，可能需要补充凝血因子（见第 470 章）。发生于近青春期的青少年男性患儿的双侧大量鼻衄伴鼻腔肿物，可能是青少年鼻咽血管纤维瘤的信号。这种少见的肿瘤曾经报道 1 例发生在 2 岁儿童和多例 30~40 岁成人，但是发病高峰人群是青春期和青春前期的男性。增强 CT 和 MRI 是初步诊断的一部分，可能需要进一步动脉造影、栓塞和外科手术。来自颌内动脉或其他引起鼻后孔出血的血管出血时需要外科介入治疗。

■ 预 防

劝阻挖鼻、注意冬季保持卧室适当的湿度可预防多数鼻衄。及时关注鼻部感染和过敏有益于鼻卫生。立即停止鼻用激素喷雾可避免持续出血。

参考书目

参考书录请见光盘。

（钟琳 译，陈慧中 审）

第 370 章
鼻息肉

Joseph Haddad, Jr.

■ 病 因

鼻息肉是良性的带蒂肿瘤，通常来源于慢性炎症导致的鼻黏膜水肿。鼻息肉通常原发于筛窦，出现在中鼻道，偶尔出现在上颌窦并突入鼻咽部（上颌窦后鼻孔息肉）。

大约 0.2%~1% 的人群可能发生鼻息肉，其发病率随年龄增长而增加。上颌窦鼻后孔息肉占全部鼻息肉人群的 4%~6%，但在儿童中可达约三分之一。巨大或多发息肉可完全堵塞鼻道。原发于筛窦的息肉通常比较小、多发，后鼻孔息肉则常常大而单发。

囊性纤维化是儿童鼻息肉病最常见的病因，对于所有 12 岁以下患鼻息肉的儿童，即使缺乏典型的呼吸系统和消化系统症状，都应该考虑存在囊性纤维化的可能。大约 30% 囊性纤维化患儿同时患有鼻息肉（见第 395 章）。鼻息肉病还与慢性鼻窦炎和变应性鼻炎相关。在少见的 Samter 三联征中，鼻息肉与阿司匹林过敏、哮喘同时存在（图 370-1）。

■ 临床表现

鼻塞是鼻息肉的突出症状，可伴鼻音和张口呼吸，也可有单侧的大量黏液性或黏液脓性鼻涕。鼻道检查可见在鼻甲和鼻中隔之间挤满白色、灰色的葡萄样肿物。

■ 诊断和鉴别诊断

需要进行外鼻检查和鼻镜检查。筛窦来源的息肉很容易与血供良好的、粉色或红色的鼻甲组织区别。

上颌窦鼻后孔息肉外观看起来更像组织。上颌窦鼻后孔息肉可脱垂至鼻咽，纤维鼻咽镜检查可诊断。长期存在的筛窦来源的鼻息肉可使鼻梁增宽，并侵蚀邻近的骨结构。鼻肿瘤引起更多的局部破坏和解剖变形。面中部 CT 扫描是确诊和制定手术治疗方案的关键（图 370-2）。

■ 治 疗

局部或全身应用减充血剂可以缓解黏膜水肿引起的症状，但通常对缩小息肉没有作用。类固醇激素鼻内喷雾和有时全身使用类固醇激素，可以使鼻息肉有一定程度的缩小，从而缓解症状，这在囊性纤维化患儿和成人鼻息肉患者中已得到证实。如果鼻道完全堵塞、鼻溢液不能控制，或者鼻变形，则需要手术摘除

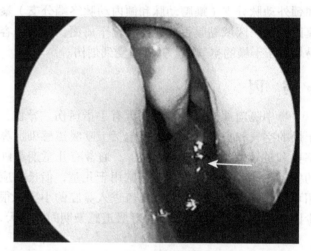

图 370-1 内窥镜下所见上颌窦后鼻孔息肉
摘自 Basak S, Karaman CZ, Akdilli A, et al. Surgical approaches to antrochoanal polyps in children. Int J Pediatr Otorhinolaryngol, 1998, 46:197-205

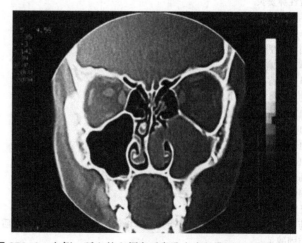

图 370-2 左侧一孤立的上颌窦后鼻孔息肉的典型 CT 影像
摘自 Basak S, Karaman CZ, Akdilli A, et al. Surgical approaches to antrochoanal polyps in children. Int J Pediatr Otorhinolaryngol, 1998, 46:197-205

鼻息肉。如果根本的致病机制没有去除（囊性纤维化），鼻息肉会很快复发。功能性内镜鼻窦手术可更加完全的切除鼻息肉，并治疗其他相关的鼻疾病，在某些情况下，可以减少对频繁手术的需求。一旦术后的愈合开始，就应该开始预防性类固醇鼻内喷雾。

药物治疗对上颌窦后鼻孔息肉无效，必须手术摘除。因为这类息肉与其他疾病过程无关，所以与其他类型息肉相比，再发率低得多。

参考书目

参考书目请参见光盘。

（钟琳　译，陈慧中　审）

第 371 章
普通感冒

Ronald B. Turner, Gregory F. Hayden

普通感冒是一种病毒性疾病，以流涕、鼻塞为突出症状，很少伴有头痛、肌痛和发热等全身症状和体征。普通感冒经常被称作鼻炎，但鉴于存在自限性的鼻窦黏膜损伤，因此称作鼻 - 鼻窦炎更准确。

■ 病　因

普通感冒最常见的病原是鼻病毒（见第 255 章），但是很多其他病毒也可以引起感冒症状（表 371-1）。由于博卡病毒通常从混合有其他已知病原的患者中分离出来，因此该病毒在感冒的致病中所起的作用尚不明确。

■ 流行病学

普通感冒常年发病，但是发病高峰是初秋至晚春，反映了病毒病原体的季节性流行与感冒症状相关。鼻病毒感染发生的高峰在初秋（8 月至 10 月）和春末（4 月至 5 月），副流感病毒（见第 251 章）感染发生的高峰在晚秋和春末，呼吸道合胞病毒（RSV，见第 252 章）和流感病毒（见第 250 章）的感染高峰在12 月至次年 4 月之间。

幼儿平均每年患感冒 6~8 次，但是 10%~15% 儿童每年至少感冒 12 次。发病率随年龄增加而降低，到成人时每年感冒 2~3 次。感染的发生率主要与病毒的暴露有关。儿童在日托中心第一年生活期间，患感冒次数比在家中照顾的儿童多 50% 以上。尽管日托儿童的感冒发病率在日托前 3 年较高，但是随着日托时间的延长，两组儿童发病率之间的差异逐渐缩小。先天免疫受损儿童的甘露糖凝集素缺乏可能与感冒发病率增高有关。

■ 发病机制

引起感冒的病毒通过小颗粒气溶胶、大颗粒气溶胶和直接接触传播。虽然推测不同的感冒病原可以通过以上任意一种机制传播，但是对某些特定的病毒而言，一些传播途径比另外的更有效。研究显示，鼻病毒和 RSV 尽管可以通过大颗粒气溶胶传播，但是直接接触是更为有效的传播机制。与鼻病毒和 RSV 不同，流感病毒最有效的传播方式是小颗粒气溶胶。

呼吸道病毒通过不同的机制逃避宿主防御。鼻病毒和腺病毒感染使机体产生血清型特异的抗体保护性免疫。这些病毒感染的重复发生是由于每种病毒都具有很多种不同的血清型。流感病毒具有改变其表面抗原的能力，因此表现得好像有多种病毒血清型。冠状病毒（见第 256 章）与宿主免疫之间的相互作用尚未明确，但似乎多种不同的病毒株至少能够诱导短期保护性免疫。副流感病毒和 RSV 血清型较少。这些病毒再感染的发生是由于感染后没有产生针对它们的保护性免疫反应。虽然再感染时，机体不能对宿主发挥特异性的免疫预防，但是已经存在的免疫力使再次发生疾病的严重程度减轻。

鼻黏膜上皮病毒感染可能引起黏膜上皮层破坏，例如流感病毒和腺病毒；也可能没有明显的组织学损伤，如鼻病毒和 RSV。不管组织病理学的结果如何，鼻黏膜上皮的感染可引起急性炎症反应，表现为各种炎性细胞因子的释放和黏膜炎性细胞的浸润。这种急性炎症反应与感冒的症状存在相关性。炎症可导致鼻

表 371-1　与普通感冒有关的病原体

相关性	病原体	相对频率 *
引起普通感冒的主要病原体	鼻病毒	经常
	冠状病毒	偶尔
主要引起其他临床症状，也引起普通感冒症状	呼吸道合胞病毒	偶尔
	人偏肺病毒	偶尔
	流感病毒	少见
	副流感病毒	少见
	腺病毒	少见
	肠道病毒	少见
	博卡病毒	少见

* 由病原体引起普通感冒的相对频率

窦开口和咽鼓管阻塞，造成细菌性鼻窦炎和中耳炎。

■ 临床表现

感冒症状通常发生在病毒感染后 1~3d。首发症状常常是咽痛或咽痒，紧接着是鼻塞和流涕。咽痛很快缓解，到病程的第 2、3 天，鼻部症状成为主要表现。大约 30% 的感冒伴有咳嗽，常在鼻部症状出现后发生。流感病毒、RSV 和腺病毒较鼻病毒、冠状病毒更容易出现发热及其他全身症状。普通感冒的病程通常 1 周左右，约 10% 的患者可持续到 2 周。

普通感冒的阳性体征仅局限于上呼吸道。通常可见鼻部分泌物明显增多。在病程中分泌物的颜色和黏度通常有变化，但是并不意味着鼻窦炎和继发细菌感染。鼻腔检查可见鼻甲肿胀、充血，由于这些特征属非特异性的，故诊断价值有限。

■ 诊 断

对于感冒患者，医生最重要的任务是排除其他可能的更严重需治疗的疾病。普通感冒的鉴别诊断包括非感染性疾病和其他上呼吸道感染（表 371-2）。

■ 实验室检查

常规实验室检查对普通感冒的诊断和治疗没有帮助。如果怀疑过敏性鼻炎，鼻分泌物涂片发现大量嗜酸细胞可能有助于诊断（见第 137 章）。鼻分泌物涂片中多核粒细胞占多数可以是普通感冒的特征，并不一定表示存在细菌感染。

虽然，普通感冒的病毒病原体可以通过聚合酶链反应（PCR）、病毒培养、抗原检测或血清学等方法来检测，但是感冒患者一般不需要做以上检查。当考虑使用抗病毒药物治疗时，需要进行病原学诊断。只有怀疑 A 族链球菌（见第 176 章）、百日咳杆菌（见第 189 章）和鼻白喉（见第 180 章）时才进行细菌培

表 371-2　与普通感冒类似的情况

情况	不同点
过敏性鼻炎	鼻炎和喷嚏为突出表现 鼻嗜酸性粒细胞增多
异物	单侧、恶臭的分泌物 血性鼻分泌物
鼻窦炎	发热、头痛、面部疼痛、眶周水肿、持续流涕或咳嗽 >14d
链球菌感染	黏液脓性分泌物，使鼻孔擦破
百日咳	持续或严重咳嗽
先天性梅毒	出生后 3 个月内持续流涕

养或抗原检测。如果分离出其他细菌，并不一定表示存在细菌感染，也不一定是鼻窦炎的病原菌。

■ 治 疗

对普通感冒的处理主要是对症治疗。

抗病毒治疗

目前没有针对鼻病毒的抗病毒治疗。利巴韦林被推荐治疗 RSV 感染，但对普通感冒无治疗作用。神经氨酸酶抑制剂奥司他韦和扎那米韦，对缩短流感病毒感染儿童的症状持续时间有一定的作用。奥司他韦还可以减少流感相关的中耳炎的发生频率。由于流感与其他病原所致普通感冒早期鉴别困难，奥司他韦需要在疾病早期开始治疗（症状出现 48 小时以内）才能起效，故使这些药物在轻症上呼吸道感染的临床运用受到限制。抗菌治疗对普通感冒无益。

对症治疗

儿童的对症治疗尚有争议。尽管部分方法在成人有效，但是没有研究显示这些方法对儿童有显著疗效。由于幼儿通常无法准确地进行自我评估，因此相关研究中症状的严重程度都是基于患儿父母亲或其他观察者描述，这样的研究方法会影响治疗效果的判断。儿童应用口服非处方药（OTC）（通常含有抗组胺剂、镇咳药和减充血剂）能缓解症状，是以假设该药物对儿童和成人疗效相似为前提的。因此，在缺乏有效的直接证据，同时避免不必要的药物副作用，FDA 推荐治疗咳嗽和感冒的 OTC 药物不应用于 2 岁以下婴幼儿。进一步研究还提示治疗咳嗽和感冒的 OTC 药物对 6 岁以下儿童效果不佳。对于年长儿童应用这些药物时，我们也应权衡药物的益处和潜在不良反应。感冒时最突出的症状在病程中有所不同，因此，对症治疗应针对最突出的症状才为合理。如果推荐对症治疗，应确保看护者了解预期效果并使用适当的药物剂量。

发 热

单纯感冒很少发热，一般不需要退热处理。

鼻 塞

局部或口服肾上腺素制剂都可以用来减轻鼻黏膜充血。有效的局部肾上腺素制剂如赛洛唑啉、羟甲唑啉、苯福林（去氧肾上腺素）既可滴鼻，又可鼻内喷雾。虽然这些药物未被批准用于 2 岁以下儿童，但是稀释后可以用于幼儿。全身吸收的咪唑啉类（羟甲唑啉、赛洛唑啉）极少引起心动过缓、低血压和昏迷。应该避免长期应用局部肾上腺素类药物，以防止发生药物性鼻炎，表现为停药后鼻塞的感觉再次出现。口服肾上腺素类制剂的效果比局部用制剂差，而且有时候可

能引起中枢神经系统兴奋、高血压、心悸等全身反应。盐水滴鼻（冲洗、灌洗）可以改善鼻部症状。

流　涕

第一代抗组胺药可以减少 25%~30% 流涕症状。抗组胺药改善流涕症状的作用似乎与药物的抗胆碱能作用有关，而与药物的抗组胺特性关系不大，因此，第二代或"无镇静作用"的抗组胺药对普通感冒症状是无效的。抗组胺药物的主要不良反应是镇静，尽管有证据表明此不良反应在儿童不明显。局部抗胆碱能药物如异丙托溴铵，也可以使来治疗流涕，效果与抗组胺药相当，且无镇静作用。异丙托溴铵最常见的副作用是鼻部刺激和鼻出血。

咽　痛

感冒引起的咽痛一般不严重，但是有时需要使用温和的镇痛剂，尤其是伴随肌痛和头痛的时候。鼻病毒感染期间使用对乙酰氨基酚可以抑制中和抗体的产生，但这一现象不具明显的临床意义。由于流感患儿有发生瑞氏综合征的危险，所以不应给呼吸道感染儿童使用阿司匹林。

咳　嗽

一般不需要对感冒患者镇咳。部分患者的咳嗽与鼻后滴流引起的上呼吸道刺激有关。这些患者的咳嗽在鼻部症状最重的时候最明显，使用第一代抗组胺药物可能有效。止咳糖浆或蜂蜜作为缓和剂可能暂时有效。对某些患者而言，咳嗽可能是病毒诱发的气道反应性增高的结果。这些患者在疾病急性期后咳嗽可持续数天至数周，支气管扩张剂可能有效。可待因、氢溴酸右美沙芬对感冒导致的咳嗽无效。祛痰剂例如愈创甘油醚，不是有效的镇咳剂。

樟脑、薄荷脑、桉叶油的混合物对于缓解夜间咳嗽有一定效果。

无效的治疗

维生素 C、愈创甘油醚、吸入加热加湿的空气对感冒症状的治疗并不比安慰剂更有效。

锌剂，通常为含片，已经在几项普通感冒的对症治疗中进行了评估。锌可以抑制鼻病毒 3C 蛋白酶的作用，这是一种鼻病毒复制所必需的酶，但是没有证据表明锌剂在体内有抗病毒的作用。锌剂对感冒症状的治疗效果是不一致的，一些研究报告有显著的治疗效果（成人），但另一些研究则没有发现。综合这些不同的结果是困难的，总的看起来锌剂对儿童普通感冒症状没有显著效果。

紫锥菊是一种流行的治疗普通感冒的草药。尽管紫锥菊提取物显示出生物效应，但紫锥菊对普通感冒的治疗并未显示明确效果。紫锥菊产品缺乏标准化，也是合理评估疗效和临床运用的巨大障碍。

■ 并发症

普通感冒最常见的并发症是中耳炎（见第 632 章），有报道在 5%~30% 的感冒患儿中发生，在日托儿童中的发生率更高。对症治疗对预防急性中耳炎的发生没有效果，但是奥司他韦可降低流感患者中耳炎的发病率。

鼻窦炎是普通感冒的另一种并发症（见第 372 章）。自限性鼻窦炎症是普通感冒病理生理过程的一部分，但在病毒性上呼吸道感染中，约 0.5%~2% 的成人和 5%~13% 的儿童并发急性细菌性鼻窦炎。鉴别普通感冒和细菌性鼻窦炎可能比较困难。如果流涕或白天咳嗽持续至少 10~14d 没有改善，或者出现了更严重的鼻窦受累的症状体征，如发热、面部疼痛或面部肿胀等，就应该考虑细菌性鼻窦炎。没有证据表明普通感冒的对症治疗能够改变细菌性鼻窦炎发生率。

哮喘发作是感冒相对少见但可能表现严重的一种并发症。儿童哮喘的发作多数是由普通感冒诱发，没有证据表明感冒的对症治疗能够预防这一并发症。

虽然不是并发症，但是普通感冒的另一个重要后果是不恰当地使用抗生素而造成的呼吸道致病菌耐药性的增加。1998 年，在美国，大约 2500 万因普通感冒首次就诊者中，最终有 30% 不恰当地使用了抗生素。

■ 预　防

没有针对普通感冒的药物预防或免疫预防方法。流感疫苗接种或抗流感药物能够预防流感病毒引起的感冒，但是流感只占感冒的小部分。维生素 C 和紫锥花不能预防普通感冒。

理论上，可以通过接触传播的鼻病毒能被杀病毒药阻断。在实验环境里，擤鼻涕后运用消毒杀病毒的洗手液可以消除手上的有传染性的病毒。然而，在自然环境下，这些措施都不能预防普通感冒。虽然通常推荐洗手来预防感冒，但是缺乏令人信服的数据来证实其有效。

参考书目

参考书目请参见光盘。

（钟琳　译，陈慧中　审）

第 372 章

鼻窦炎

Diane E. Pappas, J. Owen Hendley

鼻窦炎是儿童期和青春期的常见病,急性鼻窦炎和慢性鼻窦炎的发病率都很高,并且可能引起严重的并发症。急性鼻窦炎有病毒性和细菌性两种。普通感冒引起病毒性、自限性鼻窦炎(见第 371 章)。约 0.5%~2% 的儿童和青少年患病毒性上呼吸道感染时并发急性细菌性鼻窦炎。部分有某些潜在疾病倾向的儿童可患慢性鼻窦炎,但没有传染性。目前在鼻窦炎的正确诊断和最佳治疗方法方面仍然存在争议。

筛窦和上颌窦在出生时已经形成,但仅筛窦形成气腔(图 372-1)。上颌窦直到 4 岁时才形成气腔。蝶窦 5 岁时出现,额窦在 7~8 岁时开始发育,直到青春期才发育完全。鼻窦的引流口很窄(1~3mm),开口于位于中鼻道的窦口鼻道复合体。正常情况下鼻旁窦通过黏液纤毛清除系统保持无菌状态。

■ 病 因

引起儿童和青少年急性细菌性鼻窦炎的细菌包括肺炎链球菌(~30%,见第 176 章)、非典型流感嗜血杆菌(~20%,见第 186 章)和卡他莫拉菌(~20%,见第 188 章)。大约 50% 的流感嗜血杆菌和 100% 的卡他莫拉菌 β - 内酰胺酶阳性。约 25% 的肺炎链球菌可能对青霉素耐药。金黄色葡萄球菌、其他链球菌和厌氧菌很少引起儿童急性细菌性鼻窦炎。虽然金黄色

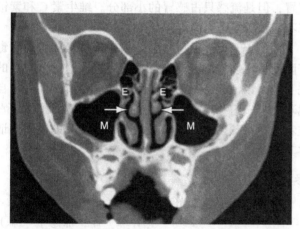

图 372-1 正常 3 岁儿童的冠状面 CT 扫描。箭头所指为中鼻道。E: 筛窦;M: 上颌窦
摘自 Isaacson G. Sinusitis in childhood. Pediatr Clin North Am, 1996, 43:1297-1317

葡萄球菌不是儿童急性鼻窦炎的常见病原,但耐甲氧西林金黄色葡萄球菌(MRSA)患病率的增加却令人担忧。流感嗜血杆菌、α、β - 溶血性链球菌、卡他莫拉杆菌、肺炎链球菌、凝固酶阴性的葡萄球菌通常可从患慢性鼻窦疾病的儿童中获得。

■ 流行病学

急性细菌性鼻窦炎可发生于任何年龄。诱发急性鼻窦炎的因素包括:病毒性上呼吸道感染(上日托班或学龄期同胞)、过敏性鼻炎和暴露于吸烟环境。有免疫缺陷,尤其是抗体产生免疫缺陷(免疫球蛋白 G/IgG、IgG 亚类、IgA)(见第 118 章)、囊性纤维化(见第 395 章)、纤毛功能障碍(见第 396 章)、吞噬细胞功能异常、胃食管反流、解剖缺陷(腭裂)、鼻息肉、可卡因滥用以及鼻异物(包括鼻胃管)的儿童可能患慢性鼻窦疾病。骨髓移植后的免疫抑制或伴有严重粒细胞减少和淋巴细胞减少的恶性肿瘤患者容易患严重真菌性鼻窦炎(曲霉菌、毛霉菌),并且常伴有颅内感染。ICU 内经鼻气管插管或安置鼻胃管患者的鼻窦开口可能被阻塞,发生多重耐药病原体感染的鼻窦炎。

■ 发病机制

典型的急性细菌性鼻窦炎发生于病毒性上呼吸道感染后。发病初,病毒感染引起病毒性鼻窦炎;在普通感冒的病程中,68% 的健康儿童的鼻旁窦 MRI 显示明显的鼻旁窦异常(黏膜增厚、水肿、炎症)。已经证实擤鼻涕能产生的足够的压力使鼻腔的分泌物进入鼻窦腔。正常情况下,从鼻咽部进入鼻窦的细菌可迅速被清除,但是在病毒性鼻窦炎时,炎症和水肿阻碍鼻窦引流并削弱黏膜纤毛的细菌清除功能,如此良好的生长条件使细菌大量繁殖。

■ 临床表现

儿童和青少年患鼻窦炎的主诉可以是非特异性的,包括鼻塞、脓鼻涕(单侧或双侧)、发热和咳嗽。少见的症状包括口臭、嗅觉减退及眼眶周围水肿。头痛和面部疼痛在儿童非常少见。其他症状包括上颌齿不适和疼痛、前屈时压迫感增强。体格检查可发现鼻黏膜充血水肿,并有脓性分泌物。青少年和成人可有鼻窦压痛。鼻腔透视可发现不透光的鼻窦。

■ 诊 断

根据病史可做出急性细菌性鼻窦炎的临床诊断。上呼吸道感染的症状,包括流涕、咳嗽,持续 10~14 天以上没有改善;或者有严重的呼吸道症状,包括体

温高于39℃（102 ℉）、脓性鼻分泌物持续 3~4d，均提示并发急性细菌性鼻窦炎。70% 的有持续或严重症状患儿的上颌窦抽吸物中可找到细菌。慢性鼻窦炎患儿有顽固的呼吸道症状，包括咳嗽、流涕和鼻塞，持续 90d 以上。

鼻窦抽吸物培养是确定诊断的唯一准确的方法，对于有免疫能力的患者实际上并不常规采用，但是对于怀疑真菌性鼻窦炎的免疫抑制患者可以作为必需的一项检查。对成人而言，硬质鼻内镜检查是从鼻窦中获取培养物的一种侵入性较小的方法，与抽吸比较，可得到高得多的培养阳性率。鼻腔透视可发现液体的存在，但不能确定是病毒还是细菌感染。对于儿童，透视难以进行而且结果不可靠。影像学（如鼻窦平片及 CT 扫描）显示包括窦腔不透光、黏膜增厚或存在气液平等征象，但没有病原诊断价值（图 372-2）。这些结果可以证实鼻窦存在炎症，但不能用于鉴别病毒、细菌和变应性炎症。

鉴于临床特征缺乏特异性，鉴别诊断应包括病毒性上呼吸道感染、过敏性鼻炎、非过敏性鼻炎和鼻腔异物。病毒性上呼吸道感染主要表现为流清涕、咳嗽和病初发热，症状持续通常不超过 10~14d，少数儿童（10%）症状持续可超过 14d。过敏性鼻炎可能是季节性的，鼻分泌物的检查可发现嗜酸性粒细胞明显增多。

■ 治　疗

目前还不清楚抗菌治疗对临床诊断为急性细菌性鼻窦炎是否确实有效。在一项随机安慰剂对照试验中，对临床诊断为鼻窦炎的儿童分别使用阿莫西林、阿莫西林 – 克拉维酸盐或安慰剂治疗 14d，结果发现抗菌药物对症状缓解、症状持续时间及上学请假的天数均

无影响。尽管 50% ~60% 患急性细菌性鼻窦炎的儿童不使用抗菌药物治疗也会康复，美国儿科学会指南仍推荐对急性细菌性鼻窦炎进行抗菌治疗以促进症状的缓解和防止化脓性并发症。

对多数没有并发急性细菌性鼻窦炎患儿来说，初始治疗使用阿莫西林 [45mg/（kg·d）] 已足够。青霉素过敏患者可选择复方新诺明、头孢呋辛、头孢泊肟、克拉霉素或阿奇霉素。对有耐药细菌感染危险因素的儿童（近 1~3 个月内用过抗生素、日托或年龄 <2 岁）或初始使用阿莫西林治疗 72h 无效的儿童，可使用大剂量阿莫西林克拉维酸钾 [阿莫西林 80~90mg/（kg·d）]，也可选择阿奇霉素（大年龄儿童可选左氧氟沙星）。如果这些治疗仍无效，则必须请耳鼻喉科医师进一步评估，进行上颌窦抽吸培养，必要时做药敏试验。鼻窦炎的最佳疗程尚未确定，个体化治疗是合理的方法，推荐用药至症状缓解后 7d。

额窦炎可能会迅速发展，出现严重的颅内并发症，故初始治疗时必须静脉使用头孢曲松，直到临床症状确切改善（图 372-3、372-4），然后以口服抗生素完成疗程。

减充血剂、抗组胺药、黏液溶解剂及鼻内皮质激素类在儿童的使用尚未进行充分的研究，故不推荐用来治疗单纯儿童急性细菌性鼻窦炎。同样，用盐水冲洗鼻腔或盐水鼻腔喷雾可有助于溶解分泌物，作用类似于比较温和的血管收缩剂，但是对儿童的效果也没有系统的评价。

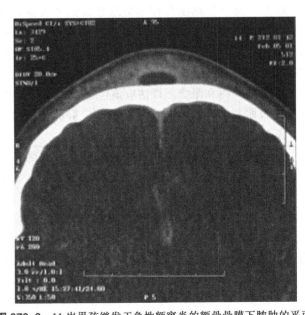

图 372-3　11 岁男孩继发于急性额窦炎的额骨骨膜下脓肿的平面轴向增强 CT。CT 提示额骨上正中线环形强化的液体密度影
摘自 From Parikh SR, Brown SM. Image-guided frontal sinus surgery in children. Operative Tech Otolaryngol Head Neck Surg, 2004, 15: 37–41

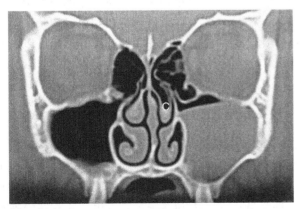

图 372-2　有气液平的急性左侧上颌窦炎。注意泡状鼻甲（C）
摘自 Isaacson G. Sinusitis in childhood. Pediatr Clin North Am, 1996, 43: 1297–1317

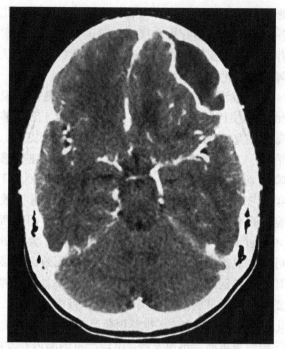

图 372-4 11岁女孩，反应迟钝，继发于额窦炎的额叶下脓肿的平面轴向增强 CT。CT 提示邻近额叶的椭圆形高密度环，内充满液体，伴中线向对侧移位

摘自 Parikh SR, Brown SM. Image-guided frontal sinus surgery in children. Operative Tech Otolaryngol Head Neck Surg, 2004, 15: 37-41

■ 并发症

因为鼻旁窦临近大脑和眼睛，急性细菌性鼻窦炎可引起严重的眼眶和（或）颅内并发症，而且进展迅速。眼眶的并发症包括眶周蜂窝织炎和眶蜂窝织炎（见第 626 章），是急性细菌性筛窦炎最常见的并发症。感染可通过形成筛窦侧壁的筛骨眶板直接扩散。眶周蜂窝织炎引起眼球周围组织红肿，而眶蜂窝织炎累及眶内结构而导致眼球突出、球结膜水肿、视力下降、复视、眼外肌运动障碍和眼痛。评估应该包括眼窝和鼻窦 CT 扫描以及眼科和耳鼻喉科会诊。治疗应静脉使用抗生素。眶蜂窝织炎可能需要筛窦外科引流。

颅内并发症包括硬膜外脓肿、脑膜炎、海绵窦血栓形成、硬膜下积脓和脑脓肿（见第 595 章）。如果儿童有精神改变、颈项强直、颅内压增高的症状（头痛、呕吐），就需要立即做颅脑、眼眶及鼻窦 CT 扫描以确定是否存在急性细菌性鼻窦炎的颅内并发症。在细菌培养和药敏结果之前，就应立即开始治疗，初始给予静脉使用广谱抗生素（通常是头孢噻肟或头孢曲松与万古霉素联合使用）。50% 的脓肿由混合感染引起。脓肿可能需要外科引流。其他并发症包括额骨骨髓炎（波特氏头皮肿胀）和黏液囊肿，前者以前额肿胀为特征（图 372-3），后者是通常位于额窦的慢性炎性

损伤，囊肿可增大而造成眼睛移位，引起复视，通常需要外科引流。

■ 预 防

最好的预防措施是勤洗手和避免接触感冒者。鉴于急性细菌性鼻窦炎可继发于流感，故每年注射流感疫苗预防流感的措施可以预防部分患者继发鼻窦炎。针对流感的免疫接种以及化学预防药物奥塞米韦和扎那米韦的应用可能对预防流感病毒所致的感冒及有关并发症有帮助，但是流感病毒引起的感冒在全部感冒中仅占很少的比例。

参考书目

参考书目请参见光盘。

（钟琳 译，陈慧中 审）

第 373 章

急性咽炎

Gregory F. Hayden, Ronald B. Turner

上呼吸道感染占儿科门诊的相当部分。大约有 30% 患者以咽痛为首发症状。

■ 病 因

引起咽炎最重要的病原是病毒 [腺病毒、冠状病毒、肠道病毒、鼻病毒、呼吸道合胞病毒（RSV）、EB 病毒（EBV）单纯疱疹病毒（HSV）和偏肺病毒] 和 A 组 β - 溶血性链球菌（GABHS，见第 176 章）。其他与咽炎有关的生物体包括 C 组链球菌（尤其是类马链球菌）、溶血隐秘杆菌、土拉热弗朗西斯菌、肺炎支原体、淋球菌、坏死梭形杆菌和白喉棒状杆菌。某些细菌，例如流感嗜血杆菌和肺炎链球菌可以从咽炎患儿中分离出来，但它们引起咽炎的机制尚未确定。HIV 原发感染也可表现出咽炎和单核细胞增多综合征。

■ 流行病学

病毒性上呼吸道感染通过密切接触传播，在秋、冬季和春季最常见。链球菌性咽炎在 2~3 岁以下的小儿并不常见，发病高峰在学龄前期，在青春期晚期和成人期降低；在冬季和春季最常发生，通常在同胞和同班同学间传播。C 组链球菌和溶血隐秘杆菌最常发生于青少年和成人。

■ 发病机制

GABHS 在咽部的定植可能导致无症状的携带或急性感染。M 蛋白是 GABHS 的主要毒力因子，它有助于抵抗多形核中性粒细胞的吞噬作用。大多数感染后产生特异性免疫，对特定 M 血清型的再次感染有保护性免疫作用。

猩红热是由于 A 组 β-溶血性链球菌所产生的链球菌致热外毒素（A、B 和 C）三种当中的一种所引起的，它能产生细小的丘疹（见第 176 章）。链球菌致热外毒素 A 和猩红热相关性最强。暴露于一种链球菌致热外毒素只产生针对该种毒素的特异性免疫，因此猩红热最多可以发生 3 次。

临床表现

链球菌咽炎的发病通常很快，有显著的咽痛和发热，没有咳嗽，头痛和胃肠道症状（腹痛、呕吐）常见。咽红、扁桃体增大，典型者覆盖有黄色的血性渗出物。在软腭和后咽部可见瘀点状或环形损伤，悬雍垂红肿、可见斑点。颈前淋巴结肿大、触痛。潜伏期 2~5d。某些患儿表现出猩红热的皮肤特征：环口苍白圈、草莓舌，感觉像砂纸的红色细小丘疹，类似一种有小疙瘩的晒伤（见第 176 章）。

病毒性咽炎的发病是渐进的，症状常常包括流涕、咳嗽和腹泻。结膜炎、鼻炎、声嘶和咳嗽提示可能是病毒感染。腺病毒咽炎以同时存在结膜炎和发热（咽结合膜热，见第 254 章）为特征。柯萨奇病毒性咽炎可能在后咽部出现小的（1~2mm）、浅灰色的水泡和穿孔性溃疡（疱疹性咽峡炎），或者在后咽部产生小的（3~6mm）、黄白色小结（急性淋巴小结性咽炎，见第 242 章）。EB 病毒咽炎作为传染性单核细胞增多症（见第 246 章）的一部分，扁桃体显著增大伴有渗出，合并颈淋巴结炎、肝脾大、皮疹、全身乏力。幼儿原发性 HSV 感染通常表现出高热和口龈炎，咽炎也可以出现（见第 244 章）。

由 C 组链球菌和溶血隐秘杆菌引起的咽炎的表现通常与 A 组 β-溶血性链球菌引起的临床表现相似。溶血隐秘杆菌有时伴有泛黄、红色的斑丘疹。淋球菌感染通常无症状，但能引起急性咽炎伴发热和淋巴结炎。雷米尔综合征（Lemierre syndrome）是坏死梭杆菌咽炎的严重并发症，以感染性血栓性静脉炎为特征，伴有脓毒性肺栓子形成，引起缺氧和肺浸润（见第 374、375 章）。

■ 诊　断

链球菌咽炎和病毒性咽炎的临床表现有相当多的重叠。内科医生只依赖于临床的判断通常会高估链球菌感染。因此实验室检查有助于更为合理的抗生素使用。咽拭子的细菌培养仍是诊断链球菌咽炎的金标准，虽然并不完美，但如果其他生物体被误识别为 GABHS，则会出现假阳性结果；携带链球菌儿童的咽拭子培养结果也可为阳性。假阴性的培养结果有很多原因，包括咽拭子标本量不足和患者私下已经使用抗生素等。快速检测 A 组链球菌抗原的特异性很高，因此如果快速检测阳性，就无须行咽拭子细菌培养，且可以确定需要治疗。因为快速检测的敏感性一般比培养低，所以推荐快速检测阴性者加做咽拭培养以确诊，特别是临床上高度怀疑 A 组 β-溶血性链球菌感染者。检查溶血隐秘杆菌需要特殊的培养基和延长的孵育期。通常难以进行病毒培养，而且价格太昂贵，对临床来说速度也太慢。病毒聚合酶链反应（PCR）快得多，可能有助，但亦并非总有必要。全血细胞计数显示大量异常淋巴细胞、玻片凝集（或"斑点"）试验阳性有助于 EBV 感染的传染性单核细胞增多症的临床诊断。

■ 治　疗

大多数未处理的链球菌咽炎在发病数天后自愈，但是早期抗生素的治疗可使患者提前 12~24h 恢复。治疗的最主要益处是预防急性风湿热，如果在发病 9d 内开始抗生素治疗，那么几乎可以完全预防急性风湿热。对有症状的咽炎并且快速链球菌抗原试验阳性者、临床诊断为猩红热者、有明确链球菌咽炎家庭接触史、有急性风湿热既往史或其家庭成员中最近有急性风湿热病史者，应当立即开始抗生素治疗，而不需要培养结果。

多种抗生素都是有效的。GABHS 对青霉素敏感，且抗菌谱窄，不良反应少。青霉素 V 价格便宜，给予每天 2 次或每天 3 次，共 10d：体重 <27kg（60 磅）儿童剂量为每次 250mg，年长儿和成人剂量为每次 500mg。儿童通常首选口服阿莫西林，因为味道可以接受并且有咀嚼片剂型，每天 1 次剂量（750mg 剂量或 50mg/kg，最大 1g），口服给药 10d 非常方便。单剂苄星青霉素（体重 <27kg 儿童，60 万 U；年长儿童和成人，120 万 U）或苄青霉素普鲁卡因肌肉注射虽然疼痛，但是能确保依从性并能维持足够的血药浓度 10d 以上。对青霉素过敏的患者，可以选择以下治疗：

红霉素：琥乙红霉素 40mg/(kg·d)，分 2 次、3 次或 4 次口服，共 10d；依托红霉素 20~40mg/(kg·d)，分 2 次、3 次或 4 次口服，共 10d；每次最大剂量 1g/24h。

阿奇霉素：12mg/kg，每天 1 次，共 5d，每日最大剂量 500mg。

克拉霉素：15mg/（kg·d），分2次，共10d，最大剂量 250mg，每天 2 次。

克林霉素：20mg/（kg·d），分3次，共10d，最大剂量每天 1.8g。

大环内酯类抗生素应用的增多使 A 组链球菌对红霉素耐药率升高。只要患者前次对青霉素的过敏反应不是迅速发生的 I 型超敏反应，还可选择窄谱头孢菌素（如头孢氨苄或头孢羟氨苄）作为另一类治疗药物。对于治疗后 GABHS 培养仍可以阳性者，头孢菌素的效果较青霉素更佳，因为其在根治链球菌携带上更加有效。目前尚无依据推荐更短疗程的头孢菌素治疗作为常规治疗的方案。

持续的细菌培养是不需要的，除非症状复发。部分治疗后的患者咽部继续隐藏着 GABHS 而成为链球菌携带者。携带对患者及其接触者的危险很小，但是当携带者以后发生咽痛时，可能混淆病原检测的结果。最有效的清除链球菌携带的治疗方案是，克林霉素 20mg/（kg·d），分成3剂（成人：150~450mg，每天 3 次或 4 次，最大剂量每天 1.8g），口服共 10d。

大多数病毒性咽炎没有特效治疗。根据体外药敏数据，通常建议 C 组链球菌分离阳性的患者口服青霉素治疗，推荐溶血隐秘杆菌感染患者口服红霉素治疗，但是治疗是否有益尚未确定。

非特异性的对症治疗是全部治疗计划中的一个重要的组成部分。口服的退热剂/止痛药（对乙酰氨基酚或布洛芬）能够减轻发热和咽痛。用温盐水漱口；麻醉剂喷雾和服用含片（通常包括苯佐卡因、苯酚或薄荷脑）能减轻局部的疼痛。

■ 复发性咽炎

如果血清特异性抗体尚未产生，复发的链球菌咽炎可以是同一菌株的再发感染。如果抗生素治疗的依从性差，建议肌肉注射苄星青霉素。如果给予非青霉素治疗，例如红霉素，应当考虑到耐药的可能性。复发性咽炎可以是由暴露于不同的菌株所致，也可以是携带的链球菌所致。如果病情轻微，而且链球菌咽炎的症状不典型，后一种可能性是存在的。如果完成治疗后数天再次培养出 GABHS，推荐进行清除链球菌携带的治疗。迁延性咽炎（>1~2 周）提示另一种疾病，如中性粒细胞减少症和反复发热综合征。

对于病情严重、频繁发作（过去 1 年 >7 次，或过去 2 年 >5 次）的复发性、咽试子 GABHS 培养阳性的咽炎患儿，扁桃体切除术可降低在 1~2 年内咽炎的发生率。随着时间推移，大多数儿童的发作次数自然

减少，因此预期达到的临床收益必须与麻醉和手术的风险相平衡。没有明确病史记录的所谓"反复咽炎发作"不能作为扁桃体切除术的依据。

■ 并发症和预后

病毒性呼吸道感染可诱发细菌性中耳感染。链球菌咽炎的并发症包括局部化脓，例如咽旁脓肿，以及以后的非化脓性疾病，例如急性风湿热（见第 176.1）和急性感染后肾小球肾炎（见第 505.1）。

■ 预 防

目前正在研发以 M 蛋白肽为基础的多价链球菌疫苗。每天口服青霉素的抗菌预防可阻止 GABHS 感染的复发，但是仅仅在预防急性风湿热的复发时推荐（见第 176.1）。

参考书目

参考书目请参见光盘。

（钟琳　译，陈慧中　审）

第 374 章

咽后脓肿、咽侧（咽旁）脓肿和扁桃体周围蜂窝织炎/脓肿

Diane E. Pappas, J. Owen Hendley

人体颈部的深层淋巴结，包括咽后和咽旁的淋巴结，引流上呼吸道和消化道黏膜表面的淋巴液。这些淋巴结位于咽后间隙（位于咽部和颈椎之间并且向下延伸到上纵隔）和咽旁间隙（以咽内侧、颈动脉鞘后方、茎突侧面的肌肉为边界）内，两个间隙是相互连接的。颈深部淋巴结之间互相连通，使来自蜂窝织炎或淋巴结脓肿的感染容易扩散到其他的淋巴结。淋巴结的感染通常是口咽部局部感染蔓延的结果。咽后脓肿可以由口咽部的穿透性创伤、牙的感染和脊椎骨髓炎引起。一旦被感染，淋巴结可能要经历 3 个阶段：弥漫性被膜下炎症、深入结缔组织的化脓性炎症、脓肿形成。咽后和咽旁间隙的感染可能使呼吸道受损或造成后纵隔炎，所以及时诊断是很重要的。

■ 咽后和咽侧脓肿

咽后脓肿在 3~4 岁以下儿童最常见，男孩多于女孩。高达 67% 的患儿有近期耳、鼻或喉的感染。咽后

淋巴结在 5 岁以后退化，因此咽后感染在年长儿童和成人很少发生。

咽后脓肿的临床表现没有特异性，包括发热、烦躁、饮食减少及流涎。颈强直、斜颈、拒绝移动颈部也可能存在。会说话的儿童还可能主诉咽痛和颈痛。其他的体征包括声音含糊不清、喘鸣、呼吸窘迫，甚至有阻塞性呼吸暂停。体格检查可以发现咽后壁膨出，但 <50% 的咽后脓肿患儿没有这一表现。颈部淋巴结病也可能存在。咽侧脓肿通常存在发热、吞咽困难、咽侧壁明显膨出，有时见扁桃体向中线移位。

鉴别诊断包括急性会厌炎和异物吸入。年幼儿颈部活动受限时还必须要考虑脑膜炎，另外需鉴别是否存在淋巴瘤、血肿和脊椎骨髓炎的可能性。

切开引流和淋巴结脓液的培养可以提供明确的诊断，CT 对识别咽后、咽旁脓肿的存在有用（图 374-1，图 374-2）。通过 CT 扫描，可以正确识别并定位颈深部的感染，但 CT 只能正确识别 63% 患者的脓肿形成。吸气时颈处伸位，颈部软组织 X 线片可显示在咽后间隙增宽或有气液平。增强 CT 可显示中央透光的环形强化物，或者是扇形的淋巴结壁。脓肿壁的扇状特征被认为是晚期的发现，可以预测脓肿已形成。

咽后和咽侧感染通常由多种微生物引起。常见的病原包括 A 组链球菌（见第 176 章）、口咽厌氧菌（见第 205 章）和金黄色葡萄球菌（见第 174.1）。已有研究报道 A 组链球菌的发生率正在增加。其他的病原体包括流感嗜血杆菌、克雷白杆菌和鸟分枝杆菌。

治疗包括静脉应用抗生素，必要时外科引流。三代头孢霉素联合氨苄西林 – 舒巴坦或者克林霉素对厌氧菌感染有效。随着耐甲氧西林金黄色葡萄球菌患病率的升高，可能影响经验性抗菌治疗的选择。研究显示，超过 50% 的通过 CT 确诊的咽后或咽侧脓肿的患儿内科治疗可获成功，不需外科引流。对于出现呼吸窘迫、难治或静脉使用抗生素治疗无效的患儿，必须进行引流。最佳疗程尚不清楚，但是静脉使用抗生素治疗直到患者症状开始改善后数天、再口服一段时间抗生素是目前常用的方案。

咽后或咽侧脓肿并发症包括严重的上呼吸道梗

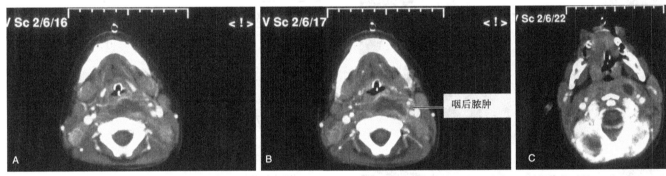

图 374-1　咽后脓肿 CT。A. 会厌平面 CT 图像。B. 下一 CT 层面显示环形强化的损伤。C. 再往下的 CT 层面显示损伤的下界
摘自 Philpott CM, Selvadurai D, Banerjee AR. Paediatric retropharyngeal abscess. J Laryngol Otol, 2004, 118:925

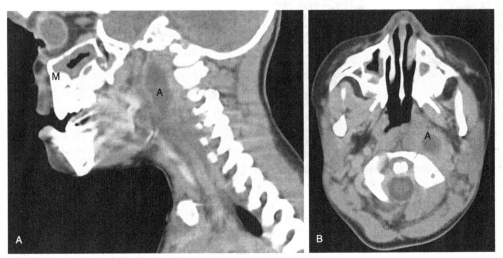

图 374-2　一个 3 岁男孩咽旁脓肿 CT。A. 矢状切面显示咽旁脓肿（A）和上颌窦黏膜肿胀（M）。B. 咽旁脓肿的冠状切面（A）

阻、脓肿破裂导致吸入性肺炎和脓肿累及纵隔。颈内静脉的血栓性静脉炎和颈动脉鞘糜烂也有可能发生。

有一种不常见但是具有特征性的咽旁间隙感染称作雷米尔氏病（Lemierre disease）。它来自口咽部的感染扩散、引起颈内静脉的脓毒性血栓性静脉炎和肺部栓塞性脓肿（图374-3）。致病菌是坏死梭杆菌，系口咽部菌群中的一种厌氧菌。典型的表现是既往健康、近期有咽炎病史的青少年或青年突然生病，伴有发热、缺氧、气促和呼吸窘迫。胸部X线可见肺野多发性空洞结节，通常双侧，常伴有胸腔积液。血培养可能阳性。治疗包括延长的静脉用抗生素，可用青霉素或头孢西丁。肺外转移性脓肿可能需要外科引流（见第373章，第375章）。

■ 扁桃体周围蜂窝织炎和（或）脓肿

相对颈深部感染而言，扁桃体周围蜂窝织炎和（或）脓肿比较常见，由细菌通过被膜侵入扁桃体引起，导致周围组织蜂窝织炎和（或）脓肿形成。扁桃体周

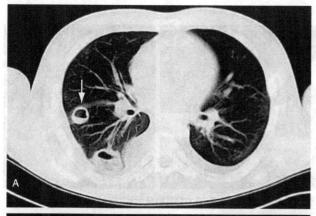
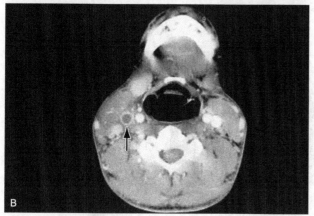

图374-3 雷米尔病CT。A. CT显示肺结节性浸润（箭头）。B. 颈部CT显示右侧颈内静脉血栓形成（箭头）
摘自 Plymyer MR, Zoccola DC, Tallarita G. An 18 year old man presenting with sepsis following a recent pharyngeal infection. Arch Pathol Lab Med, 2004, 128:813. Reprinted with permission from Archives of Pathology & Laboratory Medicine. Copyright 2004. College of American Pathologists

围脓肿的典型患者是最近有急性咽部扁桃体炎病史的青少年。临床表现包括咽痛、发热、牙关紧闭和吞咽困难。体格检查可见不对称的扁桃体肿大伴悬雍垂移位。不对称的扁桃体肿大有诊断价值，但是因牙关紧闭可能不易看见。CT有助于脓肿的诊断。A组链球菌和混杂的口咽部厌氧菌是最常见的病原，每一个脓肿的细针吸引物培养都可以分离出4种以上的细菌。

治疗包括外科引流和使用对A组链球菌和厌氧菌有效的抗生素。外科引流可通过针吸、切开引流或扁桃体切除术来完成。针吸可吸出位于扁桃体上面、中间和前面的脓液。不合作的患儿需要全身麻醉。大约95%的扁桃体周围脓肿患者脓肿通过针刺吸引和抗生素治疗有效，其中很小比例患儿需要再次针刺吸引。有5%的患者针吸后无好转而需要切开引流。如果在抗生素治疗和针吸后24h内无好转，有反复扁桃体周围脓肿或反复扁桃体炎的病史，或因扁桃体周围脓肿引起并发症者，应该考虑扁桃体切除术。脓肿破裂导致的吸入性肺炎虽然比较罕见，但却是非常严重的并发症。此外，10%的扁桃体周围脓肿有复发危险。

参考书目
参考书目请参见光盘。

（钟琳 译，陈慧中 审）

第375章
扁桃体和增殖腺
Ralph F. Wetmore

■ 解剖学

瓦尔代尔环（Walderyer ring）是环绕于口咽和鼻咽开口的淋巴组织，由腭扁桃体、咽扁桃体或腺样体、环绕于鼻咽外侧壁的咽鼓管开口的淋巴组织、舌根部的舌扁桃体、分散于剩余咽部尤其是咽后柱后面和沿咽后壁分布的淋巴组织。位于腭舌皱襞（咽前柱）和腭咽皱襞（咽后柱）之间的淋巴组织形成腭扁桃体，被厚厚的纤维囊与咽周围的肌肉系统分隔开。腺样体则是占据鼻中隔和咽后壁之间独立的淋巴组织的集合体。一层薄薄的纤维囊将腺样体与其下面的组织分隔开。腺样体只有简单的隐窝，不像腭扁桃体有复杂隐窝。舌根部的淋巴组织组成了舌扁桃体，也只有简单的隐窝。

■ 正常功能

位于咽部起始部位的扁桃体和腺样体能够发挥对异物最初的防御作用。扁桃体和腺样体的免疫作用是诱导分泌性免疫并调节分泌性免疫球蛋白的产生。扁桃体内的深部间隙形成扁桃体隐窝，被鳞状上皮覆盖，底部有集中的淋巴细胞。瓦尔代尔环的淋巴组织在4~10 岁的儿童是最具有免疫活性的，青春期后开始减退。已证实切除扁桃体和腺样体之一或两者都切除不会引起大的免疫缺陷。

■ 病理学

急性感染

大多数急性扁桃体咽炎是由病毒引起（见 373 章）。A 组 β-溶血性链球菌（GABHS）是咽部细菌感染最主要的原因（见第 176 章）。

慢性感染

扁桃体和腺样体可受到多种微生物的慢性感染，包括高发生率的产 β-内酰胺酶的微生物。需氧菌如链球菌和流感嗜血杆菌，以及厌氧菌如消化链球菌、普雷沃氏菌、梭形杆菌等占多数。扁桃体隐窝可聚集脱落的上皮细胞、淋巴细胞、细菌和其他碎屑，引起隐窝性扁桃体炎。渐渐地这些隐窝的填充物钙化变成扁桃体结石和扁桃体石。越来越多的证据显示生物被膜可能在扁桃体慢性炎症中起作用。

气道阻塞

扁桃体和腺样体都是引起儿童上气道阻塞的主要原因。儿童气道阻塞的典型表现是睡眠障碍性呼吸，包括阻塞性睡眠呼吸暂停、阻塞性睡眠低通气和上气道阻力综合征（见第 17 章）。继发于腺样体、扁桃体肥大的睡眠障碍性呼吸是生长发育落后的病因之一

（见第 38 章）。

扁桃体肿瘤

一侧扁桃体快速增大要高度怀疑扁桃体的恶性肿瘤，在儿童中最常见的是淋巴瘤。

■ 临床表现

急性感染

GABHS 感染的症状包括吞咽痛、咽干、乏力、发热和寒战、吞咽困难、耳痛、头痛、肌肉痛和颈部淋巴结增大。体征包括舌干、扁桃体红肿和增大、扁桃体或咽部分泌物、上腭的瘀斑和肿大、压痛的颈内静脉二腹肌淋巴结（图 375-1，见第 176 章、第 373 章）。

慢性感染

伴有慢性或隐窝性扁桃体炎的儿童通常有口臭、慢性咽痛、异物感、排出有恶臭干酪样团块物的病史。检查可见扁桃体大小不一，通常在隐窝内有很多的残渣。因为有害生物通常不是 GABHS，所以链球菌培养通常是阴性的。

气道阻塞

很多儿童可以通过病史和体格检查作出气道阻塞的诊断（见第 17 章和第 365 章）。日间气道阻塞症状多继发于腺样扁桃体肥大，包括长期张口呼吸、鼻塞、讲话鼻音不足、嗅觉减退、食欲减退、学习成绩差等，罕见右心衰竭的症状。夜间症状包括很响的打鼾声、窒息、喘息、明显的呼吸暂停、睡眠不安、睡眠姿势异常、梦游、夜惊、出汗、遗尿、说梦话等。虽然扁桃体的绝对大小不能提示阻塞的程度，但是检查时常可见到增大的扁桃体。腺样体组织的大小可通过拍摄头颈侧位 X 线片或软式内镜得到证实。气道阻塞的其他征象包括颅面综合征或颅面肌张力低下。

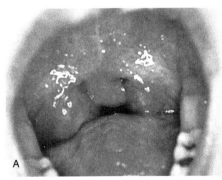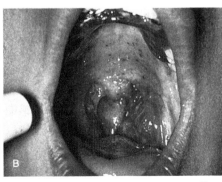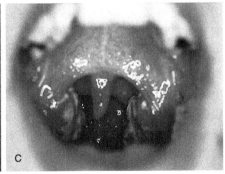

图 375-1（见彩图）　咽扁桃体炎。这种常见的症候群有多种致病原。A. 此处所见扁桃体和咽部弥漫性红斑是非特异性的发现，可由一系列病原引起。B. 深红色的斑点，同时可见急性扁桃体肿大和上腭瘀点，高度提示 A 组 β-链球菌感染，尽管其他病原也可引起这些表现。C. 图中的渗出性扁桃体炎在 A 组链球菌感染和 EB 病毒感染中最常见（图 B 感谢 Michael Sherlock, MD, Lutherville, MD.）
摘自 Yellon RF, McBride TP, Davis HW. Otolaryngology// Zitelli BJ, Davis HW. Atlas of pediatric physical diagnosis, ed 4. Philadelphia: Mosby, 2002: 852

扁桃体肿瘤

单侧扁桃体快速增大，特别是伴有全身症状，如盗汗、体重减轻、淋巴结肿大者，要高度怀疑扁桃体的恶性肿瘤。如果扁桃体变得显著异常，也应当考虑扁桃体恶性肿瘤的诊断。54 901 例接受扁桃体切除术的患者中，54 例确诊为恶性肿瘤（患病率 0.087%），除 6 例外，其他人都在手术前因为可疑的解剖特征被怀疑为恶性肿瘤。

■ 治 疗

药物治疗

急性咽扁桃体炎的治疗已在第 373 章讨论过，有关 GABHS 的抗生素治疗见第 176 章。因为混合感染病原体如葡萄球菌或厌氧菌可产生 β - 内酰胺酶使青霉素失活，所以使用头孢菌素或克林霉素对治疗慢性咽炎可能更有效。扁桃体石或残渣可用棉花棒或喷水器人工去除。慢性感染的扁桃体隐窝可用硝酸银烧灼。

扁桃体切除术

单独扁桃体切除术只用于反复或慢性扁桃体咽炎，手术指征仍未确定。不同国家儿童的手术率差异很大：意大利 144/10 000，荷兰 115/10 000，英国 65/10 000，美国 50/10 000。男童的手术率较高。没有证据支持、但可能被接受的手术指征包括：过去 1 年内 ≥ 7 次需要抗生素治疗的咽喉部感染，或者过去 2 年内每年 ≥ 5 次需要抗生素治疗的咽喉部感染，或者过去 3 年内每年 ≥ 3 次，或在最近 3 年中每年咽喉部感染均需要抗生素治疗。由美国耳鼻喉科 - 头颈外科学会制定的指南提出的手术指征：尽管接受了足够的药物治疗，每年仍有 ≥ 3 次的扁桃体和（或）腺样体感染。苏格兰学院扁桃体切除术指南网络推荐：每年 ≥ 5 次伴有不适症状且持续时间超过 1 年。扁桃体切除术可有效减少感染次数和慢性扁桃体炎的症状，例如口臭、持续的或反复的咽痛，以及反复的颈部淋巴结炎。扁桃体切除术能够治愈难治的隐窝性扁桃体炎。在儿童，扁桃体切除术很少用于下列情况：切除单侧增大的扁桃体做活检以排除肿瘤，或者因扁桃体表面血管问题引起反复出血而需要切除治疗。对症状轻微的儿童而言，扁桃体切除术并不能比保守治疗获得更好的临床效益。

腺样体切除术

单独腺样体切除术适用于慢性鼻感染（慢性腺样体炎）、慢性鼻窦感染药物治疗失败和反复发作的急性中耳炎，包括那些因反复耳漏而鼓膜造孔的儿童。腺样体切除术可能对慢性或反复发作的分泌性中耳炎患者有益。单独腺样体切除术可能对有鼻塞、慢性张口呼吸、打鼾声很响而提示睡眠障碍性呼吸的儿童有治愈作用。腺样体切除术也适用于那些被怀疑因上气道阻塞引起颅面异常或牙咬合发育异常的儿童。

扁桃体切除术和腺样体切除术

对于反复感染者，同时切除扁桃体和腺样体的标准与只切除扁桃体的标准是一样的。另外，同时切除扁桃体和腺样体的主要指征是继发于腺样扁桃体肥大的、导致睡眠障碍性呼吸、发育停滞、颅面或牙咬合发育异常，说话异常或少见的肺源性心脏病的上气道阻塞。因为有很高比例的腺样扁桃体肥大导致睡眠障碍、出现发育停滞的儿童，在腺样扁桃体肥大切除后出现了明显的发育加速。

■ 并发症

急性咽扁桃体炎

未治疗的 GABS 感染的两种主要并发症是链球菌感染后肾小球肾炎和急性风湿热（见第 176 章和第 505.1）。

扁桃体周围感染

扁桃体周围感染可发生在扁桃体被膜的上面或侧面，表现为蜂窝织炎或明显的脓肿（见第 374 章）。这些感染通常发生于有反复扁桃体感染和多种微生物，包括厌氧和需氧菌感染病史的儿童。单侧咽痛、耳痛、流涎、牙关紧闭是主要症状。体检发现，由于前扁桃体弓和腭的肿胀使受累的扁桃体向下和向中间移位。脓肿的诊断可通过 CT 或针吸来证实，脓液可送培养。

咽后间隙感染

咽后间隙感染发生于引流口咽、鼻和鼻咽的淋巴结（见第 374 章）。

咽旁间隙感染

扁桃体感染可扩散至咽旁间隙，引起发热、颈痛、颈强直等症状以及咽侧壁和感染侧颈部肿胀的体征。通过增强 CT 扫描可明确诊断，如果脓肿被证实，治疗包括静脉内抗生素和外部切开引流（见第 374 章）。颈静脉脓毒性血栓性静脉炎、雷米尔综合征由多发脓毒性肺栓子引起，以发热、毒性反应、颈痛、颈强直和呼吸窘迫为临床表现，是坏死梭杆菌引起的咽旁间隙和牙源性感染的并发症。治疗包括大剂量静脉用抗生素（氨苄西林 – 舒巴坦、克林霉素、阿莫西林或环丙沙星）和肝素化。合并 EB 病毒感染的单核细胞增多症可引起青少年突发发热、寒战和呼吸窘迫。

反复或慢性咽扁桃体炎

见第 373 章。

■ 慢性气道阻塞

虽然很少见，但是扁桃体和腺样体增大可引起儿童慢性气道阻塞，可表现为肺源性心脏病。

慢性气道阻塞（见第 17 章）和张口呼吸对面部发育的影响仍有争议。部分人类和动物慢性张口呼吸的研究显示面部发育的改变，包括前面部总高度变长和下颌骨退缩倾向，即所谓的腺样体面容。腺样扁桃体切除术可部分改变这些异常。其他的研究对这些发现持有不同意见。

扁桃体切除术和腺样体切除术

必须考虑手术的风险和可能获得的好处（表 375-1）。出血可发生在手术后或也可延迟到痂皮脱落后。大剂量地塞米松（0.5mg/kg）使用尽管减少了术后恶心和呕吐，但术后出血更为常见。小剂量地塞米松（0.15mg/kg）既可降低出血风险，同时也降低术后恶心和呕吐的风险。舌和软腭的肿胀可在术后最初几小时内引起急性气道阻塞。存在肌张力减低或颅面异常的儿童出现这种并发症的风险更大。吞咽痛引起的脱水在术后第一周并不少见。罕见的并发症包括腭咽关闭不全、鼻咽或口咽狭窄和心理问题。

参考书目

参考书目请参见光盘。

（钟琳　译，陈慧中　审）

第 376 章
慢性或反复呼吸道症状

Thomas F. Boat, Thomas P. Green

咳嗽、喘息、喘鸣和其他呼吸道症状实际上在很多儿童中经常发生或者长时间持续，另一部分儿童则可能存在持续的或反复发生的肺浸润，伴有或不伴有

表 375-1　扁桃体切除术和（或）腺样体切除术的风险和可能的益处

风险
费用 *
麻醉意外的风险
·恶性高热
·心律失常
·声带损伤
·吸入导致支气管肺阻塞或感染
各种手术中或术后并发症的风险
出血
舌、腭、鼻咽部水肿或咽后脓肿引起气道阻塞
中枢性呼吸暂停
延长的肌肉麻痹
脱水
腭咽关闭不全
中耳炎
鼻咽狭窄
难治性斜颈
面部水肿
情绪失常
未知风险
可能的益处
减少耳、鼻、喉疾病的发病频率并减少：
不适感
不方便
缺课
父母亲焦虑
父母误工
就诊和药物的费用
减少鼻塞并改善：
呼吸功能
舒适度
睡眠
颅面生长发育
外表
减少听力损害
生长和全身状况改善
减少父母长期忧虑

* 单独扁桃体切除术和单独腺样体切除术的费用相对较低

摘自 Bluestone CD. Pediatric otolaryngology. 4 ed. Philadelphia: Saunders, 2003: 1213

症状。因为症状由一系列连续但无关的急性呼吸道感染或由单一的病理生理过程引起，故常难以确定这些慢性表现的原因。对于许多急性和慢性呼吸道状况也还没有简单易行的特异性诊断试验。由于对与呼吸有关的症状的过分担心，来自患儿家庭急于得到治疗的压力可能使诊断和治疗变得更为复杂。

补充内容请参见光盘。

（钟琳　译，陈慧中　审）

第 377 章

急性炎症性上气道梗阻（哮吼、会厌炎、喉炎、细菌性气管炎）

Genie E. Roosevelt

儿童气道的管腔狭窄。由于气道阻力与半径的4次方成反比（见第 365 章），因此由黏膜水肿或其他炎症过程造成气道横截面的轻微减少都会导致气道阻力的指数性增高和呼吸功显著增加。喉由四种主要的软骨（会厌软骨、杓状软骨、甲状软骨和环状软骨，从上到下排列）及其周围软组织构成。环状软骨位于声门下、环绕着气道，是 10 岁以下儿童上气道最狭窄的部位。

炎症累及声带和声带以下结构称为喉炎、喉气管炎或喉气管支气管炎，声带以上的结构炎症 [如杓状软骨、杓会厌襞（假声带）、会厌] 称为声门上炎。哮吼是以犬吠样或金属样咳嗽、伴声音嘶哑、吸气性喘鸣和呼吸窘迫为主要特征的一组急性感染性疾病的表现。喘鸣是一种粗糙的、高音调的呼吸音，通常是吸气性的，但也可能是双相的，由湍流的气流所产生；它不是一个诊断，而是上呼吸道梗阻的体征（见 366 章）。哮吼通常影响喉、气管和支气管。当炎症累及喉部产生症状时，哮吼会超越气管和支气管的体征而成为主要的体征。传统上间歇性或反复性哮吼与喉气管支气管炎是不同的。一些临床医生认为间歇性哮吼是由过敏因素引起，不需治疗就能很快改善，而喉气管支气管炎总是与呼吸道病毒感染有关。其他医生因疾病的症状和体征十分相似而认为其是单一疾病，也有部分原因是有研究证实急性和反复性哮吼是由病毒引起的。

377.1 感染性上气道梗阻

Genie E. Roosevelt

■ 病 因和流行病学

除了白喉、细菌性气管炎和会厌炎，大多数急性上呼吸道感染与病毒有关。大约 75% 的哮吼病例与副流感病毒（1、2、3 型，见第 251 章）有关；其他有关的病毒包括流感病毒 A 型和 B 型、腺病毒、呼吸道合胞病毒（RSV）和麻疹病毒。流感病毒 A 型与严重的喉气管支气管炎有关。肺炎支原体很少从哮吼的儿童中分离到，它只引起轻微的疾病（见第 215 章）。大多数哮吼患者的年龄在 3 个月至 5 岁，发病高峰在

生后的第 2 年。男孩的哮吼发病率较高、哮吼最常见于晚秋和冬季，也可一年四季都有。复发通常在 3~6 岁较频繁，随着气道的发育而减少。大约 15% 的患者有明确的哮吼家族史。

既往 b 型流感嗜血杆菌是急性会厌炎最常见的病因。自 HiB 疫苗广泛使用以来，b 型流感嗜血杆菌引起的侵袭性疾病在儿科患者中已减少了 80%~90%（见第 186 章）。因此，其他病原，如化脓性链球菌、肺炎链球菌和金黄色葡萄球菌，目前在已接种疫苗的儿童急性会厌炎中占据很大比例。在疫苗时代以前，虽然有在 1 岁以内或在 7 岁发病的病例，b 型流感嗜血杆菌引起的会厌炎的典型病例发生在 2~4 岁。尽管仍有接种后发病的儿童病例，目前典型的会厌炎患者是伴有咽痛的成年人；也有预防接种失败的病例报道。

■ 临床表现

哮吼（喉气管支气管炎）

急性上呼吸道梗阻最常见的表现是哮吼，最多见于病毒感染。术语"喉气管支气管炎"一词是指声门和声门下区域的病毒感染。然而，一些临床医生对最常见和最典型的哮吼使用"喉气管炎"一词；保留的"喉气管支气管炎"一词，指更严重的哮吼，是在儿童病程 5~7d 发生的喉气管炎的扩散，伴有细菌二重感染。

在上气道梗阻的症状和体征出现之前 1~3d，大多数患者有上呼吸道感染，部分伴有流涕、咽炎、轻微咳嗽和低热，随后出现典型的"犬吠样"咳嗽、声音嘶哑和吸气性喘鸣。体温可达到 39℃ ~40℃（102.2 ℉ ~104 ℉），也可为持续低热，部分患儿无发热。症状通常在夜间加重并反复发作数天，但发作强度逐渐降低，1 周内完全恢复。激动和哭闹使症状和体征加重。患儿愿意坐在床上或被竖着抱。较大儿童的疾病通常不严重。其他家庭成员可有轻微的呼吸道疾病并伴有咽炎。大多数哮吼患儿在开始恢复以前，只有喘鸣和轻微的呼吸困难。

体格检查显示声音嘶哑、鼻炎、无咽部炎症至中度的咽部发炎和呼吸频率轻微加快。患者呼吸窘迫的程度有很大差别。少见的是，上气道梗阻进展伴有呼吸频率加快、鼻翼扇动，胸骨上窝、胸骨下窝和肋间隙凹陷，以及持续性喘鸣。哮吼是上气道的疾病，肺泡气体交换通常是正常的。低氧血症和低血氧饱和度只有在气道即将完全阻塞时才有。缺氧、发绀、苍白或反应迟钝的患儿需要立即进行气道管理。严重喉气管支气管炎的表现有时与会厌炎难以区别，尽管后者起病时更为急性和发展快速。

哮吼是一个临床诊断，不需要颈部 X 线片。哮吼

的颈部后前位 X 线可显示典型的声门下狭窄或尖塔征（图 377-1）。然而，尖塔征在哮吼患者中可能不存在，也可以是没有哮吼患者的正常变异，或可存在于少数会厌炎的患者中。X 线片不能与疾病的严重度相关联。X 线片只使用于气道表现稳定后或临床症状不显著的患儿。X 线片可能有助于区别严重的喉气管支气管炎和会厌炎，但应当首先给予气道管理。

急性会厌炎（声门上炎）

急性会厌炎病情变化迅速、有潜在的致死性，它的特征是高热、咽痛、呼吸因难以及快速进展的呼吸梗阻，病情进展迅速，可能暴发。呼吸窘迫表现的程度是不同的。经验不丰富的医生可因病初没有呼吸窘迫而忽视严重性，呼吸窘迫有时也会是首发表现。通常健康儿童突然发生咽痛和发热，几小时内出现毒性反应、吞咽困难、呼吸费力。通常有流涎，为保持气道通畅而颈部呈过度伸展。儿童可表现为三角架体位：坐得笔直，身体前倾以双臂支撑，颏向上、张口呼吸。在短暂的呼吸困难、坐立不安后，出现迅速加重的发绀和昏迷。喘鸣是较晚发现的，提示气道已接近完全阻塞。除非给予足够的治疗，否则将发生完全性气道梗阻和死亡。少有哮吼典型的犬吠样咳嗽。其他家庭成员通常无急性呼吸道疾病。

通过喉镜看到肿大的樱桃红色的会厌即可诊断。有时其他的声门上组织比会厌本身更易累及，特别是杓会厌襞。对于临床确诊或疑诊的急性会厌炎患者，应该在可控环境下迅速进行喉镜检查，如手术室或重症监护病房。在确保气道畅通前，应该避免引起焦虑的操作，例如：静脉切开术、静脉内导管放置，把患儿置于仰卧位或者直接检查口腔等。如果对存在上气道梗阻的患者考虑会厌炎，但不确诊，可以首先拍上气道侧位平片。儿童会厌炎的典型 X 线表现为"拇指征"（图 377-2）。为了避免读片出错，将患者置于正确体位非常重要，如头颈部适度过伸。如果拍颈部侧位片时角度倾斜，会厌可能呈现为圆形。如果 X 线片后仍然担心存在会厌炎，应该直接检查。疑诊会厌炎的患者应该始终有熟悉气道管理和气管插管器材使用的医生陪同。较大的儿童也许能自动张大嘴巴以便直接看到发炎的会厌。

不管呼吸窘迫表现的程度如何，会厌炎患者都有经鼻气管插管或较少使用的气管切开术建立气道的指征，因为没有建立人工气道的患儿中死亡者多达 60%，相比之下，建立人工气道的患儿中死亡者 <1%。没有确定的可预测死亡率的临床特征，肺水肿可能与急性气道梗阻有关。插管持续时间取决于患者的临床过程和会厌肿胀持续的时间，通过直接喉镜或柔性纤维喉镜观察确定。一般来说，因为对抗生素的反应迅速（见后），急性会厌炎的儿童插管时间 2~3d。大多数患者伴细菌感染；偶尔有其他感染存在，如肺炎、颈淋巴结病和中耳炎。脑膜炎、关节炎和其他 b 型流感嗜血杆菌的侵袭性感染很少在会厌炎患者中存在。

急性感染性喉炎

喉炎是一种常见病，大多数由病毒引起。白喉是个例外，在发达国家中很少见（见第 180 章）。发病以上呼吸道感染为特征，表现为咽痛、咳嗽和声音嘶哑。病情通常较轻，除小婴儿外，呼吸窘迫并不常见。声音嘶哑和失声与全身症状和体征不成比例。除了有咽部发炎的症状，体格检查通常无明显异常。声带和

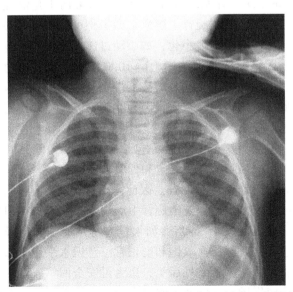

图 377-1 哮吼患者的 X 线片，显示典型的声门下狭窄（尖塔征）

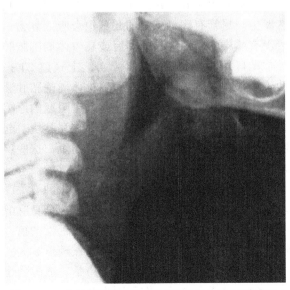

图 377-2 上气道侧位 X 线片显示肿胀的会厌（拇指征）

声门下的炎性水肿可通过喉镜检查证实。梗阻的主要部位通常是声门下区。

痉挛性哮吼

痉挛性哮吼最常发生于 1~3 岁的儿童，临床表现与急性喉气管支气管炎相似，病毒感染的前驱症状和发热以及缺乏家族史。部分病例由病毒引起，但在其他病例中，过敏和心理因素可能是重要的原因。

痉挛性哮吼通常发生在傍晚和夜间，突然起病，之前可有轻度至中度鼻炎和声嘶。儿童醒时有典型的犬吠样、金属样咳嗽，吸气时噪音和呼吸窘迫，出现焦虑和害怕。患者通常无发热。一般来说，几小时内严重呼吸困难症状能缓解，随后几天除了有轻微的声嘶和咳嗽外，一般情况较好。有时，还会出现第 2 天或第 3 天晚上发生数次不太严重呼吸困难。虽然发病机制是未知的，但是痉挛性哮吼可能更多的是对病毒性抗原的变态反应，而不是直接感染。

■ 鉴别诊断

有四个诊断一定要互相鉴别，同时也要与其他可表现为上气道梗阻的疾病鉴别。细菌性气管炎是最重要的鉴别诊断，有气道梗阻高风险。虽然由于没有常规免疫接种，从 1990 年开始在苏联发生了白喉大流行，但白喉性哮吼在南美极罕见。白喉的早期症状包括不适、咽痛、厌食和低烧。在 2~3d 以内，咽部检查显示典型的灰白假膜，大小不同，从覆盖小部分扁桃体到大部分软腭。假膜附着在组织上，用力剥除会引起出血。疾病过程是隐匿的，但是呼吸阻塞可突然发生。麻疹的哮吼几乎总是与全身疾病的表现相一致，病程可能是暴发的（见第 238 章）。

突然发作的呼吸阻塞可由异物吸入引起（见 379 章）。通常发生于 6 个月至 3 岁的儿童。窒息和咳嗽突然发生，尽管有病毒感染的儿童也会吸入异物，但一般没有感染的前驱症状。咽后或扁桃体周围脓肿可有类似的呼吸阻塞（见第 374 章）。上气道 CT 扫描有助于评估咽后脓肿的可能性。扁桃体周围脓肿通常是一个临床诊断。其他可能引起上气道阻塞的原因包括气道的外源性压迫（喉蹼、血管环）和肿块引起的腔内阻塞（喉乳头状瘤、声门下血管瘤），这些疾病常常有慢性、经常复发的症状。

上气道梗阻偶尔与声门下区血管性水肿有关，是变态反应和全身性变态反应的一部分，与全身麻醉或呼吸衰竭气管插管后引起的水肿、低血钙性抽搐、传染性单核细胞增多症、创伤、肿瘤或喉畸形有关。哮吼性咳嗽可以是哮喘的早期体征。声带功能障碍也可发生。会厌炎伴有流涎、吞咽困难和喘鸣等特征性表现，也可由于偶然地摄入很热的液体而引起。

■ 并发症

15% 病毒性哮吼的患者发生并发症。最常见的是感染扩散、累及呼吸道的其他区域，如中耳、终末细支气管和肺实质。细菌性气管炎可能是病毒性哮吼的并发症而不是一种单独的疾病。如果与金黄色葡萄球菌有关，可能发生中毒性休克综合征。细菌性气管炎可有两个阶段，第 2 阶段有高热、中毒反应和气道梗阻。另外，气管炎的起病可以没有第 2 阶段而表现为持续的、更高程度的发热、加重的呼吸窘迫，而不是在 2~3d 后即恢复的病毒性哮吼。肺炎、颈淋巴结炎、中耳炎或少见的脑膜炎和败血症的关节炎也可发生在会厌炎的病程中。纵隔气肿和气胸是气管切开术最常见的并发症。

■ 治 疗

儿童哮吼主要的治疗是气道管理和改善低氧血症。呼吸窘迫的治疗应优先于任何检查。大多数急性痉挛性哮吼或感染性哮吼可在家里安全地处理。尽管观察到夜间的冷空气对哮吼可能有益，但是系统评估没有找到证据支持在急诊室用冷雾化治疗哮吼。既有喘鸣又伴有哮吼的儿童使用冷雾化会加重支气管痉挛。

消旋肾上腺素雾化吸入是得到认可的治疗中度至重度哮吼的措施。作用机制是通过 β - 肾上腺素能受体使毛细血管前微动脉收缩，引起液体从细胞间隙重吸收并减轻喉黏膜水肿。消旋肾上腺素，是肾上腺素右旋体和左旋体 1:1 的混合物。将 2.25% 消旋肾上腺素 0.25~0.5mL 加入 3ml 生理盐水中，可以每 20min 1 次。开始时选择消旋肾上腺素而不是活性更高、更稳定的左旋肾上腺素是为了将可能发生的心血管副作用的预期最小化，如心动过速和高血压。有证据表明：左旋肾上腺素（1:1000 溶液 5mL）与消旋肾上腺素的作用相同，而且不带来其他的不良反应。这个报道既实用又重要，因为在美国以外地区没有消旋肾上腺素。

雾化肾上腺素的指征包括中到重度的静息时喘鸣、需要插管、呼吸窘迫和低氧血症。消旋肾上腺素的活性持续时间不到 2h。因此需要密切观察。哮吼症状可重复出现，但是消旋肾上腺素不会引起加重阻塞的反弹。观察 2~3h 后，如果没有静息时喘鸣、吸入普通空气时脉搏血氧饱和度正常、意识水平正常和已接受类固醇激素（见后），患者可安全回家。由于可能的副作用，雾化肾上腺素应慎用于心动过速、心脏疾病如法洛氏四联症或心室流出道梗阻。

口服糖皮质激素治疗病毒性哮吼的有效性已经确立，激素通过抗炎作用减轻喉黏膜的水肿。研究证明即使对轻度哮吼，激素也是有效的。激素能减少住院、缩短住院时间，减少后续治疗，如后续使用肾上腺素。大多数研究已证明单剂量地塞米松 0.6mg/kg 的有效性；然而，有研究显示低剂量地塞米松 0.15mg/kg 同样也可能有效。肌内注射地塞米松和雾化布地奈德的临床效果相同，口服和肌内注射地塞米松也是同样有效的。单剂量口服强的松的效果不佳。目前没有针对多次使用糖皮质激素有效性的对照研究。曾有连续使用激素副反应的文献报道：接受地塞米松 1mg/（kg·24h）、连续使用 8d 的哮吼患者，发生念珠菌性喉气管炎。激素不能用于水痘和结核患者（除非患者正在接受正规的抗结核治疗），因为这会使病情更严重。

哮吼患者没有抗生素应用指征。非处方的咳嗽和感冒药不应用于 4 岁以下儿童。氮氧混合气（Heliox）对考虑插管的重度哮吼患者可能有效。哮吼的患儿有下面任何一种情况都应该住院：进行性喘息、静息时严重喘鸣、呼吸窘迫、低氧血症、青紫、精神状态抑制，经口摄入少或需要可靠的观察。

会厌炎是医学上的急症，要保证即刻治疗，在手术室或 ICU 等可控制的环境下建立人工气道。除非面罩引起过度烦躁，所有患者都应该常规吸氧。消旋肾上腺素和激素无效。当气道状况稳定后，应该行血培养、会厌表面试子培养，部分患者需行脑脊液培养。在培养和药敏结果出来以前就应该静脉应用头孢曲松、头孢噻肟或美罗培南，因为 10%~40% 的 b 型流感嗜血杆菌对氨苄西林是耐药的。插入人工气道后，患者病情立即改善，呼吸窘迫和青紫消失。使用抗生素几天后会厌炎缓解，患者可拔管；抗生素应当继续使用 7~10d。对侵袭性 b 型流感嗜血杆菌感染患者的家庭成员、照顾者和幼儿园接触者，并不常规推荐使用化学药物预防，但是必须密切观察，对暴露后出现发热的儿童迅速进行医学评估。对全部家庭成员使用利福平预防（口服 20mg/kg，每天 1 次，共 4d，最大剂量 600mg）的指征是接触没有完全免疫接种的 48 个月以下的儿童、接触没有进行初次接种的 12 个月以下的婴儿，或者家庭中有免疫缺陷的儿童。

过敏所致的急性喉肿胀对肾上腺素（1:1000 稀释，0.01mL/kg，最大剂量每次 0.5mL）肌内注射或消旋肾上腺素（2.25% 消旋肾上腺素加入 3mL 生理盐水中，剂量 0.5ml）反应良好（见第 143 章）。经常需要使用激素 [泼尼松 2~4mg/（kg·24h）]。临床恢复后，患者和父母在出院时应当备有预先装入肾上腺素的注射器，以备紧急需要。对雾化无反应的变应性黏膜肿胀、严重喘鸣和呼吸窘迫的儿童，应该在全身麻醉下进行通常一般麻醉后可用的气管插管术。消旋肾上腺素和激素是有帮助的。

气管切开和气管插管

随着常规经鼻气管插管或相对较少的气管切开的应用，会厌炎患者的死亡率几乎降低到零。如果时间允许，两种操作都应该在手术室或重症监护室完成。事先插管和全身麻醉极大地便利了气管切开术，而且没有并发症。推荐使用比按年龄估算小 0.5~1.0mm 的经鼻气管导管，便于插管和减少远期的后遗症。操作的选择应该以当地的专业技术和操作经验以及术后监护能力为基础。

大多数细菌性气管炎患者和所有小年龄会厌炎患者需要气管插管或气管切开，但是对喉气管支气管炎、痉挛性哮吼或喉炎的患者却很少使用。已报道需要插管的重症喉气管支气管炎在严重的麻疹和甲型流感病毒流行期间占很高比例。评估这些操作的需求需要经验和决断，因为不应该将操作延迟到产生青紫和极度烦躁之后（见第 65 章）。

气管插管或气管切开必须维持到水肿和痉挛消失、并且能够满意地控制患者的分泌物产生为止。应该尽快拔管，一般在几天之内。通过纤维喉镜得到确认的会厌炎症，通常在 24h 内允许更快速的拔管；消旋肾上腺素和地塞米松（每次 0.5mg/kg，需要时每 6h 1 次）在拔管相关的哮吼的治疗上是有效的。

■ 预 后

一般来说，急性感染性上气道梗阻的住院时间和死亡率是随着感染扩散、累及到呼吸道程度而增加的，除了会厌炎，因已证实其本身的局部感染就是致命的。大多数哮吼引起的死亡是由于喉梗阻或气管切开的并发症而导致的。有报道由病毒性喉气管支气管炎引起的致命性院外心搏骤停，尤其在婴儿和病程中合并细菌性气管炎的患者中，但很少见。未治疗的会厌炎病死率是 6%，但若在患者濒死前确诊并开始适当的治疗，预后效果较好。急性喉气管支气管炎、喉炎和痉挛性哮吼的预后也是不错的。因哮吼需要住院的儿童组和正常儿童组比较，数年后检查显示气管反应性有一点增高，但其意义尚不确定。

参考书目

参考书目请参见光盘。

377.2　细菌性气管炎

Genie E. Roosevelt

　　细菌性气管炎是上气道的急性细菌感染，有潜在生命危险。金黄色葡萄球菌是最常见分离出来的病原体。卡他莫拉菌、未分型流感嗜血杆菌和厌氧菌也可分离到。平均发病年龄在5~7岁。在发生率和严重程度方面没有性别差异。细菌性气管炎通常发生在病毒性呼吸道感染后（特别是喉气管炎），因此可以认为是病毒感染的细菌性并发症，而不是原发的细菌性疾病。在接受正规免疫接种的人群中，这种危及生命的情况比会厌炎更常见。

■ 临床表现

　　小儿有金属样咳嗽典型的表现，它是病毒性喉气管支气管炎的部分表现。高热和"毒性"表现可立即发生，伴有呼吸窘迫或几天后明显改善。患者可平卧，不流涎，没有会厌炎的吞咽困难。对哮吼的一般治疗（消旋肾上腺素）是无效的。可能需要插管和气管切开，但是只有50%~60%患者需要插管治疗，小年龄患者可能更需要插管。病理特征表现为环状软骨水平黏膜肿胀，并有大量黏稠的脓性的分泌物，有时形成假膜。吸引这些分泌物虽然偶尔能得到暂时的缓解，但是通常不足以避免对人工通气的需要。

■ 诊　断

　　诊断是以细菌性上气道疾病表现为基础，包括高热、化脓性气道分泌物，缺乏典型的会厌炎的临床表

现。不需要进行X线检查，但X线可以显示典型表现（图377-3）。气管插管时声带下脓性分泌物已被标出（图377-4）。

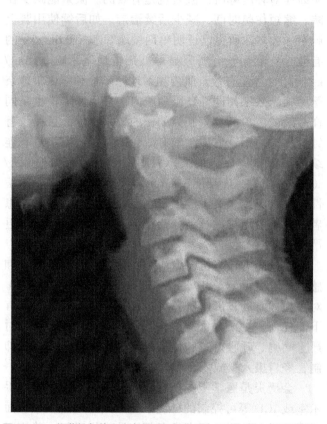

图377-3　细菌性气管炎患者的颈部侧位片，显示气管内伪膜脱落
摘自 Stroud RH, Friedman NR.An update on inflammatory disorders of the pediatric airway: epiglottitis, croup, and tracheitis. Am J Otolaryngol, 2001, 22:268-275. Photo courtesy of the Department of Radiology, University of Texas Medical Branch at Galveston

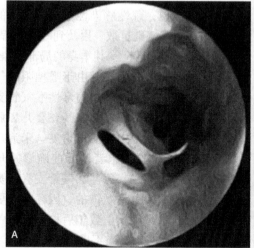
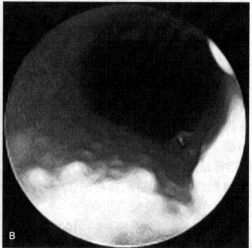

图377-4（见彩图）　硬质支气管镜下见气管黏膜增厚。声门上炎常见。A. 黏稠、附壁的分泌物。B. 远端支气管树显示不清。与哮吼相反，整个气管可见黏稠分泌物；与支气管炎相反，支气管未被影响
摘自 Salamone FN, Bobbitt DB, Myer CM, et al.Bacterial tracheitis reexamined: is there a less severe manifestation? Otolaryngol Head Neck Surg, 2004, 131:871-876.© 2004 American Academy of Otolaryngology—Head and Neck Surgery Foundation, Inc

■ 治　疗

任何病程提示细菌性气管炎的患者都应该给予适当的抗微生物治疗，通常包括抗葡萄球菌制剂。针对危及生命的感染，如细菌性气管炎，目前推荐的经验性治疗包括万古霉素、耐 β-内酰胺酶的 β 内酰胺类抗生素（如萘夫西林、苯唑西林）。当通过直接喉镜诊断或临床高度怀疑细菌性气管炎时，强烈要求考虑建立人工气道。补充氧气通常是必需的。

■ 并发症

胸片通常显示斑片状浸润和病灶密度。声门下狭窄和凹凸不平的气管空气柱通常也可通过胸片证实。如果气道处理不当，就会发生心跳呼吸停止。中毒性休克综合征与葡萄球菌性气管炎有关（见第 174.2）。

■ 预　后

大多数患者的预后是很好的。患者通常在开始适当的抗微生物治疗 2~3d 内退热，但可能需要延长住院。近年来，该病发病率下降。黏膜肿胀和化脓性分泌物减轻时可安全拔管，当抗生素和氧气继续使用的时候，应当仔细地观察患者。

参考书目

参考书目请参见光盘。

（钟琳　译，陈慧中　审）

第 378 章

喉、气管和支气管的先天性异常

Lauren D. Holinger

喉是呼吸道的组成部分，对下呼吸道有一定保护作用，也是发音的主要器官，喉部异常的症状包括气道阻塞、喂养困难和发音异常（见第 365 章）。典型的咽部气道阻塞（由肿大的扁桃体、腺样体、舌引起，或者是面中部发育不全）在睡眠时的症状比清醒时更严重。清醒时气道梗阻症状更严重的情况为，典型的喉、气管和支气管阻塞导致，劳累后症状加重。气管和支气管的先天异常可以在出生后最初几分钟就发生严重的呼吸困难。胸内病变通常引起呼气性哮鸣和喘鸣，常被误诊为哮喘。呼气性哮鸣与先天性喉部异常形成鲜明的对比，尤其是喉软化和双侧声带麻痹等胸

外病变引起的吸气性喘鸣。

发生气道阻塞时，阻塞的严重程度和呼吸费力程度决定了是否需要进行诊断性检查和外科干预。阻塞症状表现多样，从轻度至重度的喘息，伴有呼吸暂停、发绀、胸骨上（气管牵拉）和肋骨下凹陷、呼吸困难和气促。慢性气道阻塞还会引起生长停滞。

参考书目

参考书目请参见光盘。

378.1　喉软化

Lauren D. Holinger

■ 临床表现

喉软化是最常见的先天性喉发育异常，是引起婴儿和儿童喘鸣的最常见的病因。伴有喘鸣的先天性喉发育异常儿童中，60% 是由喉软骨软化引起的。喘鸣是吸气性的、低音调的，任何导致呼吸功增加的情况（如哭闹、激动和喂养）都可使病情恶化。喘鸣是由吸气时声门上部结构向内塌陷引起的。症状通常在生后 2 周内，程度逐渐加重直至生后 6 个月，随后症状逐渐改善。喉软化与咽喉反流发生也有一定关系。

■ 诊　断

门诊通过纤维喉镜检查可以确诊（图 378-1）。当呼吸做功是中度到重度时，有指征行气道 X 线和胸

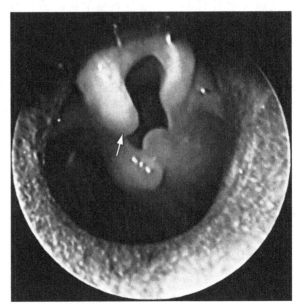

图 378-1　喉软化的内镜病例。吸气时，会厌皱襞向气道内塌陷。会厌侧面结构也向内塌陷（箭头）

摘自 Slovis TL. Caffey's pediatric diagnostic imaging. 11 ed. Philadelphia: Mosby, 2008

部 X 线检查。伴有吞咽困难时，需要考虑口服显影剂，进行食道造影检查。因为 15%~60% 喉软化婴儿伴有气道发育异常，所有对中到重度喉软化患儿需要进行支气管镜检查。

■ 治 疗

因为随着儿童和气道的发育，大多数症状能自行缓解，所以追踪观察对大多数婴儿来说是适用的。咽喉反流时需要积极处理。对于极少数阻塞严重、外科干预无法避免的患者（有明显的危及生命的情况、肺源性心脏病、发绀和生长停滞），可行内镜下声门上成形术，以避免气管切开。

参考书目

参考书目请参见光盘。

378.2 先天性声门下狭窄
Lauren D. Holinger

■ 临床表现

先天性声门下狭窄是引起喘鸣的第二位最常见病因。喘鸣是双相的，或以吸气相为主。反复或持续性哮吼是典型表现。由于普通感染引起的水肿和黏稠的分泌物使本已有问题的气道变狭窄，因此最初的症状通常发生在呼吸道感染时。

■ 诊 断

气道 X 线片诊断可以通过直接喉镜确诊。与所有上气道阻塞一样，应尽量避免气管切开。因为大多数先天性狭窄属软骨性的，故扩张术和内镜激光手术很少显效。喉气管前部减压（环状软骨劈开）或通过软骨移植进行喉气管重建通常能够有效避免气管切开。鉴别诊断包括其他解剖学异常，血管瘤和乳头状瘤。

参考书目

参考书目请参见光盘。

378.3 声带麻痹
Lauren D. Holinger

■ 临床表现

声带麻痹在先天性喉发育异常引起婴儿和儿童喘鸣中占第三位。双侧声带麻痹与先天性中枢神经系统损伤有关，如脊髓脊膜膨出、阿诺德－基亚里畸形、

脑积水等。单侧麻痹可以由先天性心脏病或气管食管瘘术中喉返神经损伤引起。

双侧声带麻痹产生的气道阻塞表现在发声的声音或吸气性哭声为高音调的吸气性喘鸣。单侧麻痹引起吸入、咳嗽和窒息，哭声微弱、带呼吸声，但是喘鸣和其他气道阻塞的症状少见。

■ 诊 断

声带麻痹可通过清醒状态下的纤维喉镜检查确诊。同时有必要进行全面的检查以寻找潜在的病因。由于与其他先天性损伤有关，临床评估应包括神经科和心脏科会诊以及诊断性喉、气管及支气管内镜检查。

■ 治 疗

婴儿声带麻痹通常在 6~12 个月内自行缓解。双侧麻痹可能需要暂时性气管切开。对于有吸入可能的单侧声带麻痹，在麻痹的声带旁注射使其向中间移动，可以减少吸入及相关并发症。

378.4 先天性喉蹼和闭锁
Lauren D. Holinger

大多数先天性喉蹼是声门的，并延伸至声门下，伴有声门下狭窄。气道阻塞并不总是存在，可能与声门下狭窄有关。气道 X 线侧位片可怀疑厚蹼，直接喉镜可确诊（图 378-2）。治疗只需要切开或扩张。伴

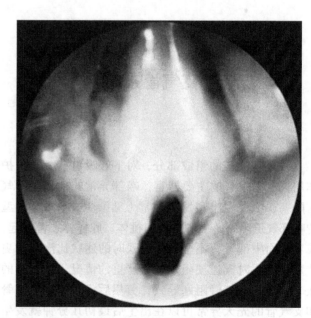

图 378-2 前方声门蹼，累及大多数膜性声带
摘自 Milczuk HA, Smith JD, Evans EC.Congenital laryngeal webs: surgical management and clinical embryology.Int J Pediatr Otorhionlaryngol, 2000, 52（1）:1-9

有声门下狭窄的喉蹼可能需要扩大环状软骨（喉气管重建）。完全的声门蹼导致喉闭锁，通常伴有气管发育不全和气管食管瘘。

378.5　先天性声门下血管瘤
Lauren D. Holinger

气道阻塞症状通常发生在出生后头2个月。喘鸣是双相的，但是通常在吸气时更突出。犬吠样咳嗽、声嘶、反复或持续的哮吼是典型症状。面部血管瘤并不总是存在，但是当它出现时，一般在胡须分布的区域。胸部和颈部X线片能够显示特征性的声门下不对称性的喉狭窄。治疗见第382.2。

参考书目
参考书目请参见光盘。

378.6　喉膨出和囊肿
Lauren D. Holinger

喉膨出是充满气体的喉小囊的异常扩张。喉膨出与喉腔互通，当它间歇地充满气体时，可引起声嘶和呼吸困难。囊肿（先天性喉囊肿）与喉膨出是有区别的，前者的腔与喉的内部相隔离，内含黏液而非气体。喉囊肿在X线片可见，但要通过喉镜诊断（图378-3见光盘）。针吸囊肿可证实诊断，但很少用于治疗。治疗方法包括内镜下 CO_2 激光切除、内镜下扩大囊室切除，或者传统的外部切除。

参考书目
参考书目请参见光盘。

378.7　部的喉裂和喉气管食管裂
Lauren D. Holinger

后部的喉裂（PLC）以吸入为特征，是喉后部的中线缺陷引起的。在严重的病例中，喉裂向下延伸到颈部或胸部气管，因而在气管和食管之间没有间隔，形成喉气管食管裂（LTEC）。喉裂可发生在家族中，可能伴有气管发育不全、气管食管瘘以及多发先天性异常，如G综合征、Opitz-Frias综合征和Pallister-Hall综合征。

最初的症状是吸入和呼吸困难，哭声微弱或缺失。拍摄食管X线片时应相当小心。直接喉镜和支气管镜检查可明确诊断。治疗首先应考虑气道的稳定性。胃食管反流必须得到控制，修复之前需要对其他先天畸形仔细评估。

参考书目
参考书目请参见光盘。

378.8　血管和心脏畸形
Lauren D. Holinger

迷走的无名动脉是继发性气管软化最常见的原因（见第426章）。出现呼气性哮鸣和咳嗽，罕见反射性呼吸暂停和"垂死性发作"。由于疾病有自限性，因此婴儿的治疗可以等待。很少需要外科介入。

"血管环"被用来描述由于主动脉弓复合体发育异常而导致的血管畸形。双主动脉弓是最常见的完全性血管环，环绕气管和食道，压迫两者。该类患者多是在3个月时出现明显症状而少有例外。呼吸系统症状突出，也可以出现吞咽困难。通过食管钡剂造影显示由血管环造成的食管后方切迹，即可确诊（图426-2）。CT增强扫描或MRI血管造影可提供外科医生需要的信息（见第426章）。

其他血管畸形包括肺动脉吊带，也需要外科矫正。最常见的开放性（不完全）血管环是迷走右锁骨下动脉。虽然常见，但通常没有症状，只有学术价值。

先天性心脏病可能压迫左主支气管或气管下段。任何引起显著肺动脉高压的情况都会使肺动脉增粗，随之导致左主支气管受压。为缓解肺动脉高压而针对基础疾病进行的外科矫治术可缓解气道压迫。

参考书目
参考书目请参见光盘。

378.9　气管狭窄、气管蹼和气管闭锁
Lauren D. Holinger

伴有完整气管软骨环的长节段先天性气管狭窄通常在出生后1年以内发病，常发生在急性呼吸道疾病之后。胸部平片可以提示诊断，增强CT可显示伴随的胸腔内异常，例如：1/3患者中可存在肺动脉吊带；1/4患者可合并心脏异常。支气管镜检查是明确狭窄程度和范围，以及异常支气管分支结构的最佳方法。对临床典型的狭窄的治疗包括较短节段狭窄的气管切除术和长节段狭窄的滑动气管成形术。先天性软组织狭窄和薄蹼罕见，可能需要对狭窄进行扩张。

378.10　前肠囊肿
Lauren D. Holinger

支气管源性囊肿、食管壁内囊肿（食管重复畸

形）和肠原性囊肿都可以产生气道阻塞和吞咽困难的症状。当胸片或 CT 扫描显示肿物和肠原性囊肿患者伴随脊柱畸形时，应考虑诊断。所有的前肠囊肿都需要手术切除。

378.11　气管软化和支气管软化

见第 381 章。

（钟琳　译，陈慧中　审）

第 379 章
气道异物
Lauren D. Holinger

■ 流行病学及病因

婴幼儿用口唇探索周围环境。多数的异物吸入受害者为大月龄婴儿及幼儿（图 379.1）。73% 病例为 3 岁以下的儿童。幼儿会将年长的儿童给的物品吸入。吸入的异物中有 1/3 是坚果，尤其是花生。生胡萝卜、苹果、干豆类、玉米片、葵花籽或西瓜子的碎片也会被吸入，同样的还有小玩具或玩具零件。

异物吸入最严重的并发症是完全性气道堵塞。最常见异物是球形或圆形的食物，如热狗、葡萄、坚果及糖果。当吸入异物为热狗时很难被发觉，除非立即抢救，否则幼儿呛入热狗后会当场窒息。当清醒的患儿突然出现呼吸困难，进而无法说话或咳嗽，需要考虑发生完全性气道堵塞。

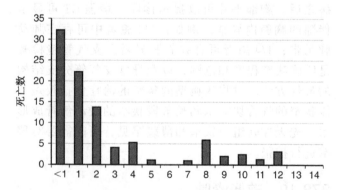

图 379-1　死亡病例的年龄，所有死亡数

摘自 Milkovich SM, Altkorn R, Chen X, et al. Development of the small parts cylinder: lessons learned. Laryngoscope, 2008, 118（11）:2082–2086

■ 临床表现

异物吸入气道后三个阶段的症状：

1. 初始期：剧烈的阵咳，呛咳，作呕，在异物吸入后也可能立即发生气道堵塞。

2. 无症状间歇期：异物位置固定，咳嗽反射减弱，直接的刺激症状减少。这个阶段最为危险，可致大部分病例的误诊和忽略异物的情况。该阶段儿童如果初次就诊，医生有时会因为没有症状，忽视异物吸入的可能，导致漏诊。

3. 并发症期：气道的堵塞、糜烂或感染使注意力重新回归到异物存在的可能。该阶段的并发症包括发热、咳嗽、咯血、肺炎和肺不张。

■ 诊　断

绝对不可忽视阳性病史，也不可因为无阳性病史而武断地排除该病。呛咳或咳嗽伴喘息高度提示气道异物可能。因为坚果是最常见的支气管异物，医生应特别询问家长患儿有无食用坚果。如果有任何食用坚果的病史，应立即行支气管镜检查。

大多气道异物位置固定于支气管（右支气管占58%）；10% 位于喉部或气管。食管异物可能会压迫气管并被误认为气道异物。无症状且 X 线表现正常的患儿占 15%~30%。不透明体异物仅发生于 10%~25% 的病例中。CT 扫描有利于确定可透过射线的异物，如鱼刺。如果高度怀疑异物，即使影像学检查阴性，也应该进行支气管镜检查。决定是否需要进行支气管镜检的最重要因素是病史。

■ 治　疗

气道异物的治疗选择为使用精密器械进行快速内镜异物清除术。执行支气管镜术前需保证术前检查已完善并且已经给予患儿足量的补液准备和空腹状态。气道异物通常一经确诊当天即予清除。

379.1　喉部异物
Lauren D. Holinger

除非立即采用海姆立克（Heimlich）急救法，否则完全的气道堵塞会致患儿窒息（见第 62 章和图 62-6、图 62-7）。引起部分堵塞的异物多扁而薄。它们呈矢状位卡于声带之间，导致哮吼、嘶哑、咳嗽、喘鸣和呼吸困难。

379.2　气管异物
Lauren D. Holinger

气管异物者 90% 出现呛咳和误吸，60% 出现喘

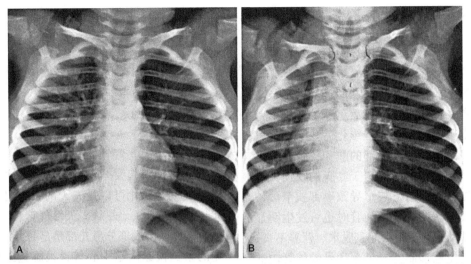

图 379-2　A. 一例左主支气管花生异物的患儿正常的吸气胸片。B. 同一例患儿呼气相胸片表现出异物阻塞侧（左肺）经典的阻塞性肺气肿（困气）征象。空气离开（呼气）时正常的右侧肺缩小，纵隔则向未阻塞侧偏移

鸣，50% 出现喘息。前后位和侧位颈部软组织 X 线片在 90% 的患儿中显示异常，但胸片仅有 58% 显示异常。

379.3　支气管异物
Lauren D. Holinger

　　放射线检查对怀疑异物吸入的婴儿和儿童拍摄前后位及侧位胸片用于诊断评估，腹部也应包含在内。一张质量好的呼气相前后位胸片是非常有价值的。在呼气时，异物自受堵肺段堵塞了气道出口，通过持续性肺膨胀，引起阻塞性肺气肿、空气滞留和纵隔向对侧移动（图 379-2）。相对于晚期的肺不张，空气滞留是即时出现的并发症。侧卧位胸片或 X 线片可提供相同的信息，但不是必要的。病史和体格检查决定支气管镜的适应证，而非 X 线片。

参考书目
　　参考书目请参见光盘。

（崔菲菲　译，陈慧中　审）

第 380 章
喉气管狭窄和声门下狭窄
Lauren D. Holinger

　　喉气管狭窄是最常见的引起婴儿呼吸困难且需要气管切开的原因。声门（声带）和上部气管的狭窄大部分源于咽喉部的狭窄，特别是在气管插管后出现。如果没有其他明确的咽部外伤史，可考虑声门下狭窄是先天性的，大约有 90% 的病例在生后第 1 年内出现症状。

380.1　先天性声门下狭窄
Lauren D. Holinger

■ 临床表现
　　双相或主要是吸气性喘鸣音是先天性声门下狭窄的典型表现。反复或持续的哮吼通常见于 6 个月或者更小的儿童。与上呼吸道感染或者喉咽反流相关的水肿会导致潜在的气道狭窄。

■ 治　疗
　　治疗主要是根据梗阻程度来决定，同样也适用于获得性声门下狭窄。因为大部分先天性狭窄是软骨性的，扩张术或者激光手术并非都有效。早期的喉咽减压（轮形分裂）或者通过软骨移植法进行喉咽重建可以避免气管插管。

参考书目
　　参考书目请参见光盘。

380.2　获得性喉气管狭窄
Lauren D. Holinger

　　大约有 90% 的获得性喉气管狭窄是与气管内插管有关，但现在的通气支持已经改善，使这种并发症较

前减少。有研究显示 1983 年声门下狭窄的新生儿占比 <4.0%，但 1990 年后该发生率降低至 <0.63%。当气管内插管的压力大于毛细血管的压力时，缺血就出现了，随之而来的就是坏死和溃疡。继而软骨暴露出现感染和软骨膜的形成，肉芽组织在溃疡周围形成。喉周围的水肿通常在拔除气管插管后迅速消失，通常只有少许病例会出现慢性水肿和纤维化后狭窄。喉气管狭窄中还有很多因素，如喉咽部的酸和胃蛋白酶反流会加重气管内插管的损伤，而由于黏膜的缺损将出现更多的损伤。先天性声门下狭窄导致喉部狭窄。使用与年龄适合的气管内插管管径插管时也可发生明显的损伤。其他致病因子包括脓毒症、脱水、营养不良、慢性炎症性疾病和免疫抑制。一个超大号的气管内插管是最常见的导致喉损伤的因素，而一个在吸气循环末允许有小气漏的气管内插管却可以使由于气管插管带来的潜在损伤最小化。其他外在的因素包括损伤性插管，多次反复插管，气管内插管和插管时间，在不同的个体会带来不同程度的损伤。

■ 临床表现

获得性和先天性狭窄的症状是类似的。痉挛性喉炎，即突然在晨起的几个小时发作的重症哮鸣，通常是由于一过性喉痉挛和随之而来的喉水肿所引发的喉咽反流所致。以上症状通常在家人和患儿到达急诊室之前就可以很快缓解。

■ 诊 断

确诊有赖于直接的喉镜和纤维支气管镜检查。高分辨 CT 成像价值有限。

■ 治 疗

狭窄的程度、位置和类型（软骨组织和软组织）决定治疗措施。在患儿的成长过程中气道狭窄可以逐渐缓解，所以轻症病例不需要手术干预。通过内镜下给予温和的扩张术或 CO_2 激光术可给予适度的软组织病变的治疗。严重的喉气管狭窄可能需要对喉部和气管进行喉气管扩张手术或者喉气管狭窄部分切除术（部分环状软骨切除术）。做出的每一个努力都是为了避免内镜手术或开放性手术，避免导致气管切开。

参考书目

参考书目请参见光盘。

（崔菲菲　译，陈慧中　审）

第 381 章
气管和支气管软化
Jonathan D. Finder

气管和大支气管的软骨软化的发生和软骨发育不全有关，是引起婴儿期持续喘息的主要原因。气管软化和支气管软化可以是先天的，也可以是后天的（图 381-1 见光盘）。尽管先天性气管和支气管软化在早产儿中常见，但大部分患儿都是足月儿。气管和支气管软化的第二位原因是中心气道被临近组织压迫（如血管环，见第 426 章）或因为食管气管瘘所致的软骨缺损。喉软骨软化可以同时伴随有气管支气管软化。整个气道软化也比较常见（喉气管支气管软化症）。

补充内容请参见光盘。

（崔菲菲　译，陈慧中　审）

第 382 章
喉、气管和支气管的肿瘤
Lauren D. Holinger

382.1　声带小结
Lauren D. Holinger

声带小结是导致儿童长期声音嘶哑最常见的原因，但并非真正的肿瘤。慢性滥用或误用嗓子可导致声带发声缘的前中 1/3 连接处产生小结。双侧、对称的声带肿胀可干扰发声并使儿童用力发音。声带小结可在婴儿期产生，咽喉部反流可使之恶化。

补充内容请参见光盘。

382.2　反复呼吸道乳头状瘤病
Lauren D. Holinger

乳头状瘤是儿童呼吸道最常见的肿瘤，发病率是 4.3/100 000。该病仅为一种疣状良性肿瘤：由人乳头状瘤病毒（HPV）感染所致（见第 258 章），与尖锐湿疣的病理表现一样（阴道疣）。喉部乳头状瘤最常见于 HPV6 型 和 11 型感染。50% 反复呼吸道乳头状瘤病（RRP）患儿年龄 <5 岁，但在任何年龄均可诊

断该病；67% RRP 患儿的母亲孕期或分娩时患有尖锐湿疣。母亲患有活动性尖锐湿疣时经阴道分娩传播病毒的风险是 1/500。有新生儿患 RRP 的报道，提示有宫内传播 HPV 的可能性。

补充内容请参见光盘。

382.3　先天性声门下血管瘤
Lauren D. Holinger

■ 临床表现

先天性声门下血管瘤通常在出生后 2 个月内出现症状，几乎所有患者半岁前均出现症状。喘鸣是双相的，但是经常在吸气时更明显。婴儿可表现为声嘶、犬吠样咳嗽及哮吼。50% 先天性声门下血管瘤伴有面部损害。放射学检查典型表现为不对称的声门下狭窄。直接喉镜检查可确诊。

补充内容请参见光盘。

382.4　血管畸形
Lauren D. Holinger

血管畸形并非真正的肿瘤性新生物形成。血管畸形的内皮更新速度正常，但有多种通路异常。可根据结构成分的主要类型进行分类（毛细血管、静脉、动脉、淋巴管或以上的组合）。流动缓慢的畸形包含毛细血管的、淋巴管的或静脉的，被分别误称为毛细血管瘤、水囊状淋巴管瘤和海绵状血管瘤。

补充内容请参见光盘。

382.5　其他喉部肿瘤
Lauren D. Holinger

神经纤维瘤很少累及喉部。当儿童罹患此病时，可行局部切除术以保持气道通畅并使声音优化。事实上，完全外科切除而又不损伤喉部重要结构是不可能的。鉴于这类纤维瘤很少局限却病变浸润的特性，大多数外科医生选择并不激进的对症手术治疗方法。喉部罕见横纹肌肉瘤和其他恶性肿瘤。声嘶和进行性气道阻塞的症状提示医生在诊室即可用可弯曲喉镜进行初始评估。

382.6　气管肿瘤
Lauren D. Holinger

气管肿瘤包括恶性及良性肿瘤。两种最常见的良性肿瘤是炎性假瘤和错构瘤。炎性假瘤可能是对既往气管感染或创伤损害的反应。这种肿瘤生长缓慢，可能呈现局灶性、侵袭性生长。错构瘤是初生组织成分的比例和排列异常所形成的肿瘤。

补充内容请参见光盘。

382.7　支气管肿瘤
Lauren D. Holinger

支气管肿瘤罕见，2/3 是恶性的。支气管"腺瘤"最常见，占所有肺部肿瘤的 30%。支气管来源的癌是第二位最常见的肿瘤，约占病例的 20%。支气管类癌也可发生。诊断通过支气管镜检和活检确立，依据组织病理类型进行治疗。

（陈莉娜　译，陈慧中　审）

第 383 章
喘息、毛细支气管炎和支气管炎

383.1　婴儿喘息：毛细支气管炎
Kimberly Danieli Watts,Denise M. Goodman

■ 定义和病理生理总论（见第 365 章）

喘鸣是一种音乐样连续的声音，源于狭窄气道的振荡。作为气道严重阻塞的结果，喘息大多数是在呼气时闻及。当气道广泛狭窄或不同水平的气流阻塞时喘息有多种音调，同哮喘时听诊音一样。单一音律的喘息是指呼气时较大气道产生的单一音调的声音，同远端气管软化或支气管软化时所产生的音调一样。当阻塞发生在胸腔外的气道时，吸气所听到的噪音则称为喉鸣。

因为肺力学年长儿和成人不同，致婴儿易患喘息。气流阻塞受气道的管径和婴儿肺顺应性的影响。气流通过管道时的阻力与管道半径的 4 次方负相关。在 <5 岁的儿童中，小管径的外周气道造成的阻力可高达总气道阻力的 50%。轻微的额外狭窄即可造成气流的进一步受阻，其结果为发生喘息。

新生儿胸壁顺应性很好，呼气时产生的压力使胸腔内气道萎陷。婴儿气流受限受气管软骨成分和气道平滑肌张力的进一步影响，与年长儿童相比，气道顺应性增加。诸多机制加在一起造成婴儿更容易出现气道陷闭、阻力增加及随之而来的喘息，至 1 岁后多数情况可得以改善。

免疫和分子机制也与婴儿的喘息易感性有关。与年长儿和成人相比，婴儿支气管肺泡灌洗液中淋巴细胞和中性粒细胞的水平较肥大细胞和嗜酸性粒细胞高。儿童喘息的表型与许多早期暴露有关，包括胎儿营养、母亲吸烟、产前和分娩时母亲并发症、产前和新生儿期抗生素暴露、环境中高水平过敏源暴露以及婴儿期脂肪过多等。婴儿期感染被认为是以后发生喘息的危险因素，包括呼吸道合胞病毒（RSV）、鼻病毒、巨细胞病毒、人偏肺病毒、博卡病毒、腺病毒和肺炎衣原体等的感染。

许多炎症介质也参与了婴儿喘息过程，如组胺、细胞因子、白三烯和白介素。综上所述，这些胎儿期和（或）出生后的早期暴露可能导致肺"程序化"的结构和功能改变。

■ 病 因

婴儿的大多数喘息是由炎症（一般为毛细支气管炎）引起的，但是其他疾病也可表现为喘息（表 383-1）。

急性毛细支气管炎和气道炎症

感染可通过气道内径狭窄造成气流受阻。

急性毛细支气管炎大部分是一种病毒感染性疾病。RSV 感染占所有病例 50% 以上（见第 252 章）。其他病原体包括副流感病毒（见第 251 章）、腺病毒和支原体。新出现的病原体包括人偏肺病毒（见第 253 章）和人博卡病毒，这些病毒可能是呼吸道病毒感染的原发病因，或者是 RSV 的混合感染病原。目前没有证据表明毛细支气管炎是细菌感染所致，虽然细菌性肺炎有时在临床上与毛细支气管炎容易混淆，但是细菌二重感染后很少出现毛细支气管炎。既往报道有病毒性毛细支气管炎和百日咳并存感染的病例。

在美国每年大约有 75 000~125 000 例年龄 <1 岁的儿童因 RSV 感染而入院。入院率增加可能与入托婴儿数量增多、入院指征改变和（或）早产儿，以及具有罹患 RSV 相关严重疾病危险因素的其他婴儿存活率增高等因素相关。

男性、非母乳喂养、生活在拥挤环境、母亲年轻、母亲孕期吸烟等是毛细支气管炎的危险因素。家庭中年长成员通常是感染源；因为可以更好地耐受细支气管的水肿，故可能仅表现为轻微上呼吸道症状（感冒），而不是婴儿表现出的下呼吸道疾病（LRTI）的临床特征。

并非所有感染后的婴儿都会发生 LRTI。与病毒特性一样，宿主的解剖和免疫因素在临床综合征严重

表 383-1　婴儿喘息的鉴别诊断

感染

病毒

　呼吸道合胞病毒（RSV）
　人偏肺病毒
　副流感病毒
　腺病毒
　流感病毒
　鼻病毒
　博卡病毒

其他

　沙眼衣原体
　结核
　组织胞浆菌病
　乳头状瘤病

哮喘

一过性喘息者
·初始危险因素是原发肺体积减小
持续性喘息者
·初始危险因素包括被动吸烟、母亲哮喘史和出生后第一年免疫球蛋白 E（IgE）水平升高
·发展为临床哮喘的风险增加
晚发喘息者

解剖异常

中心气道异常

　喉、气管和（或）支气管软化
　气管食管瘘（特别是 H 型瘘管）
　喉裂（导致吸入）

气道外异常导致气道压迫

　血管环或吊带
　感染或肿瘤所致的纵隔淋巴结病
　纵隔包块或肿瘤
　食管异物

气道内异常

　气道血管瘤、其他肿瘤
　囊性腺瘤样畸形
　支气管或肺囊肿
　先天性肺叶气肿
　差异性气管延续性支气管
　隔离症
　左向右分流先天性心脏病（增加肺水肿）
　异物

免疫缺陷

　免疫球蛋白 A 缺乏
　B 细胞缺陷
　原发性纤毛运动障碍
　AIDS
　支气管扩张

黏膜纤毛清除障碍

　囊性纤维化
　原发性纤毛运动障碍
　支气管扩张

吸入综合征

胃食管反流病
咽部、吞咽功能失调

其他

支气管肺发育不良
肺间质疾病，包括闭塞性细支气管炎
心力衰竭
过敏反应
吸入性损伤－烧伤

度方面发挥着重要作用。先前存在较细气道和肺功能降低的婴儿临床表现更严重。此外，RSV 感染诱发了复杂的免疫反应。嗜酸性粒细胞脱颗粒并释放对气道上皮具有细胞毒性的嗜酸性粒细胞阳离子蛋白。先天免疫依赖于 Toll 样受体（TLR）、干扰素（IF）、白介素（IL）和核因子 κB（NFκB）的多态性等发挥重要作用。趋化因子和细胞因子如肿瘤坏死因子 α（TNF-α）可以根据刺激病毒的不同而表达不同水平。超过 1 种病毒的混合感染也可改变临床表现和（或）严重程度。

急性毛细支气管炎以细支气管水肿、黏液分泌增多和细胞碎屑阻塞为特征。因为阻力与细支气管管道半径的 4 次方成负相关，细支气管壁即使轻微增厚也可以显著影响气流。小气道阻力在吸气和呼气时均增加，但是因为呼气时气道半径更小，引起呼气阻塞导致早期气体陷闭和局部过度充气。如果出现完全阻塞，气道远端陷闭，致气体被吸收，患儿即出现肺不张。

低氧血症是早期通气 - 血流比例失衡的结果。严重阻塞和呼吸做功增加会产生高碳酸血症。

如果婴儿喘息的临床过程偏离通常毛细支气管炎的临床过程时，应该考虑造成喘息的其他慢性感染性病因，肺囊性纤维化是其中之一。如果患者有持续呼吸道症状、指端杵状指、吸收不良、发育停滞、电解质紊乱或者对支气管扩张剂治疗无效就应怀疑肺囊性纤维化（见第 395 章）的可能性。

过敏和哮喘是造成喘息的重要病因，并可能是喘息婴儿的父母提出最多的问题。哮喘的特点是气道炎症、支气管高反应性和可逆的气道阻塞（见第 138 章）。目前认为婴儿喘息有 3 种表型，即早期一过性喘息、持续性喘息和晚发性喘息。早期一过性喘息者占总人群的 19.9%，他们在 3 岁前至少有一次下呼吸道感染有关的喘息但是绝无再次喘息。持续性喘息者占总人群的 13.7%，3 岁前有喘息发作，并且直至 6 岁仍有喘息。晚发喘息患儿占总人群的 15%，其中 1/2 患儿 3 岁前没有喘息，6 岁前有喘息发作。其余 1/2 的儿童 6 岁前从未发生喘息。3 岁前发生喘息所有婴儿中几乎 60% 的人到 6 岁时就停止喘息了。

许多研究都试图预测哪些早期喘息的患儿将在以后的生活中发展成为哮喘。导致持续喘息的危险因素包括父母有哮喘和过敏的历史、母亲吸烟、持续性鼻炎（急性上呼吸道感染时除外）、1 岁前患湿疹以及婴儿期反复喘息发作。

其他病因

呼吸道先天性畸形在婴儿早期可引起喘息。这些病变可以是弥散的或局灶的，可以是外部压迫或内部

畸形所致。外部血管压迫包括血管环，此时气管和食道完全被血管结构包围，或者血管吊带，此时气管和食道未被完全环绕（见第 426 章）。导致喘息的心血管因素包括心脏腔室扩大如全心长大、左房长大和肺动脉扩大。心力衰竭造成的肺水肿也可通过淋巴管和支气管血管充血导致阻塞而引起喘息和细支气管的水肿及进一步阻塞（见第 436 章）。

异物吸入（见第 379 章）可致急性或慢性喘息。据估计异物吸入造成死亡的患者中 78% 的人年龄 2 岁至 4 岁，甚至更小年龄的婴儿都可以吸入异物（多发生在年长儿童的误给）。如果病史、临床和影像学表现不典型，随着炎症和肉芽肿在异物周围形成，婴儿喘息可被误诊为哮喘或其他阻塞性疾病。食道异物也可将压力转加到气管膜部，造成气道管腔压迫。

无论有无吸入至气道，胃食管反流（见第 315.1）都可导致喘息。没有吸入时，反流物可刺激迷走神经，通过神经反射导致气道阻力增加和气道反应。胃食管反流被吸入或口腔中液体的吸入也可能诱发喘息。

外伤和肿瘤是导致婴儿喘息的罕见原因。任何气管支气管树的外伤均可造成气流阻塞。意外或非意外的吸入、烧伤或气管支气管树的烫伤可以造成气道炎症及随后的喘息；肺部本身的或肺外的任何占位性病变都可以压迫气管支气管并阻塞气流。

■ 临床表现

病史和体格检查

喘息婴儿的原始病史应包括近期情况如起病、持续时间和相关因素（表 383-2）。出生史包括孕周、入住新生儿重症监护病房的历史、插管史或氧疗史、母亲并发症如单纯疱疹病毒（HSV）或 HIV 感染的病史以及出生前烟雾暴露史。既往病史包括任何共存病如综合征或相关疾病史。应询问包括囊性纤维化、免疫缺陷、直系亲属哮喘史的家族史或儿童其他任何反复呼吸道症状的病史。社会史应包括环境因素如家庭中吸烟者、托儿所内外暴露、同胞数量、家庭成员的职业、宠物、结核暴露史以及家庭环境（如尘螨、建筑粉尘、加热和降温措施、霉菌、蟑螂）等。

体检时，评估患者的生命体征，尤其是呼吸频率和经皮肤脉搏氧饱和度，是重要的开始步骤，也应该彻底地观察患者有无发育停滞的体征。喘息可产生多音或单音的呼气相哮鸣。呼气相可延长。如果中心大气道阻塞可产生双相喘息。如果婴儿表现出其他呼吸窘迫的体征而未能听见喘息并非是令人放心的，因为气流完全阻塞可能会减少引起声音共振的湍流。应注意通气状况，可试用支气管扩张剂来评价治疗后喘息

表 383-2　婴儿喘息相关病史

症状在出生时还是出生后开始出现？
婴儿呼吸时有没有声音及何时声音最明显？
除了喘息有没有咳嗽病史？
以前有下呼吸道感染吗？
是否因为呼吸窘迫看过急诊、入院或入住重症医学科？
有湿疹史吗？
婴儿哭闹后咳嗽或是夜间咳嗽吗？
婴儿生长发育怎么样？
是否有发落后相关问题？
没有喂养困难时是否有发育落后？
是否有电解质紊乱病史？
是否有小肠吸收不良的体征包括频繁、油腻或油状的大便？
母亲是否有生殖道单纯疱疹病毒（HSV）感染史？
出生时孕周是多少？
患者在新生儿期是否有插管史？
是否在床上或有栏杆的小床上用奶瓶喂养婴儿，特别是在倚靠体位时？
是否有喂养困难包括喂养时呛咳、恶心、拱背或呕吐？
是否有新食物暴露？
学步儿童在家或疏于监管时是否有异物吸入发生？
有更换照料者或非意外创伤吗？

的变化。听诊颈部呼吸音有助于鉴别上气道和下气道的声音。应注意喉鸣存在与否，并在吸气时出现以进行鉴别。呼吸窘迫的体征包括气促、呼吸费力、鼻扇、气管位置异常、肋骨下和肋间隙凹陷和呼吸辅助肌运动。就上气道而言，可以检查年长儿特异质的体征包括湿润的鼻甲和口咽后壁鹅卵石样改变。评价患儿皮肤有无湿疹和任何明显的血管瘤也是有用的；中线损害与胸内病变有关。肢端杵状指也应检查（见 366 章）。

急性毛细支气管炎患儿通常在发病 1 周前接触了有轻微呼吸道症状的人。婴儿首先表现出轻度上呼吸道感染的症状，如喷嚏、流清涕，可伴有胃口减退和发热 38.5℃ ~39℃（101 ℉ ~102 ℉），体温变化范围较大。此后，逐步出现呼吸困难，伴有阵发性喘息样咳嗽、呼吸困难和激惹。婴儿常有呼吸增快，可影响喂养。儿童通常没有其他全身症状如腹泻、呕吐等。病程早期呼吸暂停可能比喘息更明显，尤其是年幼婴儿（<2 个月）或早产婴儿。

体格检查由主要表现为喘息。呼吸增快的程度与低氧血症或高碳酸血症并不平行，因此经皮脉搏氧饱和度仪和无创性二氧化碳监测仪就很重要。呼吸做功显著增加，可表现为鼻扇和胸壁凹陷征。听诊可有细湿啰音或明显喘息，呼气相延长。如果几乎不能听见呼吸音则提示疾病非常严重，细支气管几近完全阻塞。肺过度充气使得可以扪及肝脏和脾脏。

诊断学评价

对于大都有急性呼吸窘迫的患儿，通过可能的病因；胸片检查结果，包括后前位片和侧位片，可做出初步诊断。经皮脉搏氧饱和度 <93%、呻吟、呼吸音减低、吸呼比延长，以及有细湿啰音的喘息婴儿最常见到的胸片肺部浸润影。胸片对评估过度充气（毛细支气管炎和病毒性肺炎常见）、慢性疾病如支气管扩张或导致气道压迫的占位性病变也是会有用的。试验性使用支气管扩张剂即可用于诊断也有治疗效果，因为这些药物能够逆转如毛细支气管炎（偶尔）和哮喘的病情，但对固定阻塞（异物）没有效果。支气管扩张剂能潜在地加重气管或支气管软化导致的喘息。汗液检查以评估囊性纤维化和基础免疫状态检查对有反复喘息或复杂病程的婴儿是合理的。进一步检查如上消化道 X 线造影、胸部 CT、支气管镜检查、婴儿肺功能检查、视频吞咽试验和 pH 探针可考虑作为复杂病例的二线诊断程序。

急性毛细支气管炎是临床诊断，尤其是既往健康的婴儿在社区暴发期间首次表现出喘息发作时。胸片可以表现为过度充气及片状肺不张。白细胞分类计数通常正常。如果诊断不确定或为了流行病学研究，进行病毒检测（聚合酶链反应、快速免疫荧光或病毒培养）是有帮助的。因为合并细菌感染（脓毒症、肺炎、脑膜炎）可能性很小，病毒性毛细支气管炎的确诊可避免对发热婴儿进行脓毒症的评估；如果患儿需要入院治疗也有助于进行呼吸道预防和隔离。

■ 治 疗

喘息婴儿的治疗依赖于潜在的病因。对支气管扩张剂的反应性与病因并无明确相关，但可提示支气管高反应性。因此给予沙丁胺醇气雾剂和客观地观察治疗反应是合适的。如果有治疗效果，则可通过戴面罩的定量气雾剂储存罐（MDI）给 <3 岁的儿童持续吸入药物。所有因病毒性疾病诱发哮喘急性发作的患者应该持续进行治疗。

给这部分人群使用异丙托溴铵是有争议的，但其作为辅助治疗似乎有效。接受 β2 激动剂如沙丁胺醇治疗的，有明显气管和支气管软化的婴儿，其病情可能因为随后平滑肌张力降低而加重，使用异丙托溴铵也是有效的。

对多次口服激素治疗有效、中重度喘息或有明显特应性病史包括食物过敏或湿疹的患儿试用吸入激素可能是合理的。对已知有气道高反应性的患儿长期吸入糖皮质激素的治疗是适合的，但间断使用或用于急性患病时是有争议的。间断、高剂量吸入糖皮质激素不推荐用于间断喘息患者。早期使用吸入糖皮质激素尚未显示其能防止儿童喘息进展或影响儿童哮喘的自然病史。

总的来说，口服激素用于有特应质、疑为哮喘并对其他药物抵抗的喘息婴儿。首次喘息或不需入院的婴儿使用口服激素是有争议的。

急性毛细支气管炎婴儿出现呼吸窘迫（低氧血症、不能经口喂养、呼吸过度增快）时应该收入院；导致疾病严重的危险因素包括年龄 <12 周龄、早产或并存的基础疾病如心血管、肺部或免疫系统疾病。治疗主要是对症治疗。低氧血症的患儿应给予冷的湿化氧气。应避免使用镇静剂因可能抑制呼吸。如果采用头部和胸部抬高 30°、同时颈部过伸坐位时会使患儿更舒服。因为呼吸增快和呼吸功增加，故经口喂养毛细支气管炎患儿可增加吸入的危险，此时可采用鼻胃管喂养。如果存在任何可能进一步加重呼吸失代偿而不得不进行气管插管的危险因素，就不应经口喂养而应给予肠外营养。吸去分泌物是治疗毛细支气管炎的基本方法，经常吸去鼻部和口腔分泌物常可缓解呼吸窘迫或发绀。给所有患低氧血症的患儿氧气肯定是有指征的。高流量鼻导管治疗能减少即将出现呼吸衰竭的患儿的插管需求。

建议用于毛细支气管炎辅助治疗的药物有不少。支气管扩张剂可短期轻微改善临床症状。但是必须考虑潜在的副作用，并认识到缺乏足够依据显示其可改善整个病程。试用吸入支气管扩张剂的剂量应该合理，针对个体患儿的反应计划进一步治疗。尽管存在矛盾的、常是阴性结果的研究，但不管是肠外使用的、口服的或吸入的糖皮质激素都已经用于治疗毛细支气管炎，并不推荐糖皮质激素用于既往健康的 RSV 感染婴儿。利巴韦林，一种可气雾吸入的抗病毒制剂，已经用于患先天性心脏病或慢性肺疾病的患儿。目前尚无确切证据证明其对重要的临床结局如死亡率和住院时间有积极影响。抗生素治疗没有意义除非并存了细菌感染。同样地，也不支持在 RSV 毛细支气管炎急性期给既往健康的儿童输注 RSV 免疫球蛋白。雾化肾上腺素和地塞米松联合治疗也在使用，但目前已不推荐。据报道雾化高渗盐水有一定益处。

■ 预 后

急性毛细支气管炎患儿在出现咳喘后第一个 48~72h 存在呼吸功能进一步恶化的最大风险；患儿可能因空气缺乏、呼吸暂停和呼吸性酸中毒而病情严重。患儿的病死率 <1%，可因呼吸困难、呼吸停止或严重脱水而死亡。度过危险期后症状可能持续，非卧床患者症状持续的平均时间是 12d。有毛细支气管炎历史的患儿喘息和哮喘发生率更高，用家族史或其他特异

性疾病不能解释。目前不清楚毛细支气管炎是否激发了以后表现为哮喘的免疫反应或者是天生就易患哮喘的患儿仅仅是被 RSV 感染所揭露出来。大约 60% 喘息婴儿将来会停止喘息。

■ 预 防

在 RSV 流行季节期或之前，通过静脉给予混合的超免疫 RSV 免疫球蛋白和帕利珠单抗，一种肌注的针对 RSV F 蛋白的单克隆抗体，可以降低 RSV 所致的急性毛细支气管炎的严重程度和发病率。应该考虑给 2 岁以下患有慢性肺部疾病、有早产史和某些类型先天性心脏病的婴儿使用帕利珠单抗。一丝不苟做好手卫生是防止医院内传播的最好措施。

补充内容请参见光盘。

383.2 支气管炎
Denise M. Goodman

支气管炎指的是非特异性支气管炎症，儿童时期可在多种状况下发生。急性支气管炎是一种综合征，初始通常是病毒性的，咳嗽是最突出的表现。

急性支气管炎是炎症主要累及气管支气管时使用的一个术语，鼻咽炎也可以存在。许多病毒和细菌，如可致流感、百日咳和白喉的病原都可能与本病有关；但痰液中分离出的常见细菌如肺炎球菌、金黄色葡萄球菌和肺炎链球菌也许并不提示需要抗生素治疗。

■ 急性支气管炎

临床表现

急性支气管炎通常在病毒性上呼吸道感染后发生，该病在冬季呼吸道病毒肆虐时更常见。病原体侵袭气管支气管上皮，炎症细胞活化并释放细胞因子，导致气管支气管上皮明显的损伤或高度致敏。躯体症状包括发热和不适，持续 1~3 周的迁延性咳嗽。

患儿首先出现非特异性上呼吸道感染症状，如鼻炎；3~4d 后出现频繁干咳，可伴或不伴咳痰。几天后，痰液可变成脓性，提示白细胞迁移但并非一定是细菌感染。患儿常将痰液吞咽下去，以致发生呕吐。胸痛可以是年长儿突出主诉，并在咳嗽时加重。黏液逐渐变稀薄，一般需要 5~10d，然后咳嗽逐渐缓解。整个病程通常持续 2 周，很少超过 3 周。

体检发现随患儿年龄和疾病阶段的不同而不同。早期体征缺如或仅表现为低热和上呼吸道体征如鼻咽炎、结膜炎和鼻炎。早期胸部听诊也可没有阳性发现。随着病情进展，咳嗽加重，呼吸音变粗，伴发粗细湿

啰音和散在高调喘鸣。胸片可正常或显示支气管纹理增多。

临床医生的主要目标是除外肺炎,后者更常由细菌感染导致,需要抗生素治疗。在成人中,如果没有观察到异常生命体征(心率增快、呼吸增快、发热),胸部体检也正常,则肺炎的可能性降低。

鉴别诊断

临床医生面对持续或反复的症状时应考虑急性支气管炎之外的疾病,许多疾病以咳嗽为突出症状(表383-3)。

治 疗

急性支气管炎没有特殊治疗。该病是自限性的,虽然抗生素经常被开具,但它们并不能加快康复。经常改变体位可促进婴儿肺引流。湿化治疗有时可使年长儿的症状缓解,但不能缩短病程。止咳药能减轻症状但也会增加化脓和分泌物浓缩的风险,因此应审慎使用。抗组胺药能使分泌物干燥,没有作用;祛痰剂同样也没有指征应用。

■ 慢性支气管炎

关于成人慢性支气管炎,目前已明确定义:每年排痰性咳嗽 ≥ 3 个月,持续 ≥ 2 年。该病起病隐匿,急性发作与静止期交替出现。许多基本因素可导致气流阻塞或慢性阻塞性肺疾病(COPD)进展,吸烟是主要的因素(高达 80% 的患者有吸烟史)。其他因素包括空气污染、职业暴露和反复感染。在儿童,必须排除囊性纤维化、支气管肺发育不良和支气管扩张。

慢性支气管炎的定义是否符合儿童尚不清楚。慢性支气管炎作为一个独立的疾病在儿童是否存在也仍有争议。但如同成人一样,慢性炎症性疾病患儿或那些有毒性物质暴露史的儿童可以出现肺上皮损伤。因此,儿童慢性或反复咳嗽时临床医生应搜寻潜在的肺或系统性疾病(表383-3)。已有学者提出持续性或迁延性支气管炎这一疾病,与其他化脓性肺疾病有某些共同的特点,但可能被误诊为哮喘。

■ 吸烟和空气污染

环境刺激物暴露如烟草烟雾和空气污染可以诱发或加重咳嗽。烟草暴露和肺部疾病,如支气管炎和喘息之间有确定的相关性。询问病史时吸食大麻是另一种有时被忽视的刺激物。有证据显示作为儿童时期吸烟的妇女可能对长期肺疾病尤其易感。

许多污染物可以损害肺发育而促使肺疾病,包括颗粒物、臭氧、酸气和二氧化氮。因为这些物质在大

表 383-3 以咳嗽为突出表现的疾病

类别	诊断
炎症	哮喘
慢性肺疾病	支气管肺发育不良
	感染后支气管扩张
	囊性纤维化
	气管软化或支气管软化
	纤毛异常
	其他慢性肺疾病
其他慢性疾病或先天性疾病	喉裂
	吞咽障碍
	胃食道反流
	气道压迫(如血管环或血管瘤)
	先天性心脏病
感染性或免疫性疾病	免疫缺陷
	结核
	过敏
	鼻窦炎
	扁桃体炎或增殖体炎
	衣原体、脲原体(婴儿)
	百日咳杆菌
	肺炎支原体
获得性	异物吸入,气管或食道

气中共存,故难以确定其中任何一种物质对肺部症状的作用。机动车辆是这些污染物的一个重要来源。

补充内容请参见光盘。

(陈莉娜 译,陈慧中 审)

第 384 章

肺气肿和过度充气

Steven R. Boas, Glenna B. Winnie

肺气肿是肺泡间隔不可逆破裂后气腔膨胀所致。可以是广泛的或局灶的,累及部分或全部肺脏。过度充气是伴或不伴肺泡破裂的膨胀,通常是可逆的。代偿性过度充气可以是急性或慢性的,当任何原因导致相当大部分肺组织被移除或部分或全部不通气,如在肺炎、肺不张、脓胸和气胸时,有正常功能的肺组织可发生代偿性过度充气。阻塞性过度充气由支气管或细支气管部分阻塞所致,此时气体离开肺泡比进入肺泡更难;阻塞处远端的气体逐渐累积,即称为旁路型、球瓣型或单向阀门型阻塞。

■ 局灶阻塞性过度充气

当球阀型阻塞致支气管主干部分堵塞时，整个肺就过度充气；当阻塞发生在叶支气管内时，过度充气仅累及单个肺叶。当段支气管堵塞时，段或亚段肺受累。局灶性阻塞导致的过度充气包括异物及随之产生的炎症反应、异常增厚的黏膜（囊性纤维化，见第 395 章）、支气管结核或气管支气管淋巴结结核（见第 207 章）和支气管内或纵隔肿瘤。当一个肺叶大部分或全部受累时，该区域叩诊呈过清音，呼吸音强度降低。膨胀的肺可越过纵隔伸展到对侧胸腔。在透视情况下观察呼气，心脏和纵隔偏移到对侧，过度充气的区域没有减小，因为没有阻塞的肺会正常地排出空气。

单侧透明肺

单侧透明肺与许多儿童的心、肺疾病有关，但是有一些患儿并未表现出潜在的活动性的疾病。超过一半的病例在一次或多处肺炎后发生，并观察记录到许多儿童的腺病毒滴度升高（见第 254 章）。这种情形也可在闭塞性细支气管炎后出现；还包括闭塞性血管炎，导致患侧灌注和血管纹理极大减少。

单侧透明肺患者以肺炎为临床表现，但有一些患者只在因其他原因进行胸部 X 线片时才发现这种状况。某些患者有咯血。体检发现过清音和小肺伴纵隔偏移至异常的一侧肺即所谓的 Swyer-James 或 Macleod 综合征，一般认为是下呼吸道损伤所致。一些患者表现出呼气时纵隔偏离损伤处。CT 扫描或支气管造影术可显示支气管扩张。某些患者既往的胸片正常或仅表现为急性肺炎，提示透明肺是一种获得性的损伤。目前尚无已知的特殊治疗，随着时间推移症状可能减轻。外科治疗指征仍存在争议。

先天性肺叶气肿

先天性肺叶气肿（CLE）可造成婴儿早期严重呼吸窘迫。CLE 可由局部阻塞产生；家族性发病已有报道。50%CLE 病例的病因目前可以确定。报道称支气管软骨的先天性缺陷、异常血管外在压迫、支气管硬化、多余的支气管黏膜瓣和纵隔疝形成导致的支气管扭结造成了支气管阻塞和随后的 CLE，通常影响左上肺叶。

临床表现通常在新生儿期就表现出来，但有 5% 的患儿延至 5~6 个月龄时症状才明显。许多婴儿通过产前超声检查被诊断，而这些病例出生时并非都有症状。一些患儿直到学龄期才诊断为 CLE。体征从轻微呼吸增快、喘息到有严重发绀的呼吸困难。CLE 可影响一个或更多的肺叶，如上肺叶和中肺叶，而左上肺

叶是最常见的部位。受累肺叶因为过度膨胀基本上失去功能，同侧正常肺萎陷可随之发生。进一步膨胀时纵隔偏移至对侧，肺功能可受损（图 384-1）。X 线检查经常可显示肺透光度增高和纵隔移位。CT 扫描可显示损伤处错乱的解剖结构，MRI 或 MR 造影可显示任何可能导致腔外压迫的血管损伤。核成像术检查对显示受累肺叶的灌注缺陷有帮助。图 384-2 是如何评估一个可疑 CLE 患儿的概括了。鉴别诊断包括伴或不伴渗出的肺炎、气胸和囊性腺瘤样畸形。

当发绀和严重呼吸窘迫出现时立即肺叶切除手术可挽救生命，但是一些患者对内科治疗也有反应。未

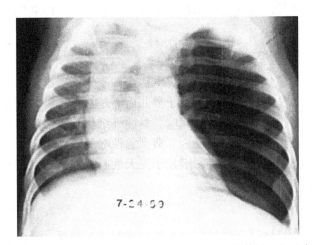

图 384-1　先天性左上叶肺气肿。注意气肿的肺叶伸展至左下肺，纵隔移向右侧

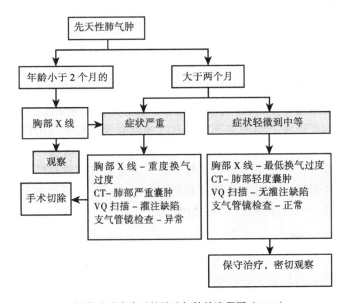

图 384-2　评价及治疗先天性肺叶气肿的流程图（CLE）
摘自 Senocak ME, Ciftci AO, et al.Congenital lobar emphysema: diagnostic and therapeutic considerations. J Pediatr Surg, 1999, 34:1347-1351. Cited in Chao MC, Karamzadeh AM, Ahuja G. Congenital lobar emphysema: an otolaryngologic perspective.Int J Pediatr Otorhinolaryngol, 2005, 69: 553

受累肺的选择性插管也有一定价值。一些有明显先天性肺叶气肿患儿的过度充气是可逆的，并不伴有经典的肺泡隔破裂即肺气肿。支气管镜检查可以发现气管内损伤。

右肺 3 个肺叶均过度充气

右肺 3 个肺叶均过度充气是由左肺动脉位置异常，挤压了右主支气管所致。有肺动脉瓣缺损的法洛四联症患儿（见第 424.1）和继发性肺动脉瘤性扩张部分压迫主支气管的患儿也可出现过度充气。接受辅助通气治疗新生儿透明膜病的许多患儿出现肺叶过度充气，提示这是一个获得性原因。未受累支气管选择性插管或高频通气治疗偶尔能获得成功，从而避免肺叶切除。

广泛阻塞性过度充气

急性广泛性肺过度充气源自细支气管广泛受累，通常是可逆的，更常见于婴儿而不是儿童。可继发于许多临床状况，包括哮喘、囊性纤维化、急性毛细支气管炎、间质性肺炎、非典型急性喉气管支气管炎、硬脂酸锌粉末吸入、继发于先天性心脏损害的慢性淤血和粟粒性结核。

病 理

慢性过度充气时许多肺泡破裂相互交通，形成膨胀的囊腔。气体也进入间质组织（即间质性肺气肿），导致纵隔积气和气胸（见第 405 和第 406 章）。

临床表现

广泛阻塞性过度充气以呼吸困难为特征，伴呼气困难。肺逐渐过度膨胀，呼气时胸部仍是扩张的。肺泡过度膨胀和不能通过狭窄的细支气管正常排空导致呼吸频率增快和呼吸运动减弱。氧气缺乏造成用力呼吸运动。呼吸辅助肌过度运动致胸骨上凹、锁骨上凹、胸腔下缘和肋间隙凹陷。在喉梗阻时吸气和呼气胸部均扁平，而过度膨胀的胸部在呼气时体积只有极小的减少。叩诊呈过清音。听诊时，通常吸气相没有呼气相明显，后者时相延长并且声音粗糙。可以听见细小或中等度湿啰音。严重病例发绀显著。

诊 断

胸部影像学和 X 线检查有助于确定诊断。两侧的膈面低平，肋间隙增宽，肺野透亮度升高。呼气时膈肌运动减小，严重病例膈低平、运动几乎看不见。胸部前后径增加，胸骨向外突出。

大泡性肺气肿

气肿性大泡或囊（肺膨出）是出生时或出生后不久肺泡过度膨胀并破裂形成的，也可以是肺炎和其他感染的后遗症，它们在特殊抗菌药物治疗肺结核性时也被观察到。推测气肿的区域源自膨胀的肺泡破裂，形成单一或多房空洞。空洞囊腔变大后可含液体，胸片显示气液平面（图 384-3），应该将其同肺脓肿鉴别开来。在大多数病例数月内囊腔可以自行消失，但也可持续 1 年或更久。除非出现严重呼吸困难或心脏损害，没有吸引术或手术指征。

皮下气肿

任何使空气自由进入皮下组织的过程均可造成皮下气肿。最常见的病因包括纵隔气肿或气胸。此外，它也可以是眼眶骨折的并发症，因此时空气自由地逸出鼻窦。在颈部和胸腔，皮下气肿可能在气管切开后、咽部深层溃疡、食道创伤或任何喉部或气管穿孔性损伤后出现，偶尔可能是胸腔穿刺、哮喘或腹部手术的并发症。极少数情况下气体是由产气细菌在皮下组织形成的。

气肿部位疼痛及皮肤触诊时发现捻发音是皮下气肿的典型表现。皮下气肿通常是自限性的过程，不需要特殊治疗。建议减少可能增加气道压力的活动（咳嗽、高压力的肺功能检测）。消除诱因和皮下气体重吸收后症状就可缓解。气管因周围软组织的气体压迫而需要外科干预的情况很罕见。

参考书目

参考书目请参见光盘。

（陈莉娜 译，陈慧中 审）

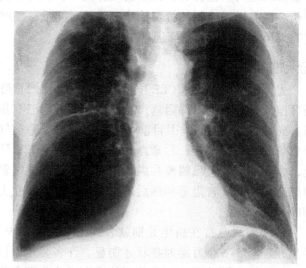

图 384-3 右下区域放射线透过性增加。一个大的大泡性肺气肿占据了右肺下半部分，尖段的病变与既往结核一致
摘自 Padley SPG, Hansell DM.Imaging techniques //Albert RK, Spiro SG, Jett JR.Clinical respiratory medicine.ed 3. Philadelphia: Mosby, 2008: 1-48

第385章
α₁- 抗胰蛋白酶缺乏和肺气肿
Glenna B. Winnie and Steven R. Boas

虽然该病极少造成儿童期肺部疾病，但 α1- 抗胰蛋白酶（α-AT）的纯合子缺陷是导致 30~40 岁成人早发型严重的全小叶性肺气肿的一个重要原因，也是造成儿童肝脏病的重要病因（见第349.5），其与成人脂膜炎和血管炎有关。

补充内容请参加光盘。

（陈莉娜 译，陈慧中 审）

第386章
其他远端气道疾病

386.1 闭塞性细支气管炎
Steven R. Boas

■ 流行病学

闭塞性细支气管炎（BO）是一种罕见的慢性阻塞性细支气管和小气道疾病。下呼吸道损伤导致小气道的纤维化。在未接受移植的患者，BO 最常见于呼吸道感染的儿童，尤其是腺病毒。此外，支原体、麻疹、军团菌、流感病毒和百日咳杆菌也可导致；其他病因包括炎症性疾病 [幼年类风湿性关节炎、系统性红斑狼疮（见第 152 章），硬皮病（见第 154 章）、Stevens-Johnson 综合征（见第 146 章）] 和吸入毒性气体（NO2，NH3）（图 386-1 见光盘）。闭塞性细支气管炎综合征（BOS），一种与移植后移植物恶化相关的临床症候群，越来越被认为是肺和骨髓移植后的长期并发症；超过 1/3 肺移植存活者可能发生这种疾病。BO 可在各年龄组发生，在一个儿童尸检研究中的患病率是 2/1000。与婴幼儿相比，BOS 在年长儿童和青少年更常见。有一些证据显示感染后闭塞性细支气管炎可能在南半球和亚裔后代更常见。

补充内容请参见光盘。

386.2 滤泡性支气管炎
Steven R. Boas

滤泡性支气管炎（FB）是一种淋巴组织增生性肺疾病，病理表现为淋巴样滤泡沿着气道（气管或细支气管）增生，以及气管和细支气管壁浸润。虽然原因不清，但感染（病毒）因素被认为与其相关。可发生于成人和儿童，症状通常在 6 周龄出现，6~18 个月时达到高峰。咳嗽、中度呼吸窘迫、发热和细湿啰音是常见的临床表现。细湿啰音通常在整个病程持续存在，症状反复也很常见。胸片在病初可为相对良性表现（气体陷闭、支气管周围增厚），其后发展为典型的间质改变。胸部 CT 可表现为细小网状改变。确诊需要开胸肺活检。一些 FB 患者对皮质激素治疗有反应。预后多种多样，一些患者肺疾病显著进展，另一些仅发展为轻度阻塞性气道疾病。儿童通常与免疫缺陷有关，鉴别诊断包括 HIV 感染的肺部并发症。

参考书目
参考书目请参见光盘。

386.3 肺泡微石症
Steven R. Boas

大约 400 例肺泡微石症（PAM），一种不寻常的疾病，已被报道。虽然 PAM 的潜在病因不明，该病的特征是在肺泡内形成层状的磷酸钙结石或"微石"，形成胸片上的典型表现（图 386-2，见光盘）。

补充内容请参见光盘。

（陈莉娜 译，陈慧中 审）

第387章
先天性肺疾病

387.1 肺发育不全和不完全发育
Jonathan D. Finder

■ 病因及病理

肺不发育与肺发育不全的不同之处在于，肺不发育是一侧肺完全缺如。肺不发育与肺不完全发育的区别在于：肺不完全发育者存在支气管的残端或隆突，而前者缺如。双侧肺不发育无法存活，表现为严重呼吸窘迫及衰竭。根据父母亲遗传病的家族史资料，肺不发育被认为具有常染色体隐性遗传特性，其发病率据估计为每 10 000~15 000 例活产有 1 例患者。

■ 临床表现和预后

单侧发育不全或发育不全很少有症状和非特异性发现，导致仅有 33% 的病例在患者存活时被诊断。症状多与中心气道并发症如压迫、狭窄和（或）气管支气管软化有关。在右肺缺如的患者主动脉可压迫气管导致中心气道压迫的症状。右肺发育不全比左肺发育不全的发病率和死亡率更高。肺发育不全常常与其他先天性异常有关，如 VACTERL 畸形（脊椎异常、肛门闭锁、先天性心脏病、气管食道瘘、肾脏异常和肢体异常），同侧面部和骨骼畸形、中枢神经系统和心脏畸形。非病变肺组织代偿性增生以满足机体气体交换需求，纵隔发生移位可导致脊柱侧凸和气道压迫。脊柱侧凸也可因胸廓生长发育不对称造成。

■ 诊断和治疗

胸片显示单侧肺或肺叶萎陷伴纵隔移向患侧，该发现常使人觉得是可疑异物吸入、黏液栓阻塞或其他支气管肿物损害。诊断需要高度怀疑以规避不必要的支气管镜检查的风险，包括未发育支气管潜在的穿孔风险。胸部 CT 具有诊断价值，虽然对侧胸壁的慢性改变和胸片显示肺膨胀可提示诊断。通常建议保守治疗，某些病例可通过手术获益。

参考书目

参考书目请参见光盘。

387.2 肺低增生

Jonathan D. Finder

■ 病因和病理

肺低增生包括肺泡数量和气道数量减少。当双侧肺生长受限时低增生可以是双侧的，如在羊水过少或胸廓萎缩时。肺低增生通常继发于其他影响肺正常发育的宫内疾病（见第 95 章）。胸椎和肋骨架（胸廓萎缩）畸形、胎儿水肿形成的胸水、囊性腺瘤样畸形和先天性膈疝可限制肺发育。任何引起羊水过少的疾病（胎儿肾功能不全或过早胎膜早破）均可导致肺生长受抑制。在这些情况下，气道和动脉分支受抑制，因此限制了毛细血管表面积。大的单侧损害，如先天性膈疝和囊性腺瘤样畸形，可以使纵隔移位从而造成

对侧低增生，但是通常不像同侧损害那样严重。

■ 临床表现

由于呼吸功能不全或持续肺高压，肺低增生通常在新生儿期就可被发现。轻微肺低增生的婴儿可能出现迟发症状（呼吸增快）伴呼吸窘迫或呼吸道病毒感染。

■ 治 疗

需要机械通气和氧疗以支持气体交换。特殊治疗来控制相关肺高压，如吸入一氧化氮，是有用的。在严重低增生的病例，气体交换的肺容积减少可能无法维持生命。体外膜氧合可以在临界期提供气体交换使患儿存活。扩张肋骨的装置（垂直可扩张的假体钛肋骨）可以提高胸廓萎缩患者的存活率（见第 671 章）。

387.3 囊性腺瘤样畸形

Jonathan D. Finder

■ 病 理

先天性囊性腺瘤样畸形（CCAM）包含与略正常的肺混合的错构或发育不良的肺组织，通常局限于一个肺叶。这种先天性肺疾病发生率为 1/100 000~4/100 000 活产。共有 3 种组织学类型。类型 1（50%）是大的囊肿，包括一个单独的或许多大的囊肿（直径 >2cm），表面衬以假复层纤毛上皮。囊壁包含平滑肌细胞和弹性组织。三分之一的病例有分泌黏液的细胞。囊壁极少见到软骨。这种类型预后较好。类型 2（40%）是小囊肿，包括数个小的囊肿，组织学类似类型 1。这种类型与其他先天畸形有关，预后不良。类型 3（<10%）的损害是由衬以立方纤毛上皮的类似细支气管的结构被无纤毛的立方上皮区域的所间隔的实体瘤。这种损害预后最差，可以致命。产前超声检查分为大囊肿（单独或多发囊肿 >5mm）或小囊肿（发生回波的囊肿 <5mm）。

■ 病 因

这种损害可能源自孕 35d 前胚胎的损伤所致的终末细支气管结构发育异常。组织学检查显示很少的正常肺和许多腺样成分。囊肿非常普遍，软骨罕见。软骨出现可能提示稍微晚一些的胚胎期损害，可能延迟至第 10~24 周。虽然生长因子相互作用和信号机制参与了肺分支形态的改变，其在发育异常中具体作用仍不清楚。

■ 诊　断

囊性腺瘤样畸形可以在子宫内时通过超声检查诊断（图387-1）。胎儿囊性肺畸形可包括囊性腺瘤样畸形（40%）、肺隔离症（14%；见第387.4）或两者共存（26%）；诊断时的中位年龄通常是孕第21周。在一个病例组中，只有7%的患儿有严重胎儿窘迫表现包括水肿、胸腔积液、羊水过多、腹水或严重面部水肿；96%的胎儿系活产，其中2人在新生儿期死亡。导致胎儿水肿的损害预后差。大的病灶可压迫邻近的肺组织造成未受累的肺叶发育不良（见第387.2）。在孕早期就很大的病灶甚至可能有相当大的退化或体积减小，在儿童期可有较好的肺功能。CT可准确诊断并估计病灶的大小。

■ 临床表现

患儿可在新生儿期或婴儿早期表现出呼吸窘迫、反复呼吸道感染和气胸。病灶可能与膈疝混淆（见第95.8）。病灶小的患儿通常直到儿童中期都没有症状，其后出现反复或持续肺部感染或胸痛。呼吸音可以降低，体检时发现纵隔远离病灶。胸片显示一个囊肿，可能伴纵隔移位（图387-2）。偶尔气液平提示肺脓肿。

■ 治　疗

对严重受累的婴儿进行产前干预尚有争议，对小囊肿可切除受累肺叶，大囊肿可行吸引术，极少数可行开放的胎儿手术。生后外科手术适用于有症状的患儿。虽然无症状的婴儿可延迟手术，因为有生后缓解的报道，真正的缓解是极少的，因为通常CT或MRI可检查出畸形。CCAM患者曾出现肉瘤样或癌样病变，推荐1岁时进行外科切除以减少恶性变的可能。死亡率<10%。手术的另一个适应证是排除胸膜肺的胚细胞瘤，一种与I型CCAM在影像学上类似的恶性疾病。

参考书目

参考书目请参见光盘。

387.4　肺隔离症

Jonathan D. Finder

肺隔离症是一种先天性的肺发育异常，根据在脏层胸膜内的位置可以分为肺内型或肺外型。大多数隔离症是在肺内。

■ 病理生理学

隔离症的肺组织不与支气管连接，动脉血供来自体循环动脉（通常是主动脉），静脉血通过下腔静脉回流至右心（肺叶外）或肺静脉（肺叶内）。隔离肺是胸腔内的一个占位病灶，不参与气体交换，不造成左向右分流或增加肺泡无效腔。与气道交通可能是受累组织破裂入邻近气道的结果。肺内病灶旁路通气

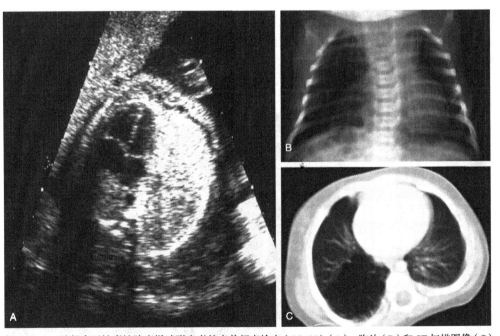

图387-1　肺部先天性囊性腺瘤样畸形患者的产前超声检查（CCAM）（A），胸片（B）和CT扫描图像（C）
摘自 Lakhoo K. Management of congenital cystic adenomatous malformations of the lung. Arch Dis Child Fetal Neonatal Ed, 2009, 94:F73-F76

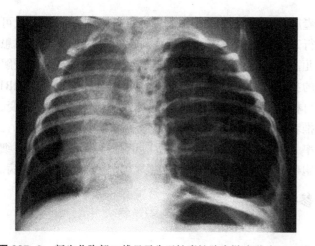

图 387-2 新生儿胸部 X 线显示先天性囊性腺瘤样畸形（CCAM）导致的左侧胸腔大的、多囊肿块伴纵隔移位
摘自 Williams HJ, Johnson KJ. Imaging of congenital cystic lung lesions. Paediatr Resp Rev, 2002, 3:120–127

可通过 Kohn 氏孔进行。肺隔离症可通过残余食管憩室同样的胚胎病理机制发生。一些学者认为肺内隔离症是一种获得性损伤，主要原因是感染和炎症；炎症导致囊性改变和供给的体循环动脉肥大。这与新生儿尸检时该病罕见一致。在隔离肺中可以找到胃或胰腺组织。囊肿也可以存在。其他相关的先天畸形包括 CCAM（见第 387.3）、膈疝（见第 95.8）和食管囊肿也并不少见。一些人认为肺内隔离症经常是囊性腺瘤样畸形的一个表现，因此质疑肺内隔离症作为一个独立疾病的存在。

■ **临床表现和诊断**

肺隔离症患者体检时可发现病灶处叩诊浊音及呼吸音降低。感染时可出现啰音。背部可闻及持续或纯收缩期杂音。如果常规胸片与诊断吻合，进行手术前应行进一步检查（图 387-3）。增强 CT 可显示病灶及其血供。磁共振血流成像（MRA）也有用。超声能帮助排除膈疝并显示体循环动脉。推荐进行手术切除。术前确定血供可避免误切体循环动脉。

肺内隔离症通常发生在较低的肺叶，没有自身的胸膜。患者常表现出感染。年长儿常出现咯血。没有活动性感染时胸片检查显示肿块样病灶，可有气液平。感染时病灶的边缘可模糊。病灶在每侧肺的发生率没有差异。

肺外隔离症更多见于男孩，几乎总是累及左肺。病灶被胸膜包裹，与膈疝和其他畸形如结肠重复、椎骨异常和肺发育不良有相关性。肿块被常规胸片发现时许多患者均没有症状。其他患者可有呼吸道症状或心脏衰竭。膈下肺外隔离症在产前超声检查时可表现为腹部肿块。产前超声检查也提供了胎儿肺隔离症可自行退化的证据。

■ **治 疗**

肺内隔离症的治疗是手术切除病灶，通常需要整个切除受累的肺叶。节段切除偶尔也是适宜的。肺外隔离症推荐手术切除受累区域。

参考书目

参考书目请参见光盘。

387.5　支气管囊肿

Jonathan D. Finder

■ **病因和病理**

支气管囊肿源自孕 16 周前气管憩室的异常萌芽，

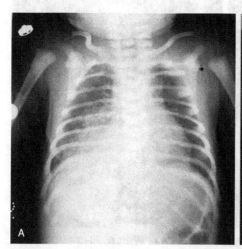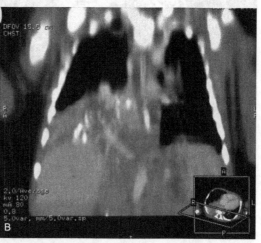

图 387-3 A. 胸部平片显示右肺下 / 中叶区域改变。B. CT 显示右肺下叶实质改变与肺隔离症一致
摘自 Corbett HJ, Humphrey GME. Pulmonary sequestration. Paediatr Resp Rev, 2004, 5:59–68

起初有纤毛上皮覆盖。在右侧近中线的结构（气管、食管、隆突）较常发生，但是外周肺下叶和肺门肺内囊肿不常见。囊肿增大压迫邻近气道出现症状可做出诊断。有时直到发生感染才做出诊断，但因纤毛上皮可能脱失，就不能做出准确的病理诊断。囊肿出生时很不明显。此后，因为感染或长大并影响邻近气道的功能一些囊肿才出现症状。

■ 临床表现和治疗

发热、胸痛和排痰性咳嗽是最常见的症状。也可出现吞咽困难，一些支气管源性囊肿没有症状。胸片可显示囊肿，其中可有液 – 气平（图 387-4）。大多数病例在手术切除前行 CT 扫描或 MRI 可更好地显示解剖结构和病灶范围。有症状囊肿的治疗是合理抗生素治疗后行手术切除。无症状囊肿通常因考虑到感染的高风险性也可进行手术切除。

参考书目

参考书目请参见光盘。

387.6 先天性肺淋巴管扩张

Jonathan D. Finder

■ 病因和病理

先天性肺淋巴管扩张以肺部淋巴管极度扩张为特

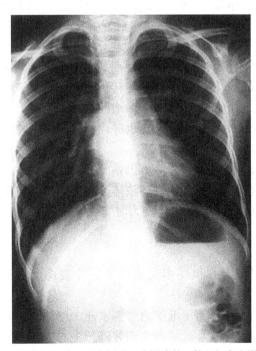

图 387-4 胸部 X 线显示卵圆形、边界清楚、软组织密度影的支气管囊肿导致隆突增宽
摘自 Williams HJ, Johnson KJ. Imaging of congenital cystic lung lesions. Paediatr Resp Rev, 2002, 3:120–127

征。可以在 3 种病理情况下发生：肺静脉阻塞导致血管压力增高和肺淋巴系统充血；广泛淋巴管扩张，是一种累及许多器官系统的全身疾病，包括双肺和肠道（与 Noonan 综合征有关）；仅限于肺部的原发性淋巴管扩张，是淋巴系统发育异常的一种表现。

■ 临床表现和治疗

肺静脉阻塞或严重肺淋巴管扩张的患儿在新生儿期可表现出呼吸困难和发绀。出生前可被诊断为胎儿水肿。胸片表现为弥漫、密集、网状密度增高影，Kerley B 线突出。常有见胸膜渗出，此时胸腔穿刺可表现为乳糜胸。如果肺未完全受累，其余部分可表现为透光度增高。因为弥散功能受损和肺顺应性降低呼吸功能受损。CT 扫描和（或）心导管检查可提示诊断，确定诊断需行肺活检（胸腔镜或开胸）。

主要是支持治疗，包括给氧、机械通气、营养支持（包括胃造口术和使用中链三酰甘油喂养）和使用利尿剂进行细致液体管理。原发肺淋巴管扩张可导致严重肺功能障碍，可需要长期机械通气，长期存活和呼吸功能不全缓解甚至在严重病例都是可能的。偶尔，肺静脉阻塞继发于左侧心脏病损；后者缓解可改善肺功能障碍。广泛淋巴管扩张通常产生轻度肺功能障碍，存活至儿童中期及以后并不少见。

参考书目

参考书目请参见光盘。

387.7 肺 疝

Jonathan D. Finder

■ 病因和病理

肺疝是肺突出超过其正常胸廓边界。大约 20% 是先天性的，其余见于胸部外伤、胸腔手术、患肺部疾病如囊性纤维化的患者（见第 395 章）或哮喘（见第 138 章），可导致频繁咳嗽和胸腔压力增高。胸膜或颈部肌肉组织的先天薄弱（Sibson's 筋膜）在肺疝的发生中也发挥了作用。超过一半先天性肺疝和几乎所有获得性疝在颈部。先天性颈部肺疝通常通过前斜角肌和胸锁乳突肌间的间隙在前部发生。颈部肺疝通常因斜方肌（后部，胸廓入口）和三组斜角肌（侧面）而阻止了其发生。

■ 临床表现和治疗

颈部疝（Sibson 疝）首先出现的体征通常表现为用劲或咳嗽时可见颈部包块。一些病灶没有症状，只有因为其他原因行胸片检查时才发现。体格检查是正常的，仅在做 Valsalva 动作时发现颈部柔软突出物。大多数病例不需要治疗，但是肺疝在通过颈静脉或锁骨下静脉留置中心静脉导管时可造成麻烦。可自行缓解。

脊柱旁或胸骨旁疝通常与肋骨异常有关。肋间疝通常在胸骨旁发生，当肋间外肌缺如时。在后部，尽管肋间内肌似乎不足，脊柱旁肌肉通常阻止了肺疝发生。用力、咳嗽或演奏乐器可导致肋间肺疝的发生，但在大多数病例可能胸壁以前就存在缺损。

偶尔因为美观需要手术治疗肺疝。在患严重慢性肺部疾病和慢性咳嗽以及抑制咳嗽是禁忌证的患者，永久矫正可能不能到达。

参考书目

参考书目请参见光盘。

387.8 其他先天性肺畸形

Jonathan D. Finder

■ 先天性肺气肿和肺囊肿

见第 384 章。

■ 肺动静脉畸形

见第 426 和 438 章。

■ 支气管胆管瘘

支气管胆管瘘包括右中叶支气管和左侧肝胆管系统瘘管样的连接。虽然诊断可延误直到成人期，这种罕见的异常可在婴儿早期表现为危及生命的支气管肺部感染。女孩更易受累。确诊诊断需要内镜检查和支气管造影术或探查术。治疗包括手术切除整个瘘管的胸内部分。如果瘘管的肝内部分与胆道系统或十二指肠没有交通，受累的节段也不得不切除。支气管胆道交通也可发生于获得性病灶中，后者源自并发感染的肝脏疾病。

（陈莉娜 译，陈慧中 审）

第 388 章
肺水肿
Robert Mazor, Thomas P. Green

肺水肿是过多的液体在肺间质和含气空间聚集，导致气体交换减少、肺顺应性降低和呼吸窘迫的疾病。它是急性患病儿童常见的问题，是许多不同病理过程的结果。

■ 病理生理学

虽然传统意义上根据病因将肺水肿被分为了两类（心源性和非心源性），两种类型的最终结果都是液体在间质和肺泡腔的聚集。最严重的非心源性肺水肿又被称为急性呼吸窘迫综合征（ARDS）（见第 65 章和第 365 章）。

肺血管壁内外的静水压和胶体渗透压以及血管通透性是决定液体通过血管壁流动的动力和物理因素。基础条件下肺部液体流动方向是从血管内向肺间质。这种"额外"的间质液体通常被肺淋巴系统快速重吸收。一些情况可改变血管通透性、增加肺血管压力并降低血管内胶体压，增加血管内液体的流出（表388-1）。一旦超出淋巴系统对间质液体的清除能力，液体就在肺部积聚。

从 4 个独立的腔室来认识液体的分布有助于理解肺内液体积聚的顺序，具体如下。

血管腔：这个腔包括所有参与了和间质进行液体交换的血管。毛细血管内皮细胞将血管腔与间质分开。许多内源性炎症介质以及外源性毒素参与了肺毛细血管内皮损害的发生，导致在许多全身反应均可见到"漏出"。

组织间隙：这一空间的重要性在于它位于肺泡和血管腔室之间。在液体流出血管腔并进入肺泡腔之前，将在间质积聚。

肺泡腔：腔室衬以 1 型和 2 型上皮细胞。这些上皮细胞主动将液体从肺泡腔转出，它们构成了将液体阻隔在肺泡腔外的屏障。肺泡腔潜在的液体容量比组织间隙大许多倍，为肺泡水肿比间质水肿清除更慢提供了另一个解释。

肺淋巴系统腔：肺淋巴系统有广泛的网络。存在于肺泡和间质腔室的过多液体通过淋巴系统被排出。当超过淋巴系统的清除能力时，液体就开始积聚。

■ 病 因

根据潜在机制不同临床特异性表现也不同（表388-1）。

肺血管压力（毛细血管静水压）增加导致液体渗出增多。导致心肌功能失调并降低左心输出量的心源性因素以及造成二尖瓣回流的因素可引起肺血管系统"静水压"增加。此外，肺静脉的异常经常阻塞静脉回流并造成肺毛细血管内压力增高。

毛细血管通透性增加常常继发于内皮损害。这些损害可能继发于肺泡上皮的直接损伤或通过全身反应产生的循环炎症介质或毒素运送到肺部造成的间接损伤。在肺部和全身反应中产生炎症介质（肿瘤坏死因子、白三烯、血栓素）和血管活性物质（一氧化氮、组胺），增加了毛细血管的通透性，脓毒症是一个常见的原因。

肺部液体的平衡很大程度上依赖于淋巴系统的清除能力。在试验中，阻塞淋巴系统就会出现肺水肿，淋巴回流增加及淋巴管扩张在慢性水肿时会出现。

血管内胶体压降低可阻碍液体进入血管，导致肺水肿。过多的液休补充，给予过多低张液体，或者机体蛋白丢失过多，如肾病综合征和营养不良等情况均可导致血管内胶体压下降。

上气道疾病如哮吼和喉痉挛时间质负压过大可促进肺水肿。除了物理因素外，可能也有其他机制参与，包括 CO_2 张力增高、O_2 张力降低以及心脏后负荷极度增加造成的一过性心功能不全。

造成神经源性肺水肿的机制尚不明确。继发于大脑损伤的大量交感神经放电可导致肺和全身血管收缩，造成血液流向肺血管、毛细血管压力增高以及水肿形成。

造成高海拔肺水肿的机制也不清楚，可能也与交感神经传出、肺血管压力增加和低氧诱发毛细血管通透性增高有关。

离子主动转运后引起渗透压改变，液体的被动转运对清除肺泡腔内的液体很重要。个体间基因差异影响了这些转运过程的速度，也决定了哪些人对海拔相关肺水肿易感。虽然这些机制的存在对发展促进肺水肿消散的干预方法有提示作用，目前尚无这些治疗存在。

■ 临床表现

临床特征与水肿形成的机制有关。总的来说，间质水肿和肺泡水肿阻止了肺泡膨胀，导致肺不张并引起表面活性物质减少，造成肺顺应性和潮气量降低。患者必须增加呼吸做功和（或）呼吸频率来维持分钟通气。肺水肿最早的临床体征包括呼吸功增加、气促和呼吸困难。当液体在肺泡腔积聚时，可以听到细湿啰音和喘息，尤其是在病变的肺部。心源性肺水肿可出现奔马律、周围性水肿和颈静脉怒张。

胸片可提供有用的线索，虽然胸片最初可能正常。早期胸片表现为间质水肿的征象包括支气管周围和血管周围袖套。弥漫纹理反映了小叶间水肿和肺淋巴管扩张。弥漫斑片影，又称为蝴蝶征，表示双侧间质或肺泡浸润，是晚期的征象。心影扩大经常是左心功能失调的表现。非心源性肺水肿时心脏大小通常正常（表388-2）。胸部 CT 显示肺病变部位水肿。因此改变患者的体位可以改变局部的肺顺应性和肺泡通气。

脑钠肽（BNP）常在心脏疾病时升高，测量其水平有助于将心脏因素导致的肺水肿与肺疾患所致的肺水肿鉴别开来。BNP 水平 >500 pg/mL 提示心脏疾病，<100 pg/mL 提示肺疾病。

■ 治 疗

非心源性肺水肿患者的治疗以支持治疗为主，首要目标是保证足够的通气和氧合。其他治疗直接针对

表 388-1 肺水肿病因

肺毛细血管压力增高

心源性，如左心衰竭
非心源性，如肺静脉阻塞性疾病、肺静脉纤维化、纵隔肿瘤

毛细血管通透性增加

细菌和病毒性肺炎
急性呼吸窘迫综合征（ARDS）
吸入有毒物质
循环毒素
血管活性物质如组胺、白三烯、血栓素
弥漫毛细血管漏综合征，如在败血症时
免疫反应，如输血反应
烟吸入
吸入性肺炎
溺死和即将溺死
放射性肺炎
尿毒症

淋巴系统功能不全

先天性和获得性

血浆渗透压降低

低白蛋白血症，如在肾脏和肝脏疾病、蛋白丢失状态和营养不良时

间质负压增加

上呼吸道阻塞性疾病，如哮吼和会厌炎
肺水肿再扩大

混合或不明原因

神经源性肺水肿
高海拔肺水肿
子痫
胰腺炎
肺栓塞
海洛因（麻醉药）肺水肿

摘自 Robin E，Carroll C，Zelis R.Pulmonary edema. N Engl J Med, 1973, 288: 239, 292. Desphande J, Wetzel R, Rogers M//Rogers M.Textbook of pediatric intensive care. 3 ed. Baltimore: Williams & Wilkins, 1996, 432-442

表 388-2　有助于鉴别心源性和非心源性肺水肿的影像学特征

影像学特征	心源性肺水肿	非心源性肺水肿
心脏大小	正常或较正常增大	通常正常
血管蒂的宽度 *	正常或较正常大	通常正常或小于正常
血管分布	平衡或反向的	正常或平衡的
水肿分布	均匀或中心性	斑片或外周
胸腔积液	存在	通常没有
支气管周围袖套	有	不经常有
间隔线	有	不经常有
支气管气象	不经常有	通常有

*成人血管蒂的宽度可通过在左锁骨下动脉离开主动脉弓的地方画一条垂线，测量至上腔静脉与右主支气管交叉处得到。患者仰卧时便携式数字前后位胸片显示的血管蒂宽度 >70mm 对区分高、正常至低血管容积是最合适的
摘自 Ware LB, Matthay MA. Acute pulmonary edema. N Engl J Med, 2005, 353: 2788-2796

病因。患者应接受额外氧气来提高肺泡内氧气张力和扩张肺血管。心源性肺水肿患者应给予强心剂和全身血管扩张剂以减少左心室后负荷（见 436 章）。利尿剂对治疗全身体液超负荷相关的肺水肿很有价值（脓毒症、肾功能不全）。吗啡作为血管扩张剂和轻度镇静剂经常有效。

气道正压可改善肺水肿患者的气体交换。可给气管插管的患者使用呼气末正压（PEEP）来优化肺部力学。无创通气如面罩或经鼻持续气道正压（CPAP）也经常有效。气道正压改善肺水肿的机制尚不完全清楚，但与减少肺部的水分无关。CPAP 阻止了呼气末低肺容积时肺泡的完全闭合，还可使已经萎陷的肺泡单位扩张。这可增加功能残气量（FRC）并改善肺顺应性，促进表面活性物质功能，降低肺血管阻力。最终的效应就是减少呼吸功、改善氧合以及降低心脏后负荷（见第 365 章）。

当必需机械通气尤其在非心源性肺水肿时，应该努力减少气压伤并发症发生的风险，包括气胸、纵隔气肿和原发肺泡损伤（见第 65.1 章）。肺保护性策略包括低潮气量、相对高的 PEEP 和允许性高碳酸血症。

高海拔肺水肿（HAPE）应予降低海拔及补充氧处理。便携式 CPAP 或便携式高压舱也有用。成人给予尼非地平（首剂 10mg，然后每 12~24h 给予 20~30mg 缓慢释放）也有效。如果有 HAPE 的病史，尼非地平和 β- 肾上腺能激动剂（吸入）可以防止复发。

参考书目

参考书目请参见光盘。

（陈莉娜　译，陈慧中　审）

第 389 章
吸入综合征

John L. Colombo

吸入的临床范围很广，包括从无症状状态到急性危及生命的事件，如大量胃内容物或碳氢化合物的吸入。其他章节将讨论大气道或中等大小气道机械性梗阻（如异物，见第 379 章），吸入的感染性并发症和反复发生的微量吸入（见第 390 章），例如胃食管反流（见第 315.1）或吞咽困难（见第 298 章）。鼻咽部分泌物隐匿性吸入下呼吸道在健康人中是常见的事情，常无明显的临床表现。

胃内容物

胃内容物大量吸入一般多发生于呕吐后，是全身麻醉、胃肠炎和意识水平改变的罕见并发症。在 63 180 例接受全身麻醉的儿童中，有 24 例发生吸入，仅 9 例出现明显症状。病理生理改变的形式多样，主要取决于吸入物的 pH 和量，以及颗粒物质的数量。如果吸入量大于 0.8ml/kg 和（或）pH<2.5，临床严重性增加。低氧血症、出血性肺炎、肺不张、血管内液体转移和肺水肿都可以迅速发生于大量吸入之后。酸性物质吸入后，以上情况发生得更早、更严重，并且时间持续更长。大多数临床变化出现于吸入后的数分钟到 1~2h。再经过 24~48h，肺实质中性粒细胞浸润、黏膜脱落和肺实变显著增多，胸部 X 线片上浸润增多。颗粒物质吸入后，这些变化往往发生更晚，可以在吸入后期明显并持续时间长。在胃内容物吸入后，感染在肺损伤初期并不起作用。然而这些吸入物可以损伤肺的防御系统，使患者容易发生继发细菌性肺炎。如果临床改善的患者出现临床恶化的情况，尤其是出现发热和白细胞增多，应该考虑继发细菌性肺炎的可能。

治 疗

如果大量或高度毒性物质的吸入发生在已经建立人工气道的患者，立即进行气道吸引是重要的。除了怀疑有明显的颗粒吸入，如果不能立即吸引，稍后的吸引或支气管镜的治疗价值则是有限的。没有必要尝试中和酸性物质，因为酸会非常迅速地被呼吸道上皮中和。对可能有大量吸入或毒物吸入的患者，应当密切观察，即使没有症状，也应该测定含氧量（通过血

氧仪或血气分析）和拍摄胸部 X 线片。如果胸部 X 线片和氧饱和度正常，患者无症状，在医院或诊所的观察期后，可以在家观察。此时不主张治疗。但要告之家长如果出现呼吸道症状或发热，应立即带他们的孩子到医院观察。对有异常表现或在观察期间出现异常的患儿，必须应用氧疗纠正低氧血症。对更严重的病例，常需要气管插管和机械通气。可以尝试应用支气管扩张剂，尽管它们的作用有限。动物实验显示：除非在吸入同时立即应用，否则皮质激素治疗没有任何作用，并且这些药物的应用可能增加继发感染的危险性。虽然在非常有限的患者中，早期抗生素覆盖是恰当的，但是不主张预防性使用抗生素。如果使用，应该选择能够覆盖厌氧菌的抗生素。如果吸入发生在医院或慢性病患者，抗生素应考虑覆盖假单胞菌和革兰氏阴性的肠道菌。如果受累肺叶不超过 3 个，则死亡率 ≤ 5%。除非发生并发症，如感染或气压伤，大多数患者将在 2~3 周内恢复，虽然肺损伤可能持续存在，伴有瘢痕形成、闭塞性细支气管炎和支气管扩张。

预　防

对于气管插管或其他侵入性操作而言，必须进行气道处理时，目标应该始终是预防吸入。越过幽门的肠内置管喂养、抬高机械通气患者的床头 30° ~45°，以及口腔清洁。这些操作显示可以减少 ICU 病房吸入并发症的发生。最低限度应用镇静剂、监测胃残留和抑制胃酸分泌都可能帮助预防吸入。任何意识改变的患者都应该被认为存在吸入高风险，尤其是正在接受管喂的患者。

■ 碳氢化合物吸入

急性碳氢化合物吸收最危险的后果通常是吸入和导致肺炎（见第 58 章）。虽然在所有碳氢化合物吸入中，明显的肺炎的发生率 <2%，但是据估计每年约有 20 例儿童和成人死亡，其中一些为自杀。表面张力低的碳氢化合物（如汽油、松节油、萘）比重金属或燃油有更多潜在的吸入毒性。碳氢化合物吸入量 >30ml（大约是一个成人吞咽量）与发生严重肺炎危险性的增加相关。胸壁凹陷、呻吟、咳嗽和发热等临床症状可能在吸入后 30min 或延迟至数小时后发生。肺的 X 线片改变通常在 2~8h 内出现，在 48~72h 到达高峰（图 389-1）。可能发生肺大泡和胸腔积液。有咳嗽、呼吸急促或低氧血症的患者是肺炎的高危人群。持续的肺功能异常可在吸入后存在多年。其他器官系统也可以有严重损伤，特别是肝脏、中枢神经系统和心脏。可能出现心律失常，并可以因低氧血症和酸碱、电解质失衡而恶化。

治　疗

因为其导致吸入比碳氢化合物的毒性对机体的危害更大，催吐几乎是禁忌的。一般是支持治疗，包括氧气、液体和必要时的通气支持。没有症状、胸片表现正常的儿童应该观察 6~8h 以确保安全出院。某些碳氢化合物有更多内在的系统毒性。肺的 CHAMP 指的是以下的碳氢化合物：樟脑（C）、卤代烃化物（H）、芳烃碳氢化合物（A）和那些与金属（M）及杀虫剂（P）有关的碳氢化合物。若这些化合物的吸入量 >30ml，例如：可以发生于故意过量用药，那么催吐可能有益。但是，催吐仍然是可能导致进一步吸入的高风险的操作。如果能够置入带套囊的气管导管而不引发呕吐，应考虑这一操作，特别是在意识改变的情况下。每一个病例的治疗都应在毒物控制中心的指导下个体化考虑。

其他有特别毒性并在吸入后会引起明显肺损伤的物质包括：婴儿爽身粉、氯气、虫胶漆、铍和汞蒸气。反复暴露于低浓度的这些物质可导致慢性肺疾病，如间质性肺炎和肉芽肿形成。尽管证据有限，但是皮质类固醇可能帮助减轻纤维化发生、改善肺功能。

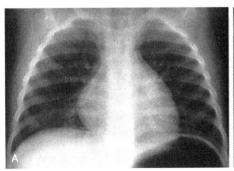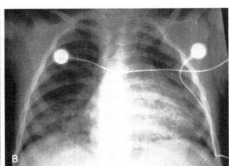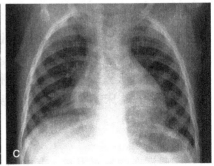

图 389-1　一个吸入家具上光剂的 17 个月幼儿的胸片。A. 吸入后 3h, 肺野清晰。B.24h 后, 双侧肺底融合的结节状阴影。C. 3d 后, 肺野变清晰
摘自 Slovis TL.Caffey's pediatric diagnostic imaging.ed 11.Philadelphia: Mosby/Elsevier, 2008, 1287

参考书目

参考书目请参见光盘。

（陈莉娜　译，陈慧中　审）

第 390 章
慢性反复性吸入

John L. Colombo

■ 病　因

少量胃、鼻或口腔内容物的反复吸入可以导致多种临床表现，包括反复支气管炎或毛细支气管炎、反复肺炎、肺不张、喘鸣、咳嗽、呼吸暂停和（或）喉痉挛。病理改变包括肉芽肿性炎症、间质性炎症、纤维化、类脂性肺炎和闭塞性细支气管炎。虽然发病率很高，但是大多数病例没有做病理检查，只是临床表现为气道炎症。通常与反复吸入有关的基础疾病列在表 390-1 中。在因反复肺炎住院的儿童中，口咽部不协调是目前报道相关的最常见的潜在问题。在因反复肺炎住院的 238 例儿童中，48% 的根本病因是吞咽障碍。类脂性肺炎可以在使用家庭或民间救治方法后发生，包括经口或鼻给予动物油或植物油来治疗各种儿童疾病。在中东、亚洲、印度、巴西和墨西哥，有报道称类脂性肺炎是这些治疗的一个并发症。最初的潜在疾病，如语言障碍，以及认为这些疾病"无药可医"的认知可能延误诊断。

胃食管反流病（GERD）也是一个常见原因，易导致反复呼吸道疾病，但伴随反复性肺炎的情况没有吞咽障碍那么常见。GERD 在第 315.1 讨论。在有呼吸道症状而没有其他明显异常的婴儿中也观察到吸入的现象。在其他表面上正常的新生儿，尤其是早产儿中，也报道了反复微量吸入的发生。由其他原因导致的急性呼吸道疾病患者也有吸入的危险，尤其是呼吸道合胞病毒感染。当进行改良的吞钡检查或透视检查时，会发现这些患者有安静性误吸。这一发现强调了对于有急性呼吸系统疾病、正在进行肠内营养、病情突然恶化时，临床高度怀疑持续性吸入的必要性。

■ 诊　断

一些潜在的易感因素（表 390-1）在临床上常见，但是可能需要进一步的专门评估。初步评估从详细病史询问和体格检查开始。必须向看护者询问吐痰、呕吐、弓背和年长儿童上腹部不适的情况，症状发生的时间与喂养、体位变化之间的关系，以及夜间的症状，包括咳嗽和哮鸣。咳嗽或咽反射在咳嗽或咽反射受到抑制的儿童中可少见或没有发生。当考虑到反复吸入时，观察喂养是检查中最基本的一部分。对有鼻咽反流、吸吮或吞咽困难，以及相关的咳嗽和噎塞的患者应给予特别关注。必须检查口腔以发现肉眼可见的异常，并刺激咽部以评价咽部反射功能。流涎或有口腔大量分泌物积累提示吞咽困难。喂养后肺部听诊可以发现一过性的湿啰音或哮鸣音，特别在所累及的肺段部位。

由于缺乏具备高度敏感性和特异性的检查（表 390-2），因此反复微量吸入的诊断极具挑战性。对怀疑有反复吸入的儿童，胸部平片通常是最基本的检

表 390-1　容易导致儿童吸入性肺损伤的情况

解剖和机械性

气管食管瘘
喉裂
血管环
腭裂
小颌畸形
巨舌
贲门失弛缓
食管异物
气管造口术
气管内管
鼻内管
胶原血管病（硬皮病、皮肌炎）
胃食管反流病
肥胖

神经肌肉

意识改变
吞咽功能不成熟或早产儿
家族性自主神经功能异常
颅内压升高
脑积水
声带麻痹
脑瘫
肌营养不良
重症肌无力
吉兰 - 巴雷综合征
韦德尼希 - 霍夫曼病（婴儿型脊髓性肌萎缩）
共济失调性毛细血管扩张
脑血管意外

其他

口腔卫生不良
牙龈炎
长期住院
胃穿孔或肠梗阻
喂养技术不当（奶瓶支撑、喂养过度、给幼儿不恰当的食物）
支气管肺发育不良
病毒感染

表 390-2　吸入的诊断性检查概述

评估手段	优点	局限
胸部平片	价格便宜、应用普遍 评估随时间的累积损伤	对肺损伤早期的微小改变不敏感
HRCT	对发现肺损伤敏感，例如支气管扩张、树芽征和支气管壁增厚 辐射比传统 CT 少 评估随时间的累积损伤	辐射比平片多 昂贵
VSS	评估吞咽的全部时期 评估多种检查的一致性 检查时按建议喂养	如果儿童只吃了少量，获得的信息就很有限 对没有经口喂养的儿童很难实施 辐射暴露与检查时间成正比 不能再床旁进行 对解剖结构的评估有限 只能评估某一时刻 昂贵
FEES/ 同时用传感器检查	能够彻底评估功能解剖学 评估多种检查的一致性 能够评估没有经口喂养儿童吸入的风险，能够评估气道保护性反射 检查时按建议喂养 对照顾者有视觉反馈 可以在床旁进行 没有辐射暴露	不能看到食管期和实际的吞咽动作 侵入性的，可能不能呈现生理性的吞咽情况 只能评估某一时刻 没有普遍开展 昂贵
BAL	评估整个上呼吸道和下呼吸道的解剖学 终末器官损伤的样本 可以用于多种细胞学和微生物学检查的样本 开展正变得更加广泛	载脂巨噬细胞指数的合理解释不确定 指数的计算很麻烦 需要镇静或麻醉 侵入性的 昂贵
食管 pH 值监测	目前针对 GOR 的金标准 已建立儿童的标准数据	无法观察到大多数的反流事件 难以在 GOR 和吸入间建立因果关系 有部分侵入性 只能评估某一时刻
食管阻抗监测	可能是未来诊断 GERD 的金标准，有食管上段的表现 能够检测到酸性和非酸性反流事件 监测近端反流事件 能够在不停药的基础上评估 GERD	缺乏儿童的标准数据 有部分侵入性 昂贵、解释麻烦 没有广泛开展 只能评估某一时刻
胃食管闪烁显像	在生理条件下进行 低剂量辐射暴露	敏感性差 不能鉴别吞咽困难和 GERD 所致的吸入
放射性核素唾液吞咽摄影	儿童不需要用食团 低剂量辐射暴露	敏感性未知 与疾病结局的关系未知 只能评估某一时刻
染料检查	可作为筛选试验或确诊试验 能够检查吸入的分泌物或食物 随时间重复可进行更深入的评估	由于技术的可变性而导致解释的不确定性 只能在气管切开的患儿进行

HRCT：高分辨率计算机断层扫描；VSS：电视透视吞咽研究；FEES：纤维内镜评估吞咽；BAL：支气管肺泡灌洗液；CT：计算机断层扫描；GERD：胃食管反流病

摘自 Boesch RP，Daines C，Willging JP，et al.Advances in the diagnosis and management of chronic pulmonary aspiration in children.Eur Respir J，2006，28:847–861

查。可发现局限于所累及肺段或肺叶浸润的典型表现（图 390-1），但是也可有各种各样 X 线表现。这些表现包括弥漫性浸润、肺叶浸润、支气管壁增厚、膨胀过度，甚至没有可见的异常。虽然 CT 扫描通常不作为确诊吸入的依据，但若 CT 扫描显示浸润合并密度降低，可提示类脂性肺炎（图 390-2）。仔细的食管钡餐 X 线片检查对寻找解剖异常是非常有用的，如血管环、狭窄、食道裂孔疝或气管食管瘘。也可以得到食管活动的定性资料，延长调查时间还可以了解胃排空的情况。然而，由于观察时间非常短暂，食管 X 线片对吸入或 GERD 很不敏感，并且是非特异性的。改良的视频透视钡餐（视频透视吞咽研究）被认为是评价吞咽功能的金标准。检查最好在专职儿科喂养师和一位家长陪同下进行，以尝试模拟患儿常用的喂养技术。患儿必须坐于正常进食位置，给予各种不同浓

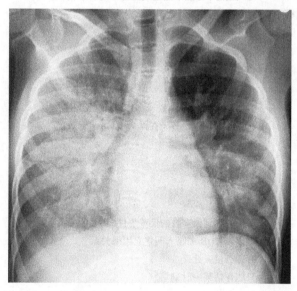

图 390-1　15 岁发育延迟儿童的胸片，合并有经口配方奶慢性吸入。注意后方的分布（重力依赖区）和扩大的心界

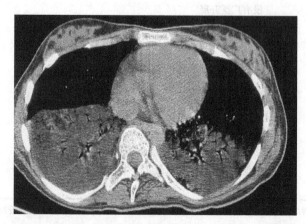

图 390-2　图 390-1 中同一患者的胸部 CT 扫描。注意重力依赖区肺实变，密度和皮下脂肪密度相近

度钡剂或混有钡餐的食物。这比床旁检查或传统的吞钡检查显示吸入更加敏感。这种改良的吞钡的敏感性在于有时可以在没有明显呼吸系统异常的患者中发现吸入。

胃食管"牛奶"闪烁扫描在理论上对 GERD 和吸入的检测比吞钡检查更有生理学上的优势，并提供了一个更长时间的观察窗口。但是相对而言，这一方法几乎不能显示解剖细节。另一个被称作"唾液吞咽摄影"的放射性核素扫描，对评估食管内容物的吸入也有用。当有经验的人员进行扫描操作时，其敏感性几乎可以与改良吞钡检查相当。在儿童患者使用纤维内镜检查吞咽功能（FEES）有助于直接观察吞咽，而没有辐射暴露。儿童对放入内镜的反应可能影响功能的评估，这取决于舒适感和合作的程度。

气管支气管吸引物也可以通过多种检查来评估吸入。对建立人工气道的患者做口腔染色，做气管分泌物的可视性检查是有用的。但由于染料可能存在毒性，因此这一测试不应用于有慢性基础疾病的患者，如管喂患者。对使用这一测试的急性患者而言，最好的方法是滴几滴染料在患者的舌头上，在数分钟后进行气道吸引。支气管吸引物的载脂肺泡巨噬细胞定量检查，对于儿童吸入的检查是敏感的，但是有假阳性结果出现，尤其在伴有支气管内阻塞、静脉脂质应用、脓毒症和肺出血时。支气管灌洗液也可用于检测多种食物，包括乳糖、葡萄糖、食物纤维和牛奶抗原。但无相关测试的特异性和敏感性的较好叙述，这些检查的特异性和敏感性尚无充分的研究。

■ 治　疗

如果慢性吸入与另一种基础疾病有关，治疗应直接针对基础疾病。呼吸症状的发病情况将决定治疗介入的程度。一般轻微吞咽困难者，治疗上应调整喂养体位，对于能耐受改良钡剂食管 X 线片检查的患者限制食物性质（通常是较稠厚的食物），或者限制每次喂养的量。鼻胃管喂养在短暂声带功能异常期间或其他吞咽困难期间可暂时应用。幽门后喂养也可能有帮助，特别是存在胃食管反流时。一些外科方法可以考虑应用。尽管有时易导致吸入，但是由于气管切开术可以改善支气管卫生并且能够吸出吸入的物质，所以总的来说，气管切开术还是有益的。胃底折叠术或空肠造口喂养管将减少由胃食管反流导致吸入发生的可能性，但是由于吞咽困难和可能的上呼吸道分泌物的吸入，经常有复发性肺炎。用抗胆碱能药物治疗，如格隆溴铵和东莨菪碱，可以显著减少唾液吸入发病率，但经常有副作用。唾液腺切除、导管结扎术、喉气管

分离术或食管胃断开术等积极的外科方法可在严重、无反应的病例中考虑应用。虽然通常留给最严重的病例，但是对部分患者而言，外科治疗可以显著提高生活质量、使照顾变容易。

（陈莉娜　译，陈慧中　审）

第 391 章

显著超敏、嗜酸性粒细胞浸润或毒素介导损害的肺实质性疾病

391.1　对吸入物的超敏反应

Oren Lakser

外源性过敏性肺泡炎或高敏性肺炎（HP）是一种因为吸入各种（>200）不同的有机抗原经免疫介导的肺间质弥漫炎症性疾病。抗原常来源于动物或植物，大小为 1~5μm，因此易在肺泡沉积。反应性抗原，如各种药物偶尔也可导致 HP。

补充内容请参见光盘。

391.2　地窖装填者病

Oren Lakser

典型的地窖装填者病（也称为青贮饲料毒气中毒或地窖装填者尘肺）是由二氧化氮毒性所致。二氧化氮在地窖被装填后数小时内产生并在 2d 内达到最高浓度。危险浓度的气体可在封闭的地窖保持长达 2 周。在这段时间进入地窖而无正确的保护，人就可以发生不同程度的地窖装填者病。

补充内容请参见光盘。

391.3　百草枯肺

Oren Lakser

百草枯是毒性最强的双吡啶除草剂。浓缩液（12%~20%）比稀释液更危险。它的毒性效应源于产生超氧化物和其他高活性自由基，引起细胞膜过氧化和线粒体选择性损伤从而导致细胞死亡。因为胺的摄取过程在肺泡上皮细胞进行，所以百草枯选择性地在肺部聚集。此外，百草枯诱发的损伤在高浓度氧存在的情况下显著加重。虽然在一些国家已经禁止或限制

使用百草枯，它仍被广泛应用，尤其是在许多发展中或旅游胜地的过渡型国家。大多数百草枯中毒病例是自己造成的（自杀企图）。有母亲摄入百草枯后导致胎儿中毒的病例报道（可通过胎盘），造成胎儿预后不良。

补充内容请参见光盘。

391.4　嗜酸性粒细胞增多性肺疾病

Oren Lakser

嗜酸性粒细胞增多性肺疾病或肺部嗜酸性粒细胞浸润（PIE）是肺部浸润、血循环或组织中嗜酸性粒细胞增多所致的一组异质性疾病（表 391-2 见光盘）。这类肺疾病有许多分类方法。PIE 综合征可分为原发性（特发性）和继发性嗜酸性粒细胞增多性肺疾病。原发性嗜酸性粒细胞增多性肺疾病包括单纯肺嗜酸性粒细胞增多症（Löffler 综合征）、急性嗜酸性粒细胞肺炎、慢性嗜酸性粒细胞肺炎和特发性嗜酸性粒细胞增多综合征。继发性嗜酸性粒细胞增多性肺疾病包括热带肺嗜酸性粒细胞增多肺炎、伴哮喘的嗜酸性粒细胞增多肺炎、结节性多动脉炎、Churg-Strauss 综合征、过敏性支气管肺曲霉病（ABPA）和药物诱发的嗜酸性粒细胞增多肺疾病。其他肺疾病如特发性肺纤维化、朗格汉斯细胞肉芽肿和其他肺间质疾病也可伴嗜酸性粒细胞增多，但在别处归类更合适（图 391-1 见光盘）。

（陈莉娜　译，陈慧中　审）

第 392 章

社区获得性肺炎

Thomas J. Sandora, Theodore C. Sectish

■ 流行病学

肺炎，即肺实质的炎症，是世界范围内儿童发病率和死亡率居高不下的重要原因，就像腹泻是发展中国家儿童死亡的主要原因一样（图 392-1）。全世界 <5 岁的儿童中，每年发生肺炎 158 000 000 次，其中 154 000 000 次出现在发展中国家；据估计会导致 3 000 000 例，或占全部死亡病例 29% 的病儿死亡。与发达国家比较，发展中国家肺炎发生率高 10 倍左右，

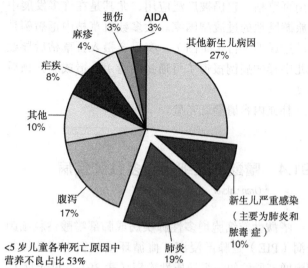

损伤 3%
AIDA 3%
麻疹 4%
疟疾 8%
其他新生儿病因 27%
其他 10%
腹泻 17%
新生儿严重感染（主要为肺炎和脓毒症）10%
肺炎 19%

<5岁儿童各种死亡原因中营养不良占比53%

图 392-1 2004年全世界<5岁儿童各种死亡原因构成比例图。图示肺炎是首位杀手，占19%；但死于肺炎的新生儿数并未包括在内。据估计，26%的新生儿死亡或10%的<5岁儿童死亡是由于严重感染所致，而其中大部分是肺炎和脓毒症。如果加上这一情况的分析，那么，全世界死于肺炎的<5岁儿童数将达300万，或占1/3（29%）。摘自 Wardlaw T, Salama P, Johansson EW. Pneumonia:the leading killer of children.Lancet, 2006, 368:1048-1050

（0.03 vs 0.29），就肺炎相关的死亡儿童总数而言，发展中国家是发达国家的2000倍左右（表392-1）。

从1939—1996年，美国的儿童肺炎死亡率降低97%。这可能是抗生素使用、疫苗接种和扩大儿童医疗保险覆盖率的结果。b型流感嗜血杆菌（见第186章）是婴幼儿时期细菌性肺炎的重要病原，但随着有效疫苗的接种现已不常见。七价肺炎链球菌联合疫苗的使用也对美国肺炎链球菌疾病（见第175章）的发生具有重要影响：肺炎总发生率在出生后第一年降低约30%、出生后第二年约20%、>2岁儿童中约10%。在

发展中国家，麻疹疫苗的接种也大大地降低了麻疹肺炎的死亡率

■ 病原学

肺炎多数是由感染性病原微生物引起，非感染性病因包括食物或胃酸、异物、碳水化合物和脂类物质的吸入，过敏反应，以及药物或放射性物质引起的肺泡炎。由于肺组织培养属侵入性手段很少采用，故难以确定每个具体病例的肺炎病原。来自于上呼吸道或"痰"标本的培养结果常不能准确地反应下呼吸道感染的病原体。随着国家最先进的诊断性检测方法的使用，我们可以明确40%~80%的社区获得性肺炎儿童的细菌或病毒病因。肺炎链球菌是3周至4岁儿童最常见的细菌病原，而肺炎支原体和肺炎衣原体是5岁以上儿童最常见病因。在美国的既往健康的儿童中，除肺炎链球菌外，引起肺炎的其他细菌有A族链球菌（化脓链）和金黄色葡萄球菌（见第174.1；表392-2）。

肺炎链球菌，流感嗜血杆菌和金黄色葡萄球菌是发展中国家细菌性肺炎患儿住院和死亡的主要病原，对于HIV感染者，还需考虑结核分枝杆菌（见第207章），非典型分枝杆菌，沙门氏菌（见第190章），大肠杆菌（见第192章）和肺孢子菌（见第236章）感染的可能性。随着Hib疫苗的常规接种，流感嗜血杆菌肺炎的发生率已经明显减少。

病毒是婴儿和<5岁儿童下呼吸道感染的主要病原。在达拉斯的住院儿童中，45%的肺炎明确为病毒感染引起。不像毛细支气管炎，其峰值发病发生在出生后第一年内，病毒性肺炎高峰年龄出现在2至3岁儿童，此后随年龄增长而缓慢下降。呼吸道病毒中，流感病毒（见第250章）和呼吸道合胞病毒（RSV；

表 392-1　联合国儿童基金会地区<5岁儿童肺炎发生率和死亡率

联合国儿童基金会地区	<5岁儿童肺炎发生率（‰）	儿童肺炎死亡率（‰）	儿童肺炎发生率（次/儿童·年）	儿童肺炎总发生率（‰）
南亚	169 300	702	0.36	61 300
撒哈拉以南非洲地区	117 300	1 022	0.30	35 200
中东和南非	43 400	82	0.26	11 300
拉丁美洲和加勒比地区	56 500	50	0.22	12 200
中欧和东欧	26 400	29	0.09	2 400
独立国家联合体（独联体）				
发展中国家	533 000	2 039	0.29	154 500
工业化国家	54 200	1	0.03	1 600
全球	613 600	2 044	0.26	158 500

由于舍入，第2、3和5行的数值未加入全球总数值中

见第 252 章）是主要病原，尤其是对 <3 岁儿童而言。其他引起肺炎的病毒病原有副流感病毒，腺病毒，鼻病毒和人偏肺病毒。患儿的年龄可以帮助我们明确可能的病原体（表 392-3）。

关于每年病毒性呼吸道感染的流行季节问题，美国的下呼吸道病毒感染较常见于秋季和冬季。典型的感染发生常始于副流感病毒出现的秋季，且常表现为哮吼。随着进入冬季，RSV，人偏肺病毒和流感病毒的感染则大范围出现，包括上呼吸道感染，毛细支气管炎和肺炎。RSV 感染婴幼儿，而流感病毒则引起所有年龄段儿童患急性呼吸道感染，而且住院者增多。病毒致病的流行病学知识可以帮助我们做出初始的诊断。

儿童的免疫状况很重要。全面接种 b 型流感嗜血杆菌疫苗和肺炎链球菌疫苗的儿童很少可能感染相应病原体，而免疫抑制和有基础疾病的儿童则具有感染某些特殊病原体的危险性，例如囊性纤维化患儿存在绿脓杆菌感染的危险。

■ 发病机制

通常情况下，生理性防御机制保持着下呼吸道无菌。这些机制包括黏液纤毛清除系统，正常分泌的抗体如分泌性 IgA 以及通过咳嗽反射清洁气道。肺的免疫防御机制，分泌性 IgA 和其他的免疫球蛋白阻止病原体，包括存在于肺泡和气道中的病原微生物的入侵。促发肺部感染的其他因素有创伤，麻醉和吸入。

表 392-2　感染性肺炎病原

细菌性肺炎		不常见	
常见		鼻病毒	流鼻涕
肺炎链球菌	肺实变，脓胸	肠道病毒	新生儿感染
B 族链球菌	新生儿感染	单纯疱疹病毒	新生儿感染
A 族链球菌	脓胸	巨细胞病毒	婴儿期感染，免疫抑制者
肺炎支原体 *	青少年，夏 - 秋季节流行	麻疹病毒	皮疹，鼻炎，结膜炎
肺炎衣原体 *	青少年	Varicella 水痘	青少年或未进行疫苗接种者
沙眼衣原体	婴儿期感染	汉坦病毒	美国西南部，啮齿目动物
混合厌氧菌	吸入性肺炎	冠状病毒（严重急性呼吸窘迫综合征）	亚洲
G⁻ 肠杆菌属	医院获得性感染	真菌性肺炎	
不常见		荚膜组织胞浆菌	俄亥俄 / 密西西比河谷；接触鸟类，蝙蝠
b 型流感嗜血杆菌	未接种疫苗者	皮炎芽生菌	俄亥俄 / 密西西比河谷；
金黄色葡萄球菌	肺大泡，脓胸；婴儿期感染	粗球孢子菌	美国西南部
卡他莫拉菌		新型隐球菌	接触鸟类
脑膜炎奈瑟氏菌		曲霉属	免疫抑制人群；结节性肺部感染
兔热病杆菌	接触动物，蜱，苍蝇；生物恐怖活动	毛霉菌病	免疫抑制人群
诺卡菌属	免疫抑制人群	耶氏肺孢子虫	免疫抑制人群，使用激素者
鹦鹉热衣原体 *	接触鸟类（特别是卡罗来纳长尾鹦鹉）	立克次体属	
鼠疫耶尔森氏菌	病毒（瘟疫）；接触猫；生物恐怖活动	立克次氏体	蜱叮咬
军团菌 *	污染水暴露；医院内感染	非典型分枝杆菌	
贝氏柯克斯体 *	Q 热；动物（山羊，绵，牛）暴露	结核分枝杆菌	流行地区旅游；暴露于高危人群
病毒性肺炎		鸟分枝杆菌复合体	免疫抑制人群
常见		寄生虫	
呼吸道合胞病毒	毛细支气管炎	各种寄生虫（举例如蛔虫，圆线虫属）	嗜酸粒细胞性肺炎
副流感病毒 1~3 型	哮吼		
流感病毒 A、B 型	高热，冬季期间		
腺病毒	病情可很严重；常发生在 1 至 4 月		
人类偏肺病毒	相似于呼吸道合胞病毒		

* 非典型肺炎综合征；可有肺外表现，低度热，斑片状广泛浸润，对 β - 内酰胺类抗生素无反应和痰标本 G⁻ 染色呈阴性反应

Kliegman RM, Greenbaum LA, Lye PS. practical strategiesin pediatric diagnosis & therapy. 2 ed. Philadelphia: Elsevier, 2004, 29

表 392-3　患儿年龄分组和相应病原体

年龄分组	病原频度（按频度顺序排列）
新生儿（<3 周）	B 族链球菌，大肠杆菌，其他 G⁻ 杆菌，肺炎链球菌，b 型，不定型流感嗜血杆菌*
3 周至 3 月龄	呼吸道合胞病毒，其他呼吸道病毒（副流感病毒，流感病毒，腺病毒），肺炎链球菌，b 型，不定型流感嗜血杆菌*；如果患儿不发热，考虑沙眼衣原体感染
4 月龄至 4 岁	呼吸道合胞病毒，其他呼吸道病毒（副流感病毒，流感病毒，腺病毒），肺炎链球菌，b 型，不定型流感嗜血杆菌*；肺炎支原体，A 族链球菌
≥ 5 岁	肺炎支原体，肺炎链球菌，肺炎衣原体，b 型，不定型流感嗜血杆菌*；流感病毒，其他呼吸道病毒，嗜肺军团菌

* 随着 b 型流感嗜血杆菌疫苗的常规接种，b 型流感嗜血杆菌感染已少见
摘自 Kliegman RM, Marcdante KJ, Jenson HJ, et al. Nelson essentials of pediatrics.
5 ed. Philadelphia: Elsevier, 2006: 504

病毒性肺炎往往源自感染沿呼吸道蔓延，伴有气道上皮的直接损伤；发生肿胀，异常分泌和细胞碎片脱落。小婴儿气道狭小，由此更易发生严重感染。伴气道阻塞而行的肺不张，间质水肿和通气－血流比例失调可导致明显的低氧血症。呼吸道病毒感染也可以因为正常的宿主防御机制打乱，气道分泌改变和细菌菌群变化而易于继发细菌感染。

细菌性肺炎最常发生于定植在气管的呼吸道病原体进入肺脏，也可以发生在菌血症后细菌直接植入肺组织。细菌感染时肺实质的病理过程随病原体不同而异。肺炎支原体侵犯呼吸道上皮，抑制纤毛活动，导致细胞破坏和黏膜下炎症反应。随着感染沿气管树蔓延，感染过程产生的脱落的细胞碎片，炎症细胞和黏液引起气道阻塞，就像发生在病毒性肺炎过程中的病理现象一样。

肺炎链球菌引起局灶性水肿，助于病原微生物浸润并向临近肺蔓延，常导致特征性的局灶性肺叶受累。

下呼吸道的 A 族链球菌感染常发生较弥漫的、涉及肺间质的感染。病理过程包括气管支气管黏膜坏死，大量渗出液、水肿和局部出血；随着肺泡间隔和淋巴管受波及，胸膜受累的可能性增加。

金黄色葡萄球菌肺炎表现为非对称的、融合的支气管肺炎，特征为肺实质广泛的出血坏死区和不规则的空洞区，导致肺大泡，肺脓肿，或有时发生支气管胸膜瘘。

反复肺炎的定义为一年中发生 2 次或以上的肺炎或曾有 3 次或以上的肺炎，且两次肺炎间胸部放射学征象应消除。如果儿童发生反复肺炎，应该考虑基础疾病存在的可能性（表 392-4）。

■ 临床表现

病毒和细菌性肺炎常先有几天的上呼吸道感染症状，典型的为鼻炎和咳嗽。病毒性肺炎可有发热，但体温常低于细菌性肺炎。呼吸快速是与肺炎最常见的临床表现，常见伴呼吸功增加而出现的肋间、肋下和锁骨下凹陷，鼻翼扇动和呼吸辅助肌群的应用。严重感染时，尤其是婴儿肺炎患者可发生发绀和呼吸衰竭。肺部听诊可闻及湿罗音和喘鸣音，但小婴儿常常难以获得准确定位。通过临床表现把病毒性肺炎与肺炎支原体肺炎和其他细菌性肺炎区分开来常常是不可能的。

成人和年长儿细菌性肺炎典型表现为突发寒战，继之高热，咳嗽和胸痛。其他可见嗜睡烦躁相互交替；呼吸快速；焦虑；偶有谵妄。可见唇周青紫。还可观察到有许多儿童为减轻胸痛和改善通气而顶住患侧；这些病儿多侧卧一边，并抱两膝于胸前。

体格检查所见取决于肺炎的不同阶段。病程早期，常可闻及患侧肺野呼吸音减低，散在湿罗音和干啰音。随着肺实变范围增加或出现并发症，如胸腔积液、脓胸和脓气胸的发生，叩诊变为浊音，呼吸音消失。患

表 392-4　反复肺炎的鉴别诊断

遗传性疾病

囊性纤维化
镰状细胞疾病

免疫性疾病

HIV 感染 / 获得性免疫缺陷病
Bruton 无丙种球蛋白血症
选择性免疫球蛋白 G 亚群缺陷
常见变异性免疫缺陷病
严重联合免疫缺陷病
慢性肉芽肿病
高 IgE 血症（Job 综合征）
白细胞黏附缺陷

纤毛疾病

纤毛不动综合征
卡他金综合征

解剖异常

肺隔离症
叶性肺气肿
胃食管反流
异物
气管食管瘘（H 型）
支气管扩张
吸入（口咽动作不协调）

摘自 Kliegman RM, Marcdante KJ, Jenson HJ, et al.Nelson essentials of pediatrics. 5 ed. Philadelphia: Elsevier,2006:507

侧可观察到呼吸动作滞后。由于咽下空气或肠梗阻，腹部胀气明显。下部肺叶肺炎患者常有腹痛。继发于肺过度充气所致的横隔下降或合并有充血性心力衰竭时，肝脏可触及增大

成人肺炎链球菌肺炎的症状体征可见于年长儿，但在婴幼儿可表现为多种其他的临床表现。婴儿可有上呼吸道感染前驱症状和食欲减退，发展为突起发热，不睡，不安及呼吸窘迫，如呻吟，鼻翼扇动，锁骨上、肋间、肋下区凹陷，呼吸快速，心率快速，气短，并有发绀。由于检查所获很少，与呼吸快速的程度不成比例，所以，体格检查可能带来令人困惑的结果。这在小婴儿尤甚。某些细菌性肺炎婴儿患者存在消化道功能混乱，出现呕吐，恶心，腹泻以及继发于肠麻痹的腹胀。细菌性肺炎危重症患儿临床症状常发展迅速。

■ 诊　断

胸部 X 线片出现双肺野浸润病灶支持肺炎诊断；

胸片还可以提示可能同时存在的胸膜渗出或脓胸等并发症。病毒性肺炎常表现为过度充气，双侧间质浸润和支气管袖套征（图 392-2）。融合的肺叶实变影是细菌性肺炎特征性的表现（图 392-3）。影像学征象本身不能做出病原诊断，还需结合临床特征考虑。对于无并发症的肺炎患者，为获取是否治愈的证据而反复拍摄胸片是不需要的。

外周血白细胞计数有助于区分细菌性或病毒性肺炎。病毒性肺炎的白细胞计数正常或增高，但通常不超过 20 000/mm³，以淋巴细胞为主。细菌性肺炎白细胞计数常增高，范围在 15 000~40 000/mm³，以粒细胞为主。大量的胸膜渗出、肺叶实变影、起病时高热等常提示细菌性肺炎。尽管细菌性肺炎具有白细胞计数增高、血沉增快和 C- 反应蛋白升高等特征，但依然难以根据胸片和实验室检测结果把细菌性肺炎与肺炎衣原体或肺炎支原体区分开来，因为这些结果相互之间存在相当的交叉重叠。

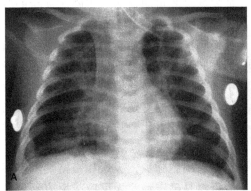
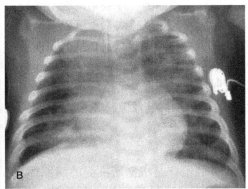

图 392-2　A.6 月龄 RSV 肺炎（表现呼吸快速和发热）患儿胸部 X 片特征。前后位胸片显示双侧肺野过度充气伴肺实质病变以及条索状高密度影，提示存在肺炎和肺不张。可见气管插管。B.1d 后，前后位胸片显示双侧肺炎加重

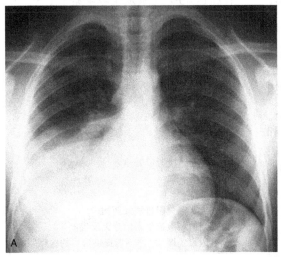
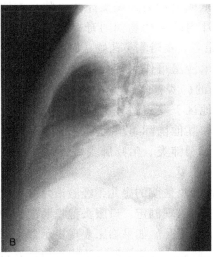

图 392-3　14 岁男孩，发热、咳嗽；诊断肺炎链球菌肺炎。后前位（A）和侧位（B）胸片显示右下叶实变影，高度提示细菌性肺炎

病毒感染的确诊依赖于病毒分离、呼吸道分泌物的病毒核酸或抗原检测。呼吸道病毒在传统的病毒培养基上生长需要 5~10d，运用摇床吸附法微量细胞板短期培养（可以在这同一个容器内进行离心、细胞培养以及免疫荧光试验的）技术可将周转时间减至 2~3d。快速检测 RSV、副流感病毒、流感病毒和腺病毒的 DNA 和 RNA 的可靠方法已在使用中，并且结果精确。血清学技术也可以用于诊断新近的呼吸道病毒感染，但一般需要急性期和恢复期双份血清检测对某一病毒抗原的抗体升高。由于血清学诊断技术费力、费时，诊断结果确定时感染通常已被控制，所以一般来说并不适用于临床。血清学诊断技术用于鉴定不同的呼吸道病毒感染的发生和发展的流行病学调查中颇具价值。

细菌感染的确诊需要从血液、胸水或肺组织标本中培养到病原菌。婴幼儿痰培养对肺炎诊断几乎没有价值。肺炎链球菌肺炎儿童中，血培养阳性者仅占 10%。冷凝集试验血清滴度 >1∶64 可以在约 50% 的肺炎支原体感染者血标本中测出。冷凝集试验不具特异性，因为其他一些病原，如流感病毒也可以有冷凝集试验滴度升高。根据酶链免疫反应（PCR）阳性结果或疾病急性期和恢复期 IgG 测定，可以诊断急性肺炎支原体感染。依据血清学证据，如抗链球菌溶血素 O 滴度升高可以帮助诊断 A 族链球菌感染。

■ 治 疗

疑似细菌性肺炎的治疗是根据所推测的病原体，患儿年龄和临床表现而定。轻症病例无须住院，推荐服用阿莫西林。在耐药肺炎链球菌高发地区，应将阿莫西林的剂量提高到 80~90mg/（kg·24h），其他替代药物包括头孢呋辛酯和阿莫西林/克拉维酸。学龄期儿童或提示为肺炎支原体、肺炎衣原体感染患儿，大环内酯类药物如阿奇霉素，是合适的选择。对青年患者，喹诺酮类药物，如左氧氟沙星，莫西沙星，吉米沙星可作为替代药物。在发展中国家，仅约 54% 的肺炎患儿（其中约 41% 居住在撒哈拉以南非洲地区）获得适宜的医疗护理。为此，世界卫生组织和其他国际组织已经建立培训母亲和地方医务人员识别肺炎、治疗肺炎方面知识的组织以应对目前这一现状。

疑似细菌性肺炎住院的患儿，经验治疗方案应根据患儿就诊时临床表现制定。口服头孢噻肟或头孢曲松，是主要的治疗用药。如果临床表现提示葡萄球菌肺炎（肺大泡，脓胸），初始经验治疗应包括万古霉素或克林霉素的应用。

对疑似病毒性肺炎者不建议应用抗生素，尤其是病情较轻、临床表现符合病毒感染，亦无呼吸窘迫表现的患儿。由于病毒感染的同时可以发生细菌感染，此类患儿比例可以高达 30%，所以，对一个基于拟诊病毒感染而没有应用抗生素的患儿，如果临床状况发生恶化，则为合并细菌感染的征兆，此时应启用抗生素。

肺炎患儿收治住院指征见表 392-5。在发展中国家，以口服锌（zinc，20mg/d）帮助加快严重肺炎的恢复。理想的抗生素疗程尚未经对照研究确立。对于肺炎链球菌肺炎，抗生素可以用至患儿热退 72h、总疗程不应少于 10~14d（阿奇霉素疗程 5d）。现有资料不支持对无并发症的肺炎患儿长时间用药。

■ 预 后

一般来说，无并发症的社区获得性细菌性肺炎对治疗反应良好，在初始抗生素治疗 48~72h 内临床症状（发热，咳嗽，呼吸快速，胸痛）改善。放射学征象的吸收可明显滞后于临床症状的改善。患儿在接受恰当的抗生素治疗后仍无好转时需考虑下列诸多因素：①出现并发症，如脓胸；②耐药菌感染；③非细菌性肺炎，如病毒感染或异物、食物吸入；④存在由于气管内病变、气道异物或气管内黏液栓引起的气道阻塞；⑤受原有疾病影响，如免疫缺陷、纤毛功能障碍、囊性纤维化、肺隔离症和囊腺瘤样畸形；⑥其他非感染性疾病（包括闭塞性细支气管炎，过敏性肺炎，嗜酸粒细胞肺炎，吸入和韦格纳氏肉芽肿）。复查影像资料是确定治疗无反应或反应延迟的原因的第一步措施。

发达国家的 CAP 死亡率极低，且大多数肺炎患儿也无长期后遗症。有些研究显示住院肺炎患儿 5 年后有高达 45% 儿童发生哮喘症状；这一发现提示在肺炎就治时漏诊了哮喘或肺炎时病情有发展为哮喘的倾向。

表 392-5　肺炎患儿需要住院的考虑因素

<6 月龄
有急性呼吸道疾病的镰状细胞性贫血患儿
多个肺叶受累
免疫力低下
中毒症状外观
中等度至重度呼吸窘迫
反复需要给氧
脱水
呕吐或不能口服进液或药物
对恰当的口服抗生素治疗无反应
社会因素（即，家庭不能提供恰当的医疗照顾和随访）

摘自 Baltimore RS:pneumonia//Jenson HB, Baltimore RS.pediatric infectious diseases: principles and practice.Philadelphia:WB Saunders,2002:801

■ 并发症

肺炎并发症的发生通常是细菌感染在胸腔内直接蔓延（胸膜渗出，脓胸，心包炎）或菌血症血行播散（图 392-4）的结果。脑膜炎，化脓性关节炎和骨髓炎是肺炎链球菌或 b 型流感嗜血杆菌少见的血行播散的并发症。

金黄色葡萄球菌，肺炎链球菌和化脓性链球菌是并发于肺炎的胸腔积液和脓胸的最常见原因（表 392-6）。脓胸的治疗需根据不同阶段（渗出性，纤维素性及脓性，机化性）而定。影像学检查，包括超声和 CT 都有助于确定脓胸的不同阶段。主要治疗手段包括抗菌治疗和胸腔闭式引流。其他治疗方法有胸膜腔内纤维溶解（尿激酶，链激酶，溶栓酶，组织纤维蛋白溶酶原激活剂）和选择性胸腔镜手术（VATS）。后者可以清创或溶解粘连，以及将引流管放置在脓液区。早期诊断和干预，特别是纤维溶解剂或 VATS 的应用，可以避免胸腔切开术和开放式清创术的需要。纤维溶解剂的成本效益比较 VATS 更高。

■ 预　防

有证据表明疫苗接种可以降低肺炎患儿住院率。美国 1997—1999 年，<2 岁儿童中因所有病因住院的肺炎患儿的年住院率是 12.5‰。2000 年，7 价肺炎链球菌蛋白结合疫苗（PVC7）在美国上市使用。2006 年，<2 岁儿童中因所有病因住院的肺炎患儿的年住院

表 392-6　胸水的鉴别诊断

	渗出液；漏出物	脓胸
外观	清亮	云雾状或脓性
细胞计数（mm³）	<1000	常 >50,000（细胞计数的预测价值有限）
细胞类型	淋巴细胞，单核细胞	多形核白细胞（粒细胞）
乳酸脱氢酶	<200 U/L	>1000 U/L
胸水 / 血清 LDH 比	<0.6	>0.6
蛋白 >3g	不常见	常见
胸水 / 血清蛋白比	<0.5	>0.5
血糖 *	正常	低（<40 mg/dL）
pH*	正常（7.40~7.60）	<7.10
G 染色	阴性	有时阳性（少于 1/3 的病例）

* 低血糖或低 pH 可以在恶性胸腔积液，结核，食管破裂，胰腺炎（胸水淀粉酶阳性）和风湿病（如，系统性红斑狼疮）。

Kliegman RM, Greenbaum LA, Lye PS. Practical strategies in pediatric diagnosis & therapy. 2 ed. Philadelphia, Elsevier, 2004, 30

率为 8.1‰，较疫苗接种前下降 35%。虽然这些研究并没有确定 PVC7 是否直接降低了肺炎住院率，但资料提示了疫苗接种确为预防婴幼儿肺炎患者住院的重要性。

近来，13 价肺炎链球菌结合疫苗（PCV13）被批准注册上市，它将预防更多的、通常不被 PVC7 所覆盖的肺炎链球菌疾病的发生。

目前推荐流感疫苗的接种范围应涵盖所有 >6 月龄的儿童，以期望获得与肺炎链球菌疫苗接种相似的住院率下降的结果。已获授权的相关监测正在进行中。

参考书目

参考书目请参见光盘。

（陈莉娜　陈慧中　译，陈慧中　审）

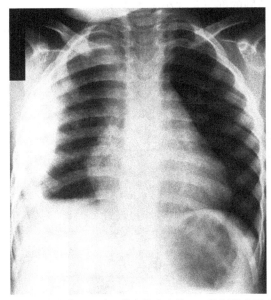

图 392-4　3 岁儿童，上呼吸道症状和发热 3d，诊断肺炎链球菌感染所致脓胸。胸片显示右侧胸腔积液。胸水和血培养肺炎链球菌阳性结果。患儿在 3 周内痊愈
摘自 Kuhn JP, Slovis TL, Haller JO. Caffrey's pediatric diagnostic imaging. 10 ed. Philadelphia：Mosby/Elsevier, 2004 ,vol 1:1002

第 393 章

支气管扩张症

Oren Lakser

支气管扩张症，是一种以支气管树不可逆的异常扩张和解剖学变形为特点的疾病，可能代表了一些非

特异性的和无相关的前述事件的共同终末阶段。其发病率在发达国家已经整体下降，但它在发展中国家和发达国家的一些民族中仍是问题。在至少1系列支气管扩张儿童中（不是由于囊性纤维化），男性与女性之间的患病比例为2:1。

补充内容请参见光盘。

（李正莉 译，陈慧中 审）

第394章

肺脓肿

Oren Lakser

肺脓肿是肺部感染引起肺实质破坏、成腔、中心坏死，导致局部肺组织形成厚壁脓腔。本病多见于成人，儿童少见。原发性肺脓肿常发生于既往健康的正常人。继发性肺脓肿发生于有潜在疾病或者存在诱发因素的患者中。

■ 病理生理

多种疾病能够促使儿童发生肺脓肿，包括误吸，肺炎，肺囊性纤维化（见第395章）、胃食管反流（见第315.1），气管食管瘘（见第311章），免疫缺陷疾病，扁桃体切除术或腺样体切除术后，癫痫以及多种神经系统疾病。吸入感染物或异物是导致儿童发生肺脓肿的重要因素。最初，肺部炎症减弱了机体对液体和吸

入物的排出功能，继而发生血管炎性栓塞，导致组织坏死、液化、脓肿形成。肺炎或者其他部位感染也可继发肺脓肿。

当患儿于处于卧位发生误吸时，脓肿好发于左、右肺上叶和右下叶顶部。当患儿于直立位发生误吸时，脓肿好发于上叶后段。原发性肺脓肿常发生于右侧；而继发性肺脓肿，尤其是免疫功能不全的患者常发生于左侧。

厌氧菌、需氧菌均可引起肺脓肿。常见的引起肺脓肿的厌氧菌包括拟杆菌属、梭菌属、消化链球菌属。需氧菌也可引起肺脓肿，如链球菌、金黄色葡萄球菌、大肠杆菌、肺炎克雷伯菌、铜绿假单胞菌。所有肺脓肿患者均需进行厌氧菌和需氧菌的细菌培养。偶尔能够发现病毒、细菌联合感染。真菌也可引起肺脓肿，特别是在免疫功能缺陷的患者。

■ 临床表现

儿童肺脓肿最常见的症状包括咳嗽、发热、呼吸急促、呼吸困难、胸痛、呕吐、多痰、体重下降和咯血。查体通常可见呼吸急促、呼吸困难、三凹征、呼吸音减低，受累部位叩诊呈浊音，肺部查体可闻及啰音，偶尔可闻及呼气相延长。

■ 诊 断

诊断主要依靠胸部X线检查。本病典型的胸部X线检查肺实质炎症区域内可见含有气液平的空洞（图394-1）。胸部CT扫描能提供更准确的解剖学定位，包括脓肿的部位及大小（图394-2）。

脓肿常表现为厚壁的透亮空洞，并逐渐出现液平

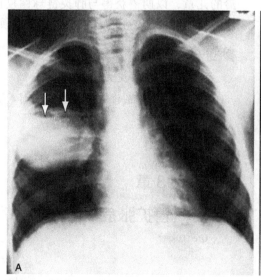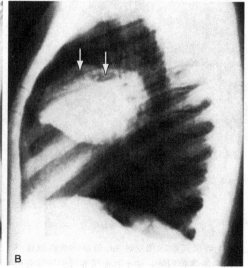

图394-1 多发肺脓肿（箭头）
摘自 Brook I. Lung abscess and pulmonary infections due to anaerobic bacteria//Chernick V, Boat TF, Wilmott RW. Kendig's disorders of the respiratory tract in children.7th ed. Philadelphia：Saunders, 2006: 482

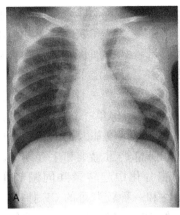
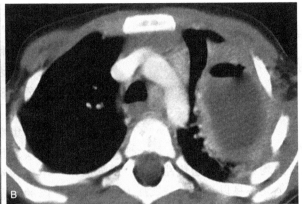

图 394-2 2 岁肺脓肿患儿临床表现为顽固性咳嗽。A. 胸片示左上肺浓密的团状阴影。B. CT 扫描可见由厚壁及其内的气体、液体组成的脓肿
摘自 Slovis TL. Caffey's pediatric diagnostic imaging. 11 ed. Philadelphia:Mosby, 2008: 1297

面。肺脓肿需注意同肺大疱相鉴别。有时严重的细菌性肺炎可出现肺大疱炎，胸部 X 线表现为壁薄而光滑的含气囊肿影，伴或不伴气液平面（图 394-3）。在对肺炎病因进行治疗后肺大疱常自然消退。

明确病原对指导抗生素的应用很有帮助。虽然痰革兰氏染色可以在早期提供该类细菌分类的线索，但痰细菌培养常长出混合细菌，因此可信度不高。避免口腔菌群污染的方法包括直接肺穿刺，经皮（CT 引导下）或经气管吸引术，通过纤维支气管镜肺泡灌洗术获得标本。使用支气管镜吸引术来获取标本会导致大量气管内吸引物混入其中，从而污染标本，故不推荐本方法。对于既往健康的患者应避免使用有创性检查，在缺乏培养标本的情况下，可进行经验性治疗。

治 疗

肺脓肿以保守治疗为主。多数专家建议，对于简单病例应静脉注射抗生素 2~3 周，并继续口服抗生素，总疗程为 4~6 周。抗生素的选择应以细菌革兰氏染色和细菌培养的结果为依据，但在治疗初始的抗菌谱应该覆盖厌氧菌和需氧菌。原则上药物需含有耐青霉素

酶以便有效对抗金黄色葡萄球菌，并且能够覆盖厌氧菌，代表性的药物为克林霉素或替卡西林／克拉维酸。如推测为革兰氏阴性菌感染或分离出革兰氏阴性菌，需加用氨基糖苷类药物。早期 CT 引导下经皮穿刺引流可以促进病变恢复，缩短注射用抗生素使用疗程。

对于病情危重患者或者合理使用抗生素 7~10d 病情无好转的患者，需给予外科干预。CT 引导下经皮穿刺引流是最初使用并常常是唯一需要使用的手段。极少数复杂患者需要通过胸廓切开行外科引流、肺叶切除或者脓肿剥离。

预 后

整体而言，儿童肺脓肿预后良好。患儿如存在需氧菌感染，尤其是继发性肺脓肿患儿，预后欠佳。尽管发热可能会持续约 3 周，但大多数患儿 7~10d 后临床症状就消失。肺部的影像学的改变需 1~3 个月恢复，但也有可能持续数年。

参考书目

参考书目请参见光盘。

（李光璞 译，陈慧中 审）

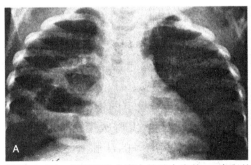
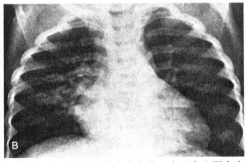

图 394-3 一实变肺段含有大的肺大疱的 5d 病程的表现。A. 右上肺叶炎性病变中的一个巨大空洞含有两个气液平。B.5d 后，空洞以及大部分的肺实变均已消失
摘自 From Silverman FN, Kuhn JP. Essentials of Caffrey's pediatric x-ray diagnosis. Chicago:Year Book, 1990: 303

第 395 章
囊性纤维化
Marie Egan

囊性纤维化（cystic fibrosis，CF）是一种累及多系统的、儿童和成人均可发病的遗传性疾病，以气道阻塞、气道感染和消化不良以及相应并发症为特征。CF 是白色人种中导致寿命缩短的最常见的隐性遗传性疾病。囊性纤维化跨膜传导调节蛋白（CFTR）功能障碍这一主要缺陷引起一系列临床表现和并发症。

CF 是生命早期胰腺外分泌功能不足和儿童严重慢性肺疾病的主要病因。CF 还是很多水电解质紊乱、鼻息肉、全鼻窦炎、直肠脱垂、胰腺炎、胆结石和胰岛素依赖的高血糖症病例的病因。CF 可以表现为生长发育迟缓，有时还会出现肝硬化或其他形式的肝功能障碍。因此，CF 是许多儿童期疾病需鉴别的疾病。

■ 遗传学

CF 多发于北欧、北美和澳大利亚/新西兰的白种人群中。CF 在上述人群中的发病率不同，但近似于 1/3500 个活产儿（西班牙裔 1/9200，非裔美国人 1/15 000）。尽管 CF 在非洲、西班牙、中东、南亚和东亚人群中少见，但 CF 确实也在这些地方的人群中发病。

CF 是常染色体隐性遗传性疾病。CF 基因编码一个由 1480 个氨基酸组成的 CFTR 蛋白。CFTR 主要在气道、胃肠道（包括胰腺和胆道系统）、汗腺和泌尿生殖系统的上皮细胞中表达。CFTR 是腺苷三磷酸（ATP）结合超级家族蛋白中的一员。CFTR 的作用是调节氯离子通道和其他的调节作用。CFTR 的调节功能容易受到不同的突变而发生变化。1500 多种 CFTR 基因多态性可分为 5 种导致蛋白功能异常的基因突变类型，这 5 种突变类型和 CF 综合征相关。CFTR 基因最常见的突变类型为 508 位氨基酸的苯基丙氨酸的单一缺失（ΔF508）。这一突变是 CF 在北欧人群中高发的原因，而在南欧和以色列等其他地方的人群中很少发。北欧血统 CF 患者中，约 50% 为 ΔF508 纯合子，超过 80% 的患者至少携带一条 ΔF508 基因。剩余的 CF 患者为其他广泛的基因突变类型，但除了在特定的人群（如 W1282X 突变发生在 60% 的犹太人种 CF 患者）中，没有任何一种突变类型在人群中的发生率能超过几个百分点。CFTR 基因型和临床表型的关系非

常复杂，而且对患者个体表现没有预测作用。分类为"严重"的突变总是和胰腺分泌功能不足保持高度一致，但和肺部疾病的加快进展仅为大体上保持一致。修饰基因的多态性决定了肺部疾病预后的主要差异。与危重疾病有显著相关性的突变是转化生长因子 β_1（TGF-β_1）基因中单一核酸的变化。甘露糖结合外源凝集素的不同等位基因是全身固有免疫的一个主要因素，其和肺部严重感染和生存期的减少相关。在嗜中性粒细胞分化中起转录共同调节作用的 IRFD1 基因的多态性和一种较严重的 CF 肺疾病表型相关。一些突变，如 3849+10kbC → T，可在汗液氯离子浓度正常的患者中发现。一些有 CFTR 基因突变多态性的个体直到青春期或成年都始终几乎没有或者没有 CF 的表现，直到出现胰腺炎、鼻窦炎、广泛支气管扩张或男性不育时才发现。由此 CFTR 基因突变是 CF 一个必不可少的条件，CFTR 基因的两个突变能够引起不符合 CF 诊断标准的临床表现，但有时也不会引起明显的临床问题。

CFTR 基因类型不能够预测肝脏疾病的发生。这一发现提示器官功能不全存在环境（获得性）因素，而且存在引起 CF 表型的其他基因。

通过应用包含 40 个常见突变基因的探针，80%~90% 的美国 CF 患者的基因型可以被确定。通过突变探针筛选试剂盒确定突变基因类型快速，且比起较复杂的基因序列测定要便宜得多，而且已经商品化。对于一些特殊病例，确定基因类型需要测定整个 CFTR 基因序列，这一过程市面上也是能够进行的，只是测定费用要相对昂贵。整个基因序列的测定能够发现未知的具有临床重要性的基因多态性和唯一突变。

CFTR 基因的高频突变，可能与人类抵抗传染性腹泻的发病和死亡有一定关系。为了支持这一说法，研究发现，体外培养的 ΔF508 突变纯合子 CF 肠道上皮细胞对霍乱毒素的分泌作用反应迟钝。同样给予霍乱毒素，CFTR 杂合子小鼠比野生型小鼠的死亡率低。

■ 发病机制

对 CF 患者的大量长期观察是发现其病理生理的重要基础。这些包括黏液分泌物的清除障碍、黏液分泌物中水分减少、汗液和其他浆液性分泌物中盐分增加和局限于呼吸道的慢性感染。另外，CF 患者同正常对照组相比，其呼吸道上皮的跨膜压差有一个更大的负值。CF 患者的汗腺管道和直肠上皮存在异常的电解质成分。作为对环腺苷酸（cAMP）介导的信号的反应，CF 患者的上皮细胞膜不能够分泌氯离子，至

表 395-1　囊性纤维化并发症

呼吸系统

支气管扩张，支气管炎，毛细支气管炎，肺炎

肺不张

咯血

气胸

鼻息肉

鼻窦炎

反应性呼吸道疾病

肺心病

呼吸衰竭

支气管黏液嵌塞

变应性支气管肺曲霉病

消化系统

胎粪性肠梗阻，胎粪性便秘（新生儿）

胎粪性腹膜炎（新生儿）

远侧小肠梗阻综合征

直肠脱垂

肠套叠

肠扭转

纤维化结肠病

阑尾炎

肠道闭锁

胰腺炎

胆汁性肝硬化（门静脉高压：食管静脉曲张、脾功能亢进）

新生儿梗阻性黄疸

肝脂肪变性

胃食管反流

胆结石

腹股沟疝

生长不足（吸收功能障碍）

维生素缺乏症（维生素 A、K、E、D）

胰岛素分泌不足，症状性高血糖，糖尿病

恶性肿瘤（少见）

其他

不育症

发育延迟

低蛋白血症性水肿

脱水 - 热衰竭

肥厚性骨关节炎

杵状指

淀粉样变性

糖尿病

水源性掌跖角化病（皮肤皱缩）

摘自 Silverman FN, Kuhn JP. Essentials of Caffrey's pediatric X-ray diagnosis. Chicgo Year Book, 1990: 649

少在呼吸道中，过多的钠离子是通过这些膜吸收的（图 395-1），能够从这些缺陷追踪到 CFTR 的功能障碍（图 395-2，图 395-3）。

CFTR 的主要功能是通过 cAMP 激活蛋白激酶 A（PKA）对氯离子通道的调节。这一功能在 CFTR 基因许多突变类型的上皮细胞中是缺失的。CFTR 基因

突变按照另外一种分类方法可以分为 6 种类型，虽然有一些重叠（图 395-3）。整体而言，有基因突变 I、II 和 III 类的 CF 患者的生存期短于轻型的基因亚型（IV 或 V 类）。这些功能分类的临床重要性有限，因为他们和特殊的临床特征或疾病的严重程度并不是完全一致的。更确切地说，CF 的临床特征和 CFTR 的残余功能相关。

许多假说已经提出来解释 CFTR 功能障碍是如何引起临床不同表现的。但还没有一个假说能够解释该病的所有表现。大多数人认为，气道上皮的病理生理包括不能够分泌盐，以及在盐和水过度重吸收情况下，不能够分泌水。最终的结果是气道表面水分不足而引起分泌物黏稠。发干的分泌物变得更加黏稠和有弹性（橡胶似的），进而很难被黏液纤毛或其他机制清除。另外，已经提出 CFTR 功能障碍导致上皮微环境发生变化，HCO_3^- 减低，pH 值降低，这一变化改变了黏液的动力学，而进一步恶化了本来就很弱的黏液纤毛的清除能力。结果导致这些分泌物不能被排出而阻塞气道，阻塞最先发生于那些管径最小的气道——细支气管。小气道水平的气流受阻是呼吸系统最早能够观察到的生理异常。

相似的病理生理变化是否也发生于胰腺和胆道（和输精管的管道中），导致类蛋白质的分泌物干燥而阻塞管道，仍然存在争议。因为汗腺管道细胞的功能是吸收，而不是分泌氯离子，当汗液转移到皮肤表面时，等渗汗液中的盐分没有被重吸收，因此，最终汗液中钠离子和氯离子的浓度升高。

CF 患者的慢性感染仅限于气道。很可能的解释是吸入的细菌不能够很快被排出，进而引起细菌持久种植和气道壁的炎症反应等一系列反应的后果。另外，已经有人提出异常的 CFTR 会引起促炎症反应状态，或者会加重最初感染（病毒或细菌）引起的炎症反应。一些研究者已经发现 CF 患者免疫细胞的变化，而且提示这些变化会引起促炎症反应状态。这些炎症反应首先发生于小气道，也许是因为这些区域内分泌物的性状改变和微生物的清除更困难。慢性细支气管炎和支气管炎是最初的肺部表现（见第 383 章），但是，数月或数年后，气道壁结构的改变会引起细支气管扩张和支气管扩张。

气道损伤源自中性粒细胞产物，如氧离子、蛋白酶以及免疫反应产物。随着肺部疾病的进一步发展，感染会发展到支气管周围的肺实质。

CF 患者气道金黄色葡萄球菌（见第 174.1）、铜绿假单胞菌（见第 197.1）和洋葱伯霍尔德杆菌（见第 197.2）等微生物定值的发生率高，而这些微生物却很少感染其他人群的肺组织，这一发现不能由

表 395-2 一种推荐的 CFTR 突变分类

类型	对 CFTR 的作用	功能性 CFTR 表达？	突变样本
I	蛋白生产缺乏	不表达	终止密码子（例如 Trp1282X, Gly542X）；剪接缺陷不能生成蛋白（例如 711 = 1G → T, 1717–1G → A）
II	蛋白质泛素化缺陷以及蛋白质在内质网 / 高尔基体中降解缺陷	不表达 / 表达大幅度减少	Phe508del, Asn1303Lys, Gly85Gly, leu1065Pro, Asp507, Ser549Arg
III	调节障碍；CFTR 不能被 ATP 或 CTP 激活	不表达（腔顶膜存在无功能 CFTR）	Gly551Asp, Ser49Phe, Val520Phe, Arg553Gly, Arg560Thr, Arg560Ser
IV	通过腔顶膜上 CFTR 转运的 Cl⁻ 减少	表达	Ala445Glu, Arg117Cyst, asp1152His, Leu227Arg, Arg334Trp, Arg117His*
V	剪接缺陷引起生成减少	表达	3849 + 10kbC → T, 1811 + 16kbA → G, IVS8-5T, 2789+5G → A

*Arg117His 功能依赖于同染色体 8 号内含子上多－胸腺嘧啶序列的长度：5T, 7T 或者 9T。多－胸腺嘧啶序列越长，CFTR 功能越接近正常。
摘自 O'Sullivan BP, Freedman SD. Cystic fibrosis. Lancet, 2009, 373:1891–1902

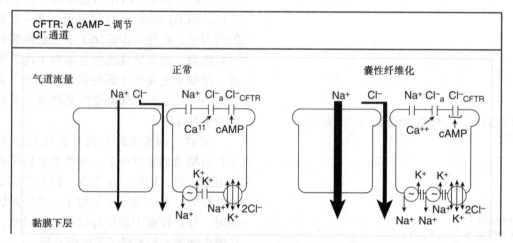

图 395-1　大箭头表示基础状态下净离子流通过正常气道和 CF 气道的上皮细胞。因为水随盐运动，因此预计的净水流由气道腔进入黏膜下层，并且通过 CF 气道上皮细胞流入黏膜下层的水会更多。CF 细胞腔顶膜上阿米洛利敏感的 Na⁺ 通道的增多，以及基底膜上 Na⁺-K⁺-ATP 酶位点增多，这些都促使 CF 细胞对 Na⁺ 吸收增加。腔膜上环磷酸腺苷（cAMP）介导的 Cl⁻ 通道与 CF 跨膜调节因子（CFTR）有关，此通道在 CF 上皮细胞上不起作用；取而代之的是 Ca⁺⁺ 激活的 Cl⁻ 通道，此通道存在于正常和 CF 细胞上。我们认为 CF 细胞分泌 Cl⁻ 的功能被限制，同时能够吸收大量的 Na⁺，从而限制了水分以水合物的形式分泌以及从气道表面被有效清除。Cl⁻a, Ca⁺⁺ 激活的 Cl⁻ 通道。Cl⁻CFTR, CF 跨膜调节因子 Cl⁻ 通道
摘自 Knowles MR. Contemporary perspectives on the pathogenesis of cystic fibrosis. New Insights Cystic Fibrosis, 1993, 1:1

CFTR 蛋白功能障碍很好解释。已经有假说提出，CF 患者气道上皮细胞或气道表面液体会产生有利于这些细菌定植的环境。CF 患者由于获得性或是先天性的改变，其气道上皮细胞对这些细菌的先天防御功能受到损害。CF 患者气道分泌物的抗微生物活性下降；这一活性的下降可能有气道表面液体酸性增加或对固有免疫的其他作用有关。另外一个疑惑是金黄色葡萄球菌如何承受 CF 患者气道黏液的变化。这些微生物产生的多聚糖形成一个生物被膜而创造了一个低氧环境，因此能够保护铜绿假单胞菌免于抗微生物物质的灭活（表 395-1）。

已经证实营养的缺失，包括脂肪酸不足是呼吸道感染的易感因素。特别是，脂氧素（抑制中性粒细胞炎症的分子）浓度在 CF 气道中受到抑制。为了支持这一说法，人们发现 10%~15% 保留基本胰腺外分泌功能的 CF 患者金黄色葡萄球菌气道定值的发生会延迟，而且肺功能的损害会延缓。营养因素似乎是唯一的促进因素，因为胰腺功能的保留并不能避免典型的肺部病变。

■ 病理学

肺部最早的病理改变是细支气管炎（黏液堵塞和

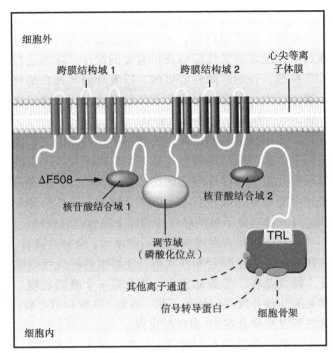

图 395-2　囊性纤维化跨膜调节因子假想结构。CFTR 含有 1480
个氨基酸序列以及多个不连续的球状跨膜结构域。CFTR 的激活依
靠磷酸化作用，此作用主要通过蛋白激酶 A 完成，也可能有其他酶
的参与。通道活性受两个核苷酸结合域调节。CFTR 的羧基末端通
过 PDZ 结构域锚定于细胞膜上，并通过类似的结构与多种重要蛋
白贴近。这些相互关联的蛋白能够影响 CFTR 的功能，包括传导、
通道调节、信号转导以及腔侧浆膜层定位功能。每一个跨膜域含
有 6 个跨膜螺旋结构，这些螺旋结构是 Cl⁻ 通道的组成部分。调控
域实质上是一种蛋白激酶 A 的磷酸化作用。常见的突变类型在第
508 氨基酸处有一苯丙氨酸残基的缺失，这一缺失发生于核苷酸结
合域 -1 表面
摘自 Rowe SM, Miller S, Sorscher EJ. Cystic fibrosis. N Engl J Med,
2005, 352:1992-2001

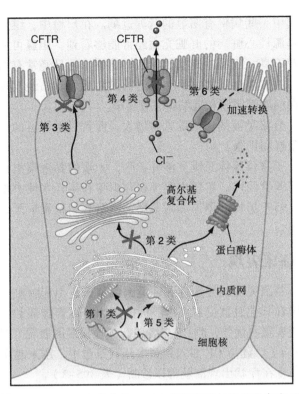

图 395-3　CFTR 突变分类。CFTR 基因缺陷包括无法合成 CFTR
基因（第 1 类）；蛋白质成熟和过早降解功能异常（第 2 类）；异
常调节功能，例如三磷腺苷合成和水解功能减弱（第 3 类）；Cl⁻
传导或通道异常（第 4 类）；由于启动子或者剪接异常导致 CFTR
合成数目减少（第 5 类）；细胞表面加速转换（第 6 类）
摘自 Rowe SM, Miller S, Sorscher EJ. Cystic fibrosis. N Engl J Med,
2005, 352:1992-2001

小气道壁的炎症反应）；随着时间的推移，黏液堆积，炎症进一步发展到较大的气道（支气管炎，见第 383 章）。杯状细胞增生和黏膜下层腺体增生成为主要的病理发现，这很可能是对慢性气道炎症的反应。微生物局限在支气管内；侵入性细菌感染并非典型病变。随着疾病的长时间发展，气道破坏的证据如细支气管阻塞、细支气管扩张和支气管扩张（见第 393 章）成为主要表现。肺部影像对疾病评估显示气道壁增厚和蜂窝状横断面出现相对早。随着肺部疾病的进展，支气管扩张的囊泡、肺气肿的大泡或胸膜下大泡很常见，而且肺上叶受累也很常见。这些增大的气泡可能破裂而引起气胸。尽管最终纤维化的区域会出现，但是间质性疾病不是主要特征。支气管动脉扩张扭曲加重支气管扩张咯血的发生。小肺动脉最终出现中膜增厚，这将在继发性肺动脉高压中出现。

副鼻窦炎即鼻窦内均匀一致地充满了含有炎性物质的分泌物，上皮细胞内层显示有增殖、肥大的分泌细胞（见第 372 章）。鼻窦内息肉样病变和骨侵蚀的

病例已有报道。鼻黏膜可形成大的或多发的息肉，通常围绕上颌窦和筛窦口的基底部形成。

胰腺通常体积小，有时呈囊状，而且在尸检时很难发现。出生时受累的范围就有所不同。婴儿期的腺泡和泡管受累扩张并充满了嗜酸性的物质。85%~90%的患者病变进一步发展，引起腺泡完全或几乎完全破坏，且由纤维组织和脂肪替代。腺泡钙化有时可以在腹部 X 线片中看到。尽管在 CF 患者 20 岁时，胰岛会开始显示出由纤维组织引起的结构破坏，但胰岛内仍含有看似正常的 B 细胞。

肠道仅显示轻微的变化。食管和十二指肠腺体扩张和黏液分泌增加。结石会在阑尾或盲肠管腔内形成。阑尾和直肠内的晶状体可能增大，并充满分泌物。

继发于肝内胆管阻塞引起的局限性胆汁性肝硬化在早期不常见，尽管这可能是新生儿黄疸延迟的罕见病因。随着年龄的增长，这一病变会更常见并严重，70% 的患者在尸检中会发现这一病变。这一病变可进一步发展为有症状的多叶胆汁性肝硬化，这一胆汁性肝硬化有明显的大而不规则的实质结节分散于纤维组织条带中。大约 30%~70% 患者肝脏有脂肪浸润，尽

管其中一些病例有明显的营养过剩。在尸检中，继发于肺源性心脏病的肝脏充血经常能够看到。胆囊可能发育不良，胆囊内充满了黏液样物质，而且经常有石头。上皮表层经常显示有广泛的黏液化生。已经发现存在胆囊管闭锁和远端胆总管狭窄。

分泌黏液的唾液腺常常增大，而且显示管道的局部阻塞和扩张。

子宫颈腺体充满黏液并扩张，大量的黏液聚集在子宫颈管腔内。宫颈内膜炎在青少年和年轻女性中常见。95%男性附睾体和附睾尾，输精管和精囊缺无或阻塞。

■ 临床表现

基因突变的异质性和环境因素似乎是引起肺脏、胰腺和其他脏器受累高度不同的原因。尽管肺部和胃肠道表现占优势，但 CF 患者还有其他很多的表现（图 395-4）。随着 CF 加入到新生儿筛查谱中，越来越多的儿童在症状出现前就得以诊断（表 395-3）。

呼吸道

咳嗽是肺部受累最持久的症状。最初，咳嗽发干发紧，但到后来咳嗽松动有痰。年纪大一些的患者，清晨和活动后咳嗽最明显。咳出的黏液通常是脓性的。一些患者可能长时间没有症状，或是存在持续的呼吸道感染，间断出现急性呼吸道感染。其他一些患者从生后最初几周后就出现慢性咳嗽，或是经常患肺炎。伴喘息的广泛细支气管炎是生后第一年的常见表现。

随着肺部疾病的缓慢进展，活动耐力下降、气短、体重不增或生长迟缓出现。由于气道感染引起的肺部症状加重，经常需要住院以获得有效的治疗。除非进行肺部移植，否则肺源性心脏病、呼吸衰竭和死亡最终会接连发生。洋葱假单胞菌和其他多重耐药细菌可能和肺部病变快速恶化和死亡有关。

肺部疾病进展的速度是发病率和死亡率的主要决定因素。肺部疾病的病程与基因型根本无关。严重的基因变异似乎与肺部病变的加速进展有关。一些基因变异可能基本上或甚至完全不累及肺部。男性患者和胰腺外分泌功能不足的患者肺功能下降的速度较慢。

早期体格检查发现胸廓前后径增大，全肺过清音，散在或局限性粗啰音和杵状指。能够听到呼气性喘鸣音，特别是在小年龄儿童中。青紫是一个晚期表现。常见的肺部并发症包括肺不张、咯血、气胸和肺心病；这些并发症常常在 10 岁以后出现。

尽管副鼻窦炎在影像学上常常表现为不透明状，但是急性鼻窦炎并不常见。鼻堵塞和鼻漏常见，由炎症，黏膜肿胀或是在一些病例中由鼻息肉引起。鼻息肉是 5~20 岁患儿最常见的并发症。

肠　道

15%~20% 患有 CF 的新生儿回肠部被胎粪完全堵塞（胎粪性肠梗阻）。在患有胎粪性肠梗阻儿童之后出生的兄弟姐妹中发生胎粪性肠梗阻的发生率增大（约 30%），特别是在单卵双胞胎中表现更加明显，这就反映出单个或多个基因突变的遗传因素在发

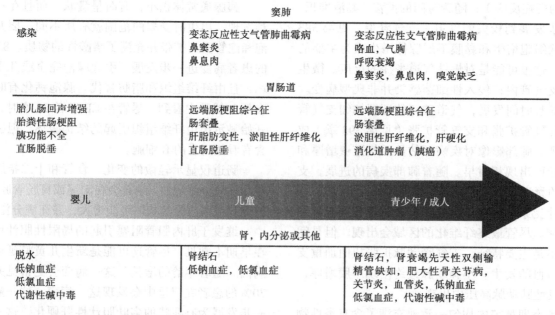

图 395-4　不同年龄阶段 CF 患者临床表现。ABPA：过敏性支气管肺曲霉病；CBAVD：先天性双侧输精管缺失；CFRD：囊性纤维性变相关性糖尿病；DIOS：远侧小肠梗阻综合征；HPOA：肥大性肺性骨关节炎
摘自 O'Sullivan BP, Freedman SD.Cystic fibrosis, Lancet, 2009, 373:1891-1902

表 395-3 美国 2500 多个囊性纤维化患者临床特征

特征	比例	比例 （占2007年患者）
急性或持续性呼吸道症状	45.6%	31.2%
体重不增，营养不良	37.5%	18.7%
不正常的大便	28.8%	13.8%
胎粪性肠梗阻，肠梗阻	19.9%	14.0%
家族史	16.0%	12.0%
新生儿筛查	6.4%	30.7%
电解质及酸碱失衡	4.2%	1.1%
直肠脱垂	3.3%	3.3%
鼻息肉，鼻窦炎	3.3%	4.6%
肝胆疾病	1.2%	1.4%
其他 *	3.0%~4.0%	6.7%

* 包括大脑假性肿瘤、精子缺乏、肢皮病样皮疹、维生素缺乏症、血液蛋白不足性水肿、血内凝血酶原不足伴出血、胎粪阻塞综合征
摘自 the Patient Registry.Cystic Fibrosis Foundation, Bethesda, MD

挥作用。腹胀、呕吐和胎粪不能排出，在生后 24~48h 出现（见第 96.1 和 322.2 章）。腹平片（图 395-5）显示含有气液平的扩张肠管，下中腹部常常有颗粒状，"磨玻璃影"物质聚集。在很少数的情况下，肠道壁破裂导致胎粪性腹膜炎，在影像学上可表现为腹膜或阴囊内钙化影。胎粪阻塞综合征在 CF 婴儿中发生率增加，但是特异性低于胎粪性肠梗阻。粪便物质引起的回肠部肠梗阻 [末端肠道阻塞综合征（DIOS）] 在

年纪较大的患者中发生，会引起痉挛性腹痛和腹胀。

85% 的 CF 患儿由于胰腺外分泌功能不足而出现消化不良的表现。症状包括大块的、油脂样大便，大便次数增多和体重增长不良，即使表面看起来食量大。大便中含有肉眼可见的脂肪滴是典型的表现。腹部膨隆、肌肉萎缩、发育不良和性成熟延迟是典型的体征。胃肠内气体增加也是一个问题，与多位点基因突变和胰腺外分泌功能的部分保留有关，包括 R117H 和 3849+10kbC → T。事实上，所有 ΔF508 纯合子个体都存在胰腺功能不全。

不常见的胃肠道表现包括肠套叠、盲肠粪便阻塞引起无症状右下腹包块和十二指肠炎引起的上腹部疼痛。在年长儿和成人中常见胃酸或胆汁反流引起的食管炎相关症状。亚急性阑尾炎和阑尾周围脓肿也有发生。同以往相比，由于 CF 的早期诊断和胰腺酶替代治疗的开始应用，现在直肠脱垂的发生明显减少。低蛋白血症引起的全身水肿在营养不良的婴儿中可以出现，特别是在以大豆蛋白为基础进行喂养的儿童中。由于维生素 E 缺乏引起的神经系统功能障碍（痴呆、周围神经病变）和溶血性贫血可发生。其他脂溶性维生素缺乏有时也可以引起症状。由于维生素 K 缺乏引起低凝血酶原血症可以导致出血倾向。其他脂溶性维生素缺乏引起的临床表现，如骨密度下降和夜盲症也有报道。佝偻病很少发生。

胆 道

肝功能不全的表现最常在生后 15 年中出现，而且会在 30% 以上的患者中发生。仅在 5%~7% 患者中

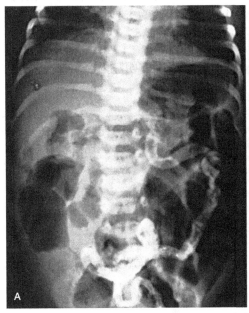
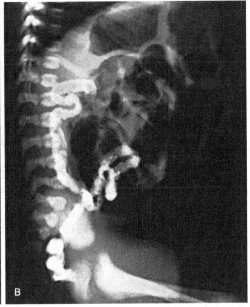

图 395-5 A 和 B 显示在对比物灌肠的新生儿有腹胀和胎粪不能通过；注意较小的乙状结肠和升结肠直径，扩张的小肠内有积气。在右侧位上可见到小肠有几个液平面

出现症状性胆汁性肝硬化。临床表现包括黄疸、腹水、食管静脉曲张引起的呕血和脾功能亢进的表现。新生儿肝炎样表现和皮脂腺病引起的肝大也有报道。继发于胆石症的胆绞痛可发生于生后10~20年或更久。肝脏疾病的发生与基因亚型无关，但与胎粪性肠梗阻和胰腺功能不全有关。

胰　腺

除胰腺外分泌功能不足外，包括多尿和体重下降的高血糖症的表现和可出现尿糖，特别是在出生后10~20年内。8%的11~17岁患者和30%年龄大于25岁的患者存在CF相关糖尿病。酮症酸中毒通常不会发生，但是眼睛、肾脏和其他血管并发症在高血糖症发生后存活大于10年的患者中有报道。残余部分胰腺外分泌功能的患者有时会发生复发的急性胰腺炎，而且可能是两个CFTR基因变异的唯一表现。

生殖泌尿道

性腺发育经常落后，但仅仅平均晚2年。95%以上的男性患者是不能够产生精子的，因为沃尔夫管结构不能形成，但通常情况下，性功能不会受到损伤。腹股沟疝、鞘膜积液和隐睾的发生要高于预期。青春期女性会出现继发性闭经，特别是在肺部疾病加重的情况下。已观察到宫颈炎和宫颈腔内黏稠液体的积聚。女性患者的受孕率下降。通常情况下，肺功能良好的女性能够耐受妊娠，但对于合并中晚期肺部疾病的女性，妊娠可能会加快其肺部疾病的进展。

汗　腺

汗液中盐分的过度丢失使得年幼儿易于发生盐缺乏，特别是在患有胃肠炎和天气炎热时。这些患儿会出现低氯性碱中毒。父母经常会注意到患儿皮肤表面有盐的结晶物或是在他们亲吻孩子时感觉到咸味。某些基因表型患儿的汗液中氯化物含量正常。

■ 诊断和评估

CF的诊断是在定量发汗实验（Cl⁻ ≥ 60mEq/L）阳性的基础上，合并1个或多个以下特征：典型慢性阻塞性肺疾病、有记录的胰腺外分泌功能不足和阳性家族史。随着新生儿筛查的开展，CF的诊断经常先于明显临床表现（如生长发育落后和慢性咳嗽，表395-3）的出现。包括其他检测方法在内的诊断标准已被推荐（表395-4）于临床。

发汗试验

应用毛果芸香碱电离子导入法收集汗液，并用化学方法测定汗液中氯离子含量的发汗试验是诊断CF的标准方法，其操作过程需要仔细和精确。通过电流将毛果芸香碱带入前臂皮肤表面，并刺激局部汗腺。如果收集到足够量的汗液，就可测定样本中氯离子浓度。由于生后两周内的新生儿汗腺生成汗液的速率慢，因此发汗试验进行困难。尽管如此，仍推荐在生后48h之后的任何时间内进行发汗实验，阳性结果需要确认；对于阴性结果的患儿，如果仍然疑有CF可能，应重复进行发汗试验。

汗液中氯离子浓度大于60mEq/L，同时存在1个或多个其他标准时，可以确诊CF。已经有推荐婴儿氯离子浓度的阈值为30~40mEq/L。40~60mEq/L的临界值（或中间值）在所有年龄段患有不典型CF患者中已经有报道，但需要进一步的验证。残留胰腺外分泌功能的CF患者汗液中氯离子浓度多少有点偏低，但通常仍在诊断范围之内。表395-5显示出现假阴性和假阳性的情况。

DNA测定

某些商业性实验室可以对30~96个最常见的CFTR基因突变进行检测，以识别出 ≥ 90%携带2个CF基因的患者。通过这一方法能够发现一些有典型CF表现的儿童有一种基因突变或没有检测到基因突变。另有一些实验室执行复杂的突变分析，筛查1500个以上的可识别的突变基因。

其他诊断方法

人们发现鼻上皮细胞两侧电位差增加，局部阿米洛利的应用会使这一变化消失，电压对β-肾上腺素能激动剂反应的缺失已经被应用于在发汗试验中氯离子浓度处于临界值或正常范围内CF患者的确定诊断中。

胰腺功能

许多患者有明显的胰腺外分泌功能障碍的临床表

表 395-4　囊性纤维化诊断标准

典型的临床特征（呼吸道，胃肠道或生殖泌尿道）
或
同胞有CF病史
或
阳性新生儿过筛试验
或
实验室CFTR功能异常的证据
在不同的日期所测的得两次汗氯化物浓度的升高
或
检出两个CF突变的鉴定
或
异常的鼻电位

表 395-5 导致汗试验假阳性或者假阴性结果的情况

假阳性结果

湿疹（特应性皮炎）
外胚层发育不良
营养不良 / 生长发育延迟 / 营养缺乏
神经性厌食症
先天性肾上腺皮质增生症
肾上腺功能障碍
葡萄糖 –6– 磷酸脱氢酶缺乏
莫里阿克综合征
岩藻糖苷贮积症
家族性甲状旁腺功能减低
甲状腺功能减低
肾性尿崩症
假性醛固酮减少症
克兰费尔特综合征
家族性胆汁淤积综合征
自主神经功能障碍
注射前列腺素 E
孟乔森综合征

假阴性结果

标本稀释
营养不良
水肿
汗液量不足
低钠血症
保留了汗腺管功能的 CFTR 突变

现。如果对胰腺的功能状态存在疑问时，急需确切的胰腺功能测定方法。可靠的方法是收集 3d 的大便进行脂肪平衡的测定或十二指肠插管后和促胰酶素刺激后酶分泌的测定，但是，脂肪收集很烦琐，而十二指肠插管是有创的，因此两种方法都很少进行。新鲜大便中弹性硬蛋白酶 –1 活性定量测定，这一能够筛查胰腺功能的较简便方法已得到常规应用。还有其他间接测量胰腺酶分泌的方法，但临床价值有限或尚未证实。胰腺外分泌功能障碍可能比已知的更普遍存在。许多权威建议 CF 患者 10 岁以后应每年采用改良的 2h 口服葡萄糖耐量试验（OGTT）监测。这一方法比单一、某时间点的血糖、尿糖和糖化血红蛋白水平的测定更敏感。

影像学

肺部影像学发现能够提示诊断，但没有特异性。肺部过度充气早期出现，而且在肺浸润或肺部斑块状影没有出现前容易被忽略。提示细支气管扩张的支气管增厚、阻塞和印戒影通常首先在肺上叶出现。结节状斑片影、片状肺不张和肺部浸润融合随后发生。肺门淋巴结影明显。随着疾病的进一步进展，会看到横膈显著受压、胸骨向前弓形突出和心影变窄等肺部明显过度充气的表现。囊肿形成、广泛的细支气管扩张、肺动脉段扩张和段或叶肺不张经常能够随着疾病的进展而出现。典型肺部疾病的进展如图 395-6 所示。大多数 CF 中心的 CF 患者每年会拍摄一张胸部 X 线片 [后前位（PA）和侧位]。X 线照相术变化的标准化评分已经用于追踪肺部疾病的进展。肺部 CT 能够发现和定位支气管壁增厚、黏液阻塞、局部过度充气和早期细支气管扩张（图 395-7）；肺部 CT 通常不用于胸部疾病的常规评估。许多肺功能正常的儿童胸部 CT 显示存在细支气管扩张，表明 CT 对早期肺部变化敏感。

鼻旁窦影像学显示鼻旁窦影均模糊，而且额窦常常发育不良。如果临床需要，CT 能够提供鼻窦更好的分辨率。胎儿超声检查能够在孕 10~20 周时早期发现胎粪性回肠梗阻，但是这一发现不能够预测出生时胎粪性回肠梗阻。

肺功能

患者 4~6 岁时才能够完成标准的肺功能，而此时许多患儿已经出现了典型的阻塞性通气功能障碍的表现（见第 376 章）。最大中期流速的下降是肺功能的早期变化，提示小气道阻塞。这一病变也会影响通气的分布而加大肺泡 – 动脉氧分布的不均。在任何年龄段，阻塞性气道病变和对支气管扩张剂反应轻微均和 CF 的诊断一致。在疾病初期，残气量和功能残气量增加。以肺总量和肺活量下降为特征的限制性变化同广泛肺损伤和纤维化相关，而且在晚期出现。每一次就诊均应进行肺功能测定，以评估肺部受累的情况并在肺功能显著下降时给予早期干预。越来越多的 CF 中心配备了给镇静状态下的婴儿进行气流测定的装置（婴儿肺功能测定）。有些患者到青少年期或成人期肺功能均正常，没有肺过度充气的表现。

微生物研究

下气道分泌物（痰液）培养中发现金黄色葡萄球菌或铜绿假单胞菌高度提示 CF 诊断。特殊情况下，常常在 CF 患者肺中反复见到铜绿假单胞菌黏液形成。洋葱伯霍尔德杆菌复活也提示 CF。大量其他微生物经常复活，特别是在肺疾病晚期；这些微生物包括各种革兰氏阴性杆菌、真菌和非结核分枝杆菌属。肺部症状对常用抗生素治疗无反应时需进一步检测支原体和病毒。纤维支气管镜用于不会咳痰的婴儿或幼儿下气道痰液的收集。

杂合子检测和生前诊断

为可能的携带者或胎儿进行基因突变检测应详细了解受检者的家庭情况，要提供之前家族中已经检

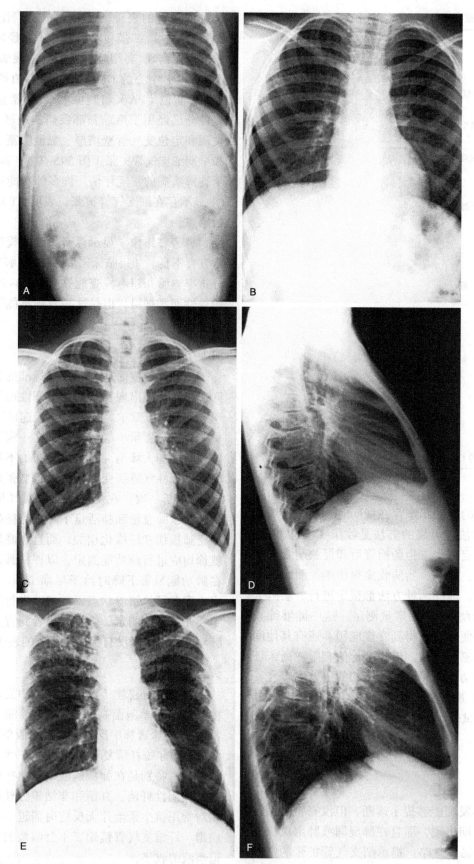

图 395-6　为一个患有囊性纤维化肺部病变的 18 岁患者的胸片的进展过程。A. 在 2 个月时伴有咳嗽和喘息，注意在支气管血管纹理上的变化，特别是在上叶部分。B. 在 4 岁时咳嗽轻微，支气管血管纹理进展轻，在上叶有一些进展；喘息没有发生。C、D. 在 13 岁时有轻微的咳嗽和偶尔的咳痰，支气管血管纹理广泛进展，在右上叶有早期支气管扩张变化，侧位片没有提示有过度膨胀气肿。E、F. 在 18 岁青春期，尽管院外给予加强的抗生素治疗，咳嗽、咳痰仍加重。有小量咯血，偶尔有阵发性咳嗽，并伴有体重下降，肺片上显示增多的小结节性浸润阴影（特别在右上叶），肺膨胀过度（同侧位片），导致患者自婴儿以来的第 1 次住院。身高和体重维持在第 25~50 个百分位数

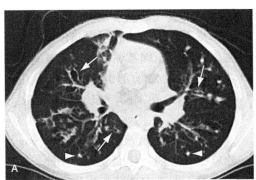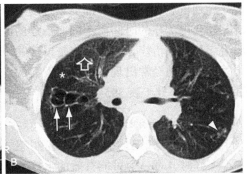

图 395-7　囊性纤维化在 CT 上的表现。A. 一个有中度肺疾病的 12 岁男孩。气道和肺实质的变化表现在整个肺野。可以看到多部位支气管扩张（箭头）和黏液栓（箭头）。B. 一个 19 岁的女孩在右上叶存在囊性支气管扩张（箭头），余肺大多正常。外周的黏液栓在右下叶（箭头）。肺密度不均伴正常肺（空心箭头）和反射减弱的节段以及部分节段气体积聚（星号）

测到的突变基因。用标准探针板检测携带者配偶，其敏感性近似于 90%，如果需要进一步检测，全序列 CFTR 基因测定分析在市场上可以进行。除了对有 CF 家族史的夫妇和患有 CF 妇女的伴侣进行检测外，应对所用计划妊娠的夫妻都进行产前检查。美国医学遗传病学协会和美国妇科和产科医生协会建议德系犹太人或白种人及其他民族或种族的人应进行 CF 携带者的筛查；一项大型系列研究显示，携带者筛查推荐者中 14% 来自西班牙和美洲非洲裔人，12% 来自除白种或德系犹太人以外其他种族人。也推荐受累儿童的兄弟姐妹进行筛查。

新生儿筛查

多种新生儿筛查方法用于识别 CF 患儿。大多数筛查是采用血样本免疫反应胰蛋白酶原结果和特定 DNA 测定相结合的方法，之后再做用来确诊的发汗试验。这一筛查试验的敏感性接近于 95%。新生儿期诊断能够预防早期营养不良，改善长期的生长发育和认知功能。早期诊断能够改善同年龄相关的体重，而改善的年龄相关体重同 6 岁时肺功能增强相关。2004 年，疾病预防和控制中心建议应用新生儿筛查来早期识别 CF 婴儿。2009 年，CF 新生儿筛查在 49 个州强制进行，德克萨斯州成为唯一一个不需要进行筛查的州。早期诊断对家庭的遗传咨询也有好处，而且，有些病例能够避免长时间诊断的努力。

■ 治　疗

治疗计划应该是综合性的，并与密切监测、早期及进一步干预相关。

一般治疗

诊断后的最初治疗应该是全面的，包括基础状态的评估、治疗开始、受累肺部分泌物的清除及患者和家长的教育。之后的随访每 1~3 个月进行，具体的随访间隔取决于确诊时的年龄，因为患者状态的许多方面都需要密切监测。每次随访时需要了解随访期间的病史，并进行体格检查。应取痰样本，如果不能够获得痰样本，可以在用力咳嗽时或之后取深部咽拭子做培养和药敏试验。因为轻度感染引起的肺功能不可逆损伤会逐渐发生，而没有急性症状，因此详细询问肺部病史非常重要。表 395-6 列出了提示需要较高级抗生素和物理治疗的症状和体征。避免暴露于耐甲氧西林金黄色葡萄球菌和铜绿假单胞菌、洋葱伯霍尔德杆菌以及其他耐药革兰氏阴性微生物是必要的，包括单独操作和特别注意吸入疗法装置的无菌。由护士、呼吸治疗师、社会工作者、营养医师和心理医生组成的多学科治疗团队应定期评估患儿，并帮助制定一个全面的每日治疗计划。大量强化家庭和年长儿看护责任心的教育和计划很可能会引起每日治疗计划的最好执行。医护工作者和家庭两方面工作的标准化，以及对新发或加重症状的密切监测和早期干预似乎有助于获得最好的长期预后。

因为 CF 患者的分泌物没有充分水化，因此对于小患儿应注意口服补液，特别是在天热或是急性胃肠炎的时候，这样能够最大限度地减轻同黏液清除功能相关的并发症。脱水的静脉治疗应早期开始。

治疗的目标是长期保持一个稳定状态。这一目标大多数患者通过定期评估和调整家庭治疗方案能够实现。一些儿童会出现间断急性发作或慢性逐渐加重的轻度肺部感染，有指征应有效的吸入剂和气道清除剂以及静脉内抗生素，而且经过治疗基本上可以肯定患者在医院内病情得到改善；一些符合条件的患者在家中完成这些治疗也得到了有效的治疗效果。一般情况下并不经常需要应用静脉内抗生素，抑或每 2~3 个月需要应用静脉抗生素。治疗的目标是使患者恢复到他们以前的肺脏和整体功能状态。

每日主要治疗计划依患者年龄、肺部受累程度、其他系统受累情况和获得治疗的时间而不同。治疗的主要内容是肺部治疗和营养治疗。因为治疗是以药物治疗为主，因此医源性问题经常出现。这些并发症的监测也是管理的一个重要部分（表395-7）。

肺部治疗

肺部治疗的目标是清除气道内分泌物和控制感染。当患儿状态不太好时，每一个可能有效的治疗方法都应该加以考虑。

吸入治疗

雾化治疗用来将药物输送到下气道，并湿化下气

表 395-6 囊性纤维化患者肺部感染恶化的症状和体征

症状
咳嗽频率增加，持续时间延长
痰增多
痰外观的变化
呼吸短促加重
锻炼的耐受度下降
食欲降低
肺充血增多
体征
呼吸频率增快
辅助呼吸肌工作
肋间凹陷
肺部听诊检查的改变
肺功能与阻塞性气道疾病表现的一致性下降
发热和白细胞增多
体重减轻
胸片上新的浸润

摘自 Ramsey B. Management of pulmonary disease in patients with cystic fibrosis. N Engl J Med, 1996, 335:179

表 395-7 囊性纤维化治疗的并发症*

并发症	原因
胃肠道出血	布洛芬
高血糖	可的松（全身性）
生长延缓	可的松（全身性，吸入）
肾功能障碍	
肾小管	氨基糖苷类
间质性肾炎	半合成的青霉素
失聪、前庭功能障碍	氨基糖苷类
外周神经或视神经萎缩	氯霉素（疗程过长）
低血镁	氨基糖苷类
高尿酸、结肠狭窄	胰腺浸出物（非常大的剂量）
甲状腺肿	含嗜碘的祛痰药
男性乳房发育	螺内酯
发育不全或色斑	四环素（用在8个月以内的婴儿）

* 不包括常见的药物过敏反应

道。定量吸入器能够输送一些药物，如支气管扩张剂和糖皮质激素，幼儿可以借助储物罐。另外，这些药物也可以由压缩器驱动的便携式雾化器输送。一些患者会由于β激动剂引起通气-灌注比例失衡增加而致使 PaO_2 急速下降，如果 PaO_2 值处于边界，应加以关注。

重组人脱氧核糖核酸酶（2.5mg）作为每日应用的单一气雾剂，能够改善肺功能，减少肺部疾病加重的次数，促进中度肺疾病患者或咳脓痰患者自我感觉的好转。吸入重组人脱氧核糖核酸酶对第1秒用力呼气肺活量正常的患者或晚期肺部疾病患者的益处已经得到证实。连续治疗能够使改善的状态持续≥12个月。另一个黏液溶解剂，N-乙酰半胱氨酸，对纤毛上皮是有毒的，应避免它的反复应用。

雾化吸入高张盐水，作为一个高渗性物质，被认为能够将水分吸入气道而湿化黏膜和纤毛周围的液体层，最终改善黏液纤毛的清除能力。大量的研究已经证实每日吸入7%高张盐水2~4次能够增强黏液清除能力，改善肺功能。

当铜绿假单胞菌定植于气道时，雾化吸入抗生素经常作为每日治疗的一部分而加以应用。雾化吸入妥布霉素，TOBI，作为一个抑制性定植菌的治疗（应用1个月，停1个月）可以减轻症状，改善肺功能，减少住院治疗的必要性（参见抗生素雾化治疗）。

清理气道治疗

清理气道治疗由胸部叩击结合体位引流组成，其原理是借助咳嗽使黏液从大气道中排出，但要求胸部震动足以将分泌物从呼吸气流率低的小气道中排出来。肺部理疗特别适用于CF患者，因为在甚至早于症状出现之前，他们就已首先有分泌物在小气道积聚，肺部理疗虽然通常并不能立即改善肺功能。但是，在伴有轻至中度气流受限的较大儿童，停止理疗3周内即有肺功能恶化，而当继续治疗时又可开始改善。胸部理疗推荐每天1~4次，依肺功能不全的程度而决定。当每个肺段引流后，应鼓励咳嗽或用力呼气。机械叩击装置也是有用的。主动咳嗽伴或不伴正压呼气的重复用力呼气、模式呼吸、一系列手持式振动装置的使用都表明有助于清除黏液。常规有氧锻炼显示能减慢肺功能下降率，负重训练也被证明是有益处的。没有一个气道清理技术（ACT）比别的技术更优越，所以，在气道清理处方中所有的模式都应考虑到。ACT对每个患者应该进行个体化治疗，每天都必须坚持治疗。

抗生素治疗

抗生素是控制肺部感染进展的主要方法。目的在

于减弱支气管内感染程度和延迟肺损害进展。对于急性胸部感染的症状体征，例如发热、呼吸急促、胸痛的抗生素治疗指南，通常是缺如的。因此，患者的病史和检查的各个方面，包括厌食、体重减轻和活动减少，都应被用以指导治疗的频率和疗程。抗生素治疗方案是多样的，可用一种药物短期治疗，也可用一种或更多种抗生素持续治疗。因为与其他个体比较 CF 患者体重更轻，但相应的对抗生素的清除率却较高，所以对于较轻度的感染抗生素使用量经常是推荐剂量的 2~3 倍。此外，达到对抗呼吸道分泌物中多种微生物的有效药物浓度是有困难的。

口服抗生素治疗

对于 CF 患者口服抗生素应用指征包括呼吸道症状和呼吸道分泌物培养中确定了病原体。无论可能与否，抗生素的选择应以体外药敏试验为指导。常见病原体有金黄色葡萄球菌、未分型流感嗜血杆菌和铜绿假单胞菌。伯克霍尔德菌和其他革兰氏阴性杆菌出现的频率越来越高。口服抗生素可在 CF 患者的呼吸道中清除前两种细菌。但是，假单胞菌则很难治疗。最大剂量抗生素的疗程通常需 2 周或 2 周以上。有效的口服药物列于表 395-8。对于假单胞菌感染，喹诺酮类是唯一有效的口服广谱抗生素，但耐药快速出现。

表 395-8　囊性纤维化肺部抗感染的应用

途径	微生物	抗生素	剂量 mg/（kg·24h）	次数 / 天
口服	金黄色葡萄球菌	双氯西林	25~50	4
		利奈唑胺	20	2
		头孢氨苄	50	4
		克林霉素	10~30	3~4
		阿莫西林 – 克拉维酸钾	25~45	2~3
	流感嗜血杆菌	阿莫西林	50~100	2~3
	铜绿假单胞菌	环丙沙星	20~30	2~3
	洋葱伯克霍尔德菌	复方新诺明	8~10*	2~4
	经验性用药	阿奇霉素	10, 第 1 天	1
			5, 第 2~5 天	
		红霉素	30~50	3~4
静脉	金黄色葡萄球菌	萘夫西林	100~200	4~6
		万古霉素	40	3~4
	铜绿假单胞菌	妥布霉素	8~12	1~3
		阿米卡星	15~30	2~3
		替卡西林	400	4
		哌拉西林	300~400	4
		替卡西林	400†	4
		哌拉西林 – 他唑巴坦	240~400‡	3
		美罗培南	60~120	3
		亚胺培南	45~100	3~4
		头孢他啶	150	3
		氨曲南	150~200	4
	洋葱伯克霍尔德菌	氯霉素	50~100	4
		美罗培南	60~120	3
气雾剂		妥布霉素（吸入用）	300§	2

* 甲氧苄啶剂量
† 替卡西林剂量
‡ 哌拉西林剂量
§ 每剂中的毫克数

有报道对支原体或衣原体感染，合理的抗生素是大环内酯类，是经验性治疗的基础。另外，大环内酯类可减轻铜绿假单胞菌的毒性，如生物被膜产生和炎症反应。对于有慢性铜绿假单胞菌感染的患者，长期使用阿奇霉素每周数次治疗的方法显示可以改善肺功能。

雾化抗生素治疗

铜绿假单胞菌及其他革兰氏阴性菌经常对口服抗生素耐药，抗生素雾化吸入对家庭抗生素治疗提供了辅助方法，如妥布霉素、黏菌素和庆大霉素。尽管这些治疗被应用，但支持当急性肺部症状加重时使用雾化吸入抗生素的证据是有限的。然而，对于有铜绿假单胞菌定植的患者长期吸入妥布霉素抑制治疗则有很好的证据支持。当一日两次给予妥布霉素300mg治疗6个月时，痰液中假单胞菌密度减少，痰液分泌少，住院率低，肺功能上升10%，但不可忽视其毒性。根据基本证据，这一治疗推荐在慢性铜绿假单胞菌定植的患者，以减少症状和（或）改善中、重度疾病患者长期的功能时应用。其他抗生素应用，例如：多黏菌素（75~150mg）一天给予2~4次雾化。然而其有效性还没被确立。对吸入抗生素过敏和耐药都可发生，但都极少发生。雾化吸入多黏菌素治疗可发生气管痉挛。另一个雾化吸入抗生素治疗的指征是：气道获得性铜绿假单胞菌感染。早期的感染可以通过数月或数年口服环丙沙星合并雾化吸入多黏菌素或妥布霉素治疗。已经定植的感染很难被清除。

静脉注射抗生素治疗

对于那些在家庭强化治疗下症状和体征仍没有减轻的患者，应该使用静脉注射抗生素治疗。静脉注射抗生素常在医院开始治疗，也可能在流动中完成治疗。大多数患者可在7d内改善，但通常建议延长治疗至14d。对于长期和经常性在医院或在家庭中治疗的患者，可提供永久的静脉输液通道。

在反复使用完全性静脉内植入装置或使用静脉导管时要注意考虑筛查血栓性静脉炎。常用的静脉使用抗生素已列于表395-8。一般而言，治疗假单胞菌属感染要联合两种药物，使用第3种药物时则应针对金黄色葡萄球菌和其他病原菌。在很多CF患者中氨基糖苷类抗生素有相对较短的半衰期。胃肠道外的初始计量列于表395-8，一般每8h 1次。

一旦确定每日的总剂量再调整血药浓度，应达到10~15mg/L的峰浓度，谷浓度低于2mg/L，以将耳肾毒性降至最少，每天1~2次可能优于每8h 1次，改变治疗方案应依靠细菌培养结果或在治疗无效时。如患者没有好转，有心力衰竭或气道反应或合并病毒及有烟曲霉菌（见第229章）或分枝杆菌（见第209章）

或其他不常见的微生物感染时。伯克霍尔德菌可能是抗生素治疗中特别难治的细菌。

支气管扩张剂的治疗

许多儿童CF患者可发生可逆性气道阻塞，有时伴有症状明显的哮喘或急性支气管肺曲霉菌病。可逆性阻塞被定义为吸入支气管扩张剂后气流率可改善≥15%，然而，很多CF患者只能改善5%~10%。尽管如此，通过使用雾化吸入β-受体激动剂，有很多主观获益。色甘酸钠和盐酸异丙托品是可以选用的药物，但没有证据支持这两种药物的使用。

抗炎药物

皮质激素对于治疗CF患者中偶见的过敏性肺支气管曲菌病和其他严重气道反应性疾病都有效。用隔日疗法对CF肺病进行长期正规治疗，可改善肺功能和减少住院率。但是，一项为期4年的对轻至中度肺病患者使用这一疗法的双盲法多中心研究却发现疗效不佳，且出现严重副作用，包括生长迟缓或白内障和糖耐量异常（2mg/kg，生长迟缓时1mg/kg）。吸入糖皮质激素有理论支持，但是有效性和安全性很少有支持证据。有证据显示给予CF患者间断吸入糖皮质激素对于肺功能、抗生素使用、支气管扩张剂使用无效。研究显示给予布洛芬长期治疗4年（调节剂量达到血峰浓度50~100μg/mL）与减慢CF病程有关，特别在轻度肺疾病的年轻患者。由于已发现一些非甾体抗炎药的副作用（表395-7），因此，尽管布洛芬被证实在患者中是唯一有效的抗炎药，这种治疗也没有被广泛接受。

内镜和灌洗

对气道阻塞的治疗常包括气管，支气管的抽吸和灌洗，特别是存在肺不张和黏液阻塞时。肺支气管灌洗时通过纤维支气管镜用生理盐水或黏液溶解剂滴注。抗生素（常用庆大霉素和妥布霉素）也可在抽吸时直接灌注，与静脉给药相比可以短期获得更高的支气管内浓度。但没有证据支持反复内镜抽洗有长久益处。

其他治疗

祛痰剂如碘化物和愈创甘油醚对清除呼吸道中的分泌物无效。呼吸机的训练在锻炼时不仅可以增加FEV1同时也可以增加氧耗。

新疗法

一些潜在的治疗也在发展，包括有希望的特异性突变治疗正在临床试验。对于一级突变（无意突变或提前停止密码子突变）可以导致一个信使RNA的提前终结而没有蛋白质的产生，PTC124显示出对于终止密码子的抑制，允许翻译通过和CF患者将近30%的部分错误修正。另外的研究也在进一步评估 PTC124 的有效性。一些分子被确定，以允许正确进行二级突变治疗。临床试验计划评估一定数量的这类物质。关于一组作为蛋白类物的小分子正在被制作出来，包括 VX-770（顶点药品公司，剑桥，马萨诸塞州），它可以激活 CFTR 突变体（G551D-CFTR），可以运输到浆膜但是不被正确的激活。治疗包括 denufosol 和 Moli1901（lancovutide Lantibio/AOP 孤儿药品公司 AG 维也纳）针对绕过最初的 CFTR，通过调节离子通道和正常化的离子传输性质影响的组织，从而纠正观察到的 CF 患者的呼吸道黏膜纤毛的异常。

肺部并发症的治疗

肺不张

肺叶不张的发生相对较少，通常是无症状的或仅在常规摄胸片时发现。充分的静脉抗生素治疗和针对不张肺叶的胸部理疗都是有效的。如果 5~7d 无改善，则应进行气道内镜检查。如果肺不张没有恢复，宜行持续强化家庭治疗，使肺不张在几周至几个月内好转。持续肺不张也可以是无症状的。但是，如果肺叶仍未扩张，且患者进一步出现发热、厌食和不能耐受的咳嗽时，可考虑肺叶切除（见第 402 章）。

咯 血

支气管内出血通常提示继发于感染的气道壁损伤。随着老年患者数量的增加，咯血成为相对常见的并发症，痰中带血特别常见。少量咯血（小于 20ml）一般不引起恐慌，通常认为需要加强抗生素治疗和胸部理疗。当咯血呈持续性或很严重时需住院医治。大量咯血，指 24h 内失血总量达 250ml 或以上，在 10 岁内少见。仅在不到 1% 的青少年患者出现，但此时需要严密监测并迅速补充失血量。胸部理疗应暂停直至最后一次快速出血后 12~24h，然后逐渐开始。凝血酶原时间异常的患者应补充维生素 K。当有活动的咯血时，要尽力安慰患者和家长。如果没有低血压和血细胞比容明显下降，则不必输血。替卡西林、水杨酸类药物和非甾体抗炎药物会影响血小板功能而加重咯血。支气管内镜很少能找到出血部位。如果可能，应避免肺切除，因为要保护肺功能。支气管动脉栓塞对于控制持续明显的咯血有效。

气 胸

气胸（见第 405 章）在儿童和青少年 CF 患者中发生率不足 1%，但在较年长的患者中发病率较高且可能危及生命。患者可能无明显症状，但常伴有胸痛或肩膀痛，气短或咯血。小量的空气聚集为时不长且可以密切观察到。最初常采用胸部置管合并联合或不联合胸膜黏合术进行治疗。入院即应静点抗生素。气漏如果是持续性的，开放式胸廓切开术或视频辅助胸廓切开术（VATS）和大疱折叠术，顶端胸膜剥，基底胸膜磨损应该被考虑。即使在进展性肺部疾病患者中，手术治疗通常也是可以耐受的。术后应尽快拔除胸廓切开术插管，通常在术后第 2 天或第 3 天拔除。患者可以活动，采用充分的体位引流，至治疗恢复。既往的气胸无论有或没有胸膜固定术都不是后续肺移植的禁忌证。

变应性曲霉菌病

变应性曲霉菌病在 5%~10% 的 CF 患者中发生，该并发症表现为喘鸣、咳嗽的增多、气短和或过度充气的提示（见第 229 章和 391 章）。在某些患者，胸片上可出现新的局部浸润灶。咯铁锈色痰，痰中检出曲霉菌。血清中检出特异性 lgE 和抗 A fuigatus lgG 抗体或新鲜痰标本中检出嗜酸性粒细胞均支持诊断。血清 lgE 水平通常很高。治疗方法是用口服激素疗法控制炎症反应和防止中央气管扩张，对于顽固病例，可能需要口服抗真菌药物。

非结核分歧杆菌（见第 209 章）感染

由于气道清除功能差而导致鸟分歧杆菌复合体定植，但也可以是脓肿分歧杆菌和堪萨斯分枝杆菌。区分气道内定植（常见）和侵袭感染（不常见）是有挑战性的。持续发热及在痰涂片上发现有抗酸性微生物提示感染。治疗时间要长，并要用多种抗微生物药物，症状可以改善，但非结核分枝杆菌通常不能从肺中清除。

骨和关节并发症

肥大性骨关节病可引起长骨远端骨膜增生，骨痛及骨膜水肿和关节腔积液。对乙酰氨基酚或布洛芬可减轻疼痛，控制肺部感染常可减少症状。患者常发生与其他风湿性疾病无关的间歇性关节病，其致病基础不明，且常对非激素类消炎药有反应。由剧烈咳嗽导致的肋骨骨折需要处理，允许足够的气道清除。这些骨折和其他骨折可能来自于骨矿化减少、维生素 D 吸收减少、皮质类固醇治疗、负重练习减少，也许还有其他因素。可能在 CF 中存在有与治疗无关的骨表型，或营养状况和可能是由于 CFTR 功能障碍。

睡眠呼吸障碍

尤其是晚期肺病和胸部发作期间，CF 患者可能经历更多睡眠觉醒，更少的快速眼动（REM）睡眠时间，夜间低氧血症、高碳酸血症，和相关的神经行为障碍。

夜间血氧不足可能会加速出现肺动脉高压和右心力衰竭。对于 CF 患者并发症的特异性干预措施的有效性并没有系统地评估。及时的治疗呼吸道症状和夜间氧补充或双相气道正压（BiPAP）支持在选定的情况下应考虑。

急性呼吸衰竭（见第65章）

在轻中度肺疾病很少发生，它常由严重的病毒感染或其他感染引起。由于伴有该并发症的患者可恢复到他们以前的状态，所以要求进行细致的治疗。除雾化吸入、体位引流、静点抗生素外，需吸氧以提高 PaO_2，可能需要辅助通气升高 $PaCO_2$。气管内或经纤维支气管镜吸引清理气道凝结的分泌物可能很有必要，每天可重复进行。右心力衰竭可能发生，应积极治疗。痊愈通常较慢。患者恢复到基础状态后应持续静点大量抗生素并体位引流 1~2 周。

慢性呼吸衰竭

当 CF 患者肺功能持续恶化后可发生慢性呼吸衰竭。虽然慢性呼吸衰竭可发生于任何年龄段，但最近发现最常发生于成人病患。因为长时间持续 $PaO_2<50mmHg$ 可促进右心力衰竭的发生，因此低流量的氧气吸入以提高 $PaO_2 \geq 55mmHg$ 对于这些患者是有利的。持续升高的高碳酸血症会影响最佳吸入氧流量的效果。大多数的患者在强化抗生素和以上呼吸治疗后病情得以好转并能够出院。在家仍需要进行低流量氧气支持，尤其是在睡眠时。无创呼吸机支持可以促进气体交换，并有研究证实可以提高生活质量。呼吸机支持对于那些等待肺移植的患者特别有用。这些患者往往合并肺源性心脏病，需要限盐、利尿。要注意避免呼吸相关的代谢性碱中毒，这往往由于 CF 相关的氯离子的过度丢失以及利尿剂导致的碳酸氢根重吸收有关。慢性疼痛（如头痛、胸痛、肚子痛、肢体痛）常常出现于疾病晚期，需要慎重的选用止痛剂，包括阿片类。这类患者呼吸困难时给予泵吸芬太尼可以得到改善。

肺移植是肺部疾病患者终末期的一个选择（见第437章），但仍有很多争议。肺移植的标准仍有待进一步研究，理论上包括预计寿命和未移植前的肺功能和活动耐量。由于细支气管病变（见第386.1）和其他兵法症，移植后的肺往往无法在受者的有生之年一直具有功能，越来越多的患者需要再次肺移植。移植肺一直供不应求，等待移植的名单和期限一直在延长。为评估患者的肺部疾病严重程度，配比肺移植供者和受者的标准已经修订。有一项对于 1992—2002 年患 CF 并肺移植的患儿的回顾性研究表明，术前有 B cepacia 定植、糖尿病和年龄偏大的患者，术后生存率降低。这项研究显示有很多并发症的患者进行肺移植并不能延长生命，也不能显著提高生活质量。

心力衰竭

一些患者由于急性病毒感染或气胸，会引起可逆性右心力衰竭（见第436章）。长期进行性肺疾病，尤其是严重低氧血症（$PaO_2<50\%$）常伴有慢性右心力衰竭。机制包括缺氧性肺动脉痉挛及损伤性肺血管床减少。由于长时间血管阻力增加致肺动脉壁改变，常有一些并发左心功能不全的表现，如发绀，气短加剧，肝大且边缘变脆，踝水肿，颈静脉扩张，不正常的的体重增加，胸片心脏增大，心电图或超声心动图有右心大等有助于确定诊断。呋塞米（1mg/kg，静脉滴注）可大量利尿并证实水潴留。早期为减少水潴留和伴随症状，可间隔 24~48h 重复使用呋塞米。辅用螺内酯可减少钾丢失，促进长期利尿。低氯性碱中毒可伴发于呼吸衰竭及长期使用袢利尿剂。地高辛对单纯的右心力衰竭无效，但当合并左心功能不全是可能有效。应尽可能使 PO_2 维持在 50mmHg 以上。深度肺部治疗，包括静脉滴注抗生素。首先，要控制盐的摄入。应避免使用相对较高的钠含量的抗生素和液体负荷过高。以证明肺血管舒张剂并没有确切的长期疗效。过去心力衰竭往往意味着几个月内死亡，然而随着预后不断改善，许多患者第一次心力衰竭发作后存活了 5 年或以上。对越来越多的严重心肺疾病患者，肺移植不失为一种选择。

营养治疗

90% 以上的患者有胰腺外分泌功能完全丧失，对脂肪蛋白质消化不良。特们需要饮食调节，胰酶替代治疗及补充维生素。通常情况下，CF 的患儿和正常的儿童相比需要更高的卡路里摄入以满足生长需要。目标是每公斤体重 130kcal。脂溶性维生素的日常补充剂是必需的。

饮 食

从历史上看，许多婴儿在诊断时有营养缺乏，这种情况因为有新生儿筛查而减少。有些既往有喘鸣症状的小婴儿在评估之前使用豆类蛋白配方，他们不能很好使用这种蛋白质而经常发展为低蛋白血症伴全身水肿。尽管过去对较长儿童普遍推荐使用低脂肪，高蛋白，高热量饮食，进食这种食物的孩子缺乏某些必需脂肪酸和生长较差。由于应用了改进的胰酶产品，患者常能很好地耐受含正常脂肪量的饮食。

大部分 CF 患者的热量要求高于正常，因为他们的呼吸运动增加以及可能与基础缺陷有关的代谢活动增加。慢性感染伴厌食时，体重可减轻，鼓励吃高热量食物是很重要的。但如果肺部感染不被控制，体重一般不会恢复。对进展期肺疾病患者，夜间经鼻饲管或经皮肠造瘘进食或静脉高营养，可是体重稳定或增加。还没有明确的证据表明这些介入性方法对肺功能，生活质量及心理健康有长期益处。另外，在改善体重指数（BMI）和维持第一秒用力呼气容积（FEV1）之间有很好的相关性。

重组生长激素治疗（每周 3 次）改善营养状况，包括积极影响氮平衡和改善身高和体重速度。

胰酶代替治疗

动物胰腺提取物同食物一起摄入可减少但不能完全纠正之脂肪便和氮的丢失。酶剂量和产品的使用应当个体化。治疗方面的一个主要进展是引入一种 PH 敏感，包有肠溶衣的酶胶囊。有达 20 000U 的酯酶胶囊，大剂量应用于需要手术的结肠狭窄者，每餐不应超过 2500 U/k。1~3 粒 / 每次对大部分患者已足够。婴儿可能每餐只需酯酶 2000~4000U，与苹果酱混合。小吃也包含在内。酶需要量常随年龄递增，但一些年轻人以后的需要量可能会减少。

维生素和矿物质补充

由于胰腺功能不全可导致脂溶性维生素（A、D、E 和 K）吸收不良，因此需补充维生素。现在已有含足量的 4 种维生素的胶囊用于治疗，CF 患者必须每天服用。当血清水平低或患者有症状时需补充。已有报道锌缺乏及出疹的婴儿，此外还应注意铁状况，在一项研究中几乎 30% 的 CF 患者血清铁蛋白浓度降低。

■ 肠道并发症的治疗

胎粪性肠梗塞

当怀疑胎粪性肠梗阻（见第 96.1）时，可置入一鼻胃管用于吸引及补充水分，在某些病例行造影剂逆行造影可使粪栓通畅和阻塞清除。使用这种高渗溶液时需仔细补充肠道丢失的水分，对这一方法失败的患者则需手术治疗。手术成功者预后一般与其他患者相似。有胎粪性肠梗阻的婴儿应视为患 CF 处理直至完成足够的汗液检测。

对于远侧小肠梗阻综合征（等同于胎粪性肠梗阻）和其他病因的腹部症状

尽管有适当的胰酶替代治疗，2%~5% 的患者在回盲肠终端仍有粪渣积聚，这可能会导致间歇性或完全性肠梗阻，对间歇性症状的患者，应继续使用乃至增加胰酶的用量，同时给予缓冲剂或大便软化剂（氧化镁奶、多库脂钠、矿物油），也需要增加液体摄入量。症状不能减轻时，需口服或经臂胃管给予大量含聚乙二醇平衡盐溶液的肠道灌洗液。当完全性梗阻时，可用消化道灌洗，并用静脉输入大量液体。诊断方面应与肠套叠（见第 325.3）及肠扭转（见第 321.4）相鉴别。肠套叠多发于回结肠，可发生于任何年龄，常有 1~2d "便秘" 史，用消化道灌肠可以诊断并减轻症状。当肠套叠症状不减轻或出现肠扭转时，应行腹部术。反复发作的肠套叠为盲肠切除术的适应证。

伴有或无阑尾周围脓肿的慢性阑尾炎可出现反复或持续性腹痛，提示是否需行开腹术。某些患儿中，十二指肠缺乏酸缓冲功能似乎可促进十二指肠炎和溃疡形成。成年患者可见胆汁反流（见下部分），其他需要手术的包括结肠或胆道癌和硬化性结肠病。

胃食管反流（见第 315 章）

由于包括咳嗽、气道阻塞在内的诸多因素可增加腹内压，病理性胃食道反流并非少见。它可使继发于反射性喘鸣和反复吸入的肺疾病加重。饮食、体位及药物治疗可能有益。禁用胆碱能受体兴奋剂，因其可刺激黏膜分泌并加重呼吸困难。用质子泵抑制剂减少胃酸分泌可能有帮助，对某些选择性病例，胃底反折术是最后的选择。

直肠脱垂症（见第 336.5）

尽管不常见，它在患 CF 得婴儿中发病率高，年长患儿则不常见。它常与脂肪泻、营养不良和反复咳嗽有关。患者取胸膝位，并持续轻压可使脱垂的直肠回复，镇静可能有益。为防其复发，应夹紧臀部。足够的胰酶替代、减少食物中的脂肪和纤维素及控制肺部感染可使病情改善。偶有患者可能持续有直肠脱垂，需外科治疗。

肝胆疾病

用尿脱氧胆酸治疗使与毛细胆管硬化有关的肝功能异常得以改善。胆汁酸阻止肝硬化的进展还没有被明确的证明。8% 的 CF 的患儿可发生门脉高压伴食管静脉曲张、脾功能亢进或腹水（见第 359 章）。食管静脉曲张出血的急症治疗包括鼻胃管抽吸和冷盐水灌洗。初次出血后可采用硬化疗法。过去用门 - 体分流术已成功治疗明显的出血，其中以脾 - 肾静脉吻合术最为有效。重度脾功能亢进需行脾切除术。胆石症应及时外科治疗。腹水的处理见第 362 章。

患 CF 的新生儿梗阻性黄疸无须特殊治疗。肝大伴脂肪变性时需特别注意营养，可能对卡尼汀治疗有反应。毛细胆管梗阻极少导致肝细胞衰竭，应像其他没有患 CF 的肝衰竭患者一样进行治疗（见第 356 章和 359 章）。终末期肝疾病是 CF 患儿肝移植的适应证，尤其在肺功能良好时（见第 360 章）。

胰腺炎

脂肪餐、饮酒或四环素治疗可使胰腺炎爆发，血清淀粉酶和胰酶水平可长期升高，治疗这种疾病见第 343 章。

高血糖

最初 10 年后好发，约 20% 的年轻患者需治疗高血糖，尽管 CF 相关的糖尿病（CFRD）的发病率可能更高。在女性和 △ F508 纯合子中比例较高，酮症酸中毒罕见。发病机制包括胰岛素分泌和耐受的损害。常规的筛查是在患儿到达 8~10 岁后，每年检查口服糖 2h 后的耐量。糖耐量异常而无尿糖丢失时一般不需治疗。至少应每年随访一次糖基化血红蛋白水平。持续性糖尿且有症状时，应使用胰岛素治疗，口服降糖药也是有效的，这个降糖药有或者没有减轻胰岛素抵抗。胰岛外分泌功能不全和吸收不良使高血糖的严格饮食控制变得困难。应避免激素治疗，在气道获得铜绿假单胞和 *B.cepacia* 细菌感染时更容易发展成高血糖，高血糖对于肺功能有一定副作用。因此，认真控制血糖是一个重要目标。长期来看糖尿病的血管并发症也可能发生，所以提供一个额外的理由很好的控制血糖水平。

■ 其他治疗

鼻息肉

5%~20%CF 患者在他们 10~20 岁时最常见患鼻息肉（见第 370 章），局部激素治疗及鼻部应用血管收缩剂有时可使症状减轻。当息肉完全阻塞鼻道，鼻溢液会经常发生，或发现鼻梁宽大，此时可行外科切除；手术切除后数月到数年鼻息肉常复发，许多成人患者的息肉停止生长。

鼻窦炎

鼻旁窦浑浊不是干预的适应证。急性或慢性鼻窦相关症状应开始用抗生素治疗，有或没有上颌窦吸引物培养。功能性鼻窦内窥镜手术能提供好处。

盐消耗

因出汗而消耗的盐可能很多，尤其在干燥、高温天气。儿童应即时补充盐，对婴儿应防止包裹的太厚。盐补充剂通常处方给通过新生儿筛查发现的确定的患者，和居住在炎热天气气候的儿童。对任何有胃肠症状的婴儿应警惕低氯性碱中毒的发生，应及时补充液体和电解质。

生长发育

生长迟缓应积极注意并加强营养，积极治疗肺疾病，和选择病例，内分泌评估，和，可能，生长激素治疗。风险：对于合成类固醇治疗的获益率不支持将它用于小体型的 CF 患儿。性成熟迟缓常伴有身材矮小，在 CF 患儿中发生率相当高。尽管许多患者伴有严重的肺部感染或营养不良，但在其他方面表现轻微的疾病患者可发生青春期迟缓，且不能很好的解释。青春期 CF 患者应专门调查其性成熟阶段及潜在的生育问题。

外科治疗

小的外科手术，包括牙科手术，应尽可能在局部麻醉下进行。在手术前没有细致的肺功能检测的情况下，肺功能良好的患者可耐受一般的麻醉。对伴有中重度肺部感染的患者，术前应进行 1~2 周的抗生素治疗。如果情况不容许，一旦需要重要的手术，应立即静脉给予抗生素。尽量缩短麻醉的时间，插管后，吸引是有效的，应在手术结束时至少重复一次。对患有严重疾病者，术后应立即进行血气检测，并可能需要辅助呼吸。

大的手术后，应鼓励患者咳嗽，并尽早进行体位引流，一般在 24h 内。如果早期治疗效果满意，适当的止痛就很重要。对伴有严重肺部疾病的患者，静脉注射抗生素应持续至术后 7~14d。早期下床活动和间歇深呼吸很重要，可使用肺量计。对于气胸和肺叶切除术，在胸廓切开术后，胸引流管是有效肺治疗的最大障碍，应及早拔除以进行充分的体位引流。

■ 预 后

尽管在近 30~40 年中 CF 患者的生存得以很大改善，但 CF 仍然是一种限制生命的疾病。患有严重肺部疾病的婴儿有时死亡，但大多数能度过危险期的婴儿相对较健康的进入青春期和成年期，但是肺部疾病的缓慢进展将最终达到失代偿期。目前国家寿命统计表资料显示出 CF 中位数存活 30 岁，男性存活者多于女性存活者，但并不明显。如果在明显的肺损伤发生前得到诊断和治疗，治疗 20 年以上的患者存活率可达 90%。社会经济条件差的家庭的儿童一般预后较差。

大多数儿童 CF 患者有良好的学习出勤记录，并不需要限制他们的活动。相当数量的患者最终进入大学并顺利毕业，多数找到了满意的工作，结婚的人数也在增多。从儿科护理到 18~21 岁的成人护理中心的过度是一个重要的任务，并需要一个考虑周全的有支持力的方法。

随着寿命的延长，出现了一些新的心理 - 社会问题，包括独立 - 依赖问题、自我护理、同龄伙伴关系、性欲、不育、药物滥用、教育和职业计划、经济负担及对健康与预后的焦虑。其中许多反方面最好在社会心理障碍发生前重视。由于给予适当的药物和心理治疗，儿童和青春期 CF 患者一般都能妥善处理各种问题。对许多患者来说，成为一个独立并具有生育能力的成年人是现实的目标。

参考书目

参考书目请参见光盘。

（常丽　王亚军　李光璞　译，陈慧中　审）

第 396 章
原发性纤毛运动障碍（纤毛不动综合征）

Thomas Ferkol

原发性纤毛运动障碍（PCD）是一类以纤毛功能受损导致多种临床表现的遗传性疾病。其临床表现包括慢性鼻窦 - 肺部疾病，持续性中耳化脓，内脏异位以及不孕。尽管 PCD 被认为是少见的肺部疾病，但是在反复呼吸道感染的患儿中仍高达 5%。纤毛微结构的缺失与本病的临床表现相关。

补充内容请参见光盘。

（张国卿　译，陈慧中　审）

第 397 章
肺间质疾病

Young-Jee Kim, Michelle S. Howenstine

儿童肺间质疾病（Pediatric interstitial lung disease, ILDs）是一组少见的、异质性、家族性或散发性疾病，能够导致气道间质的损伤，有时会引起气道病理性变化。由于本类疾病发病率低、疾病临床表现多样化及缺少本类疾病发展及治疗的临床对照试验，因此对于儿童肺间质疾病的认识非常有限。由于肺生长及分化过程中可能受到的损伤，因此儿童肺间质疾病的病理生理较之成人更为复杂。肺间质疾病最初的损伤可能导致肺泡上皮及血管内皮的损伤。在发展成为慢性肺间质疾病的最初受损组织的异常修复比炎症更为重要。在一些家族性疾病，特别是表面活性物质功能障

碍存在特殊基因类型。

补充内容请参见光盘。

（张国卿　译，陈慧中　审）

第 398 章
肺泡蛋白沉积症

Aaron Hamvas, Lawrence M. Nogee, F. Sessions Cole

肺泡蛋白沉积症（pulmonary alveolar proteinosis, PAP）是一种少见的肺间质疾病，以肺泡内大量肺泡表面活性物质沉积为特点。组织病理学显示气道末端充满大量过碘酸雪夫（periodic acid Schiff, PAS）反应阳性的颗粒状、嗜酸性蛋白物质。在儿科临床，PAP 分为两类：爆发型，生后不久即可致死亡（又称为先天性 PAP）；以及渐进发展型，多见于年长儿及青少年，与成人类型相似。过去年长儿的 PAP 通常分为先天性及继发性，这种专业分类通常会遗漏特殊病因的 PAP。先天性 PAP 组织学特点为肺泡蛋白沉积伴随肺泡 II 型细胞增生、肺间质炎症及增厚，肺泡表面活性物质代谢异常或表面活性物质功能障碍（见第399 章）导致肺泡巨噬细胞聚集。

补充内容请参见光盘。

（张国卿　译，陈慧中　审）

第 399 章
遗传性表面活性物质代谢异常

Aaron Hamvas, Lawrence M. Nogee, F. Sessions Cole

肺表面活性物质是磷脂和蛋白质的复合物，由肺泡 II 型细胞合成、组装及分泌，分布于远端气腔。这种复合物在气液界面形成一个单层，在呼气末能降低肺泡表面张力，从而防止肺不张和通气 - 灌注失调。已有四个肺表面活性物质相关的蛋白质得到描述：表面活性物质蛋白质 A 和 D（SP-A，SP-D）参与宿主肺的防御功能，而表面活性物质蛋白 B 和 C（SP-B，SP-C）是肺表面活性物质中降低表面张力的活性组成部分。ATP（腺苷三磷酸）结合盒蛋白成员 A3-ABCA3，是位于板层小体膜上的转运子，板层小体是肺泡 II 型细胞内存储表面活性物质的细胞器，在表面

活性物质的磷脂代谢中起重要作用。

编码 SP-A 的两个基因（SFTPA1，SFTPA2）和一个编码 SP-D 的基因（SFTPD）位于人类第 10 号染色体上，而编码 SP-B（SFTPB）和 SP-C（SFTPC）和 ABCA3（ABCA3）的单个基因，分别位于人类第 2、8 和 16 号染色体上。遗传工程技术处理的 SP-A 或 SP-D 缺陷小鼠容易受病毒和细菌感染，具有 SP-D 缺陷血统的成员的肺内会聚集脂质和泡沫样肺泡巨噬细胞，并在成年时出现肺气肿。虽然遗传性 SP-D 缺陷在人类尚未发现，编码 SP-A2 的基因突变可能导致肺纤维化和肺癌，这些疾病直到成年才表现。遗传性 SP-B、SP-C 和 ABCA3 异常已在人类中证实存在（表 399-1 请参见光盘）。

补充内容请参见光盘。

（袁艺 译，陈慧中 审）

第 400 章
肺含铁血黄素沉着症
Mary A. Nevin

肺含铁血黄素沉着症是指慢性弥漫性肺泡出血（DAH），而不是局灶性或自限性肺出血。典型的肺含铁血黄素沉着症有三联征：缺铁性贫血，咯血，胸片有多肺泡浸润。在疾病的某一阶段，上述特征可能部分或全部缺失，需要提高警惕性才能诊断。肺含铁血黄素沉着症通常与某种潜在疾病有关，也可以孤立存在。肺出血的原因有很多。特发性肺含铁血黄素沉着症（IPH）只有当肺泡出血系孤立存在，而且详尽地排除了潜在疾病后才能诊断。

■ 病 因

大多数情况下，DAH 与潜在的免疫性、风湿性或血管性疾病相关，但其他疾病也可表现为反复或慢性肺泡出血（表 400-1）。

肺含铁血黄素沉着症分为原发性或继发性。原发性肺含铁血黄素沉着（PPH）包括特发性肺含铁血黄素沉着症（IPH）、肺出血-肾炎综合征（Goodpasture综合征）（见第 511 章）和 Heiner 综合征（牛奶过敏）；Goodpasture 综合征（或抗基底膜抗体疾病）似乎是这类疾病中最常见的引起肺出血的原因。

继发性肺含铁血黄素沉着症是指其余的各种潜在病因。其中包括心源性肺含铁血黄素沉着症，如充血

性心力衰竭、肺动脉高压、二尖瓣狭窄；另一组需要鉴别诊断的重要疾病有血管炎和胶原血管疾病，如系统性红斑狼疮（SLE；见第 152 章）、类风湿性关节炎（见第 148 章）、韦格纳肉芽肿病（见第 161.4）和 Henoch-Schonlein 紫癜（HSP；见第 161.1）；还有原发性或继发性凝血障碍等。另外，早产是出血的危险因素；肺含铁血黄素沉着与乳糜泻也有关；感染后过程，如溶血尿毒综合征（见第 478.4）和免疫缺陷综合征，包括慢性肉芽肿性疾病（CGD；见第 124 章）亦为病因。有报道说许多药物、环境暴露、化学物质和食物过敏也是潜在原因。

疾病分类是基于是否存在肺泡毛细血管炎。肺泡毛细血管炎的病理表现包括肺间质毛细血管网的炎症和细胞破坏。这一表现对于诊断是非特异性的，但肺泡毛细血管炎似乎是 DAH 预后不良的重要因素之一。新分类方法把引起 DAH 原因分为 3 类：伴有肺泡毛

表 400-1　弥漫性肺泡出血综合征的分类

分类	综合征
肺毛细血管炎相关的疾病	特发性肺毛细血管炎
	韦格纳肉芽肿
	显微镜下多血管炎
	系统性红斑狼疮
	Goodpasture 综合征
	抗磷脂抗体综合征
	过敏性紫癜
	IgA 肾病
	结节性多动脉炎
	Behçet 综合征
	冷沉淀球蛋白血症
	药物诱发的毛细血管炎
	特发性肺肾综合征
不伴肺毛细血管炎的疾病	
非心血管疾病	特发性肺含铁血黄素沉着症
	Heiner 综合征
	婴儿急性特发性肺出血
	骨髓移植
	免疫缺陷
	凝血性疾病
	乳糜泻
	杀婴儿（虐待儿童）
心血管疾病	二尖瓣狭窄
	肺静脉闭塞性疾病
	动静脉畸形
	肺淋巴管平滑肌瘤病
	肺动脉高压
	肺毛细血管瘤病
	慢性心功能衰竭
	血管栓塞梗死

摘自 Susarla SC, Fan LL. Diffuse alveolar hemorrhage syndromes in children. Curr Opin Pediatr, 2007, 19:314-320

细血管炎的疾病（包括 SLE、HSP、药物引起肺泡毛细血管炎，韦格纳肉芽肿病，Goodpasture 综合征）和没有肺泡毛细血管炎的疾病；病理改变中没有毛细血管网破坏的疾病又被进一步分为心源性（肺动脉高压、二尖瓣狭窄）和非心源性（免疫缺陷，Heiner 综合征，凝血障碍，IPH）病因。

■ 流行病学

由于多种疾病可以表现有肺泡出血，故 DAH 的发生率难以量化。同样，IPH 的发病率在很大程度上是未知的。事实上，在许多过去被诊断为 IPH 的儿童和年轻人中，如果采用现有的更新和更先进的诊断方法，其出血的病因可能已经发现。根据瑞典和日本的回顾性病例分析估计，患病率为 0.24~1.23/100 000。一般来说，IPH 的表现出现于 10 岁之内，近 80% 的病例发生在这个年龄段；其余的 20% 发生在成人患者中，通常在 30 岁之前获得诊断。儿童患者的男女比例是 1∶1，成人患者中男性略多于女性。

■ 病理学

反复肺出血致肺组织因继发的含铁血黄素的存在而呈棕色。气道或肺泡中发现血液表示近期有出血。出血恢复中、复发或慢性肺出血的患者中，可见到含铁血黄素巨噬细胞（HLM）。肺泡巨噬细胞将红细胞内的铁转换成含铁血黄素需要 48~72h。出血数周后仍可检测出含铁血黄素巨噬细胞。其他非特异性病理变化包括肺泡间隔的增厚和 Ⅱ 型肺泡细胞肥大。慢性疾病者中可有纤维化（见第 408 章）。

■ 病理生理学

在 Goodpasture 综合征中，抗基底膜抗体（ABMA）与肺泡和肾小球的基底膜结合。在肺泡层面，免疫球蛋白 G（IgG），IgM 和补体沉积在肺泡间隔。电子显微镜显示基底膜及血管的完整性遭破坏，血液可以漏出到肺泡腔。

与牛奶过敏有关的肺含铁血黄素沉着症由 Heiner 于 1962 年首次报道。其特点是有各种牛奶不耐受症状。症状包括严重便血或大便潜血试验阳性、呕吐、生长发育不良、胃食管反流，和（或）上呼吸道阻塞的症状。病理改变包括 IgE 和外周血嗜酸性粒细胞升高以及 IgG、IgA 和 C3 在肺泡内沉积。在牛奶过敏患者中通常有高滴度的牛奶蛋白抗体。

SLE 相关的肺泡出血较少见，但往往是严重的并有潜在的生命危险。病理上可能缺乏血管炎的特征。免疫荧光检测显示 IgG 和 C3 在肺泡间隔沉积，免疫

复合物的形成和肺泡出血之间的关系尚未确立。

对于 HSP，肺出血是一种已知的少见并发症。小血管的病理变化包括透壁的中性粒细胞浸润，肺泡间隔炎症，和肺泡内出血。血管炎可能是出血的机制。

韦格纳肉芽肿病是一种少见的儿童出血的病因。肺肉芽肿形成（有或没有空洞）和坏死性血管炎可能会引起出血。儿童出现上呼吸道症状，包括声门下狭窄，可能会提示诊断。抗中性粒细胞胞浆抗体（ANCA）检测通常为阳性。

早产儿的新生儿期经常并发肺出血。肺泡和血管网不成熟，特别容易发炎和受到机械通气、氧化应激和感染的损伤。如果肺出血的量不足以达到近端气道，肺出血可能难以被发现。胸部影像学发现肺出血需要引起重视，但不是呼吸窘迫综合征、水肿或感染恶化的征象。

还有许多其他疾病和风险存在，正如前面所述。这些不常发生在儿童，可能的出血机制是可变的。IPH 的诊断是要有慢性或复发性弥漫性肺泡出血的证据，并仔细排除各种原发或继发的病因才能诊断。活检标本不应该显示任何肉芽肿疾病、血管炎、感染、梗死、免疫复合物沉积、恶性肿瘤或任何其他原发性或继发性疾病的证据。

■ 临床表现

肺含铁血黄素沉着的临床表现是高度可变的。症状可能是潜在及相关疾病过程的反映，而不一定是肺出血的表现。临床表现症状差异很大，可以从相对缺乏症状到休克或猝死。出血很多也可能没有显著的症状。可能没有咯血出现。出血可能因胸片存在肺泡浸润而偶然被诊断。需要注意，没有肺泡浸润并不能排除存在持续的出血性。

因为血液在肺内通常会引起明显的刺激和炎症，患者可能在一次出血后出现喘息、咳嗽、呼吸困难和气体交换改变，反映支气管痉挛、水肿、黏液堵塞和炎症。查体患者可能有苍白、心动过速和呼吸急促。急性恶化的患儿常有发热。胸部检查可能有三凹征和通气不均或减弱，伴有水泡音或哮鸣音。患者可能因大量咯血而出现休克和呼吸衰竭。儿童更易表现有慢性贫血的症状，如生长发育不良。

■ 实验室表现和诊断

肺出血会伴有血红蛋白和红细胞比积的下降。典型表现是小细胞低色素性贫血，网织红细胞计数升高。IPH 可以类似溶血性贫血，血清总胆红素的升高是由肺泡内血红蛋白的吸收和分解引起的。血清铁水平降

低，铁结合力通常升高。近期出血的患者也可能没有这些血液学改变。

感染和嗜酸性粒细胞增多可引起白细胞计数和分类升高。血液被咽下可引起大便潜血阳性。此外，还应该检查肾脏和肝脏功能，还应该做尿液检查以评估是否有肾炎。此外，建议检测凝血功能、免疫球蛋白（包括 IgE）和补体水平。

检测 ANCA、抗核抗体（ANA）、抗双链 DNA 抗体、类风湿因子、抗磷脂抗体和抗肾小球基底膜抗体（antiGBM）可以用来评估 DAH 的原发性和继发性病因。红细胞沉降率（ESR）升高是一种非特异性表现。

痰或肺部分泌物可用来检测出血或含铁血黄素巨噬细胞。胃液也可找到含铁血黄素巨噬细胞。纤维支气管镜检查可直接看到有活动性出血的区域。支气管肺泡灌洗和呼吸道分泌物可用做培养和病理检查。如果气道中有大量的血液或血块，纤维支气管镜检查会受到限制。呼吸衰竭患者可以通过硬质支气管镜进行更有效的通气。

当 DAH 的发生没有明显的病因，没有肺外疾病或血循环抗基底膜抗体时，肺活检是必要的。取到肺组织后，应进行血管炎、免疫复合物沉积和肉芽肿性疾病的检测。

胸片可以提示急性或慢性疾病，常常提示双肺过度通气，特别是在急性出血期。浸润通常是对称的，且不分布于肺尖，可以有肺不张。慢性疾病可能会有纤维化、淋巴肿大和结节。CT 可以发现亚临床疾病过程。

在急性期，肺功能可主要显示为阻塞性疾病。到慢性期，主要表现为纤维化和限制性疾病。血氧饱和度水平可能会下降。急性期肺容量可显示空气滞留，而慢性期则显示肺总量减少。一氧化碳的弥散能力（DLCO）在慢性期可能降低或正常，但在急性出血期常升高，是因为一氧化碳与溢出的红细胞内的血红蛋白相结合的缘故。

■ 治 疗

肺含铁血黄素沉着症患者可能需要支持疗法，包括容量复苏、通气支持、补充氧气和输注血液制品。外科手术或药物治疗应针对可以治疗的潜在疾病。IPH 患者，可早期应用全身糖皮质激素治疗。治疗起始量通常是每天 2~5mg/kg，急性症状缓解后减少到 1mg/kg 隔日一次。早期使用糖皮质激素治疗似乎可减少出血。这种疗法也可以调节与出血有关的中性粒细胞汇集和炎症，从而减少疾病向纤维化发展。

有些患者在全身糖皮质激素降阶梯治疗过程中病情加重。此外，部分患者可能对单纯糖皮质激素治疗效果不佳。在这些情况下，可以用免疫抑制剂如环磷酰胺、硫唑嘌呤和氯喹。长期应用免疫抑制治疗的适应证和疗效尚不清楚。糖皮质激素和其他免疫抑制剂的潜在长期副作用可能会限制治疗。

在慢性疾病，可发展为肺纤维化。免疫抑制剂治疗无效的 IPH 患者可以进行肺移植。有一个病例报告显示，IPH 肺移植后又复发。

■ 预 后

DAH 患者的结局很大程度上取决于潜在疾病的过程。一些疾病，如牛奶过敏，去除致病原反应良好。其他症状，尤其是有免疫机制参与的，往往预后不良。在 IPH，死亡通常与大量出血或进行性纤维化、呼吸衰竭、右心力衰竭有关。

IPH 患者长期预后的研究结果有所不同。最初的病例研究显示，出现症状后平均生存只有 2.5 年。在早期的综述中，只有少数患者用激素治疗。后来的综述报道 5 年存活率为 86%。生存的改善是否与整体护理或长期免疫抑制治疗的改进有关，目前还不确定。已有自发缓解的报道。

参考书目

参考书目请参见光盘。

（袁艺 译，陈慧中 审）

第 401 章
肺栓塞、梗死、出血

401.1 肺栓塞和梗死

Mary A. Nevin

静脉血栓栓塞性疾病（VTE）在儿童和青少年中可以有或者无危险因素（表 401-1）。儿童期疾病治疗的改善和慢性疾病存活率的上升导致儿童患血栓栓塞性疾病增多，这也是其发病率和死亡率的主要来源。

■ 病 因

成人血栓栓塞性疾病的常见危险因素包括少动，恶性肿瘤，怀孕，感染和高凝；至少有 20% 的成人患者没有明确的危险因素（表 401-1）。患有深静脉血栓（DVT）和肺栓塞（PE）的儿童更可能会有一种或更多引发疾病的危险状况或者环境。加拿大注册表显示，96% 的儿童患者被发现存在一种危险因素而 90% 会有两种或更多的危险因素。

在儿童中血栓性疾病的病因是多变的。一个栓子内包含血栓，空气，羊水，脓毒性物质或转移性肿瘤组织；血栓栓塞是最常见的。儿童 DVT 和 PE 最常见的危险因素是放置中心静脉导管。血管腔中导管的出现及其所灌输的药物会导致内皮损失，有利于血栓的形成。

患有恶性肿瘤的儿童也存在相当大的风险。恶性实体瘤患 PE 的风险显著高于血液系统肿瘤。除白血病外，PE 也见于 Wilms 肿瘤（肿瘤栓塞）。患有恶性肿瘤的儿童会有大量与原发病过程及治疗干预相关的危险因素。慢性免疫抑制所致的感染可能与恶性肿瘤的高凝状态及化学治疗对内皮的损失相互作用。

在新生儿期，血栓栓塞性疾病和 PE 通常与用来肠外营养和输送药物的留置导管相关。新生儿栓子偶尔会见于产妇相关的危险因素，比如糖尿病和妊娠毒血症。患有先天性获得性抗凝血酶、蛋白 C 及 S 缺乏的纯合子婴儿也会在新生儿期出现血栓栓塞性疾病。

血栓病还可以表现在年长婴幼儿及儿童。疾病可以是先天性或获得性的；DVT/PE 可能是初始表现，因子 V 基因突变（见第 472 章），高同型半胱氨酸血症（见第 79.3），凝血酶原 20210A 突变（见第 472 章），抗心磷脂抗体和脂蛋白 A 的升高都与血栓栓塞性疾病相关。患有镰状细胞疾病的儿童也是发生肺栓塞和梗死的高危因素。获得性血栓疾病以肾病综合征（见第 521 章）和抗磷脂抗体综合征为代表。1/4~1/2 的系统性红斑狼疮（见第 152 章）患儿有血栓栓塞性疾病。

其他的危险因素包括感染、心脏疾病、近期手术和创伤。术后恢复期的活动减少使得手术风险尤为显著。口服避孕药的使用赋予额外的风险，尽管在服用这些药物的患者的风险水平似乎有所下降，也许是由于雌激素在当前药物配方中的数量减少所致。

脓毒性栓子在儿童是罕见的但可能会引起骨髓炎、蜂窝组织炎、尿路感染、颈内静脉或脐血栓性静脉炎和右侧的心内膜炎。

■ 流行病学

年轻的年龄似乎某种程度上是血栓栓塞性疾病的保护因素。在一项住院儿童研究中 DVT 的发病率为 5.3/10 000。另一项研究分析了从 1979 年到 2001 年的数据发现，每 10 万名儿童每年有 0.9 例 PE、4.2 例深静脉血栓形成和 4.9 例静脉血栓栓塞（表 401-2）。

儿科尸检综述估计在儿童血栓栓塞性疾病的发病率介于 1% 和 4% 之间。不是所有的栓塞都有临床意

表 401-1　肺栓塞的危险因素

环境因素

长途旅行
肥胖
吸烟
高血压
不活动

妇女健康因素

只包含孕酮成分的口服避孕药，尤其是第三代药物
怀孕
激素替代治疗
流产感染

疾病因素

曾经肺栓塞或深静脉血栓
癌症
充血性心力衰竭
慢性阻塞性肺疾病
糖尿病
炎症性肠病
使用抗精神病药物
长期留置中心静脉导管
永久起搏器
内置心脏除颤器
伴肢体瘫痪的中风
脊髓损伤
疗养院居住或反复住院

外科因素

创伤
矫形外科
普通外科
神经外科尤其是脑肿瘤开颅术

血栓形成倾向

凝血因子 V 突变
凝血酶原基因突变
Hyperhomocysteinemia（包括甲基四氢叶酸还原酶基因突变）
抗磷脂抗体综合征
抗凝血酶 III、蛋白 C 或蛋白 S 缺乏症
VIII 或 XI 因子浓度升高
脂蛋白（a）增加

非血栓性

空气
外来粒子（如头发、滑石、滥用静脉注射毒品的结果）
羊水
骨头碎片，骨髓
脂肪
瘤（肾母细胞瘤）

摘自 Goldhaber SZ. Pulmonary embolism. Lancet, 2004, 363:1295-1305

表 401-2　儿童血栓栓塞性疾病：1979-2001

疾病	年龄分组（岁）	诊断率/100,000 儿童/年		
		所有	男孩	女孩
肺栓塞	0~1	2.2*	—‡	—
	2~14	0.4	—	—
	15~17	2.0*	—	—
	所有	0.9	—	—
下肢深静脉血栓形成	0~1	8.7†	9.3	8.0
	2~14	2.1	2.0	2.2
	15~17	9.9†	6.5	13.5
	所有	4.2	3.6	4.8
静脉血栓性疾病	0~1	10.5†	11.3	9.7
	2~14	2.4	2.3	2.6
	15~17	11.4†	8.1	14.9
	所有	4.9	4.3	5.5

*$P <0.05$：0~1 岁 vs 2~14 岁，15~17 岁 vs 2~14 岁
†$P <0.001$：0~1 岁 vs 2~14 岁，15~17 岁 vs 2~14 岁
‡ 根据年龄与性别来解读数据时资料不足
摘 自 Stein P, Kayali F, Olson R. Incidence of venous thromboembolism in infants and children: data from the National Hospital Discharge Survey. J Pediatr, 2004, 145:563-565

义。肺血栓栓塞性疾病往往是无法识别，而临死前的研究可能会低估其真实的发病率。孤立肺栓塞所致的儿童死亡是罕见的。大多数血栓栓子形成与中心静脉导管有关。栓子的来源可能是下肢或上肢静脉以及骨盆和右心。与留置静脉导管的存在毫无关联的栓子最常见部位是下肢。

■ 病理生理学

血栓形成的有利条件包括血管内皮损伤、止血、和高凝状态。一旦栓子形成并传输到肺循环，症状的出现很大程度上归因于通气和灌注不均。血管的闭塞会阻止远端肺泡的灌注，从而增加无效腔和缺氧及肺泡 – 动脉氧分压的升高或 a-AO$_2$（PAO$_2$-PaO$_2$）。大多数患者都是次要的低碳性过度通气，甚至当氧合功能进行了优化也通常仍然存在。异常的氧合和通气在儿科中不那么显著，可能是由于较少存在潜在的心肺疾病和具有更大的呼吸储备。肺组织的血管供应是丰富的，肺梗死不同于肺栓塞，可能是由于远端动脉闭塞和肺泡出血所致。在一些罕见的大面积肺栓塞的病例，通常存在肺血管阻力的显著增加和心衰。大部分的这些严重的结果见于那些预先存在心肺疾病的患者。

■ 临床表现

肺栓塞表现是多变的，许多甚至是无症状的。极少情况下，大面积的 PE 可表现为心肺功能衰竭。儿童更有可能患有潜在的病程及危险因素，但仍然可以出现无症状性小栓塞。PE 常见的症状和体征包括缺氧（发绀）、呼吸急促、呼吸困难、咳嗽、发汗和胸部疼痛。体检偶尔可以发现局部裂纹。这些都是非特异性的主诉，可能归因于潜在疾病的进程或在许多病例中不相关或不正确的诊断。临床上高度疑诊是必需的，因为儿童很少考虑肺栓塞的诊断。许多其他疾病可以出现类似的症状。因此，临床诊断 PE 后需进行确认检查。此外，临床危险因素评分系统可帮助提高诊断 PE 的可能性。高危因素包括外科手术或下肢骨折、恶性肿瘤、咯血、下肢深静脉血栓形成的迹象（疼痛、肿胀）、心动过速和缺氧。

■ 实验室检查结果和诊断

儿童 PE 患者胸部影像学往往是正常的。在胸片上发现任何异常都可能是非特异性的。脓毒性栓塞患者可能有多部位的球化率和空洞，典型分布于两肺野外带。很多 PE 患者有低氧血症。AO$_2$ 梯度检测气体交换紊乱更敏感。全血细胞计数（CBC）、尿常规检查和凝血功能的检查是必备的。既往史或家族史阳性者需高度怀疑血栓性疾病；因此，附加的实验室检查应包括纤维蛋白原检测、蛋白 C、蛋白 S、抗凝血酶 Ⅲ 和 V 因子基因突变的分析以及狼疮抗凝剂和抗心磷脂抗体。

心电图可出现 ST 段变化或肺动脉高压，右心室衰竭（肺心病）。这些改变是非特异性的，不具备诊断价值。有必要通过超声心动图评价左室大小和功能。美国胸科协会 / 欧洲呼吸协会国际多学科共识有任何可疑心腔内血栓或心内膜炎时都需要行超声心动图检查。

无创性静脉超声多普勒血流检测可以用于确认下肢深静脉血栓；超声检查不能用于检测上肢或骨盆中的血栓。在显著静脉血栓形成的患者，D 二聚体通常是升高的。当高度怀疑血栓时，应进行静脉造影检查以确认。深静脉血栓可复发或多发，还有可能会导致反复发作的肺栓塞。

虽然通气 / 灌注放射性核素扫描是一种无创和潜在敏感的检测肺栓塞的方法，扫描的结果有可能存在问题。螺旋或螺旋 CT 静脉造影剂是有价值的，可作为选择性检测来诊断 PE。特异性超过 90%。CT 检查用于检测肺叶和肺段血管中的栓子是灵敏的。而对于亚段肺动脉血管系统的评价敏感度欠佳。肺血管造影

是 PE 诊断的金标准，但除非特殊病例，它与当前的多层螺旋 CT 血管造影相比是不必要的。

■ 治　疗

初始治疗应确保患者的病情平稳，呼吸通畅、液体复苏和正性肌力支持，因为在一个领域中失代偿的改进可以使并存的病理改变恶化。

PE 患者病情稳定之后，下一步治疗是抗凝。治疗血栓病的评价必须先于抗凝治疗。一般以肝素作为初始治疗。当部分活化凝血活酶时间（PTT）是正常对照的 1.5~2 倍时，提示抗凝治疗显效。要尽可能避免长期肝素治疗。肝素的并发症包括出血和获得性血小板减少症。

在口服华法林治疗开始前，肝素治疗需持续数天。血栓栓塞性疾病的急性期，抗凝治疗 可能需要持续 3~6 个月。进展期的血栓性疾病患者需要更长的治疗时间。定期进行凝血分析以指导肝素和华法林治疗。

在成人中，低分子量（LMW）肝素治疗被认为相当于肝素。LMW 肝素的长半衰期允许不连续给药但疗效是相当的。用药期间很少监测。其他好处包括降低骨质疏松症和血小板减少的风险。基于这些，LMW 肝素被用于许多儿科患者中。在儿童和新生儿 LMW 肝素使用的研究表明，其溶栓治疗成功、复发和并发症发生率方面与成人类似。

在治疗的早期阶段溶栓剂可以联合抗凝剂使用。溶栓剂包括尿激酶、链激酶和更为广泛使用的重组组织型纤溶酶原激活剂。联合治疗可减少血栓栓塞的进展、肺栓塞和静脉炎后综合征的发生率。死亡率似乎不会受到其他治疗的影响；尽管如此，理论上存在的出血风险限制了联合治疗仅在大多数而不是所有患者中使用。在活动性出血，近期脑血管意外或外伤患者是溶栓药物使用的禁忌。

手术取栓是创伤性的并与死亡率显著相关。其应用应限于持续性血流动力学改变难以耐受标准治疗的患者。

■ 预　后

儿科 PE 患者的死亡率主要应归因于潜在疾病的进程，而不是栓子本身。与预后差相关的因素包括恶性肿瘤、感染和心脏疾病。儿童 PE 的死亡率为 2.2%。复发性血栓栓塞性疾病可能使痊愈更加复杂。医生必须进行广泛的基础病理学评估以防止疾病的进展。静脉炎后综合征是另一个公认的小儿血栓性疾病的并发症。静脉瓣膜损害会启动深静脉血栓的形成，导致下

床活动持续静脉高压及心脏瓣膜反流。其症状包括水肿、疼痛、色素沉着及溃疡。受影响的儿科患者可能会遭受终身残疾。

参考书目

参考书目请参见光盘。

401.2　肺出血和咯血

Mary A. Nevin

肺出血在儿童中相对来说比较罕见，但却是潜在致命的。在以往没有经历过反复咯血的患者，下呼吸道弥漫性、缓慢出血会变得非常严重并表现有贫血、疲劳或呼吸损害。咯血必须与呕血或鼻出血鉴别，所有这些在年轻患者会有类似的表现。

■ 病　因

在儿童中表现为肺出血或咯血的因素见表 401-3 所示。异物的慢性 （与急性相对）病程会导致炎症和（或）感染，从而导致出血。出血最常见于慢性炎症和感染如囊性纤维化合并支气管扩张或空洞型肺结核，尽管它也可能见于急性疾病如支气管炎和支气管肺炎等。其他较常见的病因是先天性心脏疾病和创伤。气道的创伤性刺激或损伤往往是偶然的。出血也会与气道使用的仪器相关，最常见的是儿童的气管切开术。需要指出的是，非意外创伤或蓄意窒息的儿童受害者被发现口腔或气道中有出血。还有一些少见情况，血管炎综合征、 自身免疫性疾病和特发性疾病与弥漫性肺泡出血（DAH）相关联。DAH 的机制有多种，会进一步在第 400 章讨论。

急性特发性肺出血（AIPH）作为单独疾病发生于年幼的小婴儿，在表 401-3 中会探讨该病。

■ 流行病学

儿童肺出血的发生频率很难界定。这种困难很大程度上与疾病表现的多变性相关。囊性纤维化或纤毛运动障碍中的慢性支气管扩张可导致咯血但通常见于 10 岁以上的儿童。肺出血的发生率可能会被显著低估，因为很多儿童和年轻的成年人吞下而不会吐黏液，这种行为会阻止对咯血的识别，而咯血是肺出血最主要的症状。

对于年龄 ≤ 1 岁的患儿，AIPH 被定义为有气道出血的证据，并且不会诱发肺出血和严重呼吸窘迫所致的呼吸衰竭。该疾病可能比以前所认为的更普遍。大多数情况下是特发性的，但有一些与血管性血友病相关。该疾病与房屋霉菌污染无关。

表 401-3　肺出血（咯血）病因学

灶性出血

支气管炎和支气管扩张症（尤其是囊性纤维化——相关的）（急性或慢性），肺部感染、脓肿
肺结核
创伤
肺动静脉畸形
异物（慢性）
肿瘤包括血管瘤
有或无梗死肺栓塞
支气管囊肿

弥漫性出血

特发性婴儿期
先天性心脏病（包括肺动脉高压、小静脉闭塞病、充血性心力衰竭）
早产儿
牛奶高反应性（Heiner 综合征）
肺出血肾炎综合征
胶原血管疾病（系统性红斑狼疮、类风湿性关节炎）
过敏性紫癜和俯卧紊乱
肉芽肿性疾病（韦格纳肉芽肿病）
麸质过敏症
凝血功能障碍（先天性或后天性）
恶性肿瘤
免疫缺陷
外源性毒素
高氨血症
肺动脉高压
肺泡蛋白沉积症
特发性肺含铁血黄素沉着
结节性硬化症
肺淋巴管肌瘤病或淋巴管平滑肌瘤病
身体上的伤害或虐待

■ 病理生理学

　　肺出血可以为局限性或弥漫性的。孤立的支气管病变所致的局灶性出血往往继发于感染或慢性炎症。长期发炎的气道侵入相邻支气管动脉是潜在大出血的发生机制。这种病变所致的出血是轻快明亮的鲜红色，常继发于扩张的支气管动脉和全身动脉的压力。弥漫性出血的严重程度可以很难确定。血液流失的速度不足以达到近端气道。因此，患者可能不会出现咯血。肺出血的诊断一般通过在肺中查找血或含铁血黄素存在的证据。在出血的 48~72h 内，肺泡巨噬细胞将红细胞中的铁转化为含铁血黄素。从肺泡中清除这些装满含铁血黄素的巨噬细胞可能需要数周的时间。这用于区分急性和慢性出血。出血后会有大量中性粒细胞和其他促炎症介质释放。随着反复或慢性出血，肺纤维化会成为一个突出的病理改变。

■ 临床表现

　　咯血、肺出血患者临床表现的严重程度是高度可变的。灶性出血的儿童和年轻的成人患者可能会抱怨胸壁有温暖或"冒泡"的感觉。这有时可以帮助临床医生定位病变的部位。快速大量出血表现有发绀、呼吸窘迫和休克的症状。慢性、亚急性出血可表现为贫血、疲劳、呼吸困难，或活动耐力改变。少见的情况是，患者表现有持续性肺部浸润阴影或慢性疾病的症状而发育停滞。

■ 实验室检查结果和诊断

　　可疑出血的患者都应该有 CBC 和凝血功能的实验室评价。CBC 结果可能表明为小细胞低色素性贫血。其他实验室检查结果高度依赖于基本的诊断。在同时伴发肺、肾疾病患者，其尿液分析会显示肾炎的证据。定义肺出血的经典证据是肺部分泌物中找到充满含铁血黄素的巨噬细胞。这可以通过痰液分析与普鲁士蓝染色检测。婴儿期 AIPH（图 401-1）胸片可表现散在的双侧致密影，特发性肺含铁血黄素沉着症（图 401-2）可见到片状实变。胸片上肺泡浸润阴影提示为近期出血，但阴性发现并不能排除出血。出现浸润性阴影时，往往是对称和弥漫性。CT 可用于评估潜在疾病的进程。

　　纤维支气管镜支气管肺泡灌洗术常被用于获取不会吐痰的孩子或年轻成人的肺部分泌物。除非是慢性或其他方法无法确定病因的出血，肺活检很少使用。肺功能测试，包括气体交换的测定，是评估通气功能障碍严重程度的重要方法。年长儿童肺活量主要用于

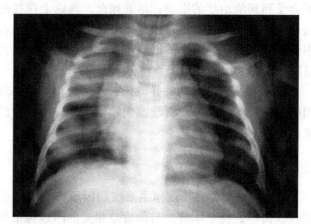

图 401-1　婴儿急性特发性肺出血的影像学表现
摘自 Brown CM, Redd SC, Damon SA. Centers for Disease Control and Prevention（CDC）: Acute idiopathic pulmonary hemorrhage among infants: recommendations from the Working Group for Investigation and Surveillance. MMWR Recomm Rep, 2004, 53:1-12

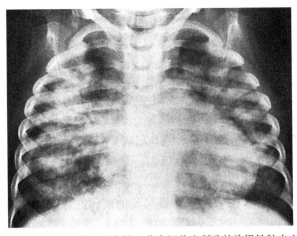

图 401-2 3岁特发性肺含铁血黄素沉着症所致的弥漫性肺出血。正位片显示双侧片状的实变。气道灌洗液含有大量的充满含铁血黄素的巨噬细胞。10d 以后，大部分肺部的实变消散。患者的贫血经输血治疗改善

摘自 Slovis T. Caffey's pediatric diagnostic imaging.11th ed. Philadelphia: Mosby/Elsevier, 2008

判断疾病急性期的阻塞性改变。继发于纤维化的限制性病变更多见于慢性病程。肺出血时一氧化碳血红蛋白的亲和力升高需进行 DLCO 的测量。

■ 治 疗

大量失血时，容量复苏和输血液制品是必要的。足够的通风和循环功能的维护是至关重要的。硬质支气管镜可用于清除碎片或应用局部血管收缩药物。理想情况下，针对出血特定的病理过程制定治疗方案。当已知是支气管扩张和局部损伤的动脉时，支气管动脉栓塞术往往是首选的治疗。如果栓塞治疗失败，可能需要全部或部分肺叶切除术。弥漫性出血时，可选用糖皮质激素和其他免疫抑制剂。预后很大程度上取决于潜在的疾病进程。

参考书目

参考书目请参见光盘。

（莎莉 译，陈慧中 审）

第 402 章
肺不张

Ranna A. Rozenfeld

肺不张，指肺组织不完全膨胀或彻底萎陷，由空气进入肺泡受到阻塞引起的。节段性不张，肺叶性不张，或整个肺萎陷，与肺泡中所含的空气被吸收且此后不再通气有关。

参考书目

补充内容请参见光盘。

（李正莉 译，陈慧中 审）

第 403 章
肺肿瘤

Susanna A. McColley

■ 病 因

原发性肺部肿瘤在儿童和青少年中罕见发生。因为主要限于个案报告和病例分析，所以很难准确估计它的发生率。高发病率的"肺炎性假瘤"进一步使统计资料模糊不清。支气管腺瘤（包括支气管类癌，腺样囊性癌和黏液表皮样癌）是最常见的原发性肿瘤；支气管类癌瘤的患者大约占 80%。类癌为低度恶性肿瘤，类癌综合征在儿童中是罕见的。转移性病变是肺恶性肿瘤在儿童中最常见的形式；主要过程包括肾母细胞瘤、骨肉瘤和肝母细胞瘤（第 XXII 部分）。腺癌和未分化组织学是原发性肺癌最常见的病理改变；肺母细胞瘤是罕见的，在囊性肺疾病的患者中经常发生。纵隔淋巴瘤比原发性肺恶性肿瘤更常见。

补充内容请参见光盘。

（黄艳智 译，陈慧中 审）

第 404 章
胸膜炎、胸腔积液及脓胸

Glenna B. Winnie, Steven V. Lossef

胸膜炎或胸膜的炎症常常伴有积液。小儿胸腔积液最常见的原因是细菌性肺炎（见第 392 章）；其次是心脏衰竭（见第 436 章）、风湿病和胸内转移性恶性肿瘤。其余情况下由多种其他疾病引起，包括肺结核（见第 207 章）、系统性红斑狼疮（见第 152

章）、吸入性肺炎（见第389章）、尿毒症、胰腺炎、膈下脓肿和类风湿性关节炎。男性和女性受影响程度相同。

根据胸膜的炎症反应性质通常分为3种类型：干性的或纤维素性、浆液纤维蛋白性或血清血液性和化脓性胸膜炎或脓胸。

404.1　干性或纤维素性胸膜炎(胸腔积液)

Glenna B. Winnie, Steven V. Lossef

■ 病　因

纤维素性胸膜炎可能与急性细菌性或病毒性肺部感染有关或可能在急性上呼吸道疾病的过程中发展形成，也可与肺结核和结缔组织疾病如风湿热有关。

■ 病理学与发病机制

炎症过程通常限于脏层胸膜，有少量黄色浆液和胸膜表面间的粘连。如由肺结核引起，粘连迅速发展，胸膜往往增厚。间断发生的纤维蛋白沉积和粘连足以形成纤维胸，显著抑制肺的运动。

■ 临床表现

原发疾病往往掩盖肺部症状和体征。疼痛是主要症状，于深呼吸、咳嗽和紧张时加剧。偶尔，胸腔疼痛表现为隐痛，几乎不随呼吸变化。疼痛往往局限在胸壁，放射至肩或背部。伴随呼吸的疼痛是呼噜和防护呼吸的原因，患儿往往躺于患侧来减少呼吸偏移。在疾病早期，可以听到一个坚韧、粗糙的吸气和呼气摩擦音，但它通常会迅速消失。如果渗出性炎症的胸膜层较厚，则叩诊时可能听到浊音区和呼吸音减弱。胸膜炎可无症状。慢性胸膜炎偶尔伴着肺不张、肺脓肿、结缔组织病和结核病。

■ 实验室检查

纤维素性胸膜炎的胸片表现为广泛的模糊影或致密、边界清晰的阴影（图404-1，图404-2），后者与少量胸腔渗出液不易区别。少量胸腔渗出的胸部影像学检查也可能正常，但B超或CT检查结果为阳性。

■ 鉴别诊断

纤维素性胸膜炎需要与其他疾病进行鉴别，如流行性胸膜痛、胸部创伤（肋骨骨折）、背根神经节损伤、脊髓肿瘤、疱疹带状疱疹感染、胆囊疾病和旋毛虫病。即使物理或放射学检查未发现胸腔积液的迹象，疑似病例在CT或超声探查时往往可发现少量渗出；细菌培养可揭示引起患者急性肺炎的可能致病菌；对胸膜炎和肺炎患者始终应该进行肺结核方面的检查。

■ 治　疗

治疗应针对潜在疾病。当肺炎存在时，结果表明用胶带固定胸部和药物疗法都不能够抑制咳嗽反射。如果肺炎不存在，或者是在良好的治疗控制下，捆扎胸部限制膨胀可以减轻疼痛。用非甾体抗炎剂止痛是有效的。

404.2　浆液纤维蛋白性或血清血液性胸膜炎（胸腔积液）

Glenna B. Winnie, Steven V. Lossef

■ 病　因

浆液纤维蛋白性胸膜炎是以胸膜表面的纤维蛋白渗出物和进入胸膜腔的渗出性浆液定义的。通常它与

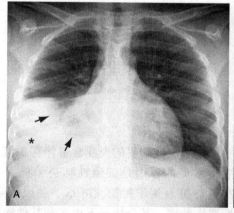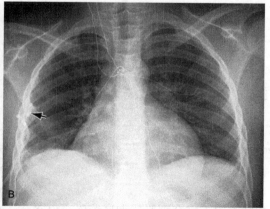

图404-1　A.星号处为12岁红斑狼疮患儿的右侧胸腔积液，箭头处为右肺中、下叶受到压迫。B.渗出液完全被清除，右肺在插入猪尾状胸腔引流管后恢复扩张（箭头处）

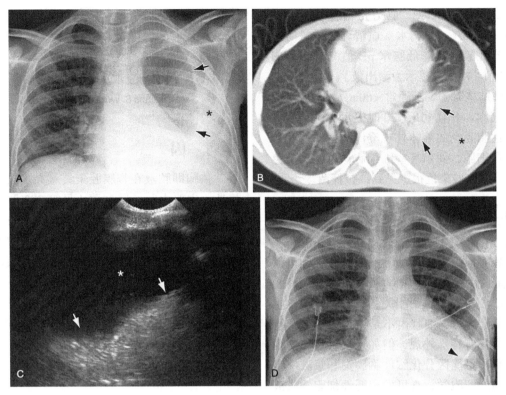

图404-2　一个结核分枝杆菌感染的患有艾滋病的青少年患者的左侧胸腔积液。在胸片（A）、CT扫描（B）和超声波图（C）上能够很清晰的观察到左侧胸腔积液（星号）。箭头处示左肺受到压迫萎陷。D, A.猪尾状胸腔引流管（箭头）插入后左肺复张

肺部的感染或腹部或纵隔的感染有关。有时发生于结缔组织疾病，如红斑狼疮、动脉周围炎、类风湿、关节炎，也可能在肺、胸膜或纵隔的原发或转移性肿瘤中发生；肿瘤通常表现为出血性胸膜炎。

发病机制

胸腔积液来源于壁层胸膜的毛细血管，并经胸腔气孔和壁层胸膜的淋巴管从胸膜空间吸收。液体形成的速率由斯塔林定律决定，液体的运动取决于静水压和渗透压的压力在胸膜腔和肺毛细血管床和胸膜膜的渗透性之间的平衡。通常，只有4~12mL的液体存在于胸腔空间，但如果超过了间隙，液体积聚。随着蛋白性液体形成的增加，胸膜炎症会增加胸膜表面的透气性。也有一些会阻碍淋巴管的吸收。

临床表现

因为浆液纤维蛋白性胸膜炎通常由纤维素性胸膜炎发展而来，早期同于纤维素性胸膜炎的症状和体征。由于液体积聚，胸膜炎性疼痛可消失。如果积液仍然很少，患者可能无症状，或者只有原发疾病的症状和体征。大量积液可产生咳嗽、呼吸困难、抑制、呼吸急促、端坐呼吸或发绀。

体检结果取决于积液量。叩诊时会有单调的浊音，呼吸音减低或消失，触诊震颤减弱，患侧纵隔偏移，有时见肋间隙饱满。如果液体不是包裹性的，这些症状可能随体位的变化而变化。如果肺炎广泛存在，也可以听见湿啰音和干啰音。摩擦音通常只有在纤维素性阶段的早期或者晚期闻及。婴儿的体征较不明确，可听到支气管呼吸音，而不是呼吸音减弱。

实验室检查

影像学检查显示广泛的均匀密度，遮盖了肺的原有征象。少量的胸腔积液可能仅导致肋膈角闭塞或横膈角度或叶间隔的扩大。检查应取仰卧和直立两种体位进行，以展示积液随体位而变化，此时卧位摄片会有帮助。超声检查对诊断也有帮助，如果积液呈包裹性，可以进行胸腔穿刺。为了区分渗出液和漏出液并确定渗出物的类型，穿刺液检测必不可少（见第392章）。根据临床情况，可进行胸膜渗出液细菌，真菌和分枝杆菌的培养；抗原检测；革兰氏染色；化学含量评估包括蛋白、乳酸脱氢酶和葡萄糖、淀粉酶、比重、细胞计数和分类、细胞学检查和pH值测定等。应该进行全血细胞计数和血清化学分析，常有低蛋白血症。分泌物通常至少有下列特征之一：

蛋白质水平 > 3.0g/dL，胸水：血清蛋白比值 >0.5；乳酸脱氢酶值 >200U/L，或胸水：血清乳酸脱氢酶比 >0.6。虽然系统性酸中毒降低胸水 pH 值测量结果的可靠性，但 pH 值 <7.20 常提示为渗出液。恶性肿瘤、类风湿疾病和肺结核时葡萄糖通常 <60mg/dL；胸水中见多量小淋巴细胞，并且 pH<7.20 时提示有肺结核。浆液纤维蛋白性胸膜炎的液体外观澄清或微浑浊并含有相对较少的白细胞，偶尔有些红细胞；革兰氏染色可能偶见细菌，但抗酸染色很少见到结核杆菌。

■ 诊断及鉴别诊断

当胸腔积液存在时，建议进行胸腔穿刺，除非积液量很少并且患有典型的大叶性肺炎。胸腔穿刺可以区分浆液纤维蛋白性胸膜炎、脓胸、胸腔积液、血胸、和乳糜胸。渗出液通常与感染相关。胸腔积液的比重 <1.015，只有少量的间皮细胞而不是白细胞。乳糜胸及血胸的液体通常有特殊外观，但如果没有液体的理化及其他检查是不可能区分化脓性胸膜炎和浆液纤维蛋白性胸膜炎的。细胞学检查可发现恶性细胞。浆液纤维蛋白性的液体也可能会迅速变为脓性。

■ 并发症

除非液体变为脓性，它通常会相对迅速的消失，特别是对细菌性肺炎进行了适当的治疗后。如果由肺结核或结缔组织疾病所致，积液体持续时间稍长，并且可能由于赘生物复发或持续相当长的时间。积液吸收后，两层胸膜之间往往发生粘连，但通常很少或没有功能障碍。如此形成的胸膜增厚，有时会被误认为仍存在少量积液或持续性肺部浸润。胸膜增厚可能持续数月，但终将消失，不留任何残留物。

■ 治　疗

治疗应针对原发病。对于大量积液，液体的引流会使患者感到舒适。当进行诊断性胸穿时，应同时为治疗尽可能地除去更多的液体，但快速去除 ≥1 升胸腔积液发生复张性肺水肿（见第 388 章）。如果原发疾病得到充分治疗，通常没有必要进一步引流，但如果有大量的流体重新聚集引起呼吸困难，应该进行胸导管引流。拟诊胸腔积液的年长儿童，如果积液 pH 值 <7.20 或葡萄糖水平 <50mg/dL，则有必要进行管状胸廓造口术。如果流体明显是脓性，进行引流管溶栓治疗或电视辅助胸腔镜手术（VATS）。特别注意在胸腔穿刺时或胸腔引流管插入后，胸腔积液患者可能需要镇痛。急性肺炎患者除了针对性的抗生素治疗，可能还需要补充氧气。

参考书目

参考书目请参见光盘。

404.3　化脓性胸膜炎或脓胸

Glenna B. Winnie, Steven V. Lossef

■ 病　因

脓胸即脓液在胸膜腔聚集。大多数的脓胸继发于肺炎，主要由肺炎链球菌（见第 392 章）引起。在发展中国家、亚洲和受到创伤后，脓胸的发生主要是由金黄色葡萄球菌引起。由于 Hib 疫苗的接种，流感嗜血杆菌性脓胸的发病率较低。一般 A 族链球菌、革兰氏阴性菌、结核菌、真菌和恶性肿瘤不会发生脓胸。肺脓肿可直接侵及胸膜或者破溃引发急性脓胸。有较少的一部分脓胸是由于术中污染或术后经感染的开口进入胸腔所致。

■ 流行病学调查

脓胸主要发生于婴幼儿和学龄前儿童，发病率呈逐年上升的趋势。5%~10% 的细菌性肺炎患儿和约 86% 的坏死性肺炎患儿发生化脓性胸膜炎。

■ 病理学

脓胸的病理变化分为 3 个阶段：渗出期、纤维素性期及脓性期、机化期。在渗出期，在胸膜表面上有纤维素性渗出物。随病情的发展进入纤维素及脓性期，纤维素脓液流动形成的脓性隔膜将胸膜腔分割成多个间隙，并导致胸膜壁层增厚。如果脓液未经引流，其能穿过胸膜侵入肺实质，引起支气管胸膜瘘、脓气胸或者进入腹腔。少数情况下脓液能够穿透胸壁在肺内聚集（如积脓症）。在机化期，成纤维细胞增殖，产生无弹性的纤维膜，包裹脓液形成厚壁脓肿或包绕肺部，影响肺功能。

■ 临床表现

脓胸初始症状和体征主要是细菌性肺炎的表现。使用抗生素治疗的儿童最初几天内的临床表现可能介于肺炎和脓胸之间。大多数患者表现为发热、气促或呼吸窘迫，病情逐渐加重。体检发现与浆液纤维素性胸膜炎相同。根据临床表现和体格检查，应该怀疑是脓胸。通过胸腔穿刺术确诊化脓性胸膜炎。

■ 实验室检查

所有的胸腔积液的 X 射线检查征象都相似，但如果没有出现流体移动的征象，则有可能已发展成为包裹性脓胸（图 404-3，图 404-4，图 404-5）。隔膜的出现可以通过超声或者 CT 确诊。通过胸腔穿刺术可以最大程度的引流胸腔积液，在第 404.2 中有详尽描述。如果渗出物培养后的细菌呈革兰氏染色反应，渗出液是脓性渗出液，pH<7.20，中性粒细胞计数 >100 000/μL。不同个体脓液的产生原因是不完全相同的，必须对脓液进行培养才能确定。肺炎链球菌性脓胸患者的细菌培养阳性率为 58%。细菌培养阴性的患者可以通过针对肺炎链球菌的聚合酶链式反应（PCR）协助诊断。血培养的阳性率高于胸腔积液培养的结果。白细胞增多和沉降率加快是诊断化脓性胸膜炎的重要指标。

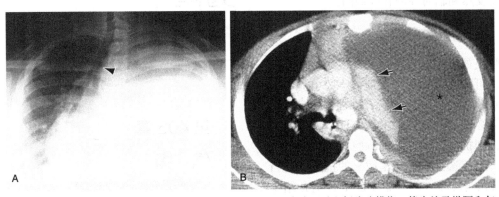

图 404-3　一个青少年的脓胸和肺炎影像学检查结果。A. 胸片显示左侧胸腔模糊。箭头处示纵隔和气管偏向右侧。B. 胸部 CT 扫描可见大量的左侧胸腔积液（星号），箭头处示左肺受压和不张，纵隔移向右侧

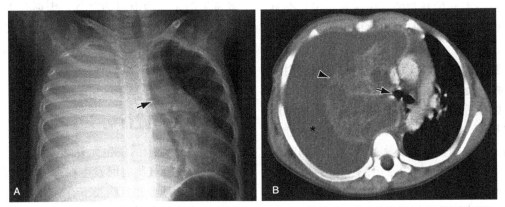

图 404-4　一个 4 岁儿童的肺炎和肺炎旁胸腔积液影像学检查结果。A. 胸片显示由于大量的胸腔积液，右胸部完全浑浊。B. 胸部 CT 扫描显示右胸大量的胸腔积液（星号），右肺受压（箭头）。箭头处示纵隔和气管隆突偏向左侧

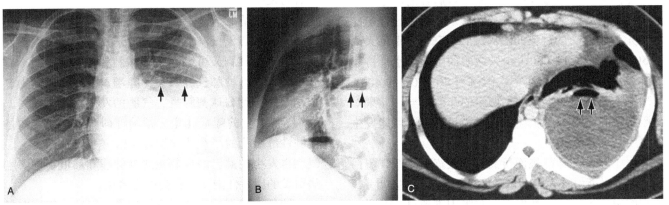

图 404-5　包裹性液气胸。正面图（A）和侧面图（B）的胸片显示一个 14 岁患儿肺炎并非包裹性液气胸影像学检查结果。箭头指向胸腔积液和积气之间的气液界面。C, 胸部 CT 扫描有助于确定气液界面（箭头）

■ 并发症

支气管胸膜瘘和脓胸的发生一般与金黄色葡萄球菌感染有关。其他部位的并发症主要包括化脓性心包炎、肺脓肿、腹膜炎和肋骨骨髓炎；脑膜炎、骨髓炎和关节炎等感染性并发症也有可能发生。败血症的发生通常与流感嗜血杆菌和肺炎链球菌的感染有关。渗出的积液能够机化并将肺部包裹，限制肺的扩张，还可能导致持续性发热和临时性的脊柱侧凸。

■ 治 疗

化脓性胸膜炎的治疗措施包括全身应用抗生素、胸腔穿刺术，也可行有或无纤维溶剂的胸腔引流术、电视辅助胸腔镜术（VATS），或者纤维棉剥除术（见第 392 章），但必须严格掌握手术适应证。如果脓胸得以早期诊断，则抗生素治疗外加胸腔穿刺术就能够完全治愈患者。应该选择对致病菌敏感的抗生素进行治疗。本书第 174 章、175 章和第 186 章分别介绍金黄色葡萄球菌、肺炎链球菌、流感嗜血杆菌感染的治疗方法。脓胸的临床反应较慢，即使有最佳的治疗方法，也可能需要长达 2 周的时间病情才有所缓解。金黄色葡萄球菌感染引起的脓胸的临床恢复很慢，全身抗生素治疗需要 3~4 周。胸腔内滴注抗生素不能明显改善治疗效果。

当进行胸腔引流脓液时，目前尚不确定闭式引流术和电视辅助胸腔镜手术（VATS）哪一个更具优势。多种能够用于胸膜腔的引流术不能被尝试。如果超声探测到胸膜腔积液，立即采用 VATS 能够缩短患者的住院治疗时间。闭式引流术需要密封或者连续的吸力进行控制，有时候需要 1 根以上的引流管通过胸膜上的小腔进行引流。闭式引流术通常持续约 1 周，胸腔积液被完全引流后才能移除引流管。

经胸腔引流管向胸膜腔灌注纤溶药物可促进引流作用，减缓发热症状，降低外科手术的概率，并能缩短住院时间，克服 VATS 不能缩短病程的不足。但是这一方法所能使用的最佳药物和剂量尚未能确定。已有儿童作为受试对象的随机对照研究，分别每天滴注 50mL 溶解有 15 000U/kg 链激酶的生理盐水，持续 3~5d，以及每 12h 滴注一次溶解有 40 000U 的 40mL 生理盐水，连续 6 次，评估两组的疗效差异。如果对链激酶或者是这两种抗生物有过敏反应，则可能发生出血或其他并发症。

由于脓胸，肺部表面可能发生大范围的纤维蛋白化，但最终能够被完全治愈。如果经静脉滴注抗生素、行胸腔引流术后，仍然发热和呼吸困难超过 72h 者，借助胸腔镜行胸膜纤维层剥除术可能有利于病情的恢

复，少数患者行开胸手术可以加速病情的恢复。如果出现肺气囊，除非由于达到足够的尺寸引起了呼吸窘迫或出现继发性感染，否则不要尝试通过手术或者穿刺进行治疗。肺气囊一般会随着时间的持续而自愈。长期的随访结果显示脓胸的预后良好，肺功能一般不会受到很大的影响，不管是否进行了手术干预，出现限制性肺部功能的疾病可能性基本没有。

参考书目

参考书目请参见光盘。

（黄艳智 译，陈慧中 审）

第 405 章
气 胸

Glenna B. Winnie, Steven V. Lossef

空气进入胸膜腔，造成积气状态时，成为气胸，最常见的是，肺泡内的空气。根据有无原发疾病，气胸可以分为原发性气胸和继发性气胸两种，根据发病原因和临床表现，可以分为自发性气胸、创伤性气胸、医源性气胸和月经性气胸（表 405-1）。新生儿气胸将在第 95.12 中讨论。

■ 病原学和流行病学

原发性气胸的发生无外伤或肺部病变。无论是否劳累，自发性气胸有时发生在青少年和青壮年人身上，特别是高而瘦，并且胸膜下有肺大泡的男性最为常见。家族性自发性气胸的发生与 folliculin 基因突变有关。患者伴有胶原蛋白合成缺陷，如 Ehlers-Danlos 综合征（见第 651 章）和 Marfan 综合征（见第 693 章）非常容易发生。

无外伤情况下，存在潜在肺部疾病患者发生气胸，称为继发性自发气胸。气胸可能诱发肺炎，通常并发脓胸症状；气胸又可继发于肺脓肿、坏疽、梗死、囊肿破裂或大泡性肺气肿破裂（哮喘），或肺内异物。婴幼儿感染葡萄球菌肺炎，气胸的发生率相对较高。大约 5% 的住院哮喘儿童无须治疗即可痊愈。气胸是囊肿性纤维化的严重的并发症（CF；见第 395 章）。气胸也发生在淋巴瘤或其他恶性肿瘤和移植物抗宿主病引发的闭塞性细支气管炎的患者中。

胸部或腹部钝伤或穿透性创伤可以造成气管支气管或腹部脏器损伤，空气进入胸膜腔。摇头丸（亚甲

二氧甲基苯丙胺）滥用易引起气胸。

医源性气胸可以经胸廓针吸术、气管切开术、锁骨下线位置的刺伤、胸腔穿刺术或经支气管活检所致。它可在机械或无创通气，针灸，和其他诊断或治疗过程中发生。

月经性气胸，罕见的与月经有关，与存在膈肌缺损和胸膜泡有关。

气胸与浆膜腔积液（液气胸）、化脓性胸腔积液（脓气胸）或胸腔内血积液（血气胸）有关。新生儿出生后即出现双侧气胸临床上罕见，但是据报道肺移植后，肺炎支原体感染和肺结核并发双侧气胸。

■ 发病机制

肺的塌陷或弹性回缩，是通过正常静止状态胸壁

表 405-1　儿童气胸原因

自发性

原发特发性—经常源于胸膜下气泡破裂
先天性肺疾病：
　先天性囊性腺瘤样畸形
　支气管源性囊肿
　肺发育不良 *
　胸膜腔内压增加的相关情况：
　　哮喘
　　毛细支气管炎
　　新生儿气-阻综合征
　　囊性纤维化
　　气道异物
　感染：
　　肺膨出
　　肺脓肿
　　支气管胸膜瘘
　弥漫性肺疾病：
　　朗格汉斯细胞组织细胞增生症
　　结节性硬化症
　　马方氏综合征
　　埃勒斯－当洛斯综合征
　　转移性肿瘤－经常是骨肉瘤（罕见）

外伤性

非医源性
穿透伤
钝挫伤
大声的音乐（气压）
医源性
胸廓切开术
胸腔镜、胸腔穿刺术
气管造口术
穿刺管或针
机械通气

* 与肾发育不良、膈疝、羊水泄漏有关

摘自 Kuhn JP, Slovis TL, Haller JO. Caffey's pediatric diagnostic imaging. 10th ed. Philadelphia:Mosby, 2004

的固有外向扩展，引起胸腔内负压来平衡的。当空气进入胸膜腔，肺部形成塌陷。低氧血症是由肺泡通气不足，通气血流不匹配，及肺内分流引发。单纯气胸时，胸膜内压力为大气压，肺塌陷程度约 30%。复杂气胸或张力性气胸发生时，持续泄漏导致胸膜腔正压，同时肺、纵隔结构向对侧的进一步压缩，静脉回流和心输出量也随之减少。

■ 临床表现

气胸通常是突然发作，症状的严重程度取决于肺萎陷的程度以及原发性肺部疾病的程度。常见症状有呼吸困难、疼痛、发绀。婴儿期发病，症状和体征常难以辨认。中度气胸常无明显症状表现或可导致胸腔内器官的较小位移。气胸的疼痛程度通常不直接反映肺部塌陷的程度。

通常情有呼吸窘迫，呼吸音显著降低，及侵及胸腔的鼓样敲击音。同时可伴有喉，气管，心脏朝向健侧移位。液体存在时，在某一平面以上常有局限区域的鼓音。空洞音样呼吸伴有胸膜腔积液引起的水流声，可提示气胸导致胸腔与含气组织形成瘘后相通。潺潺的声音同步的呼吸表明一个开放的瘘管与含气组织连接。

■ 诊断和鉴别诊断

影像学检查气胸诊断的常用手段（图 405-1 至图 405-6）。主要的影像学特征是肺外气体量随时间而变化。X 线片早期表现出较小的肺塌陷，气体继续侧漏，则会出现多处肺塌陷。呼气可见肺纹理和空白区域对比增强（图 405-1）。当考虑发生膈疝时，可用少量钡餐测试游离气体是否存在于胃肠道内。超声也可用于气胸的诊断。

但这些诊断方法难以确定是否为张力性气胸。张力气胸的直观证据是纵隔结构朝健侧偏移。当双侧气胸时，由于对侧胸壁阻挡可能没有纵隔位移发生。当双肺质地坚硬（如 CF 或呼吸窘迫综合征），气胸未受影响的肺则不易折叠和位移（图 405-3）。特殊情况下，诊断张力性的气胸只能通过判断循环系统是否发生阻滞或胸腔插管下是否听到出口处的"嘶嘶声"进行。通常诊断气胸需要与局限性或泛发性肺气肿、广泛的肺气肿大疱、肺大腔或其他囊泡、膈疝、代偿性过度扩张与对侧肺不张以及胃的气体扩张相鉴别。在大多数情况下，胸部 X 线或 CT 可对以上疾病进行区分。

■ 治　疗

气胸的治疗一般根据肺塌陷程度、气胸的性质及

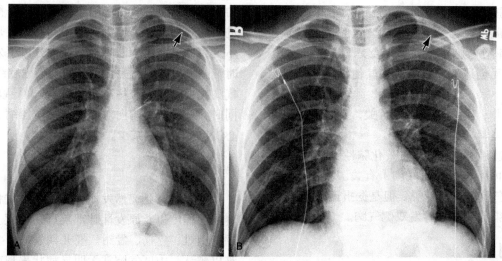

图 405-1　呼气影像在检测小气胸方面的作用。A.一个十几岁受刺伤的男孩,在吸气胸片左心尖区微小的病灶(箭头)。脏层胸膜边缘可见度非常模糊。B.在呼气影像上,当右肺漏气是,气胸(箭头)更加明显和变得更不透明,在胸膜腔与空气的对比度较好

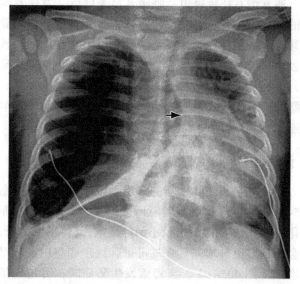

图 405-2　右侧气胸,顺应肺的塌陷。纵隔左移(箭头)表明这是一个张力性气胸

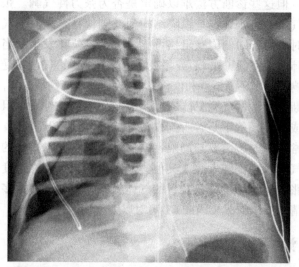

图 405-3　右侧气胸,肺的顺应性差,仅是有限的塌陷

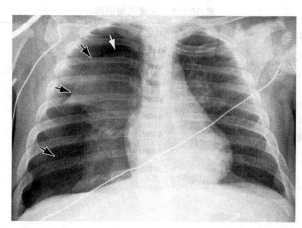

图 405-4　气胸,一个 7 个月大的孩子,因呼吸衰竭进行气管插管,由气压伤引起的右肺塌陷(箭头)

潜在疾病的严重度进行。正常儿童病变小于 <5% 或者中等规模的气胸,无须特殊治疗,通常 1 周内可自愈。小面积气胸并发哮喘,不经过特殊治疗也可自愈。若给予 100% 氧气治疗可加速病情好转,但患者若患有慢性低氧血症时,氧气治疗过程应给予密切监控。胸腔疼痛应给予镇痛治疗。对于张力性气胸和初次自发性气胸患者,紧急情况可给予穿刺抽吸或插入胸导管治疗。若气胸复发、继发或在张力性气胸,以及有大于 5% 的肺塌陷,此时应给予必要的胸管引流。复杂性气胸发作频繁,这时制定合理明确的治疗方案是首要任务。同样,如观察到气胸恶性进展不快,可进行化学性胸膜固定术或外科开胸以改善病情。

　　闭合开胸术(单纯插入胸腔引流管)通过导管进行空气引流(导管外部开口浸在水下),以使肺部重新扩张,多数患者进行此疗法时采用猪尾导管。若治

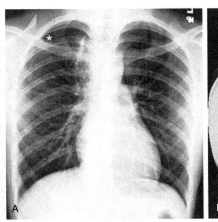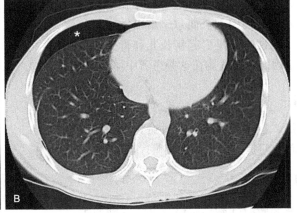

图 405-5　十几岁的青少年由于气泡引起自发性右侧气胸。尽管最近外科切除诱因气泡尖，他还有持续性漏气，胸片（A）和 CT 扫描（B）清楚地显示持续性气胸（星号）

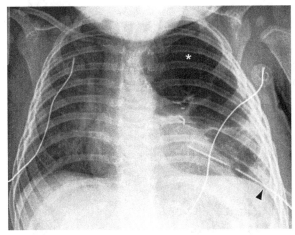

图 405-6　由于先天性肺气肿，外科手术切除左上肺叶后的支气管胸膜瘘。胸片显示局限性气胸（星号），尽管之前插入大口径胸管（箭头），但还会持续

基于对病情进展的观察，一步步通过胸管引流、胸腔镜治疗，随即开胸手术，最后实施化学或机械性胸膜固定术这一循序渐进的疗法治疗气胸。治疗过程中，患者和家属都要被告知各种术式的优缺点和对今后肺移植产生的不良影响，以期患者做出明确合理的选择。还应注意的是，胸导管留置时间越长肺部病变恶化的概率越大，尤其是合并 CF 的患者，治疗过程中保持剧烈咳嗽、深呼吸加之体位引流都是十分必要的。但这些方法在胸导管留置时较难保证。

入院治疗气胸的同时，应随之开始并持续治疗基础性肺疾病。

参考书目

参考书目请参见光盘。

（黄艳智　译，陈慧中　审）

疗前即存在气胸，导管可以诱导肺和胸壁的粘连硬化，防止气胸复发。还可通过化学性胸膜固定术，即将滑石粉、多西环素或聚维酮碘等引入胸膜腔。开放式胸廓切开术是通过局限性切口，通过折叠术滤过泡，瘘管闭合，胸膜（通常手术部位在心肺尖，可提供良好视野）剥离，以及基底胸膜磨损等术式有效治疗复发性气胸。剥离和磨损胸膜叶表面，可使炎性表面与粘连形成封闭式愈合。该术式引起的术后疼痛和化学性胸膜固定术相近，但通常 24~48h 后即可取出胸管，这一点与 72h 最小封闭开胸胸膜固定术相同。电视辅助胸腔镜手术（VATS）是肺叶切除术、胸膜剥脱的首选治疗方法，其通过注入硬化剂以降低传统开胸手术的并发症。

胸膜粘连有助于防止气胸复发，但也可使后续的开胸手术存在困难。气胸的阶梯式治疗已纳入议程，其中肺移植可纳入进一步远期治疗中。阶梯式疗法是

第 406 章
纵隔气肿

Glenna B. Winnie

纵隔气肿是空气或气体进入胸腔纵隔膜而形成。

■　病　因

纵隔气肿通常是在急性或慢性肺疾病期间由肺泡破裂造成的。多种非呼吸系统自身疾病，也可以导致纵隔气肿，表明肺并非空气的唯一来源。有报道称，在拔牙、增殖腺扁桃体切除术、正常月经、产科分娩、糖尿病酮症酸中毒、针灸、神经性厌食症和急性胃肠

炎后，会发生纵隔气肿。它也可由食道穿孔、贯穿性胸部外伤或吸入异物而引起。偶尔，难以发现引起该病的根本原因。急性哮喘是引起年长儿和青少年纵隔气肿的最常见原因。同时气胸在这些患者中不同寻常。

■ 发病机制

肺泡破裂后，空气自破裂口通过血管周围鞘膜和其他软组织，向肺门扩散，进入纵隔膜。

■ 临床表现

放射至颈部的暂时性胸部刺痛是纵隔气肿的主要特征。也可发生孤立的腹部疼痛和喉咙痛。患者可有呼吸困难、咳嗽。临床上很难单独通过体检检出纵隔积气。如果存在的话，体检常能发现和诊断皮下气肿。叩诊心浊音可以减低，但很多纵隔气肿患者的胸部长期过度膨胀，临床医生对心浊音叩诊结果难做出肯定的判断。偶尔可听到纵隔"咔嗒声"（Hamman 征），但也很容易与摩擦音混淆。

■ 实验室检查结果

胸部 X 线显示，与正常人相比，纵隔气肿的心影更清楚（图 406-1 至图 406-3）。对侧投影，可以清楚显示后面的纵隔结构，在右肺动脉周围有一个透

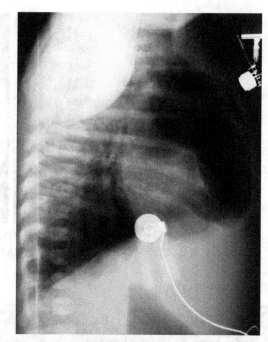

图 406-2 侧位片：上纵隔气体
摘自 Clark DA. Atlas of neonatology.7th ed. Philadelphia: WB Saunders, 2000: 94

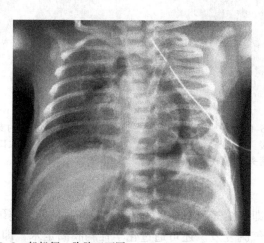

图 406-3 船帆征 – 胸腺正面图
摘自 Clark DA. Atlas of neonatology. 7th ed. Philadelphia:WB Saunders, 2000: 94

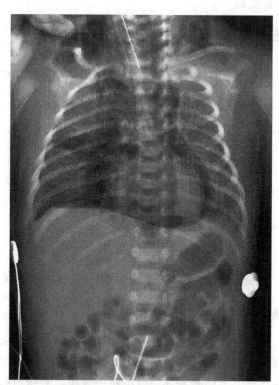

图 406-1 大量纵隔气肿的心脏周围和解剖进入颈部
摘自 Clark DA. Atlas of neonatology.7th ed. Philadelphia: WB Saunders, 2000

亮带，通常可以看到胸骨后的气体（图 406-2）。可经常观察到在纵隔气体的垂直条纹及皮下气体（图 406-1）。

■ 并发症

在年龄较大的儿童中，纵隔气肿很少是一个主要问题，因为纵隔内气体通过进入颈部或腹部，得以减压。然而，对新生儿而言，气体离开纵隔膜的速度有限，由此，纵隔气肿可能导致危险的心血管危害或气胸（见第 95.12，见第 405 章）。

■ 治　疗

治疗主要是针对潜在的阻塞性肺疾病或其他诱因。胸痛偶尔需要镇痛药。气管切开术使纵隔膜解压，但皮下气肿很少致气管完全受压而需进行气管切开术；可采用颈部纵隔切开术、经皮引流管放置和其他治疗方法。

参考书目

参考书目请参见光盘。

（黄艳智　译，陈慧中　审）

第 407 章
胸腔积液
Glenna B. Winnie, Steven V. Lossef

胸腔积液是漏出性的胸水，通常由肺部的异常压力差引起。

■ 病　因

胸腔积液最常与心脏、肾脏或肝脏疾病相关。它也可以是严重的营养不良性水肿和低蛋白血症的一个表现。很少会由导致血管阻塞的肿瘤、淋巴结肿大、肺栓塞或粘连引起。它可发生在侧脑室 – 腹腔分流术或腹膜透析和已有报道的先天性细小病毒 B19 感染。

■ 临床表现

胸腔积液通常为双侧，但对于心脏病，它限于右侧或右侧比左侧更严重。体征如浆液纤维素性胸膜炎（见 404.2）描述的一样，但胸腔积液随体位的改变，浊音区会变动的更快。通常可以观察到身体其他部位的液体聚集。

■ 实验室检查

液体属非炎症性，有几个细胞，与浆液纤维性渗出物相比，密度更低（<1.015）。胸水与血清总蛋白比值 <0.5，胸水与血清乳酸脱氢酶比值 <0.6，胸水乳酸脱氢酶值小于正常血清乳酸脱氢酶范围上限的 66%。

■ 治　疗

治疗应针对原发疾病；当呼吸压迫症状明显时，有必要进行穿刺。

参考书目

参考书目请参见光盘。

（黄艳智　译，陈慧中　审）

第 408 章
血　胸
Glenna B. Winnie, Steven V. Lossef

血胸是血液在胸腔内积累。儿童很少发生。

■ 病　因

胸腔内出血最常发生在胸部外伤后，如钝伤或穿透伤。它可以是医源性外伤的结果，包括外科手术和静脉导管插入。血胸也会由于炎症过程如肺结核、脓胸侵蚀血管造成的结果。可由于复杂的各种先天性异常引起，包括隔离肺、动脉导管未闭、肺动静脉血管畸形。偶尔由胸内肿瘤、肋骨外生骨疣、血质不调、出血倾向或溶栓治疗引起。在童年时期不可能发生动脉瘤破裂。在新生儿和年龄较大的儿童中血胸可自然发生。血气胸是一种与气胸有关的胸膜出血；它通常是由于肺容积损失造成胸膜粘连撕裂引起的肺大泡破裂。

■ 临床表现

除胸腔积液的症状和体征（见第 404.2）外，血胸是出血量与速度相关的血流动力学的改变。

■ 诊　断

血胸诊断可从 X 线检查或 CT 扫描初步怀疑，但只能通过胸腔穿刺术（图 408-1）进行确诊。在任何情况下，必须努力做出诊断和治疗原因。

■ 治　疗

初始治疗是进行管状胸廓造口术。可能需要外科手术来控制活动性出血，也可能需要输血。大量血胸不充分清除血液可能会导致实质的限制性疾病继发组织纤维蛋白化；纤维蛋白溶解疗法或去皮质术的治疗程序可能是必要的。

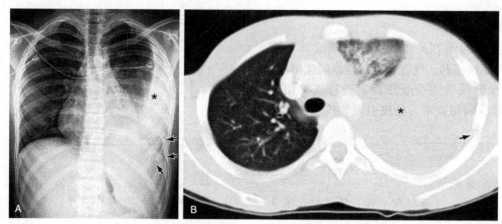

图 408-1 1例青少年在机动车事故中造成的血胸(星号)和相关的肋骨骨折(箭头)的 X 线(A)与 CT(B) 影像

参考书目

参考书目请参见光盘。

(黄艳智　译，陈慧中　审)

第 409 章

乳糜胸

Glenna B. Winnie, Steven V. Lossef

乳糜胸是通过流经胸导管或淋巴管的乳糜液外漏并积存于胸膜腔而形成的胸腔积液。

■ 病　因

由心胸外科手术并发症所致胸导管损伤而引起的乳糜胸在儿童中最常发生（图 409-1）。其他有相关的胸部损伤（图 409-2）或原发性或转移性胸内恶性肿瘤（图 409-3），特别是淋巴瘤。新生儿在分娩过程中，静脉压快速升高可能导致胸导管破裂。不常见的原因包括淋巴管瘤；限制性肺疾病；腔静脉或锁骨下静脉血栓的形成；肺结核或组织胞浆菌病和淋巴系统先天性异常（图 409-4）。胎儿难治性乳糜胸与整合素 α 9 错义突变有关。受创伤和虐待的儿童可发生乳糜胸（见第 37 章）。确定病因是很重要的，因为治疗随着病因而变化。在一些患者中，没有确定特殊病因。

■ 临床表现

乳糜胸的症状和体征与由与类似大小的胸腔积液引起的状况相同。乳糜无刺激性，所以胸痛不常见。发病往往是渐进性。然而，胸导管乳糜发生创伤后，可累积数日，然后破裂进入胸腔，并突发呼吸困难、低血压和低氧血症。约 50% 的新生儿第一天存在乳糜胸，出现呼吸窘迫症状。乳糜胸很少双侧，通常发生在右侧。

■ 实验室检查结果

胸腔穿刺显示乳糜积液，乳状液含脂肪、蛋白质、细胞和乳糜液的其他成分；液体可能呈黄色或血性。在新生儿或那些没有摄入食物的患儿，液体可以是透明的。假乳糜乳液可能存在于慢性浆液性渗出物中，其中脂肪物质来自液体的退行性改变而不是来自淋巴。在乳糜胸中，液体的甘油三酯水平 >110mg/dL，胸腔积液：血清甘油三酯比值 >1，和胸腔积液：血清

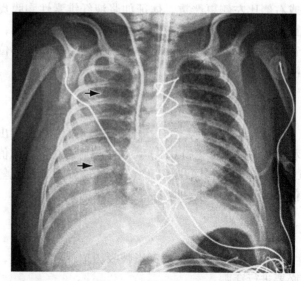

图 409-1 2 周大的婴儿在心脏手术后发生乳糜胸（箭头）

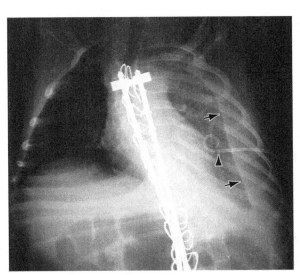

图 409-2　应用哈林顿棒进行脊柱融合术后发生左侧乳糜胸（箭头）。据推测，在脊柱手术中损伤胸导管。猪尾状胸管（箭头）需要收缩从而更好引流积液

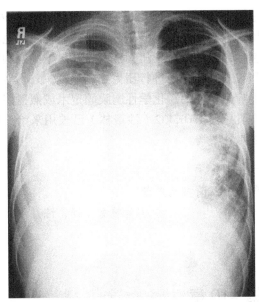

图 409-3　大量右侧乳糜性积液多在肺淋巴管瘤和血管瘤病的青少年中呈现右胸乳浊。注意相关的间质性肺疾病

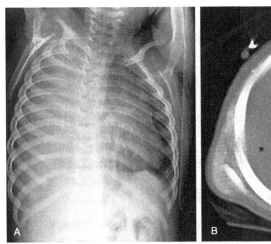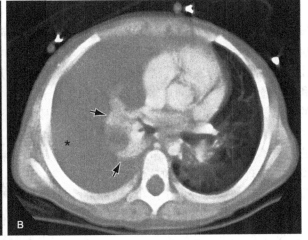

图 409-4　自发性乳糜胸发生在 6 号染色体复制的 4 岁患儿。A. 胸片显示右胸混浊。B. CT 扫描显示乳糜性胸腔积液（星号）压缩造成右肺膨胀不全（箭头）

胆固醇比值 <1；脂蛋白分析显示乳糜微粒。细胞主要是 T 淋巴细胞。胸片显示积液；CT 扫描显示正常胸膜厚度和淋巴瘤可能是乳糜胸的病因。淋巴管造影照片可以定位渗漏部位，淋巴闪烁造影术可显示淋巴干及外周淋巴管畸形。

■ 并发症

　　重复抽吸可以减轻压力症状。乳糜重新快速累积，反复穿刺会导致热量、蛋白质、电解质明显损失等营养不良。免疫缺陷，包括低丙种球蛋白血症和异常的细胞介导的免疫反应，与乳糜胸的反复和慢性胸腔穿刺有关。T 淋巴细胞的损失与新生儿感染风险的增加有关；另外，感染是罕见的，但患者不应接受活病毒疫苗。乳糜胸治愈不充分可导致营养不足，感染和死亡。

■ 治　疗

　　新生儿乳糜胸 >50% 病例会自愈。初始治疗包括肠道喂养低脂或中链甘油三酯，高蛋白饮食或肠外营养。减轻压力症状需要反复进行胸腔穿刺术；可经常采用胸管引流。如果在 1~2 周没有治愈，进行全胃肠外营养；如果这项措施不成功，应考虑胸腹膜分流术，胸导管结扎或应用纤维蛋白胶。新生儿早期大量乳糜胸和最大药物治疗 3d 乳糜排出量仍大于 50 mL/kg/d，

应考虑手术治疗。静脉注射奥曲肽剂量为 80~100μg/kg/d 用来治疗乳糜胸，但仍需进一步研究。其他治疗方法包括通过呼气末正压，滑石粉或聚维酮碘胸膜固定术和吸入一氧化氮进行压力控制通气。外伤性乳糜胸的治疗是相似的。化学性胸膜固定术或照射用于治疗恶性乳糜胸。OK432（沙培林）已被用来治疗胎儿和新生儿乳糜胸。

参考书目

参考书目请参见光盘。

（黄艳智　译，陈慧中　审）

第 410 章
支气管肺发育不良
Steven Lestrud

支气管肺发育不良（BPD）是一种起源于新生儿期以慢性肺部疾病症状和体征为特征的综合征（见第 95 章）。最初认为肺部疾病的发病机制是起源于气道的机械损伤和氧合损伤，并导致间质水肿、炎症和纤维化为特征的影像学的表现和病理变化。对于体重 <1000 克的新生儿，肺部疾病的发病机制还包括气道和肺血管结构的发育不成熟。这个临床事实产生了对 BPD 公认的影像学、病理学和临床学的认识改变和定义的演变。目前一个公认的定义依据于出生后 28d 的补充供氧量；在供氧需求和胎龄基础上，疾病程度分为轻度、中度或重度（表 410-1 见光盘）。

补充内容请参见光盘。

（黄艳智　译，陈慧中　审）

第 411 章
骨骼疾病对肺功能的影响
Steven R. Boas

肺功能受胸壁（见第 365 章）结构的影响。胸壁异常可导致限制性或阻塞性肺疾病，影响呼吸运动，降低通气量。先天性胸壁畸形包括漏斗胸、鸡胸、胸骨裂、波伦综合征以及骨骼和软骨发育不良。脊椎畸形，如脊柱后侧凸可以改变儿童和青少年的肺功能。

411.1　漏斗胸
Steven R. Boas

■ 流行病学

新生儿漏斗胸的患病率为 1/400，男女比例为 9∶1，>90% 的漏斗胸患者为先天性胸壁畸形。1/3 的患者具有阳性家族史。

■ 病　因

胸腔中线变窄通常由骨骼异常分离所致，原因尚不明确。漏斗胸可单独发生，也可合并结缔组织疾病 [马凡（见第 693 章）或埃–当洛综合征（见第 651 章）]，还可继发慢性肺疾病，神经肌肉疾病或创伤。

■ 临床表现

畸形出现在新生儿出生时或出生后不久，在此时通常没有其他任何症状。随着时间推移，会出现运动耐受力降低、乏力、胸痛、心悸、反复呼吸道感染、哮喘、喘息、咳嗽等症状。由于畸形影响外在美观，所以患儿可产生巨大的心理压力。体格检查表现为胸骨凹陷、手臂僵硬、脊柱后侧凸、肋骨耀斑、肋骨刚性、头部向前倾斜、翼状肩胛、椎体轮廓消失（图 411-1）等。患者出现阵发性胸骨运动和最强心脏搏动点左移，可闻及单纯的收缩期杂音。

■ 实验室检查

侧位胸片 X 线片表现出胸骨凹陷。使用胸部 CT 上的胸廓指数（在同一水平上胸内最大横径除以最小前后径）与性别、年龄相对应的正常值相比较，来确定胸壁凹陷的范围。心电图可显示电轴右偏或心脏功能缺陷预激综合征（见第 429 章）；超声心动图显

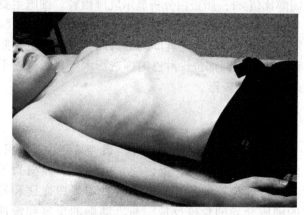

图 411-1（见彩图）　漏斗胸

示二尖瓣脱垂（见第 422.3）和脑室受压。静态肺功能检查结果可能正常，但通常显示在较小的气道有阻塞性功能障碍和因胸壁力学异常导致的限制性功能缺陷。运动试验可以显示普通等级公差或与缺陷严重程度有关的心肺功能障碍。通气限制常见于年幼的儿童和青少年，而心脏的功能限制继发于每搏输出量受损，常见于年长的青少年和年轻人。

■ 治　疗

治疗基于患者畸形的严重程度和生理承受程度，选项包括认知观察、物理疗法和手术矫治。患者有显著的生理损伤，手术矫正可以改善畸形的外观并有助于减少甚至改善心肺损伤。主要的两个外科手术为 Ravitch 和 Nuss 手术。前者的优势目前尚未建立，但 Nuss 微创手术已有超过 20 年的成功经验。有运动局限的青少年，修复手术可改善其运动耐力。已经观察到术后肺灌注扫描和最大通气量的正常化。术前和术后的持续治疗可解决继发的骨骼肌肉损伤。

参考书目
参考书目请参见光盘。

411.2　鸡胸和胸骨裂缝
Steven R. Boas

■ 鸡　胸

病因 / 流行病学

鸡胸属于胸骨畸形，约占先天性胸壁畸形的 5%~15%。常见类型为胸骨中下部与相邻肋软骨发生前移。主要与胸骨上部突起有关，胸骨下部的凹陷只占鸡胸患者的 15%。胸骨不对称较为常见，胸部前下壁的局部凹陷也较常见。男性的发病率通常高于女性 4 倍。有较高家族遗传性并常与轻中度脊柱侧弯关联。二尖瓣病变和主动脉缩窄等异常也与此相联。解剖畸形有三种（上、下、横向鸡胸），分别有相应的生理变化和治疗方法。

临床表现

幼儿期很少出现症状，但学龄儿童和青少年常抱怨呼吸困难伴轻度劳累，运动耐力下降和运动性哮鸣音。呼吸道感染和哮喘发生率明显高于非鸡胸儿童。体格检查，胸部正位前后径明显增加，导致胸部扩张和活动明显减少。残留气量的增加导致呼吸急促和横膈膜呼吸。胸片显示胸壁前后径增加，出现肺气肿和心影狭窄。鸡胸的严重程度评分降低（胸宽以胸骨和脊柱之间的距离划分，类似于胸廓指数）。

■ 治　疗

对于鸡胸患者，目前更新更小的微创手术可以改善临床症状。手术经常也是为了解决心理原因和美观。

■ 胸骨裂

胸骨裂属于罕见的先天性畸形，由于胸骨融合失败所致。局部胸骨裂较常见，可能涉及其他部位胸骨和引起病变，如血管发育不良和脐上裂或更严重的胸骨裂，常与其他中线缺陷（坎特雷尔的五联症）畸形有关。胸骨融合完全失败导致的完整的胸骨裂十分罕见。上述疾病也可能单独发生。胸腔器官伴随呼吸运动可能会改变患者的肺力学；呼吸道感染较少。手术需在生命早期进行，在身体不怎么活动之前。

参考书目
参考书目请参见光盘。

411.3　窒息性胸廓萎缩症（胸 – 骨盆 – 指骨萎缩症）
Steven R. Boas

■ 发病机制

属于常染色体隐性遗传病，窒息性胸廓萎缩导致肋骨的收缩和狭窄，也被称为 Jeune 综合征。特征性的骨骼异常可致其他系统不同程度的受累，包括肾，肝，神经系统癌，胰腺癌和视网膜异常。有几个基因位点已被证实。

■ 临床表现

大多数患者出生后不久即因呼吸衰竭而死亡，虽然报道有少数年龄较大的儿童患者存在。那些在新生儿期存活下来的儿童可渐进性的出现呼吸衰竭，缘由肺部受损和肺炎以及胸壁僵硬导致肺不张。

■ 诊　断

出生时即显示胸部缩小，比头围小很多。肋骨水平，四肢较短。胸片证实钟形胸廓，水平，扩口的肋骨和高锁骨。

■ 治　疗

虽已经尝试过胸廓成形术来扩大胸壁和长期机械通气，但仍无有效的治疗方法。肋骨扩张手术可提高患者生存概率。

■ 预　后

对窒息性胸廓萎缩症患儿，年龄的增长可能对骨骼畸形的发生有改善，然而 <1 岁的儿童常因呼吸道感染而失败。进行性肾病常发生在年龄较大的儿童。应积极使用抗生素治疗呼吸系统感染和使用流感疫苗及其他呼吸道病原体疫苗预防感染。

参考书目

参考书目请参见光盘。

411.4　软骨发育不全

Steven R. Boas

通常情况下软骨发育不全的特征为身材矮小且不成比例、生长缺陷，为常染色体显性遗传病（见第687 章）。此疾病的基因起源以及如何尽量减少其严重并发症的发生等知识已经清楚明了。

■ 临床表现

低于 5% 的年龄 <3 岁的软骨发育不全患儿表现为限制性肺疾病，致反复感染，肺心病和呼吸困难；阻塞性睡眠呼吸暂停的风险增加，常见睡眠时的低氧血症。限制性肺疾病可以在非常小的年龄发生。检查见呼吸快且浅，并显示腹式呼吸。胸廓的前后径减小。从出生到 7 岁软骨发育不良患者的胸围的特殊生长曲线可指导治疗。软骨发育不全存在三个不同的表型：①相对的扁桃体肥大；②上气道阻塞和渐进性脑积水；③上气道阻塞物积水。脊柱侧后凸畸形可能在婴儿期发生。

■ 诊　断

肺功能显示肺活量降低，在男性中更明显。肺体积较小，但功能 正常。胸片显示前后径伴随肋骨前火罐而降低。枕骨大孔的波及程度与呼吸功能障碍的程度相关。

■ 治　疗

治疗睡眠呼吸暂停（见第 17 章）；物理治疗及支撑治疗以最大限度地减少并发症的发生如驼背和严重前凸；积极治疗呼吸道感染和脊柱侧弯也是十分必要。

■ 预　后

大多数患儿寿命正常，除有脑积水的表型组患儿或严重的颈椎或腰椎压缩的患儿外。

参考书目

参考书目请参见光盘。

411.5　脊柱后侧凸：青少年特发性脊柱侧弯和先天性脊柱侧弯

Steven R. Boas

■ 发病机制

青少年特发性脊柱侧凸（AIS）的特点是横向脊柱弯曲（见第 671 章），通常影响着患儿青少年时期和快速增长时期。发病原因尚不清楚。先天性脊柱侧弯比较罕见，女性多于男性，在出生后的第一年尤其明显（见第 671.2）。

■ 临床表现

脊柱侧弯的肺部表现为胸壁活动限制致肺总量减少。通过查看患者胸椎曲线，可明确脊柱侧弯畸形的角度及与其相关的肺损伤程度。随着胸椎曲线严重性的增加，肺活量，1s 用力呼气量（FEV1），工作能力，扩散能力，胸壁顺应性和 PaO2 均会降低。可以看出，即使是轻中度 AIS（Cobb 角 <30 度），可不合并其他症状，亦无胸椎曲线。已证实外周肌肉功能的降低与 AIS 的内在机制或功能失调有关。脊柱损伤严重者可能致 20 岁前就发生肺心病和呼吸衰竭。重度脊柱侧弯的患儿，尤其是男孩，可出现睡眠时呼吸异常且表现出归因于肺动脉高压发展的低氧血症。

■ 诊　断

体检和评估直立后前位 X 线片脊柱曲率的角度（Cobb 技术）的，后者为黄标准。曲线 >10 度确定为脊柱侧弯的存在。

■ 治　疗

治疗主要取决于脊柱弯曲的程度和骨骼成熟程度，方案包括增强患儿信心，观察，支具和手术（脊柱融合）。应注射流感疫苗。肺活量是一个强有力的预测指标，可对 AIS 尚未治疗者预测其呼吸衰竭的发展。外科手术目标是减少脊柱侧弯，保持校正，并防止肺功能恶化。 肺活量和肺总容量的异常，运动不耐受等变量的变化速率应作为参考来校正手术时限。肺功能的术前评定有助于术后肺部损伤的判断。许多患者经过手术矫正可在术后无须机械通气。轻度脊柱侧弯患者在脊柱融合后也有可能出现肺损伤，继发疼痛和身体僵直，限制呼吸和干扰咳嗽。儿童术前 FEV1 <40% 表明存在风险需要延长术后机

械通气。肋骨扩张法已经成功用于先天性重症脊柱侧弯病例。

参考书目

参考书目请参见光盘。

411.6　先天性肋骨异常

Steven R. Boas

■ 临床症状

最高和最低肋骨的分离缺陷造成最小肺脏的临床后果。缺少胸正中肋可致胸肌缺乏，肺功能受损。先天性肋骨异常可能伴有相应脊柱后侧凸和半椎体。如果肋骨缺陷较轻微，则无显著后遗症。当前部第二至第五肋骨缺少，肺疝和显著呼吸异常随之而来。检查时肺柔软感，无触痛，易还原。复杂的后遗症包括严重的肺活动限制（继发性脊柱侧凸），肺源性心脏病，充血性心力衰竭。症状往往不明显，但可引起呼吸困难。婴儿期很少出现呼吸窘迫。

■ 治　疗

参考书目

参考书目请参见光盘。

（黄艳智　译，陈慧中　审）

第412章
重症慢性呼吸功能不全

Zehava Noah, Cynthia Etzler Budek

急性呼吸衰竭治疗的改进和侵入性与非侵入性通气治疗的进步使需长期机械通气的儿科患者数量增加。患有中枢神经控制的呼吸障碍、气道疾病、严重呼吸道疾病后遗留的肺疾病和神经肌肉疾病的婴儿、儿童和青少年，可能经历高碳酸血症性和（或）低氧血症性慢性呼吸衰竭。虽然通常可以确定呼吸衰竭的主要原因，但是很多儿童有多种致病因素。慢性呼吸衰竭是较长一段时间处于肺功能不全，通常为28d或更长的时间。患者保持长期通气直到他们从最初的肺损伤中恢复。如中枢性肺换气不足、渐进性神经肌肉疾病和高位四肢瘫痪的患者，可能需要长期通气支持。最初在家里进行呼吸机换气是护理患者的首选地方。

当社会环境条件允许时，可以安排患者在一个更高级的护理机构。

入住儿科重症监护病房需要长期的非侵入性或侵入性的辅助通气的患者人数不到1%。一项来自Graham等的马萨诸塞州调查（2007年）记录了197名儿童接受长期通气支持，人数在15年期间增加了3倍。其中大多数（54%）患儿的主要诊断是先天或围产期获得的神经或神经肌肉疾病。早产儿慢性肺疾病仅占7%的人数，这是一个重大转变，大概是由于同期新生儿护理质量改进的结果。70%的患者是家人照顾。

412.1　神经肌肉疾病

Zehava Noah, Cynthia Etzler Budek

儿童神经肌肉疾病（NMDs）包括肌肉营养不良、代谢性和先天性肌肉疾病，前角细胞病、外周神经疾病和影响神经肌肉交界处的疾病。神经肌肉疾病导致的肌肉强度和耐力降低可以影响任何骨骼肌，包括参与呼吸功能的肌肉。特别应关注的是那些影响呼吸道通畅、产生咳嗽和肺膨胀的肌肉。急性呼吸功能不全往往是重症急性神经肌肉疾病最突出的临床表现，如高位脊髓损伤、脊髓灰质炎、吉兰-巴雷综合征（见第608章）和肉毒中毒（见第202章）等。尽管临床过程可以是更隐袭的，但呼吸系统功能紊乱是构成死亡和渐进性神经肌肉紊乱疾病[如Duchenne型肌营养不良症（见第601章）、脊髓肌肉萎缩、先天性强直性肌营养不良症、重症肌无力（见第604章）和Charcot-Marie-Tooth病（见第605章）]死亡的主要原因。

两个最常见的神经肌肉病（NMDs）是Duchenne型肌营养不良症（DMD）和脊髓肌肉萎缩（SMA）。在这些疾病中，评价和治疗呼吸功能不全的原则通常是基于共识而非医学研究。尽管如此，这些共识在管理Duchenne型肌营养不良症（DMD）和脊髓肌肉萎缩（SMA）及其他不常见的神经肌肉病（NMDs）中是发挥作用的。

■ 发病机制

神经肌肉病（NMDs）发病早期可导致胸壁畸形和由于发育因素引发的肺疾病。婴幼儿时期胸壁和质地相对较硬的肺与小气道是相适应的。随着肋间肌肉逐渐无力，胸壁变得更适应。小气道倾向于成为阻碍，导致轻微肺不张和功能性残气量减少。胸壁和膈肌功能初始的适应可导致胸部呈钟形发育，并有突起的腹部和反常呼吸，典型表现出现在1型脊髓肌肉萎缩

（SMA）。随着疾病进展，严重肌张力减退会导致胸壁肌肉缩短和失去弹性，肋骨和肋椎关节收缩和肺容量降低。吸气和呼气压力下降，呼气比吸气压力下降更多，导致无效的咳嗽和呼吸道自净能力下降。患有 NMD 疾病年龄的儿童通常发展为脊柱侧后凸畸形，可增加限制性肺疾病的严重程度。虽然中枢神经控制的呼吸保持正常，由于存在慢性高碳酸血症，中枢化学感受器的反应可以降低。

■ 治 疗

对于一些神经肌肉病（NMDs），虽然正在开发基因靶向治疗，但目前的干预手段仍主要是支持而不是治疗。通过定期审查病史和体格检查以密切监测病情是管理的关键。性格变化的发生发展，如烦躁、注意力下降、疲劳和嗜睡，可能表明存在睡眠相关的气体交换异常和失眠。语音和声音特征的变化、鼻翼煽动和休息时在安静呼吸过程中其他附属肌肉的使用对于渐进性肌肉功能障碍和呼吸损害可以提供敏感指标。对于患者个体，虽然需要制定定期重新评估的频率，但是可以开发 DMD 患者临时性的指导方针；这些总结性的简短建议，适用于所有神经肌肉病（NMDs）儿童，见表 412-1。

评估和管理 SMA 患者指导方针的制定是在专家共识的基础上发展起来的。基于发病年龄和功能水平，一致认为 SMA 分成四类（表 412-2）。治疗 SMA 的

表 412-1　初步评价的指导性建议和神经肌肉性疾病的患者随访

初步评价	基本干预和训练
病史、体格检查、人体测量	营养咨询和指导
肺功能和呼吸功能测试（PFTs）	常规胸部物理治疗
动脉血气	使用冲击设备
多导睡眠图*	呼吸肌训练
运动测试（在选择的病例中）	每年注射流行性感冒疫苗
如果预测肺活量 > 60% 或最大呼吸压力 > 60cmH₂O	每 6 个月评价肺功能测试（PFT） 每年胸部 X 线检查（CXR）和多导睡眠图
如果预测肺活量 < 60% 或最大呼吸压力 < 60cmH₂O	每 3~4 个月评价最大呼吸压力 每 6 个月胸部 X 线检查 CXR），最大吸气压力（MIP）/ 最大呼气压力（MEP）检查 每 6 个月到每年一次的多导睡眠图检查

CXR：胸部 X 线；MEP：最大呼吸压力；MIP：最大吸气压力；PFT：呼吸功能测试

*请注意，如果没有现成的多导睡眠图和多通道记录，包括口鼻气流、夜间血氧测量、潮气量末二氧化碳水平可提供适当的选择

表 412-2　脊肌萎缩症（SMA）的临床分类

SMA TYPE	发病年龄	最高功能	自然死亡年龄
1 型（严重）	0~6 月	从不能坐	<2 岁
2 型（中度）	7~18 月	从不能站立	<2 岁
3 型（轻微）	>18 月	站立和行走	成年
4 型（成年）	第 2 个或第 3 个十年	成年可行走	成年

摘自 Wang CH, Finkel RS, Bertini ES, et al. Consensus statement for standard of care in spinal muscular atrophy. J Child Neurol, 2007, 22:1027–1049

重点是功能水平（非就坐者，就坐者或步行者）而不是 SMA 类型。不同于 DMD 患者，SMA 患者不表明肺功能与需要机械通气支持之间的关系。相反，对睡眠呼吸障碍和无效气道清理症状和体征的纵向监测可应用于指导患儿的直接护理。

412.2　先天性中枢性肺换气不足综合征
Zehava Noah, Cynthia Etzler Budek

先天性中枢性肺换气不足综合征（CCHS）是临床上一种复杂的呼吸和自主神经调节障碍。在 CCHS 的典型病例中，肺泡通气不足的症状仅在睡眠期间表现，但在更严重的病例中，症状在睡眠和清醒的过程中均出现，特征为在清醒和睡眠过程中的高碳酸血症和低氧血症以及生理和（或）解剖学的自主神经系统（ANS）失调（ANSD），即呼吸衰竭。生理性 ANSD 可包括受 ANS 影响的所有器官系统，特别是呼吸、心脏、催汗、眼、神经、肠等。在先天性中枢性肺换气不足综合征（CCHS）中，解剖学和结构失调的 ANSD 包括先天性巨结肠症和神经嵴起源的肿瘤（神经母细胞瘤、神经节瘤或神经节神经母细胞瘤）。虽然 CCHS 推迟发病（LO-CCHS）可发生在婴儿期、儿童期，甚至成人期，但大多数 CCHS 患者出现在新生儿期。初始的典型症状包括潮气量减少和无变化的呼吸频率所致的发绀与高碳酸血症。目前由于对基因检测更多的了解，及广泛的家庭护理技术的有效性，儿童 CCHS 的诊断和治疗有了很大的改善。

■ 遗传学

在 2003 年，成对 - 相似的同源盒 2B（PHOX2B）基因被确定为 CCHS 疾病定义基因。这个基因对源于神经嵴胚胎发育的 ANS 是基本的，在关键区域表达，可以解释多数的 CCHS 表型。对于任一个患 CCHS 的个体，在 PHOX2B 基因外显子 3（丙氨酸的正常数为 20，并且正常基因型为 20/20）中的多聚丙氨酸重复扩展突变（PARMs）都是杂合突变，如患 CCHS 个体

在受影响的等位基因（基因型范围是 20 / 24–20/33）或源于一个错义、无义密码子或移码突变产生的非 - 多聚丙氨酸重复扩展突变（NPARM）上有 24~33 个丙氨酸。大约 90% 的 CCHS 病例存在 PARMs，剩下的大约 10% 的病例存在 NPARMs。PHOX2B 突变的特定类型具有临床意义，它对患者管理的预期指导可以提供帮助。

　　大多数 CCHS 的发生是因为新形成的 PHOX2B 突变，但 5%~10% 的儿童是源于无症状父母的 CCHS 基因突变遗传，父母是嵌合式 PHOX2B B 突变。CCHS 遗传方式为常染色体显性遗传。因此，每个 CCHS 个体有 50% 的机会突变和作为疾病表型的结果。嵌合式的父母有多达 50% 的机会对每个后代遗传 PHOX2B 突变。遗传咨询对计划生育和在产房预期 CCHS 的出生准备非常必要。PHOX2B 检测建议可对 CCHS 患儿的双亲预测在随后的妊娠期再发生类似情况的风险。此外，对于一个存在已知 PHOX2B 突变的家庭，PHOX2B 突变相关的产前检查在临床上是可行的。

呼吸机依赖

　　PHOX2B 基因型和呼吸机依赖之间的关系已有报道。额外的丙氨酸量越多，越有可能需要通气支持。因此，20/25 基因型的患者很少需要清醒时的通气支持，虽然他们需要在睡眠过程中的支持。20/26 基因型患者清醒时的通气支持需求是可变的，20/27–20/33 基因型患者与那些 NPARMs 基因型患者可能需要连续性通气支持。

先天性巨结肠（见第 324.3）

　　整体而言，患有 CCHS 的 20% 的儿童存在先天性巨结肠症。任意一个患有 CCHS 且存在便秘的婴儿和儿童应该进行直肠活检以检测神经节细胞的缺失。PHOX2B 突变的类型可以帮助主治医生预测哪些儿童有更高的风险。似乎随着较长时期的多聚丙氨酸束（基因型 20/27–20/33）和那些 NPARMs 患者中，先天性巨结肠症发生频率增加。迄今没有 20/25 基因型的儿童报道患有先天性巨结肠症。

神经嵴起源的肿瘤

　　神经嵴起源的肿瘤在 NPARMS（50%）患者中比那些在 PARMS（1%）患者中发生更频繁。这些颅外肿瘤在 NPARMS 个体中更常系神经母细胞瘤，而不是神经节瘤和神经节母细胞瘤，这一研究结果在有较长时间 PARMS（仅 20/29 和 20/33 基因型）的患者中已有报道。

心脏暂停

　　在 CCHS 的患者中，已经确定有短暂、突然和延长的窦性间歇。当间歇 ≥ 3s 时将迫使植入心脏起搏器。在 PHOX2B 基因型的患者中，有 19% 的 20/26 基因型者和 83% 的 20/27 基因型者心跳间歇可达 3 秒或更长的时间。尽管一个诊断有 LO–CCHS 的成人已表现有长的心搏暂停，但尚无 20/25 基因型的儿童被指有长的心搏暂停。

自主神经系统失调

　　在 PARMS 中，较多量的聚丙氨酸重复与 ANSD 症状的增加有联系。在 CCHS 个体中，发现 NPARMs 者比那些 PARMs 者有较高频率的解剖学异常表现。此外，有一系列的生理性 ANSD 症状，包括心率变异性、食管 / 胃或结肠动力下降，瞳孔对光的反应性降低，基础体温下降、分布改变和出汗量，缺少呼吸急促感和焦虑感变化等。

面容表型

　　患有 CCHS 和 PARMS 的儿童有一个特殊面容：脸部四四方方，扁平的轮廓和相对宽而短的外观。以下五个变化可正确预测 86% 的 CCHS 病例：上唇高，双目宽，上半面高度，鼻尖突出，上唇的红唇缘下弯（唇特征）。

神经病理学

　　CCHS 个体脑部组织检查发现的情况从早期 MRI 研究是不明显的，和那些从尸体解剖所获是不一致的。一小群疑似 CCHS 的青少年，虽然没有证实有 PHOX2B 突变，神经病理学中脑干的变化是通过对结构的弥散张量成像（DTI）来识别的，并知道可传达中枢化学敏感性和链接心血管、呼吸系统和情感反应的网络结构。在 CCHS 中，神经管组织缺陷可能是病灶 PHOX2B 成对（错误）表达的结果和在适度处理的患者中复发性低氧血症和高碳酸血症的后遗症。在啮齿类动物的研究和功能性磁共振成像（fMRI）的基础上，患者呼吸控制的以下区域显示在脑桥和脑干髓质存在 PHOX2B 表达：蓝斑复合核，背侧呼吸组，疑核，面旁呼吸组和其他区域。病理生理证据表明，这些儿童的呼吸衰竭是主要基于中枢机制的缺陷，而外周机制（主要是颈动脉体）也很重要。

　　CCHS 患者在清醒和睡眠时缺乏对二氧化碳的敏感性。在睡眠过程中，他们对增加通气量没有反应或因高碳酸血症而清醒；在清醒时，少部分患者可能会有充分的反应避免高碳酸血症，但大多数 CCHS 个体通气不足。严重的情况是在休息、清醒的状态下会有明显的高碳酸血症。在清醒和睡眠时，CCHS 患儿也已经改变了对缺氧的敏感性。CCHS 的一个关键特征是缺乏生理性妥协的呼吸窘迫或窒息感。这种缺乏发生高碳酸血症和（或）低氧血症即呼吸衰竭的反应并不随着年龄的提高而有改善。少部分 CCHS 年龄较大的儿童，在他们以各种效率活动的时侯，可能会显示通气量（尤其是增加呼吸速率而不是潮气量增加）增加和可能从节奏的肢体运动中继发的神经反射的反应—尽管每分通气量的增加往往不足以避免生理性妥协。

■ 临床表现

目前的 CCHS 患儿通常出现在出生后的头几小时，大多数是平安怀孕生下来并在妊娠期有适当体重的足月新生儿，阿普加评分变异性较大，但他们没有出现呼吸窘迫的迹象。而在出生的第一天，他们的浅呼吸和呼吸停顿（呼吸暂停）会演变为有明显发绀的呼吸衰竭。CCHS 新生儿在睡眠过程中，$PaCO_2$ 会积累到非常高的水平，有时超过 90mmHg，醒来后可能会下降至正常水平。随着多次尝试对新生儿气管插管（他们在有通气量支持时表现很健康，但在支持除去后发展为呼吸衰竭）进行拔管的失败，这个问题变得最为明显。然而，在清醒和熟睡过程中，受影响比较严重的是婴幼儿肺换气不足；因此，先前描述的两种状态之间的 $PaCO_2$ 差异的并不明显。通常，在 CCHS 个体中，快速眼动（REM）睡眠比非 REM 睡眠的呼吸频率高。

在婴儿、儿童和有不明原因肺换气不足的成年人中，特别是随后的麻醉剂使用、镇静、急性呼吸道疾病和阻塞性睡眠呼吸暂停的潜在治疗时，应怀疑有 LO-CCHS。这些人可能有慢性肺换气不足的其他证据，包括肺动脉高压、红细胞增多症和碳酸氢盐的浓度升高。

除了对呼吸道症状的治疗，CCHS 儿童需要综合评价和协调服务去优化管理相关的异常，如在其他的研究结果中提及的先天性巨结肠症，神经嵴起源的肿瘤，ANDS 生理症状和心博骤停等。

■ 鉴别诊断

研究应排除原发性神经肌肉、肺和心脏疾病，以及可识别、可解释 CCHS 症状特征的脑干病变.。临床上引入的 PHOX2B 基因检测可允许早期和明确诊断 CCHS。由于 CCHS 模仿许多可治疗的和（或）遗传性疾病，鉴别诊断应考虑下列疾病：X- 连锁肌管肌病、多微小轴空病、先天性肌无力综合征、气道或胸腔解剖结构（支气管镜及胸部 CT 诊断）异常、膈肌功能障碍（膜片透视诊断），先天性心脏病、后脑或脑干结构异常（大脑和脑干的磁共振成像诊断），Mbius 综合征（大脑和脑干的磁共振成像和神经系统检查诊断）和特定的代谢性疾病，如 Leigh 综合征、丙酮酸脱氢酶缺乏症和不连续的肉碱缺乏症。

快速肥胖伴下丘脑功能障碍、肺换气不足和自主神经失调

曾被称为迟发性中枢性肺换气不足综合征伴丘脑功能障碍（LO-CHS/HD），快速肥胖伴下丘脑功能障碍、肺换气不足和自主神经失调（ROHHAD）是一种非常罕见的疾病，为澄清它不同于 LO-CHS 而在 2007 年更名。首字母缩写是用来描述出现症状的一般顺序。最引人注目的是，这些孩子看上去很正常，但显示出体重迅速增加（通常 > 20 磅），发生在 6~12 龄。诊断是基于临床标准，包括 1.5 岁后肥胖和肺泡肺通气不足的发生（典型在 1.5~7 岁）及下丘脑功能障碍的证据。具有至少一项下列表现：快速肥胖，高催乳素血症，中枢性甲状腺功能减退，水平衡紊乱，生长激素分泌刺激无反应、促肾上腺皮质激素缺乏，和青春期延迟 / 早熟。尽管早期可能不很明显，但所有的 ROHHAD 患儿都有肺换气不足。考虑到心跳呼吸停止和多系统受累的高度普遍性，有这种疾病的儿童需要协调性的综合护理，并注意发展为肺换气不足（如重复睡眠研究和进行通气支持治疗），心动过缓（通过动态心电图监测），下丘脑功能障碍（内分泌学家参与治疗），神经嵴起源的肿瘤（经常为神经节细胞瘤或神经节）和行为 / 智力下降（每年的神经精神认知测试）等。

虽然患有 ROHHAD 的儿童肥胖后可以出现阻塞性睡眠呼吸暂停，但是它不同于阻塞性睡眠呼吸暂停肺换气不足综合征（OSAHS）和肥胖肺换气不足综合征（OHS）。儿童 OHS 是否存在是有争议的，经常称之为 OSAHS，因为它被描述为源于隔夜高碳酸血症、低氧血症和频繁觉醒的慢性阻塞性睡眠呼吸暂停，并导致呼吸中枢控制点方面的改变（对高碳酸血症不敏感）。因此，患有 OSAHS 的儿童经历清醒肺换气不足和白天嗜睡状况。处理 OSAHS 就是要解除阻碍，如扁桃腺切除术和（或）开始非侵入性通气。如果这些干预不成功，必须考虑进行器官造口术。治疗 OSAHS 的患儿上气道梗阻，希望能完全解决肺换气不足和白天嗜睡。相反，去除 ROHHAD 患儿的上气道梗阻，揭露了中枢肺泡肺换气不足，需要终身的通气支持。通过 PHOX2B 突变的缺失和肥胖的存在（常常是病态肥胖）来区别 LO-CHS。

■ 管 理

通气支持 – 膈肌起搏

根据呼吸控制缺陷的严重程度，患有 CCHS 的儿

童可有不同的通气支持方式：非侵入性正压通气或经气管切开的机械通气（见后面部分：长期机械通气）。膈肌起搏提供了另一种通气支持方式；它包括双侧膈神经下电极植入术和皮下植入接收器的连接线。外部发射器比通气设备更轻更小，被放置在皮肤上，在皮下植入的接收器的上面，环形天线发出信号。信号可以从外部的发射器传输，最终到达膈神经去刺激膈肌收缩。气管造口术通常是必需的，至少在最初阶段，因为起搏器引起吸气负压，这是由于隔膜收缩对咽部扩张不反对。CCHS 的患者且呼吸机依赖 24h/d 是膈肌起搏的理想人选，在他们清醒起搏和睡着机械通气支持期间提供更强的动态自由（没有"呼吸机范围"）。清醒起搏和睡着机械通气之间的这种平衡允许休息，免于晚上的膈神经刺激。

家庭监控

患 CCHS 的儿童家庭监控明显不同，比其他儿童更保守，需要长期通气支持，因为患 CCHS 的儿童缺乏天生自然通气和低氧血症和高碳酸血症的觉醒反应。在生理性妥协的事件中，其他儿童可能显示呼吸窘迫的临床症状。相比之下，对患 CCHS 的儿童，确定适当的通气和氧合作用的唯一方法是利用客观的措施，包括从脉搏血氧仪，呼气末二氧化碳监测和密切关注培训的注册护士（RN）记录的数值等。至少，在所有的睡眠过程中，RN 对患 CCHS 的个体的脉搏血氧饱和度和呼气末二氧化碳的连续监测是必要的，但最好是每天 24h 监测。因为清醒时可能发生呼吸道疾病，活动量增加，甚至是简单的吃食物的活动，而他们对呼吸挑战不能感觉或充分反应。

参考书目

参考书目请参见光盘。

412.3　其他情况

Zehava Noah, Cynthia Etzler Budek

■ 脊髓脊膜膨出伴 Arnold-Chiari II 型畸形

Arnold-Chiari II 型畸形与脊髓脊膜膨出、脑积水和小脑扁桃体疝，下段脑干和通过枕骨大孔的第四脑室有关。

睡眠障碍性呼吸紊乱，包括阻塞性睡眠呼吸暂停和肺换气不足，已有报道。可能是由于呼吸中枢或脑干神经核的直接压力，或因为脑积水致颅内压增高。声带麻痹、呼吸暂停、肺换气不足和心动过缓也有报道。

Arnold-Chiari II 型畸形患者对高碳酸血症反应迟钝，并有程度较轻的缺氧。

处　理

这种畸形的患者发生通气状况的急性改变时需要立即评估。必须考虑到给予后窝减压和（或）脑积水的治疗。如果此治疗方法在解决中枢性肺换气不足或呼吸暂停中未获成功，应考虑进行气管造口术和长期机械通气。

■ 快速肥胖，下丘脑功能障碍和自主神经失调（见第 412.2）

肥胖通气不足综合征

顾名思义，肥胖通气不足综合征是睡眠呼吸障碍患者在清醒过程中的一种中枢性通气不足综合征。虽然它最初主要见于成人肥胖患者中，但肥胖儿童也表明，睡眠呼吸障碍综合征也是睡眠障碍性呼吸暂停、呼气不足和（或）肺通气不足综合征的一个组合。睡眠呼吸障碍是一个组合的阻塞性睡眠呼吸暂停性低通气，认知障碍的高碳酸血症的患者，伴早晨头痛和白天嗜睡。慢性低氧血症可导致肺动脉高压和肺心病。

肥胖与呼吸系统顺应性降低、气道阻力增加、功能残气量减少和呼吸功增加有关。受影响的患者无法提高呼吸驱动力以适应高碳酸血症。莱普汀可能对该综合征有作用。这种睡眠呼吸障碍导致代偿的代谢性碱中毒。由于碳酸氢盐的半衰期长，在清醒过程中，它的高浓度可引起代偿性呼吸性酸中毒伴 $PaCO_2$ 升高。

处　理

对很多患者来说，在睡眠过程中持续气道正压通气（CPAP）的使用已经足够。低氧血症患者需要双相气道正压通气（BiPAP）和给氧。对于不能忍受面罩通气的患者可考虑进行气管造口术。

■ 获得性肺泡换气不足

脑干外伤性、缺血性和炎症性损伤，脑干梗死，脑肿瘤，延髓脊髓灰质炎和病毒性类肿瘤性脑炎，也可能导致中枢性肺通气不足。

■ 阻塞性睡眠呼吸暂停

流行病学

在儿童期，普遍存在睡眠过程中的习惯性打鼾现象，比例可高达 27% 的儿童。目前，肥胖儿童的流行病学已经影响到习惯性打鼾的流行病学，流行高峰在 2~8 岁。习惯性打鼾和阻塞性睡眠呼吸暂停的比率（OSA）是在 4:1 到 6:1 之间。

病理生理学

当上气道管腔的横段面积在吸气时显著降低时，OSA 发生。伴随气道阻力增加和使咽部开大的肌肉的激活作用减低，则负压导致上呼吸道塌陷。OSA 儿童上呼吸道关闭的位置是在扁桃体和增殖腺的水平。整个儿童期到 12 岁，扁桃体和增殖腺的体积是增加的。环境刺激如吸烟或过敏性鼻炎可能会加速这一过程。现在的报道表明，早期病毒感染可能影响到腺样体和扁桃体增殖肥大。

临床表现

睡眠过程中打鼾，行为障碍，学习困难，白天睡眠过多，代谢性疾病和心血管疾病的死亡率会提醒家长或医生注意 OSA 的存在。

临床借助多睡眠图和气道 X 线片做出诊断。

治 疗

当腺样体，扁桃体肥大是可疑时，咨询一个耳鼻喉专家可指出进行腺样扁桃体切除术。对那些不适合这种治疗的患者或在睡眠过程中持续有 OSA，CPAP、BiPAP 的患者可缓解阻塞（见第 17 章）。

■ 脊髓损伤（SCI）

流行病学调查

脊髓损伤（SCI）的发生率为 30~40 每百万人口/每年，每年会有 10 000 例新发病例。儿科脊髓损伤的患者比较少见，所有 SCI 患者的发病率为 1%~13%。男童和女童在婴儿期和儿童早期的发病率是相似的。年龄 >13 岁的儿童中以男性为主。机动车交通事故、跌倒、运动损伤和受攻击是主要的原因。脊髓损伤往往导致终身残疾。

病理生理学

SCI 患儿有上颈椎不同程度的高位受累，位置过高的脊髓损伤致无 X 线检查异常；神经功能缺损的发病延迟，其中有高比例的儿童发生完全性损伤。60% 儿科 SCI 病例损伤累及 C1-C3 和 30%~40% 累及 C4-C7。因此，肋间肌肉和（或）膈肌麻痹、四肢瘫痪的 SCI 儿童很有可能发生呼吸衰竭。

处 理

随着复苏和病情稳定，必须同时完成脊柱的固定和稳定。在许多情况下，高位 SCI 患者需要终身通气。根据患者的年龄和一般条件，可进行伴机械通气或膈肌起搏的气管造口术。如果起搏和声门没有协调，膈肌起搏的患者通常需要确定气管切开的位置。在这些和肌肉松弛剂治疗的患者中，肌肉痉挛经常发生。偶尔，肌肉痉挛牵涉到胸部和通气治疗存在严重障碍。可以连续鞘内注射肌肉松弛剂（见第 598.5）。

■ 代谢性疾病

黏多糖贮积症（见第 82 章）

黏多糖贮积症（MPSs）是一组连续的遗传性疾病，缺乏降解多糖的溶酶体酶。不完全分解的粘多糖在内结缔组织堆积。活产婴儿的发病率为 1:30 000 到 1:150 000。常染色体隐性遗传，除 Hunt 综合征外，属 X- 连锁。建议用酰基葡萄糖尿诊断，由溶酶体酶试验证实。

I - 细胞黏多糖症 II 型是一种粘脂质积累的遗传性溶酶体病。与黏多糖贮积症类似，但发病年龄较早，没有粘多糖尿。

黏多糖通常在头部和颈部沉积，导致气道阻塞。通常情况下，受影响的患者脸部粗糙，舌头大；黏多糖在腺样体、扁桃体和软骨沉积显著。多导睡眠图检查和气道 X 线检查可能有助于解释上气道阻塞的严重程度。

已尝试用酶替代疗法和干细胞移植进行治疗，鲜有成功。可以进行腺样体切除术，但也很少能解决问题。非侵入性呼气末正压通气可能会有帮助。可以进行气管造口术并用 CPAP 通气支持。

发育不良

屈肢骨发育不良和致死性发育不良影响肋骨的大小、形状和顺应性，导致呼吸衰竭。大多数患者活不到婴儿早期。气管切开和呼吸通气能延长寿命。

肺部疾病

常见的代谢性肺疾病包括支气管肺发育不良（BPD）和呼吸窘迫综合征（ARDS）的恢复。前述的早产儿 BPD 可能经历呼吸窘迫综合征后的恢复（第 95.3，440 章）过程。在机械通气过程中，容积伤、气压伤和空气渗漏导致肺损伤。在极端情况下，BPD 可能进展为呼吸衰竭。肺血管阻力增加、肺动脉高压、肺心病和下气道阻塞是已知的并发症。

上述患者的治疗可能包括机械通气、支气管扩张剂、利尿剂、类固醇、间歇性的全身性类固醇和肺血管扩张剂。

Ⅱ型糖原累积病（见第 81.1）

Ⅲ型糖原累积病是一种常染色体隐性遗传病。临床表现包括心肌和肌肉无力。心脏的问题可包括心力衰竭和心律失常。肌肉无力导致呼吸功能不全和睡眠紊乱呼吸。新兴的疗法包括酶替代疗法、伴侣分子和基因治疗。支持疗法或非侵入性通气，要么是气管切开、机械通气。额外的措施有心脏药物、蛋白质丰富的营养品和合适的物理治疗。

严重的气管和（或）支气管软化（气道软化）

气管软化的相关问题包括气管食管瘘，无名动脉压迫和修复术后的肺动脉吊带（见第 381 章）。气管支气管软化的患者出现咳嗽、下呼吸道阻塞和喘息。通过支气管镜检查进行诊断，检查时最好患者有自主呼吸。在支气管镜检查的过程中，呼气末正压通气（PEEP）有助于确保需要维持呼吸道通畅的气道压力，防止气管支气管塌陷。

病情严重的神经肌肉疾病

在重症监护病房的患儿从严重的疾病中恢复，常有营养不良性的神经肌肉无力。这种神经肌肉无力可能是毁灭性的，若再加上严重疾病时代谢的影响和镇静药、镇痛药及肌肉松弛剂的残余影响，特别是如果给予了糖皮质激素，则后果更为严重。神经肌肉疾病的患儿增加通气的能力有限，常以增加呼吸频率改善通气。因为无力，胸骨回缩，可能难观察到呼吸频率增加。在严重的疾病中，有些患儿因呼吸负荷增加而发展为窒息。表现痛苦面容，生命体征的变化如显著性心动过速或心动过缓，以及可能是呼吸衰竭的唯一症状的发绀。

参考书目

参考书目请参见光盘。

412.4　长期机械通气

Zehava Noah, Cynthia Etzler Budek

慢性严重呼吸功能不全的儿童受益于长期通气支持。通气支持的目的是维持正常的氧合和通气，减少呼吸功。对于整个家庭和社会，长期通气是一个复杂的、身体需要的、情绪抑郁的和费用昂贵的过程。它改变了家庭的生活方式、优先权和人际关系。家庭内、外的关系可能产生不利的影响。

疾病的预后是决定开始长期通气的一个关键因素。一个接受机械通气支持的患儿，一旦病情稳定，应尽快启动放气过程，支持设备，可以放在家里。退行性神经肌肉疾病的患儿，如 Ⅰ 型 SMA，在生命早期即遭遇呼吸衰竭，第一次发生常因呼吸系统疾病。对 SMA 患儿，虽然有些父母决定只提供姑息的临终关怀（见第 40 章），但其他父母选择长期性或无创性通气支持。如果提供足够的通气、良好的营养、促进发育和防止进一步肺损伤的措施，患慢性肺部疾病和气管软化的儿童有潜力去改善肺功能和成功关闭呼吸机支持。

接受机械通气的患者能否成功出院回家取决于社会是否有足够的资源去支持患者家庭，因为一些医院的治疗项目需在家里执行，过渡期的患儿需在家里使用呼吸机，需要专业护士协助家庭成员进行全天候看护。这些措施的实施依赖于资金以及社区护理机构的可使用性。因为患儿和看护者、设备和物资、环境安全（包括建筑安全和遵守用电规范）和房屋装修（包括修整斜坡和升降机）必须有足够的空间。住房可能是出院回家的一个重要的障碍。

家庭护理的资金通常是棘手的问题。即使患儿有私人保险，但家庭保健福利金的覆盖通常是有限的。在美国，对于符合条件的公共援助儿童，尽管覆盖的程度在地区之间有很大的差别，大多数州都可以提供资金去满足那些特殊的需要依赖呼吸机的儿童。

■ 家庭护理呼吸设备

机械通气支持模式在第 65.1 讨论。

非侵入性设备

补充氧气和正压可以通过鼻导管给予。设备提供加热、过饱和、高流量气体，还可用于 CPAP 和 BiPAP 的使用，将设施连接到鼻和面罩或鼻枕最适合治疗阻塞性睡眠呼吸暂停。患儿长期使用这些设备可能会导致面中部发育不良或压力伤。此类型的通气也用在不甚严重的复发性肺不张和（或）夜间通气不足的患者，以及使严重患者的病情减轻。

摇　床

摇床以设定的速度呈纵向往复运动，用皮带固定患儿在床上。床的运动促使隔膜运动。摇床可以是轻度神经肌肉无力儿童的一个选择，如格林－巴利综合征的恢复期间。这床不宜放在蹒跚学步或年幼儿童的家里，以免他们可能会被困在机械装置中。

胸　甲

胸甲是负压装置，像乌龟的壳。它置于前胸并严格密封，循环负压通过胸甲孔进入胸部。该装置仅适用于婴儿和轻度神经肌肉无力的儿童。一个塑料袋样的设备，适合紧贴在胸部周围，适用相同的原则。

铁 肺

铁肺装置适于提供患儿身体负压。将患儿置于铁肺缸中，头部伸出装置，袖口放在脖子周围以减少气体泄漏。负压在铁肺内是循环的，促进胸壁运动。在提供服务打开设备时，通气受阻。本装置适用于肌肉无力而一天需要部分时间通气的患儿。它的主要优点是不需要气管切开；然而，可能发生上气道阻塞，需要持续评估这种风险。一种较小的、轻便版本的铁肺装置可供旅游使用。

膈肌起搏

详细内容见第 412.2，C3 以上水平脊髓损伤的患儿也可以考虑使用隔膜起搏器，虽然直接的优势不比在 CCHS 使用时明显。

正压通气

理想的、适合家庭使用的呼吸机重量应轻和小，能够携带室内空气，最好有连续性流动，并具有较宽的设置范围（压力、容积、压力支持和速率）使允许从婴儿期到成年期的通气；呼吸机的内部和外部都有电池储备，应足以允许在家庭和社区的不受限制的移动；设备还必须不受电磁干扰，必须比较容易理解设计原理和故障排除。目前可以提供用于家庭的各种呼吸机，为患儿选最好的、熟悉的设备是必要的。

■ 气道清除

浓稠的和大量的分泌物可导致气道阻力增加，可以为细菌和真菌的生长提供基质。反过来，呼吸道感染会导致分泌物量增加和粘度增高，使气道清除出现问题。神经肌肉无力的患者吞咽往往不协调或不能，使他们有误吸口腔分泌物或食物的风险；造成吸入回流也是常见的。此外，许多患者咳嗽反射微弱或缺如；其中某些可能会有纤毛功能障碍。

有助于清除分泌物的方式包括体位引流、手工或机械按压与振动和背心或外套按压疗法。借助咳嗽辅助设备和（或）腹带可能会增强用力咳嗽。此外，也可以口咽或气管吸痰去清除分泌物。

控制口腔分泌物可以增强抗胆碱能药物的药理作用或局部注射肉毒杆菌毒素（Botox）或外科结扎选定的涎腺导管。在极端的情况下，可能需要手术分离气管喉。如果分泌物浓、黏不好清除，应审查抗胆碱能药物治疗的水合作用和剂量。给予 DNA 酶或乙酰半胱氨酸可使分泌物稀薄。有指征时，支气管镜可用于清除浓缩的分泌物和（或）膨胀不全的肺叶或肺段再膨胀。

■ 物理治疗，职业治疗，言语治疗

慢性呼吸衰竭的治疗非常重要。物理治疗的潜在目标是增强患者肌肉运动，特别是躯干和腹部肌肉对肺的康复至关重要。职业治疗目标围绕实现或维持职业发展。生活 / 发育治疗的重点集中在提供适合发育的环境刺激和年龄相适应的活动。语音治疗的目标是处理摄食和交流的口部运动技巧。吞咽评价是治疗儿童慢性呼吸衰竭的重要组成部分。因为说话延迟或听力损失、经常用手语进行交流时听力学专家应参与听力评估，长期接受机械通气的患者听力损失发病率较高。

■ 感 染

慢性呼吸衰竭患者常感染致气管炎（见第 377.2）、支气管炎（见第 383.2）、肺炎（见第 392 章）。感染可由社区获得性病毒（腺病毒、流感病毒、呼吸道合胞病毒、副流感病毒）或社区或医院获得性细菌所致。近来新兴致病微生物多是革兰氏阴性、高度耐药病原体，引起肺部感染进一步恶化。细菌感染最多表现为发热、肺功能恶化（缺氧、高碳酸血症、呼吸急促、胸壁凹陷）、白细胞增多和脓性黏液痰。气管吸出物革兰氏染色见白细胞和病原菌，以及胸 X 线片上可见新的浸润，可与细菌感染影像特征一致。感染必须区别于气管定植，定植是无症状的，气管分泌物清除量是正常的。如果怀疑感染，必须用抗生素治疗，根据气管吸出物的培养和微生物的敏感性选择药物。尽早吸入妥布霉素，可避免更严重的感染。通过适当的免疫预防（流感、肺炎链球菌、流感嗜血杆菌 B 型）、被动免疫（呼吸道合胞病毒）和气管切开的精心护理，可阻止感染。果断而审慎地使用抗生素可用来防止耐药菌进一步定植。然而，一些复发性感染的患者预防吸入抗生素可能会有好处。

■ 家庭监控

对在家中通气支持的患者必须在照顾者的直接观察下随时监控。根据病情的稳定程度，睡觉过程中建议连续监测和白天连续或间歇性监测氧饱和度和心率。CCHS 或肺动脉高压的患者特别容易出现低氧血症和（或）高碳酸血症，肺动脉高压的患者氧饱和度可有急剧下降。

肺科诊所患者随访应该每次监测心率、经皮血氧饱和度和（或）呼气末 CO_2。通常在 5 岁后，考虑患者足够配合时，应进行肺功能检查。

建议对肺状况有所改善的患者和完全脱离呼吸机支持的患者加强监测。当自机械通气完全缓解后，可行多导睡眠图检查。除了生理参数，必须监视患者的压力、激动和疲劳迹象。呼吸机参数变化后 1 d 或以上时，通常出现这些症状。

■ 撤离过程

一个出院回家的患儿撤离呼吸机后的最初过程是复杂的，需要采取多学科协调小组的方法去开发涉及医疗、心理、发展、教育和安全问题的全面计划。对需要在家通气的患儿必须证实有可安全、稳定处理病情变化的医学保证；在撤离前，保持稳定的干预措施应降至最少。应该将患儿转移到一个适合家庭使用的呼吸机上，机器方便携带以及通气足够。医学处理还应注意氧气和呼吸机参数的变化，要设置合适的参数进行家庭护理。根据所采用的通气类型，一旦做出长期通气的决定，气管切开的位置就要放在足够舒适和稳定的气道上。

应该优化营养以促进生长，还有减小体重的过多增加和二氧化碳的产生。通气支持的患儿营养需求往往由于疾病所致呼吸功下降而减弱。通气的患儿经常有吞咽不协调和厌恶二次插管的问题。在开始口部运动治疗和吞咽恢复治疗时，应尽早进行言语治疗。许多患儿需要放置胃管去代替或补充经口摄入。也应评价和处理反流和误吸的危险，一些严重反流的儿童可能需要空肠营养。用通信设备来增强说话能力和对听说障碍的儿童使用手语应该是计划的一部分。

培训看护人员应该在撤离过程的早期开始，由护士，呼吸护理人员，物理、职业和语言治疗师进行。看护人员必须对照顾患儿的各个方面进行培训，包括气管切开护理、呼吸机处理和心肺复苏术。强调他们应该能独立地在床边护理和运送患儿，特别注意应将患儿放置在安全的地方和对紧急事件做出合适的反应。含有重要物资的紧急供应袋应一直跟随患儿。看护人员必须证明他们在孩子出院前即具有以上能力。

应确定社区机构可提供家庭支援服务，包括可以提供个人护理服务的护理机构。理想的是患儿出院回家前，接受了培训的看护护士已经到位。应选择一个能提供通气设备、辅助材料和服务的设备供应商。在出院前，医院团队、资金机构、家庭护理机构、设备供应商和家庭看护人员应该召开一个儿童护理会议。会议对协调最后一刻的细节和患儿平稳转移到家是非常重要的。

出院后对患儿和家庭提供持续的支持是必不可少的。社区的儿科医生对提供协调性护理、儿童保健和所有其他的医疗服务（通气处理除外）起着重要作用。医疗中心建立通信线路及在多学科诊所就诊的时间内提供及时的意见以便及时解决问题同样是重要的。

参考书目
参考书目请参见光盘。

（黄艳智　译，陈慧中　审）

第 413 章
肺外疾病的肺部表现
Susanna A. McColley

呼吸系统症状来自于肺外疾病，呼吸系统适应新陈代谢需求，对皮层区域信号反应敏感；因此，在代谢性应激存在的情况下，如因发热产生焦虑相关的呼吸困难，呼吸急促是常见的。咳嗽通常在上呼吸道或下呼吸道疾病中出现，但它可以来源于中枢神经系统，比如咳嗽抽搐或心因性咳嗽，它可以是胃食管反流患儿的主要症状。在其他健康的儿童中，由于肺疾病引起的胸痛是不常见的，但存在神经肌肉性或炎性病因的情况下，会常引起胸痛。心脏病或血液病可引起发绀，呼吸困难和不能耐受高强度运动有很多肺外原因。根据病史和体格检查，可以怀疑这些疾病，或者在诊断性研究中有不典型表现或对常规治疗反应不佳的儿童，也可以进行考虑。这些症状更常见的原因见光盘中表 413-1。

参考书目
参考书目请参见光盘。

（黄艳智　译，陈慧中　审）

第20部分 心血管系统

第1篇 心血管系统的发育生物学

第414章
心脏发育
Daniel Bernstein

熟悉心脏发育的细胞分子机制对于理解先天性心血管畸形十分必要，对于先天性心血管畸形的预防、细胞或分子层面新型疗法的研究以及胎儿心脏介入治疗策略的制定等方面则更为重要。按传统来讲，心脏畸形通常根据一些共有的形态学特点进行分类，例如流出道畸形（如法洛四联症、永存动脉干等圆锥干畸形）和房室间隔异常（原发性房间隔缺损、完全性房室间隔缺损）。随着对于先天性心脏病遗传基础认识的不断加深，这种形态学分类可能会被逐步修正，甚至会被新的分类方法所取代。

414.1 早期心脏形态发生
Daniel Bernstein

在胚胎发育原肠胚阶段，心脏祖细胞群（心脏前体细胞）分布于胚胎中轴线两侧的前部侧板中胚层，这些祖细胞群在胚胎发育第18天时形成一对左右纵行的心管。随后，两侧心管沿胚胎腹部中线迁移，并在胚胎发育第22天时融合形成单一的原始心管。原始心管由位于外层的心肌层、内层的心内膜以及两层之间的细胞外基质（即心脏胶冻）组成。心肌细胞来源于两种不同的细胞群，其中左室前体细胞来源于第一生心区，而心房及右室前体细胞则来源于第二生心区。心脏前体细胞（包括心外膜细胞以及来源于神经嵴的细胞）继续向心管区域迁移。这种心脏形态发生的早期阶段部分受到一些特殊的信号分子以及配体的交互调控。胞外信号通过维A酸（维生素A亚型）等细胞因子传导至发育中的心脏中胚层，这些细胞因子再与特定核受体结合进而影响基因的转录。上皮细胞迁移进入发育中的心管的过程则受到细胞外基质蛋白（如纤维连接蛋白）及细胞表面受体的交互调控。

其他重要的调控分子包括骨形态发生蛋白2、成纤维细胞生长因子、转录因子Nkx2.5、GATA4、Mesp1、Mesp2以及Wnt/β-catenin信号通路分子，上述配体的临床重要性在异维A酸致心脏毒性作用的研究中得以证实。

补充内容请参见光盘。

414.2 心脏环化
Daniel Bernstein

在胚胎发育第22~24天，原始心管会先向腹侧，继而向右侧弯曲（网络图414-1见光盘）。心脏是胚胎发育中最先形成的不对称器官。心脏环化过程将促进解剖左心室移到心脏左侧并与静脉窦（未来的左、右心房）相连，而解剖右心室则向右侧移动并与主动脉干（未来的主动脉及肺动脉）相连。这种发育模式可以解释为什么右室双出口、左室双入口等心血管畸形相对常见，而另左室双出口和右室双入口等心血管畸形罕见这一临床现象（见第424.5）。当心脏环化出现异常时，严重心血管畸形发生率很高且常常伴发肺及腹腔内脏L-R转位。

补充内容请参见光盘。

414.3 心脏分隔
Daniel Bernstein

心脏环化完成后，心脏外形与成熟心脏类似，但内部结构仍为单一的、带有若干膨大部分的圆柱形管道。原始心房（包括左、右心房）通过房室管连于原始心室（左心室），原始心室通过原始孔与心球（右心室）相连，心球远端通过流出道节段与动脉干相连。

补充内容请参见光盘。

414.4 主动脉弓的发育
Daniel Bernstein

主动脉弓、头颈部血管、肺动脉近端和动脉导管均起源于主动脉囊及成对的背主动脉。在原始心管发

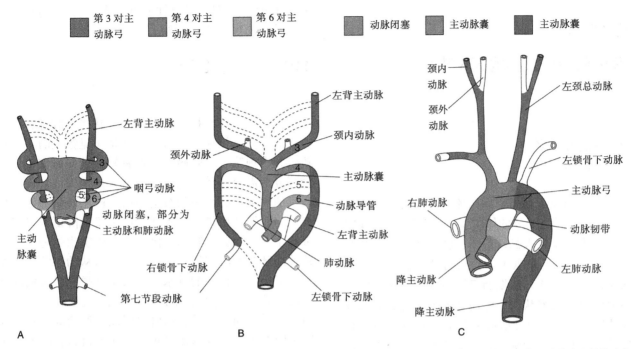

图414-1　将动脉，动脉弓，主动脉和背侧主动脉转变成年动脉模式时产生变化的示意图。没有阴影或着色的血管不是从这些结构中衍生的。A.6周时的主动脉弓；在这个阶段，第一对2对主动脉弓大部分消失。B.7周时的主动脉弓；背侧主动脉和主动脉拱形部分通常消失，用虚线表示。C.6岁婴儿的动脉血管
摘自 Moore KL, Persaud TVN, Torchia M: The developing human. Philadelphia, 2007, Elsevier.

育时，流出道远端出现分叉形成了与背主动脉相连的第1对主动脉弓（图414-1）。背主动脉融合形成降主动脉。主动脉瓣及以上到左颈总动脉均起自主动脉囊。胚胎发育第22天时，第1、2对主动脉弓大部分退化，其中第1对主动脉弓参与形成上颌动脉，第2对主动脉弓参与形成镫骨动脉以及舌骨动脉；第3对主动脉弓参与形成无名动脉及颈内动脉；第4对主动脉弓的右侧支参与形成无名动脉以及右锁骨下动脉，左侧则参与形成左颈总动脉与动脉导管之间的主动脉弓段；第5对主动脉弓出现后即消失，几乎不参与形成循环系统；第6对主动脉弓参与远端肺动脉的形成，右侧则形成部分右肺动脉近端，左侧形成动脉导管。动脉导管至左锁骨下动脉之间的主动脉弓衍生自左背侧主动脉，而主动脉弓的左锁骨下动脉远端部分衍生自左右融合的背侧主动脉。主动脉弓发育异常包括右位主动脉弓、双主动脉弓以及血管环（见第426.1）。

414.5　心脏的分化
Daniel Bernstein

心脏的分化过程就是早期胚胎全能干细胞获得特异性细胞特征的过程。心脏特异性收缩成分、调控蛋白、受体以及离子通道的适度表达标志着来自中胚层的心脏前体细胞分化为成熟心肌细胞这一分化过程的完成。心肌收缩蛋白肌球蛋白在心脏发育早期开始表

达，这一时间点甚至早于心脏原基融合的时间。早期中胚层细胞的分化均受到来自内胚层信号的调控及诱导，这些信号分子包括成纤维细胞生长因子、活化素及胰岛素，他们与位于细胞膜上的受体结合后，激活第二信使，从而活化特异性核转录因子（GATA-4、MEF2、Nkx、bHLH 和视黄酸受体家族），进而诱导特定基因表达来调控心脏分化。一些原发性心肌异常（如心肌病）可能与这些信号分子异常表达有关（见第433章）。

补充内容请参见光盘。

414.6　心脏功能的发育变化
Daniel Bernstein

在心脏发育过程中，心肌细胞结构会发生巨大变化进而导致心肌细胞数量增加及体积增大。这种变化在胚胎期主要表现为心肌数量的增加（增生）；到了出生后第一周则主要表现为心肌细胞体积的增大（肥大）。心肌细胞形态逐渐从类球形转变为椭圆形，而肌原纤维（其中包含收缩成分）比例也逐渐增加，分布也更具有方向性。

补充内容请参见光盘。

（周开宇　译，刘瀚旻　审）

参考书目

参考书目请参见光盘。

第415章
胎儿至新生儿的循环转换

415.1　胎儿循环
Daniel Bernstein

　　人类胎血循环及其出生后循环的转换与其他大型哺乳动物相似。胎血循环的体、肺循环途径呈"并联"关系，而新生儿及成人循环的体、肺循环呈"串联"关系（图415-1A 见光盘）。胎儿通过胎盘进行气体和物质交换。由于胎儿时期肺组织不进行气体交换，因此肺血管处于收缩状态，肺动脉主干血流量大部分不进入肺循环，而是通过动脉导管分流进入降主动脉。静脉导管、卵圆孔及动脉导管是维持胎儿"并联"式循环的三个重要解剖结构。

　　补充内容请参见光盘。

415.2　循环的转换
Daniel Bernstein

　　出生后，肺组织膨胀及动脉氧分压增加会导致肺血管阻力迅速下降。同时，低阻力胎盘循环的移除将导致体循环血管阻力增加。由于肺血管阻力低于体循环血管阻力，右心室排血量全部进入肺循环后，在动脉导管的血流方向转变为左向右分流。出生几天后内，动脉血高氧分压引起动脉导管收缩，并最终导致其关闭形成动脉韧带。肺循环血流量增加可致左心房回心血量及压力增

加，进而导致卵圆孔功能性关闭，最终达到解剖关闭。

　　补充内容请参见光盘。

415.3　新生儿循环
Daniel Bernstein

　　出生时气体交换的部位从胎盘转换至肺部，胎儿循环需要立刻转换以适应宫外环境（见第95.1），在新生儿出现第一次呼吸时，这种转换就部分完成，剩余部分则需要在随后几个小时或几周内完成。随着肺通气的启动、肺组织的被动性机械膨胀及氧分压的增加，肺血管开始扩张，肺血管阻力迅速降低。对于正常新生儿，动脉导管的关闭及肺血管阻力的降低会导致肺动脉及右心室压力下降。肺阻力从胎儿循环的高水平降至成人循环的低水平，其下降幅度最大的时间是出生后2~3d，并在出生后1周甚至更久不断持续下降。生后几周内，随着血管平滑肌逐渐变薄、新生血管不断增生分化等肺血管重构的不断进行，肺血管阻力进一步下降。其下降的时间及程度将显著影响那些血流动力学依赖循环阻力水平的先天性心脏病出现临床症状的时间。例如大型室间隔缺损，由于在出生后一周内肺血管阻力较高，其左向右分流量很小，但随着肺血管阻力的逐渐下降，其左向右分流量逐渐增加，在出生后1~2月逐渐出现心力衰竭相关临床症状。

　　补充内容请参见光盘。

415.4　新生儿持续肺动脉高压（持续胎儿循环）
　　见第95.7。

参考书目
　　参考书目请参见光盘。

（周开宇　译，刘瀚旻　审）

第2篇　心血管系统的评价

第416章
病史采集和体格检查
Daniel Bernstein

　　在疑似心血管系统疾病患儿的临床评估中，病史采集和体格检查的重要性不言而喻。病史采集及体格

检查完成之后，可能会告知患者及家属需要进一步的实验室检查进行评估及接受恰当的治疗，也可能会告知他们检查结果未发现明显问题。虽然超声心动图的快速普及和发展可能会使临床医生忽视这些疾病诊断的初始步骤，但由经验丰富的心脏病学家对患者病史和体格检查做出初步评估非常重要，原因如下：①心脏病专家可结合心血管体格检查结果及超声心动图来确定或者排除某些特殊疾病情况，在一定程度上增加超声心动图的精确性；②儿童时期大多数杂音是

无害的，儿科心血管医生可以通过恰当的评估来避免不必要和昂贵的实验室检查；③心脏病学家从专业的角度提供疾病相关的知识和经验，让患儿家属能够客观对待疾病，并尽量避免对患儿不必要的运动限制以保证他们能够参与有益身体健康的活动。一个经验丰富的儿童心脏病专家可仅根据病史和体格检查来精准区分无害性杂音和严重先天性心脏病所产生的病理性杂音。

病史采集

全面的心血管病史采集从询问围产期情况开始，包括这一时期出现的发绀、呼吸窘迫、早产等相关细节。母亲妊娠糖尿病、致畸药物使用、系统性红斑狼疮或者特殊物质暴露可能与胎儿心脏发育异常相关。如果患儿心血管疾病症状是在婴儿期出现，则应注意这些症状出现的具体时间。

婴儿和儿童的心力衰竭症状具有年龄特异性。喂养困难是婴儿心力衰竭的常见症状，问诊重点为喂养次数、每次奶量及每次喂哺时间。心力衰竭婴儿往往每次奶量较少，而且在吮吸时伴呼吸困难及出汗，喂哺过程中因劳累疲倦入睡而出现摄食不足，因此在短时间睡眠后就会醒来并要求再次哺乳，这种昼夜不断的反复哭闹必须同肠绞痛及其他喂养方面的疾病进行鉴别。其他症状和体征还包括呼吸急促、鼻翼扇动、发绀等呼吸窘迫表现。年长儿心力衰竭的临床表现最早为活动耐量下降（如在运动中不能追上同伴或从学校回家途中需要休息等）、生长发育迟滞及慢性腹部不适。评价年长儿乏力需要评估与其年龄适宜的活动情况，包括爬楼梯、走路、骑自行车、体育课和竞技比赛等，还需要了解患儿有无更严重的临床表现，比如端坐呼吸及夜间呼吸困难等情况。

安静状态下的发绀通常被患儿父母忽视，或被误认为是个体肤色差异。而啼哭及运动时的发绀更容易被父母注意到。很多婴儿和儿童在用力啼哭或屏气时可出现"唇周变乌"，这种情况必须注意与发绀性心脏疾病相鉴别，可通过询问其诱发因素、发作时间长短、舌及口腔黏膜是否有发绀等进行鉴别。通常新生儿在肢体寒冷暴露下四肢末端可出现发绀（手足发绀），这种对冷的反应也必须与真正的发绀进行鉴别；真性发绀时黏膜也相应出现发绀。

胸痛不是儿童心脏疾病的常见症状，但往往因胸痛而就诊的青少年易被疑诊为心血管疾病。详细的病史采集、体格检查及必要的实验室或影像学检查有助于医生鉴别胸痛的原因（表 416-1）。对于有先天性心脏病手术治疗史或川崎病病史的患者（见第 438.1）出现胸痛，则必须仔细评估冠状动脉情况。

心脏疾患可以作为先天畸形综合征的临床表现之一（表 416-2），或是作为累及多器官系统的全身性疾病临床表现之一（表 416-3）。患有先天性心脏病的婴儿中，20%~45% 伴有心外畸形，5%~10% 伴有已知的染色体异常。随着对特定基因变异与先天性心脏病关系的认识逐步加深，先天性心脏病患儿进行基因检测及评价的重要性将不断提高。

详细的家族史采集包含早期（年龄 <50 岁）冠状动脉疾病及卒中（提示有家族性高胆固醇血症或者高血栓形成倾向）、猝死（提示有心肌病或者有家族性心律失常疾病）、全身性肌病（提示肌营养不良、皮肌炎或家族或代谢性心肌病）或有一级亲属罹患先天性心脏病。

表 416-1　儿科患者胸痛的鉴别诊断

骨骼肌肉（常见）
　外伤（意外，虐待）
　运动，过度使用性损伤（劳损，滑膜炎）
　肋软骨炎（Tietze 综合征）
　带状疱疹（皮肤的）
　胸膜炎
　纤维组织炎
　滑动肋
　心前区压榨感
　镰状细胞性贫血血管阻塞危象
　骨髓炎（罕见）
　原发或转移性肿瘤（罕见）
肺部（常见）
　肺炎
　胸膜炎
　哮喘
　慢性咳嗽
　气胸
　肺梗死（镰状细胞性贫血）
　异物
　肺栓塞（罕见）
　肺动脉高压（罕见）
　肿瘤（罕见）
　支气管扩张
消化系统（相对少见）
　食管炎（胃食管反流、感染、药物）
　食管异物
　食管痉挛

表 416-1（续）

胆囊炎

膈下脓肿

肝周（Fitz-Hugh-Curtis 综合征）

消化性溃疡疾病

胰腺炎

心脏（相对少见）

心包炎

心包切开后综合征

心内膜炎

心肌病

心肌炎

二尖瓣脱垂

主动脉瓣或主动脉瓣下狭窄

心律失常

心率失常

Marfan 综合征（主动脉夹层动脉瘤）

川崎病

可卡因、拟交感药物摄入

心绞痛（家族性的高胆固醇血症，冠状动脉异常）

特发性（常见）

焦虑，过度换气

惊恐障碍

其他（较少见）

脊髓或神经根受压

与乳房相关的病理情况（乳腺痛）

Castleman 病（淋巴结肿瘤）

■ 体格检查

体格检查从对患儿的全身评价开始，同时特别关注发绀、生长发育异常、胸壁运动异常和呼吸窘迫等征象。尽管心脏杂音是体格检查中的最突出部分，但任何杂音都必须与其他体格检查发现相联系，同时脉搏性质、心脏抬举性搏动、震颤或第二心音分裂等都能为心脏疾患诊断提供重要线索。

准确测量身高及体重并绘制体格生长发育图表非常重要，因为心力衰竭和慢性发绀都能导致患儿生长发育迟滞，突出表现为体重增加缓慢，如果同时累及身高及头围，则要考虑到可能还存在其他先天性畸形或代谢性疾病。

轻度发绀早期需要仔细观察才能被发现，杵状指 / 趾在近 1 岁时才会出现，见于动脉血氧饱和度严重下降时。发绀最易在甲床、口唇、舌及口腔黏膜等部位被观察到。差异性发绀表现为下肢青紫和上肢色泽正常（通常是右上肢），见于主动脉缩窄或离断导致的经动脉导管的右向左分流。单纯性口周发绀或前额发绀可能是该部位静脉丛突出，而不是动脉血氧饱和度下降所致。婴儿四肢常在没有被包裹和寒冷暴露时出现青紫，这种情况可以通过检查舌及口腔黏膜来与中心型发绀相鉴别。

婴儿及儿童心力衰竭通常会导致一定程度的肝脏肿大，有时还伴有脾脏肿大。周围性水肿的部位与年龄特相关，婴儿时期水肿常发生在眼周和腹部，年长儿和青少年通常表现在眼睑及足部水肿，这些年长患儿以衣服不再合体为最初主诉者并不少见。

新生儿心率较快且波动范围较大（表 416-4），平均心率为在 120~140 次 / 分，哭泣和活动时可增加到 170 次 / 分以上，睡眠时降至 70~90 次 / 分。随着儿童生长，平均心率逐渐下降，静息状态下的青少年运动员心率可以低至 40 次 / 分。持续性心动过速（新生儿 >200 次 / 分，婴儿 >150 次 / 分，年长儿童 >120 次 / 分）、心动过缓或除窦性心律不齐以外的其他不规则心率都需要进一步检查以排除病理性心律失常（见第 429 章）；窦性心律不齐较易通过心率变异的自然节律来识别，常和呼吸周期相互协调，并有稳定的 P 波及其后伴随出现的 QPS 波群。

仔细评估脉搏特征是先天性心脏病体征诊断的重要早期步骤。脉压差增大伴水冲脉提示主动脉流量可能异常（如动脉导管未闭、主动脉瓣关闭不全、动静脉交通）或是继发于贫血、焦虑或与儿茶酚胺、甲状腺激素分泌增加相关的心排血量增加。四肢脉搏减弱见于心包填塞、左室流出道梗阻或者心肌病。桡动脉及股动脉均在体表可触及。正常情况下，股动脉搏动较桡动脉略提前。主动脉缩窄婴儿的股动脉搏动减弱，而年长儿的主动脉缩窄会出现降主动脉血流通过侧支血管流向股动脉，触诊提示股动脉搏动落后于桡动脉。

仅靠触诊股动脉或（和）足背动脉搏动减弱不能准确排除主动脉缩窄，因此体格检查时需要测量上下肢血压以确定没有遗漏主动脉缩窄。对于年长儿可用袖带式水银式血压计测量血压，袖带应束住上臂或大腿上部约 2/3，袖带过窄会导致血压测值虚假升高，袖带过宽则血压测值偏低。儿科临床应配备宽度为 3cm、5cm、7cm、12cm 及 18cm 的袖带来适应不同年龄儿科患者需求。Korotkoff 第一音对应数值为收缩压，随着袖带压力缓缓下降，Korotkoff 音在消失之前变低沉，多选择声音变弱（常用）或消失时对应数值记录为舒张压，与舒张压实际值相比前者偏高而后者偏低。

表 416-2　与先天性心脏病有关的先天性畸形综合征

综合征	心血管畸形特征
染色体病变	
21 三体（Down 综合征）	心内膜垫缺损、VSD、ASD
21p 三体（猫眼综合征）	表现多样；完全性的肺静脉异位引流
318 三体	VSD、ASD、PDA、主动脉缩窄、二叶式主 / 肺动脉瓣
13 三体	VSD、ASD、PDA、主动脉缩窄、二叶式主 / 肺动脉瓣
9 三体	表现多样
XXXXY	PDA、ASD
五 X	PDA、VSD
三倍体	VSD、ASD、PDA
XO（Turner 综合征）	主动脉缩窄、二叶式主动脉瓣
脆弱 X	二尖瓣脱垂、主动脉根部扩张
3q2 重复	表现多样
4p 缺失	VSD、PDA、主动脉瓣狭窄
9p 缺失	表现多样
5p 缺失（猫叫综合征）	VSD、PDA、ASD
10q 缺失	VSD、TOF、圆锥动脉干畸形
13q 缺失	VSD
18q 缺失	VSD
复合型综合征	
CHARGE 联合综合征：眼组织缺损、心脏缺损、后鼻孔闭锁、生长发育迟滞、生殖泌尿系统异常、耳异常、听力丧失	VSD、ASD、PDA、TOF、心内膜垫缺损
DiGeorge 综合征：多发畸形，CATCH 22（胸腺发育不全、心脏缺陷、面部异常、腭裂、低钙血症）	主动脉弓异常、圆锥动脉干畸形
Alagille 综合征：肝动脉发育不良	周围性肺动脉狭窄、PS、TOF
VATER 联合综合征：椎体、肛门、气管食管、桡动脉及肾脏异常	VSD、TOF、ASD、PDA
FAVS 综合征：面 – 耳 – 椎体多发疾病	TOF、VSD
CHILD 综合征：先天性偏身发育不良伴鱼鳞样红皮病、肢体缺损	表现多样
Mulibrey 侏儒症：肌肉、肝脏、眼、脑受累	心包增厚、缩窄性心包炎
无脾综合征	肺血减少的发绀型先天性心血管畸形、大动脉转位、肺静脉异位引流、右位心、单心室、共同房室通道
多脾综合征	肺血增多的非发绀型先天性心血管畸形、下腔静脉奇静脉旁路形成、部分肺静脉异位引流、右位心、单心室、共同房室通道
PHACE 综合征：后颅窝异常、面部血管瘤、动脉异常、心脏异常、主动脉缩窄、眼部异常	VSD、PDA、主动脉缩窄、动脉瘤
致畸因素	
先天性风疹	PDA、周围性肺动脉狭窄
胎儿乙内酰脲综合征	VSD、ASD、主动脉缩窄、PDA
胎儿酒精综合征	ASD、VSD
胎儿丙戊酸钠暴露	主动脉缩窄、左心发育不全、主动脉瓣狭窄、肺动脉闭锁、VSD
母体苯丙酮尿症	VSD、ASD、PDA、主动脉缩窄
视黄酸胚胎病	圆锥动脉干畸形
其他	

表 416-2（续）

综合征	心血管畸形特征
Apert 综合征	VSD
常染色体显性多囊肾病	二尖瓣脱垂
Carpenter 综合征	PDA
Conradi 综合征	VSD、PDA
Crouzon 病	PDA、主动脉缩窄
皮肤松弛综合征	肺动脉高压、肺动脉口狭窄
de Lange 综合征	VSD
Ellis-van Creveld 综合征	单心房、VSD
Holt-Oram 综合征	ASD、VSD、I 度传导阻滞
母体糖尿病	肥厚性心肌病、VSD、圆锥动脉干畸形
Kartagener 综合征	右位心
Meckel-Gruber 综合征	ASD、VSD
Noonan 综合征	肺动脉口狭窄、ASD、心肌病
Pallister-Hall 综合征	心内膜垫缺失
Rubinstein-Taybi 综合征	VSD
Scimitar 综合征	右肺发育不良、肺静脉异位引流入下腔静脉
Smith-Lemli-Opitz 综合征	VSD、PDA
TAR 综合征（血小板减少 和桡骨缺失）	ASD、TOF
Treacher Collins 综合征	VSD、ASD、PDA
Williams 综合征	主动脉瓣上狭窄、周围性肺动脉狭窄

ASD：房间隔缺损；AV：主动脉瓣；PDA：动脉导管未闭；PS：肺动脉狭窄；TOF：法洛四联症；VSD：室间隔缺损

* 圆锥动脉干，包括 TOF,肺动脉闭锁，永存动脉干和大动脉转位

表 416-3 全身性疾病的心脏表现

全身性疾病	心脏并发症
炎性疾病	
败血症	低血压、心肌功能障碍、心包积液、肺动脉高压
幼年性类风湿关节炎	心包炎、罕见心肌炎
系统性红斑狼疮	心包炎、Libman-Sacks 心内膜炎、冠状动脉炎、冠状动脉粥样硬化（类固醇性）、先天性心脏传导阻滞
硬皮病	肺动脉高压、心肌纤维化、心肌病
皮肌炎	心肌病、心律失常、心脏传导阻滞
川崎病	冠状动脉瘤、心肌梗死、心肌炎、瓣膜功能不全
类肉瘤病	肉芽肿、纤维化、淀粉样变、双心室肥大、心律失常
Lyme 病	心律失常、心肌炎
Löffler 嗜酸细胞过多综合征	心内膜心肌病
先天性代谢性疾病	
Refsum 病	心律失常、猝死
Hunter 或 Hurler 综合征	瓣膜关闭不全、心力衰竭、高血压
Fabry 病	二尖瓣关闭不全、伴有心肌梗死的冠状动脉病
糖原积累症 IIa（Pompe 病）	短 P-R 间期、心脏肥大、心力衰竭、心律失常

表 416-3（续）

全身性疾病	心脏并发症
卡泥汀缺乏	心力衰竭、心肌病
Gaucher 病	心包炎
高胱氨酸尿症	冠状动脉血栓形成
黑尿酸尿症	动脉粥样硬化、瓣膜病
Morquio-Ullrich 综合征	主动脉瓣关闭不全
Scheie 综合征	主动脉瓣关闭不全
结缔组织病	
婴儿性动脉钙化	冠状动脉、主动脉钙质沉着
Marfan 综合征	主动脉和二尖瓣关闭不全、主动脉夹层动脉瘤、二尖瓣脱垂
先天性挛缩细长指	二尖瓣关闭不全或者脱垂
Ehlers-Danlos 综合征	二尖瓣脱垂、主动脉根扩张
成骨不全症	主动脉瓣关闭不全
弹性假黄瘤	周围性动脉病
神经肌肉疾病	
遗传性共济失调	心肌病
Duchenne 肌营养不良	心肌病、心力衰竭
结节性硬化	心脏横纹肌瘤
家族性耳聋	偶发性心律失常、猝死
多发性神经纤维瘤	肺动脉口狭窄、嗜铬细胞瘤、主动脉缩窄
Riley-Day 综合征	发作性高血压、体位性低血压
视网膜血管瘤病	血管瘤、嗜铬细胞瘤
内分泌代谢性疾病	
Graves 病	心动过速、心律失常、心力衰竭
甲状腺功能减退	心动过缓、心包积液、心肌病、心电图低电压
嗜铬细胞瘤	高血压、心肌缺血、心肌纤维化、心肌病
类癌	右侧心内膜纤维化
血液系统疾病	
镰状细胞性贫血	高心排血量心力衰竭、心肌病、肺动脉高压
重型地中海贫血	高心排血量心力衰竭、血色病
血色病（1° 或 2°）	心肌病
其他	
厌食剂（芬氟拉明、右芬氟拉明）	心脏瓣膜病变、肺动脉高压
Cockayne 综合征	动脉粥样硬化
家族性侏儒症、家族性痣	心肌病
Jervell 和 Lange-Nielsen 综合征	QT 间期延长、猝死
Kearns-Sayre 综合征	心脏传导阻滞
LEOPARD 综合征（着色斑病）	肺动脉口狭窄、QT 间期延长
早老症	加速性动脉粥样硬化
Osler-Weber-Rendu 病	动静脉瘘（肺、肝、黏膜）
Romano-Ward 综合征	Q-T 间期延长、猝死
Weill-Marchesani 综合征	动脉导管未闭
Werner 综合征	血管硬化、心肌病

多发性雀斑综合征（LEOPARD）：心电图描记的传导异常、眼距过宽、肺动脉瓣狭窄、生殖器异常、生长停滞、感觉神经性耳聋

表 416-4 静息时的脉率

年龄	正常下限	平均值	正常上限
新生儿	70/min	125/min	190/min
1~11 月	80	120	160
2 岁	80	110	130
4 岁	80	100	120
6 岁	75	100	115
8 岁	70	90	110
10 岁	70	90	110

年龄	女孩	男孩	女孩	男孩	女孩	男孩
12 岁	70	65	90	85	110	105
14 岁	65	60	85	80	105	100
16 岁	60	55	80	75	100	95
18 岁	55	50	75	70	95	90

测量下肢血压时，听诊器应置于腘动脉部位，通常情况下用同一袖带测出的下肢血压要比上肢血压高大约10mmHg。

可通过听诊法、触诊法或使用动脉搏动描记器准确测量婴儿血压，合理运用这些方法同样精确获取年长儿的血压数值。

血压随年龄差异有变化，并与身高及体重关系密切。青春期血压有明显升高，达到成年人稳定水平之前会有许多暂时性变化。运动、激动、咳嗽、哭泣及挣扎都会使婴儿和儿童收缩压较正常水平升高40~50mmHg。儿科心血管医生应该了解在龄及体格相似的儿童血压可存在一定程度变异，在评价高血压患儿时都需要进行系列血压测量及监测（图 416-1、416-2）。

对合作的儿童，颈静脉搏动视诊可以获得中心静脉及右房压力的相关信息，该方法在婴儿中很少使用。应在患者 90° 坐位时观察颈静脉搏动，此时颈外静脉在锁骨上方不会显现（除非存在颈静脉压升高）。增高的中心静脉压力及右房压力传递到颈内静脉时，可出现颈静脉搏动但无扩张，正常儿童以 45° 角斜倚时也不会出现颈静脉搏动及扩张。由于这些大静脉与右心房直接相通，因此右心房压力及容积的改变能传递到这些静脉。但上腔静脉梗阻不伴有颈静脉搏动。

■ 心脏检查

心脏检查应系统进行，从视诊及触诊开始。胸骨左缘心前区隆起伴心脏搏动增强提示心脏增大，通常患儿处于仰卧位，检查者从患者双脚一侧最易观察到心前区隆起。胸骨下搏动增强提示右心室增大，心尖冲动抬举感可在左心室增大时触及。心尖冲动增强提示容量负荷过重，如大量左向右分流。但在体型较瘦的儿童中可观察到心前区活动度增大，这是正常的生理现象。心前区心尖冲动减弱或消失则提示心包积液或者严重心肌病，但在肥胖患儿也可能是正常现象。

心尖冲动位置与锁骨中线的关系也有助于估计心脏的大小。心尖冲动向外下方移位示有左心室扩大，心尖冲动位于胸骨右侧提示右位心、左侧张力性气胸或者左侧胸腔占位性病变（如膈疝等）。

震颤产生机制与杂音相似，往往在听诊杂音最强部位及周围可触及震颤。锁骨上窝及颈部触诊对主动脉杂音评估非常重要，该部位震颤可能提示主动脉瓣狭窄，程度较轻时提示肺动脉狭窄。胸骨右缘下段震颤及心尖区收缩期震颤分别是室间隔缺损和二尖瓣关闭不全的体征。房室瓣狭窄时偶尔可以触及舒张期震颤。心脏查体时应当注意认真检查震颤的时相及部位。

心脏听诊是一门通过实践可不断提高的艺术。将听诊器膜性胸件稳定地置于胸壁上可听见高频杂音。轻置钟形胸件于胸壁上则可听见低频杂音。内科医生应首先注意单个心音的特征及其随呼吸的变化，然后再注意杂音。听诊时患儿取仰卧位静卧、正常呼吸。第一心音在心尖部位听取最佳，第二心音应在胸骨的左、右缘上部听诊。第一心音由房室瓣（二尖瓣、三尖瓣）关闭产生，第二心音由半月瓣（主动脉瓣和肺动脉瓣）关闭产生（图 416-3）。吸气时胸腔内压降低使右心充盈增加，导致右心室射血时间延长，肺动脉瓣延迟关闭，导致第二心音分裂在吸气相增大，呼吸相缩短。

呼气时第二心音常呈单一性。第二心音固定分裂强烈提示存在房间隔缺损，同时是诊断心脏缺损伴肺动脉高压、严重肺动脉瓣狭窄、主动脉/肺动脉闭锁以及永存动脉干的有力证据。在房间隔缺损、肺动脉瓣狭窄、Ebstein 畸形、完全性肺静脉异位引流和右束支传导阻滞时可有第二心音的宽分裂。肺动脉瓣第二音增强伴窄分裂则提示肺动脉高压。单一的第二心音常见于肺动脉或主动脉闭锁或严重狭窄及永存动脉干，还常见于大血管转位。

将钟形胸件置于心尖区在舒张中期听诊第三心音最合适。第四心音与心房收缩同时发生，故可在舒张晚期第一心音之前闻及。青少年在相对心率较慢时闻及第三心音可能是正常的，心力衰竭及心动过速患儿可闻及的第三心音为奔马律，与第四心音融合时被称作重叠奔马律。奔马律是在心室顺应性下降时与心室充盈相关的第三心音衍化而来。

轻-中度主动脉瓣/肺动脉瓣狭窄或肺动脉主干/

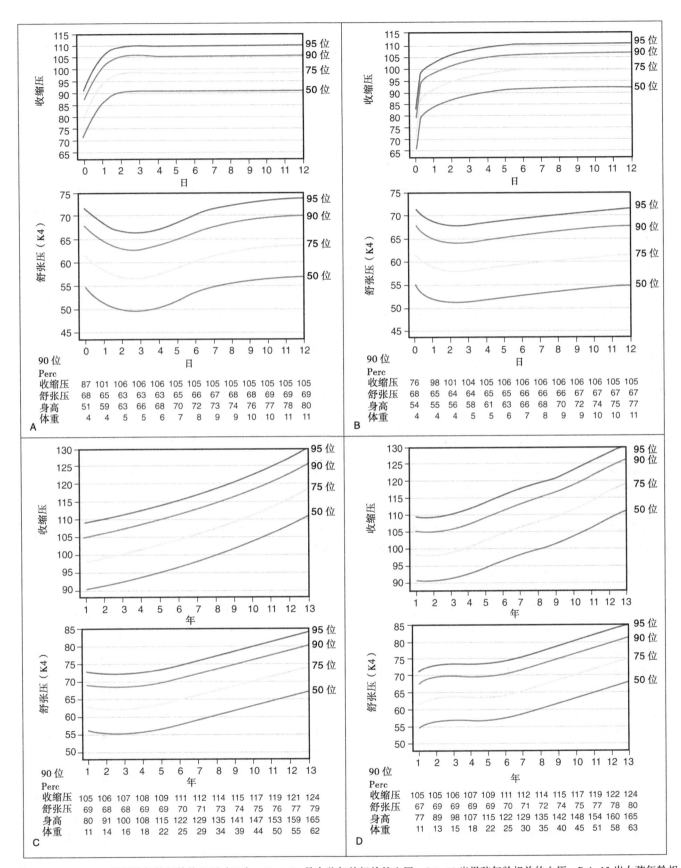

图 416-1　A. 0~12 月男孩年龄相关的血压（BP）。B. 0~12 月女孩年龄相关的血压。C.1~13 岁男孩年龄相关的血压。D.1~13 岁女孩年龄相关的血压。Dias：舒张期；t：身高；Perc：百分比；Sys：收缩期；Wt：体重

摘自 American Academy of Pediatrics. Report of the Second Task Force on Blood Pressure Control in Children—1987. National Heart, Lung, and Blood Institute, Bethesda, MD. Pediatrics,1987, 79:1-25

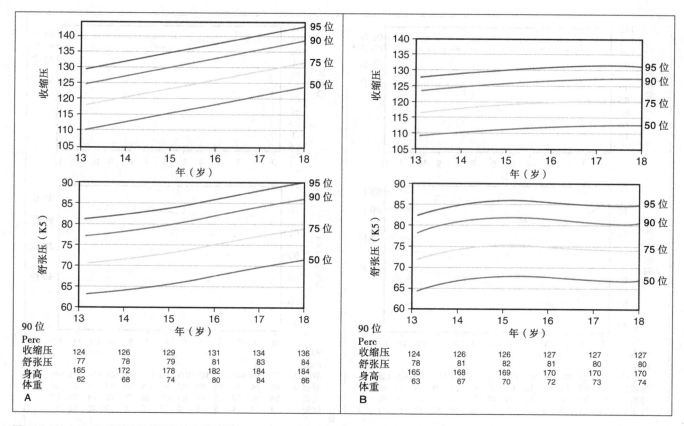

图 416-2　A.13~18 岁男孩年龄相关的血压百分比。B. 13~18 岁女孩年龄相关的血压百分比。Dias：舒张期；Ht：身高；Perc：百分比；Sys：收缩期；Wt：体重

摘自 American Academy of Pediatrics.Report of the Second Task Force on Blood Pressure Control in Children—1987. National Heart, Lung, and Blood Institute, Bethesda, MD. Pediatrics, 1987, 79:1–25

升主动脉扩张时，在收缩早期可闻及喷射性喀喇音。当喷射性喀喇音与第一心音间隔较近时可被误认为第一心音分裂。胸骨左缘中部和右缘上部是主动脉喷射性喀喇音听诊的最佳位置，此部位喀喇音强度恒定不变，发生于主动脉瓣狭窄或主动脉扩张（如法洛四联症、永存动脉干）。肺动脉喷射性喀喇音见于肺动脉瓣轻 – 中度狭窄，胸骨左缘中部和上部听诊最佳，随呼吸而改变，常在吸气时消失。第一心音分裂在胸骨左缘下部听诊最佳。心尖区收缩中期喀喇音常在收缩晚期杂音之前出现，提示二尖瓣脱垂。

杂音的描述包含强度、音调、时相（收缩期或者舒张期）、强度变化、最响时间、最响部位以及是否向其他部位传导。杂音听诊要覆盖心前区上部、沿胸骨左缘或者右缘向下，到心尖及左腋线以外。右腋下和整个背部也要进行听诊。根据杂音时相与第一、第二心音的关系，收缩期杂音分为喷射性杂音、全收缩期杂音或收缩晚期杂音。收缩期杂音强度分为 I – VI 级：I 级，几乎听不到；II 级，中等强度；III 级，响亮但不伴震颤；IV，响亮伴震颤；V 级，很响亮，将听诊器胸件部分离开胸壁仍能听见；VI 级，非常响亮，听诊器离开胸壁时仍能听见。既往有心脏手术史的患儿可有响度与 IV 级及以上杂音相同但不伴震颤的杂音。

收缩期喷射性杂音起始于清晰的第一心音之后，逐渐增强达高峰，然后减弱，常在第二心音之前结束。在严重肺动脉狭窄患儿中，该杂音可能会延长至第二心音前部，甚至可能将第二心音掩盖。全收缩期杂音几乎与第一心音同时开始并持续整个收缩期，有时表现为逐渐减弱。在房室瓣关闭（第一心音）后，有一短暂心室压力上升但半月瓣关闭的时期（即等容收缩期，图 416-3），因为半月瓣在等容收缩期尚处于关闭状态，因此全收缩期杂音（在等容收缩期和收缩射血期都能听到者）不由血流通过半月瓣引起，全收缩期杂音是由心室收缩使血流通过异常通道（室间隔缺损）或房室瓣（二尖瓣或三尖瓣）关闭不全所引起。收缩期喷射性杂音通常提示有血流量增加或心室流出道狭窄。在心率快的婴儿中常难以区分喷射性和全收缩期杂音，如果能够听到一个清晰明确的第一心音，则这个杂音最有可能本质上是喷射性杂音。

连续性杂音是指由收缩期一直延续至舒张期的杂音，表明有连续性异常血流存在，如动脉导管或者其他主动脉 – 肺动脉交通。这种杂音应和来回性杂音相

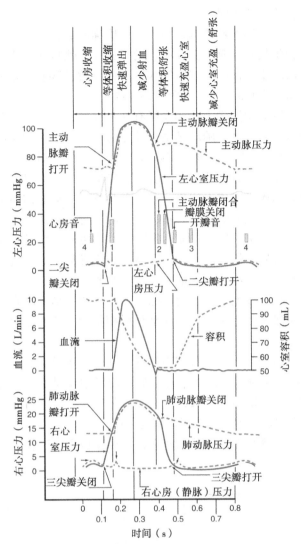

图 416-3　心动周期的理想模型图

鉴别。后者是指杂音的收缩期成分在第二心音开始时或者之前结束，而杂音的舒张成分在半月瓣关闭之后开始（主动脉瓣或者肺动脉瓣狭窄伴关闭不全）。收缩晚期杂音指杂音开始明显晚于第一心音并且持续至收缩期结束。这种杂音在二尖瓣脱垂或者关闭不全患者收缩中期的喀喇音之后可听到。

几种舒张期杂音具有鉴别诊断价值。递减性舒张期杂音是一种的延胸骨左缘分布舒张期吹风样杂音，与 S2 同时开始，在舒张中期减弱。如果该杂音很高调，就可能与主动脉瓣关闭不全或肺动脉高压相关的肺动脉瓣关闭不全有关；如果该杂音响度低，可能与无肺动脉高压的肺动脉瓣关闭不全有关。低调递减性舒张期杂音在一些经典的外科修复术后（比如法洛四联症）可以被闻及，由血流经右心室流出道所致，该杂音亦可见于肺动脉瓣缺如患者。位于胸骨左缘中下部舒张中期隆隆样杂音可能与经三尖瓣的血流量增加有关，比如房间隔缺损或少见的三尖瓣真性狭窄，如果这种

杂音在心尖区闻及，则是流经二尖瓣的血流量增加所致，如心室水平大量左向右分流（室间隔缺损）、大血管水平（动脉导管未闭、主动脉肺动脉分流）大量左向右分流或者二尖瓣关闭不全伴血流量增加所致。如在心尖部闻及长舒张期隆隆样杂音并在舒张期末增强，通常提示有二尖瓣解剖性狭窄。

心前区未发现杂音并不能排除先天性或获得性心脏病。部分先天性心脏病是导管依赖型，动脉导管关闭后就没有杂音，这些病变包括肺动脉瓣 / 三尖瓣闭锁、大动脉转位。在严重主动脉狭窄、房间隔缺损、肺静脉异位引流、房室间隔缺损、主动脉缩窄或冠状动脉起源异常患儿的体格检查中，杂音可能并不十分重要，而体格检查的其他表现（生长迟缓、发绀、脉搏、心前区搏动及心音检查）对提高先天性心脏病诊断准确性往往具有更重要的临床意义和价值。相反，响亮的杂音也可能在没有结构性心脏病的患儿中出现，比如大的心外动静脉畸形、心肌炎、严重贫血或高血压的患儿。

很多杂音并不与明显的血流动力学异常有关，是功能性、不重要的良性杂音。常规随机听诊中 30% 以上的儿童可能有功能性杂音，在发热、感染、焦虑导致的高心排血量状态下听诊，阳性比例会更高。最常见的功能性杂音是音调中等的、振动性的或音乐性的、相对短的收缩期喷射性杂音，在胸骨左缘中下部最为清楚，向心尖、心底或者背部传导不明显，3~7 岁儿童中最常见。功能性杂音强度常随呼吸及姿势改变而改变，在坐位或者俯卧位时减弱。良性的肺动脉瓣杂音也常见于儿童和青少年，起源于向肺动脉正常射血时的湍流，为高调、吹风样、短促的收缩早期杂音，强度为 Ⅰ~Ⅱ 级，仰卧位时在胸骨左缘第二肋间隙听诊最佳。提示有心脏疾病的器质性杂音特征为全收缩期、Ⅲ 级以上强度、粗糙、位于胸骨左缘上部、与收缩早期或中期喀喇音有关，或与不正常的第二心音有关。

另一种儿童时期常见的良性杂音是颈静脉营营音，该杂音产生于颈静脉湍流，无病理学意义，仅在颈部和前胸上部闻及，由舒张期和收缩期柔和的营营音构成，改变头部位置可使其消失或增强，轻压颈部静脉系统可使其减弱，这些方法可将颈静脉营营音与器质性心血管疾病、特别是动脉导管未闭产生的杂音相鉴别。

应当告知孩子的父母良性杂音并没有临床意义，让家长放心，因为他们对心脏杂音的长期担忧可能会对孩子的抚养方式产生深远影响，通常会出现过度保护。对心脏异常的潜在恐惧会对孩子的自我评价产生负面影响，并微妙地影响个性形成。对此儿童心脏内

科医生要加以解释良性杂音只不过是一种"噪音"，并不表示有明显的心脏问题，当被问及"杂音能否消失"，最好的回答是因为这种杂音没有临床意义，所以无论消失与否都不必在意。同时要告知家长在发热时、在一些特定时间段内，或者其他医生检查孩子的时候杂音的强度可能会变化，随着孩子长大，良性杂音可能会逐渐减弱并最后消失；有时需要进一步检查来排除先天性心脏缺损，但是对于健康的良性杂音儿童，要避免"常规"心电图、胸部 X 线和超声心动图检查。

参考书目

参考书目请参见光盘。

（周开宇 译，刘瀚旻 审）

第 417 章

实验室检查

417.1　放射学评估

Daniel Bernstein

胸部 X 线检查可提供心脏大小及形状、肺血管床、肺水肿、胸廓及肺部异常以及可能的相关先天性综合征（骨发育不良、额外肋骨或肋骨数量不足、异常脊椎、心脏手术史等）等方面的信息。阅读胸片时要考虑到患者体形、呼吸时相、心脏周期、胸廓形状、膈肌位置及呼吸系统疾病等相关因素。

测量心脏大小最常用的方法是在吸气相中点时采集后前位影像并测量心影最大横径，沿胸骨影中间作一条垂直线，再分别向左右作垂直线至心影最宽处，两线长度之和即为心影最大横径。胸廓最宽径测量方法为在右侧膈肌最高点水平，作一条水平线，与两侧胸廓内缘相交，其长度即为即胸廓最大横径。当心影最大横径大于胸廓最大横径的一半（心胸比 >50%）时，常提示心脏增大。一般情况下选用立位吸气相胸片测量心脏大小，用呼气相或卧位胸片诊断"心界扩大"需要慎重，可能造成患者不必要的转诊及过度的实验室检查。

婴儿心胸比的意义小于年长儿，因为婴儿水平位心脏可使正常婴儿心胸比 >50%，此外胸腺可与心脏底部重叠，还可能几乎覆盖全部纵隔，无法清楚显示真实的心脏轮廓。

对于漏斗胸或其他原因导致胸廓前后位变窄的婴儿和年长儿，侧位胸片将有助于诊断。侧位胸片心脏影像较小，此时如若观察胸廓异常导致的胸腺（仅前纵隔）或心腔受压，即可视为心界扩大。

后前位图像上心影左缘有 3 个隆起，从上到下分别是主动脉结、肺动脉主干及左肺动脉、左心室（图 417-1）。中 - 重度左房扩大的患儿可在肺动脉和左室之间可以查见凸起影。右室流出道不参与心脏左缘影像构成。与成人相比，婴儿和儿童的主动脉结不易看到，通过充满气体肺窗较易推测主动脉弓的位置（左位或右位），这一点非常重要，右位主动脉弓常见于青紫型先天性心脏病，以法洛四联症常见。心影右缘从上到下分别是上腔静脉、升主动脉、右心房。

心腔或大动脉、大静脉扩大可使这些结构的影像在胸部 X 线片上显示相应部位面积扩大，而心电图对心室肥厚更加敏感及准确。

胸部 X 线片对肺部血管的评估也很重要。心血管造影研究显示，X 线平片上的肺门影主要是血管。肺循环血量增多常提示存在左向右分流，肺循环血量减少常提示右室流出道阻塞病变可能。

食管与大血管关系密切，当怀疑血管环存在时，

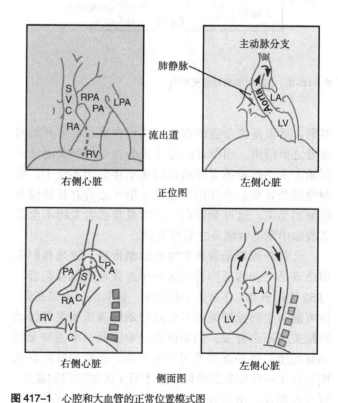

图 417-1　心腔和大血管的正常位置模式图
IVC：下腔静脉；LA：左心房；LPA：左肺动脉；LV：左心室；PA：肺动脉；RA：右心房；RPA：右肺动脉；RV：右心室；SVC：上腔静脉
摘自 Dotter CT, Steinberg I. Angiocardiographic interpretation. Radiology, 1949, 153:513

钡剂食管造影可作为上述结构间关系初步评估，尽管该方法已基本被 CT 替代。超声心动图是显示心腔、心脏瓣膜、心内分流形态学特点的最佳手段。CT 可作为心脏超声以外的辅助检查手段，评估心外血管形态学情况。MRI 可用于量化测定心室容量、心脏功能、分流及反流分数等。

417.2　心电图

Daniel Bernstein

■ 生理发育期间的变化

在围生期循环转换阶段（见第 415），心脏生理和心室优势发生了显著变化，这些变化反映在新生儿时期的心电图变化中。对足月胎儿，由于肺血管阻力和体循环阻力几乎相等，宫内左右心室做功基本相当，故二者体积基本相同。出生后胎儿循环中断，体循环阻力升高；肺组织扩张，肺循环阻力下降，以上变化在心电图体现为右室壁开始变薄。

心电图主要通过 QRS 波和 T 波的变化来反映这些解剖和血流动力学特征。对儿童患者，推荐常规 12 导联心电图加 V₃R 或 V₄R（对右室肥厚评估非常重要）组成的 13 导联心电图。有时，V₁ 导联放置太靠左侧而无法准确反映右室情况，这种现象容易发生在早产儿的心电图检查中，因为心前区狭小，还容易出现导电胶及电极相接触使各导联之间出现导电现象。

生后第 1 天，右侧胸前导联（V₁ 及 V₃R 或 V₄R）电轴右偏、大 R 波、T 波直立是正常心电图征象。由于出生最初几天肺血管阻力迅速下降，右侧胸前导联

T 波变为负相，绝大多数情况下，这一变化发生在生后 48h 之内。V3R、V4R 以及 V1 导联 T 波直立持续超过 1 周即为异常，无论相应 QRS 电压大小，均提示右心室发育不良或劳损。6 岁前 V1 导联 T 波均为负相波，到青春期才转为正向波，这一微妙的心电图变化是成人和儿童心电图的重要区别之一，也是成人心脏科医生解读儿童心电图时常犯的错误。

新生儿平均 QRS 额面电轴正常范围为 +110 至 +180°。右侧胸前导联的正向 R 波比负向 S 波波幅大，可持续数月，这是因为婴儿期右心室室壁始终相对较厚。新生儿早期，左侧胸前导联（V5、V6）的 R:S<1 也反映出右心室优势，V5、V6 导联上反映左心室的 R 波在出生几天内逐渐明显（图 417-3）。在随后数年的生长发育中，QRS 轴逐渐左偏，右心室功能缓慢回落。V1、V3R、V4R 导联的大 R 波可持续至 8 岁。大部分儿童 4 岁前 V4R 导联 R:S>1。婴儿期 V4R、V1、V2 及 V3 导联 T 波倒置，并可保持到 15 岁以后。右侧胸前导联 QRS-T 波形很好地体现了左心室生长及右心室回落的心室壁变化过程。只有理解成年以前各年龄段正常的心腔生理发育，才能正确诊断左、右心室肥厚或扩大。随着左心室优势逐渐建立，心电图开始表现年长儿（图 417-4）或成人（图 417-5）的特点。

心室肥厚可使胸前导联 R、S 波电压升高。电压升高的偏差取决于：①相应电极与心脏表面的贴近程

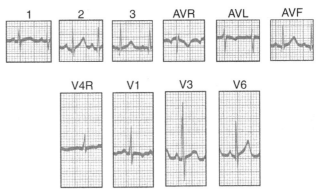

图 417-3　正常新生儿心电图。V₄R 及 V₁ 导联可见大 R 波、小 S 波及 T 波倒置，V₆A 导联可见 R 波为主

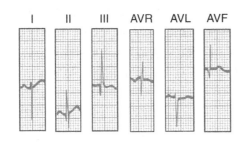

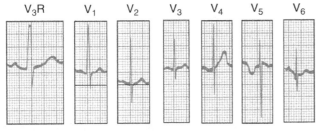

图 417-2　日龄 <24 h 的正常新生儿心电图。V₃R 及 V₁ 导联可见大 R 波及 T 波倒置（V₃R 走纸速度为 50 mm/sec）

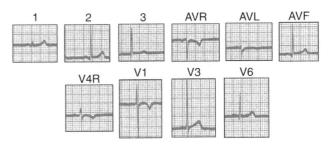

图 417-4　正常儿童心电图。V₄R 及 V₁ 导联可见大 R 波及 T 波倒置

度；②心室内激动顺序可导致不同程度的电压偏差；③心肌肥厚的程度。由于婴幼儿及青少年胸壁较薄，不能单纯依据电压变化来诊断心室肥厚。

生后第 1 周内诊断病理性右室肥厚相对困难，因为在一定程度上，该时期的右室肥厚是正常表现。需要通过连续观察来判断以下异常是否会持续到新生儿期以后（图 417-6）：①明显的电轴右偏和潜在的右侧心前区异常心电活动；②异常 T 波。相反，如果新生儿心电图呈现成人特点（图 417-5）则提示左室肥厚。然而早产儿往往表现出比足月儿更为"成熟"的心电图特点（图 417-7），原因在于早产儿肺小动脉中肌层发育不良导致肺血管阻力较低，所以部分早产儿胸前导联呈现普遍低电压的特点。

心电图结果需要进行系统评估，避免忽视微小而重要的异常表现，首先评估心率和节律，然后计算平均 QRS 额面电轴，测量各节段、间期，测量电压，最后评估 ST 段和 T 波异常等。

■ 心率和节律

观察是否每一个 QRS 波群之前均有 P 波出现是心脏节律评估的第一步。其后评估 P 电轴判断心脏节律是否起源于窦房结。若心房胸腔位置正常，P 波在 Ⅰ、aVF 导联直立，在 aVR 倒置。心房转位时 P 波在 Ⅰ 导联可倒置，Ⅱ 和 aVF 导联 P 波倒置见于低位房性、结性、交界性心律。P 波消失提示起搏点位于传导系统更远端，此时 QRS 波群形态对区别交界性（通常 QRS 波群较窄）和室性（QRS 波群较宽）节律非常重要。

■ P 波

P 波高尖提示右房长大，常见于先天性肺动脉狭窄、Ebstein 畸形及三尖瓣闭锁，有时也见于肺心病，以 Ⅱ、V3R、V1 导联的相应改变最明显（图 417-8A），亦可见于甲状腺毒症。P 波增宽，伴切迹或出现双峰则提示左房长大（图 417-8B），常见于大量左向右分流（室间隔缺损、动脉导管未闭）、严重二尖瓣狭窄或反流。P 波低平见于高钾血症。

■ QRS 综合波

右心室肥厚

为了最准确地评估右心室肥厚，儿童心电图检查应包括右侧胸导联 V3R 和（或）V4R。右心室肥厚的诊断依据为（图 417-6）：①右心室表面导联出现 qR 波型；②6 天至 6 岁幼儿，V3R-V4R、V1-V3 导联上出现正相 T 波；③V3R、V4R 或 V1 导联出现单相 R 波；④右胸前导联呈 rsR′ 型，第 2 个 R 波比第 1 个高；⑤V3R-V4R 导联 R 波或 V6-V7 导联 S 波较年龄校正的电压参考值升高；⑥明显电轴右偏（新生儿期之后

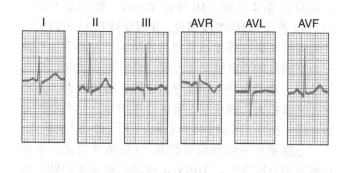

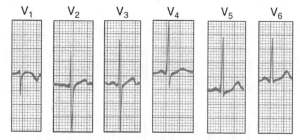

图 417-5　正常成人心电图。V₁ 导联可见大 S 波，在婴儿既拿到此类心电图提示左心室肥厚

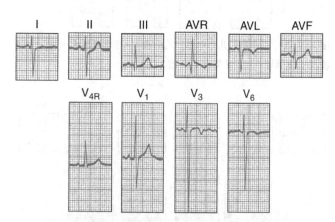

图 417-6　成人右心室肥厚心电图（法洛四联症）。右胸前大 R 波，V₆ 导联可见深 S 波，V₄R 及 V₁ 导联 T 波直立式右心室肥厚的特点

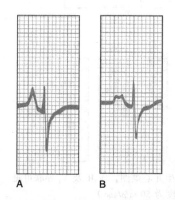

图 417-8　心房扩大。A. P 高尖为右心房扩大的特征。B. P 波增宽或双向为左心房扩大的特征

>120°）；⑦胸前导联完全逆转的成人正常 RS 波型。出现至少以上 2 项则支持右心室肥厚诊断。

异常的心室负荷分为收缩期负荷过重（如肺动脉狭窄引起的右室流出道梗阻）和舒张期负荷过重（如房间隔缺损引起的容量负荷增加），二者均具有典型心电图改变。收缩期负荷过重表现为右胸前导联单纯 P 波增高；年长儿中右胸前导联 T 波直立，随后倒置；婴儿及小于 6 岁儿童中 V3R-V4R 及 V1 导联 T 波异常直立。舒张期负荷过重（典型见于房间隔缺损患者）的特点是右胸前导联 rsR′ 波型（图 417-9）和 QRS 波时限稍延长（伴轻微右室传导阻滞）。轻到中度肺动脉狭窄的患者右胸前导联也可出现 rsR′ 波型。

左心室肥厚

左心室肥厚的心电图表现为（图 417-10）：

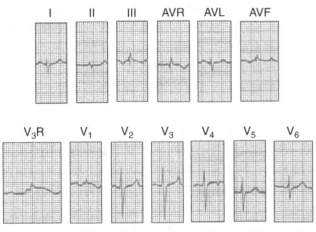

图 417-9　右心室传导延迟的心电图。V₁ 导联 QRS 波为 rsR′ 型，V₆ 导联可见深 S 波（V₃R 走纸速度为 50mm/s）

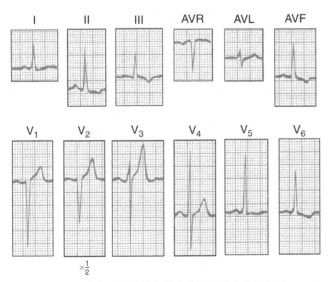

图 417-10　12 岁主动脉狭窄患者心电图显示左心室肥厚。V₁~V₃ 导联可见深 S 波，V₅ 导联可见大 R 波，Ⅱ、Ⅲ、aVF、V₆ 导联可见 T 波倒置

① V5、V6、V7 导联 ST 段压低、T 波倒置，称为左心室劳损波型——提示左心室严重受损；②左胸前导联出现深 Q 波；③ V3R、V1 导联 S 波和（或）V6-V7 导联 R 波高电压。需要强调的是不能仅依据电压标准评估左室肥厚，收缩期和舒张期超负荷概念对评估左室增大有一定作用。左胸前导联 ST 段变化及 T 波倒置提示严重左心室收缩期超负荷。左胸前导联 R 波增高、Q 波加深、T 波正常提示舒张期超负荷。当一个婴儿心电图被认为是"正常"年长儿特点时，可能存在左心室肥厚。

束支传导阻滞

完全性束支传导阻滞可能是先天性的，也可能是先天性心脏病手术导致，尤常见于右心室切开术，如法洛四联症修补术。先天性左束支传导阻滞很少见，多伴发于心肌病。与预激综合征有关的旁道存在可引起传导阻滞样改变（见第 429 章）。

■ PR 间期和 QT 间期

PR 间期随心率增加而缩短，因此评估 PR 间期应基于年龄、心率变化。PR 间期延长诊断为 Ⅰ 度传导阻滞（图 417-11），可由先天性、手术后、感染性（心肌炎、心包炎、风湿热）、药物性（洋地黄）等因素所导致。

QT 间期随心率变化而改变。校正 QT 间期的数值（Q-Tc）由 QT 间期除以前一个 RR 间期的平方根得到。Q-Tc 正常值应 <0.45，Q-Tc 延长通常伴随低钾或低钙血症，前者可在 T 波之后出现明显的 U 波。许多药物可使 QT 间期延长。先天性 QT 间期延长也见于 QT 间期综合征患儿（图 417-12），此类儿童发生室性心律失常风险很高，包括尖端扭转型室速，甚至猝死（见第 429.5）。

■ ST 段和 T 波异常

正常青少年可见 ST 段轻微抬高，促使心脏早期复极。心包炎时，刺激心外膜可导致 ST 段抬高，随后在治疗过程中出现异常倒置 T 波。服用洋地黄有时可出现 ST 段压低和异常倒置 T 波。

ST 段压低发生与所有伴有心肌损伤或缺血的情况，包括严重贫血、一氧化碳中毒、左冠状动脉异常起源于肺动脉、心脏糖原累积症、心肌肿瘤、黏多糖病等；左冠状动脉异常起源于肺动脉与成人心肌梗死较难区分；其他罕见冠脉异常的患儿心电图改变与心肌病相似。由于儿科医生对这类"梗死"的心电图特点不熟悉，所以当婴儿出现这类心电图改变时常不能做出正确判断。因此对患扩张型心肌病或冠脉缺血症

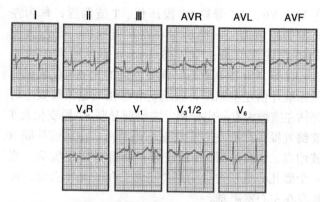

图 417-11　低钾血的心电图表现（血钾为 2.7mEq/L；血钙为 4.8 mEq/L）。V_4R，V_1 和 V_6 导联可见宽 T 波及 U 波，以及 ST 短压低

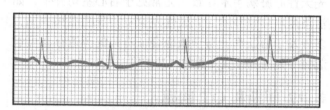

图 417-12　长 Q-T 综合征患者 Q-T 间期延长

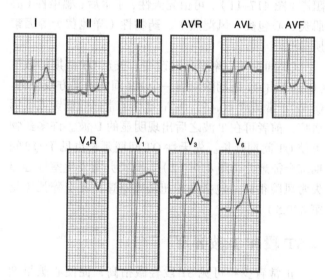

图 417-13　高钾血的心电图表现（血钾为 6.5 mEq/L；血钙为 5.1 mEq/L）。可见高大的帐篷样 T 波，尤其是在 Ⅰ，Ⅱ，V_6 导联

状的婴儿，必须保持高度警惕。

T 波倒置可发生于心肌炎、心包炎中，同时也是左、右心室肥厚或劳损的表现。甲状腺功能减退可出现 T 波低平或倒置，这与广泛低电压有关。高血钾症时，T 波通常高电压，呈帐篷样（图 417-13）。

参考书目

参考书目请参见光盘。

417.3　血液学检查
Daniel Bernstein

在大型左向右分流性先天性心脏病患儿中，当生理性贫血严重到低于血红蛋白低限时，可诱发心力衰竭，此时如果将血细胞比容（Hct）升高至 >40% 可能降低分流量并改善心力衰竭症状。对极早早产儿或只能暂时接受姑息治疗的复杂先天性心脏病患儿，由于尚不能进行外科手术，因此时可考虑该治疗方案提高患儿血细胞比容。此类患儿应常规查血细胞比容，适当输注红细胞可在一定程度上改善患者生长发育，对贫血但血流动力学稳定的患者，促红细胞生成素（EPO）能逐渐提升血红蛋白，进而提高携氧能力。

红细胞增多症常见于右向左分流型先天性心脏病。严重的红细胞增多症会增加血管内血栓形成及出血倾向的风险。红细胞增多症患儿常见的表现包括纤溶加快、血小板减少、异常血块收缩、低纤维蛋白原血症、凝血酶原时间延长、部分凝血活酶时间延长。对伴有红细胞增多症的发绀患者，在行非心脏择期手术前（如拔牙前）应该对凝血功能及凝血异常进行评估及治疗。

由于红细胞增多症（Hct >65%）患儿血液粘稠度高，青紫型先天性心脏病患儿发生血管内血栓形成的风险很高，特别是颅内静脉血栓形成。脱水可增加血栓形成风险，因此在天气炎热或并发胃肠道疾病时，必须保持足够的液体摄入量。此类患者慎用脱水剂，根据液体摄入情况酌情减量。伴有铁缺乏的婴儿脑血管事件发生风险更高，可能与铁缺乏导致红细胞变形性降低有关，铁剂治疗可以降低此类风险，但外科手术治疗心脏畸形无疑是最好的治疗方法。

严重发绀患者应定期检查血红蛋白和血细胞比容。如果红细胞持续上升，常伴随头痛、乏力、呼吸困难等是外科姑息性或矫正性手术指征之一。对有临床症状但没有手术指征的发绀患儿，当 Hct 升高至 65%~70% 时需要进行部分换血，换血治疗过程亦存在风险，尤其是肺血管阻力严重增高的患者对循环血量波动耐受力差，风险更高，应使用新鲜冰冻血浆或白蛋白进行换血治疗。

417.4　超声心动图
Daniel Bernstein

经胸超声心动图已替代心导管术等有创检查成为绝大多数先天性心脏病的首选诊断手段。超声心动图可以评估先天性心血管疾病病变部位结构，测量心脏内狭窄瓣膜、血管处的压力阶差，量化评估心脏收缩及舒张功能，检测缺损部位分流方向，了解冠状动脉整体情况，检查是否存在心内膜炎赘生物，以及心包积液、心脏肿瘤、心腔血栓等。超声也可以作为辅助手段应用于侵入性操作过程，包括心包穿刺术、球囊房间隔造口术（见第 425.2）、房室间隔缺损封堵术、心内膜活检术，以及放置漂浮导管到肺动脉进行参数测量。经食管超声心动图常规用于复杂外科手术中心室功能监测以及即时评估先天性心脏病变手术修复效果。完整的经胸超声心动图包含 M 型和二维（2-D）图像，以及脉冲式、连续波式、彩色多普勒血流研究。多普勒组织显像以及其他新技术提供了更多的心室功能量化评估方法。三维（3-D）超声心动图在心脏形态学方面提供了很有价值的信息。

■ M 型超声心动图

　　M 型超声是反应心脏结构随时间变化的一维线形图像（图 417-14），主要用于测量心脏结构内径（壁厚度和心腔大小）和心功能（缩短分数、室壁增厚率）。M 型超声也用于评估心内结构运动（瓣膜开闭，游离壁和间隔的运动）和瓣膜解剖结构（图 417-15）。儿童最常用的心功能指数是缩短分数（%FS），FS 等于（LVED − LVES）/LVED，其中 LVED 为左心室舒张末期内径，LVES 为左心室收缩末期内径，正常左心室 FS 为 28%~40%。其他 M 型超声心功能指标包括肌纤维平均缩短速率（VCF）、收缩时间间期（LVPEP = 左室射血前期，LVET = 左室射血时间）、等容收缩时间等。应用超声心动图这一非侵入性手段，可以推导衍化出更多的心功能评价指标，例如压力 – 容积关系，收缩末期壁压力 – 应力关系等。

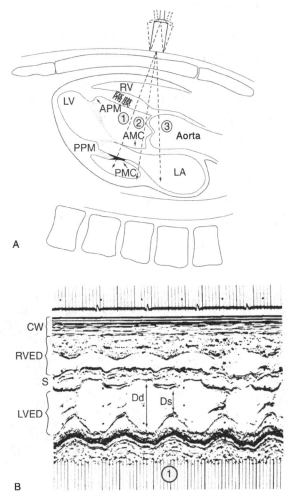

图 417-14　M- 型超声心动图。A. 矢状切面心脏结构切面①②③，AMC：二尖瓣前叶；APM：前乳头肌；Dec. aorta：降主动脉；LA：左心房；LV：左心室；PMC：二尖瓣后叶；PPM：后乳头肌；RV：右心室。B. 传感器位置的超声心动图①；此切面是测量心脏大小和缩短分数（FS）的最佳切面。FS=（LVED−LVES）/LVED. CW：胸壁；LVED：舒张末期左心室大小；LVES：收缩末期左心室大小；RVED：舒张末期右心室大小

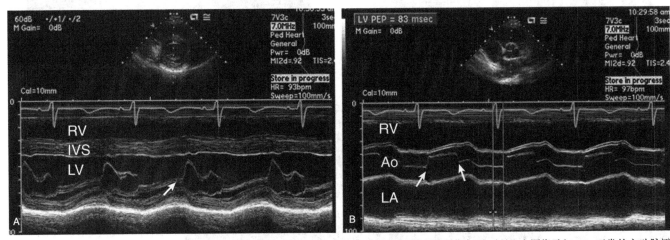

图 417-15　M- 型超声心动图。A. 正常的二尖瓣 M 型超声心动图，箭头显示二尖瓣前叶在舒张早期打开（见心电图指示）。B. 正常的主动脉瓣 M 型超声心动图，两个箭头显示主动脉瓣叶的开放及关闭。Ao：主动脉；IVS：室间隔；LV：左心室；RV：右心室

■ 二维超声心动图

二维超声提供心脏结构的实时图像，可进行收缩运动中的心脏在多个标准切面实时显像，包括胸骨旁长轴切面（图 417-16）、胸骨旁短轴切面（图 417-17）、心尖四腔切面（图 417-18）、肋下声窗（图 417-19）及胸骨上声窗（图 417-20），上述切面/声窗分别具有特定的结构。二维超声已部分取代先天性心脏病术前心血管造影检查，且对于房室瓣以及腱索连接情况的显像效果已经超越心血管造影。当心脏查体及其他检查与超声心动图结果不一致时（例如左向右分流大小程度），心导管检查仍是解剖学诊断和生理学功能紊乱评价的重要工具。

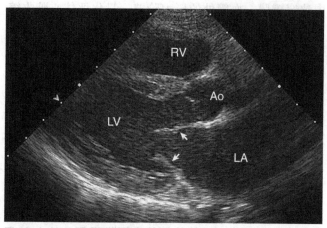

图 417-16 正常胸骨旁长轴超声心动图切面。Ao：主动脉；LA：左心房；LV：左心室；RV：右心室

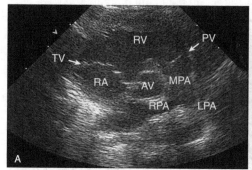 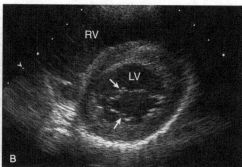

图 417-17 正常胸骨旁短轴超声心动图切面。A. 随探头向上、右倾斜，探及主动脉瓣（AV），前后为右心室（RV）流入道及流出道。LPA：左肺动脉；MPA：主肺动脉；PV：肺动脉瓣；RA：右心房；RPA：右肺动脉；TV：三尖瓣。B.探头向下、向左倾斜，可见左心室及二尖瓣（箭头）视图。LV：左心室；RV：右心室

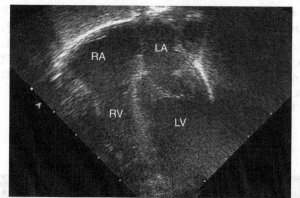

图 417-18 正常心尖四腔切面显示所有四个心腔和舒张期房室瓣打开。LA：左心房；RA：右心房；LV：左心室；RV：右心室

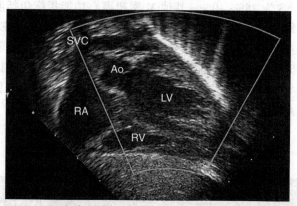

图 417-19 正常肋下超声心动图显示左心室流出道切面。Ao：主动脉；RA：右心房；LV：左心室；RV：右心室；SVC：上腔静脉

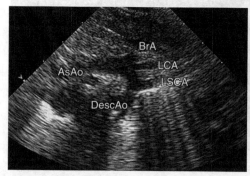 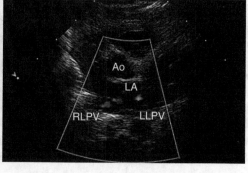

图 417-20 A.正常胸骨上超声心动图显示主动脉弓及分叉切面。AsAo：升主动脉；BrA：头臂动脉；DescAo：降主动脉；LCAL：左颈总动脉；LSCA：左锁骨下动脉。B.正常胸骨旁高切面彩色多普勒显示肺静脉回流入左心房（LA）。RLPV：右下肺动脉；LLPV：左下肺动脉

■ 多普勒超声心动图

依据红细胞运动产生的声波频率变化，多普勒超声心动图可显示心腔和血管中的血流。在脉冲波及连续波多普勒中，血流速度和方向通过回声束改变传感器的参考频率，这一频率变化转换为流量数据（L/min）用以计算体循环或肺循环血流，转换为压力数据（mm Hg）用以计算半月瓣、房室瓣、间隔缺损或侧枝血管交通支的压力阶差。彩色多普勒可以精确探测分流是否存在及其方向，以及识别小型分流、多发分流及不同方向分流（图 417-21）。脉冲式多普勒和彩色多普勒均可以评估瓣膜关闭不全的严重程度（图 417-22）。变换静脉多普勒血流检测模式可用来检测体、肺静脉血流，变换房室瓣多普勒血流模式可以评估心室舒张功能。

对于有左、右心室收缩、舒张功能障碍和心室不同步（左右室收缩协调性异常）风险的患者，M 型、二维及彩色多普勒显像通过测量心室收缩和舒张功能进行一系列有效评估，如收缩末期室壁压力、多巴酚丁胺负荷试验、组织多普勒显像测试等，此类患者包括心肌病、肿瘤化疗期间使用蒽环类药物、服用过量铁剂、心脏移植后出现排斥反应及冠脉疾病患者。

■ 三维超声心动图

实时三维超声心动图重建技术对分析心脏形态有一定价值（图 417-23），可清晰显示瓣膜细微结构、间隔缺损部位和大小、心室肌异常、大血管细微结构等二维超声无法清楚显像的结构，同时该技术在外科手术中用于重术野建及术前影像检查中有重要价值。

■ 经食管超声心动图

经食管超声心动图灵敏度极高，尤其对体型较大的患者，能清晰显示细小病变如心内膜炎赘生物。同时经食管超声能较好显示心房、主动脉根部、房室瓣等心脏后方结构。在心脏手术或非心脏手术中，经食管超声可以用于术中监测心功能以及脱离体外循环后心脏残余缺损的探查，特别是对评估瓣膜修复术后残余反流程度和室间隔缺损封堵术后残余肌部小缺损有很大帮助。

■ 胎儿超声心动图

胎儿超声心动图常用于评估胎儿心脏结构及节律（图 417-24）。围产期医生常用产科超声粗略探测心脏结构异常，当孕妇遇到不明原因胎儿水肿、先心病家族史、与胎儿心脏疾病有关的妊娠期糖尿病等病理情况时，建议孕妇最好转至心血管专科就诊。胎儿超声于妊娠 17~19 周就可以诊断出大多数明显的心脏发育异常，然而早期诊断的精确度受限，无法完全排除罹患先天性心脏病的可能性。连续胎儿超声心动图则可显示先天性心脏病病理进程中的血流动力学异常对心脏发育的影响，同时还可显示病变在宫内的进展过程，例如主动脉瓣狭窄宫内可进展为更严重病变（左室发育不全综合征）。M 型超声可诊断胎儿心律失常，并评定经母体给予抗心律失常药物治疗胎儿心律失常的疗效。对既往有先心病妊娠史或一级亲属出现先天性心脏病的孕妇，推荐进行胎儿超声心动图筛查。同样，合并胰岛素依赖型糖尿病、孕期有致畸药物暴露的孕妇，其胎儿罹患先天性心脏病风险极大，也推荐进行胎儿超声心动图筛查；一旦怀疑或明确孕妇及其胎儿有染色体异常者，也同样推荐胎儿超声心动图检查。

通过胎儿超声心动图可早期检测到心血管病变，向准父母交代病变严重程度，提供治疗性或姑息性方案选择，同时可向高危围生医疗服务机构转诊，进行详尽的胎儿系统性超声检查以明确是否存在其他器官发育异常，此外，还应考虑进行羊膜腔穿刺及染色体核型分析。对动脉导管依赖性先天性心脏病患胎，应在有条件的三级医疗机构分娩，以避免产后出现新生

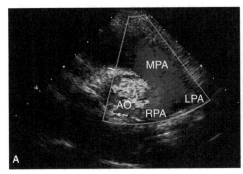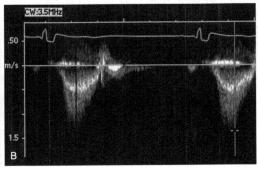

图 417-21（见彩图）　彩色和脉冲多普勒评价肺动脉血流。A.胸骨旁短轴切面彩色多普勒超声评价，显示正常的流量通过肺动脉瓣主、肺动脉分支。远离探头的血流颜色是蓝色。Ao：主动脉；LPA：主肺动脉；MPA：主肺动脉；RPA：右肺动脉。B.脉冲波多普勒显示经肺动脉瓣的低速血流（<1.5 m/s），提示跨瓣压力差小

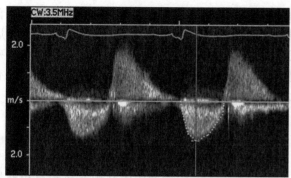

图 417-22（见彩图） 一位曾接受法洛四联症根治术后患者的多普勒评价显示伴有轻度肺动脉狭窄和中度肺动脉瓣反流

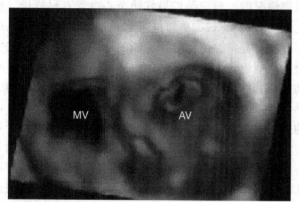

图 417-23（见彩图） 3-D 超声心动图显示左心室短轴切面。AV：主动脉瓣；MV：二尖瓣

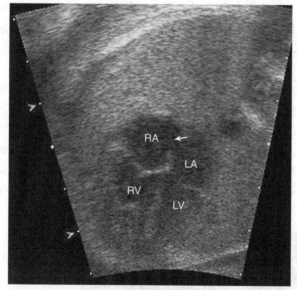

图 417-24 妊娠 20 周胎儿四腔心切面，在右心房及左心房之间可见卵圆孔（箭头）。LA：左心房；RA：右心房；LV：左心室；RV：右心室

儿危急状况才临时转诊。

参考书目

参考书目请参见光盘。

417.5 运动试验

Daniel Bernstein

正常心肺系统会适应运动而成倍增加耗氧量和心排血量。由于心血管系统有强大的储备能力应对运动需要，因而即使心血管功能存在明显异常，在静息或日常活动中也可能不表现出症状。当患者安静状态进行检查时，可能无法发现潜在的心功能异常，或即使发现也无法判定其生活质量是否会受影响。既往常依据主观标准判断心血管疾病患儿能否参加各种体育活动，随着对有氧运动重要性认识逐步增加，对于心血管疾病患儿（甚至包括复杂型先天性心脏病患儿），可通过运动试验对患者参与竞技性和非竞技性体育活动的安全性进行量化评估，同时运动试验在症状评价和心脏病变严重程度量化评价中也有重要作用。

年长儿运动试验一般采用平板运动试验，定时间隔逐步增加运动等级和速度。低龄儿童常采用脚踏车运动试验。很多实验室能在运动中同时对心脏和肺功能进行无创检测，并可实现静息耗氧量、最大耗氧量（VO₂max）及无氧阈值（AT）等心血管适应能力重要指征的测量。

随着儿童生长，做功能力随体型增大和骨骼肌发育而增强。运动相关的心排血量增加主要靠增加心率实现，同时每搏输出量、体静脉回流量、脉压也同步增加，因机体代谢增加需要，肌肉中的血管扩张，体循环阻力大大降低。随着年龄增加和体格增长，儿童适应运动需要的心率保持不变，可同时通过增加的心脏容积实现每搏输出量增加以增加心排血量。对运动的心血管反应不仅依赖于年龄，同时与性别有关，相同体表面积的男孩比女孩每搏输出量高。直立运动时，肌肉收缩的泵作用通过对抗重力效应增加体静脉回流量，实现每搏输出量增加。

运动试验不仅能测定耐力和运动能力，而且能测定运动对心肌血流量和心脏节律产生影响。明显的 ST 段压低反映了心肌灌注异常，例如有左室肥厚的儿童运动时常造成心内膜下缺血。若 ST 段压低大于 2mm，且在 J 点（ST 段起始处）后延长至少 0.06s，同时伴水平、向上或向下倾斜的 ST 段，考虑运动心电图异常。运动试验可激发心律失常，是对已知或怀疑心律失常患者的重要评估方法，此外使用药物也可达到激发实验的目的。

参考书目

参考书目请参见光盘。

417.6　磁共振成像、磁共振血管成像、计算机断层扫描和放射性核素扫描

Daniel Bernstein

　　磁共振成像（MRI）和磁共振血管成像（MRA）对先天性心脏病的诊断和评估有非常大的帮助。上述技术能提供心脏任意层面的断层扫描图像（图 417-25），能进行心肌、肺、血管高分辨率成像，对远端肺动脉分支和体肺循环回流异常等超声成像效果不佳的部位，MRI 具有较高的诊断价值。

　　MRA 可以获得多断层影像，在每个断层平面可获取心动周期不同时相的图像。因此，通过"电影"序列可以显示和分析室壁厚度、心腔容量及瓣膜功能，同时可以计算血流速度和血流量。MRA 是法洛四联症等复杂型先天性心脏病修复术后患者评估的优良工具，可进行右室容量和质量、肺动脉瓣或三尖瓣反流量的测定。其他 MRI 技术，如心肌增强延迟扫描，可用于心肌病或法洛四联症等先天性心脏病修复术后心肌瘢痕面积测量，磁共振波谱成像（MRS）目前主要作为研究工具，提供工作肌群中高能量（三磷酸腺苷、二磷酸腺苷、无机磷酸盐、磷酸肌酸）代谢区域相对密度显像。

　　非侵入性的 MRA 图像通过计算机处理可以显示心血管系统内部结构，即穿越成像，心脏科医生可以

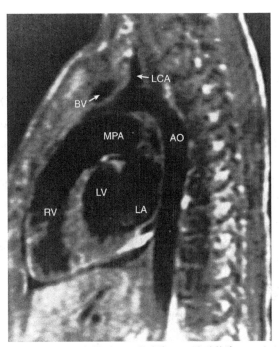

图 417-25　常规 MRI 矢状面。Ao：主动脉；BV：头臂静脉；LA：左心房；LCA：左冠状动脉；LV：左心室；MPA：主肺动脉；RV：右心室
摘自 Bisset GS Ⅲ //Cardiac and great vessel anatomy//El-Khoury GY, Bergman RA, Montgomery WJ. Sectional anatomy by MRI/CT. New York, 1990

通过这些图像重构心脏内部结构（图 417-26），同时穿越成像技术对外周血管狭窄尤其是球囊血管成形术后评估很有帮助。

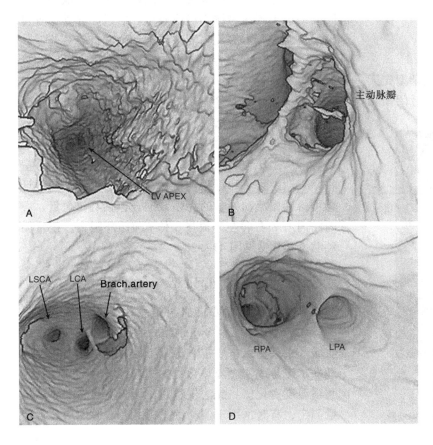

图 417-26　病人肺动脉窗的动态影像。这一系列静止的画面显示了血液从左心室流出，通过主动脉，从降主动脉流出，然后通过肺间质到达肺动脉分支的过程。brach：头臂干；LCA：左颈总动脉；LPA：做肺动脉；LSCA：左锁骨下动脉；RPA：右肺动脉

计算机断层扫描（CT）在儿童心脏成像技术使用快速、呼吸门控方式，分辨率可达到0.5mm。CT三维重建图像（图417-27）专门用于评估肺动脉分支、体肺循环回流异常、主动脉缩窄等大血管异常。

放射性核素血管造影用于探测分流和测量分流量，也可以用于分析血流双肺分布情况，尤其可以定量分析肺血管树异常或分流术后（Blalock-Taussig或Glenn手术）患者双肺血流分布情况，也用于球囊血管成形术和血管内支架放置术后效果评估；门控血池扫描用于测量血流动力学数据、瓣膜反流及局部室壁运动异常；铊剂显像可用于评估心肌灌注状况。以上技术均可床旁使用，可最大限度降低危重患者的转运不便和辐射暴露。

参考书目

参考书目请参见光盘。

417.7 诊断及治疗性心导管术

Daniel Bernstein

超声心动图、MRI、CT是大多数先天性心脏病常用的诊断手段，心导管术则已发展为高科技的介入治疗技术，并已成为部分曾经需要开胸手术修复的先天性心脏病的非外科手术治疗方式和减状手术方法。目前一些心脏中心已配备镶嵌手术室，将标准透视影像系统和外科手术设施相结合，实现复杂型先天性心脏病的嵌合治疗。

■ 诊断性心导管术

目前，诊断性心导管术仍然用于：①复杂型先天性心脏病的辅助诊断（如法洛四联症伴肺动脉闭锁和

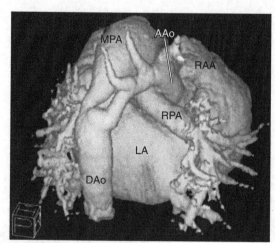

图417-27 新生儿重症主动脉缩窄电子束CT三维重建图像。可见动脉导管未闭从主动脉到达降主动脉，主动脉曲折和窄缩窄段在导管右侧，主动脉弓横部发育不良。AAo：升主动脉；DAo：降主动脉；LA：左心房；MPA：主肺动脉；RAA：右心耳；RPA：右肺动脉

主肺动脉侧支；肺动脉闭锁伴室间隔完整和冠状动脉窦；左室发育不良伴二尖瓣狭窄等）；②其他检查结果提示诊断不明确时；③血流动力学数据对治疗具有决定性作用时（测定左向右分流量决定病例是否能接受治疗，或检查有左向右分流的年长患者是否存在器质性肺血管疾病）；④复杂型先天性心脏病外科手术围术期评估（例如左室发育不良综合征）；⑤心肌活检，用于诊断心肌病或筛查心脏移植术后排斥情况；⑥评估心律失常的电生理检查（见第429章）。

进行导管术时，患者应尽量处于基础代谢状态，常规采用清醒镇静方式；如需要深度全身麻醉，应谨慎选择麻醉药物，避免抑制心血管功能，造成心排血量、体肺循环阻力和分流量的测量偏差。

对危重先天性心脏病患儿的心导管术应在具有急诊实施心脏外科手术条件的医学中心进行。危重患儿的导管介入和血管造影复杂程度非常高，必须处于适宜温度环境中，医疗团队能够快速处理低体温、低血糖、酸中毒、失血过多等并发症。

心导管检查可能仅局限于反映右心或左心单侧或同时反映双侧心脏结构。导管经皮穿刺进入股静脉或颈静脉，通过透视引导下进入心脏。对婴儿和一部分年长儿，位于右侧心腔的导管可经卵圆孔到达左心房及左心室。如果卵圆孔已闭合，则可能通过股动脉逆行到达左心；如果需要，亦可经房间隔穿刺到达左侧心腔；心导管也可以穿过心内缺损（房间隔缺损、室间隔缺损）到达对侧心房或心室。通过心导管检查可以采集血样标本测氧不同部位饱和度并计算分流量，测压力用以计算压力梯度和瓣膜面积，注射造影剂显示心脏和血管结构；心导管头端附带温度感应器，通过热稀释法可测心输出量；通过特殊的心导管用来测量更复杂的心功能指数；心导管头端附带压力传感器可用来测量左心室内压力上升速率（dP/dt）；电导心导管可产生压力容积环路，从而衍生出收缩性（心室收缩末期弹力）和舒张性指标；此外通过相关参数计算可得到血流动力学的完整数据，包括心排血量、心内左向右和右向左分流量、体/肺循环阻力。正常循环动力学数据见图417-28。

■ 热稀释法测量心排血量

热稀释法测量心排血量是利用头端带热敏电阻的肺动脉漂浮导管（Swan-Ganz导管）完成。通过在血循环中某一点（通常右房或下腔静脉）注射室温生理盐水定量改变血液热含量，在其下游（通常肺动脉）测得温度变化值。此法仅适用于无分流患者的心输出量测定，有时也用于监测危重患儿、心脏术后在重症

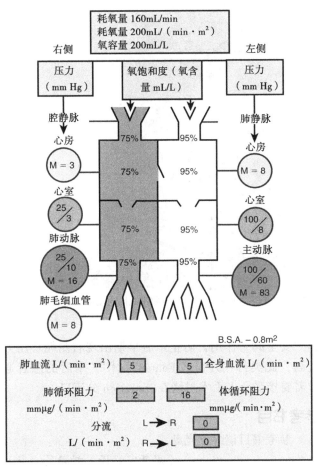

图417-28　标注了压力读数、氧含量和氧饱和度的正常循环动力图。
B.S.A：体表面积

摘自 Nadas AS, Fyler DC. Pediatric cardiology, ed 3. Philadelphia, 1972

监护室的患儿以及休克患儿的心排血量，并可利用三腔导管同时测量心排血量和肺动脉压、肺毛细血管楔压。

心血管造影术

通过向特定心腔或大血管注射造影剂进行选择性血管造影可直接显示大血管和各心腔情况，并可排除正常心腔影的干扰。操作方法为在 X 线透视引导下，使心导管达到各个心腔，当心导管放置于心腔恰当位置后，用压力注射器注入少量造影剂，荧光血管图像以每秒 15~60 帧的速度显影，同时利用数字显影技术来减少放射暴露。双平面心血管显影可实现单剂量造影剂注射，同时得到两个平面的心腔和血管显影信息进行评估，目前已经被要求作为标准技术应用于儿童心导管室，可将造影剂用量及射线暴露降到最低，使患儿接受更安全的治疗。多角度投照造影（如左前斜位、头位）可清楚显示特定病变的解剖学特点。

对儿童采用压力快速注射造影剂的方法并非没有风险，因此每次注射剂量及速度都应仔细计划。造影

剂为高渗溶液，部分为含有机碘化物，可产生不良反应包括恶心、广泛灼烧感、中枢神经系统表现、肾功能不全、过敏反应等。只要注射前正确放置导管，一般可以避免将造影剂注射入心肌内。造影剂的高渗透压可导致一过性心肌抑制和血压下降，随即出现心动过速，心排血量增加，组织液进入血液循环，这些改变能一过性增加危重患者的心力衰竭症状。

经导管心脏介入治疗

导管输送系统的小型化使经导管介入治疗技术得以广泛、安全应用，甚至可用于新生儿和早产儿。经导管介入治疗目前已成为大部分单纯性肺动脉或主动脉瓣狭窄（图 421-4）、主动脉再缩窄的标准疗法。用一种远端附带腊肠状球囊的导管穿过梗阻瓣膜，向球囊中快速注满造影剂及盐水的混合液后，通常狭窄的瓣膜组织可沿瓣膜融合的切迹被撑开。对大多数肺动脉瓣狭窄患儿而言，球囊瓣膜成形术已替代外科修复成为首选治疗方案；球囊瓣膜成形术与外科手术相比临床结局相似，但球囊瓣膜成形术无须胸骨切开，且住院时间较短。球囊瓣膜成形术治疗主动脉瓣狭窄也取得良好结果，然而与实施外科手术切开狭窄瓣膜的患儿相比，接受球囊主动脉瓣成形术的患儿随着生长，常会发生再狭窄需要进一步处理。外科切开狭窄瓣膜和介入性球囊瓣膜成形术都存在的并发症是瓣膜关闭不全，主动脉瓣关闭不全比肺动脉瓣关闭不全会产生更严重影响，因为体循环对反流的耐受程度更差。球囊血管成形术是主动脉缩窄外科手术后发生再狭窄的首选治疗方式，然而球囊血管成形术是否作为未经手术的主动脉缩窄患者的首选治疗方法仍旧存在争议，因为有报道显示主动脉瓣球囊成型术后不久出现动脉瘤形成，目前几乎所有中心对婴幼儿主动脉瓣狭窄患者均倾向于首选外科手术修复。然而对于伴左室功能下降的主动脉缩窄低龄患儿，应首选考虑球囊血管成形术减轻症状，以后再采取进一步治疗。对于伴左室功能下降的主动脉缩窄年长儿，应考虑首选支架植入血管成形术。其他球囊血管成形术包括改善二尖瓣狭窄、扩张外科通道（Mustard 或 Senning 术所建立的板障结构）、扩张肺动脉分支狭窄、扩张体肺静脉梗阻等方式，以及已经长期用于大动脉转位的球囊房间隔造瘘术（见第 425.2）。

目前正在探索经导管介入治疗胎儿先天性心脏疾病，通过胎儿期经导管介入治疗胎儿主动脉瓣狭窄等疾病，阻止其进展为更严重的病变如左室发育不良综合征等。介入过程为穿刺针经母体腹壁、子宫壁、胎儿胸壁直接穿刺进入胎儿左心室（图 425-13），通过

穿刺针递送冠脉球囊导管进入并经过狭窄的主动脉瓣进行扩张，希望通过增加左室血流促使左室发育能够恢复正常发育。目前越来越多的胎儿接受此项技术治疗，研究结果显示，术后左心室发育良好进而形成双心室循环的胎儿约达 25%。

肺动脉分支狭窄行球囊成形术之后，再通过球囊导管放置血管内支架（图 417-29），使球囊成形术的治疗效果稳定。支架放置后会随患儿长大而扩张，但其扩张程度有限，因而在婴幼儿中使用仍然受限，或许未来生物可降解支架能解决这一问题。支架也可用于主动脉缩窄的青少年和青年。

动脉导管未闭封堵术常规采用经导管输送的弹簧圈（图 420-11），而大型动脉导管未闭可使用各种双盘伞状结构的封堵器完成封堵术。异常血管交通（冠脉瘘、静脉－静脉侧枝）的封堵也可采用弹簧圈。房间隔继发孔缺损常规采用双盘伞状结构的封堵装置（图 420-3）。目前双盘伞状结构的封堵装置在进行外科手术治疗困难的肌部室间隔缺损及常见的膜周部室间隔缺损的封堵治疗尚于临床试验阶段。介入封堵术也用于复杂外科修复术的辅助治疗（肺动静脉分支狭窄的扩张或支架放置、手术难以到达的肌部型室间隔缺损封堵等）。Fontan 手术（见第 430.4）术后的高危患者通常在左右循环之间留有 fenestration 分流口，起

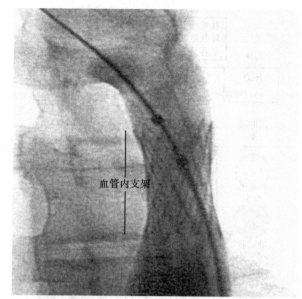

图 417-29 主动脉缩窄治疗后再狭窄在降主动脉放置血管内支架

到"安全阀"作用，防止术后早期出现右侧循环压力过高，此类行"开窗式 Fontan 手术"术后的患者通常需要接受介入手术封堵 fenestration 分流口。

参考书目

参考书目请参见光盘。

（周开宇　译，刘瀚旻　审）

第 3 篇　先天性心脏病

第 418 章
先天性心脏病的流行病学与遗传基础
Daniel Bernstein

■ 发病率

先天性心脏病在足月活产儿中发病率为 8‰左右，在死产儿、自然流产儿以及早产儿（除外动脉导管未闭）中发病率更高，分别为 3%~4%、10%~25% 及 2% 左右。上述发病率的计算不包括二尖瓣脱垂、早产儿动脉导管未闭及二叶式主动脉瓣（在成人中发病率为 1%~2%）。先天性心脏病的类型以复杂畸形为主，2%~3‰先天性心脏病患儿在 1 岁以内会出现相应的临床症状。40%~50% 的先天性心脏病患儿在出生后 1 周

内可明确诊断，50%~60% 的先天性心脏病患儿在出生后 1 月内可被诊断。随着姑息及根治手术技术水平提高，能够存活至成年的先天性心脏病患儿的比例明显增高。然而在取得进步的同时，先天性心脏病仍然是儿童先天畸形中致死率最高的畸形。表 418-1 总结了常见先天性心脏病在所有先天性心脏病中的构成比。

补充内容请参见光盘。

（周开宇　译，刘瀚旻　审）

表 418-1　主要先天性心脏病类型在所有先天性心脏病中的构成比 *

畸形种类	构成比（n%）
室间隔缺损	35~30
房间隔缺损（继发孔型）	6~8
动脉导管未闭	6~8
主动脉缩窄	5~7
法洛四联症	5~7

表 418-1（续）

畸形种类	构成比（n%）
肺动脉瓣狭窄	5-7
主动脉瓣狭窄	4-7
完全性大动脉转位	3-5
左心发育不良综合征	1-3
右心发育不良综合征	1-3
永存动脉干	1-2
完全性肺静脉异位引流	1-2
三尖瓣闭锁	1-2
单心室	1-2
右室双出口	1-2
其他	5-10

*除外早产儿动脉导管未闭、二叶式主动脉瓣、外周肺动脉狭窄及二尖瓣脱垂

第 419 章
婴儿及儿童先天性心脏病评估

Daniel Bernstein

对先天性心脏病的初步评估主要包括三个部分。首先，根据患儿是否存在青紫（血氧饱和度检测），先天性心脏病可分为两大类：发绀型和非发绀型；其次，根据胸片肺纹理增多、正常或减少情况，上述两类先天性心脏病可进一步被划分；最后，依据心电图判定心室肥厚的情况（右心室肥厚、左心室肥厚还是双心室肥厚）。心音及杂音的特点可进一步帮助缩减鉴别诊断的范围。最终通过超声心动图、CT、MRI 或心导管检查心血管造影进行确诊。

■ 非发绀型先天性心脏病

非发绀型先天性心脏病可根据畸形对心脏造成的生理负荷类型不同进行分类。虽然许多先天性心脏病可引起不止一种生理学改变，但畸形导致的不同负荷异常对于该畸形分类是非常重要。最为常见的类型是导致容量负荷增加的先天性心脏病，且以左向右分流型先天性心脏病最为常见；房室瓣反流及一些心肌病也是导致容量负荷增加的原因。另一类型则是导致压力负荷增加的先天性心脏病，其中以心室流出道梗阻（肺动脉瓣或主动脉瓣狭窄）及大血管狭窄（主动脉弓缩窄）最为常见。胸片及心电图可用于鉴别。

导致容量负荷增加的先天性心脏病

左向右分流型先天性心脏病是引起容量负荷增加的最常见的非发绀型先心病，包括房间隔缺损、室间隔缺损、房室间隔缺损及动脉导管未闭。这类先天性心脏病共有的病理生理特点是肺循环与体循环之间存在交通，使得完全氧合的血液从体循环分流进入肺循环。这种分流量可通过肺循环与体循环的血流比值（Qp/Qs）进行定量测定。例如，肺循环与体循环为 2∶1 的血流比值意味着肺血流量为正常血流量的两倍。

分流方向及分流量大小取决于缺损大小、肺循环与体循环压力、血管阻力以及缺损两侧心腔的顺应性。这些因素可随着年龄增长发生巨大的动态变化，如心腔内缺损可随着年龄增长变小；肺血管阻力在出生时很高，而几周后可降至成人正常水平；肺循环血流量及压力增加可导致肺循环阻力逐渐上升（Eisenmenger 现象；见第 427.2）。例如，大型室间隔缺损在出生时的分流量可能很小，且几乎没有任何临床症状；随着肺血管阻力下降，左向右分流量随之增加，室间隔缺损的临床症状便会逐渐表现出来。

肺循环血流量增加会降低肺顺应性从而增加呼吸做功；肺循环血流量增加还可导致肺毛细血管渗透压增加，从而导致液体漏至细胞间隙及肺泡中，进而引发肺水肿，患儿会表现出心力衰竭症状，如呼吸急促、三凹征、鼻翼扇动及喘鸣。虽然此时患儿的心排血量确实比正常情况增加了数倍，但这些输出量大部分是无效的，直接进入肺循环，因此"心力衰竭"是一种不恰当的提法。为了维持左心室高排血量，机体交感神经系统会被激活，进而导致心率及每搏排血量的增加。循环中儿茶酚胺物质水平升高及呼吸做功增加会导致机体耗氧量增加，且常超过机体氧气输送能力。而交感系统激活也会导致一些其他症状，包括多汗、烦躁及氧气的供需失衡，进而导致生长发育落后。随后逐渐发生心脏重构，主要表现为心室扩张而肥厚少见，如果不进行及时治疗，肺血管阻力会逐渐上升，分流量也会随之逐渐减少，甚至转变为右向左分流（见第 427.2）。

其他可引起容量负荷增加的心脏病包括反流性心脏病（见第 422 章）和心肌病（见第 433 章）。房室瓣反流最常见于部分或完全性房室间隔缺损的患儿（心内膜垫缺损），该畸形中的左向右分流及房室瓣反流可导致心脏容量负荷明显增加，因而症状通常严重；单纯性三尖瓣反流可见于轻度或中度 Ebstein 畸形；半月瓣反流往往合并不同程度的瓣膜狭窄；主动脉瓣反流也可见于紧邻主动脉瓣膜下的嵴内型室间隔缺损和主动脉瓣下膜性狭窄。

与左向右分流先天性心脏病不同，心肌病的心肌功能往往是降低的，而左向右分流先天性心脏病的心肌功能则普遍正常或增加。心肌病可影响心肌收缩功能和（或）舒张功能，心脏功能降低会导致心房及心室充盈压升高，从而导致肺毛细血管压增加，进而导致肺水肿发生。心输出量减少会导致器官血流量减小从而导致交感系统激活，进而表现出低灌注症状及尿量减少。导致婴幼儿心肌病的原因主要包括病毒性心肌炎、代谢性疾病及基因缺陷（见第 433 章）。

导致压力负荷增加的先天性心脏病

引起压力负荷增加的先天性心脏病共有的病理生理特点是血流梗阻，最常见的是心室流出道梗阻：肺动脉瓣狭窄、主动脉瓣狭窄和主动脉缩窄（见第 421 章）；心室流入道梗阻相对少见，如三尖瓣或二尖瓣狭窄、三房心及肺静脉狭窄。心室流出道狭窄可发生于瓣膜、瓣下（右室双出口、主动脉瓣下膜性狭窄）及瓣上（肺动脉分支狭窄和主动脉瓣上狭窄）。上述畸形中，除非梗阻程度非常严重，大多数情况下仍能维持正常心室排血量，多数患儿几乎没有心力衰竭相关临床症状，其心室重构主要表现为心室壁肥厚，但在疾病后期同样可以合并心室扩张甚至发生心力衰竭。

严重的流出道梗阻则临床表现严重，多于新生儿早期即出现危重病情。危重型肺动脉狭窄（极重度肺动脉狭窄）在新生儿时期即可出现右心衰竭（肝脏长大、周围性水肿）及青紫（经卵圆孔的右向左分流所致）；危重型主动脉狭窄（极重度主动脉狭窄）在新生儿时期则可表现为左心衰竭（肺水肿、脏器低灌注）及右心衰竭（肝脏长大、周围性水肿），可迅速进展为全身循环衰竭。在年龄较大的患儿中，重度肺动脉狭窄可导致右心衰竭，但多数不伴青紫（除外存在引起右向左分流的通道，如卵圆孔持续开放）。

在年龄较大的患儿或青春期儿童，主动脉缩窄常表现为上肢血压增高及下肢脉搏减弱。但对于刚出生的新生儿而言，由于存在动脉导管，可部分分流梗阻所造成的高血流量，因而上述临床表现可延迟出现。但随着在出生后两个月内动脉导管关闭，主动脉缩窄的临床症状会迅速表现出来。

导致肺血减少的发绀型先天性心脏病

导致肺血减少的发绀型先天性心脏病必须同时存在肺血流梗阻（在三尖瓣水平、右心室水平或肺动脉瓣水平）及能够使体循环静脉血右向左分流进入体循环的通道（如卵圆孔、房间隔缺损或室间隔缺损）。这种类别常见的先天性心脏病包括三尖瓣闭锁、法洛四联症及伴肺动脉闭锁的单心室（见第 424 章）。青

紫程度取决于肺血梗阻程度。如果梗阻程度很轻，在安静情况下甚至可以没有青紫，但这部分患者在活动量增加情况下可出现重度青紫发作（缺氧发作）。相反如果梗阻严重，肺血可能完全依赖于动脉导管开放，如果动脉导管关闭，这部分新生儿将会出现明显的低氧血症和休克表现。

导致肺血增加的发绀型先天性心脏病

这类型先天性心脏病无肺血梗阻，青紫发生常常是由于心室－动脉异常连接或体循环静脉血与肺循环静脉血在心脏内部混合所致（见第 425 章）。大动脉转位是心室－动脉异常连接中最常见类型，该畸形中主动脉与右心室连接，而肺动脉则与左心室连接，回到右心房的静脉血直接被再次泵入体循环，而回到左心房的肺循环完全氧合血则又被泵回肺循环。在新生儿早期，胎儿循环通道（卵圆孔、动脉导管）尚可保证一小部分体－肺循环交换，但当动脉导管关闭，这部分婴儿则会表现为严重青紫。

体循环静脉血与肺循环静脉血在心脏内部混合类畸形包括单心房、单心室、完全性肺静脉异位引流和永存动脉干（见第 425 章）。在这部分畸形中，未氧合的体循环静脉血与氧合的肺循环静脉血在心脏内部混合，导致肺动脉与主动脉内血液血氧饱和度相同。如果不伴肺动脉梗阻，这部分婴儿会同时表现为青紫及心力衰竭；相反如果肺动脉狭窄存在，这部分婴儿可能仅仅表现为青紫，正如法洛四联症患儿的临床表现一样。

参考书目

参考书目请参见光盘。

（周开宇 译，刘瀚旻 审）

第 420 章
非发绀型先天性心脏病：左向右分流病变

420.1 房间隔缺损
Daniel Bernstein

房间隔缺损（ASDs）发生于心房间隔部位（继发孔，原发孔或静脉窦），具体缺损类型取决于胚胎期房间

隔结构的不同发育异常（见第 414 章）。一种较少见的情况是缺损大到整个房间隔近乎完全缺乏形成功能性单心房。散发的继发孔型 ASDs 约占先天性心脏缺陷的 7%。大部分 ASDs 病例为散发流行。常染色体显性遗传可见于 Holt-Oram 综合征（桡骨发育不全或缺损，1 度心脏传导阻滞，ASD）或患有继发孔型 ASD 伴心脏传导阻滞的家族中。

婴儿期，常规超声心动图检查可发现单纯性卵圆孔未闭（PFO），在这一时期无血流动力学意义，不能被定义为 ASD。若同时合并心脏的其他结构性缺陷，提示卵圆孔未闭可能在发病机制中起重要作用。当其他结构性缺陷引起右心房压力升高（如肺动脉瓣狭窄或闭锁、三尖瓣结构功能异常、右心室功能不全）时，右房静脉血流可能通过未闭的卵圆孔（PFO）分流至左房，临床出现发绀。鉴于卵圆孔未闭的解剖学特点，左向右分流现象在婴儿出生时并不常见。当合并高容量负荷或者继发于二尖瓣狭窄的高血压性左心房时，卵圆孔可代偿性扩大而出现具有临床意义的左向右分流。15%~30% 成人可出现阀门样卵圆孔，可容纳探针通过。尽管卵圆孔未闭可能出现矛盾运动性（右向左）系统栓塞的风险，但是单纯 PFO 不需要进行手术治疗。对有血栓栓塞性中风病史的青年群体可以考虑应用 PFO 封堵器。

参考书目

参考书目请参见光盘。

420.2 继发孔缺损

Daniel Bernstein

继发孔缺损发生于卵圆窝区域，是 ASDs 中最常见类型，房室瓣结构可正常。二尖瓣脱垂已被描述与继发孔缺陷相关，但很少被认为是重要的临床诱因。继发孔型 ASDs 可为单发或多发（多孔型房间隔缺损），直径 ≥ 2cm 的 ASDs 常见于伴发临床症状的偏大龄儿童群体。大型缺损可向下延伸至下腔静脉和冠状动脉窦开孔处，向上延伸至上腔静脉，或向后延伸。女性与男性的发生比例约为 3:1。部分性肺静脉异常回流（右上肺静脉最常见）的发生可能与继发孔缺损相关。

■ 发病机制

左向右分流的严重程度取决于缺损尺寸、右心室和左心室的相对顺应性以及肺循环和体循环相关血管阻力的大小。偏大型缺损中，大量氧合血从左房分流至右房（图 420-1）。氧合的动脉血与未氧合的静脉回流血液混合流入右心房，右心室再将这部分混合血

液泵入肺脏血管，肺动脉和体循环血流量之比（Qp:Qs）通常在 2:1 到 4:1。婴儿期 ASDs 患儿临床症状很少，其原因通常与早期右心室的结构相关，早期心室壁厚和顺应性低均可限制血液的左向右分流。随着婴儿年龄的增长，肺血管阻力下降，右心室壁变薄，通过继发孔由左向右的血液分流量增多。增多的血流积聚到右侧心脏，引起右房和右室和肺动脉扩张。左心房也可扩张，但左心室和主动脉的尺寸正常。由于肺循环和体循环之间不存在直接的高压性分流，肺动脉压力可以维持在正常水平。整个幼年期的肺血管阻力也可维持在低水平，尽管到成人期后肺血管阻力可能开始升高并且可能出现反向分流和临床发绀。

■ 临床表现

继发孔型 ASDs 的患儿通常无临床表现，多在不经意的查体过程中发现缺损。幼儿期，即使存在大型继发孔 ASDs，临床也很少发生心力衰竭。然而，近期研究表明，小年龄患儿可出现轻度生长发育不良，年龄较大的患儿可出现不同程度的活动受限。通常，在手术修复之前，家庭成员很难估计患儿活动受限程度，修复手术后，儿童的生长发育或活动水平可得到大幅度提升。

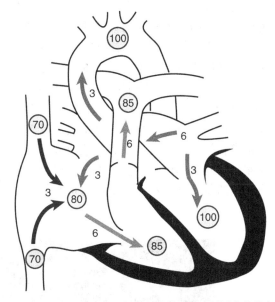

图 420-1 房间隔缺损（ASD）的生理学机制。圆圈中的数字代表氧饱和度。箭头所指的数字代表血流量（L/min/m²）。该图显示肺循环与体循环血流比（Qp:Qs）为 2:1 的患者。流量为 3L/min/m² 的未饱和血液从腔静脉进入右心房，并与另外 3L 通过房间隔缺损由左向右分流过来的饱和血液相互混合；结果是右心房的氧饱和度增加。6L 的血流通过三尖瓣并产生舒张中期隆隆样杂音。由于心房水平的血液混合不完全，则右心室的氧饱和度可轻度升高。整个 6L 血流通过右心室流出道并产生收缩期喷射样杂音。6L 液体回流至左心房，其中 3L 血流通过缺损由左向右分流，另外 3L 血液通过二尖瓣进入左心室，并被左心室射入升主动脉（正常心脏射血

ASDs 患儿的体格检查常有阳性体征，但体征往往较轻，需仔细检查后才能发现，其中心音听诊尤为重要。胸部体检可发现左心前区轻度隆起。胸骨左缘可触及显著的右心室收缩性抬举样搏动。有时可闻及肺动脉喷射音。大部分 ASDs 患儿可出现整个呼吸过程中肺动脉瓣区第二心音广泛且固定分裂。正常情况下，右心室射血时间随呼吸运动的变化而变化，吸气时右心室容量增加，肺动脉瓣关闭后右心室容量减少。然而 ASDs 患儿的右心室舒张容量持续升高，射血时间延长，表现为肺动脉瓣区第二心音固定分裂。ASDs 患儿可闻及心脏收缩期杂音。杂音为中高音调，音质细，很少伴随震颤，胸骨左缘中上部为最佳听诊区。该杂音由大量血流通过右心室流出道进入肺动脉而产生，并非由低压血流通过 ASD 缺损所产生。大量血流通过三尖瓣时可产生胸骨左缘低位舒张中期短暂的隆隆样杂音。如果听诊不确切，可借助钟式听诊器听诊，该体征提示 Qp：Qs 比例至少为 2：1。

■ 疾病诊断

胸部 X 线片可显示右心室和右心室不同程度的扩大，扩大程度与分流程度相关。同时可表现出肺动脉扩张、肺部血管分布增多。轻微病例中，这些征象可不明显。侧位可更好地观察心脏增大情况，因为右心室的增大发生在容量增加之前。心电图可显示右心室容量负荷过重，QRS 坐标轴可以正常或者右偏，可伴有轻度右心室传导延迟（右心前区导联出现 rsR '波）。

超声心动图提示右心室容量负荷的特征性指标过重包括右心室舒张内径、室间隔呈扁状或异常运动（图420-2）。正常的室间隔在心脏收缩时向后方移动，心脏舒张时向前方移动。如果右心室负荷过重且肺血管阻力正常，间隔运动可以呈扁状或反向运动——即心脏收缩时室间隔向前运动。二维超声可更好地观察房间隔缺损的位置和大小，缺损边缘可观测到高亮的

特征性超声影像（T-字征）。彩色多普勒超声可确定分流的情况。同时，超声也应证实所有肺静脉均流入左心房。

经体格检查和胸部 X 线检查发现的具有血流动力学意义的 ASDs，当超声心动图证实为继发孔型 ASDs 后，需在修复缺损前进行诊断性心导管术。年长患者进行诊断性心导管术需慎重，因为其肺血管阻力往往增高，手术风险高。若考虑存在肺血管疾病，心导管术可明确缺损位置并测定分流量、肺动脉压力和阻力。

ASDs 的心导管术检查可提示右心房血氧含量高于上腔静脉的血氧含量。这种特征不具备诊断特异性，因为部分肺静脉异位引流回右心房、室间隔缺损（VSD）伴三尖瓣功能不全、房室间隔缺损伴左心室向右心房分流、主动脉与右心房交通（瓦氏窦瘤破裂）等均有类似结果。压力检查提示右心腔压力通常正常，但由于血流增加引起的流出道相对狭窄可造成右室和右室流出道间形成轻到中度压力阶差。儿童和青少年的 ASDs 肺血管阻力几乎正常。分流程度不一且主要取决于缺损大小，可以存在大量分流（约 20L/min/m^2）。导管通过缺损进入右上肺静脉时可行血管造影术以明确缺损和右上肺静脉回流路径。也可选择肺血管造影术可在回流相（造影剂通过肺循环回到左心时）显示房间隔缺损。

■ 并发症

继发孔型 ASDs 通常为单纯性，尽管该缺损可能伴发部分肺静脉异位引流、肺动脉和（或）分支狭窄、室间隔缺损、残存左上腔静脉以及二尖瓣脱垂伴关闭不全等畸形。继发孔型 ASDs 与常染色体显性遗传的 Holt-Oram 综合征相关。该综合征相关的 *TBX5* 基因位于第 12 号染色体 12q21~q22 上，属于 T-box 转录家族成员。与房室传导阻滞相关的继发孔型 ASDs 家族型与另一转录因子 *Nkx2.5* 的基因突变相关。不伴传导

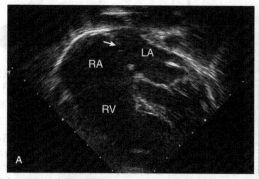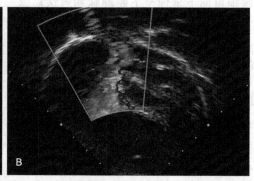

图420-2（见彩图） 继发性房间隔缺损（ASD）超声心动图表现。A.2-D超声心动图（心尖四腔心切面）显示中型继发型房间隔缺损（箭头）。B.彩色多普勒超声心动图显示左向右分流（红色代表血流方向是流向超声换能器，不是代表血液氧合水平）。LA：左心房；RA：右心房；RV：右心室

阻滞的家族型 ASDs 患儿可出现转录因子 GATA4 突变，该突变位点位于染色体 8p22~23 上。

治疗方法

所有出现临床症状的患儿以及无症状但 Qp：Qs 比例超过 2：1 或出现右心室扩大的患儿，均建议给予外科修补或经导管封堵治疗。进行选择性修补的时间通常在一岁后至入学之前进行。外科修补的死亡率 < 1%，一般在幼年进行，因为成人手术的死亡率和复发率相对较高，且术后长期心律失常的风险也高。对于大部分患者，可在心导管室通过经皮导管装置封堵缺损（图 420-3），疗效显著，患儿一般可在术后第二天出院。随着新一代封堵装置的问世，严重的术后并发症如装置被侵蚀的发生率为 0.1%，且可通过高危险因素（如封堵器边缘的隔膜缺损）的识别将风险降至更低水平。通常利用超声心动图判断患者是否适合进行经皮导管封堵术。对于小型继发孔型 ASDs 和左向右分流少且不伴右心室扩大的患者无需进行封堵术。目前尚未明确小型 ASDs 到成年后是否会增加罹患中风的风险，因此尚无足够证据确定需要对这类缺损进行预防性封堵。

疾病预后

婴幼儿期诊断出的小型至中型 ASDs 有自愈可能。对于学龄前期的继发孔型 ASDs 可给予治疗，其临床症状通常在 3 岁之后消失。肺动脉高压、心房节律异常、三尖瓣或二尖瓣功能不全及心力衰竭都是晚期的临床表现，这些症状可在怀孕期间容量负荷增加时出现。感染性心内膜炎罕见，故不推荐对单纯继发孔型 ASDs 预防性使用抗生素。

对存在中或大量分流的患儿进行手术或封堵器封堵的疗效显著。临床症状迅速消失，生长发育状态也得到提升。心脏大小可恢复至正常。心电图显示异常增高的右心室收缩力下降。对于早期接受手术修补的患者，其发生右心衰竭和心律失常的概率低。术后 20 年随访状态良好。尽管封堵器早期和中期治疗效果显著，但其长期治疗结果仍有待研究。房间隔缺损或卵圆孔未闭的患者应用封堵器治疗后出现偏头痛的病例报告引起了广泛关注，该现象提示可能存在潜在血栓栓塞。有少量病例显示，放置封堵器后，患者开始出现偏头痛症状或原有偏头痛症状恶化。

420.3 静脉窦型房间隔缺损

Daniel Bernstein

静脉窦型房间隔缺损位于房间隔上部近上腔静脉入口处。通常伴有一支或多支肺静脉（通常来自右肺）异常开口于上腔静脉。上腔静脉可骑跨于缺损处，这类患儿部分体循环静脉血可进入左心房，但仅少数病例出现显著发绀。其血流动力学的异常、临床表现、心电图和 X 线检查结果与继发孔型房间隔缺损相似。通常可通过二维超声心动图明确诊断。若考虑肺静脉异位引流，通常应用心脏 CT 或 MRI 进行诊断，很少应用心导管进行诊断；但心导管检查，对于评估成年患者肺血管阻力大小可能有重要意义。解剖学修补通常需要使用补片以封闭缺损，同时保证异常的肺静脉回流入左心房。若异常静脉开口于上腔静脉高位，则可选择在保持该静脉完整、并关闭房间隔缺损与上腔静脉汇入左心房的融合口，然后将上腔静脉近静脉开口段分离并直接将其与右心房相吻合。这样可不直接缝合肺静脉从而降低远期血管狭窄的发生率。手术治疗效果总体较为显著。静脉窦型房间隔缺损很少累及下腔静脉。

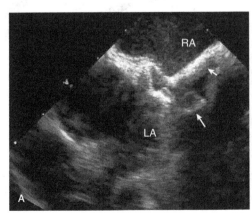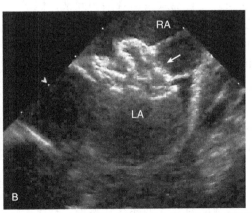

图 420-3 经导管封堵房间隔缺损血管内超声影像图。A. 导管（小箭头）已经通过心房缺损，封堵器的左半盘已经从释放到左心房（LA）。B. 右房的半盘（箭头）现在已经被释放至右心房（RA）。封堵器的两个半面贴在一起，释放整个封堵器并移除导管

420.4 部分肺静脉异位引流

Daniel Bernstein

当一支或几支肺静脉异常引流至上腔或者下腔静脉、右心房或冠状动脉窦时，可出现左向右分流。通常仅一侧肺（右肺最常见）静脉受累。当合并房间隔缺损时，通常被归于静脉窦型房缺类型，也可归于继发孔型房缺（表420-3）。当超声心动图检查发现房间隔缺损时，必须注意是否合并部分肺静脉异位引流。其病史，体征，心电图和X线检查结果与单纯性继发孔型ASDs相似。胸部X射线检查偶然发现肺静脉异位引流入下腔静脉，即心影右缘出现新月形血管密度影（弯刀综合征）。这些病例通常无房间隔缺损，但是常见肺隔离症和支配该肺叶的动脉畸形。完全型肺静脉异位引流可引起发绀（表425-7）。

超声心动图一般可明确诊断。MRI和CT可用于肺静脉回流途径不确定或弯刀综合征的诊断。若选择心导管术，可通过选择性肺动脉造影术明确畸形肺静脉引流，通过降主动脉造影术明确畸形肺动脉供给右肺的情况。

疾病预后好，与继发孔型ASDs的预后情况相似。当出现大量左向右分流，可对其施行手术修复术。若合并ASDs，可将肺静脉直接引流入左心房以封闭缺损。单纯畸形肺静脉不合并房间隔缺损时，将畸形的肺静脉引流入左房较为困难。若分流量小，可考虑保守治疗。

420.5 房室隔缺损（原发孔，房室管或心内膜垫缺损）

Daniel Bernstein

房室隔缺损由一系列畸形组成，它们反映出房室隔的胚胎基础发育异常。原发孔缺陷一般发生于房间隔较低的部位，在二尖瓣和三尖瓣上方。大部分病例可见二尖瓣前叶裂。尽管隔瓣会出现结构异常，但三尖瓣功能通常正常。心室间隔一般完整。

房室隔缺损亦可被称为房室管缺损或者心内膜垫缺损。由相邻的房间隔缺损、室间隔缺损和房室瓣膜严重畸形组成。瓣膜畸形的严重程度不一致，在完全性房室间隔缺损病例中，常见两心室只存在一组房室瓣膜，且该瓣膜由与室间隔相连的前后两个桥叶构成，两侧心室各提供一个侧叶。该房室隔缺损在唐氏综合征的患儿中较为常见。

缺损可表现为一些畸形的过渡状态，包括伴二尖瓣前叶裂和三尖瓣隔瓣叶裂的原发孔缺损，轻度室间隔缺损和临床少见的具有正常房室瓣膜的原发孔缺

损。在一些患儿中，房间隔完整伴流入道室间隔缺损的表现与完全房室间隔缺损相似。有时，房室间隔缺损可伴有程度不一的单侧心室发育不良，被称为左心或右心优势性房室间隔缺损。若受累的心室腔太小不能满足双心室的血液循环需要，则通过外科姑息手术或最终的Fontan手术来缓解临床表现（见第424.4、425.10）。

■ 发病机制

原发孔型缺损的基础畸形是合并由左向右分流的房间隔缺损和二尖瓣（偶可为三尖瓣）反流。反流程度通常为中度至重度，二尖瓣反流的程度一般为轻度至中度，肺动脉血管压力通常正常或仅轻度升高。该类型损伤的生理学机制与继发孔型ASD相似。

在完全性房室间隔缺损中，左向右的分流可发生于心房和心室水平（表420-4）。由于缺乏房室隔膜，还有部分分流可直接从左心室至右心房进行。肺动脉高压和早期肺血管阻力增高的情况较常见。房室瓣膜功能不全导致单或双心室容量负荷增加。若缺损足够大，一部分右向左的分流可在心房和心室的水平发生，导致轻度动脉血流被稀释。随时间的推移，渐进的肺

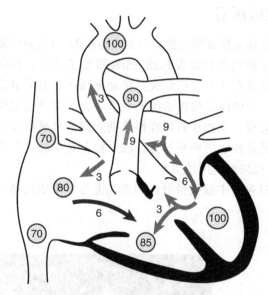

图 420-4 房室间隔缺损（AVSD）的生理学机制。圆圈中的数字代表氧饱和度。箭头所指的数字代表血流量（L/min/m²）。该图显示肺循环与体循环血流比值（Qp:Qs）为3:1的患者。血流量为 3 L/min/m² 的未饱和血从腔静脉进入右心房，与3L通过房间隔由左向右分流而来的饱和血液相混合；结果是右心房的氧饱和度增加。6L血流通过共同的房室瓣膜右侧进入心室并与心室水平左向右分流的3L饱和血液融合，最终使右心室的氧饱和度大幅度升高。总共9L的血流通过右室流出道入肺。9L的血流返回至左心房，其中3L血液通过缺损由左向右分流，6L的血液通过共同房室瓣膜左侧，产生舒张中期隆隆样杂音。进入左心室的6L血液中有3L血液通过室间隔缺损由左向右分流；另外3L血液被射入升主动脉（正常心脏射血）

血管疾病加速了右向左分流的进行，最终出现临床性发绀（艾森曼格综合征生理学；见第 427.2）。

■ 临床表现

多数原发孔型缺损的儿童无临床表现，通常在一般体格检查过程中，无意间发现缺损。存在中度分流和轻度二尖瓣关闭不全的患者，其体征与患继发孔型 ASD 的患者体征相似，同时可闻及由二尖瓣关闭不全引起的全收缩期杂音。

患儿可出现活动受限，容易疲劳，周期性肺炎发作，尤其左向右分流量大和严重二尖瓣关闭不全的婴幼儿群体表现更明显。这些患儿的心脏呈中或重度长大，心前区搏动显著。左向右分流的听诊特点有第一心音正常或亢进，第二心音呈很宽的固定分裂，胸骨左缘低位或剑突处闻及低调舒张中期隆隆样杂音，可先于肺动脉瓣区收缩期杂音的出现，该杂音由大量血流通过房室瓣膜而产生。二尖瓣关闭不全的心音特点表现为心尖区粗糙的全收缩期杂音且可向左腋下传播。

完全房室隔缺损的婴幼患儿常出现心力衰竭和反复间断发生的肺部感染。婴儿表现肝脏肿大和生长发育不良。心脏增大程度可为中度至重度，胸骨左缘下方可触及明显心脏震颤。也可出现心前区膨隆和抬举样搏动。第一心音正常或增强。若肺动脉流量大，则第二心音呈固定宽分裂。在胸骨左缘下方可闻及低调的心脏舒张中期隆隆样杂音。肺动脉瓣收缩期喷射音是因大量肺动脉血流通过右室流出道时产生的。也可闻及由二尖瓣关闭不全引起的全收缩期粗糙高调样杂音。

■ 疾病诊断

完全房室隔缺损患儿的胸部 X 线通常显示中度或重度心脏增大，为全心室和心房的显著增大。肺动脉扩张，肺部血管分布增加。

完全房室隔缺损患者的心电图表现很有特征性，主要包括：①平均额面 QRS 电轴向上，伴电轴左偏到左上或右上象限；②优势 QRS 向量环呈逆钟转（I 导联和 aVL 导联出现 Q 波）；③双心室肥大或单纯性右心室肥大；④右心室传导延迟（V3R 和 V1 导联呈 rSR ′波形）；⑤P 波正常或高尖；⑥偶见 P–R 间期延长（图 420–5）。

超声心动图（图 420–6）表现也具有特征性，表现为右心室扩大，左室流出道出现二尖瓣回声。低位异常的房室瓣可导致左室流出道出现"鹅颈管"畸形。正常心脏中，三尖瓣向心尖开放的幅度比二尖瓣的开

放程度轻微。房室隔缺损的存在可导致两瓣膜开放幅度一致。完全房室隔缺损病例中，可伴室间隔缺损，共同房室瓣很容易被发现。超声心动图对于明确房室瓣膜腱索的嵌入点和发现伴随畸形如动脉导管未闭或主动脉缩窄具有重要意义。

除非怀疑肺血管疾病，一般不需要通过心脏导管介入和血管造影术进行疾病诊断。当婴儿期诊断被延误，尤其是肺血管病变可能进展迅速的那些唐氏综合征患儿要尽可能应用心脏介入和血管造影术明确诊断。导管介入可明确左向右分流量、肺血管阻力的升高程度以及常见的房室瓣膜关闭不全的严重程度。通过测定血氧含量，可以在心房和心室水平明确分流程度。若没有肺血管病变，动脉氧饱和度一般正常或仅轻微降低。原发孔缺损患儿的肺动脉压力一般正常或仅轻度升高。相反，完全性房室间隔缺损的患儿常合并右室压力增高和肺动脉高压，年长患者可存在肺血管阻力升高（见第 427.2）。

选择性左心室造影术可明确二尖瓣畸形或者共同房室瓣以及由该房室瓣膜引起的左室流出道畸形（鹅颈管样畸形）。同时，当血液回流至左右心房的时候，也可通过该方法检测二尖瓣前叶是否存在锯齿样畸形或二尖瓣关闭不全。该方法也可明确左心室向右心房分流的情况。

■ 治疗方法

原发孔型缺损可从右心房切口手术入路进行修复。二尖瓣的裂缝一般定位于房间隔缺损处，且直接进行手术缝合修复。一般对房隔上的缺损进行补片修复。原发孔型缺损手术死亡率非常低。完全性房间隔缺损的手术治疗较困难，尤其是对合并心力衰竭和

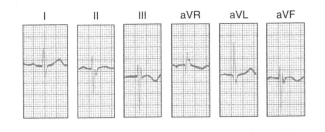

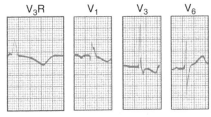

图 420–5　房室间隔缺损患儿心电图。注意 QRS 轴 –60° 和右心室传导阻滞 [V1 RSR″和 V3R（V3R 走纸速度 =50mm/s）]

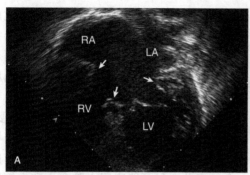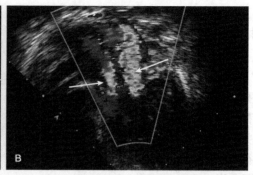

图 420-6（见彩图）　房室间隔缺损超声心动图表现。A. 肋下四腔切面显示共同房室瓣（箭头）横跨房间隔和室间隔缺损。B. 多普勒影像图显示两股通过共房室瓣膜左部的反流（箭头）。LA：左心房；LV：左心室；RA：右心房；RV：右心室

肺动脉高压的婴幼儿治疗难度更高。在 6~12 岁肺血管病变的发生风险高，因此必须在婴儿期对患儿进行手术干预。就目前手术技术而言，婴儿期患儿可完全通过手术修复缺损。对于少数合并其他缺损且这些缺损可能增加早期修复手术风险的患儿，可对其施行肺动脉环束术缓解疾病进展。对房间隔缺损和室间隔缺损可用补片修复，对房室瓣可采取重建修复。手术并发症包括手术诱发的心脏传导阻滞（需安装永久起搏器治疗），左室流出道狭窄（需进行手术修复），以及日益加重的二尖瓣反流（需人工瓣膜替代治疗）。

■ 疾病预后

　　未修补的完全性房室间隔缺损的预后与左向右的分流量、肺血管阻力的升高程度以及房室瓣关闭不全的严重程度相关。进行早期修补手术之前，患儿在婴儿期死于心力衰竭的情况时有发生。应当注意，未进行手术治疗且存活的患儿通常可能发生肺血管阻塞性疾病。大部分存在原发孔型缺损且伴轻度房室瓣病变的患者，在 30~40 岁之前，通常无临床表现或仅表现出轻度非进展性临床症状，这与继发孔型 ASDs 患者的病程相似。晚期术后并发症包括房性心律失常，心脏传导阻滞，进展性左室流出道狭窄（需进行手术修复），逐渐加重的房室瓣反流（通常为左心；需进行人工瓣膜替代）。

参考书目

　　参考书目请参见光盘。

420.6　室间隔缺损

Daniel Bernstein

　　室间隔缺损是最常见的心脏畸形，占先天性心脏病的 25%。缺损可发生于室间隔的任何部位，但膜部缺损最常见。室间隔缺损位于于三尖瓣隔瓣前方和后下位置。发生于室上嵴与圆锥乳头肌之间的室间隔缺损可能合并肺动脉狭窄和部分法洛四联症的临床表现（见第 424.1）。高于室上嵴位置的室间隔缺损非常少见。这种类型的缺损出现于肺动脉瓣下方，可能累及主动脉窦，引起主动脉瓣关闭不全。发生于室间隔中部或心尖部的室间隔缺损属于肌型，可单发或多发（瑞士奶酪型缺损）。

■ 发病机制

　　室间隔缺损的大小是决定左向右分流程度的非常重要但非唯一因素。与体循环血管阻力相关联的肺血管阻力也决定着分流量的大小。小型缺损（通常 < 5mm）通常分流压力是限制性的，这意味着右心室的压力可保持正常。左心室更高的室内压可使分流由左向右进行，缺损的大小可限制血液出现大量分流。在严重的非限制性室间隔缺损（通常 >10mm）病例中，左右心室压力达到平衡。在这类缺损中，分流的方向和分流量由肺动脉阻力与体循环血管阻力之比决定（图 420-7）。

　　大型室间隔缺损患儿出生后肺血管阻力可继续升高，以抗衡正常产后婴儿血管阻力降低造成的分流量增大。因此，早期左向右分流程度受限。随着肺小动脉中膜自然退化，出生后 1 周左右肺血管阻力开始降低，左向右的分流增加。最终出现大量左向右分流，临床症状开始明显。大部分早期婴儿的肺血管阻力仅轻度升高。肺动脉高压发生的主要根源是在体循环压力影响下室间隔缺损的存在导致肺血管血流增多。由于肺血管床持续受到高心肌收缩压的影响，最终导致肺血管阻塞性疾病的发生。当肺血管阻力与体循环血管阻力比值接近 1 : 1 时，分流方向变为双向，心力衰竭得到缓解，患者开始出现发绀的临床表现（艾森曼格综合征生理学；见第 427.2）。少数大型室间隔缺损特别是又合并唐氏综合征的患儿，其肺血管阻力维持不降，艾森曼格综合征直到艾森曼格综合征出现前患者临床症状轻微。

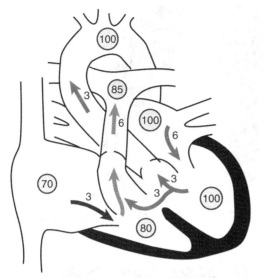

图 420-7　大型室间隔缺损（VSD）生理学机制。圆圈中的数字代表氧饱和度。箭头所指数字代表血流量（L/min/m²）。插图显示肺循环与体循环血流量之比为 2∶1 的患者。3 L/min/m² 的未饱和血从腔静脉进入右心房并通过三尖瓣。另外 3L 血液通过室间隔缺损由左向右分流，其结果为右室的氧饱和度增加；6L 血液被射入肺内。由于右心室水平的血液不完全混合，肺动脉氧饱和度可大幅度增加。6L 血液回流至左心房，通过二尖瓣，产生舒张中期隆隆样杂音。3L 血液通过室间隔缺损，由左向右分流，3L 血液被射入升主动脉（正常心脏射血）

通常用 Qp∶Qs 来描述心脏内分流量的大小。若左向右分流量小（Qp∶Qs < 1.5∶1），心腔未显著扩大，肺血管床可保持正常状态。若分流量大（Qp∶Qs>2∶1），则左心房和左心室容量负荷过重，随后出现右心室扩大和肺动脉高压。主肺动脉、左心房和左心室扩大。

临床表现

室间隔缺损患儿的临床表现与缺损大小、肺血管流量和压力相关。小型室间隔缺损伴少量左向右分流且肺动脉压保持正常的情况最常见。此类患者无临床症状；通常对其进行体格检查时发现存在心脏畸形。若在胸骨左缘下方闻及响亮，粗糙或吹风样全收缩期杂音，则该杂音为室间隔缺损的特征性临床体征。很少病例会出现杂音结束于第二心音出现之前，推断可能是缺损在心室收缩后期短暂闭合所致。若在婴儿心尖部闻及短促，粗糙，收缩期杂音，则通常提示心尖区室间隔肌部轻度缺损。早产儿由于肺血管阻力下降迅速可在生后早期闻及杂音。

大型室间隔缺损伴肺血管流量增多所致的肺动脉高压，是婴儿早期发生呼吸困难、喂哺困难、生长迟缓、多汗、反复肺部感染和心力衰竭的主要原因。通常不出现发绀，但在患儿啼哭或合并感染时可短期出现轻微发绀。在大型室间隔缺损患儿中，常见左心前区饱满，胸骨旁抬举明显，心尖冲动横向移位，心脏收缩期震颤。大型室间隔缺损的全收缩期杂音音质粗糙程度一般比小型室间隔缺损患儿的杂音弱，其吹风样的特点更明显，这是因为当血流通过大型缺损时压力阶差反而不高。新生儿期杂音一般不显著。由于存在肺动脉高压，故第二心音可增强。心尖区可闻及舒张中期低调隆隆样杂音，该杂音由大量血流通过二尖瓣时产生，提示 Qp∶Qs 比例 ≥ 2∶1。使用钟型听诊器能够清晰闻及该杂音。

疾病诊断

小型室间隔缺损患者胸部 X 线通常正常，但在少数病例中也可观察到轻度心脏肥大和肺血管纹理增多的 X 线表现。心电图检查通常正常，但也可出现左心室肥厚的情况。出现右心室肥厚是一个警示，提示大型室间隔缺损，合并肺动脉高压或合并诸如肺血管狭窄等其他畸形。对于大型室间隔缺损患儿，其胸部 X 线显示心脏外形扩大，以双心室、左心房和肺动脉突出为主（图 420-8）。可能出现肺血管纹理增多、肺水肿伴胸腔积液。心电图显示双心室肥厚，P 波可呈锯齿状或尖峰状。

二维超声心动图（图 420-9）显示室间隔缺损的位置和大小。小型缺损，尤其是肌部缺损，超声心动图很难看到直接影像，只有彩色多普勒超声心动图可以观察到缺损情况。膜部缺损中，一种薄膜样结构（称为室间隔膜部瘤，由三尖瓣瓣膜组织形成）可部分遮盖缺损并减少左向右分流量。超声心动图也可通过测定左心房和左心室容量负荷间接评估分流大小。没有合并畸形情况下，这些腔室内径的增加程度可很好地反映左向右分流量。脉冲多普勒超声心动图可通过计算血流通过缺损的压力梯度反映室间隔缺损是否属于限制性缺损。通过计算结果，可对右心室压力进行评估，并提示是否存在早期发生肺血管病变的风险。超声心动图检查也有助于明确嵴上型室间隔缺损病例是否存在主动脉瓣功能不全或主动脉瓣叶脱垂的情况。

目前，只有当实验室检查指标与临床表现不符合或怀疑肺血管病变时才考虑行心导管术，通过心导管检查，可明确室间隔缺损的血流动力学情况。血氧定量法可明确右心室增加的氧容量大小；由于心脏射血过程中，血液可通过缺损被直接射入肺动脉中，故取肺动脉血可检测到氧饱和度的增加幅度。小型限制性室间隔缺损的右心室压力和肺血管阻力可维持在正常水平。大型非限制性室间隔缺损患儿的肺循环收缩压和体循环可相等或接近一致，肺血管阻力出现不同程度升高。肺血流量可为体循环血流量的 2~4 倍。这种"高

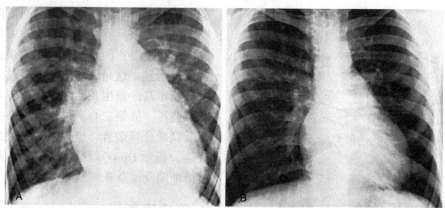

图 420-8　A.室间隔缺损伴大量左向右分流和肺动脉高压患者术前 X 线影像图片。心脏增大，肺动脉干突出，肺循环超负荷额情况显著。B.手术修补缺损术后 3 年，心脏外形显著减小，肺血管系统正常

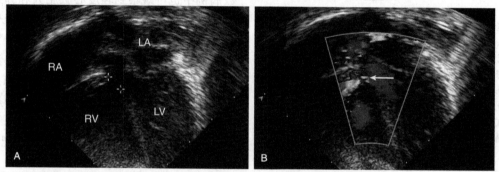

图 420-9（见彩图）　膜周型室间隔缺损超声心动图。A.心尖四腔切面显示缺损位于主动脉瓣下方（两个十字之间的轮廓）。B.彩色多普勒影像图显示通过缺损的左向右分流（箭头）（红色代表血液方向是流向超声换能器，不是代表血液氧合水平。LA：左心房；LV：左心室；RA：右心房；RV：右心室）

动力肺动脉高压"的患儿，由于肺血管阻力等于压力与肺血流量的比值，故其肺血管阻力仅轻度升高。如果未进行积极治疗，到艾森曼格综合征发生时，其肺动脉收缩压和舒张压显著升高，但左向右分流量很少。患儿通常出现左心室血氧饱和度降低。左心室造影术可明确室间隔缺损的大小、位置和数量。造影剂可通过缺损填充右心室和肺动脉。含或不含一氧化氮的纯氧可用于判断肺血管阻力的升高是否存在可逆性以及手术修复后肺血管阻力下降的可能性。

■ 治疗方法

　　室间隔缺损的自然转归过程根据缺损程度而定。相当数量的小型缺损可在 2 岁之前自发关闭。轻度肌部室间隔缺损（80%）可能比膜部缺损（35%）更容易闭合。尽管有报道显示成人阶段出现缺损自发闭合，但大量的缺损闭合发生在 4 岁之前。自发闭合的室间隔缺损通常存在室间隔膜部瘤（三尖瓣附件）结构，可减少分流。大部分小型室间隔缺损患儿无临床症状，无心脏腔室扩大、肺动脉压力或阻力升高的体征。本病存在患感染性心内膜炎的长期风险。对小型

室间隔缺且无临床表现的成人进行长期随访研究显示其出现心律不齐、主动脉狭窄、活动量降低的风险高。美国心脏病协会青少年心血管病委员会建议，单纯、小型无血流动力学意义的室间隔缺损无手术指征。但随着心脏开放性手术风险率的降低，其他研究机构认为所有室间隔缺损均可以在儿童时期的中段进行择期闭合。

　　尽管有引起心力衰竭的大型缺损可能变小甚至 8% 的病例可能完全闭合的报道，但是中到大型室间隔缺损自发性闭合的情况极为少见。更常见的情形是尽管有良好的医疗条件，大型室间隔缺损患儿出现反复肺部感染和心力衰竭的情况普遍存在。如果合并生长发育不良，则出现心力衰竭的风险率更高。肺血流量增加可引起肺动脉高压。若缺损在婴幼儿早期得不到有效修复，发生肺血管疾病的风险率高。

　　室间隔缺损患儿也存在合并主动脉瓣反流的风险，尤其嵴上型室间隔缺损发生率更高（见第 420.7）。少数患儿可发生继发的肺动脉漏斗部狭窄，这种狭窄具有防止肺循环血量增多的短期效应和预防肺血管病变的长期效应。这些患儿临床表现与合并肺

动脉狭窄的大型室间隔缺损相似，逐步表现为分流量下降，压力均衡后分流量消失，最后出现右向左分流。一定注意将这类患儿与艾森曼格综合征进行区分（见第 427.2）。

小型室间隔缺损患儿的家长应尽量保证居住环境的稳定，鼓励儿童正常生活，不限制患儿体力活动。不主张手术修复。为预防感染性心内膜炎，应注意保持乳牙和恒牙的完整性。最新修订的美国心脏病协会指南声明不再推荐对牙科检查和外科手术使用预防性抗生素（见第 431 章）。在室间隔缺损自发性闭合之前，可以通过临床检查配合非侵入性实验室检查对患儿进行随访监测。应用超声心动图评估肺动脉压力，筛查左室流出道病变（主动脉瓣下膜性狭窄或主动脉瓣反流）以及明确缺损自发闭合的情况。

对于大型室间隔缺损，治疗目的有两方面：控制心力衰竭症状（见第 436 章），预防肺血管病变的发生。若早期治疗成功，分流消失可促进机体自然恢复正常，尤其在 1 岁以内。临床医生必须警惕鉴别临床症状改善是缺损变小引起的改善还是和由于艾森曼格综合征发生发展所引起的变化。大部分婴幼儿接受修补手术的风险较低，对于出现临床症状的患儿，即使手术未达到预期治疗目标，仍应当继续对其进行药物治疗。一岁以内接受手术治疗通常可防止肺血管病变的发生，即使心衰状况控制良好的婴幼儿也不应错过手术时机，除非有证据显示其缺损为限制性可考虑暂不进行手术治疗。

室间隔缺损手术修复指征包括：大型缺损的任何年龄段患者且药物治疗无法控制其临床症状，包括生长发育不良；6~12 个月，存在大型缺损且合并肺动脉高压，临床症状得到药物控制；年龄 > 24 个月，Qp：Qs 比例大于 2：1；嵴上型室间隔缺损，由于存在主动脉反流风险，需进行手术治疗（见第 420.7）。室间隔缺损修复的手术禁忌证为肺血管病变严重且应用肺血管舒张剂治疗无效。

■ 疾病预后

早期进行修补手术的效果显著，能导致出现长期并发症的（残余心室分流需要进行二次手术或心脏传导阻滞需要安装起搏器）并不多见。对非常复杂的病例或早产的婴儿可先施行肺动脉姑息环缩术。室间隔肌部缺损的手术修复风险更高，尤其是心尖部室间隔缺损和室间隔多缺损（瑞士奶酪型缺损）的情况。存在多发室间隔缺损且出现临床症状后，可能需要接受肺动脉环缩术，待年长后行去环和缺损修复治疗。经导管封堵作为封闭心尖肌部室间隔缺损的一种手段，

还处于临床试验阶段。其他封堵器已被应用于封闭更为常见的膜周部缺损。有时，可在外科手术中过程中放置封堵器，这种联合修复方式被称为镶嵌修复。

通过手术方式消除左向右分流后，高动力性心脏恢复正常，心脏大小也逐渐恢复至正常水平（图 420-8），震颤和杂音消失，肺动脉高压缓解。患者的临床状态得到显著恢复和提高。大部分患者的生长发育开始趋好，不再需要心脏治疗药物干预。术后 1~2 年，患者生长发育水平可逐级恢复正常。成功进行手术后，低等级的心脏收缩期杂音可持续数月。术后长期预后效果显著。小型室间隔缺损患者和接受彻底修补手术的患者，其健康和生命状态可趋于稳定。

参考书目

参考书目请参见光盘。

420.7 嵴上型室间隔缺损伴主动脉瓣关闭不全

Daniel Bernstein

估计 50%~90% 的嵴上型室间隔缺损患儿合并主动脉瓣脱垂入缺损和主动脉瓣关闭不全等复杂畸形。嵴上型室间隔缺损占所有室间隔缺损的 5% 左右，但亚洲儿童的发生比例要高一些。中小型室间隔缺损紧邻肺动脉瓣的前下方，高于室上嵴，将右室小梁体和流出道的光面分隔开来。主动脉右冠瓣（无冠瓣稍少见）脱垂入缺损，可部分甚至完全遮盖缺损。这种遮盖可限制左向右分流量，使大型缺损出现临床假象。主动脉瓣关闭不全通常要到 10 岁或以上才被发现。值得注意的是，主动脉瓣关闭不全偶可合并膜周部室间隔缺损。

大量左向右分流引起的早期心力衰竭罕见。若未进行手术治疗，可出现严重的主动脉瓣关闭不全和左心室衰竭。通常可在胸骨左缘中上位置闻及杂音。该杂音与肺动脉狭窄的杂音容易混淆。主动脉瓣关闭不全患儿可于胸骨右缘上或胸骨左缘中部闻及递减型舒张期杂音。脉压差增宽可反映主动脉瓣关闭不全的严重程度。必须注意，本病临床表现应与 PDA 或其他与主动脉流量相关的缺损相鉴别。

病情不同，本病临床表现差异明显，比如轻度主动脉瓣关闭不全合并轻度左向右分流患儿几乎无临床症状，而中重度主动脉瓣关闭不全出现心脏增大的成人临床症状显著。通常情况下，诊断本病后应及时修补缺损，以预防主动脉瓣关闭不全的发生，即使无症状的患儿也需要及时进行治疗。已经出现主动脉瓣关闭不全症状的患儿需要手术修补以预防不可逆的左心

室功能衰竭。手术方式常根据瓣膜的损伤程度而定。轻度主动脉瓣关闭不全仅修补缺损就可在不触及瓣膜的前提下起到支持瓣膜的作用；出现瓣膜粘连者可行瓣膜成形术；粘连过重时可采用人工瓣膜替代、自体移植物替代或主肺动脉瓣置换术。

420.8　动脉导管未闭

Daniel Bernstein

胎儿期，大部分肺动脉血流可通过动脉导管，由右向左分流进入主动脉（见第415章）。正常情况下，动脉导管在出生之后即发生功能性关闭。但若在肺血管阻力下降的同时动脉导管保持开放，主动脉血流可形成左向右分流进入肺动脉。动脉导管的主动脉端一般对应左锁骨下动脉的起点，肺动脉端口一般对应主肺动脉分叉处。动脉导管未闭（PDA）患儿女性与男性比例为2:1。PDA与女性妊娠早期风疹感染有关，但这种情况近来少见。PDA多发于早产儿，由于早产儿动脉导管壁平滑肌对高氧分压敏感性低，因此出生后动脉导管不容易自发性收缩。PDA可引起血流动力学紊乱，导致并发症的发生（见第95.3）。

若足月儿被诊断患有PDA，其动脉导管管壁中缺乏黏液内皮细胞层和中膜肌层组织。然而早产儿则组织结构正常。因此，即使给予药物干预，生后持续数周的足月儿PDA很少能自发关闭。而早产儿生后早期，动脉导管多不需要药物或手术干预即可自发关闭。10%PDA患儿可合并其他心血管畸形。合并右室流出道狭窄或闭锁时，PDA可供给肺动脉血流。合并主动脉缩窄或离断时，PDA可供给体循环部分血流。

■ 发病机制

出生后，随着主动脉血压升高，血流通过动脉导管形成左向右分流，即主动脉向肺动脉分流。分流程度取决于导管的大小和肺体循环阻力比。小型PDA患儿肺动脉压力、右心室压力和右心房压力正常。大型PDA肺动脉压力水平可升高至体循环压力水平。因此这类患儿如果不及时接受手术肺血管病变发生率高。

■ 临床表现

小型PDA通常无临床表现，大型PDA可表现心力衰竭，这与大型室间隔缺损患儿相似。存在大量分流的婴儿生长发育迟缓是重要的临床表现即。小型PDA患者周围血管搏动正常。由于舒张期大量血流进入肺动脉，因此在严重PDA的病例中可出现周围血管征阳性和脉压差增宽。小型PDA心脏大小正常；但大

量分流者可表现为心脏增大，心尖冲动明显伴心尖抬举。通常在左侧第二肋间隙查及明显震颤并且向左锁骨下、胸骨左缘下方或心尖部传播。通常在心脏收缩时或整个心动周期触及震颤。典型杂音为机器样连续性杂音，通常在第一心音开始后出现，强度在收缩期末达到最大，于舒张晚期衰减。杂音位于胸骨左缘第二肋间并向胸骨左缘下方或左锁骨传播。当肺血管阻力增加时，舒张期杂音可降低或缺失。大量左向右分流可出现血流大量通过二尖瓣形成心尖区收缩中期低调样杂音。

■ 疾病诊断

小型左向右分流心电图检查可正常。若大型PDA心电图可出现左心室或双心室肥大表现。若出现右心室肥大，则需重新考虑单纯PDA的诊断。

大型PDA患儿的影像学检查显示肺动脉段突出且肺纹增多明显。心脏根据分流量大小可以表现为正常、中度或显著增大，一般累及左心房和左心室。主动脉球部可正常也可显示突出。

小型PDA的超声心动图显示心腔正常。分流量大者左心房和左心室增大。超声心动图可直接清晰观察动脉导管并对测量大小。分流量大时，彩色及脉冲多普勒超声检查可明确探及肺动脉收缩期或舒张期分流（呈逆向湍流）和主动脉舒张期分流（图420-10）。

大部分患儿临床特征明显，无创检查多可确诊。临床不典型的患儿可通过心导管术明确诊断。心导管术可明确动脉导管大小及右心室和肺动脉压力。肺动脉内血氧含量增高提示存在左向右分流。导管可通过动脉导管从肺动脉进入降主动脉。降主动脉内注射造影剂可显示肺动脉与主动脉之间的异常动脉导管通道。

其他具有肺动脉瓣区收缩期和舒张期杂音的无发绀患儿在416章中讨论。尽管大部分主-肺动脉窗患儿仅可闻及收缩期杂音且该杂音在胸骨右缘响度更高，但临床上仍然很难区别主-肺动脉窗与PDA。瓦氏窦瘤破裂入右心腔或肺动脉、冠状动静脉瘘、异常左冠状动脉与右冠状动脉多个侧支融合等均表现出与PDA相似的血流动力学特征，出现连续性杂音和脉压差增宽。肺血流增多的永存动脉干也存在主动脉分流的病理生理学机制。外周动静脉瘘也可引起脉压差增大，但心前区无特征性PDA杂音。合并主动脉瓣关闭不全的室间隔缺损、手术治疗后的法洛四联症、主动脉瓣和二尖瓣关闭不全（通常由风湿热引起）均可与PDA混淆。但这些疾病的杂音呈来回样性，而不是连续性杂音。合并大型VSD合并PDA的病例临床更像单纯性VSD。超声心动图检查可提高诊断准确度，降

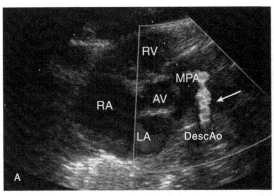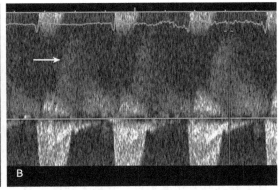

图 420-10（见彩图） 中小型 PDA 未闭新生儿超声心动图。A. 胸骨旁短轴切面显示由主动脉进入主肺动脉的血流（箭头）。B. 多普勒评价显示舒张期血流逆流进入肺动脉。AV：主动脉瓣；DescAo：降主动脉；LA：左心房；MPA：主肺动脉；RA：右心房；RV：右心室

低误诊率。

疾病预后和并发症

婴儿期后，动脉导管自发关闭的情况非常少见。小型 PDA 心脏体征无或轻，但晚期可出现临床表现。大型 PDA 只要存在中等程度的分流，就可能在婴儿早期发生心力衰竭，心力衰竭也可发生于终末期。

任何年龄阶段均可出现感染性心内膜炎，可发生肺循环或体循环栓塞。罕见并发症包括肺动脉或动脉导管瘤样扩张、动脉导管钙化、动脉导管非感染性血栓栓塞和反常栓塞。肺动脉高压（艾森曼格综合征）通常发生于未经治疗的大型 PDA（见第 427.2）。

治疗方法

PDA 患儿接受手术或导管封堵的时机与年龄无关。小型 PDA 进行封堵治疗的目的是预防细菌性心内膜炎或其他晚期并发症。中到大型 PDA 患儿进行封堵治疗的目的是治疗心力衰竭或预防肺血管病变的发生。一旦中大型 PDA 的诊断明确，在药物治疗心力衰竭有效后治疗时机不能拖延。

一般选择在心导管室常规进行经导管 PDA 封堵术（图 420-11）。一般使用弹簧圈封堵小型 PDA。使用伞状封堵器封堵中大型 PDA。外科则选用标准左胸廓切口术或使用微创胸腔镜技术手术修补。由于接受介入治疗或手术治疗的病例死亡率远远低于 1%，故对无临床表现的患儿也可进行动脉导管修补，手术时机最好选择在 1 岁之前。若心脏导管检查显示左向右分流显著且未发生严重肺血管病变时，任何年龄段的肺动脉高压均不是手术禁忌证。PDA 修补后，心力衰竭的症状迅速消失。生长发育不良的婴儿的生长状态可以立刻得到改善。脉搏和血压恢复正常，机器样杂音消失。肺动脉瓣区收缩期功能性杂音可持续存在；可能提示扩张的肺动脉中持续存在湍流。几个月后，心脏增大和肺血流量增多可恢复，心电图正常。

低出生体重儿的动脉导管未闭（见第 95 章）。

参考书目

参考书目请参见光盘。

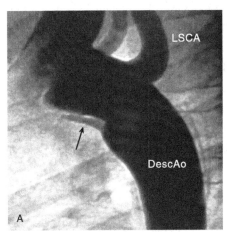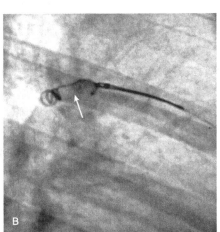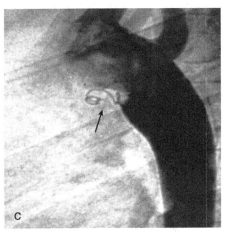

图 420-11 经导管弹簧圈封堵小型 PDA。A: 横断面降主动脉血管造影显示轻度 PDA（箭头）。B: 鞘内弹簧圈（箭头）被释放并置于动脉导管腔内。C: 血管造影显示弹簧圈封堵 PDA（箭头）。DescAo: 降主动脉；LSCA: 左锁骨下动脉

420.9　主－肺动脉窗

Daniel Bernstein

主－肺动脉窗是指升主动脉与肺动脉主干之间的异常通路，其肺动脉瓣和主动脉瓣正常、室间隔完整，可与永存动脉干相鉴别（见第425.8）。婴儿早期即可出现心力衰竭症状，偶见轻度发绀。缺损通常较大，心尖区可闻及收缩期和舒张中期隆隆样杂音，舒张期杂音是由于大量血流通过相对狭窄的二尖瓣所致。缺损小且无肺动脉高压者少见，其检查结果通常与PDA相似（脉压差增大，胸骨上缘连续性杂音）。心电图显示左室或双心室肥大。影像学检查显示心脏增大，肺动脉段突出，肺血管纹理显著。超声心动图显示增大的左心腔；最好通过彩色多普勒显示主－肺动脉窗。CT或MRI血管造影术可直接显示缺损（图417-20）。

年龄较大的儿童常应选择心导管术评估肺血管阻力，心导管结果提示肺动脉水平出现左向右分流；由于缺损一般较大，因此可出现高动力性肺高压。升主动脉选择性造影可明确缺损。导管可从肺动脉主干直接探入升主动脉，这也同样具有诊断意义。

本病通常需在幼年期手术修复。若幼年期不能进行手术，生存者将面临发生渐进性肺血管阻塞性病变的风险，这与其他存在心内大型缺损或大血管间异常通路的患儿表现相似。

420.10　冠状动脉瘘

Daniel Bernstein

冠状动脉和心房、心室（尤其是右心室）或肺脉之间可能存先天性瘘管于。有时可同时存在多处瘘管。尽管机器样杂音可能更弥散，但临床体征与PDA患者相似。若血流量大，所涉及冠状动脉可扩张或形成动脉瘤。通常彩色多普勒超声心动图或者心导管术可明确诊断。升主动脉造影可发现异常通路。小型瘘管可能无血流动力学意义，甚至可能会自发闭合。若分流量大，可经导管放入弹簧圈栓塞瘘管或选择瘘管闭合手术。

参考书目

参考书目请参见光盘。

420.11　瓦氏动脉窦瘤破裂

Daniel Bernstein

瓦氏动脉窦壁可因先天性或后天性疾病变薄弱，形成动脉瘤并最终破裂，通常破裂至右心房或心室，

这种情况在儿童非常少见。瘤破裂通常突然发生。对于发生急性心脏衰竭并闻及新出现的响亮拉锯样杂音的患儿，应怀疑本病。彩色多普勒超声心动图和心导管介入术可明确心房或心室水平的左向右分流。通常需要选择急诊外科手术修补。这种情况通常合并主动脉瓣感染性心内膜炎。

（谢利剑　王韧健　译，刘瀚旻　审）

第421章
无青紫型先天性心脏病：梗阻性病变

421.1　室间隔完整的肺动脉瓣狭窄

Daniel Bernstein

室间隔完整的右心室流出道狭窄有多种类型，最常见的是单纯性肺动脉瓣狭窄，占所有先天性心脏病的7%~10%。瓣叶畸形程度不一，可导致其在收缩期部分开放。瓣膜可为两叶瓣或三叶瓣，瓣叶局部可与偏心的流出道相粘连。这种粘连可能较严重，形成针孔样开口。若瓣膜肥厚不严重，可在收缩期呈拱顶状阻塞右室流出道。除此之外，临床可见单纯性漏斗型或瓣膜下狭窄，瓣膜上肺动脉瓣狭窄以及肺动脉分支狭窄等不同类型。肺动脉瓣狭窄合并室间隔缺损（VSD）的病例，如果不合并漏斗部室间隔前偏和主动脉骑跨，则归入伴室间隔缺损的肺动脉狭窄疾病一类，不要归入法洛四联症（见第424.1）。肺动脉狭窄和房间隔缺损（ASD）偶可同时合并发生。临床和实验室检查可显示主要病变；但排除其他合并畸形很重要。瓣膜发育不良引起的肺动脉狭窄是Noonan综合征中最常见的心脏畸形（见第76章），其中50%的病例12号染色体上可出现PTPN11基因突变，该基因编码蛋白酪氨酸磷酸酶SHP-2。尽管有研究认为心球远端畸形和胎儿心内膜炎后遗症是可能的病因，但肺动脉狭窄机制尚不明确。肺动脉狭窄，包括肺动脉瓣膜和肺动脉分支狭窄，常可合并肝动脉发育不良，称为Alagille综合征（见第348章）。该综合征或部分单纯性肺动脉狭窄患儿的Jagged1基因存在突变。

■ 发病机制

右心室与肺动脉之间的流出道狭窄可导致右心室收缩压和壁应力升高，逐渐导致右心室肥大（图421-

1）。这些功能结构异常的严重程度取决于受限瓣膜开放的程度。严重病例中，右心室压力比体循环收缩压更高。轻度梗阻者右心室压力仅轻度或中度升高。梗阻远端的肺动脉压力正常或下降。即使严重狭窄动脉氧饱和度亦可正常，除非存在室间隔缺损或房间隔缺损等心内异常导致右向左分流。小婴儿发生严重肺动脉狭窄时，右室顺应性下降，血液通过未闭的卵圆孔形成右向左分流，导致发绀，称为危重型肺动脉狭窄。

临床表现和实验室检查

　　轻度或中度狭窄患者通常无任何临床症状。生长发育情况通常正常。若狭窄严重，可出现右心室衰竭体征如肝脏肿大、外周性水肿和活动受限。在危重型肺动脉狭窄的右心室衰竭体征更加明显，卵圆孔可出现右向左分流形成发绀。

　　轻度肺动脉狭窄患儿的静脉压和脉搏正常。心脏不扩大，心尖冲动正常，右心室搏动不明显。呼气时，胸骨左上缘第一心音后立即闻及肺动脉喷射音。由于肺动脉瓣膜关闭时间轻度延长可出现第二心音分裂。肺动脉瓣区可闻及相对短暂，低或中等强度的收缩期喷射音且杂音略向两肺传导。心电图正常或轻度右心室肥大；右心导联可显示 T 倒置。（6~8 岁之前，V1 导联 T 波倒置可正常。因此，幼儿 V1 导联的正向 T 波是右心室肥大的征象。）X 线片唯一可见到的异

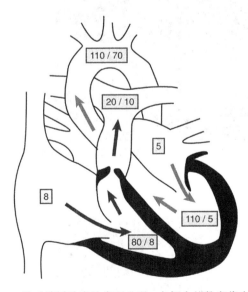

图 421-1　肺动脉瓣狭窄的病理生理。方框中的数字代表压力值（mmHg）。由于未出现右向左或左向右的分流，通过所有心腔的血流量正常（3L/min/m²）。肺循环与体循环的血流比（Qp：Qs）为 1：1。右心室顺应性下降导致右心房压力轻度增高。右心室肥大，收缩压和舒张压升高。跨增厚的肺动脉瓣膜的压力梯度为 60mmHg。主动脉压力轻度下降，可出现狭窄后扩张的情况。左心腔压力正常。若不出现经未闭卵圆孔的右向左分流，患者体循环血氧饱和度可维持在正常范围（见第 437.2）

常是狭窄远端的肺动脉扩张。二维超声心动图显示右心室肥大和肺动脉瓣轻度增厚（心脏收缩时瓣膜呈拱形）；多普勒超声心动图显示右心室与肺动脉的压力梯度 <30mmHg。

　　年龄偏大的中度肺动脉狭窄静脉血压轻度升高，颈静脉搏动出现显著 a 波。胸骨左缘下方可见明显右心室抬举。肺动脉瓣关闭延迟致第二心音分裂。若瓣膜运动受限且合并严重程度的狭窄，则不能闻及肺动脉喷射音和肺动脉瓣区第二心音。随着狭窄程度的增加，心脏收缩期喷射性杂音的高峰可出现在收缩期末，音调变高，变粗糙（高频率）。杂音向肺区传导更明显。

　　心电图显示右心室肥大，有时可出现高尖 P 波。X 线影像学显示心脏正常或中度扩大，由于右心室肥大可使心尖上翘；肺纹理分布正常或轻度减少。超声心动图显示心脏收缩运动受限，肺动脉瓣增厚。多普勒超声心动图显示右心室与肺动脉之间压力梯度在 30~60mmHg。可存在轻度三尖瓣反流；多普勒超声心动图可测定右心室收缩期压力。

　　严重狭窄者心房间存在房间隔缺损或卵圆孔未闭等异常通路，可出现轻至中度发绀。肝大且周围水肿明显提示右心室衰竭，静脉血压升高时出现收缩期前颈静脉 a 波。心脏中度或严重增大，胸骨旁右心室抬举明显并向左锁骨中线扩展。通常第二心音肺动脉瓣成分消失。肺动脉瓣区可闻及响亮，持续时间长，粗糙的收缩期喷射样杂音，常伴可放射至整个心前区，双肺区，颈部和后背部的震颤。该杂音峰值出现于心脏收缩晚期的瓣膜开放严重受限时，包含第二心音的主动脉成分，出现于喷射音之后。

　　心电图显示右心室肥大，多伴 P 波高尖。影像学检查显示心脏增大伴右心室和右心房突出。由于狭窄后扩张（图 421-2），可观察到主肺动脉段突出，

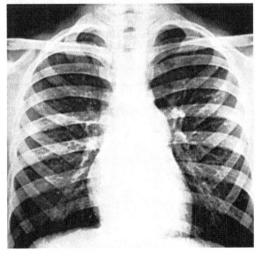

图 421-2　肺动脉瓣狭窄，主动脉根部正常的患者 X 线表现。心脏大小正常，但可观察到肺动脉狭窄后扩张

肺纹理减少。二维超声心动图显示肺动脉瓣严重畸形，右心室肥大（图421-3）。疾病终末阶段，可显示右心室收缩功能不全，心室扩张伴明显三尖瓣反流。多普勒超声心动图显示跨肺动脉瓣高压力梯度（>60mmHg）。由于早期对年长儿干预治疗，临床上严重肺动脉狭窄者较少见。通常在新生儿期才能见到危重型肺动脉狭窄，表现为严重肺动脉狭窄所有特征，包括发绀。

心导管检查一般不用于疾病诊断，但可以作为球囊扩张术中的一部分操作。心导管检查可以测定跨肺动脉瓣压力阶差的大小。一般肺动脉压力正常或偏低。临床根据右心室收缩压与体循环压力比值或右心室与肺动脉之间的压力阶差进行严重程度分级，轻度狭窄压力阶差为10~30mmHg，中度狭窄为30~60mmHg，重度狭窄为60mmHg以上或右心室压力大于体循环压力。若心脏搏出量低或经房间隔的右向左分流量大，则压力阶差可能会低估瓣膜狭窄程度。选择性右心室造影术可明确瓣膜增厚和运动受限的情况。轻度至中度狭窄患儿收缩期可观察瓣膜凸起呈拱形。右心室收缩时，造影剂通过狭窄瓣膜时，表现出一条狭窄的显影轨迹，随后进入扩张的主肺动脉。临床上可能出现瓣膜下肥厚加重流出道梗阻的情况。

■ 治疗方法

中度或严重单纯性肺动脉狭窄的患儿需要解除梗阻。大多数可首选球囊扩张术。（图421-4）肺动脉瓣严重增厚的患儿（Nonoon综合征中常见）可进行手术治疗。危重型肺动脉狭窄的婴儿需立即施行球囊扩张术或外科瓣膜切开术。

大部分病例的治疗效果显著。跨肺动脉瓣压差显著下降或消失。球囊扩张术后早期，由于漏斗肌部狭窄，仍存在轻度至中度不等的压差，但随时间的推移这种压差会逐渐减小。胸骨左缘中上方可闻及舒张早期短暂较弱的杂音，提示存在肺动脉瓣关闭不全。肺动脉瓣关闭不全的程度通常不具有临床意义。对瓣膜成形术或外科手术后的患者进行长期随访疗效无差异。治疗成功后，一般不会复发，但严重瓣膜发育不全者可再发肺动脉狭窄。

■ 疾病预后和并发症

心力衰竭仅发生于严重病例，通常见于生后第一个月。肺动脉严重狭窄的婴儿唯一可被观察到的体征是发绀，是经卵圆孔的右向左分流引起的。幼年期，有发生感染性心内膜炎风险，但并不常见。

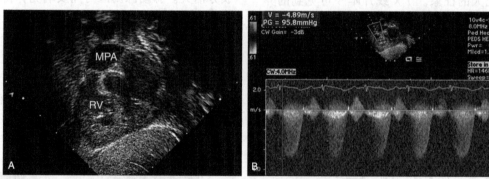

图 421-3（见彩图） 超声心动图明确肺动脉瓣狭窄。A. 肋下切面显示肺动脉瓣叶增厚（平行线相交阴影之间）。B. 多普勒超声心动图显示跨狭窄瓣膜压力梯度为95mmHg峰值。MPA：主肺动脉，RV：右心室

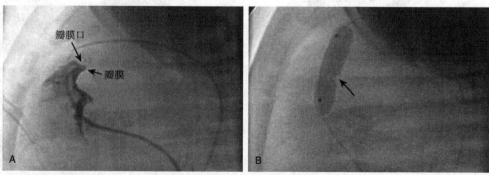

图 421-4 肺动脉瓣狭窄和球囊扩张术。A. 右心室血管造影显示肺动脉瓣严重狭窄，血流通过瓣膜口时呈现狭窄喷射影。B. 球囊导管膨胀时出现，瓣膜狭窄处的囊体呈现凹征（箭头）（图片由 Dr. Jeffrey Feinstein, Stanford University, Stanford, CA 提供）

轻度狭窄的患儿生活如常，但应当定期对其病情进行随访和评估。压差小的患儿肺动脉狭窄一般不会进行性加重，无须干预。中度狭窄者可随年龄的增长出现压差的增大。进行性加重的梗阻可能是由于继发性瓣下肌组织和纤维组织增生所致。未接受治疗的严重狭窄病例，随着右心室功能不全和心力衰竭的发展，其病程可突然恶化。对危重型肺动脉狭窄的婴儿需立即经导管球囊扩张术或外科手术瓣膜切开术。肺动脉球囊扩张术后几年内出现右心室衰竭的情况并不多见。但是患儿通常会发生渐进性肺动脉瓣关闭不全和右心室扩张。

参考书目

参考书目请参见光盘。

421.2　漏斗部肺动脉狭窄和双腔右心室

Daniel Bernstein

漏斗部肺动脉狭窄是指右心室流出道肌性或纤维性梗阻。梗阻位置低于但非常接近于肺动脉瓣，漏斗部位于右心室腔和肺动脉瓣之间。许多病例开始有室间隔缺损，然后缺损自发性关闭。当肺动脉瓣狭窄时，该联合缺损可被定义为瓣膜狭窄合并继发性漏斗部增生。单纯性漏斗部肺动脉狭窄患者的血流动力学和临床表现，很大程度上与单纯性肺动脉瓣狭窄相似（见第 421.1）。

肺动脉瓣下右心室流出道梗阻的常见变异类型为双腔右心室，是指右心室中部出现一条肌带将右心腔分为两部分，并在右心室入口和出口处形成梗阻。并发的室间隔缺损通常可以自发性闭合。梗阻在出生早期一般不能被观察到，但可能以法洛四联症中漏斗部梗阻相似的方式迅速进展至漏斗部梗阻（见第 424.1）。

通常可通过超声心动图对单纯性右心室漏斗部狭窄或双腔右心室进行诊断。仔细检查心室间隔以明确是否合并室间隔缺损。未经治疗的严重右室流出道狭窄病例预后与未经治疗的肺动脉瓣狭窄相似。中重度梗阻应当考虑手术治疗。手术治疗后，压差消失或显著下降，长期疗效显著。

421.3　肺动脉狭窄合并心内分流

Daniel Bernstein

肺动脉瓣或漏斗部狭窄或两者同时存在的病例都可合并房间隔缺损或室间隔缺损。这些患者的临床体征依赖于肺动脉狭窄的程度；狭窄程度也同时决定着分流的方向（左向右或右向左分流）。

出现心房或心室水平的左向右分流提示肺动脉狭窄较轻微。这些患者的临床症状与合并单纯性房间隔缺损或室间隔缺损患者的临床症状相似。随着年龄的增长，渐进性梗阻可能会限制分流并且患者的临床症状逐渐得到改善。最后，尤其是在肺动脉狭窄合并室间隔缺损患儿严重梗阻可能会导致右向左分流和发绀。若合并室间隔缺损患者的心电图检查报告显示心力衰竭和右心室电压增高，则必须注意区分是肺动脉狭窄程度增加引起还是肺血管病变疾病发生引起（艾森曼格综合征；见第 427.2）。

病变可通过手术治疗。提倡关闭房间隔或室间隔缺损，漏斗部肌肉切除或进行肺动脉瓣切开或两者同时进行，可以起到缓解肺动脉狭窄的作用。右向左分流为主者可表现出与患法洛四联症患儿相似的临床症状（见第 424.1）。

421.4　周围肺动脉狭窄

Daniel Bernstein

肺动脉主干上的任何位置可出现单个或多个狭窄，程度可从轻度到重度不等，范围可从局部到广泛。该类型狭窄合并其他类型先天性心脏病（包括肺动脉瓣狭窄、法洛四联症、PDA、VSD、ASD 和主动脉瓣上狭窄）的情况多见。周围肺动脉狭窄患儿存在家族遗传倾向。先天性风疹综合征的婴儿发生周围肺动脉狭窄的概率高。具有主动脉瓣膜上狭窄伴肺动脉分支狭窄、婴儿期特发性高钙血症、精灵面容和精神发育迟滞等一系列症候群者被称为威廉斯综合征，该综合征的发生与位于第七号染色体 7q11.23 区域的弹性蛋白基因缺失相关。周围肺动脉狭窄可与 Alagille 综合征相关，该综合征可能与 Jagged1 基因突变有关。

轻度狭窄对肺循环几乎无影响。多处严重狭窄患儿右心室血压和接近于肺动脉狭窄部位的血压均升高。当病变独立发生时，可于前胸或后胸闻及广泛分布的杂音，此时拟诊断周围肺动脉狭窄。这些杂音性质通常为收缩期喷射音也可呈连续性。多数情况下，其合并畸形（如法洛四联症）的体征更常见（见第 424.1）。

新生儿期，可出现轻度和一过性周围肺动脉狭窄。一般仅表现为柔和的收缩期喷射样杂音；单侧或双侧肺区可闻及该杂音。若无肺动脉瓣狭窄的体征（右心室抬举，柔和的肺动脉瓣区第二心音，收缩期喷射音，胸骨左缘上方最强杂音）可支持该诊断。该杂音通常在 1~2 个月消失。

若狭窄严重，心电图显示右心室和右心房肥大；胸部 X 片检查显示心脏肥大，主肺动脉突出。肺血管床通常正常；在狭窄后扩张区域可观察到少量肺血管影。超声心动图观察肺动脉末梢分支价值有限。多普勒超声心动图可发现通过狭窄的血流速度加快，可用三尖瓣反流估测右心室收缩压。MRI 和 CT 主要用于显示远端梗阻；若怀疑中度或重度狭窄病变，通常心导管技术可明确诊断。

对于合并法洛四联症或肺动脉瓣狭窄的严重主肺动脉梗阻和其主要分支的梗阻，可通过矫正手术进行治疗。若周围肺动脉狭窄单独发生，可行导管球囊扩张术；必要时，可同时置入血管内支架（图 417-29）。

421.5　主动脉瓣狭窄

Daniel Bernstein

■ 发病机制

先天性主动脉狭窄约占儿童先天性心脏病的 5%；两叶式主动脉瓣是最常见的先天性心脏病之一，已经明确约 1.5% 的成人存在该损伤，在儿童可无临床症状。主动脉狭窄男性多见（3∶1）。多数狭窄的主动脉瓣叶增厚，瓣叶交界处存在不同程度黏连。流出道梗阻可导致左心室收缩压增高、左室壁代偿性肥大。随着心室壁顺应性的降低，心室舒张末期压力升高。

主动脉瓣下狭窄合并瓣下非连续性纤维肌架也是左心室流出道梗阻的一种重要类型。这种畸形多合并其他先天性心脏病如二尖瓣狭窄和主动脉缩窄（shone 综合征），病情可迅速进展。婴儿早期很少被诊断，尽管既往无左室流出道梗阻也可逐渐出现梗阻。主动脉瓣下狭窄的进展呈以下几种表现：当合并的其他先天性心脏病（主动脉缩窄，PDA，VSD）被成功修复后，主动脉瓣下狭窄表现会更加明显；与未治的其他轻度畸形同时存在；作为独立畸形逐步进展。主动脉瓣下狭窄亦可由肥厚性心肌病相关的室间隔肥厚所致（见第 433.2）。

主动脉瓣上狭窄为最少见，分为散发性、家族性或合并威廉斯综合征。威廉斯综合征包括精神发育迟滞（IQ 范围 41-80），精灵样面容（满月脸，宽前额，鼻梁扁平，长上唇和圆润脸颊；图 421-5），以及婴儿期特发性高钙血症。其他特征包括个性多语、对声音过敏、痉挛状态、指甲发育不良、牙齿畸形（部分无牙，小牙牙釉质发育不全）、关节活动过度、肾钙质沉着、甲状腺功能减退、体重不增。主动脉瓣上狭窄患儿常出现冠状动脉窦口狭窄，应当对窦口狭窄程度进行仔细评估。本病也可合并其他动脉尤其是肺动脉分支的狭窄。威廉斯综合征的发生与 7 号染色体 q11.23. 区域弹性蛋白基因缺失相关。

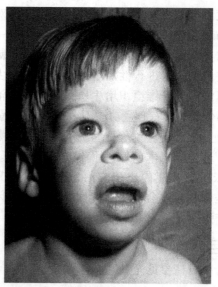

图 421-5（见彩图）　威廉姆斯综合征
摘自 Jones KL, Smith DW. The Williams elfin facies syndrome: a new perspe otive, Jpediatr, 1975, 86:718

■ 临床表现

主动脉狭窄患者的临床表现取决于梗阻的严重程度。发生于婴儿早期的严重主动脉狭窄称为危重型主动脉狭窄，与左心室衰竭和低心脏搏出量相关联。患者出现严重心力衰竭，心脏扩大和肺水肿，末梢脉搏微弱，皮肤苍白或呈浅灰色，尿量可减少。若心脏搏出量大幅度下降，胸骨右缘上方可闻及低响度杂音。大部分非重度主动脉狭窄患儿无临床表现，生长发育正常。常规体检通常可闻及杂音。既往未确诊左室流出道严重狭窄的高龄儿童一般不出现疲劳、心绞痛、头晕或晕厥症状。本病已有报道发生猝死的病例，通常发生于严重左心室流出道梗阻且手术时机被延误的病例。

左心室流出道梗阻程度决定了临床体征。轻度狭窄者脉搏、心脏大小和心尖冲动均正常。随着狭窄严重程度的增加，脉搏强度减弱，心脏可扩大并伴随心尖冲动增强。轻至中度主动脉瓣狭窄通常伴有心尖部和胸骨左缘收缩早期喀喇音。与肺动脉狭窄不同，该喀喇音强度不随呼吸而变化。较严重的主动脉狭窄或孤立性主动脉瓣下狭窄也常可闻及喀喇音。若狭窄严重，左室肥厚伴顺应性下降，可出现第一心音低钝。轻至中度梗阻的病例第二心音分裂正常。严重梗阻的病例中，主动脉瓣关闭音降低，偶见儿童出现第二心音反常分裂（呼气时分裂明显）。当左心室顺应性下降引起梗阻严重时，可闻及第四心音。

收缩期喷射性杂音的响度、音调和持续时间都是反映狭窄严重程度的指标。杂音越响亮、粗糙（高调）、持续时间越长，提示梗阻程度越严重。胸骨右缘上方可闻及典型杂音，且向颈部和胸骨左缘放射；胸骨上切迹通常可触及震颤。主动脉瓣上狭窄者可在胸骨左缘或心尖部闻及其杂音。当出现瓣上梗阻或存在两叶式主动脉瓣时，可产生提示主动脉瓣关闭不全的柔和递减型舒张期杂音。心尖部偶可闻及短暂的舒张中期隆隆样杂音，提示可能合并二尖瓣狭窄。

实验室检查和疾病诊断

体格检查通常可做出初步诊断，实验室检查能够明确梗阻的严重程度。若跨主动脉瓣压力阶差小，心电图可正常。即使在严重梗阻时，心电图也偶尔可提示正常。严重狭窄持续存在时，心电图可显示左心室肥大和缺血（左胸前导联 T 波倒置）。胸部 X 片检查多显示升主动脉突出，但主动脉结正常。心脏大小通常正常。只有在年龄较大的儿童和成人中检测出心瓣膜钙化情况。超声心动图可明确梗阻的位置和严重程度。二维超声心动图可显示左心室肥大伴有增厚的穹顶状主动脉瓣（图 421-6）。超声心动图也可明确瓣叶数量及其形态学表现，明确主动脉瓣下隔膜或主动脉瓣上狭窄。20% 的患儿存在二尖瓣或主动脉弓异常或 VSD 或 PDA 等联合缺损。在不出现左心室衰竭的前提下，由于心室过强收缩，左心室短轴缩短率可增加。危重型主动脉狭窄婴儿的左心室短轴缩短率通常下降到极低水平。如果心内膜呈高亮度显示，提示纤维疤痕，称为心内膜弹力纤维增生症。多普勒超声心动图可显示梗阻的确切位置，确定收缩期左心室流出道压力阶差的峰值和平均值。当出现严重主动脉梗阻合并左心室功能不全时，由于过瓣射血量低，多普勒测量得出的压力阶差偏小，可能会造成对梗阻程度的低估。

通常联合应用左心导管检查术和主动脉球囊扩张术测定明确左心室与主动脉之间的压力阶差。梗阻严重时主动脉压力曲线异常。梗阻严重伴左心室顺应性下降患儿会出现左房压力升高且继发肺动脉高压。当危重型左室流出道梗阻患儿接受心导管检查后，其左心室功能通常会出现显著下降。此时，由于心脏搏出量低，故应用超声心动图测得的跨瓣压差可能低估梗阻的严重程度。热稀释法测定心脏搏出量和计算主动脉瓣区面积可能对评估梗阻严重程度更有帮助。

疾病治疗

球囊扩张术一般应用于中度或重度患儿，以预防左心室衰竭、晕厥或猝死。当休息状态下左心室与主动脉之间的峰-峰值收缩压差超过 60~70mmHg 时且心排血量正常，或者跨瓣压差小但出现临床症状和心电图改变时，应当推荐患儿接受瓣膜成形术。对于进展迅速的主动脉瓣下梗阻性病变，手术的指征为压力阶差 40~50mmHg 或出现主动脉瓣关闭不全。随着短球囊和细导管的问世和发展，由于其对周围动脉损伤轻微，使得球囊扩张术已经成为首选的治疗手段，甚至可应用于新生儿期的疾病治疗。手术治疗适应证通常为主动脉瓣膜严重发育不良、球囊扩张术无效或存在瓣下或瓣上狭窄的患儿。

孤立性主动脉瓣下狭窄可通过手术切除，对主动脉瓣、二尖瓣前叶或传导系统无损害。介入治疗对该类型通常无效。瓣上狭窄的解除可选择外科手术，梗阻区域孤立且不合并主动脉发育不良患儿手术效果显著。由于主动脉瓣上纤维嵴增厚，故与主动脉瓣上狭窄相关的一侧或双侧冠状动脉可出现起始部狭窄。对于合并严重主动脉瓣下隧道样狭窄的主动脉狭窄，手术方式可采用从右心室流出道"借"空间以向前方扩开左室流出道的方法（Konno 程序）。

无论是否接受外科手术或导管介入，几年或几十年后患儿仍可能出现主动脉瓣关闭不全或再狭窄钙化，最终需要接受二次手术治疗，这时多需进行主动脉瓣置换。狭窄复发可能与早期临床表现无关。狭窄复发的标志包括心电图提示左心室肥大，多普勒超声心动图显示的压力阶差升高，超声心动图显示的左心室功能指数下降以及分级平板运动试验中出现临床表现等。严重主动脉瓣反流的表现包括临床出现心力衰竭，X 线胸片显示心脏扩大，超声心动图显示左心室扩大。治疗方法的选择取决于狭窄和反流的相对程度。

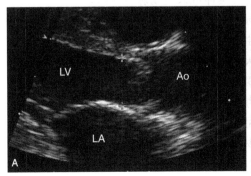 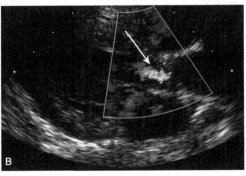

图 421-6（见彩图） 超声心动图显示主动脉瓣狭窄伴反流。A. 胸骨旁长轴影像，心脏收缩期可观察到狭窄的主动脉瓣膜隆起呈拱形。平行线相交影痕勾勒出主动脉瓣环。B. 多普勒超声心动图显示主动脉瓣关闭不全（箭头）。Ao：主动脉；LA：左心房；LV：左心室

当必须施行主动脉瓣置换时，手术时机的选择通常取决于患儿的年龄。同种移植瓣膜在小年龄儿童体内钙化速度快，但不需要进行长期抗凝维持。机械假体瓣膜应用寿命长但需要进行长期抗凝，且小年龄儿童置入该类型瓣膜的手术难度高。法华林可维持同种移植瓣膜在体内的稳定，但有致畸作用，故对接近分娩期的青年女性，需要谨慎使用。对于需要接受瓣膜置换术治疗的儿童，没有近乎完美的治疗方法，因为无论是同种移植瓣膜还是机械假体瓣膜都不能伴随患儿生长发育。另一种手术方案是主–肺动脉调转术（罗斯手术）；该手术包括将患儿自身肺动脉瓣膜替换异常的主动瓣膜；然后将同种移植瓣膜置换到原肺动脉瓣的位置。这种手术潜在优点是保持了易位生物活性瓣膜的生长特性；同时，所置入低压力肺循环中的同种移植瓣膜的使用寿命也得到延长。该手术应用与年轻儿童的长期效果仍有待研究和明确。瓣膜支架是指将膜性组织缝合至一个膨式金属支架上，目前正在成人试用，手术通过导管介入完成。组织工程技术可将自体动脉内皮细胞培育成替代性瓣膜，这将成为长期缓解患儿痛苦的最好期待。目前，该研究正应用于动物模型阶段。

■ 疾病预后

危重型主动脉狭窄的新生儿可出现严重心力衰竭并迅速进展至低排血量休克。急诊外科手术或紧急球囊扩张术可挽救生命，但死亡风险并未降低。死于危重型主动脉狭窄的新生儿多合并严重的左心室心内膜弹力纤维增生症。存活下来的患儿可能出现左心室舒张功能不全（限制性心肌病），需要进行心脏移植手术（见第433.3）。

轻中度主动脉狭窄预后普遍较好，尽管临床可见患病5~10年甚至更长的患儿。压力阶差<40~50mmHg为轻度主动脉狭窄，压力阶差在40~70mmHg者为中度狭窄。上述患儿对手术反应良好（包括外科手术和瓣膜成形术），尽管可能需要在年长儿期或成人期进行二次手术，有些甚至需要换瓣。对于存在严重狭窄且未经治疗的患儿，其猝死风险率高，且通常于活动中或活动后发生。主动脉狭窄是儿童群体发生心源性猝死的原因之一。

中度或重度主动脉狭窄患儿不应参与剧烈带有竞争性的体育运动。轻度主动脉狭窄不需严格限制体育活动。每年随访至少一次。若疾病有进展趋势或出现临床症状，应及时对其进行干预治疗。安装人工瓣膜的患儿需要积极预防感染性心内膜炎的发生。

存在单纯性二叶式主动脉瓣的年长儿童和成人，发生升主动脉扩张的风险率高，可不出现严重狭窄的表现。升主动脉扩张的发病风险随年龄的增长而升高；主动脉根部宽大的患儿发病率非常高。小儿升主动脉多扩张轻微并在若干年的观察期内保持稳定状态；年长儿主动脉扩张严重且呈渐进性发展。对于未确诊是否患有结缔组织病的患者，应注意继续进行鉴别诊断（因为单纯性二叶式主动脉瓣所致的升主动脉扩张与马方综合征中所观察到的主动脉扩张相似）。存在二叶式主动脉瓣且合并特纳综合征的患者，发生主动脉扩张的风险率高。尽管主动脉根部严重扩张的成人可出现主动脉夹层和破裂等并发症，但没有足够证据明确儿童群体发生上述并发症的情况；仅有个别病例被报道。

参考书目

参考书目请参见光盘。

421.6　主动脉缩窄

Daniel Bernstein

不同程度的主动脉缩窄可发生于从主动脉横弓到髂总动脉分叉处之间的任何位置，但98%发生于左锁骨下动脉起始处，即动脉导管起始处（管旁缩窄）。该主动脉异常类型发生于男女的比例为2∶1。主动脉缩窄可作为特纳综合征的表现之一（见第76章，第580.1），70%以上的患儿存在二叶式主动脉瓣。二尖瓣结构功能异常（瓣上二尖瓣环或降落伞式二尖瓣）和主动脉下狭窄都是可能的合并缺损。当这一组左心腔梗阻性病变同时出现时，称为shone综合征。

■ 发病机制

主动脉缩窄可以以孤立性管旁狭窄的类型存在，也可以以起始于头部或颈部血管之一的主动脉横弓管状发育不全并向动脉导管区域延伸的类型存在（既往称为导管前型或婴幼儿型缩窄；图421-7）。两种缩窄都常见。一种观点认为，缩窄最初可能发生于胎儿期，当心脏畸形所致通过主动脉瓣的血流量减少时引起（如两叶式主动脉瓣，VSD）。另一种可能是收缩性导管组织异常延伸进入主动脉壁所致。

孤立性导管旁缩窄存在左心室高压和继发的左心室肥大，升主动脉的血流可通过狭窄部位进入降主动脉。生后数天内，开放的动脉导管可代偿性增宽管旁区域以暂时缓解缩窄。经动脉导管的左向右分流不引起青紫。当存在严重狭窄或主动脉横弓发育不良时，右心室血液可经动脉导管被射入降主动脉以供应体循环血流。身体低位灌注量取决于右心室输出量（图421-7）。这种情况下，股动脉搏动明显，血压的不

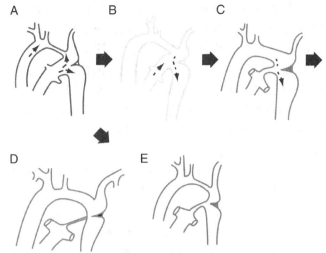

图 421-7　缩窄的几种表现。A.胎儿型（无血流受阻）。B.妊娠后期。主动脉心室增加血输出量使发育不良的部位扩张。主动脉血流经动脉导管口前行，绕过缩窄部位。C.新生儿。动脉导管收缩使其阻力增大，促进血流通过缩窄部位前行。D.发育成熟的管旁狭窄。动脉导管完全闭合，缩窄部位边缘的内膜发育不良加重狭窄，侧支循环建立。E.持续性幼稚胎儿型。心脏内左心腔阻塞可阻止出生前或出生后沿主动脉前行的血流量增加；可出现峡部发育不良。下半身血流量通常取决于动脉导管的开放程度

摘自 Gersony WM. Coarctation of the aorta//Adams FH, Emmanouilides GC, Riemenshneider T. Moss heart disease in infants, children, and adolescents, ed 4. Baltimore, 1989

一致可能对诊断疾病无效。差异性发绀（上肢血管末梢呈粉红色，下肢血管末梢呈蓝紫色）提示存在经动脉导管的右向左分流。

主动脉缩窄的婴幼儿可能存在严重肺动脉高压和较高的肺血管阻力，心衰体征突出。主动脉峡部严重发育不良可导致峡部闭锁，出现主动脉弓断离，左锁骨下动脉血流可从离断的近端与远端发出。通常将与主动脉弓发育不良相关的缩窄称为婴幼儿型缩窄，因为其严重程度在婴儿早期多就表现出来。成人型一般指孤立性管旁缩窄；若程度轻微，则缩窄通常在幼年的后期被发现。这些术语已被更好更准确描述缺陷的位置和严重程度的名词所替代。

近缩窄处近端血压升高，缩窄远端的血压和脉压降低。血压升高的机制是机械性梗阻和神经体液调节机制的共同参与。一般选择婴儿期内进行手术治疗，因为主动脉缩窄通常继发广泛侧支循环建立，这些侧支循环主要来源于锁骨下动脉分支、肋间上动脉和乳内动脉。动脉血流可通过侧支绕过缩窄区域。成年早期，构成侧支循环的血管可显著扩大和扭曲。

■ 临床表现

婴儿期后诊断的主动脉缩窄通常没有明显临床症状。部分儿童或青少年可在活动后诉腿部疲弱或疼痛

（或两者皆有）。多数情况下，即使严重主动脉缩窄也没有临床症状。对常规体检中发现的高血压病且年龄较大的患儿要引起足够重视。

主动脉缩窄的典型表现为上肢与下肢的脉搏搏动和血压不一致。股部、腘部、胫后部和足背动脉搏动微弱（40% 患者脉搏可消失），而上肢和颈动脉搏动较强。出现桡 - 股搏动延迟时，桡动脉和股动脉搏动可同时被触及。而正常情况下，股动脉搏动稍提前于桡动脉搏动。桡 - 股延迟产生的原因是血流主要通过侧支进入降主动脉，因此股动脉搏动发生在桡动脉搏动之后。正常人群（新生儿除外）通过袖套法测得的腿部收缩压比上臂高 10~20mmHg。而主动脉缩窄患儿的腿部血压低于上肢血压，且多数情况下腿部血压测不出。1 岁以上的主动脉缩窄患儿多有血压异常，约 90% 的患儿出现上肢收缩期高血压高于其年龄段的 95 百分位。单臂血压测定非常重要，若右手臂血压值高于左手臂，则说明左锁骨下动脉位于缩窄区域内。偶可出现右锁骨下动脉异常起源于缩窄下方导致左臂血压高于右臂。运动后体循环血压升高更明显，因此上下肢之间的压力阶差会增加。

心前区搏动和心音通常正常；胸骨上切迹触及震颤或闻及收缩期喷射性喀喇音提示二叶式主动脉瓣（发生于 70% 的病例）。胸骨左缘第三 = 四肋间隙常可闻及短暂收缩期杂音。杂音向左肩胛下区传导，偶可传导至颈部。胸骨右缘第三肋间隙常可闻及典型轻度主动脉缩窄的杂音；应当注意偶发于跨主动脉瓣区的严重主动脉缩窄的情况。心尖部的低调舒张中期杂音提示二尖瓣狭窄。已经形成良好侧支循环的年长儿可于胸廓左右或后部闻及收缩期或连续性杂音，偶可在背部肋间隙触及明显震颤。

严重主动脉缩窄的新生儿或婴幼儿通常存在一定程度的横弓发育不全，疾病初始可出现体循环灌注不足，酸中毒和严重心力衰竭。这些症状可持续数天或数周直至动脉导管闭合。动脉导管闭合之前，主动脉缩窄患者可出现差异性发绀，上下肢末梢血氧浓度的同步测定能够更好说明发绀情况。体格检查可发现心脏扩大，胸骨左缘可闻及收缩期杂音和响亮的第二心音。

■ 疾病诊断

X 线检查结果取决于患儿年龄、高血压和侧支循环的影响。严重主动脉缩窄的婴幼儿可出现心脏扩大和肺充血。年幼患儿（10 岁之前）的影像学检查无显著异常，可表现为心脏轻或中度扩大，以左心室突出。左上纵隔常可见明显阴影，提示左锁骨下动脉扩张。

10 岁以后可出现由侧支循环扩张压力所形成的肋骨下缘切迹。降主动脉段在大部分病例中都可见一定范围的狭窄后扩张。

幼儿的心电图表现通常正常，但年龄较大的儿童可出现左心室肥大的心电表现。新生儿和小婴儿可表现为右心室或双心室肥大。一般可通过二维超声心动图观察到主动脉缩窄（图 421-8），也可明确是否存在二尖瓣和主动脉瓣联合损伤。降主动脉搏动程度出现下降。彩色多普勒一般用于明确缩窄的确切位置。脉冲和连续波多普勒检查可直接测定狭窄部位的压力阶差。合并动脉导管未闭时该测量方式可能会低估狭窄严重度。当超声心动图无法确诊时，CT 和 MRI 是评估缩窄程度的首选非侵入性检查手段。对于合并其他缺损的患儿性选择左心室造影和主动脉造影是有效的检查方法，并且可以观察侧支循环的情况。对于超声心动图可以确诊的病例，通常在手术前不需要再进行 CT、MRI 或诊断性介入检查。

■ 治疗方法

对于严重主动脉缩窄的婴幼儿，动脉导管闭合后通常会引起体循环灌注不足、酸中毒、机体状态迅速恶化。应尽快使用前列腺素 E1 注射，使动脉导管重新开放，促进下肢血流灌注。患儿一旦确诊且生命体征稳定，应尽快进行手术修复。对于存在心力衰竭但灌注良好的较大婴幼儿，应在手术介入之前采取抗充血性心力衰竭的治疗措施，以改善其临床指征。通常无须顾虑患儿的生长发育状况而延后手术，早产儿阶段即可成功施行修补手术。

对于严重主动脉缩窄的年长儿童，应在明确诊断后尽快进行治疗，尽量不延迟。因为 20 岁之后左心室功能下降，主动脉壁退行性变，导致手术成功率降低。若患者心脏储备力充足，中年期仍可成功接受修补手术。

单纯性管旁主动脉缩窄的手术方式选择存在争议。多数中心仍然选择手术治疗，且术式不同。可选择切除狭窄区域并进行基本吻合。通常的选择是

切开主动脉横弓并进行扩展性端端吻合，以增加缩窄部位的有效横断面积。锁骨下皮瓣手术（即断开左锁骨下动脉并将其与缩窄部位的管壁相吻合）也被采用，但术后残余狭窄概率较高，因此应用较少。其他手术方式还有主动脉补片成形术，即用假体材料扩开缩窄部位。该方法可应用于严重左心室衰竭且外科手术风险率高的患儿，但先天性缩窄是否应用该方法仍存在争议。

外科手术后，下肢脉搏搏动显著增加。接下来普遍出现反跳性高血压，需要药物治疗。该类型急性高血压血压值一般会逐渐下降；对于大部分患者而言，无须持续使用抗高血压药物。术后残余的杂音可由以下因素导致：合并的心脏畸形、修补部位的残余血流干扰或侧支循环建立。偶可见侧支循环未建立情况下主动脉横断钳闭术所致的脊髓损伤、乳糜胸、膈肌损伤和喉上神经损伤。若应用左锁骨下皮瓣，则可出现左侧桡动脉搏动和血压的降低甚至消失。

■ 主动脉缩窄切开术后综合征

术后早期可能发生术后肠系膜动脉炎，该炎症可能合并急性高血压和腹痛。腹痛严重程度不一，可出现食欲不振、恶心、呕吐、白细胞增高、肠出血、肠坏死和小肠梗阻。通常使用降压药（硝普钠、艾司洛尔、卡托普利）和应用肠减压术可缓解症状。手术探查一般仅应用于肠梗阻或梗死。

■ 疾病预后

尽管年长患者接受狭窄切除术后发生再狭窄的情况少见，但相当一部分婴幼儿一岁前接受手术后，需要在学龄期以后接受二次手术治疗。应当密切随访和监测所有患儿再缩窄和主动脉吻合口动脉瘤的发生。若出现再缩窄，首选球囊血管成形术。对于这部分患儿而言，第一次手术产生的瘢痕组织可能加重二次手术的困难程度，但瘢痕组织的存在降低了动脉瘤形成的风险，此时施行球囊血管成形术的安全系数高。应用球囊成形术缓解梗阻的效果也十分显著。尤其对于

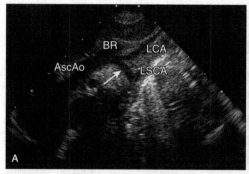
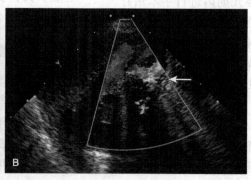

图 421-8（见彩图）超声心动图显示主动脉缩窄伴横弓发育不良。A. 锁骨上切迹二维超声心动图显示头臂动脉远端开始出现明显狭窄。B. 彩色多普勒超声心动图显示管旁区域出现的湍流（箭头）。AscAo：升主动脉；BR：头臂动脉；LCA：左颈总动脉；LSCA：左锁骨下动脉

青少年和青年，普遍应用血管内支架技术，疗效显著。

20 岁及以上的人群进行缩窄修复术后，即使不合并其他心脏畸形，提早发生心血管疾病的风险率仍然很高。尽管狭窄部位切除完全，成年患者仍然可能很早就出现高血压。

大部分患儿存在主动脉瓣结构异常。二叶式主动脉瓣常见，一般无临床症状；若狭窄严重，可有临床表现。合并动脉导管未闭的主动脉缩窄也较常见。若出现左向右分流的征象，可怀疑合并 ASD 或 VSD，左心腔血流阻力的增加可加重分流。偶可见二尖瓣结构功能异常，因主动脉瓣下狭窄所致。

合并脑血管疾病所致的严重神经系统损伤甚至死亡是罕见的。Willis 环先天性动脉瘤破裂，其他弹力纤维和中膜组织先天缺陷所致的血管破裂以及正常血管发生破裂均可能会引起蛛网膜下腔或颅内出血。高血压可导致这些危急症状的发生。PHACE 综合征（颅后窝血管畸形、面部血管瘤、动脉畸形、心脏畸形、主动脉缩窄和眼部异常）患儿可能发生脑卒中（表 416-2）。锁骨下动脉畸形包括左锁骨下动脉缩窄、左锁骨下动脉开口部狭窄和右锁骨下动脉异常起源。

大部分未经治疗的主动脉缩窄生存期一般在 20~40 岁，部分患者可以存活至 50 岁且不伴有严重残疾。常见的严重并发症均与系统性高血压相关，系统性高血压可能导致冠心病提前出现，或出现心力衰竭、高血压性脑病或颅内出血。合并的其他畸形或异常可导致心力衰竭恶化。感染性心内膜炎或动脉内膜炎是成年患者的严重并发症。降主动脉瘤或侧支循环血管扩张也时有发生。

参考书目

参考书目请参见光盘。

421.7　主动脉缩窄伴室间隔缺损

Daniel Bernstein

合并室间隔缺损的主动脉缩窄可导致左心室前后负荷增加。患者刚出生或满月时即可被诊断，且通出现难治性心力衰竭。过隔分流量取决于肺循环与体循环血管阻力比例。当存在主动脉缩窄时，左心室流出道阻力增加，左向右分流量显著升高。重症婴幼儿患儿可出现呼吸急促，生长发育停滞和心力衰竭的典型表现。通常情况下，上下肢血压的差异性并不非常显著，这是由于心脏搏出量较低的缘故。应早期进行积极治疗以稳定病情，不能延迟矫正手术时机。

大部分病例中，严重临床表现多由主动脉缩窄引起，切除缩窄部位可使疾病得到显著改善。许多医疗中心常规在体外循环的条件下，经胸骨入路同时外科修复 VSD 和主动脉缩窄。部分中心采用左侧肋间入路放置肺动脉束带以降低室水平分流，该方法可应用于复杂的 VSD（多发性 VSD，心尖肌部 VSD），以避免在婴幼儿期因修补这些缺损而进行额外的开胸手术。

421.8　主动脉缩窄伴其他心脏畸形和主动脉弓离断

Daniel Bernstein

合并主动脉缩窄的其他重要心血管异常包括左心发育不良、严重二尖瓣或主动脉瓣膜疾病，大动脉转位、心室双出口或单心室。临床表现取决于伴发畸形的影响和缩窄本身的影响。

即使左心室未出现严重发育不良，也应将主动脉缩窄合并严重二尖瓣和主动脉瓣疾病的情况归属到左心发育不良综合征（图 425-10）的范畴。这类患儿除了存在动脉导管周围的主动脉单纯性缩窄之外，主动脉横弓的狭窄段较长。对于合并大动脉转位或单心室的主动脉缩窄，可进行单纯手术修复，或联合其他矫正 / 姑息治疗术式。

主动脉弓离断是主动脉缩窄的最严重形式，并且通常合并其他心内畸形。离断可发生在任意水平，但以左锁骨下动脉和动脉导管开口之间（A 型）最常见，其次是左锁骨下和左颈动脉之间（B 型）、左颈动脉和头臂动脉之间（C 型）。先天性主动脉弓离断的病例中，主要由动脉导管向降主动脉供血，右臂（正常血氧饱和度）与左腿（血氧饱和度下降）之间的血氧饱和度不一致。当动脉导管闭合后，患者可出现严重的充血性心力衰竭，下肢灌注不足，无尿，通常发生休克。手术修复前，通常使用前列腺素 E1 使动脉导管开放，以维持患儿的生命体征。作为圆锥动脉干畸形之一，主动脉弓断离尤其是 B 型多合并 Digeorge 综合征（心脏缺损、面容异常、胸腺发育不全、腭裂、低钙血症）。荧光原位杂交技术已证实该综合征的主要基因缺失位点在第 22 号染色体长臂（q11）处。

421.9　先天性二尖瓣狭窄

Daniel Bernstein

先天性二尖瓣狭窄为罕见畸形，可单独发生或合并其他缺陷，最常见主动脉瓣和瓣膜下狭窄以及主动脉缩窄（shone 综合征）。二尖瓣可呈漏斗状；瓣叶增厚，腱索缩短和畸形。其他二尖瓣功能结构异常合并狭窄的情况包括降落伞形二尖瓣（由单乳头肌所致）和双二尖瓣口。

补充内容请参见光盘。

421.10 肺静脉高压
Daniel Bernstein

一系列损伤能够引起慢性肺静脉高压，严重情况下可引起肺动脉高压和右心衰竭。这些损伤包括先天性二尖瓣狭窄、二尖瓣关闭不全、完全性肺静脉异位引流、左心房黏液瘤、三房心（共同肺静脉干狭窄），单纯性肺静脉狭窄以及瓣膜上二尖瓣环。由于体格检查时缺乏特异性心脏体征，因此，其早期表现常与慢性肺部疾病如哮喘相混淆。可出现肺血管高压的细微迹象。心电图显示右心室肥大伴 P 波高尖。X 线检查显示心脏扩大，肺门区肺静脉影像、右心室和心房和主肺动脉可见突起，左心房正常或仅轻度扩大。

超声心动图可发现左心房黏液瘤、三房心、一支或多支肺静脉狭窄或二尖瓣畸形，尤其是瓣上二尖瓣环。心导管检查除外分流，测定肺动脉楔压升高可证实肺动脉高压。若损伤处于肺静脉水平，左心房压力可正常；但若损伤处于二尖瓣水平，左心房压力可升高。选择性肺动脉造影通常可分辨解剖结构病变。三房心、左心房黏液瘤、瓣膜上二尖瓣环病变均可通过手术成功治疗。

鉴别诊断包括肺静脉闭塞性疾病，即 1 支或多支肺静脉出现特发性梗阻病变的过程。疾病原因未明，若 1 支静脉发生梗阻，则病变可迅速波及至其他静脉血管。尽管完全性肺静脉异位引流修复术后的患儿通常会出现该病变（见第 425.7），但是该疾病也可发生于非先天性心脏病患儿。病初会因充血性肺水肿而出现左心衰竭，呼吸困难，疲劳以及胸腔积液较常见。左心房压力正常，但肺动脉楔压通常升高。侧支循环已经建立的部位或未受累部位的肺动脉楔压可正常。血管造影可显示肺静脉血流正常回流至左心房，但一支或多支静脉血管狭窄，呈局灶性或弥漫性。

肺活检可明确肺静脉受累和偶发肺动脉受累，表现为纤维性狭窄或闭塞，并且可能会出现肺动脉血栓。手术修复，球囊扩张和经导管支架植入术不能显著提高患者的预后水平。目前，抗增殖疗法正处于临床试验阶段。心肺联合移植（见第 437.2）通常是唯一的治疗选择。

（谢利剑　王韧健　译，刘瀚旻　审）

第 422 章
非发绀型先天性心脏病（反流性疾病）

422.1 肺动脉瓣关闭不全和先天性肺动脉瓣缺如
Daniel Bernstein

肺动脉瓣关闭不全通常伴随其他心血管疾病，可继发于严重肺动脉高压。右心室流出道狭窄患者手术后可出现肺动脉瓣关闭不全，例如，肺动脉瓣狭窄患者行瓣膜切开术或法洛四联症患者行漏斗部切除术后。单纯性先天性肺动脉瓣膜关闭不全罕见，这些患儿关闭不全程度不重，者通常无临床症状。

肺动脉瓣关闭不全典型体征为胸骨左缘中上部舒张期递减型杂音。与主动脉瓣关闭不全相比，由于肺循环血流压力较低，杂音音调相对偏低。胸部 X 片显示主肺动脉突出，若肺动脉瓣关闭不全程度严重，可出现右心室扩大。脉冲和彩色多普勒超声心动图检查可见肺动脉血流在心脏舒张期反流至右心室。心脏磁共振血管造影（MRA）可以定量分析右心室容量和反流分数。单纯性肺动脉瓣关闭不全患儿耐受性良好，一般不需要接受手术治疗。当关闭不全程度加重，尤其病程发展出现显著的三尖瓣关闭不全时，进行同种移植瓣膜替换术对于保护右心室功能十分必要。

肺动脉瓣先天缺如通常伴 VSD，一般出现于法洛四联症（见第 424.1）。这类患儿多有肺动脉广泛扩张，可压缩细支气管出现反复喘鸣、肺萎陷和肺炎。发绀的出现和严重程度不一。严重肺动脉瓣关闭不全患儿耐受性差，且可随时合并细支气管受压，出现低氧血症和心力衰竭而导致死亡。修复手术包括对严重扩张的肺动脉行折叠整形术、室间隔缺损修补术、经右室流出道行自体移植瓣膜替换术。

参考书目
参考书目请参见光盘。

422.2 先天性二尖瓣关闭不全
Daniel Bernstein

单纯性先天性二尖瓣关闭不全罕见，通常合并其他异常情况发生。最常见是合并房室间隔缺损，包括原发孔缺损或完全性房室间隔缺损的情况（见第 420.5）。二尖瓣关闭不全可见于扩张性心肌病（见第

433.1），瓣环扩张后出现左心室功能下降。此外，二尖瓣关闭不全也可能出现于主动脉缩窄、室间隔缺损、大血管转位矫正术后、左冠状动脉异常起源于肺动脉或马方综合征。排除先天性心脏疾病的情况下，心内膜炎或风湿热患儿应考虑单纯性严重二尖瓣关闭不全的可能性（表 422-1）。

单纯性二尖瓣关闭不全病例中，二尖瓣环通常扩张，腱索短，可呈不规则嵌入，瓣叶畸形。当二尖瓣关闭不全严重到引起临床症状时，反流的血流可致左心房扩大和左心室扩大。肺静脉压力升高最终导致肺动脉高压和右心室扩大。轻度二尖瓣关闭不全可无临床症状，唯一的体征是二尖瓣反流所致的心尖区全收缩期杂音。严重反流引起的临床症状可出现于任何年龄，包括身体发育迟滞，反复呼吸道感染，疲劳，肺水肿或充血性心力衰竭。通常情况下易被误诊为气道反应性疾病，因为两者肺部临床症状相似（包括喘鸣）且这些症状通常是婴幼儿的主要临床表现。

二尖瓣关闭不全的典型杂音为心尖区高调全收缩期杂音。中度至重度二尖瓣关闭不全通常合并出现心尖区低调舒张中期隆隆样杂音，提示通过二尖瓣的舒张期血流增加。肺动脉高压出现后，第二心音的肺动脉瓣成分加重。心电图通常显示双峰 P 波，提示左心房肥大。同时也显出左心室肥大，右心室肥大的波形。X 线检查显示左心房扩大，有时呈严重扩大。左心室显著扩大，肺动脉段正常或突出。超声心动图显示左心房，左心室扩大。彩色多普勒超声心动图显示瓣膜关闭不全的程度。当出现严重二尖瓣关闭不全时，肺静脉脉冲多普勒显示血液反流。心脏导管术检查显示左心房压力升高。出现不同严重程度的肺动脉高压。选择性左心室造影术显示二尖瓣反流的严重程度。

二尖瓣瓣膜成形术能够显著改善临床症状和心脏大小，但是，对于部分患儿置换人工机械二尖瓣膜是十分必要的。手术之前，必须明确心脏是否存在联合畸形。

422.3　二尖瓣脱垂

Daniel Bernstein

二尖瓣脱垂是由于二尖瓣的一个或两个瓣叶（特别是后瓣尖部）在收缩末期，异常突入左心房所致，先天性居多，青春期或成年期之前很难被诊断出来。二尖瓣脱垂通常呈散发性，女性多见，可以呈常染色体显性遗传，临床表现多样。在马方综合征、直背综合征、漏斗胸、脊柱侧凸、埃勒斯-当洛斯综合征、洛布斯坦氏病和弹性假黄瘤患者中较为常见。患者偶诉胸痛或心悸，心脏杂音常见为心尖区收缩晚期杂音，可能早于喀喇音出现。本病的听诊特点是同一患儿可有不同杂音，有时候仅能闻及喀喇音。站立位或坐位时喀喇音可提前出现，持续到收缩晚期时杂音更响亮。可出现心律失常，主要为单发或多发性室性期前收缩。

心电图表现通常正常，但可能出现双相 T 波，Ⅱ，Ⅲ，aVF 和 V6 导联尤为明显。同一患者在不同时间段的 T 波表现不一。胸部 X 线表现正常。超声心动图显示收缩中晚期二尖瓣后叶特征性后移或出现二尖瓣双瓣叶全收缩期脱垂。轻微二尖瓣脱垂的出现可能是一种正常变异，应注意分辨。若二尖瓣单叶或双叶脱垂超过长轴环形平面 2mm，不论是否伴有瓣叶增厚均可确诊二尖瓣脱垂。典型的脱垂瓣叶厚度 >5mm，不典型的脱垂瓣叶厚度较小。二维实时超声心动图显示心脏收缩期，二尖瓣瓣叶的游离缘和瓣体朝向左心房，向后移动。多普勒超声心动图可明确二尖瓣反流情况并评估反流的严重程度。

儿童期的二尖瓣脱垂很少进展恶化，无须治疗。外科手术或牙科手术期间不需预防性使用抗生素（见第 431 章）。

二尖瓣脱垂瓣叶厚度 >5mm 或瓣叶冗长的成年患者（男性患者通常多于女性）出现血管并发症（猝死，心律失常，脑血管意外，渐进性瓣膜扩张，心力衰竭和心内膜炎）的风险高。相关危险因素包括左心功能

表 422-1　二尖瓣反流原因和发生机制

	二尖瓣器质病变			二尖瓣功能病变
	Ⅰ型*	Ⅱ型†	Ⅲa型‡	Ⅰ型*/Ⅲb型‡
非缺血性	心内膜炎（瓣膜穿孔）；变性（环形钙化）；先天性（瓣叶裂缺）	变性（连枷式三尖瓣叶）；心内膜炎（腱索断裂）；外伤腱索/乳头肌断裂；风湿性（畸形风湿热）	风湿性（慢性风湿热）；医源性（放射性/药物）；炎性（狼疮/抗心磷脂）；嗜酸性心内膜心肌疾病，心内膜心肌纤维化	心肌病；任何原因导致的左室衰竭

* 瓣叶正常但活动受累

† 瓣叶活动过度

‡ 瓣膜活动受限，Ⅲa型为舒张期受限，Ⅲb型为收缩期受限

摘自 Sarano ME, Akins CW, Vahanian A. Mitral regurgitation. Lancet, 2009, 373:1382-1394

下降，中度至重度的二尖瓣反流和左心房扩大。

二尖瓣脱垂易出现模糊诊断常。经常会发现无临床表现但超声心动图提示轻度二尖瓣脱垂的患儿，他们并不是真正的二尖瓣脱垂综合征患儿，应向这些患儿及其父母告知，不建议采取治疗手段或进行频繁的实验室检查。

参考书目

参考书目请参见光盘。

422.4　三尖瓣反流
Daniel Bernstein

单纯性三尖瓣反流一般与 Ebstein 畸形的发生相关。Ebstein 畸形可发生于无发绀或存在不同程度发绀的患儿，其严重程度取决于三尖瓣反流程度和心房间交通（卵圆孔未闭或房间隔缺损）。年龄偏大的患儿通常不出现发绀，然而，若新生儿阶段发生 Ebstein 畸形，则可出现严重发绀（见第 424.7）。

三尖瓣反流通常伴有右心功能衰竭。当存在容量负荷过重或原发心肌疾病时，右心室扩张同时出现三尖瓣环扩大，最终导致瓣膜功能不全。若及时纠正病因或对瓣环进行折叠手术，可改善反流。三尖瓣反流也可发生于围产期窒息的新生患儿。病因与乳头肌缺血性损伤所致的心室顺应性增加以及继发的短暂性乳头肌功能不全相关。心脏移植术后有超过 30% 的患儿出现三尖瓣反流，已成为移植后心力衰竭危险因素。此外，心内膜活检所致的瓣膜损伤也可导致三尖瓣反流的出现。

参考书目

参考书目请参见光盘。

（谢利剑　王韧健　译，刘瀚旻　审）

第 423 章

发绀型先天性心脏病（对合并发绀和呼吸窘迫的危重新生儿的评估）
Daniel Bernstein

见第 95 章

合并心肺窘迫和发绀的重症新生儿的诊治极具挑战性，临床医生需要迅速评估，明确先天性心脏病在其中的影响以利于救治策略的制订。新生儿发绀鉴别诊断见表 95-1。

■ 心脏疾病

当引起心腔内右向左分流的右心室流出道梗阻或与肺动脉狭窄相关的心血管复杂畸形存在时，肺循环和体循环静脉血发生混合后回流至心脏，这类疾病均可出现发绀。左向右分流所致心力衰竭的患儿可因肺水肿引起发绀加重，但发绀程度不会很重。当出现肺动脉流出道梗阻或新生儿持续性肺动脉高压（PPHN）时，持续胎儿循环会引起发绀，血流可经卵圆孔和动脉导管由右向左分流（见第 95.8）。

■ 鉴别诊断

高氧实验是一种区别发绀型先天性心脏病和肺部疾病的方法。发绀型先天性心脏病的新生儿吸入 100% 的纯氧后，动脉氧分压不能得到显著提高。若给予 100% 纯氧后，氧分压升高超过 150mmHg 时，可基本排除心腔内右向左分流的情况。一部分发绀型先天性心脏病由于心腔内血液流动的优势，氧分压也可能升高至 150mmHg。对患有肺部疾病的患者给予 100% 纯氧吸入后，通气－灌注血流比例得到纠正，血氧压力一般会显著增加。中枢神经系统紊乱的发绀患儿，在人工通气期间，其血氧分压多正常。许多心脏病变的低氧血症程度严重且持续时间长，而新生儿呼吸系统疾病和新生儿持续肺高压（PPHN）患儿动脉血氧分压通常随时间变化，呼吸机的应用可改善。过度通气可能能够改善新生儿持续性肺动脉高压状态下的低氧血症，偶尔对发绀型先天性心脏病患儿的低氧血症也有效。

尽管显著的心脏杂音通常提示心源性发绀，但一些严重心脏缺损（大血管移位）在早期可能无心脏杂音。胸部 X 线检查可能对鉴别肺部和心脏疾病有帮助，肺血流量的改变对后者诊断有提示意义。

无创性的二维超声心动图能够确诊先天性心脏病的类型。心导管术检查通常很少应用于疾病诊断，仅对于超声心动图检查观察效果欠佳的结构有诊断意义，如末梢肺动脉分支、伴有肺动脉闭锁的法洛四联症患者的主－肺侧支循环（见第 424.2），以及伴肺动脉闭锁和室间隔完整的冠状动脉和右心室窦口（见第 424.3）等。若无条件很快完成超声心动图检查时，应及时对可能罹患发绀性心脏病的新生儿进行前列腺素滴注（特别对潜在的动脉导管依赖性病变患儿）。由于进行前列素滴注可能发生肺通气不足，需有熟悉新生儿气管插管技术的医护人员参与疾病治疗。

（谢利剑　王韧健　译，刘瀚旻　审）

第 424 章
发绀型先天性心脏病变（与肺血流量减少相关的病变）

424.1　法洛四联症
Daniel Bernstein

法洛四联症属于动脉圆锥形家族的心脏病，主要缺损为漏斗部室间隔前偏曲（室间隔肌部将主动脉和肺动脉流出道分隔）。这种偏位导致的结果由四部分组成：①右心室流出道梗阻（肺动脉狭窄）；②室间隔缺损（VSD）和偏曲；③主动脉向右移位，骑跨于室间隔；④右心室肥大（图 424-1）。肺动脉血流障碍通常出现于右心室漏斗部（肺底区）和肺动脉瓣。肺动脉主干可能较细，肺动脉分支可存在不同程度狭窄。右心室流出道完全梗阻（伴室间隔缺损的肺动脉闭锁）是法洛四联症最严重的情况（见第 424.2）。肺动脉流出道狭窄的程度决定患儿发绀的程度和出现发绀的年龄。

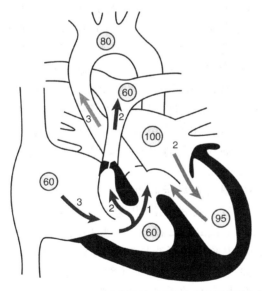

图 424-1　法洛四联症的生理学机制。圆圈中的数字表示血氧饱和度值。箭头指示的数字表示血流量（单位为 L/（min·m²)）。由于存在全身性低氧血症，心房（混合静脉血）血氧饱和度降低。低血氧饱和度血液（3L/（min·m²)）进入右心房，跨过三尖瓣瓣膜；其中的 2L 血液经右心室流出道进入肺内，而另外 1L 血液经缺损的室间隔，由右向左分流进入升主动脉。因此，2/3 的肺血流量正常 [Qp：Qs（肺循环血流与体循环血流比值）为 0.7：1]。回流至左心房的血液呈完全饱和状态，仅有 2L 的血流跨国二尖瓣。由于存在经室间隔缺损（VSD）的右向左分流，故左心室的血氧饱和度轻度降低。左心室中 2L 饱和血液与右心室中 1L 的去饱和血液相互混合，经左心室收缩射入升主动脉。主动脉血氧饱和度降低，心脏输出量正常

■ 发病机制

肺动脉瓣环尺寸可为接近正常至严重发育不全不等。瓣膜本身通常为双瓣或单瓣，偶可成为狭窄的唯一位置。更为常见的是，肺动脉瓣下或漏斗部肌肉（室上嵴）肥厚，引起瓣膜上狭窄并形成大小不同的漏斗腔。当右心室流出道完全梗阻时（肺动脉闭锁），肺动脉分支的解剖结构各异。主肺动脉段可延续于右心室流出道，被纤维性闭锁肺动脉瓣隔断；主肺动脉可轻度或严重肥厚，但仍然可以供应部分或全部肺血管床血流；或者整个肺主动脉段完全缺如。偶可出现不连续的肺动脉分支。未闭锁的动脉导管（PDA）或源于升主动脉和降主动脉的多支主要主-肺侧支动脉（MAPCAs）供给肺动脉血流和各肺段。

室间隔缺损通常呈非局限性且缺损较大，缺损位置在主动脉瓣以下，接近于主动脉右瓣和后瓣。缺损发生于流入道位置（房室间隔缺损）的情况罕见。二尖瓣和主动脉瓣膜的纤维连续性通常可保持正常。若非正常连续性（由于主动脉瓣下肌性圆锥的出现），通常可判定为右心室双出口（见第 424.5）。20% 的病例主动脉弓位于右侧，主动脉根部通常扩张，不同程度骑跨于室间隔缺损。当主动脉骑跨于室间隔的程度超过 50% 且出现瓣下圆锥，该缺损类型为右心室双出口。尽管如此，其循环血流动力学与法洛四联症一致。

体循环静脉学反流入右心房，右心室正常。当肺动脉瓣显著狭窄，右心室收缩时，血流经室间隔缺损分流进入主动脉。持续的动脉血氧去饱和状态，导致发绀的出现；发绀的程度取决于肺动脉阻塞的严重程度。当右心室流出道梗阻严重限制肺动脉血流时，此时未闭锁的动脉导管可能起到供给肺动脉血流的作用。各心室的收缩压和舒张压峰值相似且处于体循环压力水平。跨梗阻的右心室流出道形成较大的压力梯度，肺动脉血压可正常或低于正常水平。右心室流出道梗阻程度决定临床症状的开始时间，发绀的严重程度和右心室的肥大程度。当右心室流出道梗阻程度为轻至中度，平衡性分流经室间隔缺损而实现，此时患者可能不出现肉眼可见的发绀（非发绀性或粉红色法洛四联症）。当梗阻严重时，患儿出生即可出现发绀并随动脉导管的闭锁而加重。

■ 临床表现

右心室流出道梗阻程度轻微的患儿开始可能表现为心室水平左向右分流所致的心力衰竭。通常情况下，出生时不出现发绀；但随着患儿生长发育，右心室漏斗部呈渐进性肥大，1 岁末可出现发绀。右心室流出道严重梗阻的患儿可直接出现新生儿发绀。这些患儿

中，肺动脉血流供应可部分或几乎完全依赖于动脉导管。当出生前几个小时或几天内，动脉导管开始闭锁时，患儿可出现严重的发绀和循环衰竭。发绀持续存在且未经手术治疗的年长患儿的皮肤呈暗蓝色，巩膜充血呈暗灰色，出现杵状指。长期发绀性先天性心脏病心脏以外的临床表现相关描述见 428 章。

对于未经手术治疗的法洛四联症年长患儿，可出现劳累性呼吸困难。他们仅能进行短时间活动，然后端坐或平卧。年龄较大的患儿行走呈区域性并且需要随时止步进行休息。更具特征性的是患儿通常保持蹲踞状态以缓解体力活动所致的呼吸困难；通常在蹲踞若干分钟后，患儿能够急速进行体力活动。休息状态下显著发绀的患儿通常会出现上述临床表现。

阵发性高度青紫性发作（含氧量低，"蓝色"或"tet"发作）是两岁内患儿需要面对的重要问题。婴儿表现为呼吸深快和坐立不安，发绀程度加重，随即出现喘息呼吸并且可能出现晕厥。发作通常发生于清晨初醒时或剧烈哭闹之后。通过右心室流出道的血流量减少可导致收缩期杂音暂时消失或杂音强度减弱。该类型发作通常可持续数分钟至数小时不等。短期发作后出现全身乏力和嗜睡的情况。严重发作可发展至昏迷，偶可发展至昏迷或轻偏瘫。发作通常呈自发性和不可预测性。发作的原因与肺血流量的减少相关，若肺血流量长时间降低，则可导致严重的低氧血症和代谢性酸中毒。休息状态下仅出现轻度发绀的婴幼儿通常更容易出现低氧性发作，这是因为婴幼儿还未获得成熟的自我调节机制以代偿动脉血氧饱和度的迅速降低，如红细胞增多症。

根据高度青紫性发作的次数和严重程度，应按顺序进行下面一种或多种方法进行缓解和治疗：①确保婴儿衣着宽松的情况下，保持婴儿胸膝卧位姿势；②予患儿吸氧治疗（即使增加吸入氧气量不能逆转由心腔内部分流引起的发绀）；③皮下注射吗啡，剂量不超过 0.2mg/kg。安抚维持胸膝位的婴儿，可能会中止早期发作的进展。过早的尝试获取血样本可能会导致长期发作和不良反应。

由于 $PO_2<40mmHg$ 时可发生代谢性酸中毒，若发作异常严重且患儿对上述治疗方法耐受，几分钟内行静脉注射碳酸氢钠快速纠正酸中毒是十分必要的。若 pH 值恢复正常，发作状态通常也会在短时间内平复。由于酸中毒可迅速复发，故有必要重复多次测定血液 pH 值变化。若该治疗方法不能缓解发作状态，可考虑行气管插管和镇静患者以充分缓解发作状态。增加全身血管阻力的药物，如静脉注射剂苯妥英钠－肾升压素，能够扩张右心室流出道，降低右向左分流，改善临床症状。β 肾上腺素能受体阻滞剂－静脉注射剂普

萘洛尔（缓慢静注 0.1mg/kg 至最大量 0.2mg/kg）。对于严重未经治疗的法洛四联症患者，当其血氧饱和度长期 <70% 时，可能会出现生长发育迟缓的情况。未经手术治疗的患者，也可能发生青春期延迟的情况。

脉搏，静脉血压和动脉血氧通常正常。年龄较大的婴儿和儿童，左前半侧胸廓可能由于长期存在的右心室肥大而向前突出；通常可观察到胸骨下右心室搏动。可于胸骨左缘第三和第四胸骨旁间隙触及收缩期震颤。收缩期杂音通常响亮粗糙；可广泛传播至肺部，但在胸骨左缘最强烈。杂音于胸骨上缘一般呈喷射性，向胸骨下缘逐渐扩展为全收缩期性。杂音可能出现于喀喇音之前，杂音由血流通过右心室流出道所形成的湍流产生。随着肺动脉的狭窄程度由轻度至中度，杂音音质更响亮，持续时间更长，音调更粗糙。然而，严重狭窄病变引起的杂音通常不明显，尤其在右室血液分流通过主动脉瓣所致的高度青紫性发作的病例中比较典型。杂音的第二心音可单一或肺动脉成分柔和。大量侧支循环建立的病例中可闻及连续性杂音，但该情况罕见。

■ 疾病诊断

在胸部 X 线检查中，前后正位影所观察的典型结构包括窄基底，心脏左缘凹陷（肺动脉所占区域）和总体正常的心脏大小。过度增大的右心室在 X 线影像中可表现为圆钝心尖向上倾斜的阴影，阴影位置高于横膈膜和正常心尖位置且水平指向左侧胸壁。整个心脏轮廓呈靴型或木屐型（"靴型心"；图 424-2）。由于肺血流量减少或肺动脉尺寸变小或两者兼并的原因，肺门区域和肺野阴影相对清晰。主动脉尺寸通常增大，20% 的患者中，主动脉弓朝向右侧，该情况前后位 X 影像片中可表现为左侧气管，支气管充气压痕征。

心电图检查显示心电轴右偏和右心室肥大的表现。占主导地位的 R 波出现于右胸导联（Rs，R，qR，qRs）或 RSR′ 模式。一些病例中，右心室肥大唯一的心电图表现可能是 V3R 和 V1 导联正向 T 波。P 波高尖，提示右心房扩大（图 417-6）。

二维超声心动图可明确诊断（图 424-3）并提供关于主动脉于室间隔的骑跨程度，右心室流出道梗阻的位置和程度，肺动脉瓣环以及近端肺动脉分支和主要肺动脉分支的尺寸，主动脉弓侧的相关信息。超声心动图在明确未闭动脉导管是否提供一部分肺动脉血流方面同样重要。对于无肺动脉闭锁的患者，超声心动图检查通常可替代修复手术前心导管检查的方法。

因为右心室直接与骑跨的主动脉相联系，故心导管检查可明确右心室收缩压力值与体循环压力值

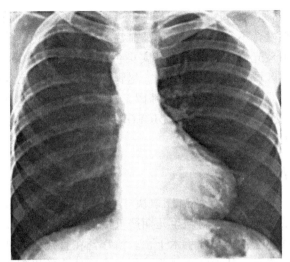

图 424-2　8 岁法洛四联症患儿胸部 X 线检查。显示正常的心脏大小，心尖部分抬高，主肺动脉区域凹陷，右位主动脉弓以及肺纹理减少

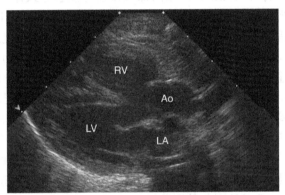

图 424-3　法洛四联症患者超声心动图表现。胸骨旁长轴二维影像显示靠近流出道的室间隔前移，导致肺动脉下方右心室流出道狭窄，主动骑跨黑帮室间隔缺损。Ao：主动脉骑跨；LA：左心房；LV：左心室；RV：右心室

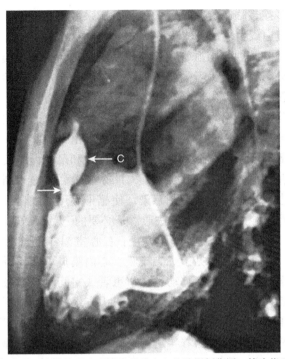

图 424-4　法洛四联症患者选择性右心室造影侧位图。箭头指示漏斗部狭窄，狭窄位于漏斗室下方（C）。漏斗室远端可观察到肺动脉瓣膜口狭窄

相等的情况。若一部分血流进入肺动脉，体循环血压可显著下降；此时，尽管一部分血流通过右心室流出道，但对于严重病例，仍可能发生高度青紫性发作。肺动脉血压通常低于正常水平，压力值范围在 5~10mmHg。动脉血氧饱和度取决于右向左的分流量，在"粉型青紫"病例中，全身氧饱和度可正常；然而，安静状态下中度发绀的患者血氧饱和度通常在 75%~85%。

选择性右心室造影术通常显示心脏的解剖学特性。造影剂勾勒出大量右心室小梁的轮廓。漏斗部狭窄区域的长度，宽度，轮廓和扩张性各异（图 424-4）。肺动脉瓣通常增厚，肺动脉瓣环可能变窄。对于肺动脉闭锁合并室间隔缺损的患者，单纯的超声心动图检查不能完全评估肺动脉和肺动脉侧支血管的解剖学结构。心脏 CT 对诊断非常有帮助，可清晰显示通过心导管注

入各个动脉侧支的造影剂情况。当评估患儿是否具备手术适应证时，完全精确掌握肺动脉主干和侧支血管的尺寸大小和外周分布信息是十分重要的。

主动脉造影术和冠状动脉造影术能够描述和体现冠状动脉血流过程。5%~10% 的法洛四联症患者可出现冠状动脉异常，最常见的情况是异常冠状动脉与右心室流出道沟通，手术修复过程中切忌不能切断该支冠状动脉。当对可能需要肺动脉瓣环修补的患者制定手术计划时，明确正常冠状动脉的程序是十分重要的。超声心动图通常能够体现冠状动脉的解剖结构；血管造影术可用于超声心动图不能完全明确的病例。

■ 并发症

在进行矫正手术的年龄之前，法洛四联症患儿容易发生几种严重的并发症。由于存在发生并发症的风险，大部患儿通常在婴儿期接受完全的修复手术治疗（或部分病例可考虑进行缓解手术），因此，近几年来，少有报道法洛四联症并发症的出现。脑血管血栓的形成通常发生于大脑静脉或硬脑膜窦，偶发于大脑动脉。脑血管血栓形成通常是严重红细胞增多症和严重脱水的后遗症。血栓通常出现于 2 岁以内的患儿；这些患儿可能存在缺铁性贫血的情况，血红蛋白和血细胞比容多在正常范围内（发绀性心脏病中显著降低）。治疗方法包括适当补水分和支持疗法。对于严重红细胞

增多症且临床症状显著的患儿，应采取静脉切开术和白蛋白或生理盐水体积置换。

脑脓肿与脑血管意外相比并不常见，目前该疾病罕见。脑脓肿患者的年龄通常大于 2 岁。发病初始通常较隐秘，可出现低热或行为渐变，或两者兼并。一部分患者可出现急性发作的症状；急性发作通常出现于头痛，呃逆和呕吐之后。患儿也可出现癫痫发作，局部神经系统体征取决于脓肿的位置和尺寸大小及是否存在颅内压升高的情况。CT 或 MRI 可明确诊断。抗生素治疗可有效控制感染，使感染病灶局限化，但进行脓肿手术引流的方法通常是必要的（见第 596 章）。

细菌性心内膜炎可发生于右心室漏斗部或肺动脉，主动脉或罕见于三尖瓣膜。心内膜炎可能使矫正手术后患者，残余肺动脉狭窄患者或室间隔缺损患者心腔内的姑息性分流严重化。心力衰竭的发生并不常见于法洛四联症患者，"粉色"或非发绀性法洛四联症婴幼儿除外。随着年龄的增长，肺动脉狭窄的程度加重，心力衰竭的症状缓解；最终，患者可出现发绀，通常发生于 6~12 个月。这段时间内，患者发生高度青紫性发作的风险率上升。

■ 联合损伤

动脉导管可不闭合，偶出现房间隔缺损的情况。右位主动脉弓发生于 20% 左右的患者，其他肺动脉，主动脉弓畸形也可合并发生。左上腔静脉血流引流入冠状窦的情况常见，但不是主要问题。偶发多处室间隔缺损，需要在矫正手术前明确多处室间隔缺损的诊断。冠状动脉畸形发生于 5%~10% 的患儿，使修复手术过程复杂化。法洛四联症患者也可合并出现房室间隔缺损，该情况通常与唐氏综合征的发生相关联。

先天性肺动脉瓣缺如患者可出现不同的临床症状，通常以上呼吸道阻塞为显著标志（见第 422.1）。发绀可不出现，或出现呈轻度，中度；性脏扩大呈高动力性；可闻及显著往复性杂音。主肺动脉和肺动脉分支所形成的动脉瘤显著扩张导致支气管受压，导致出现喘鸣或喘息样呼吸和反复发作性肺炎。若呼吸道梗阻严重，则在行心脏矫正手术的同时进行气管重建治疗，可能有效缓解临床症状。

肺动脉分支缺如通常发生于左支；若肺血管系统的 X 线显示两侧不一致，应当考虑该情况的发生；肺动脉缺如通常与受累肺组织的发育不全相关联。由于手术过程中，残余肺动脉能够补给已经下降的肺部血流量，因此明确肺动脉缺如的情况是十分重要的。

作为圆锥动脉干畸形之一，法洛四联症与 DIGEORGE 综合征或 Shprintzenvelocardiofacial 综合征，亦称首字母缩略词 CATCH22（心脏缺损，异常面容，胸腺发育不全，腭裂，低钙血症）。细胞遗传学分析应用荧光原位杂交技术证实染色体 22q11 （DiGeorge 关键区域）的大片段缺失。尽管其他几种基因已经被证实是候选基因或修饰基因，但编码转录因子 Tbx1 的基因缺失或突变成为 DIGEORGE 综合征发生的潜在原因。

■ 治疗方法

法洛四联症的治疗取决于右心室流出道狭窄的严重程度。需要对新生儿期严重法洛四联症的患儿进行紧急医疗救护和手术干预。治疗旨在直接增加肺动脉血流量，从而防止严重低氧血症后遗症的出现。应当在最适条件下，将婴幼患儿运送至配备有评估和治疗先天性心脏病新生患儿医疗设备的医疗中心进行治疗。若时间延误，严重的低氧血症可能会导致休克，呼吸衰竭，难治性酸中毒；即使缺损符合手术适应证，严重的低氧血症也会显著降低患儿生存率。转运患儿期间，维持患儿正常体温是十分重要的，因为患儿体内输送氧的能力已经受限，若外界冷刺激使患儿的耗氧量增加将进一步加重婴幼患儿的青紫程度。应当密切检测患儿血糖水平，因为低血糖更可能使发绀性心脏病患儿的病情加重。

由于动脉导管开始闭合，肺动脉血流大量减少，故伴显著右心室流出道狭窄的新生儿病情可能会迅速恶化。静脉注射剂前列腺素 E1[0.01~0.20ug/（kg·min）] 是一种强力特异性导管平滑肌松弛药物，能够引起动脉导管扩张；手术治疗之前，血流可通过扩张的动脉导管向肺动脉供给充足血流。临床上一旦怀疑发生发绀性心脏病时，应当立即静脉注射前列腺素 E1，药物应用一直持续至术前阶段之后和心导管检查过程中。由于前列腺素能够引起窒息，故应当确保新生儿气管插管经验丰富的医生及时参与医疗救护。

对右心室流出道狭窄程度轻微且生命体征稳定，等待手术治疗的婴幼儿进行密切细致的监护。应当警惕的是非发绀患儿能够快速进展至发绀发作阶段。预防或快速纠正脱水状态是防止血液浓缩和潜在血栓形成的重要环节。以前口服普萘洛尔 [0.5~1mg/（kg·6h）] 减少高度青紫性发作的次数和严重程度；目前，由于手术治疗水平的显著提高，若出现高度青紫性发作，则立即行外科手术治疗。

出生后第一个月内出现临床症状和严重发绀的婴幼患儿存在显著的右心室流出道梗阻。这部分婴幼患儿面临两种选择；第一种是婴儿早期（也包括病情严重的新生儿期患儿）进行开开放性心脏修复手术。目前普遍接受这种治疗方法，该方法同时产生短期和长期的显著治疗效果并且在大部分病例中已经逐渐替代姑息性分流手术（见后述）。早期完全修复手术基于一定的理论基础之上，这种理论基础具体指早期生理性矫正有助于改善肺动脉分支的生长发育。对于生长发育良好，未出现高度青紫性发作的非严重发绀性患儿，可在 4~6 岁之间有选择地进行一期修复术。

矫正手术治疗包括切除梗阻性肌束缓解右心室流出道狭窄和通过补片修复室间隔缺损。若肺动脉瓣膜狭窄（这种情况通常存在），可进行瓣膜切开术解除狭窄。若肺动脉瓣环小或瓣膜高度肥厚，可行瓣膜切除术；若肺动脉瓣环呈开放性分裂，可于肺动脉瓣环处放置跨环补片进行修补。中心性完全修复的手术风险 <5%。右心室切开术是标准的手术方法；经心房-肺动脉途径的手术方法常规用于降低大范围右心室切开术的长期手术风险。对于修复手术时间延至幼年期的患儿，由于存在严重的红细胞增多症，其术后早期出血量的增加可能是一个复杂因素。

第二种选择在前几年更为常见，这是一种姑息性体循环向肺动脉分流（BT 分流术）以增加肺动脉血流量的方法。该手术（先前是这部分患者的唯一选择）的基本原理是增加肺动脉血流量，从而改善缺氧状态，保证机体线性生长和肺动脉分支的良好发育。改良的 BT 分流术是目前最常见的肺主动脉分流术，包括锁骨下动脉至同侧肺动脉分支的 Gore-Tex 导管吻合术（图 424-5）。有时候，分流可直接从升主动脉至肺主动脉进行；该病例中，这种方法称中央性分流。BT 手术可成功应用于分流直径为 3~4mm 的新生儿期患儿并且也已经成功应用于早产患儿。

BT 分流术后并发症包括乳糜胸，膈肌麻痹和霍纳综合征（颈交感神经麻痹）。术后肺动脉血流逆行所致的心力衰竭可能由大量分流引起；具体治疗在第 436 章描述。用于吻合的锁骨下动脉所供给的上肢，存在的血管方面的问题除了桡动脉脉搏减弱和偶发的长期臂长差异较为常见，其余情况并不常见。

成功的分流术后，发绀情况得到缓解。术后肺野区出现的连续性杂音提示存在功能性吻合。手术后若干天之后可闻及明显的连续性分流杂音。症状缓解的时间各异；随着儿童的生长发育，肺动脉血流的需求量增多，最终所需的分流量不充足。当发绀程度进展迅速时，应考虑分流血栓形成的可能性，通常需要进行急诊手术治疗。

■ 疾病预后

成功实施完全矫正手术后，患者一般不出现临床症状并且能够保证日常生活不受限。不常见的术后早期出现的问题包括右心室心力衰竭，短暂的心脏传导阻滞，左向右分流的残余室间隔缺损和异位冠状动脉中断所致的心肌梗死。术后心力衰竭（应用大片跨环流出道补片的患者尤为常见）患者可能需要进行抗充血治疗。中年期患者由于分离手术的长期影响，可出现肺动脉瓣功能不全的情况，但处于青春期患者对肺动脉瓣功能不全的耐受性良好。在许多法洛四联症修复术后的患者和所有经跨环补片修复的患者中，可于胸骨左缘闻及拉锯样往复性杂音，该杂音通常提示存在轻度流出道梗阻和轻度至中度的肺动脉瓣关闭不全。明显肺动脉瓣关闭不全的患者也同时存在中度至明显的心脏扩大并且随三尖瓣环的扩张，可出现三尖瓣反流的情况。这些患者中，在胸骨左缘低位可闻及全收缩期杂音。对跨右心室流出道存显著残余梯度的患者，可能需要进行二次手术；但若为轻度至中度的狭窄，通常不需要进行二次手术干预。

随访外科术后 5~20 岁的患者，结果显示症状得到显著改善的病例的生活状态通常维持良好。尽管如此，无临床症状的患者的运动能力，最大心率和心输出量均低于正常水平。这些异常结果在经跨环补片修补的患者更为常见而在低龄进行手术治疗患者并不多见。随着这些患儿成长进入青春期和成年期，由于存在严重肺动脉反流的情况，一部分患者将出现右心室扩张。当先天性心脏病患者进入成年期之后，由专家对其进行的密切终身随访的环节变得尤为重要。一系

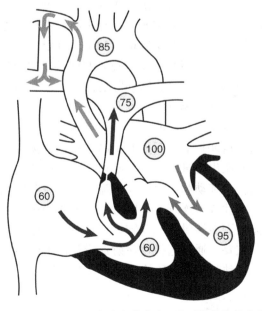

图 424-5　法洛四联症患者中布莱洛克-陶西格分流的生理学机制。圆圈中的数字表示学氧饱和度值。图 424-1 中描述心腔内的分流模式。血流由右锁骨下动脉进入右肺动脉，即建立由左向右的分流，使肺动脉血流增加，导致血氧饱和度值较施行分流术之前升高

列超声心动图和磁共振血管造影（MRA）是评估右心室扩张程度，右心室功能不全和定量分析反流分数的有效检查方法。瓣膜替换术一般应用于渐进性右心室扩张和三尖瓣反流的患者。

外科手术后可能出现心脏传导功能阻滞的情况。房室结和希氏束及其分支靠近缺损的室间隔区域，手术过程中容易受到损伤。然而，法洛四联症修复术后产生的永久性心脏传导阻滞罕见。当发生永久性心脏传导阻滞时，应考虑永久植入心脏起搏器进行替代治疗。即使早期术后出现暂时性完全心脏传导阻滞的病例罕见，但是这种情况的发生将与高发生率迟发型完全性心脏传导阻滞及猝死相关联。相反，术后心电图检查显示发生右束支传导阻滞的情况相当常见。通过QRS间期的持续时间能够预先判断血流动力学紊乱的情况，发生长期性心律失常和猝死的风险率。目前，对双心室起搏术（即应用心脏起搏器技术使右心室和左心室的激动再同步化）改善长期心室传导延迟患者血流动力学水平的研究仍处于进展当中。

法洛四联症修复术后，一部分患儿出现室性早搏的情况。对存在残余血流动力学障碍的患儿，应密切关注这些异常搏动。应当对其采取24h动态心电监护（Holter）以确保不发生隐匿性短暂发作的室性心动过速。平板运动试验对于休息状态下不出现的应激性心律失常有良好诊断价值。对于复杂的室性心律失常或严重的残余血流动力学异常的患者，应给予预防性抗心律失常治疗，经导管射频消融或植入式除颤器治疗。若出现显著的残余右心室流出道狭窄或严重的肺动脉瓣关闭不全时，可进行二次修复手术；这是因为当血流动力学恢复至正常水平后，心律失常的情况可能得到改善。

参考书目

参考书目请参见光盘。

424.2 合并肺动脉闭锁的法洛四联症

Daniel Bernstein

■ 病理生理学发病机制

法洛四联症合并肺动脉闭锁时法洛四联症最严重的情况。肺动脉瓣闭锁，肺动脉干可能发育不全或也呈闭锁状态。整个右心室的血流均被喷射至主动脉。肺动脉血流主要由侧支血管或主要的主－肺动脉侧支循环（MAPCAs）或未闭锁的动脉导管（少见）供给。最终的预后效果取决于肺动脉分支的发展程度，可通过心导管术进行评估。若肺动脉严重发育不良，行姑

息性分流手术后发育停滞，此时心脏－肺脏移植可能是唯一的治疗途径（见第437.2）。合并室间隔缺损的肺动脉闭锁也与CATCH22缺失和DiGeorge综合征相关联。法洛四联症伴肺动脉闭锁合并严重的气管软化或支气管软化可能会严重阻碍疾病术后恢复进程。

■ 临床表现

合并肺动脉闭锁和室间隔缺损患者的临床表现与严重法洛四联症患儿的表现相似。发绀通常出现于出生后前数小时或数天内，然而，通常不能闻及与法洛四联症相关的显著收缩期杂音。第一心音通常出现于由扩大的主动脉根部产生的喷射性喀喇音之后；第二心音单一且响亮。整个心前区（包括前部和后部）可闻及动脉导管未闭或支气管侧支循环产生的连续性杂音。大部分患者表现为中度发绀，起病初始注射前列腺素E1可使发绀趋于稳定状态。然后在该稳定状态下，进一步行心导管术或CT扫描检查从而明确解剖学结构。已经形成数支主要主－肺动脉侧支循环（MAPCAs）患者的发绀程度可能较轻；一旦明确诊断，可对这部分患者停用前列腺素治疗并同时准备进行姑息性手术治疗。这些侧支血管供给肺动脉血流，增加的肺血流量能够导致心力衰竭的发生，一部分患者甚至可能出现心力衰竭的临床表现。

■ 疾病诊断

胸部X线能够明确不同大小的心脏尺寸，心脏大小主要取决于肺血流量的多少；X影像学图像通常显示出肺动脉段位置凹陷和支气管侧支循环的网状图案。心电图显示右心室肥大。超声心动图检查能够显示主动脉骑跨，右心室壁增厚和肺动脉瓣闭锁。脉冲和彩色多普勒超声心动图检查能够显示出肺动脉瓣膜区域无前向血流通过，肺动脉血流由主－肺动脉侧支循环供应且这些侧支循环通常起源于降主动脉。应用心导管检查手段，右心室造影可显示粗大主动脉影；造影剂通过缺损的室间隔时呈高密度影；无造影剂通过右心室流出道进入肺脏。密切观察固有肺动脉的血流情况，若肺动脉内出现血液流动，则需明确血液流动的连续性或不连续性，同时也需要明确这部分肺动脉血流是否能够供给全部肺段，这对制定修复手术计划十分重要。通过选择性注射造影剂也可明确所有主要主－肺动脉侧支循环的位置和分支情况。

■ 治疗方法

手术方式的选择取决于主肺动脉段是否存在，若存在主肺动脉段，则手术方式取决于肺动脉分支的大

小和分支类型。若这些动脉发育良好，则可施行一期手术，即在右心室和肺动脉之间嫁接自体移植管道，同时修补室间隔缺损。若肺动脉发育不全，则可能需要进行手术广泛修复和重建。该情况通常包含若干阶段性手术修复过程。若固有肺动脉狭窄，则在新生儿期进行主动脉与发育不全的固有肺动脉之间管道嫁接手术将有助于患儿的生长发育。对于出生后 3~4 个月的患儿，将多处主-肺动脉侧支循环"联合"（集合手术），最终纳入对固有肺动脉的整体修复。该过程可通过连续侧向开胸手术实现；若考虑解剖结构有利的原则，也可通过单纯性胸骨中线切开术来实现。

由于肺动脉具备足够的伸展度和空间以接受右心室排出的全部血流，故提倡进行根治性完全修复手术。完全修复手术包括封堵室间隔缺损，同种移植管道嫁接右心室与肺动脉。进行修复手术期间，可记录先前的分流状态。随着患者的生长发育，同种移植通道内膜组织增生和钙化，移植管腔逐渐狭窄；因此，对这部分患者，可能需要进行一次或多次同种移植管道替换手术。对于肺动脉远端分支狭窄患者，由于远端狭窄分支很难进行手术改善，故可考虑进行经导管球囊扩张术以扩张狭窄部位。

424.3 肺动脉闭锁伴室间隔完整

Daniel Bernstein

■ 病理生理学

肺动脉闭锁伴完整室间隔的病例中，肺动脉瓣叶完全融合形成完整膜组织，右心室流出道呈闭锁状态。由于室间隔完整，右心室血液无出口进行释放。进入右心室的所有血液将通过三尖瓣反流回右心房。右心房血压升高，血液通过卵圆孔分流至左心房并与肺静脉血液混合后进入左心室（图 424-6）。这样，右心室和左心室搏出的血流一并通过左心室射入主动脉。新生儿期肺动脉闭锁患儿的肺动脉血流的唯一来源是：左心室搏出的血流通过未闭合的动脉导管供给肺动脉血流。右心室和三尖瓣膜通常发育不全，而发育不全的程度差异大。右心室腔体积小的患者也往往具有更小面积的三尖瓣环，狭小的三尖瓣环也一定程度限制血流进入右心室。肺动脉闭锁伴室间隔完整的患儿的右心室壁中可能存在冠状窦通路，该通路使右心室与冠状动脉循环直接沟通。过高的右心室压力导致去氧合血流通过上述通路反流至冠状动脉。有时，冠状动脉的狭窄部位靠近窦口处，导致远端冠状动脉血流依靠右心室压力进行流动（称右心室依赖性冠脉循环）。与不存在窦状通路或存在窦状通路但无冠状

脉脉狭窄的患者预后相比，存在冠状动脉窦通路和近端狭窄的患者预后相对较差。近端冠状动脉完全缺如的情况罕见。

■ 临床表现

动脉导管在出生后的前数小时或数天内闭合，此时，由于肺动脉血流的唯一来源消失，肺动脉闭锁伴完整室间隔的患儿发绀情况显著。若不进行治疗，大部分患儿将在出生后 1 周内死亡。体格检查结果显示患儿存在重度发绀和呼吸窘迫。唯一体现主动脉瓣关闭的第二心音单一而响亮。通常情况下不能闻及任何杂音，但有时可闻及血流通过动脉导管所产生的收缩期或连续性杂音。若三尖瓣反流明显，则可在胸骨左缘低位闻及粗糙全收缩期杂音。

■ 疾病诊断

心电图显示 0~90° 的前向 QRS 轴，电轴左偏的度数显示右心室发育不全的程度。高尖的 P 波提示右心房扩大。QRS 波电压与左心室优势或肥大相一致；右心室收缩力下降幅度与右心室腔尺寸的减小幅度呈一定比例。在大部分右心室腔体积小的患者中，右心室室壁收缩力通常下降。但偶发的右心室腔扩张增厚的病例一般提示存在右心室肥大的情况。胸部 X 线显示肺纹理减少，减少的程度取决于肺动脉分支的尺寸和动脉导管的开放程度。与肺动脉闭锁和法洛四联症患者不同的是，该类型疾病中罕见主要主-肺动脉侧支循环（MAPCAs）的建立。

二维超声心动图有助于评估右心室腔尺寸和三尖瓣环尺寸，这两种指标均对预后评估有重要价值。超声心动图通常能够判断否冠状窦交通的出现，但不能用于评估冠状动脉狭窄的情况。因此，心导管检查时进行完整性评估的必要手段。压力测量通常提示右心房和右心室高压的情况。心室造影术显示右心室腔的尺寸大小，右心室流出道闭锁情况，三尖瓣反流程度以及判断心腔内是否存在与冠脉血管沟通的窦状通路。主动脉造影术显示血流通过未闭动脉导管灌流入肺动脉，该方法也有助于明确肺动脉血管床的尺寸和分支类型。行主动脉造影或如果必要时行选择性冠状动脉造影来评估和判断近端冠状动脉狭窄的情况（右心室依赖性冠脉循环）。

■ 治疗方法

手术前，注射前列腺素 E1[0.01~0.20ug/（kg·min）]通常有助于维持动脉导管的开放状态，进而防止术前低氧血症和酸中毒的发生。手术方式的选择取决于是

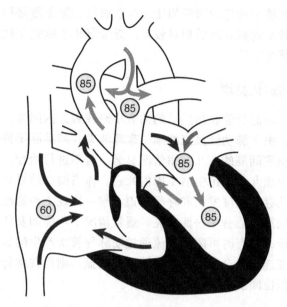

图 424-6 肺动脉闭锁伴室间隔完整的生理学机制。圆圈中的数字表示血氧饱和度值。由于存在低氧血症，右心房（混合静脉血）血氧饱和度下降。少量血液可能经过狭窄的三尖瓣进入右心房。右心室腔肥大并且可能发育不全。由于肺动脉瓣膜闭锁，右心室无出口；因此，进入右心室的血流均经过三尖瓣反流回右心房。大量低饱和血液经卵圆孔右向左分流至左心房，进而与由肺部回流至左心房的全饱和血液相混合。肺动脉血流的唯一来源是经未闭合动脉导管的血流供应。主动脉和肺动脉血氧饱和度相同（完全混合性损伤的定义）

否存在右心室依赖性冠脉循环和右心室腔的尺寸大小。对于仅存在轻至中度右心室发育不良而不合并窦性交通的患者或存在窦性交通但无冠状动脉狭窄的患者，可考虑施行肺动脉瓣切开术，解除流出道狭窄。通常情况下应用补片技术扩大右心室流出道。为保证充足的肺血流量，手术期间可同时进行主－肺动脉分流术。另一种方法是应用导管介入术进行疾病治疗。先行球囊扩张术后，应用导丝或射频消融导管对闭锁的肺动脉瓣膜进行打孔以接触梗阻状态。该治疗过程结束后，在右心室肌肉恢复原先状态之前，仍然需要对患者注射前列腺素以维持机体稳定状态；对其中一部分患者而言，仍然可能需要进行手术干预。外科手术或介入性导管治疗的目的是使肺动脉瓣膜开放或应用分流术保证肺动脉血流供应，从而保证右心室腔的良好生长发育。最终，当三尖瓣环和右心室腔生长发育至一定程度，分流状态消失并且残余的心房水平分流也消失。若作为肺心室的右心室腔体积过小，可在单心室循环技术的支持下，对患者应用改良Fontan 手术和后续的格林手术（见第 424.4），从而实现血流从腔静脉绕过发育不良的右心室，直接流入肺动脉的过程。当出现冠状动脉狭窄和通过右心室心肌窦状交通逆行的冠脉血流时，由于此时心律失常，冠状动脉缺血和猝死的风险率高，预后相对较差。对

于上述患者，不开放右心室流出道的决策是重要的，因为当右心室流出道开放后，随着右心室压力的下降，冠脉血流灌注减少，将导致局部心肌缺血。上述患者通常在接受格林手术和 Fontan 手术治疗后，再进一步接受行主－肺动脉分流术治疗。尽管，冠状动脉狭窄的患者手术风险率高于无冠状动脉狭窄的患者，但近期报道显示对这部分患者施行的姑息性手术治疗仍然是奏效的。对于上述一部分婴幼患儿，尤其是近端冠状动脉完全闭锁的患儿，应当进行心脏移植替代治疗。

参考书目

参考书目请参见光盘。

424.4 三尖瓣闭锁

Daniel Bernstein

■ 病理生理学

三尖瓣闭锁患儿，右心房至右心室的入口消失；回流入右心房的全部体循环血流通过卵圆孔或房间隔缺损（更常见）进入左心腔（图 424-7）。该循环和临床表现的生理学机制取决于是否合并出现其他先天性心脏缺损，更显著取决于大血管相对位置是否正常或是否存在移位情况（起始于右心室的主动脉，起始于左心室的肺动脉）。大血管位置正常的患儿，左心室血流通过主动脉供给体循环过程。血流也可通过室间隔缺损流入右心室（若室间隔缺损完整，右心室将呈完全性发育不良状态并出现肺动脉闭锁的情况；图424-3）。肺动脉血流（发绀程度）取决于室间隔缺损的尺寸大小，是否出现肺动脉狭窄以及肺动脉狭窄的严重程度。肺动脉血流由或完全依赖于未闭动脉导管的血流供给。上述患者的右心室流入部分通常缺如，而流出部分存在大小差异性。三尖瓣闭锁且大血管相对位置正常的患者的临床表现通常取决于肺动脉梗阻程度。对于出生若干天或数周的患儿，若出现肺血流下降和发绀的情况，则提示存在中等程度以上的肺动脉狭窄。对于存在严重室间隔缺损和轻或无的右心室流出道梗阻患儿，肺血流量可能升高；这部分患者存在轻度发绀，并表现肺充血和心力衰竭的症状。

对于三尖瓣闭锁合并大动脉转位的患者，左心室血流直接流入肺动脉，而全身血流一定通过缺损的室间隔和右心室进入主动脉。上述患者的肺动脉血流量通常大量增加，心力衰竭发生时间早。若室间隔缺损具有局限性，主动脉血流量可下降。该病例中，主动脉缩窄的情况少见。

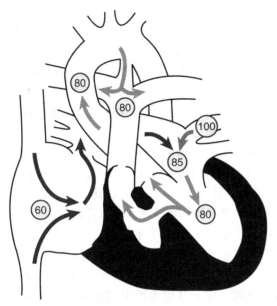

图 424-7　三尖瓣闭锁伴大血管相对位置正常的生理学机制。圆圈中的数字表示血氧饱和度值。由于存在低氧血症，右心房（混合静脉血）血氧饱和度下降。三件瓣膜闭锁，右心室存在不同程度的发育不良。右心房血流唯一的出口是通过缺损的房间隔或未闭合的动脉导管分流至左心房。此时，低饱和度分流血液与饱和的肺静脉回流血液相混合。混合血液进入左心房，经心室收缩喷射至主动脉或经缺损的室间隔进入右心室。该病例中，一部分肺动脉血流来源于右心室，另一部血流来源于未闭合的动脉导管（PDA）。三尖瓣闭锁患者的动脉导管可能闭合或室间隔的缺损程度小，最终导致全身血氧饱和度明显降低

■ 临床表现

新生患儿通常出现一定程度的发绀，发绀程度取决于肺动脉血流的限制程度（注意上述）。与发绀性心脏病的其他原因（如右心室搏动次数增加）相比，该疾病中左心室搏动次数增加。大部分患者的胸骨左缘可闻及全收缩期杂音，第二心音通常单一。主动脉缩窄合并大动脉转位患者的下肢脉搏搏动微弱或缺如。三尖瓣闭锁患者的室间隔缺损可呈自发性缩小甚至闭合，这种情况偶发且迅速，可使发绀程度明显加重。

■ 疾病诊断

胸部 X 线检查显示肺循环血流量不足（通常出现于大血管相对位置正常的患儿）和肺充血的情况（通常出现于大血管转位的患儿）。心电图通常能够显示电轴左偏和左心室肥大的情况（大动脉转位患者除外），上述特征能够辨别三尖瓣闭锁和其他常见的发绀性心脏病。因此发绀的临床表现联合心电图所示的电轴左偏高度提示存在三尖瓣闭锁的可能性。右胸导联中，正常的明显 R 波由 rS 复合波形所替代。左

胸导联显示 qR 波形，其后跟随正常，扁平，双相，或倒置 T 波。RV6 正常或高大，SV1 一般较深。P 波通常呈双相性，在 Ⅱ 导联呈高尖状态。二维超声心动图显示三尖瓣位置的纤维肌性膜组织，不同程度缩小的右心室腔，室间隔缺损和增大的左心室（图 424-8）；同时能够明确大血管（正常或转位）的位置关系。多普勒超声心动图检查可明确室间隔缺损水平或右心室流出道水平的不同程度梗阻。彩色血流及脉冲多普勒能够评估血流通过未闭动脉导管的情况。

若超声心动图检查后仍存在诊断方面的问题，此时可考虑施行心导管检查术。心导管检查能够显示正常或轻度上升的右心房压力（a 波明显）。若血流通过缺损的室间隔进入右心室且缺损的室间隔大小具有局限性时，右心室压力可能会低于左心室。右心房血管造影术显示血流由右心房进入左心房并进一步充盈左心室和主动脉时，可产生一过性血流高密度影。由于血流无法直接流入右心室，故在右心房与左心室之间可产生一个血管造影充盈缺损区域。

■ 治疗方法

三尖瓣闭锁患儿的治疗取决于肺血流的充盈情况。在进行以增加肺血流量为目的的主肺动脉分流手术之前，应该对严重的发绀性新生患儿静脉注射前列腺素 E1 以维持稳定的生命体征。BT 手术（见第 424.1）或相关变化术式是理想的吻合手术方式。也可对罕见心房水平交通受限患者施行 Rashkind 球囊房间隔造口术（见第 425.2）或房间隔手术切除术。

由于肺动脉血流量增加的婴幼儿的肺动脉流出道通畅（主肺动脉换位更常见），故对这部分患者进行肺动脉 - 心房结扎术以缓解心力衰竭症状，保护肺血管床，防止肺血管疾病的发生。对于肺血流量充足且发绀与肺充血维持在平衡状态的婴幼儿，可进行密切监护，防止因室间隔缺损缩小或肺动脉流出道狭窄所致的发绀程度加重；上述的发绀程度加重符合外科手术治疗的适应证。

当三尖瓣闭锁患者症状缓解后，其后续治疗是建立上腔静脉与肺动脉之间的吻合（双相格林分流术，图 424-9A）。通常考虑在患儿出生后 3~6 个月进行该手术。格林分流术的好处是能够降低左心室的容量负荷并且可能会降低晚年出现左心室功能不全的概率。

改良的 Fontan 手术时晚期手术治疗的首选术式。通常选择在 1 岁半至 3 岁，患者无法进行体力活动时进行手术。起初，通过将右心房或心耳直接与肺动脉相吻合的方式进行外科手术。Fontan 改良手术（称腔

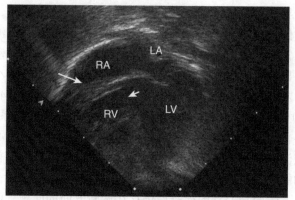

图424-8 超声心动图显示三尖瓣闭锁。心房层面显示纤维肌膜(大箭头)组织替代了正常的三尖瓣瓣膜组织。右心房与左心房之间可观察到较大的继发孔型房间隔缺损。小箭头显示室间隔缺损。LA:左心房；LV:左心室；RA:右心房；RV:右心室

静脉肺动脉分离术)指通过沿右心房侧壁的导流体(横向 Fontan；图 424-9B)或通过心腔外同种移植物或 Gore-Tex 管(外部导管 Fontan)的方式将下腔静脉与肺动脉相吻合。这些新术式的优势是能够通过建立更直接的通路，使血流进入肺动脉；结果是降低右心房扩张的可能性并显著降低术后胸腔积液(早期术式常见)的发生率。Fontan 修补术完成后，去饱和血流从腔静脉直接进入肺动脉血管。氧合血液回流至左心房，进入左心室，随后被喷射至体循环。左心室的容量负

荷完全解除，右向左的分流消失。由于 Fontan 手术需要在肺循环充盈状态下进行，故该手术对存在较高肺血管阻力，肺动脉发育不全，左心室功能不全的患者应用受限；该手术方法对显著二尖瓣关闭不全的患者也不适用。非正常窦性心率的患者存在高手术风险；若需要对这部分患者植入起搏器，双腔起搏器植入术为首选治疗方法。

Fontan 手术后的问题包括全身静脉压显著升高，液体潴留和胸腔或心包积液。过去，胸腔积液发生于 30%~40% 应用标准 Fontan 术式的患者，但目前应用的腔静脉肺动脉分流术将手术风险率降低至 5%。一部分医疗中心在施行 Fontan 手术期间应用开窗术，即在下腔静脉，肺动脉连接导管和左心房之间建立一个小的交通支。这种方法缩短患者术后恢复时间，加快患者的出院进程。由于开窗术可引起右向左的分流，因此在术后早期通常考虑应用导管封堵器封闭交通支。

Fontan 手术的晚期并发症包括导流体梗阻引起的上腔或下腔静脉综合征，腔静脉或肺动脉血栓栓塞，失蛋白性肠病，室上性心律失常(心房扑动，发作性房性心动过速)，持续性中心静脉压升高所致的肝硬化。左心室功能紊乱的出现时间较晚，通常发生于青春期或青年期。心脏移植对于 Fontan 搭桥术失败的患儿而言，是一种成功的治疗选择；但对于成年患者而

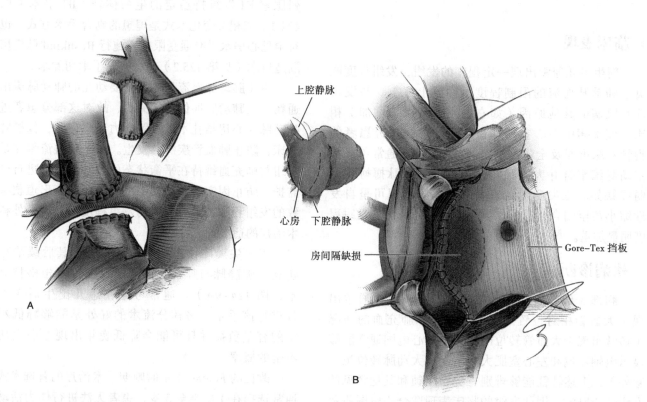

图424-9 A. 双向格林分流术显示上腔静脉 - 右肺动脉之间的吻合。B. 改良 Fontan 手术(腔静脉肺动脉分离术)通过放置挡板，使下腔静脉血流沿右心房侧壁至上腔静脉口。有时需要在聚四氟乙烯挡板的内侧面开一个 4mm 的窗口
摘自 Castañeda AR, Jonas RA, Mayer JE Jr, et al. //Cardiac surgery of the neonate and infant. Philadelphia, 1994

言，移植手术风险率高。

参考书目

参考书目请参见光盘。

424.5 右心室双出口

Daniel Bernstein

当主动脉与肺动脉均起始于右心室时，即形成典型右心室双出口（DORV）。此时，缺损室间隔使左心室与右心室相交通，形成左心室的出口。正常情况下，主动脉与二尖瓣之间的纤维组织呈连续性。然而，在双出口右心室病例中，主动脉与二尖瓣膜之间由平滑肌圆锥相隔，与肺动脉瓣下观察情况相似。在双出口右心室病例中，大动脉相对位置可正常，主动脉位置更靠近室间隔缺损或存在错位情况（即肺动脉位置更靠近室间隔缺损）。靠近室间隔缺损位置最近的大动脉可能不同程度骑跨于室间隔缺损，但大动脉的 50% 以上均依附于右心室。当室间隔缺损位于主动脉下，则该缺损可被看作是法洛四联症的成分，并且患者的生理学机制，病史，体格检查，心电图检查，胸部 X 影像学检查结果均取决于肺动脉狭窄的程度，这些与法洛四联症患者的情况相似（见第 424.1）。若室间隔缺损位于肺动脉下方，则可能合并主动脉瓣膜上，瓣膜，或瓣膜下狭窄以及主动脉缩窄的情况。这种情况称 Tausig–Bing 畸形。上述患者的临床表现取决于主动脉狭窄的程度，但由于肺动脉开放程度高，患者通常会发生肺充血和心力衰竭的情况。若主动脉狭窄严重或存在缩窄的情况，患者可能表现出脉搏搏动微弱，血流灌注不足，心血管性功能衰竭的征象。

二维超声心动图显示大血管起始于右心室，二尖瓣–主动脉瓣呈不连续性。该检查还能够明确主动脉与肺动脉之间，两者与缺损室间隔之间的关系；判断是否出现肺动脉狭窄或主动脉狭窄的情况。若超声心动图检查结果明确，则无须再进行心导管检查。血管造影能够显示主动脉瓣与肺动脉瓣位于相同水平面并且两者均部分或完全起始于右心室水平。

外科手术修复效果取决于大血管和室间隔缺损之间的位置关系。若室间隔缺损位于主动脉下方，修复手术可能与法洛四联症的术式相似，或在心室腔建立一个通道，从而保证左心室搏出的血液通过缺损的室间隔进入通道和主动脉。应用流出道补片技术或在右心室与肺动脉之间建立自体移植管道以缓解肺动脉梗阻情况。若室间隔缺损位于肺动脉下方，此时可转换大血管位置并同时进行 Rastelli 手术进行治疗。然而，若存在严重程度的主动脉梗阻或若其中某个心室发育

不良，则有必要施行 Norwood 单心室修复术（见第 425.10）。对于身体尺寸小的婴幼儿，施行姑息性主肺动脉分流手术能够改善临床症状，并且能够保证外科修复术前机体良好的生长发育。

424.6 伴室间隔缺损和肺动脉狭窄的大动脉转位

Daniel Bernstein

该类型联合损伤的临床特征可能与法洛四联症的临床特征相似（见第 424.1）。然而，由于存在大动脉转位的情况，左心室的梗阻部位与右心室恰好相反。梗阻部位可位于瓣膜或瓣膜下区域，后者类型呈多变性，与室间隔缺损或房室瓣膜组织或与大血管转位合并室间隔缺损病例在肺动脉结扎术后发生的获得性梗阻相关。

患儿一般在出生不久至婴幼儿晚期之间开始出现临床症状，年龄各异；临床症状的出现取决肺动脉狭窄程度。临床表现包括发绀，活动受限，生长发育迟缓，这些与法洛四联症的描述相似；心脏扩张程度通常更高。胸部 X 线观察的肺血管系统情况取决于肺动脉的梗阻程度。心电图通常显示电轴右偏，右心室和左心室肥大，有时出现高尖 P 波的情况。超声心动图明确诊断并且对于依次评估做心室流出道梗阻程度和级数有重要价值。若有必要可进行心导管检查，该检查方法能够显示肺动脉压力下降，肺动脉中的动脉血氧浓度升高。选择性右心室和左心室造影术显示起始于右心室的主动脉，起始于左心室的肺动脉，室间隔缺损情况，肺动脉狭窄的位置和严重程度。

应当对出现发绀的新生儿开始进行静脉注射前列腺素 E1（0.01~0.20ug/kg/min）。如有必要，可进行房间隔球囊造口术，从而提高心房水平的血液混合度和降低左心房压力（见第 425.2）。对于年龄较大不宜进行修复手术的患儿，可施行主–肺动脉分流术和后续拉 Rastelli 以缓解发绀程度（见第 424.1）。Rastelli 手术可通过封堵室间隔缺损，建立室内通道保证左心室血流能够直接进入主动脉的方式和通过在心脏外部，右心室与肺动脉远端之间嫁接自体移植管道将右心室与肺动脉连接起来的方式（图 424–10），从而获得生理性和解剖性矫正治疗。伴随患儿的生长发育，上述的嫁接管道最终趋于狭窄或功能受限，需要进一步进行置换手术。适合于简单瓣膜切开术的轻度肺动脉瓣狭窄患者能够接受动脉转位术（见第 425.2）和室间隔缺损封堵术的完整矫正过程。当室间隔缺损位置不适于进行 Rastelli 手术时，可考虑施行 Mustard 手术（见

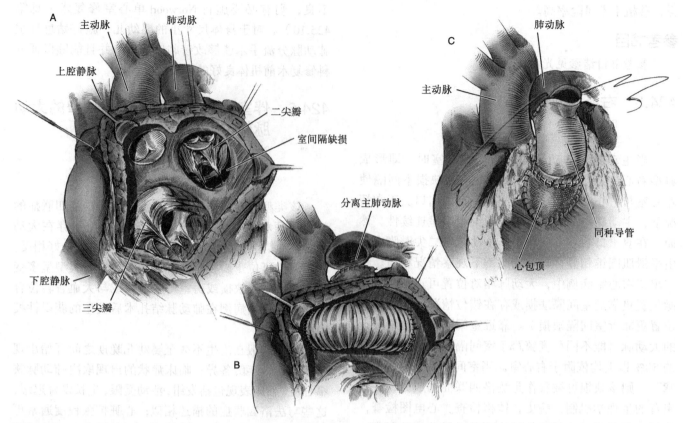

图 424-10　A. 应用 Rastelli 技术建立陶西格－宾型双出口右心室并修复肺动脉瓣瓣膜下狭窄。B. 主肺动脉近端分离与缝合术。肺动脉瓣位于挡板内途径。C. 通过在右心室与肺动脉之间嫁接移植导管，施行 Rastelli 完全修复术

摘自 Castañeda AR, Jonas RA, Mayer JE Jr, et al. Single-ventricle tricuspid atresia//Cardiac surgery of the neonate and infant. Philadelphia, 1994

第 425.2）并同时进行室间隔缺损封堵术和缓解左心室流出道梗阻以进行矫正修复。然而，由于该手术方法使右心室充当体循环泵的作用，已经不被广泛接受。

424.7　三尖瓣 Ebstein 畸形

Daniel Bernstein

■ 病理生理学

　　Ebstein 畸形指结构异常的三尖瓣向下移位进入右心室。三件瓣膜畸形主要由右心室肌层分离形成三尖瓣膜的过程受阻所致（见第 414 章）。瓣膜前尖瓣部分黏附于瓣环，但瓣膜的其他瓣叶黏附于右心室室壁。右心室被异常三尖瓣膜分隔为两部分：第一部分，即薄壁"房化"部分，与右心房腔相连续；第二部分通常较小，由正常的心室肌构成。三尖瓣反流导致右心房扩张，扩张程度各异。在 Ebstein 畸形的严重病例中，由于合并体积缩小右心室的功能不全，三尖瓣反流和由巨大、帆状三尖瓣前叶引起的右心室流出道梗阻，故上述联合损伤导致右心腔有效输出量下降。新生患儿的右心室功能受限，以至于在心脏收缩时不能产生足够的力量使肺动脉瓣膜

开放，最终导致"功能性"肺动脉瓣闭锁。一部分婴幼患儿也存在解剖性肺动脉瓣闭锁。右心房血液通过卵圆孔至左心房的分流量增加（或通过相关的房间缺损），最终导致发绀（图 424-11）。

■ 临床表现

　　临床症状的严重程度和发绀的程度各异，这主要取决于三尖瓣膜的移位程度和右心室流出道梗阻的严重程度。许多患者的临床表现轻微，能够维持至青少年或青年阶段；起病初始，患者可能有心律不齐所致的疲劳感和心悸症状。心房右向左的分流是出现发绀和红细胞增多症的原因。在三尖瓣关闭不全的患者中，能够反映中心静脉压的颈静脉搏动次数正常或增多。触诊心前区呈平静状态。胸前区左侧大部分范围可闻及由三尖瓣反流引起全收缩期杂音。胸骨左缘低位常可闻及奔马律和喀喇音。胸骨左缘也可闻及一个沙哑的舒张期杂音。该杂音与心包摩擦音性质相似。

　　存在严重 Ebstein 畸形的新生儿可出现明显发绀和严重的心脏肥大，可闻及全收缩期杂音。心力衰竭，低氧血症和肺发育不全能够引起死亡。随着肺血管阻力的下降，右心室供给肺动脉血流的能力

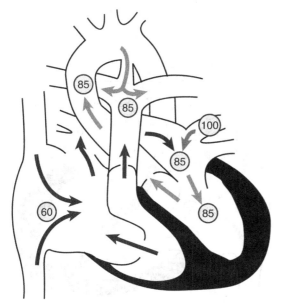

图 424-11 三尖瓣 Ebstein 畸形的生理学机制。圆圈中的数字表示血氧饱和度值。三尖瓣瓣叶向下移位进入右心室，导致右心室出现薄壁，低压 "心房" 段。三尖瓣膜严重关闭不全（清晰的箭头）。右心房血液经缺损的房间隔或未闭合的卵圆孔，由右向左分流至左心房。一部分血流能够经过右心室流出道，进入肺动脉。然而，严重病例中，右心室收缩力微弱，以至于不能使肺动脉瓣膜开放，导致 "功能性" 肺动脉瓣闭锁。左心房中，低氧合血液与肺静脉回流的氧合血液混合。混合血液进入左心室，经左心室泵入主动脉。该病例中，一部分肺动脉血流起源于右心室，另一部分血流源于经未闭合动脉导管（PDA）的血流供应。当动脉导管闭合后，存在严重 Ebstein 畸形的患儿可出现严重发绀

提升，新生患儿的症状可自行改善。症状的改善很大程度上取决于供给肺动脉血流的未闭合动脉导管和前列腺素注射。

■ 疾病诊断

　　心电图检查通常显示右束支传导阻滞，右胸导联电压无升高，P 波正常或高大增宽，P-R 间期正常或延长。三尖瓣 Ebstein 畸形病例有一定风险出现预激综合征（见第 429 章），且预激综合征患儿可能发生室上性心动过速。胸部 X 线检查显示心脏尺寸各异，从轻度扩张至右心房扩大导致的箱型心脏肥大不等。严重 Ebstein 畸形的新生患儿的心脏能够完全覆盖肺野区域。超声心动图检查具有诊断意义，能够显示三尖瓣瓣叶的移位程度，右心房扩张和右心室流出道梗阻的情况（图 424-12）。脉冲和彩色多普勒检查能够明确三尖瓣反流程度。严重病例中，肺动脉瓣膜无活动性，可能仅观察到来源于动脉导管的肺动脉血流；很难将功能性与结构性肺动脉瓣闭锁区分开来。通常无须进行心导管检查，若应用该检查方法，则能够明确右心房扩张情况，三尖瓣瓣膜结构异常和心房水平的右向左分流情况。心导管和血管造影术中，发生心律失常的风险率高。

■ 疾病预后和并发症

　　Ebstein 畸形的预后情况完全不同，这取决于畸形的严重程度。对于出现顽固性临床症状和发绀的新生儿或婴幼儿，预后情况较差。轻度 Ebstein 畸形的患儿通常能够生活至成人阶段。18% 的 Ebstein 畸形患儿通常存在左心室心肌病和单纯性左心室失收缩状态的联合损伤。左心室功能不全的严重程度直接影响疾病预后。

■ 治疗方法

　　存在严重低氧血症的新生患儿具有前列腺素依赖性，需要单独应用主 – 肺动脉分流术，三尖瓣修复术或外科补片技术修补三件瓣膜，房间隔切除术和主 – 肺动脉分流术（应用 Fontan 手术完成单心室修复；见第 424.4）。对于瓣膜修复术后依然存在严重反流情况的 Ebstein 畸形婴幼患儿，应用格林分流术能够减轻右心室的容量负荷（见第 424.4）。对于患轻度或

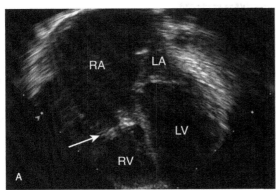
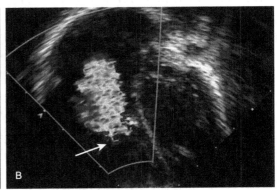

图 424-12（见彩图） 超声心动图检查显示三尖瓣 Ebstein 畸形。A. 肋下，四腔，二维心动图显示三尖瓣瓣叶（大箭头）大幅度下移至右心室。双箭头描述三尖瓣环位置。瓣环与瓣叶之间的右心室部分是 "心房" 成分。B. 彩色多普勒检查显示发育不良的三尖瓣出现严重反流。影像显示：瓣叶移位的位置，三尖瓣反流引起湍流（箭头）并再次回流至右心室腔。LA：左心房；LV：左心室；RA：右心房；RV：右心室

中度疾病且年龄较大的儿童，控制室上性心律失常的环节尤为重要；青春期或青年期之前，无需对患者进行外科手术治疗。对于存在严重三尖瓣反流的患者，可考虑对异常三尖瓣瓣膜进行修复或置换，同时对缺损的房间隔进行封堵治疗。对于年龄较大的患者，也可以考虑进行双向格林分流术，即将上腔静脉与肺动脉相吻合。该手术降低了功能不全的右心腔所泵出的血量，完成对"一个半心室"的修复过程。

参考书目

参考书目请参见光盘。

（谢利剑 王韧健 译，刘瀚旻 审）

第 425 章
发绀型先天性心脏病：肺血流量增加相关的畸形

425.1 完全性大血管转位
Daniel Bernstein

大血管转位是一种常见的发绀型先天性心脏病，约占先天性心脏病的 5%。在这种畸形中，体循环的静脉血回流入右心房，肺静脉血回流入左心房。心房与心室的连接正常。主动脉发自右心室并且肺动脉发自左心室（图 425-1）。完全性大血管转位常见的是主动脉位于肺动脉右后。D- 大血管转位（D-TGA）是主动脉位于肺动脉的右前（d 指右位主动脉）。来自于腔静脉的非氧合血经右心系统直接进入主动脉并供血给体循环系统，而来自肺静脉的氧和血经左心系统直接流向肺循环。因而体循环与肺循环像两个平行的循环。新生儿期多依赖卵圆孔和动脉导管才能存活，在这两个部位者非氧合血与氧合血才能部分混合。约 50% 的 D-TGA 患者合并有室间隔缺损，使氧合血与非氧合血可以更充分的混合。临床表现与血流动力学改变与其合并心脏畸形（如室间隔缺损或肺动脉狭窄）有关。D-TGA 在患儿母亲合并糖尿病及男婴中常见，男女比例是 3∶1。D-TGA 特别是合并有其他心内畸形如肺动脉狭窄或主动脉右弓时，可能与 22q11 染色体的缺失有关（DiGeorge 综合征，先天性胸腺发育不全综合征；见第 418 章）。若未经手术治疗，D-TGA 患儿的 1 年死亡率大于 90%。

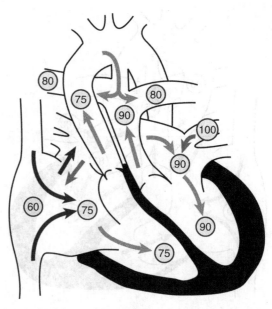

图 425-1　右旋性大动脉转位的生理。圈内的数字代表氧饱和值。右心房（混合静脉）血氧饱和度随全身低氧血症而降低。饱和的血液进入右心房流经三尖瓣进入右心室，然后被送入转位的主动脉，导致主动脉血氧饱和度较低，完全饱和的肺静脉血流入左心房，通过二尖瓣进入左心室，并从转置的肺动脉到肺。肺动脉血氧饱和度增加。如果不是通过两个胎儿途径的血液分流，这种病变将不会与生命相适应：卵圆孔未闭（PFO）和动脉导管未闭。血液通过未闭的卵圆孔从左到右或双向分流。由于全身血管阻力往往高于肺血管阻力，血液趋向于横跨未闭合的动脉导管，从主动脉流向到肺动脉。右旋性大动脉转位患者在生命的前几周，肺血管阻力会下降，肺血流量逐渐增加

425.2 D-TGA 合并室间隔完整
Daniel Bernstein

室间隔完整的 D-TGA 通常被人认为是单纯性 TGA 或孤立性 TGA。在出生之前，胎儿的氧合仅轻微异常，但出生后，一旦动脉导管关闭，体循环与肺循环的血液仅通过卵圆孔进行混合，患儿出现严重的低氧血症，通常在出生后几天内死亡。

■ 临床表现

发绀和气促通常在出生后几小时或几天就出现。不经任何处理，绝大多数的患儿会在新生儿期死亡。通常表现为中 - 重度的低氧血症，低氧的程度取决于心房水平的分流和动脉导管是否关闭。本病需要紧急处理，只有早期诊断和采取适当的干预措施可以避免长时间的低氧血症和酸中毒，而严重低氧血症和酸中毒可导致死亡。体格检查方面，除了发绀外其他往往是非特异性的。第二心音通常亢进且单一，可能会有第二心音分裂。D-TGA 合并室间隔完整多无明显杂音，或左中胸骨旁可闻及柔和的收缩

期喷射性杂音。

诊　断

完全性大血管转位的心电图表现通常正常。X 线显示狭小的纵隔与轻度扩大的心脏（称之为经典的"蛋形心"），肺血流量正常或增多表现。在新生儿早期，胸片基本正常。出生后几周内肺血管阻力下降，出现肺血流量增加的 X 线特征。患儿的血氧饱和度降低，即使吸入 100% 的纯氧（氧负荷试验），患儿血氧饱和度通常情况下也不会增加，但并非绝对。超声心动图能够确诊，可以清晰地显示心室及主动脉的连接异常（图 425-2）。彩色多普勒可评估心内分流的大小及动脉导管的血流情况。任何相关病变的存在，例如左室流出道梗阻或室间隔缺损都能通过彩色多普勒评估。超声心动图虽然不能像心导管检查一样精确评估，但可以成像显示冠状动脉的起源。心导管检查一般用于无创性方法不能确诊的患儿，如怀疑冠状动脉解剖异常或者患者需要紧急行房间隔造口术。心导管检查显示右心室压力收缩期明显增高，因为该心室用于支撑体循环。左心室及肺动脉血氧饱和度高于主动脉血氧饱和度。根据心导管检查的年龄不同，左室及肺动脉的压力变化较大，从等于体循环的压力到小于体循环压力的 50%。右室造影可显示向前向右的主动脉起源于右心室，及室间隔是否完整。左室造影显示肺动脉出自于左心室。

主动脉根部造影或者选择性冠状动脉造影显示，有 10% ~15% 的大血管转位患者合并冠状动脉异常。

治　疗

怀疑有大血管转位时，则静脉应用前列腺素 E1 维持动脉导管开放并提高血氧饱和度（剂量为 0.01~0.2μg/kg·min）。由于前列腺素 E1 具有呼吸暂停的副作用，新生儿使用时气管插管较为安全。低体温加重患儿因低氧血症导致的酸中毒，因而该患儿须注意保暖。及时纠正酸中毒和低血糖是至关重要的。

新生儿使用前列腺素 E1 后，如果仍然存在严重低氧血症和酸中毒，应该考虑 Rashkind 球囊房间隔造口术。当然球囊房间隔造口术（图 425-3）适合所有的任何原因导致的需延迟手术的患儿。如果手术计划在生后 1 天至 2 周内，并且患儿一般情况稳定，则不一定行房间隔造口术。

房间隔造口术成功的标准是动脉氧分压提高至 30~50mmHg 并且消除左右心房压差。部分患儿 TGA 合并室间隔缺损（见第 425.3）即使有大室间隔缺损，但因动静脉血流混合差仍然需要行房间隔球囊造口术。房间隔球囊造口术可减轻左心房压力，消除肺血增多引起的症状及左心衰竭。

大动脉调转术适应于室间隔完整的 D-TGA 患者，应在生后 2 周内进行。患儿出生后肺血管阻力开始下降，与肺动脉相连的左心室压力同样开始下降。左室压力下降导致左心室腔容积在生后数周内逐渐降低。如果大动脉调转术推迟到左室压力或心室容积下降太明显时才做，术后左心室将很难将血液泵入高压的体循环系统。大动脉调转术的操作是在冠状窦之上水平将主动脉和肺动脉分别切断并重新将其吻合至正常的解剖位置。从原来的主动脉根部将冠状动脉连同部分剪切成纽扣样的主动脉壁移植出来并重新连接在原肺动脉根部。通过使用带"纽扣"的血管组织，外科医生可以避免直接缝合冠状动脉（图 425-4）。该术式

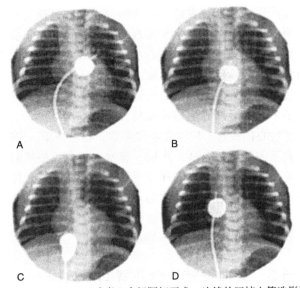

图 425-3　Rashkind 球囊心房间隔切开术。连续的四帧血管造影图像显示了室间隔完整、右型大动脉转位的缺氧新生儿房间隔缺损的形成。A. 在左心房球囊充气。B. 导管突然抽搐，导致球囊使卵圆孔破裂。C. 球囊到达下腔静脉。D. 导管进入右心房，球囊放气。从 A 到 C 的时间是 1s

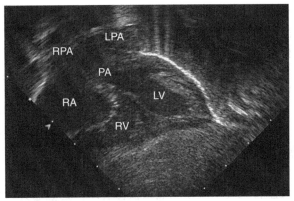

图 425-2　右型大动脉转位的心尖四腔的二维超声心动图；肺动脉（PA）可直接在左心室（LV）观察到肺动脉。这条大血管立即分叉为肺动脉分支，使其区分于分支距离心脏更远的主动脉。LPA：左肺动脉；RA：右心房；RPA：右肺动脉；RV：右心室

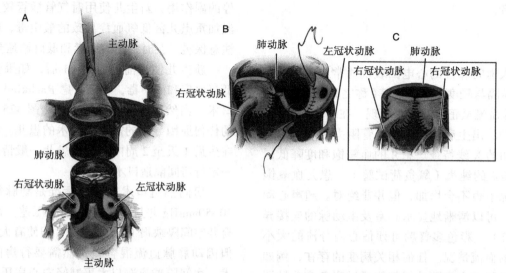

图 425-4 大动脉转位手术纠正冠状动脉转位的方法，主动脉（前）和肺动脉（后）被切断从而使左、右冠状动脉成像。冠状动脉已从各自动脉都中切除，包括一个动脉壁的大型皮瓣（按钮）。肺动脉壁的等效的部分（这将变成新主动脉）也被切除。植入的冠状动脉被缝合于新主动脉的近端。这个技术的缝合线被放置在植入的主动脉壁而不是直接缝合于冠状动脉。左、右冠状动脉完全吻合到新主动脉

创新性地替代了先前的心房转流术。有时，对于一些就诊较晚的患儿，其左室容积和压力已下降的患儿，大动脉调转术需要分期来做，需先行行肺动脉环缩术以达到锻炼左室的目的。

在有经验的中心，大动脉调转术的存活率高达95%。该手术使得患儿恢复了体循环和肺循环血流的正常生理学关系，并消除了之前心房转流术的远期并发症。

D-TGA 先前的手术方式是心房转流术（Mustard 或 Senning 术）。这些术式有85%~90%的早期存活率，但有严重的远期并发症。心房转流术，通过建立心房内板障，血流在心房水平实现调转，使得来自于腔静脉的体循环回流血汇入左心房，继之入左室并进入肺动脉。该板障使得氧和的肺静脉血汇入右心房，继之经过右心室入主动脉。心房调转手术是涉及心房的重要手术，与后期心房传导障碍如病态窦房结综合征、缓慢性心律失常、快速性心律失常、心房扑动、猝死、上或下腔静脉综合征，水肿，腹水，蛋白丢失性肠病相关。心房转流手术同样使得解剖右心室承受着体循环的压力，而这些承受体循环压力的右心室在青年期就开始衰竭。因此，只有那些解剖学上不适合行大动脉调转术的患儿可考虑行心房转流术。

425.3 大血管转位合并室间隔缺损

Daniel Bernstein

大血管转位合并室间隔缺损，如果缺损较小其临床表现、实验室检查及治疗方案同大血管转位合并室间隔完整。胸骨左缘可听到响亮的收缩期杂音。小的缺损可自发的关闭，可能在术中也不能被准确地找到。

当 VSD 够大时，含氧和缺氧的血液有充分的混合，此时临床表现为心力衰竭。此时发绀程度不明显，通常应用血氧饱和度检测才能发现血氧偏低。心脏杂音是全收缩期的，难以与单纯的大 VSD 鉴别。心脏通常显著增大。

胸部 X 光片表现为心脏扩大、纵隔狭窄及肺血增多。心电图提示有高尖 P 波，右心室肥大或双心室肥大。偶尔，左心室占主导地位。通常电轴右偏，但也可以是正常或左偏的。超声心动图可确诊本病。肺血流的增多也可以通过左心房和心室的扩大的程度进行评估。当超声心动图不能确诊的情况下，可行心导管检查。左、右心室造影显示动脉转位的存在，并可显示室间隔缺损的部位和大小。左、右心室、主动脉和肺动脉收缩压相同。左心房压力可能会比右心房的压力高，这一发现表明在心房水平存在限制性沟通。导管检查时，即使氧合血与非氧合血在心室水平混合很充分，也可行 Rashkind 球囊房间隔造口术以减轻左心房压力。

由于顽固心衰以及肺血管病变可迅速发展，所以诊断明确后应尽早外科手术治疗。术前使用利尿剂可减轻心脏衰竭的症状。

患儿大血管转位合并室间隔缺损无肺动脉狭窄可行大血管调转术及室间隔缺损修补术。这些患儿大血管调转术在出生2周之后进行也是安全的，因为 VSD 的存在使得左右心室压力相同并且防止左心室退化。该类患儿的无论在新生儿期或以后手术治疗，其效果

极好。在大的心脏中心，一般确诊之后即行外科手术治疗。

425.4　L型大血管转位（纠正型大血管转位）

Daniel Bernstein

在 L-TGA，房室连接不一致，右心房连接左心室，左心房连接右心室（被称为心室反转）。大动脉也调转，主动脉发自右心室，肺动脉发自左心室。与 D-TGA 不同，主动脉在肺动脉的左边（因此命名为左位转位）。主动脉可能在肺动脉前，多数情况下主动脉与肺动脉左右并排。

L-TGA 在生理学上不同于 D-TGA。非氧合的体循环静脉血通过腔静脉到右心房，经过二尖瓣（二尖瓣）进入右侧的解剖左心室（图 425-5）。因为心室反位，非氧合血从右侧心室（解剖左室）进入肺动脉，就像正常的循环。氧合后的肺静脉血回流至左心房，经过三尖瓣进入左侧的解剖右室，该心室有着右心室的小梁结构，然后进入左位转位的主动脉。心房与心室的双重反转使得非氧合的右心房的血液准确的流向肺部，氧合后的肺静脉血准确地流入主动脉。血流动力学得到了生理上的纠正。没

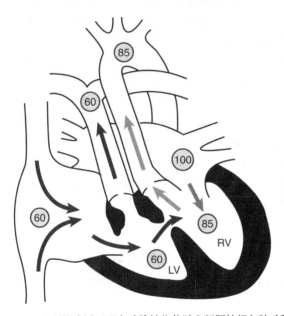

图 424-5　生理性或矫正型大动脉转位伴随室间隔缺损与肺动脉狭窄。圈内的数字代表氧饱和值，右心房（混合静脉）血氧饱和度随全身低氧血症而降低。右心房的血液流经二尖瓣进入"转位"的左心室，左心室与移位的肺动脉相连。因此，尽管存在异常，不饱和的血液仍然会留在肺循环中，饱和的血液会回到左心房，通过三尖瓣进入"转位"的右心室，并被泵入转位的主动脉，如果不是由于与其他先天性异常的关联较大，这种循环将被完全"矫正"，例如此案例中的室间隔缺损和主动脉狭窄。由于狭窄的肺动脉瓣，一些左心室的血液会流经缺损的室间隔进去右心和升主动脉，导致全身血氧饱和度降低

有其他的缺损，血流动力学上几乎是正常的。但是在大多数患儿合并有其他畸形存在，如 VSD、左边类似 Ebstein 样三尖瓣下移、肺动脉瓣或瓣上狭窄、房室传导异常（完全性房室传导阻滞、附加的传导通路如 WPW 综合征即预激综合征）。

■ 临床表现

症状和体征是可变的，由合并的病变决定。如果肺动脉流出通畅，临床症状是类似的单纯 VSD。如果 L-TGA 与肺动脉狭窄和室间隔缺损有关，临床症状类似于法洛四联症的。

■ 诊　断

胸片可提示反常的大血管位置，升主动脉占据了心影的左上角，轮廓边缘相对较直平。心电图表现，除了各种房室传导异常之外，可能会显示不正常的 P 波，在 V6 导联无 Q 波，在 Ⅲ，AVR，aVF 和 V1 导联出现异常 Q 波，和整个心前区直立的 T 波。右室的特异性超声心动图表现（调节束，粗糙肌小梁，三尖瓣较二尖瓣更靠下，以及动脉圆锥来区别半月瓣和房室瓣）是超声心动图确诊房室连接不一致（右心房连接左心室，左心房连接右心室）的依据。

外科治疗方式与合并的其他心脏畸形有关，大多数合并有室间隔缺损，缺损位于希氏束附近，外科手术时易导致传导阻滞。在 L-TGA 中判断传导束的位置非常重要，明确了传导束位置后可避免外科手术修补缺损时对希氏束的损伤。即时没有外科手术的损伤，L-TGA 患儿随着年龄的增长还是存在传导阻滞的风险。

上述合并心内畸形简单的手术矫正并没有改变房室连接的异常，右心室仍承受较高的体循环压力，后期容易出现心力衰竭。外科医生更喜欢那种将左心室为体循环泵的外科式，即通过心房调转手术重新连接全身体循环静脉和肺静脉的回流，同时行大动脉调转术纠治心室与大动脉的连接（也称为双调转术）。该方法在维持心室功能的长期效果有待于深入研究。

参考书目

参考书目请参见光盘。

425.5　右室双出口不合并肺动脉狭窄

Daniel Bernstein

右室双出口是指主动脉和肺动脉均出自于右心室（见第 424.5）。室间隔缺损是左室的唯一出口。不合

并肺血流梗阻的右室双出口，临床表现类似于一个单纯的左向右分流的大室间隔缺损，由于氧合血与非氧合血在右心室混合，患儿全身可表现出轻微的发绀。心电图通常显示双心室肥厚。超声心动图可显示两个大血管均出自右心室，此外，超声心动图可显示两大动脉的前后关系及室间隔缺损与两大动脉的关系。外科手术矫治取决于两大血管的位置及缺损与两大血管位置的关系。如果室间隔缺损位于主动脉下，则采取心室内隧道完成手术。如果室间隔缺损位于肺动脉瓣下，行大动脉调转加心室内隧道术。如果肺动脉血流过多，导致充血性心力衰竭，可在婴幼儿期行肺动脉环缩术，当孩子长大些后再行外科手术矫治。右室双出口合并有肺动脉狭窄时，肺动脉血流减少，发绀更为明显，其临床表现更类似于法洛四联症（见第424.5）。

425.6 右室双出口合并大血管错位（Taussing-Bing 类型）

Daniel Bernstein

右室双出口合并大血管错位，室间隔缺损通常位于肺动脉下且主动脉远离左心室。有些主动脉瓣与肺动脉瓣都靠近室间隔缺损（双动脉下室间隔缺损），部分室间隔缺损则远离主动脉瓣和肺动脉瓣。因为两大动脉均出自于右心室，所以用术语"错位"来代替"转位"。主动脉梗阻性病变是常见的，包括主动脉瓣及瓣下狭窄，主动脉缩窄，和主动脉弓离断。因为肺动脉血流通畅，在婴儿早期会出现心功能衰竭，且存在进展为肺血管病变及出现发绀的风险。如果合并有主动脉梗阻性病变，患者因体循环输出量少导致心力衰竭，特别是当动脉导管关闭后更为明显。体格检查可有心脏长大体征，胸骨旁可闻及收缩期杂音，有时可闻及收缩早期喀喇音和响亮的肺动脉瓣关闭音。心电图显示电轴右偏，右心室、左心室或双心室肥厚。胸片提示心脏扩大和肺血增多。超声心动图可显示解剖学病变及相关异常，如诊断不明确或有争议时可行心导管、MRI 或 CT 检查。婴儿期可行肺动脉环缩术，在患儿年龄稍大时进行外科手术治疗，手术方式是大动脉调转加心室内隧道（见第425.2）或 Rastelli 手术（见第425.8）。

425.7 完全性肺静脉异位引流

Daniel Bernstein

■ 病理生理

肺静脉异常发育的结局是肺静脉部分或全部异常

回流入体循环。部分肺静脉异位连接通常是不发绀疾病（见第420.4）。完全性肺静脉异位连接使得体循环静脉血与肺静脉血混合从而导致发绀。

在完全性肺静脉异位引流病例中，所有肺静脉均不连接左心房。肺静脉可直接注入右心房，也可回流入冠状静脉窦或垂直静脉，也可在膈肌以下汇合成"下行的共同静脉腔"进入下腔静脉或者进入下腔静脉的主要分支（通常会进入静脉导管）。因为静脉导管通常在出生后不久关闭，因而后一种异常的静脉引流是最常见的肺静脉受阻类型。心上型的完全性肺静脉异位引流也可能会出现肺静脉回流受阻。偶尔，完全性肺静脉异位引流是混合型，肺静脉分别从膈肌上及膈肌下等水平汇入体循环静脉系统。

右心房、右心室和肺动脉通常扩大，左心房和左心室通常正常或者缩小。临床表现取决于有无肺静脉回流受阻（表425-1）。如果肺静脉回流受阻，患儿会有严重的肺瘀血和肺动脉高压，甚至尚来不及外科手术治疗病情就迅速恶化。完全性肺静脉异位引流在小儿心血管疾病中有急诊外科手术指征。前列腺素 E1 治疗通常无效。

■ 临床表现

根据有无肺静脉回流受阻，完全性肺静脉异位引流有两种临床表现形式。新生儿期出现严重肺静脉回流梗阻的患儿大多数是心下型肺静脉异位引流（表425-1），表现为严重的发绀和呼吸困难。心脏杂音可能不能闻及。这些婴儿病情严重机械通气治疗效果欠佳，尽早正确诊断和及时外科手术矫正患儿才能存活。只有轻度或无肺静脉回流梗阻患儿因为肺血管阻力的下降表现为进行性心力衰竭和轻-中度的发绀，胸骨左缘可闻及收缩期杂音，可闻及奔马律。部分患儿在新生儿期有轻度的回流梗阻随着年龄的增长梗阻程度可加重。

表425-1 完全性肺静脉回流

连接处（%）	有显著梗阻（%）
心上型（50）	
左上腔静脉（40）	40
右上腔静脉（10）	75
心脏（25）	
冠状静脉窦（20）	10
右心房（5）	5
心下型（20）	95~100
混合型（5）	

■ 诊　断

心电图提示右心室肥厚（通常 V3R、V1 导联表现为 qR 模式，高尖的 P 波）。新生儿合并严重的肺静脉梗阻，胸片显示严重的肺门周围水肿和心影缩小。该临床表现难以与原发性肺疾病、新生儿持续性肺动脉高压、呼吸窘迫综合征、肺炎（细菌，胎粪吸入）、肺淋巴管扩张和其他心脏畸形（左心发育不全综合征）等鉴别。在年长儿，如果异常肺静脉血流进入无名静脉和永存左上腔静脉（图 425 - 6），可以看到的心脏上方的扩大阴影，与正常心脏的影一起形成"雪人征"。大多数无肺静脉梗阻患儿心影增大，右心室增大，肺动脉突出，肺血增多。

超声心动图可见扩大的右心室，通常能分辨出异常连接的肺静脉（图 425-7）。因为正常静脉内的多普勒血流方向是流向心脏的，因而静脉内探及远离心脏的血流往往是肺静脉异位引流的特征性超声表现。房水平是右向左分流。可以测量左心房及左心室大小并且确定其他的心脏畸形。

超声心动图可用于诊断大多数的完全性肺静脉异位引流，如果不能确定是否部分性肺静脉引流时，可行心导管检查、MRI 或 CT 检查。心导管检查显示，血液在两个心房，两个心室和主动脉的血氧饱和度相似，提示血液进行了氧合血与非氧合血进行了完全的混合。体静脉血氧饱和度的增加发生在异常肺静脉通道的入口的部位。在年长儿，肺动脉和右心室压力可以仅有中度的增高，但在婴儿合并肺静脉回流受阻时常合并肺动脉高压。选择性肺动脉造影可显示肺静脉的解剖及其进入体静脉循环路径。

■ 治　疗

应在婴儿期进行完全性肺静脉异位引流的手术矫治，对于有肺静脉回流受阻的患儿，应选择急诊外科手术。若无法紧急手术治疗，体外膜肺氧和治疗（ECMO）可用于维持患儿氧合。在手术治疗中，使使肺静脉直接汇入左心房并修补房间隔缺损。即使危重新生儿采取早期手术效果也大多较满意。术后可能会出现肺动脉高压危象。在一些患儿，特别是那些诊

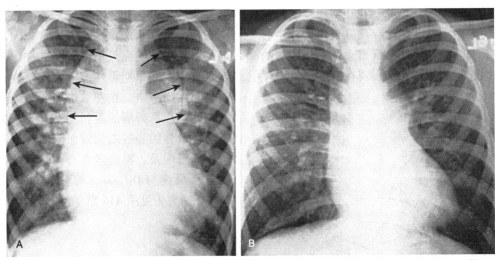

图 425-6　完全性肺静脉反流至左上腔静脉的胸部 X 线表现。A. 术前影像。箭头指向心上阴影，呈雪人或者图 8 的影像。B. 术后影像显示，心脏大小和心上阴影减小

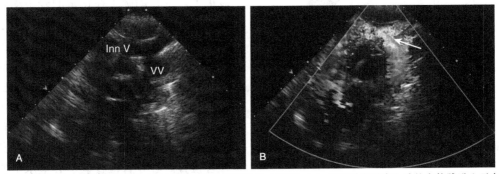

图 425-7（见彩图）　胸骨上的二维超声图显示心上型全肺静脉回流异常（I 型）。A. 可以看出垂直上升的大静脉进入无名静脉，进入上半身经脉系统的异常静脉存在中度狭窄。B. 彩色多普勒检查显示了表示血液从心脏向传感器移动的静脉血流信号（红色）（所有静脉血流正常应回流到心脏），即肺静脉回流异常的诊断。图像上可以看出，当垂直静脉进入无名静脉时血流加速。Inn V: 无名静脉；VV: 垂直静脉

断延迟或者静脉回流梗阻严重者，可能会发生再狭窄和甚至进展为肺静脉闭塞。对于术后的再狭窄，可尝试采用再次外科手术、球囊扩张，支架以及抗增殖化学治疗等方法。到目前为止，长期的预后还有待观察。那些合并肺静脉闭塞性病变的完全性肺静脉异位引流患者，心肺移植是唯一的选择。

参考书目

参考书目请参见光盘。

425.8　永存动脉干

Daniel Bernstein

■ 病理生理

永存动脉干，即单一的动脉干（永存动脉干）起源于心室并供应体循环和肺循环及冠脉循环。通常存在室间隔缺损，动脉干骑跨于室间隔缺损上同时接受来自左右心室的血液（图425-8）。动脉干的瓣膜常有2~6个瓣叶之多，可有狭窄或反流，或者两者兼而有之。Ⅰ型永存动脉干是指肺动脉主干出自动脉干的左后方，之后再发出左右肺动脉。在Ⅱ型和Ⅲ型永存动脉干没有肺动脉主干，Ⅱ型永存动脉干病例的左右肺动脉分别起于动脉干后壁，而Ⅲ型永存动脉病例的左右肺动脉分别起于动脉干侧壁。现在已不再使用Ⅳ

型永存动脉干这一术语，因为在这种情况下，在心脏和肺动脉之间没有可识别的连接，肺血流量主要来自体-肺动脉侧支血管（MAPCAs），基本上属于肺动脉闭锁的一种形式（见第424.2）。

本病表现为两个心室同时收缩并同时向动脉干射血。患儿刚出生时肺血管阻力较高，此时肺血流量可能正常。当肺血管阻力在生后一个月下降，入肺血流随之增多，患儿可表现为心力衰竭。动脉干在接受的含氧高的肺静脉回心血流的同时，也接受体循环静脉回心血流，由于肺血流量很多，患儿多表现为轻度发绀。如果不及时治疗，随着肺血管阻力增高，肺血流量减少，患儿的发绀逐渐加重（艾森曼格生理学，见第427.2）。

■ 临床表现

永存动脉干的临床症状因年龄存在差异，其临床表现主要取决于肺血管阻力。在新生儿期，通常无心力衰竭表现。杂音和轻度发绀是最初的表现。接下来的1~2个月，肺血流量逐步增加，患儿主要表现为心力衰竭，仍会有轻度发绀。血流从动脉干流向肺循环可导致脉压增宽和水冲脉。如果动脉干瓣膜反流，这些表现将进一步加重。心脏通常扩大，心前区可及震颤。第二心音响亮且单一。胸骨左缘可及收缩期喷射性杂音。收缩早期可伴有收缩期喀喇音。由于动脉干的瓣膜关闭不全，在左-中胸骨边缘可闻及舒张早期高调并且逐渐减弱的舒张期杂音。心尖部的舒张中期隆隆样杂音因经过二尖瓣血流增加引起，通常用钟形听诊器可闻及，特别是在心力衰竭的时候明显。永存动脉干可能与DiGeorge综合征有关，常伴有染色体22q11缺失（见第418章）。

■ 诊　断

心电图显示左、右或双心室肥厚。胸片表现多样，由于两心室均扩大，出生后1周至几周内患儿心影明显扩大。永存动脉干在正常的升主动脉和动脉结部位会产生明显阴影，50%的患者伴有右位主动脉弓。胸片上主动脉结左边的凸出主要是主肺动脉或左肺动脉。生后1周至几周内会出现肺多血改变。超声心动图可确诊本病，显示大动脉干骑跨于室间隔缺损之上，并可探明肺动脉分支的起源（图425-9）。有的病例可能会伴有主动脉弓离断。脉冲多普勒和彩色多普勒可用于评估动脉干瓣膜的反流。若有必要，可进行心导管检查。心导管检查显示心室水平的左向右分流，动脉干的右向左分流。双心室和动脉干的收缩期压力相等。血管造影可显示动脉干及肺动脉起源情况。

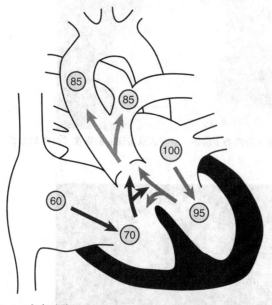

图425-8　永存动脉干生理。圈内的数字代表氧饱和值。右心房（混合静脉）血氧饱和度随全身低氧血症而降低。饱和的血液进入右心房，通过三尖瓣进入右心室，泵入主动脉干。常见的肺动脉主动脉共干是主动脉和主肺动脉或其分支形成。主动脉和肺动脉的氧饱和度通常是一样的（混合病变的定义）。肺血管阻力在生命的第一周减少，肺血流量急剧增加，导致轻度发绀和充血性心力衰竭

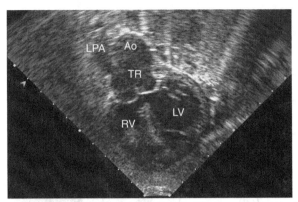

图 425-9　肋下二维超声心动图下的永存动脉干。可以看出大动脉干瓣膜可覆盖室间隔缺损。在这种情况下，只有左肺动脉（LPA）起源于动脉干（TR）。肺动脉是不连续的，右肺动脉是起源于通过动脉导管降的降主动脉（未示出）。Ao：主动脉；LV：左心室；RV：右心室

■ 预后和并发症

外科手术结果多较满意。许多接受了动脉单干重建手术患者的现在已成年。右室至肺动脉的管道随着孩子年龄的增长可能不能满足机体的需要，这意味着直到成人需要进行多次手术。当动脉单干合并 DiGeorge 综合征时，相关的内分泌、免疫、气道异常可能导致术后复苏存在困难。

■ 治　疗

在出生后 1 到几周内，许多婴儿要使用抗心衰药物。患儿出生后随着肺血管阻力下降，心衰症状加重，手术需在限期内完成，通常在生后 1 周至几个月内完成。超过该时间段延迟手术可能会增加肺血管疾病的可能。手术治疗修补室间隔缺损，从动脉单干分离出肺动脉，右心室及肺动脉之间建立同种管道。及时的手术治疗效果非常满意，但随着小儿的生长发育，右室及肺动脉之间管道因反流或狭窄必须需要更换，甚至更换几次。

参考书目

参考书目请参见光盘。

425.9　单心室（双入口心室，单室心）

Daniel Bernstein

■ 病理生理

本病即两个心房通过共同房室瓣或者独立的二尖瓣、三尖瓣进入单一的心室，体循环与肺循环的静脉血完全混合后由单心室泵出。该心室可以是左室型、右室型或不确定心室型。主动脉和肺动脉都出自该心室，两大血管中的一个可能起源于残留的流出道心室。主动脉可位在后方、前方或与肺动脉并排在右或左，肺动脉狭窄或闭锁常见。

■ 临床表现

临床表现多样，主要取决于相关的心内畸形。如果肺动脉流出道梗阻，临床表现类似于法洛四联症，典型表现是发绀但不合并心衰。如果肺动脉流出道是通畅的，临床表现类似于大血管转位合并室间隔缺损，表现为轻度发绀和进行性心衰。

合并有肺动脉狭窄患者，发绀在生后早期就会出现。心脏轻 - 中度扩大，左胸骨旁抬高明显，常可闻及响亮的收缩期喷射性杂音。可闻及开瓣音，第二心音单一且响亮。肺动脉血流通畅者可随着生后肺血管阻力下降出现肺血流量增多，表现为气促、呼吸困难、发育不良、反复肺部感染，仅轻 - 中度发绀。心脏扩大通常明显，左胸骨旁隆起明显。收缩期喷射性杂音音调不高，但第二心音响亮且有少许分裂。第三心音较常见，随之可听到短的舒张中期的隆隆样杂音，此杂音由增多的血流通过共同房室瓣产生。肺血管阻力逐渐增高最终减少了肺血流量，发绀加重但心衰症状得以改善（艾森曼格生理学，见第 427.2）。

■ 诊　断

心电图无特异性表现，P 波可正常，也可高尖或双峰样。胸导联心电图提示右室肥厚、双心室肥厚、右室或左室占主导地位。QRS 波初始向量朝左前。胸片检查能显示心脏的扩大程度。胸部正位片可见残留流出道心室向左上方心影凸出。如果不合并肺动脉狭窄，胸片有肺多血表现。合并肺动脉狭窄，则肺血减少。超声心动图用于检查室间隔缺失或近缺失，以及判断单心室是右室型、左室型或混合型。超声心动图还能显示残余流出道心室位于哪个大血管之下，脉冲多普勒用于判断途径该球室孔的血流是否有梗阻。

如果行心导管检查，单心室的收缩期压力在与体循环系统一样，但是可能在主心室与残余心室间有压力阶差。压力测量和造影可证实是否合并肺动脉狭窄。

■ 预后及并发症

如果不手术治疗，患儿在婴儿期可死于心力衰竭。存活至青少年或成年早期的患儿最终死于慢性低氧血症或肺血管梗阻性病变。患儿合并有中度的肺动脉狭窄者有较好的预后，因为肺血流受到限制，但在一定

程度上又能满足机体的需要。外科修复术式主要是 Fontan 手术（见第 424.4），短期及中期的效果非常好。

■ 治 疗

如果肺动脉狭窄严重，需采取 B-T 分流术，以保证肺血流供应（见第 424.1）。如果没有肺动脉狭窄，多需采取肺动脉环缩术来控制心衰及阻止肺血管疾病进行性发展。双向 Glenn 术通常在 2~6 个月手术，下一步在 2~3 岁时做改良 Fontan 手术（腔静脉–肺动脉吻合术；第 424.4）。如果因为限制性球室孔导致主动脉瓣下狭窄，可行升主动脉及主肺动脉吻合术姑息治疗（Damus-Stansyl-Kaye 术式）。

425.10 左心发育不良综合征

Daniel Bernstein

■ 病理生理

左心发育不良综合征指一组包含左心系统（主动脉瓣或二尖瓣闭锁）和升主动脉发育不良的相关畸形构成的心脏异常（图 425-10）。左心室可以中度发育不良，也可能很小且没有功能或完全闭锁，患儿生后由右心室承担维持肺循环且通过动脉导管维持体循环的功能。肺静脉血通过房间隔缺损或增大的卵圆孔从左心系统进入右心系统，且在此与体静脉血进行充分混合。室间隔通常完整，此时所有右心室的血进入主肺动脉，血流通过动脉导管进入降主动脉，升主动脉及冠状动脉也由动脉导管逆向供血。主要的血流动力学异常是维持体循环的血流不足（取决于房水平的沟通多少），肺动脉高压（限制性卵圆孔）和肺循环血量增加（中或大的房间隔缺损）。

■ 临床表现

虽然并非所有的患儿青紫在生后 48 内都很明显，但由于灌注的血流量少，患儿皮肤很容易表现出浅灰蓝色。大多数婴儿在出生后几小时到几天之内必须作出明确诊断。一旦动脉导管关闭，低循环灌注及休克就会明显表现出来。所有的周围脉搏搏动减弱或消失。右心室胸骨旁波动明显增强并可闻及收缩期杂音。

这种疾病可单独发生。5% ~ 15% 的患儿与已知的遗传综合征有关，如特纳综合征、13 或 18 三体综合征、Jacobsen 综合征（11 号染色体缺失）、Holt-Oram 综合征、Rubinstein-Taybi 综合征。在这种情况下，非心血管症状可能很明显并影响临床结果。

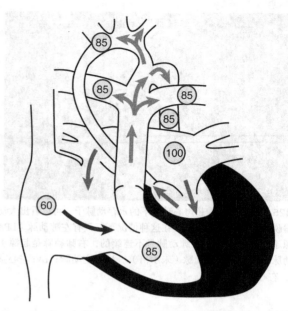

图 425-10 左心发育不全综合征的生理。圈内的数字代表氧饱和值。左心发育不全综合征不是单一的病变，而是多种左心结构不同程度病变的集合，此图显示的是二尖瓣，一个左心室小腔，一个小升主动脉。右心房（混合静脉）血氧饱和度随全身性低氧血症而降低。饱和的血液进入右心房，通过三尖瓣进入右心室，并泵入肺动脉。由于左心室顺应性明显降低，大多数肺静脉血返回左心房，在心房水平向左分流。少量的左心房血液会穿过二尖瓣并被泵入微小的升主动脉。右心室的血氧饱和度代表了全身血液和肺静脉血的混合物饱和度。肺动脉血流进入肺动脉，从左至右越过动脉导管未闭（PDA）进入主动脉。导管的血液流入降主动脉以及逆行升主动脉，提供了出冠状动脉（起源于小升主动脉）外头部和颈部的血流，动脉导管闭合导致严重的缺氧和循环衰竭

■ 诊 断

生后 1 d 内，胸片见心脏外形可以正常或扩大。由于肺血增多，患儿的心脏很快出现扩大。最初的心电图是正常的，以右室占优势，之后，P 波突出且随着左室缩小右心室肥厚明显。超声心动图见二尖瓣及主动脉根部消失，可见发育不良、程度不等的左房左室缩小，右心房及右心室扩大（图 425-11）。通过脉冲和彩色多普勒可直接评估心房水平的分流大小。升主动脉和主动脉弓变小，有些病例由于存在大的动脉导管，当合并主动脉弓缩窄时鉴别困难。多普勒超声可显示没有顺行升主动脉血流，只有通过动脉导管逆灌注的血流。左心发育不良综合征通常无须心导管检查即可诊断。造影可明确升主动脉的发育不良。

■ 预后及并发症

如果不手术治疗，患儿通常会在生后 1~2 周内在死亡。偶尔，有少数病例手术可以存活至生后几个月或甚至极少情况下会存活数年。有证据表明，左心发育不良综合征婴儿中有高达 30% 的病例或多或少合

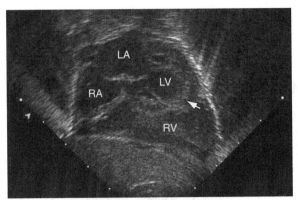

图 425-11　左心发育不全综合的二维超声心动图诊断。可以看到左心室的小腔，心尖（箭头所指部分）不构成心脏的顶点。从左至右可以看到心房中隔，表明两心房之间的沟通是受压力限制。LA：左心房；LV：RA：右心房；RV：右心室

会并有神经系统功能障碍。左心发育不良综合征中有40%患儿有其他的畸形。因此，仔细的术前评估（遗传、神经、眼科）的患者才考虑手术治疗。

Norwood 术后的长期随访观察提示患儿的神经发育欠佳且运动耐受能力下降。神经发育欠佳的原因是与产前中枢神经系统损伤或畸形相关，还是与体外循环手术时脑血流动力学的改变有关，亦或由术后低灌注差引起，目前还不清楚。

■ 治　疗

在有经验的心脏中心，患儿一期手术后存活率可高达95%。一期手术的目的，是将从主动脉与肺动脉重建为一个新的主动脉，从单心室发出向体循环系统供血，并限制肺血流量，避免心力衰竭，防止肺血管病变的进展。2 期手术最常采用的手术方式是 Norwood 手术（图 425-12）或 Sano 手术。既往几个心脏中心主要提倡心脏移植，移植能够大大提高存活率，但在这个年龄的心脏供体非常稀有。

如果计划进行 Norwood 或 Sano 手术，术前准备包括纠正酸中毒和低血糖，使用前列腺素 E1[0.01－0.20 μ g /（kg·min）] 维持动脉导管开放保证体循环血流量。同时预防体温降低。术前管理还需避免肺血过多，这点可通过设置呼吸机参数来实现，提高吸入的 CO_2 浓度或减低 O_2 浓度。也可行房间隔球囊扩张术。

Norwood 手术通常分 3 期执行。Ⅰ期（图 425-1）房间隔扩大切除，横断并结扎远端肺动脉；近端肺动脉与发育不良的主动脉弓吻合形成新主动脉。B-T 分流管道连接主动脉和主肺动脉，为肺循环提供可控的血流。在 Sano 手术修补中，用右心室到肺动脉导的连接管道来代替主动脉到肺动脉分流管道，提供肺动脉血流，临时创建了一个右心室双出口。在过去二十年

中，这些一期手术的效果已显著改善，最好的报道结果表明有 90%~95% 的存活率。

Ⅱ期手术一般患儿在 2 ~6 个月大时行 Glenn 术。将上腔静脉与肺动脉（第 425.4）连接。Ⅲ期手术则通常在 2~3 岁实施改良 Fontan 手术，通过心房内或外部管道连接下腔静脉与肺部动脉。Ⅲ期手术后，全身系统的静脉血直接回到肺循环。肺静脉血流进入左心房且直接穿过房间隔经三尖瓣，随后进入右心室，之后血流进入新的主动脉，从而供应全身循环。原主动脉根部与新主动脉相连，新主动脉提供冠状动脉血流。Ⅱ期和Ⅲ期手术风险远低于Ⅰ期手术风险。手术间的死亡率（Ⅰ期和Ⅱ期手术）在使用了家庭监控程序后减少了。行 Norwood 手术和 Sano 手术短期和长期的手术效果还有待证明。

另一种可供选择的治疗方案是心脏移植，可在新生儿期进行即刻移植（避免了Ⅰ期 Norwood 手术）。也可以先行Ⅰ期 Norwood 手术，待时机成熟之后再行心脏移植。心脏移植后，患者通常有正常的心功能，不再有心衰症状。但是，这些患者有慢性器官排斥风险且需要终身免疫抑制治疗（见第 437.1）。由于供体短缺和非心脏移植标准手术方式带来的治疗效果的提高，导致大多数中心停止推荐心脏移植，除非相关病变使 Norwood 手术异常危险，或在标准手术治疗后患者的心功能仍然很差。

■ 预　防

连续的胎儿超声心动图观察证明，在胎儿时期，左心发育不全综合征是一个进展的过程，从妊娠中期的主动脉瓣膜狭窄开始。在胎儿生长发育过程中，由于主动脉瓣膜狭窄导致流向左心室的血流减少，最终造成了左心室发育不良综合征。有研究表明，在妊娠中期行胎儿主动脉瓣膜球囊扩张术可能会阻止左室发育不良的进展（图 425-13）。尽管只有 30% 的胎儿在行主动脉瓣球囊扩张术后心室得到了充分的发育，但该项治疗的初步结果仍然鼓舞人心。但目前该方法还处于实验阶段。

参考书目
参考书目请参见光盘。

425.11　心脏位置异常及内脏异位综合征
Daniel Bernstein

区分和诊断异常心脏位置的最好方法是分节段诊断，首先通过内脏确定心房的位置，接下来是确定心室，最后确定大血管。确定内脏和心房的位置判定，

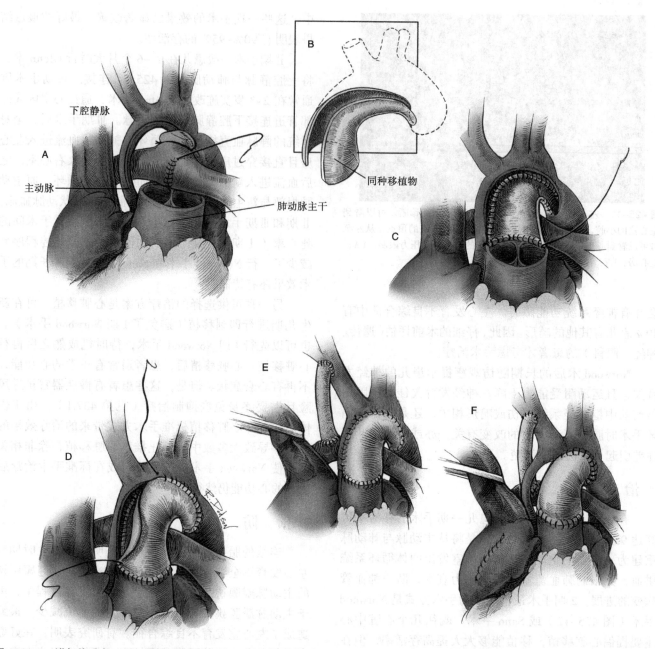

图 425-12 诺伍德手术，左心发育不良综合征第一阶段缓解的两项技术之一。A. 该手术的切口包括动脉壁同种移植物，远端主肺动脉可直接进行缝合或修补。B. 动脉壁的异体移植物的大小。C. 动脉壁移植物用于近端主肺动脉与升主动脉、主动脉弓和近降主动脉之间的链接。D. 该手术包括房间隔切除术和修改权布莱洛克分流术。E. 当升主动脉特别小时，另一种方法是放置一个完整的动脉管。F. 如图所示，小升主动脉可能会移位，或者植入新主动脉侧

摘自 Castaneda AR, Jonas RA, Mayer JE Jr, et al. Single-ventricle tricuspid atresia//Cardiac surgery of the neonate and infant. Philadelphia, 1994

可通过 X 线片和超声心动图查明腹部器官有无异位及通过气管分叉来区分左右支气管。心房位置通常与内脏位置一致。内脏正位，内脏在其正常位置（胃和脾在左边，肝脏在右边），右肺呈 3 叶，左肺呈两叶，右心房位于右侧，左心房在左侧。当腹部脏器和肺反位时，该排列被称为内脏反位，左心房在右侧，右心房在左侧。如果内脏和心房位置较难确定，多有心房内脏不定位或内脏异构存在。①无脾综合征（右侧异构或双侧均为右侧结构），该种异构一般肝脏为中位，无脾，患者有两个形态学相同的右肺。②多脾综合征（左侧异构或双侧都是左侧结构），有多个小的脾脏，通常有下腔静脉肝段缺如，患者有两个形态学相同的左肺。内脏异位综合征通常与严重先天性心脏病相关，包括房间隔缺损、室间隔缺损、房室间隔缺损、一侧心室发育不全、肺动脉或主动脉狭窄和肺静脉异位引流（图 425-2）。

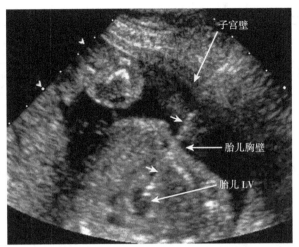

图 425-13　治疗胎儿严重主动脉狭窄防止左心发育不良综合征的发展。胎儿超声显示出探针（箭头所示）经母体腹壁，通过子宫和胎儿的胸壁，并进入胎儿左心室（LV）。球囊导管通过探针进入左心室，随即通过狭窄的主动脉瓣。球囊充气使阀门扩大，导管和探针被移除
（Courtesy of Dr. Stanton Perry, Stanford University, Stanford, CA）

之后再确定心室节段诊断。心室定位又由胎儿时期心血管环发展方向决定。胚胎时期心管右侧环化，右心室将来发育中靠前靠右，而左心室仍然保持者靠后和靠左。内脏正位患者为心室左袢，房室连接正常（右心房连接右心室，左心房左心室连接）。心脏左袢患者，右心室在左边，左心室在右边。内脏正位的患者，右心房连接左心室，左心房连接右心室（心室反位）。

最后确定大血管的节段诊断。每种类型的心脏旋转，心室和动脉的关系可以认为是正常的（右心室连接肺动脉，左心室连接主动脉）或者转位（右心室连接主动脉，左心室连接肺动脉）。主要依据主动脉（位置正常时通常位于右前）和肺动脉的相对位置来分类。在大动脉转位中，主动脉通常在后，在肺动脉的右边（右位转位）或者左边（左位转位）。这些心脏的节段诊断，包括心房 - 心室，心室 - 主动脉之间的关系可以通过超声检查来确定。心脏异位的临床表现主要取决于其伴发的心血管畸形。

右位心是心脏在胸腔的右侧。左位心（正常位置）心脏在胸腔的左侧。不伴内脏转位的右位心和心脏左位伴内脏反位的患者，通常会合并严重的心脏畸形。年龄较大的儿童和成年人的调查表明，伴内脏转位及大动脉关系正常的右位心（镜面右位心）通常心脏功能正常，尽管这样的患者合并单纯先天性心脏病的现象较为常见。

解剖或功能异常的肺、隔膜、胸廓可能导致心脏向右位心。但是在这种情况下，心尖正常朝向左边。尽管肺发育不全可能伴随异常的肺静脉回流异常（弯刀综合征）（见第 420.4），但总体上该种解剖异常较少合并先天性心脏疾病，心电图很难解释心房、心

室、大动脉调转等的相关病变。诊断需要靠详细的心脏彩超检查，有时需要行 MRI、CT、心导管等检查。心脏异位患者的预后及治疗随伴发的心脏畸形不同而不同，可详见有关章节。无脾综合征具有严重感染的高风险，例如细菌性败血症，因而每天都需要抗生素来预防。多脾综合征患儿脾脏功能通常较差，通常需要预防肺炎球菌败血症。

参考书目

参考书目请参见光盘。

（王树水　译，刘瀚旻　审）

第 426 章
其他先天性心脏病和血管畸形

426.1　主动脉弓畸形
Daniel Bernstein

■ 右位主动脉弓

该畸形是指主动脉弓向右边弯曲，如若同时在脊柱右边下行，则常常合并其他的心脏畸形。它在法洛四联症中的发生率达到 20%，在永存动脉干中也很常见。不合并其他心脏畸形的右位主动脉弓通常没有临床症状。胸片可以显露右位主动脉弓。因为正常的主动脉左弓就位于气管前面，故气管会因主动脉右弓轻微的朝中线左侧移位而非朝右侧。在行食管钡剂造影时，食管的右侧在主动脉弓的水平可见压迹。

■ 血管环

主动脉弓及其主要分支的畸形导致了包绕气管和食管的血管环形成，并对气管和食管造成了不同程度的压迫（表 426-1）。通过复习主动脉弓形成的胚胎学有助于我们更好的理解这些畸形（图 414-1）。其中最常见的畸形包括：①双主动脉弓（图 426-1A）；②右位的主动脉弓合并左侧动脉韧带；③异常的无名动脉在正常位置偏左侧由的弓部发出；④异常的左颈总动脉在正常位置偏右侧的主动脉弓起源并且在气管的前面走形；⑤左肺动脉畸形（肺动脉吊带）。在后面这种畸形里，左肺动脉起源于细小主肺动脉或者起源于右肺动脉。它走行在气管和食管之间并形成压迫。

表 426-1　血管环

病变	症状	X 线	钡餐	纤支镜	磁共振/超声/心导管	治疗
双主动脉弓	喘鸣、呼吸困难、吞咽困难、窒息	正位：心底部增宽；侧位：C_3-C_4 水平可见狭窄的气管前移	食管双侧压痕	气管双侧波动性受压	诊断	结扎及离断小的弓（通常为左弓）
主动脉右弓左侧动脉导管或韧带	呼吸困难及吞咽困难	正位：气管偏向左侧	食管双侧压痕（右侧明显）	气管双侧受压，右侧受压为波动性	诊断	结扎动脉导管或韧带
无名动脉异常综合征	咳嗽、喘鸣、窒息	正位：正常侧位：气管前端受压	正常	气管前面搏动性受压	不必	保守治疗，有窒息者行气管悬吊手术
迷走右锁骨下动脉	偶尔有吞咽困难	正常	前后位可见右上方的充盈缺损；侧位可见右前壁小的充盈缺损	通常正常	诊断	结扎
肺动脉吊带	呼气性喘鸣、呼吸窘迫	正位：左肺门偏低侧位：右侧肺气肿/肺不张	气管嵴上水平食管和气管之间前面的压痕 ±	气管向左侧移位，右主支气管受压	诊断	分离并将右肺动脉从气管前重新吻合到主肺动脉

摘自 Kliegman RM, Greenbaum LA, Lye PS. Practical strategies in pediatric diagnosis and therapy. 2ed. Philadelphia, 2004, 88

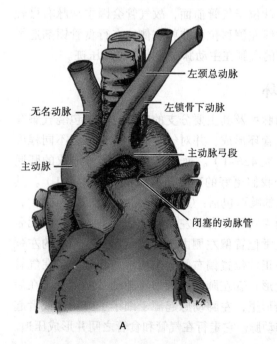

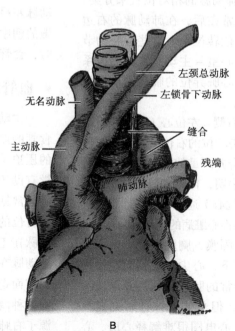

图 426-1　双主动脉弓。
A. 双主动脉弓。双弓较小的前支（最常见的类型）。
B. 手术解除血管环压迫

5%~50% 的患者可合并先天性心脏病，概率取决于血管异常的类型。

临床表现

如果血管环对气管和食管压迫造成了狭窄，患儿常常在婴幼儿时期出现症状。慢性喘息会因哭闹、喂养和颈部的弯曲而加重。保持颈部伸展可以缓解喘息。呕吐也是一种伴随症状。受血管环影响的婴幼儿常常会出现高调的咳嗽声音、肺炎，少部分患儿甚至可能出现窒息死亡。

诊 断

常规的 X 线检查通常无法确诊。既往钡剂食管造影曾作为诊断的金标准（图 426-2）。如今常用心脏彩超结合心脏 MRI 或 CT 确诊。对于合并心脏畸形或者存在无法确诊的畸形时，可行心导管检查。支气管镜在一些更严重的病例中明确气道狭窄程度时有帮助。

治 疗

对于有气管压迫证据且有临床症状的患者建议手术治疗。对于双主动脉弓的患者通常是离断前面的血管（图 426-1B）。由右位主动脉弓合并左侧动脉韧带导致的压迫症状可通过切断后者缓解。无名动脉或颈总动脉畸形无法用切断血管的方法来矫治，通过将这些血管的外膜向胸骨牵拉等处理上常常可以缓解气管压迫。异常起源的左肺动脉则从根部离断并将游离左肺动脉绕到气管前面，再重新吻合在主肺动脉上。如果出现一些严重的气管软化需要在手术时同时行气道重建。

参考书目

参考书目请参见光盘。

426.2 冠状动脉起源异常

Daniel Bernstein

■ 左冠状动脉异位起源于肺动脉（ALCAPA）

左冠状动脉异位起源于肺动脉时，左心室心肌供血受到严重影响。出生后不久，随着肺动脉压力的下降，左冠状动脉的灌注压不足导致心肌缺血、梗死、纤维化。在一些病例中，左、右冠状动脉之间的交通血管建立。左冠状动脉内的血流方向是逆向的，它流向肺动脉，这种现象被称为"心肌窃血"综合征。左心室逐渐扩大并且功能减退。二尖瓣反流是常见的并发症，继发于瓣环径的扩大或者二尖瓣乳头肌的梗死。左心室游离壁亦可出现局部的室壁瘤。少部分患儿在儿童时期有足够的心肌供血，存在一个连续性的杂音和一股在扩张的冠状动脉系统内（主动脉到右冠状动脉到左冠状动脉到肺动脉）小的左向右分流。

临床表现

出生后的头几个月里可出现明显的心力衰竭，可因为呼吸道感染而加重。表现为反复的烦躁不安、易激惹、汗多、呼吸困难和面色苍白，甚至可能出现类似心绞痛的表现。心脏中到重度扩大，奔马律很常见。心脏杂音可为非特异性的收缩期杂音或者由于二尖瓣反流导致出现全收缩期杂音。年长儿因为合并丰富的冠脉间交通可能出现连续性杂音和轻微的左室功能异常。在青少年时期可在运动时出现心绞痛。少部分右冠状动脉的畸形的患者也可能出现类似临床表现。

诊 断

X 线检查可发现心脏扩大，心电图表现类似于成

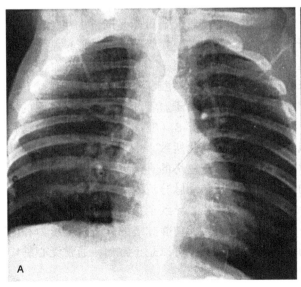

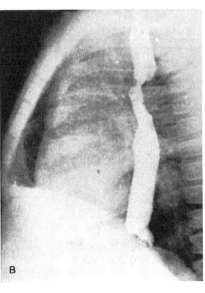

图 426-2 5 月大婴儿的双主动脉弓。A. 前后位。钡剂造影见食管双侧受压。B. 侧位。食管前移，较小的双主动脉弓前弓术中被切断

人侧壁梗死的图形。I 导联及 aVL 导联常可见 QR 型和倒置的 T 波。以左心室为主的导联（V5 和 V6）也可出现深 Q 波、ST 段抬高和 T 波倒置（图 426-3）。二维超声常常可以提示诊断，然而超声心动图在诊断该种畸形时并不完全可靠。仅看二维超声图像，有时会见到左冠状动脉从主动脉发出的假象。彩色多普勒检测提高了诊断该疾病的准确性，它可以发现冠状动脉内的血液是逆向的。CT 或 MRI 可有助确诊冠脉起源异常。心导管检查有诊断意义：主动脉造影可直接见到只有右冠状动脉显影。该血管是增宽的、扭曲的。在冠状动脉之间的交通血管充盈后左冠状动脉才逐渐显影，并可见其汇入肺动脉。肺动脉造影也可见到异常起源的左冠状动脉显影。选择性左心室造影通常可证实扩大的左心室伴有排空降低和二尖瓣反流。

治疗和预后

未予治疗者，在生后 1~6 月常常心衰死于心衰。那些存活的患儿冠脉间通常拥有丰富的侧支循环。药物治疗包括标准的抗心衰治疗（利尿剂、血管紧张素转换酶抑制剂）和控制心肌缺血（硝酸甘油，β - 受体阻滞剂）。

外科治疗包括从肺动脉上分离异常起源的冠状动脉并将其重新吻合到主动脉上建立正常的心肌灌注。症状严重的婴幼儿合并细小的冠状动脉可导致操作困难。一些心肌梗死较严重的患儿，心脏移植可能是比较好的选择（见第 437.1）。

■ 右冠状动脉起源于肺动脉

右冠状动脉起源于肺动脉在婴儿时期或者儿童早期很少出现临床症状。左冠状动脉往往扩张，右冠状动脉壁较薄，伴轻度扩张。在婴幼儿早期，右冠状动脉的供血来自肺动脉，以后，来自左冠状动脉发出的侧枝血管会供应右冠状动脉。青少年和成人可出现心绞痛和猝死。本病一旦确诊应尽早手术矫治，将右冠状动脉重新吻合到主动脉上。

■ 冠状动脉异常起源于主动脉合并冠脉近端走形异常

在冠状动脉异常起源于主动脉合并近端走行异常时，异常的动脉可以是左冠状动脉、右冠状动脉或者是冠状动脉的主要分支。异常起源的位置可以是冠状动脉窦或者临近的冠状动脉。其开口常发育不良，呈裂隙样，部分病例冠脉开口径也可正常。异常的血管可能走行在主动脉和右心室流出道的前面、后面或者之间，也可以在圆锥组织或室间隔组织间呈隧道样走行。开口发育不全、主动脉和右室流出道（/室间隔）之间的隧道、冠脉锐性成角都可导致血管堵塞出现心肌梗死。如果异位起源的冠脉管腔通畅则无症状。这种罕见畸形通常是因为严重心肌梗死、室性心律失常、心绞痛或者晕厥等才被发现，可出现猝死，特别在年轻运动员中更为多见。

诊断的方法包括心电图、运动试验、二维超声心动图、CT 或 MRI，放射性核素灌注扫描和行选择性冠脉造影的心导管检查。

治疗需解除血管梗阻，包括重新吻合异常血管至主动脉，也可行冠状动脉旁路移植术。对于伴有这些畸形的无症状患者是否需进行手术矫治目前仍有争议。

参考书目

参考书目请参见光盘。

426.3　肺动静脉瘘

Daniel Bernstein

肺血管里面的瘘管交通可能是局部的粗大瘘管，也可能是多发、散在的小瘘管。这种畸形最常见的类型是 Osler-Weber-Rendu 综合征（遗传性出血性血管扩张症 I 型），常合并鼻腔和颊黏膜、胃肠道或者肝脏的血管瘤。本病是由于血管细胞黏附分子基因的突变，引起转化生长因子 β（TGF-β）受体复合物这种细胞表面构成成分变化所致。最常见的瘘管见于肺动静脉之间，肺动脉与左房的直接瘘管极少见。未经氧合的血通过瘘管从肺动脉分流入肺静脉，因此绕过肺脏，再进入左心系统，导致全身动脉的血氧饱和度降低，临床可见发绀。肺动静脉瘘的分流是低压力和阻力的，因此肺动脉压力可以是正常的；通常无心脏增大和心力衰竭的表现。

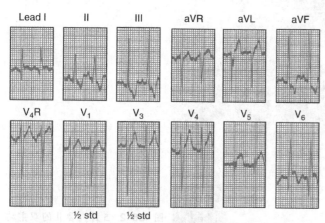

图 426-3　左冠脉起源于肺动脉，3 月龄患儿的心电图，呈侧壁心肌梗死图形，I、V₅ 及 V₆ 导联可见宽大的病理性 Q 波，V₅ 及 V₆ 导联 ST 段抬高，V₆ 导联 T 波倒置

补充内容请参见光盘。

426.4　心脏异位（异位心）

Daniel Bernstein

心脏异位所致的胸廓畸形最常见的是胸骨断裂且心脏突出并外露于胸部。在其他的表型中，心脏可突出穿过膈肌凸进腹腔或可位于颈部。通常会合并心内畸形。Cantrell 五联征包括心脏异位、正中脐上腹壁缺损、前部膈肌缺损、下段胸骨缺陷以及心内畸形（如室间隔缺损、法洛四联症或左室憩室）。幼年期可出现死亡，常以感染、心力衰竭或低氧血症所致。对于不伴有极其严重心脏畸形的新生儿的手术治疗包括用皮肤覆盖心脏以免影响静脉回流或心室排出，合并缺损的修补和缓解也是必需的。

426.5　左心室憩室

Daniel Bernstein

左室憩室是一种罕见的畸形，表现为憩室突入上腹部。该畸形可以是孤立的或者合并其他复杂心血管异常。在上腹部常可见并触及搏动性包块。可在胸骨下段或包块处触及血液进出憩室产生收缩期或双期杂音。心电图呈现完全性或不完全性左束支传导阻滞。胸部 X 线检查未必见包块。合并的异常包括胸骨、腹壁、膈肌和心包（早期可见）缺损。憩室以及合并心脏畸形的手术治疗因根据具体病例选择不同方式。少数病例中，憩室小且不合并临床症状或体征。这些小憩室多在因其他情况行超声心动图检查时发现。

（王树水　译，刘瀚旻　审）

第 427 章
肺动脉高压

427.1　原发性肺动脉高压

Daniel Bernstein

■ 病理生理

肺动脉高压以肺血管梗阻及右心衰为特征，可以发生在任何年龄，儿童患者通常在青春期才被诊断。在老年患者，女性发病率超过男性，两者之比是 1.7 : 1，

年轻人性别上无明显差异。一些患者有免疫功能失调或血液高凝状态的证据。骨形态发生蛋白受体 –2（BMPR–2，转化生长因子 – β 受体家族一员）在染色体 2q33 位点上的突变已经被证实是常染色体显性遗传家族性原发性肺动脉高压（PPHI）的患病基因。这种突变在女性患者中占多数并且发现 60% 的患者有家族史，而在散发病中突变占 25%。其他已经确认导致突变的基因包括染色体 2q31 和 12q13。很多患者中，病毒感染如人类疱疹病毒 8 被认为是触发因素。减肥药，尤其芬氟拉明与其发生有关。肺动脉高压是镰状细胞贫血和其他溶血性贫血常见并发症。肺动脉高压与肺血管床的毛细血管前梗阻有关，它是由于肌组织和弹性组织的增生及肺小动脉内膜的增厚。在大的肺动脉中也可能发现动脉粥样硬化。在儿童，肺静脉梗阻的疾病可解释一些原发性肺动脉高压的病例。在诊断原发性肺动脉高压之前，其他引起肺动脉压力增高的原因必须排除（如慢性肺实质性疾病，持续上呼吸道梗阻，先天性心脏畸形，复发性肺栓塞，肺泡毛细血管发育不良，肝脏疾病，自身免疫性疾病和烟雾病）。肺动脉高压的分类列在表 427–1。肺动脉高压引起右室后负荷增加导致右室肥厚。可见肺动脉扩张和肺动脉瓣关闭不全。在病程晚期，右室扩大、三尖瓣关闭不全可引起心输出量降低。心律失常、晕厥、猝死常见。

■ 临床表现

主要症状包括运动耐力下降和疲劳，偶尔会有心前区胸痛、头晕、头疼或晕厥。周围性发绀可能存在，尤其是合并右向左分流卵圆孔未闭的患儿。在疾病的终末期，患者可能出现四肢发凉，面色苍白伴心输出量减低。动脉氧饱和度通常是正常的，除非伴有心内分流。如果已经发生右心衰，会出现颈静脉压力升高、肝大、水肿。颈静脉 α 波可见，伴有功能性三尖瓣反流的患儿可见明显的颈静脉 cv 波和收缩期肝震颤。心脏中度扩大，可见右心室隆起。第一心音通常跟随在扩张的肺动脉引起的喷射音之后。第二心音是个狭窄的分裂，声音亢进，在胸骨左缘上方可闻及。收缩期前的奔马律在胸骨左缘下方可听见。收缩期杂音通常柔和、短小并跟随在由肺动脉反流引起的渐弱的舒张期杂音之后。在终末期，三尖瓣反流的全收缩期杂音在胸骨左缘下方可闻及。

■ 诊　断

胸片可显示出突出的肺动脉和右室（图 427–1）。肺门区充血，而外周肺血管少血。心电图显示右室肥大，伴有高尖 P 波。超声心动图用于检查心脏

有先天畸形的患者。多普勒评价三尖瓣情况，如果反流存在，可评估右室或肺动脉收缩期压力。

心导管可用于评估导致肺静脉压力升高的左心梗阻性病变（肺静脉狭窄、二尖瓣狭窄、限制性心肌病）。肺动脉高压伴肺毛细血管楔压正常可诊断原发性肺动脉高压。如果肺毛细血管楔压升高，左室舒张末压力正常，应当怀疑梗阻发生在肺静脉、左房或者二尖瓣部位。如果左室舒张末压力也升高，可考虑诊断限制性心肌病。严重的原发性肺动脉高压患儿心导管相关风险增加。

表 427-1　修订的 WHO 肺动脉高压分类

1.　肺动脉高压（PAH）

1.1　特发性肺动脉高压（IPAH）

1.2　家族性肺动脉高压（FPAH）

1.3　相关因素所致（APAH）

1.3.1　结缔组织疾病

1.3.2　先天性体－肺分流

1.3.3　门静脉高压

1.3.4　HIV 感染

1.3.5　药物或毒性物质

1.3.6　其他（甲状腺功能异常，糖原累积病，戈谢病，遗传性出血性毛细血管扩张症，血红蛋白病，慢性骨髓增殖性疾病，脾切除术）

1.4　与静脉或毛细血管相关的肺动脉高压

1.4.1　肺静脉闭塞性疾病（PVOD）

1.4.2　肺血管瘤（PCH）

1.5　新生儿持续肺动脉高压

2.　左心疾病的肺动脉高压

2.1　累及左房或左室的心脏疾病

2.2　二尖瓣或主动脉瓣疾病

3.　与呼吸系统疾病或缺氧相关的肺动脉高压

3.1　慢性阻塞性肺疾病

3.2　间质性肺疾病

3.3　睡眠呼吸障碍

3.4　肺泡内通气不足

3.5　慢性高原病

3.6　肺发育异常

4.　慢性血栓或栓塞性肺动脉高压

4.1　近端肺动脉栓塞

4.2　远端肺动脉栓塞

4.3　非血栓的肺栓塞（肿瘤、寄生虫外源性物）

5.　其他：肉状瘤病、组织细胞增多症、淋巴管瘤病、压迫肺血管疾病（腺病、肿瘤、纤维素性纵隔炎）

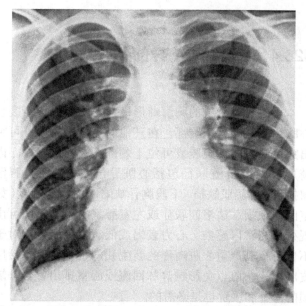

图 427-1　原发性肺动脉高压胸片：心脏中度增大，肺动脉扩张，2/3 的肺外带相对充血

■ 预后和治疗

肺动脉高压是逐渐进展的，并且当前没有有效的治愈方法。儿童在行心导管检查时口服钙通道阻滞剂如硝苯地平可检查肺血管的反应性。持续静脉输注花生四烯酸的代谢物如前列环素（依前列醇），只要持续输注就能缓解肺动脉压力。前列环素不仅有助于减轻症状和改善生活质量，而且能够阻止疾病的进展。曲前列环素、前列环素类似物的半衰期更长，被证明很有效。通过鼻导管持续吸入 NO、雾化吸入前列环素（伊洛前列环素）以及口服肺动脉舒张剂（波生坦，内皮素受体的拮抗剂；或者西地那非，磷酸二酯酶 5 抑制剂）已经成功用于成人患者，尽管在儿童的临床研究很少（表 427-2）。对于既往有肺栓塞的患儿，抗凝药的使用是很有价值的，其中部分患儿对肺血管球囊扩张术反应好。最有效的治疗方案仍然是心肺移植或肺移植术。在重度肺动脉高压及低心排患儿，终末事件仍然是猝死和致死性心律失常。在婴儿期诊断出的原发性肺动脉高压进展很快，死亡率高。

427.2　肺血管疾病（艾森曼格综合征）
Daniel Bernstein

■ 病理生理

艾森曼格综合征是指室间隔缺损的患者出现部分或全部右向左分流导致肺血管疾病的形成。这种异常也可发生在房室间隔缺损、室间隔缺损，动脉导管未闭或任何主动脉和肺动脉之间有分流的患者以及任何复杂型先天性心脏病非限制性的肺血流。肺血管疾病也可发生在独立的房间隔缺损中，但是不常见并且直到成人后才发生。

在艾森曼格综合征中，肺血管的阻力可在生后维持高水平，或者在婴儿早期降低后由于对肺动脉剪切力的增高导致阻力再升高。以下因素在肺血管的疾病形成中起了重要的作用，如肺动脉压力升高，肺血流增多，低氧或高碳酸血症。在疾病的早期阶段，肺动脉高压（肺动脉压力升高）主要由肺血流增多引起（动力性肺动脉高压），使用肺血管舒张剂如 NO、O_2 后可降低肺动脉压力。在艾森曼格综合征，肺动脉高压引起的肺血管疾病表现为肺血管阻塞性病理改变，对肺血管舒张药或 O_2 反应极小或没有反应。

病理和病理生理

艾森曼格综合征的病理改变发生在肺小动脉或肌性动脉（<300μm）并且依据组织病理学特征分级（Heath-Edwards 分级）。一级只涉及中层肥厚，二级包括中层肥厚和内膜增生，三级涉及近血管腔的阻塞，四级包括动脉扩张，五级和六级包括血管的丛状改变、血管瘤形成以及纤维素样坏死。四级 – 六级表明不可逆的肺血管阻塞性疾病。艾森曼格的病理生理被定义为肺血管阻力 >12wood 或肺循环与体循环阻力之比 ≥ 1.0。

肺血管疾病在唐氏综合征伴左向右分流的患者中进展迅速。伴有继发于二尖瓣狭窄或左室功能障碍的肺静脉压增高的患儿，特别是限制性心肌病患儿，肺血管疾病会使其自然病程复杂化（见第 439.3）。肺血管疾病也可发生在心室大血管水平体 – 肺分流患儿及慢性低氧暴露 患儿（比如高海拔）。伴有非限制性的分流的发绀型先天性心脏病尤其存在高风险。

临床表现

症状通常在 20~30 岁发生，可能发生突发事件。通常心内外的左向右分流在肺循环阻力超过体循环阻力时逆转为右向左分流。此时可能发生面色发绀、呼吸困难、疲劳或者心律失常。终末期临床常见心衰、胸痛、头痛、头晕或者咯血。体格检查提示右室震颤、第二心音窄分裂，胸骨左缘上部可触及明显肺动脉震颤。沿胸骨左缘可闻及全收缩期三尖瓣反流的杂音。舒张早期渐弱的肺动脉瓣反流的杂音在胸骨左缘也可闻及。发绀的程度取决于疾病的程度。

诊 断

胸片提示心脏扩大，通常发生在后期。主肺动脉段突出，与肺动脉高压相似（图 427-1）。肺门区血管变粗而外周血管逐渐变细。右室右房增大。心电图显示右室明显肥厚。P 波高尖。发绀患儿出现严重红细胞增多症，程度取决于低氧的程度和持续时间。

超声心动图提示右室壁增厚和先天性心脏畸形。二维超声心动图可除外肺静脉梗阻、二尖瓣上的病变、二尖瓣狭窄及限制性心肌病等。多普勒提示心内分流的方向，主肺动脉中出现典型的高压波形。三尖瓣和肺动脉的反流可以反映肺动脉收缩期和舒张期的压力。

心导管的检查通常显示缺损区的双向分流。体循环和肺循环收缩压通常相等。肺毛细血管楔压多正常，除非肺动脉高压病因是左心梗阻性病变或左室衰竭。

表 427-2 肺动脉高压治疗药物小结

药物和作用机制	儿童患者药物剂量	常见副作用
依前列醇（环前列腺素 PGI$_2$，有效的血管舒张药；也抑制血小板聚集）	起始：1ng/（kg·min），根据临床情况逐渐增加，最大剂量 50ng/kg/min。一些患者可能需要更大剂量。必须持续静脉给药。	脸红，头痛，呕吐，腹泻，低血压，胸痛，颌部疼痛
伊洛前列素（合成的环前列腺素 PGI$_2$ 的类似物）	2.5~5μg，每天 6~9，通过吸入（每次不超过 2h）	脸红，头痛，腹泻，低血压，颌部疼痛，肺部症状的加剧（咳嗽、气喘）
曲前列环素（合成的环前列腺素类似物）	起始：1ng/（kg·min），剂量范围：20~80ng/kg/min。给药方式：iv 或 sc 持续输注。半衰期比依前列醇长。	脸红，头痛，腹泻，低血压，颌部疼痛。皮下注射部位疼痛
波生坦（内皮素受体 ETA 和 ETB 的拮抗剂）	每次 2mg/kg bid，第 1 个月 1/2 剂量，在增加剂量之前检查肝功能异常	脸红，头痛，腹泻，低血压，液体潴留，心衰加重，肝功能异常，心悸
西地那非（特异性磷酸二酯酶 5cGMP 抑制剂）	每次 1mg/kg，每天 3~4 次，为了评估低血压，起始剂量应为最终目标剂量的 1/2。	脸红，头痛，腹泻，肌痛，低血压，勃起，视力障碍（蓝视）
钙通道阻滞剂（如地尔硫卓，硝苯地平）	以前广泛应用。现在只适用于在行心导管时对 NO 有强烈反应的患者	脸红，头痛，水肿，低血压，心律失常，皮疹，呕吐，便秘，肝功能异常

* 这些药物只能在肺动脉高压专家的指导下服用

动脉血氧饱和度的降低取决于右向左分流的程度。血管舒张反应试验（O_2、前列环素、NO）可用于排除动力性肺动脉高压。肺毛细血管楔压增高而左室舒张末压低怀疑肺静脉梗阻，需要进行选择性肺动脉造影。

■ 治 疗

有发展成为肺血管病变风险的患儿最好的治疗方案是在婴儿期通过外科手术消除大的心内分流或大血管畸形。由于早期的临床表现不明显，部分患儿可能错过手术时机。在这些婴儿中肺血管的阻力在出生时从未降低，因此他们从未有过足够的左向右分流形成明显的临床表现。居住在高海拔地区的先天性心脏病患者被延迟诊断是一个特别的危险因素。唐氏综合征也是一个危险因素，具有早期形成肺血管病变的倾向。由于合并先天性心脏病的唐氏综合征发病率高，在初诊时超声心动图应被常规推荐。

艾森曼格综合征的药物治疗主要是对症处理，部分可通过口服药物（钙通道阻滞剂，内皮素受体拮抗剂，磷酸二酯酶抑制剂）或长期静脉药物（环前列腺素）治疗获得益处。心肺移植或双肺移植是他们唯一的外科选择。

参考书目

参考书目请参见光盘。

（王树水　译，刘瀚旻　审）

第 428 章
先天性心脏病治疗的一般原则

Daniel Bernstein

多数轻症先天性心脏病不需要治疗。患儿的父母及患儿应意识到他们可以过正常的生活，不需要限制患儿的活动。对患儿过于溺爱的父母会因为轻症先天性心脏病甚至功能性杂音等原因过分地限制小儿的活动。尽管患儿可能不公开他们内心的恐惧，但会因担心夭亡或衰竭而变得焦虑，特别是当他们的家庭成员中的其他心脏病成人患者有症状时。整个家庭都会有类似担心。在提高人们对小儿的先天性心脏病理解的基础上，应该重视患儿家庭中这种不安情绪。应让大家了解先天性心脏病与成人冠脉疾病的不同。总体健康管理原则包括营养均衡的健康饮食、有氧运动、避免吸烟等。

即使是中到重度的先天性心脏病也不一定需要严格限制患儿的体力活动。体育课应该根据患儿的运动耐量等进行适度调整。这种调整的程度可以通过正式的运动测试来予以确定。多数这类先心病儿不鼓励竞技性体育运动，这是基于个体的病情确定的。发绀患者的呼吸困难、头痛及运动耐力下降可能是血氧不足的表现，对于无法进行外科手术的患儿需要限制运动。应给予常规预防接种。在适当季节予以流感疫苗接种。计划行心肺移植或心脏移植的患者在移植前不应接受病毒活疫苗的预防接种。

先心病患儿一旦患细菌感染应予以积极治疗，但先心病不是滥用抗生素的指征。既往认为患儿进行口腔治疗时应该应用抗生素预防心内膜炎。美国心脏协会最近修订了有关指南建议，大多数患者不再需要常规抗生素预防。

发绀型先天性心脏病病例需要注意缺氧引起的很多心外表现。发绀患者如患缺铁性贫血，治疗非常重要。血红蛋白会明显增加患儿运动耐量会，同时使患儿一般情况好转。但对这些也应注意观察是否有红细胞增多症。发绀患者应注意避免脱水，脱水会导致患儿的血液黏滞度增加且会增加患者脑卒中的风险。在急性胃肠炎发作时，利尿剂应减量或临时暂停应用。应避免到高海拔地区，避免气温的突然变化。有症状的严重红细胞增多症（通常血细胞比容 >65%）可行放血或部分换血治疗。对于中重度的先天性心脏病或曾患心律失常的先心病患儿，在进行常规手术时应加强麻醉监测，最好由经验丰富的麻醉医生实施麻醉。对于未治的严重先心病妇女，应告知分娩的风险并建议避孕或行输卵管结扎。慢性发绀或有肺动脉高压的患者怀孕可能有风险。轻中度的先心病以及那些已经外科治愈的病例可以正常妊娠。治疗后有残余血流动力学异常的患者最好在有经验的围产医学专家和心脏专家随访下妊娠。

■ 术后处理

外科手术成功后，术前缺损的严重程度、年龄、一般情况包括营养状态等将影响术后恢复，而术中体外循环的持续时间、主动脉阻断时间、低体温时间（新生儿）则直接影响着术后生存率。

在大多数心血管中心，术后即刻监护会在专门的小儿心血管重症监护室进行，由包括护士及对儿童先心病开胸术后监护经验丰富的医生等一组医务人员完成。术后监护在手术室里就已经开始。由麻醉医生或外科医生行动脉插管监测动脉血压及行血气分析。中心静脉管用于测量中心静脉压和术后心血管活性药物的输注。在更复杂的心脏病例，行左右心房或肺动脉直接插管用于心内压力监测，流量标定的热稀释监测导管行心输出量监控（Swan-Ganz 导管）导管用于监测肺毛细血管楔压和心脏指数，但这在儿童中并不常用。为防治房室传导阻滞的发生，术后通常在心房或心室放置临时起搏导线。经皮血氧饱和度监测也必不可少。

一个器官系统的功能故障可能导致另一个系统的生理和生化的深刻变化。例如，呼吸功能不全导致缺氧，高碳酸血症和酸中毒，这反过来，危及心血管和肾功能。只有解除呼吸功能不全，才能成功的纠正心功能及肾功能。因此，术后每一个问题来源的识别和处理至关重要。

呼吸衰竭是心脏术后出现的严重并发症。体外循环所引起的肺充血导致肺顺应性降低，气管和支气管分泌物增多，肺不张，呼吸做功增加。当呼吸肌疲劳时，通气不足和酸中毒可迅速接踵而至。气管插管后机械正压通气可持续数小时（相对稳定的患者）到术后 2~3d 甚至更长的时间（严重的患者，特别是婴儿病例）。一些特定的先天性心脏缺陷如 DiGeorge 氏综合征，或气道异常（颌、气管及支气管软化）等可使得拔管更加困难。

术后应持续地进行动态心电监控。即使是没有心律不齐，心电异常也有可能是出血，低体温，通气不足，或心脏衰竭等严重的并发症的预示。心律失常必须快速诊断，因为长时间未经治疗的心律失常可加重心脏术后关键恢复早期的严重血流动力学负担（见第 429 章）。术程中损伤心传导系统在术后可导致完全性心脏传导阻滞。这种并发症通常是暂时的，并且可以通过放置心内起搏导线待恢复后拔除。部分情况下完全性房室传导传导阻滞是永久性的，如果超过 10~14d 仍存在，则有指征安装永久起搏器。术后快速性心律失常的先天性心脏病病例术后面临的常见问题。交界性异位性心动过速（JET）虽然对胺碘酮有效，但有时也是术后较棘手的心律失常。

心衰及心输出量减少可继发于呼吸衰竭，严重心律失常，心肌损伤，失血，低血容量，残留的血流动力学异常或这些因素的任何组合，治疗上应以病因治疗为主。洋地黄类、儿茶酚胺，磷酸二酯酶抑制剂、硝普钠及其他减轻后负荷的药物以及利尿剂等是术后早期最常用的心血管药物。术后肺动脉高压予以过度通气或吸入一氧化氮。对于常规的药物处理无效果的患者可采用各种心室辅助装置，当然这取决于患者的体重大小。如果肺功能可，则可采用左心室辅助装置（LVAD），肺功能损害时，可应用体外膜肺氧合（ECMO）。这些辅助装置对维持循环非常有帮助，

一般用 2~3d 直至心功能明显改善。也可以用于术后严重心衰治疗无效的等待心脏移植过渡期的重症患者。

酸中毒导致低心排血量，肾衰竭，或血容量减少，存在这些情况时因及时纠正。动脉 pH 值 <7.3，可能会使心输出量减少，可能预示着心律不齐或心脏骤停，因此应持续监测动脉血气及乳酸浓度。

肾功能也受充血性心脏衰竭的影响，可因长时间的体外循环进一步受损。血容量减少及心衰的患者，输血及补液，正性肌力药，血管扩张药物等通常会影响患者的肾血流及影响其尿量。继发于肾小管损伤的肾衰需要暂时的腹膜透析或血液透析纠正。

神经系统损伤可在体外循环后发生，特别是在新生儿期。患者麻醉苏醒后可能会癫痫发作，通常用抗惊厥药物控制，如果没有其他神经系统症状，这种癫痫发作一般是自限性的，远期预后好。血栓和中风是心脏直视手术后罕见但严重的并发症。长远来看，可能会导致学习功能障碍。术中应用体外循环的患者，特别是新生儿，在术后应密切随诊有无轻到中度的学习功能障碍，早期发现补救措施往往有效。术中深低温停循环的患儿较体外循环下心脏手术的患儿发生这种神经系统损伤的风险更高。

心包切开术后综合征可能发生在行心脏术后 1 周到术后数月的患者，表现为发烧，食欲下降，精神萎靡，恶心，呕吐等。可合并或不合并胸痛。超声心动图可确诊。在大多数情况下是自限性的，但我们应认识到心包液快速蓄积时有心包填塞的潜在危险（见第 434 章）。极少数情况下，也可以发生心律失常。有症状必须卧床休息，水杨酸或吲哚美辛等治疗有效，必要时应用类固醇治疗或行心包穿刺术。

机械性溶血较少发生，但在某些特定的先天性心脏病如完全性房室隔缺损修复后、机械瓣膜置换术后可由于血流存在湍流而发生。严重溶血时需二次手术，但多数情况下，内科治疗可好转。

感染是另一个潜在的严重的术后问题。患者通常术后常规使用广谱抗生素预防感染。感染的潜在部位包括肺、切口部位的皮下组织、胸骨和泌尿道（留置导尿管）。脓毒症和感染性心内膜炎是一种罕见的并发症，当已存在心内植入物时更难以处理（见第 431 章）。

■ 长期随访

接受先天性心脏病手术的患者可分为三类：完全修复；完成解剖和生理纠治；姑息手术。对心血管病医生而言，哪种先心病属于哪一类尚存在一些分歧，

很多情况下对每个患者应个体化考虑。许多人认为，只有动脉导管未闭是可以完全修复的，不需要长期的临床随访。可完成生理和解剖纠治的包括大部分的左向右分流先心病（房、室间隔缺损）和轻度阻塞性病变（如肺瓣或主瓣狭窄，主动脉缩窄），以及部分发绀型先心病，如法洛四联症、完全性大动脉转位等。这些患者通常已达到或接近达到生理矫正，但在术后长期随访期间，仍有发生一些严重并发症的概率，如心力衰竭、心律失常、显著生理异常（如主动脉再缩窄、完全性房室间隔缺损术后二尖瓣反流加重、法洛四联症跨瓣补片后严重肺瓣反流等）。这些患者应由心血管儿科专科医生定期随访直至成年，然后交予成人先心病专家随访（见第428.1），但总体上长期预后是不错的。对于更加复杂的病变，如单心室，则面临更长时间的随访，且发生并发症的风险更高。特别是行Fontan手术者，心律失常、血栓形成，蛋白丢失性肠病、器官（特别是肝）功能障碍和心脏衰竭发生的危险性更显著。最终可能仍需要心脏移植（表428-1）。

患者是否可以参加日常活动或者是竞技体育取决于心血管医生综合评估和心肺功能评定（见第417.5）。

影响神经系统的功能和行为的长期并发症有许多因素，包括任何遗传改变的中枢神经系统影响。数据表明产前中枢神经系统异常发挥更大的作用（原发或继发于脑血流和氧的变化）；这其中就包括小头畸形，脑萎缩，异常的生物化学（乳酸，胆碱，N-乙酰天门冬氨酸）物质的平均扩散率，以及白质各向异性分数。慢性低氧血症也可能会影响正在发育的大脑，且有证据表明，术中干预（体外循环，深低温停循环，导管治疗）等扮演着重要的角色。在一般情况下，在没有显著遗传综合征或重大围手术期并发症的情况下，大多数孩子在先天性心脏病术后神经系统恢复至较高水平，能正常入学。与同龄健康儿童的对照研究无统计学差异；然而，有部分功能包括语言，视觉-运动协调、语言意识等方面，较健康儿童易发生异常。及早认识这些潜在问题，有助于及时调整孩子在学校中的教育方式。

参考书目

参考书目请参见光盘。

428.1 成人先天性心脏病

Michael G. Earing

随着心脏外科手术比如动脉导管结扎术，主动脉缩窄矫治术，Blalock-Taussing 分流术等发展，同诊断、介入治疗、特殊护理的进步一样，先天性心脏病患儿

能成年的存活率达到大约90%。在美国，成人先天性心脏病患者比小孩多，并以每年5%的增长率

■ 长期以来考虑

大约25%以上的成人先天性心脏病患者为轻症患者，他们在不用外科手术或心脏介入治疗的情况下能生存至成年。这类患者中最常见的心脏病变包括瓣膜的轻度狭窄（通常是主动脉二叶瓣），小的限制性的室间隔缺损，肺动脉瓣轻度狭窄，二尖瓣脱垂（表428-2）。这些患者无须过度频繁地去评估疾病进展和发现相关的并发症。居住在美国的成人先天性心脏病患者大多数都经历过相关治疗。尽管绝大多数接受过外科手术的患儿都将能成年，然而多不是"完全根治"（少数例外）。这些少数的例外包括动脉导管未闭，

表 428-1　发绀的心脏外并发症和先天性心脏病和艾森曼格综合征

症状及表现	病因学	治疗
红细胞增多症	持续低氧	放血治疗
相对贫血	营养缺乏	铁剂替代治疗
中枢神经系统脓肿	右向左分流	引流及抗生素应用
中枢神经系统栓塞	右向左分流及红细胞增多	放血治疗
DIC 及血小板减少	红细胞增多症	除非合并出血，对于 DIC 无特殊处理；放血
咯血	肺梗死，肺动脉丛样病变破裂或栓塞	血管栓塞治疗
牙龈疾病	红细胞增多症，牙龈炎，出血	牙科清洁处理
通风	红细胞增多症，利尿药应用	别嘌呤醇
关节炎，杵状指	低血氧所致关节病变	无特殊处理
妊娠并发症：流产，胎儿生长迟缓，早产，母亲疾病	胎盘功能不良，心输出量增加能力低下	卧床休息，防治妊娠的相关咨询
感染	相关的无脾综合征、DiGeorge 综合征，感染性心内膜炎	抗生素治疗
	胎儿期呼吸道合胞病毒性肺炎及肺动脉高压	利巴韦林；呼吸道合胞病毒免疫球蛋白（预防）
孕母营养不良及胎儿发育受限	氧耗量增加，营养摄入减少	治疗心力衰竭；尽早纠治心脏畸形；增加热量摄入
社会心理学适应	活动受限，发绀，慢性疾病，多次入院	咨询

CNS：中枢神经系统；DIC：弥散性血管内凝血；RSV：呼吸道合胞病毒

室间隔缺损，房间隔缺损。如果他们能在发展为不可逆性的肺血管病变之前尽早行堵闭术，不存留任何残余病变，那么他们可以得到完全的根治。因为成人先天性心脏病患者比以往生存更长，越来越凸现的是即使是最简单的病变也可能有长期的并发症。这些长期的并发症包括心血管和非心血管病问题（表 428-4、428-5；图 428-1）。心血管并发症包括心律失常和传导异常，心功能异常及残余分流，瓣膜病变（反流或狭窄），高血压，动脉瘤。非心血管后遗症包括发育异常异常包括发育迟缓；躯体异常如面部先天性畸形（腭裂唇）；中枢神经异常，如癫痫源于先前的血栓性事件或脑血管意外；感官损伤例如听力或视力丧失；肺部后遗症包括限制性或阻塞性肺病；社会心理问题包括就业、生活和医疗保险，参加体育运动，性生活，避孕等。因这些长期并发症，大多数成人先天性心脏病患者需要终身随访。

■ 特异性病变

左向右分流

如果分流是大的而且是非限制型（体循环压力可

表 428-2 未行外科或经导管介入治疗并能存活着成人的先天性心脏病

轻度肺动脉瓣狭窄

二叶主动脉瓣

小到中等程度大小的房间隔缺损

小的室间隔缺损

小的动脉导管未闭

二尖瓣脱垂

部分性房室隔缺损（原发性房间隔缺损合并二尖瓣裂）

马方综合征

三尖瓣下移畸形

矫正型大血管转位（房室连接不一致）

表 428-3 经过外科手术或经导管介入治疗后能存活至成年期的最常见的先天性心脏病

球囊瓣膜成形术或外科切口术后的主动脉瓣病变

球囊瓣膜成形术或外科切口术后的肺动脉瓣狭窄

法洛四联症

室间隔缺损

完全性房室间隔缺损

大动脉转位

主动脉弓缩窄经改良 Fontain 手术治疗的单心室

表 428-4 成人先心病患者的面临的风险

心律失常

阵发性室上性心动过速

右束支阻滞

房室阻滞

室性心动过速

猝死

主动脉弓缩窄

高血压

术后再狭窄

动脉瘤形成

残余病变（分流）

室间隔缺损

房间隔缺损

动脉导管未闭

获得性疾病

亚急性感染性心内膜炎

瓣下狭窄

瓣上狭窄

瓣膜反流

瓣膜再狭窄

艾森曼格综合征

怀孕的风险

见表 428-5

ASD: 房间隔缺损；PDA: 动脉导管未闭；SBE 亚急性感染性心内膜炎；VSD: 室间隔缺损

表 428-5 相应先心病种类的妊娠并发症中母亲及新生儿面临的风险

无附加风险	小的缺损
	外科治疗后的房间隔缺损、室间隔缺损及动脉导管未闭
	轻至中度主动脉瓣反流
	轻至中度肺动脉瓣狭窄
轻度增加风险	法洛四联症外科根治术后
	行大动脉调转术后的大动脉转位
中度风险	行心房调转术后的大动脉转位
	纠正性大动脉转位
	Fontan 术后的单心室患者
严重的风险	发绀型先天性心脏病，未经治疗或经过姑息性治疗
	马方综合征
	人工心脏瓣膜置换
	阻塞性病变含主动脉弓缩窄
妊娠禁忌	严重肺动脉高压
	严重阻塞性病变
	马方综合征，主动脉根部直径 >40mm

ASD: 房间隔缺损；PDA: 动脉导管未闭；VSD: 室间隔缺损

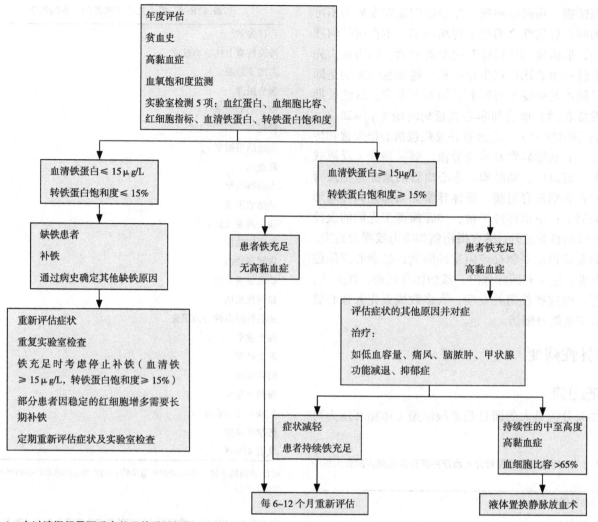

图 428-1 在过渡期间需要重点处理的重要问题
摘自 Spence MS, Balaratnam MS, Gatzoulis MA. Clinical update: cyanotic adult congenital heart disease. Lancet, 2007, 370:1530–1532

机械性传导至肺动脉），远期可能会发生不可逆性的肺血管病变，患者肺动脉压力与体循环压力相近导致缺损之间血流的逆向或双向分流（艾森曼格综合征，图 427-2）

房间隔缺损（ASDs）（见第 420.1）

尽管许多儿科房间隔缺损患者在因发现心脏杂音后能被及时诊断，仍有少数患者是因为在成年期因出现症状才诊断出来。大多数患者在生命中第 1 个和第 2 个十年没症状，在第 3 个十年，越来越多的患者出现活动不耐受，并可因房性心律失常引起心悸。X 光胸片上表现为心脏增大。虽然能生存至成年，平均寿命减低。在第 4 个十年，死亡率以 6% 的比率增长，而且 20% 的患者将会发展为房颤心律，在 60 岁时，房颤心律患者数目将会增长至超过 60%。

房间隔关闭术远期疗效

如果在 25 岁之前修补缺损，大多数患者在早期

关闭缺损后将会有良好的长期生存率及较低的发病率。更大年龄时修补缺损将削弱远期疗效，伴随相关增加的风险包括发展为房颤，血栓栓塞事件及肺动脉高压。

经导管封堵房间隔缺损的远期期并发症和长期生存率仍然未知。

室间隔缺损（VSDs）（见第 420.6）

孤立的室间隔缺损是先天性心脏病中最常见的病种，但在成年人中首诊室间隔缺损患者较为少见。主要的原因是，大多数有显著血流动力学变化室间隔缺损患者在儿童期已经接受修补手术或早已死掉了。因此，成人室间隔缺损病例主要是：小的限制型室间隔缺损患者；艾森曼格综合征患者；小儿期已行修补手术患者。

对小的限制型室间隔缺损患者，长期的生存率良好，25 岁时的生存率为 96%。另外，对于限制型室间

隔缺损患者，长期的患病率也是较低的。然而，这类患者的仍有潜在的风险。研究表明，长期并发症包括心内膜炎、因主动脉瓣脱垂而导致进展性的主动脉瓣反流（嵴上型室间隔缺损风险最大，膜周部室间隔损也会发生）；或因双腔右室、主动脉瓣下隔膜导致的左室或右室流出道的梗阻。

对已发展为艾森曼格综合征的患者，生存至生命中的第 3 个十年很常见，随着年龄的增长，长期的并发症主要如右心衰竭、矛盾栓塞、红细胞增多症等将导致生存期的进一步缩短，平均死亡年龄为 37 岁。

既往已行室间隔缺损堵闭手术，没有肺动脉高压或残余分流的成年患者中，平均寿命与正常人无异。

因为小室间隔缺损的患者没有症状，对这些患者如何处理需要慎重考虑。考虑到长期的风险，他们确实需要终生随访去监测有无晚期并发症。而对于小的嵴上型或膜周部室间隔缺损合并有主动脉瓣脱垂至缺损的患者，将导致主动脉瓣反流加重，这些患者在诊断明确后要考虑外科修补，以避免主动脉瓣的进一步损害。

完全性房室间隔缺损（见第 420.5）

完全性房室间隔缺损患者的自然病程，特点是能很早发展为肺血管病变，通常在 1 岁时导致不可逆的损害（特别实在唐氏综合征的患儿）。需尽早进行外科手术。因此，在成人阶段的此类患者，通常分分为 2 组：有艾森曼格综合征的患者；在童年期已经施行修补手术的患者。

总体来说，如果这些患者能够在发展为肺血管病变之前及早完成修补手术，长期的预后是良好的。最常见的长期并发症为左侧房室瓣的反流，将近 5%~10% 的这类患者需要再次外科手术，如对左侧房室瓣的整形修复或在之后的随诊中换瓣。其次的常见的长期并发症为主动脉瓣下狭窄，发生率大于 5%。另外长期的并发症为残余房间隔或室间隔水平的分流，完全性房室传导阻滞，房性和室性心律失常及心内膜炎。

对已经发展为艾森曼格综合征的患者，一般都有临床症状，如劳力性呼吸困难，疲惫，心悸，水肿，晕厥等。生存期与其他类型艾森曼格综合征相似，中位的死亡年限为 37 岁。在既往回顾性研究中死亡的强烈的预测因子包括晕厥、出现症状时的年龄、较差的心功能分级、低血氧饱和度（<85%）、血清肌酐清除率，血尿酸浓度及唐氏综合征等。

既往行外科手术的患者，因显著的左侧房室瓣反流而引起症状、出现房性心律或心室功能恶化等，需要进行选择性的瓣膜修补或换瓣手术。术后出现主动

脉瓣下梗阻（导管测压差或心脏超声估测最大压差超过 50mmHg）患者也应该行外科修复术。

动脉导管未闭（见第 420.8）

成人动脉导管未闭多为孤立病变，像室间隔缺损一样，缺损的大小对临床病程中的成人患者来说是主要的决定因素。根据临床病程可以分为 5 种主要的类型：①沉默型动脉导管未闭；②小的无显著血流动力学影响的动脉导管未闭；③中等大小的动脉导管未闭；④大的动脉导管未闭；⑤既往曾手术治疗的动脉导管未闭。

沉默型动脉导管未闭因分流很少而无明显杂音，只能被其他非临床的手段例如心脏彩超检查时发现。此类病例平均寿命正常，发展为心内膜炎的风险极低。

小型的动脉导管未闭能在胸骨左缘高位肋间听到收缩期杂音或连续性杂音，杂音可向背部传导。通常有周围血管征。因为左向右分流量很少，这些患者在心脏彩超和胸部 X 线片中检查时可见正常的主动脉内径、左心室内径及正常的肺动脉压力。这些患者像沉默型动脉导管患者一样没有症状，有正常的生存预期。但他们发展为心内膜炎的风险相对较高。

中等大小的动脉导管未闭在成年期仍可见到。这些患者外周脉搏通常宽大、有力，能听诊听到的连续性杂音。这些患者都有显著的容量超负荷，导致一定程度的主动脉和左心室扩大及肺动脉高压。这些患者通常有呼吸苦难、心悸、心衰等症状。

大的动脉导管未闭患者的特点为严重的肺动脉高压和艾森曼格综合征。在成年期，连续性的杂音通常消失，有差异性发绀（下肢血氧饱和度低于右上肢血氧饱和度）。这些患者通常和其他病种发展的艾森曼格综合征患者预后相似。

在动脉导管未闭发展为肺动脉高压之前行手术治疗的患者，有正常的生存预期。

所有有临床依据的动脉导管未闭患者并发心内膜炎的风险日益增加。因此，所有的动脉导管未闭患者除了小的沉默型和已经发展为严重的不可逆的肺动脉高压患者都应该考虑手术修补。当前，在大多数中心，首选经导管介入治疗。而那些巨大动脉导管及解剖扭曲的动脉导管未闭，例如瘤样扩张的动脉导管，仍需外科手术治疗。

发绀型心脏病（见第 423、424、425 章）

与非发绀型先天性心脏病不同，大多数发绀型先心病的患者在成年前要接受至少 1 次或多次的手术治疗。在成人先心病门诊患者中最常见的疾病有法洛四联症、完全性大动脉转位（TGA，d- 转位）、肺动脉

瓣狭窄和单心室。其他的还有完全性肺静脉异位引流、永存动脉干和右心室双出口。

法洛四联症（TOF）（见第 424.1）

在发达国家，有法乐氏四联症而未行手术的成人患者非常少见，因为大多数患者在儿童时期就会实行姑息性手术或更常见的根治性手术。也有未行手术的患者能活到 70 岁的报道，但是很少。一般来说，未经治疗只有 11% 的患者能活到 20 岁，3% 的患者能活到 40 岁。

目前实行法乐氏四联症根治术的患者存活率还是挺高的。通常在 3~12 个月的年龄阶段实行该手术，术中行室间隔缺损修补及右室流出道补片扩大术或跨瓣环补片扩大术（或两者兼之）两部分组成。与 95% 的年龄和性别匹配对照相比，32 岁和 35 岁的患者存活率分别报道为 86% 和 85%。绝大多数患者的生活不受限制。大部分患者发展到晚期会出现以下症状：劳力性呼吸困难、心悸、晕厥和心源性猝死。晚期并发症包括感染性心内膜炎、伴或不伴主动脉根部扩大的主动脉瓣关闭不全（通常由修补室间隔缺损时主动脉瓣受损或继发于特发性主动脉根部异常所致）、左心室功能衰竭（继发于在实行修补术时没有对心肌进行足够保护以及长期姑息性动脉分流引起的慢性左心室容量负荷过重）、残余肺动脉梗阻、残余肺动脉瓣反流、右心室功能衰竭（肺动脉反流或肺动脉狭窄所致）、房性心律失常（典型有心房扑动）、室性心律失常和心内传导阻滞。

在 20 年的随访中，大约 10% 实施过修补手术的患者需再次实行手术。随着随访时间增加，再次行手术的概率持续上升。最常见的手术是为解决重度肺动脉瓣反流而实施的肺动脉瓣置换术。

大动脉转位（TGA）（见第 425.1）

没有实行矫治术的 TGA 患者的自然寿命非常短，几乎没有人能在不实施手术的情况下存活至儿童期。第一台有明确报道的 TGA 手术是由 1959 年的 Dr.Senning 和 1964 年的 Dr.Musturd 所实施的心房换位手术。在该手术中，通过建立板障将来自体静脉和回流至肺静脉的血转流至心房。来自上下腔静脉的体静脉血被导流至入左心室（连接肺动脉），而将肺静脉回流的氧合血导流入右心室（连接主动脉）。该手术的死亡率较低，不过将解剖左心室变成了功能性右心室，将解剖右心室变成了功能性左心室。长期随访研究表明，心房调转手术后会有一些中期及中-远期的并发症。其中最令人关注的两个问题：一是房性心律失常导致的窦性心律的消失，其在 25 岁之前的发病

率为 50%；二是发生功能性左心室的功能障碍，其在 35 岁之前的发病率为 50%。其他远期并发症包括感染性心内膜炎、板障泄漏、板障堵塞、三尖瓣关闭不全和需要安装起搏器的窦房结功能失调。

因为以上的远期并发症越来越多见，自 1985 年起，大动脉调转术代替心房调转术成为常见的手术方式。该手术先将大动脉切断再与正确的心室连接（左心室与主动脉连接，右心室与肺动脉连接）然后将冠状动脉移至新的主动脉。在当今的外科年代，动脉换位术的术后存活率高，死亡率只有 2%~5%。虽然缺乏远期的存活率和并发症的相关资料，但中期随访结果令人鼓舞。曾报道的中期并发症包括感染性心内膜炎、肺动脉流出道梗阻（肺动脉瓣上或外周肺动脉水平）、主动脉瓣关闭不全和冠状动脉病变（程度从轻度狭窄到完全闭塞不等）。

因为已知的和潜在的健康隐患的高发率，所有实施心房或动脉换位术的患者都应该配合成人先心病研究中心的心血管病专家完成终生随访。

肺动脉瓣狭窄（见第 421.1）

绝大多数肺动脉瓣狭窄患者没有发绀症状，仅有心脏杂音的表现。狭窄的严重程度与能否存活到成年以及是否需要手术有密切关系。只有轻微狭窄的患者（定义为跨瓣压差 <25mmHg）在随后的 25 年内不会出现发绀症状，而且狭窄程度发展缓慢。对于中度狭窄的患者（定义为跨瓣压差 25~49mmHg），在 25 岁之前有大约 20% 的概率需要实施手术。对于重度狭窄的患者（定义为跨瓣压差 >50mmHg），大多数患者最终在 25 岁之前实施外科手术或者经皮球囊成形术。

实行外科瓣膜切开术的单纯性肺动脉瓣狭窄患者，其长期存活率是很高的，不过随着时间推移，晚期并发症和需要再次手术的发生率也会增加。需再次手术最常见的是重度肺动脉瓣关闭不全导致的肺动脉瓣置换术。其他远期并发率包括复发性房性心律失常、感染性心内膜炎以及残余右心室流出道梗阻。

中-重度肺动脉瓣狭窄的患者（定义为跨瓣压差 >50mmHg）尽管没有出现症状也应该考虑施行手术。自 1985 年起，所有年龄段的患者都可以实施经皮球囊成形术，1985 年前，则首选外科瓣膜切开术。如今也有一些实施经皮球囊成形术成功率低的患者选择外科瓣膜切开术，如明显瓣环发育不良和瓣环钙化者。

左心梗阻性病变

主动脉缩窄（见第 421.6）

主动脉缩窄的临床表现取决于缩窄的严重程度以

及相关的异常情况。未实施手术的患儿在成年前就有典型的症状出现，包括高血压相关性头痛、下肢乏力或抽搐、活动耐量差和高血压。那些未实施手术的患者只有主缩程度轻微才能活到成年期。在没有外科手术的年代，此类患者的平均死亡年龄为 32 岁，死亡原因包括左心衰竭、颅内出血、感染性心内膜炎、主动脉瘤破裂 / 夹层和过早发生的冠脉病变。

实施外科根治术后的远期存活率高但与实施手术时的年龄密切相关，在 14 岁后实施手术的患者比在 14 岁之前的要少存活 20 年，存活率分别为 79% 和 91%。与其他矫治术后的先心病相似，随访时间越长，远期并发症的发生率越高。最常见的远期并发症为安静休息时或活动时出现的持续性或新发的高血压，其他远期并发症包括升主动脉或降主动脉瘤形成、原部位的再发性缩窄、冠状动脉病变、主动脉瓣狭窄或关闭不全（合并主动脉二瓣畸形的患者）、颅内动脉瘤破裂和感染性心内膜炎。

有明显原发的或术后残留的主动脉缩窄的患者（有症状且跨缩窄段压差 >30mmHg）应考虑手术治疗，可以选择外科手术或者经皮球囊血管成形术 / 经皮血管内支架植入术。成年人的外科手术难度大，且死亡率较高，大多数有经验的成人先心病研究中心更青睐于基于导管的介入手术方式。

主动脉瓣狭窄（见第 421.5）

成人的主动脉瓣狭窄自然病程多变，但随着时间的推移，其特征为进行性狭窄加重。在 45 岁之前，大约 50% 的主动脉二瓣畸形患者会出现一定程度的狭窄。

主动脉瓣狭窄患者多无症状，常在发现心脏杂音后进一步检查而确诊该病。诊断该病时的狭窄程度与病程发展有相关性。在达到重度主动脉瓣狭窄（超声心动图平均压差 >50mmHg）前患者很少出现症状，如胸痛、劳力性呼吸困难、濒临晕厥和晕厥。但当以上任一症状出现时，发生心源性猝死的风险非常高，因此必须尽早实行外科手术。

在成年前实行外科瓣膜切开术以减轻狭窄程度的患者，其手术效果大多良好，然而，在 25 年内的随访中，多达 40% 的患者需要实行第二次手术以解决残余瓣膜狭窄或关闭不全问题。

有症状及严重主动脉瓣狭窄的患者应考虑手术治疗，通过处理瓣膜问题以达到减轻狭窄程度的目的。手术方法包括经皮主动脉瓣球囊成形术、开胸外科瓣膜切开术或主动脉瓣置换术。对于没有明显主动脉瓣关闭不全，且瓣叶间的交界连合有融合但无粘连的儿童和青少年患者，心血管病研究中心人员多数推荐球囊扩张成形术或外科瓣膜切开术，而对于老年人来说，主动脉瓣置换术则是首选方法。

感染性心内膜炎的预防（见第 431 章）

美国心脏协会认为极少数情况下，预防性使用抗生素能防止感染性心内膜炎发生。只有以下具有感染性心内膜炎高危因素的患者才需要在手术前预防性应用抗生素：有感染性心内膜炎病史；青紫型先天性心脏病未行手术（包括姑息性分流、管道手术）；植入人工或假体材料或装置的外科手术或者介入手术后头 6 个月内；安装假体或人工材料处或毗邻处存在术后残余分流（这些因素会导致内皮化受到抑制）。除了符合以上条件者，其他先心病患者不推荐预防性应用抗生素。

■ 妊娠和先天性心脏病

在发达国家，先天性心脏病是妊娠时期最常见的心脏病。心脏疾病并不影响正常怀孕，但增加了对母亲和婴儿的风险。怀孕期间确实会发生较明显的血流动力学改变，这些改变导致心输出量平稳上升，在妊娠 32 周时，心排量达到高峰，超过孕前水平的 30%~50%。分娩时，因子宫收缩，额外的 300~500ml 进入到循环血量中，再加上血压升高和心率加快，两者使心排量比孕前水平增加了 80%。

除了血流动力学的改变，大多数患有先心病但心功能分级和左心室功能好（表 428-5）的妇女可以承受怀孕时的心脏负担。肺动脉高压使得怀孕风险增高，尤其是肺动脉压超过主动脉压的 70%。其他妊娠禁忌证包括严重的左心梗阻性病变（如主动脉缩窄、主动脉瓣狭窄、二尖瓣狭窄和肥厚性心肌病）、马方综合征伴升主动脉扩张（定义为 >4.0cm）、持续性发绀以及左心室功能不全（射血分数 ≤ 40%）。妊娠期间的抗凝治疗，虽然不是禁忌证，但也增加了对母亲和胎儿的风险，因此需与准妈妈详细说明不同抗凝方法的风险和益处。

妊娠辅导应在青少年时期早期开展以及成为心血管病随访常规内容之一。在妊娠指导之中，要展开关于子代患有先心病发生率的讨论。在一般人中，其子代先心病的发病率为 1%，在患有先心病的母亲的子代中，先心病的发病率上升至 5%~6%。通常情况下，子代的心脏病变类型与其母亲不同，但常染色体显性遗传病患者例外（如马方综合征、肥厚性心肌病）。危险因素分层应包括具体的先心病病变特点，还应该考虑母亲的心功能分级。虽然先心病具体种类对孕妇来讲非常重要，但是多项研究表明母亲怀孕前的心功能分级能很好地预测到母亲和胎儿的预后情况，其心功能分级越好，预后情况也越好。

■ 避 孕

治疗成人先心病的一项重要措施是提供或制定可行的关于避孕的建议。遗憾的是，研究缺乏足够的关于各种避孕方法安全性的数据资料。许多成人先心病患者可服用含雌激素的口服避孕药，但不推荐存在血栓栓塞危险因素的成人先心病患者使用，如发绀型先心病、Fontan 手术前、房颤或肺动脉高压患者。同时，服用此类避孕药会减低抗凝治疗效果。醋酸甲羟孕酮和左炔诺孕酮（只含黄体酮），虽然效果稍低于同时含有雌激素或孕激素的避孕药，但也是成人先心病患者不错的选择，不过它们能引起体液潴留，因此在有心力衰竭的患者中慎用，此类药物还与抑郁症及突发性出血有关。虽然输卵管结扎术被认为是最安全的避孕方法，但是对于患有复杂性先心病或肺动脉高压患者来说，这是具高风险的手术，宫腔镜节育术也许适合此类高危患者。过去由于担心菌血症、盆腔炎和心内膜炎的发生，宫内节育器很少被用于心脏病患者，如今新型的宫内节育器，如左炔诺孕酮宫内节育系统（曼月乐），似乎是安全和有效的，并且在成人先心患者群中迅速成为最常用的避孕方式之一。

■ 青春期的过渡

在获得独立性的成长过程中，青少年及年轻成年人必须面向未来、面对学会去独立面对他们所患的疾病。对于患有心脏疾病的儿童而言，转变过程必须从青春期早期开始。初级医疗保健人员及小儿心脏专家要在适合的时期为其确定合适地过渡到成人先心病的项目方案（表428-6），并给予他们充分的鼓励。

一个成功的过渡方案包括以下内容：

· 应从 14 岁开始制定过渡方案。

· 由于青少年和年轻成年人常常不清楚自己的心脏病诊断和病史，一份完整的、简洁的和便携式的医疗记录，包括心脏护理的所有相关方面的详细信息，

表 428-6 需要心脏病专家与初级护理医师协调处理的有关问题

感染性心内膜炎的抗生素预防
药物间的相互作用
人工心脏瓣膜的抗凝治疗
锻炼及体育运动参与
教育及就业计划
避孕及妊娠
吸毒、吸烟及饮酒
非心脏手术计划
麻醉问题
急性疾病
医疗就诊条件
旅行

应与青少年及其家庭共享，并作好移交到成年后的医疗保健方案的准备。

· 初级保健提供人员和心血管病专家必须正视青春期特有的健康问题，因为它们会影响到患儿的心血管系统。除了医疗健康问题，还应与青少年及其家庭进行关于教育、职业规划、心理问题及如何治疗等方面的讨论。

· 年轻成年人由于缺乏教育、拒绝或缺少医疗条件等原因导致越来越多的逃避医疗保健的行为出现。因此，青春期的护理转变过程中的一个关键目的是找到医疗服务的准确定位以及确保年轻成年人的医疗记录和医护处理的连续性。对患有先心病的年轻患者来说，医疗护理站点可以是一个儿科机构，也可以是一份成年先心病的专业中心。关键问题是医疗处理措施的连续性，患者的前期准备情况以及患者在此过程中的参与度。

参考书目

参考书目请参见光盘。

（王树水　译，刘瀚旻　审）

第 4 篇　心律失常

第 429 章
心率和心律失常

George F. Van Hare

心律失常是指心率或心律失常。这一紊乱能导致心率异常快、异常慢或者不规律。心律失常可能是暂时性的或者持续性的、先天性的或者获得性的，或是由毒素或药物引起。心律失常可能是先天性心脏病外科纠正手术的并发、也可能是线粒体先天性代谢紊乱或者是母亲为系统性红斑狼疮（SLE）时胎儿炎症的结果。任何或快或慢的心律失常的主要危险在于心输出量降低，或者是病情恶化成更为危重的心律失常，如室颤。这种心律失常能够导致晕厥或者猝死。当一个患者有心律失常，当务之急是要明确这一特殊心律失常是否有可能导致严重症状或者进展为危及生命的状况。节律异常，如单发的房性或者室性早搏，在没有心脏病的儿童是常见的，并且在大多数情况下不会给患者带来危险。

在成人治疗心律失常，有一些有效的药物制剂可供应用；其中许多药物在儿童并没有得到深入的研究。在儿科人群，可利用的有关药物代谢动力学、药效动力学和药物有效性的数据不充分，因此，必然要凭经验去选择合适的药剂。幸运的是，在儿童大多数心律失常，应用单一药物就能得到有效控制（表 429-1）。针对致命性或耐药性心律失常，或者心律失常的选择性治疗，导管消融都是可以接受的治疗方法。对于心动过缓患者，植入型心律转复除颤器（CDs）可应用的最小年龄可至早产儿。植入型心律转复除颤器可用于恶性室性心律并有高度猝死危险的患者。

429.1　抗心律失常治疗原则

George F. Van Hare

在考虑对儿科人群进行药物治疗时，考虑到其药物代谢动力学在不同年龄与成人相比有显著差异很重要的。婴儿可能吸收更缓慢、胃排空慢、药物组织容积差异影响分布容量。与成人相比，在肝脏代谢和肾脏排泄方面在不同的年龄组和成人相比也可能不同。在考虑进行抗心律失常治疗时，考虑到儿科人群可能的心律失常机制与成人不同是非常重要的。

有许多抗心律失常药剂可用于控制心律。大多数没有经过美国食品与药品管理局（FDA）的批准用于儿童；它们的应用被认为是"超说明书用药"，儿科心脏病专家对这些药物有用药经验，对于药物剂量有公认的标准。

随着可根治性消融手术的应用，药物治疗变得不再重要。医生和患者可接受的药物副作用更少。无法忍受的副作用，还有抗心律失常药物潜在的致心律失常作用，能够严重限制药物治疗，并将医生和患者家庭导向有治愈可能性的射频消融手术。

抗心律失常药物通常可以用沃恩·威廉斯分类系统进行分类。这一系统包括 4 类：Ⅰ类包括主要阻断钠通道的药物，Ⅱ类包括 β - 受体阻滞剂，Ⅲ类包括延长复极药物，Ⅳ包括钙通道阻滞剂。Ⅰ类根据阻断钠通道的程度进一步分类（表 429-1）。

429.2　窦性心律不齐和期外收缩

George F. Van Hare

时相性窦性心律不齐表现为与呼吸有关的窦房结冲动发放的正常生理变化。心率在呼气时减慢和在吸气时加速。偶尔，如果窦性节律变得足够慢时，从房室结（AV）区发生一个逸博（图 429-1）。在儿童，正常的时相性窦性心律不齐可以非常明显，并可能与频发的期前收缩类似，但是仔细听诊可以识别其与呼吸时相的相关性。增加迷走神经张力的药物，如地高辛，可以加重窦性心律不齐；而运动时通常消失。其他窦性心律不规整，尤其是窦性心动过缓伴有周期性呼吸暂停，常见于早产儿。

窦性心动过缓是由于窦房结这一心脏的自然起搏点发放冲动缓慢所致。在新生儿 <90 次 / 分和年长儿 <60 次 / 分的窦性心律应考虑诊断窦性心动过缓。窦性心动过缓在受过良好训练的运动员常见；在健康个体，一般没有意义。窦性心动过缓可以发生于全身性疾病（甲状腺功能减低或者神经性食欲缺乏症），并在疾病控制后缓解。也可见于与高迷走神经张力有关的情况，如胃肠道梗阻或颅内手术。低出生体重婴儿

表 429-1　常用的儿科抗心律失常药物，按照分类

药物	适应证	剂量	副作用	药物相互作用	药物浓度
ⅠA类：NA⁺快通道抑制剂，延长复极					
奎尼丁	SVT、房颤、房扑、VT。在房扑，必须给予一种房室结阻滞药物（地高辛、维拉帕米、普萘洛尔）防止 1:1 下传。	口服：30~60 mg/（kg·d）分为每 6 小时（硫酸盐）或每 8h（葡糖酸盐）一次。在成人，10 mg/kg/day 分为每 6 小时 1 次。最大剂量：2.4g/24 h	恶心、呕吐、腹泻、发热、金鸡纳中毒、QRS 和 Q-T 延长、房室结阻滞、心搏停止性晕厥、血小板减少症、溶血性贫血、SLE、视力模糊、惊厥、过敏、反应、周期性瘫痪加重	加强地高辛作用，应用华法林时可以延长 PTT	2~6μg/mL
普鲁卡因胺	SVT、房颤、房扑、VT	口服：15~50 mg/（kg·d）分为每 4 小时 1 次最大剂量：4 g/24 hr 静脉注射：10~15 mg/kg，用 30~45 min 注射，随后 20~80 μg/kg/min 维持最大剂量：2 g/24 hr	PR、QRS、Q-T 间期延长、厌食、恶心、呕吐、皮疹、发热、粒细胞减少症、血小板减少症、Coombs-阳性溶血性贫血、SLE、低血压、周期性瘫痪加重、致心律失常	胺碘酮和西咪替丁增加其毒性	4~8 μg/mL 和对乙酰氨基酚合用 <40μg/mL
丙吡胺	SVT、房颤、房扑	口服 <2 岁：20~30 mg/（kg·d），分为每 6 小时 1 次或每 12 小时 1 次（长效型）；2~10 岁：9~24 mg/（kg·d），分为每 6 小时 1 次或 12 小时 1 次（长效型）；11 岁：5~13 mg/（kg·d），分为每 6 小时 1 次或 12 小时 1 次（长效型）；最大剂量：1.2 g/24 hr	抗胆碱能作用，尿潴留、视力模糊、口干、Q-T 和 QRS 延长、肝脏毒性负性肌力作用、粒细胞减少症精神错乱、低血糖致心律失常。		2~5μg/mL
ⅠB类：NA⁺快通道抑制剂，缩短复极					
利多卡因	VT、VF	静脉注射：1 mg/kg 5min 后重复 2 次，随后 20~50 μg/kg/min 维持（最大剂量：3 mg/kg）	CNS 作用、意识模糊、惊厥、高度房室传导阻滞心搏停止性昏迷、感觉异常、呼吸衰竭	普萘洛尔、西咪替丁增加其毒性	1~5μg/mL
美西律	VT	口服：6~15 mg/kg/24 hr，分为 8 小时 1 次	肠胃不适、神经性皮疹	西咪替丁	0.8~2μg/mL
苯妥英	洋地黄中毒 Digitalis intoxication	口服：3~6 mg/kg/24 hr 分为每 12 小时 1 次最大剂量：600 mg 静脉注射：10~15 mg/kg 用 1 小时注射	皮疹、牙龈增生、共济失调、冷漠、眩晕、震颤、巨细胞性贫血、快速抬举的心动过缓	胺碘酮、口服抗凝剂、西咪替丁、硝苯地平、双嘧达莫增加其毒性	10~20μg/mL
ⅠC类：抑制 NA+ 通道					
氟卡因	SVT、房性心动过速、VT	口服：6.7~9.5 mg/（kg·d）分为 8 小时 1 次年长儿，50~200 mg/m²/d，分为 12h 1 次	视力模糊、恶心、收缩力下降、致心律失常	胺碘酮 增加毒性	0.2~1μg/mL
普罗帕酮	SVT, 房性心动过速、房颤、VT	口服：150~300 mg/m²/24 h，分为 6h 1 次	低血压、收缩力下降、肝脏毒性麻木头痛、致心律失常	增加地高辛水平	0.2~1μg/mL
Ⅱ类：β-受体阻滞剂					
普萘洛尔	SVT、长 Q-T 间期	口服：1~4 mg/（kg·d）分为每 6 小时 1 次最大剂量 60 mg/24 hrIV：0.1~0.15 mg/kg，5min 最大 IV 剂量：10 mg	心动过缓、注意力不集中，学校表现问题、支气管痉挛、低血糖症、低血压、热休克、CHF	与双嘧达莫或维拉帕米合用可能降低心室功能	
阿替洛尔	SVT、长 Q-T 间期	口服：0.5~1 mg/（kg·d），1 日 1 次或分为 12 小时 1 次	心动过缓、注意力不集中、学校表现问题	与双嘧达莫或维拉帕米合用可能降低心室功能	
Ⅲ类：延长复极					
胺碘酮	SVT、JET、VT	口服：10 mg/（kg·d），分为 1~2 剂量连用 4~14d；减量到 5 mg/（kg·d），数周；如果没有复发；减至 2.5 mg（kg·d）静脉注射：2.5~5 mg/kg，30~60 min 输注，可以重复 3 次，然后 2~10 mg/（kg·d）持续输注	甲状腺功能减退或甲状腺功能亢进、甘油三酯升高、肝脏毒性、肺纤维化	地高辛（增加药物水平）氟卡因、普鲁卡因胺、奎尼丁、华法林、苯妥英	0.5~2.5mg/L

药物	适应证	剂量	副作用	药物相互作用	药物浓度
IV 类：其他各种药物					
地高辛	SVT（非 WPW）、房扑、房颤	口服 / 负荷量：早产儿：20 µg/kg 新生儿：3µg/kg >6 个月：40 µg/kg 给予总量 1/2，随后总量 1/4，每 8~12 h × 2 剂 维持：10µg/（kg·d），分为每 12 小时 1 次 最大剂量：0.5 mg 静脉注射：3/4 口服剂量 最大剂量：0.5 mg	PAC, PVC, 心动过缓, AV 阻滞、恶心、呕吐、厌食、PR 间期延长	奎尼丁、胺碘酮、维拉帕米增加地高辛水平	1~2mg/mL
维拉帕米	SVT（非 WPW）	口服：2~7 mg/（kg·d），分为每 8 小时 1 次，最大剂量：480mg 静脉注射：0.1~0.2mg/kg 每 20min × 2 剂最大剂量 5~10mg	心动过缓、心搏停止、高度 AV 传导阻滞、PR 间期延长、低血压、CHF	与 β-受体阻滞剂或双嘧达莫加重 CHF，增加地高辛水平和毒性	
腺苷	SVT	静脉注射：50~300µg/kg 需要快速 IV 推注开始 50µg/kg 增加到 50~100µg/kg/ 剂；最大剂量：18mg	胸痛、脸红、呼吸困难、支气管痉挛、房颤、心动过缓、心搏停止		

AV：房室；CHF：充血性心力衰竭；CNS：c 中枢神经系统；IV：静脉注射；JET：结性异位性心动过速；LQT：长 Q-T 综合征；PAC：房性期前收缩；PO：口服；PTT：部分凝血活酶时间；SLE：系统性红斑狼疮；SVT：室上性心动过速；VT：室性心动过速；WPW：预激综合征

的窦性心率变化很大。窦性心动过缓在伴有窒息的婴儿常见，并可能出现结性逸搏。早产儿也时常发生房性期前收缩。这些节律改变，特别是心动过缓，常在睡眠时出现，不伴有症状。通常，不必治疗。

游走性心房起搏点（图 429-2）是指起搏点从窦房结到心房的某一部位间歇性移动。在儿童并不罕见，通常代表正常的变异；也可见于伴有窦性心动过缓时，起搏点在心房病灶内的移动是一种逃逸现象。

期前收缩的产生是由于异位病灶提前发放冲动，异位病灶可能位于心房、房室结或者心室。通常，孤立的期前收缩没有临床和预后意义。然而，在某些情况下，期前收缩的发生有可能是因为器质性心脏病（炎症、缺血、纤维化）或者是药物中毒，特别是地高辛。

房性期前收缩在儿童常见，通常无心脏病。房性期前收缩可能导致正常的、延长的（异常的）或是缺失（房性期前收缩阻滞）的 QRS 波，这些情况取决于心脏搏动的提前程度（配对间期）和先前的 R-R 间期（循环周期）。因为房室结或者远端传导系统（图 429-3）处在不应期，提前发生的冲动不能传导到心室时，发生最后一个房性期前收缩。房性期前收缩必需和室性期前收缩（PVCs）鉴别。仔细查看心电图 QRS 波之前的 P 波，显示提前的 P 波或者叠加在变形

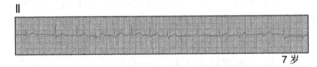

图 429-1 时相性窦性心律不齐合并交界性逸搏。注意 P-P 间期的变化，没有显著的 P 波形态和 PR 间期改变。当窦性心律足够慢时，房室交界区接管起搏并产生逸搏。这种心律是正常的

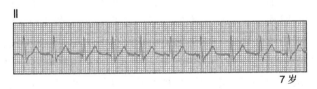

图 429-2 游走性心房起搏点。注意第 7、9、12 个心搏 P 波形态的改变。第 7 个波可以表现为介于窦性 P 波和第 10 个心搏所见异位心房起搏之间的融合波

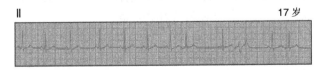

图 429-3 房性期前收缩（PAC）。QRS 复合波——第 8、10、和在这一条图中的最后心搏，其前有倒置的 P 波，提示异位起源的心房除极。注意第 8 和最后的 QRS 复合波，类似于窦性起源，然而第 10 个是差异性传导。这种起源的转变是先前的周期时长的作用，它影响了传导束的不应期。PAC 后暂停时间长于 2 个 P-P 间期的实质提示提前发生的房性除极侵入窦房结并使其除极，然后对其重置，因此其再次发放冲动延迟

的前一 T 波上，或者是提前发生的 P 波与其他窦性 P 波的外形不同。房性期前收缩通常重新调整窦房结起搏点，导致不完全性代偿间歇，但是这一特征并不认为是一个的鉴别儿童房性期前收缩和室性期前收缩的可靠方法。

PVCs 可能发生于心室的任何部位，特征是提前的、宽大的、畸形的 QRS 复合波，其前没有提前的 P 波（图 429-4）。当所有的期前收缩都有相同的外形时，分类为单形性，提示起源于一个部位。当 PVCs 外形有变化时，则认为是多形性，提示起源于心室一个部位以上。室性期前收缩常常，但不是总是，跟随一个完全性代偿间歇。当有融合波出时，那就是形态特征介于正常窦性和 PVCs 之间的复合波，证明期前收缩起源于心室。期前收缩产生比正常小的心搏量和脉量，如果非常提前，不能用听诊器闻及或者不能触及桡动脉搏动。当频发时，期前收缩可以呈现一定的节律，例如，和正常心搏交替（二联律）或者发生在两个正常心搏之后（三联律）。多数患者感受不到单个的室性早搏，尽管一些人可能感受到心前区一个"漏波"。这种感觉是因为代偿间歇后正常搏动的搏出量增加。焦虑、热性疾病或者摄入多种药物或兴奋剂可以加重 PVCs。

区分良性的和那些可能导致严重心律失常的 PVCs 非常重要。前者在运动时心动过速通常消失。如果在运动过程中持续存在或者变得更频繁，心律失常可能更有临床意义。对于可能需要抑制治疗的 PVCs，以下标准是需要深入观察的指征：① 连续有 2 个或者 2 个及以上的 PVCs；②多形性 PVCs；③运动时室性异位活动增加；④ R on T 现象（室性期前收缩除极发生在前一心搏的 T 波上）；⑤最重要的是，存在潜在的心脏疾病、心脏手术史或者二者都有。良性 PVCs 的最佳治疗是确定心律失常不会危及生命，尽管症状明显的个体可能受益于抑制治疗。恶性 PVCs 通常继发于另一医学问题时（电解质平衡紊乱、缺氧、药物中毒、心脏损伤或者心室内导管诊疗）。成功的治疗包括纠正存在的异常。静脉利多卡因注射或者滴注是一线治疗，更有效的药物如胺碘酮留作治疗难治性病例，或者患者存在心室功能不全或血流动力学障碍。

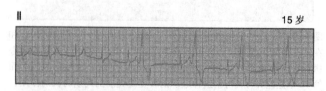

图 429-4 在一过度通气患者，室性期前收缩（PVCs）成二联律。注意期前收缩宽大，与窦性心搏形态完全不同。期前收缩之前没有可辨别的提前发生的 P 波或其前 T 波任何可识别的变形

429.3 室上性心动过速

George F. Van Hare

室上性心动过速（SVT）是包括除了室性心动过速外基本上所有形式的阵发性或者持续性心动过速的统称。SVT 的分类主要分为 3 个亚类：通过旁路的折返性心动过速、没有旁路的折返性心动过速和异位性或自主性心动过速。房室折返性心动过速（AVRT）有一条旁路参与，是婴儿时期 SVT 最常见的发病机制。房室结折返性心动过速（AVNRT）在婴儿少见，但是从儿童到青少年发病率呈上升趋势。房扑在心脏正常儿童少见，然而房内折返性心动过速（IART）在心脏手术后的患者是常见的。房性和结性异位性心动过速常与心脏异常（心肌病）和先天性心脏病手术后的早期有关。

■ 临床表现

折返性 SVT 的特征是突然发生和突然中止；通常在患者休息时发生，虽然在婴儿可能由急性感染引发。发作可能仅仅几秒钟或者持续数小时。心率通常超过 180 次 / 分，偶尔可能增快到 300 次 / 分。仅有的主诉可能是感受到心率增快。许多儿童对这种发作非常耐受，短期发作不大可能危及生命。如果心率特别快或者发作时间延长，可能要出现心前区不适和发生心力衰竭。在儿童，应用非处方药如解除充血剂和气管扩张剂可能加重 SVT。

在年幼婴儿，因为不能表达症状，其诊断可能更困难。这个年龄正常心率较年长儿快，并在哭闹时大幅度增快。婴儿 SVT 偶尔初始表现为心力衰竭，原因是心动过速可能很长时间才被识别。发作期间心率常常在 240~300 次 / 分。如果发作持续 6~24h 或更久，可能观察到心力衰竭征象，婴儿会有肤色发灰、烦躁不安和易激惹、伴有呼吸急促和肝脏增大。如果胎儿发生心动过速，能导致胎儿水肿，这是心力衰竭的宫内表现。

在新生儿，SVT 通常的表现是窄 QRS 综合波（<0.08s）。仅仅有 50%~60% 的新生儿 SVT 在标准心电图可以见到 P 波，但是在大多数患者，经食道导联探测到 P 波。与窦性心动过速鉴别可能有难度，但重要的是，窦性心动过速需要的是治疗潜在的疾病（如败血症，低血容量）的药物，而不是抗心律失常药物。如果心率 >230 次 / 分，并有异常 P 波电轴（正常 P 波在 I 和 aVF 朝上），不大可能是窦性心动过速。SVT 发作时的心率也倾向于不变，而窦性心动过速的心率随迷走和交感神经张力变化而变化。房室折返性心动过速所利用的旁路可能双向传导（WPW 综合征）或者仅仅逆传（隐匿性旁路）。WPW 患者有很小的，

但是真正的猝死危险。如果旁路以顺行方式快速传导，患者有房颤引发室颤的危险。危险度分级，包括 24h 心电图记录检查和运动试验，可能有助于鉴别会猝死于 WPW 的高危患者。晕厥是 WPW 的先兆症状，任何患者如果有晕厥和 WPW 综合征，应该进行电生理检查和有可能的导管消融术。

WPW 综合征的典型心电图特征在患者没有心动过速发作时也能见到。这些特征包括短 P-R 间期和缓慢向上的 QRS 波（Δ 波）（图 429-5）。尽管最常出现在心脏正常的患者，这一综合征也可能与三尖瓣爱伯斯坦畸形或肥厚性心肌病有关。最关键的解剖结构是一个旁路，包含一个从房室环左侧或者右侧连接心房和心室的肌桥（图 429-6）。在窦性心律，冲动同时通过房室结和旁路传导；两种通路的除极开始发生一定程度的融合从而导致一个异常 QRS。在 AVRT 时，冲动通过房室结顺行方式传导（顺行传导），引发一个正常 QRS 综合波，以逆传方式经旁路传导至心房，由此引发心动过速。在这些病例，仅仅心动过速发作后才能识别 WPW 综合征典型的 ECG 特征（图 429-5）。当心动过速时通过预激通路快速顺行传导，通过房室结逆行回传到心房（逆行传导）时，QRS 波是宽的，发生更严重心律失常（室颤）的潜力更大，特别是如果发生了房颤。

房室结折返性心动过速（AVNRT）房室结内有 2 条通路参与。这一心律失常在青少年常见。这是偶尔与晕厥有关的少数 SVTs 之一。这一心律失常通常要接受抗心律失常治疗，如 β - 阻滞剂或导管消融治疗。

■ 治 疗

把面部放入冰水中（适用于年长儿）或者在面部放置冰袋（适用于婴儿）刺激迷走神经可以终止发作。为了终止发作，可以教会年长儿做刺激迷走神经动作，如瓦尔萨尔瓦动作（valsalva maneuver）、绷紧身体、屏气、倒立。务必不要做眼球压迫，颈动脉窦按摩也很少有效。当这些措施失败时，有几种替代药物可以应用（表 429-1）。在病情稳定的患者，因为其起效迅速和对心脏收缩力的最小副作用，快速静脉推注腺苷是首选的治疗。如果未见对心动过速起效，需要增加剂量。因为腺苷有激发房颤的可能性，如果手边没有直流电复律措施，应不要给予腺苷治疗。在年长儿，也曾见到钙离子拮抗剂如维拉帕米用于初始治疗 SVT。在年龄小于 1 岁婴儿，维拉帕米可能降低心输出量、导致低血压和心脏骤停；因此在这个年龄是禁忌的。在禁忌情况下，当已经发生严重心力衰竭症状的紧急情况时，推荐应用同步直流电复律（0.5~2 J/kg）为初始治疗（见第 62 章）。

一旦患者转复为窦性心律，可能需要选择一种长效药物维持治疗。在没有前传旁路的患者(非 -WPW)，β - 受体阻滞剂是主要的治疗药物。地高辛也常用，在婴儿是有效的，但是在年长儿效果差一些。在患有 WPW 的儿童，地高辛或者钙通道阻滞剂可能增加冲动通过旁路的前向传导率，有室颤的可能，因此是禁忌的。这些患者通常长期应用 β - 受体阻滞剂治疗。在患有难治性心动过速的患者，普鲁卡因、奎尼丁、氟卡尼、普罗帕酮、索他洛尔、胺碘酮都曾用过。大多数抗心律失常药物都有致新的危险性心律失常（致心律失常）的可能性，并降低心功能。特别是氟卡尼和普罗帕酮应限制用，除非是心脏正常的患者。

在心脏正常的婴儿如果因为持久心动过速而发

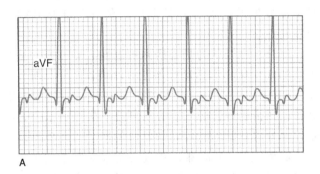
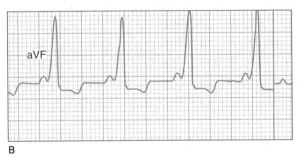

图 429-5 A.WPW 综合征儿童室上性心动过速。注意心动过速发作期间正常的 QRS 波，还有 T 波上升支可见清晰的逆行 P 波。B. 随后，明显的 WPW 典型特征（短 P-R 间期，Δ 波，和宽 QRS 波）

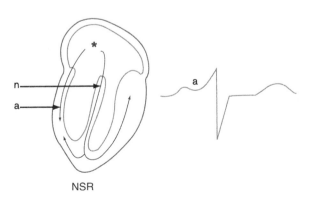

图 429-6 右侧旁路心脏（WPW 综合征）图示。星号指示窦性心搏的起始。箭头指示激动传播方向。所展示的心电图复合波表现为正常通路和旁路激动结合的融合波。后者标记的是 Δ 波。NSR：正常窦性节律

生心力衰竭，心功能通常在窦性心律重新建立以后恢复正常，尽管这可能需要几天到数周的时间。在生后3~4个月诊断为SVT的婴儿比在更大年龄初始诊断为该病的有更低的复发率。这些患者有80%的可能性在1岁时缓解，尽管有30%可能在儿童后期复发；如果需要药物治疗，可在在1年内控制发病逐渐减少，并观察患者复发的迹象。父母应该学会测量婴儿的心率，因此在心力衰竭发生之前就可以检测到发生持久的不明显的SVT发作。

24h心电图记录用于检测治疗过程和无症状性心动过速的短暂发作，特别的是在年幼儿童和婴儿。在婴儿，许多中心应用经食道起搏来评价治疗效果。有导管消融术适应证的难治性SVTs的患者，常常提示在心脏导管实验室进行更详细的电生理检查。在电生理检查过程中，多极导管经静脉放置在心脏的不同部位。通过起搏来评价旁路的传导特征和激发心动过速，通过标测来对旁路进行定位。导管消融常常选择性用于儿童和青少年、也用于需要多种药物治疗的患者或者是发现难以耐受的药物副作用或者是心律失常控制很差的患者。消融术可以通过组织加热的射频消融或者是通过过组织冻结的冷冻消融。总的初次导管消融成功率大约在80%~95%，这取决于旁路的部位。在一些选择性患者，外科手术旁路消融也能成功。

AVNRT所致的SVT和AVRT所致的处理几乎相同。因为没有明显的旁路，AVNRT儿童猝死的危险性没有增加。在临床实践中发现，其发作更可能是由运动或者其他形式的紧张所致，心率可能非常快，导致胸痛、头晕和偶尔的晕厥。长期抗心律失常药物应选择β-受体阻滞剂；AVNRT确实对腺苷有疗效。虽然AVNRT患者在成年时看起来非常常见，但是因为对其自然病程知之甚少，所以自然缓解看起来是不可能的。患者非常适合导管消融治疗，或者是用射频消融或者是冷冻消融，成功率高，并发症发生率低。

房性异位性心动过速是一种儿童期不常见的心动过速。其特征是多变的心率（很少>200次/分），电轴异常的可辨认P波，持久的或者是连续的非持久的心动过速。这种形式的房性心动过速有单一的自律位点。通过激发迷走神经或者药物治疗时检测心电图有助于识别这一发病机制。折返性心动过速突然"中止"，而异位性心动过速逐渐减慢然后又逐渐增快。房性异位性心动过速通常比常见的折返性行动过速更难以用药物控制。如果单一药物治疗不能够成功，建议用射频消融，其成功率大于90%。

紊乱性或者多源性房性心动过速是指≥3异位p波的房性心动过速，频发p波阻滞，下传心搏P-R间期不一致。这种心律失常经常发生在年龄小于1岁的婴儿，通常没有心脏病变，尽管一些证据提示与病毒性心肌炎或肺部疾病有关。药物治疗的目的是减慢心室率，因为转复到窦性节律是不大可能的，并且需要应用多种药物。当这种心率发生在婴儿，常常在3岁时自行终止。

加速性交接区异位性心动过速（JET）是一种自发的（非折返性）心律失常，其交接区心率超过窦房结，导致房室分离。这种心律失常最常在心脏外科手术后早期发现，并可能特别难以控制。降低儿茶酚胺滴速和控制发热是重要的辅助治疗措施。先天性JET也可见于非手术患者。心律失常是持续性的，能导致扩张性心肌病。静脉应用胺碘酮对于手术后JET的治疗有效。需要长期治疗的患者可能对胺碘酮或索他洛尔有疗效反应。先天性JET可以通过导管消融治愈，但是需要安装起搏器的长期房室传导阻滞是其突出的并发症。

房扑，也被认为是心房内折返性心动过速，是在儿童和青少年心房活动速率250~300次/分，新生儿400~600次/分为特征的房性心动过速。常见房扑的机制包括折返或起源于右心房环绕三尖瓣口部位的心律。因为房室结不能传导如此快的冲动，几乎总是存在一定程度的AV阻滞，并且心室仅对第2到4个心房搏动发生反应（图429-7）。偶尔，这一反应是多变的，节律看上去不规整。

在年长儿，房扑常常发生在有先天性心脏病的情况下；新生儿房扑心脏常常是正常的。房扑可以发生在急性感染性疾病的过程中，但是最常见于心房极度扩大的患者，如持久二尖瓣或三尖瓣关闭不全、三尖

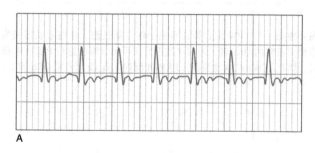

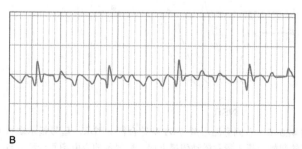

图429-7　新生儿房扑。注意描图开始扑动波不明显（A），但是一旦给予一剂肾上腺素，出现大约450次/分的扑动波（B）

瓣闭锁、爱伯斯坦畸形或风湿性二尖瓣狭窄等相关疾病。房扑也能发生在心房内姑息性或者纠正性手术后。未能控制的房扑可以加重心力衰竭。刺激迷走神经（图颈动脉窦按压或者浸入冰盐水）或腺苷一般可以因为增加房室阻滞而导致短暂的心率减慢。通过心电图明确诊断，可以显示快速规整的、心房锯齿形扑动波。应用同步直流电复律，房扑通常快速转复为窦性心律，这是最常用的治疗选择。在先天性心脏病的情况下，慢性房扑的患者，血栓栓塞和中风的危险性有可能增加，因此应该在电复律前实施抗凝治疗。地高辛、β-受体阻滞剂或钙离子通道阻滞剂可以用来通过延长房室结的不应期减慢房扑时的心室反应。另外一些药物可以用来维持窦性心律，药物选择包括Ⅰ类药物如普鲁卡因胺或普罗帕酮，Ⅲ类药物如胺碘酮和索他洛尔。其他治疗方式，包括导管和手术消融，曾用在有先天性心脏病的年长儿并获得中等程度的成功。随着心脏复律，心脏正常的新生儿可以用地高辛治疗6~12个月，随后通常不再继续药物治疗，新生儿房扑一般不再复发。

　　房颤在儿童不常见，在婴儿罕见。心房激动紊乱、快速（400~700次/分），产生极其不规整的室性反应和脉搏（图429-8）这种节律紊乱常常与心房增大或者疾病有关。房颤可见于有风湿性二尖瓣狭窄的年长儿。也可少见于心房手术并发症、继发于左心室瓣膜关闭不全的左房增大、和WPW综合征患者。在以前正常的年长儿或青少年发生房颤也怀疑存在甲状腺功能亢进、肺动脉栓塞、心包炎或心肌病。在罕见情况下，房颤可能是家族性的。最好的初始治疗是控制心率，应用钙离子通道拮抗剂最有效，以限制房颤时的心室率。如果存在WPW综合征，不要给予地高辛治疗。静脉应用普鲁卡因胺、胺碘酮或者应用直流电复律能够重新恢复窦性节律，直流电复律是血流状态不稳定时的首要选择。慢性房颤的患者有发生血栓栓塞和房颤的危险，应进行华法林抗凝治疗。选择进行电复律的患者也应进行抗凝治疗。

429.4　室性心动过速
George F. Van Hare

　　室性心动过速（VT）在儿科患者不如SVT常见。VT定义为至少3个连续的室性期前收缩，节律>120次/分（图429-9）。可能是阵发的也可能是连续性的。VT可能与心肌炎、冠状动脉起源异常、致心律失常性右心室发育不良、二尖瓣脱垂、原发性心脏肿瘤或心肌病有关。也可见于先天性或者获得性（致心律失常药物）Q-T间期延长、WPW综合征和药物应用（可卡因、安非他命）。也可在心室内手术数年后发生或者在没有明显器质性心脏病者出现。VT必需和通过旁路异常或者快速传导的SVT相鉴别（表429-2）。出现清晰的心室夺获或者融合波可以确诊VT。尽管一些儿童能够多耐受快速心室率多个小时，但是因为可导致低血压或者恶化为室颤，所以这种心律失常必需迅速治疗。血流动力学稳定的患者，静脉应用胺碘酮、利多卡因或普鲁卡因胺是初始治疗首选药物。如果治疗有效，寻找和纠正潜在异常情况如电解质紊乱、低氧或者药物中毒是很重要的。胺碘酮是心脏停搏时的治疗选择（见第62章）。血流动力学不稳定的VT患者应立即实施直流电复律治疗。通过临时起搏导线或者永久起搏器超速起搏心室，也可能有效，尽管可能导致心律失常恶化为室颤。在新生儿时期，VT可能与左冠状动脉异常（见第426.2）或者心肌肿瘤有关。

　　除非确定有明确的可逆性病因，电生理检查通常适用于VT已经发展严重的患者，根据检查结果，可能需要导管消融或者安装植入型心律转复除颤器。

　　一种相关的心律失常，室性加速心律，偶尔可见于婴儿。其定义与VT相同，但是心率仅仅稍快于同时存在的窦性心律（10%以内）。一般是良性的。

　　室颤是一种可以致死的紊乱性心律，除非能够迅速重建有效的心室搏动（图429-9）。胸部重击偶尔可能能够重建窦性心律。通常，心肺复苏和直流电除颤是必要的。如果除颤无效或者室颤重新发

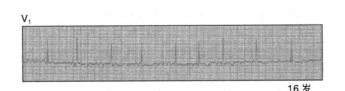

图 429-8　房颤，特征是没有清晰的P波，特别不规则的心室反应。能够识别出不规则的、快速波动（F波）。扑动波并不是在每个导联都能见到，并且应在R-R间期不规则的每一段描记中仔细寻找。注意没有两个R-R间期是相同的

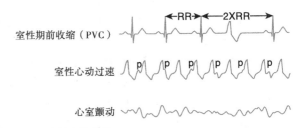

图 429-9　室性心律失常
摘自 Park MY. Pediatric cardiology for practitioners. 5ed. Philadelphia, 2008, 42924-6

表 429-2 快速性心律失常的诊断

心电图发现	心率（次/分）	P 波	QRS 间期	规整性
窦性心动过速	<230	总是有，正常电轴	正常	心率随呼吸变化
房性心动过速	180~320	有，P 波形态和电轴异常	正常或延长（畸形）	通常规整，但是因为文氏传导心室反应可能有变化
心房颤动	120~180	颤动波	正常或延长（畸形）	不规整（没有两个 R-R 相同）
心房扑动	心房率：250~400 心室反应变化在：100~320	锯齿状扑动波	正常或延长（畸形）	规整的心室反应（例如，2:1，3:1，3:2，等等）
交接区性心动过速	120~280	房室分离，没有融合波，有正常 QRS 的夺获波	正常或延长（畸形）	规整（除了夺获波）
室性心动过速	120~300	房室分离，有融合波和正常 QRS 的夺获波	适合年龄的延长	规整（除了夺获波）

生，可以静脉给予胺碘酮或者利多卡因并重复除颤（见第 62 章）。当从室颤恢复后，应该查找潜在的病因。除非已经确定清楚的可逆病因，对于室颤存活者应做电生理检查。如果确定是 WPW 综合征，应做导管消融。如果患者没有发现可纠正的畸形，因为有猝死的高度危险，几乎总是需要植入型心律转复除颤器。

429.5 长 Q-T 间期综合征

George F. Van Hare

长 Q-T 间期综合征（LQTS）是一种心室复极的遗传性异常，估计出生人群有 1/10 000 的发病率（表 429-3）。体表 ECG 表现为长的 Q-T 间期并与恶性室性心律失常有关（尖端扭转型室性心动过速和室颤）。这是晕厥和猝死的一个病因，并可能与婴儿猝死综合征或者溺亡有关。至少 50% 病例为家族性，但是由于不同的外显性，这一数据可能是低估的。该病显性和隐性形式（罗曼诺-伍德综合征，RWS，耶韦尔和朗格-尼尔森综合征，JLNS）之间一般不再用旧的区别方法进行区分，因为目前已经知道后者的隐性状况是由于其为纯合状态。JLNS 与先天性神经性耳聋有关。携带基因突变的无症状患者可能不是所有的人都有延长的 Q-T 间期。Q-T 间期延长可能在运动时或者输注儿茶酚胺药物时变得明显。

基因研究已经确认心脏钾通道和钠通道存在基因突变（表 429-3）。其他形式的 LQTS 虽然有报道，但是这些都是非常罕见的。JLNS 曾见于 *KVLQT1* 和 *minK* 基因纯合子突变的患者，然而杂合子状态证明是 RWS。基因型可以预测临床表现，例如，LQT1 发作通常是紧张引起的，而 LQT3 常在睡眠时发生。

LQT2 发作处于中间状态。LQT3 具有最高的猝死可能性，紧接着是 LQT2，然后是 LQT1。药物可以直接延长 Q-T 间期，但是常常在另外一些药物如红霉素或酮康唑抑制抑制它们的代谢时才发挥这一作用（表 429-4）。

儿童 LQTS 的临床表现最常见的是运动、惊恐和突然的惊吓导致的晕厥发作，一些发作在睡眠时发生（LQT3）。一些患者初始时可以见到痉挛发作、先兆晕厥或者是心悸，大约 10% 初始表现是心脏停搏。诊断采用基于心电图和临床标准。不是所有的有长 Q-T 间期的患者都有 LQTS，静息时心电图 Q-T 间期正常的也可能有 LQTS。心率-纠正 Q-T 间期 >0.47s 是高度诊断指征，然而 Q-T 间期 >0.44s 也提示该病。其他特征包括 T 波切、T 波交替、与年龄不符的低心率、晕厥病史（特别是紧张时）和有 LQTS 或无原因猝死的家族史。24h 心电图记录监测和运动试验对诊断有辅助作用。基因型分型也可利用，并能够确认 75% 符合临床诊断标准的 LQTS 患者有基因突变。基因表型分型在怀疑本病的个体排除诊断方面是没有用的，但是阳性在鉴别确诊病例所涉及的无症状亲属时是非常有用的。

短 Q-T 综合征（表 429-3）表现为房颤或者室颤，与晕厥和猝死有关。

LQTS 的治疗包括 β 受体阻滞剂的应用，用减弱心率对运动反应的剂量。因为药物能引起明显的心动过缓，一些患者需要起搏器。一些患者尽管治疗，仍然继续发生晕厥，对于那些对 β-受体阻滞剂没有治疗反应和有过心脏停搏的患者，提示需安装植入性心脏除颤器。基因型-表现型相关性研究提示 β-受体阻滞剂在 LQT3 患者是无效的，在那些患者，通常提示安装植入性心脏除颤器。

表 429-3　长和短 Q-T 综合征遗传性通道突变

	染色体	基因	蛋白	影响的离子电流	触发	特征 / 发生率
LQTS 类型						
1	11p15.5	KCNQ1	KvLQT1（Kv7.1）	IKs	运动（游泳）、情绪激动	42%~54%
2	7q35~36	KCNH2	HERG,（Kv11.1）	IKr	休息、情绪激动（声响性、产后）	35%~45%
3	3p24~21	SCN5A	Nav1.5	INa	休息、睡眠、情绪激动	1.7%~8%; 高致死率
4	4q24~27	ANK2	Ankyrin-B	INa-K, INa-Ca, INa	运动	<1%
5	21q22	KCNE1	MinK	IKs	运动、情绪激动	<1%
6	21q22	KCNE2	MiRP1	IKr	休息、运动	<1%
7	17q23	KCNJ2	Kir2.1	IK1	休息、运动	周期性瘫痪，变形特征
8	12p13.3	CACNA1C	Cav1.2	ICa	运动、情绪激动	少见、并指（趾）
9	3p25.3	CAV3	Caveolin-3	INa	非劳力性、睡眠	少见
10	11q23.3	SCN4B	NaVβ4	INa	运动、产后	<0.1%
短 Q-T 综合征型						
1	7q35~36	KCNH2	HERG（Kv11.1）	IKr	运动、休息（声响性）	—
2	11p15.5	KCNQ1	KvLQT1（Kv7.1）	IKs	—	—
3	17q23	KCNJ2	Kir2.1	IK1	睡眠	—
4	12p13.3	CACNA1C	Cav1.2	ICa	—	—
5	10p12.33	CACNB2b	CaVβ2b	ICa	—	—
耶韦尔，兰格 - 尼尔森综合征型						
1	11p15.5	KCNQ1	KvLQT1（Kv7.1）	IKs	运动（游泳）、情绪激动	1%~7%; 耳聋
2	21q22	KCNE1	MinK	IKs	运动（游泳）、情绪激动	<1%; 耳聋

摘自 Morita H, Wu J, Zipes DP. The QT syndromes: long and short, Lancet. 2008, 372:750-762

429.6　窦房结功能障碍
George F. Van Hare

窦性停搏和窦房阻滞可以导致心搏突然暂停。前者可能是窦房结内冲动不能形成所致，后者系窦房结起搏复合体和周围的心房之间阻滞所致。除非是出现在地高辛中毒或者是曾有过心房大手术的患者，这些心律失常在儿童期是很少见的。

病态窦房结综合征是窦房结内或心房传导通路或二者同时异常的结果。这一综合征可以发生在没有先天性心脏病的人，并且有报道发生在同胞兄弟姐妹，但是最常见于先天性心脏病纠正手术后，特别是大动脉转位的方坦术式和心房调转（Mustard 或 Senning）手术。临床表现取决于心率。大部分患者未治疗时保持没有症状，但是在明显窦性过缓期而无交接区逸搏时（图 429-10），能发生头晕和晕厥。有过运动不耐受或者晕厥症状的患者适合起搏器治疗。

有窦房结功能障碍的患者也可以有 SVT 发作（快 - 慢综合征），有心悸、运动不耐受或者头晕症状。治疗必须个体化。药物治疗控制快速性心律失常（普萘洛索他洛胺碘酮）可以抑制窦房结和房室结功能，达到可能产生明显症状性心动过缓的程度。因此，对这种患者，插入起搏器连同药物治疗一起通常是必需的，即使是没有低心率引发的症状。

429.7　房室传导阻滞
George F. Van Hare

房室传导阻滞可以分为 3 种形式。在 1 度房室传导阻滞，PR 间期延长，但是所有的心房冲动都能传导到心室（图 429-11）。在 2 度房室传导阻滞，不是每一个房性冲动都能传导到心室。在 2 度房室传导阻滞的 1 型，称为文氏型（也成为莫氏 I 型），经典的是 P-R 间期逐渐延长直到 1 个 P 波没有传导下去。在搏动脱漏后的循环周期，PR 间期正常（图 429-11）. 在莫氏 II 型，没有逐渐传导延迟，心搏阻滞后的 PR 间期缩短。

表 429-4　Q-T 延长的后天病因 *

DRUGS

抗生素——红霉素、克拉霉素、泰利霉素、阿奇霉素、甲氧苄啶 / 磺胺甲恶唑

抗真菌药——氟康唑、伊曲康唑、酮康唑

抗原虫药——依西酸喷他脒

抗组胺药——阿司咪唑、特非那定（Seldane）（特非那定因为这个原因被推出市场）

抗抑郁药——三环类例如丙咪嗪(Tofranil)、阿米替林（Elavil）、地昔帕明（Norpramin）和多塞平（Sinequan）

抗精神病药——氟哌啶醇，利培酮，吩噻嗪类例如甲硫哒嗪（Mellaril）和氯丙嗪（Thorazine）

抗心律失常药

　IA 类（钠通道阻滞剂）——奎尼丁，普鲁卡因胺，丙吡胺

　Ⅲ 类（延长除极）——胺碘酮（少见）、溴苄胺、多菲利特、N-乙酰 - 普鲁卡因胺，索他洛尔

降脂药物——普罗布考

抗心绞痛药——苄普地尔

利尿剂（通过促进 K^+ 排泄）——呋塞米（Lasix），依他尼酸 [布美他尼（Bumex）]

口服降糖药——格列本脲

有机磷酸酯杀虫剂

促胃肠动力药——西沙比利

血管扩张药—甲基丁烯胺

电解质紊乱

　低钾血症——利尿剂、过度通气

　低钙血症

　低镁血症

潜在的医疗情况

　心动过缓——完全性房室传导阻滞、严重的心动过缓、病窦综合征

　心肌功能障碍——蒽环霉素心脏中毒、充血性心力衰竭、心肌炎、心脏肿瘤

　内分泌疾病——甲状旁腺功能亢进、甲状腺功能减退、嗜铬细胞瘤

　神经疾病——脑炎、头部创伤、中风、蛛网膜下腔出血

　营养问题—酒精中毒、神经性厌食症、饥饿

* 更详细的延长 QTc 间期的药物列表可从亚利桑那大学的教育和研究中心治疗网站获得（www.azcert.org）

摘 自 Park MY. Pediatric cardiology for practitioners. 5ed, Philadelphia: Mosby/Elsevier, 2008, 433

这种传导缺陷不常见，但是更有可能导致晕厥，并有可能加重。一种相关情况是高度 2 度房室传导阻滞，其中 1 个以上 P 波连续不能传导。这种情况更加令人担忧。在 3 度房室传导阻滞（完全性心脏传导阻滞），没有冲动从心房到达心室（图 429-11）。通常，出现独立的逸搏心律，但是这种心律是不可靠的，导致如晕厥等症状。

儿童先天性完全性房室传导阻滞认为是母亲患有症状明显的、更多是无症状 SLE 或 Sjögren 综合征，由母体来源的 IgG 抗体（抗 SSA/Ro，抗 SSB/La）对胎儿传导系统的自身免疫损伤所致。全部先天性完全性房室传导阻滞中的 60%~70% 和约 80% 的心脏结构正常的病例可归因于自身免疫性疾病（图 429-12）。一个同源框基因突变，NKX2-5，最常见于合并房间隔缺损的先天性房室传导阻滞。完全性房室传导阻滞也见于复杂先天性心脏病和传导系统胚胎发育异常的

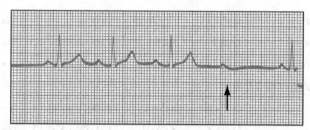

图 429-10　患有窦房结功能障碍的快慢综合征。注意突发的室上性心动过速，可能是多个心房病灶起源，随后是长时间的窦性停搏。通常，出现症状是由于窦性心动过速终止后长的窦性暂停，而不是由于心动过速本身

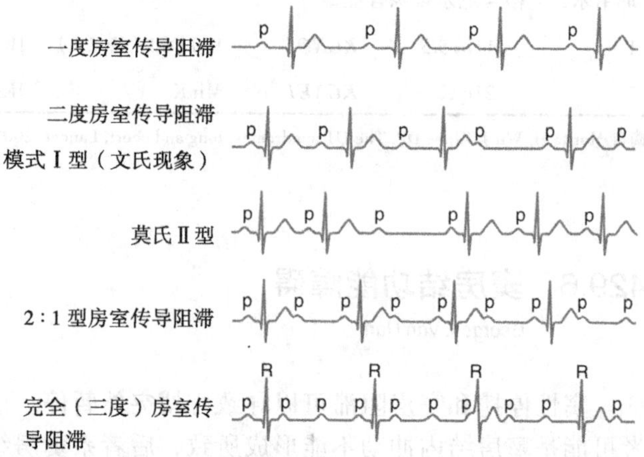

一度房室传导阻滞

二度房室传导阻滞
模式 I 型（文氏现象）

莫氏 II 型

2：1 型房室传导阻滞

完全（三度）房室传导阻滞

图 429-11　房室（AV）传导阻滞
摘自 Park MY. Pediatric cardiology for practitioners. 5ed. Philadelphia, Mosby/Elsevier, 2008, 446

连续监测铅

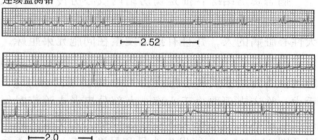

图 429-12　先天性完全性房室（AV）传导阻滞。心室率为规则的 53 次 / 分。心房率有一定程度的变化，65~95 次 / 分，完全与心室分离。QRS 波是正常的，这在先天性 AV 阻滞中是常见的

患者。也与心肌肿瘤和心肌炎有关。是心肌炎继发心肌脓肿的熟知并发症。也见于遗传异常包括 LQTS 和卡恩斯 - 塞尔综合征（Kearn-Sayre 综合征）。也是先天性心脏病修补术，尤其是包括闭合 VSD 的修补术的并发症。

先天性完全性房室传导阻滞的在活产儿发生率是 1/（20 000~25 000），高的胎儿损失率可能导致它的真实发病率被低估。在母亲患有 SLE 的一些婴儿，在出生时没有表现出完全性房室传导阻滞，但是在生后的第 3~6 个月内发展而来。心律失常常在胎儿期得到诊断（胎儿超声心动图上看到继发于心房和心室收缩分离的心律失常，并可导致胎儿水肿）。并存先天性心脏病和心力衰竭的婴儿有很高的病死率。

在心脏其他方面正常的年长儿，这种情况一般是无症状的，虽然晕厥和猝死也可发生。在婴儿和小幼儿可能有夜惊、睡眠不宁而疲劳、和激惹。由于代偿性心室搏出量增大和外周血管扩张，外周脉搏明显；收缩期血压升高。颈静脉搏动不规则，当心房收缩在三尖瓣关闭时（大炮波）也可能增大。运动和阿托品可以导致心率加速 ≥ 10~20 次/分。收缩期杂音常常在胸骨左缘闻及，心尖部舒张中期杂音不在少数。由于房室分离时心室充盈量多变，第一心音是多变的。基于舒张期心室充盈增加，房室阻滞导致心脏扩大。

通过心电图确诊；P 波和 QRS 复合波没有固定关系（图 429-12）。QRS 波间期可能延长，如果心脏搏动是由高位房室结或希氏束发起，也可能是正常的。

先天性房室传导阻滞的预后通常是良好的；患者曾被观察到 30~40 岁年龄，仍然过着正常、活跃的生活。一些患者有过活动不耐受、头晕、和晕厥（阿 - 斯发作）；这些症状需要永久性心脏起搏器植入。出现症状的患者需要考虑起搏器植入，例如进行性心脏扩大，心搏暂停时间延长或者白天平均心率 ≤ 50 次/分。另外，考虑到植入手术的低危险性和预测谁将突发严重症状的难度，在青少年预防性起搏器植入是合理的。

心脏起搏推荐用于低心室率（≤ 50 次/分）、有心力衰竭的证据、宽的复杂节律或者先天性心脏病的新生儿。异丙肾上腺素、阿托品或者肾上腺素可用于尝试暂时增加心率，直到能够安排安装起搏器。经胸廓心外膜起搏器植入传统上用于婴儿；颈静脉置入起搏器电极可用于年幼儿童。

手术后完全性房室传导阻滞可发生于任何需要在房室瓣附近或者室间隔嵴部缝合的心脏开放手术。术后心脏传导阻滞初始应用临时起搏器处理。10~14d 后恢复窦性心律的可能性很小；在这个时间后，推荐安装永久起搏器。

参考书目

参考书目请参见光盘。

（李福海　译，刘瀚旻　审）

第 430 章
猝 死
George F. Van Hare

猝死，除了婴儿猝死综合征（SIDS；见第 367 章），在 18 岁以下儿童很少见。按照病因，猝死分为外伤性或者非外伤性。外伤所致的猝死在儿童最常见；包括机动车辆碰撞、暴力性死亡、娱乐活动意外死亡和工伤死亡。非创伤性猝死常常是由于特殊的心脏病因。在儿童和青少年，猝死的发病率每年（0.8~6.2）/10 万人不等，而成年人发病率则高达 1‰。大约 65% 的患者猝死于心脏方面的疾病，这些患者心脏结构正常或者有先天性心脏畸形（纠正手术、姑息手术或者未治疗）。高等中学的竞争性体育运动（足球、篮球等）是高危性环境因素。竞争性体育运动员最常见的死因是伴有或者不伴有左室流出道狭窄的肥厚性心肌病。表 430-1 列出了其他潜在的病因。这些病因可分类为结构畸形，包括主动脉狭窄和冠状动脉畸形；心肌病，如心肌炎；传导系统疾病，包括长 Q-T 间期综合征（LQTS）和其他多种病因，如肺动脉高压和心震荡。发作前可能没有症状，如果有症状，包括晕厥、胸痛、呼吸困难和心悸。患者可能有心脏病（扩张性或肥厚性心肌病、长 QT 间期、致心律失常性右心室发育不良、马方综合征）或猝死的家族史。猝死常发生在用力或者运动后。

猝死的发病机制

猝死有 3 种发病机制：心律失常性、非心律失常性心脏病因（循环或者血管病因）、非心脏病因。室颤（VF），虽然是成人最常见的猝死原因，但仅占儿童猝死的 10%~20%，一般情况下，心动过缓可导致室颤或者心脏停搏（见第 429 章）。

先天性心脏病

主动脉瓣狭窄是儿童与猝死有关的最常见的先天缺陷，据记录该患者大约 5% 死亡。有晕厥史、胸痛、有流出道严重梗阻证据和左心室肥大是危险因素（见第 421.5）。

表 430-1　婴儿、儿童和青少年潜在的猝死病因

婴儿猝死综合征和类婴儿猝死综合征
　　SIDS
　　长 Q-T 综合征 *
　　先天性代谢缺陷
　　儿童虐待
　　心肌炎
　　导管依赖性先天性心脏病
纠正或未手术的先天性心脏病
　　主动脉瓣狭窄
　　法洛四联症
　　大动脉转位（心房调转术后）
　　二尖瓣脱垂
　　左心发育不全综合征
　　艾森门格综合征
冠状动脉疾病
　　起源异常 *
　　异常通道（导管）
　　川崎病
　　动脉外膜炎
　　主动脉夹层
　　马方综合征（主动脉破裂）
　　心肌梗死
心肌疾病
　　心肌炎
　　肥厚性心肌病 *
　　扩张性心肌病
　　右室发育不良
传导系统异常或心律不齐
　　长 Q-T 综合征 *
　　布鲁加综合征
　　致心律失常药物
　　预激综合征
　　心脏传导阻滞
　　心震荡
　　特发性心室颤动
　　右室发育不良
　　心脏肿瘤
混合因素
　　肺动脉高压
　　肺栓塞
　　中暑
　　可卡因和其他刺激药品或药物
　　神经性厌食症
　　电解质紊乱

SIDS：婴儿猝死综合征
* 常见

冠状动脉畸形在儿童和青少年也常常与猝死有关。与猝死有关的最常见畸形是左冠状动脉主干起源于右侧主动脉窦。因此，冠状动脉行走在主动脉和肺动脉之间，有时穿壁而过。运动时主动脉和肺动脉压力升高，压迫左冠状动脉主干，因受压或者扭曲而导致缺血。

■ 心肌病

在儿童人群，所有的三种主要类型的心肌病（肥厚性心肌病、扩张性心肌病和限制性心肌病）都与猝死有关；猝死可能是心肌病的初始表现（见第 433 章）。

肥厚性心肌病（HCM）是青少年运动员最常见的死因。年轻 HCM 患者年猝死风险是 2%。猝死的危险因素包括猝死的家族史、症状、室性心律失常、小年龄出现症状。许多 HCM 患者有左室流出道梗阻。猝死的机制是心律不齐和可能继发于运动时的血流动力学梗阻及其所致的心输出量降低，或者是与心肌缺血有关。

扩张性心肌病也与心源性猝死有关。致心律失常性右心室发育不良（ARVD）是一种特殊形式的心肌病，与运动所致的室性心律失常和猝死有关。诊断可能困难；MRI、电生理学检查或者心内膜心肌活检均可采用，但是可靠性有限。病理学表现包括右心室心肌细胞被透壁脂肪替代、伴有片状纤维变性。

心肌炎通常是不明病因猝死患者的病理学发现。患者猝死前可能没有症状、也可能包括明显的心衰或者仅有轻微的发现，如心率快。这种儿科患者可能有完全性心脏传导阻滞，或者室性心律失常。

■ 心律失常

原发的传导系统异常可能导致猝死。病因包括预激综合征（WPW），和长 Q-T 间期综合征。除了导致室上性心动过速（SVT），WPW 综合征还能导致通过旁路快速传导的房颤，从而导致室颤和猝死（图 430-1；见第 429 章）。这种情况在儿童患者不常见，但是青少年的发病率增加。在成人，无症状患者猝死的发病率是每年 1‰，但是在儿童很有可能更高，这些患者当然不能存活到成年。因为地高辛和异搏定能够加速旁路传导，所以禁忌用于 WPW 综合征。

长 Q-T 间期综合征（见第 429 章），是一组影响心室复极的离子通道病，也与猝死有关（图 430-2）。猝死的机制是多形性 VT（尖端扭转）（图 430-3）。9% 的患者初期表现是心源性猝死。因此，建议对心电图是长 Q-T 间期综合征或有阳性家族史的无症状者进行治疗。

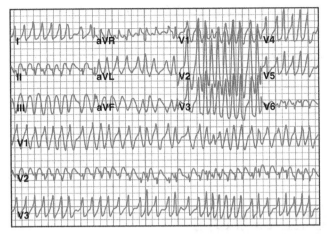

图 430-1 WPW 综合征患者房颤并快速传导到心室。注意由于完全预激导致宽 QRS 复合波,还有由于房颤导致的特别不规则的心室反应

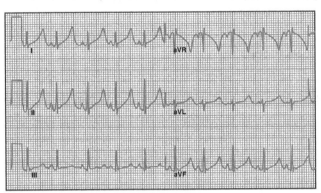

图 430-2 新生儿长 Q-T 综合征。QTc 明显延长。T 波表现高尖并形态异常

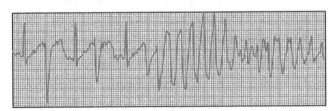

图 430-3 长 Q-T 间期患者尖端扭转发作

获得性长长 Q-T 间期可见于有明显电解质紊乱、中枢神经系统损伤或饥饿(包括易饿症和神经性食欲缺乏症)的患者。药物治疗也能导致 Q-T 间期延长(表 429-4)。这些患者也有恶性室性心律失常的危险,纠正潜在的问题可能对于降低猝死风险很有必要。

■ 混杂病因

心震荡伤是一种几乎很普遍的胸部遭受非穿透性钝器损伤后(如来自篮球或者曲棍球)的致命病情。偶尔在家里或者运动场无意中的胸部撞击可能是致命

的。在无明显心脏损伤(挫裂伤、血肿、冠状动脉撕裂)的情况下,患者经受突发的室颤。历史上,85%~90% 患者对于复苏努力没有反应而死于室颤。如果有条件,立即直流电除颤是有效的。

■ 复苏后患者的评估和治疗

重点治疗猝死潜在的可逆性病因是很重要的。这包括纠正主要的血流动力学缺陷、心动过缓患者的起搏治疗或者是心肌炎的支持治疗。不幸的是,在心脏停搏的年轻幸存者不一定发现可逆的病因。让我们更尴尬的事实是,目前预测抗心律失常药物的反应和复发危险的能力有限。因此植入型心脏复律除颤器(ICD)成为心律失常猝死幸存者的治疗选择。

■ 注意缺陷障碍(ADD)药物治疗

目前已经在一定程度上关注到用来治疗儿童注意缺陷的中枢神经兴奋剂有潜在增加猝死的可能性。引起这一关注的,提交给美国食品和药品管理局关于服用中枢神经兴奋剂个体不明病因猝死的有限数量的报告,大部分是成年人。在一些病例,高血压引起的左心室肥厚、主动脉缩窄或者肥厚性心肌病都曾在尸检中发现。目前没有前瞻性研究支持这些药物增加猝死危险性的观点,并且很少或者没有证据表明心电图筛查能够可靠地识别高危人群。一些人建议儿童开始药物治疗前进行 ECG 筛查,但是关于这种方法是否有效的观点尚不一致。

■ 猝死的预防

院外经历猝死的年轻患者存活到出院的可能性 <20%。就近自动体外除颤器(AEDs)的存在,当结合标准的运动场地心肺复苏(体育馆、跑道、篮球场、足球场),可能切实提高存活率。因此,识别危险患者是非常重要的。

儿童和青少年很多常见的猝死病因能够从患者的病史、家族史、和体格检查中识别(表 430-2 见光盘)。最重要的是仔细评估任何一个经历过与运动有关晕厥的儿童,因为这可能是诊断这种患者危及生命状况的最后机会。

患者避免高危行为(吸食可卡因、神经性食欲缺乏)、获得药物副作用(三环抗忧郁药)和药物相互作用(特非那丁和红霉素)的有关知识是很重要的。护胸装备不可能防止心震荡。立刻心肺复苏和应用 AED 或通过紧急医疗服务救援队快速除颤应该能够提高存活率。猝死者家族中的幸存者应进行遗传病因的评估,如 LQTS 和肥厚性心肌病。

有证据表明除了心脏特殊病史和体格检查外，那些有猝死危险的运动员，应加做运动前 ECG 检查。因为许多运动员没有前驱症状或因为害怕不能参与活动而不愿意说出心脏表现，ECG 可能识别一小部分但是处于危险状态的肥厚性心肌病或长 QT、Brugada，综合征或 WPW 综合征。各种权威组织考虑预行 ECG 检查是划算的，对 ECG 阳性者随后进行更明确的超声心

动图评估有挽救生命的可能。EDG 检查在许多欧洲国家是常规检查，但美国不是。

参考书目

参考书目请参见光盘。

（李福海　译，刘瀚旻　审）

第 5 篇　获得性心脏病

第 431 章
感染性心内膜炎
Daniel Bernstein

感染性心内膜炎包括急性和亚急性细菌性心内膜炎，还有病毒、真菌及其他微生物引起的无菌性心内膜炎。尽管应用抗微生物制剂在治疗和预防方面有了很大的进步，但是在儿童和青少年仍然是高发病率和死亡率的重要原因。不能通过预防和早期治疗根除感染性心内膜炎源于多个因素。这一疾病表现出病原和宿主因素之间复杂的相互作用，宿主因素如内皮破坏和仍未完全阐明的免疫功能。感染性微生物的性质随时间不断变化，早期诊断可能很困难，因此常常延迟到出现更严重的感染时才能诊断，并可能出现特别危险人群，包括静脉药物应用者、心脏手术幸存者，尤其是应用机械假体者，服用免疫抑制药物的患者和需要长期应用血管内导管的患者。一些患者在以前认为是健康的自体瓣膜上患心内膜炎，尽管外科探查发现轻微的结构异常。

■ 病　因

草绿色链球菌（α-溶血链球菌）和金黄色葡萄球菌仍然是儿科患者心内膜炎的主要病原体。其他微生物引起的心内膜炎不多见，在约 6% 病例，血培养任何微生物均为阴性（表 431-1）。感染病原体和先天性缺陷类型、疾病的病程或儿童年龄之间没有相关性。葡萄球菌性心内膜炎常见于没有潜在心脏病的患者，草绿色链球菌感染常见于牙科操作后，D 组肠球菌常见于肠道下端或泌尿生殖系统操作后。绿脓杆菌

或沙雷氏菌常见于静脉药物应用者，真菌微生物在心脏外科手术后见到。凝固酶阴性葡萄球菌常在放置中心静脉导管时出现。

■ 流行病学

感染性心内膜炎常常是先天性或者风湿性心脏病的并发症，但是也能发生在没有异常瓣膜或心脏畸形的儿童。在发达国家，先天性心脏病是占最常见的诱发因素。心内膜炎在婴儿少见，在这个年龄组，通常发生在开放性心脏手术后或者与应用中心静脉导管有关。

患者有先天性心脏病，病变部位因为有孔隙或者狭窄而存在湍流性血流，尤其是存在跨缺损高压力差，更容易患心内膜炎。这种湍流使血管内皮受损，暴露出有利于纤维蛋白和血小板沉积的基底膜，导致无菌性血栓栓子的形成（NBTE），这被认为这是感染性心内膜炎的初始病变。生物膜形成于植入的机械装置如瓣膜、导管、起搏器导线表面，也可充当感染的黏附基质。一过性菌血症继续发展，随后定植在这些 NBTE 或生物膜，导致细菌在病灶内增殖。细菌表面蛋白，如草绿色链球菌的表面识别标记 A 抗原作为 NBTE 或生物膜的黏附因子，随后细菌能够在赘生物内快速增殖。鉴于黏膜表面（口咽部、胃肠道、阴道、尿道）潜在病原菌的大量定植，认为这些表面是短暂菌血症的来源。日常活动（如刷牙、牙线清洁牙齿）相对于侵入性操作过程（例如牙科清洁和手术）导致菌血症的程度存在争议。有报道 20%~68% 的患者短暂性菌血症发生在刷牙或牙线清洁以后，甚至 7%~51% 的患者发生在咀嚼食物后。这种菌血症的程度与牙科操作导致的相似。保持良好的口腔卫生可能是降低菌血症频率和程度的更重要的因素。

儿童感染性心内膜炎后发生不良后果的高危因

表 431-1　儿童感染性心内膜炎细菌因素

常见的：自体瓣膜或其他心脏病变

　　草绿色链球菌（变形链球菌、血链球菌、轻型链球菌）

　　金黄色葡萄球菌

　　链球菌 D 组（肠球菌）（牛链球菌、粪链球菌）

罕见的：自体瓣膜或其他心脏病变

　　肺炎链球菌

　　流感嗜血杆菌

　　凝固酶 - 阴性葡萄球菌

　　伯纳特氏立克次氏体（Q 热）*

　　淋球菌

　　布鲁氏菌 *

　　鹦鹉热衣原体 *

　　沙眼衣原体 *

　　肺炎衣原体 *

　　军团菌属 *

　　巴尔通体属 *

HACEK 组 †

　　链杆菌 *

　　多杀巴斯德菌 *

　　胎儿弯曲菌属

　　培养阴性（6% 病例）

人工瓣膜

　　表皮葡萄球菌

　　金黄色葡萄球菌

　　草绿色链球菌

　　绿脓杆菌

　　沙雷氏菌

　　类白喉菌

　　军团菌 *

　　HACEK 组 †

　　真菌 ‡

---

* 这些难养菌加一些真菌可以引起培养阴性的心内膜炎。检测可能需要特殊介质，培养 7d 以上，或血清学检测

† HACEK 组包括嗜血杆菌属（副嗜沫嗜血杆菌、副流感嗜血杆菌、嗜沫嗜血杆菌）、放线杆菌、人类心杆菌、侵蚀艾肯菌和金氏菌属

‡ 念珠菌属、曲霉菌属、波氏假阿利什菌、荚膜组织胞质菌

素包括：人工心脏瓣膜或用来修补心脏瓣膜的其他假体材料；没有修补的发绀型先天性心脏病（包括那些姑息手术后的分流和导管）；用假体材料或器械完全修补缺损后 6 个月内；先天性心脏病修补术后人工补片、器械部位或者近邻的残余分流；心脏移植后发生的瓣膜狭窄或者关闭不全；以前有过感染性心内膜炎。有高速血流病变的患者如室间隔缺损和主动脉狭窄也是处于高危。在老年患者，先天性二叶主动脉瓣和二尖瓣脱垂并反流为心内膜炎带来另外的风险。除了没有假体材料的单纯房间隔缺损或动脉导管未闭修补以外，天性心脏病外科手术纠正可以减少但是不能消除心内膜炎的风险。

大约 30% 感染性心内膜炎患者，可能找到一种诱发因素。虽然 10%~20% 的患者可能确定发病前有牙科操作，但是操作的时间可能是症状出现前 1~6 个月，因此关于牙科操作后感染性心内膜炎的绝对风险持续存在争议。原发性金黄色葡萄球菌菌血症认为是心内膜炎的另一个危险因素。大多数常规外科手术后立即发生心内膜炎的概率是相对低的，但是这可能是一个前提条件，特别是如果应用了假体材料。

■ 临床表现（表 431-2）

早期临床表现通常是轻微的，特别是感染微生物是草绿色链球菌的时候。没有明显临床症状的久热不退（除了有偶然有体重减轻），持续长达数月可能是仅有的症状。或者发病可能急且严重，有高热、间歇热和虚脱。通常发病和病程在这两个极端之间变化。症状常常非特异性并包括午后升高的低热、疲劳、肌痛、关节痛、头痛、和间或寒战、恶心和呕吐。新的或变化的杂音常见，特别是合并心力衰竭时。脾大和瘀点相对常见。严重神经并发症如血栓性中风、脑脓肿、真菌性动脉瘤和出血常和葡萄球菌感染有关，并可能是晚期临床表现。脑膜刺激征、颅内压增高、感觉改变、和局部神经体征是这些并发症的临床表现。心肌脓肿可能和葡萄球菌疾病同时发生，并可能破坏心脏传导通路，导致心脏传导阻滞或者破入心包膜引起化脓性心包炎。肺和其他体循环栓塞是罕见的，除非是真菌性疾病。许多典型的皮肤表现在疾病的后期出现；在正确治疗的患者很少见到。这些临床表现包括 Osler 结节（柔软的、豌豆大小的手指和足趾尖端的皮内结节）、Janeway 损害（手掌和足底无痛的小红斑或出血性病变）、和线状出血（指甲下线样损伤）。这些病变可能是循环抗原 - 抗体复合物所致的血管炎的表现。

感染性心内膜炎的识别，大多数时候是基于评估有潜在危险因素的儿童感染时持高度怀疑的态度。

表 431-2 感染性心内膜炎的临床表现

病史
　先前的先天性或风湿性心脏病
　发病前的牙科、尿路或肠道操作
　静脉药物应用
　中心静脉导管
　人工心脏瓣膜

症状
　发热
　寒战
　胸部和腹部疼痛
　关节痛、肌肉痛
　呼吸困难
　萎靡、虚弱
　盗汗
　体重减轻
　CNS 表现（座中、抽搐、头痛）

体征
　温度升高
　心动过速
　栓塞表现（Roth 斑、瘀点、甲床线状出血、Osler 结节，CNS 或眼部病变）
　Janeway 损害
　新的或变化的杂音
　脾大
　关节炎
　心力衰竭
　心律失常
　转移性感染（关节炎、脑膜炎、霉菌性动脉瘤、心包炎、脓肿、感染性肺栓子）
　杵状指

实验室
　血培养阳性
　血沉升高；心力衰竭或肾衰竭时可以低
　CRP 升高
　贫血
　白细胞增多
　免疫复合物
　高丙种球蛋白血症
　低补体血症
　冷沉球蛋白血症
　类风湿因子
　血尿
　肾衰竭：氮质血症、高肌酐（肾小球肾炎）
　胸片：双肺浸润、结节、胸腔积液
　瓣膜赘生物的超声心动图证据，人工瓣膜功能障碍或者裂缝、心肌脓肿、新发的瓣膜功能不全

CNS：中枢神经系统

■ 诊 断

正确治疗感染性心内膜炎的关键信息是来自血培养。其他实验室指标是次要的（表 431-2）。应尽快取得要培养的血样本，即使孩子感觉很好和没有其他体检发现。应在穿刺点仔细准备后单独采取三到五份血样。因为在皮肤上发现的细菌本身可以引起感染性心内膜炎，所以污染就成了一个特殊问题。采集样本的时机不重要，因为可以预期菌血症是相对稳定的。在 90% 的心内膜炎病例，病原体是从前 2 份血培养获得的。实验室应该注意在一旦怀疑心内膜炎时，如果有必要，要培养在富集培养基比平时更久的时间（>7d）以便检测营养缺陷型和难养细菌或真菌。前期抗菌治疗使血培养获得率减少至 50%~60%。微生物学实验室应该注意，如果患者接受过抗菌药物，要用更复杂的方法去获得侵袭性病原体。其他样本也可以培养，包括皮肤病变刮片、尿、关节滑液、脓肿、和在有脑膜炎表现时，脑脊液培养。有特殊或难养微生物的患者，血清学诊断技术或切除的瓣膜组织 PCR 检查是必要的（表 431-3）。

应重点评估有潜在影响因素的儿童发生感染的风险。经胸和经食道心脏超声心动图结合能够提高心内膜炎的诊断能力。二维超声心动图能够识别病变的大小、形状、位置和活动度，当结合多普勒超声检查，能够确定瓣膜功能障碍的表现并能够量化评价其对左室功能的作用。鉴于病变 >1cm 和真菌团块有栓塞的高度危险性，心脏超声心动图也可以有助于预测

表 431-3 罕见病原体导致的心内膜炎诊断方法

病原体	诊断步骤
布鲁氏菌属	血培养；血清学；培养、免疫组化、和外科样本 PCR
立克次体	血清学（IgG 阶段 I >1:800）；组织培养、免疫组化、外科样本 PCR
巴尔通体属	血培养；血清学；培养、免疫组化外科样本 PCR
衣原体	血清学；培养、免疫组化外科样本 PCR
霉浆菌属.	血清学；培养、免疫组化外科样本 PCR
军团菌属.	血培养；血清学；培养、免疫组化、和外科样本 PCR
Tropheryma whipplei 菌	组织和外科样本 PCR

PCR：聚合酶链反应

摘自 Moreillon P, Que YA. Infective endocarditis. Lancet, 2004, 363:139-148

血栓并发症。没有赘生物不能排除心内膜炎，赘生物在疾病早期或者是有复杂先天性心脏病的患者可能探查不到。

Duke标准有助于心内膜炎的诊断。主要标准包括：①血培养阳性（常见病原 2 次单独培养，不典型病原 2 次或 2 次以上单独培养）；②心脏超声心动图有心内膜炎的证据（心脏内瓣膜上或其他部位的团块，假体附近的反流、脓肿、人工瓣膜的局部裂开或新的瓣膜反流）。次要标准包括诱发条件、发热、血管栓塞体征、免疫复合物现象（肾小球肾炎、关节炎、风湿热、Osler 结节、Roth 斑），血培养 1 次阳性或感染的血清学证据和不符合主要标准的超声心动图征象。2 条主要标准，1 条主要标准和 3 条次要标准或 5 条次要标准建议确诊心内膜炎。修改后的 Duke 标准可能在保持特异性的同时提高了敏感性。增加下面的次要标准到已有的列表：新诊断的杵状指、脾大、线状出血、和瘀点的表现；血沉升高；CRP 升高；有中央静脉非营养通道、外周静脉通道和镜下血尿。

■ 预后和并发症

尽管应用抗菌药物制剂，死亡率仍达 20%~25%。在有记录可查的感染性心内膜炎儿童，重症发病率为 50%~60%；最常见的是主动脉和二尖瓣赘生物所致的心力衰竭。心肌脓肿和中毒性心肌炎也可以导致听诊检查没有特征性改变的心力衰竭，偶尔导致致命性心律失常。体循环栓塞，常有中枢神经系统的表现，是一个主要的威胁。肺栓塞也可以发生在有室间隔缺损或者法洛四联症的儿童，尽管大范围的致命性肺栓塞罕见。其他并发症包括真菌性动脉瘤、主动脉窦瘤破裂、大的赘生物继发的瓣膜阻塞、获得性室间隔缺损和累及传导系统（脓肿）所致的心脏传导阻滞。其他并发症包括脑膜炎、骨髓炎、关节炎、肾脓肿、化脓性心包炎和免疫复合物介导的肾小球肾炎。

■ 治　疗

一旦明确诊断，应该立即开始抗菌药物治疗。当有毒力强的微生物感染时，短时的延误可能导致进行性的内膜破坏，并发严重并发症的可能性更大。抗菌药物的选择、应用方法和治疗时间的长短应该结合心脏病学和感染性疾病的会诊意见（表 431-4 、431-5）。在找到可识别病原微生物之前，对没有人工瓣膜和有高危葡萄球菌肠球菌或草绿色链球菌（3 种最常见的微生物）的患者，初始的经验性治疗可以用万古霉素加庆大霉素。必须维持高血清杀菌水平足够长的时间以消灭生长在药物相对难以到达的无血管性赘生物。在感染位置必须达到体外最小抑菌浓度的 5~20 倍以破坏生长在病变核心的细菌。彻底形成赘生物需要几周；在这期间必须继续治疗以避免复发。通常推荐总共 4~6 周的治疗。可根据临床和实验室结果修改抗菌药物治疗方案，部分病例疗程可延长。在高度敏感草绿色链球菌的感染时，曾对部分患者推荐包括口服青霉素在内的短程治疗方案。非葡萄球菌的菌血症通常

表 431-4　青霉素高度敏感草绿色链球菌和牛链球菌引起的自体瓣膜心内膜炎的治疗

治疗方法	剂量 * 和途径	持续时间,周	注解
水结晶青霉素 G 钠盐 或	12 000 000~18 000 000U/24h，IV，持续或者等分为 4 或 6 次剂量	4	第Ⅷ脑神经功能损害或肾功衰竭患者首选
头孢曲松钠	2g/24 h，IV/IM，1 次使用	4	
	儿科剂量 †：青霉素 200 000 U/kg 每 24h，IV 等分为 4~6 剂量使用；头孢曲松 100mg/kg 每 24h，IV/IM，1 次使用		
水结晶青霉素 G 钠盐	12~18 百万 U/24 h，IV 持续或者等分 6 剂量使用	2	2 周治疗方案并非 用在有已知心脏或者心外脓肿患者或者那些肌酐清除率 <20mL/min，第Ⅷ脑神经功能损害，或乏氧菌属、颗粒链菌属或孪生球菌属感染者；当 3 次等分剂量使用后，庆大霉素剂量应调整达到的最高血清浓度 3~4µg/ml 和最低血清浓度 <1µg/mL；诺模图用于分析每天单剂量用药
或			
头孢曲松钠 加	2 g/24 h，IV/IM，1 次使用	2	

1829

表 431-4（续）

治疗方法	剂量*和途径	持续时间，周	注解
硫酸庆大霉素‡	3 mg/（kg·h），IV/IM，1次使用，或等分为3次剂量儿科剂量：青霉素 200 000U/kg 每 24 h，IV，等分为4~6剂量；头孢曲松钠 100mg/（kg·h），IV/IM，1次使用；庆大霉素 3 mg/kg 每 24 hr，IV/IM，1次使用或者等分为3次剂量§	2	
盐酸万古霉素	30 mg/（kg·h），IV 等分为2剂量，除非血清浓度处于不适当的低水平，不超过 2 g/24 h 儿童剂量：40 mg/（kg·h），IV，等分为2~3剂量	4	万古霉素治疗仅推荐用于不能耐受青霉素或头孢曲松钠的患者；万古霉素剂量应调整至达到峰（完全输注后 1h）血清浓度 30~45μg/mL 和最低浓度 10~15μg/mL

最低抑菌浓度 ≤ 0.12μg/mL

* 肾功能正常的患者推荐剂量

† 小儿剂量不应超过正常成年人剂量

‡ 其他有潜在肾毒性药物（例如，非甾体抗炎药）在接受庆大霉素治疗的患者应慎用

§ 有儿童氨基糖甙类每天一次给药的数据，但是没有治疗感染性心内膜炎的数据

万古霉素制剂输注持续时间应至少1h，以减少组胺释放"红人"综合征的风险

摘自 Baddour LM, Wilson WR, Bayer AS, et al. Infective endocarditis: diagnosis, antimicrobial therapy, and management of complications. Circulation, 2005, 111:e394—e433

表 431-5　在没有假体材料时葡萄球菌引起的心内膜炎的治疗

治疗方法	剂量*途径	持续时间	注解
苯甲异噁唑青霉素 – 敏感菌株			
萘夫西林或苯甲异噁唑青霉素†	12g/24 h，IV，等分为4~6剂量	6 周	对于复杂右侧感染性心内膜炎和左侧感染性心内膜炎；对于不复杂的左侧感染性心内膜炎，2 周
联合			
可选硫酸庆大霉素‡	3mg/（kg·d），IV/IM，等分为2或3剂量	3~5d	
	儿科剂量§：萘夫西林或苯甲异噁唑青霉素 200mg/（kg·d），IV，等分为4~6剂量；庆大霉素 3mg/（kg·d），IV/IM，等分为3剂量		庆大霉素的临床获益数据尚未确定
对青霉素过敏的患者（非类过敏反应型）			对苯甲异噁唑青霉素敏感的葡萄球菌和青霉素速发超敏反应可疑病史者考虑皮试
头孢唑林	6g/24h，IV，等分为3剂量	6 周	在有对青霉素类、万古霉素有类过敏反应型超敏反应的患者应避免使用头孢菌素§
联合			
可选硫酸庆大霉素	3mg/（kg·d），IV/IM，等分为2或3剂量	3~5d	庆大霉素的临床获益数据尚未确定
	儿童剂量：头孢唑林 100mg/（kg·d），IV，等分为3剂量；庆大霉素 3mg/（kg·d），IV/IM，等分为3剂量		
苯甲异噁唑青霉素 – 耐药菌株			
万古霉素	30mg/（kg·d），IV，等分为2剂量儿童剂量：40mg/（kg·d），IV，等分为2或3剂量	6 周	调整万古霉素剂量达到 1h 血清浓度 30~45 μg/mL 和最低浓度 10~15μg/mL

* 正常肾功能患者推荐剂量

† 儿童剂量不能超过成人剂量

‡ 其他潜在的肾毒性药物（例如，非甾体抗炎药）在接受庆大霉素治疗的患者慎用

§ 有儿童氨基糖甙类每天一次给药的数据，但是没有治疗感染性心内膜炎的数据

万古霉素制剂输注持续时间应至少1h，以减少组胺释放"红人"综合征的危险

摘自 Baddour LM, Wilson WR, Bayer AS, et al. Infective endocarditis: diagnosis, antimicrobial therapy, and management of complications. Circulation, 2005, 111:e394—e433

在 24~48h 消除，恰当的抗菌药物治疗可使发热在 5~6d 缓解。然而葡萄球菌感染需要更长时间才能缓解。

如果感染发生在瓣膜并引起或加重心力衰竭表现时，应该立即使用利尿剂和减轻后负荷药物，部分病例可使用洋地黄。与难治性心衰有关的严重主动脉或二尖瓣病变是感染性心内膜炎的手术治疗指征。少见并发症包括细菌性动脉瘤、主动脉窦破裂、引起完全性心脏传导阻滞的间隔内脓肿或心内补片破裂需要急症手术。其他外科指征包括在恰当的长程抗菌药物作用下仍未能清除血液中的细菌，或者出现心脏脓肿、复发性栓塞、赘生物较前增大。此外，病变严重导致严重的血流动力学恶化时，活动性感染也不是外科手术的禁忌证。部分病例采用去除赘生物或瓣膜置换可以挽救生命，并且持续的抗菌药物应用通常会预防再感染。但需注意，更换感染的人工心脏瓣膜有更高的危险性。

真菌性心内膜炎难以处理，预后很差。见于心脏手术后、重度衰弱和免疫抑制、长时间应用抗菌药物的患者。药物选择包括二性霉素 B（脂质体和标准制剂）和 5- 氟胞嘧啶。少部分病例可试用手术切除感染组织，但是鲜有成功者。在一些高危患者，重组组织纤溶酶原激活物可能有助于溶解心脏内赘生物和避免手术。

■ 预　防

在 2007 年，美国心脏病协会有关牙科和其他外科操作前抗菌预防的建议有了很大的修改。建议大幅度减少接受预防治疗的患者数量和需要履行的程序。修改这些建议的主要理由是：①感染性心内膜炎，与牙科或外科手术相比，更有可能是由与日常活动有关的频繁的暴露于随机性菌血症造成的；②常规预防可能仅预防非常少的病例；③抗菌药物有关不良事件的风险超过了预防治疗的好处。认为降低常规日常活动

性菌血症造成的感染性心内膜炎的危险性，更重要的因素是改善整体口腔卫生。对于那些与感染性心内膜炎不良后果高危性有关的心脏病患者，目前的建议限制了预防措施的应用（表 431-6）。这些患者的预防是建议针对"涉及牙龈组织、牙齿根尖周部位或口腔黏膜穿孔进行处理的全部牙科手术"。此外，"放置可拆除口腔修复或牙髓器械、调整正畸矫正器、放置正畸托架、乳牙脱落、和嘴唇和口腔黏膜出血"不是预防指征。鉴于许多侵袭性呼吸道手术确实引起菌血症，考虑对许多这样的操作进行预防是合理的。与以前的建议相比，不再建议对大多数胃肠道和生殖泌尿道手术病例进行预防。仍然建议对接受放置假体材料心脏外科手术的患者进行预防。考虑到这些建议高度的个体差异和持续关注到的一些心脏病专家对这些建议的采纳程度，直接咨询儿童心脏病专家仍然是决定特殊患者是否持续需要预防的最好方法（表 431-7）。

表 431-6　美国心脏病协会（AHA）2007 年声明：有感染性心内膜炎高度不良后果危险的心脏状况时，预防牙科操作是合理的

人工心脏瓣膜或用过心脏瓣膜修补的假体材料
以前有过感染性心内膜炎
先天心脏病 （CHD）*
未修补的发绀型 CHD，包括姑息性分流和导管
应用假体材料或装置完全修补的，无论通过外科手术或者导管介入，在手术后的近 6 个月†
CHD 修补术修复补片或装置（抑制内皮化）处或者临近残余缺损
发展成心脏半膜病的心脏移植接受者

* 除了表内所列情况，AHA 已经不再推荐抗生素预防其他形式的 CHD

†P 因为假体材料在植入后 6 个月内内皮化所以预防是合理

摘自 Wilson W, Taubert KA, Gewitz M, et al. Prevention of infective endocarditis. Guidelines from the American Heart Association, Circulation, 2007, 116:1736-1754

表 431-7　美国心脏病协会（AHA）2007 声明：牙科操作后预防性抗生素治疗方法

状况	药物	成人	儿童
口服	阿莫西林	2g	50mg/kg
不能口服药物	氨苄西林或头孢唑啉或头孢曲松钠	2g，IM 或 IV1 g IM 或 IV	50mg/kg IM 或 IV50mg/kg IM 或 IV
青霉素或氨苄莫西林过敏 – 口服	头孢氨苄 * 克林霉素或阿奇霉素或克拉霉素	2g 600mg 500mg	50mg/kg 20mg/kg 15mg/kg
对青霉素或者氨苄西林过敏不能口服药物	头孢唑林或头孢曲松钠†或克林霉素	1g IM 或 IV 600mg IM 或 IV	50mg/kg IM 或 IV20mg/kg IM 或 IV

IM：肌内注射；　IV：静脉注射

* 一代或者二代口服头孢菌素成人或儿童剂量等效

† 头孢菌素不应用于有青霉素氨苄西林过敏史、血管性水肿、荨麻疹的个体

摘自 Wilson W, Taubert KA, Gewitz M, et al. Prevention of infective endocarditis. Guidelines from the American Heart Association. Circulation, 2007, 116:1736-1754

对于口腔卫生，和对适当情形进行预防的持续教育是很重要的，特别是在儿童和青壮年。败血症和局部感染的积极治疗，心脏手术及导管置入操作时仔细的无菌操作能减少感染性心内膜炎的发病率。

参考书目

参考书目请参见光盘。

（李福海 译，刘瀚旻 审）

第432章
风湿性心脏病
Daniel Bernstein

风湿性瓣膜和心内膜的累及是风湿热的最重要的临床表现（见第176章）。瓣膜病变开始是沿着一个或多个心脏瓣膜的边缘出现的，由血细胞及纤维蛋白原组成的小的赘生物；最常累及的是二尖瓣，其次是主动脉瓣；而右心系统的瓣膜则极少累及。随着炎症的消退，赘生物常常消失并留下瘢痕组织。风湿热反复发作，在之前瘢痕组织的附近形成新的赘生物，并且心内膜和腱索也被累及。

■ 心脏瓣膜病的类型

二尖瓣关闭不全

病理生理

二尖瓣关闭不全是由于心脏瓣膜的结构改变所致，包括瓣膜组织的缺失、腱索变粗及缩短。在伴有严重心脏受累的风湿热急性期，心力衰竭是由二尖瓣关闭不全加上心包炎、心肌炎、心内膜炎及心外膜炎所致；因为高容量负荷及炎症过程的进展，左心室进行性扩大。血液反流引起左心房的扩大，左心房压力增高导致肺循环瘀血及左心衰竭的症状。随着时间的进展，症状常常自行改善，即使是那些发病时有严重二尖瓣关闭不全的患者。其所致的慢性病变的严重程度通常是轻到中度，患者无症状。1年以后，超过半数的有急性二尖瓣关闭不全的患者，不再闻及二尖瓣杂音。在严重慢性二尖瓣关闭不全患者，肺动脉压升高，右心室及右心房增大，随之可出现右侧心力衰竭。

临床表现

二尖瓣关闭不全的体征取决于其严重程度。轻症病例，无心功能不全的体征，心前区无杂音，听诊心尖部可闻及高调的全收缩期杂音，并向腋下传导。严重二尖瓣关闭不全，可能发现慢性心衰的征象。心腔扩大，左室抬举性心尖冲动增强并常有心尖收缩期震颤。如果存在肺动脉压增高，第二心音可以增强。一般第三心音很明显。心尖部可闻及全收缩期杂音并向腋下传导；短的收缩期隆隆样杂音是由于大量血流通过关闭不全的二尖瓣所致。听诊舒张期杂音的存在并不总是意味着存在二尖瓣狭窄。晚期损害可能在多年以后出现，特征是持续时间更长的舒张期杂音，并伴有收缩期前增强。

病变轻者，心电图及X线胸片检查是正常的。较重的关闭不全，心电图显示明显的P波分裂，左心室肥大征象，当出现肺动脉高压时，右心室肥厚。X线可见到左心房、左心室增大。肺门血管充血，肺静脉压力增高的征象，也可能很明显。儿童二尖瓣钙化极少见。超声心动图显示左房、左室扩大，异常增厚的二尖瓣，多普勒检查可以显示二尖瓣反流的严重程度。心导管和左室造影检查仅在无创伤检查不能完全明确诊断时予以考虑。

并发症

严重的二尖瓣关闭不全可能导致心力衰竭，并随风湿热的进展，房颤或者感染性心内膜炎的发生而加重。慢性二尖瓣关闭不全的作用可能在多年以后才表现出来，包括右室功能不全、房性及室性心律失常。

治疗

轻度的二尖瓣关闭不全，仅需要预防风湿热的复发。其所并发的心力衰竭（见第436章）、心律失常（见第439章），以及感染性心内膜炎的治疗（见第431章）在其他章节详述。减轻心脏的后负荷的药物（使用ACEI及血管紧张素转换酶抑制剂）可以减轻反流量，保护左心功能。外科治疗适用于那些在给予足够的药物治疗后仍存在持续的心力衰竭、中度活动后呼吸困难、心脏进行性扩大，常伴有肺动脉高压的患者。虽然瓣环成形术对于部分儿童及青少年有良好的效果，但是仍有可能需要瓣膜置换。对于有人造二尖瓣置换的患者，牙科手术要保证预防细菌性心内膜炎，因为这些患者常规用于预防风湿热的抗生素不足以预防心内膜炎。

二尖瓣狭窄

病理生理

风湿性二尖瓣狭窄是由于二尖瓣环纤维化，瓣叶交界处粘连，瓣叶、腱索及乳头肌长时间挛缩所致。病变完全形成通常需要10年或更长的时间，尽管这种病变的过程偶尔会突然加速。风湿性二尖瓣狭窄在青春期前很少见到，通常直到成年才被发现。明显的二尖瓣狭窄导致左房压力的增高、扩大和肥厚、肺静脉高压、肺血管阻力增加和肺动脉高压。随后右心室肥厚和右心房的扩大，右心室扩大、三尖瓣反流随之出现，和右心衰竭的临床征象。

临床表现

通常来说，临床症状与梗阻的严重程度有很强的相关性。轻微病变的患者无临床症状；严重梗阻与运动不耐受和呼吸困难有关。极严重病变可导致端坐呼吸、夜间阵发性呼吸困难、明显的肺水肿及房性心律失常等。当发生肺动脉高压时、右心室扩大可导致功能性的三尖瓣关闭不全、肝脏增大、腹水和水肿。咯血由支气管或肺门胸膜静脉破裂、偶尔由肺栓塞所致。

在心功能不全、三尖瓣病变或重度肺动脉高压的严重病例，颈静脉压力升高。在轻症病例，心腔大小正常；然而，心脏中度扩大常伴有严重的二尖瓣狭窄。随后发生房颤及心衰症状时，心脏扩大可能很明显。当肺动脉压力升高时，能触及胸骨旁右心室抬举性搏动。主要的听诊发现是增强的第一心音、二尖瓣的开瓣音，以及心尖部的长的、低调的、隆隆样的二尖瓣舒张期杂音，伴收缩前期增强。有明显心力衰竭的患者，可能几乎没有二尖瓣舒张期杂音。可以闻及继发于三尖瓣关闭不全的全收缩期杂音。当出现肺动脉高压时，肺动脉瓣第二心音成分增强。舒张早期的杂音可能由相关的风湿性主动脉瓣关闭不全所致，或者由肺动脉高压所继发的肺动脉瓣关闭不全所致。

病变轻者，心电图和 X 线胸片通常是正常的。随病变严重程度增加，心电图出现明显高耸双峰状 P 波，以及不同程度右心室肥大。房颤通常是最后的表现。中度或者重度病变与左心房增大，肺动脉段和右侧心腔突出有关，二尖瓣区可见钙化影。严重梗阻可能与肺动脉血流量重新分布相关，因此肺尖部有更多的血流灌注（与正常相反）。超声心动图显示二尖瓣瓣叶肥厚、舒张期瓣口明显狭窄、和左心房扩大。多普勒可以估测跨瓣膜的压差。心导管检查可以定量测定舒张期跨二尖瓣的压力阶差，计算瓣口的大小，并评估肺动脉压力增高的程度。

治　疗

在患者有临床症状和严重梗阻的血流动力学证据但还没有出现严重的临床症状之前，应该进行干预。瓣膜切开术或经皮球囊导管二尖瓣成形术通常都会获得良好的效果，除非绝对有必要，避免瓣膜置换。球囊瓣膜成形术适用于有临床症状的、狭窄的、柔软的、无钙化的患者，不伴房性心律失常或血栓形成。

主动脉瓣关闭不全

在慢性风湿性主动脉瓣关闭不全，主动脉瓣膜硬化导致瓣尖部变形、挛缩。血液反流导致左心室容量负荷过重并扩张、肥厚。二尖瓣和主动脉瓣关闭往通常并存，而不是主动脉瓣单独累及。

临床表现

除了严重的主动脉瓣关闭不全，症状也很不寻常。增大的心搏出量和左心室的强力收缩可以导致心悸。出汗和不耐热与血管过度扩张有关。劳力性呼吸困难能发展成端坐呼吸和肺水肿。过度运动可促使心绞痛发作。夜间发作性多汗、心动过速、胸痛、和高血压也可发生。

脉压差增大和外周脉搏洪大。收缩血压升高，舒张血压降低。在严重主动脉瓣关闭不全，心脏增大，伴有左心室心尖部隆起。可以出现舒张期震颤。典型杂音紧随第二心音开始持续到舒张晚期。在胸骨上部和中部左侧闻及杂音，放射到心尖部和胸骨边缘有上部。具有特征性的是，杂音成高调吹风样，在全部呼气相，听诊器听膜紧贴胸壁，患者前倾位时容易闻及。因为心搏出量增加常有主动脉收缩期喷射性杂音。象二尖瓣狭窄的心尖部收缩前期杂音有时能听到，这是由主动脉舒张期反流阻止二尖瓣完全开放所致。

X 线显示左心室和主动脉扩大。心电图可能正常，但是在进展期病例心电图显示左心室肥厚和劳损的征象，伴 P 波高耸。超声心动图显示左室大和反流血流冲击瓣叶所致的舒张期二尖瓣摆动或震动。多普勒检查证实主动脉瓣脱垂入左心室的程度。磁共振血管成像（MRA）在量化反流量很有用。心脏导管检查仅在超声心动图数据可疑时是有必要的。

预后和治疗

轻到中度的病变耐受性良好。与二尖瓣关闭不全不同，主动脉瓣关闭不全不可逆。急性风湿热发作期间合并有心脏病变的患者可能在 1~2 年后仅有主动脉瓣累及。治疗包括减轻后负荷（ACEI 或者血管紧张素受体阻滞剂）和预防急性风湿热复发。外科干预（瓣膜置换）最好在心力衰竭、肺水肿、心绞痛发作前，当超声心动图显示左心室容积持续增加，证明心肌工作能力下降的征象变得明显时施行。当早期出现症状，心电图 ST-T 波改变，或者发现左心室射血分数下降的证据时，考虑手术。

三尖瓣病变

风湿热并不常累及三尖瓣，三尖瓣关闭不全更多的是继发于未修补的左心室病变导致的右心室扩张。三尖瓣关闭不全体征包括颈静脉怒张，肝脏收缩期波动，和胸部左缘下方可听到全收缩期吹风样杂音，吸气时更响。常随症状是二尖瓣或主动脉瓣病变，伴或不伴有房颤。在这些患者，当左心病变所致心力衰竭成功治疗后，三尖瓣关闭不全的体征减少或者消失。很少有患者需要三尖瓣成形术。

肺动脉瓣病变

肺动脉瓣关闭常在肺动脉高压的基础上发生，也是严重的二尖瓣狭窄的后期发现；杂音（Graham-Steell杂音）与主动脉关闭不全的杂音很相似，但并无周围血管征的存在；通过二维超声心动图及彩色多普勒检查可以确诊。

参考书目

参考书目请参见光盘。

（李福海　译，刘瀚旻　审）

第6篇　心肌与心包疾病

第433章

心肌病

Robert Spicer, Stephanie Ware

与心脏结构和（或）功能（心肌病）障碍有关的各种异质性心肌病，是儿童人群发病和死亡的重要病因。特定的解剖与生理学状况，例如先天性心脏病、

高血压、冠状动脉病变，均可能引起心肌功能障碍，但与本章所述情况不同。目前已经制订几个分类方案，以便于对心肌病进行科学的、有效的、符合逻辑的病因学分析。目前对心肌病分子遗传学的研究呈指数级进展，病因学分类方案也很有可能将继续发展。

表433-1按照解剖学（心室形态）及功能性病理生理学对心肌病进行分类。扩张型心肌病，心肌病的最常见类型，主要特征是左心室扩大及左室收缩功能降低（表433-1）。肥厚型心肌病表现为心室肌增厚，收缩功能正常或增加，并常有舒张（松弛）异常（表433-2）。

表433-1　儿童心肌病的病因

心肌病	
扩张型心肌病（DCM）	
神经肌肉疾病	肌营养不良（杜氏、Becker, 肢带肌、EmeryDreifuss、先天性肌营养不良症等）、肌强直性营养不良、肌原纤维肌病
先天性代谢紊乱	脂肪酸氧化代谢障碍（三功能蛋白 VLCAD）、肉碱异常（肉碱转运、CPTI、CPTII）、线粒体病（包括卡恩斯－塞尔综合征）、有机酸血症（丙酸血症）
心肌细胞结构装置的基因突变	家族性或散发性 DCM
遗传综合征	阿耳斯特雷姆综合征、Barth 综合征（磷脂代谢紊乱）
局部缺血	大部分见于于成人
慢性快速心律失常	
肥厚型心肌病（HCM）	
先天性代谢紊乱	线粒体病（包括弗里德赖希共济失调、线粒体基因组或核突变）、贮积障碍（糖原累积病，尤其是庞皮病；黏多糖累积病；法布里病；鞘脂类代谢障碍；血色素沉着症，Danon 病）
心肌细胞结构装置的基因突变	家族性或散发性 HCM
遗传综合征	Noonan 综合征、CostelloCardio-faciocutaneous 综合征、Beckwith-Wiedemann 综合征
糖尿病母亲婴儿	暂时性心肌肥厚
限制型心肌病（RCM）	
神经肌肉病	肌原纤维心肌病
代谢蓄积	贮积障碍

心肌细胞结构装置 的基因突变	家族性或散发性 RCM

致心律失常性右室心肌病（ARVC）

心肌细胞结构装置 的基因突变	家族性或散发性 ARVC

左室心肌致密化不 全（LVNC）	X 连锁（Barth 综合征）、常染色体显性、常染色体隐性、线粒体遗传或散发性 LVNC

继发性或后天获得性心肌病

心肌炎	病毒：细小病毒 B19、腺病毒、柯萨奇病毒 A 和 B、埃可病毒、风疹病毒、水痘病毒、流感病毒、腮腺炎病毒、EB 病毒、巨细胞病毒、麻疹病毒、脊髓灰质炎病毒、天花疫苗、丙型肝炎病毒、HIV 病毒或机会性感染 立克次体：鹦鹉热、考克斯体、属，落基山斑疹热、斑疹伤寒 细菌：白喉、支原体、脑膜炎双球菌、细螺旋体病、莱姆病、伤寒、结核、链球菌、李斯特菌 寄生虫：美洲锥虫病、弓形体病、罗阿丝虫、犬弓蛔线虫、血吸虫、囊虫、棘球绦虫、旋毛虫 真菌：组织胞浆菌病、球孢子菌病、放线菌病
全身炎症性疾病	系统性红斑狼疮（SLE）、SLE 母亲婴儿、硬皮病、Churg-Strauss 脉管炎、风湿性关节炎，风湿热、肉瘤样病、皮肌炎、结节性动脉周围炎、嗜酸性粒细胞增多综合征（Löffler 综合征）、急性嗜酸性坏死性心肌炎、巨细胞性心肌炎
营养缺乏	Beriberi（硫胺素缺乏）、小儿恶性营养不良病、克山病（硒缺乏）
药物、毒物	多柔比星（阿霉素）、环磷酰胺、氯喹、吐根（依米丁）、磺胺类、美沙拉嗪、氯霉素、酒精、超敏反应、蜇刺毒作用、辐射、草药（蓝升麻）
冠脉疾病	川崎病、主动脉中层坏死、左冠状动脉异常起源于肺动脉（ALCAPA）、其他先天性冠脉异常（右冠状动脉异常、冠状动脉口狭窄）、家族性高胆固醇血症
血液肿瘤疾病	贫血、镰刀形细胞病、白血病
神经内分泌疾病	甲状腺功能亢进症、类癌瘤、嗜铬细胞瘤

表 433-2 心肌病

	DCM	HCM	RCM	LVNC	ARVC
患病率	50/100 000	1/500	未知	未知	1/2000
家族性	30%~50% AD, AR, X-L, Mt	50% AD, Mt	AD, % 未知	AD, X-L, Mt, % 未知	30%~50% AD，罕见 AR（Naxos 病；Carvajal 综合征）
基因*	肌节：*MYH7, MYBPC3, TNN13, TNNT2, TNNC1, MYH6, TPM1, ACTC1* 细胞骨架或 Z 膜：*DMD, TTN, CSRP3, TCAP, VCL, ACTN2, DES, LDB3, SGCD, MYPN* 核被膜：*LMNA, EMD, TMPO* 心磷脂代谢：*TAZ* 线粒体功能：线粒体基因损耗；线粒体基因突变或缺失其他：*CRYAB, SCN5A, EYA4, ABCC9, PLN, PSEN1, PSEN2, FCMD, ALMS1*	肌节：*MYH7, MYBPC3, MYL2, MYL3, TNNT2, TNNI3, TNNC1, MYH6, TPM1, ACTC1* 细胞骨架或 Z 膜：*TTN, CSRP3, LDB3, TCAP, VCL, ACTN2, MYOZ2,* 贮积：*PRKAG2, LAMP2, GLA, GAA, AGL* 线粒体功能：*FRDA, SCO2, SURF1, COX* 基因，*ANT1,* 线粒体基因突变或缺失细胞信号传导：*PTPN11, RAF1, SOS1, KRAS, HRAS, BRAF, MEK1, MEK2* 其他：*PLN, JPH2*	肌节：*MYH7, TNNT2, TNNI3, ACTC1* 细胞骨架或 Z 膜：*DES*	细胞骨架或 Z 膜：*DTNA, LDB3* 心磷脂代谢：*TAZ* 肌节：*MYH7, ACTC1* 线粒体功能：见 HCM 和 DCM	桥粒：*DSP2, PKP2, DSG2, DSC2, JUP* 其他：*TMEM43, TGFB3, RYR2*
猝死	是	是	是	是	是
心律失常	房性、室性、传导紊乱	房性、室性	房颤		室性、传导紊乱
心室功能	收缩及舒张功能障碍	舒张功能障碍、动力性收缩期流出道梗阻	舒张功能障碍、收缩功能正常	心脏收缩或舒张功能障碍	收缩及舒张功能较正常减低

ACE：血管紧张素转换酶；AD：常染色体显性遗传；AR：常染色体隐性遗传；ICD：植入型心脏转复除颤器；Mt：线粒体遗传；X-L：X 连锁遗传 * 基因列出基于人类基因组

限制型心肌病的特征是心室腔大小、室壁厚度接近正常，并且保持收缩功能，但舒张功能明显受损，导致充盈压升高、心房扩大（表433-3）；致心律失常型右室心肌病及左室心肌致密化不全的特征性是特定的形态学异常和各种功能障碍。

参考书目

参考书目请参见光盘。

433.1 扩张型心肌病（DCM）

Robert Spicer, Stephanie Ware

■ 病因和流行病学

扩张型心肌病，儿童心肌病的最常见类型，是儿童发病和死亡的重要原因，也是心脏移植的常见指征。其病因多样。与成年人扩张型心肌病不同，缺血病因在儿童极少见，尽管这些病因也包括左冠状动脉异常起源于肺动脉，早发的冠状动脉粥样硬化（纯合子Ⅱ型高胆固醇血症）及冠状动脉炎性疾病，如川崎病。大约50%的病例为基因异常，包括一些代谢性病因（表433-1）。尽管扩张型心肌病的最常见病因仍然是特发性，但家族遗传因素和心肌炎很可能是主要病因。小于18岁的儿童扩张型心肌病的年发病率为0.57/10万，男性、非洲裔美国人及小于1岁的婴儿发病率较高。

■ 发病机制

心室扩张及心肌收缩性改变的发病机制因潜在病因的差异而有不同。心肌几个成分的遗传异常，包括肌原蛋白、细胞骨架蛋白，以及细胞骨架收缩组件之间的桥接蛋白，已经在常染色体显性和X连锁遗传病中得到确定。扩张型心肌病可以发生于病毒性心肌炎之后，尽管其发病机制从病毒对心肌的直接损伤到病毒感染诱发的炎症损伤不等，但其心肌损伤，心室扩大，心脏功能减低的最终致病机制可能和遗传病的机制相似。

在20%~50%的病例，扩张型心肌病有家族性，以常染色体显性遗传形式最常见（表433-2）。杜氏肌营养不良是X连锁的心肌病，占家族性扩张型心肌病的5%~10%，这种肌肉营养障碍性疾病导致肌节-细胞骨架连接异常，引起心肌力量的产生受损，心肌细胞破坏或疤痕形成，心腔扩大及功能改变。

像肌营养不良一样，线粒体肌病可以表现为心外症状，以染色体隐性或线粒体基因方式遗传。脂肪酸氧化障碍，表现为全身性的代谢紊乱（低酮性低血糖、酸中毒、肝功能异常），部分伴有外周神经病变及肌肉病变，而其他患儿则可能发生猝死或者致死性心律失常。

蒽环霉素的心脏毒性（多柔比星）偶尔也偶尔引起炎性心肌损伤，但是最经典的是导致扩张型心肌病，在使用多柔比星累计剂量超过550mg/m²的患者中，有30%会发生这种情况。如果同时给予放射性治疗，这种毒性作用会更严重。

■ 临床表现

所有年龄段的儿童均可发病，但小于1岁的婴儿更常见。扩张型心肌病最主要的临床表现为充血性心力衰竭，但也包括心悸、晕厥及猝死等。可伴有生长迟缓、恶心、呕吐、腹痛、激惹、嗜睡。常有呼吸系统症状（呼吸急促、喘息、咳嗽及劳力性呼吸困难）；罕见的表现是，突然发生的面色苍白，精神改变、低血压、和休克。患者可出现伴窄脉压差的心动过速、肝脏增大、肺部湿罗音或喘鸣音。心前区心尖冲动增强，触诊或叩诊心界扩大，听诊除了可闻及心动过速和偶尔的二尖瓣反流性杂音，还可闻及奔马律，极少数情况下甚至可闻及三尖瓣关闭不全的杂音。低血糖、

表 433-3 心肌病常见原因

	感染性		免疫介导	毒物
病毒	腺病毒细小病毒柯萨奇病毒丙型肝炎病毒人免疫缺陷病毒	自身抗原	Churg-Strauss 综合征炎症性肠病巨细胞病毒性心肌炎糖尿病结节病系统性红斑狼疮甲状腺毒症大动脉炎	蒽环类抗生素可卡因白细胞介素-2乙醇重金属
细菌	分枝杆菌链球菌种支原体属肺炎梅毒螺旋体			
真菌	曲霉菌属念珠菌属球孢菌属隐球菌属s组织胞质菌属	超敏反应	Wegener 肉芽肿磺胺类药物头孢菌素类利尿药三环类抗抑郁药多巴酚丁胺	
原虫类	克鲁斯锥虫			
寄生虫	血吸虫幼虫移行症			

摘自 Feldman AM, McNamara D. Myocarditis. N Engl J Med, 2000, 343:1388–1398；Magnani JW, Dec GW. Myocarditis: current trends in diagnosis and treatment. Circulation 113:876–990

酸中毒、肌张力减低及肝衰竭的体征提示先天性代谢缺陷。神经或骨骼肌的缺陷与线粒体功能异常或肌营养不良有关。

■ 实验室检查

心电图筛查显示心房或心室肥大、非特异性的 T 波异常，以及偶发的房性和室性心律失常。胸部 X 线表现为心脏扩大、肺血管影突出或胸腔积液。超声心动图具有诊断价值，特征性表现为左室扩大，心室收缩力减低，有时左心室呈球形（图 433-1）；偶尔发现右室扩大及功能减低。多普勒超声可以发现肺动脉高压、二尖瓣反流，或其他心脏结构或冠状动脉异常。

其他检验还应该包括全血细胞计数、肝肾功能、心肌酶、肌钙蛋白 I、血乳酸、血浆氨基酸、尿有机酸、酰基肉碱。其他的遗传和酶学检验对诊断可能是有帮助的（表 433-2）。心导管检查及心内膜心肌活检并非常规检查，但对某些急性扩张型心肌病的诊断还是有帮助的。心肌活组织检查可见单核细胞浸润、心肌细胞损伤、贮积紊乱、病毒感染或基因学异常。考虑应用超声心动图和心电图对一级亲属进行筛查是非常有必要的。

■ 预后和管理

1~5 岁和 5 岁以上的扩张型心肌病的患者死亡率或需心脏移植率分别为 31% 和 46%。扩张型心肌病最终导致死亡或需要心脏移植的独立危险因素包括：年龄较大、充血性心力衰竭、左室缩短分数 Z 值降低及其他潜在的病因。扩张型心肌病是儿童及成年人心脏移植的最常见原因。

扩张型心肌病的治疗措施包括：仔细评估发现可能存在的可治疗病因、对家庭成员进行筛查、和严谨的药物治疗。降低心脏负荷的治疗可以改善心衰的症状，延长寿命，并有可能使心功能完全恢复。患者常常接受利尿剂及血管紧张素转换酶抑制剂（ACE）治疗。洋地黄类药物及血管紧张素受体阻滞剂的应用可能会还有好处。β 受体阻滞剂（卡维地洛、美托洛尔）

常用于慢性充血性心力衰竭的治疗，尽管针对儿科的数据未能显示其有效性。有极度严重心力衰竭和循环衰竭的患者，需要给予重症监护治疗，包括静脉应用强心药及利尿剂、机械通气支持，有时，给予机械辅助循环，这可能包括 ECMO、左室辅助装置，直至心脏移植。对于存在房性或室性心律失常扩张性心肌病患者，应该给予抗心律失常治疗。

参考书目

参考书目请参见光盘。

433.2　肥厚型心肌病

Robert Spicer, Stephanie Ware

■ 病因及流行病学

肥厚型心肌病（HCM）一种异质性的、相对常见的，有潜在严重性的心肌病类型。肥厚型心肌病的病因具有异质性，包括先天代谢缺陷、神经肌肉障碍、特异性的综合征，心肌细胞构成成分的遗传学异常（表 433-1）。起病年龄和伴随症状均有助于判断可能的潜在病因。

肥厚型心肌病是一种遗传性疾病，其发病常常是心肌细胞的肌节或细胞骨架成分突变的结果。编码 β - 肌球蛋白重链（MYH7）和肌球蛋白结合蛋白 C（*MYBPC3*）基因突变最为常见（表 433-2）。基因突变呈常染色体显性遗传，并具有极高的外显率；很多病例表现为新生突变。一些患者有超过一个的基因突变，这可能导致发病早和症状更严重。肥厚型心肌病的其他遗传学原因也包括非肌节蛋白基因的突变，如 AMP 激活蛋白激酶的 γ-2 调节亚单位（PRKAG2）和溶酶体相关蛋白 2 α - 半乳糖酶的突变（Danon 病，糖原累积病的一种类型）。一些特殊的综合征，如努南综合征，出生时即可表现为肥厚型心肌病，识别心外表现对于确定诊断是很重要的。

糖原累积病如庞皮病，常在婴儿期出现心脏杂音、异常心电图，全身性的症状和体征，有时有心力衰竭。

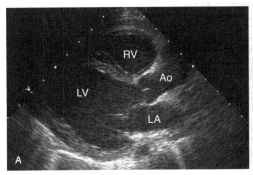
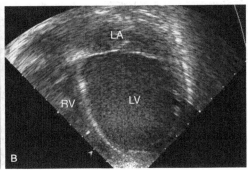

图 433-1　扩张型心肌病患者超声心动图。A. 胸部旁长轴切面示左心室扩。B. 典型地四腔心切面示扩大的左心室压迫右心室。AO：升主动脉；LA：左心房；LV：左心室；RV：右心室

庞皮病的特异性心电图表现为 P 波高耸、P-R 间期缩短、ORS 高电压。超声心动图显示有严重的、通常是向心的左室心肌肥厚。

■ 发病机制

肥厚型心肌病以不伴有心脏结构异常或高血压的左室壁增厚为特征。通常，室间隔不匀称性增厚，导致以前所谓的特发性肥厚性主动脉瓣下狭窄（IHSS），目前称为不对称性室间隔肥厚。在有静息或者激惹状态下流出道压力差时，则称为肥大性梗死型心肌病（HOCM）。尽管主要影响左心室，但右心室也可累及，尤其是婴幼儿。二尖瓣可有收缩期前向运动，并关闭不全。约 25% 的患儿出现左室流出道梗阻，其实质为动力性梗阻，可能部分是继发于二尖瓣瓣叶位置的异常、也有梗阻性主动脉瓣下心肌肥厚。肌原纤维及肌丝显示排列紊乱和心肌纤维化。

通常，肥厚性心肌病心脏收缩功能保持正常，甚或呈高动力性，尽管晚期可能发生收缩功能障碍。伴有或不伴二尖瓣关闭不全的流出道的梗阻可被一些生理性的动作诱发，如 Valsalva 动作、体位的改变及体力活动。通常，心肌的肥厚及纤维化，表现为舒张功能的异常（顺应性降低）和左室充盈受损（舒张期功能障碍）。

■ 临床表现

许多患者是无症状的，大约 50% 的病例表现为心脏杂音，或是因家族中其他成员确诊为 HCM 后筛查发现。肥厚型心肌病的症状可包括心悸、胸痛、易疲劳、呼吸困难、眩晕或晕厥。猝死是易于识别但是少见的表现，常发生于体力活动中。

特征性的体格检查发现包括心前区抬举性搏动增强、周围脉搏异常（高动力性的或者或减弱的）、主动脉瓣区闻及不伴喷射性卡嗒音的收缩期喷射性杂音、二尖瓣关闭不全的心尖部吹风样杂音。

■ 诊　断

心电图通常表现为左室肥大，伴 ST 段和 T 波异常。可出现室内传导阻滞及心室预激征（沃尔夫—帕金森—怀特氏综合征），此时应提高 Danon 病或庞皮病的可能性。胸部 X 线显示心脏大小正常或轻度增大，以左室为著。超声心动图有诊断价值，可用于识别、定位及量化心肌肥厚的程度（图 433-2）。多普勒超声检查定性、定位及量化心室流出道的狭窄程度，并且可以证实并量化二尖瓣反流的程度。舒张期功能障碍可用 M 型超声、血流及组织多普勒超声明确。

一些肥厚型心肌病病例可以通过心导管检查来明确药物或者非药物激发状态下左室流出道的压力差，通过电生理检查评估心律失常发作的危险程度，或者在极少数病例，行心肌活检。

其他的诊断性检验包括代谢试验、诊断特定综合征的遗传学检验或诊断导致孤立性 HCM 基因突变的遗传学检验（表 433-2）。这些试验的临床可用性正在扩展。在成年人，孤立性 *HCM* 是常见的遗传性诊断，已经有可能识别一系列可以引起心律失常或猝死危险性增加的基因突变。随着对儿童这一疾病分子生物学基础识别能力的提高，相似的相关性有望出现。除此之外，遗传诊断对于识别需要持续监测的危险家庭成员是很有用的。

■ 预后和管理

年龄小于 1 岁、患有先天代谢性疾病或畸形综合征的儿童明显预后不良。年龄较大的儿童有心搏骤停史、室性心律失常、活动后低血压、晕厥、心室壁过度肥厚（>3cm）及心室梗阻压差超过 30mmHg，发生猝死危险性较大。尽管家族内成员的症状可能不同，但猝死家族史是非常显著的危险预警因素。

大部分 HCM 患者猝死发生于强体力活动过程中或紧接其后，所以竞技性或强体力活动应该予以禁止。β 受体阻滞剂（普萘洛尔、阿替洛尔）或钙离子拮抗剂（维拉帕米）对于降低心室流出道梗阻、改善心肌肥厚，提高心肌充盈是有用的。尽管一些患者的症状有了显著的改善，但发生心力衰竭或者猝死的风险并未减少。对于有房性或室性心律失常的患者，需要应

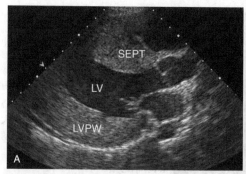
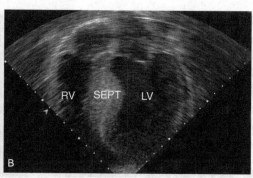

图 433-2　超声心动图显示肥厚型心肌病。A. 胸骨旁长轴切面示患者左心室向心性肥厚；B. 四腔心切面示不对称性室间隔肥厚；LV：左心室；LVPW：左心室后壁；RV：右心室；SEPT：间隔

用特定的抗心律失常药物。对已经记录到室性心律失常的患者，并且有很明确的心律失常或猝死的家族史，或有晕厥发作的患者，需要植入型心脏除颤器（ICD）治疗。

创新性介入治疗已用于从解剖或生理方面来降低左室流出道梗阻的程度。双腔起搏、酒精间隔消融术、外科间隔肌瘤切除术、二尖瓣置换术都得到有限的成功。

对确诊为 HCM 患儿的一级亲属，应行心电图及超声心动图筛查。临床上可以行遗传学检验。首先检查家族中的累及者，而不是选择"濒危"者进行检查，因为目前可用的基因检测芯片，20%~40% 的病例不会发现病因性突变。如果能找到致病性突变，那么家族中"濒危"成员就会得到有效的检查。对于未发现突变的 HCM 家族，就需要对有风险的个体反复进行无创性心电图和超声心动图筛查，对 12 岁以下的儿童，每 3~5 年检查一次；对青少年及青年人每年检查一次。家族中其他患病成员的临床病程和遗传学检验，对累及儿童风险分级管理可能有一些用处。

参考书目

参考书目请参见光盘。

433.3　限制型心肌病（RCM）

Robert Spicer, Stephanie Ware

■ 病因及流行病学

限制型心肌病（RCM），占心肌病的 <5%。发病率随年龄增长而增加，女性更为常见。在赤道附近的非洲国家，RCM 引起的死亡病例非常多。心肌浸润性病因和贮积紊乱常导致左室心肌肥厚，可以表现为伴有限制性生理学特点的肥厚型心肌病。大多数 RCM 考虑为特发性的。

■ 发病机制

限制型心肌病的特征是正常心室腔大小、正常心肌壁厚度以及保持收缩功能。心肌异常的表现是心室顺应性及充盈受损。心室充盈压通常增高，并传导至心房，引起心房扩张。在肌节及细胞骨架基因突变的家族，已经证实是常染色体显性遗传。

■ 临床表现

心室充盈异常，有时称为舒张性心力衰竭，体现在全身静脉循环：水肿、肝大或腹水。左侧心充盈压力升高导致咳嗽、呼吸困难或肺水肿。活动后，患者可能发生胸痛、气短、晕厥或接近晕厥，甚或猝死。发生肺动脉高压或肺血管疾病，并可迅速进展。心脏杂音通常缺失，但奔马律可能很明显；存在肺动脉高压时，呈出现右心室搏动加强，肺动脉瓣区第二心音亢进。

■ 诊　断

特征性心电图发现是 P 波高耸、QRS 波电压正常、非特异性 ST 段及 T 波改变。肺动脉高压的患者会发生右心室肥厚。胸部 X 线检查正常或可见到心房影增大和肺血管影重新分布。超声心动图检查具有诊断意义，可见保持收缩功能的正常大小心室，而心房明显增大（图 433-2）；血流及组织多普勒检查显示异常的充盈参数。与缩窄性心包炎鉴别非常重要，因为后者是可以通过外科手术治疗。缩窄性心包疾病通常存在心包钙化或增厚，有必要用 MRI 检查予以证实。

■ 预后及管理

RCM 患者药物治疗模式应用有限，临床上迅速恶化，预后一般很差。猝死常见，2 岁以上的存活率为 50%。当存在心力衰竭征象时，慎重地使用利尿剂可能会改善临床症状。由于心房明显扩大，RCM 患儿非常容易出现房性快速型心律失常及血栓形成。在这种情况下，有必要使用抗心律失常药物，适合应用抗血小板聚集药物或华法林预防血栓形成。

在许多医疗中心，心脏移植是治疗限制型心肌病的治疗选择，对不伴肺动脉高压、肺血管疾病或严重充血性心力衰竭的患者，心脏移植的效果很好。

参考书目

参考书目请参见光盘。

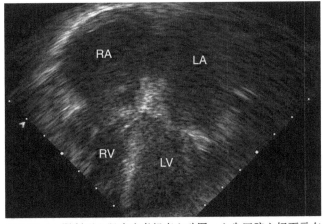

图 433-3　限制型心肌病患者超声心动图。心尖四腔心切面示左右心房均明显扩大，而左右心室的心腔大小正常。LA：左心房；LV：左心室；RV：右心房；RV：右心室

433.4 左室心肌致密化不全、致心律失常性右室心肌病和心内膜弹力纤维增生症

Robert Spicer, Stephanie Ware

左室心肌致密化不全（LNVC）起初认为是仅见于儿童的一种罕见疾病，但目前已经明确可累及各个年龄。LNVC 特征是左室独特的肌小梁及海绵样表现（图 433-4），通常伴随左室肥厚和（或）扩张、有时，收缩或舒张功能障碍。LNVC 可以是孤立存在的，也可与其他结构性先天性心脏缺陷并存。患者可以表现为心力衰竭、心律失常、晕厥、猝死，或在家族筛查时未发现症状。

应用超声及磁共振影像检查可以显示肌小梁深陷的左室心肌特征性图像，左室心尖部最具特征。心电图检查是非特异性的，包括房室肥大、ST 段及 T 波改变或心律失常。一些患者显示预激综合征，大约 30% 的患病幼儿可以出现高电压。应考虑到代谢病筛查，尤其对于婴幼儿。Barth 综合征的患儿可以检测到血乳酸和尿 3- 甲基戊烯二酸升高，一种 *TAZ* 基因突变所致的 X 染色体相关磷脂代谢性疾病。应考虑行 *TAZ* 基因突变的临床检验，尤其是男性患儿。线粒体功能障碍的患者常表现为 LVNC。这些儿童有房性或室性心律失常和血栓栓塞并发症的危险。治疗包括抗凝、抗心律失常及可能出现的心力衰竭。对药物治疗无效的患者，目前已经成功进行心脏移植。

致心律失常性右室心肌病（ARVC）以前认为在北美不常见，但现在却是欧洲最常见的心肌病类型，尤其是意大利。该病多呈常染色体显性遗传。另外，也存在隐性遗传伴有严重皮肤表现的 ARVC。有报道，通过全面的基因学筛查，高达 50% 的病例可找到原因。ARVC 通常以伴右室壁纤维脂肪组织浸润的右室扩张

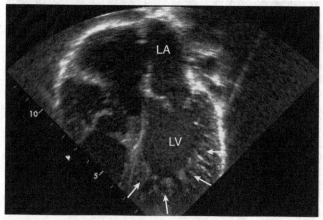

图 433-4 左室心肌致密化不全患者的超声心动图。心尖部切面示左室心尖部异常小梁，而图 433-1 中则可见左心室壁光滑。LA：左心房；LV：左心室

为特征；发现左心室累及也越来越多。左右心室全部或局部的功能障碍及室性快速性心律失常是主要临床表现。晕厥或猝死未遂可能发生，应给予抗心律失常药物治疗或安置除颤器。对于有心室功能障碍的患者，如扩张性心肌病一样处理心力衰竭可能有用。

心内膜弹力纤维增生症（EFE），曾是儿童心力衰竭的重要病因，已经不再常见。EFE 发病率的下降主要与疫苗接种对腮腺炎病毒的消除有关。很少有家族性病例的存在，其遗传学原因目前未明。在继发性 EFE，存在严重的左心梗阻性的先天性心脏病（主动脉缩窄或闭锁、左心发育不全综合征、严重的主动缩窄）。EFE 特征性表现为不透明的、白色的、心室内膜纤维性增厚，导致收缩或舒张功能障碍。治疗 EFE 需要针对心力衰竭标准的治疗方案，或者是心脏移植。

参考书目

参考书目请参见光盘。

433.5 心肌炎

Robert Spicer, Stephanie Ware

心肌的急性或慢性炎症特征表现为炎症细胞浸润、心肌细胞坏死或心肌细胞变性，可能由感染、结缔组织、肉芽肿形成、中毒及其他特发性病变所致。可能有疾病相关的全身性表现，有时病变会累及心内膜或心包，尽管都没有冠状动脉病变。患者可能没有症状、有非特异性的前驱症状或表现为严重的心力衰竭、心律失常，或猝死。尽管心肌毒性物质、药物应用、过敏反应及免疫紊乱均可导致心肌炎，但目前认为病毒感染仍是最常见病因。

■ 病因及流行病学

病毒感染

柯萨奇病毒及其他肠道病毒、腺病毒、细小病毒属、EB 病毒和巨细胞病毒是目前报道的儿童最常见的致病病原体，尽管大部分已知病毒未见报道。在亚洲，丙型肝炎病毒好像也很重要。由于大量轻症病例经常未被发现，所以目前心肌炎的真实发病率仍不明确。心肌炎通常呈散发，也可出现流行。临床表现在一定程度上取决于年龄：新生儿可以呈爆发性；儿童通常会出现急性心肌心包炎症发作，伴随充血性心力衰竭；年龄较大的儿童或青少年，可能出现急性或慢性充血性心力衰竭的症状和体征。

细菌感染

随着先进公共卫生措施的实施，如白喉这样的感

染性病因大为减少，细菌性心肌炎已经很少见。白喉性心肌炎（见第 180 章）表现很独特，因为细菌毒素可以引起循环衰竭、中毒性心肌炎，特征性表现是房室传导阻滞、束支传导阻滞及室性异位节律。任何凶猛的全身性细菌感染均可表现为循环衰竭和休克、伴有心动过速、奔马律和低心输出量为特征的心功能不全。引起心肌炎的其他非病毒性疾病包括立克次体、原虫、寄生虫感染和霉菌病。

■ 病理生理

心肌炎的特征为心肌炎性浸润、损伤或坏死、最终心肌纤维化。心肌损害直接导致心脏扩大、心肌收缩功能减低。出现心力衰竭的典型表现，并可能迅速发展成休克、房性或室性心律失常、和猝死。病毒性心肌炎也可变成病毒核酸在心肌中持续存在的慢性病程，伴有继发于宿主免疫应答改变的持久慢性炎症，宿主免疫应答改变包括激活的 T 淋巴细胞（细胞毒性和自然杀伤细胞）和抗体依赖细胞介导的损伤。另外，持久的病毒感染可以改变主要组织相容性复合物的表达，导致新生抗原暴露于免疫系统。一些病毒蛋白具有与宿主细胞相似的抗原表达，导致对抗原相关细胞的自身免疫损伤。细胞因子如肿瘤坏死因子 –α、白介素 –1 是肌细胞对肾上腺素刺激反应抑制因子，从而导致心功能的降低。病毒相关性炎症的最终结果可能是扩张型心肌病。

■ 临床表现

病毒性心肌炎的临床表现从无症状或非特异性一般疾病表现到急性心源性休克和猝死。婴幼儿更多是爆发性起病，表现为高热、呼吸窘迫、心动过速、低血压、奔马律和心脏杂音。相关的临床发现包括皮疹或终末器官受累的证据如肝炎或无菌性脑膜炎。

患有急性或慢性心肌炎的患者可以出现胸部不适、发热、心悸、易疲劳、晕厥或接近晕厥等症状。心脏发现包括心前区搏动增强、奔马律、心尖部二尖瓣关闭不全的收缩期杂音；伴有心包病变的患者可以闻及心包摩擦音。心力衰竭失代偿期，患者可以出现肝大、外周性水肿、和肺部哮鸣音或水泡音。

■ 诊　断

心电图改变是非特异性的，可以包括窦性心动过速、房性或室性心律失常、心脏传导阻滞、QRS 低电压、和通常提示急性心肌缺血的非特异性 ST 段和 T 波改变。有严重症状的患者胸部 X 线显示心脏扩大、肺血管影突出、明显的肺水肿或胸膜渗出。超声心动图常显示心室收缩功能减低、心脏扩大、二尖瓣关闭不全，有时会有心包积液征象。

心内膜心肌活检可用于识别炎性细胞浸润或细胞损伤、并进行病毒分子生物学 PCR 检测。心导管检查和活检，尽管并非没有风险（心脏穿透和心律失常），对疑似有心肌炎或高度怀疑贮积性疾病 或线粒体缺陷所致的罕见心肌病，也应该由有经验的医生实施操作。支持诊断的非特异性检查包括红细胞沉降率、肌酸激酶同工酶、心肌肌钙蛋白 I 和脑利钠肽（BNP）水平。

■ 鉴别诊断

与急性心肌炎表现非常相似的主要疾病包括肉碱缺乏、其他能量生成代谢紊乱、遗传性线粒体缺陷、特发性扩张型心肌病、心包炎、心内膜弹力纤维增生症和冠状动脉异常（表 433–1）。

■ 治　疗

急性心肌炎的主要治疗是支持治疗（见第 436 章）。急性期，应用正性肌力药物，首选米力农，因有潜在的致心律失常作用，用时应谨慎；也要用利尿剂；生命垂危时，需要应用机械辅助通气，和通过植入心室机械辅助装置进行辅助循环，可能需要 ECMO 来稳定患者的血流动力学，以过渡至恢复期或心脏移植。利尿剂、血管紧张素转换酶抑制剂、血管紧张素受体阻滞剂可用于失代偿性充血性心力衰竭的门诊患者，但对于爆发性心力衰竭和心血管崩溃是禁忌的。对于有房性或室性心律失常表现的患者，应给与特定的抗心律失常药物（如胺碘酮）和考虑 ICD 植入。

心肌炎患者应用免疫调节剂是有争议的。静脉用丙种球蛋白用于治疗急性或爆发性心肌炎有一定作用，有报道糖皮质激素改善心脏功能，但对儿童来说，这一数据并无说服力。接受免疫抑制剂治疗的患者，停药后可能复发。目前尚无研究推荐用于心肌炎的特异性抗病毒药物。

■ 预　后

新生儿有症状的急性心肌炎预后很差，据报道死亡率达 75%。儿童和青少年多数预后较好，尽管持续有扩张型心肌病表现的患者最终可能发展到需要心脏移植。然而，有报道约 10%~50% 患儿心室功能完全恢复。

参考书目

参考书目请参见光盘。

（李福海　译，刘瀚旻　审）

第 434 章
心包疾病

Robert Splcer, Stephanle Ware

心脏由一层双层膜——心包所覆盖，正常情况下含有少量浆液。心包对心脏的功能并非特别重要，原发于心包的疾病也很罕见。但是心包可能在各种状况下受累（表 434-1），成为全身性疾病的一个表现，并导致严重的，甚至危及生命的心脏损害。

434.1 急性心包炎

Robert Splcer ， Stephanle Ware

■ 发病机制

若心包腔内无明显液体聚集，心包炎症可能只会带来轻微的病理生理后果。当不可扩张的心包腔内液量太多时，心包压升高、传递到心脏，将使其充盈受损。

表 434-1　心包疾病的病因学

先天性

　缺如（部分、全部）

　囊肿

　Mulibrey 侏儒症（*TRIM* 37 基因突变）

　指弯曲关节病髋内翻心包炎综合征（*PRG*4 基因突变）

感染性

　病毒（柯萨奇病毒 B，Epsteln-Barr 病毒，流感病毒，腺病毒，细小病毒）

　细菌（流感嗜血杆菌，链球菌，肺炎链球菌，葡萄球菌，脑膜炎双球菌，肺炎支原体，李斯特菌，土拉菌病，钩端螺旋体病）

　免疫复合物（脑膜炎双球菌，流感嗜血杆菌）

　结核

　真菌

　寄生虫

非感染性

　全身炎症性疾病（急性风湿热、幼年性类风湿性关节炎、系统性红斑狼疮、混合结缔组织病、系统性硬化症、魏格纳肉芽肿）

　代谢性疾病（尿毒症、甲状腺功能减退、戈谢病、极长链酰基辅酶 A 脱氢酶缺乏）

　创伤（手术、导管、非医源性）

　淋巴瘤、白血病、化疗

　原发性心包肿瘤

尽管少 - 中量的心包积液能被很好耐受、临床表现不明显，但顺应性很差的心包一旦扩张到最大程度，积液量稍有增加即可引起心脏充盈急剧受损、称为心包填塞。若不处理，心包填塞将导致休克甚至死亡。心包积液可能是浆液性的（漏出液）、化脓性的（渗出液）、纤维素性的或出血性的。

■ 临床表现

急性心包炎最常见的症状是胸痛，为锐痛 / 刺痛、有放射痛、吸气时加重、坐直或俯卧时缓解。还可伴有咳嗽、发热、呼吸困难、腹痛、呕吐等非特异性症状。此外，若存在全身系统性疾病，尚伴有受累器官系统的症状、体征。

心音弱或遥远、心动过速、脉压差变窄、颈静脉充盈，以及心包摩擦音为急性心包炎的诊断提供了线索。吸气时收缩压明显下降（>10mmHg）提示有心包填塞。判定奇脉可以通过仔细的听诊式血压测定（使用自动血压袖带是不正确的）、动脉压力曲线波形、脉搏血氧仪跟踪检查实现。除心包填塞，其他引起奇脉的情况还包括严重呼吸困难、肥胖、呼吸机正压支持。

■ 诊　断

急性心包炎时心电图通常有异常，但不具有特异性。可以发现 QRS 波低电压，这是心包积液的后果。心动过速，ST 段、PR 段、T 波异常也可存在。

无积液的心包炎患者胸壁 X 线检查通常是正常的，但有明显积液存在时，会出现心影扩大、形态异常（烧瓶心）。超声心动图对识别心包积液的量及部位是最为敏感的检查手段。右房和（或）右室受压、塌陷见于心包填塞时（图 434-1）。舒张期充盈参数异常也可见于心包填塞时。

■ 鉴别诊断

与心包炎相同的胸痛还可见于肺部疾病（尤其胸膜炎）和胃食管反流。心肌缺血时的胸痛通常更严重、持续时间更长，运动时诱发，有助于心包炎的胸痛鉴别。超声心动图显示心包积液有助心包炎的诊断。

■ 感染性心包炎

许多病毒能引起心包炎，这类感染大多数临床过程轻微、自限。所谓"急性良性心包炎"即是指这种病毒性心包炎。能引起心包炎的病毒包括：肠道病毒，流感病毒，腺病毒，呼吸道合胞病毒和细小病毒。由于其疾病过程通常是良性的，故常常使用非甾体类抗

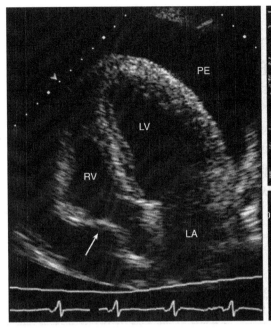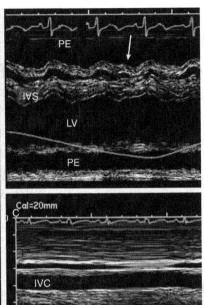

图 434-1　大量心包积液有心包填塞特征的超声心动图图片。A. 心尖四腔切面显示左心室、左心房和右心室，可见大量心包积液以及舒张期右心房塌陷（箭头）。B. M 型超声探头放在胸骨旁长轴穿过右心室、室间隔和左心室，显示周围心包积液以及舒张期右室游离壁塌陷（箭头）。C. M 型超声在同一患者剑突下切面，显示下腔静脉血液增多、吸气时的塌陷消失。IVC：下腔静脉；IVS：室间隔；LA：左心房；LV：左心室；PE：心包积液；RV：右心室
摘自 Troughton RW, Asher CR, Klein AL. Pericarditis. Lancet, 2004, 363:717-727

炎药对症治疗即可。有大量心包积液和心包填塞的患者可能需要心包穿刺。若病情呈慢性或复发过程，可能需要外科行心包开窗或心包切除术。

超声心动图对鉴别心包炎与心肌炎很有价值，在后者可显示心肌收缩力受损或瓣膜功能异常的征象。在某些病毒感染的患者，心包炎与心肌炎可同时存在。

化脓性心包炎，通常由细菌感染引起，随着针对流感嗜血杆菌和肺炎球菌疾病免疫接种的推广，临床已少见。历史上，化脓性心包炎常伴有严重的肺炎、会厌炎、脑膜炎或骨髓炎。化脓性心包炎患儿常急性起病。除非这类感染迅速得到诊断与治疗，病情进展常呈暴发性经过，引起心包填塞及死亡。结核性心包炎在发达国家罕见，但对生活在结核流行且没有推广抗反转录病毒治疗地区的 HIV 感染患儿而言，是一个相对常见并发症。免疫复合物介导的心包炎是继发于全身细菌感染（如脑膜炎双球菌或流感嗜血杆菌感染）的罕见并发症，可导致非化脓性（无菌性）心包积液。

非感染性心包炎

全身性炎症疾病，包括自身免疫性疾病、风湿性疾病、结缔组织病，可累及心包、引起浆液性心包积液。心包炎症可能是急性风湿热患者 II 型超敏反应的一部分。常常伴有风湿性心瓣膜炎，对包括类固醇在内的抗炎药反应敏感。心包填塞少见（见第 176.1、432 章）。

幼年型类风湿性关节炎通常呈全身性发病，可能有心包炎的表现。鉴别类风湿性和系统性红斑狼疮心包炎症很困难，需要详细的风湿学评估。阿司匹林和（或）糖皮质激素能使得心包积液迅速消退，但可能需要维持以预防复发。

慢性肾功衰或甲状腺功能减退患者可能有心包积液，应该通过体检仔细筛查。病程中如临床怀疑也应予以影像学检查。

与肿瘤性疾病相关的心包积液在血液或肿瘤病房的转诊中心尤为常见。引起心包积液的疾病包括霍奇金病、淋巴瘤和白血病。针对恶性肿瘤患者纵隔的化疗可能引起心包炎，继而发生缩窄性心包疾病。

心包切开术后综合征见于接受过心脏手术的患者，其特征为术后 7~14d 出现发热，嗜睡，食欲缺乏，烦躁、胸部 / 腹部不适。可能有胸腔积液及血清学证据——抗心肌抗体升高。心包切开术后综合征用阿司匹林、非甾体类抗炎药治疗有效，但在某些严重病例需要使用糖皮质激素。有心包填塞者需要行心包引流术。

434.2　缩窄性心包炎

Robert Splcer, Stephanle Ware

慢性心包炎症偶尔会引起心包纤维化、钙化、心包增厚。残留的疤痕可损害心脏的舒张充盈功能形成所谓的缩窄性心包炎。缩窄性心包炎可能继发于复发性或慢性心包炎、心脏手术或恶性肿瘤（何杰金氏病或淋巴瘤最常见）的纵隔放疗后。

缩窄性心包炎的突出临床表现是体静脉压升高。颈静脉充盈、周围性水肿和腹水常先于更为重要心脏受累的体征（如心动过速、血压降低和奇脉）出现。听诊可能发现有心包叩击音、摩擦音、心音遥远。可能存在肝功能异常、低白蛋白血症、低蛋白血症和淋巴细胞减少。有时胸部 X 线能显示心包钙化。

缩窄性心包炎与限制性心肌病，均导致心肌充盈受损，临床上很难将二者鉴别开（见第433.3）。超声心动图可能对鉴别有帮助，但 MRI 和 CT 对检测心包异常更为敏感。偶有需要开胸探查心包以明确诊断。

尽管有报道对急性心包缩窄，抗炎药物治疗有效，但对大多数典型的慢性缩窄性心包炎，只能通过外科心包切除术行广泛心包切除治疗。

参考书目

参考书目请参见光盘。

（乔莉娜 译，刘瀚旻 审）

第 435 章
心脏肿瘤
Robert Spicer, Stephanie Ware

尽管儿童心脏肿瘤罕有发生，但可能引起严重的血流动力学或电生理异常，这取决于肿瘤的类型与部位。补充内容请参见光盘。

（乔莉娜 译，刘瀚旻 审）

第 7 篇　心脏治疗学

第 436 章
心力衰竭
Daniel Bernstein

心力衰竭是指心脏不能产生足以满足机体代谢需要的心输出量。在心衰的早期阶段，会产生各种代偿机制以维持正常代谢功能。当这些机制变得无效时，越来越多的严重临床表现将会出现（见第 64 章）。

补充内容请参见光盘。

436.1　心源性休克
Daniel Bernstein

心源性休克（见第 64 章）可能是下列情况的并发症：①心脏手术前后严重的心功能异常；②败血症；③严重烧伤；④过敏反应；⑤心肌病；⑥心肌炎；⑦心肌梗死或心肌顿抑；⑧急性中枢神经系统异常。以低心排、低血压及其后果——组织灌注不足为特征。

补充内容请参见光盘。

（乔莉娜 译，刘瀚旻 审）

第 437 章
儿童心脏及心肺移植

437.1　儿童心脏移植
Daniel Bernstein

儿童心脏移植是儿童心肌病以及其他不能手术修复的心脏病终末阶段的标准治疗。到 2005 年，超过 6900 例儿童心脏移植手术在美国完成，大约每年移植 375 例。儿童的生存率并不亚于成人。20 世纪 80 年代及 90 年代早期，1 年生存率是 75%~80%，而 2000 年至今，1 年生存率达 90%；同期 5 年生存率从 60%~65% 上升至 75%（图 437-1 见光盘）。越来越多的孩子迎来了他们的 15 年、20 年及 30 年周年纪念。

补充内容请参见光盘。

437.2　心 – 肺和肺移植
Daniel Bernstein

美国已有 700 多例儿童接受了心 – 肺或肺（单肺或双肺）移植，每年大约 60 例。心 – 肺移植的主要适应证有囊性纤维化、原发性肺动脉高压、合并有肺发育不良或艾森曼格综合征的复杂先心病、先天性肺畸形及终末期肺实质病（支气管肺发育不良、慢性肺疾病和间质纤维化）。这些患者很多心脏是正常的，如果其右室功能保留，也可考虑行单肺或双肺移植。对一些艾森曼格综合征患儿，可行双肺移植加心内缺损修补术。囊性纤维化患者不作单肺移植，因为存在对侧病肺感染扩散的风险。依据与心脏移植受体相同

的标准选择患者（见第 437.1）。

补充内容请参见光盘。

（乔莉娜　译，刘瀚旻　审）

第 8 篇　周围血管疾病

第 438 章
血管疾病（动脉瘤和动静脉瘘）

438.1　川崎病
Daniel Bernstein

见第 160 章。

冠状动脉瘤或全身其他部位的动脉瘤均可并发于川崎病，并且是该病的主要死因（图 438-1、438-2 见光盘）。除了川崎病，儿童动脉瘤并不常见，最常发生于主动脉（并发于主动脉缩窄、动脉导管未闭和马方综合征）和颅内血管（见第 594 章）。但也可继发于感染性栓子、邻近血管壁的感染、先天血管结构异常（尤其内侧壁）和动脉炎。（如结节性多动脉炎、Behçet 综合征和多发性大动脉炎，见第 161.2）

438.2　动静脉瘘
Daniel Bernstein

动静脉瘘可能只局限存在于小的海绵状血管瘤、也可能广泛存在（见第 499、642 章）。婴儿和儿童最常见的部位是在颅内、肝脏内、肺内、四肢内以及胸壁内或附近的血管里。这些瘘常常是先天性的，但也可能继发于创伤或者是遗传性出血性毛细血管扩张症（奥斯勒 – 韦伯 – 朗迪病）的一个表现。股动静脉瘘是经皮股动脉插管的一个罕见并发症。

补充内容请参见光盘。

（乔莉娜　译，刘瀚旻　审）

第 439 章
高血压病
Marc B.Lande

原发性高血压在成人很常见，若不治疗，将是发生心肌梗死、脑卒中和肾功衰的主要危险因素。在成年高血压患者，舒张压每升高 5mmHg，冠状动脉疾病的风险增高 20%，脑卒中的风险增高 35%。而且近 50% 的成人终末期肾脏疾病病因与高血压有关。成人高血压的发病率随年龄增加，年轻人是 15% 而到 65 岁以上的老人则达到了 60%。

虽然原发性高血压引起的高血压相关心血管病事件发生很晚，通常不会在儿童时期出现，高血压患儿常常没有症状，但已经存在靶器官损害的证据了。他们有颈动脉内膜中层厚度增加——早期动脉粥样硬化的标志，超过 40% 的患儿有左室肥厚。儿童期的原发性高血压追踪到成年。血压在 90 百分位以上的儿童，成年时发生高血压的风险要高 2.4 倍。同样，大约一半的高血压成人在儿童期血压在 90 百分位以上。儿童期的高血压和年轻人的早期发生动脉粥样硬化也有关系。从儿童追踪到成年的血压表现、儿童期就开始的高血压靶器官损害表现，以及儿童原发性高血压发病的增加，引发了对即将到来的心血管病发病率和死亡率迅猛增加的关注。

■ 儿童高血压的流行病学

对婴儿和幼儿，高血压很罕见，发病率小于 1%，但若存在,常提示有潜在的疾病存在（继发性高血压）。儿童期严重的、有症状的高血压常常是由于继发性高血压。而原发性高血压的发病绝大多数在学龄期的年长儿和青少年，其发病率的上升与肥胖流行相一致。大约 10% 的美国青年处于高血压前期、4% 的患有高血压。2~5 岁儿童肥胖对血压升高的影响是很明显的。

大约 20% 的美国年轻人肥胖，超过 10% 的肥胖年轻人有高血压。

■ 高血压的定义

　　成人高血压定义是血压 ≥ 140/90 mm Hg，不管其体型、性别或年龄。这是一个把血压升高的水平和继之发生心血管事件的可能性联系起来的功能性定义。鉴于高血压相关的心血管事件，如心肌梗死或脑卒中，通常不会在儿童期发生，儿童高血压的定义就应该是统计学上的，而不是功能性的。2004 年国立高血压教育项目工作组发布了儿童和青少年高血压诊断、评估和治疗的第四次报告。这一报告基于健康儿童血压的正常分布以及不同年龄、性别和身高儿童收缩压和舒张压第 50、95、99 百分位数值，确立了正常值。这些标准表可以在 www.nhlbi.nih.gov/guidelines/hypertension/child_tbl.htm 免费获得。第四次报告将高血压定义为平均收缩压（SBP）和（或）舒张压（DBP）大于或等于同年龄、性别和身高儿童血压的 95 百分位、且至少三次。高血压前期是指平均收缩压或舒张压在 90 和 95 百分位数之间。对于青少年，即 12 岁以后，高血压前期是指血压在 120/80 mm 和第 95 百分位数之间。若一儿童在医疗场所血压水平在 95 百分位数以上，但离开这一环境血压正常，这是白大褂高血压。

　　第四次报告进一步还建议，若血压大于等于第 95 百分位数，应进行高血压分期。儿童高血压 1 期：95~99 百分位数 +5mmHg；高血压 2 期：高于 99 百分位数 +5mmHg。在高血压 1 期，若无症状、且无靶器官损害，在开始治疗前允许先花时间评估；而在高血压 2 期则要求迅速进行评估和药物治疗（表439-1）。

■ 儿童血压的测量

　　第四次报告建议：3 岁及 3 岁以上儿童每次进行健康体检时均应测量血压。部分 3 岁以下儿童也应测量血压，这包括有早产史、先天性心脏病、肾脏疾病、实体器官移植、癌症、在用能引起血压升高的药物治疗、其他能并发高血压的疾病或存在颅内压升高证据的儿童。首选的方法是通过听诊、应使用适于该儿童手臂大小的袖袋。在确定该儿童高血压前，应反复访问确定读数升高。儿童血压测定应在坐位、安静休息至少 5 分钟后进行。注意袖带大小对避免过度诊断非常必要，因为袖带太短或太窄会人为增高血压读数。任何要看儿童的医疗室都应准备各种尺寸的袖带。对一个大小合适的袖带来说，气囊至少是上臂中份周径的 40%。气囊应该至少能包裹上臂长的 2/3 及周径的

表 439-1　伴发慢性高血压的儿科疾病

肾脏疾病
　慢性肾盂肾炎
　慢性肾小球肾炎
　肾积水
　先天性肾发育不良
　多囊肾
　孤立性肾囊肿
　膀胱输尿管反流性肾病
　节段性肾发育不良（Ask-Upmark 肾）
　输尿管梗阻
　肾脏肿瘤
　肾损伤
　移植后排斥损伤
　放射后损伤
　系统性红斑狼疮（其他结缔组织疾病）

血管疾病
　胸或腹主动脉缩窄
　肾动脉病变（狭窄、纤维肌肉发育不良、血栓形成、动脉瘤）
　脐动脉插管伴血栓形成
　神经纤维瘤病（内在或外在管腔狭窄）
　肾静脉血栓形成
　血管炎
　动静脉分流
　威廉姆斯氏综合征
　脑底异常血管网病，即烟雾病
　多发性大动脉炎

内分泌疾病
　甲状腺功能亢进症
　甲状旁腺功能亢进症
　先天性肾上腺皮质增生（11β–羟化酶 and 17–羟化酶缺乏）
　库欣综合征
　原发性醛固酮增多症
　地塞米松可抑制的醛固酮增多症
　嗜铬细胞瘤
　其他神经嵴肿瘤（神经母细胞瘤，神经节神经母细胞瘤，神经节细胞瘤）利德尔综合征

中枢神经系统疾病
　颅内肿瘤
　出血
　脑损伤后残留
　四肢瘫痪

80%~100%。

第一科罗特科夫音出现提示收缩压。公认第五科罗特科夫音代表舒张压。触诊对快速评估收缩压很有用，尽管触诊获得的压力常常比听诊得到的压力要低大约 10mmHg。示波技术常用于婴儿和年幼儿童，但容易受干扰，对测量平均压最好。

动态血压监测（ABPM）是让被测儿童带上一个仪器、在 24h 内定期记录血压（通常 20~30min1 次），期间该儿童进行正常日常活动，包括睡觉。这样就能计算白天和睡觉时的平均血压，以及 24h 的平均血压。医生也就能判断处于高血压范围内的测值所占比例（血压负荷）以及睡觉时血压是否适度下降（夜间下降）。动态血压监测对判断白大褂高血压尤其有用，对评估高血压靶器官损害风险、药物治疗抵抗，以及抗高血压治疗时的间歇性低血压也很有用。动态血压监测也适用于某些特殊人群，如慢性肾脏疾病的患儿，它能提供有关心血管疾病风险的重要信息，这是仅仅通过办公室测量不能判断的。

■ 病因和病理生理学

血压是心输出量和外周血管阻力的产物。心输出量或外周阻力的升高均会引起血压升高；若其中一个因素升高而另一个降低，则血压可能不会升高。若高血压是另一疾病过程的后果，称为继发性高血压。若未发现任何可识别的病因，称为原发性高血压。许多因素，包括遗传、饮食、压力和肥胖，都可能在原发性高血压发生中扮演重要角色。继发性高血压在婴儿和年幼儿童中最常见。总的来说，孩子年龄越小，血压越高、且存在高血压的症状，就越可能是继发性高血压。许多儿童期的疾病能引起慢性高血压（表 439-1）或急性或间歇性高血压。不同的年龄，最可能的病因不同。早产婴儿的高血压常常是脐动脉插管、肾动脉血栓形成的并发症。儿童早期的高血压可能是由于肾脏疾病、主动脉缩窄、内分泌疾病或药物。而到学龄儿和青少年，原发性高血压就会变得越来越普遍。

儿童继发性高血压最常见的病因是肾脏异常；其他还有心血管疾病或内分泌疾病。肾性（慢性肾小球肾炎、反流性或梗阻性肾病、溶血尿毒综合征、多囊肾或发育不良肾脏病）或肾血管性高血压大约占儿童继发性高血压的 90%。肾实质病或肾动脉狭窄引起水钠潴留，部分原因是肾素分泌增加的后果。主动脉缩窄也应该被考虑到。伴发高血压的几个内分泌疾病常常累及甲状腺、甲状旁腺和肾上腺。甲状腺功能亢进时，收缩期高血压和心动过速常见；舒张期的压力很少升高。高钙血症，继发于甲状旁腺功能亢进或其他

原因，常由于增加血管张力引起轻度的血压升高。肾上腺皮质疾病（醛固酮瘤、钠潴留性先天性肾上腺皮质增生症、库欣综合征）可能引起患者盐皮质激素分泌增加、产生高血压。嗜铬细胞瘤是一种分泌儿茶酚胺的肿瘤，由于其分泌的肾上腺素和去甲肾上腺素的心脏和外周血管效应产生高血压。嗜铬细胞瘤患儿通常呈持续性高血压，而非间歇性或运动诱发的高血压。5% 神经纤维瘤的患者会发生嗜铬细胞瘤。偶有继发性高血压是由于假性醛固酮增多症，其引起血压升高但肾素分泌受抑。这类疾病包括利德尔综合征、表象性盐皮质激素增多症和地塞米松可抑制性醛固酮增多症。在格林 – 巴利综合征、脊髓灰质炎、烧伤和史蒂文斯 – 约翰逊综合征患儿，交感张力的改变能引起急性或间歇性的血压升高。颅内病变也会影响中枢神经系统交感神经的传出。

药物滥用、治疗药物和毒素可能引起高血压。可卡因可引起血压快速升高、惊厥或颅内出血。苯环己哌啶（即"天使粉"）能引起一过性高血压，但在长期滥用者高血压将会变成持续性的。烟草也会引起血压升高。用作鼻减充血剂的拟交感神经药物、食欲抑制剂、用于注意力缺陷症的兴奋剂会造成外周血管收缩以及不同程度的心脏刺激。每个个体对这些效应的敏感度不同。对于青春期女孩，口服避孕药应被怀疑是高血压的病因之一，尽管使用的低雌激素配方制剂发生率较低。器官移植患者的免疫抑制剂，如环孢霉素和他克莫司，会引起高血压，而联合使用的类固醇会加重此效应。重金属中毒患者的血压也会升高。

原发性高血压的儿童和青少年通常体重超重，有强烈的高血压家族史，血压值常常在其年龄血压的 95 百分位上或稍高。原发性高血压是成人高血压最常见的形式，青少年又比年幼儿童更常见。原发性高血压的病因可能是多因素的：肥胖、转运钙和钠基因的改变、血管平滑肌的反应性、肾素 – 血管紧张素系统、交感神经系统过度兴奋以及胰岛素抵抗都参与了这一疾病。尿酸水平升高也可能在原发性高血压的病理生理学中扮演了重要角色。一些儿童和青少年是盐敏感性高血压，病情能随着体重减轻和限盐得到缓解。

父母是高血压的正常血压儿童可能显示出像他们父母一样的异常生理反应。当处于压力或竞争性任务时，高血压成人后代的心率和血压升高程度整体比父母血压正常儿童要高。同样地，父母是高血压的儿童可能尿儿茶酚胺代谢产物分泌水平更高，或与无高血压家族史的儿童相比，呈现出对钠负荷体重增加、血压升高更明显的反应。这种异常反应，黑人比白人更明显。

血压的追踪是指一个人随着时间推移维持其相对

表 439-2　伴发暂时性或间歇性高血压的儿科疾病

肾脏疾病
　急性感染后肾小球肾炎
　紫癜肾炎
　溶血-尿毒综合征
　急性肾小管坏死
　肾移植术后（即刻和排斥反应发作期间）
　氮质血症患者输血后
　高血容量
　泌尿生殖道手术后
　肾盂肾炎
　肾损伤
　白血病肾脏浸润
　尿路梗阻伴克罗恩病
药物和毒物
　可卡因
　口服避孕药
　拟交感神经药物
　安非他命
　苯环己哌啶
　糖皮质激素和促肾上腺皮质激素
　移植后环孢霉素或西罗莫司治疗
　甘草（甘草酸）
　铅、汞、镉、铊
　抗高血压药物撤退（甲基多巴、可乐定、普萘洛尔）
　维生素 D 中毒
中枢和自主神经系统疾病
　颅内压升高
　格林-巴利综合征
　烧伤
　家族性自主神经功能障碍
　重症渗出性多形性红斑（Stevens-Johnson syndrome）
　后颅凹病变
　卟啉症
　脊髓灰质炎
　脑炎
其他
　先兆子痫
　长骨骨折
　高钙血症
　缩窄修补术后
　输注白细胞
　体外膜肺氧合
　慢性上气道梗阻

于同龄人的相对血压等级的过程。血压在其年龄组 90 百分位以上的儿童和青少年成年后发生高血压的概率较血压在 50 百分位的高差不多 3 倍。原发性高血压的青少年可能从高心排、正常体循环血管阻力进展成为正常心排、高体循环血管阻力的成人模式。

■ 临床表现

　原发性高血压的儿童和青少年通常没有症状；血压升高常常轻微，在常规体检或参加体育运动前的评估中被发现。这些孩子常很肥胖。继发性高血压儿童血压的升高可轻可重。除非血压持续性或快速升高，否则常常没有症状。因此临床表现反而反应的是潜在疾病过程，如慢性肾脏疾病的儿童有生长发育落后。持续性高血压时，可有头痛、头晕、鼻衄、食欲不振、视觉改变、癫痫发作。呕吐、体温升高、共济失调、昏迷、CT 异常和癫痫发作则提示有高血压脑病（广泛性或可逆性后部脑病综合征）存在。心衰、肺水肿和肾功不全（恶性高血压）可能在严重高血压时出现。贝尔麻痹（面神经麻痹）可见于无症状或有症状患者，但其病因尚不清楚。高血压危象可表现为视力下降（高血压脑病时的视网膜出血）、视盘水肿、脑病（头痛、抽搐、意识改变）、心衰或肾功急剧恶化。

　亚临床高血压的靶器官损害是所有高血压儿童的共同临床表现。随着拥有儿科正常数据的超声心动图的使用，发现超过 40% 的高血压儿童有左室肥厚。高血压儿童靶器官损害的其他表现包括颈动脉内膜中层厚度增加、高血压性视网膜病变和微量白蛋白尿。

■ 诊　断

　慢性高血压儿童的评估应包括发现高血压潜在的病因、评估并存疾病以及筛查靶器官损害的证据。对高血压潜在病因的评估程度取决于其怀疑的高血压类型。当高度怀疑继发性高血压，比如年幼儿严重、有症状的高血压，必须进行深入评估（图 439-3）。相反，有高血压家族史、体重超重的青少年有血压的轻度升高，可能只需要一些有限的检查就行了。

　所有病例，都需要进行仔细的病史询问和体格检查。应该询问是否有发生早期心血管事件的家族史。生长参数应该被确定，为发现慢性疾病提供证据。应测量四肢血压以发现有无主动脉缩窄（胸主动脉或腹主动脉）。一些体格检查的其他可提供高血压潜在病因证据的特征见表 439-3。除非有病史或查体提示有其他病因，确定有高血压的儿童均应该排除肾脏疾病，包括做尿液分析、电解质、尿素氮、肌酐、全血细胞计数、尿培养和肾脏超声。对确定有高血压的儿童临床评估，更完整的检查列表（表439-4见光盘）。

肾血管性高血压常伴有其他疾病（表439-5），也可独立存在。多普勒超声检查、卡托普利肾动态显像以及磁共振或螺旋CT血管造影是很有用的筛查性检查，但常需要侵入性血管造影，尤其在检查肾血管狭窄时（图439-2）。

原发性高血压患者常集中了多个其他危险因素。所以高血压儿童均应筛查可增加心血管风险的并存疾病，包括高脂血症和葡萄糖耐受不良。空腹血糖、血脂均应检测。此外，对确定有高血压的儿童，应询问睡眠史以排除睡眠呼吸障碍，该病与高血压相关，尤其在体重超重的儿童。

左心室肥厚是高血压儿童靶器官损害最常见的表现。所有确定有高血压的儿童均应行超声心动图以评估是否存在左室肥厚。考虑到躯体体积的影响，左室质量测值应根据身高、体表面积计算左室质量指数。左室肥厚的存在是药物治疗高血压的指征。

■ 预 防

高血压预防应被视为心血管疾病和中风（美国成年人死亡的主要病因）预防的一部分。心血管疾病的其他危险因素包括肥胖、血脂升高、高盐饮食、缺乏运动的生活方式，以及饮酒与吸烟。与吸烟暴露相关的动脉壁僵硬度和血流速度增加可加重高血压。人群预防原发性高血压的方法包括减肥、减少钠的摄入，以学校和社区为基础增加体育活动。

■ 治 疗

第四次报告根据高血压儿童处于高血压前期、1期或2期，推荐了一个管理流程（图439-1见光盘、图439-4）。对无症状、没有靶器官损害证据的轻度高血压儿童的治疗主要是治疗性的生活方式改变，即改善饮食和规律运动。减轻体重是肥胖相关高血压的首要治疗。推荐对所有高血压儿童在膳食中增加新鲜水果、新鲜蔬菜、纤维、脱脂奶制品和降低钠的摄入。此外，还推荐每天至少规律有氧运动30~60min、静坐不动不超过2h。药物治疗的适应证包括有症状的高血压、继发性高血压、高血压的靶器官损害、糖尿病（1型或2型）以及非药物治疗后仍持续高血压（表439-6）。符合适应证后，抗高血压药物应当从单药低剂量开始（图439-4）。然后逐渐增加剂量直至达到目标血压。一旦达到最大推荐剂量或出现副作用，则应增加一个不同类型的药物。能用于儿童的药物有血管紧张素转化酶抑制剂（ACEIs）、血管紧张素受体阻滞剂、β受体阻滞剂、钙通道阻断剂和利尿剂。

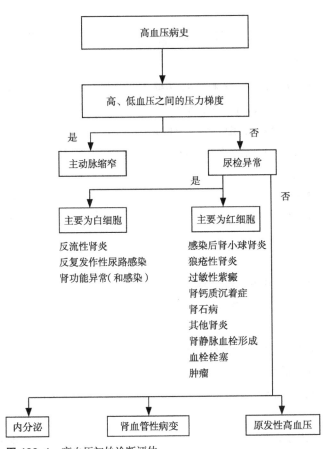

图439-1 高血压初始诊断评估
摘自 Kliegman RM, Greenbaum LA, Lye PS. Practical strategies in pediatric diagnosis and therapy, ed 2. Philadelphia, 2004, 222

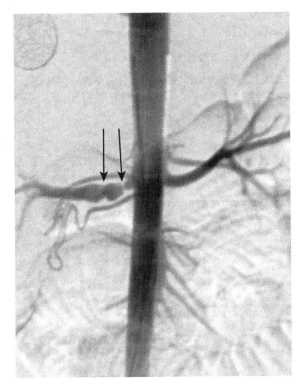

图439-2 一位7岁的高血压男孩肾血管造影。可见右肾动脉具有串珠样的纤维肌肉发育不良的外观特点（箭头）。主动脉和左肾动脉外观正常

表 439-3 体格检查发现的结果

体格检查发现	潜在相关疾病
全身	
黏膜苍白，水肿，水肿，生长迟缓	慢性肾脏疾病
小精灵面容，生长迟缓、落后	威廉斯综合征
颈蹼，发际低，乳距宽，臂外偏角	特纳综合征
满月脸，水牛背，多毛，向心性肥胖，紫纹	库欣综合征
体质	
消瘦	嗜铬细胞瘤，肾脏疾病，甲状腺功能亢进
男性化	先天性肾上腺增生
佝偻病	慢性肾脏疾病
皮肤	
咖啡 - 牛奶斑，神经纤维瘤	神经纤维瘤病，嗜铬细胞瘤
结节，烟叶状白斑	结节性硬化
皮疹	SLE，血管炎（过敏性紫癜），脓疱病伴急性肾炎
苍白，迅速消失的脸红，出汗	嗜铬细胞瘤
注射痕迹	违禁药物使用
擦伤，紫纹	库欣综合征
眼	
眼外肌麻痹	非特异、慢性、严重
眼底改变	非特异、慢性、严重
眼球突出	甲状腺功能亢进
头颈	
甲状腺肿大	甲状腺疾病
心血管体征	
股动脉搏动消失，下肢血压低于上肢	主动脉缩窄
心脏的大小、频率、节律；Heart size, rate, 杂音；呼吸困难，肝脏肿大	主动脉缩窄，充血性心力衰竭
大血管上的杂音	动脉炎或动脉病
摩擦音	继发于慢性肾脏疾病的心包渗出
肺部体征	
肺水肿	充血性心力衰竭、急性肾炎
支气管肺发育不良影像（BPD）	支气管肺发育不良相关的高血压
腹部	
上腹部血管杂音	原发性肾血管疾病或伴有威廉斯综合征、神经纤维瘤病、纤维肌性发育不良或动脉炎
腹部包块	肾母细胞瘤、神经母细胞瘤、嗜铬细胞瘤、多囊肾、肾盂积水
神经系统体征	
神经功能缺失	慢性高血压或严重急性高血压伴卒中
生殖器	
两性畸形，男性化	先天性肾上腺皮质增生

表 439-5　儿童肾血管性高血压的原因

纤维肌性发育不良

综合征
- 神经纤维瘤病 1 型
- 结节性硬化
- 廉斯综合征
- 马方综合征
- 其他综合征

血管炎
- 多发性大动脉炎
- 结节性多动脉炎
- 川崎病
- 其他全身性动脉炎

外源性压迫
- 神经母细胞瘤
- 肾母细胞瘤
- 其他肿瘤

其他原因
- 辐射
- 脐动脉插管
- 创伤
- 先天性风疹综合征
- 移植后肾动脉狭窄

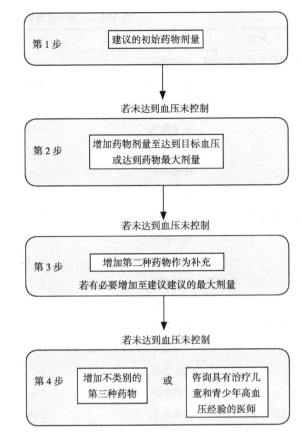

图 439-3　儿童和青少年抗高血压治疗的阶梯护理方法。
摘自 Flymm JT, Daniels SR. Pharmacologic treatment of hypertension in children and adolescents. J Pediatr, 2006, 149:746-754

儿童不同抗高血压药物的详情及推荐剂量参见第四次报告，可在网上免费获得（www.nhlbi.nih.gov/health/prof/heart/hbp/hbp_ped.pdf。）

　　高血压治疗的目标应该是将血压降至第 95 百分位数以下；但当有慢性肾脏疾病、糖尿病或靶器官损害存在时，降压目标应当是低于第 90 百分位数。ACEIs 或血管紧张素受体阻滞剂可用于伴糖尿病和有微量白蛋白尿或蛋白尿的肾脏病患儿。β 受体阻滞剂和钙通道阻断剂可用于有偏头痛的高血压儿童。

　　严重的有症状的高血压是高血压危象，常伴有心衰、肾病、肾功衰、脑病和抽搐。常常需要静脉用药以便使血压小心地快速下降（表 439-7）。可选择的药物包括拉贝洛尔，尼卡地平和硝普钠。由于血压下降太快不能保证适当的器官灌注，所有应计划使血压逐步下降。总的来说，血压应在第 1 小时下降 10%，在接下来的 3~12h 下降 15% 以上，但在治疗的急性阶段不能降至正常。高血压急症常几乎无严重症状，如严重的头痛或呕吐，可以通过口服或静脉用药治疗。第四次报告也包含了儿童严重高血压管理中抗高血压药物的详细信息。

　　继发性高血压治疗必须以其基础疾病为重点，如慢性肾脏疾病、甲状腺功能亢进、肾上腺－性征综合征、嗜铬细胞瘤、主动脉缩窄或肾血管性高血压。肾血管狭窄的治疗包括抗高血压药物治疗、血管成形术或外科手术（图 439-4）。如果怀疑双侧肾血管性高血压或独肾上的肾血管病，作用于肾素－血管紧张素轴的药物由于可能会降低肾小球滤过率、造成肾功衰，常常被列为禁忌。应尝试行球囊血管成形术或外科肾血管重建术。

表 439-6　用于儿童和青少年高血压的抗高血压药物推荐剂量

种类	药物	起始剂量	间隔	最大剂量 *
血管紧张素转化酶抑制剂	贝那普利 [†]	0.2mg/（kg·d）到 10mg/d	每天 1 次	0.6~40mg/d
	卡托普利 [†]	每次 0.3~0.5mg/kg	每天 2~3 次	6~450mg/d
	依那普利 [†]	0.08mg/（kg·d）	每天 1 次	0.6~40mg/d
	福辛普利	0.1mg/（kg·d）到 10mg/d	每天 1 次	0.6~40mg/d
	赖诺普利 [†]	0.07mg/（kg·d）到 5mg/d	每天 1 次	0.6~40mg/d
	喹那普利	5~10mg/d	每天 1 次	80mg/d
	雷米普利	2.5mg/d	每天 1 次	20mg/d
血管紧张素受体拮抗剂	坎地沙坦	4mg/d	每天 1 次	32mg/d
	厄贝沙坦	75~150mg/d	每天 1 次	300mg/d
	氯沙坦 [†]	0.75mg/（kg·d）到 50mg/d	每天 1 次	1.4~100mg/d
α 和 β - 肾上腺素能拮抗剂	拉贝洛尔 [†]	2~3 mg/（kg·d）	每天 2 次	10~12~1.2g/d
	卡维地洛	每次 0.1mg/kg，到 12.5mg BID	每天 2 次	0.5~25mg BID
β - 肾上腺素能拮抗剂	阿替洛尔 [†]	0.5~1mg/（kg·d）	每天 1~2 次	2~100mg/d
	富马酸比索洛尔或氢氯噻嗪	0.04mg/（kg·d）到 2.5/6.25mg/d	每天 1 次	10/6.25mg/d
	美托洛尔	1~2mg/（kg·d）	每天 2 次	6~200mg/d
	普萘洛尔	1mg/（kg·d）	每天 2~3 次	16~640mg/d
钙通道阻滞剂	氨氯地平 [†]	0.06mg/（kg·d）到 5mg/d	每天 1 次	0.6~10mg/d
	非洛地平	2.5mg/d	每天 1 次	10mg/d
	伊拉地平 [†]	每剂 0.05~0.15mg/kg	每天 3~4 次	0.8~20mg/d
	硝苯地平缓释片	0.25~0.50mg/（kg·d）	每天 1~2 次	3~120mg/d
中枢 α 激动剂	可乐定 [†]	5~10μg/（kg·d）	每天 2~3 次	25mg/（kg·d）至 0.9mg/d
	甲基多巴 [†]	5mg/（kg·d）	每天 2~4 次	40mg/（kg·d）至 3g/d
利尿剂	阿米洛利	5~10mg/d	每天 1 次	20mg/d
	氯噻嗪	10mg/（kg·d）	每天 2 次	20mg/（kg·d）至 1.0g/d
	氯噻酮	0.3mg/（kg·d）	每天 1 次	2mg/（kg·d）至 50 mg/d
	呋塞米	每次 0.5~2.0mg/kg	每天 1~2 次	6mg/（kg·d）
	氢氯噻嗪	0.5~1mg/（kg·d）	每天 1 次	3mg/（kg·d）至 50mg/d
	安体舒通 [†]	1mg/（kg·d）	每天 1~3 次	3.3mg/（kg·d）至 100mg/d
	氨苯蝶啶	1~2mg/（kg·d）	每天 2 次	3~4mg/（kg·d）~300mg/d
外周 α 拮抗剂	多沙唑嗪	1mg/d	每天 1 次	4mg/d
	哌唑嗪	0.05~0.1mg/（kg·d）	每天 3 次	0.5mg/（kg·d）
	特拉唑嗪	1mg/d	每天 1 次	20mg/d
血管扩张剂	肼屈嗪	每次 0.25mg/kg	每天 3~4 次	7.5mg/（kg·d）至 200mg/d
	米诺地尔	0.1~0.2mg/（kg·d）	每天 2~3 次	1mg/（kg·d）至 50mg/d

* 不应超过成人的最大推荐剂量

† 能获得这些药物稳定的临时悬浮液制剂信息

表 439-7　治疗 1~17 岁严重高血压儿童的抗高血压药物

药物	种类	剂量	途径	评论
用于有威胁生命症状的严重高血压患者				
艾司洛尔	β 肾上腺素能阻滞剂	100~500μg/（kg·min）	静脉输注	作用非常短暂——最好持续输注。可能引起严重的心动过缓。
肼屈嗪	直接的血管扩张剂	每次 0.2~0.6mg/kg.	IV, IM	静脉注射时，应该每4h给药1次。
拉贝洛尔	α 和 β - 肾上腺素能阻滞剂	静脉注射：每次 0.20~1.0mg/kg，直至每次 40mg 静脉输注：0.25~3.0mg/（kg·h）	静脉注射或输注	哮喘和慢性心力衰竭为相对禁忌
尼卡地平	钙通道阻滞剂	静脉注射：30μg/kg 直至每次 2 mg 静脉输注：0.5~4μg/（kg·min）	静脉注射或输注	可反射性地引起心动过速
硝普钠	直接的血管扩张剂	0.5~10μg/（kg·min）	静脉输注	在长时间（72h）使用，或有肾功衰，或与硫代硫酸钠联用时，应监测氰化物浓度
用于症状较轻的严重高血压患者				
可乐定	中枢 α 激动剂	每次 0.05~0.1mg，可重复直至总量达 0.8mg	口服	副作用包括口干和嗜睡
依那普利拉	血管紧张素转化酶抑制剂	每次 0.05~0.10mg/kg，最大每次 1.25mg	静脉注射	可能引起长时间的低血压和急性肾衰竭，尤其在新生儿
非诺多巴	多巴胺受体激动剂	0.2~0.8μg/（kg·min）	静脉输注	一个对 12 岁以上儿童的儿科临床试验显示它能使血压适度下降
肼屈嗪	直接的血管扩张剂	每次 0.25mg/kg，最大每次 25mg	口服	临时混悬液只能在 1 周内保持稳定
伊拉地平	钙通道阻滞剂	每次 0.05~0.1mg/kg，最大每次 5mg	口服	有稳定的混悬液
米诺地尔	直接的血管扩张剂	每次 0.1~0.2mg/kg，最大每次 10mg	口服	最强大的口服血管扩张剂；长效

IV：静脉滴注。IM：肌内注射

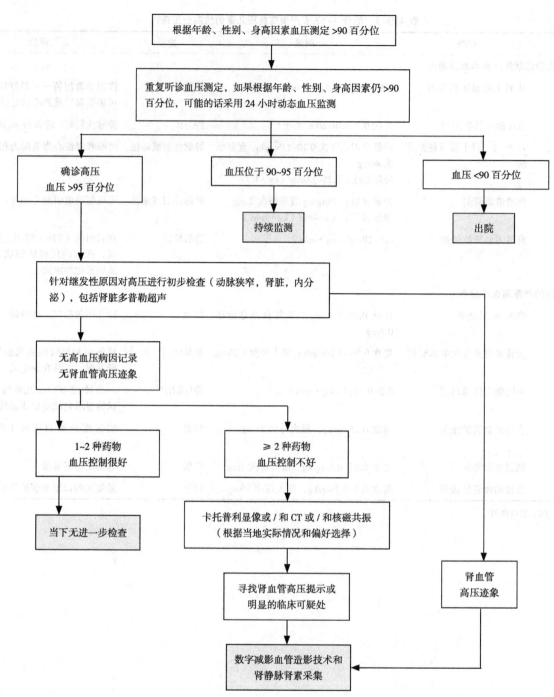

图 439-5　肾血管性高血压的治疗途径

摘自 Tullus K ,Brennan E,Hamilton G.Renovascular hypertension in children. Lancet, 2008,371:1453-1463

参考书目

参考书目请参见光盘。

（乔莉娜　译，刘瀚旻　审）

第21部分　血液疾病

第1篇　造血系统

第440章
造血系统的发育

Robert D.Christensen, Robin K.Ohls

人胚胎期造血

造血过程是指血细胞形成的过程。在人类胚胎和胎儿的发育过程中，造血功能可以分为3个阶段：中胚叶造血、胎肝造血和骨髓造血。中胚叶造血发生在胚外结构，主要在卵黄囊，从妊娠10~14d开始。妊娠6~8周时胎肝代替卵黄囊产生血细胞，胎盘在这段时期也参与造血。妊娠10~12周中胚叶造血功能已基本停止。虽然在妊娠4~6个月期间肝脏造血逐渐减少，骨髓造血逐渐增加，但胎肝造血在妊娠期间持续存在。妊娠20~24周肝脏是生成红细胞的主要器官（胎肝几乎不生成中性粒细胞）。

补充内容请参见光盘。

第441章
贫　血

Norma B.lerner

贫血是指血红蛋白量或红细胞（RBC）数量低于健康人群的正常值范围。"正常"的血红蛋白和血细胞比容在不同的年龄和性别中差异很大（表441-1）。血红蛋白和红细胞数量也存在种族差异，非洲裔美籍儿童血红蛋白水平明显低于同龄非西班牙裔白人儿童（表441-2）。

正常机体对贫血的生理性调节包括增加心输出量、增加氧气输出（增加动静脉氧差）和血流重分布以保证重要器官和组织的血供。此外，红细胞内的2,3-二磷酸甘油酸（2,3-DPG）也会增加，造成氧解

表441-1　血红蛋白、血细胞比容和平均红细胞体积的正常平均值和正常值下限

年龄（岁）	血红蛋白（g/dL）		血细胞压积（%）		红细胞平均体积（μM³）	
	平均数	下限	平均数	下限	平均数	下限
0.5~1.9	12.5	11.0	37	33	77	70
2~4	12.5	11.0	38	34	79	73
5~7	13.0	11.5	39	35	81	75
8~11	13.5	12.0	40	36	83	76
12~14 女性	13.5	12.0	41	36	85	78
12~14 男性	14.0	12.5	43	37	84	77
15~17 女性	14.0	12.0	41	36	87	79
15~17 男性	15.0	13.0	46	38	86	78
18~49 女性	14.0	12.0	42	37	90	80
18~49 男性	16.0	14.0	47	40	90	80

摘自 Brugnara C, Oski FJ, Nathan DG. Nathan and Oski's hematology of infancy and childhood, ed 7. Philadelphia: WB Saunders, 2009: 456

表441-2　在2~18岁的非西班牙裔白人和非洲裔美国人的 NHANES Ⅲ 血红蛋白值

年龄（岁）	非西班牙裔白人		非洲裔美国人	
	平均数	−2 SD	平均数	−2 SD
2~5	12.21	10.8	11.95	10.37
6~10	12.87	11.31	12.40	10.74
11~15 男性	13.76	11.76	13.06	10.88
11~15 女性	13.32	11.5	12.61	10.85
16~18 男性	15.00	13.24	14.18	12.42
16~18 女性	13.39	11.61	12.37	10.37

样本量：5142 例（白人：2264 例；非洲裔美国人：2878 例）
摘自 Robbins EB, Blum S. Hematologic reference values for African American children and adolescents. Am J Hematol, 2007, 82:611-614

离曲线"右移"，血红蛋白携氧的亲和力降低，从而将更多氧气传递给组织、器官。在高海拔地区也可以发生类似的氧解离曲线右移，促红细胞生成素（EPO）水平增高，进而骨髓中红系造血增加，调节以适应机体变化。

1855

■ 病史和体格检查

对于贫血儿童，采集详细的病史及全面的体格检查是必要的。比较重要的病史应该包括年龄、性别、种族、饮食、服用药物史、慢性疾病、感染、旅行史和疾病暴露史。有贫血家族史和（或）相关疑难病史，例如脾大、黄疸或胆结石的发病年龄较早等都可能成为重要的线索。血红蛋白降低有时并没有明显的症状和体征，特别是当贫血病史较长，发展缓慢时。通常血红蛋白水平下降到 <8g/L 时临床表现才变得比较明显。临床表现包括苍白、嗜睡、烦躁和运动耐量下降。苍白可见于舌头、指甲、手掌或掌折痕，可以出现血管杂音。无论什么原因导致的贫血，都会随着贫血的进一步加重而导致患儿虚弱、呼吸增快、呼吸短促、心动过速、心脏扩大和高输出性心力衰竭。不同病因导致的贫血可能有不同的特征性体征，在分章节里进一步阐述。

■ 实验室检查

初步实验室检查应包括血红蛋白、血细胞比容、红细胞指数以及白细胞计数和分类、血小板计数、网织红细胞计数、外周血涂片检查。进一步的实验室检查可根据病史、体征及初步检查再决定。

■ 鉴别诊断

贫血不是一种独立的疾病，而是一种可以由多种潜在病因所致的病理过程。鉴别诊断思路可以从贫血的红细胞形态和（或）生理学的基础上进行分类（图441-1）。

红细胞在形态上可根据红细胞大小 [红细胞平均体积（MCV）] 进行分类，将贫血分为小细胞性贫血、正细胞性贫血及大细胞性贫血。红细胞体积大小可随年龄增长而发生变化，在诊断前需排除由于年龄因素所致的红细胞大小的生理性改变（表441-1）。外周血涂片检查通常可显示红细胞形态的改变，这有助于缩小鉴别诊断的范围（图441-2）。对于一些特殊疾病中的红细胞形态学变化，将会在后面的章节中详细阐述。

另外，也可以根据贫血发生的生理学基础进行划分，主要有以下 2 类：红细胞生成减少和循环中破坏或丢失增多。这 2 类病因可单独或同时出现在患者身上。红细胞生成减少可能是无效造血或造血不足导致，破坏或丢失增多可见于溶血或出血等情况。外周血网织红细胞百分比和绝对计数有助于鉴别以上 2 种类型的贫血。正常儿童网织红细胞比例约为 1%，网织红细胞绝对计数约 25 000~75 000/mm³。当机体发生贫血时，促红细胞生成素和网织红细胞的绝对数量均有上升。网织红细胞降低或正常通常表示机体对于贫血反应不足，表现为相对的骨髓衰竭或无效造血。贫血时，网织红细胞的增加表示机体对于红细胞破坏（溶血）、丢失（出血）等的正常骨髓代偿性反应。

图441-1 为评估不同年龄段儿童贫血常见病因的方法。儿童小细胞性贫血同时伴有低或正常的网织红细胞计数的最常见原因为红细胞成熟障碍或红细胞无效造血，铁缺乏症（见第 449 章）是其中最常见的原因。怀疑铁缺乏症时须和地中海贫血（见第 456 章）相鉴别，鉴别诊断见表449-1（见第 449 章）。另外，慢性疾病或炎症（多为正细胞性贫血）、铅中毒和铁粒幼细胞性贫血也需要被考虑，将在后面的其他章节中进行讨论。小细胞性贫血伴网织红细胞计数增高应当与地中海贫血综合征及 Hb C 病和 Hb E 病相鉴别（见第 456 章）。地中海贫血和血红蛋白病多见于地中海、中东、非洲或亚裔儿童。

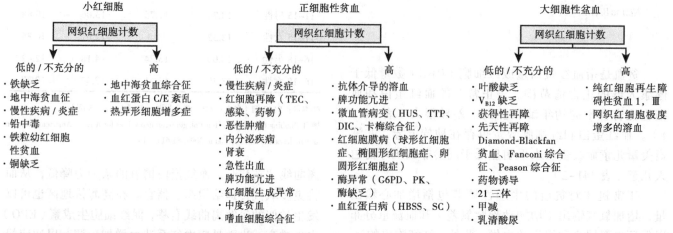

图 441-1 使用平均红细胞容积和网织红细胞计数诊断贫血
摘自 Brunetti M, Cohen J. The Harriet Lane handbook, ed 17. Philadelphia: Elsevier Mosby, 2005: 338

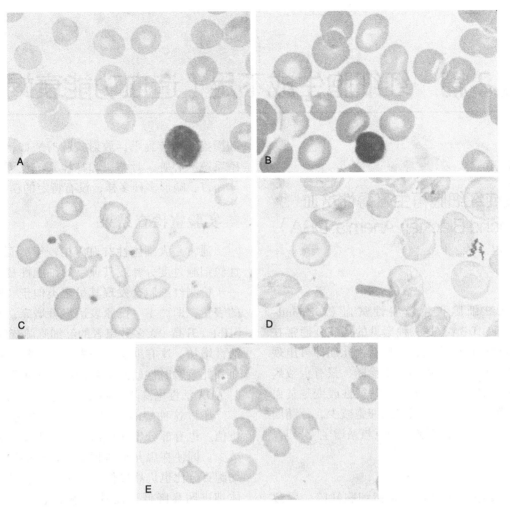

图 441-2（见彩图）　红细胞的异常形态。A. 正常。B. 大细胞型（叶酸或维生素 B$_{12}$ 缺乏症）。C: 小细胞低色素型（铁缺乏症）。D. 靶细胞（HBCC 病）。E. 溶血性尿毒综合征（Dr. E. Schwartz）

正细胞正色素性贫血且网织红细胞计数降低可见于多种贫血性疾病。慢性病、炎症导致的贫血（见第445 章）通常是正细胞正色素性贫血。肾功不全导致的贫血（肾性贫血）通常有慢性肾脏疾病的证据，由促红细胞生成素下降所致。继发于儿童期短暂幼红细胞减少症（TEC）、肿瘤骨髓浸润、感染、药物或内分泌失调的红细胞生成减少或缺乏通常为正细胞正色素性贫血。白血病和恶性肿瘤浸润所致贫血可同时伴有血小板减少或白细胞计数升高，检查见异常白细胞或肿瘤细胞等。急性失血、脾功能亢进和先天性纯红再生障碍性贫血（CDA）Ⅱ 型（见第 446 章）导致的贫血也是正细胞正色素性贫血。

儿童的正细胞性贫血伴网织红细胞增高的病因通常为出血、脾功能亢进或急性溶血。发生溶血时，网织红细胞计数、间接胆红素和血清乳酸脱氢酶增高是红细胞破坏增多的指标。临床上导致溶血的原因很多，包括外因（通常为后天获得的）和内因（通常为先天

性的）。外周血涂片发现异常形态的红细胞（例如球形红细胞、镰刀状红细胞和微血管病变等）通常有诊断价值。

儿童大红细胞性贫血见于巨幼细胞性贫血（见第 448 章），该类患儿的 DNA 合成和细胞核正常发育。巨幼细胞性贫血患儿的外周血涂片中可见大量的大红细胞以及细胞核过度分叶的中性粒细胞。巨幼细胞性贫血的主要原因包括叶酸缺乏、维生素 B$_{12}$ 缺乏以及罕见的先天性代谢异常。大细胞性贫血伴有网织红细胞减少或正常亦可见于 DBA（Diamond-Blackfan syndrome）、范科尼贫血、再生障碍性贫血及甲状腺功能减退症。21- 三体患儿通常不伴有贫血，但仍可以出现大细胞性贫血。MCV 和网织红细胞计数增高可见于 CDA Ⅰ 和Ⅲ。在溶血的情况下，大量的早期红细胞溢出可导致 MCV 异常增高。

参考书目

参考书目请参见光盘。

第 2 篇 红细胞生成不足（造血功能衰竭）

第 442 章

先天性纯红细胞再生障碍性贫血（Diamond-Blackfan Anemia, DBA）

Norma B.Lerner

先天性纯红细胞再生障碍性贫血（Diamond-Blackfan Anemia, DBA）是一种罕见的疾病，通常在婴儿早期即出现贫血的症状，例如新生儿期即可出现面色苍白。90% 以上在生后第一年诊断，只有少数病例到儿童时期才明确诊断。血液学特征性改变是贫血（通常为大细胞性贫血）、网织红细胞减少、骨髓前体红细胞（RBC）减少，而粒系和巨核系增生无异常。

■ 病 因

DBA 的主要原因是骨髓红系祖细胞缺陷，导致凋亡（程序性细胞死亡）增加。尽管促红细胞生成素受体基因突变尚未确定，但血清和尿中仍检测到高浓度的促红细胞生成素（EPO）。约有 25% 的患者出现 RPS19 基因突变，其编码核糖体蛋白定位于染色体 19q13.2。此外也有位于染色体 10q22~q23 和 15q25.2 的 RPS24 和 RPS17 基因突变，分别编码核糖体蛋白。研究发现突变也可发生在核糖体亚基蛋白。

■ 流行病学调查

约 40%~45% 的 DBA 是家族性的，为常染色体显性遗传疾病。其他病例都是散发性或家族性，具有不同的遗传方式。

■ 临床表现

虽然胎儿时期的造血能力是足够的，但是一些因素也可导致患儿生后第 1 天或数天出现苍白，极少数可出现胎儿水肿。严重贫血通常在生后 2~6 个月龄后逐渐出现，少部分患儿会在更晚的时间出现贫血表现。约 30% 的患儿出现生长迟缓（身材矮小），35%~45% 伴有先天畸形。最常见畸形为头面部畸形，例如鼻翼扁平；拇指畸形，表现为双侧或单侧大鱼际

和拇指三指节扁平；放射式脉搏缺如；眼睛、泌尿生殖系统、心脏、骨骼肌和神经系统也可并发畸形。总体而言，畸形多种多样，没有特定的模式。

■ 实验室检查结果

通常是大细胞性贫血（相较年龄而言），不伴中性粒细胞过度分叶或其他巨幼细胞性贫血的特点。进一步检测红细胞会发现其呈现类似于"胎儿"红细胞的表达，即"I"抗原表达显著增高，胎儿血红蛋白（HbF）升高。大多数患者的红细胞腺苷脱氨酶（ADA）活性增加，这有助于区分先天性红细胞再生障碍性贫血和儿童暂时性幼红细胞减少症（见第 444 章）。同时 ADA 活性增高不是胎儿红细胞的特征。

所以这种酶的检测在诊断小婴儿的 DBA 时更有价值。也有部分患儿可出现血小板减少和中性粒细胞减少。即使在患儿贫血程度非常重的情况下，网织红细胞百分比也仍然极低。大多数患者骨髓中红细胞前体细胞明显降低，而其他系细胞增生正常。血清铁水平升高。与范科尼贫血不同的是，骨髓染色体正常。当细胞暴露于烷化剂时，并没有染色体断裂增加的表现。

■ 鉴别诊断

DBA 必须与其他网织红细胞计数降低的贫血鉴别。通常开始诊断为儿童暂时性幼红细胞减少症（TEC），第 444 章的表 444-1 为这 2 种疾病的具体鉴别诊断要点。TEC 与 DBA 主要区别在于 TEC 较 DBA 的发病年龄晚，仅有少数可见于 <6 个月的婴儿（见第 444 章）。红细胞体积增大、先天性畸形、胎儿红细胞的特性和红细胞 ADA 升高通常与 DBA 相关，而这些表现在 TEC 患者少见。

新生儿溶血病可以呈慢性过程，因此贫血更易伴有明显的促红细胞生成素减少，该病通常会在 5~8 周龄时自发缓解。由细小病毒 B19 感染所致再生障碍性贫血危象通常表现为网织红细胞和红细胞前体细胞减少，可以发生于各种慢性溶血性疾病，通常发生在生后数月（见第 444 章）。宫内感染细小病毒 B19（见第 243 章）也可导致婴儿纯红细胞再生障碍性贫血，甚至出现出生时的胎儿水肿。通过聚合酶链反应（PCR）

检测细小病毒 B19 阴性，是在婴幼儿期诊断 DBA 的重要依据。此外，应考虑其他遗传性骨髓衰竭综合征，特别是范科尼贫血和 Schwachman-Diamond 综合征。其他病原学感染例如艾滋病毒、药物、免疫反应及 Pearson 综合征（见第 443 章）也应排除。

■ 治　疗

一线治疗为糖皮质类激素，约 80% 的患者在治疗初始阶段是有效的，其作用机制不详。由于糖皮质激素的副作用，且没有证据表明延迟使用糖皮质激素会影响预后，所以目前糖皮质激素不推荐用于 <6 个月的婴儿。许多血液学家建议患儿 1 岁以上方可应用糖皮质激素、强的松或强的松龙，推荐剂量为 2mg/kg/d 作为初始剂量。骨髓红细胞前体细胞的增加通常出现在治疗开始后的 1~3 周，随后是网织红细胞计数的增高。尽管存在个体差异，但通常血红蛋白可以在 4~6 周达到正常水平。血红蛋白回升后，糖皮质激素可逐渐减量，调整至每天最低有效剂量。然后隔天给予双倍最低有效剂量，维持血红蛋白 ≥ 90g/L，并逐步减量。有些患者强的松维持量非常小，仅一周 2 次，每次 2.5mg，便可以维持正常的血红蛋白。许多儿童 DBA 最初开始糖皮质激素治疗有效，然后通常由于药物副作用或治疗效果不佳考虑为难治性 DBA 而停止服用。20% 的患儿可以自发缓解，无需输血或应用类固醇激素。

对于激素无反应患儿，需间隔 4~8 周输血以维持正常生长和活动。注意螯合剂去铁治疗，防止铁负荷过载。其他疗法，包括雄激素、环磷酰胺、环孢素 A、抗胸腺细胞球蛋白（ATG）、大剂量静脉注射免疫球蛋白、大剂量甲基强的松龙、促红细胞生成素、IL-3 等均没有明确效果，副作用发生率较高。

造血干细胞移植可以用于治疗 DBA，但仍然有争议。虽然当 DBA 患儿有良好的 HLA 相合配型供者时，有些医生可能会考虑选择造血干细胞移植，输血依赖仍是最常见的移植适应证。同胞供者和无关供者移植相比，5 年生存率分别是 72% 与 17%，患者年龄 <10 岁接受 HLA 同胞全相合移植的生存率达 92%。

■ 预　后

DBA 患者中输血依赖约占 40%，激素依赖占 40%，另 20% 患儿不需要治疗也可维持在一个可接受的血红蛋白水平。大多数自发缓解发生在 10 岁以前。Diamond-Blackfan 贫血的注册表（DBAR）是记录治疗反应和生存状况的数据库（www.dbar.org /）。北美 DBAR 数据分析显示 75.1% 的患者总体生存时间超过 40 年。约 70% 的死亡与治疗有关，如继发于激素治疗的机会菌感染、铁过载、移植相关并发症等。约 30% 的死亡是由 DBA 相关疾病导致，例如再生障碍性贫血和恶性肿瘤。DBA 可能是癌前病变综合征，可发展为急性白血病（通常是髓系），一小部分（<5%）的患者后期发生骨髓增生异常综合征。也有报道 DBA 患者发生实体肿瘤，特别是骨肉瘤。

参考书目

参考书目请参见光盘。

第 443 章
Pearson 综合征

Norma B.Lerner

Pearson 综合征是一种先天性骨髓衰竭性疾病，病初容易和 Diamond-Blackfan 综合征或儿童暂时性幼红细胞减少症相混淆。本病可累及胰腺、肾脏和肝脏。通常在新生儿期出现骨髓衰竭，特点为大细胞性贫血，可伴有中性粒细胞减少和血小板减少。血红蛋白 F 水平升高，并有空泡状红细胞，骨髓中可见原始细胞。本病非常罕见，是一种特殊类型的先天性铁粒幼细胞性贫血，骨髓中可见环状铁粒幼细胞。相关的临床表现包括生长发育迟缓、胰腺纤维化与胰岛素依赖型糖尿病、胰腺外分泌功能不全、肌肉和神经损伤及绒毛萎缩导致的慢性腹泻，常出现早夭。

散发性线粒体 DNA 缺失是该病多器官功能障碍的原因。在不同的组织和患者之间存在临床异质性。骨髓中缺失的 mtDNA 比例与血液系统受累严重程度成正比，红细胞增殖低下的自发缓解可能和组织线粒体 DNA 类型的比例随时间的变化而变化有关。治疗方法为红细胞输注，粒细胞集落刺激因子可以改善严重的中性粒细胞减少症。

参考书目

参考书目请参见光盘。

第 444 章
获得性纯红细胞再生障碍性贫血

Norma B.Lerner

■ 儿童暂时性幼红细胞减少症

儿童暂时性幼红细胞减少症（TEC）是儿童时期最常见的获得性红细胞再生障碍性贫血，它比先天性纯红细胞再生障碍性贫血（Diamond-Blackfan 贫血）多见。本病多见于既往健康的 6 个月至 3 岁儿童，大部分儿童发病在生后 12 个月以后。仅 10% 的患者发病年龄超过 3 岁。年发病率大约为 4.3/100 000，但实际发病率可能高于统计数字，因为许多患者由于自发缓解而未被确诊。红细胞生成受抑可能与免疫球蛋白（IgG、IgM）及细胞介导的免疫反应有关。家族性病例的报道表明遗传因素可能也有影响。TEC 往往由一种病毒感染诱发，目前尚未明确哪种特殊病毒与之相关。对急性病例的研究结果显示，无论人类疱疹病毒（HHV-6）、细小病毒 B19、EB 病毒或巨细胞病毒（CMV）感染，均不能确定为致病原。

暂时性红细胞生成受抑导致网织红细胞降低和中到重度正细胞性贫血，20% 的患儿出现一定程度的中性粒细胞减少，血小板计数正常或升高。类似于缺铁性贫血及其他红细胞生成减少的疾病，血小板增多可能是由于促红细胞生成素的增多所致，而血小板生成素和促红细胞生成素具有一定的同源性。平均红细胞体积（MCV）与同龄儿相仿，胎儿血红蛋白（HbF）、红细胞腺苷脱氨酶（ADA）的水平均正常，可以与先天性贫血相鉴别（表 444-1）。和先天性贫血的鉴别有时比较困难，但不同年龄相对应的 MCV、HbF、ADA 水平有助于区分不同类型的疾病。TEC 的发病高峰年龄与人工喂养为主的婴幼儿缺铁性贫血相重叠，可通过红细胞平均体积（MCV）进行鉴别诊断。

几乎所有患儿的血象都可在 1~2 个月内恢复正常，对于严重贫血、短期内不能恢复的病例，可输注红细胞。TEC 贫血进展缓慢，通常发展至严重贫血时才出现临床症状，糖皮质激素治疗无效。对于疑似 TEC 的患者，如果所须输血次数 >1 次，则应该重新评估疾病，明确是否存在其他原因导致的贫血。有些病史较长的确诊 TEC 可能是由细小病毒感染后所致的纯红细胞再生障碍性贫血，这种情况非常罕见，可见于先天性或获得性免疫缺陷的儿童。

表 444-1 Diamond-blackfan 贫血的儿童暂时性幼红细胞减少症对照表

表现	DBA	TEC
男：女	1.1	1.3
诊断时年龄，男（月）		
平均	10	26
中位数	2	23
范围	0~408	1~120
诊断时年龄，女（月）		
平均	14	26
中位数	3	23
范围	0~768	1~192
男 >1 岁	9%	82%
女 >1 岁	12%	80%
病因	先天	获得
病史	无	病毒感染
异常体格检查	25%	0%
实验室检查		
血红蛋白（g/dL）	1.2~14.8	2.2~12.5
白细胞 <5000/μL	15%	20%
血小板 >400 000/μL	20%	45%
腺苷脱胺酶	升高	正常
平均红细胞体积升高	80%	5%
恢复期 MCV 升高	100%	90%
缓解期 MCV 升高	100%	0
诊断时 HbF 升高	100%	20%
恢复过程中 HbF 升高	100%	100%
缓解期 HbF 升高	85%	0
i 抗原升高	100%	20%
恢复过程中 i 抗原升高	100%	60%
缓解期 i 抗原升高	90%	0

DB：Diamond-Blackfan 贫血；HbF：胎儿血红蛋白；MCV：平均红细胞体积；TEC：儿童暂时性幼红细胞减少症；WBC：白细胞

摘自 Nathan DG, Orkin SH, Ginsburg D, et al. Nathan and Oski's hematology of infancy and childhood, ed 6. Philadelphia: WB Saunders, 2003, 11: 329

Alter BP. The bone marrow failure syndromes//Nathan DG, Oski FA. Hematology of infancy and childhood, ed 3. Philadelphia: WB Saunders, 1987: 159

Link MP, Alter BP. Fetal erythropoiesis during recovery from transient erythroblastopenia of childhood (TEC). Pediatr Res, 1981, 15:1036–1039

■ 细小病毒 B19 感染相关红细胞再生障碍性贫血

细小病毒 B19 是一种常见的引起传染性红斑的病

原体（见第 243 章），同时也是导致慢性溶血患儿出现红细胞再生障碍性贫血的常见原因，常发生在胎儿时期或患者免疫功能低下的时候。该病毒感染骨髓红系祖细胞并有细胞毒性，与红细胞 P 抗原特异性相互作用。除了红系前体细胞的减少或缺乏之外，还可以通过光镜在骨髓涂片上看到幼红细胞中特征性的核包涵体和巨原红细胞。

慢性溶血

由于细小病毒感染的病程一般比较短暂，多于 2 周内恢复，通常不会发生贫血，因此在正常儿童（外周红细胞的寿命是 100~120d）症状多不明显。而遗传性球形红细胞增多症或镰状细胞病等疾病可导致红细胞寿命缩短。对于这些患儿而言急性造血功能停滞可导致严重的贫血，也被称为再障危象。检查应包括病毒血清 IgM 和 IgG 抗体滴度，必要时应用聚合酶链反应（PCR）技术检测病毒明确诊断。中度到重度贫血往往可自行恢复，外周血有核红细胞和网状细胞增多。贫血症状严重者需要输血治疗。值得注意的是，细小病毒感染所致再障危象通常发生在慢性溶血患儿，且只发生一次。如果家庭中有一个 1 岁以上的儿童发生这种溶血后再障危象，应告知父母类似的再障危象发作同样可能发生在其他以前未感染过细小病毒的孩子身上。

免疫缺陷

持续性细小病毒感染很少发生在患有先天性免疫缺陷疾病、应用免疫抑制剂治疗或患有艾滋病的儿童中，因为这些儿童可能无法产生足够的抗体反应。这些患儿出现纯红细胞再生障碍性贫血时病情可能非常严重，有时和 TEC 诊断相混淆。这种类型的纯红细胞再生障碍性贫血与 TEC 的区别在于不会自行恢复，且通常需要不止一次的输血治疗。因为在免疫缺陷的儿童通常缺乏对于细小病毒的血清学 IgM、IgG 抗体滴度的反应，所以其诊断通常需要通过 PCR 方法检测骨髓或外周血细小病毒 DNA。对于慢性感染的患者，可静脉注射大剂量免疫球蛋白治疗（IVIG），其中含有中和病毒的抗体。

流产和胎儿水肿

细小病毒感染和红细胞前体的受累也可以发生在宫内，这与在第一和第二孕期胎儿的损耗增加有关。婴儿可能在出生时即呈现胎儿水肿（见第 97 章）和病毒血症。因为机体对该病毒的免疫耐受可能不能产生特异性抗体，故持续的先天性细小病毒感染是通过 PCR 方法检测外周血或骨髓中病毒 DNA 而诊断。

其他类型儿童纯红细胞再生障碍性贫血

成人获得性纯红细胞再生障碍性贫血通常是由于一种慢性抗体介导的疾病，经常与慢性淋巴细胞性白血病、淋巴瘤、胸腺瘤、淋巴增殖性疾病及系统性红斑狼疮等疾病相关。这种慢性抗体介导的红细胞再生障碍性贫血的类型在儿童是极为罕见的。阿仑单抗（人源化抗 CD52 抗体）已被用于糖皮质激素和其他免疫抑制剂治疗失败的纯红细胞再生障碍性贫血成人患者。

某些药物，例如氯霉素，可抑制红细胞生成，其作用与剂量相关，表现为网织红细胞减少，红细胞的发育不良以及骨髓的原红细胞出现空洞，这种作用是可逆的。药物在不同患者中有明显的个体差异，并且发生率极低。获得性抗体介导的纯红细胞再生障碍性贫血是需要长期应用重组人促红细胞生成素（EPO）患者的罕见并发症，其基础疾病通常为慢性肾衰竭。除了停用促红细胞生成素外，治疗还包括免疫抑制剂和肾移植。

参考书目
参考书目请参见光盘。

第 445 章
慢性病性贫血病和肾性贫血

445.1 慢性病性贫血
Norma B.Lerner

慢性病性贫血（ACD），也被称为"炎症性贫血"，通常在慢性免疫活化的情况下出现。这种贫血通常容易与全身感染相关性疾病（例如 HIV、支气管扩张、骨髓炎）或自身免疫性疾病（例如系统性红斑狼疮、类风湿关节炎、炎症性肠病）以及一些血液肿瘤和实体肿瘤混杂在一起。尽管病因不同，且并非完全清楚，但红细胞的异常改变是类似的。红细胞寿命轻度缩短，究其原因至少有部分是由于活化的巨噬细胞出现吞噬红细胞现象所致。尽管骨髓增生相对活跃，仍无法代偿贫血而致病。促红细胞生成素（EPO）水平可有一定程度的代偿性增加，但往往不足。更重要的是，炎症引起机体对 EPO 敏感度降低且可出现对 EPO 的相对性抵抗。

补充内容请参见光盘。

445.2 肾性贫血

Norma B.Lerner

儿童慢性肾脏疾病常伴有贫血，通常是正细胞正色素性贫血，网织红细胞计数绝对正常或降低。虽然肾性贫血与其他慢性病贫血有很多相似的临床表现，但其主要原因是肾脏 EPO 生成降低。肾性贫血的第二个重要原因是绝对和（或）相对的功能性铁缺乏症（血液采样、手术和透析）以及铁代谢紊乱。成人肾小球滤过率（GFR）降低常被认为与血红蛋白浓度降低相关。有文献称当成人 GFR 下降低于阈值 40~60mL/min/1.73m² 时血红蛋白会出现下降趋势；在儿童慢性肾脏病患儿中，当肾小球滤过率下降到低于 43mL/min/1.73m² 时血红蛋白水平下降。

补充内容请参见光盘。

第 446 章

先天性红系造血异常性贫血

Norma B.Lerner

先天性红系造血异常性贫血（CDA）是一种异质性遗传性疾病，其特点为骨髓幼红细胞特异性的形态改变：与红细胞无效造血相关的核分叶过多、异常核碎片以及细胞之间的染色质内桥联等。CDA 的 3 个主要亚型（Ⅰ、Ⅱ 和 Ⅲ 型）已有明确定义（表 446-1 见光盘），此外也有其他亚型和变异型被诊断。CDA 是一种罕见病，其临床特点是不同程度的贫血、骨髓红细胞活性增加（无效红细胞生成）和继发性血色病。

补充内容请参见光盘。

第 447 章

婴儿生理性贫血

Norma B.Lerner

正常足月新生儿的血红蛋白和血细胞比容处于较高水平，与年长儿及成年人相比，红细胞体积偏大。生后 1 周血红蛋白水平开始逐步下降，生后直至 6~8 周降到最低点。由此产生的贫血阶段称为生理性贫血期，生理性贫血原因如下：

婴儿开始用肺呼吸时，更多氧气与血红蛋白结合，血氧饱和度从 50% 提高到 95% 以上。胎儿出生后成人血红蛋白合成逐渐替代胎儿血红蛋白，可将更多的氧气弥散到组织。血氧含量的增加对促红细胞生成素（EPO）的产生有抑制作用，从而导致红细胞生成减少。因此，缺乏新生的红细胞替代衰老红细胞，血红蛋白水平降低。血红蛋白浓度进行性下降直到组织氧需量大于氧气供给量，通常这种情况会持续至生后 8~12 周，此时血红蛋白浓度约为 110g/L。过了这个阶段，EPO 生成增加，红细胞代偿性生成。直到在大约生后 20 周左右，即使没有膳食铁的摄入，机体也可以应用网状内皮系统的铁（来自之前的衰老红细胞）以保证血红蛋白的合成。总的来说，这种"贫血"应被视为一个生理阶段，是婴儿适应子宫外的生活的体现，属于生理现象，不需要治疗。

早产儿也有生理性贫血阶段，称为早产儿生理性贫血。血红蛋白的下降更为迅速，可低至 70g/L，一般出现在生后 3~6 周龄（见第 97 章）。对于极低出生体重儿，血红蛋白甚至可以降到更低水平。早产儿及足月儿生理性贫血原因相同，但早产儿生理性贫血更被重视。用于监测新生儿病情的反复抽血可能会加重早产儿的生理性贫血。红细胞寿命缩短（40~60d）、早产儿生长迅速，都会导致早产儿对红细胞生成的需求进一步加剧。血浆促红细胞生成素水平低于预期的贫血程度，导致红细胞生成相对不足，但促红细胞生成素水平下降的原因尚不完全清楚。在胎儿时期，促红细胞生成素主要由肝脏合成，相较肾脏而言，肝脏对于缺氧不太敏感。刚出生时，EPO 合成从肝脏向肾脏过渡，并不因为早产而加速，因此早产儿仍需要靠肝脏合成 EPO，故其对于贫血的敏感度偏低。此外，EPO 水平降低可能加速促红细胞生成素的新陈代谢。

婴儿期的生理性贫血可因合并其他疾病而加重。晚期新生儿的低增生性贫血同时伴网织红细胞缺如可见于轻型新生儿溶血症。来自母体的抗 -RBC 抗体持续存在于婴儿的血液循环可导致轻度溶血性贫血，同时加重生理性贫血。血红蛋白低于预期"生理"最低点的情况也可见于婴儿在宫内或新生儿期接受过输血治疗的患者。婴儿输注成人含有 HbA 的血液时，相关氧解离曲线的转变可促进氧气弥散到组织。因此，贫血的判定和输血的指征，应该不仅基于婴儿的血红蛋白水平，还要考虑组织的氧需求和红细胞释放氧气到组织的能力。

一些饮食因素，例如叶酸缺乏，会加重生理性贫血。除非合并大量失血，婴儿机体正常的铁储备通常足以保障生后早期红细胞的合成。值得注意的是，尽管与过去的建议相反，维生素 E 缺乏似乎并不是早产儿贫血的原因。随机双盲对照试验结果表明，体重 <1 500g 的婴儿口服维生素 E 后，血红蛋白、网织红细胞、红细胞形态或血小板计数没有区别。母乳和现代婴儿配方奶粉中已经提供足够的维生素 E。

■ 治　疗

足月婴儿的生理性贫血不需要治疗。只需确保婴儿的饮食包含正常造血所必需的营养素即可。早产儿的正常血细胞比容参考值尚未达成共识，通常是根据婴儿的整体临床状况所决定，可能需要通过输血来维持安全的血细胞比容水平。早产儿如果喂养好，体重增长满意，通常无需输血，除非有显著的医源性失血。虽然体重增长迟缓、呼吸困难、心率改变等因素均可作为输血指征，但输血的有效性尚待证明。实验室检测，例如血乳酸、促红细胞生成素和混合静脉氧饱和度提示预后不良。在患者中将自由输血和限制性输血策略进行了对比。尽管严格的限制性输血策略并未导致发病率或死亡率的增加，但相较于自由输血而言，这可能不利于对神经系统的保护。目前，大多数学者一致同意的输血指南为自由输血的方法。当有必要输血时，推荐的红细胞量为 10~15mL/kg。所输注的血液最好来自同一个献血员，这样当需要连续输血时可以最大程度地减少患者对于不同献血员的暴露。在早期早产儿（体重 <1250g），输注的红细胞的半衰期约为 30d。

由于早产儿血浆促红细胞生成素水平较低，可尝试将重组人红细胞生成素代替输血用于治疗早产儿贫血。已有研究证实，婴儿每千克体重比成年人需要更高的剂量，同时需要补充足够的蛋白质、维生素 E 和铁剂来协同达到治疗的最佳疗效。尽管重组 EPO 可以降低输注红细胞的次数，但尚不清楚是否可以减少献血者的暴露风险。同时重组 EPO 本身会带来一些副作用，例如增加了早产儿视网膜病变的风险等，会使这种昂贵的治疗在临床推广过程中受限。是否可以常规使用此种治疗方案仍有待进一步的临床试验。

参考书目

参考书目请参见光盘。

第 448 章
巨幼红细胞性贫血

Norma B.Lerner

巨幼红细胞性贫血是无效的红系造血导致的大细胞性贫血。不成熟细胞的死亡和骨髓红细胞输出减少均会导致红系造血活跃。红细胞体积在任何一个发展阶段均大于正常红细胞，且细胞核和细胞浆发育不平衡。随着细胞分裂过程进一步发展，核成熟延迟也愈加明显。粒细胞和血小板前体也受到影响，骨髓中常见体积巨大的杆状核粒细胞。通常可合并血小板和粒细胞减少症。外周血涂片可见大红细胞，通常为椭圆形，血细胞比容（MCV）升高。中性粒细胞呈现典型的分叶核，很多核大于 5 叶。几乎所有儿童的巨幼红细胞性贫血都是由于叶酸或维生素 B_{12} 缺乏所导致的，小部分见于先天性代谢异常。由于核蛋白产生需要叶酸和维生素 B_{12}，所以叶酸和维生素 B_{12} 缺乏可以导致 DNA 合成障碍，也可影响小部分 RNA 和蛋白质的合成。巨幼红细胞性贫血造成营养不良的病例在美国相对罕见，但在世界上其他很多国家是很常见的疾病（见第 1、43 章）。

448.1　叶酸缺乏

Norma B.Lerner

叶酸，也叫蝶酰谷氨酸，是由碟酸和谷氨酸合成的。生物活性叶酸来自叶酸，以单碳形式作为受体和供体参与许多生物合成途径，因此，它们对于 DNA 复制和细胞增殖至关重要。像其他哺乳动物一样，人类不能直接合成叶酸，只能从食物获取，包括绿色蔬菜、水果、动物器官（例如肝、肾）。叶酸有热不稳定和水溶性，因此加热或煮沸含叶酸的食物可能导致维生素大量减少。天然叶酸以聚谷氨酸的形式存在，比单谷氨酸难吸收。食物中叶酸聚谷氨酸水解成单谷氨酸，主要在近端小肠通过特定系统吸收，并有活跃的肝肠循环。叶酸没有生物活性，在二氢叶酸还原酶作用下降解为四氢叶酸，并运输到组织和细胞。因为机体的叶酸储备有限，巨幼红细胞性贫血通常发生在无叶酸饮食 2~3 个月后。

补充内容请参见光盘。

448.2　维生素 B₁₂ 缺乏症

Norma B.Lerner

由于维生素 B₁₂ 是由某些微生物合成的，所以必须依靠食物供给机体所需。维生素 B₁₂ 的主要来源是动物蛋白。维生素 B₁₂ 作为辅助因子参与 2 个重要的代谢反应，即同型半胱氨酸与蛋氨酸的甲基化和甲基丙二酰辅酶 A（HMG-CoA）转化为琥珀酰辅酶 A。维生素 B₁₂ 在 DNA 合成过程中非常重要，在产生四氢叶酸钙的过程中是必须的。与机体叶酸储备相比，年龄较大的儿童和成年人机体储备有足够的维生素 B₁₂，可供未来 3~5 年使用。然而，如果母亲孕期合并维生素 B₁₂ 缺乏，那么婴幼儿维生素 B₁₂ 缺乏症的临床体征则可以在生后 6~18 个月出现。

补充内容请参见光盘。

448.3　其他罕见的巨幼红细胞性贫血

Norma B.Lerner

遗传性乳清酸尿症是一种罕见的常染色体隐性疾病，通常于生后第一年发病，其临床特点表现为发育不良、发育迟缓、巨幼红细胞性贫血、尿乳清酸排泄增加（见第 83 章）。这种缺陷是发生在嘧啶合成初期最常见的代谢异常，因此可影响核酸合成。遗传性乳清酸尿通常是由于在机体所有组织中合成嘧啶核苷酸所需要的 2 个序贯的酶，即乳清酸磷酸核糖转移酶（OPT）和乳清酸核苷脱羧酶（ODC）缺陷所致。当出现严重的巨幼红细胞性贫血，且血清维生素 B₁₂ 和叶酸水平正常，没有运钴胺－Ⅱ缺乏的证据时需要考虑该病。如果有尿乳清酸增多的证据可拟诊该病。但是，如果想确诊该病，则需要测定患儿红细胞的转移酶谱和脱羧酶谱。临床上常伴随智力和运动发育迟滞，维生素 B₁₂ 和叶酸治疗无效，但通常对于尿苷治疗有反应。

补充内容请参见光盘。

第 449 章
缺铁性贫血

Norma B. Lerner, Richard Sills

铁缺乏是世界上最普遍、最常见的营养障碍。据估计，全球人口的 30% 患有缺铁性贫血，其中大多数生活在发展中国家。在美国，12~36 月龄的儿童中约 9% 存在铁缺乏，其中 30% 进展为缺铁性贫血。

铁缺乏与患儿营养状态及铁代谢状态有关。足月新生儿机体含有约 0.5g 的铁，而成年人机体的含铁量为 5g。这种铁含量的变化意味着从出生到成年这最初的 15 年里人需要平均吸收 0.8mg/d 的铁。为了平衡脱落细胞所致的铁损失，额外的量是必然，因此儿童时期必须吸收大约 1mg/d 铁以保持铁的正平衡。由于膳食铁中通常只有 <10% 的量可以被吸收，因此 8~10 mg/d 的铁摄入量对于保持铁平衡是必要的。婴儿期为生长发育最快的时期，来自牛奶和母乳中约 1mg/L 的铁含量是难以维持机体对铁的需求的。由于母乳喂养的铁吸收率比人工喂养多 2~3 倍，因此母乳喂养是有优势的。

■ 病　因

新生儿期大部分铁存贮在循环的血红蛋白中，新生儿期血红蛋白处于相对较高的水平，生后 2~3 个月血红蛋白生理性下降后会有相当比例的铁被回收和储存，这些储存铁通常足够维持足月婴儿在生后 6~9 个月期间的铁需求。在低出生体重儿及有围生期失血病史的婴儿中，他们的铁储备相对较少，会较早出现铁储备耗竭。延迟结扎脐带可以提高铁含量，减少缺铁的风险。食物来源的铁对婴儿尤为重要，足月儿完全由膳食铁不足引起的贫血通常发生在 9~24 月龄。通过对其饮食模式地观察可以发现，在发达国家婴幼儿营养性缺铁性贫血多见于饮入过量牛奶的超重儿童，究其原因在于牛奶蛋白含铁量低，且可导致失血型结肠炎。在世界范围内，缺铁最常见的原因是营养不良。

对于缺铁性贫血必须考虑到失血的可能，特别是年长儿。慢性缺铁性贫血可能由于胃肠道（GI）的病变所致失血造成，例如消化性溃疡、Meckel 憩室、息肉、血管瘤或炎症性肠病。婴儿可由于食用牛奶中热不稳定蛋白而导致慢性肠道失血，这和黏膜酶异常，例如乳糖酶缺乏或典型的牛奶过敏导致的胃肠道反应不同。它所导致的特有的贫血程度更重，且比那些单纯因为铁摄入不足造成的贫血要出现得更早期。这种情况下出现的持续性大便带血可以通过母乳喂养或通过延迟到 1 岁以上再进行牛奶喂养，并将牛奶摄入量限制在 680.39g/d 来预防。慢性腹泻或极少数的肺含铁血黄素沉着症所致的慢性失血常常容易被忽视。在发展中国家，感染钩虫、鞭虫、疟原虫及幽门螺杆菌也常出现铁缺乏。

约 2% 的青春期女性有缺铁性贫血，很大程度上归因于青春期生长突增和月经期失血。那些怀孕或曾经怀孕的青春期女性出现缺铁的风险最高，约 >30% 患有缺铁性贫血。

临床表现

大多数铁缺乏症并无相应的临床症状，通常是通过 12 个月大时进行常规筛查发现的。如果合并有高危因素，筛查应该提前进行。苍白是最重要的临床表现，但通常在血红蛋白下降到 70~80g/L 以后才能被发现。最容易注意到的苍白的部位为手掌、掌纹、指甲床和结膜。由于进展缓慢，患儿父母通常察觉不到，往往是由其他亲戚朋友第一个发现。在轻度至中度的缺铁（即血红蛋白水平在 60~100g/L）时，生理性代偿机制，包括 2，3 二磷酸甘油酸（2，3-DPG）含量的增加和氧解离曲线的变化可能有效，故贫血的临床症状可能只有轻微的易怒。当血红蛋白水平下降到 50g/L 以下，常常出现易怒、食欲缺乏、嗜睡和收缩期心脏杂音等临床表现。当血红蛋白持续进行性下降时，心动过速和心输出量增加会导致心脏衰竭。

铁缺乏症可以出现造血系统以外的表现。婴儿和青少年可以在缺铁性贫血早期出现智力和运动功能的受损。有证据显示，即使在应用补铁治疗后上述改变也可能不可逆，因此预防非常重要。异食癖、摄取没有营养价值的物质、食冰癖等都是铁缺乏症的其他系统表现。异食癖会导致过多摄入含铅的物质，伴随而来的便是铅中毒（见第 702 章）。

实验室结果

随着缺铁的逐步严重，会发生一系列的生化和血液学改变（表 449-1、449-2）。临床上缺铁性贫血的诊断并不困难。首先，组织铁储备枯竭，这种损耗反映在铁的储备蛋白——血清铁蛋白降低，它代表机体在没有炎性疾病情况下的铁储备情况。然后，血清铁水平下降，血清（转铁蛋白）的总铁结合力增加和转铁蛋白饱和度低于正常。铁储备减少，原卟啉不能和铁结合形成血红素。原卟啉堆积，血红蛋白合成受抑。在这个阶段，铁缺乏症进展为缺铁性贫血。由于血红蛋白合成减少，红细胞变得更小。基于 MCV 和 MCH 的形态学评价需结合年龄考虑（表 441-1）。细胞大小不等，逐渐被小红细胞取代，这种变化的量化指标可见红细胞分布宽度（RDW）增高，红细胞计数（RBC）也减少。网织红细胞百分比可能正常或轻度升高，但网织红细胞绝对计数不足反应贫血的严重程度。血涂片显示红细胞大小不等，呈现小细胞低色素性贫血的变化。

可见卵圆形红细胞或雪茄形红细胞（图 449-1）。

表 449-1 实验室常见小细胞性贫血的鉴别诊断

内容	缺铁性贫血	α 或 β 地中海贫血	慢性病贫血
血红蛋白	降低	降低	降低
MCV	降低	降低	正常或降低
RDW	升高	正常	正常或增高
RBC	降低	正常或增高	正常或降低
血清铁蛋白	降低	正常	升高
总铁结合力	升高	正常	降低
转铁蛋白饱和度	降低	正常	降低
FEP	升高	正常	升高
转铁蛋白受体	升高	正常	升高
网织血红蛋白浓度	降低	正常	正常或降低

FEP：游离红细胞原卟啉；MCV：血细胞比容；RBC：红细胞；RDW：红细胞分布宽度

检测转铁蛋白受体的增加和网织红细胞、血红蛋白浓度降低，均支持诊断。

白细胞计数（WBC）是正常的，可伴有血小板增多。偶尔在很严重的缺铁性贫血可见到血小板减少症，须要与骨髓衰竭性疾病相鉴别。大便隐血检查用于排除消化道失血。

在大多数情况下，当全血计数显示红细胞计数减少、红细胞分布宽度增加、白细胞和血小板计数正常时，可拟诊小细胞性贫血。只有在须要快速鉴别严重贫血、合并其他病因、补铁治疗无效时，才必须明确其他实验室检查，包括铁蛋白减少、血清铁降低及总铁结合力增加。

鉴别诊断

最常见的小细胞性贫血是 α 或 β 链异常所致地中海贫血，血红蛋白病包括血红蛋白 E 和 C（见第 456 章）。地中海贫血特征较为明显，表现为红细胞计数减少，而 RDW 正常。慢性疾病的贫血通常是正细胞的，但在少数情况下也可以出现小细胞性贫血（见第 445 章）。铅中毒可引起小细胞性贫血，但更常见的情况是，缺铁性贫血会导致异食癖，然后导致铅中毒（见第 702 章）。表 449-1 比较了实验室检查在最常见的小细胞性贫血的鉴别诊断中的作用，其他病因的小红细胞性贫血可见表 449-3。

预 防

铁缺乏重在预防，以避免其他系统症状和贫血的发生。鼓励母乳喂养，生后 4~6 个月添加铁强化

表 449-2 缺铁性贫血指标

证据	界定值	说明
血红蛋白（g/L）	6个月至5岁儿童 <110 6~11岁儿童 <115 非孕期妇女 <120 孕期妇女 <110	单独应用，低敏感性和特异性
平均红细胞体积（MCV）（μm^3）	大于11岁儿童及小于82岁成人	可靠，但出现较晚，有效率不高，因为在地中海贫血时也降低
网织血红蛋白计数（CHr）（pg）	婴儿或年轻人 <27.5 成年人 ≤ 28.0	铁缺乏期即出现，敏感指标； 当MCV升高及地中海贫血时可出现假阴性结果； 由于只有部分机构可以检查故应用局限
红细胞锌原卟啉（ZPP）（μmol/mol heme）	5~70 大于5岁儿童 >80 大于5岁儿童洗涤红细胞 >40	便携式测定仪，一滴血直接测量 有用的筛查试验，特别是在儿童，在单纯缺铁性贫血的患者； 测量前需洗涤红细胞，去除循环因素，包括血清胆红素； 铅中毒时可升高，特别是在工业区
转铁蛋白饱和度	<16%	价格不贵，但是全天有变化，且受多种因素影响，故应用受限
血清铁蛋白（SF）（$\mu g/L$）	≤5岁儿童 <12 儿童5~15岁 所有人群中存在感染时 <30	几乎是最有效地测定储存铁证据；贫血患者血清铁蛋白降低可诊断为缺铁性贫血；在正常人，血清铁蛋白提示铁储备。1 $\mu g/L$ 血清铁对应8~10 mg机体铁或120 μg 储存铁/kg; 作为急性反应蛋白，在急性或慢性炎症反应时，血清铁蛋白升高不反映机体储存铁水平。在肿瘤患者、甲亢、肝脏疾病、酗酒等人群，也不能作为评价缺铁性贫血的可靠证据
血清转铁蛋白受体（sTfR）	界定值根据种族、年龄及试验方法来定	骨髓中红细胞造血面积和铁储备是决定因素。红细胞造血增加和铁缺乏时sTfR升高； sTfR不受急性炎症反应影响，但是疟疾、年龄、种族等因素影响其结果； 由于价格昂贵，缺乏国际标准，应用受限
sTfR : SF 比值		比值代表机体铁储备；比值的对数正是在铁供充足的情况下，缺铁性贫血患者储存铁和组织铁缺乏的比例； 在老年人，这项指标较其他缺铁性指标更加敏感； 炎症疾病时无法应用该指标，因为血清铁蛋白的改变可能不代表储存铁的改变。此项检查很特异，虽然应用于成人，现在也开始应用于儿童

摘自 Zimmermann MB, Hurrell RF. Nutritional iron deficiency. Lancet, 2007, 370:511–520

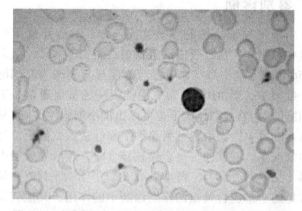

图 449-1（见彩图） 这是严重的缺铁性贫血患者的外周血涂片。染色不足是明显的。正常的淋巴细胞，体积可比正常红细胞小，可见许多小红细胞。椭圆形红细胞（雪茄样）红细胞是典型的缺铁。注意红细胞大小的变化（华盛顿大学/美国血液学学会涂片库）

表 449-3 小细胞性贫血铁剂治疗无效的鉴别诊断

口服铁剂依从性差（真正铁剂不耐受相对少见）

剂量有误

铁剂吸收不良

胃肠道、月经期、肺部失血

合并感染或炎症影响铁吸收

合并叶酸、维生素 B_{12} 缺乏

其他原因的贫血

·地中海贫血

·血红蛋白 C 或 E 病

·慢性病贫血

·铅中毒

·镰状细胞病，血红蛋白 S、C 病

·少见小细胞性贫血（见第 450 章）

剂。非母乳喂养的婴儿生后 1 年应该只接受含铁配方（铁含量约 12mg/L）奶粉，此后牛奶量摄入量不超过 567~680g/d。这种方法鼓励了含铁食物的摄入，防止牛奶导致肠下垂发生失血。

当这些预防措施失败时，常规筛查有助于防止严重贫血的发生。常规筛查包括生后 12 个月进行血红蛋白或红细胞容积检查。对于有高危缺铁因素的婴儿，可在生后 4 个月时完成检查。

■ 治 疗

缺铁性贫血对足量铁的正常反应是该病诊断和治疗的重要特点之一（表 449-4）。口服简单的亚铁盐类（通常硫酸亚铁）经济又有效。目前没有证据表明任何其他的微量元素、维生素或其他补血的物质可以显著增加亚铁盐类的吸收。除了铁剂口感不佳外，幼儿不能耐受口服铁剂的情况比较罕见。相较之下，年长儿和青少年常会有胃肠道不适的主诉。

治疗剂量应计算元素铁的含量，元素铁总剂量 3~6mg/（kg·d），分 3 次服用即可，在更严重的情况下可使用更高的剂量。硫酸亚铁按 20% 元素铁计算，可在含有果汁的两餐之间口服，尽管这对治疗剂量的疗效影响不大。因为口服制剂起效快、疗效相同、更便宜且毒性小，故注射用铁制剂只使用于存在吸收不良或依从性差的患者。必要时，注射用葡萄糖酸亚铁和硫酸亚铁较右旋糖酐铁风险小。

除了补铁治疗，调整饮食结构通常是必要的，例如适当限制牛奶地摄入。青春期女性患者异常子宫出血导致的缺铁性贫血需要铁剂治疗和激素疗法联合应用（见第 110.2）。

表 449-4　铁剂治疗缺铁性贫血反应

铁剂应用时间	反应
12~24h	补充细胞内的铁酶；一般情况改善，易激惹改善，食欲增加
36~48h	初期骨髓反应，红系增生活跃
48~72h	网织红细胞增多，5~7d 达高峰
4~30d	血红蛋白水平增加
1~3 个月	恢复储存铁

如果是轻度贫血，可于治疗 4 周后进行血细胞计数检查。此时，血红蛋白通常上升至少 10~20g/L，多数可达正常。如果更为严重的贫血，通过铁剂治疗 48~96h 后网状红细胞增多可以协助诊断。根据贫血的严重程度，血红蛋白开始每天增加 1~4 g/L 不等。铁剂的治疗应持续至血常规正常后 8 周，以补充铁储备。随访患儿对于治疗的反应是非常重要的，当对于铁剂治疗无效或反映不佳时，要考虑多种因素，包括是否存在缺铁性贫血以外的其他疾病（表 449-3）。

在典型的缺铁性贫血，由于血液指标可以很快恢复，所以很少需要输血治疗。输血只用于充血性心力衰竭，或严重贫血合并大量失血的情况。

参考书目
参考书目请参见光盘。

第 450 章
其他小红细胞贫血
Richard Sills

铁粒幼红细胞贫血，是一种遗传性或获得性血红蛋白合成障碍，特点是与正常红细胞混合存在的小细胞低色素性贫血，红细胞呈现两种状态，所以红细胞分布宽度（RDW）显著增高。血清铁浓度通常是升高的，转铁蛋白饱和度也增加。所有铁粒幼红细胞性贫血，不论病因如何，血红蛋白合成受损会导致铁聚集在线粒体内。形态学表现为骨髓有核红细胞的细胞核周边可见铁颗粒（铁聚集在线粒体），这些特殊细胞被称为环状铁粒幼红细胞（图 450-1 见光盘），只在病理状态下可见，有别于正常骨髓内的铁粒幼细胞（红细胞前体含有分散胞质铁蛋白颗粒）。铁粒幼红细胞性贫血最常发生在成年人，而且会特发于药物、酒精或骨髓增生异常综合征的情况下。极少儿童发生铁粒幼细胞贫血。

补充内容请参见光盘。

第3篇　溶血性贫血

第451章
溶血性贫血的定义和分类

George B. Segel

溶血的定义是红细胞过早破坏。贫血是由于红细胞破坏的速度超过骨髓代偿生成红细胞的能力。正常红细胞生存时间是110~120d（半衰期为55~60d），每天大约0.85%的衰老红细胞被破坏并更新。溶血发生时，红细胞寿命缩短，红细胞计数下降，红细胞生成素增加，刺激骨髓造血功能代偿性增加，导致红细胞产生增多，反映在血液中网织红细胞百分比增加。因此，如果网织红细胞计数升高，应当怀疑溶血性贫血的可能。网织红细胞计数升高也可见于急性失血，或铁、维生素 B_{12}、叶酸缺乏症等补充治疗后的短期反应。溶血的时候骨髓输出量可增加2~3倍，长期溶血最多可增加6~8倍。网织红细胞百分比可以计算溶血反应时骨髓输出量：网织红细胞指数＝网织红细胞数 × 实际血细胞比容/正常血细胞比容 ×1/μ，μ是根据贫血严重程度相关的1~3级成熟指数（图451-1见光盘）。正常的网织红细胞指数是1.0，当红细胞生成增加时指数也增加（2~3倍）。

补充内容请参见光盘。

第452章
遗传性球形红细胞增多症

George B. segel

遗传性球形红细胞增多症是一种常见的引起溶血和溶血性贫血的疾病，北欧血统的人患病率约1/5000，这是最常见的遗传性红细胞（RBC）膜异常性疾病。受影响的患者可能不表现出任何症状，溶血轻微时没有贫血表现，也有些表现为严重的溶血性贫血。遗传性球形红细胞增多症可见于大多数人种，但最常见的是北欧血统的人。

■ 病　因

遗传性球型红细胞增多症多为常染色体显性遗传性疾病，很少一部分为常染色体隐性遗传。多达25%的患者没有阳性家族史，这些患者大多数表现为新的突变，少数情况下为隐性遗传。最常见的分子缺陷是膜收缩蛋白或锚蛋白的异常，这是细胞骨架的主要组件，负责红细胞的形状。α-膜收缩蛋白隐性缺陷已被描述。显性缺陷为β-膜收缩蛋白和蛋白3缺陷。锚蛋白缺陷可见于显性和隐性（表452-1）。膜收缩蛋白、膜蛋白3或锚蛋白缺陷导致脂质双分子层骨架异常，膜囊泡缺失（图452-1、452-2）。膜表面积损失而细胞体积没有改变，是红细胞呈球形的原因，因而导致阳离子渗透率和阳离子运输增加、增加三磷酸腺苷（ATP）的消耗及糖酵解。红细胞变形能力下降，球形红细胞易过早在脾窦内破坏。脾切除术可以显著提高红细胞寿命，治疗贫血。

■ 临床表现

遗传性球形红细胞增多症可能是新生儿溶血性疾病的一个病因，可以表现为贫血和高胆红素血症，严重者须要光疗或换血治疗。溶血在新生儿期可能更加明显，因为胎儿血红蛋白F结合2，3-二磷酸甘油酸能力较差，游离2，3-二磷酸甘油酸过多可造成红细胞膜表面的膜收缩蛋白、肌动蛋白及蛋白质4.1相互

表452-1　遗传性球形红细胞增多症中常见的基因突变

蛋白	严重程度	基因	发生遗传性球形红细胞增多症比例（%）	遗传方式
锚蛋白-1	轻到中度	*ANK1*	50~67	显性和隐性
带3蛋白	轻到中度	*AE1*（*SLC4A1*）	15~20	多数显性
β膜收缩蛋白	轻到中度	*SPTB*	15~20	显性
α膜收缩蛋白	严重	*SPTA1*	<5	隐性
蛋白4.2	轻到中度	*EPB42*	<5	隐性

轻度：血红蛋白正常，网织红细胞 <6%；中度：血红蛋白 >8g/dL，网织红细胞 >6%；严重：血红蛋白 <6 g/dL，网织红细胞 >10%

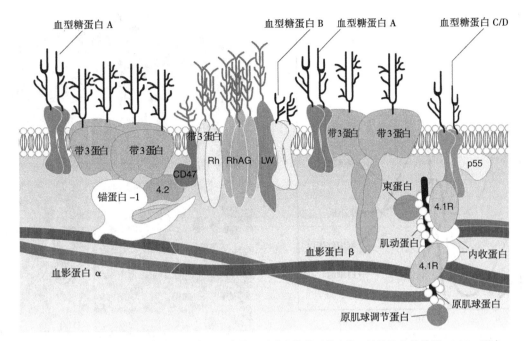

图 452-1　红细胞膜的简单横截面示意图。脂质双层形成横截面的赤道，极性头向外伸展。4.1R：蛋白；4.2：蛋白 4.2；LW：Landsteiner-Wiener 血型糖蛋白；Rh：恒河猴多肽；RhAG：Rh 相关糖蛋白
摘自 Perrotta S, Gallagher PG, Mohandas N. Hereditary spherocytosis. Lancet, 2008, 372:1411-1426

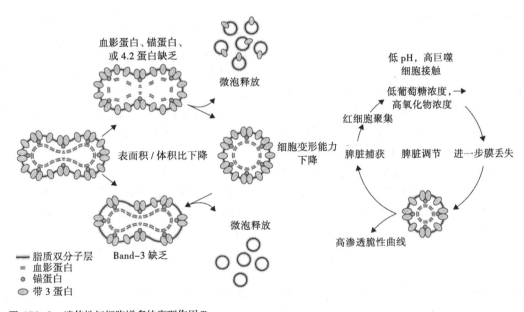

图 452-2　遗传性红细胞增多的病理作用 T
摘自 Perrotta S, Gallagher PG, Mohandas N. Hereditary spherocytosis. Lancet, 2008, 372:1411-1426

作用更加不稳定（图 452-1）

婴儿和儿童症状的严重程度不尽相同。有些患者到成年仍无症状，而有些则表现严重贫血，苍白、黄疸、疲劳及运动不耐受。严重的情况下板障头骨或其他骨增宽，但没有重型地中海贫血严重。婴儿期后，通常出现脾大，色素（胆红素）胆结石形成可早在 4~5 岁形成。至少 50% 的未切除脾脏患者最终形成胆结石，尽管可能无自觉症状。

尽管遗传性球形红细胞增多症患儿骨髓增生活跃，但该类患儿易发生再障危象，主要是由于细小病毒 B19 感染，也见于其他感染后导致骨髓增生减低（图 452-3）。红系骨髓衰竭可迅速导致贫血，红细胞容积（<10%），高排血量心力衰竭、缺氧、心血管性虚脱及死亡。白细胞和血小板计数也可能下降（图 452-3）。

长期并发症包括痛风、肌病、脊髓小脑退行性变。

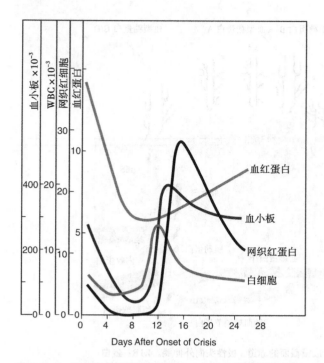

图 452-3 细小病毒导致再障危象。一例遗传性球形红细胞增多症患者感染细小病毒后血细胞持续下降，网织红细胞下降导致红细胞计数迅速下降，白细胞和血小板也受累（WBC）
摘自 Nathan DG, Orkin SH, Ginsburg D, et al. Hematology of infancy and childhood, ed 6. Philadelphia: WB Saunders, 2003

■ 实验室结果

溶血的证据包括网织红细胞增高和间接胆红素增高。血红蛋白水平通常是 60~100g/L，但也可在正常范围内；网织红细胞百分比通常是增加到 6%~20%，平均约 10%；平均红细胞体积（MCV）是正常的；平均血红蛋白浓度通常增高（36~38g/dL）。血涂片可见红细胞大小不同，包括小球型红细胞和嗜多染网织红细胞（图 452-4）；小球型细胞直径较小，出现深色的血涂片缘于高血红蛋白浓度；中央苍白区明显低于正常细胞。球形细胞为主要的细胞，根据疾病的严重程度也可散在分布，但在溶血时通常比例为 >15%~20%。骨髓常规或活检提示骨髓红系增生明显活跃，常规 X 线检查可见骨髓腔明显扩张。结合珠蛋白减少及 B 超下发现胆结石都是溶血的证据。

遗传性球形红细胞增多症的诊断通常包括外周血涂片查见许多球形红细胞和网织红细胞，阳性家族史和脾大。红细胞渗透脆性试验可以帮助证实球形红细胞的存在（图 452-5）。将红细胞放在逐渐稀释的低盐中孵育，暴露于低渗盐水使红细胞表面肿胀，球形红细胞比双凹圆盘形红细胞更易在低渗盐水中破裂。这一特点在 37℃ 更为明显，称为孵化红细胞渗透脆性试验。这个检测对于遗传性球形红细胞增多症并不特异，免疫异常和其他类型溶血性贫血也可出现红细胞

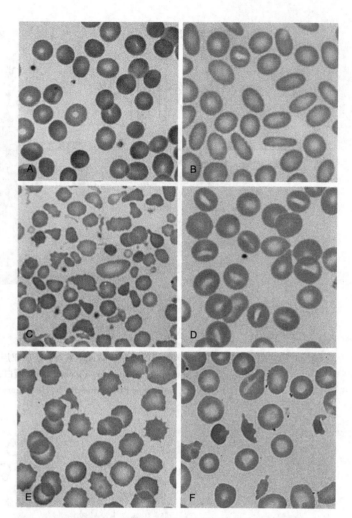

图 452-4（见彩图） 异常红细胞变形。A. 遗传球形红细胞增多症。B. 遗传性椭圆球形红细胞增多症。C. 遗传性变形红细胞增多症。D. 遗传性口型红细胞增多症。E. 棘形红细胞。F. 溶血时红细胞碎片

渗透脆性增强，10%~20% 的患者可以正常。其他检测例如低温溶血试验、渗透梯度极光衍射法测试可能更敏感，但较难完成。激光仪器或库尔特计数器检测高密度红细胞数量作为诊断方法。

使用 SDS-PAGE 和光密度定量进行膜蛋白定性分析，80% 患者膜蛋白异常。膜蛋白质异常的患者症状更重，须要进行脾切除术。研究细胞骨架的潜在缺陷须要包含评估蛋白质合成、稳定性、组合和绑定到其他膜蛋白等因素。分子诊断是可行的，大多数疾病通过 DNA 分析可以检测到家族特有突变类型。50% 父母无患病的患者具有 β-膜收缩蛋白和锚蛋白基因的新突变形式。

■ 鉴别诊断

外周血涂片可见大量球形细胞时须和同族免疫性溶血性贫血及自身免疫性溶血相鉴别。同族免疫性溶血性贫血是新生儿期溶血性疾病，发生在 ABO 血型不合的患者，临床类似于遗传性球形红细胞增多症。

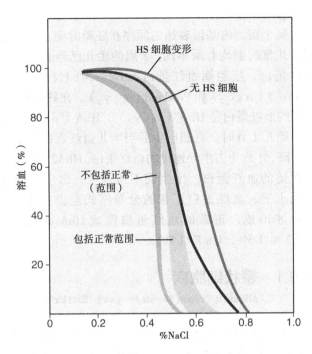

图 452-5 正常人及遗传性球形红细胞增多症患者 (HS) 的红细胞渗透脆性试验。遗传性球形红细胞增多症患者红细胞孵育后渗透脆性增加

摘自 Reich PR. Hematology: pathophysiologic basis for clinical practice, ed 2. Boston: Little, Brown, 1984

直接抗人球蛋白（库姆斯）试验检测红细胞表面抗体是诊断要点。自身免疫性溶血性贫血也可见球形红细胞，但在溶血前血红蛋白值、比容和网织红细胞计数均正常。罕见原因如烫伤、梭菌性脓毒血症、肝豆状核变性等可表现为一过性溶血性贫血，出现球形红细胞（表 451-1）。

■ 治　疗

由于遗传性球形红细胞增多症的球形红细胞几乎都在脾脏破坏，所以脾切除术可以治疗大部分的溶血患者。脾切除术后，红细胞渗透脆性往往降低，红细胞膜的损失得以改善，贫血、网状细胞过多症、高胆红素血症得以纠正。是否所有遗传性球形红细胞增多症患者均应接受脾切除术具有争议。血红蛋白值超过 10g/dL，网织红细胞百分比 <10% 的患者不推荐接受脾切除术。可应用叶酸 1mg/d，补充红细胞合成过多导致的叶酸缺乏。严重贫血、网状红细胞增多症、发育迟缓、生长缓慢及心脏肥大的患者建议在 5~6 岁以后进行脾脏切除术，避免过小年龄脾脏切除术后发生脓毒症。腹腔镜脾切除术减少住院时间，已经取代了开放性脾切除术。

针对多糖荚膜杆菌的疫苗 [共轭和（或）荚膜]，例如肺炎球菌、脑膜炎球菌、B 型流感嗜血杆菌，应在脾切除术前应用，并预防性口服青霉素 V（年龄 <5 岁，125mg，每天 2 次；年龄 >5 岁，250mg，每天 2 次）。脾切除后通常可见血小板增多，多数不须要治疗，可自发缓解。部分（近全部）脾切除术对于 <5 岁的儿童也有效，可以提升血红蛋白、降低网织红细胞计数，保有脾的吞噬功能和免疫功能。

参考书目

参考书目请参见光盘。

第 453 章
遗传性椭圆形红细胞增多症
George B. Segel

遗传性椭圆形红细胞增多症相较球形红细胞增多症少见，其严重程度也明显不同。轻型遗传性椭圆形红细胞增多症可以没有任何症状，严重者可导致新生儿红细胞变形（形态多样）和溶血、慢性或散发性溶血性贫血、遗传性变形红细胞增多症（HPP），后者表现为变形红细胞和小球型红细胞增多的严重贫血。遗传性椭圆形红细胞增多症在西方人群罕见，而在西非人更常见。

补充内容请参见光盘。

第 454 章
遗传性口型红细胞增多症
George B. Segel, Lisa R. Hackney

遗传性口型红细胞增多症是一种罕见的常染色体显性遗传性疾病，表现为溶血性贫血，红细胞表面形态发生变化，红细胞阳离子渗透增加。红细胞呈杯形，中央苍白区呈现口型而不是通常的圆形。遗传性口型红细胞增多症的红细胞表现为过度水合或脱水状态。

补充内容请参见光盘。

第455章
其他膜缺陷性疾病

George B. Segel

■ 阵发性睡眠性血红蛋白尿

病 因

阵发性睡眠性血红蛋白尿（PNH）是骨髓干细胞异常的疾病，影响血液系统各个细胞谱系。本病不是遗传性疾病，而是获得性造血系统疾病。细胞膜蛋白缺陷使红细胞和其他细胞容易受到正常血浆补体的破坏（图455-1见光盘），膜相关蛋白包括衰变加速因子，C8结合蛋白和其他蛋白质均不足，这3者通常在不同的步骤阻碍补体溶菌作用。潜在的缺陷包括糖脂类锚缺陷，维护细胞表面的保护蛋白。PNH有多种参与磷脂酰肌醇生物合成的PIGA基因突变，在个别患者通常具有不止一个的PIGA基因突变，提示为多克隆性疾病。在正常人也可见到很少量的磷脂酰肌醇缺乏的细胞，表明正常骨髓干细胞的损伤为PNH克隆的起源提供了选择的有利性。

补充内容请参见光盘。

第456章
血红蛋白病

Michael R. DeBaun, Melissa Frei-Jones, Elliott Vichinsky

■ 血红蛋白病

血红蛋白是由两对球蛋白组成的四聚体，这些蛋白异常导致的疾病称为血红蛋白病。

至少有800种不同的血红蛋白。最常见的命名法是根据疾病涉及的不同球蛋白链进行分类的。珠蛋白基因分别位于16号染色体和11号染色体，它们的调控很复杂，包括1个上游控制区和一个X连锁控制位点。16号染色体上α基因簇有3个基因，分别是zeta（ζ）、alpha 1（α1）和alpha 2（α2）；在11号染色体上有5个β基因簇，epsilon（ε）、2个gamma基因（γ）、1个delta基因（δ）及1个

beta基因（β）。

每个集群内基因表达的顺序在胚胎时期、胎儿时期及儿童时期均有所不同。8周的胎儿已经有胚胎期血红蛋白，胚胎期血红蛋白为Gower-1（$\zeta_2\varepsilon_2$）、Gower-2（$\alpha_2\varepsilon_2$）和Portland（$\zeta_2\gamma_2$）。在妊娠9周，主要的血红蛋白是Hb F（$\alpha_2\gamma_2$）。HbA（$\alpha_2\beta_2$）出现在胎儿1月时，直到出生后当胎儿血红蛋白水平开始下降，才成为占主导地位的血红蛋白。HbA2（$\alpha_2\delta_2$）是次要的血红蛋白，出生前不久产生，出生后仍处于低水平。血红蛋白正常的分布模式至少在生后6个月才形成，正常的血红蛋白模式HbA ≥ 95%，HbA2 ≤ 3.5%，Hb F<2.5%。

456.1 镰状细胞病

Michael R. DeBaun, Melissa Frei-Jones, Elliott Vichinsky

血红蛋白S（Hb S）是单个碱基对变化的结果，胸腺嘧啶代替了腺嘌呤，这一变化导致β球蛋白第6位谷氨酸被缬氨酸替代。镰状细胞性贫血纯合突变是指在2个β球蛋白基因都有镰状细胞突变。镰状细胞病不仅指镰状细胞性贫血，也包括杂合子突变，即1个镰状细胞β球蛋白突变联合1个Hb C、Hb S β-地中海贫血，Hb D或Hb O的β球蛋白基突变。在镰状细胞性贫血，Hb S高达90%；在镰状细胞病，Hb S大于50%。

在美国，镰状细胞病是最常见的遗传性疾病，可通过国家新生儿筛查项目发现，发生率为1:2647，超过先天性甲状腺功能减退（1:3000）、囊性纤维化（1:3900）和高苯丙氨酸血症（1:14 000）的发病率。在美国，镰状细胞病在非洲裔美国人的发病率为1:396，拉美裔为1:36 000。

镰状细胞病患儿需要专业系统管理，通常由儿科血液医生承担。自20世纪90年代以来，以循证为基础，由专家综合医疗队伍，先行指导患儿父母，普及镰状细胞病最常见并发症，大大减少了镰状细胞疾病相关死亡率和发病率。儿科血液学家提供的医疗服务也降低了急诊出诊的频率和住院时间。

■ 镰状细胞性贫血的临床表现和治疗

镰状细胞性贫血婴儿免疫功能异常，早在6个月的年龄，就可出现功能性无脾。在这个人群中，细菌性败血症发病率和死亡率最高。到了5岁，大多数患儿出现镰状细胞性贫血，功能性无脾。镰状细胞性贫血的儿童有一个共同风险，缺少血清补体旁路对抗肺炎双球菌。所有的镰状细胞性贫血患儿细菌感染率和死亡率均增加，尤其是荚膜细菌，例如肺炎链球菌

和 B 型流感嗜血杆菌。镰状细胞性贫血的孩子应该接受预防性口服青霉素 VK 直至至少 5 岁（起始剂量为 125mg，1 天 2 次；3 岁以后加量至 250mg，1 天 2 次）。5 岁以上儿童应用青霉素预防没有既定的规范，一些临床医建议继续青霉素预防，而另一些建议中止。先前诊断过肺炎球菌感染，由于复发性感染的风险增加，5 岁以上儿童可继续青霉素预防。另一种为对青霉素过敏者选择琥乙红霉素，10mg/kg，1 天 2 次。除了使用青霉素预防，高度推荐常规接种儿童流感疫苗。

人类细小病毒 B19 威胁镰状细胞性贫血患者，因为感染该病毒后抑制网织红细胞的生成。任何患者，出现网织红细胞减少都应考虑细小病毒 B19 感染的可能，直到完全排除。细小病毒 B19 的急性感染与红细胞发育不全（再生障碍性贫血危象）、发热、疼痛、急性胸部综合征（ACS）、肾小球肾炎和脑卒中有关。

发热和菌血症

镰状细胞性贫血患者出现发热属于医疗紧急情况，须进行医疗评估，根据细菌感染的风险选用抗生素，死亡率高。针对有发热的镰状细胞性贫血患者的临床管理策略已经从所有的发热患者均入院静脉输注抗生素发展到没有任何菌血症危险因素的门诊患者可以选择口服三代头孢菌素。基于镰状细胞性贫血儿童血培养报阳的平均时间 <20h，所以对于那些没有电话或转运工具的患者及既往病史不详的患者住院观察 24h，可能是最谨慎的策略。门诊治疗应只对那些菌血症风险低的患者，且应仔细考虑抗生素的选择。

镰状细胞病患者应用头孢曲松钠治疗，可能导致严重、快速、危及生命的免疫性溶血，门诊治疗必须权衡利弊。无论临床管理策略，所有镰状细胞病患者出现发烧应立即评估和采用静脉注射或肌肉注射治疗可能存在的菌血症。那些依从性差、经济条件不良、有菌血症危险的患者应至少住院 24h。血培养阳性患者，更换针对病原菌的治疗。鉴于镰状细胞性贫血的儿童比一般人群骨髓炎的风险增加，如果有沙门氏菌或金黄色葡萄球菌菌血症发生，强调骨扫描检查，判断是否有骨髓炎（见表 456-1）。

指 炎

指炎，也被称为手足（hand-foot）综合征，50% 的儿童发生在生后第二年，通常是镰状细胞性贫血儿童疼痛的首发表现（图 456-1）。指炎表现为对称或单边手或脚肿胀，单边指炎可与骨髓炎混淆，仔细评估两者之间的区别是很重要的，因为治疗方法不同。指炎须要减轻疼痛的药物，例如对乙酰氨基酚与可待因，而骨髓炎至少需要 4~6 周的抗生素。

表 456-1 增加发热、败血症的镰状细胞病患儿住院风险的临床要素

严重病容
低血压：1 岁收缩压 BP<70mm Hg 或 1 岁以上 <70mm Hg+2 个标准差
低灌注：毛细血管再充盈时间 <4s
体温 >40.0℃
白细胞 >30 000/mm³ 或 <500/mm³
血小板 <100 000/mm³
既往肺炎球菌败血症病史
严重疼痛
脱水：皮肤弹性差，皮肤黏膜干燥，入量不足或尿量减少
肺段或肺叶浸润
血红蛋白 <5.0 g/dl

BP：血压

摘 自 Williams JA, Flynn PM, Harris S, et al. A randomized study of outpatient treatment with ceftriaxone for selected febrile children with sickle cell disease. N Engl J Med, 1993, 329:4 72-476

脾隔离症

急性脾隔离症是一种危及生命的并发症，主要发生在婴儿期，最早可见于 5 周龄婴儿。大约有 30% 的儿童有镰状细胞性贫血严重脾隔离症发作，这些事件中，有很大一部分是致命的。

适当的先行指导，包括父母和主要照顾者如何脾脏触诊，确定脾脏是否扩大。脾隔离症的原因尚不明确，临床上脾隔离症和脾充血有关，之后脾脏继续增大，有血容量减少的证据，患者从基线血红蛋白下降 ≥ 2g/dL，可出现网状细胞增多症和血小板计数减少。可伴发上呼吸道感染、菌血症或病毒感染。治疗包括早期干预、维持血流动力学稳定及使用等张液扩容或输血。如果需要输血，通常给予 5mL/kg 的压积红细胞（红血球）。反复急性脾隔离症很常见，在大约 50% 的患者可以出现，大多数在 6 个月之内再发。急性发作后行预防性脾切除术是唯一防止未来危及生命事件的有效策略。尽管输血疗法被用来防止脾隔离症，但并没有有力的证据表明，这种策略较不输血可以减少脾隔离症的风险。

疼 痛

镰状细胞性贫血的主要临床特征是疼痛，没有具体例子可以描述一个孩子的视觉画面与镰状细胞性贫血的痛苦。疼痛的特点是持续性，可以发生在身体的任何部位，但最常发生在胸部、腹部和四肢。疼痛事件常常突然发生，会影响日常生活的活动，为儿童和他们的家庭带来痛苦。疼痛评价的唯一标准是患者的主诉。卫生保健部门应当开发一致的验证镰状细胞性贫血患儿疼痛的量表，例如 Wong-Baker 面部表情疼

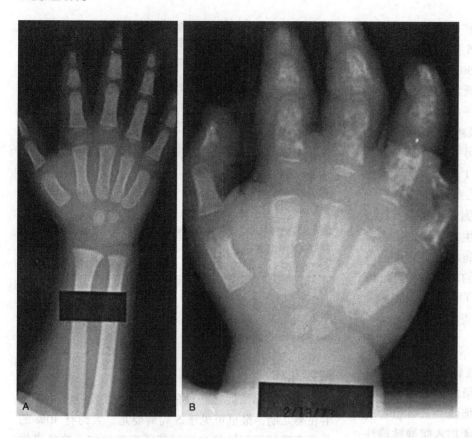

图 456-1 镰状细胞性贫血急性趾炎的 X 线表现。A. 发病初骨正常。B. 两周以后骨破坏及骨膜反应明显

痛量表。尽管疼痛量表被证明对于一些孩子来说是有用的，但是其他患儿需要权衡确定何时启动和减少阿片类药物治疗。例如，可睡整夜可能表明第 2 天早上需减少 20% 的止痛药。大多数疼痛发作的镰状细胞性贫血患儿，在家里可进行缓解性治疗措施，例如加热毯、放松技巧、按摩和止痛药。镰状细胞性贫血患者若每年有 1 次以上疼痛事件发作，须就医。

痛苦的确切病因尚不明确，但发病机制是当微血管系统的镰状细胞阻断血流，导致组织缺血。疼痛事件可由包括物理压力、感染、脱水、缺氧、局部或全身性酸中毒、暴露在寒冷空气中及长时间游泳等导致。要想成功的治疗疼痛事件须要教育家长和患者识别和优化管理策略。考虑到没有任何可靠的客观实验室或临床参数与疼痛有关，患者和治疗医生之间的信任是至关重要的一个成功的临床管理策略。具体治疗疼痛的方法千差万别，但一般包括使用对乙酰氨基酚或非类固醇抗炎药，之后是升级至可待因或短效、长效口服阿片类药物。

一些患者需要住院治疗，应用静脉应用吗啡或吗啡衍生品。缓解疼痛的药物加量和减量的使用方法大致遵循慢性疼痛治疗的 8 个阶段（表 456-2）。儿童因疼痛发作的平均住院天数是 4.4d。美国疼痛学会发表了治疗各种类型镰状细胞病的急性和慢性疼痛临床指南，这些建议是全面治疗疼痛的一个起点（www. ampainsoc.org/pub/sc.htm）。

有些关于镰状细胞性贫血疼痛的治疗学说提出儿童疼痛发作不应应用阿片类药物，这是没有理论依据的，可导致患儿不必要的痛苦。没有证据表明输血疗法可以改善疼痛事件的强度或持续时间，输血治疗应当应用在血红蛋白减少、血流动力学不稳定、呼吸窘迫或血红蛋白浓度下降至安全点以下的患者，例如当患儿既有血红蛋白水平下降，网织红细胞计数减少，又有细小病毒 B19 感染时。水化不能减轻或防止疼痛，适用于当患者剧烈疼痛不能喝水或脱水的情况。阿片类药物依赖在镰状细胞性贫血儿童比较罕见，不应该作为不用止疼药物的理由。然而，患者 1 年内疼痛发作多次住院，或须要住院时间 <7d，应该评估可能导致疼痛的高频率和持续时间长的并发症和心理压力。

羟基脲是一种骨髓抑制剂，是唯一被证明可有效减少疼痛发作的药物。成人镰状细胞性贫血患者，每年 ≥ 3 次疼痛事件发作，测定羟基脲功效的临床试验提示，应用羟基脲疼痛发作率减少 50%，急性胸部综合征和输血率减少 50%。镰状细胞性贫血儿童应用羟基脲的可行性试验已经进行，研究表明，5 岁以上儿童对羟基脲耐受性良好、安全性好，没有临床不良事件发生，主要毒性仅限于骨髓抑制，停药后可逆。

考虑到儿童和成人短期应用既定的功效，羟基脲常用于多次疼痛发作的儿童。儿童应用羟基脲的长期毒性尚未评估，但迄今为止，所有证据表明，带来的好处远远大于风险。5 岁以上儿童接受羟基脲治疗需

表 456-2　镰状细胞病疼痛总结

阶段	疼痛特点	建议安慰方法治疗
1（基线）	没有血管阻塞性疼痛；疼痛并发症可能存在，如臀部无血管性坏死	不用安慰治疗
2（疼痛前）	没有血管阻塞性疼痛；疼痛并发症可能存在；血管阻塞的前期症状可能出现，如"眼睛黄"、乏力	无安慰治疗；护理者鼓励患者增加入量
3（开始疼痛）	首个血管阻塞体征出现，通常是轻度的	应用轻度口服止疼药；增加液体入量；患儿通常可以正常活动
4（疼痛加剧）	疼痛从轻度到中度 有些患者跳过此阶段，直接从 3 到 5	应用强效口服止疼药；在疼痛进一步加剧之前患儿通常在学校，给予按摩，热敷，需休息并限制活动，通常卧床休息；在家中处理疼痛
5（疼痛高峰）	疼痛达高峰，并可进一步加剧，患儿表情，行为，情绪都和往常有很大不同	在家按时服用止疼药；联合安慰治疗；家属可能避免去医院就诊；如果患儿疼痛难忍，可能就诊于急诊。到医院后由护理人员接管，观察止疼药是否有效。家庭护理人员可能基本没有休息因此非常疲惫
6（疼痛开始减轻）	疼痛自高峰逐渐减轻	家庭护理人员开始给予患儿安慰治疗，但不像 4、5 期那样
7（疼痛稳步下降）	疼痛感下降很快，儿童更加耐受，家属更加放心	健康护理人员开始从静脉应用止疼药改为口服，并计划出院。患儿可能在疼痛完全消失前出院
8（疼痛缓解）	疼痛缓解，即将出院 患儿行动表情如常，情绪好转	可能口服止疼药

摘自 Beyer JE, Simmons LE, Woods GM, et al. A chronology of pain and comfort in children with sickle cell disease. Arch Pediatr Adolesc Med, 1999, 153:913-920

要儿科血液科医生详细告知父母和医疗保健部门，或至少有化疗经验的医生参与。通常羟基脲的初始剂量是 15~20mg/kg/d，每 8 周增加 2.5~5.0mg/kg，如果出现没有毒性，每月每剂最高可达 35mg/kg。羟基脲治疗效果显现须要几个月。监测儿童羟基脲时需先每 2 周复诊监控血液学毒性发展，待治疗剂量确定后每月复诊。密切监测患者用药的毒副作用须要父母、医生和患者共同完成。

阴茎异常勃起

阴茎持续勃起症定义为一种无意识的阴茎勃起持续时间超过 30min，在镰状细胞性贫血是一种常见的问题。痛性阴茎勃起超过几个小时为阴茎异常勃起，查体时阴茎勃起，腹侧部分和阴茎的龟头通常不参与其中，如果有这些表现需要泌尿科医生会诊。阴茎持续勃起症有 2 种类型，间断性和难治性，2 种类型均可发生在从幼儿到成年的患者。正式定义尚未建立，但一般间断性阴茎勃起症是自限性的。难治性阴茎勃起症定义为长期的阴茎异常勃起超过几个小时。

大约 20% 的 5~20 岁患者 1 年至少有 1 次阴茎异常勃起，大多数事件发生 3~9 点之间。首次发作的平均年龄是 12 岁，每个患者的平均发作间隔是 16d，平均持续时间 2h。到 20 岁时 90% 的患者有过阴茎异常勃起发作。

目前没有治疗阴茎异常勃起的最佳药物，但治疗策略可分为急性治疗和预防治疗。急性治疗和支持治疗通常使用坐浴或止痛药。阴茎异常勃起持久 <4h，应该减少阴茎海绵体的血灌溉，给予稀释的肾上腺素以产生持续的消肿作用。需要泌尿外科会诊启动这个过程，并有血液科医生参与。有人提出应用简单的输血治疗或换血治疗急性阴茎异常勃起，然而，证据表明，这两种疗法均不能有效消肿。

羟基脲似乎对阴茎持续勃起症复发的预防有一定作用。依替福林，一个拟交感神经胺，有 α1 和 β1 肾上腺素作用，治疗阴茎异常勃起安全有效。反复或长期的阴茎持续勃起症对于青春期前儿童的长期影响不明，在成人患者可能的并发症是不育和阳痿。

神经系统并发症

神经系统并发症镰状细胞性贫血并发神经系统症状是多样的、复杂的。在 18 岁之前，大约 11% 和 20% 的镰状细胞性贫血患儿出现脑卒中（图 456-2、456-3）。显性脑卒中的定义为局灶神经系统损害持续 <24h，然而，这个定义是过时的，因为许多镰状细胞性贫血患者接受血液疗法后可以加速恢复时间。更加准确的定义是局灶神经功能缺陷的存在，持续 <24h 和（或）核磁共振造影出现对应于局部神经功能缺陷的 T2 信号增加。隐性脑梗死的定义是 T2 显示脑梗死，但没有局灶神经功能缺陷 <24h。脑卒中的证据最早可在 1 岁就发现。其他神经系统并发症包括头痛、与镰状细胞性贫血有关或无关、癫痫、脑静脉血栓形成、可逆的后部脑白质病综合征（RPLS）等。儿童其他类

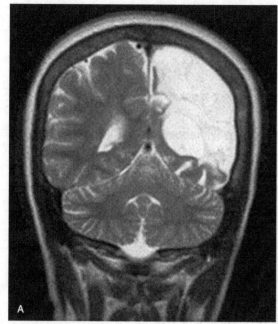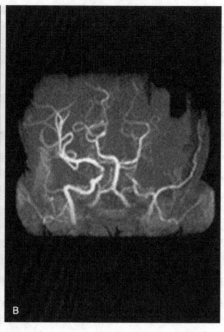

图 456-2 T2-MRI 及 MRA 检查
A.MRI T2- 加权像显示左侧大脑前动脉和大脑中动脉远端梗死。
B.MRA 左侧中颈动脉远端至眼动脉阻塞

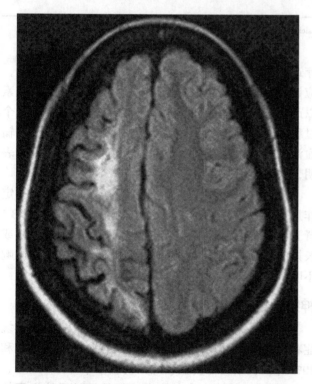

图 456-3 镰状细胞性贫血脑部 MRI FLAIR 显像右半球边缘脑梗死
摘自 Switzer JA, Hess DC, Nichols F, et al. Pathophysiology and treatment of stoke in sickle-cell disease: present and future. Lancet Neurol, 2006, 5:501–512

型的镰状细胞病如 Hb SC Hb Sβ - 地中海贫血也可能有显性或隐性的脑梗死。

患者出现急性局部神经功能缺陷时，建议行小儿神经系统评估。此外，确保氧饱和度 <96%，1h 内输血增加血红蛋白最多达 10g/dL 是十分必要的。血红蛋

白超过这个阈值可能会限制大脑的血氧运输，因为超高黏度会降低氧气运输。随后，应该考虑手动或红细胞分离机换血治疗，使得 Hb S 比例至少降至 <50%，理想情况下 <30%。应尽快行 CT 检查排除脑出血，条件允许下，行 MRI 区分缺血性梗死和 RPLS。静脉造影术对于评估脑静脉血栓形成也有用。

RPLS 或中央静脉血栓形成的临床表现与脑卒中类似。RPLS 或脑静脉血栓形成和脑卒中的疗程不同。在镰状细胞病的患者，治疗 RPLS 和脑静脉血栓都没有最佳治疗方案，需要咨询儿科神经学家和儿科血液学家共同诊疗。

可以通过经颅多普勒（TCD）评估颈内动脉和大脑中动脉血液流速终端部分的近端部分作为预防脑卒中的初级方法。镰状细胞性贫血患儿最大血流速度 ≥ 200cm/s 时脑血管事件的风险增加。这个值定义了输血阈值，慢性输血疗法是指维持 HbS 水平 <30%。这个方法结果使得显性脑卒中率降低 85%。一旦开始输血治疗，患者预计将持续下去。儿童镰状细胞性贫血开始和结束 TCD 测定的最佳年龄尚未建立，许多血液学家建议 2 岁以后，当大多数患者不再需要镇静时进行 TCD 检查。条件阈值为 180cm/s 到 200cm/s。向转 TCD 速度 <200cm/s 转化率很高的患者，建议在几个月重复测量。TCD 的最佳测量间隔尚未明确，但大多数专家建议从 2~16 岁，每 12~18 月测量一次。>16 岁的患者测定 TCD 无明确意义。鉴于输血治疗和急性疾病可以改变 TCD 测量，通常在血红蛋白在基线水平，没有急性发作时进行 TCD 测量。

有 2 种截然不同的方法测量 TCD 速度，即非影像

学方法和影像学成像技术。非影像学方法是由美国国立卫生研究院发起的。然而，成像技术由儿科放射科医生在实践中更常用。成像技术较非成像技术的有效率低10%~15%。成像技术平均最大速度（TAMX），这项措施被认为相当于非成像技术里的TAMM值。融合阈值向下调整适合应用成像的方法来评估TCD速度。向下调整的幅度尚不明确，但成像技术输血阈值为TAMX 185cm/s，条件阈值为TAMX 165cm/s似乎是合理的。

二级预防脑卒中的主要方法是输血疗法，旨在保持2岁以内最大HbS浓度<30%后，保持任何新的脑卒中发病率<50%，尽管常规输血治疗20%的患者会有第2次脑卒中，其中又有30%的患者出现第3次脑卒中。输血疗法的主要毒性反应为铁过载，从而导致器官损伤和过早死亡。一个单位的血包含200mg的铁，在美国有2种铁螯合剂批准用于输血相关铁过载。去铁胺：皮下注射，每周5~7d，每晚10时输注；地拉罗司，溶于水口服。地拉罗司是最新口服铁螯合剂，在2005年被FDA批准用于2岁以上患者。

铁过载

评估儿童接受常规输血导致铁过载是比较困难的。金标准为肝脏活组织检查，这是一种侵入性手术，需要全麻，且有出血和疼痛的风险。只有肝活检结果并不能准确估计全身铁负荷，因为肝脏铁沉积和铁沉积在其他器官是不同步的，例如铁在肝脏的沉积量和在心脏组织沉积量不同。最常用的least-invasive方法估计全身铁含量，包括血清铁蛋白水平。然而，铁蛋白测量有很大的局限性，因为铁蛋白水平在急性炎症或定期输血2年后均升高，和铁缺乏或过量的关系不清。肝脏核磁共振是一个合理的替代活检的方法，在心脏和肝脏铁含量测量方面较血清铁蛋白更精确。核磁共振T2*、MRI R2及R2*序列被用来估计铁在心脏和肝脏的含量。

输血治疗的3种方法：红细胞分离、手工交换输血（患者放血，随后输注捐赠者的压积红细胞）和普通的输血治疗。红细胞分离是首选的方法，因为经过此过程达到最低铁平衡过程。普通输血疗法是最不可取的方法，因为这种策略导致最高铁平衡过程。尽管是首选的方法，红细胞分离仍须专业技术、条件好的静脉血管以及血细胞分离机，故难以实现。

对于不能继续接受输血治疗的患者，羟基脲治疗对于防止后续脑卒中可能是一种合理的选择。羟基脲防止二次脑卒中临床的试验正在研究中，着重研究其功效和毒性。另外，人类白细胞抗原（HLA）同胞全相合供体造血干细胞移植是对脑卒中患者的一种合理治疗方法，尽管有合适供者的概率较低。目前有开放临床试验研究无关供者造血干细胞移植的疗效。

肺部疾病

肺部疾病是镰状细胞性贫血患儿第二个最常见和死亡的原因。ACS是一个系列，包含新的肺部影像学改变、发热、呼吸窘迫、胸痛及腹部背面疼痛（图456-4）。即使没有呼吸道症状，发热患者均应该接受胸部X线检查，以识别ACS。因为单纯临床体格检查不足以确定一个新的肺部病变，早期发现急性肺部综合征可以改善临床治疗。ACS的影像学改变多样，可见一个肺叶（主要是左下叶）或多个肺叶（通常是低叶）病变及胸膜腔积液（单侧或双侧）。

考虑到肺部并发症如细支气管炎、哮喘、肺炎和ACS临床表现有重叠，综合治疗策略已被采用（表456-3）。供氧、输血治疗、常规输血或换血（手动

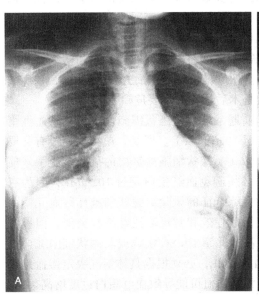
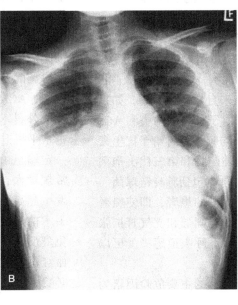

图456-4 15岁镰状细胞性贫血可能的肺部梗塞。A. X线显示右下叶少量脓液及实变。B. 24h后X线显示右中叶和下叶实变，培养阴性。诊断可能是肺梗死

感谢 Dr. Thomas L. Slovis, Children's Hospital of Michigan, Detroit, MI.

摘自 Kuhn JP, Slovis TL, Haller JO. Caffey's pediatric diagnostic imaging, vol 1, ed 10. Philadelphia: Mosby, 2004: 1087

表 456-3　急性胸部综合征治疗

管理方法

　肺活量检查，血管阻塞危象患者定期活动，必要时手术，监测发热情况

　严密观察住院患者病情（脉搏血氧检测及定期呼吸评估）

避免水化过度

　给予哮喘患儿合理护理和教育

实验室检查

　血培养

　鼻咽部病毒检查（呼吸道合胞病毒，流感病毒）

　每日血常规检查，定期生化检查

　持续血氧检测

　X 线检查

治疗

输血（常规输血或换血）

　血氧饱和度下降 4% 或 <90% 供氧

经验性抗生素应用（头孢菌素和大环内酯类）

继续呼吸支持（刺激性肺量测定法必要时胸片检查）

哮喘者给予支气管扩张剂和糖皮质激素

液体疗法控制疼痛

或自动），是最常用的治疗 ACS 的方法。供氧时应该保障房间内空气氧饱和度 <90%。何时输血及采用哪种方式输血尚无统一方案。通常至少存在以下临床特征之一时需要输血治疗：氧饱和度下降、呼吸增快，或以前有严重 ACS 需要进重症监护室治疗的患者。

大多数的 ACS 患者病因不明，最常见病因是感染，但只有约 30% 的 ACS 为痰培养或支气管肺泡灌洗液培养阳性。ACS 常须阿片类药物控制疼痛，ACS 的风险与阿片类型（盐酸吗啡传达风险大于纳布啡）和阿片类药物的给药途径（比 IV 阿片类药物口服风险更大）有关。在任何情况下都不应该为了防止 ACS 而不采用阿片类治疗。胸痛患者定期使用诱发性肺量计每 2h 10~12 次可以显著降低发生急性胸痛发作的频率。脂肪栓子也是 ACS 的一个原因，来自梗塞的骨髓，如果大量释放到肺部可危及生命。由于临床上肺炎和 ACS 表现有重叠，故所有 ACS 发作均应该及时给予抗生素治疗，至少包括 1 个大环内酯类药物和第三代头孢菌素。治疗 ACS 相关的最常见病原体包括肺炎链球菌、肺炎支原体及衣原体。有哮喘病史的患者，即使患者没有喘息发作，也应该及时接受类固醇和支气管扩张剂的治疗。对于哮喘患者，单纯下呼吸道感染就可以启动以上治疗。

镰状细胞性贫血成人患者死亡的主要危险因素为

肺动脉高压。儿童镰状细胞性贫血的肺动脉高压的病情发展尚未明确，因此最佳诊断和治疗肺动脉高压的策略还未明确。

肾脏疾病

肾脏疾病是镰状细胞性贫血患者一个主要并发疾病，会导致过早死亡。7 种镰状细胞性贫血相关肾脏病变已被证实：镜下血尿、乳头状坏死、肾病综合征、肾梗死、低渗尿、肾盂肾炎及肾髓样癌。表现多种多样，包括血尿、蛋白尿、肾功能不全、浓缩功能障碍缺陷或高血压。应用血管紧张素转换酶（ACE）抑制剂治疗无症状性蛋白尿可降低肾功能不全。考虑到肾髓样癌及急性进展的恶性上皮肿瘤是很重要的，因为大多数患者表现为晚期弥漫性疾病，对化疗和放疗反应不佳。报道最年轻的髓样癌患者是一个 6 岁的非裔美国人，表现为镰状细胞病，镜下血尿。

认知和心理并发症

与任何患慢性疾病的孩子一样，健康的维护必须包括心理和社会评估。持续家庭认知及应对慢性病的优化管理是至关重要的。此外，镰状细胞性贫血儿童学业失败的风险增大，高中毕业率约 20%。高中毕业率低的原因约 30% 是由于镰状细胞性贫血患儿脑梗死、阳性或隐性的脑梗死发作。儿童脑梗死须要持续评估认知和在学校的表现，这样可以集中教育资源优化成果。镰状细胞性贫血患儿可能通过团体支持和参与团体活动，例如野营，提高自尊和建立对等关系而受益。

其他并发症

除了器官功能障碍，镰状细胞性贫血患者可以合并其他重要并发症。镰状细胞性视网膜病变见于青春期、股骨和肱骨头缺血性坏死和腿部溃疡。最佳的治疗尚未明确，这些疾病的治疗须要专科医生、血液科医生及初级保健医生共同完成。准备手术治疗的镰状细胞病患儿需要血液科医生、外科医生和初级保健医生协调配合。两个最常见的术后并发症是 ACS 和疼痛发作，ACS 是术后死亡的重要危险因素。

外科术前通常计划将镰状细胞性贫血儿童血红蛋白水平提升至 10g/dL 以上。但是，单纯输血没有必要一定输至 10g/dL。镰状细胞性贫血的孩子接受手术前常规输血，必须避免血红蛋白超过 10.5g/dL，因为有发生超高黏度综合征的风险。镰状细胞性贫血儿童，手术前换血治疗疗效和常规输注红细胞类似，但异源免疫反应增高。儿童 Hb SC 疾病或其镰状细胞综合征血红蛋白 <10.0g/dL，必须根据具体情况决定换血是否必要，因为常规输血可能导致血红蛋白过度增高。

诊　断

美国每个州都制订了强制性镰状细胞病新生儿筛查，通过筛查，可在新生儿期明确诊断，及时为父母提供指导，负责启动 4 个月内青霉素的应用。

新生儿诊断最常用的检查包括薄层或等电点聚焦和高效液相色谱法（HPLC）。推荐两步法，所有筛查异常的患者，6 个月后复诊，确定最终的血红蛋白表型。此外，建议父母双方行全血细胞计数（CBC）、血红蛋白分析确认诊断，并提供遗传咨询。表 456-4 初始血红蛋白相关表型与血红蛋白病的类型，以及出生时基线血红蛋白水平。

在新生儿筛查项目，首先报告含量最高的血红蛋白，其次是血红蛋白减少的种类。新生儿 FS 的血红蛋白分析结果可诊断 Hb SS，遗传性胎儿血红蛋白血症或者 Hb Sβ – 地中海贫血。新生儿 FSA 的血红蛋白分析模式可诊断 Hb Sβ + 地中海贫血。HbSβ + 的诊断如下：至少 50% 的血红蛋白是 Hb S，可见 Hb A，Hb A2（通常 <3.5%）升高，尽管 Hb A2 通常不见于新生儿时期。新生儿 FSC 的血红蛋白分析可诊断 Hb SC。新生儿 FAS 的血红蛋白分析，可诊断 Hb AS（镰状细胞性状）。

新生儿的血红蛋白分析 AFS 如果提示 Hb A 多于 Hb F，提示检查前曾输过血或检验错误。患者可能有镰状细胞病或者镰状细胞特征，应该开始预防性应用青霉素，直到确诊。拟诊新生儿镰状细胞病或镰状细胞性状，重复患者血红蛋白分析，获得父母血红蛋白分析和 CBC 涂片，红细胞参数，并给予家属遗传咨询这一点怎么强调都不为过。新生儿筛查有可能出现错误。新生儿筛查提示血红蛋白初始表型为 Hb FS，但最后真正表型包括 HbSβ + 地中海贫血，这一错误是筛查中最常见的。

■ 其他镰状细胞综合征

最常见的镰状细胞综合征除了 Hb SS 外，还包括 Hb SC，Hb S/β 地中海贫血以及 Hb S/β + 地中海贫血。其他综合征包括 Hb SD、Hb S 阿拉伯型，遗传性持续性胎儿血红蛋白（HPFH），以及其他更为少见类型更常见。Hb S/β 地中海贫血临床表现类似于 Hb SS。Hb SC 聚合不像 Hb SS，Hb C 晶体与膜离子转运相互作用，导致红细胞脱水和镰状细胞形成。Hb SC 儿童可能和严重 Hb SS 有类似的临床表现及并发症，但发生频率低。Hb SC 患儿发生视网膜病变，慢性脾机能亢进，脾扣押和肾髓样癌概率增加。镰状细胞综合征的临床病史各有不同，缺乏系统评估很难预测预后情况。

目前没有验证模型可以预测镰状细胞病患者的临床过程。Hb SC 可以比 Hb SS 患临床过程更加危重。管理镰状细胞综合征终末器官功能障碍的一般原则和管理镰状细胞性贫血患者类似。但是，针对每个患者的管理和治疗，须要咨询儿科血液学家。

参考书目

参考书目请参见光盘。

456.2　镰状细胞特征（血红蛋白）

Michael R. DeBaun, Melissa Frei-Jones, Elliott Vichinsky

镰状细胞特征在世界各地发生率不同，美国非洲裔发病率是 7%~10%。因为新生儿常规筛查镰状细胞病，所以首次发现镰状细胞状态是在新生儿期，可以尽早和家属及卫生保健人员沟通。

HbS 数量受 α – 地中海贫血基因数量的影响，最大镰状细胞性状（Hb AS）<50%。镰状细胞特征患者预期寿命是正常的，严重的并发症非常罕见。CBC 在正常范围内，血红蛋白分析显示 Hb A 一般 >50%，Hb S<50%。镰状细胞的并发症包括剧烈运动时猝死、高海拔时脾梗死、血尿、尿浓缩不足、菌尿及眼睛外伤后易形成眼前房出血（表 456-5）。肾髓样癌主要

表 456-4　不同类型新生儿镰状细胞病筛查结果

新生儿筛查结果：镰状细胞病 *	可能的血红蛋白类型	基线血红蛋白量	是否需要血液专业医生介入
FS	SCD-SS	6~11 g/dL	是
	SCD-S β⁰thal	6~10 g/dL	是
	SCD-S β⁺thal	9~12 g/dL	是
	SCD-S δβ⁻thal	10~12 g/dL	是
FSC	S HPFH	12~14 g/dL	是
FSA	SCD-SC	10~15 g/dL	是
FS other	SCD-S β⁰thal	6~10 g/dL	是
	SCD-SD, SO^Amb, SC^Harlem, S Lepare		是
AFS	SCD-SS	6~10 g/dL	是
	SCD-S β⁺thal	6~9 g/dL	是
	SCD-S β⁰thal‡	7~13 g/dL	是

A：正常血红蛋白；C：血红蛋白 C；F：胎儿血红蛋白；HPFH：遗传性持续性胎儿血红蛋白；O：血红蛋白 O；S：镰状血红蛋白；SC：杂合子镰状细胞病；SCD：镰状细胞病；SS：纯合子镰状细胞病

* 按照数量描述血红蛋白

† 需要至少于生后 6 个月确定性血红蛋白分析，如果可能，测定父母血红蛋白型

‡ 患儿检查前接受输血而难于明确诊断

表 456-5 镰状细胞病状态并发症

绝对有关

　肾脏髓样细胞瘤

　血尿

　肾乳头水肿

　低渗尿

　脾梗死

　劳累性横纹肌溶解症

　运动相关猝死

　不被疟原虫感染

很可能相关

　眼前房出血

　静脉血栓

　胎儿流产或死亡

　低出生体重

可能有关

　急性肺部综合征

　怀孕期间无症状性菌尿

　增生性视网膜病

无关或未被证实有关

　中风

　胆石症

　阴茎持续勃起

　腿部溃疡

　股骨头缺血性坏死

摘自 Tsaras G, Owusu-Ansah A, Boateng O, et al. Complications associated with sickle cell trait: a brief narrative review. Am J Med, 2009, 122:507-512

发生在年轻的成年人和儿童。

一般来说，儿童镰状细胞特征不用限制任何活动。有关于镰状细胞特征患者在极端条件下运动发生猝死的报道，但目前尚不清楚二者之间因果关系。所有的镰状细胞特征患者参加剧烈体育活动时应该保障最大的补水和适当的休息。但是镰状细胞特征患者并不是要完全限制体育活动，而是应该谨慎监督，以确保适当的补水，预防剧烈运动和过度疲惫。这些要求适用于接受严格训练的所有运动员，但不应局限于有镰状细胞特征的运动员。

体能训练师协会（NATA）做出了镰状细胞特征运动员的具体训练建议，包括快速识别和治疗疲劳状态或镰状危象，这发生在镰状细胞封闭血管，导致缺血性横纹肌溶解（表 456-6）。运动员筛选的一个重要组成部分是，对于镰状细胞特征有足够的认识，能从青春期过渡到成年。

表 456-6 国家运动员训练协会关于运动员镰状细胞状态的处理指南

运动员镰状细胞状态的常用处理

镰状细胞状态运动员没有禁忌不能参加体育运动

疲劳时红细胞可以呈现镰状，阻塞血管，对于镰状细胞状态运动员有风险

筛查及简单预防措施可能避免死亡，帮助镰状细胞状态运动员完成体育运动

体能检查之前（PPE）知晓新生儿筛查结果

如果没有新生儿筛查结果，体育机构应当权衡根据目前情况进行筛查，并针对性教育可能可以救命

不论筛查结果如何，机构应当教育员工、教练以及运动员可能发生的致死性情况

教育和预防工作最好针对最需要的人，因此，机构必须权衡是否进行筛查。

镰状危象*及中暑性痉挛

镰状危象	中暑性痉挛
没有前驱症状	有前驱阵痛症状
疼痛相对轻	疼痛相对重
可以由于肌肉无力突然倒地	运动员由于肌肉"锁定"而停止运动
安静不动，不会因为疼痛而喊叫，肌肉外观看来正常	运动员因疼痛喊叫或翻滚，可以看到肌肉痉挛坚硬如石
如果早期发现，恢复较快	给及治疗均相对较迟

镰状危象预防*

运动强度逐渐增加，进行下一训练前给予足够的休息时间.

鼓励提前热身，适度训练. 镰状细胞状态应避免百米跑，串行冲刺等运动，有些死亡是这些运动造成的

一旦有症状立刻停止训练：肌肉"痉挛"、疼痛、肿胀、乏力、僵硬、呼吸不畅

如果镰状细胞状态的运动员能够控制自己的节奏，通常是不错的

所有运动员均应结合个人需求、目标、能力及特殊体育需求接受为期一年的周期性的预方案。接受高强度短跑和（或）导致乳酸水平增高的间歇性训练的运动员应当在下次训练前得到良好的休息。因为这两种运动对于运动员有风险

环境热刺激，脱水，哮喘，疾病已经高海拔均可在镰状细胞状态的运动员疲劳时诱发镰状危象

调整工作、定时休息

· 强调水化
· 控制哮喘
· 镰状细胞状态运动员生病是不参加锻炼
· 关注镰状细胞状态运动员初次到达高海拔地区的情况，调整训练，供氧

营建出鼓励镰状细胞状态的运动员及时汇报症状的氛围；任何症状和体征，如疲劳、呼吸困难、腿或后背疼痛、腿或后背痉挛应当考虑镰状细胞危象的可能

镰状细胞危象的治疗*

检查生命体征

给予高流量氧，15 L/min（如果可提供），应用无换气面罩

表 456-6（续）

降温

如果运动员反应迟钝或生命下降，呼叫 911，准备除颤仪，开放静脉通道，尽快送往医院

告诉医生可能有横纹肌溶解剂代谢综合征．

根据急救预案，提前准备抢救设备

*镰状细胞危象发生在剧烈运动，镰状红细胞聚集在血液中，导致横纹肌缺血，横纹肌溶解，严重代谢并发症

456.3　其他血红蛋白病

Michael R. DeBaun, Melissa Frei-Jones, Elliott Vichinsky

■ 血红蛋白 C

血红蛋白 C Hb C 的突变位点和 Hb S 一样，由赖氨酸而不是缬氨酸取代谷氨酸。在美国，非裔美国人 Hb AC 发生率为 1∶50，Hb CC 发病率为 1∶5000。Hb AC 无症状；Hb CC 可能导致轻度贫血、脾大、胆石症及罕见自发性脾破裂，镰状细胞并不出现。这种情况通常是通过新生儿筛查时被发现。Hb C 结晶后使红细胞膜破裂。

■ 血红蛋白 Eβ

Hb Eβ 是第二个最常见的球蛋白基因突变。在加州，几乎只在东南亚地区发现 Hb Eβ -thalassemia，发病率为 1∶2600。

■ 血红蛋白 D

血红蛋白 D（Hb D）至少有 16 种亚型。Hb D-Punjab（洛杉矶）是一种罕见的血红蛋白病，见于 1%~3% 的西部印第安人和一些与印第安有血缘关系的欧洲人，当同时患有 Hb S 时出现镰状细胞病。杂合子型 Hb D 无症状，纯合子型 Hb DD 产生轻度至中度的贫血与脾大。

456.4　不稳定性血红蛋白病

Michael R. DeBaun, Melissa Frei-Jones, Elliott Vichinsky

已经发现至少 200 年罕见的不稳定血红蛋白病，最常见的是 Hb Köln，大多数患者似乎发生了新的突变而非遗传性血红蛋白病。研究最多的是那些导致血红素不稳定结合的突变，并因此最终导致血红蛋白分子的变性。在脾切除术后或严重溶血后，可以看到变性血红蛋白，即海因茨小体。与毒素所致海因茨小体不同，在不稳定血红蛋白病中，海因茨小体存在于网

织红细胞和衰老红细胞中（图 456-5）。杂合子无症状。

纯合子的基因突变可以在儿童早期就出现贫血和脾大或原因不明的溶血性贫血。在出现发热性疾病和氧化剂药物 [类似于 6- 磷酸葡萄糖脱氢酶（G6PD）缺乏症] 摄入后溶血增加。如果脾脏功能正常，则血涂片可几乎正常或只有着色不足和嗜碱性点彩。诊断可以通过发现海因茨小体，血红蛋白不稳定或异常血红蛋白电泳（虽然有些不稳定血红蛋白迁移率正常，血红蛋白电泳可能无法测出）。

支持治疗为主，严重溶血性贫血时可能需要输血。应该避免氧化性药物的应用，补充叶酸。脾切除术后应注意脾切除术的并发症，包括细菌性败血症和发展至肺动脉高压的可能。

456.5　伴氧亲和力增加的异常血红蛋白

Michael R. DeBaun, Melissa Frei-Jones, Elliott Vichinsky

超过 110 种的高亲和性血红蛋白已被证实，这些突变影响了血红蛋白氧化和还原时的结构状态。血红蛋白在氧化和还原时其结构是变化的。还原状态称为 T（tense）状态，由 2，3-DPG 稳定。当完全氧化时，血红蛋白呈现 R（relaxed）状态。两种状态之间确切的分子相互作用尚未明确。高亲和性血红蛋白含有稳定 R 状态或者破坏 T 状态稳定性的突变。这两个之间的相互作用复杂，突变的机制并不清楚。在大多数情况下，可以通过血红蛋白电泳来鉴别。约 20% 必须在受控条件下测量 P50 来明确，大概是 9mmHg（正常：23~29mmHg）。由于 P50 下降，大多数这种血红蛋白导致红细胞增多，血红蛋白升至 17~20g/dL。红细胞生成素水平和 2，3-DPG 是正常的。患者通常无症状，不需要放血。如行放血疗法，血红蛋白下降可能会导致氧气交换下降。

456.6　异常血红蛋白病导致发绀

Michael R. DeBaun, Melissa Frei-Jones, Elliott Vichinsky

异常血红蛋白病导致发绀是罕见的。主要有 7 种血红蛋白 M（Hb M），Hb M 变异的突变累及 α 或 β 链，局限于血红蛋白分子的血红素。7 个中有 6 个是酪氨酸残基共价结合血红素铁形成的稳定氧化形式。这些不稳定血红蛋白导致溶血性贫血，β 形式最为明显。酪氨酸的 α 链突变，患者从出生除了发绀以外没有其他症状或体征。由于胎儿血红蛋白合成的变化，β 链突变至婴儿期才出现发绀。异常血红蛋白病时常染色体显性遗传，由血红蛋白电泳和高效液相色谱法诊断。没有特效治疗方法，β 形式患儿应该避免氧化剂

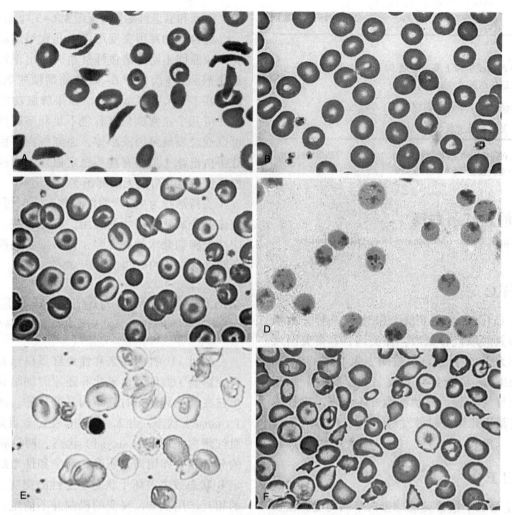

图 456-5 不同疾病的红细胞（RBC）形态。A. 镰状细胞性贫血（Hb SS），靶型红细胞和镰状红细胞 s。B. 镰状细胞状态（Hb AS），正常红细胞形态。C. 血红蛋白 CC，靶型红细胞有时有球形红细胞。D. 先天 Heinz 小体贫血（血红蛋白不稳定），RBCs 超活染色法提示细胞内包裹。E. 纯合子 β0- 地中海贫血，低色素异常红细胞。F. 血红蛋白 H 病（α- 地中海贫血），红细胞大小不等，可见靶型细胞（Courtesy of Dr. John Bolles. The ASH Collection, University of Washington, Seattle）

的应用。

氧亲和力降低的血红蛋白病比血红蛋白 M 发生发绀的概率低。氧合血红蛋白的氨基酸替换破坏并导致血氧饱和度降低，最常见的类型是 Hb Kansas 和 Hb Beth Israel。

456.7 遗传性高铁血红蛋白病

Michael R. DeBaun, Melissa Frei-Jones, Elliott Vichinsky

血红蛋白上的铁正常状态下总是处于二价铁，对于氧运输是至关重要的。在生理条件下电子缓慢丢失以释放氧气，铁（Fe^{3+}）与水结合产生高铁血红蛋白（MetHb）。细胞内还原 MetHb 的主要机制是细胞色素 b5，这种机制的效率比产生 MetHb 的效率高 100 倍，正常情况下，只有 1% 的血红蛋白是在三价铁状态。

红细胞暴露于有毒物质或缺乏还原途径，例如

NADH-cytochrome b5 还原酶缺乏症时，MetHb 可能增加。中毒所致更高铁血红蛋白病较遗传性高铁血红蛋白病常见（表 456-7）。婴儿特别容易发生血红蛋白氧化，因为他们的红细胞色素 b5 还原酶含量为成人一半；胎儿血红蛋白比血红蛋白 A 更容易被氧化，婴儿胃肠道碱性增高促进了可产生亚硝酸盐的革兰氏阴性细菌的生长。当高铁血红蛋白水平 <1.5g/24h，可见发绀（MetHb 15%）；高铁血红蛋白达 70% 的水平时是致命的。高铁血红蛋白水平通常是以正常的血红蛋白的百分比来表示的，但当血红蛋白降低后，其产生毒性的水平也下降。有报道高铁血红蛋白症被描述在婴儿摄入富含硝酸盐的食物和水，接触苯胺牙膏或其他化学物质，严重的肠胃炎和酸中毒时可出现高铁血红蛋白症。高铁血红蛋白症可以使血液变成棕色（图 456-6）。

表 456-7　已知的继发性高铁血红蛋白血症

药物

　苯坐卡因

　氯喹

　氨苯枫

　局麻要低熔混合物，表面麻醉药（利多卡因 2.5% 和普鲁卡因 2.5%）

　氟他胺

　利多卡因

　胃复安

　硝酸盐

　一氧化碳

　硝化甘油

　硝普盐

　一氧化二氮

　非那吡啶

　普鲁卡因

　伯氨奎

　利鲁唑

　硝酸银

　硝酸钠

　磺胺类药

临床情况

　儿童胃肠道感染，败血症

　亚硝酸异戊酯药物过量（"药瘾者"）

　镰状细胞病相关疼痛发作

其他

　苯胺燃料

　烟雾吸入（汽车尾气，塑料或木头燃烧后）

　除草剂

　工业用化学药品：硝基苯，硝基乙烷（指甲油，树脂，橡胶黏合剂）

　杀虫剂

　汽油辛烷增压剂

摘自 Ash-Bernal R, Wise R, Wright SM. Acquired methemoglobinemia.Medicine, 2004, 83: 265-273

■ 伴 NADH 细胞色素 b5 还原酶缺乏的遗传性高铁血红蛋白血症

是一组罕见疾病，分为 4 个类型。Ⅰ 型最常见，NADH 细胞色素 b5 缺陷只存在于红细胞。在 Ⅱ 型，酶缺陷存在于所有组织，在婴儿期即开始出现脑病，

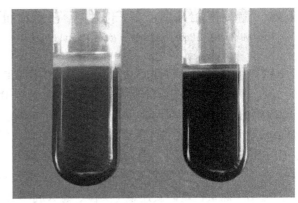

图 456-6（见彩图）　正常血液标本与高铁血红蛋白血对比。动脉血含 1% 高铁血红蛋白（左侧），动脉血含 72% 高铁血红蛋白（右侧）。血样呈现巧克力棕色，双份标本均暴露于 100% 氧气并震荡。可作为床边快速诊断高铁血红蛋白症的方法。左侧标本变成明亮的红色，右侧标本仍是巧克力棕色。方法：同一患者同时取血，测定血红蛋白浓度 11.7g/dL，计算高铁血红蛋白量为 11.7g/dL×0.01=0.117g/dL（左侧）及 11.7g/dL×0.72= 8.42g/dL（右侧）。加 0.1mL 的 0.144mol 硝酸盐（右侧），0.1mL 生理盐水对照（左侧）可在体外增加高铁血红蛋白水平，取血后及给予暴露于 100% 氧气，加入硝酸钠 20min 后均经过碳氧血红蛋白测定（与 Dr. Ali Mansouri 讨论后制定，2002 年 12 月）

精神发育迟滞、痉挛强直、小头畸形、生长迟缓。Ⅲ 型，缺陷发生在白细胞、血小板和红细胞表面。Ⅳ 型，仅有红细胞细胞色素 B5 缺乏。

临床上，发绀的严重程度与季节变化和饮食有关。高铁血红蛋白可见血液颜色呈棕色（图 456-6）。发绀发病时间也不同，在某些患者出生时即出现，另一些直到青春期才出现。虽然循环中多达 50% 的血红蛋白是无功能性高铁血红蛋白，但除了患者极度劳累的情况下，心肺窘迫症状很少出现。

每天口服维生素 C，剂量 200~500mg/d，可以逐渐降低铁血红蛋白，直至降至约占总数 10% 的水平，并减轻发绀的程度。长期高剂量的维生素 C 口服可并发高草酸尿症和肾结石。口服维生素 C 不能用于治疗中毒所致高铁血红蛋白症，应该行毒物检测制订治疗策略。静脉注射美蓝（最初 1~2mg/kg）用于治疗中毒所致高铁血红蛋白症；维持治疗：口服 100~300mg/d。

美蓝不能用于 G6PD 缺乏症患者。这种治疗是无效的，还可以引起严重的氧化溶血。如果给 G6PD 缺乏症患者美蓝治疗，患儿无临床状态的改变。应仔细询问病史除外 G6PD 缺乏症。当既往无 G6PD 缺乏，应评估后进行治疗。

参考书目

参考书目请参见光盘。

456.8 遗传性胎儿血红蛋白持续存在综合征

Michael R. DeBaun, Melissa Frei-Jones, Elliott Vichinsky

HPFH 综合征（遗传性胎儿血红蛋白持续存在综合征）是一种地中海贫血的亚型，基因突变引起 β 和 δ 珠蛋白分别或共同下降。α 珠蛋白：非 α 珠蛋白合成比例不平衡（见第 456.9）有地中海贫血的特点。HPFH 有 20 多个变种，例如缺失型 δβ⁰（黑人、加纳、意大利），非突变型（突尼斯、日本、澳大利亚），与 β-珠蛋白基因簇连锁（英国、意大利华人、黑人），或 β-珠蛋白基因簇非连锁（亚特兰大、捷克、西雅图）等。δβ 类型缺失了整个 δ-β-基因序列，在美国黑人最常见的形式（HPFH 1）。由于 δβ 基因缺失，生产只有 γ-珠蛋白和 Hb F。纯合子形式没有地中海贫血的表现。只有 Hb F 和非常轻微的贫血，以及小红细胞症。当伴有其他遗传性血红蛋白变异时，Hb F 将升至 20%~30%，当有遗传性 Hb S 时，镰状细胞病将改善。

456.9 地中海贫血综合征

Michael R. DeBaun, Melissa Frei-Jones, Elliott Vichinsky

地中海贫血是指遗传性球蛋白链生产异常性疾病。β 地中海贫血的患者，是指 β 珠蛋白完全缺乏或 β 珠蛋白缺乏部分缺乏。α 地中海贫血，α 珠蛋白基因缺失或缺陷使 α 珠蛋白链合成受到抑制。地

表 456-8 地中海贫血

地中海贫血	珠蛋白基因类型	血液学特征	临床表现	血红蛋白电泳
α-地中海贫血				
1 个基因缺失	−, α/α, α	正常	正常	新生儿：Bart's 1%~2%
2 个基因缺失	−, α/−, α−, −/α, α	小细胞贫血，轻度低色素	正常，轻度贫血	新生儿：Bart's: 5%~10%
3 个基因缺失：血红蛋白 H 病	−, −/−, α	小细胞，低色素	轻度贫血，不必输血	新生儿：Bart's: 20%~30%
2 个基因缺失 + Constant Spring	−, −/α, α$^{Constant Spring}$	小细胞，低色素	中到中度贫血，输血，切脾	2%~3% Constant Spring, 10%~15% Hb H
4 个基因缺失	−, −/−, −	细胞大小不等，异性红细胞增多	胎儿水肿	新生儿：89%~90% Bart's with Gower 1 和 2 及 Portland
没有缺失	α, α/α, α^{variant}	小细胞，轻度贫血	正常	1%~2% 变异红细胞
β-地中海				
β⁰ or β⁺ 杂合子：特征	β⁰/A, β⁺/A	易变的小红细胞	正常	A2 升高，F 不同程度的升高
β⁰-地中海贫血	β⁰/β⁰, β⁺/β⁰, E/β⁰	小红细胞，有核红细胞	依赖输血	F 98%；A2 2% E 30%~40%
严重 β⁺-地中海贫血	β⁺/β⁺	小红细胞，有核红细胞	依赖输血 / 地中海贫血中间型	F 70%~95%, A2 2%, 痕量 A
静止型	β⁺/A	小细胞	正常仅有小细胞	A2 3.3%~3.5%
显性型（少见）	B⁰/A	小细胞，红细胞异常	中到中度贫血，脾大	F 和 A2 增高
δ-地中海贫血	A/A	正常	正常	A2 缺乏
(δβ)⁰-地中海贫血	(δβ)⁰/A	低色素	轻度贫血	F 5%~20%
(δβ)⁺-地中海贫血 Lepore	β^{Lepore}/A	小细胞	轻度贫血	Lepore 8%~20%
Lepore	β^{Lepore}/β^{Lepore}	小细胞，低色素	中间型地中海贫血	F 80%, Lepore 20%
γδβ-地中海贫血	(γ^{A}δβ)⁰/A	小细胞，低色素	轻度贫血，脾大，纯合子：中间型地中海贫血	F 和 A2 较 δβ-地中海贫血低
γ-地中海贫血	(γ^{A}γG)⁰/A	小细胞	除纯合子外无表现	F 下降
遗传性胎儿血红蛋白持续存在综合征				
缺失型	A/A	小细胞	轻度贫血	纯合子 F 100%
非缺失型	A/A	正常	正常	F20%~40%

中海贫血的主要病理学源于珠蛋白数量异常，而镰状细胞病的主要病理为珠蛋白产生的质量异常。

■ 流行病学

有 200 种以上基因突变导致 β-地中海贫血，其中大多数是罕见的。世界范围内大约 80% 地中海贫血有 20 个常见等位基因，3% 的世界人口是 β-地中海贫血基因携带者；东南亚和 5%~10% 的人口为 α-地中海贫血基因携带者；在其他地区存在极少见的等位基因；在美国，估计有 2000 名 β-地中海贫血患者。

■ 病理生理学

β-地中海贫血会导致 2 个结果：β-珠蛋白基因异常导致正常的血红蛋白（Hb）水平下降，α 和 β 珠蛋白链比例不平衡。地中海贫血的特点见表 456-8。骨髓虽然增生活跃，但网织红细胞相对少并伴有严重贫血，地中海贫血基因突变破坏成熟红细胞，无效造血增多。在 β-地中海贫血患者，α-珠蛋白链相对于 β-珠蛋白链及 γ-珠蛋白链生产过生，形成 α-珠蛋白四聚体（α_4）形成。这些物质与红细胞膜作用，缩短红细胞生存时间，导致贫血和红细胞增生。γ-珠蛋白链过剩时形成 Hb F（$\alpha_2\gamma_2$），δ-珠蛋白链过剩导致 β-地中海贫血中 Hb A2（$\alpha_2\delta_2$）增多。

α-地中海贫血有相对较少的 α-珠蛋白链，过剩的 β- 和 γ-珠蛋白链。这些多余的链在胎儿期形成巴特血红蛋白（γ_4），出生后形成 Hb H（β_4）。这些异常四聚体并不致命，但可导致血管外溶血。胎儿出生前患有 α-地中海贫血可以有临床症状，因为 Hb F 合成需要足够的 α-珠蛋白链，出生后婴儿 β-地中海贫血可以有临床症状是因为正常血红蛋白合成须要足够 β-珠蛋白链。

■ 纯合子的 β-地中海贫血（重型地中海贫血，Cooley 贫血）

临床表现

如果不及时治疗，患儿通常于生后 6~12 月出现进展性溶血性贫血，因为贫血引起的明显乏力和心脏失代偿。根据突变类型和胎儿血红蛋白产生程度，重症地中海贫血患者须在生后第 2 个月或最晚第 2 年进行输血治疗，输血治疗取决于患儿对，贫血的代偿程度。

大多数婴儿和儿童在血红蛋白 4g/dL 以下出现心脏失代偿。一般来说，疲劳、食欲缺乏和嗜睡是婴儿

或儿童严重贫血的后期表现。在发展中国家，患有重症地中海贫血的儿童典型临床表现包括地中海贫血面容（上颌增生、扁平鼻梁、前额突出）、病理性骨折、肝脾大和恶病质。脾脏可以肿大，造成继发性脾功能亢进。红细胞生成无效的特点是骨髓腔扩大，（面骨和头骨的骨髓明显扩增），骨髓外造血和高热量需求（图 456-7）。肝脾大可以妨碍营养支持。面色苍白、含铁血黄素沉着及黄疸的混合存在导致一种青棕色面色。

慢性贫血使得铁从胃肠道吸收量增加，可导致进一步并发症的发生。许多症状经过输血治疗不再那么严重，但输血导致的铁过载是 β-地中海贫血患者面临的主要问题。在发达国家，许多地中海贫血患者的并发症是铁过载。铁螯合剂的使用可以避免大多数这些并发症。然而，螯合疗法也有相关的并发症，包括听力损失、周围神经病变及生长发育迟缓。

β-地中海贫血由于长期输血导致的铁过载常常累及内分泌系统和心脏。内分泌功能障碍包括甲状腺功能减退、垂体性无睾症、生长激素缺乏症、甲状旁腺功能减退和糖尿病。铁过载在地中海贫血患儿潜在的致命并发症是充血性心力衰竭和心律失常。

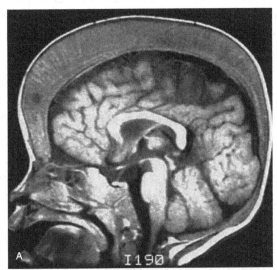
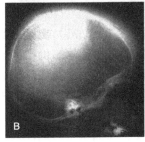
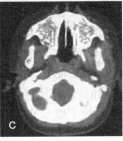

图 456-7　3 岁重型地中海贫血患者未经输血治疗的无效造血表现。A. MRI 显示颅骨板障间隙增宽。B. X 线片可见骨小梁。C. CT 显示上颌窦造血组织闭塞

实验室结果

婴儿出生时只有 Hb F，或者在某些情况下有些患者有 Hb F 和 Hb E（β-地中海贫血杂合子），最终出现严重贫血，网织红细胞减少、外周血涂片见大量的有核红细胞和基本没有正常红细胞的小红细胞症（图 456-5E）。除非给予输血治疗，否则血红蛋白水平会进行性下降至 <5g/dL。网织红细胞计数一般 <8%，与红系无效造血所致的贫血程度不相符。非结合血清胆红素水平通常较高，其他生化检查在疾病早期阶段可能是正常的。即使患儿没有接受输血，最终也会出现铁过载，血清铁蛋白和转铁蛋白饱和度升高。在 X 线片上可见骨髓过度增生（图 456-7）。

治 疗

在开始输血治疗前，必须对 β-地中海贫血确诊，而且要和患儿父母协商终身治疗事项。要使患儿父母认识到输血和铁螯合治疗是一项困难的工作。输血治疗前明确红细胞表型，血液制品必须是去白细胞的，Rh 和 Kell 抗原表型相合才可输血。如果拟行骨髓移植，除非患儿以前患有巨细胞病毒感染，否则输注巨细胞病毒阴性血。输血疗法促进健康，避免无效红细胞生成的后果。输血程序通常要求每月输血，保持血红蛋白水平在 95~105g/L 以上。对于心脏病患者输血前高血红蛋白水平可能是有益的。一些血液中心捐赠项目将捐赠者和受赠者配对，从而降低接触多个红细胞抗原的概率。

β-地中海贫血主要的并发症是反复输血所致的铁过载，所以准确评估铁过载情况对于治疗至关重要。血清铁蛋白测定可以评估铁平衡趋势，但不是评价铁过载的准确方法。仅根据血清铁蛋白水平评价铁过载有可能导致治疗不足或治疗过度。肝活检量化铁的标准方法可以准确确定患者铁负荷。MRI T2* 软件现在被用来估算 β-地中海贫血肝脏和心脏铁负荷。T2* MRI 可能不会准确反映心脏铁负荷的变化。患者在肝脏铁正常情况下心脏可能已经出现铁过载。现在许多地中海贫血治疗中心应用 T2* 磁共振成像监测心脏铁负荷。

铁过载可以使用去铁胺（Desferal）或地拉罗斯（Exjade）治疗。去铁胺螯合物和其他二价阳离子使铁自尿液和粪便排出，去铁胺皮下注射每周 5~6d，每次 10~12h。副作用包括耳毒性、高频听力损失、视网膜变化、躯干缩短和骨骼发育不良。每天应用的小时数比去铁胺每天剂量更重要，高剂量、短期注入会增加毒性，几乎无疗效。血浆非转铁蛋白结合铁（NTBI）是最有可能导致铁过载的因素。去铁胺注入时，和 NTBI 绑定；停止去铁胺时，NTBI 水平反弹性增高，

加重铁过载风险。铁过载导致的充血性心力衰竭症状，去铁胺治疗 24h 可反向证明心肌病。

口服铁螯合剂地拉罗斯（Exjade）。在美国对于许多患者和家庭，地拉罗斯已经取代去铁胺，因为后者必须被给予皮下注射 10h，通常每周 5~7d。虽然地拉罗斯有推荐的最佳剂量，但有些患者对于最大剂量 [30mg/（kg·d）] 反应不佳，30mg/kg/d 以上的最佳剂量尚不明确，如果患者依从性好，而铁过载仍在进展，有必要仔细评估应用剂量。

有超过 1000 例的 β-地中海贫血患者接受造血干细胞移植。移植效果好的见于 15 岁以下、没有铁过载、没有肝脾大、接受 HLA 同胞全相合供者。所有具有 HLA-同胞全相合供者的患者应该选择骨髓移植。

■ 其他 β-地中海贫血综合征

β-地中海贫血综合征分为 6 组：β-地中海贫血综合征、δβ-地中海贫血、γ-地中海贫血、δ-地中海贫血、εγδβ-地中海贫血及 HPFH 综合征。大多数这些地中海贫血相对少见，有些只在一个家族中出现。β-地中海贫血还可以按照临床分型，反应贫血程度：地中海贫血临床特征最轻型、轻型、中间型和重型。遗传学分型与表型分类无必要相关性，贫血的程度也不能预测基因分型。

中间型地中海贫血可以是任何 β-地中海贫血突变类型的混合（β^0/β^+，$\beta^0/\beta^{variant}$ 和 E/β^0），这将导致血红蛋白在 7g/dL 左右的小红细胞贫血。这些孩子是否应该接受输血尚有争议。他们肯定会出现一定程度的骨髓增生，须要螯合剂治疗的营养性含铁血黄素沉着症、脾大和其他地中海贫血铁过载的并发症。在椎管内可出现骨髓外造血，从而压缩脊髓造成神经系统症状。这是一个急症，需要紧急接受局部放射治疗，阻止红细胞生成。输血可减轻地中海贫血的表现。输血时必须权衡未来螯合剂的治疗。

地中海贫血患者的脾切除术适应证为血红蛋白持续下降，输血需求上升。但是，脾切除术可以造成严重后果，包括感染、肺动脉高压和血栓形成。所有患者应在脾切除术前给予多糖荚膜杆菌免疫接种，随后应长期使用青霉素预防。

最轻型和轻型地中海贫血通常是杂合子（β^0/β，β^+/β^+），它们的表型比地中海贫血要重，这些患儿需要检测基因型和监测铁过载情况。β-地中海贫血受到 α-地中海贫血的影响，而成对的 α 基因（$\alpha\alpha\alpha/\alpha\alpha$）会导致更严重的地中海贫血，通常情况下，这组患者在青春期或成年需要频繁输血，有些需要应用羟基脲化疗。

地中海贫血特征经常被误诊为儿童缺铁性贫血，因为两者具有相似的血液学异常，且前者铁缺乏更为明显。短疗程的铁剂治疗和重新评估有利于鉴别诊断。β－地中海贫血特征患儿持续红细胞分布宽度正常而 MCV 降低。血红蛋白分电泳显示 Hb F 升高和具有诊断意义的高 Hb A2。"静止型"β－地中海贫血特征，如果家族史阳性，提示需做进一步的检查。

■ α－地中海贫血

导致 β－地中海贫血和镰状细胞病的一些进化因素同样可以导致 α－地中海贫血。婴儿在新生儿时期巴特血红蛋白（γ4）增加得以诊断。α－地中海贫血在东南亚最常见。基因缺失型突变在 α－地中海贫血很常见。除了基因缺失突变，还有非缺失型基因突变，最常见的是 $\alpha^{CS}\alpha$，这些突变导致的贫血和临床症状较基因缺失突变更加严重。有 4 种 α－珠蛋白基因和 4 种基因缺失所致的 α－地中海贫血表型。

1 个 α－基因缺失在血液系统无明显表现。具体来说，MCV 和 MCH 没有改变。通常出生后诊断的患儿具有 2 个基因缺失或为 Hb H（β4）。在新生儿时期，巴特 Hb<3% 时观察即可。1 个 α－珠蛋白基因缺失在非裔美国人群中很常见。

2 个 α－珠蛋白基因的缺失导致 α－地中海贫血特征。α－珠蛋白基因可为反式－（－α/－α）或顺式－（α，α/$^{-SEA}$）配置。反式或顺式突变可以结合其他突变并导致 Hb H 或重型 α－地中海贫血。在非洲人或非洲裔最常见为 α－球蛋白基因缺失在反式构型，而亚洲和地中海地区顺式是最常见的。

α－地中海贫血特征表现为小红细胞的贫血，可能被误认为是缺铁性贫血（图 456-5F）。血红蛋白电泳是正常的，除了在新生儿时期巴特 Hb 水平一般 <8%，但也发现过 <3% 的情况。2 个 α－珠蛋白基因缺失的患儿由于 MCV 和 MCH 均降低，通常被认为是缺铁性贫血。最简单的方法区分缺铁和 α－地中海贫血特征是询问患儿饮食习惯是否良好。缺铁性贫血的患儿通常为低铁饮食。另外，简要的补铁治疗以及监测红细胞参数可以帮助诊断缺铁性贫血或进行 α－珠蛋白基因缺失分析明确诊断。

3 个 α－珠蛋白基因缺失导致了 Hb H 病。在加利福尼亚，有人口众多的亚洲人居住，约 1:15 000 新生儿患 Hb H 病。诊断 Hb H 病最简单方法是在新生儿时期，γ－四聚体存在过剩，通常巴特 Hb<25%。从患者父母获取证据也是必要的。儿童期 β－珠蛋白链过剩导致四聚体，形成 Hb H 病。Hb H 病确诊需要 DNA 分析与病史证据。Hb H，可被甲酚蓝染色，但

很少用于诊断。Hb H 病患者有明显小红细胞症、贫血、轻度脾大，偶有巩膜黄染或胆结石病。输血疗法不常用，因为血红蛋白多波动在 7~11g/dL，MCV 在 51~73 fl。

4 个 α－珠蛋白基因缺失导致胎儿期严重贫血和胎儿水肿．ζ－珠蛋白基因存在，胎儿才能生存。出生时没有正常的血红蛋白，主要是 Hb Bart's、Hb Gower 1、Gower 2 及 Portland。如果要使胎儿存活，必须立即换输。这些重型 α－地中海贫血婴儿依赖输血，造血干细胞移植是唯一的治疗方法。

1 个非缺失型基因突变与 2 个基因缺失的突变共存时，会导致比 HbH 更严重的贫血、脾大、黄疸更重以及更加危重的临床病程。Hb H 中（－α/α，α^{CS}）是最常见类型。

α－地中海贫血基因缺失综合征的治疗包括补充叶酸，可能要进行脾切除术（及伴随而来的风险），非缺失型 Hb H 病患者严重贫血时需要间歇性输血，对于胎儿水肿的幸存者给予慢性输血疗法或骨髓移植。这些患儿也不能接触氧化性药物。

参考书目

参考书目请参见光盘。

第 457 章
酶缺乏

457.1　丙酮酸激酶缺乏症
George B. Segel

发生在常染色体隐性遗传纯合子的患者，红细胞（RBC）丙酮酸激酶（PK）产生异常与酶的活性异常。红细胞内一代的三磷酸腺苷（ATP）受损，ATP 和丙酮酸水平降低，氧化形式的烟酰胺腺嘌呤二核苷酸（NAD^+）被发现（图 457-1），2，3-DPG 增加。这种异构体有利于促进氧从血红蛋白释放，抑制己糖激酶和戊糖磷酸旁路的酶。此外，腺嘌呤的总和（ATP、二磷酸腺苷、腺苷酸）和吡啶核苷酸（NAD^+、NADH），进一步削弱糖酵解作用。红细胞表面由于 ATP 下降，不能维持钾和水的含量，细胞变得僵硬，它们的寿命会大大缩短。

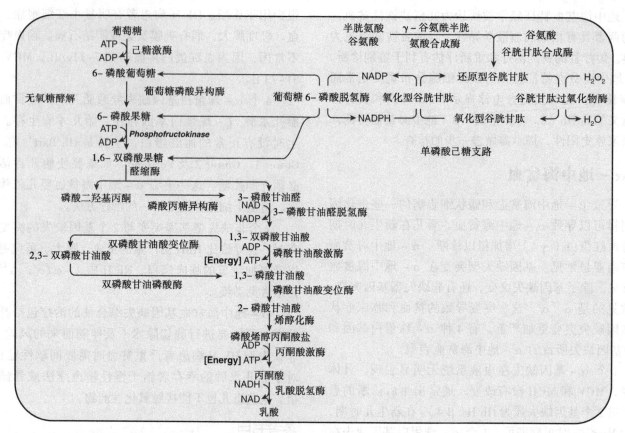

图 457-1 红细胞代谢。糖酵解和单磷酸己糖途径。酶缺失与溶血密切相关，用粗体表示。ATP：三磷酸腺苷；ADP：腺苷二磷酸；NADP：烟酰胺腺嘌呤二核苷酸磷酸；NADPH：NADP 的还原型

■ 病　因

已知存在 2 种哺乳动物 PK 基因，但只有 PKLR 基因在红细胞上表达。人类 PKLR 基因位于染色体 1q21。已报道在这个结构基因有超过 180 个突变，该基因编码一个含 574 个氨基酸的蛋白质功能四聚物。影响患者大多是 2 个不同 PK 基因缺陷的复合杂合子。许多不同缺陷的组合导致不同严重程度的临床变化。在白种人中，1456 C-T 和 1529 G 是最常见的突变。

■ 临床表现和实验室结果

临床表现为从严重的新生儿溶血性贫血到轻度代偿很好直到成年才发现的溶血。严重的黄疸和贫血可能发生在新生儿期，有出现核黄疸的报道。在年龄较大的儿童和成年人有不同程度溶血，血红蛋白 80~120g/L，伴有苍白、黄疸、脾大。这些患者通常不需要输血。在美国中西部的阿米什人群是本病严重类型的高发群体。PK 不足可能防止恶性疟疾的发生；然而目前人口统计学研究并不能支持这一观点。

多染性和轻度大红细胞症反映网织红细胞计数升高。球形红细胞不常见，但可见针状固缩细胞。未经孵育的红细胞渗透脆性是正常的。诊断可依靠红细胞

PK 活动显著减少或 Michaelis-Menten 离解常数增加而做出。其他红细胞酶活性正常或升高，反应性网织红细胞增多，没有异常的血红蛋白，白细胞中 PK 活性正常，做 PK 活性测定时必须从溶血产物中将其排除。杂合子携带者通常有中等程度的 PK 活性减少。

■ 治　疗

新生儿高胆红素血症可能需要光疗和换血治疗。严重贫血或再障危象时需要输注浓缩红细胞；如果贫血持续严重或须要频繁的输血，5~6 岁后应该进行脾切除术。虽然切脾并不是根治性的方法，但脾切除术后血红蛋白水平增高，网织红细胞计数可明显增高（30%~60%）。由于脾切除后易发生致死性肺炎双球菌败血症，故必须在术前进行荚膜微生物疫苗的免疫接种，并在术后进行青霉素预防注射。

457.2　其他糖酵解酶缺陷

George B. Segel

不同程度的慢性非球形细胞溶血性贫血与糖酵解途径中其他酶的缺陷相关，包括己糖激酶、磷酸葡萄糖异构酶和醛缩酶，为常染色体隐性遗传疾病。磷酸

果糖激酶缺乏症，在美国主要发生在德裔犹太人，导致溶血与疾病，被归类为糖原累及相关疾病类型 7 型（见第 81.1）。临床上，溶血性贫血伴复杂的肌肉无力、运动不耐受、痉挛、肌红蛋白尿。酶化验检测示红细胞和肌肉磷酸果糖激酶产量低。

磷酸丙糖异构酶（TPI）缺乏症是一种常染色体隐性遗传病，对多个系统产生影响。患者有溶血性贫血、心脏异常、下运动神经元和锥体束损害、有或没有脑损伤的证据。这类患者通常在儿童早期死亡。TPI 的基因已被克隆和测序，并定位于 12 号染色体上。

磷酸甘油酸酯激酶（PGK）是糖酵解或乳酸生成的第一步。至少有 23 例 PGK 缺陷患者的报道。PGK 是糖酵解酶缺陷遗中唯一由 X 染色体遗传的疾病。对男孩可能有进行性锥体外束疾病、肌病、癫痫、不同程度的精神发育迟滞与溶血性贫血的影响。日本一篇 9 例患者的报道显示患儿出现神经或伴溶血的肌病症状，其中 6 例只有溶血，7 例只有神经或肌病症状，1 例没有任何症状。PGK 基因极大，为 23 kb，PGK 缺陷由不同的基因异常所致，包括核苷酸替换、基因缺失、错义和剪接突变。

■ 磷酸戊糖旁路的酶缺陷

磷酸戊糖旁路途径的最重要的功能是维持谷胱甘肽在还原状态（谷胱甘肽），提供红细胞表面的抗氧化防护（图 457-1）。大约 10% 由红细胞摄取的葡萄糖通过这个途径供应氧化谷胱甘肽转变成还原谷胱甘肽所须的烟酰胺腺嘌呤二核苷酸磷酸（NADPH）。谷胱甘肽至关重要的作用是为了生理性灭活氧化剂的活性，例如在红细胞中生成的过氧化氢。如果谷胱甘肽维持其还原状态的任何成分或酶减少，红细胞膜上的 SH 基就会被氧化，血红蛋白就会变性并在红细胞内沉淀形成包涵体，称之为海因茨小体。一旦海因茨小体形成，就可通过沉淀的血红蛋白、氧化剂和脾的作用使红细胞膜遭到破坏而引起急性溶血，然后受损的红细胞迅速从循环中被清除。

457.3　葡萄糖 6- 磷酸脱氢酶缺乏症和相关的缺陷（G6PD）

George B. Segel, Lisa R. Hackney

葡萄糖 6- 磷酸脱氢酶（G6PD）缺乏症是最常见的磷酸戊糖旁路酶缺陷的疾病，主要引起两大临床综合征，发作性溶血性贫血及慢性非球形红细胞性溶血性贫血。这种疾病最常见的表现是新生儿黄疸及急性发作的溶血性贫血，可由感染或某些药物，罕见情况下由蚕豆引起。这种 X- 连锁的酶缺陷影响全世界超过 4 亿人，全球总体发生率 4.9%。这个障碍有一种抗恶性疟疾进化优势，是一个代表"平衡型多态性"的例子，与半合子男性的负面影响相比，杂合子女性有非常明显的对恶性疟疾的抵抗能力。

G6PD 缺乏是由于遗传了合成 G6PD 基因中大量异常等位基因中的任何一个所致。G6PD 基因已被克隆和测序，大约有 140 个突变基因类型。许多这些突变是单基因突变导致氨基酸替换和 G6PD 酶的不稳定，可访问 G6PD 基因突变数据库目录（www.bioinf.org.uk/G6PD）。引起急性溶血与慢性溶血的部分突变如图 457-2 所示。轻型疾病与 G6PD 分子的氨基末端发生基因突变有关，慢性非球形细胞性溶血性贫血与羧基终点附近发生突变有关。在大多数人群中测定的正常酶为 G6PD B+，有一部分正常的变异为 G6PD A+，在非洲裔的美国人很常见。

■ 发作性或诱发性溶血性贫血

病　因

G6PD 转化 6- 磷酸葡萄糖为 6- 磷酸葡萄糖酸，这种反应会产生 NADPH，维持谷胱甘肽在少量和功能状态（图 457-1）。减少谷胱甘肽提供了对某些药物和感染的氧化威胁，否则会出现海因茨小体或红细胞膜损伤。

红细胞合成 G6PD 是由 X 染色体上的基因决定的。因此，杂合的女性具有中等度酶的活性，包含 2 类红细胞：一类是正常的，另一类是缺乏 G6PD 活性的。因为他们有更少的敏感细胞，大多数杂合的女性患者没有接触氧化剂药物后发生的明显临床溶血。红细胞表面很少，大部分是 G6PD 缺乏的杂合女性，因为正常的 X 染色体的失活是随机的，有时会更重（Lyon-Beutler 假说）。

这种病发病率男性比女性高。大约有 13% 非洲

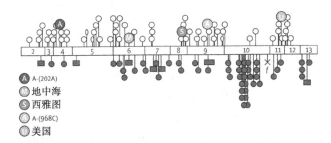

图 457-2　最常见的 *G6PD* 基因突变的编码序列。外显子显示为打开箱子编号。开放圈突变导致第二和第三类变异。圆圈表示了零星的突变引起的严重变异（第一类）。开放椭圆突变导致四型突变。十字：无义突变；f：剪切位点突变；四方：小缺失。202A 和 968C 是 G6PD-A 碱基替换的位置
摘自 Cappellini MD, Fiorelli G. Glucose-6-phosphate dehydrogenase deficiency. Lancet, 2008, 371:64-74

表 457-1　G6PD 缺乏症患者加速溶血的药物

药物

抗生素

　磺胺类药物

　氨苯枫

　复方新诺明

　萘啶酮酸

　氯霉素

　呋喃妥英

抗疟疾药

　伯氨奎

　扑疟喹啉

　氯喹

　阿的平

其他

　非那西丁

　VitK 类似物

　美蓝

　丙磺舒

　乙酰水杨酸

　非那吡啶

化学药品

　苯肼

　苯

　萘

　2，4，6-TNT

疾病

　糖尿病酸中毒

　肝炎

　脓毒症

摘自 Asselin BL, Segel GB, Rakel R. Conn's current therapy. Philadelphia: WB Saunders, 1994: 341

血统的美国男性带有突变的酶（G6PD A-），从而使红细胞 G6PD 活性下降至正常的（5%~15%）以下。意大利人、希腊人、其他地中海、中东、非洲和亚洲民族也有较高的发病率，5%~40%，但其突变的酶为 G6PD B-（G6PD 地中海型）。在这些变异中，纯合子的女性或半合子的男性 G6PD 活性是正常水平的 5% 以下。因此，美国非洲裔的缺陷远低于欧洲血统的美国人。第 3 个突变体酶（G6PD 广州）活性显著减少，发生在约 5% 的中国人群。

临床表现

　　大多数 G6PD 缺乏症患者无症状，在感染、药物或摄取蚕豆之前没有临床表现。通常患者摄入氧化剂 24~48h 后发生溶血，在严重的情况下，出现血红蛋白尿和黄疸，血红蛋白浓度可能会急剧下降。引起溶血的药物包括阿司匹林、磺胺类药、拉布立酶和抗疟药物，例如伯氨喹（表 457-1）。溶血的严重程度与摄取量、酶缺乏的严重程度相关。在一些患者摄取蚕豆也产生急性严重溶血性综合征，称为蚕豆病。蚕豆含有香豌豆嘧啶、异嘧啶和铃兰毒，最终导致产生过氧化氢和其他活性氧化物。蚕豆病更多被认为与 G6PD B- 有关。

　　G6PD A-，折叠蛋白二聚体的稳定性受损，这种缺陷与红细胞的衰老程度相关。因此，衰老的红细胞被破坏而发生溶血，溶血发生后即使再继续口服引起溶血的药物也不会立即再次发生溶血。这和溶血发作后出现的较早期的红细胞中酶的含量较高有关，它是丰富和更稳定的年轻红细胞。溶血导致的网状细胞增多症进行代偿，所以即使再次接触该类药物，血红蛋白也可能只是略有下降。

　　在新生儿期 G6PD 缺乏症可以发生溶血。在 G6PD，自发的溶血和高胆红素血症可见于早产婴儿。在新生儿 G6PDB- 广州，可发生高胆红素血症，甚至可能发生核黄疸。新生儿共患 G6PD 缺乏症和启动子转移酶突变（UGT1A1）为吉尔伯特综合征，可出现更严重的新生儿黄疸。当孕妇吸入氧化剂药物时，可能会传给她们的 G6PD- 缺乏胎儿，溶血性贫血和黄疸可能出生时就很明显。

实验室结果

　　急性溶血的发生通常会导致血红蛋白和血细胞比容急剧下降。如果溶血严重，血红蛋白绑定蛋白，例如结合珠蛋白、游离血红蛋白是饱和的，可能随后出现在尿液中。未经染色或体外染色的红细胞可显示海因茨小体，它在瑞氏染色血片上不能被看到。细胞含有这些包涵体，因为它们会被迅速的从血液中清除出去，所以病后 3~4d 即从血中消失。同时，血涂片可能含有少许碎片细胞和多染色性细胞蓝色的大红细胞，表示网状细胞增多症（图 457-3）。

诊　断

　　直接或间接测定红细胞 G6PD 的活性下降可做出诊断，直接测量酶活性小于正常人的 10%。欧洲血统的美国人和亚洲人酶活性的降低比非洲裔的美国人更明显。满意的筛查试验是基于美蓝脱色、高铁血红蛋白还原实验或 NADPH 免疫荧光测定。溶血发生后即可有网织红细胞增多症，并且早期红细胞占主要成分，

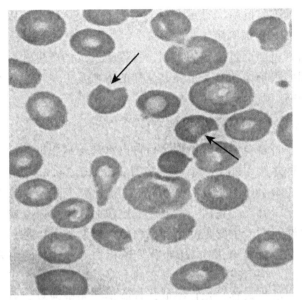

图457-3（见彩图） 红细胞形态变化（多形红细胞，咬细胞）在急性溶血 G6PD 缺陷患者。箭头显示咬细胞。多形红细胞是红细胞的形状或大小异常

摘自 Cappellini MD, Fiorelli G. Glucose-6-phosphate dehydrogenase deficiency. Lancet, 2008, 371: 64-74

这些早期红细胞酶活性显著高于衰老红细胞。因此为了确诊是否有酶的水平降低，有时不得不推迟几周再测定。当 G6PD 活性正常范围低限，但有网织红细胞计数增高时，仍要考虑本病。G6PD 变异也可用电泳和分子分析测定。

预防和治疗

在可能的情况下，在 G6PD 缺乏症发生率显著增多的地区（例如希腊、意大利南部、西班牙系犹太人、菲律宾、中国南部、非洲裔的美国人及泰国）防止溶血是最重要的治疗措施。男性在应用已知氧化剂药物前要进行酶学检测，常规剂量的阿司匹林和甲氧苄啶 - 磺胺甲基不会引期 A- 变异型发生溶血。但当阿司匹林的剂量用于急性风湿热 [60~100mg/（kg·d）] 时可能产生严重的溶血。婴儿如果患有严重的新生儿黄疸，属于 G6PD 缺乏的种族也需要测试，因为患病风险加剧。如果发生了严重的溶血，给予支持性疗法，可能需要输血，尽管当氧化剂停用后就可以恢复。

■ G6PD 缺乏有关或其他因素相关的慢性溶血性贫血

慢性非球形细胞溶血性贫血与严重的 G6PD 酶缺乏有关，G6PD 缺陷由酶变异引起，尤其是那些影响数量、活动或稳定性的缺陷。导致慢性溶血的基因缺陷主要位于靠近蛋白羧基末端附近 NADP 结合位点区域（图457-2）。这些包括 Loma Linda、Tomah、

Iowa、Beverly Hills、Nashville、Riverside、Santiago de Cuba 和 Andalus 等变异型。G6PD B- 酶缺乏症偶尔有慢性溶血，在溶血过程中摄入氧化性药物后可能会恶化，这些类型的慢性溶血脾切除术是没有意义的。

其他酶缺陷可能影响谷胱甘肽作为氧化剂的再生"池"（图457-1）。据报道 γ- 谷氨酰半胱氨酸合成酶或谷胱甘肽合成酶缺陷可降低红细胞谷胱甘肽，导致轻度、慢性非球形细胞贫血。6- 磷酸葡萄糖酸脱氢酶缺乏症可导致药物相关溶血，新生儿缺乏谷胱甘肽过氧化物酶可导致溶血和高胆红素血症。

参考书目

参考书目请参见光盘。

第 458 章
细胞外因素所致的溶血：免疫性溶血性贫血

George B. Segel, Charles H. Packman

■ 自身免疫性溶血性贫血

很多外在因素或障碍可能导致红细胞过早破坏（RBSs）（表458-1）。最明确的是抗体相关免疫性溶血性贫血。这组疾病的特点是直接抗球蛋白（库姆斯）测试阳性，检测红细胞表面包被免疫球蛋白或补体。最重要的免疫溶血性疾病在儿童群体中是新生儿溶血病（胎儿成红细胞增多病），经胎盘的母体活性抗体转至胎儿所致，也就是说，是一种同种免疫性溶血性贫血（见第97.2）。另一些溶血是自身免疫性溶血性贫血（表458-1），可能是特发性的或与各种感染（EB 病毒、艾滋病毒、巨细胞病毒和支原体），免疫疾病 [系统性红斑狼疮（SLE）、类风湿性关节炎]，免疫缺陷疾病（无丙种球蛋白血症、自身免疫性淋巴组织障碍、异常丙种球蛋白血症）、肿瘤（淋巴瘤、白血病、霍奇金病）或药物（甲基多巴、左旋多巴）所致。其他药物（青霉素、头孢菌素）导致溶血，是针对药物的抗体，在某些情况下也针对红细胞膜抗原。

■ 伴有温抗体的自身免疫性溶血性贫血

病 因

在自身免疫性溶血性贫血，异常抗体是针对红细

表 458-1　免疫介导的红细胞破坏引起的溶血性贫血

温抗体型自身免疫性溶血性贫血

　原发性（特发性）

　继发性

　淋巴增殖性疾病

　结缔组织病（特别是系统性红斑狼疮）

　非淋巴系统肿瘤（如卵巢肿瘤）

慢性炎症性肠病（如溃疡性结肠炎）

　免疫缺陷病

冷抗体型自身免疫性溶血性贫血

　原发性（特发性）冷凝集素病

　继发性冷凝集素病

　淋巴增殖性疾病

　感染（肺炎支原体，EB 病毒）

　阵发性冷性血红蛋白尿

　原发性（特发性）

　病毒综合征（最常见）

　先天性或三期梅毒

药物诱导的免疫性溶血性贫血（见表 458-2）

　半抗原 / 药物吸附（如青霉素）

　三联（免疫）复合物（如奎宁或奎尼丁）

　真正自身抗体诱导剂（如甲基多巴）

摘自 Packman CH. Autoimmune hemolytic anemias//Rakel R. Conn's current therapy, Philadelphia: WB Saunders, 1995: p 305

胞膜抗原的，但抗体诱导的发病机理还不确定。自身抗体可以不恰当地针对自身红细胞抗原，或针对另一种与红细胞抗原相似的抗原表位，抗原表位被称为分子拟态，使它成为"异己"或对抗原。抗体通常与所有人类红细胞"公用"或共同的抗原表位如 Rh 蛋白发生反应。

在大多数情况下温抗体性溶血中，无法找到疾病根本原因；只能称为原发性或特发性类型（表 458-1）。如果自身免疫性溶血与一个潜在的疾病有关，如淋巴组织疾病、系统性红斑狼疮或免疫缺陷，则可以是继发的。在多达 20% 的情况下由药物引起免疫性溶血（表 458-2）。

药物（有时青霉素或头孢菌素）通过"半抗原"机制导致溶血（免疫但无自身免疫），紧密结合的红细胞膜（表 458-1）。针对药物的抗体，新形成的或以前形成的，可以和红细胞表面的药物分子结合，参与脾脏对红细胞的破坏。在其他情况下，某些药物，如奎宁和奎尼丁，红细胞表面不绑定，但相反由药物、

红细胞膜抗原、识别抗体形成"三联复合物"可以与红细胞表面绑定（表 458-1）。甲基多巴和某些头孢菌素可能通过未知的机制，直接激发抗体产生针对红细胞膜抗原的自身抗体，这样的溶血发生并不总需要药物。

临床表现

自身免疫性溶血性贫血可以有两种临床形式。第一种急性一过性，持续 3～6 月，多见于 2~12 岁儿童，占 70%~80% 的患者。之前往往有呼吸道感染。急性发作、疲乏、苍白、黄疸、发热和血红蛋白尿，或是逐渐起病，主要是疲劳和苍白。脾通常肿大，是黏附红细胞免疫球蛋白 IgG（免疫球蛋白 G）破坏的主要场所。这组患者很少有潜在的全身性疾病。对糖皮质激素治疗敏感，死亡率低，且能得到完全恢复。另一类是长期和慢性过程，常见于婴儿和大于 12 岁的儿童。溶血可能持续数月或数年，且常影响到其他血液细胞系。对糖皮质激素的反应不一致不稳定。死亡率约为 10%，死亡通常归因于一个潜在的系统性疾病。

实验室结果

在许多情况下，贫血严重，血红蛋白 <60g/L 水平。血涂片常见相当大的球形红细胞症和多色性红细胞（反映出网状红细胞增生）。超过 50% 的外周红细胞可能是网织红细胞，有核红细胞通常也可见到。在某些情况下，网织红细胞计数可能较低，尤其是在发病早期。白细胞增多是常见的。血小板计数通常是正常的，但有时也和免疫血小板减少性紫癜同时发生（EVANS 综合征）。EVANS 患者的预后不佳，最终因为伴有慢性疾病，包括系统性红斑狼疮、免疫缺陷综合征或自身免疫性淋巴细胞增生症。

直接抗球蛋白试验的结果强阳性，在血清中可见游离抗体（间接库姆斯测试）。这些抗体是活跃在 35℃ ~40℃（"温暖"抗体），通常属于免疫球蛋白 IgG 类。他们不需要补体参与，通常不完全抗体，且在试管内不会发生凝集现象。从血清中分离的抗体或从红细胞上洗脱下来的抗体除对患者的红细胞起反应外，也对其他许多人的红细胞起反应。他们通常被视为非特异性的泛凝集素，但仔细研究发现在 70% 的患者（约 50% 的成年患者）有特异性针对红细胞 Rh 系统抗原的反应性。补体，尤其是 C3b 的碎片，可能会在红细胞膜上发现其与免疫球蛋白 IgG 结合。Coombs 测试结果偶尔是阴性的，因为 Coombs 试验的灵敏度限制所致。至少红细胞膜上有 260~400 个 IgG 分子时 Coombs 反应才呈阳性。需要特殊检测 "Coombs 阴性" 的自身免疫性溶血性贫血。在温抗体溶血性贫血，直

表 458-2 药物导致免疫介导的溶血

机制	药物吸收（半抗原）	三联物（免疫）复合物	诱导自身抗体
直接抗球蛋白实验	阳性（抗-IgG）	阳性（抗C3）	阳性（抗-IgG）
溶血部位	血管外	血管内	血管外
药物	青霉素	奎尼丁	α-甲基多巴
	氨苄青霉素	非那西丁	甲灭酸
	甲氧苯青霉素	双氢克尿噻	氢氯噻嗪（Ponstel）
	羧苄青霉素	利福平（Rifadin）	左旋多巴
	头孢菌素（Keflin）*	磺胺类药物	普鲁卡因胺
	头孢菌素 II（Loridine）	异烟肼	布洛芬
		奎宁	双氯高灭酸（Voltaren）
		胰岛素	阿尔法干扰素
		四环素	
		马法兰（Alkeran）	
		对乙酰氨基酚	
		肼苯哒嗪（Apresoline）	
		丙磺舒	
		氯丙嗪（Thorazine）	
		链霉素	
		氟尿嘧啶（Adrucil）	
		舒林酸（Clinoril）	

Ig: 免疫球蛋白；*美国没有该药

摘自 Schwartz RS, Berkman EM, Silberstein LE. Autoimmune hemolytic anemias//Hoffman R, Benz EJ Jr, Schattil SJ, et al. Hematology: basic principles and practice, ed 3. Philadelphia: Churchill Livingstone, 2000: p 624.

摘自 Dhaliwal G, Cornett PA, Tierney LM. Hemolytic anemia. Am Family Physician, 2004, 69:2599-2606

接 Coombs 测试可能仅检测免疫球蛋白 IgG，而免疫球蛋白和补体片段，或仅仅补体片段，如果 RBC 结合 IgG 水平低于检出限的时，抗-IgG 抗体就具有局限性。

治 疗

输血只能起到暂时的作用，但在严重贫血而其他治疗方法尚未见效时仍需应用。一般来说，所有测试的血样可能为血型不合的。重要的是要确定患者的 ABO 血型，从而避免发生 anti-A 或 anti-B 导致的溶血性输血反应。血库还应该测试是否有异族抗体的存在，这可能导致输血红细胞的快速溶血。患者无输血病史，没有怀孕不太可能有这种抗体。早期临床医生于血库医生协商是至关重要的。极度贫血婴儿或儿童若不能给予输血，将导致严重的并发症，甚至死亡。

轻度患者可能不需要任何治疗。如果溶血严重并导致严重贫血和其他症状，必须应用糖皮质激素治疗。糖皮质激素减少溶血率，阻止巨噬细胞功能的调节 Fcγ 受体表达，减少自身抗体的生产，可能提高红细胞表面的抗体洗脱。强的松剂量或类似物按照 2mg/（kg·24h）给药。在某些严重溶血患者，强的松的剂量 6mg/（kg·24h）治疗。治疗应持续到溶血率降低，然后逐渐减少剂量。如果发生复发，重新全量治疗可能是必要的。这种疾病往往在数周或数月有自然缓解倾向。Coombs 试验结果仍可能保持阳性，即使血红蛋白恢复正常水平。一般来说，Coombs 测试结果转阴，是停用强的松的安全标准。当应用糖皮质激素治疗溶血性贫血仍然严重时，或者需要非常大剂量维持一个合适的血红蛋白水平，可以尝试静脉注射免疫球蛋白。利妥昔单抗，针对 B 淋巴细胞的单克隆抗体，抗体生产的来源，对传统药物难治的慢性病例是有用的。血浆置换通常被用于难治性病例，但不是很有帮助。脾切除术可能有益，但对多糖荚膜感染的风险高，特别是在小于 6 岁的患者。建议疫苗预防接种（肺炎球菌、脑膜炎球菌和 b 型流感嗜血杆菌），在脾切除术前和脾切除术后口服青霉素。

病程和预后

儿童急性特发性自身免疫性溶血性疾病严重程度各不相同，但是有自限性，因未经治疗的贫血而死亡的病例极为少见。大约有 30% 的患者有慢性溶血，通常伴发潜在的其他疾病，如系统性红斑狼疮、淋巴瘤、白血病。成人患者的抗磷脂抗体的免疫溶血易诱发血栓形成。死亡率在长期情况下取决于的潜在疾病。

■ "冷" 抗体型自身免疫性溶血性贫血

温度 <37℃ 时可使红细胞凝集的红细胞抗体为冷抗体，其主要是溶血性 IgM 类，需要补体参与和发挥活性。红细胞凝集的最高温度被称为温度幅度。当温度幅度较高时，可以在暴露于不太严重的冷环境情况下发生溶血。抗体滴度告示温度幅度也高。

冷凝集素疾病

冷抗体通常对 I/i 系统的寡糖抗原有特异性。冷凝集素疾病可以原发或特发性的，也可继发于感染，如肺炎支原体和 EB 病毒、淋巴增值性疾病。肺炎支原体感染后，抗 I 水平可能会大大增加，偶尔滴度 ≥ 1/30 000。I 抗原的抗体具有特异性，

因此与人类脐血红细胞极少起反应，后者有 I 抗原，但滴度很低。传染性单核细胞增多症患者偶尔发生冷凝集素病，这些患者经常有抗 i 特异性的抗体。这种抗体导致成年人溶血的概率较儿童少，因为成年人红细胞 I 抗原分子更少。在寒冷和体外实验可见到血涂片上自发的红细胞凝集。因为红细胞凝集，MCV 可能不合逻辑地升高。溶血的严重程度与抗体的温度幅度有关，这本身在一定程度上取决于 IgM 抗体效价。

当冷抗体滴度很高，而且在接近体温即可产生活性时，可能发生严重的血管内溶血伴血红蛋白症和血红蛋白尿，且在患者暴露于寒冷环境时加剧。每个 IgM 分子可激活一个 C_1 分子，冷凝集素病时，可在红细胞上发现大量补体。这些致敏红细胞可能发生血管内补体介导的溶血，或可能在肝脏和脾脏被破坏。

冷凝集素病在儿童比成人少见，常常导致急性、自限性的溶血发作。糖皮质激素对本病的疗效比温抗体性疾病要差。患者应避免暴露于寒冷环境，并应治疗基础疾病。罕见严重的溶血性疾病患者可考虑应用免疫抑制和血浆置换治疗。有报道称，用有效消除 B 淋巴细胞的单克隆抗体美罗华治疗该病获得成功。脾切除术对本病无效。

阵发性冷血红蛋白尿

阵发性冷血红蛋白尿是由 Donath-Landsteiner 溶血素介导的，是一种属免疫球蛋白 Ig G 型的冷反应性自身免疫抗体且具有抗 P 特异性。这个抗体在寒冷情况下可结合大量补体，并在温度上升后使红细胞溶解。大多数报告示本病是自限性的，通常与非特异性病毒感染有关。目前仅有极少数报道称它和先天或后天性梅毒有关。该病在儿童免疫性溶血性疾病中约占 30%。治疗包括对于严重贫血的病例给予输血治疗，并且避免寒冷的环境。

参考书目

参考书目请参见光盘。

第 459 章
继发于其他细胞外因素的溶血性贫血
George B. Segel

■ 碎片溶血（见表 451-1）

由于机械损伤可导致血管床损伤，红细胞（RBC）破坏，发生溶血性贫血。肾血管性疾病伴随溶血性尿毒症（见第 512 章）或血栓性血小板减少性紫癜（见 4 第 78.5）时可发生微血管损伤，红细胞在毛细血管被纤维蛋白剪切。更大血管参与溶血过程可见于 Kasabach-Merritt 综合征（巨大血管瘤合并血小板减少症，见第 499 章）或心脏瓣膜置换时上皮损伤。血涂片显示许多 "烈红细胞" 或支离破碎细胞以及变形红细胞增多，网织红细胞过多症等（见图 452-4F）。血管内溶血可能继发缺铁性贫血，可能由于血红蛋白尿和含铁血黄素尿导致的铁丢失（见图 451-2）。根据病因进行治疗预后取决于治疗的反应。输血仅使病情一过性好转，因为输入红细胞的破坏速度和患者自身红细胞破坏速度一样快。

补充内容请参见光盘。

第 4 篇　红细胞增多症

第 460 章
红细胞增多症
Amanda M. Brandow, Bruce M. Camitta

红细胞增多症是指红细胞（RBC）计数、血红蛋白水平、总红细胞体积都超过正常上限。青春期后，红细胞质量大于正常平均值（基于身体表面积）25%以上，或男性血细胞比容 >60%，女性血细胞比容 >56% 均表示红细胞计数绝对增多。血浆容量下降，如发生在急性脱水和烧伤、可能导致血红蛋白增高。这些情况更准确地说属于血液浓缩导致相对红细胞增多症，红细胞质量不增加，血浆容量恢复正常后，血红蛋白也恢复到正常水平。一旦真性红细胞增多症诊断成立，需持续随访以确定潜在的病因（图 460-1 见光盘）。

补充内容请参见光盘。

第 461 章
继发性红细胞增多症
Amanda M. Brandow, Bruce M. Camitta

■ 发病机制

继发性红细胞增多症表现出的红细胞增多症由生理过程引起，在本质上不是克隆性疾病（表 461-1 见光盘）。继发性红细胞增多症可以是先天性或获得性的。

补充内容请参见光盘。

第 5 篇　全血细胞减少

第 462 章
遗传性全血细胞减少
Melvin H. Freedman

全血细胞减少症是指外周血三系血细胞减少：白细胞、血小板和红细胞。全血细胞减少症需要骨髓活检标本和骨髓穿刺评估整体细胞组成和形态。根据骨髓的表现全血细胞减少症分为 3 大类。

低细胞（增生性）骨髓：遗传性骨髓衰竭综合征，不同原因导致的获得性再生障碍性贫血（见第 463 章），低增生性骨髓增生异常综合征（MDS；见第 124 章），和一些阵发性夜间血红蛋白尿导致的全血细胞减少症。

细胞骨髓：①原发性骨髓疾病，如急性白血病（见第 489 章）和 MDS；②继发于系统性疾病，如自身免疫性疾病（系统性红斑狼疮；见第 152 章），维生素 B_{12} 和叶酸缺乏（见第 46 章和第 448 章），贮积病（高雪氏病和尼曼匹克病，见第 80 章），严重感染，结节病，脾功能亢进。

骨髓浸润：骨髓纤维化，骨硬化病（见第 698 章），噬血细胞综合征（见第 501 章）和转移性实体肿瘤可引起全血细胞减少症。

先天性全血细胞减少症指由于遗传因素所致骨髓三大造血血统异常，出现贫血、中性粒细胞减少、血小板减少症。这些疾病（表 462-1）遵循简单的孟德尔传播方式，遗传方式包括常染色体显性遗传，常染色体隐性遗传或 X 连锁遗传方式。修改基因和后天因素也可能是有效的。小儿骨髓衰竭性疾病中约 30% 为先天性骨髓衰竭。Fanconi 贫血是最常见的先天性骨髓衰竭性疾病。

表 462-1　遗传性全血细胞减少症

Fanconi 贫血

Shwachman-Diamond 综合征

先天性角化不良

先天性无巨核细胞性血小板减少症

未分类的遗传性骨髓衰竭综合征

其他综合征

　Down 综合征

　Dubowitz 综合征

　Seckel 综合征

　网状发育不良

　Schimke immunoosseous 发育不良

　家族性再生障碍性贫血（非 Fanconi 贫血）

　软骨 - 毛发发育不良

　Noonan 综合征

■ Fanconi 贫血

病原学和流行病学

　　Fanconi 贫血（FA）主要为常染色体隐性遗传性疾病（罕见 X 连锁隐性遗传方式），可见于所有种族和族裔群体。Fanconi 贫血可表现为：①典型的体检异常但血液学检查正常；②体检正常但血液学检查异常；③体检和血液学检查均异常，构成典型的表型（39% 的病例）。在同胞患病者也可表现为不同的临床表现和血液学改变，甚至在同卵双生患者表现也可不同。大约有 75% 的患者在 3~14 岁时诊断。

病理学

　　在有丝分裂中期将患者外周血淋巴细胞和植物凝集素共同培养，加入可导致染色体断裂的 DEB 和丝裂霉素 C 后，患者染色体脆性显著增加。FA 细胞与正常细胞融合或和其他无关 FA 患者细胞融合，染色体脆性增高情况有所纠正，这个过程被称为互补。这一现象可将 FA 分成不同的互补病例组。已确定 14 种 FA（FANC）基因突变（A、B、C、D1/BRCA2、D2、E、F、G、I、J、L、M、N，O，所有基因命名时加上 FANC 前缀，如 FANCA、FANCB 等）；FANCD1 BRCA2 突变和乳腺癌密切相关。野生型 FANC 基因的蛋白产物参与 DNA 损伤的识别和修复的生化途径。因此，基因突变蛋白导致基因组不稳定，染色体脆性增高及 Fanconi 贫血的发生。FA 细胞无法消除氧自由基，导致氧化损伤，是发病机制之一，其他因素也参与致病。白细胞端粒长度显著缩短，端粒酶活性增加，表明骨髓祖细胞的增殖率高，最终导致细胞早衰。

Fas 是一种膜糖蛋白受体，可导致调解骨髓细胞凋亡增加，同时伴有细胞白介素 - 6 减少，肿瘤坏死因子显著增加。

临床表现

　　FA 最常见的表现是躯干、脖子、皮肤擦烂的地方色素沉着过度，牛奶咖啡斑和白癜风（图 462-1；表 462-2）。一半的患者有身材矮小，可能与生长激素分泌异常或甲状腺功能减退有关。桡骨缺失和拇指发育不全、多趾、裂指很常见。也可见足异常，先天性髋关节脱位，腿发育异常。男性患者可有阴茎发育不全、萎缩或睾丸缺如；尿道下裂或包皮过长。女性可有阴道、子宫或卵巢畸形。许多患者可见 FA"面容"，包括小头畸形、小眼睛、内眦赘皮、耳朵大小或耳位异常（图 462-1）。通过影像学可探测异位、骨盆或马蹄肾成，其他器官重复畸形，发育不全或肾脏缺如，也可见心血管和胃肠道畸形。大约有 10% 的患者有认知延迟。

实验室结果

　　通常生后 10 年内出现骨髓衰竭。最初常有血小板减少，继而出现粒细胞减和大细胞贫血。经过几个月到几年的时间大多数患儿发展为严重骨髓衰竭。骨髓有核细胞数逐渐减少，脂肪填充，类似于严重再生障碍性贫血的表现。血淋巴细胞与植物凝集素培养，加入诱发 DNA 交联物质后，自发染色体断裂，重排等。FA 患者进行淋巴细胞培养，加 DEB 后染色体脆性明显增强。可通过羊水细胞或绒毛活检检测染色体断裂，做产前诊断。

并发症

　　FA 表型的重要特征是易患肿瘤倾向。最常见的实体肿瘤包括头、颈、食道鳞状细胞癌，宫颈癌，外阴癌，肛门癌。人类乳头状瘤病毒疑为发病机制。一些患者骨髓移植后患口腔癌。良性和恶性肝肿瘤（腺瘤，肝细胞瘤）发生通常与雄激素治疗再生障碍性贫血的应用有关。雄激素也与肝紫癜病有关（肝窦淤血）。雄激素治疗中断后肝紫癜病是可逆的，肝肿瘤可能减轻。大约有 15% 的 FA 患者有罹患急性白血病或 MDS 的风险。

诊　断

　　所有的儿童及成年人，无法解释的血细胞减少，血液学异常都应考虑 FA 的可能，应用 DEB 导致淋巴细胞染色体断裂有助于诊断。除 FA 外，其他遗传性骨髓衰竭性疾病应用 DEB 后无染色体断裂改变。15% 的患者"体细胞嵌合型"，无淋巴细胞染色体脆性增

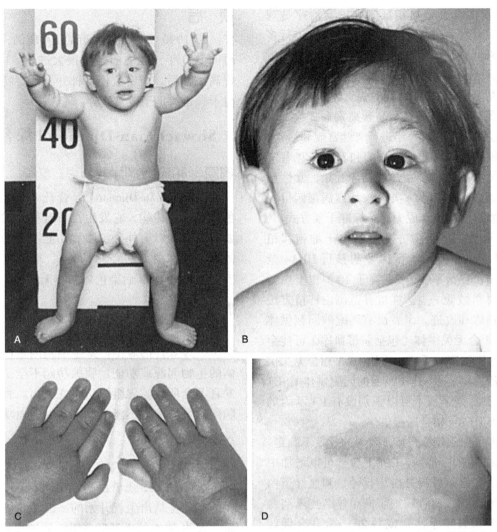

图 462-1　3 岁男孩 Fanconi 贫血几个经典的表型特征。A. 前视图。B. 脸。C. 手。D. 右肩。特性包括身材矮小，脱白臀部，小头畸形，鼻翼宽，内眦折叠，小颌畸形，拇指线状相连，色素脱失区见 cafe-au-lait 斑点

摘自 Nathan DC, Orkin SH, Ginsburg D, et al. Nathan and Oski's hematology of infancy and childhood, ed 6, vol I. Philadelphia: WB Saunders, 2003: p 285

表 462-2　物理特征异常 FANCONI 贫血

异常表现	累及比例
皮肤色素改变 ± 牛奶咖啡斑	55%
身材矮小	51%
上肢异常（拇指，手，桡骨，耻骨）	43%
性腺功能减退生殖系统异常（男性常见）	35%
其他骨骼异常（头，脸，颈部，脊柱）	30%
眼睛，眼皮异常，内眦赘皮	23%
肾脏发育异常	21%
胃肠道 / 心肺系统发育异常	11%
臀部，腿，足，趾异常	10%
耳异常（外耳，内耳），耳聋	9%

高表现，因为含有混合种群的体细胞，有 1~2 个等位基因异常。对于这些患者，可测试皮肤成纤维细胞培养，而非通过淋巴细胞培养证实。

大多数患者血清甲胎蛋白逐渐升高，可有肝脏并发症或雄激素治疗导致。实验室测量血清甲胎蛋白可以用作快速筛查诊断。

专业实验室可进行精确诊断及基因突变子类型化分析，即研究患者淋巴细胞或成纤维细胞接触丝裂霉素 C 或应用针对 FANCD2 的免疫印迹法明确诊断，野生型 FANC 基因可以通过逆转录病毒载体转染患者 T 细胞，如果一个特定野生型 FANC 基因纠正了患者 T 细胞异常的染色体脆性，则可推导出特定的突变基因。

治　疗

血液科医生需要和多学科合作共同管理 FA 患者。

如果血液学稳定，没有输血指征，则主要治疗是观察。在这个阶段可针对患者畸形和脏器情况，进行多专业会诊。如果低于预期生长速度，则需内分泌医生评估需要确定是否存在生长激素缺乏症或甲状腺功能减退。根据在初始测试发现高血糖的程度，应每年或每半年地进行葡萄糖耐量筛查和高胰岛素血症检查。每1~3月进行血常规检查，每年进行骨髓常规和活检，通过形态学和细胞遗传学监控白血病和MDS。患者应该每年进行实体肿瘤评估。在月经初潮开始，女性患者应该每年检查妇科癌症。人类乳头状瘤病毒四价疫苗来防止鳞状细胞癌可能会成为一个标准干预方式。

血液学异常唯一的治愈方法是造血干细胞移植（HSCT；见第129章）。小于10岁男孩行HLA-全相合同胞供体移植存活率>80%，高于10岁以上患者的移植存活率要稍微低一点。在世界范围内移植方法在不断评估、精炼和改进。患者没有匹配的同胞供体时，搜寻HLA相合无关供体（包括脐带血库）可能会启动。由于移植物抗宿主反应，采用HLA相合无关者移植生存和治愈率不及HLH匹配的同胞供体HSCT（约30%生存）。分子技术可以识别没有FA基因的同胞，从而找到HLA-相合同胞供体。

重组生长因子（细胞因子）治疗FA的疗效不确定。粒细胞集落形成刺激因子（G-CSF）通常可以增加中性粒细胞绝对值，偶尔可提升血小板计数和血红蛋白水平。然而这种治疗有使骨髓细胞向单体7克隆演变的风险。G-CSF每日皮下注射或每2d一次联合促红细胞生成素皮下注射或静脉注射每周3次治疗，几乎所有患者中性粒细胞计数均上升，大约1/3的患者的血小板和血红蛋白水平的持续上升，尽管大多数患者由于骨髓衰竭的进展，1年后对于这种治疗无反应。

雄激素治疗在50%的患者有效，可网织红细胞升高，1~2月血红蛋白上升。随后白细胞计数，血小板计数上升，但通常需要几个月才能达到最佳效果。当疗效达最佳，可以逐渐减少雄性激素剂量直至维持量。可口服羟甲雄酮，每日1次。隔日口服小剂量强的松可以对抗雄激素导致的生长加速及血小板减少所致的出血。在许多服用雄激素的患者，随着骨髓衰竭的进展成为难治病例。副作用包括男性化、肝酶升高、胆汁郁积、肝紫癜病、肝肿，瘤应定期进行筛查。

基因治疗的前提是基于假设纠正造血细胞可使其正常生长，可能是由于为染色体脆性增强及造血干祖细胞功能受损，基因治疗的尝试一直令人失望。目前有临床前瞻性研究使用慢病毒质粒进行基因治疗，有望成为一种安全有效的治疗方法。应用转座子为非病毒载体，已将基因成功转入小鼠模型，可能也将运用于人类。

预 后

自1990年代开始报道的FA病例，预计中位生存时间>30年，较之前已有很大进步。HSCT治疗显著提高了预后。严密监控各种并发症，特别是肿瘤，及时干预也有助于改善生存。

■ Shwachman-Diamond 综合征

病原学和流行病学

Shwachman-Diamond综合征（SDS）是一种常染色体隐性遗传病，它发生在所有种族和族裔群体。重要的诊断指标为外分泌胰腺功能不全和骨髓衰竭导致的血细胞减少（见第341章）。骨髓染色体正常，淋巴细胞加入DEB后染色体断裂无增加。

病理学

SBDS基因突变位于7q11，在90%的情况下为多系统、多效性的表型。野生型基因蛋白产物参与核糖体的生物起源或功能。胰腺功能不全是由于胰腺腺泡发育不全所致。腺组织脂肪变突出。骨髓干细胞和骨髓微环境缺陷，不能维护正常的造血功能，从而导致骨髓衰竭。

临床表现

大多数SDS患者由胰腺功能不全引起脂肪吸收不良的表现是从出生就开始的，但是脂肪泻有时并不明显。大约50%的患者随着年龄的增长胰酶分泌情况有轻度改善。临床可有贫血、中性粒细胞减少或血小板减少症等并发症。继发于中性粒细胞减少的细菌和真菌感染、嗜中性粒细胞功能障碍、免疫缺陷可能发生。本病伴随有身材矮小，大多数患者可以维持正常生长速度，但身高和体重持续低于第3百分位。罕有SDS到成人期身高达到25百分位。尽管骨骼改变多种多样，经典变化为骨成熟延迟，干骺端发育不良，肋骨短小或扁平，胸廓缩症，拇裂。有些患者有不明原因的肝大和肝酶增高。大多数患者有牙齿异常，口腔卫生不良。许多患者伴有神经认知问题和社会适应能力低下。

实验室结果

可通过CT扫描或超声检查发现脂肪替代胰腺组织。收集72h的粪便行脂肪吸收不良试验。胰腺功能测试显示胰酶分泌受损，但胰管功能尚保留。血清胰蛋白酶原和异淀粉酶水平降低。100%的患者存在中性粒细胞减少SDS，可以是慢性、周期性或间歇性。在某些新生儿败血症时可被诊出。由于中性粒细胞骨架或微管功能改变，导致中性粒细胞运动、转移和趋化作用缺陷。贫血、血小板减少和全血细胞减少症的发生率分别为 66％、60％、44％。全血细胞减少症可能严重到发生再生障碍性贫血。骨髓活检和常规通常显示不同程度的骨髓发育不全和脂肪浸润。患者可能出现 B 细胞功能缺陷，有以下 1 个或几个表现：免疫球蛋白 IgG，IgG 亚类降低（Ig），循环中 B 淋巴细胞的比例降低，体外 B 细胞增殖能力降低，缺乏特异性抗体产生的能力。患者可能有循环中 T 细胞比例降低，或自然杀伤细胞降低，体外 T 细胞增殖能力降低等。

诊　断

90％的患者有 SBDS 基因突变。皮尔森综合征（见第 443 章），难治性铁粒幼红细胞性贫血，骨髓前体细胞质液泡化，代谢性酸中毒，外分泌胰腺功能不全，诊断线粒体 DNA 突变与 SDS 类似，但临床表现，骨髓的形态学特征，基因突变是不同的。此外，从出生到 1 岁患者初夏严重贫血，而不是中性粒细胞减少，需要输血治疗。SDS 与 Fanconi 临床表现有相似之处，如骨髓衰竭和生长发育迟缓，但 SDS 患者很容易区分，因为胰腺功能不全与脂肪吸收不良，体内胰脂肪变化可以通过可视化成像明确，无 FA 典型骨骼异常特征，且无染色体脆性增高。

并发症

SDS 患者倾向于向 MDS 和白血病转化。SDS 患者向 MDS 或急性白血病转化率为 8％~33％。41％的患者出现骨髓细胞克隆性改变。i（7q）尤为常见，这表明其可能是一个相当特征性的 SDS 克隆性改变，可能和 7q11 的 SBDS 基因突变有关。其他克隆染色体异常包括单体 7，i（7q）合并单体 7，7q 缺失或异位，20q 缺失。虽然 iq（7）和 Del（20q）很少发生向白血病或 MDS 转化，仍须前瞻性监测骨髓克隆改变对于预后的意义。

治　疗

口服胰酶替代和补充脂溶性维生素改善脂肪吸收不良，指导管理方法类似于囊性纤维化（见 395 章）。应长期随访，监测外周血细胞变化，给予对症纠正措施，并寻找早期骨髓恶变的证据。后者需要一系列骨髓常规和骨髓活检检测细胞和遗传学改变。建议每年进行骨髓检查。

严重中性粒细胞减少可每日皮下注射 G - CSF，可有效地诱导中性粒细胞持续增加。一些患者需要输血治疗严重贫血或血小板减少症。促红细胞生成素的治疗经验有限。少数接受糖皮质激素治疗患者大约 50％出现血液学改善。某些应用雄激素联合糖皮质激素患者，血细胞计数得到了改善。虽然经验有限，严重骨髓衰竭的治愈方法唯有异基因造血干细胞移植。

大约 50％接受移植的 SDS 患者死于治疗相关并发症。移植风险包括心脏毒性。采用福达拉滨为基础的非清髓预处理方案治疗 SDS 似乎更安全有效。

预　后

文献报道 SDS 患者中位生存时间为 35 年，但症状轻微或无症状患者的数量不详。因此，总体预后可能好于上述数据。大约有 50％ 的患者可从胰腺功能不全自发缓解，从而胰腺胰酶分泌，继而不再需要酶替代疗法。尽管所有患者都有某种程度的血液学改变，大多数患者只有轻度至中度的变化，不需要治疗干预。严重中性粒细胞减少可应用 G-CSF，但有人担心治疗可能加剧向 MDS 及急性白血病的转化。严重骨髓衰竭患者接受 HSCT 治疗后存活率为 50％，尚需更为安全的预处理方案。骨髓恶变情况不详。

■ 先天性角化不良

病原学和流行病学

先天性角化不良（DC）是一种遗传性疾病，多系统受累，表现为黏膜与皮肤的异常，骨髓衰竭、易发癌症和 MDS 的倾向。累及外胚层，黏膜与皮肤的三联征是指上半身的网状皮肤色素沉着，黏膜白斑、甲营养不良（图 462-2）。通常在 10 岁以内可出现皮肤和指甲异常，而口腔白斑则出现较晚。这些表现往往随着患者年龄的增长而愈加明显。大约 50％ 的患者在 20 岁内罹患再生障碍性贫血。大约 73％ 的 DC 患者是男性，本病为 X 连锁隐性遗传病，其余部分有可呈常染色体显性遗传或常染色体隐性方式遗传。

病理学

DC 患者的编码端粒酶复合物组件（DKC1 中，TERC、TERT、NOP10 和 NHP2），以及端粒 shelterin 复合物（TINF2）的基因发生突变，以上所有组件对于端粒酶维护至关重要。X 连锁隐性遗传的 DC 患者，基因定位于 Xq28，多种 DKC1 基因突变已被确定，编码核蛋白质 dyskerin。常染色体显性遗传方式的 DC 患者是由于 TINF2，或在 TERC 或 TERT 突变。常染色体隐性遗传方式的 DC 患者与 NOP10 或 NHP2 基因突变有关。这三种遗传方式均导致端粒酶受损，所有患者的外周血细胞中均可见端粒酶缩短，是骨髓衰竭中 DC 患者的特点。骨髓衰竭可能是由于造血干细胞过早衰老，表现为全血细胞减少症。

临床表现

皮肤色素沉着和指甲的变化通常首先出现，随后出现黏膜白斑，眼过度撕裂，在少年期可出现骨髓

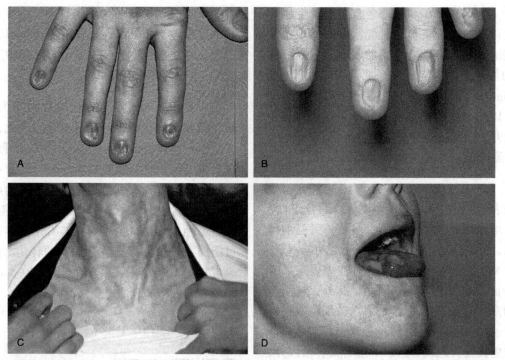

图 462-2　先天性角化不良。A 和 B：两个不同的患者营养不良的指甲。C. 花边网状色素沉着。D. 舌黏膜白斑病

摘自 Nathan DG, Orkin SH, Ginsburg D, et al. Nathan and Oski's hematology of infancy and childhood, ed 6, vol I. Philadelphia: WB Saunders, 2003: p 300

衰竭、恶性肿瘤转变。许多女性患者和男性患者具有相同表现。在男性，皮肤是最特征性表现累及面部、颈部、胸部和手臂的网状皮肤色素常见（89%）。随着年龄的增长，色素沉着加重，可以累及整个皮肤表面。手和脚甲营养不良为第二常见表现（88%）。通常开始为指甲变形，呈楔状，向两侧弯曲，裂开，最终可进展完成甲脱落。黏膜白斑病通常涉及口腔黏膜（78%），尤其是舌头，但也可能出现在结膜和肛门、尿道或生殖器黏膜。手掌和脚底多汗常见，可见脱发。大约 50% 患者眼睛异常，溢泪，继发性鼻泪管阻塞是常见的。其他眼科表现包括结膜炎、睑缘炎、睫毛脱落、斜视、白内障、视神经萎缩等。牙齿早脱落也很常见。骨骼异常，如骨质疏松症、股骨头坏死、骨小梁形成异常，脊柱侧弯，下颌发育不全，可见于大约 20% 的患者。泌尿生殖系统的异常包括睾丸发育不良、尿道下裂、包茎、尿道狭窄、马蹄肾。胃肠道改变包括食管狭窄、肝大、肝硬化，可见于 10% 的患者。一部分患者出现肺部并发症，舒张和收缩活动受限。严重情况下，肺组织可出现肺纤维化和肺血管的异常。

实验室结果

DC 患者最初的血液学改变通常是血小板减少症、贫血，或两者兼而有之，随后出现全血细胞减少症和再生障碍性贫血。往往表现为大细胞贫血，胎儿血红蛋白升高。初始骨髓标本可能提示增生活跃，但随着时间的推移，所有造血系统呈现消耗状态。有些患者伴有免疫功能异常，包括免疫球蛋白升高或降低，B/T 细胞计数下降，淋巴细胞缺乏对植物凝集素的增生性反应。与 FA 患者不同，DC 患者的淋巴细胞没有 DEB 刺激后的异常染色体断裂。但是，皮肤成纤维细胞培养出现异常形态，可见不平衡染色体重组，双着丝点，三着丝点，没有 DEB 情况下发生异位。这些证据表明 DC 易于发生细胞染色体重组和 DNA 损伤。

诊 断

以下异常表现见于 DC 患者而不见于 FA 患者：指甲营养不良，黏膜白斑病和牙齿异常，手掌和脚底多汗，脱发。有些综合征表现和 DC 有重叠。Hoyeraal-Hreidarsson 综合征是一种多系统疾病，包括再生障碍性贫血、免疫缺陷、头小畸型，生长迟缓，小脑发育不全。本病有些微 X 连锁隐性遗传病，由于 DKC1 基因突变导致，常染色体隐性遗传患者是由于 TERT 纯合突变所致。Revesz 综合征有指甲瘠薄、黏膜白斑病，再生障碍性贫血，小脑发育不全，生长迟缓，头小畸形，双边渗出性视网膜病变表现。Revesz 综合征是由于 TINF2 基因突变，是常染色体显性遗传病。

并发症

DC 患者大约 10%~15% 发生肿瘤，通常在 30~40

岁时。DC 患者易患 MDS 及实体肿瘤。这类患者 40% 罹患头颈部鳞状细胞癌（舌头、嘴、咽），皮肤和消化道的癌症（食道、胃、结肠，特别是肛门直肠部位）也很常见。

治 疗

雄激素，通常结合小剂量强的松，可以改善大约 50% 患者的骨髓功能。治疗效果最佳时，雄性激素逐渐减量，直至小剂量维持。当发生再生障碍性贫血时，DC 对于雄激素治疗反应不佳。免疫抑制剂治疗这种疾病尚无依据。少量报道指出应用细胞因子疗法，粒巨细胞集落刺激因子（GM-CSF）联合粒细胞集落刺激因子 G-CSF 或结合促红细胞生成素似乎有效，特别是在短期内可提升中性粒细胞数量。

同种异体 HSCT 用于治疗骨髓衰竭，但只有 50% 的存活率。DC 患者端粒酶缩短可能导致很多并发症。移植后早期和晚期各种器官血管损伤和纤维化导致高死亡率。DC 患者可能更易发生 HSCT 后各种因素导致的内皮损伤，这些因素包括预处理方案、感染、移植物抗宿主病。多达 40% 的 DC 患者出现致命性移植后肺部并发症。

虽然 DC 突变基因多数已经明确，但基因治疗的前景并不明朗。

预 后

DC 预后具有相当大的异质性。常染色体显性遗传方式的患者临床表现轻微。常染色体隐性疾病患者似乎伴有更多的身体异常，再生障碍性贫血和癌症的发病率较高。患者死亡的平均年龄大约是 30 岁。死亡的主要原因是骨髓衰竭，HSCT 的并发症，肿瘤和致命的肺部问题。

■ 无巨核细胞性血小板减少性紫癜

病原学和流行病学

先天性无巨核细胞性血小板减少性紫癜（CAMT）在 4 种先天性全血细胞减少症中相对少见，是一种常染色体隐性遗传疾病。CAMT 在婴儿期发病，由于骨髓巨核减少或缺乏导致单纯血小板减少，初始阶段粒系和红系大致正常。全血细胞减少症通常发生在儿童期。CAMT 源于 MPL 基因突变，该基因为血小板编码血小板生成素受体，该生长因子可刺激巨核细胞增殖和成熟。基因突变携带者血常规正常；两个等位基因均突变导致患病。遗传相关性预测疾病过程和预后。无义突变导致促血小板生成素受体的功能完全丧失，血小板计数持续降低，巨核细胞缺乏，快速发展为全血细胞减少症和再生障碍性贫血。因为促血小板

生成素具有抗凋亡作用，影响造血干细胞，可以解释 CAMT 发展至再生障碍性贫血的原因。MPL 错义突变的患者病情较轻，1 岁内一过性血小板增多，如果有全血细胞减少，均发病较晚，提示残存部分促血小板生成素受体的功能。所有 CAMT 患者血浆中促血小板生成素的生物活性持续升高。

临床表现

CAMT 患者在出生或生后第 1 年有皮肤瘀斑或出血。证实有 MPL 基因突变的患者大多有体格检查异常表现。大约 40% 的 CAMT 未发现 MPL 基因突变，但伴有体格检查异常。最常见的异常表现为神经系统和心血管系统。小脑和大脑萎缩，脑发育延迟是一个重要的特性。先天性心脏病包括心房间隔缺损、室间隔缺损、动脉导管未闭，法洛四联症，主动脉缩窄。有时可有多种异常。其他异常包括臀部异常或脚、肾脏畸形，眼睛异常或足弓过高。有些患者有小头畸形和特殊面容。

实验室结果

CAMT 患者血小板减少是主要的实验室表现，血红蛋白水平和白细胞计数可正常。外周血血小板减少或缺如。像其他遗传性骨髓衰竭性疾病一样，可呈现出大细胞性贫血。血红蛋白 F 可能升高，i 抗原的表达可能会增加。骨髓常规和活检标本显示与细胞增生正常，巨核细胞明显减少或缺如。发展至再生障碍性贫血的患者，骨髓细胞增生低下，脂肪替代，红系和粒系增生也减少了。

诊 断

在新生儿期之后的 CAMT，骨髓常规和活检提示巨核细胞生成不足或缺如，支持诊断；基因突变分析可确诊。如果 CAMT 发生在出生后不久，必须和其他原因的继发性或者获得性新生儿血小板减少症相鉴别（见第 478 章）。血小板减少伴桡骨缺损（TAR 综合征）和 CAMT 鉴别要点在于桡骨缺如。CAMT 患者血液淋巴细胞暴露于 DEB 染色体脆性不增加，从而和 FA 区分开来。

并发症

有些患者出现骨髓细胞异常的遗传学改变，如单体 7 和 +8，但没有白血病的证据。CAMT 也可以演变成 MDS 和急性白血病，但转化罕见，转化风险尚无确切数据。

治疗和预后

MPL 无义突变患者由于血小板减少性出血、合并再生障碍性贫血并发症或白血病的转化导致的死亡率

接近 100%。错义突变患者病情较轻，但仍可能有严重的并发症。HSCT 是治愈的唯一选择。多数 CAMT 患者接受 HSCT 后可治愈，尤其当有 HLA- 相合同胞供者时。移植之前进行血小板输注。血小板计数不应是唯一输血指征；还需根据临床出血情况而定。单供者过滤血小板可减少输注反应，对于准备接受 HSCT 的患者，所有血液制品均应为巨细胞病毒阴性血源。糖皮质激素对于血小板减少无效。当发展至再生障碍性贫血时，雄激素联合糖皮质激素可暂时改善血细胞水平。白介素 –3 可能是治疗治疗 CAMT 的重要方法，但未广泛应用。促血小板生成素尚未用于治疗，CAMT 患者内源性促血小板生成素水平显著增加，促血小板生成素受体功能不全或缺失，故推测促血小板生成素治疗无效。

■ 其他遗传综合征

全血细胞减少症和骨髓衰竭可以发生在以下非血液系统综合征，并和以上所描述疾病表现不同。

唐氏综合征

唐氏综合征（21 三体综合征；见第 76 章）有特征性的血液系统异常。除了易发生急性淋巴细胞白血病和髓系白血病的倾向，特别是急性巨核细胞白血病，也有少数报道唐氏综合征患者由于再生障碍性贫血发生全血细胞减少症。

Dubowitz 综合征

Dubowitz 综合征是一种常染色体隐性遗传病，特点是特殊外面、婴儿湿疹、身材矮小，小头畸形。小脸、浅眉弓、鼻桥于额头同一水平，短睑裂、上睑下垂、小下颌畸形。易罹患肿瘤及骨髓衰竭。大约有 10% 的患者有造血障碍，包括低增生性贫血、轻度全血细胞减少症及再生障碍性贫血。

Seckel 综合征

Seckel 综合征，也称"鸟头侏儒症"，是一种常染色体隐性遗传病。其特点是智力缺陷、生长落后、小头畸形、阔鼻、脸发育不全，耳朵畸形或低耳位。大约 25% 的患者罹患再生障碍性贫血或恶性肿瘤。Seckel 综合征是由 ATR 基因突变引起的，另一个突变基因是 PCNT2。以上两个位点以外的突变也有被确认，证明其遗传异质性。

网状发育不良

网状发育不良（见第 120 章）是一种免疫缺陷综合征合并先天性粒细胞缺乏症。常染色体隐性遗传方式多见，也可以 X 连锁遗传方式，是一种变异性的严重联合免疫缺陷并，细胞和体液免疫缺失，伴有严重的淋巴细胞减少和中性粒细胞减少。贫血和血小板减少症也可能存在。骨髓呈现低增生性，髓系和淋巴系统增生显著减低。HSCT 是唯一治愈方法。

Schimke Immunoosseous 发育不良

Schimke immunoosseous 发育不良是一种常染色体隐性遗传病，由于染色质重塑蛋白 SMARCAL1 突变所致。患者有骨骺发育不良，明显的腰椎前凸及腹部膨隆。皮肤色素沉着，牙齿异常变色，可有肾脏功能障碍，蛋白尿和肾病综合征。大约有 50% 的患者有甲状腺功能减退，50% 患者有脑缺血，10% 的患者合并骨髓衰竭，中性粒细胞减少、血小板减少和贫血。淋巴细胞减少，细胞免疫异常见于几乎所有的患者。有一篇关于患者接受了成功的骨髓移植的报道。

Noonan 综合征

Noonan 综合征是一种发育障碍，特征表现为"Noonan"面容（眼距过宽、上睑下垂、短脖子、低耳位），身材矮小，先天性心脏病，多种骨骼和血液系统异常。它是一种常染色体显性遗传疾病，至少有 5 种基因类型。50% 患者由于 PTPN11 的杂合突变导致；其他人则由 NF1 基因突变，胚胎 KRAS 基因突变，SOS1 突变或 RAF1 突变所致。除了和幼年粒单白血病有一定的联系，在 Noonan 综合征可伴有血小板减少症以及各系血细胞减少，低增生性骨髓。

软骨 – 毛发发育不全

软骨 – 毛发发育不全，Cartilage-hair 发育不全，是常染色体隐性遗传病，主要见于芬兰或阿米什人，特点为骨骺发育不良，短枝侏儒症，毛发稀疏。还可见脊柱侧弯、脊柱前弯症，胸部畸形，下肢足内翻。消化系统异常也可发生。RMRP 基因突变导致 CHH。大多数患者可有大细胞贫血，有时严重且持续存在。中性粒细胞减少，淋巴细胞减少，易患淋巴瘤和其他肿瘤。

家族性再生障碍性贫血

家族聚集型骨髓衰竭，但很多情况下不易和散发 FA 相鉴别。本病表型可能很复杂，不同的血液学异常、免疫缺陷、身体畸形，易患白血病的倾向。本病可为常染色体显性遗传或常染色体隐性遗传方式，这两种遗传模式没有相关的查体异常表现。X 连锁遗传方式的病例可有明确的查体异常表现。X 连锁淋巴增殖综合征与 EBV 感染后全血细胞减少症有关。

■ 未分类的遗传性骨髓衰竭综合征

未分类的遗传性骨髓衰竭综合征是指临床表现多

样，对于明确的综合征而言症状不典型，或可能是一种新的综合征的这一类疾病，可见各系细胞减少，有或无临床表现，不属于典型的骨髓衰竭疾病，因为很多症状在发病之初并不明显。与典型先天骨髓衰竭综合征相比（发病年龄约 1 月），婴儿无法分类的遗传性骨髓衰竭综合征发病较晚（约 9 月），表现为一系或多系血细胞减少，再生障碍性贫血，脊髓发育不良，或肿瘤。诊断标准见表 462-3。随访发现有些患者可能会逐渐显现出已知临床综合征的典型表现，如 Shwachman-Diamond 综合征，即使没有明显的 SBDS 基因突变。

图 462-3　加拿大关于未分类骨髓衰竭综合征的诊断标准

必须符合 1 和 2

1. 不符合已知的任何一种遗传性骨髓衰竭综合征 *

2. 符合以下两个条件

至少符合以下 2 条

a. 慢性血细胞减少（s），3 个月内至少 2 次

b. 骨髓前体细胞减少或造血细胞克隆减少或有造血功能不足证据

c. 高于同龄儿的胎儿血红蛋白水平 ‡

d. 大红细胞（除外溶血或营养不良所致）

符合以下至少 1 条

a. 家族性骨髓衰竭性疾病家族史

b. 发病年龄小于 1 岁

c. 异常表现累及多个系统，提示遗传综合征

· Canadian Inherited Marrow Failure Registry diagnostic guidelines for selected syndromes，可参考网站 www.sickkids.ca/cimfr
† 血球减少定义如下：中性粒细胞减少、中性粒细胞计数 <1.5×10⁹/L；血小板减少，血小板计数 <150×10⁹/L；贫血，血红蛋白浓度 < 下面 2 个标准差的意思是，根据年龄进行调整
‡ 无效红细胞生成和高血红蛋白 F 应该通过临床或实验室测试除外
摘自 Teo JT, Klaassen R, Fernandez CV, et al. Clinical and genetic analysis of unclassifiable inherited bone marrow failure syndromes. Pediatrics, 2008, 22:e139-e148

参考书目

参考书目请参见光盘。

第 463 章
获得性全血细胞减少

Jeffrey D. Hord

■ 病原学和流行病学

药物、化学物质、毒素、病原体，辐射和免疫紊乱会通过直接破坏造血祖细胞，骨髓微环境或免疫介导的骨髓抑制导致全血细胞减少症（表 463-1）。对于每个全血细胞减少症的患儿应当仔细询问是否存在已知的危险因素。即使没有典型的临床改变，也要除外遗传性骨髓衰竭性疾病（见第 462 章）。儿童时期大多数获得性骨髓衰竭为"特发性"，没有明确病因。T 淋巴细胞活化及细胞因子免疫介导的骨髓干祖细胞破坏可能是其病因。获得性再生障碍性贫血的总体发病率相对较低，儿童和成人发病率很接近，美国和欧洲为每年（2~6）/1 000 000。在亚洲发病率较高，在日本多达每年 14/1 000 000。

在接触不同的药物和化学物质，包括某些化疗药物、杀虫剂、抗生素、抗惊厥药物、非甾体抗炎药，和消遣性毒品后可以出现严重的骨髓抑制。如苯，氯霉素，黄金，近期较为常见的亚甲二氧基甲基苯丙胺（摇头丸）。

许多病毒可以直接或间接地导致骨髓衰竭。细小病毒 B19 引起纯红细胞再生障碍性贫血较为常见，但

表 463-1　获得性再生障碍性贫血的病因

辐射，药物，化学物质

可预见累：化疗，苯

特殊类：氯霉素，抗惊厥药物，黄金；亚甲二氧基甲基苯丙胺

病毒

巨细胞病毒

EB 病毒

乙型肝炎病毒

丙型肝炎病毒

非甲，乙，丙型肝炎炎病毒（血清学阴性肝炎）

艾滋病毒

免疫性疾病

嗜酸性筋膜炎

低丙种球蛋白血症

胸腺瘤

怀孕

阵发性睡眠性血红蛋白尿

骨髓浸润

白血病

骨髓异常增生综合征

骨髓纤维化

自身免疫性疾病

其他

先天性角化不良

端粒酶逆转录酶缺陷

在镰状细胞病或免疫缺陷患者，其可以导致一过性全血细胞减少症（见第 243 章和第 462 章）。许多病毒，如肝炎病毒、疱疹病毒、EB 病毒（见第 246 章）、巨细胞病毒（见第 247 章）和艾滋病毒感染后可出现长期全血细胞减少症（见第 268 章）。

对于全血细胞减少症的儿童应注意鉴别阵发性夜间血红蛋白尿（PNH；见第 458 章）和结缔组织病，虽然这两类疾病在儿科比较少见。全血细胞减少而外周血没有幼稚细胞可见于白血病或神经母细胞瘤骨髓浸润。

■ 病理学和病理

再生障碍性贫血的特点是外周血各系血细胞减少，骨髓增生低下。疾病的严重程度和骨髓抑制程度相关。重型再生障碍性贫血的定义是两系或三系血细胞严重受累 [绝对中性粒细胞计数（ANC）<500/mm^3 血小板计数 <20 000/mm^3，网织红细胞计数 <1% 修正后比容]，骨髓活检呈现中度或严重细胞增生减低。大约有 65% 的患者首先表现轻度再生障碍性贫血（ANC 500~1500/mm^3，血小板 20 000~100 000/mm^3，网织红细胞计数 <1%）最终进展成重型再生障碍性贫血。骨髓衰竭可能是由于药物或化学物质直接影响造血干细胞所致，也可能由于抗体依赖的细胞介导的细胞毒性作用所致。很多强有力的证据表明特发性再生障碍性贫血是一个免疫介导过程，循环中活化的 T 淋巴细胞产生细胞因子（interferon-γ），引起造血抑制作用。再生障碍性贫血患者粒细胞前体细胞的端粒长度和端粒酶活性均发生异常改变，淋巴细胞表面的 Flt3 配体高表达（第三类受体酪氨酸激酶家族成员），造血祖细胞的过早凋亡可能在本病发病机制中发挥作用。

■ 临床表现、实验室检查和鉴别诊断

全血细胞减少症增加了心脏衰竭、感染、出血和疲劳的风险。获得性全血细胞减少症通常表现为贫血、白细胞减少症、血小板减少症。其他疾病，如癌症、结缔组织病、PNH 和感染可能有各自特定的治疗方案（如静脉注射细小病毒免疫球蛋白），应进行鉴别诊断。仔细检查外周血涂片的红细胞，白细胞和血小板形态特性是非常重要的。应该计数网织红细胞，评估红系增生的情况。必须考虑儿童先天性全血细胞减少症的可能，行染色体断裂分析除外 Fanconi 贫血（见第 462 章）。胎儿血红蛋白升高提示先天性全血细胞减少症的可能，但不能确诊。流式细胞分析红细胞 CD55 和 CD59 为最敏感的测定 PNH 的实验方法。

骨髓检查应该包括骨髓常规和活组织检查，应仔细评估骨髓形态学特征，细胞结构和细胞遗传学研究。

■ 治 疗

获得全血细胞减少症患儿的治疗需要全面的支持治疗，以及针对骨髓衰竭的治疗。HLA- 同胞全相合骨髓移植可使 90% 的患者长期生存。移植风险包括移植并发症、移植失败和移植物抗宿主病。晚期移植相关的副作用可能包括二次肿瘤、白内障、身材矮小、甲状腺功能减退、性腺的障碍（见第 131~133 章）等。只有 1/5 患者有 HLA 同胞全相合供者，故对大多数患者而言还需其他的治疗方法。

对于无同胞供者的患者，主要治疗未免疫抑制剂治疗，包括抗胸腺细胞球蛋白（ATG）和环孢霉素，反应率为 60%~ 80%。平均反应时间是 6 个月。多达 25%~30% 的"反应者"在免疫抑制停药后复发，有些患者必须持续应用环孢霉素保持血液学反应。在复发病例大约 50% 患者对于二次应用 ATG 和环孢霉素有反应。免疫抑制治疗后患者有向骨髓克隆性疾病，如白血病、骨髓增生异常综合征（MDS）或 PNH 转化的可能，风险 <10%，最常累及染色体 6、7 和 8。对于接受 ATG 和环孢霉素治疗的患者，出现严重中性粒细胞减少（绝对中性粒细胞计数 <200/mm^3）时可应用集落形成刺激因子（如粒单细胞集落刺激因子或粒巨细胞集落刺激因子），促进中性粒细胞恢复，但没有明确的证据表明这种治疗可改善治疗反应率或生存率。在一些情况下，当患者对于环孢霉素不耐受，可应用他克莫司联合 ATG 治疗再生障碍性贫血。

对于免疫抑制剂无反应，或免疫抑制剂治疗后复发的患者，HLA 相合无关供者干细胞移植是一种治疗选择，治疗反应率接近 80%。由于植入失败问题，很少采用脐带血移植。大剂量环磷酰胺已被成功地用于治疗新诊断的再生障碍性贫血患者和对于免疫抑制剂治疗无反应的患者。这治疗会导致长期严重的全血细胞减少症，增加致命性感染的风险，尤其是真菌感染。其他疗法包括过去使用的雄激素，糖皮质激素和血浆置换疗效不确定。

■ 并发症

严重的全血细胞减少症主要并发症为危及生命的出血和血小板减少症，以及继发于长期中性粒细胞减少所致的感染。持续性中性粒细胞减少患者既有患严重的细菌感染的风险，也有患侵袭性真菌病的风险。化疗相关骨髓抑制的支持和护理原则同样适用于获得性全血细胞减少症的患者（见第 171 章）。

第 21 部分　血液疾病

■ 预　后

全血细胞减少症很少自愈。如果不及时治疗，严重的全血细胞减少症的在诊断 6 个月内总体死亡率约 50%，>75% 的患者死于感染和出血。大多数的儿童获得重型再生障碍性贫血对于同种异体骨髓移植和免疫抑制剂有反应，从而维持常或接近于正常的血细胞计数。

■ 骨髓浸润引起的全血细胞减少症

由于骨髓浸润导致获得全血细胞减少症。浸润可以由恶性肿瘤（经典、神经母细胞瘤或白血病）或由于骨髓纤维化，MDS 或骨质疏松症所致。虽然较为罕见，骨髓低增生性贫血可以先于急性白血病的发病前数月出现。这一发现提示对于儿童疑似获得性再生障碍性贫血需要检测评估。外周血及骨髓形态学检查，骨髓细胞遗传学检查在是白血病，骨髓纤维化，MDS 的诊断中至关重要。

MDS 在儿童期罕见，一旦发生，其临床病程较成年人 MDS 危重。儿童时期许多遗传基础增加了发生 MDS 的风险，包括唐氏综合征，Kostmann 综合征，N 综合征，Fanconi 贫血，嵌合型三倍体 8，神经纤维瘤病，Schwachman 综合征。大约 50% 的 MDS 患者骨髓出现明显克隆性改变，最常见的是单体 7 和三倍体 8。小儿 MDS 过渡到急性白血病时间相对较短，在 14d 至 26 月，所以需要积极治疗，如诊断后尽快进行 BMT。接受异基因造血干细胞移植的患者存活率大约是 50%。患有唐氏综合征的 MDS 和急性粒细胞白血病的患儿不必采用移植治疗，因为该类人群对于传统化疗非常敏感，长期存活率 >80%。

对于儿童 MDS 患者，缺乏合适的骨髓捐赠者，治疗时应考虑患者骨髓特定的克隆改变。来那度胺对于 5q- 患者效果最佳。三倍体 8 的患者对于免疫抑制疗法，即 ATG 联合环孢霉素反应最好，特别是伴有 PNH 克隆的患者。甲磺酸伊马替尼的目标基因是酪氨酸激酶受体家族，用于 t（5；12）和 del（4 q12）患者。DNA 去甲基化药物，如阿扎胞苷和地西他滨也被用于治疗没有已知分子突变的 MDS 患者，具有有一定的效果。

参考书目

参考书目请参见光盘。

第 6 篇　血液成分输血

第 464 章
红细胞输注和促红细胞生成素的应用
Ronald G. Strauss

红细胞输注可增加血液携带氧气的能力，从而保持组织氧合。儿童、青少年红细胞输注指征和成人相仿（表 464-1 见光盘）。儿童输血指征更为严格，正常儿童的血红蛋白水平较健康成人低，通常情况下儿童没有多器官潜在疾病如心肺疾病、血管疾病。儿童在各个年龄段通常都能够更好地代偿红细胞损失，因此对于儿童贫血更多采用保守的治疗方法（如较成人更低的血细胞比容值才输血治疗）。

补充内容请参见光盘。

第 465 章
血小板输注
Ronald G. Strauss

血小板质或量异常性疾病的儿童和青少年血小板输注原则与成人相似（表 465-1 见光盘），患血小板减少性疾病的儿童外伤后出血或自发性出血的危险性与血小板减少的严重程度有关。在患儿有出血或需进行损伤性操作时，若血小板计数 $<50 \times 10^9$/L 应给予血小板输注，并且在患儿出血停止或操作后恢复稳定之前，血小板计数应维持在 50×10^9/L 以上。

补充内容请参见光盘。

第 466 章

中性粒细胞（粒细胞）输注

Ronald G.Strauss

表 466-1（见光盘）列出了粒细胞输注（GTX）的原则。虽然过去很少采用 GTX，但在具备了采集来自重组粒细胞集落刺激因子（G-CSF）刺激后共同所产生的大量中性粒细胞的技术后，其又重新引起了人们的兴趣，尤其是要进行造血干细胞移植的受者。中性粒细胞减少的患者在采用了最佳的抗感染治疗和应用重组粒细胞生长因子后，仍持续死于进展性的细菌和真菌感染时，应考虑应用 GTX。

补充内容请参见光盘。

第 467 章

血浆输注

Ronald G.Strauss

儿童血浆输注的原则（表 467-1 见光盘）与成人相似。在高纯度浓缩制剂不能利用的情况下，临床上可利用血浆作为血浆蛋白显著低下的替代治疗。有两种可互换的血浆产品可用于输注，在冷冻后 8h 收集的血浆（新鲜冰冻血浆）和冷冻后 24h 收集的血浆。虽然后一种血浆产品中凝血因子 V、Ⅷ水平较低，但对于血浆输注的适应证同样有效（表 467-1 见光盘）。血浆的用量根据所要替代的特异性因子不同而不同，但采用 15mL/kg 的起始量通常可获得令人满意的结果。

补充内容请参见光盘。

第 468 章

输血的风险

Ronald G.Strauss

输血最大的风险是错输了本来准备给另一个患者的血。这种风险对婴儿来说尤其高，因为身份识别带可能没有戴在他们的身体上，在采集输血前通用性检测血样上的困难会导致常规策略的偏差，并且婴儿不会说出自己的身份。因此必须特别注意确保准确的患者和血样的识别。

补充内容请参见光盘。

第 7 篇　出血与血栓性疾病

第 469 章

止　血

J.Paul Scott, Leslie J.Raffini, Robert R.Montgomery

止血是一个活动性的过程，它使得血管损伤区域的血液凝集，同时会根据损伤区域的大小限制血凝块的大小。随着时间的迁移，血凝块会被纤溶系统溶解，正常血流恢复。如果凝血功能受损，就会发生出血。如果凝血功能过强，则出现血栓及相关并发症。止血反应是迅速且受到调控的，因此普通的创伤不会触发全身系统的止血反应，但一定会启动一个快速且局限的止血反应。这种快速、协调反应的关键是，当血小板聚集在血管损伤部位时，血小板表面提供了一个与凝血因子结合的反应面。活性酶在反应面与底物和催化辅助因子结合到一起，加快反应速率，并且为反应提供活化产物，与凝血因子一起进一步降低级联反应。活化的凝血反应受负反馈调控，当凝血过程触及血管内皮时，就会抑制凝血反应。止血过程的主要组成部分包括血管壁、血小板、凝血蛋白、抗凝蛋白以及纤溶系统。大部分组分都是多功能的，纤维蛋白原可以在血小板聚集时作为血小板之间的配体，也可作为凝血酶的底物形成纤维蛋白凝块。血小板提供了凝血反应发生的反应面，在血管损伤部位形成栓子，并且收缩和限制血凝块的大小。

■ 过　程

　　完整的血管内皮是抗出血的主要屏障。血管壁上的内皮细胞正常情况抑制凝血，并且提供了一个光滑的表面使得血流可以快速通过。血管损伤后，血管收缩，血流与内皮下基质接触，内皮下基质蛋白暴露于血流中（图 469-1），血管性血友病因子（VWF）构象改变，暴露出供血小板 VWF 受体结合的黏附点，复杂糖蛋白 Ib 与其结合，血小板在损伤部位附着。当 VWF 受体与其配体结合后，产生从细胞膜外受体到胞内信号通路的复杂信号，活化血小板，触发含有二磷酸腺苷（ADP）、5- 羟色胺的储存颗粒以及储存的血浆、血小板膜蛋白的释放。在血小板活化以后，血小板受体 α2bβ3 被开启（"由内向外"的信号）而结合纤维蛋白原，触发血小板聚集并且招募其他血小板形成血小板栓子。多种生理激动剂可以触发血小板的活化和聚集，包括 ADP、胶原、凝血酶、花生四烯酸。血小板聚集涉及血浆止血蛋白，主要是纤维蛋白原，与血小板表面特异性受体的相互作用。

　　血管损伤后暴露出的一种内皮下基质蛋白是组织因子。正如暴露的内皮下基质蛋白结合 VWF，暴露的组织因子与凝血因子Ⅶ结合并且活化凝血级联反应，如图 469-2 所示。活化的凝血因子，然后通过级联的方式启动下一级凝血因子的激活。我们对级联反应

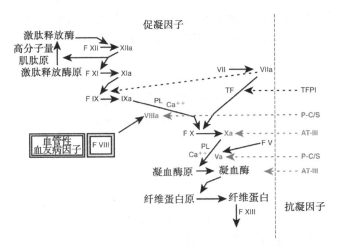

图 469-1　按激活顺序和凝块形成扩大的凝血级联反应。上述级联反应表明多种因子（F）被凝血因子激活。激活因子加有一个字母 a。右侧显示了主要的抗凝因子和它们调控的位点：组织因子途径抑制剂（TFPI）调节组织因子（TF）；因子Ⅶ a、蛋白酶 C 和蛋白 S（P-C/S）调节因子Ⅷ和 V；抗凝血酶Ⅲ（AT-Ⅲ）调节因子 X a 和凝血酶（因子Ⅱ a）。虚线表示在体内，组织因子和因子Ⅶ a 可激活因子Ⅸ和 X，但在体外只激活因子 X。未激活的因子Ⅷ，当结合到其载体蛋白，即血管性血友病因子时，可受蛋白 C 的保护。当因子Ⅷ被凝血酶或因子 X a 激活时，会与血管假性血友病因子分离，于是便可在磷脂（PL）和钙离子存在时参与因子Ⅸ a 激活因子 X 的过程。因子 X Ⅲ a 与纤维蛋白凝块交联，使其更加稳定。前激肽释放酶，高分子量肌肽原（HMWK），和因子Ⅻ在图中被标为蓝色，尽管他们能促进凝血的部分凝血活酶时间（PTT），但他们在凝血中没有生理性作用

　　的步骤顺序的理解根据的是参与蛋白的凝血因子的编码，凝血因子的命名是根据其被发现的先后，其数字大小并不代表凝血因子激活的顺序，所以以级联反应中的数字看起来是杂乱无章的。在血小板的激活过程中，内在的血小板磷脂（主要是磷脂酰丝氨酸）外露，并在凝血途径的两个特异性限速步骤中相互作用——其中还涉及辅助因子Ⅷ（因子 X 激酶复合物）和因子 V（凝血酶原复合物）。这两种反应都定位于血小板表面，将活性酶、激活的辅助因子以及会在下一个级联反应中形成活性酶的酶原聚集在一起。这种方式使得凝血反应产生放大效应，促使生理所需的凝血过程的爆发。在体内凝血因子Ⅶ的自身催化下，持续产生小量的Ⅶ a，所以系统总是准备好行动。在接近级联反应底部的时候，多能凝血酶形成。凝血酶使纤维蛋白原转变为纤维蛋白，激活凝血因子 V、Ⅷ和Ⅸ，并且使血小板聚集。被凝血酶激活的凝血因子Ⅺ放大下一步凝血酶的产生，而且有助于抑制纤维蛋白溶解。凝血酶还激活凝血因子ⅩⅢ。通过凝血反应最终形成稳定的纤维蛋白～血小板栓子，在因子ⅩⅢ a 的作用下与纤维凝块交叉连接。

　　事实上，所有前凝血蛋白都有调控或抑制器功能的抗凝血蛋白进行平衡。临床上有四种重要的天然抗凝血剂调控凝血过程的扩大，其中包括抗凝血酶Ⅲ（AT-Ⅲ）、蛋白 C、蛋白 S 和组织途径抑制剂（TFPI）。AT-Ⅲ是丝氨酸蛋白酶的抑制剂，主要功能是调节因子 X a 和凝血酶，也可以调节因子Ⅸ a、Ⅺ a、Ⅻ a，但这一作用是次要的。当凝血酶在流动的血液中接触到完整的内皮细胞，凝血酶与其内皮细胞受体凝血酶调节蛋白相结合。然后凝血酶 – 凝血酶调节蛋白复合物将蛋白 C 转变为活性蛋白 C（即 APC）。在辅助因子蛋白 S 存在时，APC 裂解和灭活因子 V a 和因子Ⅷ a。事实上，灭活的因子 V a 是一种抑制血液凝集的功能性抗凝血物质。TFPI 通过因子Ⅶ a 和组织因子限制因子 X 的活化，并从组织因子和因子Ⅶ a 的活化部位转移到因子Ⅸ的活化部位（图 469～1 和 469～2）。

　　一旦形成稳定的纤维蛋白 – 血小板栓子，溶解纤维蛋白的系统便会限制其扩大并溶解血块（纤溶）以便再通血管。在尿激酶样或组织型的纤溶酶原激活物的作用下，纤溶酶原转变为纤溶酶，降解纤维蛋白凝块。在纤维蛋白凝块溶解的过程中产生纤维蛋白降解产物。此途径受到纤维酶原激活物抑制剂和 α2 抗纤溶酶以及凝血酶激活性纤溶作用抑制蛋白（TAFI）的调节。凝块内部和周围血液的流动是至关重要的，因为血液回流至肝脏，激活的凝血因子复合物被移除，新的促凝血和抗凝血蛋白合成以维持凝血系统的动态平衡。

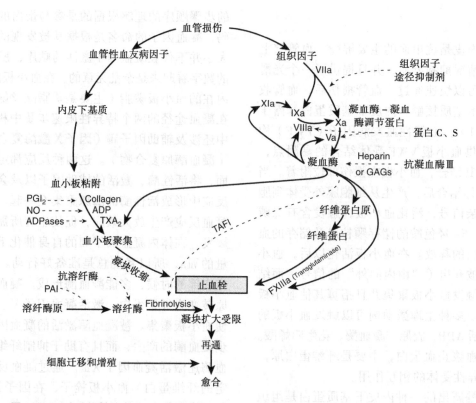

图 469-2　止血机制。ADP：二磷酸腺苷；GAGs：糖氨聚糖；NO：一氧化氮；PGL2：环前列腺素；PAI：纤溶酶原激活物抑制剂；TAFI：凝血酶激活的纤溶系统抑制剂；TXA2：血栓烷 A2；VWF：血管性血友病因子

■ **病理学**

　　促凝血蛋白的先天性缺陷会导致出血性疾病，而抗凝血物质（凝血因子抑制剂）的缺陷会诱发患者形成过度血栓。获得性止血障碍，通常存在关于凝血功能动态平衡的多种问题，导致止血功能的紊乱和失调。原发性疾病（脓毒症）和其继发效应（休克和酸中毒）会激活凝血和纤溶，并且损害宿主恢复正常止血功能的能力。当脓毒症引发弥漫性血管内凝血（DIC），血小板、促凝血因子和抗凝血蛋白的消耗，导致止血系统不平衡、易出血或凝血。与之类似，新生儿和重症肝病的患者同时存在促凝血和抗凝血蛋白的合成不足。这种失调导致了止血过程中的主要改变，使得患儿在轻度或中度的触发因素下即有出血和血栓倾向。

　　在止血的实验室评估中，一些参数受到控制，以允许止血分离方面的评估并限制一些组件的多功能性。凝血过程在血浆抗凝血方面，通过檬酸盐与钙的结合、添加磷脂而模仿正常血小板膜提供的反应表面以及刺激触发凝血而被研究。钙的添加是重启凝血过程。这会导致例如因子Ⅶa激活因子Ⅸ这一生理性凝血途径被绕过的异常。相反，在凝血酶

原时间（PT），因子Ⅶa激活因子Ⅹ。如果这是真实的生理状态，那么将会有一个体内的旁路机制来缓解严重的因子Ⅶa和因子Ⅸ的缺乏，这是两种最常见的出血性疾病。

469.1　止血的临床和实验室评估

J.Paul Scott, Leslie J.Raffini, Robert R.Montgomery

■ **病　史**

　　对大多数止血异常疾病，临床病史可提供最重要的信息。评估出血性疾病，病史需要明确出血部位、出血的严重程度和持续时间以及发病年龄，是自发性出血还是创伤后出血？是否有个人既往史及相关家族史？症状是否与损伤或创伤的程度相一致？是否有自发出现的瘀斑？是否轻微创伤后就会出现瘀斑？是否有手术史或有意义的口腔科操作，期间是否有出血的增加？如果一个儿童或青少年曾经有过损伤黏膜表面的手术，比如扁桃体切除术或大的拔牙术，但没有发生明显出血则通常可以排除先天性出血性疾病。浅表伤口愈合缓慢或延迟意味着可能有先天性出血性疾病。对青春期后的女性，仔细询问月经史非常重要。因为有些常见的出血性疾病如血管病性假性血友病

（VWD）具有较高的发病率，母亲和家族成员可能有相同的轻微出血，可能并不知道孩子的月经史异常。患有轻度 VWD 的女性可有中度瘀斑发作史，经常在月经期或口服避孕药后出现瘀斑发生的减少。某些用药，如阿司匹林和其他非甾体抗炎药可抑制血小板功能，因血小板计数减低或止血异常而增加患儿出血的症状。目前已经拟定出标准化出血分数，并正在儿童中进行其敏感性和特异性研究。

一旦过了新生儿期，儿童血栓性疾病就会相对少见，直至成年。对于初生婴儿，促凝血和抗凝血物质的生理性缺乏会导致止血机制的失调，可导致出血或血栓的临床事件发生。如果一个儿童或青少年出现深静脉血栓形成或肺栓塞，医生必须详细了解其家族史，以评估其他家庭成员发生深静脉血栓、肺栓塞、心肌梗死或中风的情况。儿童或青少年发生血栓，即使没有家族史，对其是否存在引发血栓的先天性或获得性易感因素，也应该引起重视。

■ 体格检查

体格检查的重点应放在出血症状主要是与黏膜或皮肤（皮肤黏膜出血）相关还是与肌肉关节（深部出血）相关。体格检查应该明确有无瘀斑、瘀点、血肿、关节出血和黏膜出血的存在。存在血小板 – 血管壁相互作用缺陷（VWD 或血小板功能缺陷）的患者通常会有黏膜出血，可能表现为鼻衄、月经过多、瘀点、瘀斑、偶然的血肿以及相对少见的血尿和消化道出血。凝血因子Ⅷ和Ⅸ缺乏（血友病 A 或 B）的患者常有肌肉和关节深部出血的症状，伴有更广泛的瘀斑和血肿形成。轻度血管性假性血友病或其他轻度出血性疾病的患者在体格检查中可以没有异常发现。患有胶原基质和血管壁疾病的患者可有关节松动和头皮易出现瘀斑（埃勒斯当洛综合征）。

对于存在血栓性疾病的患者应注意询问有无肿胀、皮肤温度、肢体或内脏的触痛（静脉栓塞），有无不明原因的呼吸困难或持续的无发热的"肺炎"（肺栓塞），以及有无静脉曲张和静脉炎后的变化。动脉血栓通常引起急性显著的器官功能损伤，如中风、心肌梗死或疼痛苍白、肢体冰冷。

■ 实验室检查

有活动性出血史或者活动性出血的患者需检查血小板计数、PT、部分凝血活酶时间（PTT）。如果这些结果都正常，需考虑检查凝血酶时间以评估纤维蛋白原功能和 VWF 检测。筛查试验有异常的患者，则需进一步做特异性因子的全套检测。有异常出血史和阳性家族史的患者，即使筛查试验正常也应做进一

步实验室检查。

对于遗传性血栓形成性疾病，还没有常规有效的筛查试验。如有家族史或临床无法解释的栓塞，应检查特异性抗凝血物质。儿童发生血栓性疾病罕见，一旦发现应考虑先天性因素。

血小板计数

血小板计数是评估有出血病史儿童的最基本检查项目，因为血小板减少症是儿童中最常见的获得性出血性疾病。血小板 >5 000/mm³ 的患者很少有明显出血。儿童血小板增多通常是反应性的，而且很少与出血或血栓等并发症相关。持续、严重的血小板增多但缺少基础疾病可解释的患儿，需要进一步检查除外儿童罕见的特发性血小板增多症和真性红细胞增多症。

凝血酶原时间和活化的部分凝血活酶时间

凝血因子的命名是根据其被发现顺序的先后，所以数字的大小并不代表其激活的顺序（表 469-1）。事实上，因子Ⅲ、Ⅳ和Ⅵ并不属于独立的蛋白质，因此，他们原有的名称也不再使用。凝血激活的两天途径分为内源性（表面激活）和外源性（组织因子介导）途径。比起临床实验室检测的研究，关于止血机制在体内通过不同途径相互作用的研究更为复杂。PT 是在钙存在条件下通过加入组织因子（凝血活酶）来启动凝血。组织因子的加入会导致因子Ⅶa 大量产生。组织因子 – 因子Ⅶa 复合物激活因子 X。无论因子 X 是被内源性还是外源性途径激活，在血小板磷脂表面，Xa 因子、V 因子和钙离子（即"凝血酶原复合物"）一起将凝血酶原激活为凝血酶（即Ⅱa 因子）。一旦凝血酶产生，纤维蛋白原就会转化为纤维凝块，也是反应的终点（图

表 469-1 凝血因子

凝血因子	同义词	疾病
Ⅰ	纤维蛋白原	先天性缺乏（无纤维蛋白原血症）和功能不良（异常纤维蛋白原血症）
Ⅱ	凝血酶原	先天性缺乏和功能不良
V	异变因子，前加速因子	先天性缺乏（副血友病）
Ⅶ	稳定因子或转变加速因子前体	先天性缺乏
Ⅷ	抗血友病因子（AHF）	先天性缺乏即血友病 A（经典血友病）
Ⅸ	Christmas 因子	先天性缺乏即血友病 B
X	Stuart-Prower 因子	先天性缺乏
Ⅺ	血浆凝血活酶前质	先天性缺乏，有时被称为血友病 C
Ⅻ	Hageman 因子	无临床症状的先天性缺乏
ⅩⅢ	纤维蛋白稳定因子	先天性缺乏

表 469-2　健康儿童的凝血试验参考值 *

试验	28~31 孕周	30~36 孕周	足月儿	1~5 岁	6~10 岁	11~18 岁	成人
筛查试验							
凝血酶原时间（PT）（s）	15.4（14.6~16.9）	13.0（10.6~16.2）	13.0（10.1~15.9）	11（10.6~11.4）	11.1（10.1~12.0）	11.2（10.2~12.0）	12（11.0~14.0）
活化部分凝血活酶时间（APTT）（s）	108（80~168）	53.6（27.5~79.4）‡§	42.9（31.3~54.3）‡	30（24~36）	31（26~36）	32（26~37）	33（27~40）
出血时间（BT）（min）				6（2.5~10）‡	7（2.5~13）‡	5（3~8）‡	4（1~7）
促凝血物质							
纤维蛋白原	256（160~550）	243（150~73）‡§	283（167~399）	276（170~05）	279（157~400）	300（154~448）	278（156~40）
因子 II	31（19~54）	45（20~77）‡	48（26~70）‡	94（71~116）‡	88（67~107）‡	83（61~104）‡	108（70~146）
因子 V	65（43~80）	88（41~144）§	72（34~108）‡	103（79~127）	90（63~116）‡	77（55~99）‡	106（62~150）
因子 VII	37（24~76）	67（21~113）‡	66（28~104）‡	82（55~116）‡	86（52~120）‡	83（58~115）‡	105（67~143）
因子 VIII	79（37~126）	111（5~213）	100（50~178）	90（59~142）	95（58~132）	92（53~131）	99（50~149）
促凝血试验							
血管病性假性血友病因子（VWF）	141（83~23）	136（78~210）	153（50~287）	82（60~120）	95（44~144）	100（46~153）	92（50~158）
因子 IX	18（17~20）	35（19~65）‡§	53（15~91）††	73（47~104）‡	75（63~89）‡	82（59~122）‡	109（55~163）
因子 X	36（25~64）	41（11~71）‡	40（12~68）‡	88（58~116）‡	75（55~101）‡	79（50~117）	106（70~152）
因子 XI	23（11~33）	30（8~52）‡§	38（40~66）‡	30（8~52）‡	38（10~66）	74（50~97）‡	97（56~150）
因子 XII	25（5~35）	38（10~66）‡§	53（13~93）‡	93（64~129）	92（60~140）	81（34~137）‡	108（52~164）
激肽释放酶原（PK）	26（15~32）	33（9~89）‡	37（18~69）‡	95（65~130）	99（66~131）	99（53~145）	112（62~162）
高分子量激肽原（HMWK）	32（19~52）	49（9~89）‡	54（6~102）‡	98（64~132）	93（60~130）	91（63~119）	92（50~136）
因子 XIII al		70（32~108）‡	79（27~131）‡	108（72~143）	109（65~151）	99（57~140）	105（55~155）
因子 XIII bl		81（35~127）‡	76（30~122）‡	113（69~156）‡	116（77~154）‡	102（60~143）	98（57~137）
抗凝物质							
抗凝血酶 III（AT III）	28（20~38）	38（14~62）‡§	63（39~87）‡	111（82~139）	111（90~131）	106（77~132）	100（74~126）
蛋白 C		28（12~44）‡§	35（17~53）‡	66（40~92）‡	69（45~93）‡	83（55~111）‡	96（64~128）
蛋白 S							
总量（U/mL）		26（14~38）‡§	36（12~60）‡	86（54~118）	78（41~114）	72（52~92）	81（61~113）
游离（U/mL）				45（21~69）	42（22~62）	38（26~55）	45（27~61）
纤溶酶原（U/mL）		170（112~248）	195（125~265）	98（78~118）	92（75~108）	86（68~103）	99（77~122）
组织型纤溶酶原激活剂（TPA）（ng/mL）		8.48（3.00~16.70）	9.6（5.0~18.9）	2.15（1.0~4.5）‡	2.42（1.0~5.0）‡	2.16（1.0~4.0）‡	1.02（0.68~1.36）

试验	28~31 孕周	30~36 孕周	足月儿	1~5 岁	6~10 岁	11~18 岁	成人
α_2 抗纤溶酶（α_2AP）（U/mL）	78（40~116）	85（55~115）	105（93~117）	99（89~110）	98（78~118）		102（68~136）
纤溶酶原激活物抑制物 -1（PAI-1）		5.4（0.0~12.2）[‡]	6.4（2.0~15.1）	5.42（1.0~10.0）	6.79（2.0~12.0）[‡]	6.07（2.0~10.0）[‡]	3.60（0.0~11.0）

* 除纤维蛋白原（mg/ml）外所有因子的值都以 U/ml 为单位。所有数值都以平均值表示，其后为包含 95% 正常人群的上限和下限（括号中显示）。† 19~27 和 28~31 孕周标本因取材部位不同，因此无法作统计分析。‡ 与成人值比较有显著差异。§ 与足月儿比较有显著差异。∣ 以 CTA（血栓溶解剂委员会）U/ml 表示。

摘自 Andrew M, Paes B, Johnston M. Development of the hemostatic system in the neonate and young infant. Am J Pediatr Hematol Oncol, 1990, 12:95

Andrew M, Vegh P, Johnston M, et al. Maturation of the hemostatic system during childhood. Blood, 1998, 80: 1992

469-2）。当Ⅶ、Ⅸ、Ⅺ、Ⅻ因子缺乏时，PT 并不延长。大多数实验室 PT 的正常值范围是 10~13s。PT 经国际规范比值（INR）校正以后得以标准化，从而使各个实验室和设备之间的结果可以相互比较。INR 可以用于确定华法林类药物间抗凝作用的等效性。

部分凝血活酶时间

内源性途径由Ⅻ因子首先激活，这一步骤因其他两种血浆蛋白，前激肽释放酶和高分子量激肽原的催化而得到加速。在临床实验室，Ⅻ因子由一个表面（硅或者玻璃）或接触活化剂而激活，如鞣花酸。活化的Ⅻa 因子转而使Ⅺ转化为Ⅺa，后者又催化Ⅸ变为Ⅸa。在血小板磷脂表面，Ⅸa 因子复合物与Ⅷ因子、钙离子一起激活 X 因子（内源性 X 因子复合物）。凝血过程在涉及 V 因子和Ⅷ因子阶段通过磷脂和钙离子的相互作用而被进一步加速。单个凝血因子孤立性缺乏可分别导致 PT 和 PTT 延长，也可导致两者同时延长，这依赖于缺乏的凝血因子在级联反应中的位置。这对诊断先天性凝血因子缺乏非常有用，但在临床获得性止血过程紊乱中，常存在多个凝血因子缺乏，因此必须评估 PTT 和 PT 的相对延长时间。

临床实验室所谓的 PTT 实际上应称为活化的 PTT，即 APTT。此项试验时检测凝血启动阶段从Ⅻ因子开始激活通过序贯步骤到达凝血的终点。它不检测Ⅶ因子、ⅩⅢ因子及抗凝物质活性。在钙和磷脂存在的条件下，通过加入（如硅土、高岭土或鞣酸）启动凝血。由于实验室的试剂和设备不同，各医院的 PTT 正常值范围也有所变异，其变动范围大于 PT。

因此，PTT 和 PT 的检测使我们能够评估凝血因子缺乏，即使其过程与生理性的并不完全一致。在体内，Ⅶa 因子激活Ⅸ因子和 X 因子，但在常规的临床化验中，并未评价Ⅶa 因子激活Ⅸ因子的路径。如果组织因子 - 因子Ⅶa 复合物只激活 X 因子，那就难以解释为什么大多数严重的出血性疾病是Ⅷ因子缺乏（血友病 A）和Ⅸ因子缺乏（血友病 B）。在体内，凝血酶生成和反馈激活Ⅸ因子，并且加速凝血过程。凝血过程中 PTT 可因Ⅻ因子、前激肽释放酶、高分子量激肽原的缺乏而延长，且这些缺乏是无症状条件下的。

凝血酶时间

凝血酶时间是检测凝血级联反应的最后步骤即纤维蛋白原转化为纤维蛋白的阶段。各实验室的正常值范围可有所不同，通常在 11~15s。凝血酶时间延长发生于纤维蛋白原水平降低（如低纤维蛋白原血症或无纤维蛋白原血症）、纤维蛋白功能不全（异常纤维蛋白原血症）或存在感染纤维蛋白单体聚合的物质（如肝素、纤维蛋白降解产物）。如果凝血酶时间的延长被怀疑是由于肝素污染所致，则要检查蛇毒酶时间。

蛇毒酶时间

蛇毒酶时间是利用蛇毒凝固纤维蛋白原。与凝血酶时间不同，蛇毒酶时间不受肝素影响，其延长仅见于纤维蛋白原的减少或功能异常和纤维蛋白降解产物的形成。因此，如果凝血酶时间延长而蛇毒酶时间正常，说明是由于肝素所致而非由于纤维蛋白降解产物或纤维蛋白原减少或功能异常所致。

混合血浆试验

如有无法解释原因的 PT、PTT 或凝血酶时间延长，则须进行本试验。将正常人的血浆加入患者血浆，然后再次检测 PT 和 PTT。如果通过与正常人的血浆 1∶1 的混合使 PT 或 PTT 能够校至正常，提示患者存在某一凝血因子的缺乏，因为 50% 水平的个体凝血蛋白就足以得到正常的 PT 和 PTT。如果凝血时间未被纠正或仅得到部分纠正，说明患者体内存在凝血抑制剂。凝血抑制剂既可以是能够延迟凝血的类似肝素的化学物质，也可以是直接对抗特异性凝血因子的抗体，或用于凝血试验的磷脂。在住院患者中，这种情况最常见的原因是标本被肝素污染。通过凝血酶时间和蛇毒酶时间可以明确标本中有无肝素污染。如果混合试验没有纠正，或凝血时间更延长并且患者有出血表现，可能是因为存在某一特定凝血因子的抑制剂（如抗凝血因子的抗体），这些因子通常是因子Ⅷ、Ⅸ或Ⅺ。如果 PTT 和混合试验都延长，但患者没有出血症状，常是由于患者体内有狼疮样抗凝物（见第 476 章）。病程通常 PTT 延长，但不出血，还可能存在凝血亢进的倾向。

出血时间

出血时间是评估血小板功能及其与血管壁相互作用的方法。现已开发了控制皮肤切口长度与深度的一次性标准设备。采用血压计袖带包绕上臂，在儿童和成人加压至 40mmHg，足月新生儿和小儿童已开发了压力更低的改良型设备。出血时间是一项难以标准化控制的实验室检查，各实验室及各个体之间差异很大。虽然血小板计数低于 100 000/mm³ 时可有出血时间延长，出血时间过分延长也可代表血小板质量缺陷和血管性假性血友病。用检查出血时间的仪器形成皮肤伤口后，30s 内切口边缘部血液开始凝固，直至出血完全停止。虽然各实验室应建立其各自的正常结果范围，一般出血应在 4~8min 内停止。准确的评估出血时间需要患者（对幼儿来说往往是一个挑战）的合作和熟练的技师。出血时间的应用在许多中心都在减少。

血小板功能分析

为了评估止血的早期阶段（血小板功能和高剪切状态下 VWF 相互作用），许多体外血小板分析技术相继发展形成。研究最多的是血小板功能分析仪（PFA-100，西门子医疗诊断有限责任公司，迪尔菲尔德市伊利诺伊斯州）。PFA-100 仪器用于当血小板暴露在胶原 - 肾上腺素或胶原 -ADP 时，在高剪切状态下检测全血中血小板的黏附聚集情况。检测结果用以秒为单位的结束时间来表示。PFA-100 仪器对重型 VWD 和血小板功能障碍敏感。PFA-100 仪器的敏感性不稳定，尤其是对于轻微的 VWD 和某些血小板功能缺陷，将其作为术前筛查工具的一些研究，结果是令人失望的。

D- 二聚体

D- 二聚体由血浆交联纤维退化形成，在纤维蛋白被凝血酶凝集并与 XⅢa 交联以后产生，比 FDPs 对纤溶有更高的特异性。D- 二聚体在 DIC 及急性深静脉血栓患者中升高，但其特异性相对较差，因其他疾病住院的患者也经常会有 D- 二聚体升高表现。成人的研究表明，由于其较高的阴性预测值，D- 二聚体有助于排除静脉血栓和肺动脉栓塞；如 D- 二聚体正常的患者就不太可能存在急性血栓。

凝血因子检测

每种凝血因子都可以用单因子缺乏的血浆在临床实验室进行检测。对大多数凝血因子而言，其活性通过与正常人血浆中的凝血因子活性（100% 的活性以 100U/dL 表示）作对比得出。根据世界卫生组织（WHO）的定义，1mL 血浆中各因子的含量被定义为 1U。大多数凝血因子的正常范围是 50~150U/dL（50%~150%）（表 469-2）。

在血友病 A 或血友病 B 患者中，在替代治疗后可能出现Ⅷ因子或Ⅸ因子抑制剂。定量检测这些凝血抑制剂的标准临床试验称为 Bethesda 试验。1 个 Bethesda 单位定义为正常血浆中抑制 50% 凝血因子活性的量。

血小板凝集试验

当怀疑有血小板功能缺陷时，通常可行血小板凝集试验。患者富含血小板的血浆用某种激动剂（ADP、肾上腺素、胶原、凝血酶或凝血酶受体肽、瑞斯托菌素）激活。某些仪器通过发光法（lumiaggregometer）检测血小板特异性释放 ATP 的功能，并且对检测血小板贮存的颗粒释放反应的异常非常敏感。重复测试或通过对家族中其他有症状的成员进行检测有助于确定疾病的遗传性本质。许多药物，尤其阿司匹林、其他非甾体抗炎药和丙戊酸会影响血小板功能试验的结果。

血栓性倾向的检测

血栓形成的遗传倾向通常是与抗凝物质（蛋白 C、蛋白 S、抗凝血酶Ⅲ）的减少、一种能抵抗蛋白 C 灭活 V 因子的分子的存在（Leiden V 因子）、促凝血物质增多（凝血酶原基因突变）、纤溶作用缺陷（纤溶酶原缺乏）有关。当患者被筛查出具有血栓形成的遗传倾向时，天然抗凝血剂的特异性检测是必要的。虽然有免疫学和功能性检测两种可用的检测方法，但蛋白 C、蛋白 S 和抗凝血酶Ⅲ的功能性检测对临床更有用。

Leiden V 因子是一种常见的与血栓形成危险明显相关的 V 因子的突变。V 因子序列中某一点突变能阻止蛋白 C 对活化的 V 因子的灭活，因而导致活化 V 因子持续存在。这种缺陷被称为活化的蛋白对抗，DNA 检测很容易诊断。

凝血酶原基因突变（G20210A）是该基因非编码区第 20210A 位的鸟嘌呤核苷酸被腺嘌呤核苷酸代替，

此突变导致凝血酶原 mRNA 增加，从而使患者凝血酶原水平升高，易引发血栓形成。这种异常用分子生物学（DNA）技术容易识别。

同型半胱氨酸升高

基因突变可使同型半胱氨酸水平升高，导致高同型半胱氨酸尿症。患者存在形成动静脉血栓的倾向，并且容易发生动脉硬化。

纤溶系统的检测

优球蛋白凝块溶解时间能用于评估纤溶功能的降低。现在大多数实验室都有检测纤溶酶原、纤溶酶原激活物和纤溶抑制剂水平的特异性方法。纤溶的亢进可能与出血相关，而纤溶时间的延长则与血栓形成有关。

与个体发育有关的止血功能检查

正常新生儿大多数促凝和抗凝物质水平偏低（表469-2）。通常，早产儿的异常更明显。而当新生儿和早产儿的正常值范围存在较大差异时，这一范围在各个实验室之间也存在较大的变异。妊娠期间，由肝合成的凝血因子水平缓慢增加，功能逐渐成熟。出生过早的新生儿会有 PT 和 PTT 的延长以及显著的抗凝蛋白（蛋白 C、蛋白 S、抗凝血酶Ⅲ）的减少。纤维蛋白原、V因子、Ⅷ因子、VWF 和血小板在孕晚期接近正常（见第 97.4）。由于蛋白 C、蛋白 S 的生理性减低，正常的 V因子、Ⅷ因子无法由他们的调节蛋白调节平衡。相反，维生素 K 依赖 的促凝血蛋白（因子Ⅱ Ⅶ Ⅸ Ⅹ）的生理性缺陷却可因为抗凝血酶Ⅲ的生理性减少而部分抵消。促凝与抗凝物质相互平衡的净结果导致新生儿（尤其早产儿）存在出血、血栓形成或两者皆有的危险。

参考书目

参考书目请参见光盘。

第 470 章
遗传性凝血因子缺乏（出血性疾病）

J.Paul Scott, Robert R.Montgomery

血友病 A（Ⅷ因子缺乏）和血友病 B（Ⅸ因子缺乏）是最常见、最严重的先天性凝血因子缺乏。血友病 A 和血友病 B 的临床表现实际上相同。血友病 C 是由于Ⅸ减少所致的出血性疾病（见第 470.2）。接触因子（Ⅻ

因子、高分子量激肽原和前激肽释放酶）与活化的部分凝血活酶时间（APTT，也被称为 PTT）的明显延长有关，但不伴有出血表现，将在 470.3 章中详细讨论。其他几种较为少见的凝血因子缺乏，将在以后章节中简要讨论。

470.1　Ⅷ因子或Ⅸ因子缺乏（血友病 A 或 B）

J.Paul Scott, Robert R.Montgomery

Ⅷ因子或Ⅸ因子缺乏是最常见的严重遗传性出血性疾病。重组Ⅷ因子和Ⅸ因子浓集物可用于治疗血友病患者，从而避免由于血浆源性输血传递性疾病的感染风险

■ 病理生理学

Ⅷ因子和Ⅸ因子参与形成 X 因子活化所需的复合物，它们与磷脂、钙离子一起，形成 X 因子活性复合物 "tenase"，图 469-1 说明了发生于试管中的凝血过程，X 因子被Ⅷ因子和Ⅸ因子复合物或组织因子和Ⅶ因子复合物激活。在体内Ⅶ a 因子和组织因子复合物活化Ⅸ因子从而激活凝血。实验室内由于凝血酶原时间（PT）只测定由Ⅶ活化的 X 因子，故Ⅷ因子或Ⅸ因子缺乏的患者凝血酶原时间正常。

在创伤后，最初的止血事件是形成血小板和产生纤维蛋白凝块，从而阻止进一步出血。在血友病 A 或 B 患者，这种凝块的形成延迟，且不牢固。故血友病患儿不会迅速止血。凝血酶生成不足导致不能形成紧密的交联纤维蛋白凝血以支持血小板血栓。血友病患者形成纤维蛋白凝块缓慢且较软。当未经及时治疗的出血发生在密闭腔内如关节时，则可由于腔的填塞而达到止血。但若为开放性损伤，填塞现象则不会发生，故可致大量出血造成明显失血。由于所形成的血栓非常脆弱，因而当生理性凝块溶解或发生轻微的新创伤时，会再次发生出血。

■ 临床表现

由于Ⅷ因子和Ⅸ因子不能通过胎盘，故在出生时或甚至在胎儿期间即可发生出血症状。只有 2% 的血友病新生儿会出现颅内出血，30% 的血友病男婴在包皮环切术时有出血。故若阳性家族史不明显（血友病有很高的自发突变率），血友病可能在新生儿期漏诊。当儿童开始学习爬行及走路时，容易出现皮下出血、肌肉血肿及关节积血等明显症状。口腔轻微创伤性撕裂伤（系带撕裂）所致的出血可持续数小时或数天，导致家长求医较晚。即使在严重的血友病患者，仅 90% 患儿到 1 岁时有出血增加的征象。虽然出血可

发生于身体的任何部位，但关节出血是血友病的标志。关节出血可由轻微创伤引起，但大多数关节出血是自发性出血。最早出现的关节出血大多在踝关节。年龄较大的儿童和青少年，膝关节及肘关节出血也很常见。而仅在明显肿胀及关节腔内有液体积聚时，才发现儿童有早期关节出血。年龄较大的儿童和青少年常能比医生更早的发现自己有出血情况。他们以多以关节内温暖的刺痛感为早期关节出血的首要体征。严重的血友病患者由于关节腔内反复出血而致呈"靶形"关节。由于关节的基本病理性改变，反复发作的出血可变为自发性出血。

虽然由于局限性疼痛或肿胀，大多数肌肉出血临床表现明显，但出血发生于髂腰肌时需特别注意。患儿可在髂腰肌区大量出血，并濒临低血容量性休克，而此时仅能模糊地指认腹股沟区域疼痛。由于髂腰肌的疼痛刺激，髋关节呈屈曲、内旋位。临床可以根据髋关节不能伸展而做出初步诊断，但确诊需通过关节超声或CT（图470-1）。会危及血友病患者生命安全的出血主要是重要的生命结构出血（中枢神经系统、上呼吸道）或严重渗血（外出血、胃肠道出血或髂腰肌出血）。此时采用凝血因子浓集物治疗是必需的。如果头颅外伤严重到需要行放射学检查以明确病情，在此之前应该及时补充凝血因子。简单来说"质量第一、图像第二"。有生命危险的出血需要替代治疗，是患者血中Ⅷ因子和Ⅸ因子水平达到正常血浆水平（100U/dL或100%）。

Ⅷ因子、Ⅸ因子水平>5U/dL的轻型血友病患者，通常没有自发性出血，但在拔牙、手术或重度创伤后可发生较长时间出血不止。

实验室检查和诊断

受Ⅷ因子或Ⅸ因子水平降低影响的实验室筛查是部分凝血活酶时间（PTT）。重型血友病患者，PTT通常是正常值的2~3倍。但是止血机制的其他筛查（如血小板计数、出血时间、凝血酶原时间和凝血酶时间）均正常。除非患者存在Ⅷ因子、Ⅸ因子的抑制剂，将正常人血浆与患者血浆混合后即可纠正PTT。专门检测Ⅷ因子和Ⅸ因子可确认血友病的诊断。若正常人血浆与患者血浆混合后仍不能纠正，则提示存在抑制因子。25%~35%的血友病患者在接受Ⅷ因子或Ⅸ因子输注后，可产生针对这些因子的特异性抗体。这些抗体直接针对凝血的活性位点，故称之为抑制因子。对这些病例应用定量Bethesda法检测这些抑制因子。

鉴别诊断

婴幼儿严重出血表现的鉴别诊断包括严重的血小板减少症；严重血小板功能障碍，如巨大血小板综合征和血小板无力症；3型（重型）血管性假性血友病；维生素K缺乏症。止血筛查试验应将这些疾病与血友病区分出来。

遗传学及分类

约5000例男性中有1例血友病患者，其中85%是Ⅷ因子缺乏，10%~15%为Ⅸ因子缺乏。本病可见于各种族人群。由于血浆中这些因子的缺乏水平通常与出血症状的严重程度相关，故根据患者Ⅷ因子或Ⅸ因子的基础水平来划分血友病的严重程度。根据世界

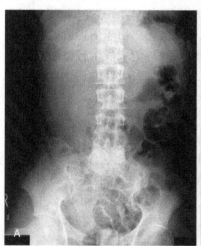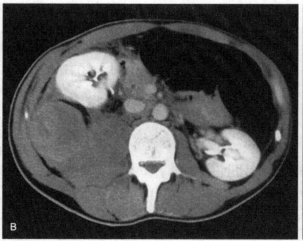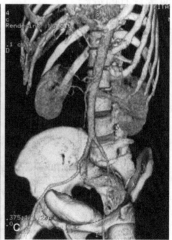

图470-1 在患有血友病的患者中，大量的血肿合并到髂肌群中。一个患有严重血友病B的38岁老人，右下腹部疼痛且逐渐加重，患了严重的感冒，咳嗽和食欲减退大约1周了。A.腹部放射图显示右侧有腰肌和左移结肠气体。B.CT扫描显示右侧髂腰肌有巨大血肿，导致右肾的前转位。C.重建的三维图像更清楚地显示肾脏易位和扩展但完整的大血管。这些对于诊断程序是有用的，因为渐进的右下腹部疼痛可能会与急性盲肠炎密切相关。

摘自 Miyazaki K, Higashihara M. Massive hemorrhage into the iliopsoas muscle, Intern Med, 2005, 44: 158

卫生组织（WHO）的定义，将 1ml 正常血浆中所发现的每种因子的量称作 1U 的每种因子，故 100ml 正常血浆每种因子的含量为 100U。为便于讨论，在这一章中我们用术语"% 活性"表示正常血浆中每种因子的含量（100% 活性）。各种因子浓集物也用 WHO 的国际标准，故提到治疗剂量所有单位通常都是 U。若某种特殊凝血因子的水平小于 1% 并且经常自发性出血，即称为重型血友病。凝血因子含量 1%~5% 称为中度血友病，需轻度创伤才会引起出血。轻度血友病凝血因子水平 >5%，这种病例常许多年才能确诊，且通常需要明显创伤才会引起出血。Ⅷ因子需达到 30%~40% 以上才达到止血水平，Ⅸ因子需在 25%~30% 以上。正常人血浆中Ⅷ因子的Ⅸ因子的低限大约是 50% 左右。

Ⅷ因子和Ⅸ因子的基因定位于 X 染色体长臂末端，故具有 X 连锁的特征。大多数血友病患者凝血因子蛋白减少；其中 5%~10% 的血友病 A 患者和 40%~50% 的血友病 B 患者会产生功能异常的蛋白。大约 45%~50% 的重型血友病 A 患者具有同样的基因突变，即Ⅷ因子基因发生内倒位，导致Ⅷ因子蛋白完全不能产生。这种突变可通过分子生物学技术检测患者或携带者的血液及羊水而发现。非洲裔美国人往往具有不同的Ⅷ因子单倍型，并且这种差异可能是非洲裔美国人具有较高抑制因子形成的原因（详见下文）。虽Ⅷ因子或Ⅸ因子的缺乏有多种遗传学病因，但大多数病例均根据Ⅷ因子和Ⅸ因子凝血活性的水平来进行分类。在新生儿期，可由于生产过程引起的急性期效应，Ⅷ因子水平可人为的升高。这种升高可能使轻型血友病患者Ⅷ因子水平正常或接近正常。而重型血友病患者则测不出Ⅷ因子。相反，在新生儿期，Ⅸ因子水平生理性偏低。如果家族中存在严重血友病患者而患儿测不出Ⅸ因子时，可确诊为重型血友病 B。但有时某些轻度Ⅸ因子缺乏患者，在生后数周才可诊为存在血友病。

一些血友病 A 或血友病 B 的女性携带者伴 X 染色体的雄性化改变，Ⅷ因子或Ⅸ因子显著减少，从而产生轻度出血紊乱。故应对所有已知的或潜在携带者检测Ⅷ因子和Ⅸ因子水平，以评估在发生手术及临床出血事件时是否需要治疗。

由于Ⅷ因子通过血管性假性血友病因子（VWF）携带于血浆中，故有时可用Ⅷ因子和 VWF 的比例来诊断血友病携带者。有可能的情况下应对患者进行特定基因突变检测，以评估其他家庭成员患血友病或者成为携带者的风险。

■ 治　疗

早期而适当的治疗是血友病优治疗优良的标志。发生轻到中度的出血时，Ⅷ因子或Ⅸ因子的水平必须提高到止血水平，在 35%~50% 范围内。对于危及生命或大面积出血，目标剂量应该是达到 100% 水平。重组Ⅷ因子（FⅧ）或重组Ⅸ因子（FⅨ）剂量的计算公式如下：

FⅧ剂量（U）= 希望提高的 FⅧ %× 体重（kg）×0.5

FⅨ剂量（U）= 希望提高的 FⅨ %× 体重（kg）×1.4

对于Ⅷ因子，校正因子是基于Ⅷ因子的分布容积。对于Ⅸ因子，校正因子是基于的Ⅸ因子的分布容积，以及输入重组Ⅸ因子后在血浆中观察到的水平。

表 470-1 简要介绍了血友病患者几种常见的出血类型的治疗方法。

随着重组替代产品的应用，对大多数儿童血友病患者，为防止自发性出血和早期关节畸形，预防性应用是标准治疗。在一项对照研究中，积极应用替代治疗预防消耗性关节疾病，为预防性应用的优越性提供的有力证据。如果患者出现了"靶形关节"，常需采用"次级"预防措施。

对于轻度Ⅷ因子型血友病，可通过给予醋酸去氨加压素（DDAVP）促使患者内源性产生的Ⅷ因子释放到血浆中。对于中 - 重度Ⅷ因子缺乏者，体内贮存的Ⅷ因子水平不够，醋酸去氨加压素治疗无效。另一方面由于轻型血友病患者发生输血传播性疾病的风险以及重组产品的昂贵，若能有效则可应用去氨加压素。一种浓集的鼻腔内应用的去氨加压素，非遗尿或垂体替代剂量，也可用于治疗轻型血友病 A 患者。其剂量为，体重 <50kg 的患儿每次 150ug（1 喷），体重 >50kg 的儿童以及成人每次 300ug（2 喷）。许多医疗中心在试验性应用醋酸去氨加压素以确定在静脉输注后体内所达到的Ⅷ因子水平。醋酸去氨加压素对Ⅸ因子缺乏的血友病无效。

■ 预　防

为防止自发性关节出血，现在许多患者在接受终身的预防性治疗。美国国家血友病基因会推荐预防作为儿童重型血友病的最佳治疗。通常，预防治疗在第一次关节出血后即开始。幼儿往往需要中央静脉导管确保静脉通路。这种治疗方案较为昂贵，但是对于预防和控制关节病变的严重程度极为有效。通常每 2~3d 进行一次治疗，并维持凝血因子在下一次治疗前处于一个可检测到的水平（1%~2%）。预防性治疗是否应持续到成年还没有充分的研究。若已发生中度关节病变，为防止进一步出血，需要更高的血浆凝血因子水

表 470-1 血友病的治疗

出血类型	血友病 A	血友病 B
关节出血 *	第 1 天予以 50 U/kg Ⅷ因子浓集物[†]；第 2、3、5 天予以 20U/kg 直到关节功能正常或恢复到基础水平。第 7~20 天可以考虑隔天应用附加治疗。可以考虑预防性应用	第 1 天予以 80~100 U/kg Ⅸ因子浓集物；第 2 和第 4 天 40 U/kg。第 7~10 天可以考虑隔天应用附加治疗。可以考虑预防性应用
肌肉或明显皮下血肿	可能需要隔天 1 次 50 U/kg Ⅷ因子浓集物，直到出血缓解	80 U/kg Ⅸ因子浓集物；每 2~3 天 1 次直到出血缓解
口腔、乳牙脱落或拔牙	20 U/kg Ⅷ因子浓集物；抗纤溶药物应用；拔除乳牙	40 U/kg Ⅸ因子浓集物；抗纤溶治疗[§]；拔除松动的乳牙
鼻衄	局部压迫 15~20min；凡士林纱布填塞；抗纤溶治疗；若上述无效，则予 20 U/kg Ⅷ因子浓集物[‖]	A 局部压迫 15~20min；凡士林纱布填塞；抗纤溶治疗；若上述无效，则予 30 U/kg Ⅸ因子浓集物[‡]
大手术、危及生命的出血	50~75 U/kg Ⅷ因子浓集物，然后开始 2~4 U/kg/hr 持续静脉滴注，以维持 24h 内Ⅷ因子水平 >100 U/dL，然后 2~3 U/kg/hr 持续静点 5~7d 以保持Ⅷ因子 >50 U/dL，随后再静点 5~7d 使Ⅷ因子水平 >30 U/dL[¶]	120 U/kg Ⅸ因子浓集物[‡]，然后 50~60 U/kg 每 2~24h 一次以维持Ⅸ因子水平 >40 U/dL，连用 5~7d，随后再用 7 天，使Ⅸ因子水平 >30 U/dL
髂腰肌出血	50 U/kg Ⅷ因子浓集物，然后 25 U/kg 每 12h 一次直到症状消失，随后 20 U/kg 隔天应用，总疗程为 10~14 d[**]	120 U/kg Ⅸ因子浓集物[‡]；然后 50~60 U/kg 每 2~24h 一次以维持Ⅸ因子水平 >40 U/dL，直到症状消失；然后 40~50 U 隔天应用，共用 10~14 天[**][††]
血尿	卧床休息，维持补液；如果 1~2d 内不能控制症状，予以 20 U/kg Ⅷ因子浓集物；若仍不能控制，则予以泼尼松（HIV 感染者除外）	卧床休息，维持补液；如果 1~2d 内不能控制症状，予以 40 U/kg Ⅸ因子浓集物[‡]；若仍不能控制，则予以泼尼松（HIV 感染者除外）
预防	20~40 U/kg Ⅷ因子浓集物，隔天应用，使其水平 ≥ 1%	30~50 U/kg Ⅸ因子浓集物[‡]隔天应用，使其水平 ≥ 1%

* 髋关节出血者，应请骨科会诊评估是否作穿刺引流，以防止股骨头无菌性坏死。† 对于轻到中度血友病，若已知患者对止血水平的Ⅷ因子有效或反复应用，可用去氨加压素 0.3 μg/kg 代替Ⅷ因子浓集物，并监测Ⅷ因子水平以避免耐受。‡ 为重组Ⅸ因子浓集物的剂量，若用血浆源性的Ⅸ因子浓集物，剂量为重组Ⅸ因子浓集物的 70%。§ 在凝血酶原复合物应用 4~6h 后，再给予抗纤溶治疗。‖ 柜台购买的促凝产品可能会有所帮助。¶ 另外，可给予 25 U/kg 每 12h1 次，以维持其水平 >50%，连用 5~7d，随后给予 25~30 U/kg 5~7d 以维持其水平 >25%。** 在停止继续治疗前需复查影像学检查。†† 若需反复使用Ⅸ因子浓集物，则应用高纯度、特异的Ⅸ因子浓集物

摘自 Montgomery RR, Gill JC, Scott JP. Hemophilia and von Willebrand disease//Nathan DG, Orkin SH. Nathan and Oski's hematology of infancy and childhood, ed 5. Philadelphia: WB Saunders, 1998

平。对于没有接受触及预防的年长儿，若出现靶形关节，有时需启动次级预防性方案。

■ 支持治疗

告诉家长他们的孩子应该注意避免创伤，这很容易，但实际上也是无效的。幼儿是活动的，他们对所有事物感到好奇，因此很容易伤到自己。有效的措施包括预期指导，其中又包括汽车座椅、安全带和自行车头盔的使用，以及避免高危行为的重要性。年长儿应该建议免剧烈接触性体育活动，但这个问题是个挑战。严重的血友病男孩经常在没有已知外伤的情况下出血。早期社会心理干预可以帮助家庭实现过度保护和放任之间的平衡。血友病患者应避免使用会影响血小板功能的阿司匹林和其他非甾体抗炎药物。患有出血性疾病的儿童应该接受乙肝疫苗，即使重组产物能够避免经输血传播疾病的风险。患儿暴露于血浆制品之后需要定期筛查乙肝、丙肝、HIV 和肝功能异常。

■ 慢性并发症

血友病 A 和 B 的长期并发症包括慢性关节破坏，Ⅷ因子和Ⅸ因子抑制因子的产生，以及发生输血传递性感染性疾病的风险。虽然积极的或预防性治疗方法已使慢性关节病变的发生率降低，但依然不能消除这些病变。

从历史上看，慢性关节病变是血友病主要的长期致残的原因。未经治疗的血友病患者的自然病程是周期性反复发作的特定关节的出血，包括同一关节（"靶"关节）出血。对于幼儿，关节容易扩张，在发生关节填塞和治疗干预之前关节内可能积聚大量的血液。在关节出血后，白细胞释放的蛋白酶进入关节腔，血红素诱导巨噬细胞增殖，导致滑膜炎。滑膜的增厚和关节内形成容易被夹住的叶状突起，可诱发进一步出血。关节软骨表面被侵蚀，最终可致原骨暴露，导致关节融合。对于伴有晚期关节病变的年长儿，滑膜增厚的靶关节出血，由于关节没有空间积聚血液，会导致严重的关节疼痛。一旦出现靶关节，患儿通常需接受短期或长期的预防措施，以防止关节辨别的恶化并减轻炎症反应。

■ 抑制因子的形成

Ⅷ因子或Ⅸ因子缺乏的患者，在输注缺乏的凝血因子可激起免疫反应。抑制因子为Ⅷ因子和Ⅸ因子的直接抗体，并且可以阻断凝血活动。应用适当的替代治疗不能控制出血的发作通常是存在抑制因子的首要体征。有时可在常规随访试验中发现。约25%~35% 的血友病 A 患者会产生抑制因子；血友病 B 患者的发生率较低，大多数这种患者会制造无活性的功能障碍的蛋白，使其对免疫反应的敏感度降低。高纯度的Ⅸ因子或重组Ⅸ因子可能会增加抑制因子产生的概率，并且某些抗Ⅸ因子抑制因子会诱发过敏反应。许多已产生抑制因子的患者随着持续规律的输注相应凝血因子，其抑制因子可逐渐减少。其他一些患者会随着以后的输注会产生更高滴度的抗体，需通过脱敏来降低其滴度，即高剂量输注Ⅷ因子或Ⅸ因子以使抗体饱和，并使身体产生耐受性。Ⅸ因子免疫耐受已经导致了某些患者出现肾病综合征。使用利妥昔单抗 [未经美国食品和药品管理局（FDA）批准] 作为高滴度抑制因子的替代治疗，使患者产生免疫耐受的计划已经失败了。如果脱敏计划失败，发生出血时可用重组Ⅶa因子或活化的凝血酶原复合物浓集物来治疗。在许多情况下，这些产品的应用可绕过抑制因子，但会血栓形成的危险。具有抑制因子的患者应转送到治疗过这种患者并且具有全方位血友病护理计划的医院。

过去，血浆源性的治疗产品使许多血友病患者传染上了乙肝、丙肝和艾滋病。在重组产品时代，获得这种感染的风险应该是最小的，但是患者仍应该适当的接受乙肝的预防接种。曾经暴露于血液制品的患者应该接受输血相关感染性疾病的监控。有研究报道发现变异型 Creutzfeldt-Jakob 病可通过血浆输注治疗传播给患者，朊病毒能否通过血浆源性浓集因子传播致血友病患者需要研究进一步验证。

■ 全方位的医疗

如今，血友病患者最好通过全方位的血友病医疗中心来治疗。这种中心精心从事患者及家属教育，以及血友病并发症的预防和治疗，包括慢性关节病变、抑制因子的产生和感染性疾病（如乙肝、丙肝或艾滋病）。这种中心具备由内科医生、护士、矫形外科医生、理疗师以及社会心理学工作者以及其他工作人员组成的团队。关于血友病的治疗教育仍是至关重要的，因为接受了预防性治疗的患儿，与以前受过影响的儿童相比，在认识出血发生的经验上可能不足。

参考书目

参考书目请参见光盘。

470.2　Ⅺ因子缺乏（血友病 C）

J.Paul Scott, Robert R.Montgomery

Ⅺ因子缺乏是一种常染色体缺陷所致的轻到中度出血综合征。它在德系犹太人中常见，但现也已在许多其他民族中发现。在以色列，1/1000~3/1000 的人为纯合子缺陷。

这种病的出血倾向不想Ⅷ因子或Ⅸ因子缺乏者那么严重。与Ⅺ因子缺乏相关的出血与Ⅺ因子的量是无关的。某些严重缺乏的患者在大手术时可能出血极少甚至没有出血症状。因为Ⅺ因子增强凝血酶的生成并且导致纤溶抑制剂——凝血酶激活性纤溶作用抑制蛋白（TAFI）的活化，手术所致出血在纤溶活性高的如口腔部位更为突出。除非该患者以前接受过外科手术且未发生出血，否则术前应根据手术过程的性质考虑给予预防性替代治疗。目前在美国商务已认证的Ⅺ因子浓集物可利用，医生必须使用新鲜冰冻血浆（FFP）。

小手术中的出血可通过局部压迫控制。患者在拔牙时应密切监测，如氨基己酸这样的纤溶抑制剂治疗可能是有益的，仅当出血发生是才需考虑血浆替代治疗。在纯合型Ⅺ因子缺乏的患者，部分凝血活酶生成时间（PTT）通常较严重Ⅷ因子或Ⅸ因子缺乏者延长。PTT 延长而临床症状很轻是本病的一大特点，这是因为Ⅶa因子在体内可活化Ⅸ因子。Ⅺ因子的缺乏可通过特殊的Ⅺ因子检测确诊。每公斤体重输注 1U 血浆可增加 2% 其血浆浓度。因此，输注 10~15mL/kg 血浆，可使Ⅺ因子的血浆水平达到 20%~30%，此浓度足以控制中度出血。为了获得较高的Ⅺ因子浓度，反复血浆输注是必要的。Ⅺ因子的半衰期通常在 48h 以上，故维持足够的Ⅺ因子水平并不困难。

对于大多数患者，慢性关节病变非常罕见，除非患者合并第二种止血缺陷（如血管病性假性血友病），同时需要大手术时，才应注意Ⅺ因子缺乏的问题。

参考书目

参考书目请参见光盘。

470.3　接触因子缺乏（非出血性疾病）

J.Paul Scott, Robert R.Montgomery

"接触因子"（Ⅻ因子、前激肽释放酶、高分子量激肽原）缺乏会导致 PTT 延长但无出血症状。因为这些因子的功能在于内源性凝血系统激活的起始阶段，作为决定 PTT 的反应物，故当这些因子缺乏的时候 PTT 会明显延长。因此可能会出现一种矛盾的情况，PTT 明显延长，而临床无出血征象。告诉患者其存在这些凝血因子缺乏是非常有意义的，因为即使在大手术时，他们也不需要治疗。

470.4 Ⅶ因子缺乏
J.Paul Scott, Robert R.Montgomery

Ⅶ因子缺乏是一种罕见的常染色体遗传出血性疾病，通常仅在纯合子状态时被发现。患者可有不同严重程度的关节血肿、自发性颅内出血和皮肤黏膜出血，尤其是鼻衄和月经量过多。这种患者的 PT 明显延长，但 PTT 明显延长。Ⅶ因子检测可发现Ⅶ因子的明显减少。由于Ⅶ因子的血浆半衰期为 2~4h，故采用新鲜冰冻血浆治疗很困难，并且常易引发液体超负荷。现在有案例证明利用商品化的重组Ⅶ a 因子浓集物来治疗某些Ⅶ因子缺乏是有效的，但用于这一指征目前尚未通过 FDA 的批准。

470.5 X因子缺乏
J.Paul Scott, Robert R.Montgomery

X 因子缺乏是一种罕见的（发病率大约 1/100 000）严重程度多变的常染色体遗传性疾病。轻微缺乏可导致皮肤黏膜和创伤后出血，严重的缺乏可导致自发性的关节和颅内出血。X 因子缺乏可因数量缺乏或分子功能障碍导致。X 因子水平减低伴有 PT 和 PTT 的延长。遗传性 X 因子缺乏者，可用新鲜冰冻血浆或凝血酶原复合物提升 X 因子水平。X 因子的血浆半衰期为 30h，其在体内的容积分布与Ⅸ相似。因此，1U/kg X 因子可提升血浆 X 因子水平 1%。

虽然在儿童中很罕见，但全身淀粉样变性可能与 X 因子缺乏有关，因为 X 因子可吸附于淀粉样蛋白质生。由于 X 因子会被迅速清除，故输血治疗通常无效。

470.6 凝血酶原（Ⅱ因子）缺乏
J.Paul Scott, Robert R.Montgomery

这种缺乏可由凝血酶原水平显著减少（低凝血酶原血症）或凝血酶原功能异常（前凝血酶素不良血症）所致。纯合子病例经实验室检测证实，PT 及 PTT 延长。Ⅱ因子或凝血酶原检测显示凝血酶原水平显示减低。婴幼儿皮肤黏膜出血及外伤后出血时最常见的表现。本病患者可用新鲜冰冻血浆治疗，也可使用凝血酶原复合物，但很少用。对于凝血酶原缺乏，新鲜冰冻血

浆治疗有效，因为凝血酶原的半衰期为 3.5d。1U/kg 凝血酶原可提高 1% 血浆活性。

参考书目
参考书目请参见光盘。

470.7 Ⅴ因子缺乏
J.Paul Scott, Robert R.Montgomery

Ⅴ因子缺乏是一种常染色体隐性遗传病，可有轻到中度出血，故也被称为副血友病。偶见关节血肿发生，皮肤黏膜出血及血肿是最常见的症状。女性患者常以严重的月经出血为表现。实验室检查证实有 PTT 及 PT 延长。特异性检测Ⅴ因子水平可发现Ⅴ因子水平降低。新鲜冰冻血浆是目前唯一可用的含有Ⅴ因子的治疗性产品。Ⅴ因子会从贮存的血浆中迅速丢失。严重Ⅴ因子缺乏患者的治疗可每 12h 输注 10mL/kg 的新鲜冰冻血浆。罕见情况可见家族出血病史阴性，但有获得性Ⅴ因子抗体患者。因为血小板内Ⅴ因子可阻止大量出血，故这类疾病常无出血表现。

参考书目
参考书目请参见光盘。

470.8 Ⅴ因子、Ⅷ因子联合缺乏
J.Paul Scott, Robert R.Montgomery

Ⅴ因子、Ⅷ因子联合缺乏继发于细胞内转运蛋白的缺乏，这种转运蛋白负责将Ⅴ因子和Ⅷ因子从内质网转运到高尔基体。这解释了 2 种因子的矛盾性缺乏，一个编码区在第 1 对染色体，另一个编码区在 X 染色体。本病出血症状比血友病 A 要轻，并且可用新鲜冰冻血浆替代Ⅴ因子和Ⅷ因子来治疗。

470.9 纤维蛋白原（Ⅰ因子）缺乏
J.Paul Scott, Robert R.Montgomery

先天性无纤维蛋白原血症是一种纤维蛋白原缺失的罕见常染色体隐性遗传疾病。本病患者不像血友病患者那样经常有出血表现，也罕有关节出血。患者可在新生儿期以胃肠道出血或经阴道分娩后血肿为主要表现。除了 PT 和 PTT 明显延长外，还伴有凝血酶时间延长。此时若无消耗性凝血病存在而血浆中纤维蛋白原不能测出，则具有诊断性意义。患者除了纤维蛋白原数量缺乏外，还存在功能异常的纤维蛋白原（异常纤维蛋白原血症）。很少有异常纤维的血症患者出

现血栓。目前，尚无商品化的纤维蛋白原浓集物可用。因为其血浆半衰期为 2~4d，故用新鲜冰冻血浆或冷凝集物治疗是有效。止血水平的纤维蛋白原为 60mg/dL。每袋冷凝聚物含有 100~150mg 纤维蛋白原。高剂量的肝素可抑制纤维蛋白原的某些临床检测。因此当发现凝血酶时间明显延长而且伴纤维蛋白原水平减低时，应用蛇毒酶时间来评估。蛇毒酶时间延长可确诊是纤维蛋白原的功能性水平减低，而不是肝素干扰的结果。

470.10　XⅢ 因子缺乏（纤维蛋白稳定因子或转谷氨酰胺酶缺乏）

J.Paul Scott, Robert R.Montgomery

因 XⅢ 因子负责纤维蛋白交联或稳定纤维蛋白凝块，延迟的出血症状会继发于凝块不稳定而出现。典型情况下，患者前 1d 受到创伤，然后次日发生挫伤或血肿。临床症状包括轻微擦伤、新生儿脐带残端延迟 4 周以上仍未脱落、创伤修复缓慢、在女性还有反复自然流产。现已发现伴有关节血肿或颅内出血的罕见家族性 XⅢ 因子缺乏。XⅢ 因子缺乏患者止血功能的一般筛查可均正常。XⅢ 因子缺乏的筛查试验基于凝块因为不能交联而容易溶解的原理。在 5M 尿素条件下，正常血凝块仍不能溶解，而 XⅢ 因子缺乏患者形成的血凝块则很快溶解。多数特异性 XⅢ 因子检测是通过免疫学的方法。由于 XⅢ 因子的半衰期为 5~7d，其止血水平位 2%~3% 活性，新鲜冰冻血浆或冷凝集物的输注可纠正 XⅢ 因子缺乏。血浆含有 1U/dL，而冷凝聚物每袋含有 75U。对有明显出血症状的患者，可用每 3~4 周输注 1 次冷凝集物的方法预防性治疗。

参考书目

参考书目请参见光盘。

470.11　抗纤维蛋白溶酶或纤维蛋白溶酶原活化剂抑制因子（PAI）缺乏

J.Paul Scott, Robert R.Montgomery

抗纤维蛋白溶酶或纤维蛋白溶酶原活化剂抑制因子，二者都是抗纤维蛋白溶解的蛋白质，其缺乏可使纤维蛋白溶酶生成增加及纤维蛋白凝块过早溶解。患者存在以皮肤黏膜出血为特征的轻度出血表现，而很少出血关节血肿。由于通常的止血功能检测均正常，故对有阳性家族史的患者应做进一步检查，包括优球蛋白凝块溶解时间（如果可能的话），它用于检测纤

溶活性，而在这些因子缺乏时，优球蛋白溶解时间缩短。特异性检测 α2- 抗纤维蛋白溶酶及 PAI 水平是可行的。出现出血可用新鲜冰冻血浆治疗，口腔内出血可能对氨基己酸治疗反应好。

参考书目

参考书目请参见光盘。

第 471 章
血管病性假性血友病

Robert R.Montgomery, J.Paul Scott

血管病性假性血友病（VWD）是最常见的遗传性出血性疾病，报道显示整个人群中的发病率为 1%~2%。VWD 是常染色体隐性遗传病，但多数中心报道本病女性患者多于男性。因为月经是主要症状，故女性相对更多的寻求诊治，并且被诊断为 VWD。VWD 基于如下分类：蛋白是量的减少而不是缺乏（1 型）；蛋白为质的异常（2 型）；蛋白完全缺乏（3 型）（图 471-1）。编码血管病性假性血友病因子（VWF）蛋白不同功能域的不同位点突变，可产生不同亚型 VWD。

病理生理学

VWF 是一种大的多聚体糖蛋白，由巨核细胞及内皮细胞合成，分布贮存在 α- 颗粒剂内皮细胞 Weibel-Palade 小体（致密小体）内。最高分子量的 VWF 多体负责 VWF 与内皮下基质及血小板的正常相互作用。在正常止血过程中，血管损伤后 VWF 黏附于内皮下基质，并与其结合从而发生结构改变，因而引起血小板通过其糖蛋白ⅠB（GPⅠB）受体黏附于 VWF 上。然后这些血小板活化，进一步引起其他血小板黏聚，并暴露其内含的磷脂酰丝氨酸，而磷脂酰丝氨酸是在凝血过程级联反应中调节 V 因子、Ⅷ 因子依赖步骤的重要调节步骤。VWF 亦可作为血浆Ⅷ因子的载体蛋白，故严重 VWF 缺乏者，可引起继发性Ⅷ因子缺乏。这是常染色体Ⅷ因子缺乏的病因，现在知道这是由于 VWF 的分子异常，故称为 2N 型 VWD。

临床表现

通常 VWD 患者有皮肤黏膜的出血症状，包括大量瘀斑、鼻衄、月经出血及手术后出血，特别在黏膜

	正常	类型 1	类型 3	类型 2A	类型 2B	类型 2N	类型 2M	PT-VWD	BSS
VWF:Ag	N	↓	缺失	↓	↓	N or ↓	↓ or N	↓	N
VWF:RCo	N	↓	缺失	↓↓↓	↓	N or ↓	↓↓	↓	N
FVIII	N	↓或N	1%~3%	N或↓	N 或↓	↓↓	N	N	N
RIPA	N	通常正常	缺失	缺失	通常正常	N	↓	N	缺失
LD-RIPA	缺失	缺失	缺失	缺失	↑↑	缺失	缺失	↑↑	缺失
PFA	N	↑	↑↑	N	↑	N	↑↑	↑	↑↑
BT	N	N or ↑	↑↑	N	↑	N	↑	↑	↑↑↑
血小板计数	N	N	N	N	↓	N	N	血小板	血小板
一般 Tx		DDAVP VWF conc	VWF conc	VWF conc (DDAVP)	VWF conc (DDAVP)	VWF conc (DDAVP)	VWF conc (DDAVP)	血小板	血小板
对 DDAVP 的反馈		好	没有	可变	血小板减少 血小板减少	多变	多变	血小板减少 血小板减少	无或一般的
对 VWF Conc 的反馈		好	好	好	好	好	好		无反馈
一般人群中的频率		报道 1%~2%	非常罕见 1:250 000	罕见	罕见	罕见	罕见	罕见	罕见
VWF 多聚体	N	N 但 ↓	缺失	不规则	不规则	N 但 ↓	N 但 ↓	不规则	正常

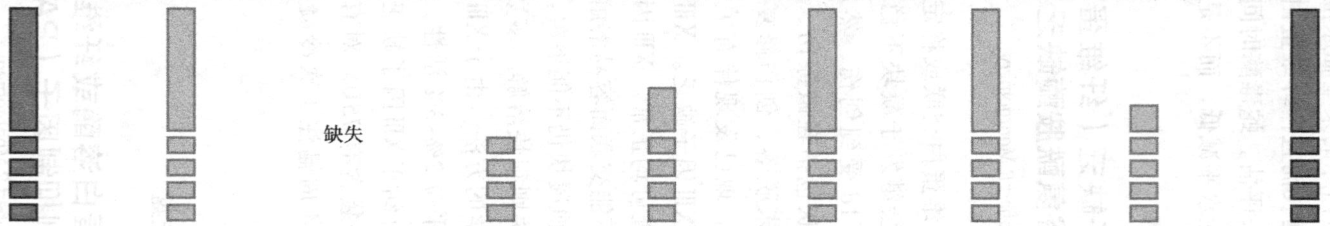

图 471-1 血管性血友病（VWD）和其他相关疾病的常见变异。一个较浅的阴影说明了着色强度的减少，在左侧列出了实验室检测，并显示了在这些条件下最常见的结果。血管性血友病因子（VWF）多元素的图形显示在每列的底部。而图形长度代表了多聚体的相对大小。BSS：Bernard-Soulier 综合征；BT：出血时间；DDAVP：去氨加压素；Ⅷ：因子Ⅷ；n：正常；PFA：血小板功能分析仪；LD-RIPA：瑞斯托霉素诱导血小板聚集为低剂量；pt-vwd：血小板型假性血管性血友病；RIPA：瑞斯托霉素诱导血小板聚集瑞斯托霉素；Tx：治疗；VWF：Ag，血管性血友病抗原；VWF：RCo，瑞斯托霉素辅因子活性；VWF conc，VWF 浓缩液；↑，增加程度；↓↓，减少程度

部位手术后，如扁桃体摘除术或智齿拔除术。由于家族中其他成员可能亦患有同样疾病，故少年的月经史通常放在其他家族成员范围内，因而不是经常地将这种大量月经出血看作异常。因此若发现月经期妇女有缺铁性贫血，则应仔细询问是否有皮肤瘀斑及其他出血史，并进一步做凝血机制评估。

因为 VWF 是一种急性期反应蛋白，应激反应时可增加此种蛋白质水平，故大的应激性手术下可不出血，如阑尾切除术及分娩，但在整容手术或黏膜手术时可发生大出血。由于妊娠期 VWF 水平可像急性期反应一样生理性升高 2~3 倍，故妊娠期出血症状可减轻。极少数 VWD 患者可能有胃肠道毛细血管扩张症，因而可致大出血，这是造成重症患者多次住院的原因。在 3 型或纯合子性 VWD 患者中，出血症状较明显。这些患者通常诊断较早，可发生严重鼻衄或月经出血，导致大出血，甚至休克。重度 3 型 VWD 患者可有关节出血或自发性中枢神经系统出血。

■ 实验室检查

VWD 患者有出血时间延长及部分凝血活酶时间（PPT）延长，但在 1 型 VWD 患者，这些试验常为正常。故筛查试验正常不能除外 VWD 的诊断。没有任何单一的检测即可除外 VWD，如果有皮肤黏膜出血病史，则应该行 VWD 筛查试验，包括 VWF 抗原、VWF 活性（瑞斯托菌素辅因子活性或 VWF:Rco）、血浆Ⅷ因子活性、测定 VWF 结构（VWF 多体）及血小板计数。虽然大多数患者血小板计数正常，但 2B 型 VWD 或血小板型（假性 VWD）患者则终生血小板减少。图 471-1 列出了不同的 VWD 亚型，并简述了实验室检查的特点。VWF 水平会随着血型而变化（O 型 <A 型 <B 型 <AB 型），其可以混淆遗传性 VWD 的临床诊断，但大多数内科医生认为出血是与血浆 VWF 水平相关的。此外，关于"真性"VWD 的临床定义现在仍有争议。分子遗传学可证实 1 型 VWD 的诊断，但基因外部可能存在其他 VWF 的遗传修饰，并且显著影响诊断。患者的表现型越轻微，诊断的难度越大。

■ 遗传学

第 12 对染色体含有 VWF 基因。在图 471-1 上列举的 2 型亚型中每一型均有特殊的受累分子区域。表现型可指导特殊突变的遗传学诊断。正在进行的调查将澄清是否所有的 1 型 VWD 病例都与 12 号染色体上 VWF 基因的突变有关，或是否存在可导致表型 VWD 的基因修饰，如血型。只有少数几个中心实验室才能做 VWD 的临床遗传学检测。

■ VWD 亚型

1 型 VWD 是最常见的类型，占 85 的病例。国家心肺和血液研究所（NHLBI）的 VWD 指南限制 VWD 的诊断为 VWF 水平 ≤ 30U/dL。VWF 水平 >30U/dL 但在正常范围以下的称作"VWD 可能"或"低水平 VWD"。出血症状包括鼻衄、瘀斑、月经出血等。若大量出血，则静脉应用去氨加压素（DDAVP）每剂 0.3ug/kg 可提高 VWF 及Ⅷ因子水平 3~5 倍。对门诊治疗出血病例，鼻腔应用 DDAVP（Stimate）非常有效，Stimate 剂量对体重 <50kg 者为 150ug（喷 1 次），对体重 >50kg 者为 300ug（喷两次）。1 型 VWD 中一个被称为 1C 型的新亚型，由于血浆 VWF 水平因加速的清除率而较低，因此指定为 1C 型。这种患者可以通过检测静脉应用 DDAVP1h 和 4h 后 VWF:Ag 的水平，以显示出这个变异体中 VWF 缩短的半衰期（2~4h）来诊断。另外，测定 VWF 前肽（VWFpp）水平作为基线，显示 VWFpp/VWF:Ag 比值升高 >2 是由于 VWF 的加速清除导致的（不是 VWFpp）。对于这类患者，去氨加压素释放足够的 VWF，但其水平不够维持正常的半衰期，并且可能需要 VWF 浓集物输注，以使 VWF 半衰期维持正常。

2A 型 VWD 是由于 VWF 受到 ADAMTS13 作用发生蛋白异常溶解或由于 VWF 合成异常及分泌减少所致。无论哪一种，仅存在最低量的 VWF 多体，导致 VWF 抗原减少及 VWF 活性明显减低。虽然去氨加压素对这些患者是安全的，但并不总是有效，因为血浆内不能保持正常的多体。若发生明显出血时，需用 VWF 替代治疗。

2B 型 VWD 可能由几种突变中的一种引起，导致"高度活性"的 VWF。这种异常的 VWF 可自发的与血小板结合，导致 VWF 及血小板被快速清除。大分子量的 VWF 多体优先从血液循环中清除，常伴有中到重度血小板减少。实验室诊断本病的依据是存在高活性的可与血小板结合的 2B 型 VWF，以及在低浓度瑞斯托菌素存在下，可促使血小板聚合，而此浓度是不会使正常血小板聚合的。若给予这些患者去氨加压素，则可释放出异常高活性的 2B 型 VWF，从而发生明显的血小板减少。这些患者通常对 VWF 输注反应好。

2M 型 VWD 是由导致 VWF 的血小板结合功能减低的突变所引起的。因此，VWF 活性水平比 VWF 抗原水平显著减低。但这种蛋白与Ⅷ因子的结合是正常的，故Ⅷ因子和 VWF 抗原水平大致相当。去氨加压素可增加 VWF 及Ⅷ因子水平，但这种释放出的 2M 型 VWF 可能没有足够的止血活性。因此，当去氨加压素临床无效时需要 VWF 替代治疗。

2N 型 VWD 是由于可结合 VWF 的Ⅷ因子减少引起的。本病亦称为常染色体血友病。本病患者血小板与 VWF 相互作用正常，但 2N 型 VWF 与Ⅷ因子的结合力减弱，导致与 VWF 微弱结合的Ⅷ因子迅速清除。因此，Ⅷ因子水平的减低比 VWF 更明显。通常，有症状性出血的患者为复合型杂合子，即有 1 个基因来自 1 型 VWD 的双亲之一，而另一个来自 2N 型 VWD 双亲之一。在极少数情况下，2N 型突变由双亲两人遗传而来，而 VWF 水平正常。在 I 型和 2 型复合型杂合子病例中，一个等位基因不能产生蛋白质，而另一个等位基因产生功能异常的蛋白质，从而使所有 VWF 功能均异常。虽然去氨加压素可以使 2N 型 VWF 释放，但持续存在的Ⅷ因子水平有时可能不足以达到正常止血要求。因此需要进行去氨加压素试验仪评估疗效及 VWF 和Ⅷ因子在输注后的半衰期，VWF 替代治疗通常是有效的，因为 VWF 是正常的，内源性Ⅷ因子可以与正常 VWF 结合以维持一个较长的血浆Ⅷ因子水平。重组 VWF 目前正在临床试验中。

血小板型（假性）VWD 实际上是血小板表面的 GP Ⅰ B 受体异常。它可被认为是 2B 型 VWD 的相反型异常，因血小板表现的 GP Ⅰ B 受体功能异常增高，可自发的与血浆 VWF 结合，导致血小板减少的高分子量 VWF 多体丢失，从而易与 2B 型 VWD 混淆。然而，特异性检测显示血小板的异常比血浆异常更突出。本病用输注正常血小板来治疗，但若 VWF 水平和功能部分性减低，还是需要输注 VWF 来防止大出血。

3 型 VWD 是 VWF 缺乏的纯合子或复杂性杂合子性遗传。患儿血浆中测不出 VWF，Ⅷ因子水平也很低但仍可以测出。这些患者将可发生大出血，但关节出血很罕见。这种严重但罕见的类型发生率约为 1：500 000。颅内出血、大量鼻衄、女性月经过多是本病主要特点。发生出血时需要用含 VWF 的浓集物治疗。VWF 既是血浆蛋白也是血小板蛋白。由于含 VWF 的浓集物治疗仅纠正血浆 VWF 水平，严重出血的患者可能还需要输注血小板浓集物以纠正血小板 VWF 缺乏。去氨加压素对本病无效。

诊断和鉴别诊断

VWD 的诊断需要至少一种表 471-1 所示的 VWF 减低。皮肤黏膜出血的鉴别诊断包括血小板计数、血小板功能机血管壁的异常（见第 478 章）。在儿童的治疗上，重要的是要记住这类疾病被发现的主要原因是创伤，尤其是非偶然性的创伤——儿童受到虐待。

并发症

由 VWD 导致的出血性并发症极少。对于青少年女性，月经引起的失血过多可导致严重贫血，可以急性的血容量不足为主要体征和症状，或是慢性的失血性贫血。3 型 VWD 患者可以表现出与血友病类似的关节或肌肉出血。

治 疗

VWD 的治疗在于提高 VWF 和Ⅷ因子的血浆水平。因 VWD 患者的Ⅷ因子基因正常，故提高 VWF 的血浆浓度可使内源性产生的Ⅷ因子恢复正常并保持正常生存期。最常见的 VWD 类型为 1 型 VWD。对于这些患者使用合成性药物去氨加压素可诱导血管内皮细胞释放 VWF。对于某些 2 型和 1C 变异型 VWD 患者，此药亦同样有效。但在其他病例，释放的 VWF 功能有异常。VWD 患者对去氨加压素可能不会完全有效，可由于释放出异常的 VWF 分子（大多数是 2 型患者）；也可由于 3 型患者无 VWF 释放；或者由于释放的 VWF 被加速清除（1C 型 VWD）。极少数儿童和成人患者，特别是婴幼儿，用去氨加压素后不能释放 VWF。此时，必须用替代治疗。目前替代治疗是用从血浆提取的 VWF 的浓集物，其中还含有Ⅷ因子。VWF 因其分子大，故只能分布于血管腔内。当提取血浆成分时，VWF 多体会发生不同程度的改变。因此 1U/kg 可提高其 1.5% 的血浆水平。Ⅷ因子和 VWF 的血浆半衰期为 12h，但当血浆提取时 VWF 发生改变，导致浓集物输注时半衰期缩短到 8~10h。在不久的将来可能会有纯化或重组的 VWF 浓集物（不含Ⅷ因子）可以利用。它们可以用于预防性治疗或手术前处理。然而，当急性出血时，在首次输注这种 VWF 浓集物时可能还需要补充重组的Ⅷ因子，由于其中Ⅷ因子含量极少或不含。正常的止血过程同时需要 VWF 和Ⅷ因子。如果仅补充 VWF，内源性Ⅷ因子的纠正需要 12~24h。拔牙及有时鼻衄则可同时用去氨加压素及抗纤溶制剂如六氨基己酸治疗。

参考书目

参考书目请参见光盘。

第 472 章

遗传倾向性血栓形成

Leslie J.Raffini, J.Paul Scott

儿科医生经常会被要求对有血栓症状儿童及亲属

有血栓或血栓形成倾向的无症状儿童，进行血栓的遗传危险因素评估。无论在成人还是儿童，血栓形成试验的临床应用都是有争议的。

　　血栓形成测试对发生血栓事件儿童的急性期管理几乎无影响。遗传性血栓形成倾向和儿童血栓之间的联系基于临床情况而变化：有无端血栓事件的儿童具有较高的遗传缺陷流行度，对于有导管相关血栓事件的儿童，血栓形成倾向缺陷的作用值得怀疑。虽然某些血栓形成倾向缺陷与儿童反复发生静脉血栓的高风险有关，但如何利用这些结果指导治疗的持续时间仍未明确。对这些患者进行前瞻性的纵向分析，以确定预后和对治疗的反应以及对已知血栓形成倾向的预后的影响，显然是必要的。

　　决定对一个有血栓或血栓形成倾向家族史的不健康儿童进行血栓形成测试，需要慎重考虑，权衡这种方法的潜在优点和局限性。考虑到儿童血栓形成的绝对风险是非常低的（0.07/100 000），对于一个幼儿，遗传性血栓形成倾向不太可能对其临床决定的下达产生影响。血栓形成的风险随着年龄的增大而增加，所以明确青少年血栓形成倾向的缺陷，可能有助于指导高风险状态（下肢固定或长期不动）的预防血栓形成治疗、关于使用基于雌激素的避孕药的讨论以及促进生活习惯的改变以避免血栓形成的行为风险（久坐不动的生活方式、脱水、肥胖和吸烟）。这种测试的局限性在于其高成本，以及导致不必要的焦虑或错误保证的潜在可能。

　　最常见的遗传性血栓形成见表472-1。遗传性的缺陷的致病环节已被较明确，包括遗传性突变的 V 因子（V 因子 Leiden），凝血酶突变，蛋白 C、蛋白 S 和抗凝血酶（AT）缺乏。Ⅷ因子水平升高、脂蛋白（a）和同型半胱氨酸与血栓的形成有关，虽然这些都是不太好的特点并且并非由基因决定。虽然在凝血过程中有其他改变与血栓的风险相关，包括Ⅸ因子、Ⅺ因子浓度升高、肝素辅因子Ⅱ缺乏，以及异常纤维蛋白原血症。但没有一样能够作为儿童遗传性血栓形成倾向的常规检测被广泛接受。

　　遗传性突变的 V 因子是 V 因子基因在第 1756 核苷酸发生单核苷酸改变的结果。这种突变导致 V a 因子不能被活化的蛋白 C 灭活，这是血栓形成的最常见遗传性危险因素。大约 5% 的美国白人是这种突变的杂合子，在其他民族没有这么普遍。杂合子个体发生静脉血栓的风险会增加 5~7 倍，而纯合子的相对风险为 80~100 倍。年轻育龄女性发生血栓的基线平均风险为 1/12 500，并且在口服避孕药人群中会增加至 1/3 500。遗传性突变的 V 因子的杂合子且口服避孕药

表 472-1　遗传性血栓形成性疾病

分类和疾病	遗传方式	临床特点
活化的凝血因子抑制剂缺乏或质的异常		
抗凝血酶缺乏	常染色体显性遗传	静脉血栓（常见或非常见部位）；肝素抵抗
血栓调节蛋白缺乏	常染色体显性遗传	静脉血栓
蛋白 C 缺乏	常染色体显性遗传	静脉血栓
蛋白 S 缺乏	常染色体显性遗传	动静脉血栓
活化的蛋白 C 抵抗	常染色体显性遗传	动静脉血栓
纤溶受损		
异常纤维蛋白原血症	常染色体显性遗传	静脉血栓多于动脉血栓
纤溶酶原缺乏症	常染色体显性遗传，常染色体隐性遗传	静脉血栓
组织型纤溶酶原激活物缺乏	常染色体显性遗传	静脉血栓
过度纤溶酶原激活物抑制剂 -1 活化	常染色体显性遗传	动、静脉血栓
代谢缺陷		
高同型半胱氨酸血症	未知	静脉血栓形成和过早动脉粥样硬化性疾病
凝血酶原或辅助因子异常		
凝血酶原突变	常染色体显性遗传	静脉血栓形成
Ⅷ因子水平升高	未知	静脉血栓形成
Ⅸ因子水平升高	未知	静脉血栓形成
Ⅹ因子水平升高	未知	静脉血栓形成
Ⅺ因子水平升高	未知	静脉血栓形成

摘自 Robetorye RS, Rodgers GM. Update on selected inherited venous thrombic disorders. Am J Hematol , 2001, 68:256-268

经许可修改自 Rodgers GM, Chandler WL. Laboratory and clinical aspects of inherited thrombotic disorders. Am J Hematol, 1992, 41: 113-122

（经 Tohn Wiley & Sons 公司 Wiley-Liss 分公司许可）

的年轻女性，其基线平均风险会增加 20-30 倍至大约 1/500。

　　凝血酶原 20210 基因突变是其 mRNA 的 3′-非翻译端发生 G 转换为 A 的突变，导致凝血酶原增高。这种变异在美国白人的发生率大约为 2%。与遗传性突变的 V 因子相比，这种突变所致静脉血栓的风险较低，其相对风险为 2~3。

　　天然抗凝血蛋白——蛋白 C、蛋白 S 和抗凝血酶（AT）的缺乏，比上述常见的基因突变要罕见，但是也具有较强的与血栓形成风险。虽然杂合子性缺乏在儿童期不常出现，但纯合子性缺乏会导致婴幼儿明显的症状。存在 AT、蛋白 C 或蛋白纯合子性缺乏的新生儿可能会出现爆发性紫癜。其特点是由

于皮肤出血后小真皮血管血栓形成，导致迅速蔓延的紫癜性皮肤损伤。此外，这些婴幼儿也可能发生脑血栓、眼部血栓、弥散性血管内凝血（DIC）以及大血管血栓。伴有不明原因紫癜性皮肤损伤的婴幼儿应接受初始新鲜冰冻血浆置换治疗。有些患病的早期新生儿可能因为其这些因子水平过低而检测不到，但并不是真正的基因缺陷，故导致难以明确诊断。蛋白 C 和 AT 的浓集物也可用于治疗，并且其有效性已被证实。

存在蛋白 C、蛋白 S 和 AT 浓度下降的新生儿在生后 6 个月内会迅速增加。蛋白 C 浓度在儿童期大部分时间内都是低于成人的。多种获得性条件会影响折现抗凝血物质的血浆浓度。先天性单心室心脏病和肝功能不全的患儿 3 种抗凝物质浓度均会减少。维生素 K 缺乏和华法林会导致维生素 K 依赖的因子，如蛋白 C 和蛋白 S 减少。肾病综合征、严重烧伤和天冬酰胺酶都会不同比例的降低 AT。蛋白 S 会在妊娠期以及抗磷脂抗体存在的时候降低。

静脉和动脉同时发生血栓常见于高胱胺酸尿症的年轻患者，由于胱硫醚合成酶缺乏导致的先天性代谢错误。在非常罕见的情况下，血浆同型半胱氨酸的浓度会超过 100μmol/L。更常见的是同型半胱氨酸轻到中度的升高，可能是获得性的，也可能和亚甲基四氢叶酸还原酶（MTHFR）基因相关。虽然同型半胱氨酸的中度升高与动静脉血栓事件有关，但 MTHFR 的多态性检测没有说明这一点，因为这些多态性与静脉血栓栓塞不相关。高胱氨酸尿症引起血栓的病理机制目前尚不完全明确。

Ⅷ因子血浆浓度的增加（>150U/dL）似乎受到基因和环境因素的双重调节，并且与血栓风险的增加有关。当存在有助于Ⅷ因子水平的重要遗传组份时，升高Ⅷ因子的分子机制还不明确。Ⅷ因子还被认为是一种急性期反应，而且会在炎症期间瞬时升高。

脂蛋白（a）[LP（a）]是一种与成人动脉粥样硬化相关的低密度脂蛋白颗粒，其水平升高与过早的心肌梗死和中风有关。小范围研究已经证实，LP（a）水平 >30mg/dL 是儿童中风和静脉血栓的独立危险因素。LP（a）具有与纤溶酶原类似的结构，其水平升高可能抑制纤维蛋白溶解，但目前尚未得到证实。

参考书目

参考书目请参见光盘。

第 473 章
儿童血栓性疾病

Leslie J.Raffini, J.Paul Scott

与成人相比，儿童通常会受到保护而不会轻易发生动静脉血栓。随着危重症患儿治疗和护理上的进展，以及对血栓的遗传危险因素意识的增强，导致儿童血栓栓塞事件的诊断增加。因此，血栓栓塞事件在儿科三级护理中心并不少见，可导致有意义的急、慢性发病。尽管事实上儿童血栓栓塞事件的发生是相对增加了，但仍是罕见的。这种罕见是临床前瞻性研究的主要障碍，导致了医学证据的缺乏。儿童的诊断和治疗往往是由成人的数据推断而来。

■ 流行病学

研究已经证实在美国儿科三级医院静脉血栓栓塞（VTE）诊断的增加是有意义的。虽然儿童中血栓的总体发病率很低（0.07/100 000），住院儿童 VTE 的发病率为在院患者的 60/10 000。儿童的静脉血栓事件，小于 1 岁的婴幼儿占比例最大，青春期是第 2 发病高峰。

多数患有血栓形成的儿童具有多种危险因素，可为获得性、遗传性和（或）解剖学因素（表 473-1）。中心静脉导管的存在是儿童 VTE 发生的最重要的单一危险因素，与大约 90% 的新生儿 VTE 和 60% 的儿童 VTE 有关。这些导管在用于早产儿及儿童急慢性疾病的静脉高营养、化疗、透析、抗生素以及支持治疗时往往是必不可少的。中心静脉导管可损伤血管内皮和（或）中断血流，增加血栓的风险。此外还有许多获得性因素与血栓形成相关，如创伤、感染、慢性疾病和药物治疗。癌症、先天性心脏病以及早产是最常见的与血栓发生事件相关的医学条件。

抗磷脂抗体综合征（APS）是一种在成人中已经很好描述的综合征，以反复胎儿出血和（或）血栓为主要特点。抗磷脂抗体与静脉和动脉的血栓形成都有关。但这些抗体导致血栓形成的机制尚不明确。APS 的诊断需要临床和实验室检查的异常（见下文实验室检测）。实验室检查异常必须持续 12 周。由于存在复发的高风险，APS 患者需要长期抗凝治疗。重要的是需注意健康儿童可能存在短暂的狼疮抗凝物，往往由于常规术前检查发现 PTT 延长而被诊断为 APS。这些抗体可能与近期的病毒感染有关，而非血栓的危险因素。

骨下静脉血栓有关。

表 473-1　潜在的血栓状态

先天性

抗凝血物质缺乏

 抗凝血酶Ⅲ，蛋白 C 或蛋白 S，纤溶酶原

辅因子蛋白水解的抵抗

 遗传性 V 因子突变（Leiden）

高水平促凝物质

 凝血酶原 20210 突变

 Ⅷ因子水平升高

内皮细胞损伤

 高同型半胱氨酸血症

获得性

血流梗阻

 留置线

 妊娠

 红细胞增多症或脱水

固定化

损伤

 创伤、手术、锻炼

炎症

 炎症性肠病、血管炎、感染、白塞综合征

高凝状态

 妊娠

 恶性肿瘤

 抗磷脂综合征

 肾病综合征

 口服避孕药

 左旋门冬酰胺酶

 Ⅷ因子水平升高

其他罕见原因

先天性

 异常纤维蛋白原血症

获得性

 阵发性睡眠性血红蛋白尿

 原发性血小板增多症

 血管移植

解剖异常阻碍血液流动也会使患儿在较早年龄出现血栓。下腔静脉闭锁已被说明与急慢性下肢深静脉血栓有关。左侧股静脉自发性血栓的患者需考虑 May-Thurner 综合征（左髂静脉受到右髂静脉压迫），胸廓出口梗阻（Paget-Schrotter 综合征）往往与腋 – 锁

临床表现

肢体的深静脉血栓：儿童急性深静脉血栓多伴有肢体疼痛、肿胀和变色。相应肢体目前或近期有中心静脉导管置入具有很大的提示性意义。很多时候，中心静脉导管相关性血栓的症状是相对更微妙和慢性的，包括反复的中心静脉导管阻塞或脓毒症，或胸部、面部及颈部突出的静脉侧枝。

肺动脉栓塞：肺动脉栓塞的症状包括呼吸急促、胸膜性胸痛、咳嗽、咯血、发热，并且在大面积肺动脉栓塞时可出现低血压、有心衰竭。基于尸检的研究结果，儿童肺栓塞难以诊断的原因可能是患儿不会准确描述他们的症状，并且他们呼吸情况的恶化可能被其他症状掩盖了（见第 401.1）。

脑静脉窦血栓（CSVT）：症状可能很隐匿，需要数小时或数天才能表现出来。新生儿常以抽搐为表现，年长儿常诉头痛、呕吐、抽搐和局部体征。他们还可能患视乳头水肿和外展神经麻痹。有些患者可能并发鼻窦炎或中耳炎，也会有助于血栓形成。

肾静脉血栓：肾静脉血栓是新生儿最常见的自发性血栓。患儿可能会出现血尿、腹部包块和（或）血小板减少症。糖尿病母亲的婴儿患病风险增加，虽然其机制尚不清楚。大约 25% 的病例为双侧。

外周动脉血血栓：除了脑卒中以外，大多数儿童动脉血栓继发于导管，在新生儿多与脐动脉线相关，或者心脏缺陷或者进行心导管检查。动脉血栓会影响血液向肢体末端流动，从而患儿出现皮肤发凉、苍白，肢端青紫伴有脉搏细弱或无脉。

脑卒中：缺血性脑卒中通常伴有偏瘫、意识丧失或抽搐。这种情况的发生可继发于影响颅内动脉的病理改变（比如镰状细胞病、血管病变或创伤性动脉夹层），或是由于静脉血栓阻塞了动脉循环（胎盘血栓、儿童先天性心脏病或卵圆孔未闭）。

诊　断

多普勒超声是最常用于上肢及下肢（更常见）深静脉血栓诊断的成像技术。螺旋 CT 最常用于肺动脉栓塞的诊断（图 473-1）。其他诊断性成像包括 CT 和磁共振静脉造影，他们也是非侵入性的，虽然这些技术的敏感性和特异性尚不完全清楚。他们在评估近端血栓方面可能更有帮助。对于脑静脉窦血栓和缺血性脑卒中的诊断，最敏感的是脑部核磁共振静脉造影或扩散加权成像。

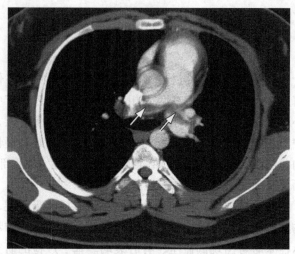

图 473-1 15岁男性患儿胸部CT。可见肺部大的栓塞，左右肺动脉有充盈缺陷

■ 实验室检查

所有血栓的患儿都应进行血常规及凝血指标PT、APTT检查以评估凝血状态。成人疑似深静脉血栓患者，其D-二聚体水平具有很高的阴性预测值。D-二聚体是纤维蛋白为纤溶酶分解时产生的片段，可以用来衡量纤溶功能。基于临床情况，可能还需完善如肝肾功能等实验室检查。抗磷脂抗体综合征的检测包括狼疮抗凝物以及抗心磷脂抗体和抗β2-糖蛋白抗体的评估。

关于患者是否应该做遗传性危险因素检测还有一些争议。血栓形成倾向检测对一个发生血栓形成事件儿童的急性期管理作用很小。遗传性血栓形成倾向检测对治疗的持续时间有影响，尤其对于存在联合缺陷的患者，可能有助于其关于复发风险的了解。

由于已经建立的婴儿、儿童和成人的检测值正常范围的差异，关于儿科患者凝血功能评价的研究往往很复杂。此外实验室用于抗凝血物质水平的检测经常会有显著的变化。这在阐述儿科凝血功能研究时，对于年龄相关的正常值范围很关键。这些正常范围的一个局限是他们已经使用了很多年，使用的方法可能不再适用于今天。分子检测不依赖年龄。

■ 治 疗

儿童血栓的治疗选项包括抗凝、溶栓、手术和观察。抗凝的目标是减少发生栓塞的风险，阻止血栓延伸以及预防复发。早产儿和危重患儿的出血风险可能会增加，必须针对风险权衡潜在的益处。急性抗凝治疗的选择包括普通肝素或低分子量肝素，由于剂量容易掌握以及不需要过多的监护，低分子量肝素更经常使用（表473-2）。这两种药物都是通过催化抗凝血酶的反应而发挥作用的。使用纤维蛋白溶酶激活剂进行溶栓治疗可加速血栓的溶解，但也会增加出血风险。当血栓威胁到生命和肢体的安全，且存在溶栓禁忌证时需要手术治疗。儿童缺血性脑卒中的最佳治疗时机取决于可能的病因和梗死灶的大小。患脑卒中的镰状细胞病儿童需要长期红细胞输注治疗以减少复发。

■ 并发症

VTE的并发症包括血栓复发（原位或远处），以及血栓形成后综合征（PTS）。有血栓形成的血管可

表 473-2 抗血栓药物比较

	溶栓治疗	标准肝素 *	华法林	低分子肝素（ENOXAPARIN）
适应证	近期出现的危及生命或肢体的血栓	血栓发生时间不确定	长期口服抗凝药物	血栓发生时间不确定
剂量	rTPA 0.1~0.2 mg/（kg·h）静脉滴注	75 U/kg 快速推注，20~28* U/（kg·h）持续静脉滴注	0.1~0.2 mg/（kg·d）口服	1.0~1.5* mg/kg 每12h一次皮下注射
调整用法	临床效果欠佳时增加剂量	上调5%~10%的剂量每6h1次直到PT或PT达到合适水平	增加20%~30%的剂量每2d1次直到合适、稳定的INR	增加或减10%~20%的剂量
疗程	6~12h	5~14 d	数周至数月	5 d至6个月
监控／目标	"溶解状态"：FDP或D-二聚体（TPA）	PTT时间控制；凝血酶时间无限；肝素水平 0.3~0.7 U/ml	INR 2.0~3.0	第4次应用后低分子量肝素 0.5~1.0 U/mL
机制	纤溶蛋白溶酶原激活为纤维蛋白溶酶	加速抗凝血酶Ⅲ依赖的凝血酶、因子Ⅹa失活	修复VitK依赖的凝血因子Ⅱ、Ⅶ、Ⅸ、Ⅹ，以及蛋白C、蛋白S的羧基化	加速抗凝血酶Ⅲ依赖的凝血酶、因子Ⅹa失活
出血风险	中等至高危	低	低	低

AT-III: 抗凝血酶Ⅲ；F: 因子；FDP: 纤维蛋白降解产物；INR: 国际标准化比值；PTT: 部分凝血活酶时间；rTPA: 重组组织型纤维蛋白溶酶活化剂；U: 单位。
阿司匹林是唯一常用的抗血小板药物。常用剂量为80mg/d。阿司匹林治疗不需要监控。* 新生儿需要更高剂量

部分或完全再通，或者持续阻塞。随着时间的推移，阻塞深静脉会引起静脉高压，导致血液直接从深静脉系统流入浅静脉，可能引发疼痛、肿胀、水肿、变色和溃疡。这在临床称之为血栓形成后综合征（PTS）并且可导致长期的残疾。一些前瞻性研究表明，成人出现 PTS 者占有栓塞病史者的 17%~50%。PTS 的进展在第一个 2 年内最快，但仍会随着时间持续进展。循序减压压力袜可减低成人 PTS 的风险，也可用于儿童。

473.1　抗凝和溶栓治疗

Leslie J.Raffini, J.Paul Scott

表 473-2 提供了常用抗凝血剂的简要介绍。

未分级（标准）肝素

肝素可提高抗凝血酶Ⅲ中和几种活化凝血蛋白（特别是 X a 因子和凝血酶）活性的速率。静脉应用肝素的平均半衰期在成人约为 60min，但在新生儿可缩短至 30min。肝素不能通过胎盘。肝素的半衰期与剂量有关，剂量越高半衰期越长。对于血栓性疾病，存在明显血栓栓塞的患儿（如肺栓塞），肝素的半衰期可较正常人短，而在有肝硬化和尿毒症患者，其半衰期较正常人长。

肝素抗凝治疗的禁忌证如下所述：近期有过中枢神经系统出血；难以达到的出血部位；恶性高血压；细菌性心内膜炎；最近做过眼、脑、脊髓手术者；最近做过局部或腰部阻滞麻醉者。以前存在凝血缺陷或出血异常是相对禁忌证。尽管有这些措施，患者给予肝素抗凝后的出血发生率为 0.2%~1.0%。

使用普通肝素的治疗原则见表 473-2。对于凝血因子水平较低的新生儿、存在狼疮抑制剂的患儿或Ⅷ因子升高的患儿（应激状态或手术），PTT 可能无法正确的反映抗凝作用的程度，此时需特定检测肝素水平，如应用抗因子 X a 检测法，则肝素水平在 0.35~0.70U/mL，若用硫酸鱼精蛋白检测法，则肝素水平应为 0.2~0.4 U/mL。

肝素可用硫酸鱼精蛋白迅速中和。由于肝素的快速清除率，大多数病例只需中止静脉滴注肝素即可。1mg 硫酸鱼精蛋白能中和 90~110U 肝素。因肝素在体内迅速代谢分解，故仅需鱼精蛋白总剂量的半量即可。可做凝血试验以确定是否已充分中和，若中和不足，则可给予额外的鱼精蛋白。由于鱼精蛋白本身为抗凝物质，因此若过量给药可导致凝血时间延长，虽然过量鱼精蛋白具有抗凝作用，但罕见引起临床出血表现。

一旦肝素被中和，患者即恢复到原来的"血栓前"状态。

低分子量肝素

低分子量肝素是一种有效且方便的标准肝素治疗的替代方法，用法见表 473-2。几种肝素及肝素样物质正在进行临床试验。大多数儿科的经验是应用 enoxaparin。接受低分子量肝素治疗的成人一般不需要监控肝素水平。但在儿童由于疗效的差异极大，故需定期监控以确保达到治疗所需水平。PTT 不能用于监控低分子量肝素水平，需用特定的检测方法。一旦达到治疗范围，无需常规或频繁监控。当低分子量肝素用于预防血栓形成时，剂量为 0.5mg/kg 每 12h1 次皮下注射，目标是注射后 4h 达到 0.3U/mL 的水平。

华法林

这种香豆素衍生物是口服的抗凝药物，其作用为降低维生素 K 依赖的凝血因子Ⅱ、Ⅶ、Ⅸ和Ⅹ，以及蛋白 C、蛋白 S（维生素 K 依赖的抗凝物质）的功能水平。这些药物抑制维生素 K 的前体凝血蛋白的羧化作用。华法林可通过竞争性抑制维生素 K 的代谢而发挥作用。在应用华法林后，因子Ⅱ、Ⅶ、Ⅸ和Ⅹ分别按照其各自的半衰期而逐渐减少。因子Ⅶ的半衰期最短，故其水平最先下降，随后为因子Ⅸ和Ⅹ，最后是因子Ⅱ。通常需 4~5d 所有上述凝血因子水平下降，这与有效的抗凝作用一致。

凝血酶原时间（PT）是用来评估华法林抗凝作用的凝血检测指标。现代推荐根据国际正常比例（INR）来比较各种试剂和仪器所测得的 PT 结果。标准治疗血栓形成的 INR 为 2.0~3.0。表 473-2 提供了华法林儿童应用的指南。对机械性心脏瓣膜及纯合子性蛋白 C 缺乏的治疗，INR 应保持在 3.0~4.0。

华法林最严重的副作用是出血，这往往与药物的剂量或代谢改变有关。在患者治疗方案中增加或减去某些药物可对口服抗凝作用有明显影响。华法林的作用可被抗生素、水杨酸、合成代谢类固醇、水合氯醛、轻泻剂、别嘌呤醇、维生素 E 及盐酸哌甲酯增强；而其作用可被巴比妥类、维生素 K、口服避孕药、苯妥英钠及其他药物降低。华法林引起的出血可通过停药及口服维生素 K 来治疗。通常维生素 K 的给予量等于每天给予的华法林量。维生素 K 可口服、皮下注射或静脉给药（非肌内注射），但肠道外用药的半衰期较长，可超过纠正所需的剂量。应在 6~8h 开始纠正凝血病，并在 24~48h 内完成。若患者有明显或危及生命的大出血，则在给予维生素 K 的同时应予以新鲜冰冻血浆输注（15mL/kg）。

香豆素类抗凝药物应用的禁忌证与肝素治疗的禁

忌证相同。口服抗凝药物可通过胎盘，有致畸作用，故妊娠期，尤其是妊娠前 3 个月忌用。虽然母乳中含有华法林，但含量极少，故哺乳期妇女可以应用。

溶栓治疗

溶栓剂如重组组织型纤维蛋白溶酶活化剂（rTPA），可使纤维蛋白溶酶原活化，通过酶的消化作用溶解血凝块。rTPA 在儿科溶栓治疗中最为常用(表 473-2)。为使这种治疗有效，患者的血凝块应相对新鲜（其形成时间少于 3~5d），溶栓药物必须要能到达血凝块，而且必须要有足量的纤维蛋白溶酶原。一旦纤维蛋白溶酶形成，即可溶解纤维蛋白。rTPA 对纤维蛋白的作用特异性较老的溶栓药物尿激酶和链激酶高，其可在纤维蛋白凝块内部及表面活化纤维蛋白溶酶原。rTPA 的临床试验提示，它极少产生全身高纤溶状态。rTPA 的初始剂量为 0.1mg/（kg·h）。其治疗效果可通过监控有无 D- 二聚体或纤维蛋白降解产物浓度增高来观察。较高剂量或长期应用溶栓治疗可能会出现出血性并发症风险增高。低剂量在恢复阻塞的静脉导管也是有效的。

■ 预 防

目前尚没有预防儿童静脉血栓栓塞疾病的正式试验。对于已知患有血栓且将会维持很长时间没有变化的儿童，应在接受 enoxaparin 0.5mg/kg，每 12h 1 次的预防性治疗。更有争议的是将这种治疗方法用在由于严重疾病导致其不变期延长的儿童身上，尤其是伴有炎症或创伤的儿童。

参考书目

参考书目请参见光盘。

第 474 章
新生儿期后期维生素 K 缺乏

J. Paul Scott, Robert R. Montgomery

虽然在母乳喂养儿有"迟发性"出血性疾病的报道，但在新生儿期后期维生素 K 的缺乏通常继发于口服摄入维生素 K 的缺乏、长期使用广谱抗生素而导致肠道菌群紊乱、肝脏疾病或维生素 K 吸收不良。肠道脂肪的吸收不良可伴发于囊性纤维化或胆道闭锁，导致脂溶性饮食的维生素 K 缺乏，从而使维生素 K 依

赖性凝血因子（因子 Ⅱ、Ⅶ、Ⅸ、Ⅹ、蛋白 C 及蛋白 S）合成减少。口服水溶性维生素在这些病例中显示出预防性治疗作用（儿童 2~3mg/24h、青少年和成人 5~10mg/24h），或维生素 K 1~2mg 静脉应用。对于晚期肝硬化患者，由于肝细胞破坏，许多凝血因子合成减少。对这些患者，维生素 K 治疗无效。华法林及相关抗凝剂的抗凝特性取决于维生素 K 的干预及伴随的因子 Ⅱ、Ⅶ、Ⅸ、Ⅹ 水平的减少。大鼠中毒实验（超量华法林）时可产生同样的缺乏，维生素 K 是一种特殊的解毒药。

参考书目

参考书目请参见光盘。

第 475 章
肝脏疾病

J. Paul Scott, Robert R. Montgomery

除凝血因子Ⅷ外所有的凝血因子均有肝脏产生，故在严重肝病患者中常有凝血功能异常。然而这些患者中仅有 15% 在临床上有明显的出血症状。凝血功能异常的严重程度与肝细胞的损伤程度成正相关。导致凝血功能障碍的主要原因是凝血因子的合成减少。在严重肝病患者体内，血清Ⅷ因子活性通常是正常或者增高的。在某些情况下，弥散性血管内凝血及高纤维蛋白溶解可并发于肝病，从而使实验室检查很难区分是严重肝病还是弥散性血管内凝血（详见第 477 章）。

补充内容请参见光盘。

第 476 章
获得性凝血抑制因子

J. Paul Scott, Robert R. Montgomery

血液循环中的获得性抗凝物（抑制因子）是与凝血因子产生反应或交叉反应的抗原，或是与凝血筛查试验的磷脂起反应，从而延长凝血酶原时间及部分凝血活酶时间。部分抗凝物是与磷脂起反应的自身抗体，因而在体外试验中干扰凝血因子。最常见的就诊被认

为是狼疮抗凝物的抗磷脂抗体（见第 473 章）。在系统性红斑狼疮（见第 152 章）、其他胶原 - 血管病及 HIV 患者中可见到磷脂抗体。在健康儿童中，自发性狼疮样抑制因子在病毒感染后也可短暂出现，但并不会引起出血和血栓。

经典的狼疮抗凝物更易于引起血栓形成倾向，而非出血的症状。有狼疮性抗凝物质患者如合并血小板减少可能出现出血症状，作为抗磷脂综合征或狼疮表现之一，但在少数情况下是由于特异性抗凝血酶原（因子 II）自身抗体的存在而引起出血。这种抗体不能使凝血酶原灭活，但能加速蛋白的清除，从而降低凝血酶原水平。

少数情况下可自发性的产生抗特定凝血因子抗体，如抗 VIII 因子，或抗 von Willebrand 因子，类似于老年患者中较常出现的情况。这些患者易出现大出血，需要特殊治疗。遗传性的凝血因子（如 VIII 因子或 IX 因子）缺乏的患者在接触输入的凝血因子浓缩物后也可产生凝血因子抗体，这些血友病抑制抗体将在 470.1 章中讨论。

■ 实验室检查

抗特定凝血因子的抑制物通常累及凝血因子 VII、IX 及 XII，少数情况下可累及凝血酶原，凝血酶原时间及部分凝血酶原时间延长。将患者血浆与正常血浆混合后看凝血时间是否被纠正可以用来检测哪种抑制性抗体起作用。如患者血浆中含有凝血因子（VIII 因子及 IX 因子）的抑制性抗体，那么与正常血浆 1：1 混合后，延长的凝血时间则不能被纠正；如患者血浆中含有的是能加速凝血因子（凝血酶原）清除的抗体，那么与正常血浆 1：1 混合后凝血时间则可被纠正。需要特殊的因子检测以决定累及哪个因子。

■ 治　疗

存在 VIII 因子及 IX 因子抑制性抗体的患者，其治疗与产生抗 VIII 因子及 IX 因子同种抗体的血友病患者相同。可输注重组的 VII a 因子或凝血酶原复合物来控制严重出血。由抗凝血酶原抗体造成的急性出血可采用输注血浆或短期的糖皮质激素治疗。

病毒感染之后产生的无症状的自发性抑制因子可在几周到数月后自行消失。继发于基础疾病的抑制因子，如继发于系统性红斑狼疮，通常在原发病被控制后消失。

参考书目

参考书目请参见光盘。

第 477 章
弥散性血管内凝血

J. Paul Scott, Leslie J. Raffini, Robert R. Montgomery

血栓性微血管病是指一组异质性条件，包括弥散性血管内凝血（DIC），DIC 可导致凝血因子、血小板及抗凝蛋白的消耗。造成广泛的血管内纤维血栓形成，导致组织缺血坏死，全身出血状态和溶血性贫血。

■ 病　因

任何危及生命的严重的全身性疾病，包括缺氧、组织坏死、休克及内皮损伤均可引发 DIC。很多疾病被报道可伴发 DIC（表 477-1）。虽然临床表现主要是出血，但启动过程通常是凝血过程的过度活化，使抗凝物质（蛋白 C、蛋白 S 及抗凝血酶 III）及促凝物质被消耗，导致 V 因子、VIII 因子、凝血酶原、纤维蛋白原和血小板的缺乏。通常这一系列改变的临床结果就是出血。止血调节异常可导致皮肤、肾脏和其他脏器的血栓形成。对于止血的病理生理学的充分掌握，能帮助理解在 DIC 中免疫系统和炎性反应与凝血途径的相互作用最终导致广泛的止血障碍的机制。

■ 临床表现

DIC 伴发于严重的全身性疾病过程，通常伴发于休克。出血常出现于静脉穿刺部位或外科手术切口。皮肤可出现瘀点、淤斑。组织坏死可累及许多脏器，可明显看到大面积皮肤、皮下组织和神发生坏死。溶血导致的贫血可迅速发生，这主要是微血管病性溶血性贫血。

■ 实验室检查

还没有明确确定该过程的顺序。由于正在进行的血管内凝血过程可消耗特定的凝血因子（因子 II、V、VIII 及纤维蛋白原）和血小板，导致 PT、PTT 和凝血酶时间延长。血小板计数可能会明显降低。外周血涂片可以看到碎片状、棘状及盔形的红细胞（裂体细胞）。此外，由于纤溶机制被激活，纤维蛋白原降解产物（FDP，D- 二聚体）出现在血液，D- 二聚体是由交联的纤维蛋白凝块所产生的。D- 二聚体检测与 FDP 试验一样敏感，且比 FDP 试验更特异的证明凝血和纤溶过程的活化。

表 477-1　弥散性血管内凝血的病因

感染

脑膜炎球菌血症（暴发性紫癜）

细菌性脓毒症（葡萄球菌感染、链球菌感染，大肠杆菌，沙门氏菌）

立克次体（落矶山斑疹热）

病毒（巨细胞病毒，单纯疱疹，出血热）

疟疾

真菌

组织损伤

中枢神经系统损伤（严重的头部受伤）

合并脂肪栓塞的多处骨折

挤压伤

深度休克或窒息

高温或低温

大面积烧伤

肿瘤

急性早幼粒细胞白血病

急性单核细胞和早幼粒细胞白血病

广泛的恶性肿瘤（神经母细胞瘤）

毒素

蛇毒

昆虫咬伤

微血管疾病

严重的血栓性血小板减少性紫癜或溶血性尿毒综合征 e

巨大血管瘤（Kasabach-Merritt 综合征）

胃肠疾病

暴发型肝炎；

严重的炎症性肠病

胰腺炎

遗传性血栓性疾病

抗凝血酶 III 缺陷

纯合子蛋白 C 缺乏症

新生儿

产妇毒血症

细菌或病毒败血症（B 组链球菌、单纯疱疹病毒）

胎盘早期脱离；

严重呼吸窘迫综合征

坏死性小肠结肠炎

表 477-1（续）

胎儿成红细胞增多

双胎之一死亡

其他

重型急性排异反应

急性溶血输血反应

重度胶原血管病

川崎病

肝素诱导的血栓形成

输注活化的凝血酶原复合物的浓集物

高热 / 脑病、出血性休克综合征

胎盘早剥

摘自 Montgomery RR, Scott IP. Hemostasis: diseases of the fluid phase//Nathan DG, Oski FA. Hematology of infancy and childhood, vol 2, 4th ed. Philadelphia: WB Saunders, 1993

■ 治　疗

DIC 治疗的前 2 个步骤非常关键：①治疗 DIC 的触发因素；②通过纠正休克、酸中毒及缺氧这些常伴发 DIC 的状态来恢复平衡。如果基础疾病能够迅速被控制，患者病情将稳定，出血常能很快停止，异常的实验室指标很快能好转。出血患者，可对应补充血液成分，如血小板输注（血小板少者）、冷沉淀物（低纤维蛋白原血症）或新鲜冰冻血浆（补充其他凝血因子及取代自然抑制因子）。

败血症伴发的 DIC 中，在一项应用 drotrecogin alpha［活化蛋白 C 浓缩物，activated protein C concentrate（APC）］治疗的成人败血症临床对照试验中，APC 治疗过的患者存活率明显升高，具有统计学意义。在对暴发性紫癜的成人和儿童败血症 APC 的使用无明显的统计学意义的改善。

在由于 DIC 导致血管血栓形成和有患高风险静脉血栓栓塞症的患者中，肝素的使用应当被限制。这类病患应按照 473.1 章描述的提纲进行。应严格注意替代治疗以保证足够的血小板以减少出血的并发症。

DIC 患者的预后主要取决于对于原发病治疗的效果和对终末脏器损伤的预防。

参考书目

参考书目请参见光盘。

第 478 章

血小板和血管疾病

J. Paul Scott, Robert R. Montgomery

■ 巨核细胞系造血

血小板是由骨髓及其他组织内的巨核细胞产生的无细胞核的细胞碎片。巨核细胞是大而多核的细胞。当巨核细胞接近成熟时，胞浆出芽释放出大量血小板。血小板的寿命是 10~14d。血小板生成素（TPO）是调控血小板产生的主要激素（图 478-1）。TPO 的水平与血小板数及巨核细胞数呈反比关系。TPO 水平在伴有骨髓巨核细胞减少的血小板减少状态下最高，并在血小板增加的过程中不断变化。

血小板有多种止血功能。血小板表面有一系列重要的黏附蛋白受体，包括 von Willebrand 因子（VWF）、纤维蛋白原及可触发血小板聚集的激动剂受体，如凝血酶、胶原、二磷酸腺苷（ADP）。在血管壁受损伤后，内皮下胶原暴露，并与 VWF 结合。VWF 发生结构改变，诱导血小板糖蛋白 I b（GP I b）复合物（VW 因子受体）结合。这一过程称之为血小板黏附。然后血小板活化。活化过程中，血小板经由环氧化酶作用将花生四烯酸转变为血栓素 A_2。活化后，血小板释放出激动剂（ADP，三磷酸腺苷 ATP、Ca^{2+}、五羟色胺和凝血因子）到周围环境中。vWF 和 GP I b 结合后的复合物触发一个复杂的信号级联反应，导致纤维蛋白原受体活化，血小板最主要整合素糖蛋白 α II b- β 3（GP II b- III a）。血液循环中纤维蛋白原受体与活化的血小板结合，复杂的连接在一起的过程称为血小板聚集。这一系列的过程导致在血管受伤部位形成止血栓。在活化过程中释放的 5- 羟色胺和组胺可增加局部血管收缩力。除了与血管壁形成血小板栓外，血小板尚可提供凝血因子聚集通过一系列酶解过程最终产生血栓的催化界面。最后血小板收缩装置参与血块的回缩。

■ 血小板减少症

正常血小板计数时 $150 \sim 450 \times 10^9$/L。血小板减少症指血小板计数低于 150×10^9/L. 血小板减少症的病因包括：①先天或获得性因素导致的生成减少；②血小板扣押在肿大的脾或其他脏器中；③免疫或非免疫原因导致的正常生成的血小板破坏增加。（见第 469 章；表 478-1，478-2；图 478-2）

参考书目

参考书目请参见光盘。

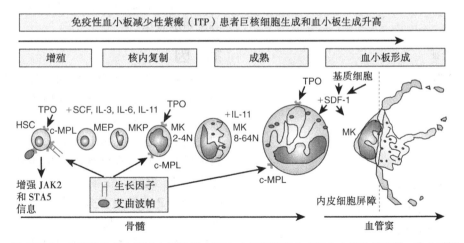

免疫性血小板减少性紫癜（ITP）患者巨核细胞生成和血小板生成升高

| 增殖 | 核内复制 | 成熟 | 血小板形成 |

图 478-1　在特发性血小板减少性紫癜（ITP）中巨核细胞生成和血小板生成机制。造血干细胞（HSC）被动员，巨核细胞（MK）及红细胞祖细胞（MEP）与 MK 致命的祖细胞（MKP）一起累积，在使用趋化因子，细胞因子和生长因子的血小板生成素（TPO）的控制下产生成熟的 MKS，包括干细胞因子（SCF）和白介素（IL）-3，IL-6 和 IL-11。核内复制导致巨核细胞的成倍变化和染色体数目的增加（高达 64N）。成熟 MKS 迁移到限定血管窦的内皮细胞屏障，并且在基质衍生因子 -1（SDF-1）的影响下，引起突出到循环中的血小板。在治疗上给予罗比洛芬和埃曲波剂进入骨髓并与 TPO 一起刺激巨核细胞生成和血小板生成
摘自 Nurden AT, Viallard JF, Nurden P: New-generation drugs that stimulate platelet production in chronic immune thrombocytopenic purpura, Lancet 373: 1562–1568, 2009, p 1563

表 478-1　在儿童和青少年的血小板减少症的鉴别诊断

破坏性血小板减少症

原发性血小板消耗综合征

　免疫性血小板减少症

　急慢性特发性血小板减少性紫癜

　自身免疫性疾病伴有慢性特发性血小板减少性紫癜表现者

　周期性血小板减少症

　自身免疫性淋巴增殖综合征及其变种

　系统性红斑狼疮

　伊文思综合征

　抗磷脂抗体综合征

　肿瘤相关免疫性血小板减少症

　HIV 相关性血小板减少症

　新生儿免疫性血小板减少症

　同种免疫性

　自身免疫性（如母亲患 ITP）

　药物导致的免疫性血小板减少症（包括肝素介导的血小板减少症）

　移植后的紫癜

　过敏和过敏反应

　移植后的血小板减少症

　非免疫性血小板减少症

　感染导致的血小板减少症

　菌血症和败血症

　病毒感染

　原虫

　血栓性微血管病

　溶血 - 尿毒综合征

　子痫惊厥、HELLP 综合征

　血栓性血小板减少性紫癜

　骨髓移植相关并发症

　药物介导的

　血小板与外界材料接触

　先天性心脏病

　药物介导直接影响血小板（瑞斯托菌素、鱼精蛋白）

　2B 型血管性血友病或血小板型血管性血友病

结合血小板和纤维蛋白原消耗综合征

　病毒相关吞噬红细胞综合征

血小板生成受损

　遗传性疾病

　获得性缺陷

　再生障碍性贫血

　骨髓增生异常综合征

表 478-1（续）

　骨髓瘤浸润

　骨石化病

　营养缺乏状态（铁、叶酸、维生素 B_{12}、神经性食欲缺乏症）

　药物或辐射诱导的血小板减少症

　新生儿缺氧或胎盘功能不全

扣押作用

　脾功能亢进

　低温

　烧伤

HIV: 人类获得性免疫缺陷病毒；ITP: 特发性血小板减少性紫癜；VWD: von Willebrand 病
摘自 Wilson DB. Acquired platelet defects//Orkin SH, Nathan DG, Ginsburg D, et al. Nathan and Oski's hematology of infancy and childhood, 7th ed. Philadelphia：WB Saunders, 2009: 1555

478.1　特发性血小板减少性紫癜

J. Paul Scott, Robert R. Montgomery

　　健康儿童发生急性血小板减少最常见的原因是（自身免疫性）特发性血小板减少性紫癜（ITP）。

流行病学

　　在接触常见病毒后的 1~4 周，少数患儿（发生率 1：20 000）产生针对血小板表面的自身抗体。ITP 患儿中近 50%~65% 的病例近期有病毒接触史。从新生儿到老年均可发病，高发年龄为 1~4 岁。儿童期，男性与女性同样易感。在呼吸道病毒感染高峰后冬季和春季更易发生。

病　因

　　一些儿童表现为急性的自身免疫性疾病的原因不详。对急性 ITP 的患儿中确切的靶抗原仍然是不确定的，虽然大多数慢性 ITP 患者表现出抗血小板膜糖蛋白复合物的抗体，α11b–B3 和 GP Ⅰ b。抗体与血小板表面结合后，血液循环中抗体覆盖的血小板被脾巨噬细胞 Fc 识别、吞噬并破坏。大多数常见的病毒已报道与 ITP 的发生有关，包括 Epstein-Barr 病毒（见 246 章）及 HIV（见第 268 章）。EB 病毒相关的 ITP 通常病程短，随后发生传染性单核细胞增多症。HIV 相关的 ITP 呈慢性病程。部分患儿发生 ITP 与幽门螺旋杆菌有关，少见发生于麻疹、腮腺炎及风疹疫苗后。

临床表现

　　ITP 的典型表现为既往健康的 1~4 岁儿童突然出现全身瘀点和瘀斑。家长通常描述为昨天还是正常的，今天就全身出现瘀青和紫色斑点。通常伴有牙龈

表 478-2　胎儿及新生儿血小板减少症的分类 *

	条件
胎儿	同种免疫性血小板减少症
	先天感染（如 CMV、弓形虫、风疹、HIV）
	非整倍体（如 18、、13 及 21 三体）
	自身免疫性疾病 （如 ITP、SLE ）
	严重 Rh 溶血病
	先天或遗传性疾病（如威斯科特 – 奥尔德综合征）
早期新生儿（生后小于 72h）	胎盘机能不全 （如 PET、IUGR，糖尿病）
	围产期窒息
	围产期感染 （如大肠杆菌，B 族链球菌，流感嗜血杆菌
	DIC
	同种免疫性血小板减少症
	自身免疫性疾病 （如 ITP、SLE ）
	先天感染 （如 CMV、弓形虫、风疹、HIV）
	血栓症 （如大动脉、肾静脉）
	骨髓置换（如先天性白血病）
	卡萨巴赫 – 梅里特综合征
	代谢病疾病（如丙酸及甲基丙二酸血症）
	先天性 / 遗传性 （如 TAR，CAMT）
晚期新生儿（生后大于 72h）	迟发性脓毒症
	NEC
	先天感染 （如 CMV、弓形虫、风疹、HIV）
	自身免疫性
	卡萨巴赫 – 梅里特综合征
	代谢病疾病 （如丙酸及甲基丙二酸血症）
	先天性 / 遗传性 （如 TAR，CAMT）

CAMT: 先天性无巨核细胞性血小板减少症；CMV: 巨细胞病毒；DIC: 弥散性血管内凝血；GBS: B 族链球菌；ITP: 特发性血小板减少性紫癜；IUGR: 胎儿宫内生长受限；NEC: 坏死性小肠结肠炎；PET: 先兆子痫；SLE: 系统性红斑狼疮；TAR: 血小板减少伴桡骨缺失。* 常见情况以加粗字体显示
摘自 Roberts I, Murray NA. Neonatal thrombocytopenia: causes and management 88th ed. Arch Dis Child Fetal Neonatal, 2003: F359–F364

黏膜出血，特别是严重的血小板减少症（血小板计数 $<10 \times 10^9/L$）。起病前 1~4 周有病毒感染史。除了出血点和瘀斑，体格检查正常，少见脾大、淋巴结肿大、骨痛、面色苍白。英国提出一个易于使用的分类系统，在 ITP 的出血症状和体征的基础上划分严重程度，而非血小板计数：

1. 无症状

2. 轻度症状：青紫、瘀斑，偶然的轻微出血，对日常生活影响很小很小的干扰

3. 中度：更严重的皮肤、黏膜出血，鼻出血及月

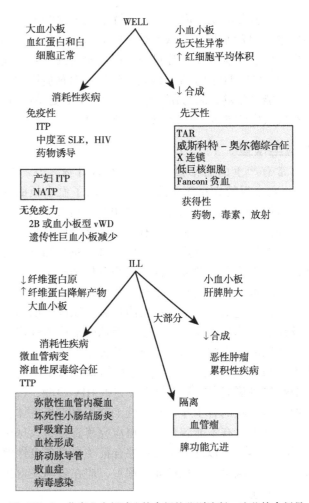

图 478-2 儿童血小板减少综合征的鉴别诊断。这些综合征最初是由临床表现分开的。明确诊断的线索以斜体显示。导致这些发现的机制和常见疾病显示在图的下半部分。通常影响新生儿的疾病列在阴影框中。HSM: 肝脾肿大；ITP: 特发性免疫性血小板减少性紫癜；NATP: 新生儿同种异体免疫性血小板减少性紫癜；SLE: 系统性红斑狼疮；TAR: 血小板减少半径；TTP: 血栓性血小板减少性紫癜；UAC: 脐动脉导管；VWD: 血管性血友病 WBC, 白细胞

摘自 Scott JP: Bleeding and thrombosis. In Kliegman RM, editor: Practical strategies in pediatric diagnosis and therapy, Philadelphia, 1996, WB Saunders, p 849; Kliegman RM, Marcdante KJ, Jenson HB, et al, editors: Nelson essentials of pediatrics, ed 5, Philadelphia, 2006, Elsevier/Saunders, p 716

经过多

4. 重度：出血，月经过多、鼻出血、需要输血或住院的便血，严重干扰生活质量。

如果出现其他异常的体征无肝脾大、骨关节疼痛、显著的淋巴结肿大可能提示其他疾病，如白血病。如果临床表现的是隐匿的，尤其在成人，可能性是慢性 ITP 或系统性疾病，如系统性红斑狼疮。

预　后

严重出血非常少见（在大型国际研究中比例 <3%）。在 70%~80% 出现急性 ITP 的儿童，6 个月病情可自限。治疗似乎并没有影响疾病的自然病程。不

到 1% 的患者出现颅内出血。支持早期干预的人认为早期治疗目的是使血小板计数 >20 × 10⁹/L，预防颅内出血。没有证据表明治疗可减少严重出血的发生。超过 20% 急性 ITP 的患儿最终转为慢性，对预后影响更大的可能是年龄，因为在小年龄儿童中 ITP 更易治愈，而在成人中约 50% 的病例转为慢性 ITP。

实验室检查

常有严重的血小板减少（血小板计数 <20 × 10⁹/L），血小板的大小正常或增大，反映了血小板的周转率增加（图 478-3）。在急性 ITP 中，血红蛋白值、白细胞计数和分类正常。如有严重的鼻出血或月经增多时，血红蛋白可下降。骨髓检查可见粒系和红系正常，巨核细胞数正常或增高。某些巨核细胞是不成熟的，反应可血小板周转率增加。骨髓检查（穿刺或活检）的指征包括：异常的白细胞计数、原因不明的贫血及病史和体检中显示有骨髓衰竭综合征或恶性疾病者。其他的检查应在病史和查体的提示下进行。在成年人中新出现 ITP，应完善抗核抗体检查以明确有无系统性红斑狼疮。高危人群中应完善 HIV 检测，特别是性行为活跃的青少年。在急性 ITP 中血小板抗体检查意义不大。有不能解释的贫血应完善直接抗人球试验（Coombs），以除外 Evans 综合征（自身免疫性溶血伴血小板减少）（见第 458 章），应在静脉注射抗 D 抗体前进行。

诊断与鉴别诊断

一般情况良好，血象除血小板外基本正常，查体没有其他阳性体征，仅有中到重度的血小板减少，这类病例鉴别诊断是非常有限的，要注意是否有接触可能引起药物依赖性抗体产生的药物，是否有未发现的门脉高压导致脾扣押大量血小板，或是否是再生障碍性贫血的早期，如 Fanconi 贫血（见 462 章）。除了

先天性血小板减少综合征（见第 478.8），如血小板减少伴桡骨缺失综合征（TAR）及 MYH9 相关的血小板减少症，许多可影响血小板产生进程的疾病最终都将出现红细胞及白细胞的异常，最终表现为全血细胞异常。引起血小板进行性破坏的非免疫性疾病通常是严重的系统性疾病所致，伴有明显的临床症状［如溶血 – 尿毒综合征（HUS）、弥散性血管内凝血（DIC）］（见表 477–1、478–2）。单独出现的脾大常提示肝病或门脉血栓造成的脾功能亢进。自身免疫性血小板减少可能是 SLE、HIV 感染（罕见情况下）或淋巴瘤的早期表现。在小年龄男童中如有湿疹及反复感染史出现血小板减少应注意 Wiskott–Aldrich 综合征（WAS，见第 120.2）。

治 疗

没有数据表明治疗会影响 ITP 的短期或长期临床结果。许多新发的 ITP 如果没有严重的血小板减少症，临床除了皮肤局部的出血点和瘀斑没有别的症状。与未经治疗的对照组相比，治疗可使血小板快速回升到安全水平 >20 × 10⁹/L，尽管没有证据表明，早期治疗可阻止颅内出血的发生。抗血小板抗体可与输入的血小板结合，如同他们同自身血小板结合一样，因此一般不用血小板输注，除非遇到危及生命的大出血。对 ITP 的初期治疗方案包括如下：

1. 如之前所讲，对于仅有微小或轻到中度症状的患者，仅对家庭及患者进行教育及咨询，而无其他治疗。这种方法强调通常情况下 ITP 是良性病变，并避免了随之而来的其他干预性的治疗。这样的治疗成本更低，而且副作用最小。

2. 静脉输注免疫球蛋白（IVIG）：剂量为 0.8~1.0g/（kg·day），1~2d，可使 95% 的患者在 48h 内血小板迅速升高（通常 >20 × 10⁹/L）。静脉注射免疫球蛋

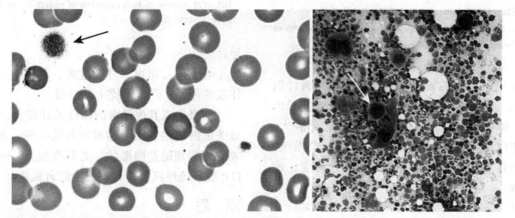

图 478-3（见彩图） 特发性免疫性血小板减少性紫癜患儿的血液涂片和骨髓抽吸物显示大血小板（血液涂片 [左]）和巨核细胞数量增加，其中许多显示不成熟（骨髓抽吸物 [右]）
摘自 Blanchette V, Bolton-Maggs P: Childhood immune thrombocytopenic purpura: diagnosis and management, Pediatr Clin North Am 55:393–420, 2008, p 400, Fig 4

白通过下调 Fc 段介导的对有抗体包被的血小板吞噬作用起效。IVIG 治疗的缺点是价格昂贵且耗时。此外，输注后头痛和呕吐的发生率也较高，提示可能存在 IVIG 介导的无菌性脑膜炎。

3. 静脉输注抗 D 抗体。对 Rh 阳性的病例，静脉输注抗 D 抗体 50~75μg/kg 可使 80%~90% 的病例在 2~3d 内血小板上升到 $20×10^9$/L 以上。当给予 Rh 阳性病例是，静脉输注抗 D 抗体可导致轻度溶血性贫血，红细胞抗体复合物与巨噬细胞的 Fc 受体结合，从而干扰血小板的破坏，是血小板数升高。静脉注射抗 D 抗体在 Rh 阴性患者中无效。在成人及儿童中静脉输注抗 D 抗体很少引起危及生命的血管内溶血。

4. 泼尼松。应用糖皮质激素治疗急慢性特发性血小板减少性紫癜已有很多年的历史。与未经治疗的患者相关，给予泼尼松 1~4mg/（kg·24h）可使血小板快速上升。在急性 ITP 应用泼尼松治疗前是否应行骨髓检查以排除引起血小板减少的疾病，特别是急性淋巴细胞白血病，这在目前尚有争议。糖皮质激素治疗常持续 2~3 周直到血小板数上升至 $20×10^9$/L 以上，随后迅速减量，以避免长期使用糖皮质激素的不良反应，如生长落后、糖尿病及骨质破坏。

可以用上述药物治疗 ITP 加重的患者，这种现象常发生于早期治疗疗程后数周。在严重病例，如颅内出血患者中，多种治疗应同时使用，包括血小板的输注、静脉输注免疫球蛋白、大剂量糖皮质激素的应用，甚至需要手术治疗。

目前关于儿童急性 ITP 的管理没有达成共识，除了不到 5% 的有严重出血的患者需要治疗，没有数据表明治疗可减少颅内出血的发生率。

ITP 中脾切除主要见于下面 2 种情况：①年龄 >4 岁的严重 ITP 患者，病程持 1 年以上（慢性 ITP 患者），常规治疗不易控制症状者；②急性 ITP 患者伴有危及生命的严重内出血，如颅内出血时，且血小板不能通过输注血小板、IVIG 及糖皮质激素等治疗得到迅速纠正时，可考虑脾切除。脾切除术后常伴有终身暴发性荚膜细菌感染的风险和潜在的成人肺动脉高压的可能。

慢性特发性血小板减少性紫癜

大约 20% 的急性 ITP 患者，若血小板减少持续 12 个月以上，可称为慢性 ITP。此时应重新评估贫血相关疾病，特别是自身免疫性疾病（如 SLE）、慢性感染性疾病（HIV）以及非免疫血小板减少病，例如 2B 型血管性假性血友病、X 连锁血小板减少症、自身免疫性淋巴增殖综合征、常见变异型免疫缺陷综合征、常染色体的巨核细胞血小板减少症及 WAS（X

连锁的）。也应寻找有无幽门螺旋杆菌的感染，如果有，立即给予治疗。治疗应该是以控制症状及预防严重出血为目的的。在 ITP 中，脾是抗血小板抗体产生及血小板被破坏的主要场所。对于 64%~88% 的慢性 ITP 患儿，脾切除治疗都是有效的。但应权衡脾切除术后终身可能出现的暴发性感染的风险。这个决定常受生活方式及患儿能否应用 IVIG、糖皮质激素、抗 D 抗体治疗及疗效所影响。利妥昔单抗（Rituximab，一种抗 B 细胞的单克隆抗体）在 30%~50% 的慢性 ITP 患者中可有效或减缓病情。两种新的有效刺激血小板生成的药物，雷米斯汀（romiplastin）和艾曲泊帕（eltrombopag）（图 478-1），已被美国食品药品监督管理局批准用于治疗成人慢性特发性血小板减少性紫癜。目前尚无儿童用药的安全性及有效性报道。

参考书目
参考书目请参见光盘。

478.2 药物引起的血小板减少
J. Paul Scott, Robert R. Montgomery

一系列的药物与免疫性血小板减少有关，这种血小板减少是由于免疫过程本身或巨核细胞损伤所致。在儿科可引起血小板减少的常用药物包括丙戊酸钠，苯妥英钠，卡马西平，磺胺类，万古霉素，复方新诺明。肝素引起的血小板减少（极少情况下引起血栓）在儿科中罕见。如发生则是因为在应用肝素后，患者产生抗肝素血小板因子 4 复合物的抗体所致。

参考书目
参考书目请参见光盘。

478.3 非免疫性血小板的破坏
J. Paul Scott, Robert R. Montgomery

在 DIC（见第 477 章）、溶血 – 尿毒综合征 HUS（见第 478.4、第 512 章）和血栓性血小板减少性紫癜（TTP）（见第 478.5）具有血栓性微血管病的血象表现，如红细胞破坏及由于血小板和纤维素附着于微血管而引起的消耗性血小板减少。微血管病溶血性贫血的特点是可见红细胞碎片，包括盔形红细胞、裂口红细胞、球形红细胞及棘性红细胞。

478.4 溶血尿毒综合征
J. Paul Scott, Robert R. Montgomery

见第 512 章，典型的溶血 – 尿毒综合征（HUS）

是一种发生于小婴儿、低年龄及急性流行性肠胃炎后的儿童的急性疾病，特别是由大肠杆菌 0157:H7 (Escherichia coli 0157:H7) 此后不久便会出现以溶血、血栓性血小板减少和急性肾衰竭为主的综合征，有时可伴有神经系统症状。大肠杆菌 0157:H7 可产生一种特殊的毒素 (verotoxin)，它可与肾脏内皮细胞结合并优先损伤肾内皮细胞。

溶血的特点是红细胞形态异常，伴有盔形红细胞、裂口形红细胞、球形红细胞和棘形红细胞等其他异常形态。虽然骨髓内巨核细胞数正常，但血小板数仍低，提示血小板大量被破坏。除 D- 二聚体水平升高外，DIC 的检查指标通常正常。尿检可见蛋白尿、红细胞及管型。无尿及严重氮质血症提示肾脏受损严重。大多数溶血 – 尿毒综合征患者的治疗包括：仔细的液体治疗和迅速而适当的透析。对 HUS 患者伴有精神症状者应用血浆置换疗法。非典型溶血尿毒综合征，这往往是复发性和家族性，非典型的 HUS，通常会反复发生及呈家族性，是由于遗传性的 VWF– 裂解金属蛋白酶 (VWF-cleaving metalloproteinase) ADAMTS–13 缺陷所致，少数是由补体调节蛋白缺陷所致。

478.5　血栓性血小板减少性紫癜
J. Paul Scott, Robert R. Montgomery

血栓性血小板减少性紫癜 (TTP) 具有罕见的五联症，包括发热、微血管病性溶血性贫血、血小板减少、肾功能异常和中枢神经系统异常，临床表现与溶血尿毒综合征相似。虽然 TTP 多见于成人，偶见于青少年。在中枢神经系统内的微血管可引起轻微的移动性体征，包括情感和定向方面的变化、失语、失明以及抽搐。早期的表现通常是非特异性的，如乏力、头痛和呕吐。迅速的甄别出这种疾病是非常重要的。实验室检查对诊断提供重要的线索，可以看到微血管病性的溶血性贫血：大量变形的异常红细胞，包括裂体细胞、球形红细胞及盔形红细胞，伴有网织红细胞的升高及血小板的减少。凝血检查通常无诊断意义。血尿素氮和肌酐水平通常升高。TTP 的治疗是血浆置换，对 80%~95% 的病例有效。糖皮质激素和脾切除对难治性病例有效。

大部分 TTP 病例是由于金属蛋白酶 (ADAMTS–13) 的获得性缺陷有关，金属蛋白酶 (ADAMTS–13) 与高分子量 VWF 多体的裂解有关，VWF 多体在血栓性微血管病进展中起重要作用。相反，在 HUS 中，金属蛋白酶的水平通常正常，先天性金属蛋白酶缺陷可引起罕见的家族性 TTP/HUS，通常表现为反复发作的血小板减少，溶血性贫血和肾损害，伴或不伴神经系统的

异常，常出现在婴儿期并发与其他疾病后。补体系统的异常也可导致罕见的家族性 TTP 的发生，反复输注新鲜冰冻血浆可治疗 ADAMTS–13 的缺陷。

参考书目
参考书目请参见光盘。

478.6　Kasabach-Merritt 综合征
J. Paul Scott, Robert R. Montgomery

见第 642 章。巨大血管瘤伴有局部血管内凝血导致的血小板减少及低纤维蛋白原血症称为 Kasabach-Merritt 综合征。在大多数病例中，血管瘤是很明显的，但后腹膜及腹内血管瘤可能需要身体影像学检查。在血管瘤内有血小板的扣押、凝血机制的活化纤维蛋白原的消耗及纤维蛋白降解产物的形成。病变内的动静脉畸形可引起心力衰竭。病理性的 Kasabach-Merritt 综合征实际上就是一个 kaposi 样血管内皮瘤，而非简单的血管瘤。外周血涂片可以看到微血管病理性的变化。可用多种治疗方法治疗 Kasabach-Merritt 综合征，包括手术切除（如果可行）、激光的光凝作用、大剂量糖皮质激素、局部的放疗及抗血管合成药物，如干扰素 –α 2 及长春新碱。随时间的流逝，许多婴儿期出现的血管瘤可萎缩退化。试用 ε – 氨基己酸 (Amicar) 抗纤维蛋白溶解治疗可有益于治疗相关疾病。

478.7　脾扣押
J. Paul Scott, Robert R. Montgomery

明显脾大患者可发生血小板减少，是由于脾像一块海绵一样吸附和扣押大量的血小板。许多患者也伴有轻度的贫血和白细胞减少。由脾扣押导致的血小板减少症患者应行一系列检查明确脾功能亢进的原因，包括：感染、炎症反应、浸润、肿瘤、栓塞及溶血等病因。

478.8　先天性血小板减少综合征
J. Paul Scott, Robert R. Montgomery

见表 478–2。先天性无巨核性血小板减少症 (Congenital amegakaryocytic thrombocytopenia，CAMT) 通常在生后数天到数周内出现症状，患儿因严重的血小板减少而出现瘀点和瘀斑。CAMT 是一种罕见的造血干细胞 TPO 受体突变 (MPL) 而造成的造血作用缺陷。除皮肤黏膜的异常外，无其他异常体征。骨髓检查可见巨核细胞缺失。患者可逐渐进展至骨髓衰竭，有效治疗方式为造血干细胞移植。

血小板减少－桡骨缺失（Thrombocytopenia–absent radius，TAR）综合征包括婴儿早期即出现的血小板减少（巨核细胞缺失或发育不全），伴严重程度不同的桡骨畸形，从轻度改变到肢体明显缩短（图478-4）。许多病例伴有尺骨、桡骨及其他下肢骨骼异常。拇指正常。对牛奶分子不耐受（约50%）可引起胃肠道出血，加重血小板的减少、嗜酸粒细胞增多或类白血病反应。TAR综合征的血小板减少可在生后前几年缓解。TAR综合征的分子基础仍需进一步确定。

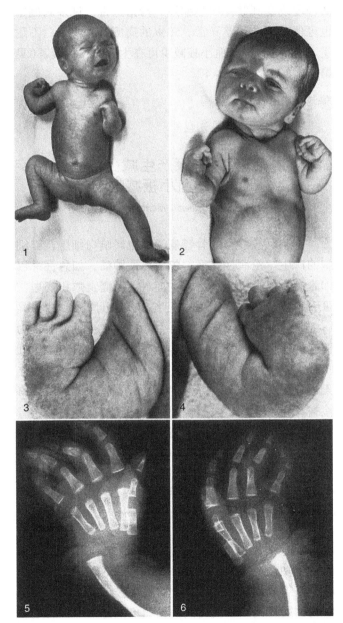

图 478-4　新生儿、1岁儿童及健康父母充分表现血小板减少伴桡骨缺失综合征的特点，包括血小板减少、嗜酸性粒细胞增多和贫血。可见肱骨远端和肩带的发育不良、双侧髋关节发育不良、轻度仰趾足、和先天性的小指（趾）侧弯。这为患儿对牛奶过敏，可出现腹泻、呕吐、体重下降和血小板计数下降，需要强制性无牛奶饮食。可以看到持续的鼻梁塌陷和明显下肢弯曲

摘自 Wiedemann H-R, Kunze J, Grosse F-R. Clinical syndromes, 3th ed [English translation]. London: Mosby-Wolfe, 1997: 430

部分无巨细胞性血小板减少伴桡骨缺失病例报道与 *HOXA11* 基因突变有关。不同于TRA综合征，该突变导致骨髓再生障碍性贫血。

Wiskott-Aldrich综合征（WAS）的特点是血小板减少伴小血小板、湿疹及有免疫缺陷导致的反复感染（见第120.2）。WAS是X性联遗传病，目前WAS基因已被测序。WAS蛋白在血小板和T淋巴细胞的细胞骨架对受体介导的细胞信号方面起重要作用。WAS蛋白为所有造血细胞所共有。对X连锁血小板减少家系的分子分析提示多名受影响的家族成员在WAS基因有点突变，而有WAS综合征全部表现的患者有大的基因的缺失。WAS患者的骨髓检查提示巨核细胞数目正常，但有奇怪的形态特征。输入的血小板有正常的生命周期。脾切除术可纠正低血小板血症，提示在WAS患者中血小板破坏加速。脾切除术后，患者发生暴发性感染的危险性增加，需终生应用抗荚膜菌的抗生素预防感染。约5%~15%的WAS患者发生淋巴网状恶性肿瘤。造血干细胞移植可成功治愈WAS。X连锁巨血小板减少症和红细胞生成障碍与 *GATA-1* 基因突变，这是红系和巨核细胞转录因子。

MYH9相关的血小板减少症是一组遗传性的血小板减少综合征，又被称为Sebastian、Epstein、May-Hegglin及Fechtner综合征等，特点是常染色体显性遗传的巨血小板减少症、中性粒细胞包涵体，及一系列体格检查异常，如感音神经性耳聋，肾脏疾病，伴或不伴眼部疾病。这些都是由于 *MYH9* 基因的突变造成的（编码非肌性肌球蛋白重链 Ⅱ a 蛋白）。血小板减少症通常是轻度的、非进展的。其他一些隐性遗传的巨血小板减少症有染色体22q11异常。如编码糖蛋白 *Ibβ* 基因发生突变，是血小板 von Willebrand 因子受体的主要元素，可导致Bernard-Soulier综合征（见478.13）。

参考书目

参考书目请参见光盘。

478.9　新生儿血小板减少症

J. Paul Scott, Robert R. Montgomery

见第97.4。

新生儿血小板减少症多是系统性及或母体抗胎儿血小板抗体转移所致，原发性巨核细胞异常疾病少见（表478-2）。新生儿血小板减少通常与先天病毒感染有关，尤其是风疹病毒、巨细胞病毒；而原虫感染，如弓形虫、梅毒等及围生期细菌感染，尤其是革兰氏阴性感染也可导致血小板减少。伴有DIC的血小板减

少症可由严重自发出血。在坏死性小肠结肠炎及其他原因导致的肠坏死中常伴有严重的血小板减少症及腹部的异常表现。当患儿存在血小板减少时应进一步完善病毒及细菌病原学检查。

在新生儿中可出现抗体介导的血小板减少，其主要原因的是来自母体的抗胎儿血小板抗体可经胎盘转移至新生儿体内。新生儿同种免疫性血小板减少性紫癜（Neonatal alloimmune thrombocytopenic purpura，NATP）是由于产生抗胎儿血小板抗原的抗体，而这种抗原是由父亲所共有，但被母体免疫系统识别为异物。这类似于新生儿的 Rh 病。NATP 的发生率大概是 1/4000~5000 活产儿。NATP 的临床表现是一个看似健康的新生儿生后数天发生全身性瘀点、瘀斑。实验室检查提示母亲血小板计数正常，而新生儿有中到重度的血小板减少症。详细回顾病史可见母亲从未有血小板减少病史。30% 左右的有严重 NATP 的新生儿可在生前或围生期发生颅内出血。与 Rh 病不同，第 1 胎即可发生严重血小板减少，且以后的妊娠中新生儿受累情况将更为严重。

母亲存在抗父亲血小板的同种抗体即可诊断 NATP。进一步检查可确定目标抗原。最常见的原因是因为血小板抗原 HPA-1a 的不相容性。特定的 DNA 序列多态性已经确定，故根据这点可在产前发现这类的高危妊娠。NATP 的鉴别诊断包括母体抗血小板自身抗体（母亲为 ITP 患者）及更为常见的病毒或细菌感染。

NATP 的治疗包括母亲产前应用 IVIG。治疗通常在妊娠第 2 个开始并持续至整个妊娠期。可通过经皮脐带血样检测监控胎儿血小板数目。胎儿应选择剖宫产分娩。出生后，如有严重持续性血小板减少，应输注 1 单位与母体表型相配的血小板（洗涤过的母体血小板）以提高新生儿血小板数，达到有效的止血水平。对于一个已有患儿出生的母亲，应进行遗传学咨询，告知家长以后妊娠的孩子有发生血小板减少的高度风险。

患 ITP 的母亲出生的新生儿与出生时患 NATP 的婴儿相比发生严重出血的危险性要低，尽管有时也可发生严重血小板减少。出生前母亲的血小板计数有一定的预测价值，若分娩前母亲患有严重血小板减少症，则其胎儿发生血小板减少的危险性极高。对于已行脾切除术的 ITP 母亲，母亲的血小板计数对预测胎儿是否发生血小板减少症无价值。

治疗包括产期对母亲应用糖皮质激素，或生后给婴儿应用 IVIG，有时需要应用糖皮质激素。新生儿的血小板减少症，无论是 NATP 或是母亲患 ITP，通常可见生后 2~4 个月自愈。高危期是围生期。

有两种先天性血小板生成障碍性疾病可见新生儿期有症状。在先天性无巨核细胞性血小板减少症（amegakaryocytic thrombocytopenia，CAMT）中，患儿可在生后短期即出现瘀点、瘀斑。体格检查无其他异常发现。骨髓检查无巨核细胞。这种综合征是由在巨核细胞的 TPO 受体突变所致，这是所有造血细胞系发展至关重要的基因。最终导致全血细胞减少，需要造血干细胞移植治疗。TAR 综合征包括小婴儿早期出现的血小板减少，伴严重程度不同的双侧桡骨畸形，从轻度改变到肢体明显缩短，拇指正常。许多病例中也可伴有下肢骨骼异常。50% 的病例有牛奶蛋白不耐受。TAR 综合征的血小板减少可在生后前几年缓解（见第 478.8）（表 478-4）。

参考书目

参考书目请参见光盘。

478.10　引起血小板产生减少的获得性疾病导致的血小板减少症

J. Paul Scott, Robert R. Montgomery

抑制巨核细胞的骨髓病通常也影响白细胞及红细胞的产生。浸润性疾病，包括恶性肿瘤，如急性淋巴细胞白血病、组织细胞增生症、淋巴瘤及贮积病通常可引起体格检查异常（如淋巴结肿大、肝脾大或肿物）、白细胞计数异常或贫血。再生障碍性贫血也可表现为孤立性血小板减少，但通常伴有全血细胞减少（白细胞减少、中性粒细胞减少、贫血或巨幼红增多）。先天再生障碍性贫血患儿（Fanconi 贫血）通常在体格检查有异常体现，包括桡骨异常、其他骨骼畸形、身材矮小、小头及皮肤色素沉着。故当血小板减少伴体格检查异常或其他细胞系异常时应行骨髓检查。

478.11　血小板功能异常

J. Paul Scott, Robert R. Montgomery

筛查血小板功能异常常用的检查时出血时间和血小板功能分析仪（PFA-100）。出血时间检测血小板与血管壁相互作用，因此受血小板计数及血小板功能的共同影响。出血时间的预测价值是不可靠的是因为它受一系列其他因素的影响，包括实验员的技术水平和患者的配合度，在小婴儿和小年龄患儿中是个挑战。在临床有症状的个体中，出血时间正常不能排除轻度血小板功能缺陷。血小板分析仪（PFA-100）通过将全血在高剪切条件下暴露于胶原-肾上腺素或胶原-ADP 来测量血小板的黏附和聚集力。结果报告为结束的秒数。许多临床实验室使用血小板功能分析仪（PFA-100）替代出血时间。对于中到重度的血管性血友病及血小板功能障碍，PFA-100 与出血时间一样灵敏，也同样对轻度的血管性血友病及血小板功能障碍敏感度较差。PFA-100 与出血时间一样作为筛查试验，缺乏特异性。出血时间是评估血小板与血管壁相互作用常用试验。对于既往有过可疑血管性血友病或血小板功能障碍的病史的患者，应行特异性的 von Willebrand 因子检测及血小板功能检测，而不必等出血时间及 PFA-100 的结果。

在临床实验室，血小板功能是通过血小板聚集仪来测定的。在血小板聚集仪中，当激动剂，如胶原、ADP、瑞斯托菌素、花生四烯酸及凝血酶（或凝血酶受体肽）加入到富含血小板的血浆中，随时间推移，可通过自动化仪器测量血小板的聚集情况。同时，用其他仪器测量或血小板活化后颗粒内含物（如 ATP）释放情况。这样可同时评估血小板的聚集能力和代谢活性。如果评估患者可能存在血小板功能障碍，排除其他外源性因子的存在和研究患者是非常重要的，可能的话，停药 2 周。

478.12　获得性血小板功能异常
J. Paul Scott, Robert R. Montgomery

许多系统性疾病伴有血小板功能异常，最常见的是肝病、肾病（尿毒症），以及那些触发纤维蛋白原降解产物增加的疾病。这些疾病常伴有出血时间延长及其他凝血机制异常。最重要的是治疗原发病。若原发病治疗不可行，则输注 desmopressin 有益于加强止血作用及纠正出血时间。在某些患者中，输血小板和（或）冷凝沉淀物有助于提高止血作用。

许多药物可改变血小板功能。在成人中最常用的可改变血小板功能的药物就是乙酰水杨酸（阿司匹林）。阿司匹林不可逆的乙酰化环氧化酶，而环氧化酶是形成血栓烷 A2 所需的关键酶。阿司匹林常可引起中度的血小板功能障碍，如果同时合并其他凝血机制的异常，血小板功能异常就会更明显。在儿童，可影响血小板功能的常用药包括其他非类固醇抗炎药、丙戊酸和大剂量青霉素。在治疗上用来抑制血小板功能的特异性药物包括那些封闭血小板 ADP 受体的（氯吡格雷）、α 11b-β 3 受体拮抗剂和阿司匹林。

478.13　先天性血小板功能异常
J. Paul Scott, Robert R. Montgomery

严重的血小板功能缺陷可在生后不久即出现瘀点、瘀斑，特别是经阴道分娩者。血小板上 VWF 受体（血小板 GP Ⅰ b 复合物）和 α Ⅱ b-β 3 复合物（纤维蛋白原受体）的缺陷 可引起严重的先天性血小板功能障碍。

Bernard-Soulier 综合征，严重的先天性血小板功能异常，是由血小板膜上 VW 因子受体（GP Ⅰ b 复合体）的严重缺陷导致。这种综合征的特点是伴有巨型血小板的血小板减少症，特征性的出现出血试验延长（>20min）或 PFA-100 密合时间的延长。血小板聚集试验显示，瑞斯托菌素接到的血小板凝聚失败，而对其他激动剂有正常血小板凝聚反应。瑞斯托菌素可诱导 VWF 与血小板结合。VWF 的检查结果是正常的。但 GP Ⅰ b 复合物与血小板细胞骨架的相互作用缺陷导致血小板大的原因。Bernard-Soulier 综合征是常染色体隐性遗传病。引起 Bernard-Soulier 综合征的基因突变常定位于形成 GPIb 复合物糖蛋白 Ibα、Ibβ、V、和 IX。

Glanzmann 血小板无力症是一种先天性疾病，伴有严重的血小板功能异常，血小板数目正常，但出血时间延长。外周血涂片显示血小板大小及形态正常，出血时间及 PFA-100 结束时间明显延长。血小板聚集试验显示，除瑞斯托菌素外其他激动剂均出现聚集作用异常，因为瑞斯托菌素可聚集血小板，并且不需要代谢活性的血小板。这种异常是由血小板纤维蛋白原受体 GP α Ⅱ b-β 3 缺陷造成的，GP α Ⅱ b-β 3 是血小板表面的整合素复合物，当血小板活化时可通过由内到外的信号发生构象改变。当血小板活化时纤维蛋白原与这种复合物结合，并引起血小板的聚集。本病是常染色隐性遗传病，是由 α Ⅱ b 或 β 3 的突变引起的。对于 Bernard-Soulier 综合征和 Glanzmann 血小板无力症诊断是通过对患者血小板糖蛋白进行流式细胞分析而确诊的。

遗传性血小板储存颗粒缺乏发生于与胞浆内颗粒缺乏有关的两种特征明显但却罕见的综合征中。致密体缺乏的特点是缺乏含有 ADP、ATP、Ca²⁺ 及 5- 羟色胺的颗粒。此病可根据血小板聚集时没有 ATP 释放及电子显微镜检查缺乏致密体而诊断。灰色血小板综合征 Gray platelet syndrome 是由于缺少血小板 α 颗粒，导致外周血瑞氏染色时血小板呈灰色而得名。这种罕见的综合征应用除凝血酶及瑞斯托菌素外的大多数激动剂后均缺乏聚集作用是释放作用，电子显微镜检查可确诊。

■ 其他血小板功能异常的遗传性疾病

在血小板活化通路及颗粒内含物释放反应中的异常可引起一系列不均一性的血小板功能缺陷，通常表现为瘀斑增加、鼻衄和月经增多。症状可能是轻微的，但在进行高危手术（如扁桃体或腺样体摘除术）或应用非类固醇抗炎药时可变得明显。实验室检查提示出血时间或 PFA-100 测量的结束时间可延长，但不总是延长。血小板聚集试验可见 1 或 2 激动剂的聚集作用有缺陷或颗粒内含物的释放反应异常。

磷脂酶活化后从花生四烯酸形成血栓烷是维持正常血小板功能极其重要的环节。环氧化酶和血栓烷合成酶的缺乏或功能异常可引起血小板功能异常。在聚集试验中，这类患者的血小板在加入花生四烯酸后不能正常聚集。

最常见的血小板功能缺陷的特点是不同程度出血时间及 PFA 结束时间的延长，对于 1 或 2 激动剂的异常聚集作用，常见的是 ADP 和（或）胶原。这类患者在加入凝血酶受体肽后有正常的聚集作用。某些病例仅有胞浆内颗粒 ATP 释放减少，这个发现目前是有争议的。

血小板功能缺陷的治疗

成功的治疗取决于疾病的诊断和出血事件的严重程度。除严重的血小板功能缺陷外，静脉注射去氨加压素 0.3μg/kg 可用于治疗轻到重度出血。它除了刺激 VWF 和Ⅷ因子水平升高之外，还可纠正出血时间增加许多轻到中度血小板功能缺陷的患者的止血能力。对于患 Bernard-Soulier 综合征和 Glanzmann 无力症的患者，每 5~10kg 输注 1U 血小板可纠正止血缺陷，挽救生命。然而在多次血小板输注后，可产生抗同种异体抗体，限制输注疗效，在这类患者中应用重组因子Ⅶa 有效，该疗法目前正常进行临床试验。造血干细胞移植是这两种疾病的根治办法。

参考书目
参考书目请参见光盘。

478.14 血管病
J. Paul Scott, Robert R. Montgomery

尽管凝血功能检查是正常的，血管壁或支撑结构的异常也可导致类似出血性疾病的表现。在这些患者身上瘀斑和紫癜样病变的表现往往是由于一个潜在的血管炎或血管病变。皮肤活检对于阐明血管病理类型是特别有帮助的。

过敏性紫癜 Henoch-Schönlein Purpura

过敏性紫癜（Henoch-Schönlein purpura，HSP），特点是突然发生的紫癜样皮疹、关节炎、腹痛及肾脏受累（见第 509 章）。特征性的皮疹包括瘀点及可触及的紫癜，通常累及下肢及臀部。凝血检查正常。皮肤、肠道及滑膜的病理损害为白细胞增多性血管炎，对毛细血管及毛细血管后小静脉内皮的炎性损伤，由白细胞及巨噬细胞所引起。HSP 诱发因素不明。在肾脏，这种病变是局灶性肾小球肾炎伴 IgA 沉积。凝血检查和血小板计数正常。

Ehlers-Danlos 综合征

Ehlers-Danlos 综合征是一种胶原结构异常，容易出现淤青和伤口愈合差（见第 651 章）。体检时的阳性体征包括具有高度弹性的天鹅绒般柔软的皮肤、可过度屈曲的松弛的关节及不寻常的疤痕。Ehlers-Danlos 综合征已发现有 10 多种亚型。最严重的类型可伴有内脏突然破裂。凝血检查正常，出血时间可轻度延长。血小板聚集试验可正常或轻度异常，对胶原的聚集作用不佳。

其他获得性疾病

坏血病、长期应用肾上腺皮质激素和严重的营养不良均可伴有支撑血管的胶原基质"减弱"。因而容易出现淤青，特别是在坏血病、齿龈出血及牙齿松动的情况下。在脉管炎综合征（如 SLE）中可看到初看时类似瘀点、瘀斑的皮肤损害。

参考书目
参考书目请参见光盘。

第 8 篇　脾

第 479 章
脾的解剖及功能
Amanda M. Brandow, Bruce M. Camitta

■ 解　剖

在妊娠 5 周就可发现脾的前身。出生时，脾重约 11g。此后逐步增大，到青春期平均重 135g，成年后逐渐缩小。约 15% 的人有副脾。脾的主要组成部分是淋巴组织（白髓）和滤过系统（红髓）。白髓包括由 T 细胞组成的动脉周围淋巴鞘及嵌入其中的含 B 淋巴细胞生发中心。红髓则由固定的网状细胞骨架、移动的巨噬细胞、部分坍塌的内皮通道（Billroth 索）及脾窦组成。富含树突状细胞（抗原提呈细胞）的边缘区将红髓与白髓区分开。脾包膜含有平滑肌，肾上腺素可使其收缩。约 10% 的流经脾的血液迅速流过密闭的血管网络，其余 90% 的血液则在进入脾窦前通过 1~5μm 裂隙的过滤作用缓慢通过一开放的系统（脾索）。

补充内容请参见光盘。

第 480 章
脾　大
Amanda M. Brandow, Bruce M. Camitta

■ 临床表现

大约有 15% 的新生儿、10% 的儿童及 5% 的成人可触及柔软、轻薄的脾脏。大部分人，脾脏能被触诊到时体积已经是正常的 2~3 倍了。检查脾脏应站在患者的右侧，患者取仰卧位深吸气时触诊腹部。脾脏下缘如超过左肋下 2cm 则为异常。有时肿大的脾脏可达盆腔，当怀疑脾大时，腹部检查应从下腹部的最低部位开始。门脉高压造成的脾大，可以在腹壁看到浅表静脉扩张。影像学可通过超声、CT 或锝 –99 扫描，其中锝 –99 还可用来检测脾脏功能。

补充内容请参见光盘。

第 481 章
脾功能减低、脾创伤及脾切除
Amanda M. Brandow, Bruce C. Camitta

■ 脾功能减低

先天性脾缺如常伴发于严重的青紫型先天性心脏病、右位心、双侧三叶肺及腹部内脏异位（Ivemark 综合征，见第 425.11）先天性多脾患儿脾功能是正常。功能性脾功能减低常见于正常新生儿，尤其是早产儿。患有镰状细胞血红蛋白病的患儿（见第 456.1）可在生后 6 个月内出现脾功能减低。最初是由血管阻塞所致，输注红细胞及羟基脲可改善，但最终脾可发生自身梗死，进而纤维化，形成无功能脾。疟疾（见第 280 章）、左上腹部的放疗及脾脏的网状内皮功能超负荷（如严重的溶血性贫血或代谢贮积病时）。可导致功能性脾功能的减低。脾功能减低也可见于血管炎、肾炎、炎症性肠病、乳糜泻、Pearson 综合征、Fanconi 贫血及抑制物抗宿主病。

补充内容请参见光盘。

第9篇 淋巴系统

第482章
淋巴系统的解剖和功能
Richard L. Tower II, Bruce M. Camitta

淋巴系统参与了多种生物学进程，如液体平衡、膳食中脂肪的吸收和特异性免疫反应的启动。淋巴系统包括了血液循环中的淋巴细胞、淋巴管、淋巴结、脾、扁桃体、腺样体、肠道集合淋巴结（Peyer patches）及胸腺组织。淋巴是血液的超滤液，它是由除了大脑、骨髓、视网膜、软骨、表皮、头发和指甲等其他所有脏器中的毛细淋巴管收集而来的。身体各部分的毛细淋巴管逐渐汇聚成较大的淋巴管。在此过程中淋巴管将淋巴液带到淋巴结。在淋巴结里，淋巴液被淋巴窦超滤，同时在这里特定的物质及感染性的微生物被吞噬及作为抗原呈递给周围淋巴细胞，进而刺激抗体的产生、T细胞的应答及细胞因子的释放（见第117章）。淋巴液最终将返回到血液循环中。

补充内容请参见光盘。

第483章
淋巴管异常
Richard L. Tower II, Bruce M. Camitta

淋巴管异常可分为先天性及获得性。增大的淋巴组织肿块及漏出的淋巴液可导致症状及体征的出现。淋巴管扩张症是淋巴管的扩张。肺淋巴管扩张症可引起呼吸困难（见第387.6）。肠淋巴管受累时可由于淋巴液自肠道丢失而导致低蛋白血症及淋巴细胞减少（见第330章）。治疗包括降低淋巴系统静水压从而减少蛋白质的丢失。经由公式可知在饮食中减少长链脂肪酸的摄入及替代中链三酰甘油可实现这一目标。淋巴管瘤是一种先天淋巴管异常，通常在2岁左右发

现。局限性淋巴管瘤的指许多小的、浅表淋巴管瘤聚合存在而成的。深部淋巴管瘤分为海绵状淋巴管瘤或囊性水囊瘤。淋巴管瘤通常是多个或弥漫分布的。某些病变中含有血管瘤样的成分（见第499章）。由于肿块导致的症状很少需要紧急外科处理。大多数病变可以观察18~24个月看有无自行退化的可能。外科治疗对于浅层病变有效，但对于深部病变，通常有很高的复发率。局部注射硬化剂OK-432（一种链球菌的衍生物）已在选定的病例中获得成功。其他硬化剂包括纯乙醇和博莱霉素。大的囊性病变组织对硬化剂治疗的反应要好于微囊性病变组织。射频消融技术已应用于舌部的淋巴管病变。淋巴管发育异常可引起多系统病变，包括淋巴性水肿、乳糜性腹水、乳糜性胸水及骨、肺及其他部位的淋巴管瘤。

补充内容请参见光盘。

第484章
淋巴结病
Richard L. Tower II, Bruce M. Camitta

儿童中查体触及淋巴结非常常见。淋巴结肿大的原因包括正常淋巴结组成部分的增殖或恶性或吞噬细胞浸润。在大多数病例中，详细的病史询问和全面的查体都可以给出一个恰当的诊断。几个关键问题对确定诊断有明显帮助。

补充内容请参见光盘。

484.1 Kikuchi-Fujimoto病（组织细胞坏死性淋巴结炎）
Richard L. Tower II, Bruce M. Camitta

Kikuchi-Fujimoto病是一种罕见的、通常有自限性的疾病，最早见于亚裔人群患者。现在各种族均有报道，也有家族发病。表现是多种多样的，包括不明原因的发热，但更多的时候，它发生在8~16岁儿童

表现为单侧颈后淋巴结炎，发热，全身不适，血沉升高，白细胞减少症。淋巴结在 0.5~6.0cm 不等，约 50% 的病例有触痛，须与淋巴瘤相鉴别。

补充内容请参见光盘。

484.2 窦组织细胞增多症伴有大块性淋巴结病（Rosai-Dorfman 病）

Richard L. Tower II, Bruce M. Camitta

这种罕见的、良性、通常可自限的疾病在全世界范围内均有发生，但在非洲和加勒比海常见。病因不明，可能与免疫缺陷有关。患者常表现为颈部对称性无痛性淋巴结肿，伴有发热、白细胞增多，血沉增快和免疫球蛋白 G 多克隆增多。常见伴有盗汗和体重减少。它很少发生在出生或兄弟姐妹中，男性患者较女性常见。

补充内容请参见光盘。

484.3 卡斯特尔曼代谢病

Richard L. Tower II, Bruce M. Camitta

卡斯特尔曼代谢病是一种罕见的淋巴组织增生性疾病，也被称为血管滤泡性淋巴结增生。病因不明，有报道称与人类疱疹病毒 –8 有关。人类疱疹病毒 –8 可刺激产生过多的白细胞介素 –6（IL–6）。成人及青年常见。局部症状常表现为纵隔及腹部的单发肿大淋巴结。部分患者可伴有发热、盗汗、体重减少及乏力。治疗包括外科治疗或放疗。

补充内容请参见光盘。

第 22 部分 癌症和良性肿瘤

第 485 章
儿童和青少年癌症的流行病学

Barbara L. Asselin

在美国小于 19 岁的儿童中，癌症并不常见，其年发病率约为 16.6/100 000，约占美国每年肿瘤新发病例的 1%。2006 年，19 岁以下儿童癌症新发病例约为 18 000 例。尽管儿童癌症五年生存率已经由 1977 年的 61% 提高到 2005 年的 81.6%（图 485-1），在 1~14 岁儿童中恶性肿瘤仍然是疾病相关（非外伤）死亡的首要原因（致死率 12.8%）。在美国 15 岁以下的儿童中，每年因肿瘤死亡的约 1500~1600 例。在 15~19 岁儿童中癌症引起的死亡率有所下降。目前，多中心的临床研究正在探索新的治疗方法以提高患儿的生存率和减少治疗相关的并发症。随着越来越多的癌症患者能够存活下来，如何提高癌症患儿的生存质量以及治疗对患儿成年后的影响也引起了广泛的关注。美国国家癌症研究院报告称，1977 年全美有 269 700 名癌症患儿存活，在小于 20 岁的人群中比例为 1/810，在 20~39 岁人群中比例为 1/1000。

儿童癌症与成人（肿瘤）在预后、肿瘤部位和组织学上有明显不同。在儿童癌症分类中，血液系统肿瘤（包括急性淋巴细胞白血病，淋巴）占 40%，神经系统肿瘤占 30%，胚胎性肿瘤和肉瘤占 10%（485-1）。相反，在成人中一些器官如肺、结肠、乳腺和前列腺的上皮细胞肿瘤常见，而在儿童中少见。与成人癌症随着年龄增长发病率上升的规律不同，儿童癌症在不同的年龄组发病率相当，但 1 岁以内和青春期是两个发病率高峰（图 485-2）。1 岁内，胚胎性肿瘤如神经母细胞瘤、肾母细胞瘤、视网膜母细胞瘤、肝母细胞瘤、横纹肌肉瘤、肝母细胞瘤、髓母细胞瘤最常见（图 485-3，图 485-4）。较大儿童和成人因细胞分化过程减慢，这些肿瘤并不常见。胚胎性肿瘤、急性白血病、非霍奇金淋巴瘤和神经胶质瘤高发于 2~5 岁的儿童。随着年龄增长，骨恶性肿瘤，霍奇金病，性腺生殖细胞恶性肿瘤（睾丸和卵巢癌）以及其他各

种癌症发病率增加。青春期则是儿童早期常见恶性肿瘤和成人特征性癌症的一个过渡阶段（图 485-4）。

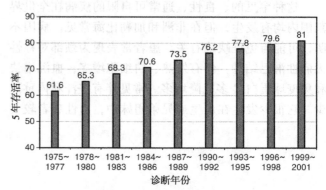

图 485-1 1999—2005 年 <19 岁儿童肿瘤的 5 年生存率
摘自 Horner MJ, Ries LAG, Krapcho M, et al. SEER cancer statistics review, 1975—2006. Bethesda, MD: National Cancer Institute, 2008

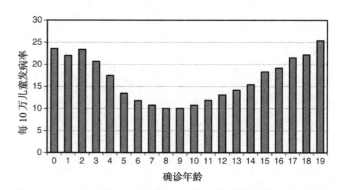

图 485-2 2002—2006 年美国每 10 万儿童年龄相关的肿瘤发病率
摘自 Horner MJ, Ries LAG, Krapcho M, et al. SEER cancer statistics review, 1975—2006. Bethesda, MD: National Cancer Institute, 2008

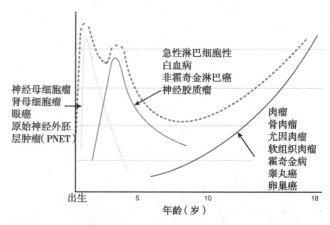

图 485-3 儿童不同年龄常见肿瘤发病率，累积发病率用虚线表示
Archie Bleyer, MD 提供

表 485-1　美国儿童不同年龄恶性肿瘤的发病率和生存率

	2002—2006 每 100 万儿童年发病率					1999—2005 年诊断时 ≤ 19 岁的 5 年生存率（%）
	<1 岁	1~4 岁	5~9 岁	10~14 岁	15~19 岁	
各种恶性肿瘤	241	210	112	131	213	79.4
白血病（ALL/AML）	53（20/20.5）	93（78/11）	41（33/4）	32（21/8）	33（18/10）	78（84/57）
淋巴瘤（霍奇金淋巴瘤）	8	9（—）	13（4.5）	24（12）	48（29）	88（94.5）
中枢神经系统肿瘤	40	47	39	36	42	71
神经母细胞瘤	52	19	3	2	0.8	73
肾母细胞瘤	15	18	4	1	—	87.9
骨肿瘤	—	1.5	6	13	15	68
软组织肉瘤	19	11	7	12	16	70
视网膜母细胞瘤	26	9	—	—	—	97
肝母细胞瘤	12	4.5	0.6	—	—	69
生殖细胞肿瘤	21	3	2	8	29	89.5
恶性上皮细胞癌	—	1.9	3.5	13	46	91（99*/94†）

依据儿童癌症国际分类（ICCC）。发病率为每 100 万儿童年发病率，年龄依据 2000 年美国人口调整 <6 例未予统计 摘自 Horner MJ, Ries LAG, Krapcho M, et al. SEER Cancer Statistics Review, 1975—2006〔2010-07-10〕http://seer.cancer.gov/csr/1975_2006/
* 甲状腺癌；† 恶性黑色素瘤

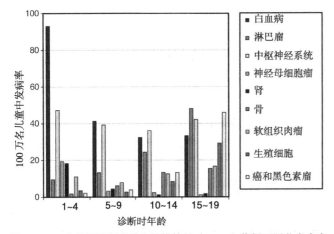

图 485-4　由监测流行病学和最终结果（SEER）依据国际儿童癌症分类（ICCC）和年龄小于 20 岁统计的发病率
摘自 Horner MJ, Ries LAG, Krapcho M, et al. SEER Cancer Statistics Review, 1975—2006（website）〔2010-07-10〕. http://seer.cancer.gov/csr/1975_2006/

儿童肿瘤包括各种恶性及非恶性肿瘤，恶性肿瘤常称之"癌症"。非恶性肿瘤的发生与细胞生长发育相关基因的异常有一定的关联。尽管许多基因异常可能与儿童癌症有关，但是这部分病例仅占所有病例的 5% 以下（见第 486 章）。在儿童癌症中，与基因异常明确相关的见于以下几种疾病：神经纤维瘤病 1 型和 2 型、唐氏综合征、Beckwith-Wiedemann 综合征、结节性硬化症、von Hippel-Lindau 病、着色性干皮病、共济失调毛细血管扩张症、痣样基底细胞癌综合征以

及 Li-Fraumeni（p53）综合征。世界各地儿童癌症发病情况的多样性提示，与癌症发病相关的基因和环境的高危因素尚不明确。

与成人上皮性肿瘤不同，儿童癌症仅有一小部分与已知环境暴露有关（表 485-2）。在儿童病例中，仅有少数患儿曾接触离子辐射或使用化疗药物（见第 699 章）。除了孕期服用己烯雌酚可引起所生女孩在青春期发生阴道肿瘤外，胎儿期的环境暴露与儿童癌症的发生关系仍不明确。目前仍不能肯定一些环境因素与癌症的因果关系，如电磁场中非电离辐射的频率，杀虫剂，孕期化学性物质的职业接触，饮食因素以及环境中被动吸烟。某些病毒与儿童肿瘤相关，如多瘤病毒（BK、JC、SV40）与脑瘤相关，EB 病毒与非霍奇金淋巴瘤有关，但其致病机制尚不明了。目前有关儿童癌症的发病原因知之甚少，流行病学研究发现其机制可能是多因素参与，基因易感性和环境暴露参与其中并相互作用。大量研究在持续关注一些重要基因的多态性的作用，这些基因所编码的酶类多参与致癌物质的激活与代谢、保护细胞免受氧化损伤、修复损伤 DNA 和调整免疫等。

儿童癌症的治疗包括化疗、放疗和（或）手术治疗，这些方法可能影响儿童生长发育导致身体和心理受到影响。潜在的后期不良影响包括肿瘤的复生、过早死亡、不育、身材矮小、心肌病、肺纤维化、骨质疏松症、认知障碍、情绪异常以及社会能力改变。以

表 485-2　已知儿童肿瘤的相关高危因素

肿瘤类型	危险因素	注释
急性淋巴细胞白血病	放疗	尽管既往史很重要，但是产前接受 X 线诊断增加发病风险，癌症治疗性放疗也可增加风险
	种族	美国白种人儿童发病率是黑种人儿童的 2 倍
	遗传因素	唐氏综合征患儿具有高于正常人群 10~20 倍患病风险 神经纤维瘤 1 型，Bloom 综合征，共济失调性毛细血管扩张症和朗格汉斯组织细胞增生症发病风险高
急性髓系白血病	化疗药物	烷化剂和表鬼臼毒素类药物增加发病风险
	遗传因素	唐氏综合征和 NF1 与之相关。遗传性单体 7 综合征和其他遗传综合征也与发病风险相关
脑瘤	头部放疗	除了肿瘤放疗，既往史中有放疗经历也增加风险
	遗传因素 *	NF1 与神经胶质瘤密切相关，与其他中枢神经系统肿瘤也有关。结节性硬化和其他遗传综合征也能增加患病风险。
霍奇金病	家族史	单卵双生和同胞兄弟姐妹发病风险增加
	感染	EB 病毒增加风险
非霍奇金淋巴瘤	免疫缺陷	获得性和先天性免疫缺陷以及免疫抑制治疗增加风险
	感染	非洲 EB 病毒与 Burkitt 淋巴瘤相关.
骨肉瘤	放疗	肿瘤放疗和大剂量射线暴露增加风险
	化疗	烷化剂增加风险
	遗传因素	Li-Fraumeni 综合征和遗传性或视网膜母细胞瘤增加风险
尤因肉瘤	种族	美国白种人儿童发病率是黑人儿童的 9 倍
神经母细胞瘤		未发现
视网膜母细胞瘤	遗传因素 *	未发现
肾母细胞瘤	先天异常	Aniridia，Beckwith-Wiedemann 综合征和其他先天遗传性疾病发病风险高。
	种族	亚洲人是白种人和黑人发病率的一半
肾髓质细胞癌	镰形细胞贫血	发病原因不清
横纹肌肉瘤	先天和基因异常	Li-Fraumeni 综合征和 NF1 发病风险高，与先天出生缺陷无关
肝母细胞瘤	遗传因素 *	Beckwith-Wiedemann 综合征，单侧肢体肥大，Gardner 综合征，家族性结肠腺瘤性息肉病与发病风险高有关。
平滑肌肉瘤	免疫抑制和 EB 病毒感染	先天或获得性免疫抑制后患 EB 感染与之有关，但免疫功能正常者无关
恶性生殖细胞瘤	隐睾症	隐睾症是生殖细胞瘤的高危因素

NF1: 神经纤维瘤病 1;　* 见第 486 章，表 486-2

摘自 Gurney JG, Bondy ML. Epidemiology of childhood cancer //Pizzo PA, Poplack DG. Principles and practice of pediatric oncology. 5th ed. Philadelphia: ippincott Williams & Wilkins, 2006: Lp11

儿童癌症生存研究为代表的多中心研究已经开始关注这些问题,注重探索存活患儿生理及心理的改变(www. cancer.umn.edu/ltfu)。

由于某些特殊类型的儿童肿瘤相对少见,而且肿瘤的诊断、治疗及后期疗效的、评估困难性较大,不仅需要复杂的技术而且要求丰富的临床经验,因此所有肿瘤患儿应该采用标准化临床治疗指南,儿童肿瘤协作组就是一个这样的机构,它组织全美、加拿大以及其他一些国家共 200 多个研究机构针对儿童癌症的临床、生物学和流行病学进行研究（www.curesearch.

org/）。这些临床实验研究是提高儿童癌症生存率的重要方法，也是了解肿瘤发病原因，提高生存质量的重要途径。

■ 危险因素

儿科医生只能用一种方法治疗疾病，而儿童的父母则有很多方法预防癌症的发生。目前已知一些环境因素与儿童肿瘤的发生有关。例如乙肝疫苗免疫接种可以减少青春期和成人肝癌的发生。HPV 疫苗能减少宫颈癌发生。儿童医学的目标是教育儿童采用健康的生活方式从而减少成人期患癌的风险，例如减少吸烟、饮酒、高脂肪饮食和过度肥胖。越早养成健康的生活习惯，在成人期才能受益越大并且受用终生。

■ 致 谢

感谢 Nina S. kadin-Lottick 对第 491 章（青春期与儿童肿瘤流行病学）所做的工作。

参考书目

参考书目请参见光盘。

（杨雪 译，陆国平 审）

第 486 章
肿瘤的细胞和分子生物学

Laura L. Worth

肿瘤是一组复杂的疾病，起源于许多基因的变异。在正常细胞内发生的变异如信号转导、细胞周期的控制、DNA 修复、细胞生长和分化、翻译调节、衰老和凋亡（细胞程序性死亡）均可导致恶性细胞表型的产生。

补充内容请参见光盘。

（杨雪 译，陆国平 审）

第 487 章
诊断原则

A. Kim Ritchey

儿童恶性肿瘤并不常见，可与良性疾病临床表现相似。儿科医生需要对提示有恶性病变的线索提高警惕。除了典型的临床表现，任何持续的、难以解释的症状或体征都应该评估为潜在的癌症或癌前病变。作为诊断评估的一部分，儿科医生和儿童肿瘤专家需着重转告患者及其家人可能出现这种诊断。

■ 体征和症状

儿童恶性肿瘤的症状体征表现多样且不特异。20岁以内肿瘤类型远较其他年龄组多样（见第 485 章）。

与成人肿瘤不同，儿童肿瘤多起源于深层内脏结构和器官实质，而不是来源于器官中的管道和腺体的上皮层及组成皮肤的上皮层。儿童肿瘤常常在诊断时就有转移，其症状体征往往是累及全身所造成的。有研究表明 >50% 儿童肿瘤以疼痛为首发表现。婴儿和年龄较小的儿童无法很好地表达或定位症状。此外，随着从幼儿期到青春期的生长发育，孩童的生理和生物学变化也是儿童肿瘤表现多样的原因之一。

儿童恶性肿瘤在其恶性被发现前常被诊断为其他疾病。诊断延迟在青春期后期也是一大难题，与该期儿童健康保险覆盖不足有关。

由于尚未建立明确的儿童癌症警示体征体系，提出常见儿童肿瘤的指南对早期发现就很有帮助（表487-1，表487-2，表487-3）。多数症状体征并不特异，但对于常见癌症的早期发现十分有用。

■ 体格检查

儿童肿瘤体格检查取决于肿瘤是局灶的还是全身的（表487-2）。最常累及的是淋巴造血系统。如果有骨髓受累（如白血病，神经母细胞瘤转移），常表现有贫血所致苍白，血小板减少或凝血异常所致的出血、瘀斑或紫癜，白细胞减少引起的蜂窝组织炎或其他局限性感染，恶性白细胞增多引起的皮肤结节（小婴儿多见）和肝脾大。淋巴系统肿瘤常有外周淋巴结肿大（图487-1），前纵隔肿物引起的上腔静脉综合征（图487-2），其中包括呼吸困难和头颈部充血水肿。儿童常见颈部淋巴结肿大，但出现持续性、进行性和无痛性肿大时常提示淋巴瘤，特别是锁骨上淋巴结肿大常提示恶性肿瘤可能。

提示肿瘤的中枢神经系统异常包括意识不清，脑神经麻痹，共济失调，非热性惊厥，眼睑下垂，视觉活动下降，神经内分泌异常，颅内压升高，视盘水肿（图487-3）。任何运动或感觉系统的神经障碍，

表 487-1 儿童肿瘤常见症状和体征

苍白，淤斑，持续发热或感染；全血细胞减少

疼痛：无法解释的持续疼痛；转移，骨髓肿瘤，原发骨肿瘤

头痛伴神经症状

晨起头痛、恶心；颅内压升高

淋巴结肿大：持续且无法解释

腹部肿物

大的或持续的水肿

眼睛变化：突眼，白色瞳孔反光

表 487-2　儿童恶性肿瘤常见临床表现

症状和体征	意义	举例
血液系统		
苍白，贫血	骨髓浸润	白血病，神经母细胞瘤
瘀斑，血小板减少	骨髓浸润	白血病，神经母细胞瘤
发热，持续或反复感染，中性粒细胞减少	骨髓浸润	白血病，神经母细胞瘤
全身症状		
骨痛，跛行，关节痛	原发骨肿瘤，骨转移	骨肉瘤，尤因肉瘤，白血病，神经母细胞瘤
不明原因的发热，体重减轻，盗汗	淋巴瘤	霍奇金和非霍奇金淋巴瘤
无痛性淋巴结肿大	淋巴瘤，实体瘤转移	白血病，霍奇金淋巴瘤，非霍奇金淋巴瘤，Burkitt淋巴瘤，甲状腺癌
腹部肿块	肾上腺，肾或淋巴瘤	神经母细胞瘤，Wilms瘤，淋巴瘤
高血压	肾或肾上腺肿瘤	神经母细胞瘤，Wilms瘤，淋巴瘤
腹泻	血管活性肠肽	神经母细胞瘤，星形胶质细胞瘤
软组织肿块	局部或转移瘤	尤因肉瘤，骨肉瘤，神经母细胞瘤，甲状腺癌，横纹肌肉瘤，朗格汉斯细胞组织细胞增生症
尿崩症，溢乳，生长迟缓	下丘脑或垂体受累引起神经内分泌异常	腺瘤，颅咽管瘤，泌乳素瘤，朗格罕细胞组织细胞增生症
呕吐，视物模糊，共济失调，头痛，视盘水肿，脑神经麻痹	颅内压升高	原发脑肿瘤；转移瘤
眼科学体征		
白瞳症（白色瞳孔）	视网膜肿物	视网膜母细胞瘤
眶周淤斑	转移	神经母细胞瘤
瞳孔缩小，眼睑下垂，异色症	Horner综合征：颈部交感神经受压	神经母细胞瘤
肌阵挛，共济失调	神经递质？自身免疫？	神经母细胞瘤
突眼	眼部肿瘤	横纹肌肉瘤，淋巴瘤，朗格汉斯细胞组织细胞增生症
胸部肿块		
咳嗽，喘鸣，肺炎，气管支气管受压上腔静脉综合征	前纵隔	生殖细胞肿瘤，非霍奇金淋巴瘤，霍奇金淋巴瘤
脊髓或神经根受压，吞咽困难	后纵隔	神经母细胞瘤，神经管原肠囊肿

摘自 Kliegman RM, Marcdante KJ, Jenson HB, et al. Nelson essentials of pediatrics, 5 ed. Philadelphia: WB Saunders, 2006: 729

表 487-3　儿童肿瘤少见症状和体征

肿瘤直接相关
　上腔静脉综合征
　皮下结节
　类白血病反应
　重症肌无力
　异色症
与肿瘤生长无直接相关
　慢性腹泻
　多肌阵挛–斜视眼阵挛
　发育停滞
　库欣综合征
　假肥大性肌营养不良

摘自 Vietti TJ, Steuber CP. Clinical assessment and differential diagnosis of the child with suspected cancer// Pizzo PA, Poplack DG. Principles and practice of pediatric oncology, 4 ed. Philadelphia: Lippincott Williams & Wilkins, 2002: 149-160

尤其伴有脑神经功能降低，需尽快做进一步检查以排除恶性肿瘤。

　腹部肿瘤可定位分为上、中和下腹部。上腹部恶性肿瘤包括Wilms瘤，神经母细胞瘤，肝母细胞瘤，生殖细胞肿瘤和肉瘤。白血病引起的肝脾大可误认为上腹部肿瘤。中腹部肿瘤包括非霍奇金淋巴瘤，神经母细胞瘤，生殖细胞肿瘤和肉瘤。下腹部肿瘤包括卵巢肿瘤，生殖细胞肿瘤和肉瘤。

　横纹肌肉瘤常表现为四肢肿块，特别是青少年。表面看上去似乎是良性的，但当出现难以解释的肿块时需要立即关注。新生儿骶尾部肿瘤以畸胎瘤多见，该肿瘤常为良性，但如果不马上切除可向恶性转化。新生儿皮肤"蓝莓松饼"样斑点可能是神经

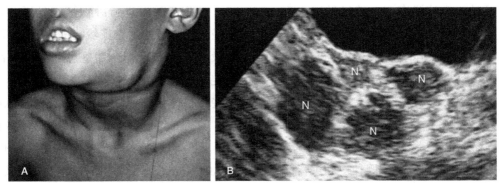

图 487-1（见彩图）　颈部淋巴结肿大。A. 体检发现。B. 和超声检查发现。N: 异常肿大淋巴结
摘自 Sinniah D, D'Angio GJ, Chatten J, et al. Atlas of pediatric oncology. London: Arnold, 1996

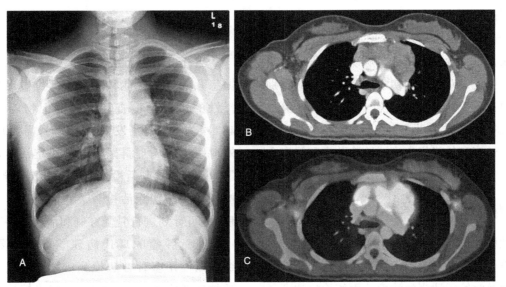

图 487-2（见彩图）　非霍奇金淋巴瘤的前上纵隔肿物　A.胸部 X 线。B.CT 扫描。C.正电子成像术（PET）扫描

母细胞瘤的表现。

　　眼部恶性肿瘤可见白色瞳孔反光（图 487-4），而不是常见的红色反光。虽然一些良性疾病也有类似表现，但白色瞳孔反光是视网膜母细胞瘤的特

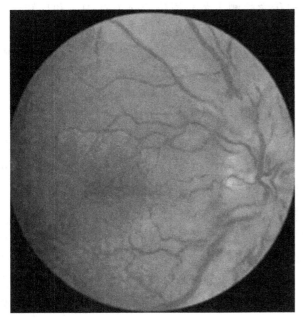

图 487-3（见彩图）　眼底镜检查视盘水肿
摘自 Sinniah D, D'Angio GJ, Chatten J, et al. Atlas of pediatric oncology.
London: Arnold, 1996

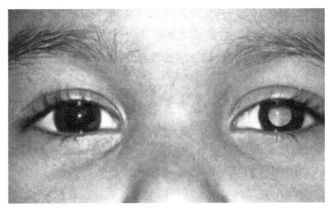

图 487-4（见彩图）　左眼白色瞳孔反光
摘自 Sinniah D, D'Angio GJ, Chatten J, et al. Atlas of pediatric oncology.
London: Arnold, 1996

征。眼球突出可见于横纹肌肉瘤，神经母细胞瘤，淋巴瘤和朗格罕细胞组织细胞增生症。Horner 综合征，虹膜异色症，斜视眼阵挛–肌阵挛均提示神经母细胞瘤。

■ 年龄相关的临床表现

由于儿童肿瘤的各种类型发生在特定的年龄阶段，儿科医生应根据年龄注意询问既往史和进行体格检查。胚胎系肿瘤，包括神经母细胞瘤、Wilms 瘤、视网膜母细胞瘤、肝母细胞瘤和横纹肌肉瘤常发生在出生后 2 年内（图 485-4）。1~4 岁是急性淋巴母细胞白血病的发病高峰。脑部肿瘤 10 岁前高发。非霍奇金淋巴瘤在 5 岁内少见，此后逐渐增加。在青春期阶段，以骨肿瘤、霍奇金病以及性腺和软组织肉瘤为主。因此，对婴儿和初学走路的孩子应特别注意胚胎肿瘤和腹腔内肿瘤的可能。学龄前和学龄早期儿童应注意白血病。学龄儿童可出现淋巴瘤和脑瘤。青少年应注意骨瘤和软组织肉瘤、性腺肿瘤和霍奇金淋巴瘤。

■ 早期监测

儿童恶性肿瘤的预后主要取决于肿瘤的类型、诊断时疾病的进展程度和对治疗的快速反应性。早期诊断有助于确保及时给予适当的治疗从而使治疗达到最佳化。由于多数临床医生在日常的工作中很少遇到儿童肿瘤，因此他们在遇到儿童的非典型病程、异常临床表现或者任何与诊断不符的持续症状时，应警惕恶性肿瘤的可能。

在一些临床机构中延误诊断尤为可能。骨肉瘤和尤因肉瘤的主要症状常是局部持续的疼痛。因为这些肿瘤多发生在 10~20 岁，而此时正是体力活动增强的阶段，因此患者常常认为疼痛为外伤所致。快速 X 线检查有助于确诊。青春期的淋巴瘤常表现为前纵隔肿物。慢性咳嗽、无法解释的气短，或"哮喘样发作"这些表现常不典型而易被忽视。鼻咽部和中耳的肿瘤可能类似感染。长期的难以解释的耳痛、鼻分泌物过多、咽后壁肿胀和牙关紧闭都提示有可能是恶性肿瘤。

白血病的早期症状可能仅有长期的难以解释的低热或骨、关节疼痛。即使外周血涂片未发现白血病母细胞，血细胞检查两系及以上细胞异常提示需要进一步行骨髓检查（表 487-1、487-2）。

对儿童肿瘤进行肿物筛查是不合适的。对早期神经母细胞瘤的筛查虽然能提高检出率，但对总的预后没有影响。但是，那些患肿瘤风险高的儿童需要制定个性化方案以确保早发现肿瘤。这些儿童包括一些染色体异常，例如唐氏综合征、Klinefelter 综合征、WAGR 综合征（Wilms 瘤，虹膜缺如，生殖器畸形，智力落后）；过度生长综合征，例如 Beckwith-Wiedemann 综合征和单侧肢体肥大；某些单基因遗传病，包括视网膜母细胞瘤、p53 基因突变（Li-Fraumeni 综合征）、家族性腺瘤性息肉病和神经纤维瘤病（完整名单见表 486-2）。

■ 确定诊断

当怀疑有恶性肿瘤时，当务之急是确诊。可根据患儿的年龄，症状和肿瘤部位做出初步诊断。选择性的影像学检查和肿瘤标记物能帮助诊断（表 487-4）。特别是当发现实体瘤时，需要儿科肿瘤医生、外科医生和病理科医生一起决定活检部位，标本数量，是选择针刺活检、经皮的影像引导活检、切开活检还是肿瘤切除活检。某些情况下，在首次诊断过程中，可计划进行骨髓穿刺和活检，及中心静脉置管。

儿童肿瘤的现代病理学检查需要恰当处理组织，以便用多种方法检测。新鲜组织不浸泡在福尔马林里是很重要的。除了常规光镜检查，病理学检查还包括免疫组化，流式细胞术，细胞遗传学和分子遗传学检测［荧光原位杂交（FISH）和反转录聚合酶链反应（RT-PCR）］。DNA 芯片技术是一项新的检测技术，能检测出肿瘤特异的基因表达图谱。这一技术能使肿瘤的分类和治疗更加精确。

■ 分　期

一旦确诊肿瘤，需要了解肿瘤的恶性程度来决定治疗和预后。表 487-4 列出了常见儿童恶性肿瘤的最低评价标准。此外，许多肿瘤（如 Wilms 瘤，神经母细胞瘤，横纹肌肉瘤）可使用外科分级系统。外科分级可在最初或随后的诊断过程中得以确定。例如，患者因怀疑 Wilms 瘤或神经母细胞瘤进行腹部手术，术中需要仔细观察并活检周围淋巴结。横纹肌肉瘤患儿需要通过闪烁扫描或者将染色剂注射至肿瘤附近，发现哨兵淋巴结并进行活检。病理学家通过检查标本周围来确定有无残留肿瘤帮助分级。

表 487-4　评价常见儿童恶性肿瘤原发灶和潜在转移的临床路径

肿瘤	骨髓穿刺或活检	胸片	CT	MRI	PET	骨扫描	脑脊液分析	特异标志物	其他
白血病	是(包括流式细胞术,细胞遗传学,分子生物学)	是	—	—	—	—	是	—	—
非霍奇金淋巴瘤	是(包括流式细胞术,细胞遗传学,分子生物学)	是	是	—	是	是(部分病例)	是	—	—
霍奇金淋巴瘤	是(分期高者)	是	是	—	是	是(部分病例)	—	—	—
CNS 肿瘤	—	—	—	是	—	—	是(部分病例)	—	—
神经母细胞瘤	是(包括细胞遗传学,分子生物学)	—	是	—	—	是	—	VMA, HVA	MIBG 扫描;骨 X 线
Wilms 瘤	—	是	是	—	—	—	—	—	—
横纹肌肉瘤	是	是	是	是(部分病例)	—	是	是(仅脑膜旁肿瘤)	—	—
骨肉瘤	—	是	是(胸部)	是(原发瘤)	—	是	—	—	—
尤因肉瘤	是	是	是(胸部)	是(原发瘤)	—	是	—	—	—
生殖细胞肿瘤	—	是	是	考虑头部 MRI	—	—	—	AFP, HCG	—
肝肿瘤	—	是	是	—	—	—	—	AFP	—
视网膜母细胞瘤	部分病例	—	是	是(包括脑部)	—	部分病例	部分病例	—	—

AFP: α–甲胎蛋白;CNS: 中枢神经系统;CSF: 脑脊液;HCG: 人绒毛膜促性腺激素;HVA: 高香草酸;MIBG: 间碘苯甲呱;VMA: 香草扁桃酸

摘自 Kliegman RM, Marcdante KJ, Jenson HB, et al. Nelson essentials of pediatrics. 5 ed. Philadelphia: WB Saunders,2006: 730

参考书目

参考书目请参见光盘。

（杨雪　译，陆国平　审）

第 488 章
治疗原则
Archie Bleyer, A. Kim Ritchey

儿童癌症治疗是儿科临床实践中最为复杂的一个过程。首先要正确诊断（包括亚型），进一步进行准确分期和评估疾病的进展程度，正确判定预后类型，提供一个合适的多学科、多种模式的治疗，并不断评估疾病复发的可能和疾病晚期出现的不良反应，同时予以干预。整个治疗过程中，每个癌症患儿都需要多方面的专业性健康专家支持，包括儿童肿瘤专家、病理专家、影像学专家、外科医生、放疗医生、护士以及营养师、社会工作者、心理学家、药理学家和其他医务工作者，以及能和患儿沟通的老师。

补充内容请参见光盘。

（杨雪　译，陆国平　审）

第 489 章
白血病
David G. Tubergen, Archie Bleyer, A. Kim Ritchey

白血病是儿童最常见的恶性肿瘤，占 15 岁以下儿童恶性肿瘤的 31%。美国每年约有 3250 名 15 岁以下儿童被诊断为白血病，年发病率为 4.5/100 000。急性淋巴细胞白血病（ALL）占儿童白血病的 77%，急性髓细胞白血病（AML）占 11%，慢性髓细胞白血病（CML）占 2%~3%，幼年粒单核细胞白血病（JMML）占 1%~2%，剩余的病例包括一系列不符合上述分类标准的急慢性白血病。

白血病是一组造血干细胞基因异常导致细胞无节制克隆增生的恶性疾病。这些恶性细胞较正常细胞有生长优势，因为它们增值迅速且自身凋亡减慢。由此导致骨髓的正常功能丧失，最终骨髓衰竭。不同类型的白血病临床表现、实验室检查和对治疗的反应不同。

参考书目

参考书目请参见光盘。

489.1 急性淋巴细胞白血病

David G. Tubergen, Archie Bleyer, A. Kim Ritchey

儿童急性淋巴细胞白血病（ALL）是最先能够治愈的浸润性肿瘤，因此是恶性肿瘤诊断、预后和治疗的"典范"。其实它是一组异质性恶性肿瘤，有许多基因异常，从而有不同的临床表现和治疗反应。

■ 流行病学

在美国每年约有 2400 名 15 岁以下儿童被诊断为 ALL。ALL 发病的高峰是 2~3 岁，在所有年龄段男孩较女孩多见。这一年龄发病高峰几十年前在发达国家的白种人群中得到证实，近几年在美国黑种人群中也证实了这一点。在某些染色体异常的疾病中，ALL 发病率较高，例如唐氏综合征、Bloom 综合征、共济失调毛细血管扩张症和 Fanconi 贫血。在同卵双胎中，如果其中一个患上白血病，另一个患病风险明显高于普通人。对于共用一个胎盘的双胞胎来说，如果第一个在 1 岁之前被诊断为 ALL，则另一个患 ALL 的风险 >70%。如果双胎的第一胎在 5~7 岁发生 ALL，另一胎患病风险至少是普通人的 2 倍。

■ 病 因

尽管一些基因和环境因素与儿童白血病有关，但实际上 ALL 病因并不清楚（表 489-1）。胎儿期和儿童期接触放射性的诊断检查，可增加 ALL 的发病率。另外，已发表的调查研究表明病例呈地域性成簇分布，这表明环境因素可能增加 ALL 的发病率。迄今为止，除了美国认为放射性辐射为 ALL 的危险因素，以及一些发展中国家认为 EB 病毒感染与 B-ALL 有关外，尚未确定其他危险因素。

■ 细胞分类

根据骨髓中肿瘤细胞的形态学、细胞膜标记物测定的表型特征以及细胞遗传学和分子遗传学特征来对 ALL 进行分型。虽然单凭形态学通常可以确诊，但是其他研究对 ALL 分型也是必需的，对评估疾病预后和选择适当的治疗也有重要影响。最具形态学特征的是 French-American-British（FAB）分型的 L3

亚型，它是成熟的 B 细胞白血病。这一亚型又称为 Burkitt 白血病，是人类生长最快的肿瘤之一，需要与其他 ALL 不同的治疗方法。从表型上看，表面标记显示 85% 的 ALL 起源于前体 B 细胞，15% 起源于 T 细胞，约 1% 起源于 B 细胞。一少部分白血病患儿其白血病细胞同时表达淋巴系和髓系抗原。免疫表型与临床表现相关（表 489-2）。

大部分 ALL 患者有染色体和基因异常（表 489-3；图 489-1）。可以是染色体数目异常、染色体易位或缺失，这些异常影响患者的预后。从一些 ALL 患儿新生儿期的筛查纸片中检测到白血病特异的融合基因序列，这一发现提示宫内事件参与肿瘤发生，发

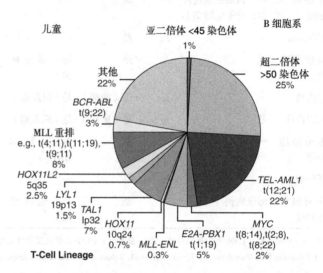

图 489-1 儿童特殊基因型 *ALL* 的发病率。T 细胞白血病特异的基因型用紫色标记。其他基因亚型主要或仅见于 B 细胞白血病 摘自 Pui CH, Relling MV, Downing JR. Acute lymphoblastic leukemia. N Engl J Med, 2004, 350: 1535-1548

表 489-1 儿童白血病易感因素

遗传因素
唐氏综合征
Fanconi 贫血
Bloom 综合征
Diamond-Blackfan 贫血
Schwachman-Diamond 综合征
Kostmann 综合征
多发性神经纤维瘤 1 型
共济失调 - 毛细血管扩张症
严重联合免疫缺陷病
阵发性睡眠性血红蛋白尿
Li-Fraumeni 综合征
环境因素
电离辐射
药物
烷化剂
亚硝基脲
表鬼白毒素
苯暴露
高龄产妇（？）

表 489-2　免疫表型与临床表现相关性

	早 -B, CD10⁻	前体 -B, CD10⁺	前 -B	成熟 B（BURKITT）	T 细胞
患者数量	52	635	156	39	124
性别（% 男性）	39	53	50	85	75
年龄（岁）					
<1（%）	33	1	6	3	1
1~10（%）	50	82	80	64	62
≥ 10（%）	17	17	14	33	37
白细胞数量 <100×10⁹/L					
中位数	38	33	42	77	87
≤ 20（%）	38	75	53	69	23
>50（%）	44	11	21	5	57
血小板 <100×10⁹/L（%）	77	75	81	56	56
血红蛋白 ≤ 8 g/dL（%）	58	40	60	21	15
脾大（%）*	50	34	46	28	57
肝大（%）*	56	46	48	36	61
纵隔肿物（%）	0	0	1	0	72
淋巴结肿大	35	36	41	54	78
CNS 受累	10	1	1	0	11

CNS: 中枢神经系统

* 肋缘下 >4cm

摘自 Nathan DG, Orkin SH, Ginsburg D, et al. Nathan and Oski's hematology of infancy and childhood. 6 ed . Philadelphia: WB Saunders, 2003: 1139

Reiter A, Schrappe M, Ludwig WD, et al. Chemotherapy in 998 unselected childhood acute lymphoblastic leukemia patients. Results and conclusions of the multicenter trial ALL-BFM 86. Blood, 1994, 84: 3122-3123

表 489-3　儿童急性白血病常见染色体异常

亚型	染色体异常	对预后影响	发生率
ALL			
前体 -B	4、10、17 三体	良好	25%
前体 -B	t（12；21）	良好	20%~25%
前体 -B	t（1；19）	不定	5%~6%
前体 -B	t（4；11）	不佳	2%
前体 -B	t（9；22）	不佳	3%
成熟 B 细胞（Burkitt）	t（8；14）	不定	1%~2%
前体 -B	超二倍体	良好	20%~25%
前体 -B	亚二倍体	不佳 e	1%
AML			
M1*	t（8；21）	良好	5%~15%
M4*	inv（16）	良好	2%~11%
M3*	t（5；17）	良好	6%~15%
所有	del（7）	不佳	2%~7%
婴儿	11q23	不佳	2%~10%

* 根据 AML French-American-British 分类（表 489-4）

病前有一定迟滞期，有的长达 14 年，这更加支持行基因修饰检查对疾病的诊断是必须的。

聚合酶链反应和荧光原位杂交技术可以发现分子遗传学异常，并可以在随访过程中监测少数量的恶性肿瘤细胞，具有临床实用性。DNA 探针技术的发展可以分析白血病细胞中上千个基因。这一技术使我们能更加深入了解 ALL 的生物学特征，从而指导治疗。通过这一技术已经发现信号转导通路中某些因素参与 ALL 发病。

临床表现

ALL 的最初表现通常是非特异性，且相对短暂。常有食欲缺乏、疲倦、萎靡、易怒以及间断的低热。可有骨或关节疼痛，常见于下肢。患者在发病前 1~2 个月常有上呼吸道感染史。症状可以持续几个月，主要局限于骨或关节，也可以是关节肿胀。骨痛很剧烈，夜间可痛醒。随着疾病的进展，骨髓衰竭的症状和体征越来越明显，出现苍白、疲倦、活动不耐受、瘀斑、鼻衄以及发热（可以是感染或疾病本身所致）。器官浸润可以表现为淋巴结肿大、肝大、睾

丸肿大或者中枢神经系统受累（脑神经性头痛、惊厥）。可因严重贫血或纵隔肿物压迫呼吸道引起呼吸窘迫

体格检查发现有苍白、精神萎靡、皮肤紫癜或淤点、黏膜出血等骨髓衰竭的表现（见第 487 章）。疾病的增殖性特点可以表现为淋巴结肿大、脾大或者少见的肝大。有骨或关节疼痛的患者，骨触痛极为敏感或有关节肿胀及渗液的客观表现。但是如果骨髓受累，可出现深部骨痛而无触痛。极少数病例有颅内压增高的体征，表明白血病累及中枢神经系统（CNS），出现视盘水肿、视网膜出血和脑神经麻痹（图 487-3）。呼吸困难通常与和贫血有关，但部分患者是因为巨大的前纵隔肿块（例如胸腺或淋巴结）压迫引起呼吸道梗阻（喘鸣）所致。这种现象多见于男性青少年的 T 细胞 ALL。T 细胞-ALL 白细胞数量较高。

前 B 细胞 ALL［CD10+ 或常见急性淋巴细胞白血病抗原（CALLA）阳性］是 1~10 岁最常见的免疫表型（表 489-2）。中位白细胞数量为 33 000，尽管 75% 的患者 <20 000；75% 的患者有血小板减少，30%~40% 的患者有肝脾大。中枢神经系统症状见于 5% 白血病患者（5%~10% 的患者脑脊液中有原始细胞）。诊断时少见睾丸受累，但有研究显示 25% 男童有睾丸有受累。无睾丸活检指征。

■ 诊 断

外周血检查发现骨髓衰竭时应高度怀疑 ALL。大部分患儿可见贫血和血小板减少。外周血的常规实验室检查通常不能发现白血病细胞。大多数 ALL 患者白细胞总数小于 10 000/μL。在这些病例中，白血病细胞最初常定为非典型的淋巴细胞，只有再做进一步评估时，才发现这些细胞是恶性肿瘤细胞克隆的一部分。当外周血分析提示有白血病的可能时，需要立即行骨髓检查来确诊。进行必要的检查确诊和分型很重要，这些检查包括骨髓穿刺和活检，流式细胞术，细胞遗传学和分子生物学。

骨髓涂片中淋巴母细胞超过 25% 时诊断为 ALL。ALL 的分期部分依据脑脊液（CSF）检查。如果脑脊液中发现淋巴母细胞且脑脊液白细胞计数增高，提示中枢神经系统或者脑膜白血病；这提示分期较危重，需要中枢神经系统和全身的治疗。如果骨髓涂片已确诊白血病，首次为行分期进行腰椎穿刺时可同时予以首剂量化疗药物鞘内注射。首次腰穿需要有经验的医生进行，因为腰穿损伤可增加 CNS 复发的风险。

■ 鉴别诊断

通过典型症状和体征，贫血，血小板减少，白细胞计数升高伴有外周血涂片可见原始细胞等较易诊断

白血病。乳酸脱氢酶（LDH）升高常常提示 ALL。当仅有全血细胞减少时，需要与再生障碍性贫血（先天性或获得性）、骨髓纤维化鉴别。一系细胞减少除了见于白血病，还见于儿童暂时性红细胞减少症、免疫性血小板减少症、先天或获得性中性粒细胞减少，有时仅依靠临床表现难以鉴别时需完善骨穿检查协助诊断。出现急性发热和淋巴结肿大需与传染性单核细胞增多症鉴别；出现发热，骨痛，无触痛的骨痛及关节肿胀时，需与类风湿性关节炎鉴别。有这些表现者需进行骨髓检查。

ALL 还需与急性髓细胞白血病（AML）相鉴别。当神经母细胞瘤，横纹肌肉瘤，尤因肉瘤和视网膜细胞瘤侵犯骨髓时可出现与 ALL 相似的临床及实验室检查结果，故需鉴别。

■ 治 疗

治疗是 ALL 唯一最为重要的预后因素：如果没有有效的治疗，这种疾病是致命的。20 世纪 70 年代以来随着临床实验不断改进治疗方案及提高疗效，儿童 ALL 的生存率有了显著地提高（图 489-2）。生存率与年龄（图 489-3）和分型（图 489-4）相关。

ALL 治疗方案的选择是基于对患者临床复发危险性的评估，这种危险性在不同 ALL 亚型间各不相同。用于评估危险度的三个最重要的预测因素是诊断时患者的年龄、最初的白细胞计数和对治疗的反应速度（即幼稚细胞从外周血或骨髓清除的快慢程度）。不同的研究小组使用不同的因素来评估危险度，但是通常把患者发病年龄在 1~10 岁和白细胞计数 <50 000/μL 确定为中危组。当患者发病年龄 >10 岁或白细胞计数超过 50 000/μL，则为高危组。近来的临床试验表明，这些高危患者可以通过更为强烈的治疗来改善预后，但同时毒性也增加。对于婴儿 ALL 和一些有特殊染色体异常如 t（9；22）或 t（4；11）的患者，即使给予强烈的治疗，复发的危险程度也很高。临床试验表明与反应较快的患者相比较，对早期治疗反应慢的患者可以通过较为强烈的治疗改善预后。

大多数 ALL 患儿在国内或国际的协作组织指导下，进行临床试验性治疗。一般来讲，最初阶段的治疗称为诱导缓解治疗，目的是从骨髓中消除白血病细胞。在这一阶段，治疗通常需要 4 周，由长春新碱每周 1 次、皮质类固醇激素如地塞米松或泼尼松和多次剂量的 L- 门冬酰胺酶或单次剂量的长效培门冬酰胺酶组成。鞘内注射阿糖胞苷、甲氨蝶呤或同时鞘注两种药物。较为高危的患者同时给予柔红霉素，每 2 周 1 次。通过这种方法可使 98% 的患者取得缓解，即在

治疗 4~5 周后骨髓中原始细胞 <5%，中性粒细胞和血小板恢复接近正常水平。鞘注治疗通常在最初治疗时给予，在诱导缓解过程中再次给予。

第二阶段的治疗重在中枢神经系统的治疗以预防后期中枢神经系统白血病复发，在全身强化化疗的同时通过腰穿反复进行鞘内注射化疗。这种方法使得后期中枢神经系统复发减少至 <5%。一小部分有中枢神经系统复发高危风险的患者，即诊断时脑脊液中有淋巴母细胞或脑脊液白细胞总数增高，或者有 CNS 白血病表现（如脑神经麻痹）的患者，需行头部放疗。

在诱导缓解后，许多方案还继续 14~28 周的多药联合化疗以及 CNS 化疗，所选药物和化疗疗程主要依据患者的危险程度而定。这一阶段称为巩固和强化治疗。许多患者受益于延迟的强化治疗（延迟强化），治疗大约在开始治疗的 5~7 个月后进行，患者有一段中间维持治疗的时间，期间药物毒性小，使得身体从前期强化治疗中有所恢复。最后患者进入维持治疗阶段，包括每日服用 6- 巯基嘌呤和每周使用甲氨蝶呤，并通常间断使用长春新碱和皮质类固醇，根据所用方案维持 2~3 年。

少数预后差的患者，尤其带有 t（9；22）易位或

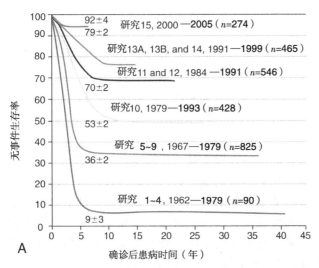

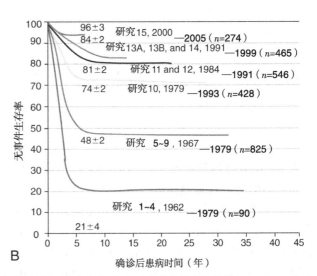

图 489-2 2628 名新诊断 ALL 的儿童采用 Kaplan-Meier 分析无事件生存率（A）和总生存率（B）。这些患者参加的是 1960—2005 年由 St. Jude 医院组织的 15 家医疗机构参与的临床研究。5 年无事件生存率和总生存率（±SE）如图示，此外，还显示了 4 年的初步结果。结果证明过去 4 年 ALL 临床疗效稳步提高。最近几年无事件生存率和总生存率的差距在缩小，提示目前化疗后的复发或第二肿瘤对治疗的反应越来越差 摘自 Pui CH, Evans WE. Treatment of acute lymphoblastic leukemia. N Engl J Med, 2006, 354: 166–178

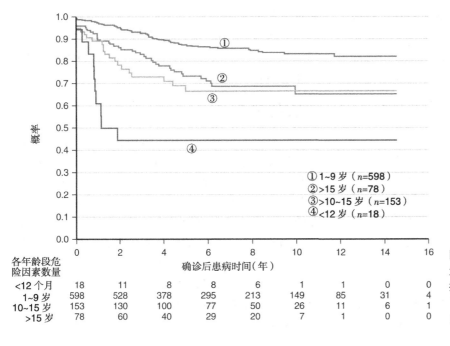

图 489-3 Kaplan-Meier 依据年龄分析 ALL 无事件生存率

摘自 Pui CH, Robinson LL, Look AT. Acute lymphoblastic leukaemia. Lancet, 2008, 371: 1030–1042

各年龄段危险因素数量	0	2	4	6	8	10	12	14	16
<12 个月	18	11	8	8	6	1	1	0	0
1~9 岁	598	528	378	295	213	149	85	31	4
10~15 岁	153	130	100	77	50	26	11	6	1
>15 岁	78	60	40	29	20	7	1	0	0

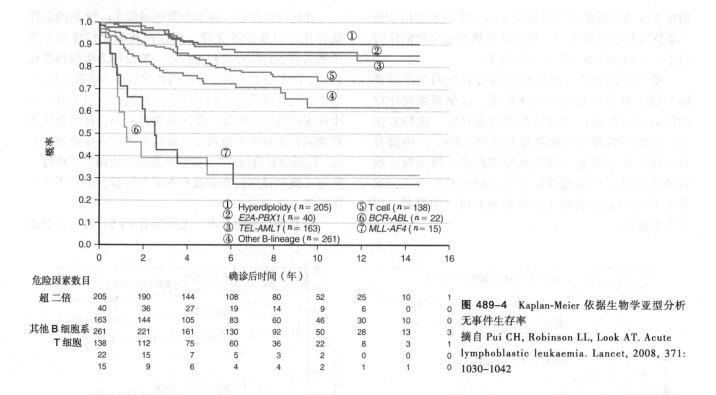

图 489-4　Kaplan-Meier 依据生物学亚型分析无事件生存率

摘自 Pui CH, Robinson LL, Look AT. Acute lymphoblastic leukaemia. Lancet, 2008, 371: 1030-1042

者称之为 Ph 染色体阳性或亚二倍体的患者，最好在取得首次缓解后进行骨髓移植。

青少年和青年人 ALL 患者在诊断时通常有影响预后的不利因素，往往需要更强的治疗。有研究显示这部分患者采用儿童 ALL 方案治疗较成人方案预后好。尽管这一发现是多因素造成的，但是对这部分患者在儿童肿瘤中心采用儿童 ALL 方案治疗还是很重要的。

今后治疗的方向是根据白血病细胞基因表达图谱或者微小残留病灶进行分层治疗。特别是化疗药物诱导的基因表达图谱可预测哪些 ALL 患者耐药。嘌呤甲基转移酶可将巯嘌呤或鸟嘌呤（均为前药）转化成有活性的化疗药物，对该酶的药理基因检测，可判断药物为快速代谢（与毒性相关）或慢速代谢（与治疗失败相关），从而制定最佳药物剂量（见第 56 章）。

复发的治疗

治疗成功的最大阻碍是疾病复发。大约 15%~20% 的 ALL 患者在骨髓复发，常常带来严重的并发症，尤其在治疗期间或治疗结束不久后出现骨髓复发。对于这些患者，给予先前未曾使用的药物进行强烈化疗，之后进行同种异体干细胞移植可能会获得长期生存（见第 129 章）。

采用预防性 CNS 治疗后，中枢神经系统复发率下降至 <10%。无症状的 CNS 复发常在常规腰穿检查时发现，有症状者通常有颅内压增高的症状和体征，也可能单独表现为某一个脑神经的麻痹。可通过脑脊液中发现白血病细胞确诊。治疗包括鞘内注射治疗和头颅或脑脊髓的放疗。由于这些患者随后有骨髓复发的高度危险，因此同时需要全身化疗。大多数白血病患者的复发仅限于中枢神经系统，尤其发生在缓解在化疗的 18 个月以后，这部分患者预后好。

睾丸复发见于 2% 的 ALL 男性患儿，通常发生在治疗完成后。这些患者常表现为单侧或双侧睾丸的无痛性肿大。确诊需患侧睾丸的活检。治疗包括全身化疗和局部放疗。大部分睾丸复发的患儿能成功治疗，而且生存率较高。

有关儿童 ALL 治疗相关信息请登录网站（www.cancer.gov/cancertopics/pdq/treatment/childALL/healthprofessional/）。

■ 支持治疗

在顺利完成强烈化疗过程中密切注意患者所需的支持治疗非常重要。高白细胞白血病患者在治疗初期容易发生肿瘤溶解综合征。血尿酸水平明显升高可引起肾衰竭，这种情况可用别嘌呤醇或尿酸氧化酶预防和治疗。化疗常会引起严重的骨髓抑制，因此常需输注红细胞和血小板，对粒细胞减少合并发热的患者应注意发生脓毒症的可能，并根据经验积极给予抗感染治疗。在化疗期间和化疗结束后的数月内，患者需要预防性治疗卡氏肺囊虫肺炎。

ALL 的成功治疗是高强度、有毒性的治疗结果。

但是，这一高强度的治疗可能引起 ALL 患儿随后的学习、发育和精神心理问题，给家庭带来巨大的经济代价及压力。治疗中急慢性毒性均可发生。一批经过训练有经验的肿瘤治疗学专业人员正努力解决这些不断出现的问题，以最大程度减少并发症并取得最佳的治疗效果。

预　后

大多数 ALL 患儿能够获得长期生存，5 年存活率可达 80% 以上（图 489-2）。最为重要的预后因素是针对不同危险程度的患者选择适当的治疗，应根据 ALL 的亚型、诊断时白细胞数量、患者的年龄和对早期治疗的反应选择治疗方案。一些临床特征如诊断时年龄 <1 岁或 >10 岁、白细胞总数 >50 000/μL，T 细胞免疫表型或者对初始治疗反应不好是不利预后因素。染色体异常和某些基因突变往往预后较差，如亚二倍体、Ph 染色体和 MLL 基因重排及 IKZF1 基因缺失。预后好的因素包括早期治疗反应良好、超二倍体、某些染色体三倍体和 TEL/AML1 基因重排。

临床缓解的患者还可能存在微小残留病（minimal residual disease，MRD）。MRD 仅能通过特异的检测易位的分子探针和白血病细胞内的 DNA 标记物或者特异的流式细胞术检测出来。MRD 能够被定量，帮助了解骨髓内白血病细胞负荷。诱导期结束检测 MRD 水平高提示预后差，复发率高。诱导第 29 天，与骨髓内没有 MRD 患者相比，MRD 0.01%~0.1% 是无病生存率下降的一个明显的危险因素。

参考书目

参考书目请参见光盘

489.2　急性髓细胞性白血病

David G. Tubergen, Archie Bleyer, A. Kim Ritchey

流行病学

在美国 AML 占儿童白血病的 11%，每年大约有 370 名儿童被诊断为 AML。青春期儿童 AML 发病率相对较高，36% 的 AML 病例为 15~19 岁儿童。AML 的一个亚型——急性早幼粒细胞白血病（APL），在世界某些特定地域更为常见，其他类型的发病率通常是一致的。已经确定有几种染色体异常与 AML 相关，但是在多数患者中尚未发现遗传易感因素和环境易感因素（表 489-1）。尽管如此，已发现许多危险因素与 AML 有关，包括电离辐射，化疗药物（例如烷化剂，表鬼白毒素），有机溶剂，阵发性睡眠性血红蛋白尿，

以及一些综合征：唐氏综合征、Fanconi 贫血、Bloom 综合征、Kostmann 综合征，Shwachman-Diamond 综合征、Diamond-Blackfan 综合征、Li-Fraumeni 综合征和多发性神经纤维瘤病 1 型。

分　型

AML 的特征是骨髓穿刺或活检时发现 >20% 的骨髓细胞为一组相当的同源的原始细胞，细胞形态类似于粒 - 单 - 巨核细胞的早期分化阶段细胞。AML 最常用的分型是 FAB 分型系统（表 489-4）。尽管这一系统仅依据形态学分型，但目前临床上还需要运用流式细胞术识别细胞表面抗原，染色体和分子遗传学技术增加诊断的精确性，同时为选择治疗提供帮助。世界卫生组织（WHO）提出了一个新的分型方法，包括形态学，染色体异常和特异基因突变。这一方法能提供重要的生物学和预后信息。

临床表现

AML 的临床症状和体征同 ALL 一样，均由于骨髓被肿瘤细胞所取代并继发骨髓衰竭而造成。因此，AML 患者可有任何一种或所有的 ALL 骨髓衰竭的表现。除此之外，AML 患者还可出现与 ALL 不同的症状及体征，如常常有皮下结节或"蓝莓松饼"样损害（婴儿多见）、牙龈浸润（尤其是 M4 和 M5）、弥散性血管内凝血（尤其是急性早幼粒细胞性白血病）、散在的团块以绿色瘤或粒细胞肉瘤常见。绿色瘤可不伴有骨髓受累，与 M2 亚型伴 t（8；21）易位有关，还可见于眼眶和硬膜外。

诊　断

AML 患者的骨髓穿刺和活检标本可见骨髓增生极度活跃，增生细胞呈现单一的细胞模式，可通过 FAB 系统来进行分型。流式细胞术和特殊染色有助于

表 489-4　AML 的 FAB 分型

亚型	通用名
M0	急性粒细胞白血病未分化型
M1	急性粒细胞性白血病未成熟型
M2	急性粒细胞性白血病成熟型
M3	急性早幼粒细胞白血病
M4	急性粒单核细胞白血病
M5	急性单核细胞白血病
M6	红白血病
M7	急性巨核细胞白血病

鉴定含有髓过氧化物酶的细胞，从而确定是否髓系起源并确立诊断。在一些特殊的亚型中可见染色体异常和分子遗传学标记（表489-3，表489-5）。

■ 治 疗

强烈的多药联合化疗可诱导85%~90%的患者获得缓解。针对基因标记物的靶向治疗可能有效（表489-5）。>5%的患者在缓解前死于感染或出血。60%~70%患者在取得缓解后进行配型相合的同胞间骨髓或干细胞移植可获长期的无病生存。而一些患者在没有相合的供体下，采取持续化疗疗效往往较移植治疗差，治愈率45%~50%。但是，对于具有良好预后因素［t（8；21）；t（15；17）；inv（16）；FAB M3］且化疗效果好的患者，配型相合同胞间干细胞移植仅用于复发病例。配型相合的非血缘间（MUD）干细胞移植虽然可能有效，但是发生移植物抗宿主病和骨髓移植相关并发症概率高。MUD移植通常用于复发的病例。对于有不良预后因素（如单体7和5，5q-和11q23异常）且化疗效果差的患者，第一次缓解后进行MUD干细胞移植可能有效。

急性早幼粒细胞性白血病（FAB-M3），以具有维甲酸受体的基因重组［t（15；17）；PML-RARA］为特点，因此对全反式维甲酸联合蒽环类抗生素和阿糖胞苷非常敏感。这成功的治疗方法使得急性早幼粒细胞性白血病不必在第一次缓解后行骨髓移植。

AML患者所需的支持治疗与ALL患者基本相同。强烈的化疗往往使AML患者骨髓抑制时间较长，同时严重感染的发病率很高，特别是草绿色链球菌脓毒症和真菌感染。

有关儿童ALL治疗相关信息请登录网站（www. cancer.gov/cancertopics/pdq/treatment/childAML/healthprofessional/）。

参考书目

参考书目请参见光盘。

489.3 唐氏综合征，急性白血病和暂时性骨髓增殖性疾病

David G. Tubergen, Archie Bleyer, A. Kim Ritchey

唐氏综合征患儿发生急性白血病的概率是普通人群的15~20倍（见第76章）。他们发生ALL与AML的概率与普通人群相同。不同的是，3岁以内AML更常见。患有ALL的唐氏综合征患儿，治疗效果较其他儿童略差。唐氏综合征患儿对甲氨蝶呤和其他抗代谢药非常敏感，通常标准剂量就可产生相当大的毒性。然而，唐氏综合征伴AML的患儿治疗效果较其他儿童好得多，长期生存率可达80%以上。在诱导治疗后，这些患儿不需强烈的化疗就可取得很好的疗效。

大约10%的唐氏综合征患儿在新生儿期有暂时性白血病或骨髓增生性疾病，其特点是白细胞数量高，外周血可见原始细胞以及贫血，血小板减少和肝脾大。通常3个月内消失。这些新生儿可暂时输血支持治疗，除非有危及生命的并发症，否则不需要化疗。但是，发生暂时性白血病或骨髓增生性疾病的唐氏综合征患儿，需要密切随访，因为有20%~30%患儿可以在3年内发展成典型白血病（AML常见，中位发病年龄16个月）。唐氏综合征伴有暂时性的骨髓增生性疾病和白血病的患者体内原始细胞可见GATA1突变（控制巨核细胞生成的转录因子）（图489-5；

表489-5 儿童 AML 和骨髓增生异常综合征常见染色体异常和治疗建议

染色体异常	异常基因	常见形态学	预后	治疗建议
t（8；21）	*AML1-ETO*	FAB AML-M2	良好	高强度化疗，包括大剂量阿糖胞苷
inv（16），t（16；16）	*CBFB-MYHII*	FAB AML-M4Eo	良好	高强度化疗，包括大剂量阿糖胞苷
t（15；17）	*PML-RARA*	FAB AML-M3	良好	高强度化疗，包括维甲酸，阿糖胞苷和蒽环类
t（11；17）	*PLZF-RARA*	FAB AML-M3	不佳	高强度化疗，包括维甲酸（？）、阿糖胞苷、蒽环类
11q23 异常	*MLL* 重排	FAB AML-M4 或 AML-M5	不佳	高强度化疗，大剂量阿糖胞苷和 MRD HSCT
t（3；v）	*EVI1*	MDS/AML	不佳	高强度化疗，有或无 HSCT
t（3；5）	*NPM-MLF*	MDS/AMS	不佳（？）	高强度化疗，有或无 HSCT
del（7q），-7	不知	MDS/FAB AML-M0	不佳	高强度化疗，有或无 HSCT
del（5q），-5	不知	MDS/FAB AML-M0	不佳	高强度化疗，有或无 HSCT

AML：急性髓细胞性白血病；FAB：法英美 FAB 分类法；HSCT：造血干细胞移植；MDS：骨髓增生异常综合征；MRD：相合相关供者
摘自 Nathan DG, Orkin SH, Ginsburg D, et al. Nathan and Oski's hematology of infancy and childhood, ed 6. Philadelphia: WB Saunders, 2003, p1177

表 489-5）。暂时性骨髓增生性疾病也可见于非唐氏综合征患儿，这些患者体内原始细胞可能有 21 三体，提示为嵌合型。

参考书目

参考书目请参见光盘。

489.4 慢性髓细胞性白血病

David G. Tubergen, Archie Bleyer, A. Kim Ritchey

CML 是造血组织的一种克隆性疾病，占儿童白血病的 2%~3%。大约 99% 的病例具有特殊的染色体易位，*t*（9；22）（q34；qll），又称 Ph 染色体，可以产生 BCR-ABL 融合蛋白。这一疾病的临床特点为起病较慢，初期恶性肿瘤性克隆引起白细胞增多，以成熟细胞为主，但幼稚粒细胞数量增多。脾常增大，引起左上腹疼痛。除了白细胞增高外，可能有轻微的贫血和血小板增高。

CML 的典型过程是起病后经过 3~4 年的慢性期，然后进入疾病的加速期或急变期。这时，白细胞剧增，临床表现与急性白血病类似。其他临床表现包括高尿酸血症和神经系统症状，这与白细胞异常增高引起血黏度增高和 CNS 灌注降低有关。

CML 的临床症状是非特异的，包括发热、疲倦、体重下降和食欲缺乏，也可出现脾大。髓系细胞过度增生、外周血和骨髓中可见各个分化阶段的髓系细胞提示 CML 的可能，确诊需通过细胞遗传学和分子生物学检查发现特征性的 Ph 染色体和 BCR-ABL 基因重

排。这一易位尽管是 CML 的特征，但是在一小部分 ALL 患者也可发现。

甲磺酸伊马替尼（格列卫），一种能特异性抑制 BCR-ABL 酪氨酸激酶的药物，已经在成人使用并且能在 >70% 的患者中产生细胞遗传学改变（表 488-1）。在儿童的临床实验提示它可以安全使用，并且疗效与成人相当。在等待伊马替尼起效的过程中，羟基脲可以控制 CML 慢性期症状，使白细胞计数逐渐恢复正常。虽然治疗后形态学和细胞遗传学异常能长期缓解，但是治愈仍需进行 HLA 相合家族间的同种干细胞移植，这可治愈近 80% 的患儿。

参考书目

参考书目请参见光盘。

489.5 幼年型粒单核细胞白血病

David G. Tubergen, Archie Bleyer, A. Kim Ritchey

幼年型粒单核细胞白血病（JMML），过去称为幼年型慢性粒细胞白血病，是一种造血干细胞的克隆增生性疾病，多见于 2 岁以下儿童。这一疾病的患儿没有 CML 特征性的 Ph 染色体。JMML 患者表现为皮疹，淋巴结肿大，脾大和出血的临床表现。外周血白细胞及单核细胞增多，血小板减少，贫血，可见幼红细胞。骨髓显示增生异常，骨髓原始细胞 <30%。无特异性的细胞遗传学异常。JMML 少见，仅占儿童白血病的不到 1%。多发性神经纤维瘤 1 型和 Noonan 综合征易患该种白血病。治疗方法不一。最有希望治愈的方法是干细胞移植，但机会要远远小于 CML。

参考书目

参考书目请参见光盘。

489.6 婴儿白血病

David G. Tubergen, Archie Bleyer, A. Kim Ritchey

儿童白血病约 2% 发生在 1 岁以下。与大龄儿童不同，婴儿白血病 ALL 与 AML 之比为 2：1。有些病例可能是由于母亲自然暴露于 DNA 拓扑异构酶 II 抑制物造成的。在临床症状出现前，出生时脐带血中可见白血病克隆，其中一例母体内可见同样的克隆（母婴传播）。在胎儿造血期，宫内也可发生染色体易位，导致恶性克隆形成。

婴儿 ALL 有一些特异的生物学特征，预后很差。超过 80% 的病例有 MLL 基因重排，典型的移位位于 11q23，大部分是 t（4；11）。这部分患者复发率非常高。常表现为白细胞增多症，广泛组织浸润引起的脏器肿

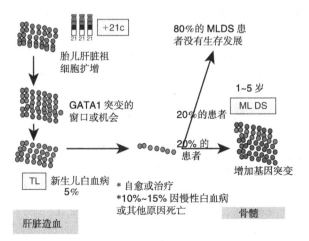

图 489-5 唐氏综合征髓系白血病(ML DS)伴随暂时性白血病(TL)的逐步进步。由于 21 号染色体三体，TL 来自于胎儿肝祖细胞，使得造血转录因子 GATA1 获得性突变。大多数病例 TL 能自发消失，但一些患儿由于严重相关症状需要治疗。大约 20% 儿童 TL 最终发展为 ML DS，需要进一步治疗

摘自 Zwaan MC, Reinhardt D, Hitzler J, Vyas P. Acute leukemias in children with Down syndrome. Pediatr Clin North Am, 2008, 55: 53-70

大，浸润可见于中枢神经系统。婴儿白血病时皮下结节（白血病皮下浸润）和白血病细胞广泛浸润肺部引起的呼吸急促较年长儿多见。这种白血病细胞通常为大的不规则的淋巴母细胞（FAB L2），且 CD10（cALLa）表达（pro-B）阴性。

强烈的化疗方案包括干细胞移植用于有 MLL 基因重排的婴儿白血病，但是没有一项治疗结果令人满意。没有 11q23 重排的白血病婴儿预后和年长儿 ALL 预后相似。

婴儿 AML 常表现有 CNS 或皮肤受累，分型为 FAB M4 亚型，即急性粒单核细胞白血病。这类白血病的治疗和年长儿 AML 相同，预后相似。由于这些患者年龄较小且接受

强烈的化疗，因此要加强支持治疗。

参考书目

参考书目请参见光盘。

（杨雪 译，陆国平 审）

第 490 章
淋巴瘤

Ian M. Waxman, Jessica Hochberg, Mitchell S. Cairo

在美国，淋巴瘤是儿童（≤14 岁）肿瘤中第三位最常见的肿瘤，年发病率为 15/1 000 000。淋巴瘤是成年人最常见肿瘤，占 15~19 岁人群新诊断肿瘤的比例 >25%。淋巴瘤有两大类型：霍奇金淋巴瘤（Hodgkin lymphoma，HL）和非霍奇金淋巴瘤（non-Hodgkin lymphoma，NHL）。它们的临床表现和治疗截然不同。

490.1 霍奇金淋巴瘤

Ian M. Waxman, Jessica Hochberg, Mitchell S. Cairo

HL 是淋巴网状细胞的恶性肿瘤，占儿童肿瘤的 6%。在美国，HL 占 14 岁及 14 岁以下儿童肿瘤的 5%，占成人肿瘤的 15%，是 15~19 岁人群最常见的恶性肿瘤。10 岁以下儿童少见。

■ 流行病学

世界范围内淋巴瘤年发病率为 2~4/100 000；年龄呈双峰分布，两个年龄高峰分别是 15~35 岁和 50 岁以上。在发展中国家，第一个高峰在青春期前。年

幼儿童男性发病多于女性，随着年龄增长，不同性别的发病率差别越来越小。一些研究提示某些感染因素参与发病，例如人疱疹病毒 6，巨细胞病毒，Epstein-Barr 病毒（EBV）。EBV 血清学阳性，患 HL 危险性增高 4 倍，而且随年龄增长发病可能性增加。尽管 EBV 感染不是预后因素，但在 HL 组织能检出 EBV 抗原。

■ 发病机制

镜影细胞（Reed-Sternberg cell，RS）是 HL 特征性细胞，是一种大的细胞（直径 15~45μm），具有多核或分叶状核，RS 细胞是 HL 的标志，但亦可见于传染性单核细胞增多症、NHL 和其他疾病。RS 细胞来源于生发中心的 B 淋巴细胞。HL 特征性表现是大量 RS 细胞周围有不同比例的淋巴细胞、浆细胞和嗜酸性细胞浸润，HL 类型不同细胞比例不同。其他来区分不同亚型的组织学特征包括不同程度的纤维化和出现胶原、坏死或恶性网状细胞（图 490-1）。各亚型分布依年龄而不同（图 490-2）。

WHO 对淋巴瘤的分类（表 490-1）较以前的 Rye 系统有两点改进。HL 来源于淋巴组织，相对有序地扩散至附近淋巴结。血型播散引起肝、脾、骨、骨髓或脑受累，进而出现临床症状。

■ 临床表现

常见临床表现是颈部或锁骨上淋巴结无痛性、实性肿大，并有一定程度的纵隔受累。明显肝脾大少见。根据结内和结外病变的程度和位置不同，患者可能出现呼吸道梗阻的症状（呼吸困难、低氧血症、咳嗽）、胸膜或心包积液、肝功能异常或骨髓浸润（贫血、中性粒细胞减少、血小板减少）。横膈下的临床表现少见，占所有病例的 3%。全身症状（B 症状）在分级中非常重要，包括无法解释的发热 >39℃，3 个月体重减轻 >10%，盗汗。少见且无预后参考意义的症状有瘙痒，嗜睡，食欲缺乏，疼痛（服用酒精后加重）。

表 490-1 世界卫生组织/欧美对淋巴瘤的分类

结性淋巴细胞优势

典型霍奇金淋巴瘤

淋巴细胞为主

混合细胞型

结性硬化

淋巴细胞缺失

摘自 Harris NL, Jaffe ES, Diebold J, et al. The World Health Organization classification of neoplastic diseases of the haematopoietic and lymphoid tissues: report of the Clinical Advisory Committee Meeting, Airlie House, Virginia, November 1997. Histopathology, 2000, 36: 69-87

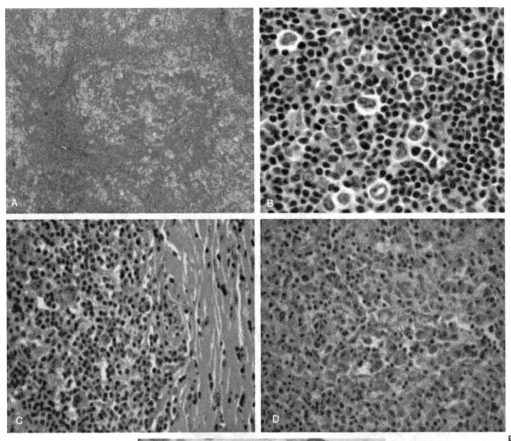

图 490-1（见彩图） HL 的组织学亚型 A.苏木紫－伊红染色的结性淋巴细胞为主的 HL（NLPHL），淋巴结增生伴虫蚀表现。B.高倍镜显示 NLPHL 中的 L 和 H 细胞。C.典型 HL，结性坏死亚型。在炎性细胞的背景下可见大的单核和双核 R-S 细胞。D.典型 HL，混合细胞亚型，在炎性细胞背景下可见大量 R-S 细胞，不伴有硬化。E.高背景下典型镜影细胞，双核，有明显的嗜酸性颗粒，胞质丰富

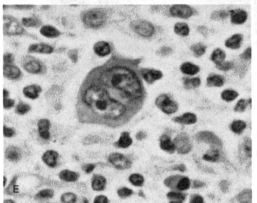

霍奇金淋巴瘤在儿童与青少年中的分布比较

小于 15 岁的孩子
青少年
成人

■ 结节性硬化
■ 混合细胞型
■ 淋巴细胞占优势
□ 其他

图 490-2 HL 在儿童，青少年和成人的分布比较

摘自 Hochberg J, Waxman IM, Kelly KM, et al. Adolescent non-Hodgkin lymphoma and Hodgkin lymphoma: state of the science. Br J Haematol, 2008, 144: 24–40

患者也可表现为免疫系统异常，这在治疗过程中和治疗后常见。

■ 诊 断

任何有持续性的、难以用炎症或感染解释的淋巴结肿大患儿，在进行淋巴结活检前应该进行胸片检查以明确是否有纵隔肿块。为保证有足够的组织进行检测，进行切除活检较针吸式活检更好。活检组织需进行光镜、免疫组化和分子生物学检查。一旦确定 HL 的诊断，即应确定疾病的进展程度或分期，选择恰当的治疗方案（表 490-2）。评估包括病史、体格检查、影像学检查，包括胸片；胸部、腹部和盆腔 CT；镓扫描或正电子成像（PET）。实验室检查包括全血细

胞计数（CBC）了解骨髓有无受累；血沉（ESR）；血清铁蛋白（有一定预后意义，如果诊断时有异常，可用于评价疗效）。胸片对于了解纵隔肿块的大小与胸部最大直径的关系非常重要（图 490-3），对判

断预后有意义。胸部 CT 能更清楚地了解纵隔肿块的程度，有无肺门和肺实质受累，这些在胸片上并不清楚（图 490-4）。骨髓穿刺和活检了解有无骨髓受累。骨扫描用于有骨痛和（或）碱性磷酸酶升高者。镓扫描可见摄取增多，可评价疗效。氟脱氧葡萄糖（FDG）-PET 成像优于镓扫描；1d 能出报告，剂量小，肠活性低，可用于判断疗效。PET 已作为评价 HL 预后的手段，对预后良好者降低治疗强度。

目前 HL 分级采用的是 1971 年 Ann Arbor 会议提出，1989 年再次修订的（表 490-2）。HL 分为 A和 B 类：A 类是无症状患者，B 类是有任何 B 症状的患者。受累淋巴结直接扩散引起的淋巴结外疾病成为 E 类。HL 完全反应是指在临床和影像学检查中疾病完全缓解或因为残留纤维化常见，病灶至少减少70%~80%，镓或 PET 扫描由阳转阴。

表 490-2　HL 的 ANN ARBOR 分期 *

分期	定义
Ⅰ	一个淋巴结（Ⅰ）或一个结外器官或部位受累（ⅠE）
Ⅱ	横隔同侧两个或两个以上淋巴结受累（Ⅱ）或一个结外器官或部位伴横膈同侧一个或多个淋巴结受累（ⅡE）
Ⅲ	横隔两侧淋巴结区受累（Ⅲ），可同时伴有脾受累（ⅢS）或局部结外器官或部位受累（ⅢE）或二者均有（ⅢSE）
Ⅳ	一个或多个结外器官或组织的弥漫性或播散性病变，伴或不伴淋巴结肿大

* 有或无下列全身症状分别归为 B 或 A 症状：连续 3d 发热 >38℃，夜间盗汗，6 个月内无法解释的体重减轻 ≥ 10%

摘自 Lister TA, Crowther D, Sutcliffe SB, et al. Report of a committee convened to discuss the evaluation and staging of patients with Hodgkin's disease: Cotswolds meeting. J Clin Oncol, 1989, 7: 1630–1636

■ 治疗

多种药物通过不同机制发挥作用，避免重复毒性，故可选用足量应用。化疗和放疗均有效。目前儿

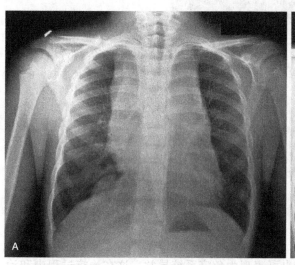
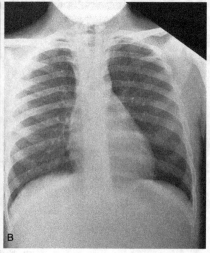

图 490-3　A. 治疗前 HL 患者的前纵隔肿块。B.2 个月化疗后，纵隔肿块消失

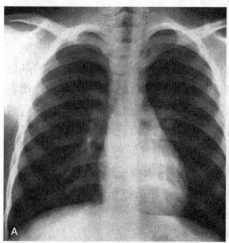
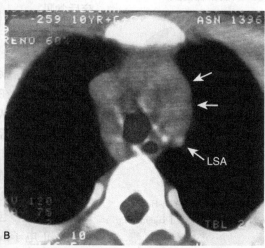

图 490-4　HL 纵隔肿块的 CT 表现 A. 胸片看上去正常。B. 增强 CT 显示纵隔明显增宽，可见一大的不规则强化肿块（箭头），取代了正常大血管的位置。上腔静脉后可见右侧血管旁肿大淋巴结。LSA：左锁骨下动脉

摘自 Slovis TL, editor. Caffey's pediatric diagnostic imaging. 11 ed. vol 1. Philadelphia: Mosby/Elsevier, 2008

童 HL 治疗方案选择与危险因素相关，采用联合化疗，有或无根据疗效选择低剂量肿瘤野放疗。治疗方案是根据疾病分期，有或无 B 症状，有无大的淋巴结受累决定的。对于低级别 HL，大剂量单独放疗能延长缓解，提高治愈率。但在儿童也能引起远期其他疾病，如生长迟滞，甲功异常，心肺毒性。多药联合化疗是 HL 治疗上的里程碑，使高级别 HL 的完全缓解率提高到 70%~80%，治愈率提高到 40%~50%。但是如果同时采用放疗，也能引起明显的急性和慢性毒性。因此为减少治疗副作用，试图通过减少化疗和放疗强度的方法。新的多药联合化疗减少了二次肿瘤的危险。目前的放疗应用剂量更低，缩小放疗部位至受累部位甚至是受累淋巴结。COG 临床试验正在对化疗敏感、缓解快的患者是否能取消放疗进行研究。

治疗儿童和青少年 HL 常用的化疗药物有环磷酰胺，甲基苄肼，长春新碱或长春花碱，泼尼松或地塞米松，多柔比星，博来霉素，氮烯唑胺，依托泊苷，甲氨蝶呤和阿糖胞苷。目前常用的化疗方案有 COPP（环磷酰胺、长春新碱、甲基苄肼和泼尼松）或者 ABVD（多柔比星、博来霉素、长春花碱、氮烯唑胺），此外对中危和高危还有泼尼松龙，环磷酰胺和依托泊苷等不同组合，（ABVE-PC 和 BEACOPP）（表490-3）。依据"危险度"选择治疗方案是基于分级标准和对初始化疗的反应而进行。目的是减少总的药物剂量和治疗时间，尽可能不用放疗。

新的药物例如阻断核因子 – κ B（NF-κ B）通路或针对 RS 细胞和其周围良性反应性细胞的单克隆抗体正在研究中。抗 –CD20 单抗（rituximab）的临床研究也正在进行，并且取得了令人鼓舞的结果。此外，靶向 RS 细胞的抗 CD30 抗体正在被使用，在 RS 细胞里，CD30 充分表达。高级别 HL 能产生 EBV 特异的细胞毒 T 细胞。临床试验显示，这些细胞具有抗病毒活性，能使疾病趋于稳定，但无法消除。但这一研究代表了细胞肿瘤免疫的方向，具有细胞毒性的 CTLs 能克服抑制信号，有望取得成功。

■ 复　发

多数复发发生在 3 年内，但也有 10 年复发的报道。尚不能准确预测复发。预后差的因素包括肿瘤体积，诊断分期和 B 症状的有无。未获缓解的患者或者初始治疗 1 年内复发者可考虑清髓化疗和自体干细胞移植，伴或不伴放疗。这一治疗对于化疗敏感者非常

表 490-3　儿童及青少年 HL 常用的化疗方案

化疗方案	相关药物
ABVD	多柔比星（阿霉素），博来霉素，长春花碱，氮烯唑胺
ABVE（DBVE）	多柔比星（阿霉素），博来霉素，长春新碱，依托泊苷
VAMP	长春新碱，多柔比星（阿霉素），甲氨蝶呤，泼尼松
OPPA ± COPP（女性）	长春新碱（Oncovin），泼尼松，甲基苄肼，多柔比星（阿霉素），环磷酰胺，长春新碱（Oncovin），泼尼松，甲基苄肼
OEPA ± COPP（男性）	长春新碱（Oncovin），依托泊苷，泼尼松，多柔比星（阿霉素），环磷酰胺，长春新碱（Oncovin），泼尼松，甲基苄肼
COPP/ABV	环磷酰胺，长春新碱（Oncovin），泼尼松，甲基苄肼，多柔比星（阿霉素），博来霉素，长春花碱
BEACOPP（高级别）	博来霉素，依托泊苷，多柔比星(阿霉素)，环磷酰胺，长春新碱（Oncovin），泼尼松，甲基苄肼
COPP	环磷酰胺，长春新碱（Oncovin），泼尼松，甲基苄肼
CHOP	环磷酰胺，多柔比星（阿霉素），长春新碱（Oncovin），泼尼松
ABVE-PC（DBVE-PC）	多柔比星（阿霉素），博来霉素，长春新碱，依托泊苷，泼尼松，环磷酰胺

有效。清髓性自体干细胞移植减少了高危复发和难治性 HL 的复发率。由于移植相关病死率高，因此总的生存率无显著提高。这一结果提示存在移植物抗 HL 效应。如何采用非清髓性，无毒的方案，在减少清髓性自体干细胞移植治疗相关发病率和病死率的同时仍能获得移植物抗 HL 效应的研究正在进行。

■ 预　后

目前的治疗方案，预后良好的低级别 HL 无事件生存率（EFS）为 85%~90%，5 年总生存率（OS）>95%。高级别 HL EFS 稍低（80%~85%），OS（90%），应用大剂量化疗 OS 接近 100%（表 490-4）。复发者预后取决于治疗到复发的时间、复发部位（结内或结外）及复发时有无 B 症状。单纯化疗或多种治疗方案治疗 1 年后复发者预后最好，常对其他标准治疗方案有效，长期生存率 60%~70%。1 年内复发或者难治性 HL 采用清髓性自体干细胞移植长期生存率 40%~50%。

参考书目

参考书目请参见光盘。

表 490-4　各期治疗方案和预后

		局灶性 / 低级别	中度	高级别
HL	治疗	POG 研究 9426/ GPOH-HD 95：ABVD ± IFRT（对化疗的早期反应参与危险度评价）	斯坦福 /DAL-HD-90：以 COPP 为基础的大剂量多药化疗 + 低剂量放疗 POG 9426/CCG 5942：ABVD ± IFRT（危险度评估）	POG 8725/ DAL-HD-90：大剂量化疗 + 小剂量放疗 HD9/HD12/CCG 59704：BEACOPP ± IFRT
	预后	5 年无事件生存率 EFS：85%~90% 5 年总生存率 OS：95%	斯坦福 /DAL-HD-90：5 年 EFS：89%~92% POG 9426/CCG 5942：5 年 EFS：84% 5- 年 OS：91%	POG 8725：5 年 EFS：72%~89%（与年龄有关） DAL-HD-90：5 年 EFS：86% 5 年 OS：85%~90% HD9/HD12/ CCG 59704：
伯基特淋巴瘤 & 弥漫大 B 细胞淋巴瘤	治疗	FAB/LMB 96 Group A 方案：完整手术切除后，2 轮化疗	FAB/LMB 96 Group B 方案：环磷酰胺减量，无维持治疗	FAB/LMB 96：Group C 方案：缩小肿瘤，诱导，强化，维持治疗
	预后	4 年 EFS：98%（CI₉₅ 94%~99.5%） 4 年 OS：99%（CI₉₅ 96%~99.9%）	4 年 EFS：92%（CI95 90%~94%） 4 年 OS：95%（CI95 93%~96%） *PMB DLBCL 预后较差（OS：70%）	4 年 EFS： BM+/CNS−：91% ± 3% BM−/CNS+：85% ± 6% BM+/CNS+：66% ± 7%
淋巴母细胞性淋巴瘤	治疗	NHL-BFM86/90/95；COG A5971：所有亚型治疗 2 年，无预防性头颅放疗	无中间类型；疾病分为局灶（stage I/II）或转移（stage III/IV）	NHL-BFM86/90/95, St. Jude NHL 13：所有类型治疗 ×2 年 ± px CRT CCG 5941：大剂量化疗 ×1 年 + CNS 受累加颅脑放疗
	预后	COG A5971： 5 年 EFS：85% ± 7.5% 5 年 OS：94% ± 4%	见上，无中间类型	NHL-BFM95： 5 年 EFS：90% ± 3%（Ⅲ），95% ± 5%（Ⅳ） St. Jude NHL 13：5 年 EFS/OS：83% ± 6%/90% ± 5% CCG 5941：NHL-BFM95：5 年 EFS：90% ± 3%（Ⅲ），95% ± 5%（Ⅳ）St. Jude NHL 13：5 年 EFS/OS：83% ± 6%/90% ± 5% CCG 5941：5 年 EFS/OS：78% ± 5%/ 85% ± 4%
间变性大细胞淋巴瘤	治疗	EICHNL ALCL 99：短期强化疗 + 大剂量 MTX * I 期完整切除者可仅用手术治疗	无中间类型；分为标危（无皮肤，内脏或纵隔受累）或高危（有皮肤，内脏或纵隔受累）	EICHNL ALCL 99, CCG 5941：短期强化疗 + 大剂量 MTX
	预后	EICHNL 数据库：5 年 PFS：89%（95% CI 82%~96%） 5 年 OS：94%（95 % CI 89%~99%）	无中间类型见上	EICHNL 数据库 e： 5 年 PFS：61%（CI₉₅ 53%~59%） 5 年 OS：73%（CI₉₅ 90%~94%）

ABVD: 多柔比星（阿霉素），博来霉素，长春花碱，氮烯唑胺；ALCL: 间变性大细胞淋巴瘤；BEACOPP: 博来霉素，依托泊苷，多柔比星（阿霉素），环磷酰胺，长春新碱（Oncovin），泼尼松，甲基苄肼；BM: 骨髓；CI95: 95% 可信区间；CNS: 中枢神经系统；COPP: 环磷酰胺，长春新碱，泼尼松，甲基苄肼；CRT: 放化疗；EFS: 无病存活；EICHNL: 欧洲儿童非霍奇金淋巴瘤组织；HD MTX: 大剂量甲氨蝶呤；IFRT: 受累野放疗；MTX: 甲氨蝶呤；NHL-BFM: 非霍奇金淋巴瘤 -BFM；OS: 总体生存期；PFS: 无进展生存期；px: 预防药物；RT: 放射治疗；PMB DLBCL: 原发性纵隔 B 细胞弥漫性大 B 细胞淋巴瘤

490.2　非霍奇金淋巴瘤

Ian M. Waxman, Jessica Hochberg, Mitchell S. Cairo

NHL 约占儿童和青少年淋巴瘤的 60%。占 5~19 岁儿童恶性肿瘤的 8%~10%，美国 19 岁及以下儿童每年有 750~800 例新发病例。尽管超过 70% 患者诊断时疾病分级已经很高，但是预后仍有明显提高，局灶发病者生存率为 90%~95%，有晚期患者为 60%~90%。

■ 流行病学

大部分儿童和青少年 NHL 是原发的，仅一小部分患者继发于某些特殊病因，包括遗传性或获得性免疫缺陷（如严重联合免疫缺陷综合征，Wiskott-Aldrich 综合征）、病毒（如 HIV, EBV）以及部分遗传综合征（如共济失调 - 毛细血管扩张症，Bloom 综合征）。大部分 NHL 儿童找不到明确的基因或外在因素。

■ 发病机制

儿童和青少年 NHL 主要有四种病理亚型，分别是 Burkitt 淋巴瘤（BL），淋巴母细胞淋巴瘤（LL），弥漫大 B 细胞淋巴瘤（DLBCL），和间变性大细胞淋巴瘤（ALCL；图 490-5，图 490-6）。DLBCL 进一步分为几个亚型：生发中心 B 细胞样（GCB），此型预后良好，占儿童 DLBCL 绝大多数；活化 B 细胞样（ABC）及原发性纵隔 B 细胞亚型（PMB），这两种亚型预后相对较差。儿童 NHL 通常恶性度高，侵袭性强，而成人 NHL 侵袭性弱或者无进展。几乎所有 BL 和 DLBCL 是 B 细胞来源的；80% 的 LL 为 T 细胞来源，20% 为 B 细胞来源；70% 的 ALCL 是 T 细胞来源，20% 为非 T 非 B 细胞来源，10% 为 B 细胞来源。某些病理亚型有特异的细胞遗传学异常。儿童 BL 通常有 t（8；14）易位（90%）或较少见的 t（2；8）或 t（8；22）易位（10%），而 DLBCL 有 t（8；14）易位（30%）、嵌合型（80%）和非整倍体（80%）核型。ALCL 常有 t（2；5）易位（90%），该易位能产生编码持续活化的 NPM-ALK 酪氨酸激酶的融合基因。也有报道称存在变异的 ALK 易位的，上述两种易位均在 2p23。许多 T 细胞 LBL 细胞遗传学异常与急性 T 淋巴细胞白血病一致，包括影响 T 细胞受体的 14q11.2 基因重排，t（5；14）易位（20%），后者不在 14q11.2 位点。

■ 临床表现

儿童和青少年 NHL 临床表现因病理类型和原发、继发部位而不同。肿瘤增长较快，能引起与肿瘤大小和部位相关的症状。大约 70%NHL 患者发现时已是 Ⅲ 或 Ⅳ 期，恶性度高（表 490-5），有结外受累，如胃肠道，骨髓和中枢神经系统受累。BL 常见表现为腹部（散发型）或头颈部肿块（地方型）伴有骨髓或神经系统受累。LL 常表现为胸腔内或纵隔肿块易骨髓和神经系统转移。DLBCL 常表现为原发的腹部或纵隔肿块（PMB 亚型），骨髓或神经系统转移少见。ALCL 表现为原发皮下结节（10%）或者全身症状（发热，体重减轻）伴有肝、脾、肺、纵隔、皮肤转移；骨髓和中枢神经系统转移少见。NHL 还可根据儿童国际合作组织的方案进行危险度分级（表 490-6）。

部位特异的临床表现包括无痛的，快速增大的淋巴结；咳嗽，上纵隔综合征（SMS），胸部受累引起的呼吸困难；腹部肿块（巨大且增长迅速），肠梗阻，肠套叠样症状，腹水；鼻塞，耳痛，听力丧失，

表 490-5　儿童 NHL ST. JUDE 分级系统

分期	描述
I	单一结外肿瘤或单一解剖区域（淋巴结），无纵隔或腹部受累
II	单一结外肿瘤伴局部淋巴结受累
	横膈同侧 2 个或 2 个以上淋巴结区域
	横膈同侧 2 个结外肿瘤伴或不伴局部淋巴结受累
	原发胃肠道肿瘤，通常在回盲部，仅伴或不伴相应肠系膜淋巴结受累，且大部分（>90%）可切除
III	横膈两侧两个独立的结外肿瘤
	横膈上下两个或两个以上淋巴结区域
	任何原发的胸腔内肿瘤（纵隔，胸膜，或胸腺）
	任何原发的腹内肿瘤
IV	上述任何一种，伴中枢神经系统或骨髓受累

摘自 Murphy SB. Classification, staging and end results of treatment of childhood non-Hodgkin's lymphomas: dissimilarities from lymphomas in adults. Semin Oncol, 1980, 7: 332–339

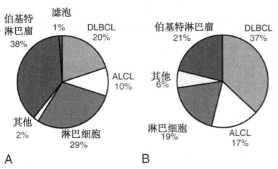

图 490-5　NHL 不同亚型在 A.0~14 岁发病率。B.15~19 岁发病率。ALCL: 间变大细胞淋巴瘤；DLBCL: 弥漫大 B 细胞淋巴瘤
摘自 Hochberg J, Waxman IM, Kelly KM, et al. Adolescent non-Hodgkin lymphoma and Hodgkin lymphoma: state of the science. Br J Haematol, 2008, 144: 24–40

表 490-6　儿童 B 细胞 NHL 的危险度分层

	柏林法兰克福 - 蒙斯特	法国 - 美国 - 英国
低风险	R1 阶段 I 或 II，完全切除	Group A 组 阶段 I 切除和阶段 II 腹部的完全切除
	R2 阶段 I 或 II，不切除 III 阶段的 LDH<500 U/L	
	R3 III 阶段的 LDH ≥ 500 to <100 U/L 或 IV 阶段的 LDH<1000 U/L 和 CNS- 消极	Group B 组 A 和 C 组之外的所有患者
高风险	R4 III 或 IV 阶段的 LDH ≥ 1000U/L 和（或）CNS- 积极	Group C 组 骨髓疾病（≥ 25% L3 造血细胞）和（或）CNS- 积极

CNS: 中枢神经系统；LDH: 乳酸脱氢酶

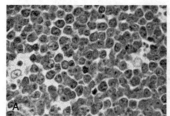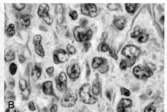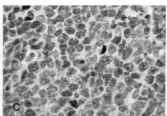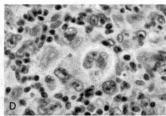

图 490-6（见彩图）　儿童和成人 NHL 分布　A. 苏木紫 – 伊红染色显示 Burkitt 淋巴瘤形态（高倍镜）。B. 弥漫大 B 细胞淋巴瘤（高倍镜）。C. 前 T 淋巴母细胞淋巴瘤（高倍镜）。D. 间变大 B 细胞淋巴瘤（高倍镜）

摘自 Cairo MS, Raetz E, Lim MS, et al. Childhood and adolescent non–Hodgkin lymphoma: new insights in biology and critical challenges for the future. Pediatr Blood Cancer, 2005, 45: 753–769

扁桃体肿大伴 Waldeyer 环受累；局部骨痛（原发的或转移的）。

有三种临床表现需要选择特异的治疗方案：SMS 综合征，继发于大的纵隔肿块压迫阻塞了血管或呼吸道；急性瘫痪，由于临近的肿瘤侵犯压迫脊髓或神经系统引起；肿瘤溶解综合征（tumor lysis syndrome，TLS），大量肿瘤溶解可引起严重的代谢异常，包括高尿酸血症、高磷酸盐血症、高钾血症和低钙血症。

■ 实验室检查

建议进行下列实验室和影像学检查：CBC、电解质、尿酸、血钙、血磷、尿素氮、肌酐、胆红素、谷丙转氨酶、谷草转氨酶；骨髓穿刺和活检；腰穿后脑脊液细胞学和细胞数量和蛋白检查；胸片；颈部、胸部、腹部和盆腔 CT（怀疑中枢神经系统受累行头部 CT）和 PET 检查。肿瘤组织（如活检标本，骨髓，脑脊液或胸腔或腹腔穿刺液）需行流式细胞仪检测细胞免疫表型（T、B 或非 T 非 B）和细胞遗传学类型（核型）。其他检查包括荧光原位杂交（FISH）或实时定量 PCR（RT–PCR）检测特异基因易位，寡核苷酸芯片检测 T 和 B 细胞基因重排和分子形态。

■ 治　疗

儿童和青少年 NHL 主要的治疗方法是多药全身化疗和鞘内化疗。手术主要用于诊断和分级。放疗仅用于某些特殊情况，例如 LL 有中枢神经系统受累，或 BL 出现急性 SMS 和瘫痪。新诊断的有肿瘤溶解倾向者（多为分期较高或肿块大的 BL 或 LL）需要充分水化后加用别嘌呤醇 [10mg/（kg·d），每天 3 次] 口服或者拉布立酶 [0.2mg/（kg·d），每天 1 次，持续 5d] 静滴治疗，比较之下拉布立酶更常用。

对于局部的和分期较高的 BL 和 DLBL 治疗相似（表 490–4）。局灶性 BL 或 DLBCL 需要 6 周至 6 月多药联合化疗。国际 FAB/LMB 96（法国 – 美国 – 英国淋巴瘤，成熟 B 细胞）方案为完整的手术切除后，给予 2 个循环的 COPAD（环磷酰胺，长春新碱，泼尼松和多柔比星），可以获得 4 年的生存。FAB/LMB 96 方案或者 NHL-BFM（Berlin-Frankfurt-Munich）95 方案推荐分期高者术后化疗 4~6 月。

局灶的或者分期较高的 LL 需要近 24 个月治疗。应用 NHL-BFM 90 方案治疗分级高的 LL 获得了最好的疗效，该方案与儿童急性白血病方案类似，包括诱导，强化，维持，再诱导（仅用于分级高者）治疗阶段，以及 6-MP 和甲氨蝶呤的长达 1 年的维持治疗。

局灶 ALCL 仅作皮下切除或与分期较高 ALCL 类似的化疗。分期较高的 ALCL 采用 NHL-BFM 90 方案治疗。

对于分期为中高度的儿童及青少年所有亚型的 NHL 均需鞘内化疗，包括甲氨蝶呤，氢化可的松或阿糖胞苷。

对于进展或复发的 NHL 患者需重新诱导化疗和同种异体或自体干细胞移植。诱导化疗方案和移植方案的选择取决于病理类型，前期治疗方案，肿瘤原发或复发部位及有无移植供体。

■ 并发症

多药化疗急性期可能发生严重的黏膜炎，感染，全血细胞减少，电解质紊乱和营养不良。全血细胞减少常需要输注红细胞和血小板支持治疗。远期并发症包括生长迟滞，心脏毒性，因性腺受损引起的不孕不育及二次肿瘤的发生。

■ 预　后

大多数儿童和青少年 NHL 预后良好（表 490-4）。局灶性患者存活率为 90%~100%，转移性患者为存活率为 60%~95%。存活率因不同的病理类型，诊断时肿瘤负荷量（血清 LDH 可反映肿瘤负荷水平），有无中枢神经系统受累及转移部位而不同。细胞遗传学和分子生物学异常在提示预后和选取治疗方案时起着重要作用。

参考书目

参考书目请参见光盘。

490.3　儿童和青少年淋巴瘤的远期并发症

Ian M. Waxman, Jessica Hochberg, Mitchell S. Cairo

大部分新发 HL 和 NHL 总生存率可达 90% 以上。生存率的提高是以远期并发症的发病率升高为代价的。这些远期并发症包括实体瘤，白血病，心脏病，肺部并发症，甲状腺疾病和不孕不育症。对 1000 多例儿童 NHL 生存者的长期随访发现治疗后 20 年死亡率升高。SEER 一项 25 年随访数据显示 HL 10 年后生存曲线并未达到稳定水平，而是出现增长。这一发现提示对淋巴瘤患者远期发病率和病死率需要引起重视。一项儿童癌症生存者的回顾性队列研究发现，10 397 例癌症幸存者中 62.3% 幸存者至少出现一种慢性并发症；27.5% 出现严重或危及生命的并发症。幸存者与其同胞兄弟姐妹相比，患严重或危及生命慢性疾病的相对危险度是 8.2［95%CI（6.9，9.7）］。观察 HL 和 NHL 与疾病相关的健康问题发现，二者与这些问题的相关性达 70%~80%，HL 幸存者中接近 50% 发生严重疾病（图 490-7）。新的治疗方案需要考虑到这些远期并发症。

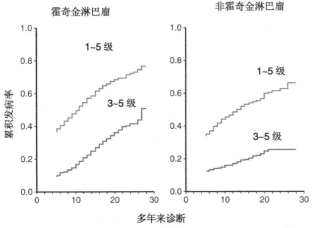

图 490-7　儿童肿瘤幸存者在成人期慢性疾病发病率。根据国家癌症协会常用名标准（第 3 版）对 HL 和 NHL 幸存者远期并发症的严重性进行评分，分别为轻微（1 级）、中度（2 级）、严重（3 级）、危及生命的或残疾（4 级），或致命（5 级）

摘自 Oeffinger KC, Mertens AC, Sklar CA, et al. Chronic health conditions in adult survivors of childhood cancer. N Engl J Med, 2006, 355: 1572-1582

（杨雪　译，陆国平　审）

第 491 章

儿童脑肿瘤

John F. Kuttesch, Jr., Sarah Zieber Rush, Joann L. Ater

原发性中枢神经系统（CNS）肿瘤是一组异质性疾病，在最常见的儿童和青少年期恶性肿瘤中排第 2 位。这组疾病总的病死率达 4.5%。与其他恶性肿瘤相比，中枢神经系统肿瘤病死率最高。随着神经外科手术治疗和放疗的革新以及化疗作为治疗手段的认可，患儿的预后得到了改善。这些肿瘤治疗方法多样，尽可能的手术完全切除是治疗的基础，根据诊断、年龄和其他因素可采用放疗和（或）化疗。

■　病　因

目前儿童脑肿瘤的发病原因尚不清楚。髓母细胞瘤和室管膜瘤以男性患者居多。大约 5% 病例中，家族性和遗传性综合征与脑肿瘤的发病率增高有关（表 491-1）。头颅在电离辐射中的暴露也增加了脑肿瘤

表 491-1　与儿童脑肿瘤相关的家族综合征

综合征	中枢神经系统表现	染色体	基因
神经纤维瘤病 1 型（常染色体显性）	视神经胶质瘤、星形细胞瘤、恶性周围神经鞘瘤、神经纤维瘤	17q11	NF1
多发性神经纤维瘤 2 型（常染色体显性）	前庭神经鞘瘤、脑膜瘤、脊髓室管膜瘤、脊髓星形细胞瘤、错构瘤	22q12	NF2
von Hippel-Lindau（常染色体显性）	成血管细胞瘤	3p25-26	VHL
结节性硬化（常染色体显性）	室管膜下巨细胞型星形细胞瘤	9q34	TSC1
		16q13	TSC2
Li-Fraumeni（常染色体显性）	星形细胞瘤，原始神经外胚层瘤	17q13	TP53
Cowden（常染色体显性）	小脑发育不良性神经节细胞瘤（Lhermitte-Duclos 病）	10q23	PTEN
Turcot（常染色体显性）	成神经管细胞瘤	5q21	APC
	恶性胶质瘤	3p21	hMLH1
		7p22	hPSM2
痣样基底细胞肉瘤（常染色体显性）	成神经管细胞瘤	9q31	PTCH

摘自 Kleihues P, Cavenee WK. World Health Organization classification of tumors: pathology and genetics of tumors of the nervous system. Lyon: IARC Press, 2000

发病率。此外，在无遗传综合征的家族内也有脑肿瘤散在发病的报道。儿童脑肿瘤发生的分子生物学机制尚不明了。

■ 流行病学

每年大约诊断 3700 例儿童和青少年的原发性脑肿瘤，20 岁以下总的年发病率约为 45/1 000 000。中枢神经系统肿瘤在婴儿和 5 岁以下儿童中发病率最高（大约 52/1 000 000）。

■ 发病机制

在世界卫生组织（WHO）对中枢神经系统肿瘤的分类中，将原发性脑肿瘤分成 100 多个组织学类型和亚型。在 0~14 岁儿童中最常见肿瘤是纤维性星形细胞瘤（PAs）和髓母细胞瘤或原始神经外胚层肿瘤（PNETs）。青春期儿童（15~19 岁）中最常见的是垂体瘤和纤维性星形细胞瘤 PAs（图 491-1）。

儿童脑肿瘤合作组织曾对儿童脑肿瘤发病位置进行抽样调查，发现最常见的为幕下肿瘤（43.2%），其次是幕上肿瘤（40.9%），脊髓肿瘤（4.9%）及多发性肿瘤（11%）（图 491-2；表 491-2）。肿瘤原发灶部位与年龄有关。1 岁以下的儿童患幕上肿瘤居多，最常见脉络丛复合肿瘤和畸胎瘤。1~10 岁的儿童，由于青少年毛细胞型星形细胞瘤及髓母细胞瘤发病率高，故以幕下肿瘤为主。10 岁以上则又以幕上肿瘤占主导，且以弥漫性星形细胞最

常见。视通路和下丘脑区、脑干、脑干、松果体 - 中脑区的肿瘤在儿童和青少年中发病率远比成人高。

■ 临床表现

脑肿瘤患者临床表现取决于肿瘤发病部位、肿瘤类型和患病年龄。症状和体征与肿瘤引起的脑脊液通路阻塞而导致的颅内压（intracranial pressure，ICP）增高及局部脑功能障碍有关。个性、精神和语言方面的微小变化可能先于脑肿瘤的这些典型症状和体征出现，这些表现常见于幕上（皮质）肿瘤。在年幼儿童中，由于这些症状与胃肠功能紊乱等常见疾病类似，因而可能导致脑肿瘤诊断延误。颅缝未闭的婴儿除了表现为巨颅外，还有 ICP 增高的常见体征（呕吐、嗜睡、易激惹）。典型的头痛、恶心和呕吐和视盘水肿三联征与中线或幕下肿瘤有关。平衡、步态、协调功能的紊乱与幕下肿瘤有关。斜颈可导致患者小脑扁桃体疝。视物模糊、复视、眼球震颤也与幕下肿瘤有关。脑干区域的肿瘤可能和注视麻痹、脑神经麻痹、上运动神经元缺陷（轻偏瘫、反射亢进、阵挛）有关。幕上肿瘤则更常与局部功能紊乱有关，如运动无力、感觉变化、语言障碍、癫痫发作、反射异常等。幕上肿瘤在婴儿中可表现为手优先。视通路肿瘤通常表现为视力下降、Marcus Gunn 瞳孔（一种传入视盘缺陷）、眼球震颤和（或）视野缺损等视力障碍。蝶鞍上肿瘤和第三脑室区域肿瘤可能首先表现为神经内分泌缺陷的

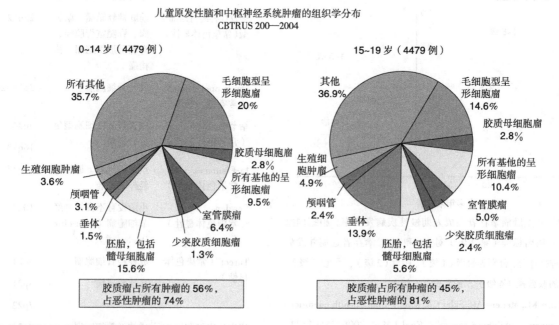

图 491-1 儿童中枢神经系统肿瘤组织学的分布
摘自 Central Brain Tumor Registry of the United States [CBTRUS]. CBTRUS statistical report: primary brain and central nervous system tumors diagnosed in the United States in 2004—2006: February 2010 （PDF file）[2011-03-19]. www.cbtrus. org/2010-NPCR-SEER/CBTRUS-WEBREPORT-Final-3-2-10. pdf

表 491-2　儿童后颅窝肿瘤

肿瘤	发病率	临床表现	诊断	预后
髓母细胞瘤	35%~40%	2~3月头痛，呕吐，共济失调	异质或单一来源，四脑室肿块；可弥散分布	65%~85% 存活；取决于分期和类型，婴儿预后差（20%~70%）
小脑星形细胞瘤	35%~40%	肢体共济失调 3~6月，继发头痛、呕吐	小脑肿块，通常有囊性和实体部分（囊壁小结）	手术完整切除肿块，纤维细胞型生存率 90%~100%
脑干胶质瘤	10%~15%	1~4月复视，走路不稳，无力，脑神经受累表现，面部无力，吞咽无力等	80% 为弥漫的少或部分增强的肿块；20% 顶骨或颈髓病变	弥散肿瘤死亡率 >90%，局限者略好
室管膜瘤	10%~15%	2~5月走路不稳，头痛，复视，面部不对称	通常第四脑室肿块，易见于小脑桥	完整切除生存率 >75%
非典型畸胎或横纹肌瘤	>5%（10%~15% 为婴儿恶性肿瘤）	与髓母细胞瘤相似，但主要在婴儿，常有面部无力和斜视	与髓母细胞瘤类似，但常向周围扩展	婴儿生存率 10%~20%（或更低）

摘自 Packer RJ, MacDonald T, Vezina G. Central nervous system tumors. Pediatr Clin North Am , 2008，55: 121–145

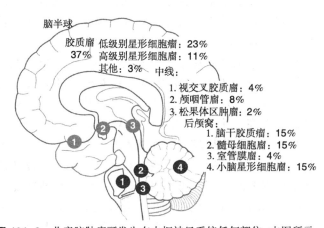

图 491-2　儿童脑肿瘤可发生在中枢神经系统任何部位　本图所示的是脑肿瘤组织学类型的相对常见部位和解剖学分布率
摘自 Albright AL. Pediatric brain tumors. CA Cancer J Clin, 1993, 43: 272–288

症状和体征，如尿崩症、溢乳、性早熟、青春期延迟和甲状腺功能减退。在婴幼儿中，位于这些部位的肿瘤可发生间脑综合征，其典型临床表现是生长发育迟滞、消瘦、胃纳增加和欣快反应。松果体区肿瘤可见 Parinaud 综合征，主要表现为眼球向上运动障碍、瞳孔散大或不等大，对光反射消失，调节反射存在，汇聚和退缩性眼球震颤，眼睑回缩。脊髓肿瘤和脑肿瘤的脊髓转移可表现为神经束运动和（或）感觉障碍，直肠和膀胱功能障碍以及后背部或神经根性疼痛。脑肿瘤或白血病转移至脑膜可表现出与幕下肿瘤相似的症状和体征。

■ 诊　断

对可疑脑肿瘤患儿必须尽快进行评估。初期评估应包括完整采集病史、体格检查（包括眼）和神经系统影像学检查。对于原发脑肿瘤患儿，神经影像学检查首选 MRI。与 CT 相比 MRI 可以更好显示垂体 / 蝶鞍上区域、视神经通路及幕下区域的肿瘤。脑中线部位及垂体、蝶鞍上、视交叉部位的肿瘤，需进行神经内分泌功能检查。规范的眼科检查可以评估视神经通路上的肿瘤对患儿眼运动功能、视力及视野的影响。生殖细胞肿瘤常见于蝶鞍上和松果体区域。血清和脑脊液中 β-绒毛膜促性腺激素和 α-甲胎蛋白的检查有助于生殖细胞肿瘤的诊断。对于易转移到软脑膜的肿瘤如髓母细胞瘤或原始神经外胚层瘤，室管膜细胞瘤和生殖细胞瘤，应完善腰穿留取脑脊液行细胞形态学检查；然而，对于新近诊断的梗阻性脑积水、肿瘤引起脑中线偏移及幕下肿瘤的患儿而言，应禁忌腰穿。因为腰穿可能引起脑疝而致神经系统损伤及死亡。因此，对于新诊断的颅内肿瘤，出现颅内压升高表现时，行外科手术或脑脊液分流术后才能进行腰穿。

■ 常见的脑瘤

星形细胞瘤

星形细胞瘤是儿童中枢神经系统的一组异质性肿瘤，约占所有脑肿瘤的 40%，在神经系统的各个部位均可发生。

低度恶性星形细胞瘤（low-grade astrocytomas，LGAs）是儿童星形细胞瘤中主要类型，以临床症状进展缓慢为特征。毛细胞型星形细胞瘤（pilocytic astrocytoma，PA）是儿童期最常见的星形细胞瘤，约占所有脑肿瘤的 20%（图 491-3）。基于临床病理特征，WHO 分型系统将 PA 定为 WHO Ⅰ 级肿瘤。PA 可以出现在神经系统的任何部位，但最常见发病部位是小脑。其他常见的部位还包括下丘脑、第三脑室、视神经和视交叉区域等。PA 的神经影像学检查可见多种异常，最典型的表现为在囊性肿块壁内有相对密度增强的结节影（图 491-3）。显微镜检查显示呈双相型表现，束状紧密的原纤维组织散布在松散的小囊泡、海绵状区域中。紧密区域中 Rosenthal 纤维及浓缩成神经胶质丝团块的存在提示诊断的确立。PA 远处转移的发生率较低，且很少向其他组织侵袭。小部分的 PA 能够进展并向软脑膜播散，尤其是发生在视神经通路部位的肿瘤。但 PA 很少向更具侵袭性的肿瘤恶性变。在多发性神经纤维瘤 I 型患者中，视神经和视交叉的 PA 相对较常见（发生率为 15%）。与弥散性纤维型星形细胞瘤不同，PA 既无特征性的细胞遗传学异常亦无分子学异常。其他与 PA 临床病理特点相类似的儿童期肿瘤还有多形性黄色瘤型星形细胞瘤、婴儿促纤维增生性星形细胞瘤和室管膜下巨细胞型星形细胞瘤。

纤维型星形细胞瘤是一组侵袭性肿瘤。肿瘤细胞可弥散性浸润正常神经组织，同时还可能进展为间变型星形细胞瘤。根据临床病理学特点，它们可以分为低度恶性星形细胞瘤（LGA；WHO II 级）、恶性星形细胞瘤（间变型星形细胞瘤；WHO III 级）和多形性成胶质母细胞瘤（GBM；WHO IV 级）。在这组疾病中，原纤维 LGA 是第二常见的儿童星形细胞瘤，发病率占脑肿瘤的 15%。组织学分析发现，和正常脑实质细胞相比，这些低度恶性的肿瘤细胞体积较大，但细胞内核分裂象、核多态性及胞内囊泡较少。MRI 特征表现为在造影剂注射后并未出现增强信号（图 491-4）。分子遗传学发现这种低度恶性的弥

散性浸润型星形细胞瘤有 p53 基因的突变及血小板源性生长因子 -α 链和其 α 受体的过度表达。纤维型星形细胞瘤有演变成恶性星形细胞瘤的潜能，可能和累积性获得多个分子结构异常有关。

毛黏液样星形细胞瘤最常发生在下丘脑、视神经交叉的区域，可局限或沿脑脊髓蔓延。这种星形细胞瘤多发于儿童和婴儿，WHO 将其列为 II 级肿瘤。

LGAs 的治疗多为联合治疗，外科手术治疗是基础，然后联合放疗及化疗。PA 的预后明显好于纤维性 LGAs。如手术完整切除肿瘤，总体生存率可达 80%~100%。而某些病例术中只是部分切除肿瘤（切除范围 <80%），此时因肿瘤生长部位不同，总体生存率波动于 50%~95%。对于那些肿瘤部分切除但神经功能稳定的患者，后续治疗主要是密切随访和影像学监测，如果肿瘤有增大趋势，则必须考虑再次手术切除。二次手术不能完全切除或无手术指征者，放疗可能有一定的效果。放疗部位在肿瘤床，总累积剂量为 50~55Gy，每天进行，总疗程 6 周。回顾性研究发现，深部中线部位肿瘤在未手术和活检情况下，单用经验性放疗的存活率为 33%~75%。随着现代外科技术的发展及新的放疗方法的应用，这些肿瘤患儿的生存率可显著提高。化疗已应用于 LGAs 的治疗，且由于放疗在儿童中副作用较大，尤其对于年龄低于 5 岁的患儿，故化疗越来越引起重视，目前已开始积极评估几种化疗方案的作用。虽然目前完全缓解率仍然较低，然而在 70%~100% 的患儿中，化疗能够延长寿命。中线肿瘤患儿与下丘脑 / 视交叉部位的肿瘤患儿化疗效

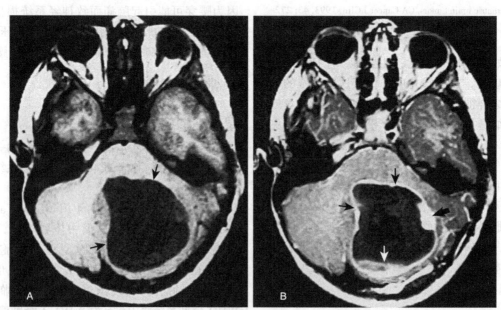

图 491-3　A. 小脑纤维性星形细胞瘤的 T1 加权 MRI 影像。明显的囊性（低密度）部分（箭头）侵犯左侧小脑半球和蚓部。B. 同一患儿钆增强的 T1 加权 MRI 影像，实质部分增强（大箭头），囊腔增强（小黑箭头），囊腔底部显影剂分层（白色箭头）
摘自 Kuhn JP, Slovis TL, Haller JO. Caffey's pediatric diagnostic imaging. 10 ed. Philadelphia: Mosby，2004: 576

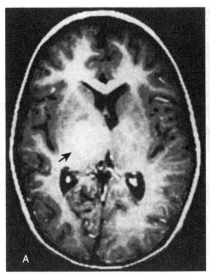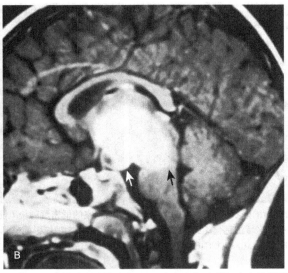

图 491-4　A. 右侧丘脑Ⅲ期星形细胞瘤钆增强的 T1 加权 MRI 影像显示弥散增强（箭头）。B. 丘脑Ⅲ期星形细胞瘤钆增强的 T1 加权 MRI 影像显示向中线（黑色箭头）和下丘脑（白色箭头）扩散
摘自 Kuhn JP, Slovis TL, Haller JO. Caffey's pediatric diagnostic imaging. 10 ed. Philadelphia: Mosby, 2004: 595

果相对较差。总而言之，化疗可使放疗延迟使用，可能的话，甚至避免放疗。用于 LGA 化疗的药物包括卡铂、长春新碱、替莫唑胺、长春花碱、罗氮芥和甲基苄肼，在治疗过程中可单独使用或联合应用。对于生物学类型无进展倾向的 LGA 患儿，首选观察。其中包括多发性神经纤维瘤Ⅰ型患儿，这些患儿在视交叉，视神经通路或脑干部位偶然发现 LGA。对于中脑星形细胞瘤的患儿，他们在行脑室分流术后临床症状消退，因此无需进一步临床干预。

恶性星形细胞瘤在儿童和青少年中较成人少见，占儿童肿瘤总数的 7%~10%。其中，间变型星形细胞瘤（anaplastic astrocytoma; WHO Ⅲ级）较多形性成胶质母细胞瘤（glioblastoma multiforme, GBM; WHO Ⅳ级）多见。与低度恶性的弥散星形细胞瘤相比较。间变型星形细胞瘤在组织病理学上表现为细胞密度增加，胞质与胞核不典型，核分裂象增多，同时有不同程度的微血管增生。多形性成神经胶质母细胞瘤在组织病理学上表现为癌细胞密度在增加，高的有丝分裂指数，微血管增生和灶性肿瘤坏死。目前对儿童恶性星形细胞瘤的分子生物学异常研究有限。在恶性星形细胞瘤的患儿中 *p53* 基因的过度表达提示预后不良。*p53* 基因突变频率及 19q, 22q 杂合性缺失发生率在儿童恶性星形细胞瘤中与成人相似，但 3 岁以下患儿基因突变频率明显下降。这表明年长儿与年幼儿的肿瘤发生机制有所不同。恶性星形细胞瘤最佳的治疗方案仍然有待确定。目前"标准治疗方式"仍然是手术切除肿瘤随后在肿瘤野放疗。成人恶性胶质瘤的一项研究发现，在放疗期间和放疗后给予替莫唑胺联合化疗较单独放疗生存率显著提高。目前的治疗方案包含

了放疗和新的药物治疗。

少突神经胶质细胞瘤是一种少见的儿童肿瘤。这些浸润性肿瘤主要是来源于脑白质，好发生于大脑皮质。组织学上它由圆形细胞组成，胞质少，存在微小钙化区。对于 CT 见到脑皮质内有钙化灶且临床伴随癫痫发作者的患者应怀疑少突神经胶质细胞瘤的可能。治疗方法类似于浸润型星形细胞瘤。

室管膜瘤

室管膜瘤由脑室系统的室管膜衍生而来。室管膜瘤（WHO Ⅱ级）是此种肿瘤中最常见的类型，好发于儿童期，占儿童肿瘤的 10%。约 70% 的儿童室管膜瘤发生在后颅窝。平均发病年龄 6 岁，40% 的患儿发病时 <4 岁。软脑膜播散的发生率约 10%。临床表现常较隐匿，症状取决于肿瘤发生的解剖区域。MRI显示肿瘤边界清晰，有各种各样复杂的钆增强区，伴或不伴囊性结构（图 491-5）。这些肿瘤一般不具侵袭性，但可延伸到脑室腔内和（或）替代正常组织，引起梗阻性脑积水。组织学特点为血管周围的假菊形团形成，室管膜菊性团形成，单一形态核型以及非栅栏状坏死区等。其他组织学亚型包括间变型室管膜瘤（WHO Ⅲ级），儿童少见，以高有丝分裂指数和微血管增生，假栅栏状坏死为特征。黏液乳头型室管膜瘤（WHO Ⅰ级）是另一种生物学亚型，常起源于脊髓终丝及圆锥，生长较缓慢。尽管已经有许多新的发现，但因室管膜瘤异质性的特征，迄今尚未发现特征性的细胞和分子遗传学异常。早期研究发现存在不同的遗传学亚型，例如脊髓室管膜瘤与 *NF2* 基因突变有关。外科手术是首选的治疗方法，手术切除范围是

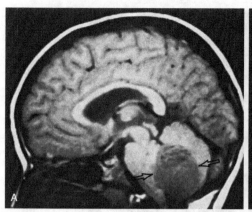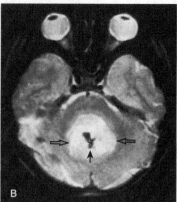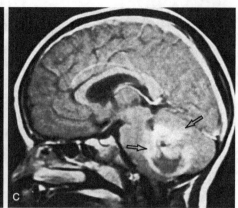

图 491-5　A.室管膜瘤的矢状位 T1 加权 MRI 影像，第四脑室的低密度肿块（箭头）。B.室管膜瘤的 T2 加权像显示第四脑室高密度肿块（开放箭头）和低密度中央区域的钙化（封闭箭头）。C.钆增强的 T1 加权影像显示室管膜瘤（箭头）

摘自 Kuhn JP, Slovis TL, Haller JO. Caffey's pediatric diagnostic imaging. 10 ed. Philadelphia: Mosby, 2004: 579

影响预后的主要因素。其他两个影响预后的因素是年龄和肿瘤所在位置。患病时年龄越小，肿瘤部位越靠近后颅窝，预后越差。单独依靠手术治疗效果差。对于肿瘤完全切除的患儿术后联合放疗，长期生存率可达 40%。肿瘤复发主要在原发部位。室管膜瘤对于许多化疗药物敏感，然而，化疗在联合治疗中的作用还有待于探讨。目前研究主要集中在寻找放疗的最佳剂量、化疗后二次手术的评价以及经典化疗药物或新化疗药物长期疗效的评估。

脉络丛肿瘤

　　脉络丛肿瘤占儿童中枢神经系统肿瘤的 2%~4%。它是 1 岁以下婴儿最常见的肿瘤，占婴儿中枢神经系统肿瘤的 10%~20%。脉络丛肿瘤起源于脑室内的脉络丛上皮细胞。患儿出现颅内压升高的临床症状和体征。婴儿可表现为大头畸形和局灶性神经功能障碍。在儿童，这些肿瘤主要为侧脑室的幕上肿瘤。脉络丛乳头状瘤（WHO Ⅰ 级）是最常见的脉络丛肿瘤，影像学可见肿瘤边界清晰，组织学所见和正常脉络丛相似。脉络丛乳头状癌（WHO Ⅲ 级）是一种恶性肿瘤，有很强的转移潜能，可向脑脊液循环通路种植。脉络丛乳头状癌组织学特点为细胞核多形、高分裂指数和细胞密度增高。甲状腺素转运蛋白（前清蛋白）免疫检测阳性有助于疾病的确诊。这些肿瘤和 Li-Fraumeni 综合征相关。猿类病毒 40（SV40）可能和脉络丛肿瘤的病因学有关。如果手术完整切除肿瘤组织，100% 的脉络丛乳头状瘤可以治愈，而脉络丛乳头状癌只有 20%~40% 可治愈。有文献报道放疗或化疗可以使脉络丛癌得到更好控制。

■ 胚胎性肿瘤

　　胚胎性肿瘤或原始神经外胚层肿瘤（primitive neuroectodermal tumors，PNETs）是儿童最常见的中枢神经系统恶性肿瘤，约占儿童中枢神经系统肿瘤的 20%，易转移到神经轴索。胚胎性肿瘤包括髓母细胞瘤、幕上 PNET、室管膜母细胞瘤、髓上皮母细胞瘤和非典型畸胎 / 横纹肌样瘤（atypical teratoid/rhabdoid tumor，ATRT）。这一类肿瘤 WHO 分级均为 Ⅳ 级。

　　髓母细胞瘤占儿童胚胎性肿瘤的 90%，主要发生在小脑，男性为主，平均发病年龄 5~7 岁。常见发病部位为中线小脑蚓部，然而，较大儿童可发生在小脑半球。头颅 CT 和 MRI 可见后颅窝内一实质性的均匀的高密度增强影，梗阻第四脑室梗阻引起脑积水。约有 30% 患儿神经影像学检查发现软脑膜播散。在多种组织学类型中，最典型的为单一形态的未分化细胞，呈蓝色小圆细胞表现。神经元分化相在这些肿瘤细胞中较为常见，可见特征性的 Homer Wright 玫瑰花结，突触素免疫染色阳性。间变型进展更快，预后更差。患儿表现为颅内压增高（头痛、恶心、呕吐、精神状态改变及高血压）和小脑功能失调（共济失调、平衡能力减弱和辨距不良）的症状和体征。标准的临床分期依赖于手术前后脑和脊髓的 MRI 检查，以及腰穿检查。但腰穿需在颅内高压治疗好转后才能进行（图 491-6）。最初仅根据手术信息进行评定肿瘤危险程度的 Chang 分期系统现已修改，目前神经系统影像学检查信息也被用于危险程度的评定。临床特点例如疾病诊断年龄、肿瘤大小和手术切除程度等仍然是判断预后的重要指标。发病年龄 <4 岁的患儿预后不良，部分原因是发现症状时肿瘤已出现远处播散以及使用的治疗方法不够强烈。患儿在诊断时已有肿瘤播散（M>0），即使仅仅在 CSF 中找到肿瘤细胞（M1），其预后远差于未播散患儿（M0）。同样，手术后仍残留肿瘤组织的患儿预后也差于完全切除者。

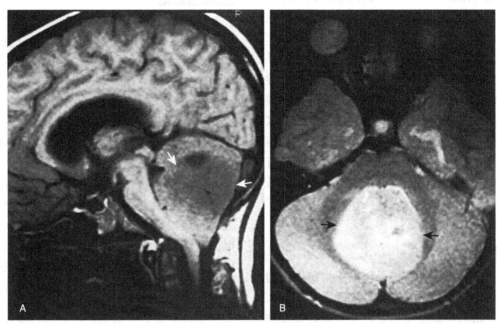

图 491-6　髓母细胞瘤的 MRI　A. 矢状位 T1 加权显示小脑蚓部的低密度肿块（箭头）。B. 矢状位 T2 加权可见小脑蚓部的髓母细胞瘤急性出血后梗阻后高密度肿块（箭头）

摘自 Kuhn JP, Slovis TL, Haller JO. Caffey's pediatric diagnostic imaging, 10 ed. Philadelphia: Mosby, 2004: 574

　　细胞及分子遗传学研究发现髓母细胞瘤细胞患儿有多种基因结构异常。最常见的异常为染色体 17p 缺失，可在 30%~40% 的患儿中出现。但 17p 缺失与 p53 基因突变无关。研究显示某些信号通路活化与髓母细胞瘤有关，例如 Sonic Hedgehog 通路，该通路与结缔组织异型性增生相关；另一通路是 WNT 通路，>15% 病例存在此通路活化，该通路活化可提高患儿生存率。在 MYCC 癌基因扩增和酪氨酸激酶受体 ERBB2 表达增加的患儿中，疾病预后更差，而 neurotrophin-3 受体（TRKC）过度表达生存率将有所提高。目前将组织学分型及临床症状作为分析髓母细胞瘤危险度的两种因素。组织学的标志物确定是通过回顾分析包括：肿瘤细胞类型（典型，结节性结缔组织增生，间变性大细胞）；TRKC、MYCC、和 ERBB2 是否过度表达。有研究发现结合临床表现及 ERBB2 表达能高度准确地识别疾病危险度。另一研究发现基因表达谱是独立于临床表现的预后判断因素。目前研究尚不成熟仍需更大样本研究。随着基因芯片技术的发展，目前已经发现一些基因与髓母细胞瘤转移和预后有关。

　　多种治疗方式已用于髓母细胞瘤，手术是治疗的基础。髓母细胞瘤对于化疗和放疗均较为敏感。从历史回顾看，单独外科手术并无明显疗效。在 20 世纪 40 年代，人们发现髓母细胞瘤对放疗敏感，可使生存率达 30%。随着神经外科学、神经放射学的发展和放疗水平的提高，以及有效的化疗方案的应用，髓母细胞瘤的生存率现在达到 60%~70%。髓母细胞瘤标准放疗方案为脑脊髓照射总累积剂量为 24Gy，肿瘤床总累积剂量为 50~55Gy。<3 岁的幼儿接受该剂量的脑脊髓照射后可出现严重的神经系统后遗症，例如小头畸形、学习障碍、智力落后、神经内分泌功能异常（生长停滞、甲状腺功能低下、性腺功能减退和青春期缺失或延迟）和（或）肿瘤复发。在年长儿中，以上远期神经症状如学习障碍、神经内分泌功能异常和肿瘤复发也可发生。根据以上临床观察结果将患儿分为 3 组：①<3 岁患儿组；②标危患儿组：>3 岁患儿，无远处播散，手术完全切除（M0）；③高危组：3 岁以上患儿，有远处播散（M>0），和（或）手术后仍有肿块残留。不同组别基于危险度不同，采取不同治疗措施，高危者接受大剂量脑脊髓放疗（36Gy），放疗期间和放疗后予以化疗；标危者（未转移）接受低剂量脑脊髓放疗（24Gy），放疗期间和放疗后予以化疗。<4 岁儿童采用大剂量化疗和外周血干细胞回输，不采用放疗。对于未转移且完整手术切除的儿童髓母细胞瘤患儿，总生存率达 85%。对于肿瘤较大术后仍有肿瘤组织残留的患儿生存率为 56%，已发生肿瘤转移的患儿生存率为 38%，预后较差。

　　幕上原发性神经外胚层肿瘤（supratentorial primitive neuroectodermal tumors, SPNETs）占儿童脑肿瘤的 2%~3%，主要见于 10 岁以内儿童。其组织学特征与髓母细胞瘤相似，包括未分化或分化程度差的神经上皮细胞。从历史回顾看，经联合治疗的 SPNET

患儿的疗效比髓母细胞瘤差。现阶段的临床试验显示SPNET患儿属于高危组，需接受大剂量化疗和脑脊髓放疗。

非典型畸胎/横纹肌样瘤是一种极具侵袭性的胚胎恶性肿瘤，主要在5岁以下儿童发病，可发生于神经轴索的任何部位。组织学研究表明该肿瘤细胞异质性高，包括表达上皮细胞膜抗原和神经丝抗原的横纹肌样细胞。特征性的细胞遗传学异常表现为肿瘤细胞染色体22q11.2部分或完全缺失，与INI1基因突变有关。基因突变和肿瘤形成间的具体关系迄今未明。虽然强烈化疗联合多种治疗方式，疾病预后仍不好，但也有一些患儿长期生存的报道。

松果体实质肿瘤

松果体实质肿瘤是发生在松果体内除生殖细胞瘤外的最常见肿瘤。它们包括松果体母细胞瘤（主要在儿童期发病）、松果体细胞瘤和混合性松果体实质肿瘤。该种疾病的治疗也采用多种模式联合应用。以前因肿瘤特殊的发病部位和外科干预后潜在的并发症，这组疾病备受关注。随着神经外科学和手术技术的发展，其发病率和死亡率显著下降。立体定向活检已足够确定诊断；然而在实施其他治疗前应尽量完整切除肿瘤。松果体母细胞瘤是松果体实质肿瘤中恶性程度较高的一种类型，并认为它也是儿童PNET的一种亚型。化疗方案由顺铂、环磷酰胺、VP-16、长春新碱和（或）洛莫司汀等药物组成。数据分析显示松果体区的PNETs经手术、放疗和化疗联合治疗，5年生存率达70%，与髓母细胞瘤疗效相近。松果体细胞瘤常由手术切除治疗。

颅咽管瘤

颅咽管瘤（WHO I 级）是一种儿童常见肿瘤，占所有儿童肿瘤的7%~10%，以颅咽管上皮瘤为主。患儿常见临床表现为内分泌异常，如生长迟缓，性发育延迟。也可见视力变化，如视力下降和视野缺损。肿瘤通常较大，具有异质性，同时可见实性及囊状结构，多发生在蝶鞍上区域。此肿瘤侵袭性小，黏附于临近的脑实质，随后包裹正常脑结构。MRI显示实质肿瘤中含囊状结构，其中有中等密度的液体区。CT可见肿瘤实质和囊壁的钙化。外科手术是主要的治疗方法，范围小的肿瘤经手术完全切除后可治愈。对于较大且复杂的肿瘤，外科手术和放疗的相对作用目前尚存在争论。由于肿瘤特殊的发病部位，肿瘤本身和它们的治疗可能会导致明显的并发症发生（全垂体功能减退、发育障碍、视觉缺失）。目前，化疗对颅咽管瘤的作用尚未被证实。

生殖细胞瘤

中枢神经系统的生殖细胞瘤是儿童期一组主要的不均一性肿瘤，原发性肿瘤多发生于松果体和蝶鞍上区域的中线结构，约占儿童脑肿瘤的3%~5%。10~12岁为发病高峰。总体来看，尽管蝶鞍上区域肿瘤在女性发病率高，但生殖细胞瘤却以男性患儿发病为主。5%~10%的生殖细胞瘤呈多灶性，亚洲人群发病远高于欧洲。由于该肿瘤临床经过隐匿，故不易早期诊断。疾病早期临床表现常不易察觉，如学校表现差和行为异常。与周围生殖细胞瘤一样，检测α甲胎蛋白和β-人绒毛膜促性腺激素有助于确定诊断和观察疗效。通过外科活检可确诊，但是非生殖细胞源性生殖细胞瘤可因检测的蛋白标志物指标升高而确诊。对于生殖细胞源性和混合性的生殖细胞瘤治疗方法迥然不同。单纯的生殖细胞瘤生存率可达90%。对于单纯生殖细胞瘤患儿手术后是否使用化疗和放疗目前尚存在争议。有临床研究将化疗及低剂量的放疗应用于单纯生殖细胞瘤术后患儿。而非生殖细胞源性的生殖细胞瘤的治疗则要强烈得多，将强烈化疗和脑脊髓放疗联合应用与治疗中。5年生存率较单纯的生殖细胞瘤明显降低，达40%~70%。相比之下大剂量化疗后使用自体干细胞解救更有优势。

脑干肿瘤

脑干肿瘤是一组异质性肿瘤，约占儿童期原发中枢神经系统肿瘤的10%~15%，其预后与肿瘤部位、影像学特征以及患儿的临床状态相关。患儿可表现为运动无力、脑神经缺陷、小脑缺陷和（或）颅内压增高体征。根据MRI评估和临床症状，脑干肿瘤可分为4类：①局灶型，占患者总数的5%~10%；②外突型，占患者总数的5%~10%；③颈延髓型，占患者总数的5%~10%；④弥漫性内生型，占患者总数的70%~85%（图491-7）。局灶型和外突型预后良好，手术是其最主要的治疗方法。这两组肿瘤在组织学上通常为低度恶性神经胶质瘤。颈延髓型因其部位的特殊性而不适合手术，但对放疗敏感。弥漫性内生型肿瘤以弥漫浸润型脑桥胶质瘤为特征，其预后很差，和组织学诊断无关。这些肿瘤不适合手术切除。对于MRI发现有弥漫性内生型肿瘤的儿童是否进行活检存在争议，除非目前诊断未明，需要与感染、脱髓鞘病变、血管畸形、多发性硬化或转移性肿瘤等疾病相鉴别时，否则一般不推荐活检。这些诊断在成人中更常见。治疗弥漫浸润型脑桥胶质瘤的标准方法是放疗，经放疗治疗后患儿的中位生存时间是12个月，这是放疗所能达到的最好的疗效。在这组患儿中采用大剂量化疗联合造血干细胞解救并不能提

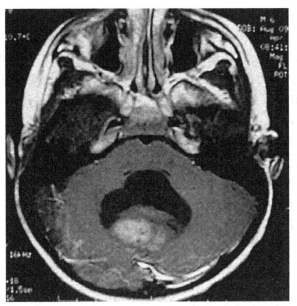

图 491-7　1 例 10 岁女童以头痛、颅神经麻痹和左侧肢体无力为表现，矢状位钆增强的 T1 加权 MRI 影像显示脑桥弥散浸润胶质瘤

高生存率。与恶性胶质瘤类似，目前的研究包括评估单独应用药物或联合放疗的治疗效果。

转移性肿瘤

儿童期其他恶性肿瘤播散到脑部者不常见。儿童急性淋巴细胞白血病和非霍奇金淋巴瘤可播散至软脑膜，引起交通性脑积水。髓性白血病细胞堆积所致的绿色瘤可发生于整个中枢神经系统。淋巴瘤、神经母细胞瘤、横纹肌肉瘤、尤因肉瘤、骨肉瘤、肾透明细胞肉瘤可转移至脑实质，但较为罕见。治疗方法基于特异性组织学诊断，可联合放疗、化疗药物鞘注和 (或) 全身性化疗。在儿童脑肿瘤中最常见的发生神经系统外转移的是髓母细胞瘤，其次是恶性胶质瘤、PNET 和室管膜细胞瘤。脑室腹膜分流术是目前所知的导致脑肿瘤神经系统外转移的一个原因，主要转移至腹腔内，但也可发生全身性转移。

■ 并发症和长期治疗

美国癌症研究所 SEER 程序数据显示超过 70% 的儿童脑肿瘤患者能长期生存，但至少一半的生存者会经历由肿瘤本身和其治疗所导致的慢性问题，包括慢性神经功能缺陷，例如局部运动和感觉异常、癫痫、神经认知缺陷 (如发育延迟、学习障碍)、神经内分泌缺陷 (如甲状腺功能减退、矮小、青春期延迟或缺失)。而且这些患儿有显著的肿瘤复发的风险。对这些肿瘤患儿在治疗中和治疗后的多方位支持和干预能改善预后。控制癫痫、理疗、生长激素和甲状腺激素的替代、个体化教育、职业教育等能提高儿童脑肿瘤患者的生存质量。

参考书目

参考书目请参见光盘。

（杨雪　译，陆国平　审）

第 492 章
神经母细胞瘤
Peter E. Zage, Joann L. Ater

神经母细胞瘤 (neuroblastoma, NB) 是外周交感神经系统的胚胎性肿瘤，临床表现多样，可以自发缓解，也可能进展快，对多药化疗无效。多数病例发病原因不明，尽管在儿童神经母细胞瘤的治疗方面已取得了很大进步，但进展快者预后仍差。

■ 流行病学

NB 是儿童最常见的颅外实体瘤，是婴儿最常见的恶性肿瘤。美国每年新增病例约 600 例，占儿童恶性肿瘤的 8%~10%，婴儿期肿瘤的 1/3。NB 占儿童癌症死亡率 >15%。诊断平均年龄是 22 个月，90% 病例在 5 岁前确诊。男童和白种人发病率略高。

■ 病理学

NB，来源于原始神经嵴细胞，包括分化程度不同的一系列肿瘤，例如以原始未分化小圆细胞为特征的神经母细胞瘤，含有成熟和成熟中的 schwannian 基质以及神经节细胞的成神经节细胞瘤或星形胶质细胞瘤。NB 与其他蓝色小圆细胞肿瘤 (如横纹肌肉瘤，尤因肉瘤和非霍奇金淋巴瘤) 类似。预后因组织学类型不同而不同。预后因素包括 schwannian 基质的有无和数量，肿瘤细胞分化程度和有丝分裂核碎裂指数。

■ 发病机制

NB 病因尚不清楚。家族性 NB 占所有病例的 1%~2%，诊断年龄小，与 *Phox2B* 和 *ALK* 基因突变有关。NB 与其他神经嵴疾病有关，包括 Hirschsprung 病，肺换气不足综合征，神经纤维瘤病 I 型和先天心血管畸形 (表 492-1)。患有 Beckwith-Wiedemann 综合征和单侧肢体肥大的儿童 NB 发生率高。NB 发病率增加与父母职业化学暴露、农作、与电子产品接触有关，但未发现单一环境暴露能引起 NB。

表 492-1　神经母细胞瘤症状

名称	特征
Pepper 综合征	广泛的肝转移,有或无呼吸困难
Horner 综合征	单侧眼睑下垂,瞳孔缩小和无汗,由于胸部或颈部肿瘤引起,症状不随肿瘤切除而缓解
Hutchinson 综合征	与骨和骨髓转移相关的跛行和易激惹
斜视眼阵挛-肌阵挛-共济失调综合征	肌阵挛和眼球随意运动伴或不伴小脑共济失调。常见于生物学预后良好的分化型肿瘤。可能是免疫介导,症状不一定随肿瘤切除而消失,经常出现进行性神经心理后遗症
Kerner-Morrison 综合征	由于肿瘤分泌血管活性肠肽引起难治性分泌性腹泻。通常生物学预后良好
Neurocristopathy 综合征	神经母细胞瘤与其他神经系统疾病有关,包括先天性肺换气不足综合征或 Hirschsprung 病。其中一种亚型可检测到 PHOX2B 基因突变

摘自 Park JR, Eggert A, Caron H. Neuroblastoma: biology, prognosis, and treatment. Pediatr Clin North Am, 2008, 55: 97–120

NB 基因异常能提示预后,包括 MYCN(N-myc)前癌基因和细胞 DNA 含量或染色体倍性(表 492-2,表 492-3,表 492-4)。有 MYCN 基因复制者肿瘤级别高,预后差。超二倍体对于 <1 岁儿童提示预后较好。其他染色体异常,包括 1p、11q 和 14q 的杂合性缺失(heterozygosity, LOH)。17q 缺失或获得在 NB 常见,预后差。此外,其他生物学因素与预后相关,包括肿瘤组织学特征,有无血管受累,神经生长因子受体(TrkA、TrkB)、铁蛋白、乳酸脱氢酶、神经节苷脂 GD2、神经肽 Y、嗜铬粒蛋白 A、CD44、多药耐药相关蛋白和端粒酶表达水平等。针对上述因素的临床研究正在进行,目的在于探讨这些因素是否能提示预后良者降低治疗强度,对于预后差易复发者则要增加治疗强度。

■ 临床表现

NB 可以发生在交感神经系统的任何部位。大约一半病例原发于肾上腺,剩余的病例大部分原发于脊髓旁交感神经节。诊断时年龄 >1 岁者易扩散,通常通过局部浸润、血行转移或淋巴结远处转移。最常见的扩散部位是局部淋巴结或远处淋巴结,长骨和颅骨,骨髓,肝和皮肤。肺和脑扩散少见,仅见于不足 3% 的病例。

NB 可与其他疾病的临床表现相似而难以诊断。症状和体征反映了肿瘤的部位和严重程度。转移可引起多种表现,包括发热、烦躁、生长迟滞、骨痛、血细胞减少、蓝色皮下结节、突眼和眶周淤斑(图 492-1)。肿瘤局限者可表现为无症状肿块或肿块相关症状,如脊髓受压,肠梗阻和上腔静脉综合征。

儿童 NB 也可表现为神经系统症状和体征。位于上颈神经节区域的肿块可导致 Horner 综合征。脊柱旁 NB 可侵犯神经孔,引起脊髓和神经根压迫症状。NB 还可出现自身免疫起源的副肿瘤综合征,即斜视眼阵挛-肌阵挛-共济失调综合征。一些肿瘤产生儿茶酚胺,引起多汗和高血压;一些可释放血管活性肠肽,导致分泌性腹泻。肿瘤大者可出现肿瘤溶解综合征和 DIC。<1 岁婴儿可表现为独特的 4S 期,包括广泛的皮下肿瘤结节,明显肝浸润,部分骨髓受累,不伴有骨浸润或其他转移的小的原发灶。

■ 诊　断

NB 通常在 X 线片、CT、MRI 上表现为单个或多个肿块(图 492-2)。X 线片或 CT 上,肿块常见钙化和出血。可以通过超声进行产前诊断。95% 病例出现肿瘤标志物包括尿中儿茶酚胺代谢物高香草酸(HVA)和香草扁桃酸(VMA)升高,以协助诊断。活检肿瘤组织可协助病理诊断。如果在骨髓中发现蓝色小圆细胞,尿中 VMA 或 HVA 水平升高,可诊断 NB 而无需原发肿瘤活检(图 492-3)。

转移性病变的评估包括胸部和腹部的 CT 或 MRI,骨扫描检测骨皮质有无受累,至少两个不同部位的骨髓穿刺和活检。利用 Iodine-123 meta-iodobenzylguanidine(123I-MIBG)的研究可了解疾病严重程度(图 492-4)。怀疑脊髓受压,需行 MRI 检查。除非临床表现提示脑转移,一般不常规进行脑的 CT 或 MRI 检查。

国际神经母细胞瘤分期系统(intemational neuroblastoma staging srstem. INSS)目前已用外科手术后的分期(表 492-3)。INSS 中,1 期指局限于原发部位的肿瘤,可完全切除;2 期指肿瘤超出原发部位,但未超越中线,伴(2B 期)或不伴(2A 期)同侧淋巴结转移;3 期指肿瘤越过中线,伴或不伴双侧淋巴结转移;4 期指肿瘤远处转移(骨、骨髓、肝、远处淋巴结及其他器官)。4S 期指 <1 岁的患儿,伴肝、皮肤或骨髓转移而无骨浸润,以及具有 1 期或 2 期的原发肿瘤。新的国际神经母细胞瘤高危因素分级系统(i nternational Neuroblastoma Risk Group Staging System, INRGSS)正在进行世界范围的 NB 治疗和预后的研究。

■ 治　疗

近 20 年 NB 治疗变化明显,对于肿块局限、低

表 492-2　神经母细胞瘤危险度分组

分组	分期	年龄	MYCN 扩增	DNA 倍体	SHIMADA 组织学
低危	1	任何	不定	不定	不定
低危	2A/2B	任何	不扩增	不定	不定
高危	2A/2B	任何	扩增	不定	不定
中危	3	<547 d	不扩增	不定	不定
中危	3	≥ 547 d	不扩增	不定	FH
高危	3	任何年龄	扩增	不定	不定
高危	3	≥ 547 d	不扩增 d	不定	UH
高危	4	<365 d	扩增	不定	不定
中危	4	<365 d	不扩增	不定	不定
高危	4	365 to <547 d	扩增	不定	不定
高危	4	365 to <547 d	不定 y	DNA 指数 = 1	不定
高危	4	365 to <547 d	不定	不定	UH
中危	4	365 to <547 d	不扩增	DNA 指数 > 1	FH
高危	4	≥ 547 d	不定	不定	不定
低危	4S	<365 d	不扩增 d	DNA 指数 > 1	FH
中危	4S	<365 d	不扩增	DNA 指数 = 1	不定
中危	4S	<365 d	不扩增	不定	UH
高危	4S	<365 d	扩增	不定	不定

FH: 组织学良好；UH: 组织学差
Courtesy of Children's Oncology Group;
摘自 Park JR, Eggert A, Caron H. Neuroblastoma: biology, prognosis, and treatment. Pediatr Clin North Am, 2008, 55: 97~120

表 492-3　国际神经母细胞瘤分级系统

级别	定义	发生率	5 年生存率 *
1	局部肿瘤可完整切除，伴或不伴显微镜下残留病变。同侧淋巴结无受累（随原发肿瘤切除的淋巴结可阳性）	5%	≥ 90%
2A	不完全肿瘤切除，显微镜下同侧非粘连性淋巴结阴性	10%	70%~80%
2B	不不完全肿瘤切除，显微镜下同侧非粘连性淋巴结阳性，对侧淋巴结阴性	10%	70%~80%
3	单侧肿瘤不能切除，越过中线†，有或无区域淋巴结受累；或者单侧肿瘤伴对侧淋巴结受累；中线肿瘤向双侧浸润（可切除）或者淋巴结受累	25%	40%~70%
4	有远处淋巴结转移；骨、骨髓、肝、皮肤和其他脏器转移（除了 4S 期）	60%	<18 个月，85%~90 % >18 个月，30%~40%
4S	原发肿瘤（1、2A 或 2B），仅限于皮肤、肝和骨髓转移‡（仅限于 <1 岁婴儿）	5%	>80%

* 生存率与其他因素相关，如 MYCN 扩增，百分比是粗略估计
† 中线指脊柱。肿瘤起源于一侧越过中线，浸润或越过脊柱的另一侧
‡4S 期骨髓受累应最小化（例如，骨髓活检或穿刺 <10% 有核细胞为恶性）。更多骨髓受累应想到 4 期。骨髓锝扫描阴性
摘自 Kliegman RM, Marcdante KJ, Jenson HB, et al. Nelson essentials of pediatrics, ed 5. Philadelphia: WB Saunders, 2006: 746. Brodeur GM, Pritchard J, Berthold F, et al. Revisions of the international criteria for neuroblastoma diagnosis, staging, and response to treatment. J Clin Oncol, 1993, 11: 1466~1477

表 492-4　NB 的表型和基因特征、治疗和不同预后的生存率

变量	预后 *			
	低危	中危	高危	4S 期
疾病类型	局部肿瘤	局部肿瘤，伴局部淋巴结受累；婴儿可转移至骨髓和骨	转移至骨髓和骨（婴儿除外）	婴儿转移至肝和皮肤（骨髓受累轻微）
肿瘤遗传学	整个染色体异常	整个染色体异常	节段性染色体畸变	整个染色体异常
治疗	手术†	中等强度化疗，手术†	大剂量化疗，手术和放疗；清髓性化疗联合自体造血干细胞移植；异维甲酸联合抗神经节苷脂 GD2 免疫治疗	支持治疗‡
生存率	>98%	90%~95%	40%~50%	>90%

* 根据 COG 提出的危险性和死亡率进行患者的预后分组。4S 期例外，因为它有良好的生物学特征表型，虽然早期进展，但能自发缓解
† 外科手术的目的是安全取出肿瘤，避免周围正常结构受累，并且行组织的病理和分子生物学检查。一些局部肿瘤也可自行消退
‡ 低剂量化疗，放疗或二者同时应用于肝受累，特别是大于 2 月龄婴儿，他们常因严重的肝大出现危及生命的并发症
摘自 Maris JM. Recent advances in neuroblastoma. N Engl J Med, 2010, 326: 2202~2210

危者，治疗强度明显减低；高危者治疗增强并且加用了新的抗癌药物。目前疗效和预后的决定因素包括年龄，肿瘤分期，细胞遗传学和分子生物学特征（表492-2、492-3、492-4）。低危 NB 常用治疗为，1期和 2 期手术，4S 期观察不行进一步治疗，治愈率通常 >90%。少见的局部复发者放化疗也能治愈。脊髓受压需紧急化疗，手术或放疗避免神经损伤。4S期 NB 预后良好，可自发缓解。对于少见的原位复发采用化疗或放疗仍能治愈。有脊髓受压症状者需要立即治疗以免神经受损，治疗包括化疗、手术或放疗。4S 期 NB 预后良好，可自发缓解。化疗或肿瘤切除并不能提高生存率，但对于婴儿，出现广泛的肝脏和呼

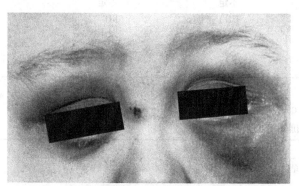

图 492-1　神经母细胞瘤的眶周转移，出现突眼、淤斑

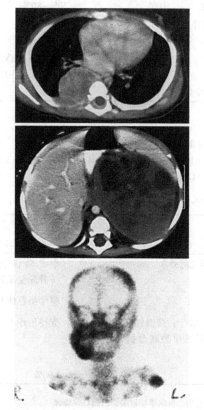

图 492-2　A. 胸部神经母细胞瘤的 CT 扫描，诊断时伴椎管内扩展。B. 肾上腺神经母细胞瘤的 CT 扫描，伴广泛的淋巴结转移。C. 采用二磷酸锝闪烁法骨扫描显示骨骼弥漫浸润

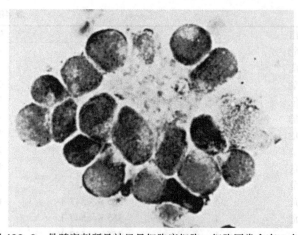

图 492-3　骨髓穿刺所见神经母细胞瘤细胞，细胞团常含有 3 个或 3 个以上细胞伴或不伴玫瑰花结形成。玫瑰花结状细胞围绕内部的原纤维性肿块成为 NB 的特征

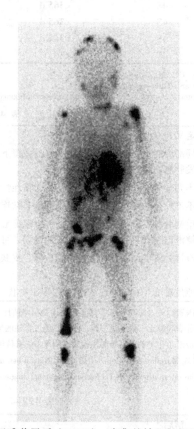

图 492-4　间碘苯甲呱（MIBG）- 富集的神经母细胞瘤。多部位可见放射性标记物摄取增多，包括骨和软组织
摘自 Maris JM, Hogarty MD, Bagatell R, et al. Neuroblastoma. Lancet, 2007, 369: 2106-2120

吸系统受累时，小剂量的环磷酰胺或肝放疗可能缓解症状。这部分 4S 期儿童生存率为 81%。

中危组 NB 患儿的治疗包括手术、化疗，某些患儿也需要放疗。化疗通常包括中等剂量的顺铂或卡铂、环磷酰胺、依托泊苷和阿霉素，疗程为数月。对化疗不完全有效的病例则予放疗。中危 NB，包括 3 期和 12 个月以下具有良好预后特征的 4 期婴儿采用中度

治疗预后良好，生存率 >90%。中危组中，获取足够的诊断资料了解肿瘤的生物学特征，如 Shimada 病理分型、MYCN 基因扩增等尤为重要，这样具有不良预后特征的患儿可予以更强烈的治疗，而具有良好预后特征的患儿可尽量减少药物相关毒性。

高危组 NB 采用目前治疗方案，包括高强度化疗、自体干细胞移植（ASCT）、手术、放疗和 13-cis- 维甲酸（异维甲酸，Accutane），长期生存率达 25%~35%。诱导化疗药物包括环磷酰胺、拓扑替康、多柔比星、长春新碱、顺铂和依托泊苷。诱导化疗后，对残留肿瘤手术切除，接着进行局部放疗。此后大剂量化疗行 ASCT。临床试验证实 ASCT 和化疗就单纯化疗生存率明显提高。ASCT 后应用 13-cis- 维甲酸能进一步提高生存率。

高危 NB 复发率高，复发后的 NB 对二线化疗方案反应率 <50%。对于高危且复发的儿童 NB 需要研究新的治疗方案。目前正在研究的包括新的化疗药物，放射性核素标记的药物（如 131I-MIBG），单克隆抗体（抗肿瘤相关 GD2）联合生长因子（GM-CSF），以及抗肿瘤疫苗。针对 NB 的生物学研究有望发现新的分子生物学治疗靶点。

参考书目

参考书目请参见光盘。

（杨雪　译，陆国平　审）

第 493 章

肾肿瘤

493.1　Wilms 瘤

Peter M. Anderson, Chetan Anil Dhamne, Vicki Huff

Wilms 瘤又称肾母细胞瘤，是儿童最常见的肾原发恶性肿瘤，其他肿瘤非常少见。多药治疗以及多中心临床研究已经将 Wilms 瘤的治愈率从 <30% 提高到 90%（表 493-1）。

■ 病因：基因和分子生物学

Wilms 瘤是肾的胚胎恶性肿瘤。多数 Wilms 瘤病例为散发性，仅 1%~2% 有家族倾向。有家族倾向者通过常染色体显性方式遗传，具有可变的外显率，诊断时年龄偏低且双侧发病率高。对 Wilms 瘤模型研究发现基因突变使肾易感肿瘤。这些良性肾胚胎细胞将异常带至生后，约占新生儿肾的 1%，并且在儿童早期阶段退化或分化。持续带有突变基因的肾胚胎细胞可能会出现其他突变转化为 Wilms 瘤。肾原性细胞可能在肾小叶内，例如 Wilms 瘤伴无虹膜和泌尿生殖系统异常、智力发育落后（WAGR）和 Denys-Drash 综合征，或者在肾小叶叶周围或在多部位，例如 Beckwith-Wiedemann 综合征（BWS）。

Wilms 瘤遗传方式多样（表 493-2）。家族性 Wilms 瘤与染色体 17q 上的 *FWT1* 基因及 19q13 上的 FWT2 基因有关。但是，有些家族性病例并没有这两个基因突变，这说明还存在其他基因位点。

目前研究最清楚的 Wilms 瘤基因是 *WT1*，位于 11p13，编码对于正常肾和生殖腺发育很关键的锌指转录因子。WAGR 是由于染色体 11p13 缺失，这一区域是 PAX6 和 WT1 位点。无虹膜是因为 *PAX6* 基因的缺失，该基因与 *WT1* 基因相邻。WAGR 患者常早期合并 Wilms 瘤，组织学类型良好，对治疗反应好，但是成人期出现终末期肾病（end-stage renal disease, ESRD）危险性增加。WT1 胚系突变患者具有相同的

表 493-1　Wilms 瘤十年随访

组织学	分期	无复发生存率	总生存率
良好	Ⅰ	91%	96%
良好	Ⅱ	85%	93%
良好	Ⅲ	84%	89%
良好	Ⅳ	75%	81%
良好	Ⅴ	65%	78%
间变	Ⅱ～Ⅲ	43%	49%
间变	Ⅵ	18%	18%

摘自儿童肿瘤组织（COG）数据：National Wilms Tumor Study Ⅳ

表 493-2　与 Wilms 瘤相关的综合征

综合征	临床特点	基因异常
Wilms 瘤，虹膜缺如，泌尿生殖系统异常，智力发育落后（WAGR 综合征）	虹膜缺如，泌尿生殖系统异常、智力发育落后	11p13（*WT1* 和 *PAX6*）缺失
Denys-Drash 综合征	早期肾衰竭、肾小球纤维化、男性假两性畸形	WT1 错义突变
Beckwith-Wiedemann 综合征（BWS）	器官肿大（肝、肾、肾上腺、胰腺）、巨舌、脐突出、单侧肢体肥大	父系单侧二倍体、11p15.5 复制印迹缺失，p57KIP57 突变，11p15.5 IGF2 和 H19 印迹控制区域突变

Wilms 瘤易感性，并且可出现与 WAGR 相同的泌尿生殖系统异常。此外具有特异的 *WT1* 错译突变者会发生早发型肾衰竭（Denys-Drash 综合征）。*WT1* 基因在 10%~20%Wilms 瘤患者中是灭活的纯合子，通过体细胞或胚胎和体细胞突变。

WT2 基因是位于 11p15 的一组印迹基因。在 BWS 能观察到这组基因中的一个或多个基因发生改变引起印迹基因的复制或缺失。Wilms 瘤中大约 70% 的病例能检测到 11p15 的印迹（loss of imprinting, LOI）或杂合性（loss of heterozygosity, LOH）缺失。这一区域的候选基因包括 *IGF2*、*H19*、*CDKN1/p57kip* 和 *KCNQ1OT1/LIT1*。11p15 的单亲二倍体和 H19 的过度甲基化仅与 Wilms 瘤相关，而 KCNQ1OT1 的变化与除了与 Wilms 瘤有关外，还与其他肿瘤、巨大儿和腹壁缺陷有关。在 BWS 和 BWS/Wilms 发现 H19/IGF2 印迹控制区域（imprinting control region, ICR）的遗传性微缺失进一步证明了 IGF2 的异常表达与 Wilms 瘤的关系。据报道 20%~30%Wilms 瘤存在 X11.1 的 WTX 体细胞突变。位于 3p22.1 编码 β-连环蛋白的基因 *CTNNB1*，Wilms 瘤中有 15% 有该基因的体细胞突变。Wilms 的发生还与 WNT 信号传导通路有关。除了上述基因外，Wilms 瘤的相关基因位点还包括 1p，7p，16q 和 17p（*p53* 肿瘤抑制基因）。

■ 流行病学

Wilms 瘤在 15 岁以下儿童的发病率大约为 8/1 000 000，北美地区每年新增病例 500 例。大约占儿童恶性肿瘤的 6%，是儿童第二大常见腹腔肿瘤。Wilms 瘤 2~5 岁年龄高发，也可见于新生儿、青少年及成年人。可发生在单侧或双侧肾，双侧 Wilms 瘤发病率为 7%，马蹄肾患者患 Wilms 瘤概率是普通人的 2 倍。Wilms 瘤还与单侧肢体肥大、虹膜缺如和泌尿生殖系统异常，以及一些罕见综合征有关（表 493-2），如 BWS 和 Denys Drash 综合征。

■ 临床表现

Wilms 瘤最常见的首发症状是偶然发现的无症状的腹部肿块，通常是父母在给孩子洗澡或穿衣时发现的，或是医生在常规体检时发现（表 493-3）。由于腹膜后肿块可以在组织边界内无阻碍的生长，发现时肿块可以很大。由于双侧肾在功能上能互相补充，所以早期不易发现肾功能异常。25% 患者有高血压，可能与肿瘤释放的肾素有关。肾素水平升高也可能由于肾动脉受肿瘤直接压迫或肾被膜间接压迫导致缺血引起，或者由于肾动静脉瘘所致。大部分病例病因不清。

一些患者以腹痛为表现。15%~25% 有血尿，通常是无症状的。有些时候由于肾实质或肾盂出血出现腹部迅速增大和贫血表现。4%~10%Wilms 患者血栓进入下腔静脉，很少进入右房。患者还可有缺铁性贫血、慢性病性贫血、红细胞增多症、血小板升高、获得性 vW 因子缺乏或 Ⅶ 因子缺乏。

■ 诊断和鉴别诊断

儿童任何腹腔肿块均应考虑到恶性肿瘤并给予影像学、实验室检查和（或）病理检查明确其性质（表 493-3）。影像学检查包括腹部 X 线、超声、CT 和（或）MRI 以明确肿块在肾内的边界，与肾上腺肿物（如神经母细胞瘤）和其他腹部肿瘤鉴别。腹部超声能帮助鉴别囊性肿块。Wilms 瘤可表现为中心区的坏死或出血，由于肿瘤阻塞肾盂引起肾盂积水。肾静脉和下腔静脉的多普勒超声不仅能观察到肿瘤，还能评价集合管，了解肾静脉和下腔静脉有无血栓形成。

CT（图 493-1）和（或）MRI 能够帮助了解疾病程度、对侧肾的完整性以及有无转移。对双侧受累的 Wilms 瘤，MRI 有助于术前判断疾病严重程度。如果组织学类型是透明细胞癌，应进行骨扫描。如果是杆状的肾肿瘤，建议头颅 MRI 了解有无转移。对 Wilms 瘤及其他实体瘤，要了解有无肺转移，胸部 CT 较胸片更敏感。

Wilms 瘤细胞代谢活跃，能产生氟脱氧葡萄糖（fluorodeoxyglucose, FDG）。正电子成像术（positron emission tomography, PET）/CT 扫描能发现局部浸润

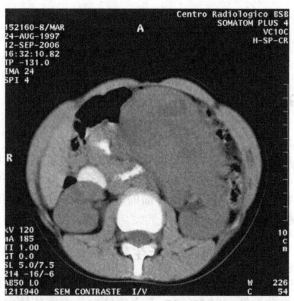

图 493-1 左肾 Wilm 瘤腹部 CT。由于生长在腹膜后，临床症状出现前肿瘤可以长到很大（如 >10cm）

表 493-3　儿童腹部和盆腔肿瘤的鉴别诊断

肿瘤	年龄	临床体征	实验室检查
Wilms 瘤	学龄前	单侧胁腹肿块，虹膜缺如，单侧肢体肥大	血尿，红细胞和血小板增多，部分凝血酶原时间延长
神经母细胞瘤	学龄前	胃肠道或泌尿生殖道阻塞、浣熊眼、肌阵挛 - 斜视眼阵挛、腹泻、皮肤结节	尿香草扁桃酸升高，高香草酸，铁蛋白升高，肿块点状钙化
非霍奇金淋巴瘤	>1 岁	>2 岁可见肠套叠	尿酸、乳酸脱氢酶升高，骨髓
横纹肌肉瘤	所有年龄	胃肠道或泌尿生殖道阻塞、葡萄状肉瘤、阴道出血、附睾肿块	
生殖细胞瘤或畸胎瘤	学龄前，青少年	女孩：腹痛、阴道出血 男孩：睾丸肿块、新发的"阴囊水肿"、骶尾部肿块或小凹	人绒毛膜促性腺激素，甲胎蛋白升高
肝母细胞瘤	出生至 3 岁	肝大而硬	甲胎蛋白升高
肝细胞性肝癌	学龄期，青少年	大而硬的结节、乙肝、肝硬化	甲胎蛋白升高

或远处转移，还能监测治疗反应和有无复发，有无淋巴结、骨盆软组织受累和肝转移等。

■ 治　疗

Wilms 瘤治疗方案有 2 种。一种是儿童肿瘤组织（Children's Oncology Group, COG），即原国家（美国）Wilms 瘤研究组织，提出的早期手术方案。另一种是国际儿童癌症协会（International Society of Pediatric Oncology, SIOP）提出的术前保守化疗方案。每一种方案均有优缺点，但预后相似。早期手术能够 100% 明确诊断从而采取相应化疗。术前化疗能使手术更容易并且减少术中肿瘤破裂溢出的概率。

预后因素包括年龄、分级、肿瘤重量及染色体 1p 和 16q 杂合性缺失（表 493-4）。组织病理分型是重要的危险度分级因素。无细胞间变被视为良好组织学类型。间变进一步分为局灶性和弥散性，均是预后较差的组织学类型。

COG 对于 Wilms 瘤治疗按危险度不同有不同的

表 493-4　Wilms 瘤分期

Ⅰ 期	肿瘤局限于肾内，能完整切除。肾包膜或肾窦血管无浸润，局域淋巴结无受累 T
Ⅱ 期	肿瘤扩散至肾周组织，但能完整切除，边缘及淋巴结无受累。至少有以下二者之一：①突破肾包膜；②侵及肾窦血管
Ⅲ 期	术后残留的肿瘤局限于腹部，包括不能手术的肿瘤；外科手术边界阳性残留；术前或术中肿瘤破裂；肾切除前活检，局域淋巴结扩散；瘤栓进入下腔静脉包括胸腔静脉和心脏
Ⅳ 期	腹外转移，如肺
Ⅴ 期	双侧肾肿瘤

摘自 Children's Oncology Group Protocol AREN 0532

方案。治疗主要在门诊进行。<2 岁，肿瘤重量 <550g 为低危，仅做肾切除和密切随访。Ⅰ 期和 Ⅱ 期接受长春新碱和放线菌素 D 共 18 周的联合化疗（EE-4A 方案）。放线菌素 D 每 3 周使用 1 次，长春新碱每周 1 次共 10 周，此后每 3 周 1 次直到第 18 周。长春新碱的剂量根据年龄和肿瘤重量调整，以减少神经毒性；儿童较少出现脱发。

多柔比星用于高危患者，能导致脱发。目前在北美，如果 Ⅰ 期和 Ⅱ 期患者存在 1p 和 16q 的 LOH，多柔比星与长春新碱每 3 周使用 1 次共 24 周（DD4A 方案）。Ⅲ 期患者需接受 3 药联合化疗和放疗。存在 1p 和 16qLOH 的患者，视为高危，与组织学类型较好的 Ⅳ 期患者均需接受 2 轮的 3 药联合化疗，接着肾切除和放疗。具有局灶间变组织学类型的 Wilms 瘤，需要多药治疗，在前述 3 种药物基础上，增加伊立替康、卡铂和异环磷酰胺。

■ 复　发

前期仅接受过放线菌素 D 和长春新碱的复发患者，4 年无复发生存率（recurrence-free survival, RFS）约为 70%，而接受多柔比星、长春新碱、放线菌素 D 三药化疗的复发患者 RFS 仅 40%。异时复发（如另侧肾脏患另外一种疾病）行肾保留手术和化疗以防慢性肾衰竭。其他治疗复发的药物包括多柔比星、卡铂、异环磷酰胺、拓扑替康、伊立替康、多烯紫杉醇和依托泊苷。

■ 预　后

除了一些具有高危因素的患者预后较差（如转移、组织学类型恶性度高、复发、1p 和 16q 杂合性缺失），大部分 Wilms 瘤预后良好。总的生存率接近 90%，均有某些因素的患者（如分级低、组织学类型良好、年龄小、肿瘤重量小）预后更好。因此，Wilms 瘤在常见儿童实体瘤中预后最好。

■ 远期效果

目前的治疗方案远期副作用较少。少见的副作用包括第二肿瘤、心脏毒性、肺疾病和肾衰竭。

493.2 其他儿童肾肿瘤

Peter M. Anderson, Chetan Anil Dhamne, Vicki Huff

■ 中胚层肾瘤

先天性中胚层肾瘤是新生儿常见的肾实体瘤，多数能通过产前超声诊断，表现为羊水过多，积水和早产。多数病例 3 月龄内确诊，而 Wilms 很少在 6 月龄内诊断。95% 的中胚层肾瘤是良性的。治疗仅需选择根治性肾切除术即可。尽管该病少见，但也有恶性变异，可转移至肺、肝、心脏和脑。

■ 肾透明细胞癌

肾透明细胞癌（Clear cell sarcoma of the kidney，CCSK）在儿童少见，北美每年诊断约 20 例。发病高峰在 1~4 岁，常以腹部肿块为表现。CCSK 有高度转移到骨的倾向。因此，应及时做骨扫描。疾病早期阶段，尤其应用多柔比星预后良好。

■ 肾杆状瘤

肾恶性杆状瘤（RTK）形态上类似成横纹肌细胞。少见但侵袭性强。常见表现为血尿。肾杆状瘤和中枢神经系统不典型畸胎杆状瘤（ATRT）均有 hSNF5/INI1 基因的缺失和突变，与发病有关。目前治疗方案预后差。

■ 肾细胞癌

肾细胞癌（RCC）儿童少见，不到儿童肾肿瘤的 5%。以血尿、侧腹痛和（或）腹部肿块为表现，也可无症状而偶然发现。易向肺、骨、肝和脑转移。RCC 可能与 von Hippel-Lindau 病相关。与成人 RCC 不同，局部淋巴结受累不是儿童 RCC 预后差的因素。早期 RCC 做肾切除即可。

■ 参考书目

参考书目请参见光盘。

（杨雪 译，陆国平 审）

第 494 章
软组织肉瘤

Carola A.S. Arndt

软组织肉瘤在 14 岁以下白人儿童中的年发病率是 8.4/100 万。横纹肌肉瘤占软组织肉瘤的一半以上。预后与诊断时的年龄、病变程度、原发部位和组织学特征密切相关。

■ 横纹肌肉瘤

流行病学

横纹肌肉瘤是儿童期最常见的软组织肉瘤，占儿童癌症的 3.5%。肿瘤可发生在任何解剖部位，常见的是头颈部（25%）、眼眶（9%）、泌尿生殖道（24%）、四肢（19%），其余为腹膜后和其他部位。原发部位与患者年龄、肿瘤的组织类型有关，四肢病变多发生于年长儿，多为腺泡型。横纹肌肉瘤在多发性神经纤维瘤患者中有较高的发生率，在 Li-Fraumeni 综合征中，横纹肌肉瘤与母亲乳腺癌有关，表明存在遗传影响。

发病机制

横纹肌肉瘤来自与横纹骨骼肌相同的胚胎间充质，在光学显微镜下，属于小圆细胞肿瘤，这组肿瘤包括尤因肉瘤、神经母细胞瘤和非霍奇金淋巴瘤。病理学确诊需要采用针对骨骼肌的抗体（如肌丝蛋白、肌肉特异性肌动蛋白和肌细胞生成素）进行免疫组化检测，对腺泡型肿瘤，需用反转录聚合酶链反应（RT-PCR）或者荧光原位杂交（FISH）对 PAX-FKHR（PAX-FOX01A）转录产物进行检测。

确定特异的组织类型对于治疗和预后很重要。横纹肌肉瘤有 4 种组织学类型。胚胎型约占全部患者的 60%，预后中等。葡萄状型是胚胎型的亚型，其肿瘤细胞和水肿的基质像一串葡萄突入体腔，最常发生于阴道、子宫、膀胱、鼻咽部和中耳。腺泡型占 25%~40%，以染色体易位 t（2；：13）或 t（1；13）为特征，细胞倾向于生长在类似于腺泡的有裂隙样空间的核心内。腺泡型肿瘤常见于躯干和四肢，预后最差。多形型（成人型）在儿童中少见，不到 1%。

临床表现

最常见的临床特征是伴或不伴疼痛的肿块。症状是由于正常结构移位或堵塞而引起（表 494-1）。来源于鼻咽部的肿瘤可引起鼻塞、张口呼吸、鼻衄、吞咽和咀嚼困难。肿瘤局部扩展至颅内，引起脑神经麻痹、

表 494-1 横纹肌肉瘤常见临床症状

部位	症状
头颈部	无症状性肿块，与增大的淋巴结相似
眼眶	眼球突出，球结膜水肿，眼肌麻痹，眼睑肿块
鼻咽部	打鼾，鼻音，鼻衄，流涕，局部疼痛，吞咽困难，脑神经麻痹
鼻窦	水肿，疼痛，鼻窦炎，鼻塞，鼻衄，脑神经麻痹
中耳	慢性中耳炎，血性分泌物，脑神经麻痹，息肉样肿块
喉部	声音嘶哑，刺激性咳嗽
躯干	（通常是）无症状性肿块
胆道	肝大，黄疸
腹膜后	无痛性肿块，腹水，胃肠道或尿道阻塞，脊髓受压症状
膀胱 / 前列腺	血尿，尿潴留，腹部肿块，便秘
女性生殖系统	阴道呈息肉样突出伴黏液血性物质，外阴结节
男性生殖系统	痛性或无痛性阴囊肿块 s
四肢	无痛性肿块，可以很小但伴有继发淋巴结受累
转移	非特异性症状，与白血病诊断有关

摘自 McDowell HP.Update on childhood rhabdomyosarcoma. Arch Dis Child, 2003, 88: 354-357

失明，以及头痛、呕吐等颅内压升高的体征。面颊部肿瘤表现为水肿、疼痛、牙关紧闭，如发生扩散，可出现脑神经麻痹。颈部肿瘤可发生进行性肿胀，局部扩散后可伴发神经症状。眶部原发肿瘤可出现眼球突出、眶周水肿、眼睑下垂、视力变化和局部疼痛，所以早期即可诊断。肿瘤发生在中耳，最常见的早期体征是疼痛、听力下降、慢性耳溢液或耳道内肿块，肿瘤扩散后可产生脑神经麻痹及患侧颅内肿块的相应体征。喉部横纹肌肉瘤常伴随不间断的哮吼样咳嗽、进行性喘鸣。因为这些症状和体征大多数也与一般儿科疾病有联系，因此临床医生必须警惕肿瘤的可能性。

躯干或四肢的横纹肌肉瘤通常在外伤后才注意到，最初可能被当作血肿，当肿胀不消失或增大时

应怀疑恶性肿瘤。累及泌尿生殖道时可出现血尿、下尿路梗阻、反复泌尿道感染、尿失禁，在腹部或直肠检查时触及肿块。附睾肿瘤通常在阴囊内出现无痛性、迅速生长的肿块。阴道横纹肌肉瘤呈现葡萄样肿块，肿瘤组织突出于阴道口，被称作葡萄状肉瘤，可引起泌尿道或大肠的症状，也可引起阴道出血或尿道、直肠梗阻。相同的症状也可见于子宫原发性横纹肌肉瘤。

任何部位的肿瘤都可发生早期播散，出现疼痛或与肺转移有关的呼吸困难。广泛的骨浸润可产生症状性高钙血症。这样的病例很难明确原发病灶。

诊　断

横纹肌肉瘤的早期诊断需要高度怀疑的指标。显微镜的镜下表现是小圆蓝色细胞。神经母细胞瘤、淋巴瘤、尤因肉瘤同样为小圆蓝色细胞。鉴别诊断取决于临床表现的部位。确诊需根据活检、显微镜表现和免疫组化染色。四肢受累往往被误认为是血肿或血管瘤，眶部受累导致眼球突出可被误认为眼眶蜂窝织炎，膀胱梗阻症状可能被忽略，附睾肿瘤在青少年期可被长时间忽略。不幸的是，最初的症状与进行活组织检查之间常常有好几个月的时间间隔。诊断主要通过受累部位的检查来确定。CT 和 MRI 对于原发肿瘤部位的评估是必需的。头颈部出现症状和体征时，通过 X 线片查找肿块存在的依据和骨侵蚀表现。颅内扩散或脑膜受累需行 MRI 检查，颅底的骨受累也需 MRI 检查。对于腹部或盆腔肿瘤，增强 CT 或 MRI 能发现肿瘤（图 494-1）。为明确转移灶，指导治疗，需进行放射性核素骨扫描、胸部 CT、双侧骨髓穿刺和活检。最关键的诊断性检查是肿瘤组织的检查，包括特异性组织化学染色和免疫染色。遗传和分子生物学检测对发现腺泡型肿瘤特异的染色体易位产生的融合蛋白有帮助。淋巴结检查可以帮助判断疾病是否转移，特别是四肢肿瘤和 10 岁以上男童的睾丸旁肿瘤。

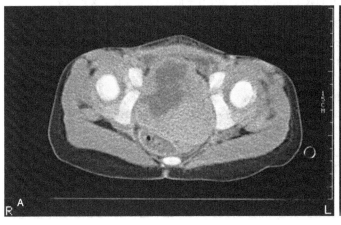
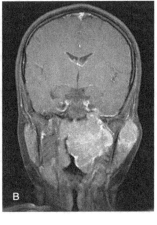

图 494-1 A. 1 例膀胱横纹肌肉瘤患儿的盆腔 CT 影像。B. 一名脑膜旁横纹肌肉瘤患儿的 MR 影像

治 疗

肿瘤能完全切除的患者预后最佳 为取活检，也要仔细确定肿瘤界限，彻底探查区域淋巴结或邻近组织结构以发现局部或远处转移灶。治疗方案根据原发肿瘤的部位和肿瘤分期（临床分期）制订。大部分患者应给予手术前化疗，目的是缩小手术范围、保护重要器官，特别是泌尿生殖系的肿瘤。I 期肿瘤，完整切除局部肿瘤后给予化疗，能减少随后发生转移的可能。II 期肿瘤（镜下残余肿瘤），术后给予局部放疗和全身化疗。III 期肿瘤（肉眼残余肿瘤），接受全身化疗、放疗，如有可能再予手术。IV 期横纹肌肉瘤（发生转移），主要采用全身化疗和放疗。标准的化疗药物包括长春新碱、放线菌素和环磷酰胺（VAC）。目前针对中危横纹肌肉瘤患者，比较 VTC 方案 [用托泊替康（topotecan）取代 VAC 中放线菌素的化疗方案] 与 VAC 方案的临床随机对照研究显示，VAC/VTC 联合与单用 VAC 的患者结局没有显著差异。对二次手术的反应决定了放疗剂量。伊立替康，另一种拓扑异构酶抑制物，目前已用于中危患者的治疗。对于低危患者，如何在获得同样疗效的前提下降低治疗强度以减轻治疗副作用，是目前研究的方向。对于高危患者，针对采用多药联合化疗结合生物制剂（如胰岛素样生长因子抑制剂）的临床研究正在进行。

预 后

预后因素包括年龄、分期、组织学特征和原发部位。对于可切除的组织学预后较好的肿瘤患者，长期无病生存率为 80%~90%。肿瘤不可切除，局限于某些"良好"部位（如眶周）治愈可能性也较大。65%~70% 未完全切除肿瘤的患者也能获得长期无病生存。发生全身转移者预后较差，仅约 50% 可获得缓解，其中不到一半的患者能治愈。年长儿比年幼儿预后差。对所有的患者，监测治疗的远期不良反应十分重要，如放疗对骨骼生长的损害、环磷酰胺引起的不育以及二次恶性肿瘤等。

■ 其他软组织肉瘤

非横纹肌肉瘤软组织肉瘤（non-rhahdomyosarcoma soft tissue sarcomas, NRSTS）构成了一组异质性的肿瘤，占所有儿童恶性肿瘤的 3%（表 494-2），因为

表 494-2 常见类型的非横纹肌肉瘤软组织肉瘤

组织类型	肿瘤	自然病史和生物学
脂肪	脂肪肉瘤	一种极罕见的肿瘤，通常发生在四肢或腹膜后，伴有非随机性染色体易位 t（12；16）（q13；pll）。易局部侵袭，很少转移。广泛的局部切除是可选择的治疗，在治疗肉眼可见的残留病变或转移病变中，化疗和放疗的疗效尚不能确定。
纤维	纤维肉瘤	1 岁以下婴儿常见的软组织肉瘤，先天性纤维肉瘤为低度恶性肿瘤，常发生于四肢或躯干，很少转移。可选择的治疗是手术切除；手术前化疗可有明显效果。4 岁以上儿童自然病史与成人相似（5 年生存率为 60%），常采用广泛的手术切除和术前化疗。与染色体易位 t（12；15）（p13；q25）或 11 号、8 号、17 号和 20 号染色体三体有关
	恶性纤维组织细胞瘤	最常发生在躯干和四肢，位于深部皮下组织，组织学上细分为：席纹型、巨细胞型、黏液样型、血管瘤样型。血管瘤样型多影响年幼儿，单纯手术切除即可治愈。广泛的手术切除是可选择的治疗，化疗可带来客观的肿瘤消退。
血管	血管外皮细胞瘤	常发生在下肢或腹膜后，表现为低血糖和低磷酸性佝偻病。分良性和恶性组织学类型。已发现有非随机性易位 t（12；19）（q13；q13）和 t（13；22）（q22；qll）。治疗是完全手术切除，化疗和放疗也有一定的疗效。
	血管肉瘤	儿童罕见，33% 发生于皮肤，25% 发生于软组织，25% 发生于肝、乳腺或骨骼。在成人，与慢性淋巴水肿和接触聚氯乙烯有关。尽管化疗和放疗有些疗效，但生存率很低（5 年生存率仅有 12%）
	血管内皮瘤	可发生于软组织、肝、肺，局限性病变预后好，肺和肝的病变是多病灶的，预后差。
周围神经	神经纤维肉瘤	也称为恶性周围神经鞘膜瘤。在多发性神经纤维瘤患者（NF1）中有 16% 发生本病，几乎 50% 的病例发生在 NF1 病患者中。已报道有染色体 22q11~q13 或 17q11 的缺失及 p53 突变。常发生在四肢和躯干，通常局部侵袭。完全手术切除是必要的，对化疗的反应欠佳。
滑膜	滑膜肉瘤	最常见的 NFSTS 非横纹肌肉瘤软组织肉瘤，经常出现在 30 岁左右，但 33% 的患者年龄小于 20 岁，典型病例发生在膝和大腿部周围，非随机性易位 t（X；18）（p11；q11）为其特征。广泛手术切除是必要的，放疗对显微镜下残余病变有效，以异环磷酰胺为基础的化疗对晚期患者有效
不明	腺泡软组织肉瘤	生长缓慢，在诊断后的数年，有复发或转移到肺和脑的倾向，常发生在四肢、头颈。目前认为是肌源性肿瘤。如果可能，推荐的治疗是原发部位和转移部位手术切除。
平滑肌	平滑肌肉瘤	常发生于胃肠道，与 t（12；14）（q14；q23）易位有关。在免疫缺陷综合征（包括 AIDS）中与 EB 病毒感染有关，治疗可选择完全手术切除。

在儿童中相对罕见，关于它们的自然病史和治疗方面的许多资料均来自对成人患者的研究。儿童诊断的平均年龄是 12 岁，男女发病率之比为 2.3∶1。这些肿瘤常见于躯干和四肢。常见的组织学类型是滑膜肉瘤（42%）、纤维肉瘤（13%）、恶性纤维组织细胞瘤（12%）和神经源性肿瘤（10%）。由于有些肿瘤具有特征性的染色体易位，因此分子遗传学研究在诊断时非常有用。

手术仍是主要的治疗方法，手术切除前应仔细探查是否有肺、骨的转移病变。对于大的、恶性度高的、不能切除的肿瘤，需进行化疗和放疗。化疗在非横纹肌肉瘤软组织肉瘤治疗中的作用不像在横纹肌肉瘤中那样明确。肿瘤不能切除或有转移性病变的患儿需采用多药联合化疗、放疗和（或）手术治疗。肿瘤大小、临床分期、转移和组织学类型与预后相关。

参考书目

参考书目请参见光盘。

（杨雪　译，陆国平　审）

第 495 章

骨肿瘤

495.1　恶性骨肿瘤

Carola A.S. Arndt

美国 14 岁以下的白人儿童中恶性骨肿瘤的年发病率约为 7/100 万，略低于黑人儿童。骨肉瘤是儿童和青少年最常见的原发性恶性骨肿瘤，其次是尤因肉瘤（表 495-1；图 495-1）。小于 10 岁儿童中，尤因肉瘤则比骨肉瘤更常见。上述两种肿瘤均在 10~20 岁更常见。

■ 骨肉瘤

流行病学

美国 15 岁以下儿童中，骨肉瘤年发病率接近 5.6/100 万。骨肉瘤发生的最高危时期是青春期骨骼的爆发式生长阶段，这提示骨恶性转化与骨快速生长有关。骨肉瘤患者的身材比同龄儿要高。

发病机制

虽然骨肉瘤的病因尚不清楚，但某些遗传或获得性因素可诱发骨肉瘤。遗传性视网膜母细胞瘤患者发生骨肉瘤风险显著增加。这些患者骨肉瘤的发生位置起初考虑仅是在先前的放疗部位，但研究显示骨肉瘤发生部位可远离于放疗野。这些患者倾向于发生骨肉瘤被认为与 RB 基因的杂合性丢失有关。骨肉瘤也发生在 Li-Fraumeni 综合征患者，这是一种家族性癌症综合征，与 *p53* 基因的胚系细胞突变有关。Li-Fraumeni 综合征患者的一级亲属有一个恶性肿瘤谱，包括乳腺癌、软组织肉瘤、脑部肿瘤、白血病、肾上腺皮质癌等恶性肿瘤。Rothmund-Thomson 综合征是一种罕见综合征，伴有身材矮小、皮肤血管扩张、小手足、短指或拇指缺如，以及患骨肉瘤高风险。骨肉瘤还可以因尤因肉瘤放疗、脑肿瘤的脑脊髓放疗或其他恶性肿瘤大剂量放疗而诱发。其他与恶性转化为骨肉瘤有关的良性疾病包括 Paget 病、软骨细胞增生症、多发性遗传性外生骨疣及纤维增生异常。

表 495-1　骨肉瘤和尤文肿瘤家族特征比较

特征	骨肉瘤	尤文肿瘤家族
年龄	10~20 岁	10~20 岁
种族	所有种族	白种人多见
性别（男∶女）	1.5∶1	1.5∶1
细胞	梭形细胞 - 产生骨样物质	未分化小圆细胞，可能为神经起源
诱因	视网膜母细胞瘤，Li-Fraumeni 综合征，Paget 病，放疗	不明
部位	长骨干骺端	长骨骨干、扁平骨
临床表现	局部疼痛、肿胀，常有外伤史	局部疼痛、肿胀，发热
影像学表现	骨硬化性破坏（少见溶骨）；日光放射状影	主要是溶骨、多层性骨膜反应（"洋葱皮"样改变）
鉴别诊断	尤因肉瘤，骨髓炎	骨髓炎，嗜酸性肉芽肿，淋巴瘤，神经母细胞瘤，横纹肌肉瘤
转移	肺，骨	肺，骨
治疗	化疗	化疗
	原发肿瘤切除	原发肿瘤放疗和（或）切除
预后	无转移者 70% 可治愈；诊断时有转移者生存率 ≤ 20%	无转移者 60% 可治愈；诊断时有转移者生存率 20%~30%

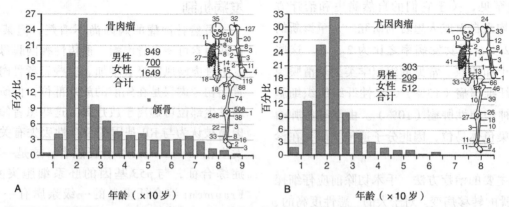

图 495-1（见彩图） A. Mayo 临床中心 1649 名骨肉瘤患者的年龄和骨骼位置分布。B.Mayo 临床中心 512 名尤因肉瘤患者的年龄和骨骼位置分布（经 Mayo 基金会许可）

摘自 Unni KK. Dahlin's bone tumors: general aspects and data on 11 087 cases. 5 ed.Philadelphia: Lippincott-Raven, 1996

根据有高度恶性的多形性梭形肿瘤细胞并伴发恶性肿瘤性类骨质与骨的形成，可确诊为骨肉瘤。高级别恶性骨肉瘤有 4 种常见病理类型，分别是成骨细胞型、纤维母细胞型、软骨母细胞型和毛细血管扩张型。虽然软骨母细胞型骨肉瘤对化疗不敏感，但各型之间的治疗效果无显著差异。与预后相关的基因，如耐药相关基因、肿瘤抑制基因和凋亡相关基因等，它们的作用正在评估中。

毛细血管扩张型骨肉瘤 因为其 X 线片上有溶骨样改变，故可能与动脉瘤性骨囊肿相混淆。典型的高级别恶性骨肉瘤发生在长骨骨干区并侵入骨髓腔，亦可伴有软组织肿块。骨肉瘤有两种变异型，骨旁骨肉瘤和骨膜骨肉瘤，它们特征性的临床表现，需与常见的骨肉瘤相鉴别。骨旁骨肉瘤是一种低度恶性、分化良好的肿瘤，不侵入骨髓腔中，最常发生在远端股骨的后方。通常外科切除就可治愈，远端转移倾向性低。骨膜骨肉瘤是一种罕见的变异型，发生在骨的表面，但远处转移概率较骨旁骨肉瘤高，预后中等。

临床表现

骨肉瘤最常见的表现是疼痛、跛行和肿胀。因为骨肉瘤常发生在活跃的青少年期，最初的主诉常被归因于运动受伤或扭伤；在一定的观察期内，对保守治疗无效的任何骨或关节疼痛应予仔细检查。其他临床表现有活动受限、关节积液、触痛和局部发热。常规实验室检查如血细胞计数和生化检查通常是正常的，但碱性磷酸酶或乳酸脱氢酶值可能升高。

诊 断

若患者有导致夜间痛醒的深部骨痛、可触摸到肿块以及 X 线片显示有病变，则要怀疑骨肿瘤的诊断。病变表现为溶骨性病变和增殖性病变混杂，通常可见

新骨增生形成。骨肉瘤典型的 X 线表现是"日光放射"状影（图 495-2）。一旦怀疑骨肉瘤，应转诊到有经验的中心进行治疗。病理活检和手术最好由同一位外科医生完成，以使切口活检部位不影响最终的保肢手术。初次活检的组织用于分子生物学研究。活检前应做原发部位和整个骨的 MRI 以评估肿瘤附近的神经、血管、软组织、关节等。活检前必须评估是否存在远处转移，包括胸部 CT 和放射性核素骨扫描评估肺和骨转移。溶骨性病变的鉴别诊断包括组织细胞增生症、尤因肉瘤、淋巴瘤和骨囊肿。

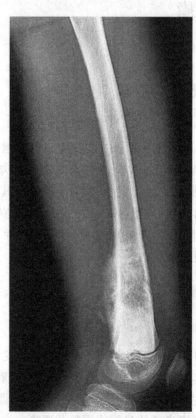

图 495-2 股骨骨肉瘤 X 线片示骨形成的"日光放射"状表现

治 疗

通过手术和化疗，无远处转移的四肢骨肉瘤的 5 年无病生存率达到 65%~75%。肿瘤完整切除对治愈该病非常重要。目前的治疗方法是在保肢手术前先行化疗，术后立即予以化疗以治疗微小远处转移灶。通过初始化疗，80% 的患者可进行保肢手术。有些机构采用动脉内直接注射化疗药物到营养肿瘤的动脉内，但尚不能证实这种方法较常规化疗更有效。手术后要尽早进行化疗。诊断时有肺部转移的要开胸切除。目前有效的化疗药物包括多柔比星、顺铂、甲氨蝶呤和异环磷酰胺。

骨肉瘤一个重要的预后因素是对化疗的反应。一个国际合作组织正在进行一项研究，对术后常规三药（多柔比星、顺铂、甲氨蝶呤）联合化疗效果欠佳者，加用大剂量异环磷酰胺联合依托泊苷。组织学反应良好者再额外加用干扰素 - α 2b。对于发生转移者目前正在探讨一种新的方法，即在强化化疗的基础上加用唑来膦酸（一种二磷酸盐）。保肢手术后，加强康复和理疗对于最大程度恢复肢体功能十分必要。

对需要截肢的患者，有必要早期安装假肢和步态训练以尽快使他们恢复正常活动。手术前，对承重骨有骨肿瘤的患者应指导使用拐杖，避免压迫已脆弱的骨骼而导致病理性骨折。化疗对骨旁骨肉瘤和骨膜骨肉瘤的作用目前还不明了。

预 后

只做外科手术切除仅对骨旁骨肉瘤患者有效，而通常的骨肉瘤需要多药化疗。75% 无转移的四肢骨肉瘤患者采用目前的多药化疗方案可获治愈。骨盆骨肉瘤患者预后比四肢骨肉瘤患者差。肺部转移灶数量有限的患者 20%~30% 通过强化化疗和肺结节切除也可治愈，但有骨转移及广泛肺转移灶者，预后极差。对骨肉瘤患者的长期随访十分重要，以监控化疗的远期作用，如蒽环类抗生素的心脏毒性等。后期发生孤立性肺转移的患者，可以通过单一的外科切除而获治愈。

■ 尤因肉瘤

流行病学

在美国，尤因肉瘤的发病率是 2.1/100 万儿童。该病在黑人儿童中极为罕见。尤因肉瘤是骨的未分化肉瘤，也可起源自软组织。"尤因肉瘤肿瘤家族"一词是指一组小圆细胞性未分化肿瘤，且源自神经嵴并通常携带同样的染色体易位。这一肿瘤家族包括骨和软组织尤因肉瘤以及外周原始神经外胚层瘤

（PPENT）。无论肿瘤起源于骨骼还是软组织，这些肿瘤的治疗方案相同。起自骨骼的原发肿瘤的解剖位置均匀分布在四肢和中轴骨间（骨盆、脊柱、胸壁）。起自胸壁的原发肿瘤通常被称为 Askin 瘤。

发病机制

免疫组化染色可以协助尤因肉瘤的诊断，以与其小圆蓝色细胞性肿瘤相鉴别，如淋巴瘤、横纹肌肉瘤和神经母细胞瘤。组织化学染色显示肿瘤细胞上的一些神经元标记物（神经元特异性烯醇化酶和 S-100）呈阳性反应，特别是原发性外周原始神经外胚层肿瘤；而与肌肉标记物（如肌丝蛋白和肌动蛋白）呈阴性反应。另外，细胞表面的糖蛋白 MIC-2（CD99）通常阳性。特异的染色体易位 t（11；22）或变异型可以在大多数尤因肉瘤肿瘤家族中发现。常规细胞遗传分析易位或 PCR 分析嵌合性融合基因产物 EWS/FEL1 或 EWS/ERG，有助于对极度未分化肿瘤确定诊断。

临床表现

尤因肉瘤的症状与骨肉瘤相似。疼痛、肿胀、活动受限和触痛是受累部位骨和软组织常见的症状。一旦胸壁发生巨大的原发肿瘤，患者可能表现出呼吸困难。在脊柱旁和椎体的原发肿瘤可能表现为脊髓受压症状。尤因肉瘤通常伴全身症状如发热或体重减轻。患者可能因为拟诊骨髓炎而接受治疗。患者也可能因为疼痛、肿胀被误诊为运动损伤而延误治疗。

诊 断

对有疼痛、肿胀、伴或不伴全身症状、X 线片有原发溶骨性病变伴骨膜反应、有特征性的洋葱皮样改变时，需怀疑尤因肉瘤的诊断（图 495 -3）。MRI 和 CT 片上经常可见巨大的相关软组织肿块（图 495 -4）。鉴别诊断应包括骨肉瘤、骨髓炎、朗格汉斯细胞性组织细胞增生症、骨原发性淋巴瘤、转移性神经母细胞瘤或只有单纯软组织病变的横纹肌肉瘤。疑似患者应转送到对骨肿瘤治疗有经验的中心进一步评估和活检。对转移灶的全面评估应包括胸部 CT、骨放射核素扫描和至少两个部位的骨髓穿刺和活检。需完善肿瘤和受累骨骼全长的 MRI 检查，用于正确决定软组织和骨肿瘤扩展的范围以及与邻近神经血管的毗邻关系。

活检术和手术应由同一位外科大夫执行，以避免因计划不周导致活检切口对保肢术的产生影响。在 CT 引导下的病变部位活检常能提供诊断所需组织。重要的是应获得足够的组织以满足特异性染色、细胞遗传学和分子学的研究。

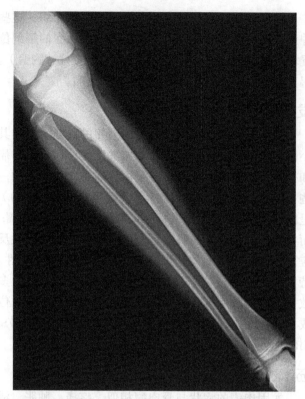

图 495-3　胫骨尤因肉瘤 X 线片显示骨膜抬高或 "洋葱皮" 样影

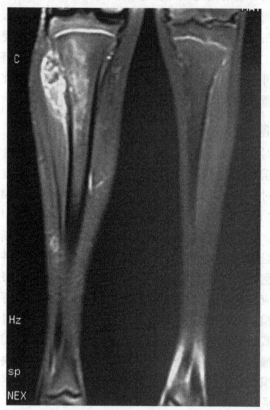

图 495-4　胫骨尤因肉瘤 MRI 显示相关的巨大软组织肿块

治疗

　　尤因肉瘤家族肿瘤的最佳治疗需要全面的多学科协作，包括外科医生、化疗医生、放射肿瘤学家共同制订整体治疗方案。多药联合化疗对于快速缩小肿瘤组织十分重要，通常在尝试局部控制前予以化疗。标准方案（长春新碱、阿霉素、环磷酰胺）中加上异环磷酰胺和依托泊苷可以改善非远处转移性尤因肉瘤的治疗结果。化疗通常能使软组织肿块快速缩小，使疼痛明显快速缓解。一项针对非转移性尤因肉瘤的完全随机研究显示患者进行 14 d 化疗方案较 21d 化疗方案预后好。目前正在评估在基础化疗方案上加用拓扑异构酶抑制物的效果，另外还有胰岛素样生长因子受体抑制剂对某些患者的作用。一项针对有肺部转移的尤因肉瘤患者的国际合作研究正在进行，目的是评价清髓性化疗和干细胞解救是否优于化疗联合肺部放疗。对于高危患者（有骨和骨髓转移）清髓性化疗以及在化疗基础上增加血管生成抑制剂的作用也正在研究中。尤因肉瘤被认为是一种对放疗敏感的肿瘤，经过放疗和手术治疗可获得局部控制。放疗与发生放疗诱导的第二肿瘤的危险相关，特别是骨肉瘤；在骨骼尚未成熟的患者，放疗也与骨骼生长停滞有关。许多中心倾向通过手术切除达到局部控制。如果肿瘤发生在承重骨，在最终局部控制之前，给患者提供拐杖非常重要，以避免病理性骨折的发生。术后应尽快恢复化疗。

预　后

　　小而无转移的、局限在四肢远端的肿瘤预后最好。这些患者的治愈率可达 75%。盆腔肿瘤预后差。诊断时有转移，特别是骨和骨髓转移者预后差，长期生存率小于 30%。针对这些患者采用大剂量化疗联合造血干细胞解救的研究正在进行。

　　由于治疗的副作用，针对尤因肉瘤患者的长期随访非常重要，如蒽环类药物的心脏毒性；第二肿瘤，特别是放疗野内的第二肿瘤；晚期复发，即使诊断后 10 年也有复发病例。

495.2　骨良性肿瘤和骨肿瘤样改变

Carola A.S. Arndt

　　与相对少见的恶性骨肿瘤相比，儿童骨良性肿瘤损害和骨肿瘤样改变更常见，诊断上更富挑战性。一些病变虽然是良性的，但也可以威胁生命。没有单一的病史和诊断性试验可以排除恶性肿瘤或提示良性骨病变。所以，在遇到不能明确的骨病变时，诊断要多方考虑。良性病变可以无痛或有疼痛，特别是可能发生病理性骨折时。患儿有夜间痛醒提示病变是恶性的；疼痛可以通过服用阿司匹林缓解通常是良性的，如骨样骨瘤。快速增大的病变通常是恶性的，但有些良性病变如动脉瘤样骨囊肿，常常比大多数恶性肿瘤增大得快。有些疾病如骨髓炎可以激发良性骨肿瘤样表现。

许多良性骨肿瘤的诊断是偶然的或在病理性骨折后得以诊断。这些骨折与同一部位的非病理性骨折处理相同。良性骨肿瘤很少会干扰骨折的愈合。同样，骨折很少导致肿瘤的变化或康复，这些肿瘤通常需在骨折愈合之后再治疗。

任何可疑骨病变需要做两个平面的影像学检查。其他研究对于明确诊断和指导治疗也是必要的。虽然这些病变是良性的，但许多需要干预。

骨软骨瘤（外生骨疣）是儿童最常见的良性骨肿瘤。许多完全无症状，常不被发现，所以该病真正的发病率尚不可知。大多数骨软骨瘤发生在儿童期，起源于长骨干骺端，特别是股骨的远端、肱骨的近端和胫骨近端。这种病变会随着儿童的生长而扩大，直到骨骼成熟为止。多数在 5~15 岁时，孩子或其父母注意到骨性、无痛性的肿块后才被发现。有些是在运动或其他活动时受压激发而发现。骨软骨瘤在 X 线片上的改变是从骨表面出现带蒂或宽底的突起物，突起方向背向邻近关节。因为覆盖在病变上的软骨"帽"在 X 线上不显影，所以影像学检查的病变总是小于所触摸的大小。软骨"帽"可能达到 1cm 厚。受累骨骼的骨皮质和骨髓腔病变是连续的。骨软骨瘤患者中，恶变为软骨肉瘤者在儿童罕见，在成人为 1%。病变不做常规切除，但当肿块大到出现症状或迅速生长时则例外。

多发性遗传性外生骨疣是相关但少见的疾病，表现为多发性骨软骨瘤。严重受累的患儿身材矮小、肢体长度不等、未成熟部分骨生长停滞和上下肢畸形。在生长发育期，这些患儿需要仔细监测。

内生软骨瘤是发生在骨中央的透明软骨良性病变。这些病变大多无症状，发生在手部。尽管因病理性骨折可被诊断，但大多数是在偶然的情况下发现的。X 线上病变发生在髓腔，可透 X 线，有清晰边缘。病变内可见到斑点状或点彩样钙化，这在成人比儿童更常见。几乎所有内生软骨瘤都是单发。多数仅需观察随访，对于有症状或病变极大以致骨骼结构变脆弱者，可刮除病变或植骨。多灶受累者被称为 Ollier 病，可能导致骨骼发育不良、身材矮小、肢体长度不等和关节畸形。手术可纠正或防止此类畸形。当多部位内生软骨瘤伴发有软组织血管瘤时，称为 Maffucci 综合征。据报道这两种多灶性疾病的恶变率较高。

软骨母细胞瘤是一种罕见的病变，通常位于长骨干骺端。大多数患者在 10~20 岁发病，主诉邻近关节有轻至中度疼痛。常见的部位包括髋、肩和膝。肌肉萎缩和局部触痛可能是唯一的临床表现。病变在 X 线上表现为干骺端或骨突内有锐利边缘的可透 X 线改

变，偶尔随干骺端扩展到长骨体生长部。与关节接近可能导致软骨下骨畸形、渗出和侵蚀关节。识别是很重要的，因为大多数病变可以在关节损害发生前通过刮除术及植骨治愈。

软骨黏液样纤维瘤是儿童罕见的良性骨肿瘤。这种干骺端软骨病变通常导致疼痛和局部触痛。病变有时是无症状的。软骨黏液样纤维瘤在 X 线片的改变为偏心、小叶状，干骺端可透 X 线改变，有锐利、硬化和扇贝状的边缘。下肢最常受累。治疗通常包括刮除术、骨移植或整个肿物切除。

骨样骨瘤是一种小而良性的骨肿瘤。多数肿瘤诊断年龄在 5~20 岁。临床表现是特征性的持续、渐进性的疼痛，通常夜间加剧，阿司匹林可缓解。男性比女性为多。可以累及所有骨，最常见的是股骨近端和胫骨。椎体病变可引起脊柱侧凸或类似神经系统病变的症状。如果病变累及下肢，体检可见到跛行、肌萎缩、肌无力。触摸和活动不能改变不适。X 线改变是特征性的，显示有圆形或椭圆形的干骺端或骨干部透亮区（直径 0.5~1.0 cm），周围围绕已硬化的骨骼。骨扫描上，中央透亮区显示有强的放射性物质摄取。25% 左右的骨样骨瘤在 X 线片上显示不出来，但可以通过 CT 识别。因为病变小且病变部位邻近厚的皮质骨，所以 MRI 不能发现。治疗是直接切除病灶，可以全切、刮除，CT 引导经皮病灶切除。轻度疼痛的患者可用水杨酸治疗。有些病变在骨骼成熟后自动缓解。

骨母细胞瘤是局灶破坏性、进行性生长的骨病变。尽管所有骨均可受累，但椎体多发。多数患者注意到隐匿性发展的钝痛，可能持续数月才就诊。脊髓的病灶可能导致神经系统症状或功能缺损。与其他骨良性肿瘤相比，X 线片表现出更大可变性。25% 的患儿提示有恶性肿瘤的特征，许多病例需要活检。脊椎病灶的扩展常累及背部组织。治疗包括刮除术及骨移植或全切除。治疗脊椎病变时，注意保护神经根，必要时手术固定脊椎。

纤维瘤（非骨性纤维瘤，纤维皮质缺损、干骺端软骨纤维缺损）是骨纤维性病变。40% 发生在 2 岁以上儿童。它们可能是骨化异常而非肿瘤，多无症状。大多数是在其他原因行 X 线检查时发现，如外伤后排除骨折时。有时在有罕见巨大病灶时可致病理性骨折。体检常阴性。X 线显示在干骺端骨皮质可见边缘清晰、偏心的透亮区。病变是多房性和膨胀性的，可从骨皮质扩展到髓腔。病变的长轴与所在骨的长轴平行。大约 50% 病例的病变是双侧性或多发性。因为特征性 X 线改变，多数病变无需活检或治疗。骨骼成熟后病变可自动消退。因为存在病理性骨折危险，当病灶超

过骨直径的 50% 时，要考虑手术刮除和骨移植。

单腔性骨囊肿 可发生在儿童期任何阶段，但在 3 岁前和骨成熟后很少见。这些充满液体的病变其原因还不明。一些病例在骨成熟后可自行缓解。多数在诊断前无症状，通常在病理性骨折后发现。有些骨折可发生在相对小的外伤时，如抛接球时。单腔性骨囊肿在影像学上表现为孤立的、中央性的病灶，位于骨髓质内。这些囊肿最常发生在肱骨和股骨近端。它们通常延伸到长骨体生长部并有锐利边缘。病灶皮质膨大，但通常不超出邻近长骨体生长部的宽度。治疗包括在骨折愈合后抽吸液体、注射甲泼尼龙或骨髓。反复注射、手术刮除和骨移植有时对复发病例有效。

动脉瘤样骨囊肿 是 20 岁以下年龄骨的反应性病变。病变特征是充满血液和组织固体聚集物的海绵状空腔。虽然股骨、胫骨和脊椎是最常累及的骨骼，但这种进行性生长、膨胀性的病变可以发生在任何骨骼。疼痛和肿胀是最常见的表现。脊椎的受累可以导致脊髓或神经根压迫，伴有神经症状，包括瘫痪。X 线片显示偏心性的溶骨性破坏，干骺端膨胀，周围围绕以薄的骨硬化边缘。脊椎后侧受累比椎体更常见。与大多数通常局限于一个骨骼的其他良性骨肿瘤不同的是，动脉瘤样骨囊肿可能累及邻近的椎体。快速生长的特点有时会与恶性肿瘤相混淆。治疗包括手术刮除、骨移植或全部切除。脊椎病变在手术切除后，要注意椎体固定。与其他良性肿瘤一样，要注意神经根和其他重要结构的保护。手术后复发概率为 20%~30%，年幼儿童比年长儿童常见，通常发生在治疗后第 1~2 年。

纤维性发育异常 是一种以网状骨的纤维组织替代为特征的发育异常。病变可能是孤立的或多灶性的，相对稳定或进行性加重。多数患者没有症状，虽然颅骨受累可以表现为肿胀或眼球突出症。疼痛和跛行是股骨近端受累的特征表现。肢体长度不等、胫骨和股骨弧状改变和病理性骨折可能是主要表现。多骨性疾病、早熟和皮肤色素沉着三联征，称为 Albright 综合征。纤维性骨发育异常的影像学特征是干骺端或骨干有溶骨性或毛玻璃样膨胀性病变，这些病灶边缘锐利，周围围绕以厚的骨硬化边缘。可呈现弧状改变，特别是股骨近端。治疗通常需要观察。对有进行性畸变、疼痛及有病理性骨折危险的患者需要做外科手术。骨移植在纤维性发育异常患者的治疗中不像其他良性骨肿瘤那样成功，因为在移植骨中经常发生复发。外科重建技术对提供稳定性是必要的。

骨纤维性发育异常 发生在 1~10 岁儿童。病变通常累及胫骨。与纤维性发育异常相比，骨纤维性发育异常在临床表现、影像学、组织学上有不同的特点。

多数患儿表现为腿前部的肿胀或增大。10 岁以后疾病进展可能性不大。X 线片见到孤立或多发性透亮的、骨干皮质病灶，周围为硬化骨所围绕。胫骨向前的弧状改变常见。影像学改变与一种恶性肿瘤——釉质上皮瘤——相似，因而较其他良性肿瘤更需要行活检术明确。治疗方案主要是观察随访。有些病灶会自发愈合。手术切除、骨移植需在 10 岁后进行，因为在这个年龄之前复发率高。病理性骨折通过制动愈合。

嗜酸性肉芽肿 是一种单骨性或多骨性疾病，不伴有骨外受累。后者需与朗格汉斯细胞组织细胞增生症的其他形式（Hand-Schüller-Christian 病或 Letterer-Siwe 病）相鉴别，其预后较差（见第 501 章）。嗜酸性肉芽肿通常发生在 30 岁前，5~10 岁最常见。颅骨最常受累，但任何骨均可累及。患者有局部疼痛和肿胀。病变部位常有明显触痛和发热。脊椎受累可致疼痛、僵直，偶尔有神经受累症状。影像学表现与朗格汉斯细胞组织细胞增生症相似，不过病变的多变性易与骨的其他良恶性病变混淆。病灶呈 X 线可透性，有清晰或不规则边缘，受累骨可膨大伴有骨膜新骨形成。椎骨受累可导致均一的压缩或椎体变平。需做全身骨检查，因为多骨受累和典型的颅骨病灶强烈提示嗜酸性肉芽肿诊断。由于要在影像学上与众多疾病相鉴别，活检通常是必要的。治疗包括刮除术和骨移植、小剂量放疗或皮质激素注射。因为多数骨病变可自行愈合且无复发，故对有症状的病灶可观察。有骨病变的患儿要对其内脏是否受累进行评估，因为 Hand-Schüller-Christian 病和 Letterer-Siwe 病的治疗更复杂，常需全身治疗。

参考书目

参考书目请参见光盘。

（杨雪 译，陆国平 审）

第 496 章
视网膜母细胞瘤
Peter E. Zage，Cynthia E. Herzog

视网膜母细胞瘤是一种视网膜胚胎性恶性肿瘤，是儿童最常见的眼内肿瘤。尽管在美国等发达国家儿童视网膜母细胞瘤存活率非常高，但全世界仍有超过 50% 的儿童患者发生肿瘤转移和死亡。此外，与此相关的失明和治疗副作用仍是有待解决的重要问题。

■ 流行病学

在美国每年大约有 250~350 例视网膜母细胞瘤新发病例，没有种族和性别差异。累积终生发病率约为 1/2 万活产婴儿，视网膜母细胞瘤占所有小儿恶性肿瘤的 4%。诊断时中位年龄大约 2 岁，超过 90% 的病例诊断年龄在 5 岁以下。总体而言，2/3~3/4 的视网膜母细胞瘤患儿为单侧发病，其余为双侧。年龄较小儿童，特别是 1 岁以内发病者双侧受累多见。

视网膜母细胞瘤可以遗传或散发。遗传性病例通常发病早，双侧发病，多部位受累，而散发性病例多见于年龄较大儿童，单侧单部位受累。遗传性视网膜母细胞瘤与视网膜母细胞瘤基因（RB1）突变或缺失造成的功能丧失有关。RB1 基因位于 13q14，编码视网膜母细胞瘤蛋白（Rb），Rb 是一个肿瘤抑制蛋白，控制细胞周期，在细胞凋亡和分化过程中发挥作用。目前已发现许多不同的诱发突变的形式，包括易位、缺失、插入、点突变以及表观遗传修饰，如甲基化。不同的突变性质会影响视网膜母细胞瘤的表现。

根据 Knudson 针对肿瘤形成的"两次打击"模型，视网膜母细胞瘤肿瘤发展需要两个突变事件（见第 486 章）。在遗传性视网膜母细胞瘤中，RB1 基因的第一个突变是通过生殖细胞遗传的，随后第二次突变发生在视网膜体细胞。引发肿瘤的第二次突变通常会引起等位基因和杂合性缺失。大多数患有遗传性视网膜母细胞瘤的儿童存在自发性的新的生殖细胞突变，父母双方含有野生型 RB 基因。散发性视网膜母细胞瘤，两种突变均发生在视网膜体细胞。致癌性 RB1 基因杂合性突变与表型异常有关。

■ 发病机制

视网膜母细胞瘤组织学是可见到伴有玫瑰花结形成的小圆蓝色细胞（Flexner-Wintersteiner 玫瑰花结）。它可能起源于视网膜的有核细胞层，具有不同的分化程度。因为生长过快，没有足够的血供，而出现坏死和钙化。

内生性肿瘤起源于视网膜细胞内表面，生长到玻璃体，也可以在玻璃体内生长，称为玻璃体播种。外生性肿瘤从视网膜细胞外表面生长，可能导致视网膜脱离。肿瘤也可以兼有内生和外生型的。这些肿瘤

可通过直接扩散至脉络膜或沿着视神经超越卵圆筛板，或者通过血行或淋巴扩散到更远的部位。

■ 临床表现

视网膜母细胞瘤典型表现是白瞳症，一种白色的瞳孔反射（图 496-1）。这种异常是在对新生儿或健康儿童常规体检或给儿童拍闪光照时没有红反射表现而被首次注意到的。斜视是常见的早期表现。晚期疾病则可发生眼眶炎症、眼前房积血或瞳孔不规则变化。若出现继发性青光眼，则会出现疼痛症状。仅有 10% 的病例是因为有阳性家族史而在常规眼科检查中被发现。

■ 诊　断

诊断主要靠特征性的眼科检查发现。影像学检查并非诊断必需，禁忌活检。间接的裂隙灯检查也能发现肿瘤，但是全面评估需要有经验的眼科医生在全麻下获得双眼完整的视图，这也便于肿瘤的摄影和成像。视网膜剥离或玻璃体积血可能影响评估。

眼眶的超声学、CT 或 MRI 检查用于评估眼内病变程度和眼外播散情况。有时在有视网膜母细胞瘤家族史的儿童中可发现松果体区肿瘤，此现象称为"三侧性视网膜母细胞瘤"。MRI 是评估视神经受累的较好方法。若临床、实验室、影像学检查发现有其他系统受累指征时，则需做骨髓和脑脊液检查以排除肿瘤转移。

视网膜母细胞瘤的鉴别诊断包括其他原因引起的

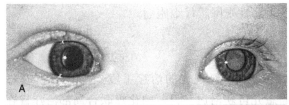
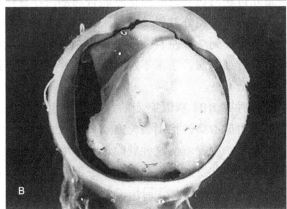

图 496-1　A.1 例视网膜母细胞瘤患儿左眼有白瞳症。B. 在摘除的眼球后房有一巨大白色肿块
摘自 Shields JA, Shields CL. Current management of retinoblastoma. Mayo Clin Proc，1994, 69: 50-56

白瞳症，如永存原始玻璃体增生症、Coats病、白内障、弓蛔虫引起的眼内炎、脉络膜色素瘤和早产儿视网膜病变。

■ 治 疗

治疗取决于肿瘤的大小和部位，以及患儿是否患有其他遗传或偶发疾病。治疗的首要目标是使疾病治愈，其次是保存视力和眼睛。随着眼内肿瘤局部控制模式的更新和更有效的全身化疗的出现，已很少再首选眼球摘除术。

大多数单侧性疾病表现为孤立的巨大肿块。如果视力已丧失，则可实施眶内容摘出术。化疗联合局部治疗（激光光凝术或冷冻疗法）已经取代了摘除受累较严重的眼睛而对保留的眼睛进行放疗的传统疗法。小的肿瘤可以局部治疗，但需认真随访是否有复发征象或新的肿瘤生长。多药联合化疗通常对较大的肿瘤有效，包括卡铂、长春新碱和依托泊苷。如果治疗失败，则可以考虑外照射治疗，但是这种措施会导致眼眶变形，增加有种系RB1突变患者的二次肿瘤发生率。此时可选择短距离放疗或巩膜敷贴放疗。肿瘤复发或对前述治疗无反应可行眼球摘除术。当前正在研究的替代疗法包括其他一些化疗药物如 托泊替康（topotecan），或者其他化疗手段如眼周或眼动脉灌注。

所有患有或怀疑有视网膜母细胞瘤患者的一级亲属都需要接受眼科检查，确定有无肿瘤或者视网膜瘢痕，后者常提示存在遗传性视网膜母细胞瘤，尽管不会发生恶性视网膜母细胞瘤。

■ 预 后

在美国，经现代的治疗手段95%的视网膜母细胞瘤患儿可获治愈。目前的化疗联合局部治疗旨在保护有效视力和避免外放射治疗或眼球摘除。常规的眼科检查需持续到7岁左右。不幸的是在一些不发达国家视网膜母细胞瘤诊断常不及时，导致肿瘤转移。这类患儿预后不良。

对有种系RB1基因突变的患儿，发生第二肿瘤的危险性明显增高，特别是骨肉瘤和软组织肉瘤、恶性黑色素瘤。放疗可使这种危险进一步增加。其他放疗相关的后期并发症包括白内障、眼眶生长变形、泪腺功能丧失和视网膜血管损伤。

参考书目

参考书目请参见光盘。

（杨雪 译，陆国平 审）

第 497 章
性腺和生殖细胞肿瘤

Cynthia E. Herzog, Winston W. Huh

■ 流行病学

恶性生殖细胞瘤（GCTs）和性腺肿瘤少见，20岁以下人群的发病率为12/100万。儿童期大部分恶性性腺肿瘤是生殖细胞瘤。根据年龄和性别发生率不同。骶尾部肿瘤主要发生在女婴。睾丸生殖细胞瘤主要发生在4岁之前和青春期后。白种人睾丸生殖细胞瘤比黑人多发，而卵巢生殖细胞瘤黑人轻度多发。Klinefelter综合征的纵隔生殖细胞瘤的风险增加；Down综合征、睾丸未降、不育症、睾丸萎缩和腹股沟疝的患者罹患睾丸癌的风险增加。一级亲属患睾丸生殖细胞瘤的风险增加，同卵双胞胎最高。

■ 发病机制

生殖细胞瘤和非生殖细胞瘤分别来源于原生殖细胞和体腔上皮细胞。睾丸和骶尾部生殖细胞瘤发病早，典型改变是染色体1p和6q的缺失，增加了1q，缺失了等臂染色体12p，后者是成人恶性生殖细胞瘤的重要特征。睾丸生殖细胞瘤也可预示着基因印记丢失。大龄女童的卵巢生殖细胞瘤，特征性改变是1p缺失，增加了1q和21号染色体。由于生殖细胞瘤在肿瘤不同部位可能包含良性和良恶性混合的肿瘤细胞，因此应取不同部位的大量切片进行诊断。不同的组织学亚型包括畸胎瘤（成熟和不成熟）、内胚层窦瘤和胚胎性癌（图497-1）。卵巢的非生殖细胞瘤包括上皮瘤（浆液性和黏液性）和性腺基质瘤，睾丸的非生殖细胞瘤包括性腺基质瘤（如睾丸间质细胞、支持细胞）。

■ 临床表现和诊断

生殖细胞肿瘤的临床表现取决于部位。卵巢肿瘤在诊断时往往已经相当大。性腺外的生殖细胞瘤多发生在中线，包括蝶鞍部、松果体区、颈部、纵隔、腹膜后和骶尾部。症状与肿块大小有关，但颅内生殖细胞瘤常表现为垂体前叶和后叶功能异常（见第491章）。

内胚层窦瘤患者血清甲胎蛋白（α-fetoprotein, AFP）水平升高，而畸胎瘤AFP水平仅是略高。正常情况下婴儿AFP水平较高，约8月龄时降至正常成人水平，因此，在这个年龄段，高水平的AFP需要谨慎

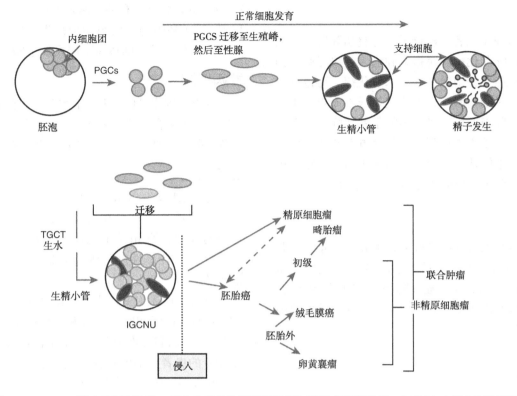

图 497-1　A. 正常生殖细胞发育 B. 睾丸生殖细胞瘤不同亚型的来源和组织学特征。 IGCNU: 小管内生殖细胞瘤，未分类； PGC: 初级生殖细胞； TGCT: 睾丸生殖细胞瘤

解释。绒毛膜癌和生殖细胞瘤患者绒毛膜促性腺激素 β 亚基（ β subunit of human chorionic gonadotropin, β-hCG ）水平升高。乳酸脱氢酶（LDH），虽然不是特异性的，但是可作为有用的标记物，其水平升高则支持诊断，并且可以用来监测肿瘤的治疗反应和有无复发。颅内有病变者需要监测血清和脑脊液的 LDH 水平。

诊断从体格检查和影像学检查开始，包括胸片和腹部超声。CT 或 MRI 可以进一步描述肿瘤情况。如果高度怀疑生殖细胞恶性肿瘤，术前胸部和骨 CT 扫描能帮助肿瘤分级。可切除的肿瘤可行手术切除。卵巢肿瘤还需要详细手术评估包括盆腔洗液细胞学分析以了解有无腹膜扩散。颅内病变的诊断可依据影像学和血清及脑脊液 AFP 或 β-hCG 水平检测而做出。

性腺胚细胞瘤通常发生在性腺发育不全伴全部或部分单 Y 染色体患者。性腺发育不全的特点是外生殖器未能充分发育。如果诊断 了性腺发育不全，需要进行性腺超声或 CT 检查，通常手术切除肿瘤可以治愈。由于性腺胚细胞瘤多含有恶性肿瘤细胞成分，因此诊断时建议预防性切除发育不良的性腺。性腺胚细胞瘤可产生异常数量的雌激素。

许多部位均可发生畸胎瘤，表现为肿块。没有合并恶性肿瘤时肿瘤标记物水平多不升高。畸胎瘤多发生在骶尾部，婴儿多见，产前或出生时就能诊断，女婴多见。骶尾部畸胎瘤恶变率不一，小于 2 月龄者为恶变率低于 10%，大于 4 月龄者恶变率大于 50%。

生殖细胞瘤可发生在颅内、纵隔或者性腺。发生在卵巢，被称为无性细胞瘤；发生在睾丸被称为精原细胞瘤。尽管为恶性肿瘤，但肿瘤标记物通常为阴性。内胚层窦瘤或卵黄囊瘤和绒毛膜癌组织学上高度恶性。两者都可出现在性腺或性腺外。胚胎性癌最常发生在睾丸。绒毛膜癌和胚胎性癌很少单发，而是混合的恶性生殖细胞瘤的一部分。

儿童非生殖细胞性腺瘤很罕见，主要发生在卵巢。上皮癌（通常为成人肿瘤）、Sertoli-Leydig 细胞肿瘤、颗粒细胞瘤可能发生在儿童。20 岁以下女性卵巢肿瘤中卵巢癌约占 1/3，大多数发病年龄较大（十几岁至二十岁），常呈浆液性或黏液性亚型。Sertoli-Leydig 细胞瘤和颗粒细胞瘤产生的激素，会引起女性男性化、男性女性化，或者性早熟，这取决于青春期的阶段，以及支持细胞（产生雌激素）和睾丸间质细胞（产生雄激素）之间的平衡。常以激素分泌异常引起的症状为主诉，诊断时应检测与促性腺激素无关的性激素水平。应进行相关影像学检查以排除功能性性腺肿瘤。手术可治愈，对于不能切除者无有效的治疗方法。

■ 治 疗

除了颅内肿瘤患者，建议手术完整切除肿瘤。颅内肿瘤首选放疗和化疗。对睾丸肿瘤，建议经腹股沟手术。如果不能完整切除，需行术前化疗，再进行二次探查手术。对于畸胎瘤，无论成熟或不成熟，单纯手术完全切除肿瘤即可。对于不能手术切除者，即使已有转移，以顺铂为主要药物的化疗方案常能获得好的效果。除了中枢神经系统的生殖细胞瘤，放疗仅用于不能全切且对化疗药物产生耐药性的患者。

■ 预 后

儿童生殖细胞瘤总体治愈率大于 80%。年龄是儿童性腺外肿瘤最重要的预后因素。12 岁以上的儿童死亡风险增高 4 倍，如果肿瘤在胸腔，风险则增高 6 倍。组织学对预后的影响不大。不能切除的性腺外生殖细胞瘤预后稍差。

参考书目

参考书目请参见光盘。

（杨雪 译，陆国平 审）

第 498 章

肝肿瘤

Cynthia E. Herzog

儿童患肝肿瘤较为罕见。原发性肝肿瘤约占儿童恶性肿瘤的 1%，此病在美国年发病率为 1.6/100 万。50%~60% 的儿童肝肿瘤是恶性的，这些恶性肿瘤中超过 65% 是肝母细胞瘤，其余多数是肝细胞癌。罕见的肝脏恶性肿瘤包括胚胎性肉瘤、血管肉瘤、恶性生殖细胞瘤、肝横纹肌肉瘤及未分化肉瘤。一些常见的儿童恶性肿瘤如神经母细胞瘤和淋巴瘤可以转移到肝脏。肝脏良性肿瘤通常发生在 6 月龄内，包括肝血管瘤、错构瘤和血管内皮细胞瘤。

■ 肝母细胞瘤

流行病学

肝母细胞瘤多发生在 3 岁以内儿童，病因尚不清楚。肝母细胞瘤与家族性腺瘤性息肉病有关。在大多数被评估的肿瘤中，发现有抗原呈递细胞（APC）/β-catenin 通路的改变。肝母细胞瘤与 Beckwith-

Wiedemann 综合征有关，两者均有相似的胰岛素样生长因子 –2 基因的基因组印记缺失。肝母细胞瘤还与低出生体重有关，随体重下降发病危险度增加。

发病机制

肝母细胞瘤可以是上皮细胞型，含有胎儿或胚胎性恶性细胞（混合或单一成分），或混合类型，包含间充质细胞和上皮细胞。组织学呈完全胎儿型的预后较好。

临床表现

肝母细胞瘤常表现为巨大、无症状的腹部肿块。通常单发，发生在右叶者是左叶的 3 倍。随着病情的发展，会相继出现体重减轻、食欲缺乏、呕吐和腹痛。转移性肝母细胞瘤最常累及局部淋巴结和肺部。

甲胎蛋白（AFP）是一个有效的肿瘤标记物，用于肝肿瘤的诊断和监测。几乎所有肝母细胞瘤 AFP 水平均升高。而胆红素和肝酶通常是正常的。贫血常见，约 30% 的患者血小板增多。需要进行乙肝和丙肝检测，但在肝母细胞瘤中通常呈阴性。

影像学检查应包括腹部平片和超声，以发现特征性肝部肿块。超声可以鉴别恶性肝肿瘤和良性血管病变。CT 或 MRI 是识别肝内肿瘤受累程度和帮助确定外科手术切除范围的精确方法。诊断远处转移应包括胸部 CT 扫描。

治 疗

总体而言，儿童恶性肝肿瘤的治愈有赖于原发肿瘤是否完全切除（图 498-1）。多达 85% 的肝脏可以切除，在术后的 3~4 月可以再生。顺铂联合长春新碱、5- 氟尿嘧啶和多柔比星是治疗肝母细胞瘤的有效方法，增加了完全外科切除术后治愈的机会。在低级别肝母细胞瘤阶段，通过外科手术和多药联合化疗可将生存率提高到 90% 以上。如果肿瘤无法切除，生存率大约 60%。远处转移会进一步降低生存率，但通过化疗和外科手术切除原发肿瘤及孤立的肺部转移灶后常可使疾病完全消退，生存率约 25%。肝移植对于无法切除的原发性肝肿瘤是可行的，且能获得长期生存。移植前状况是决定预后状况的重要因素。因此，移植和外科切除较姑息治疗更有效。

■ 肝细胞癌

流行病学

肝细胞癌主要发生在青少年，与乙肝或丙肝病毒感染有关。在东亚和其他乙肝流行地区多见，随着乙肝疫苗的接种其发病率有所下降。在这些地区，肝细

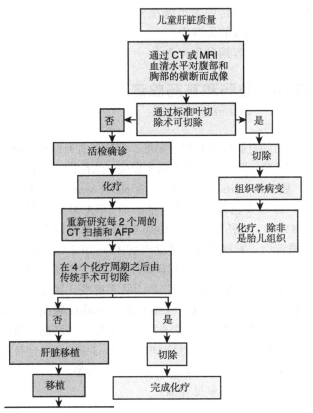

图 498-1　1 例儿童肝母细胞瘤的治疗图
* 如果不能及时进行尸肝移植，应考虑继续化疗或活体肝移植
AFP: 甲胎蛋白

摘自 Tiao GM, Bobey N, Allen S, et al. The current management of hepatoblastoma: a combination of chemotherapy, conventional resection, and liver transplantation. J Pediatr, 2005, 146: 204–211

胞癌发病率倾向于呈双峰模式，小婴儿与肝母细胞瘤发病年龄重叠。肝细胞癌也发生在慢性遗传性酪氨酸血症、半乳糖血症、糖原累积症、α 1- 抗胰蛋白酶缺陷和胆汁性肝硬化患者中。食物的黄曲霉毒素 B 污染也是发病的另一高危因素。

发病机制

肝细胞癌通常为多中心、侵袭性肿瘤，由巨大多形细胞组成，但没有肝硬化表现。其中纤维板层癌亚型多见于青春期和年轻成年人。之前的报道指出纤维板层癌亚型患者预后较好，然而近期数据的分析结果反驳了这一观点。

临床表现

肝细胞癌通常表现为肝肿块、腹胀、食欲缺乏、体重减轻和腹痛等症状。当肿瘤破裂和血性腹水时，肝细胞癌可表现为急腹症。大约 60% 的儿童肝细胞癌患者 AFP 水平升高。在高发区常发现有乙肝或丙肝病毒感染，但在西方国家或纤维板层型中则未发现乙肝或丙肝病毒感染。胆红素通常是正常的，但肝酶异常。

诊断性影像学检查应包括腹部平片和超声以发现特征性腹部肿块。超声可以鉴别恶性肝肿瘤与良性血管病变。CT 或 MRI 是识别肝内肿瘤受累程度和帮助确定外科手术切除范围的精确方法。诊断远处转移应包括胸部 CT 扫描。

治　疗

因为肝细胞癌为多中心起源，只有 30%~- 40% 的病例可以进行完整的手术切除。即使完整的手术切除，也只有 30% 的儿童可获得长期生存。化疗有一定疗效，包括顺铂、阿霉素、依托泊苷和 5- 氟尿嘧啶，但很难提高长期生存率。其他治疗肝细胞癌的技术，如化疗栓塞和肝移植，尚在研究中。

参考书目

参考书目请参见光盘。

（杨雪　译，陆国平　审）

第 499 章
良性血管瘤

499.1　血管瘤

Cynthia E. Herzog

血管瘤是婴儿期最常见的良性肿瘤，约有 5% 的足月儿会发生（见第 642 章）。女孩发生血管瘤的风险是男孩的 3~5 倍。早产儿发生血管瘤的风险成倍增加，有绒毛采样的女性后代发生血管瘤的危险性高 10 倍。血管瘤可以出生时就存在，但通常是在出生后不久发生，在生后第 1 年快速增长，以后 5 年的增长放缓，10~15 岁时退化。

补充内容请参见光盘。

499.2　淋巴管瘤和水囊瘤

Cynthia E. Herzog

淋巴管畸形，包括淋巴管瘤和水囊瘤，起源于胚胎淋巴囊，是第二个常见的儿童良性血管瘤。大约有一半位于头部和颈部区域。50% 出生时就存在，多数出现在 2 岁。与性别无关。有报道可自行消退，但不典型。

补充内容请参见光盘。

（杨雪　译，陆国平　审）

第500章
罕见肿瘤

500.1 甲状腺肿瘤
Steven G. Waguespack

见第 562 章。

■ 良性甲状腺肿瘤

良性甲状腺肿瘤占儿童甲状腺结节性疾病的 80%。甲状腺结节的诊断检查包括甲状腺功能、超声评估结节大小以及局部淋巴结情况，超声引导下细针活检用于明确诊断。123I or 99mTC 的核素扫描对诊断帮助不大，除非促甲状腺激素（thyroid-stimulating hormone, TSH）水平较低者。

补充内容请参见光盘。

500.2 黑素瘤
Cynthia E. Herzog

见第 643 章。

在美国 20 岁以下人群黑素瘤的发病率是 4.2/100 万，其中大多数发生在青少年期（第 643 章）。相对于男性，女性在青春期患黑素瘤更常见。在美国，尽管成人黑素瘤发病率增速较缓，但其在较年轻的群体中呈增加趋势。虽然众所周知太阳暴晒是成人发生黑素瘤的一个危险因素，但它在儿童黑素瘤中的作用还不清楚。儿科医生应告诉患者避免阳光暴露以减少成人后发生黑素瘤的危险。皮肤白皙和黑素瘤家族史者为发病高危人群。已知的危险因素是巨型毛痣（>20 cm），发育不良痣综合征和着色性干皮病。

补充内容请参见光盘。

500.3 鼻咽癌
Cynthia E. Herzog

鼻咽癌在儿童罕见，但它是儿童最常见的鼻咽部肿瘤之一。在成人，中国南方的发病率最高，因纽特人、北非和印度东北部发病率也较高。在中国，儿童发病罕见，但在其他国家，有相当数量的病例发生在儿童，主要是在青春期。男性发病是女性的 2 倍，且在黑人中较常见。在儿童，组织学上未分化肿瘤更常见，且与 EB 病毒感染有关。鼻咽癌与某些特异的 HLA 类型有关，其他遗传因素可能在发病中起一定作用，特别是在发病率低的人群中。

补充内容请参见光盘。

500.4 结肠和直肠腺癌
Cynthia E. Herzog

结肠直肠癌在儿童中罕见。即使患者有结肠直肠癌高危因素，但通常到成人期才发病。遗传性非息肉性结肠癌（hereditary nonpolyposis colon cancer, HNPCC）是一种常染色体显性遗传病，有 DNA 错配修复基因（MMR）的胚系突变，引起 DNA 修复错误和微卫星不稳定性。家族性腺瘤样息肉病（familial adenomatous polyposis, FAP）和衰减型家族性腺瘤样息肉病（AFAP），是常染色体疾病，有 APC 基因胚系突变。除了结肠直肠癌外，遗传性非息肉性结肠癌、家族性腺瘤样息肉病和衰减型家族性腺瘤样息肉病还与一些结肠外肿瘤有关。MYH- 相关性息肉病、Peutz-Jeghers 综合征和青少年息肉病患者也容易发生结肠直肠癌。

补充内容请参见光盘。

500.5 肾上腺肿瘤
Steven G. Waguespack

见第 575 章。

肾上腺皮质肿瘤（adrenocortical tumors, ACT）来源于肾上腺皮质外层，而嗜铬细胞瘤（PHEO）来源于肾上腺髓质产生儿茶酚胺的嗜铬细胞。儿童肾上腺皮质肿瘤病理类型的良恶性与临床表现并不一致，因此从临床上鉴别肾上腺皮质癌和其他良性肿瘤比较困难。肾上腺皮质肿瘤非常少见，5 岁以内均可发病。女童多见，超过 90% 病例肿瘤是功能性的 [产生雄激素和（或）糖皮质激素]。肾上腺皮质肿瘤也可表现为腹部肿块或疼痛。儿童肾上腺皮质肿瘤表现有 Li-Fraumeni 综合征（p53 抑癌基因的胚系非活化突变），Beckwith-Wiedemann 综合征（BWS）。除了 BWS 表现的偏身肥大以外的其他半侧肢体肥大，以及少见的先天性肾上腺皮质增生症。其他结节性肾上腺皮质疾病的少见原因包括 Carney 综合征和巨结节肾上腺皮质增生，这些疾病通常以库欣综合征为临床表现。

补充内容请参见光盘。

500.6 促结缔组织增生性小圆细胞肿瘤
Cynthia E. Herzog

促结缔组织增生性小圆细胞肿瘤（DSRCT）是近年来逐渐认识的一种肿瘤，主要发生于青春期男性。

与尤因肉瘤基因和 Wilms 瘤基因之间的易位有关，即 t（11；22）（p13；q12）。典型临床表现是弥漫性腹部病变，无明显原发灶，腹外也可发生。治疗包括手术、化疗和放疗，大部分预后差。

补充内容请参见光盘。

（杨雪　译，陆国平　审）

第 501 章
儿童组织细胞增生症
Stephan Ladisch

儿童组织细胞增生症是一组变化多样的疾病，虽然发病率低，但临床表现可能非常严重。之所以将这些疾病归为一类，是因为它们存在共同的、骨髓起源的单核 – 巨噬细胞系统细胞过度增生或聚集。虽然这些疾病在临床上有时鉴别困难，但准确诊断对于实施治疗是必需的。表 501-1 为依据组织病理学对组织细胞增生症进行的分类。诊断时，必须进行完整详细的活检标本评估，包括电子显微镜和免疫染色，这可能需要特殊的样本处理。

■ 分型和病理

依据组织病理学，儿童组织细胞增生症分为

表 501-1　儿童组织细胞增生综合征分型

分类	疾病	病变的细胞特征	治疗
I	朗格汉斯细胞组织细胞增生症	Langerhans 细胞（CD1a 阳性，CD207 阳性），有 Birbeck 颗粒	孤立病灶局部治疗，全身病变化疗
II	家族性噬血细胞性淋巴组织细胞增生症 * 感染相关噬血细胞综合征 †	形态学正常的反应性巨噬细胞伴有显著的噬红细胞或 CD8+ T 细胞	化疗；同种异基因骨髓移植
III	恶性组织细胞病增生症	单核细胞 / 巨噬细胞或其前体的细胞肿瘤性增生	抗肿瘤化疗，包括蒽环类药物
	急性单核细胞白血病 ‡	M5（FAB 分型系统）	抗肿瘤化疗

* 也称为家族性噬血细胞性淋巴组织细胞增生症 （FHLH）
† 也称为继发性噬血细胞性淋巴组织细胞增生症
‡ 见第 489.2

三型。最为人们熟知的是组织细胞增生症 I（以前称作组织细胞增生症 X），包括嗜酸性肉芽肿、Hand-Schüller-Christian 病以及 Letterer-Siwe 病。朗格汉斯细胞组织细胞增生症（LCH）的命名用于 I 型组织细胞增生症。正常的朗格汉斯细胞是一组皮肤抗原提呈细胞。各种形式 LCH 的标志是单核细胞系（具有朗格汉斯细胞电镜下的特征性表现，即 Birbeck 颗粒）的克隆增殖。特征性的 Birbeck 颗粒是一种网球拍状、看似双层的颗粒，它是 LCH 的诊断性标志。Birbeck 颗粒表达一种特异抗原 langerin（CD207），即朗格汉斯细胞产生的特异性凝集素，在对 T 细胞的抗原提呈中发挥作用。CD207 已被一致认为表达在 LCH 疾病中，因此它是诊断 LCH 的另一个可靠标志。此外，如果病变细胞中 CD1a 阳性也可确诊该病，目前可用固定后的组织来检测。病变组织中可含有不同比例的朗格汉斯细胞、淋巴细胞、粒细胞、单核细胞和嗜酸性粒细胞。

与以朗格汉斯细胞作为抗原提呈细胞的 I 型组织细胞增生症相比，II 型组织细胞增生症是非恶性的细胞增殖性疾病，主要聚集的抗原提呈细胞是巨噬细胞。噬血细胞性淋巴组织细胞增生症（Hemophagocytic lymphohistiocytoses, HLH）与巨噬细胞活化综合征类似，是噬血细胞过度增生、炎症因子过度活化引起（表 149-5）。特点是组织被活化的 CD8+ T 淋巴细胞、巨噬细胞浸润，高细胞因子血症是典型特征。这些活化的巨噬细胞在光镜下形态正常，但与 LCH 不同，它们不表达 Birbeck 颗粒，CD1a 和 CD207 均阴性。II 型组织细胞增生症包含两型：家族性 HLH（FHLH），以前称为 FEL，为常染色体隐性遗传，其基因异常包括穿孔素基因、Munc 13-4 和 Syntaxin-11 基因突变，均与粒细胞介导的细胞毒作用有关。另一型是感染相关 HLH（IAHS）（表 501-2）。两型均有多系统受累，受累器官均能看到活化的巨噬细胞和淋巴细胞浸润，而淋巴细胞细胞毒途径的活化缺陷是发病的始动因素。HLH 分型见表 501-3。

目前认为 I 和 II 型组织细胞增生症均是由于抗原刺激异常和细胞免疫应答缺陷导致的免疫调节障碍。FHLH 中.穿孔素基因 （*PRF1*）或 *Munc 13-4* 基因突变引起细胞毒淋巴细胞功能受抑。

III 型组织细胞增生症是单核 – 巨噬细胞系统的恶性增生疾病，包括急性单核细胞白血病和真正的恶性组织细胞增生症（见第 489 章）。是否存在朗格汉斯细胞瘤尚有争议。有些 LCH 病例能找到恶性克隆。

参考书目
补充内容请参见光盘。

表 501-2 感染相关噬血细胞综合征

病毒
　腺病毒
　巨细胞病毒
　登革热病毒
　EB 病毒
　单纯疱疹病毒（HSV1, HSV2, HHV6, HHV8）
　人类免疫缺陷病毒
　细小病毒 B19
　水痘 - 带状疱疹病毒
　肝炎病毒
细菌
　巴贝斯虫菌
　布氏杆菌 s
　革兰氏阴性大肠杆菌
　流感嗜血杆菌
　肺炎支原体
　金黄色葡萄球菌
　肺炎链球菌
真菌
　白色念珠菌
　新型隐球菌 s
　组织胞浆菌
分枝杆菌
　结核分枝杆菌
立克次体
　伯纳特立克次体 i
寄生虫
　杜氏利什曼原虫

摘自 Nathan DG, Orkin SH, Ginsburg D, et al. Nathan and Oski's hematology of infancy and childhood. 6 ed. Philadelphia: WB Saunders, 2003: 1381

501.1 Ⅰ型组织细胞增生症

Stephan Ladisch

■ 临床表现

　　LCH 表现多样，80% 的患者都有骨骼受累，且可能是唯一受累部位 特别是对于 5 岁以上儿童。骨的病变可单发或多发，多数见于颅骨（图 501-1）。其他部位包括骨盆、股骨、椎骨和上颌骨。患者可能没有症状，或者有局部肿痛。脊椎受累可引起椎骨塌陷，进而引起脊髓受累。在扁骨和长骨，溶骨性病变有锐利的边缘，无反应性新骨形成。承重骨常出现病理性骨折。乳突区受损破坏时可有耳道流脓和感染，上下颌骨破坏时可能导致牙齿在 X 线上呈现漂浮现象。随着对治疗的反应，可能完全愈合。

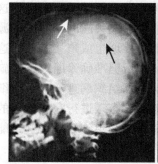 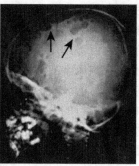

图 501-1 LCH 患儿的两张颅骨 X 线片。左图：患儿大于 2 岁，病变局限于孤立的骨病灶（箭头），她恢复良好。右图：患儿小于 2 岁，有广泛的骨病变（箭头）、发热、贫血、严重皮疹、全身淋巴结病、肝脾大、肺部浸润，尽管进行了抗肿瘤化疗仍最终死亡。这些患者代表 LCH 临床病谱的两个极端

表 501-3 反应性淋巴组织细胞增生的鉴别诊断

	遗传学	病毒感染	细胞免疫功能	其他
HLH，遗传性	常染色体隐性遗传	可能有关	↓ CMI	穿孔素缺陷
			↓ NK 细胞活性	高三酰甘油血症，穿孔素（PRF1），
			↓ 单核细胞杀伤	Munc 13-4 突变
			↓ CMI	
继发性感染相关	散发	有关	↓ CMI	早期出现凝血异常
			EB 病毒相关者有 NL 或 ↑ NK 细胞	
			↓ 异常的 EBV 相关杀伤	
XLP	X- 连锁散发	EBV	NL 或 ↑ NK cell	SH2DIA 突变
			NL 或 ↑ 异常的 EBV 相关杀伤	严重，常有致命性肝炎
SHML	散发	?EBV	尚不清楚	自身免疫现象
LG	散发	EBV	↓ CMI	可发展为淋巴瘤

CMI: 细胞介导免疫；　EBV: EB 病毒；HLH: 噬血细胞性淋巴组织细胞增生症；LG: 淋巴瘤样肉芽肿；　NK: 自然杀伤；NL: 正常；　SHML: 窦性组织细胞增生伴巨大淋巴结病；XLP: X- 连锁淋巴增生综合征

摘自 Nathan DG, Orkin SH, Ginsburg D, et al. Nathan and Oski's hematology of infancy and childhood. 6 ed. Philadelphia: WB Saunders, 2003, 1387

约 50% 的患者在疾病过程中出现难以治疗的皮肤病变，包括头皮、尿布区、腋下和耳后的干燥脱屑、丘疹和脂溢性皮炎。病变可能扩展到背部、手掌和脚底。即使没有血小板减少，仍可能伴有淤点或出血。33% 的患者出现局部或全身性淋巴结肿大。20% 的患者有肝脾大。可发生不同程度肝功能损害，包括黄疸和腹水。

突眼一旦发生通常是双侧性的，是由于球后肉芽肿组织堆积引起。齿龈黏膜可能被浸润样病变累及以致从表面上看像念珠菌病。30%~40% 患者有中耳炎，病变严重可导致耳聋。在 X 线片上 10%~15% 的患者有肺部浸润，病变差异很大，从弥漫性纤维化、播散的结节样浸润到弥漫的囊性改变，偶可并发气胸。如果肺严重受累，可能导致呼吸困难和进行性呼吸衰竭。

垂体功能异常或下丘脑受累可能导致生长迟缓。另外，患者可能有尿崩症，怀疑有 LCH 者在活检前必须证实是否有尿浓缩能力。全垂体功能低下罕见。如果甲状腺浸润亦可发生原发性甲状腺功能低下。

病情严重者可有全身表现，如发热、体重减轻、萎靡不振、易激惹、生长停滞。骨髓受累引起贫血、血小板减少。LCH 两种不常见但严重的表现是肝受累（导致肝硬化）和特有的中枢神经系统疾病，后者表现为共济失调、构音障碍和其他神经系统症状。伴有多系统疾病者，通常在诊断时即已存在肝受累。与此相反，中枢神经系统受累是进行性的，组织病理学特征是神经胶质增生，对此没有特殊治疗，初诊 LCH 时仅有很轻的骨病变，多年后才观察到神经系统受累。令人震惊的是这些神经病变中既没有朗格汉斯细胞，也没有 Birbeck 颗粒，考虑与细胞因子异常有关。

皮肤或骨病变的组织活检是诊断性的，也是最容易开展的，一旦活检后，应进行完整的临床和实验室检查评估。包括一系列检查（全血细胞计数、肝功、凝血检查、骨骼检查、胸片和尿渗透压测定）。此外，若发现有器官功能异常，治疗前应详细检查以确定疾病严重程度。

■ 治疗和预后

单个系统受累（通常为骨、淋巴结、皮肤）一般是良性的，但容易复发。因此，治疗应为最小量的，目的在于终止病变进展以免发生永久性损害。刮除术或小剂量放疗（5~6 Gy）即可达到目标。相比之下，多系统受累者需要系统的多药联合化疗。已有几种不同方案，但基本的成分包括长春新碱或依托泊苷，它们对治疗 LCH 十分有效。多系统受累的治疗旨在减少复发和长期控制。治疗有效率很高，严重的 LCH 死亡率已显著下降，如果诊断准确及时更是如此。试验性

的治疗仅用于治疗效果欠佳者（常见于年龄较小儿童，有多系统受累且初始治疗反应不好），包括使用环孢霉素或抗胸腺细胞球蛋白的免疫抑制治疗和一些可能的新制剂，如 2- 氯脱氧腺苷和干细胞移植。晚期并发症如肝或肺纤维化，是不可逆的，需要器官移植。关于 I 和 II 型组织细胞增生症的治疗方法和方案可在组织细胞协会网站获得：www.histiocytesociety.org.

参考书目

补充内容请参见光盘。

501.2　II 型组织细胞增生症：噬血细胞性淋巴组织细胞增生症

Stephan Ladisch

（参考前述"分型与病理"一节。）

■ 临床表现

噬血细胞性淋巴组织细胞增生症（HLH）包括家族性 HLH（familial hemophagocytic lymphohistiocytosis, FHLH）和继发性 HLH，其临床表现非常相似，包括全身性疾病过程，常伴有发热、皮疹、瘀斑、体重减轻和易激惹（表 501-4，501-5）。FHLH 常有严重免疫缺陷。儿童 FHLH 常发生在 4 岁以前，继发性 HLH 可能发生在较大年龄，但两型在任何年龄均可发病。体格检查显示肝脾淋巴结大，呼吸困难和一些不同于无菌性脑膜炎的中枢神经系统受累症状。FHLH 受累中枢神经系统的脑脊液细胞与外周血和骨髓中所见到的吞噬性巨噬细胞相同。组织细胞协会已经制订了 HLH 的诊断标准：包括分子学标志，骨髓病理检查，临床有发热、脾大及实验室检查发现高脂血症、低纤维蛋白原血症、肝酶升高、由活化淋巴细胞产生的血循环中可溶性白介素 –2 受体水平极度增高、铁蛋白升高（常 >10 000μg/L）以及红细胞减少，特别是骨髓噬红细胞导致的全血细胞减少。没有绝对的临床或实验室标准来鉴别 FHLH 和继发 HLH，FHLH 常有阳性家族史和基因异常。HLH 患者可以没有穿孔素基因或 Munc13-4 基因的突变，而当出现下列表现中的 5 项时可以诊断为 HLH：发热、脾大、两种血细胞出现减少、高三酰甘油血症或低纤维蛋白原血症、高铁蛋白血症、可溶性 CD25（IL-2 受体）升高、NK 细胞减少或缺乏、具有噬红细胞作用的骨髓、脑脊液或淋巴结的证据。

■ 治疗与预后

FHLH 和继发 HLH 之间的鉴别有时基于继发性 HLH 的急性发病并有明确的感染。控制感染并配合

表 501-4 HLH 诊断标准

符合以下标准中的第 1 项或第 2 项可做出 HLH 的诊断

1. 分子生物学诊断符合 HLH（即 PRF 突变，SAP 突变）

或

2. 符合以下诊断标准 8 条中的 5 条：

　a. 发热

　b. 脾大

　c. 血细胞减少 [≥ 2 种细胞系受累，血红蛋白 ≤ 90g/L（或
　　　4 周以下婴儿≤ 100g/L，血小板 <100 000/μL，中性粒细胞 <
　　　1000/μL）]

　d. 高三酰甘油血症（ ≥ 265 0mg/L）和（或）低纤维蛋白原血
　　　症（ ≤ 150 0mg/L）

　e. 骨髓、脾或淋巴结发现噬血现象，无恶性病证据

　f. NK 细胞活性降低或缺如

　g. 血清铁蛋白升高（ ≥ 500/μg/L）

　h. 可溶性 IL-2R α（CD25）升高（ ≥ 2400 U/mL）

摘自 Verbsky JW, Grossman WJ. Hemophagocytic lymphohistiocytosis: diagnosis, pathophysiology, treatment, and future perspectives. Ann Med, 2006, 38: 20–31

表 501-5 以噬血现象为特征的疾病

原发性 HLH

　家族性 HLH

　Chédiak-Higashi 综合征

　Griscelli 综合征

　X- 连锁淋巴增殖病（XLP）

　Wiskott-Aldrich 综合征（WAS）

继发性 HLH

　病毒相关 HLH

　疱疹病毒感染（EBV, CMV, HHV-6, HHV-8, VZV, HSV）

　HIV

　细小病毒，腺病毒，肝炎病毒

感染相关 HLH

　各种细菌，螺旋体和真菌相关感染

恶性肿瘤相关 HLH

自身免疫性疾病相关的巨噬细胞活化综合征（MAS）

幼年型类风湿关节炎全身型（SOJRA）

其他（系统性红斑狼疮，起止点相关关节炎），炎症性肠病

CMV: 巨细胞病毒； EBV: EB 病毒； HHV, 人类疱疹病毒； VZV: 水痘 - 带状疱疹病毒

摘自 Verbsky JW, Grossman WJ. Hemophagocytic lymphohistiocytosis: diagnosis, pathophysiology, treatment, and future perspectives, Ann Med , 2006, 38: 20–31

支持治疗是关键。如果该诊断是建立在医源性免疫缺陷基础上，那么应当停止免疫抑制治疗，在抗感染治疗同时予以支持治疗。当确诊 FHLH（具有穿孔素或 Munc13-4 蛋白的基因突变）或疑似，且不能证明存在感染时，目前的治疗包括依托泊苷，皮质激素和鞘注甲氨蝶呤。需要强调的是全血细胞减少并不是 FHLH 细胞毒性药物治疗的禁忌，有学者推荐抗胸腺细胞球蛋白和环孢素的维持治疗。然而即便采用化疗，FHLH 依然是致命的。同种异基因干细胞移植对大约 60% 患者有效。

与此相反，继发性 HLH 如有确凿的感染证据，则在有效抗感染治疗后，预后较好而无须其他特殊治疗。但大部分患者可能没有感染的确凿证据，预后与 FHLH 一样不良；推荐采用相同的包含依托泊苷的化疗方案。其机制是通过其细胞毒性作用于巨噬细胞，依托泊苷可干扰细胞因子的产生、吞噬红细胞的过程和巨噬细胞的聚集，所有这些均与 IAHS 的发病机制有关。众多的感染因素，如病毒（巨细胞病毒、EB 病毒、人类疱疹病毒 6）、真菌、原生动物和细菌均可能在免疫缺陷的基础上激发 HLH（表 501-2）。HLH 患者伴有免疫缺陷时需要详细评估感染的程度。伴有风湿性疾病（如系统性红斑狼疮，川崎病）或肿瘤（白血病）的 HLH 较少见，治疗其潜在疾病能够缓解噬血现象。对于一些患者，干扰素和免疫球蛋白可能有效。

参考书目

补充内容请参见光盘。

501.3 Ⅲ 型组织细胞增生症

Stephan Ladisch

包括急性单核细胞白血病和真正的恶性组织细胞增生症（见第 484 章），它们均是单核 - 巨噬细胞系统恶性肿瘤。

（杨雪　译，陆国平　审）

第 23 部分　肾病学

第 1 篇　普通微生物学

第 502 章
肾小球疾病概论

502.1　肾脏解剖

Cynthia G. Pan, Ellis D. Avner

肾脏位于腹膜后略高于脐水平。足月新生儿肾脏长约 6cm，重约 24g，到成年人长度 ≥ 12cm，重约 150g。肾脏（图 502-1 见光盘）外周为皮质层，包括肾小球，近端和远端小管的曲部和集合管；髓质位于内层，包含近端和远端小管的直部、亨利氏袢、终端集合管（图 502-2 见光盘）。

补充内容请参见光盘。

502.2　肾小球滤过

Cynthia G. Pan, Ellis D. Avner

当血液流经肾小球毛细血管网时，血浆被肾小球毛细血管壁滤过。超滤液包含血浆中除血细胞和分子量 ≥ 68kd 的蛋白质（如白蛋白和球蛋白）以外的所有物质（电解质、葡萄糖、磷酸盐、尿素、肌酐、肽、小分子蛋白）。滤液流入鲍曼囊进入肾小管，在肾小管进行水和溶质的重吸收和再分泌，直至形成尿液。

补充内容请参见光盘。

■ 肾小球的滤过

当血液流经肾小球毛细血管网时，血浆被肾小球毛细血管壁滤过。超滤液，包含血浆中除血细胞和分子量 ≥ 68kd 的蛋白质（如白蛋白和球蛋白）以外的所有物质（电解质、葡萄糖、磷酸盐、尿素、肌酐、肽、小分子蛋白）。滤液流入包曼氏囊进入肾小管，在肾小管进行成分调整，对水和溶质重吸收和再分泌，直至形成尿液离开肾脏。

补充内容请参见光盘。

502.3　肾小球疾病

Cynthia G. Pan, Ellis D. Avner

■ 发病机理

肾小球损伤可能与遗传、免疫、灌注或凝血障碍有关。肾小球、肾间质或小管上皮细胞的编码蛋白外显子 DNA 突变，或 DNA 转录调节基因突变、RNA 转录后及蛋白翻译后修饰异常均可引起肾脏先天异常；肾小球免疫损伤导致肾小球肾炎，肾小球肾炎是一临床综合征，组织病理特点是肾小球毛细血管炎症。证据表明肾小球肾炎的免疫损伤包括形态学和免疫病理学改变，与免疫介导的肾小球肾炎表现一致，包括肾小球免疫复合物（免疫球蛋白、补体）沉积，血清补体异常，部分疾病中还发现自身抗体（抗 -GBM）（图 502-7 见光盘）。主要的免疫损伤机制有两种：抗原抗体循环免疫复合物沉积在肾小球和原位抗原、抗体相互作用。在后者，抗原可能是正常肾小球成分（Ⅳ型胶原蛋白的非胶原结构域和抗肾基底膜肾炎抗原）或沉积在肾小球的抗原。

补充内容请参见光盘。

肾小球损伤可能由遗传、免疫、灌注或凝血疾病引起。肾小球，肾间质，或小管上皮细胞的编码蛋白外显子 DNA 突变，或 DNA 转录调节基因突变、RNA 转录后及蛋白翻译后修饰异常均可引起肾脏先天异常。肾小球免疫损伤导致肾小球肾炎，肾小球肾炎是几种疾病的一种通称，也是表示肾小球毛细血管炎症的组织病理学名词。免疫损伤引起肾小球肾炎的证据包括形态学和免疫病理学改变与实验免疫介导的肾小球肾炎相似；肾小球内有免疫反应物（免疫球蛋白、补体）；血清补体异常和在某些肾小球疾病中发现自身抗体（抗 -GBM）（图 502-7 见光盘）。主要的免疫损伤机制有两种：抗原 - 抗体循环免疫复合物在肾小球的沉积和抗体在原位的和局部抗原相互作用。在后一种机制中，抗原可能是正常的肾小球组成成分 [Ⅳ型胶原蛋白的非胶原区（NC-1），是一公认的人体抗肾小球基底膜肾炎的抗原] 或一种已沉积在肾小球的抗原。

（周楠　译，沈颖　审）

第 2 篇　血　尿

第 503 章

儿童血尿的临床评估

Cynthia G. Pan, Ellis D. Avner

血尿指尿红细胞 ≥ 5 个 /μL，学龄期发病率 0.5%~2.0%。大量研究表明，正常儿童每 12h 可以排出超过 500 000 个红细胞，发热和（或）运动时可能更高。临床应用尿试纸法进行血尿的检测，利用血红蛋白（或肌红蛋白）与试纸上的过氧化物酶发生化学反应使指示剂显色。Chemstrip（勃林格曼海姆）是一种常用的检测试纸，离心尿中红细胞达到 3~5 个 /μL 时呈阳性，红细胞 >50 个 /μL 时为大量血尿。尿液中含有福尔马林（防腐剂）、高浓度维生素 C（如每日维生素 C 摄入量 >2000mg/ 天）可致尿检出现假阴性。假阳性可能见于儿童的碱性尿（PH>9）或更多的是尿液中混入氧化剂，如过氧化氢清洗外阴后留取尿标本。对尿试纸法检测血尿阳性的患儿，需要取 10~15mL 新鲜尿液进行离心并显微镜镜检进一步确认尿液中是否含有红细胞。

非红细胞所致红色尿液的病因见表 503-1。尿亚铁血红蛋白阳性的非红细胞尿由肌红蛋白或血红蛋白所致。肌红蛋白尿可见于横纹肌溶解，由于骨骼肌破坏所致，多伴有血浆肌酸激酶 5 倍以上增高。横纹肌溶解可继发于病毒性肌炎、挤压伤、严重电解质紊乱（高钠血症、低磷酸盐血症）、低血压、DIC、毒素（药物、毒液）、肌肉代谢紊乱及癫痫持续发作。尿亚铁血红蛋白阴性时尿液也可呈现为红色，可乐色或紫红色，可能与摄入的药物、食物（黑莓、甜菜）或食物色素有关，另外深棕色或黑色尿可能由一些尿中代谢产物所致。

对儿童血尿进行诊断评估需要详细询问病史，并进行体格检查和尿液检查。这些信息有助于确定血尿的来源（上尿路或下尿路）和病情的紧急程度。另外需要询问家族史，了解有无解剖结构异常或畸形存在，有无肉眼血尿，是否有高血压、水肿和心力衰竭的表现。

血尿的病因见表 503-2。上尿路的血尿来源于肾性（肾小球、肾小管及肾间质）。下尿路的血尿来源于肾盂肾盏系统、输尿管、膀胱或尿道。肾小球源性的血尿多呈褐色、可乐色、茶色或紫红色，试纸检测尿蛋白 >100 mg/ dL，尿液镜检可见红细胞管型，且红细胞变形（尤其是棘形红细胞）。肾小管源性血尿多

表 503-1　红色尿的病因

血红素阳性

血红蛋白

肌红蛋白

血红素阴性

药物

氯喹

去铁胺

布洛芬

山梨醇铁

甲硝哒唑

呋喃西林

苯环己哌啶（马洛芬）

酚酞

吩噻嗪类

利福平

水杨酸盐

柳氮磺胺吡啶

染料（蔬菜 / 水果）

甜菜

黑莓

食物色素

大黄

代谢分子

尿黑酸

黑色素

高铁血红蛋白

卟啉

酪氨酸代谢（紊乱）病

尿酸盐

表 503-2　儿童常见血尿原因

上尿路疾病

肾脏疾病
　IgA 肾病
　Alport 综合征（遗传性肾炎）
　薄基底膜肾病
　感染后肾小球肾炎
　膜性肾病
　膜增生性肾小球肾炎
　急进性肾炎
　局灶性节段性肾小球肾炎
　抗肾小球基底膜病

多系统疾病
　系统性红斑狼疮肾炎
　过敏性紫癜性肾炎
　韦格纳肉芽肿
　结节性多动脉炎
　Goodpasture 综合征
　溶血尿毒综合征
　链状红细胞肾小球病
　HIV 肾病

小管间质性疾病
　肾盂肾炎
　间质性肾炎
　肾乳头坏死
　急性肾小管坏死

血管疾病
　动脉或静脉血栓
　畸形（动脉瘤、血管瘤）
　胡桃夹综合征
　血红蛋白病（链状红细胞病）

结晶尿

解剖异常
　肾积水
　肾囊性疾病
　多囊性肾疾病
　囊性肾发育不良
　肿瘤（肾母细胞瘤，横纹肌肉瘤，错构瘤）
　外伤

下尿路疾病

炎症（感染和非感染）
　膀胱炎
　尿道炎

尿石症

外伤

凝血障碍

运动过度

膀胱肿瘤

人为因素

伴有白细胞及肾小管上皮细胞管型。下尿路来源的血尿可能表现为肉眼血尿，呈鲜红色或粉色，为终末段血尿（在尿流末段出现肉眼血尿），尿中可见血凝块，镜检红细胞形态正常，并且试纸检测尿蛋白 <100 mg/ dL。

血尿的病人表现的一些症状可能提示某些特定疾病。茶色或可乐色尿，颜面部及身体水肿、高血压和少尿是急性肾炎综合征典型表现。急性肾炎综合征常见于的疾病包括：感染后肾小球肾炎、IgA 肾病、膜增生性肾小球肾炎、过敏性紫癜性肾炎、系统性红斑狼疮性肾炎、Wegener 肉芽肿、显微镜下结节性多动脉炎、Goodpasture 综合征和溶血 - 尿毒综合征等。近期上呼吸道感染史、皮肤及消化道感染史提示感染后肾小球肾炎、溶血 - 尿毒综合征或过敏性紫癜性肾炎。皮疹、关节病变提示过敏性紫癜性肾炎或系统性红斑狼疮性肾炎。肾小球肾炎的血尿多是无痛性的，但可伴有侧腹部痛。尿频、排尿困难和不明原因的发热提示泌尿系感染，肾绞痛提示存在肾结石可能。侧腹部包块提示存在肾积水、肾囊性病、肾静脉血栓或肿瘤。血尿合并头痛、精神状态改变、视力改变（复视）、鼻衄或心力衰竭提示严重的高血压。有外伤史的患者需要立刻进行病情评估（见第 66 章）。儿童无明显诱因出现会阴伤及血尿时应注意性侵犯可能。

详细的家族病史对初步判断患儿血尿是否是由于一些遗传引起的肾脏疾病导致的非常重要。遗传性肾小球疾病包括遗传性肾炎（Alport 综合征）、薄基底膜肾病、狼疮性肾炎以及 IgA 肾病（Berger 病）等。其他有遗传成分的血尿性肾病还包括多囊肾（PKD）［常染色体隐性遗传（APRKD）和常染色体显性遗传（ADPKD）］、尿石症和镰状细胞病等。

全面的体格检查有助于评估血尿的原因。高血压、水肿或心力衰竭体征提示急性肾小球肾炎。许多合并有肾脏病变的畸形综合征包括 VATER 综合征（椎体异常、肛门闭锁、气管食管瘘和肾发育不良）。腹部包块应考虑后尿道瓣膜继发膀胱膨胀、肾盂输尿管连接处梗阻继发肾积水、多囊肾或肾母细胞瘤。神经系统或皮肤病变的患者出现血尿可能为肾囊性病变或肿瘤相关综合征，如结节性硬化症、冯希伯 - 林道综合征（von Hippel-Lindau syndrome）或 Zellweger 综合征（脑肝肾综合征）。另外，外生殖器解剖学异常也可能血尿和（或）肾脏疾病有关。

患儿肉眼血尿引起的家长焦虑，增加了额外的挑战。泌尿系感染是最常见的病因。尿道出血是在无尿的情况下尿道流血，往往表现为排尿困难或排尿后内裤染血。这种情况青春期前期男童多见，可间隔数月发作 1 次，多为良性自限性过程。仅不足 10% 的患儿存在肾小球肾炎的表现。反复发作性肉眼血尿提示

IgA 肾病、Alport 综合征、薄基底膜肾病可能。排尿困难及腹部或侧腹部疼痛可见于特发性高钙尿症或尿石症。肉眼血尿的常见病因见表 503-3。鉴别肾小球和非肾小球源性血尿的实验室及影像学检查见图 503-1。无症状镜下血尿多为一过性的良性病程，因此无须进行过多的检查评估。

儿童无症状镜下血尿是指连续 2 周以上大于 3 次尿检存在血尿，并需要进一步完善相关的检查。严重泌尿系疾病所引起的这种临床表现并不多见。首先应对无症状镜下血尿的患儿进行尿培养检查，对尿培养阴性的患儿还应进行即刻尿钙定量检查（尿钙 / 尿肌酐）。对于非洲裔美国人，还应进行镰状细胞病筛查。如上述检查均未见异常，应对患者的一级亲属进行尿常规检查。对患儿应进行肾脏及膀胱 B 超检查排除泌尿系结构异常，如肿瘤、囊性疾病、肾积水或尿石症。泌尿系超声对于肉眼血尿、腹部或侧腹部疼痛、肿瘤的患者更有提示意义。如上述检查正常，还应完善血肌酐及电解质的相关检查。

如患儿存在某些血液系统异常表现，能够缩小鉴别诊断范围。贫血在这种情况下可能由于：急性肾衰竭时高血容量继发血管内血液稀释；慢性肾衰竭可致红细胞生成减少；溶血 - 尿毒综合征或系统性红斑狼疮导致的溶血；Goodpasture 综合征中的肺出血、过敏性紫癜或溶血 - 尿毒综合征中的黑便可致血液丢失。外周血涂片检查有助于溶血 - 尿毒综合征等微血管病变的诊断。系统性红斑狼疮患儿自身抗体的存在，能引起 Coombs 试验阳性、抗核抗体阳性、白细胞减少

表 503-3 常见肉眼血尿原因

尿路感染

尿道口狭窄

会阴刺激

外伤

尿石症

高尿钙

凝血障碍

肿瘤

肾小球疾病

    感染后肾小球肾炎

    过敏性紫癜性肾炎

    IgA 肾病

    Alport 综合征（遗传性肾炎）

    薄基底膜肾病

    系统性红斑狼疮肾炎

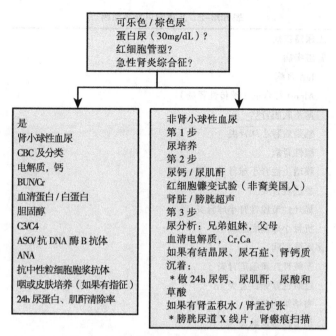

图 503-1 评估肾性或非肾性血尿常用的实验室及影像学方法 ANA：抗核抗体；ASO：抗链球菌素 O；BUN：血清尿素氮；C3/C4：补体；CBC：全血细胞计数；Cr：肌酐；RBC：红细胞

及多脏器系统受累。血小板减少见于血小板生成减少（恶性肿瘤）或消耗增多（系统性红斑狼疮、特发性血小板减少性紫癜、溶血 - 尿毒综合征、肾静脉血栓等）。尽管下尿路出血时尿红细胞形态正常，肾小球来源的血尿可见异型红细胞，但是依赖红细胞形态检查确定出血部位并不可靠。出凝血异常疾病所致血尿并不多见，因此，除患儿或家族史提示有出血倾向，无需对血尿患儿常规进行凝血功能的检查。

排尿性膀胱尿道造影仅建议对尿路感染、肾瘢痕、输尿管积水或肾盂肾盏扩张的患儿进行该项检查。膀胱镜对血尿患者是非必需的，费用高且存在麻醉风险。诊断"尿道狭窄可能"是膀胱镜检查的适应证，但由于尿道狭窄的发病率非常低，因此必须是高度怀疑情况下才应进行。对超声检查发现膀胱肿物、外伤所致尿道畸形、后尿道瓣膜或肿瘤等疾病的患儿应进行膀胱镜检查，上述疾病在儿童亦非常少见。膀胱镜下发现单侧肉眼血尿并不多见，但有助于血管畸形或其他解剖结构异常的诊断。

患儿无症状血尿持续存在且相关检查均未见异常，需要每 3 个月监测患儿血压，复查尿液分析，直至血尿缓解。持续一年以上的无症状血尿患儿应转诊至肾脏专科，并考虑是否存在肾炎（肾小球肾炎、小管间质性肾炎）、高血压、肾功能不全、尿石症、肾钙质沉着或家族性肾脏疾病如多囊肾或遗传性肾炎等可能。如患儿镜下血尿持续存在，尤其是存在反复发作的肉眼血尿合并肾功能异常、蛋白尿或高血压，可

行肾组织活检。

参考书目

参考书目请参见光盘。

（付倩　译，沈颖　审）

第 504 章
孤立性肾小球疾病伴反复性肉眼血尿

Cynthia G. Pan, Ellis D. Avner

大约 10% 肉眼血尿患儿患有系统性疾病相关的急性或慢性肾小球肾炎。肉眼血尿通常表现为茶色或可乐色，可能无痛或表现为定位不明的侧腹部或腹部疼痛。IgA 肾病引起的肉眼血尿通常在上呼吸道感染后 1~2d 发生，5d 内缓解。IgA 肾病病程较短，而急性链球菌感染后肾小球肾炎往往有 7~21d 的潜伏期，潜伏期前有链球菌咽炎或皮肤脓疱疹。肉眼血尿在这些情况下可持续 4~6 周。儿童肉眼血尿同样可见于肾小球基底膜病变，如遗传性肾炎（Alport 综合征）及薄基底膜肾病。以上肾小球疾病无肉眼血尿也可以表现为镜下血尿和或蛋白尿。

504.1　IgA 肾病（Berger 肾病）

Cynthia G. Pan, Ellis D. Avner

IgA 肾病是最常见的慢性肾小球疾病。其典型的特征是肾小球系膜区 IgA 免疫球蛋白沉积为主，同时排除全身系统性疾病（如系统性红斑狼疮及过敏性紫癜）。其诊断有赖于肾穿刺活检，在临床表现需要确诊或描述组织病理严重程度时可行肾活检组织学检查，肾穿病理是指导治疗的重要依据之一。

■ 病理及病理诊断

肾小球可见局灶及节段肾小球系膜增生及系膜基质增加（图 504-1）。肾组织活检可见肾小球系膜细胞增生，这可能与上皮细胞新月体形成和硬化有关。肾小球系膜区除 IgA 沉积外还往往伴有补体 C3 沉积（图 504-2）。

IgA 肾病是一种免疫复合物疾病，与 IgA 免疫系统紊乱有关。过敏性紫癜患者同样存在 IgA 免疫系统紊乱，有观点认为这两种疾病本质上是同一种疾病。家族性 IgA 肾病提示遗传因素在发病过程中的重要性。

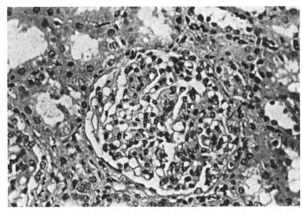

图 504-1　IgA 肾病光镜显示节段性系膜增生和基质增加（×180）

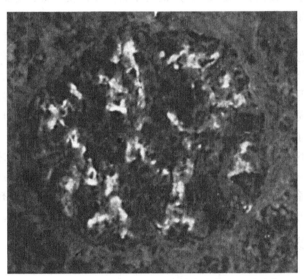

图 504-2　一发作性肉眼血尿患儿肾活检免疫荧光显示系膜区 IgA 沉积（×150）

人类全基因组分析显示家族多发性 IgA 肾病定位于 6q22~23。

■ 临床表现及实验室检查

IgA 肾病男性多于女性。尽管有少数患者病情进展迅速，儿童 IgA 肾病病情比成人相对较轻。儿童 IgA 肾病并不是儿童终末期肾病的常见病因之一。欧美儿童 IgA 肾病患者多表现为肉眼血尿，而日本患者表现为镜下血尿和或蛋白尿更为常见，患者还可以表现为急性肾炎型、肾病综合征型，或两者兼而有之。患儿上呼吸道或胃肠道感染 1~2d 后出现肉眼血尿并可伴有腰痛，相比之下急性链球菌感染后肾小球肾炎的潜伏期要更长。无症状镜下血尿的患者尿蛋白往往小于 1000mg/24h。临床表现为急性肾炎或肾病综合征的患者可以伴有轻至中度高血压，但很少病情严重进展至高血压危象。IgA 肾病患者血清补体 C3 水平正常，这一点有助于和链球菌感染后肾小球肾炎相鉴别。因为仅有15%IgA肾病患者血清IgA水平升高，故血清IgA水平并无诊断价值。

■ 预后及治疗

尽管大部分儿童IgA肾病患者并不导致严重肾损伤，但仍有20%~30%的患者在15~20年内出现病情进展。因此大多IgA肾病患儿直到成人期才表现出肾功能不全，故应长期随访观察。提示近期或远期预后不良的因素包括持续性高血压、肾功能下降和长期、大量蛋白尿。如出现以下病理组织学改变则更加提示患者预后不良，肾小球系膜细胞弥漫增生，大量新月体形成,肾小球硬化,广泛肾小管间质改变(包括炎症、纤维化)。

IgA肾病的基础治疗包括适当控制血压。鱼油因饱含抗炎的Ω-3多不饱和脂肪酸，在成人患者能够延缓病情进展。免疫抑制治疗（激素或更集中的联合用药）对部分患儿治疗有效。血管紧张素转化酶抑制剂和血管紧张素II受体拮抗剂单一或联合用药可以有效降低尿蛋白及延缓病情进展。许多国家包括日本在内都把扁桃体切除术作为IgA肾病的治疗手段之一，其有效性仍需前瞻性对照试验证实。IgA肾病患者可以成功接受肾移植治疗。尽管肾移植后经常出现病情复发，但仅15%~30%IgA肾病患者肾移植失败。

参考书目

参考书目请参见光盘。

504.2 Alport 综合征

Cynthia G. Pan, Ellis D. Avner

Alport综合征是遗传性肾炎，是一种遗传异质性疾病，该病为肾小球基底膜成分IV型胶原的编码基因突变所致。该病的遗传学改变导致不同的临床表现、自然病程及组织学改变。

■ 遗传学

85%的病人是X连锁遗传，编码IV型胶原α5链的COL4A5基因突变。X连锁遗传型Alport综合征亚型患者合并弥漫平滑肌瘤往往存在编码IV型胶原α5、α6链的基因COL4A5及COL4A6基因突变。常染色体隐性遗传型Alport综合征为位于2号染色体编码IV型胶原α3、α4链的基因COL4A3及COL4A4基因突变。常染色体显性遗传型Alport综合征仅5%与COL4A3-COL4A4基因突变相关。

■ 病理学

起病十年内，光镜下肾脏病理改变轻微。此后，病理表现为肾小球系膜增生及毛细血管壁增厚，进一步导致肾小球硬化。伴随病变进展，肾小管出现萎缩，间质炎症反应及纤维化，肾小管或间质细胞脂质填充成为泡沫细胞。免疫荧光检查没有诊断价值。大部分患者电镜下表现为弥漫肾小球和肾小管基膜不规则增厚或变薄及撕裂分层（图504-3）。不同遗传类型Alport综合征肾小球基底膜超微分析可完全正常，为非特异性变化或仅表现为基底膜变薄。

■ 临床表现

所有患者可表现为无症状镜下血尿，在女孩或小男孩可为间歇性。50%的患者可在上呼吸道感染后表现为持续1~2d的单次或反复性肉眼血尿。男孩常见蛋白尿，而女孩可不伴蛋白尿或仅伴有轻微或间断性蛋白尿。起病超过十年的患者往往出现进行性加重的蛋白尿，24h尿蛋白定量在1g以上，甚至严重到导致肾病综合征。

90%X连锁遗传型Alport综合征男性患者出现非先天性双侧感音神经性耳聋，女性X连锁遗传型Alport综合征携带者为10%，而常染色体遗传型患者为67%。患者开始高频范围，后进展到会话水平的听力受损，最终需要佩戴助听器。30%~40%的X连锁遗传型患者出现眼部异常，包括前圆锥形晶状体（晶状体中心部分向前房突出），黄斑周围病变和角膜糜烂。食管、气管支气管树、女性生殖器部位的平滑肌瘤病及血小板异常罕见。

■ 诊 断

Alport综合征的诊断包括详细的家族史、一级亲属尿常规筛查、听力筛查及眼科检查。前圆锥晶状体

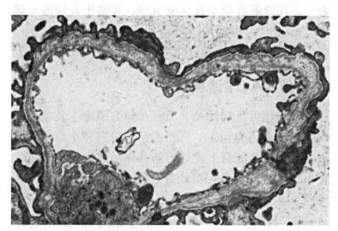

图504-3 Alport综合征患儿肾活检电镜提示肾小球基底膜增厚，变薄，撕裂，分层（x1,650）
摘自 Yum M, Bergstein JM: Basement membranenephropathy, Hum Pathol, 1983, 14: 996－1003

是特异表现。血尿患者如伴有至少以下两条症状者应高度怀疑为 Alport 综合征：黄斑周围病变、反复发作角膜糜烂、肾小球基底膜不规则增厚或变薄、感音神经性耳聋。X 连锁遗传型 Alport 综合征男性半合子患者表皮基底膜染色显示 IV 型胶原 α5 链缺失，女性杂合子患者显示表皮基底膜染色不连续是特异性表现，从而替代肾活检。基因突变测序及连锁分析目前并不作为临床常规检测使用。家族中有 X 连锁遗传型 Alport 综合征患者并有明确基因突变者可以进行产前诊断。

■ 预后及治疗

X 连锁性遗传半合子及常染色体隐性遗传患者肾功能恶化进展至终末期肾病的风险最高。约 75%X 连锁遗传型 Alport 综合征半合子患者 30 岁前进展至终末期肾病。X 连锁遗传型 Alport 综合征杂合子患者，12% 在 40 岁前进展至终末期肾病，30% 在 60 岁前进展至终末期肾病。病情进展的危险因素包括儿童期肉眼血尿、肾病综合征及显著基底膜增厚。患者家族成员因表型不同造成发展为终末期肾病的年龄显著差异。虽然血管紧张素转换酶抑制剂可以延缓病情进展，但目前针对 Alport 综合征尚无特异性治疗。高血压、贫血、电解质紊乱等肾衰竭并发症应该严格控制。终末期肾病患者应接受透析和肾移植治疗（见第 529 章）。30 岁前进展至终末期肾病的男性 X 连锁遗传型 Alport 综合征患者，接受肾移植治疗后，约 5% 出现抗肾小球基底膜肾炎。

参考书目

参考书目请参见光盘。

504.3 薄基底膜肾病

Cynthia G. Pan, Ellis D. Avner

薄基底膜肾病是指持续性镜下血尿伴电镜下单纯性肾小球基底膜（偶尔为肾小管基膜）变薄。镜下血尿往往儿童期起病并可以为间断性。可有发作性肉眼血尿，尤其在呼吸道疾病后。家族成员中多发孤立性血尿但无肾功能不全者可提示良性家族性血尿。良性家族性血尿患者虽然多数未行肾活检，但其病理改变推测为基底膜变薄。薄基底膜肾病可以为散发病例或常染色体显性遗传。编码基底膜 IV 型胶原 α3、α4 链的 COL4A3、COL4A4 基因杂合突变导致薄基底膜肾病。极少数薄基底膜肾病患者合并显著蛋白尿、高血压或进展至肾功能不全。COL4A3、COL4A4 基因纯合突变导致常染色体隐性遗传 Alport 综合征。因此对于

无肾功能不全或耳聋家族史的病例，预后也可能不良。良性家族性血尿的患者在儿童期及青年期应随访监测，注意是否出现进行性蛋白尿、高血压或肾功能不全。

参考书目

参考书目请参见光盘。

（蒋也平 译，沈颖 审）

第 505 章
感染相关性肾小球肾炎

505.1 急性链球菌感染后肾小球肾炎

Cynthia G. Pan, Ellis D. Avner

A 组 β-溶血性链球菌（Group A β-hemolytic streptococcal, GAS）感染在儿童很常见，它可以引起感染后急性肾小球肾炎（glomerulonephritis, GN）。急性链球菌感染后肾小球肾炎（Acute poststreptococcal glomerulonephritis, APSGN）是急性肾炎综合征中典型的一种，临床表现为突发肉眼血尿，水肿，高血压和肾功能不全。急性链球菌感染后肾小球肾炎是儿童肉眼血尿最常见的肾小球因素之一，也是 GAS 感染最主要的致死原因之一。

■ 病因及流行病学

急性链球菌感染后肾小球肾炎（APSGN，以下简称急性链感后肾小球肾炎）多继发于咽部及皮肤的"致肾炎性"链球菌菌株感染，在世界范围内流行并有家庭性聚集，97% 的病例发生于相对不发达国家，发达国家卫生条件的较好，总发生率也较低。链感后肾小球肾炎多发生于冬季链球菌性咽炎和夏季皮肤链球菌感染或脓皮病之后。尽管已经注意到链感后肾炎与咽部感染（血清型 12）和皮肤感染（血清型 49）流行有关，但还是散发多见。

■ 病理学

双侧肾脏对称性增大，肾小球增大并相对缺血，系膜细胞弥漫增生，系膜区基质增多（图 505-1）。疾病早期最常见的肾小球多形核白细胞浸润。严重病例中可见新月体和间质炎症浸润，但这些并非链感后肾小球肾炎的特异性改变。免疫荧光显微镜多显示免

疫球蛋白和补体在肾小球基底膜上和肾小球系膜呈团块样沉积。电镜下，电子致密物沉积在肾小球基底膜的上皮侧，呈"驼峰样"（图505-2）。

■ 发病机理

病理形态学改变及血清补体 C3 水平下降均为链感后肾小球肾炎是免疫复合物介导的疾病提供了有力证据，但是关于致肾炎型链球菌诱导免疫反应的确切机制还有待进一步探讨。有部分关于免疫介导损害的机制已得到实验模型及临床试验的支持，包括链球菌诱发的循环免疫复合物形成及沉积，通过分子模拟表现链球菌引发的循环抗体和正常肾小球抗原反应，在原位形成抗链球菌抗体和肾小球储存抗原的免疫复合物，同时链球菌抗原直接激活补体。

A 组链球菌胞壁上有 M 蛋白，M 蛋白血清型与致肾炎型菌株有关。对于致肾炎型链球菌抗原的研究表明：链球菌化脓性外毒素（SPEB）和肾炎相关链球菌胞浆素受体（NAPlr）是目前最可能的链球菌抗原。这两者均存在于患儿的肾小球中，有一个研究发现所有患者体内均存在针对于 SPEB 的循环抗体。SPEB 和其他 M 蛋白与肾小球基底膜的各种成分产生的交叉免疫反应也是分子模拟研究依据。

■ 临床表现

链感后肾小球肾炎最常见于 5~12 岁的儿童，3 岁以下儿童较少见。最典型的病例多有前驱感染史，一般为链球菌性咽炎后 1~2 周或链球菌感染皮肤脓皮病 3~6 周后出现急性肾炎综合征。因为前驱感染症状可能比较轻或者在患儿未予特殊处理已经自愈缓解，因此感染史可能不明显。

肾脏受累的程度可从肾功能正常的无症状镜下血尿到伴有肉眼血尿的急性肾衰竭。根据肾脏受累情况的不

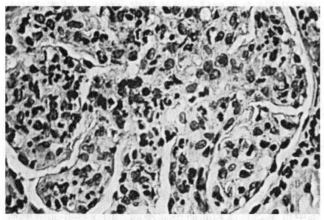

图 505-1　链感后肾小球肾炎患者的肾脏组织，肾脏肿胀并相对缺血，系膜增生和中性粒细胞浸润（×400）

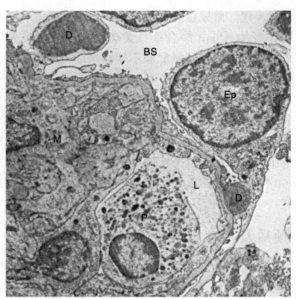

图 505-2　链感后肾小球肾炎的电镜：电子致密物（D）沉积在肾小球基底膜的上皮细胞侧（Ep）。毛细血管腔内（L）有一个多形白细胞（P）。BS：鲍曼氏囊；M：系膜

同，患儿可表现为不同程度的水肿，高血压和少尿症状。患儿有发展为因高血压或高血容量诱发的脑病和（或）心脏衰竭的风险。出现视野模糊，严重头痛，精神状态改变或新发的癫痫等征象要考虑高血压脑病。急性高血压的严重性不仅与血压高低有关，还要看患儿基础血压水平及血压上升的速度和程度。脑病还可能与链球菌抗原对中枢神经系统的直接损害有关。呼吸窘迫，端坐呼吸，咳嗽可能是肺水肿和心衰表现。外周性水肿经常是由水钠潴留引起的常见症状；<5% 患者发生肾病综合征，非特异症状包括精神萎靡，嗜睡，腹痛，侧腹痛等较常见。急性期多为 6~8 周缓解，尿蛋白和高血压常在 4~6 周可恢复正常，但镜下血尿可持续 1~2 年。

■ 诊　断

尿液检查以红细胞（RBCs）为主要表现，伴有红细胞管型，蛋白尿和多形性白细胞。血液稀释和轻度的溶血患儿可有轻度正色素性贫血。急性期超过 90%的患者有血清补体 C3 水平明显下降，在 6~8 周恢复正常。尽管血清 CH50 常常下降，但补体 C4 多正常或轻度下降。

诊断需要有明确的前驱链球菌感染证据。咽拭子阳性对诊断有支持作用或者只单纯提示携带者，另一方面，抗链球菌抗体升高也支持近期链球菌感染。抗链球菌素 O 抗体在咽部感染后经常会有升高，但在皮肤感染后很少有升高。皮肤链球菌感染最佳的抗体效价是脱氧核糖核酸酶（DNase）B 水平。链球菌酶筛查（包括链球菌多种抗原对应的多种抗体）是有效的

辅助诊断手段。急性肾炎期链球菌感染的血清学检查比近期感染史敏感，也比细菌培养要敏感得多。

有严重神经系统症状的患者要做头颅核磁 T2 像以排除顶枕区后部可逆性白质脑病。严重的神经系统疾病的患者须进行头颅核磁共振检查，并且其 T2 加权像能够在顶枕区提示可逆性后部白质脑病。有心衰及呼吸困难，体检有心脏奔马音，呼吸音减低，低氧血症的患者应行胸部 X 线检查。

链感后肾小球肾炎的临床诊断依据包括患儿表现为急性肾炎综合征，有近期链球菌感染证据和补体 C3 水平降低。需要考虑的鉴别诊断有系统性红斑狼疮，慢性肾小球肾炎急性发作。合并急性肾衰竭、肾病综合征，没有链球菌感染证据，补体正常的患儿要考虑肾脏组织活检。另外，当血尿，蛋白尿，肾功能下降和（或）低 C3 血症持续两个月以上时也要进行肾脏组织活检。持续的低补体血症常预示感染后肾小球肾炎慢性化或其他疾病如膜增生性肾小球肾炎。

链感后肾小球肾炎的鉴别诊断包括各种原因引起的血尿如表 503-2 和 505-1。鉴别原则和方法如图 505-3。急性感染后肾小球肾炎常可以继发于其他感染如凝固酶阳性和凝固酶阴性葡萄球菌，肺炎链球菌和革兰氏阴性细菌。细菌性心内膜炎会产生伴低补体血症的肾小球肾炎，并有可能导致肾功能衰竭。急性肾小球肾炎可继发于真菌、立克次氏体、病毒等，尤其是流感。

■ 并发症

急性并发症多由高血压和急性肾功能不全导致。高血压可见于 60% 的患者，10% 的患者发生高血压脑病。尽管神经系统后遗症适当治疗后多可逆，但是严重的持续性高血压会导致颅内出血。其他并发症包括心脏衰竭、高钾血症、高磷血症、酸中毒、抽搐和氮质血症。急性肾功能衰竭需要透析治疗。

■ 预　防

针对链球菌性咽炎和皮肤感染，早期系统的抗生

表 505-1　表现为急性肾小球肾炎的原发性肾脏病

疾病	链感后肾炎	IgA 肾病	GOODPASTURE 综合征	特发性急进性肾小球肾炎
临床表现				
年龄和性别	所有年龄段，平均 7 岁，女：男为 2：1	10~35 岁，女：男为 2：1	15~30 岁，女：男为 6：1	成人，女：男为 2：1
急性肾炎综合征	90%	50%	90%	90%
无症状性血尿	偶见	50%	少见	少见
肾病综合征	10%~20%	少见	少见	10%~20%
高血压	70%	30%~50%	少见	25%
急性肾功能衰竭	50%（暂时的）	很少见	50%	60%
其他	潜伏期 1~3 周	伴随有病毒感染症状	肺出血；缺铁性贫血	无
实验室检查	ASO 升高占 70% 链球菌酶阳性占 95% C3~C9 补体下降； C1，C4 水平正常	血清 IgA 水平上升占 50% 皮肤毛细血管有 IgA	抗 GBM 抗体阳性	部分 ANCA 阳性
免疫源性	HLA-B12，D "EN"（9）*	HLA-Bw 35，DR4（4）*	HLA-DR2（16）*	尚无
肾脏病理				
光镜	弥漫增生	局灶增生	局灶→弥漫增生伴新月体形成	新月体性
免疫荧光	颗粒性 IgG，C3 沉积	弥漫系膜 IgA 沉积	IgG，C3 线性沉积	无免疫物沉积
电镜	上皮下驼峰样沉积	系膜区沉积	无沉积	无沉积
预后	95% 可自行缓解 5% 发展为急进性肾炎或缓慢进展	25%~50% 会缓慢进展	75% 趋于稳定或在合理治疗后好转	75% 趋于稳定或在合理治疗后好转
治疗	支持治疗	不确定（包括激素，鱼油，ACEI）	血浆置换，激素，环孢素	激素脉冲治疗

Ig：免疫球蛋白；ASO：抗链球菌抗原 O 抗体；GBM：肾小球基底膜；ANCA：抗中性粒细胞胞浆抗体；HLA，人类白细胞抗原；GN：肾小球肾炎；RPGN：特发性急进性肾炎；ACE：血管紧张素转化酶

* 相对风险

摘自 Kliegman RM, Greenbaum LA, Lye PS. Practical strategies in pediatric diagnosis and therapy, 2ed. Philadelphia: Elsevier, 2004: 427

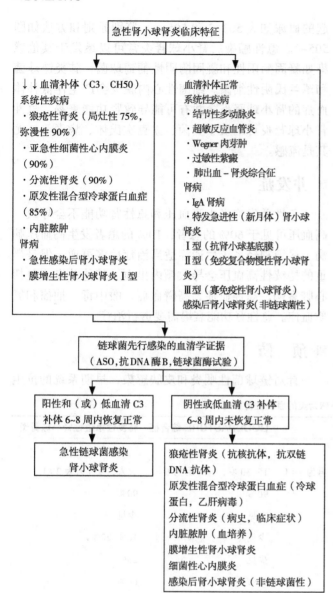

图 505-3 急性肾小球肾炎的鉴别诊断。ASO：抗链球菌抗原O；GBM：肾小球基底膜

摘自 Sulyok E. Acute proliferative glomerulonephritis // Avner ED, Harmon WE, Niaudet P. Pediatric nephrolofy, 5 ed. Philadelphia: Lippincott Williams & Wilkins, 2004: 601-613

素治疗并不能降低肾小球肾炎的发生。家庭成员患有急性肾小球肾炎，尤其是儿童，需要做 A 组 β-溶血性链球菌的培养，必要时给予合理治疗。家庭宠物如狗等也有报道是病菌的携带者。

■ 治 疗

对于急性肾功能不全和高血压的治疗详见章节529.1。尽管推荐系统性青霉素 10 天的疗程有利于防止致肾炎菌株的扩散，但抗生素的使用并不能影响肾小球肾炎的自然病程。减少钠摄入，利尿剂如静脉用呋塞米，钙离子拮抗剂，血管扩张药，或血管紧张素转化酶抑制物等都是高血压的标准治疗方案。

■ 预 后

超过 95% 的急性链感后肾小球肾炎患儿可以完全恢复。复发的病例极其少见。通过合理治疗急性肾衰竭，心脏功能衰竭和高血压可以避免急性期死亡。<2% 的患儿在急性期病情严重，可导致肾小球硬化和慢性肾功能不全，儿童期急性链感后肾小球肾炎导致的慢性肾功能不全有可能一直到成人才出现，但肾单位的减少数目目前还未知。

参考书目

参考书目请参见光盘。

505.2 其他慢性感染

Cynthia G. Pan, Ellis D. Avner

肾小球肾炎是多种慢性感染的并发症。典型例子包括草绿色链球菌引起的细菌性心内膜炎，表皮葡萄球菌引起的房室分流等。其他儿童较成人少见的感染包括乙肝病毒、丙肝病毒、梅毒和念珠菌感染。寄生虫引起的肾小球肾炎包括疟疾、血吸虫、利什曼原虫、丝虫、包虫、椎体虫、弓形体等。在上述病原的感染过程中，这些病原多呈低毒性，宿主呈慢性感染状态。但体内的抗原累积到一定水平时，宿主产生免疫应答反应，产生抗体并形成免疫复合物沉积在肾脏，启动肾小球的炎性反应。外来抗原还能促进自身免疫应答，被"误识别"为肾小球结构成分的抗原通过交叉免疫产生对应抗体。

肾脏病理可以显示链感后肾小球肾炎，膜性肾病和膜增生性肾病。临床表现都可表现为急性肾病和急性肾炎综合征。血清补体 C3 和 CH50 复合物的水平通常降低。

HIV 相关性肾病（HIVAN）提示病毒可以直接感染肾脏，因为肾脏细胞表达很多对病毒入侵有促进作用的淋巴细胞趋化因子受体。HIV 感染的机制多种多样，包括了免疫复合物损伤和直接的细胞毒性作用。HIVAN 最常见的病理类型是局灶性节段性肾小球硬化。

在严重肾小球损害前彻底清除感染能有效控制肾小球肾炎。有报道进展到终末期肾衰竭的病例但是不常见。乙肝感染后引起的肾小球肾炎在儿童的自发缓解率可达 30%~50%，并能缓解肾小球疾病。特殊的抗病毒治疗，干扰素治疗，血浆置换和免疫抑制治疗在丙肝感染成人患者中已有成功报道，但在儿童患者中没有任何药物的临床试验。

参考书目

参考书目请参见光盘。

（樊剑锋 译，沈颖 审）

第506章
膜性肾病
Scott K. Van Why, Ellis D. Avner

膜性肾小球病，即膜性肾病（membranous nephropathy，MN），是成人肾病综合征的常见病理类型之一，在儿童肾病综合征该病理类型少见。MN 可分原发性膜性肾病和继发性膜性肾病，所谓原发性膜性肾病，也称特发性膜性肾病，是原发性肾脏疾病，而继发性膜性肾病，是指有明确的系统性疾病或者药物累及肾脏、病理改变为 MN 的肾小球疾病。在儿童中继发性膜性肾病比原发性膜性肾病更常见，继发性膜性肾病的常见病因是系统性红斑狼疮（systemic lupus erythematosus，SLE）和慢性感染，在慢性感染中，乙肝病毒感染和先天性梅毒是最有特点并且被认为是常见的病因。此外还有很多其他慢性感染与 MN 相关，如疟疾是世界范围内 MN 最常见的病因，某些药物，如青霉素和金制剂也能导致 MN。MN 的少见病因还包括一些肿瘤如神经母细胞瘤和一些相关的特发性系统性疾病。明确继发性 MN 的病因很重要，去除病因或针对病因进行治疗可缓解相关肾病，对改善患儿预后有很大帮助。

病理表现

主要表现为肾小球基底膜（glomerular basement membrane，GBM）弥漫性增厚，不伴有细胞增生改变。免疫荧光和电镜下的典型表现是可见有细颗粒状的 IgG 和补体 C3 沉积于 GBM 的上皮下，基底膜呈钉突样改变，猜测 GBM 的增厚是由于免疫复合物的沉积所产生的膜样物质所导致的。

发病机制

MN 被认为是由原位免疫复合物所介导的疾病。继发性 MN 相关的感染性疾病的抗原或药物可直接引起肾脏疾病，尚未发现其他致病因子或抗原。原发性 MN 尚未发现相关抗原，M 型磷脂酶 A2 受体是可能的靶抗原。M 型磷脂酶 A2 受体在正常足细胞上表达，在原发性 MN 患者肾小球中提取的免疫沉积物有该抗原表达，且在大部分原发性 MN 患者体内都可发现相应的循环抗体。某些特异性的抗原诱导了原发性或继发性 MN 的发生，但遗传因素很大程度上影响了疾病的易感性和进展过程。

临床表现

儿童 MN 可发生于任何年龄（包括婴儿），在 10 岁以上儿童最常见。MN 主要表现为肾病综合征，占所有肾病综合征患儿的 2%~6%。大部分患儿表现为镜下血尿，很少表现为肉眼血尿。约 20% 患儿有高血压表现，有些有静脉血栓的表现，以肾静脉血栓常见。肾病综合征的常见并发症（见第 521 章）在 MN 患儿更常见。在 SLE 导致的 MN 患儿血清补体 C3 和 CH50 水平会降低，其他 MN 患儿血清补体 C3 和 CH50 水平多正常（图 505-3）。

诊　断

临床上对于具有引起继发性 MN 的危险因素的应考虑膜性肾病诊断，但 MN 只能通过肾活检确诊。目前没有特异的血清学诊断方法来诊断 MN，但对于乙肝病毒活动期携带者和先天性梅毒患儿可以在适当的临床背景下诊断为 MN。肾活检诊断为 MN 的患儿常为大于 10 岁的肾病综合征患儿或有不明原因的持续血尿和大量蛋白尿的患儿。

预后和治疗

特发性膜性肾病的病因多种多样，无症状伴少量蛋白尿的患儿能自行缓解，回顾性研究显示 1~15 岁 MN 患儿给予各种治疗，20% 的患儿进展为慢性肾衰，40% 患儿仍有临床症状，40% 的患儿能完全缓解。虽然没有随机对照试验，但长期的泼尼松的免疫抑制治疗能促进 MN 临床症状的消失。单独应用激素无效的患儿加用苯丁酸氮芥或环磷酰胺预后更好。免疫抑制剂效果不好时应用血管紧张素转换酶抑制剂能降低患儿蛋白尿水平。

参考书目
参考书目请见光盘。

（周楠　译，沈颖　审）

第507章
膜增生性肾小球肾炎
Scott K. Van Why, Ellis D. Avner

膜增生性肾小球肾炎（MPGN）也称为系膜毛细血管性肾小球肾炎，多见于儿童及青年人。MPGN

可被分为原发性、先天性和继发性疾病。继发性的 MPGN 通常和亚急性或慢性感染有关，包括乙肝、丙肝感染，梅毒感染，亚急性细菌性心内膜炎，和被感染的分流管，特别是房室分流术后（分流性肾炎）。MPGN 的病理改变也可以见于狼疮性肾炎中（见第508章）。

■ 病病理学

根据光镜、免疫荧光及电镜下所见的特殊组织学改变诊断 MPGN。根据组织学改变可以进一步将 MPGN 分为两型，并且他们具有不同的临床表现。I 型 MPGN 更加常见。肾小球由于弥漫性系膜增生、毛细血管内皮增生以及系膜细胞和系膜基质增生而呈分叶状。毛细血管壁增厚，常见到因膜的插入而裂开。如果见到新月体提示预后不佳。在分叶型中，免疫荧光可见 C3 和少量的免疫球蛋白在系膜区和毛细血管壁周围分布。电镜下可以见到大量的致密物沉积在系膜和内皮细胞下。

II 型 MPGN 较少见。也称作致密物沉着病。光镜下和 I 型表现类似。免疫荧光及电镜下改变可与 I 型相鉴别。II 型中，免疫荧光检查 C3 沉积非常明显而不伴有免疫球蛋白的沉积。电镜下，肾小球基底膜致密层显得更密，而没有发现明显的免疫复合物沉积。

■ 发发病机制

根根据 I 型 MPGN 的组织学改变并不能区别是原发性还是继发性。血中循环免疫复合物沉积于肾小球毛细血内皮细胞下引起损伤导致 I 型病变，最终导致特征性增殖反应和系膜增生。在 50% 的患者中发现经典途径激活补体更支持这一观点。

II 型 MPGN 并不是免疫复合物介导的。该型的发病机制尚不清楚，但是血中补体异常降低表明补体系统的功能紊乱可能在该病中起着重要的作用。典型的表现是血中 C3 明显降低，而其他补体物质水平正常。在许多 II 型 MPGN 患者中，出现 C3 致肾炎因子。这一因子激活补体旁路途径。在极少数病例中，II 型 MPGN 患者与部分脂肪代谢障碍这一系统性疾病有关。该类患者 C3 致肾炎因子表达，伴弥漫的脂肪组织减少，补体降低。C3 致肾炎因子表达与补体的水平以及疾病的发生和严重程度并无明显的相关性，表明单纯的补体的异常不足以导致该病。

■ 临床表现

MPGN 在 10~20 岁左右非常常见。全身表现可以提供继发性 MPGN 类型的证据，但是两种原发性

MPGN 无法通过临床表现进行区分。相同比例的患者表现为肾病综合征，急性肾炎综合征（血尿，高血压和不同程度的肾功能不全）或者持续的无症状性镜下血尿和蛋白尿。大部分患者血清补体 C3 水平降低（表505-3）。

■ 鉴别诊断

鉴别诊断包括所有的急性和慢性肾小球肾炎，原发性及继发性，连同感染后肾小球肾炎。感染后肾小球肾炎较 MPGN 更普遍，通常没有肾病的表现而是以血尿、高血压、肾功能不全以及一过性补体 C3 水平降低为主要表现，这些也可出现在 MPGN 中。和 MPGN 的 C3 水平持续降低相比，感染后肾小球肾炎的 C3 可以在发病两个月后恢复正常水平（见第505章，图505-3）。MPGN 通过肾穿的诊断。肾穿的指征包括：较大儿童的肾病综合征，大量蛋白尿伴镜下血尿以及急性肾炎的患儿低补体血症大于两个月。

■ 预后和治疗

确定 MPGN 是原发还是继发于系统性疾病非常重要，特别是狼疮或者慢性感染，因为对于原发疾病的治疗可以缓解继发性 MPGN。未治疗的原发性 MPGN，无论是何种类型，均预后不佳。发病 10 年后，50% 的患者进展至终末期肾病，发病 20 年后，高达 90% 患者丧失肾脏功能。以肾病综合征为首发症状的患者更快进展至肾功能衰竭。没有特效的治疗方法，但许多报道，包括一个随机对照试验，表明长期的泼尼松隔日疗法对于本病具有一定效果。一些患者经过激素治疗后达到完全缓解，但大多数患者疾病持续进展。无论怎样，长期的服用泼尼松患者相比起那些不接受治疗的患者在肾功能保护方面具有更好的效果。

参考书目

参考书目请参见光盘。

（陈植　译，沈颖　审）

第 508 章

狼疮性肾炎

Cynthia G. Pan, Ellis D. Avner

系统性红斑狼疮（Systemic lupus erythematosus, SLE）特征性表现有发热、消瘦、皮疹、血细胞异常、

关节炎等，是一种可广泛累及全身各系统的疾病，如心血管系统、呼吸系统、中枢神经系统及泌尿系统（见第 152 章）。SLE 患儿伴肾脏受累者高达 80% 以上，且病情较成人患者更为严重，另外有小部分 SLE 患儿肾脏受累是其仅有的临床表现。肾小球肾炎是 SLE 患儿最常见的临床表现，也是导致患儿死亡的主要原因之一。

发病机制和病理学

SLE 的临床表现是由免疫复合物介导的。世界卫生组织（WHO）根据 SLE 患者肾组织光镜、电镜及免疫荧光特点将狼疮肾炎（lupus nephritis，LN）分为五型。Ⅰ型（轻微系膜性 LN）：光镜下肾小球正常，荧光或电镜示系膜区免疫复合物沉积。Ⅱ型（系膜增生性 LN）：光镜下可见系膜区细胞及基质增生，荧光和电镜下可见系膜区免疫球蛋白和补体沉积。

Ⅲ和Ⅳ型 LN：均表现为系膜及内皮细胞损伤，系膜区及内皮下均可见免疫复合物沉积，Ⅲ型 LN 肾小球病变范围 <50%，Ⅳ型 LN ≥ 50% 的肾小球发生病变，另外据肾小球毛细血管袢受累范围不同，Ⅲ型和Ⅳ型 LN 可进一步分为节段性（受累肾小球毛细血管网 <50%）及球性肾小球肾炎（受累肾小球毛细血管网 ≥ 50%）。WHO 分类对慢性及活动性 LN 也进行了区分，慢性 LN 以肾小球硬化为主，是大量增生病变所致，在Ⅲ型和Ⅳ型均可见；活动性 LN 主要肾脏病理改变有内皮下 IC 沉积导致的毛细血管管壁增厚（白金耳征）、肾小球坏死及新月体形成。WHO Ⅳ型 LN 患者预后差，需予以积极的免疫抑制治疗，可获得较好的疗效。

Ⅴ型 LN（膜性狼疮性肾小球肾炎）单纯性病变较为少见，组织学病变和特发性膜性肾病相似，均表现为上皮下免疫复合物沉积，其多和Ⅲ、Ⅳ型同时存在，50% 以上肾小球有膜性病变时，诊断中需同时描述这些类型。该分类方式明确了Ⅲ、Ⅳ及Ⅴ型 LN 混合存在的情况，有利于对该类患者进行针对性治疗。

另外经常可以见到 LN 病理类型从一种向另一种转换的现象，主要发生在治疗尚不充分时，并通常进展成为更严重的肾小球病理类型。

临床表现

SLE 主要累及青春期女孩，轻型狼疮性肾炎（大部分为Ⅰ型和Ⅱ型 LN，部分可为Ⅲ型 LN）的患者临床表现包括，血尿、蛋白尿（<1g/24h），肾功能正常。部分Ⅲ型及所有Ⅳ型 LN 患儿多表现为血尿、蛋白尿、肾功能下降、肾病综合征或急性肾功能衰竭。Ⅴ型 LN 多表现为肾病综合征。需注意，少数增生性 LN 患儿尿液检查可正常。

诊　断

血液循环中抗核抗体阳性可提示诊断，抗自身 ds-DNA 抗体阳性可确诊，大多数患者在其活动期，补体 C3 和 C4 水平下降。因为 LN 患儿临床表现和肾脏受累严重程度之间没有明确关系，所有 LN 患儿者均应进行肾组织活检，以指导免疫抑制剂的选择和应用。

治　疗

SLE 患儿需要在儿童专科或儿童中心治疗，同时对患儿及其家长进行心理辅导。LN 免疫抑制剂治疗目的是患儿临床及血清学两个方面均得到缓解，抗 –DNA 抗体及补体 C3、C4 恢复正常。所有 LN 患儿首先每次予泼尼松 1~2mg/（kg·d），4~6 周血清学指标转阴后，泼尼松在 4~6 个月内逐渐减停。对于病情较重的 LN 患儿（WHO Ⅲ和Ⅳ型 LN）需要静脉滴注环磷酰胺（每次 500~1000 mg/m²），每月 1 次，连续 6 个月，之后每 3 个月一次，连用 18 个月，可降低进展为肾功能衰竭的风险。硫唑嘌呤每次 1.5~2.0 mg/kg，每日 1 次，可作为激素辅助药物治疗 WHO Ⅰ、Ⅱ型 LN 患儿。单中心临床试验表明，霉酚酸酯对 LN 患儿的长期疗效可能优于传统治疗，但尚未进行系统性评估。WHO Ⅳ型 LN 患儿采用传统免疫抑制剂治疗效果欠佳时，可选用人 CD20 单克隆抗体——利妥昔单抗治疗。

预　后

LN 确诊 10 年的 LN 患儿中，80% 不需血液透析治疗。弥漫增生性的 WHO Ⅳ型 LN 患儿发展为终末期肾病的可能性最大。对慢性免疫抑制剂治疗的副作用和复发的风险需终生随访。为保证治疗效果，须严密监测病情复发指标。另外还需采取积极有效的措施，降低长期激素治疗造成的感染、骨质疏松、肥胖、发育迟缓、高血压和糖尿病等情况。环磷酰胺治疗的累积剂量 >20g 或采用其他免疫抑制剂治疗的 LN 患儿，还需要注意恶性疾病及不孕不育情况。

参考书目

参考书目请参见光盘。

（陈植　译，沈颖　审）

第509章
过敏性紫癜性肾炎
Scott K. Van Why, Ellis D. Avner

过敏性紫癜（Henoch-Schönlein purpura，HSP）是儿童时期最常见的小血管炎，有皮肤紫癜特征性表现，常伴关节痛及腹痛（见第161.1章）。约50% HSP患者发生肾损害，临床表现轻重不一，轻者表现为无症状性镜下血尿，重者可出现进展性肾小球肾炎。

■ 发病机制和病理学

紫癜性肾炎是由于多聚体免疫球蛋白IgA沉积于肾小球所导致，IgA在全身小血管均有沉积，主要沉积于皮肤和肠道。免疫荧光染色可见IgA沉积，病理改变可从轻度细胞增生到细胞坏死甚至新月体形成，通常和IgA肾病的肾脏病理改变难以区别。

■ 临床表现和实验室检查

紫癜性肾炎多于皮疹后数周甚至数月后出现，少数患者以肾炎为首发症状。紫癜性肾炎患者很少出现严重的急性肾小球肾炎和肾病（血尿、高血压、肾功能不全、大量蛋白尿、肾病综合征）。大部分患儿仅有轻微的肾脏病变，多表现为不伴大量蛋白尿的单纯性镜下血尿。但即使HSP患儿其他症状好转，肾损害却可由原来的轻微病变发展成严重肾脏病变。HSP患儿全身症状和肾脏病变严重程度不成正比。大部分紫癜性肾炎患儿在患病后1个月内出现尿检异常，几乎所有紫癜性肾炎患儿在发病后3个月内出现尿检异常。因此HSP患儿在病变活动期需每周进行尿液检查，之后6个月内每月复查1次，如果尿检结果正常，发展成为紫癜性肾炎的机会很小。如果患儿出现血尿并且伴有蛋白尿、高血压或肾功能不全，需及时到儿童肾脏内科就诊。

■ 预后和治疗

紫癜性肾炎的预后较好，临床症状较轻表现为单纯性血尿和或轻度蛋白尿者多可自愈，但临床表现为急性肾小球肾炎和肾病综合征的紫癜性肾炎患儿，尤其肾活检提示有肾小球坏死或新月体形者，需警惕肾脏预后，此类患儿肾功能可逐渐恶化，甚至出现慢性肾功能衰竭。2%~5%未经治疗的HSP患儿可出现慢性肾脏病（包括肾功能衰竭），而临床表现及肾脏活

检病变严重者风险则高达50%。

迄今为止尚无研究表明，HSP患儿早期口服激素治疗可以减轻肾脏受累情况。扁桃体切除术曾被用于治疗紫癜性肾炎，但是也没有确切的证据证明其有效性。

轻度紫癜性肾炎多可自愈，不需治疗。有限的前瞻性对照研究结果显示，目前的治疗方法均无法有效控制重症紫癜性肾炎患儿病情进展。另外部分非随机对照研究结果显示，预后差可发展成为慢性肾功能衰竭的患儿予以积极地免疫抑制剂（大剂量长疗程激素、环磷酰胺及硫唑嘌呤）治疗是有效的。肾活检显示肾小球新月体形成超过50%的严重的紫癜性肾炎患儿，在严密监测下可予积极治疗。

参考书目
参考书目请参见光盘。

（陈植　译，沈颖　审）

第510章
急进性（新月体性）肾小球肾炎
Scott K. Van Why, Ellis D. Avner

急进性这个词是用以描述以大多数肾小球均存在新月体为共同异常特征的若干类型的肾小球肾炎的临床过程（图510-1）。因此，急进性肾小球肾炎这个名词和新月体肾炎是同义的。大多数新月体肾炎的自然病程快速进展到终末期肾衰。

■ 分 类

新月体肾炎可以是所有明确的原发性和继发性肾炎的严重表现，但特定类型的肾炎很可能表现为急进性肾小球肾炎或发展为新月体肾炎（表510-1）。如果全身体征、血清学检查或组织学检查无法确定明确病因，定义为原发性新月体肾炎。特定病因的儿童新月体肾炎的发生情况各中心报道不同，但有一些共同的特征。血管炎患者尤其容易发展为新月体肾炎。大部分新月体肾炎是过敏性紫癜、ANCA相关肾小球肾炎（显微镜下多血管炎和Wegener肉芽肿）以及系统性红斑狼疮患儿。链球菌感染后肾小球肾炎很少进展为新月体肾炎，但是由于它是儿童肾小球肾炎的最常见类型，因此在多数报道中链球菌感染后肾小球肾炎也占新月体肾小球肾炎患儿很大比例。其他的新月体

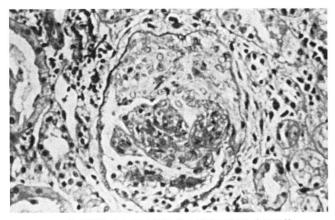

图 510-1　紫癜性肾炎患儿的肾活检电镜发现肾小球新月体

表 510-1　急进性（新月体性）肾炎的分类

抗 GBM 抗体介导的 RPGN

Goodpasture 综合征

特发性抗 GBM 肾炎

带有新月体的膜性肾病

免疫复合物沉积型 RPGN

感染后

　链感后肾小球肾炎

　细菌性心内膜炎

　分流性肾炎

　内脏脓肿，其他非链球菌感染

非感染

　系统性红斑狼疮

　过敏性紫癜

　混合性冷球蛋白血症

　实体瘤

原发性肾疾病

　膜增殖性肾小球肾炎

　IgA 肾病

　特发性免疫复合物性肾炎

寡免疫复合物型 RPGN

血管炎

　多发性大动脉炎

　高血压性血管炎

　Wegener 肉芽肿

特发性急进性肾炎

肾炎包括膜增殖性肾炎和原发性病例。常见的 IgA 肾病很少急进性进展。Goodpasture 综合征常以急进性肾小球肾炎为表现，但是它在儿童时期较少发生，因此仅占新月体性肾炎的一小部分。

病因及发病机制

新月体肾小球肾炎的组织学特征为肾小球内新月体形成（图 510-1）。新月体的形成是 Bowman 氏囊腔的上皮细胞增生的结果，可能是所有严重肾小球炎性损伤的最终结局。上皮细胞增生的发生机制还主要涉及纤维蛋白沉积和巨噬细胞浸润。较晚的阶段增生的细胞性新月体被胶质替代形成纤维性新月体。免疫荧光结果以及电镜下任何类型的沉积物可以提示继发于狼疮、紫癜性肾炎、膜增生性肾炎、感染后肾小球肾炎、IgA 肾病和 Goodpasture 综合征的新月体肾小球肾炎。免疫荧光和电镜下几乎没有发现沉积物是寡免疫型肾小球肾炎（Wegener 肉芽肿和显微镜下血管炎）和特发性新月体肾小球肾炎的典型表现。

临床表现

大部分患儿都表现为急性肾炎（血尿、不同程度肾功能损伤和高血压），通常有持续性蛋白尿，常伴有肾病综合征。部分患儿病程晚期表现为少尿型肾衰竭。肾外表现如肺部受累、关节症状或皮肤损害，可以帮助诊断导致新月体肾小球肾炎的潜在系统性疾病。

诊断和鉴别诊断

新月体肾小球肾炎的诊断依赖于活检。病因的确定需要综合活检结果、肾外症状和体征，以及血清学检查，包括抗核抗体、抗 DNA 抗体、血清补体水平和 ANCA。如果患儿没有肾外表现、血清学表现阴性，并且肾活检免疫组化染色或电镜没有发现沉积物，可诊断为特发性急进性肾小球肾炎。

预后和治疗

尽管预后不良，但是急进性链感后肾小球肾炎和新月体性肾炎可以自发缓解。其他病因引起的急进性肾炎的自然病程更为严重，包括特发性急进性肾炎，数月内即发展为终末期肾衰者较常见。在肾活检时发现大量纤维性新月体提示预后较差，因为疾病已进展到不可逆的阶段。尽管很少有对照数据，但大多数肾脏学家一致同意在以细胞性新月体为主的病程早期联合使用大剂量糖皮质激素和环磷酰胺可能会阻止继发于系统性红斑狼疮、紫癜性肾炎、Wegener 肉芽肿和 IgA 肾病者进展为肾衰竭。尽管这种治疗对其他疾病引起的急进性肾小球肾炎同样有效，但是肾功能预后不佳。尽管给予积极的免疫抑制剂治疗，也常进展为终末期肾衰竭。据报道，血浆置换联合免疫抑制剂对 Goodpasture 综合征治疗有效。但是，血浆置换对其他类型的急进性肾小球肾炎的疗效尚不清楚。

参考书目

参考书目请参见光盘。

（蒋也平 译，沈颖 审）

第511章
Goodpasture 病

Scott K. Van Why, Ellis D. Avner

Goodpasture 病以肺出血和肾小球肾炎为特征。该病由于针对肺部肺泡基底膜和肾脏肾小球基底膜的 IV 型胶原特殊片段抗原的抗体攻击正常器官引起。这些抗体产生的原因尚不清楚。

■ 病 理

肾脏活检显示大部分患者出现新月体性肾小球肾炎。免疫荧光检查示有连续的线性 IgG 沿肾小球基底膜沉积（图 511-1）。

■ 临床表现

Goodpasture 病儿童少见。患儿常由于肺出血而出现咯血，并可危及生命。伴随的肾脏表现为血尿、蛋白尿和高血压的急性肾炎综合征，常呈急进性病程。起病后的数天到数周经常出现肾衰竭。偶见单纯性抗 GBM 肾炎，仅表现为急进性肾小球肾炎而无肺出血表现。基本上所有病例血清抗 GBM 抗体阳性且补体 C3 水平正常。

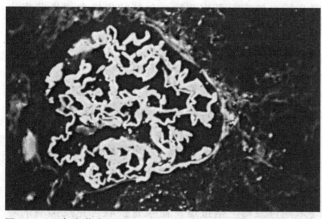

图 511-1 免疫荧光显示 Goodpasture 病中 IgG 沿肾小球基底膜呈连续线性沉积

■ 诊断和鉴别诊断

通过综合分析肺出血、急性肾小球肾炎的临床表现，血清抗 GBM 抗体（抗 GBM 的 IV 型胶原抗体）阳性以及特征性的肾活检表现可诊断，需排除其他可以导致肺 - 肾综合征的疾病，包括系统性红斑狼疮、过敏性紫癜、Wegener 肉芽肿和显微镜下多血管炎。通过特征性的临床表现、肾脏活检以及血清 ANA、dsDNA 和 ANCA 检查阴性可排除这些疾病。

■ 预后和治疗

未经治疗的 Goodpasture 病患者的预后较差。甲泼尼龙静脉冲击治疗联合环磷酰胺、血浆置换可能会提高生存率。然而，尽管肺出血未危及生命，并持续应用免疫抑制剂治疗，该病也常进展至终末期肾衰竭。

参考书目

参考书目请参见光盘。

（蒋也平 译，沈颖 审）

第512章
溶血尿毒综合征

Scott K. Van Why, Ellis D. Avner

溶血尿毒综合征（Hemolytic-uremic syndrome，HUS）是最常见的青少年社区获得性急性肾衰竭的病因之一。该病以微血管病性溶血性贫血、血小板减少和肾功能下降为特征（表 512-1）。溶血尿毒综合征的临床表现与血栓性血小板减少性紫癜（thrombotic thrombocytopenic purpura, TTP）相同。HUS 常见类型的病因学和病理生理学清楚表明儿童期 HUS 是特发性 TTP 的特殊类型。

■ 病 因

HUS 病因复杂，分为感染诱导、遗传、药物介导和与微血管损伤为特点的系统性疾病相关的 HUS（表 512-2，512-3）。HUS 的最常见类型是起病前出现由分泌毒素的大肠埃希菌引起急性肠炎前驱期表现，常被称为腹泻相关性 HUS。在亚洲的次大陆和非洲南部，痢疾志贺氏菌 I 型产生的志贺毒素为常见病因，而在西方国家，产志贺样毒素的大肠杆菌（verotoxin-producing E. coli, VTEC）则为常见病因。

表 512-1　腹泻后 HUS 定义：疾病预防和控制中心（1996）

临床症状

溶血尿毒综合征（Hemolytic uremic syndrome，HUS）急性起病，以微血管性溶血性贫血、肾脏损害、血小板减少为特点。TTP 也有上述特征但包括中枢神经系统受累和发热，病程逐渐进展。多数 HUS（少数 TTP）发生在急性胃肠道疾病之后（通常为腹泻）

实验室诊断标准

下列有时可在病程中同时存在

　贫血（急性起病），伴有微血管病性改变（如破碎红细胞，毛刺状或头盔状细胞）或者周围红细胞拖尾

　肾脏损害（急性起病），血尿、蛋白尿、血肌酐水平升高：<13 岁儿童 ≥ 1.0 mg/dL 或 13 岁及以上儿童 ≥ 1.5 mg/dL 或较基线水平增加 ≥ 50%

　注意：血小板减少病早期常见，但不是肯定出现，但血小板也可以正常或升高。如果在急性胃肠道疾病发生后 7d 内血小板数目不小于 150 000/mm³，需要考虑其他诊断。

病例分类

可能

　一个急性疾病诊断为 HUS 或 TTP，满足实验室诊断指标但之前 3 周没有明确的急性或血性腹泻病史

　一个急性疾病诊断为 HUS 或 TTP，在急性或血性腹泻病史 3 周内发生，除微血管病性改变未被证实外，其他实验室检查均满足诊断标准

确定

　一个急性疾病诊断为 HUS 或 TTP，满足实验室诊断指标，且之前 3 周有明确的急性或血性腹泻病史

评论

有人认为 HUS 和 TTP 是一连续疾病的不同部分。因此，在中枢神经系统受累和发热的基础上诊断 TTP 的标准不成立，因为临床诊断为腹泻后 TTP 的患者同样满足 HUS 的诊断标准。这些病例被报道为腹泻后 HUS

表 512-2　HUS 分类

感染诱发

产志贺样毒素的大肠埃希菌

产志贺毒素的志贺痢疾杆菌 I 型

产神经氨酸苷酶的肺炎链球菌

人类免疫缺陷病毒

遗传性

ADAMTS 13 缺乏

补体 H 因子（或相关蛋白）缺陷或突变

膜协同因子蛋白（MCP）突变

血栓调节蛋白突变

补体 I 因子突变

维生素 B_{12} 代谢缺陷

未明确病因的常染色体隐性遗传

未明确病因的常染色体显性遗传

无前驱腹泻病史的散发、复发以及病因不明者

与微血管损伤的其他疾病

系统性红斑狼疮

抗磷脂抗体综合征

继发于骨髓移植

恶性高血压

原发性肾小球病

HELLP（溶血性贫血、肝酶升高、血小板减少）综合征

药物诱导

磷酸酶抑制剂（环孢素、他克莫司）

细胞毒性药物、化疗药（丝裂霉素 C、顺铂、吉西他滨）

氯吡格雷、噻氯匹定、奎宁

大肠杆菌的几个血清型可产生志贺样毒素，其中 O157：H7 型在欧洲和美国最常见。VTEC 存在于家畜的肠道内，多在牛的肠道内。经未熟的肉类和未高温消毒的奶制品或苹果酒传播，在快餐店里食用未加工、污染的汉堡包而导致疾病流行。HUS 爆发也与人工供水、宠物农场、在污染的池塘、湖泊或泳池中游泳，食用被毒素污染的奶酪、生菜、生菠菜（常因在未清洗的切菜板上与肉类接触）有关。更少见的是，HUS 可以在家庭中或幼儿园中通过人 - 人接触传播。一种少见但是明确的引发 HUS 病因是与产神经氨酸苷酶的肺炎链球菌感染有关。该病菌急性感染中出现 HUS，特征性的表现为肺炎合并脓胸。与 HUS 或 TTP 类似，血栓性微血管病也常在未治疗的 HIV 感染患者中发生。

HUS 的遗传型是第二大被明确定义的类型（表 512-2，512-3）。遗传性血管性血友病因子裂解酶（ADAMTS 13）缺乏或遗传性补体因子 H、I、B 缺乏，以及维生素 B12 代谢缺陷都可以导致 HUS。还有由常染色体显性遗传或隐性遗传引起的家族性发病病例，但特定的基因缺陷尚未确定。大多数遗传型没有前驱腹泻症状。HUS 遗传型一旦发病可持续难治，或者在感染性疾病后复发。后者可能说明了很多与 HUS 相关的感染因素，尤其是在认识到能引起 HUSVTEC 和产神经氨酸苷酶的肺炎双球菌的特定病理生理机制报道之前。

HUS 可以与任何与微血管损伤的疾病同时存在，包括恶性高血压、系统性红斑狼疮和抗磷脂综合征。该病也可继发于骨髓或实体器官移植后，可能因为在移植过程中使用磷酸酶抑制剂环孢素和他克莫司而诱发。其他几种药物也可诱发 HUS（表 512-2）。

表 512-3　不典型溶血尿毒综合征的遗传异常和临床结局

基因	改变的蛋白质	主要作用	比例	对短期血浆治疗的反应 *	长期结局	肾移植效果
CFH	H 因子	与内皮无关联	20%~30%	60% 缓解（剂量和实践依赖）	死亡率或终末期肾衰的发生率：70%~80%	复发率 80%~90%‡
CFHR1/3	因子 HR1，R3	抗 H 因子抗体	6%	缓解率 70%~80%（血浆置换联合免疫抑制剂）	终末期肾衰的发生率：30%~40%	复发率：20%§
MCP	膜协同蛋白	无表面表达	10%~15%	没有治疗的明确指征	死亡率或终末期肾衰的发生率：<20%	复发率：15%~20%§
CF1	因子 1	低水平或低协同活性	4%~10%	缓解率：30%~40%	死亡率或终末期肾衰的发生率：60%~70%	复发率：70%~80%‡
CFB	因子 B	C3 转化酶稳定	1%~2%	缓解率：30%	死亡率或终末期肾衰的发生率：70%	1 例复发
C3	补体 C3	抵抗 C3b 的失活	5%~10%	缓解率：40%~50%	死亡率或终末期肾衰的发生率：60%	复发率：40%~50%
THBD	血栓调节蛋白	减少 C3b 的失活	5%	缓解率：60%	死亡率或终末期肾衰的发生率：60%	1 例复发

ESRD：终末期肾脏病

* 缓解是指完全缓解或部分缓解（如血液系统缓解留有肾脏后遗症）

长期结局是指起病后 5~10 年的结局

‡ 这类患者可以实行肝肾联合移植

§ 这类患者可以单独肾移植

摘自 Norris M, Remuzzi G. Atypical hemolytic-uremic syndrome. N Engl J Med, 2009, 361:1676-1687

■ 病　理

由于 HUS 诊断依靠临床指标，因此很少进行肾脏活检，在疾病活动期进行活检具有很大风险。早期肾小球改变，包括内皮细胞水肿导致的毛细血管壁增厚，内皮细胞和基底膜下纤维物质沉积，引起血管内腔狭窄，在肾小球毛细血管常可见到血小板 - 纤维素性血栓。血栓常在不同的微动脉和小动脉中，伴有动脉壁的纤维坏死，导致血管阻塞而引起肾皮质坏死。之后，继发于动脉受累肾小球缺血或严重的肾小球直接受损导致肾小球硬化丧失功能。

■ 发病机制

所有类型的 HUS 均有微血管损伤伴内皮细胞损伤。常见的腹泻相关 HUS，肠源性病原产生志贺毒素或高度类似的志贺样毒素，可以直接引起内皮细胞损伤。志贺毒素可以直接激活血小板促进血小板聚集。在肺炎链球菌相关 HUS，内皮细胞、红细胞和血小板上的神经氨酸酶暴露隐藏的 Thomsen-Friedenreich（TF）抗原。内源性的 IgM 识别 T 抗原，激发微血管病变。

家族性 HUS 的显性和隐性遗传以及遗传性 ADAMTS 13 缺乏（常为 TTP）和补体因子 H 缺乏可能倾向于发展为 HUS，但不引起该疾病，因为这些

患儿可能直到儿童晚期甚至成人才发病。这种类型的 HUS 常常因感染性疾病等应激事件引起。ADAMTS 13 缺乏损害了血友病因子多聚体的清除，加重了血小板的聚集。H 因子在补体调节中起到关键作用，主要是对补体激活的放大和扩散。由于这些因子的缺乏，可能仅引起可治疗的轻微内皮损伤而非进展性的微血管病。

在 HUS 的每个类型中，肾脏毛细血管和微动脉内皮损伤导致局部血栓，尤其是在肾小球，导致肾小球滤过率降低。微血管损伤区域进行性的血小板聚集导致消耗性血小板减少。由于红细胞经过受损的和有血栓的微血管时机械性损伤导致微血管病性溶血性贫血。

■ 临床表现

HUS 在学龄前和学龄期儿童最常见，也可发生于青春期。产外毒素的大肠杆菌引起的 HUS 发生在伴有发热、呕吐、腹痛、腹泻的胃肠道炎发生后的数天内（少到 3 天）。前驱性的肠道症状可能很严重需要住院治疗，但是常相对较轻。腹泻常呈血性，但不一定，尤其是疾病早期。前驱症状后，突然发生面色苍白、易激惹、乏力、嗜睡提示 HUS 的发生。少尿可在早期发生，但常由于持续腹泻而被掩盖，因为肠炎与 HUS 起病同时

发生。因此，HUS 患者会有显著脱水或水过量，取决于肠炎和 HUS 引起的肾损伤哪个为主，以及静脉注射的液体量。

肺炎链球菌相关 HUS 患者常常伴有肺炎和脓胸。遗传性 HUS 起病隐匿，可以被很多疾病诱发，包括轻微的、非特异性肠炎或呼吸道感染。

HUS 病情严重程度不一，可以相对较轻，也可发展为严重的甚至危及生命的、多系统疾病。白细胞增多和严重前驱性肠炎提示病情严重，但是没有特征性的症状能可靠的提示 HUS 的严重程度。临床表现较轻的 HUS 也可以很快出现严重的、多系统受累、危及生命的并发症。肾功能不全可以较轻但仍可以快速进展为严重少尿或无尿性肾衰竭。快速进展的肾衰竭和严重溶血可以导致危及生命的高钾血症。水负荷过重、高血压和严重贫血可以在病程初期快速进展共同导致心脏衰竭。直接心脏受累少见，但是心包炎、心肌功能障碍或心律失常可以在无高血压、水负荷过重或电解质紊乱时出现。

大部分 HUS 患者有一定的中枢神经系统受累，大部分表现较轻，如明显的易激惹、嗜睡以及非特异性的脑病表现。≤ 20% 患儿出现严重中枢神经系统受累。严重中枢神经系统受累最常见的表现为惊厥和严重脑病，原因是微血管性中枢神经系统血栓继发的局部缺血。既往曾报道过基底节区和大脑皮质的小梗阻，但中风和颅内出血少见。肠内并发症多样，包括严重炎症性结肠炎、缺血性肠炎、肠穿孔、肠套叠进而胰腺炎。患儿可出现瘀点瘀斑，尽管血小板计数低，严重出血少见。

诊断和鉴别诊断

诊断标准为微血管病性溶血性贫血、破碎红细胞、血小板减少和不同程度肾脏受累（表 512-1）。贫血病初较轻，进展迅速。血小板减少在急性期常见，血小板计数常在 20 000~100 000/mm³。部分凝血活酶时间和凝血酶原时间通常正常。Coombs 试验阴性，但肺炎链球菌相关 HUS 的 Coombs 试验阳性。出现白细胞增多，且增高明显。尿检特点可发现血尿和低水平蛋白尿。肾功能损害程度不一，轻者血尿素氮和肌酐轻度升高，重者出现急性无尿性肾衰竭。

存在腹泻的前驱症状或肺炎链球菌感染时 HUS 的病因较明确。大便培养出或未培养出产毒素的肠源性病菌对诊断腹泻相关性肠病性 HUS 意义不大。仅有一小部分患者感染了这些病菌后出现 HUS，并且这些病原可能在引起 HUS 后很快消失。因此，腹泻相关 HUS 的患者大便培养常常阴性。如果没有前驱腹泻

或肺炎链球菌感染病史，应考虑遗传性 HUS 的评估，因为这些患者存在复发的风险，预后较差，治疗方案不同。

与微血管病性溶血性贫血和血小板减少相关的急性肾衰竭的其他病因，如系统性红斑狼疮，恶性高血压和双侧肾静脉血栓，需要仔细排查以排除。很少有指征进行肾脏活检。

预后和治疗

对于腹泻相关性 HUS，经过仔细的支持护理，大多数医疗中心 HUS 急性期死亡率 <5%。半数患者在急性期需要透析支持。大多数肾功能完全恢复，但是对于存活患者，5% 需要依赖透析，高达 20%~30% 的患者遗留不同程度的慢性肾功能不全。与腹泻无关的 HUS 预后更差。肺炎链球菌相关 HUS 可以增加患者死亡率，据报道达 20%。家族性、遗传性 HUS 可隐匿进展或复发，预后差（表 512-3）。在部分遗传性 HUS 中对缺乏的特定因子进行替代治疗能够改善预后。

能够显著改善 HUS 急性期结局的主要方法是对该病早期识别，监测潜在的并发症并严密护理。支持护理包括对水和电解质的监控，包括纠正脱水，控制高血压，如患者少尿或无尿早期透析。由于在疾病活动期控制之前贫血发展迅速且易反复，因此常需输注红细胞。在肺炎链球菌相关 HUS 中，推荐输注去除血浆的洗涤红细胞，因为对抗暴露的 T 抗原的内源性 IgM 是该病的致病因素。尽管血小板减少，但常规可以不输注血小板，因为血小板会被活跃的凝血立即消耗，理论上会加重病情。尽管血小板计数低，但 HUS 患者很少发生严重出血。

没有证据表明所有治疗常见的腹泻相关 HUS 的方法均是有益的，而且部分可以带来危害。抗凝血药、抗血小板药物、纤溶酶治疗、血浆治疗、免疫球蛋白和抗生素都被尝试过。抗凝血药、抗血小板药和纤溶酶治疗禁用于 HUS，因为它们都能增加严重出血的风险。针对产毒素的病菌的抗生素治疗可能导致毒素释放增加，加重病情，因此也不推荐。立即治疗潜在的肺炎链球菌感染非常重要。将志贺毒素和志贺样毒素局限在肠道防止其他系统吸收，从而改善病情的方法在大量临床对照研究中尚未取得成功。

对于重症 HUS，主要是中枢神经系统受累者，有人提出可以给予输注血浆和血浆置换，但没有对照研究数据证实这种方法的有效性。血浆治疗对明确的 ADAMTS13 或 H 因子缺乏的患者有益，也可以用于其他遗传性 HUS，如未定义的家族性（显性或隐性遗传）

或散发的复发性 HUS。

大多数腹泻相关的 HUS 可以痊愈几乎不留后遗症。但是，伴有高血压、任何程度的肾损害或腹泻相关 HUS 发生后尿检异常持续 1 年者，需要严密随访。痊愈者，1 年后无遗留的尿检异常者，很可能不会有长期后遗症。由于有时可见这类患者晚发后遗症的报道，因此，每年的基本体检仍是必要的。

参考书目

参考书目请参见光盘。

（蒋也平　译，沈颖　审）

第 513 章
血尿的上尿路因素

513.1　间质性肾炎

见第 526 章。

513.2　中毒性肾病

见第 527 章。

513.3　肾皮质坏死

见第 528 章。

513.4　肾盂肾炎

见第 532 章。

513.5　肾钙化

见第 541 章。

513.6　血管畸形

Craig C. Porter, Ellis D. Avner

肾脏以及下尿路的血管瘤、血管淋巴管瘤、血管肌瘤，以及动静脉畸形是引起血尿的少见原因。可表现为镜下血尿或带有血凝块的肉眼血尿。若出现皮肤血管畸形，则可提示这些导致血尿的潜在病因。若累及上尿路，可出现肾绞痛。此类疾病的诊断可能需要血管造影或内窥镜检查。

左侧输尿管静脉曲张出血，是由于位于主动脉和肠系膜上动脉之间的左肾静脉受压迫所致，即所谓的"胡桃夹综合征"。典型的临床表现为持续的镜下血尿（偶尔表现为反复的肉眼血尿），可伴有蛋白尿，下腹痛、侧腹痛，或直立性低血压，通过多普勒超声、CT、左肾静脉造影或血管核磁共振可确诊。

参考文献

参考书目请参见光盘。

513.7　肾静脉血栓

Craig C. Porter, Ellis D. Avner

■ 流行病学

肾静脉血栓（renal vein thrombosis, RVT）常常发生于以下两种情况：新生儿期及婴儿期。RVT 常与窒息、脱水、休克、败血症、先天性高凝状态、母孕期糖尿病密切相关。在年长儿童中，RVT 主要见于肾病综合征、发绀型心脏病、遗传性高凝状态、败血症、肾移植术后、血管造影剂使用后。

■ 发病机制

RVT 起源于肾内静脉循环，可以播散至主要的肾静脉以及次级腔静脉。缺氧、内毒素或造影剂等因素诱发内皮细胞损伤，继而导致血栓形成。其他致病因素包括：①肾病综合征、编码凝血因子的基因突变（如 V 因子突变缺乏）导致的体内高凝状态；②由于败血症休克、脱水、肾病综合征、红细胞增多症引起的血管内沉积等因素所导致的低血容量、血流速度减慢。

■ 临床表现

RVT 进行性发展，可表现为突然发作的肉眼血尿和单侧或双侧的侧腹部包块。一些患者亦可表现为镜下血尿、侧腹部疼痛、高血压或少尿。患者同样可以表现为镜下血尿，侧腹痛，高血压或少尿。RVT 常常发生于单侧，亦可发生于双侧，双侧 RVT 可导致急性肾衰竭。

■ 诊　断

存在高危因素的患者，若出现进行性加重的血尿、肾区包块，则提示 RVT 可能。RVT 患者可伴有微血管病性溶血性贫血和血小板减少。肾脏超声提示肾脏增大，放射性核素检查提示受累肾脏仅剩余少部分功能，或丧失全部功能。次级腔静脉和肾静脉血管超声检查可以明确诊断。应避免行造影检查，以防止对肾血管造成进一步的损伤。

■ 鉴别诊断

RVT 的鉴别诊断主要包括导致血尿伴微血管病性溶血性贫血或肾脏增大其他病因。主要包括：溶血尿毒综合征、肾盂积水、多囊肾、肾母细胞瘤、肾脓肿或血肿。所有患者都必须进行先天性或后天获得性血液高凝状态的评估。

■ 治　疗

对于 RVT，首先要进行支持治疗，包括纠正水、电解质紊乱，以及肾功能不全的治疗。通常利用抗凝药物（肝素）或溶栓药物如链激酶、尿激酶，或重组组织纤维蛋白溶解酶原激活剂等进行抗凝治疗，目前仍存在争议。次级腔静脉血栓的患者可进行外科血栓摘除术，对于降压药物反应差、仍存在顽固性高血压的患儿，可进行肾切除术。

■ 预　后

在过去的 20 年中，围产期的 RVT 死亡率已经显著降低。部分或完全肾萎缩是新生儿期 RVT 常见的并发症，最终可导致肾功能不全、肾小管功能障碍，以及系统性高血压。这些并发症在年长儿亦是常见的，尽管以肾病综合征或发绀型心脏病为潜在病因的 RVT 所引起的肾功能不全常常是可以恢复的。

参考文献

参考书目请参见光盘。

513.8　特发性高钙尿症

Craig C. Porter, Ellis D. Avner

特发性高钙尿症，是常染色体显性遗传性疾病，可表现为反复发作的肉眼血尿、持续性镜下血尿，排尿困难，或非结石形成性的腹部疼痛。高钙尿症常伴有引起高钙血症的疾病，如甲状旁腺功能亢进、维生素 D 中毒和皮肤结节病。高钙尿症可能与库欣综合征、皮质类固醇类药物治疗，以及继发于 Fanconi 综合征的肾小管功能不全（Wilson 病，前脑硬化综合征），Williams 综合征，远端肾小管酸中毒，或 Barrter 综合征相关。高钙尿症亦可见于 Dent 病，Dent 病是一种 X 连锁遗传病，以低血磷性佝偻病相关的肾结石为其主要表现。虽然微结晶的形成及其引起的局部组织激惹被认为是高钙尿症症状的原因，但导致血尿或排尿困难的确切发病机制目前尚未知晓。

■ 诊　断

24h 尿钙排泄 >4mg/kg 即可诊断高钙尿症。若患者难以收集 24h 尿样，可以进行筛选性试验，留取随机尿样，检测其中钙和肌酐含量。年长儿随机尿钙/尿肌酐（mg/dL：mg/dL）>0.2，则提示高钙尿症，<7 个月的婴儿其正常比值 ≤ 0.8。

■ 治　疗

若不经治疗，约 15% 的高钙尿症患者可进展成为肾结石。在儿童中，约 40% 特发性高钙尿症患儿有合并肾结石的风险。约 38% 的此类患儿有较低的尿枸橼酸盐水平，因此，同样是合并肾结石的高危因素。口服噻嗪类利尿剂可以通过促进近端、远端肾小管重吸收钙，进而纠正尿钙的排泄。这些治疗可以缓解肉眼血尿或排尿困难，进而预防肾结石的发生。然而，对于噻嗪类利尿剂作用机制，目前仍存在一定的争议。

对于持续性肉眼血尿或排尿困难的患者，噻嗪类利尿剂起始剂量为 1mg~2mg/（kg·d），晨起顿服。然后缓慢加量，直至 24h 尿钙排泄 <4mg/kg，同时临床症状缓解。在规律治疗 1 年之后，氢氯噻嗪通常可以停服，但若是再次出现肉眼血尿、肾结石，或排尿困难，则需要重新开始服用。在服用氢氯噻嗪的过程中，需要定期监测血钾，以防低钾血症的发生。柠檬酸钾剂量维持在 1mEq/（kg·d）可能是有益的，尤其是当患者有较低的尿柠檬酸盐排泄率以及症状性排尿障碍时。

适当限制钠的摄入是重要的，因为钙的排泄与钠的排泄常常是相平行的。需要注意的是，不推荐控制饮食中的钙的摄入（除非儿童有过多的钙摄入，>250% 推荐日摄入量），因为钙在儿童的生长发育中起到了关键的作用，并且没有证据证实限制钙的摄入与降低尿钙水平之间有密切关系。已经有证据证实在高钙尿症的患者由于骨质重吸收导致体内骨密度降低，因此在这些患者中，限制饮食中钙的摄入是不提倡的。小样本研究证实，二磷酸盐治疗在减少尿钙排泄以及增加骨密度等方面起到了重要的作用。尚需要更多的随机对照研究来进一步明确这些方法在高钙尿症治疗中的作用。

参考书目

参考书目请参见光盘。

（孟群　译，沈颖　审）

第 514 章
血液系统疾病所致血尿

514.1　镰状细胞肾病
Craig C. Porter, Ellis D. Avner

肉眼血尿或镜下血尿可见于镰状细胞病或镰状细胞特征的儿童，其中，大部分患儿可自愈（见第456.1）。除合并肾细胞癌外，与镰状细胞特征的儿童相比，镰状细胞病患儿肾脏受累更明显。

■ 病　因

镰状细胞肾病通常与微血栓形成有关，由于低氧、酸中毒、肾髓质高渗致镰状细胞形成导致血管淤滞。止痛剂、血容量减少所致肾前性肾衰竭，感染并发症以及铁代谢相关肝脏疾病是本病独立易感因素。

■ 病理表现

本病的肾脏病理表现为缺血、肾乳头坏死以及肾间质纤维化。

■ 临床表现

镰状细胞肾病的临床表现包括尿液浓缩功能异常所致多尿，肾小管酸中毒和肾小球病变相关的蛋白尿如局灶节段性肾小球硬化或膜增生性肾小球肾炎。

20%~30% 的镰状细胞病患者出现蛋白尿，肾病水平蛋白尿，伴或不伴肾病综合征表现，比较少见。肾病水平蛋白尿多与进行性肾衰竭有关。

■ 治　疗

尿蛋白大于 500mg/d 的患者，应用血管紧张素转化酶抑制剂如依那普利，可显著降低尿蛋白水平。羟基脲亦有利于减少尿蛋白排泄。

■ 预　后

镰状细胞肾病最终可导致高血压，肾功能不全以及进行性肾衰竭。当肾衰竭不可逆时，透析和最终肾移植是有效的治疗方法。

参考书目

参考书目请参见光盘。

514.2　凝血因子缺乏症及血小板减少症
Craig C. Porter, Ellis D. Avner

肉眼血尿或镜下血尿可与先天性或获得性凝血异常疾病相关（血友病、弥散性血管内凝血、血小板减少症）。但是，在这些疾病中，血尿常常不是就诊主诉，而是出现于其他临床表现之后（见第 469~478 章）。

（孙嫱　译，沈颖　审）

第 515 章
解剖结构异常相关性血尿

515.1　先天畸形
Craig C. Porter, Ellis Avner

不同的先天泌尿系畸形均可以出现肉眼或镜下血尿。轻微侧腹部外伤后出现肉眼血尿往往与肾盂输尿管连接处梗阻或囊性肾病有关（见第 531 章）。

515.2　常染色体隐性遗传性多囊肾
Craig C. Porter, Ellis D. Avner

常染色体隐性遗传性多囊肾（又称为婴儿多囊肾）的发病率为 1:10 000 至 1:40 000。其致病基因 *PKHD1* 编码一种大分子量蛋白（4000 个以上氨基酸）纤囊素。

■ 病理学

肾脏显著增大并在肾皮质及髓质可见多发囊肿。光镜下肾脏内大量扩张伸长的管状结构由肾髓质至肾皮质呈放射状排列。有报道称在胎儿期可见短暂的近端肾小管囊肿。疾病后期由于肾间质纤维化及肾小管萎缩的进展导致肾衰竭的发生。肝脏特征性病变为基础导管的肝板异常，导致胆管增生扩张，类似肝纤维化样改变。由于先天性肝纤维化及 Caroli 病不能从以上病变特征上区别，故目前常染色体隐性遗传性多囊肾越来越多地被称为常染色体隐性遗传性多囊肾 / 先天性肝纤维化。

■ 发病机制

纤囊素在正常肾脏发育的功能及其在常染色体隐性遗传性多囊肾异常表达的病理生理学目前尚不

明确。新近的研究显示纤囊素在遗传性囊性肾病中构成一多聚蛋白复合物。这些位于管腔上皮细胞表面的复合物在细胞间连接处和基底外侧细胞表面改变细胞内信号传导，这是疾病病理生理学的一个重大特点。

PKHDI 基因的多发突变导致的疾病平均检出率约 85%。少数研究表明基因型 – 表型的关系：修饰纤囊素基因突变相对截短纤囊素的引起的疾病较轻。

临床表现

患儿典型临床表现为新生儿或婴儿早期发现双侧侧腹部包块。常染色体隐性遗传性多囊肾患儿在新生儿期常伴有出生时羊水过少、肺发育不良、呼吸窘迫及自发性气胸。患儿围产期死亡常伴随致病基因截短突变。羊水过少引起的复杂临床表现为一系列面部异常：外耳扁平低位，小颌畸形，鼻短扁塌，四肢畸形及生长缺陷。生后数周即可出现高血压，高血压往往严重且难以控制。少尿及急性肾衰竭并不常见，但因利尿剂的使用在急性肾衰竭时常常出现短暂的低钠血症。在 20%~30% 的患者初始肾功能正常，但后期出现肾脏损害。常染色体隐性遗传性多囊肾患儿很少在婴儿早期就同时出现肝肾功能的损害：不同程度的门静脉高压（肝脾肿大、胃底食管静脉曲张、脐周静脉显现、门静脉血流反流、血小板减少）；不同程度的肾脏异常，从无症状但超声波检查肾脏异常到系统性高血压和肾功能不全。

在新生儿期约 45% 的患儿通过影像学、实验室检查等方法发现肝脏病变。显微镜观察越来越普遍。常染色体隐性遗传性多囊肾患儿因门静脉高压存在较高患胆管炎、静脉曲张、脾功能亢进的风险；同样具有

罹患肝纤维化的风险，但导致肝衰竭及肝硬化者并不多见。对于年龄较大的患儿或青年患者，可在腹部影像学检查时发现肝脾肿大及轻度肾脏病变。

诊　断

婴儿出现双侧侧腹部可触及肿块，同时合并肺发育不良、出生时羊水过少、高血压，但父母超声检查并未发现肾囊肿，应考虑常染色体隐性遗传性多囊肾的诊断（图 515-1）。超声检查可以见到回声均匀增强的增大肾脏但肾皮髓质分界不清。临床及实验室检查发现肝纤维化，肝脏病理组织学检查发现导管板异常，兄弟姊妹或同族血亲中亦有类似组织病理学改变者均支持常染色体隐性遗传性多囊肾的诊断（图 515-2）。应与能引起双侧肾脏肿大和或囊肿的疾病相鉴别，如多囊肾、肾盂积水、肾母细胞瘤、双侧肾静脉血栓。通过基因连锁分析或直接测序的方法进行产前诊断适用于有 1 个以上患病儿童的家庭。

治　疗

常染色体隐性遗传性多囊肾应得到有力治疗。新生儿期出现肺发育不良、肺换气不足及其他呼吸系统疾病必要时应与机械通气呼吸支持治疗。还有针对高血压、水电解质紊乱、肾功能不全的治疗。对于合并严重呼吸衰竭或因增大的肾脏导致的喂养不耐受的患儿可予单侧或双侧肾切除治疗，予肾脏替代治疗维持。对于已生育患病儿童的家庭，可在专业医疗中心进行怀孕前遗传学诊断及体外受精，从而降低再出生患病儿童的风险。

预　后

虽然合并肺发育不良的患儿新生儿期死亡率达

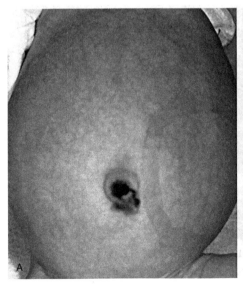
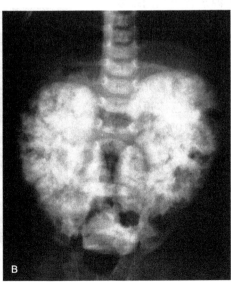

图 515-1（见彩图）　A. 该患儿腹部膨隆、双侧肾脏肿大，诊断婴儿多囊肾，如上所述。静脉肾盂造影显示肾髓质边缘不清呈毛刷样改变，肾皮质及输尿管扩张。B. 同一患者的静脉肾盂造影显示出特征性的斑驳性肾影像，伴继发于因造影剂存在而扩张的皮质和髓质集合管刷状髓质不透明症

摘自 Zitelli BJ, Davis HW. Atlas of pediatric physical diagnosis, 4 ed. St Louis: Mosby, 2002: 470

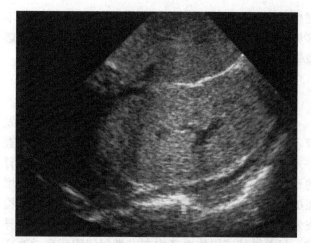

图 515-2　患儿为常染色体隐性遗传性多囊肾，超声检查显示肾脏增大（9cm）并回声增强，肾脏皮髓质可见多发囊性结节

30%，但大部分患儿的生存率仍显著提高。新生儿期呼吸支持与肾脏替代治疗提高了患儿的 10 年生存率，患儿 1 年存活率在 80% 以上。15 年生存率为 70%~80%。50% 以上的患儿进展至终末期肾病，而且往往在起病后十年内发生。这些患儿必要时应接受透析和肾移植治疗。年龄较长患儿的预后与慢性肾衰竭和肝脏疾病的并发症有关。

参考书目

参考书目请参见光盘。

515.3　常染色体显性遗传性多囊肾

Craig C.Porter, Ellis D.Avner

常染色体显性遗传性多囊肾（ADPKD）是人类最常见的遗传性肾脏疾病，发病率为 1/1000 至 1/500。

■ 病理学

病理双肾增大，皮髓质可见发源于肾单位的多发囊肿。

■ 发病机制

接近 85% 的常染色体显性遗传性多囊肾患儿存在 PKD1 基因突变，PKD1 基因位于 16 号染色体短臂，编码多囊蛋白（跨膜转运蛋白）。另有 10%~15% 的常染色体显性遗传性多囊肾患儿存在 PKD2 基因突变，PKD2 基因位于 4 号染色体长臂，编码多囊蛋白 2（非选择性阳离子通道蛋白）。突变类型对于同一患病家庭往往是唯一的。目前的研究表明 90% 常染色体显性遗传性多囊肾患儿具有基因突变。PKD1 基因突变患儿的肾脏病变往往较 PKD2 基因突变患儿重。本病的病理生理学改变为多囊蛋白的结构和功能异常，造成

了细胞内信号传导异常，导致的细胞异常增殖，肾小管异常分泌和囊肿的形成。异常生长因子表达，细胞内钙离子浓度降低及循环中 cAMP 升高可能是导致囊肿形成及增大的重要因素。

■ 临床表现

常染色体显性遗传性多囊肾的临床表现和肾脏病变的严重程度差异很大。常染色体显性遗传性多囊肾通常在 40~50 岁出现症状，儿童和新生儿期常见的症状包括肉眼或镜下血尿、双侧侧腹部疼痛、腹部肿块、高血压及泌尿系感染。肾脏超声检查提示双侧肾脏增大及肾内多发囊肿，但是疾病初期肾脏大小可以正常并仅为单侧肾脏病变。常染色体显性遗传性多囊肾为全身系统性疾病可以影响其他脏器功能。患儿肝脏、胰腺、脾脏和卵巢均可见囊肿，有助于诊断。5% 的常染色体显性遗传性多囊肾患者可出现颅内动脉瘤，多为家族聚集性，是导致成人患者死亡的重要原因，但少见儿童病例报道。12% 的儿童病例伴有二尖瓣脱垂。这些患儿还常伴疝和肠憩室。此外肾细胞癌也有报道与常染色体显性遗传性多囊肾相关（图 515-3）。

■ 诊　断

患儿表现为双侧肾脏增大伴多发囊肿，同时有一级亲属受累应考虑本病。新发病例中有 5%~10% 的患儿存在新生突变。患儿确诊可能在其父母确诊之前故在无明确家族史的病例中进行父母肾脏超声检查应作为重要的诊断依据。遗传学角度分析常染色体显性遗传性多囊肾，≤ 20% 的患者 20 岁时肾脏超声检查正常，而 30 岁时仅为 <5%。有常染色体显性遗传性多

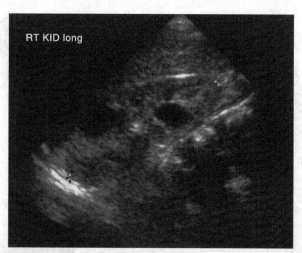

图 515-3　患儿 18 个月，常染色体显性遗传性多囊肾，超声检查显示肾脏增大（10cm）并两个巨大囊肿

囊肾家族史、肾脏超声检查提示肾脏增大伴有或不伴有囊肿者，建议应行产前诊断。家族中有明确 PKD1 或 PKD2 基因突变致常染色体显性遗传性多囊肾，可以进行产前胎儿 DNA 检测。

应与以下常染色体显性遗传性疾病鉴别：肾小球囊肿病，结节性硬化，von Hippel-Lindau 病，可能以常染色体显性遗传方式获得。新生儿 ADPKD 与 ARPKD 的临床表现不易鉴别（表 515-1）。

■ 治疗与预后

ADPKD 的治疗以支持治疗为主。应当严格控制患儿的血压，ADPKD 的疾病严重程度与高血压水平相关。可以选择应用血管紧张素转化酶抑制剂和或血管紧张素 II 受体的拮抗剂。肥胖、摄入咖啡因、吸烟、多胎妊娠、男性及应用钙通道阻滞剂可以加重病情进展。有颅内动脉瘤破裂家族史的年长患者应进行动脉瘤造影检查。虽然新生儿 ADPKD 可以致命，患儿仍有可能长期存活并在新生儿期维持正常肾功能。年长儿童 ADPKD 预后良好，80% 以上的儿童肾功能正常。多囊肾基金会为全球患儿及其家庭提供支持和帮助。

参考文献

参考书目请参见光盘。

表 515-1　肾脏囊性病变

常染色体隐性遗传性多囊肾
常染色体显性遗传性多囊肾
遗传性囊性肾病合并间质性肾炎
小脑 - 眼 - 肾综合征
囊性发育不良性肾病
Joubert 综合征
青少年肾消耗病
Meckel-Gruber 综合征
常染色体显性遗传血管病合并肾病
VATER 综合征
21、18、13 三体
结节性硬化
von Hippel-Lindau 综合征
口 - 面 - 指综合征
Bardet-Biedel 综合征
单纯良性肾囊肿

515.4　外伤
Craig C.Porter , Ellis D.Avner

由于缺少肌肉组织对肾脏的保护作用，婴幼儿及儿童容易因腹部或背部的钝伤或穿通伤造成肾损伤。可以表现为肉眼或镜下血尿，侧腹痛及腹肌强直，相关损伤详见 66 章。由于血流动力学不稳定，大部分肾外伤患儿接受非手术治疗。挤压伤可以导致尿路外伤，往往由骨盆骨折或直接损伤所致。当尿道口出现肉眼血尿应怀疑尿路外伤的可能。横纹肌溶解及继发的肾衰竭是挤压伤另一严重并发症，经过液体复苏治疗可以得到改善。

参考书目
参考书目请参见光盘。

515.5　肾脏肿瘤
见第 492 章。

（蒋也平　译，沈颖　审）

第 516 章
血尿的下尿路病因

516.1　感染导致的膀胱炎和尿道炎
Priya Pais, Ellis D. Avner

肉眼或者镜下血尿可能由膀胱感染细菌、分枝杆菌或者病毒导致（见第 532 章）。

516.2　出血性膀胱炎
Priya Pais, Ellis D. Avner

出血性膀胱炎定义为急性或者慢性的膀胱出血。出血性膀胱炎患者通常表现为肉眼血尿和排尿困难。严重的出血可以导致血红蛋白水平的明显降低。出血性膀胱炎可由化学毒素（环磷酰胺、青霉素、白消安、赛哌嗪、染料、杀虫剂），病毒［腺病毒 11 型和 21 型（见第 254 章）和甲型流感病毒］，放射线和淀粉样变性引发。潜伏于免疫正常的宿主中的多瘤病毒 BK，被认为在免疫抑制患者中因药物导致的膀胱炎中具有重要作用。

对于应用环磷酰胺的患者，水化或者应用环磷酰胺代谢抑制剂美司钠可以保护膀胱。晨起口服环磷酰胺后一天中大量饮水对于降低出血性膀胱炎的发生非常有效。无论什么病因导致的严重的出血性膀胱炎，应用生理盐水、明矾、硝酸银溶液或者氨基己酸膀胱冲洗是十分必要的。病毒性出血性膀胱炎的肉眼血尿通常在 1 周之内缓解。

参考书目

参考书目请参见光盘。

516.3 运动性血尿

Priya Pais, Ellis D. Avner

剧烈运动后可出现镜下或者肉眼血尿。运动性血尿在女性中少见，并且可以伴有排尿困难。大约 30%~60% 的马拉松参赛者赛后可见试纸血尿结果阳性。在随访中，没有人有任何明显的尿路异常。剧烈

运动后尿的颜色深浅可从红到黑。尿中可以见到血凝块。大多数患者的尿培养，静脉肾盂造影，膀胱照相和膀胱镜检查正常。这似乎是一种良性的症状，而且血尿在运动后 48h 可以自然缓解。这些患者中，不伴有红细胞管型并缺乏肾脏疾病的证据，但伴排尿困难和血凝块表明出血来源于下尿道。横纹肌溶解导致的肌红蛋白尿或者血红蛋白尿应该根据某些临床表现同该病进行鉴别诊断。在任何轻微运动或者轻微创伤后表现为血尿（特别是肉眼血尿）的儿童中应考虑肾盂积水或者解剖结构的异常。这种情况下应进行恰当的影像学检查。

参考书目

参考书目请参见光盘。

（陈植 译，沈颖 审）

第 3 篇　蛋白尿相关的疾病

第 517 章

儿童蛋白尿概述

Priya Pais, Ellis D. Avner

尿常规筛查中尿蛋白阳性并不少见。10% 的 8~15 岁儿童有时应用尿试纸法检测尿蛋白呈阳性。对尿蛋白检测阳性的患儿，鉴别蛋白尿与肾脏疾病相关还是属于一过性蛋白尿或其他良性蛋白尿至关重要。

应用尿试纸条法可对尿液中的蛋白进行定性检测。该方法主要是针对白蛋白，而对其他的尿蛋白（如低分子量蛋白、本周蛋白、γ 球蛋白）灵敏度较差。通过尿试纸条的颜色变化可对升高的尿蛋白浓度进行半定量测定，检测结果包括：阴性，微量（10~20mg/dL）、+（30mg/dL）、++（100mg/dL）、+++（300mg/dL）、++++（1000~2000mg/dL）。

尿液稀释（尿比重 <1.005）或疾病状态下引起尿液非白蛋白种类的蛋白明显增加可致患者检测出现假阴性结果。假阳性见于肉眼血尿、标本中含有防腐剂（如氯己定、苯扎氯胺、过氧化氢）、尿 pH >7.0 或非那吡啶治疗后的患者。检测过度浓缩尿液时亦可能

出现假阳性结果。由于尿试纸条检测受尿液比重的影响，当尿标本的尿液比重 <1.010 时，尿蛋白 > 微量（10~29mg/dL）即应考虑存在蛋白尿；而当尿比重 > 1.015 时，尿蛋白 ≥ + 才有临床意义。

由于应用试纸条仅能对尿蛋白进行定性的检测，因此，持续性蛋白尿患儿应选用尿蛋白定量（尿蛋白 / 尿肌酐）对尿蛋白含量进行精确测定。该比值应用尿蛋白浓度（mg/dL）除以尿肌酐浓度（mg/dL），最好留取晨尿送检以排除直立性（体位性）蛋白尿对检测结果的影响（见第 519 章）。正常值为 2 岁以下儿童 <0.5，≥ 2 岁儿童 <0.2。该比值 >2 提示肾病水平蛋白尿。收集一定时间的尿液进行尿蛋白 / 尿肌酐检测能够很好地反映尿蛋白排泄量的高低。

收集 24 小时尿液进行尿蛋白定量检测能够更精确的反映尿蛋白的排泄量。健康儿童 24 小时尿蛋白应 ≤ 150mg/24hr（0.15g/24hr）。更为确切地说，正常儿童尿蛋白定量应 ≤ 4mg/m2/hr，尿蛋白定量异常指 4~40mg/m^2/hr，肾病水平的蛋白尿是指尿蛋白定量 >40mg/m^2/hr。收集 24 小时尿液往往比较困难，而为了检测的准确性，应完整收集规定时段内的所有尿液送检。因此，目前即刻尿蛋白 / 尿肌酐已经在很大程度上取代了 24 小时尿蛋白定量。

微量白蛋白尿是指尿白蛋白高于正常水平，但

低于常规试纸的检测范围。微量白蛋白尿（尿白蛋白 30~300mg/g/Cr）是公认预测成人心血管及肾脏疾病风险的指标。大于 6 岁的儿童中，尿白蛋白定量平均水平降至 8~10 mg/g/Cr。与成人相似，研究发现微量白蛋白尿与儿童肥胖相关，且应用于预测 1 型糖尿病肾病的发生具有一定的特异性。

参考书目

参考书目请参见光盘。

（付倩　译，沈颖　审）

第 518 章
一过性蛋白尿
Craig C. Porter, Ellis D. Avner

大部分尿试纸条检测蛋白尿阳性的患儿复查尿检是正常的。约 10% 儿童进行单次随机尿试纸检测尿蛋白呈阳性，在学龄期儿童中筛查，青春期儿童的检测阳性率常高于年幼的儿童。多数情况下，尿蛋白阳性患儿复查可发现尿蛋白转阴。这一现象称为一过性蛋白尿，病因尚不明确。可能与以下因素有关：体温 >38.3℃（101°F）（见第 169 章）、运动（见第 678 章）、脱水、寒冷、心力衰竭、癫痫或应激等。一过性蛋白尿属良性病程，尿蛋白不超过 +~++，无须给予进一步的检查或治疗。而对于持续性蛋白尿，无论尿蛋白定量的多少，都需要进一步的检查评估。

参考书目

参考书目请参见光盘。

（付倩　译，沈颖　审）

第 519 章
直立性（体位性）蛋白尿
Craig C. Porter, Ellis D. Avner

直立性蛋白尿是学龄期儿童和青少年持续性蛋白尿最常见的病因，占持续性蛋白尿的 60%。患儿多无临床症状，往往在常规体检时发现异常。患儿平卧位时尿蛋白含量正常或轻度增高。直立位时，尿蛋白的排出可能较平卧位增高 10 倍，定量达 1000mg/24hr（1g/24hr）。直立性蛋白尿患儿不伴有血尿、高血压、低白蛋白血症、水肿及肾功能异常。

对于无症状持续性蛋白尿患儿，尤其是 24 小时尿蛋白定量很少大于 1g 时，应首先考虑直立性蛋白尿可能。需要留取晨尿标本送检进行完整尿液分析和即刻尿蛋白 / 尿肌酐检测。正确留取晨尿对直立性蛋白尿的诊断非常重要。患儿需在睡前排空膀胱，并于清晨醒后立即留取尿液。如连续 3 天晨尿均无蛋白尿表现（尿试纸条检测阴性或微量，尿蛋白 / 尿肌酐 <0.2），可明确诊断为直立性蛋白尿。患儿无需进一步检查，并可告知患儿及其家长直立性蛋白尿属良性病程。但是，如尿液分析存在其他异常表现（如血尿）或尿蛋白 / 尿肌酐 >0.2，患儿应转诊至肾脏专科继续进行全面的检查评估。

直立性蛋白尿的病因尚不明确，可能与直立位时肾脏血流动力学改变或部分肾静脉阻塞等因素有关。一项对青年直立性蛋白尿的长期随访研究表明，直立性蛋白尿属良性病程，但儿童尚无相关研究资料。因此，对以下疾病患儿，如血尿、高血压、浮肿、肾功能损害及尿蛋白 >1g/24hr 的患儿，应开展长期随访研究，为儿童肾脏疾病的研究提供依据。

参考书目

参考书目请参见光盘。

（付倩　译，沈颖　审）

第 520 章
混合性蛋白尿
Priya Pais, Ellis D. Avner

混合性蛋白尿是指连续 3 天晨尿尿中存在大量蛋白尿（试纸法尿蛋白 >1+ 且尿比重 >1.015 或尿蛋白 / 肌酐 >0.2）。肾小球或肾小管损伤均可能引起混合性蛋白尿，其出现提示存在肾脏疾病。

520.1 肾小球性蛋白尿
Priya Pais, Ellis D. Avner

肾小球毛细血管壁包括三层：有孔毛细血管内皮细胞、肾小球基底膜、足细胞（具有足突和裂隙膜）。肾小球性蛋白尿源于肾小球毛细血管壁任意一层结构对正常滤过蛋白的通透性改变，在各种肾脏疾病均可出现（表 520-1）。肾小球性蛋白尿定量可从 <1g/24h 到 >30g/24h。

患者有以下表现需考虑肾小球性蛋白尿。晨尿尿蛋白：肌酐 >1.0 或任意程度蛋白尿，但伴有高血压、血尿、水肿或肾功能不全。以蛋白尿为主要表现的肾脏疾病包括：原发性肾病综合征（微小病变型）、局灶节段性肾小球硬化症、系膜增生性肾小球肾炎、膜性肾病、膜增生性肾小球肾炎、肾脏淀粉样变、糖尿病肾病以及肥胖相关性肾小球病。其他以蛋白尿为突出表现的肾脏疾病包括：急性感染后肾小球肾炎、IgA 肾病、狼疮性肾炎、紫癜性肾炎以及 Alport 综合征。

对混合性蛋白尿儿童患者的初步评估包括：血肌酐、电解质，晨尿尿蛋白（肌酐比值，血清白蛋白以及补体水平的测定）。患儿应转诊至儿科肾脏医师处进行进一步评估及处理。肾穿刺活检通常有助于诊断和指导治疗。

对于无症状的少量蛋白尿（尿蛋白：肌酐比值为 0.2~1.0）但其他所有检查均正常的患者，由于其潜在的疾病病程可能是一过性的或可自愈，或是某种慢性肾脏病还未出现特异性肾脏病理改变，故不推荐肾活检。这类患者需周期性进行评估（如患儿无症状每 4~6 个月进行 1 次）。评估内容包括：体格检查、测量血压、检测尿常规、血肌酐以及晨尿的尿蛋白（肌酐比值）。肾穿刺指征包括：尿蛋白增加（尿蛋白：肌酐比值 >1.0）和（或）出现血尿、高血压或肾功能下降。

表 520-1 蛋白尿的原因

暂时性蛋白尿

发热

活动后

脱水

寒冷

充血性心力衰竭

抽搐发作

应激

直立性（体位性）蛋白尿

以孤立性蛋白尿为表现的肾小球疾病

原发性肾病综合征（微小病变型）

局灶节段性肾小球硬化

系膜增生性肾小球肾炎

膜性肾病

膜增生性肾小球肾炎

淀粉样变

糖尿病肾病

镰状细胞肾病

以蛋白尿为主要表现的肾小球疾病

急性感染后肾小球肾炎

IgA 肾病

过敏性紫癜性肾炎

狼疮性肾炎

Alport 综合征

肾小管疾病

胱胺酸病

Wilson 病

Lowe 综合征

Dent 病（X- 连锁隐性肾结石）

半乳糖血症

肾小管间质性肾炎

重金属中毒

急性肾小管坏死

肾发育不良

多囊肾

反流性肾病

参考书目

参考书目请参见光盘。

520.2　肾小管性蛋白尿

Priya Pais, Ellis D. Avner

各种主要累及肾脏肾小管间质部分的肾脏疾病可导致少量混合性蛋白尿（尿蛋白：肌酐 <1.0）。健康状态下，大量分子量小于白蛋白的低分子蛋白质可通过肾小球滤过，被近端肾小管重吸收。近端小管损伤可导致其重吸收能力减低，这些低分子蛋白质从尿中丢失。

肾小管性蛋白尿（表 520-1）可见于获得性和先天性肾脏疾病，并可伴随其他近端肾小管功能缺陷，例如 Fanconi 综合征（糖尿、高磷酸盐尿、碱性尿和氨基酸尿）。肾脏氯离子通道突变导致的 X- 连锁肾小管综合征，Dent 病患者中均存在肾小管性蛋白尿。

对于持续存在蛋白尿的无症状患者，其蛋白尿通常是肾小球性的而非肾小管性。在诊断不明情况下，尿蛋白电泳可区分肾小球性和肾小管性蛋白尿。肾小管性蛋白尿中，尿中白蛋白几乎没有或很少，而肾小球性蛋白尿中，其尿蛋白主要是白蛋白。

参考文献

参考书目请参见光盘。

（孙嫱　译，沈颖　审）

第 521 章
肾病综合征

Priya Pais, Ellis D. Avner

肾病综合征，肾小球疾病的一种，以肾病水平蛋白尿为主要特征，表现为尿中大量蛋白丢失，低白蛋白血症，水肿和高脂血症。肾病水平蛋白尿定义为尿中蛋白排泄 >40mg/m2/hr，或者晨尿蛋白/肌酐 >2∶1~3∶1。年发生率在大多数西方国家为 2~3 人 /100 000 人。而在受到疟疾影响的经济不发达国家这一数值更高。虽然建议发现该病后早期转诊给儿童肾脏专家治疗，但是一旦肾病综合征诊断确定，肾病专科医生和初诊医生的协作治疗也是十分必要的。

■ 病　因

大多数儿童肾病综合征为原发性或者先天性。原发性肾病综合征的肾小球损伤改变包括微小病变（最常见），局灶节段型肾小球硬化症，膜增生性肾小球肾炎，膜性肾病和系膜弥漫增生型肾小球肾炎（表 521-2）。这些病理类型有不同的年龄分布（图 521-1 见光盘）。

肾病综合征也可继发于系统性疾病，包括系统性红斑狼疮、过敏性紫癜、恶性疾病（淋巴瘤和白血病），以及感染（肝炎、HIV 和疟疾；表 521-1）。

许很多遗传型蛋白尿综合征由于编码肾小球滤过膜的重要蛋白基因突变而引起（表 521-3）。

■ 病理生理学

肾病综合征的本质是肾小球毛细血管壁通透性增加，导致大量蛋白尿和低白蛋白血症。通过肾穿可以见到广泛的足突融合消失（原发性肾病综合征的特点），表明足细胞起着关键的作用。原发性肾病综合征与免疫系统复合物失衡有关，特别是 T 细胞介导的免疫。在局灶节段性肾小球硬化症中，活化的淋巴细胞亚型产生一种血浆因子，可能导致了毛细血管通透性增高。或者，足细胞基因突变（podocin，α-actinin 4）和 MYH9（podocyte gene）和局灶节段性肾小球硬化具有一定关系（表 521-3）。激素抵抗性肾病综合征和 NPHS2（podocin），WT1 以及编码其他的肾小球滤过屏障（裂孔膜，包括 nephrin、NEPJ1、CD-2 相关性蛋白）基因突变有关。

虽然肾病综合征水肿的形成机制并不十分清楚，

表 521-1　儿童肾病综合征病因

遗传病
肾病综合征（典型）
- 芬兰型先天肾病综合征（nephrin 蛋白缺乏）
  局灶阶段肾小球硬化症（podocin, α-actinin 4, *TRPC6* 突变）
- 弥漫性膜硬化（层粘连蛋白 -β2 链突变）
- Denys-Drash 综合征（WT1 转录因子突变）

伴有或不伴有肾病综合征的蛋白尿
- 甲髌综合征（LMX1B 转化因子突变）
- Alport 综合征（胶原合成基因突变）

伴或不伴有肾病综合征的全身系统性疾病
- Galloway-Mowat 综合征
- 进行性神经病性肌萎缩
- Jeune 综合征
- Cockayne 综合征
- Laurence-Moon-Biedl-Bardet 综合征

伴或不伴有肾病综合征的代谢性疾病
- Alagille 综合征
- α₁抗胰蛋白酶缺乏
- Fabry 病
- 戊二酸血症
- 糖原累积病
- Hurler 综合征
- 脂蛋白代谢病
- 线粒体病
- 镰状细胞病

原发性肾病综合征
- 微小病变肾病
- 局灶阶段肾小球硬化
- 膜型肾病

继发性原因
感染
- 乙型、丙型肝炎
- HIV-1
- 疟疾
- 水痘病毒
- 弓形体病

药物
- 青霉胺
- 金属
- 非甾体类抗炎药
- 帕米磷酸钠
- 干扰素
- 汞
- 海洛因
- 锂盐

免疫性或过敏性疾病

表 521-1（续）

- 淋巴结增生症
- 木村病
- 蜂蛰
- 食物过敏

恶性病相关

- 淋巴瘤
- 白血病

肾小球超滤

- 单侧肾病变
- 病态肥胖
- 代偿有效肾单位减少

注意：由感染引起的儿童肾病综合征通常具有肾炎的表现。比如：血管炎，狼疮肾炎，膜增生性肾小球肾炎，IgA 肾病

摘自 Eddy AA, Symons JM. Nephrotic syndrome in childhood, Lancet, 2003, 362: 629-638

但是在大多数情况下，大量尿蛋白丢失导致低白蛋白血症，进而引起血浆胶体渗透压降低，液体自血管内渗出至组织间隙而导致水肿。血管内容量减少导致肾脏低灌注，进而激活肾素 - 血管紧张素 - 醛固酮系统，刺激肾小管对钠的重吸收增加。血管内容量下降也可导致抗利尿激素分泌增加，增加了集合管对水的重吸收。

这一理论并不适用于所有的肾病综合征患者。因为一些患者实际上血容量增加，肾素和醛固酮下降。所以，其他因素，包括原发性肾脏对水和钠亲和性增加，可能是这些患者水肿形成的因素。

在肾病状态下血中脂质（胆固醇和甘油三酯）增加有两个原因。低白蛋白血症刺激肝脏蛋白合成增加，包括脂蛋白。这也是血中凝血因子增加导致血栓风险

表 521-2 以原发性肾病综合征为表现的原发肾小球疾病总结

表现	微小病变肾病	局灶阶段肾小球硬化症	膜性肾病	膜增生性肾小球肾炎	
				I 型	II 型
人口统计资料					
年龄（岁）	2~6，部分成人	2~10，一些成人	40~50	5~15	5~15
性别	2∶1 男	1.3∶1 男	2∶1 男	男 - 女	男 - 女
临床表现					
肾病综合征	100%	90%	80%	60%*	60%*
无症状性蛋白尿	0	10%	20%	40%	40%
血尿	10%~20%	60%~80%	60%	80%	80%
高血压	10%	20% 早发	罕见	35%	35%
肾衰竭进展率	不进展	10 年	50% 10~20 年	10~20 年	5~15 年
相关因素	过敏？霍奇金病，通常情况下没有	没有	肾静脉血栓，癌症，系统性红斑狼疮，乙型肝炎	没有	局部脂肪代谢障碍
实验室检查					
	• 肾病综合征表现 • 15%~30% 尿素氮升高	• 肾病综合征表现 20%~40% 尿素氮升高	肾病综合征表现	低 C1, C4, C3~C9	正常 C1, C4, 低 C3~C9
免疫遗传学					
	HLA-B8, B12 (3.5)†	podocin, α-actinin-4, 以及其他基因突变	HLA-DRw3 (12~32)†	未确定	• C3 肾性因子未发现
肾脏病理血					
光镜	正常	局灶硬化损伤	基底膜增厚，钉突	基底膜增厚增生	分叶征
免疫荧光	阴性	IgM，C3 损伤部位沉积	IgG，C3 细小颗粒	IgG，C3 颗粒	只有 C3
电镜	足突融合消失	足突融合消失	上皮细胞下沉积	系膜和上皮下沉积	明显的沉积
激素治疗反应					
	90%	15%~20%	起效慢	不明	不明

大约 10% 的肾病综合征由各种各样的疾病引起，通常表现为急性肾小球肾炎

† 相关危险因素

摘自 Couser WG. Glomerular disorders//Wyngaarden JB, Smith LH, Bennett JC. Cecil textbook of medicine, 19 ed. Philadelphia: 1992, 560

增加的原因。除此之外，由于血中脂蛋白脂肪酶因尿中丢失而降低，脂质分解代谢降低。

肾病综合征患者感染（脓毒症、腹膜炎、肾盂肾炎）风险增加，特别是对有荚膜的微生物比如肺炎链球菌和流感嗜血杆菌。部分原因是补体 C3b、调理素（如备解素 B）、免疫球蛋白自尿中丢失，另一个感染的危险因素是治疗该病时所应用的免疫抑制药物。

肾病综合征高凝状态是由多种因素导致的：血液淤滞，肝脏产生的纤维蛋白原和其他凝血因子增加，血中抗凝血因子降低，血中血小板增加（急性炎症反应），以及血小板趋化增加。这种高凝状态可以导致严重的血栓栓塞。

参考文献

参考书目请参见光盘。

521.1　原发性肾病综合征

Priya Pais, Ellis D. Avner

大约 90% 的儿童肾病综合征为原发性肾病综合征。原发性肾病综合征由原发的肾小球疾病导致而没有系统性疾病的证据。原发性肾病综合征包含多种病理类型：微小病变，系膜增生性肾小球肾炎，局灶节段性肾小球硬化症，膜性肾病以及膜增生性肾小球肾炎。

■ 发病机制

对微小病变肾病（占所有肾病综合征儿童的85%），肾小球表现正常或者轻度的系膜细胞和系膜基质增加。免疫荧光检查阴性。电镜下可见到肾小球广泛的上皮细胞足突融合。超过 95% 的微小病变患儿激素治疗有效。

系膜增生性肾小球肾炎以光镜下弥漫的系膜细胞和系膜基质增加为主要特点。免疫荧光检查可能会见到系膜区 IgM 和（或）者 IgA 沉积。电镜下可见到大量的系膜细胞和系膜基质，以及上皮细胞足突融合。大约 50% 的该类患者激素治疗有效。

局灶节段性肾小球硬化中，肾小球损伤是局灶性（肾小球内小部分受累）节段性的（大于等于 1 个肾小球血管祥）。光镜下可见到系膜细胞增生后的节段瘢痕。（图 521-2；表 521-2）。免疫荧光可见到 IgM 和 C3 在节段硬化的区域沉积。电镜下可见到肾小球成簇的节段瘢痕替代了肾小球毛细血

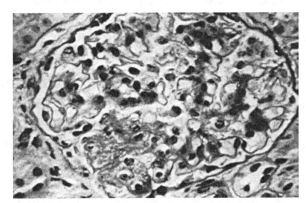

图 521-2　系膜细胞增多以及少部分局灶硬化肾小球来自激素抵抗性肾病综合征患者（×250）

表 521-3　足细胞基因改变导致的儿童肾病综合征

基因	名称	定位	染色体	肾病
激素抵抗性肾病综合征				
NPHS1	去氧肾上腺素	19q13.1	隐性	芬兰型先天性肾病综合征
NPHS2	人催产素	1q25	隐性	局灶阶段肾小球硬化症
FSGS1	α- 辅肌动蛋白 -4（α ACTN4）	19q13	显性	局灶阶段肾小球硬化症
FSGS2	不详	11q21~22	显性	局灶阶段肾小球硬化症
WT1	Wilms 瘤抑制基因	11p13	显性	• Denys-Drash 综合征和弥漫性硬化 Frasier's 综合征和 FSGS
LMX1B	LIM- 同源异型蛋白	9q34	显性	Nail-patella 综合征
SMARCAL1	SW1/SNF2- 相关，基质相关，肌动蛋白依赖的染色质调节器，a 样 1 分子家庭亚型	2q35	隐性	Schimkeimmuno-osseous 发育不良和局灶阶段肾小球硬化症
激素敏感性肾病综合征				
不详	不详	不详	隐性	微小病变肾病

* 足细胞表达的 SMARCALL is presumptive but not yet established. 另一种蛋白质（CD2AP 或 NEPH1），一种与去氧肾上腺素有关的新蛋白，引起了小鼠的先在性肾病综合征。CD2AP 基因中的突变型正在少数患有类固醇性肾病综合征的患者中被证实

摘自 Eddy AA, Symons JM. Nephrotic syndrome in childhood, Lancet, 2003, 362: 629–638

管袢。HIV 感染，膀胱输尿管反流，海洛因和其他药物的应用也可导致类似的损伤。只有 20% 的患者激素治疗有效，该病的大多数患者持续进展，最终损伤累及全部肾小球，导致终末期肾病。

■ 临床表现

原发性肾病综合征在男童中比在女童中更加常见（2:1），在 2~6 岁中更加常见。（表 521-1）然而，有报道有儿童早在 6 月龄发病并贯穿整个成年期。MCNS 发病时 85%~90% 小于 6 岁。相对地，只有 20%~30% 的青少年肾病综合征患者初次发病病理类型为微小病变。相对年龄较大的原发性肾病综合征患儿的更常见原因是局灶节段性肾小球硬化症局灶节段性肾小球硬化症的发病率在上升，在非裔美国人，西班牙人和亚洲人中更加普遍。

原发性肾病综合征首次发病以及之后的复发通常伴有一些轻微的感染，少见于因昆虫叮咬，马蜂蛰或者毒葛引起。

儿童患者通常伴有轻度的水肿，通常初次出现于眼周及下肢。肾病综合征可以被误诊为其他过敏性疾病，因为一天中眶周水肿不断在减轻。随着疾病的持续，水肿变为全身性，包括胸水、腹水和生殖器水肿。食欲下降，易怒，腹痛，腹泻也很常见。微小病变的重要特征是不伴有高血压和肉眼血尿（以前称作肾病特点）。

儿童以水肿为典型表现的肾病综合征的鉴别诊断包括蛋白丢失性肠病、肝衰竭、心衰、急慢性肾小球肾炎和蛋白质营养不良。儿童如果出现以下现象需要考虑微小病变外的诊断：年龄小于 1 岁，肾病综合征阳性家族史，肾外表现（如关节炎，皮疹，贫血），高血压或者肺水肿，急慢性肾功能不全，肉眼血尿。

■ 诊　断

尿液检查是尿蛋白 3+ 或 4+，20% 的儿童伴有镜下血尿。随机尿尿蛋白 / 尿肌酐大于 2.0，尿蛋白排泄量超过 40mg/ ㎡ /hr。血肌酐水平通常正常，但在血管容量降低导致的肾脏低灌注中也出现血肌酐水平异常。血白蛋白水平小于 2.5g/dL，血胆固醇和甘油三酯增加。血补体水平正常，符合微小病变肾病临床标准的患者不常规行肾穿刺检查。

■ 治　疗

初次发病的肾病综合征以及轻度水肿的儿童可以门诊治疗。这样的门诊治疗并不适用于所有的治疗中心，因为对家人进行成功的该病所有方面知识的普及

需要短暂住院治疗。肾病综合征的病理生理学和治疗必须对家人进行细致的辅导，可以让他们更好地了解患儿的疾病。患儿的父母应该有能力发现并发症的症状，熟悉治疗方案，以及用试纸测量尿蛋白的方法。

1~8 岁的单纯型肾病综合征患儿对激素治疗敏感。可以在无肾穿诊断的情况下应用激素治疗。儿童出现非微小病变的特征（肉眼血尿、高血压、肾功能不全、低补体血症、年龄小于 1 岁或大于 8 岁）应该考虑在治疗前首先进行肾穿检查。

在考虑为微小病变的患者，应该开始激素治疗（在确认 PPD 结果阴性及应用多价肺炎球菌疫苗后），剂量为 60mg/（m^2·d）（最大日剂量 80mg）。每日维持该剂量 4~6 周，相比起短疗程的激素治疗，初始 6 周的足量激素治疗的患者具有更低的复发率。约 80%~90% 的患儿激素治疗 3 周内有效（临床多尿症状缓解，持续 3 日尿蛋白微量或者阴性）。绝大部分的患儿在治疗 5 周内可以达到以上标准。

初始治疗 6 周后，激素的剂量应调整为 40 mg/（m^2·d），隔日服用至少 4 周。这种隔日剂量在 1~2 个月后继续减量并停用。有证据表明增加足量的激素剂量和治疗时间可以降低复发的风险。当计划激素治疗时间时，也要同时注意监测长期激素治疗的不良反应。

伴有严重症状的水肿儿童，包括大量胸水，腹水或者严重的生殖器水肿应该住院治疗。除了限盐外，如果患儿伴有低钠血症，限液治疗也是十分必要的。阴囊水肿可以垫枕头通过重力增加液体回流。应用袢利尿剂（呋塞米），口服或者静脉注射增加尿量，须严密观察其反应。过度的利尿可以导致血管内容量丢失，血管内血栓风险明显增加。

当患者有明显的全身性水肿并且有血管内容量不足的情况时，有时需要静脉注射 25% 白蛋白（0.5~1.0g albumin/kg），随后缓慢注入呋塞米（1~2mg/kg/dose IV）。此种治疗必须与儿童肾脏专家协作开展，并且密切监测容量状态，包括血压、血电解质平衡以及肾功能。容量负荷过度，伴有高血压、心功能衰竭和肺水肿是可能的白蛋白治疗并发症，特别是在快速输注时。

患儿在经过 8 周激素治疗后仍有持续的蛋白尿（2+ 或更多）应考虑激素抵抗，需要行肾穿明确诊断。

肾病综合征患儿如果能忍受，应该去上学并且参加适度的锻炼。在初次发病和复发期，要遵循低盐饮食。在疾病缓解后可以增加盐量。尽管没有数据表明其安全性和有效性，口服利尿剂已经被许多临床医生应用于肾病患儿水肿的控制。由于利尿剂增加血栓并

发症的风险，利尿剂的应用应仅限于严重症状的患者，并且需要严格的监测。

许很多患儿至少有过 1 次复发（尿蛋白 3⁺~4⁺ 伴水肿）。尽管之前统计的复发率为 60%~80%，接受长疗程激素治疗的患儿复发率可能降低为 30%~40%。

复发的患儿需要应用激素 60mg/（m²·d）（80 mg 日最大量）晨服治疗直到疾病缓解。（持续 3 天尿蛋白微量或阴性）。泼尼松剂量之后改为之前初次治疗的隔日剂量，并在 4~8 周中逐渐减量。

一小部分患者在隔日激素治疗或者完成激素诱导缓解 28 天内复发，这些患者被称作激素依赖型。对激素治疗敏感却在 1 年中复发大于 4 次的患者为频繁复发。患儿经 8 周激素治疗不缓解为激素抵抗，激素抵抗性肾病综合征通常由 FSGS（80%），微小病变肾病或者系膜增生性肾小球肾炎引起。

激素依赖，频繁复发和激素抵抗的患者可考虑采用其他疗法，特别是患儿出现严重的激素毒性作用［库欣症表现，高血压，白内障，和（或）发育障碍］。环磷酰胺延长缓解期时间，并有效降低频繁复发和激素依赖患儿的复发。潜在的不良反应（中性粒细胞减少、播散性水痘、出血性膀胱炎、秃头症、不孕症、恶性肿瘤风险）应用前应该告知家人。环磷酰胺（剂量：2mg/kg）口服 8~12 周。环磷酰胺治疗期间隔日激素治疗可以继续进行。环磷酰胺治疗期间白细胞要每周检测，当计数低于 5000/mm³ 时要暂停使用，累计剂量大于 250mg/kg 时，男童会出现少精或无精。

环孢素或他克莫司对于诱导和维持激素抵抗肾病综合征患儿的缓解有效。也可用于节制激素疗法。患儿要监测不良反应，包括高血压、肾毒性、多毛症和牙龈增生。霉酚酸酯可以缓解患儿的激素依赖和频繁复发，左旋咪唑，具有免疫调节作用的驱虫剂，被证明比起激素可以降低复发风险，但在美国禁止使用。

对环孢素、他克莫司或者霉酚酸酯敏感的患儿在停用后易于复发。ACE 和血管紧张素 II 受体阻滞剂作为辅助药物对降低激素抵抗患儿尿蛋白可能有一定的帮助。

■ 并发症

感染是肾病综合征重要的并发症之一。复发的患儿由于免疫球蛋白、备解素 B 丢失，细胞免疫缺陷，应用免疫抑制剂治疗，营养不良，水肿或者腹水作为潜在的培养基而易于感染细菌。自发性细菌性腹膜炎是一种常见感染，也可见败血症、肺炎、蜂窝织炎泌尿系感染。肺炎链球菌是最常导致腹膜炎的微生物，但革兰氏阴性菌如大肠埃希菌也可以见到。如果患儿出现发热、持续腹痛，监护人应该及时带患儿就诊。

高度怀疑细菌性腹膜炎时，及时评估（包括血和腹腔液的培养），以及早期应用抗生素治疗是至关重要的。

肾病综合征患儿应该接种 23- 血清型的肺炎球菌疫苗。（除了 7- 价的链球菌疫苗）。根据儿童免疫接种计划进行接种，理想的时间是直到患儿缓解或者停止每日的激素治疗时接种。

活病毒疫苗不应该应用于接受每日或者隔日激素治疗（≥ 2mg/kg/ 或者当患儿体重大于 10kg 时，≥ 20mg/d）的患儿. 疫苗可以在激素治疗停止后 1 个月进行接种。复发的无免疫性的患儿，如果接触水痘，要接受水痘免疫球蛋白（暴露时间 ≤ 96h，接种 1 剂）。流感疫苗应该每年接种。

肾病综合征患儿有发生血栓栓塞的风险。儿童这一并发症的发病率为 2%~5%，较成人患者的发病风险明显较低。动脉和静脉都可以发生血栓，包括肾静脉血栓、肺栓塞、矢状窦栓塞和留置的动脉和静脉导管栓塞。

血栓发生风险和促血栓因子相关（纤维蛋白原、血小板增多症、血液浓缩、相对制动）以及纤维蛋白溶解物质减少（尿中丢失抗凝血酶 III，蛋白 C 和 S）。预防性的抗凝治疗并不在患儿中推荐，除非出现血栓栓塞前症状。为了降低血栓栓塞症的风险，尽可能地避免过度应用利尿剂和内置导管。

高脂血症，特别是出现并发症的肾病患者，可能是心血管疾病的危险因素，心肌缺血在儿童中罕见，提倡应用 HMG-COA 还原酶抑制剂治疗持续的肾病综合征导致的高脂血症，但相关风险和获益仍有待进一步观察。

监测儿童肾病综合征的治疗见表 521-4（见光盘）。

■ 预 后

大多数激素敏感的患儿多次复发，随着年龄的增大复发频率降低。尽管没有办法去预测每一个患儿的病程，那些对激素很快反应和诊断后初始 6 月治疗无缓解的患儿更不易复发。告诉患儿家人，激素敏感的肾病患儿不易进展至慢性肾脏病，疾病很少为遗传型，生育能力不受影响（除非长期应用环磷酰胺治疗）很重要。为了将心理上的影响降到最低，原发性肾病患儿不应该被认为是慢性疾病，且应该参加适合该年龄的儿童活动，在疾病缓解后不限制饮食。

激素抵抗性肾病的患儿，多数由 FSGS 引起，预后较差。这些患儿易进展至肾功能不全，最终导致终末期肾病，需要透析和肾移植。

FSGS 患者肾移植后 30%~50% 可有复发。目前无临床试验指导该类疾病的治疗。美国国立卫生研究院正在进行大规模多中心的环孢素和霉酚酸酯治疗 FSGS 的临床研究。

参考书目

参考书目请参见光盘。

521.2 继发性肾病综合征

Priya Pais, Ellis D. Avner

肾病综合征可以由各种各样的继发性肾小球疾病引起。膜增生性肾小球肾炎、感染后肾小球肾炎、狼疮肾炎以及紫癜性肾炎都可有肾病的表现（表521-1、521-2）。大于8岁的伴有高血压、血尿、肾功能不全和肾外表现（皮疹、关节痛、发热）以及血清补体降低的患儿应考虑继发性肾病综合征。

在世界的某些地区，疟疾和血吸虫病是导致肾病综合征的主要原因。其他和肾病相关的感染包括乙肝病毒、丙肝病毒、丝虫、麻风和艾滋病毒。

肾病综合征和恶性疾病也存在联系，特别是在成人中。实体瘤患者，如肺部肿瘤或者胃肠道肿瘤的患者，肾组织病理学通常提示膜性肾病。由肿瘤抗原和肿瘤特异性抗体构成的免疫复合物介导了肾脏改变。淋巴瘤的患者，特别是霍奇金淋巴瘤的患者，肾组织大多数提示微小病变。肾病综合征可能的发病机制是淋巴瘤产生的淋巴因子提高了肾小球毛细血管壁的通透性。

肾病综合征可以先于或者晚于肿瘤被发现，肿瘤清除后病情缓解，肿瘤复发该病也随之复发。

肾病综合征也可由于多种药物和化学试剂的治疗而发生。组织学检查呈膜性肾病表现（青霉胺、卡托普利、重金属、非甾体类抗炎药、汞化物），微小病变肾病（丙磺舒、巳琥胺、甲巯咪唑、锂化物）或者增殖性肾小球肾炎（普鲁卡因胺、氯化物、苯妥英、三甲双酮、甲乙双酮）。

参考书目

参考书目请参见光盘。

521.3 先天性肾病综合征

Priya Pais, Ellis D. Avner

和与儿童期发病相比，出生后1年内发病的肾病综合征患儿（大量蛋白尿、低白蛋白血症、水肿以及高脂血症）预后欠佳。先天性肾病综合征定义为生后或者生后3月起病的肾病综合征。先天性肾病综合征可以分为原发性、继发于各种病因如尿道感染（巨细胞病毒、梅毒、疱疹病毒、乙肝丙肝病毒、HIV病毒）婴儿型系统性红斑狼疮或者汞暴露。

原发先天肾病综合征由常染色体隐性遗传综合征引起（表521-3）。许多由于肾小球滤过屏障结构或者功能异常导致的先天肾病综合征发病机制已经得到

阐明。肾小球滤过屏障具有分子和电荷选择性，由3种物质组成（内皮细胞、肾小球基底膜和足细胞足突）。足突通过桥结构相连，裂孔膜通过孔径限制分子通过，肾小球基底膜通过电荷限制分子通过。

欧洲一项针对先天型肾病综合征的队列研究显示，85%的病例由4种突变基因引起（*NPHS1*，*NPHS2*，*WT1*，和 *LAMB2*），前3个编码肾小球滤过屏障的组成成分。芬兰型先天肾病综合征由编码裂孔膜组成的重要成分 nephrin 和 podocin 的 *NPHS1* 或 *NPHS2* 基因突变引起。受累患儿在出生时由于大量蛋白尿而有水肿表现，他们娩出时胎盘明显增大（大于胎儿重量的25%）。由于肾小球滤过屏障的选择通透性改变造成严重的低白蛋白血症、高脂血症和低免疫球蛋白血症。产前诊断可以检测到产妇羊水甲胎蛋白水平增高。

Denys-Drash 综合征由 WT1 基因突变导致足细胞功能异常引起，患者以早发性肾病综合征，进展性肾功能不全，两性畸形和 Wilma 瘤为主要表现。

Pierson 综合征可见到 *LAMB2* 基因突变导致 β-2 层粘连蛋白异常，它是肾小球和眼的膜结构重要组成物。除了先天性肾病综合征外，受累的患儿表现为双侧瞳孔缩小（固定的小瞳孔）。

不考虑先天性肾病综合征的病因，严重的全身性水肿，低白蛋白血症导致的发育和营养不良，易感染，甲状腺功能低下（尿中甲状腺结合蛋白丢失），血栓风险增加的新生儿及婴儿可以诊断为该病。大多数婴儿肾功能不全持续进展。

继发性先天肾病综合征可以通过潜在的病因治疗而缓解，如梅毒（表521-5）。

表 521-5　1岁前婴儿肾病综合征的原因

继发性因素

- 感染

    水痘

    巨细胞病毒

    弓形虫病

    风疹病毒

    乙型肝炎

    HIV

    疟疾

- 药物反应

    毒素

    水银

- 系统性红斑狼疮

- 伴有肾病的综合征

    Nail-patella 综合征

表 521-5（续）

Lowe 综合征

伴有脑发育不良的肾病

Denys-Drash 综合征：Wilms 瘤

· 溶血尿毒综合征

原发病因

· 先天性肾病综合征

· 弥漫性增生硬化

· 微小病变

· 局灶阶段肾小球硬化

· 膜性肾病

摘自 Kliegman RM, Greenbaum LA, Lye PS. Practical strategies in pediatric diagnosis and therapy. 2 ed . Philadelphia: Saunders, 2004: 418

先天性肾病综合征患儿的治疗包括加强支持治疗，静脉输入白蛋白和利尿剂，γ-蛋白，增加营养支持治疗（通常肠外营养），尝试通过血管紧张素转化酶抑制剂，血管紧张素 II 受体拮抗剂和前列环素抑制剂甚至单侧肾切除术降低尿蛋白排出。如果维持性治疗失败，患儿有持续的水肿和反复的严重感染，可行双侧肾切除和慢性透析治疗。肾移植是有效的治疗先天性肾病综合征手段，尽管有报道肾移植后肾病复发的报道。

参考书目

参考书目请参见光盘。

（陈植　译，沈颖　审）

第 4 篇　肾小管疾病

第 522 章
肾小管功能

Rajasree Sreedharan, Ellis D. Avner

水和电解质在肾小球自由滤过，因此，超滤液中电解质的成分在近端肾小管起始处与血浆中相似。通过肾小管重吸收和（或）分泌的调控，决定最终尿中水的含量和电解质的组成成分。溶质的大量转运发生在近端肾小管，而细小调节在远端肾小管进行（见第 52 章）。

补充内容请参见光盘。

（刘小荣　译，沈颖　审）

第 523 章
肾小管酸中毒

Rajasree Sreedharan, Ellis D. Avner

肾小管酸中毒（RTA）是指在正常或接近正常肾小球滤过率状态下，以阴离子间隙正常的（高氯）代谢性酸中毒为特征的疾病。主要有 4 种类型：近端 RTA（II 型），经典的远端 RTA（I 型），高钾性 RTA（IV 型）和兼有远端和近端 RTA 特征的混合型（III 型）。近端小管酸中毒是由于碳酸氢盐重吸收障碍，而远端小管酸中毒是由于泌氢障碍。任何一种缺陷都可能是遗传所致或后天获得，这种现象在临床实践中比较常见。

■ 正常尿酸化

肾脏通过对每天所产生的滤过液中碳酸氢盐的重吸收和氢离子的分泌来调节酸碱平衡。氢离子从肾小管上皮细胞向管腔内的分泌是碳酸氢盐重吸收、可滴定酸（含氢离子的缓冲液，如 HPO_4^{2-}）的形成、NH_4^+ 形成的关键。由于滤过液碳酸氢盐的丢失量相当于身体里氢离子的增加量，所有滤过液中碳酸氢盐应在氢离子排泄之前重吸收。大约 90% 滤过液中碳酸氢盐在近端小管重吸收，剩余 10% 在远端肾小管、大部分的髓袢升支粗段和髓质外层集合管重吸收（图 523-1）。在近端小管和亨利氏袢粗段水中氢离子是通过管腔膜上 Na^+-H^+ 交换体分泌的。H^+ 与过滤液中碳酸氢盐结合形成 H_2CO_3，H_2CO_3 在碳酸酐酶（CA）IV 的催化作用下分解成水和二氧化碳，CO_2 可以自由地弥散进入细胞，与 H_2O 在碳酸酐酶 II 催化作用下形成 HCO_3^-，HCO_3^- 通过位于细胞基底膜外侧的 Na^+-$3HCO_3^-$ 转运体进入体循环。在集合管上，H^+ 通过 H^+-ATP 酶（腺苷三磷酸酶）分泌到管腔，而 HCO_3^-

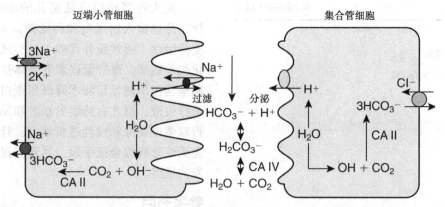

近端小管细胞　　　　　　　　　　　　　　　集合管细胞

图 523-1 参与近端和集合小管细胞酸碱平衡调节的主要细胞腔。在近端小管，从 H_2O 分解而来的 H^+，通过 $Na^+ - H^+$ 交换体分泌到管腔，HCO_3^-，由 OH^-（从 H_2O 分解而来）与 CO_2 在碳酸酐酶（CA）II 作用下组合而成，由 $Na^+ -3HCO_3^-$ 转运回体循环系统。同样，在集合小管，H^+ 通过激活的 $H^+ - ATP$ 酶（腺苷三磷酸酶）分泌到管腔，HCO_3^- 通过 $HCO_3^- -Cl^-$ 交换体返回体循环。H^+ 分泌到管腔伴随着 HCO_3^- 的滤过，二者形成碳酸（H_2CO_3），然后在碳酸酐酶 IV 作用下，分解为 CO_2 和 H_2O，二者可以被动重吸收

摘自 Rose BD, Post TW. Clinical physiology of acid-base and electrolyte disorders, 5 ed. New York: McGraw-Hill, 2001

由位于基底膜上 HCO_3^--Cl^- 交换体进入体循环。近端和远端小管分泌的 H^+ 超出过滤液中 HCO_3^- 的部分以可滴定酸或 $NH4^+$ 形式从尿中排出。

523.1　近端（II型）肾小管酸中毒

Rajasree Sreedharan, Ellis D. Avner

■ 发病机制

近端 RTA 可以是遗传所得，从出生持续存在，或是婴儿期出现的一个短暂现象。虽然罕见，它可能是原发性的和孤立的。近端 RTA 通常是整体近端肾小管功能障碍或范可尼综合征的一个组成部分，而此类疾病特点是低分子量蛋白尿、糖尿、高磷酸盐尿、氨基酸尿和近端 RTA。近端 RTA 和范可尼综合征的原因如表 523-1 所列。许多原因是遗传性疾病。此外，胱氨酸贮积症和 Lowe 综合征，常染色体隐性和显性 PRTA 在本节中进一步讲解。其他的遗传形式的范可尼综合征包括半乳糖血症（见第 81.2），遗传性果糖不耐受（见第 81.3），酪氨酸血症（见第 79.2）和 Wilson 病（见第 349.2）。Dent 病，或 X- 连锁的肾结石病在 525.3 介绍。在儿童中，继发性范可尼综合征以接触异环磷酰胺多见，它是肾母细胞瘤和其他实体肿瘤的主要治疗方案。

常染色体隐性遗传疾病

对常染色体隐性遗传的近端肾小管酸中毒是由于编码碳酸氢钠转运蛋白基因 NBC1 突变所致。它常表现为伴有近端肾小管酸中毒的眼部疾病（包括角膜病变、白内障、青光眼，它们通常会导致失明）、身材矮小、牙釉缺陷、智能缺陷，以及偶见的基底交感神

表 523-1　肾小管酸中毒的常见原因

近端肾小管酸中毒

原发性

散发的

遗传性的

- **遗传性肾脏疾病（特发性范可尼）**
  - 散发的（多见）
  - 常染色体显性遗传
  - 常染色体隐性遗传
  - X- 连锁的（Dent 病）
- **遗传性的综合征**
  - 胱氨酸贮积症
  - 酪氨酸血症 I 型
  - 半乳糖血症
  - 眼脑肾综合征（Lowe 综合征）
  - 威尔逊病
  - 遗传性果糖不耐受

继发性

肾脏自身疾病

- 自身免疫性疾病（Sjögren's 综合征）
- 低钾性肾病
- 肾移植排异反应

血液疾病

- 骨髓瘤
- 药物
- 庆大霉素
- 顺铂
- 异环磷酰胺

表 523-1(续)

- 丙戊酸钠

重金属

- 铅
- 镉
- 汞

有机化合物

- 甲苯

营养性的

- 恶性营养不良

激素

- 原发性甲状旁腺功能亢进

远端肾小管酸中毒

原发性

散发的

遗传性的

- 遗传性肾脏疾病
  - 常染色体显性遗传
  - 常染色体隐性遗传
  - 常染色体隐性遗传的早发性听力缺失
  - 常染色体隐性遗传的迟发性听力缺失
- 与 I 型肾小管酸中毒相关的遗传综合征
  - 马方氏综合征
  - 威尔逊病综合征
  - 埃莱尔 – 当洛综合征
  - 家族性高钙尿症

继发性

肾脏自身的

- 间质性肾炎
- 肾盂肾炎
- 移植排异
- 镰状细胞肾病
- 狼疮性肾炎
- 肾钙质沉着症
- 髓质海绵肾

泌尿系统

- 尿路梗阻
- 膀胱输尿管反流
- 保肝药
- 肝硬化

毒素或药物

- 两性霉素 B

表 523-1(续)

- 锂
- 甲苯
- 顺铂

高钾性肾小管酸中毒

原发性

散发的

遗传性的

- 醛固酮减少症
- 阿狄森氏病
- 先天性肾上腺皮质增生症
- 假性醛固酮减少症（I 型或 II 型）

继发性

泌尿系统

- 尿路梗阻
- 肾脏自身的疾病
- 肾盂肾炎
- 间质性肾炎

全身性的

- 糖尿病
- 镰状细胞肾病

药物

- 甲氧苄啶 / 磺胺甲恶唑
- 血管紧张素转换酶抑制剂
- 环孢素
- 延长的肝素化

阿狄森氏病

经节钙化。常染色体显性遗传的近端肾小管酸中毒已经在一个家系的九个成员中得到证实，他们都伴有高氯性代谢性酸中毒、尿酸化功能正常、肾功能正常，以及生长迟缓。

胱氨酸贮积症

胱氨酸贮积症是胱氨酸代谢障碍所致的全身性疾病，它使胱氨酸晶体在机体大部分重要脏器积累，如肾、肝、眼、脑。其人群发病率是 1/100 000~1/200 000。在特定群体，比如法裔加拿大人，其发病率更高。目前认识的至少有 3 种临床表型。婴幼儿型是最严重的一种类型（幼稚型或肾性胱氨酸贮积症），多在生后两年内发生严重的肾小管功能障碍及生长发育障碍。如果没有给予治疗，患儿将在他们生命的第一个 10 年末发展为终末期肾病。轻型的以青少年多见，以肾小管功能轻微异常及肾衰竭进展缓慢为特点。良性成年型不累及肾脏。

胱氨酸贮积症是由 *CTNS* 基因突变引起的，该基因编码一种新的蛋白质，胱氨酸抗体。胱氨酸抗体被认为是一个 H^+ 驱动的溶酶体半胱氨酸转运体。基因型与表型的研究表明，严重的肾病胱氨酸贮积症患者携带突变基因，导致完整的胱氨酸抗体功能丧失。临床表现轻的患者有基因突变，导致功能蛋白的部分表达。肾病胱氨酸贮积症患者目前临床表现为明显的肾小管功能障碍和范可尼综合征，包括多尿、烦渴、发育不良、佝偻病。发热多见于脱水或出汗少。患者由于色素沉着减退，典型表现为白肤金发。患者还可以进展为甲状腺功能减退、肝脾肿大和性成熟延迟。伴随着肾小管间质纤维化的进展，肾功能不全无变化。

胱氨酸贮积症的诊断，建议通过角膜胱氨酸晶体的检测和白细胞胱氨酸含量增加的测量来证实。产前测试可用于高危家族。

伴有范可尼综合征或慢性肾功能衰竭的胱氨酸贮积症的治疗，主要在于纠正代谢异常。此外，特异疗法可用半胱胺，它与胱氨酸结合，并将其转换变为半胱氨酸。这有利于溶酶体运输和降低组织胱氨酸。口服半胱胺在眼组织不能达到有效的水平，因此需要加用半胱胺滴眼液。早期的药物可以阻止或延缓肾功能恶化。半胱胺并不能改善患者的生长迟缓，或许应用生长激素治疗会有益。对肾功能衰竭患者，肾移植是一种可行的选择。在延长生存时间同时会出现其他并发症，包括中枢神经系统异常、肌肉无力、吞咽功能障碍和胰腺功能不全。目前还不清楚长期的半胱胺治疗是否能减少这些并发症。

Lowe 综合征

Lowe 综合征（Lowe 眼脑肾综合征）是一种罕见的 X- 连锁疾病，以先天性白内障、智力发育迟滞和范可尼综合征为特点。该病是由 *OCRL1* 基因突变引起，该基因编码磷脂酰肌醇多磷酸盐 5 - 磷酸酶蛋白。Lowe 综合征被认为是高尔基体的囊泡运输异常导致的。肾脏主要表现为肾小管间质非特异性病变，还有肾小球基底膜增厚和近端小管线粒体的变化。

Lowe 综合征在婴儿期的典型表现为白内障、生长发育延迟、肌张力低下和范可尼综合征。多伴随大量蛋白尿。可以进展为失明和肾功能不全。也表现为行为异常，包括发脾气、固执、刻板（重复行为），以及强迫症。对肾脏疾病或神经功能障碍目前没有特异的治疗方法。一般需要进行白内障摘除术。

■ 近端 RTA 和范可尼综合征的临床表现

近端肾小管酸中毒患者不管是孤立的、散发的，或是遗传获得的，在生后第一年都存在生长障碍。其他症状包括多尿、脱水（由于钠丢失）、厌食、呕吐、便秘、肌张力低下。原发性范可尼综合征患者由于磷酸盐的丢失还有其他症状，如佝偻病。伴随系统性疾病的患者，还有其潜在疾病特有的其他的体征和症状。存在阴离子间隙正常性代谢性酸中毒。孤立的近端 RTA 患者尿液一般无特殊表现。由于在这些患者远端小管酸化机制是完整的，其尿 pH 表现为酸性（<5.5）。范可尼综合征患者尿指标表现为不同程度的高磷酸盐尿、氨基酸尿，糖尿、高尿酸，和高尿钠或高尿钾。根据基础疾病的性质，可有慢性肾功能不全的实验室证据，可能存在血清肌酐升高。

523.2 远端（I 型）肾小管酸中毒
Rajasree Sreedharan, Ellis D. Avne

■ 发病机制

相对于近端 RTA，远端 RTA 可以是散发性的或遗传的。它也可以作为遗传性或获得性远端肾小管疾病的并发症发生。原发性或继发性的远端 RTA 可以导致一个或多个转运蛋白或参与酸化过程的蛋白的损伤或功能缺陷，包括 H^+-ATP 酶、HCO_3^--Cl^- 交换体，或醛固酮系统的组成部分。由于氢离子排泄受损，尽管存在严重的代谢性酸中毒，尿液 pH 值也不能被降低到 5.5 以下。由于肾小管管腔 H^+ 的缺乏（图 523-1），导致远端碳酸氢钠缺失，氯离子的吸收增加和高氯血症。无法分泌 H^+ 是通过增加远端 K^+ 的分泌来补偿，从而导致低钾血症。通常存在高钙尿症，可能导致肾钙质沉着症或肾结石。慢性代谢性酸中毒也损害尿枸橼酸排泄。低枸橼酸尿症进一步增加钙在肾小管沉积的风险。由于骨的有机成分为了缓冲慢性酸中毒被动员，患者常伴有骨疾病。

■ 临床表现

远端 RTA 与近端 RTA 有共同的特征，包括正常阴离子间隙性代谢性酸中毒和生长障碍。然而，远端 RTA 还有不同的特征，包括肾钙质沉着症和高钙尿症。近端 RTA 所有的特征，磷酸盐和大量碳酸氢盐的丢失，一般在远端 RTA 是不存在的。

原发性和继发性远端 RTA 的原因如表 523-1 所列。虽然遗传的远端 RTA 罕见，3 个特定的遗传型的远端 RTA 已确定，包括耳聋相关的常染色体隐性遗传的远端 RTA。

髓质海绵肾是儿童较为罕见的散发性疾病，尽管成人并不少见。它的特点是由集合管进入肾锥体的端部囊性扩张。超声检查患者常有肾髓质钙化症。虽然这种情况的患者通常保持肾功能正常到成年，其并发症包括肾结石、肾盂肾炎、低渗尿（尿不能浓缩）和远端 RTA。与髓质海绵肾相关的 Beckwith-Wiedemann 综合征或偏侧肥大已经有报道。

523.3 高钾性（Ⅳ型）肾小管酸中毒

Rajasree Sreedharan, Ellis D. Avner

■ 发病机制

　　Ⅳ 型 RTA 是由于醛固酮的产生受损（醛固酮减少症）或肾脏对醛固酮的反应受损（假性醛固酮减少症）所致。酸中毒的结果是因为醛固酮能直接影响 H^+-ATP 酶分泌氢。此外，醛固酮对集合小管钾分泌是一种强效的兴奋剂；因此，醛固酮缺乏导致高钾血症。这通过抑制氨生成和 H^+ 排泄，进一步影响酸碱状态。醛固酮缺乏通常发生在肾上腺疾病如艾迪生病或先天性肾上腺皮质增生症。在儿童中，醛固酮无反应性是 Ⅳ 型 RTA 更常见的原因。这种情况可以是一过性的，如发生急性肾盂肾炎或急性尿路梗阻时，或者是慢性的，特别是有尿路梗阻病史的婴儿和儿童。年长的患儿可有明显的高钾血症，即使肾功能正常或仅轻度受损。遗传所导致的Ⅳ型 RTA 很少见。

■ 临床表现

　　与 Ⅰ 型和 Ⅱ 型 RTA 相似，Ⅳ 型 RTA 患者，可以表现出在生后最初几年生长障碍。常伴多尿和脱水（由于盐的丢失）。患者（尤其是 Ⅰ 型假性醛固酮减少症）出现危及生命的高钾血症是很少见的。阻塞性肥厚性心肌病患者可出现急性肾盂肾炎的症状和体征，如发烧、呕吐、尿恶臭。实验室检测显示高钾性阴离子间隙正常性代谢性酸中毒。尿可能是碱性或酸性。高尿钠与不相称的低尿钾反映了醛固酮无效。

■ 诊断方法

　　诊断一个疑似 RTA 患者第一步是确定阴离子间隙正常性代谢性酸中毒的存在，明确电解质异常，评估肾功能，并排除其他导致碳酸氢盐丢失的原因，如腹泻（见第 52 章）。由于腹泻脱水导致的代谢性酸中毒非常常见，酸中毒通常可以有助于纠正容量不足。慢性腹泻患者可以消耗自身总碳酸氢盐的储备，并且尽管容量明显恢复，仍可以有持续性酸中毒存在。例如，一个患者近期有严重的腹泻史，RTA 全面评价应推迟几天，以给机体碳酸氢盐的储备提供足够的时间。如果酸中毒在这种状态存在持续超过几天，那么提示需要进一步的检查。

　　应通过静脉抽血获得血清电解质、血尿素氮、钙、磷、肌酐以及 pH 值。创伤性抽血（如倾斜刺入标本），少量血收集在"成人大小"样本收集管，在室温下标本运输时间延长，可导致假性的低碳酸氢盐与血清钾水平升高。真正的高钾性酸中毒与 Ⅳ 型 RTA 一致，而钾水平正常或低，表明是 Ⅰ 型或 Ⅱ 型 RTA。血阴离子间隙应用公式 $[Na^+]-[Cl^-+HCO_3^-]$ 计算出。计算值 < 12 表明阴离子间隙缺失，大于 20 则高度提示阴离子间隙的存在。如果发现这样一种阴离子间隙，应考虑其他诊断（乳酸性酸中毒、先天性代谢障碍、摄入毒素）。如果存在呼吸急促，一个动脉血气分析可能有助于排除呼吸与代谢参与混合性酸碱平衡紊乱。详细的病史，特别要注意生长发育史，近期或经常性腹泻疾病史，家族性智力发育缺陷，生长迟缓，终末期肾脏疾病，婴儿死亡，或母亲流产史。体检应确定生长发育参数和体积的现状，以及存在提示潜在的综合征的任何畸形特征。

　　一旦确定阴离子间隙正常性代谢性酸中毒存在，尿液 pH 可助于区分其原因是远端 RTA 或是近端 RTA。尿液 pH<5.5 的酸中毒表明是近端 RTA，而远端 RTA 患者通常尿 pH>6.0。尿阴离子间隙（[尿 Na^+ + 尿 K^+]−尿 Cl^-）有时可有助于远端 RTA 的诊断。正的阴离子间隙表明氨缺乏以及远端 RTA 的可能性。负的间隙与近端小管碳酸氢盐的消耗一致（胃肠碳酸氢盐消耗）。尿液检查能确定糖尿、蛋白尿或血尿的存在，这表明更多的肾小球肾小管损伤或功能障碍。随机或 24h 尿钙和肌酐的测定能证实高钙尿症的存在。肾脏超声检查应用来证实可能的结构异常，如尿道梗阻以及确定肾钙质沉着症的存在（图 523-2）。

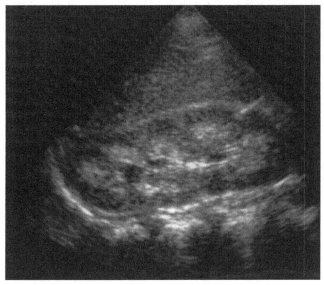

图 523-2 一个远端肾小管酸中毒的孩子超声检查显示有肾髓质钙化症

■ 治疗和预后

各种形式的 RTA 的主要治疗方法是碳酸氢盐置换。近端 RTA 患者往往需要大量的碳酸氢盐，用碳酸氢钠或枸橼酸钠溶液的形式（双枸橼或肖尔溶液）需要高达 20 mEq /kg/24h。远端 RTA 患者的基本需要 2~4 mEq /kg/24h 碳酸氢盐替代物，根据患者不同需求量不同。范可尼综合征患者通常需要补磷。远端 RTA 患者应监测高钙尿症的进展。那些有症状的高钙尿症（反复发作的肉眼血尿）、肾钙质沉着症、肾结石患者，需要噻嗪类利尿剂降低尿钙排泄。Ⅳ型 RTA 患者需要长期应用钠钾交换树脂（降钾树脂）治疗高钾血症。

预后很大程度上取决于基础疾病的性质。单独治疗的近端或远端 RTA 患者通常生长得到改善，血清碳酸氢盐水平可以维持在正常范围内。有系统性疾病和范可尼综合征的患者可有持续进展的生长障碍、佝偻病，以及和其基础疾病相关的体征和症状。

523.4 肾小管酸中毒相关的佝偻病
Russell W. Chesney

远端 RTA 患者骨质脱钙可能与骨的溶解有关，因为骨中的碳酸钙作为缓冲剂来缓冲由于氢离子潴留所致的代谢性酸中毒。

远端 RTA 患者给予足够的碳酸氢盐来缓冲酸从而逆转骨质溶解和高钙尿。治疗近端 RTA 时给予碳酸氢钠和口服磷酸盐补充剂治疗佝偻病。磷酸盐的剂量与治疗家族性低磷血症或范可尼综合征的剂量类似。维生素 D 需要用来抵抗继发性甲状旁腺功能亢进症，这也使得口服磷酸盐治疗变得复杂。治疗后，Ⅱ型（近端）RTA 患者的生长发育较原发性范可尼综合征患者要好。

参考书目

参考书目请参见光盘。

（刘小荣 译，沈颖 审）

第 524 章
肾性尿崩症
Rajasree Sreedharan, Ellis D. Avner

肾性尿崩症（nephrogenic diabetes insipidus,

NDI）是指即使在抗利尿激素（antidiuretic hormone, ADH）存在的情况下肾脏不能浓缩尿液导致的水代谢紊乱的病理状态。本病先天性者罕见，多为后天获得性。先天性 NDI 最常见的遗传方式是 X 连锁隐性遗传。女性受累较少见，可能与受累的 X 染色体失活有关。约 10% 的先天性 NDI 为常染色体显性或隐性遗传，男女受累机会均等。常染色体隐性遗传 NDI 的临床表现与 X 连锁遗传 NDI 表现类似。后天获得性（部分性或完全性）NDI 较常见，任何能影响肾小管功能的疾病均可以引起本病，如尿路梗阻性疾病，急性或慢性肾衰竭，多囊肾，间质性肾病，肾钙质沉着症，或由低钾、低钙、锂或两性霉素 B 引起的中毒性肾病。

■ 发病机制

实现尿浓缩（或水的重吸收）要求肾髓质存在良好的浓度梯度同时要求集合管具有调节水渗透性的能力。后者通过抗利尿激素（ADH）（也称之为精氨酸加压素，AVP）来调节，ADH 由下丘脑合成，储存在垂体后叶。在正常情况下，集合管对水分是不渗透的。然而，为应对升高的血浆渗透压（由下丘脑渗透压感受器监测）和（或）严重的循环血容量不足，ADH 释放入血，与位于集合管细胞基底膜侧的血管加压素 V2 受体（AVPR2）相结合。抗利尿激素与其受体结合后，激活环磷酸腺苷（c-AMP）介导的级联反应，最终导致集合管的管腔膜上的水通道开放 [水通道蛋白 2（AQP2）]，水分便可以通过集合管管腔。

AVPR2 基因缺陷是常见的 X- 连锁的 NDI 的主要原因。而在少见的常染色体显性及隐性遗传的 NDI 患者体内，则发现了 AQP2 基因突变。存在家族遗传性 X- 连锁的 NDI 风险的可行产前检查。然而，继发性的 NDI 患者则是由于水通道蛋白表达缺陷（如锂中毒所致）而产生 ADH 抵抗。继发性 ADH 抵抗常常是由于溶质性利尿或肾小管损害而破坏了肾髓质高渗状态，继而产生钠、尿素的吸收障碍。

■ 临床表现

先天性 NDI 患者典型表现是新生儿期即出现多尿症、低血容量、高钠血症以及高热。患儿常常表现易激惹和异常哭闹。便秘和体重增长缓慢也较常见。由于反复发作的高钠性脱水，患儿常常出现发育迟缓和精神发育迟滞。由于尿量过多，患儿常常出现遗尿。每天需要摄入大量的水分，因此患者的食欲下降，纳食减少。然而，尽管供给足够的能量支持，患者也常表现为生长发育异常。先天性 NDI 患者常存在行为问题，如多动症和短期记忆障碍。继发性 NDI 患者常常在后期发病，首要表现为高钠血症和多尿，而其他相关的症状如发育迟缓和精神发育迟滞则较少见。

■ 诊　断

若一个男婴存在多尿、高钠血症和低比重尿等表现，则高度提示本病。同时需要检测血、尿渗透压。如果患者血浆渗透压 ≥ 290mOsm 同时尿渗透压 <290mOsm，则不需要进行禁水试验。本病的鉴别诊断主要包括中枢性尿崩症、对 ADH 无反应（而导致的 NDI），应用抗利尿激素（10~20μg 滴鼻），之后每隔 4 小时检测一次血浆、尿液中的渗透压结果可予以鉴别。在可疑部分或继发性尿崩症患者体内，最初血浆渗透压一般 <290 mOsm/kg 需考虑禁水试验；禁水后定期检测血、尿渗透压，直到血浆渗透压 >290 mOsm/kg，之后给予与上述相同的抗利尿激素。早产儿若试验过程中体重下降 >3%，则需要立即终止禁水试验。若可疑或已确诊 NDI，则需要对患者询问详细的发病史、可能的毒物暴露史。通过检测血尿素氮、肌酐水平评估肾功能，以及进行肾脏超声确定有无尿路梗阻或多囊肾。由于尿量产生多，先天性 NDI 患者常常有不同程度的肾盂积水。

■ 治疗和预后

关于 NDI 的治疗，包括保证足够的液体和自由水的摄入，减少溶质负荷维持低渗，低钠饮食，服用减少尿液排出的药物以控制尿量。对于婴儿，推荐母乳或低溶质配方奶（如雅培 PM60/40）。对于先天性 NDI 婴儿，可能需要行胃造瘘或全天候的鼻饲来保证足够的液体摄入。较年长的患儿，钠摄入应 <0.7mEq/kg/24h。

噻嗪类利尿剂 [氢氯噻嗪 2~3mg/（kg·24）] 可增加钠的排出，进而刺激近曲小管对水、钠的重吸收。也可使用保钾利尿剂，尤其是阿米洛利 [0.3mg/（kg·24），分 3 次服用]。对利尿剂反应欠佳的患者，可应用吲哚美辛 [2mg/（kg·24）]，可有效减少尿量排出。吲哚美辛可以引起肾功能减退，因此在服用时需要密切监测肾功能。继发性 NDI 患者，不需要使用药物，但必须摄入足够的水分。对于此类患者，尤其是合并急性病时，需要密切监测血电解质和血容量水平。

对于先天性 NDI 患者，有效的预防反复脱水和高钠血症的发作，可以改善其神经发育。然而，行为问题仍然是一个十分重要的问题。此外，长期应用非甾体类抗炎药可以导致患者出现肾功能不全。关于继发性 NDI 患者的预后，常取决于其原发病的性质。

参考书目

参考书目请参见光盘。

（孟群　译，沈颖　审）

第 525 章
Bartter 综合征、Gitelman 综合征和其他遗传性肾小管转运异常

525.1　Bartter 综合征

Rajasree Sreedharan, Ellis D. Avner

Bartter 综合征是一组低钾性代谢性碱中毒、伴高钙尿以及盐丢失过多的疾病（见第 52 章）（表 525-1）。

表 525-1　巴特综合征和 GITELMAN 综合征

	I 型巴特综合征	II 型巴特综合征	III 型巴特综合征	IV 型巴特综合征	V 型巴特综合征	GITELMAN 综合征
遗传类型 I	AR	AR	AR	AR	AD	AR
小管受累部位	TAL	TAL + CCD	TAL + DCT	TAL + DCT	TAL	DCT
基因	SLC12A1	KCNJ1	CLCBRK	BSND	CASR	SLC12A3
发病	产前，产后	产前，产后	不确定	产前，产后	不确定	青少年，成人
尿 PGE2	很高	很高	稍高	升高	升高	正常
低钾代谢性碱中毒	有	有	有	有	有	有
特点	羊水多，早产，肾钙质沉着，脱水，低渗尿，多尿，生长迟缓	同 I 型	生长迟缓，脱水，20% 低血镁，症状轻微	同 I 型，神经性耳聋无肾钙质沉着	低血钙，低甲状旁腺素，高钙尿，不常见	100% 低血镁，轻度脱水，发育倒退，手足搐搦

AR：常染色体隐性遗传；AD：常染色体隐性遗传；TAL：亨氏襻升支增厚；CCD：皮质醇收集管；DCT：肾曲小管降支；PGE2：前列腺素 E2

胎儿 Bartter 综合征（Ⅰ，Ⅱ，Ⅳ型）也称为高前列腺素 E 综合征，一般在婴儿期发病，临床表现比经典 Bartter 综合征 Ⅲ 型重，包括母亲羊水过多，新生儿盐丢失过多，反复发作的脱水。经典的 Bartter 综合征一般表现为儿童期反复脱水，生长发育障碍。另一表型相似的综合征，Gitelman 综合征具有特异的基因缺陷，在第 525.2 会有详述（表 525-1）。胎儿 Bartter 综合征一个特殊变化是常伴神经性耳聋（Ⅳ型）。

■ 发病机制

Bartter 综合征的生化特征，包括低钾代谢性碱中毒和高钙尿，与长期使用袢利尿剂患者类似，反映了亨氏襻升部钠、氯、钾的转运障碍。钠和氯化物的丢失，导致大量液体的丢失，从而刺激肾素 - 血管紧张素 Ⅱ- 醛固酮（RAA）轴。醛固酮促进钠的吸收，钾的分泌，加剧了低血钾。它还促进氢离子分泌，从而加重代谢性碱中毒。低血钾刺激前列腺素合成，进一步激活 RAA 轴。Bartter 综合征与 5 种不同的在亨氏襻转运蛋白基因缺陷有关（表 525-1）。每一种基因缺陷都以一定方式导致钠和氯转运异常。编码 Na^+、K^+、$2Cl^-$ 转运蛋白（呋塞米作用位点：NKCC2），腔内钾通道（ROMK），结合氯通道（ClC-Ka ClC-Kb）或氯通道（barttin）亚单位的基因突变引起新生儿 Bartter 综合征。单一基因缺陷产生基底侧的氯通道 ClC-Kb 导致经典 Bartter 综合征。

■ 临床表现

患儿母亲多有羊水过多，可以引起早产。体格检查可以发现异常的外貌特征，包括三角脸、耳朵突出、大眼睛、斜视、嘴巴下垂。家谱分析表明该表型是常染色体隐性遗传。年长的孩子可以有反复发作的多尿、脱水，生长发育困难，和典型的低钾代谢性碱中毒的病史。尿钙、尿钾和钠含量通常升高。血清肾素、醛固酮和前列腺素 E 水平往往明显升高，特别是在相对病情较重的胎儿型。胎儿型多存在严重的钠丢失，从而导致脱水和低血压。其他型血压通常是正常的。肾功能通常是正常的。Ⅰ，Ⅱ，Ⅲ，Ⅴ型出现高钙尿可能导致肾钙质沉着，一般在超声检查可以有所表现。

■ 诊　断

诊断通常是基于临床表现和实验室结果。新生儿或婴儿的诊断主要基于严重低血钾合并代谢性碱中毒，通常血钾 <2.5 mmol/L。多存在典型的高钙尿；低镁症只存在于少数患者，一般常见于 Gitelman 综合征。

因为 Bartter 综合征与长期使用袢利尿剂症状类似，因此即使在年幼的孩子亦应与滥用利尿剂鉴别。慢性呕吐也可以出现类似的临床征象，但可以通过检测尿氯鉴别。在 Bartter 综合征尿氯升高而慢性呕吐患者尿氯降低。肾脏病理组织学上，显示肾小球旁器增生肥大，一般情况下肾活检并不常采用。

■ 治疗与预后

Bartter 综合征的治疗是针对防止脱水，维持营养状况，纠正低血钾。补充高剂量的钾是必需的，保钾利尿剂（醛固酮拮抗剂）可能有效。即使经过适当的治疗，血清钾值可能还达不到正常，尤其是新生儿型。婴幼儿需要高钠饮食和偶尔补充钠。前列腺素抑制剂吲哚美辛也可能有效的。如果存在低镁症，需要补充镁。密切注意电解质平衡、容量状况和生长情况，长期预后一般良好。在少数患者中，慢性低钾血、肾钙质沉着症和长期吲哚美辛治疗可导致慢性间质性肾炎和慢性肾功能衰竭。

525.2　Gitelman 综合征

Rajasree Sreedharan, Ellis D. Avner

Gitelman 综合征（通常称为 "Bartter 综合征变异型"）是一种罕见的常染色体隐性疾病，导致低钾代谢性碱中毒、低尿钙和低镁血症。Gitelman 综合征患者通常出现在儿童晚期或成年早期（表 525-1）。

■ 发病机制

Gitelman 综合征与长期使用噻嗪类利尿剂症状相似。噻嗪类利尿剂作用位点在远曲小管中氯化钠转运蛋白 *NCCT*。通过基因连锁分析和突变研究，证实了 Gitelman 综合征患者编码 *NCCT* 基因的缺陷。

■ 临床表现

Gitelman 综合征患者通常比 Bartter 综合征发病晚。患者常常有反复性肌肉痉挛和抽搐的历史，可能与低血镁有关。脱水通常少见。生化检查异常包括低血钾、代谢性碱中毒、低镁血症。尿钙水平通常非常低（与尿钙水平升高的 Bartter 综合征不同），尿镁水平升高。肾素和醛固酮水平正常的，前列腺素 E 也并不升高。与 Bartter Gitelman 综合征比，Gitelman 综合征可以出现生长迟缓，但并不太明显。

■ 诊　断

在青少年或成人，一旦呈现低钾代谢性碱中毒、低镁血症、低尿钙，可以考虑 Gitelman 综合征的诊断。

■ 治　疗

治疗针对纠正低钾和低镁血症，需补充钾和镁。补充钠或前列腺素抑制剂治疗通常没有必要，因为患者通常没有脱水或前列腺素 E 升高。

525.3　其他遗传性肾小管转运异常

Rajasree Sreedharan, Ellis D. Avner

肾单位各个节段上的遗传异常导致的特殊转运体都已经被发现，关于其分子缺陷的机制也有所描述。肾小管酸中毒和肾性糖尿已经在第 523、524 章节中有所详述。

胱氨酸尿是一种常染色体隐性遗传病，患者主要位于中东地区，临床表现为反复结石形成。该病是由对 L- 胱氨酸高亲和的转运体缺陷引起的，近端肾小管常有双碱基氨基酸出现。

Dent 病是 X 连锁的近端肾小管病，临床表现有低分子量（LMW）的蛋白尿，还有 Fanconi 综合征的一些表现如尿糖、高钙尿症、氨基酸尿和磷酸尿等。尽管有些患者有肾脏钙质沉积、肾结石、进行性肾功能衰竭和佝偻病，但 Dent 病的患儿一般不会出现肾小管酸中毒或肾外表现。21 世纪初，人们发现 Dent 患者中，编码肾脏 Cl^-/H^+ 逆向转运体（ClC-5）位于 Xp11.22 位点上的 CLCN5 基因的失功突变。某些患儿的 *OCRL1* 基因（Lowe 综合征相关基因）突变也是对 Dent-2 病的诊断依据。Dent 病包括 X 连锁隐性遗传的肾结石，可伴有肾功能衰竭；X 连锁隐性遗传的高磷血症佝偻病，特发性 LMW 蛋白尿则多见于日本的患儿。

细胞膜外基底外侧的钙离子敏感受体（CASR）分布于 Henle 袢，可以导致显性遗传的 Bartter 综合征样表现（如图所示）。这些患儿的首发症状可有高钙血症和高尿钙，这点可以与 Bartter 综合征相鉴别。

在远端的肾曲小管，WNK1 的获得性功能突变和 WNK4 的功性缺失突变，都是丝氨酸 - 苏氨酸酶，可以导致 NCCT 介导的过度重吸收，临床表现为假性 2 型醛固酮不足（家族性高血压即 FHH 或 Gordon 综合征）。

在集合管，编码上皮钠离子通道的基因功能获得性突变可以导致高血压，如 Liddle 综合征。患儿的集合管会持续地对钠离子的重吸收，从而导致低钾血症，醛固酮分泌受到抑制。相反的，这个基因的失功能性突变则会导致假性醛固酮不足，钠离子会严重丢失，导致高钾血症，还可以伴有全身系统性异常如汗液中氯化物缺乏，并可能导致囊性纤维化。

参考文献

参考书目请参见光盘。

（樊剑锋　译，沈颖　审）

第 526 章
肾小管间质性肾炎
Craig C. Porter, Ellis D. Avner

小管间质性肾炎（tubulointerstitial nephritis, TIN，也叫间质性肾炎），是指肾小管间质炎症和损害，但肾小球和血管相对正常的肾脏疾病，包括急性和慢性。当系统疾病累及肾脏时，间质性肾炎还可以与原发性肾小球疾病同时存在。

■ 急性肾小管间质性肾炎

发病机制和病理

急性 TIN 的病理特点是肾小管间质的淋巴细胞浸润，小管水肿和不同程度的肾小管损害，可有嗜酸细胞浸润，尤其在药物导致的间质性肾小管肾炎中，偶有肉芽肿形成。发病机制尚未阐明，但已有研究证实与 T 细胞介导的免疫机制有关。很多药物能引起 TIN，尤其是抗生素、抗惊厥药、镇静药等（表 526-1）。其

表 526-1　间质性肾炎的病因

急性
药物
·抗生素
青霉素衍生物
头孢类
磺胺类
甲氧苄啶 - 磺胺甲恶唑
环丙沙星
四环素
红霉素衍生物
两性霉素 B
·镇静药
卡马西平
苯巴比妥
苯妥英
丙戊酸钠
·其他药物
别嘌呤醇

表 526-1（续）

- 5- 氨基水杨酸
- 西咪替丁
- 环磷酰胺
- 利尿剂
- 艾司西酞普兰
- 美沙拉嗪
- 非激素类抗炎药
- 蛋白酶抑制剂
- 质子泵抑制剂
· 感染
- 腺病毒
- 急性化脓性肾炎相关细菌
- BK 病毒
- 链球菌
- 巨细胞病毒
- EB 病毒
- 乙肝病毒
- 组织胞浆病
- HIV
- 汉坦病毒
- 细螺旋体病
- 弓形体
· 疾病相关
- 肾小球肾炎（如系统性红斑狼疮）
- 急性异体移植物反应
- 肾小管间质性肾炎和葡萄膜炎
· 特发性

慢性

药物和毒物
- 止痛药
- 环孢素
- 锂
- 重金属
感染（见"急性"）
相关疾病
- 遗传代谢病
- 胱氨酸病
- 草酸过多
- Fabry 病
- Wilson 病
- 链状细胞肾病

表 526-1（续）

- Alport 综合征
- 青少年肾单位肾痨 – 髓质囊性病
- 多囊性肾病
免疫性
- 系统性红斑狼疮
- 克罗恩病
- 慢性移植物反应
- 肾小管间质性肾炎和葡萄膜炎
泌尿系畸形
- 后尿道瓣膜
- Eagle-Barrett 综合征
- 肾盂输尿管连接处狭窄
- 膀胱输尿管反流
其他
- Balkan 肾病
- 中药性肾病
- 放射线
- 肉瘤
- 新生物
- 特发性

他病因包括感染、原发性肾小球疾病和系统疾病如系统性红斑狼疮（SLE）。

临床表现

急性 TIN 的临床表现有发热、皮疹和关节痛，可有血肌酐水平的升高。所有上述表现都可在药物诱发的间质性肾小管肾炎中看到，但很多患者表现并不典型。皮疹可表现为斑丘疹或荨麻疹等，但多为一过性的。患者多有非特异性表现如恶心、呕吐、疲乏、体重下降等，因为肾脏急性炎性肿大导致肾包膜受牵拉而引起腹痛。如果是由系统性疾病如 SLE 引起的急性 TIN，临床表现则较为特异，并有特异的原发病体征。与肾小球疾病导致的少尿性急性肾功能衰竭不同的是，30%~40% 的 TIN 患者并无少尿，高血压也较少见。部分患者可有外周血嗜酸细胞升高，尤其是在药物诱发的 TIN 患者中。都可见到不同程度的镜下血尿，但严重血尿及蛋白尿大于 >1.5g/d 的并不多见。非甾体类抗炎药物（NSAIDs）所致的 TIN 是个例外，它可以表现为肾病综合征。尿检可以有白细胞，颗粒管型或透明管型，但基本没有肾小球疾病中常见的红细胞管型。尿液中的嗜酸细胞没有特异性和敏感性。

诊　断

诊断需要依赖临床表现和实验室检查。在临床表现和病因不明的病例中，肾脏活检可以辅助诊断。药物暴露与疾病发生之间的时间关系对药物诱导的 TIN 诊断有重要作用。因为 TIN 是由免疫介导，体征及症状经常在药物暴露后 1~2 周出现。抗生素在儿童中的使用很常见。NSAIDs 是儿童急性 TIN 的常见原因，容量减少或潜在的慢性肾脏病可以增加发生 TIN 的风险。尿液分析和血清肌酐、电解质的检测很重要。肾脏超声不是诊断依据之一，但是能够显示肾脏变大，表现为回声增强。将药物移除后肾功能自动恢复是该病诊断的有力证据，目前尚无特殊的检查。病情严重，或病因不明、肾功能快速下降的病例需要做肾脏活检以协助诊断。

治疗和预后

治疗包括对急性肾功能衰竭的并发症如高钾血症或容量超负荷的支持治疗。在某种药物（如 NSAIDs 或抗生素）接触后 2 周内使用糖皮质激素对疾病的恢复和长期预后均有好处，但其他药物是否有同样作用尚不清楚。对于长期肾功能受损的患儿，其预后不容乐观，任何原因所致的严重急性 TIN 可以发展为慢性 TIN。

■ 慢性肾小管间质性肾炎

在儿童，慢性 TIN 多为先天性泌尿系统疾病所致，如尿路梗阻或膀胱输尿管反流，或潜在的代谢紊乱影响肾脏（表 526–1）。慢性 TIN 可能会被认为是特发性疾病，尽管这更常见于成人。

少年型肾单位肾痨（JN）– 髓质囊性病（MCKD）是一组遗传性囊性肾脏疾病，在组织表型上与慢性 TIN 相同，属于常染色体隐性遗传病。该病在美国较少见，但在欧洲 10%~20% 的患儿会发展为终末期慢性肾脏病。JN 患儿常见临床表现有多尿、生长迟滞、"不明原因"的贫血，青春期及儿童期的慢性肾功能不全。JN 的肾外表现有 Senior-Løken 综合征（视网膜色素沉积）、Joubert 综合征、Cogan 综合征（动眼神经麻痹）。MCKD 是常染色体显性遗传病，常在成人期出现临床表现。肾小管间质性肾炎伴葡萄膜炎是罕见的由慢性 TIN 引起的自身免疫综合征，表现为前葡萄膜炎和骨髓肉芽肿，多发生于青春期女孩。慢性 TIN 可见于所有进展性肾脏疾病，间质炎症的严重程度是发展为 ESRD 的独立危险因素。

病理学及病理机制

TIN 的病理生理机制尚未完全阐明，但有数据表明是由免疫介导的。间质浸润的细胞包括固有的间质细胞，趋化聚集的循环中的炎症细胞，向上皮间叶细胞转化的肾小管细胞。肾脏随年龄增大而缩小。显微镜下，肾小管萎缩，间质纤维化，可见间质炎症，淋巴细胞浸润。JN 患儿在肾脏皮髓交界处常可见小囊。在原发性慢性 TIN 晚期时，肾小球也常常受累。继发于原发性肾小球疾病的 TIN 可以在组织学上找到原发病的依据。

临床表现

慢性 TIN 的临床表现为非特异性，可有慢性肾脏功能不全的体征和症状（见第 529 章），常见表现有疲乏、生长迟滞、多尿、烦渴、遗尿等。贫血程度常与肾功能不全的程度不对等，贫血也常是 JN 的首发临床症状。肾小管损害常会导致肾性失盐，严重的高血压不常见。Fanconi 综合征，近端肾小管酸中毒，远端肾小管酸中毒，高钾血症性远端肾小管酸中毒。

诊　断

该病诊断依赖于肾小管损害的症状和体征如多尿，血肌酐水平升高，伴有慢性肾脏病的病史如长期的遗尿或对补铁治疗无效的贫血等。影像学检查尤其超声检查能对肾脏的慢性病变有协助诊断作用，如肾脏变小，回声增强，皮髓质交界有微小囊形成均提示该病，或者是尿路梗阻的发现也对诊断有帮助。膀胱输尿管造影可以反映膀胱输尿管反流或膀胱畸形。如果怀疑该病，可以应用分子诊断。在病因不明的病例中，应行肾脏组织活检。但疾病进展至后期，肾脏活检测没有那么重要。很多终末期肾脏病的患儿组织学可表现为肾小管纤维化和炎症。

治疗和预后

治疗包括维持水电解质平衡，防止进一步接触肾毒性药物。尿路梗阻的患儿需要补钠和降钾树脂（聚磺苯乙烯）治疗。预防性抗生素避免感染在部分患儿中可以减慢肾脏损害。慢性 TIN 患儿的预后很大程度上取决于原发疾病的自然病程。尿路梗阻或膀胱输尿管反流可造成不同程度的肾脏损害和不同病程。JN 发展至 ESRD 的时间从几月到几年不等。JN 患儿在青春期时均会发展为 ESRD。伴有代谢紊乱的患儿可对症治疗。

参考书目

参考书目请参见光盘。

（樊剑锋　译，沈颖　审）

第5篇 中毒性肾病——肾衰竭

第527章

中毒性肾病

Craig C. Porter, Ellis D. Avner

有意或无意接触肾脏毒性或具有潜在肾脏毒性的物质均可以导致肾功能异常。大多数患儿对碘化造影剂具有良好的耐受性，不会出现不良反应。但是对于低血容量患儿或者潜在慢性肾脏病患儿，使用碘化造影剂可能导致急性肾损伤发病率和死亡率显著升高。生物肾毒素包括昆虫、爬行动物、两栖动物和多种海洋动物的毒素。儿童最常见的中毒性肾病和用药相关，儿童和青少年急性肾损伤近20%与用药有关。导致急性肾损伤的可能因素包括：年龄，身体状况基础，包括是否手术、遗传、接触剂量及合并使用其他药物。

常见引起急性肾损伤的药物及其临床表现详见表527-1。患儿的临床表现基于损伤的发病机制，对既有多种毒素接触史又伴复杂的临床病史的患者，很难明确病因及影响。例如少尿可能是药物如甲氨蝶呤导致的肾小管梗阻的临床表现特点，也可能由药物如两性霉素B或喷他脒导致的肾小管坏死造成。肾性尿崩症可能是药物（如锂或顺铂）引起间质性肾炎的临床表现特点。如果有害物质迅速被清除，其引起的肾毒性是可逆的。

临床上具有潜在肾毒性的药物应谨慎选用，并非一概避免。必须使用肾毒性药物时应严格控制药物的剂量、药物的浓度及药物遗传学指标。当患儿已有肾脏疾病、心脏病、糖尿病，和（或）接受复杂手术时，使用肾毒性药物要高度警惕。如果可以，需考虑可替代的药物进行治疗。超声检查、放射性核素扫描或磁共振成像等影像技术对这些病人相对更好。在应用含碘造影剂时，无论N-乙酰半胱氨酸是否使用，合适的扩容能对肾脏起保护作用。当具有相似临床药效时，应该使用不具肾毒性药物以替代明确具有肾毒性的药物。此外，无论何时都应该避免同时使用多种肾毒性药物。

表 527-1　肾毒素引起的肾脏并发症

肾病综合征

血管紧张素转换酶抑制剂

金制剂

干扰素

汞化合物

非甾体类抗炎药

青霉胺

肾性尿崩症

两性霉素 B

顺铂

秋水仙碱

地美环素

锂

甲氧氟烷

普洛帕吩

长春碱

肾血管炎

肼屈嗪

异烟肼

青霉素

丙硫氧嘧啶

磺胺类药物

其他可引起超敏反应的药物

血栓性微血管病

环孢霉素 A

口服避孕药

丝裂霉素 C

肾钙质沉着症或肾结石

别嘌呤醇

布美他尼

乙二醇

呋塞米

三聚氰胺

甲氧氟烷

托吡酯

维生素 D

急性肾衰竭

表 527-1（续）

对乙酰氨基酚

阿昔洛韦

氨基糖苷类抗生素

两性霉素 B

血管紧张素转换酶抑制剂

生物毒素（蛇，蜘蛛，蜜蜂，黄蜂）

顺铂

环孢霉素

乙二醇

氟烷

重金属

异环磷酰胺

锂

甲氧氟烷

非甾体类抗炎药

造影剂

他克莫司

万古霉素

梗阻性尿路疾病

磺胺类药物

阿昔洛韦

甲氨蝶呤

蛋白酶抑制剂

乙二醇

甲氧氟烷

范可尼综合征

氨基糖苷类抗生素

中药（马兜铃）

顺铂

重金属（镉，铅，汞和铀）

异环磷酰胺

煤酚皂溶液

过期四环素

肾小管酸中毒

两性霉素 B

铅

锂

甲苯

间质性肾炎

表 527-1（续）

氨基比林

对氨基水杨酸

四氯化碳

头孢菌素

西米替丁

顺铂

多粘菌素

铜

环孢霉素

乙二醇

膦甲酸钠

庆大霉素

金制剂

吲哚美辛

α - 干扰素

铁

卡那霉素

锂

甘露醇

汞盐

丝裂霉素 C

新霉素

非甾体类抗炎药

青霉素类（尤其是甲氧西林）

喷他脒

非那西汀

保泰松

毒蕈

多粘霉素 B

造影剂

利福平

水杨酸盐

链霉素

磺胺类药物

他克莫司

四氯乙烯

甲氧苄啶 - 磺胺甲恶唑（复方新诺明）

参考书目

参考书目请参见光盘。

（蒋也平　译，沈颖　审）

第 528 章
肾皮质坏死

Priya Pais, Ellis D. Avner

肾皮质坏死继发于广泛的肾皮质缺血性损害，是造成急性肾衰竭的少见病因之一，常见于新生儿和青春期儿童。

■ 病 因

新生儿的肾皮质坏死主要是由围产期窒息、胎盘早剥、双胞胎或母婴之间输血所致的缺血缺氧损害所导致，肾血管血栓和严重的先天性心脏病也可导致肾皮质坏死。过了新生儿期后，肾皮质坏死常见于有脓毒症休克或严重的溶血尿毒综合征的患儿。对于青春期儿童和成年女性，肾皮质坏死常见于产科各种并发症如败血症性流产、宫内死胎等。其他少见的肾皮质坏死的病因有大面积烧伤、蛇毒、感染性心内膜炎、药物（非甾体类抗炎药）等。

■ 流行病学

肾皮质坏死是一种少见病，在发达国家其发病率只占到所有急性肾衰竭原因的 2%，在发展中国家其发病率要高于发达国家。

■ 病理学

肉眼可见标本坏死区域仅限于肾皮质，组织学上主要表现为急性缺血性梗死，可见血管内和肾小球内血栓，病变累及双肾，可为局灶性或涉及整个皮质。

■ 发病机制

缺血、缺氧、毒素或溶血尿毒综合征所致的内皮细胞损伤可引起血管痉挛，导致肾动脉血流的急剧减少，造成肾小球和微小动脉的微血栓，从而导致肾皮质坏死。

■ 临床表现

对于有上面所提及的致病因素的患儿，肾皮质坏死表现为急性肾衰竭，出现少尿和肉眼和（或）镜下血尿，可伴有高血压和由肾脏微血管损伤引起的血小板减少。

■ 实验室和影像学表现

实验室检查结果与急性肾衰竭一致：血尿素氮（blood urea nitrogen，BUN）和肌酐升高、高血钾和代谢性酸中毒，贫血和血小板减少也常见，尿常规结果常提示血尿和蛋白尿。

多普勒超声检查可见双肾灌注减少，肾脏核素扫描可见摄取严重延迟或消失。

■ 治 疗

针对可能导致皮质坏死的潜在病因进行治疗很重要，皮质坏死的治疗主要包括急性肾衰竭的透析和药物治疗、必要的一些支持治疗如补足入量、纠正缺氧和治疗败血症。

■ 预 后

如果不治疗，肾皮质坏死患儿的死亡率 >50%。患儿肾功能的后续恢复取决于存活的肾皮质的数量，肾功能部分恢复的患儿可按照终末期肾脏病进行治疗，所有患儿都要进行慢性肾脏病的长期随访。

参考书目
参考书目请参见光盘。

（周楠 译，沈颖 审）

第 529 章
肾衰竭

529.1 急性肾衰竭

Rajasree Sreedharan, Ellis D. Avner

急性肾衰竭（Acute renal failure，ARF），也称为急性肾功能不全，是一种临床综合征，指肾功能突然恶化导致肾脏无法维持体内体液和电解质平衡。三级儿科医疗中心 ARF 发生率为 2%~3%，在新生儿重症监护病房可达 8%。对成人提出 RIFLE 标准来规范急性肾损伤的定义。RIFLE 为风险、损伤、衰竭、丧失，终末期肾脏病的首字母缩写。改良的 RIFLE（pRIFLE）标准已应用于危重儿童的急性肾损伤（表 529-1）。因为 RIFLE 主要针对肾小球滤过率，因此又提出根据血清肌酐升高程度来分级（急性肾损伤网，AKIN）：I 期 > 150%，II 期 > 200%，III 期 >300%。

表 529-1 儿童改良 RIFLE 分期标准

分期	估算肌酐清除率（eCCl）	尿量
风险	eCCl 下降到 25%	<0.5mL/（kg·h）达 8h
损害	eCCl 下降到 50%	<0.5mL/（kg·h）达 16h
衰竭	eCCl 下降到 75% 或 eCCl <35mL/（min·1.73m²）	<0.3mL/（kg·h）达 24h 或无尿达 12h
丧失	持续衰竭 >4 周	
终末期	终末期肾病（持续衰竭 >3 月）	

eCCl：估算肌酐清除率；pRIFLE：儿童、风险、损伤、衰竭、丧失、和终末期

■ 发病机理

ARF 通常分为 3 类：肾前性，肾性，肾后性（表 529-2）。

肾前性肾衰竭，也称为肾前性氮质血症，特点是有效循环血量减少，导致肾灌注不足、肾小球滤过率下降，缺乏肾实质损害证据。肾前性肾衰竭常见原因包括脱水、脓毒症、出血，严重的低白蛋白血症和心脏衰竭。如果及时祛除肾脏灌注不足的病因，肾功能可恢复正常。如果持续灌注不足，可导致肾实质损伤。

肾性肾衰竭指各种原因引起肾实质损害导致的肾功能障碍，包括持续肾脏灌注不足和缺血。许多类型肾小球肾炎，包括感染后肾小球肾炎、狼疮性肾炎，过敏性紫癜性肾炎，膜增生性肾小球肾炎，抗肾基底膜性肾小球肾炎，均会引起急性肾衰竭。在美国，溶血尿毒综合征（HUS）是最常见的肾性肾衰竭病因（见第 512 章）。

急性肾小管坏死（acute tubular necrosis，ATN）最常见于伴有肾毒性损害和（或）肾灌注不足的重症患儿。脓毒症、低血容量性休克和腹腔压力增高（腹腔间隙综合征）是 ATN 的重要原因。ATN 典型病理改变是肾小管细胞坏死，尽管临床上并不是所有 ATN 患者都会有典型病理改变。ATN 致病机制包括肾脏血流动力学改变、肾小管阻塞及滤过液大量从损伤的肾小管回漏到小管周毛细血管。

肿瘤细胞溶解综合征是由于淋巴瘤患者的恶性增殖的肿瘤细胞自发或因化疗发生溶解所导致的特殊类型的急性肾衰竭。主要是因肾小管被尿酸结晶阻塞（见第 489 章，第 490 章）。急性间质性肾炎引起急性肾衰竭越来越常见，多由对各种感染因素或药物因素的超敏反应引起（见第 526 章）。

肾后性肾衰竭包括各种尿路梗阻导致的肾功能障碍。在新生儿和小婴儿，后尿道瓣膜和肾盂输尿管连

表 529-2 急性肾衰竭常见原因

肾前性
- 脱水
- 出血
- 败血症
- 低白蛋白血症
- 心力衰竭

肾性
- 肾小球肾炎
  - 感染后 / 链球菌感染后
  - 系统性红斑狼疮
  - 过敏性紫癜
  - 膜增生性
  - 抗肾小球基底膜
- 溶血尿毒综合征
- 肾皮质坏死
- 肾静脉血栓形成
- 横纹肌溶解
- 急性间质肾炎
- 肿瘤浸润
- 肿瘤溶解综合征

肾后性
- 后尿道瓣膜
- 肾盂输尿管交接部梗阻
- 输尿管疝
- 肿瘤
- 尿石症
- 出血性膀胱炎
- 神经源性膀胱

接处梗阻等先天畸形是主要病因。年长儿和青少年则多见于尿路结石、肿瘤（腹腔内或尿道内），出血性膀胱炎、神经性膀胱功能障碍等。患者必须双侧梗阻才能导致急性肾衰竭。解除梗阻肾功能可恢复，但肾发育不良或长期尿路梗阻者除外。

■ 临床表现和诊断

认真采集病史对于明确急性肾衰竭病因至关重要。呕吐和腹泻 3 天的小婴儿最可能是由于容量丢失所致的肾前性急性肾衰竭。但要注意是否为溶血尿毒综合征。一个 6 岁孩子最近有咽炎病史，出现眶周水肿、高血压、肉眼血尿，最有可能是急性感染后肾小球肾炎导致的肾性 ARF。重症患儿长期低血压或曾接触肾

毒性药物最有可能发生急性肾小管坏死。新生儿产前超声提示肾盂积水，查体可触及明显的膀胱和前列腺则最可能存在先天性尿路梗阻，如后尿道瓣膜。

体格检查一定要全面并注意容量状态。心动过速、黏膜干燥、外周灌注不良等循环血量不足的表现提示肾前性急性肾衰竭（见第 54 章）可能。外周水肿、肺部啰音和奔马律提示容量超负荷，需考虑肾小球肾炎或急性肾小管坏死所致的肾性肾衰竭。皮疹和关节炎提示系统性红斑狼疮（SLE）或过敏性紫癜性肾炎。可触及的侧腹包块提示肾静脉血栓、肿瘤、囊性疾病或尿路梗阻。

■ 实验室检查

实验室结果异常包括贫血（通常是稀释性或溶血性贫血，如系统性红斑狼疮、肾静脉血栓，溶血尿毒综合征），白细胞减少（系统性红斑狼疮、脓毒症），血小板减少（系统性红斑狼疮、肾静脉血栓、脓毒症、溶血尿毒综合征），低钠血症（稀释性），代谢性酸中毒，血尿素氮、肌酐、尿酸、钾、磷酸盐均升高（与肾功能下降有关），低钙血症（高磷血症）。

血清 C3 水平可下降（感染后肾小球肾炎、系统性红斑狼疮、膜增生性肾小球肾炎），血清中可以检测到抗链球菌抗体（链球菌感染后肾小球肾炎），抗核抗体（系统性红斑狼疮），抗中性粒细胞胞浆抗体（Wegener 肉芽肿，显微镜下多血管炎），或抗肾小球基底膜抗体（Goodpasture 综合征）。

血尿、蛋白尿、红细胞或颗粒管型提示肾性ARF，尤其提示肾小球病变。尿中出现白细胞和白细胞管型，伴有轻度血尿和蛋白尿，提示小管间质疾病。药物诱导的小管间质肾炎尿中可以出现嗜酸性粒细胞。

尿液分析有利于鉴别肾前性和肾性 ARF（表529-3）。患者尿比重升高（>1.020），尿渗透压升高（$UOsm > 500\ mOsm/kg$），低尿钠（$UNa < 20 mEq/L$），钠排泄分数（FENa）< 1%（新生儿 < 2.5%）最可能为肾前性肾衰竭。患者尿比重 < 1.010，尿渗透压降低（$UOsm < 350\ mOsm/kg$），高尿钠（$UNa > 40mEq/L$），FENa > 2%（新生儿 > 10%）最可能为肾性 ARF。

胸片可见心脏增大，肺充血（液体负荷过多）或胸膜腔积液。肾超声显示肾盂积水和（或）输尿管积水时提示尿路梗阻或肾肥大，提示肾实质性疾病。患者没有明确导致急性肾衰竭的肾前或肾后性因素时，则最终需肾活检明确急性肾衰竭病因。

尽管常用血清肌酐值来评价肾功能，但它对急性肾损伤后短期内肾功能下降不敏感，是一个延迟指标。其他用于检测肾功能的生物标志物还有血中性粒细胞明胶酶相关载脂蛋白（NGAL）和半胱氨酸蛋白酶抑制物 C 以及尿中 NGAL、IL-18 和肾损伤分子 -1（KIM-1）。

■ 治疗

药物治疗

伴有尿路梗阻的小婴儿和儿童，如怀疑有后尿道瓣膜的新生儿，应立即放置导尿管以确保尿道通畅。对卧床的年长儿和青少年 ARF 患者，也可以考虑放置导尿管准确监测尿量。

对 ARF 患者容量状态的评估非常重要。在无容量超负荷或心脏衰竭的证据时，需静脉注射（20ml/kg大于 30min）等张生理盐水扩容。如无低蛋白血症或失血则不需要给予胶体液扩容。严重的低血容量需要

表 529-3　急性肾衰竭尿常规、尿化学检测、尿渗透压特点

	低血容量	急性肾小管坏死	急性间质肾炎	肾小球肾炎	梗阻
尿沉渣	阴性	大量黄褐色颗粒管型	白细胞，嗜酸细胞管型	红细胞 红细胞管型	阴性或血性
蛋白	无或低于正常	无或低于正常	小量，但应用 NSAID 增多	升高，>100 mg/dL	低于正常
尿钠，mEq/L*	<20	>30	>30	<20	<20（急性期） >40（几天后）
尿渗透压，mOsm/kg	>400	<350	<350	>400	<350
排泄钠分数 %†	<1	>1	变化	<1	<1（急性期） >1（几天后）

NSAIDs: 非甾体抗炎药

* 尿钠 <20 鉴别肾前性氮质血症和急性肾小管坏死的敏感性和特异性分别为 90% 和 82%

† 尿钠排泄分数 尿钠 / 血钠 x 血肌酐 / 尿肌酐 × 100. 尿钠排泄分数 <1% 鉴别肾前性氮质血症和急性肾小管坏死的敏感性和特异性分别为 96% 和 95%

摘自 Singri N, Ahya SN. Levin ML. Acute renal failure. JAMA, 2003, 289: 747-751

额外的液体治疗（见第 53 章，54 章和 64 章）。当难以确定血容量是否充足时，中央静脉压测定很有帮助。容量恢复后，低血容量患者通常在 2 小时内排尿；如果 2 小时后仍无尿则提示肾性或肾后性 ARF。由脓毒症所致的低血压需要积极液体复苏并持续给予去甲肾上腺素。

利尿剂必须在充分建立有效循环血容量后才考虑给予。可单次静脉给予甘露醇（0.5g/kg）和呋塞米（2~4mg/kg）。布美他尼（0.1mg/kg）可作为呋塞米的替代药物。如果尿量无改善，可考虑连续使用利尿剂。为增加肾皮质血流量，许多临床医生给予多巴胺[2~3μg /（kg·min）]与利尿剂联合治疗，尽管尚没有对照数据支持这种做法。没有证据表明利尿剂或多巴胺可以防止 ARF 或加速其恢复。甘露醇对肌红蛋白、血红蛋白引起的肾功能衰竭有效。心房利钠肽在预防或治疗急性肾损伤中可能有效；但几乎无儿童方面的证据。

如果利尿剂治疗无效，应该停用利尿剂并限制液体量。相对正常血容量的患者应该限制水摄入量为 400mL/（m²·24h）（不显著性丢失）加当天尿量。肾外液体丢失（血液、胃肠道）应该给予适当的液体补充。容量明显增多患者需要更加严格限制液体，可忽略补充不显著性失水、尿量及肾外丢失量以进一步降低血管内容量。需每天监测液体摄入量、尿液和粪便排出量、体重、和血清生化指标。

急性肾衰竭时，快速升高的血钾（血钾浓度 > 6mEq/L）会导致心律失常，心脏骤停和死亡。高血钾患者早期心电图改变是 T 波高尖，随后可能出现 QRS 间期延长，ST 段下移、室性心律失常、心脏骤停（见第 52.4）。当血钾浓度 > 6.0mEq/L 时需给予降低血钾的措施。禁止外源钾的摄入（饮食、静脉注射液、肠外营养）。可给予聚磺苯乙烯树脂（Kayexalate），1g/kg，口服或保留灌肠。该树脂交换钠钾离子，可在几小时内起效。每次 1g/kg 可以降低血钾约 1mEq/L。树脂治疗每 2h 重复 1 次，因有钠过量风险故需限制频次。

更严重的血钾升高（> 7mEq/L），尤其是伴有心电图改变时，需要给予树脂交换以外的紧急措施。需要给予以下药物：

· 10% 葡萄糖酸钙溶液，1.0mL/kg 静脉注射，大于 3~5min

· 碳酸氢钠，1~2mEq/kg 静脉注射，大于 5~10min

· 常规胰岛素 0.1 u /kg 加入 50% 葡萄糖液，1mL/kg，大于 1h

葡萄糖酸钙可降低钾离子诱发的心肌兴奋性，但不能降低血清钾水平。碳酸氢钠、胰岛素、葡萄糖均可以促进钾离子由细胞外向细胞内转移从而降低血钾水平。有报道成人应用 β 肾上腺能受体激动剂可有同样效果，但没有儿科数据。这些紧急措施只能维持几个小时，持续高钾应该透析治疗。

因为氢离子、磷酸盐、硫酸盐潴留、轻度代谢性酸中毒在急性肾衰竭很常见，但很少需要治疗。如果是严重酸中毒（动脉 pH< 7.15；血清碳酸氢根 < 8mEq/L）或导致高钾血症是必须需治疗的。经静脉途径部分纠正酸中毒，一般给予足量的碳酸盐提高动脉 pH 值到 7.20（血清碳酸氢根水平接近 12mEq/L）。在血清钙和磷水平恢复正常后，可口服碳酸氢钠纠正剩余部分的酸中毒。静注碳酸氢钠纠正代谢性酸中毒时，可能导致手足搐搦，这是由于酸中毒快速纠正可降低离子钙浓度（见第 52 章）。

低钙血症治疗首先是降低血清磷水平。除手足抽搐外，无须静脉给予钙剂以防治钙盐在组织沉积。指导患者遵循低磷饮食，口服磷结合剂结合胃肠道的磷酸盐，促进磷酸盐胃肠道排泄。常用制剂包括司维拉姆（Renagel）、碳酸钙（Tums 片 or Titralac 悬液），醋酸钙胶囊（PhosLo）。过去常应用的含铝结合剂因为铝中毒风险应避免应用。

低钠血症常见原因是由稀释造成，必须通过限制补盐而不是补充氯化钠。只在有症状的低钠血症患者（癫痫、嗜睡）或血清钠 < 120mEq/L 时才给予高张盐水（3%）。可根据以下公式及时纠正血清钠到 125mEq/L（mmol/ L）：

所需钠(mEq)=0.6x体重(kg)×[125– 血清钠(mEq/L)]

因为尿毒症的血小板功能障碍，应激增加，血液透析或连续肾脏替代治疗应用肝素，ARF 患者有胃肠道出血倾向。通常可口服或静脉应用 H2 受体阻滞剂如雷尼替丁预防这种并发症。

由于原发病或细胞外容量增多导致的高肾素血症能引起高血压，在 ARF 患儿中最常见于急性肾小球肾炎或溶血尿毒综合征。限制水盐摄入至关重要，也可以使用利尿剂，能有效降低高血压（见第 439 章）。伊拉地平（每次 0.05~0.15mg/kg，最大剂量 5mg，每天 4 次）可快速降压。长效制剂如钙通道阻滞剂 [氨氯地平，0.1~0.6mg/（kg·d），每天 1 次或分 2 次] 或 β 受体阻滞剂 [普萘洛尔，0.5~8mg/（kg·d），分 2~3 次；拉贝洛尔，4~40mg/（kg·d），分 2~3 次] 有助于维持血压。患有严重高血压的儿童（高血压急症或危象）应该持续静脉输入硝普钠 [0.5~10μg/（kg·min）]、拉贝洛尔 [0.25~3.0mg/（kg·h）]，或艾司洛尔 [150~300μg/（kg·min）]，当血压平稳后逐渐换为间断给药。

ARF 患者神经系统症状包括头痛、癫痫、嗜睡和意识不清(脑病)。可能的病因包括低钠血症、低钙血症、高血压、脑出血、脑血管炎和尿毒症。安定是控制癫痫发作最有效的药物,如有高危因素可直接给药。

ARF 患儿贫血多为轻度贫血(血红蛋白 9~10g/dL),主要是由于血容量增多(血液稀释)导致。当伴有溶血性尿毒综合征、系统性红斑狼疮、活动性出血,ARF 病程较长的患儿血红蛋白水平低于 7g/dL 时可输注红细胞。对于高血容量患者,输血会进一步增加循环血量,加大了高血压、心力衰竭、肺水肿风险。缓慢输入(4~6h)红细胞(10mL/kg)可减少高血容量风险。使用新鲜洗涤红血细胞能减少高血钾风险。对伴有严重高血容量或高钾血症的患儿,在透析或超滤时输血更安全。

营养对于急性肾衰竭的儿童非常重要。大多情况下应该限制钠、钾、磷的摄入。适度限制蛋白质摄入量,摄取充足热卡以减少含氮废物的积累。对重症 ARF 患者,应考虑给予含有必需氨基酸的肠外静脉营养液。

透 析

ARF 透析指征包括以下几点:

·伴有高血压和(或)肺水肿等显著容量超负荷表现,利尿剂治疗难以纠正;
·持续高血钾;
·药物治疗无效的严重代谢性酸中毒;
·神经系统症状(精神状态改变、癫痫);
·血尿素氮 > 100~150 mg / dL(或迅速上升);
·钙磷失衡,低钙性手足搐搦

透析的另一指征是因严格的液体限制无法保证充分的营养摄入。ARF 患者需要透析数天或直至 12 周。多数 ARF 患者需要透析 1~3 周。3 种透析方案的优缺点如表 529-4 所示。

间歇性血液透析多用于血流动力学状态相对稳定的患者。透析过程是借助泵驱动的体外循环和中心静脉导管高效清除液体和电解质,治疗过程 3~4h。间歇性血液透析根据患者液体和电解质平衡状态每周进行 3~7 次。

虽然腹膜透析可应用于所有年龄段的 ARF 患儿,但最常应用在新生儿和婴儿。通过手术或经皮肤放置腹膜透析导管,将高渗透析液注入腹膜腔,液体在腹腔停留 45~60min,然后依靠重力从体内排出(手动或使用循环机器),完成液体和电解质清除。根据患者体液和电解质平衡状态,这样的循环治疗每天重复 8~24h,无须进行抗凝治疗。当患儿有明显腹部病变时禁止进行腹膜透析。

持续肾脏替代治疗(Continuous renal replacement therapy,CRRT)一般用于血流动力学状态不稳定,脓毒症或重症监护室多器官衰竭的患者。CRRT 是一种体外治疗方式,借助专门的泵驱动设备将液体、电解质,中、小分子溶质持续不断从血液中清除(24h/d)。通常放置双腔管到锁骨下静脉,颈内静脉或股静脉,然后将患者与泵驱动的 CRRT 回路相连,使患者的血液连续通过高渗透滤过器。

CRRT 有三种基本模式,包括连续静脉 – 静脉血液滤过(CVVH),液体靠压力通过滤器,通过对流带走尿素、肌酐、磷、尿酸等分子,并通过静脉补充置换液,置换液含有与血液类似的理想的电解质成分。连续静脉 – 静脉血液滤过透析(CVVH-D)是在透析膜超滤液一侧利用弥散原理逆向循环透析液,不需要使用置换液。连续静脉 – 静脉血液透析滤过(CVVH-DF)同时应用置换液和透析液,是最有效的溶质清除方式。

表 529-4 比较了不同肾脏替代疗方法的相对风险和益处。

表 529-4 腹膜透析、间歇性血液透析、持续性肾替代治疗比较

	PD	IHC	CRRT
优点			
液体清除	+	++	++
尿素和肌酐清除	+	++	+
钾清除	++	++	+
毒素清除	+	++	+
并发症			
腹痛	+	–	–
出血	–	+	+
透析失衡	+	+	–
电解质失衡	+	+	+
肝素	–	+	+
高血糖症	+	–	–
低血压	+	++	+
低体温	–	–	+
管路感染	+	+	+
腹股沟或腹部疝	+	–	–
腹膜炎	+	–	–
蛋白丢失	+	–	–
影响呼吸	+	–	–
血管血栓形成	–	+	+

PD: 腹膜透析;IH. 间隙性血液透析;CRRT. 持续性肾脏替代治疗

摘自 Rogers MC. Textbook of pediatric intensive care. Baltimore: Williams & Wilkins, 1992

■ 预　后

ARF 患儿死亡率不定，完全取决于基础疾病病程而不是肾衰竭本身。由原发肾脏病变引起的 ARF 如感染后肾小球肾炎死亡率极低（< 1%）；而多器官衰竭所致的急性肾衰竭患儿死亡率非常高（> 90%）。

肾功能能否恢复取决于造成急性肾衰竭的病因。肾前性原因、溶血尿毒综合征，ATN、急性间质性肾炎，或肿瘤细胞溶解综合征导致的 ARF 肾功能恢复的可能性大。由急进型肾小球肾炎、双侧肾静脉血栓形成、双侧皮质坏死所致的 AFR 肾功能通常不能恢复。对 ARF 后遗症长期治疗非常重要，包括慢性肾功能不全、高血压、肾小管酸中毒、和尿浓缩障碍。

参考书目
参考书目请参见光盘。

529.2　慢性肾脏病

Rajasree Sreedharan, Ellis D. Avner

慢性肾脏病（chronic kidney disease，CKD）定义为肾损伤（蛋白尿）和（或）肾小球滤过率 < 60 mL/min/1.73m^3 大于 3 个月。儿童慢性肾脏病的患病率大约是每 100 万人 18 人。20 世纪 70 年代以来因医学手段提高（积极的营养支持，重组促红细胞生成素、重组生长激素的应用），透析技术和肾脏移植开展，婴儿、儿童或青少年的 CKD 患者预后显著改善。

■ 病　因

儿童 CKD 可由先天性、获得性及遗传、代谢性肾脏疾病所致，病因与患者首次确诊 CKD 时的年龄密切相关。小于 5 岁的儿童慢性肾脏病最常见先天异常，如肾发育不全、发育不良或梗阻性肾病。其他原因还包括先天性肾病综合征、梨状腹综合征、皮质坏死、局灶节段性肾小球硬化症、多囊肾、肾静脉血栓和溶血尿毒综合征。

5 岁以后，获得性疾病（包括狼疮肾炎在内的各种肾小球肾炎）和遗传性疾病（家族性少年型肾单位肾痨、Alport 综合征）成主要病因。代谢紊乱相关的慢性肾脏病（胱氨酸病、高草酸尿症）和某些遗传性疾病（多囊肾）可发生在整个儿童期。

■ 发病机理

肾损伤除了在结构异常或遗传代谢性疾病中持续进展外，其他情况下在祛除病因后也仍会进展。

高滤过损伤可能是肾小球破坏的最终途径，与肾损伤病因无关。由于肾单位丢失，残余肾单位肾小球血流量增加，代偿性体积增大和功能性增强，滤过压增加。虽然这种代偿性高滤过可以暂时维持肾功能，但却通过毛细血管静水压升高的直接作用和（或）透过毛细血管的蛋白增加的毒性作用导致残存的肾小球进行性损害。随着时间的推移，硬化的肾单位增加，残存肾单位承担的排泄负担进一步增加，形成肾小球血流增加 - 高滤过损伤的恶性循环。

蛋白尿本身可以导致肾功能下降，研究证实减少蛋白尿对改善肾功能有益。肾小球毛细血管滤过的蛋白质对肾小管上皮细胞有直接的毒性作用，浸润的单核细胞和巨噬细胞促进肾小球硬化和小管间质纤维化的进程。未控制的高血压促使小动脉性肾硬化，增加高滤过损伤，加速疾病进展。

高磷血症导致磷酸氢钙沉积在肾间质和血管，促进疾病进展。高脂血症是 CKD 患者常见的现象，可以通过氧化介导的损伤影响肾小球功能。

CKD 病变呈持续性，随着肾功能恶化，生化指标升高，出现相关临床表现。慢性肾脏病的病理生理特点见表 529-5。慢性肾脏病不同阶段的规范化定义见表 529-6。终末期肾病（ESRD）在美国是一个管理术语，是指所有接受透析或肾移植的患者。终末期肾病

表 529 - 5　慢性肾脏病的病理生理学

临床表现	机制
含氮废物滞留	肾小球滤过率下降
酸中毒	氨基酸合成减少 碳酸氢根重吸收受损 有机酸分泌减少
钠潴留	过多肾素分泌 少尿
钠丢失	排钠利尿剂 肾小管损害
尿浓酸缺陷	排钠利尿剂 肾小管损害
高钾血症	肾小球滤过率下降 代谢性酸中毒 钾摄入过多 低肾素 - 醛固酮血症
肾性骨营养不良	肾脏分泌 1.25-（OH）减少 高磷血症 低钙血症 继发性甲状旁腺功能亢进
生长迟缓	热卡摄入不足 肾性骨营养不良 代谢性酸中毒 贫血 生长激素抵抗

表 529 – 5（续）

临床表现	机制
贫血	促红细胞生成素减少
	缺铁乏
	叶酸缺乏
	维生素 B_{12} 缺乏
	红细胞生存时间缩短
出血倾向	血小板功能不良
感染	粒细胞功能缺陷
	细胞免疫功能受损
	透析导管留置
神经系统症状（疲乏、精神差、头痛、嗜睡、记忆力减退、惊厥、周围神经病）	尿毒素
	铝中毒
	高血压
胃肠道症状（食物不耐受，腹痛）	胃食管反流
	胃肠蠕动减少
高血压	容量超负荷
	肾素分泌过多
高脂血症	脂肪酶活性降低
心包炎、心肌病	尿毒素
	高血压
	液体过多
糖耐量减低	组织胰岛素抵抗

表 529 –6 慢性肾脏病分期标准

分期	定义	GFR（mL/min/1.73 m²）
1	肾损伤，GFR 正常或升高	>90
2	肾损伤，GFR 轻度下降	60~89
3	GFR 中度下降	30~59
4	GFR 严重下降	5~29
5	肾衰竭	<15 或透析

GFR：肾小球滤过率

是 CKD5 期的一个亚型。

■ 临床表现

慢性肾脏病的临床表现多种多样，取决于原发肾脏疾病。由慢性肾小球肾炎（膜增殖性肾小球肾炎）所致的慢性肾脏病患儿可以表现为水肿、高血压、血尿和蛋白尿。伴有先天性疾病如肾发育不良和尿路梗阻的患儿在新生儿期就可表现为生长迟缓，多尿、脱水、尿路感染，或明显的肾功能不全。许多婴儿在产前通过超声可诊断先天性肾脏疾病，利于早期诊断和干预治疗。家族性少年型肾单位肾痨患儿临床表现可非常轻微，仅有非特异性主诉如头痛、疲劳、嗜睡、厌食、呕吐、烦渴、多尿和发育迟缓。

慢性肾脏病患者体格检查可见面色苍白、晦暗。长期未治疗的慢性肾脏病患者表现为身材矮小，肾性骨营养不良所致的骨骼异常（见第 523.4）。由于慢性肾小球肾炎（或任何原因导致的进行性肾功能衰竭）所致的慢性肾脏病患儿可以有水肿、高血压、和其他细胞外液容量超负荷的表现。

■ 实验室检查结果

实验室检查结果包括血尿素氮和血清肌酐升高。还可有高钾血症，低钠血症（如果容量超负荷），酸中毒、低钙血症，高磷血症和尿酸升高。伴有大量蛋白尿患者常有低白蛋白血症。全血细胞计数显示正细胞、正色素贫血。血清胆固醇和甘油三酯水平往往升高。在肾小球肾炎引起的慢性肾脏病患儿中，尿液分析提示血尿和蛋白尿。先天性病变如肾发育不良的慢性肾脏病患儿尿液通常为低比重尿，无论镜检还是尿分析均无显著异常。

菊粉血浆清除率是评估肾小球滤过率（GFR）的金标准，但不容易测量。内生肌酐清除率是最广泛使用的评估肾小球滤过率（GFR）的指标，但是肾小管分泌肌酐使肾小球滤过率（GFR）假性升高。正在研究的其他几个标志物可以更好地评估儿童肾小球滤过率（GFR），如半胱氨酸蛋白酶抑制物 C 和碘海醇等。儿童肾脏功能障碍程度可应用以下肾小球滤过率（GFR）的公式来评估：

肾小球滤过率 $[mL/(min \cdot 1.73m^2)]$=k × 身长（cm）/血清肌酐（mg/dL）

< 1 岁的低出生体重儿 k 为 0.33；< 1 岁的足月儿即适于胎龄儿，k 为 0.45，儿童和青春期女孩 k 为 0.55，青春期男孩 k 为 0.70。

■ 治 疗

慢性肾脏病的治疗目的在于替代随着 GFR 的进行性下降而进行性丧失或下降的肾脏功能，延缓肾功能恶化。慢性肾脏病患儿应在能够提供包括医疗、护理、社会服务、营养和心理支持等多学科服务的儿科中心接受治疗。

CKD 的管理需要密切监测患者的临床表现和实验室指标。常规血液检查包括血清电解质、血尿素氮、肌酐、钙、磷、白蛋白、碱性磷酸酶、血红蛋白水平。定期测量甲状旁腺素水平和骨 X 线检查利于早期诊断肾性骨营养不良。应定期检查超声心动图，明确是否有左心室肥大和心脏功能障碍，两者是慢性肾脏病常见并发症。

液体和电解质管理

大多数 CKD 患儿能从合适的饮食中摄入钠来维

持水钠平衡。由于肾发育不良导致的慢性肾脏病的婴儿和儿童有多尿，伴大量尿钠丢失。这些孩子可以受益于高容量、低热卡并补充钠盐的饮食。伴有高血压、水肿、心力衰竭的儿童需限制钠摄入并应用利尿剂治疗。CKD 患儿很少需要限制液体，直到发展为终末期肾病（ESRD）需要开始透析。

大多数 CKD 患儿钾可以一直维持平衡，直到肾功能恶化到需要透析。然而中度肾功能不全患者如过度摄入钾，严重酸中毒、低肾素性醛固酮减少症（与分泌肾素的球旁器受损有关）可发展为高钾血症。高钾血症需限制膳食中钾的摄入，口服碱性药物和（或）交换树脂治疗。

酸中毒

几乎所有慢性肾脏病患儿都存在代谢性酸中毒，这是由于衰竭的肾脏泌氢减少。枸橼酸（1mEq 枸橼酸钠 /mL）或碳酸氢钠片（650mg=8mEq 碱基））可维持血清碳酸氢根水平 >22 mEq/L。

营　养

由于肾功能下降，CKD 患者通常需要进一步限制各种饮食成分。膳食中磷、钾和钠含量应该根据每个患者的实验室结果和液体平衡来决定。在婴儿 CKD 患者，通常采用低磷酸盐的配方奶（Similac PM60/40）。

CKD 患儿最佳的热卡摄入量尚不确定，但建议至少满足其年龄推荐的卡路里需要。蛋白质摄入量应达到 2.5g/kg/d，应以高生物价蛋白质为主以保证必需氨基酸摄入同时不增加含氮废物。高生物价蛋白质包括鸡蛋和牛奶，其次是肉、鱼和家禽。

饮食摄入量应根据治疗效果调整，最好是与有经验的儿童慢性肾脏病营养师协商确定。婴儿需提高其能承受的卡路里摄入，需补充含碳水化合物（多糖）、脂肪（中链甘油三酯）和蛋白质（pro-Mod）的配方奶。在年龄较大的儿童和青少年，肠内营养（Boost）可能比较有益。如果口服摄入热量不足和（或）体重增加和增长速度不理想，应考虑管饲喂养。补充喂养可通过鼻饲、胃造瘘或胃空肠管给予。通常使用持续的夜间补充喂养，日间偶尔给予。

由于饮食摄入量不足或透析丢失，CKD 儿童常缺乏水溶性维生素，应该常规补充如 Nephrocaps（Fleming, Fenton, MO）。锌和铁只有在证实有缺乏时才添加。通常不需要补充脂溶性维生素 A、E、K。

生　长

身材矮小是 CKD 患儿需长期面对的一个重要问题。慢性肾脏病患儿有明显的生长激素（GH）抵抗，

GH 水平升高，但胰岛素样生长因子 – 1 水平下降，胰岛素样生长因子结合蛋白的主要结构存在显著异常。

尽管给予合理的医疗支持（足够的热卡摄入量和有效治疗肾性骨营养不良、贫血、和代谢性酸中毒），身高仍低于 2-SD 的慢性肾脏病患儿需应用重组人 GH（rHuGH）或许有一定疗效。从初始剂量开始，rHuGH[0.05mg/（kg·d）] 皮下注射，定期调整剂量，治疗目标是达到该年龄所对应的正常生长速度。

rHuGH 需持续治疗，一直到患者身高到达中值身高的第 50 百分位水平或达到最终成人身高或者进行了肾移植。长期 rHuGH 治疗可产生持续追赶生长速度，显著提高最终成人期身高。有些患者可以达到正常成人身高。

肾性骨营养不良

肾性骨营养不良这一术语是用来表示慢性肾脏病患者骨骼疾病的总称。儿童患者中最常见的骨营养不良是由于继发性甲状旁腺功能亢进所致的高转换型骨病，骨骼病理表现为纤维囊性骨炎。

肾性骨营养不良的病理生理学复杂。在慢性肾脏病早期，当肾小球滤过率（GFR）下降至约正常的 50% 时，可导致 1α – 羟化酶活性降低，引起活性维生素 D[1，25-2（OH）$_2$vitD] 分泌减少。活性维生素 D 缺乏导致胃肠钙吸收下降、低钙血症、甲状旁腺活动增加。过量分泌的甲状旁腺素促进骨再吸收纠正低血钙症。晚期 CKD 患者，当肾小球滤过率（GFR）下降至正常的 20% ~25% 时，磷酸盐排泄减少，导致高磷血症，进一步促进低钙血症和甲状旁腺素分泌。

肾性骨营养不良的临床表现包括肌肉无力、骨骼疼痛、病理性骨折。生长期的儿童可表现为佝偻病样改变，长骨内翻、外翻畸形、干骺端愈合不良。实验室检查可发现血清钙下降，血清磷升高，碱性磷酸酶升高，甲状旁腺素水平正常。手、手腕和膝的 X 线片显示骨膜下骨再吸收伴干骺端增宽。

肾性骨营养不良的治疗目标是通过控制饮食和药物干预防止骨骼畸形并达到正常的生长速度。儿童和青少年应遵循低磷饮食，婴儿应该提供低磷配方如雅培 Similac PM 60/40。饮食中不可能完全限制磷的摄入，因此需要给予磷酸盐结合剂增加大便中磷的排泄。碳酸钙（Tums）和醋酸钙（PhosLo）是目前最常用的磷酸盐结合剂，但新的、非含钙的结合剂如司维拉姆（Renagel）的使用也在增加，尤其是对高钙血症的患者。因为铝可能从胃肠道被吸收导致铝毒性，应避免使用含铝的结合剂。

肾性骨营养不良治疗的关键是维生素 D 治疗。维生素 D 治疗的指征为患者 25–（OH）D 水平低于制定

的儿童 CKD 各期目标值范围或患者的甲状旁腺素水平高于制定的 CKD 各期目标值范围。患者 25（OH）D 水平低应给予钙化醇治疗。患者 25（OH）D 水平正常但甲状旁腺素水平升高应给予骨化三醇 0.01~0.05μg/kg/d 治疗（罗盖全，0.25μg/ 胶囊或 1μg/mL 悬液）。新的活性维生素 D 类似物如帕立骨化醇和度骨化醇使用越来越多，特别是在有高血钙倾向的患者。磷酸盐结合剂和维生素 D 剂量应进行调整，以保持甲状旁腺素水平在目标范围内及血清钙、磷水平在其年龄的正常范围。许多肾脏科医师试图维持钙 / 磷乘积（Ca×P<55）以最大限度减少钙磷在组织沉积的可能性。

无动力型骨病

在儿童和成人 CKD 中，人们对无动力型骨病（低转换型骨病）认知加深。该病理表现为骨软化，与甲状旁腺素过度抑制有关，可能还与广泛使用含钙磷酸盐结合剂和维生素 D 类似物有关。

贫　血

慢性肾脏病患者的贫血主要是由于肾衰竭，促红细胞生成素产生不足导致，3~4 期 CKD 患者贫血通常较明显。

其他可能引起贫血的因素包括铁、叶酸或维生素 B12 缺乏，红细胞生存时间缩短。重组人红细胞生成素（rHuEPO）治疗减少了 CKD 患者对输血的需要。患者血红蛋白浓度低于 10g/dL 时应开始促红细胞生成素治疗，剂量为每次 50~150mg/kg 皮下注射，每周 1~3 次。调整剂量使血红蛋白浓度维持为 11~12g/dL，不超过 13 g/dL。所有接受 rHuEPO 治疗的患者应给予口服或静脉补铁。患者表现 rHuEPO 抵抗时应评估是否存在铁缺乏，隐性失血，慢性感染或炎症状态，维生素 B12 和叶酸缺乏，与甲状旁腺功能亢进有关的骨髓纤维化。另一制剂是阿法达贝泊汀（Aranesp），是一长效制剂，剂量为每周 0.45μg /kg。其主要优势是它可每周一次至每月一次进行治疗。

高血压

慢性肾脏病患儿可以有持续的高血压，与肾小球疾病导致容量超负荷和（或）肾素产生过多有关。考虑高血压与容量超负荷有关的患儿应该遵循限盐饮食（2~3g/d），利尿剂治疗有效。轻度肾功能不全（CKD1~3 期）首选噻嗪类利尿剂 [氢氯噻嗪 2mg/（kg·d），分两次]。但当患者的肾小球滤过率（GFR）降至 CKD4 期时，噻嗪类利尿剂效果不佳，应选择袢利尿剂（呋塞米每次 1~2mg/kg，2~3 次）。所有伴有蛋白尿的儿童高血压患者可选用血管紧张素转换酶（ACE）抑制剂（卡托普利、赖诺普利）和血管紧张素 II 受体阻滞剂（氯沙坦），

因为该类药物可延缓肾脏病变发展为终末期的进程。但应用这些药物时要注意监测肾功能和电解质，尤其是晚期 CKD 患者。慢性肾脏病患儿经限制钠摄入，应用利尿剂和血管紧张素转换酶抑制剂血压仍不能控制着可辅助应用钙通道阻滞剂（氨氯地平），β 受体阻滞剂（普萘洛尔、阿替洛尔）和中枢性降压药（可乐定）。

免疫接种

CKD 患儿应该像健康儿童一样进行计划免疫接种。但正接受免疫抑制剂治疗的肾小球肾炎相关的 CKD 患儿应避免接种活疫苗。在肾移植前应尽可能接种麻疹、流行性腮腺炎和风疹和水痘疫苗，因为应用免疫抑制剂的患者不建议接种这些疫苗。所有 CKD 患儿应该每年度接种流感疫苗。研究数据提示慢性肾脏病患儿对免疫接种效果并不令人满意。

药物剂量调整

很多药物由肾脏代谢，CKD 患者需要调整这些药物剂量，以保证最大疗效和最小毒性。剂量调整方法包括延长给药间隔，减少剂量或两者兼而有之。

疾病进展

虽然没有明确的治疗方法来改善儿童或成人 CKD 患者的肾功能，但有些方法可以有效减缓肾功能下降的速度。对所有 CKD 患者而言，控制好高血压（血压维持在第 75 百分位或者更低水平）至关重要。针对伴有蛋白尿的慢性肾脏病高血压患儿应选择血管紧张素转换酶抑制剂或血管紧张素 II 受体阻滞剂降压治疗。这类药物也可以应用在有明显蛋白尿的慢性肾脏病儿童，即使这些患儿不伴高血压。血清磷应保持在其年龄的正常范围并且钙磷乘积 <55，从而减少钙磷沉积。及时治疗感染并发症和脱水能减少肾损害。

其他合理建议包括给予促红细胞生成素或阿法达贝泊汀纠正贫血，控制高脂血症，避免吸烟，预防肥胖，尽量减少使用非甾体类抗炎药物。虽然成人限制膳食中蛋白质的量对延缓疾病进展有效，但由于担心对儿童生长发育的不良影响，一般不推荐于儿童 CKD 患者。

参考书目

参考书目请参见光盘。

529.3　终末期肾病

Rajasree Sreedharan, Ellis D. Avner

终末期肾病（end-stage renal disease，ESRD）代表一种状态，患者肾功能不全已经进展到依靠最大限度的药物治疗和患者自身的肾脏功能已经不能维持体

内环境稳定和正常生存。此时必须给予患者肾脏替代治疗（透析或肾移植）。ESRD 患儿最终目标是成功进行肾移植（见第 530 章），因为肾移植可以提供最正常的生活方式，让孩子和家庭可能回归正常。

在美国，75%ESRD 患儿移植前需要进行一段时间透析治疗。推荐当患儿达到慢性肾脏病 4 期时就制定肾脏替代治疗计划。实际上开始透析的最佳时机取决于患者的生化指标和临床表现，包括顽固的容量超负荷、电解质失衡、酸中毒、生长迟缓，或出现疲劳、恶心及不能胜任学习等尿毒症症状。通常大多数肾脏科医师试图早些开始透析以防止严重的液体和电解质失衡、营养不良以及尿毒症症状进一步加重。在开始透析前就进行肾移植情况越来越多。

透析方式选择必须个性化以适合每个孩子的需要。在美国，2/3 ESRD 患儿可以行腹膜透析，1/3 可行血液透析。年龄是选择透析方式的决定性因素：婴儿和小于 5 岁的患儿中 88% 行腹膜透析治疗，大于 12 岁的儿童 54% 行血液透析治疗。

腹膜透析是一种借助患者腹膜作为透析器的透析技术。依靠透析液中高浓度葡萄糖所产生的渗透梯度清除体内多余的液体；废物从腹腔毛细血管靠弥散作用进入透析液被清除。腹膜透析通路是通过手术植入隧道式导管建立。

腹膜透析可以行连续不卧床腹膜透析或者其他几种利用腹膜透析机进行的自动化治疗（持续循环腹膜透析、间歇腹膜透析或夜间间歇腹膜透析）。大多数美国孩子接受腹膜透析使用透析机，这样可以使孩子和家庭在清醒时不进行透析，而是在夜间睡眠时通过机器自动进行。这不干扰白天活动，减少透析导管连接和断开的次数（可减少腹膜炎风险），并节省了患者和家长进行透析所需的时间，减轻了疲劳和倦怠。因为腹膜透析不如血液透析那样高效，因此必须每天进行，而不是像血液透析那样每周 3 次。腹膜透析的优点见表 529-7。

表 529-7　儿科终末期肾病患者腹膜透析的优点

优点

透析可在家中进行

操作简单尤其针对小婴儿

居住地可以离治疗中心远些

可上学、参加课外活动

表 529-7（续）

不限制饮食

比血液透析花费少

可自己操作（青少年）

缺点

导管功能不良

导管相关感染（腹膜炎，出口感染）

食欲不佳（腹腔充满腹透液）

影响形象

看护者倦怠

与腹膜透析不同，血液透析通常需在医院进行。儿童和青少年通常每周进行 3 次，每次 3~4h 清除液体和溶质废物。血管通路为通过外科手术建立动静脉内瘘或留置锁骨下或颈内静脉导管。

参考书目

参考书目请参见光盘。

（周楠　译，沈颖　审）

第 530 章

肾移植

Minnie M. Sarwal, Cynthia J. Wong

肾移植是公认的终末期肾病（end-stage renal disease, ESRD）患儿最佳治疗手段。美国肾脏病数据系统（United States Renal Data System, USRDS）2007 年报告显示，接受肾移植儿童的 5 年存活率大于仅行维持性血液透析或腹膜透析的患儿。与成年人 ESRD 患者不同，儿童和青少年还需满足正常生长发育和认知发育。成功肾移植可改善患儿线性生长，可上学、无须限制饮食。最小剂量类固醇激素或完全避免使用类固醇激素的免疫抑制方案显著改善移植后小儿的生长发育。手术技术的改进，减少早期血栓形成的并发症给各年龄组肾移植患儿均带来最佳远期预后。

补充内容请参见光盘。

（周楠　译，沈颖　审）

第531章
肾脏的先天异常和发育不全

Jack S. Elder

■ 胚胎发育

本章补充内容请参见光盘。

■ 肾脏发育不全

肾发育不全，或称肾缺如，可继发于中肾管，输尿管芽或后肾胚基的缺陷。单侧肾发育不全发生率为1/1000~1/450，常在评估其他先天异常（如 VATER 综合征；见第311章）时被发现。在有单一脐动脉的新生儿中发病率增加。在真性肾发育不全病例中，输尿管和同侧的半个膀胱三角区是缺如的。对侧肾脏代偿性增大，在某种程度上出生前就出现了，但主要是生后表现。大约15%的这类患儿存在对侧膀胱输尿管反流，大多数男性患者由于中肾管缺如而存在同侧输精管缺如。由于中肾管和勒氏管紧邻，所以此病女孩常见勒氏管异常。Mayer-Rokitansky-Kuster-Hauser 综合征即是一组相关联的缺陷，包括单侧肾发育不全或异位，同侧勒氏管缺陷和阴道发育不全（见第548章）。

肾发育不全与不发育是有区别的，肾不发育是指一条正常或异常的输尿管上方覆盖的一块没有功能的小结状组织。虽然这种细微差别很难区分，但其区别临床意义不大。有些单侧肾发育不全的患者可以靠超生或排泄性尿路造影术发现并诊断。这些患者中大多在出生时就存在一个发育不全的肾脏或多囊性发育异常的肾脏，囊可以完全退化。虽然具体的诊断并不重要，但是如果肾缺如是依靠超生检查发现的，应进一步行功能性影像检查，如排泄性尿路造影或肾扫描，因为其中部分患者存在异位于盆腔的肾脏。如果对侧肾脏正常，肾功能可以长期保持正常。

双侧肾发育不全患儿无法适应子宫外生活，产生 Potter 综合征。出生后很快由于肺发育不良死亡。新生儿有非常典型的面容，称作 Potter 脸（图 531-1）。眼睛间距较大，内眦皮有皱褶，耳朵位置靠下，鼻子宽扁，下巴退缩和四肢畸形。当母体超声检查证实羊水过少，胎儿膀胱不显影和肾脏缺如时要考虑本病。此病发生率1/3000，男婴较多，20% 新生儿有 Potter 表型。其他一些新生儿期与 Potter 表型相关的肾衰竭常见原因包括囊性肾发育异常和梗阻性尿路病变。少见原因有常染色体隐性遗传的多囊肾病（婴儿型），肾发育不全和髓质发育不良。双肾发育不全的新生儿主要死于肺发育不全造成的肺功能不足而不是肾衰竭（见第95章）。

家族性肾发育不良（familial renal adysplasia）是指发生在单一家族的肾发育不全，发育异常，多囊肾（发育异常），或三者都存在。这种异常是常染色体

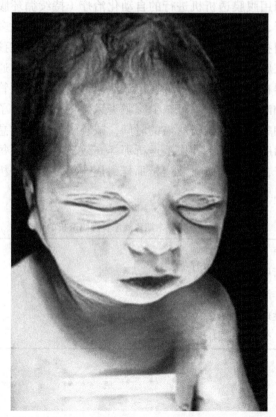

图 531-1（见彩图）　肾脏发育不全的死胎呈现典型的 Potter 面容

显性遗传病，外显率达 50%~90%，表现多样。由于这种相关性，一些医生建议筛查发生肾脏发育不全或发育不良患者的一级亲属，但还未成为标准规范。

孤立肾患者是否要避免如体育和空手道之类的接触性体育运动还有争议。支持参加运动的观点认为其他单器官（脾脏、肝脏和大脑）正常并不妨碍人们参加接触性运动，世界上因为运动损伤而丢失肾脏的报道仅为少数。反对观点认为对侧肾脏代偿增大，也不能完全被肋骨保护，严重的肾脏损伤将会带来影响一生的严重后果。美国儿科协会推荐："个体化评估是否参加接触性、碰撞性和有限接触性运动"。

■ 肾脏畸形：发育不良、发育不全和囊性异常

肾发育不良指肾脏的异常发育影响到大小、形状或结构。3 种主要肾发育不良指发育异常、发育不全和囊性变。虽然肾发育异常总伴随肾单位的减少（即发育不全），但发育不全可单独存在。当两者同时存在时，用"发育不全"描述更合适。"发育不良"是一种组织学诊断，指后肾异常分化导致的局灶，弥漫，或节段存在的原始结构，尤其是原始管状结构。非肾性结构如软骨也可出现，这种情况可影响整个或部分肾脏。如果存在囊肿则称为囊性发育不良。如果整个肾脏呈现以囊为主要表现的发育异常，称为多囊性肾发育不良（MCDK；图 531-2）。

肾发育不良的病因是多因素的。"芽"理论指出输尿管芽发生位置异常，如异位输尿管，后肾胚基的异常渗透和诱导使肾异常分化，最后导致肾发育不良。肾发育不良可在胎儿早期发生严重的梗阻性尿路疾病，同常见的严重后尿道瓣膜症或 MCDK 一样，部分输尿管缺如或闭锁。

MCDK 是一种先天性的肾脏组织被囊性组织替代而无功能的疾病，可因输尿管闭锁引起。肾脏的大小差异很大，发病率约 1/2000。多囊性肾发育不良和多囊肾很容易混淆，多囊肾是一种常染色体显性或隐性遗传性疾病，常累及双肾（见第 515 章）。多囊性肾发育不良通常是单侧发生，无遗传倾向，双侧多囊性肾发育不良的患儿无法存活。

多囊性肾发育不良是引起新生儿腹部包块最常见的原因，但绝大多数出生时不能触及。大多数病例是产前超生检查时偶然发现。一部分患者出生前发现囊肿，但囊肿在子宫内退化，所以出生时影像检查不能发现肾脏。在 5%~10% 的患者中有对侧肾积水。超声检查的典型表现是肾脏被大小不一、多个互相不通的无肾实质的囊取代；大多数病例需要经过肾扫描确诊，应明确患肾没有功能。在部分病例中，通常是男孩，膀胱内会有一个小的非梗阻性输尿管囊肿（见第 534 章）。虽然 15% 的患者有对侧膀胱输尿管反流，但是除非存在显著的对侧肾积水，膀胱尿道造影检查并不是必要的。如何治疗此病存在争议。几乎一半以上囊性肾发育异常患者在 7 岁左右囊肿退化。相关的高血压发生率为 0.2%~1.2%，因 MCDK 而导致肾母细胞瘤发生风险大概是 1/333。因为肿瘤来自于间质而不是囊性成分，所以即使囊完全退化，肾脏发生肿瘤的可能性是不变的。

由于这些潜在疾病的隐秘性，许多医生建议每年随访，做超声检查并监测血压。随访最重要的一点就是要确定孤立肾功能正常。如果有腹部包块，囊肿增大，间质核心增大，或发生高血压，则建议患肾切除。或者可行腹腔镜肾切除代替长期随访。

肾发育不全指肾盏和肾单位数量比正常少的，非发育不良的小肾脏。这个术语包括一组异常的小肾脏，应与退化的肾脏不发育区别。如果是单侧的肾发育不

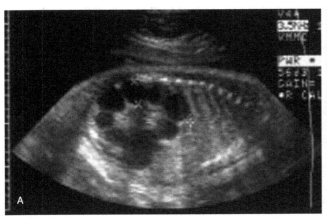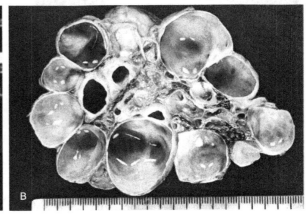

图 531-2（见彩图）　A. 产前超生显示多囊性肾发育不良。B. 外科手术标本

全，常在做其他尿路疾病或高血压检查时偶然发现。双侧肾发育不全通常在 10 岁前表现出慢性肾衰竭和终末期肾病的症状。多尿多饮的症状常见，尿常规可能正常。罕见的双侧肾发育不全即"先天性肾单位减少症伴代偿肥大"，表现为肾单位明显减少，仅存的肾单位显著肥大。

节段性肾发育不良（Ask–Upmark 肾），指小肾，通常重量不足 35g，侧凸面有一条或多条深槽，其下方有类似甲状腺的包含小管的肾实质。这种缺陷是先天或获得的尚难定论。大多数 10 岁以上的患儿因严重高血压而明确诊断，患侧肾切除能控制高血压。

■ 肾的形状和位置的异常

在肾脏发育期，肾脏正常地从盆腔上升进入肋骨后的正常位置。肾脏上升和旋转的过程可能会不完全，导致肾脏异位或不转位。异位肾可在盆腔、髂骨处、胸腔或对侧位置。如果发生双侧异位，90% 会出现肾脏融合。异位肾发生率约为 1/900（图 531-3）。

融合肾畸形更常见。肾下极可在中线处融合，导致马蹄肾（图 531-4）；融合部称为峡部，可以是厚的有功能的肾实质或薄的纤维带。马蹄肾发生率 1/500~1/400，但是在特纳综合征患者中发病率可达

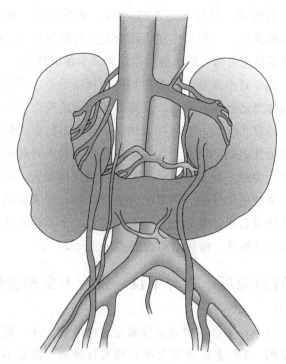

图 531-4　马蹄肾

7%。在特纳综合征患者中肾畸形发生率为 30%，马蹄肾是其中之一（见第 580 章）。在马蹄肾儿童中肾母细胞瘤的发病率是一般人群的 4 倍。尿路结石和继发于肾盂输尿管连接处梗阻的肾积水是马蹄肾的潜在的迟发的并发症。马蹄肾的两侧之一发生多囊性发育不良的发生率也升高。交叉融合肾畸形指一个肾跨越到另一边，两肾实质融合，肾功能通常正常。最常见的是左肾横过与右肾下极融合，横过肾的输尿管仍由原侧位置进入膀胱，肾上腺位置不变。这种畸形的临床主要影响是如需肾脏手术，其多变的血供会造成部分肾切除手术困难。

■ 相关症状

上尿路畸形的儿童会有常见的临床症状。如单一脐动脉和另一器官系统异常（先天性心脏病），肾脏畸形发病率增加。外耳畸形（特别是多发先天畸形的患儿），肛门闭锁和脊柱侧凸伴发肾畸形，伴有这些疾病的患儿应做肾声像图检查。

参考书目

参考书目请参见光盘。

（李明磊　译，沈颖　审）

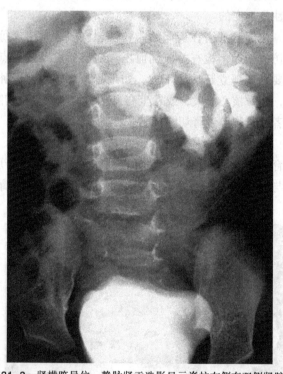

图 531-3　肾横跨异位。静脉肾盂造影显示脊柱左侧有双侧肾脏集合系统。这个病例存在骨骼异常之一的脊柱骶骨分裂，但轻微，且伴随肾脏异位

摘自 Slovis T. Caffey's pediatric diagnostic imaging. ed 11. Philadelphia: Mosby, 2008, vol 2: 2244, Fig 145–23A

第 532 章
尿路感染

Jack S. Elder

■ 流行病学和病因

女孩尿路感染发病率为 1%~3%，男孩发病率为 1%。女孩的第一次尿路感染多发生在 5 岁之前，婴幼儿和如厕训练期是好发高峰。男孩尿路感染多发生在 1 岁以内，未行包皮环切术的患儿尤其是 1 岁龄内的更多见。尿路感染的发病率随年龄变化而变化。在出生后第一年，男女比例为 2.8：1~5.4：1；年龄 1~2 岁，女孩发病率较高，男女比例可以达到 1：10。

尿路感染大多由结肠细菌引起。女孩的 75%~90% 由大肠杆菌（见第 192 章）引起，其次为克雷白杆菌和变形杆菌。既往报道显示，1 岁以上的男孩尿路感染的原因中变形杆菌和大肠杆菌一样多见，还有一些报道则显示革兰氏阳性菌感染在男孩中多见。腐生葡萄球菌和肠球菌在两者均较多见。腺病毒及其他病毒也可引起尿路感染，特别是膀胱炎。

历史上，尿路感染被认为是儿童肾功能不全或终末肾的一个危险因素，也有一些学者对此表示质疑，因为只有 2% 的肾功能不全患儿合并有尿路感染。这个悖论可能由于对尿路感染风险更加深刻的认识和快速的诊断治疗导致。另外，许多儿童在接受无针对性的抗生素治疗发热时（如治疗可疑的中耳炎）导致了对局部的尿路感染的治疗。

■ 临床表现和分类

最常见的三种尿路感染是肾盂肾炎、膀胱炎和无症状菌尿。局灶性肾盂肾炎（肾病综合征）和肾脓肿较为少见。

肾盂肾炎

肾盂肾炎临床特征：腹部、背部或侧腹部疼痛、发热、全身乏力、恶心呕吐、偶有腹泻。有时仅表现为发热。新生儿有时表现为一些非特异性的症状，如食欲缺乏、易激惹、黄疸以及体重减轻。在小于 24 个月的婴儿中，当没有明显的发热原因，肾盂肾炎是最常见的严重细菌感染，这些症状常提示有上尿路细菌感染。当累及肾实质时会出现急性的肾盂肾炎，这会造成肾脏损伤，形成瘢痕肾。如没有累及肾实质，则称为肾盂肾炎。

急性大叶性肾炎（急性细菌性局灶性肾炎）是急性局部感染而尚未液化形成的肾脏团块儿，是肾脓肿的早期表现，临床表现与肾盂肾炎相同，但影像学表现不尽相同（图 532-1 见光盘）。肾脓肿可继发于常见尿道病原菌导致的肾盂肾炎或继发于其他原始细菌感染（金黄色葡萄球菌）。肾周脓肿（图 532-4）多继发于肾脏周围的感染（脊椎骨髓炎或腰大肌脓肿）或者是肾盂肾炎累及肾筋膜。

黄色肉芽肿性肾盂肾炎是一种少见类型，它是一种肉芽肿性炎症，可以看到巨细胞和泡沫状的组织细胞，临床上可表现为肾脏肿块或急慢性感染。肾结石、尿路梗阻或变形杆菌及大肠杆菌引起的感染能引起病变的进展，通常需要进行肾切除或部分肾切除。

膀胱炎

膀胱炎指炎症累及膀胱，症状包括尿急、尿频、尿失禁、排尿困难、耻骨上疼痛以及尿液有恶臭等。膀胱炎多不引起发热和肾脏的损伤。尿液有恶臭并不是尿路感染特征性表现。

急性出血性膀胱炎通常由大肠杆菌感染引起，也常见于 11 和 21 型腺病毒感染。腺病毒感染引起的膀胱炎男孩多见，具有自限性，血尿大概持续 4d 左右。

嗜酸性膀胱炎是一种少见的类型，原因不明，偶见于儿童。常见症状为血尿、输尿管扩张、偶尔的肾盂积水以及嗜酸性粒细胞炎性浸润形成的肿块导致膀胱内的充盈缺损。儿童嗜酸性膀胱炎可能由于对过敏原的接触引起。通常需要组织活检排除肿瘤病变。治疗通常包括应用抗组胺药和非类固醇类抗炎药，有时二甲亚砜膀胱内滴注也是必要的。

间质性膀胱炎表现为刺激性排尿症状，包括尿频，尿急和排尿困难，排尿后膀胱和骨盆痛减轻，尿培养阴性。大多特发于青春期的女孩。膀胱镜检查，如见黏膜溃疡及膀胱扩大可做出诊断，治疗包括对膀胱扩张的尿液引流和溃疡区的激光消融，但是治疗效果多不能持续。

无症状性菌尿

无症状性菌尿是指尿培养有阳性结果，但是没有明显的临床症状。女性多见，学龄前和学龄期女性发病率小于 1%，男孩罕见。随年龄增长，发病率下降。这种良性情况不会引起肾脏损伤。但是如果孕妇无症状性菌尿未处理，则容易引起有症状的尿路感染。一些女孩被误诊为无症状性菌尿，然而事实上她们有继发于尿路感染的白天或晚上的尿失禁和会阴部不适。

发病机制和病理

大多数尿路感染为上行感染。来自粪便菌群移居至会阴部，通过尿道进入膀胱。在未行包皮环切术的男孩，病原菌来自包皮之下。一些病例中，细菌引起的膀胱炎上行至肾脏引起肾盂肾炎。血行播散引起的肾脏感染很少见，如心内膜炎或发生在一些新生儿中。

如果细菌自膀胱上行至肾脏则引起急性肾盂肾炎。通常，肾脏内单个或复合的肾乳头有抗反流机制以防止肾盂内的尿液进入集合小管。但是，一些复合肾乳头，特别是位于肾脏上下极的复合肾乳头存在肾内反流。感染的尿液会引起免疫应答和炎症反应，引起肾脏损伤和瘢痕肾（图532-2和532-3）。任何年龄的儿童如有合并发热的尿路感染可以发生急性肾盂肾炎及随后的瘢痕肾，2岁以下感染的患儿风险最大。

宿主泌尿系感染的危险因素见表532-1，膀胱输尿管反流在533章已经讨论过。如果3、4、5度的膀胱输尿管反流合并发热，90%在肾脏动态显像和其他影像学检查中会有肾盂肾炎的证据。女孩尿路感染多发生在如厕训练起始阶段，是因为此时多有排尿困难，患儿为了保持干燥而避免排尿，而膀胱的无抑制性收缩则会加速尿液排出，其结果是高压而紊乱的尿流及膀胱不能完全排空，均会增加细菌感染的概率。经过排尿训练的儿童不经常排尿也会出现排空障碍，学龄期儿童因不习惯只用学校卫生间而导致排空障碍。尿路梗阻是尿液存留引起的肾积水也会增加泌尿系感染的风险。为监测尿量而留置的尿管、排尿性膀胱尿道造影或者有菌的导尿术也会导致膀胱感染。便秘也因

粪便嵌顿导致排尿障碍而成为尿路感染的危险因素。

尿路感染的发病机制部分基于细菌的菌毛或细菌表面的纤毛。有两种类型的菌毛、Ⅰ型和Ⅱ型。在大多数大肠杆菌菌株发现Ⅰ型菌毛。因为对靶细胞的黏附可以被D-甘露糖所抑制，这些菌毛称为甘露糖-敏感型。他们在肾盂肾炎中并不起作用。Ⅱ型菌毛黏附靶细胞不能被甘露糖抑制，称为甘露糖-抵抗型。这些菌毛只表达于某些特定的大肠杆菌菌株。Ⅱ型菌毛的受体是一种鞘糖脂，存在尿路上皮细胞和红细胞的细胞膜。Gal1-4Gal低聚糖片段是特定的受体，因为这些菌毛可以通过P血型红细胞凝集，他们被称为P菌毛。有P菌毛细菌更容易引起肾盂肾炎。引起肾盂肾炎的大肠杆菌菌株的菌毛76%~94%为P型菌毛，此类型菌毛引起膀胱炎只占19%~23%。

其他尿路感染的宿主因素包括解剖异常阻碍正常排尿，如阴唇粘连，可导致阴道积液。神经源性膀胱因膀胱排空障碍和（或）逼尿肌-括约肌协同失调引起尿路感染。与性行为有关的尿路感染多见于女孩，部分原因是因为膀胱不能完全排空。4%~7%的孕妇有无症状菌尿，可以发展为有症状的尿路感染。母乳喂养的婴儿泌尿系感染的发生率低于配方奶喂养的婴儿。

■ 诊 断

诊断尿路感染可以根据症状和或尿液检查结果来

表 532-1 尿路感染的危险因素

女性
未行包皮环切的男性
膀胱输尿管反流*
如厕训练
排空障碍
尿路梗阻
尿路探查
女孩由后向前清洁会阴部
泡沫浴？
穿紧身内衣
蠕虫感染
便秘
P型菌毛的细菌感染
解剖异常（小阴唇粘连）
神经源性膀胱
性活动
怀孕

*临床肾盂肾炎的风险增加，非膀胱炎

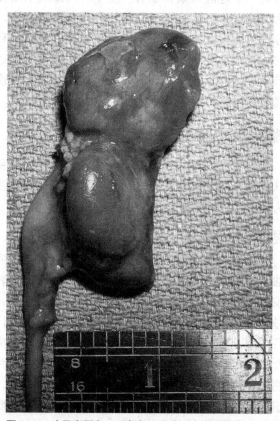

图 532-2（见彩图） 反复肾盂肾炎引起的瘢痕肾

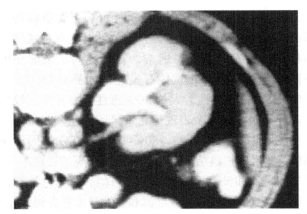

图 532-3　扫描显示有一块区域肾实质变薄，与之相应的肾盏也萎缩，肾盂肾炎或反流性肾病形成的瘢痕肾特点

判定，尿培养对于诊断和治疗泌尿系感染都是必要的。获得尿样可以有几种方法，其中有些更为精确。在如厕训练的孩子中，取中段尿液作为样本通常是令人满意的，尿道外口在取标本之前应清洁干净。在未行包皮环切术的男孩，包皮必须上翻，如未上翻包皮，所得样本因可能被皮肤菌群污染而并非十分可靠。如果患儿没有处在如厕训练期间，可以使用导尿管获取尿液液样。另外，应用黏合、密封、无菌的收集袋，在生殖器皮肤消毒后收集尿液只有对尿培养阴性或单一病原菌确定的情况下有用。但是，皮肤细菌污染特别是女孩及未行包皮环切术的男孩可以造成阳性结果。如果要在得到尿培养结果之后立刻做出治疗方案，袋装标本不应考虑，因为有很大程度上混合其他组织的感染。耻骨上穿刺取尿样也不是必需的。

脓尿（尿液中含有白细胞）提示泌尿系感染，但感染可以没有脓尿，脓尿可以帮助诊断，相反，出现脓尿不一定合并有尿路感染。

无菌性脓尿（尿液中有白细胞，但尿培养阴性）可以发生在治疗后的细菌性尿路感染、病毒感染、肾结核、肾脓肿，尿路梗阻引起的尿路感染和由于性传播引起的尿道炎（见第 114 章），输尿管或膀胱周围的炎症（阑尾炎、克罗恩病）和间质性肾炎（含有嗜酸性粒细胞）。亚硝酸盐和白细胞酯酶通常在感染的尿液中为阳性。急性膀胱炎多有镜下血尿，但仅有镜下血尿并不意味着就存在尿路感染。尿沉渣检测中有白细胞管型常提示肾脏受累，但比较罕见。如果患儿没有症状而且尿常规结果正常的，尿路感染可能性很小。但是如果有临床症状，即使尿常规结果正常也存在尿路感染可能。

尿培养中的培养基是非常重要的，因为尿液在室温下超过 60min，过度生长的少量细菌即可提示泌尿系感染，但是实际可能并无感染。冷藏是一个保存尿样的可靠方法，直到进行培养。

如果尿培养显示单一病原体有大于 100 000 个菌落，大于 10 000 个菌落同时有症状，可以考虑诊断尿路感染。用尿袋的尿液作为样本，如果尿常规是阳性的，患儿有临床症状，单一尿液培养菌落大于 100 000 个，则被推测存在尿路感染。如果这些条件有未达到的，推荐使用导尿管留取尿液样本进行尿液培养。

急性肾脏感染时，常见白细胞、中性粒细胞、血清红细胞沉降率、C 反应蛋白均升高。后两者并非是细菌感染的特异性标记，所以这两项升高并不能证明患儿患有急性肾盂肾炎。对于肾脓肿，白细胞计数明显升高，大于 20 000~25 000/ mm³。因为败血症是常见于的肾盂肾炎，特别是婴儿和患有尿路梗阻的患儿。应该在应用抗生素之前进行血培养。

■ 治　疗

急性膀胱炎应及时治疗，防止进一步发展为肾盂肾炎。如果症状严重，在等待尿培养结果期间就可以开始治疗。如果症状轻微或诊断有疑问，可以等到尿培养结果再治疗，如果还是未能确定，可以重复进行尿培养。在得到尿培养及药敏结果之前的初次治疗，3~5d 甲氧苄啶 - 磺胺甲基异或甲氧苄啶的疗程可以有效抑制大多数的大肠杆菌。呋喃妥英 [5 - 7mg/(kg·24h)，分 3~4 次剂量] 也是有效的，对克雷伯氏菌和肠杆菌的病原体更有优势。阿莫西林 [50mg/(kg·24h)] 的初始治疗也是有效的，但与磺酰胺类和呋喃妥英相比没有明显优势。

在治疗伴有急性发热的肾盂肾炎时，可以应用 10~14d 的广谱抗生素，这样可以达到更好的组织浓度。患儿在脱水、呕吐、不能饮水、年龄小于等于 1 个月，或者存在尿脓毒病时，应住院静脉补液和静脉抗生素治疗。注射用头孢曲松钠 (50~75mg/(kg·24h)，不超过 2 g]、头孢噻肟 [100mg/(kg·24h)]，或氨苄西林素 [100mg/(kg·24h)] 与庆大霉素等氨基糖苷类 [3~5mg/(kg·24h)，分 1~ 3 次] 联用效果更佳。应用庆大霉素应考虑潜在的耳毒性和肾毒性，在开始治疗之前及治疗中和后续治疗要了解血清中肌酐和庆大霉素的水平。用氨基糖苷类抗生素治疗尤其对某些假单胞菌有效，应用碳酸氢钠碱化尿液可增加其在泌尿系中的有效性。

口服 3 代头孢菌素如头孢克肟和注射头孢曲松一样有效，可以抑制多种革兰氏阴性细菌（除了假单胞菌），这些药物被某些机构认为可以作为门诊治疗的首选。呋喃妥英在伴有发热的尿路感染的儿童不应常规使用，因其在肾组织的水平不高。大于 17 岁的患儿可以口服氟喹诺酮类如环丙沙星，可作为耐药菌的一种备选方案，特别是耐药的假单胞菌。有时也被用婴幼儿假单胞菌尿路感染的短程治疗。然而，临床并不使用氟喹诺酮类，因其可能有潜在的软骨损伤。一些伴有发热的尿路感染患儿在口服 3 代头孢菌素后肌内注射头孢曲松的速效剂量也是有效的。终止治疗尿路感染后一周可以再次进行尿培养以确保所需的尿液是无菌的，但并非常规。在治疗期间的尿培养几乎都是阴性的。

儿童肾脓肿、肾周脓肿或泌尿系梗阻引起的感染除了抗生素治疗和其他支持治疗外，有时需要手术或经皮穿刺引流（图 532－4）。小脓肿可以不做引流。

儿童反复的泌尿系感染，明确病因非常重要。许多学龄女童有排空障碍（见第 537 章），治疗排空障碍常可以降低反复尿路感染的概率。一些尿路感染的儿童在不经常排尿的同时还有严重的便秘（见第 298 章）。通过教会家长和患者建立正常的排尿和排便方式，可以很好地预防反复的尿路感染。预防反复感染可使用甲氧苄啶或呋喃妥英的正常治疗量的 30% 每天 1 次。使用阿莫西林和头孢氨苄也可以，但可能诱导细菌产生耐药性，从而导致尿路感染风险增高。对于儿童低度或没有反流的反复泌尿系感染是否使用预防量抗生素仍有争议。因为耐药菌会发展变化，复发感染的发生率可能不会持续减少。其他引起反复尿路感染的高危险因素包括神经源性膀胱、尿路梗阻、反流及结石。近期兴起益生菌疗法，可以替代泌尿生殖系的菌群，蔓越莓果汁可以防止细菌黏附和生物膜的形成，但在儿童中尚未被证实有效。

肾盂肾炎引起的慢性肾损害的主要后果是动脉高血压和终末期肾功能不全，出现此种情况时应进行适当处理（见第 439 章和第 529 章）。

■ 影像学研究

影像学研究的目的是明确儿童尿路感染是否存在解剖异常，是否累及肾脏，并评估肾功能是否正常或存在风险。

急性肾盂肾炎，典型表现包括发热、全身不适、腹部或腰部疼痛，和偶尔恶心和呕吐，是肾脏损伤和形成瘢痕肾的重要的危险因素。急性肾盂肾炎成像用锝标记的核素肾扫描。通常，肾脏受累区域的亮度下降和肾脏扩张。儿童伴有发热的尿路感染，大约 50%DMSA 扫描阳性。大约 50% 急性肾盂肾炎区域发展成为肾瘢痕，其余表现为正常肾脏。儿童膀胱输尿管反流（Ⅲ、Ⅳ、Ⅴ度），80%~90% 伴有发热的尿路感染，核素肾扫描结果符合急性肾盂肾炎的表现。Ⅰ、Ⅱ度的反流和没有反流的患儿也可能转化为急性肾盂肾炎。在纵向研究中，Ⅰ、Ⅱ反流和急性肾盂肾炎相比较，反流通常会缓解。如果伴有发热的尿路感染 DMSA 扫描正常，特殊感染并不会引起瘢痕肾。CT 是另一个诊断急性肾盂肾炎的工具，但 DMSA 临床经验更好，而且 CT 扫描辐射较大。

第一次临床发作的急性肾盂肾炎，那些伴有发热的 UTI，或者在那些有系统性疾病的婴儿，尿培养阳性，不管温度多少，应进行肾脏和膀胱的超声波检查以评估肾脏大小、有无肾积水及输尿管扩张，明确双侧的尿路和评价膀胱的解剖情况。然后进行 DMSA 扫描确定患儿是否有急性肾盂肾炎（图 532－5）。如果 DMSA 扫描结果阳性，显示急性肾盂肾炎或肾瘢痕，则进行排泄性膀胱尿道造影（图 532－6）。如果确定存在反流，治疗是基于对长期反流的风险的认知（见第 533 章）。这种方法的一个局限是许多医院没有针对儿童的 DMSA 扫描设备。在这些情况下，应该进行肾脏超声波检查，临床医生需要决定是否送孩子去其他医院进行 DMSA 检查或是直接用排泄性膀胱尿道造影代替。

在一些医疗中心，VCUG 检查推迟 2~6 周在膀胱炎症缓解后进行，然而，反流的发生率是相同的，无论是治疗尿路感染开始时进行 VCUG 检查还是 6 周后。患儿出院前应进行排泄性膀胱尿道造影以完成评估。如果可行，放射性核素 VCUG 比造影剂 VCUG 更好，尤其用于

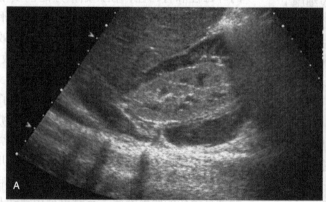
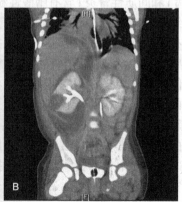

图 532-4 A. 肾脏超声图像，女孩，19 个月，肾周脓肿，继发于耐甲氧西林的金葡菌感染。B. CT 扫描显示肾周大片和肾内局灶的脓肿，患者行切开引流治疗

女孩时。在对照研究中，这种技术会减少更多的性腺辐射。然而，放射性同位素 VCUG 不能显示膀胱的解剖情况，不能对反流进行精确分级，不能显示尿道憩室，或显示回流是否发生在一个重复收集系统或一个异位输尿管。男孩的 VCUG 更是发现后尿道瓣膜的方法 (见第 534 章)。

如果患儿第二次患伴有发热的尿路感染，之前上尿路正常，需进行排尿形膀胱尿道造影检查，因为轻度的反流易于诱发临床上的肾盂肾炎。

如果有大于等于 1 次的下尿路感染（包括尿急、尿频、排尿困难及耻骨上疼痛），影像学检查通常是不必要的。相反，膀胱和肠道功能障碍的评估和治疗是很重要的。如果有多次下尿路感染，那么肾脏超声是合适的，但是 VCUG 很少能提供有用的信息。

针对尿路感染的另外的推荐

2007 年，英国国家健康和临床研究所 (NICE) 指南中指出了尿路感染的诊断，治疗和 UTI 缓解后的影像学表现。建议将儿童分为小于 6 个月，6 个月至 3 岁和大于 3 岁三个年龄段。临床类别分为 48h 内治疗有效，反复发作和非典型尿路感染 (包括败血症，非大肠杆菌感染，耻骨上肿块，血清肌酐升高，高血压)。建议包括：肾脏超声和 DMSA 扫描所可用于小于 6 个月患儿尿路感染，小于 3 岁的非典型尿路感染以及反复发作的尿路感染。大于 3 岁的患儿只有在反复发作尿路感染时才推荐进行核素扫描检查。排泄性膀胱尿道造影只用于小于 6 个月的患儿。这些建议备受争议，因为这些不是基于循证医学，而是专家意见。此外，没有回顾或前瞻性的研究对这种方法进行评估。库塔和泰斯分别对此进行独立评估，发现在这个指南的指导下很多患儿并没有被确诊。

1999 年，美国儿科学会发布的指南治疗孩子 2 月至 2 岁的伴有发热的尿路感染，推荐使用肾脏超声，排泄性膀胱尿道造影以及放射性膀胱造影。而此时，这些建议被改写。

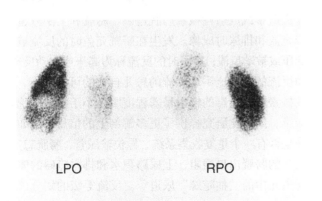

图 532-5　二巯基琥珀酸肾脏扫描显示双侧的亮度衰减区域，提示肾盂肾炎和肾脏瘢痕。LPO: 左后斜位，RPO: 右后斜位

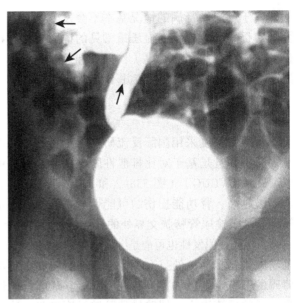

图 532-6　肾内反流，婴儿排泄性膀胱尿道造影，曾有泌尿系感染病史，右侧膀胱输尿管反流，输尿管扩张，肾实质模糊，提示有肾内反流

参考书目

参考书目请参见光盘。

（屈彦超　译，沈颖　审）

第 533 章
膀胱输尿管反流
Jack S. Elder

膀胱输尿管反流是指尿液逆行从膀胱反流至输尿管和肾脏。输尿管膀胱连接部正常是倾斜的，位于膀胱黏膜和逼尿肌之间，形成阀门阻止尿液反流（图 533-1）。当位于膀胱黏膜和逼尿肌之间的黏膜隧道较短或缺失时会发生反流。膀胱输尿管反流是先天的，有家族性，儿童发生率约为 1%。

反流使膀胱内的含细菌尿液更容易侵入上尿路从而发生肾盂肾炎等尿路感染。肾盂肾炎的感染导致的炎症反应会形成瘢痕肾或肾损伤，亦被称为反流相关肾损伤或反流性肾病。反流合并尿路感染形成瘢痕肾的概率是无反流的 3 倍。广泛的肾瘢痕会影响肾功能并会形成肾素介导的高血压（见第 439 章），发生肾功能不全和终末期肾脏疾病，会影响生长发育及孕期健康。

儿童和青壮年的终末期肾脏疾病中，反流性肾病占比一度高达 15%~20%。然而随着对尿路感染（UTI）管理的关注度提升及对尿路反流认识的加深，终末期肾病继发于反流性肾病的情况基本不会发生了。但反流性肾病仍是导致儿童高血压最常见的诱因之一。在未伴随感染或膀胱压力升高（例如：神经源性膀胱，后尿道瓣膜）的情况下，反流并不会导致肾损伤。

■ 分 类

反流严重程度采用国际反流研究从Ⅰ～Ⅴ的分类标准划分，并且是基于对比排泄性膀胱尿道造影片中的尿道外观（VCUG）（图533-2和533-3）判断的。反流等级越高，肾功能损伤的可能性越大。反流严重性间接显示了输尿管膀胱交界处的异常程度。

反流可能是原发性也可能是继发性的（表533-1）。如果输尿管膀胱连接处只有少许功能则膀胱和直肠功能障碍的不稳定性会加重已存在的反流。最严重的情况是大量的反流进入上尿路导致膀胱过度扩张。这种巨膀胱－巨输尿管症，主要发生于男患儿，可能是单侧也可能是双侧（图533-4）。将输尿管再植入膀胱以纠正反流可解决此症状。

约1/125儿童有上部尿路重复，通常有2条输尿管而不是1条连接肾脏。这种重复畸形可以是局部也可以是完全的。在局部重复中，输尿管连至膀胱以上且有1个输尿管口。在完全重复中，下极输尿管优先与膀胱相连接，且在上极输尿管横侧。在阀门机制下，下极输尿管往往是微不足道的，反流到下输尿管的病例高达50%。也出现过同时反流至上下输尿管的病例（图533-5）。当出现异常重复畸形的时候，部分患者长出异位输尿管，在异位输尿管中上输尿管在膀胱外排泄（见第534章和537章，图537-6和537-7）。如果异位输尿管排入膀胱颈，通常会造成阻塞和反流。重复畸形常常发生在有输尿管囊肿的儿童中，这种输尿管囊肿即为远端输尿管壁内部分的囊性肿胀。这些患者往往有反流进入相关的下极输尿管或对侧输尿管。通常当输尿管进入膀胱憩室时，反流就会发生（图533-6）。

同样的，在脊髓脊膜膨出，骶骨发育不全等，以及诸多高位肛门闭锁的情况下，有神经源性膀胱的儿

童中有25%是先天反流的。50%有后尿道瓣膜的男患儿会出现反流现象。反流时连带增加的内压（如逼尿肌括约肌协同失调或膀胱出口梗阻）可导致肾损伤，即使在没有感染的情况下依然如此。

反流的主要诱因是先天性泌尿道畸形。患有发育异常多囊性肾或肾缺如（见第531章）的儿童，15%会反流到对侧肾，患有肾盂输尿管连接部梗阻的儿童，10%～15%会反流到肾盂积水肾或对侧肾。

反流（特发性），是一种外显率多变的常染色体显性遗传性状。约35%有反流的儿童，其兄弟姐妹也有反流，并且近一半的新生儿的兄弟姐妹身上也出现反流状况。兄弟姐妹也患有反流的可能性大小与反流等级或性别无关。有证据表明，约12%患有反流但无明显症状的兄弟姐妹会形成肾瘢痕，并且50%有反流病史的妇女所生儿童也有反流。2010年美国泌尿学协会膀胱输尿管反流指南委员会指出，患有反流的人的兄弟姐妹，若有证据表明肾皮质异常、超声检查双肾大小不对称，或者有尿路感染史，建议做一下VCUG或放射性核素膀胱造影。若无以上症状，可不做。建议产前做反流的超声检查，以确认是否有扩张肾盂肾盏。原发性反流较少见于非裔美国人。

■ 临床表现

反流性疾病通常是在尿路感染检查中发现的。在这些儿童中，80%是女患儿，诊断年龄为2~3岁。在其他儿童中，排尿膀胱尿道造影的结果表现为排尿障碍、肾功能不全、高血压或其他可疑的泌尿道病理过程。初期反流也可能在胎儿肾积水检查中发现。在患病群体中，受影响儿童的80%为男患儿，反流等级也高于在尿路感染检查中诊断为反流的女患儿。

■ 诊 断

反流的诊断分别需要膀胱导尿，含碘溶液造影或放射性药剂滴入，和上下泌尿道的放射成像：对比排尿膀胱尿道造影或放射性核素膀胱造影。膀胱和上泌尿道在膀胱充盈和排尿时成像。发生在膀胱充盈时的反流被称为低压或被动反流；排尿时的反流称为高压或主动反流。被动反流的患儿比主动反流的患儿自愈的可能性小。放射性核素膀胱造影的辐射暴露程度明显小于排尿膀胱尿道造影。给对比研究提供了更多解剖上的信息，例如：明确是否有一个重复收集系统，异位输尿管，膀胱憩室，男患儿的膀胱出口梗阻，上尿路积水和排空障碍的体征（女患儿中的"抽陀螺"尿道）。反流等级的划分依赖于VCUG的表现。因此，排尿膀胱尿道造影被用于初始研究。后续诊断中，放射性核素膀胱造影应用的更多，

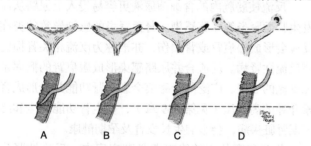

图533-1 输尿管口的正常和异常的结构。由左到右侧，渐进的横向输尿管口和缩短的壁内腔道所示。顶端，内视镜下表现。底部，通过输尿管壁内底，矢状面图

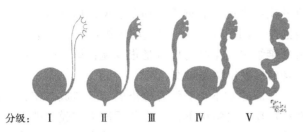

分级：　Ⅰ　　　Ⅱ　　　Ⅲ　　　Ⅳ　　　Ⅴ

图 533-2　分级的膀胱输尿管反流。Ⅰ级：反流至未扩张输尿管。Ⅱ级：回流到上级收集系统不伴扩张。Ⅲ级：反流到扩张输尿管和（或）钝化肾盏穹窿。Ⅳ级：反流到严重扩张输尿管。Ⅴ级：大量回流，具有显著的输尿管扩张和迂曲及乳头丧失

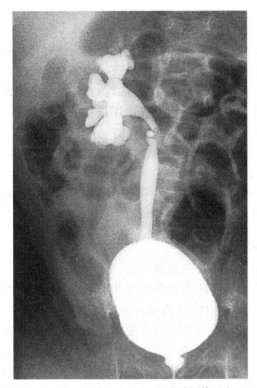

图 533-3　膀胱尿道造影显示Ⅳ级右输尿管反流

表 533-1　膀胱输尿管反流分类

类型	原因
原发性	先天性无效的膀胱输尿管交界瓣膜机制
原发性伴输尿管膀胱交界的其他畸形	输尿管重复 重复的输尿管疝 输尿管异位 输尿管旁憩室
继发于膀胱内压增加	神经源性膀胱 非神经病性膀胱功能障碍 膀胱出口梗阻
继发于炎症过程	严重的细菌性膀胱炎 异物 膀胱结石 临床膀胱炎
继发累及输尿管膀胱连接处的外科手术	外科

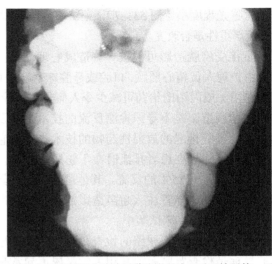

图 533-4　新生儿男患儿膀胱尿道造影照片显示巨输尿管 - 巨膀胱综合征。由于高档膀胱输尿管反流，表明存在大量的输尿管扩张。膀胱扩张严重。没有发现尿道梗阻或神经性功能障碍。

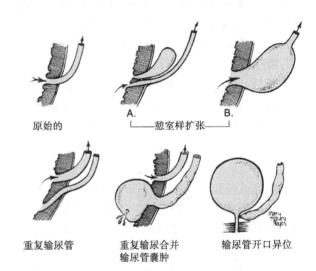

原始的　　　A.　—憩室样扩张—　　B.

重复输尿管　　重复输尿管合并　　输尿管开口异位
　　　　　　　输尿管囊肿

图 533-5　与膀胱输尿管反流相关的输尿管膀胱连接处的各个解剖缺陷

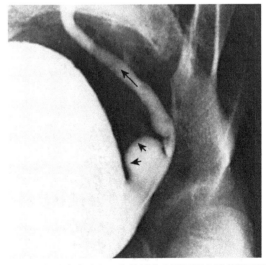

图 533-6　反流及膀胱憩室。膀胱尿道造影证明左输尿管反流和输尿管旁憩室

因为辐射曝光程度小（图533-7），虽然它可能难以确定的反流严重性是否改变。

儿童接受膀胱造影可能被导管造成心理创伤。在研究前由护理人员精心照顾，口腔或鼻腔咪达唑仑（镇静镇痛作用）或丙泊酚给药可减少令人痛苦的体验。

间接膀胱造影是不导尿检测反流的技术，涉及静脉内注入经肾脏排泄的放射性药物的技术，等待它被排泄到膀胱，并且在患者排泄时在下泌尿道成像。这种技术只能检测出75%的反流。其他避免放射性暴露的技术如通过尿道导管注入超声造影剂，肾脏超声成像。这种技术还在临床试验中。

反流被诊断后，上尿路的检查是重要的。上尿路成像的目标是检查肾脏瘢痕和相关的泌尿道异常是否存在。肾功能成像通常是伴随一个肾脏超声或肾核素扫描进行。

儿童应该对膀胱和直肠功能障碍进行检查，包括尿急、尿频、昼夜尿失禁、不常排尿，或合并以上症状。有膀胱过度活跃症状的儿童往往进行行为矫正与定时排尿的治疗方案，有时进行抗胆碱治疗。

诊断后，应该对儿童的身高、体重、血压进行测量和监测。如果上泌尿道造影可见肾瘢痕形成，应进行血清肌酐测定。尿液应该检测是否有感染和蛋白尿。

■ 自然史

肾瘢痕或反流性肾病的发病率随着反流的等级不断增加。膀胱在不断生长和成熟，反流的等级随着时间的推移也会增加。低等级的反流比高等级的反流更容易解决，对于等级Ⅰ和Ⅱ的反流来说，无论是诊断的年龄还是单侧或者双侧，治疗大致相同。对于等级

Ⅲ的反流来说，低龄诊断和单边反流通常具有较高的自愈率（图533-9）。双侧的Ⅳ级反流比单边Ⅳ级反流更难解决。Ⅴ级的反流是很少能被解决的。反流的平均的诊断年龄为6岁。

反流通常不会对没有感染的肾脏造成损伤，但是在高压反流的情况下，如小儿后尿道瓣膜，神经源性膀胱和非神经源性膀胱（即欣曼综合征），无菌反流也会对肾脏造成明显的损伤。高级别反流患儿泌尿道感染的发生，肾盂肾炎和新肾脏瘢痕的风险更高（图533-8）。

■ 治 疗

治疗的目标是预防肾盂肾炎、反流对肾脏造成的损伤和反流导致的并发症。药物治疗是基于反流可以随着时间的推移治愈并且可以防止尿道感染的发病率以及并发症的原则。手术治疗是基于以下表现，由于持续的反流已经导致或明显将会导致肾损伤、由于反流引起的其他并发症或者是将反流对肾的损伤降低到最小化。

1997年美国泌尿外科学会（AUA）公布了膀胱输尿管反流的治疗指南。

预 防

根据应用抗生素预防的一系列临床有效性，抗生素已经被推荐用于大多数患儿反流的日常初始治疗。常用的初始治疗药物包括复方新诺明(TMP-SMX)、甲氧苄啶、呋喃妥因和头孢氨苄，每天服用1次所需用量是治疗急性感染剂量的25%~30%。这种治疗将会持续到反流已经解决或将直到患儿发生反流的风险低。膀胱直肠功能障碍应进行积极的治疗（见第537章）。如果有尿路感染的症状或体征建议进行尿培养。肾瘢痕的患儿发生严重发热性尿路感染的风险最大。应每年评估患儿的身高、体重、血压。建议每12~18个月进行VCUG或RNC和上尿路的影像检查。

外 科

药物治疗无效（严重尿路感染、持续反流）或患有高级别反流的患儿不太可能被治愈，AUA建议进行手术治疗。手术治疗的目的是尽量减少持续的反流和非手术治疗（预防和后续检查）。反流通过下腹部或腹股沟的切口、腹腔镜或膀胱镜进行解决。

开放式手术治疗，将异常的输尿管膀胱连接部进行修正，使膀胱壁内的输尿管长度和输尿管直径比为4：1~5：1.手术可经膀胱外或膀胱内进行。当反流合并输尿管明显扩张（巨输尿管）时，需要将扩张的输尿管裁剪或缩小以保证置于膀胱壁内长度宽度比接近

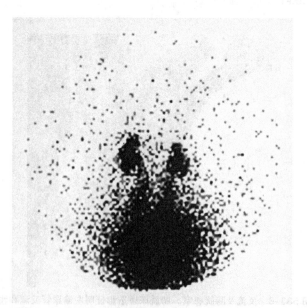

图533-7　放射性核素膀胱造影显示双侧反流

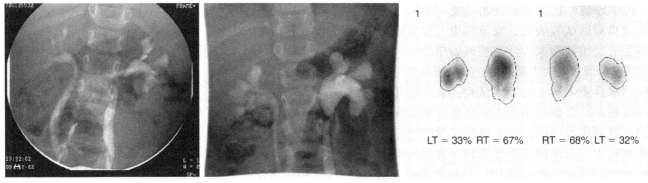

图 533-8　A. 排尿膀胱尿道造影（VCUG）在一个 3 岁的女患儿伴 2 次尿路感染显示双侧 III 级回流。B. 5 岁，重复 VCUG 显示加重的反流和肾脏盏杆状变形，表明肾瘢痕。C. 11 岁时，她发展至肾素介导的高血压。肾脏扫描显示明显的反流相关的肾瘢痕

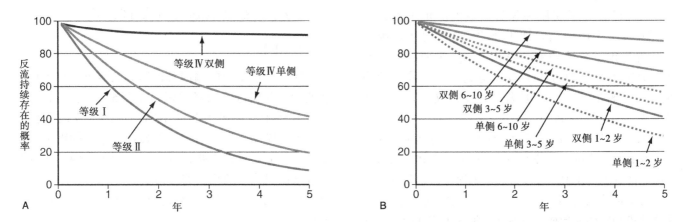

图 533-9　A. 生后 I，II，IV 级反流在 1-5 年内反流仍持续存在的概率。B. 不同就诊年龄的 III 级反流在 1~5 年内反流持续存在的概率
摘自 Elder JS, Peters CA, Arant BS Jr, et al. Pediatric Vesicoureteral Reflux Guidelines Panel summary report on the management of primary vesicoureteral reflux in children.J Urol, 1997, 157: 1846－1851

正常，并将一个膀胱角连接腰大肌肌腱，成为一个腰大肌钩。大部分患儿可经上述方法治愈。如果反流肾脏功能极差，可以考虑肾切除或肾输尿管切除术。腹腔镜手术可经膀胱（膀胱镜）或膀胱外进行还在临床试验中。

I ~ IV 级别原发性反流患儿治愈的成功率大于 95%~98%，2% 经历持续反流和 1% 有输尿管梗阻需要校正。由于成功率很高，许多儿科泌尿科医生术后不做 VCUG，除非患儿发生临床肾盂肾炎。对于 V 级反流，成功率约为 80%。反流级别较低时，一个失败的再植术最有可能在未确诊排尿功能障碍的患儿身上发生。对于继发性反流（后尿道瓣膜，神经源性膀胱）的患儿，成功率略低于原发性反流。等级 III 和 IV 反流的患儿，在开放手术矫正后患肾盂肾炎风险明显降低。手术修复不能治愈瘢痕或改善肾功能。

内镜修补包括通过膀胱镜下输尿管口下填充剂注射，创造一个人工的阀瓣（图 533-10 和 533-11）。输尿管支管注射的优点是，它是一种非侵入性的门诊手术（在全身麻醉下进行的）不需恢复时间。成功率为 70%~80%，是治疗低等级反流成功率最高的。如果第一次注射不成功，可执行一次或两次重复注射。2001

年 10 月，美国食品和药物管理局（FDA）批准的可生物降解的材料的使用，葡聚糖微球悬浮在透明质酸中（Deflux），用来输尿管支管注射。反流的复发率约为 10%。在美国，目前超过 40% 的抗反流手术以这种方式进行。

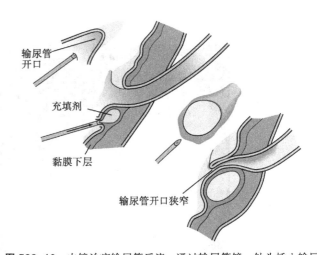

图 533-10　内镜治疗输尿管反流。通过输尿管镜，针头插入输尿管开口黏膜下，注射填充剂，建立抗反流瓣
摘自 Ortenberg J.Endoscopic treatment of vesicoureteral reflux in children. Urol Clin North Am, 1998, 25: 151－156

关于预防性抗生素的使用已受到质疑。三项前瞻性随机对照试验表明，反流的患儿尿道感染的风险不会通过预防而减少。这些试验中大多数的患儿为等级 I ~ III 反流，少量小于 1 岁的患儿参与研究。相反，来自澳大利亚的私人试验，表明患儿反流预防的有利性。在研究小于 2 岁且患有 III 和 IV 等级反流的儿童瑞典试验中，他们抗生素预防进行比较，在观察组中，发热性尿路感染和肾瘢痕的发病率比其他治疗组明显更高，该组中，用甲氧苄啶来预防，而在其他组则试验 TMP-SMX 作为预防性用药，因此，进一步的研究是必要的。美国国立卫生研究院（NIH）已建立了膀胱输尿管反流的随机干预试验的研究课题来研究预防性用药的问题。对于持续的低反流和正常膀胱功能的患儿，一些短期随访的回顾性研究表明，相对约 15% 的尿道感染，停止预防性用药一般是安全的，但纵向研究到成年人，特别是女性，并没有被进行。

AUA 推荐对于有反流相关性肾损伤高风险（即小于 1 岁的儿童）进行预防性用药。此外，膀胱和肠道功能障碍的评价（BBD）是反流的患者评价初始和持续的一部分。因为合并 BBD 和反流的儿童更可能有复发性尿路感染和肾瘢痕形成，这些儿童推荐预防性用药。处在观察期的反流的儿童如果发生发热性尿路感染，推荐预防性用药。决定是否建议观察，药物治疗或手术，是基于患者反流的风险和自愈率的可能，和家长和患者的选择，并且家庭应该了解每一种治疗方法的风险和益处。

参考书目

参考书目请参见光盘。

（李振武 译，沈颖 审）

534 章
尿路梗阻

Jack S. Elder

儿童尿路梗阻多为先天性解剖结构异常所致，也可见于创伤、肿瘤、结石、炎症过程以及手术损伤。梗阻可以发生在从尿道外口至肾盏的任何位置（表534-1）。梗阻引起的病生理改变取决于梗阻的部位、范围、发病年龄和梗阻的急性或慢性性质。

■ 病 因

胎儿早期出现的输尿管梗阻导致肾脏发育不良，病变程度从输尿管或肾盂闭锁（图 531-2）引起的多囊肾到轻中度梗阻引起的不同程度的肾皮质发育不良。胎儿晚期或出生后发生的慢性输尿管梗阻引起输尿管、肾盂、肾盏扩张，肾实质不同程度的扩张可以从轻微的肾小管改变到肾小球囊状扩张、肾小球和间质的纤维化。出生后，感染使梗阻更复杂，加重肾脏的损害。

■ 临床表现

尿路梗阻往往引起肾积水，肾积水在早期常常没有症状。肾盂输尿管连接部梗阻或膀胱输尿管连接部梗阻会引起腹部包块或患侧上腹部或胁腹部疼痛，由于尿流不畅引起肾盂肾炎，有时可发生上尿路结石，引起腹部和胁腹部疼痛及血尿。膀胱出口梗阻导致排尿无力，常合并尿路感染（UTI；见第 532 章）。许

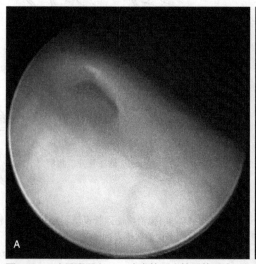
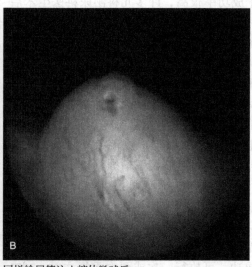

图 533-11（见彩图） A. 内窥镜下右输尿管反流。B. 同样输尿管注入糖体微球后

多病变可以通过产前超声检查发现，泌尿生殖系异常占胎儿发育畸形的 1/100。

梗阻性病变所致的肾功能不全本身可表现为发育停滞、呕吐、腹泻或其他非特异性症状和体征。在年长儿童，下尿路梗阻可以表现为充盈性尿失禁或排尿困难。急性输尿管梗阻引起腹部、胁腹部疼痛，也可以表现为恶心、呕吐。慢性输尿管梗阻可以没有症状或引起胁腹部隐痛或典型的疼痛，伴液体摄入量增加。

■ 诊 断

产前超声可以诊断尿路梗阻，典型的表现为肾脏积水。如产前诊断为尿路梗阻，出生后在新生儿期应该进行包括影像检查在内的全面评估。

尿路梗阻往往没有症状。新生儿期腹部触及到的包块往往是肾积水或多囊性肾发育不良。尿道瓣膜属于男性下尿路梗阻，在耻骨联合上可以触及核桃大小胀大的膀胱。脐尿管未闭合也可以引起尿路梗阻。新生儿尿性腹水往往是继发于后尿道瓣膜的肾脏、膀胱尿外渗所致。感染或脓毒症往往是尿路梗阻的首发症状。梗阻并发泌尿系感染对新生儿和儿童危害很大，需要静脉抗生素和尿路引流。急性泌尿系感染在第一次发作时都应行泌尿系超声检查。

影像学检查

肾脏超声

尿路扩张是尿路梗阻最主要的特征，肾积水是超声检查常见的发现（图 534-1）。但尿路扩张并不提示一定有梗阻存在，因为手术解除梗阻后扩张积水会持续存在。尿路扩张积水也可以由于膀胱输尿管反流引起或先天性无梗阻的尿路异常发育。超声检查时应评估肾脏的长度、肾实质扩张积水的程度、肾实质的厚度、有无输尿管扩张。理想的评价应该根据胎儿泌尿外科学会（SFU）围生期肾积水分级标准进行 1~4 级分级（表 534-2）。临床医生应该确定对侧肾脏是否正常、膀胱壁是否增厚、下段输尿管是否扩张以及膀胱是否能完全排空。对于急性或间歇性梗阻，集合系统的扩张不明显，超声有可能出现假象。

排泄性膀胱尿路造影（UCUG）

所有 3~4 级先天性肾积水及输尿管扩张积水的

表 534-1 尿路梗阻的类型和原因

位置	原因
肾盏口	先天性 结石 炎症（结核） 外伤 手术后 肿瘤
肾盂	先天性（肾盂肾盏连接部狭窄） 炎症（结核） 结石 肿瘤（肾母细胞瘤，神经母细胞瘤）
肾盂输尿管连接部	先天性狭窄 结石 肿瘤 炎症 手术后 外伤
输尿管	先天性梗阻性巨输尿管 输尿管中段结构 输尿管异位开口 输尿管膨出 腔静脉后输尿管 输尿管纤维上皮性息肉 输尿管瓣膜 结石 手术后 外源性压迫 占位（神经母细胞瘤、淋巴瘤、其他腹膜后或盆腔肿瘤） 炎症（克罗恩病、慢性肉芽肿） 血肿、尿性囊肿 囊状淋巴管瘤 腹膜后纤维化
膀胱出口和尿道	神经源性膀胱功能障碍（功能性梗阻） 后尿道瓣膜 前尿道瓣膜 憩室 尿道狭窄（先天性、外伤、医源性） 尿道闭锁 异位输尿管膨出 尿道口狭窄（男性） 结石 异物 包茎，包皮过长 肿瘤外源性压迫 泌尿生殖窦畸形

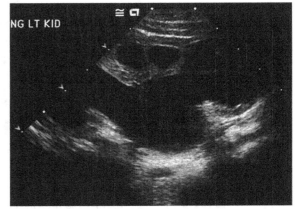

图 534-1 肾脏超声显示新生儿肾盂输尿管连接部梗阻引起的肾盂肾盏明显扩张

表 534-2 胎儿泌尿外科学会（SFU）围生期肾积水分级

肾积水分级	肾脏超声影像	
	肾脏集合系统	肾实质厚度
0	完整	正常
1	轻度分离	正常
2	明显分离，但限于肾脏边界内	正常
3	显著分离达肾脏边界外，肾盏均匀一致的扩张	正常
4	肾盂肾盏进一步扩张（肾盏明显凸出）	变薄

摘自 Maizels M, Mitchell B, Kass E, et al. Outcome of nonspecific hydronephrosis in the infant: a report from the registry of the Society for Fetal Urology.J Urol，1994，152:2324－2327

患儿均应该行排泄性膀胱尿路造影（VCUG），因为15%的输尿管扩张积水继发于膀胱输尿管反流。男性患儿中，VCUG还可以排除尿道梗阻，特别是后尿道瓣膜。新生儿下尿路梗阻可以触及由于慢性尿潴留和膀胱不能完全排空引起的胀大的膀胱，年长儿可以做无创的尿流率测定。膀胱收缩正常而尿流率下降提示存在下尿路梗阻。行 VCUG 时尿道内插管困难，应该怀疑尿道狭窄或尿道梗阻。自尿道外口注入造影剂行尿道逆行造影可以帮助了解尿道解剖异常。

放射性核素检查

肾动态显像 用于了解肾脏的解剖和功能情况。MAG-3 和 99mTc-DMSA 是最常用的两种放射性示踪剂。MAG-3 由肾小管分泌，用于评价分肾功能，静脉注射利尿剂呋塞米可以观察尿液排泄情况。DTPA 是MAG-3 的替代物，能被肾小球过滤，DTPA 的背景活动比 MAG-3 高得多。DMSA 是肾脏皮质显影剂，可以评价分肾功能和肾瘢痕情况。但 DMSA 极少用于儿童尿路梗阻的评估。

行 MAG-3 利尿性肾图时，静脉注射小剂量99mTc-MAG-3（图 534-2，图 534-3），第 2~3 分钟分析比较肾实质吸收情况，经过计算机处理评价分肾功能，随后评价排泄功能，20~30min 后，静脉注入呋塞米 1mg/kg，分析尿液从肾脏到膀胱的排泄速度和类型。如果没有梗阻，10~15min 内肾盂内一半的放射性核素应排泄掉，记作半排时间 $t_{1/2}$。如果上尿路存在明显的梗阻，$t_{1/2}$ 通常大于 20min，$t_{1/2}$ 在 15~20min 不能确定有无梗阻。由此获得的影像能提供准确的梗阻部位。很多因素会影响利尿性肾图的结果，新生儿肾脏功能不成熟，出生后 1 个月即使肾脏正常，在注入利尿剂后也可能出现异常排泄。脱水会延迟肾脏的代谢和降低对利尿剂的反应。静脉注入呋塞米不足量也会表现引流不畅。如果存在膀胱输尿管反流，从膀胱向扩张的输尿管的反流会影响排泄期的时间。

MAG-3 利尿性肾图在评价婴儿、儿童肾积水方面优于排泄性尿路造影，因为肠气和肾脏功能的不成熟常常导致静脉肾盂造影（IVP）影像不佳，另外，利尿性肾图还可以客观地评价分肾功能。

排泄性尿路造影

排泄性尿路造影很少用于儿童泌尿系检查，尽管对少数不能明确上尿路是否有梗阻的病例或怀疑重复肾畸形的患儿有效。

磁共振尿路成像

磁共振尿路成像用于评价怀疑上尿路异常的病例。患儿静脉注射呋塞米，注射钆-DTPA 常规肾脏、输尿管、膀胱 T-1 加权像和 T-2 加权像。磁共振尿路成像能提供很好的泌尿系的病理影像并能评价分肾功能和排尿情况（图 534-4），并且不暴露于放射线，但是小年龄儿童需要镇静或麻醉下才能进行。一般首选于肾图和核素不能明确诊断复杂的病变。

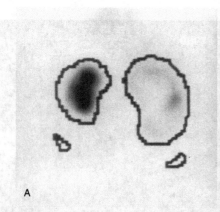
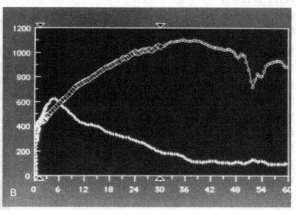

图 534-2 和图 534-1 为同一个患儿，6 周时行 MAG-3 利尿性肾图，右侧肾脏在图的右侧。A.分肾功能：左侧 70%，右侧 30%。B.静脉注射呋塞米后左侧引流正常，右侧引流缓慢，考虑存在右侧肾盂输尿管连接部梗阻，右侧肾脏行肾盂成形术

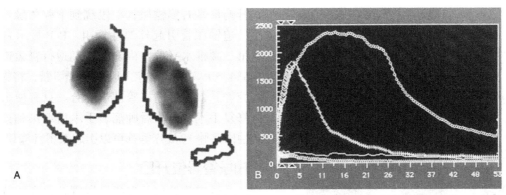

图 534-3　和图 534-1 为同一个患儿。A.14 月龄时 MAG-3 利尿性肾图显示双侧肾脏功能相同。B. 静脉注入呋塞米后快速排出

CT

怀疑输尿管结石的儿童，螺旋 CT 腹部和盆腔平扫是诊断有无结石、结石位置、有无近端积水的标准的方法。CT 往往是首选的检查，其缺点是暴露于放射性，只有当其检查结果是诊断治疗必须时才应用。

辅助检查

一些不常见的病例，顺行肾盂造影（经皮肾盂内注入造影剂）可以评价上尿路的解剖结构，不过，需要麻醉下进行。另外，可以进行顺行灌注压力测定，即自经皮肾造瘘管内以一定速度（一般为 10ml/min）注水，测定肾盂和膀胱压力，如果两者差大于 20cmH$_2$O 提示尿路梗阻。另外一些病例，膀胱镜逆行肾盂造影可以很好地了解上尿路情况（图 534-5）。

■ 特殊类型的尿路梗阻及治疗

肾积水

肾积水指由于肾盏漏斗口的狭窄引起的某个肾盏的局部积水。这种梗阻可以是先天性的也可以继发于如泌尿系感染的炎症过程。如果产前超声或生后没有发现肾积水，一般会在腹痛或泌尿系感染检查时发现。漏斗部狭窄可通过静脉肾盂造影或增强 CT 诊断。

肾盂输尿管连接部梗阻

肾盂输尿管连接部 (UPJ) 梗阻是儿童最常见的梗阻病变，常常是由于肾盂输尿管自身狭窄所致（图 534-1 到 534-4）。供应肾下极的副血管也可引起外源性梗阻。典型的超声表现为 3 或 4 级肾积水，输尿管无扩张。UPJ 梗阻临床表现：产前表现胎儿肾积水；新生儿期或婴幼儿期腹部包块；腹痛、胁腹部痛、背痛；泌尿系感染发热；轻微创伤后血尿。约 60% 发生在左侧，双侧发病约 10%。男女发病率约为 2∶1。UPJ 梗阻的患侧肾脏功能由于压迫性萎缩而受影响，不过大约一半的受累肾脏具有相对正常的肾脏功能。肾盂成

形术是治疗方法，通过切除输尿管的狭窄部位，正常的输尿管与肾盂吻合，手术成功率 91%~98%。肾盂成形术可以通过腹腔镜或达芬奇机器人完成。

肾盂输尿管交接部轻度梗阻引起的轻微肾积水，实际上这类患儿没有真正的梗阻，且肾脏功能正常。这类患儿可以归为肾盂输尿管连接部异常。另外引起轻度肾积水的原因是胎儿期输尿管上段的皱襞，也不存在梗阻。

对于产前超声偶尔发现肾盂扩张而新生儿期没有症状的患儿，本病诊断困难。出生后复查超声以验证产前的发现。由于 10%~15% 的患儿同侧合并膀胱输尿管反流，所以也应该行 VCUG 检查。由于新生儿尿少会引起新生儿期一过性肾盂张力减低，最好在出生 3d 后复查超声。如果复查时没有看到肾盂扩张，1 月龄时再复查超声。如果超声提示 1 或 2 级肾积水并且肾实质正常，需要定期超声监测，有时肾积水会消失。

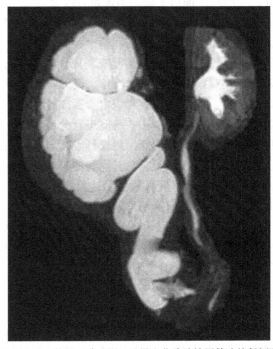

图 534-4　核磁尿路造影显示男患儿膀胱输尿管连接部梗阻

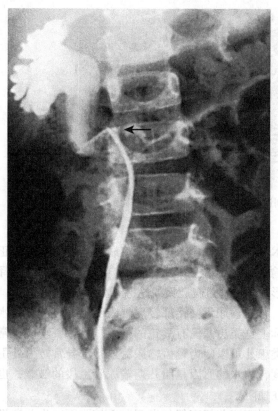

图 534-5 逆行肾盂造影显示上段扩张的输尿管在腰 3 水平向内侧倾斜，是腔静脉后输尿管的特点

不建议对轻度肾积水的儿童预防性应用抗生素。如果肾积水在 3 或 4 级，肾积水不能自行消失且存在梗阻，特别是肾盂前后径在 3cm 以上，建议在 4~6 周龄时行 MAG-3 利尿性肾图检查，如果上尿路引流差或分肾功能差，建议行肾盂成形术。肾盂成形术后分肾功能会有改善，应用利尿剂后上尿路引流也会改善。

如果利尿性肾图显示分肾功能正常，上尿路引流满意，即使是 4 级肾积水，也可超声检查随访。如果积水仍没有缓解，6~12 个月龄复查利尿性肾图，有助于决定是继续观察还是行手术治疗。婴儿早期手术仅限于腹部包块、双侧严重的肾积水、孤立肾肾积水、患肾功能严重受损。偶尔有些病例患肾分肾功能小于 10% 但是患肾又有部分功能，建议行经皮肾造瘘引流积水，几周后复查分肾功能。有症状的年长儿，通过超声和利尿性肾图诊断肾盂输尿管连接部梗阻。

此病须与以下疾病鉴别诊断：①巨肾盏，先天性非梗阻的肾盏扩张而肾盂和输尿管不扩张；②有输尿管明显扩张迂曲的膀胱输尿管反流；③尿路造影时显影不良的中段或远端输尿管梗阻。

■ 输尿管中段梗阻

先天性输尿管中段狭窄或瓣膜很少见。可通过切除狭窄段、上下输尿管端端吻合治疗。腔静脉后输尿管畸形是右侧输尿管上段绕到下腔静脉后，下腔静脉压迫输尿管引起外源性梗阻。IVP 显示右侧输尿管在第三腰椎水平偏向内侧。通过逆行肾盂造影确诊（图 534-5）。手术治疗上段输尿管切断，将输尿管绕到下腔静脉前方行输尿管端端吻合。只有梗阻存在时才行修复手术。腹膜后肿瘤、手术后纤维粘连、炎症（慢性肉芽肿）、放疗等都可以引起获得性输尿管中段梗阻。

输尿管异位开口

输尿管异位开口指输尿管开口在膀胱外的部位。女性发病率是男性的 3 倍，可以通过产前检查发现。异位开口的输尿管往往是合并重肾双输尿管畸形的上肾输尿管。

在女患儿中，异位输尿管有 35% 在膀胱颈水平开口于尿道，35% 开口于尿道阴道隔，25% 开口在阴道，少见的有开口在子宫或子宫颈、Gartner 腔或尿道憩室。输尿管口异位的末端常常合并狭窄，引起肾输尿管积水。开口在膀胱颈以外的输尿管口异位均表现为持续性尿失禁，尿流不畅引起泌尿系感染。

在男患儿中，输尿管异位开口在后尿道（外括约肌上方）47%，前列腺 10%，精囊 33%，射精管 5%，输精管 5%。男患儿输尿管口异位不引起尿失禁，大多表现为泌尿系感染或附睾炎。

影像检查包括泌尿系超声、VCUG、肾核素扫描。肾核素扫描可以提供受累肾脏的分肾功能。超声可以看到受累的肾脏积水、扩张的上半肾、输尿管到膀胱的情况（图 534-6）。如果输尿管口异位在膀胱颈（女孩），VCUG 可以看到膀胱输尿管反流，但反流不治疗方法取决于异位开口输尿管引流肾脏的情况，如果所引流肾脏功能良进入异位开口的输尿管，而是进入同侧下肾或对侧集合系统。

若肾功能好，则行膀胱输尿管吻合或输尿管输尿管端端吻合（异位输尿管与正常的下肾输尿管吻合）。如果患肾功能很差则行部分或全肾切除，目前很多单位通过腹腔镜或达芬奇机器人完成肾切除手术。

输尿管膨出

输尿管膨出为末端输尿管囊状扩张，突入膀胱，如针尖样开口于膀胱。女孩多见，该症常为产前超声检查或尿路感染时发现。输尿管膨出可以是异位型，膨出的囊肿异位到膀胱颈、尿道，也可以是正常位置，膨出完全位于膀胱内。不论是原位还是异位都可以是双侧。

在女患儿中，输尿管膨出往往并发于重肾畸形（图 534-7），男患儿输尿管膨出近 50% 不伴发重肾。如果并发重肾畸形，输尿管膨出引流的上半肾功能常很差或由于输尿管末端梗阻上半肾先天性发育不良。下肾输尿管开口在上肾输尿管膨出的上方或侧方，会发生膀胱输尿管反流。

异位输尿管膨出从膀胱黏膜下层异位到尿道。偶尔大的输尿管膨出会导致膀胱出口梗阻尿潴留进一步引起双侧肾积水。在女患儿中，输尿管膨出可以从尿道外口脱出。超声是有效的诊断方法，可以看到输尿管膨出及是否合并重肾畸形。VCUG 往往表现为膀胱内的充盈缺损，有时大的输尿管膨出会引起其下肾膀胱输尿管反流，下肾影像如"低垂的百合花"。肾核素扫描可以准确地描述患肾功能。

不同的医学中心对异位输尿管膨出的治疗方法不同，主要依据肾核素扫描反应的上肾功能和下肾有无膀胱输尿管反流。如果上半肾没有功能、不伴反流，则采取腹腔镜、机器人或开放行上半肾及所属大部分输尿管切除。如果上半肾有功能、下肾明显的膀胱输尿管反流或由于肾积水所致的严重的败血症，经尿道钬激光或电灼囊肿以降低输尿管膨出的压力，当然，这种方法常常会引起膀胱输尿管反流，随后应该进一步行膀胱输尿管吻合。还有一种可选择的方法，即行上肾输尿管和下肾输尿管吻合，梗阻的上肾输尿管与下肾正常的输尿管吻合。这种方法可以通过微创如腹腔镜或小切口进行。

原位输尿管膨出无论是否并发重肾畸形，输尿管均开口在膀胱内正常位置（图 534-8）。通常是产前超声发现或因泌尿系感染行进一步检查发现。泌尿系超声可以看到膀胱内的膨出及肾输尿管积水。IVP 可以看到不同程度的输尿管和肾盏的扩张积水，以及膀胱内的充盈缺损。延迟摄片可以发现扩张的输尿管囊肿及造影剂充盈。通过尿道行输尿管膨出的切开可以有效地解除梗阻，但是会引起膀胱输尿管反流，需要进一步行膀胱输尿管再植。有学者建议开放手术行输

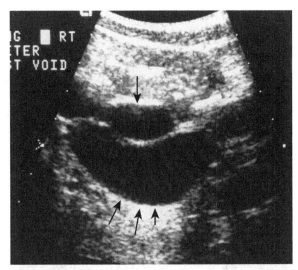

图 534-6　泌尿系超声女患儿尿失禁右侧扩张的输尿管（下箭头）绕过几乎排空的膀胱（上箭头）后方进入阴道

尿管膨出切除、膀胱输尿管再植作为首选术式。小的、单一的、偶尔发现并且不伴随上尿路扩张积水的输尿管膨出应随访观察不做处理。

巨输尿管

巨输尿管（扩张的输尿管）的分类见表 534-3。引起输尿管扩张的原因很多，其中多数是非梗阻性的。

巨输尿管常常产前超声发现或出生后由于泌尿系感染、血尿、腹痛等做超声检查发现。仔细询问病史、体格检查和 VCUG 有助于查明继发性巨输尿管的病因，反流性巨输尿管或梨状腹综合征。原发的梗阻性和非梗阻性巨输尿管可以代表相同病变的不同严重程度。

原发梗阻性非反流性巨输尿管是由于输尿管远端扩张，纤维组织代替了正常的肌层，正常的输尿管蠕动被破坏，近端输尿管变宽，通常不是真性狭窄。IVP 上，远端输尿管越往远端扩张越明显，在膀胱输尿管交界水平或上方忽然变细（图 534-9）。病变可

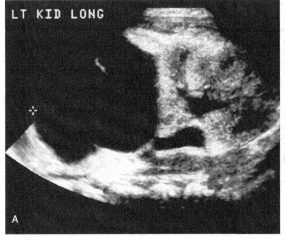

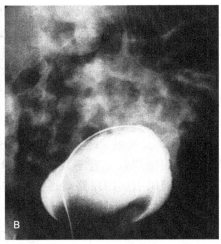

图 534-7　A. 婴儿异位输尿管膨出，超声显示左侧上半肾扩张团块，下半肾正常。B. 排尿性膀胱尿道造影提示膀胱内来源于左上肾的输尿管膨出，没有膀胱输尿管反流

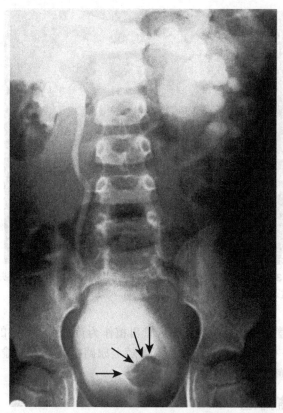

图 534-8 膀胱内单一输尿管膨出。排泄性尿路造影显示膀胱内左侧圆形的充盈缺损,为左侧输尿管膨出,引起输尿管末端梗阻至左侧肾积水。这种类型适用于通过尿道镜行囊肿开窗术

为单侧或双侧。严重的肾输尿管积水提示有梗阻存在。巨输尿管由于引流不畅可以引起泌尿系感染、尿路结石、血尿或腹痛。在大多数病例中,利尿性肾图和连续的超声检查能够鉴别梗阻和非梗阻性巨输尿管。很多非梗阻性巨输尿管会逐渐消退(图 534-10)。真正的梗阻性巨输尿管需要手术干预,切除输尿管狭窄段行输尿管再植。手术效果良好,但预后取决于术前肾功能情况和有无并发症发生。

如果分肾功能正常(>45%)且没有症状,超声和利尿性肾造影监测肾脏功能和引流情况是安全可行的。4 级肾积水需要预防性口服抗生素,一旦肾功能恶化或上尿路引流变慢或出现泌尿系感染需要行输尿管再植手术。约 20% 非反流性巨输尿管需行输尿管再植手术。

Prune-Belly 综合征

Prune-Belly 综合征也叫"三联综合征"或"Eagle-Barrett 综合征",发病率约 1/40 000;95%为男孩。典型特点:腹壁肌层发育不良、隐睾和由于胎儿期严重的尿道梗阻引起的尿路畸形(图 534-11)。围生期羊水少和肺发育不良是主要的并发症。许多胎儿为死产。泌尿系畸形包括输尿管在内的上尿路扩张积水、大膀胱、脐尿管未闭合或脐尿管憩室。许多患儿合并膀胱输尿管反流、前列腺部尿道扩张、

前列腺发育不全。前尿道也有扩张引起巨尿道。罕有尿道狭窄或闭塞。肾脏不同程度的发育不良,睾丸通常位于腹腔内。常伴随肠旋转不良。10% 的病例有先天性心脏病,大于 50% 的患儿并发骨骼肌肉系统发育异常,包括四肢和脊柱的异常。女性病例往往伴发尿道、子宫和阴道畸形。

许多 Prune-Belly 综合征的新生儿由于膀胱肌层发育差和尿道细而出现膀胱排空障碍。对于没有梗阻者,治疗主要是口服抗生素预防泌尿系感染。如果证实存在输尿管或尿道梗阻,暂时性的措施如肾盂造瘘术或膀胱造瘘术可以有效地保护肾功能,直到患儿到能承受复杂手术的年龄。有一些 Prune-Belly 综合征的患儿合并典型或不典型的后尿道瓣膜。泌尿系感染经常发生并且需要立即治疗。睾丸固定术应该在 6 个月龄时完成,但因为睾丸位置高位于腹腔内而手术困难。腹壁成形可以在美观和功能上取得良好效果。

预后取决于肺发育不全和肾发育不良的程度。1/3患儿胎死宫内或出生后几个月由于肺发育不全而死亡。30% 长期存活的患者由于肾发育不良、感染并发症、膀胱输尿管反流而发展为终末期肾脏疾病,需要行肾移植,这些患儿肾移植的预后较好。

膀胱颈梗阻

膀胱颈梗阻常常继发于异位输尿管膨出、膀胱结石、前列腺肿瘤(横纹肌肉瘤)。临床表现包括排尿困难、尿潴留、泌尿系感染、充盈性尿失禁等。最常见的明显的膀胱颈梗阻是后尿道瓣膜,但其很少有功能上的意义。原发的膀胱颈梗阻非常罕见。

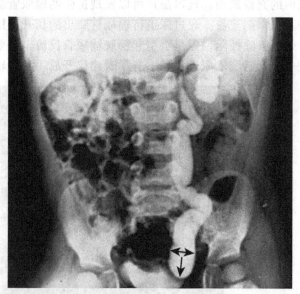

图 534-9 非反流的梗阻型巨输尿管。泌尿系感染女孩排泄性尿路造影显示右侧上尿路正常,左侧肾输尿管积水,输尿管远端明显扩张积水,这是输尿管远端梗阻的特点。不合并膀胱输尿管反流。输尿管远端梗阻的诊断经过利尿性肾图证实

表 534-3　巨输尿管分型

反流型		梗阻型		非反流、非梗阻型	
原发	继发	原发	继发	原发	继发
原发反流	神经源性膀胱	真正的（原发梗阻性巨输尿管）	神经源性膀胱	无反流 无梗阻	糖尿病 尿崩症
巨膀胱-巨输尿管综合征	Hinman 综合征	输尿管瓣膜	Hinman 综合征		感染
输尿管异位开口	后尿道瓣膜	输尿管异位开口	后尿道瓣膜		梗阻解除后输尿管扩张持续存在
Prune-belly 综合征	膀胱憩室	异位输尿管膨出	输尿管结石		
	手术后		外界因素		
			手术后		

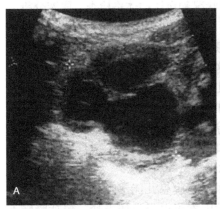 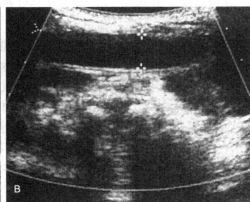 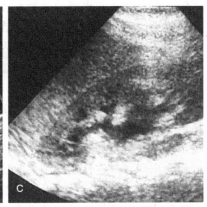

图 534-10　没有膀胱输尿管反流的原发性巨输尿管的新生儿。A.肾脏超声显示 4 级肾积水。B.扩张的输尿管。肾图显示与对侧相同的肾功能，利尿剂刺激后引流满意。C.随访 10 个月后超声显示肾积水完全缓解

后尿道瓣膜

儿童严重尿路梗阻最常见的原因是后尿道瓣膜，发病率约为 1/8000，尿道瓣膜是起自前列腺尿道伸向尿道外括约肌的叶状组织，隙状小孔常与叶状组织分开，瓣膜的胚胎来源不清楚，可引起不同程度的梗阻。大约 30% 患儿出现终末期肾脏疾病或慢性肾功能不全。前列腺部尿道扩张，膀胱肌肉层肥厚，约 50% 合并膀胱输尿管反流，远端输尿管梗阻可导致慢性膀胱

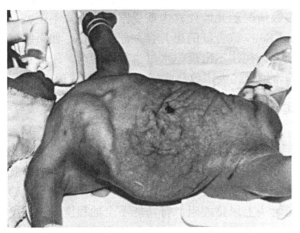

图 534-11　出生仅 1600g 的 Prune-belly 综合征新生儿，可以看到腹部皮肤皱褶没有弹性

充盈或膀胱肌肉肥大。肾脏的损害程度从轻度肾积水到严重的肾发育不良不等，其严重程度与胚胎期尿道瓣膜的形成时间和梗阻程度有关。如其他类型的尿路梗阻或肾发育不良，常并发羊水过少和肺发育不全。

产前超声可以发现有后尿道瓣膜的男性患儿，表现为双侧肾积水、膀胱胀大，如果梗阻严重则出现羊水过少。已有经皮膀胱羊膜腔分流和开放性胎儿膀胱减压手术的报道，但目前胎儿期手术尚缺乏试验和临床的有效证据，因此，胎儿手术只能是自愿的，试验性的。产前诊断特别是孕 6 个月时诊断的后尿道瓣膜其预后比生后发现的较差。在男新生儿，一旦触到胀大的膀胱及发现排尿无力应该考虑后尿道瓣膜。如果梗阻严重且新生儿未能发现，在婴儿后期会因尿毒症或泌尿系梗阻感染引起的脓毒症而使发育停滞。如果梗阻不严重，儿童期表现为白天尿失禁或泌尿系感染。VCUG（图 534-12）或会阴部超声检查可以诊断。

后尿道瓣膜一旦诊断，应全面评价肾脏功能和上尿路解剖情况。对于健康新生儿，膀胱内可以插入聚乙烯胃管（5F 或 8F）并留置数天。由于管末端在前列腺部卷曲，从而造成置管困难。胃管在尿道前列腺部卷曲时，尿液主要通过管周围而不是管内部流出。

尽量不用气囊导尿管，因为气囊导尿管引起膀胱痉挛，从而进一步加重输尿管梗阻。

如果血肌酐正常或恢复到正常，可以考虑麻醉下膀胱镜经尿道行瓣膜切除术。如果尿道细小不能行瓣膜切除，可以行膀胱造口，即膀胱壁开口在下腹部。待患儿大些行瓣膜切除和关闭膀胱造口。

如果膀胱引流后血肌酐仍然或持续升高，应该考虑是否合并输尿管梗阻、不可逆的肾脏损害、肾脏发育不良。对于这样的患儿应该做膀胱造口，膀胱造口术优于经皮肾盂造瘘引流术。膀胱造口有益于膀胱生长和膀胱顺应性的改善。

对于尿毒症和脓毒症的婴儿，挽救生命的治疗应该包括迅速纠正水电解质平衡紊乱、选用敏感抗生素控制感染、经皮肤肾造瘘和血液透析。病情稳定后重新评估和决定进一步治疗。对于因为排尿困难或尿失禁或泌尿系感染而发现的年长儿童的后尿道瓣膜，其治疗首选尿道瓣膜切除术。

提示预后好的因素包括：孕 18~24 周产前泌尿系超声正常，膀胱减压后血肌酐低于 0.8~1.0mg/L，肾脏超声可以分辨皮质和髓质。在一些情况下，尿路发育过程会出现"一过性瓣膜消失"现象，这一现象可以保护肾功能。例如，15% 后尿道瓣膜患儿单侧膀胱输尿管反流入对侧没有功能的发育不良的肾脏内，称为"VURD 综合征"（瓣膜、单侧膀胱输尿管反流、肾发育不良）。在这些患儿中，膀胱的高压通过反流到没有功能的肾脏内而得到缓解，有利于对侧肾脏的正常发育。新生儿尿性腹水，尿液梗阻的集合系统，自肾

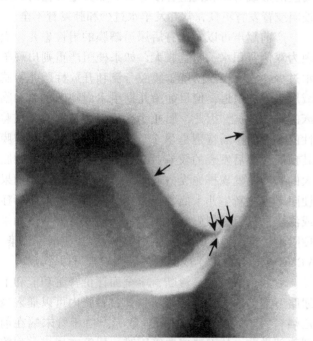

图 534-12 后尿道瓣膜的排尿性膀胱尿道造影。可以看到前列腺部尿道扩张，瓣膜处横向变窄的切迹

脏穹隆处渗出，这样的尿液外渗有利于肾脏的正常发育。后尿道瓣膜预后不利因素包括：宫内羊水少、孕 24 周前发现肾积水、膀胱减压后血肌酐大于1.0mg/dL、双侧肾皮质囊肿、5 岁后仍有日间遗尿。

新生儿后尿道瓣膜的预后与其肺发育不全的程度和肾功能的恢复潜能有关，严重的为死产。度过新生儿期的患儿，约 30% 最终需要肾移植，15% 有肾功能不全。后尿道瓣膜患儿肾移植由于膀胱功能差比膀胱功能正常儿童的肾移植成功率要低，可能是由于膀胱功能改变对移植物功能和生存有不利影响。

因尿道瓣膜切除术后肾积水仍会存在数年，所以需要口服抗生素预防泌尿系感染。每年进行泌尿系超声、包括生长发育状况和血压的体格检查、尿液分析、血电解质情况等。许多患儿由于肾脏浓缩功能差出现多尿，如果这些患儿发生呕吐或腹泻，不能用尿量估计其脱水情况，这类患儿会很快脱水，应该及时为其静脉补液。一些儿童会有肾小管性酸中毒，需要口服碳酸氢钠治疗。如果出现严重的肾功能不全、生长发育迟滞、高血压等应肾内科密切随诊复查。合并膀胱输尿管反流需要口服预防量抗生素，一旦泌尿系反复感染应该考虑手术干预。

经过治疗的尿道瓣膜患儿能够自行控制排尿比其他儿童要晚。多种因素可以导致尿失禁，包括膀胱不自主收缩、膀胱低顺应性、膀胱收缩无力、膀胱颈协同失调或多尿等等。这类患儿需行尿流动力学检查以指导治疗。不遵医嘱的患儿即使没有泌尿系感染将来也会造成肾脏损害。对于多尿患儿，夜间留置导尿管是有益的。随着年龄增长特别是青春期后尿失禁会有改善。为了改善预后应该密切关注膀胱的顺应性、膀胱排空情况及感染情况。

尿道闭锁

尿道闭锁是尿路梗阻中最严重的类型，非常罕见。宫内表现为膀胱胀大、双侧肾输尿管积水、羊水过少。大多数情况胎儿胎死宫内或受限于肺发育不全。一些 Prune-Belly 综合征的患儿合并尿道闭锁。如果脐尿管未闭合，往往不出现羊水过少能够活产。尿道重建非常非常困难，大多数只能行可控性的尿流改道。

尿道发育不全

尿道发育不全是罕见的尿路梗阻性疾病，其严重程度低于尿道闭锁。尿道发育不全的尿道非常细小，新生儿典型表现为双侧肾输尿管积水和胀大的膀胱，儿童喂养管插入尿道困难甚至不可能。通常要做膀胱造口解决上尿路梗阻。肾功能不全的程度不同，严重的为终末期肾脏疾病。治疗包括尿道重建、逐步的尿道扩张或可控性的尿流改道。

尿道狭窄

男性尿道狭窄通常由于尿道外伤、医源性（尿道插管、内镜检查、以往尿道重建手术）或者意外伤害（骑跨伤、骨盆骨折）。由于病变是逐渐发展的，尿流的变化往往不被患儿或父母发现，更多是因为梗阻引起的膀胱不稳定、血尿或排尿困难被发现。自尿道膀胱插管几乎不可能。诊断可以通过静脉尿路造影的排尿期或逆行造影，超声也可以诊断尿道狭窄。内镜检查可以证实。尿道狭窄段短的可以通过内镜直视下行尿道内切开，具有较高的成功率和改善尿流，但是容易复发需要长期随诊复查。尿道狭窄段较长尿道狭窄周围的纤维组织需要行尿道成形术，反复的尿道内切开会造成尿道进一步损伤，应避免。无创的尿流率检查对诊断和随访很有帮助。

由于女性尿道的解剖特点，外伤后真正的尿道狭窄很少见，特别是在儿童期。过去认为女性尿道远端的尿道环会引起梗阻和泌尿系感染，通过尿道扩张会得到缓解。排泄性膀胱尿路造影发现尿道呈"陀螺样"畸形则疑诊（图537-3），测量尿道内径可肯定诊断。研究没有发现排泄性膀胱尿路造影所显示的尿道影像和尿道内径测量结果之间存在相关性，女孩反复尿道感染与正常年龄对照组的尿道内径也无显著差异。女性尿道狭窄通常继发于逼尿肌括约肌协同失调，因此很少对这些儿童行尿道扩张治疗。

男孩前尿道瓣膜和憩室

前尿道瓣膜罕见。前尿道瓣膜不像后尿道瓣膜那样存在叶状瓣膜造成梗阻，而是尿道海绵体部在排尿期憩室样扩张。憩室前唇压迫尿道海绵体引起外源性梗阻。典型表现在阴茎腹侧阴囊交接部可以触及软肿块，排尿无力，体格检查同后尿道瓣膜的相关表现。前尿道瓣膜的严重程度不一，憩室较小时造成轻微梗阻，严重时会引起严重的尿道梗阻甚至导致肾功能不全。通过体格检查和 VCUG 可以诊断。治疗包括开放性行尿道憩室切除或经尿道行憩室前唇切除。尿道憩室有时也会继发于重度尿道下裂修复后。

尿道梭形扩张或巨尿道会出现在尿道海绵体或支撑尿道的组织发育不全，常见于梨状腹综合征。

男性尿道外口狭窄

见第 538 章男性尿道外口狭窄。

参考书目

参考书目请参见光盘。

（宋宏程 译，沈颖 审）

第 535 章
膀胱畸形
Jack S. Elder

膀胱外翻

典型膀胱外翻新生儿的发生率约为 1/40 000~1/35 000。男女比例 2：1。病变程度可有轻度的尿道上裂（男孩）到完全的泄殖腔外翻包括整个后肠及膀胱外翻。

补充内容请参见光盘。

（梁海燕 译，沈颖 审）

第 536 章
神经源性膀胱
Jack S. Elder

儿童神经源性膀胱多由先天性因素引起，常见病因有神经管缺陷及其他脊柱畸形。脊髓的获得性疾病和创伤因素引起的神经源性膀胱比较少见。中枢神经系统肿瘤、骶尾部畸胎瘤、伴有肛门闭锁的脊柱畸形、脊髓损伤等都可引起膀胱和（或）括约肌的神经损伤。

补充内容请参见光盘。

（林德富 译，沈颖 审）

第 537 章
排尿障碍
Jack S. Elder

正常排尿和如厕训练

对胎儿而言，排尿的发生是通过反射性膀胱收缩，且通过同步的膀胱收缩和括约肌的松弛相协调引起的。尿液的存储包括交感和会阴神经对逼尿肌收缩的抑制性调节以及与之相伴随的外括约肌收缩，膀胱颈及近端尿道的关闭。婴幼儿可有协调的反射性排尿,大约每日15~20次。随后,膀胱容量逐渐增加,儿童期到14岁,平均膀胱容积=年龄(岁)×2(单位:盎司,1盎司≈28.3495g)。

从发育的角度来说,2~4岁的儿童,在生理上已经能够进行排尿训练。为了达到有意识的膀胱控制,需具备以下几条:对膀胱充盈的感知;大脑皮层对膀胱不稳定收缩的抑制、能够有意识地收紧外括约肌防止尿失禁的发生;正常的膀胱发育;儿童保持内裤干洁的主动意愿。排尿过渡期指的是儿童获得膀胱控制能力的这段时期。通常来说,女孩获得膀胱控制能力的时间要早于男孩。儿童获得大便控制能力的时间通常早于获得膀胱控制能力的时间。

■日间尿失禁

非神经系统异常引起的日间尿失禁在儿童中常见(见第21.3)。5岁时,约95%的儿童可在白天保持一段时间的内裤干洁;92%的儿童能一直保持干洁。7岁时,大约96%的儿童能够在白天一直保持内裤干洁,尽管有15%的儿童有时会有尿急的表现。12岁时,99%的儿童在白天能够保持内裤干洁。日间尿失禁最常见的原因是膀胱的过度活跃。表537-1列出了引起儿童日间尿失禁的原因。

病史的要点涉及尿失禁的形式,包括频率,两次尿失禁间的漏尿量,尿失禁是否与尿急发笑有关,失禁是否在排尿后发生,以及是否持续发作。另外,还需评估排尿的频率、是否合并有夜间遗尿症、尿线是否有力持续以及是否存在排尿不尽感。一本记录儿童何时排尿以及是否保持内裤干洁的排尿日记是非常有用的。其他的泌尿系统问题也应进行评估,例如尿路感染,反流,神经系统病变或重复畸形的家族史。同时还应了解排便习惯,因为便秘和(或)大便失禁的儿童常伴有尿失禁。曾遭受性侵的女童也会发生日间尿失禁。体格检查可发现引起尿失禁的各种器质性病变的体征:身材矮小、高血压、肾脏和(或)膀胱增大、便秘、阴唇粘连、输尿管异位、背部或骶尾部异常(图536-4)以及神经系统病变。

评估的手段包括:尿液分析,必要时可行尿培养;膀胱排尿日记(记录排尿时间及尿量,内裤是否干洁);残余尿量(通常由膀胱超声获得);排尿异常症状评分(图537-1);布里斯托大便评分(图537-2);尿流率测定,包含或不包含肌电图(对尿流形态的非侵入性检查和对外括约肌活动度的检测)。对于那些在查体中有明显的阳性体征,有泌尿系统畸形或者尿道感染的家族史,以及对治疗无反应的患者,均需要行影像学检查。必要时应行肾脏超声检查,选择性的进

行排泄性膀胱尿道造影检查。如有神经系统疾病的证据或患儿对经验性治疗无效时,则需行尿动力学检查。

■膀胱过度活动症

膀胱过度活动症患儿的典型的临床表现是尿频、尿急、急迫性尿失禁。通常女孩发病时,常采用下蹲的方式来避免尿失禁的发生(称为"文森特式屈膝礼")。这些患儿的膀胱在功能上正常,但在解剖结构上存在异常,较正常膀胱容量小,并表现出强烈的、不受抑制的收缩。夜间遗尿症患儿中,接近25%存在膀胱过度活动症。许多患儿表现为即便在他们尿失禁之前,也没有感觉到想要排尿。在女患儿中,反复的泌尿系感染很常见,但在感染控制之后很长时间内,尿失禁仍然存在。在这些病例中,排尿异常与尿路感染的因果关系仍不明确。是排尿异常继发于尿路感染,还是排尿异常引起尿路感染尚不得而知。女患儿排泄性膀胱尿道造影常常提示尿道扩张("陀螺样畸形",图537-3),以及膀胱壁增厚,膀胱颈狭窄。尿道的这些异常表现,是由外尿道括约肌不适当的松弛导致的。在这类患儿中,便秘很常见,需要被治疗,特别是布里斯托大便评分1或2的患儿。

膀胱过度活动症几乎均可被治愈,但是治愈的年龄各异。有时需到青春期才得以治愈。最初的治疗是定时排尿,每1.5~2.0h1次。对便秘及尿道感染的治疗非常重要。其他的治疗方法有生物反馈疗法,需要教授患儿盆底肌锻炼法(克格尔体操),有证据表明

表 537-1　儿童期尿失禁的原因

膀胱过度活动

排尿次数稀少

逼尿肌-括约肌协同失调

非神经源性神经源性膀胱(Hinman综合征)

阴道排尿

大笑时尿失禁

膀胱炎

膀胱出口梗阻(后尿道瓣膜)

异位输尿管及瘘

括约肌异常(尿道上裂、膀胱外翻、尿生殖窦畸形)

神经系统疾病

充溢性尿失禁

外伤

医源性

行为性

并发症

过去一个月	几乎没有	不到一半时间	大约一半时间	几乎每一次	无法使用的
1. 我白天穿了湿衣服或湿内衣	0	1	2	3	NA
2. 当我尿湿的时候，我的内裤就湿透了	0	1	2	3	NA
3. 我每天都想排便	0	1	2	3	NA
4. 我得努力排便才能出来	0	1	2	3	NA
5. 我每天只去一两次厕所	0	1	2	3	NA
6. 我可以通过交叉双腿、蹲着或做"撒尿舞"来保持小便	0	1	2	3	NA
7. 当我要尿尿的时候，我等不及了					
8. 我得挤尿	0	1	2	3	NA
9. 我小便的时候会痛	0	1	2	3	NA
10. 家长回答。你的孩子经历过像下面这样的有压力的事情吗？					
*					

患者姓名：
医院号码：
转诊原因：
日期：

* 得分 9 的女性最有可能发生功能失调的排尿

- 新婴儿
- 新家
- 新学校
- 虐待（性／身体）
- 家庭问题（离婚／死亡）
- 特殊活动（生日）
- 事故／伤害
- 其他

图 537-1　排尿异常症状评分
摘自 Farhat W, Bagli DJ, Capolicchio G, et al.The dysfunctional voiding scoring system: quantitative standardization of dysfunctional voiding symptoms in children.J Urol , 2000, 164: 1011－1015

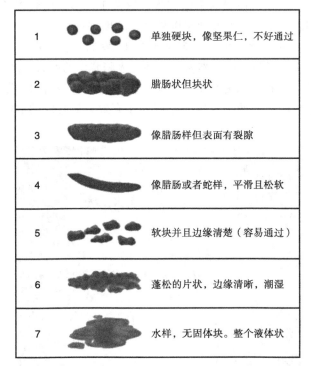

布里斯托大便图表

1	单独硬块，像坚果仁，不好通过
2	腊肠状但块状
3	像腊肠样但表面有裂隙
4	像腊肠或者蛇样，平滑且松软
5	软块并且边缘清楚（容易通过）
6	蓬松的片状，边缘清晰，潮湿
7	水样，无固体块。整个液体状

图 537-2　布里斯托大便分类法评估排便功能

每日进行此类训练能够减少甚至消除膀胱的不稳定收缩。生物反馈疗法包括定期的尿流率及残余尿量检查。尿流率检查时应、行括约肌肌电图检查，以明确在排尿时盆底肌是否能松弛。残余尿量的测量常用超声。

服用盐酸奥昔布宁、莨菪碱、托特罗定，进行抗胆碱能治疗，能够降低膀胱的活动性，可帮助儿童保持内裤干洁。服用特拉唑嗪、多沙唑嗪等 α－受体阻滞剂，可通过促使膀胱颈的松弛来帮助排空膀胱；α－受体阻滞剂亦有轻微的抗胆碱能效果。如果药物治疗是成功的，药量需要定期减量，以达到长期的有效维持剂量。对治疗无反应的患儿，需行尿流动力学检查，以排除膀胱或者括约肌的其他异常。对于难治病例，骶

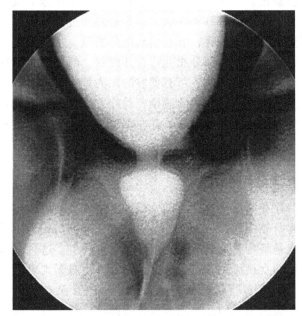

图 537-3　陀螺样畸形。排尿性膀胱尿道造影提示尿道扩张伴远端尿道狭窄和膀胱颈收缩

尾部神经刺激（骶部神经调控）被认为是一种有希望的外科治疗手段。

■ 非神经源性神经源性膀胱（欣曼综合征）

欣曼综合征是一种非常严重但少见的疾病，表现为排尿时外括约肌松弛受限，但患儿不伴有神经系统异常，该综合征也被称为逼尿肌－括约肌协同失调，典型的表现为尿线不连续、日间及夜间尿失禁、反复尿路感染、便秘以及大便失禁。对该病患儿的评估，常能发现膀胱输尿管反流，膀胱小梁形成，尿流率已间断的形式下降（图 537-4）。严重的病例可发生肾积水、肾功能不全、甚至终末期肾病。该病的发病机制被认为与如厕训练过程中，未能学习正确的排尿习惯有关；在婴幼儿中，该病罕见。需行尿动力学检查及脊髓核磁共振检查除外神经系统疾病所致的膀胱功能异常。

该病治疗复杂包括口服抗胆碱能药物及 α－受体阻滞剂，定时排尿，治疗便秘，行为纠正，以及鼓励患儿在排尿时保持放松。生物反馈疗法已成功应用于年长患儿中，教会其松弛外括约肌。在一些病例，向外括约肌注射肉毒杆菌毒素（Botox）能够使括约肌暂时麻痹以降低出口阻力。严重病例需行间歇导尿以保证膀胱排空。对于某些特定患儿，必要时需行外尿流改道以保护上尿路。该病患儿需要长期治疗及严密的随访。

■ 排尿次数稀少

排尿次数稀少是一种常见的排尿异常，通常与尿路感染相关。该病患者常为女孩，每日仅排尿 2 次，而正常排尿为每日 4~7 次。因为膀胱的过度充盈以及尿液长时间的滞存，容易引起细菌繁殖，从而导致反复的尿路感染。部分患儿可合并便秘，部分患儿因膀胱过度充盈或尿急，可有偶发的尿失禁。该病与行为有关。如患儿存在尿路感染，治疗方法包括：抗生素治疗，鼓励患儿勤排尿，并在重建正常排尿之前鼓励患儿通过两次排尿以使膀胱完全排空。

■ 阴道排尿

存在阴道排尿症状的女孩，典型表现为患儿排尿后起身站立时发生尿失禁，尿量多在 5~10mL。阴唇粘连是最为常见的原因之一（图 537-5）。这种粘连在年幼女孩可见，可通过在粘连处外用雌激素乳膏，或是在诊室行粘连松解术治疗。一些女孩有阴道排尿，是因为她们在排尿时没有将两腿广泛分开。这些女孩或是超重，或是在排尿时没有将内裤脱至脚踝。

治疗主要是鼓励女孩在排尿时将两腿尽可能宽的分开。最有效的办法是让患儿坐在坐便器上排尿时，尽量向后坐。

■ 其他导致女孩尿失禁的原因

输尿管异位开口，在女性患儿通常合并肾输尿管重复畸形，是指输尿管开口于膀胱外，常见的部位有阴道或者远端尿道。该病可导致尿失禁，特点是尽管患儿已规律排尿但整日仍有持续漏尿。有时由于异位开口的输尿管所引流的肾段产生的尿液较少，故排出的尿液常与湿润的阴道分泌物相混淆。对于那些曾有阴道分泌物或者尿失禁病史以及排尿方式异常的患儿应仔细检查。异位的输尿管口通常很难被发现。在超声或者静脉尿路造影检查中，可推测是否存在肾输尿管重复畸形（图 537-6），但因异位输尿管所引流的上泌尿道的通常功能很差或显影多延迟而难以被发现。肾脏 CT 检查及泌尿系核磁共振 MRU 检查，能显示不易被发现的重复畸形。有时在麻醉下检查前庭或阴道内是否有异位的输尿管开口是必要的（图 537-7）。该病治疗方法可行部分肾脏切除术，即切除重复肾脏的上半部并切除其相连的至骨盆入口的输尿管；或行同侧的输尿管吻合术，即将异位的上输尿管吻合至正常位置的下输尿管。这些手术多采用微创的腹腔镜手术，选择性予以机器人辅助进行。

发笑时尿失禁，多见于 7~15 岁的女孩。尿失禁在患儿咯咯笑时突然发生，并排光膀胱中的所有尿液。发病机制被认为是由尿道括约肌的突然松弛所致。服用抗胆碱能药物及定时排尿偶尔有效。最有效的治疗

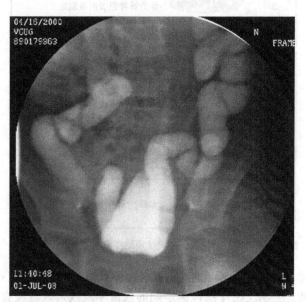

图 537-4 排尿性膀胱尿道造影显示该 12 岁男性 Hinman 综合征患者，存在严重的膀胱小梁形成和膀胱输尿管反流。患儿表现为日间及夜间尿失禁，存在慢性肾衰并等待接受肾移植手术

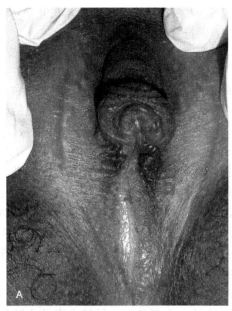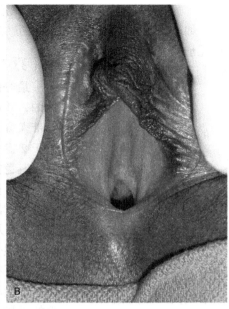

图 537-5（见彩图）　A. 阴唇粘连。不能看到尿道口及阴道。B. 行粘连松解术后恢复正常女性外生殖器外观

是服用小剂量的哌甲酯。

　　女孩完全性尿失禁可能继发于尿道上裂（图 535-2）。这种疾病在女性的发病率仅 1 : 480 000。特征性表现为耻骨联合分离、左右阴蒂分离以及尿道扩张（见第 535 章）。治疗方法是膀胱颈重建或是植入人造尿道括约肌以修复功能不全的尿道。

　　短而功能不全的尿道，可能合并某些尿生殖窦畸形。这些畸形的诊断需要医生对所有尿失禁女孩保持高度怀疑，并进行仔细的体格检查。对于这些病例行尿道与阴道重建术常有助于改善失禁。

■ 不伴尿失禁的排尿异常

　　有些儿童突然出现严重尿频，白天常每 10~15min

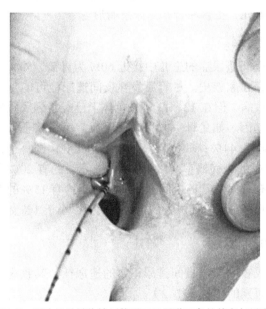

图 537-7　照片显示异位输尿管开口于尿道口旁的前庭与尿道口相邻。带有刻度的细输尿管导管可插入异位输尿管内。该女性患儿表现为正常排尿并持续漏尿

排尿 1 次，不伴排尿困难、尿路感染、日间尿失禁以及夜间遗尿。这些症状最多见于 4~6 岁，在儿童接受排尿训练之后，以男孩为主。这种情况可称之为"儿童期白天尿频综合征"或尿频，此类症状是功能性的，在解剖结构上未发现任何异常。该症状常发生在患儿开始上幼儿园时前，或者患儿存在一个情感问题的家庭时。这些患儿需检查有无尿路感染，临床医生评估患儿膀胱排空是否令人满意。偶尔蛲虫也会引起这些症状。该病为自限性疾病，通常于 2~3 个月内自行缓解。抗胆碱能治疗通常无效。

　　有些儿童患有排尿困难 - 血尿综合征，表现为不伴尿路感染的排尿困难及肉眼或镜下血尿。这些已经

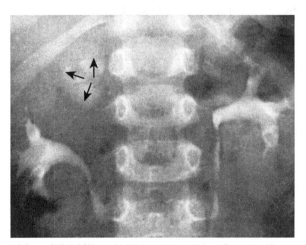

图 537-6　右侧重肾畸形并伴有异位输尿管。此图为排泄行尿路造影片，该女性患儿存在正常分次排尿以及持续漏尿。左肾正常，右肾区可清楚地看到重复肾的下半肾。上级于第一、二椎体水平，可见造影剂积聚，为功能不良的上级肾，该肾脏引流开口于前前庭的输尿管

接受过如厕训练，常继发高钙尿症。需收集 24h 尿液标本，检测其尿钙及肌酐清除率。如 24h 尿钙分泌大于 4mg/kg，即为异常。因这些患儿形成泌尿系结石的风险较高，故需采用噻嗪类药物进行治疗。

■ 夜间遗尿

到 5 岁左右，90%~95% 的儿童在白天、80%~85% 的儿童在夜间能够保持有意识的控尿。夜间遗尿症（见第 21.3）是指 5 岁以后在夜间偶尔发生的无意识排尿，而这个年龄段的儿童被认为已经能够有意识地控尿。遗尿征分为原发性（75%~90% 的遗尿患儿为此类，从未做到夜间控尿）和继发性（10%~25% 的患儿属于此类，可连续至少几个月不尿床，随后又有尿床发生）。另外，75% 的遗尿症患儿仅表现为夜间尿床，25% 的患儿在日间及夜间均存在无意识排尿。这种区分非常有必要，因为在日间和夜间均存在尿失禁的患儿，更容易合并泌尿系畸形。

流行病学

夜间遗尿症的患儿中接近 60% 为男孩，50% 的病例中存在家族史。尽管原发性夜间遗尿症可能是由多因素致病，但在 12、13 号染色体上已经找到了致病的候选基因。如父母一方患有遗尿征，每个孩子患该病的风险为 44%；如父母双方均患有此病，则每个孩子有 77% 的患病概率。5 岁左右的儿童，约有 20% 存在不伴有日间症状的夜间遗尿症。每年约有 15% 的遗尿症患儿可自愈。而成人的自愈率很低，小于 1%。

发病机制

仅夜间遗尿日间排尿正常的遗尿征，其致病原因是多因素的（表 537-2）。

临床表现及诊断

需采集详细的病史，特别关注患儿的夜间摄水量及夜间遗尿的形式。尿崩症（见第 552 章）、糖尿病（见第 583 章）及慢性肾病（见第 529 章）的患儿排尿多，并代偿性地出现烦渴。需询问家庭成员患儿在夜间是否有高声打鼾。完整的体格检查应包括腹部触诊和直肠指检。直肠指检时需排空膀胱以评估是否存在慢性扩张的膀胱。夜间遗尿患儿需仔细检查以排除神经及脊髓畸形。遗尿的女孩中菌尿的发病率较高，一旦发现菌尿，需行相关检查并给予治疗（见第 532 章），尽管菌尿的治疗并不能解决尿床。需收集晨尿标本，行尿比重、尿渗透压检测，以排除可导致尿频和尿失禁的多尿症，亦可明确浓缩功能是否正常。需明确有无尿糖。如果患儿无日间症状，体格检查及尿检正常且尿培养阴性，则无须行

进一步泌尿系统检查。患有遗尿症的年长儿和对治疗无反应的患儿，需行肾脏超声检查。

治 疗

最好的治疗方案是使患儿和父母了解此病是自限性的，并应避免采用惩罚手段以防止对患儿的心理发育带来负面影响。下午 6、7 点后应限制患儿液体摄入，少于 2 盎司。父母应确保患儿在睡前排尿。下午 4 点以后避免摄入额外的糖分及咖啡因亦有所帮助。如患儿存在打鼾及腺样体肥大，则需将患者推荐给耳鼻喉科医生，因为行腺样体切除术可治疗遗尿症。对小于 6 岁的患儿，不主张采取积极的治疗，因为遗尿在年幼儿中很普遍。与年幼儿相比，接近青春期的儿童治疗往往更有效。

最简单的初级治疗是"鼓励疗法"，包括当夜间保持干燥时给予一个五角星。尽管在患儿入睡后几个小时将其唤醒排尿不是很有效，但该方法常使他们保持干燥。有人推荐患儿在白天尽可能地憋尿，但没有证据表明这种方法有效。

条件反射疗法是指使用能够感应内裤潮湿度的声音或震动报警器。当患儿发生遗尿时，报警器发出报警，可唤醒患儿起床排尿。据报道这种治疗方法的成功率在 30%~60%，尽管治愈后常复发。通常声音报警器唤醒的是家庭中的其他成员而不是患儿，坚持使用数月方有效果。条件反射疗法逐步成为年长患儿中

表 537-2　夜间遗尿症

病因
控制排尿反射的大脑皮层成熟延迟
睡眠障碍
"深睡眠"（可识别的非特异性睡眠模式）
夜间抗利尿激素分泌减少，导致夜尿生成过多
基因因素，12、13q 染色体上存在遗尿基因位点
过度活跃的膀胱
便秘
器质性病变，如尿路感染或尿路梗阻性疾病
心理性因素常导致继发性遗尿
因腺样体肥大导致的睡眠呼吸暂停（打鼾）
其他特征
遗尿可发生于睡眠的任一阶段
所有的儿童在夜间前三分之一阶段最不易于被唤醒，在后三分之一阶段易于被唤醒，但是遗尿患儿与正常患儿相比，夜间更不易于被唤醒
遗尿患儿常被形容为"溺床"
遗尿患儿多有遗尿家族史

最有效的治疗方法。另一种对部分患儿有效的治疗方法是自我催眠。心理治疗的主要作用是帮助患儿从心理上解决遗尿的问题，鼓励患儿在夜间因膀胱充盈而觉醒时自行排尿。

药物治疗因仅能缓解遗尿的症状且疗效不是很好，而被认为是二线的治疗方式。使用报警器或报警床垫与药物治疗相比，两种方法的早期反应率差不多，但因为前者的复发率低而更受欢迎。

药物治疗方法之一是使用醋酸去氨加压素，这是一种人工合成的抗利尿激素的类似物，能够减少夜尿的生成。该药可口服，夜间睡前口服 0.2~0.6mg。过去曾使用该药的喷鼻剂，但因部分患儿用药后出现了低钠血症及惊厥，所以喷鼻剂目前已不再用于治疗夜间遗尿症。口服药物的患儿中并未出现低钠血症的相关报道。夜间限制液体摄入非常重要，如患儿存在系统疾病有呕吐、腹泻，或者患儿存在烦渴症状，则应禁用此药。醋酸去氨加压素对 40% 的患儿有效，如有效则需坚持用药 3~6 个月，之后尝试逐步减少用量。如果减量后遗尿复发，则患儿需恢复到之前较高的剂量。长期使用醋酸去氨加压素尚没有相关副作用的报道。

对于难治病例或是有膀胱过度活动表现的患儿，可使用抗胆能药物治疗。常见用法为入睡前口服奥昔布宁 5mg 或托特罗定 2mg，如果无效，则可将剂量加倍。临床医生需监测患儿是否发生了便秘等相关副作用。

三线的治疗药物是丙咪嗪为一种三环类抗抑郁药。该药具有轻微的抗胆碱能及 α-肾上腺素能作用，能够轻微地减少尿液排出，也可能改变夜间的睡眠模式。对于 6~8 岁的患儿，丙咪嗪剂量为 15mg；9~12 岁患儿剂量为 50mg，青春期患儿剂量为 75mg。报道的成功率为 30%~60%，副作用包括焦虑、失眠、口干及影响心律。如患儿曾有心悸、晕厥史，或是有心脏猝死或心律不齐的家族史，或是父母亲患有长 QT 综合征，则禁用此药。该药是处方药中引起年幼患儿药物中毒的最常见的原因。

对于治疗不成功的病例，联合治疗常常有效。报警器疗法联合醋酸去氨加压素，比单独使用两者之一的效果更好。奥昔布宁联合醋酸去氨加压素亦比单独使用两者之一效果更好。醋酸去氨加压素也可与丙咪嗪联合使用。

参考书目

参考书目请参见光盘。

（王冠男　译，沈颖　审）

第 538 章
阴茎与尿道畸形

Jack S. Elder

■ 尿道下裂

尿道下裂指尿道开口于阴茎腹侧，发病率在男性新生儿中为 1/250，而且发病率可能继续上升。通常他是一个单一的变异，然而，他的发病率在患小儿两性畸形（男女间性），先天性肛门直肠畸形，先天性心脏病的患儿中增加。典型的尿道下裂包皮发育不全，包皮位于阴茎体两侧和背侧而腹侧缺失形成背侧头巾样包皮畸形。一些尿道下裂的患儿，特别是伴有阴茎下弯畸形的近端尿道下裂，表现为勃起时阴茎向腹侧弯曲。据推测，尿道下裂的发病率上升，是因为在子宫内暴露雌激素或导致内分泌破坏的抗雄激素类化学物质（如多氯联苯、植物性雌激素）。

临床表现

尿道下裂的分类是根据尿道口的位置，但需考虑是否存在阴茎下弯（图 538-1）。该畸形分为龟头型（位于龟头）、冠状沟型、冠状沟下型、阴茎体中间型、阴茎阴囊型、阴囊型及会阴型。大约 60% 的病例是尿道开口于远端，25% 为冠状沟下型或阴茎体中间型，15% 是尿道开口于近端型。最为严重的病例伴有阴囊纵裂，并且有时延伸至阴茎根部。不下于 15% 的受影响男孩有巨尿道口变异，其包皮发育正常 [巨尿道口完整的包皮（MIP）变异]，但存在尿道口为"鱼嘴状"的龟头型或者冠状沟下型尿道下裂。这些情况可能要在包皮环切术时才能发现。

10% 的尿道下裂男孩有睾丸下降不全，腹股沟斜疝也常见。新生儿期对近端尿道下裂并伴有睾丸下降不全的患儿，其鉴别诊断应包括其他各种类型的性分化异常，特别是女性男性化（先天性肾上腺皮质增生症）和混合性性腺发育障碍症，部分雄激素不敏感，真性两性畸形。阴茎体中间型或近端尿道下裂伴隐睾的患儿均应有染色体检查结果（见第 577 章）。在男孩阴茎阴囊尿道下裂应考虑行排尿性膀胱尿道造影，因为这些患儿中 5%~10% 有扩张的前列腺囊，这是副中肾管系统的遗迹（见 548 章）。上尿路异常的发病率很低，除非有其他器官系统的异常。

未经治疗的尿道下裂的并发症包括尿线异常，通常向腹侧偏转或大范围散开；继发于阴茎下弯的性功

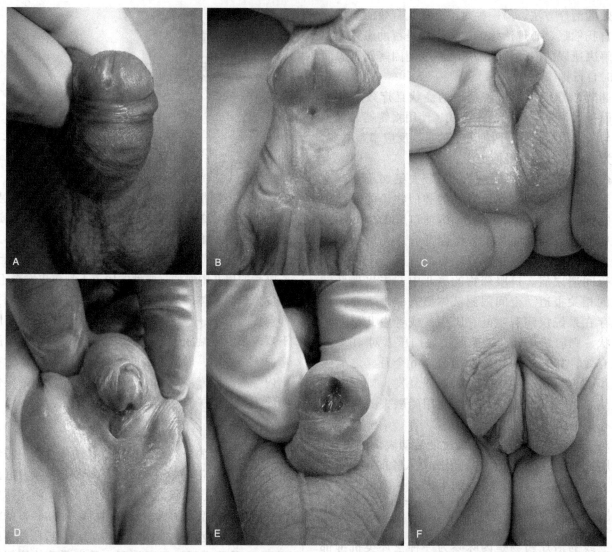

图 538-1（见彩图） 各种类型的尿道下裂。A. 龟头型尿道下裂。B. 冠状沟下尿道下裂，背侧包皮头巾样改变。C. 伴阴茎下弯的阴茎阴囊型尿道下裂。D. 会阴部尿道下裂，伴阴茎下弯和部分阴茎阴囊移位。E. 包皮环切术后尿道下裂的巨尿道口变异，无包皮头巾样改变。F. 完全阴茎阴囊移位伴阴囊型尿道下裂

能障碍；如果尿道位于近端，导致不育；尿道口道的狭窄（先天性），极为少见；影响外观。尿道下裂手术治疗的目的是功能和形态学方面的纠正。鉴于此，阴茎体中间型和尿道开口于近端的尿道下裂患儿应进行修复手术；而一些没有功能异常，尿道开口于远端的尿道下裂患儿，不需要任何外科手术矫正。

治疗

　　尿道下裂的治疗从新生儿期开始。由于日后的大多数手术修复需要用到包皮，故这类患儿应避免行包皮环切术。健康婴儿的理想手术年龄为 6~12 个月，这是因为这个年龄段全麻的风险较年长儿大致相近，和正常小儿一样随后几年内阴茎的生长缓慢，患儿会忘记外科手术治疗的过程，术后的镇痛需求也小于年长儿。除了近端型尿道下裂，几乎所有的患儿都能通过单一的手术修复，而不需要卧床休息。最常见的修复

方式是其尿道板末端到尿道口自卷成管，用来自包皮的血管皮瓣覆盖，称为尿道板纵切卷管法尿道成形术（TIP）。开口更接近的需要第二步修复。手术并发症比例低：尿道开口于远端的尿道下裂并发症率低于 5%，阴茎中间型为 10%，开口于近端的尿道下裂为 15%~20%。最常见的并发症包括尿道皮肤瘘和尿道口的狭窄。其他并发症包括尿线异常，持续的阴茎弯曲，伤口裂开。治疗这些并发症通常对症处理。在情况复杂的病例，颊黏膜移植用于创建尿道黏膜。修复尿道下裂是一种技术要求很高的手术，应该由小儿泌尿外科专业专门训练且经验丰富的外科医生操作完成。

■ 无尿道下裂的阴茎下弯

　　在一些男孩有轻度或中度阴茎向腹侧弯曲（阴茎下弯畸形）和包皮发育不完全（背侧头巾样包皮畸形），

但尿道口仍在龟头的顶端（图 538 - 2）。大多数这样的男孩，尿道是正常的，但腹侧阴茎皮肤不足或无弹性的突出的腹侧肉膜筋膜束带牵拉了正常的阴茎勃起。在某些情况下，如尿道发育不全的，则正规的尿道成形术是必要的治疗。新生儿中该病变可能仅表现为远端包皮头巾样畸形，则推荐修复延迟到 6 个月大时在全身麻醉下进行。

■ 包茎和包皮嵌顿

包茎是指包皮不能上翻。出生时，包茎是生理性的。随着时间的推移，包皮和龟头之间的粘连逐渐分离，包茎环松开。在 90% 的未行包皮切除术的男孩中，3 岁时包皮可上翻。婴儿的包皮下的上皮碎屑积聚是生理性的，不建议包皮环切术。年长的男孩，包茎可能是生理的，也可能是炎症和疤痕造成的包皮顶部病理性改变（图 538 - 3），或在包皮环切后发生。包皮曾被 1 次或 2 次强行翻转者，可导致创伤性疤痕，阻碍后续的包皮翻转。对于持续的生理或病理包茎的男孩，应用皮质类固醇霜涂抹于包皮，每日 3 次，持续 1 个月，2/3 的病例包茎环松开。排尿期间如果包皮膨胀或超过 10 岁仍有包茎，则局部皮质类固醇治疗是无效的，建议包皮环切术。

嵌顿包皮即当包皮上翻到冠状沟后无法退回覆盖龟头（图 538 - 4）。翻转的包皮形成的痛性静脉瘀滞和水肿导致剧烈疼痛，并阻碍使包皮复原（拉回覆盖龟头）。治疗包括润滑包皮和龟头，然后按压龟头的同时将包皮向远端牵引，以期推动包茎环到达冠状沟远端。在极少数情况下，需要在全身麻醉下紧急手术治疗。

■ 包皮环切术

新生男婴是否应该接受包皮环切术尚有争议。在美国，通常是因为社会原因进行包皮环切术。支持包皮环切术的理由包括减少婴儿期尿路感染 (UTI) 和降低性传播疾病传播的风险，预防阴茎癌、包茎、HIV

感染、龟头炎。在非洲，男性包皮环切术降低了被感染者感染艾滋病毒的风险。疾病控制和预防中心 (CDC)正在考虑是否推荐男性新生儿常规行包皮环切手术，以期在以后降低艾滋病毒传播的风险。2010 年，荷兰皇家医学会发布的政策声明反对预防性包皮环切。当行新生儿包皮环切，推荐局部镇痛，比如背神经阻滞或应用 EMLA 乳膏 (2.5% 利多卡因和 2.5% 丙胺卡因)。

未行包皮切除术的男孩尿路感染比行包皮切除术者普遍高 10~15 倍，尿中病原体由在包皮和龟头之间的空间中的细菌移植。发热性尿路感染的风险（见第 532 章）从出生到 6 个月最高，但其后尿路感染的风险仍会增加，直到 5 岁的时候。许多建议婴儿包皮环切是易患尿路感染者，如先天性肾盂积水和膀胱输尿管反流。成人包皮环切可以降低性传播疾病感染的风险（见第 114 章），特别是艾滋病（见第 268 章）。关于在出生的时候进行包皮切除术，其后获得阴茎癌的报道只是少数，但是在北欧国家，很少有男性行包皮环切术，但是其卫生情况很好，阴茎癌的发病率很低。

新生儿包皮环切后并发症包括出血、伤口感染、尿道口狭窄，继发性包茎，包皮切除不完全，阴茎和纤维粘连（皮肤桥；图 538-5）；0.2%~3.0% 的患者需再次接受手术治疗。伴有巨大鞘膜积液或疝的患儿特别容易发生继发性包茎，因为阴囊肿胀会取代阴茎在龟头的皮肤。潜在的严重的并发症包括败血症、远端部分的龟头切断，包皮切除过量，尿道皮肤瘘。尿道下裂的新生儿，不伴有尿道下裂的阴茎弯曲或背侧头巾样皮肤畸形（相对禁忌证）、伴有这些疾病的小阴茎者（图 538-6）不应行包皮环切术。男孩的中缝偏离，中缝偏离到一边，可能有潜在的阴茎扭转或尿道下裂，建议执行包皮环切术之前要有小儿泌尿科医生评估。

■ 阴茎扭转

阴茎扭转是一种阴茎旋转的缺陷。它通常为逆时

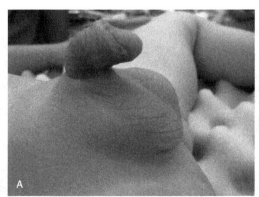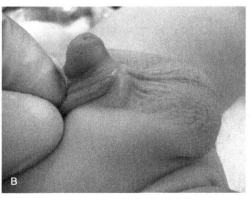

图 538-2（见彩图）　A 和 B 是阴茎下弯伴尿道下裂的两个例子。包皮头巾样改变和正常的尿道口位置

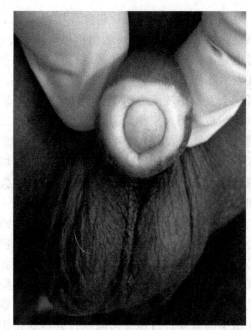

图 538-3（见彩图） 干燥性龟头炎。白色瘢痕板

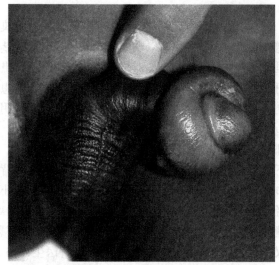

图 538-4（见彩图） 包皮嵌顿。包皮从近端缩回龟头，并由于静脉淤滞变得明显肿胀

针方向，也就是说，向左侧旋转（图 538-6）。在大多数情况下，阴茎发育是正常的，直到行包皮环切术或者行包皮上翻时才发现。在许多情况下，阴茎的中缝轴偏移。阴茎扭转也可见于一些患尿道下裂的男孩。该缺陷主要影响外观，如果阴茎偏离中线小于 60° 则不必要手术治疗。

■ 隐匿阴茎

隐匿阴茎是指阴茎外观短小。蹼状阴茎是阴囊皮肤延伸到阴茎腹侧。这个畸形表现为阴茎和阴囊之间的附着异常。虽然畸形可能表现轻微，但如果执行常规包皮环切术，阴茎可能回缩到阴囊，导致继发性包茎（陷没阴茎）。埋藏（隐蔽或包埋）阴茎发育正常但被耻骨前脂肪所掩盖（图 538 - 7）。这种异常现象可能是先天性，包皮环切后医源性，或肥胖的结果。手术矫正可用于美容原因或者如果有尿流分散的功能异常。

陷没阴茎是一种后天获得型隐匿性阴茎，是指包皮环切术后阴茎嵌入耻骨上的脂肪垫内（图 538-8）。这种畸形可发生于因巨大鞘膜积液或腹股沟疝致严重阴囊水肿的婴儿行新生儿包皮环切术后，也可发生于蹼状阴茎的患儿行常规包皮环切术后。这种并发症使患儿易发生泌尿道感染，还可导致尿潴留。陷没阴茎的初步治疗应包括局部应用皮质类固醇乳霜，使包皮环放松。部分病例需在 6~9 个月时行二期修补术。

■ 小阴茎

小阴茎是指外观正常的阴茎长度至少小于正常阴茎长度平均值 2.5 个标准差的阴茎（图 538-9）。通常，小阴茎的长度与其周径比值正常。正确的阴茎长度测量方法是将阴茎尽量拉直，使其长度相当于阴茎充分勃起的长度，测量从耻骨联合下的阴茎根部至阴茎顶端的距离。新生儿阴茎的平均长度为（3.5 ± 0.7）cm，直径为（1.1 ± 0.2）cm。若阴茎伸直长度 <1.9cm 则可

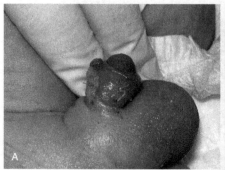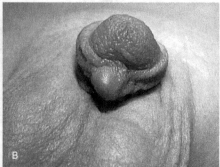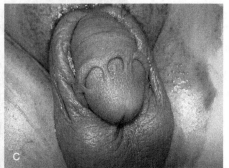

图 538-5（见彩图） 包皮环切术的并发症。A. 阴茎损伤。在治疗后可以恢复正常。B. 中线上皮囊肿。C. 纤维化的阴茎皮肤桥

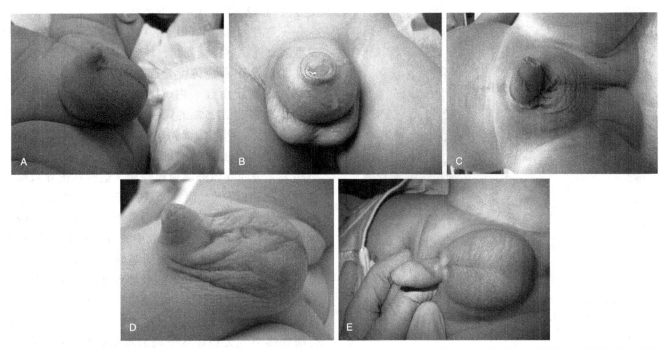

图 538-6(见彩图) 先天畸形中新生儿包皮环切术的禁忌证例子。A. 隐匿阴茎。B. 巨包皮。C. 阴茎向左侧扭转。D. 蹼状阴茎，阴囊与阴茎相连。E. 中缝移位，移向左边，这暗示可能是阴茎扭转或尿道下裂

诊断小阴茎。

　　小阴茎是由于妊娠 14 周后发生激素紊乱所致。常见原因包括促性腺激素分泌不足的性腺功能减退、促性腺激素分泌过多的性腺功能减退（原发性睾丸功能衰竭）和原发性小阴茎。若同时存在生长激素分泌不足，可发生新生儿低血糖。导致小阴茎最常见的病因就是下丘脑功能衰竭，不能产生足量的促性腺激素释放激素，常导致卡尔曼综合征（见第 577 章），Prader-Will 综 合 征（见 第 102 章）和 Lawrence-

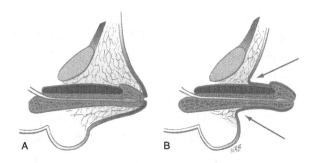

图 538-7　A. 隐匿阴茎。B. 皮肤侧向回缩到阴茎
摘 自 Wein AJ, Kavoussi LR, Novick AC, et al. Campbell-Walsh urology. 9ed. Philadelphia: Saunders, 2007

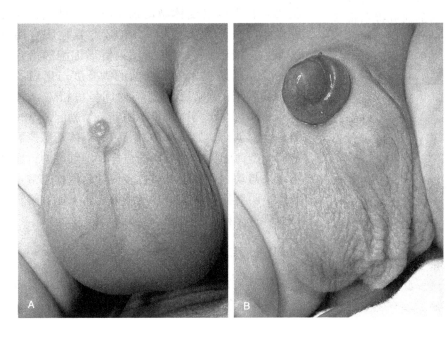

图 538-8（见彩图）　A. 包皮环切术导致的陷没（隐匿）阴茎。B. 包皮环切术后的同样的患者
摘自 Wein AJ, Kavoussi LR, Novick AC, et al. Campbell-Walsh urology 9.ed.Philadelphia：Saunders，2007

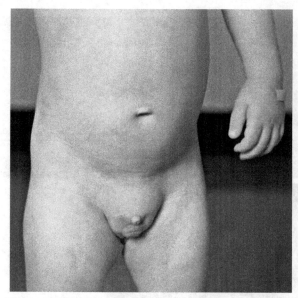

图538-9（见彩图）　8岁男孩，继发于尿道下裂的小阴茎。(From Wein AJ, Kavoussi LR, Novick AC, et al, editors: Campbell–Walsh urology.ed 9.Philadelphia：Saunders,2007

Moon–Biedl 综合征。在部分病例中，伴生长激素分泌不足。原发性睾丸功能衰竭可能是由于性腺发育不良或睾丸出现退行性变，或是 Robinow 综合征（以生殖器官发育不良、前臂短小、额部隆起、眼距增宽、眼裂宽、鼻短小根部宽大、人中长、小下颌、手指短为主要特点，染色体核型正常）。

应由小儿内分泌科和小儿泌尿科医生共同检查患有上述综合征的患儿。检查内容应包括染色体核型检查、垂体前叶功能及睾丸功能的评估和磁共振成像(MRI)确定下丘脑和垂体前叶解剖结构的完整性，以及脑中轴线结构有无异常。治疗中很困难的问题之一就是在儿童期应用雄激素疗法是否是必要。因为给青春期前的男孩应用雄激素刺激阴茎生长可抑制青春期阴茎的生长潜力。小样本的小阴茎者的研究提示很多人，尽管不是所有，都有令人满意的性功能。因此，很少有人决定变性。

■ 阴茎持续勃起

阴茎持续勃起是阴茎至少持续性勃起 4h，且勃起持续不仅仅由于性刺激或与性刺激无关。通常，只有阴茎海绵体受累。有三种亚型：

· 缺血性（静脉闭塞性，低血流量）阴茎持续勃起是以海绵体只有很少或没有血流，且海绵体的血气分析为低氧血症、高碳酸血症及酸中毒为特征的阴茎持续勃起。阴茎勃起坚硬，触痛明显。

· 非缺血性（动脉性，高血流量）阴茎持续勃起是由于失控的海绵体动脉血流入所致。此型阴茎通常不能达到完全勃起硬度，且不伴疼痛。多有阴茎外伤史导致的海绵体动脉 – 海绵体瘘。

· 急性间断性（间歇性）阴茎持续勃起是一种复发型缺血性阴茎持续勃起，伴勃起痛及间歇消肿期。

儿童导致阴茎持续勃起的最常见病因是镰状细胞病，以镰状血红蛋白（Hb SS；见第 456.1）为主要特征。多达 27.5% 的镰状细胞病的患儿会发生阴茎持续勃起。阴茎持续勃起通常与继发于正常勃起时阴茎海绵体血窦内的红细胞镰变所致的低血流量状态相关，进而导致静脉血流停滞。这种状况导致局部氧分压及 pH 降低，而这又进一步加重了血液滞流及红细胞镰变。阴茎持续勃起通常于睡眠时发生，因为睡眠时轻度肺换气不足性酸中毒使海绵体内的氧分压及 pH 降低。通常表现为阴茎显著充血伴阴茎头无痛感。若海绵体受累，可能会导致排尿功能受损。检查应包括全血细胞计数和血清生化检查。若未见镰状红细胞，应行血红蛋白电泳检查。在部分病例中，可行海绵体血气分析以区分高血流量和低血流量状态。其他导致低血流量型阴茎持续勃起的原因还有服用西地那非和白血病。

对于继发于镰状细胞病的阴茎持续勃起，非手术治疗包括换血疗法、静脉输注低渗液体补液、碱化、应用吗啡予以疼痛管理及吸氧。美国泌尿外科学会(AUA)阴茎持续勃起治疗指南也建议行海绵体血气分析的同时行海绵体内治疗，并灌注拟交感药物，如去氧肾上腺素。若阴茎持续勃起已超过48h，缺血和酸中毒会损害海绵体内平滑肌对拟交感药物的反应性。若灌注及非手术治疗均效果不佳，应考虑行阴茎头海绵体分流术。急性间断性阴茎持续勃起，一线治疗为口服 α – 肾上腺素能药物（伪麻黄碱）每日 1~2 次。若此治疗效果不佳，建议口服 β – 肾上腺素受体激动剂（特布他林）；而促性腺激素释放激素类似物（GnRH）与氟他胺合用则建议作为三线治疗。对儿童期因镰形细胞病治疗的成人的长期随访提示勃起功能的满意度与患者发生阴茎持续勃起的年龄及其持续时间呈负相关。

非缺血性（高血流量）阴茎持续勃起最常见的病因是会阴创伤，如骑跨伤，导致海绵体动脉撕裂。通常，此型海绵体血气分析的血样是鲜红色的，血气分析结果与动脉血相近。彩色多普勒超声检查常可发现瘘管。阴茎持续勃起可自发缓解。若未能缓解，则需行血管造影栓塞术。

■ 其他阴茎异常

阴茎发育不全的发生率约为每一千万个男孩中有一例，其染色体核型几乎都是 46,XY，且其外观通常都是发育良好的阴囊内含下降的睾丸，而阴茎缺如。常伴上尿路发育异常。在绝大多数病例中，患儿家长均要求在新生儿期行变性手术。双阴茎畸形大小可从一个小的附属体到大如正常的阴茎。阴茎侧弯通常是由于海绵体过度生长或发育不全造成的，多为先天性。建议 6~12 个月时行外科修复。

■ 尿道口狭窄

尿道口狭窄是一种新生儿包皮环切术后几乎均会发生的情况。可能是由于裸露的阴茎头的严重炎症反应所致。即使尿道口只有针尖大小，但患儿排尿尿流顺畅有力，射程远。通常在 3~8 岁时，这些患儿可出现尿痛、尿频、血尿或这些症状合并出现。泌尿道感染并不常见。此外，部分患儿可有尿流偏向背侧。尽管尿道口可能很小，但肾盂积水或排尿困难还是极其少见的，除非并发了闭塞性干燥性阴茎头炎（图 538-3；病因不明的慢性皮炎，通常累及阴茎头和包皮，偶延及尿道）。治疗是行尿道成形术，手术打开尿道口；此手术即可门诊于麻醉下完成，亦可在办公室于局部麻醉（丙胺卡因乳剂）加或不加用镇静剂下完成。没必要常规应用膀胱镜。

■ 其他男性尿道异常

尿道口旁尿道囊肿是一种位于尿道口一侧无症状的小囊肿，其治疗为麻醉下切除。先天性尿道瘘是一种罕见的畸形，是存在于阴茎海绵体与尿道之间的瘘管。通常不合并其他畸形。治疗为瘘管闭合术。巨尿道为巨大尿道畸形，常伴阴茎海绵体发育异常。本病最常见于梅干腹综合征（见 534 章）。尿道重复是一种罕见畸形，两条尿道并列位于同一矢状面上。基于完全或不完全尿道重复，本病有多种类型。这些患儿通常都有双股尿流。最常见的类型是背侧尿道很小，而腹侧尿道为正常口径。治疗是切除较小的尿道。尿道发育不良是一种罕见的畸形，尿道极其小但的确存在。在部分病例中，为保证排尿必须暂时行膀胱造口术。治疗必须或逐渐扩张尿道或行尿道成形术。尿道闭锁是一种尿道畸形，且几乎都是致死性的，除非在整个孕期脐尿管始终未闭。

■ 尿道脱垂（女性）

尿道脱垂主要发生于 1~9 岁的黑人女孩，尽管尿痛及会阴部不适也常发生，但最常见的症状还是内裤或尿布上的血点（图 538-10）。无经验的检查者可能会误以为是性虐待。常见的治疗包括应用雌激素乳霜每日 2~3 次，持续 3~4 周，并坐浴。手术切除脱垂的

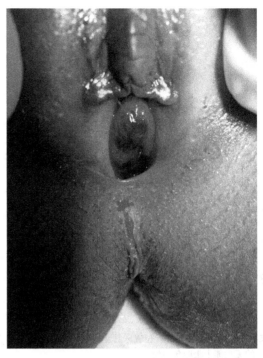

图 538-10（见彩图）　4 岁美国非裔女孩，尿道脱垂伴内裤上有血点

黏膜并重置黏膜边缘可治愈。

■ 其他女性尿道损害

尿道旁囊肿是由于分泌物存于 Skene 腺内，继发导管梗阻所致（图 538-11）。这些病灶出生时即存在，且多数在最初的 4~8 周中恢复，偶需切开引流。异位型输尿管囊肿脱垂表现为一囊性肿物从尿道中脱出，且 10% 患输尿管囊肿的女孩都会出现此症状，而输尿管囊肿是输尿管末端的囊性扩张（图 538-12）。应当行超声检查观察上尿路影像以确定诊断。通常，治疗需行输尿管囊肿切除术或上尿路重建术。

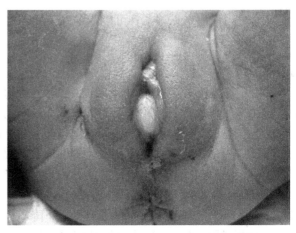

图 538-11（见彩图）　一个新生女孩的尿道旁囊肿

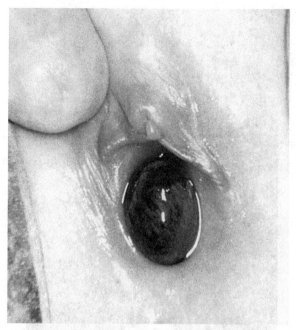

图 538-12　一个女婴的异位输尿管囊肿。她患有连接输尿管囊肿的无功能上极收集系统

参考书目

参考书目请参见光盘。

（王文杰　译，沈颖　审）

第 539 章
阴囊内容物的异常

Jack S. Elder

■ 睾丸下降不全（隐睾）

表现为阴囊内未见睾丸，可能为睾丸下降不全，缺失或回缩。

流行病学

睾丸下降不全是最常见的生殖系统发育异常疾病。新生儿中，约 4.5% 的男婴单侧睾丸下降不全。睾丸在孕 7~8 个月时开始下降，30% 男性早产儿可能存在单侧睾丸下降不全。男性足月儿的发病率为 3.4%。大多数先天睾丸下降不全患儿的睾丸在生后 3 个月内自行下降，到生后 6 个月时发病率降至 0.8%。婴儿在生后 4 个月后睾丸不再下降。双侧睾丸未降占全部睾丸下降不全的 10%。有证据显示，睾丸下降不全的发病率在不断增加。

虽然睾丸下降不全通常是先天性疾病，但在较大男孩中发病率逐步增加，典型患儿未下降的睾丸位于腹股沟管下方阴囊上方，因此需行睾丸下降固定术。有些患儿睾丸下降不全继发于腹股沟斜疝，有 1%~2% 腹股沟斜疝术后的新生儿、小婴儿通常并发睾丸下降不全。

发病机制

睾丸下降过程中受到激素及下拉力影响，包括睾酮，双氢睾酮，苗氏管抑制因子，睾丸引带拉力，腹腔内压力，生殖神经。孕 7~8 个月时睾丸发育，在 10~11 周时 Leydig 细胞产生睾酮，刺激 wolffian 管发育成附睾、输精管、精囊、射精管。在 32~36 周时，睾丸被引带固定于腹股沟内环，开始整个下降过程。引带牵引下降睾丸至阴囊，随着睾丸下降，通常鞘突（疝囊）消失，少部分出现 Klinefelter 或胰岛素样因子第 3 受体突变。

临床表现

睾丸下降不全可根据位置分为腹部型（不可触及），偶见型（位于腹部但可滑动至腹股沟管），腹股沟管型，滑动型（可下推至阴囊但立刻回缩），异位型（位于腹股沟浅表位置，会阴，较少见）。大多数睾丸下降不全可在腹股沟管至耻骨结节间触及。

双侧隐睾、外生殖器男性表型的新生儿必须考虑性别畸形可能（DSD），如女性肾上腺皮质增生（见 570 章）。中重度尿道下裂伴明显睾丸下降不全（可触及），15% 的患儿表现为性别畸形，如不可触及，则表现为性别畸形的患儿达 50%。

睾丸下降不全可并发不育、癌变、腹股沟斜疝、下降不全的睾丸扭转，以及阴囊空虚造成的心理问题。

新生儿组织结构学显示未下降睾丸是正常的，但可在 6~12 个月出现病理学变化，主要表现为生殖干细胞减少、延迟发育，曲细精管玻璃样变，典型 Leydig 细胞减少，随着睾丸未降时间延长，变化加剧。相似的，虽然不太严重，但患儿 4~7 岁后对侧睾丸下降也发生变化。单侧睾丸下降不全治愈后，85% 患儿具备生育能力，而在正常人群中有 90% 具备生育能力，仅稍微下降。但双侧睾丸下降固定术后患儿，仅 50%~65% 患儿具备生育能力。

睾丸下降不全患儿生殖细胞恶性肿瘤（见第 497 章）发病率比正常人群高 2~4 倍，单侧睾丸下降不全患儿发病率约 1/80，双侧睾丸下降不全患儿发病率为 1/50~1/40。虽然 10 岁前行睾丸固定术可降低发病率，但仍可能发病，所以应指导青少年自行体检。睾丸肿瘤发病高峰年龄是 15~45 岁。青少年或成人最常见的睾丸肿瘤是精细胞瘤（65%），术后降至 30%。早期手术是否降低癌变的风险尚有争议，但 2 岁前行睾丸固定术后的患儿睾丸肿瘤罕见，对侧睾丸癌变概率不受影响。

睾丸下降不全往往伴腹股沟斜疝，但无临床表现，下降不全的睾丸扭转坏死概率低，但术中过度分离睾丸可造成睾丸坏死。腹股沟区疼痛或包块应该高度怀疑睾丸扭转或嵌顿疝。

出生时位于阴囊内的睾丸在患儿童年时期，通常是 4~10 岁时可逐渐上升。这种患儿一般有睾丸回缩的病史。随着睾丸回缩，体格检查可至阴囊，精索张力明显。这种现象是由鞘状突退化、限制精索增长，导致阴囊内睾丸逐渐移位。

睾丸回缩易误诊为睾丸下降不全，大于 1 岁男孩提睾反射明显，而且如果患儿阴囊皮肤比较敏感，睾丸容易回缩，阴囊内可能触摸不到。检查时，患儿应处于放松的蛙式位，如果可在阴囊内触及睾丸，说明可能是睾丸回缩症。本病可发展成睾丸下降不全，必须每 6~12 个月体检一次。大概有 1/3 睾丸回缩患儿可发展成睾丸下降不全，小于 7 岁男孩是发病风险最高。大多数人认为睾丸回缩不会增加不育或恶变的风险。

10% 睾丸下降不全患儿无法触及睾丸，其中 50% 患儿的睾丸位于腹腔内或高位的腹股沟管内，50% 患儿睾丸萎缩或缺失，往往位于阴囊内，继发于宫内精索扭转。如果睾丸位于腹腔内，出生后 3 个月无法下降至阴囊，无论超声检查是否提示睾丸存在，治疗都几乎不变，因为腹腔睾丸或萎缩睾丸无法通过超声确诊。CT 扫描可相对准确提示睾丸是否存在，MRI 则更为准确，但 MRI 的缺点是大多数患儿必须在全麻下检查。因为影像学检查还无法 100% 确诊睾丸是否存在，所以是否常规检查存在一定争议。

检查阴囊时，患儿必须裸露、放松，如果无法触及睾丸，常用肥皂涂抹腹股沟及检查者的手以减少摩擦，易于检出睾丸。另外，牵拉阴囊有助于触及睾丸。睾丸缺如患儿可出现对侧代偿性增大，但不是所有患儿都出现。

治 疗

先天性睾丸下降不全应该在 9~15 个月龄前手术，在全麻下，因为睾丸一般在 4 月后可自行下降，所以在儿科麻醉师辅助麻醉下 6 月龄时予以手术是合适的。通过腹股沟切口睾丸固定术，松解睾丸及精索，结扎疝囊，大多数睾丸可以降至阴囊。手术可在门诊进行，成功率高达 98%。有些患儿睾丸接近阴囊，可通过阴囊行睾丸固定术，切口位于阴囊边缘，疝囊也可通过此切口结扎，其优点在于手术时间短，术后恢复快。

激素治疗不常用。睾丸受雄激素作用下降，人绒毛膜促性腺激素（HCG，刺激 Leydig 细胞产生睾酮）或促黄体激素 - 释放素刺激睾丸下降。虽然欧洲应用激素治疗比较普遍，但随机对照试验并没有表明术前的任意 1 种激素治疗可有效刺激睾丸下降。已有一些初步证据证明促黄体激素 - 释放激素类似物乙基酰胺，可增加生殖细胞数量，改变组织学特征。

在不可触及睾丸的患儿中，大多数中心用腹腔镜进行诊断。腹腔镜可安全快速地诊断腹腔内是否存在睾丸。大多数患儿睾丸固定术中，将睾丸立即固定于内环口即手术成功，但在睾丸萎缩情况下或手术比较困难，应该考虑睾丸切除术。腹腔内的高位睾丸需行二期睾丸固定术。许多医院现在用腹腔镜行腹腔内睾丸固定。睾丸缺如可造成大孩子及青少年心理问题，可行睾丸假体移植。美国 FDA 已经批准盐水睾丸移植。固态的硅胶植入物同样用于睾丸假体移植（图 539-1）。推荐无睾患儿在儿童期早期进行睾丸假体移植。

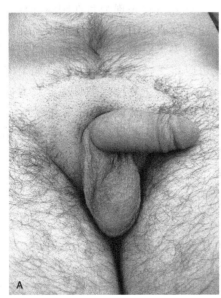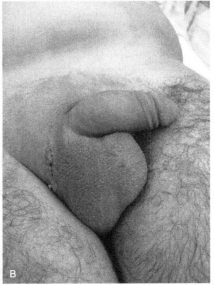

图 539-1（见彩图） A. 患儿只有左侧睾丸。B. 右侧睾丸假体移植后

■ 阴囊肿胀

阴囊肿胀可表现为急性或慢性以及疼痛或无痛。急性阴囊肿胀疼痛需立刻检查，因为睾丸扭转、嵌顿疝需急诊手术。表 539-1 及 539-2 提示不同的诊断方法。

临床表现

详细的病史有助于肿胀原因的诊断，如开始表现为突然疼痛伴有运动或小创伤病史可能是睾丸扭转的表现；疼痛持续时间；睾丸扭转、腹股沟疝或附睾炎常规表现为腹股沟持续放射痛，输尿管结石可出现相关腰痛。间歇性睾丸扭转及腹股沟疝疼痛相似，且表现为恶心呕吐。尿路刺激症状，如伴急性或间断性排尿困难，提示尿路感染引起的附睾炎可能，像尿道狭窄、神经源性膀胱等的下尿路疾病患儿易患附睾炎。

阴囊疼痛时患儿体格检查较为困难，有些人提议予以精索阻滞或者静脉镇痛辅助体格检查，但通常不需要这些措施。睾丸扭转、附睾炎、睾丸附件扭转、嵌顿疝可表现为阴囊红肿，睾丸扭转时提睾反射消失，但不能作为睾丸扭转的诊断标准。

实验室检查及诊断

实验室检查包括尿常规加培养。尿常规阳性提示附睾炎。除非怀疑是睾丸恶性肿瘤，否则血液检查无助于诊断。初步评估后，影像学检查有助于诊断，能评估睾丸血流量是否正常、下降或上升，包括超声、核素扫描，后者应用较少。超声可用于睾丸无法触及的鞘膜积液，或者睾丸异常。影像学检查不是 100% 准确，也不用于决定睾丸疼痛患儿是否需要泌尿系统评估。

表 539-1　阴囊肿物的诊断（男性儿童及青少年）

疼痛

睾丸扭转

睾丸附件扭转

附睾炎

外伤：睾丸破裂，阴囊血肿

嵌顿疝

睾丸炎

无痛

鞘膜积液

腹股沟斜疝 *

精索静脉曲张 *

睾丸肿瘤 *

过敏性紫癜 *

特发性睾丸水肿

* 可能与不适有关

表 539-2　阴囊肿物的诊断（新生儿）

鞘膜积液

腹股沟斜疝

嵌顿疝 *

睾丸扭转 *

阴囊血肿

睾丸肿瘤

胎粪性腹膜炎

附睾炎 *

* 可能与不造有关

彩色多普勒超声通常用于探查睾丸的血运及形态，如果超声检查经验丰富，其准确度可达 95%。如果睾丸扭转小于 360° 且持续时间短，睾丸仍存在血液灌注，这种情况下可出现一定假阴性（睾丸血液流动正常）。青春期前的男孩，15% 正常睾丸难以在超声下显示血运正常。

■ 睾丸（精索）扭转

病　因

睾丸扭转需立即诊断治疗来挽救睾丸。扭转最常见于 12 岁以上患儿，低于 10 岁以下少见。由于睾丸鞘膜冗长、睾丸在阴囊内过度移动，造成阴囊内睾丸不固定。这种现象叫钟摆畸形。扭转后立刻发生静脉充血，以及动脉血流阻断，睾丸能否存活取决于扭转时间及扭转程度。4~6h 内睾丸血运消失后，出现不可逆精子缺失。

诊　断

睾丸扭转表现为急性阴囊疼痛、肿胀。检查时发现阴囊肿胀，阴囊剧烈疼痛以至无法检查，提睾反射几乎消失，而嵌顿疝通常扭转时无腹股沟区肿胀，因此可以将 2 种疾病进行鉴别。如果疼痛持续时间少于 4~6h，可尝试复位。65% 患儿睾丸向内扭转，所以应该反向复位，成功复位后睾丸疼痛立刻缓解。

有些青少年还会出现间歇性睾丸扭转，表现为严重单侧睾丸疼痛，30~60min 后缓解，可通过双侧睾丸固定术治疗（见后）。

治　疗

及时采取手术探查及睾丸扭转复位治疗。如果睾丸扭转在 6h 内复位，那么高达 90% 的性腺可以存活。6h 后予以复位，睾丸存活明显减少。如果睾丸扭转不超过 360°，即使扭转时间超过 24~48h，也不影响睾丸血运，睾丸仍可存活。扭转复位后，用不可吸收线缝合固定睾丸（睾丸固定术）防止再次扭转。睾丸解剖结构通常可诱发双侧睾丸扭转，所以也需固定在术中将对侧睾丸进行固定。如果睾丸已坏死，行睾丸切除术（图 539-2A）。

有些睾丸扭转的青少年患者没有即使进行评估、治疗，则进入睾丸扭转后期阶段，表现为精索收缩，睾丸位置变高，无触痛（图 539-2B)。青春期有精索扭转病史的男性，无论是否予以复位或睾丸切除术，其生育能力均会减弱。胎儿或新生儿也可发生精索扭转，这是由于鞘膜附着不完全造成的。当扭转发生在宫内时，出生时婴儿阴囊内睾丸大、硬且无痛。通常同侧的睾丸鞘膜内淤血（图 539-3）。这些情况下，难以予以扭转复位，所以睾丸很少有生育能力。然而，直到 1 个月以后，对侧睾丸扭转的风险才逐渐增加。大多数儿童泌尿外科医生建议行阴囊探查术进行诊断，切除坏死睾丸或救助很少生有育能力的睾丸及固定对侧睾丸。

睾丸附件扭转

睾丸附件扭转是引起 2~10 岁患儿睾丸疼痛的最常见原因，但成人很少见。睾丸附件是一个茎状的结构，是胚胎时期苗勒式管残迹，位于阴囊上极的蒂状物。当它发生扭转时，可发展为睾丸炎症水肿，附睾炎，表现为睾丸疼痛阴囊水肿。疼痛通常是逐渐加重的，可在睾丸上极触及 3~5mm 由软变硬的包块（图 539-4A）。有些患儿，可通过阴囊皮肤表面看到扭转的睾丸附件，表现为蓝点。睾丸附件扭转与睾丸扭转很难鉴别，彩色多普勒超声有助于鉴别，因为在彩色多普勒超声在睾丸附件扭转中表现为睾丸血运正常或增加。在这些患儿中，放射科医生常常发现附睾增大，可同时诊断为炎症反应性附睾炎（见图 539-4B）

睾丸附件扭转在 3~10d 内炎症可自然好转，建议非手术治疗，包括卧床休息，非激素类抗炎治疗 5d。如果诊断不明确，建议行阴囊睾丸探查。

■ 附睾炎

附睾急性炎症是自尿道通过输精管进入附睾的上行性感染，可表现为阴囊急性疼痛，红疹，水肿。青春期前很少发病，如果发病应考虑 wolffian 管先天发育异常，如输尿管异位开口于输精管。年龄较小的儿童的感染一般由大肠埃希菌感染引起（见第 192 章）。青春期后，由于年轻男性性活动频繁，细菌性附睾炎更为常见，可引起阴囊急性水肿、疼痛。尿常规提示脓尿，感染可能由淋球菌或支原体引起（见第 185 章），但往往无法确定病原体。其他病因包括家族性地中海热、肠病毒和腺病毒。治疗原则是卧床休息，抗感染治疗（见第 192 章）。患儿难以与睾丸扭转区别，往往需要手术探查。

过敏性紫癜（HSP，见第 478 章）是系统性血管炎，表现为多器官受累，肾脏、输精管也可受累。当输精管受累时，表现为双侧阴囊水肿及红斑。阴囊超声提示睾丸血运正常。治疗针对 HSP 系统性治疗即可。

■ 精索静脉曲张

精索静脉曲张是由精索静脉内瓣膜功能不全引起的阴囊蔓状静脉从扩张的先天性疾病（图 539-5）。15% 的男性有精索静脉曲张，其中约 15% 不育。精索静脉曲张是最常见的可用手术治疗（事实上唯一的方法）的男性生育能力低下的疾病。5%~15% 青春期男孩有精索静脉曲张，10 岁以下很少见，因为只有在青春期后精索血流增加，血管扩张。精索静脉曲张主要

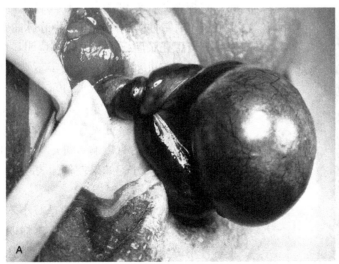
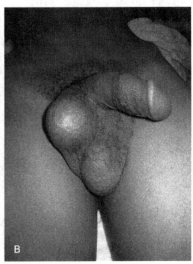

图 539-2（见彩图） A.阴囊急症，睾丸已坏死。B.睾丸扭转后 1 月，炎症消失，睾丸位置变高

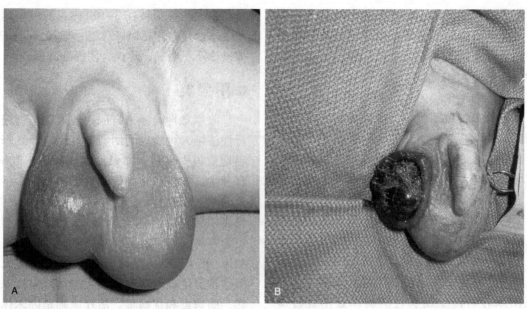

图 539-3（见彩图） 右侧宫内睾丸扭转，阴囊色黑，睾丸硬结增大

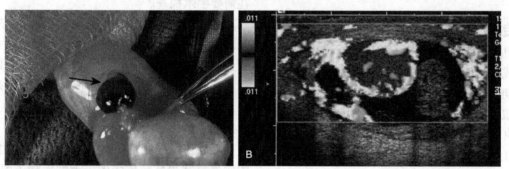

图 539-4（见彩图） A.睾丸附件扭转，附件坏死（箭头所示）。B.彩色多普勒睾丸血运增加，附件血运缺失，药物治疗后症状消失

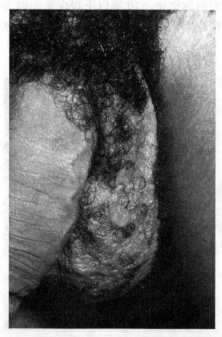

图 539-5（见彩图） 成人左侧精索静脉曲张

发生在左侧，双侧均发生的仅占 2%，右侧很少见。小于 10 岁的患儿或右侧发病的患儿可表现为腹部或腹膜后团块，可行腹部超声或 CT 检查。

精索静脉曲张典型的临床表现是睾丸旁无痛性团块，常被称为"蚯蚓团"。有些患儿可表现为患侧睾丸钝痛，通常仰卧后因压力减小静脉曲张变得不明显。相反，当患儿腹腔压力增大时包块明显增大（Valsalva 试验）。许多儿科医生对青少年不常规行精索静脉曲张扫描。精索静脉曲张分 3 度。1 度：Valsalva 下可触及精索静脉曲张。2 度：可触及精索静脉曲张但检查时不可见。3 度：可见亦可触及。3 度精索静脉曲张对睾丸发育开始有影响。可用卡尺直接测量或阴囊超声测量睾丸尺寸，如果左侧睾丸明显小于右侧，说明精子产生受到不可逆损害。

高位结扎精索静脉的目的是减小不育概率。手术指征是患侧睾丸明显小于对侧，疼痛明显，对侧的睾丸发育不健全或缺失。典型表现为结扎术后 1~2 年患侧睾丸能逐渐变大至对侧大小。3 度精索静脉曲张患儿即使睾丸大小无变化也必须手术。现在结扎精索静脉的方法各种各样。可通过腹股沟或腹股沟下开口结扎蔓状静脉丛（手术显微镜可有可无），或者结扎腹膜后精索内静脉。腹腔镜现在越来越流行，可在门诊手术。

■ 精液囊肿

位于性成熟睾丸上极内含精液的囊性病变。囊肿通常无痛，可在查体时偶然发现，如果有增大或疼痛情况，则必须手术切除。

■ 鞘膜积液

病 因

鞘膜积液表现为鞘膜囊内液体增多（图 539-6)，1%~2% 新生儿有鞘膜积液。在多数情况下，鞘膜积液是非交通性的（鞘突随着时间闭锁）。这种情况下，鞘膜积液可在 1 岁前消失。如果鞘突未闭，鞘膜积液持续增多，白天会逐渐变大，清晨变小。罕见的鞘膜积液是腹阴囊鞘膜积液，其积液可自鞘膜延伸至下腹部。年长男孩中，睾丸扭转、睾丸附件扭转、附睾炎、睾丸肿瘤可并发非交通性鞘膜积液。交通性鞘膜积液远期可并发腹股沟斜疝。一些年长男孩或成人亦可出现鞘膜积液。另外隐囊外伤、睾丸附睾炎也可引起急性鞘膜积液。还有些是无法解释原因的鞘膜积液。

诊 断

检查中，鞘膜积液患者阴囊表面光滑且无痛。阴囊内透光试验可见液体。睾丸触诊很重要，因为有些年轻男性可患有睾丸肿瘤可并发鞘膜积液。如果压迫充满液体的阴囊鞘膜积液完全消失，则提示可能为腹股沟斜疝或精索鞘膜积液。

治 疗

大部分先天性鞘膜积液 12 个月龄前可被吸收。如果鞘膜积液多且张力高，考虑应行手术治疗，因为这种情况下大量鞘膜积液不可能自发性消失且不能排除合并腹股沟斜疝可能。大于 12~18 岁的交通性鞘膜积液患儿应考虑手术修复。手术方法同疝修补术类似（见第 338 章）。通过腹股沟切口，暴露精索，引出鞘膜积水，高位结扎鞘状突。如果较大年龄男孩患有巨大鞘膜积液，通常可用腹腔镜诊断是否存在未闭锁鞘状突，如果已闭锁，可经过阴囊开口进行手术矫正。

■ 腹股沟斜疝

见 338 章。

■ 睾丸肿瘤

睾丸及睾旁肿瘤可发生在任何年龄，甚至新生儿亦可发生。约 35% 青春期前睾丸肿瘤是恶性的。最常见的是睾丸卵黄囊瘤，其次是横纹肌肉瘤及白血病。青少年中 98% 睾丸肿瘤是恶性的（见第 497 章）。大多数表现为无痛、质硬、非透光性的肿物。阴囊超声可见肿瘤位置及形态，可辅助描述肿瘤类型。血清肿瘤标志物包括甲胎蛋白及绒毛膜促性腺激素 β 亚单位。最后均需经腹股沟切口进行手术探查。大多数情况下，予以切除全部睾丸及精索，即扩大睾丸切除术。如果青春期前超声及手术探查提示肿瘤局限且为良性，如畸胎瘤或皮样囊肿，可行单纯肿瘤切除术。

参考书目

参考书目请参见光盘。

（韩文文 译，沈颖 审）

第 540 章
泌尿生殖系统外伤
Jack S. Elder

■ 病 因

儿童泌尿生殖系统外伤通常是由坠落伤、体育运动损伤或车祸伤（见第 66 章）所致的钝挫伤所引起。因为儿童脂肪含量较少，且肾脏不是位于肋骨后方而

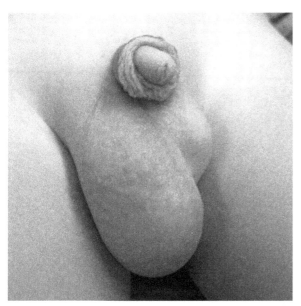

图 539-6（见彩图） 新生儿右侧巨大鞘膜积液

缺乏保护，所以儿童肾脏钝性损伤所致的风险要高于成人。若患儿合并有先天性畸形，如肾盂输尿管连接处狭窄引起的肾积水、马蹄肾或异位肾，则其肾脏损伤的风险会相应增加。腹部钝性损伤或侧腹部外伤通常会引起肾脏损伤。坠落可引起减速伤从而导致肾蒂损伤，引起肾脏血供中断。如果膀胱充盈，下腹部钝性损伤可以引起膀胱破裂。5% 骨盆骨折合并有膜部尿道断裂，而骑跨伤通常引起球部尿道损伤。

泌尿系统损伤的症状和体征包括肉眼或镜下血尿、尿道口出血、腹部或侧腹部疼痛、侧腹部包块、下部肋骨或腰椎横突骨折和会阴、阴囊血肿。

超过 50% 的病例同时合并有其他损伤，如脑、脊髓、骨骼、肺或腹部器官。

补充内容请参见光盘。

（刘超 译，沈颖 审）

第 541 章

泌尿系结石

Jack S. Elder

儿童泌尿系结石在美国比在世界其他地方更为常见。儿童泌尿系结石的发病率与地域、气候、饮食和社会经济因素有关。大约 7% 的泌尿系结石发生在 16 岁以下的儿童。在美国，许多孩子的结石与代谢异常相关。神经性膀胱（见第 536 章）的患儿，容易产生由感染导致的肾结石，用大肠或小肠重建尿路的患儿，易发生膀胱结石。代谢异常导致的结石的发生率没有明显的男女差别，最常见于美国的东南部，而在非裔美国人中发病率较低。在东南亚，泌尿系统结石的发生与饮食因素相关，且较为常见。三聚氰胺污染的配方奶所导致的泌尿系结石在中国也有报道。

补充内容请参见光盘。

（李宁 译，沈颖 审）

第 25 部分　儿童妇科学问题

第542章
病史及体格检查
Kerith Lucco, Diane F. Merritt

■ 病　史

学龄前儿童或婴幼儿就诊时，大部分病史只能从父母或看护者处获得。尽管患者年龄很小，但恰当的询问可使患者放松，并有助于和谐关系的建立及后续检查的进行。采集病史应围绕父母、监护人或看护者提出的问题进行，如阴道流液或出血、外阴瘙痒、外生殖器病变或异常。当主诉为阴道流血时，应着重询问近期生长发育情况、青春期特征、有无创伤、阴道分泌物情况、药物治疗情况及阴道内有无异物。当主诉为外阴阴道不适、瘙痒、流液，应着重询问会阴部的卫生情况、症状起病及持续时间、有无分泌物及其性状、有无接触刺激物、抗生素的近期使用情况、有无旅行、患者或家庭成员有无感染及用药、有无其他全身疾病或其余部位的皮肤病变。当主诉为疣状物，应询问患者有何不适，有无性生活，及是否将异物放入阴道内。鼓励父母询问孩子问题。偶有因生殖发育异常或遗传疾病就诊的患儿。问诊有助于了解患者家庭所关注的问题及是否存在特殊的原因、事件或家族史。

补充内容请参见光盘。

（林永红　何丽　译，刘瀚旻　审）

第543章
外阴阴道炎
Diane F. Merritt

外阴阴道炎是青春期前儿童常见的疾病，常见的原因为卫生不良、过度清洁或化学物质刺激。改变卫生习惯并向看护者及儿童讲解相关知识可使此病好转。

■ 病　因

外阴炎的特点为外生殖器的瘙痒、灼热、发红及皮疹。阴道炎的特点为阴道流液，伴或不伴臭味及出血，且可导致外阴炎。病史采集包括卫生习惯（擦拭时是否从前往后擦）、有无化学物质刺激（浴皂、浴巾、游泳池、浴缸）、有无腹泻、肛周瘙痒或夜间瘙痒、有无将异物放入阴道可能（虽然大多数患者不太可能记得）。儿童极可能患非雌激素依赖的外阴阴道炎，原因包括雌激素分泌不足，肛周卫生习惯不良，阴唇扁平，无阴毛遮挡，肛门与阴道相邻。发生阴唇粘连的情况相似（图543-1；表543-1）。

■ 流行病学

感染性外阴阴道炎的病因为病原体感染，通常为粪便或呼吸道病原体，常为大肠埃希菌（见第192章），化脓性链球菌、金黄色葡萄球菌（见第174章），流感嗜血杆菌（见第186章），偶为念珠菌（见第226章）。病原体感染可能是儿童不良的大小便习惯所致，或人为地将病原体从鼻咽部带至阴道。患者可有肛周发红，阴道口发炎，黄绿色或淡血性的阴道分泌物。患者可能搔抓会阴部，或挠抓其沾染了黄色或褐色的分泌物的内裤。抗真菌药治疗无效。表543-2给出了相应的治疗方法。

淋球菌及衣原体感染也可导致感染性外阴阴道炎（见第114章）。性传播疾病的治疗需要医生和看护者的密切配合，若有性虐待可能，应尽早调查（见第371章）。

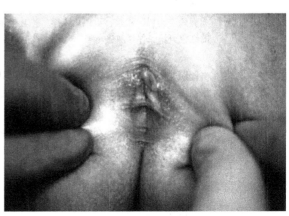

图543-1（见彩图）　阴唇粘连（Diane F. Merritt, MD 供图）

新生儿期后，一些疾病（如淋病、梅毒、衣原体感染）肯定与性行为有关，而另一些疾病如HPV或HSV感染，与性行为并不一定相关。阴道毛滴虫可垂直传播，在新生儿中较常见，但并不是非雌激素依赖的青春期前患者感染性外阴阴道炎的常见原因。

特殊的病原体包括志贺菌（其特点为点状血性或因为青春期前儿童阴道内呈碱性，不利于真菌的脓性阴道分泌物）和小肠结肠炎耶尔森菌。生长、念珠菌（酵母菌）感染虽可导致尿布疹，却基本不引起阴道炎，但免疫功能不全或长期用抗生素的儿童除外。蛲虫是美国最常见的原虫感染，常见于学龄儿童或学前儿童，

其特点为肛周瘙痒、表皮脱落，偶有出血。

■ 临床表现

尿布疹

尿布疹是婴幼儿最常见的问题，半数戴尿布的婴幼儿患此疾病。湿度大、尿液及粪便刺激是患尿布疹的原因。念珠菌集落生长可加重皮疹。一线治疗为改进卫生措施，如勤换或不戴尿布，经常洗澡，用防水尿布如氧化锌。若经过保守治疗，尿布疹或典型的念珠菌样皮疹仍存在，可用抗真菌的药物。

表 543-1 儿童特异的外阴疾病

病原体	临床表现	诊断	治疗
接触传染性软疣（图543-4）	直径1-5mm的散在病变，颜色同皮肤，呈圆顶状，中央隆起的脐窝样病变	视诊	为自限性疾病，皮肤病损可同时消退。治疗包括冷冻，局麻下切除术，局部硝酸银涂抹，或5%咪喹莫特油膏涂抹
湿疣	颜色同皮肤的丘疹，有时呈蓬松菜花状	视诊，诊断可疑时，应行活检。HPV DNA检查无助诊断	全身或局部麻醉下破坏或切除病灶：局部涂抹三氯乙酸、局部冷冻治疗、电烙术、冷刀切除、激光烧除。不宜用于儿童的药物包括盾叶鬼臼树脂咪喹莫特、podophylox，和sinectechins（Veregen）软膏
单纯疱疹	水泡破裂后留下较浅的溃疡	视诊及培养	婴儿：病变播撒和中枢神经系统疾病者：阿昔洛韦20mg/kg，静脉滴注，每8h 1次，21d，病变局限于皮肤或黏膜者用14d；大于2岁，口服阿昔洛韦30~60mg/（kg·d）×10d
阴唇粘连（图543-1）	尿流水滴状，或尿道炎，与外阴炎、尿路感染有关	视诊，有时可见中央有一条半透明的线	若无症状，不需治疗。有症状的患者，局部涂抹雌激素软膏或倍他米松，每天1次，连用6周，并轻柔地进行阴唇牵引。若乳房结节出现，应停用雌激素。不推荐机械性地分离粘连。粘连通常在6~12周松解，若无良好的卫生措施，粘连易再形成。为减少复发，睡前将润肤剂（凡士林，A & D药膏）涂抹于阴唇内侧，至少1个月
硬化性苔藓（图543-5）	硬化萎缩的羊皮纸样斑块，呈沙漏或锁眼样外观，见于外阴、肛周、会阴部皮肤。可伴有会阴瘙痒、痛或排尿困难。上皮下出血可与性虐待和外伤混淆。	视诊，必要时培养	一线疗法为局部使用皮质类固醇（0.05%丙酸氯倍他索软膏每天1次或每天两次涂抹，4~8周）。症状缓解后，应逐渐减少用量，若复发，需重新治疗
牛皮癣	典型病变为界限清楚、银色鱼鳞样的红色斑块，伴强烈瘙痒	若其他部位，如头皮、鼻唇沟、耳后有类似病变时可做出诊断	局部使用糖皮质激素
过敏性皮肤炎	慢性病变为易脆潮湿的皮疹，可伴强烈瘙痒和红斑。搔抓可致脱皮，可继发细菌和真菌感染	常见于外阴，但也可特异性地见于脸部、颈部、胸部、四肢	避免变应原刺激，急性期可用糖皮质激素。若皮肤干燥，洗浴之后可用润肤露和洗浴油涂抹
接触性皮炎	发红，水肿或外阴部湿润的小水泡或脓疱，更多时有红肿	接触刺激性物质，如香皂、泡沫浴、滑石粉、乳液、弹性内衣，或者一次性纸尿裤	急性期可用糖皮质激素
脂溢性皮炎	外阴和阴唇皱褶有红色，油腻，淡黄色的斑块，可伴有耳后及脸部油腻头屑样皮疹	视诊	局部涂抹含1%氢化可的松的克霉唑

表 543-2　特异外阴阴道炎的抗生素治疗

病因	治疗
化脓性链球菌	青霉素 V，250mg，口服，每天 2~3 次 ×10d
肺炎链球菌	阿莫西林 40mg/（kg·d）最大剂量 500mg，每天 3 次 ×7d
	琥乙红霉素，30~50mg/（kg·d）（最大剂量 400mg）每天 4 次
	TMP-SMX（甲氧苄啶 – 磺胺甲噁唑）6~10 mg/（kg·d），每天 2 次 ×10d
	克拉霉素 7.5 mg/kg，每天 2 次（最大剂量 1g/d）×（5~10）d
金黄色葡萄球菌	头孢氨苄，25~50mg/（kg·d），每天 2 次，口服 16~12h 1 次,7~10d
	双氯西林，25mg/（kg·d）每天 2 次，口服 6h 1 次,7~10d
	阿莫西林 – 克拉维酸钾 20~40mg/（kg·d），（阿莫西林）口服每天 2~3 次，7~10d
	头孢呋辛酯，静脉注射 30 mg/（kg·d）（最大剂量 1g）×10d（口服片剂：250mg，每天 2 次）耐甲氧西林的金黄色葡萄球菌：TMP-SMX（甲氧苄啶 – 磺胺甲噁唑）8~10 mg/（kg·d）；脓性分泌物培养，脓肿切开引流
B 型流感嗜血杆菌	阿莫西林 40mg/（kg·d）每天 3 次 ×7d
志贺氏杆菌	TMP-SMX（甲氧苄啶 – 磺胺甲噁唑）8~10 mg/（kg·d）（甲氧苄啶 – 磺胺甲噁唑）每天 2 次 ×5d 或氨苄西林 50~100 mg/（kg·d）每天 4 次（成人最大剂量 4g/d）×5d
	耐药菌：头孢曲松钠 50 ~75 mg/（kg·d）静脉注射或肌内注射，每天 1~2 次（最大剂量 2 g/d）
沙眼衣原体	TMP-SMX（甲氧苄啶 – 磺胺甲噁唑）8~10 mg/（kg·d）（甲氧苄啶），每天 2 次 ×5d 或氨苄西林 50~100 mg/（kg·d），每天 4 次（成人最大剂量 4g/d）×5d
	耐药菌：头孢曲松钠 50~75 mg/（kg·d）静脉注射或肌内注射，每天 1~2 次（最大剂量 2g/d）
淋病奈瑟氏菌	45kg 以下儿童：头孢曲松钠，单剂量 125mg 肌内注射或大观霉素 40mg /kg（最大 2g 肌内注射）若不排除衣原体感染，按上述治疗衣原体的方法治疗
	45kg 以上：使用成人剂量的头孢克肟，400mg 口服，单次服用，或头孢曲松钠，125mg 肌内注射，单次服用
	若不排除衣原体感染，阿奇霉素，1g 口服单次服用或多西环素，100mg 口服 ×7d
	合并菌血症或关节炎：头孢曲松钠，50mg/kg（体重 <45kg：最大剂量 1g）静脉注射，肌内注射，每天 1 次 ×7d
毛滴虫	甲硝唑，15mg/（kg·d）每天 3 次（最大剂量 250mg 每天 3 次）×7d
	3 岁以上时磺甲硝达唑 50mg/kg（≤2 g）每天 1 次，单次服用
蛲虫	甲苯咪唑（安乐士），100mg 咀嚼片，2 周 1 次；或使用阿苯达唑，小于 2 岁者，100mg，大于 2 岁者，400mg，2 周 1 次

TMP-SMX：甲氧苄啶 – 磺胺甲噁唑；MRSA：耐甲氧西林的金黄色葡萄球菌

生理性白带

婴幼儿或青春期前女童阴道内有白色分泌物，系雌激素作用所致。一些患者主诉阴道潮湿或有黏液，通过向患者和父母讲解相关知识，可使其放心。

生殖器溃疡

无活跃性行为的儿童或青少年患外阴阿弗他溃疡（图 543-2），与口腔溃疡或巴尔病毒感染有关（见第 246 章）。病变位于阴道前庭，逐渐发展为界限清楚、有红色边缘及溃疡、焦痂底的病灶，持续 7~14d。患儿疼痛剧烈，常需安置尿管。该诊断为排除性诊断，需排除疱疹、软下疳、克罗恩病、梅毒下疳。治疗包括改良卫生习惯、局部用利多卡因、口服抗生素预防继发感染及短期使用甾体类激素,病变可能复发。应用国际诊断标准检查是否患白塞病（见第 155 章）。其他常见的病因见表 543-1。

■ 诊断及鉴别诊断

有外阴阴道炎症状患者通常之前有外阴阴道炎及治疗失败的病史。可用无菌生理盐水浸湿的棉拭子或尿道拭子取分泌物行病原体培养。使用拭子可引起不适，偶可致少许出血。为分散患者的注意力，可嘱其咳嗽，也可使用局部麻醉。拭子垂直通过小阴唇采集标本，行需氧菌、淋球菌及衣原体的培养。也可用少量生理盐水浸湿的试管收集阴道刮出物或吸出物，将其放于显微镜下观察或送培养。少量生理盐水可避免标本干燥。根据相关机构、政府或中心的疾病控制指南，淋球菌或衣原体的检测需行培养或核酸复制实验 PCR。志贺菌的检测需特殊的介质和收集方法。

若怀疑原虫感染，在大便或洗浴前，应用透明吸附带行肛周吸附或用拭子行肛周刮片，然后将其涂片观察。显微镜下发现虫卵可证实此诊断，有时可在肛周见到原虫。应收集多个标本进行虫卵的检测，但仍有假阴性可能。

若阴道分泌物为血性、伴恶臭、改变卫生习惯后仍有分泌物，应考虑阴道异物存在。异物存在时阴道受激惹，可在麻醉状态下暴露异物。阴道镜是很好的

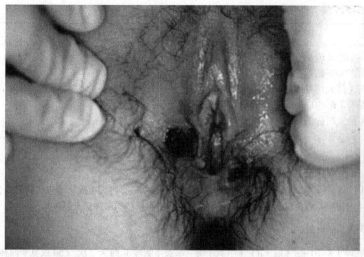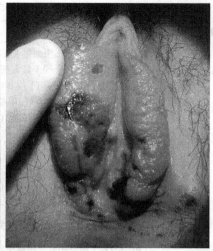

图543-2(见彩图) 外阴阿弗他溃疡(Diane F. Merritt, MD 供图)

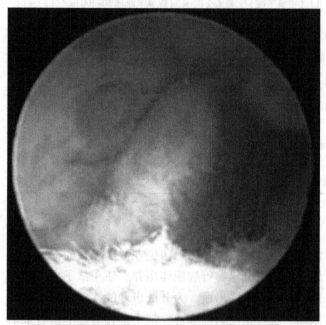

图543-3(见彩图) 阴道镜下的阴道异物(Diane F. Merritt, MD 供图)

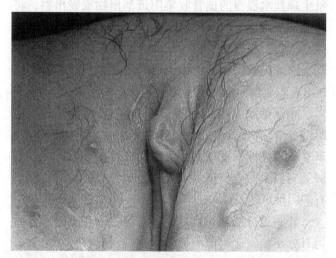

图543-4(见彩图) 接触传染性软疣(Diane F. Merritt, MD 供图)

检查工具，可用于门诊非镇静状态下配合的患者，必要时采用全麻。用内窥镜分开小阴唇，轻轻插入，用生理盐水或水注满阴道，观察整个阴道及宫颈。

■ 治疗和预防

特异性外阴阴道炎应针对病原体治疗（表543-1）。非特异性外阴阴道炎的治疗包括坐浴、不使用刺激性的肥皂或化学物质、不穿摩擦外阴部的紧身衣。使用温和润肤剂，如药店内治疗尿布疹的药物或凡士林。合理的卫生措施有利于长期改善。小年龄患儿需要看护者帮助以保持卫生，应先用便纸，再用湿热的毛巾或尿布从前往后擦拭外阴。儿童应穿纯棉内衣，少穿紧身衣或潮湿的泳衣。在温暖干净的浴缸里浸浴15min（无洗发水或沐浴液），可让人舒适并有助于清洁。建议父母不要使用有香味或防腐防臭的肥皂。洗内衣时，不要使用织物软化剂或烘干机。

参考书目

参考书目请参见光盘。

（林永红 何丽 译，刘瀚旻 审）

第 544 章
出 血
Laura A. Parks, Diane F. Merritt

儿童阴道出血包括月经初潮前出现的各种阴道出血，最早开始于出生后1周左右，因母体雌激素撤退而出血，出血量多少不一。诊断的首要步骤是详细的病史询问及体格检查。常见的阴道出血原因包括外阴阴道炎、异物、皮肤病、尿道脱垂、内源性或外源性雌激素影响、肿瘤及创伤。

外阴阴道炎　外阴阴道炎可通过呼吸道、口腔和粪病原体传播，引起渗液（主要由链球菌属、志贺菌感染）、皮肤刺激及表皮脱落导致外阴出血。青春期阴唇发育未完善，阴道口和阴道容易受到刺激。此外，雌激素水平低、阴道黏膜薄以及阴道 pH 偏碱性亦易诱发外阴阴道炎。勤洗手、注意会阴部卫生（排便后从外阴阴道区向后擦，或使用湿巾）、避免局部刺激物如化学品、香水、除臭香皂或泡泡浴等，能够降低非特异性外阴阴道炎的发生。复发性或持续性外阴阴道炎需要短期使用抗生素治疗（表 543-2）。另外，可局部涂以温和的润滑剂如凡士林或者尿布疹软膏。

硬化性苔藓是潜在的出血原因（图 543-5；表 543-1）。主要症状为慢性炎症、剧烈瘙痒、外阴及肛周皮肤变薄及发白。有时可能出现瘀斑或血疱而被误认为遭受性侵犯。通过典型的临床特征可以诊断，必要时需要通过组织活检病理诊断。一线治疗方案为局部类固醇激素治疗，可有效改善外观及减轻瘙痒症状。激素应逐渐减量并尽量缩短使用时间。急性发作需要反复治疗。

异物　异物是儿童阴道出血的常见原因。常同时伴有阴道恶臭分泌物。持续数天至数月直至异物取出。最常见的异物为卫生纸。检查体位采用胸膝卧位或蛙式位有利于暴露异物，小吸管温水冲洗阴道取出异物。如无法完成，可麻醉下完成或使用阴道镜。阴道镜不但能帮助取出异物，同时可以观察阴道内情况，鉴别其他阴道出血原因。

损伤　外阴及阴道损伤应尤为被重视。大多数外

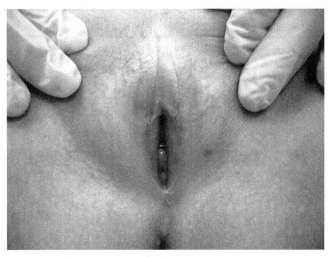

图 543-5（见彩图）　硬化性苔藓（Diane F. Merritt, MD 供图）

伤由意外引起，但须排除自虐或性虐待（见第 37 章）。类似撞击自行车前梁或在浴缸中滑倒引起的骑跨伤可能会导致外阴青紫、血肿或撕裂。一般如果是意外创伤，处女膜大多是完整的。如果处女膜裂伤，尤其是向后裂伤，需怀疑性虐待所致。如果损伤为穿透性损伤，须进一步检查是否存在尿道或肛门等周围器官的损伤。需要全身麻醉后全面检查评估及修复，对受伤轻微并配合者可以在镇静或局部麻醉下进行。如果患者能自行排出异物，血肿未扩散且易观察，可以冰敷和服用止痛药。大的扩散性血肿，尤其是被压皮肤变得缺血青紫时，应切开血肿引流止血。排尿困难者应术后留置 Foley 导尿管。

尿道脱垂　尿道脱垂（见第 538 章）是青春期女性出血的另一个潜在原因。表现为尿道的远端部分或全部脱垂。患者可无症状或表现为血尿、尿痛或排尿困难。低雌激素状态、创伤、慢性咳嗽、便秘等为诱发因素。治疗采用保守治疗，脱垂部位涂抹雌激素软膏，每天 2 次，共 2 周。雌激素软膏持续使用直到脱垂恢复。坏死组织很少需要手术切除。

外阴阴道肿瘤　青春期女孩外阴阴道肿瘤较罕见（见第 547 章）。常见的外阴阴道肿瘤包括血管瘤、息肉及葡萄状肉瘤。海绵状血管瘤最易被发现，这是一种良性血管增生性疾病，可因衣物摩擦刺激导致出血。与其他部位的血管瘤一样，外阴阴道血管瘤的皮肤损害在出生时不明显，在 1 年内长大，随后几年逐渐萎缩。这是一种自限性疾病，不需要治疗。大多恢复后不留痕迹，部分有皮肤颜色改变。如果出血可以使用隔离霜。对大出血者可以手术治疗。会阴部血管瘤可能与神经管闭合不全有关，因此应该对神经系统进行评估。

与血管瘤一样，处女膜息肉通常是良性的。如果出生时存在，婴儿期会因为母源性雌激素下降而消失。可使用隔离霜防止皮肤和尿布间摩擦引起出血。阴道息肉，尤其伴出血者，应手术切除并送病理检查。

横纹肌肉瘤　一种罕见的恶性肿瘤。在美国一年发病不到 300 例儿童。常见部位有头颈部及泌尿生殖区（见第 494 章）。阴道肿瘤往往发生在幼儿，表现为阴道出血及阴道分泌物增加。子宫肿瘤通常发生在年龄较大的女孩，发现时通常包块较大。治疗包括外科手术，放疗和化疗等联合治疗。早期诊断治疗，存活率在 90% 以上。

性早熟　发育较平均年龄提前 2.5~3 个标准差，其标志为阴道出血。评价性早熟需要评估阴毛及乳房发育。非洲 - 美洲裔女孩 6 岁前，其他女孩 7 岁前开始发育需要进行评估（见第 555、556 章）。

最常见的病因是促性腺激素依赖性或中枢性性早熟（见第 556.1），非促性腺激素依赖性早熟和不完全性早熟较少见。通过全面体格检查了解第二性征。需连续观察儿童 3~6 个月的生长发育情况。通过生长

曲线图和骨龄检测来判断生长速度。盆腔超声检查可能显示卵巢、肾上腺病变或子宫发育异常情况。血清雌二醇水平大于100pg/mL考虑卵巢囊肿或肿瘤可能。使用促性腺激素释放 激素或促性腺激素释放激素激动剂后测定促性腺激素是诊断金标准。中枢性性早熟需行脑部磁共振成像确定是否存在下丘脑肿瘤。

外源性雌激素 导致儿童阴道出血的另一原因。危险因素有避孕药、食品、美容产品以及含有雌激素或雌激素样成分的整形塑料。双酚A（BPA）具有雌激素样作用，有研究评估双酚A从塑料杯或塑料瓶浸出的风险。其重要性尚在研究之中，但摄入高水平的双酚A可能是阴道出血的一个潜在原因。

儿童或婴儿阴道流血可能有很多原因。需要详细的病史询问及体格检查，确定出血原因。一旦找到原因，治疗相对容易。

参考书目

参考书目请参见光盘。

（林永红　何丽　译，刘瀚旻　审）

第545章
乳房疾病

Nirupama K. DeSilva, Diane F. Merritt

患有乳房疾病的患儿就诊的原因通常包括：乳房的发育和外观问题，乳房疼痛，乳头溢液及乳房肿块。儿童和青少年患有乳腺恶性肿瘤的可能性很小，一旦患病应由经验丰富的医生诊治，避免过度治疗。

补充内容请参见光盘。

（林永红　何丽　译，刘瀚旻　审）

第546章
多囊卵巢综合征及多毛症

Mark Gibson, Heather G. Huddleston

■ 多囊卵巢综合征

病因与定义

多囊卵巢综合征（PCOS）是一种常见的性激素功能紊乱性疾病，通常伴随代谢异常，在育龄期女性的发病率为5%~8%。该病在青春期的特征为月经紊乱，伴有雄激素过甚的临床表现，以排卵稀少或无排卵、雄激素水平增高以及卵巢多囊改变（≥12个不成熟卵泡）为特征（鹿特丹标准）。各专业机构设立的诊断标准侧重点不同，但很少会要求三者同时具备。

在美国，确诊PCOS的必要条件是雄激素过高合并排卵功能异常（排除其他原因）。PCOS常伴有肥胖，胰岛素抵抗，代谢综合征，其临床表现多种多样（表546-1见光盘）。

补充内容请参见光盘。

（林永红　何丽　译，刘瀚旻　审）

第547章
肿瘤及青少年人乳头瘤病毒(HPV)筛查

Nora T. Kizer, Diane F. Merritt

■ 妇科恶性肿瘤

癌症在青少年死亡原因中排第二位，仅次于外伤。虽然妇科恶性肿瘤在青少年中很罕见，一旦发现仍会给青少年造成情绪及心理上的影响。不孕、抑郁、自卑等将持续影响患者终生。

儿童及青少年最常见的妇科恶性肿瘤来源于卵巢，通常表现为腹部包块，因此必须与其他器官来源肿瘤、卵巢功能性、生理性、炎性或感染性包块，或妊娠相区别。卵巢肿瘤占所有儿童恶性肿瘤的1%，占该年龄段妇科恶性肿瘤的60%~70%。大约10%~30%的儿童或青少年卵巢肿瘤为恶性。阴道或宫颈恶性肿瘤在儿童中少见，而少数特殊类型的肿瘤在儿童中发病率最高。宫颈非典型增生也可发生于青少年，因此保健人员须知道最新的筛查指南及预防措施。外阴恶性肿瘤在儿童及青少年中极其罕见。

■ 癌症治疗对生育的影响

化疗及放疗会引起急性卵巢功能衰竭及绝经提前。相关危险因素包括年龄偏大、腹部或腰部辐射和使用某些化疗药物如烷化剂（环磷酰胺、白消安）。子宫放疗可引起不孕、自然流产和胎儿生长受限。接受腹部放射的女孩可出现子宫体积缩小。放射同样可以损伤阴道、膀胱、输尿管、尿道、直肠。盆腔癌症放疗后主要的副作用为阴道缩短、阴道口狭窄、尿道瘘、腹泻等。妊娠结局与妊娠前所行化疗和放疗相关，儿童时期癌症患者不孕的发生率为 15%。与其正常健康的兄弟姐妹相比，癌症患者治疗后自然流产、早产和低出生体重儿发生率有所增加。但没有数据显示其会增加后代先天畸形发生率。

应该对癌症患者提供详细的健康咨询。作为癌症治疗知情同意书的一部分，应该与年轻患者及家属讨论癌症可能导致的不孕。目前正在进行保留生育功能的试验 [通过促性腺激素释放激素类似物（GnRH）预处理，以收获卵母细胞和卵巢组织并冷冻保存]。同时过早的卵巢功能不全可能增加心血管并发症、骨质疏松风险，并可能导致性功能障碍，因此需要权衡激素治疗的利弊。

■ 卵　巢

新生儿及儿童卵巢囊肿

所有健康的青春期少女进行卵巢超声检查均可发现正常的卵泡或生理性卵巢囊肿，其中大部分直径小于 1cm 及非病理性的。超声可在无症状的新生儿中检出卵巢囊肿，这是由于母体雌激素影响形成的生理性卵巢囊肿。儿童的卵巢包块通常没有症状，往往在一次偶然或常规体检时发现。有的儿童表现为腹部疼痛，可伴有恶心、呕吐、尿频或尿潴留。囊肿最常见的并发症卵巢扭转，可能会导致卵巢的缺失（卵巢破裂已被证明可以发生于出生前）。目前已有出生前和出生后腹腔镜治疗成功的报道。性质复杂的较大囊肿（超过 4~5cm），或任何合并激素刺激症状或体征的囊肿应该及时评估。卵巢囊肿的发病率在青春期会逐渐增加。

功能性囊肿

囊肿出血是月经周期中卵泡发育的常见现象。通常情况下，一个优势卵泡形成并逐渐增大。排卵后，优势卵泡变成黄体，如果有出血，则被称为卵巢黄体出血。黄体的体积及出血可引起相应的腹膜刺激症状，超声下具有特征性的复杂声像。当怀疑为功能性或出血性囊肿时可采用期待治疗。生理性囊肿通常不会超过 5cm，超声检查可见囊肿在 6~8 周后消失。单相口服避孕药可用于抑制卵泡发育，以防止形成囊肿。

畸胎瘤

在青少年中最常见的肿瘤是囊性成熟性畸胎瘤（皮样囊肿）。大多数为良性，起源于外胚层的成熟组织（皮肤、毛发、皮脂腺）、中胚层或内胚层。偶尔可含有成形的牙齿、软骨和骨组织。腹部 X 线片中发现钙化组织往往是良性畸胎瘤的标志。这些肿瘤可

无症状，常偶然被发现，也可以表现为腹部包块或腹痛（通常与扭转或破裂有关）。如果皮样囊肿的主要成分是甲状腺组织（卵巢甲状腺肿），临床可表现为甲状腺功能亢进。良性畸胎瘤应仔细切除，尽可能多地保留正常卵巢组织。对良性畸胎瘤行卵巢切除术（和单侧输卵管卵巢切除术）属过度治疗。在手术中，应探查双侧卵巢，如果对病变的性质存疑，应当行病理学检查。有文章报道皮样肿瘤与神经元和抗 NMDA 受体脑炎有关，因此卵巢肿瘤的切除可改善部分患者的神经系统症状。

卵巢未成熟畸胎瘤是一种罕见的肿瘤，占卵巢畸胎瘤不到 1%。与成熟性囊性畸胎瘤多发生于生育年龄不同，未成熟畸胎瘤有其特定的发病年龄，最常见于 20 岁以前。根据定义，未成熟畸胎瘤包含不成熟的神经元。因为病灶很少同时发生于双侧卵巢，目前治疗包括单侧输卵管卵巢切除术与广泛的腹膜转移灶取样。

囊腺瘤

浆液性囊腺瘤和黏液性囊腺瘤是发病率仅次于成熟性畸胎瘤的良性卵巢肿瘤。这些囊肿体积可能非常大，小心处理可将肿瘤完整切除，为未来的生育保留正常卵巢组织。

多囊卵巢综合征（PCOS）

见第 546 章。

子宫内膜异位囊肿

子宫内膜异位症是子宫内膜组织异位于盆腔和腹腔内的一种综合征。在青少年中主要临床症状包括严重的痛经和盆腔疼痛。子宫内膜异位囊肿（巧克力囊肿）是一种卵巢受累的子宫内膜异位症，囊肿内含陈旧性血液及含铁血黄素。超声下表现为均质回声，成年人比青少年更多见。对青少年，推荐使用保守治疗 [使用药物抑制排卵和非甾体类抗炎药（NSAIDs）]，卵巢囊肿切除术应尽可能多地保留卵巢功能。

盆腔炎和输卵管卵巢脓肿

在性活跃期的青少年中检查发现附件包块和疼痛（见第 114 章）应考虑输卵管卵巢脓肿引发的盆腔炎。这些患者通常还表现出发热伴白细胞增多和宫颈举摆痛。治疗包括静脉使用抗生素。如果病变持续存在或抗生素耐药，可对盆腔脓肿行介入引导下引流。

附件扭转

附件 [卵巢和（或）输卵管] 扭转可发生在儿童或青少年正常附件，也可发生于附件囊肿、卵巢肿瘤增大时。扭转发生时，静脉回流首先受阻，卵巢出现

肿胀和出血。一旦动脉受阻便会发生组织坏死。目前尚不明确附件扭转多长时间将发生坏死。当一个女患者表现为下腹疼痛，无论是阵发性还是持续性的，如果影像学检查提示单侧附件增大，应考虑附件扭转并尽快治疗。多普勒超声检查其是否存在血流信号并不能用于排除附件扭转。如果临床上高度怀疑应行手术治疗（腹腔镜）。目前推荐术中复位扭转的附件，观察其活性，只切除明显坏死的组织。是否对患侧及对侧附件行卵巢固定术（折叠术）仍然存在争议。但有报道复位后的卵巢仍有正常卵泡发育功能。

卵巢癌

卵巢癌在儿童中少见，确诊卵巢癌的患者中只有 2% 年龄小于 25 岁。0~14 岁年龄段发病率 ≤ 0.8/100 000，15~19 岁年龄段为 1.5/100 000。生殖细胞肿瘤是最常见的，起源于原始生殖细胞，随后发育成多种肿瘤类型包括无性细胞瘤、恶性畸胎瘤、内胚窦瘤、胚胎性癌、混合细胞肿瘤和性腺细胞瘤。相比于无性细胞瘤，未成熟畸胎瘤及内胚窦瘤更具侵袭性，在年轻女孩（10 岁以下）中发病率占较高比例。性索间质肿瘤在青少年中更为常见（表 547-1）。肿瘤标志物如 α-甲胎蛋白（AFP）、癌胚抗原（CEA）和 CA-125 也可用于诊断和治疗监测（表 547-2）。

卵巢癌治疗方法是手术切除加术后化疗，通常使用博来霉素、依托泊苷、顺铂（BEP）。放疗有时用于治疗复发的无性细胞瘤，但不是常规治疗方案。治疗前肿瘤分期极为重要。在极少数情况下，需再次剖腹探查以发现有无畸胎瘤成分或未完全切除的肿瘤。

卵巢上皮细胞癌占儿科患者中卵巢包块的 19%，其中 16% 为恶性。这些肿瘤几乎都在青春期发育后表现出来。常见的症状包括痛经、腹痛、腹胀、恶心、呕吐和阴道流液。潜在的低度恶性肿瘤常见于青少年并占该年龄组上皮性卵巢癌的 30%。由于这部分年轻人群没有如成人患者的治疗标准，但如对侧卵巢和子宫正常，可考虑保留对侧卵巢和子宫。数据表明，在患者的疾病早期，进行手术分期往往能取得最佳效果。5 年生存率约 73%。足月妊娠及口服避孕药可减少上皮性卵巢癌扩散的风险。有卵巢癌家族史的年轻女性，在没有计划怀孕时可长期使用口服避孕药以达到预防卵巢癌发生的效果。

■ 子 宫

横纹肌肉瘤是小于 20 岁年龄段的最常见的软组织肉瘤（见第 494 章）。它们可以在除骨骼以外的任何器官或组织中生长，其中大约 3% 起源于子宫或阴道。不同的组织学亚型如胚胎性横纹肌肉瘤最常发生

表 547-1　青少年卵巢恶性肿瘤

肿瘤	5 年生存率	临床表现
生殖细胞肿瘤		
无性细胞瘤	85%	10%~20% 双侧 最常见的卵巢恶性肿瘤 性腺发育不全或雄激素不敏感 对化疗或放疗敏感
未成熟畸胎瘤	97%~100%	包括 3 个胚层组织
内胚窦瘤	80%	通常体积较大 Schiller-Duval（S-D）小体
绒毛膜癌	30%	少见 临床表现与异位妊娠类似
胚胎癌	25%	内分泌症状（性早熟） 高度恶性
性腺母细胞瘤	100%	原发闭经 女性男性化 45,X 或 45,X 或 46,XY 嵌合体
性索间质肿瘤		
青少年颗粒间质细胞瘤	92%	分泌雌激素 月经失调 假性性早熟 罕见 Call-Exner 小体
间质细胞瘤	70%~90%	40% 发生女性男性化 分泌睾酮
脂质细胞瘤		异源的软组织脂肪
两性母细胞瘤		分泌雌激素或雄激素的低分化混合性肿瘤

在女性婴幼儿的生殖道。肿瘤往往生长迅速，使肿瘤通过子宫颈脱出，引起并发症如子宫内翻或巨大宫颈息肉，临床上也可表现为阴道不规则出血。横纹肌肉瘤的组织学名称是由其中不同分化阶段的骨骼肌间充质细胞及其混杂的黏液基质的成分决定。国际横纹肌肉瘤研究组提出了多种治疗方案，如手术、放疗和化疗。一线治疗方案包括长春新碱、阿霉素、环磷酰胺，联合或不联合放疗。目前对于横纹肌肉瘤是否手术治疗，观点发生了较大变化，手术切除率从 1972 年的 100% 降至 1996 年的 13%。化疗与限制性手术使许多患者得以保留子宫，同时提高生存率。

平滑肌肉瘤和平滑肌瘤极为罕见，在儿童或青少年年龄组中发生率 <2/100 000 人。然而，据报道 6200 例儿童艾滋病患者中至少有 13 例发病，通常涉及脾、肺或胃肠道，但也可以起源于子宫平滑肌。发病机制被认为与 Epstein-Barr（EB）病毒有关（见 246 章）。尽管手术完全切除并对肉瘤进行化疗，但往往会复发。

子宫内膜间质肉瘤和子宫内膜腺癌在儿童和青少年极为罕见，仅有个别文献有报道。与性早熟无关的

表547-2　血清肿瘤标志物

肿瘤	CA-125	AFP	hCG	LDH	E2	T	INHIBIN	MIS	VEGF	DHEA
上皮性肿瘤	+	+			+				+	
未成熟畸胎瘤			+	+	+					
无性细胞瘤		+								
内胚窦瘤		+	+		+					
胚胎瘤			+							
绒毛膜癌		+	+	+						
混合生殖细胞瘤	+				+		+	+		
颗粒细胞瘤						+	+			
间质细胞瘤					+	+	+		+	
性腺母细胞瘤								+		
卵泡膜瘤										

CA-125：糖类抗原125；AFP：甲胎蛋白；hCG：人绒毛膜促性腺激素；LDH：乳酸脱氢酶；E2：雌二醇；T：睾丸激素；MIS：苗勒管抑制物；VEGF：血管内皮生长因子；DHEA：脱氢表雄酮

阴道出血是一种常见标志。治疗包括子宫卵巢切除术，根据手术中情况辅助放疗和（或）化疗。

■ 阴　道

葡萄状肉瘤在儿科患者阴道胚胎性横纹肌肉瘤中最常见。葡萄状肉瘤多出现在阴道前壁，表现为黏膜葡萄状外观；如果位于子宫颈可表现为宫颈息肉或息肉状肿块。以前采用扩大切除手术，目前使用非根治性手术（息肉切除术、宫颈锥切术和局部切除术）和辅助化疗，或不加放疗也能取得同样疗效。长春新碱、更生霉素和环磷酰胺联合化疗效果更佳。治疗效果取决于肿瘤的大小，疾病诊断的时间，以及组织学类型。5年生存率根据患者的临床分期Ⅰ～Ⅳ分别为83%、70%、52%和25%。

阴道腺病可导致子宫内发生阴道透明细胞腺癌，发生于使用己烯雌酚（DES）的女性。因为DES能诱发流产，故孕妇不会使用，从而使少女和年轻妇女发生该肿瘤的概率减少。

内胚窦瘤是在婴幼儿期发生的一种罕见阴道肿瘤。这种病通常发生在2岁以下的儿童，存活率低。可行手术和化疗联合治疗。乳头状瘤可发生在儿童的阴道，导致阴道出血。极少数阴道出血继发于白血病或血管瘤。

■ 外　阴

任何可疑的外阴病变应活检并行组织学检查。有报道年轻患者发生脂肪瘤、脂肪肉瘤及外阴恶性黑色素瘤。最常见的病变是尖锐湿疣，与人类乳头状瘤病毒（HPV）感染有关（见258章）。通常通过肉眼诊断。治疗包括观察期待自然消退、局部使用三氯乙酸、局部冷冻、电灼、切除和激光烧灼。用于治疗成人皮肤损伤的产品如鬼臼树脂和咪喹莫特，以及家庭用鬼臼树脂氧化酶和茶多酚软膏还没有被批准用于儿童。

■ 宫　颈

宫颈脱落细胞涂片（Pap）和贝塞斯达（Bethesda）分类系统很早即用于宫颈癌筛查（表547-3）。流行病学和分子技术的进步也发现人乳头瘤状瘤病毒与宫颈癌具有相关性。人乳头状瘤病毒成为宫颈癌分子学诊断及疗效评价的重要指标。人乳头状瘤病毒的筛查成为宫颈癌特有预防方法，率先用于儿童及成人预防。针对2种HPV亚型（HPV 16、HPV18）的乳头状瘤病毒株疫苗已经上市。它被认为能100%有效对抗这两个亚型，并预防70%的宫颈癌发生。美国妇产科学会（ACOG）建议所有女童及9~26岁女性接种疫苗，免疫接种咨询委员会（http://www.cdc.gov/vaccines/recs/acip/）建议11~12岁女孩，最早可从9岁开始常规接种3剂四价的HPV疫苗。未接种疫苗的女童和妇女可在13~26岁补种疫苗。女性患者有性生活者也应该接种疫苗，在有性生活前接种疫苗是最理想的。接种疫苗前不需行宫颈脱落细胞涂片及HPV抗体检测，也无须筛查HPV DNA。美国妇产科学会建议已接种HPV-16和18亚型疫苗的妇女仍应同未接种疫苗的女性一样每年定期常规筛查。

表 547-3 免疫功能不全青少年细胞学筛查管理（<20 岁）

细胞学结果	建议处理	是否 HPV 检测	是否阴道镜检查
非典型鳞状上皮细胞（ASCUS）	1 年内复查细胞学	否	1 年内随访有高度鳞状上皮内病变或更高级别异常的需行阴道镜检查；2 年内随访仍为 ASCUS 或更高级别异常需行阴道镜检查
低度鳞状上皮内病变（LGSIL）	1 年内复查细胞学	否	高度鳞状上皮内病变及其以上的需行阴道镜检查；2 年内随访仍为 ASCUS 或更高级别异常需行阴道镜检查
高度鳞状上皮内病变（HGSIL）	1. 阴道镜检查不满意的行宫颈活检；2. 如阴道镜检查满意：①无 CIN Ⅰ–Ⅲ：每 6 个月复查宫颈脱落细胞涂片及阴道镜检查直到二者均为阴性，或 2 年内复查仍为阳性的需治疗；②如为 CIN Ⅰ：按 ASCUS/LGSIL 流程处理；③如为 CIN Ⅱ、CIN–Ⅲ：每 6 个月复查宫颈脱落细胞涂片及阴道镜直至均为阴性，或 1 年后复查，如 2 年持续阳性需治疗；④如为 CIN–3：宫颈活检；如持续 2 年 HGSIL，未发现 CIN Ⅰ–Ⅲ证据的，行宫颈活检	否	立即阴道镜检查
不除外高度上皮内病变的不典型鳞状细胞（ASC–H）或非典型腺细胞（AGC）	没有针对青少年指导建议，参考成人的 ASCCP 指南；不建议对青少年行子宫内膜活检	否	立即阴道镜检查

提示：虽然表中仅提到宫颈活检，但也可选择行冷冻、激光、LEEP 刀环切治疗。

ASCUS：非典型鳞状上皮细胞；HGSIL：高度鳞状上皮内病变；LGSIL：低度鳞状上皮内病变；CIN：宫颈上皮内瘤变；Pap：宫颈脱落细胞学涂片；ASC–H：不除外高度上皮内病变的不典型鳞状细胞；AGC：非典型腺细胞；ASCCP：美国阴道镜及宫颈病理学会

因为 HPV 感染率高，青少年人群宫颈癌筛查很具有挑战性。在 15~19 岁年龄段的青少年，有性生活的青少年 HPV 累积发病率 1 年达 17%，3 年达 35.7%。与 HPV 感染的自然病程有关，超过 90% 以上的发生在这个年龄段内的低度上皮内病变会自愈，这使得该年龄段的人群 HPV 感染几乎没有临床意义。巴氏检查显示青少年中高级别病变的发病率很低（0.7%），宫颈癌更少见。美国国家癌症研究所（NCI）报道 1975—2006 年 15~19 岁宫颈浸润癌的发病率为 0.1/100 000，且 15 岁前无病例报告，因此并不提倡对该年龄段细胞学异常的患者行阴道镜检查，因其往往弊大于利。

美国阴道镜及宫颈病理协会和美国妇产科医生学会指南推荐青少年 21 岁前无须巴氏涂片筛查，不管其何时开始有性生活。如果已行 HPV 检查，其结果不纳入诊断中。然而，性生活活跃的免疫功能不全的青少年（HIV 阳性的患者或器官移植受者）应该在诊断当年进行两次筛查，此后每年筛查一次。表 547-3 提示了对有异常细胞学结果的青少年管理建议。

鉴于以上建议，医生在为青少年开具避孕药处方前应建议其先接受宫颈脱落细胞涂片检查。

参考书目

参考书目请参见光盘。

（林永红 何丽 译，刘瀚旻 审）

第 548 章
外阴阴道及副中肾管发育异常

Amber R. Cooper, Diane F. Merritt

胚胎期和孕早期建立起一个正常的生殖系统，这一过程包括了细胞分化、导管伸长、融合、吸收、转运、程序性细胞死亡等方面。各种干扰因素包括基因、表观遗传、酶促反应和环境因素都对这一形成过程有一定程度的影响，造成生殖系统、性腺、副中肾管、和（或）

外阴阴道的发育异常（表 548-1、表 548-2 请参见光盘）。大多数临床医生采用由美国生殖医学会发表的分类标准，其他一些学者提议修订此分类标准，以更加详细的组织学分类系统代替现有的分类标准，比如修正版的 AFS 系统 VCUAM。

补充内容请参见光盘。

（林永红　何丽　译，刘瀚旻　审）

549 章
特殊的妇科关爱

Elisabeth H. Quint

青春期对所有孩子及其家庭极为重要，尤其是对一些有特殊需要的青少年。激素水平变化及月经初潮可以深刻影响青少年和他们的家庭生活。此外，还涉及性行为、性安全、性虐待及意外怀孕等。

性行为和性教育

部分特殊青少年可能有生理和（或）发育障碍。社会、家人及保健人员通常认为其无性生活可能，因此未对其进行性教育。肢体残疾者性活跃程度与非残障者相同。保健人员需要评估青少年对解剖知识、性行为及社会知识的掌握情况，以及是否有能力接受性活动。应该在青少年发育到一定程度时对其进行 HIV 和其他性传播疾病的预防宣传、避孕教育（包括事后避孕）。残疾青少年孤独及抑郁症风险较高。

性虐待

难以评估残疾青少年被性虐待的风险。研究表明，身体残疾青少年的性活动与健康者类似，但大多是非自愿的。性虐待的监控必须是强制性的。性虐待预防教育包括："说不""逃离""倾诉"等模型。对于语言能力障碍或发育迟缓的青少年，性虐待可能防不胜防。医生应仔细体检，寻找阳性体征如不明原因的瘀伤、擦伤或行为改变等，这些都可能提示曾遭受性虐待。

盆腔检查

对于没有性生活的青少年一般不常规妇科检查。如果阴道流液、阴道不规则出血、怀疑性虐待或阴道异物，可以采取体外检查而不使用窥阴器检查。如果需要检查阴道或宫颈，需在麻醉下进行。性传播疾病可通过尿液测试或阴道拭子检查。

月经

月经紊乱在青少年中很常见，特别是月经初潮后 5 年内。这是由于下丘脑-垂体-卵巢（HPO）轴不完善和无排卵导致月经紊乱（见 110 章）。患有某些特殊疾病的残疾青少年月经紊乱风险更高。唐氏综合征患者甲状腺疾病的发病率较高。癫痫或者服用抗癫痫药物（AED）的患者易出现生殖系统的问题如多囊卵巢综合征（PCOS）。抗精神病药物可引起高泌乳素血症，影响月经。

月经异常对患者生活及日常活动均有影响。病史搜集应着重询问月经史，月经日历有助于了解月经周期、行为以及治疗效果。大多数能独自如厕的青少年都能够学会正确使用经期卫生用品。

对所有青少年异常出血的评估标准一致。有特殊需求的儿童需要特殊注意的地方是他们可能出现因经期卫生导致的抑郁，或出现周期性的行为问题，如哭闹、发脾气以及退缩等。此外也要注意来自其监护人而不是青少年本人的避孕要求，这需要评估青少年判断环境安全性的能力。

治疗

如果证明月经周期对患者健康的影响（通过描绘数月生理行为图表），保健人员、患者及其家庭可以采取以下几个措施进行月经干预。月经调整方法与非残疾青少年相同。抑制月经至完全闭经通常不易实现。周期性的稀发月经可能比不可预知的点滴出血等常见治疗副作用更容易管理。治疗目的是减少月经量、调节月经周期、减轻疼痛或周期性行为症状、提供避孕和（或）闭经。

治疗期间，连续地记录月经行为日记监测月经周期。指南定义 1h 内经量超过 1 个月经垫为月经过多，月经经期持续时间大于 10d 为月经过长，月经周期小于 20d 为月经过频。

如果月经过多或痛经明显（偶尔会导致失语青少年周期性的行为改变），可服用非甾体抗炎药。其能减少大约 20% 月经量，可以单独使用或与其他治疗联合使用。

避　孕（见第 111 章）

雌激素治疗法

口服避孕药

周期性口服避孕药可使月经规律，减轻月经期症状。连续服用则抑制月经周期，时间长者可导致闭经。服药期间可能出现不规律的点滴出血。特殊需求的青少年往往愿意每年能有数次规律的可预见的月经周期。吞咽困难者可服用避孕咀嚼片。

阴道避孕环

阴道避孕环使用周期一般为连用 3 周，停用 1 周；也可连续使用 4 周。避孕环可减少阴道出血。但是青少年可能自己无法放置避孕环，请别人放环明显涉及隐私问题，故使用较困难。

避孕贴片

避孕贴片可以连续使用。残障儿童可能移动避孕贴片，因此建议将贴片放置在儿童够不着的部位（例如在臀部或肩膀）。药理学数据表明，避孕贴片的雌激素暴露比口服避孕药或阴道避孕环高。目前还不清楚避孕贴片是否增加下肢深静脉血栓形成的风险，尤其是对于不常运动的妇女。

雌激素的使用及深静脉血栓

少活动并不是含雌激素避孕药的使用禁忌。有较少资料对比了轮椅上生活的青少年在使用或者不使用雌激素下深静脉血栓的风险。开始雌激素治疗前，应详细了解是否有高凝状态家族史。建议从低剂量开始使用。建议在其他治疗方法无效时使用联合第三代孕激素的雌激素贴片。

单用孕激素

肌内注射甲羟孕酮

肌内注射醋酸甲羟孕酮（DMPA）长期以来一直在抑制月经方面非常有效。有两个问题与残疾青少年尤其相关。第一，虽然最近的研究数据表明在停用 DMPA 后骨密度将恢复，但大量研究认为骨密度下降与长期使用 DMPA 有关，FDA 亦严重警告年轻女性使

用这些产品应更加注意。行动不便或低体重青少年亦存在低骨密度风险，应更加关注。第二个问题是体重增加，尤其是肥胖可导致健康和运动问题。如果长期使用 DMPA，建议补充钙和维生素 D，测量骨密度。

口服孕激素

连续口服孕激素可能导致闭经。包括每日服用黄体酮和其他孕激素，如炔诺酮 2.5mg 或微粒化黄体酮 200mg。

含孕酮宫内节育器

超说明书使用含黄体酮宫内节育器用于减少月经量虽无不妥，但是可能阴道挛缩或狭窄导致操作困难，需要麻醉下进行。超声检查可判断宫内节育器位置。部分患者可能在安环后几月出现阴道不规则出血，20%患者术后闭经，50%患者 1 年后闭经。

皮 埋

孕激素皮下埋植剂不定期出血率较高，因此不适用于特殊需要的青少年。

激素及抗癫痫药物

某些酶诱导惊厥药物能干扰口服避孕药，改变其效力，并导致间歇性出血。可以考虑使用更高剂量的雌激素或缩短 DMPA 的注射时间间隔。

外科手术

外科手术如子宫内膜切除术和子宫切除术可用于治疗成人，但青少年只能在其他方法都失败后或者严重影响健康及其他非常极端的情况下使用。有关伦理及知情同意的问题较难处理，国家有关法律亦各不相同。

参考书目

参考书目请参见光盘。

（林永红　何丽　译，刘瀚旻　审）

第26部分　内分泌系统

第1篇　内分泌系统

第550章
下丘脑和垂体激素
John S. Parks, Eric I. Felner

垂体是精密的激素系统的主要调控器。垂体接收来自下丘脑的信号并做出应答，将垂体激素输送至靶腺体。靶腺体分泌的激素通过负反馈机制调节下丘脑和垂体激素水平。这种反馈机制能使垂体调整由靶腺体释放至血流中的激素量。在激素系统中垂体的重要作用和职能是翻译各种信号并对信号做出反应以行使"主导腺体"的功能。

补充内容请参见光盘。

（叶娟　译，罗小平　审）

第551章
垂体功能减退
John S. Parks, Eric I. Felner

垂体功能减退是指生长激素（GH）不足，伴或不伴其他垂体激素缺乏。患儿存在生后生长迟缓，予以 GH 替代治疗后生长迟缓明显改善。先天性垂体功能减退的发病率为 1∶4000 至 1∶10 000 每活产婴。随着对控制垂体发育或激素分泌基因的深入了解，我们发现，越来越多的病例是由特殊遗传病引起的。7种候选基因突变可以解释 13% 的单纯性生长激素缺乏症（IGHD）和 20% 的多种垂体激素缺乏症（MPHD）。家族史阳性的病例其发现突变的概率增加；而伴促肾上腺皮质激素（ACTH）缺乏的病例其发现突变的概率降低。已明确的遗传病其基因、激素表型、相关异常及遗传方式见表 551-1 和 551-2。获得性垂体功能减退通常起病晚且有不同的病因（表 551-3）。

表 551-1　多垂体激素缺乏症的病因学分离

基因或定位	表型	遗传方式
遗传分型		
POU1F1（PIT1）	GH，TSH，PRL	R，D
PROP1	GH，TSH，PRL，LH，FSH，± ACTH，不定 AP	R
LHX3	GH，TSH，PRL，LH，FSH，不定 AP，± 短颈	R
LHX4	GH，TSH，ACTH，小腺垂体，EPP，± Arnold Chiari	D
TPIT	ACTH，严重新生儿型	R
HESX1	GH，其他不定，小腺垂体，EPP	R，D
SOX3	缺乏不等，± MR，EPP，腺垂体和垂体柄小	XL
PTX2	Rieger 综合征	D
GLI2	前脑无裂畸形，中线缺陷	D
GLI3	Hall-Pallister 综合征	D
SHH（Sonic hedgehog）	GH 缺乏症伴单门齿	D
获得型		
特发性		
放疗	GH 缺乏先于其他缺乏	
炎症	组织细胞增多症，肉瘤	
自身免疫性疾病	垂体炎	
手术后	垂体柄中断，血管损伤	
肿瘤	颅咽管瘤，神经胶质瘤，松果体瘤	
外伤	殴打，摇晃婴儿，车祸	
不明原因		
特发性		
先天性垂体缺失		
视中隔发育不良		
产伤		

ACTH: 促肾上腺皮质激素；AP: 腺垂体；D: 显性；EPP: 异位垂体后叶；FSH: 卵泡刺激素；GH: 生长激素；LH: 黄体生成素；MR: 智力落后；PRL: 催乳素；R: 隐性；TSH: 促甲状腺激素；XL: X- 连锁

表 551-2　生长激素缺乏症或不敏感的病因学分类

基因或定位	表型		遗传方式
缺乏			
GHRH 受体	IGHD, 腺垂体小	低 GH, 低 IGF-1	R
GH1	IGHD, 腺垂体小或正常	低 GH, 低 IGF-1	R,D
GH1	GH 失活	高 GH, 低 IGF-1	D
BTK（Xq21.3-q22）	IGHD, 低丙种球蛋白血症	低 GH, 低 IGF-1	XL
SOX3（Xq27.1）	IGHD, MR	低 GH, 低 IGF-1	XL
不敏感			
GH 受体	GHBP 不定	高 GH, 低 IGF-1	R,D
STAT5b	免疫缺陷	高 GH, 低 IGF-1	R
IGF-1	IUGR, MR, 耳聋	高 GH, 低 IGF-1	R
酸敏感亚单位	轻度矮身材	正常 GH, 低 IGF-1	R
IGF-1 受体	IUGR	高 GH, 高 IGF-1	R

AP: 腺垂体；EPP: 异位垂体后叶；GH: 生长激素；GHBP: 生长激素结合蛋白；GHRH: 生长激素释放激素；IGHD: 单纯性生长激素缺乏症；IUGR: 宫内生长迟缓；MR: 智力落后；R: 隐性；D: 显性；XL: X- 连锁

■ 多种垂体激素缺乏症

遗传分型

转录活化因子的有序表达介导垂体前叶细胞的分化和增殖。这些蛋白属于 DNA 结合蛋白类似同源基因家族。突变产生多种垂体激素缺乏的不同形式。*PROP1* 和 *POU1F1* 基因在垂体发育过程中的表达相当迟且仅在垂体前叶细胞表达。突变导致垂体功能低下，但并不伴随其他器官系统异常。*HESX1*、*LHX3*、*LHX4* 和 *PTX2* 基因在稍早时期表达。这些基因也在其他器官表达。此类基因突变除表型表现为垂体功能低下外，还包括其他器官异常。

PROP1

PROP1 表达于生长激素细胞、催乳素细胞和促甲状腺激素细胞核内。它的作用包括启动 *POU1F1* 表达，因此又被称作 *PIT1* 基因先驱。*PROP1* 突变是隐性 MPHD 最常见的类型，也是其他垂体转录因子基因突变总和的 10 倍。最常见的是第 2 外显子 1-2 对碱基缺失，其次是错义突变、无义突变和剪接位点突变。垂体前叶激素缺乏在新生儿期表现不明显。*POU1F1* 缺陷患儿在生后第 1 年的生长情况较 *POU1F1* 缺陷者显著改善。诊断 GH 缺乏症的中位数年龄是 6 岁左右。促甲状腺素（TSH）缺乏症的诊断年龄晚于 GH 缺乏症，其基础和促甲状腺激素释放激素（TRH）激发的催乳素（PRL）水平高于 *POU1F1* 突变者。

表 551-3　获得性垂体功能减退的原因

脑损伤
　外伤性脑损伤
　蛛网膜下腔出血
　神经外科手术
　放疗
　卒中
垂体肿瘤 *
　腺瘤
　其他
非垂体肿瘤
　颅咽管瘤
　脑膜瘤
　神经胶质瘤
　脊索瘤
　室管膜瘤
　转移瘤
感染
　脓肿
　垂体炎
　髓膜炎
　脑炎
梗死
　卒中
　席汉综合征
自身免疫性疾病
　淋巴细胞性垂体炎
其他
　色素沉着症，肉芽肿病，组织细胞增多症
　空蝶鞍
　围生期损伤

* 垂体肿瘤是致垂体功能减退的最常见病因。但是，新研究数据表明脑损伤所致垂体功能减退多于垂体腺瘤

From Schneider HJ, Aimaretti G, Kreitschmann-Andermahr I, et al. Hypopituitarism, Lancet, 2007, 369: 1461-1470

多数 *PROP1* 突变患儿存在黄体生成素（LH）和卵泡刺激素（FSH）不足。有些患儿自发进入青春期，然后发育倒退。女孩存在继发性闭经，男孩表现为睾丸容积和第二性征发育倒退。大约 30% 的 *PROP1* 患者存在部分 ACTH 缺乏。大多数患者腺垂体容积小，但是部分患者进行性增大。蝶鞍中央肿块可能延伸至其上方。肿块增大活化期的相关细胞尚不明确。随着时间推移，肿块逐渐退化成多发囊性区域。肿块可能

是一个持续存在的非强化结构也可能完全消失，留下一个空蝶鞍。在不同的阶段，MRI 可表现为巨大腺瘤、微腺瘤、颅咽管瘤或者 Rathke 囊肿。

POU1F1（PIT1）

POU1F1（以前名 *PIT1*）是结合于 GH 和 PRL 启动子的核蛋白。它对于生长激素细胞、泌乳素细胞和促甲状腺素细胞功能的出现和成熟是必需的。*POU1F1* 显性和隐性突变可导致 GH 和 PRL 完全缺乏，伴或不伴不同程度的 TSH 缺乏。患者在胎儿期生长几乎正常，但是在生后第 1 年出现严重的生长障碍。随着正常 LH 和 FSH 的分泌，青春期可自发形成，但晚于正常发育年龄。这些患者不存在发生 ACTH 缺乏的风险。腺垂体体积正常或偏小。

HESX1

HESX1 基因表达于胚胎发育早期垂体前叶所有 5 类细胞前体，其突变导致伴有视神经发育缺陷的复杂表型。杂合的功能丧失性突变表现为单纯性 GH 缺乏症和视神经发育不良。纯合突变表现为视中隔发育不良（SOD）。这种情况包括不完全透明隔发育伴视神经发育不良和其他中线结构异常。临床观察到婴儿期眼球震颤和视力缺损可提示视神经和大脑异常的发现。25% 的 SOD 病例伴有垂体前叶和（或）垂体后叶激素缺乏。这些患者通常表现为三联征：垂体前叶小、垂体柄中断和神经垂体异位亮点。多数 SOD 患者并不存在 HESX1 突变。病因可能包括其他基因突变或非遗传因素（见第 585 章和第 623 章）。

LHX3

LHX3 活化 α-糖蛋白亚单位（α-GSU）启动子并与 *POU1F1* 协同作用促进 PRL、β-TSH 和 *POU1F1* 启动子转录。该基因隐性功能丧失性突变所致激素表型与 *PROP1* 突变所致的激素表型类似。存在 GH、PRL、TSH、LH 和 FSH 缺乏，但不存在 ACTH 缺乏。尚不清楚这些激素缺乏是自出生就存在还是在儿童晚期出现。部分患者表现为腺垂体增大。首例报道的患者表现为少见的短颈和僵硬颈椎。患者仅能转动颈椎 90°，而正常人颈椎能转动 150°~180°。

LHX4

LHX4 基因显性遗传突变可导致 GH 缺乏，伴不同程度的 TSH 和 ACTH 缺乏。此外可存在 V 型小垂体窝、I 型 Chiari 畸形和异位神经垂体。

PTX2

Rieger 综合征是由 *PTX2* 转录因子基因突变所致的一种复杂表型。此基因也被称作 *RIEG1*，可表达于多种组织，包括腺垂体。除了不同程度垂体前叶激素缺乏之外，Rieger 综合征患儿存在虹膜缺损和肾脏、胃肠道和脐部发育异常。

其他先天因素

包括 ACTH 缺乏在内的严重早发性 MPHD 通常伴有垂体前叶发育不良、垂体柄缺失或中断和 MRI 上异位神经垂体亮点的三联征。多数病例是散发的且男性占多数。一些病例是由 X 染色体上的 *SOX3* 基因异常所致。与视中隔发育不良一样，多数病例并不能在基因水平得到阐释。

垂体发育不良可单独存在或伴发更多发育畸形例如无脑畸形或前脑无裂畸形。面中部异常（唇裂、腭裂；见第 302 章）或单门牙提示很可能存在 GH 或其他腺垂体或神经垂体激素缺乏。前脑无裂畸形的遗传病因复杂，涉及至少 12 种基因（见第 585.7）。在 Hall-Pallister 综合征中，垂体缺失与下丘脑错构母细胞瘤、轴后性多指症、指甲发育不良、会厌分叉、肛门闭锁和心、肺、肾异常有关。无眼联合垂体功能减退与 *SIX6*、*SOX2* 和 *OTX2* 基因突变有关。

后天因素

任何损伤破坏下丘脑、垂体柄或腺垂体均可能导致垂体激素缺乏（表 551-3）。由于这些损伤是非选择性的，故通常存在多种激素缺乏。最常见的损伤是颅咽管瘤（见第 491 章）。中枢神经系统生殖细胞瘤、嗜酸细胞肉芽肿（组织细胞增多症）、结核病、肉状瘤病、弓形虫病、脑膜炎和动脉瘤同样可引起下丘脑-垂体破坏。外伤，包括摇晃儿童综合征（见第 37 章）、摩托车事故、分娩时牵引、缺氧和出血性栓塞也可能损伤垂体、垂体柄或下丘脑。

■ 单纯性生长激素缺乏症和不敏感

生长激素缺乏症遗传分型

单纯性生长激素缺乏症（IGHD）是由生长激素释放激素（GHRH）受体、生长激素基因和位于 X 染色体上的基因异常引起的。

GHRH 受体

GHRH 受体隐性功能缺失突变能干扰垂体发育过程中生长激素细胞的增生，并能中断 GH 释放最重要的信号。腺垂体很小，而生长激素细胞通常占垂体容积的 50% 以上。突变对胎儿生长有一定的损害，而在生后有更严重的生长障碍。

GH1

GH1 基因是位于 17 号染色体 q22-24 上 5 个基因簇中的一个。此基因簇为 GH 前基因的连续性拷

贝。减数分裂期不等交换产生多种基因缺失。小缺失（<10kb）仅丢失 *GH1* 基因，而大缺失（45kb）丢失 ≥ 1 相邻的基因（*CSL*、*CS1*、*GH2* 及 *CS2*）。不论单独 *GH1* 缺失还是 *GH1* 伴有一个或多个相邻基因缺失其生长表型都是一样的。*CS1*、*GH2* 和 *CS2* 基因缺失而不伴有 *GH1* 缺失可引起母体循环中人胎盘催乳素和胎盘 GH 缺乏，但是不会引起胎儿或生后生长迟缓。存在 *GH1* 基因纯合缺失突变的患儿使用 GH 治疗效果很好。

GH1 基因隐性遗传突变均存在相似的表型。突变类型包括错义突变、无义突变和移码突变等。最常见的突变位于基因第 4 个内含子和最后一个内含子内。这些突变使正常的剪接位点消失并产生一个可替代的位点。异常 mRNA 编码一个较正常更长的蛋白，但此蛋白并无生物活性。

常染色体显性遗传的 IGHD 也可由 GH 基因突变引起。突变通常导致第 3 内含子剪接位点错误。这将会过度表达一种分子量为 20kd 的蛋白，此蛋白缺乏由外显子 3 编码的氨基酸。此种蛋白的蓄积能干扰正常分子量为 22kd 的 GH 蛋白合成、储存和分泌。此外，*GH1* 显性突变的患者后期可能存在 TSH 和（或）ACTH 缺乏。

无生物活性的 GH 导致矮身材发生的观点早在 1978 年就被提出。通过免疫测定法发现一些患者循环中 GH 水平正常或偏高，但在评估细胞增殖、受体结合和受体活化时他们体内的 GH 水平却是降低的。存在 *GH1* 基因纯合错义突变的患儿就是最好的例子。位于 53 位的丝氨酸被甘氨酸替换后，阻断了第 53 和 165 位残基之间二硫键的形成。这种突变分子的免疫功能、受体结合和活化 Jak2/Stat5 信号通路的能力均低于正常。GH 治疗增加胰岛素样生长因子 –1（IGF–1）的水平及生长速率，使患者达到正常成年身高。

X– 连锁的单纯性生长激素缺乏症

X 染色体上有两个位点与垂体功能减退有关。第一个位点位于 X 染色体 q21.3–q22 的 Bruton 胸腺嘧啶核苷激酶（BTK）基因区域。此区域的突变除引起 IGHD 外，还可引起低丙种球蛋白血症。第二个位点位于 X 染色体长臂远端（q24–q27.1），此区域包含 SOX2 转录因子基因。此位点异常通常表现为伴有智力落后的 IGHD，同样可表现为 MPHD：垂体发育不良、垂体柄缺失和异位神经垂体三联征。

获得性生长激素缺乏症

GH 轴较其他下丘脑—垂体轴更易发生获得性损伤。获得性 GH 缺乏症的常见原因包括：恶性肿瘤放疗、脑膜炎、组织细胞增多症和外伤。

因 CNS 肿瘤或预防 CNS 恶性肿瘤（如白血病）而接受放疗的儿童存在 GH 缺乏的风险。脊髓放疗导致不对称性躯干生长不良。在放、化疗期间常有生长缓慢，1~2 年后可有所改善，而后随着 GH 的进一步缺乏，生长缓慢愈加明显。放疗的剂量和频次是发生垂体功能减退的重要决定因素。在总放射量 ≥ 35Gy 的放疗 5 年后，GH 缺乏几乎普遍存在。更细微的损伤见于放射量 20Gy 左右。GH 缺乏症是最常见的损伤，但也可能存在 TSH 和 ACTH 缺乏。与其他形式的垂体功能减退相反，青春期倾向于提前而非推迟。临床医生可能碰到年龄在 8~10 岁的患儿，其生长速率相对年龄而言是正常的，但相对青春期发育阶段是低于正常的。

■ 生长激素不敏感

生长激素受体异常

生长激素不敏感是由 GH 分泌到远端作用途径被破坏引起的。Laron 综合征涉及 GH 受体突变。此类患儿临床表现与严重 IGHD 相类似。出生身长倾向低于平均值 1 个标准差（SD）；1 岁时，严重矮身材者身高可低于平均值 4 个 SD 以上。基础和激发状态的 GH 水平增高，而 IGF–1 水平低。GH 受体包含胞外 GH 结合结构域、跨膜结构域和胞内信号转导结构域。胞外结构域突变干扰其与 GH 的结合。代表循环中 GH 膜受体的血清生长激素结合蛋白（GHBP）活性通常偏低。跨膜结构域突变可影响受体在胞膜的锚定效果。这些病例中，循环中 GHBP 活性正常或偏高。胞内结构域突变干扰 JAK/STAT 信号转导。

生长激素不敏感受体后型

低水平 IGF–1 水平和正常水平 GHBP 的严重生长落后的患儿，存在 GH 结合异常和 GH 受体活化异常。有些存在编码信号转导和转录激活因子 5b（STAT5b）基因突变。这种连接受体和活化基因转录的关键分子缺陷所致生长落后类似于 Laron 综合征。这类患者同样存在慢性肺部感染，这与 STAT5b 是白介素细胞因子信号转导途径的关键因子有关。

IGF–1 基因异常

IGF–1 基因异常导致严重的出生前和出生后生长落后。外显子缺失或发生错义突变者表现为小头畸形、智力落后和耳聋。此类患者对重组 IGF–1 治疗有效。

IGFBP 异常

编码 165kd 循环型 IGF–1 的酸敏感亚基、IGFBP3 和 ALS 复合物的基因突变与矮身材有关。总 IGF–1 水平很低。ALS 纯合突变的先证者在 GH 治疗中并未出现 IGF-1 水平增高或生长速率加快。

IGF-1 受体基因异常

IGF-1 受体突变也可导致出生前和出生后生长受限。其表型并没有 IGF-1 缺乏症那么严重。成年身高通常接近正常范围，且患者没有智力落后或耳聋。

■ 临床表现

先天性垂体功能减退

垂体功能减退患儿通常在出生时的体重和身长均正常，但是伴有 MPHD 和 GH1 或 GHR 基缺陷者出生身长低于均值 1 个标准差。存在严重 GH 生成或作用缺陷的患儿，在 1 岁前其身高即低于均值 4 个标准差以上。缺乏不严重的患儿生长速率低于同年龄第 25 百分位，并逐渐偏离正常身高百分位。当生长完成时，骨骺延迟闭合使得生长可以超过正常年龄。

存在先天性垂体或下丘脑缺陷的婴儿通常在新生儿期出现呼吸暂停、发绀或严重低血糖（伴或不伴惊厥）。男孩小阴茎可提供额外的诊断线索。GH 缺乏可能伴有肾上腺机能减退和甲状腺功能减退。新生儿期黄疸消退延迟很常见。直接胆红素和间接胆红素均增高，可能被误诊为新生儿肝炎。

患儿头圆、脸短而宽、前额突出、低鼻梁、鞍形鼻、小鼻且鼻唇沟明显、突眼。下颌和下颏发育不良、出牙延迟且拥挤、短颈、小喉、声音高尖且持续到青春期后。四肢比例正常但手脚小。体重通常正常，但脂肪过量且缺乏肌肉致外形矮胖。生殖器通常相对年龄偏小，性成熟可能延迟或不发育。通常面部、腋窝和外阴毛发缺如，但头发良好。身材矮小，学步儿童呈矮胖外形。存在全垂体功能减退和 IGHD 的患儿有 10%~15% 可发生症状性低血糖，尤其在空腹之后。智力通常正常。

获得性垂体功能减退

患儿起初表现正常，与特发性垂体性生长障碍患儿相似的临床表现逐渐出现并加重。当发生完全或几近完全的垂体破坏时，垂体功能不全的症状就会表现出来。肾上腺皮质、甲状腺和性腺萎缩导致体重减轻、虚弱、畏寒、精神迟钝和无汗。性成熟不发生，而已出现者可发生倒退。可能发生性腺和生殖道萎缩伴随闭经和腋毛及阴毛的缺失，有低血糖倾向，生长显著减缓。尿崩症（见第 552 章）可能较早出现，但是当腺垂体进一步破坏时，倾向于自发性好转。

如果病变是由进展性肿瘤引起，则可出现头痛、呕吐、视觉障碍、病理性睡眠模式、学习成绩下降、惊厥、多尿和生长落后（见第 491 章）。生长缓慢可先于神经系统症状和体征出现，特别是颅咽管瘤，但激素缺乏的症状仅占主诉的 10%。垂体功能不全可能在手术后首先出现。颅咽管瘤患儿常有视野缺损、视神经萎缩、视盘水肿和脑神经麻痹。

■ 实验室检查

可疑生长激素缺乏症患儿存在中到重度生后生长障碍。生长障碍的标准包括身高低于同年龄同性别第 1 百分位或身高低于性别校正父母中位身高值 2SD。获得性 GH 缺乏可能发生在任何年龄，如果是急性起病，身高可能在正常范围。临床高度怀疑对诊断的建立很重要，因为 GH 缺乏的实验室检查缺乏特异性。低血浆 IGF-1 和 GH 依赖的 IGF-BP3 水平有助于诊断，但是 IGF-1 和 IGF-BP3 水平必须与骨龄的正常值匹配而非实际年龄。位于年龄正常范围上限者可有效排除 GH 缺乏。在婴儿期和儿童早期，正常生长的儿童和存在垂体功能减退的患儿的 IGF-1 水平有重叠现象。

确诊生长激素缺乏症要求激发实验中生长激素缺乏或水平低下。正常儿童在各种激发实验中生长激素水平均能迅速增加。这些激发实验包括胰岛素、精氨酸、可乐定或胰高血糖素刺激实验。慢性生长激素缺乏症中，线性生长不足、骨龄落后和两种激发实验中 GH 峰值（<10ng/mL）均符合生长激素缺乏症。急性生长激素缺乏症中，临床高度怀疑生长激素缺乏且两种激发实验中 GH 峰值均低（<10ng/mL）符合生长激素缺乏症。诊断成人生长激素缺乏症的切割值是高于 3ng/mL 或 5ng/mL。生长正常儿童在单一激发实验中对刺激生长激素无反应的概率接近 20%。与早期多克隆抗体测定法相比，单克隆抗体测定法通常检测到的 GH 浓度偏低。目前没有统一标准来规范年龄、性别和 GH 测定方法。经 GHRH 刺激后，由下丘脑疾病所致的生长激素缺乏症患儿反应显著，而存在 GHRH 受体、*GH1*、*POU1F1*、*PROP1* 和 *LHX3* 突变患儿则无反应。某项研究表明大多数正常青春期前儿童在两项药物实验中，其 GH 值均不能 >10ng/mL。研究者建议在进行生长激素激发实验之前给予 3d 雌激素预刺激以获得更高的诊断特异性。

30 年前，通过尸体解剖从人类垂体中提炼出来的 hGH，其来源极其有限且仅用于治疗典型生长激素缺乏症的患者，而且极少数使用尸体来源 hGH 的患者发生 Creutzfeldt-Jakob 病是否与其制备过程相关尚存在疑问。随着重组 GH 无限量供应，重新定义 GH 缺乏症的标准以包含低程度生长激素缺乏的患儿具有显著意义。通过测定 24h 或 12h（晚 8 点至早 8 点）每

20min GH 激素水平可评估 GH 自发分泌能力。一些在刺激实验中生长激素水平正常的矮身材患儿存在生长激素自发分泌低下。这些患儿存在生长激素神经内分泌功能障碍。随着更加标准化的数据不断增多，频繁测定生长激素也缺乏诊断特异性。青春期前正常生长患儿自发生长激素分泌范围较广，且与典型生长激素缺乏症患儿生长激素分泌范围有很大程度的重叠。尽管诊断严重（典型）垂体功能减退患者生长激素缺乏的临床和实验室标准已确定，但部分性 GH 缺乏的诊断标准尚不明确。

除确定生长激素缺乏的诊断外，有必要明确其他垂体功能。TSH、甲状腺素（T4）、ACTH、皮质醇、促性激素和性激素测定可能提供其他垂体激素缺乏的证据。如果下丘脑释放激素激发 TSH、ACTH 或促性腺激素反应正常，那么病变可能位于下丘脑。如果 TSH 缺乏，那么血清 T4 和 TSH 水平低下。经 TRH 刺激后 TSH 和 PRL 正常增高，则病变位于下丘脑；如果无反应，则病变位于垂体。垂体功能减退患者血浆 PRL 水平偶有升高也强烈支持病变位于下丘脑而不是垂体。一些颅咽管瘤患儿在术前存在 PRL 水平增高，但是术后因垂体损伤存在 PRL 缺乏。抗利尿激素缺乏也可能通过相应的检测确定。

■ 影像学检查

头颅传统 X 线检查已经逐渐被 CT 和 MRI 替代。CT 适用于识别颅咽管瘤鞍上区钙化和组织细胞增多症骨结构改变。MRI 在下丘脑和垂体解剖结构方面可提供更详细的视图信息。许多严重早发型 MPHD 表现为三联征：垂体前叶小、垂体柄缺如或萎缩和于位下丘脑基底部的异位垂体后叶亮点。垂体前叶高度低于正常提示垂体前叶小，这是先天性和特发性 IGHD 的常见病因。颅咽管瘤常见于垂体功能减退患儿，但垂体腺瘤少见于垂体功能减退患儿。腺垂体发育不良和明显增大均可见于 *PROP1* 或 *LHX3* 突变患者。

IGHD 患者骨龄落后，GH 和 TSH 联合缺乏时，骨龄落后更明显。双光子 X 线吸收光度法可显示骨矿化不足、瘦体重不足和相应的脂肪增多。

■ 鉴别诊断

引起生长障碍的原因有很多，需考虑系统性疾病如炎症性肠病、乳糜泻、隐匿性肾病和贫血。存在系统性疾病的患者通常体重减轻较身长落后更明显。少数正常儿童身材矮小（例如，低于年龄均值 3 倍标准差）且生长速率为每年 5cm 或更少，但在激发实验中生长激素水平正常且存在正常的自发阵发性分泌。多

数此类患儿使用生长激素治疗时生长速率增加，且其 GH 使用剂量与垂体功能减低患儿治疗剂量相当。这些患者血浆 IGF-1 水平正常或偏高。一些经治疗的患儿能达到成年或接近成年终身高。不同研究发现，与治疗前预测成年身高相比，治疗后成年身高改变波动在 -2.5 至 +7.5cm。目前没有方法能可靠的预测接受生长激素治疗的患儿哪些能长得更高，而哪些成年身高受损。

持续性 GH 缺乏和其他原因导致的生长落后的鉴别方法尚不完善。同时存在遗传性矮身材和体质性生长延迟的患儿，其生长速率低于平均水平且存在骨龄落后。许多此类患儿行激发实验时，其 GH 分泌极少。儿童时期诊断特发性或获得性生长激素缺乏症的患者接受 hGH 治疗，成年后 GH 峰值水平多数在正常范围。

体质性生长延迟

体质性生长延迟是儿科医生常遇到的正常生长变异的一种。此类患儿出生时身长和体重均正常，且出生后最初 4~12 个月正常生长。儿童期身高维持在低限水平。青春期突增生长延迟，因此在他们的同学开始快速生长后，他们的生长速率仍持续下降。仔细问病史可发现其他家庭成员（通常单亲或双亲）有儿童期矮身材、青春期延迟和终身高正常的病史。IGF-1 水平相对于年龄偏低，但是相对于骨龄在正常范围以内。GH 对激发实验的反应与正常青春期儿童相比倾向于更低。此类患儿通常可达到正常成年身高。基于身高和骨龄的预测身高，倾向高于实际终身高，且这种倾向男孩较女孩更明显。青春期推迟大于 2 年的男孩可在 14 岁后短期使用睾酮治疗以加速青春期发育。引起此种正常生长变异的原因可能是儿童期持续存在的促性腺激素分泌相对不足（见第 13 章）。

原发性甲状腺功能减低

原发性甲状腺功能减低（见第 559 章）较 GH 缺乏更常见。总 T4 或游离 T4 降低和 TSH 水平增高即可确定诊断。GH 激发试验反应可能低于正常，且蝶鞍可能增大。用甲状腺素治疗后垂体增生可萎缩。因为甲状腺激素是正常 GH 合成的必要前提条件，通常在评估生长激素之前就必须检测。

社会心理因素

情感剥夺是生长迟缓的重要原因并且能模拟垂体功能减退。这种情况被称作心理社会性侏儒、母爱剥夺性侏儒或多言性矮身材。感觉和情绪剥夺干扰生长的机制目前不甚明了。功能性垂体功能减退表明 IGF-1 水平低下且激发实验中 GH 反应不足。青春期正常，甚至早熟。相关病史和仔细观察能发现母亲－

孩子或家庭关系不和谐，借此提供诊断线索（第见 37
章）。证据的获取可能很困难，因为父母或看护员常
常向医生隐藏真正的家庭环境，且患儿很少暴露自己
的处境。情感剥夺患儿常常有反常或旺盛的食欲、尿
床、大便失禁、失眠、抽泣和突然暴怒。当存在于一
个少压的环境时，部分饮食过量和体块指数正常的儿
童倾向于发生追赶生长。

■ 治 疗

Lawson Wilkins 儿科内分泌协会、儿科研究院和
GH 研究协会已经发表可 hGH 治疗指南。典型生长激
素缺乏症患儿应尽早开始治疗，以减少患儿在儿童期
与其同学的身高差距，同时为达到成年身高发挥最大效
应。在儿童期，hGH 推荐剂量是每周 0.18~0.3mg/kg。青
春期使用剂量更高些。重组生长激素分 6~7 次 / 周，
皮下给药。治疗第 1 年生长激素治疗反应最好。第 1
年生长速率通常高于年龄第 95 百分位数。随着治疗
年的增加，生长速度逐渐下降。如果生长速率降至第
25 百分位数以下，在增加剂量之前需评估患者的依从性。

GH 和促性腺激素释放激素（GnRH）类似物联合
治疗旨在中断青春期以延迟骨骺闭合并延长生长。这
种方案能增加成年身高，增加 GH 缺乏症患儿与同龄
人之间身体发育的差异，也能使骨矿化减少。男孩通
过给予药物治疗抑制骨骺愈合，此类药物可抑制芳香
化酶将雄激素变成雌激素。治疗必须持续到获得接近
成年身高为止。停止治疗的标准包括已满足患儿身高
要求、生长速率 <1 英寸 / 年，骨龄女孩 >14 岁和男孩
>16 岁。

一些患者在生长激素治疗过程中出现原发性甲减
或中枢性甲减。发生肾上腺功能减退的风险同样存在。
如果没有及时诊断，这可能是致命的。周期性评估甲
状腺和肾上腺功能对所有 GH 治疗的患者都是必需的。

重组 IGF-1 在美国被批准使用。皮下注射给药，
每天 2 次。餐时注射可以减少低血糖的风险。在某些
情况下，使用 IGF-1 较 GH 更有效。这些情况包括：
GH 受体和 STAT5b 基因异常，严重 GH 缺乏症患者使
用生长激素后出现抗体。用于提高矮身材患儿的生长
速率和成年身高更广泛的使用范围目前仍在研究中。

治疗典型生长激素缺乏症患儿的生长激素剂量通
常也可以促进许多非生长激素缺乏症儿童的生长。更
多研究正在探索使用生长激素治疗能获益的所有矮身
材儿童范围。GH 目前在美国已被批准用于 Turner 综
合征、肾移植前终末期肾衰、Prader-Willi 综合征、
宫内生长迟缓和特发性矮身材所致生长落后儿童的
治疗。特发性矮身材，是最近批准的适应证。此类

患儿身高低于同年龄性别人群的 1.2 百分位（-2.25
SD），预期身高低于第 5 百分位，且骨骺未愈合。
GH 治疗改善成年身高的研究表明可获得 2~3 英寸增
长，取决于治疗剂量和持续时间。

MPHD 患儿替代治疗应该包括其他激素缺乏
的治疗。TSH 缺乏患儿需给予足量甲状腺素治疗。
ACTH 缺乏患儿最佳氢化可的松剂量不应超过 10mg/
（m² · 24h）；疾病和手术时剂量增加。促性腺激素
缺乏患儿在其骨龄达青春期发育年龄时可给予性腺类
固醇治疗。小阴茎的婴儿，通过每个月肌肉注射 25mg
环戊丙酸睾酮或庚酸睾酮，连续 1 或 2、3 个月能使
阴茎发育到正常大小，而不会对骨成熟产生过度影响。

■ 生长激素治疗并发症和副作用

一些使用生长激素治疗的儿童患有白血病。危险
因素例如头颅照射可增加其风险。GH 治疗不会增加
脑肿瘤或白血病复发的风险。其他报道的副作用包括
脑假瘤、股骨头滑脱、男子乳房发育和脊柱侧凸恶化。
在治疗的头 2 周可发生水潴留。治疗前空腹和餐后胰
岛素水平特征性降低，经生长激素治疗后正常。治疗
剂量不会增加 1 型糖尿病风险，但是可能增加 2 型糖
尿病风险。

在从垂体萃取的生长激素治疗时代，患者存在产
生 GH 抗体的风险，并且在接受治疗至少 10~20 年后
仍然有发生 Creutzfeldt-Jakob（CJ）病的风险。那些
对生长激素产生抗体的个体对治疗变得耐药。重组生
长激素使用超过 20 年，能消除 CJ 的患病风险和治疗
过程产生抗体的风险。

参考书目
参考书目请参见光盘。

（叶娟 译，罗小平 审）

第 552 章
尿崩症
David T. Breault, Joseph A. Majzoub

尿崩症（DI）以多尿和烦渴为临床表现，由于抗
利尿激素缺乏（中枢性 DI）或肾脏对抗利尿激素不敏
感（肾性 DI）所致。中枢性尿崩症和肾性尿崩症都可
由先天性或新生儿期发病的遗传缺陷，也可由许多继
发原因引起（表 552-1）。

表 552-1　多尿和烦渴的鉴别诊断

尿崩症（DI）

· 中枢性 DI

遗传性（常染色体显性遗传）

获得性

外伤（手术或意外）

先天畸形

肿瘤

浸润性、自身免疫性和感染性疾病

药物

· 肾性 DI

遗传性（X 连锁、常隐、常显）

获得性

高钙血症、低钾血症

药物

肾脏疾病

原发性烦渴症

糖尿病

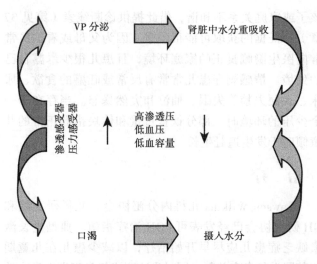

图 552-1　加压素分泌和血渗透压的调节。高渗透压，低血容量和低血压分别被渗透压感受器、容量感受器和压力感受器感知。这些刺激加压素分泌和产生渴感。加压素作用于肾脏，引起水分重吸收增加（抗利尿）。口渴导致水分摄入增多。这种双向负反馈机制导致高渗透压或低血压或低血容量减少。刺激加压素分泌的额外因素包括恶心、低血糖和疼痛

摘自 Muglia LJ, Majzoub JA. Disorders of the posterior pituitary//Sperling MA. Pediatric endocrinology, ed 2. Philadelphia: WB Saunders, 2002

■ 水平衡生理学

细胞外张力（渗透压）和容量控制在较窄的范围对维持正常的细胞结构和功能至关重要（见第 52 章）。细胞外液张力仅通过水的摄取和排泄调节，而细胞外容量受钠的摄取和排泄调节。血浆张力和血管内容量控制包含内分泌、神经、行为和旁分泌系统的综合作用（图 552-1）。抗利尿激素由垂体后叶分泌，是张力的主要调节因子，血浆张力升高能刺激抗利尿激素释放。容量的稳态主要受肾素 - 血管紧张素 - 醛固酮系统调节，抗利尿激素和利钠肽家族同样参与调节作用。

抗利尿激素是由 9 个氨基酸构成的肽。它具有抗利尿和升血压活性，由下丘脑的室旁核和视上核合成，然后通过轴索运输到垂体后叶，储存并释放至血循环中。血循环中抗利尿激素的半衰期是 5min。除渗透压刺激以外，细胞外容量和血压明显下降（至少下降 8%）刺激主动脉弓（颈动脉窦）压力感受器和心房和肺静脉的容量感受器也可引起抗利尿激素分泌。渗透压刺激和血流动力学刺激以协同的方式相互作用。

渴感由皮层和下丘脑神经元调控。口渴的阈值约比刺激抗利尿激素释放的渗透压阈值高 10mOsm/kg（也就是 293mOsm/kg）。因此，在高渗的环境中，抗利尿激素的释放早于口渴的感觉，以保留摄入的水分。饮水后位于口咽的化学感受器迅速下调抗利尿激

素的释放。

抗利尿激素通过作用于肾脏集合小管、亨利袢的粗升支和球旁小管上的 V2 受体发挥效应。人类 V2 受体基因位于 X 染色体长臂（Xq28），此位点与先天性 X 连锁抗利尿激素抵抗性尿崩症有关。V2 受体活化提高细胞内环磷酸腺苷（cAMP）水平，导致水通道 2 插入顶（腔）膜中，这允许水分沿着渗透梯度从管腔向高渗性内髓间质内移动并排泄浓缩尿。与水通道 2 相反，水通道 3 和水通道 4 表达于集合管细胞基底外侧膜上，而水通道 1 表达于近端小管内。这些通道也可能有助于尿液的浓缩。

心房利钠肽（ANP）最初是从心房肌肉中分离出来的，对盐和水平衡有重要影响，包括刺激尿钠排泄、抑制钠吸收和抑制抗利尿激素释放。ANP 表达于内皮细胞和血管平滑肌细胞，以调节动脉平滑肌的舒张功能。ANP 和其他促尿钠排泄家族成员一起也可表达于脑组织中；这些因子的生理功能有待明确。

■ 多尿、多饮和高钠血症患者诊断思路

多尿或多饮 [超过 $2L/（m^2 \cdot 24h）$] 的病理原因在儿童很难确定。婴儿可表现为易激惹、发育停滞和间断发热。对于可疑尿崩症的患者应该仔细采集病史，量化儿童日常液体出入量并确定排泄方式、夜尿症和原发或继发性遗尿。完整的体格检查需要确定患者的水合状态，同时医生需确定患者是否存在视觉和中枢

神经系统功能障碍以及其他垂体激素缺乏。

如果存在病理性多尿或多饮，则需检测下列项目：血清渗透压、钠、钾、血液尿素氮、肌酐、血糖和血钙；尿渗透压，特别是尿比重和尿糖。如果血清渗透压 >300mOsm/kg 且尿渗透压 <300mOsm/kg，则可确诊尿崩症。如果血清渗透压 <270mOsm/kg 或尿渗透压 >600mOsm/kg，则不考虑尿崩症。如果患者血清渗透压 <300mOsm/kg（但 >270mOsm/kg）且存在病理性多尿和多饮，那么需行禁水实验来确定尿崩症的诊断，并以此来鉴别中枢性尿崩症和肾性尿崩症。

神经系统术后患者若出现血渗透压高（血渗透压 >300 mOsm/kg），且尿渗透压低于血渗透压，则可能存在中枢性尿崩症。术后中枢性尿崩症所致多尿和术中输液正常利尿所致多尿之间的鉴别很重要。二者均存在大量稀释尿 [>200mL/（m² · h）]，尽管尿崩症患者血渗透压高于术后多尿患者。

■ 高钠血症病因

高钠血症已在第 52.3 论述过。

中枢性尿崩症

中枢性尿崩症的病因有多种，包括：抗利尿激素基因突变；外伤（意外伤害或手术）损伤抗利尿激素神经元；下丘脑或垂体先天畸形；肿瘤；浸润性、自身免疫性和感染性疾病累及抗利尿激素神经元或纤维素和抗利尿激素代谢增快。近 10% 中枢性尿崩症患儿的病因为特发性。可能合并其他垂体激素缺乏（见第 551 章）。

常染色体显性遗传中枢性尿崩症通常发生在生后前 5 年内，是因抗利尿激素基因突变所致。许多突变能引起部分表达抗利尿激素的神经元基因处理过程的缺陷，据推测这些突变可引起内质网（ER）应激和细胞死亡。Wolfram 综合征，包括尿崩症、糖尿病、视神经萎缩和耳聋，也可存在抗利尿激素缺乏。此综合征与两种编码内质网蛋白的基因突变有关。先天性脑异常（见第 585 章）例如：视中隔发育不良伴胼胝体发育不良、Niikawa-Kuroki 综合征、前脑无裂畸形和家族性垂体发育不全伴垂体柄缺如可能伴有中枢性尿崩症和渴感缺失。空蝶鞍综合征可能源于未被认定的垂体梗死，也可引起儿童尿崩症。

颅底外伤和下丘脑或垂体区域手术治疗是引起中枢性尿崩症的常见原因。术后的三阶段反应指：起始阶段有暂时性尿崩症，持续 12~48h；第二阶段是抗利尿激素分泌异常综合征（SIADH），持续约 10d；第三阶段是永久性尿崩症。起始阶段可能由于局部水肿干扰正常抗利尿激素分泌；第二阶段由于即将死亡神经元非调控性释放抗利尿激素，而在第三阶段，如果多于 90% 的神经元被破坏，则可发生永久性尿崩症。

鉴于抗利尿激素神经元广泛分布于下丘脑，因此引起尿崩症的肿瘤或很大且有浸润性，或肿瘤靠近于抗利尿激素神经轴突进入垂体后叶前汇聚的下丘脑底部。生殖细胞瘤和松果体瘤常常发生在上述区域，且是最常见合并尿崩症的原发脑瘤。生殖细胞瘤可能很小且在发生多尿后多年仍无法被 MRI 发现。生殖细胞瘤和松果体瘤常分泌人绒毛膜促性腺激素，特发性或不能解释的尿崩症患儿除需行磁共振检查外，必须定量检测人绒毛膜促性腺激素 β 亚单位。当颅咽管瘤和视神经胶质瘤很大时，也可能引起中枢性尿崩症，尽管中枢性尿崩症更多的是作为这些肿瘤术后常见并发症出现（见第 491 章）。恶性血液肿瘤，例如急性髓细胞性白血病通过浸润垂体柄和蝶鞍引起尿崩症。

朗格汉斯细胞组织细胞增生症和淋巴细胞性垂体炎是最常见引起中枢性尿崩症的浸润性疾病，垂体炎是引起 50% "特发性" 中枢性尿崩症的原因。累及颅底的感染，包括脑膜炎（脑膜炎球菌、隐球菌、李斯特菌、弓形虫）、先天性巨细胞病毒感染和非特异性脑炎可能引起暂时性中枢性尿崩症。抑制抗利尿激素释放的药物包括乙醇、苯妥英、阿片拮抗剂、氟烷和 α 肾上腺素能制剂。

肾性尿崩症

肾性尿崩症（抗利尿激素不敏感）（NDI）可由遗传或获得性因素所导致。遗传型较获得型 NDI 少见，但症状更严重。遗传型肾性尿崩症中，多尿和烦渴通常在生后前几周就可发生，但可能在断奶或夜间睡眠时间延长时变得更明显。许多婴儿起初有发热、呕吐和脱水。生长停滞可能继发于摄入大量水分，导致能量营养不良。长期摄取和排泄大量水分能导致非阻塞性肾盂积水、输尿管积水和膀胱扩张。

先天性 X 连锁 NDI 是由于抗利尿激素 V2 受体失活突变所致。常染色体隐性遗传型先天性 NDI 存在水通道 2 基因缺陷。常染色体显性遗传型 NDI 与水通道 2 基因突变有关。

获得型肾性尿崩症可由高钙尿症或低钾血症引起，且与锂、四环素、膦甲酸、氯氮平、两性霉素、甲氧西林和利福平有关。肾脏浓缩功能受损也可见于输尿管梗阻、慢性肾衰竭、多囊肾、肾髓质囊性病、Sjögren 综合征和镰状细胞病。在原发性多饮中，蛋白或钠的摄入降低或过量水摄入，可能导致肾髓质间质张力降低和肾性尿崩症。

■ 中枢性尿崩症的治疗

液体疗法

完全性尿崩症患者若渴觉机制完整且能自由摄入液体，即可维持血浆渗透压和钠在正常值高限，尽管很不方便。鉴于其对大量营养液 [3L/（m²·24h）] 的需求，新生儿和小婴儿最好单独给予液体疗法治疗。当强迫性摄入大量液体的患者出现威胁生命的低钠血症时，禁用抗利尿激素类似物。尽管 FDA 尚未批准，稀释性肠外长效皮下注射型抗利尿激素类似物 DDAVP（去氨加压素）已成功应用于中枢性尿崩症婴儿，而不会导致严重低钠血症。

加压素类似物

年长儿中枢性尿崩症的最佳治疗方案为 DDAVP。DDAVP 有鼻内制剂（5~10min 起效）和片剂（15~30min 起效）。DDAVP 鼻内制剂（10μg/0.1mL）能通过鼻管给药（允许剂量滴定）或通过鼻腔喷雾给药。DDAVP 口服片剂的给药剂量较鼻内给药剂量至少高 10 倍。儿童每 8~12h 口服 25~300μg 是安全有效的。合适的剂量和给药途径取决于抗利尿作用的需要持续的时间以及患者的喜好。DDAVP 鼻腔喷雾（10μg/mL，0.1mL）用于治疗年长儿原发性遗尿是一种暂时的措施，因为它不能治疗潜在的疾病，因此需要谨慎使用。为了防止水中毒，每天在给药间隙患者必须有至少 1h 的尿量增加阶段。

水性加压素

术后急性起病的中枢性尿崩症通过持续给予合成的液体加压素能得到最好控制。大多数情况下，使用抗利尿剂时总液体摄入必须限制在 1L/（m²·24h）。静脉内给药的加压素常用剂量是 1.5mU/（kg·h），这使得血中加压素浓度接近 10pg/mL。在下丘脑术后（经蝶骨手术除外）的急性尿崩症中加压素抑制物的释放，导致有时可能需要更高的加压素起始浓度达到治疗效果。应避免加压素浓度 >1000pg/mL，否则可引起皮肤坏死、横纹肌溶解症、心律失常和高血压。神经系统术后患者加压素治疗应该尽快由静脉内给药向口服转变，以通过完整的渴感机制帮助调节渗透压。

■ 肾性尿崩症的治疗

获得性 NDI 治疗的关键在于尽可能消除潜在的疾病，例如：不良药品、高钙血症、低钾血症或输尿管梗阻。先天性肾性尿崩症通常很难治疗。主要目标是保证摄入足够的能量以满足生长所需并且避免严重脱水。摄入高热量低渗透负荷的食物 [Na<1mmol/（kg·24h）] 以最大限度促进生长，并尽量减少排泄

溶质的尿量。即使早期开始治疗，生长落后和智力落后仍很常见。

NDI 的药物治疗包括使用噻嗪类利尿剂以降低排泄尿量。噻嗪类利尿剂可通过增加钠排泄替代水份排泄、降低肾小球滤过率以增加近端小管对钠和水的重吸收，从而产生轻度容量下降的状态。吲哚美辛和阿米洛利与噻嗪类利尿剂联合使用可更好地减少多尿。高剂量 DDAVP 与吲哚美辛已联合应用于一些 NDI 患者的治疗。这种治疗可能对存在与加压素亲和力下降相关的遗传性 V_2 受体缺陷患者有效。

参考书目

参考书目请参见光盘。

（叶娟　译，罗小平　审）

第 553 章
其他精氨酸加压素代谢和作用异常

David T. Breault, Joseph A. Majzoub

儿童低钠血症（血清钠 <130mEq/L）通常与严重系统性疾病有关，大多由于血容量降低、过量失盐或低张液体超负荷（特别是在婴儿）所致（见第 52 章）。抗利尿激素异常分泌综合征（SIADH）并不是儿童发生低钠血症的常见病因。

诊断低钠血症首先需确定血容量状态。仔细回顾患儿病史、体格检查，包括体重和生命体征的改变，能帮助判断患儿是低血容量还是高血容量。支持诊断的依据包括实验室检查如血清电解质、血肌酐、尿素氮、尿酸、尿钠、尿比重和渗透压（见第 52.3 章；表 553-1，表 553-2）。

■ 低钠血症病因

抗利尿激素异常分泌综合征

SIADH 特征性表现为：低钠血症、浓缩尿（>100mOsm/kg）、正常或轻度血容量增加、尿钠正常或偏高和血尿酸降低。SIADH 在儿童并不常见，多数病例是由于治疗中枢性尿崩症时加压素过量所致。此综合征也可伴发于脑炎、脑肿瘤、头部外伤、精神病、持续恶心、肺炎、结核性脑膜炎和 AIDS 以及癫痫大发作后。SIADH 引起的低钠血症常发生于下丘脑 – 垂体术后三阶段的第二阶段（见第 552 章）。大约有 35% 的患者在术后 1 周发生 SIADH，这与神经元细胞

表 553-1 低钠血症的鉴别诊断

疾病	血容量状态	尿钠
全身性脱水	低	低
有效循环血量减少	低	低
原发性失盐（非肾源性）	低	低
原发性失盐（肾性）	低	高
SIADH	高	高
脑性失盐	低	很高
游离水清除率下降	正常或高	正常或高
原发性烦渴	正常或高	正常
跑步相关低钠	低	低
NSIAD	高	高
假性低钠血症	正常	正常
人为性低钠血症	正常	正常

NSIAD：肾性抗利尿激素异常分泌综合征；SIADH：抗利尿激素异常分泌综合征

表 553-2 鉴别 SIADH、脑性失盐、和中枢性尿崩症的临床指标

临床指标	SIADH	脑性失盐	中枢性 DI
血清钠	低	低	高
尿量	正常或偏低	高	高
尿钠	正常	很高	低
血容量状态	正常或偏高	低	低
加压素水平	高	低	低

DI：尿崩症；SIADH：抗利尿激素异常分泌综合征

死亡退化并释放抗利尿激素有关。促进抗利尿激素释放或模拟其作用的药物可导致低钠血症，常见药物包括奥卡西平、卡马西平、氯磺丙脲、长春碱、长春新碱和三环类抗抑郁药。

肾源性异常抗利尿激素综合征

V_2 抗利尿激素受体功能获得性基因突变在与 SIADH 临床表现类似的男婴中已有报道，其抗利尿激素水平检测不到。水通道 -2 基因活化突变也可能导致相同的综合征，但目前仍无报道。

全身性脱水

全身性脱水最初常表现为高钠血症和渗透压增高，继而刺激抗利尿激素分泌继而减少水的排泄。随着脱水的进展，低血容量和（或）低血压成为刺激抗利尿激素释放的主要刺激因素，进一步减少水的排出。过量摄取水分以及进行性失盐也能引起低钠血症。除外原发性肾脏疾病或利尿治疗，由于肾小球滤过率的降低和随之活化的肾素—血管紧张素—醛固酮系统作用，尿钠的排泄降低（通常 <10mEq/L）。

原发性失盐

低钠血症是由于原发性氯化钠丢失所致，可见于一些特殊的肾脏疾病（先天性多囊肾、急性间质性肾炎、慢性肾衰竭）、胃肠道疾病（胃肠炎）和汗腺异常（囊性纤维化）。低钠血症不是单纯由于失盐所致，因为后者同样能引起低血容量，进而刺激抗利尿激素分泌。盐皮质激素缺乏、假性醛固酮减少症（有时见于患儿尿路梗阻或感染的患儿）和利尿剂也能导致氯化钠丢失。

有效循环血量降低

低钠血症可由有效循环血量降低所致，可见于充血性心力衰竭、肝硬化、肾病综合征、正压机械通气、严重烧伤、新生儿支气管肺发育不良、阻塞性囊性纤维化和严重哮喘。心输出量减少导致水盐排泄减少，如同全身性脱水，刺激抗利尿激素释放。患者心输出量减少而心房容积增大（充血性心力衰竭、肺部），心房利钠肽浓度进一步升高，通过促进尿钠排泄导致低钠血症。尽管如此，由于这些患者醛固酮水平显著增高，因而尿钠水平仍然很低（<20mEq/L）。不同于脱水的患者，通过活化肾素—血管紧张素—醛固酮系统，这些患者存在总钠过量，同样存在外周水肿。

原发性烦渴症（水摄入增多）

肾功能正常的患者，肾脏能排泄渗透压低至 50mOsm/kg 的稀释尿。肾脏每天必须产生 $10L/m^2$ 的尿液，以排泄 $500mOsm/m^2$ 溶质负荷。因此，为避免低钠血症，肾功能正常者可消耗的最大水量为 $10L/m^2$。然而新生儿不能将尿液稀释到这种程度，如果新生儿摄水量超过 $4L/(m^2 \cdot d)$（约 60mL/h），就有水中毒的风险。给婴儿喂不含电解质的纯水而非母乳或配方奶后，许多婴儿可能出现暂时性症状性低钠惊厥。

游离水清除率下降

即使没有抗利尿激素分泌的增加，亦可由肾上腺功能不全或甲状腺缺乏、直接作用于肾脏的药物，导致因肾脏游离水清除率下降引起的低钠血症。盐皮质激素和糖皮质激素以不依赖抗利尿激素的方式参与正常自由水清除。不明原因低钠血症需考虑肾上腺和甲状腺功能不全的可能。此外，同时存在肾衰竭和尿崩症的患者可能没有尿崩的症状直到应用糖皮质激素治疗后显示抗利尿激素替代治疗的必要性。某些药物通过直接作用于肾单位抑制肾脏水的排泄，从而导致低钠血症；这些药物包括高剂量环磷酰胺、长春碱、顺铂、卡马西平和奥卡西平。

脑性失盐

脑性失盐似乎是心房利钠肽过度分泌的结果，主要见于中枢神经系统疾病包括脑肿瘤、脑外伤、脑水肿、神经外科手术、脑血管意外和脑死亡。低钠血症伴有尿钠排泄增高（常 >150mEq/L）、尿排泄增多、低血容量、尿酸正常或增高、抗利尿激素减少和心房利钠肽浓度增高（>20pmol/L）。因此，这需与 SIADH 相鉴别，SIADH 尿量正常或减少、血容量正常、尿钠浓度轻度升高、抗利尿激素水平增高。脑性失盐和 SIADH 的鉴别很重要，因为两者的治疗截然不同。然而脑性失盐是否存在也需注意，因为少数疑似患者存在低血容量，但其实患有 SIADH。

跑步相关低钠血症

长跑（如马拉松）过程中过量液体摄入能导致严重的低钠血症，是由于低血容量诱发 AVP 分泌和摄入过量水分所致，并与体重增加、长时赛跑和极端体重指数有关。

假性低钠血症和其他低钠血症病因

假性低钠血症可源于高甘油三酯血症（见第 52 章）。脂质水平增高导致循环中水含量相对降低。因电解质溶于水相，当计算其占总血容量比例时，它们的含量似乎较低。当计算血占循环水的比例时，电解质含量是正常的。现代试验方法能直接检测钠浓度，独立于样本容积，不存在此种弊病。假性低钠血症可能是由采集血样时靠近输注低张液体处引起。

低钠血症也可伴发于高血糖，后者导致水流入血管腔内。血糖 >100mg/dL 时，血糖每上升 100mg/dL，血钠降低 1.6mEq/L。葡萄糖不具有渗透压活性，并且不会刺激抗利尿激素释放，可能因为它能自由通过胞膜。尽管如此，当存在胰岛素缺乏和高血糖时，葡萄糖可作为渗透剂，可能是由于其胞内到达渗透压感受器的正常路径被阻挡。这些情况中存在渗透压梯度，刺激抗利尿激素释放。

■ 治 疗

全身脱水和低血容量患者必须补充含盐液例如生理盐水或乳酸林格氏液。由于肾素—血管紧张素—醛固酮系统的活化，输注的钠将被大量保存，随着容量的补充，水利尿作用迅速随着而来，抗利尿激素浓度下降。此时，需警惕过快纠正低钠血症，这将导致脑桥中央髓鞘溶解，特征性表现为不连续区域轴突脱髓鞘和潜在不可逆脑损伤。

心、肝、肾或肺功能障碍所致有效血容量下降所致低钠血症更难逆转。针对潜在的全身性疾病的治疗往往是最有效却最不容易达到的治疗方法。例如：停止正压通气的患者通过快速利尿、恢复心输出量和降低加压素浓度以改善低钠血症。AVP V_2 受体拮抗剂（促水排泄药）已问世。其中一种药物，考尼伐坦已在美国被批准静脉内使用，治疗住院成年患者充血性心力衰竭所致低钠血症。考尼伐坦在儿童的安全性和有效性有待进一步研究。

原发性失盐引起的低钠血症需补充氯化钠和液体。起初根据尿量静脉补充含氯化钠液体，根据失盐的程度一般需补充 150~450mEq/L。后可序贯以口服补盐。这与 SIADH 治疗相反，后者主要是限制水摄入而不是补充钠。

低钠血症的急症治疗

急性低钠血症（起病 <12h）或血清钠浓度 <120mEq/L 可能伴有嗜睡、精神不正常、昏迷或癫痫全身发作，特别多见于幼儿。急性低钠血症能引起细胞水肿且能导致神经元功能障碍或小脑疝形成。急性低钠血症所致脑功能障碍的紧急处理包括限制液体量和迅速补充 3% 高张氯化钠。如果给予高张盐水治疗，血清钠升高可以改善患儿精神状态，但是纠正速度不能快于 0.5mEq/（L·h）或 12 mEq/L·24h。

SIADH 治疗

慢性 SIADH 最佳治疗是限制经口液体量。完全抗利尿作用（尿渗透压 1000mOsm/kg），肾脏每天排泄 $500mOsm/m^2$ 的溶质负荷，需排出 $500mL/m^2$ 水分，加上一天 $500mL/m^2$ 非肾性丢失，需将经口液体摄入限制在 $1000mL/（m^2·24h）$，以避免低钠血症。幼儿因限制液体量，可能不能提供足够的热卡以满足生长所需。此时，服用治疗肾性尿崩症的地美环素能允许患儿能摄入足够的液体以满足正常生长。在婴儿和儿童，尿素已被安全用于诱导渗透性利尿。

脑性失盐的治疗

治疗脑性失盐需静脉补充氯化钠和水以提高血容量，这与其他原因所致全身脱水的治疗一致。疾病潜在的病因通常由急性脑损伤所致，如果可能亦需治疗。治疗需根据尿钠丢失量补充。

参考书目

参考书目请参见光盘。

（叶娟 译，罗小平 审）

第 554 章
垂体功能亢进、高身材、过度生长综合征
Hidekazu Hosono, Pinchas Cohen

■ 垂体功能亢进

原发性垂体激素分泌亢进很少见于儿童。原发性垂体功能亢进应与继发性垂体功能亢进相区别，后者见于靶激素缺乏导致激素对垂体的反馈作用减弱，例如性腺功能减退症、肾上腺功能减退症或甲状腺功能减退症。某些慢性垂体功能亢进的病例伴有垂体增生，造成蝶鞍扩大和被侵蚀，少数病例出现颅内压增高。这类扩大不应与原发性垂体肿瘤相混淆，其在垂体激素缺乏得以治疗后即消失。采用终末器官激素替代治疗后升高的垂体激素水平即可恢复正常。垂体增生亦可由异位产生的释放激素刺激引起，如偶见于继发于促肾上腺皮质激素释放激素过度分泌所致的库欣综合征，或继发于全身不同肿瘤产生的生长激素释放激素的肢端肥大症患儿。

补充内容请参见光盘。

（金圣娟　译，罗小平　审）

第 555 章
青春期生理
Luigi Garibaldi, Wassim Chemaitilly

在儿童早期和大约 8~9 岁（青春期前阶段）之间，下丘脑—垂体—性腺轴处于静止状态，表现为血清中检测不到黄体生成素（LH）和性激素（女孩为雌二醇，男孩为睾酮）。在临床青春期启动前 1~3 年就可以在睡眠中检测到血清中低水平的 LH（围青春期）。这种睡眠性 LH 分泌为脉冲式，反映了内源性下丘脑促性腺激素释放激素（GnRH）的间歇释放。在接近临床青春期后，LH 夜间脉冲分泌的幅度和频率持续增加。促性腺激素的脉冲式分泌引起性腺增大和成熟，以及性激素的分泌。青春期早期第二性征的出现是围青春期下丘脑、垂体和性腺持续、活跃（持续而活跃的）相互作用的结果。到青春期中期，LH 脉冲分泌更明显，甚至在白天出现，间隔约 90~120min。女孩在青春期

中后期发生另一个关键性事件，即月经周期和排卵。月经中期雌激素水平升高通过正反馈机制引起 LH 明显增加。

补充内容请参见光盘。

（金圣娟　译，罗小平　审）

第 556 章
青春期发育障碍
Luigi Garibaldi, Wassim Chemaitilly

性早熟的定义为女孩在 8 岁以前，男孩在 9 岁以前出现第二性征。正常儿童青春期开始的时间有很大差异，尤其是在不同种族中，使这个定义有一定的主观性，但仍为大多数临床医生所使用。

根据激素来源的不同，性早熟可以分为中枢性（也称促性腺激素依赖性或真性）和外周性（也称非促性腺激素依赖性或假性性早熟）（表 556-1）。中枢性性早熟均为同性性早熟，起源于下丘脑 - 垂体 - 性腺轴的活动，引起性激素分泌和性成熟进展。外周性性早熟可出现部分第二性征，但没有正常下丘脑 - 垂体 - 性腺轴相互作用的激活，其性征可能为同性或异性的

表 556-1　性早熟的病因

中枢性（促性腺激素依赖性，真性性早熟）
特发性
脑部器质性病变
下丘脑错构瘤
脑肿瘤、脑积水、严重头部创伤、脊髓脊膜突出
长期未经治疗的甲状腺功能减退症 *
合并外周性和中枢性早熟
经治疗的先天性肾上腺皮质增生症
迟发性纤维性骨营养不良综合征
迟发性家族性男性性早熟
外周性（非促性腺激素依赖性，假性性早熟）
女孩
同性（女性化）情况
McCune-Albright 综合征
自主功能性卵巢囊肿
卵巢肿瘤
颗粒 - 卵泡膜细胞瘤伴骨软骨瘤病

表 556-1（续）

畸胎瘤，绒毛膜上皮癌

SCTAT 伴波伊茨 – 耶格综合征

女性化肾上腺皮质肿瘤

外源性雌激素

异性（男性化）情况

先天性肾上腺皮质增生症

肾上腺肿瘤

卵巢肿瘤

糖皮质激素受体缺陷

外源性雄激素

男孩

同性（男性化）情况

先天性肾上腺皮质增生症

肾上腺皮质肿瘤

睾丸间质细胞瘤

家族性男性性早熟

特发性

伴假性甲状旁腺功能减退症

分泌 hCG 的肿瘤

中枢神经系统

肝母细胞瘤

伴克兰费尔综合征的纵隔肿瘤

畸胎瘤

糖皮质激素受体缺陷

外源性雄激素

异性（女性化）情况

女性化肾上腺皮质肿瘤

SCTAT 伴 伴波伊茨 – 耶格综合征

外源性雌激素

不完全性（部分性）性早熟

乳房早发育

肾上腺功能早现

早月经初潮

hCG，人绒毛膜促性腺激素；SCTAT，带环状小管的性索肿瘤
* 中枢性但非真性促性腺激素依赖性（见正文）

（见第 577~582 章）。

外周性性早熟可能引起下丘脑 – 垂体 – 性腺轴成熟，并触发中枢性性早熟。这种复杂的性早熟常出现先天性肾上腺皮质增生症、纤维性骨营养不良综合征和家族性男性性早熟，此时其骨龄已达到青春期（10.5~12.5 岁）。

参考书目

参考书目请参见光盘。

556.1 中枢性性早熟

Luigi Garibaldi, Wassim Chemaitilly

中枢性性早熟的定义为：因下丘脑 – 垂体 – 性腺轴的提前激活导致女孩在 8 岁以前出现乳房发育和男孩在 9 岁以前出现睾丸发育（体积 ≥ 4mL）。女孩的发生率是男孩的 5~10 倍，并且通常为散发。有报道指出从发展中国家领养的女孩发生特发性中枢性性早熟的概率很高，不足之处在于其具体出生日期不明。

大约 90% 的女孩中枢性性早熟为特发性，而高达 75% 的中枢性性早熟男孩存在中枢神经系统结构异常。在特别强调中枢性性早熟的病因之余，该病可影响儿童的线性生长和生长潜能。

■ 临床表现

性发育可以开始于任何年龄，一般遵循正常青春期的顺序。在女孩，早现的月经周期可能比正常青春期更不规则。初始周期通常无排卵，但也有早在 5.5 岁发生妊娠的报道（图 556-1）。男孩睾丸活检显示睾丸的各个成分都受到刺激，在 5~6 岁就可观察到精子生成。患病男孩和女孩的身高、体重和骨成熟均提前。骨成熟速率加快导致骨骺过早闭合，患儿的最终身高将低于其应有的身高。若不治疗，约 30% 的女孩和更大比例的男孩的成人身高低于第 5 百分位。智力发育通常与实际年龄相符。情绪性行为和心境波动常见，但严重的心理问题罕见。

尽管临床经过各不相同，青春期进展可以确定有 3 种主要类型。多数女孩（特别是发病年龄小于 6 岁者）和相当一部分的男孩为快速进展青春期，特点为体格和骨成熟迅速，导致身高潜能受损。一些女孩（6 岁后特发性起病）为缓慢进展型，特点为骨成熟与线性生长平行进展，身高潜能得以保留。一小部分女孩为自发缓解性或非持续性中枢性性早熟。这种性早熟自然病程的差异性提示我们在开始治疗前应对性发育进行纵向观察。

■ 实验室检查

性激素水平通常与青春发育阶段一致。女孩在性早熟早期血清雌二醇浓度很低或检测不到，看似处于正常青春期。男孩血清睾酮水平在其父母求医时已可检测到或明显升高，特别是清晨血标本。

敏感的黄体生成素（LH）免疫测定法（包括免疫

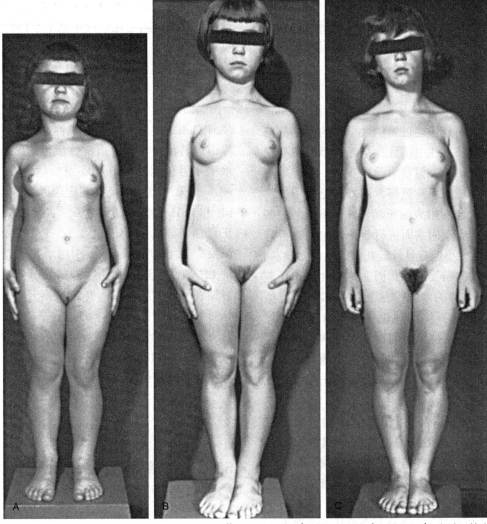

图 556-1 特发性中枢性性早熟。患儿（A）$3^{11}/_{12}$ 岁，（B）$5^8/_{12}$ 岁，（C）$8^1/_2$ 岁。于 $2^1/_2$ 岁时开始出现乳房发育和阴道出血。$3^{11}/12$ 时的骨龄为 $7^1/2$ 岁，8 岁时的骨龄为 14 岁。智力和齿龄与实际年龄一致。患者在 10 岁时停止生长，最终身高为 142cm（56in）。该患儿就诊时尚无有效的治疗方法

放射法、免疫荧光法和化学发光法）已取代了传统的放射免疫法，并且对随机血样的诊断敏感性更高。采用这些敏感的方法，青春期前儿童血清 LH 浓度检测不到，但在 50%~75% 的中枢性性早熟女孩和更高比例的男孩中可以检测到。睡眠中多次采血检测 LH 较单次随机采血有更高的诊断效能，它能显示出典型的 LH 脉冲式分泌。

静脉应用促性腺激素释放激素（GnRH 刺激试验）或 GnRH 类似物（亮丙瑞林刺激试验）是有效的诊断手段，特别是在性早熟早期 LH 反应明显（LH 峰值 >5~10U/L）且 LH 显著高于黄体生成素（FSH）的男孩。但在性早熟女孩，LH 夜间分泌和 LH 对 GnRH 或 GnRH 类似物的反应在乳房 Ⅱ ~ Ⅲ 早期（免疫测定 LH 峰值 <5U/L）很低，且 LH：FSH 比值在青春期中期以前都很低。对于这类"低"LH 反应的女孩，可通过测定亮丙瑞林刺激后 20~24h 雌二醇浓度，发现其

达到青春期水平（>50pg/mL）而明确中枢性性早熟的存在。

骨成熟不同程度提前，通常超过 2~3 个标准差（SD）。女孩盆腔超声检查发现卵巢进行性增大，子宫增大至青春期水平。MRI 检查常发现与正常青春期一样的垂体生理性增大，但也可能显示中枢神经系统病变（见第 556.2）。

■ 鉴别诊断

应通过 MRI 排除中枢神经系统器质性病变，尤其是乳房快速发育、雌二醇大于 30pg/mL、年龄在 6 岁以下的女孩和所有男孩，但还没有关于脑部影像学检查的具体标准。有专家建议所有中枢性性早熟的儿童都应进行 MRI 检查。

鉴别诊断需注意非促性腺激素依赖性同性性早熟（表 556-1）。女孩包括卵巢肿瘤、自主功能性卵巢囊肿、

女性化肾上腺肿瘤、纤维性骨营养不良综合征和外源性雌激素。男孩应考虑先天性肾上腺皮质增生症、肾上腺肿瘤、睾丸间质细胞瘤、产生绒毛膜促性腺激素的肿瘤和家族性男性性早熟。

■ 治 疗

所有男孩和大部分快速进展型性早熟的女孩都应治疗。缓慢进展型特发性中枢性性早熟女孩的身高预测值似乎并未从 GnRH 类似物治疗中获益。小于胎龄儿发生成人期矮身材的风险更高，可采用更为积极的性早熟治疗，如联合应用人生长激素（hGH）。一些患儿仅仅出于社会心理因素而进行治疗，包括有特殊需求的儿童和年龄很小但有早月经初潮风险的女孩。

垂体促性腺细胞需要脉冲式而非持续性 GnRH 刺激来维持促性腺激素的释放，这为使用 GnRH 类似物治疗中枢性性早熟提供了理论依据。由于比天然 GnRH 效应更强，作用持续时间更长，这些 GnRH 类似物（在短暂刺激期后）使垂体促性腺细胞对内源性 GnRH 刺激效应的敏感性下降，并有效阻止中枢性性早熟的进展。

长效 GnRH 制剂可以维持相对稳定的血药浓度达数周或数月之久，是治疗中枢性性早熟的选择之一。在美国，最常用的制剂是醋酸亮丙瑞林（Lupron Depot Ped），剂量为 0.25~0.3mg/kg（最小量 7.5mg），每 4 周 1 次肌内注射。在其他国家也有其他制剂 [D-Trp6-GnRH（达必佳），醋酸戈舍瑞林（诺雷德）] 被批准用于中枢性性早熟的治疗。注射部位反复出现无菌性液体积聚是最严重的局部不良反应，发生率 <2%~3%。组氨瑞林（Supprelin LA）已被 FDA 批准用于中枢性性早熟，皮下埋植 50mg 组氨瑞林其作用可持续 12 个月。其他治疗包括每日一次或两次 [总剂量 60 μg/（kg·24h）] 皮下注射水溶性亮丙瑞林，或 GnRH 类似物那法瑞林（Synarel）800μg，每日两次，鼻内给药。每日用药依从性和鼻腔给药吸收的差异限制了那法瑞林对成人身高的长期效应。更长效的（90d）亮丙瑞林制剂尚未被 FDA 批准用于治疗中枢性性早熟。GnRH 拮抗剂相对较新，尚缺乏足够的研究。口服 GnRH 拮抗剂也正在研发中。

治疗使生长速率减慢至与年龄相符的水平，骨成熟速率的下降更为明显。部分患儿，特别是骨龄超前明显者，出现明显的生长减速和骨成熟停滞。治疗可增加预测身高，但患儿骨骺闭合后的实际成年身高较父母平均身高低 1 个标准差。

处于 Tanner Ⅱ~Ⅲ期女孩的乳房发育可能消退。而在 Tanner Ⅲ~V 期的女孩，其乳房大小多保持不变，

甚至因进行性脂肪组织沉积而轻度增加。乳腺组织含量减少。女孩阴毛在治疗中基本维持稳定或缓慢进展，反映出肾上腺雄激素的逐步增加。若已有月经则月经停止。盆腔超声显示卵巢和子宫体积缩小。男孩睾丸体积缩小，阴毛不同程度退化，勃起次数下降。

除了可逆性骨密度降低（临床意义不明）以外，没有 GnRH 类似物治疗儿童性早熟存在严重副反应的报道。若治疗有效，血清性激素浓度可降至青春前期水平（男孩睾酮 <10~20ng/dL；女孩雌二醇 <5~10pg/mL）。采用敏感的免疫测定法可测得大部分患儿血清 LH 和 FSH 浓度降至 <1U/L，尽管 LH 水平无法回到真正青春期前水平（<0.1U/L）。FSH 和 LH 对 GnRH 刺激反应性增加下降至 <2~3U/L。随着治疗的进行，血清 LH 和性激素水平始终被抑制，但在治疗中止后青春期在实际"青春期"年龄重新开始。女孩月经初潮和排卵周期一般在治疗终止后平均 18 个月（6~24 个月）出现。对性早熟伴骨龄超前和矮身材预期的患儿可在应用 GnRH 类似物之余加用 hGH。有资料显示联合治疗可增加成年身高。

参考书目
参考书目请参见光盘。

556.2 脑部器质性病变所致性早熟
Luigi Garibaldi, Wassim Chemaitilly

■ 病 因

下丘脑错构瘤是导致中枢性性早熟最常见的脑部病变（图 556-2）。这一先天畸形是由异位分布的神经组织构成。错构瘤中的胶质细胞可以产生转化生长因子 β（TGF-β），TGF-β 可激活 GnRH 脉冲发生器。在 MRI 上，错构瘤表现为附着于灰结节或第三脑室底的带蒂小肿块，较少为无蒂肿块（图 556-3），其大小可以数年不变。下丘脑错构瘤，特别是无柄型，可发生痴笑型或精神运动型癫痫。

中枢神经系统其他病变或损伤侵犯、压迫下丘脑或引起瘢痕形成，都可导致促性腺激素依赖性性早熟。这些病变包括脑炎后疤痕、结核性脑膜炎、结节性硬化症、严重头部外伤和脑积水伴或不伴脊髓脊膜突出。导致性早熟的肿瘤包括星形细胞瘤、室管膜瘤和视束肿瘤。后一种类型的肿瘤（如缓慢进展的视神经胶质瘤）在多发性神经纤维瘤病 1 型（NF-1）患儿中发生率很高（15%~20%），是小部分（约 3%）NF-1 患儿发生中枢性性早熟的主要病因。

大约 50% 的松果体区肿瘤为生殖细胞瘤或星形

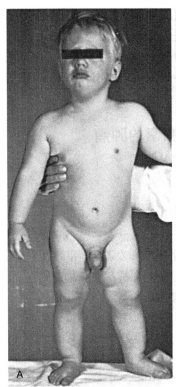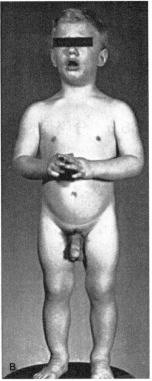

图 556-2　中枢神经系统病变所致性早熟。照片拍摄于 1.5 岁（A）和 2.5 岁（B）。生长加速，肌肉发育，骨骼成熟以及睾丸发育均与第二性征成熟程度相一致。在婴儿早期，患儿开始频繁出现快速、无目的的活动，随后他出现伴眼球活动的不受控制的短时发笑。7 岁时，他表现出情绪不稳，攻击性行为和破坏倾向。虽然怀疑为下丘脑错构瘤，但直到患儿 23 岁时在 CT 得以应用后方被证实。骨骺在 9 岁时闭合，最终身高为 142cm（56 in）。24 岁时发生腹膜后胚胎细胞癌

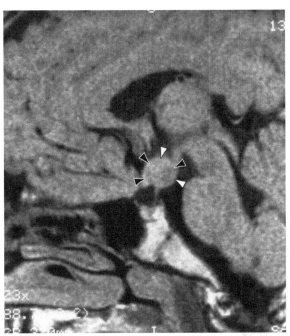

图 556-3　中枢性性早熟患儿中枢神经系统病变的 MRI。一个 6 岁的女孩，乳房发育第 IV 期，生长加速。血清黄体生成素和雌二醇浓度在成人范围。中矢状面 T1 像显示等信号的下丘脑肿块（箭头），为典型的错构瘤

摘自 Sharafuddin M, Luisiri A, Garibaldi LR, et al. MR imaging diagnosis of central precocious puberty: importance of changes in the shape and size of the pituitary gland. Am J Roentgenol, 1994, 162:1167–1173

细胞瘤，其余为各种组织学各异的肿瘤。男孩松果体或下丘脑生长细胞瘤可通过分泌人绒毛膜促性腺激素（hCG），刺激睾丸 Leydig 细胞 LH 受体导致中枢性性早熟。同样的肿瘤通常不会导致女孩发生性早熟，可能因为完整的卵巢功能需要 FSH 引发。

■ 临床表现

某些肿瘤或畸形（下丘脑错构瘤）大小保持不变或生长缓慢，除性早熟外没有其他表现。产生神经系统症状的肿瘤在影像学发现前 1~2 年即存在神经内分泌表现。下丘脑症状或体征，如尿崩症、渴感缺乏、高热、非正常哭笑（痴笑样癫痫）、肥胖和恶病质提示颅内病变的可能。视觉症状（眼球突出、视力下降、视野缺损）可能是视神经胶质瘤最早的临床表现。

这类性早熟均为同性的，其内分泌模式通常与没有器质性病变的儿童一致。年幼儿童出现快速进展型性早熟提示可能为下丘脑错构瘤。除下丘脑错构瘤以外，生长激素缺乏可能存在，且被高性激素水平的促生长效应所掩盖。

■ 治　疗

无论病因如何，GnRH 类似物治疗脑部器质性病变所致中枢性性早熟患儿同样有效，并且可以抑制过早的性发育。该治疗适用于以性早熟为唯一表现的下丘脑错构瘤患儿。但对伴有难治性痴笑型或精神运动型癫痫的下丘脑错构瘤患儿，立体定向放疗有效，且比神经外科手术的风险低。其他神经系统病变的治疗取决于病变的性质和部位。伴生长激素缺乏症的患儿应联合生长激素治疗。

参考书目

参考书目请参见光盘。

556.3　脑部放疗后性早熟

Luigi Garibaldi, Wassim Chemaitilly

放射治疗常用于白血病或颅内肿瘤，可显著增加性早熟的风险，无论是直接针对下丘脑或是解剖上远离下丘脑的区域。低剂量放疗（18~24Gy）仅加速女孩青春期启动，相反，高剂量放疗（25~47Gy）似乎可触发两性性发育，且性早熟的风险与接受放疗的年

龄成反比。

这种类型的性早熟常伴有生长激素缺乏症或其他对成年身高造成不利影响的状况（脊髓放疗，甲状腺功能低下）。除非仔细留意这类患儿青春期发育的早期体征，否则生长激素缺乏症会被性激素促生长效应所掩盖而出现"正常"的生长速率，却是以骨龄快速进展和成人身高潜能受损为代价。

■ 治 疗

GnRH类似物可有效抑制这类患者的青春期进展。伴发的生长激素缺乏症[和（或）甲状腺激素缺乏症]应及时诊断和治疗以改善成人预测身高。

相反，垂体功能低下伴促性腺激素缺乏是有或没有性早熟病史患儿进行高剂量中枢神经系统放疗后的晚期并发症，需要性激素替代治疗。

参考书目

参考书目请参见光盘。

556.4　性早熟和甲状腺功能减退综合征

Luigi Garibaldi, Wassim Chemaitilly

未经治疗的甲状腺功能减退患儿的青春期启动通常延迟至12~13岁骨骺成熟时。未经治疗的甲状腺功能减退患儿中的性早熟与青春期前骨龄呈显著非生理性相关，这一情况可发生于50%的长期严重甲状腺功能减退症患儿。患儿有甲状腺功能减退症的常见表现，包括生长落后和骨骼成熟延迟（见第559章）。甲状腺功能减退症的病因多为桥本甲状腺炎，但常未能被诊断，特别是一些有特殊需求的患儿，如21-三体综合征，他们甲状腺功能减退症的症状更难被识别。

女孩性发育表现为乳房增大和月经出血，后者甚至可能发生在轻度乳房发育的女孩。盆腔超声显示增大的多囊卵巢。男孩睾丸增大，阴茎轻度增大或不增大，也没有阴毛发育。颅脑MRI可能发现蝶鞍增大，这是长期原发性甲状腺功能减退症的典型表现。

血浆促甲状腺激素（TSH）水平显著升高，常大于500μU/mL，血浆催乳素水平多轻度升高。尽管采用特殊分析方法检测到血浆FSH很低，而LH检不出，显著升高的TSH可能与FSH受体（特异性外溢）相互作用，并对性腺产生无LH作用的FSH样效应。与中枢性性早熟不同，最终男孩睾丸增大而没有睾酮分泌。因此，伴甲状腺功能减退症的性早熟是促性腺激素依赖性性早熟的一种不完全形式。

甲状腺功能减退症经治疗后其生化改变和临床表现可迅速恢复正常。甲状腺激素替代治疗开始后数月可出现快速骨龄进展并进入青春期，这是GnRH类似物治疗纠正青春期延迟的并发症。尽管采用足量甲状腺素治疗，男性患者成年后仍可能患有巨睾症（睾丸容积>30mL）。

556.5　分泌促性腺激素的肿瘤

Luigi Garibaldi, Wassim Chemaitilly

■ 肝肿瘤

女性性早熟不常发生肝母细胞瘤。已报道的患儿均为男性，发病年龄从4个月至8岁不等（平均2岁）。右上腹肝脏增大或肿块提示该诊断。肿瘤细胞产生的hCG激活睾丸Leydig细胞的LH受体。睾丸仅轻度增大，睾丸组织学显示间质细胞增生且没有精子生成。hCG和甲胎蛋白是观察疗效的良好指标，其血浆水平显著上升。血浆睾酮水平升高，当用特异的免疫测定法检测时，FSH和LH水平较低。过去采用放射免疫测定法测定时，LH水平因与hCG发生交叉反应而出现假性升高。

这些肿瘤的治疗与其他类型肝癌相同，自诊断时起其存活时间超过1~2年很少见。

■ 其他肿瘤

位于中枢神经系统、纵隔、性腺或肾上腺的分泌绒毛膜促性腺激素的绒毛膜癌、恶性畸胎瘤或畸胎瘤（也称异位松果体瘤或非典型畸胎瘤)可导致性早熟，并且男孩较女孩常见（10~20倍）。患儿hCG和甲胎蛋白多显著升高。有报道称纵隔肿瘤，而非性腺肿瘤可导致克兰费尔综合征的男孩发生性早熟。

■ 外周性性早熟

由肾上腺病变引起的假性性早熟在第570章讨论，由性腺病变所致者在第578和581章讨论。

556.6　纤维性骨营养不良综合征（伴多发性骨纤维发育不良和异常色素沉着的性早熟）

Luigi Garibaldi, Wassim Chemaitilly

纤维性骨营养不良综合征可发生皮肤片状色素沉着和骨纤维发育不良。该病较为罕见，其发生率为1/100 000到1/1 000 000。作为外周性性早熟的常见病因，它也可以引起垂体、甲状腺和肾上腺病变。该病以多腺体自主功能亢进为特征，是由于编码GSα

亚单位的基因发生错义突变所致。G 蛋白能刺激环磷酸腺苷（cAMP）形成，产生垂体 gsp 肿瘤蛋白，进而激活依赖 cAMP 的受体（如 ACTH 受体，TSH 受体，FSH 受体和 LH 受体），并导致细胞增殖。由于该突变发生在体细胞水平而非基因组水平，在不同组织有不同表达，因此临床表现多样。

性早熟多发生于女孩（图 556-4）。女孩起病的平均年龄约 3 岁，但阴道出血可早在 4 个月，第二性征可早在 6 个月即出现。年幼女孩 LH 和 FSH 水平不高，对 GnRH 刺激无反应。雌二醇水平从正常到显著升高（>900pg/mL）不等，通常为周期性，并与卵泡大小相关。男性性早熟不常见但偶有报道。与女孩卵巢增大不同，男孩睾丸增大相对匀称，随后出现与正常青春期一致的阴茎增大和阴毛增多。睾丸组织学显示曲细精管增大，而没有或仅有轻微的 Leydig 细胞增生。这些发现可能仅仅说明了活检组织取自于青春期早期。当男孩或女孩的骨龄达到正常青春期范围，促性腺激素开始分泌，对 GnRH 的反应变成青春期模式。中枢性性早熟取代了先前的假性性早熟（非促性腺激素依赖性）。女孩月经周期变得规律，但通常尚未完全规律，并开始具有生育能力。

患儿青春期进展各不相同。卵巢功能性囊肿多自行消失，很少需要抽吸术或手术切除。对于雌二醇持续分泌的女孩，采用干扰雌激素生物合成最后一步的药物可在一定程度上减轻雌激素对青春期和骨成熟的影响，这些药物包括芳香化酶抑制剂，如来曲唑（每日 1.25~2.5mg 口服）或抗雌激素药（如他莫昔芬；氟维司群正在研究中）。这些药物也被用于男孩，并与抗雄激素药（如螺内酯 50~100mg，每日 2 次，或氟他胺 125~250mg，每日 2 次）联用。这些药物目前尚未被 FDA 批准用于这一指征，他莫昔芬和氟他米特可能有肝毒性，而高剂量螺内酯很少引起高钾血症。长效 GnRH 类似物只用于由非促性腺激素依赖性性早熟转变为促性腺激素依赖性性早熟者。

■ 性腺以外的表现

发生在本病的甲状腺功能亢进症与 Graves 病的特点不同，在男女中的分布相同，甲状腺结节性肿大。有临床症状的甲状腺功能亢进症在儿童中不常见，但甲状腺肿大、三碘甲腺原氨酸水平轻度升高、TSH 水平被抑制和超声检查异常均有报道。极少需要行甲状腺切除术。

伴发库欣综合征的患儿双侧肾上腺结节性增生早于性早熟，于婴儿早期发生。ACTH 水平低，肾上腺功能不能被大剂量地塞米松抑制。治疗应采用双侧肾上腺切除术。

生长激素分泌增加不常见，临床表现为巨人症或肢端肥大症，或在没有性早熟的情况下发生生长加

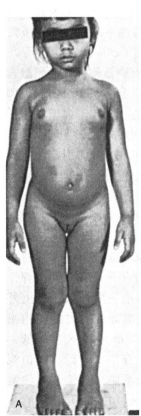
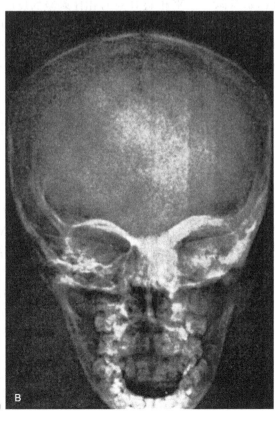

图 556-4 4.5 岁女孩伴多发性骨纤维发育不良的性早熟，此时身高年龄和骨龄正常。4 岁时发生月经初潮。A. 双侧乳房发育，腹部色素沉着，左脸突出。B. X 线显示左侧尺骨远端纤维发育不良，额骨的左眶部和上颌部分骨质增厚

速。男孩和女孩的发病率相同。血清生长激素水平升高，并在睡眠中增加；这可为促甲状腺激素释放激素（TRH）促进，但很难被口服葡萄糖所抑制。大多数患儿血清催乳素水平增加，但有垂体肿瘤的患儿不到一半。长效生长抑素类似物奥曲肽或兰乐肽可用于治疗生长激素分泌过多，其长期疗效较好，但骨损伤可引起骨骼变形、反复骨折、疼痛，偶有脑神经受压。

在所有性腺外表现中，可导致佝偻病或骨软化症的磷酸盐尿症最为常见。心血管系统或肝脏受累少见，但却可能是致命性的（如严重的新生儿胆汁淤积症）。

参考书目

参考书目请参见光盘。

556.7 家族性男性非促性腺激素依赖性性早熟

Luigi Garibaldi, Wassim Chemaitilly

家族性男性非促性腺激素依赖性性早熟是一种罕见的常染色体显性遗传的外周性性早熟，可由男性患者和女性致病基因携带者传递给他们的男孩后代。青春期征象出现在 2~3 岁。睾丸仅轻度增大。睾丸活检显示 Leydig 细胞成熟，有时为显著增生，可能出现曲细精管成熟。睾酮水平显著升高至与真性性早熟男孩一样的范围，但 LH 基础水平仍为青春期前，尚未出现 LH 脉冲式分泌，且 LH 对 GnRH 或 GnRH 类似物刺激无反应。Leydig 细胞不依赖促性腺激素刺激的激活是由于 LH 受体错义突变导致 cAMP 产生持续激活所致。骨龄可能明显超前，当其达到青春期范围时，下丘脑成熟使青春发育机制转变为促性腺激素依赖性。这些变化与发生在纤维性骨营养不良综合征（见前述讨论）或先天性肾上腺皮质增生症（见第 570.1）的患儿相似。

非促性腺激素依赖性性早熟也见于一些发生 Gsα 蛋白突变的 IA 型假性甲状旁腺功能减退症的男孩。该突变在正常体温下不被激活并导致假性甲状旁腺功能减退症的发生，但在温度较低的睾丸却被激活，导致腺苷酸环化酶活化和睾酮产生。虽然该突变与常见的导致家族性男性非促性腺激素依赖性性早熟的 LH 受体组成性突变不同，但最终结果相同。

■ 治 疗

年幼男孩可用酮康唑（600mg/24h，每 8h 一次）成功治疗，酮康唑是一种抗真菌药，可抑制 C-17,20- 裂解酶和睾酮合成。也有研究者采用抗雄激素药（如螺内酯 50~100mg，每日 2 次，或氟他胺 125~250mg，每日 2 次）和芳香化酶抑制剂联合治疗，因为由雄激素转化而来的雌激素促进骨骼成熟。这些药物不能使血清睾酮水平恢复正常（青春期前），也不能完全去除性激素升高的不良效应。这些药物减缓青春期进展，但不能使之停滞，可能也不能改善预测身高。GnRH 脉冲发生器成熟的男孩需要联合 GnRH 类似物治疗。

参考书目

参考书目请参见光盘。

556.8 不完全性（部分性）性早熟

Luigi Garibaldi, Wassim Chemaitilly

不伴其他青春期发育体征的单纯性性早熟表现并不少见，女孩乳房发育和两性性毛生长是两种最常见的形式。

■ 乳房早发育

这一术语指多出现在 2 岁以前的暂时性单纯乳房发育。在一些女孩，乳房发育在出生时即出现并持续存在。乳房发育可能为单侧或不对称，并且程度常不同。生长和骨成熟正常或略微超前。外生殖器无雌激素刺激征象。该病例多为散发。乳房发育可能再 2 岁以后消退，但常持续 3~5 年，且罕有进展。月经初潮在出现于预期年龄，生殖功能正常。血清基础 FSH 水平和 FSH 对 GnRH 刺激的反应可能大于正常女孩。血浆 LH 和雌二醇水平始终低于检测下限。超声检查发现卵巢大小正常，但一些小囊泡（<9mm）并不少见。

在一些女孩，乳房发育伴有明显的系统性雌激素效应，如生长加速或骨龄超前。盆腔超声可能发现卵巢或子宫增大。这一状况被称为过度或不典型乳房早发育，它与中枢性性早熟的不同之处在于它可以自行缓解。亮丙瑞林或 GnRH 刺激可在 24h 时引起较强的 FSH 反应，较低的 LH 反应和（亮丙瑞林后）中度雌二醇增加（平均 60~90pg/mL）。

过度或不典型乳房早发育的发病机制尚不清楚，编码 GS 蛋白 α 亚单位的 GNAS1 基因活化突变见于一些没有其他纤维性骨营养不良综合征体征的患儿（见第 556.6）。乳房早发育是一个良性的过程，但可能是真性或假性性早熟的第一个征象，或由外源性雌激素暴露引起。除了获取详细病史外应拍摄骨龄片。血清 FSH、LH 和雌二醇浓度通常较低，不具有诊断意义。盆腔超声检查很少进行。随访观察很有必要，因为这一状况尚不能与真性性早熟鉴别开来。病情缓解后又复发提示功能性卵巢囊肿。3

岁以上儿童发生乳房早发育多由良性乳房早发育以外的原因引起。

阴毛早现（肾上腺功能早现）

阴毛早现这一术语是指在没有其他性早熟证据的情况下，女孩在 8 岁以前，男孩在 9 岁以前出现性毛。女孩比男孩多见，美国黑人女孩比其他种族多见。性毛出现在女孩的阴阜和大阴唇，男孩出现在会阴和阴囊部位，腋毛稍后出现。像成人一样的腋臭常见。患儿生长和骨成熟稍提前。

肾上腺功能早现是肾上腺雄激素产生所致的一种过早发育的表现，它对应于网状带提前成熟、相应的 3β- 羟类固醇脱氢酶活性下降和 C-17，20- 裂解酶活性增加。这些酶的变化导致与同年龄对照相比，血清 Δ^5- 类固醇 [17- 羟孕酮和脱氢表雄酮（DHEA）] 基础和 ACTH 刺激后的浓度增加，以及 Δ^4- 类固醇（特别是雄烯二酮）轻度增加。这些类固醇和硫酸脱氢表雄酮（DHEAS）的水平通常相当于处于正常青春期早期的年长儿童水平。

肾上腺功能早现是一个缓慢进展而不需要治疗的过程。然而，小部分阴毛早现的患儿表现出一种或多种全身雄激素效应的特点，如生长明显加速、阴蒂（女孩）或阴茎（男孩）增大，囊肿性痤疮或骨龄超前（超过同年龄平均值 2 SD）。对不典型肾上腺功能早现的患儿，ACTH 刺激试验和类固醇（主要是血清 17- 羟孕酮浓度）测定可以排除 21- 羟化酶缺陷导致的非经典型先天性肾上腺皮质增生症。流行病学和分子遗传学研究显示约 3%~6% 的阴毛早现患儿存在非典型性 21- 羟化酶缺陷，而其他酶缺陷（如 3β- 羟类固醇脱氢酶或 11β- 羟化酶缺陷）的发生率极低。

虽然特发性肾上腺功能早现被认为是一种良性情况，但纵向研究显示约 50% 肾上腺功能早现的女孩存在发生雄激素过多症和多囊卵巢综合征的高风险，成年后合并一种或多种代谢综合征（胰岛素抵抗可能进展为 2 型糖尿病，血脂紊乱，高血压，腹部脂肪增加）的表现。胰岛素增敏剂（二甲双胍，850~1000mg/d）或生活方式干预（饮食、运动）能否阻止青春期雄激

素过多症的进展仍需要大样本研究证实。小于胎龄儿发生肾上腺功能早现和代谢综合征的风险增高。这与胰岛素抵抗和 β 细胞储备下降有关，可能是由于胎儿营养不良所致。

早月经初潮

早月经初潮没有乳房早发育和肾上腺功能早现常见，是一个排他性诊断。女孩单纯阴道出血而缺乏其他第二性征发育者，应仔细排除常见原因，如外阴阴道炎、阴道异物或性虐待，以及少见原因，如尿道脱垂和葡萄状肉瘤。大多数单纯早月经初潮的女孩只有 1~3 次出血，青春期仍在正常时间发生，月经周期也正常。血浆促性腺激素水平正常，但雌二醇水平可能升高，这可能是卵巢周期性分泌雌激素所致。超声检查偶尔发现卵巢囊肿。

参考书目
参考书目请参见光盘。

556.9　药物性性早熟
Luigi Garibaldi, Wassim Chemaitilly

许多药物可以引发第二性征，从而与性早熟相混淆。详细询问病史了解有无意外接触或摄入性激素很重要。男孩和女孩发生外周性性早熟可源于其意外摄入雌激素（包括避孕药）和使用蛋白质同化类固醇。化妆品、洗发水和丰乳霜中的雌激素可导致女孩乳房发育和男孩女性型乳房，因为雌激素可经皮肤吸收。波多黎各乳房早发育和外周性性早熟的高发生率被认为是由于饲养时使用雌激素造成肉类，特别是鸡肉被污染所致，但这一说法尚未被证实。外源性雌激素可导致乳晕颜色加深，这在内源性性早熟中并不常见。性早熟的表现在停止雌激素暴露后消失。睾酮凝胶或乳剂常用于治疗男性性功能减退，儿童和女性通过接触并吸收导致男性化。

参考书目
参考书目请参见光盘。

（金圣娟　译，罗小平　审）

第 2 篇　甲状腺疾病

第 557 章
甲状腺发育和生理

Stephen LaFranchi

■ 胎儿发育

妊娠 7 周时可见胎儿双叶状的甲状腺，到 10 周时形成特征性的甲状腺滤泡细胞和胶质。在妊娠 4 周时开始合成甲状腺球蛋白；否则后文有甲状腺球蛋白 8~10 周摄碘歧义，8~10 周可以摄碘，从 12 周起可以合成和分泌甲状腺素（T_4）和少量三碘甲状腺原氨酸（T_3）。有证据显示一些转录因子——TTF-1/NKX-2.1, TTF-2（也称为 FOXE1），NKX2.5 和 PAX8——在甲状腺形态发生和分化，及其迁移至最终部位中发挥重要作用。这些因子也结合至甲状腺球蛋白和甲状腺过氧化物酶基因的启动子上，从而影响甲状腺激素的产生。下丘脑神经元在妊娠 6~8 周时合成促甲状腺激素释放激素（TRH），8~10 周时垂体门脉系统开始发育，妊娠 12 周时出现促甲状腺激素（TSH）分泌。下丘脑—垂体—甲状腺轴在妊娠中晚期开始成熟，但正常反馈关系直到生后 3 个月才建立。另一个转录因子 Pit-1 对促甲状腺激素细胞、促生长激素细胞和催乳素细胞的分化和生长起重要作用。

补充内容请参见光盘。

557.1　甲状腺激素的研究

Stephen LaFranchi

■ 血清甲状腺激素

有许多方法可以测定所有血清中甲状腺激素：T_4，游离 T_4，T_3 和游离 T_3。血清中还存在一种无生物活性的 T_3（3, 5′, 3′ - 三碘甲腺原氨酸），称为反 T_3。在分析结果时一定要考虑年龄因素，特别是新生儿。

补充内容请参见光盘。

（金圣娟　译，罗小平　审）

第 558 章
甲状腺素结合球蛋白缺乏症

Stephen LaFranchi

甲状腺素结合球蛋白（TBG）水平异常不伴临床表现并且无需治疗。通常是偶然甲状腺素（T4）水平异常升高或降低，或在诊断甲状腺功能减退症或亢进症有困难时被想到。

补充内容请参见光盘。

（金圣娟　译，罗小平　审）

第 559 章
甲状腺功能减退症

Stephen LeFranchi

甲状腺功能减退症是由于纤体自身缺陷或促甲状腺激素刺激作用较低造成甲状腺激素合成不足所致（表 559-1）。该病可能从出生即有表现（先天性），也可能是获得性的。在甲状腺功能表现正常一段时间后出现症状者，本病既可能是获得性的，但也可能仅仅是某些先天缺陷导致的甲状腺激素缺乏的延迟表现。克汀病这一术语虽常用作地方性碘缺乏和先天性甲状腺功能减退症的同义词，但应避免使用。

■ 先天性甲状腺功能减退症

大部分先天性甲状腺功能减退症并非遗传性而是甲状腺发育不良所致。一些家族性病例多由先天性甲状腺激素合成障碍所致，可能伴有甲状腺肿。大部分先天性甲状腺功能减退症婴儿生后数周，在出现明显的临床症状和体征之前，多可通过新生儿筛查检测出来。在那些没有开展新生儿筛查的地区，重症患儿可在生后数周表现出典型特征，但一些轻症患儿，临床

表 559-1 先天性甲状腺功能减退症的病因分类

原发性甲状腺功能减退症

胎儿甲状腺发育缺陷（发育不全）

· 完全不发育

· 发育不全

· 异位

甲状腺激素合成缺陷（内分泌障碍）

· 碘转运缺陷：钠 - 碘转运体基因突变

· 甲状腺有机化或耦合缺陷：甲状腺过氧化物酶基因缺陷

· H₂O₂ 产生缺陷：DUOXA2 成熟因子或 DUOX2 基因突变

· 甲状腺球蛋白合成缺陷：甲状腺球蛋白基因突变

· 脱碘缺陷：DEHAL1 基因突变

TSH 无反应

· G₈α 突变（如 IA 型假性甲状旁腺功能减退症）

· TSH 受体突变

甲状腺激素转运缺陷：单羧基转运蛋白 8（MCT8）基因突变

碘缺乏症（地方性甲状腺肿）

母源性抗体：TSH 受体阻滞抗体（TRBAb，也称为 TSH 结合抑制免疫球蛋白）

母源性药物治疗

· 碘化物，胺碘酮

· 丙硫氧嘧啶、甲巯咪唑

· 放射性碘

中心性（垂体低下性）甲状腺功能减退症

PIT-1 突变

· TSH 缺乏

· 生长激素缺乏

· 催乳素缺乏

PROP-1 突变

· TSH 缺乏

· 生长激素缺乏

· 催乳素缺乏

· LH 缺乏

· FSH 缺乏

· ±ACTH 缺乏

TSH 缺乏：TSH β 亚基基因突变（表现为伴有 TSH 水平升高的原发性甲状腺功能减退症）

多种垂体缺陷（如颅咽管瘤）

TRH 缺乏

· 孤立性

· 多种下丘脑激素缺乏（如视 - 隔发育不良）

TRH 无反应

TRH 受体突变

ACTH：促肾上腺皮质激素；FSH：卵泡刺激素；LH：促黄体生成素；TRH：促甲状腺激素释放激素；TSH：促甲状腺素

表现可能延迟数月才出现。

流行病学

根据全美范围内的新生儿疾病筛查显示，先天性甲状腺功能减退症在世界范围内发病率为 1/3000；美国报道该病在美国黑人中发生率较低，在亚裔美国人、太平洋岛民、拉美裔和美国原住人中发病率较高。女孩的发生率是男孩的 2 倍。

病 因

甲状腺发育不良

先天性甲状腺功能减退症最常见的病因是某些形式的甲状腺发育不良（甲状腺未发育、发育不良和异位甲状腺），占 80%~85%；15% 是由于先天性甲状腺激素合成缺陷所致（激素合成障碍），2% 是由于通过胎盘转运的母源性促甲状腺激素受体阻断性抗体（TRBAb）所致。大约有 33% 患者即便用灵敏的放射性核素扫描也找不到残存的甲状腺组织（完全不发育），其余 66% 的患儿中，可在舌根（舌部甲状腺）至颈部正常位置（甲状腺发育不良）之间的任何部位找到异位甲状腺的残存组织。

大部分甲状腺发育不良的病因未明。甲状腺发育不良常常是散发的，但偶尔也有家族性发病的报道。研究显示甲状腺发育不良的婴儿中有 8%~10% 其一级亲属存在甲状腺发育异常如甲状舌管囊肿和甲状腺偏侧缺如症，证明该病有潜在遗传因素的作用。

某些转录因子 [包括 TTF-1/NKX2.1、TTF-2（也称为 FOXE1）和 PAX8] 对于甲状腺形态发生和分化非常重要，2% 的甲状腺发育不全患者是由于这些转录因子突变造成的单基因疾病。此外基因缺陷导致促甲状腺激素功能不足或丧失也有报道。

转录因子 TTF-1/NKX2.1 表达于甲状腺、肺组织和中枢神经系统。已有报道 TTF-1/NKX2.1 的突变即使早期予以甲状腺激素治疗，也可导致先天性甲状腺功能减退症、呼吸窘迫和永久性神经系统疾病，包括舞蹈症和共济失调。NKX2.5 表达于甲状腺和心脏，它的突变与先天性甲状腺功能减退症和心脏畸形有关。PAX-8 表达于甲状腺和肾脏，其突变与先天性甲状腺功能减退症、肾及输尿管畸形有关。

甲状腺发育不良常仅限于一对同卵双胎中的一个，提示宫内发育过程中有有害因素的介入。母源性的抗甲状腺激素抗体可能是这种有害因素。虽然也曾经在一些母婴中发现甲状腺过氧化物酶抗体（TPO），但其致病性尚无足够证据。在一些甲状腺发育不良的婴儿及其母亲体内可发现甲状腺生长阻滞和细胞毒性抗体，提示此类抗体有可能参与甲状腺发育不良的发病机制。

甲状腺激素合成缺陷（激素合成障碍）

各种甲状腺激素生物合成缺陷都可导致先天性甲状腺功能减退症。这种缺陷占到新生儿筛查中的 15%（活产儿中 1/50 000~1/30 000），通过常染色体隐性遗传的方式遗传。本症几乎都出现甲状腺肿。如果这种缺陷是不完全性的，则可发生代偿，发生甲状腺功能减退症的时间延迟数年。

碘转运缺陷

碘转运缺陷极为罕见，是由于钠－碘转运体突变所致。目前报道的数例病例中，Hutterite 教派发现 9 名有亲属关系的婴儿有这种缺陷，其中约 50% 的病例来自日本。约 30% 的家庭有血缘关系。

过去，临床型甲状腺功能减退症常在生后数月内出现，可伴或不伴有甲状腺肿；其可在新生儿筛查中发现。然而在日本，未经治疗的患者可在 10 岁后才出现甲状腺肿和甲状腺功能减退症，这或许是由于日本膳食中碘含量很高（常为 19mg/24h）的缘故。

本症是由于甲状腺和唾液腺中浓集碘化物的能量依赖机制出现障碍所致。与甲状腺激素合成的其他缺陷相比，其放射性碘和高锝酸盐的摄取率都较低；故需要测定唾液与血清 ^{123}I 的比值以确诊。大剂量碘化钾治疗对本症有效，但用甲状腺素（T4）治疗更佳。

甲状腺内参与碘有机化和耦联的过氧化物酶缺陷

甲状腺内参与碘有机化和耦联的过氧化物酶缺陷是 T4 合成障碍中最常见的一种缺陷。碘化物被甲状腺摄取后，迅速被氧化成活性碘，然后结合到酪氨酸残基上。这一过程需 H_2O_2、甲状腺过氧化物酶和正铁血红素（一种酶的辅助因子）的参与。缺陷可涉及其中每一部分，而且在临床和生化方面都有相当大的差异。在荷兰的新生儿筛查中，发现 23 例完全性碘有机化障碍缺陷（1/60 000）的患儿，但是其他地区的发病情况尚未可知。本症所有患者的一个特征性表现是在给予试验剂量的放射性碘 2h 后，再给予高氯酸盐或硫氰酸盐时，其甲状腺的放射性显著降低。在这些患者中，高氯酸盐使放射性碘的排出率达 40%~90%，而正常个体的排出率低于 10%。在先天性甲状腺功能减退症的患儿中，已报道数种 TPO 基因的突变。

双氧化酶成熟因子 2（DUOXA2）是 DUOX2 发挥酶活性所必需的，后者可催化合成 H2O2，是碘化物氧化的关键步骤。DUOXA2 的双等位基因突变可导致永久性的先天性甲状腺功能减退症，而单等位基因突变则与暂时性的甲状腺功能减退有关。DUOX2 突变也可导致永久性或暂时性的先天性甲状腺功能减退症。DUOX2 突变相对常见，存在于 30% 明显的内分泌障

碍患者中，而 DUOXA2 突变相对罕见，仅存在于 2% 的该类病例中。

作为一种常染色体隐性遗传病，Pendred 综合征主要表现为神经性耳聋、甲状腺肿、碘有机化受损和高氯酸盐释放试验阳性。Pendred 综合征是由于广泛表达于甲状腺和耳蜗的氯－碘转运蛋白突变所致。

甲状腺球蛋白合成缺陷

甲状腺球蛋白合成缺陷是一组临床表现各异的疾病，其特点为甲状腺肿、TSH 水平升高、T4 水平降低和甲状腺球蛋白（TG）缺失或含量低。目前已报道了约 100 例患者。已在一些患者中发现了分子缺陷，主要是点突变。

脱碘缺陷

从甲状腺球蛋白中释放出的一碘酪氨酸和二碘酪氨酸，正常情况下是在甲状腺或外周组织中经脱碘酶脱碘而成的。脱下的碘可用于再合成甲状腺激素。DEHAL1 基因编码甲状腺内的碘酪氨酸脱碘酶。DEHAL1 突变相对罕见，脱碘酶缺陷患者尿中持续排出未经脱碘的酪氨酸，可导致甲状腺激素缺乏和甲状腺肿。脱碘缺陷可仅限于甲状腺组织或外周组织，甚至可以是广泛性的。

甲状腺激素转运缺陷

甲状腺激素在细胞膜转运蛋白的作用下进入细胞内。已在 5 例患 X－连锁精神发育迟滞男童中发现 X 染色体上的单羧酸转运蛋白（MCT8）这一转运蛋白的基因突变。有缺陷的转运蛋白可能损害了 T_3 进入神经元的通道，该综合征表现为血清 T_3 水平增高，T_4 水平降低，TSH 水平正常或轻度升高，以及精神运动发育迟缓。

TSH 受体阻断性抗体

母源性 TSH 受体阻断性抗体（TRBAb，常称为 TSH 结合抑制免疫球蛋白）是导致暂时性先天性甲状腺功能减退症的一个罕见原因。这些跨胎盘转运的母源性 TRBAb 可抑制新生儿的 TSH 与其受体结合。婴儿中的发病率约为 1/100 000~1/50 000。当母亲有自身免疫性甲状腺疾病的病史时应怀疑该病，这些疾病包括桥本甲状腺炎、格雷夫斯病、正在接受替代治疗的妊娠期甲状腺功能减退症或其同胞有暂时的复发性先天性甲状腺功能减退症。在这些情况下，应当检测母亲孕期 TRBAb 的水平。受累婴儿及其母亲也常有促甲状腺激素受体刺激抗体（TRSAb）和 TPO 抗体。高锝酸盐显像和 ^{125}I 扫描检查可能探测不到任何甲状腺组织，类似于甲状腺缺如，但超声检查可显示甲状腺组织。但在病情缓解后停止替代治疗扫描可显示正

常的甲状腺。这种抗体的半衰期为 21d，甲状腺功能减退症约在 3~6 个月内缓解。正确诊断这种先天性甲状腺功能减退症的病因，可避免不必要的长期治疗，并提醒临床医生下次妊娠可能再次发生本病，而有利于预后。

放射性碘摄入

在妊娠期间为治疗 Graves 病或甲状腺癌患者，因疏忽而误用放射性碘导致甲状腺功能减退症。在妊娠第 70~75 天时，胎儿的甲状腺已能摄取碘。所以育龄妇女无论何时在接受治疗剂量的 ^{131}I 之前都必须先作妊娠试验，而不应根据月经史或避孕史来推测是否妊娠。由于放射性碘易从乳汁中排出，因此哺乳期妇女也应禁用。

促甲状腺激素和促甲状腺激素释放激素缺乏症

在任何与垂体或下丘脑发育障碍有关的情况中，都可发生 TSH 缺乏症和甲状腺功能减退症（见第 551 章）。在这些情况中，TSH 缺乏症常继发于促甲状腺激素释放激素（TRH）缺乏。TSH 缺乏性甲状腺功能减退症在婴儿中的发病率为 1/50 000~1/30 000，大多数筛查项目是用来检测原发性甲状腺功能减退症，故大部分该病患儿不能通过新生儿甲状腺筛查检测出来。多数患儿有多发性垂体缺陷，表现为低血糖、持续性黄疸和小阴茎，而且伴有视隔发育不良、中线唇裂、面中部发育不良以及其他中线性面部异常。

先天性 TSH 缺乏与编码转录因子的基因发生突变有关，这些基因对于垂体发育、细胞类型分化和激素合成必不可少。PIT-1 突变可出现 TSH 缺乏、生长激素（GH）和催乳素缺乏。PROP-1 突变（"先知"）患者不仅有 TSH、GH 和催乳素缺乏，还有 LH、卵泡刺激素（FSH）缺乏和不同程度的 ACTH 缺乏。HESX1 突变与 TSH、GH、催乳素和 ACH 缺乏有关，在一些视神经发育不良（视隔发育不良综合征）的患者中也发现了该突变。

孤立性的 TSH 缺乏是一种罕见的常染色体隐性遗传病，曾在数个同胞群中有过报道。对受累家庭成员的 DNA 研究显示 TSH β 亚基基因存在突变，包括点突变、导致终止密码子的框移突变和剪切突变。因为血清 TSH 水平未升高，通过新生儿筛查不能发现该类患者，故常延误诊断。

促甲状腺激素无反应

TSH 受体基因突变是一种相对少见的常染色体隐性遗传的先天性甲状腺功能减退症。已有报道 TSH 受体基因存在纯合和复合杂合两种突变。严重缺陷患儿 TSH 水平升高，可被新生儿筛查发现；而其他一些轻度缺陷患者甲状腺功能始终正常，无须治疗。来自东京的一项新生儿筛查报道，4.3% 的先天性甲状腺功能减退症婴儿存在 TSH 受体突变（1/118 000），其中 70% 的基因缺陷为新发突变（p.R450H）。

曾有一些轻度先天性甲状腺功能减退症的新生儿，后又被证实患有 Ia 型假性甲状旁腺功能减退症。这些患儿对 TSH 抵抗的分子学基础是其 cAMP 激活功能受到广泛损害，即鸟嘌呤核苷酸调控蛋白 Gs 的 α 亚单位基因缺陷所致（见第 566 章）。

促甲状腺激素释放激素异常

TRH 受体基因突变，作为先天性甲状腺功能减退症的一种罕见病因，已在一些家庭中有报道。TSH 和催乳素两者均对 TRH 的刺激无反应时可导致孤立性的 TSH 缺乏和甲状腺功能减退症，当出现上述情况时应怀疑该病。

■ 甲状腺激素不敏感

这是一种甲状腺激素受体基因突变所致的常染色体显性遗传病。大多数患者有甲状腺肿，且 T_4、T_3、游离 T_4 和游离 T_3 的水平均升高。尽管多数患者临床显示甲状腺功能正常，但仍因上述表现被误诊为格雷夫斯病。这种激素不敏感可随组织不同而有所差异。可能出现轻微甲状腺功能减退症的临床特征，包括轻度智力低下、生长迟缓和骨骼成熟延迟。另一方面还可合并出现甲状腺功能亢进的临床特征如心动过速和反射亢进。据推测这些患者可能对甲状腺激素存在不同程度的抵抗。神经系统特征可表现为相应的注意缺陷／多动障碍增多，反之并不成立，因为注意缺陷多动障碍的患者发生甲状腺激素抵抗的风险并未增加。

该病患者的 TSH 水平与 T_4 和 T_3 的水平不相适应而呈轻度升高或正常，而不像在格雷夫斯病中那样受到抑制，这具有诊断意义。TSH 不受抑制的表现表明其抵抗作用是广泛性的，累及垂体和外周组织。现已发现 β 甲状腺受体的激素结合区的至少 40 种点突变。不同的表型和基因型无相关性。广泛性或孤立性垂体抵抗的个体中，甚至同一家族的不同个体中，可携带同样的突变。一名受体突变的纯合子儿童显示出异常严重的抵抗。这些病例支持突变受体的显性负效应，即杂合突变受体蛋白可抑制正常受体的功能。新生儿甲状腺筛查中如发现 T_4 水平升高，需想到这一诊断的可能性。除非出现生长和骨骼发育迟缓，本病通常无须治疗。

有 2 名近亲婚配的父母所生的婴儿被确诊患有常染色体隐性遗传性的甲状腺抵抗。这 2 例患儿生后不久即出现甲状腺功能减退症的表现，基因研究显示其

中一个的 β 甲状腺受体基因出现大量缺失。这种类型的甲状腺抵抗更为严重。

在极少的情况下，对甲状腺激素的抵抗可能选择性的影响垂体。由于其外周组织对甲状腺激素不抵抗，所以患者出现甲状腺肿和甲状腺功能亢进症的临床表现。实验室检查结果与广泛性甲状腺激素抵抗者相同，这种情况必须与分泌 TSH 的垂体肿瘤相鉴别。包括 D-甲状腺素、TRIAC（三碘甲腺乙酸）和 TETRAC（四碘甲腺乙酸）等在内不同的治疗方法已在一些患者中取得成功。溴隐亭可干扰 TSH 分泌，曾有报道另一例患者使用溴隐亭治疗获得成功。孤立性垂体甲状腺激素抵抗是否独立存在尚有争议，它可能是对多种组织产生抵抗的广泛性甲状腺激素抵抗的变异。

碘暴露

胎儿暴露于过量的碘化物可导致先天性甲状腺功能减退症。围产期的碘暴露可见于剖宫产术备皮时的碘消毒或分娩时的宫颈消毒。还有报道日本孕妇食用大量富含碘的海带导致胎儿碘暴露。这些情况都是暂时性的，一定不要与其他类型的甲状腺功能减退症相混淆。婴儿室和外科医生所用的含碘局部消毒剂也可导致新生儿暂时的先天性甲状腺功能减退症，尤其见于低出生体重儿，可导致新生儿筛查结果异常。在年长儿中，碘化物的常见来源是治疗哮喘的一些专用制剂。在少数病例中，甲状腺功能减退症的原因是胺碘酮，这是一种含碘量很高的抗心律失常药物。这种病例多数可出现甲状腺肿（见第 561.3）。

碘缺乏性地方性甲状腺肿

虽然在美国基本没有，但碘缺乏症或地方性甲状腺肿是世界范围内导致先天性甲状腺功能减退症最常见的原因。尽管许多国家在努力普及碘盐，经济、政治以及实际操作中的障碍使得该目标的实现比较困难。边缘性碘缺乏更有可能导致那些依赖于母体碘合成正常甲状腺激素的早产儿出现问题。

早产儿的甲状腺功能

早产儿生后甲状腺功能与足月儿相比，质类似，但量少。脐血 T_4 水平随胎龄和出生体重减少而降低。生后 TSH 增幅降低，伴有早产并发症如呼吸窘迫综合征的早产儿实际上常在生后第 1 周即有 T_4 水平下降。当这些并发症消除后，血清 T_4 水平逐渐升高，直至生后 6 周时可达正常足月儿水平。血清游离 T_4 似乎较少受到影响，当用平衡透析法测定时，游离 T_4 多为正常水平。早产儿 TSH 暂时性升高和暂时性原发性甲低的发生率也较高。胎龄小于 28 周的早产儿可能由于下丘脑—垂体—甲状腺轴功能的不成熟，以及无法继续

获得母源性甲状腺激素，需要暂时性甲状腺激素替代治疗，该问题尚待进一步研究。

临床表现

即使甲状腺完全不发育，大多数先天性甲状腺功能减退症患儿出生时无症状。这种情况是由于适量的母源性 T_4 可通过胎盘转运给胎儿，接近正常儿出生时的 33%。尽管有母源性的甲状腺素，血清 T_4 水平的降低和 TSH 水平的升高使得甲状腺功能低下的新生儿在新生儿筛查中得以确诊。

临床医生依赖新生儿筛查来协助诊断先天性甲状腺功能减退症。然而实验室检查可能会发生错误，所以仍需明确其早期的症状和体征。先天性甲状腺功能减退症在女孩中的发病率是男孩的 2 倍。在开展新生儿筛查之前，由于新生儿期甲状腺功能减退症的症状体征尚未充分表现出来，所以很少能在新生儿期被识别。如果在生后数周内发现最初的、但不是太典型的表现，就可怀疑并明确诊断。患儿出生体重和身长正常，但头部可能因脑部黏液性水肿而稍有增大。生理性黄疸延迟可能是最早出现的体征，这是由于葡萄糖醛酸结合的成熟延迟所致。患儿在生后 1 个月内常出现喂养困难，尤其是呆滞、缺乏兴趣、嗜睡，并在哺乳中出现发作性的窒息。呼吸困难包括呼吸暂停发作、呼吸声粗和鼻塞，部分由于舌部肥大。还可能出现典型的呼吸窘迫综合征。患儿少哭多睡，食欲差且普遍呆滞。可有便秘，并常对治疗无反应。腹大且常存在脐疝。体温低于正常，常低于 35 ℃（95 ℉），皮肤尤其是四肢末梢发凉，且出现皮肤花纹。生殖器和四肢末梢可出现水肿。脉搏缓慢，常有心脏杂音、心脏扩大和无症状性心包积液。常出现大细胞性贫血，并对补血药的疗效差。由于其症状是逐渐出现的，故常延误临床诊断。

约 10% 的先天性甲状腺功能减退症的婴儿合并有先天畸形。心脏畸形是最常见的，但神经系统和眼部畸形也有报道。婴儿先天性甲状腺功能减退症也可能合并听力受损。

如果先天性甲状腺功能减退症未被发现和治疗，这些表现会逐渐进展。身体和智力发育迟缓变得较为突出，到 3~6 个月时，其临床表现将充分显现（图 559-1）。当仅有部分性甲状腺激素缺乏时，症状可能较轻，而不是全都出现，且发病较迟。尽管乳汁中含有相当量的甲状腺激素，尤其是 T_3，但仍不足以保护先天性甲状腺功能减退症的患儿，并且对新生儿甲状腺筛查实验也无影响。

患儿生长迟缓，四肢短小，而头部大小正常甚至增大。前后囟门过大，这可能被视为生后早期识别先

天性甲状腺功能减退症的最初线索。正常新生儿中仅有 3% 后囟大于 0.5cm。眼距宽，鼻宽且鼻梁低。睑裂狭窄，眼睑肿胀。常持续张口，舌宽厚，并伸出口外。出牙延迟。颈部短粗，锁骨上和颈肩之间可有脂肪堆积。手掌宽而手指短。皮肤干燥且有鳞屑，几乎不出汗。黏液性水肿明显，尤其是在眼睑、手背和外生殖器。皮肤呈苍白或萎黄。胡萝卜素血症可使皮肤呈黄色，但巩膜仍为白色。头皮厚，毛发稀少，且粗而脆。前额处发际很低，常有皱纹，尤其是在啼哭时。

患儿的发育常较迟缓。甲状腺功能减退症的患儿嗜睡，学习坐和站立较晚。声音嘶哑，不会说话，身体和智力的发育迟缓程度随年龄而增加。性发育延迟或完全不发育。

患儿的肌张力通常较低，但在罕见病例中可出现全身肌肉假性肥大（Kocher-Debré-Sémélaigne综合征）。年长患儿由于假性肌肉肥大可有运动员样外观，尤其是腓肠肌。目前发病机制尚不清楚，在肌肉活检中可见到非特异性的组织化学及超微结构方面的改变，这些改变在治疗后恢复正常。男孩较易发生该综合征，曾在一对近亲婚配所生的同胞中见到该病。受累者的甲状腺功能减退症程度严重且持久。

某些轻度的先天性甲状腺功能减退症患儿出生时甲状腺功能正常，所以不能通过新生儿筛查来识别。特别是一些有异位甲状腺组织（舌、舌下、舌骨下）的儿童可产生足够的甲状腺激素多年，或在儿童早期就出现最终缺乏。患儿在临床上被关注到是因为位于舌根部或颈部中线舌骨水平的增大的肿块。甲状腺异位偶尔可合并甲状舌管囊肿，可在同胞中发生。异位

甲状腺患者行手术切除异位的甲状腺组织常可导致甲状腺功能减退症，因为这些患者多数没有其他的甲状腺组织。

实验室检查

发达国家用新生儿甲状腺筛查来确定婴儿先天性甲状腺功能减退症。生后第 2~5 天用针刺足跟采血的方式将血液样本置于滤纸片上，然后送至中心筛查实验室。北美和欧洲许多新生儿甲状腺筛查是测定 T₄ 水平，当 T₄ 降低时再补测 TSH。用这种方式可以确定婴儿原发性甲状腺功能减退症、某些下丘脑或垂体性甲状腺功能减退症以及 TSH 延迟升高的患儿。其他北美、欧洲、日本、澳大利亚和新西兰的新生儿筛查则首先测定 TSH。这种方法可发现原发性甲状腺功能减退症和亚临床型甲低（T₄ 正常，TSH 水平升高），但会遗漏迟发性的 TSH 升高以及下丘脑或垂体性甲状腺功能减退症。无论何种检测方法，都应特别注意其相应年龄的正常值范围，尤其是在生后第 1 周内（表 559-2）。不管用何种方法筛查，仍可因技术或人为错误而导致某些患儿被遗漏；因此，临床医生一定要对甲状腺功能减退症的临床表现保持警惕。

血清 T₄ 或游离 T₄ 水平降低，血清 T₃ 可能正常，这些常无助于诊断。如果病变原发于甲状腺，TSH 水平会升高，常超过 100mU/L。在甲状腺完全不发育或甲状腺球蛋白合成或分泌障碍的患儿中，血清甲状腺球蛋白水平通常降低。在那些异位甲状腺或甲状腺激素合成障碍的患儿中，其甲状腺球蛋白水平可升高，但它们之间有较宽的重叠范围。

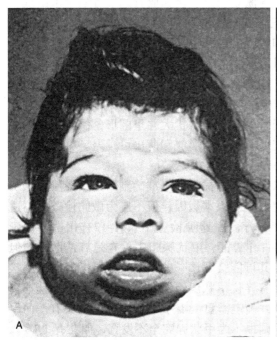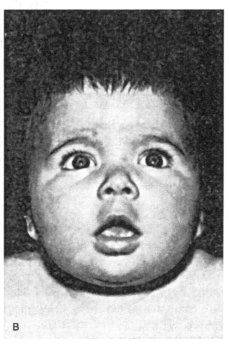

图 559-1　患先天性甲状腺功能减退症的 6 个月女婴，在新生儿期哺乳困难和便秘。有持续性流涕和舌大，严重嗜睡，无交流性笑容，不能控制头部活动。A. 注意其浮肿面容，表情呆滞和额部多毛。检测结果显示放射性碘摄取率可忽略不计。骨发育仍在新生儿水平。B. 治疗 4 个月后，注意其面容浮肿减轻，额部多毛减少以及面容较为机敏

表 559-2　甲状腺功能检查

年龄	美国参考值	转换因子	SI 参考值
甲状腺球蛋白，血清			
脐血	14.7~101.1ng/mL	×1	14.7~101.1µg/L
出生至生后 35 个月	10.6~92.0ng/mL	×1	10.6~92.0µg/L
3~11 岁	5.6~41.9ng/mL	×1	5.6~41.9µg/L
12~17 岁	2.7~21.9ng/mL	×1	2.7~21.9µg/L
促甲状腺素，血清			
早产儿（28~36 周）			
生后第 1 周	0.7~27.0mU/L	×1	0.7~27.0mU/L
足月儿			
出生至生后 4d	1.0~38.9mU/L	×1	1.0~28.9mU/L
2~20 周	1.7~9.1mU/L	×1	1.7~9.1mU/L
5 个月至 20 岁	0.7~6.4mU/L	×1	0.7~6.4mU/L
甲状腺结合球蛋白，血清			
脐血	1.4~94mg/dL	×10	14~94mg/L
1~4 周	1.0~9.0mg/dL	×10	10~90mg/L
1~12 月	2.0~7.6mg/dL	×10	20~76mg/L
1~5 岁	2.9~5.4mg/dL	×10	29~54mg/L
5~10 岁	2.5~5.0mg/dL	×10	25~50mg/L
10~15 岁	2.1~4.6mg/dL	×10	21~46mg/L
成人	1.5~3.4mg/dL	×10	15~34mg/L
总甲状腺素，血清			
足月儿			
1~3d	8.2~19.9µg/dL	×12.9	106~256nmol/L
1 周	6.0~15.9µg/dL	×12.9	77~205nmol/L
1~12 月	6.1~14.9µg/dL	×12.9	79~192nmol/L
青春期前儿童			
1~3 岁	6.8~13.5µg/dL	×12.9	88~174nmol/L
3~10 岁	5.5~12.8µg/dL	×12.9	71~165nmol/L
青春期儿童和成人			
>10 岁	4.2~13.0µg/dL	×12.9	54~167nmol/L
游离甲状腺素，血清			
足月（3d）	2.0~4.9ng/dL	×12.9	26~631pmol/L
婴儿	0.9~2.6ng/dL	×12.9	12~33pmol/L
青春期前儿童	0.8~2.2ng/dL	×12.9	10~28pmol/L
青春期儿童和成人	0.8~2.3ng/dL	×12.9	10~30pmol/L
总甲状腺素，全血			
新生儿筛查（滤纸片）	6.2~22µg/dL	×12.9	80~283nmol/L
游离三碘甲状腺原氨酸，血清			
脐血	20~240pg/dL	×0.01536	0.3~0.7pmol/L

表 559-2（续）

年龄	美国参考值	转换因子	SI 参考值
1~3d	200~610pg/dL	×0.01536	3.1~9.4pmol/L
6 周	240~560pg/dL	×0.01536	3.7~8.6pmol/L
成人（20~50 岁）	230~660pg/dL	×0.01536	3.5~10.0pmol/L
血清 T$_3$ 树脂摄取试验（T3RU）			
新生儿	26%~36%	×0.01	0.26~0.36 摄取分数
此后	26%~35%	×0.01	0.26~0.35 摄取分数
总三碘甲状腺原氨酸，血清			
脐血	30~70ng/dL	×0.0154	0.46~1.08nmol/L
新生儿	75~260ng/dL	×0.0154	1.16~4.00nmol/L
1~5 岁	100~260ng/dL	×0.0154	1.54~4.00nmol/L
5~10 岁	90~240ng/dL	×0.0154	1.39~3.70nmol/L
10~15 岁	80~210ng/dL	×0.0154	1.23~3.23nmol/L
>15 岁	115~190ng/dL	×0.0154	1.77~2.93nmol/L

摘自 Nicholson JF, Pesce MA. Reference ranges for laboratory tests and procedures// Behrman RE, Kliegman RM, Jenson HB. Nelson textbook of pediatrics ed 17. Philadelphia: Saunders, 2004: pp 2412–2413

　　需特别注意同卵双胎，在已报道的一些病例中，患甲状腺功能减退症的双胎之一在新生儿筛查中未被发现，直到生后 4~5 个月才确诊。显然，双胎中未患病的个体将其甲状腺功能正常的血液输给了患病个体，使后者在最初的筛查时血清 T$_4$ 和 TSH 水平正常。许多新生儿筛查项目中会对同性双胞胎进行第 2 次例行检查。

　　大约 60% 的先天性甲状腺功能减退症患儿在出生时行 X 线检查可显示骨发育迟缓，这提示其在宫内时已有甲状腺激素缺乏。例如股骨远端骨骺常未出现，而这在正常者出生时就应存在（图 559-2A）。在未被发现和治疗的患儿中，骨发育与实际年龄增长之间的差异日益明显。骨骺常有多个骨化中心（骨骺发育不全）（图 559-2B），并常见到第 12 胸椎或第 1 或第 2 腰椎畸形。颅骨 X 线显示囟门大，骨缝宽，并常见到缝间骨。蝶鞍常常扩大并呈圆形，偶有蝶鞍可受侵蚀并变薄。牙齿的形成和萌出可延迟。可出现心脏扩大或心包积液。

　　甲状腺核素扫描有助于准确判断先天性甲状腺功能减退症患儿的根本病因，但不应为做此检查而不适当地推迟治疗。在这项检查中碘 [I-123] 化钠要优于高锝 [99mTc] 酸钠。甲状腺超声检查是有帮助的，但研究表明其可能会漏诊一些核素扫描检出的异位甲状腺。证实有异位甲状腺组织即可做出甲状腺发育不良的诊断，并确定需要 T$_4$ 终身治疗。不能证实有任何甲状腺组织则提示为甲状腺完全不发育，但在有 TRBAb

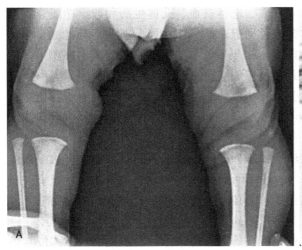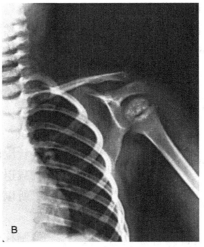

图 559-2 先天性甲状腺功能减退症。A. 足月出生, 现已 3 个月的婴儿, 股骨远端骨骺缺乏, 这是甲状腺功能减退始于胎儿期的证据。B. 9 岁女孩, 未用足够的甲状腺激素治疗, 肱骨头的骨骺发育不良

的新生儿和有摄碘障碍的婴儿也可出现类似情况。如果甲状腺位置正常而放射性碘摄取率过高, 则提示甲状腺激素的生物合成障碍。在过去, 甲状腺功能减退症患者需行全面检查, 包括放射性碘的检查、高氯酸盐排泄检查、肾动态检查、色谱法检查, 如果要明确甲状腺生化方面的异常, 则需行甲状腺组织学检查。大多数可通过基因学研究评估, 寻找甲状腺素生物合成途径中的缺陷。

心电图可能显示 P 波和 T 波低电压, 并伴有 QRS 波波幅减小, 提示左室功能较差和心包积液。超声心动图检查可证实心包积液。脑电图常显示低电压。2 岁以上的患儿中, 血清胆固醇水平常升高。尽管磁共振波谱学显示含胆碱化合物水平升高, 但治疗前脑 MRI 据报道是正常的, 这反映鞘磷脂成熟受阻。

治 疗

治疗首选口服 L- 甲状腺素。因为循环中 80% 的 T_3 都是由 T_4 单脱碘而成, 所以治疗中患儿的血清 T_4 和 T_3 水平均可恢复正常。在脑组织中亦是如此, 其所需 T_3 的 80% 也是由循环中的 T_4 在局部转化而成。L- 甲状腺素的最佳剂量目前存在争议。较高的剂量可使 T_4 迅速恢复正常水平, 改善认知能力, 但有人表示这些高剂量治疗的儿童之后更容易出现行为困难。一项剂量范围在 25~50μg/d 的 L- 甲状腺素治疗新生儿的研究中发现, 用 50μg/d 治疗的儿童甲状腺功能很快恢复正常, 但生后 3~18 个月间服用功能剂量的 L- 甲状腺素在身长、体重或头围增长速率方面没有明显差异。目前在新生儿中, 推荐起始剂量为 10~15μg/（kg·d）, 共 37.5~50μg/d。起始剂量可根据甲状腺功能减退症的严重程度而定。血清 T_4 水平低于 5 μg/dL 的更严重的甲状腺功能减退症的新生儿, 起始剂量应为剂量范围的上限。甲状腺素片剂不应与大豆蛋白配方奶、浓缩铁或钙剂同服, 因为它们

可与 T_4 结合并抑制其吸收。

应按推荐间隔时间（接近生后头 6 个月每月, 之后 6 个月至 2 岁每 2~3 个月）对血清 T_4 或游离 T_4 和 TSH 水平进行检测, 并保持在相应年龄的正常范围内。随着年龄增长, 基于体重的 L- 甲状腺素剂量逐渐减小。儿童甲低患者的需要量约为 4μg/（kg·24h）, 而成人仅需 2μg/（kg·24h）。

治疗一段时间后, 有些患儿需排除暂时性甲状腺功能减退症的可能性。对于那些已确诊为甲状腺异位或治疗 6~12 个月后由于依从性差或 T_4 剂量不足而出现 TSH 水平明显增高的患儿则不必排除。永久性甲状腺功能减退症患儿在 3 岁时如果中断治疗 3~4 周, 可导致 TSH 水平显著升高。

L- 甲状腺素钠唯一的不良反应与其剂量有关。过度治疗可导致颅缝早闭和情绪问题。

预 后

生后早期的几个月内, 甲状腺激素对脑部的正常发育至关重要, 因此出生后需尽快行生化诊断, 并迅速开始有效治疗以防脑部发生不可逆的损害。随着先天性甲状腺功能减退症新生儿筛查的开展, 患儿的预后有显著改善。早期诊断和生后的前几周就予以适当的治疗, 可使患儿在身高和智力方面都能与其正常的同胞相似。有些筛查项目报道称, 即使予以早期的诊断和适当的治疗, 根据最低的 T_4 水平和骨骼发育迟缓所判定的最严重的患儿仍可存在智商（IQ）降低（5~10 分）和其他神经精神后遗症, 如共济失调、肌张力低下或亢进、注意时间缩短和语言问题。心理测试显示患儿的词汇、阅读理解、算术和记忆力存在问题。约有 20% 有神经性听力缺陷。

延误诊断、起始治疗时未能迅速纠正低甲状腺素血症、治疗不足以及治疗的前两三年依从性差均将导致不同程度的脑损害。如果不予治疗, 患儿可出现显

著的智力低下和生长迟缓。当甲状腺功能减退症的发病年龄为 2 岁以后，即使诊断和治疗已被延误，其正常发育的前景也好得多，提示甲状腺激素对于婴儿脑组织的迅速生长至关重要。

■ 获得性甲状腺功能减退症

流行病学

研究报告显示学龄儿童甲状腺功能减退症的发病率约为 0.3%（1/333）。亚临床型甲状腺功能减退症（TSH 高于 4.5mU/L，T_4 或游离 T_4 正常）较为常见，约 2% 的青少年会发生该病。慢性淋巴细胞性甲状腺炎是获得性甲状腺功能减退症最常见的病因；12~19 岁的儿童中有 6% 患有明显的自身免疫性甲状腺疾病，女孩与男孩的发病率约为 2:1。

病　因

获得性甲状腺功能减退症最常见的病因（表 559-3）是慢性淋巴细胞性甲状腺炎（见第 560 章）。自身免疫性甲状腺疾病可以是多腺体综合征的一部分，唐氏综合征、特纳综合征和克兰费尔特综合征、脂泻病或糖尿病的患儿发生相关的自身免疫性甲状腺疾病的风险较高（第 560 章）。唐氏综合征患儿中约 30% 存在抗甲状腺抗体，约 15%~20% 发生亚临床型或临床型甲状腺功能减退症。患特纳综合征的女孩中约 40% 有抗甲状腺抗体，约 15%~30% 发生亚临床型或临床型甲状腺功能减退症，且随年龄增长而增加。约 20% 的 1 型糖尿病儿童存在抗甲状腺抗体，5% 的患儿会发展为甲状腺功能减退。其他并发甲状腺功能减退症风险较高的自身免疫性疾病包括干燥综合征、多发性硬化症、恶性贫血、艾迪生病和卵巢功能衰竭。虽然典型者见于青春期，但也可早在 1 岁时发生本症。威廉斯综合征与亚临床型甲状腺功能减退症相关，但似乎并非自身免疫性的，因为抗甲状腺抗体为阴性。

为治疗甲状腺毒症或甲状腺癌而行甲状腺切除术后，可导致甲状腺功能减退症。切除了异位甲状腺组织，例如位于甲状舌管囊肿的甲状腺组织，通常是甲状腺激素的唯一来源，将其切除后可导致甲状腺功能减退症。由于舌骨下甲状腺常类似于甲状舌管囊肿，所以在手术前必须行超声检查或放射性核素扫描。

为治疗霍奇金病、其他头颈部恶性疾病，或在骨髓移植前所实施的放射治疗，若涉及甲状腺部位常可导致甲状腺损伤。30% 的患儿在放疗后一年内出现 TSH 水平升高，另外有 15%~20% 者在 5~7 年内进展为甲状腺功能减退症。因此一些临床医生建议定期监测 TSH，而另一些医生则建议凡经放疗的患者均加用 T_4 治疗以抑制 TSH 升高。

长期服用含碘化物的药物如祛痰药能引起甲状腺功能减退症，其通常伴有甲状腺肿（见第 561 章）。胺碘酮是一种抗心律失常药物，含碘量为 37%，应用该药的患儿中约有 20% 发生甲状腺功能减退症。胺碘酮通过其高含碘量和抑制 5′ – 脱碘酶而直接影响甲状腺功能，其中 5′ – 脱碘酶可促使 T_4 转化为 T_3。因此接受该药治疗的儿童均需定期测定 T_4、T_3 和 TSH。使用抗甲状腺药物（甲巯咪唑或丙硫氧嘧啶）治疗的 Graves 病患儿可发展为甲状腺功能减退症。其他可产生甲状腺功能减退症的药物包括碳酸锂、α–干扰素、司坦夫定、沙利度胺、丙戊酸钠（亚临床型）和氨鲁米特。

肾病性胱氨酸尿症的特征是胱氨酸沉积于机体组织的溶酶体内，导致甲状腺功能受损。可以有明显的甲状腺功能减退，但亚临床型更常见，因此需定期测定 TSH 水平。到 13 岁时，约有 2/3 的患儿需用 T_4 替代治疗。

在朗格汉斯细胞组织细胞增生症患儿中，组织细胞对甲状腺的浸润可导致甲状腺功能减退症。

慢性丙型肝炎病毒感染有发生亚临床型甲状腺功能减退症的风险，这似乎不是自身免疫性的，因为抗甲状腺抗体为阴性。

甲状腺功能减退症可发生在大肝脏血管瘤的患儿，因为 3 型脱碘酶活性增强，其可催化 T_4 转化为 rT_3 以及 T_3 转化为 T_2。甲状腺分泌增加，但这不足以弥补 T_4 向 rT_3 的降解增加。

有些先天性甲状腺发育不良并甲状腺功能残余或在甲状腺激素合成方面有不完全性遗传缺陷的患儿，

表 559-3　获得性甲状腺功能减退症的病因学分类

自身免疫性（获得性甲状腺功能减退）
· 桥本甲状腺炎
· 多腺体自身免疫综合征，I 和 II 型
医源性
· 丙硫氧嘧啶、甲巯咪唑、碘化物、锂、胺碘酮
· 放疗
· 放射性碘
· 甲状腺切除术
系统性疾病
· 胱氨酸储积症
· 朗格汉斯细胞组织细胞增生症
肝血管瘤（大）（3 型碘化酪氨酸脱碘酶）
下丘脑 – 垂体疾病

可到儿童期才出现临床表现，且表现为获得性甲状腺功能减退症。虽然现在此类患者多在新生儿筛查时就被发现，但极轻度缺陷患儿仍被漏诊。

　　任何下丘脑或垂体疾病可导致获得性中枢性甲状腺功能减退症（见第 551 章）。下丘脑—垂体肿瘤（儿童中最常见的是颅咽管瘤）或对肿瘤的治疗均可能导致 TSH 缺乏。其他原因包括颅部放射治疗、头部外伤或浸润垂体的疾病，如朗格汉斯细胞组织细胞增生症。

临床表现

　　生长减慢常是最早的临床表现，但常不易被察觉（图 559-3，图 559-4）。甲状腺肿，可为特征性表现，通常为无痛、质硬、有弹性和卵石样表面。体重增加多为液体潴留（黏液性水肿），而非真正的肥胖。皮肤黏液性水肿、便秘、怕冷、活动减少以及睡眠增多等的发生都比较隐匿。意外的是，即使在严重的甲状腺功能减退症患儿中，学校的活动和成绩通常不受影响。其他的表现包括心动过缓、肌肉无力或痉挛、神经卡压和共济失调。骨骼成熟延迟非常明显，这是甲状腺功能减退症持续时间长短的一个指标。青少年患儿典型的表现有青春发育延迟，年长的青少年女孩表现为不规则性月经过多。年幼的儿童可能出现溢乳或假性性早熟。溢乳是 TRH 增高刺激泌乳素分泌引起的。性早熟在女孩中表现为乳房发育，在男孩中表现为巨

睾症，通常认为由于异常增高的 TSH 结合于 FSH，受体受到刺激后引起。

　　有些患儿表现为头痛和视力问题，常有增生性腺垂体增大，并在长期甲状腺功能低下后常出现蝶鞍上的扩展；这种情况是由于促甲状腺素细胞过度增生所致，可能会被误认为是垂体肿瘤（见第 551 章）。异常的实验室检查结果包括低钠血症、巨细胞性贫血、高胆固醇血症和 CPK 升高。严重的甲状腺功能减退症的并发症见表 559-4。应用足够的 T4 替代治疗后，所有这些改变均可恢复正常。

诊断性检查

　　疑似甲状腺功能减退症的儿童应行血清游离 T4 和 TSH 水平测定。因为儿童甲状腺检测正常值范围较成人稍高，故根据年龄相关参考范围去对照结果显得极为重要。测定抗甲状腺球蛋白抗体和抗过氧化物酶（过去称抗微粒体）抗体能精确地确定自身免疫性甲状腺炎是否是其原因。通常并无指征行甲状腺显像检查。对于自身免疫性甲状腺疾病所致的甲状腺肿病例，超声检查显示典型的弥漫性增大和散在低回声。一些患获得性甲状腺功能减退症和甲状腺肿的儿童在触诊或颈部超声时可发现甲状腺结节。超声检查是检测结节大小和实性或囊性病变最精确的方法（见第 563.1）。对于有结节和 TSH 低水平的儿童，放射性

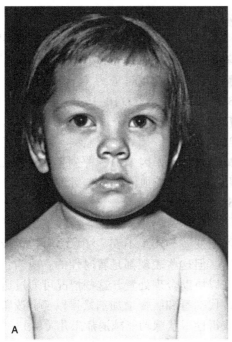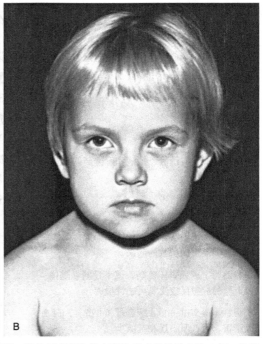

图 559-3　A. 6 岁女孩患获得性甲状腺功能减退症。她曾用多种抗贫血药治疗难治性贫血达 3 年。生长几乎完全停止，便秘和呆滞已有 3 年。身高仅为正常 3 岁儿童水平，骨龄仅为 4 岁。面色萎黄，面容幼稚，鼻梁发育差。血清胆固醇 501mg/dL，24h 放射性碘摄取率为 7%，蛋白结合碘（PBI）2.8 mg/dL。B. 治疗 18 个月后，注意其鼻部的发育，头发光泽增加且色素减淡，面容较前成熟。身高达正常 5.5 岁儿童水平，骨龄为 7 岁。全身状况已有确切改善。14 岁月经初潮。最终身高为 155cm（61in）。中学毕业，每天服用 L- 甲状腺素钠可使病情得到良好控制

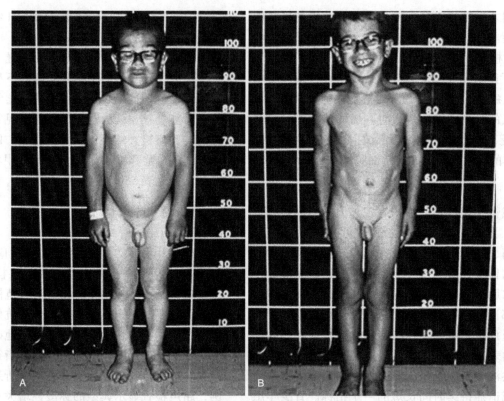

图 559-4（见彩图）　A. 患甲状腺功能减退症的 12 岁男孩,特征为身材矮小（108cm,小于第 3 百分位数）,全身黏液性水肿,困倦的表情,腹部隆起,头发粗糙。依据他的年龄看,身体比例不成熟（1.25∶1）。B. 该男孩治疗 4 个月后。他的身高增长了 4cm;由于全身黏液性水肿消失,注意其体型发生了显著的改变,肌张力改善和面部表情变活泼

摘自 LaFranchi SH. Hypothyroidism. Pediatr Clin North Am, 1979, 26: 33–51

表 559-4　复杂型甲状腺功能减退症常见并发症的发病机制

并发症	发病机制
心力衰竭	心室收缩舒张功能受损,外周血管阻力增加
呼吸衰竭	高碳酸血症和低氧时通气驱动能力下降
低钠血症	肾脏自由水的排泄受损,抗利尿激素分泌不当综合征（SIADH）
肠梗阻	肠道动力不足
对药物的敏感性	清除率降低,对镇静、镇痛和麻醉药的敏感性增加
低体温,对脓毒症没有发热反应	产热减少
谵妄、痴呆、抽搐、木僵和昏迷	中枢神经系统甲状腺激素的作用降低,低钠血症和高碳酸血症所致的脑病
肾上腺皮质功能不全	相关的肾上腺或垂体疾病,或下丘脑-垂体-肾上腺的应激反应受到可逆性损害
凝血功能障碍	获得性 von Willebrand 综合征（1 型）,凝血因子Ⅷ、Ⅶ、Ⅴ、Ⅸ和Ⅹ减少

摘自 Roberts CG, Landenson PW. Hypothyroidism. Lancet, 2004, 363:793–803

碘摄取和扫描可明确这是否是一个"热"或高功能结节。骨龄 X 线片有助于诊断,其可反映甲状腺功能减退症的延迟持续程度以及严重程度。

治疗和预后

甲状腺功能减退症患儿应选用 L-甲状腺素治疗。随着年龄增长,基于体重的剂量逐渐减少。1~3 岁儿童,平均 L-T4 剂量为 4~6μg/（kg·d）;3~10 岁者 3~5μg/（kg·d）;10~16 岁者 2~4μg/（kg·d）。治疗过程中需每 4~6 个月监测血清游离 T_4 和 TSH 水平,当剂量调整 6 周后也需监测。对于中枢性甲状腺功能减退症患儿,因 TSH 水平对监测治疗无帮助,故治疗目标应为维持血清游离 T_4 水平在同龄正常参考范围的 50% 以上。

在治疗的第一年中,可接连出现学校功课和睡眠习惯变差、烦躁不安、注意力分散以及行为方面的问题,但这些表现都是暂时性的。应当预先告知这些家庭以协助合理处置,这些情况可通过适当减少初始 T_4 替代剂量和缓慢增加剂量得以部分改善。年龄较大的获得性甲状腺功能减退症患儿（8~13 岁）在最初治疗的 4 个月里偶尔可出现假性脑瘤。

对于年长儿童,在追赶生长完成后,生长速率为正确的治疗提供了一个很好的监测指标。定期行骨龄 X 线片有助于监测治疗和未来生长潜能。甲状腺功能减退症状持续较久的患儿,其追赶生长可能会不完全

（图 559-4）。在治疗的头 18 个月内，骨骼成熟常超过预期的线性生长，从而导致成年后的身高较预计值约低 7cm，其原因尚未得知。

参考书目

参考书目请参见光盘。

（余肖 译，罗小平 审）

第 560 章
甲状腺炎
Stephen LaFranchi

■ 淋巴细胞性甲状腺炎（桥本甲状腺炎，自身免疫性甲状腺炎）

淋巴细胞性甲状腺炎是儿童和青少年甲状腺疾病中最常见的病因，并且能解释许多过去被认为是"青春性"或"单纯性"甲状腺肿的甲状腺增大。它也是获得性甲状腺功能减退症最常见的原因，无论是否伴有甲状腺肿。

1%~2% 的幼年学龄儿童和 4%~6% 的青少年抗甲状腺抗体阳性，多提示有自身免疫性甲状腺疾病。

病 因

这是一种典型的器官特异性自身免疫病，其组织学特征为甲状腺的淋巴细胞浸润。在病程早期，可能仅有增生，此后在甲状腺滤泡间可出现淋巴细胞和浆细胞的浸润，并出现滤泡萎缩。常伴有生发中心的淋巴小结形成，甲状腺滤泡萎缩和纤维化的程度轻至中度不等。

甲状腺内的淋巴细胞亚群与血液中的不同。浸润的淋巴细胞中，约有 60% 是 T 细胞，约 30% 表达 B 细胞的表面标志物；T 细胞群体中以辅助（CD4$^+$）细胞和细胞毒性（CD8$^+$）细胞为代表。已明确这些细胞参与本病发病机制。某些 HLA 单倍体型（HLA-DR4、HLA-DR5）与甲状腺肿和甲状腺炎的发生风险增加相关，而其他的（HLA-DR3）则与萎缩变异型甲状腺炎有关。

各种不同的甲状腺抗原的自身抗体也参与了本病的发病过程。90% 的淋巴细胞性甲状腺炎患儿和许多格雷夫斯病患者的血清中已证实存在甲状腺抗过氧化物酶抗体（TPOAb，以前被称为抗微粒体抗体）和抗甲状腺球蛋白抗体。TPOAb 可抑制酶的活性，并刺激自然杀伤细胞的细胞毒作用。抗甲状腺球蛋白抗体似乎不参与甲状腺的自身免疫性破坏。促甲状腺激素受体阻断性抗体常常出现，尤其是在甲状腺功能减退症的患者中；现认为它与自身免疫性甲状腺炎患者进展为甲状腺功能减退症和甲状腺萎缩有关。已证实 80% 自身免疫性甲状腺炎的儿童均存在抗 Pendrin 蛋白的抗体，它是一种存在于甲状腺滤泡上皮细胞的蛋白。

临床表现

该病在女孩中的发病率是男孩的 2~4 倍。可在 3 岁内发病，但在 6 岁后发病率急剧增加，并在青春期达到高峰。最常见的临床表现是甲状腺肿和生长迟缓。甲状腺肿的发生较为隐匿，且可大可小。在多数患者中，甲状腺呈弥漫性肿大，坚硬，且无触痛。约 30% 患者的甲状腺呈分叶状，并可能是结节性的。多数患儿表现为临床甲状腺功能正常，而且无症状，有些则可能有颈部压迫症状，包括吞咽困难和呼吸急促。有些患儿有甲状腺功能减退症的临床体征，而另一些患儿虽在临床上表现为甲状腺功能正常，但实验室检查证实有甲状腺功能减退症。少数患儿有甲状腺功能亢进症的临床表现，如紧张、易怒、出汗增多和多动，但实验室检查结果与甲状腺功能亢进症的表现不一定相符。有时本症可与格雷夫斯病共存。不伴有格雷夫斯病的淋巴细胞性甲状腺炎患者也可出现眼病。

临床病程多变。患者在持续甲状腺功能正常的同时，甲状腺肿可能变小或自发性消失，也可能保持多年不变。尽管有一定比例的患者在数月或数年内逐渐表现为甲状腺功能减退症，大多数患儿甲状腺功能持续正常。在数年后，轻度或亚临床甲状腺功能减退症（血清 TSH 水平升高，游离 T$_4$ 水平正常）的患儿中约 50% 甲状腺功能恢复正常，而另外 50% 会持续为亚临床甲状腺功能减退症，少数会发展成明显的甲状腺功能减退症。甲状腺炎是多数非甲状腺肿性（萎缩性）甲状腺功能减退症的主要原因之一。

淋巴细胞性甲状腺炎家族性发病较为常见，患儿同胞或双亲的发病率可高达 25%。在这些家族中，针对甲状腺球蛋白和甲状腺过氧化物酶的自身抗体似乎是以常染色体显性方式遗传的，男性外显率低。患者的家系成员中可同时出现淋巴细胞性甲状腺炎、"特发性"甲状腺功能减退症以及格雷夫斯病，充分说明这三者之间有着本质的联系。

本病与许多其他自身免疫性疾病相关联。自身免疫性甲状腺炎在 I 型自身免疫多腺体综合征（APS-1）患者中的发病率为 10%，可表现为自身免疫性多内分泌腺病、念珠菌病和外胚层发育不良（APCED）。APS-1 包括甲状旁腺功能减退症、艾迪生病和皮肤黏膜念珠菌病（"HAM"综合征）中的至少 2 个。这一相对罕见的常染色体隐性遗传病在儿童期发病，是由于染色体 21q22.3 上的自身免疫调节基因（AIRE）突变所致。

自身免疫性甲状腺炎在 APS-2（施密特综合征）患者中的发生率为 70%。APS-2 包括艾迪生病合并 1 型糖尿病（T1DM）或自身免疫性甲状腺疾病。其病因不明，通常发生在成年早期。自身免疫性甲状腺疾病也有并发恶性贫血、白癜风或脱发的倾向。约 20% 的白人和 4% 的黑人 T1DM 患儿中发现存在 TPOAb。先天性风疹患儿发生自身免疫性甲状腺疾病的风险增加。

淋巴细胞性甲状腺炎还可与某些染色体畸变相关，尤其是特纳综合征和唐氏综合征。一项研究表明，在患唐氏综合征的患儿中，28% 的有抗甲状腺抗体（主要为 TPO 抗体），7% 有亚临床型甲状腺功能减退症，7% 有明显的甲状腺功能减退症，5% 有甲状腺功能亢进症。在一项关于特纳综合征女孩的研究中发现，41% 有抗甲状腺抗体（主要为 TPO 抗体），18% 有甲状腺肿，8% 有亚临床型或明显的甲状腺功能减退症。另一项关于 75 例特纳综合征女孩的研究表明，自身免疫性甲状腺疾病的发生率从 10 岁的 15% 增加至 30 岁的 30%。患有克兰费尔特综合征的男孩也有可能患自身免疫性甲状腺疾病。鉴别诊断见表 560-1。

实验室检查

甲状腺功能检查（游离 T_4 和 TSH）常正常，尽管有些患者的 TSH 水平可能有轻度甚至中度升高，这些被称为亚临床型甲状腺功能减退症。许多淋巴细胞性甲状腺炎患儿的 TSH 水平并不升高，这一事实表示其甲状腺肿可能是由淋巴细胞浸润或甲状腺生长刺激

免疫球蛋白所致。多数淋巴细胞甲状腺炎的幼儿血清中有抗 TPO 的抗体，但针对甲状腺抗体的抗甲状腺球蛋白检测的阳性率却低于 50%。在青少年淋巴细胞性甲状腺炎患者中同样发现抗 TPO 和甲状腺球蛋白的抗体。当同时采用这两种实验时，可发现近 95% 的甲状腺自身免疫性疾病患者。儿童和青少年患者抗体水平均低于成年淋巴细胞性甲状腺炎患者，对有疑问的病例必须反复测定，因为这些抗体的效价会在病程后期升高。

甲状腺扫描和超声检查通常是非必需的。如果实施检查，甲状腺显像显示放射性核素呈不规则斑片分布，并有大约 60% 或更多的患儿在摄入高氯酸盐后，可导致甲状腺内的碘排出超过 10%。多数患者甲状腺超声检查显示散在低回声区。甲状腺活检可明确诊断，但很少有临床指征。

在本病患者的同胞中近 50% 可发现有抗甲状腺抗体，且在未证实有甲状腺疾病的唐氏综合征或特纳综合征患儿的母亲中，也有相当高比例的人可发现有这种抗体。在 20% 的糖尿病患儿和 23% 的先天性风疹综合征患儿中也可发现抗甲状腺抗体。

治疗

如果有甲状腺功能减退症（明显或亚临床型）的证据，则需要用 L-甲状腺素（根据大小和年龄确定剂量）替代治疗。甲状腺肿通常会有所缩小，但可能持续数年。甲状腺功能正常的患者，使用抑制剂量的 L-甲状腺素治疗通常不太可能导致甲状腺显著缩小。在治疗过和未治疗的患者中，抗体水平都会有波动，并可持续数年。由于在有些病例中该病具有自限性，为确定是否继续治疗需定期检查。未治疗的患者

表 560-1 甲状腺炎综合征的特征

特征	桥本氏甲状腺炎	产后无痛性甲状腺炎	散发型无痛性甲状腺炎	疼痛性亚急性甲状腺炎	急性化脓性甲状腺炎	RIEDEL'S 甲状腺炎
性别比（女:男）	（8~9）:1	—	2:1	5:1	1:1	3:1-4:1
病因	自身免疫	自身免疫	自身免疫	未知（可能为病毒）	感染（细菌）	未知
病理结果	淋巴细胞浸润，生发中心，纤维化	淋巴细胞浸润	淋巴细胞浸润	巨细胞，肉芽肿	脓肿形成	致密纤维化
甲状腺功能	甲状腺功能减退	甲状腺功能亢进，甲状腺功能低下，或两者	甲状腺功能亢进，甲状腺功能低下，或两者	甲状腺功能亢进，甲状腺功能低下，或两者	常甲状腺功能正常	常甲状腺功能正常
TPO 抗体	高滴度，持续性	高滴度，持续性	高滴度，持续性	低滴度，无或暂时性	无	常存在
血沉	正常	正常	正常	升高	升高	正常
24h ^{123}I 摄取率	多变	<5%	<5%	<5%	正常	降低或正常

ESR: 红细胞沉降率; ^{123}I: 碘 123; TPO: 甲状腺过氧化物酶

摘自 Pearce EN, Farwell AP, Braverman LE. Thyroiditis. N Engl J Med, 2003, 348:2646-2654

也应定期检查。虽然关于亚临床型甲状腺功能减退症（T_4 或游离 T_4 水平正常，TSH 水平升高）患者是否需要治疗存在一些争议，本人倾向于对这些儿童进行干预，直至生长和发育完成，然后重新评估他们的甲状腺功能。

明显的甲状腺结节，如大于 1.0cm 者，虽经抑制性治疗仍然持续存在时，需用细针穿刺活检（FNA）以行组织学检查，因为甲状腺癌或淋巴瘤会发生在淋巴细胞性甲状腺炎患者中。

■ 其他原因的甲状腺炎

急性化脓性甲状腺炎并不常见，常继发于呼吸道感染，主要累及甲状腺的左下叶，可形成脓肿。厌氧菌是典型的传染性病原体，可伴有或不伴有需氧菌感染。最常见的病原菌是草绿色链球菌，其次是金黄色葡萄球菌和肺炎球菌。复发性或混合性细菌感染提示其多来源于梨状窦瘘，或较少见于甲状舌管残迹。甲状腺剧烈触痛、肿胀、红斑、吞咽困难以及头部活动受限是其特征性表现。发热、寒战和咽痛并不少见，可有白细胞增多。甲状腺闪烁扫描常显示感染区域的放射性核素摄取减少，超声学检查可显示复合性回声团块。甲状腺功能通常正常，但曾在 1 例由曲霉菌感染引起的化脓性甲状腺炎患儿中见到甲状腺毒症，这是由于甲状腺激素逸出所致。当形成脓肿时，应予以切开引流，并静脉应用抗生素。在感染消退后，应做钡剂食管造影或 CT 增强扫描以明确有无瘘管，如果发现瘘管，应行手术切除。

亚急性非化脓性甲状腺炎（桡骨茎突狭窄性腱鞘炎病）儿童罕见。该病被认为是由病毒引起，且可自行缓解。本病可表现为上呼吸道感染，合并甲状腺部位的隐约压痛和低热，随后甲状腺部位可出现剧痛。炎症可导致已合成的甲状腺激素从腺体漏入循环中。血清 T_4 和 T_3 水平升高，而 TSH 水平受抑制，并可出现轻度的甲状腺功能亢进的症状，但甲状腺摄碘率下降。血沉加快。病程长短不一，通常要经过 4 个阶段：甲状腺功能亢进，甲状腺功能正常，随即进入甲状腺功能减退的阶段，一般会在数月内缓解，其后甲状腺功能恢复正常。

特殊情况（如结核病、结节病、腮腺炎和猫抓病）是引起儿童甲状腺炎的罕见原因。其他形式的甲状腺炎见于成人，如散发型无痛性甲状腺炎和 Riedel 甲状腺炎，在儿童中罕见（表 560-1）。

参考书目

参考书目请参见光盘。

（余肖　译，罗小平　审）

第 561 章
甲状腺肿

Stephen LaFranchi

甲状腺肿是指甲状腺的肿大。甲状腺肿大者的甲状腺功能可能正常（甲状腺功能正常）、甲状腺素缺乏（甲状腺功能减退症）或激素产生过多（甲状腺功能亢进症）。甲状腺肿可能为先天性的或者获得性的，可为地方性的或散发性的。

甲状腺肿常常是由于循环中甲状腺激素浓度降低导致垂体促甲状腺激素（TSH）反应性分泌增加所致。炎症或肿瘤浸润性病变也可导致甲状腺增大。格雷夫斯病和甲状腺毒症患者的甲状腺肿是由促甲状腺激素受体刺激抗体（TRSAb）引起的。

561.1　先天性甲状腺肿

Stephen LaFranchi

先天性甲状腺肿通常为散发性，可能是由于胎儿甲状腺素（T_4）合成缺陷或妊娠期内为治疗妊娠期甲状腺毒症而服用了抗甲状腺药物或碘化物所致。致甲状腺肿的药物和碘化物可通过胎盘，并在大剂量时可干扰甲状腺激素的合成，从而导致胎儿甲状腺肿和甲状腺功能减退症。在用这些致甲状腺肿药物的同时合用甲状腺激素并不能预防这种影响，因为没有足量的 T_4 通过胎盘。治疗哮喘的许多专用咳嗽制剂中都含有碘化物，在妊娠期应避免使用这些制剂，因为报道显示它们常常可导致先天性甲状腺肿。碘胺酮是一种抗心律失常药物，含碘量为 37%，也曾引起过伴有甲状腺功能减退症的先天性甲状腺肿。即使婴儿的临床甲状腺功能正常，仍可能发生骨成熟迟缓、T_4 水平降低和 TSH 水平升高。患格雷夫斯病而需服用抗甲状腺药物的母亲，在妊娠期只要每天服用 100~200mg 的丙硫氧嘧啶即可发生上述影响，所有这种婴儿生后应进行甲状腺检查。患儿可能有应用甲状腺激素的指征以治疗临床性甲状腺功能减退症，促进甲状腺肿的消退和预防脑损伤。由于这种情况很少是永久性的，故当抗甲状腺药物在新生儿体内排泄完后，需 1~2 周，即可安全停用甲状腺激素。

出生时增大的甲状腺有时可能足以导致呼吸窘迫，从而影响哺乳甚至可能引起新生儿死亡。可将患儿头部保持极度过伸状态。当呼吸梗阻严重时，应选择甲状腺部分切除术，而不是行气管切开术。

新生儿期格雷夫斯病的患儿几乎都有甲状腺肿。这种甲状腺肿一般都不大，患儿多表现甲状腺功能亢进症的临床症状（图 561-1）。尽管发现可根据新生儿甲状腺功能亢进症进行妊娠期 Graves 病的诊断，但其母亲常有格雷夫斯病史。母源性甲状腺刺激免疫球蛋白可透过胎盘导致甲状腺肿大（见第 562.1）。TSH受体激活性突变也是引起先天性甲状腺肿公认的原因。

当不能确定其病因时，应考虑到是否有甲状腺激素合成缺陷。新生儿筛查显示这种缺陷导致的先天性甲状腺功能减退症在活产新生儿中的发生率为1/50 000~1/30 000。对于这种患儿，建议立即予以甲状腺激素治疗，而将进一步的详细检查推迟到以后进行。如果怀疑有某个特定的缺陷，可能需行基因检测以鉴定该突变（见第 559 章）。由于这些缺陷通过隐性基因遗传，所以准确诊断对于遗传咨询极为重要。利用超声学检查监测以后的妊娠将有助于检测出胎儿甲状腺肿（见第 90 章）。

Pendred 综合征主要表现为家族性甲状腺肿和感音神经性耳聋，是由于 pendrin 基因突变所致，该基因编码表达于甲状腺和耳蜗的氯–碘转运蛋白。该缺陷可导致甲状腺内碘有机化异常，并可在出生时引起甲状腺肿。更常见的表现是甲状腺功能正常的甲状腺肿和以后出现的耳聋。

在发达国家碘缺乏引起的先天性甲状腺肿很罕见，但在一些偏远的流行区仍持续存在（见后文）。更重要的是认识到在妊娠早期的严重缺碘，甚至是在没有甲状腺肿时，可导致胎儿发育过程中神经系统的损害。碘缺乏可引起母亲和胎儿的甲状腺功能减退症，因其阻止了母体甲状腺激素的部分保护性转移。

当"甲状腺肿"呈分叶状、不对称、坚硬或大到罕见的程度时，必须考虑到与甲状腺内或其附近的畸胎瘤行鉴别诊断（见第 563 章）。

参考书目

参考书目请参见光盘。

561.2 气管内甲状腺肿

Stephen LaFranchi

众多异位甲状腺组织的位置之一为气管内。这种腔内的甲状腺位于气管黏膜下，并常常是气管外正常位置甲状腺的延续。这种甲状腺组织易发生甲状腺肿性增大，包括正常位置和异位的甲状腺。当甲状腺肿并发气道阻塞时，必须明确阻塞来自气管外还是气管内。如果阻塞的表现较轻，服用 L–甲状腺素钠常可使甲状腺肿的体积缩小。当症状严重时，应手术切除气管内的甲状腺肿。

561.3 地方性甲状腺肿和克汀病

Stephen LaFranchi

■ 病　因

饮食中碘缺乏与甲状腺肿或克汀病流行之间的相关性已被公认。中度缺碘可通过提高甲状腺激素的合

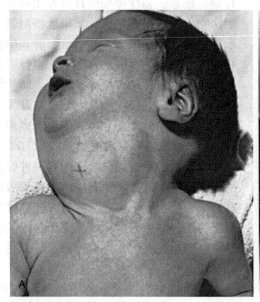
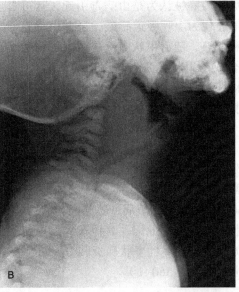

图 561-1　婴儿的先天性甲状腺肿。A. 一婴儿在出生时有大的甲状腺肿。其母亲在妊娠期因患甲状腺毒症而服用了碘化物和甲巯咪唑。B. 一名 6 周的婴儿，出生后即有颈部肿块和进行性加重的呼吸窘迫。手术中发现巨大的甲状腺肿几乎完全包绕气管。注意其气管的前部偏移和向后压迫。甲状腺部分性切除术使其症状完全缓解。显然这种婴儿不适合行气管切开术。尚未发现其甲状腺肿的原因

成效率来解决。从组织中释放出的碘迅速返回甲状腺，并以高于正常的速率优先再合成三碘甲状腺原氨酸（T_3）。这种活性的增加是通过甲状腺代偿性肥大和增生（甲状腺肿大）实现的，这样可以满足组织对甲状腺激素的需求。在地理上严重缺碘的地区可导致失代偿和甲状腺功能减退症。据估计在发展中国家中约有 1 亿人生活在碘缺乏地区。

海水中含碘量丰富，鱼和贝壳类的含碘量也很高。因此生活在沿海地区的人中罕有地方性甲状腺肿。西太平洋地区和美国五大湖区的水和天然食物中缺乏碘。在阿尔卑斯山的某些山谷、喜马拉雅山脉、安第斯山脉、刚果以及巴布亚新几内亚的高地，其饮食中碘缺乏的程度更为严重。在一些碘缺乏地区，如美国，是通过其他地区供应的食品和碘盐来提供碘，因而其地方性甲状腺肿已消失。美国的碘盐中含的是碘化钾（100μg/g），可起到良好的预防作用。在美国，通过在面包中添加碘化物，应用含碘着色剂和在乳品行业中使用含碘消毒剂等进一步增加了碘的摄入。碘的推荐每日许可量如下。

新生儿至 5 岁：90μg/d

6~12 岁：120μg/d

大于 12 岁和成人：150μg/d

孕妇和哺乳期妇女：225μg/d

从 20 世纪 70 年代至 90 年代美国成年人中碘摄入量减少约 50%，表现为尿碘中位数从 320μg/L 降至 145μg/L。这种下降似乎已趋于稳定；2001—2002 年最新的 NHANES（美国国家健康与营养调查）报告显示居民的尿碘中位数为 167.8μg/L。然而，约 15% 的育龄妇女碘排泄低于 100μg/L。

■ 临床表现

如果缺碘程度较轻，除非在快速生长期、青春期和妊娠期对甲状腺激素的需求增加时，否则甲状腺的增大常被忽视。在中度碘缺乏地区，在校儿童中所发现的甲状腺肿可随着发育成熟而消失，而在妊娠期或哺乳期再度出现。女孩的碘缺乏性甲状腺肿要比男孩更常见。在严重缺碘的地区，例如高度流行的巴布亚新几内亚高地，当地居民中近半数有甲状腺肿大，并且地方性克汀病非常普遍（图 561-2）。

虽然在地方性甲状腺肿患者中很少见到有临床性甲状腺功能减退症，但是其血清 T_4 水平却常常降低。在新几内亚、刚果、喜马拉雅山脉以及南美洲都是如此。尽管血清 T_4 水平较低，但其血清 TSH 浓度却多正常或仅有中度升高。在这些患者中，循环中的 T_3 水平升高。而且那些 T_4 水平正常的患者其 T_3 水平也有升高，提示这种疾病甲状腺优先分泌 T_3。

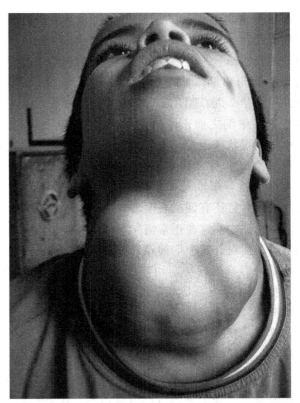

图 561-2（见彩图）　2004 年在摩洛哥北部一个严重碘缺乏病地区发现的一名 14 岁的大结节性甲状腺肿的男孩。他有气管、食管压迫和声音嘶哑的症状，可能由于喉返神经受损所致

摘自 Zimmernamm MB, Jooste PL, Pandav CS. Iodine-deficiency disorders. Lancet, 2008, 372:1251-1262

地方性克汀病是碘缺乏最严重的后果，仅发生在地方性甲状腺肿流行的地区。地方性克汀病这一术语包括两组不同、但有部分重叠的症候群，即神经型和黏液水肿型。在不同地区的居民中，这两种类型的发生率也不相同。在巴布亚新几内亚，几乎全是神经型；而在刚果则以黏液水肿型为主。在所有的流行地区都能见到这两种类型，而某些个体可为中间型或混合型。

神经型的特征为智力低下、聋哑症、站立和步态障碍以及锥体束征，如踝阵挛、巴氏征和膝反射亢进。患者有甲状腺肿，但甲状腺功能正常，具有正常的青春期发育和成年身高，很少或基本没有甲状腺功能受损。黏液水肿型的患者也有智力低下和耳聋，并有神经系统症状，但与神经型不同的是其生长发育延迟以及黏液水肿，但无甲状腺肿大。患者血清 T4 水平降低，而 TSH 水平显著升高。骨成熟延迟可推迟至 30 岁或更晚。超声学检查显示甲状腺萎缩。

■ 发病机制

神经型的发病机制已被认为是由妊娠期缺碘和

低甲状腺素血症引起的胎儿和生后的甲状腺功能减退症所致。尽管有些研究者将胎儿的脑损伤归咎于碘缺乏的直接影响，但多数研究者则认为神经系统症状系是由胎儿和母体低甲状腺素血症所致。有证据表明，早在孕 7 周，胎儿脑部已有甲状腺激素受体。尽管在妊娠中期之前正常胎儿甲状腺并未开始产生显著水平的甲状腺激素，但早在孕 6 周，即可在体腔液中测量到 T_4，且几乎可确定是来源于母体。这些证据充分支持孕早期母体甲状腺激素在胎儿脑发育中的作用。并且还有证据表明母体甲状腺激素通过胎盘进入胎儿体内，这在正常情况下可能改善胎儿甲状腺功能减退症对妊娠中期神经系统发育的影响。因此母亲缺碘可影响妊娠早期和整个妊娠期胎儿的脑发育。生后摄入碘对于甲状腺功能正常或仅轻度受损者多已足够。

导致甲状腺萎缩的黏液水肿型的发病机制则更令人费解。对其他可能促使生后甲状腺功能减退症延续的环境因素进行研究发现，硒缺乏、致甲状腺肿的食物、硫氰酸盐以及耶尔森菌可能与之相关（表 561-1）。来自中国西部的研究提示甲状腺自身免疫可能在其中起一定作用。在有甲状腺萎缩的黏液水肿型而不是甲状腺功能正常的克汀病患儿中曾发现有甲状腺生长阻断性免疫球蛋白，这种免疫球蛋白与在散发性先天性甲状腺功能减退症患婴中发现的属于同一类型。其他人对用甲状腺生长阻断性免疫球蛋白来解释这些发现尚存怀疑。

■ 治 疗

许多发展中国家采用单次肌肉注射碘化罂粟籽油以预防妇女在未来的妊娠中出现碘缺乏，其作用可维持约 5 年。这种治疗方式用于 4 岁以下的黏液水肿型克汀病患儿时，可使其甲状腺功能在 5 个月内保持正常。但是较大的患儿对此治疗效果差，而成年患者对注射碘化油毫无反应，这表明其甲状腺没有合成甲状腺激素的能力，因而这些患者需要用 T_4 治疗。经过世界卫生组织的努力和全民食盐加碘方案的实施，世界范围内的地方性碘缺乏已经减少了约 50%。在中国新疆，常规的补碘方法是失败的，而通过碘化灌溉水可使土壤、动物和人体的含碘量得以提高。在其他国家，学校供餐中的碘盐可供给儿童所需膳食碘量。尽管如此，政治、经济和实际操作中的障碍限制了加碘食品普及到世界各地的常规饮食中。

参考书目

参考书目请参见光盘。

表 561-1　致甲状腺肿物质及其发病机制

致甲状腺肿物质	发病机制
食物	
木薯、利马豆、亚麻子、高粱、红薯	含有生氰糖苷，其可代谢成硫氰酸盐与碘竞争性的被甲状腺摄取
十字花科蔬菜如白菜、甘蓝、菜花、西兰花、萝卜、油菜	含有芥子油苷，代谢产物与碘竞争性的被甲状腺摄取
大豆、小米	黄酮类物质损害甲状腺过氧化物酶的活性
工业污染物	
高氯酸盐	钠 – 碘同向转运体的竞争性抑制剂，减少碘转运进入甲状腺
其他（如煤燃烧产生的二硫化物）	减少甲状腺摄碘
吸烟	重要的致甲状腺肿物质；哺乳期吸烟可降低乳汁中的碘浓度；吸烟导致的高血清浓度的硫氰酸盐可能会与碘竞争性主动转运进入哺乳期乳腺的分泌上皮细胞
营养素	
缺硒	积累的过氧化物可损伤甲状腺，脱碘酶缺乏症可使甲状腺激素的合成受损
缺铁	降低甲状腺内血红素依赖酶 – 甲状腺过氧化物酶的活性，并可能降低碘预防的功效
维生素 A 缺乏	通过减少维生素 A 介导的对垂体 TSH-β 基因的抑制来增加 TSH 刺激和甲状腺肿大

TSH: 促甲状腺素

摘自 Zimmernamm MB, Jooste PL, Pandav CS. Iodine-deficiency disorders, Lancet, 2008, 372:1251–1262

561.4 获得性甲状腺肿

Stephen LaFranchi

大多数获得性甲状腺肿为散发性，且病因各异。通常患者甲状腺功能正常，但也可有甲状腺功能低下或甲状腺功能亢进。获得性甲状腺肿最常见的原因是淋巴细胞性甲状腺炎（见第 560 章）。儿童中罕见的原因是亚急性甲状腺炎（桡骨茎突狭窄性腱鞘炎病）（见第 560 章）。其他原因包括碘和某些药物摄入过量，如胺碘酮和锂。甲状腺激素合成中内在的生化缺陷几乎总伴有甲状腺肿；轻度缺陷者多在童年后发病。同胞中发病、幼年发病以及可能并发甲状腺功能减退症（甲状腺肿性甲状腺功能减退症）都是诊断的重要线索。

■ 碘化物性甲状腺肿

少数长期应用碘化物制剂治疗的患者可能发生甲状腺肿。由于碘化物具有祛痰作用，因而一些咳嗽药和专用于治疗哮喘的混合物中都含有碘化物。由于服用碘而引起的甲状腺肿呈弥漫性增大且质地坚硬，有些病例可能发生甲状腺功能减退症。在正常个体中，短时间内给予大剂量的碘可抑制碘的有机化和甲状腺激素的合成（Wolff-Chaikoff效应）。这种效应是短暂的，不会导致永久性的甲状腺功能减退症。当持续服用碘化物时，正常个体的自动调节机制将限制碘的摄取，从而使甲状腺内的碘浓度下降，碘的有机化正常进行。但在那些碘化物诱导的甲状腺肿的患者中，由于其甲状腺激素的生物合成存在潜在异常，而不会发生这种逃逸现象。淋巴细胞性甲状腺炎或有先天性甲状腺激素合成的亚临床性缺陷的患者，以及甲状腺部分切除的患者，都很容易患碘化物性的甲状腺肿。

碳酸锂作为治疗双相情感障碍用药，也可导致甲状腺肿和轻度的甲状腺功能减退症。锂可与碘相竞争，导致 T_4 和 T_3 合成释放减少，引起甲状腺肿或甲状腺功能减退症的机制与碘化物性甲状腺肿者相似。锂和碘在引起甲状腺肿方面还有协同作用，故应避免联合应用。

胺碘酮是一种用于治疗心律失常的药物，因其富含碘而可导致伴有甲状腺肿的甲状腺功能异常。它也是 5'-脱腆酶的强效抑制剂，可阻止 T_4 转变成 T_3。此药能引起甲状腺功能减退症，尤其是在原已有自身免疫性疾病的患者；而在另一些患者中，可引起甲状腺功能亢进症。

单纯性甲状腺肿（胶质性甲状腺肿）

少数甲状腺功能正常的甲状腺肿患儿为单纯性甲状腺肿，其病因尚不清楚，不伴有甲状腺功能减退症或亢进症，也非炎症或肿瘤所引起。本症在女孩中多见，青春期前和青春期为其发病高峰。甲状腺组织学检查正常或显示滤泡大小不等、胶质浓稠和上皮变平。甲状腺肿可能较小或较大。半数患者的甲状腺肿质硬，偶尔呈非对称性或结节性。TSH 水平正常或降低，甲状腺闪烁扫描正常，甲状腺抗体缺如。如果不进行活检，该病难以与淋巴细胞性甲状腺炎相鉴别，但活检并非常规需要。尽管难以将治疗效果与其自然病史区分开来，因为其可自然趋于缩小，但应用甲状腺激素治疗可有助于避免其进展为大的多结节性甲状腺肿。患者应定期重新评估，因为有些为抗体阴性的淋巴细胞性甲状腺炎，其甲状腺功能有变化的风险（见第 560 章）。

多结节性甲状腺肿

本病罕见，其甲状腺肿质硬，表面呈分叶状，可扪及单个或多个结节。可有囊性变、出血和纤维化的区域。应用加碘盐后，这种情况的发生率已显著下降。本病被认为是由某种轻度致甲状腺肿的刺激物长期作用的结果。超声学检查可显示多个无回声区或强回声区，在甲状腺闪烁扫描时则显示为无功能区。甲状腺功能检查通常正常。一些患慢性淋巴细胞性甲状腺炎的儿童可发展为多结节性甲状腺肿；TSH 可升高，并可有甲状腺抗体。

该病患儿可进展为毒性多结节性甲状腺肿，其特点为 TSH 受抑制和甲状腺功能亢进。这种情况可见于纤维性骨营养不良综合征的患儿（常导致甲状腺功能亢进），并伴有 TSH 受体激活突变。在 3 名指（趾）畸形和囊性肾病的患儿（包括 2 名同胞）中也发现了本病。对多结节性甲状腺肿中有明显的结节者，特别是应用 T_4 替代治疗后不能抑制的结节，可通过细针穿刺明确其性质，否则不易排除其是否为恶性。

毒性甲状腺肿（甲状腺功能亢进症）

见第 562 章。

参考书目

参考书目请参见光盘。

（余肖　译，罗小平　审）

第 562 章
甲状腺功能亢进症

Stephen LaFranchi

甲状腺功能亢进症是甲状腺激素过度分泌导致的疾病，在儿童期几乎都因弥漫性毒性甲状腺肿（Graves 病）所致（表 562-1）。Graves 病是一种自身免疫性疾病，甲状腺刺激免疫球蛋白（TSI）的产生引起弥漫性毒性甲状腺肿。家族性（常染色体显性遗传）和散发性非自身免疫性甲状腺功能亢进症病例均可见促甲状腺激素（TSH）受体突变引起的组成性激活（即获能）突变。这些病例可于新生儿期或儿童期发病，有伴甲状腺肿的甲状腺增生和 TSH 水平受抑制。在一些甲状腺腺瘤病例中已识别出不同的激活突变。有些纤维性骨营养不良综合征患者可出现甲状腺功能亢进症，这是由于 G 蛋白的 α 亚单位激活突变所致，这些病例易发生多结节性甲状腺肿。其他较少见的儿童甲状腺功能亢进症的病因，包括单结节性毒性甲状腺肿（普卢默病）、

表 562-1 甲状腺功能亢进症的病因

甲状腺功能亢进症的病因	病理生理特征	发生率
循环中的甲状腺刺激物		
格雷夫斯病	甲状腺刺激免疫球蛋白	常见
新生儿格雷夫斯病	甲状腺刺激免疫球蛋白	罕见
分泌甲状腺刺激激素的肿瘤	垂体腺瘤	极罕见
绒毛膜癌	人绒毛膜促性腺激素的分泌	罕见
自主性甲状腺功能亢进		
毒性多结节甲状腺肿	甲状腺刺激激素受体或 G 蛋白的活化突变	常见
毒性单腺瘤	甲状腺刺激激素受体或 G 蛋白的活化突变	常见
先天性甲状腺功能亢进	甲状腺刺激激素受体的活化突变	极罕见
碘诱导的甲状腺功能亢进（Jod-Basedow）	未知；过量的碘导致甲状腺激素的产生失调	在美国和其他碘充足的地区不常见
甲状腺滤泡的破坏（甲状腺炎）		
亚急性甲状腺炎	可能的病毒感染	不常见
无痛性或产后甲状腺炎	自身免疫性	常见
胺碘酮诱发的甲状腺炎	直接的药物毒性作用	不常见
急性（感染性）甲状腺炎	甲状腺的感染（如细菌、真菌感染）	不常见
外源性甲状腺激素		
医源性	过量的甲状腺激素摄入	常见
人为的	过量的甲状腺激素摄入	罕见
汉堡的甲状腺毒症	绞牛肉里甲状腺	可能罕见
异位甲状腺组织		
卵巢甲状腺瘤	含甲状腺组织的卵巢畸胎瘤	罕见
转移性滤泡性甲状腺癌	自主分泌甲状腺激素的大肿块	罕见
垂体对甲状腺激素的抵抗	垂体比周围组织更多的表达突变性甲状腺激素受体	罕见

摘自 Cooper DS. Hyperthyroidism. Lancet, 2003, 362: 459-468

高功能性甲状腺癌、人为甲状腺毒症、亚急性甲状腺炎和急性化脓性甲状腺炎。

血浆 TSH 水平受抑制提示甲状腺功能亢进症并非垂体病变所致。因促甲状腺素分泌过多引起的甲状腺功能亢进症较少见，并且多数是由于垂体对甲状腺素的无反应导致。TSH 分泌型的垂体瘤仅在成人患者中有过报道。患格雷夫斯病的母亲所生的婴儿在新生儿期时，甲状腺功能亢进症可作为一种暂时的现象出现，此期典型的格雷夫斯病较少见。绒毛膜癌、葡萄胎及卵巢甲状腺肿在成人中可以引起甲状腺功能亢进，但

在儿童中尚未发现上述疾病所致的甲状腺功能亢进。

有研究对亚临床型甲状腺功能亢进症（如伴 TSH<0.1mU/L）或服用抗甲状腺药物维持甲状腺功能正常的患者的健康状况和生活质量进行了调查，认为亚临床型甲状腺功能亢进症的患者在生命晚期有房颤的风险，而使用抗甲状腺药物治疗甲状腺功能亢进症时，若用药不连续，则无法确保长时间的病情缓解。使用抗甲状腺药物、放射性碘和手术治疗甲状腺功能亢进症的患者在长期生存质量上没有明显差异。这三种患者的生存质量与对照组相比都降低（见第 562.1）。

562.1　格雷夫斯病

Stephen LaFranchi

■ 流行病学

格雷夫斯病（Graves 病）在儿童中的发病率大约是 0.02%（1∶5000），发病高峰在 11~15 岁，男女患病比例为 5∶1。大多数格雷夫斯病患儿有某些类型的自身免疫性甲状腺疾病的阳性家族史。在日本，一级亲属患格雷夫斯病称为家族性格雷夫斯病，占格雷夫斯病的 2%~3%。

■ 病　因

胸腺增大、脾大、淋巴结病、甲状腺和球后组织中淋巴细胞和浆细胞浸润，以及周围淋巴细胞增多都是格雷夫斯病的表现。在甲状腺内，致密的淋巴样集合物内以辅助 T 淋巴细胞（CD4+）为主，在细胞密度较低的区域内则以细胞毒性 T 细胞（CD8+）为主。甲状腺浸润的活化 B 淋巴细胞的百分率比外周血中高。推测是由于 T 抑制细胞的功能障碍，使得辅助 T 淋巴细胞得以表达，被 TSH 抗原所激活，然后与 B 细胞发生反应。这些细胞分化为浆细胞，能产生促甲状腺激素受体刺激抗体（TRSAb）。TRSAb 与 TSH 的受体结合，刺激环磷酸腺苷（cAMP），导致甲状腺增生和甲状腺激素非调节性过多产生。除 TRSAb 外，还可能产生促甲状腺受体阻断性抗体（TRBAb），本病的临床病程通常与两种抗体的比率有关。

发生于格雷夫斯病的眼病是由抗甲状腺和眼肌共同抗原的抗体引起。TSH 受体在眼外脂肪细胞中已明确存在，可能是抗体的一个靶点。与眼外肌和框内成纤维细胞结合的抗体可刺激框内成纤维细胞合成氨基葡萄糖，并对肌细胞产生细胞毒性作用。

在白种人中，格雷夫斯病与 HLA-B8 和 HLA-DR3 相关，后者发生格雷夫斯病的风险是原来的 7 倍。格雷夫斯病还与其他 HLA-DR3 相关的疾病有关，如

艾迪生病、1型糖尿病、重症肌无力和腹部疾病。在 Graves 病患儿中还发现有系统性红斑狼疮、类风湿性关节炎、白癜风、特发性血小板减少性紫癜和恶性贫血。在家族性人群中，最常与格雷夫斯病并发的是淋巴细胞性甲状腺炎和甲状腺功能减退症。在日本儿童中，格雷夫斯病与不同的 HLA 单倍型有关：HLA-DRB1*0405 和 HLA-DQB1*0401。

■ 临床表现

在所有甲状腺功能亢进症患者中，约有 5% 的患者年龄在 15 岁以下；发病高峰在青春期。尽管少见，在母亲无甲状腺功能亢进症病史的患儿中，格雷夫斯病开始于 6 周至 2 岁。女孩的发病率约比男孩高 5 倍。

儿童的临床病程差异很大，但一般不像成年患者那样呈爆发性（表 562-2）。症状逐渐出现，通常从发病到诊断的周期是 6~12 个月，青春期前的患儿可能比成人周期更长。儿童中最早出现的征象是伴有活动过度的情感障碍。患儿变得易激惹、兴奋，并因情绪不稳定而易哭。患儿难以入睡并喜欢踢被子。由于患儿注意力集中周期短和睡眠差而使其学校功课受到影响。当手臂伸直时，可以注意到有手指震颤。可能有食欲亢进，伴体重下降或不增。近期的身高测量可能显示身高加速增长。

表 562-2　甲状腺功能亢进症和格雷夫斯病的主要症状、体征及与
格雷夫斯病相伴随的疾病

甲状腺功能亢进症的临床表现

症状

　极度兴奋，易激惹，情绪多变，失眠，焦虑

　怕热，多汗

　心悸

　倦怠，虚弱

　呼吸困难

　食欲增加而体重减轻（10% 的患者体重增加）

　皮肤瘙痒

　大便次数增加

　多饮多尿

　月经过少，闭经

体征

　窦性心动过速，房颤（儿童少见），室上性心动过速

　轻微颤动，多动，反射亢进

　温暖，皮肤潮湿多汗

　手掌红斑，甲床和甲板分离

　脱发

表 562-2（续）

　骨质疏松

　肌无力，消瘦

　高输出性心力衰竭

　舞蹈病

　周期性（低血钾）麻痹（亚洲男性首发）

　精神错乱（少见）

格雷夫斯病的临床表现

　弥散性甲状腺肿

　眼病

　眼部不适及异物感

　球后压力高及疼痛

　眼睑迟落或回缩

　眶周水肿，球结膜水肿，巩膜充血

　眼球突出（眼球前突）

　眼外肌功能障碍

　接触性角膜炎

　视神经病变

　局限性皮肤病变（儿童少见）

　淋巴结肿大

　甲状腺性杵状指（儿童少见）

与格雷夫斯病相伴随的疾病

　1 型糖尿病

　艾迪生病

　白癜风

　恶性贫血

　局限性脱发

　重症肌无力

　脂泻病

摘自 Weetman AP. Graves disease. N Engl J Med, 2000, 343:1236-1248

患者甲状腺的大小不一，可能几乎没有增大而使之在最初的检查中被遗漏；而当仔细检查时，几乎在所有患者中都能发现光滑质软的甲状腺肿。多数患者可有眼球凸出，但通常较轻微。向下看时，上睑的下垂落后于眼球，并伴闭目障碍、上睑回缩和瞬目减少（图 562-1，图 562-2）。眼部症状可引起疼痛、眼睑红斑、结膜水肿、眼外肌功能减低和视力降低（角膜或视神经受累）。患者皮肤光滑、潮红、多汗。肌无力少见，但严重时可引起行动迟缓。心动过速、心悸、呼吸困难、心脏扩大和心功能不全会引起患者的不适，但较少危及生命。心房纤颤是一种少见的并发症。有些患者心尖部的收缩期杂音是由二尖瓣反流引起的，原因可能是乳头肌功能不全。收缩压升高、脉压增大。反射活跃，

特别是跟腱反射的返回相。格雷夫斯病的许多表现是交感神经系统兴奋性过高引起的。

甲状腺"危象"或"暴发"是甲状腺功能亢进症的一种类型,表现为急性发病、高热、严重的心动过速、心力衰竭和失眠,可迅速发展为谵妄、昏迷甚至死亡。诱发因素包括创伤、感染、放射性碘剂治疗或手术。"淡漠型"或"隐蔽型"甲状腺功能亢进症则是本病的另一种类型,特征为极度倦怠、呆滞和恶病质。上述两种类型也可合并发生。这些症状在儿童中少见。

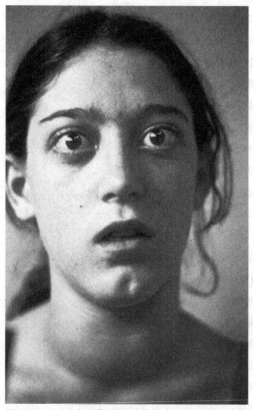

图 562-1 15 岁的典型格雷夫斯病女性患者,临床表现包括甲状腺肿和突眼。用抗甲状腺药物治疗对此患者有效

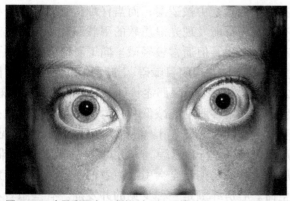

图 562-2(见彩图) 凝视时上睑回缩(Dalrymple 征)
摘自 Kanski JJ. Systemic diseases and the eye: signs and differential diagnosis. London: Mosby, 2001

■ 实验室检查

血清甲状腺素(T_4)、三碘甲状腺原氨酸(T_3)、游离 T_4 和游离 T_3 的水平都升高。有些患者的 T_3 的升高程度要大于 T_4。TSH 水平受抑制而低于正常范围的下限。常可以检测到抗甲状腺抗体,包括甲状腺过氧化物酶抗体。在多数新近被诊断为 Graves 病的患者中,可测出 TRSAb 的存在。两种检测 TRSAb 的方法分别是检测甲状腺刺激免疫球蛋白(TSI)和促甲状腺素结合抑制免疫球蛋白(TBII)。TSI 和 TBII 的检测对于格雷夫斯病的确诊十分重要。放射性碘可在甲状腺内迅速弥漫浓集,但这项检查很少有必要进行。身高增长加速的患儿可能也有超前的骨骼成熟程度。骨密度在刚被诊断时较低,治疗后可恢复正常。

■ 鉴别诊断

一旦考虑到了本病,诊断一般比较容易。T_4 或游离 T_4 及 T_3 的浓度升高,并伴有 TSH 水平受抑制,通常就可做出诊断(表 562-1)。TRSAb 的存在可确定格雷夫斯病的病因。

甲状腺功能亢进症的其他病因不常见。若能触及甲状腺结节,或以 T_3 升高为主,一定要考虑到功能性甲状腺结节。放射性核素检查有助于诊断,表现为结节对放射性核素的摄取和甲状腺其余部位的不摄取(热结节)。毒性多结节性甲状腺肿的患儿可能有 TSH 受体激活突变或纤维性骨营养不良综合征。如果伴有性早熟、多发性骨纤维性发育不良或咖啡牛奶色素沉着,则有可能是纤维性骨营养不良综合征的自发性甲状腺功能障碍。甲状腺功能亢进症合并某些形式的甲状腺炎,如亚急性甲状腺炎,在儿童中相对罕见。在全身性对甲状腺激素不敏感的患者中,游离 T_4 浓度升高,而 TSH 浓度不适宜地升高或正常。在垂体性对甲状腺激素不敏感的患者中,也有临床性甲状腺功能亢进症,但其 TSH 水平升高或正常,因此必须与分泌 TSH 的垂体肿瘤相鉴别,这种患者血清中的 TSH α 链浓度升高。其他甲状腺功能亢进症的病因不常见,但可能会导致误诊。有甲状腺结合球蛋白(TBG)浓度升高,或家族性异常白蛋白血症的患者,其游离 T_4 和 TSH 的浓度正常。

外源性甲状腺激素引起的高甲状腺素血症,其游离 T_4 和 TSH 的水平与患格雷夫斯病相同,但甲状腺球蛋白的浓度很低,而在格雷夫斯病患者中甲状腺球蛋白是升高的。

■ 治 疗

多数儿科内分泌学家推荐应用抗甲状腺药物治

疗，而不是采用甲状腺次全切除术或放射性碘治疗，尽管放射性碘治疗作为大于 10 岁的患儿的首选治疗方法被广泛接受。所有的治疗方案都有优缺点（表562-3）。广泛应用的两种硫酰胺类药物是丙硫氧嘧啶（PTU）和甲巯咪唑（他巴唑）。这两种药物都能抑制已摄取的无机碘的有机化过程，同时能通过直接影响甲状腺内的自身免疫而抑制 TRSAb 的水平。但这两种药物也有重要差别，在相同体重下，甲巯咪唑的作用比 PTU 强至少 10 倍，而且血清中的半衰期也较PTU 长得多（6~8h：0.5h）。因此 PTU 必须每天给药3 次，而甲巯咪唑则可每天仅服一次。与甲巯咪唑不同的是，PTU 与蛋白结合能力较强，通过胎盘和进入乳汁的能力较弱。因此，理论上，PTU 是妊娠期和哺乳期母亲的优选药物。由于有使用 PTU 的患者出现严重肝病、需要肝移植甚至可能有致死性结局的报道，现今的共识认为，对于患格雷夫斯病的儿童应仅用甲巯咪唑。

抗甲状腺药物有副作用，大部分较轻，有些却是危及生命的。10%~20% 的儿童会发生较轻微的副作用，2%~5% 的儿童则重得多。这些副作用难以预料，并且可能在治疗后的任何时期发生。一过性白细胞减少（<2000/mm³）较为常见，为无症状性的，且无粒细胞缺乏症的表现，通常也不是中断治疗的依据。一过性荨麻疹样皮疹常见，可短期停药并换用其他抗甲状腺药物。最严重的是超敏反应，包括粒细胞缺乏症（0.1%~0.5%）、肝炎（0.2%~1%）、肝衰竭、狼疮样多关节炎综合征、肾小球肾炎及累及皮肤和其他器官的 ANCA 阳性血管炎。严重的肝病，包括需要移植的肝衰竭，仅在使用 PTU 的患者中有报道。最常见的与甲巯咪唑有关的肝病是胆汁淤积性黄疸，停药后症

状可逆。有严重副作用的患者应采用放射性碘或甲状腺切除术治疗。曾有胎儿时期暴露于甲巯咪唑后患先天性皮肤缺陷（皮肤发育不良）婴儿的病例，但其联系似乎并不强。

甲巯咪唑的起始剂量是 0.25~1.0mg/（kg·24h），每天 1 次或分 2 次给药。儿童时期应采用更小的起始剂量。在开始治疗后，需要进行严密的监测。血清TSH 水平升高超过正常预示着治疗过度，并可能导致甲状腺肿的体积增大。在治疗 3~6 周后，临床反应才变得明显，3~4 个月后才有较明显的控制作用。此时应将剂量减至能够维持甲状腺功能正常的最低剂量。

大多数研究都显示，儿童使用抗甲状腺药物治疗2 年的缓解率约为 25%。有些研究则发现，更长时间的治疗会带来更高的缓解率，有一项研究报道，药物治疗 4.5 年后缓解率达 50%。复发通常出现在停止治疗的 3 个月内，且几乎都在 6 个月内出现。复发的病例需要重新治疗。13 岁以上的患者、男孩、体质指数较高的患者以及甲状腺肿较小而 T₃ 水平轻度升高的患者，症状一般缓解得较早。

β-肾上腺素能阻滞剂，如普萘洛尔[0.5~2.0mg/（kg·24h），每天分 3 次口服给药]或阿替洛尔（1~2mg/kg，每天 1 次口服给药），是伴有严重甲状腺毒症患者抗甲状腺药物的有效辅助治疗手段。其他甲状腺危象的治疗见表 562-4。甲状腺激素能增强儿茶酚胺的作用，包括心动过速、震颤、过度出汗、眼睑回缩和凝视。这些症状随着普萘洛尔的应用可减轻，但不能改善甲状腺功能和突眼。

当不能应用适当的联合药物治疗或适当的药物试验性治疗不能达到持久缓解，或抗甲状腺药物副作用太严重无法继续使用时，就有进行放射性碘或手术治

表 562-3 Graves 病导致的甲状腺功能亢进症的治疗

治疗	优点	缺点	评价
抗甲状腺药物	非侵人性 初期成本较低 永久性甲状腺功能减低的风险低 免疫效应可能带来缓解	治愈率 30%~80%（平均 40%~50%） 药物不良反应 需要药物依从性	儿童、青少年和孕妇的一线用药 严重病例或术前准备的初次用药
放射性碘（¹³¹I）	治愈甲状腺功能亢进 高成本效益	永久性甲状腺功能减低几乎不可避免 可能加重眼病 治疗 6~12 个月后才能怀孕，母亲不可哺乳；有较小的潜在风险出现甲状腺功能亢进的恶化	没有证据支持导致不孕、出生缺陷或肿瘤 毒性结节或毒性多结节性甲状腺肿的最佳治疗
手术	迅速、有效的治疗方法，尤其对于甲状腺肿非常大的患者	最有创的治疗 可能的并发症（复发性喉神经损伤，甲状旁腺功能减退） 最昂贵的治疗 永久的甲状腺功能减退，疼痛，瘢痕	若抗甲状腺药物副反应明显，可作为孕妇的备选 若同时有可疑的结节存在，可用此治疗方法 拒绝放射性碘治疗的患者的备选

摘自 Cooper DS. Hyperthyroidism. Lancet, 2003, 362:459-468

表562-4 青少年甲状腺危象的处理

目的	治疗
抑制甲状腺激素的合成和分泌	丙硫氧嘧啶（PTU），每8 h 400mg，口服给药或鼻胃管给药 碘化钠，24h静脉滴注1g，或饱和碘化钾溶液，每8h 5滴
阻滞交感神经	普萘洛尔，每4~6h用20~40mg，或1mg缓慢静滴（重复使用直至心率减慢）；不适用于哮喘患者及非心率相关性心衰患者
糖皮质激素治疗	氢化可的松，每6h 50~100mg静滴
支持治疗	静脉输液（取决于适应证：糖、电解质、多种维生素） 提问控制（冰毯，对乙酰氨基酚；避免水杨酸类） 必要时吸氧 心衰时用地高辛减慢心室率，戊巴比妥镇静 后续事件的治疗（如感染）

摘自 Goldman L, Ausiello D. Cecil Textbook of Medicine, ed 22. Philadelphia: WB Saunders, 2004: p 1401

疗的指征。这两种治疗方法也要依据患儿或家长的偏好来选择。

对于超过10岁的格雷夫斯病患儿，放射性碘治疗是一种有效、相对安全的首选或备选治疗手段。在治疗前不必先用抗甲状腺药物，如果患者正在应用这些药物，则应在服用放射性碘剂之前停药1周。很多儿科内分泌专家倾向于选择一个能确保完全消除甲状腺组织的放射性碘剂量。300μCi/g的甲状腺组织，或总计约15mCi的剂量，可以达到上述目的。基本上所有用这一剂量治疗的患者都会发展为甲状腺功能减退，出现甲状腺功能减退的时程在9~28周，平均是11周。由于放射性碘治疗在1~6个月之内不能完全起效，推荐使用β肾上腺素能阻滞剂和小剂量的抗甲状腺药物辅助治疗。若选用更小剂量的放射性碘剂，治疗1年后10%~20%的患者发生甲状腺功能减退，之后每年约有3%的患者发生甲状腺功能减退。尽管一直对放射性肿瘤形成和基因损伤予以关注，长达50年的随访研究并没有在接受治疗的儿童中发现这样的现象。较低剂量的放射性碘（50~200μCi/g）的使用和良性腺瘤的发生风险升高（某项研究中显示为0.6%~1.9%）有关。尽管罕见，一些研究报道，在患格雷夫斯病、使用放射性碘治疗的成人患者中，第2种原发肿瘤的发生风险增高，包括白血病。由于儿童对放射性碘的反应更加敏感，有些心内科专家倾向于为不满10岁的患儿选择手术治疗，以达到更确切的疗效。

甲状腺次全切除术，当由一支有经验的团队完成时，是一种相当安全的手术，但必须在患者的甲状腺功能控制到正常状态时方可进行。应用甲巯咪唑2~3个月以上即可使甲状腺功能达到正常，然后加用饱和碘化钾溶液，每天5滴，持续2周方可手术，目的是减少甲状腺的血流。手术治疗的并发症很少，包括甲状旁腺功能减退症（暂时性或永久性）和声带麻痹。残余性或复发性甲状腺功能亢进症或甲状腺功能减退症的发生率取决于手术的范围。大多数推荐甲状腺次全切除术，其复发率较低，绝大多数患者变为甲状腺功能减退。

眼病可逐渐缓解，通常不依赖于甲状腺功能亢进症的缓解。严重的眼病可能需要用大剂量的泼尼松、眼部放射治疗（价值有待明确）或眼部减压手术治疗。吸烟是甲状腺眼病的危险因素，为避免眼部病变的加重应戒烟或暂时停止吸烟。

参考书目

参考书目请参见光盘。

562.2　先天性甲状腺功能亢进症

Stephen LaFranchi

■ 病因和发病机制

新生儿格雷夫斯病是由TRSAb通过胎盘引起的，但其临床起病、严重程度和病程长短可因TRBAb的存在和母亲服用的抗甲状腺药物通过胎盘而发生改变。高水平的TRSAb通常导致典型的新生儿甲状腺功能亢进症，但如果婴儿接触抗甲状腺药物，则症状的出现将推迟3~4d，待来自母体的抗甲状腺药物降解后出现。如果还同时存在TRBAb，甲状腺功能亢进的症状可能推迟数周才出现。这些婴儿的母亲有活动性格雷夫斯病、处于格雷夫斯病缓解期、用放射性碘消融或手术治疗格雷夫斯病的病史，极少数有甲状腺功能减退或淋巴细胞性甲状腺炎的病史。

有格雷夫斯病史的母亲所生的孩子发生新生儿甲状腺功能亢进症者仅占约2%。在母亲中发现很高水平的TRSAb（通常大于正常值的500%）预示其孩子可能会发生本病。胎儿心动过速和甲状腺肿有助于本病的产前诊断。与其他所有年龄的格雷夫斯病不同，新生儿甲状腺功能亢进症的男性发病率与女性相同。可以预料双胞胎有相同的概率患病，但有报道一例双胞胎中，一名患甲状腺功能亢进症，另一名为甲状腺功能减退症。最终二者的甲状腺功能都恢复正常。

本病通常在6~12周内自行缓解，但也可能持续更长的时间，这取决于TRSAb的水平。也有可能发生轻微的无症状性高甲状腺素血症。典型的新生儿格雷夫斯病偶尔也可能不缓解而是持续数年或更久，这些患儿有明确的格雷夫斯病家族史。显然，在这些患儿中，来自母亲的 TRSAb 与其自身的格雷夫斯病的婴儿期发作相关。

临床表现

患儿多为早产儿，并呈现宫内发育迟缓。多数有甲状腺肿。患儿极度不安、易激惹、过度兴奋、焦虑并异常警觉。可表现为小头畸形和心室扩大。眼睛睁大并有眼球凸起（图 562-3）。心跳和呼吸可极度增快，体温升高。严重的患儿，症状会不断加重，尽管患儿食欲极佳但仍然体重减轻，肝脾大加重，并可出现黄疸。可有严重的高血压和心功能失代偿。若不及时治疗，可能死亡。血清 T4 或游离 T4 和 T3 浓度显著升高，TSH 受抑制。骨龄提前、额部凸起、三角形脸和颅骨骨性融合均较常见，尤其是那些在临床上持续有甲状腺功能亢进症表现的患儿。

治 疗

治疗包括口服普萘洛尔 [1~2mg/（kg·24h），分 3 次口服] 和甲巯咪唑（0.25~1.0mg/（kg·24h），分 2 次间隔 12h 给药）；也可加用 Lugol 溶液（每 8h 1 滴）。在妊娠期间使用普萘洛尔治疗甲状腺毒症时，普纳洛尔能通过胎盘，并可能引起新生儿呼吸抑制。如果甲状腺毒症严重，可能要使用肠外液体疗法和皮质醇治疗。如果发生心力衰竭，应予以洋地黄治疗。甲状腺功能恢复正常后，仅须使用抗甲状腺药物治疗，

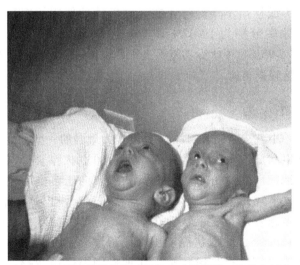

图 562-3 异常的甲状腺功能检查确诊男性双胞胎有新生儿甲状腺功能亢进症。临床特征包括由高代谢状态引起的皮下组织缺乏、眼睛睁大及焦虑凝视。他们被诊断为新生儿 Graves 病，但其母亲没有该病。他们是永久性而非暂时性的甲状腺功能亢进症。8 岁时接受放射性碘治疗。这对双胞胎可能是另一种新生儿甲状腺功能亢进症，如 TSH 受体构成性激活

剂量应逐渐递减以维持甲状腺功能正常。大多数患者在 3~4 个月时缓解。

新生儿甲状腺功能亢进症偶尔不能缓解而持续到儿童期。这种患者可能有明显的甲状腺功能亢进症家族史。没有患儿或母亲自身免疫性疾病证据的新生儿甲状腺功能亢进症，可能是由于 TSHR 基因突变导致受体的构成性激活所致。在纤维性骨营养不良综合征的患儿中也有新生儿甲状腺功能亢进症的报道，这是由 G 蛋白的 α 亚单位活化性突变所致。在这些情况下，甲状腺功能亢进在停用抗甲状腺药物后可复发，这些患儿最终必须采用放射性碘或手术治疗。

预 后

当治疗延误时，将出现骨成熟提前、小头畸形和智力发育迟缓。尽管一些宫内甲状腺功能亢进症有神经认知障碍，大多数经过治疗的新生儿格雷夫斯病患儿智力发育是正常的。对于有些婴儿，宫内甲状腺功能亢进症会抑制下丘脑—垂体—甲状腺轴的反馈机制，发展为永久性中枢性甲状腺功能减退，需要终生甲状腺激素治疗。

参考书目

参考书目请参见光盘。

（宋宁忆 译，罗小平 审）

第 563 章
甲状腺癌

Stephen LaFranchi

流行病学

儿童期甲状腺癌很少见。在不超过 15 岁的儿童中年发病率大约是 2/10 万，这比人群整体的年发病率（4/10 万 ~10/10 万）要低很多。尽管在发现时已发生远处转移，儿童期甲状腺癌通常表现惰性生长，因此它的生存率较成人高。

发病机制

遗传因素和射线暴露在甲状腺癌的发病机制中占有重要地位。在 3%~33% 乳头状癌中，发现 RET 原癌基因的重组，而在接受射线照射后 60%~80% 可发生重组，例如暴露于切尔诺贝利核事故的白俄罗斯儿童或那些在儿童期有过体外放疗的人群均可能发生重

组现象。p53 抑癌基因的失活点突变在分化良好的甲状腺癌中很少见，而在甲状腺未分化癌儿童中则经常看到。总的来说，5%~10% 的甲状腺乳头状癌有家族聚集倾向，常表现为染色体显性方传。

儿童甲状腺对外部放射线非常敏感，可能不存在剂量阈值，1Gy 可导致 7.7 倍的甲状腺癌相对风险。在过去，80% 的甲状腺癌患儿曾因婴儿期的一些良性病变而接受过颈部或其临近部位的放射治疗，如增大的胸腺、肥大的扁桃体和腺样体、血管瘤、痣、湿疹、头癣以及颈淋巴腺炎。随着不再针对这些良性病变使用放射治疗，甲状腺癌的这一病因也随之消失。而由于肿瘤性疾病的患儿在接受颈部放疗后可以长期存活，使甲状腺癌和甲状腺结节的发生增加；放疗剂量增大、放疗时年龄较小以及女性，都增加了甲状腺癌的发生风险。关于癌症长期风险的资料较少，但接受过放化疗的霍奇金病、白血病及其他恶性头颈部疾病的患儿，有 15%~50% 在治疗后一年内出现促甲状腺激素水平升高，5%~20% 者在以后 5~7 年内发展为甲状腺功能减退症。多数大组别的经治患者有 10%~30% 发生良性甲状腺结节，并且甲状腺癌的发生率也增加。甲状腺癌在放疗后 3~5 年内开始出现，15~25 年后达到高峰。尚不知道这是否具有阶段性，即过了这一时期后不再发生肿瘤了。研究表明使用 ^{131}I 诊断和治疗不增加甲状腺癌的发病率。

分化良好的甲状腺癌可见于慢性淋巴细胞性甲状腺炎的患者；而在患有自身免疫性甲状腺疾病的儿童中，其罹患甲状腺癌的风险是否增加尚不清楚。相反，具有淋巴细胞浸润的甲状腺癌的预后较好，可能是机体对癌症免疫应答的标志。一项回顾性研究表明，在患有自身免疫性甲状腺炎的儿童中甲状腺癌患病率可能高达 3%。自身免疫性甲状腺炎的癌症患者的临床特征表现为淋巴结病，对甲状腺素治疗无反应，以及低回声甲状腺结节。

有报道称儿童甲状舌管囊肿可伴有甲状腺癌，在先天性甲状腺肿大的患儿中也曾发现甲状腺癌病例。在这些患者以及自身免疫性甲状腺炎和甲状腺功能减退的患儿中，慢性 TSH 刺激可能有致病作用。

组织学上，甲状腺癌分为甲状腺乳头状癌或乳头状癌滤泡型（88%），滤泡状癌（10%），髓样癌（2%），或混合性的已分化癌。回顾性研究表明所有自身免疫性甲状腺炎患儿的甲状腺癌类型均为乳头状癌。儿童甲状腺癌更可能是多灶性的，可蔓延至区域淋巴结。除了多中心性多见于辐射诱发的癌症外，肿瘤类型和疾病病程在受辐射和未受辐射的患者中是相同的。未分化（间变性）甲状腺癌在儿童中少见，

病程通常进展迅速且致命。甲状腺淋巴瘤和甲状腺畸胎瘤也有报道。

■ 临床表现

女孩的甲状腺癌发生率是男孩 2 倍。平均年龄为 9 岁，最小发病年龄可至 1 岁。最初多表现为甲状腺或颈部的无痛性结节是。生长迅速和较大的结节、质地坚硬，与周围组织粘连、声音嘶哑、吞咽困难、颈部淋巴结肿大都是甲状腺癌的危险因素。诊断该病时颈部淋巴结多已受累。任何不明原因的颈部淋巴结增大都需要进行甲状腺检测，偶尔会查到小到触诊不到的原发性肿瘤，需要借助淋巴结活检确诊。肺部是除了颈部以外最常发生远处转移的部位。通常无特征性临床表现；影像学上可表现为以基底部为主的粟粒状或结节状浸润。易误诊为肺结核、肺组织胞浆菌病或结节病。其他转移部位包括纵隔、腋窝、长骨、颅骨和大脑。绝大部分患儿甲状腺功能是正常的，小部分由于功能性肿瘤出现甲状腺功能亢进的症状。

■ 诊 断

孤立性结节最有用的诊断方法是细针穿刺活检（FNA）。甲状腺超声检查可以判断结节是实性或是囊性或者是否存在其他隐匿性结节。甲状腺扫描，通常运用 ^{123}I 或 TC99 来评价结节的功能区分是冷结节，温结节或热结节。大多数的冷结节是良性的。超声和甲状腺扫描均不能区分良性和恶性肿瘤。FNA 可以区分良性、恶性或性质不明（有时成为滤泡状囊肿）或样本不佳。FNA 在儿童群体的假阳性率和假阴性率分别为 1%~2% 和 5%~10%，诊断准确率为 90%~95%。甲状腺功能检查正常，但甲状腺癌与桥本甲状腺炎相关。

■ 治 疗

小乳头状癌（<1cm）是侵袭力最弱的一型，可通过甲状腺次全切除术和抑制剂量的甲状腺素得以有效治疗。然而由于儿童乳头状癌倾向于多中心性，而且半数儿童在有症状时即已出现区域淋巴结受累，更多患者需接受甲状腺全切术。对于大的乳头状癌（>1cm）、滤泡状癌或出现局部淋巴结受累者，最佳的治疗选择是甲状腺全切加周围淋巴结清扫。根治性颈部清扫并无意义。甲状腺切除术后经常予以碘131（30~100mCi）治疗以清除在术后全身扫描中发现的残余甲状腺组织或持续存在的病灶。只有经历甲状腺全切的患者才可通过进行全身放射扫描和甲状腺球蛋白测定来监测病情。新近指南指出孤立性微小癌

（<1cm）的儿童可通过甲状腺全切术治愈，因此可能不需要放射性碘治疗。

术后，所有患者均需服用左甲状腺素钠，剂量以TSH 降低到正常水平的下限为宜。血清甲状腺球蛋白是肿瘤复发的标志。在进行 T4 抑制性治疗后血清 Tg 水平应小于 1ng/mL。在甲状腺激素撤退或重组 TSH 刺激出现血清 Tg 升高的过程中可以判断患者 Tg 升高的水平。血清 Tg 升高的患者需全身性放射性碘吸收和扫描并行超声检查以确定 Tg 升高的原因和制定合适的治疗计划。

■ 预　后

尽管甲状腺癌在发现时多已广泛转移，儿童的生存率要优于成人。区域淋巴结转移不影响儿童甲状腺癌的生存率。即使癌症复发或已出现肺部转移者仍可存活多年。如果癌肿局限于甲状腺内且直径小于 2cm，分级为 1 级，初次治疗后 95% 的患者可存活 25 年。癌肿越大，远处转移越多，异型性越大，累计死亡率也越高。表达端粒酶和 IGF-1 受体的甲状腺癌更有可能表现出侵袭性的临床特征，而表达钠－碘同向转运体的甲状腺癌复发的可能性很小。

参考书目

参考书目请参见光盘。

563.1　孤立性甲状腺结节

Stephen LaFranchi

儿童的孤立性甲状腺结节很常见。在对 11~18 岁儿童进行甲状腺触诊时发现将近 2% 的人群存在孤立性甲状腺结节，超声检测下这一比例会更高，这同成人一样。遗传因素可能是发病机制之一。尽管有研究表明结节为甲状腺癌的比例较成人高，范围为 2%~40%，但很多儿童的甲状腺结节都是良性的。考虑到甲状腺结节很普遍而甲状腺癌很罕见，真正包含甲状腺癌的结节可能接近 2%。有射线暴露史的儿童发生良性腺瘤和甲状腺癌的可能性很大。

可能以孤立性甲状腺结节形式出现的良性病变包括良性腺瘤（例如滤泡状腺瘤、胚胎性腺瘤、Hürthle 细胞腺瘤）、胶质性（腺瘤性）结节、单纯囊肿、淋巴细胞性甲状腺炎、甲状腺脓肿、发育异常如甲状舌管囊肿或单纯中叶甲状腺（表 563-1）。突然出现或迅速增大的甲状腺肿块常提示囊肿或良性腺瘤内出血。超声在探测囊性病变方面有很大优势。在大多数情况下，甲状腺功能是正常的。当结节是由淋巴细胞性甲状腺炎引起时，甲状腺抗体通常呈阳性。超声显

表 563-1　孤立性甲状腺结节的病因分类

淋巴样滤泡，作为慢性淋巴细胞性甲状腺炎的一部分
甲状腺发育畸形
偏侧味觉缺失
甲状舌骨囊肿
甲状腺脓肿（急性化脓性甲状腺炎）
单纯性囊肿
肿瘤
良性
胶质瘤（腺瘤）结节
滤泡性腺瘤
毒性腺瘤
非甲状腺性肿瘤（如淋巴性血管瘤）
恶性
乳头状癌
滤泡性癌
混合性乳头－滤泡状癌
未分化癌
髓样癌
非甲状腺性癌
淋巴瘤
畸胎瘤

示弥漫性低回声区。放射显像提示陈旧性外观。淋巴细胞性甲状腺炎与甲状腺癌无明显关联。

诊断方法包括甲状腺功能检查、抗甲状腺抗体检测、甲状腺超声和细针穿刺细胞活检。放射性吸收和扫描对血清 TSH 降低所提示的自主性热结节的诊断有很大帮助。通过抑制性 T4 治疗试验来检测甲状腺结节是否缩小并不可靠。尽管甲状腺癌通常表现为冷结节，但大部分冷结节均是良性病变。FNA 检查可避免对良性病变进行不必要的手术。若结节坚硬或增长迅速、累及声带或气管及有邻近淋巴结增大时均应立即手术。所有具有头颈部放射性照射史的患者均需保持至少每 2 年进行一次甲状腺详细检查并长期坚持。

有功能并产生甲状腺功能亢进症的结节是很少见的（普卢默病）。当甲状腺功能检测结果显示 TSH 降低伴随 T3 高于 T4 或游离 T4 水平即可诊断普卢默病。放射性核素主要积累在结节（热或者温结节）而其余的甲状腺组织并不吸收放射性核素。这样的结节一般都是良性的，但也偶尔有癌性病变的报道。治疗包括手术切除结节。

参考书目
参考书目请参见光盘。

563.2　甲状腺髓样癌

Stephen LaFranchi

甲状腺髓样癌（MTC）起源于甲状腺的滤泡旁细胞（C 细胞），占儿童甲状腺恶性病变的 2%。大多数为散发病例，但有近 25% 是家族性的，呈常染色体显性遗传。遗传性 MTC 表现为 3 个不同的综合征：多发性内分泌肿瘤 2A 型、多发性内分泌肿瘤 2B 型和家族聚集型 MTC。已证实甲状腺髓样癌是 10 号染色体长臂 1 区 1 带 2 亚带的 RET 原癌基因发生突变所致。家族性病例来源于生殖细胞的突变而很多散发病例则是由体细胞突变所致，但有研究表明后者中有很小比例（6%~8%）是和生殖细胞突变相关的。一旦一个家庭中诊断出一例，找出 RET 突变点并对家庭中的所有孩子进行筛查是非常重要的。在髓样癌转移出甲状腺之前行甲状腺切除术治疗则预后较好。

散发性髓样癌通常表现为无症状性但可明显触到的甲状腺结节。当肿瘤是散发时，其通常是单中心的，但若是家族聚集性的，则经常表现为多中心性，其最初表现为滤泡旁细胞增生。X 射线提示甲状腺内致密凝集的均匀钙化点。髓样癌的诊断需要和相关肿瘤尤其嗜铬细胞瘤相鉴别。与降钙素或者降钙素基因相关肽水平的升高并未导致明显的临床症状。虽然如此，这些检测对于筛查和指导治疗是非常有益的。

■ 多发性内分泌肿瘤（MEN）2A

MEN2A 为常染色体显性遗传病，以髓样癌、嗜铬细胞瘤和甲状旁腺增生为特征。目前，在 MEN2A 和家族聚集性的甲状腺髓样癌中已报道了 19 个 RET 基因胞外域的第 10 或 11 外显子的不同的特异性错义突变均。基因诊断能够明确鉴定出 RET 原癌基因突变的携带者。甲状腺髓样癌的外显率接近 100%，但是 MEN2A 的其他临床表现有很大变异性。C 细胞增生或髓样癌通常比嗜铬细胞瘤更早表现出来。嗜铬细胞瘤经常是双侧或是多发。肾上腺髓质增生早于嗜铬细胞瘤出现，但其潜伏期较短。高钙血症乃其晚期表现，表明甲状旁腺功能亢进。甲状旁腺可表现为主细胞增生或仅表现为主细胞过多。

■ 多发性内分泌肿瘤（MEN）2B 型

MEN 2B 为常染色体显性遗传病，以甲状腺髓样癌和嗜铬细胞瘤为特征，但不伴甲状旁腺功能亢进症。MEN 2B 的典型特征也称为黏膜神经瘤综合征即出现多发性神经瘤和特征性表型。93% 的病例存在错义突变，位于 RET 原癌基因的第 16 个外显子的酪氨酸催化区，所有患者具有相同的突变位点。

神经瘤常发生在舌、颊黏膜、唇和结膜。可出现末梢神经纤维瘤和咖啡牛奶斑。并且常见肠神经节瘤病。弥漫性神经和神经节细胞增生可广泛累及小肠、大肠、食管的黏膜层、黏膜下层、肠肌层和浆膜下层。患者可能体形高大，有蜘蛛脚样趾和类似 Marfan 样外观。脊柱侧弯、漏斗胸、高弓足和肌张力低下也很常见。可有眼睑增厚并外翻、口唇张开并肥厚突出及下颌突出。在神经瘤或内分泌症状出现前很多年，在婴幼儿或儿童早期即出现喂养困难、吮乳差、腹泻、便秘和体格瘦弱。

■ 治　疗

凡是经基因检测携带有 RET 基因突变的所有儿童均是甲状腺全切术的手术指征。识别甲状腺髓样癌的家族型，对于高危患者的早期诊断极其重要。MEN2B 型与 MEN2A 型相比患者甲状腺髓样癌起病更早，侵袭性更高。MEN2B 型甲状腺髓样癌最小见于 6 月龄婴儿而 MEN2A 型则为 3 岁幼儿。在 MEN2A 型中，特异性突变与 C 细胞增生或髓样癌具有基因型 - 表型相关性。密码子 634 突变起病较早而密码子 618、620 和 804 的突变则起病较晚。幼童的突变分析可以帮助制定个体化的甲状腺全切术时间。术前所有儿童必须进行嗜铬细胞瘤筛查。检测降钙素水平可用于探测转移性病变及对术后患者的病情跟踪。关于嗜铬细胞瘤和甲状旁腺功能亢进症进展的儿童筛查是必要的。局部淋巴结和肝脏转移很常见，大多数患者可长期存活，偶见死亡病例。

参考书目
参考书目请参见光盘。

（宋宁忆　译，罗小平　审）

第 3 篇　甲状旁腺疾病

第 564 章
维持钙动态平衡和骨代谢的激素和肽类
Daniel A. Doyle

甲状旁腺激素（PTH）和维生素 D 是调节钙稳态的主要激素（见第 48，694 章）。降钙素和 PTH 相关肽（PTHrP）主要在胎儿中起重要作用。

补充内容请参见光盘。

（宋宁忆　译，罗小平　审）

第 565 章
甲状旁腺功能减退症
Daniel A. Doyle

■ 病　因

出生后 12~72h 内出现低钙血症很常见，尤其是早产儿、有分娩窒息史及母亲有糖尿病的新生儿（早发性新生儿低钙血症）（见第 100 章，表 565-1）。在出生 2~3d 后和 1 周内，喂养类型也是血清钙浓度的一个决定因素（迟发性新生儿低钙血症）。尽管甲状旁腺功能不成熟常被视为低钙血症的一个致病因素，甲状旁腺在这些婴儿低钙血症中的作用仍有待阐明。在一组暂时性特发性低钙血症的患婴中（1~8 周龄），血清 PTH 水平明显低于正常婴儿。可能这种功能的不成熟是腺内型 PTH 转变为分泌型 PTH 所需的酶发育延迟的表现，但也不排除有其他机制的存在。

■ 甲状旁腺发育不全或发育低下

甲状旁腺发育不全或发育低下常常合并有 DiGeorge/velocardiofacial 综合征（图 564-1），新生儿中的发病率为 1/4000。90% 的患者由 22q11.2 缺失引起该病，约 25% 的患者从父母一方遗传了染色体异

表 565-1　低钙血症的病因分类

甲状旁腺激素（PTH）缺乏
甲状旁腺发育不全
- 伴 22q11 缺失
  DiGeorge 综合征
  Velocardiofacial 综合征
  Conotruncal-face 综合征
- 伴 10p1 缺失
- 伴母源性糖尿病或视黄酸胚胎病

伴 X 连锁的孤立性甲状旁腺功能减退症
- 伴常染色体隐性遗传的 GCMB 突变（神经胶质细胞 B）
- 伴常染色体隐性遗传的神经发育迟缓（Sanjad-Sakati 综合征）
- 伴耳聋和肾发育不良（GATA3 突变）
- 伴骨样硬化（Kenny-Caffey 综合征），TBCE 突变
  母源性因素致新生儿 PTH 分泌抑制
  前甲状旁腺激素原基因突变
- 常染色体显性遗传
  钙敏感受体激活突变
- 散发
- 常染色体显性遗传
  自身免疫性甲状旁腺炎
- 孤立
- 伴 1 型自身免疫性多内分泌病，APECED
  AIRE 基因突变。
  浸润性损害
- 含铁血黄素沉着（治疗地中海贫血时）
- 铜沉积（Wilson 病）

甲状旁腺激素受体缺陷（假性甲状旁腺功能减退）
  1a 型（Gsα 活化突变）
- 伴不依赖促性腺激素的性早熟
  1b 型（GNAS1 父源印记）
  2 型（正常 cAMP 反应）

线粒体 DNA 突变
  Kearns-Sayre 综合征
  Pearson 脊髓胰腺综合征
  长链 3-羧酸脱氢酶 A 突变

表 565-1（续）

镁缺乏

　肾丢失（常染色体显性遗传）

　吸收不良（常染色体隐性遗传）

　氨基葡糖苷治疗

外源性无机磷酸盐过多

　缓泻剂

　磷酸盐软饮料

维生素 D 缺乏

　营养性

　维生素 D 缺乏过（佝偻病）

　1-α 羟化酶突变（细胞色素 P-450）

APECED：自身免疫多内分泌腺体病 / 念珠菌病 / 外胚层营养不良；cAMP：环腺嘌呤单磷酸；PTH：甲状旁腺激素

常。60% 的新生儿患者有低钙血症，但大多数是暂时性的，也可能复发或晚期发病。常伴随第 3 和第 4 对咽囊异常。可伴发心脏结构缺陷（25%）、腭咽发育不全（32%）、腭裂（9%）、肾脏畸形（35%）、胸腺发育不全伴严重免疫缺陷（1%）。也曾报道少数 10 号染色体短臂 1 区 3 带缺失者、糖尿病母亲所生孩子及妊娠早期用视黄酸治疗痤疮的母亲所生的孩子患此综合征。

■ X 连锁隐性遗传的甲状旁腺功能减退症

已报道有不同遗传方式的甲状旁腺功能减退症家系。在两个大的北美家系中，这种疾病以 X 连锁的隐性基因遗传，该基因位于 Xq26-q27。在这些家系中，无热惊厥在 2 周至 6 个月大的婴儿中发作。有这种情况的男孩在详细检查后若未发现甲状腺组织，提示其为胚胎发育方面的缺陷。

■ 伴异常面容的常染色体隐性遗传性甲状旁腺功能减退症

在中东地区的儿童中，曾报道过一种伴面容异常的常染色体隐性遗传的甲状旁腺功能减退症。数十名患儿其父母几乎均是近亲。患儿出生不久即出现严重的低钙血症，其畸形特征包括小头、眼睛深陷、鹰钩鼻、小颌及耳大并下垂。患儿有严重的宫内和产后生长迟缓，并常有智力低下。推测是由于 1q42-43 异常所致。发生于 I 型自身免疫性多腺体病的常染色体隐性遗传性甲状旁腺功能减退症之后亦有报道。在少数患常染色体隐性遗传的单纯性甲状旁腺功能减退的患者中，曾发现 PTH 基因的突变。

■ HDr 综合征

GATA3 基因异常可导致甲状旁腺功能减退症、感觉神经性耳聋和肾发育异常。该基因编码的蛋白对于甲状旁腺、听觉系统、肾脏的发育至关重要。GATA3 基因位于 10p14，与 DiGeorge 综合征的关键区域 10p13 无重叠（图 564-1）。

■ 母亲甲状旁腺功能亢进所致新生儿甲状旁腺激素分泌受抑制

母亲患甲状旁腺功能亢进可抑制新生儿 PTH 的分泌，导致新生儿暂时性的低钙血症。这些低钙血症是由于胎儿期甲状旁腺受母体血钙升高、继而胎儿血钙升高的影响而被抑制所引起。手足搐搦常在 3 周内出现，如果是母乳喂养，可能延迟至 1 个月或更久。低钙血症可持续数周或数月。当患婴的低钙血症原因不明时，应该测定母亲的血清钙、磷和 PTH。多数患病的母亲并无症状，其甲状旁腺功能亢进症的原因通常是甲状旁腺腺瘤。

■ 常染色体显性遗传性甲状旁腺功能减退症

常染色体显性遗传性甲状旁腺功能减退症患者的钙敏感受体激活（获能）突变，使受体处于“启动”状态，从而抑制 PTH 分泌，甚至低钙血症时也如此。患者有高钙尿症。其低钙血症常较轻，且在儿童期后无需治疗（图 564-1）。

■ 伴线粒体异常的甲状旁腺功能减退症

Kearns-Sayre 综合征和线粒体三功能蛋白的线粒体 DNA 突变与甲状旁腺功能减退有关。不明原因的眼肌麻痹、感觉神经性耳聋、心脏传导障碍、手足搐搦应考虑线粒体细胞病变。

■ 手术所致甲状旁腺功能减退症

甲状腺切除术可能伴随甲状旁腺的误切或损伤。尽管在手术时已辨明甲状旁腺且并未扰动它，仍有可能发生甲状旁腺功能减退症。这可能是由于影响了血供或术后水肿和纤维化所致。手足搐搦的症状可在术后突然出现，可能是暂时的，也可能是永久的。在有些病例中，症状发生得比较隐匿，在甲状腺切除术后数月时方被发现。有时外科性甲状旁腺功能减退症的首发症状可能是白内障。因此，对所有已做甲状腺切除术的患者，都应仔细监测其甲状旁腺功能。

自身免疫性甲状旁腺功能减退症

在甲状旁腺功能减退症患者中发现甲状旁腺抗体，或伴有其他自身免疫性疾病，又或是存在器官特异性抗体时，强烈提示甲状旁腺功能减退与自身免疫机制有关。自身免疫性甲状旁腺功能减退常常伴发Addison病和慢性黏膜皮肤念珠菌病。这三种疾病中至少两种同时存在时，暂时被归类"自身免疫性多腺体病 I 型"，也叫自身免疫性多内分泌腺体病 / 念珠菌病 / 外胚层营养不良（APCED）。该综合征为常染色体隐性遗传，与任何 HLA 相关的单倍体无关。1/3的患者具有所有上述三种疾病，另 2/3 者仅有其中的两项。念珠菌病的发生几乎都先于其他异常（70% 发生在 5 岁以下者），甲状旁腺功能减退症（90% 发生在 3 岁以后）常在 Addison 病（90% 发病在 6 岁以后）之前出现。还可能在不同的时间出现其他不同的病变，包括脱发、吸收不良、恶性贫血、性腺衰竭、慢性活动性肝炎，白癜风和胰岛素依赖性糖尿病。这些情况也可能直到成人期才显现。另外，该综合征很少伴发自身免疫性甲状腺疾病。

患病同胞可能有相同或不同的表现（甲状旁腺功能减退症、艾迪生病）。本病在芬兰人和伊朗的犹太人中较为常见，是由于位于 21q22 的 AIRE 基因（自身免疫调节者）异常所致。此基因可能作为一个转录调控因子在免疫耐受中起重要作用。艾迪生病患者作为多内分泌腺体病综合征 I 型的一部分，已被证实有针对侧链切酶的肾上腺特异性的自身抗体活性。

特发性甲状旁腺功能减退症

特发性这一术语被用来描述剩余的少数发病机制不明的甲状旁腺功能减退症患儿。其中大多数在出生数年后发病者患有自身免疫性疾病。一些获得性甲状旁腺功能减退症患儿发现了钙敏受体细胞外域的自身抗体。此诊断应与 DiGeorge 综合征的不完全型或钙敏受体的激活突变相鉴别。

临床表现

由于甲状旁腺功能障碍的程度不同，其临床表现相应的轻重不等，轻者可无症状，仅能通过相关的实验室检查而发现，重者可表现为甲状旁腺功能完全而持久的丧失。肌肉疼痛和痉挛是本病的早期表现，可进展为手足麻木、僵硬和刺痛。可能仅有 Chvostek 征或 Trousseau 征阳性，或喉和手足痉挛。伴意识丧失的抽搐间断出现，可间隔数天、数周或数月，发作开始时可伴有腹痛，随后出现肌肉强直、头部后仰和发绀。甲状旁腺功能减退常被误诊为癫痫。头痛、呕吐、颅内压增高和视盘水肿可能与抽搐有关，并可能提示脑部肿瘤的存在。

长期存在低钙血症的患者，牙齿萌出延迟且不规则。牙釉质的形成也不规则，牙齿可能非常软。皮肤干燥、脱屑，指甲有横纹。黏膜皮肤念珠菌病一般发生于甲状旁腺功能减退之前，念珠菌感染常累及指甲、口腔黏膜和口角，较少发生于皮肤；治疗较困难。

长期未经治疗的患者出现白内障是甲状旁腺功能减退的直接后果，也可能出现其他自身免疫性眼病，如角膜结膜炎。Addison 病的相关症状、淋巴细胞性甲状腺炎、恶性贫血、脱发、肝炎、原发性性腺功能不全可能也与甲状旁腺功能减退症相关。

过晚开始治疗的患者可能发生体格和智力的永久性损害。

实验室检查

血清钙浓度降低（5~7mg/dL），而血清磷浓度升高（7~12mg/dL）。血中游离钙的水平（约占总血钙的 45%）更能反映机体的生理状况，它的水平也降低。血清碱性磷酸酶水平正常或降低，$1,25(OH)_2D_3$ 水平常降低，但在有些严重低钙血症患儿中曾发现其水平升高。血镁浓度正常，但低钙血症患者应常复查此指标。用免疫测定法可测出 PTH 水平降低。骨骼 X 线检查有时可显示干骺端局限性密度增高，提示重金属中毒或硬骨板的密度增加。头部 X 线或 CT 扫描可显示基底节钙化。心电图上有 QT 间期延长，当低血钙得到纠正后即恢复正常。脑电图显示广泛性慢波活动，当血清钙恢复正常范围数周后，这些改变可恢复正常，除非有不可逆性脑损伤或伴发癫痫。当甲状旁腺功能减退症与 Addison 病并发时，血清钙浓度可能正常，但在肾上腺功能不全得到有效治疗后可出现低钙血症。

治　疗

新生儿手足搐搦的急救治疗可用 10% 葡萄糖酸钙溶液（元素钙 9.3mg/mL）5~10ml 或 1~3mg/kg 以 0.5~1mL/min 的速率静脉注射，同时监测心率，总剂量不能超过 20mg 元素钙/kg。此外还应给予 $1,25(OH)_2D_3$（骨化三醇），起始剂量是 0.25μg/24h，维持量 0.01~0.10μg/（kg·24h），最大剂量 1~2μg/24h。骨化三醇的半衰期较短，因此每日剂量应分两次给予。其优点为起效迅速（1~4d），过量时中止用药后高钙血症可迅速回落（3~4d 后血钙水平开始下降）。骨化三醇为口服溶液。

应保证适当剂量的钙摄入。可以以葡萄糖酸钙或葡乳醛酸钙的形式每天提供 800mg 的元素钙，但往往并不必要。饮食中应减少含磷量高的食物，如牛奶、鸡蛋、乳酪。

治疗早期应对患者进行临床评价并经常测定其血清钙浓度，以确定其骨化三醇或维生素 D2 的需要量。若发生高钙血症，应中止治疗，并在血清钙浓度恢复正常后再以较小的剂量重新开始治疗。在长期未经治疗的患者中，脑和牙齿的改变几乎不可能恢复。色素沉着、血压降低或体重减轻提示可能有肾上腺功能不全，需要相应的治疗。患常染色体显性遗传的低血钙高钙尿症的患儿用维生素 D 治疗后可能发展为肾钙质沉着症和肾损害。

■ 鉴别诊断

对不明原因的低钙血症患者，应考虑有无镁缺乏症。血清镁浓度 <1.5mg/dL（1.2mEq/L）通常即为异常。已报道有 50 例伴有继发性低钙血症的家族性低镁血症，其中大多数在生后 2~6 周发生手足搐搦和癫痫发作。钙剂治疗是无效的，而给予镁剂能迅速同时纠正钙和镁的浓度。为维持镁浓度正常，必须口服补镁。此类患者有两种形式的遗传缺陷：一种是 9 号染色体的隐性遗传，导致镁吸收障碍；另一种是 11q23 的显性遗传，导致肾丢失镁过多。

目前尚不清楚低血镁水平如何导致低钙血症。有资料提示，低镁血症妨碍了 PTH 的释放，并引起对PTH 作用的抵抗，但可能还有其他机制的参与。

无机磷酸盐中毒可导致低钙血症和手足搐搦。如果对婴儿予以大剂量的无机磷酸盐，如轻泻剂或磷酸钠灌肠剂，可使患儿突然发生手足搐搦，血清钙浓度 <5mg/dL，磷酸盐的浓度显著升高。静脉注射钙剂后症状可迅速缓解。这种低钙血症的机制尚不清楚。

急性淋巴细胞性白血病治疗的早期可出现低钙血症。其通常伴有高磷血症，后者是成淋巴细胞破坏所致。

Kenny-Caffey 综合征可出现发作性症状性低钙血症，其特征为长骨的髓腔狭窄、身材矮小、囟门闭合延迟、骨龄落后和眼部异常。已发现特发性甲状旁腺功能减退和 PTH 水平异常。常染色体显性和隐性的遗传模式均有报道。TBCE 基因（1q 43-44）突变可能扰乱病变细胞中微管的结构而致病。

参考书目

参考书目请参见光盘。

（宋宁忆 译，罗小平 审）

第 566 章
假性甲状旁腺功能减退症（Albright 遗传性骨营养不良）

Daniel A. Doyle

与甲状旁腺功能减退症相比，假性甲状旁腺功能减退症（PHP）中，甲状旁腺在组织学方面表现正常或增生，并且能合成和分泌甲状旁腺激素（PTH）。当患者有低钙血症时，其血清中的免疫反应性 PTH 的水平升高，在血钙正常时，PTH 的水平亦可升高。无论是内源性还是外源性的 PTH 均不能使血清钙浓度升高或血清磷浓度降低。激素受体 - 腺苷酸环化酶系统的遗传性缺陷可根据其遗传表型和生化表现分为不同的类型。

■ Ia 型

在 PHP 患者中，Ia 型占大部分。患者刺激型鸟嘌呤核苷酸结合蛋白的 α 亚单位（Gsα）存在遗传性缺陷。在 PTH 结合于细胞表面受体以激活 cAMP 时，需要该耦联因子。多种 Gsα 基因突变已被证实。该基因位于 20q13.2。Gsα 亚单位缺陷作为一种普遍性细胞缺陷，是其他内分泌病变与 Ia 型 PHP 联合发生的原因。这种缺陷呈常染色体显性遗传，父子间遗传的情况少见，可能是男性患者的生育能力降低所致。

手足搐搦是常见的症状。患者身材矮壮，圆脸，常有短指（趾）畸形伴手背浅凹。第二掌骨最少受累，所以有时食指长于中指；同样，第二跖骨也很少被累及。患者也可能有其他骨骼异常，如指（趾）骨短粗、长骨弯曲、外生骨疣及颅骨顶部增厚。这些患者常有皮下的钙质沉着和化生性骨形成。中度智力发育迟缓、基底神经节钙化和白内障常见于诊断较晚的患者。

某些患者亲属可能有 PHP 的常见解剖特征，尽管其有 Gsα 活性的降低，其血清钙、磷的浓度是正常的，PTH 的水平可轻度升高。这种患者被称为假性假甲状旁腺功能减退症。随着患者年龄的增加，血钙由正常逐渐降低。同一个家族中可出现表型相似但代谢情况不同的患者，但都有相同的 Gsα 突变。某些患者出现临床表现明显的低钙血症而另一些患者不出现，其原因尚不知晓。有资料提示 Gsα 突变在假性假甲状旁腺功能减退症中是父系遗传的，而在 Ia 型假性甲状旁腺功能减退症中是母系遗传的。这个基因可能通过某些组织特异的方式成为基因印记遗传下来。

除 PTH 抵抗外，在 Ia 型 PHP 患者中还可能检测到针对 TSH、促性腺激素、胰高血糖素的 G 蛋白偶联受体的抵抗，导致各种代谢效应。甲状腺功能减退症不常见，但 TSH 的基础水平增高，TSH 对 TRH 刺激的反应增加。新生儿甲状腺筛查如果显示甲状腺素水平中度降低，TSH 水平升高，有助于发现婴儿 Ia 型 PHP。成年患者常有性腺功能障碍，表现为性发育不成熟、闭经、月经过少及不孕不育。所有这些异常都与 Gsα 缺陷继发 cAMP 合成减少有关，但尚不清楚为何对其他 G 蛋白依赖性激素（如促肾上腺皮质激素、血管加压素）的抵抗却很少发生。

血清钙浓度降低，而血清磷和碱性磷酸酶的水平升高。临床诊断需依靠静脉输注合成的人 PTH1-34 片段（醋酸特立帕肽）后，尿磷和 cAMP 的反应明显减弱证实。确诊依靠 G 蛋白变异的检测。

伴性早熟的 Ia 型

有报道两例患 Ia 型 PHP 的男孩有非促性腺激素依赖性性早熟（第 566.7 章）。研究发现，他们存在对温度敏感的 Gs 蛋白突变。正常体温下（37℃），Gs 蛋白被降解，导致 PHP；而在温度较低的睾丸内（33℃），Gs 突变引起黄体生成素受体的结构性活化，导致性早熟。

■ IB 型

患者 G 蛋白活性正常，并且有正常的表型和外观。这些患者对 PTH 有组织特异性抵抗，但对其他激素无抵抗。血清钙、磷和免疫反应性 PTH 的水平与 Ia 型 PHP 患者相同。给予外源性 PTH 时 cAMP 不增加。生物活性的 PTH 不升高。本组患者的病理生理学基础是由于 20 号染色体长臂的父系单亲二倍体导致 GNAS1 甲基化，伴母系 GNAS1 基因丢失，导致近端肾小管对 PTH 抵抗，从而破坏矿物离子的内环境稳态。

■ II 型

II 型仅见于少数患者，与 I 型的不同之处在于，无论是基础状态还是在 PTH 刺激后，尿 cAMP 排出量均增加，但尿磷酸盐不升高。患者表型正常，可有低血钙表现。缺陷似乎与 cAMP 下游信号通路有关，因为 cAMP 正常激活，而细胞对此信号无反应。

参考书目

参考书目请参见光盘。

（宋宁忆 译，罗小平 审）

第 567 章
甲状旁腺功能亢进症
Daniel A. Doyle

甲状旁腺的原发性病变如腺瘤或增生，均可导致甲状旁腺激素（PTH）分泌过多（原发性甲状旁腺功能亢进症）。

然而更多情况下，PTH 分泌代偿性的增多，是为了纠正各种原因的低钙血症（继发性甲状旁腺功能亢进症）。维生素 D 缺乏性佝偻病和吸收不良综合征中，虽然肠道吸收的钙不足，但甲状旁腺的活性增高，因此可不出现低钙血症和手足搐搦的表现。在假性甲状旁腺功能减退症中，由于 Gsα 蛋白的突变影响了对 PTH 的反应，从而使 PTH 水平升高。在慢性肾脏疾病的早期，高磷血症可引起钙浓度的下降，结果使 PTH 增多，而在肾衰竭晚期，1,25-(OH)₂D3 的产生也减少，导致低钙血症加重并进一步刺激 PTH 分泌。在某些情况下，如果对甲状旁腺的刺激达到足够的强度和持续时间，即使在行肾移植术后，甲状旁腺仍能继续过度分泌 PTH 达数月或数年，并导致高钙血症。

■ 病 因

甲状旁腺功能亢进症在儿童中较为罕见。儿童期甲状旁腺功能亢进症通常在 10 岁以后出现明显症状，且大多数是由单个腺瘤所导致。在一些家系中，有多个成员患有甲状旁腺功能亢进症，且为常染色体显性遗传方式。多数患病的家庭成员为成人，而发病儿童也占了家族成员的 30%。这些受累的成员有些并无临床症状，只有通过详细的检查方可发现。而在有些家系中，甲状旁腺功能亢进症也可作为其多发性内分泌腺瘤综合征（MEN）、甲状旁腺功能亢进症或颌骨肿瘤综合征的一个组成部分。

新生儿重度甲状旁腺功能亢进症极为罕见。出生后不久即出现症状，有食欲减退、易激惹、嗜睡、便秘和生长发育迟滞。X 线片显示骨膜下骨质吸收、骨质疏松和病理性骨折。症状可能轻微而无须治疗，又可能出现因为延误诊治，病情迅速进展出现死亡。组织学表现为甲状旁腺弥漫性增生。在一些家系中观察到有同胞共患本病，并报道许多家系中患者父母为近亲结婚。许多病例发生在同时具有家族性低尿钙性高钙血症（FHH）的临床和生化特征的家系中。新生儿重度甲状旁腺功能亢进症患儿的钙敏感受体基因可发生纯合或杂合突变，而大部分携带这一突变的杂合子通常表现为常染色体显性遗传性 FHH。

MEN-1 是一种常染色体显性遗传病，以胰岛（分泌胃泌素、胰岛素、胰多肽，偶可分泌胰高血糖素）、垂体前叶（常分泌泌乳素）和甲状旁腺的增生或肿瘤为特征。多数家系中，甲状旁腺功能亢进症是最为突出的表现，到 50 岁时的发病率高达 100%，但在 18 岁以下者少见。应用合适的 DNA 探针可在出生时即检测出病变基因的携带者，准确率可达 99%，从而避免了不必要的生化筛查程序。

MEN-1 的基因位于 11q13。这一基因似乎是一种肿瘤抑制基因，并遵循肿瘤发生的"两次打击"假说。其第一次突变（生殖细胞突变）是可遗传的，并对于显性等位基因是隐性的，这并不能导致肿瘤的形成。因而需有第二次突变（体细胞突变）消除其正常的等位基因后方可导致肿瘤的形成。

甲状旁腺功能亢进症或颌骨肿瘤综合征是一种以甲状旁腺腺瘤和颌骨肿瘤瘤为特征的常染色体显性遗传病。这些患者可同时并发多囊肾、肾错构瘤和威耳姆斯（Wilms）瘤。尽管患者在成年才发病，但早在 10 岁时即可做出诊断。

MEN-2 可能也与甲状旁腺功能亢进症相关（第563.2 章）。

在患有甲状旁腺功能减退症（特发性或外科性）或假性甲状旁腺功能减退症的母亲所生的婴儿中，有少数发生了暂时性新生儿甲状旁腺功能亢进症。在这些病例中，由于其母亲的疾病在妊娠期未得到诊断或未经充分治疗，因此胎儿在子宫内长期处于低钙血症，从而导致胎儿的甲状旁腺增生，出生时首先出现骨骼方面的表现，并在 4~7 个月时痊愈。

■临床表现

任何年龄、任何原因的高钙血症，其临床表现均可出现肌无力、乏力、头痛、食欲减退、腹痛、恶心、呕吐、便秘、烦渴、多尿、体重减轻和发热。长期高钙血症时，钙质可沉着于肾实质（肾钙质沉着症），伴有进行性肾功能减退。肾结石常见，并可引起肾绞痛和血尿。骨质的改变可引起背部或肢体的疼痛、步态异常、膝外翻、骨折和肿瘤。椎体压缩可影响身高发育，患者会逐渐卧床不起。随着血清钙自动测定法的应用，越来越多的完全无症状的患者可被检出。

患者有时腹痛显著，并可能伴有急性胰腺炎。甲状旁腺危象也可出现，表现为血清钙浓度高于 15mg/dL，以及尿量进行性减少、氮质血症、嗜睡和昏迷。在婴儿中，则常出现生长发育迟滞、喂养困难和肌张力低下。

长期高钙血症可出现精神发育迟滞、抽搐和失明等后遗症。还可出现一些抑郁、意识混浊、痴呆、嗜睡以及精神病等精神病样表现。

■实验室检查

血清钙浓度升高，在 45 例甲状旁腺腺瘤患儿中，有 39 例血钙超过 12mg/dL。在甲状旁腺增生症患婴中，高钙血症更为严重，常达 15~20mg/dL，并有报道高达 30mg/dL 者。尽管总血清钙处于临界值或轻度增高，游离钙的水平常常升高。血清磷浓度则降至 3mg/dL 或更低，血清镁也是降低的。尿比重低且固定，血清非蛋白氮和尿酸的浓度可能升高。甲状旁腺腺瘤患者在骨骼受累时，血清磷酸酶水平常升高；但在患有甲状旁腺增生症的婴儿中，即使骨骼广泛受累，其碱性磷酸酶水平仍可处于正常水平。

血清 PTH 水平的升高，尤其与钙浓度相关。降钙素水平是正常的。急性高钙血症可刺激降钙素的释放，但随着高钙血症的持续，则不再发生高降钙素血症。

最典型的 X 线表现是骨膜下的骨质吸收，多见于手指骨的边缘。颅骨可有大的小梁形成或颗粒状表现，这是由于局灶性骨质疏松所致；硬骨板可能消失。在疾病晚期，可出现广泛性骨质疏松、囊肿、肿瘤、骨折和畸形。大约 10% 的患者有佝偻病的 X 线征象。腹部 X 线检查可发现肾结石或肾钙质沉着。

■鉴别诊断

其他原因所致的高钙血症也可出现类似的临床表现，故必须将甲状旁腺功能亢进症与其他原因相鉴别（表 567-1）。伴有低血磷的高钙血症是原发性甲状旁腺功能亢进症的特征性表现，PTH 水平升高也具有诊断意义。除了甲状旁腺功能亢进症和家族性低尿钙性高钙血症以外，其他病因所致的高钙血症中 PTH 水平均受到抑制。药理学剂量的皮质类固醇激素一般对甲状旁腺功能亢进症的血钙水平无影响，但可使其他原因的高钙血症患者的血钙降至正常。

■治疗

本症的所有患者均应进行手术探查。术中应仔细检查甲状旁腺的所有腺体，一旦发现腺瘤，应予以切除。儿童中癌症极少见。大部分患严重高钙血症的新生儿需行全甲状旁腺切除术，有些不甚严重的可自行缓解。可将甲状旁腺某个腺体的一部分进行前臂内自体移植。术后应仔细观察患者是否出现低钙血症和手足搐搦，术后几天可能需要静脉注射葡萄糖酸钙，之

表 567-1 高钙血症的病因分类

甲状旁腺激素过多（原发性甲状旁腺功能亢进）

腺瘤

· 散发

· 常染色体显性遗传

· 甲状旁腺功能亢进 / 颌骨肿瘤综合征

增生或腺瘤

· 多发性内分泌腺瘤综合征 I 型（MEN-1 型）

MEN1 基因突变（11q13）

· 婴儿期甲状旁腺增生

钙敏感受体失活突变

继发于母源性甲状旁腺功能减退症

异位 PTH 分泌

· 非内分泌性恶性肿瘤

甲状旁腺激素相关肽（PTHrP）过多

非内分泌性恶性肿瘤

良性乳房肥大

钙敏感受体失活突变

杂合突变 – 家族性低尿钙性高钙血症

新生儿重度原发性甲状旁腺功能亢进症

PTH/PTHrP 受体激活突变

常染色体显性遗传

Jansen 型干骺端软骨发育不良

PTH/PTHrP 受体失活突变

常染色体隐性遗传

Blomstrand 软骨发育不良

维生素 D 过量

医源性

异位分泌

· 结节病

· 结核病

· 肉芽肿疾病

· 皮下脂肪坏死

维生素 D 强化奶

不明原因

Williams 综合征（7q11.23 缺失）

其他

低磷酸酶症

· 组织非特异性的碱性磷酸酶基因突变

长期制动

甲状腺功能亢进

维生素 A 过度症

表 567-1（续）

白血病

获得性低尿钙性高钙血症（钙敏感受体的自身抗体）

PTH: 甲状旁腺激素；PTHrP: 甲状旁腺激素相关肽

后血钙可逐渐恢复正常。在一般情况下，高钙、高磷的饮食在术后仅需维持数月。

单独或联用计算机断层扫描（CT）、实时超声以及 99mTc/ 过锝酸盐双核素显像在定位单个腺瘤和弥漫性增生中诊断率达 50%~90%。对于精通甲状旁腺外科手术的医生来说，他们更依赖于术中选择性静脉取样测定 PTH 以达到定位目的，最终手术切除过度分泌 PTH 的部位。

■ 预 后

如果早期发现本症并采取适当的外科治疗，则预后良好。当有广泛性骨质损害时，可能发生永久性畸形。对患者家族的其他患病成员都应做相应的检查。

567.1 高钙血症的其他病因

Daniel A. Doyle

■ 家族性低尿钙性高钙血症（家族性良性高钙血症）

本病患者通常无临床症状，其高钙血症多在其他情况下作常规检查时发现。其甲状旁腺正常，PTH 水平也是正常的，并且甲状旁腺次全切除术不能纠正其高钙血症。血清镁浓度为正常高限或轻度升高。虽然存在高钙血症，但钙 / 肌酐清除率比值却常是降低的。

本症呈常染色体显性遗传，是由位于第 3 号染色体长臂上 2 区的一个基因突变所致。外显率接近 100%，通过测定血清和尿中钙浓度，可对该症进行早期诊断。对家族中其他患病成员进行相应的检查对于避免不适当的甲状旁腺手术非常重要。这种疾病的缺陷是由钙敏感受体基因的失活突变所致。这种 G 蛋白耦联的受体能感知血中游离钙离子的水平，出现低钙血症时可触发相应通路以增加细胞外钙离子。该受体在甲状旁腺和肾脏调节钙稳态中起重要作用，杂合子中的失活突变导致了血清钙调定点上调，最终导致轻至中度的高钙血症。

■ 肉芽肿性疾病

30%~50% 的结节病患儿可发生高钙血症，而在其他肉芽肿性疾病如结核病中则发生较少。在这类疾病中 PTH 水平受到抑制，而 1，25-（OH）$_2$D$_3$ 水平则升高。在肉芽肿病变内存在大量的 T 淋巴细胞，这些 T 淋巴细胞产生的 α 干扰素激活了巨噬细胞，从而生成 1,25-（OH）$_2$D$_3$。与肾小管细胞不同，巨噬细胞中的 1α 羟化酶对维持内环境稳定的调节作用无反应。口服强的松 [2mg/（kg·24h）] 可使血清中 1,25-（OH）$_2$D$_3$ 水平降至正常，从而纠正高钙血症。

■ 恶性肿瘤的高钙血症

在许多实体瘤的成人患者中，常可发生高钙血症，但在儿童中相对少见。在肾恶性横纹肌样瘤或先天性中胚层肾瘤的患婴中，以及神经母细胞瘤、髓母细胞瘤、白血病、伯基特淋巴瘤、无性细胞瘤和横纹肌肉瘤的患儿中均已报道过此症。血清中 PTH 水平罕有升高。在大多数患者中，伴随恶性病变的高钙血症是由甲状旁腺激素相关肽（PTHrP）的水平升高所引起，而不是 PTH。极少数情况下，肿瘤可产生异位的 1，25-（OH）$_2$D$_3$ 或 PTH。

■ 高钙血症的其他原因

高钙血症可发生于皮下脂肪坏死的患婴。PTH 水平正常。在一名患婴中，1，25-（OH）$_2$D$_3$ 水平升高，而皮肤病损处的活检显示肉芽肿性浸润，提示其高钙血症的机制可能类似于其他肉芽肿性疾病伴发高钙血症者。在另一名患婴，尽管其 1，25-（OH）$_2$D$_3$ 水平正常，PTH 却受到了抑制，提示其高钙血症与 PTH 无关。应用泼尼松治疗有效。

低磷酸酯酶症，尤其是严重的婴儿型中，常与轻至中度的高钙血症相伴存在（第 696 章）。血磷浓度正常，而碱性磷酸酶水平低于正常。X 线片显示骨骼有佝偻病样改变。尿中的磷酸乙醇胺、无机焦磷酸盐、5'-磷酸吡哆醛的浓度增高，这些都是非组织特异性（如肝、骨、肾）碱性磷酸酶的天然底物。在这种常染色体隐性遗传病中，由于该酶的基因发生了错义突变而使之产生出无活性的酶。

婴儿特发性高钙血症表现为 1 岁内出现生长发育迟滞和高钙血症，随后自行缓解。血清磷和 PTH 的浓度正常。高钙血症是由钙吸收增加所致的。维生素 D

可能与其发病机制相关。1，25-（OH）$_2$D$_3$ 的浓度正常和升高均有过报道。高钙血症后数年，在给予 PTH 后 1，25-（OH）$_2$D$_3$ 仍有反应性过度升高，提示维生素 D 在其发病机制方面起一定作用。还曾经报道过一种降钙素对静脉注射钙剂反应迟钝的现象。

威廉姆斯（Williams）综合征患者中有 10% 伴有婴儿型高钙血症。表现为喂养困难、生长缓慢、小精灵面容（小下颌、上颚突出、鼻上翻）、肾血管性病变以及好交际的个性。心血管病变包括主动脉瓣上狭窄、外周性肺动脉狭窄、主动脉发育不全、冠状动脉狭窄以及房间隔或室间隔缺损。高钙血症持续存在时可出现肾钙质沉着。虽然其智商（IQ）记录仅有 50~70，但在词汇的数量和质量、听觉记忆与语言的交际性应用等方面的能力均较强。患者中有 90% 在 7q11.23 发生亚显微缺失，其中包括一个弹性蛋白等位基因的缺失，这似乎可以解释其血管的异常。特异性的荧光原位杂交法可进行确诊。高钙血症和中枢神经系统的症状可能是由相邻基因的缺失所引起。应用泼尼松或降钙素能有效控制其高钙血症。

曾报道因错误地服用维生素 D 强化奶，而因维生素 D 过多引起高钙血症。并不是所有维生素 D 过多的患者均发生高钙血症。患婴可出现生长发育迟滞、肾结石、肾功能不良及骨硬化。由于 25（OH）D 的半衰期更长，因此它在作为衡量维生素 D 过多的指标时优于 1,25-（OH）$_2$D$_3$。

长期制动可能导致高钙血症，并偶尔会引起肾功能减退、高血压和脑病。低血磷性佝偻病和手术后长期制动的儿童患高钙血症的概率增加，因此应该减少或终止他们维生素 D 的摄入。

詹森（Jansen）型干骺端软骨发育不良是一种罕见的以短肢性侏儒症和严重但无症状的高钙血症为特征的遗传性疾病（第 695 章）。血循环中 PTH 和 PTHrP 的水平检测不出。其原因可能是 PTH-PTHrP 受体结构激活突变导致钙稳态异常和生长板发育异常。

参考书目

参考书目请参见光盘。

（易琴 译，罗小平 审）

第 4 篇 肾上腺疾病

第 568 章
肾上腺的生理学

568.1 组织和胚胎学

Perrin C. White

肾上腺由髓质和皮质两种内分泌组织构成。肾上腺髓质的嗜铬细胞起源于神经外胚层，而肾上腺皮质的细胞起源于中胚层，另外中胚层细胞还可分化成性腺组织。肾上腺和性腺在合成某些类固醇激素过程中，需要一些共同的酶参与，因此当其中某一组织发生先天性类固醇合成的缺陷时，另一组织也可同时受累。

补充内容请参见光盘。

568.2 肾上腺类固醇激素的生物合成

Perrin C. White

胆固醇是所有类固醇激素合成的原料（图 568–1 见光盘）。尽管肾上腺皮质细胞能利用醋酸盐从头合成胆固醇，但合成肾上腺皮质激素所需的胆固醇大部分来自于血液中的血浆脂蛋白。低密度脂蛋白和高密度脂蛋白的受体均表达于肾上腺皮质细胞表面，这种受体被称为清道夫受体 B 族 I 型（SR–BI）。在家族型高胆固醇血症患者中，虽然缺乏 LDL 受体，但其肾上腺类固醇合成是正常的，这就提示 HDL 是胆固醇更重要的来源。胆固醇以胆固醇酯的形式储存在胞液的小囊泡中，后者可被胆固醇酯水解酶水解为游离的胆固醇，然后用来合成类固醇激素。

补充内容请参见光盘。

568.3 肾上腺皮质激素的调节

Perrin C. White

■ 皮质醇分泌的调节

糖皮质激素的分泌主要由促肾上腺皮质激素

（ACTH）调节。ACTH 是腺垂体产生的一个含 39 个氨基酸的多肽，它是由一种较大分子量的前体肽即阿片黑皮质素前体（POMC）经酶分解而来，同时产生 β – 促脂解素（β–LPH）。ACTH 和 β–LPH 经酶进一步分解生成 α – 促黑素细胞激素、β – 促黑素细胞激素、促肾上腺皮质激素样中叶肽（CLIP）、γ –LPH、β – 内啡肽、γ – 内啡肽和脑啡肽（见第 550 章）。

补充内容请参见光盘。

568.4 肾上腺类固醇激素的作用

Perrin C. White

不同的类固醇激素（糖皮质激素、盐皮质激素、黄体酮、雌激素和雄激素）通过不同的激素受体发挥生物效应。这类受体属于一个更大的核转录因子超家族，其中还包括甲状腺激素和维 A 酸的受体。它们具有相似的结构，包括羧基端的配体结合结构域和中央位置的 DNA 结合结构域；后者含有两个"锌指"结构，每个锌指结构是由数十个氨基酸残基构成的环状结构，锌离子与其中的四个半胱氨酸残基螯合以稳定该结构。

补充内容请参见光盘。

568.5 肾上腺髓质

Perrin C. White

肾上腺髓质主要分泌儿茶酚胺类激素，包括多巴胺、去甲肾上腺素和肾上腺素（图 568-3 见光盘）。脑组织、交感神经末梢以及肾上腺髓质外嗜铬组织也能合成儿茶酚胺。儿茶酚胺的代谢物随尿液排出，主要包括香草基杏仁酸（VMA）、甲氧基肾上腺素和去甲变肾上腺素。测定尿中的儿茶酚胺及去甲氧肾上腺素有助于诊断肾上腺髓质和交感神经系统中的嗜铬细胞瘤（见第 574 章）

补充内容请参见光盘。

（易琴 译，罗小平 审）

第 569 章
肾上腺皮质功能减退症
Perrin C. White

原发性肾上腺皮质功能减退症包括先天性和获得性两类，两者均可使肾上腺皮质损害，导致皮质醇以及醛固酮合成不足（表 569-1），其中获得性者又称 Addison 病。继发性肾上腺皮质功能减退症指下丘脑或垂体前叶病变引起促肾上腺皮质激素（ACTH）分泌不足，导致肾上腺皮质功能减退（表 569-2）。

569.1　原发性肾上腺皮质功能减退症
Perrin C. White

原发性肾上腺皮质功能减退症的病因包括遗传学因素和获得性因素（如自身免疫），前者一般在婴儿期没有表现。但是，发病与自身免疫有关者通常有遗传易感性，所以上述病因分类并不绝对。

表 569-1　原发性肾上腺皮质功能减退症的病因分类

诊断	除肾上腺皮质功能减退以外的临床特征	发病机理或遗传机制
自身免疫性肾上腺炎		
单纯的自身免疫性肾上腺炎	无其他特征	与 HLA-DR、CTLA4 相关
APS 中的自身免疫性肾上腺炎		
APS-1（APECED）	甲状旁腺功能减退症，慢性黏膜皮肤念珠菌病，其他自身免疫性疾病	*AIRE* 突变
APS-2	甲状腺疾病，1 型糖尿病，其他自身免疫性疾病（儿童罕见）	与 HLA-DR、CTLA4 相关
APS-4	除外甲状腺疾病和 1 型糖尿病的其他自身免疫性疾病（儿童罕见）	与 HLA-DR、CTLA4 相关
感染性肾上腺炎		
结核性肾上腺炎	结核病的其他器官表现	结核病
艾滋病	其他艾滋病相关的表现	HIV-1，巨细胞病毒
真菌性肾上腺炎	多发生于免疫抑制的患者	隐球菌病，组织胞浆菌病，球孢子菌病
导致肾上腺皮质功能减退的遗传性疾病		
肾上腺脑白质营养不良，肾上腺髓质神经病	中枢神经系统（脑白质营养不良）、脊髓或外周神经的脱髓鞘病变	编码过氧化物酶体脂肪酸转运蛋白的 ABCD1 基因突变
先天性类脂质性肾上腺发育不全	XY 性反转	编码生成类固醇的急性调节蛋白 *STAR* 基因突变；编码 P-450 侧链裂解酶的 CYP11A 发生罕见突变
CYP 氧化还原酶缺陷	Antley-Bixler 综合征	编码 CYP 氧化还原酶的 *POR* 基因突变
Smith-Lemli-Opitz 综合征	智能发育迟滞，颅面部畸形，生长落后	编码 7-去氢胆固醇还原酶的 *DHCR7* 基因突变
Pallister-Hall 综合征	下丘脑错构母细胞瘤，垂体功能减退症，肛门闭锁，轴后性多指症	GLI3 突变
IMAGe 综合征	宫内发育迟缓，干骺端发育不良，肾上腺功能减退，生殖器畸形	未知
Kearns-Sayre 综合征	外眼肌麻痹，视网膜变性和心脏传导障碍；其他内分泌疾病	线粒体 DNA 缺失突变
ACTH 不敏感综合征（家族性糖皮质激素缺乏）	糖皮质激素缺乏，但盐皮质激素合成正常，	
1 型	高大身材	编码 ACTH 受体的 *MC2R* 基因突变
2 型	无其他特征	*MRAP* 基因突变

3A 综合征（Allgrove's 综合征）	无泪症，失弛缓症；其他如神经系统受损症状、耳聋、智力发育迟滞和角化过度症	*AAAS* 基因突变
先天性肾上腺皮质增生症		
21- 羟化酶缺陷	女童生殖器假两性畸形	*CYP21A2* 基因突变
11β- 羟化酶缺陷	女童生殖器假两性畸形和高血压	*CYP11B1* 基因突变
3β- 羟类固醇脱氢酶缺陷	男童生殖器假两性畸形和女童男性化	*HSD3B2* 基因突变
17α- 羟化酶缺陷	男童生殖器假两性畸形，无青春期发育和高血压	*CYP17* 基因突变
先天性肾上腺发育不良		
X- 连锁	低促性腺激素性性腺功能减退症	*NR0B1*（*DAX1*）基因突变
Xp21 邻近基因综合征	进行性假肥大性肌营养不良和甘油激酶缺乏（精神运动发育迟滞）	进行性假肥大性肌营养不良，甘油激酶缺乏和 *NR0B1*（*DAX1*）基因的缺失突变
SF-1 相关	XY 性反转	*NR5A1*（*SF1*）基因突变
其他病因		
双侧肾上腺出血	潜在性疾病的症状	感染性休克，特殊的脑膜炎球菌性败血症，（Waterhouse-Friderichsen 综合征）；原发性抗磷脂综合征，抗凝机制
肾上腺浸润	潜在性疾病的症状	肾上腺转移灶，原发性肾上腺淋巴瘤，结节病，淀粉样变，血色素沉着症，
双侧肾上腺切除术	潜在性疾病的症状	
药物相关性肾上腺皮质功能减退	无其他症状	应用米托坦、氨鲁米特、依托咪酯、酮康唑、苏拉明、米非司酮进行治疗

ACTH：促肾上腺皮质激素；APS：自身免疫性多内分泌腺病；CYP：细胞色素 P-450；P-450scc：细胞色素 P-450 侧链裂解酶

摘自 Arlt W, Allolio B: Adrenal insufficiency. Lancet, 2003, 361:1881-1892

■ 遗传病因

先天性类固醇合成障碍

婴儿期肾上腺皮质功能减退症最常见的病因是失盐型先天性肾上腺皮质增生症（见第 570 章）。其中大约 75% 的 21- 羟化酶缺乏者、所有类脂质性肾上腺增生症者以及大部分 3β- 羟类固醇脱氢酶缺乏者，因皮质醇或醛固酮合成障碍，在新生儿期就有失盐的症状。

先天性肾上腺发育障碍

在非先天性肾上腺皮质增生症、自身免疫缺陷病或肾上腺脑白质营养不良所导致的肾上腺缺陷的男性患儿中，先天性肾上腺发育障碍（AHC）者占据了一半左右。肾上腺机能减退症状通常在新生儿期表现明显，但也有儿童期或成人期隐匿起病者。发育障碍的肾上腺皮质的组织学检查提示其正常结构破坏，并有巨细胞化的改变。本病是由 DAX1 基因（NR0B1）突变所致，该基因属于细胞核激素受体家族，位于

Xp21。患 AHC 的男孩由于低促性腺激素性性腺功能减退症而没有正常的青春期发育，并且 AHC 和低促性腺激素性性腺功能减退症都是由 DAX1 基因突变导致。这些患儿通常伴有隐睾症，这可能是低促性腺激素性性腺功能减退症的早期表现。

AHC 可发生于邻近基因缺失综合征患者，并伴有进行性假肥大性肌营养不良、甘油激酶缺乏症和智力发育迟缓中的一种或多种。

肾上腺发育障碍的其他遗传学病因

肾上腺和性腺的发育过程离不开转录因子 SF-1 的作用（见第 568 章）。出现 SF-1 基因（NR5A1）杂合突变的男性患者，虽然另一条染色体上该基因的拷贝数正常，但其睾丸的发育受损，可表现为女性化的外观，这一表现与类脂质性肾上腺增生症患者相似（见第 570 章）。然而，这些患者很少出现肾上腺发育障碍的表现。

GLI3 癌基因突变导致的 Palister-Hall 综合征患者偶可出现肾上腺发育障碍的症状（见第 568 章）。

表 569-2　继发性肾上腺皮质功能减退症的病因分类

诊断	注解
垂体肿瘤	继发性肾上腺皮质功能减退多为其全垂体功能减退的表现之一；其他症状（视野缺损）：多为腺瘤，癌变少见，肿瘤生长所致和（或）外科治疗后
下丘脑 – 垂体区的其他肿瘤	颅咽管瘤，脑膜瘤，室管膜瘤，生殖细胞瘤，蝶鞍内或蝶鞍上转移性病变
垂体放疗	白血病的全脑脊髓照射，下丘脑 – 垂体轴外的肿瘤放疗，垂体肿瘤放疗
淋巴细胞性垂体炎	
单纯性	自身免疫性垂体炎；大部分与怀孕相关（80%）；大部分为垂体功能减退，但也有单纯促肾上腺皮质激素缺乏者
APS 中的一部分	伴有自身免疫性甲状腺病，偶有白癜风、原发性性腺发育不良、1 型糖尿病和恶性贫血
单纯性先天性 ACTH 缺乏	阿片黑皮质素前体裂解酶缺陷？
阿片促黑激素皮质素原缺陷综合征	阿片黑皮质素前体基因突变；肾上腺皮质功能减退的临床特征，早发性肥胖和红发样色素沉着
多种垂体激素缺乏综合征	编码垂体转录因子 PROP1（Pit1 的祖先蛋白）的基因突变，GH、PRL、TSH、LH/FSH、ACTH 渐进式的全垂体功能减退 同源基因 HESX1 的突变，多垂体激素缺乏，视神经发育不全和脑中线结构缺陷（隔 – 视发育不良）
垂体卒中（Sheehan's 综合征）	主要以突发地剧烈头痛起病，视觉障碍，恶心和呕吐 组织细胞增生症；围产期起病的垂体卒中或坏死，如大量出血或低血压
垂体浸润或肉芽肿性垂体炎	结核病，放线菌病，结节病，韦格纳肉芽肿
头部创伤	如垂体柄损害
长期慢性的糖皮质激素过量	超过 2 周的外源性糖皮质激素给药，库欣综合征所致的内源性糖皮质激素分泌过多

ACTH: 促肾上腺皮质激素；APS: 自身免疫性多内分泌腺病；FSH: 卵泡刺激素；GH: 生长激素；LH: 黄体生成素；PRL: 泌乳素；TSH: 促甲状腺激素
摘自 Arlt W, Allolio B. Adrenal insufficiency. Lancet, 2003, 361:1881–1892

肾上腺脑白质营养不良（ALD）

本病患者既有肾上腺皮质功能减退，又有中枢神经系统脱髓鞘病变（见第 80，592.3）。这些患者的组织和体液中极长链脂肪酸浓度升高，这一特点与其过氧化物酶体脂肪酸 β 氧化障碍有关。

X 连锁性 ALD 是最常见的一种类型，其临床表现具有高度异质性。本病患者通常在儿童期或青春期出现神经系统退行性病变，并逐步发展为严重的痴呆，视力、听力、语言和步态均有退化，数年后死亡。其

中一类轻型 X 连锁性 ALD 属于肾上腺髓质神经病变（ALM），一般在青春期后期或成年早期起病。大多数本病患者在出现神经系统症状时，就有肾上腺皮质功能减退的征象，但 Addison 病可没有神经系统的症状或在神经系统症状出现前数年即有肾上腺皮质功能减退的表现。X 连锁性 ALD（X-ALD）是由位于 Xq28 区的 ABCD1 基因突变所致。该基因编码的跨膜转运蛋白的作用是将极长链脂肪酸转运至过氧化物酶体。目前在 X-ALD 患者中已发现 400 多种基因突变，但大多数家系都具有同一种特殊的基因突变。不同家系的临床表现差异很大，或许与修饰基因或其他一些尚未了解的因素有关。对于本病患者而言，其神经损害的程度与其肾上腺皮质功能减退的严重度之间并无相关性。目前可以通过 DNA 分析进行产前诊断，极长链脂肪酸分析进行家系筛查以及进行基因突变的分析。女性 X-ALD 基因的杂合子携带者通常在中年或以后出现临床症状，但其肾上腺功能大多正常。

新生儿 ALD 是一种非常罕见的常染色体隐性遗传病。临床表现为神经系统退化，伴有肾上腺皮质功能减退。大多数患者有严重的智力发育迟滞，5 岁前死亡。本病属于 Zellweger 综合征（脑肝肾综合征）的一个亚型，该综合征是由于参与过氧化物酶体各种作用的表达基因发生突变，导致该细胞器功能缺陷。

家族性糖皮质激素缺乏症

本病属于慢性肾上腺皮质功能减退症，以单纯性糖皮质激素缺乏、ACTH 水平升高以及醛固酮合成正常为特征。本病没有肾上腺皮质功能减退症的失盐表现，而是以 10 岁以内出现的低血糖、抽搐发作和色素沉着为首发表现。本病的男女发病率相同，属常染色体隐性遗传。组织学检查显示肾上腺皮质明显萎缩，其中球状带受累相对较轻。其中约 25% 的患者 ACTH 受体基因（MCR2）发生突变，从而影响受体分子从内质网向细胞表面运输。另外有 20% 的患者由 MRAP 基因突变所致，这一基因主要编码受体分子从内质网向细胞表面运输所需要的黑素细胞受体辅助蛋白。

有 ACTH 抵抗的另一综合征伴有贲门失弛缓症和无泪症（3A 或 Allgrove 综合征）。这类患者一般有进行性神经系统病变，例如自主功能障碍、智力发育迟滞、耳聋以及运动神经病。本综合征也是常染色体隐性遗传病，AAAS 基因位于 12q13。该基因编码的 aladin 蛋白可帮助调节其他蛋白在核质间的转运。

自身免疫性多内分泌腺病 I 型（APS-1）

尽管自身免疫性 Addison 病多为散发（见后文），它也可作为 2 种自身免疫性疾病综合征的一部分存在

（见第 560 章）。综合征之一是自身免疫性多内分泌腺病 I 型（APS-1），又称为自身免疫性多内分泌腺病 - 念珠菌病 - 外胚层营养障碍（APECED），呈常染色体隐性遗传，而 APS-2 则有多种遗传方式（描述见后文）。APS-1 疾病早期通常表现为慢性黏膜皮肤念珠菌病，随后依次出现甲状旁腺功能减退症和 Addison 病，并且 Addison 病一般于青春期早期发病。其他一些密切相关的自身免疫性疾病有性腺发育不良、秃发、白癜风、角膜病、牙釉质发育不良、指（趾）甲营养不良、肠吸收不良和慢性活动性肝炎。不到 10% 的本综合征患者还可出现甲状腺功能减退症和 1 型糖尿病。本综合征的一些病变可陆续发生，有些晚至 50 岁。本病患者血中如检出抗肾上腺抗体和类固醇细胞抗体，提示其 Addison 病的发病风险高，或在女性中出现卵巢功能早衰的可能性很高。APS-1 患者可很快发生肾上腺功能衰竭；死亡病例以及 APS-1 患者的正常同胞的非正常死亡都有报道，提示对 APS-1 患者进行密切监测以及对非患病同胞进行充分评估的必要性。

在 APS-1 患者的血中已经检出了抗 CYP21、CYP17 和 CYP11A1 酶的自身抗体。受累基因为自身免疫调节基因（AIRE1），位于 21q22。AIRE1 基因编码的蛋白是免疫反应中的一种重要的转录因子。目前在 APS-1 患者中已发现近 40 种突变，其中最常见的两种是 R257X 和 3 个碱基缺失的突变。还发现一例常染色体显性遗传的病例，其 AIRE1 基因发生了错义突变（G228W）。

胆固醇合成和代谢障碍

胆固醇合成或代谢障碍性疾病患者，包括血 β 脂蛋白缺乏症（载脂蛋白 ApoB 缺陷）以及家族性高胆固醇血症（LDL 受体缺乏或减少），临床上可有一定程度的肾上腺皮质功能减退的表现。Smith-Lemli-Opitz 综合征（SLOS）也可同时出现肾上腺皮质功能减退，该病为常染色体隐性遗传，以颜面异常、小头畸形、肢体异常以及发育迟缓为特征（见第 80.3）。SLOS 患者固醇 Δ7- 还原酶（位于染色体 11q12-q13）的编码基因发生突变，导致胆固醇合成过程的最后一步发生障碍，临床表现为血 7- 脱氢胆固醇水平显著升高、总胆固醇异常降低以及肾上腺皮质功能减退。Wolman 病是一种罕见的常染色体隐性遗传病，由位于 10q23.2-23.3 编码人溶酶体酸性脂肪酶的基因发生突变所致。胆固醇酯在该症患者的大部分器官系统的溶酶体中积聚，最终导致受累器官功能衰竭。一般于生后 1 至 2 个月出现肝脾大、脂肪泻、腹胀以及生长停滞。另外还可出现肾上腺皮质功能减退和双侧肾上腺钙化，通常 1 岁内死亡。

皮质类固醇结合球蛋白（CBG）缺乏以及皮质醇亲和力降低

这些疾病都有血浆皮质醇水平降低、尿液游离皮质醇水平正常以及血浆 ACTH 水平正常的特点。部分 CBG 缺乏的成人的低血压和疲乏发生率较高。

■ 获得性病因

自身免疫性 Addison 病

Addison 病最常见的病因是肾上腺免疫性损伤。本病患者肾上腺体积甚小，以至于尸检时肉眼不能识别，只有在显微镜下才能找到一些残余组织。一般肾上腺髓质不受损害，而受损的皮质区有明显的淋巴细胞浸润。疾病早期可表现为单纯性皮质醇缺乏，到晚期肾上腺皮质功能可以完全丧失。大多数患者的血浆中发现存在抗肾上腺胞质抗体，21- 羟化酶（CYP 21）可能是其自身抗原。

Addison 病通常作为两种自身免疫性多内分泌腺病综合征中的一部分存在。APS-1 在前文中已有叙述。APS-2 由 Addison 病和自身免疫性甲状腺疾病（Schmidt 综合征）或 1 型糖尿病（Carpenter 综合征）组成。另外，本综合征患者还可出现性腺功能减退、白癜风、秃发、慢性萎缩性胃炎，伴或不伴恶性贫血。患者血中的 HLA-D3 和 HLA-D4 水平升高，这与疾病的易感性有关；主要组织相容性复合物 I 型链相关基因 A 和 B（MICA 和 MICB）的等位基因也与疾病的发病有关。本病好发于中年女性，并在同一家系的数代中均有发病。在患者的血中已经检出了抗肾上腺的自身抗体以及抗 CYP 21、CYP 17 和 CYP 11A1 酶的特异抗体。自身免疫性肾上腺功能不全也可见于乳糜泻的患儿（见第 330.2）。

感 染

过去结核病是破坏肾上腺的常见病因，但现在随着结核病的控制而明显减少。目前导致肾上腺皮质功能减退最常见的感染性病因为脑膜炎球菌感染（见第 184 章）。该细菌感染造成的肾上腺危象称为 Waterhouse-Friderichsen 综合征。艾滋病患者通常可出现下丘脑 - 垂体 - 肾上腺轴受累的一系列亚临床改变，但单纯性肾上腺皮质功能减退非常罕见，另外，一些治疗艾滋病的药物也会影响肾上腺激素的平衡状态。

药 物

酮康唑作为一种抗真菌药物，可降低肾上腺中一些酶的活性，造成肾上腺皮质功能减退。利福平以及一些解痉药物，如苯妥英钠和苯巴比妥，可通过诱导肝的类固醇代谢酶，降低皮质类固醇替代疗法的效果和药物的生物利用度。米托坦是治疗肾上腺肿瘤和难治性库欣综合征（见第571，574章）的药物，对肾上腺皮质具有细胞毒性，并能改变肾上腺外的皮质醇代谢。在接受米托坦治疗的人群中，发生肾上腺皮质功能减退的比例很高。依托咪酯是用于诱导和维持全身麻醉的一种药物，可抑制11β-羟化酶（CYP 11B1）的活性，其单次的诱导剂量可以阻断皮质醇的合成达4-8小时或更久。在急性应激患者中病情往往更重，尤其对于危急情况下需要重复给药的患者。

肾上腺出血

新生儿期的肾上腺出血常作为难产（特别是臀先露）的并发症，但其病因尚不明确，其发病率约为3/100 000。如果出血范围大，可因失血或肾上腺功能减退而死亡，另外还可出现腹部肿块、贫血、不明原因的黄疸或阴囊血肿。通常在出血的早期可没有任何临床症状，到肾上腺发生钙化方可确诊。发生于胎儿期的肾上腺出血已有报道。使用抗凝剂的患者出现肾上腺出血的比例很高。另外，药物成瘾也是儿童肾上腺出血的病因之一。

■ 临床表现

原发性肾上腺皮质功能减退可引起皮质醇和醛固酮分泌不足。第568章所述的肾上腺皮质激素的正常生理作用有助于我们理解以下各种临床症状和体征。

低血糖是肾上腺皮质功能减退的一个很重要的特点，通常可并发酮症，这是由于出现低血糖时机体需要利用脂肪酸作为能量的来源，分解产生较多的酮体。食欲减退、恶心、呕吐是本病的常见表现，这些能加重酮症的表现。

皮质醇缺乏导致心输出量和血管张力降低，还可使儿茶酚胺如肾上腺素的收缩以及升压效应降低。在较大儿童首先出现的症状是体位性低血压，并逐步发展为晕厥，后者可发生于任何年龄。醛固酮分泌不足可加重这些表现，这是由于远端肾单位的重吸收钠的功能减退，导致血容量降低。

低血压和心输出量降低可使肾小球滤过减少，肾排泄自由水的能力减弱。低血压和皮质醇缺乏，可使垂体后叶的抗利尿激素释放增加。这些因素导致血浆渗透压下降，造成低钠血症。醛固酮缺乏也是造成低血钠的原因，并且当皮质醇和醛固酮同时缺乏时，低血钠的程度可加重。

醛固酮缺乏时，远端肾单位的排钾功能也受影响，所以除了出现血容量减少和低钠血症，还可出现高血钾。而单纯的皮质醇缺乏不会引起高血钾。

皮质醇缺乏造成对下丘脑和垂体的反馈抑制作用减弱，ACTH分泌增多。ACTH和其他一些由阿黑皮素原经酶分解而来的肽类激素（如 γ-促黑激素）的分泌增加，导致色素沉着。对于本来皮肤白皙的患者，面部可出现青铜色斑，皮肤皱褶、黏膜和瘢痕处的色素沉着尤为明显。对于本来皮肤黝黑的患者，牙龈和颊黏膜改变明显。

肾上腺皮质功能减退的临床表现与患者的年龄和病因有关，而与皮质醇和醛固酮是否同时缺乏的关系不大。婴儿早期发病的主要病因有先天性类固醇合成障碍、败血症、先天性肾上腺发育障碍和肾上腺出血。婴儿对醛固酮的生理需要量相对较大，这与其肾脏发育尚未成熟以及母乳和配方奶中钠含量较低有关。婴儿肾上腺皮质功能减退症最突出的表现有高血钾、低血钠和低血糖。可以不伴酮症，因为婴儿本身产生酮体的能力就较弱。婴儿期也可以不出现色素沉着，因为这一病理现象需要数周或数月完成，另外体位性低血压在婴儿期也很难证实。

对婴儿而言，病情发展很快。活动减少、食欲减退和呕吐数天后就可出现严重的电解质紊乱。

对患Addison病的较大儿童，表现有肌无力、萎靡不振、食欲减退、呕吐、体重减轻和体位性低血压。部分患者起病比较隐匿，因此直到数年后出现明显症状或并发其他一些疾病时才引起重视。在出现相对较轻的感染性疾病时，这些患者可出现急性失代偿（肾上腺危象）。

色素沉着不一定出现。低血糖、酮症和低血钠非常多见。与婴儿相比较，在较大儿童中高血钾通常发生于病程的晚期。因此这些临床症状有时与胃肠炎和其他一些急性感染不易鉴别。这些临床症状的慢性过程容易使临床医生忽略Addison病的诊断，但是只要在儿童中出现了体位性低血压、低钠血症、低血糖和酮症，都需要考虑本病的可能性。

原发性肾上腺皮质功能减退症患者中，当出现盐皮质激素分泌障碍时，可出现嗜盐现象；而当糖皮质激素分泌缺陷时，则出现疲乏、肌痛、发热、嗜酸性粒细胞增多、淋巴细胞增多、高钙血症和贫血的表现。

■ 实验室检查

前文已经叙述了本病可出现的低血糖、酮症、低血钠和高血钾。在重症患儿，心电图可快速对高血钾进行诊断。可常伴有酸中毒，脱水时血尿素氮水平升高。

皮质醇水平有时可处在正常低限水平，但当患者疾病严重时，其测定值常降低。原发性肾上腺皮质功能减退症患者的ACTH水平明显升高，但其检测结果不能立即回报。同样，醛固酮水平也可接近正常，但当患者出现低血钠、高血钾和低血容量时，测得的值就相对很低。血浆肾素活性可升高。血嗜酸性粒细胞明显增多，但其诊断价值不大。

尿液排出的钠和氯化物增加，尿钾减少，但单凭随机尿样很难测得准确数值。如需准确地测定，需留取 24h 的尿液标本，并同时计算患者这一时间内摄入的钠、钾量。

ACTH 刺激试验是对肾上腺皮质功能减退最具诊断价值的检查，方法为在给予 ACTH 的前后分别测定血清皮质醇水平；这类患者在给予 ACTH 前皮质醇的基础值较低，在应用 ACTH 后也不会相应升高。当然，当肾上腺皮质储备功能发生缺陷时，给予 ACTH 刺激后也不能使皮质醇水平升高。继发性肾上腺皮质功能减退时，ACTH 注射前的皮质醇水平较低，而注射后可明显增加。传统的操作方法是：在快速静脉输注 0.250mg 合成促皮质激素（ACTH 1–24）前及注射后 30min 或 60min 测定皮质醇浓度。醛固酮对这一剂量的 ACTH 也能快速反应，表现为浓度升高。小剂量的 ACTH 刺激试验（1μg ACTH 1–24/1.73 m²），对探查垂体 – 肾上腺储备功能具有较高的敏感性，但特异性较低（如更多假阳性）。

■ 鉴别诊断

Addison病的临床表现常需同一些急性病相鉴别，如胃肠炎伴脱水或败血症。鉴别各种肾上腺皮质功能减退时，一般可做以下的检查。当怀疑先天性肾上腺皮质增生症时，可同时测定血清皮质醇前体浓度（17-羟孕酮）和皮质醇浓度（ACTH 刺激试验；见第 570 章）。血极长链脂肪酸增高时可用于诊断肾上腺脑白质营养不良。自身免疫为主要发病机制时，血中可检测出抗肾上腺的自身抗体。自身免疫性 Addison 病患者常伴有其他器官的自身免疫性疾病；在儿童中，甲状旁腺功能减退症最为常见，可有低血钙和高血磷。

B 超、CT 或 MRI 可帮助明确肾上腺的形态改变。

■ 治 疗

对于急性肾上腺皮质功能减退症患者，确诊后就应给予有效的治疗。如果诊断尚未明确，开始治疗前需留取血样标本测定血电解质、葡萄糖、ACTH、皮质醇、醛固酮和肾素活性。如果患者病情允许，可以在补液的同时行 ACTH 刺激试验。静脉输注含 5% 葡萄糖的生理盐水纠正低血糖、低血容量和低血钠。应避免使用低张力液体（如 5% 的葡萄糖水或 0.2% 盐水），因为可导致或加重低钠血症。当高钾血症十分

严重时，可静脉使用钙剂和（或）碳酸盐、肠道内与钾结合的树脂（聚磺苯乙烯）或静脉滴注葡萄糖和胰岛素。还应立即静脉输注水溶性的氢化可的松，如氢化可的松琥珀酸钠，一般首次给予婴儿 10mg、幼儿 25mg、较大儿童 50mg、青少年 100mg，接下来再次给予相似的总量，于第一个 24h 内分次给予，每 6h 一次。如果病情好转，在第二个 24h 可减量。静脉补充盐水可补充足量的液体和钠，同时大剂量的氢化可的松也可发挥盐皮质激素的作用，最后纠正水和钠的失衡。

虽然肾上腺皮质功能减退和甲状腺功能减退相伴存在比较罕见，但遇到这类患者需特别谨慎，因为甲状腺素可加速皮质醇的清除率。在治疗甲状腺功能减退时，若糖皮质激素初始剂量不足，容易出现肾上腺危象。

在控制了急性发作后，多数患者需要长期使用肾上腺皮质激素替代治疗来弥补其皮质醇和醛固酮的缺乏。一般剂量是氢化可的松(皮质醇)10 mg/(m²·24 h)，分 3 次口服。部分患者剂量可能需加大到 15 mg/(m²·24 h)以减少疲乏（清晨更为明显）的症状。定时释放的氢化可的松制剂目前仍在临床试验阶段，尚未上市。也可换算成同等剂量的泼尼松或泼尼松龙（氢化可的松量的 20%~25%），分 2 次口服。ACTH 水平可用于评估原发性肾上腺皮质功能减退的治疗效果；而在先天性肾上腺皮质增生症患者，则需测定激素前体水平进行监测（见第 570 章）。采取血样时，需在一天中的固定时间以及与氢化可的松用药时间保持恒定（用药前或用药后）时留取。治疗中并没有必要将 ACTH 水平降至正常，因为这可能意味着氢化可的松过量了；清晨 ACTH 水平能降至正常的 2~3 倍即代表药物剂量足够。未经治疗或经治疗的重症患者在伴发较轻度的感染性疾病时可出现急性失代偿，因此症状（或没有症状）的评估并不能替代那些生物监测指标。在应激情况下，如感染或小的手术，氢化可的松的剂量应该增加 2~3 倍。在行需全身麻醉的大手术时，则需静脉输注更高剂量的氢化可的松，基本同急性肾上腺危象时所需剂量相当。

如果存在醛固酮缺乏，可补充合成的盐皮质激素（氟氢可的松），每天口服 0.05~0.2mg。血浆肾素活性的测定可有效监测盐皮质激素替代治疗的疗效。糖皮质激素长期过量使用，可导致肥胖、身材矮小和骨质疏松；而氟氢可的松过量使用则可造成心动过速、高血压，偶可出现低血钾。

成人期是否需行脱氢表雄酮（DHEA）的替代治疗目前仍有较大争议；青春期前的儿童尚不能正常分泌大量的 DHEA。许多患 Addison 病的成人常抱怨体

能降低，而 DHEA 的替代治疗可解决他们的这一问题。特别是在那些成年女性患者，因其肾上腺来源的雄激素占机体内总的雄激素一半左右，因此替代治疗效果更为明显。

需根据肾上腺皮质功能减退的潜在病因如感染或某些代谢缺陷进行对症治疗。肾上腺脑白质营养不良的治疗为补充三酰甘油和三芥子酸甘油酯（即罗伦佐油）、骨髓移植和洛伐他汀（见第 592.3）。

参考书目

参考书目请参见光盘。

569.2　继发性肾上腺皮质功能减退症

Perrin C. White

■病　因

皮质类固醇治疗突然中断

长期大剂量使用糖皮质激素进行治疗，可使下丘脑－垂体－肾上腺轴功能受到抑制，因某些原因在治疗过程中突然停药或减量过快时，常造成继发性的肾上腺皮质功能减退。白血病、哮喘（特别是糖皮质激素从口服改为吸入者）、胶原血管病或其他自身免疫性疾病以及接受器官移植或神经外科手术的患者均可能出现继发性肾上腺皮质功能减退。对于可能出现这种情况的糖皮质激素的最大剂量和最长用药时间还不清楚，一般认为在大剂量糖皮质激素（>10 倍皮质醇生理分泌量）使用超过 1 周，而在这个过程中没有逐步减量时可能会发生。另外，使用大剂量地塞米松的白血病患儿停药以后，通常需要两个月或更长时间才能恢复肾上腺的正常功能。应激情况下，如严重感染或外科手术时，患者极有可能出现肾上腺皮质功能减退的症状和体征。

促肾上腺皮质激素（ACTH）缺乏

垂体或下丘脑病变可造成促肾上腺皮质激素缺乏（第 551 章），同时还可造成其他多种垂体激素缺乏，如生长激素和促甲状腺激素。垂体病变如颅咽管瘤和生殖细胞瘤是最常见的病因。脑中线区肿瘤的放疗或手术也可使垂体或下丘脑的损害进一步加重。自身免疫性垂体炎所致的促肾上腺皮质激素缺乏非常罕见。

还存在一些先天性垂体病变，可能仅有垂体受累，或伴发多种中线结构组织受累，如视神经或透明隔。其中后者的缺陷称为视隔发育不良或 de Morsier 综合征（见第 585.9）。其他一些更为严重的脑组织异常，如无脑畸形和前脑无裂畸形，也会影响垂体的正常功

能。以上疾病仅少数为常染色体隐性遗传，多数为散发病例。已有从数个不同家系的同胞之间，发现单纯性促肾上腺皮质激素缺乏的病例报道。多种垂体激素缺乏，常常是由于 PROP1 基因发生突变，这类患者有进行性 ACTH/ 皮质醇缺乏的表现。在一个阿拉伯家族中发现单纯性促肾上腺皮质激素释放激素缺乏的病例，这一疾病的遗传方式为常染色体隐性遗传。

最近应用美替拉酮刺激试验（见后）的方法检测出约 60% 的 Prader-Willi 综合征（见第 76 章）患儿伴有一定程度的继发性肾上腺皮质功能减退，尽管这些患者日间分泌的皮质醇水平正常。这一发现的临床意义目前尚不明确，但可在一定程度上解释这群患者中发生感染性疾病时猝死率较高的原因。尽管还不是标准化的治疗方法，一些内分泌医生仍主张 Prader-Willi 综合征患者出现发热性疾病时可用氢化可的松进行治疗。

■临床表现

继发性肾上腺皮质功能减退的患者，因其肾上腺的结构未受到破坏，以及肾素血管紧张素系统并未受累，醛固酮的分泌功能正常。因此本病患者仅有皮质醇分泌不足的症状和体征。新生儿通常还会出现低血糖，较大的儿童则会出现体位性低血压或软弱无力的表现。低血钠也可出现。

各种先天性或获得性原因造成垂体结构破坏者，临床上可有多种垂体激素缺乏的表现。如同时伴有促性腺激素缺乏，男婴可出现小阴茎。继发性肾上腺皮质功能减退的婴儿常有黄疸消退延迟。伴生长激素缺乏儿童在 1 岁后出现生长迟缓。

一些垂体病变的患儿可伴有面中部的发育不良，其中视神经发育不良者有视力缺损和游走性眼球震颤症，后者一般到生后数月才有表现。

■实验室检查

肾上腺本身并未直接受累，因此继发性肾上腺皮质功能减退症的诊断有时比较困难。目前的金标准动力试验为：胰岛素引起的低血糖，可能在某种程度上形成对整个下丘脑－垂体－肾上腺轴（HPA）的有效应激。该试验需要一名固定的内科医生参与，但许多内分泌专家认为作为常规应用其风险性太大。另一种金标准试验是：应用一种特殊的类固醇 11β－羟化酶（CYP 11B1）抑制剂即甲吡酮，来阻断皮质醇的合成，从而减少其对 ACTH 的负反馈作用。该试验操作有许多方案，其中一种是午夜口服甲吡酮（30mg/kg），第二天清晨 8 点抽血检测皮质醇和 11- 脱氧皮质醇

（11β-羟化酶的底物）水平。如果皮质醇水平降低（<5μg/dL），则说明皮质醇的合成受到了有效抑制；如 11-脱氧皮质醇 >7μg/dL，则提示 ACTH 通过刺激肾上腺皮质对皮质醇产生不足产生了正常的反应。这一试验若在研究室外进行，需小心谨慎，因其可能导致肾上腺功能处于临界水平的患者出现肾上腺危象，此外试验中的使用的药物有时不易获取。

目前，最常用于诊断继发性肾上腺皮质功能减退的是小剂量 ACTH 刺激试验（静脉输注 1μg/1.73m² 的合成促皮质素），原理即肾上腺皮质若缺乏正常生理剂量的 ACTH 刺激，将会出现一定程度的萎缩。因此在出现急性垂体损伤（如外伤或手术）时，会出现假阴性结果。这种情况较为少见，一般来说该试验具有较好的敏感性和特异性。尽管各种测试方法有所差异，但注射合成促皮质素后 30min 的皮质醇阈值均相同，为 18~20μg/dL，为区别正常与异常反应的标志。

目前，尚没有促肾上腺皮质激素释放激素（CRH）刺激试验可替代 ACTH 刺激试验的有效依据。虽然在理论上，CRH 试验在检测垂体前叶对 ACTH 分泌的反应上更具优势，但实际上其敏感性和特异性并未得到证实，此外试验所需的药物不易获取。

■ 治 疗

预防医源性继发性肾上腺皮质功能减退症（长期糖皮质激素治疗所致）最有效的措施是：在最短的时间内达到最小糖皮质激素系统性给药的有效量。当激素治疗患者可能发生上述情况时，应该将激素的剂量迅速减至正常生理分泌量水平或稍低 [氢化可的松，约 10mg/（m²·24h）]，并在以后的数周继续逐步减量，使肾上腺皮质功能恢复，可避免出现肾上腺皮质功能减退。垂体结构发生病变的患者需要糖皮质激素替代治疗，但不需要补充盐皮质激素。在全垂体功能减退的患者，治疗皮质醇分泌不足可促进游离水的排出，因此可伴发中枢性尿崩症。这些患者开始皮质醇治疗时需监测电解质水平。

参考书目

参考书目请参见光盘。

569.3　急症情况下的肾上腺皮质功能减退症
Perrin C. White

■ 病 因

肾上腺皮质功能减退症作为一种一过性的情况，在儿科重症患者中的发生率达 20%~50%。许多情况下，它实际上被看作"功能性的"或"相对性的"，意味着皮质醇水平仍在正常范围之内，只不过其不能满足重症疾病时相对增加的需要量。其病因多种多样，部分在 569.1 章已进行了叙述。它们包括休克特别是感染性休克所致的肾上腺血流灌注不足，这在脑膜炎球菌血症中较为常见。感染性休克时产生的炎症介质，特别是白介素 -6，可以抑制 ACTH 分泌，从而直接抑制皮质醇分泌，或同时对两者进行抑制。依托咪酯，作为气管插管时的镇静药物，可抑制类固醇 11β-羟化酶，从而阻断皮质醇的合成。神经外科术后的闭合性头颅外伤患者，或累及下丘脑或垂体的肿瘤患者，在出现全垂体功能减退的同时可能会出现 ACTH 缺乏。部分患儿若之前接受过全身皮质激素治疗（如白血病患儿），其下丘脑 - 垂体 - 肾上腺轴也会因上述原因受到抑制。在重症监护病房，早产婴尚未具备正常的合成皮质醇的能力（见第 568.2），因此患病时不能合成足够的激素。

补充内容请参见光盘。

（易琴　译，罗小平　审）

第 570 章
先天性肾上腺皮质增生症和相关疾病
Perrin C. White

先天性肾上腺皮质增生症（Congenital adrenal hyperplasia，CAH）是一组常染色体隐性遗传的由皮质醇合成缺陷引起的疾病（肾上腺类固醇激素合成途径参见第 568 章）。皮质醇缺乏增加促肾上腺皮质激素（corticotropin，ACTH）分泌，继而导致肾上腺皮质增生和中间代谢物的过量产生。根据类固醇激素合成途径中发生缺陷的酶的不同，可出现相应的盐皮质激素缺乏或过量的症状、体征和实验室检查结果；男性患儿可能出现不完全男性化或性早熟；女性患儿可能出现男性化或性幼稚（图 570-1、570-2 和表 570-1）。

570.1　21-羟化酶缺乏
Perrin C. White

■ 病 因

90% 以上的 CAH 是由 21-羟化酶缺乏所致。此

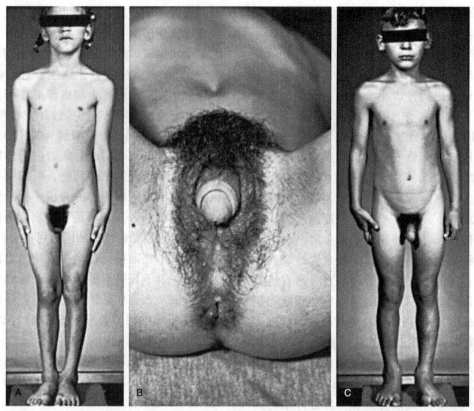

图 570-1 A. 6 岁女性患儿，先天性肾上腺皮质增生症，男性化体征。身高年龄为 8.5 岁，而骨龄为 13 岁。B. 阴蒂肥大和阴唇融合。C. 患者 A 的 5 岁弟弟，父母未发现其患病。身高年龄为 8 岁，而骨龄为 12.5 岁

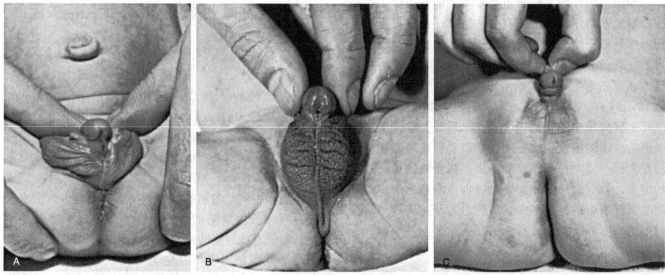

图 570-2 三例未经治疗的先天性肾上腺皮质增生症，表现为女性男性化。三例患儿在出生时均被错判为男性，但染色体分析证实为女性。患儿儿 A 和 B 为失盐型，在婴儿早期即获得诊断。患儿 C 因双侧隐睾在 1 年时诊断此病。三例患儿的阴茎及男性尿道发育完全，在肾上腺皮质增生的女性患儿中外生殖器这样的完全男性化是罕见的，这些患者大部分都是失盐型 CAH

P450 酶（CYP21，P450c21）羟化黄体酮和 17- 羟黄体酮（17-OHP），分别产生 11- 去氧皮质酮（DOC）和 11 - 脱氧皮质醇（图 568-1），并在其他酶的作用下最终合成醛固酮和皮质醇。当 CYP21 完全缺乏时，这两种激素均分泌不足，临床症状最重，称"失盐型"。

CYP21 不完全缺乏时，仍可分泌足量的醛固酮，但肾上腺合成雄激素增多，临床症状较轻，称为"单纯男性化型"。这 2 种类型都属于经典型 21 - 羟化酶缺乏症。非经典型 21 - 羟化酶缺乏患者雄激素水平轻度升高，可能在生后出现症状。

表 570-1　先天性肾上腺皮质增生症的诊断和治疗

CAH 种类	涉及的基因和染色体	症状和体征	实验室检查	治疗措施
21- 羟化酶缺乏，经典型	CYP21 6p21.3	糖皮质激素缺乏	↓ 皮质醇，↑ ACTH ↑↑ 17- 羟孕酮的基础值和 ACTH 刺激后的值	糖皮质激素（氢化可的松）替代
		盐皮质激素缺乏（失盐危象）	低钠血症，高钾血症 ↑ 血浆肾素	盐皮质激素（氟氢可的松）替代；补充氯化钠
		女性假两性畸形	↑ 血清雄激素	阴道成形术和阴蒂矫形
		生后男性化	↑ 血清雄激素	用糖皮质激素抑制
21- 羟化酶缺乏，非经典型	CYP21 6p21.3	可无症状；肾上腺机能早现，多毛，痤疮，月经不规则；不育	↑ 17- 羟孕酮的基础值和 ACTH 刺激后的值 ↑ 血清雄激素	用糖皮质激素抑制
11β - 羟化酶缺乏	CYP11B1 8q24.3	糖皮质激素缺乏	↓ 皮质醇，↑ ACTH ↑↑ 11- 脱氧皮质醇和去氧皮质酮的基础值和 ACTH 刺激后的值	糖皮质激素（氢化可的松）替代
		女性假两性畸形	↑ 血清雄激素	阴道成形术和阴蒂矫形
		生后男性化	↑ 血清雄激素	用糖皮质激素抑制
		高血压	↓ 血浆肾素，低钾血症	用糖皮质激素抑制
3β - 羟类固醇脱氢酶缺乏，经典型	HSD3B2 1p13.1	糖皮质激素缺乏	↓ 皮质醇，↑ ACTH ↑↑ Δ5 类固醇 （孕烯醇酮，17- 羟基孕烯醇酮，DHEA）	糖皮质激素（氢化可的松）替代
		盐皮质激素缺乏（失盐危象）	低钠血症，高钾血症，↑ 血浆肾素	盐皮质激素（氟氢可的松）替代；补充氯化钠
		男性和女性假两性畸形	↑ DHEA，↓ 雄烯二酮，睾酮和雌二醇	外科手术矫正外生殖器及必要时性激素替代以使性别和养育性别一致
		肾上腺机能早现，青春期紊乱	↑ DHEA，↓ 雄烯二酮，睾酮和雌二醇	用糖皮质激素抑制
17α - 羟化酶 /17,20- 裂解酶缺乏	CYP17 10q24.3	皮质醇缺乏（皮质酮足量）	↓ 皮质醇，↑ ACTH ↑ DOC，皮质酮 17α - 羟类固醇降低且对 ACTH 反应差	给予糖皮质激素（氢化可的松）
		男性假两性畸形	↓ 血清雄激素；对 hCG 反应差	睾丸固定术或切除腹腔内睾丸；性激素替代，使和养育性别一致
		性幼稚	↓ 血清雄激素或雌激素	性激素替代以和养育性别一致
		高血压	↓ 血浆肾素；低钾血症	用糖皮质激素抑制
先天性脂样肾上腺增生	STAR 8p11.2	糖皮质激素缺乏	↑ ACTH 所有类固醇激素均低，对 ACTH 的应答降低或无应答	糖皮质激素（氢化可的松）替代
		盐皮质激素缺乏（失盐危象）	低钠血症，高钾血症，↓ 醛固酮，↑ 血浆肾素	盐皮质激素（氟氢可的松）替代；补充氯化钠
		男性假两性畸形	男性对 hCG 应答降低或缺失	睾丸固定术或切除腹腔内睾丸；性激素替代，使和养育性别一致
		女性青春期发育差或卵巢早衰	↑ FSH，↑ LH，↓ 雌二醇（青春期后）	雌激素替代
P450 氧化还原酶缺乏	POR 7q11.3	糖皮质激素缺乏	↓ 皮质醇，↑ ACTH ↑ 孕烯醇酮，↑ 黄体酮	糖皮质激素（氢化可的松）替代
		男性女性假两性畸形	↑ 产前血清雄激素，↓ 青春期雄激素和雌激素下降	手术矫正外生殖器必要时补充性激素，使和养育性别一致
		母亲男性化，安特利 - 比克斯勒综合征	雌激素 / 雄激素比例降低	

■ 流行病学

经典型 21- 羟化酶缺乏症发生率约为 1/（15 000~20 000）活产儿。约 70% 患儿表现为"失盐型"，30% 患儿表现为"单纯男性化型"。在美国，非裔美国人 CAH 发生率比白人儿童低（分别为 1：42 000 和比 1：15 500）。非经典型 21 - 羟化酶缺乏症患病率在一般人群中约为 1/1000，但在特定的族群，如北欧犹太人和西班牙裔，其发生率更高。

■ 遗传学

有 2 个类固醇 21- 羟化酶基因——CYP21P（CYP21A1P，CYP21A）和 CYP21（CYP21A2，CYP21B）——均位于 6 号染色体短臂 21.3 区，介于 HLA-B 和 HLA-DR 基因位点之间，与编码人类白细胞抗原（HLA）的主要组织相容性复合体中补体的第四个组分的两个基因（C4A 和 C4B）交替串联。还有许多其他基因位于该区域。CYP21 是功能基因；CYP21P 的 DNA 序列与 CYP21 有 98% 的同源性，但因其有 9 种不同的突变而成为一个无功能的假基因。导致 21 - 羟化酶缺乏症的突变类型中，90% 以上是 CYP21 和 CYP21P 之间发生重组。约 20% 为，CYP21 和 CYP21P 之间发生了减数分裂不等交换，造成二者之间的非相互交换，引起酶活性降低。约 20% 为 CYP21 和 CYP21P 之间发生了不等减数分裂交换造成的基因缺失，而剩下部分为有害突变从 CYP21P 到 CYP21 的非交互转移，这种现象称为基因转换。

CYP21P 的不同的有害突变转移到 CYP21 时，对酶活性可产生不同影响。一些突变可完全阻止有功能的蛋白质合成，而另一些是错义突变（导致相应的氨基酸置换），可产生具有正常活性的 1%~50% 的酶。疾病严重程度和患者所携带的基因突变高度相关；例如，"失盐型"患者通常携带两个可完全破坏酶活性的等位基因突变。患者常常是不同类型突变的复合杂合子（即其中 1 个等位基因较另一个等位基因受突变影响较小），在这种情况下，疾病表现的严重程度在很大程度上是由受影响较轻的那个等位基因的活性决定。

■ 发病机制和临床表现

醛固酮和皮质醇缺乏

皮质醇和醛固酮合成都需要经过 21 - 羟化，这两种激素在最严重"失盐型"中都缺乏。这种形式约占经典型 21 - 羟化酶缺乏症的 70%。皮质醇和醛固酮缺乏的症状和体征以及相关的病理生理学机制已在第

569 章描述过，包括进行性消瘦、食欲缺乏、呕吐、脱水、乏力、低血压、低血糖、低钠血症和高钾血症。这些临床表现约在患儿 10~14 日龄时出现。如果不进行治疗，休克，心律失常和死亡可能在几天或几周内发生。

CAH 与其他原因所造成的原发性肾上腺功能不全不同，其前体类固醇积累在被阻断转化的酶的近端通路上。因为不能有效合成皮质醇，ACTH 水平增高，导致肾上腺皮质增生和前体类固醇的水平高于正常几百倍。在 21- 羟化酶缺乏的情况下，17- 羟黄体酮和孕激素这些前体类固醇增高。黄体酮和其他代谢物可作为盐皮质激素受体的拮抗剂，在未治疗的患者中可能会加剧醛固酮缺乏。

产前雄激素过多

类固醇前体的积累引起最重要的问题是 17- 羟黄体酮被分流到雄激素的合成通路上，从而导致高水平的雄烯二酮，并在肾上腺外转化为睾酮。妊娠 8-10 周即可出现上述代谢异常，并影响女性胎儿的生殖器发育（图 570-1、570-2）

在妊娠早期男性和女性的外生殖器外观相似（第 576 章）。女性胎儿宫内暴露于高浓度的来源于肾上腺的雄激素，外生殖器出现男性化（图 570-1、570-2），表现为阴蒂肥大，阴唇部分或完全融合。阴道通常与尿道（泌尿生殖窦）有一个共同的开口。阴蒂肥大似阴茎；因为尿道开口于阴蒂下方，一些女性患儿可能被误诊为男性出现尿道下裂和隐睾。21- 羟化酶缺乏症"失盐型"女性患儿的男性化程度通常最严重。内生殖器官正常，因为女性患儿有正常的卵巢而非睾丸，并不分泌抗苗勒管（antim ü llerian）激素。

大脑产前暴露于高浓度的雄激素可能会影响女性患儿生后的性别二态性行为。女孩倾向于对男性化的玩具如汽车和卡车感兴趣，而对洋娃娃兴趣下降，并表现出攻击性玩耍行为。成年女性可能对母亲角色兴趣下降，同性恋发生率增加，但大多数患者仍表现为异性恋，没有性别认同障碍或焦虑，一般不会把自己当男性。

男性患儿出生时正常，因此可能直至出现肾上腺皮质功能减退的迹象时才得以诊断。由于患儿病情可能很快恶化，男婴比女婴死亡率更高，因此许多国家已对此病实行新生儿筛查（见后文）。

生后雄激素过多

未经治疗或治疗不当的患儿在生后出现雄激素过多的其他体征。单纯男性化型的 21- 羟化酶缺乏症常延误诊断，因为他们无特殊表现且很少发展为肾上腺皮质功能不全。

雄激素过多的体征包括生长和骨骼成熟加速。因此，患儿在童年时身材较高，但骨骺过早闭合导致生长停止较早，使成年身高较矮（图 570-1）。肌肉可能过度发达。阴毛与腋毛出现早；声音低沉，出现痤疮。男性患儿的阴茎、阴囊和前列腺增大；然而，睾丸通常为青春期前正常大小，但与增大的阴茎比显得相对小。偶尔，异位于睾丸的肾上腺皮质细胞可出现增生类似于肾上腺，发生睾丸肾上腺残余肿瘤（第 578 章）。女性患儿阴蒂可能会进一步增大（图 570-1），除非得到适当治疗，否则虽然内生殖器是女性，但可能不会出现乳房发育和月经。

非经典型 21- 羟化酶缺乏症可出现类似但程度较轻的雄激素过多体征，患儿皮质醇和醛固酮水平正常，女性患儿生殖器出生时正常。男性和女性患儿均有阴毛与腋毛早现。患者后期可出现多毛、痤疮、月经紊乱和不育。然而，许多女性和男性患者无任何症状。

肾上腺髓质功能障碍

肾上腺髓质发育需要正常肾上腺内极高的皮质醇水平的环境。因此，经典型 CAH 患者的肾上腺髓质功能异常，表现为对肾上腺素反应迟钝，运动时血糖和心率降低。但运动能力未受到损害，这些结果的临床意义仍不确定。在未经治疗或治疗不当的患者，肾上腺髓质功能异常可能会加剧皮质醇缺乏所致的心血管作用。

实验室检查（表 570-1）

"失盐型"患者有典型的与皮质醇和醛固酮缺乏相关的实验室检查结果，包括低钠血症，高钾血症，代谢性酸中毒，常发生低血糖，但这些异常可能需要在生后 10~14 天或更长的时间才能表现出来。血 17- 羟黄体酮浓度明显升高。然而，在正常情况下此激素在生后第 2~3 天的水平即偏高，尤其是在早产儿或患病时。婴儿期后，一旦皮质醇的昼夜节律建立，17- 羟黄体酮水平随着昼夜节律波动，早晨最高，晚上最低。血皮质醇水平在失盐型患者中通常较低，而在单纯男性化型往往正常，但相对于 ACTH 和 17- 羟黄体酮水平则显得不适当的低。除 17- 羟黄体酮外，女性患儿雄烯二酮和睾酮水平也升高；男性患儿睾酮水平不升高，因为正常男婴即有比儿童期高的睾丸激素水平。尿 17- 酮类固醇和孕三醇水平升高，但现在临床很少使用这些指标，因为血液样本比 24 小时尿液更易收集。ACTH 水平升高，但相对于 17 羟黄体酮，其诊断价值不大。血浆肾素水平升高，而血清醛固酮相对低。但肾素水平在正常婴儿生后的几周内也增高。

诊断 21- 羟化酶缺乏症最可靠的依据是在静脉注射 0.125-0.25mg 二十四肽促皮质素（ACTH1-24）之前和注射后的 30 及 60min 检测 17- 羟黄体酮水平。使用列线图可很容易区分正常人、非经典和经典型 21- 羟化酶缺乏症患者。ACTH 刺激后，杂合携带者往往较正常基因型 17- 羟黄体酮水平高，但二者之间有重叠。然而，在电解质紊乱或循环不稳定的婴儿，不可能也不需要为了进行此诊断试验而延迟治疗，因为随机血样中的前体代谢物水平已升高到可以做出诊断的水平。

鉴别诊断

两性畸形在第 582 章详述。评估生殖器不明确的婴儿的第一步是全面的体格检查，以确定生殖器解剖，找到尿道口，触诊阴囊 / 阴唇和腹股沟区域以寻找睾丸（可扪及性腺一般表明睾丸组织的存在，因此该婴儿为男性），并寻找任何其他解剖异常。超声可显示患者是否有子宫并定位性腺。一种快速核型分析（如 X 和 Y 染色体间期核的荧光原位杂交）可以快速判断患儿的性别。这些结果都很可能在激素检测结果之前获得，帮助临床团队确定患儿的遗传性别和内生殖结构解剖。给假两性畸形女性患儿泌尿生殖窦注射造影剂可显示阴道和子宫，大多数外科医生利用这些信息来制定手术治疗计划。

产前诊断

可在妊娠早期对绒毛膜绒毛取样或妊娠中期通过羊膜穿刺获得 DNA 进行分析而实现 21- 羟化酶产前诊断。父母在孕期做此检查通常因为已出生一个患儿。大多数情况下会对 CYP21 基因进行分析以寻找频率较高的突变；更罕见的基因突变需要通过 DNA 测序来检测。

新生儿筛查

21 - 羟化酶缺乏的症男性患儿往往直到出现严重的肾上腺皮质功能不全时才得以确诊，因此许多国家都制定了新生儿筛查项目。在新生儿脚跟部位采血数滴于滤纸片上，测定干血中的 17- 羟黄体酮水平；同时筛查其他先天性疾病如甲状腺功能低下和苯丙酮尿症。可疑患儿通常在 2 周龄时被召回来检查电解质和重复检测 17- 羟黄体酮。失盐型患儿此时往往电解质异常，但通常并不十分严重。因此，筛查方案能有效防止许多男性患儿发生肾上腺危象。新生儿筛查对非经典型 21 - 羟化酶缺乏症诊断价值不大，但由于该类患者不会出现肾上腺皮质功能不全，所以临床意义不大。

目前新生儿筛查的主要困难是如何可靠地检测所有患儿，设定召回的 17- 羟黄体酮水平过低，假阳性率很高（阳性预测值约为 1%）。这个问题在早产儿中最严重。可以通过使用基于胎龄的分界值和更特异的第二级筛选方法例如液体色谱串联质谱（LC-MS/MS）来提高阳性预测值。

■ 治疗

糖皮质激素替代疗法

糖皮质激素替代疗法用于治疗皮质醇缺乏，另一方面，替代治疗也抑制了肾上腺皮质过度产生雄激素，从而最大限度地减少了诸如生长和骨骼成熟过快及男性化问题。这往往需要较其他形式的肾上腺皮质功能不全剂量更大的糖皮质激素，通常氢化可的松 $15\sim20$ mg/（$m^2 \cdot 24h$），每天分 3 次口服。婴儿通常需要此范围内的最高剂量。在应激状态如感染或手术时需要平时 2 倍甚至 3 倍剂量。所有经典型 21 羟化酶缺乏患者须坚持使用糖皮质激素治疗，但非经典型 21 羟化酶缺乏患者可能无此必要，除非存在雄激素过多的体征。治疗必须个体化。理想状态是能使患儿沿百分位线线性生长；跨越到更高的百分位线可能提示治疗不足，而身高百分位线下降往往预示治疗过度。体重增加过多也提示过度治疗。应定期监测青春期发育情况，通过手和手腕的 X 光片评估骨龄以监测骨骼成熟程度。激素特别是 17- 羟黄体酮和雄烯二酮水平应在清晨服药之前或一个相对于用药剂量一致的时间进行检测。一般情况下， 17- 羟黄体酮水平在正常高值范围或几倍于正常是理想状态；正常低值通常由过量的糖皮质激素导致。

大多数病情得到很好控制的女孩在正常年龄出现月经初潮，病情控制不佳者月经初潮时间可能延迟。

单纯男性化型 21- 羟化酶缺乏儿童尤其是男性患儿通常直到 3~7 岁时才得以诊断，而此时骨龄可能大于实际年龄 5 年或以上。一些儿童，特别是骨龄已经 12 岁或以上者，治疗时可出现自发性促性腺激素依赖性早熟（spontaneous gonadotropin-dependent puberty），因为氢化可的松抑制了肾上腺雄激素的产生，在下丘脑已经发育至一定水平时还可同时刺激垂体促性腺激素的释放。这种和真性早熟叠加的情况可加用促性腺激素释放激素类似物，例如醋酸亮丙瑞林治疗。

男性 21- 羟化酶缺乏症患儿在皮质激素治疗不足时可能发展为睾丸肾上腺残余肿瘤，增加类固醇用量通常可使其消退。睾丸 MRI，超声和彩色多普勒检查有助于明确疾病的性质和程度。有报道对类固醇无反应性肿瘤可进行睾丸保留手术。

盐皮质激素替代治疗

失盐型（如醛固酮缺乏）患者需要用氟氢可的松（fludrocortisone）进行盐皮质激素替代治疗。婴儿生后数月内可能需要很高的盐皮质激素剂量，通常是每天 $0.1\sim0.3$ mg，分 2 次给药，偶尔会高达 0.4mg/d，并且经常需要补充钠盐（氯化钠，8mmol/kg）。较大婴儿和儿童通常维持氟氢可的松剂量在每天 $0.05\sim0.1$ mg。在一些单纯男性化型患者中，氢化可的松加低剂量氟氢可的松可能很容易控制病情，即使这些患者在未用盐皮质激素治疗时醛固酮水平正常。通过监测生命体征来评估疗效；心动过速和高血压是盐皮质激素过量的迹象。调整小婴儿剂量时应频繁监测血清电解质。血浆肾素活性是一种确定治疗是否足够的有用方法，它应维持在正常或接近正常范围内，但不应低于正常。

有一部分专家已经提出其他治疗措施以期改善预后，但尚未成为标准疗法。这些措施包括抗雄激素制剂如氟他胺以抑制过多雄激素的影响，和（或）芳香酶抑制剂如阿那曲唑，阻止雄激素转化为雌激素，从而延缓骨骼成熟。芳香酶抑制剂通常不应用于青春期女孩，因为它们会明显延缓正常青春期并使卵巢暴露于过高的促性腺激素中。可使用生长激素联合或不联合 LHRH 激动剂来改善成年身高。

两性畸形的外科治疗

显著男性化的女性患儿通常在 2~6 月龄接受外生殖器矫形手术。如果有明显阴蒂肥大，可切除肥大部分，保留神经血管束部分。同时进行阴道成形术和泌尿生殖窦矫正术；往往需要在青春期再次进行手术矫正。

手术的风险和益处应与女性患儿的家长进行充分讨论。目前对接受此外科手术患者功能预后长期随访的资料非常有限，尽管性功能障碍的频率和严重程度与手术前生殖器男性化程度呈正相关。性别分化障碍（包括 CAH）婴儿的性别通常是根据早期外生殖器手术矫形后预期成年性功能和生育能力来决定，性心理认同障碍在 CAH 中少见。一些非专业及专业人士反对对两性畸形的婴儿性别分配，声称这忽略了产前性别角色倾向，并剥夺了患者自己决定他 / 她自己性别身份和进行何种性别矫正手术的权利。他们认为，治疗的主要目的是教育患者、家属以及其他人此病相关知识以及如何处理两性畸形的情况。他们提出，应推迟手术直到患者可自行决定是否进行手术矫正及进行何种手术矫正。

青春期和成年女性 21- 羟化酶缺乏症控制不佳时

（多毛、肥胖、闭经），双侧腹腔镜肾上腺切除术（同时用激素替代）可作为标准的激素替代疗法的备选方案，但治疗中断时患者更容易发生急性肾上腺皮质功能不全。此外，她们可以表现出 ACTH 升高的体征如异常色素沉着。

产前治疗

除了遗传咨询，产前诊断的主要目的是对女性患儿进行适当的产前治疗予以促进。有风险的孕妇可给予地塞米松治疗，此类固醇很容易穿过胎盘，以每天 20 μg/kg 孕妇孕前体重的剂量，分 2~3 次给药，以抑制胎儿肾上腺类固醇包括肾上腺雄激素的分泌。如果在妊娠第 6 周即开始治疗，它可减轻女性外生殖器男性化。进行绒毛活检以确定胎儿的性别和基因型；当确认为女性胎儿时可继续治疗。对母体血浆分离出的胎儿细胞行 DNA 分析以进行性别鉴定和 CYP21 基因分析，可能可以早期识别患病女性胎儿。运用此疗法的儿童出生体重略低。对个性或认知功能的影响已有报道，如变得更加害羞，但观察结果并不一致。目前尚无足够的信息来确定是否有长期风险，特别是对从此治疗中无直接获益的男性和正常女性胎儿。产前治疗对母亲的副作用包括水肿、体重增加过多、高血压、糖耐量异常、库欣综合征样面容和严重的皮纹。因此，产前治疗只在某些局部地区的机构指南指导进行，但它为其他社区的高危产科医生提供了额外的选择。

参考书目
参考书目请参见光盘。

570.2　11β - 羟化酶缺乏导致的先天性肾上腺皮质增生症
Perrin C. White

■ 病　因

11β - 羟化酶缺乏症是由位于 8 号染色体长臂 24 区的 CYP11B1 基因突变所致。CYP11B1 介导 11- 脱氧皮质醇 11- 羟基化，从而转变成皮质醇。该酶缺陷使 11- 脱氧皮质醇不能转变为皮质醇，导致促肾上腺皮质激素水平升高。由此，前体物质——特别是 11- 脱氧皮质醇和去氧皮质酮——累积，与 21- 羟化酶缺陷相同的方式分流到雄激素的合成通路上。相邻 CYP11B2 基因编码醛固酮合成酶一般不会受到影响，所以患者都能够正常合成醛固酮。

■ 流行病学

11β - 羟化酶缺乏约占肾上腺增生症病例的 5%；

其发病率据估计为 1/250 000~1/100 000。已发现 30 多种 CYP11B1 突变。这种疾病在北非血统的以色列犹太人中发生频率较高 [1/（15 000~17 000）活产儿]；在这个族群几乎所有等位基因都携带 Arg448 到 His（R448H）突变。这种疾病主要表现为经典严重型，很少表现为非经典轻型。

■ 临床表现

虽然不能有效合成皮质醇，但醛固酮的合成能力正常，并且部分皮质酮是由醛固酮合酶以黄体酮为原料合成。所以临床上罕见肾上腺皮质功能不全体征，如低血压、低血糖、低钠血症，和高钾血症。约 65% 的患者出现高血压，但这可能需要数年时间进展到此程度。高血压可能是具有盐皮质激素活性的去氧皮质酮水平升高的结果。婴儿在氢化可的松治疗后可能会短暂出现盐皮质激素缺乏的征象。这大概是由于去氧皮质酮分泌突然受到抑制所致，因为肾素活性的慢性抑制造成患者肾上腺皮质球状带萎缩。

11- 羟化酶缺乏症也可表现出与 21- 羟化酶缺乏类似的雄激素过多的症状和体征。

■ 实验室检查

血浆 11- 脱氧皮质醇和去氧皮质酮水平升高。因为去氧皮质酮和代谢产物具有盐皮质激素活性，血浆肾素活性被抑制。因此，醛固酮水平低，即使合成醛固酮的能力完好。偶尔发生低钾性碱中毒。

■ 治疗

氢化可的松的剂量与 21- 羟化酶缺乏症类似。在婴儿期有时需要暂时进行盐皮质激素替代疗法。高血压通常经糖皮质激素治疗后缓解，但如果持续不缓解可考虑采用钙通道阻滞剂等其他疗法。

参考书目
参考书目请参见光盘。

570.3　3β - 羟类固醇脱氢酶缺乏导致的先天性肾上腺皮质增生症
Perrin C. White

■ 病　因

少于 2% 的肾上腺皮质增生由 3β - 羟基类固醇脱氢酶（3β -HSD）缺乏症引起。此酶催化 Δ5 类固醇（孕烯醇酮，17- 羟孕烯醇酮，脱氢表雄酮 [DHEA]）转换成 Δ4 类固醇激素（黄体酮，17 - 羟黄体酮和雄烯二酮）。因此，此酶缺乏导致皮质醇，醛固酮和雄烯二酮下降，DHE 分泌增加（图 568-1）。在肾上腺皮质和性腺表达的 3β-HSD 酶是由位于 1 号染色体短臂 13.1 区的 HSD3B2 基因编码。目前在 3β-HSD 缺乏的患者中已发现超过 30 种 HSD3B2 基因突变。

■ 临床表现

经典型 β-HSD 酶缺乏患者不能合成皮质醇和醛固酮，婴儿易出现失盐危象。由于不能合成雄烯二酮和睾酮，男性患儿出现不完全男性化。可能会出现不同程度的尿道下裂，伴或不伴阴囊对裂或隐睾。因为 DHEA 水平升高，而 DHEA 是一种弱雄激素，女性患儿出现轻度男性化，有轻到中度的阴蒂肥大。出生后，持续过度的 DHEA 分泌可引起肾上腺皮质功能早现。在青春期和成年期，女性患者可出现多毛、月经不规则与多囊卵巢性疾病。男性患者表现出不同程度的性腺功能低下，但第二性征发育可能正常。睾丸 3β-HSD 酶持续性缺陷，导致睾丸 Δ5/Δ4 类固醇比例偏高。

■ 实验室检查

此病的特点是显著升高的 Δ5 类固醇（如 17-羟孕烯醇酮和 DHEA）。患者 17-羟黄体酮水平也可能升高，因为在外周组织中有肾上腺外 3β-HSD 活性；这些患者可能会被误认为是 21-羟化酶缺乏症。但 3β-HSD 的缺乏时 17-羟孕烯醇酮 /17-羟黄体酮的比值显著升高，而 21-羟化酶缺乏时此比率降低。"失盐型"中血浆肾素活性升高。

■ 鉴别诊断

肾上腺功能早现或雄激素过多的妇女常有 DHEA 水平轻至中度升高。有人认为这些人有"非经典型 3β-HSD 缺乏"。通常不会在此类个体中发现 HSD3B2 基因突变，非经典型 3β-HSD 缺乏实际是相当罕见的。在肾上腺机能初现时，3β-HSD 在肾上腺束状带和网状带的活性相对于 CYP17（17-羟化酶 /17,20-裂解酶）活性通常降低，以促进 DHEA 的合成，所以十几岁之前的儿童或妇女适度升高的 DHEA 通常是一种正常变异。

■ 治疗

类似于 21-羟化酶缺乏症，患者需要使用氢化可的松和氟氢可的松来分别进行糖皮质激素和盐皮质激素替代治疗。对不完全男性化的男性患儿，在婴儿早期注射几次长效睾酮可使阴茎增大。在青春期他们可

能也需要睾酮替代治疗。

参考书目

参考书目请参见光盘。

570.4　由 17-羟化酶缺乏所致的先天性肾上腺皮质增生症

Perrin C. White

■ 病　因

小于 1% 的 CAH 是由 17-羟化酶缺乏所引起的。CYP17 可催化 2 个不同反应：一是使 17-羟化孕烯醇酮和黄体酮分别转化为 17-羟孕烯醇酮和 17-羟黄体酮，二是 17,20-裂解酶介导 17-羟孕烯醇酮转化成 DHEA，及在较小程度上催化 17-羟黄体酮转化成 Δ4-雄烯二酮。DHEA 和雄烯二酮是睾酮和雌激素的前体（见图 .568-1）。此酶在肾上腺皮质和性腺都有表达，由 10 染色体长臂 24.3 区的基因编码。大多数突变都同时影响羟化酶和裂解酶活性，但少数突变只影响其中之一。

■ 临床表现和实验室检查

17-羟化酶缺乏患者不能合成皮质醇，但他们合成皮质酮的能力是正常的。由于皮质酮是一个活性糖皮质激素，患者不会出现肾上腺功能不全。由于皮质酮的直接前体物质去氧皮质酮合成过多，可导致高血压、低钾血症和抑制肾素和醛固酮的分泌，类似 11-羟化酶缺乏。和 11-羟化酶缺乏不同的是，17-羟化酶缺乏患者不能合成性激素。男性患者不完全男性化，外观似女性（但在腹股沟或阴唇处通常可扪及性腺）或无法从外观判断性别（男性假两性畸形）。女性患者通常有青春期性发育障碍。在对女性原发性性腺功能减退症进行鉴别诊断时必须考虑 17-羟化酶缺乏（第 580 章）。除去氧皮质酮增加外，肾素和醛固酮分泌受抑制，17-羟类固醇减少，皮质醇和性类固醇分别对 ACTH 及人绒毛膜粗性腺素（HCG）刺激无反应。

■ 治　疗

17-羟化酶缺乏患者需要皮质醇替代治疗来抑制去氧皮质酮分泌，从而控制高血压，可能还需要其他降压药物。女性需在青春期采用雌激素替代治疗。男性患者可能需要按其选择的性别来补充雌激素或者雄激素。伴雄激素不敏感综合征时腹腔睾丸可能会恶变（第 577 章），因此严重 17-羟化酶缺乏、选择女性性别的男性患儿应在青春期或之前切除性腺。

参考书目

参考书目请参见光盘。

570.5　脂样肾上腺增生症

Perrin C. White

■ 病　因

脂样肾上腺增生是一种罕见病，目前报道的患者不足 100 例，其中大部分是日本人。此病有大量胆固醇和脂质累积于肾上腺和性腺，与所有类固醇激素合成严重受损相关。此病通常由类固醇激素合成急性调控蛋白（StAR）基因突变所致，StAR 是一种线粒体蛋白，促进胆固醇从线粒体外膜移到内膜。据报道在两例脂样肾上腺增生患者中发现 CYP11A1 基因突变。

一些胆固醇在即使缺乏 StAR 时也能够进入线粒体，所以推测此病不会完全抑制类固醇的生物合成。胆固醇在细胞质中积累有细胞毒性，最终导致所有正常表达 StAR 的类固醇生成细胞死亡。此过程在产前即可在肾上腺和睾丸发生。卵巢直到青春期才会正常合成类固醇激素，所以胆固醇不积累在卵巢，卵巢可保持合成雌激素的能力直至青春期。

虽然妊娠需要胎盘合成雌激素来维持，但胎盘不需要 StAR 来进行类固醇的生物合成。因此，StAR 突变并不是产前致死性的。

■ 临床表现

脂样肾上腺皮质增生症患者通常无法合成任何肾上腺类固醇激素。因此，婴儿期易与肾上腺发育不全相混淆。一般都有失盐表现，许多患儿死于婴儿早期。男性患儿不能合成雄激素，因此表型是女性，但有男性性腺。女性出生时正常，并可有青春发育，出现月经，但当胆固醇累积到一定程度，卵巢颗粒层细胞（即类固醇激素合成细胞）死亡，她们也可出现高促性腺激素性性腺功能减退症。

■ 实验室检查

脂样肾上腺增生症的肾上腺和性腺类固醇激素水平低，对于刺激（ACTH 和 HCG）反应减少或缺乏反应。血浆肾素水平增加。

影像学检查显示新生儿肾上腺体积增大有助于诊断。

■ 治　疗

患者需要糖皮质激素和盐皮质激素替代治疗。男

性通常被当作女性养育，因此，不管基因型是男性或女性在青春期都需要补充雌激素。

参考书目

参考书目请参见光盘。

570.6　P450 氧化还原酶缺乏症（安特利 – 比克斯勒综合征）

Perrin C. White

■ 病因、病理机制和临床表现

P450 氧化还原酶（POR，基因位于 7 号染色体长臂 11.3 区）是所有微粒体细胞色素 P450 酶包括肾上腺酶 CYP17 和 CYP21 发挥活性所必需（见第 568 章）。因此，POR 完全缺乏会导致所有微粒体 P450 酶活性丧失。这对小鼠胚胎是致死性的，推测在人类也是如此。如果患者基因突变使 POR 活性降低但不完全丧失，则表现为肾上腺 17 – 羟化酶和 21– 羟化酶活性部分缺失。17– 羟化酶缺乏导致男性不完全男性化；21– 羟化酶缺乏可能导致女性男性化。此外，胎盘芳香化酶（CYP19）活性降低，从而导致胎儿肾上腺产生的雄激素作用加强，这加剧了女胎男性化，并且可能使孕母男性化。在 CYP17（雄激素的生物合成所必需的酶）部分缺乏的情况下女性患儿仍出现男性化令人费解，推测可能利用了另一条生物合成途径：17– 羟黄体酮被转化为 5α – 孕甾烷 $-3\alpha,17\alpha$ – 二醇 $-20-1$，这个代谢产物可作为 CYP17 的 17,20– 裂解酶活性的底物且比常用的底物 17– 孕烯醇酮更好（第 568 章），经过几个酶促反应步骤，此代谢产物转化成双氢睾酮，而这是一个强效雄激素。

因为很多其他的 P450 酶也受到影响，患者通常（但并不总是）有其他先天性异常统称为安特利 – 比克斯勒综合征。这些异常包括颅缝早闭、短头畸形、前额突出、严重的面中部发育不全、突眼、后鼻孔狭窄或闭锁、肱桡骨联结、尺骨内侧弯曲；手指细长伴先天性指屈曲、髂翼狭窄、股骨前突、心脏和肾脏畸形。突变小鼠的研究表明，导致这些异常的代谢缺陷包括视黄酸代谢缺陷，引起该致畸化合物水平升高，以及胆固醇合成缺陷。

■ 流行病学

确切患病率尚不清楚，和 21– 羟化酶缺乏症相比应为罕见，但可能与其他类型 CAH 有相似的患病率。

■ 实验室检查

血清中非 17- 或 21- 羟基化类固醇增加最多，包括孕烯醇酮和孕激素。17- 羟基、21- 脱氧类固醇也增加，包括 17- 羟孕烯醇酮、17- 羟黄体酮和 21- 脱氧皮质醇。尿中类固醇代谢物可通过定量质谱法来确定。代谢产物包括孕二醇、孕三醇、孕三醇酮和皮质酮排泄增加。尿皮质醇代谢产物降低。遗传分析表明 POR 基因突变。

■ 鉴别诊断

该病需与其他类型的先天性肾上腺增生症区分开来，特别是女性 21- 羟化酶缺乏症，后者更为常见，且二者有类似的实验室检查结果。如果母亲男性化或者存在安特利 – 比克斯勒综合征相关畸形应怀疑为 POR 缺乏。反过来，母亲和女儿男性化可由妊娠黄体瘤导致，但在这种情况下，生后皮质类固醇的合成应该正常。由成纤维细胞生长因子受体（FGFR2）突变所致的安特利 – 比克斯勒综合征也可表现为无类固醇激素生物合成异常。

参考书目

参考书目请参见光盘。

570.7 醛固酮合成酶缺乏症
Perrin C. White

■ 病　因

这是一种罕见的常染色体隐性遗传疾病，患者出现皮质酮向醛固酮转化障碍；这在一群伊朗犹太人患者中做了很彻底的研究，大多数病例都是由编码的醛固酮合酶 CYP11B2 基因突变所致；然而，其他家系的醛固酮合成酶缺乏症认为和 CYP11B2 无关，这被称为家族高肾素血症醛固酮减少症 2 型，致病基因尚不明确。

醛固酮合酶介导经去氧皮质酮合成醛固酮的最后 3 个步骤（11- 羟基化、18- 羟基化和 18- 氧化）。虽然 11- 羟基化对去氧皮质酮转化为皮质酮是必需的，但这个转化也可由位于束状带的 CYP11B1 催化，因为 CYP11B1 活性正常，这些患者皮质醇合成也正常。

该疾病之前被分为 2 种类型，称为皮质酮甲基氧化酶缺陷 I 型和 II 型。它们的区别仅在于其直接前体醛固酮和 18- 羟基皮质酮的水平不同；I 型缺陷水平低，II 型缺陷水平升高。这些差异并不单纯与特定突变对应，临床意义不大。

■ 临床表现

醛固酮合成酶缺乏的婴儿可有严重的电解质紊乱包括低钠血症、高钾血症和代谢性酸中毒。因为皮质醇合成不受影响，婴儿很少表现得像未经治疗的 CAH 如 21 – 羟化酶缺乏症的"失盐型"那么严重。因此，一些婴儿会被漏诊。婴儿期后期或幼儿期，可能出现生长迟缓。成年人往往无症状，但当通过诸如为钡灌肠进行肠道准备而使体液中的钠减少时可能出现电解质异常。

■ 实验室检查

婴幼儿血浆肾素活性升高。醛固酮水平下降，它们可能在正常范围的下限，但相对于高钾血症或高肾素血症的程度总是显得不适当地低。皮质酮水平也会升高。

一些患者 18- 羟基皮质酮显著升高，但此类固醇水平低不能排除诊断。在一些家系，患者的高 18- 羟基皮质酮水平持续至成人期，他们可以没有电解质紊乱的症状。

■ 鉴别诊断

此病需与原发性肾上腺功能不全进行鉴别，后者皮质醇和醛固酮都受到影响（包括 CAH 的失盐型），出现休克和低钠血症的风险更大。适当的实验室检查可明确鉴别二者。假性醛固酮减少症（见第 52 章）可以具有类似的电解质异常和高肾素血症，但醛固酮水平高，并且通常对氟氢可的松治疗无反应。

■ 治　疗

治疗包括给予足够的氟氢可的松（每天 0.05~0.3mg）、氯化钠，或两者合用使血浆肾素水平达到正常。随着年龄的增加，失盐体征往往会得到改善，那时通常可以停药。

参考书目

参考书目请参见光盘。

570.8 糖皮质激素抑制性醛固酮增多症
Perrin C. White

■ 病　因

糖皮质激素抑制性醛固酮增多症（糖皮质激素可治性醛固酮增多症，家族性醛固酮增多症 I 型）是常染色体显性遗传病，表现为低肾素性高血压，给予糖皮质激素可使醛固酮分泌迅速恢复正常，这表明患者醛固酮分泌是受 ACTH 而非肾素 – 血管紧张素系统调节。18- 羟皮质醇及 18- 氧代皮质醇的产生也明显增加，而这两种类固醇的合成需要 17- 羟化酶（CYP17，仅在束状带表达）和醛固酮合成酶（CYP11B2，通常仅在球状带表达）。这些特征表明醛固酮合成酶以类似于 11- 羟化酶（CYP11B1）的方式表达。此病是由于减数分裂过程中在 8 号染色体长臂 24 区上紧密相连的两个基因 CYP11B1 和 CYP11B2 之间产生不等交换，产生一个具有 CYP11B1 的调控序列和 CYP11B2 的编码序列的"杂交"基因，导致在肾上腺束状带有醛固酮合酶活性的 CYP11B2 样酶不恰当表达。

■ 临床表现

部分患儿无任何症状，常因意外发现血压中度升高后确诊，血压通常比家族其他同年龄正常人高约 30mmHg。部分患儿有症状性高血压表现出头痛，头晕，视觉障碍。有早发高血压或早发中风的家族史者可提示该诊断。部分患者有慢性和轻度的低钾血症。

■ 实验室检查

患者血浆和尿液的醛固酮水平升高而肾素活性降低。有时可出现低钾血症。尿液和血浆 18- 羟皮质醇及 18- 氧代皮质醇水平显著增加。用分子遗传学方法可以很容易地检测到 CYP11B1/CYP11B2 杂交基因，但此法并不常用。

■ 鉴别诊断

应该与由肾上腺双侧增生或醛固酮腺瘤（见第 572 章）所致的原发性醛固酮增多症相鉴别。多数原发性醛固酮增多症是散发的，但也有少数家系性的病例报道。需注意原发性醛固酮增多症患者也可出现 18- 羟皮质醇及 18- 氧代皮质醇水平升高。如果给予地塞米松后醛固酮分泌受抑制有助于诊断，基因检测可确认杂交基因。

■ 治　疗

通常用地塞米松，每天 25μg/kg，分次给药，每天给药管理。必要时可用保钾利尿药如螺内酯、依普利酮或阿米洛利来阻断醛固酮的作用。如患者高血压不严重持续时间不长，上述治疗即可使血压正常。否则可能需要额外添加其他降压药物，如钙通道阻滞剂。

■ 遗传咨询

此病为常染色体显性遗传，故应对患者家族高风险成员进行必要的检测。

■ 参考书目
参考书目请参见光盘。

（高金枝　译，罗小平　审）

第 571 章
库欣（Cushing）综合征
Perrin C. White

库欣综合征是血皮质醇或其他糖皮质激素水平异常增高所致。这可能是医源性或内源性皮质醇分泌的结果，由肾上腺肿瘤或垂体（库欣病）或肿瘤（表 571-1）过度分泌促肾上腺皮质激素（ACTH）所致。

■ 病　因

库欣综合征最常见的病因是长期给予外源性糖皮质激素，尤其是在使用高剂量治疗淋巴增生性疾病时。这种情况诊断不难，但对使用皮质醇所致高血糖、高血压、体重增加、线性生长迟缓和骨质疏松症的处理往往很复杂。

内源性库欣综合征在婴儿中最常见的一个原因是功能性肾上腺皮质肿瘤（见第 573 章）。患儿常常表现出皮质醇增多及其他类固醇如雄激素、雌激素和醛固酮分泌过多的体征。

内源性库欣综合征在 7 岁以上儿童最常见的病因是库欣病（Cushing disease），是由垂体腺瘤引起双侧肾上腺皮质增生导致 ACTH 分泌过多所致，而这在婴儿极为罕见。这种腺瘤往往太小而影像学检测不到，称为微腺瘤。它们主要由嫌色细胞组成，经常可以发现 ACTH 及其前体前阿片黑素细胞皮质激素（POMC）的阳性免疫染色。

ACTH 依赖性库欣综合征也可由 ACTH 异位分泌所致，这在儿童中罕见。目前已发现儿童异位 ACTH 分泌与胰腺胰岛细胞瘤、神经母细胞瘤或神经节神经母细胞瘤、血管外皮细胞瘤、肾母细胞瘤和胸腺类癌相关。异位 ACTH 综合征比其他形式的库欣综合征更容易发生高血压，因为极高的皮质醇水平抑制了肾脏 11β- 羟基类固醇脱氢酶（见第 568 章），因而具有增强盐皮质激素（保盐）的效果（表 571-1）。

一些综合征与肾上腺皮质组织多发性自主高功能结节而不与单一腺瘤或癌（这是在第 573 章中讨论）

表 571-1　肾上腺皮质功能亢进的病因分类

雄激素过多

　先天性肾上腺皮质增生症

　21-羟化酶（P450c21）缺乏

　11β-羟化酶（P450c11）缺乏

　3β-羟类固醇脱氢酶缺陷（缺乏或失调）

　肿瘤

皮质醇过多（库兴综合征）

　双侧肾上腺皮质增生

　促肾上腺皮质激素分泌过多（库欣病）

　促肾上腺皮质激素异位分泌

　外源性促肾上腺皮质激素

　肾上腺皮质结节性发育不良

　色素沉着性结节性肾上腺皮质病（卡尼综合征）

　肿瘤

盐皮质激素过多

　原发性醛固酮增多症

　分泌醛固酮的腺瘤

　双侧微结节肾上腺皮质增生

　糖皮质激素抑制性醛固酮增多症

　肿瘤

去氧皮质酮过多

　先天性肾上腺皮质增生症

　11β-羟化酶（P450c11）

　17α-羟化酶（P450c17）

　肿瘤

　盐皮质激素显著增多（11β-羟类固醇脱氢酶2型缺乏

雌激素过多

肿瘤

的发生相关。原发性色素沉着性结节性肾上腺皮质病（PPNAD）是非 ACTH 依赖性库欣综合征的一种特殊类型。它可以单独发生，但更常见的是家族性并伴有其他临床表现，肾上腺体积小，有特症性的多发小（<4mm 直径）（黑色）色素沉着结节，结节里有含有胞浆和脂褐素的大细胞；结节间皮质萎缩。这种肾上腺疾病可作为卡尼（Carney）综合征的一个组成部分，卡尼综合征是一种常染色体显性遗传病，还包括面中部着色斑和蓝痣，心脏和皮肤黏液瘤，垂体、甲状腺和睾丸肿瘤，黑色素沉着性神经鞘瘤。卡尼综合征的基因主要定位于 17 号染色体长臂 22~24 区的蛋白激酶 A 调节亚基 1α（PRKAR1A），较少定位于 2 号染色体短臂 16 区。有卡尼综合征和 PRKAR1A 基因突变的患者一般在成年时发展为 PPNAD，而那

些致病基因定位于 2 号染色体的病例（多为散发）较少也较晚发展成 PPNAD。相反，仅仅表现为 PPNAD 的儿童很少有 PRKAR1A 的突变，也很少出现卡尼综合征的其他临床表现。在一些单纯性 PPNAD 患者中发现编码不同磷酸二酯酶同工酶的 PDE8B 或 PDE11A 基因突变。

从婴儿期或儿童期就出现症状的 McCune-Albright 综合征的病例中，很少发生伴结节性增生和腺瘤形成的 ACTH 非依赖性库欣综合征。McCune-Albright 综合征是由体细胞中编码 ACTH 受体（MCR2）正常传递信号所需的 G 蛋白（Gsα）的 GNAS 基因突变引起。它导致鸟苷三磷酸酶活性抑制和腺苷酸环化酶组成性活化，从而增加环磷酸腺苷（cAMP）的水平。当突变存在于肾上腺组织时，皮质醇分泌和细胞分裂的刺激不依赖于 ACTH。可能发生激活突变的其他组织有骨（导致纤维发育不良）、生殖腺、甲状腺和垂体。临床表现取决于哪个组织受累。

引起结节性肾上腺皮质增生的基因已被鉴定，这些基因突变或通过组成性激活 Gsα（McCune-Albright 综合征）及减少 cAMP 的降解，从而增加其细胞内水平（PDE8B 或 PDE11A 突变），或通过破坏对 cAMP 依赖性酶蛋白激酶 A 的调控（PRKAR1A 突变）从而使 ACTH 激素信号通路过度活化。

此外，肾上腺皮质病变包括弥漫性增生、结节性增生、腺瘤和少数癌，这些病变可作为多发性内分泌腺瘤病综合征 1 型的一部分，此综合征为常染色体显性遗传，是 11 号染色体长臂 13 区的 MEN1 抑癌基因纯合失活（见第 567 章）所致。

■ 临床表现

1 岁前即可出现相关的体征。婴儿的表现比稍大的儿童更严重。患儿脸变圆，面颊突出而发红（满月脸）。全身性肥胖常见于年幼儿童。有肾上腺肿瘤的儿童往往会有异常的男性化体征，可能有面部和躯干多毛，出现阴毛和痤疮，音调变低，女孩可出现阴蒂肥大。患儿生长受影响，身高低于正常人第 3 百分位，除非显著男性化使身高增长暂时正常甚至加速增长。高血压很常见，有时可能导致心脏衰竭。患儿易感染可能出现败血症。

在年龄较大的儿童，除了肥胖外，身材矮小也是一个常见特征。逐渐发生的肥胖和生长减慢或停滞可能是早期唯一表现。年龄较大的儿童经常出现面部和躯干比四肢明显肥胖。臀部、腹部和大腿常可见紫纹。青春期发育可能会延迟，或女孩月经初潮后出现闭经。可能会有明显的乏力、头痛和情绪不稳。常出现高血压和高血糖；高血糖可发展为糖尿病。骨质疏松症较

常见，并可能导致病理性骨折。

■ 实验室检查

血皮质醇水平通常在上午 8 点升高，到午夜下降至 50% 以下，但昼夜节律未稳定建立的婴幼儿例外。库兴综合征患者这种昼夜节律消失；若午夜皮质醇水平 >4.4μg/dL 强烈支持诊断。门诊患者很难采集到 24h 血样，但目前可以检测唾液中的皮质醇，患者在家中也可以很方便地采集合适时间段的标本。夜间唾液皮质醇水平升高应怀疑库欣综合征。

尿中游离皮质醇排出增加。最好测定 24 小时尿中的每毫克皮质醇与每克肌酐的比值。这个比值和体型及尿液收集的完整性无关。

单次地塞米松抑制试验常有利于诊断；晚上 11 点给予 25~30μg/kg（最大值为 2mg）正常情况下第二天早晨 8 点血浆皮质醇水平应小于 5μg/dL。最好同时测量血样本中的地塞米松水平，以确保给药剂量足够。

糖耐量试验往往异常。血清电解质水平一般正常，但钾可能会降低，尤其是异位分泌 ACTH 的肿瘤患者。

库欣综合征的诊断建立后，需进一步确认它是由垂体腺瘤、异位分泌 ACTH 的肿瘤还是分泌皮质醇的肾上腺肿瘤所致。ACTH 浓度在有皮质醇分泌的肿瘤患者中通常降低，在有 ACTH 异位分泌肿瘤的患者中非常高，但在分泌 ACTH 的垂体腺瘤患者中可能正常。静脉推注促肾上腺皮质激素释放激素（CRH）后，ACTH 依赖性库欣综合征患者的 ACTH 和皮质醇明显增高，而肾上腺肿瘤患者的 ACTH 和皮质醇分泌不增加。两步地塞米松抑制试验每 24h 给予地塞米松 30μg/kg 和 120μg/kg，分 4 次给药，并连续给药数天。在垂体性库欣综合征的儿童，较大剂量可抑制血清皮质醇水平。一般情况下，地塞米松不抑制 ACTH 非依赖性库欣综合征患者的皮质醇水平。

CT 几乎可检测所有直径大于 1.5cm 的肾上腺肿瘤。MRI 可检测 ACTH 分泌性垂体腺瘤，但很多这类肿瘤由于太小而难以发现；加入钆造影提高了检测的灵敏度。垂体腺瘤太小影像学无法发现时，可能需要在给予 CRH 前后采集双侧（颞骨）岩下部的血样检测 ACTH 浓度以定位肿瘤，但在许多医学中心不会常规进行此项检查。

■ 鉴别诊断

肥胖儿童，尤其是同时出现皮纹和高血压者，应怀疑库欣综合征。单纯性肥胖儿童一般身材高大，而库兴综合征患儿身材矮小或生长速率减慢。单纯性肥胖患儿尿液中皮质醇排泄也增加，但夜间唾液皮质醇水平正常，且口服低剂量地塞米松可抑制皮质醇分泌。

广泛性糖皮质激素抵抗的患者可有皮质醇和 ACTH 水平升高，而无库欣综合征的临床表现。患者可无症状或出现高血压、低血钾和假性性早熟——这些临床表现是因升高的 ACTH 水平引起盐皮质激素和肾上腺雄激素分泌增加所致。糖皮质激素受体的一些突变也已确认。

■ 治 疗

垂体性库欣综合征的儿童可考虑行经蝶骨垂体显微手术。不足 10 年的随访显示总体成功率是 60%~80%。大多数情况下术后血清或尿皮质醇浓度低预示着疾病的长期缓解。对于复发病例可再次手术或垂体放射治疗。

赛庚啶是一种中枢性血清素拮抗剂，能阻断 ACTH 释放，已被用于治疗成人库欣病；但停药后通常不能维持疾病的缓解状态。本药很少用于儿童。肾上腺皮质类固醇合成抑制剂（美替拉酮，酮康唑，氨鲁米特，依托咪酯）已在术前应用使血液皮质醇水平恢复正常，以减少围手术期发病率和死亡率。

如果垂体腺瘤对治疗无反应或 ACTH 是由异位转移性肿瘤分泌，可能需要切除肾上腺，通常可用腹腔镜来完成。肾上腺切除可能导致未被切除的垂体腺瘤 ACTH 分泌增加，表现为明显的黑色素沉着；这种情况被称为尼尔逊综合征。

接受肾上腺切除术的患者术前和术后均需足量皮质类固醇进行替代治疗。可产生皮质类固醇的肿瘤常使正常肾上腺组织萎缩，必须用皮质醇（每 24h 10mg/m², 分 3 次给药，术后即刻给药）替代，直至下丘脑 - 垂体 - 肾上腺轴恢复。术后并发症包括败血症、胰腺炎、血栓形成、伤口愈合不良和突然虚脱，尤其是在库欣综合征的婴儿中。术后可出现显著的追赶生长，青春期加快，骨质密度增加，但骨密度仍异常，成年身高往往仍受到影响。肾上腺皮质肿瘤的处理在第 573 章中讨论。

参考书目

参考书目请参见光盘。

（高金枝　译，罗小平　审）

第 572 章
原发性醛固酮增多症
Perrin C. White

原发性醛固酮增多症包括一组不依赖肾素 – 血管紧张素系统的醛固酮过度分泌性病变。这些病变以高血压、低钾血症和肾素 – 血管紧张素系统受抑制为特征。

补充内容请参见光盘。

（高金枝　译，罗小平　审）

第 573 章
肾上腺皮质肿瘤
Perrin C. White

■ 流行病学

儿童肾上腺皮质肿瘤罕见，每百万儿童年发病 0.3~0.5 例。可发生在所有年龄组，但最常见于 6 岁以下的儿童，更常见于女孩（1.6 倍）。在 2%~10% 的病例中，肿瘤为双侧。超过 90% 的肾上腺肿瘤患儿出现内分泌功能亢进的症状（表 571-1）。肿瘤可能与偏侧肥大相关，此情况通常在婴幼儿出现。肿瘤还与其他先天性缺陷尤其是泌尿生殖道和中枢神经系统发育异常及错构瘤有关。

补充内容请参见光盘。

573.1 男性化肾上腺皮质肿瘤和女性化肾上腺肿瘤
Perrin C. White

■ 临床表现

男性化是小儿肾上腺皮质肿瘤中最常见的症状，发生在 50%~80% 的病例中。男性患儿的临床表现类似于先天性肾上腺皮质增生症的单纯男性化型：生长速度和肌肉发育加快，出现痤疮，阴茎增大，阴毛与腋毛提前发育。肾上腺男性化肿瘤使之前正常的女性男性化、阴蒂肥大，生长加速，出现痤疮，声音变低沉，阴毛和腋毛发育过早。

补充内容请参见光盘。

（高金枝　译，罗小平　审）

第 574 章
嗜铬细胞瘤
Perrin C. White

嗜铬细胞瘤是一种分泌儿茶酚胺的肿瘤，起源于嗜铬细胞。最常见的原发部位是肾上腺髓质（占 90%），但这种肿瘤也可发生于沿腹部交感神经链的任何部位，并可能位于肠系膜下动脉水平的主动脉或主动脉分叉附近；还可能出现在肾上腺周围、膀胱或尿道壁、胸腔以及颈部。儿童患者约占 10%，多见于 6~14 岁儿童。肿瘤大小不一，直径为 1~10cm。右侧多于左侧。20% 患儿的肾上腺肿瘤为双侧性，30%~40% 患儿在肾上腺和肾上腺以外的部位都有肿瘤，或仅发生在肾上腺以外的部位。

嗜铬细胞瘤可能与某些遗传综合征如希佩尔 – 林道病（von Hippel-Lindau disease, VHLD）相关，而且是多发性内分泌肿瘤综合征（multiple endocrine neoplasia, MEN）MEN-2A 型和 MEN-2B 型的组成部分之一。少数还与多发性神经纤维瘤病联合出现。希佩尔 – 兰道综合征的发病率是 1∶36 000，其典型特征包括视网膜和中枢神经系统血管网状细胞瘤，肾透明细胞癌和嗜铬细胞瘤。但不同的家系罹患嗜铬细胞瘤的倾向不同；在一些家系，嗜铬细胞瘤是唯一的肿瘤。在希佩尔 – 林道综合征患者体内发现生殖细胞位于 3 号染色体短臂 25~26 区的 VHL 抑癌基因发生突变。在家族性 MEN-2A 和 MEN-2B 患者体内发现 10 号染色体长臂 11.2 区的 RET 原癌基因突变。MEN-2 患者有发生甲状腺髓样癌和甲状旁腺肿瘤的风险；约 50% 发生嗜铬细胞瘤，其中携带 RET 基因 634 密码子突变的患者风险更大。多发性神经纤维瘤病患者 17 号染色体长臂 11.2 区的 NF1 基因发生突变。

嗜铬细胞瘤可能发生在患有副神经节瘤的家系，特别是位于头颈部的副神经节瘤。这些家系通常携带 SDHB、SDHD 的突变，很少一部分有 SDHC 的基因突变，它是编码线粒体酶琥珀酸脱氢酶亚基的基因。

嗜铬细胞瘤也与结节性硬化，Sturge-Weber 综合征和共济失调性毛细血管扩张症有关。体细胞中上述基因的突变，尤其是 VHL，已在一些散发嗜铬细胞瘤病例中发现（见第 589 章）。

■ 临床表现

在明确为抑癌基因突变携带者的患者中，如希佩尔 – 林道病患者中监测到的嗜铬细胞瘤有可能是无临床症状的。其他患者往往因肾上腺素及去甲肾上腺素过度分泌所致的高血压而被发现。所有患者都在某些时候出现高血压。阵发性高血压是考虑嗜铬细胞瘤诊断的重要提示。与成人不同，儿童患者持续性高血压更多见。当有阵发性高血压时，起初发作通常并不频繁，但逐渐变得频繁，并最终发展为持续性高血压状态。在两次高血压发作之间，患者可能没有症状。在发作间期，患者感到头痛、心悸、腹痛、头晕，还可出现脸色苍白，呕吐和出汗。抽搐及其他高血压脑病的表现也可能出现。在严重情况下，可能发生心前区疼痛并向两臂放射，以及肺水肿和心脏及肝脏增大。症状可能因运动或服用含有伪麻黄碱之类成分的非处方药加重。患儿食欲良好，但由于代谢过盛而体重不增加，并可能发生严重的恶病质。严重的多尿及烦渴可使人想到尿崩症。可能有明显的生长障碍。血压的变动范围收缩压为 180~260mmHg，舒张压为 120~210mmHg，并可能有心脏增大。眼底检查可能发现视乳头水肿、出血、渗出和动脉变细。

■ 实验室检查

尿中有蛋白和少量管型，偶尔有尿糖。肉眼血尿提示肿瘤位于膀胱壁内。偶尔可以发现红细胞增多。通过证实血浆或尿中的儿茶酚胺及其代谢产物浓度升高即可确立诊断。

嗜铬细胞瘤产生去甲肾上腺素和肾上腺素。通常情况下，血浆中的去甲肾上腺素既可来源于肾上腺，也可来源于肾上腺素能神经末梢，而肾上腺素主要产生于肾上腺。相较于成人嗜铬细胞瘤患者去甲肾上腺素和肾上腺素均升高，儿童患者主要分泌去甲肾上腺素。尿中儿茶酚胺排泄量通常超过 300μg/24h。尿中甲氧基肾上腺素排泄量（特别是甲氧基去甲肾上腺素）也增加（图568-2）。正常儿童每天从尿中排出的上述物质随年龄而增加。尽管患者尿中排泄的香草扁桃酸（VMA，3-甲基-4-羟基扁桃酸），即肾上腺素和去甲肾上腺素的主要代谢产物增多，但含香料的食品和水果能使 VMA 浓度假性升高，因此尿中 VMA 含量不再常规检测。

血浆中游离的儿茶酚胺及甲氧基肾上腺素水平也有升高。血浆甲氧基去甲肾上腺素是诊断儿童患儿灵敏度及特异性最高的指标，其次是血浆去甲肾上腺素水平。儿童患者血浆中甲氧基肾上腺素及肾上腺素水平不一定升高。最佳的鉴别方法是对照特定性别的儿科参考范围，而不是成人范围。此外，应该提醒患者停用可能干扰甲氧基去甲肾上腺素测定结果的食物及药物，如含咖啡因的饮料，对乙酰氨基酚等。如果可能，血液样品应从留置静脉导管获得，以避免与静脉穿刺相关急性应激。

对于多数位于肾上腺的肿瘤，通过计算机断层扫描（CT）或磁共振成像（MRI）容易确定其位置，但是肾上腺以外的肿瘤可能难以被发现。131I-间位碘甲基苄胍（MBIG）能被体内任何部位的嗜铬组织所摄取，因此有助于小肿瘤的定位。采用静脉插管采集不同水平的血样来测定儿茶酚胺浓度，也能对肿瘤进行定位，但这在目前已经很少应用了。

■ 鉴别诊断

必须考虑到儿童高血压的各种原因，例如肾或肾血管性疾病、主动脉缩窄、甲状腺功能亢进、库欣综合征、11β-羟化酶、17α-羟化酶及 11β-羟基类固醇脱氢酶缺乏、原发性醛固酮增多症、肾上腺皮质肿瘤以及原发性高血压（见第439章）。嗜铬细胞瘤压迫输尿管或肾动脉可导致肾丧失功能，家族性自主神经功能异常也可伴有阵发性高血压。在鉴别诊断中还须考虑到脑部疾病、尿崩症、糖尿病及甲状腺功能亢进症。多发性神经纤维瘤患者高血压可能是由于肾血管受累所致，或是并存的嗜铬细胞瘤所引起。

神经母细胞瘤、神经节母细胞瘤和神经节瘤常常产生儿茶酚胺，但嗜铬细胞瘤患者尿中儿茶酚胺的水平更高，神经母细胞瘤患者的多巴胺及高香草酸的含量更高。分泌性神经源性肿瘤常引起高血压、过度出汗、皮肤潮红、苍白、皮疹、多尿和烦渴。这些肿瘤也可能伴有慢性腹泻，特别是神经节瘤，而且有时可能呈持续性腹泻而考虑为慢性腹泻病。

■ 治疗

这些肿瘤必须手术切除，手术风险大，仔细进行术前、术中及术后管理十分重要。术前需要应用 α 和 β 肾上腺素能阻滞剂及液体负荷。由于这种肿瘤在儿童中常是多发性的，因此术中经腹彻底探查所有好发部位是发现全部肿瘤的最好机会。手术中选择适宜的麻醉方法，并选用适当的液体扩充血容量，是避免术中或术后 48h 内血压陡然下降的关键措施。在手术操作和切除肿瘤时可能引起儿茶酚胺分泌显著增加，从而可导致血压升高和心率加快。手术后必须继续监护。

虽然这种肿瘤在组织学上常表现为恶性，但唯一准确提示恶性的是存在转移或局部浸润或两者共存。所有肾上腺嗜铬细胞瘤患者中约有 10% 是恶性的，此肿瘤在儿童中罕见。儿童恶性嗜铬细胞瘤多发生在肾上腺以外的部位，并通常与 SDHB 基因突变相关，SDHB 基因编码琥珀酸脱氢酶的一个亚基。由于在初次手术多年后，位于其他部位的功能性肿瘤可能表现出来，故在术后需要作长期随访。对患者的亲属进行检查，可能会发现其他个体中无症状性隐匿性肿瘤。

参考书目

参考书目请参见光盘。

（周秀云 译，罗小平 审）

第575章
肾上腺肿块

575.1 肾上腺偶发瘤

Perrin C. White

随着 CT 和 MRI 等影像学技术的广泛应用，一些患者由于非肾上腺疾病的原因行腹部影像学检查时发现肾上腺偶发瘤的频率明显增加。成年人行腹部 CT 扫描发现单个肾上腺偶发瘤的比例从以前的不到 1% 提高到现在的 4% 以上。如此大规模的意外发现使临床医生在该病的诊断和治疗上陷入了困境。肾上腺偶发瘤的鉴别诊断包括一般囊肿、出血性囊肿、血肿和髓脂瘤等良性病变。这些病变通常可以通过 CT 或 MRI 来鉴别。如果病变的性质不能轻易鉴别，就需要追加更多的评估。需要做额外评估来鉴别的疾病包括良性腺瘤、嗜铬细胞瘤、肾上腺皮质癌和从肾上腺以外转移的原发癌。良性的、无激素活性的肾上腺皮质腺瘤是肾上腺偶发瘤的主要组成部分。诊断时必须仔细地询问病史，行体格检查，并进行内分泌功能评估，以寻找皮质醇、雄激素、盐皮质激素及儿茶酚胺自发性分泌的证据。功能性肿瘤需要手术切除。如果肾上腺偶发瘤无分泌功能，且大于 4~6cm，也建议手术切除。3cm 及以下的肿瘤应定期行影像学检查以监测。该病的治疗应该个体化；无分泌功能的肾上腺偶发瘤也可能会增大或功能亢进。核素扫描及间断的应用细针穿刺术可能有助于鉴别肿块性质。

575.2 肾上腺钙化

Perrin C. White

肾上腺内的钙化可见于各种各样的情况，有些严重，而另一些却无显著影响。肾上腺钙化常常是在婴儿和儿童做腹部 X 线检查时而被偶然发现的。对此，临床医生指出，这可能是由于患儿出生时存在缺氧或损伤的病史而造成的。出生时或出生后立即发生肾上腺出血可能是导致以后钙化的常见原因。尽管这种患儿适合进行肾上腺皮质储备功能的评估，但很少会出现功能性异常。

补充内容请参见光盘。

造成钙化的原因有可能是肾上腺神经母细胞瘤、神经节细胞瘤、嗜铬细胞瘤及肾上腺囊肿等，特别是肿瘤内部发生出血时更易出现，这种损伤造成的钙化往往是单侧的。

过去，结核病是造成肾上腺钙化及 Addison 氏病的常见原因。而肾上腺钙化也可见于罹患 Waterhouse-Friderichsen 综合征康复的儿童；这类患儿通常无明显临床症状。婴幼儿罹患 Wolman 综合征（一种由于缺乏溶酶体酸性脂肪酶而造成的罕见的脂代谢异常）则会出现广泛的双侧肾上腺钙化（见第80.2）。

参考书目

参考书目请参见光盘。

（周秀云 译，罗小平 审）

第5篇 性腺疾病

第576章
性腺的发育和功能

Patricia A. Donohoue

■ 胚胎性腺分化的基因调控

性腺分化是一个复杂、多步骤的过程，需要多种基因产物的连续反应及相互作用。

补充内容请参见光盘。

（周秀云 译，罗小平 审）

第577章
睾丸功能减退

Omar Ali, Patricia A. Donohoue

胎儿期睾丸功能减退可以是各种性发育障碍性疾

病的一个组成部分（见第 582.2）。青春期前儿童通常不会产生大量睾酮，并且尚未产生精子，因此睾丸发育不良对这个年龄段的患儿没有明显的影响。从青春期开始，该病将会导致睾酮缺乏、不育，或两者都有。睾丸功能减退可能原发于睾丸（原发性性腺功能减退）或继发于垂体促性腺激素缺乏（继发性性腺功能减退）。两者可能由于遗传缺陷或者获得性因素造成，而且一些患者的病因尚不明确，但是其病变的程度（原发性或继发性）通常可以确定；原发性性腺功能减退的患者促性腺激素水平增高（高促性腺激素性）；继发性性腺功能减退的患者促性腺激素水平降低或缺如（低促性腺激素性）。表 577-1 详细列出了男性性腺

表 577-1 男性性腺功能减退的病因学分类

低促性腺激素性性腺功能减退

Ⅰ.下丘脑性

　A.遗传缺陷

　1.X 连锁 Kallman 综合征（*KAL-1* 基因）

　2. 常染色体显性遗传 Kallman 综合征（*FGFR1* 基因），其他 Kallman 综合征基因（例如 *PROK2* 和 *PROKR2*）

　3. 其他遗传缺陷：瘦素基因，瘦素受体，KiSS-1，GPCR54，DAX-1，SF-1

　4. 遗传综合征：Prader-Willi 综合征，Bardet-Biedl 综合征，Laurence-Moon-Biedl 综合征，Alström 综合征

　5. 体制性生长发育延迟？

　B. 获得性缺陷（可逆性）

　1. 神经性食欲缺乏症

　2. 药物使用

　3. 营养不良

　4. 慢性疾病，特别是克罗恩病

　5. 高泌乳素血症

Ⅱ.垂体性

　A. 遗传缺陷

　1. 垂体层面的特发性低促性腺激素性性腺功能减退（GnRH 受体、FSH 和 LHβ – 亚单位）

　2. 视隔发育不良（一些病例中为 *HESX-1* 基因突变）

　3. 垂体器官发育障碍（PROP1，LHX3，LHX4，SOX-3 等）

　B. 获得性缺陷

　1. 垂体肿瘤

　2. 垂体梗死

　3. 渗透性疾病（如组织细胞增生症、结节病）

　4. 血铁质和血色素沉着症

　5. 放射线

　6. 未知

表 577-1（续）

高促性腺激素性性腺功能减退：睾丸

Ⅰ.遗传缺陷

　A.FSH 和 LH 抵抗

　B. 类固醇合成途径突变

　C. 性腺发育不全

　D.Klinefelter 综合征（47，XXY）

　E.Noonan 综合征（许多病例中表现为 PTPN-11 基因突变）

　F. 囊性纤维化（不育症）

Ⅱ.获得性缺陷

　A. 隐睾症（一些病例中）

　B. 无睾症

　C. 化疗

　D. 放疗

　E. 感染（例如流行性腮腺炎）

　F. 梗死（睾丸扭转）

　G. 创伤

功能减退的病因分类。

577.1 男性高促性腺激素性性腺功能减退（原发性性腺功能减退）

Omar Ali，Patricia A. Donohoue

■ 病 因

一定程度的睾丸功能对于表型为男性的婴儿的发育来说至关重要。在性别分化开始后（胎儿在宫内第 14 周），多种原因可导致性腺功能减退的发生。基因或染色体异常可导致睾丸功能减退，病变直到患儿青春期前都没有明显的表现，进入青春期后，患病男孩则会出现青春期发育延迟或发育不全。在其他情况下，正常发育的睾丸也可能因梗死、创伤、射线、化疗、感染、肿瘤浸润和其他原因而受到损伤。有时基因缺陷可能导致睾丸下降过程异常；在一段时间的正常发育过程后，睾丸扭转或梗死可能会导致其进一步损伤或萎缩。如果睾丸全面受损，那么睾酮分泌功能及其生育能力（精子的生成）都有可能受影响。即使原发缺陷是睾酮生成障碍，低水平的睾丸内睾酮仍常常导致不育，反过来则不然。精子生成、储存以及转运过程障碍不一定与低水平的睾酮有关；因此，不育可见于睾酮水平、性欲和第二性征正常的患者。

不同程度的原发性性腺功能减退还发生在大部分染色体异常的患者身上，例如 Klinefelter 综合征（男

性患者拥有至少一条额外的 X 染色体）以及 XX 男性综合征。这些染色体畸变也与其他一些特征性改变相关。Noonan 综合征与隐睾症和不育相关，但其他特点决定了其临床表现。

先天性无睾丸症：那些外生殖器发育正常（或者接近正常）、苗勒管衍生物（子宫、输卵管等）缺如的男孩，至少在其母妊娠期的部分时间里面都明显有过睾丸功能。如果生后不能触及睾丸，则称为隐睾症。大多数隐睾症病例中，睾丸没有降到阴囊内，或者睾丸能自如的从阴囊缩回腹腔，但在少数情况下，通过广泛的探查都无法在任何地方找到睾丸。表型为男性（指他们在宫内的一段时期尚存睾丸功能）的患者患有的这种睾丸缺如综合征被称为"睾丸消失综合征"、"先天性无睾丸症"或"睾丸退化综合征"。

在触及不到睾丸的患者（1/20 000 男性）中，有0.6% 患有先天性无睾丸症。有人认为很多病例是由于睾丸的梗死导致，其发生在胎儿末期或生后的某段时间。但是这种情况在单卵双胞胎中报道过；家族史也提示该病的发生涉及遗传因素。很多病例有小阴茎，其睾丸的消失可能发生在孕 14 周以后、出生以前，这或许表明患者早在出现睾丸消失前就存在男性激素合成功能障碍。低睾酮水平（<10ng/dL）以及明显增高的黄体生成素（LH）、卵泡刺激素（FSH）水平常出现在生后头几个月；随后促性腺激素水平趋于下降，甚至出现在无性腺患儿中，之后随着青春期到来，促性腺激素再次提升至非常高的水平。人绒毛膜促性腺激素（hCG）的蓄积无法引起睾酮水平的升高。血清抗苗勒管激素（AMH）测不到或水平低。所有这些触及不到睾丸的患者都应接受这些检查，如果检查结果没有发现睾丸组织，那么可以明确诊断为睾丸退化综合征。如果证实有睾酮的分泌，可以通过手术探查寻找睾丸。性腺功能减退的治疗稍后讨论。这些患者无法拥有正常的生育能力。

化疗及射线相关性性腺功能减退：睾丸受损也是癌症化疗和放疗常见的后遗症。损伤发生的频率和程度取决于使用的药物、总剂量、治疗持续时间和治疗后观察的间隔。另一个重要的因素为治疗时的年龄；青春期和青春期后的男孩的生殖细胞较青春期前更容易受损。多种药物联合化疗最容易造成损伤。青春期前的儿童使用烷化剂，如环磷酰胺治疗，虽然在活检中可能会发现生殖细胞受损，但不影响青春期发育。大剂量环磷酰胺和异环磷酰胺治疗与不育相关。较低剂量的顺铂治疗可引起暂时性精子缺乏或精子减少，大剂量（400~600mg/m²）治疗可造成永久性不育。白细胞介素 -2 可以降低睾丸 Leydig 细胞的功能，而 α 干扰素似乎不影响性腺功能。大多数化疗药物治疗将

导致精子缺乏和不育；睾丸间质细胞受损（导致低睾酮水平）较少见。在很多情况下，损伤是暂时性的，精子数量可以在 12~24 个月之后恢复。化疗及放疗都会导致异常配子的比例增加，但研究相关资料（患者或其配偶接受化疗或放疗后妊娠）发现，后代出现遗传相关性出生缺陷的情况并没有增加，可能与研究出现针对异常精子的选择偏倚有关。

放射损伤是剂量依赖性的。暂时性精子减少可见于小剂量射线（0.1Gy），剂量超过 2Gy 时可导致永久性的精子缺乏。受到辐射后长达 5 年或更长时间才能恢复精子生成。大剂量辐射将会减慢恢复过程。睾丸间质细胞对放射更耐受。小于 6GY 的剂量可产生轻度损伤，表现为 LH 水平升高；大多数情况下超过 30Gy 的剂量可导致性腺功能减退。只要有可能，在接受射线照射过程中应遮盖睾丸。癌症患儿在儿童期接受多种方式治疗后，应在青少年期仔细评估期睾丸功能，可能提示他们需要进行睾酮替代治疗和生育咨询。青春期后的男性患者可以选择在接受放疗或者化疗前保存精子。即使精子数异常的患者也有可能恢复，虽然恢复的程度会随着接受射线增多而下降。如果精子数持续偏低，患者仍然有可以通过抽取睾丸内精子，采用卵细胞胞质内单精子注射的方式而获得生育能力。

睾丸支持细胞综合征：睾丸支持细胞综合征（生殖细胞发育不良或 Del Castillo 综合征）患者可见小睾丸和精子缺乏。这些患者的睾丸内没有生殖细胞，但通常能正常产生睾酮，临床表现为不育。该病病因不明。

其他原因引起的睾丸功能减退：睾丸萎缩可能由于损伤了睾丸的血供所致，隐睾纠正术中的某些手术操作或者双侧睾丸扭转可造成这种情况。青春期急性睾丸炎或成年男性腮腺炎患者有时可能会损伤睾丸；但通常情况下，只有睾丸的生育功能受损。青春期前的男孩常规接种腮腺炎疫苗可以减少这种并发症的发生。自身免疫性多发内分泌病可能与原发性性腺功能减退有关（与抗细胞色素 P450 抗体有关），但此病更常见于女性。

睾丸发育不全综合征：在一些发达国家，隐睾症、尿道下裂、低精子数及睾丸癌的发病率逐年增高。例如，8% 的欧洲新初生儿是借助于辅助生殖技术诞生，20% 的丹麦成年男性精子数少于国际卫生组织所规定的 20 × 10⁶/mL。睾丸癌的发病率也有上升的趋势，甚至与生殖能力减退的逐年高发相持平。有证据显示，近十几年来尿道下裂和隐睾症的发病率在许多国家逐年增加。因此有人提出，所有这些趋势与患者胎儿期的睾丸发育不全有关。这种假设认为，在胎儿宫内发

育过程中，一定程度的睾丸发育不全与遗传和环境因素有关，并且与发生隐睾症、尿道下裂、生育力下降和睾丸癌的风险增加有关。与该综合征相关的环境影响因素包括能够作为内分泌过程干扰物的环境化学物质，例如双酚 A 和邻苯二甲酸盐（很多塑料的组成部分），一些农药，植物性或真菌性雌激素，以及其他化学物质。环境化学物质可以在一些动物模型上产生损伤，这个研究事实促使人们致力于将这些化学物质从母婴产品、甚至是我们生存的环境中移除。然而，目前这只是猜想，尚无定论。

■ 临床表现

如果婴儿出生时就被发现睾丸和阴茎异常的小，便可以怀疑有原发性性腺功能减退症。规范化的数据可以用于不同的人群。这种情况通常直到患儿青春期时无第二性征发育才被注意到。患儿面部、阴部和腋下毛发稀少或缺如；既无痤疮也无发际线退缩；音调仍高。阴茎和阴囊仍为幼稚型，而且可能被耻部脂肪所掩盖；睾丸很小或无法触及。脂肪堆积在髋部和臀部，有时可在乳房和腹部堆积。骨骺闭合延迟；因此患者四肢较长。指尖距较身长长数英寸，而且耻骨联合至足底的距离（下部）远远长于耻骨联合至头顶的距离（上部）。这种身体比例被描述为类无睾症体型。上下部量比远小于 0.9。许多有轻度性腺功能减退症的个体可能只有通过对垂体 - 性腺轴进行适当的检查才得以发现。儿科医生应常规进行睾丸检查；应通过与标准睾丸尺进行对比或通过线性尺寸测量来记录睾丸容积。

■ 诊　断

血清 FSH 和 LH 水平在婴儿早期（当"微小青春期"正常启动，促性腺激素去抑制过程发生时）均大幅度高于相应年龄的正常水平，LH 升高的幅度较 FSH 小。这一过程发生前，无性腺功能患儿的促性腺激素水平不会表现为显著升高，表明在这个阶段促性腺激素的抑制存在其他机制，而这些机制独立于性激素的负反馈抑制作用。在儿童末期及青春期启动前数年，这种抑制作用开始解除，原发性性腺功能减退患儿血促性腺激素水平再次较同年龄正常患儿增高。这些激素的升高提示即使青春期前的儿童，其下丘脑 - 性腺反馈关系也在发挥作用。11 岁以后，FSH 和 LH 水平明显升高，达到去势的范围。随机测定青春期前男孩的睾酮水平对于诊断没有帮助，因为正常儿童青春期前的睾酮水平是通常较低，至青春期才升高并达到成人水平。在青春期，这些激素水平与睾丸大小、性成熟的

阶段和骨龄的相关性较其与实际年龄的相关性更好。在原发性性腺功能减退的患者中，睾酮水平在所有年龄段均维持在较低水平。注射 hCG 后睾酮水平轻度升高或不升高，而在正常男性发育的任何阶段，注射 hCG 可引起睾酮水平显著增高。

AMH（抗苗勒管激素）由睾丸支持细胞分泌，分泌过程可被睾酮所抑制。其结果是，AMH 水平在青春期前的男孩中增高，青春期开始后则被抑制。原发性性腺功能减退的男孩在青春期时仍然持续有 AMH 水平的增高。在青春期前，检测 AMH 水平可作为睾丸组织存在的标志物（例如，在双侧隐睾的患者中检测）。抑制素 B 也由睾丸支持细胞分泌，儿童期持续存在，在青春期开始后分泌增多（男孩多于女孩）。在双侧隐睾症中是另一种睾丸组织存在的标志物，同时也是精子发生的标志物（例如见于青春期发育延迟的青少年，癌症治疗后生存的患者以及 Noonan 综合征患者）。X 线测骨龄在体质性生长落后及原发性性腺功能减退的患者中也用来证实其骨龄发育存在落后。

■ Noonan 综合征

病　因

Noonan 综合征（NS）这一术语曾被用于与某些 Turner 综合征女性有共同表型特征但核型正常的男性和女性。Noonan 综合征在活产儿的发生率为 1/（1 000~2 500）。20% 的患者有家族史，表现为常染色体显性遗传。男性和女性的发病率相似。在一半的病例中可见到 PTPN11 基因的错义突变，该基因位与染色体 12q24.1 上，编码非受体性蛋白酪氨酸磷酸化酶 SHP-2。现在认为在 RAS-MAPK 途径产生的几种突变可能引起 Noonan 综合征及其他相关疾病。这些包括 KRAS 基因和 SOS1 基因的突变，以及 12q24 区域的重复突变。因此，Noonan 综合征的表型特征与其他涉及 RAS-MAPK 途径的综合征相重叠，例如 Leopard 综合征及心 - 面 - 皮肤综合征。

临床表现

该病最常见的异常表现为身材矮小、蹼颈、鸡胸或漏斗胸、肘外翻、先天性右位心和特殊面容。常见有眼距过远、内眦赘皮、睑裂下斜、上睑下垂、小额及耳朵异常。其他诸如手指内弯、疝气及脊柱异常等较少见。在校学习的患儿平均 IQ 为 86，范围波动在 53~127。语言 IQ 优于操作 IQ。高频感觉神经性听力丧失也较常见。心脏缺陷最常见的为肺动脉瓣狭窄、肥厚型心肌病或房间隔缺损。需要注意的是患儿可有肝脾大和几种血液病的发生，包括凝血因子 XI 和 XII

减少、急性淋巴细胞白血病和慢性粒细胞性白血病。Noonan 样特征可为 NF1（神经纤维瘤）基因突变表型变化的一部分，可能由于两种疾病通常都涉及 RAS-MAPK 途径。男性常有隐睾和小睾丸。睾酮分泌正常或减低，但精子生成能力甚至在那些有着正常睾酮水平（以及正常的第二性征）的患者中都会受到影响。血清抑制素 B 在这些患者中可作为睾丸支持细胞功能的标志物。患者的青春期会推迟，近 20 岁时可达到成人身高，其身高通常达到正常人群身高的低值。产前诊断时对染色体核型正常、有水肿或浮肿和股骨短的胎儿需疑诊此病。

治 疗

人生长激素的应用可产生加速生长效应，与 Turner 综合征患者的治疗效果相当，而且无心室壁肥厚的副作用。但有报道表明少数患者应用生长激素治疗可提高成人身高。Noonan 综合征患者合并已经证实的 PTNP11 突变，其生长较没有突变的患者更为缓慢并且对生长激素治疗的反应更差。他们体内胰岛素样生长因子 –1 水平较低，生长激素水平较高，提示可能存在部分的生长激素抵抗（由受体后信号缺陷导致）。性腺功能减退的治疗稍后讨论。

■ Klinefelter 综合征（见第 76 章）

病 因

Klinefelter 综合征是男性中最常见的性染色体非整倍体核型，其发病率在普通人群中为 0.1% 到 0.2%（1/1000 至 1/500），在不育的男性中上升至 4%，合并有精子减少或缺乏的患者，发病率为 10-11%。大约 80% 的患者的染色体核型为 47，XXY，另外 20% 患者中可见嵌合体以及两条以上的 X 染色体核型。即使患者有多至 4 达 X 染色体，Y 染色体决定其为男性表型。染色体畸变常常是父母配子形成过程中，由于 X 染色体减数分裂时不分离所致；患者额外的 X 染色体来自母亲的占 54%，来自父亲的占 46%。来自丹麦的一份全美性研究发现，Klinefelter 综合征产前发病率为每 100 000 男婴中有 213 个，但是在成年男性则仅仅为 40/100 000，因此提示只有 1/4 的男性患者被确诊。

临床表现

如果缺乏产前诊断，患者很少在青春期之前明确诊断，因为儿童期缺乏临床表现或表现轻微。在性发育缺陷之前，患者就有可能长期表现出明显的行为和精神方面的异常。这些儿童存在学习障碍以及"执行力"（形成概念，解决问题，转换任务和制作计划）

的缺乏，因此对所有有心理、学习或学校适应问题的男孩均应该考虑到本病。患儿终身可以有焦虑、不成熟或过于害羞及社交障碍。在一项前瞻性的研究中，一组出生时确定为染色体核型为 47，XXY 的儿童在 5 岁以内和正常儿童相比仅显示有轻度偏差。其体格、智力和情感方面均无显著异常；有些儿童表现较消极，协调运动功能差，语言发育轻度迟缓。当患儿开始学校学习后，问题就常常开始变得明显。总 IQ 可以正常，但语言 IQ 多少有些降低。患儿常有语言认知缺陷和阅读、拼写和数学成绩不佳。到青少年后期，多数患 KS 的男孩普遍有学习障碍，多数是基于语言性的。尽管他们有这些困难，但大多数能读完高中。

患者往往身材高大、瘦削、体重不足，并且他们的体型呈现出一种特定的倾向——腿部较长，与手臂长度不成比例，且比其他原因引起性腺功能减退的患者看上去更长——但患者与患者之间的体型可有明显差异。患者的睾丸容量相对于其年龄来说偏小，这种体征实际上只有在青春期后，患者的睾丸不再长大时才变得明显。患者的阴茎往往小于正常男性平均水平，一些患者可发生隐睾症或尿道下裂。KS 成年患者骨密度较低，其原因与低水平的睾酮有关。

虽然有些患儿男性化几乎正常，但其青春期发育可能延迟。患儿除了有正常的睾酮水平，其血清 LH 和 FSH 浓度以及他们对于促性腺激素释放激素（GnRH）刺激的反应性在其 13 岁左右开始上升。大约 80% 的成年患者有男子乳腺发育；他们胡须稀疏，多数无须每天剃须。最常见的睾丸损害是精子发生停止，组织学以睾丸支持细胞占优势。患者的精子内出现性染色体为非整倍体的概率较高。虽然极少数患者有生育能力，但无精和不育较常见。目前较为清楚的是，生殖细胞数和精子计数在青春期早期较高，并随着年龄的增长而下降。从睾丸内抽出精子进行卵母细胞胞浆内精子注射可孕育健康的婴儿，治疗的成功率随着 KS 患者年龄的增大而减低。非嵌合体 KS 患者多数睾丸内精子（94%）的性染色体分离模式正常，提示减数分裂检查点可以消除多数非整倍体细胞。1/4 的受检标本可检出抗精子抗体。

KS 患者肺部疾病、静脉曲张和乳腺癌的发病率也有所增加。93 个非选择性的男性乳腺癌患者中，7.5% 被发现患有 KS。曾有报道发现 KS 患者同时罹患纵隔生殖细胞瘤；这些肿瘤可产生 hCG，并引起幼年男孩的性早熟。他们还有可能伴发白血病、淋巴瘤和其他血液系统肿瘤。15~30 岁年龄组发生肿瘤的风险最高（相对危险度 2.7）。英国一个大型的队列研究指出，该病的标准化死亡率（1.5）呈现全面而显著的增加，特别是死于糖尿病、癫痫、末梢及肠道血管充血、肺栓塞和肾脏病的患者，其死亡率尤为增高。罹患缺血性心脏病而去世的患者，其死亡率有所下降。在成人患者中，结构性的脑发育异常与认知障碍相关。

在 XY/XXY 嵌合型的成人患者中，KS 特征的严重程度和发生频率均有所下降。嵌合型患儿在男性化、生育力和社会心理适应能力等方面预后较好。

Klinefelter 变异型及其他多 X 染色体综合征

当 X 染色体的数目超过 2 条时，患者的临床表现较为严重，包括智力低下和男性化障碍。X 染色体数目越多，患者身高也就越矮。XXYY 变异是最常见的变异类型（出生的男性婴儿中为 1/18 000 至 1/40 000）。大多数患者智力低下，IQ 分值在 60~80 分，但 10% 患者 IQ 超过 110 分。XXYY 患者表型与 XXY 患者无差异，除了 XXYY 成人的平均身高往往比 XXY 患者更高。49, XXXXY 变异型在儿童期就显得与众不同，其发生率估计占出生男婴的 1/80 000 至 1/100 000。这种疾病是由于减数分裂时染色体不分离所致。患者有严重的智力障碍、短颈和典型的粗陋面容，包括眼距过宽、两眼外侧轻度上斜、斜视、鼻宽平而上翘、嘴大而张开和大而畸形的耳朵，睾丸小而且可能未下降、阴囊发育不良、阴茎短小。患者常可观察到类似 Down 综合征的缺陷（短而内弯的小指末节指骨、通贯手和肌张力减退）和其他骨骼发育异常（包括肘提携角的异常以及手肘后旋限制）。X 线最常见的异常表现是尺桡骨骨性结合或脱位、桡骨延长、假性骨骺、脊柱侧凸或后凸、髋关节外翻和骨龄落后。具有这样广泛改变的多数患者染色体核型为 49, XXXXY；其他嵌合型也可观察得到：48, XXXY/49, XXXXY, 48, XXXXY/49, XXXXY/50, XXXXXY；以及 48, XXXXY/49, XXXXY/50, XXXXYY。曾有产前诊断为 49, XXXXY 的婴儿被报道。胎儿有宫内发育迟缓、水肿和囊性淋巴管瘤。

48, XXXY 型相对较少。患者的特征性症状通常比 49, XXXXY 患者轻，比 47, XXY 患者重。这种情况下患者可有轻度智力障碍、语言和运动发育迟缓和不成熟但消极和愉悦的行为。

极少数患者染色体核型为 49, XYYY 和 49, XXYYY。这两者通常均有畸形和智力障碍。

实验室检查

大多数患有此病的男性一生都未经诊断。对所有疑诊为 KS 的患者均应进行染色体分析，特别是就诊于行为、心理和智力障碍门诊的儿童。在胎儿期，抑制素 B 和 AMH 水平正常，但睾酮水平低于正常对照组。具有 47, XXY 核型的 KS 男孩，10 岁前血浆基础 FSH 和 LH 正常，对促性腺激素释放激素和 hCG 的反应也正常。在青春发育早期，睾丸生长正常，但到青春发育中期，睾丸便停止生长，促性腺激素逐渐升高，睾酮水平轻度降低。抑制素 B 水平在青春发育早期正常，青春发育后期降低，成年后呈低水平。雌二醇水平升高，使雌二醇/睾酮比值升高，导致男性患儿在青春期出现女性型乳房发育。性激素结合球蛋白（SHBG）水平升高，继而降低游离睾酮的水平。雄激素受体多聚谷氨酰胺序列（CAG）长度的长重复与更严重的表型相关，包括男子女性型乳房，小睾丸和阴茎短小。

青春期前睾丸活检仅能显示生殖细胞缺乏或缺如。青春期后，活检表现为生精小管膜透明样变和间质细胞的腺瘤性聚集。睾丸间质细胞占优势。其特点是无精子，常见不育。

治 疗

睾酮制剂替代治疗取决于患者的年龄。通常患儿应在 11~12 岁开始治疗，此时睾酮水平低于正常人。睾酮治疗会使得睾酮水平恢复正常，刺激第二性征的发育，但不会提升患者生育能力（实际上会抑制精子的生成）。长效睾酮制剂注射或每日食用睾酮凝胶均可用于治疗该病（睾酮贴片易引发皮疹，在儿科不常使用）。使用庚酸睾酮时，起始剂量为每 3~4 周肌内注射 25~50mg，以后每 6~9 个月提高 50mg，直到达到成人的维持剂量（每 3~4 周 1 次，每次 200~250mg）。到成人维持剂量时，睾酮贴片或睾酮凝胶可代替注射治疗。对于年龄较大的男孩，起始剂量和增加剂量应加大，以期待较快地达到男性化。

芳香化酶抑制剂（也会增加内源性睾酮水平）可用于治疗男性乳房发育，但药物治疗并不总是成功的。生育能力对于儿童组患儿并不是关键的问题，但对于成人可以通过抽取精子（TSE）行胞浆内注射的方式孕育后代。因为精子数随着时间推移而减少，对年长的青少年来说可以选择精子库储存精子。HCG 治疗可用于 TSE 前刺激精子生成以提高数量。对于学习困难和心理障碍的患儿，需要提供治疗、咨询和心理学服务。

■ XX 男性综合征

一般认为本病在新生男婴中的发生率为 1/20 000。受累患者有男性表型、小睾丸、小阴茎，并且没有明显的卵巢或副中肾管组织。因此他们与睾丸来源的性发育不良不同。少部分患者可发生睾丸未下降和尿道下裂。几乎所有病例都出现不育，睾丸组织学表现和 Klinefelter 综合征基本相同。有这些表现的成年患者通常因为性腺功能减退、男子乳腺发育或不育而就诊。高促性腺激素性性腺功能减退继发于睾丸功能减退。目前有几例病例在围产期被诊断，因为产前超声诊断和染色体核型分析不一致。

在拥有正常男性外生殖器的 XX 男性综合征患者中，90% 在一条 X 染色体中携带 SRY 基因。在父系生殖细胞减数分裂时，当 Y 染色体的短臂与 X 染色体配对时，发生了从 Y 染色体到 X 染色体的互换。XX 男性综合征患者遗传了一条源于母亲的 X 染色体和一条包含易位的男性决定基因的父源染色体。几例 46，XX 患者发现有 9 号染色体短臂易位。青春期前确诊的 XX 男性综合征患者大多有尿道下裂和小阴茎；这组患者常缺乏 Y 特异性序列，提示可能有其他男性化机制。荧光原位杂交和预处理原位标记法（PRINS）已用来确认小 SRY DNA 片段。Y 染色体短臂片段异常可导致两性畸形表型。

■ 45，X 男性综合征

在几例染色体核型为 45，X 的男性患者中，Y 染色体短臂序列被易位到常染色体上。有一例患者的 Y 染色体短臂末端易位到 X 染色体上。另一例患者则推测其有 SRY/ 常染色体易位。一例染色体为 45，X 且患有 Leri-Weill 软骨骨生成障碍的男性患者，其存在 SHOX 基因缺失和 SRY 基因到 X 染色体短臂的易位。

■ 47，XXX 男性综合征

一例日本男性患者，出现阴毛发育较差，阴囊睾丸发育不良（4mL），阴茎和身高正常，女性型乳房发育，严重的智力障碍，由于父亲减数分裂时发生异常的 X-Y 染色体互换和母体减数分裂时发生 X-X 不分离，从而产生 47，XXX 染色体。

参考书目

参考书目请参见光盘。

577.2 男性低促性腺激素性性腺功能减退症（继发性性腺功能减退症）

Omar Ali, Patricia A. Donohoue

在低促性腺激素性性腺功能减退症中，两种促性腺激素——卵泡刺激素（FSH）及黄体生成素（LH）至少有一种出现缺乏。其原发病变可能位于腺垂体或下丘脑。下丘脑病变引起促性腺激素释放激素（GnRH，或被称为促黄体生成素释放激素，LHRH）缺乏。由于缺乏促性腺激素的刺激，患者有正常的睾丸，但处于青春发育前期的状态。这种病变可在婴儿期、围青

春期或偶尔在成人期被发现。

■ 病 因

低促性腺激素性性腺功能减退（HH）可以是遗传性或获得性的。许多不同的基因可导致遗传性 HH：受累基因可出现在 GnRH 编码基因的上游，或影响 GnRH 受体的编码，或影响促性腺激素产物的编码。另外，多种转录因子如 POUF-1、LHX-3、LHX-4 和 HESX-1 编码基因的缺陷可影响垂体发育并导致多种垂体激素缺乏，包括促性腺激素缺乏。获得性垂体促性腺激素缺乏可能由下丘脑－垂体区域的各种损伤（例如肿瘤、渗透性疾病、自身免疫性疾病、外伤、卒中）造成。

单纯性促性腺激素缺乏

单纯性促性腺激素缺乏的病因涉及下丘脑 GnRH 分泌功能的缺陷，而不是垂体促性腺激素合成障碍。该病男性发病率为 1/10 000，女性为 1/50 000，包括不同种族的人群。许多患者存在嗅觉缺失，如同时存在嗅觉缺失和低促性腺激素性性腺功能减退，则被称为 Kallman 综合征。

Kallman 综合征是 HH 中最常见的类型，通常有多种遗传方式，如常染色体隐性遗传、X 连锁和常染色体显性遗传等方式（表 76-7）。其临床特点为伴有嗅觉缺失或嗅觉减退；85% 的患者为常染色体遗传，15% 患者为 X 连锁遗传。X 连锁型（KAL1）是由于 Xp22.3 上 KAL1 基因的几种突变引起的，导致嗅神经轴突和分泌 GnRH 的神经元不能从其在嗅基板的常见起源部位转移至大脑。KAL 基因编码合成嗅素 -1，一种长度为 95kDa 的细胞外糖蛋白，促进神经元的发育和转移。KAL 基因还在大脑的不同部位、面部间质、中肾和后肾表达，因此可以解释一些 Kallman 综合征患者相关的表现，例如联带运动（镜面运动）、听力受损、面中部缺陷和肾脏发育不全。

有些家系中的成员存在嗅觉缺失，伴或不伴性腺功能减退；其他家系中也有性腺功能减退的成员同时罹患嗅觉缺失。有些患者出现唇裂、腭裂、眼距过近、面中裂、感觉神经性耳聋、单侧肾发育不全和其他一些表现。当 Kallman 综合征是由于 Xp22.3 的末端或中间缺失所致时，可能伴有其他邻近基因受累引起的综合征，例如类固醇硫酸酯酶缺乏症、点状软骨发育不良、X 连锁鱼鳞癣或眼白化病。

多达 10% 的 Kallman 综合征患者为常染色体显性遗传，由于纤维母细胞生长因子受体 1（FGFR1）基因突变，使该受体丧失功能所致。唇裂和腭裂的发生与 KAL2 相关，而非 KAL1。少牙畸形和听力丧失在

KAL1 和 KAL2 中都存在。

大部分 Kallman 综合征患者的受累基因还尚未明确。这其中包括 CHD7（CHARGE 综合征的致病基因，其表现型包含性腺功能减退）、HELF（另一个嗅觉轴突产物基因）和 PROK2 及其受体基因 PROKR2（可能与多达 10% 的 Kallman 综合征患者的致病相关）。纤维母细胞生长因子受体 8 也是可能导致 HH 的基因。

无嗅觉缺失的低促性腺激素性性腺功能减退：大多数单纯性无嗅觉缺失的 HH 是特发性的，但目前已知一些遗传性疾病可以导致嗅觉正常的 HH。一些 HH 患者中已发现存在 G 蛋白偶联受体 54（GPCR54）缺陷及其配体 kisspeptin（KiSS-1 基因）。这些患者有完整的 GnRH 分泌神经元，能够产生 GnRH，但不能启动 GnRH 分泌以开始青春期发育。kisspeptin 和 GPCR54 可能在人类触发青春期过程中起关键作用，并作为该通路中瘦素受体的下游产物。在极少数病例中，HH 与瘦素缺乏及瘦素受体缺陷有关。另外，饥饿和食欲缺乏症也与性腺功能减退相关，可能瘦素通路起到一定作用。

目前尚未发现人类 GnRH 编码基因的突变，但在一些家庭中发现 GnRH 受体的突变。这些突变在特发性无嗅觉缺失 HH 患者中占 2%~14%。所致缺陷的严重性各异，许多患者对大剂量 GnRH 有反应，表现为促性腺激素分泌增加，这一表现提示其受体缺陷是部分性，且不完全。

促性腺激素编码基因的突变极其罕见。突变在人类常见的 α 亚单位尚未发现，在 LH-β 亚单位现已报道少数个体，可导致 LH 水平偏低、增高或缺乏，其变化有赖于不同的基因突变。FSH-β 亚单位的缺陷在少数罕见的病例中可能导致精子缺乏。

X 连锁先天性肾上腺发育不全的儿童患有相关的低促性腺激素性性腺功能减退症，病因为 GnRH 分泌功能受损。在这些患者中，Xp21.2~21.3 的 DAX1 基因有一个突变。相邻基因综合征的患者有时会伴有甘油激酶缺乏、Duchenne 型肌营养不良和鸟氨酸氨甲酰基转移酶缺乏症。大多数 DAX1 突变的男孩在青少年期会发展为低促性腺激素性性腺功能减退症，虽然一例患者患有成年始发的肾上腺功能不全和部分性 HH，另外也报道描述了 2 例女性患者 HH 患者合并青春期发育延迟，后者为患有典型 HH 男性家庭延伸的一部分。然而，在有青春期发育延迟的患者或无肾上腺功能减退家族史的 HH 患者中（见第 570 章），则罕见 DAX1 基因缺陷。

其他合并 HH 的疾病

HH 也在一些其他疾病中被观察到，如多腺体自身免疫综合征、一些褪黑素水平升高的患者和许多其他综合征如 Bardet-Biedl 综合征，Prader-Willi 综合征、多发性色素斑以及多种共济失调综合征。在一些罕见的病例中，HH 还与复杂的染色体异常相关。

与其他垂体激素缺乏相关的 HH

垂体转录因子如 PROP-1，HESX-1，LHX-4，SOX-3 和 LHX-3 的缺陷可导致多种垂体激素缺乏症，包括 HH。多数患者在婴儿期就出现多种垂体激素缺乏，但一些病例（尤其是存在 PROP-1 突变）可在成年期出现性腺功能和肾上腺功能减退。多种垂体激素缺乏时，生长激素几乎总是受累，但促甲状腺激素和促肾上腺皮质激素（ACTH）在一些病例中未受到影响。患者存在垂体或临近器官受损时，促性腺激素的缺乏通常是垂体源性。男性新生儿出现小阴茎（<2.5cm）合并生长激素缺乏症则提示可能存在促性腺激素的缺乏。

■ 诊 断

正常人出生后至 6 个月内（微小青春期）血清促性腺激素及性腺类固醇激素的水平增高，如果在婴儿早期考虑诊断 HH，这些激素的水平会异常减低。在 6~12 个月这些激素的水平会降至接近 0，并持续呈现抑制状态直到儿童末期。因此，常规实验室检查这个年龄段无法鉴别 HH 和促性腺激素的正常抑制。在青春期，这些患者不表现出青春期的临床体征，也不会有正常的 LH 和 FSH 分泌增多。患有体质性生长落后和青春期发育延迟的患儿，他们与 HH 患儿有相同的临床表现和相似的实验室检查结果（比真正的 HH 患者更常见），鉴别诊断极其困难。在这组患儿中动态监测 GnRH 或 hCG 水平对于鉴别诊断并不是一个可靠的方式。睾酮水平大于 50ng/dL（1.7nmol/L）通常提示可能存在正常青春期发育，但是较低的睾酮水平在这些患儿中的鉴别作用也不可靠。如果患者证实存在另一种垂体激素缺乏症，如生长激素缺乏，特别是如果同时缺乏 ACTH，则可能患有 HH。患者表现出嗅觉丧失通常提示永久性促性腺激素缺乏，但偶尔观察到嗅觉缺失者伴有明显青春期发育延迟（18~20 岁）。虽然其家庭或患者自幼就可能有嗅觉缺失，但他们很少会自己主动提出；因而所有青春期发育延迟的患者，都应对这方面进行直接询问。目前越来越清楚地认识到高泌乳素血症也可能成为青春期发育延迟的原因，故应测定血清催乳素浓度以排除。

如果患者没有家族史，则不可能做出明确的诊断，但如果青春期延迟大大超过正常年龄，则诊断 HH 的可能性越来越大。如果青春期延迟持续到 18 岁以后，并且早晨 8 时单次睾酮水平低，合并促性腺激素水平异常减低（在这种情况下正常值出现异常降低），则患者可疑诊为 HH。头颅 MRI 可发现肿瘤或下丘脑－垂体区域内的其他异常表现。垂体转录因子和其他涉及原发性 HH 的基因检测同样可行。遗传型 HH 患者极少数可能经历青春期，而在成人期表现性腺功能减退。

■ 治 疗

在确诊 HH 及治疗前必须排除体质性青春发育迟。虽然大约有 3% 的男孩至 14 岁时睾丸的体积尚不足 4ml，但真正的 HH 还是罕见的。即使患儿性发育和生长发育仅有相对适度延迟，也可能导致明显的心理压力，需要引起关注。一开始向患病男孩们解释青春期的变化特征，并多加安慰他们，可使多数患病男孩们感到放心。如果到 15 岁时仍无青春期开始的迹象，且睾酮水平低于 50mg/dL，即应短期使用睾酮。可以使用的治疗方案多种多样，包括庚酸睾酮 100mg 肌肉注射，每月 1 次，共 4~6 个月，或 150mg，每月 1 次，共 3 个月。一些受试者使用口服氧甲氢龙，其理论上的优势在于其为非芳香化化合物，且对骨龄增长的影响较小（虽然缺乏明确的证据）。口服氧甲氢龙可能在一些患者中引起肝功能不良，如果用药需监测肝功能。并不是所有体质性发育延迟的患者都需要治疗，但如果开始治疗，患者的青春期可正常发展，这可以鉴别体质性青春期发育延迟和原发性促性腺激素缺乏。开始治疗的年龄必须进行个体化制定。

一旦确诊 HH，可选用两种治疗方案。睾酮治疗会引导第二性征的发育，但不能刺激睾丸生长和精子生成。促性腺激素治疗（hCG 合并人绝经期促性腺激素 [HMG] 或 GnRH 脉冲疗法）会引发睾丸发育，包括精子生成，但操作起来较为复杂。如果患者没有生育要求，或者无法执行复杂的治疗，那么睾酮治疗将会是最佳选择。可使用长效睾酮注射或每日使用睾酮凝胶（睾酮贴片较易引起皮疹，在儿科中很少使用）。使用庚酸睾酮时，起始剂量为每 3~4 周肌内注射 25~50mg，以后每 6~9 个月提高 50mg，直到达到成人的维持剂量（每 3~4 周一次，每次 200~250mg）。到成人维持剂量时，睾酮贴片或睾酮凝胶可代替注射治疗。根据患者和医生的偏好，经皮睾酮可代替注射作为初始治疗。对于年龄较大的男孩，起始剂量和增加剂量应加大，以期待较快的达到男性化。

促性腺激素治疗更接近生理情况。如果治疗在青少年期不可行，也可以在成人期开展，如果患者有生育的要求。治疗方案为 1 250~5 000IU hCG 合并

12.5~150IU hMG，每周 3 次，肌肉注射。这种治疗可能需要持续 2 年，方可达到产生足够精子的程度。重组产生的促性腺激素（LH 和 FSH）同样能够刺激性腺的生长和功能，但价格更为昂贵。GnRH 治疗（可行的时候）更符合生理情况，但需要使用皮下注射泵以提供适当的脉冲，因为持续的 GnRH 输注，不仅不能刺激促性腺激素反而会抑制其生成。极少数原发性 LH 缺乏的患者予以 hCG 治疗效果明显。多达 10% 诊断为 HH 的患者（伴或不伴嗅觉缺失）在停止治疗后出现自发的性腺功能逆转，表现为性腺功能持续正常；因此短暂中止治疗对于原发性 HH 患者也是可行的。

参考书目

参考书目请参见光盘。

（周秀云 译，罗小平 审）

第 578 章
睾丸肿瘤引起的假性性早熟
Omar Ali, Patricia A. Donohoue

睾丸间质细胞瘤是引起假性性早熟的罕见原因，可引起睾丸不对称肿大。在青春期以前，睾丸间质细胞数量很少，成人中由其产生的肿瘤较常见，但极少数情况下该种肿瘤也发生于儿童，报道的病例中年龄最小的是一名 1 岁的男孩。这些肿瘤通常是单侧和良性的，而成人睾丸间质细胞瘤高达 10% 可能是恶性的，转移性的恶性肿瘤在儿童中未见报道。一些肿瘤可能是由于体细胞黄体生成素（LH）受体的活化突变所致。

补充内容请参见光盘。

（廖立红 译，罗小平 审）

第 579 章
男性乳腺发育症
Omar Ali, Patricia A. Donohoue

男性乳腺发育是一种常见的情况，指的是男性乳腺腺体组织的增生。真性男性乳腺发育（乳房腺体组织出现）需要与假性男性乳腺发育（体重超重的男

孩由脂肪组织在胸部堆积引起）相区别。真性男性乳腺发育的特征是在乳头和乳晕下方可触及直径至少为 0.5cm 的纤维腺样肿块。

生理性男性乳腺发育：新生男婴出现乳腺发育是受母体雌激素刺激所致的结果；这种乳房发育通常会在几个星期内消退。然而，这种现象在青春期前的男孩中极其少见，如果出现应进行相关检查以明确原因。进入青春期后，生理性男性乳腺发育就变得很常见了。

新生儿男性乳腺发育：60%~90% 男婴会因为妊娠期暴露于母体产生的雌激素而发生暂时性的、继发性的乳腺发育。乳腺发育可能是不对称的，约 5% 的男婴会出现溢乳。大多数情况下这种乳腺发育可在出生 4~8 周内消退，但少数可以持续至 12 个月。

青春期男性乳腺发育：在青春期早期到中期，高达 65% 的男孩会出现不同程度的乳晕增生。年龄在 14 岁，Tanner 分期为 3~4 以及睾丸体积 5~10mL 时乳晕增生达到高峰。青春期生理性男性乳腺发育可能只影响一侧乳房；两侧乳房增大程度不等或在不同时间增大均非正常。乳房压痛常见但却是暂时性的。该现象通常在数月内自然消退；持续超过 2 年时间的非常罕见。这种情况可能对孩子造成巨大的心理压力，尤其是有较大乳房的肥胖男生。

男性乳腺发育是由于乳房组织内雌激素和雄激素作用水平不平衡引起的。通常患者和非患病男性体内循环雌激素和雄激素水平检测不出任何显著差异，但游离激素水平可能存在轻度不均等。其他激素如瘦素和促黄体生成激素（LH）可直接刺激乳房的发育，并可能在青春期男性乳腺发育中起重要作用。一些患者出现乳腺发育可能是由于乳腺组织对雌激素敏感性增加以及（或）出现相对的雄激素抵抗。由于在青春期后期雄激素水平继续上升，大多数病例可消退。

病理性男性乳腺发育：单基因突变所致的男性乳腺发育极为罕见，但的确存在。家族性男性乳腺发育见于几个有血缘关系的家系中，有 X 连锁或常染色体显性的伴性遗传特征。其中一些患者是由于 P450 芳香化酶（CYP19A1 基因）组成性激活，使外周 C-19 甾体转化成雌激素增加（增加了芳香化）所致。该综合征的一个病例报道指出，一个父亲及其子女可同时患病，提示该综合征为常染色体显性遗传。一个 9 岁的男孩有男性乳腺发育，其 7 岁半的妹妹则患有有巨乳症和同性性早熟。芳香化酶活性过高的现象已经在皮肤成纤维细胞和在体外转化的淋巴细胞中有所发现。

外源性雌激素是青春期前儿童出现男性乳腺发育的一个重要原因。极少量的雌激素就可引起男孩子出现乳腺发育，呼吸道、皮肤及消化道是意外暴露于雌激素的主要途径。雌激素的常见来源包括口服避孕药，记忆口服和经皮吸收的雌激素制剂。有报道称参与雌激素生产的工人甚至其后代都会出现男性乳腺发育。男性乳腺发育也可继发于药品的使用，这些药品可以降低雄激素（尤其是游离雄激素），升高雌二醇水平，或替代雄激素与乳腺雄激素受体相结合。螺内酯、烷化剂、合成代谢类固醇、人绒毛膜促性腺激素（hCG）、酮康唑、西咪替丁和雄激素抑制剂如氟他胺都与男性乳腺发育的发生有关。尽管该病的发生与服用大麻之间的关系没有过去设想的那么紧密，但其与滥用多种其他药物和毒品（阿片类药物，酒精）之间仍有较弱的关联。薰衣草和某些茶油也可能是青春期前男性乳腺发育的原因。

Klinefelter 综合征和其他引起高促性腺激素性性腺功能减退症的病因与男性乳腺发育紧密相关。乳腺发育也可见与其他表现为男性化不足的疾病，如雄激素不敏感综合征和 17- 酮类固醇还原酶缺乏。男性化型先天性肾上腺皮质增生症（11β- 羟化酶缺乏症）儿童中亦可观察到乳腺发育，也可能与睾丸间质细胞瘤或肾上腺女性化肿瘤有关。一些患 Peutz-Jeghers 综合征合并男性乳腺发育的男孩患有有睾丸性索肿瘤。这些疾病中睾丸可不增大，肿瘤病灶多且呈两侧都可发生。芳香化酶产生过多可促进男性乳腺发育。男性乳腺发育伴有溢乳时，应该考虑泌乳素瘤。甲状腺功能亢进可通过增加结合雄激素和降低游离睾酮来改变雄激素和雌激素的比例，高达 40% 的男性乳腺发育病例归咎于此病因。男性乳腺发育亦见于营养不良患者恢复正常营养（复食症候群）后，可能原因是肝功能不全或促性腺激素轴的异常活化。

男性乳腺发育评估：青春期患者应进行详细的病史采集和体格检查以排除罕见的病理性原因。病史采集应包括男性亲属的乳腺发育家族史，肝脏或肾脏疾病史，滥用药物史，以及与可能含有植物雌激素的草药和美容产品的接触史。体格检查应特别注意对乳房（有无表皮改变、固定、局部淋巴结肿大以及乳头溢液）以及睾丸的检查。一般患者无须实验室检查。青春期前以及青春期疑似患者应进行相关检查；基本实验室检查应包括甲状腺功能检查（排除甲亢）、睾酮、雌二醇、hCG 和 LH 水平。如果有溢乳，应检查催乳素水平。由于存在昼夜节律，这些检查最好在上午进行。其他检查包括染色体核型分析、DHEAS 以及肝肾功能。

良性青春期男性乳腺发育的治疗通常包括告知男孩及其家人这种现象是生理性和暂时性的。当乳房显著增大并持续存在，同时对患者造成严重情绪困扰时，应采取合适的治疗措施。不幸的是，药物治疗通常对存在时间已久的男性乳腺发育无效。短期的乳腺发育对药物较敏感，但很难说是治疗起了作用，因为大多数患者乳房会自行消退。可使用的药物包括雄激素，芳香化酶抑制剂和雌激素拮抗剂。合成雄激素的效果不稳定且存在一定副作用，所以在儿科很少使用。芳香化酶抑制剂副作用不明显，但安慰剂对照试验结果不理想。雌激素拮抗剂如他莫昔芬和雷洛昔芬更有效，而雷洛昔芬在多个设计良好的试验中效果更出众。因此，如果尝试药物治疗，短期患者（乳房增大持续时间少于 12 个月）应使用雷洛昔芬（60mg/d）或他莫昔芬（10~20mg/d）3~9 月。

一些乳房发育过大（Tanner 分期 3~5 期），造成巨大心理压力或未能在 18~24 个月消退的患者，应手术切除增大的乳腺组织。不同的手术方法均可采用，包括超声引导下吸脂术。

参考书目

参考书目请参见光盘。

（廖立红 译，罗小平 审）

第 580 章
卵巢功能低下

Alvina R. Kansra, Patricia A. Donohoue

卵巢功能低下的病因可分为原发性或中枢性。卵巢功能低下可能由先天发育障碍、产后破坏（原发或高促性腺激素性性腺功能减退症）或缺乏垂体和（或）下丘脑刺激（继发性低促性腺素性性腺功能减退症）所致。原发性卵巢功能不全（高促性腺激素性性腺功能减退症），也叫作卵巢功能早衰，定义为 40 岁之前卵巢正常功能停滞。特定基因突变可导致原发性卵巢功能不全。缺乏中枢刺激（低促性腺素性性腺功能减退症）所致的卵巢功能低下与其他一些病理过程相关，如多种垂体激素缺乏和一些慢性疾病。表 580-1 列出了卵巢功能低下的病因分类。

580.1 女性高促性腺激素性性腺功能减退症（原发性性腺功能减退症）

Alvina R. Kansra, Patricia A. Donohoue

青春期前很难诊断高促性腺激素性性腺功能减退症，除了 Turner 综合征，大多数患者没有青春期前的临床表现。

表 580-1 卵巢功能低下的病因分类

促性腺激素分泌不足性性腺功能减退症

I. 下丘脑

A. 基因缺陷

1.Kallman 综合征

2. 其他基因缺陷：瘦素，瘦素受体， KiSS-1, DAX-1

3. 遗传性综合征： Prader-Willi, Bardet-Biedl, 其他

4. 显著体制性青春发育延迟？

B. 获得性缺陷（可逆的）

1. 神经性食欲缺乏

2. 药物滥用

3. 营养不良

4. 慢性疾病，尤其是 . Crohn 病

5. 高泌乳素血症

II. 垂体

A. 基因缺陷

1. 孤立性促性腺激素缺乏（GnRH 受体，FSH，和 LHβ 亚单位）

2. 视中隔发育不良（HESX-1 在一些病例中）

3. 垂体器官发生障碍（PROP1, LHX3, LHX4, SOX-3, 等）

B. 获得性缺陷

1. 垂体肿瘤

2. 垂体梗死

3. 渗透性障碍（组织细胞增多症，肉状瘤病）

4. 含铁血黄素沉着症和血色沉着病

5. 辐射

促性腺激素分泌增多性性腺功能减退症

I. 基因

A.FSH 和 LH 抵抗

B. 类固醇生成途径基因突变

C.46,XX 性腺发育不全

D.Turner 综合征和它的变体

E.Noonan 综合征（*PTPN-11* 基因）

F.SF-1 基因突变

G. 半乳糖血症

H. 脆 X 相关异常

I.Bloom 综合征

J.Werner 综合征

K. 共济失调 – 毛细血管扩张症

L.Fanconi 贫血

II. 获得性

A. 化学疗法

B. 辐射

C. 自身免疫性卵巢功能衰竭源于自身免疫性多腺体综合征 1 和 2

■ Turner 综合征

成年女性出现包括幼稚型性发育、颈蹼及肘外翻的表现，这就是 Turner 对该综合征的描述（见第 76章）。Ullrich 曾描述一个 8 岁女孩出现身材矮小和许多与 Turner 所描述相同的表型特征。故 Ullrich-Turner 综合征命名常用于欧洲，但少用于美国。本综合征定义为：由于完全性或部分性的第二条 X 染色体缺乏（有或没有嵌合体）而造成的一组特征性表型。

病　因

半数 Turner 综合征患者拥有整套 45,X 染色体型。约 15% 的患者为嵌合体，即体细胞包含 45，X 和一个正常的细胞系（45,X/46,XX）。其他嵌合形式如：等臂染色体，45,X/46,X,i（Xq）；环状染色体，45,X/46,X,r（X）；或碎片，45,X/46fra（不常见）。在多个组织中行染色体检查更容易检测出嵌合体。80% 的 45，X 患者其单一的 X 染色体来自于母体。染色体缺失的机制未明，患本病的风险不随母体年龄增加而升高。Turner 综合征表型所涉及的基因为 X 连锁逃逸失活基因。控制线性生长的主要位点定位在 X 染色体的假染色体区域（PAR1）内。SHOX 基因是一段在 PAR1 内长度为 170kbDNA 的同源盒基因，现认为其对控制 Turner 综合征、Lei-Weill 综合征以及极少数特发性矮小症患儿的生长有很重要的作用。一些假设认为，控制正常卵巢功能的基因位于 X 染色体短臂上，也有可能位于 X 染色体长臂的两处"超基因"上（表580–1）。

Turner 综合征发病率在活产女婴中为 1/（1 500~2 500），45，X 核型出现的概率理论上为 3.0%，但 99% 的胚胎都出现自发性流产，占所有流产的5%~10%。嵌合性（45，X/46，XX）出现的比率远高于其他任何非整倍体状态，但是嵌合性 Turner 综合征罕见于流产儿。这些发现暗示嵌合型有存活优势。

正常胎儿卵巢含有 700 万个卵母细胞，但在孕第5 个月后开始快速消失，到出生时只有 200 万个（100万个活的卵泡）；到月经初潮时有 400 000~500 000 个；停经时剩下 10 000 个。如有 1 条 X 染色体缺失时，这个过程将加速进行，而且几乎所有的卵母细胞在 2 岁前就消失。45，X 型的流产胎儿，性腺嵴内原生殖细胞的数目是正常的，暗示 Turner 综合征患者体内卵母细胞凋亡的正常过程被加速。最后，卵巢被描述为"纤维状"，且只含有结缔组织，但是可能存在少量生殖细胞。

临床表现

许多 Turner 综合征患者在出生时由于发现手、足背有特征性的水肿和颈背部松弛的皮肤皱褶而被发现，低体重和身长减少也常见（见第 76 章）。儿童时的临床表现包括颈蹼、低位后发际、小下颌、招风耳、内眦赘皮、高腭弓、宽胸并有乳头间距增宽、肘外翻和过度凸起的指甲。青春期无乳房发育时首先要怀疑该诊断。

所有 Turner 综合征的女孩最主要表现为身材矮小，而其他临床表现可能不明显。线性生长速度减慢在婴儿期和儿童早期就开始出现，在儿童后期和青春期更加显著，导致最终成人期矮身材。性发育成熟也未能在预期年龄出现。美国和大多数北欧国家的患者平均成年身高是 143~144cm，但在阿根廷是 140cm，斯堪的纳维亚半岛是 147cm（图 580–1）。一般患儿身高与父母亲平均身高密切相关。目前已经发展出了适用于 Turner 综合征患儿的生长曲线图。

TS 相关心脏缺陷较常见。Turner 综合征的女性患儿中，因 X 染色体单倍剂量不足而出现危及生命的后果就涉及心血管系统。Turner 综合征成年患者因继发于先天性心脏病和早发性冠心病而过早死亡的概率增加了 4~5 倍。临床上无症状的心脏缺陷（主要是二叶主动脉瓣，也包括升主动脉扩张和部分肺静脉异常连接）可见于 Turner 综合征的患者。所有年龄的 Turner 综合征患者，在其诊断时需由擅长先天性心脏病的心

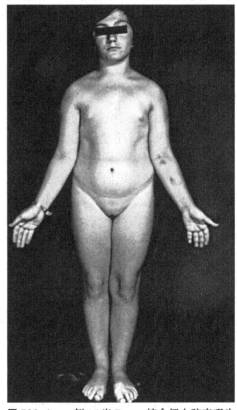

图 580–1　一例 15 岁 Turner 综合征女孩表现为性成熟障碍，矮身材，肘外翻，和甲状腺肿。无颈蹼。核型分析显示 45,X/46,XX

脏科医生对患者的心血管系统做一个全面的评估。完整的心血管系统评估（包括超声心动图）显示 1/3~1/2 的患者出现孤立的非狭窄性二叶主动脉瓣。在患者日后的生活中，这样的二叶主动脉瓣可进展为主动脉根部扩张。其他少见的缺陷包括主动脉缩窄（20%）、主动脉瓣狭窄、二尖瓣脱垂和异常的肺静脉分流。丹麦一项研究从 393 名 TS 女性中挑选出 170 例患者，发现核型 45，X 患者 38% 有心血管畸形，而嵌合型 X 单体患者这一比例为 11%，最常见的畸形为主动脉瓣异常和主动脉缩窄。伴有颈蹼的患者，不管他们是否确诊为 TS，都与流量或非流量相关的心脏缺陷有关。在 TS 患者中，有颈蹼者较无颈蹼者有更大的概率罹患主动脉缩窄。近来研究显示 Turner 综合征的心血管系统疾病谱比以前预想的更为广泛。对于年轻的女性患者来说，若采用经胸腔超声心动图检查可以获取清晰的心脏解剖结构，则该项检查用于无症状患者的筛查是合适的；否则应考虑行磁共振血管成像检查。在青春期和考虑怀孕之前，患者应该重复进行心脏方面的评估，即使之前没有发现心脏的异常。即使没有心脏或肾脏损伤，也应该常规进行血压监测，尤其是伴有主动脉根部扩张迹象者。心脏 MRI 是检查和监测主动脉根部扩张的有效工具。

所有 Turner 综合征患儿在诊断时都应行肾脏超声检查。超声检查发现 1/4~1/3 的患者有肾脏畸形（其中 50% 是 45，X 核型）。较严重的缺陷包括骨盆异位肾、马蹄肾、肾盂输尿管重复畸形、一侧肾完全缺如和肾盂输尿管移行部梗阻。一些畸形可能会增加高血压和尿路感染的风险，特发性高血压也比较常见。首次肾脏超声检查（作为基准）正常的 Turner 综合征女孩，在随后平均 6 年的随访时间里都没有出现肾脏疾病。

较早的研究发现，当进行卵巢超声检查时，从婴儿期到儿童晚期可检测到的卵巢比例显著下降。而随后在意大利进行的横向及纵向研究却没有发现这种年龄相关性。27%~46% 的患者在不同年龄时可检测到卵巢，其中 X 嵌合型患者为 76%，45，X 患者为 26%。

患者通常不会出现性发育成熟，但是 10%~20% 女孩有自发的乳房发育，一小部分有可能出现月经来潮。原发性性腺衰竭与肾上腺机能初现（硫酸脱氢表雄酮升高）有关，但与阴毛初现（阴毛发育）延迟无关。有月经的 Turner 综合征患者有自然怀孕的报道，但有报道称部分患者有过早绝经的情况，流产及子代患 21- 三体的风险也有所增加。一个 45，X/46，X，r（X）核型女性用激素替代治疗后曾 3 次怀孕，分别生下一个正常 46，XY 男婴，一胎自发性流产和一个健康足月 Turner 综合征 [45，X/46，X，r（X）] 女孩。

30%~50% 的患者出现抗甲状腺抗体 [甲状腺过氧化物酶和（或）甲状腺球蛋白抗体]。随着年龄的增加，抗体出现的概率增高。10%~30% 患者出现自身免疫性甲状腺疾病，伴或不伴甲状腺肿。TS 患者可出现年龄相关性的碳水化合物代谢异常，表现为糖耐量异常和胰岛素抵抗，仅仅很少患者出现明显的 2 型糖尿病。胰岛素分泌受损在核型为 45，X 的女性患者中有过描述。青少年患者，不论他们的体重指数或核型如何，其胆固醇水平均有所升高。

炎症性肠病（Crohn 病和溃疡性结肠炎），异常肠系膜血管所导胃肠出血和胃排空时间延迟在 TS 患者中都有过报道。最新指南建议对腹部疾病进行筛查，因为 Turner 综合征患者合并腹部疾病的风险增加，涉及 4%~6% 的患者。尽管自身免疫疾病也与 Turner 综合征相关，但 Turner 综合征合并 1 型糖尿病的患病率不高。

胸骨畸形可通过胸部侧位 X 线检查发现。肘外翻的增多在临床上通常不显著。脊柱侧凸在青春期女孩的发生率为 10%。先天性髋关节发育不良较普通人群更常见。已报道的眼部异常包括眼前段发育不良和圆锥形角膜。色素痣随着年龄的增长变得明显，黑色素细胞痣较为常见。原发性多汗症、下颌隆凸和斑秃则罕见。

约 75% 的患者有双侧频发性中耳炎。感觉神经性听力障碍较常见，且患病率随年龄增大而增加。患者的粗大运动和精细运动 - 感觉协调方面出现问题、15 个月前不会行走以及出现早期语言障碍等折射出患者存在发育迟缓的问题，但大多数患者智力是正常的。然而，智力低下可发生在 45，X/46，X，r（X）的患者中，因为环状染色体不能被灭活从而导致两条有功能的 X 染色体。

Turner 综合征患儿的心理社会发展应该受到特别的重视。Turner 综合征患儿的行为能力一般正常，但她们发生与社交孤立、不成熟和焦虑的风险较一般人增高。其他如诵读障碍、非言语性学习障碍以及注意力缺陷也有报道。在成年患者中，空间感知能力缺陷比一般人群多见。一些未经确认的资料提示 X 连锁印迹位点的存在影响患者的认知功能，例如语言能力及高级执行能力。如 Turner 综合征患者的 X 染色体来自父亲，则会比 X 染色体来自母亲的患者在这些能力上表现的更突出。

嵌合型的诊断率很大程度上取决于染色体核型分析所用的技术。免疫荧光原位杂交和 PCR 可以将其发现率提高至 60%~74%。

涉及 Y 染色体的嵌合体约占 5%。一项在丹麦女性中开展的人口调查，通过设计 5 组不同的引物行 PCR，发现有 12.2% 的女性有 Y 染色体片段。在发现有 Y 染色体的患者中，性母细胞瘤的发病率为

7%~10%。所以，即使没有 MRI 或者 CT 的证据表明肿瘤存在，目前也推荐进行预防性的性腺切除。性腺切除的时间建议在诊断时，但将来仍有可能需要再评估。Y 染色体上的性母细胞瘤基因（GBY）靠近着丝点。仅 SRY 位点（Y 染色体上的性别决定区）的出现并不足以说明性母细胞瘤的易感性增加。一项细致的研究将嵌套式 PCR 技术用于检测 53 例 TS 患者的体细胞，结果在所有患者中都排除了低水平 Y 染色体嵌合型的存在。而第二轮 PCR 仅在两名受试者中检测到位于 Y 染色体短臂远端的 SRY。所以常规 PCR 检测 Y 染色体以评估性母细胞瘤的风险并不可靠。高通量的定量基因分型可能为识别 X 染色体异常或 Y 染色体鉴定提供一种有效经济的方法。

在 45，X/46，XX 嵌合型患者中，其异常表现较轻也更少；矮身材与 45，X 患者同样常见，可能是除卵巢功能衰竭以外仅有的表现（图 580-1）。

实验室检查

矮身材的女孩应常规考虑做染色体核型分析。在一项系统研究中，用 Southern blot 分析那些因身材矮小而做内分泌检查的女孩的白细胞 DNA，发现其中有 4.8% 检测出患有 Turner 综合征。当患者的某些细胞或全部细胞有标志性染色体时，应测定其 Y 染色体着丝点处或其附近的 DNA 序列，寻找 GBY 基因。

一旦确定诊断，就应做心脏、肾脏和卵巢的超声影像学检查。最常见的骨骼异常是第 4 掌骨和第 4 跖骨过短、膝和肘关节的骨骺发育不良、腕关节进行性半脱位（Madelung 畸形）、脊柱侧凸以及在较大的患者中出现骨质矿化不足。

在婴儿期，患儿的血浆促性腺激素水平，尤其是卵泡刺激素（FSH）显著高于同年龄的对照组，在 2~3 岁时促性腺激素水平开始出现进行性下降，6~8 岁时降至最低点，到 10~11 岁时其浓度再次上升，达到成人去势的水平。

患者应定期检查甲状腺抗过氧化物酶抗体，若检测结果呈阳性，应进一步测定甲状腺素和促甲状腺激素的水平。Turner 综合征女孩应检测组织中转谷氨酰胺酶(TGG)IgA 抗体来筛查乳糜泻。约 4 岁时初次检测，然后每 2~5 年复查。大量研究仍未能确定生长激素缺乏是否在其生长异常的发病机制方面起主要作用。青春期的 Turner 综合征女性患者缺乏正常的生长激素分泌模式，而在青春期以前没有此现象。体外实验表明，Turner 综合征患者的单核细胞和淋巴细胞对胰岛素样生长因子 -1（IGF-1）的敏感性降低。

美国儿科学会建立了 Turner 综合征儿童健康管理综合指南。Turner 综合征女孩和妇女的护理指南在

2007 年发表。

治　疗

应用重组人生长激素能使大多数患儿的生长速率加快，最终身高增加，但并非适用于全部患儿。一些早期治疗女孩身高可达到 150cm 以上。在美国一个大样本多中心安慰剂对照的临床试验中，99 位 Turner 综合征患者平均在 10.9 岁接受生长激素治疗，剂量为 0.27~0.36mg/（kg.w），她们最终平均身高为 149cm，有 1/3 的患者的身高超过 152.4cm（60in）。在荷兰用大剂量的生长激素 [第三年达到 0.63mg/（kg.w）] 治疗可以使 85% 的患者最终身高达到荷兰参考人群的平均水平。TS 患儿应早期应用生长激素治疗，不论是否有迹象表明其身高落后于该综合征特殊的生长曲线。生长激素的起始剂量是 0.375mg/（kg.w）。生长激素治疗不会导致糖耐量异常，对于 Turner 综合征患者也没有明显的不良反应。在接受高剂量生长激素治疗时应定期监测血清 IGF-1 水平。

单独应用氧甲氢龙或联合应用生长激素可用来治疗 Turner 综合征相关的矮身材。这种合成的合成代谢类固醇有弱的雄激素效应，患者需监测阴毛出现和肝毒性指征，不过后者较为罕见。

TS 患者需考虑雌激素替代治疗，但对于开始治疗的最适年龄目前尚无一致的意见。接受治疗前患者必须要做好心理准备。患儿在儿童期应用生长激素治疗，身高得到改善，可允许其在 12~13 岁开始应用雌激素替代治疗。为优化身高潜能而推迟到 15 岁应用雌激素——正如以前的指南推荐的——似乎并无依据。这些雌激素开始治疗时间的变化是考虑到了青春发育期心理变化的重要性。推迟雌激素治疗也会对骨健康和儿童健康的其他方面产生不利影响。在 12 岁时应用小剂量的雌激素替代治疗可保持发育的正常进度，同时不干扰生长激素改善最终成年身高的治疗效果。雌激素替代治疗可以提高 Turner 综合征患儿的语言和非语言记忆能力。在达到正常身高的青春发育期女性患者中，健康相关的生活质量调查问卷得出的结果正常。

尽管有多种形式的雌激素可供选择，口服雌激素仍然最常用。经皮给药和静脉注射形式也可提供更多的选择。结合雌激素（倍美力），每天 0.15~0.625mg，或微粒雌激素（雌二醇），0.5mg，每天给药，持续 3~6 个月，通常可有效地发动青春期。然后周期性应用雌激素（第 1~23 天），并加用黄体酮（甲羟酮），每天 5~10mg（第 10~23 天），每月的剩余几天不再用药，通常就可出现撤退性出血。

对高龄孕妇作产前染色体分析发现，45，X/46，XX 的发生频度高于产后诊断的 10 倍。其中许多患者

并无 Turner 综合征的临床表现，并且促性腺激素水平也是正常的。在咨询患者时，留意这种轻度的表现型是很重要的。

对这些女孩的心理支持是整个治疗必不可少的组成部分。根据被诊断 TS 时患者的年龄，可进行综合心理教育评估，其他条件诸如行为或认知能力变得明显，或入学前，均建议进行评估。Turner 综合征协会（在美国各地均有分会），以及加拿大和其他国家的类似组织为这些患者及其家庭提供了一套宝贵的健康支持系统。

患者利用捐赠的卵子和试管内受精，已成功妊娠至足月。有一些自发青春期迹象的青少年可能有具有卵泡的卵巢。趁患者卵巢退化之前，低温贮存其具有未成熟卵泡的卵巢组织，将来患者仍然有妊娠的可能性。在 Turner 综合征成年女性患者中，不明原因的骨密度、脂质及三酰甘油异常似乎发病率较高。葡萄糖不耐受，胰岛素第一相反应消失，血压升高，游离脂肪量减少比较常见。用雌激素替代治疗可以明显改善游离脂肪量、血压和身体适应能力，但同时也会使糖耐量恶化。成年女性神经认知谱不受雌激素状态影响。

■ XX 性腺发育不全

有些在表现型和遗传学方面都正常的女性具有与 45，X 患者完全相同的性腺功能障碍，但无 Turner 综合征的躯体性特征，这种情况被称作单纯性性腺发育不全或单纯性卵巢发育不全。

本症患者在儿童期时外生殖器正常，也无其他外观上的异常，而且生长也正常，因此该病在儿童期时很少能识别出来。患者在青春期不出现性发育成熟，血浆促性激素水平升高。骨骺融合延迟导致类无睾症的体型。盆腔超声学检查可发现卵巢呈条索状。

该病亦会累及到患者的兄弟姐妹、父母的近亲，且未发现嵌合型，这些现象都表明本症是局限于女性的常染色体隐性遗传病。本症在芬兰尤为常见（在活产女婴中占 1/8 300）。在芬兰患者中，某些 FSH 受体基因（位于 2 号染色体短臂）的突变被认为是此疾病的病因。而墨西哥 46，XX 性腺发育不全的患者没有发现此突变现象。在有些患者中，XX 性腺发育不全伴有感觉神经性耳聋（Perrault 综合征）。也曾有报道过一例 Perrault 综合征患者伴有生长激素缺乏和女子男性化表现。该病可能有一种明确的遗传方式。有报道发现苗勒管发育不全（或称为 Mayer-Rokitansky-Küster-Hauser 综合征）与 46，XX 性腺发育不全相关，是引起原发性闭经的第二位病因，仅次于性腺发育不全，其发病率为 1/4000 到 1/5 000；这例报道中的患者是一名 17 岁的青春期女性，主要表现为原发性闭经和乳房不发育。另有一例报道中的患者患有无性细胞瘤伴合体滋养层巨细胞。一例 18 岁女性患原发性闭经和苗勒管分化结构缺失，单侧肾发育不全，和雄激素升高——表型与 Mayer-Rokitansky-Küster-Hauser 综合征类似，发现有 WNT4 基因突变致功能丧失。治疗上可应用雌激素进行替代治疗。

■ 45，X/46，XY 性腺发育不全

45，X/46，XY 性腺发育不全也叫混合性性腺发育不全，患者出生后表型差异程度极大，临床表现可以从 Turner 样综合征到具有阴茎内尿道的男性表现型不等，可被划分为 3 种主要的临床表现型。身材矮小是所有患者的一个主要表现。90% 的患儿产前诊断都发现有正常的男性表现型。

有些患者无男性化征象；他们具有女性表现型，并常有 Turner 综合征的躯体性体征。患者在青春期前因身材矮小行染色体检查发现本病，或是青春期后因未出现性发育成熟而作染色体检查时发现本症。患者的输卵管和子宫都存在。性腺由腹腔内未分化的条索构成，对条索行染色体检查常表现为 XY 细胞系。这种条索状性腺与 Turner 综合征的女孩稍有差异；其中除了波纹样的结缔组织外，尚有管状或索状结构，偶尔有颗粒细胞聚集成团，而且经常有中肾细胞或门细胞。

有些患者有轻微的女性男性化表现，仅表现为青春期前阴蒂肥大。他们存在正常的副中肾结构，但在青春期前时仅发生男性化表现。这种患者通常有一个腹腔内的睾丸，对侧的性腺呈条索状，并有双侧输卵管。

许多患者在婴儿时即表现出明显的生殖器两性化。在唇样阴囊皱折的一侧可发现睾丸和输精管，而在对侧发现条索性状腺。虽然患者有一个睾丸，但常常有双侧输卵管，几乎都有幼稚型或始基子宫。

本病其他基因型和表现型也有报道。在已报道的 200 多例患者中，约 25% 有一条双着丝点的 Y 染色体（45，X/46，X，dicY）。在有些患者中，其 Y 染色体可能仅表现为一个片段（45，X/45，X+fra），应用 Y 特异性探针技术能够确定该片段的来源。尚不清楚为何同样的基因型（45，X/46，XY）能导致如此完全不同的表现型。一些患者中发现有 SRY 基因突变

在以何种性别来抚养这类患者的问题上，女性表现型患者不存在问题。轻度（女性）男性化的患者确诊前常被当作女性来抚养。具有两性化生殖器的患者易与各种类型的 46，XY 性发育异常（46,XY DSD）相混淆。在多数但不是所有病例中，这种患儿最好被

作为女性来抚养。身材矮小，生殖器易于矫形（成女性生殖器）以及性腺发生恶性病变的倾向等都支持这种选择。在有些已随访至成年期的患者中，原先推想的正常睾丸被证实为发育不良，并最终丧失了间质细胞和支持细胞的功能（第 577 章）。在分析 22 例澳大利亚混合性性腺发育不全的患者后，没有证据表明性腺的形态学特征与内、外表现型或者内分泌功能有关系或关联。外生殖器决定患者以何种性别被抚养。有 11 例患者的基础绒毛膜促性腺激素水平低于对照组。

这些患儿中约有 25% 者发生性腺肿瘤，通常是性母细胞瘤。性母细胞瘤的基因已被定位于靠近 Y 染色体着丝点的一个区域内（GBY）。原位癌的出现要早于此处生殖细胞瘤的发生。因此对于所有作为女孩来抚养的患者，两种性腺都应被切除，而在少数作为男孩来抚养的患者，其未分化的性腺也应予以切除。

患者体内 45，X/46，XY 细胞系在血液及成纤维细胞中的比例与表现性没有关联。在过去，所有的患者都是因为其异常的表现型而来就诊。然而，在产前遇到的真性染色体嵌合型胎儿中，约 7% 的患者为 45，X/46，XY 嵌合型。在产前诊断的 76 例 45，X/46，XY 嵌合型婴儿中，72 例有正常的男性表现型，1 例为女性表现型，仅有 3 例男性有尿道下裂。在检查过性腺的 12 例男性中，仅有 3 例异常。当为产前发现 45，X/46，XY 患婴的家庭作咨询时必须考虑到上述这些资料。

■ XXX，XXXX 和 XXXXX 女性综合征

XXX 女性综合征

47，XXX（染色体三倍体）染色体组型是女性中最常见的超 X 染色体异常，发病率在活产女婴中为 1/1 000。其中 68% 是由于母亲生殖细胞中的染色体在减数分裂时不分离所致，而大部分 45，X 和半数的 47，XXY 核型是由父亲的性染色体在遗传过程中出现错误所致。本病的表现型为正常女性，依据生殖器外观不能识别患病的婴儿和儿童。

患者的性发育和月经初潮均正常。多数患者怀孕可生下正常的婴儿。到 2 岁时，一些患儿的语言能力明显滞后，并且缺乏协调性，其在学校中会出现学习成绩不佳以及行为不成熟等表现。这些女孩通常身材高大，行为异常，并被安排在特殊教育的班级。在高分辨率的 MRI 检查中，10 个 47，XXX 患者与 20 个整倍体对照组患者相比，其杏仁核容量偏低，47，XXY 患者的杏仁核容量甚至更低。在一个包含 155 例女孩的综述中，62% 具有正常的身体结构。这一综合

征患者之间的差异显著，少数患病女孩有良好的协调性，处事开朗并且学习优良。

■ XXXX 和 XXXXX 女性综合征

这些少有的核型最主要的表现是智力发育落后。常见的伴随缺陷有内眦赘皮、眼距过宽、指（趾）内弯、尺桡骨骨性连接以及先天性心脏病。性发育常不完全，并可能完全不出现性成熟。虽然如此，仍有 1 例 4X 综合征的妇女曾生下 3 个正常的孩子；但是没有关于 49，XXXXX 妊娠的报道。大多数 48，XXXX 身材都较高大，平均身高为 169cm，而 49，XXXXX 患者身材矮小。

■ Noonan 综合征

患 Noonan 综合征的女孩的某些异常表现也可见于 45，X Turner 综合征女孩的身上，但他们有正常的 46，XX 染色体核型。其最常见的异常与 Noonan 综合征男性患者的表现相同（第 577.1 章）。本病的表现型在某几个方面与 Turner 综合征不同。身材矮小是本病最主要的表现。患者常常表现为智力低下，心脏方面的缺陷常为肺动脉瓣狭窄或房间隔缺损，而非主动脉的缺陷。他们的性成熟过程正常，但平均推迟 2 年，卵巢功能早衰曾被报道。美国食品和药物管理局已批准使用生长激素治疗矮身材的 Noonan 综合征患儿。

■ 其他卵巢缺陷

目前发现无染色体异常的年轻妇女出现条索状性腺者日益增多，在其性腺中偶尔含有甚至没有生殖细胞。患者促性腺激素水平升高。细胞毒性药物的使用，尤其烷化剂如环磷酰胺、白消安、甲基苄肼、依托泊苷，以及令卵巢暴露于放射治疗下，均是导致卵巢功能衰竭趋于增多的原因。一项对患有霍奇金病的年轻妇女的研究发现，联合应用化疗和盆腔放疗可能比单独应用其中任何一项更为有害。在卵巢功能的保留和恢复方面，10 余岁的女孩比年长女性在放疗或联合化疗后更有希望恢复；在接受放疗或联合化疗后，已有患者有正常妊娠。目前针对大多数女性癌症患儿的治疗方法，可能会使她们出现某些卵巢损害。据估计人卵巢细胞的半数致死量（LD50）大约为 4Gy，6Gy 可引起原发性闭经。儿童期在腹部或者盆部放疗前进行卵巢移位可以保护卵巢功能，从而使卵巢的放射量不超过 4~7Gy。

60% 的 13 岁以上 I 型自身免疫性多腺体内分泌病（PGAD）患者（Addison 病、甲状旁腺功能减退症、念珠菌病）合并有自身免疫性卵巢功能衰竭症。

该病又名多腺体自身免疫性疾病（PGAD），在世界范围内较罕见，但在芬兰较多，发病率 1/25 000，致病基因位于 21 号染色体，与 HLA-DR5 有关。曾有 PGAD-1 合并卵巢功能衰竭的患者被发现与 HLA-A3 有关。患病女孩可能不出现性发育，年轻女性也可出现继发性闭经。卵巢可能有淋巴细胞浸润，或单纯表现为条索状。多数患者的血循环中有抗类固醇细胞抗体和针对 21-羟化酶的自身免疫抗体。在自身免疫性多腺体内分泌病患者中，5% 有性腺功能低下。

这种发生在年轻女性中的自身免疫性卵巢功能衰竭症可能单独出现，也可能与其他自身免疫性疾病联合存在，导致继发性闭经（过早绝经，POF）。在 40 岁以前的女性，其发病率是 0.2%~0.9%。引起 POF 的原因很多，如染色体、遗传、酶、感染及医源性因素等。当 POF 伴随自身免疫性肾上腺疾病时，常可以检测到类固醇抗体，这些抗体与 P450scc、17α-OH、21-OH 酶发生反应；当 POF 不伴随自身免疫性肾上腺疾病时常检测不到类固醇抗体。继发性的自身免疫性疾病常处于亚临床状态，在成人 POF 患者占 10%~39%。曾有一例 17 岁特发性血小板减少性紫癜伴发 47，XXX 染色体的患者发生自身免疫性 POF 的报道。Turner 综合征伴 POF 患者无神经认知缺陷。

半乳糖血症，尤其是本病的典型患者，几乎都可引起卵巢损害，病变开始于患者的胚胎期。患者幼年时就有卵泡刺激素（FSH）和黄体生成素（LH）的浓度升高。其卵巢损害可能由二磷酸尿苷半乳糖缺乏所致（见第 81 章）。由 WT1 突变引起的 Denys-Drash 综合征可以导致卵巢发育不全。

共济失调-毛细血管扩张症可能与卵巢发育不全和促性腺激素增加有关，其病因不明。少数女孩发生性母细胞瘤和无性细胞瘤。

高促性腺激素性性腺功能减退症是由于卵巢对内源性和外源性促性腺激素发生抵抗所致（Savage 综合征）。该病也见于 POF 女性。抗卵巢抗体或者 FSH 受体异常可以引起这种情况。FSH 受体基因突变为常染色体隐性遗传（见第 576 章）。研究发现一些 46，XX 伴有原发性闭经及促性腺激素分泌过多患者有 LH 受体基因的失活突变，此现象提示 LH 是正常滤泡及排卵必需的。其他与卵巢衰竭相关的基因缺陷包括 FOXL2、GNAS、CYP17 和 CYP19 基因突变。一些资料显示编码转录因子基因 SF-1 也与卵巢功能早衰相关。

参考书目

参考书目请参见光盘。

580.2 女性低促性腺激素性性腺功能减退症（继发性性腺功能减退症）

Alvina R. Kansra, Patricia A. Donohoue

促性腺激素 LH（黄体生成素）和 FSH（促卵泡激素）的正常脉冲分泌功能丧失可引起卵巢功能低下。低促性腺激素性性腺功能减退症（HH）可能是由于下丘脑-垂体-性腺轴在下丘脑或垂体水平受损所导致。HH 的发生机制包括下丘脑 LHRH（黄体生成素释放激素，也称为 GnRH 或促性腺激素释放激素）脉冲分泌受损或垂体不能分泌 LH 和 FSH。区分体质性发育延迟和低促性腺激素性性腺功能减退症通常较困难。

■ 病 因

垂体功能减退症

低促性腺激素性性腺功能减退症最常见于畸形所致多种垂体激素缺乏（例如视隔发育不良，其他中线缺陷），垂体转录因子如 PROP-1 缺陷，或生后获得性垂体损伤中。1944 年发现家族性孤立性促性腺激素缺乏与嗅觉缺失相关。目前也明确了许多其他导致低促性腺激素性性腺功能减退症的遗传因素。一个对 LHRH 分泌起重要作用的基因称为 KISS（编码 kisspeptin 蛋白），同样被认为在 LHRH 分泌细胞的发育中起重要作用。另外一组与低促性腺激素性性腺功能减退症相关的基因是神经激肽 B（TAC3）及其受体（TAC3R）。

特发性垂体功能减退症患儿的病变通常位于下丘脑。对这些患儿应用促性腺激素释放激素（GnRH）可使血浆 FSH 和 LH 浓度升高，由此可确定其垂体功能是完整的。

低促性腺激素性性腺功能减退症较高促性腺激素性性腺功能减退症罕见。后者详见多囊卵巢综合征（PCOS；Stein-Leventhal 综合征；见第 546 章）。

单纯性促性腺激素缺乏

这组异质性疾病的诊断有赖于 GnRH 刺激试验。多数患者垂体功能正常，病变位于下丘脑部位。多数高泌乳血症患者是由垂体促泌乳素分泌腺瘤所致，促性腺激素分泌通常受到抑制。如果乳房已开始发育，溢乳和闭经较常见。

已有数例散发的嗅觉缺失伴低促性腺激素性性腺功能减退症的病例报道。嗅觉缺失性腺功能低下女性患者也在 Kallmann 综合征家族中有报道，但在这些家族中，性腺功能减退症更多累及男性。FSHβ 亚单位和 LH 基因突变已有报道。

一些常染色体隐性遗传病（如 Laurence-Moon-Biedl 综合征、多发性着色斑综合征以及 Carpenter 综合征）表现有促性腺激素缺乏。Prader-Willi 综合征患儿通常也有一定程度的低促性腺激素性性腺功能减退。患有严重地中海贫血的女孩由于多次输血而继发慢性铁负荷过重，导致垂体损害而发生促性腺激素缺乏。神经性食欲缺乏症也常常导致低促性腺激素性性腺功能减退。罕见的瘦素缺乏或瘦素受体缺陷的患儿可因促性腺激素缺乏而不出现青春成熟。

诊 断

在同时具有其他垂体促激素缺乏的患者中，低促性腺激素性性腺功能减退症的诊断并不困难，但是在男性，单纯性低促性腺激素性性腺功能减退症难以与生理性青春期延迟相鉴别。反复测定 FSH 和 LH，特别是在睡眠中，可能会发现预示青春期发动的激素水平升高。GnRH 刺激试验或者类似试验可以帮助诊断。男性和女性性腺功能减退包括不孕的发病率和骨质疏松的风险增加。

参考书目

参考书目请参见光盘。

（廖立红 译，罗小平 审）

第 581 章
卵巢病变所致的假性性早熟

Alvina R. Kansra, Patricia A. Donohoue

儿童的卵巢肿瘤很罕见，其发病率低于 /100 000。大多数卵巢肿瘤是良性的，但是 10%~30% 可能是恶性的。卵巢恶性肿瘤是青少年最常见的生殖性肿瘤，其发病率占儿童恶性肿瘤的 1%。卵巢恶性肿瘤 60% 是生殖细胞瘤，它们大部分可以分泌肿瘤的标志物和性激素（见第 497 章）。有 5%~10% 的患者表观为女性，但她们却存在异常的 Y 染色体。10% 的患者表观为女性，但她们却存在异常的 Y 染色体。次常见的卵巢肿瘤是上皮细胞瘤（约占 20%），其中将近 10% 是性索/间质瘤（颗粒层、Sertoli 细胞瘤、间充质肿瘤）。很多不同类别的肿瘤标志物可以在卵巢肿瘤中见到，包括 α-FTP、hCG、癌胚抗原、癌蛋白、p105、p53、KRAS 突变、细胞周期蛋白 D1、上皮细胞因子相关蛋白和受体、组织蛋白酶 B 及其他。在卵巢肿瘤中可

以检测不同水平的苯丙酸诺龙抑制物亚单位的基因表达。

卵巢的功能性病变包括良性囊肿或恶性肿瘤。多数合成雌激素，少数合成雄激素。最常见的是颗粒细胞瘤，产生的雌激素可以引起性早熟。其他可以引起性早熟的肿瘤包括卵泡膜细胞瘤、黄体瘤、错构瘤、Theca-Leutein 和滤泡囊肿、卵巢肿瘤（畸胎瘤、绒毛癌和无性细胞瘤等）

产生雌激素的卵巢病变

在所有的性早熟病例中，卵巢病变引起的同性性早熟仅占很小的比例。卵巢良性滤泡囊肿是女孩同性性早熟最常见的肿瘤，他们很少是促性腺激素依赖性的。

幼年性卵巢颗粒细胞瘤

在儿童期，最常见的具有雌激素表现的卵巢赘生物是颗粒细胞瘤，虽然其只占所有卵巢肿瘤的 1%~10%。这种肿瘤具有与较年长女性所见者（成年性卵巢颗粒细胞瘤）不同的组织学特征。这些细胞有较高分裂活性，卵泡常不规则，Call-Exner 小体罕见，而黄体化过程则常见。肿瘤可能是实质性、囊性或者兼而有之。他们常是良性的。在一些病例中，这种肿瘤曾伴发于多发性内生软骨瘤（Ollier 病），并在很少病例中还有多发性皮下血管瘤（Maffucci 综合征）。

临床表现和诊断

曾在新生儿中发现了这种肿瘤，在已知的病例中，性早熟出现 2 岁或更早；这些肿瘤中大约半数者发生于 10 岁以前，平均诊断年龄 7.5 岁。此肿瘤几乎都是单侧性的。乳房增大，变圆变硬，乳头凸起。外生殖器与正常青春期女孩子相似，并且子宫也增大。随着阴道出现白色分泌物，开始有不规则或周期性的月经，但无排卵。可能出现腹痛或水肿。一般无阴毛，除非有轻度的男性化。

多数患者在性早熟明显时，易在下腹部触及肿块。然而有时肿瘤可能较小，甚至在仔细的直肠、腹部双合诊中也不能发现，这种肿瘤可通过超声学检查发现。多控测器 CT 扫描是最敏感的，大多数（90%）恶性肿瘤可以通过此种方法早期诊断（FIGO，国际妇产科学 I 期）。

血浆雌二醇水平显著升高，血浆促性腺激素水平受到抑制，并对促性腺激素释放激素（GnRH）的刺激无反应。血清 AMH、抑素 B 和甲胎蛋白水平可能升高。30% 肿瘤可以出现 G 蛋白发生体细胞活化性突变，大部分侵袭肿瘤可以出现 GATA-4 基因的表达，而 AMH 水平与肿瘤大小成反比例相关。骨质发育适

当增加，一些已经发表的病例报告指出 45X/46XY 核型、异常生殖器和卵巢颗粒细胞瘤之间的关联。

治疗和预后

一旦确立诊断，就应尽早切除肿瘤。由于儿童的这种肿瘤中恶性者不足 5%，因此多数预后良好。尽管如此，进展期肿瘤侵袭性很强，需要考虑手术及配合放化疗。成人颗粒层细胞瘤如果有 p53 的表达提示预后不良。当切除肿瘤后，常常立即有阴道出血。手术之后性早熟的体征减轻，并可能在几个月内消失，雌激素分泌恢复正常。

具有环状小管的性索瘤（sex cord tumor with annular tubules）是一种特殊的肿瘤，一般认为其来自卵巢颗粒细胞，主要发生于 Peutz-Jeghers 综合征患者。这种肿瘤称多中心发生，双侧性，并且是良性的。钙化的出现有助于超声学探查发现。这种肿瘤生成过多的芳香化酶，从而导致了非促性腺激素依赖性性早熟。抑素 A 和抑素 B 水平升高，在肿瘤切除后水平下降。在一项研究中，9/13 的性索 / 间质肿瘤患者展示有促滤泡刺激激素受体突变，提示像这样的突变在这些肿瘤的发展中有一定的作用。

绒毛膜上皮癌很少有报道。这种极度恶性的肿瘤被认为是来源于先前已存在的畸胎瘤。这种肿瘤通常为单侧性，产生大量的绒毛膜促性腺激素（hCG），可刺激对侧卵巢分泌雌激素和孕激素。hCG 水平升高具有诊断意义。

卵巢滤泡囊肿

在青春期前的女孩中常有小的卵巢囊肿（直径 <0.7cm）。青春期或真性同性性早熟的女孩中经常可见到较大的囊肿（1~6cm），这些囊肿是继发于促性腺激素的刺激。然而在无 LH 和 FSH 刺激时，性早熟的幼女中偶尔也有类似较大的囊肿。由于手术切除囊肿或其自行消退便可使性早熟的表现消失，毫无疑问，这些囊肿是其性早熟的原因。但是尚不知道这些自主功能性囊肿的产生机制。这种囊肿可能仅形成一次，也可能消失和重现相交替，从而导致性早熟的体征时起时伏。囊肿可能是单侧性或是双侧性。患 McMune-Albright 综合征的幼女中所有发生的性早熟通常伴有自主功能性卵泡囊肿，这种囊肿是由发育早期时 G 蛋白发生体细胞活化性突变所致（第 556.6 章）。促性腺激素受到抑制，雌二醇水平显著升高，但可能有大幅度波动，甚至降至正常。GnRH 的刺激不能使促性腺激素分泌增加。可选用超声来探查和监测这种囊肿。芳香化酶抑制剂可以用于患 McMune-Albright 综合征和雌激素持续升高幼女的治疗。在考虑作囊肿抽吸术

或切除术之前建议作短期的观察，以查明其是否会自行消退。在鉴别诊断中一定要考虑到囊性的肿瘤。

产生雄激素的卵巢病变

男性化卵巢肿瘤在所有年龄段中均属罕见，尤其是在青春期前的女孩。曾报道在出生 14 天的女孩中发现卵巢男性细胞瘤，但已报道的病例 16 岁以下的女孩很少。

性腺母细胞瘤只发生在发育不良的性腺中，尤其是在核型中有 Y 染色体（46，XY；45，X/46，XY；45，X/46，X fra）而表现型却为女性的患者。正如上面所述，这可能是性腺母细胞瘤位于 Y 染色体上（GBY）。这种肿瘤可能是双侧性的。有些肿瘤（但不是所有肿瘤）发生男性化。临床特征与男性化肾上腺肿瘤者所见相同，包括生长加快、痤疮、阴蒂肥大和出现性毛。仅有大约 50% 的患者可在其腹部触及肿块。血浆睾酮和雄烯二酮的浓度升高，而促性腺激素水平受到抑制。超声学、计算机断层扫描和 MRI 通常可确定其病变部位。对具有 Y 染色体而表现型为女性者，应预防性切除其发育不良的性腺。在切除单侧性肿瘤时，也应予以切除对侧发育不良的性腺。性腺母细胞和 WAGR 综合征的关系也在报告中报道过。在对两例性腺胚细胞瘤免疫组织化学方法研究后，发现有 WT1、p53、MIS 及抑制素的表达。

患幼年性卵巢颗粒细胞瘤的女孩偶尔也出现男性化表现，肾上腺和门细胞瘤很少导致男性化。曾报道卵巢（睾丸）肿瘤中 G 蛋白的突变。GSα 突变常常可以在性腺肿瘤伴发 McCune-Albright 综合征患者中见到。GSP 突变在 6 例 Leydig 细胞瘤中有 4 例表达（3 例卵巢，1 例睾丸）。在 10 例卵巢瘤患者中有 2 例性腺细胞瘤和 1 例泡膜细胞瘤发现 GIP-2 突变。

Sertoli-Leydig 细胞瘤是一种罕见的性索/间质瘤，其发病率占卵巢肿瘤的不足 1%。平均诊断年龄为 25 岁，在青春期前发生肿瘤率不超过 5%。在 1 例 12 个月的 Sertoli-Leydig 细胞瘤伴同性性早熟患者中唯一的肿瘤标志物是血抑素（血抑素 A 和 B）水平升高。5 年生存率为 70%~90%。对 102 例因长达 15 年的卵巢肿块而经受手术的患者分析原因发现：56% 是因为急性消瘦，22% 是由于腹部或者盆部肿块，其中 9 例儿童被认定是恶性肿瘤而手术：3 例无性细胞瘤、2 例畸胎瘤、2 例幼年性卵巢颗粒细胞瘤、1 例 Sertoli-Leydig 细胞瘤和 1 例卵黄囊瘤。

参考书目

参考书目请参见光盘。

（廖立红 译，罗小平 审）

第 582 章
性发育异常

Patricia A. Donohoue

■ 性分化（见第 576 章）

在正常的性分化中，所有性别构造的最终形式都与正常的性染色体（XX 或 XY）保持一致。染色体核型 46，XX 和遗传因子 DAX-1 及遗传信息分子 WNT-4 是正常卵巢发育所必需。男性表现型的发育更为复杂。男性需要 1 条 Y 染色体，特别是一个完整的 SRY 基因，该基因与其他基因，例如 SOX9、SF1 和 WT1 等（见第 576 章）一起，引导未分化的性腺分化为睾丸。异常重组可能导致在 X 染色体上出现 SRY 基因，从而产生 XX 男性或者在 Y 染色体上丢失 SRY 基因，产生 XY 女性表型。

抗苗勒管激素（AMH）导致苗勒管退化，若该激素缺乏，苗勒管可作为子宫、输卵管、宫颈和阴道上段持续存在。AMH 在睾丸内的活化可能需要 SF1 基因激活。在大约孕 8 周左右，睾丸内的间质细胞开始产生睾酮。在男性分化的这一关键时刻，睾酮的分泌由胎盘绒毛膜促性腺激素刺激产生。该激素在孕 8~12 周达到峰值。在孕期后半部分，胎儿垂体分泌的黄体生成素将睾酮维持在低水平。局部产生的睾酮使同侧中肾管分化为附睾、输精管和精囊。外生殖器的发育还需要双氢睾酮（DHT）的作用，它是睾酮的活性代谢产物。循环睾酮生成的 DHT 在生殖嵴展开形成阴茎和阴囊的过程中至关重要。由 X- 连锁基因产生的有功能的雄激素受体，在睾酮和双氢睾酮介导的男性化改变中必不可少。

在具有正常 X 染色体长臂和短臂的 XX 胎儿中，具有双重分化潜力的性腺在孕 10~11 周发育为卵巢。这种情况只在缺乏 SRY、睾酮和 AMH 的情况下产生，并且需要在 DSS 位点具有一个正常的 DAX-1 基因和 WNT-4 分子。女性表型在没有胎儿性腺的情况下产生。但男性表型分化需要雄激素的生成和作用。雌激素对正常生前性别分化是不必要的，具有芳香酶缺陷的 46，XX 患者和无雌二醇受体的老鼠可以说明这一点。

染色体畸变可能导致外生殖器模糊不清。XX 或 XY 基因型也可能发生异常性分化。先前被称作两性畸形现修正为性发育障碍（DSD），其定义为"在染色体，性腺或解剖结构方面性别不典型"。"非典型生殖器"的称谓比"外阴性别不明"较易接受。与之

前术语的比较和新的病因分类见表 582-1、582-2（见光盘）。表 576-1 列出了一些与性发育障碍相关的基因。

生殖器不典型或不明确，广义上讲是指外阴没有完全呈现为男性或女性。尽管有生殖器大小尺寸的标准，这些结构大小的变异并不总是造成混淆。

外生殖器的发育具有发展为男性或女性的潜能（图 582-1）。女性男性化是 DSD 最常见的形式，它有多种表型（图 582-2），它们起源于胚胎基本外生殖器表型（图 582-1）。

■ 生殖器不典型或不明确患者的诊断

外生殖的外观很少用于诊断某一特定疾病，因此不用于区分 DSD 的各种形式。46,XX DSD 最常见形式为先天性肾上腺皮质增生症（CAH）导致的男性化。值得注意的是在 46,XY DSD 中，多达 50% 的病例未做出特异性诊断。一个经验丰富的中心归纳了 250 例 25 岁以上 DSD 患者的病因。6 种最常见诊断占病例数的 50%，包括男性化 CAH（14%），雄激素不敏感综合征（10%），混合性腺发育不全（8%），阴蒂 / 阴唇异常（7%），低促性腺激素性性腺功能减退症（6%），和 46，XY 男性小于胎龄儿伴尿道下裂（6%）。

错误诊断和处理的潜在来源强调需要对生殖器不明确患者包括可能的生成类固醇酶缺陷等生化特征进行更细致的诊断评估。需对父母进行咨询以了解患儿的复杂情况，并指导他们如何应对出于好意的好奇的朋友和家人。这种评估和处理需要多专业专家组参与包括儿科内分泌、儿外科 / 泌尿外科、儿科放射、新生儿、遗传学和心理学。一旦家庭和团队确定抚养性别，可开始治疗。当具体诊断被确定可提供遗传咨询。

完整的病史采集和体格检查后，常见诊断步骤包括下面列出来的多个步骤。出于敏感性和情况紧迫的考虑，这些步骤通常同时进行而不是等到一个检查的结果后再进行下一个。注意除生殖器以外的身体特点对于某些多系统综合征的诊断至关重要。详见第 582.1、582.2 和 582.3 章节。表 582-3 总结了许多 DSD 常见病因的特征。

诊断试验包括：

1. 核型分析，性染色体的快速测定（许多中心在 24~48h 之内）

2. 其他血液检测

a. 筛查先天性肾上腺皮质增生：皮质醇生物合成前体和肾上腺雄激素（尤其是 17- 羟黄体酮和雄烯二酮用于诊断 21- 羟化酶缺乏，最常见）

b. 筛查雄激素及其生物合成前体

c. 怀疑有睾丸的患者筛查性腺对促性腺激素的反

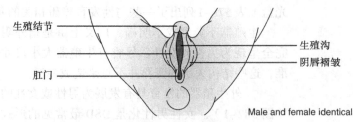

Sexual appearance of fetus at second to third month of pregnancy

生殖结节

生殖沟

阴唇褶皱

肛门

Male and female identical

胎儿在妊娠第三至第四月的性征

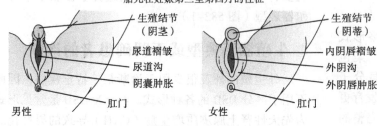

生殖结节（阴茎）

尿道褶皱
尿道沟
阴囊肿胀

肛门

男性

生殖结节（阴蒂）

内阴唇褶皱
外阴沟
外阴唇肿胀

肛门

女性

胎儿出生时的性征

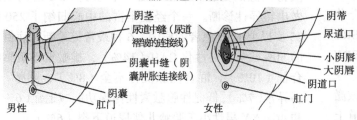

阴茎
尿道中缝（尿道褶皱的连接线）
阴囊中缝（阴囊肿胀连接线）
阴囊
肛门

男性

阴蒂
尿道口
小阴唇
大阴唇
阴道口
肛门

女性

图 582-1　胚胎发育期男性和女性生殖器分化过程图示
摘自 Zitelli BJ, Davis HW. Atlas of pediatric physical diagnosis, ed 4. St Louis: Mosby, 2002: p 328

应：注射 HCG 刺激；注射前后检测睾酮和双氢睾酮

d. SRY（Y 染色体的性别决定区）和其他 Y 特异性基因座的分子遗传学分析

e. 促性腺激素水平

3. 不典型生殖器患者内部解剖可由下面 1 项或多项影像学检查确定：

a. 排泄性膀胱尿道造影（VCUG）

b. 泌尿生殖道内镜检查

c. 盆腔超声；肾脏和肾上腺超声

d. 必要时行盆腔 CT 或 MRI

582.1　46，XX 性分化异常

Patricia A. Donohoue

在 46，XX 性分化异常中，基因型为 XX，性腺为卵巢，而外生殖器是男性化的。由于没有明显 AMH 产生——性腺为卵巢——子宫、输卵管和宫颈发育。46，XX 性分化异常的变异和病因较少。多数病例是由于女性胎儿在宫内暴露于过量内源性或外源性雄性激素所引起；其主要改变为外生殖器男性化（阴蒂肥大和阴唇 – 阴囊融合）。

■ 先天性肾上腺皮质增生症（见第 570.1）

这是 46,XX DSD 生殖器模糊的最常见原因。21-

羟化酶和 11- 羟化酶缺乏的女性患者男性化程度最高，而 II 型 3β – 强化类固醇脱氢酶缺乏可导致轻微男性化（图 582-1）。失盐型比非失盐型倾向于更高程度的男性化。男性化可能使完整的尿道海绵体部看起来像具有双侧隐睾症的男性。

■ 芳香化酶缺乏

在基因型为女性的个体中，由于胎儿期缺乏芳香化酶会导致 46,XX DSD 并在青春期由于卵巢无法合成雌激素导致高促性腺激素性性腺功能减退（图 568-1）。

两例患者在出生时有阴蒂肥大和阴唇后部融合。其中一例，母体血清和尿中的雌激素水平非常低，而血清雄激素水平升高。脐带血清中的雌激素水平也极低，但雄激素的水平却也是升高的。第二个患者自出生就有不明原因的男性化，直到 14 岁时男性化进一步发展，并且不进入青春期发育，才诊断为芳香化酶缺乏。此时她的促性腺激素和雄激素水平升高，而雌激素水平较低，超声学检查探测到双侧大的卵巢囊肿。这两例患者表明芳香化酶在将雄激素转变为雌激素方面起着重要作用。另外，由于 P450arom（*CYP19*）基因突变而导致芳香化酶缺乏的男性或女性的患者也有报道。有报道一对兄妹，其中 28 岁 46，XY 的先证者在接受了激素代替治疗后身高为 177.6cm（+2.5

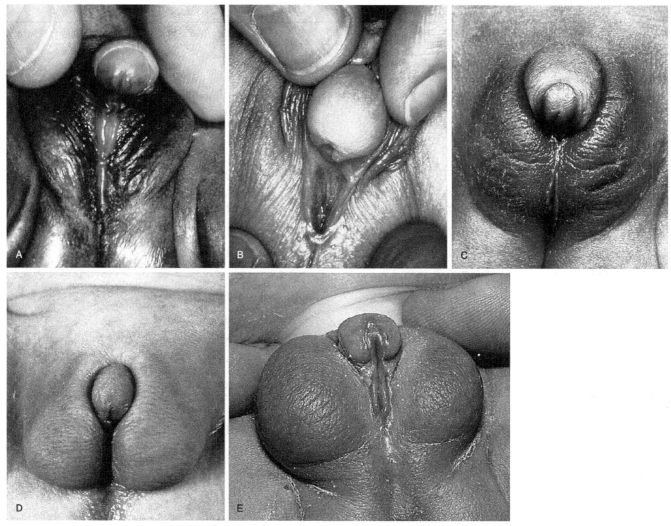

图 582-2（见彩图） 非典型生殖器举例。包括：卵睾性发育异常（A）和先天性男性化肾上腺增生（B-E）
摘自 Zitelli BJ, Davis HW. Atlas of pediatric physical diagnosis, ed 4. St Louis, 2002: p 329

SD），她 24 岁的弟弟为 204cm（+3.7 SD），骨龄为 14 岁。维持正常年龄水平的低剂量雌二醇替代治疗，可应用于青春期前的女性患者。

■ **糖皮质激素受体基因突变**

一个 9 岁的 46，XX 性发育障碍的女孩（图 582-2），自 5 岁时疑诊 21- 羟化酶缺乏（先天性肾上腺皮质增生症），基础和地塞米松刺激后皮质醇水平增高，也有高血压和低钙血症，提示广泛性糖皮质激素抵抗。在糖皮质激素受体基因 5 号外显子上发现一个新的纯合突变。这一突变在该巴西家庭中呈常染色体隐性遗传。

POR，细胞色素 P450 氧化还原酶，由位于 7q11.2 上的基因编码，是参与联合 P450C17 和 p450c21 类固醇生成缺陷的辅助因子。女孩出生时生殖器模糊，但生后男性化无进展，雄激素水平正常或降低。男性可能出生时男性化不足。二者都可出现 Antley-Bixler 综

合征（ABS）中可见的骨骼异常。相反，在一些 ABS 患者中，外生殖器模糊和类固醇生成异常患者有 POR 缺乏。类固醇生成正常无生殖器模糊的患者有成纤维细胞生长因子受体 2（FGFR2）基因突变。ABS 的主要表现包括颅缝早闭，严重的面中部发育不良，眼球突出，后鼻孔闭锁 / 狭窄，额部隆起，耳发育不良，鼻梁低，桡肱骨结合，长骨骨折和股骨弯曲，以及泌尿生殖道畸形。

■ **母亲男性化肿瘤**

在很少情况下，母亲产生雄激素的肿瘤导致女性胎儿胎儿期男性化。在少数病例中，肿瘤为良性肾上腺腺瘤，但其余皆是卵巢肿瘤，尤其是睾丸支持细胞瘤，黄体瘤和 Krukenberg 瘤。母亲男性化可表现为阴蒂增大、痤疮、音调低沉、泌乳减少、多毛及雄激素浓度升高。在婴儿，可有不同程度的阴蒂增大，常伴有阴唇融合。不明原因 46,XX DSD 患儿的母亲需接受

表 582-3　外阴性别不明：诊断建立步骤

	21- 羟化酶缺乏 *	性腺发育不全（含 Y 染色体）	卵睾性 DSD	不完全性雄激素不敏感综合征	睾酮合成障碍
临床表现					
可触及性腺	–	+/–	+/–	+	+
子宫	+	+	时常	–	–
皮肤色素沉着增多	+/–	–	–	–	–
疾病状态	+/–				+/–
异形特质	–	+/–			
诊断注意事项					
血清 17OHP	升高	正常	正常	正常	正常
电解质	可能异常	正常	正常	正常	可能异常
染色体核型	46,XX	45,X/46,XY 或其他	46,XX	46,XY	46,XY
hCG 刺激后睾酮	NA	阳性	正常或减少	正反馈	减少或缺乏
性腺活检	NA	性腺生殖能力不全	卵睾体	正常睾丸	正常睾丸
				+/– 睾丸间质细胞增生	
其他检查				生殖器皮肤纤维原细胞培养	Measure
				AR‡ 试验	睾酮
				血细胞 AR 基因筛查	前体细胞

NA, 不可用

*21- 羟化酶

视超声和肛诊检查而定

雄激素受体

摘自 Donohoue PA, Saenger PH. Ambiguous genitalia//Finberg L, Kleinman RE. Saunders manual of pediatric practice. Philadelphia, 2002: 874

体格检查并测量其自身的血浆睾酮，硫酸脱氢表雄酮和雄烯二酮水平。

怀孕期妇女服用雄激素类药物

已报道睾酮和 17- 甲基睾酮可导致某些有些 46,XX DSD 病例。绝大多数病例应用了某些孕激素类药物以治疗先兆流产。这些孕激素已被无男性化作用者所代替。

曾报道 46,XX 男性化伴尾椎异常的婴儿并无明确的男性化作用的药物接触史。这些病例通常合并有其他先天性缺陷，特别是泌尿和胃肠道缺陷。缺乏 Y 特异性 DNA 序列，包括 SRY。在一个病例中发现患者出现阴囊崎和升高的睾酮，但病因不明。

参考书目

参考书目请参见光盘。

582.2　46，XY DSD

Patricia A. Donohoue

在 46，XY DSD 中，基因型为 XY，但外生殖器为不完全男性化、难以辨认（非典型的）或完全女性型。如果能找到其性腺，则皆为睾丸并且其发育程度可从始基状态到正常不等。由于胚胎正常的男性化过程极其复杂，所以不奇怪 46,XY DSD 有许多的变异和病因。

睾丸分化障碍

男性分化的第一步是未分化的性腺转变为睾丸。如果 XY 胎儿 Y 染色体的短臂缺失或 SRY 基因缺失，就不会发生男性分化。表现型为女性，由于缺乏 AMH，苗勒管发育良好，但性腺仅由未分化的条索构成。相反，正常发育的男性中也可发现 Y 染色体的长臂（Yq–）大量缺失，他们多数缺乏精子并且身高较矮，说明正常的 Y 染色体长臂上有抑制这些表现的基因。在许多睾丸分化异常的综合征中，Y 染色体在形态学上是正常的。

Denys-Drash 综合征

肾病伴有生殖器模糊和双侧 Wilms 瘤是这一综合征的主要特征。多数报道病例的核型为 46，XY。苗勒管多存在，表明胎儿睾丸功能完全丧失。46，XX

核型的患者具有正常的外生殖器。发生于婴儿期的蛋白尿大约在 3 岁时进展为肾病综合征和终末期肾衰竭，伴与病理组织表现一致的局灶性或弥漫性肾小球硬化。Wilms 瘤通常发生于 2 岁之前，并常呈双侧性。性腺母细胞瘤也有报道。

在位于第 11 号染色体短臂 13 区的 Wilms 瘤基因（WT1）中发现了一些突变。WT1 是一个肿瘤抑制基因和转录因子，表达于生殖嵴和胎儿的性腺。几乎所有的突变都位于或接近锌指编码区。有报道在一个无泌尿生殖道异常的患者体内发现了 WT1 基因锌指区的突变，表明一些散发性 Wilms 肿瘤可能携带有 WT1 的基因突变。WT1 基因的不同突变，即内含子 9 组成性杂合突变，在 Fraser 综合征中有报道。该综合征表现为非特异性局灶或节段性肾小球硬化，46，XY 性腺发育不良，多发性腺母细胞瘤，但不伴有 Wilms 瘤。

WAGR 综合征

这种以首写字母缩写表明的综合征包括 Wilms 肿瘤，无虹膜，泌尿生殖道畸形和发育迟缓。患儿有第 11 号染色体短臂 13 区的一个拷贝缺失，可在核型分析中见到。缺失区包含无虹膜基因（PAX6）和 Wilms 瘤抑制基因（WT1）。只有 46，XY 男性才有生殖器异常，从隐睾到男性化严重不足。在发育不良的性腺中可发生性腺母细胞瘤。Wilms 瘤通常在 2 岁时出现。一些病例同时伴有不明原因的肥胖，提示在 11 号染色体这个区域可能有与肥胖相关的基因，命名为 WAGRO 综合征。

肢体弯曲综合征（见第 695 章）

这种短肢发育不良的特征是股骨和胫骨前弯、小的无叶肩胛骨、小胸腔和 11 对肋骨，以及其他器官畸形。本病通常在婴儿早期导致死亡。在已报道的 46，XY 患者中大约有 75% 者显示完全性女性表现性，其外生殖器和内生殖器皆为女性。有些 46，XY 患者的生殖器难以分辨。其性腺似乎是卵巢，但在组织学上兼有卵巢和睾丸的成分。

致病基因是 SOX 9（SRY 相关的 HMG 盒基因），位于 17q24~q25。该基因在结构上与 SRY 基因相关，并且直接控制 II 型胶原基因（COL2A 1）的发育。同样的突变可以导致不同的表型。在一例患者中发现性腺母细胞瘤。本病是一种常染色体显性遗传病。肾上腺机能减退和 46，XY 性腺发育不良在 SF1 基因突变的患者中有报道。在一些患者中，如果母亲也携带 SF1 基因突变则患卵巢早衰。

常染色体 2q、9p、10q 部分缺失的患者有 46，XY 性反转的报道。

XY 单纯性腺发育不良症（Swyer 综合征）

所谓"单纯"是将本病与由染色体异常所致、伴有躯体性异常的性腺发育不良的类型相区别。本病患者具有正常的体型和女性表型，包括阴道、子宫和输卵管，但是到青春期时没有乳房发育和月经来潮。不存在与 45，X 有关的缺陷。患者在青春期时有高促性腺激素性原发性闭经。家族性病例提示其可能是一种 X 连锁或性别限制的常染色体显性遗传病。大部分的患者被查出有 SRY 基因突变，均无 SOX9 基因突变。尽管在细胞遗传学方面存在正常的 Y 染色体，但性腺几乎全都是由未分化的条索所构成。原始的性腺不能实现任何睾丸功能，包括抑制苗勒管。性腺中可能存在的门细胞能产生一些雄激素，因此可能在青春期时出现某些男性化表现，如阴蒂肥大。其条索状性腺可能会发生肿瘤性病变，例如性腺母细胞瘤和无性细胞瘤。因此，无论年龄大小，一旦确定本病，应尽快切除其性腺。

单纯性腺发育不良症也可发生于 XX 个体（见第 580 章）。

XY 性腺发育不全综合征（胚胎性睾丸退化综合征）

在这种罕见的综合征中，患者的外生殖器轻微模糊，但较为接近女性。阴唇发育不全，有一定程度的阴唇—阴囊融合，阴蒂样的小阴茎以及尿道开口于阴茎。无子宫，无性腺组织，并且通常也无阴道。到青春期年龄时，不出现性发育，而促性腺激素的水平升高。多数患者被当作女性抚养。在数例剖腹探查未找到性腺的 XY 性腺完全不发育的患者中，应用 hCG 刺激后其睾酮水平明显升高，表明在某处仍存在间质细胞功能。也有同胞患本病者。

在本病中，据推测可能是在胎儿期，睾丸组织活化时间的长度足以使 AMH 抑制苗勒管发育，但尚未能长达使其产生的睾酮引起男性化。在一例患者中，应用 Y 特异性 DNA 探针技术未能发现其 Y 染色体的缺失。睾丸的退化似乎发生在胎龄 8~12 周。睾丸在胎龄 8 周之前退化，可导致 Swyer 综合征，在 14~20 周退化，则导致原基睾丸综合征；而在 20 周以后则出现无睾症。

在双侧无睾畸形中，虽无睾丸存在，但其男性表型却是完整的，故推测其胎儿睾丸组织在生殖器分化的关键时期是有功能的，但在之后受到了损害。发生在单卵双胎中的双侧无睾畸形，以及发生在单卵双胎中和同胞中的单侧无睾畸形，均提示其中有遗传倾向。双胞胎共患无睾畸形和性腺发育不全综合征，证明了其间的关系。尚未在无睾症的患者中发现 SRY 基因的异常。

在一个回顾性的泌尿外科剖腹探查手术综述中显示在 691 例检查中，21% 是无睾症。在这些患者中，73% 有盲端的条状物质，出现这些被推测可能是退化的睾丸组织的部位有：腹股沟（59%）、腹部（21%）、腹股沟浅环（18%）和阴囊（2%）。通常建议在腹腔镜下发现上述条状物质时，应进一步剖腹探查，因为在 4 个儿童身上发现了有功能的睾丸组织。无与该疾病相关的激素数据（hCG 刺激试验，AMH 水平）被报道。

XY 性腺发育不全综合征有时也被称为胚胎睾丸退化综合征。

■ 睾丸激素的缺陷

五种胎儿睾丸中睾酮酶催化合成性遗传性缺陷和一种间质细胞分化缺陷已被描述。这些缺陷导致了 46，XY 胎儿的男性化不足（图 576-1）。因为在青春期之前睾酮的正常水平较低，所以在儿童中必须应用 hCG 刺激试验来评价睾丸合成睾酮的能力。

睾丸间质细胞发育不全

睾丸间质细胞发育不全患者通常为女性表型，但可能有轻度男性化。由于的 MIS 正常产生，存在睾丸、附睾和输精管，而无子宫和输卵管。青春期时无第二性征发育，但阴毛分布可能正常。血浆睾酮浓度低，而且对 hGG 无反应；LH 的浓度升高。睾丸间质细胞缺如或显著缺乏。这种缺陷可能与 LH 受体缺乏有关。在儿童中，必须应用 hGG 刺激试验来区别本病与雄激素不敏感综合征。本病的遗传可能是以限于男性的常染色体隐性方式进行。人 LH 受体是包括 7 个跨膜区域的 G- 蛋白偶联受体超家族的一员，在一些疑诊睾丸间质细胞发育不全的性腺功能减退男性中发现了一些 LH 受体无活性的突变。

在 1 例 FSH β - 亚单位基因突变所致性腺功能减退的男性患者上，发现高浓度的血清 LH 和低水平的卵泡刺激素（FSH）（表 577-1）。

类脂样肾上腺增生症（见第 570 章）

该病是先天性肾上腺增生的最严重类型，其表现包括由于胆固醇和胆固醇脂质堆积造成的肾上腺增大。类固醇生成的限速环节为游离胆固醇经胞质溶胶向 P450SCC（CYP11A1）起作用的线粒体内膜的转运。这一转运过程由类固醇源性急性调节蛋白（StAR）介导，StAR 是通过 cAMP 经过环腺苷酸反应元件 - 结合蛋白（CREB）而合成。StAR 是一个 30kDa 的类固醇生成必要蛋白，由 8p11.2 上的基因编码。ACTH 刺激后 1~5h 线粒体 StAR 含量增加，远在急性 ACTH 诱导

类固醇生成增加之后。这表明线粒体外 StAR 可能参与对 ACTH 的急性反应。

所有血清类固醇水平都较低或者无法检测，而促肾上腺皮质激素和血浆肾素水平增高。无论遗传型是男性还是女性，其表型都是女性。遗传型为男性的患者无苗勒管组织，因为睾丸可以分泌正常的 AMH 却无法分泌类固醇。这些患者在婴儿期出现急性肾上腺危象和失盐表现。大多数患者为 46，XY。在少数患者中，在青春期出现卵巢类固醇生成。

StAR- 依赖性的类固醇生成作用的调节可以在一对 4 个月大的患有类脂样肾上腺增生的双胞胎 46，XX 姐妹身上得到体现。其中一个在 15 个月时由于主动脉缩窄相关心脏并发症而死亡。其肾上腺显示脂质沉积。幸存的另一个在 11.5 岁时出现自发的青春期和女性化，13.8 岁时出现月经；在 15 岁时，发现在 StAR 基因纯合移码突变。这一病例与该患者未行替代治疗，但可检测到血浆醛固酮的情况下存活 4 个月的事实支持一个推论，即 StAR- 依赖性的类固醇生成可以直至细胞内堆积了足够的脂肪并破坏了类固醇生成后才发生。有报道仅部分男性化男性有部分缺乏和失盐延迟出现。完全 P450scc 酶缺乏是致命的，因为只有该酶可以把胆固醇转化为维持正常孕期的重要物质 - 孕烯醇酮。在一个 4 岁的 46，XY 性别反转和迟发性类脂样肾上腺增生的患者身上发现 P450scc 的杂合突变。在孕 6~7 周，母体孕烯醇酮合成停止，不表达 StAR 的胎盘通过 P450scc 酶系统进行的 StAR—非依赖性的类固醇生成产生孕烯醇酮。

3β - 羟固醇脱氢酶缺乏

患这种类型先天性肾上腺增生症（见第 570 章）的男性，表现有不同程度的尿道下裂，伴或不伴阴囊对裂和隐睾，并可能有完全女性表型。患婴通常在生后不久即出现失盐表现。已不完全性缺陷偶见于阴毛早现的男孩，以及迟发非经典型中。这些患者的 3β - 类固醇脱氢酶 II 型的基因发生了点突变，导致肾上腺和性腺内类固醇生成受损。在肾上腺和性腺内的受损程度可能不同。对于在部分男孩中出现的正常青春期改变，可以用许多外周组织中所存在的 3β - 羟固醇脱氢酶 I 功能正常来解释。患者出现不育少见。已有超过 30 种突变被报道。失盐程度和表型异常程度之间无关联。

17- 羟化酶 /17，20- 裂解酶缺乏

由位于染色体 10q24.3 上单个基因编码的酶（P450c17）在肾上腺和性腺组织中同时具有 17- 羟化酶和 17,20- 裂解酶的活性（见第 570 章）。已有许

多不同的遗传病变被报道。男性基因型通常表现为完全型女性，或在较少情况下为不同程度的男性化，从阴唇 - 阴囊融合到会阴部尿道下裂和隐睾病，两种基因型都可能出现青春期发育不良。

经典型中肾上腺合成的皮质醇和肾上腺及性腺合成的性类固醇均减少。脱氢皮质醇（DOC）和皮质酮的浓度显著升高，并导致类型男性 DSD 的特征性高血压和低钙血症。尽管其皮质醇浓度较低，但其升高的促肾上腺皮质激素和皮质酮的浓度维持在正常状态。肾素 - 醛固酮轴被升高的脱氢皮质醇强大的盐皮质激素效应抑制。青春期时不出现男性化过程，睾酮浓度低而促性腺激素水平升高。由于胎儿能正常产生 AMH，故不存在苗勒管的残余。XY 女性表现型者应作性腺切除术，并应用氢化可的松和性类固醇。

本病以常染色体隐性方式遗传。XX 女性患者通常到青年时才被发现，因为此时不出现正常的青春期改变，并可能发生高血压和低钙血症。当患者出现原发性闭经和高血压时应怀疑该疾病，其核型可能是 46，XY 或 46，XX。

17- 酮类固醇还原酶缺乏

该酶也被称为 17β- 羟类固醇脱氢酶（17β-HSD），催化睾酮生物合成过程中的最后一个环节。雄烯二酮转变为睾酮，脱氢表雄酮转化为雄烯二醇，雌二酮转化为雌二醇时必须有该酶的参与。胎儿睾丸中此酶缺陷，可使 46，XY 男性表现为完全型或接近完全的女性表现型。不存在苗勒管，阴道浅。诊断有赖于睾酮与雄烯二酮的比值。对青春期前的儿童，必须先进行 hCG 刺激试验。

本病以常染色体隐性方式进行遗传。至少有 4 种不同类型 17β-HSD，每一种均由不同染色体或不同基因导致。III 型在加沙地区（Gaza strip）的一个高度近亲婚配的阿拉伯人群中尤为常见。本病的基因位于第 9 号染色体长臂的 22 区，只表达在睾丸中，将雄烯二酮转变为睾酮。多数患者在青春期时因为不出现月经和男性化过程得到诊断。青春期时睾酮浓度可能接近正常水平，推测这可能是雄烯二酮在外周组织中转变睾酮的缘故。与此同时，有些患者自发选择了男性的角色。

I 型 17β-HSD，由染色体 17q21 的基因编码，将雌二酮转化为雌二醇，可见于胎盘、卵巢、睾丸、肝脏、前列腺、脂肪组织和子宫内膜。II 型的基因位于 16p24，作用与 I 和 III 相反。IV 型与 II 型作用相同。一例迟发性 17- 酮类固醇还原酶缺乏的年轻男性患者表现为乳房发育。

持续性副中肾管综合征

本病为完全型男性化的男性中苗勒管洐生物持续存在。在一些同胞和同卵双胎中已有报道。80% 的男性患者有隐睾症，因隐睾或腹股疝行手术治疗时发现输卵管和子宫，被诊断为本病。副中肾管的发育程度多不相同，并可能是非对称性的。大多数患者睾丸功能正常，但有睾丸退化的报道。有些男性患者在青春期后发生睾丸肿瘤。在对 38 个家庭的研究中，16 个家庭有位于 19 号染色体短臂的 AMH 基因缺陷。其 AMH 水平低下。在 16 个高 AMH 水平的家庭中，其缺陷发生于 AMHII 型受体基因上，其中 10 个家系在至少一个等位基因上出现相同的外显子 10 的 27 个碱基对缺失。

治疗包括在不损伤睾丸、附睾和输精管的情况下尽可能多地切除副中肾管结构。

■ 雄激素作用缺陷

在以下这组疾病中，胎儿能正常地合成睾酮，但由于雄激素作用的遗传缺陷而导致男性化不足。

5α 还原酶缺乏

宫内双氢睾酮（DHT）的产生减少导致男性胎儿的外生殖器严重含糊不清。睾酮的生物合成和外周作用均正常。

男性患儿最常见的表现有小阴茎、阴囊对裂、伴会阴型尿道下裂的泌尿生殖窦以及盲端阴道凹陷（图 582-3）。睾丸位于腹股沟管或阴唇 - 阴囊皱袋内，具有正常的组织学结构。不存在副中肾管结构，而存在输精管、附睾和精囊等中肾管结构。多数患者已被确定为女性。在青春期，男性化过程正常发生；阴茎增大、睾丸下降并正常发育，而且开始产生精子。不存在男性乳腺发育。胡须稀少，没有痤疮，前列腺较小，无颞部发际线后缩。中肾管的雄性化过程是睾酮本身作用所致，而在胚胎雄性化的关键时期，泌尿生殖窦和外生殖器的雄性化过程却依赖于 DHT 的作用。面部毛发和前列腺的生长似乎也依赖于 DHT。

患者成年的身高与其父亲和其他兄弟相近。但本病有明显的表型异质性，据此类固醇 5α 还原酶缺乏症可分为 5 型。

在 5α 还原酶 2 类基因上，数个不同的能导致类固醇 5α 还原酶缺乏症的基因缺陷已经被发现。该基因定位于 2 号染色体的短臂上。在多米尼加共和国、土耳其、巴布亚新几内亚、巴西、墨西哥和中东都有该疾病的家系报道。基因型与表型间没有相关性。

本病以常染色体隐性遗传方式遗传，但仅限于男

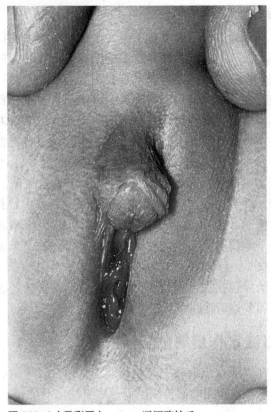

图 582-3（见彩图） 5α–还原酶缺乏
摘自 Wales JKH, Wit JM, Rogol AD. Pediatric endocrinology and growth, ed 2. Philadelphia, 2003: 165

性。具有正常生育能力的正常纯合女性，表明 DHT 在女性性分化或以后的卵巢功能方面均无作用。临床诊断应在婴儿期尽早做出。本疾病应当与部分性雄激素不敏感综合征（PAIS）相鉴别，PAIS 对雄激素的敏感性显著低于 SRD 患者。SRD 的生化诊断基于血清中睾酮的含量正常，双氢睾酮正常或偏低，同时睾酮 /DHT 比值上升，并在 hCG 刺激下可升高。另外，尿中还原尿睾酮和雄激素比值和 5α/5β 的比值都升高。雄激素不敏感综合征患儿有正常的肝 5α 还原，与本疾病不同，他们具有正常的四氢化可的松对 5α 四氢化可的松比值。

值得注意的是，大多数但并非所有在童年时被当作女性抚养的 SRD 患者在青春期都会转变为男性。这表明宫内、新生儿期和青春期睾酮暴露对男性性别的形成有不同的作用。我们需要加深雄激素等激素，以及文化、社会、心理、遗传和其他生物因素对于性别决定和行为中的作用的理解。本病的患儿应该尽可能被当作男性进行抚养。DHT 的治疗有助于儿童阴茎的发育。

雄激素不敏感综合征

雄激素不敏感综合征是男性 DSD 最常见的形式，预计发病率为 1/20 000 男性。该组异质性 X 连锁隐性

疾病是由位于 Xq11–12 的雄激素受体基因超过 150 种不同突变所致，包括导致氨基酸替代或终止密码子提前的点突变、基因缺失和剪切突变。

临床表现

所有的患者都具有 46，XY 的染色体核型。该病的临床表现多样，从完全女性表型（完全 AIS）到具有不同程度生殖器畸形和男性化不足的男性（部分 AIS 或 Reifenstein 综合征），以及完全男性表型的不育者。除正常 46，XY 染色体外，所有的患者都具有睾丸和正常或升高的睾酮和 LH 水平。

在完全 AIS，丧失男性化的极端类型中，基因型男性在出生时表现为女性，并因此都被当作女性来抚养。外生殖器呈女性型，阴道为一袋状，终端为盲端，因睾丸 AMH 正常生成和作用而没有子宫。约有 1/3 的患者，可发现单侧或双侧的输卵管残余。睾丸一般位于腹腔内，但也可能下降到腹股沟管内；大多由细精管构成。在青春期时出现正常的乳房发育，体型也是女性型，但无月经来潮，并且没有性毛。虽然先天严重缺乏雄激素的作用，但这些女性的成年身高仍与正常男性相当（图 582-4）。

成年患者的睾丸产生正常男性水平的睾酮和 DHT。在胎儿期不能进行正常的男性化分化，反映了那时对雄激素的反应缺失，而副中肾管的缺如则表明胎儿睾丸能正常产生 AMH。这种雄激素作用的丧失，是由于在细胞水平对内源性或外源性睾酮作用产生显著抵抗所致。

青春期前女性型表现的患儿，常因其腹股沟肿块被证实为睾丸，或在疝修补术中意外发现睾丸，才发现本病。1%~2% 患腹股沟疝的女孩被证实患有本病。在婴儿中，促性腺激素水平升高可提示这一诊断。在成年患者中，闭经是常见的症状。在青春期前的患儿，本病必须与其他类型的完全女性化的低男性化 XY 男性相鉴别。包括有 XY 性腺发育不良症（Swyer 综合征）、真性无性腺症以及包括 LH 受体缺陷和 17– 酮类固醇还原酶缺乏的睾丸间质细胞发育不全。与完全 AIS 不同，上述所有这些疾患的共同特征是新生儿期和成年期时低睾酮水平，并且在青春期前的数年中对 hCG 刺激无反应。尽管完全型 AIS 的患者出生时表型为完全女性表型，但部分性 AIS 的患者可以有很多种的表现，包括会阴 – 阴囊尿道下裂、阴囊对裂、隐睾，以及极度低男性化类似阴蒂肥大和阴唇融合（图 582-5）。一些部分 AIS 已经被看作特殊的综合征。Reifenstein 综合征患者男性化不完全，以性腺功能减退、严重尿道下裂和男性乳腺发育为特点。Gilbert-Dreyfuss 和 Lubs 综合征是作为部分 AIS 而衍生的综合征，在所有的病

例中，雄激素受体基因的异常均被确定。

诊　断

在婴儿期，对部分性 AIS 患者的诊断极其困难。完全 AIS（CAIS）患儿生后睾酮和 LH 高峰消失，而部分性 AIS（PAIS）没有。一些患者，尤其是一些充分男性化的婴儿，只能在青春期，患者出现男性化不足、体毛缺乏、变声，出现男性乳腺发育后才能做出诊断。精子缺乏和不育症常见。在越来越多的小阴茎，睾丸和不育的成人身上发现雄激素受体基因的缺陷。在中国一个大家庭中发现了一个雄激素受体中的单个氨基酸替换，这个家族中的一些成员可以生育，而其他则出现男性乳腺发育和尿道下裂。

治疗和预后

在完全 AIS 患者中，如果其出生时生殖器明确是女性的，那么其睾丸应当在发现后尽快摘除。腹腔镜下摘除 Y 染色体相关性腺，已经在 AIS 患者和性腺发育不良患者身上进行。1/3 的患者在 50 岁时发生恶性肿瘤，通常是精原细胞瘤。一些青少年女孩有获得性精原细胞瘤。雌激素替代治疗建议在青春期时实行。

未摘除睾丸的女性患者在青春期可以出现正常的乳房发育。在这些患者身上，由于芳香化酶的作用导致产生雌二醇。雄激素活性缺乏使这些患者出现女性化。

对于部分 AIS 心理性别的建立和外科手术治疗十分困难，很大程度上依赖于已经存在的表型。阴茎重塑被认为是治疗 AIS 的一个手段。

分子检测表明表型可能依赖于雄激素受体基因的体细胞嵌合性。这种说法建立在对一名 46，XY 的患者的发现上，该患者在雄激素受体基因外显子 1 上提前出现终止密码子，但他有明显的男性化表现（阴毛和阴茎增大）。对测序胶仔细检查后发现，该患者还具有正常的基因序列，因此该患者的嵌合性解释了他的男性化程度要高于单纯该基因突变的纯合型。

对出现雄激素受体基因突变的家庭进行该疾病的遗传咨询是非常困难的。除在基因型和表型之间缺乏关联以外，新突变的高发生率（27%）也是原因之一。

应用外源性雄激素后性激素结合球蛋白减少与受体缺陷的严重程度有关，这可能是有用的临床工具。已经有报道补充雄激素成功治疗了在雄激素受体 DNA 结合区域和配基连接区域突变的部分性 AIS 患者。

突变的雄激素受体还在脊髓和球性肌肉萎缩的患者身上发现。他们的临床表现包括睾丸萎缩、不育、男性乳腺发育，LH、FSH、雌二醇水平升高多发生在 30~50 岁。雄激素受体基因突变也见于前列腺癌患者。

■ 病因不明

其他 XY 男性假两性畸形的内、外生殖器表现差异更大，并有发育程度不同的阴茎和副中肾管。睾丸的组织学表现可能正常，或仅为始基型，或者可能仅有一个睾丸。即使应用较新的技术，也有多达 50% 的 46，XY DSD 患儿病因未知。有些难辨的生殖器与许多不同的染色体畸变有关，在鉴别时必须予以考虑，

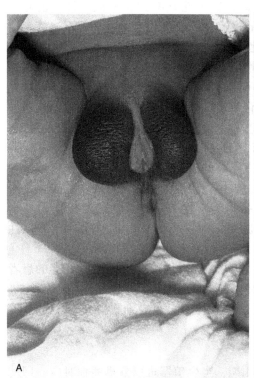
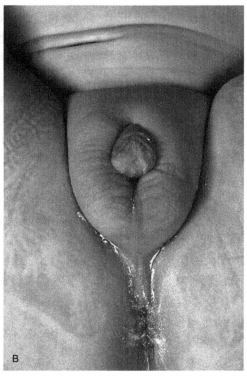

图 582-4（见彩图）　A. 不完全雄激素不敏感综合征的睾丸在分裂的阴唇阴囊皱褶中下降。B. 非重型不完全雄激素不敏感综合征，及严重的尿道下裂和睾丸下降不良
摘自 Wales JKH, Wit JM, Rogol AD. Pediatric endocrinology and growth, ed 2. Philadelphia, 2003: 165

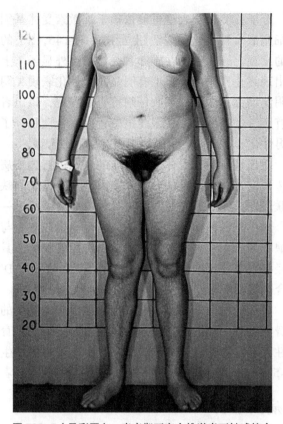

图582-5（见彩图） 青春期不完全雄激素不敏感综合征，作为男性抚养。外周芳香化酶使睾酮转换为雌激素，形成男性乳房增大。阴毛较多提示仅部分抵抗
摘自 Wales JKH, Wit JM, Rogol AD. Pediatric endocrinology and growth, ed 2. 2003: 165

最常见的是 45，X/46，XY 综合征（见第 580.1）。为了确定其嵌合型，可能需要检查几种组织的核型。其他复杂的遗传性综合征也可伴有不同程度的生殖器模糊，其中多数是由单基因突变所引起的，尤其是男性。这些情况必须在伴随的外生殖器畸形的基础上予以确定。

Smith-Lemli-Opitz 综合征是一种由位于染色体 11q12~q13 的类固醇 Δ7-脱氢酶基因突变所致的常染色体隐性疾病，特征为出生前后的生长迟缓、小头畸形、上睑下垂、鼻孔前倾、牙槽增宽、第 2、3 足趾并趾畸形以及严重的智力低下（见第 80.3）。其发病率为 1/60 000~1/20 000，70% 为男性。男性患者通常有生殖器不明，偶尔表现为伴有女性生殖器不明的完全型性倒错，或伴有男性外生殖器的完全型性倒错。通常不存在副中肾管的衍生物。46，XX 患者具有正常的生殖器。至今共发现该疾病的两种类型：经典型（I 型）：较早被发现；II 型：高度生育异常的综合征，通常在 1 岁内致命，表现为严重畸形、多指、外生殖器严重畸形。I 型多伴发幽门梗阻，II 型多伴发 Hirschsprung 病。腭裂，骨骼异常及一例垂体脂肪瘤

在 II 型患者中被发现。有些学者认为应按疾病严重程度来分类。I 型和 II 型血清胆固醇浓度降低及其前体 7-脱氢胆固醇的浓度显著升高，其水平不与严重程度相关。母亲载脂蛋白 E 值似乎与严重程度相关。该病最常见的产前表现为宫内生长迟缓（治疗见第 80.3）。

46，XY DSD 也见于患 α-地中海贫血或智力落后综合征的同胞。

参考书目
参考书目请参见光盘。

582.3 卵睾性 DSD
Patricia A. Donohoue

在卵睾性 DSD 中，同时存在卵巢和睾丸两种组织，这两种组织可位于同一性腺中，也可在各自的性腺中。患者的生殖器含糊难辨，可以是只有轻度阴蒂增大的正常女性，也可几乎呈男性外生殖器，此间变异甚大（表 582-2A）。

所有患者中大约有 70% 具有 46，XX 核型，非洲黑人患者中 97% 是 46，XX。卵睾性 DSD 中不到 10% 是 46，XY。大约 20% 为 46，XX/46，XY 嵌合型，其中半数来源于一个以上的合子，即成为异源嵌合体（chi 46，XX/46，XY）。已证实某些血型患者经过体外受精，出现胚胎合并。每一个胚胎均分化为独立个体，分别与卵子受精。

应用 Y 特异性探针技术对 46，XX 卵睾性 DSD 进行检查，已发现不足 10% 带有部分 Y 染色体，其中包括 SRY 基因。卵睾性 DSD 通常呈散发性，但有少量同胞患病的报道。多数卵睾性 DSD 病因不清楚。

在卵睾性 DSD 中，见到最多的性腺是卵睾体，其可能是双侧性的；如果是单侧性，则对侧性腺通常是卵巢，但也可能是睾丸。卵巢组织是正常的，但睾丸组织可能发育不良。睾丸组织的存在和功能可能通过测定睾酮的基础水平和 hCG 刺激后的水平以及 AMH 的水平来加以确定。具有高度男性化，有良好的睾丸功能以及没有子宫的患者可以被当作男性来抚养。如果存在子宫、男性化程度较轻并且睾丸功能较弱，则应将其性别指定为女性。应选择性切除与抚养性别不一致的性腺组织。在一些家庭里，46，XY 卵睾性 DSD 和 44，XX 男性有着同一血缘关系。

有报道 46，XX 卵睾性 DSD 作为女性抚养的患者能生育，但很少男性卵睾性 DSD 可以生育。大约有 5% 的患者出现性腺母细胞瘤、生殖细胞瘤或精原细胞瘤。

■ 诊断和处理
在新生儿期，当生殖器难以分辨性别时应立即就

诊，以尽早确定其抚养性别。应当尽早完整地、且富有同情心地告知患儿家庭有关患儿的情况，应尽量注意避免产生内疚、羞愧和不适感。应提供咨询以减轻患儿长期和短期的痛苦，并使之在一个完全受支持的环境下成长。最初的帮助应当由一组专业人士提供，包括新生儿专家、儿科专家、内分泌专家、放射科医生、泌尿科医生和心理医生以及遗传学家，他们都专注于患儿的需求。对于疾病可能对患儿或家庭造成的潜在心理影响的管理相当重要，需要该领域内对疾病有高度敏感性、专业而富有经验的医生及其他医务人员的通力合作。

在等待染色体分析结果时，可做盆腔超声学检查以确定是否存在子宫和卵巢。存在子宫而未触及性腺时，常提示为男性化的 XX 女性，应进一步查明其男性化的原因，包括检查肾上腺激素，以排除各种先天性肾上腺增生症，有时必须检查雄激素和雌激素，以除外芳香化酶缺乏。男性化的 XX 女性通常（但不总是）作为女性来抚养，即使在有高度男性化时也是如此。

无子宫时，无论是否触及性腺，几乎都表示为男性化畸形，并且核型为 XY。必须测定促性腺激素、睾酮、DHT 和 AMH 的浓度，以确定睾丸能否正常产生雄激素。男性化畸形如果完全女性化可以作为女性来抚养。但有些明显女性化的婴儿，例如 5α 还原酶缺乏者，由于在青春期可出现正常的男性化，所以仍应作为男性来抚养。60% 的婴儿期被当作女性的 5α 还原酶缺乏者作为男性生活。雄激素受体缺陷，如 CAIS，所致的相当程度女性化的婴儿最好作为女孩抚养。

小阴茎的 XY 男性被怀疑是受体缺陷时，每月一次肌内注射庚酸睾酮（25~50mg），3 次为一个疗程，可能有助于与雄激素不敏感的鉴别诊断和治疗。

在一些哺乳动物中，出生前或出生后早期暴露于雄激素的雌性，在成年后可能表现出非传统的性行为。大部分但并非所有因先天性肾上腺皮质增生症，或母亲黄体酮治疗导致胎儿男性化的女孩，拥有女性的特性，尽管在儿童期她们较女性玩伴和活动，可能更喜欢男性玩伴和活动。

我们过去认为重建有功能的女性外阴比重建男性的阴茎更为方便，尤其是当阴道存在时。但现在出现了大量与此相悖的观点。性功能在很大程度上依赖神经内分泌和行为因素，而不仅是生理外观和外生殖器功能。同样，异议还集中于进行有创的和决定性治疗的时机，比如外科治疗。事实上任何时间都可以，只要不伤害患者的生理和心理健康。一个多科室的专家小组应当考虑延迟外科修复和性腺切除直至患者参与并同意此治疗方案。一项研究（包括 59 名男孩和 18 名女孩）表明，不具有染色体和酶学异常的性别焦虑症患者，在青春期结束后情况好转。他们常被诊断为同性恋和两性体。

儿科医生、儿科内分泌专家、心理医生及其相应的专科医生应酌情考虑患者的情况，在整个儿童期、青春期甚至成年期，都应该给予患者及其家庭充分的照顾。支持团体可以为患者及其家庭提供有效的咨询讨论。

参考书目

参考书目见光盘。

（廖立红　吴婷婷　译，罗小平　审）

第 6 篇　儿童糖尿病

第 583 章

糖尿病

583.1　引言和分类

Ramin Alemzadeh, Omar Ali

糖尿病（diabetes mellitus，DM）是一种常见的、

慢性代谢综合征，其基本的生化特点是高血糖。根据患者胰岛素的分泌状况可把糖尿病分为两型，胰岛 β 细胞破坏致胰岛素分泌不足为 1 型糖尿病（T1DM）；肌肉、肝和脂肪组织的胰岛素抵抗合并有不同程度 β 细胞损伤为 2 型糖尿病（T2DM）。1 型 DM 是儿童和青少年时期最常见的内分泌代谢疾病，对患者的生理和心理发育产生重要的影响。患者面临生活方式的重大改变，包括每天必须注射胰岛素、监测自己的血糖以及控制饮食。死亡与其他疾病的发生主要是因为急性代谢紊乱和长期并发症（一般在成人期出现）所导

致的小血管、大血管病变引起的视网膜病、肾病、神经病变和缺血性心脏病、动脉阻塞性肢体坏疽等。急性临床表现为低血胰岛素、高血糖性酮症酸中毒。1型糖尿病的发病与自身免疫相关，长期的并发症是由代谢紊乱（高血糖）引起的。

补充内容请参见光盘。

583.2　1型糖尿病（免疫介导）

Ramin Alemzadeh, Omar Ali

■ 流行病学

儿童糖尿病中1型糖尿病所占比例约为10%，在美国患者数约140万，而在世界范围内总数已超过1 500万。尽管大多数病例在儿童期发病，但发病年龄并不仅限于此，在成人期也有新发病例，并且将近一半的1型糖尿病患者在成人期发病。1型糖尿病的发病率在不同种群中发病率相差很大，按年龄校正的总发病率介于每年 0.7/100 000（卡拉奇，巴基斯坦）至 40/100 000（芬兰）（图583-1）。在约100组调查人群中，1型糖尿病的发病率相差 400 倍以上。1型糖尿病的发病率目前在大多数（不是全部）人群中

正呈上升态势，并且在一些历史上自身免疫性疾病发病率低的人群中，其T1DM的发病率增长非常明显。来自西欧糖尿病中心的数据显示：1型糖尿病的发病率每年上升 2%~5%，而在其他中欧和东欧国家中发病率的上升更严重。越是在年龄小的儿童中，其发病率的上升越是显著。在美国，学龄期儿童糖尿病的发病率约为 1.9/1 000，但是与年龄呈高度正相关，5 岁时为 1/1 430，16 岁则上升为 1/360。非裔美国人1型糖尿病的发病率为白种美国人的 30%~60%。全美儿童人群每年新增病例大约 14.9/100 000 。据估计美国每年约有 30 000 个新发病例，占儿童总数的 1/300，成人的 1/100。在大多数西欧国家，1型糖尿病发病率与美国相似甚至更高，而在亚非国家发病率则显著减少。尽管欧洲发病率更高，但由于亚洲人口基数远大于欧洲，因此新发病例数在亚洲及欧洲基本相等。因此，估计每年全世界 14 岁以下的1型糖尿病新发病例数约 400 000 例，其中有一半为亚洲儿童，因为虽然亚洲T1DM发病率更低，但在亚洲儿童的人口总数更多。

男孩与女孩的发患者数基本相等，但在一些低风险患者群中女性占一定优势（例如在日本），且发病

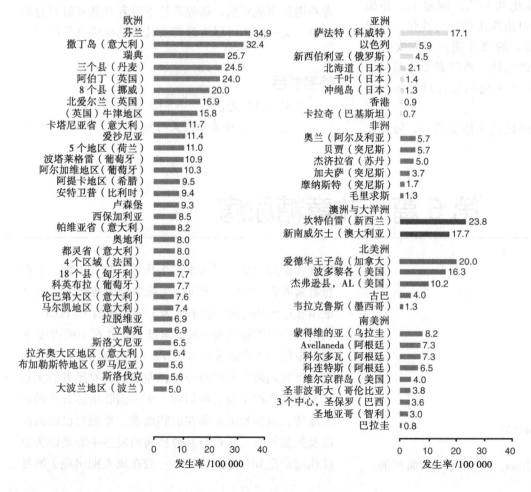

图 583-1　不同地区和国家1型糖尿病的发病率

摘自 Karvonen M, Viik-Kajander M, Moltchanova E, et al. Incidence of type I diabetes worldwide. Diabetes Mondiale（DiaMond）Project Group, Diabetes Care, 2000, 23: 1516-1526

与社会经济状况无明显关系。5~7 岁和青春期这两个年龄组呈发病高峰。第 1 个高峰可能与上学后接触感染原的机会增加有关。第 2 个高峰可能与引起青春期快速生长的性激素和生长激素的分泌增加有关，而两种激素均是胰岛素的拮抗剂。这些原因与结果之间的可能联系还有待证实。尤其是在高危人群中，1~2 岁年龄组的患者数正在上升，而低危人群的平均发病年龄较高危人群年长。当患者从低危人群向高危国家地区移民后，其患病风险也有所增加。例如，一群巴基斯坦的儿童移民到英国后，他们的 1 型糖尿病发病率与当地英国人群相似，高出巴基斯坦的发病率约 20 倍。另一方面，在同一国家的不同种族中，发病率也明显不同。例如，美国 10~14 岁儿童 1 型糖尿病的发病率在美国原住民最低，为 7.1%，西班牙裔美国人为 17.6%，非洲裔美国人为 19.2%，美国白人最高为 32.9%。目前这样的差别尚不能解释。

■ 基　因

1 型糖尿病有明显的家族聚集性，在美国普通人群患病率仅为 0.4%，而 1 型糖尿病患者的同胞发病率接近 6%。父母一方患有糖尿病，其后代患病的风险有所会增加，并且发病风险在父母之间有差异。母亲患糖尿病，子女患病风险为 2%，而如果父亲患糖尿病，其子女患病风险为 7%。在同卵双胞胎中，同时患病的概率为 30%~65%，而异卵双胎则为 6%~10%。由于异卵双胞胎的发病一致性高于非双胞胎的亲兄弟姐妹，提示除了共享基因型以外（例如双胞胎共享同一个宫内环境），其他因素增加了异卵双胎的发病风险。此外，子女患糖尿病其父母的遗传易感性约占 3%。必须深刻认识的是，尽管有较多遗传因素参与 1 型糖尿病的发病过程，85% 新诊断的患者其家庭成员并无 T1DM 患者。因此，我们不能仅根据家族史来确认未来可能患 1 型糖尿病的患者，因为大多数发展为 T1DM 的患者没有家族史。

单基因 1 型糖尿病

典型的单基因缺陷是 1 型糖尿病的罕见病因，但对此并非没有认识。在两种罕见的综合征中（IPEX 和 APS-1），糖尿病的遗传易感性是由于典型的单基因缺陷引起的。IPEX 综合征（X 染色体连锁遗传病，表现为免疫系统异常、功能失调、多发性内分泌病、肠道病）是由 FOXP3 基因突变引起的，而 FOXP3（forkhead box P3）是参与免疫系统反应的一种基因。FOXP3 属于 FOX 蛋白家族，其功能是在调节性 T 细胞的发育和功能形成过程中起主导监控作用。这些变异导致了调节性 T 淋巴细胞数量的缺乏，从而引起强

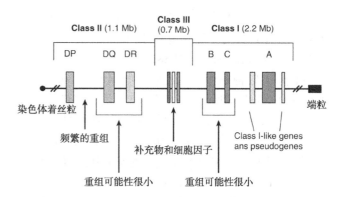

图 583-2（见彩图）　人类白细胞抗原（HLA）复合物（6p21.31）。图示 HLA 复合物，显示 3 种 HLA 基因的相对位置（Courtesy of Dr. George Eisenbarth）

烈的自身免疫性疾病，并且 80% IPEX 综合征患儿发展为糖尿病（早到只有出生两天的儿童）。

APS-I（1 型多发性内分泌免疫综合征）是由于 AIRE（自身免疫调节基因）的变异引起的，导致了胸腺内外周组织抗原表达异常，伴或不伴随胸腺中 T 细胞阴极选择异常。上述过程引起广泛的自身免疫性疾病。该综合征中大约 18% 的儿童发展为 1 型糖尿病。

影响 1 型自身免疫糖尿病发病风险的基因

大多数 1 型自身免疫糖尿病（T1DM）患者并不存在单基因的缺陷，相反，多个涉及患病风险的位点可对患者是否发展为 T1DM 产生影响。最能影响 T1DM 患病风险的基因组区域是位于 6 号染色体的主要组织相容性复合物。在遗传学研究中另一个时常影响患病风险的区域是位于 11 号染色体上的胰岛素基因 5′ 启动子区。其他的一些研究也已经确定了其他位点。这些位点包括胰岛素（INS），22 型蛋白酪氨酸磷酸酯酶非受体（PTPN22），2 型蛋白酪氨酸磷酸酯酶非受体（PTPN2），白介素（IL）-2 受体（CD25），类凝集素基因（KIAA0350），v-erb-b2 红白血病病毒致癌基因同族体 3e（ERBB3e），T 淋巴细胞抗原 4（CTLA4），以及干扰素诱导的解旋酶 C 区域 1（IFIH1）。但是，除了 PTPN22，其他位点的影响相对小一些，因此，他们预测某一个体患 T1DM 的基因学风险的作用就很少。

主要组织相容性复合体（MHC）/ 白细胞抗原（HLA）对 1 型糖尿病的敏感性

MHC 是基因组中一个大的区域，包含众多与人体免疫系统功能有关的基因，这些基因被进一步划分为 HLA Ⅰ 型、Ⅱ 型、Ⅲ 型和Ⅳ型基因。HLA Ⅱ 型基因和 T1DM 发病风险有最直接的关系，但是随着基因研究变得越来越深入细节，人们更清晰地认识到，与不同类型 HLA 相关的患病风险，除了 HLA Ⅱ 型基因，

还取决于决定 HLA 类型的基因产生变异。总的来说，HLA 基因区域的变异能够解释 40%~50% 的 T1DM 在基因层面上的患病风险（图 582-2）。

最初，与糖尿病相关的一些风险是和 HLA-DR3、DR4 等位基因有关，但是 HLA 位点的基因显示出了强烈的连锁不平衡，众所周知，一些被早期识别的易感等位基因（如 DR3 和 DR4），其患病风险大大增加了，因为他们和 DQ 域的其他等位基因以相对较低的基因重组率紧密相连形成连锁。

一些已知的关联包括 HLA DR3/4-DQ2/8 基因型，和 T1DM 大约 1/300 的患病率相比，总人口中的新生儿 DR3/4-DQ2/8 的基因易感性是 1/20。当兄弟或者父母有同样高患病风险的 HLA 单体型，那么患者发展为 T1DM 的风险将更高。因此，如果其中一个兄弟姐妹患有 T1DM 并且和另外一个兄弟姐妹共享同样的 DR3/4-DQ2/8 单体型，那么另一个患病的风险是 50%。如两人的 HLA 单体型是同源的，则患病风险可以达到 80%。这被称作相对的悖论，并指出存在其他的共享遗传易感因素（更有可能在扩展的 HLA 单体型中）。

随着基因分型技术的提高，更深入的识别现在成为可能，使我们可以鉴别出更多特殊单体型的风险率。比如，DRB1*0401-DQA1*0301g-DQB1*0302 单体型的相对危险度（OR）是 8.39，而 DRB1*0401-DQA1*0301g-DQB1*0301 的 OR 是 0.35，暗示着 DQB1*0302 等位基因是危险的易感基因。还有一些显著的保护型 DR-DQ 单体型（例如，DRB1*1501-DQA1*0102-DQB1*0602 [OR = 0.03], DRB1*1401-DQA1*0101-DQB1*0503 [OR = 0.02] 和 DRB1*0701-DQA1*0201-DQB1*0303 [OR = 0.02]）。DR2 单体型（DRB1*1501-DQA1*0102-DQB1*0602）具有很明显的保护作用，发生率是总人数的 20%，但是仅能在 1% 的 1A 型糖尿病患者身上被发现。

DQB1 基因中 57 位天冬氨酸的作用

DQB1*0302（糖尿病高风险基因）和 DQB1*0301（保护基因）仅仅在第 57 位上有所区别，这是由于它缺乏一个天冬氨酸残基。DQB1*0201 等位基因（增加糖尿病风险）同样也在该位点缺少天冬氨酸。目前已经有人提出，天冬氨酸的在这个位点存在会改变这种分子的蛋白识别和蛋白组合特性。在针对白种人个体的大多数研究中，天冬氨酸的缺失显得非常重要，但是在韩国和日本人中却没有同样的作用。而且，某些低风险的 DQB1 基因型同样在 57 位点缺乏天冬氨酸，包括 DQB1*0302/DQB1*0201（DR7）和 DQB1*0201（DR3）/DQB1*0201（DR7）。因此，该位点存在天冬氨酸对于白种人常常（但不总是）有保护作用，而对于其他人种则并不一定。

HLA I 类基因的作用

尽管 HLA II 类基因的等位基因和糖尿病有着密切的关联，近期的基因分型研究和合并数据的分析已经明确 HLA 复合体的其他组成部分之间的联系，特别是 HLA-A 和 HLA-B，其中 HLA-B39 具有重要相关性，它在 3 类不同人种中提示 1A 型糖尿病的高发风险，组成 HLA-B 的多数信号，并且和疾病的起病年龄提前相关。

胰岛素基因位点，IDDM2

第 2 个被发现的和 T1DM 相关的位点被称作 IDDM2，定位在胰岛素基因的上游区域（胰岛素基因的 5' 端）。据估计，该位点占 T1DM 家族遗传风险的 10%。其易感性主要映射到胰岛素基因上游约 500bp 众多串联重复序列（VNTR）上。这个高度多态区域由 30 至数百个重复的 14~15bp 大小序列组成（ACAGGGGTCTGGGG），其中较短的重复序列和 T1DM 的风险增高有关。

PTPN22（淋巴酪氨酸磷酸酶）

PTPN22 基因位于染色体 1p13 上，基因中一个单核苷酸多态性（SNP）编码淋巴酪氨酸磷酸酶（LYP），该酶与两个独立人群的 T1DM 发病率密切相关。此后，在多个人群中也发现了这样的情况，并且发现该基因和许多其他的免疫性疾病相关。

CTLA-4

细胞毒 T 淋巴细胞相关抗原 4（CTLA-4）基因位于染色体 2q33 上，在很多的研究中发现和 1 型糖尿病风险以及其他免疫系统紊乱的发病风险相关。该基因对 T 细胞的激活起负调控作用，因此它是能改善 1 型糖尿病发病风险的较好生物学候选对象。

白细胞介素 -2（IL-2）受体

已有发现，白细胞介素 -2 受体基因上或者附近的 SNP 与 T1DM 的发病风险有关联。

白细胞介素 -1（IL-1）受体

白细胞介素 -1 活化因子和趋化因子涉及单核 / 巨噬细胞及中性粒细胞的趋化性，同样被认为在一氧化氮（NO）引发的胰岛细胞坏死和凋亡中起重要作用。的确，暴露于一氧化氮的人工培育大鼠胰岛通过 IL-1 受体拮抗剂抑制 IL-1β 依赖性炎症通路，可预防细胞的坏死和凋亡。这项试验对在体外评估人类胰岛功能起到了支持作用，并可能作为移植后的治疗方法。

干扰素诱导的解旋酶

另一个被认为和 1 型糖尿病患病风险相关的基因是干扰素诱导的解旋酶基因（IFIH1）。该基因被认为在病毒性感染中起到了保护宿主细胞的作用，并且针对不同的 RNA 病毒有着不同的解旋酶特异性。人们有可能通过了解该基因位点可缩小与 1 型糖尿病致病相关的病原的范围。

CYP27B1

细胞色素 P450，亚科 27，多肽 1 基因编码维生素 D 1α 羟化酶。因其在维生素 D 免疫调节中的作用，以及一些流行病学依据可证明维生素 D 能对 T1DM 产生作用，这种基因被作为候选基因进行了检测，同时两种 SNPs 也是与其有相关性的。

其他基因

目前已经发现很多其他的基因（比如 2 型蛋白酪氨酸磷酸酶非受体型 [PTPN-2]）和连接块，包括染色体 12（12q13 和 12q24）上的两个连接块，和 16p13、18p11 和 18q22 上的连接块在全基因组范围的相关性研究中是非常重要的，对于这些区域的基因进行更深入的精细定位研究和功能研究也即将开展。

■ 环境因素

事实上 50% 左右的单卵双胎并不都罹患 T1DM，这种差异在同一种族人群中可见于城市和农村地区，一些现象如 T1DM 发病率随着人口迁移而改变、近十几年来发病率在几乎所有人群中增加，以及疾病呈现季节性发病，都证明环境因素同样对 T1DM 的发生产生了重要的作用。

病毒感染

多种病毒都有可能在 T1DM 发病机制中起作用，但并非单个病毒也不是单一致病机制在 T1DM 致病的环境因素中尤为突出。相反地，各种各样的病毒和机制都可以在有遗传易感性的个体身上发展成糖尿病。

先天性风疹综合征

先天性风疹病毒综合征能够为病毒感染在人 T1DM 发病过程中的作用提供最清楚的证据。多达 70% 的宫内感染风疹病毒与胰岛 β 细胞自身免疫性相关，多达 40% 受感染的患儿最终发展为 T1DM。从被感染到发展成 T1DM，其时间间隔可以长达 20 年。先天性风疹感染后的 1 型糖尿病更有可能出现在患儿父母携带高致病风险的基因型这种情况下。有意思的是，出生后感染风疹病毒或接种风疹病毒活疫苗并不会增加发生糖尿病的风险。目前关于风疹病毒怎样导致糖尿病，以及为什么只有宫内感染才导致糖尿病，确切的答案仍旧未知。

肠道病毒

有研究显示，T1DM 患者中可以发现越来越多的人合并明显的肠道感染，并且越来越多的患儿，产前其血样中肠道病毒 RNA，随后发展为 T1DM。另外，也有一些病例报道提到肠道感染和 T1DM 之间的关系。但是，目前这些感染真正的意义也是不清楚的。

腮腺炎病毒

研究发现，腮腺炎病毒感染会导致了 β 细胞自身免疫过程的发生，且发生频率较高，在一些病例中该病毒感染也会导致 T1DM。同样值得注意的是，在腮腺炎病毒感染发生后的 2~4 年，T1DM 的发病率会有所上升。但是，欧洲一个大型的研究却没有发现腮腺炎病毒感染和 T1DM 发病之间的关系。在另一方面，接种腮腺炎疫苗似乎可以预防糖尿病发生。尽管腮腺炎病毒在一些糖尿病患者的发病过程中起到一定作用，但是一些国家开展全面的腮腺炎疫苗接种后，其糖尿病发病率仍上升，而且在一些腮腺炎流行的国家，其糖尿病的发病率却非常低，这些现象表明，腮腺炎病毒感染并不是糖尿病发病的一个重要因素。

儿童时期疫苗接种的作用

一些精心设计的大规模研究最终表明，儿童时期的计划免疫不会增加 T1DM 的发病风险。相反地，对腮腺炎及百日咳的预防接种能降低 T1DM 的风险。

卫生假说：感染可能对糖尿病起到预防作用

在一些病毒感染增加 T1DM 患病风险的同时，感染原可能同时对糖尿病的预防也起了作用。卫生假说表明，如果一个人儿童时期缺乏对感染性疾病的接触，在某种程度上这个人发展为自身免疫性疾病的可能性会增加，这其中就包括 T1DM。流行病学方法表示，这种情况的确有可能发生。在一些尚不发达的国家，儿童感染性疾病的发生率很高，但 T1DM 和其他自身免疫性疾病的发生率普遍偏低，随着这些国家向发达，T1DM 和其他自身免疫性疾病的发生率便有了增加的趋势。俄罗斯和芬兰的 T1DM 发病率就相差 6 倍，尽管其两个国家的人口具有遗传学层面上的相关性，并且两国在同一维度相互毗邻。两个不同人种的自身免疫性疾病发生率与免疫球蛋白 E 抗体水平成反比关系，而免疫球蛋白 E 涉及机体对寄生虫感染的反应过程。所有这些发现表明，在儿童时期减少某些寄生虫和细菌的接触，日后可能会导致自身免疫性疾病患病风险的增加，包括糖尿病。另一方面，回顾性病例研究在这方面却模棱两可，而且儿童期感染性疾病对糖尿病预防作用的证据仍旧缺乏。

饮　食

母乳喂养可能降低 T1DM 的患病风险，其原因可能是直接作用或者延缓牛奶蛋白的摄入。过早接触牛奶蛋白和谷蛋白都有可能与自身免疫性疾病的发生有关，而且有研究表明这是因为未发育成熟的肠道"泄漏"蛋白质抗原造成的。与此过程相关的抗原包括 β-乳球蛋白，牛奶中的主要脂质运载蛋白，和人类胎盘蛋白（PP14）同源。另外一些研究集中关注牛血清白蛋白，将其作为一种刺激抗原，但是其数据资料自相矛盾，也没有确定性。

另外还有一些饮食因素，经常被认为与糖尿病的发病风险增加有关，包括 ω-3 脂肪酸、维生素 D、抗坏血酸、锌以及维生素 E。维生素 D 的作用在生物学上来说似乎是可能的（在免疫调节起作用），其缺乏在北方国家比如芬兰比较常见，一些流行病学证据显示，孕期或儿童早期低维生素 D 水平可能和糖尿病发病风险有关，但是，这些证据尚无确定性。我们希望，像 TEDDY（年轻人糖尿病的环境决定因素）一样不间断的研究能协助解决这个领域的一些尚不确定的问题。

心理压力

一些研究表明，在一些后发展为糖尿病的患儿中，越来越多的人起病前都处在较大的心理压力下。这些压力是否加重了早已存在的自身免疫性疾病，还是它们真正引起了自身免疫病，目前尚不得而知。

胰岛素抵抗的作用：催化剂假说

催化剂假说表明，T1DM 和 T2DM 都是由于胰岛素抵抗造成的，不同的是它们的遗传背景。但两种疾病在遗传和临床表现上有大量的证据显示了他们的区别，这种"强有力的论述"因为忽略了这些区别而遭到了批评。尽管如此，这种理论依然将注意力集中在了胰岛素抵抗的作用以及 T1DM 中的肥胖症，有证据说明，体重迅速增长的儿童，其 T1DM 的发病率的确更高。是否这只是另一个因素，强调 β 细胞在原发性自身免疫病中作用，还是说 T1DM 和 T2DM可以真的被认为是同一种疾病，这仍然是悬而未决的问题。

■ 1 型糖尿病的发病机制及其自然发病史

在 1A 型糖尿病中，具有遗传易感性的个体会导致针对自身胰岛 β 细胞的自身免疫性疾病。目前仍然不清楚是什么引起的这种自身免疫反应。对于一些患者（但不是全部），这种自身免疫反应过程逐渐导致 β 细胞的破坏，直到 β 细胞大量丧失，导致胰岛素分泌缺乏。胰岛素缺乏反过来导致 T1DM 体征和临床症状的出现。在诊断时，仍有一部分 β 细胞是有活性的，他们可能会产生足够的胰岛素使得疾病得到部分缓解（蜜月期），但是随着时间的推移，几乎所有的 β 细胞将被破坏，患者将完全依赖外源性胰岛素生存（图 583-3）。一段时间以后，一部分患者继发糖尿病的并发症，这当然与糖尿病是否得到很好的控制有关。因此，T1DM 的自然病程包含以下部分或者全部阶段：

1. 自身免疫反应的启动；
2. 亚临床性自身免疫反应伴随 β 细胞功能的逐渐丧失；
3. 开始出现临床症状；
4. 短暂缓解；
5. 确诊糖尿病；
6. 并发症的发生。

自身免疫反应的启动

T1DM 的遗传易感性是由许多基因所决定的（详见遗传学相关章节），HLA 系统的变异起到了最主

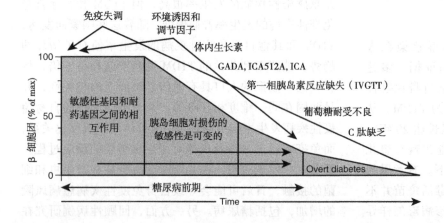

图 583-3　1 型糖尿病发病机理和自然病史的模式图。IAA：胰岛素自身抗体；GADA：谷氨酸脱羧酶抗体；ICA：胰岛细胞抗体；IVGTT：静脉葡萄糖耐量试验

摘自 Atkinson MA, Eisenbarth GS. Type 1 diabetes: new perspectives on disease pathogenesis and treatment. Lancet, 2001, 358:221-229

要的作用。但是有一点非常值得关注，就是大多数携带者虽然携带有最高患病风险的单体型，但他们并不会患上 T1DM，即使是同卵双胞胎，其一致性也是30%~65%。一些因素与 T1DM 的发病机制有关，包括产前影响、婴儿期的饮食、病毒感染、缺乏某些感染源的接触、甚至心理压力等，但是，这些因素在引起和加剧自身免疫反应中所起到的作用和机制，目前尚不明确（图 583-4）。有一点很清楚的是，在这一阶段体内自身免疫反应的标志物相对于临床期的糖尿病来说更为普遍，提示自身免疫反应的启动在糖尿病的发病中是必须但并非充分的条件。不管是什么样的诱因，在大多数儿童期诊断的 T1DM 中，似乎自身免疫性反应在其整个生命阶段中非常早的时候就发生了。大多数 10 岁前诊断为糖尿病的患儿中，自身免疫病的首发症状在 2 岁前就有所表现。自身免疫反应的发生与一些自身抗原的出现有关。胰岛素相关抗体（IAA）在幼儿时期通常第一个出现，然后是血清谷氨酸脱羧酶抗体 65kd（GAD65）和酪氨酸磷酸酶胰岛素瘤抗体 2（IA-2）。最早的抗体主要是 IgG1 亚型。不仅自身免疫反应"播散"给更多的抗原（IAA，然后是 GAD65 和 IA-2），而且抗原决定簇也随之"播散"。原始 GAD65 抗体倾向于对抗羧基末端区域，而氨基末端抗体通常出现得较晚，并在儿童中较少出现。

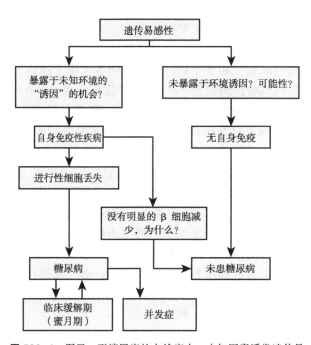

图 583-4　图示 1 型糖尿病的自然病史。未知因素诱发遗传易感宿主的自身免疫反应。部分自身免疫患者出现进行性 β 细胞减少，并最终发生临床糖尿病。大部分患者随后出现暂时性临床缓解（蜜月期）。随着时间推移，胰岛素分泌几乎完全缺乏，部分患者可能出现并发症（与高血糖发生率成正比）

亚临床性自身免疫反应伴随 β 细胞功能的逐渐丧失

一些患者（并非全部）在 β 细胞逐渐破坏后出现自身免疫病。抗体是自身免疫病存在的标志物，但是真正破坏 β 细胞的过程是原发于 T 细胞介导的（图 583-5）。新发 T1DM 患者胰腺的组织学分析提示胰岛炎，表现为单核细胞浸润胰岛内的朗格汉斯细胞，浸润细胞包括 T 淋巴细胞、B 淋巴细胞、单核/巨噬细胞和自然杀伤细胞（NK 细胞）。在实验老鼠身上，类似的细胞浸润也发生在 β 细胞数量呈线性丧失以后，直到它们完全消失。但是似乎人类的 T1DM 过程未必是线性的，或许是呈起伏的下滑过程。

自身抗体的作用

随着自身抗体的增加，疾病的发病风险也显著增加；体内存在单一自身抗体的儿童，30% 会发展为糖尿病，但当有两个自身抗体时，发病风险将增加到70%，而 3 个抗体出现时则达到了 90%。疾病进展的风险还和抗体反应的强度有关，抗体滴度越高，发展为临床疾病的可能性越大。另一个影响 β 细胞破坏的因素是发生自身免疫性疾病的年龄；如果患儿在 2 岁之前体内出现 1AA 抗体，则会迅速产生抗胰岛细胞抗体，相对于那些 5~8 岁首次出现 IAA 抗体的患儿，他们常常更容易发展为糖尿病。

疾病发展过程中遗传因素的作用

遗传学在临床疾病的进展过程中发挥了一定作用。在对一些健康儿童的大型研究中，单个自身抗体的出现相对普遍，而且通常是短暂的，并不会与高风险 HLA 等位基因的出现有直接关系，但是那些携带高风险 HLA 等位基因的孩子更有可能产生多种抗体并且导致疾病发生。类似的，有家族病史的人与没有家族史的人相比，如果出现自身抗体，则更有可能预示着糖尿病的发生。因此，环境因素在很多儿童中可以导致短暂的自身免疫反应，但那些具有遗传易感性的儿童则有可能看到自身免疫病的发展，最终导致糖尿病。

环境因素的作用

除了遗传因素，环境因素也可能在自身免疫反应发生以后，加速 T1DM 的发生，这是非常明显的，因为有事实表明存在不同的人群，他们患有自身免疫性疾病的患病率相同，但 T1MD 的发病率却相差数倍。比如说，芬兰 T1DM 的发生率几乎是立陶宛的4 倍，但是自身免疫性疾病的发生率在两个国家是差不多的。

那些有自身免疫性疾病征象的患儿，并非所有都发展为糖尿病，这个事实说明在病程中存在一些"检

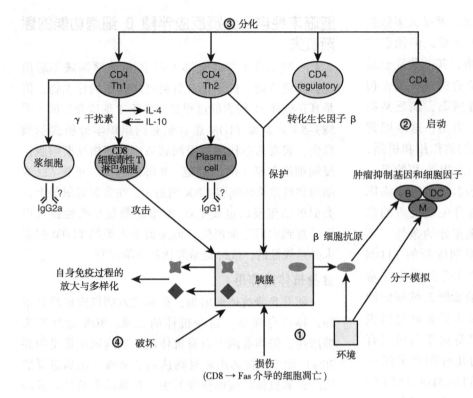

图 583-5　胰岛 β 细胞自身免疫反应的示意图。受损的胰腺会释放 β 细胞抗原（GAD65），被抗原提呈细胞（APCs）吸收，将抗原决定族提呈给 CD4 T 细胞。APCs 激活的类型和阶段以及 CD4 T 细胞启动的细胞因子环境，决定了自身反应性 T 细胞向致糖尿病辅助 T 细胞 –1（Th1），Th2 细胞或抗原特异性调节 T 细胞的分化。显著的 Th1 细胞自身免疫反应导致细胞毒性 CD8 细胞的招募和分化，后者攻击胰岛 β 细胞，导致大量 β 细胞抗原（Ag）释放，抗原决定簇扩散和胰岛的破坏。B, B 淋巴细胞；DC, 树突状细胞；M, 巨噬细胞；CTL, 细胞毒性细胞；TGF-β, 肿瘤生长因子 – β；INF-γ, γ – 干扰素；IL, 白介素

摘自 Casares S, Brumeanu TD. Insights into the pathogenesis of T1DM: a hint for novel immunospecific therapies. Curr Mol Med, 2001, 1:357–378

查点"，能够在全面进展为糖尿病之前停止或逆转自身免疫性疾病的发展。这大大提高了通过干预疾病亚临床期来预防糖尿病的可能性。

临床疾病的发生

患者 β 细胞逐渐破坏，最终将出现临床期 T1DM。有人认为，当疾病出现临床表现时，90% 的 β 细胞已被破坏，但随后的一些研究表明并不总是这样。现在看来 β 细胞的破坏在年龄较小的儿童中更为迅速和彻底，但是在年龄较大的儿童和成人身上，存活的 β 细胞比例就更大（在解剖标本有10%~20%），有一些 β 细胞（大约正常数量的1%）在糖尿病发生以后还能存活 30 年。既然这些标本通常是在患者死于糖尿病酮症酸中毒以后制作的，那么这些数据有可能低估了患者在确诊时真正的 β 细胞数量。有关细胞功能的研究表明，成年人出现 T1DM 疾病的时候，有大约 40% 的胰岛素分泌能力得到保留。新诊断的糖尿病患者可能仍然有大量存活的 β 细胞，这个事实非常重要，因为它提高了 T1DM 二级预防的可能性。相似的，在最初发病以后，尚有活性的 β 细胞还能继续存在几年或十几年，说明如果自身免疫反应的破坏过程能停止，那么长期患糖尿病的人也有可能恢复部分 β 细胞的功能。

■ 预测和预防

自身免疫反应先于临床表现，提示自身免疫反应

可能是疾病预测的一个有用的标记。对个体存在的糖尿病风险性，可以通过遗传学、免疫和代谢的标记来判断。最有价值的遗传位点，HLA Ⅱ 类大约占总遗传风险的一半，但是运用于整个人群的话，其阳性预报值低。自身抗体提供了一个实用的发现 β 细胞自身免疫的途径，而且取静脉血采集标本也容易，所以成为预测 1 型糖尿病的主要努力方向。在 1 型糖尿病的一级亲属中，已确定的自身抗体的阳性数有助于估计患该病的风险：如 5 年后，低度危险者（单个抗体阳性）患病风险预测值为 2%~6%，中度危险者（2 个抗体阳性）风险预测值为 21%~40%，高度危险者（2 个以上的确定自身抗体阳性）风险的预测值为 59%~80%。携带 1 型糖尿病最高风险基因型（HLA-DQB 1*0201-DQA 1*05/DQB 1*0302-DQA1*03）的儿童（风险预测值为 21%），其胰岛炎的发生率几乎是携带其他基因型的儿童的 10 倍（后者的风险预测值为 2.2%）。然而，自身抗体对于发现哪些糖尿病患者的近亲发病是很有帮助的，大多数病例是散发而非家族性的，需要进行整个人群的筛查。这样很困难，部分原因在于已观察到在非亲属中自身抗体的发生率大大超过发病率，造成很高的假阳性率。

1 型糖尿病的一级预防

一项安全有效，价格便宜还易于管理的干预措施理论上可以面向所有新生儿开展，但这样统一有效的干预措施目前还没能施行。推迟婴儿饮用牛奶蛋白的

时间，推迟食用谷类食物的时间，延长母乳喂养的时间，这些都是有益的，这些干预措施也容易开展。但事实上，在北欧，糖尿病的发病率一直在增长而母乳喂养也在增长。这说明，这些干预措施对降低它的流行趋势无效。其他的饮食干预措施也一直在测试中，或者可能在高危人群中测试，包括补充 Ω-3 脂肪酸和维生素 D，在孕期服用鱼肝油。在所有这些例子里，有些事例可能是有益的，但尚无证据可以表明这一点。

在高危人群中（1 型糖尿病人的家属，尤其是那些有高危基因型的人），测试更多的定向干预措施是可行的。在高危人群中测试的第一级预防中的一项就是烟碱的使用，但事实证明它对预防 1 型糖尿病无效。注射用胰岛素和鼻饲用胰岛素同样被证明无法预防糖尿病。但口服胰岛素在一些患者身上好像可以降低糖尿病的发病率。大量的口服胰岛素试验正在进行，结果仍需等待。其他的正在进行的或计划进行的研究会聚焦在高危人群中的谷氨酸脱羧酶-钒和抗 CD3 抗体，观察它们在 1 型糖尿病发展中的作用。这些试验的结果仍需等待。

1 型糖尿病的二级预防

1 型糖尿病是一种由 T 淋巴细胞介导的自身免疫性疾病，多数情况下，在临床症状出现 3~5 年之前发病，确诊后继续发展，并且胰岛移植后仍可能复发。破坏 β 细胞的效应机制包括细胞毒性 T 细胞和溶性 T 细胞产物，比如干扰素-γ 和肿瘤坏死因子-α。这些发现已经引导免疫调节药物的临床试验。

根据年龄的不同，确诊时患者的 β-细胞少则 10%~20% 多至 40%（或者更多）都可能是完整的。此外，少量的 β 细胞在确诊后可以存活（或者再生）长达 30 年。这表明在初次确诊后，停止自身免疫损害进程可以治愈或改善糖尿病成为可能（二级预防）。

免疫抑制剂如环孢霉素已用于测试，尽管它们可以延长蜜月期，却有着明显的副作用，而且只有在用药阶段有疗效，因此放弃了这类药物的应用研究。CD3 抗体的应用前景更好，但一些患者出现了流感样症状以及 EB 病毒感染复发。更多针对 T 细胞、B 细胞成分的靶向治疗相关实验已经在进行中或在计划中。

单独应用胰高血糖素样肽（GLP-1）激动剂（如艾塞那肽）或者联合应用免疫调节治疗的可能性目前正在探索中。这些激动剂在动物身上能增加 β 细胞的数量。

■ 病理生理学

胰岛素在储存和补偿细胞能量中起着关键的作用，进食引起的胰岛素分泌是通过神经、激素和底物相关机制进行精细调节的，这种调节机制可以控制安排摄入的食物作为即时和以后的能量需要。空腹时，胰岛素的水平一定要很低才能动用能量。因此，在正常的代谢状态下，胰岛素水平存在有规律的波动，即餐后的高胰岛素合成状态，空腹时的低胰岛素分解状态，并作用于肝、肌肉和脂肪组织（表 583-1）。1 型糖尿病是一种进行性的低胰岛素分解代谢状态，进食时不仅不会逆转反而强化这种状态。中度胰岛素减低时，肌肉和脂肪的葡萄糖利用下降，出现餐后高血糖。胰岛素水平更低时，肝通过糖原分解和糖异生产出更多的葡萄糖，出现空腹血糖升高。当超过肾脏阈值（即血糖大于 180mg/dl，10mmol/L），造成渗透性利尿（糖尿）。热卡、电解质丧失和持续脱水的结果导致生理性危机，从而分泌大量应急激素，如肾上腺素、皮质醇、生长激素和胰高血糖素。这些激素在降低葡萄糖利用和清除（肾上腺素、皮质醇、生长激素）的同时，还具有破坏胰岛素的分泌（肾上腺素），拮抗胰岛素作用（肾上腺素、皮质醇、生长激素）和促进糖原分解、糖异生、脂肪分解和生酮的作用（胰高血糖素、肾上腺素、生长激素、皮质醇），反过来造成代谢失代偿。

血清胰岛素缺乏和拮抗调节激素升高的共同后果增加了脂肪的分解，破坏了脂肪的合成，引起血清中总的脂肪、胆固醇、三酰甘油和游离脂肪酸的浓度增加。胰岛素缺乏和胰高血糖素的增加，使游离脂肪酸转向生成酮体，并且酮体（主要是 β 羟丁酸和乙酰

表 583-1　进食（高胰岛素）或空腹（低胰岛素）对肝，肌肉和脂肪组织的影响 *

	高血浆胰岛素（餐后状态）	低血浆胰岛素（空腹状态）
肝	摄取葡萄糖	产生葡萄糖
	糖原合成	糖原分解
	无糖异生	糖异生
	脂肪合成	无脂肪合成
	无酮体生成	生成酮体
肌肉	摄取葡萄糖	不摄取葡萄糖
	葡萄糖氧化	脂肪酸和酮体氧化
	糖原合成	糖原分解
	蛋白合成	蛋白质和氨基酸释放
脂肪组织	摄取葡萄糖	不摄取葡萄糖
	脂肪合成	脂肪分解和脂肪酸释放
	摄取三酰甘油	不摄取三酰甘油

* 胰岛素被认为是控制这些代谢过程的主要因素，糖尿病可以被看作是持续的低胰岛素状态，如果不治疗将导致进一步饥饿

乙酯）的生成速度超出了外周的利用和肾的排泄，酮体的堆积导致代谢性酸中毒（糖尿病酮症酸中毒）和代偿性的快速深大呼吸，以排除多余的 CO_2（Kuss-maul 呼吸）。丙酮，由乙酰乙酯非酶性转化而来，使患者的呼吸带奇特征性的水果气味。酮体结合阳离子从尿液排出，更加重水和电解质的失去，随着进行性脱水、酸中毒、高渗透压和中枢氧利用的减少，患者神志模糊，终致昏迷。

■ 临床表现

随着糖尿病的发生，症状渐渐增多，反映出 β 细胞减少、低胰岛素血症的加剧和进行性高血糖，最终导致酮症酸中毒。起初仅胰岛素储备下降，偶尔发生高血糖，当血清葡萄糖升高超过肾阈时，会发生间歇性多尿或夜尿。当 β 细胞进一步破坏，慢性高血糖造成更持续的多尿，常常伴夜间遗尿，烦渴变得更明显。女性患者可能因慢性糖尿而得念珠菌阴道炎。热卡经尿液流失（糖尿），触发代偿性多食，如果频繁进食仍跟不上热卡的丢失，则动用体脂，导致体重下降和皮下脂肪的减少。一个 10 岁健康男孩日均消耗 2000cal（1kJ=0.239kcal）中的一半是碳水化合物，当该男孩得了糖尿病，每天可能要失去 5L 水和 250g 葡萄糖，即 1000cal 或者 50% 的平均日常消耗热量，尽管这个孩子代偿性地增加进食，由于热卡未加利用便从尿液中丢失，他还是会觉得饥饿。

当胰岛素水平极其低时，酮酸积聚，到达这个点后患儿的情况急剧恶化。酮酸造成腹部不适、恶心和呕吐，妨碍了经口补充尿液丢失的水分，脱水加重，导致虚弱或直立位眩晕，而多尿仍在持续。在高渗状态时，由于血管内的容积保留是以血管外的容积为代价的，所以临床对脱水的估计常常不足。酮症酸中毒使先前的症状变得更严重，导致 Kussmaul 呼吸（深大呼吸）和呼吸时带有水果气味（丙酮），矫正的 Q-T 间期延长（QTc），神经认知功能下降，最后可能出现昏迷。大约有 20%~40% 的初发儿童糖尿病患者在诊断前发生酮症酸中毒。

在年幼的患者中，整个过程进展相当快（几星期），可能是因为 β 细胞侵入性的自身免疫性破坏较快。在婴儿，大多数的体重下降是因水分急剧丧失，由于诊断前没有一个长期的热卡从尿液丢失的情况，所以诊断时酮症酸中毒发病率增高。在青少年，病程通常相对长（数个月），体重减轻是由于长期饥饿造成脂肪消耗，急性脱水造成的体重减轻可能刚好发生在诊断之前。当拮抗 - 调节（应急）激素压倒了有限的胰岛素的分泌能力时，患儿的任何疾病或创伤均可加剧

症状的进展。

■ 诊　断

1 型糖尿病的诊断通常是容易做出的，尽管大多数的症状是非特异性的，最重要的线索是脱水，体重不增或者"流感"的患儿却有不相称的多尿。出现高血糖、糖尿和酮尿便能迅速判定。非空腹血糖大于 200mg/dL（11.1mmol/L），有典型的症状，无论有否酮尿都可以诊断。肥胖患儿需考虑到 2 型糖尿病（见后文）。一旦确定高血糖，即使脱水很轻微，也要慎重地判定是否存在酮症酸中毒（尤其是发现有酮尿）并评价电解质异常。测定基线糖化血红蛋白值（HbA1C）以估计高血糖的持续时间，这有利于进行治疗前后的对照以判断疗效。

在非肥胖患儿，检测 β 细胞的自身免疫性并非必需，而与 1 型糖尿病相关的其他自身免疫性应该进行筛查，包括麸质过敏性肠病（组织转谷胺酰胺酶 IgA 和总 IgA）、甲状腺炎（抗甲状腺过氧化酶和抗甲状腺球蛋白抗体）。因为严重的生理性紧张可以干扰垂体 - 甲状腺轴，当患儿状况稳定几周后，应测定游离甲状腺素（T4）和促甲状腺激素（TSH）水平。

偶尔，当孩子处于巨大的生理应激时，会出现暂时的高血糖和尿糖，压力解除后症状也随之永久消除。然而这种应激性高血糖可以反映出由拮抗激素呈现的胰岛素储备的不足。对于出现暂时性高血糖的孩子需进一步观察持续高血糖症状的发生，一旦出现则进行检查，没有必要对无临床症状的孩子进行正规的实验室检查。

常规的筛查手段，诸如餐后血糖或口服葡萄耐量试验筛查，在健康者、无症状儿童，甚至在那些被认为是高危者，如糖尿病患儿的同胞中检出率很低，因此不推荐在儿童中进行这样的筛查。

糖尿病酮症酸中毒

糖尿病酮症酸中毒（DKA）是由于胰岛素缺乏或胰岛素效能不足引起的代谢异常的最终后果，胰岛素效能不足是指应激时拮抗激素阻断胰岛素的作用。20%~40% 的新患者、老患者漏打胰岛素或未能控制并发症时可发生 DKA，可将其人为地分成轻度、中度和重度（表 583-2），症状取决于酮症酸中毒的程度。大量酮尿、离子间隙增加、血清（或总的）CO_2 和 pH 下降、血清有效渗透压增高均提示高渗性脱水。

■ 治　疗

治疗根据低胰岛素血症的程度而定，大多数（60%~80%）的新患者有轻至中度的症状,轻度脱水,

表 583-2　糖尿病酮症酸中毒的分类

	正常	轻度	中度	重度 +
CO_2（mEq/L，静脉）*	20~28	16~20	10~15	<10
pH（静脉）*	7.35~7.45	7.25~7.35	7.15~7.25	<7.15
临床	无变化	神志清，警觉但疲乏	kussmaul 呼吸，神志清，但多睡，可唤醒	kussmaul 呼吸或呼吸抑制、嗜睡、感觉淡漠至昏迷

*CO_2 和 pH 测定的正常值依方法而定
† 严重的高血钠（经矫正后 Na>150mEq/L）也可划为重度 DKA

无呕吐史，未进展到 DKA。一旦新诊断患者的 DKA 治愈，治疗即转为非酮症起病的治疗方案。已经诊断为糖尿病的患者发生 DKA 时通常过渡到先前的胰岛素方案。

无酮症酸中毒的新发患者

良好的糖尿病控制包括许多目标：维持稳固的血糖控制与避免低血糖之间的平衡，没有多尿和夜尿，防止酮症酸中毒，能够正常的生长发育并且对日常生活影响较小。治疗包含胰岛素的起始剂量和以后的调整，尽心指导患儿及其照看者，重建生活方式，在家庭整体关怀上要早期强调以上各个方面。理想情况下，治疗可以在门诊开始，由儿科内分泌医生、经验丰富的护士、受过糖尿病培训的营养师和社工组成的专业队伍来完成，必须强调糖尿病医疗队伍与患者家庭的密切接触，否则起始治疗要住院进行。

胰岛素

开始治疗时所需的每天每 kg 体重的剂量受一些因素的影响。青春期患者的胰岛素用量较大。那些糖原、蛋白和脂肪储备缺口大、起始治疗时需摄入更多热卡的患者，所用胰岛素的剂量较大。另一方面，大部分糖尿病新病儿有残留的 β 细胞功能（"蜜月"期）期间可减少胰岛素的量。病程较长、没有胰岛素保留者，其胰岛素的需要量在青春期前为 0.7U/（kg·d），青春中期为 1.0U/（kg·d），青春末期为 1.2U/（kg·d）。对于新患者，比较合理的剂量是使用不同发育阶段全部替代量的 60%~70%。最佳的剂量只能凭经验而定，然后根据频繁测定血糖水平调整胰岛素，残留的 β 细胞功能一般在数月内消失，表现为胰岛素的需求量不断增加而且血糖波动大。

起始的胰岛素治疗方案试图模拟 β 细胞功能以达到最佳的血糖控制。固有的技术使得我们无法真正模仿 β 细胞的功能，外源性胰岛素不能直接通过肝，

50% 的胰岛素被处理葡萄糖的关键器官肝脏摄取。当出现低血糖时，内源性胰岛素停止释放并经正常情况下的快速清除使血清胰岛素水平迅速下降，而外源性胰岛素的吸收却仍在继续。另外，内源性胰岛素直接分泌进入门脉循环，而外源性胰岛素的吸收率因注射的部位和人的活动度而不同。尽管存在这些基本的生理性差异，使用新的胰岛素拟似剂方案，即在餐间使用起效慢、作用时间长的胰岛素并在每餐前加上起效快的胰岛素，也能获得较满意的血糖控制。

所有前拟似胰岛素制剂形成六聚体，必须在皮下解离成单体才能吸收入血循环，因此，常规型胰岛素（R）可观察到的起效时间为注射后 30~60min。换句话说，进食需延至注射后 30~60min 才能获得最佳的疗效，而对于生活比较匆忙的患儿来说，延迟进食 30min 常常难以做到。R 高峰宽且后遗作用长（图 583-6，583-7），这样的作用图谱使餐后血糖控制受到限制，产生延长峰而造成餐间低血糖，及增加半夜低血糖的危险，这些不希望有的餐间胰岛素作用迫使增加点心来解决，且影响了整个血糖控制。NPH 和 Lente 胰岛素也存在固有的缺陷，它们不能建立平稳的基础胰岛素水平（图 583-7 C~E），造成作用间期的严重的低血糖作用，因此很难预计其与短效胰岛素的相互作用。当把 R 与 NPH 或 Lente 结合起来时（图 583-7E），该作用谱在一整天内有时胰岛素作用过度，有时不足，故不能很好地模拟正常内源性胰岛素的分泌。Lente 和 Ultralente 胰岛素已经停产，不再供应。

Lispro（L）和 aspart（A）这两种胰岛素拟似剂，因其不形成六聚体所以吸收更快，它们能提供独立的脉冲且后遗作用短，有利于控制餐后血糖的增高和减轻餐间或夜间低血糖（图 583-7A）。长效拟似剂 glargine（G）可以达到更平稳的 24h 作用谱，使得更容易预测基础胰岛素加高峰快速胰岛素（L 或 A）联合应用的效用，达到更符合生理的胰岛素作用（图 583-7A），可以更好地控制餐后血糖升高，减少餐间和夜间低血糖。

Ultralente（UL）每天注射两次可以提供合理的基础作用（图 583-5C），与 lispro 或 aspart 合用相当有效（图 583-7B）。由于 UL 不能获取，如果单一的每日剂量 G 不能够提供完整的 24h 基本覆盖，则在年幼儿中每 12h 给予 G。在低龄儿童中，基础胰岛素 glargine 的用量需占总量的 25%~30%，在大龄儿童中则为 40%~50%，再将全天总量的剩余部分均分为三餐前注射。一种根据血糖水平进行调节的简单的三步或四步剂量日程表已被使用（表 583-3），一旦教会家庭成员计算饮食中碳水化合物的量后，餐前胰岛

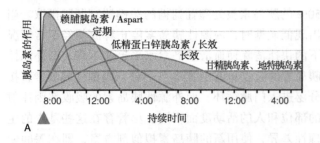

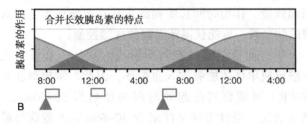

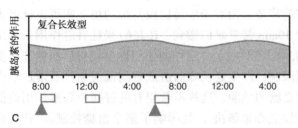

图583-6 胰岛素作用谱。进餐以长方形示于时间轴的下方。A. 以下是各胰岛素制剂的相对作用峰值和持续时间，lispro/aspart: 峰值20，持续4h; R: 峰值15，持续7h; NPH/lente: 峰值12，持续12h; ultralente: 峰值9，持续18h; glargine: 峰值5，持续24h。尽管 lente 和 ultralente 已经停产，我们仍然在这里把他们作为历史数据展示以便与更新的胰岛素类似物作对比。B. 早餐和晚餐时各注射一次 ultralente，注意重叠作用。C. 复合曲线显示近似的胰岛素累积效果。了解这种图谱对患者、家长和医疗工作者都很重要，因为其显示了多种胰岛素注射的复合作用，不同的吸收特征和重叠的作用时间

素的量可以根据碳水化合物及血糖更精确地计算剂量（表583-3）。

在患儿恢复日常活动，引入新的营养食谱以及定下一天的胰岛素总量的第一周，需要频繁地测血糖和调整胰岛素，严格的血糖控制的主要生理限制是低血糖，严格控制血糖可以明显降低远期血管并发症的危险性，但同时严重低血糖的发生呈3倍增长。使用胰岛素拟似剂缓和了但未能消除这个问题。

有些家庭可能无法完成一天4次的胰岛素注射，这种情况下，需做一些妥协。采用早餐注射快速胰岛素加 NPH，晚餐注射快速胰岛素，睡前注射 NPH 的三剂注射方案可以很好地控制血糖。偶尔也需要进一步妥协至使用两剂胰岛素（早餐和晚餐前各注射一次快速胰岛素加 NPH），但是这个方案可能无法很好顾及午餐和清晨的血糖，并可能增加上午中间和上半夜低血糖的危险性。

胰岛素泵疗法

持续皮下胰岛素输注（CSII）是采用电池为能源的泵来提供更接近正常血浆胰岛素作用谱的方法，此法与传统的胰岛素注射方案比较，可以增加患者吃主餐和点心的时间灵活性。通过患者的个人胰岛素剂量算法，包括胰岛素与碳水化合物比率以及餐前血糖水平的校正比例编程胰岛素泵模型。患者可输入他的血糖水平和膳食中的碳水化合物含量，泵计算机则计算正确的胰岛素推注剂量。胰岛素泵疗法用于青少年1型糖尿病患者，在不累及社会心理后果的情况下可以改善代谢，减少严重低血糖的危险。7~10岁糖尿病患儿通宵使用 CSII 能够改善代谢，CSII 在低龄患儿也取得了好的疗效。CSII 并不总能改善代谢。一些研究显示不到一半的患者显示代谢控制的改善而1/5的患者有代谢控制的恶化（高 HbA1C）。血糖控制的程度主要取决于患者遵循糖尿病自我看护原则的严格性，而与使用的胰岛素种类无关。胰岛素泵治疗的好处之一可能是减少严重的低血糖和相关的癫痫发作。有随机试验比较每天多次胰岛素（MDI）方案中使用 glargine 胰岛素和 CSII 来治疗1型糖尿病患儿的差异，结果显示出相似的代谢控制水平和低血糖发生的频率。

目前可以预料，皮下葡萄糖传感器和外部胰岛素泵可以与胰岛素传输算法进行链接，从而创建一个完全自动化的闭环系统。目前闭环胰岛素泵技术的发展被评估，并成为在过去几年中的研究热点。该系统特别注重于创建一个模仿 β 细胞生理特性的系统，其发展是非常必要的。使用一个外部感应器和胰岛素泵实现闭环血糖控制，这为1型糖尿病青年在通宵时段达到接近正常的血糖浓度提供了一种方法。增加小型手动推注剂量的胰岛素，饭前15min给予，可以改善餐后血糖波动。

胰岛素吸入和口服疗法

餐前吸入胰岛素的疗效正在成人1型和2型糖尿病患者中进行评价，初步的代谢数据显示良好。患者餐前吸入胰岛素并在临睡前注射长效胰岛素（Ultralente）可以达到与一天注射2~3次胰岛素相似的代谢控制，而且两种方案在低血糖发作频度上并无显著差异。曾有报道在少数患者中发生肺纤维化，因此在证明该途径给予胰岛素的安全性之前需要做进一步的监控和评价。吸入型胰岛素的生物利用度随着吸烟而增加，随着哮喘的发生而减少。

曾对餐前口服胰岛素（Oralin）的疗效与口服降糖剂做过比较，主要选择对象是2型糖尿患儿，临床数据显示前者是有希望的，但对于1型糖尿病的有

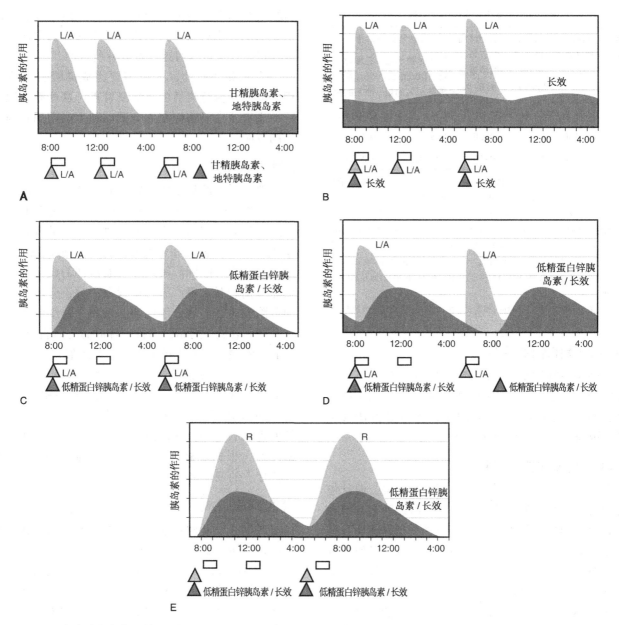

图 583-7　复合胰岛素作用谱。进餐以长方形示于时间轴的下方。注射以标记的三角形显示。L/A=lispro 或 aspart。即使用不同的阴影来显示快速和长效胰岛素的各自作用，在表示复合作用时图谱是会改变的。 例如，C 图中早餐注射胰岛素后， L/A 作用的快速下降经 NPH/1ente 作用的上升而补偿，产生一个宽的尾部。 慢慢降至晚餐时的基线。所有的图谱使用了理想的平均吸收和清除速度。在典型的临床状况下， 这些图谱因人而异。 特定患者的吸收速度取决于注射部位、 身体活动和其他的变数。 A. 餐前 L 或 A，睡觉时 glargine。L 或 A 起效快、作用时间短，减少了每餐前注射之间的重叠，且没有夜间延时作用，因而减少了低血糖的危险。 Glargine 提供了稳定的基础胰岛素作用，简化了对胰岛素作用的预测。 B. 餐前 A 或 L；早餐和晚使用 ultralente。Ultralente 与 glargine 一样产生基础的胰岛素作用，但在晚餐前和半夜可见到胰岛素的过度作用。C. 餐前 L 或 A，早餐、晚餐两剂 NPH 或 lente，NPH 或 leme 的宽大作用峰产生午餐前和上半夜低血糖的危险性，晚餐和早餐前胰岛素作用的不足也会造成明显的高血糖。D. 餐前 L 或 A，早餐和睡觉时 NPH 或 lente，改变夜间长效胰岛素有助于顾及早餐前的血糖，但是半夜低血糖的危险依然存在。 E. 早餐和晚餐时 R 加 NPH 或 lente，该方案最不符合生理状态，因为午餐前和上半夜胰岛素过量，而晚餐前和早餐前又不足。尽管 lente 和 ultralente 已经停产，我们仍然在这里把他们作为历史数据展示以便与更新的胰岛素类似物作对比

效性还有待进一步研究。此外，餐前吸入型胰岛素（Exubera）是一种重组人胰岛素的粉末形态，其在 1 型和 2 型糖尿病个体中的使用已被评估。在长期的临床初期试验中，尽管 Exubera 胰岛素被证明是有效和安全的，但对吸烟者有较低的肺纤维化和癌症的风险，

与皮下注射胰岛素相比，该药因费用较高，在 2008 年辉瑞制药公司停止生产。目前，吸入型胰岛素的其他剂型已进入纳入 1 型糖尿病和 2 型糖尿病患者的临床试验中。

表 583-3 皮下注射胰岛素剂量

年龄（岁）	目标血糖（mg/dL）	每天胰岛素总量（U/kg/d）*	基础胰岛素占每日胰岛素总量的 %	胰岛素口服剂量 †	
				每超过目标血糖 100mg/dL 所需加入的量	进餐时每 15g 所需加入的量
0~5	100~200	0.6~0.7	25~30	0.50	0.50
5~12	80~150	0.7~1.0	40~50	0.75	0.75
12~18	80~150	1.0~1.2	40~50	1.0~2.0‡	1.0~2.0

* 处于"蜜月期"的新确诊糖尿病患儿可能只需要全部替代量的 60%~70%，每天每千克所需胰岛素量因青春期而增加

† 不使用按碳水化合物计算剂量的新诊断者要把非基础部分的总量均分为各餐前的剂量。例如：一个 6 岁的患儿，体重为 20kg，需要大约 [0.7U/（kg·24h）×20kg] =14U/24h，其中 7U（50%）作为基础，另 7U 作为即时注射，睡前注射 7U glargine，如果血糖在目标值内，每次餐前注射 2U lispro 或 aspart，若在目标值之下则减 1U，若超出目标值，则每超过 100mg/dL 增加 0.75U（与 0.5U 之间）

‡ 为达到更精确的剂量调节，额外的胰岛素可按 50mg/dL 的增加值来进行

基于胰淀素的辅助治疗

醋酸普兰林肽是一种胰淀素的合成类似物，与胰岛素联用时可能具有一定的治疗价值。在青少年中它可降低餐后高血糖、胰岛素剂量、胃排空和 HbA1C 水平。饭前皮下剂量给予该药。

基本和高级糖尿病教育

糖尿病的治疗不仅是使用和调整胰岛素，而且包括对患者及其家人的教育，这项工作由经验丰富的糖尿病教育家和营养师来进行效果最好。在急性期，患者的家人必须学会一些基本的知识和技能，诸如检测患儿的血糖和尿酮，在合适的时间为患者准备并皮下注射准确剂量的胰岛素，识别和治疗低血糖反应，制定食谱。大多数家庭起初会努力作心理上的调整以面对孩子被诊断为糖尿病的状况，但随后继续获取新的信息的能力则有限。关于这些基本话题的书面材料在病程最初几天可以对这些家庭有所帮助。

患儿和他们的家庭也需要完成高级自我管理课程，以便于执行灵活的胰岛素管理。这些教育课程将帮助患者及家属掌握在体育活动和生病期间管理糖尿病的技能。

酮症酸中毒

严重的低胰岛素（或缺乏有效的胰岛素作用）以 3 种主要的途径导致一系列生理问题。①在葡萄糖产生过多的同时利用减少，造成血清葡萄糖升高，引起渗透性利尿、液体和电解质丢失、脱水，激活肾素 - 血管紧张素 - 醛固酮轴，加重血清钾的丧失。如果葡萄糖升高和脱水很严重且持续数小时，会增加脑水肿的危险性。②增加分解代谢的过程导致细胞丢失钠、钾和磷。③从外周脂肪储备中释放的游离脂肪酸增加，为肝脏酮酸的生成提供了底物。当酮酸积聚、缓冲系统耗尽，发生代谢性酸中毒。治疗应该不仅仅着眼触发因素（低胰岛素），而且也要解决继发的生理破坏。

DKA 恢复中会出现一些固有的危险，如低血糖、低血钾和脑水肿，任何治疗措施必须很谨慎并严密观察患者，根据可靠的医学判断对不同水平的 DKA 进行治疗上的调整是必需的（表 583-4）。

高血糖和脱水

必须在一开始就给予胰岛素以加快葡萄糖转入细胞内，克服肝脏产生葡萄糖，阻止脂肪酸从外周转入肝。然而，最初的胰岛素输入不会马上使病情恢复，并可能增加低血钾和低血糖的危险。因此，开始的胰岛素输注速度为 0.1 U/（kg·h），这大概是健康者口

表 583-4 糖尿病酮症酸中毒治疗方案

时间	治疗	注释
第 1 小时	静脉输注 10~20mL/kg 0.9%NaCl 或林格乳酸液以 0.05~0.1U/（kg·h）的速度静脉输注胰岛素	迅速扩容，可以重复，不口服。监测进出量和神经系统状况，使用流程表，备用甘露醇，脑水肿时 1g/kg 静脉推注
第 2 小时至 DKA 好转	0.45%NaCl，继续静脉输注胰岛素 20mEq/L 磷酸钾和 20mEq/L 醋酸钾若血糖 <250mg/dL（14mmol/L）加 5% 葡萄糖	若钾 <3mEq/L，予口服 0.5~1.0mEq/kg 钾溶液或增加静脉钾浓度至 80mEq/L
变动	口服补液，皮下注射胰岛素	无呕吐，$CO_2 \geq 16$ mEq/L，电解质正常

注意：最初扩容的量也要计算在第 1 个 24h 的全部液量中。

维持液（24h）= 100mL/kg（第 1 个 10kg）+50mL/kg（第 2 个 10kg）+25mL/kg（剩下的 kg）

以 30kg 体重的患儿为例：

第 1 小时 =300mL 输注 0.9%NaCl 或林格乳酸液

$$= \frac{Y85ml \times 30Y+1750ml-300ml}{23h} = \frac{175ml-300ml}{h} （0.45\% \, NaCl \, 和 \, 20mEq/L \, 磷酸钾和 \, 20mEq/L \, 醋酸钾）$$

服葡萄糖耐量试验时的胰岛素最大分泌量。补液也能通过改善肾灌注和增加肾的排泄来降低葡萄糖水平。联合治疗一般可以使血清葡萄糖水平开始快速下降，一旦葡萄糖低于 180mg/dL（10mmol/L），渗透性利尿停止，补液不会进一步增加灌注率。

在酸中毒纠正之前，高血糖已经纠正，因此在达到正常血糖水平之后，为控制脂肪酸的释放仍需要继续给予胰岛素，为了输注胰岛素但又不引起低血糖，需在输液中加入葡萄糖，通常浓度为 5%，当血清葡萄糖降至 250mg/dL（14mmol/L）左右时，就要加入葡萄糖，以便在血糖继续下跌前有充分的时间调节胰岛素的输注，也可以在高血糖好转后降低胰岛素的输注速度。

液体不足的恢复必须在调节下进行，以避免发生脑水肿的危险。为处于高渗透压状态下的患儿补充液体必须非常谨慎。有效的血清渗透压 [Eosm=2 ×（Na 未纠正）+（血糖）] 是体液张力的精确指标，比测定血浆渗透压能更好地反映细胞内、外的水合作用。该公式中的 Na 和葡萄糖的单位是 mmol/L。在治疗之初，血清渗透压通常增高，必须稳定地进行纠正，如果出现快速下降或慢慢降至亚正常范围，可能有过多的自由水进入血管腔内，且脑水肿的危险性增加。因此，只有当脱水纠正已经很好进行，且不再有严重电解质偏移时，才可以允许患者口服液体。可以让患者吃限量的冰块作为最少的口服液体摄入，所有的液体进、出量均需严密监控。

当患儿有 DKA 时通过体征计算液体的缺失量是困难的，因为在高张情况下血管内的容积被维持得很好。若出现任何程度的心率过快、毛细血管充盈延迟、皮肤温度降低或直立位血压变化时，有 DKA 的患儿脱水状况比等张性脱水时严重。表 583-4 中的方案对所有的患者在第 1 个小时以 85mL/kg（8.5% 脱水）进行纠正。DKA 比较轻的患儿的脱水恢复早，可以转为口服，而那些严重 DKA 且大量液体缺失的患儿，使用该方案需要 30~36h 才能纠正。这种对严重 DKA 患儿施行更缓慢的纠正脱水具有固有的安全特质。一开始输入（20mL/kg 不含糖的等张钠盐溶液，如林格乳酸液或 0.9% 氯化钠）可以使患者快速扩容，如果未见到临床症状迅速改善，可以重复进行。给予等张液体是因为患者必定是高渗状态，可以将大部分的液体保留在血管腔内，随后给予低渗液体以纠正自由水的不足，可以补充细胞内的水分能更适宜地代替正在失去的低渗尿。

由于高血糖的渗透性稀释和钠、游离脂肪比例增加的影响，病初的血钠一般正常或低，一种用于血糖超过 100mg/dL（5.6mmol/L）时估计"真实"血钠的计算方法如下：

$$\frac{[Na^+]+glucose-100 \times 1.6}{100}$$

血糖单位是 mg/dL，或者

$$\frac{[Na^+]+glucose-5.6 \times 1.6}{100}$$

血糖单位是 mmol/L

可以预料的是，血糖每下降 100mg/dL，血钠增加约 1.6mmol/L。经校正后的血钠通常正常或轻度增高，提示中度高血钠性脱水。如果校正值超过 150mmol/L，可能存在严重的高钠性脱水并且需要慢慢补充液体，随着治疗钠应稳定增加。血钠下降可提示发生过多自由水积聚以及脑水肿的危险。

分解代谢的丧失

从合成代谢转为分解代谢占优以及酸中毒共同导致钾和磷从细胞移入血清，渗透性利尿、高醛固酮分泌引起的排钾利尿作用及酮尿又加重了经肾丢失钾、磷。多尿也会造成钠的丢失，但是自由水的丢失比等渗时更严重。随着病程的延长和 DKA 的加重，机体总的失钠可达 10~13mEq/kg，失钾可达 5~6mEq/kg，失磷达 4~5mEq/kg，在治疗过程中这样的缺失可持续数小时直至分解代谢状态逆转且多尿被控制。例如，从静脉输入的钠的 50% 可能从尿中丢失，尽管血钠缺失可在 24h 内纠正，细胞内缺钾和缺磷的完全恢复则需要数天。

虽然 DKA 患者体内总钾不足，但是病初的血钾水平常常正常或略微增高，这是因为细胞内的钾转入血清，起到酮酸缓冲和分解代谢转移的作用，经过治疗，钾回到细胞内，这种作用会逆转。脱水好转后肾的血流增加，在高醛固酮的状态下增加尿钾的排泄，特别在严重的 DKA 时，后果常常是血清钾水平的急剧下降，影响心脏传导，出现 T 波平坦、QRS 变宽，导致骨骼肌无力或肠梗阻，心功能不全的危险因休克和酸中毒而增加。临床上必须密切监测血钾，心电监护需持续至 DKA 根本解决。如果需要，静脉输注血钾的浓度可至 80mEq/L，如果没有呕吐，也可以口服补充，偶然情况下，必须暂时停止静脉输注胰岛素。

目前尚不清楚 DKA 的某些症状，如全身肌肉无力是否因磷缺失而导致。儿科患者中，并未显示因缺乏 2，3- 二磷酸甘油（2，3-DPG）而危及氧输送。由于得到过多的氯会加重酸中毒，所以使用磷酸钾作为钾的来源比使用氯化钾更稳妥。也可以使用醋酸钾，因其可作为额外的代谢缓冲的来源。

DKA时偶可见到胰腺炎，尤其当发生长时间的腹痛及血清淀粉酶升高时，但是如果脂肪酶不升高，则淀粉酶无特异性，可能来源于唾液腺。由于酮体干扰自动分析仪的测试，根据年龄校正的血肌酐可呈假性增高，初始的增高值常常不表示肾衰竭，当DKA症状好转后需重新检查。血尿素氮（BUN）可能升高并有肾前氮质血症，在脱水纠正后需再进行检查。如果尿量满意，有轻度肌酐和尿素氮升高不必停止补钾。

酮酸积聚

胰岛素的低速输注[0.02~0.05U/（kg·h）]足以使外周脂肪酸的释放停止，并由此消除制造酮体的底物供应。因此当血糖降至150mg/dL（8mmol/L）时，尽管已经在输液中加入了葡萄糖，也可以减慢胰岛素的输注速度。生酮持续进行直至原在肝内的脂肪酸底物被耗尽。但是失去新的底物供应后，生酮快速下降。一旦酮酸的产生被控制，由远端肾小管和酮体代谢产生的碳酸氢盐缓冲剂便能稳定地纠正酸中毒。通常不需要输注碳酸氢盐，因为可增加低血钾和脑水肿的危险。

随着治疗的进展，pH和碳酸氢盐会稳定升高，Kussmaul呼吸减轻，腹痛消除。持续的酸中毒可能是因为胰岛素和液体量的不足或感染，偶尔是由于乳酸酸中毒。因为常规用来测定尿酮的硝酸盐反应仅仅通过浸渍片检测乙酰乙酸，所以在酮症酸中毒纠正后很久尿酮仍可呈阳性。发生DKA时，大多数的过多酮体是β-羟丁酸，它从正常情况下与乙酰乙酸从3:1的比率增加到8:1。随着酸中毒的纠正，β-羟丁酸转变成乙酰乙酸，并从尿中排泄，于是浸渍片测试法便呈阳性。因此，持续的酮尿也许并不能精确反应临床改善的程度，不能将其作为治疗失败的指标。

应寻找所有的DKA患者触发代谢失代偿的原因。

DKA治疗方案（表583-4）

虽然DKA的严重程度可以不同，一个适用于所有病例的步骤简化了治疗方法，并可以安全地用于大部分患儿。计算液体最好根据体重，而不是体表面积（m²），因为身高值很难得到。Milwaukee方案已经在大医院用了20多年了，所有使用该方案的患儿没有一例死亡，没有一例出现神经系统后遗症，它可用于任何年龄、任何程度的DKA。该方案的设计能使大多数降低的电解质恢复，酸中毒纠正，使中度病情的患儿在24h内纠正脱水。假定以体表面积计算，标准脱水为85mL/kg，加上维持量，一共约4L/m²。轻度DKA的患儿经10~20h恢复（在转为口服补液前，总的静脉补液量低于方案设计）。根据此方案，重度

DKA的恢复原则需要30~36h。当DKA基本解决后（总CO2>15mEq/L；pH>7.3，血钠稳定135~145mEq/L，无呕吐），任何患儿都很容易转入经口补液和皮下注射胰岛素。当静脉滴注停止后，第一剂的皮下注射胰岛素在进餐时给予，轻度DKA患儿常常经过急诊室几个小时的治疗后就可以回家，但需充分随访。

流程图是强制性地用于准确监视酸中毒、电解质、液体平衡和临床状况变化的手段，尤其是当患儿从急诊室转入病房，医护人员发生更换时。该流程最好由中央计算机系统来执行，以便及时更新，并得到更大范围的数据，且能按规则突出关键值。如果有一张流程表跟着患者，医生就能够动态地回顾和了解患者的病况，流程表上应包括电解质系列、pH、血糖和液体平衡的列表，严重DKA时需每1~2h测定相关指标，中度或轻度DKA每隔3~4h测1次。

脑水肿

脑水肿并发DKA仍然是引起1型糖尿病儿童和青少年发病和死亡的主要原因，但其病因仍然不明。一项关于DKA的病例对照研究表明，基线性酸中毒和钠、钾以及BUN浓度的异常是脑水肿发生风险的重要预测因子。胰岛素和大量液体的早期摄入也被确定为危险因素。尽管在过去15~20年中逐渐补液方案被广泛引入，DKA儿童脑病的发生率并没有改变。这项研究证实先前的观察结果，即出现症状后立即使用X线成像无益于脑水肿的诊断。尽管这个方案有长期的安全记录，医护人员还是要密切监护每个患者，包括经常进行神经系统的检查，以发现诸如神志改变、呼吸抑制、头痛加重、心率减慢、呼吸困难、瞳孔变化、视盘水肿、颈项强直或抽搐等颅内压增高的体征。甘露醇必须准备好，以便在最早的脑水肿体征出现时使用。医护人员还必须随时掌握实验室检测的结果，因为低血钾或低血糖可能突然发生。中度至重度DKA患儿有整体的高度危险性，应安置于重症抢救病房。最后要说的是，此方案可能不适合用于某些患儿，如严重高血钠（校正后的血钠>150mEq/L）患儿需要用长时间的等渗液体慢慢纠正脱水。

甚至在DKA患儿也能见到一些残留的β细胞功能，当患者从高血糖和拮抗激素增高的影响中恢复过来，该功能可有改善。可能正是这种残留的胰岛素分泌使最初几天皮下注射的胰岛素总量减少。

非酮症高渗透性昏迷

此综合征的特点是严重的高血糖（血糖超过800mg/dL），没有或仅有轻微的酮症，非酮性酸中毒，严重脱水，感觉中枢抑制或严重的昏迷以及各种神经

体征，如癫痫大发作、超高热、偏瘫和 Babinski 征阳性等。呼吸一般浅表，但同时存在代谢性（乳酸）酸中毒时可表现为 Kussmaul 呼吸。血清渗透压常常在 350mOsm/kg 或更高。这种病情在儿童中少见，患此病的成人死亡率高，部分原因可能是识别太迟和未及时实施适当的治疗。在儿童中神经损伤的发生率较高。严重的高血糖可能是经过数日才形成，起初的渗透性多尿和脱水可能部分被增加饮水代偿了，随着病情的进展，渴感被损坏，可能是因为下丘脑口渴中枢因高渗透性而改变，某些病例是因为病前已有的下丘脑渗透压调节机制缺陷所引起。

酮体产生少主要是因为高渗透性，使体内肾上腺素的脂肪分解作用减慢和残留胰岛素的抗脂肪分解减慢。治疗时使用 β - 肾上腺素能阻断剂也可减慢脂肪分解，可能导致该病。和 DKA 一样，意识抑制与高渗性的程度密切相关。血液浓缩是诱发脑动脉和脑静脉易血栓的危险因素。

非酮症高渗性昏迷的治疗着眼于快速消除血管容量缺失和缓慢纠正高渗状态，可采用在第 1 个 12h 内补足一半液体缺失量的速度，给予 1/2 张生理盐水（0.45%NaCl；有的使用生理盐水），剩余的一半在接下来的 24h 内补充。控制输液速度和滴定的液体浓度使血清渗透压缓慢下降，当血糖水平达到 300mg/dL 应将补液改为加 5% 的右旋糖酐入 0.2g 生理盐水中。每剂补液中需加入约 20mEq/L 的氯化钾以预防低血钾，在第 1 个 12h 内，每隔 2h 检查 1 次血清钾和血糖，接下来的 24h 内每 4h 检查 1 次，以便适当调节钾和胰岛素的补给量。

胰岛素可在液体疗法的第 2 个小时，以持续静脉输注的方式开始给予，由于仅通过液体疗法便可能使血糖急剧下降，静脉滴注正规（短效）胰岛素的剂量为 0.05U/（kg·h），而非治疗 DKA 时推荐剂量为 0.1U/（kg·h）。

营养管理

营养补充在治疗 1 型糖尿病患者中占据着重地位，对儿童和青少年来说，摄入适当的能量是能量消耗、生长和青春发育所必需的，单独营养治疗或联合适宜的胰岛素治疗，可以避免或减轻糖尿病患者的高血糖症状，甚至营养治疗可能影响糖尿病的长期并发症（糖尿病肾病）的发生。除了满足生长和发育外，糖尿病患儿没有特别的营养要求，在概括营养需要时必须考虑年龄、性别、体重、活动力、食物喜好，并考虑到文化及种族背景。

总热卡摄入的推荐基于身材、体表面积，并可从标准的表中获得（表 583-5，583-6）。热卡中碳

水化合物约占 55%，脂肪占 30%，蛋白质占 15%。约 70% 的碳水化合物成分应来自像淀粉这样的复杂碳水化合物，要限制食用蔗糖、精制糖。复合碳水化合物的消化和吸收时间长，所以血浆葡萄糖水平上升慢，而来自精制糖中的葡萄糖，包括碳酸饮料，吸收快可引起代谢状况的大起大伏，所以应该饮用无糖碳酸饮料。首先应考虑总热卡和摄入的碳水化合物总量而非其来源，碳水化合物计算是营养教育和糖尿病管理的主要方面。每份碳水化合物的交换单位是 15g，要为患者及其家人提供关于不同食品中碳水化合物成分的信息，指导其阅读食品标签，这样做使得患者能够根据进餐时碳水化合物的摄入来调整胰岛素的注射量。使用计算碳水化合物的含量和胰岛素、碳水化合物的比例以及联合短效和长效基础胰岛素（detemir，glargine）的治疗方案，许多患者的饮食不必过于严格，这种胰岛素使用的灵活性改善了患者的生活质量。

虽然儿童患者存在食入糖精后有潜在副作用的担心，但是已有的数据不支持中等量的糖精与膀胱癌的相关性。其他非营养性甜味剂，如 aspartame（天门冬氨酰苯丙氨酸甲酯）被加入在各式食品中。山梨醇和木糖醇是多元醇的代谢产物，因与糖尿病的某些并发症有关，所以不应用于人工甜味剂。

高纤维成分的食品有利于促进血糖控制，高纤维食品如全麦面包中的中等量的蔗糖，不比那些低纤维、无糖的类似食品有更高的升糖作用。生物学等值或食物生糖指数的概念尚在研究中。

表 583-5　儿童和青少年所需的热卡

年龄	每千克体重所需的千卡 *
儿童	
0~12 个月	120
1~10 岁	100-75
女青年	
11~15 岁	35
≥ 16 岁	30
男青年	
11~15 岁	80-55（65）
16~20 岁	
一般运动量	40
运动量大	50
少运动	30

注：括弧中的是平均值

* 每千克体重所需的千卡随年龄下降

摘自 Nutrition guide for professionals. diabetes education and meal planning, Alexandria, VA, and Chicago, IL, 1988

表 583-6　儿童和青少年 1 型糖尿病的营养指南

营养护理计划

提高顺应性

一体化的管理目标：正常的生长发育，控制血糖，维持理想的营养状况，预防并发症．分期达标

营养推荐和分配

营养	热卡所占百分比（%）	每日摄入推荐
碳水化合物	不固定	高纤维，尤其是溶解性纤维；最适量未知
纤维	每天不超过 20g	
蛋白质	12~20	
脂肪	<30	
饱和	<10	
多不饱和	6~8	
单不饱和	剩余的脂肪量	
胆固醇		300 mg
钠		避免过量，高血压患者，不超过 3000~4000mg

其他建议

能量：如果食用可计量的食品，至少每 3 个月对现时的食谱重新评估 1 次

蛋白质：高蛋白摄入可能引起糖尿病肾病，低摄入可能逆转前临床型肾病，因此建议蛋白质占 12%~20% 的总热卡，更推荐低限值。应采取分段法，逐步过渡到最低限

酒：作为常规的项目应在高年级的青少年中进行饮酒安全性教育。

点心：因人而异，一般儿童每天 3 次，大龄儿童和青少年下午和晚间各 1 次

甜食：建议换着吃不同的甜食

教育手段：没有一种教育方法是最好的，必须因材施教，但是掌握不同的方法很重要，需要随访教育的效果并给予支持

饮食疾病：最好的治疗是预防，无法解释的血糖控制不良和严重的低血糖可能提示存在饮食疾病

运动：教育的根本是预防延迟和即刻低血糖，以及预防高血糖恶化和酮症

摘　自 Connell JE, Thomas-Doberson D. Nutritional management of children and adolescents with insulin-dependent diabetes mellitus: a review by the Diabetes Care and Education Dietetic Practice Group. J Am Diet Assoc, 1991, 91:1556

From Connell JE, Thomas-Doberson D: Nutritional management of children and adolescents with insulin-dependent diabetes mellitus: a review by the Diabetes Care and Education Dietetic Practice Group. J Am Diet Assoc, 1991, 91:1556

脂肪摄入的观点有了变化，相比较美国平均为 0.3∶1.0，建议多不饱和脂肪与饱和脂肪的比例增加至约 1.2∶1.0。所以应减少动物源性的食物脂肪，代之以植物源性的多不饱和脂肪，用人造奶油代替黄油，用植物油取代动物油烹调，多吃瘦肉、鱼，少吃咸猪肉，通过以上方法以及限制摄入的蛋黄数，就能降低胆固醇的入量。这些简单的措施能降低低密度脂蛋白胆固醇，这是血管硬化症的易患因素。从饱和脂肪获

得的能量要低于 10%，从多不饱和脂肪来的能量要超过 10%，剩余的则来自单不饱和脂肪。表 583-6 总结了目前的营养方针。

一天总的能量摄入按早餐 20%，午餐 20% 和晚餐 30% 的比例来分配，患儿可根据自己的意愿将剩下的能量按上午、中午和夜间点心各占 10%，大龄儿童可省略上午点心，而把这部分的热卡加在午餐里。通常在一些糖尿病协会里可得到描述儿童饮食方案的小册子。应该把鼓励使用这些小册子作为糖尿病教育的一部分。饮食方案常常根据不同组的食品变换而定，在每组的食品单上主要给出碳水化合物、蛋白质、脂肪的主要来源，有各种各样的食品可以代替和变换。由于限制很少，所以儿童患者可根据个人的口味或喜好，在儿内科医生和（或）营养师的帮助下挑选食品。要强调的是食品摄入的调节和碳水化合物量的稳定，为了不激发患儿逆反和偷吃喜欢的食品，应允许和容忍他们在生日或其他晚会上偶然多吃一点。糕饼甚至糖果在特殊的时候也是允许的，只要对饮食方案中的食品交换值和碳水化合物的量进行调节。尽管提倡一贯的饮食方式加上适量的锻炼，但是饮食方案的调节必须坚持不懈地满足患儿的需要，青春期身高突增、青少年糖尿病患者怀孕时对代谢控制很重要。

1 型糖尿病超重儿童和青少年在过去 20 年中的患病率增加了两倍，这与一般人群中肥胖患病率增加相对应。有研究者观察到在我们的 1 型糖尿病患儿中，体重正常的学龄前儿童比同龄超重儿童有更好的血糖控制。这意味着超重状态可能会妨碍患者治疗目标的实现。在年轻女性糖尿病患者中饮食障碍性疾病的发生率增高。因此，尤其是针对青少年营养的指导显得十分重要和必要，工作必须更加细致。

监　测

糖尿病患儿的日常管理是否成功，可以用患者及其家庭对糖尿病日常照料的胜任情况来评定。他们最初和行进的训练，结合监护的经验，能够使他们自信地应对各种需要调节胰岛素的状况，如饮食改变、不寻常的体力活动、一些轻微的间发疾病和不能解释的重复低血糖和尿糖增多。如果患者及其家庭能够胜任这些责任，则其日常看护相对不依靠医生，但是医生必须保持长期的监管并且与他们共担责任。

自我监测血糖（SMBG）是糖尿病管理的一项基本内容和必需的制度。监测还通常包括测量胰岛素剂量、不寻常的体力活动、饮食改变、低血糖反应、间发疾病和其他可能影响血糖的相关项目。监测这些项目可能对解释 SMBG 记录，处方中胰岛素剂量的适当调整，教导家人具有一定价值。如果 SMBG 和控

制血糖的其他措施（如糖化血红蛋白）存在差异，临床医生可以尝试以一种不损害他们各自信任的方式加以解释。

每天的血糖监测，因血糖测定试纸的问世而获得推动，这种纸片上浸有葡萄糖氧化酶，只需一滴血便可以完成测定。还有一种便携式标准化反射测定仪，可以更精确地测定血糖。许多测定仪有一种记忆芯片能回忆每次测值，它可以按设定的间隔得出均数并能显示在计算机屏幕上，这样的信息对证实控制的程度和修改治疗方案十分有教育意义。一种小的装有弹簧的装置（lancing device）已经可以在市场上买到，它能自动采集毛细血管血而疼痛比较轻。应教会患者及其父母学会使用这些工具并每天测定至少 4 次血糖，即三餐前和睡前。当胰岛素治疗开始和进行调整时，可能会影响过夜血糖水平，SMBG 也应在 12AM 和 3AM 实施以检测夜间低血糖，理想的血糖水平应介于空腹时的 80mg/dL 至餐后 140mg/dL。根据实际情况和患儿的不同年龄，60~220mg/dL 的波动范围也是可以接受的（表 583-7）。如果血糖测定值持续超出此范围，又没有运动或饮食失控这些明确的原因，则是调整胰岛素剂量的一个指标。如果空腹血糖高，则将夜间长效胰岛素增加 10%~15%，和（或）考虑增加控制睡前点心的胰岛素（lispro 或 aspart）；如果中午的血糖水平超过了设定值，则增加 10%~15% 早晨的短效岛素（lispro 或 aspart）；如果晚餐前血糖高，则需增加中午的短效胰岛素 10%~15%；如果临睡前血糖高，则将晚餐前的短效胰岛素增加 10%~15%。同样，当相关血糖测定值持续低于理想范围，应减少胰岛素的剂量和改变剂型。

每天至少要测 4 次血糖，但是有些儿童和青少年患者根据其体力活动和频繁低血糖反应史，需要测血糖的次数更多。要鼓励患者的家人对糖尿病的管理有充分了解。通过自我监测餐前和餐后 2h 血糖，结合一天多次注射不同剂型的胰岛素按需调节，使患者长期维持接近正常的血糖。

表 583-7　各年龄组餐前目标血糖和 30 d 目标平均血糖范围及相关的糖化血红蛋白值

年龄组（岁）	餐前目标血糖（mg/dL）	30 d 平均血糖范围（mg/dL）	目标血红蛋白HbA1C（%）
<5	100~200	180~250	7.5~9.0
5~11	80~150	150~200	6.5~8.0
12~15	80~130	120~180	6.0~7.5
16~18	70~120	100~150	5.5~7.0

在我们实验室中，非糖尿病的血红蛋白 HbA1C 参考范围是 4.5%~5.7%（95% CI）

连续葡萄糖监测系统（CGMS）记录，该系统可持续 72h 内每隔 5min 从皮下传感器得到的数据，为临床医生提供一个连续的组织葡萄糖浓度的图谱。皮下间隙葡萄糖水平取决于外周的血糖，比血糖值延迟 13min。当血糖波动于 40~400mg/dL 范围时，CGMS 值相关系数高。CGMS 的侵入性小，在皮下置入一个小小的导管对成人和儿童都很容易接受。患者和医护小组成员可以根据该系统提供的信息，对胰岛素治疗方案和营养计划进行调整，改善血糖控制。CGMS 有助于发现无症状的夜间低血糖，以及在不增加严重低血糖危险性的情况下降低 HbA1C 值。尽管在 CGMS 的使用中还有潜在的缺陷，如不很满意的依从性、人为错误、不正确的操作和感应器失灵。CGMS 在糖尿病急诊患者治疗中应用，可以帮助临床医生更准确地诊断异常的血糖状态。

实时 CGM（RT-CGM）

实时连续血糖监测（RT-CGM）是一个不断发展的技术，具有转化血糖控制和优化糖尿病管理的现行概念的潜力。新一代的连续葡萄糖监测器不仅显示实时葡萄糖数据，而且还在低于或高于预设的血糖阈值时发出警报。后者的安全功能可以帮助父母防范患儿夜间低血糖的发生。此外，CGM 显示血糖变化及变化速度，并提醒患者可能导致危急的低血糖或高血糖的趋势。然而，无临床决策算法和指南的 CGM 运用尚未被证明对改善血糖控制非常有效。目前，可用的 RT-CGM 设备不附带任何针对患者尤其是儿童和青少年或临床医生的糖尿病管理工具或指南。

糖化血红蛋白（HbA1C）

反映长期血糖控制的一个可靠指标是糖化血红蛋白（HbA1C），它代表血流中曾与葡萄糖非酶性结合的部分。HbA1C 的形成是一个缓慢反应，以它占总的血红蛋白的百分比来表示，该值取决于血糖的浓度。红细胞寿命为 120d，糖化血红蛋白一旦与血糖结合后不可逆，血糖越高且持续时间越长，HbA1C 的比例越高。因为任何时间所采集的血标本，都是含有不同年龄且不同时间接触不同浓度血糖的红细胞的混合物，因此 HbA1C 反映的是先前 2~3 个月的血糖平均浓度。HbA1C 值不受单独一次高血糖的影响，因此作为一个长期血糖控制的指标，测定 HbA1C 优于测定尿糖或多个血糖值的测定（后者可以揭示重要的波动，但可能无法准确反映平均的整体血糖控制情况），建议每年测 3~4 次 HbA1C 以了解长期血糖控制的分布状况。HbA1C 越稳定地保持低值，则代谢控制得越好，视网膜病和肾病等微血管并发症的程度越轻、出现越晚其至不发生。由于测定方法的关系，HbA1C在地中海贫血（或其他血红蛋白F升高的疾病）患者中可有假性增高，而在镰状细胞病中是假性降低。虽然不同的测定方法对HbA1C的测定值有影响，但是在非糖尿病者，该值通常低于6%，在糖尿病患者，6%~7.9%表示控制良好，8.0%~9.9%示控制不好，超过10%则表示控制差。目标HbA1C的调整应当在年幼患儿中进行（表583-7）。

运 动

不要限制糖尿病患儿参加任何形式的运动，包括竞技运动。糖尿病患者参加运动的主要并发症是在运动时或运动后数小时内发生低血糖。如果运动不引起低血糖，则不必调节饮食和胰岛素，通过肌肉对葡萄糖利用的增加，血糖的调节得以改善。运动引起低血糖的主要原因是运动增加了胰岛素在注射部位的吸收速度。较高的胰岛素水平减弱了肝葡萄糖的产生，使得不能充分满足肌肉对葡萄糖利用的增加。经常参加运动能够增加胰岛素受体从而改善血糖控制。但是，如果患者的代谢控制差，那么过多的锻炼则会引起拮抗激素增加，导致酮症酸中毒。

在进行激烈运动之前，要补充额外的碳水化合物，在锻炼时和锻炼后要准备含葡萄糖的橘汁，非糖尿病人专用的碳酸饮料或糖果。如果在医生的指导下，从摸索和失败中总结经验后，患者能建立起一套常规的锻炼计划，但是如果在实际操作中经常发生低血糖，应在锻炼日将胰岛素的总量减少10%~15%。参加长时间锻炼，如长跑则可能要将平常的胰岛素剂量减少50%或以上。观察运动后几小时发生的延迟低血糖同样重要。

改善血糖控制的益处

DCCT对血糖水平与长期微血管并发症之间的关系已经有了结论。严格管理能使得视网膜病、肾病和神经病变下降47%~76%。与成人相比，青少年组的数据证明有相同程度的改善，能明显改善微血管并发症。但是青少年体重增加、严重低血糖发作和酮症酸中毒发生的次数明显高于成人。也有其他有关儿童和青少年的研究并未提到有严重低血糖发生频率增加。

强化治疗的益处是由血糖正常化的程度来决定的，与使用的强化治疗类型无关。患者经常监测血糖是强化治疗达到更好血糖控制的一个重要因素。应用强化治疗的患者有个体化的目标血糖，根据进行性的毛细血管血糖监测进行调节，由一个团体的指导者来关心糖尿病患儿。对糖尿病患者的护理要持续调整至达到正常或接近正常的血糖目标，同时避免或减少严重低血糖发作。教育要着重于预防血糖波动的方法，以及持续调节以平衡对抗任何高或低血糖值的方法。如果低血糖无法预防，可调高目标血糖。

糖尿病总的病程影响并发症的发生和严重性。许多专业人士考虑将DCCT的成果运用于学龄前的儿童，这个年龄的患儿常有不察觉的低血糖和特别的安全问题，另外青春期前的学龄患儿也可考虑运用DDCT成果。当DCCT在1993年结束时，研究人员继续研究超过90%的参与者。一项被称为糖尿病干预和并发症（EDIC）的流行病学的随访研究评估了心血管疾病事件的发病率和预测因子，如心脏发作、卒中、需要心脏手术，以及累及眼、肾、神经的糖尿病并发症。EDIC表明强化血糖控制可以降低42%的心血管疾病事件风险。此外，强化治疗可降低57%的非致死性心脏发作、卒中或因心血管事件导致的死亡。

目前的强化胰岛素替代方案

1型糖尿病的生理性胰岛素替代目标是要在进食时模拟体内胰岛素急速增加和短时分泌。快速作用胰岛素类似制剂lispro对餐后血糖的控制有较好的药代学性质。当使用一天注射两次、每天多次注射时，餐后血糖反应得到改善。使用lispro或aspart胰岛素，尤其是用它平衡进食的碳水化合物量，可以减少餐间低血糖发生率，对幼童来说，注射快速作用的胰岛素可满足就餐的灵活性。

如果将餐前快速作用的胰岛素根据食品的碳水化合物量进行调节，则后者不会影响血糖的控制。在变更碳水化合物摄入时，不必修改长效（detemir/glargine）或基础胰岛素的需要。胰岛素替代策略强调在一整天里给予小剂量胰岛素的重要性。这种方法要求根据需要调节胰岛素以纠正高血糖，在进食增加时加大胰岛素的量，而运动时减量。餐前短效与基础胰岛素多次注射方案更好地模拟了生理性胰岛素和血糖的变化，因而能比传统的2~3次注射方案达到更好的血糖控制。胰岛素的剂量要根据年龄进行校正，胰岛素的调整以及与碳水化合物比例要个体化，使增高的血糖正常并代偿碳水化合物摄入的变化。在1型糖尿病患儿中使用灵活的每天多次注射改善了血糖控制而不增加严重低血糖的发生率。

低血糖反应

严格控制血糖后的一个主要问题是容易产生低血糖，一旦注射后，胰岛素的吸收和反应在个体中有所不同，从而产生了由不平衡的胰岛素作用所产生的独特的低血糖危险。胰岛素拟似剂可以帮助减少但不能消除这种危险。估计大部分的1型糖尿病患者每周有轻度的低血糖，每年有几次中度低血糖，严重的低血糖可每几年发生一次。虽然知道运动、误餐、误点心和大的血糖波动会增加危险性，但这些发作一般是无法预料到的。婴儿和低龄儿有更高的危险，因为其进食和活动的变化性更大，无法识别低血糖的早期体征，并且由于低龄儿能力所限，使其不能寻找食物来逆转低血糖。严重低血糖的长期后果可能导致低龄儿认知功能的永久减退，因此，对低龄儿的血糖控制应该相对宽松些（表 583-7）。

低血糖可以出现在一天内的白天或者夜晚的任何时刻，当患者血糖突然下降至低血糖诊断标准时，就可以出现轻度低血糖的早期症状和体征（第 86 章）。患者可表现为苍白、出汗、忧虑、大惊小怪、饥饿、震颤和心跳加快，所有症状皆因与机体试图对抗过多胰岛素的作用而产生更多儿茶酚胺有关。行为改变，如哭泣、激惹、攻击性和淘气在儿童中更常见。随着血糖的继续下降，出现大脑缺糖的症状，例如嗜睡、性格变化、神经错乱、判断力受损（中度低血糖），进展到不会寻求帮助，直至抽搐和昏迷（严重低血糖）。长时间的严重低血糖可以引起感觉抑制或卒中样局灶性运动障碍，并且低血糖恢复后症状依然持续。虽然导致永久后果很少，但是对患儿及其家人来说，严重的低血糖是很可怕的，可能导致他们在低血糖发生之后甚至不愿实行中等程度的血糖控制。

生长激素、皮质醇、肾上腺素和胰高糖素是儿童阶段的重要胰岛素拮抗激素，后两个在年长儿中更关键。许多病程较长的大龄 1 型糖尿病患者，在低血糖时不能分泌胰高糖素。在年轻人中，肾上腺素缺乏也可能表现为部分的自主神经性疾病，这从根本上增加了低血糖的危险性，因为血糖水平下降的早期警告信号是由儿茶酚胺释放产生的。与严格代谢控制有关的反复低血糖发作可能部分加重拮抗激素的缺陷，发生隐匿性（hypoglycemia unawareness）综合征，并使恢复正常血糖的能力降低，（低血糖相关的自主功能衰竭），避免低血糖可以使部分该综合征患者恢复。

处理低血糖最关键的是要患儿及其家属懂得低血糖反应的症状和体征，懂得预料发生低血糖的因素，如锻炼和运动。更严格的血糖控制增加发生低血糖的危险性，应该教会家人在家庭血糖记录中寻找典型的低血糖情形或状态，并据此调节胰岛素的剂量，避免预计的发作。无论何时何地，包括在学校和走亲访友时，都要备有应急措施。如果可能，首要的是在治疗前记录血糖，因为有些症状可能不总是低血糖的表现。大部分的家庭和患儿对真正的低血糖发作有很好的认识，能够在测定前就开始治疗，对于任何怀疑有中度

至重度低血糖发作的患儿，应该先行治疗。治疗不要给予太多的葡萄糖，可给予含 5~10g 葡萄糖的果汁或含糖碳酸饮料或糖果，15~20min 后再测血糖。要指导患儿、家长和老师使用胰高糖素，以防患儿发作时无法口服葡萄糖，应在家中和学校准备一个注射箱。患儿体重不足 20kg 时，肌肉注射的剂量为 0.5mg，超过 20kg 时，剂量为 1mg，胰高糖素可以使肝脏短暂释放葡萄糖。由于胰高糖素常常引起呕吐，当胰高糖素作用减弱，血糖下降后，会妨碍口服补充。看护者还应该在必要时带孩子去医院静脉输注葡萄糖。小剂量的胰高糖素（皮下注射按患儿年龄每岁 10μg，至最多 150μg）能够有效治疗血糖低于 60mg/dL 的口服葡萄糖无效仍然有低血糖症状的患儿。

SOMOGYI 现象，黎明现象和脆弱糖尿病

在引起清晨早餐前几小时血糖升高的原因中，最常见的是单纯胰岛素水平下降。在晚餐或睡前用 NPH 或 lente 作为基础胰岛素的患儿中可见到，他们常常导致常规性的早晨血糖升高。黎明现象被认为主要是由于夜间生长激素的分泌和胰岛素清除的加快所致。这是一种正常的生理过程，在许多非糖尿病的青少年中也存在，可以通过更多的胰岛素分泌来代偿，但 1 型糖尿病的患儿无法代偿，导致晚上使用 NPH 或 lente 时自身胰岛素水平下降，在黎明时段反复出现血糖水平升高。

少数的情况下，清晨高血糖的原因是 Somogyi 现象，理论上是因为在深夜或凌晨低血糖后导致过分的拮抗激素调节反应所致，这不像是一个常见的原因，因为大多数的患儿如果夜间血糖下降则会保持低血糖。连续葡萄糖监测可以对清晨高血糖的原因做出解释。

脆弱糖尿病一词曾用来描述儿童（常见于青少年女性），在使用大剂量胰岛素的情况下，存在无法解释的血糖大范围波动，并且常常发生 DKA，这类患者通常无其他生理异常，因为其在住院时有正常的胰岛素反应。患者常有心理社会问题或精神问题，包括饮食和家庭问题，这些原因阻碍了糖尿病的有效治疗。一般需要住院来确定环境影响，积极的心理社会或精神评价是必需的。因此，临床医生应避免使用"脆性糖尿病"作为一个诊断名词。

行为、心理方面和饮食疾病

糖尿病影响了患儿的生活方式和整个家庭的人际关系。家长普遍感到焦虑和负疚，患儿除了有与家长相似的情绪外，不愿承认和拒绝也很常见，尤其多见于正处叛逆期的青少年。家庭冲突可造成 1 型糖尿病的青年患者治疗依从性差和代谢控制不良。在另一方

面，心理健康、良好的自我照顾以及良好的代谢控制与孩子和家长共同的责任有关，而非任意一方单独的责任。在某些情况下，责任共担与健康状况在大龄的青少年患者的关系中尤为突出。糖尿病人没有特殊的人格疾病或心理疾病，这与在患其他慢性疾病的患儿家庭中可以观察到相似的情况。

■ 认知功能

有越来越多的观点对1型糖尿病患儿发生认知功能障碍的风险较同龄健康人群高表示认同。有证据表明，与迟发性糖尿病和健康人群对比，早发性糖尿病（年龄小于7岁）与认知障碍相关。这些认知障碍主要是观察学习和记忆能力（口头和视觉）以及注意力/执行功能的技巧，其对糖尿病儿童认知的影响在诊断后不久出现。事实上，早发性糖尿病和较长病程的儿童糖尿病对他们的学校表现和学业成绩存在不利影响。

■ 应对方式

1型糖尿病儿童和青少年都面临着一系列复杂的发展变化以及疾病的转归负担。通过调整自我管理不佳和代谢控制不良，可能会影响心理健康和疾病的病程。应对方式是指典型的接近问题的习惯性偏好方法，并可能被视为人们在多种压力下普遍使用的应对策略。以问题聚焦的应对是指直接针对问题的合理的管理力度，旨在改变造成困扰的处境。在另一方面，情绪聚焦的应对暗示减少因压力事件所造成的情绪困扰，以及管理或调节可能伴随或导致应激的情绪。在青少年糖尿病患者中，已经发现避免应对和情绪宣泄可以预测疾病特异性自我照顾行为不佳和代谢控制不佳。使用更成熟的防御并具有更大的适应能力的患者更容易坚持自己的养生之道。应对策略似乎具有年龄依赖性，青少年糖尿病患者比年幼的糖尿病患者更回避应对。

■ 依从性差

家庭冲突、拒绝相信和焦虑情绪，可表现为对饮食、胰岛素治疗指导的依从不良，可表现为不遵从自我监测。养育子女的关键概念和青少年外化行为问题的出现可能会干扰依从性，从而导致血糖控制恶化。故意超量使用胰岛素导致低血糖，漏打胰岛素者常同时伴食物摄入过多，引起酮症酸中毒，他们可能请求心理治疗或企图设法离开被认为是不理想或不能容忍的环境，偶然他们可表现出自杀意图。对因酮症酸中毒或低血糖反复住院者，需怀疑隐藏的情感冲突。在家长这方面，多见过分呵护患儿，而常常不是为了患

儿的最佳利益。鉴于日常生活安排上的约束，如强制的血、尿测定，胰岛素注射和饮食限制等，患儿会常常因此觉得自己与别人不一样和（或）感到孤独，另外，因为担心可能得了并发症和寿命缩短，也增加了患者的焦虑。更不幸的是，关于患者的同胞、后代得病的危险性和女青年患者怀孕问题的错误信息的误导，以至于即使是正确的信息也会引起进一步的焦虑。

许多此类问题可以通过进一步深入的咨询得以预防，咨询基于正确的信息，尝试帮助患者建立正常的态度，并认同自己是有贡献的社会一员。由于认清了这些问题的潜在影响，在许多地区组织了同伴交流小组，通过在小组中交流共同的问题，减轻了孤独感和挫败感。暑期夏令营为儿童糖尿病患者们提供了一个绝佳的、在专家指导下的学习和交流机会，医护人员等可以借此强化有关糖尿病的病理生理、胰岛素剂量、注射技巧、营养、锻炼和低血糖反应的教育。许多患同样疾病的同龄人在一起，可以让患者有新的视野和想法。难治性1型糖尿病儿童和青少年患者仅在某些中心可以通过住院治疗。

■ 焦虑和抑郁

曾经有报道，代谢控制不良与抑郁症状、严重焦虑和以往的糖尿病心理问题高度相关。同样，代谢控制不良与人格、社会、学校适应不良或家庭环境不满意存在一定的联系。据估计20%~26%的青少年患者可能有重度抑郁症（MDD），与非糖尿病青少年人群的发病率相似，发展出MDD的年轻糖尿病患者和精神病对照人群特征是相似的；但是年轻女性糖尿病患者的抑郁症倾向于更持久，更易复发。因此，治疗儿童和青少年糖尿病的医护人员，必须清楚自己作为咨询师和指导者的角色，应该密切关注这类患者的心理健康。

■ 害怕自己注射和检测

害怕自己注射胰岛素（打针恐惧症）易危及血糖控制和患者的情绪。同样，害怕针刺手指检测血糖也会成为苦恼的原因，并严重阻碍自我管理。自己注射胰岛素的儿童和青少年或者可能不注射，或者拒绝更换注射部位，因为重复在同一位置注射可以减轻痛感。但是如果不更换注射部位会引起皮下瘢痕形成（脂肪过度生长），持续在同一部位注射会导致胰岛素吸收不良和（或）胰岛素漏出，导致血糖控制不理想。

■ 饮食问题

1型糖尿病的治疗要求患者持续地进行饮食监控。

另外，血糖控制的改善常常伴随体重的增加，在女青少年中，这两个因素加之个体本身、家庭和社会经济因素，可能导致非特异和特异性饮食问题发生率的升高，饮食问题会破坏血糖控制，增加长期并发症的危险。女性青少年 1 型糖尿病人有饮食问题和其他饮食疾病者，约为其非糖尿病同伴的两倍，据报道该人群特殊饮食问题（食欲缺乏症和暴食症）的发病率为 1%~6.9%，非特异饮食障碍和其他饮食疾病的发病率分别是 9% 和 14%。大约 11% 的女性青少年 1 型糖尿病人为了减少体重而使用低于处方剂量的胰岛素，在有饮食问题的女性青少年糖尿病人中，42% 没有正确使用胰岛素，估计在其他饮食问题和无饮食问题的糖尿病患者中，不正确使用胰岛素者分别为 18% 和 6%。尽管关于男性青少年 1 型糖尿病患者饮食障碍发生率的资料很少，但已有的数据显示这个人群组具有正常的饮食态度。在参加摔跤的健康的男性青少年中，希望减少体重的内心驱动会导致季节性、暂时的异常饮食态度和行为，为了减重可能引起胰岛素剂量的遗漏。

当推断行为、心理问题和（或）饮食问题是治疗依从性不良的原因时，应该进行心理评价和心理治疗。患注射恐惧症和害怕自己检测血糖的儿童和青少年，可以向训练有素的行为治疗师咨询，通过脱敏和生物反馈这样的方法来降低与这些过程有关的痛觉和心理紧张。在大多数的中心，儿童糖尿病医疗队伍中都有行为治疗师和心理学家，他们能帮助对糖尿病儿童进行情感和行为疾病的评价和治疗。在成人中通过评估由护士给予的动机强化疗法联合或者不联合认知行为疗法发现联合治疗可轻微改善血糖控制。然而，仅仅动机强化疗法并不能改善血糖控制。而一些研究表示只要继续加强个性化辅导，治疗师给予的动机强化疗法在 1 型糖尿病青少年的血糖控制中效果持续。在其他研究中，动机访谈被证明是促进 1 型糖尿病青少年行为改变的一种有效方法，而其血糖控制也有相应的改进。

感染时处理

糖尿病患儿发生感染的机会并不比非糖尿病者多，感染常常危及血糖控制并可引起 DKA。另外，由于高血糖的渗透性利尿和酮症导致的呕吐，使患儿发生脱水的危险增加。精神紧张引发的拮抗激素调节分泌影响胰岛素的作用，使血糖升高。如果有恶心、热卡摄入不足，则低血糖的危险较大。虽然 3 岁以下的儿童更容易发生低血糖，大龄患者的容易发生高血糖，整体的影响仍无法预知。因此，经常进行血糖监测和调节胰岛素剂量是发生感染时的基本内容（表 583-8）。

总的目标是维持水平衡，控制血糖水平，避免酮症酸中毒。如果遵循疾病日常处理指南并能与医护人员保持电话联系，这些情况通常可以在家中做到。如果居家治疗未能控制酮尿、高血糖或低血糖，或患儿有脱水体征，家人应寻求指导。如果患儿有大量的酮尿、呕吐，应紧急就诊，全面检查，评价脱水情况，通过检测血清电解质、葡萄糖、pH 和总 CO_2，判定是否有酮症酸中毒。如果患儿血糖低于 50~60mg/dL（2.8~3.3mmol/L），又不能口服，则需静脉输注葡萄糖，尤其当需要继续给予胰岛素以控制酮血症时。

手术时处理

手术像感染一样，使有关的应激激素升高，破坏血糖的控制，手术本身也降低了胰岛素的敏感性，引起血糖升高，并且加重体液丢失，可能引发 DKA。另一方面，手术常常使热卡摄入受限，降低了血糖水平。要预测其影响如同在感染的情况下一样困难，要维持正常血糖和避免酮症，必须积极监测血糖和经常调整胰岛素用量（表 583-9）。

通过静脉输注胰岛素和液体，可以达到维持血糖控制和避免 DKA。一个简单的根据患者体重和血糖水平进行胰岛素调节的方法适用于大多数的情况（表 583-11）。手术后，患者开始经口摄入液体时，仍继续静脉输注胰岛素，静脉输入的液体量随口服量的增加而递减。当能够全部口服时，可停止静脉输液，改为皮下注射胰岛素。当施行选择性手术时，最好在上午进行，给患者时间以重新开始进食和皮下注射胰岛素。如果选择的手术很简单，不超过 1h，预计马上可以恢复完全进食，可以每小时监测血糖 1 次，并按

表 583-8　疾病日常处理指南

尿酮情况	血糖测定和额外快速胰岛素		评价
	胰岛素	剂量调整 *	
阴性或少量 †	每 2 小时	血糖 >250 mg/dL 时每 2 小时测血糖	每隔一个间隔测酮体
中度至重度 ‡	每 1 小时	血糖 >250 mg/dL 时每 1 小时测血糖	每个间隔测酮体，如果有呕吐，去医院

基础胰岛素：glargine 或 detemir 按通常的剂量和时间注射。当血糖低于 150mg/dL 时，NPH 和 Lente 需减量一半，并限制口服

口服液体：如果血糖 >250mg/dL（14mmol/ L），只能吃无糖饮料，<250mg/dL 时可含糖

下列情况需打电话给医生或护士咨询：如果注射三次额外的胰岛素后，血糖仍然高；如果血糖持续低于 70mg/dL，患儿又无法经口补充；如果出现脱水

* 胰岛素的剂量应个体化。如果血糖 >150mg/dL，给予平时的碳水化合物

† 血清酮体 <1.5mmol/L（按商品化试剂盒）

‡ 血清酮体 >1.5mmol/L（按商品化试剂盒）

表 583-9　手术时静脉输注胰岛素指南

血糖水平（mg/dL）	胰岛素输注 [U/（kg·h）]	血糖监测
<120	0.00	1h
121~200	0.03	2h
200~300	0.06	2h
300~400	0.08	1h†
400	0.10	1h†

5% 葡萄糖和 0.45% 生理盐水加 20mEq/L 的醋酸钾，以 1.5 倍的维持速度输液
† 检查尿酮

照患儿在家时的血糖纠正方法，给予胰岛素类似物。如果患者使用 glargine 和 detemir 作为基础胰岛素，则在手术前的晚上给予全量，如果是用 NPH 或 lente，手术前给予早晨剂量的一半。等患儿血糖稳定，进食正常时才能出院。

■ 与血糖控制相关的长期并发症

由于长期生存的糖尿病患儿增加，其并发症的发病率也随之攀升。糖尿病（DM）的并发症主要分为 3 类：①微血管并发症，特别是视网膜病变及肾脏病变；②大血管并发症，尤其是进行性冠状动脉病变，脑血管病变和周围血管病变；③神经病变，包括周围神经性和自主神经性，影响多个器官和系统（表 583-10）。此外，白内障的发生可能更频繁。

糖尿病视网膜病变是美国 20~65 岁成人失明的主要原因。当 1 型糖尿病和 2 型糖尿病病程超过 15 年，发生糖尿病视网膜病变的风险分别为 98% 和 78%。至少 5% 的年轻糖尿病患者（年龄 <19 岁）可出现因组织蛋白糖化和多元醇通路激活导致的晶状体浑浊。虽然代谢控制对该并发症的发展有影响，但遗传因素也起了一定作用，因为仅 50% 糖尿病患者出现增殖性视网膜病变。糖尿病视网膜病变最初的临床表现分为非增殖性或背景性视网膜病变，如微动脉瘤，点状或印迹样出血，硬性或软性渗出，静脉扩张或串珠样改变以及视网膜内微血管异常，这些改变不损伤视觉。增殖性视网膜病变更严重，其表现为新生血管形成，纤维增生，视网膜前或玻璃体积血。增殖性视网膜病变若不治疗，会持续进展且损伤视觉，进而导致失明。增值性视网膜病变的主要治疗手段是全视网膜激光凝固术。晚期糖尿病眼病表现为严重的玻璃体积血或纤维化，常伴视网膜脱落，其重要的治疗方式是玻璃体切除。最终，眼病进入静止期，即退化的视网膜病变。糖尿病黄斑病变是视网膜病变的一个单独亚型，其表现为严重黄斑水肿致中央视觉受损，焦点激光凝固术治疗可能对其有效。

糖尿病指南建议患者被诊断为 2 型糖尿病后不久以及 1 型糖尿病患者在起病后 3~5 年（年龄不低于 10 岁），均应由眼科专家进行全面综合的检查。任何出现视觉症状或异常的患者均需进行眼科评估。随后，1 型糖尿病及 2 型糖尿病患者每年由对糖尿病视网膜病变的诊断和处理具有丰富经验的眼科专家进行复查（表 583-10）。

在美国，糖尿病肾病是导致终末期肾病（ESRD）的主要原因。大部分由糖尿病肾病引起的 ESRD 是可预防的。20%~30% 的 1 型糖尿病患者和 15%~20% 的 2 型糖尿病患者在起病 20 年后会出现糖尿病肾病。出现糖尿病相关性 ESRD 的患者 5 年生存率低于 20%。病程长的 1 型糖尿病患者死亡率增加可能与肾病相关，约占死亡人数的 50%。肾病发病风险的增加与糖尿病病程（最长达 25~30 年，之后该并发症极少发生），代谢控制程度及原发性高血压遗传易感性有关。仅 30%~40% 的 1 型糖尿病患者最终出现 ESRD。组织蛋白糖化导致肾小球基底膜增厚。糖尿病肾病的

表 583-10　筛查指南

	何时开始筛查	频率	首选的筛查方法	其他筛查方法	可能的干预
视网膜病变	青春期前儿童病程超过 5 年，青春期患者发病 2 年以后	1~2 年	眼底照相	荧光血管显影术，瞳孔放大的检眼镜检查	改善血糖控制，激光疗法
肾脏病变	儿童病程超过 5 年，青春期患者发病 2 年以后	每年	隔夜尿白蛋白分泌	24h 尿白蛋白分泌，尿白蛋白/肌酐比例	改善血糖控制，控制血压，ACE 抑制剂
神经病变	不清楚	不清楚	体格检查	神经传导，温度和振动阈值，瞳孔测量，心血管反射	改善血糖控制
大血管疾病	2 岁以后	每 5 年	血脂	血压	他汀类药物降血脂，控制血压
甲状腺疾病	诊断时	每 2~3 年	TSH	甲状腺过氧化物酶	甲状腺素
乳糜泻	诊断时	每 2~3 年	组织谷氨酰胺转氨酶，肌内膜抗体	抗麦胶蛋白抗体	无麸质饮食

摘自 Glastras SJ, Mohsin F, Donaghue KC. Complications of diabetes mellitus in childhood. Pediatr Clin North Am, 2005, 52:1735-1753

进展慢，可检测到尿白蛋白排泄率（AER）增加至30~300mg/24h（20~200μg/min），即微量白蛋白尿，这在肾病的早期阶段间歇或持续存在，一般与肾小球高滤过和血压升高相关。肾病早期阶段会出现蛋白尿（AER>300mg/24h，或>200μg/min）伴高血压。晚期肾病以进行性肾功能减退（肾小球滤过率下降，血清尿素和肌酐升高），进行性蛋白尿及高血压为特征。当进展至 ESRD 阶段，会出现尿毒症、肾病综合征，则需进行肾替代治疗（移植或透析）。

糖尿病肾病筛查是糖尿病护理的常规工作之一（表583-10）。美国糖尿病协会（ADA）建议 2 型糖尿病患者及病程超过 5 年且进入青春期的 1 型糖尿病患者每年进行筛查。检测 24h AER（尿白蛋白和肌酐）或定时（过夜）尿 AER 均可。由于糖尿病患者白蛋白排泄有高度变异性，发现阳性结果时需进行第二次复查以确诊。短期高血糖、运动、尿路感染、明显高血压、心力衰竭及急性发热性疾病均可导致尿白蛋白排泄暂时性升高。白蛋白的日常排泄也有显著可变性，因此在 3~6 个月内，采集的 3 个标本中至少有 2 个标本显示白蛋白排泄增高，才能诊断微量白蛋白尿并开始治疗。一旦诊断为白蛋白尿，诸多因素可减轻高滤过对肾脏的影响：①严格控制高血糖；②积极控制收缩压；③通过使用血管紧张素转换酶（ACE）抑制剂（从而降低跨肾小球毛细血管压），选择性控制小动脉扩张；④限制蛋白质摄入（因为高蛋白摄入增加肾灌注率）。严格血糖控制可延迟微量白蛋白尿进展，并延缓糖尿病肾病进展。接受糖尿病前期综合治疗可持续受益 7~8 年，可能延缓或阻止糖尿病肾病的发展。

糖尿病神经病变

外周神经和自主神经系统均可受累，青少年糖尿病患者可出现神经病变的早期症状。这种并发症是由于高血糖的代谢作用和（或）胰岛素缺乏对外周神经各组分的其他作用。多元醇通路，非酶糖化和（或）肌醇代谢紊乱影响外周神经多细胞组分中一种或多种细胞类型可能有一定刺激作用。与其他因素的作用可能也有关，如胰岛素、胰岛素相关生长因子、一氧化氮及应激蛋白可能具有直接的神经营养作用。周围神经病变可能首先在病程长的青少年糖尿病患者中出现。通过定量感觉检查（QST），在无神经系统症状的年轻糖尿病患者中常常发现上、下肢皮肤温热觉异常。手上的热痛阈值与糖尿病病程相关。QST 得分与代谢控制无相关性。约 10% 的青少年在青春期晚期和青春期后，可发现以感觉神经传导速度减慢和感觉神经动作电位振幅降低为表现的亚临床运动神经受损症

状。青春期代谢控制不良可导致年轻患者周围神经功能恶化。自主神经病变的早期征兆，如心率变异性降低，可能出现在病程长且代谢控制不良的青少年患者中。已尝试的一系列治疗策略取得了不同的结果，这些治疗方式包括：①改善代谢控制；②使用醛糖还原酶抑制剂减少多元醇通路副产物；③使用 α-硫辛酸（一种抗氧化剂）增加组织中一氧化氮及其代谢产物；④使用抗癫痫药物治疗神经性疼痛，如劳拉西泮、丙戊酸钠、卡马西平、噻加宾及托吡酯。

糖尿病儿童的其他并发症包括：与糖原累积性肝大相关的矮小症（Mauriac 综合征）、骨质疏松、与紧绷的蜡质表皮相关的关节活动受限综合征、生长受损和发育迟缓。Mauriac 综合征与胰岛素治疗不足有关，自从长效胰岛素可供，Mauriac 综合征较少见。Mauriac 综合征临床表现包括：满月脸、腹部膨隆、近端肌肉萎缩及由于脂肪和糖原渗透所致的肝脏增大。关节活动受限综合征常与糖尿病微血管并发症的早期发展相关，如视网膜病变和肾脏病变，可在 18 岁之前出现。

预后

1 型糖尿病是一种严重的慢性疾病。据估计，糖尿病患者平均寿命较非糖尿病个体减少 10 年。尽管糖尿病患儿最终能达到正常成人的身高范围，但其青春期可能会延迟，且终身高低于遗传身高。对同卵双胞胎的研究显示：如果青春期前发病，尽管病情控制满意，双胎中的糖尿病患儿可有青春期延迟且身高受损。这些观察结果提示：以往判断糖尿病控制的传统标准是不恰当的，使用常规手段几乎达不到对 1 型糖尿病的良好控制。

通过应用便携式设备（胰岛素泵）可以设定提供持续皮下胰岛素输注以及餐时脉冲式输注，是解决这些长期问题的一种途径。应用胰岛素泵的个体，血糖及其他代谢控制指标（如糖化血红蛋白）几乎可达到正常水平，且能维持数年。但这种方法适用于积极性高且能严格自我监测血糖的患者，他们对因装置故障导致的高血糖或低血糖以及导管穿刺部位感染等潜在并发症保持警惕。

代谢控制的变化对降低一些并发症的发病率及严重程度有着深远影响。如瑞士 1971—1975 年诊断的 1 型糖尿病患儿，其患病 20 年后肾病的发生率较前 10 年诊断的糖尿病患儿降低。此外，大部分有微量白蛋白尿的患者均可获得良好的血糖控制，进而微量白蛋白尿消失。预后的改善与代谢控制直接相关。

■ 胰腺和胰岛的移植与再生

在治疗 1 型糖尿病的尝试中，曾进行节段胰腺或离体胰岛移植。这些操作不仅技术上具有挑战性，且有疾病复发的风险以及发生移植排斥或使用免疫抑制剂治疗的并发症。免疫抑制并发症包括恶性疾病的发展。一些抗排斥药物，尤其是环孢霉素及他克莫司，对朗格罕氏岛有毒性作用，损伤胰岛素分泌，甚至导致糖尿病发生。因此，节段胰岛移植仅仅在患者由于糖尿病肾病出现 ESRD 需要进行肾脏移植时才会进行，其中肾脏移植后需使用免疫抑制治疗。在成人已完成几千例这样的移植。随着经验的积累和新型免疫抑制剂的应用，有功能的胰腺存活可达几年，期间患者不用或使用最小剂量的胰岛素可达到代谢控制并逆转一些微血管并发症。但是，由于儿童和青少年糖尿病患者一般不会出现 ESRD，故不推荐胰腺移植作为儿童患者的首选治疗。

由于排斥反应，进行离体胰岛移植同样具有挑战性。研究一直致力于改善用于移植的胰岛的产量和活力，并降低免疫原性。单个胰岛移植策略（Edmonton 方案）是对一组 1 型糖尿病成人患者进行门静脉单个胰岛灌注，该治疗策略还使用了新一代免疫抑制剂，其副作用较其他药物明显降低。在 36 例接受移植后连续随访至少 2 年的患者中，有 5 例（14%）两年不依赖胰岛素。尽管由于免疫抑制剂的使用，患者副作用大大减轻，但仍观察到一些与胰岛移植相关的并发症，包括门静脉栓塞，经皮门静脉穿刺引起的出血，因输液和手术使用抗凝剂导致的肝内和肩胛下广泛出血。46% 有肝功能检查指标升高，但全部能恢复正常。然而，仅一半患者可以维持两年不需胰岛素治疗。结果表明积极的长期临床结果依赖于胰岛移植的组分，尤其是存在高数量的胰岛祖细胞（导管 - 上皮细胞）。通过围术期使用免疫抑制剂，抗胸腺细胞球蛋白及依那西普改善胰岛移植。在这些技术评估获得成功前需长期监测。

胰岛再生是治疗 1 型糖尿病的一种潜有力的方式，可分为 3 种类型。①体外疗法。通过移植培养的细胞，包括胚胎干细胞，胰腺干细胞以及 β 细胞系，并联合使用免疫抑制疗法或免疫隔离。②自体体外再生疗法。通过使用患者自己的细胞，如骨髓干细胞，其被暂时移出并在体外诱导分化成 β 细胞。尽管有些研究者报道在将骨髓细胞移植入啮齿动物体内后，成功将胚胎干细胞分化转化为胰岛 β 细胞，但其他研究并未观察到这一结果。故目前胰岛素分泌细胞不能从骨髓干细胞中产生。③体内再生疗法。考虑使受损的组织在体内从患者自体细胞再生，

β 细胞从非 β 细胞新生并在体内增殖，尤其作为 2 型糖尿病的再生疗法。

15 例新诊断的 1 型糖尿病患者（年龄 14~31 岁）使用高剂量的免疫抑制剂并进行自体非清髓性造血干细胞移植（autologous nonmyeloablative hematopoietic stem cell transplantation，AHST），其中有 11 例（73.3%）至少 6 个月不需要胰岛素治疗，但仅 4 例（26.6%）21 个月不需要胰岛素治疗。随后，另外 8 例患者被纳入研究并平均随访达 28.9 个月。该项初步研究证实通过 AHST，β 细胞功能显著提高，大部分患者可不依赖胰岛素治疗且血糖控制良好。

583.3　2 型糖尿病

Ramin Alemzadeh, Omar Ali

过去，2 型糖尿病被认为是非胰岛素依赖型糖尿病或成年发作的糖尿病。它是一种异质性疾病，以外周胰岛素抵抗和 β 细胞分泌的胰岛素不能满足需求为特征，患者有相对而非绝对胰岛素缺乏。一般来说，他们不易发生酮症，但某些情况下也会发生酮症酸中毒。目前病因尚不明确，但这些患者没有自身免疫性 β 细胞破坏，亦没有其他已知继发性糖尿病的病因。

■ 自然病史（2 类）

2 型糖尿病被认为是一种多基因疾病，可因环境因素，如体力活动少和过量的热卡摄入而加重。大多数患者有肥胖，尽管该病偶尔也发现于正常体重的个体。亚洲人群可能在更低程度的肥胖即发生 2 型糖尿病。一些患者可能不需要满足超重或肥胖标准（同年龄同性别），尽管腹部体脂百分比异常高。肥胖，尤其是中心性肥胖，与胰岛素抵抗的发展密切相关。此外，2 型糖尿病高危人群可出现葡萄糖诱导的胰岛素分泌减少。肥胖并不导致所有个体出现相同程度的胰岛素抵抗，且有胰岛素抵抗并不一定出现 β 细胞功能障碍。因此，很多肥胖个体出现一定程度的胰岛素抵抗，但可通过增加胰岛素分泌而代偿。若不能通过增加胰岛素分泌而代偿，则可发生葡萄糖耐量受损和空腹血糖受损（通常情况下，并非总是如此）。肝胰岛素抵抗导致过量肝糖输出（胰岛素抑制肝糖输出不足），然而骨骼肌胰岛素抵抗导致葡萄糖代谢的主要组织器官糖摄取减少。随着高血糖加重，慢性高血糖（糖毒性）或慢性高血脂（脂毒性）对 β 细胞功能的毒性作用加剧，并常伴随三酰甘油含量增加以及胰岛素基因表达降低。在某一时刻，血糖升高符合 2 型糖尿病诊断标准（网络表 583-2 见光盘），但大多数 2 型糖尿病患者被诊断后数月至数年无症状，由于是中

度高血糖,并不像 1 型糖尿病一样出现明显的多尿和消瘦,甚至体重持续增加。长期的高血糖可伴有微血管和大血管并发症。最后,β 细胞功能降低,甚至出现绝对胰岛素缺乏,从而依赖外源性胰岛素。在 2 型糖尿病中,胰岛素缺乏很少是绝对的,所以患者常不需要胰岛素维持生命。然而,外源性胰岛素可改善血糖控制。2 型糖尿病患者不常出现 DKA,但也可发生,且其常伴随其他疾病的应激,如严重感染,并随应激性疾病的恢复而痊愈。与其他种族相比,美国黑人有更普遍的倾向出现 DKA。尽管普遍认为 2 型糖尿病不会出现胰岛 β 细胞的自身免疫性破坏,但多达 1/3 的青少年 2 型糖尿病患者出现 1 型糖尿病自身免疫标记物(即 GAD65、ICA512 和 IAA)阳性。在儿童和青少年中,这些自身免疫标记物的存在并不能排除 2 型糖尿病。同时,由于肥胖的流行,肥胖的存在并不能排除 1 型糖尿病。虽然大部分新诊断的糖尿病可以确诊为 1 型糖尿病或 2 型糖尿病,少数患者同时出现 1 型和 2 型糖尿病的特征而难以区分。

流行病学

1999—2002 年 NHANES 数据表明:美国 12~19 岁儿童青少年 2 型糖尿病患病率为 1.46/1 000。SEARCH 研究发现 2001 年美国 10~19 岁儿童青少年中 2 型糖尿病患病率为 15%,这一比例较前有所增长。某些种族可能发病风险更高,如美洲原住民,西班牙裔美国人及非裔美国人(按照这一顺序)较美国白人的发病率更高。尽管大部分儿童糖尿病仍为 1 型糖尿病,但儿童 2 型糖尿病的比例越来越高,在某些中心,2 型糖尿病占新发糖尿病比例高达 50%。在威斯康星儿童医院(Milwaukee),我们观察到在过去十年里,10~18 岁儿童青少年 2 型糖尿病发生率增长超过 10 倍(占新发糖尿病比例从不足 2% 增长至 22% 左右)。世界其他国家患病率差异较大,很多国家糖尿病患病率尚无确切的统计数据,但世界各地 2 型糖尿病的患病率不断增高。一般来说,与欧洲人群相比,亚洲人群会在更低的 BMI 水平罹患 2 型糖尿病。结合他们 1 型糖尿病发生率低的情况,说明在很多亚洲国家儿童糖尿病中 2 型糖尿病比例更高。

儿童青少年 2 型糖尿病的流行状况与肥胖的流行状况相平行(见第 44 章)。尽管肥胖本身与胰岛素抵抗相关,只有达到一定程度的胰岛素分泌障碍时才会出现糖尿病。因此,当进行葡萄糖诱导的胰岛素分泌试验或其他刺激试验时,2 型糖尿病患者的胰岛素分泌较年龄、性别、体重及葡萄糖浓度相匹配的对照组更低。

遗传学

2 型糖尿病有明显的遗传倾向,在同卵双胞胎中的一致率达 60~90%。但应注意孪生本身会增加 2 型糖尿病发病风险 [由于宫内发育迟缓(IUGR)],且会歪曲遗传危险性预测。丹麦至少 1 项研究报道同卵和异卵双胞胎患 2 型糖尿病的一致性约 70%,这表明环境因素(包括宫内环境)对 2 型糖尿病的发展起了重要作用。2 型糖尿病的遗传基础复杂且尚未完全明确。我们知道 HLA 在 1 型糖尿病中起重要作用,但目前并未发现明确的 2 型糖尿病的遗传因素。全基因组关联研究已经发现某些遗传多态性与大多数人群 2 型糖尿病发病风险增加有关;研究一致认为 TCF7L2(transcription factor 7-like 2)基因变异对 β 细胞功能有一定影响。其他风险等位基因包括 PPARG 和 KCNJ11 变体及其他 18 种基因变体。此外,其他的变体通过增加肥胖发生风险而增加罹患糖尿病的风险(如 FTO 基因变体)。但至今, 所有这些被识别的变体仅能解释小部分人群(可能不足 20%)的糖尿病发病风险,且在大多数情况下这些遗传多态性导致 2 型糖尿病的发病机制尚不明确。

表观遗传学和胎儿编程

低出生体重和 IUGR 均与 2 型糖尿病发病风险增加相关,且在最初几年体重增长更快的低出生体重儿患病风险可能更高。根据这些发现提出了"节约表型"假说,其假设胎儿营养不良导致这些儿童最大限度的贮存营养,从而使他们将来体重更易增加而出现糖尿病。表观遗传修饰可能在其中起一定作用,但具体的分子机制尚不清楚。然而,不管具体机制是什么,胎儿期和儿童早期的环境在 2 型糖尿病的发病机制中起了重要作用,且可能是通过遗传密码的表观遗传修饰(除外其他因素)。

环境与生活方式相关的危险因素

肥胖是与糖尿病发展相关的最重要的生活方式因素。这与高热量食物的摄入,体能活动不足,看电视(屏幕时间)及社会经济地位低(在发达国家)。母亲吸烟也会增加子代发生糖尿病和肥胖的风险。青年人吸烟也会增加自身患糖尿病风险,尽管目前机制不明。此外,睡眠剥夺和心理社会应激均会增加儿童肥胖发生风险,且使成人葡萄糖耐量受损,其可能通过过度激活下丘脑—垂体—肾上腺轴。许多抗精神病药物(特别是非典型抗精神病药物如奥氮平和喹硫平)及抗抑郁药(包括三环类抗抑郁药和新型抗抑郁药,如氟西汀和帕罗西汀)可引起体重增加。除了增加肥胖发生风险以外，部分药物可能直接引起胰岛素抵抗，β 细胞功能障碍，瘦素抵抗及炎症通路的激活。使问题更复杂的是，有证据表明精神分裂症和抑郁症本身可增加 2 型糖尿病及代谢综合征发病风险，不依赖于药物治疗。结果，肥胖和 2 型糖尿病在该人群中的发生率更高，且随着抗精神病药和抗抑郁药在儿童中的使用而增加，这一关联可能更紧密。

■ 临床特征

在美国，儿童青少年糖尿病多诊断于美洲原住民，西班牙裔美国人及非裔美国人，且比马印第安人发病率最高，其 15~19 岁人群发病率为 5%。虽然 2 型糖尿病也可能见于 6 岁儿童，但大部分患者在青少年期被诊断，且发病率随年龄增加而增加。几乎所有患者均有 2 型糖尿病的家族史，且这些患者均有肥胖以及轻度多尿、多饮或无症状，而在筛查时被检出。但多达 10% 病例出现糖尿病酮症酸中毒，非裔美国人发生率可能更高。体格检查常常发现有黑棘皮，多发生于颈部和皮肤皱褶部位，其他发现可能包括局部皮纹和腰臀比增加。实验室检查可有 HbA1c 水平增高，且少数民族青年患者 HbA1c 数值更高。以三酰甘油水平和低密度脂蛋白（LDL）胆固醇水平升高为特征的高脂血症在 2 型糖尿病被诊断时常见。因此，所有新发 2 型糖尿病患者均需进行血脂筛查。由于高血糖进展慢且患者可能在患 2 型糖尿病后数月或数年无症状，建议高危儿童进行 2 型糖尿病筛查（表 583-11），且很多患者在常规筛查时被诊断。ADA 推荐所有超重且有 2 项以上危险因素的青年人在 10 岁或青春期启动及之后的每两年进行 2 型糖尿病检查。危险因素包括：一级或二级亲属有 2 型糖尿病家族史，母亲有妊娠期糖尿病病史，特定种族（如美洲原住民，非裔美国人，西班牙裔或者亚洲或太平洋岛民），有胰岛素抵抗迹象（黑棘皮，高血压，血脂异常或多囊卵巢综合征）。目前推荐将空腹血糖作为筛查检测，但一些机构推荐将 HbA1c 作为筛查指标，其优势在于不需要空腹标本。在临界或无症状案例中，通过葡萄糖耐量试验确诊，但如果出现典型症状或 2 次随机空腹血糖明显升高时则不需进行葡萄糖耐量试验。

■ 治 疗

2 型糖尿病是一种进展性的症候群，其逐渐导致完全胰岛素缺乏。需根据 2 型糖尿病的自然病程对其进行系统治疗，包括当口服降糖药治疗无效时加用胰岛素。然而，生活方式调整（饮食和运动）是治疗方案中必不可少的一部分，咨询营养师是必要的。目前

表 583-11　儿童 2 型糖尿病检查

标准*

·超重（BMI>85th 百分位，同年龄同性别，身高别体重 >85th 百分位，或体重 > 理想身高的 120%）

加上以下任意 2 项危险因素：

·1 级或 2 级亲属 2 型糖尿病家族史

·种族（美洲印第安人，非裔美国人，西班牙裔美国人，亚洲人 / 太平洋岛民）

胰岛素抵抗体征或与胰岛素抵抗相关的症状（黑棘皮，高血压，血脂异常，多囊卵巢综合症）

开始年龄：10 岁或青春期起病，如果青春期启动低龄化

频率：每 2 年

检查：首选空腹血糖

* 对不满足这些标准的高危患者应进行糖尿病临床评估

摘自 American Diabetes Association. Type 2 diabetes in children and adolescents. Diabetes Care, 2000, 23:386

没有特别的饮食或运动方案具有绝对的优势，但大部分中心推荐低热量、低脂饮食，每周进行 5 次以上持续 30~60min 的体育活动。屏幕时间控制在 1~2h/d。这些患儿常常来自对健康饮食习惯认知差的家居环境。常见的行为包括漏餐，吃零食多，看电视、玩电子游戏、玩电脑多。青少年有非食欲性进食，如情绪化进食，看电视或觉得无聊时进食，周期性节食（溜溜球节食效应）。治疗这些患者常常具有挑战性且可能不成功，除非全家改变他们的不健康饮食习惯。

若生活方式干预不能使血糖恢复正常，需使用口服降糖药治疗持续性高血糖（表 583-12）。若患者出现 DKA 或 HbA1c 显著升高（>9.0%），需使用胰岛素治疗，其方案与 1 型糖尿病类似。一旦血糖水平得到控制，大多数患者可以通过口服降糖药和改变生活方式进行治疗，但一些患者可能继续需要胰岛素治疗。

最常用的口服药是二甲双胍。开始二甲双胍治疗前必须评估肾功能，因为肾功能受损与成人潜在致死性乳酸酸中毒相关。明显的肝功能不良也是禁忌证之一，尽管肝酶轻度升高可能不是绝对的禁忌证。常用起始剂量为 500mg，每天 2 次，最大剂量可加至 2500mg /d。治疗初期常会出现腹部症状，但大部分患者可自行缓解。

其他药物如噻唑烷二酮类（TZDs）、磺脲类、阿卡波糖、普兰林肽及肠降血糖素均是成人常规用药，但目前在儿科这些属于二线用药。磺脲类在成人使用广泛，但儿童用药经验有限。磺脲类通过关闭 β 细胞上的钾通道（KATP）促进胰岛素释放。当二甲双胍单一药物疗法无效或某些禁忌证，偶尔使用磺脲类进行治疗（在部分类型新生儿糖尿病中的使用在新生

表 583-12　口服降血糖药物

药物	作用机制	生物效应持续时间(hr)	每日剂量(mg)	剂量/天	副作用	注意
缩二胍	胰岛素增敏剂				胃肠道紊乱，乳酸酸中毒	避免肝脏或肾脏损伤
二甲双胍			1500~2500	2~3		
磺脲类						
一代						
乙酰苯磺酰环己脲		12~18	500~750	1 次或分次		
氯磺丙脲		27~72	250~500	1		
甲糖宁		14~16	1000~2000	1 次或分次		
二代						
格列吡嗪		14~16	2.5~10	1 次或分次		
			XL: 5~10	1		
格列苯脲		20~24+	2.5~10	1 次或分次		
格列美脲		24+	2~4	1		
Glitinides	促进胰岛素分泌					肾脏或肝脏功能不良
瑞格列奈		≤ 24	2~16	3		
那格列奈		4	360	3		
α - 葡萄糖苷酶抑制剂	减慢水解和吸收		150~300	3（随餐）	暂时性胃肠功能紊乱	
阿卡波糖	碳水化合物复合体		150~300	3（随餐）		
米格列醇						
噻唑烷二酮类	外周胰岛素增敏剂				上呼吸道感染，	
罗格列酮			4~8	1 次或分次	头痛，水肿，体重增加	
吡格列酮			15~45	1		
西他列汀	GLP-1 受体激动剂	24	50~100	1	上呼吸道感染，咽喉痛，腹泻	无儿童及青少年的数据资料

摘自 Jacobson-Dickman E, Levistky L. Oral agents in managing diabetes mellitus in children and adolescents. Pediatr Clin North Am, 2005, 52:1689-1703

儿糖尿病章节进行讨论）。TZDs 尚未批准用于儿童，但在因各种原因不适合进行二甲双胍治疗的患者中偶尔作为胰岛素增敏剂使用。普兰林肽是胰岛淀粉样多肽类似物（IAPP）， 是与胰岛素共分泌的一种多肽，有延缓胃排空、抑制胰高血糖素及可能抑制食物摄入的作用，其尚未批准用于儿童。 肠降血糖素是肠道衍生多肽，类似于胰高血糖素样肽 -1（GLP-1）、胰高血糖素样肽 -2 及葡萄糖依赖性促胰岛素释放肽（GIP，又称为胃抑制蛋白），其在进食后被分泌，有增强胰岛素分泌及其作用、抑制胰高血糖素生成并延缓胃排空。GLP-1 类似物（如艾塞那肽）及延长内源性 GLP-1 作用（如西他列汀）均可用于成人，但尚未批准用于儿童，目前其在儿童中的使用尚处于试验阶段。

■ 并发症

在青少年 SEARCH 糖尿病研究中，92% 的 2 型糖尿病患者有 ≥ 2 项代谢综合征组分（高血压、高三酰甘油血症、低 HDL，腰围增加），70% 有高血压。此外，微量白蛋白尿和糖尿病视网膜病变在 2 型糖尿病中的发生率较 1 型糖尿病更高。在 SEARCH 研究中，病程小于 5 年的 2 型糖尿病患者中微量白蛋白尿发生率为 7%~22%，视网膜病变发生率为 18.3%。所以，所有青少年 2 型糖尿病患者应筛查高血压和血脂异常，且筛查微量白蛋白尿和视网膜病变的时间早于 1 型糖尿病。睡眠呼吸暂停和脂肪肝被诊断的频率越来越高，可能需要推荐至合适的专家进行诊疗。糖尿病相关的并发症及推荐的筛查见表 583-10，表 583-13 列举了与 2 型糖尿病密切相关的其他情况。

■ 预 防

达到良好的血糖控制和预防糖尿病并发症很困难，这使得预防成为令人信服的策略。这对 2 型糖尿病尤为如此，其与可改变的危险因素，如肥胖和久坐的生活方式存在明确的联系。糖尿病预防计划（DPP）是为预防或延缓因糖耐量受损（IGT）而具有高危风险的成人发生 2 型糖尿病而制订的。DPP 的结果证实，对 IGT 个体加强生活方式或药物干预可预防或延缓 2 型糖尿病的发生。这些结果令人瞩目。生活方式干预可使糖尿病发生率降低 58%；与安慰剂相比，二甲双胍使发病率降低 31%。无论男女和种族，均取得了相似的作用。生活方式干预对有 IGT 的肥胖青少年也有类似的益处。危险人群均需进行筛查（表 583-11）。

■ 糖耐量受损

建议用糖耐量受损（IGT）替代诸如无症状性糖尿病、化学性糖尿病、亚临床糖尿病、临界性糖尿病及隐匿性糖尿病等术语，以避免牵涉糖尿病这一命名，因为它可能影响职业选择，健康或人寿保险的入保及自我形象。尽管 IGT 代表正常糖代谢和糖尿病的中间生化过程，经验证明很少的 IGT 儿童会出现糖尿病，发生率为 0~10%。IGT 的程度是否对进展的可能有提示作用尚有争议，但少数进展病例的证据显示，其糖耐量试验中胰岛素反应严重受损。在出现临床糖尿病的患者中常发现胰岛细胞或胰岛素自身抗体以及 HLA-DR3 或 HLA-DR4 单体型。在大部分有 IGT 的肥胖儿童中，口服葡萄糖耐量试验中胰岛素反应比年龄校正的平均值要高，但不比体重校正的对照者高；这些个体对胰岛素的作用有抵抗，但并非完全不能分泌胰岛素。

在健康非糖尿病儿童中，口服糖耐量试验中的葡萄糖反应在所有年龄都是相似的。相反，血浆胰岛素反应在 3~15 岁年龄范围内逐渐升高，且青春期明显更高。因此结果的解读需要与年龄和青春期校正的反应相比较。

糖耐量试验的操作应根据目前接受的方案进行标准化，其包括至少三天均衡饮食，即约 50% 的热量来自碳水化合物；夜开始禁食至次日早晨；葡萄糖的剂量为 1.75g/kg，但不超过 75g。在口服葡萄糖之前及之后的 1h、2h、3h 采取血浆样本。这种主观设计的试验，将 IGT 定义为空腹血浆葡萄糖值低于 126mg/dL，2h 值高于 140mg/dL 但低于 200mg/dL（网络表 583-2 见光盘）。在葡萄糖耐量试验中，测定血清胰岛素反应不是诊断的先决条件，但反应的幅度可能有预后价值。

在有 IGT 但没有空腹高血糖的儿童中，不推荐重复口服葡萄糖耐量试验。研究表明除非胰岛素反应明显低于正常，这些儿童葡萄糖耐量受损程度会维持稳定或实际上随时间而改善。这些肥胖儿童除了减轻体重外无须其他治疗。需要特别指出的是口服降糖药仅限于研究中。

583.4 其他特殊类型的糖尿病
Ramin Alemzadeh, Omar Ali

大部分儿童和成人糖尿病分为 2 类：1 型和 2 型糖尿病，但多达 1%~4% 的患者由于单基因病变引起。这些病变包括遗传性 β 细胞功能和胰岛素作用缺陷，以及罕见的线粒体糖尿病。

■ β 细胞功能的遗传缺陷

青少年发病的成人糖尿病

有几种糖尿病与 β 细胞功能单基因缺陷相关。在这些遗传缺陷被确定以前，这类糖尿病根据临床症状被诊断，被描述为 MODY 或青少年发病的成人糖尿病。这一亚型糖尿病的临床表现不均一，发病年龄为 9~25 岁，有原发性胰岛素分泌缺乏，遗传方式为常染色体显性遗传（AD）。严格的 MODY 诊断标准包括：至少有 3 代糖尿病患者，且呈 AD 遗传，至少有一个患者在 25 岁前被诊断。

目前这类糖尿病的遗传基础和机制较容易理解，MODY 术语用于显性遗传的胰岛素分泌单基因缺陷。ADA 将这一组糖尿病统称为"β 细胞功能遗传缺陷"，其中 6 种缺陷符合 MODY 典型临床诊断标准（表 583-14）。欧洲这一类患者中 80% 属于 MODY2 或 MODY3，但其他种族的分布规律可能不同。除了

表 583-13　监测并发症及并存疾病

状况	筛查试验	意见
高血压	血压	
脂肪肝	AST, ALT, 肝脏超声检查	
多囊卵巢综合征	月经史，通过游离 / 总睾酮和 DHEA 评估雄激素是否过量	
微量白蛋白尿	尿白蛋白浓度和白蛋白 / 肌酐比例	
血脂异常	空腹血脂（总 LDL, HDL 胆固醇，三酰甘油）	诊断时及以后的每 2 年
睡眠呼吸暂停	睡眠测试评估整夜氧饱和度	

摘自 Liu L, Hironaka K, Pihoker C. Type 2 diabetes in youth. Curr Probl Pediatr Adolesc Health Care, 2004, 34:249-280

MODY2 是由葡萄糖激酶突变导致，其他类型均由不同转录因子的遗传缺陷引起（表 583-14）。

MODY2

这是 MODY 中第二常见的类型，约 15% MODY 属于 MODY2。葡萄糖激酶在 β 细胞对葡萄糖感应中起重要作用，该基因杂合突变导致胰岛 β 细胞对葡萄糖反应轻度降低，纯合突变导致胰岛 β 细胞在有葡萄糖刺激时完全不能分泌胰岛素，从而出现永久性新生儿糖尿病。携带杂合突变的患者胰岛素释放阈值更高，但当血糖 >7 mmol/L 时，仍可分泌足量胰岛素，这导致相对轻型糖尿病（HbA1c 常 <7%），大部分患者有轻度空腹高血糖和 IGT。如果在儿童时期被诊断，部分患者可能被误诊为 1 型糖尿病，因为妊娠糖尿病出现于妊娠期，而控制良好的 2 型糖尿病出现于成人。由于除妊娠糖尿病外，大部分患者为非进展型，可能不需要治疗，因此准确的诊断很重要。必要时，可用小剂量胰岛素治疗。口服药（磺脲类及相关药物）治疗有效，可能更易被患者接受。

MODY3

患者携带转录因子肝细胞核因子 1α（HNF-1α）基因突变，可出现从糖耐量受损到严重糖尿病不同程度的碳水化合物代谢障碍，且随时间推移，常从轻度发展至重度。他们还容易出现血管并发症。MODY3 是最常见的 MODY 亚型，约 65% 的 MODY 属于 MODY3。这些患者对磺脲类药物敏感，至少在早期阶段，常只需相对低剂量口服药治疗。在儿童时期，这种类型 MODY 有时被误诊为 1 型糖尿病而使用胰岛素治疗。评估自身免疫标志物可辅助分类，对可疑患者

表 583-14　MODY 类型和特异性临床特征总结

	基因突变	功能	特异性特征
MODY1	HNF4α	转录因子	三酰甘油，载脂蛋白 apoAII 和 apoCIII 水平降低
MODY2	葡萄糖激酶（GCK）	酶，葡萄糖传感器	早发高血糖，但为轻度且非进展性
MODY3	HNF-1α	转录因子	降低肾脏葡萄糖吸收进而导致尿糖
MODY4	IPF-1	胰腺发育所需	纯合突变导致胰腺发育不全
MODY5	HNF-1β	转录因子	非高血糖性肾功能障碍；与子宫异常，尿道下裂，关节松弛及学习困难相关
MODY6	NEUROD1	胰腺发育的分化因子	极其罕见

MODY：青少年发病的成人糖尿病
摘自 Nakhla M, Polychronakos C. Monogenic and other unusual causes of diabetes mellitus. Pediatr Clin North Am, 2005, 52:1637-1650

可进行遗传学检测，临床症状提示其为相对轻型糖尿病，且有家族史提示其属于 AD 遗传。另一方面，即使患者为相对轻度且逐渐起病的糖尿病可能为 1 型糖尿病，且如缺乏提示 AD 遗传的家族史，诊断 MODY 是不可靠的。准确的诊断可避免不必要的胰岛素治疗和特定的遗传咨询。

HNF 4α（MODY1），IPF-1/PDF-1（MODY4），HNF 1β/TCF2（MODY5），和 NeuroD1（MODY6）均属于转录因子，其参与调控 β 细胞发育和功能，而这些基因突变可导致各种罕见 MODY。除了糖尿病，还可出现与高血糖无关的特殊表现，如 MODY1 与低三酰甘油和脂蛋白水平相关，MODY5 与肾囊肿和肾功能障碍有关。在治疗方面，MODY1 和 MODY4 可能对口服磺脲类药物敏感，但 MODY5 对口服药无反应，需使用胰岛素治疗。NeuroD1 缺陷极其罕见，目前对其自然病程的了解不多。

葡萄糖转运蛋白 2（GLUT-2）是非胰岛素依赖性葡萄糖转运蛋白，原发或继发性 GLUT-2 缺陷可能也与糖尿病相关。糖原合成酶基因多态性也可能导致糖尿病。糖原合成酶对于把葡萄糖以糖原形式储存于肌肉中至关重要。有该基因缺陷的患者出现明显胰岛素抵抗和高血压，且有明显糖尿病家族史。

线粒体基因缺陷

母系遗传糖尿病和耳聋（MIDD）

有时线粒体 DNA 点突变与母系遗传的糖尿病和耳聋相关。最常见的是 m.3243A>G 点突变。该突变与 *MELAS* 的突变相同（MELAS 分别表示肌病，脑病，乳酸酸中毒及类卒中样综合征的英文首字母的缩写），但该综合征不出现糖尿病，所以同样的缺陷其表型不同 大部分 MIDD 患者有隐匿性糖尿病，但近 20% 患者出现与 1 型糖尿病类似的急性症状。糖尿病平均诊断年龄为 37 岁，也有 11 岁的患者被报道。日本估计有 1.5% 的糖尿病患者携带该突变，在其他种族发生率可能更高。由于线粒体功能障碍可能导致严重乳酸酸中毒，这些患者应避免使用二甲双胍治疗。

另一型与线粒体突变相关的 IDDM 是 Wolfram 综合征。Wolfram 综合征的特征是尿崩症，糖尿病，视神经萎缩和耳聋，故取英文首字母缩写词为 DIDMOAD。有些糖尿病患者出现严重的低胰岛素血症，而其他患者出现以 C- 肽为标志的明显胰岛素分泌。总体流行率为 1/770 000。临床特征的出现顺序如下：10 岁内出现非自身免疫性 IDDM；2/3~3/4 患者在 10~20 岁出现中枢性尿崩症和感觉神经性耳聋；20~30 岁约一半的患者有肾脏异常；1/2~2/3 患者在 30~40 岁出现小脑共济失调和肌阵挛等神经并发症。其他症

状包括大部分男性出现原发性性腺萎缩，平均30岁左右出现伴神经性呼吸障碍死亡的进行性神经病变。部分但并非所有患者由4号染色体短臂上的 *WFS-1* 基因突变导致。

■ 新生儿糖尿病

新生儿糖尿病罕见，发生率约为1/100 000。6月龄前出现典型自身免疫性T1DM极少见，大部分该年龄段的糖尿病由基因突变导致。

■ 新生儿暂时性糖尿病（TNDM）

50%新生儿糖尿病是暂时性的，但在葡萄糖耐量正常过渡期后，50%~60%的患者出现永久性糖尿病（平均年龄14岁）。也有新生儿期暂时性糖尿病最后发展为典型1型糖尿病的报道。关于新生儿暂时性糖尿病与之后发病的1型糖尿病之间是偶然关系还是因果关系有待进一步证实。

新生儿暂时性糖尿病综合征在生后一周内起病，持续数周至数月后可自行缓解，病程平均为12周。该病大多发生于小于胎龄儿，以高血糖和明显的尿糖为特征，可导致重度脱水，有时出现代谢性酸中毒，无或有轻度酮血症或酮尿。胰岛素对葡萄糖或甲苯磺丁脲的反应低或无反应；基础血浆胰岛素浓度正常。在疾病自行恢复后，胰岛素对这些同样刺激的反应敏感且正常，提示随着疾病自行恢复，存在功能性β细胞成熟延迟。有报道称该病可发生在同一家系的同胞中。约70%患者由于染色体6q24存在异常，导致父系基因过表达，如多形性腺瘤样基因1（*PLAGL1/ZAC*）和葡萄胎相关及印记（*HYMAI*）基因，其余大部分患者由于KATP通道突变导致。KATP通道突变也可导致永久性新生儿糖尿病，但导致暂时性新生儿糖尿病（TNDM）和永久性新生儿糖尿病（PNDM）的突变并无重叠。TNDM综合征应与可导致高渗性脱水的严重高血糖鉴别，严重高血糖一般发生于婴幼儿而非新生儿，且其对补液反应迅速，不需或需极少量胰岛素治疗。

新生儿DM活跃期必须使用胰岛素治疗，中效胰岛素1~2 U/（kg·24h）分2次给药，可以明显改善症状，促进生长，增加体重。一旦出现反复低血糖或2月龄后可尝试逐渐减少胰岛素剂量。遗传学检测可以检查染色体6q24异常以及钾通道缺陷，推荐所有患者均进行该项检查。

■ 永久性新生儿糖尿病（PNDM）

约50%的新生儿期永久性DM由KCNJ11和

ABCC8基因突变引起。这些基因编码ATP敏感钾通道Kir6.2和SUR1亚型，其在β细胞分泌胰岛素中起重要作用。部分患者由于IPF-1基因纯合突变（其杂合突变导致MODY4），葡萄糖激酶基因纯合突变（其杂合突变导致MODY2）及胰岛素基因突变导致胰腺发育不全引起。由于胰岛素是一种宫内生长因子，几乎所有婴幼儿患者出生时均小。有报道双胞胎同时发病或家中另有患者。永久性新生儿DM患儿最初可能血糖正常，典型症状出现于生后到6月龄之间（平均发病年龄是5周）。患儿严重程度不一，多达20%患者有神经系统表现。最严重的患者有发育迟缓综合征，癫痫和新生儿糖尿病（DEND综合征）。症状较轻的DEND即中间型DEND或i-DEND。

KCNJ11基因激活突变（编码ATP敏感钾通道Kir6.2亚型）可导致TNDM和PNDM，每个表型都有特定的突变。超过90%的患者对磺脲类药物敏感（治疗剂量较T2DM更高），但有严重神经系统疾病的患者对药物的反应可能稍差。*ABCC8* 基因突变（编码钾离子通道SUR1亚型）对磺脲类药物基本无反应（因为该亚型是磺脲类药物结合位点），但有报道称部分突变类型对磺脲类药物有反应且由胰岛素成功过渡至口服药治疗。有些方案提出患者可由胰岛素转为格列苯脲药物治疗，且患者用药剂量稳定在0.4~1 mg/（kg·d）。由于近50%新生儿糖尿病有钾通道突变，其可转为磺脲类药物治疗，而使血糖控制和生活质量得到显著改善。所有在6月龄前诊断（甚至12月龄前被诊断）的糖尿病患者均应进行筛查这些基因突变的遗传学检测。

IPEX综合征：叉头框P3（*FOXP3*）基因突变可导致严重免疫调节障碍和严重的自身免疫。>90%患者出现自身免疫性糖尿病，常在出生后几周内发病，且伴肠下垂，生长迟缓及其他自身免疫疾病（第120.5）。

胰岛素基因异常

不同程度的糖尿病也可能由胰岛素基因缺陷导致，其导致各种氨基酸替换而在受体水平使胰岛素作用受损。胰岛素基因缺陷极其罕见，可能导致相对轻度糖尿病或甚至糖耐量正常。胰岛素原加工成胰岛素障碍也可致糖尿病（一种常染色体显性遗传缺陷）。通过放射免疫分析发现这些患者胰岛素浓度明显增高，而MODY和GLUT-2缺陷在相应的血糖浓度下有相对或绝对胰岛素分泌缺乏。

■ 胰岛素作用的遗传缺陷

各种胰岛素受体（IR）基因突变可在受体水平影响胰岛素的作用或影响受体前信号传导而导致胰岛素

抵抗。

A 型胰岛素抵抗是 IR 突变所致综合征中最轻的类型，女性患者表现为多毛、雄激素过多症和卵巢囊肿，但不伴肥胖，可能出现黑棘皮，寿命无显著影响。胰岛素抵抗更严重的类型见于 2 种胰岛素受体突变，其导致矮妖综合征和 Rabson-Mendenhall 综合征。

矮妖精貌综合征

该综合征患者以 IUGR，空腹低血糖和与胰岛素抵抗有关的餐后高血糖为特征，口服糖耐量试验时患者血清胰岛素水平是年龄匹配婴儿的 100 倍。目前已报道多种胰岛素受体缺陷，由此可见胰岛素及其受体在胎儿生长，或许还在形态发生中起重要作用。

Rabson-Mendenhall 综合征

该综合征根据临床表现，如黑棘皮、A 型胰岛素抵抗和矮妖精面貌进行诊断。其特征包括严重胰岛素抵抗、黑棘皮、牙齿和指甲异常及松果体增生。目前尚不清楚该综合征是否与矮妖精貌综合征完全不同；但 Rabson-Mendenhall 综合征患者寿命较矮妖精貌综合征患者明显延长。

脂肪萎缩性糖尿病：不同类型的脂肪萎缩与胰岛素抵抗和糖尿病相关。家族性部分脂肪萎缩与 LMNA 基因突变有关，LMNA 基因编码核膜蛋白 lamin A and C。严重的全身脂肪萎缩与 seipin 和 AGPAT2 基因突变相关，但这些突变导致胰岛素抵抗和糖尿病的机制尚不清楚。

Stiff-Person 综合征：该综合征是一种极其罕见的自身免疫性中枢神经系统障碍，其特点为进行性僵硬，轴向肌肉痉挛性疼痛，GAD-65 抗体滴度非常高。约 1/3 的患者发生 T1DM。

SLE：极少情况下，系统性红斑狼疮（SLE）患者可能出现胰岛素受体自身抗体，导致胰岛素抵抗和糖尿病。

■ 囊性纤维化相关的糖尿病（见第 395 章）

随着囊性纤维化（CF）患者寿命延长，囊性纤维化相关的糖尿病（CFRD）患者数量越来越多。女性发生 CFRD 的风险似乎比男性更高，且在 40 岁以前其发生率随年龄增加而增长（40 岁以后发生率下降，可能由于仅最健康的 CF 患者能存活超过 40 岁）。其与胰腺功能不全有关，且 I 型和 II 型囊性纤维化跨膜传导调节蛋白（CFTR）突变的发病风险更高。美国大规模多中心研究报道男女发病率分别为：12% 和 17%，横断面研究表明葡萄糖耐量受损的发生率可能更高。即使葡萄糖耐量正常，多达 65% 的 CF 儿童第一时相胰岛素分泌减少。在丹麦，对全部 CF 患者进行口服葡萄糖耐量筛查发现年龄小于 10 岁患者无糖尿病，12% 糖尿病患者年龄为 10~19 岁，and 48% 成人糖尿病年龄 ≥ 20 岁。在中西部地区每年常规进行口服葡萄糖耐量筛查，仅发现 50% 儿童及 25% 成人葡萄糖耐量正常。由于 CFRD 患者有独特的病理生理和复杂的营养、医疗问题，针对伴 T1DM 或 T2DM 的囊性纤维化患者的护理方式不同。

CFRD 患者兼具 T1DM 和 T2DM 的特点。在胰腺中，外分泌组织被纤维化和脂肪替代，且许多胰岛被破坏。残留胰岛的 β、α 和胰多肽分泌细胞数量减少。经过各种促分泌素的刺激，发现 CF 患者的胰岛素、胰高血糖素及胰多肽等胰岛激素的分泌受损。这种胰腺损伤导致缓慢进展的胰岛素缺乏，其最初的表现是第一时相胰岛素反应受损。随着年龄增长，这种反应进行性延迟，且较正常人差。同时，由于慢性炎症和使用类固醇，这些患者会出现胰岛素抵抗。胰岛素缺乏和胰岛素抵抗导致缓慢起病的葡萄糖耐量受损，最终发展为糖尿病。部分患者随着疾病的发作和糖皮质激素的使用，糖尿病时好时坏。其临床表现与 T2DM 类似，起病隐匿，很少发生酮症酸中毒，胰岛抗体滴度为阴性，也会发生微血管并发症，但可能较典型 T1DM 或 T2DM 进展更慢。CFRD 患者不出现大血管并发症，这可能是因为这些患者的寿命短。一些针对 CF 的特殊因素影响糖尿病的发生和发展，如：①频繁感染与胰岛素抵抗的好转和恶化有关；②由于感染和肺部疾病，能量的需求增加；③ 即使补充酶，吸收不良仍常见；④由于小肠转运时间异常造成营养吸收被改变；⑤常常出现肝脏疾病；⑥常出现食欲缺乏和恶心；⑦基于患者的急性健康状态，其每日摄食量变化很大；⑧胰岛素和胰高血糖素分泌均受损（与自身免疫性糖尿病相反，其仅有胰岛素分泌受影响）。

葡萄糖耐量受损和 CFRD 均与体重增长不良有关，且胰岛素治疗可改善体重增长，减缓肺部恶化。基于这些观察结果，CF 基金会推荐所有 CF 儿童 12 岁开始进行常规糖尿病筛查。目前对于理想的筛查方式尚存在争议。监测空腹血糖更容易，但由于餐后血糖可能在空腹血糖升高前出现异常导致部分患者漏检。故推荐 2h 葡萄糖耐量试验，尽管简单的获取单一 2h 餐后血糖值可能就足够。当出现高血糖，其伴随的代谢紊乱常常较轻，且相对低剂量的胰岛素可满足治疗。最初可能需要基础胰岛素，但最终需要与 T1DM 类似的基础－餐时疗法。有些中心使用口服药物（磺脲类和二甲双胍），但关于口服药的使用尚无统一指南。由于能量需求增加以及需要增加体重，饮食限制不严格。酮症酸中毒不常见，但随着进行性胰岛细胞功能恶化，也可发生酮症酸中毒。葡萄糖耐量受损不是治疗指征，但若患者生长缓慢且体重增长不足，基础胰岛素治疗对他们有益，即使他们达不到糖尿病诊断标准。

■ 自身免疫性疾病

慢性淋巴细胞性甲状腺炎（桥本甲状腺炎）常常与儿童 T1DM 有关（见第 560 章）。多达 1/5 胰岛素依赖性糖尿病患者血清中有甲状腺抗体；其发生率较对照人群高 2~20 倍。仅小部分患者出现临床甲状腺功能减低；诊断糖尿病和甲状腺疾病的平均间隔为 5年。所有糖尿病儿童均需定期进行甲状腺触诊；如果腺体变硬或增大，需检测血清甲状腺抗体和促甲状腺激素（TSH）。TSH>10 μU/mL 表明存在或初期甲状腺功能障碍，需进行甲状腺激素替代治疗。甲状腺功能障碍可导致生长速率减慢，这也是检测血清甲状腺素和 TSH 浓度的原因之一。

当糖尿病和甲状腺疾病同时存在，应考虑自身免疫性肾上腺功能不全的可能。其可能表现为胰岛素需求降低、皮肤和颊黏膜色素沉着增加、嗜盐、虚弱无力及体位性低血压，甚至艾迪生病危象。该综合征在出生后 10 年极少见，但可能在生后 10~20 年或更晚出现。

乳糜泻是另一种自身免疫性疾病，患者对食物中的麸质过敏，多见于 T1DM 患儿（见第 330.2）。据估计 7% T1DM 儿童在被诊断后的 6 年内会出现乳糜泻，且女孩及 <4 岁儿童乳糜泻发生率更高。有 T1DM 及乳糜泻的幼儿常出现胃肠道症状（腹部绞痛，腹泻和胃食管反流），因体重增长不佳所致生长迟缓，由于影响吸收不良所致无法解释的低血糖反应。青少年可能无症状。若血清抗肌内膜和（或）组织转谷氨酰胺酶抗体滴度呈阳性且血清总 IgA 水平正常，应考虑乳糜泻。通过内镜和小肠组织活检发现特征性的肠绒毛萎缩可以确诊。治疗包括无麸质饮食，其可减轻胃肠道症状，减少血糖波动。

T1DM 患者外周血中胃壁细胞抗体和内因子抗体常常是对照人群的 2~3 倍。胃壁细胞抗体与萎缩性胃炎有关，而内因子抗体与维生素 B12 吸收不良相关。但 T1DM 儿童巨幼红细胞性贫血罕见。

多发性内分泌缺陷综合征的特点是 T1DM，特发性肠黏膜萎缩伴相关的炎症和严重吸收不良，IgA 缺乏，外周血检出针对甲状腺，肾上腺，胰腺，甲状旁腺和性腺等多个内分泌器官的抗体。此外，家族中未得糖尿病的成员，白癜风，Graves 病，多发性硬化，补体降低以及抗内分泌组织抗体升高的发生率增加。

■ 内分泌病

内分泌疾病是引起儿童糖尿病的罕见病因（网络表 583-1 见光盘），可使遗传性或获得性胰岛素分泌或作用缺陷的糖尿病患者的临床症状加速出现。

■ 药 物

高剂量口服药或肠外类固醇疗法常常导致明显的胰岛素抵抗而出现葡萄糖不耐受和显性糖尿病。免疫抑制剂环孢素和他克莫司均对 β 细胞有毒性，在使用这两种药物治疗的患者中出现高比例的 IDDM。对 β 细胞的毒性作用是限制其在 β 细胞进行性自身免疫破坏中使用的原因之一。链佐星和灭鼠剂也对 β 细胞有毒性，可导致糖尿病。

目前关于治疗儿童类固醇诱导的高血糖尚无统一指南。许多使用高剂量类固醇的患者白天和晚上血糖升高，但深夜和清晨血糖正常。一般来说，住院患者明显的高血糖根据需要使用短效胰岛素治疗，当出现明显空腹高血糖时需加用基础胰岛素。门诊患者治疗可能更难，但当需要治疗时，与 T1DM 类似，使用基础-餐时治疗方案。

■ 与糖尿病有关的遗传性综合征

一些罕见的遗传性综合征与 IDDM 或碳水化合物不耐受相关（网络表 583-1 见光盘）.这些综合征表现为一个大的疾病谱，从细胞早老，如 Werner and Cockayne 综合征（见第 84 章），到与过度肥胖相关的高胰岛素血症，胰岛素抵抗及碳水化合物不耐受，如 Prader-Willi 综合征（见第 75、76 章）。一些综合征以原发性胰岛素受体或胰岛素受体抗体障碍，但不伴胰岛素分泌受损为特征。尽管罕见，这些综合征为研究多种导致碳水化合物代谢障碍的各种原因，如在细胞受体或受体后水平的胰岛素分泌障碍，胰岛素作用障碍，提供了独特的模型。

参考书目

参考书目请参见光盘。

（吴婷婷 付溪 黄姗 译，罗小平 审）

第 27 部分　神经系统

第 584 章
神经系统评估

Rebecca K. Lehman, Nina F. Schor

神经系统的综合评估包括病史、体格检查及合理应用辅助检查，从而帮助临床医生对中枢神经系统和周围神经系统的病变做出定位和定性诊断。

补充内容请参见光盘。

（张晓磊　译，陆国平　审）

第 585 章
中枢神经系统先天异常

Stephen L. Kinsman, Michael V. Johnston

中枢神经系统（CNS）畸形分为神经管缺陷和相关的脊髓畸形、脑膨出、结构异常（灰质结构、神经元移行障碍、连接障碍以及神经连合和神经束形成），以及颅后窝、脑干和小脑障碍，大脑生长和体积异常，颅骨生长和形状异常。能够将这些疾病分为综合征性、非综合征性和单基因遗传性病因是非常重要的。这些疾病也可以被视为孤立的结果或者是环境暴露的结果。单基因病因的解析超出了我们对表观遗传和环境机制的理解。

这些疾病具有异质性。常见的临床表现包括头部大小和（或）形状异常、脑积水、胎儿大脑超声异常、新生儿脑病、发育迟缓、认知障碍和精神发育迟滞、肌张力低下、运动障碍、脑瘫、惊厥、癫痫和难治性癫痫、脑神经功能障碍以及脊髓功能障碍。

参考书目

参考书目请参见光盘。

585.1　神经管缺陷

Stephen L. Kinsman, Michael V. Johnston

神经管缺陷（Neural tube defects, NTDs）是因胎儿宫内发育 3~4 周时神经管自然关闭所致，在先天性中枢神经系统异常中所占比例最大。虽然 NTDs 的确切原因尚不明确，但有证据表明，许多因素从怀孕时起即可影响中枢神经系统的正常发育，这些因素包括高热、药物（丙戊酸）、营养不良、化学物质、产妇肥胖或糖尿病以及遗传决定因素（例如叶酸反应性或叶酸依赖性酶通路基因突变）。在某些情况下，母亲孕前营养状态异常或暴露于辐射中增加了中枢神经系统先天畸形的可能性。主要的 NTDs 包括隐性脊柱裂、脑脊髓膜膨出、脊髓脊膜膨出、脑膨出、无脑畸形、尾部退化综合征、皮窦、脊髓栓系、脊髓空洞症、脊髓纵裂、脊髓圆锥和（或）终丝脂肪瘤和罕见的枕骨裂脑露畸形。

人类的神经系统源于原始外胚层，表皮也由原始外胚层分化发育而来。胚胎发育第 3 周时，形成外胚层、内胚层、中胚层 3 个主要的胚层。在胚胎发育第 3 周中，内胚层尤其是脊索板和胚内中胚层，诱导其上覆盖的外胚层发育为神经板（图 585-1 A）。如果正常诱导失败将导致多种神经管缺陷，同时将导致前脑发育障碍。神经板内细胞的快速生长导致神经沟进一步内陷，促使神经嵴细胞团分化并向外侧移行至神经管表面（图 585-1 B）。脊索板发育为居中的脊索，并作为基础围绕脊索最终形成脊柱。随着脊柱形成，脊索退化成为椎间盘的髓核。神经嵴细胞分化形成周围神经系统，包括脊髓神经节，自主神经节及第 5、7、8、9、10 对脑神经的神经节。此外，神经嵴可形成软脑膜及与周围神经系统髓鞘形成有关的 Schwann 细胞。硬脑膜被认为起源于轴旁中胚层，该部位的胚胎以相似的发育方式发育为头部，且在这个区域，脊索被前脊索中胚层取代。

胚胎发育第 3 周，神经沟内陷完成，并与其表面覆盖的外胚层分离形成神经管（图 585-1 C）。神经管闭合最初开始于相当于未来脊髓与延髓的连接处，同时向头尾两端快速延伸。短时间内，神经管两端都是开放的且与羊膜腔自由相通（图 585-1 D）。如果神经管闭合失败，将导致胎儿分泌的物质 [甲胎蛋白

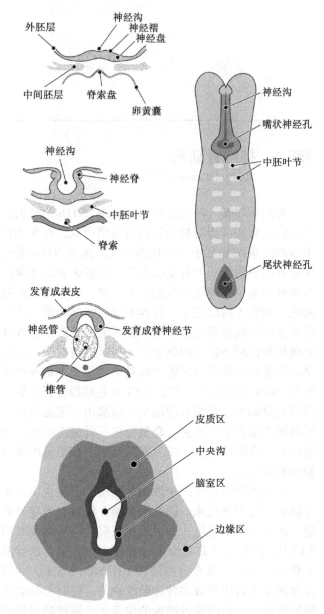

图585-1 神经系统的发育。A. 第三周神经盘的横切面。B. 神经沟和神经脊的结构。C. 神经管的发育。D. 纵向图示神经管初期闭合在中枢的位点。E. 神经管胚胎交叉部位图

（AFP）、乙酰胆碱酯酶]进入羊水，这可以作为神经管缺陷的生化标志物。所以，对妊娠16~18周孕妇进行血清AFP的筛查，是产前识别宫内胎儿神经管缺陷风险的有效方法。正常情况下，胚胎发育第23天神经管头端闭合，胚胎发育第27天尾端神经孔因次级神经胚形成而闭合，早于许多女性意识到自己怀孕的时间。

胚胎神经管由脑室区、皮质区和边缘区3个区组成（图585-1 E）。室管膜层由多能的、假复层柱状神经上皮细胞组成。特定的神经上皮细胞分化为原始的神经元或神经母细胞，形成大脑皮质。外层神经上皮细胞组成边缘区，最终成为白质。而作为中枢神经

系统原始支持细胞的成胶质细胞，也来自于室管膜区的神经上皮细胞。成胶质细胞迁移到皮质区和边缘区，并分化为未来的星形胶质细胞和少突胶质细胞。祖细胞生成和迁移的其他途径的重要性也被阐明。它很可能是胚胎发育后期，当血管开始渗透到发育中的神经系统中时，来源于间充质细胞的小胶质细胞。

585.2 隐性脊柱裂（隐性椎管闭合不全）

Stephen L. Kinsman, Michael V. Johnston

隐性脊柱裂是一种由椎体中线缺损所致的常见疾病，不伴脊髓或脊膜的膨出。大多数患者没有症状且缺乏神经系统体征，这种情况通常不严重。一些学者认为隐性脊柱裂这个词只是用来表示一种后椎体的融合缺陷，这个简单的缺陷与脊髓畸形无关。对于临床表现较为显著的其他闭合脊髓畸形，可更准确地称为隐性椎管闭合不全。在这些病例中，大部分会有皮肤表现，例如血管瘤、皮肤脱色、凹陷、肿块、皮窦或小撮毛发（图585-2）。单纯隐性脊柱裂的脊柱X线片显示椎弓后部和椎板闭合不全，典型部位包括腰5和骶1，且通常没有脊膜、脊髓和神经根的异常。隐性椎管闭合不全通常与较为严重的脊髓发育异常联合发生，包括脊髓空洞症、脊髓纵裂畸形和（或）脊髓栓系。在这些情况下，脊柱X线片可能显示骨缺损或正常。最好应用MRI对所有隐性椎管闭合不全病例进行检查（图585-3）。新生儿最初的筛查应该包括超声。

表皮窦通常在皮肤上形成一个小的开口，连着一条狭窄的窦道，有时皮肤表面可见突起的毛发、多毛的斑点或血管痣。表皮窦出现在可能发生脑脊膜膨出或脑膨出的中线部位，即腰骶部或枕区。表皮窦道可以穿过硬脊膜，从而成为感染播散的途径。对于不明原因复发性脑膜炎患者，应对背部中线区域包括枕区的小窦道进行仔细检查。背部窦道通常在臀沟上方并指向头端。脊髓栓系综合征也可能是一个相关性的问题。脊髓纵裂通常有骨性畸形，需要手术干预松解脊髓。

伴有皮肤病变的患者脊柱成像方法见表585-1。

585.3 脑脊髓膜膨出

Stephen L. Kinsman, Michael V. Johnston

脑脊髓膜膨出是脑脊髓膜通过椎弓后部或骶骨前部的缺损突出形成的。虽然可能会发生脊髓栓系、脊髓空洞症或脊髓纵裂，但是脊髓通常正常，仍位于其在椎管内的正常位置。通常在背部下方，沿脊柱中线部位可见透光性的波动状肿物。大多数脑脊髓膜膨出

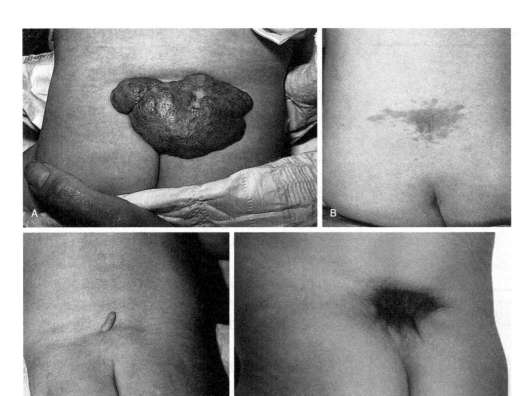

图 585-2（见彩图）　先天性腰骶正中皮肤损伤临床表现。A. 骶骨中线血管瘤伴隐性脂肪性脊髓脊膜膨出。B. 表皮窦患者毛细血管畸形伴多毛微斑。C. 脂肪性脊髓脊膜膨出婴儿的人类尾巴伴底层脂肪瘤。D. 多毛中线区域（尾骶部），上覆一片色素沉着

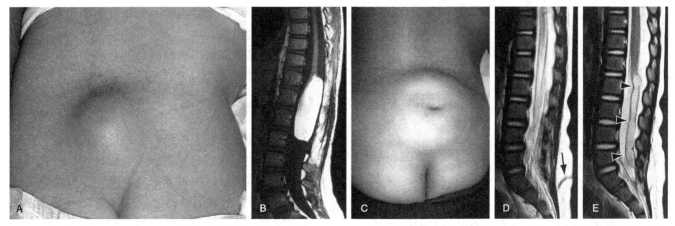

图 585-3（见彩图）　隐性脊柱闭合不全临床特点和影像学表现。A. 2 个月女婴脊髓脂肪瘤。臀沟中线部位上有皮肤覆盖的腰骶肿块，周围多毛。B. 矢状面 T1 加权像显示巨大硬膜内脂肪瘤，与上脊髓圆锥融合。C. 脂肪瘤和中央皮肤窦道。D 和 E. 8 岁女童皮肤窦道伴皮样囊肿。矢状窦旁 T2 加权像显示骶部皮肤窦道向下斜入皮下脂肪（箭头方向）（D）。正中矢状面 T2 加权像显示硬膜囊内巨大的皮样囊肿（箭头），向上延伸至延髓圆锥末端（E）。肿块比脑脊液信号稍弱，显示为边缘较薄的低信号

处有皮肤覆盖，不会立即对患者构成威胁。所以，必须进行仔细的神经系统检查，也应考虑进行整形外科和泌尿外科检查。对于无症状儿童，其神经系统检查结果正常且脑脊髓膜膨出处有正常厚度皮肤覆盖时，可能会延迟手术或无需手术。

在外科矫治缺陷之前，必须对患者进行全面检查，通过 X 线、超声和 MRI 以确定受累神经组织的范围以及是否合并畸形，包括脊髓纵裂、脂肪瘤和可能有临床意义的脊髓栓系。泌尿系统评估，通常包括膀胱内压测量图（cystometrogram, CMG）检查，可识别有肾功能恶化风险的神经源性膀胱患儿。对于伴有脑脊液渗漏或膨出部位覆盖皮肤薄的患者，应及早接受手术治疗以防止脑膜炎的发生。部分脑脊髓膜膨出的患儿可能合并脑积水，所以建议行头部 CT 或 MRI 检查。脑脊髓膜也可向前通过骶骨缺损凸入骨盆，病变区域扩大可导致便秘和膀胱功能障碍。女性患者可能伴有生殖道畸形，包括直肠阴道瘘和阴道隔膜。普通 X 线片可显示骶骨的缺损，CT 或 MRI 可显示脑脊髓膜膨

表 585-1　皮肤损伤伴隐性脊柱闭合不全

影像显示

皮下肿块或脂肪瘤

多毛斑块

皮肤窦道

非典型韧窝（深大于 5mm，距肛门边缘 >25mm）

血管损伤，如血管瘤或毛细血管扩张

皮肤附属物或息肉样病变，如皮赘，尾状附属物

疤状皮损

未确定影像

色素过度沉着斑块

臀沟偏差

无关影像

简单韧窝（深度 <5mm，距肛门边缘 <25mm）

尾骨皮肤凹陷

摘自 Williams H. Spinal sinuses, dimples, pits and patches: what lies beneath? Arch Dis Child Educ Pract Ed, 2006, 91: ee75-ep 80

出的范围以及任何伴随畸形。

585.4　脊髓脊膜膨出

Stephen L. Kinsman, Michael V. Johnston

脊髓脊膜膨出是累及脊柱和脊髓最严重形式（即所谓的显性或开放形式）的闭合不全，其活产儿中的发生率约为 1/4 000。

■ 病　因

脊髓脊膜膨出的病因不明，但是和所有神经管闭合缺陷（包括无脑畸形）一样，均存在遗传易感性；育有 1 个患儿的脊髓脊膜膨出再发风险是 3%~4%，而育有 2 个患儿的再发风险上升至 10%。流行病学依据以及大量家族聚集性无脑畸形、脊髓脊膜膨出及颅脊柱裂的存在，均提示多基因遗传可能是 NTDs 的主要病因。营养和环境因素也在脊髓脊膜膨出的病因学中起一定作用。

叶酸在 NTDs 的预防及病因中的作用较为复杂。叶酸在单碳转移反应中起作用并以多种化学形式存在。叶酸（蝶酰单谷氨酸），是叶酸最强氧化形式和最稳定的形式。虽然食品中只有少量，但是可用于维生素补充剂和强化食品产品中，尤其是面粉。最天然的叶酸(食用叶酸)是蝶酰聚谷氨酸盐，含有连接于 γ-羧基谷氨酸的 1~6 个谷氨酸分子形成的肽键。叶酸辅酶参与 DNA 合成、嘌呤合成、甲酸的生成和聚集及氨基酸相互转换；可将同型半胱氨酸转换蛋氨酸为 S-腺苷蛋氨酸（甲硫氨酸）（SAM-e，一个重要的体内甲基化基团）的合成提供蛋氨酸。参与同型半胱氨酸代谢的突变基因编码的酶包括：5，10-亚甲基四氢叶酸还原酶（MTHFR）、胱硫醚 β-合成酶和蛋氨酸合酶。MTHFR 的不耐热变异体与 NTDs 患儿母亲之间的关联可能对可预防的 15% 的 NTDs 做出解释。孕妇在围孕期补充叶酸可以使高危妊娠的 NTDs 发病率降低至少 50%。所以，为了有效预防，应该从怀孕前开始补充叶酸，并且至少持续到妊娠第 12 周，此时神经发育完成。叶酸预防 NTDs 的机制尚不清楚。

■ 预　防

美国公共卫生服务机构建议所有育龄期可能怀孕的女性服用叶酸 0.4mg/d。如果是高危产妇（以前育有患病子女患儿），应从计划怀孕前 1 个月开始，补充叶酸 4mg/d。现代饮食可以提供约每日需求量一半的叶酸。1998 年，美国和加拿大为了增加叶酸摄入量，强制每 100g 加入 0.15mg 叶酸制成营养强化的面粉、面条、大米和玉米粉。然而，食物中添加的叶酸不足以最大限度地预防 NTDs。因此，对于计划怀孕和所有育龄期女性来说，信息化教育和叶酸维生素补充依然是至关重要的。此外，女性也应尽力从多样化的饮食中摄取叶酸。某些药物包括抗叶酸药如甲氧苄啶和抗癫痫药卡马西平、苯妥英钠、苯巴比妥、扑痫酮等，会增加脊髓脊膜膨出的风险。如果妊娠期间服用丙戊酸，胎儿神经管缺陷发生率约为 1%~2%。一些癫痫专科医生建议所有服用抗癫痫药的育龄期女性患者也应服用叶酸添加剂。

■ 临床表现

除周围神经系统和中枢神经系统外，脊髓脊膜膨出也会导致许多器官和组织的功能障碍，包括骨骼、皮肤、胃肠道和泌尿生殖系统功能障碍。脊髓脊膜膨出可发生于沿神经轴的任何位置，至少 75% 的患者发生在腰骶部。神经功能缺陷的范围和程度取决于脊髓脊膜膨出的位置和相关病变。下骶部病变可引起肠道和膀胱失禁并伴有会阴部感觉丧失，但没有运动功能损害。新生儿病变往往表现为在中腰部或较高胸腰部有一个囊性结构，其上覆薄层部分上皮化的组织（图 585-4）或是没有组织覆盖的裸露的神经基板。当囊肿或膜存在时，膜下可见残余的神经组织。鉴于基板是由神经组织构成的，囊肿偶尔会破裂，渗漏脑脊液。

体格检查可见患儿下肢弛缓性麻痹、深部腱反射消失、痛触觉消失及高发生率的下肢畸形，包括畸形足、踝关节和（或）膝关节挛缩及髋关节半脱位。有些患儿可有持续性小便淋漓不尽和肛门括约肌松弛。其他不漏尿的患儿事实上有膀胱高压和膀胱括约肌失调。因此脊髓圆锥及以上脊髓结构的破坏和异常、中

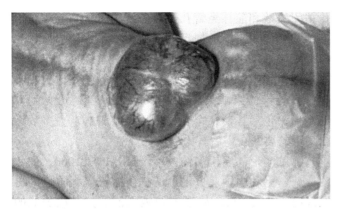

图585-4 腰部脊髓脊膜膨出由一薄层皮肤覆盖

腰部以上区域的脊髓脊膜膨出往往表现为下运动神经元损害的体征。

当脊髓脊膜膨出向更高处扩展至胸部水平时，脊髓脊膜膨出的婴儿可表现出越来越典型的神经缺陷。有时这些患儿存在驼背，需在新生儿期整形矫正。上胸部和颈部水平脊髓脊膜膨出患儿通常只有很少的神经缺陷，而且大多数患儿没有脑积水，他们可表现出神经源性膀胱和肠道症状。

至少80%的脊髓脊膜膨出患儿患有Chiari Ⅱ型畸形伴脑积水。一般来说，畸形在神经轴上所处的位置越低（例如骶骨），发生脑积水的危险性越小。不管脊髓脊膜膨出发生在什么脊髓水平，都应考虑脑积水发生的可能性。脑室扩大可逐渐出现、缓慢扩大，也可迅速扩大导致前囟膨隆、头皮静脉曲张、双眼落日征、易激惹、呕吐伴头围增大。大约15%患有脑积水及Chiari Ⅱ型畸形的婴儿，逐渐出现后脑功能障碍的症状，包括喂养困难、呛咳、喘鸣、呼吸暂停、声带麻痹、分泌物积聚和上肢痉挛。如果不及时治疗可导致死亡。这种Chiari危象是因延髓和小脑扁桃体通过枕骨大孔向下形成疝所致，就像是小脑和脑干的内源性畸形一样。

■ 治 疗

脊髓脊膜膨出患儿及其家庭的治疗和管理，须要包括外科医生、内科医生和治疗师在内的多学科团队协作，并以其中一人（通常是儿科医生）作为治疗方案的倡导者和协调者。有证据表明，生育一个患有脊髓脊膜膨出这样灾难性疾病的新生儿会让父母感到极度的悲伤和愤怒。他们需要时间来了解这个疾病及其相关并发症，从而对各种治疗手段和计划做出反应。需要一个具备相关知识的人在非常从容、不使家长惊恐的气氛中告诉家长患儿的病情、一般的预后情况和治疗管理策略及时间安排。如果可能的话，可与其他NTDs患儿家长进行讨论，将有助于解决重要问题。

外科治疗通常在生后1d内进行，也可以延缓数天（除了脑脊液漏），让家长有一定时间适应打击，并对多种操作和将要遇到的一些不可避免的问题有所准备。而且在手术之前也应对其他先天异常和肾功能进行评估。大部分儿童中心积极治疗多数脊髓脊膜膨出的患儿。在脊髓脊膜膨出修复之后，大多数婴儿需要进行脑积水分流手术。如果出现后脑功能障碍的症状或体征，则须要早期手术后颅窝减压。整形矫正畸形足，手术治疗髋关节脱位。

仔细评估和再评估泌尿生殖系统是患者治疗的重要组成部分。教会家长，并最终教会神经源性膀胱患儿定时导尿是至关重要的步骤，以便维持低残余尿量、缓解膀胱压力、防止尿路感染和反流导致的肾盂肾炎、肾积水和膀胱损伤。必须使用无乳胶导尿管和手套，以防乳胶过敏。根据患儿病情、病程和体检结果定期进行尿培养和肾功能评估，包括血清电解质和肌酐检查、肾扫描、排泄性膀胱尿道造影（VCUGs）、肾超声和膀胱内压测量图（CMGs）。这些尿路管理方法极大地减少了泌尿外科手术的需求，显著降低了这些患者中与进行性肾脏疾病相关的发病率和死亡率。部分患儿能通过后期手术植入人工尿道括约肌（这些不经常使用）或膀胱扩张术提高排尿控制能力。

虽然大便失禁很普遍，在学龄期不能被社会接受，但它并不像排尿障碍那样有造成器官损害的风险。如果偶尔便秘和（或）有巨结肠，则会有造成器官损害的风险。许多孩子可以通过每天1~2次定时灌肠或使用栓剂刺激排便来进行肠道训练。要特别注意低位肛肠的状况，常常是要求保留灌肠。阑尾造口术也可用于顺行性灌肠（见第21.4）。

行走是每个孩子和父母的愿望，也是可能实现的，它取决于病变程度和髂腰肌功能的完整性。几乎每个骶部或腰骶部发生病变的患儿都能获得行走能力，约50%的高位病变患儿可以使用支架、手杖和其他矫正装置行走。青春期的到来和体重的增加往往使行走更加困难。当行走能力出现退化时，特别是出现在早期，应及时转诊以评估脊髓栓系和其他神经外科问题。

在宫内进行闭合脊髓损伤手术已经在多家中心取得了成功，初步报告显示手术可降低后脑异常和脑积水（更少分流）的发生率，提高运动功能。这表明缺陷在子宫内的可能是逐渐发展的，产前闭合可能会阻止功能的进一步丧失。孕妇血清α-甲胎蛋白的筛查和胎儿超声检查可以协助宫内诊断（见第90章）。

■ 预 后

先天患有脊髓脊膜膨出的患儿通过积极治疗，其死亡率为10%~15%。虽然在各个年龄段都有可能发生危及生命的并发症，但是多数患儿在4岁以前死亡。

尽管至少 70% 的幸存者智力正常，但其学习问题和惊厥性疾病较正常人多见。早年发生的脑膜炎或脑室炎会严重影响患儿的智力和认知功能。脊髓脊膜膨出是一种慢性残疾性疾病，需要终生定期多学科的随访。肾功能不全是决定死亡率最重要的因素之一。

参考书目

参考书目请参见光盘。

585.5 脑膨出

Stephen L. Kinsman, Michael V. Johnston

颅骨闭合不全导致组织从骨中线缺损处突出，称为颅裂。颅裂有两种主要形式：脑脊髓膜膨出是一个充满脑脊液的脊髓膜囊膨出，而脑膨出则包含小囊、大脑皮质、小脑或部分脑干的膨出。脑膨出神经组织的显微镜检查常显示异常。颅骨缺损最常见的部位为枕骨隆突或下方，但在世界的某些地方，前额部或鼻额部脑膨出更为常见。这些畸形占神经管（包括脊髓）缺陷的 1/10。因为这几种病例曾被报道发生在同一个家族中，所以推测其病因与无脑畸形和脊髓脊膜膨出的病因相似。

导水管狭窄、Chiari 畸形或 Dandy-Walker 综合征可导致颅骨脑膨出患儿发生脑积水风险增高，查体可见带蒂小囊或巨大、甚至可能比颅骨还大的大型囊状结构。病变处可能有完整皮肤覆盖，但也可能部分皮肤缺失并需要紧急外科治疗。囊的透光试验可以见神经组织的存在。颅骨和颈椎 X 线片可确定椎体的解剖改变，超声有助于确定囊的内容物，MRI 或 CT 有助于进一步显示病变的情况。颅部脑脊髓膜膨出患儿一般预后良好，而脑膨出患儿则有发生视力障碍、小头畸形、精神发育迟滞和惊厥发作的危险。一般来说，囊内有神经组织并伴有脑积水的患儿预后最差。

颅部脑膨出往往是作为综合征的一部分出现。Meckel-Gruber 综合征是一种罕见的常染色体隐性遗传病，特征是枕部脑膨出、唇裂或腭裂、小头畸形、小眼畸形、生殖器畸形、多囊肾和多指（趾）畸形。通过测定孕妇血清 α-甲胎蛋白水平和超声测量双顶径可做出脑膨出的产前诊断。胎儿磁共振成像可以帮助明确中枢神经系统病变的范围与脑膨出的程度。

参考书目

参考书目请参见光盘。

585.6 无脑畸形

Stephen L. Kinsman, Michael V. Johnston

无脑畸形的婴儿容貌特殊：可见带有因头端神经孔关闭失败和前神经管孔开放所致的未发育的颅骨、脑膜和大面积头皮缺损。脑最初由结缔组织、血管和神经胶质细胞组成。大脑半球和小脑常缺如，仅能辨别出脑干残基。由于大脑皮层缺如，导致垂体发育不全、脊髓锥体束缺如。10%~20% 的患者还可见到其他畸形，包括耳褶、腭裂和先天性心脏病。大多数无脑畸形的婴儿在生后数天内死亡。

无脑畸形的发生率约占活产婴儿的 1/1000，爱尔兰、威尔士和中国北方地区的发生率最高。本病的再发风险大约是 4%，如果夫妇俩之前有过 2 次类似的异常妊娠，其再发风险上升至 10%。除了遗传因素外，还有许多其他因素与无脑畸形的发生有关，包括社会经济地位低下、营养和维生素缺乏以及许多环境因素和有毒因素。很可能是多种有害刺激作用于有遗传易感基因的个体从而导致无脑畸形的产生。在过去的 20 年中无脑畸形的发生率已经下降。约 50% 的无脑畸形孕妇妊娠期羊水过多，曾经有过无脑儿妊娠史的夫妇须在怀孕 14~16 周进行连续的孕期监测，包括羊膜腔穿刺、AFP 水平测定和超声检查。

585.7 神经元移行障碍

Stephen L. Kinsman, Michael V. Johnston

神经元移行障碍可导致轻微异常（例如小的神经元异位），几乎没有临床症状；也可导致中枢神经系统严重的结构和（或）功能异常（例如智力低下、癫痫发作、无脑回畸形、脑裂畸形，特别是分离型脑裂畸形），见图 585-5。控制神经细胞移行最重要的机制之一是放射状神经胶质纤维系统引导神经细胞迁移至合适的位置。移行的神经元与放射状神经胶质纤维连接，然后到达预定部位，最终形成精确设计的六层大脑皮层。另一个重要机制是祖神经元移行成为皮层中间神经元。本病的严重程度和范围与多种因素有关，包括特殊损害发生的时间、个体的环境和遗传因素。

■ 无脑回畸形

无脑回畸形或无脑回症是一种罕见的疾病，特征是大脑沟回缺如且大脑侧裂形成不良，呈现出 3~4 个月龄胎儿的大脑外观。这种情况可能是胚胎早期神经母细胞移行障碍的结果，常伴有侧脑室扩张和灰质异位到白质中。在某些情况下皮质仅有 4 层，而不是通常的 6 层，侧脑室周围白质较薄，显微镜下可见较多的灰质异位。

这些婴儿表现为生长停滞、小头畸形、明显的发育迟缓和严重的惊厥性疾病。常见眼部畸形，包括视神经发育不良和小眼畸形。无脑回症可以单独出现，

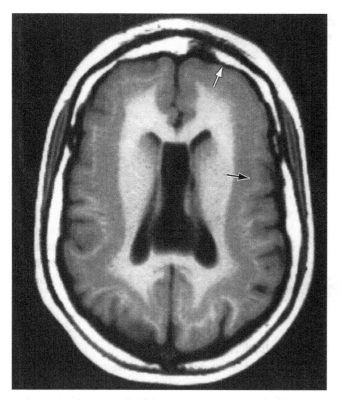

图 585-5　T1 加权 MRI 显示异位带。一薄层白质（黑色箭头）位于灰质异位带和皮层表面之间。双侧额叶可见皮质结构紊乱伴无脑回畸形（白色箭头）

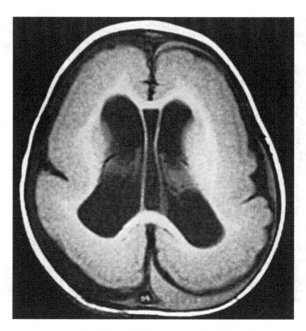

图 585-6　无脑回畸形婴儿的 MRI。注意脑沟的缺如，发育不良的大脑外侧裂和扩大的脑室

但是约 15% 的病例合并 Miller-Dieker 综合征（MDS）。这类患儿面容特殊，包括前额突出、双颞凹陷、鼻孔朝前、上唇突出和小颌畸形。约 90% 的 MDS 患儿有 17 p13.3 明显的缺失或微缺失。

　　MDS 患者位于 17 p13.3 的 *LIS-1* 基因（无脑回畸形基因 1）缺失。CT 和 MRI 扫描常显示大脑光滑，没有沟回（图 585-6）。当男性的 X 染色体 Doublecortin（双皮层蛋白）基因发生突变时导致无脑回畸形，女性的基因发生突变时导致皮层下灰质异位。其他重要的无脑回畸形包括 Walker-Warburg 变异型和其他鹅卵石样皮层发育畸形。

脑裂畸形

　　脑裂畸形是由于形态发育异常导致的单侧或双侧大脑半球内出现异常裂缝（图 585-7）。裂缝可以融合也可以不融合，如果是单侧较大裂缝，容易与脑穿通性囊肿相混淆。常见裂缝边缘被异常的脑组织，特别是微小脑回包围。研究脑裂畸形和伴随畸形首选核磁共振。

　　多数双侧脑裂畸形患者有严重的智力障碍、难治性癫痫、小头畸形以及痉挛性四肢瘫痪。部分双侧脑裂畸形患者同时伴有视 - 隔发育不良和内分泌紊乱。单侧脑裂畸形是先天性偏瘫的常见原因之一。脑裂畸

形是否与遗传有关目前还存在争议。

神经元灰质异位

　　神经元灰质异位的亚型包括脑室旁结节状灰质异位、皮层下灰质异位（包括板层灰质异位）和边缘胶质神经元灰质异位。临床表现常见难治性癫痫。已经确定多个基因与本病有关。

多微小脑回

　　多微小脑回的特点是许多小的脑回被浅大的脑沟分开。临床常见癫痫，其中包括难治性癫痫。已经确定有多个基因与本病的一些类型有关。

局灶性皮层发育不良

　　局灶性皮层发育不良包括不连续的皮层区域的异常皮层。有时在难治性癫痫患者中，通过高分辨率以及薄层 MRI 可以发现这些区域。

脑穿通畸形

　　脑穿通畸形是指由于脑实质先天发育异常或后天获得性损伤包括脑组织梗死，导致的脑内囊肿或腔隙。典型的脑穿通畸形囊肿最常位于大脑侧裂区，通常与蛛网膜下腔、脑室系统或两者同时相通。这反映出细胞移行发育异常，并且常伴有大脑的其他畸形，包括小头畸形、临近脑回异常和脑膨出。受累患儿容易出现许多问题，包括智力低下、痉挛性偏瘫或四肢瘫、

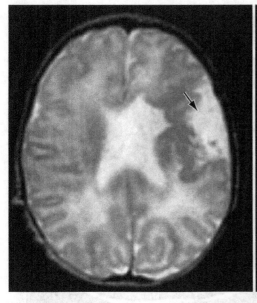
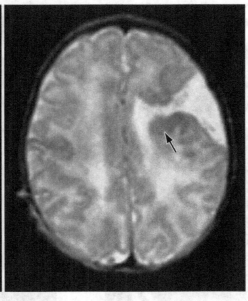

图 585-7　大脑轴向 MR 图像显示单侧脑裂畸形。分离型脑裂畸形，裂缝连接脑室和轴外颅空间（左面箭头）。裂缝上多分布有异常灰质（右面箭头）

视神经萎缩和癫痫。

已确定的几种导致脑穿通畸形囊肿形成的危险因素包括：出血性梗死、各种血栓形成倾向如蛋白 C 缺乏和凝血因子 V Leiden 突变、围生期同种免疫性血小板减少症、血管性血友病、孕妇使用华法林或服用可卡因、先天性感染以及创伤如羊膜穿刺术和产妇腹部创伤。在家族性脑穿通畸形中发现了 COL4A1 基因的突变。

典型的假性脑穿通畸形囊肿常发生在围生期或产后，由动脉或静脉循环异常（梗死、出血）所致。这些囊肿往往是单侧的，不与含液腔相通，不伴有细胞移行异常或中枢神经系统畸形。假性脑穿通畸形囊肿的婴儿在生后第一年表现为偏瘫和局灶性癫痫，有时表现为新生儿脑病或婴儿松弛综合征。

参考书目

参考书目请参见光盘。

585.8　胼胝体发育不全
Stephen L. Kinsman, Michael V. Johnston

胼胝体发育不全是一组异质性疾病，临床表现各异，从严重智力或神经系统异常到无症状和正常智力（图 585-8）。胼胝体由位于临近前神经孔处的连合板发育而来，在胚胎早期直接损害连合板或者破坏这个区域的遗传信号会导致胼胝体发育不全。

通常胼胝体发育不全的后果取决于它的伴随情况。当胼胝体发育不全单独发病时，患者可以表现正常。当胼胝体发育不全伴有细胞移行障碍所致的其他脑畸形时，例如灰质异位、微小脑回和巨脑回（宽大的脑回），患者常常有明显的神经系统症状，包括智力障碍、小头畸形、偏瘫、双侧瘫痪和惊厥。

MRI 或 CT 扫描可以清晰显示胼胝体发育不全的解剖学特征，包括两侧侧脑室前角间的距离异常增宽和第三脑室位置异常升高至双侧脑室之间。MRI 可以

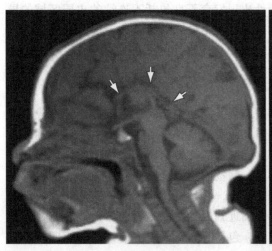
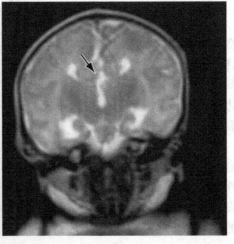

图 585-8　大脑 MR 图像显示胼胝体缺如。矢状面（左图）和冠状面（右图）显示正中矢状面白质完全缺如（左图箭头）。冠状面（右图）显示（尽管有运动伪影）两个半球连接结构缺如（箭头下区域）

准确显示胼胝体缺损的范围。

胼胝体缺如可能是 X 连锁隐性遗传或者是常染色体显性遗传，偶尔可见常染色体隐性遗传。本病可伴有特殊染色体疾病，特别是 8 号染色体三体和 18 号染色体三体。它也可以是单基因突变，通常会伴有其他异常。胼胝体发育不全在代谢性疾病中也可以见到。

Aicardi 综合征是一种累及多系统的复杂疾病，以胼胝体发育不全、特有的脉络膜视网膜缺损和婴儿痉挛症为典型表现。患者几乎都是女性，提示该病是由 X 染色体基因异常所致（该异常对男性胎儿可能是致命的）。患儿生后最初几个月惊厥明显，并且难以治疗。由于胼胝体的缺如，且常伴有半侧高度节律失常，脑电图（EEG）显示双侧大脑半球各自独立的电活动。所有的患者都有严重的智力障碍，并可伴有可能融合或仅有部分发育（例如半脊椎畸形）的椎骨异常。视网膜异常包括局限性凹陷或腔隙及视神经盘缺损，是 Aicardi 综合征的最具特征的表现。

侧脑室枕角扩张指脑室系统的枕角异常增大，早在胎儿时期就可被发现，常伴有胼胝体发育不全，可伴有小头畸形，但也可以单独发病。胼胝体发育不全也可在解剖性巨脑畸形如 Sotos 综合征中见到。

■ 前脑无裂畸形

前脑无裂畸形是大脑发育障碍性疾病，是由前脑分裂缺陷和前脑结构诱导不足所致。根据其分裂异常程度分为 3 型：无脑叶型、半脑叶型和脑叶型（图 585-9）。第四种类型，半球中央融合（MIHF）变异型或端脑融合畸形，实际上是前额后部和顶叶部分区域无脑裂。因为诱导腹侧前脑发育的前脊索中胚层同时参与诱导面部中线结构的发育，所以在严重病例中常可见面部异常，包括独眼、并眼、猿头畸形、单鼻孔、孤立的中切牙以及前上颌骨发育不全。无脑叶型前脑无裂畸形的特点是脑室内无大脑镰和基底神经节融合。必须注意，如果只有脑室异常，不要过度诊断前脑无裂畸形。脑中线深部结构如尾状核、壳核、苍白球、下丘脑间无分隔是诊断本病的关键因素。

无脑叶型患儿死亡率很高，但是部分患儿可存活数年。轻型患儿死亡率和发病率差异很大，其发病率减少。必须关心患儿而不是预测患儿的预后。前脑无裂畸形的发生率是 1/5000~ 1/16000，多数严重类型可以在妊娠 10 周后通过超声检查进行产前诊断；在孕后期，胎儿磁共振成像检查可以提供更精确的解剖结构。

前脑无裂畸形的病因尚不明确，它可能与母亲患有糖尿病有关。染色体异常，包括 7q、3p、21q、2 p、18 p 和 13q 缺失和 13 号染色体、18 号染色体三体，

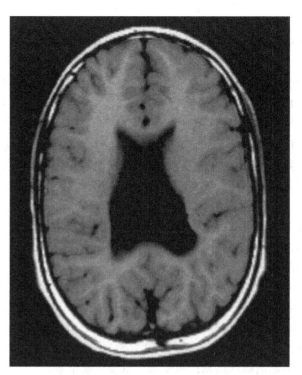

图 585-9　脑叶型前脑无裂畸形。T1 加权 MRI 显示大脑半球分离障碍，侧脑室持续融合

占所有病例的 50% 以上。已经证实位于 7q 的"sonic hedgehog"基因突变可导致前脑无裂畸形。OMIM 中有 10 个基因座和 6 个单基因是其致病原因。因为许多综合征与前脑无裂畸形有关，所以临床上重要的是要寻找相关畸形。

参考书目
参考书目请参见光盘。

585.9　脑神经发育不全和后颅窝畸形
Stephen L. Kinsman, Michael V. Johnston

目前对脑神经、脑干和小脑发育异常性疾病的分类仍然停留在解剖学上，但是未来可能在大脑发育的分子生物学方面，根据相关基因及其在大脑构建中的作用对以上疾病进行分类。

■ 先天性脑神经异常支配性疾病

有报道一些疾病中有脑神经或相应神经核团的缺如，包括视神经、先天性上睑下垂、Marcus Gunn 综合征（又称下颌瞬目综合征，是由三叉神经和动眼神经异常支配引起的先天性眼睑随下颌吮吸连带瞬目运动）、三叉神经、听神经、第 Ⅸ、Ⅹ、Ⅺ、Ⅻ 脑神经。随着对以上疾病和其遗传病因的逐渐了解，我们将这一系列疾病统称为先天性脑神经异常支配性疾病（congenital cranial dysinnervation disorders, CCDD）。

视神经发育不全可单发或并发于视－隔发育不全（De Morsier 综合征），由 *HESX1* 基因突变导致。

Möbius 综合征（MS）的特征为双侧面部无力，常伴有外展神经麻痹。曾报道 MS 患者脑干核团细胞减少或发育不全以及肌纤维缺如或数量减少。患儿在新生儿期即表现面部无力，因吮吸无力导致喂养困难。其静止呆滞的面容会造成智力低下的错觉；多数病例发育方面预后良好。面神经手术可以改善患儿面容。

眼球后退综合征（duane retraction syndrome）特征为先天性眼球水平运动障碍和眼球内转时轻微后退，由动眼神经异常支配眼外直肌所致。已证实该病中的脑神经发育异常。

与眼球后退综合征和 Möbius 综合征相比，先天性眼外肌纤维化综合征（congenital fibrosis of the extraocular muscles, CFEOM）较少见。其特征为动眼神经和滑车神经发育异常和（或）眼外肌神经异常支配引起的眼球运动严重受限，以及上睑下垂。

■ 脑干和小脑疾病

后颅窝结构异常性疾病不仅包括脑干和小脑异常，还包括脑脊液空间异常。常见畸形有 Chiari 畸形、Dandy-Walker 畸形、蛛网膜囊肿、巨型枕大池、Blake 窝囊肿、Joubert 综合征、菱脑融合（RES）、Lhermitte-Duclos 病和脑桥小脑发育不全。

Chiari 畸形是最常见的后颅窝和后脑畸形，表现为小脑扁桃体疝入到枕大孔内，同时可伴有颅底骨发育异常，导致后颅窝较小。病例分为有症状或无症状两种类型。症状通常出现在儿童后期，包括头痛、脑干受压的症状等。紧张和导致颅压升高的动作可使头痛加剧，脑干受压的症状包括复视、口咽功能障碍、耳鸣和眩晕等，也可出现梗阻性脑积水和（或）脊髓空洞。

Dandy-Walker 畸形是后颅窝畸形的一部分，后颅窝畸形包括第四脑室囊性扩张、小脑蚓部发育不良、脑积水、后颅窝增大伴有侧窦和小脑幕抬高。常见颅外异常以及各种程度的神经功能缺损。病因包括染色体异常、单基因异常和接触致畸剂。

后颅窝蛛网膜囊肿可合并脑积水。巨型枕大池表现为小脑蚓部和背部脑脊液空间增大，且当其单独发病时可认为是正常变异。持续存在的 Blake 窝是一个囊肿，可阻塞蛛网膜下腔伴发脑积水。

Joubert 综合征是一种具有显著遗传异质性的常染色体隐性遗传病，伴有小脑蚓部发育不良和臼齿征（脚间窝增深伴小脑上脚厚直），同时可伴有肌张力低下、共济失调、特征性呼吸异常（如发作性呼吸暂停和呼吸过度）、眼球发育延迟、眼球震颤、斜视和动眼神经失用症。还可能有很多相关系统的病变，包括渐进性视网膜发育不良、眼组织缺损、先天性心脏病、小囊性肾病、肝纤维化、多指（趾）畸形、舌外突和舌的软组织肿瘤。

菱脑融合（rhombencephalosynapsis）是小脑蚓部缺失或缩小，伴有小脑深部中线结构的未分离或融合，常见脑室扩大或脑积水。临床表现多样，有的患儿表现正常，有的患儿表现出认知和语言功能损害、癫痫和痉挛。Lhermitte-Duclos 病是小脑发育不良性神经节细胞瘤引起小脑局部肥大、巨头畸形、小脑症状和惊厥发作。

脑桥小脑发育不全（pontocerebellar hypoplasias）是一组疾病的统称，表现为小脑和脑桥发育损伤，组织病理学特征为神经元死亡和胶质细胞替代。临床症状呈非特异性，表现为肌张力低下、喂养困难、发育延迟和呼吸困难。病因包括：Ⅰ型（前角细胞受累为主要表现）、Ⅱ型（锥体外系体征、惊厥发作、获得性小头畸形）、Walker-Warburg 综合征、肌－眼－脑病（MEBD）、1A 型先天性糖蛋白糖基化缺陷（CDG）、线粒体细胞病、畸胎剂暴露、先天性巨细胞（CMV）病毒感染、3－甲基戊烯二酸尿症、PEHO 综合征（渐进性脑病伴脑水肿、高度节律失常和视神经萎缩）、Hutterite 人群的常染色体隐性遗传小脑发育不良、无脑回畸形伴小脑发育不良以及其他脑桥小脑发育不全亚型。

参考书目

参考书目请参见光盘。

585.10 小头畸形

Stephen L. Kinsman, Michael V. Johnston

小头畸形是指头围的测量值比同年龄同性别组儿童平均值低 3 个标准差（SD）以上。本病较常见，特别是在发育迟缓的儿童中。虽然小头畸形的原因很多，但较常见的是胎儿发育期神经元迁移异常，包括神经细胞异位和细胞结构紊乱。小头畸形可分为 2 个大组：原发性（遗传性）小头畸形和继发性（非遗传性）小头畸形。确切的诊断对遗传咨询和未来妊娠的预测很重要。

■ 病　因

原发性小头畸形是指一组疾病，通常没有其他畸形、遵守孟德尔遗传规律或与其他特殊的遗传综合征有关。由于患儿头围过小，常在出生时即被确诊。常见的类型包括家族性和常染色体显性遗传性小头畸形以及表 585-2 中总结的一系列染色体综合征。原发性小头畸形与至少 7 个基因位点相关，目前已发现了 4 个致病基因。本病也可能是常染色体隐性遗传性原发性小头畸形（MCPH），遵守常染色体遗传规律。许多 X 连锁的小头畸形是由可导致严重大脑结构畸形（如无脑回畸形）的基因突变所致，应进行 MRI 检查循证。继发性小头畸形是由大量有害因素所致，这些因素可影响宫内胎儿或大脑快速生长期的婴儿，尤其 2 岁前的婴儿。

获得性小头畸形可见于 Rett 综合征和一些遗传疾病，后者也可导致原发性小头畸形。

■ 临床表现和诊断

应全面询问家族史，寻找家族内其他小头畸形或影响神经系统疾病的病例。在婴儿刚出生时应测量其头围，对尽早诊断小头畸形非常重要。出生时头围过小说明导致这一畸形的过程开始于胚胎早期或胎儿发育期。出生后特别是 2 岁后出现的脑损害，很少造成严重的小头畸形。连续的头围测量比单次测量更有意义，尤其是对轻度异常者。此外，应同时记录双亲和每位同胞的头围。

小头畸形患儿的实验室检查应根据病史和体格检查而定。若引起小头畸形的原因不明，应测定母亲血清中的苯丙氨酸水平。尽管婴儿本身无苯丙酮尿症，但是无症状母亲血清高苯丙氨酸水平会导致婴儿明显的大脑损伤。如果怀疑患儿患有染色体综合征或者患儿面容异常、身材矮小或有其他先天畸形，应进行染色体核型检查和（或）微阵列比较基因组杂交技术研究（array-CGH）。MRI 检查有助于鉴别大脑结构异常（例如无脑回畸形、巨脑回和多小脑回），CT 扫描有助于诊断颅内钙化。其他检查包括空腹血浆和尿氨基酸分析、血氨测定、弓形虫、风疹病毒、巨细胞病毒和单纯疱疹病毒（TORCH）抗体滴度测定以及母婴 HIV 检测以及尿巨细胞病毒培养。越来越多由单基因突变导致的原发性小头畸形和综合征性小头畸形被大家发现。

■ 治　疗

一旦小头畸形的病因明确，医生必须提供正确和支持性的遗传和家庭咨询。由于很多小头畸形患儿同时有智力障碍，医生必须帮助其制订适当的计划使患儿发育达到最高水平（见第 33 章）。

参考书目

参考书目请参见光盘。

表 585-2　小头畸形病因

病因	已知特性
原发性（遗传性）	
家族性（常染色体隐性遗传）	发病率：1∶40 000 典型容貌：前额歪斜、耳鼻突出、严重智力迟缓和明显的惊厥、脑回表面压迹、细胞结构分化不良或紊乱
常染色体显性遗传	无特殊面容、睑裂上斜、前额轻度歪斜、两耳突出、生长曲线正常，惊厥易于控制，轻度或边界性智力迟缓
综合征性	
Down 综合征（21 三体）	发病率：1∶800 枕叶、额叶异常圆形，小脑变小，颞上回狭窄，有 Alzheimer 神经纤维化改变倾向，大脑皮层超微结构异常
Edward 综合征（18 三体）	发病率：1∶6 500 出生体重低、小嘴畸形、小颌畸形、低位畸形耳、枕骨突出、摇篮足、手指屈曲畸形、先天性心脏病、脑回增多、神经元异位
Cri-du-chat 综合征（5 号染色体部分缺失）	发病率：1∶50 000 圆脸、内眦赘皮明显、低位耳、眼距过宽、特征性哭声
无特殊神经病变	
Cornelia de Lange 综合征	出生前后生长迟缓、一字眉、上唇薄而下翻、拇指位置偏近端
Rubinstein-Taybi 综合征	鹰钩鼻、睑裂下斜、内眦赘皮、身材矮小、拇指脚趾宽大
Smith-Lemli-Opitz 综合征	睑下垂、舟状头、内眦赘皮、鼻孔朝前、出生体重低、喂养困难明显
继发性（非遗传性）	
先天性感染	
巨细胞病毒	足月小样儿、皮疹、肝脾肿大、视网膜脉络膜炎、耳聋、智力迟缓、惊厥 中枢神经系统钙化、小脑回畸形
风疹	生长迟滞、紫癜、血小板减少症、肝脾肿大、先天性心脏病、视网膜脉络膜炎、白内障、耳聋 血管周围坏死区、多小脑回畸形、神经元异位、室管膜下腔化
弓形体病	紫癜、肝脾肿大、黄疸、惊厥、脑积水、视网膜脉络膜炎、脑钙化
药物	
胎儿酒精	生长迟缓、睑下垂、无人中、上唇发育不全、先天性心脏病、喂养困难、神经胶质异位、神经元结构紊乱
胎儿乙内酰脲	生长延迟、远侧指骨发育不全、内眦赘皮、鼻梁宽、鼻孔朝前
其他病因	
辐射	小头畸形、智力迟缓（妊娠期第 15 周前暴露于放射线后果最严重）
脑膜炎或脑炎	脑梗死、囊腔化、神经元广泛丧失
营养不良	小头畸形的病因存在争议
代谢性	母亲糖尿病，母亲高苯丙氨酸血症
体温过高	有报道称生后最初 4~6 周内发热可引起小头畸形、惊厥和面部畸形 病理学研究显示神经元异位 进一步研究表明发生畸形与孕母发热无关
缺氧缺血脑病	最初为弥漫性脑水肿；晚期表现为脑萎缩，MRI 有异常信号

585.11 脑积水

Stephen L. Kinsman, Michael V. Johnston

　　脑积水不是一种特异的疾病，而是一组由脑脊液循环障碍和吸收不良或者少见的脉络丛乳头状瘤（表585-3）导致脑脊液过多引起的不同的症状。在评估巨头畸形患儿脑积水时常发现巨脑症，因此在这里也会讨论巨脑症。

■ 生理学

　　脑脊液主要由位于侧脑室、第三和第四脑室系统的脉络丛产生。虽然脑脊液主要由侧脑室生成，但约25%的脑脊液来源于脉络丛以外，包括脑实质内的毛细血管内皮。因为脉络丛受肾上腺素能神经和胆碱能神经支配，所以脑脊液的生成受到神经的积极控制。刺激肾上腺素能神经会减少脑脊液生成，而刺激胆碱能神经则会使脑脊液生成速度加倍。正常儿童脑脊液生成速度大约为20mL/h。婴儿脑脊液总量大约为50mL，成年人约为150mL。大部分脑脊液位于脑室外。脉络丛产生脑脊液分几个阶段进行，经一系列复杂步骤，血浆超滤液最终形成的分泌液即脑脊液。

　　脑脊液的循环动力来源于脑室系统和静脉系统间的压力差。正常情况下脑室内压可高达180mmH₂O，而上矢状窦内压在90mmH₂O左右。通常，脑脊液由侧脑室经室间孔流入第三脑室，再通过狭窄的中脑导水管（在儿童长约3mm，直径约2mm）进入第四脑室。然后通过成对的侧孔（Luschka孔）和中线上的中央孔（Magendie孔）离开第四脑室进入基底池。由脑室系统阻塞导致的脑积水，被称为阻塞性或非交通性脑积水。脑脊液经过脑池系统越过大脑半球凸面从基底池向后循环。在上文提及的压力推动下，脑脊液主要在蛛网膜绒毛内经内皮细胞间的紧密连接被吸收。少量脑脊液沿神经根袖流向鼻窦旁由淋巴管吸收，或直接被脉络丛吸收。由于蛛网膜下腔阻塞或蛛网膜绒毛功能障碍造成的脑积水被称为非阻塞性脑积水或交通性脑积水。

■ 病理生理学和病因

　　由中脑导水管畸形或第四脑室病变所致阻塞性或非交通性脑积水在儿童中最常见。中脑导水管狭窄是由Sylvius导水管狭窄畸形所致，常伴导水管分支或分叉畸形。在很少一部分患者中，中脑导水管狭窄具有性连锁隐性遗传特征。这些患者偶尔会有轻微神经管闭合缺陷，如隐性脊柱裂。罕见中脑导水管狭窄伴有多发性神经纤维瘤。导水管神经胶质过多症也可导致脑积水。作为新生儿脑膜炎或早产儿蛛网膜下腔出血的后遗症，中脑导水管室管膜内层被破坏，神经胶质反应性增生会造成导水管完全性的阻塞。宫内病毒感染也会使导水管狭窄引起脑积水。有报道称腮腺炎病毒性脑膜脑炎是儿童脑积水的病因之一。Galen静脉畸形时由于其静脉位于中线部位，其扩张变大将阻塞脑脊液循环。后颅窝病变或畸形是脑积水的主要病因，包括后颅窝肿瘤、Chiari畸形和Dandy-Walker综合征。

　　非阻塞性或交通性脑积水常继发于蛛网膜下腔出血，在早产儿中通常是由脑室内出血导致。蛛网膜下腔中血液聚集可导致基底池或蛛网膜绒毛破坏，从而阻塞脑脊液循环。肺炎双球菌和结核杆菌脑膜炎可产生黏稠的分泌物阻塞基底池，宫内感染也会破坏脑脊液循环的通路。白血病浸润可种植于蛛网膜下腔而产生交通性脑积水。

表585-3 脑积水病因

交通性

软骨发育不全

颅底凹陷

良性蛛网膜下腔扩大

脉络丛乳头状瘤

脑膜恶性肿瘤

脑膜炎

出血后

非交通性

中脑导水管狭窄

　传染性[*]

　X染色体连锁

线粒体性

常染色体隐性遗传

常染色体显性遗传

L1CAM突变

Chiari畸形

Dandy-walker畸形

Klippel-Feil综合征

肿块性病变

　脓肿

　血肿

　肿瘤和神经皮肤病

　Galen静脉畸形

　Walker-Warburg综合征

积水性无脑畸形

前脑无裂畸形

大量脑积水

脑穿通畸形

[*] 弓形体病、脑囊虫病、流行性腮腺炎

摘自 Fenichel GM. Clinical pediatric neurology, ed 5. Philadelphia: Elsevier, 2005: 354

■ 临床表现

　　脑积水临床表现多样，并取决于多种因素，包括起病年龄、造成梗阻的损伤性质以及颅内压增高的持续时间和速度。婴儿期，头围迅速增大是最显著的体征。此外，可有前囟增大和膨隆以及头皮静脉扩张。由于顶盖部松果体上隐窝扩大挤压视觉中枢，引起前额增宽，双眼向下偏离，导致落日眼征。由于运动皮质区下肢区的皮质脊髓束受牵拉和破坏，导致锥体束征很常见，包括腱反射活跃、痉挛、阵挛（特别是双下肢）和巴宾斯基征阳性。年长儿由于颅缝部分闭合导致脑积水体征更轻微。两个年龄组中均常见烦躁、嗜睡、食欲不振和呕吐等症状，且头痛是年长儿的突出症状。性格逐渐改变和学习能力退步提示缓慢进展性脑积水。在其他临床表现中，连续的头围测量显示头围增长速率加快。头部叩诊呈破壶音或称为MacEwen征，提示骨缝分离。枕部缩短提示 Chiari 畸形，枕部突出提示 Dandy-Walker 畸形。许多病例明显可见视神经盘水肿，外展神经麻痹和最为明显的下肢锥体束征。

　　Chiari 畸形包括 2 种主要亚型：Ⅰ型典型症状出现于青春期或成年期，通常不伴脑积水。患者主诉为反复发作性头痛、颈部疼痛、尿频和进行性下肢痉挛。这种畸形是由小脑扁桃体移位至颈段椎管所致（图585-10）。虽然发病机理目前不明，但普遍理论认为可能与胎儿发育期第四脑室的基底部阻塞有关，其他理论包括脊髓栓系或其他畸形（空洞）。

　　Ⅱ型 Chiari 畸形以进行性脑积水和脊髓脊膜膨出为特征。这种病变属后脑异常，可能是在胚胎形成期脑桥弯曲障碍导致第四脑室延长和脑干扭曲所致，伴有小脑下蚓部、脑桥和延髓移位进入颈椎管内（图585-11）。约 10% 的Ⅱ型畸形在婴儿期发病，症状包括尖叫、哭声微弱和呼吸暂停，可通过分流术或后颅窝减压术缓解。儿童期较轻的类型表现为步态异常、痉挛和进行性动作不协调。

　　头颅 X 线片显示后颅窝较小，颈椎管增宽。CT增强扫描和 MRI 显示小脑扁桃体向下突入颈椎管及后脑畸形。这种畸形可通过外科减压手术治疗，但对无症状或轻微症状的患者，建议保守治疗。

　　Dandy-Walker 畸形是由胚胎发育期第四脑室顶部发育异常所致的后颅窝第四脑室囊性扩张和小脑中线发育不良（图585-12）。约 90% 的患者有脑积水，且多数患儿伴发畸形，包括小脑蚓部和胼胝体发育不全。婴儿期表现为头围迅速增大和枕部突出，颅骨透光试验阳性。可能是因为相关的结构畸形，多数患儿

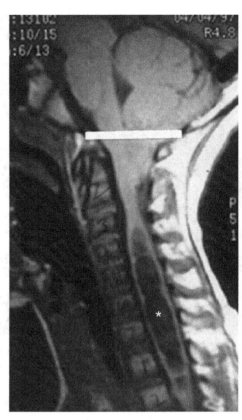

图 585-10　Chiari Ⅰ型畸形患者矢状面 MR 扫描。小脑扁桃体（白条）经枕大孔进入 C2 下部，枕大孔处明显堵塞。可见空洞（白色星号）从 C3 延至 T2

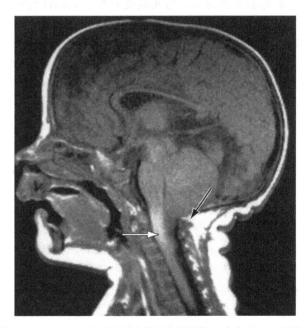

图 585-11　Chiari Ⅱ型畸形患儿正中矢状位 T1 加权 MRI。小脑扁桃体（白色箭头）下降至枕骨大孔下方（黑色箭头）。注意如裂隙样小的第四脑室已被拉成垂直位置

有明显锥体束征，小脑性共济失调，运动和认知发育时间延迟。出现脑积水时，Dandy-Walker 畸形可通过囊腔分流术（偶尔也做脑室分流术）治疗。

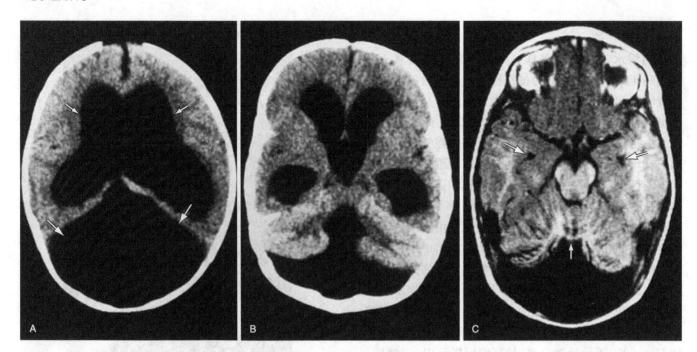

图 585-12 Dandy-Walker 囊肿。A. 冠状位 CT 扫描（手术前）显示大的后颅窝囊肿（Dandy-Walker 囊肿）（大箭头）和扩大的侧脑室（小箭头），继发于第四脑室出口脑脊液循环通路阻塞。B. 同一患者，在较低位冠状位 CT 扫描显示两小脑半球被扩大的第四脑室（Dandy-Walker 囊肿）分开。近第四脑室扩张的侧脑室再次显示由于 Dandy-Walker 囊肿引起脑脊液阻塞。C. 同一患者的 MRI 显示行分流术后缩小的 Dandy-Walker 囊肿和颞叶角（箭头）。现能认出不完整的小脑蚓部（小箭头）

■ 诊断和鉴别诊断

　　研究脑积水患儿从分析病史开始。家族性病例提示是 X 连锁或继发于中脑导水管狭窄的常染色体遗传脑积水。早产伴颅内出血、脑膜炎或流行性腮腺炎病毒性脑炎的既往史有助于其确诊。多发性牛奶咖啡斑和其他神经纤维瘤病的临床特点提示导水管狭窄引发脑积水。

　　体格检查包括对颅骨和脊柱的仔细视诊、触诊和听诊。记录枕额头围并与先前的数据进行比较，注意前囟大小和形状，检查背部中线皮肤异常病变，包括簇生毛发、脂肪瘤和血管瘤，这些可能提示脊柱闭合不全。前额突出或枕部畸形提示脑积水发病机制。许多 Galen 动静脉畸形病例可以闻及颅骨杂音。脑室系统明显扩张或 Dandy-Walker 综合征患者颅骨透光试验可呈阳性。因为视网膜脉络膜炎可提示脑积水是由宫内感染（例如弓形虫感染）引起，所以必须进行眼底检查。视神经盘水肿常见于年长儿，婴儿罕见，因为婴儿期颅内压增高可使颅缝分离。

　　由于年长儿长期颅内压增高，颅骨 X 线片常见颅缝分离、后鞍突侵蚀以及脑回压迹加深。婴儿 CT 扫描和（或）MRI 以及超声检查是识别脑积水具体原因和严重程度的最重要方法。

　　由于慢性贫血、佝偻病、成骨不全和骨骺发育不良造成的颅骨增厚可使头围增大，使之与脑积水相混淆。慢性硬膜下积液可导致双侧顶骨突出。由于各种中枢神经系统代谢性和退行性疾病使脑实质内异常物质贮积，会导致巨头症。这些疾病包括溶酶体病（例如 Tay-Sachs、神经节苷脂沉积症和黏多糖贮积症）、氨基酸尿症（例如枫糖尿病）和脑白质营养不良（异染性脑白质营养不良、Alexander 病、Canavan 病）。此外，脑组织增加是巨脑症和神经纤维瘤病的特征。家族性巨脑症为常染色体显性遗传，其特点是运动发育迟缓和肌张力低下，但智力正常或接近正常。测量家长头围对建立诊断是必须的。

■ 巨脑症

　　巨脑症是一种大脑发育的解剖学异常，定义为脑重与脑容量比值大于同年龄组中第 98 百分位数的个体（或 ≥ 平均值 2 个标准差以上），常伴发巨头畸形（枕额头围大于第 98 百分位数）。巨脑症与各种贮积病、退行性疾病相关，但也存在解剖学和遗传学原因。解剖学巨脑症最常见的原因是良性家族性巨脑症。通过仔细询问家族史和测量父母头围，这种情况很容易诊断。此外，在超过 100 种综合征中巨头畸形是已知特征。

　　解剖学巨脑症的症状通常在出生时就很明显，并且头部生长发育持续高于平均水平。在某些综合征中，枕额头围增大只是一个体征，关键需要神经影像学检查来确定综合征性巨头畸形中可见的各种结构和脑回畸形，同时判断是否存在解剖学巨脑症。

常见的巨脑症相关的巨头畸形综合征包括产前和（或）产后身体过度生长的综合征，例如 Sotos 综合征、Simpson-Golabi-Behmel 综合征（SGBS）、脆性 X 综合征、Weaver 综合征、M-CMTC（巨头畸形伴先天性毛细血管扩张性大理石样皮肤）、Bannayan-Ruvalcaba-Riley 综合征（BRR）和非身体过生长的综合征（例如 FG 综合征、Greig 端部多发性并指综合征及 Gorlin 综合征）。

Sotos 综合征（脑性巨人症）是最常见的巨脑症，50% 的患者产前就有巨头畸形，100% 的患者在 1 岁前表现出巨头畸形。产后早期的过度生长到成人期会正常化。面部特征包括高额头伴前额突出、额顶毛发稀疏、眼裂下斜、眼距过宽、窄长脸、下颌突出以及颧颊红、肌张力低下、协调性差及言语迟缓常见，大部分儿童表现出轻微到严重的智力障碍。

积水性无脑畸形

积水性无脑畸形易与脑积水混淆。大脑半球缺失或由膜性囊替代，并有残余的前额、颞部、枕部皮质散布在膜表面。中脑和脑干相对完整（图 585-13）。虽然积水性无脑畸形的病因不明，但胚胎发育早期双侧颈内动脉闭塞可以解释大部分的病理异常。患儿出生时头围正常或增大，出生后头围增长过速。颅骨透光试验显示大脑半球缺如。患儿多烦躁，喂养困难，发生惊厥和痉挛性四肢瘫，很少或几乎没有认知发育。脑室 - 腹腔分流术可以防止头颅过度增大。

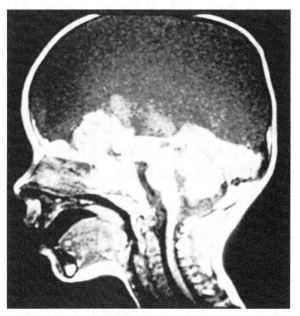

图 585-13 积水性无脑畸形。MRI 显示脑干和脊髓和小脑残余物和脑皮层，颅腔其余部位充满脑脊液

治 疗

脑积水的治疗取决于其病因。药物治疗包括使用乙酰唑胺和呋塞米，通过降低脑脊液产生速度而暂时缓解病情，但长期效果令人失望。大部分脑积水患者须行颅外分流，尤其是脑室 - 腹腔分流术。虽然内镜第三脑室造瘘术作为一种可行方法且其应用已有成熟标准，但是须重复进行才有效，应用此法可避免行脑室分流术。分流术主要并发症是闭塞（以头痛、视神经盘水肿、呕吐及精神状态变化为临床特点）和细菌感染（发烧、头痛、假性脑膜炎），细菌感染通常由表皮葡萄球菌引起。通过认真准备，分流术的细菌感染率可降至 5% 以下。胎儿脑积水宫内手术治疗效果不佳，可能是因为除了某些病例脑积水伴胎儿脊髓脊膜膨出外，脑积水伴其他脑畸形的发生率高。

预 后

预后取决于脑室扩大的病因而不是手术干预时脑皮质层的大小，除非在此患者中脑皮质层经过了严重压缩或拉伸。脑积水患儿各种发育缺陷的风险增加。其平均智商较正常人群低，尤其是执行任务的能力较语言能力更差。多数儿童记忆力异常。视力问题常见，包括斜视、立体视觉异常、视野缺损和继发于颅内压升高所致的视神经萎缩和视力减退。视觉诱发电位潜伏期延长，且脑积水矫正后需要一段时间才能恢复。虽然大部分脑积水患儿举止友善而温和，但部分患儿有攻击性和过失行为。脑积水分流术后或脊髓脊膜膨出的患儿，青春期发育加速相对常见。这可能是由于颅内压增高引起促性腺激素分泌增加所致。脑积水患儿必须接受长期的多学科随访。

参考书目

参考书目请参见光盘。

585.12 颅缝早闭

Stephen L. Kinsman, Michael V. Johnston

颅缝早闭是指颅缝提前闭合，可分为原发性和继发性，常伴各种颅骨形状异常。原发性颅缝早闭是由颅骨发育异常导致单条或多条颅缝闭合，而继发性颅缝早闭是由大脑不能生长发育所致，后者在此不做讨论。原发性颅缝早闭发病率约为活产儿的 1/2000。大部分患儿病因不明，但 10%~20% 的病例与遗传综合征有关。在许多病例中，变形力对枕部和前额斜头畸形影响很大。尽早检测后部颅骨形状对通过理疗手段成功纠正斜颈和其他位置不对称导致的斜头畸形很重要。

■ 发育和病因

胚胎第 5 个月，颅骨（额骨、顶骨、颞骨和枕骨）已发育完善，并由骨缝和囟门隔开。出生后最初几年内大脑迅速生长，骨缝的同步生长保证大脑生长不会受阻。颅缝早闭的原因不明，但普遍学说认为是颅骨原基发育异常对硬脑膜产生了过大的压力，从而干扰了颅缝正常发育已确定某些单发性颅缝早闭和许多导致颅缝早闭的综合征与遗传因素有关（表585-4）。

■ 临床表现和治疗

大多数颅缝早闭在出生时就非常明显，表现为颅缝早闭所致的颅骨畸形。骨缝触诊可发现凸起的骨性边界，诊断不明的病例可通过颅骨 X 线片、CT 扫描或骨扫描明确骨缝的融合（表585-5）。

矢状缝早闭会导致颅骨狭长或舟状头畸形，这是颅缝早闭最常见的类型。舟状头畸形常伴有枕部突出、宽额头、前囟小或消失。该病散发，男孩多见，常因其头盆不称而导致娩出困难。该畸形不会导致患儿颅内压升高或脑积水，且神经检查结果正常。

前额斜头畸形是颅缝早闭的第二种常见类型，特征为一侧前额扁平，同侧眼眶和眉弓隆起、对侧耳廓突出。此型在女性更为多见，由冠状缝和蝶额缝过早

表585-4 颅缝早闭常用临床遗传分类

疾病	病因
单发性颅缝早闭	
形态学描述	未知，子宫压迫或 FGFR3 突变
综合征性颅缝早闭	
Antler-Bixler 综合征	未知
Apert 综合征	通常是 FGFR2 上两个突变之一
Baere-Stevenson 综合征	GFGR2 或 FGFR3 突变
Bailler-Gerold 综合征	异源 TWIST 突变
Carpenter 综合征	未知
颅额鼻发育不良	Xp22 上未知基因
Crouzon 综合征	FGFR2 上大量不同突变
Crouzonomesodermoskeletal 综合征	FGFR3 上突变
Jackson-Weiss 综合征	FGFR2 上突变
Muenke 综合征	FGFR3 上突变
Pfeiffer 综合征	FGFR1 上突变或 FGFR2 大量突变
Saethre-Chotzen 综合征	TWIST 上突变
Shprintzen-Goldberg 综合征	FBEN1 上突变

摘自 Ridgway EB, Weiner HL. Skull deformaties. Pediatr Clin North Am, 2004, 51: 359-387

闭合导致。外科治疗可改善面容外观。当影像学显示骨缝未闭合时，位置因素显得尤为重要。

枕部斜头畸形大多由婴儿期头部摆放位置不当引起，在无活动能力或残疾儿童中更常见。人字缝融合或硬化会导致单侧枕骨扁平，同侧额骨隆起。由额缝早闭引起的三角头畸形很少见。这些患儿前额呈龙骨状且两眼间距过近，常伴有前脑发育异常。前额轻微隆起较为常见。尖头畸形是指锥形头，常由由冠状缝、蝶额缝和额筛缝早闭导致。三叶草形畸形的颅骨形状特殊，似三叶草。患儿颞骨非常突出，其余部位颅骨缩窄，常并发脑积水。

1 条骨缝早闭很少引起神经系统异常。在这种情况下，外科手术的目的仅仅是为了美容，其预后与累及的骨缝和畸形程度有关。神经系统并发症包括脑积水和颅内压升高，多出现于 2 条或 2 条以上骨缝过早闭合时，这时外科手术的干预就非常必要。本文不讨论斜颈早期的矫正治疗和颅骨塑形设备的应用。

与颅缝早闭有关的最常见的遗传疾病包括 Crouzon 综合征、Apert 综合征、Carpenter 综合征、Chotzen 综合征和 Pfeiffer 综合征。Crouzon 综合征的特征是颅缝早闭，呈常染色体显性遗传。虽然头部形状取决于颅缝闭合的时间和顺序，但大多数病例的头颅形状是由于双侧冠状缝闭合导致前后直径缩短而形成的短头畸形。眼眶发育不良，眼球明显突出，典型面容是上颌骨发育不全和眼距过宽。

Apert 综合征与 Crouzon 综合征有许多共同特征。尽管 Apert 综合征是常染色体显性遗传，但通常为散发。它与多条颅缝同时过早闭合有关，包括冠状缝、矢状缝、颞缝和人字缝。患儿面部常不对称，眼球突出程度不如 Crouzon 综合征。Apert 综合征的特征是第 2、3 和 4 指并指畸形，有时可能与大拇指或第 5 指并指。类似畸形也常出现在足部。所有患儿都有手部、足部和颈椎部骨骼的进行性钙化和骨缝闭合。

Carpenter 综合征是一种常染色体隐性遗传病，许多骨缝的闭合导致颅骨三叶草形畸形。本病常见手足部软组织并指畸形，且普遍存在精神发育迟滞。其他不常见的畸形包括先天性心脏病、角膜混浊、髋外翻和膝外翻。

Chotzen 综合征的特征是不对称的颅缝早闭和斜头畸形。本病在遗传性综合征中最常见，为常染色体显性遗传。常合并面部不对称、上睑下垂、手指短以及第 2、3 指软组织并指畸形。

Pfeiffer 综合征最常见的表现为尖头畸形。眼球突出、眼距过宽、大拇指和大脚趾短而阔，部分软组织并指畸形。大多为散发病例，但也有报道为常染色体

表 585-5 常见颅缝早闭的流行病学和临床特征

类型	流行病学	颅骨畸形	临床表现
矢状缝	CSO 最常见形式,影响单条骨缝,80% 患者为男性	长颅或舟状头	额部隆起,枕部突出,可触及龙骨脊,OFC 正常,双顶径减小
冠状缝	占 CSO 的 18%,患者常为女孩,伴 Apert 综合征 [并指(趾)] 和 Crouzon 病,包括蝶骨,眶骨和面颅骨畸形(面中部发育不良)	单侧:斜头畸形 双侧:短头畸形,尖头畸形	单侧:患侧额头扁平,健侧脸颊扁平、鼻子偏差;眼眶上沿导致 X 线片显示丑角征,眼眶外旋导致弱视 双侧:额头扁平、宽阔。Apert 综合征中伴并指(趾),Crouzon 病中伴有面中部发育不全和渐进性眼球突出
人字缝	占 CSO 的 10%~20%,男:女为 4:1	人字缝或枕部斜头畸形,70% 病例患侧为右面	单侧:枕部扁平,沿闭合骨缝凹陷,同侧额头膨出导致菱形颅骨,同侧耳位前下,双侧:短头伴双侧耳位前下
额侧缝	与 19 号染色体短臂异常有关	三角头畸形	尖额头,中线脊状,眼距过近
多条骨缝		尖颅	塔颅伴骨缝未发育,眼眶浅,颅内压升高

CSO:颅缝早闭;OFC:枕额头围

摘自 Ridgway EB, Weiner HL. Skull deformities. Pediatr Clin North Am, 2004, 51: 359-387

显性遗传。

现已证明成纤维细胞生长因子受体(FGFR)基因家族的突变与颅缝早闭的特殊表型有关。位于 8 号染色体上的 *FGFR1* 基因突变可致 Pfeiffer 综合征,*FGFR2* 基因的相似突变导致 Apert 综合征。*FGFR2* 基因相同的突变可导致 Pfeiffer 综合征和 Crouzon 综合征。

各种遗传综合征都有合并其他疾病的风险,包括脑积水、颅内压增高、视神经盘水肿、视神经孔异常造成的视神经萎缩、继发于鼻中隔偏差或鼻后孔闭锁而出现的呼吸障碍以及语言和听力障碍。颅内压增高必须进行部分颅骨切除术,而且需要一支多领域的颅面外科专家队伍对患儿长期跟踪随访。外科手术矫正颅缝早闭效果良好,尤其是对无症状的婴儿,而且并发症的发生率和死亡率相对较低。

参考书目

参考书目请参见光盘。

(张晓磊 译,陆国平 审)

第 586 章
儿童期癫痫发作

Mohamad A. Mikati

癫痫发作是由大脑过度的或同步的神经元异常活动导致的一种短暂的体征和(或)症状。国际上将癫痫性发作分为两大类:局灶性(部分性)发作,临床

和脑电图初期的改变表明最初活化的神经元系统局限于一侧大脑半球的一部分;而在全面性发作,临床和脑电图初期的改变表明双侧大脑半球的所有部分同步受累(表 586-1)。

既往有过无热惊厥的患者中,有约 30% 的患者后来会发生癫痫。如果患者神经系统检查、脑电图以及神经影像学检查都正常,这种风险则会降到 20%。热性惊厥是一个比较特殊的类型。急性症状性癫痫发作常继发于一些影响大脑兴奋性的急症,例如电解质紊乱或脑膜炎等。虽然这些癫痫发作类型的大多数患者预后都很好,但有时这种发作提示大脑有明显的结构、炎症及代谢改变,例如脑膜炎、脑炎、急性卒中或大脑肿瘤。其预后取决于这些潜在病变的可逆性、可治性以及发展成癫痫的可能性。非诱发性癫痫发作不是急性症状性癫痫发作。远期症状性癫痫发作被认为是继发于很久之前的大脑损伤,例如陈旧性的脑卒中。

癫痫是一种以通过在神经生物、认知、心理及社会结局等情况下对癫痫发作有持久倾向性为特征的大脑疾患。癫痫的临床诊断通常需要至少有 1 次非诱发性癫痫发作,同时伴有第二次相同的癫痫发作或者有能够证实这种癫痫发作反复发作倾向的足够的脑电图或临床信息。为了进行流行病学调查,只有在超过 24h 的时间间隔内出现 2 次或 2 次以上的非诱发性癫痫发作才被考虑为癫痫。4%~10% 的儿童在 16 岁之前经历过 1 次癫痫发作,其一生内出现癫痫的累计发生率是 3%,超过 50% 的病例在儿童期发病。癫痫的年患病率是 0.5%~1%,因此发生一次癫痫发作或热性惊厥不一定提示癫痫的诊断。癫痫发作性疾病是一个普通术语,它通常可用来概括以下任何一种疾病,包括癫痫、热性惊厥以及继发于代谢、感染或其他病因

表 586-1　癫痫发作的类型

自限性癫痫发作类型

局灶性发作

局灶性感觉性发作
·伴基本感觉症状（如枕叶、顶叶发作）
·伴体验性感觉症状（如颞－顶－枕叶连接处发作）
局灶性运动性发作
l伴单纯阵挛发作症状
l伴非对称性强直运动发作（如辅助运动发作）
·伴典型（颞叶）自动症（如颞叶内侧癫痫）
·伴过度运动自动症
·伴局灶性负性肌阵挛
·伴抑制性运动发作
痴笑发作
半侧阵挛发作
继发全面性癫痫
局灶性癫痫综合征中的反射性发作

全面性发作

强直－阵挛发作（包括以阵挛或肌阵挛为发作初始表现的变异型强直－阵挛发作）
阵挛发作
·不伴强直
·伴强直
典型失神发作
不典型失神发作
肌阵挛失神发作
强直发作
痉挛发作
肌阵挛
眼睑肌阵挛
·不伴失神
·伴失神
肌阵挛失张力发作
负性肌阵挛
失张力发作
全面性癫痫综合征中的反射性发作

表 586-1（续）

持续性发作类型

全面性癫痫持续状态

全面强直－阵挛癫痫持续状态
阵挛癫痫持续状态
失神癫痫持续状态
强直癫痫持续状态
肌阵挛癫痫持续状态

局灶性癫痫持续状态

Kojevnikov 部分性癫痫持续状态
持续先兆
边缘叶癫痫持续状态（精神运行性发作持续状态）
伴轻偏瘫的偏侧抽搐持续状态

反射性癫痫的诱发因素

视觉刺激
·闪光—可能的话标明是特殊颜色的光线
·视觉图形模式
·其他视觉刺激
思考
音乐
进食
特殊行为
躯体感觉
本体感觉
阅读
热水
惊吓

摘自 International League Against Epilepsy: Epileptic seizure types and precipitating stimuli for reflex seizures (website), May 13, 2009. http://www.ilae-epilepsy.org/Visitors/Centre/ctf/seizure_types.cfm. Accessed October 8, 2010

（如低钙血症、脑膜炎）的一次或多次可能的癫痫发作。

　　癫痫综合征是指表现为一种或几种特定发作形式并且有特定起病年龄和预后的症候群。目前已有几种类型的癫痫综合征可以在临床上进行鉴别（表 586-2 至表 586-4）。癫痫综合征的分类必须与癫痫发作的分类区分开，后者指的是单个事件而不是临床综合征。一般来说，发作类型主要决定了对患者可能起作用的药物种类；而癫痫综合征决定了患者可能的预后。癫痫性脑病是指那些能够导致患者认知或其他功能损害的、具有严重异常脑电图的癫痫综合征。特发性癫痫是指遗传性或者可能为遗传性的癫痫综合征，这种癫痫综合征一般不存在影响发育或其他神经功能的基础

病变（例如失神性癫痫）。症状性癫痫是指由脑部基础病变引起的癫痫综合征（例如继发于结节性硬化的癫痫）。隐源性癫痫（也被称为可能的症状性癫痫）是指可能存在引起癫痫或者影响神经功能的脑部潜在病变的癫痫综合征，但目前尚不清楚这种潜在的病变是什么。

■ 首次癫痫发作的评估

　　对婴儿或儿童可疑的癫痫发作期间或者刚刚停止后的初步评估应包括评价气道的通畅性、换气功能、心脏功能以及测量体温、血压、血糖。对于第一次癫痫发作的急性评估，医生应该寻找引起癫痫发作的可

表 586-2　根据发病年龄、癫痫活动持续时间、预后和治疗来分类癫痫综合征

癫痫综合征	发病年龄	缓解年龄	预后	单药或添加治疗	可能的添加治疗	手术治疗
婴儿和儿童特发性局灶性癫痫						
婴儿良性惊厥（非家族性）	婴儿期	婴儿期	良好	PB	—	无
伴中央颞区棘波的良性儿童癫痫	3~13 岁	16 岁	良好	OXC, VPA, CBZ, LEV	—	无
早发型或晚发型特发性枕叶癫痫	2~8 岁；6~17 岁	12 岁或更早；18 岁	良好	OXC, VPA, CBZ, LEV	—	无
家族性（常染色体显性遗传）癫痫						
良性新生儿家族性惊厥	新生儿期 – 婴儿早期	新生儿期到婴儿早期	良好	PB	—	无
良性家族性婴儿惊厥	婴儿期	婴儿期	良好	CBZ, PB	—	无
常染色体显性遗传夜间额叶癫痫	儿童期	不明确	因人而异	CBZ, OXC, TPM, PHT GBP	LEV, PHT, PB, CLB	无
家族性颞叶外侧癫痫	儿童期到青少年期	不明确	因人而异	CBZ, OXC, VPA, TPM PHT, GBP	LEV, PHT, PB, CLB	无
全面性癫痫伴热性惊厥附加症	儿童期到青少年期	不明确	因人而异	VPA, ESM, TPM, LTG	CLB, LEV	无
症状性（或者可能为症状性）局灶性癫痫						
边缘叶癫痫						
伴海马硬化的颞叶内侧癫痫	学龄期或更早	长期存在	因人而异	CBZ, VPA, OXC, TPM, PHT, GBP	LEV, PHT, PB, CLB	颞叶切除
明确病因引起的颞叶内侧癫痫	因人而异	长期存在	因人而异	CBZ, VPA, OXC, TPM, PHT, GBP	LEV, PHT, PB, CLB	颞叶切除
根据病灶和病因定义的其他类型癫痫	因人而异	长期存在	因人而异	CBZ, VPA, OXC, TPM, PHT, GBP	LEV, PHT, PB, CLB	病灶切除 ± 皮层切除
新皮层癫痫						
Rasmussen 综合征	6~12 岁	进展性	不良	血浆置换；免疫球蛋白	PHT, CBZ, PB, TPM, CLB	功能性半侧大脑半球切除
半身惊厥 – 偏瘫综合征	1~5 岁	慢性	严重	CBZ, VPA, OXC, TPM, PHT, GBP	LEV, PHT, PB, CLB	功能性半侧大脑半球切除
根据病灶和病因定义的其他部分性癫痫	多样	长期存在	多样	CBZ, VPA, OXC, TPM, PHT, GBP	LEV, PHT, PB, CLB	病灶切除 ± 皮质切除
婴幼儿游走性部分性惊厥发作	婴幼儿	无缓解	不良	PB, PHT, CBZ, TPM, VPA	BDZ	无
特发性全面性癫痫						
良性婴儿肌阵挛癫痫	3 月至 3 岁	3~5 年	多样	VPA, TPM, LEV	BDZ	无
肌阵挛 – 失张力癫痫	3~5 岁	多样	多样	VPA, ESM, TPM	BDZ, LTG, LEV	无
儿童失神性癫痫	5~6 岁	10~12 岁	好	VPA, ESM, LTG	—	无
肌阵挛失神癫痫	1~12 岁	多样	欠佳	VPA, ESM	BDZ	无
有多重表型的特发性全身性癫痫						
青少年失神癫痫	10~12 岁	通常终身	好	VPA, ESM, LTG	BDZ	无
青少年肌阵挛癫痫	12~18 岁	通常终身	好	VPA, TPM, LEV	BDZ, PRM, PB, LTG	无
全身性强直阵挛癫痫	12~18 岁	通常终身	好	VPA, LTG, TPM, CBZ	BDZ, LEV	无
反射性癫痫						
特发性光敏性枕叶癫痫	10~12 岁	不详	多样	VPA	LEV, BDZ	无
其他视觉敏感癫痫	2~5 岁	不详	多样	VPA	LEV, BDZ	无

表 586-2（续）

癫痫综合征	发病年龄	缓解年龄	预后	单药或添加治疗	可能的添加治疗	手术治疗
惊吓性癫痫	多样	长期存在	欠佳	CBZ, VPA, OXC, TPM, PHT, GBP	LEV, PHT, PB, CLB	病灶切除 ± 皮质切除
癫痫性脑病						
早发性肌阵挛脑病和大田原综合征	新生儿到婴幼儿	无缓解	不良	类固醇, PB	BDZ, VGB	无
婴儿痉挛症，（West 综合征）	婴幼儿	多样	多样	类固醇, VGB	BDZ, TPM, IVIG	病灶切除 ± 皮质切除
婴儿严重肌阵挛癫痫（Dravet 综合征）	婴幼儿	无缓解	很差	司替戊醇, CLB, VPA, TPM	BDZ, TPM	无
Lennox-Gastaut 综合征	3~10 岁	无缓解	很差	—	BDZ, IVIG	胼胝体切开术
获得性癫痫性失语综合征，（Landau Kleffner 综合征）	3~6 岁	8~12 岁	欠佳	VPA, ESM, 类固醇	BDZ, LTG, IVIG	多处软脑膜下横切术
慢波睡眠中持续棘慢复合波癫痫	4~7 岁	8~12 岁	欠佳	VPA, ESM, 类固醇	BDZ, LTG, IVIG	无
进行性肌阵挛性癫痫						
Unverricht-Lundborg, 蜡样褐脂质沉积症、Lafora 病等	幼儿到青少年	进展的	不良	VPA, TPM	BDZ, PB	无
没必要诊断为癫痫的发作						
良性新生儿惊厥	新生儿	新生儿	好	PB	—	无
热性惊厥	3~5 岁	3~6 岁	好	如果反复和持续发作，用 VPA	—	无
反射性惊厥发作	多样	不适用的		—	—	无
药物或其他化学物质诱导的惊厥发作	多样	不适用的		—	—	无
创伤后立即和早期惊厥发作	多样	不适用的		—	—	无

BDZ: 苯二氮䓬类；CBZ: 卡马西平；CLB: 氯巴占；ESM: 乙琥胺；GBP: 加巴喷丁；IVIG: 静脉注射免疫球蛋白；LEV: 左乙拉西坦；LTG: 拉莫三嗪；OXC: 奥卡西平；PB: 苯巴比妥；PHT: 苯妥英钠；PRM: 普里米酮；TPM: 托吡酯；VGB: 氨己烯酸；VPA: 丙戊酸

摘自 Guerrini R. Epilepsy in children. Lancet, 2006, 367：499-524

能危及生命的病因，例如脑膜炎、全身败血症、头部意外伤或头部意向性外伤以及药物和其他毒物的滥用。病史中应该尽可能地确定诱发抽搐的可能因素并提供关于发作及发作后状态的详细描述，大多数家长都能清楚地回忆起他们孩子首次抽搐的情景并详细地叙述出来。

评估的第一步就是确定发作是局灶起源的还是全面性的。局灶性发作以运动或者感觉症状为特征，包括头部和双眼向一侧强迫性偏转，始于面部或者肢体的单侧阵挛性运动，或者是感觉障碍，例如局限于某特定区域的感觉异常或者疼痛。青少年或者成人的局灶性发作常常提示存在局部病灶，但儿童期的局灶性发作很可能没有诊断意义。新生儿的局灶性发作可以见于围生期的脑卒中。运动性发作可以是局灶性的，也可以是全面性的，包括强直-阵挛、强直、阵挛、肌阵挛、失张力发作。强直性发作以肌张力增高或僵直为特征；失张力发作以抽搐时全身松软或运动停止为特征；阵挛性发作由肌肉节律性收缩和舒张构成，对于肌阵挛最准确的描述是一组肌肉的触电样收缩。应当记录下发作的持续时间以及意识状态（保留或损害），病史中应该要明确患者在抽搐前即刻是否有先兆症状以及某些行为。儿童表现出的最常见的先兆症状包括上腹部的不适感或疼痛以及恐惧感。另外应当注意患者的姿势、发绀的出现和分布范围、发声、括约肌的失控（尤其是膀胱）以及发作后的状态（包括入睡、头痛以及偏瘫）。

除了上面提到的要评估心肺及代谢状态，对癫痫发作性疾病患儿的检查还应当用于探究最根本的病因。患儿的头围、身长以及体重应当标注在生长曲线上，并与之前测量的结果进行比较，同时还应当进行仔细的全身以及神经系统体检。必须检查眼底，以明确有无视盘水肿、视网膜出血、脉络膜视网膜炎、眼组织缺损或者斑点状改变以及视网膜晶状体瘤。少

表 586-3 确定的癫痫基因

基因		功能	位点	癫痫综合征	发作类型
GABRA1	GABA$_A$ α1 受体亚基	GABA 激活电流的部分抑制	5q34	AD JME	TCS，肌阵挛，失神
GABRG2	GABA$_A$ 受体 γ2 亚基	GABA 能神经元的快速抑制作用	5q31	FS, CAE, GEFS+	热性惊厥，失神，TCS，肌阵挛，阵挛，部分性
GABRD	GABA$_A$ 受体 δ2 亚基	降低 GABAA 受体电流的幅值	1p36	GEFS+	热性惊厥和无热惊厥
SCN2A	钠通道 α2 亚基	快速钠内流启动和动作电位的传播	2q24	GEFS+ BFNIC	热性惊厥，无热全身阵挛和 TCS
SCN1A	钠通道 α1 亚基	胞体树突钠内流	2q24	GEFS+ SMEI	热性惊厥，失神，肌阵挛，TCS，部分
SCN1B	钠通道 β1 亚基	编码和调节 β 亚基	19q13	GEFS+	热性惊厥，失神，强直阵挛，肌阵挛
KCNQ2	钾通道	M 电流与 KCNQ3 交互作用	20q13	BFNC	新生儿惊厥
KCNQ3		M 电流与 KCNQ2 交互作用	8q24	BFNC	新生儿惊厥
ATP1A2	Na$^+$，K$^+$-ATP 酶泵	离子运输功能障碍	1q23	BFNIC 和家族性偏瘫型偏头痛	婴儿惊厥
CHRNA4	乙酰胆碱受体 α4 亚基	烟碱电流调制；与 β2 亚基相互作用	20q13	ADNFLE	睡眠相关局灶性发作
CHRNB2	乙酰胆碱受体 β2 亚基	烟碱电流调制；与 α4 亚基相互作用	1p21	ADNFLE	睡眠相关局灶性发作
LGI1	富含亮氨酸，激活脑胶质瘤	稳态失调，神经元与胶质细胞之间的相互作用？	10q24	ADPEAF	部分发作伴听幻觉或视幻觉
CLCN2	电压门控的氯离子通道	神经细胞氯离子外流	3q26	IGE	TCS，肌阵挛，失神
EFHC1	有 EF 手模序的蛋白质	减少小鼠海马细胞凋亡	6p12~p11	JME	肌阵挛
BRD2（RING3）	核转录调节	?	6p21	JME	TCS，肌阵挛

AD：常染色体显性遗传；ADNFLE：常染色体显性遗传夜间额叶癫痫；ADPEAF：具有听觉特征的常染色体显性部分发作性癫痫；BFNC：良性家族性新生儿惊厥；BFNIC：良性家族性新生儿 – 婴儿惊厥；GEFS$^+$：全身性癫痫伴热惊厥附加症；JME：少年肌阵挛性癫痫；SMEI：婴儿期严重肌阵挛性癫痫；TCS：强直阵挛发作。
摘自 Guerrini R. Epilepsy in children. Lancet, 2006, 367:499–524

见的面部特征或者相关的体格检查，诸如肝脾大，可能提示潜在的代谢或贮积疾病，这些疾病可能是神经系统疾病的病因。结节性硬化患者在紫外线灯源下可以发现皮肤白斑、血管纤维瘤、鲨鱼皮样斑块、多处咖啡牛奶斑、神经纤维瘤以及视网膜晶状体瘤等阳性体征，这可能提示神经 – 皮肤综合征是癫痫发作的病因。

局部的神经系统体征，例如伴腱反射增强的偏身轻瘫、可疑的巴宾斯基征、闭眼时伸展的上臂下垂等，可能提示对侧大脑半球有结构性病灶，例如生长缓慢的颞叶胶质瘤可能是癫痫发作的病因。单侧拇指指甲、手或肢体的生长停滞伴有局灶性癫痫发作可能提示一些慢性疾病状态，例如对侧脑室穿通性囊肿、动静脉畸形或者皮质萎缩。

586.1 热性惊厥

Mohamad A. Mikati

热性惊厥是指发生于 6 个月到 5 岁儿童，在体温不低于 38℃时出现的惊厥发作，它不是中枢神经系统感染或任何代谢失衡的结果，患者一般没有热惊厥的病史。简单型热性惊厥是原发性全身性发作，通常表现为强直 – 阵挛性抽搐，与发热有关，发作持续时间不超过 15min，24h 内不会再发。复杂型热性惊厥是持续时间更长（<15min）、局灶性和（或）24h 内再发的热性惊厥。热性惊厥持续状态是指热性惊厥发作持续时间超过 30min。

2%~5% 的神经系统健康的婴儿或儿童经历过至少 1 次热性惊厥，通常是简单型的。尽管家长非常关

表 586-4 预后普遍良好的儿童期癫痫综合征

综合征	评价
良性家族性新生儿惊厥	显性遗传，有几天可能是严重的并且耐药 少数病例晚期出现发热或无热惊厥（良性）
家族性小儿惊厥	显性遗传，经常以集簇的形式发作（与婴儿的良性部分发作性复合癫痫重叠）
热性惊厥综合征（表 586-2）	在部分家庭中，发热和无热性惊厥可发生于不同成员中，GEFS+ 发热惊厥或癫痫之间的旧的二分法并非始终成立
婴儿良性肌阵挛性癫痫	经常在睡眠中发作，很罕见的变异形式伴有反射性肌阵挛发作（触摸、噪声）
部分特发性癫痫伴 rolandic 棘波	入睡或醒来时发作的癫痫；脑电图的中央颞区位置有局灶尖波；遗传性
特发性枕叶部分发作性癫痫	幼儿期形式伴有睡眠癫痫和发作期呕吐；可发生癫痫持续状态 晚期形式伴有偏头痛症状；并不总是良性的
小发作性失神癫痫	仅有失神的病例，部分为全面性发作。60-80% 完全缓解 在大多数情况下，失神在治疗后消失，但也有耐药病例（不可预知）
青少年肌阵挛性癫痫	青春期起病，伴有清晨肌阵挛性发作和睡眠时的全身性发作；往往有儿童期失神发作

EEG：脑电图；GEFS+：全面性癫痫伴发热性惊厥附加症

摘自 Deonna T. Management of epilepsy. Arch Dis Child, 2005, 90: 5-9

心，但简单型热性惊厥并不会增加死亡的风险。而与普通人群相比，复杂型热性惊厥发病后 2 年内的远期死亡率可以增加近 2 倍，这可能是继发于其共同存在的病理改变。对于有 1 次以上的简单型热性惊厥史的患者，并没有远期的不良后果。特别是再发的简单型热性惊厥不会对大脑有伤害。与同年龄组的对照组相比，热性惊厥患儿在行为、学习成绩、神经认知功能以及注意力异常的发生率并不会增加，但后来发展成癫痫的患儿就可能经历这些方面的困扰。热性惊厥患儿在首次发作后有近 30% 可以再发，在两次或以上的发作后有 50% 可以再发，<1 岁的婴儿也有 50% 的再发机会。导致惊厥再发的危险因素有多种（表 586-5）。虽然 15% 的癫痫患儿曾经有过热性惊厥，但仅 2%~7% 的热性惊厥患儿后来会发展成癫痫。热性惊厥后发展成癫痫有一些可预测的因素（表 586-6）。

■ 遗传因素

遗传对热性惊厥发生的影响可通过热性惊厥的阳性家族史表现出来。在很多家族中，这种疾患为常

染色体显性遗传，引起这种疾病的多个单基因已经得到了证实。在多数患者中，这种疾病是多基因疾病，这些基因仍需要证实。已经得到证实的单基因包括位于染色体 8q13-q21、19p13.3、2q24、5q14-q15、6q22-24、18p11.2 及 21q22 上的 FEB1、2、3、4、5、6 及 7 基因，而目前仅知道 FEB2 的功能即钠通道基因 SCN1A。

几乎任何一种癫痫都可能有热性惊厥病史，其中有几种典型癫痫综合征的典型患者以热性惊厥起病，包括全面性癫痫伴热性惊厥附加症（GEFS+）、婴儿严重肌阵挛癫痫（SMEI，也称为 Dravet 综合征），以及部分继发于颞叶内侧硬化的颞叶癫痫患者（图 586-6）。

GEFS+ 是一种表现型多样的常染色体显性遗传综合征。常常于儿童早期起病而在儿童中期缓解。它以多次发作的热性惊厥以及几种形式的全面性无热惊厥发作为特征，包括严重程度不等的全面性强直-阵挛、失神、肌阵挛、失张力或者肌阵挛-失张力发作。

表 586-5 复发性热性惊厥的危险因素

主要因素

年龄 <1 岁
发热持续时间 <24h
发热温度 38~39℃

次要因素

热性惊厥的家族史
癫痫的家族史
复杂性热惊厥
日间护理
男性
血清钠水平降低

没有携带危险因素的患者复发的风险大约为 12%，携带 1 种危险因素的患者复发的风险大约为 25%~50%；2 种危险因素：50%~59%；3 种或多种危险因素：73%~100%

摘自 Mikati MA, Rahi A. Febrile seizures: from molecular biology to clinical practice. Neurosciences, 2004, 10: 14-22

表 586-6 后续癫痫发生的危险因素

危险因素	后续癫痫的风险
单纯热惊厥	1%
神经发育异常	33%
局灶复杂热惊厥	29%
癫痫家族史	18%
热惊厥之前发热 <1h	11%
任何类型的复杂热惊厥	6%
复发性热惊厥	4%

摘自 Mikati MA, Rahi A. Febrile seizures: from molecular biology to clinical practice, Neurosciences, 2004, 10: 14-22

Dravet 综合征是热性惊厥附加症中最严重的一种表型。它是婴儿期发病的最严重的癫痫之一，具有其独特的临床表现。在出生后的第一年内起病，其特征表现为伴或不伴发热的单侧肢体阵挛性抽搐，每 1~2 个月发作 1 次。早期发作通常是由发热引起，但与普通热性惊厥相比较，持续时间更长，发作更频繁，且成簇发作。后来病性发作伴低热发生，接着发作不伴发热。在出生后的第 2 年，肌阵挛、非典型失神和部分性发作频繁发生，并且通常伴随发育落后。这种综合征通常是由基因突变引起，很少会以常染色体显性遗传方式遗传。与编码 GEFS+ 谱系的基因突变一样，突变的基因位于编码 SCN1A 的 2q24~2q31。然而，Dravet 综合征的基因突变所导致的功能缺失可引起更严重的表现。

在接种疫苗后发生长时间的热性惊厥曾被诊断为疫苗性脑病（在接种疫苗后发生病性发作和精神运动退行性变，曾经被认为是疫苗引起的，称为疫苗性脑病）的患儿中，大多数患儿被发现有 Dravet 综合征的基因突变，这表明他们的疾病是由基因突变所致而非继发于疫苗接种。这便引发疑问：究竟是否存在疫苗性脑病？

■ 诊断检查

对于热性惊厥患者的一般的诊疗处理详见图 586-1。对每个出现热性惊厥的孩子均应详细询问病史，并进行全面查体和神经系统的检查。这些都是病情评估的基础。热性惊厥常发生于化脓性中耳炎、玫瑰疹和人类疱疹病毒 6 型（HHV6）感染、志贺氏菌感染或类似感染的情况下，这使病情评估更为复杂，需要进行多项检查。

腰椎穿刺

对 <12 个月龄的儿童，建议在出现首次热性惊厥后进行腰椎穿刺以排除脑膜炎。因为抗生素治疗有可能掩盖脑膜炎的临床症状，所以对于已经接受抗生素治疗的患儿进行腰椎穿刺尤为重要。即使已经找到发热的原因，例如是由中耳炎引起的发热，也不能排除脑膜炎的可能性。脑膜炎的患儿中有 13%~15% 会发生病性发作，其中 30%~35% 的患儿除此之外没有脑膜炎的其他症状。根据美国儿科学院（AAP）的实践指南，强烈建议对 <1 岁的首发热性惊厥患儿进行腰椎穿刺，因为患儿可能没有其他感染症状。对于 12~18 个月龄之间的患儿，也应考虑腰椎穿刺，因为脑膜炎的临床症状在这个年龄组可能表现不明显。对于热性惊厥后临床表现良好的患儿，腰椎穿刺的阳性率不高。对于 >18 个月龄的儿童，在出现脑膜炎的临

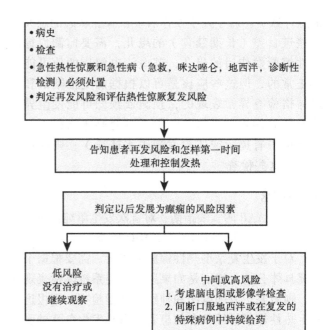

图 586-1　热惊的处置方法
摘自 Mikita MA,Rahi A，热惊：从分子生物学到临床表现。Neurosciences, 2004, 10: 14~22

床体征和症状（例如颈项强直、Kernig 征、巴宾斯基征）或者病史和（或）体检提示颅内感染时，须要进行腰椎穿刺。

脑电图

如果患儿仅是第一次出现单纯性热性惊厥，其他的神经系统体检未见异常，通常不需要进行脑电图检查来评估病情。即使脑电图的结果是不正常的，也不能预测高热惊厥的复发或癫痫的发生。在伴有热性惊厥患儿中，尤其是 >4 岁的患儿，脑电监测常常在困倦期出现棘波，但并不预示其后一定发生癫痫。在热性惊厥发生后的 2 周内的脑电图监测中往往在后头部出现非特异性慢波。因此，通常如果需要做脑电图，则应该安排在惊厥发作发生 2 周后，或在发生 2 周后复查。所以，应该在高度怀疑癫痫时才予以脑电图检查，用以界定癫痫的类型，而不是预测其发生与否。脑电图监测应该按照国际指南，至少监测 30min，包括清醒脑电图和睡眠脑电图，以避免误读而得出错误结论。有时，如果患者没有马上从发作中恢复，则脑电图可以帮助区分患儿处于癫痫发作状态，还是较长的发作后状态，这也被称为非癫痫性朦胧状态（NETS）。

血液分析

对首次发生单纯型热性惊厥的患儿，常规不推荐进行血液分析（包括血清电解质、钙、磷、镁和全血

细胞计数）。对于处于发作后较长朦胧状态的患儿或那些进食差（长期禁食）的患儿，需要监测血糖。热性惊厥发作后的患儿，其血清电解质的值可能是不正常的，但这些应该是可以根据病史推断的和通过体格检查异常表现的，预测或预知可能发生异常情况的时候才需要送检。如果具有临床指征（例如在病史中有提示或体检发现脱水体征），则提示应该进行这些检查。

神经影像

根据 AAP 的实践指南，对首次发生单纯性热性惊厥的患儿，不建议进行 CT 或 MRI 检查。

对于发生复杂型热性惊厥的患者，需要根据个体情况具体分析。特别是如果患儿神经系统体检表现异常，则需要予以脑电图和神经影像学检查。据报道，发生热性惊厥持续状态的患者，海马发生急性肿胀，并随后远期发生海马萎缩。这些患者应该进行神经影像学检查，因为他们随后有发生颞叶癫痫的风险。

■ 治 疗

通常对于首次或多次发生单纯性热性惊厥的患儿，不推荐进行连续的或间歇性的抗癫痫治疗。应该告知家长关于高热惊厥复发及癫痫复发的风险，指导他们如何处理惊厥急性发作，并给予精神上的支持。若发作持续时间 >5min，则需要尽快使用地西泮、劳拉西泮或咪达唑仑（见第 586.8，癫痫发作和癫痫持续状态的急救处理）。在热性惊厥复发持续时间超过 5min 时，通常给予地西泮直肠用药（剂量参见表 586-12）。家长常常更愿意使用口腔或鼻腔内用咪达唑仑。对于热性惊厥持续状态的患者，须要静脉注射苯二氮䓬类、苯巴比妥、苯妥英或丙戊酸钠。如果家长对于患儿惊厥发作特别紧张并且已知患儿有热性惊厥史，可以在患儿发热性疾病期间间断口服地西泮（发热时 0.33mg/kg，每 8h 1 次），以降低惊厥发作的风险。也可以间断口服硝西泮、氯巴占或氯硝西泮 [0.1mg/（kg·d）]。其他疗法包括间歇行使用地西泮（0.5mg/kg，直肠栓剂给药，每 8h 1 次）、苯巴比妥 [4~5mg/（kg·d），分成 1~2 次的剂量]，和丙戊酸（20~30mg/kg，1 天分成 2~3 次的剂量）预防治疗。虽然预计使用这些药物可以降低热性惊厥的复发率，但是基于药物可能出现的副作用以及缺乏长期疗效的证据，所以在绝大多数的情况下，并没有充分证据支持这些药物。其他抗癫痫药物（AEDs）则未被证明有效。

可能是因为热性惊厥的发作常常在体温上升或下降时发生，所以退烧药可以减少孩子的不适，但不会降低热性惊厥复发的风险。对于预测发生癫痫高风险

的患儿，可以考虑进行长期抗癫痫治疗。根据当前已知研究数据，是否进行抗癫痫治疗并不改变未来发生癫痫的概率。有证据显示，缺铁与热性惊厥的发生有关，所以应该针对缺铁进行筛查并予干预。

参考书目

参考书目请参见光盘。

586.2 无诱因惊厥发作

Mohamad A. Mikati

■ 病史和体格检查

首次惊厥发作的急性评估包括生命体征、呼吸和心血管功能以及对维持它们正常和稳定所需要的方案规范的评估。需寻找有无头部外伤、滥用毒品、药物中毒、中毒、脑膜炎、脓毒症、局灶性异常、颅内压升高、脑疝、神经皮肤综合征的特征、脑干功能障碍和（或）局部无力等原因的存在，因为这些往往暗示是惊厥潜在的病因。

病史应该包括惊厥发作时的临床表现细节，尤其是首发情况，它们可以为惊厥类型与发作时大脑定位提供线索。注意询问发作前是否有其他体征或症状预示癫痫发作，而家长忽略了或者没有告知。在某些情况下，如果事件已经持续了一段时间并且对它们的性质（例如是睡眠性肌阵挛还是癫痫发作）产生疑问，那么家人可以视频记录患者表现，并将视频提供给医疗服务人员。父母模仿患儿惊厥发作也是有益的。癫痫的发作类型（例如成串发作）、诱发因素（例如睡眠或睡眠剥夺、电视、视觉模式、心理活动、压力）、加重因素（例如月经周期、药物）、频率、持续时间、发作的时间和其他特点都需要仔细地记录。父母常常忽略，不告知或少告知失神、复杂部分性或肌阵挛性惊厥发作。人格改变的病史或颅内压增高的症状提示颅内肿瘤。同样，认知的倒退提示神经系统退行性或代谢性疾病。某些药物例如兴奋剂和抗组胺药可诱发惊厥发作。产前或围生期窘迫或发育延迟提示先天病因或围生期脑功能障碍。发作细节可以提示类似癫痫发作的非癫痫性发作性疾病（见第 587 章）。

■ 鉴别诊断

不同类型的癫痫发作，正如国际抗癫痫联盟（ILAE）分类，列举在表 586-1。有些癫痫发作可能开始于先兆，先兆是患者本人主观的感官体验，而不是从外部观察到的。这些形式可以为视觉（例如闪烁的灯光或看到颜色或复杂视幻觉）、触觉（刺痛）、

嗅觉、听觉、前庭感觉或错觉（例如似曾相识、似曾相识的感情），取决于癫痫发作起源的精确定位。

运动性癫痫发作可以是强直（持续收缩）、阵挛（有节律的收缩）、肌阵挛（迅速闪电样收缩，通常时间 <50ms，可以是单个的也可以成串的但没有节律性）、失张力或站立不能。站立不能发作常紧随肌阵挛发作后，导致突然的短暂的肌张力降低而摔倒。另一方面，失张力发作，一般持续时间更长，肌张力降低过程较慢。有时仅靠家长的描述、只有患者摔倒的病史很难分辨阵挛、肌阵挛、失张力或站立不能发作。在这些情况下，这些发作可能描述为跌倒发作。如果出现发生机制类似的癫痫发作，且只表现头和颈部的肌张力降低，这种发作类型称之为跌头。强直、阵挛、肌阵挛和失张力发作可以是局灶的（仅包括一侧手、脚或肢体），也可以是局灶继而泛化，或者初始泛化。痉挛（轴向痉挛）由躯干和四肢的伸肌或屈肌构成，持续 1~2s，时间短于强直发作，强直发作持续时间 >2s。局灶性运动型癫痫发作通常为阵挛和（或）肌阵挛。这些发作有时持续数天、数月甚至更久。这种现象称之为部分性癫痫持续状态。

失神发作是全身性发作，包括凝视、反应迟钝、眼睑扑动，通常持续几秒钟。典型失神发作为伴 3Hz 的棘慢复合波放电的小发作，通常预后良好。不典型失神常伴 1~2 Hz 棘慢复合波放电，发作时头部无力、肌阵挛，通常为 Lennox-Gastaut 综合征表现形式之一，预后较差。发作类型及其他的临床表现有助于判断特定患者的癫痫综合征种类（见第 586.3、586.4；表 586-7）。

癫痫家族史的描述表明可能存在已知特定的遗传性癫痫综合征。更多时候，有癫痫阳性家族史的不同成员可表现出不同的发作类型和不同的癫痫类型。头围可提示小头畸形或巨头畸形。眼底检查可见视盘水肿、视网膜出血、脉络膜视网膜炎、缺损（和脑畸形相关）、樱桃红斑、视神经萎缩、黄斑部的变化（与遗传性神经变性及贮积性疾病有关）或者晶状体瘤（与结节性硬化有关）的信息。皮肤检查可见三叉神经 V-1 分布的毛细血管瘤（与斯 - 韦伯综合征相关）、色素减少性病变（和结节性硬化症有关，且在紫外光下检测更可靠）或其他神经皮肤综合征，例如鲨革斑和血管纤维瘤（与结节性硬化症有关），或螺纹状的色素减少区（伊藤脱色性色素失禁症，与半侧巨脑畸形有关）。检查中发现的微小不对称，如双臂伸展的偏差，应激步态时手臂的姿态，快速交替运动的缓慢，一侧手小或拇指和拇指指甲小，或单足蹦跳时一条腿较另一条困难等意味着存在和对侧大脑病变有关的偏身

表 586-7　按发病年龄分类的癫痫综合征

新生儿期
良性家族性新生儿惊厥 (BFNS)
早期肌阵挛性脑病 (EME)
大田原综合征

婴儿期
婴儿游走性部分性发作
West 综合征
婴儿肌阵挛癫痫 (MEI)
良性婴儿惊厥
Dravet 综合征
非进行性脑病中的肌阵挛持续状态

儿童期
早发性儿童良性枕叶癫痫（Panayiotopoulos 型）
癫痫伴肌阵挛站立不能发作
伴中央颞区棘波的儿童良性癫痫 (BECTS)
晚发性儿童枕叶癫痫 (Gastaut 型)
癫痫伴肌阵挛性失神
Lennox-Gastaut 综合征
癫痫性脑病伴慢波睡眠期持续棘慢复合波 (CSWS)，包括 Landau-Kleffner 综合征
儿童失神癫痫 (CAE)

青春期
青少年失神癫痫 (JAE)
青少年肌阵挛性癫痫 (JME)
仅有全面强直 - 阵挛发作的癫痫
进行性肌阵挛癫痫 (PME)

年龄相关性（发病年龄不明确）
常染色体显性遗传夜间额叶癫痫 (ADNFLE)
家族性颞叶癫痫
合并听觉症状的常染色体显性遗传颞叶癫痫
全面性癫痫伴热性惊厥附加症 (GEFS+)
不同病灶的家族性局灶性癫痫
反射性癫痫
特发性光敏性枕叶癫痫
视觉敏感性癫痫
原发性阅读性癫痫
惊吓性癫痫

惊厥性疾病，传统上不诊断为癫痫
良性新生儿惊厥 (BNS)
热性惊厥 (FS)

癫痫性脑病
早期肌阵挛性脑病 (EME)
大田原综合征
婴儿游走性部分性发作
West 综合征
Dravet 综合征
非进行性脑病中的肌阵挛持续状态
癫痫伴肌阵挛失张力发作
Lennox-Gastaut 综合征
癫痫性脑病伴慢波睡眠期持续棘慢复合波 (CSWS)，包括 Landau-Kleffner 综合征

其他继发全面性癫痫
神经退行性疾病引起的全面性癫痫
进行性肌阵挛癫痫

摘自 International League Against Epilepsy: Table 1: genetic and developmental epilepsy syndromes by age of onset (website). http://www.ilae.org/Visitors/Centre/ctf/CTFtable1.cfm. Accessed October 26, 2010; and International League Against Epilepsy: Table 2. epileptic encephalopathies and other forms of secondary generalized epilepsies (website). http://www.ilae.org/Visitors/Centre/ctf/CTFtable2.cfm. Accessed October 26, 2010

轻瘫。

评估和治疗原因不明的首发无热惊厥的指南应包括详细的病史及体格检查和头颅 CT 或 MRI。对首发的原因不明的惊厥急行头颅 CT 检查通常对患者的急救很有帮助。在特定的临床情况下推荐的实验室检查：当怀疑患儿有脑膜炎或脑炎、无脑水肿及视盘水肿或有颅内出血的病史而头颅 CT 无明确证据时，考虑腰穿。而且检查脑脊液是否变黄是至关重要的。脑脊液检查也可以证实一些临床诊断，例如葡萄糖转运蛋白缺乏症、脑叶酸缺乏、吡哆醇依赖、吡哆醛依赖、线粒体疾病、非酮性高血糖和神经递质不足。心电图（ECG）检查有助于排除长 QT 综合征或其他心脏节律异常以及其他类似癫痫发作的疾病（见第 587 章）。

患者间隔 >24h 出现 2 次惊厥发作时，需要针对潜在病因进行进一步检查。通常，特别是对于婴儿，须要进行一套完整的代谢检查包括氨基酸、有机酸、生物素以及脑脊液的检查。婴儿不须要立即抗癫痫治疗，应给予维生素 B_6（静脉注射 100mg）排除维生素 B_6 依赖的惊厥发作，同时注意预防可能的呼吸暂停。最好给予连续的脑电图监测，包括给药前的脑电图记录。在给予维生素 B_6 之前可先测定哌啶酸的水平，因为在罕见综合征中其水平常增高。给予磷酸吡哆醛口服最大剂量 50mg/kg 和亚叶酸（最大剂量 3mg/kg）几周后可改善吡哆醛依赖和大脑叶酸盐缺乏。

■ 患者的诊断方案和附加检查

癫痫患者的诊断方案依据 ILAE 专家小组在分类和术语中提出的诊断方案，见表 586-8。它强调一个完整的方案应包括鉴别诊断、可能的癫痫潜在病因及造成的损害。造成的损害和惊厥发作本身一样重要。目前发现很多癫痫综合征和特定的基因突变有关（表 586-2）。同一基因的不同突变可表现为不同的癫痫综合征，不同基因的突变可表现为同一种癫痫综合征。基因检测临床用于特定的原发病畸形、代谢或退行性疾病、严重的已命名的癫痫综合征患儿（例如 West 综合征、Dravet 综合征和进行性肌阵挛性癫痫）及罕见的家族性综合征的患儿（表 586-2）等儿童癫痫的诊断和治疗。

对反复惊厥发作的婴儿及儿童进行的附加试验取决于患儿的临床表现。检查包括血清乳酸、丙酮酸、酰基肉碱谱测量、肌酐（肌酸）、极长链脂肪酸和胍基乙酸。检测血液和血清的白细胞溶酶体酶、血清辅酶 Q 水平、血清铜和血清铜蓝蛋白水平（有助于诊断 Menkes 综合征），血清等电点聚焦方法检测缺糖转铁蛋白。

表 586-8　癫痫发作和癫痫的诊断流程图

癫痫发作和癫痫综合征的描述和分类，应根据标准化的名词系统，系统操作灵活。癫痫诊断需考虑以下几个实际性和开放性方面的问题：

1. 部分患者不能给予一个肯定的综合征诊断
2. 一旦获得新信息，癫痫发作类型和综合征随即改变
3. 完整并且详细地描述发作性症状不是必需的
4. 根据不同目的需选择多种框架（例如：交流和教学，试验性治疗，流行病学调查，外科手术对象的选择，基础研究，遗传学研究）

该诊断流程图分为五个部分或中心，每个部分都有助于建立诊断假设，提出符合逻辑的临床诊断方法，针对不同的患者可以选择不同的诊断检查项目和治疗策略

Axis 1: 发作时的症状，根据描述性发作这一专业名词表进行诊断，需要时，尽量详细描述所有的发作性事件

Axis 2: 癫痫发作类型，根据列举的痫性发作进行诊断。颅内定位和刺激引起的反射性癫痫的诱因应当适当说明

Axis 3: 癫痫综合征，根据分类列举的癫痫综合征进行诊断，明白综合征诊断并不总是可行

Axis 4: 病因，根据痫性发作、癫痫综合征相关性疾病分类，或局灶性癫痫症候群的病理基础、遗传缺陷进行查找

Axis 5: 损伤，该指标可选择，但是实用性好的诊断内容，源自世界卫生组织损伤分类 ICIDH-2

摘 自 International League Against Epilepsy: Table 2: proposed diagnostic scheme for people with epileptic seizures and with epilepsy (website). http://www.ilae-epilepsy.org/Visitors/Centre/ctf/table2.cfm. Accessed October 26, 2010

CSF 葡萄糖试验有助于诊断葡萄糖转运体缺乏，CSF 也可用于检查细胞及蛋白（有助于诊断同期感染及感染后综合征，Aicardi Goutieres 综合征也表现为大脑钙化）。其他实验室检查包括免疫球蛋白 G（IgG）的指标、NMDA（N- 甲基 -D- 天冬氨酸）受体抗体及麻疹抗体滴度。

尿液尿亚硫酸盐检查有助于诊断钼辅因子缺乏，尿检还可检查低聚糖和黏多糖。

核磁波谱学可检测乳酸盐及肌酸的峰值。

基因检查有助于诊断一些可表现为惊厥发作的特定疾病，包括 Dravet 综合征 SCN1A 突变，男性婴儿痉挛症患儿的 *ARX* 基因，Rett 综合征及具有类似症状疾病的 MECP2、CDKL5 和原钙黏附蛋白 19（PCDH19），大田原综合征的突触融合蛋白结合蛋白，婴儿痉挛症及婴儿期其他发作的聚合酶 G。基因检测也可用于其他同质性疾病及代谢综合征。

其他检查包括检测神经递质代谢产物有助于诊断吡哆醛依赖性惊厥、大脑叶酸缺乏、腺苷酸琥珀酸裂解酶缺乏以及特定的神经递质病。线粒体酶疾病需要肌肉活检，神经元蜡样脂褐质及路易体病有时需要皮肤活检观察包涵体。

大多数患者不需要这些广泛的检查。检查的速度和程度必须主要依赖惊厥的伴随症状，即临床上非癫痫方面的特征、家族史和个人史，惊厥对药物的反应，

确定治疗或姑息性治疗疾病的可能性，以及家庭要明确诊断孩子疾病的意愿是否强烈。

参考书目

参考书目请参见光盘。

586.3 部分性癫痫发作及相关癫痫综合征

Mohamad A. Mikati

在儿童的癫痫发作中，大约 40% 为部分性发作，一般可以分为没有伴随意识障碍的单纯部分性发作及影响到意识水平的复杂部分性发作。单纯部分性发作和复杂部分性发作可以起源于一个独立的区域，也可以是从一个区域扩散到另一个区域（通常由单纯部分性发作到复杂部分性发作），或二者可能发展为继发全面性发作（强直、阵挛、失张力或最常见的强直 - 阵挛）。

■ 单纯部分性发作

单纯部分性发作可能的表现形式为感觉性发作（先兆）或者主要为运动性发作，早期描述的特殊表现形式可以为癫痫发作起源部位提供线索。运动性发作是最常见的，包括局部性强直、阵挛或失张力发作。通常运动性发作（例如 Jacksonian 发作）会从面部扩散到上肢，继而到下肢，头、眼偏斜至对侧，或者出现持续数分钟或数小时，有时甚至更长时间的发作后瘫痪（Todd's 麻痹）状态。与抽动症不同，部分性运动性发作是不能由主观意志所控制的；癫痫发作与抽动症相比较，发作形式更固定，发作频率较少，而且在同一患者身上不会有多种表现形式。

■ 复杂部分性发作

复杂部分性发作一般持续 1~2min，通常发作前有先兆，例如腹部上升感、似曾相识感、记忆幻觉、恐惧感、复杂视幻觉、视物显小症或视物显大症（颞叶）、全身性难以描述的感觉（额叶）、局部性感觉（顶叶）或者简单视觉体验（枕叶）。7 岁以下的儿童对先兆的叙述远少于年长儿，但是父母可能会发现患儿在发作前有不同寻常的行为，可能提示患儿有先兆症状。后续的表现包括反应下降、凝视、看上去漫无目的的环视和自动症。自动症是指嘴（口舌部、消化道，例如咀嚼）或者肢体（手部的自动症，例如搓捻被子；腿部的自动症，例如慢慢挪动或者游走）在半意识状态下的自动运动。通常可能会有流涎、瞳孔扩大、面部潮红或面色改变。患者发作时可能对他（她）周围的某些刺激表现出有相应的反应，但发作后却不能回忆癫痫性事件。有时，游走和（或）四肢挥舞或蹬踏样动作也会发生，主要见于额叶癫痫的患者。额叶癫痫发作通常在夜间，发作的频率高，持续的时间短，但是脑内其他部位起源的复杂部分性发作也可能发生在夜间。患者通常会出现对侧上肢的肌张力障碍姿势，另外有些患者会出现单侧或双侧上肢僵硬强直。有些癫痫发作只有这些症状表现轻微，或者没有自动性。其他的包括意识障碍伴有对侧运动性发作，通常是阵挛性运动发作的表现。发作后，患者可能会出现发作后自动症、入睡和（或）暂时的局部障碍，例如肌力减弱或失语。

■ 继发性全面性发作

继发性全面性发作可能在开始就表现为全面性发作的临床症状（局部病灶放电并迅速扩散所致），或者表现为单纯或复杂部分性发作逐渐发展成临床全面性发作。通常会出现双眼偏斜和头转向对侧，继而出现全面性强直、阵挛或强直 - 阵挛发作。通常还会见到舌咬伤、大小便失禁、呕吐物吸入及发绀等症状，椎骨或肱骨骨折是少见的并发症。大多数的癫痫发作持续 1~2min，局部性强直或继发全面性强直通常表现为头向对侧偏转或击剑征，半侧或全部"4"字征，或自由女神姿势。这些姿势通常提示发作起源于额区，特别是当发作时意识正常，提示发作起源于额叶内侧面的辅助运动区。

部分性发作患者的脑电图通常显示在发作起源部位的脑区出现局限性尖棘波，建议所有的患者尽可能做睡眠脑电图，因为睡眠期脑电图可以提高诊断的阳性率（图 586-2）。尽管如此，仍有约 15% 的癫痫患儿初次脑电图检查正常，可能是因为放电相对不够频繁或者是放电部位较深。如果重复检查仍没有查出阵发性放电，那么由于 24h 视频脑电图可以使临床发作性事件与同期脑电图相结合来进行视频回放判断，则其可能会对诊断有所帮助。

对于部分性发作的患者，进行头颅影像学检查很重要。总之，MRI 在显示一些病理状态改变时优于 CT，例如早期脑卒中或者低氧性损伤、畸形、颞叶内侧海马硬化、动静脉畸形或肿瘤的病理改变（图 586-3）。

■ 良性部分性癫痫综合征

这类综合征中最常见的是伴有中央颞区棘波的儿童良性癫痫（BECTS），典型的症状是在儿童期发病，持续到青春期。患儿典型的表现是夜间发生单纯部分性发作而致觉醒，可引起口颊部和咽喉部麻木感和一

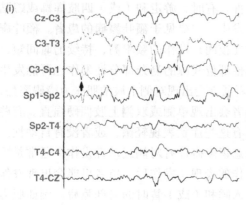

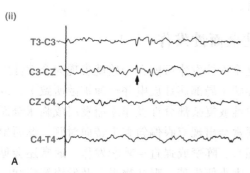

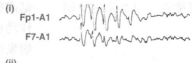

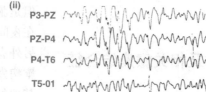

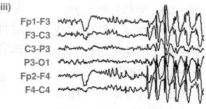

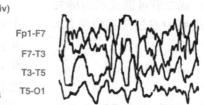

图586-2　A.部分性发作的脑电图表现：（Ⅰ）左侧颞叶（箭头）的棘波见于复杂部分性发作的患者；（Ⅱ）左侧中央顶区棘波（箭头）为伴中央颞区棘波的良性部分性癫痫的特征。B.全面性发作的脑电图特征：（Ⅰ）伴正常背景的失神发作3/s棘慢复合波；（Ⅱ）复杂肌阵挛癫痫（Lennox-Gastaut综合征）发作间期的慢棘慢复合波；（Ⅲ）青少年肌阵挛癫痫表现为由光刺激增强的4~6/s棘慢复合波；（Ⅳ）伴高波幅棘慢复合波的高峰节律紊乱

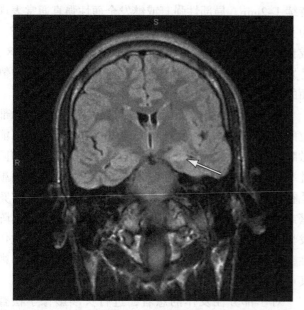

图586-3　一名伴有顽固性癫痫和内侧颞叶硬化（MTS）的13岁儿童的（FLAIR）MRI冠状位扫描。箭头所指为MTS特征性海马高信号

摘自 Lee JYK, Adelson PD. Neurosurgical management of pediatric epilepsy. Pediatr Clin North Am, 2004, 51:441-456

侧面部强直或阵挛性抽动，伴有流涎、不会说话，但是意识及理解能力正常，也有可能出现复杂部分性发作及继发性全面性发作。EEG显示典型的基底宽大中央颞区棘波，这种棘波以在思睡及睡眠期明显增多为特点。头颅MRI正常。患者对抗癫痫药物反应很好，

例如卡马西平。一些仅仅出现轻微发作且发作频率很少的患者可以不须要治疗。

伴有枕区棘波的良性癫痫可能发生在儿童早期（Panayiotopoulos型），主要表现为复杂部分性发作伴有发作期呕吐；也可能发生在年长儿（Gastaut型），主要表现为伴视觉先兆和偏头痛的复杂部分性发作。两者典型的表现均为持续时间长达数年。

曾报道过几种婴儿少见的良性家族性婴儿惊厥综合征。其中的一些类型有相应的基因突变且基因功能已知（表586-2、586-4），其他一些类型的致病基因还没有确定。常见的几种特殊综合征包括：伴有顶枕区放电的良性家族性婴儿惊厥，其染色体相关基因位点为19q和2q；伴有手足徐动症的良性家族性婴儿惊厥，其染色体相关基因位点为16p12-q12；伴有偏瘫性偏头痛的良性家族性婴儿惊厥，与1号染色体相关。关于非家族性良性婴儿惊厥的报道很多，包括伴有颞区起源的复杂部分性惊厥，伴有不同部位起源的继发的全面性强直-阵挛抽搐及中线起源的强直性抽搐，伴有轻微胃肠道症状的部分性惊厥。上述所有的发作类型预后均好，并且治疗应答迅速。如果确实须要治疗，不管何种治疗，一般均进行短期治疗（6个月）即可。常染色体显性遗传性夜间额叶癫痫与乙酰胆碱受体基因突变相关，表现为夜间伴有肢体肌张力障碍的姿势性发作，卡马西平治疗起效迅速。也曾报道过一些少见的不同基因定位的良性家族性癫痫，其中有些类型

主要发生在成人（表586-2）。

伴有部分性发作的严重的癫痫综合征

继发于局部脑损伤的症状性癫痫发展为严重的、药物难治性癫痫的机会比原发性癫痫高。在婴儿期，该病经常由于严重的代谢问题、缺氧缺血性脑病或者先天性畸形引起。另外，在这个年龄组中，曾报道过一种表现为多灶性、严重的部分性发作伴有进行性脑发育倒退和脑萎缩的综合征，被称为婴儿游走性部分性癫痫。在婴儿和年长儿中，有几种可能发生在任何脑叶的病变会导致难治性癫痫和癫痫发作。病变包括局限性皮层发育不良、半侧巨脑症、Sturge-Weber血管瘤、结节性硬化及先天性肿瘤，例如神经节细胞胶质瘤和胚胎发育不良性神经上皮瘤（DENT）及其他。难治性癫痫可以是单纯部分性发作、复杂部分性发作、继发性全面性发作或者几种联合。如果继发性全面性发作是主要的，且出现类似于失神发作和跌倒性发作的发作形式，临床表现类似于全面性癫痫Lennox-Gastaut综合征，那么这种类型也被一些学者命名为假性Lennox-Gastaut综合征。

颞叶癫痫可能是由颞叶损伤所致，常见原因为颞叶海马（也叫颞叶内侧）硬化。通常是由热性惊厥导致的，少数是由基因导致。病理学表现为海马萎缩和神经胶质增生，也有一些患者表现为杏仁核萎缩和神经胶质增生。该病是在青少年及成人（部分性）癫痫外科治疗中治愈率最高的一种癫痫类型。偶尔，其他症状性或隐源性部分性癫痫或者全面性癫痫的患者，如果出现局限性持续放电会导致癫痫性脑病。睡眠中活跃的尖波活动的暂时放电可能导致不会说话和言语听觉失认症（Landau-Kleffner epileptic aphasia 癫痫性失语综合征）。继发于额头部的和睡眠中的全面性发作，可以导致伴有慢波睡眠持续性放电的癫痫性脑病（放电为睡眠中的优势活动，放电时间占慢波睡眠时间的85%以上）。

Rasmussen脑炎是一种慢性脑病，主要表现为单侧难治性部分性发作，部分性癫痫持续状态和受影响肢体进展性半侧轻偏瘫及对侧大脑进展性萎缩。病因不明，有些病例被认为是巨细胞病毒感染，其他的被认为是抗-NMDA自身抗体引起。

586.4 全面性发作及相关综合征

Mohamad A. Mikati

失神发作

典型的失神发作通常在5~8岁起病，因其持续时间短暂而被父母忽视数月，直到可能每天发作数百次时父母才注意到。与复杂部分性发作不同，这种发作一般没有先兆。通常只持续数秒，会伴随眨眼或者眼球上翻，但是典型失神不会伴随像复杂部分性发作一样的自动症（失神发作可能伴随简单自动症，例如咂嘴或捏衣服，头小幅度前倾）。失神发作通常不会有发作后表现，其特点是发作后患者会立刻恢复，继续发作前所做的事情。过度换气3~5min能够诱发发作，同时伴有全导同步3Hz棘慢复合波发放。失神发作伴眼睑（眼周）、口唇、口周或肢体肌阵挛者，一般提示药物控制发作较困难。

不典型失神发作伴有肌阵挛以及头部和躯干的肌张力改变，通常更难治疗。患者由困倦诱发发作，通常伴随着1~2Hz棘慢波放电。

少年失神发作类似于典型发作，但开始发作时年龄稍大，伴有4~6Hz棘慢波、多棘慢波放电。这些通常是与青少年肌阵挛性癫痫相伴（见后）。

全面性运动性癫痫发作

有观点认为，最常见的运动性癫痫发作是全面性强直阵挛性发作，可以是原发性全面性发作（双侧）或者继发性全面性发作（见第586.3）。如果没有部分性发作，那么通常癫痫发作开始时便意识丧失，伴随啼哭、眼球上翻、全身强直性收缩伴摔倒、呼吸暂停和发绀。一些患者在阵挛或肌阵挛之前会出现紧张僵硬。强直期后是阵挛期，随着癫痫的发展，表现为缓慢的有节律的收缩直至发作停止，一般持续1~2min。随后通常表现出尿失禁和发作后周期性症状。后者通常持续30min到数小时，伴随半昏迷或迟钝和癫痫发作后嗜睡、共济失调、反射减弱或增强以及头痛，有出现窒息或外伤的风险。急救措施包括放置患者于侧位、清理张开的口腔、松解衣服或项链及轻轻地伸展头部；如果可能，可由受过专业训练的人员进行气管插管。不要用其他工具强行撬开嘴（可能导致牙齿脱落堵塞口腔），也不要用手指伸入口腔（这可能导致严重的手指外伤）。许多患者单一种类的特发性全身性强直阵挛性发作可能与某些疾病并发或原因不明（见第586.2）。严重的小儿癫痫发作时通常表现为全身性强直、失张力和站立不能。全身性的肌阵挛性癫痫发作，可在良性或难治性癫痫中出现。

良性全面性癫痫

典型的癫痫小发作一般于幼年期起病，而且绝大多数患者在成年之前已经缓解。大约25%的患者也会出现全面性强直-痉挛性发作，其中一半出现在失神发作起病前，一半出现在失神发作起病后。婴儿良性肌阵挛癫痫在出生后第一年内发病，由肌阵挛性发作和其他类型的发作组成，同时伴有广泛的3Hz棘慢复合波。通常，在疾病发作初期很难与其他严重的综合征区分，但是后续的随访能明确诊断。热性惊厥附加症表现为热性惊厥发作和其他多种类型发作，可见于多个家庭成员。有时同一家族内不同的个体会出现不同类型的热性惊厥和全身性癫痫发作（见第586.1）。

青少年肌阵挛性癫痫（Janz综合征）是年轻人中最常见的全面性癫痫，据统计占所有癫痫的5%。它与很多基因的突变包括CACNB4，CLNC2，EJM2、3和4，GABRA1，GABRD和Myoclonin1/EFHC1（表586-2）等有关。一般来说，它开始于青春期早期伴以下一种或者多种表现：早上出现肌阵挛发作，通常可导致手中物品跌落；睡醒时出现全身强直阵挛发作或阵挛-强直-阵挛发作；可有青少年失神发作。睡眠剥夺、酒精（年龄较大患者）、光刺激或罕见的特定的认知活动等可以作为发作诱因。脑电图一般表现出广泛性的4~5Hz的多棘慢波。还有一些其他类型的全面性癫痫，例如枕叶发作的光诱发性癫痫，全面性强直-阵挛发作、失神发作或全面性肌阵挛性癫痫；可通过光刺激诱发，例如转换电视频道和观看视频游戏。其他类型的反射性癫痫发作（即刺激引起的癫痫发作）也可能发生，虽然有些可能是局灶性发作，但是通常伴随全面性的癫痫发作（表586-1）。

■ 严重的全面性癫痫

严重的全面性癫痫与难治性癫痫及发育迟缓相伴。早期婴儿肌阵挛性脑病（EMIE）起病于婴儿生后2个月内，可发生严重肌阵挛性癫痫发作和脑电图提示爆发抑制。本病通常是由先天性代谢缺陷引起的。婴儿早期癫痫性脑病（EEIE、大田原综合征）发病年龄与早期婴儿肌阵挛性脑病相似，但其脑电图提示强直发作，通常是由脑畸形或突触融合蛋白结合蛋白1基因突变造成的。婴儿严重肌阵挛性癫痫（Dravet综合征）起病后出现局灶性热性惊厥持续状态，后期出现肌阵挛及其他发作类型（见第586.1）。

West综合征起病于婴儿2~12个月龄，表现为成串的痉挛性发作（特别是入睡前困倦期或睡觉醒来时）、发育迟缓和脑电图提示典型高峰节律紊乱（图586-2）。高峰节律紊乱表现为伴有多灶性棘波的高波幅、缓慢混乱背景波型。患者发病原因隐匿（有时候称特发性），发病前发育史正常；症状性患者则因围生期脑病、畸形、潜在的代谢障碍或其他病因导在发病前已出现发育迟缓（见第586.2）。男孩的West综合征同样由ARX基因突变引起（通常伴假两性生殖器畸形）。辨别West综合征，特别是隐匿性患者，其诊断延误3周或3周以上会影响远期预后而成为医疗急症。痉挛发作往往会被家长和医生忽略，而被误诊为因肠绞痛导致惊吓或者其他一些良性阵发性综合征（见第587章）。

许多患者初期症状表现为大田原综合征，慢慢发展为West综合征，然后进一步发展为Lennox-Gastaut综合征。Lennox-Gastaut综合征（慢波癫痫性脑病）通常在2~10岁起病，表现为三联征：发育迟缓、规律的多种癫痫发病类型以及脑电图表现。癫痫发病类型包括非典型性失神发作，肌阵挛性癫痫发作，站立不能性癫痫发作以及强直性癫痫发作。强直性癫痫可在清醒状态下发作（造成跌倒或损伤），也可在睡眠状态下发生典型发作。第3个主征是脑电图的表现（图586-2）：睡眠中可见1~2 Hz棘-慢复合波以及棘波爆发，清醒时慢波背景。患者通常表现为肌阵挛性发作、失张力性发作以及其他发作类型。尽管尝试过多种治疗方法，大多数患者仍然遗留长期的智力低下和难治性癫痫。肌阵挛-失张力性癫痫是与Lennox-Gastaut综合征相似，但又比Lennox-Gastaut综合征症状轻的综合征，通常在睡眠状态不会出现强直性发作或睡眠中棘波爆发，预后比Lennox-Gastaut综合征更好。

进行性肌阵挛性癫痫是一组以进行性痴呆、肌阵挛日益恶化和其他癫痫发作为特征的癫痫。Ⅰ型Unvericht-Lundborg病（继发于半胱氨酸蛋白酶抑制剂B突变）比其他癫痫类型病情发展慢，通常在青少年期起病。Ⅱ型Lafora病可以在儿童时期起病但通常在青少年期发病，病情进展快，20或30岁内死亡。本病可能伴有光敏感，肌肉和皮肤活检（外分泌腺的汗腺细胞）可见高碘酸-Schiff（PAS）阳性包涵体（Lafora小体），已被证明是由于laforin（EPM2A）或马林（EPM2B）基因突变致病。进行性肌阵挛性癫痫还包括肌阵挛性癫痫伴肌肉破碎红纤维（MERRF）综合征、唾液酸沉积症Ⅰ型、神经元蜡样质脂褐质沉积病、青少年神经性戈谢病、齿状核红核苍白球下丘脑神经核萎缩以及少年神经轴萎缩症。

肌阵挛性脑病是一种癫痫性脑病，发生于某些先天性可影响大脑的疾病，例如Anglemann综合征，几乎表现为连续性和难治性肌阵挛，或者有时表现为其他类型癫痫发作。

Landau-Kleffner综合征是一种不明原因的罕见疾病。在男孩中更为常见，平均在5岁半时发病。常与孤独症混淆，是因为二者都有语言功能丧失的表现。

Landau-Kleffner 综合征以患儿在丧失语言功能前发育正常为特征，至少 70% 的患儿伴癫痫发作。失语症可能主要是接受或表达异常；听觉失认症的严重性在于孩子不能听懂日常的声音，听力正常，但是易怒、注意力差等行为问题尤为常见。

癫痫发作有多种类型，包括局灶性或全面性强直-阵挛发作、非典型失神发作、复杂部分性发作及偶发肌阵挛性发作。双颞高波幅棘慢复合波发放为主。疾病进展阶段，EEG 结果可能是正常的。棘波放电在非快速眼球运动睡眠期间更明显。因此，疑为 Landau-Kleffner 综合征的患儿应该行睡眠脑电图，特别是在清醒脑电图正常的情况下。如果患儿睡眠脑电图正常，但仍然怀疑 Landau-Kleffner 综合征，应该建议患儿到三级小儿癫痫中心进行长程的脑电图检查。CT 和 MRI 检查通常结果正常，正电子发射断层扫描（PET）显示任一单侧或双侧代谢减退或代谢亢进。临床相关但表现不同的癫痫综合征，睡眠中可见连续的棘慢波，很可能是额叶或大脑广泛放电所致，而且大脑发育迟缓可能是广泛的。两类综合征的诊断和治疗方法相似。

抗癫痫治疗选择丙戊酸，有些患儿需要联合使用丙戊酸和氯巴占。服用左乙拉西坦治疗癫痫与夜间服用安定（睡前口服 0.2~0.5mg/kg，疗程数月）一样有效。如果癫痫和失语症持续发作，应该考虑尝试使用类固醇：口服泼尼松 2mg/（kg·d），治疗 1 个月；减少到 1mg/（kg·d）治疗 1 个月。随着临床症状的改善，将泼尼松减少到 0.5mg/（kg·d），治疗 6~12 个月。因为语言功能改善需要长期治疗，所以必须立即开始语言治疗并坚持数年。有些中心提倡在药物治疗无效后进行手术–软脑膜下横切术。严重多动症和注意力不集中的患者应该考虑服用哌甲酯。如果有些患儿癫痫控制得不好，在用哌甲酯后可能还会加重癫痫发作。抗惊厥药通常具有一定的保护性。静脉丙种球蛋白对 Landau-Kleffner 综合征可能有效。

有些患儿在失语症和癫痫发作控制后会复发，大部分 Landau-Kleffner 综合征患儿在成年后仍存在语言功能障碍，发病年龄 <2 岁的 Landau-Kleffner 综合征患儿语言功能恢复预后都很差。

586.5 癫痫的发病机制

Mohamad A. Mikati

我们可以根据癫痫的病理生理学区分出 4 种明确的、有时是连续的发病过程。首先讨论一下癫痫潜在的病因，任何扰乱神经元正常功能和神经网络的原因都可能最终导致脑部癫痫的发生（致痫性）。导致

癫痫的病因有很多种，其中包括脑部肿瘤、脑卒中、瘢痕和特定的基因突变等，这些也可能是其他疾病的病因。突变基因主要包括电压门控基因（Na^+、K^+、Ca^{2+}、Cl^- 和 HCN）、配体门控通道基因 [乙酰胆碱、γ-氨基丁酸 A 受体（GABAA）] 和微管蛋白基因。以上致病基因中只有部分基因突变后导致的分子或细胞功能改变已经研究清楚。例如，在 Dravet 综合征中，*SCN1A* 基因突变导致对 GABAergic 中间神经元的抑制降低，GABAergic 中间神经元兴奋性增加最终导致了癫痫。在人类大脑皮层发育不良组织中，NMDA 受体的 NR2B 亚基表达增加，导致电流的过度去极化。在许多其他类型的癫痫患者中，癫痫的发病病因仍不明确，只有部分患者的发病原因可能已知，但是已被认同的根本的遗传病因或者脑部损伤最终为什么会导致癫痫还不太清楚。

其次，癫痫发生是大脑变得对癫痫易感。兴奋是一种用持续的低强度电流反复刺激大脑特定区域来研究人类颞叶癫痫的动物模型，虽然没有造成明显的器质性改变，但是持续的电刺激会导致癫痫发作。持续的电刺激会通过激活代谢型谷氨酸受体、离子型谷氨酸受体（通过谷氨酸盐）和原肌球蛋白相关的激酶 B（TrkB）受体 [通过脑源性神经生长因子（BDNF）和营养因子 4（NT-4）] 增加神经细胞内钙离子浓度，从而激活钙调素依赖性蛋白激酶（CaMK Ⅱ）和钙依赖磷酸酶，最终导致钙依赖的致癫痫基因表达（例如 c-fos）和促进苔藓样纤维合成。苔藓样纤维可以将颗粒细胞连接至海马 CA3 区域，临床和动物研究表明颞叶内侧硬化是增加颞叶内侧癫痫的基础，性可增加神经兴奋性。由硬化引起的 CA3 区域的细胞死亡（也可能由长期热性惊厥持续状态发作或者缺氧引起的原始损伤引起）最终导致病理补偿性的应激性苔藓样纤维合成。苔藓样纤维的合成最终导致兴奋性增加和癫痫的发作。其他癫痫的发作机制可能与上述机理相似。

第三，不管癫痫发作的根本病因和机制是什么，在所有患者中神经兴奋性的增加均会导致癫痫发作。在癫痫发作状态中，每个神经元都呈现一种出现同步规律的反应，称为阵发性去极化漂移（PDS），包括由谷氨酸和钙通道激活导致的突然去极化阶段和一系列后超极化阶段。后超极化阶段紧随动作电位峰值，由钾离子通道与 GABA 受体激活产生。当有足够数量的 GABA 能中间神经元后超极化阶段被破坏时，神经元周围抑制消失且大量的神经元迅速同时兴奋，最终导致了癫痫的发生。在儿童失神发作中放电的神经元也像在局灶性癫痫中一样，会经历一个类似 PDS 的过程，然而其 PDS 发生的机制是不同的，因为它涉及

到双边丘脑－皮层的连接。在超极化过程中丘脑中接替神经元的 T 型钙离子通道被网状丘脑核中的 GABA 能中间神经元激活，最终导致了典型的广泛性的棘－慢复合波波型。在肿瘤相关性癫痫发作中，尤其是在与少突神经胶质瘤相关的癫痫发作中，肿瘤细胞表面的钠离子通道密度比正常细胞大，而且在这种情况下，它们的抑制机制被发作过程中出现的碱性 pH 状态破坏。在下丘脑错构瘤导致的痴笑发作中，成簇的 GABA 能中间神经元自发激活，将下丘脑错构瘤的神经元信号传导到海马。

第四，通过 MRI 可以看到患儿发热性或者无热的癫痫持续状态后导致的癫痫发作相关的神经元损伤。很多患者通过 MRI 可以看到海马的急性肿胀以及硬化导致的长期海马萎缩。在实验模型中已经证明损伤的机制主要是相关区域神经元的凋亡和坏死。难治性癫痫患者手术切除的病理组织提示凋亡通路已经被激活。

参考书目

参考书目请参见光盘。

586.6 癫痫和癫痫发作的治疗

Mohamad A. Mikati

■ 决定性长期治疗方案

患者在第一次癫痫发作后，如果再次发作的概率低并且神经发育情况良好、EEG 和 MRI（风险大约为 20%）检查均正常，通常予以抗癫痫治疗。如果患者 EEG、MRI、生长发育和（或）神经系统检查不正常，和（或）有癫痫家族史，那么其再次发作的概率比较高，通常会予以抗癫痫治疗。在考虑患儿是否需要开始治疗时，其他因素也很重要，例如是否需要驾驶机动车、年龄较大患者的职业、父母处理癫痫再发的应急能力以及儿童 AED 药物的治疗方案。因此应当根据患者情况制订个体化治疗方案。治疗方案中任一方面都应该与患者家属讨论决定。癫痫发作以及癫痫治疗方法的总体概述见图 586-4。

■ 咨 询

对癫痫患儿及其家属进行疾病的健康教育是管理癫痫患者的重要内容之一，告诉他们在处理癫痫患者时什么是被禁止的、怎么处理癫痫发作中的问题及患者家属共同建立成功的癫痫治疗联盟至关重要。通常禁止癫痫患者驾驶机动车（成年患者）和游泳（表 586-9）。在大多数州中，医生不需要向机动车管理所报告癫痫患者的名单，因为这是患者自己的责任。在大多数州中，连续 6 个月内未再发作的癫痫患者可以允许其驾驶机动车，但是在一些州中需要更长的时间。通常禁止癫痫患者去江河、湖、海游泳或者潜水，但是在游泳池中游泳通常是被允许的。癫痫患者必须在监护下才能游泳，即使是癫痫状态控制良好的患者也一样，并且其监护人必须知道癫痫患者的情况和有救生员水平的救援能力。

美国儿科学会建议医生、父母以及患儿一起评估其参与体育活动的风险。适当的医疗管理、良好的癫痫控制状态以及适当的监护对避免体育活动的风险是非常重要的。任何在癫痫发作时可能引发坠落的体育活动都应该避免参加，主要包括爬绳、双杠和高台跳水。有碰撞或身体接触的运动可以根据患者的身体情况决定是否参加。不应该自动的禁止癫痫患儿参加曲棍球、棒球、篮球、足球或摔跤，但是需要根据患儿的具体情况决定（表 586-9）。

咨询有助于帮助家庭并且教育他们怎么利用社区的可用资源。在入学时，有些患儿可能需要进行教育和心理评估来评价其是否伴有可能与癫痫相关的学习障碍或者行为异常。癫痫的确会增加死亡率（是正常人群死亡率的 2 倍或以上）和突然意外死亡的概率。死亡通常与造成癫痫的病因（例如代谢类疾病）、癫痫状态不能控制（例如患者有严重的癫痫性脑病）和不遵从医嘱有关。因此患者家属通常需要了解可增加死亡风险的情况，从而减少他们的焦虑。很多家长都认为不管患儿是睡眠还是清醒状态，他们都必须不间断地观察患儿，因此都让患儿睡在父母的卧室以便观察是否有癫痫的发作。这样的举动通常对于患儿病情没有帮助，并且还会影响孩子的心理造成不好的效果。必须教授家长在癫痫发作的时候，什么情况须要处理和什么情况不须要处理，帮助他们了解治疗药物及其副作用和癫痫潜在的并发症。如果孩子年龄比较大，可以让患儿自己了解这些知识。

■ 抗癫痫药物的作用机制

当前的 AEDs 通过干扰钠或钙离子通道、减少诱导神经兴奋的谷氨酸或增加 GABA 能系统抑制作用来降低神经兴奋性。大部分的药物会通过多种机制共同作用，并且通常它们抗癫痫发作的具体机制不是完全清楚的。通常作用于钠通道的药物对部分性发作有效，而作用于 T- 类钙通道的药物对于失神发作有效。电压门控钠通道通常可以被非尔氨酯、丙戊酸钠、托吡酯、卡马西平、奥卡西平、拉莫三嗪、苯妥英钠、卢非酰胺、拉克酰胺和唑尼沙胺抑制。丘脑区的 T- 类

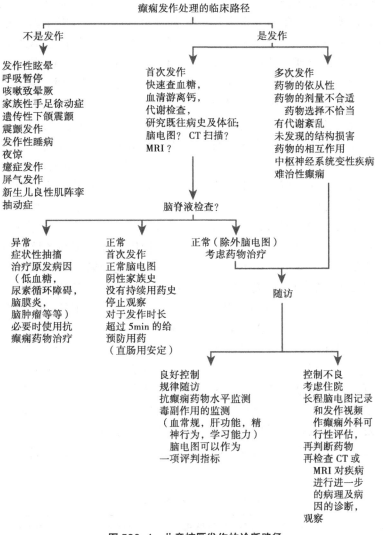

癫痫发作处理的临床路径

不是发作 | 是发作

不是发作
发作性眩晕
呼吸暂停
咳嗽致晕厥
家族性手足徐动症
遗传性下颌震颤
震颤发作
发作性睡病
夜惊
癔症发作
屏气发作
新生儿良性肌阵挛
抽动症

首次发作
快速查血糖，
血清游离钙，
代谢检查，
研究既往病史及体征；
脑电图？CT 扫描？
MRI？

多次发作
药物的依从性
药物的剂量不合适
　药物选择不恰当
有代谢紊乱
未发现的结构损害
药物的相互作用
中枢神经系统变性疾病
难治性癫痫

脑脊液检查？

异常
症状性抽搐
治疗原发病因
（低血糖，
尿素循环障碍，
脑膜炎，
脑肿瘤等等）
必要时使用抗
癫痫药物治疗

正常
首次发作
正常脑电图
阴性家族史
没有持续用药史
停止观察
对于发作时长
超过 5min 的给
预防用药
（直肠用安定）

正常（除外脑电图）
考虑药物治疗

随访

良好控制
规律随访
抗癫痫药物水平监测
毒副作用的监测
（血常规，肝功能，精
神行为，学习能力）
脑电图可以作为
一项评判指标

控制不良
考虑住院
长程脑电图记录
和发作视频
作癫痫外科可
行性评估，
再判断药物
再检查 CT 或
MRI 对疾病
进行进一步
的病理及病
因的诊断，
观察

图 586-4　儿童惊厥发作的诊断路径

表 586-9　癫痫患儿在运动方面的注意事项

运动类型	注意事项
肢体接触运动	如果不只偶然发作，医生应根据患儿的身体状况权衡利弊
非接触运动	对于某些患儿，焦虑和疲劳可引起发作。因此，需要根据临床病史个体化评价
体操	尤其在参加蹦床、双杠、跳绳这些项目时，孩子突发抽搐常常会导致坠地，因此需尽量避免。但患者的个人因素仍然起决定性作用
游泳	孩子应受到看管，比赛性质的潜泳需劝阻

* 应根据患者的临床情况提出具体建议。对于大多数患者而言，活动时比闲散时发作更少

摘 自 Committee on Children with Handicaps. The epileptic child and competitive school athletics. Pediatrics, 1968, 42:700-702

型钙通道通常可以被丙戊酸钠、唑尼沙胺和乙琥胺抑制。电压门控钙通道通常可以被拉莫三嗪、非尔氨酯、加巴喷丁和普瑞巴林抑制。N- 类型钙通道可以被左乙拉西坦抑制。

GABAA 受体可以被苯巴比妥、苯二氮䓬类、托吡酯、非尔氨酯和左乙拉西坦激活。噻加宾通过与 GABA 转运蛋白 1（GAT-1）和 GABA 转运蛋白 3（GAT-3）结合起效，是一种 GABA 再吸收抑制剂。氨己烯酸可以通过不可逆的抑制 GABA 转氨酶提高 GABA 浓度；丙戊酸可以抑制 GABA 转氨酶，作用于突触前 GABAB 受体（加巴喷丁也是一样的作用）并激活谷氨酸脱羧酶（GABA 合成酶）。

非尔氨酯可以封闭 NMDA 和 AMPA（α- 氨基 -3- 羟基 -5- 甲基 -4- 异恶唑丙酸）或红藻氨酸受体降低谷氨酰胺传递。托吡酯也可以封闭 AMPA 或红藻氨酸受体，左乙拉西坦可以结合到所有神经递质囊泡中都有的突触前囊泡蛋白 SV2A，以功能依赖性方式抑制突触前神经递质的释放。

■ 根据癫痫发作类型和癫痫综合征选择药物

药物治疗方案要按照癫痫的类型以及癫痫综合征

选择。总体来说，局灶性癫痫的首选药物是奥卡西平和卡马西平；失神发作首选乙琥胺；少年肌阵挛发作首选丙戊酸和拉莫三嗪；Lennox-Gastaut 综合征选择丙戊酸、托吡酯、拉莫三嗪以及最近列入的新药卢非酰胺；婴儿痉挛症首选促肾上腺皮质激素（ACTH）。拉莫三嗪已经被证明对部分性癫痫有效，丙戊酸可以治疗全面性癫痫和各类无法分类的癫痫。对于药物的选择方案仍有很多的争议，并且治疗需要个体化（具体请见下一节和表 586-10）。

West 综合征（婴儿痉挛症）首选促肾上腺皮质激素（ACTH）。这里我们提供了从高剂量到中剂量到低剂量等多种方案。因为美国 ACTH 凝胶价格的上升，导致尽管通常高剂量治疗疗效更好，但是很多医生仍选择的低剂量治疗。在高剂量治疗方案中，第 1 个星期内的 ACTH 凝胶的剂量是 $150IU/m^2/d$，每天 2 次，肌肉注射；第 2 个星期的剂量是 $75IU/m^2/d$，每天 1 次，肌肉注射；第 3 个星期的剂量是 $75IU/m^2$，隔天注射，然后在 9 个星期内逐渐减少 ACTH 的剂量。记录好药物批号。通常在使用后 7d 内就会起效。如果在 2 周内没有观察到疗效，那么就更换不同批号的药物。在剂量减少期间，患者病情可能会复发，尤其是没有完全控制的患者。如果发现复发，则予以升高剂量至从前的有效剂量，并连续注射 2 周，然后再逐渐减量。如果这样处理后癫痫仍然持续发作，建议从 $150IU/m^2/d$ 的剂量开始按照方案重新治疗。人工合成的 ACTH 也可以用于治疗，合成的 ACTH 用于肌肉注射有 0.25mg/mL 或者 1mg/mL 两种规格。从刺激肾上腺的能力上来看 1mg 合成的促皮质激素相当于 ACTH 100IU。另外一种治疗方案是前 3 个星期内剂量为每天 $110IU/m^2$，随后 6 个星期内逐渐减量。第 3 种治疗方案是 20IU/d（低剂量），当有明显疗效后立即减少剂量直至停止。

清醒和睡眠脑电图通常在 ACTH 治疗的第 1、2 和 4 个星期是用于评判疗效。ACTH 治疗的副作用是：高血压、电解质失衡、感染、高血糖和（或）糖尿以及胃溃疡等等，副作用在高剂量使用时更为常见。使用药物时要注意监测所有的副作用。通常被认为 ACTH 的疗效优于泼尼松和其他皮质类固醇，可以改善癫痫发作以及脑电图。尽管使用 ACTH 治疗，但大部分患者预后不佳。隐匿性癫痫患者中 ACTH 效果较好。

2009 年 8 月，氨己烯酸被 FDA 批准用于婴儿痉挛症的患儿。如果能够获得，它被认为是替代 ACTH 的首选药物。它的主要副作用是视网膜毒性，造成的视野缺损在停药后仍不会消失。氨己烯酸有效性的证据级别低于 ACTH，但是高于其他替代药物，包括丙戊酸钠、苯二氮草类如硝西泮或氯硝西泮、托吡酯、

表 586-10　小儿癫痫治疗方案的比较

发作类型或癫痫综合征	FDA 批准的药物	苏格兰学院间指南网络（2003）	英国国家临床优化研究院（2004）	美国神经病学会（2004）	国际抗癫痫联盟（2006）*	儿科专家共识调查（北美 –2005）	儿科专家共识调查（欧洲 –2007）
部分性发作	PB, PHT, CBZ, OXC, TPM, LTG, LEV	PHT,VPA,CBZ, LTG,TPM,OXC, VGB,CLB	CBZ, VPA, LTG, OXC, TPM	OXC, CBZ, LTG（男性）	A: OXC B: 无 C: CBZ, PB, TPH, TPM, VPA	OXC,CBZ	OXC,CBZ
伴中央颞区棘波的儿童良性癫痫	无	未特别提及	CBZ, OXC, LTG, VPA	无提及	A, B: 无 C: CBZ, VPA	OXC,CBZ	VPA
儿童失神癫痫	ESM,VPA	VPA,ESM,LTG	VPA,LTG	VPA,LTG	A,B: 无 C: ESM, VPA, LTG	ESM	VPA
少年肌阵挛癫痫	TPM,LEV, LTG	VPA,LTG,TPM	VPA,LTG	VPA,LTG	A, B, C: 无	VPA,LTG	VPA
Lennox-Gastaut 综合征	FLB,TPM,LTG	无特别提及	LTG,VPA,TPM	无	无	VPA,TPM	VPA
婴儿痉挛症	无	无	VGB,ACTH	ACTH,VGB	无	VGB,ACTH	VGB

AAN: 美国神经病学；ACTH: 肾上腺促皮质激素；BCECT: 伴中央颞区棘波的儿童良性癫痫；CBZ: 卡马西平；CLB: 氯巴占；ESM: 乙琥胺；FDA: 食品药品监督管理局；FLB: 菲尔氨酯；ILAE: 国际抗癫痫联盟；LEV: 左乙拉西坦；LTG: 拉莫三嗪；NICE: 英国国家临床优化研究院；OXC: 奥卡西平；PB: 苯巴比妥；PHT: 苯妥英钠；SIGN: 苏格兰学院间指南网络；TPM: 托吡酯；VGB: 氨己烯酸；VPA: 丙戊酸钠

* 国际抗癫痫联盟推荐的证据级别，判定如下：A 级为 ≥ 1 个 I 级的随机对照临床试验 or ≥ 2 个 II 级的临床随机对照试验；B 级为 1 个 II 级的临床随机对照试验；C 级为 ≥ 2 个 III 级的临床随机对照试验

摘自 Wheless JW, Clarke DF, Arzimanoglou A, et al. Treatment of pediatric epilepsy: European expert opinion. Epileptic Disord, 2007, 9: 353-412

拉莫三嗪、唑尼沙胺、吡哆醇、生酮饮食和静脉注射丙种球蛋白（IVIG）。虽然所有这些替代性药物都没有令人满意的疗效，但是均有助于降低婴儿痉挛症患儿的癫痫发作频率和严重程度，并且可以作为使用ACTH 和氨己烯酸后不能完全控制的隐匿性婴儿痉挛症患儿的辅助药物。

　　Lennox-Gastaut 综合征是另一种难治的癫痫综合征，其主要根据癫痫发作的主要类型来治疗。丙戊酸钠、拉莫三嗪或托吡酯对跌倒发作（强制性肌阵挛、失张力发作或者站立不能性发作）特别有效。这些药物也可以控制其他类型的癫痫发作（部分性发作、全面性强直－阵挛性发作、非典型失神发作、其他类型肌强直发作和肌阵挛发作）。非典型失神发作的患者可以选择拉莫三嗪或者乙琥胺，因为这两个药物比其他替代药物的毒性小。如果失神发作伴有其他类型的癫痫可以选择拉莫三嗪或者丙戊酸。氯硝西泮和其他苯二氮䓬类药物具有广谱抗癫痫的作用，但是有显著的镇静效果，并且通常在几个月后会产生耐药性。如果 Lennox-Gastaut 综合征或者其相关的癫痫患儿发生了耐药反应，那么可以选择卢非酰胺、唑尼沙胺、非尔氨酯、左乙拉西坦、乙酰唑胺、甲琥胺、皮质类固醇激素、生酮饮食或者静脉注射丙种球蛋白。

　　Dravet 综合征通常使用丙戊酸和苯二氮平类药物例如氯硝西泮治疗，生酮饮食对其也有一定的作用。在可以使用氯巴占和司替戊醇的国家，患儿可以使用这两种药物。这两种药物的有效率比较高，尤其联合使用的情况下。其他药物包括唑尼沙胺、托吡酯。据报道，拉莫三嗪可能会加剧 Dravet 综合征或者其他肌阵挛性癫痫的发作。

　　患有新生儿、婴儿或儿童早期类型的维生素 B_6 依赖性癫痫（由遗传基因突变引起）的患儿非常罕见。按 10~100mg/d 的剂量，口服维生素 B_6（最高使用过的剂量 600mg/d）进行治疗，3~7d 后可见明显的疗效，如果不经肠道给药基本上即刻起效。其发作的类型包括肌阵挛、局灶性或全面性发作。部分患者的癫痫发作从一开始就非常难治，但是其他患者对传统的AEDs 反应良好，其中部分患者还需要同时补充叶酸（5~15mg/d）。因缺乏磷酸吡哆醇氧化酶（PNPO），需要补充活化性的维生素 B_6，例如磷酸吡哆醛（初始剂量为 50mg/d，可以慢慢增高剂量为每 6h 服用 15mg/kg）的患者罕见。在 PNPO 缺陷综合征或磷酸吡哆醇依赖症和吡哆醇依赖症中使用活化的维生素后可能会有张力减退和呼吸变浅的副作用。吡哆醇在日本等一些国家还用于治疗婴儿痉挛症。脑叶酸缺乏症的患者补充亚叶酸效果良好[通常起始低剂量为 0.5~1mg/（kg·d）]。

以前这些患者可以通过额外补充维生素 B_6 或者亚叶酸进行治疗性诊断。这些疾病存在一些特殊的生物标记：维生素 B_6 依赖性癫痫患者因缺乏 α－氨基脂肪半醛（AASA）脱氢酶，体内哌啶酸和 AASA 的水平增高；脑叶酸缺乏症和 PNPO 缺陷症患者中有异常的代谢产物。

　　失神发作首选药物为乙琥胺，乙琥胺比丙戊酸钠和拉莫三嗪疗效好并且毒性低。可替代乙琥胺的药物是拉莫三嗪和丙戊酸钠，尤其是在全面性强直－阵挛性发作和失神发作共存时可以选择这两种药物。对乙琥胺耐药的患者可能对拉莫三嗪和丙戊酸钠反应好。在失神发作中，脑电图通常有助于监测治疗的效果，并且其比父母直接观察的敏感性更高。当失神发作完全控制时，脑电图通常都是正常的，而局灶性癫痫表现并非如此。其他可以用于失神发作的药物有乙酰唑胺、唑尼沙胺和氯硝西泮。

　　良性肌阵挛性癫痫最好采用丙戊酸治疗，尤其是当同时存在全面性强直－阵挛发作和失神发作时。苯二氮䓬类、氯硝西泮、拉莫三嗪或托吡酯可以作为治疗良性肌阵挛癫痫的替代药物。严重的肌阵挛性癫痫和 Dravet 综合征（见前）可以用托吡酯、氯巴占、丙戊酸钠和司替戊醇治疗。

　　局灶性发作和继发性全面性强直－阵挛性发作可以用奥卡西平、卡马西平、苯巴比妥、托吡酯、丙戊酸钠、拉莫三嗪、氯巴占、氯硝西泮或者左乙拉西坦治疗（表586-8）。奥卡西平、左乙拉西坦、卡马西平（美国）或者丙戊酸钠（欧洲）通常作为首选药物。有研究支持拉莫三嗪可以作为局灶性癫痫初次单药治疗的首选药物，而丙戊酸钠可以作为全面性癫痫初次单药治疗的首选药物。基本上以上所有的药物都可以选择作为单药治疗的首选或次选药物，但是需要根据患者情况进行个体化治疗。

药物选择：其他考虑

　　因为每个患者都有多种选择，选择使用何种药物一直是一个个性化的决定，这要以疗效比较的随机对照试验数据和其他几个因素为基础。

　　必须考虑到治疗药物的相对有效性和抗癫痫药物导致矛盾性惊厥发作加重的可能（例如由于卡马西平和噻加宾在失神和肌阵挛发作中的使用；表586-10）。

　　相对耐受性：不同患者表现出的药物副作用不同。最为突出的例子是丙戊酸在多药治疗的 2 岁以下儿童且或合并代谢紊乱的患者中会增加肝脏毒性。因此，如果怀疑有代谢障碍，首先要考虑药物副作用。无论在任何情况下，只有排除不正常氨基酸、有机酸、酰基肉碱谱、乳酸、丙酮酸、肝功能检测和其他检查，才能使用丙戊酸治疗。抗癫痫药物的选择同样受可能出现的副作用的影响，例如体重增加（丙戊酸、卡马西平）、牙龈增生（苯妥英钠）、秃头症（丙戊酸、卡马西平）、多动（苯二氮䓬类、巴比妥类药物、丙戊酸、加巴喷丁）等。有行为障碍和（或）注意缺陷的儿童使用 γ-氨基丁酸类药物（例如苯二氮䓬类和巴比妥类甚至丙戊酸）后会变得尤其兴奋。

成本和有效性： 新型抗癫痫药物的成本往往限制其使用，特别在成本是主要问题的发展中国家。同样，很多药物因为成本高昂或者太便宜，又或者药物管制而无法使用。总体而言，抗癫痫药物治疗范围窄，从品牌药物转换至通用配方（非商标药）或从一种药物换至另一种药物，均可能发生血药浓度水平变化，可能导致突发抽搐或副作用。因此，如果某一品牌药物已被证明有效的，最好避免用非专利药替代。

抗癫痫药物的轻松开始： 药物治疗开始起效缓慢起效，例如拉莫三嗪和托吡酯。当需要迅速达到治疗水平时，不建议选用拉莫三嗪和托吡酯，可选用静脉注射制剂或者能更迅速起效并滴定的药物，比如可以选用丙戊酸、苯妥英或左乙拉西坦。

药物的相互作用和已有背景药物： 例如酶诱导作用药物与许多化疗药可能有相互干扰。在这种情况下，可选用加巴喷丁或者左乙拉西坦。同样，丙戊酸钠可抑制新陈代谢，增加拉莫三嗪、苯巴比妥、非尔氨酯的血药浓度。此外，它还可使与蛋白质结合的苯妥英从蛋白质结合位点分离，增加游离药物浓度。当这两种药物联合使用时，需要检测游离血药浓度而不是总浓度。酶诱导剂像苯巴比妥、卡马西平、苯妥英和扑米酮等可降低拉莫三嗪、丙戊酸血药浓度，而托吡酯和唑尼沙胺降低其血药浓度的程度较小。像左乙拉西坦和加巴喷丁等仅通过肾脏代谢的药物则不受制于这种相互作用。

共患病的存在： 例如癫痫合并偏头痛的患者，可以选择像丙戊酸或托吡酯等可同时对这两种疾病有效的药物。肥胖患者最好避免选用丙戊酸，可以用托吡酯等降低食欲的药物替代。在育龄女性当中，应该避免使用有酶诱导剂作用的抗癫痫药物，是因为其有可能干预避孕药的疗效。其他的抗癫痫药，特别是丙戊酸，可增加胎儿畸形的风险（表586-9）。

多种发作类型共存： 当一个患者同时合并有失神发作和全面性强直-阵挛性发作时，宁可使用像拉莫三嗪或丙戊酸等广谱抗癫痫药而不使用像苯妥英一样的窄谱抗癫痫药。

特定抗癫痫药物的疗效史： 例如，如果患者或者家庭成员有同样的问题且之前使用卡马西平能达到理想的效果，那么使用卡马西平将可能是较好的选择。

药物相互作用的机制： 目前，对癫痫病理生理学的理解不允许基于假定的癫痫的病理生理学认识而选择特定的抗癫痫药物。但是，总体而言，通常认为最好避免联合使用作用机制相似的抗癫痫药，例如苯妥英钠和卡马西平（都是作用于钠离子通道）。据报道，一些药物，例如拉莫三嗪和丙戊酸钠或托吡酯和拉莫三嗪，具有协同作用，这可能是因为它们作用机制不同。

方便易用性： 每天1或2次用药的药物比每天3或4次用药的药物更方便使用。儿科常用液态制剂，尤其是口感良好又有效的药物。

监测药物和调整剂量的能力： 有些药物是难以调整剂量和顺利使用的，需要频繁的监测血药浓度。典型的药物有苯妥英钠，许多早前的抗癫痫药物同样要求监测血药浓度。药物血药浓度可帮助医生评估疗效和、避免药物中毒。然而，血药浓度监测本身与一般不要求监测血药浓度的新型抗癫痫药物相比，可以说是一种实际或患者满意度劣势。

患者和家庭的偏好： 在同等条件下，对两种或两种以上的抗癫痫药物的替代药物的选择取决于患者本人及其家庭的偏好。例如，一些患者会选择避免牙龈增生和多毛症等副作用，但接受体重减轻，反之亦然。

遗传性和基因学检查： 诱发抗癫痫药物副作用的遗传易感性可能是要考虑的又一因素。例如，在中国患者中，人类白细胞抗原 HLA-B*1502 与卡马西平、苯妥英钠和拉莫三嗪诱发严重的皮肤变态反应密切相关，因此易受遗传影响的人们应避免使用这些抗癫痫药物。钠离子通道上的 SCN1A 基因突变可导致 Dravet 综合征，应避免使用拉莫三嗪，是因为它会加重癫痫发作。

致畸情况： 一些抗癫痫药物，如丙戊酸和作用程度较小的卡马西平、苯巴比妥和苯妥英钠均和致畸效应相关（表586-11）。有些问题可以根据专家的调查意见（表586-10）或像国际抗癫痫联盟、英国国家卓越临床研究所（NICE）、苏格兰校际指南网（SIGN）或美国神经病学学会的指南（AAN）解决。有些指南是完全基于（AAN、ILAE）证据，和其他（NICE、SIGN）考虑了其他方面。但是，没有一个指南可以完全包含每个患者的所有注意事项。因此，选择抗癫痫药物的依据包括随机对照试验、指南、专家调查意见、所有其他个体化治疗相关因素和特定情况下的特定治疗。

表 586-11　抗癫痫药的致畸作用和围产期效应

结论	推荐	证据级别
丙戊酸钠在联合用药和单药治疗时可能会导致严重的先天畸形和认知损害	尽可能在孕期的前 3 个月禁用丙戊酸钠，以减少发生严重先天畸形和认知损害的风险	B
与单药治疗相比，抗癫痫药的联合应用可能会导致严重的先天畸形和认知损害	尽可能在孕期的前 3 个月避免联合使用抗癫痫药，以减少发生严重先天畸形和认知损害的风险	B
单独使用苯妥英钠或苯巴比妥会增加认知损害发生的可能性	尽可能在孕期避免使用苯妥英钠或苯巴比妥，以减少认知损害发生的风险	C
孕妇服用抗癫痫药使胎儿出现小于胎龄儿及出生 1min Apgar 评分 <7 分的风险增加	孕期的危险分层应该能够反映服用抗癫痫药物的妇女其后代出现小于胎龄儿的风险 (B 级) 及出生 1min Apgar 评分小于 7 分的风险	C

推荐级别 A: 强烈推荐，依据是 1 类证据；B 和 C: 较低级别的推荐

畸形的种类：先前的研究已经报道丙戊酸钠和卡马西平可以导致脊柱裂，卡马西平、苯妥英钠和苯巴比妥可以导致心脏畸形和腭裂。需要说明的是，研究之间可能存在差异。但是，总体来说主要畸形的相对发生率在丙戊酸钠单药治疗时为 10%，与丙戊酸钠联合治疗时其发生率略高于 10%；卡马西平、苯妥英钠和苯巴比妥单药治疗时主要畸形的发生率为 5%，多药联合治疗时其发生率稍高

FDA 的分类标准：丙戊酸钠、苯巴比妥、卡马西平和苯妥英钠为 D 类；乙琥胺、非尔氨脂、加巴喷丁、拉莫三嗪、左乙拉西坦、奥卡西平、噻加宾、托吡酯和唑尼沙胺被分为 C 类。C 类的定义是动物实验已经显示有副作用，但是还没有严格的孕妇对照研究或动物实验进行证实。D 类的定义是在孕妇身上进行的严格的对照研究已经证实对胎儿具有致畸作用。但是这些药物治疗的益处可能大于潜在的风险

摘自 Harden CI, Meador KJ, Pennell PB, et al. Practice parameter update: management issues for women with epilepsy—focus on pregnancy (an evidence-based review): teratogenesis and perinatal outcomes. Report of the Quality Standards Subcommittee and Therapeutics and Technology Subcommittee of the American Academy of Neurology and American Epilepsy Society. Neurology, 2009, 73(2):133-141

■ 启动和监测治疗

在非紧急情况下或当不须要首剂负荷时，所选用抗癫痫药可从维持剂量开始 (表 586-12)。某些药物 (例如卡马西平和托吡酯)，在很多情况下甚至是从更小的剂量开始，然后逐渐增加至维持剂量以耐受镇静等副作用。例如卡马西平的起始剂量通常是 5~10mg/ (kg·d)，每隔 3d 增加 5mg/ (kg·d)，直到达到治疗血药浓度水平，或到获得理想疗效，或直到发生不可接受的副作用。其他药物，例如唑尼沙胺、苯巴比妥、苯妥英钠或丙戊酸钠，从维持剂量开始通常是可被接受的。有一些药物，如左乙拉西坦和加巴喷丁，可以任选一种。应该告知患者药物潜在的副作用，且应该随访监控 (表 586-13)。

滴定法

许多抗癫痫药物的血药浓度通常在使用后开始测定，以确保依存性和有效的治疗浓度。药物浓度监测对于一些传统药物如苯妥英钠、卡马西平、丙戊酸和乙琥胺等非常有用。在从维持剂量开始或对剂量进行调整后，直到 5 个半衰期后才达到稳定的血药浓度。对于大多数的抗癫痫药物，需要 2~7d (半衰期 6~24h)。对于苯巴比妥，需要 2~4 周 (平均半衰期 69h)；对于唑尼沙胺在单药治疗中需要 14d，比与酶诱导剂联合治疗的时间要长 (单药治疗半衰期 63h，与酶诱导剂联合治疗半衰期是 27~38h)。如果须要更快达到治疗水平，可以首剂使用负荷剂量，负荷剂量的单次剂量通常是每半衰期维持剂量的 2 倍。例如丙戊酸的负荷剂量是 25mg/kg，苯妥英钠的负荷剂量是 20mg/kg，苯巴比妥的负荷剂量是 10~20mg/kg。给予年龄较大的儿童的较小的苯巴比妥剂量 (5mg/kg，其在 24h 内可以被重复一次或多次) 以避免过度镇静。

首先应只使用一种抗癫痫药物，逐渐增加剂量直到完全控制疾病，或者直到出现禁止进一步加量的副作用。届时，也只有到这时，才可能添加另一种药物且最初的药物则逐渐减量。尽管有一些患者最终需要服用多种药物，但是使用一种药物治疗 (单药疗法) 是最终目标。在适当的时候，因为潜在的药物相互作用的风险，所以也应该监测添加药物 (或停止) 的药物浓度。在随访期间，每隔数月复查脑电图对评估癫痫发作的易感性很有帮助。针对特定的癫痫综合征，在药物逐渐减量的情况下更应该有计划地复查脑电图。例如，在失神发作和良性运动性癫痫，脑电图是非常重要，但它在其他大多数形式的部分性癫痫中就并不那么重要。

监　测

对于传统的抗癫痫药，在开始治疗前，需要完善基准实验室检查的检查包括全血细胞计数、血小板计数、肝酶、肾功能和尿常规，并且要定期监测。实验室监测与早期副作用相关性更大，因为特异的副作用，例如过敏性肝炎和粒细胞缺乏症在首个 3~6 个月的治疗期内发生的可能性更大。这些实验室检查通常在第一个月检查 1 或 2 次，然后每 3~4 月检查 1 次。因为显著的不良反应发生少，检查成本可能会很高，所以常规监测 (在没有临床症状时) 的真正用处堪忧。目前有很多人主张不要频繁进行常规监测。

服用卡马西平或苯妥英钠的患者发生可逆的剂量相关性白细胞减少症并不罕见 (约 10% 的患者)，减量或停药后白细胞可以回升，但是有必要将其与更罕见的再生障碍性贫血或粒细胞缺乏症相鉴别。非尔氨

表 586-12　选择抗癫痫药物的剂量

药物	维持口服剂量（mg/kg/d）除另有规定外	常用剂量	治疗血浓度	剂型
乙酰唑胺	1~12 月：10 <1 岁：20~30	每天 2 次或每天 3 次		125、250 和 500mg 片剂
溴化物	50~100	每天 2 次或每天 1 次	10~15mEq/L	提供三溴铵溶液 (240mg/mL 氢溴酸盐)
卡马西平 *	10~20	每天 3 次或每天 4 次 缓释制剂通常每天 2 次	3~12mg/L	150、300mg 缓释胶囊 100、200、400mg 缓释片剂 100mg 咀嚼片 200mg 片剂 100mg/5mL 悬液
氯巴占 †	10~20	每天 2 次或 3 次	60~200μg/L	5mg 胶囊 10mg 片剂
氯硝西泮 †	0.01~0.02	每天 2 次或每天 3 次	25~85μg/L	0.5、1 和 2mg 片剂 0.125、0.25、0.5mg 口腔崩解片
地西泮	0.25~1.5 0.01~0.25 静脉注射 0.2~0.5mg/kg 直肠给药 （根据年龄；表 586-15）	每天 2 次或每天 3 次	100~700μg/L	2、5、10mg 片剂 5mg/mL, 5mg/5mL 溶液 直肠凝胶可以分为 2.5、5、7.5、10、12.5、15、17.5、20mg
乙琥胺	20~30	每天 2 次或每天 3 次	40~100mg/L	250mg 胶囊 250mg/5mL 糖浆剂, 溶液
非尔氨酯	15~45	每天 2 次或每天 3 次	50~110mg/L	400、600mg 片剂 600mg/5mL 悬液
加巴喷丁 ‡	30~60	每天 3 次	2~20mg/L	100、300 和 400mg 胶囊，600 和 800mg 片剂
拉莫三嗪	5~15 § 1~5 ¶	每天 3 次 每天 2 次	1~15mg/L	25、100、150、200mg 片剂 5、25mg 咀嚼分散片
左乙拉西坦 †	20~40	每天 2 次或每天 3 次	6~20mg/L	250、500、750mg 片剂 100mg/mL 溶液 500、750mg 缓释制剂 (XR) 片剂
劳拉西泮	0.03	每天 2 次或每天 3 次	20~30μg/L	0.5、1、2mg 片剂 2mg/mL 溶液
甲琥胺	10~30	每天 2 次或每天 3 次	10~50mg/L	150、300mg 胶囊
硝西泮	0.25~1	每天 2 次或每天 3 次	<200μg/L	5mg 片剂
奥卡西平 *	20~40	每天 2 次	13~28mg/L	150、300、600mg 片剂 300mg/5mL 溶液
苯巴比妥	<5 岁，3~5 >5 岁，2~3	每天 2 次或每天 1 次	10~40mg/L	15、30、60、90、100mg 片剂 4mg/mL 溶液
苯妥英钠	<3 岁，8~10 >3 岁，4~7	片剂, 悬液：每天 3 次 胶囊：每天 1 次	5~20mg/L	50mg 片剂 30、100mg 胶囊 125mg/5mL 悬液
扑痫酮	10~20	每天 2 次或每天 3 次	4~13mg/L	50、250mg 片剂, 悬液
卢非酰胺 †	30~45	每天 2 次		200、400mg 片剂
舒噻美	5~15	每天 2 次或每天 3 次	1.5~20μg/mL	50、200mg 胶囊 并非在所有国家有效
噻加宾	0.5~2	每天 2 次或每天 3 次或每天 4 次	80~450μg/L	2、4、12、16mg 片剂
托吡酯 †	3~9, 缓慢滴定	每天 2 次或每天 3 次	2~25mg/L	25、100、200 mg 片剂 15、25mg 散剂胶囊
丙戊酸	15~40. 若患者使用酶诱导物时可用高剂量（多达 60）	散剂：每天 2 次 溶液：每天 3 次	50~100mg/L	250mg 胶囊 125mg 散剂 125、250、500mg 片剂 250mg/5mL 溶液
唑尼沙胺	4~8	每天 2 次或每天 1 次	10~40mg/L	100mg 胶囊

* 通常开始于 1/4 维持量，每 2~3d 增加剂量 1/4，直到全剂量
† 通常开始于 1/4 维持量，每 7d 增加剂量 1/4，直至全剂量
‡ 通常开始于 1/4 维持量，每天增加剂量 1/4，直至全剂量
¶ 儿童对丙戊酸
§ 儿童酶诱导物

综上所述，除非有特定说明，否则一种药物通常将较低治疗剂量作为目标剂量范围，然后根据反应和（或）血药浓度水平进行调整。剂量安排表（例如每天 2 次或每天 3 次）取决于缓释制剂是否有效以及患者是否使用影响这种药物的酶诱导物（比如，卡马西平）或抑制剂（比如，丙戊酸）（如表格和文本中的剂量所示）

表 586-13　抗癫痫药物的一些常见不良反应

抗癫痫药	副作用
乙酰唑胺	损害：头晕、多尿、电解质紊乱 严重副作用：史蒂芬斯 – 强森综合征 (Stevens-Johnson 综合征)
苯二氮䓬类	损害：相关神经毒性 (困倦，镇静，共济失调)，多动，流口水，分泌物增加 严重副作用：窒息
溴化物	损害：过敏性、伪高氯血症 (由于溴化物所致不实地高浓度氯化物) 严重副作用：精神错乱、皮疹、由于很长半衰期导致毒性缓慢发展
卡马西平	损害：抽动，短暂的白细胞减少症；低钠血症，体重增加，恶心；眩晕 严重副作用：史蒂芬斯 – 强森综合征、粒细胞缺乏症、再生障碍性贫血、肝脏毒性
非尔氨酯	损害：食欲缺乏、呕吐、失眠、多动症、眩晕 严重副作用：肝脏和血液毒性的主要风险需要密切关注 (1∶500)
加巴喷丁	对儿童：急性攻击性发作，多动症 对成人：精神欣快和行为放纵，体重增加
拉莫三嗪	损害：中枢神经系统副作用有头痛、共济失调、头晕、颤抖、但症状通常比其他抗癫痫药物轻 严重副作用：史蒂芬斯 – 强森综合征，很少的肝脏毒性
左乙拉西坦	中枢神经不良反应：困倦、虚弱、眩晕、但通常比其他 AEDs 少 成人：抑郁心境；儿童行为症状常见
奥卡西平	困倦、头痛、眩晕、恶心、冷漠、皮疹、多毛、牙龈增生、低钠血症
苯巴比妥和其他巴比妥类	神经毒性、失眠、多动、注意力缺陷表现、情绪波动、攻击性爆发 严重：肝毒性，Stevens-Johnson 综合征
苯妥英和其他乙内酰脲类	损害：牙龈增生、面容粗陋、多毛、小脑橄榄前庭症状 (眼球震颤和共济失调) 严重：Stevens-Johnson 综合征，肝毒性
普里米酮	损害：中枢神经毒性 (眩晕、口齿不清、眼花、困倦、抑郁) 严重：肝毒性，Stevens-Johnson 综合征
卢非酰胺	损害：嗜睡，呕吐 严重：家族性短 QT 间期是禁忌
琥珀酰亚胺类	损害：恶心，腹部不适，食欲缺乏，打嗝 严重：Stevens-Johnson 综合征，药物诱发的狼疮
噻加宾	损害：眩晕、嗜睡、虚弱、头痛和震颤、诱发失神或肌阵挛发作 严重：诱发非惊厥癫痫持续状态
托吡酯	损害：认知紊乱、体重减轻、肾结石、少汗、发热 严重：诱发青光眼
丙戊酸	损害：体重增加、高氨血症、脱发、月经不调 严重：肝和胰腺毒性
氨己烯酸	损害：多动 严重：不可逆视野缺损，视网膜病
唑呢沙胺	疲劳、眩晕、食欲缺乏、精神运动反应迟缓、共济失调、罕见幻觉、少汗和发热

AED：抗癫痫药物；CNS：中枢神经系统；EEG：脑电图
所有的抗癫痫药物从本质上都可能存有中枢毒性、潜在的皮疹和严重的变态反应。拉科酰胺最近已被批准作为添加治疗年龄 ≥ 17 岁的部分性癫痫发作患者，但用药前需要完善基线脑电图检查

酯的肝脏毒性和血液的毒性发生率较高（1∶500），需要经常（甚至每周）监测肝功能和血象。苯妥英钠可引起牙龈增生，故必须保持良好的口腔卫生（每天至少刷牙 2 次，服用苯妥英钠后漱口）；如出现严重的牙龈增生，需要牙龈的外科处理和（或）更换其他抗癫痫药物药物。服用任何抗癫痫药物都有可能引起过敏性皮疹，服用拉莫三嗪、卡马西平和苯妥英钠尤为明显。

副作用

在随访期间应监测患者的药物副作用。偶尔可出现 Stevens-Johnson 样综合征，已证实携带

HLA-B*1502 等位基因的中国人群，服用卡马西平后经常发生该综合征。

其他可能出现的药物副作用还有苯妥英钠、苯巴比妥、扑米酮及卡马西平（酶诱导剂，通过诱导代谢可降低 25- 羟维生素 D 水平）引起的佝偻病和丙戊酸钠所致的高氨血症。长期服用抗癫痫药物，尤其是服用那些酶诱导剂相关药物经常导致儿童和成人的维生素 D 代谢异常（骨密度低、佝偻病和低钙血症），因此有必要监测是否发生骨骼的异常。需要关注患者的日光照射量、维生素 D 摄入量以及血中维生素 D 水平，并建议补充维生素 D。有关补充维生素 D 或预防维生素 D 缺乏的剂量，尚无专家共识，不过已在使用的剂量为 400~2000 IU/d。

对于联合使用丙戊酸钠和其他抗癫痫药物的患儿，尤其是患有先天性代谢异常的患儿，如氨基酸代谢病和线粒体疾病的年幼儿（<2 岁），应注意是否出现不可逆的肝损伤，甚至死亡。几乎所有的抗癫痫药物达到中毒浓度后均可引起嗜睡、共济失调、眼球震颤以及口齿不清等毒副作用。

FDA 已经确认，使用抗癫痫药物可能增加发生自杀意念和自杀行为的风险，建议在服用抗癫痫药物之前，进行相关药物副作用的心理辅导。这种辅导更适合于服用抗癫痫药物的青少年、成年患者以及非癫痫患者（例如慢性疼痛患者）。

增加一种新的抗癫痫药物，其使用剂量往往与当前用药情况有关。例如，如果患者在用具有酶诱导作用的药物时，增加的丙戊酸钠和拉莫三嗪的剂量往往需要增加至通常维持剂量的 2 倍。相反，如果患者在用丙戊酸钠，增加的苯巴比妥或拉莫三嗪的剂量需减少至通常需要量的 1/2。抗癫痫药物的代谢酶的基因多样性与一些抗癫痫药物在不同个体有不同效果相关。药物基因组学的研究结果可以解释这种现象。虽然，现已确定了细胞色素 P-450（CYP）酶的众多变异，但目前这种新的认识在很大程度上仅用于研究领域，有待在临床实践中得到应用。

附加治疗

单药治疗的原则表明，当第 1 种药物达到耐受剂量仍然不能控制癫痫发作或者导致不能耐受的不良反应时，可以考虑服用第 2 种药物，而第 1 种药物逐渐减量至停药。第 2 种药物逐渐加量到可以控制发作或出现无法耐受的副作用。如果第 2 种药物无效，可以考虑单用第 3 种药物或联合用药。

耐药性（也被称为顽固性或难治性）癫痫患者需要重新仔细评估诊断，以明确是否有退行性、代谢性或炎症相关疾病（如线粒体病、Rasmussen 脑炎；

见第 586.2）。表现为顽固性癫痫的可治疗的代谢性疾病包括吡哆醇依赖性和吡哆醛反应性癫痫、亚叶酸反应性癫痫（最近证明与吡哆醇依赖性癫痫为同一种病）、脑叶酸缺乏症、神经递质失调、生物素酶缺乏症、葡萄糖载体 1 缺陷症（生酮饮食疗法有效）、丝氨酸合成酶缺陷、肌酸缺乏综合征和未经治疗的苯丙酮尿症。抗癫痫药物无效的患者往往需要考虑使用类固醇、静脉注射丙种球蛋白或生酮饮食治疗。

类固醇往往用在癫痫性脑病，例如 West 综合征、Lennox-Gastaut 综合征、肌阵挛 - 失张力癫痫、慢波睡眠期出现持续性棘波和 Landau-Kleffner 综合征。通常给予促肾上腺皮质激素（见前面关于 West 综合征的讨论）或泼尼松 2mg/（kg·d）（或同等效量）。疗程通常是 2~3 个月，继而在接下来的 2~3 个月时间逐渐减量。复发通常发生在减量期。Landau-Kleffner 综合征有时需要治疗 1 年以上。

据报道，West 综合征、Lennox-Gastaut 综合征和 Landau-Kleffner 综合征患者静脉注射丙种球蛋白（IVIG）后与其在非免疫缺陷的患者身上疗效相似，均会在慢波睡眠期出现持续性棘波综合征和部分性发作。由于 IgA 缺乏患者的变态反应发生率高，因此开始静脉输注丙种球蛋白之前，需检查患者的血清 IgA 水平，评估其发生变态反应的风险。在输注过程中需要监测及预防变态反应的发生。通常用量为 2g/kg，分为 4d，连续静脉输注；然后减量为 1g/kg，每月 1 次，维持 6 个月。类固醇和免疫球蛋白的作用机制尚未明确。因现已证实癫痫发作可增加细胞因子，所以目前推测其具有抗炎作用，继而这两种药物通过多种机制，包括激活谷氨酸受体来增加神经元兴奋性。类固醇和促肾上腺皮质激素也可刺激脑部神经甾体受体，增强 GABA 的活性，并可能减少已证实具有致痫性促肾上腺皮质激素释放。

目前认为生酮饮食对葡萄糖转运蛋白 1（GLUT-1）缺陷症、丙酮酸脱氢酶缺陷症、肌阵挛 - 失张力性癫痫、结节性硬化症、Rett 综合征、婴儿严重肌阵挛性癫痫（Dravet 综合征）以及婴儿痉挛症均有效。也有可能对部分线粒体疾病、糖原累积 V 型、Landau-Kleffner 综合征、Lafora 体病及亚急性硬化性全脑炎有效。然而，肉碱缺乏症（原发性）、肉碱棕榈酰转移酶 I 或 II 缺乏症、肉碱转移酶缺乏症、β 氧化缺陷症、中链酰基脱氢酶缺乏症、长链脂酰脱氢酶缺乏症、短链脂酰脱氢酶缺乏症、长链 3- 羟基酰基辅酶 A 缺乏症、中链 3- 羟基酰基辅酶 A 缺乏症、丙酮酸羧化酶缺乏症和卟啉病是生酮饮食的绝对禁忌证。因此，开始生酮饮食治疗前，需要根据临床症状进行代谢病相关的检查

（例如检查酰基肉碱等）。生酮饮食已被用于多种类型（部分性或全面性）的难治性癫痫，包括初期的禁食，接下来是生酮饮食。生酮饮食的脂肪成分和非脂肪成分比例为 3：1 或 4：1，脂肪成分包括动物脂肪、植物油或中链三酰甘油。很多患者因为腹泻、呕吐、低血糖、脱水或食物味道不佳而不能耐受生酮饮食。低血糖指数饮食和阿特金斯生酮饮食不需要住院，更易于实行，但尚不清楚其有效性是否跟经典生酮饮食相同。

癫痫的手术治疗

如果患者服用过 3 种抗癫痫药物治疗都失败，那么药物控制癫痫发作的概率往往低于 10%。因此，通常在癫痫发病 2 年内（常短于 2 年），只要使用 2 或 3 种抗癫痫药物治疗失败时，应考虑手术治疗的可能性。在更早的年龄阶段（如 <5 岁）进行癫痫手术，患儿发育中的大脑有机会发生功能转移。癫痫手术治疗需要符合一定的条件：使用可耐受的、非毒性、最大剂量的抗癫痫药物无效，除外手术治疗发生不可接受的副作用以及一个定位正确的致痫区（需要切除而控制癫痫发作的区域）。致痫灶可以通过临床症状、发作间期脑电图、长程视频脑电图和 MRI 确定。当难以定位致痫灶或致痫灶接近重要功能区时，可以用侵袭性脑电图（硬膜下、深部电极）、单光子发射 CT（SPECT）、脑磁图（MEG）和正电子发射断层扫描（PET）等协助确定。为了避免切除重要功能区，可以使用包括 Wada 试验等多种技术。Wada 试验是指在颈动脉内灌注异戊巴比妥，麻醉单侧大脑半球，在单侧麻醉时，通过检查确定记忆和语言的优势大脑半球。确定功能区的其他检查包括功能性核磁共振、脑磁图或硬膜下电极皮层刺激。发育迟缓或精神疾病的患者需要评估手术对其的潜在影响。通常术前评估最少包括脑电图监测、神经影像学和相应年龄段的神经心理评估。

癫痫手术常常用来治疗多种病因，包括皮质发育不良、结节性硬化症、多小脑回、丘脑错构瘤和半球综合征，如 Sturge-Weber 综合征、半侧巨脑症、Rasmussen 脑炎和 Landau-Kleffner 综合征等引起的难治性癫痫。代谢性或退行性疾病所致的难治性癫痫的患者不适合手术治疗。致痫灶的局部切除是最常见的手术方式。大脑半球切除术用于弥漫性大脑半球病变；多软膜下横切，是一种致痫灶部分切除而非全切的手术方式，用于位于运动性语言中枢而不能切除的病灶。在 Lennox-Gastaut 综合征，胼胝体切开术适用于跌倒发作。迷走神经刺激（VNS）经常被用于各种类型的顽固性癫痫和弥漫性或多灶性起源而不适合切除手术的

癫痫发作。局部切除术和大脑半球切除术控制癫痫发作的成功率高（50%~80%）。胼胝体切开术和迷走神经刺激控制癫痫发作的成功率较低（5%~10%）；然而，这些手术的确显著减少癫痫发作的频率和严重程度，减少药物需求，并且使符合手术条件的约 50% 或 50% 以上的患者生存质量有重大的改善。

停　药

控制癫痫发作至少 2 年，表明可以停用抗癫痫药物。在严重的癫痫综合征，例如继发颞叶内侧硬化的颞叶癫痫、Lennox-Gastaut 综合征或严重的肌阵挛性癫痫等患者的抗癫痫药物的减量，需要在控制癫痫发作更长时间后才考虑。然而良性癫痫综合征的治疗时间往往可以短至 6 个月。

停药前需要考虑许多因素，包括停药后无发作可能性的癫痫综合征类型和病因、惊厥复发受伤的风险（例如患者正在开车）和抗癫痫药物治疗的副作用。大多数 ≥ 2 年无发作且停药后脑电图正常并在停药最初保持无惊厥发作的患儿中，大部分在停药后的前 6 个月内复发。

某些危险因素可以辅助临床医生预测停用抗癫痫药后的预后。癫痫复发最主要的危险因素是停药前脑电图不正常。远期症状性癫痫患儿与特发性癫痫患儿相比，停药更难。失神发作患者或用丙戊酸治疗的原发性全面性癫痫患者即使脑电图正常，复发风险也可能仍高，因为丙戊酸可使广泛的棘 - 慢复合波的异常脑电图恢复正常。因此，在停药过程中复查这些患者的脑电图，能在临床癫痫复发前发现脑电图异常，帮助评估复发风险。发病年龄大、癫痫活动期越长、发作类型多样及联合用药是癫痫停药后复发的高危因素。

停用抗癫痫药的过程应缓慢进行，通常须要 3~6 个月。突然停药可导致停药发作或癫痫持续状态。停药发作常见于苯巴比妥和苯二氮䓬类药物，因此这类药物的减量应更慎重，减量过程应更缓慢。完全停药后抽搐发作超过 2~3 个月意味着癫痫复发，应重新开始治疗。

临床医生、家长和患儿应共同决定是否停药。应明确危险因素和万一复发时应采取的预防措施。应给予患者及其家人充分的建议，包括他们应期待什么、警惕什么（如停止驾驶一段时间）及万一复发时做什么。在停药期间或停药后可能发生抽搐时，一般建议直肠用地西泮处方（表 586-12）。

参考书目

参考书目请参见光盘。

586.7　新生儿惊厥

Mohamad A. Mikati

惊厥是新生儿期神经功能障碍最常见的主要表现。这一阶段惊厥的发病率在一生中是最高的：出生体重 <1500g 的婴儿惊厥发病率为 57.5/1000，出生体重为 2500~3999g 的婴儿发病率为 2.8/1000。

■ 病理生理学

未成熟大脑与成熟大脑之间有很多不同，因而兴奋性更高，更容易发生惊厥。主要基于动物实验的研究显示其与 Na^+, K^+-ATP 酶成熟延迟和 NMDA、AMPA 受体密度增加有关。而且这些增加的受体的特定类型具有钙通透作用（例如 GLUR2 AMPA 受体），进而使神经兴奋性增高，导致与惊厥有关的远期影响，尤其是那些因围生期缺氧所致惊厥的患者。AMPA 受体阻断药，例如托吡酯，被证实对这种临床类型有效。

另一点不同是抑制性 GABA 能递质系统的发育延迟。事实上，GABA 可兴奋未成熟大脑。因为未成熟大脑中氯离子梯度相对于成熟脑而言是相反的，其细胞内氯浓度高于细胞外，所以氯离子通道的开放使未成熟脑的细胞发生去极化而不是超极化。这种现象在男婴中更加显著，可能是他们更易发生惊厥的原因。Cl^- 转运蛋白——NKCC1 主要在新生儿期表达，将 Cl^- 转运至细胞内，活化 GABAA 受体使细胞去极化。Cl^- 转运蛋白对新生儿神经元的发育很重要，但也可使大脑过度兴奋。随着大脑发育成熟，NCCK1 表达减少而 KCC2 表达增加。KCC2 可将 Cl^- 转运至细胞外，导致细胞内氯浓度下降，因此当 $GABA_A$ 受体被激活时，Cl^- 内流而发生超极化。利尿剂布美他尼可阻断 NKCC1，防止 GABA 过度去极化，避免导致新生儿惊厥发作时神经元过度兴奋。

虽然未成熟大脑容易出现癫痫发作，但与成熟大脑相比，未成熟大脑似乎更能耐受癫痫发作的有害影响。这是因为钙结合蛋白增多，能够缓冲与损伤相关的钙超载、增加细胞外间隙、降低第二信使三磷酸肌醇水平以及增强未成熟脑通过无氧代谢对缺氧的耐受能力。

癫痫发作对未成熟大脑是否有害尚存争议。大量动物研究表明，癫痫发作对未成熟脑有害。人类研究中 MRI 提示癫痫发作可导致有害损伤。即使在校正混杂因素后，新生儿癫痫发作所致的有害损伤亦与预后差相关。没有临床发作的脑电惊厥发作亦已被证明与预后差相关。然而，在大多数模型和人类研究中辨别癫痫发作的不良影响是困难的，因为还要区别原发病、

惊厥发作的根本原因以及用于控制癫痫发作药物的应急方法。目前大多数医生认为，抗癫痫药有利于控制临床和脑电惊厥发作，但不要以其对机体造成严重的全身毒性反应为代价。

■ 新生儿惊厥的发作类型

主要有 5 种类型：微小型、阵挛型、强直型、痉挛型和肌阵挛型。痉挛、局灶性阵挛或强直、全身肌阵挛性癫痫发作，通常伴有脑电癫痫样放电（癫痫发作）。然而，微小发作、全身强直和其他肌阵挛性发作通常不伴有脑电图癫痫样放电，因此被认为不是真正的癫痫发作，而是继发于脑损伤的异常运动释放现象。临床上确定这些表现是临床发作或释放现象往往很困难，但通过刺激诱发表现和通过约束或某种操作使其终止常提示这些表现不是癫痫发作。在床边进行这样的试验很有帮助。此外，床旁脑电图持续监测有助于鉴别这些表现。因此，床旁脑电图监测成为很多新生儿室的标准监护措施。

微小发作

微小发作主要包括短暂的眼球偏斜、眼球震颤、眨眼、苦相脸、异常的手足运动（划船、游泳、骑车、蹬车和跨步）、心率波动、阵发高血压和呼吸暂停。与足月儿相比，早产儿更易发生微小发作。

阵挛性发作

阵挛性发作分为局限性阵挛性发作和多灶性阵挛性发作。多灶性阵挛性发作涉及身体多部位，有迁移性。迁移为非杰克逊的方式，例如左臂抽搐伴随右腿抽搐。全身阵挛性惊厥发作是双侧对称同步发作，新生儿期罕见，可能与这个时期髓鞘形成不完整使神经纤维连接减少有关。

强直性发作

强直性发作可表现为局限性或全身性（全身性更常见）。局限性强直性发作的特点是持续的肢体、躯干和颈部的一种不对称姿势，伴有持续性的眼球偏斜。全身强直性发作表现为双侧四肢强直伸展或上肢强直屈曲时下肢强直伸展。

痉挛性发作

痉挛性发作是一种突发的全身性抽搐，通常持续 1~2s，与全身性强直性发作的主要区别是其发作持续时间短暂，且通常伴单个、短暂、全面性放电。

肌阵挛性癫痫发作

肌阵挛性癫痫发作分为局灶性、多灶性和全身性。

肌阵挛性癫痫发作抽搐速度较快且无节律，可通过其无节律性的特点与阵挛性发作相鉴别。典型的局灶性肌阵挛性癫痫发作对上肢屈肌影响最大，且有时伴脑电图癫痫样放电。多灶性肌阵挛性发作涉及身体多部位的非同步抽搐，且一般不伴脑电图癫痫样放电。全身性肌阵挛性癫痫发作，包括双侧上肢屈曲抽搐，偶见于下肢。与上肢全身性肌阵挛性癫痫发作相比，下肢发作时通常伴同期脑电图异常。

癫痫发作和神经变态反应

神经变态反应可被定义为快速运动现象，例如震颤或抖动，屈曲或握住患肢可终止发作。而癫痫发作一般不能通过触觉或运动约束终止。神经变态反应，与大多数的癫痫发作不同，通常是由刺激诱发。癫痫与神经变态反应还存在的不同是其发作往往会出现眼偏斜和自主神经变化。

■ 病　因

新生儿惊厥的原因见表 584–14。

缺氧缺血性脑病

这是一种最常见的导致新生儿惊厥的原因，约占患者的 50%~60%。继发于本病的惊厥发作常发生于出生后 12h 以内。

血管问题

血管方面的问题包括颅内出血和缺血性中风，两者占患者的 10%~20%。出血可分为 3 种类型：原发性蛛网膜下腔出血、生发基质–脑室内出血和硬膜下出血。动脉性中风或静脉窦血栓形成的患者可出现惊厥发作，可以通过影像学进行诊断。如果没有申请进行 MRI 或 CT 静脉造影检查，静脉窦血栓形成可能被忽视。

颅内感染

细菌和非细菌性感染引起的惊厥发作占新生儿惊厥的 5%~10%，包括细菌性脑膜炎和 TORCH 感染（弓形虫、其他感染、风疹、巨细胞病毒及单纯疱疹病毒），其中尤其以单纯疱疹病毒性脑炎多见。

脑畸形

脑畸形引起的惊厥发作占新生儿惊厥的 5%~10%。例如 Aicardi 综合征，女性发病，主要表现为视网膜脉络膜缺陷、胼胝体发育不全及严重的惊厥发作。严重的惊厥发作包括后续伴高峰节律紊乱的婴儿痉挛症，起初有时脑电图表现为单侧异常。

代谢紊乱

代谢紊乱包括葡萄糖、钙、镁、其他电解质、氨

表 586–14　新生儿惊厥的病因

年龄 1~4d

缺氧缺血性脑病
戒断症状，产妇使用毒品或苯巴比妥
药物中毒：利多卡因，青霉素
脑室内出血
急性代谢紊乱
· 低钙血症
　· 围产期窒息，小于胎龄儿
　· 脓毒症
　· 孕产妇糖尿病、甲状腺功能亢进、甲状旁腺功能减退
· 低血糖
　· 围产期损伤，早产儿，小于胎龄儿
　· 孕产妇糖尿病
　· 高胰岛素低血糖
　· 脓毒症
· 低镁血症
· 低钠血症或高钠血症
　· 医源性或抗利尿激素分泌不当的先天性代谢异常
先天代谢异常
· 半乳糖血症
· 高甘氨酸血症
· 尿素循环障碍
维生素 B_6 缺乏症（任何年龄均需考虑）

年龄 4~14d

感染
· 脑膜炎（细菌性）
· 脑炎（肠道病毒，单纯疱疹病毒）
代谢紊乱
· 低钙血症
　食物，配方奶
· 持续低糖血症
　遗传代谢性疾病
　半乳糖血症
　亮氨酸敏感
　高胰岛素低血糖症，高胰岛素症，高血氨综合征
　垂体前叶发育不良，胰岛细胞瘤
　Beckwith 综合征
药物戒断，孕产妇使用毒品或苯巴比妥
良性新生儿惊厥，有或无家族史
核黄疸，高胆红素血症
发育迟缓，癫痫，新生儿糖尿病 (DEND) 综合征

年龄：2~8 周

感染
· 单纯性疱疹或肠道病毒性脑炎
· 细菌性脑膜炎
颅脑损伤
· 硬膜下出血
· 儿童受虐症
遗传代谢性疾病
· 氨基酸尿症
· 尿素循环缺陷
· 有机酸尿症
· 新生儿肾上腺脑白质营养不良
皮层发育畸形
· 无脑回畸形
· 局灶性皮质发育不良
结节性硬化
Sturge-Weber 综合征

摘自 Kliegman RM, Greenbaum LA, Lye PS. Practical strategies in pediatric diagnosis and therapy, ed 2. Philadelphia: Elsevier, 2004: 681

基酸及有机酸的代谢异常和维生素 B_6 依赖症。

低血糖会导致神经功能障碍，常见于糖尿病母亲及有糖尿病倾向的新生儿。低血糖的持续时间在决定神经症状发病率方面非常重要。

低钙血症出现有 2 个高峰。第 1 个高峰出现在低出生体重儿生后 2~3d。第 2 个高峰出现在新生儿后期，常常见于较重的足月儿，与患儿吃奶时摄入的磷钙和磷镁比例不恰当有关，低镁血症常与低钙血症有关。低钠血症可导致惊厥发作，常继发于抗利尿激素异常分泌综合征。

局麻药中毒引发的惊厥发作是因局麻药进入新生儿头皮导致新生儿中毒所致。

新生儿惊厥发作也常由氨基酸和有机酸代谢紊乱诱发，通常伴酸中毒和高氨血症。然而，即使没有这些发现，如果惊厥发作没有明显原因，则须要予以完整的代谢检查以排除代谢异常（见第 586.2）。检查包括对血清氨基酸、酰基肉碱、乳酸、丙酮酸、氨检查，对尿液氨基酸、有机酸检查，对脑脊液葡萄糖、蛋白质、细胞、氨基酸、极长链脂肪酸（新生儿肾上腺脑白质营养不良和脑肝肾综合征）、乳酸、丙酮酸的检查及可能的其他检查。这是因为许多先天性代谢异常如非酮性高甘氨酸血症可以出现新生儿惊厥（最初常被误认为打嗝），且只有通过这些检查才能被证实。例如明确诊断非酮性高甘氨酸血症，需要检测脑脊液及血浆甘氨酸的比例。

吡哆醇和吡哆醛依赖是维生素 B_6 代谢障碍所致，可能会导致严重的惊厥发作。发作常常表现为多灶性阵挛性，通常在生后 1h 内发病。若治疗不及时常伴随精神发育迟滞（见第 586.6）。

停 药

新生儿被动的药物依赖后减停药物可导致惊厥发作较为罕见。这些药物包括麻醉性镇痛药、镇静 – 催眠类以及其他药物。相关的惊厥发作可发生在生后 3d 内。

新生儿癫痫综合征

新生儿癫痫综合征包括良性特发性新生儿惊厥（五日风），通常在生后 5d 左右开始出现呼吸暂停和局灶性运动性发作。发作间期脑电图显示出独特的图形，称之为交替性 θ 节律，发作期脑电图显示多灶性起源的惊厥发作。药物治疗反应良好，预后佳。常染色体显性遗传的良性家族性新生儿惊厥在生后 2~4d 发病，通常在第 2~15 周缓解。发作包括眼球偏斜、强直性姿势、阵挛性惊跳，有时会有运动自动症。发作间期脑电图通常是正常的。已证实本病是由 *KCNQ2*

和 *KCNQ3* 基因突变所致。约 16% 的患者后来发展成癫痫。在 586.4 节对早期肌阵挛性脑病和早期婴儿癫痫性脑病（大田原综合征）进行了讨论。

其他情况

其他情况包括属于非癫痫范畴的新生儿良性睡眠肌阵挛和过度惊吓症（见第 587 章）。

■ 诊 断

有些患者仅仅通过采集其出生前后的病史以及对其进行详细的体格检查即可做出正确诊断。根据患儿的不同情况，进行相应的辅助检查。一般认为脑电图是诊断的主要手段，可以显示发作间期的阵发性活动（例如尖波），如果可以捕获惊厥发作，还可显示发作期的脑电变化。然而如上所述，某些新生儿惊厥发作可能与脑电图异常并不相关，要么是因为这种发作是"释放现象"，要么是因为放电部位，头皮脑电图无法检出异常。此外，脑电惊厥发作的发生可不伴临床征象（电 – 临床分离）。很多情况下没有或仅有极微小的运动表现，一般认为是因为皮层联络不成熟所致。在新生儿重症监护病房（NICU），有惊厥发作和脑损伤风险的新生儿行床旁持续脑电图监测已成为许多医疗中心的常规检查项目，可实时监测大脑电活动并确认惊厥发作。有些中心在高危患儿发生惊厥发作前已予以床旁脑电图监测，其他中心用以监测有发作表现或怀疑有发作的患者。另外，目前他们正在设法实现脑功能活动的持续脑电监测，监测具有自动识别和背景分析新生儿惊厥发作功能，类似于重症监护病房的持续心电监测。

详细的神经系统检查可发现婴儿发作性疾病的病因。视网膜检查可发现色素视网膜炎，提示 TORCH 感染，进而可检查母亲和孩子的抗体滴度。Aicardi 综合征仅见于女婴，表现为虹膜和视网膜缺损、难治性癫痫以及胼胝体缺失。皮肤检查可见结节性硬化症特有的色素脱失斑或色素失禁症典型的陈旧性水泡皮损，这两种神经皮肤综合征均在出生后不久即出现全身性肌阵挛性惊厥发作。身体异常气味提示先天性代谢异常。

应采集血液化验血糖、镁、电解质和血尿素氮。如果是低血糖，测定血清葡萄糖以明确诊断，以便立即予以治疗。低血钙可单独发生或合并低血镁。低血钙常常与出生时外伤或围生期中枢神经系统损伤相伴。其他原因包括母亲患糖尿病、早产、DiGeorge 综合征和高磷喂养。低血镁（<1.5mg/dL）常伴随低血钙，尤其常见于母亲营养不良的婴儿。这种情况下，补钙治疗无法控制惊厥发作，但按 0.2mL/kg 肌肉注射

50% 的硫酸镁溶液效果良好。血电解质检测提示显著的低钠血症（血清钠 <135 mEq/L）或高钠血症（血清钠 >150 mEq/L）也是惊厥的病因之一。

所有患抽搐的新生儿实际上均应行腰椎穿刺，除非病因明显与代谢紊乱有关，例如继发于喂养高浓度磷所导致的低血糖或低血钙。与后者相关的患儿在发作间期精神正常，经适当治疗迅速好转。脑脊液结果可提示细菌性脑膜炎或非化脓性脑炎。及时诊断和适当治疗可改善患儿的预后。血性脑脊液提示外伤或蛛网膜下腔出血或脑室内出血。立即离心脑脊液标本可以鉴别这两种疾病。上清液清亮提示腰椎穿刺损伤，脑脊液黄变提示蛛网膜下腔出血。有轻度黄疸的正常婴儿脑脊液可略带黄色，所以新生儿期检查脑脊液上清液的颜色不太可靠。

许多先天性代谢异常在新生儿期可诱发全身性的惊厥发作。这类疾病多为常染色体隐性或 X 连锁隐性遗传，所以有必要详细询问家族史以明确其同胞或近亲中是否有患癫痫或夭亡者。血氨测定有助于筛查低血糖高氨血症综合征和可疑的尿素循环异常。患尿素循环异常疾病的婴儿除有全身性阵挛发作以外，在生后几天内表现为逐渐加重的嗜睡直至昏迷、食欲缺乏、呕吐和前囟膨隆。如果血气检查显示阴离子间隙增大以及伴有高氨血症的代谢性酸中毒，应立即做尿有机酸检查以明确是否有甲基丙二酸血症或丙酸血症。

如果在出生后 1 周内出现代谢性酸中毒，伴有全身性阵挛性发作、呕吐、前囟隆起和肌肉僵直，应怀疑枫糖尿症。本病患儿尿 2,4- 二硝基苯肼及酮类衍生物快速筛查试验可呈阳性。

新生儿惊厥的其他代谢性病因包括非酮症性高甘氨酸血症、血浆和脑脊液甘氨酸水平异常升高所特有的危急情况、持续性全身性惊厥发作、迅速导致昏迷的嗜睡、惊厥发作伴呕吐的酮症高甘氨酸血症、水电解质紊乱和代谢性酸中毒。Leigh 病显示脑脊液和血清中乳酸升高或乳酸∶丙酮酸比值升高。生物素酶缺乏症也应考虑。对这些代谢性疾病的诊断和处理的全面阐述见第 11 部分。

分娩过程中局麻药物意外注射入胎儿体内可导致严重的强直性发作。这些婴儿出生时软弱无力、脑干反射异常，而且有呼吸抑制征象，以致有时需要机械通气，所以常常被认为是产伤所致。查体可见皮肤针刺点、头皮针孔或挫裂伤。麻醉药的血药浓度水平升高可证实诊断。治疗包括支持治疗和静脉补液以促进药物经肾脏排泄，应合理监测，以防液体过量。

良性家族性新生儿惊厥为常染色体显性遗传，生后第 2~3d 起病，惊厥发作频率为每天 10~20 次。患儿发作间期正常，1~6 个月内停止发作。五日风于生后 5d（4~6d）起病，患儿外表正常，发作呈多灶性，发作持续时间不超过 24h。该病为排他性，预后良好。

吡哆醇依赖症较为罕见。当患儿生后不久即出现全身性阵挛发性作，伴有宫内窒迫征象时，应考虑本病。传统抗癫痫药物，如苯巴比妥或苯妥因尤其难以控制惊厥发作。病史可能提示患儿宫内已有类似发作。据报道，部分吡哆醇依赖症患儿于婴儿晚期或儿童早期起病。本病为常染色体隐性遗传。患儿需要补充大剂量吡哆醇以维持产生足够的 GABA。怀疑本病时，应在脑电图监测期间同时静脉输注 100~200mg 吡哆醇或磷酸吡哆醛。如果诊断成立，脑电图应恢复正常。惊厥发作突然停止，脑电图几小时后恢复正常。并非所有吡哆醇依赖症患儿都对首次静脉注射吡哆醇治疗敏感。所以对吡哆醇治疗而又高度怀疑本病的患儿，我们推荐口服吡哆醇（10~20mg/d）6 周或者口服吡哆醛磷酸盐更好（因为吡哆醇无助于鉴别与吡哆醇依赖症相关但又与之不同的综合征患儿）。血清六氢吡啶羧酸升高和脑脊液吡哆醛 –5– 磷酸降低是确诊本病更为准确的方法。本病患儿须终身服用吡哆醇 10mg/d。一般来说，诊断和治疗越早，预后越好。未经治疗的患儿均有持续性的惊厥发作和严重程度几乎一致的智力迟缓。

新生儿因减停药物导致的惊厥发作可发生在新生儿时，也可因药物在新生儿体内排泄时间长，几周后才会出现。相关的药物有苯巴比妥类、苯二氮䓬类、海洛因和美沙酮。孩子可表现为神经变态反应、易激惹和嗜睡，还可表现为肌阵挛性发作或明显的阵挛性发作。母亲可能否认自己使用过药物，可以通过血或尿检查确定致病药物。

患有局灶性惊厥发作、怀疑脑卒中或颅内出血及严重脑细胞结构异常（包括无脑回畸形和脑裂畸形）等症的患儿临床表现可能正常或仅有小头畸形，应予以 MRI 或 CT 检查。其实，所有血糖、钙或电解质紊乱无法解释的新生儿惊厥均应做影像学检查。染色体异常和肾上腺脑白质营养不良的患儿也有惊厥发作的风险，应该予以染色体核型分析和血清长链脂肪酸的检测。

■ 预　后

在过去的几十年里，由于产科监护的改善和重症新生儿监护的进步，新生儿惊厥的预后越来越好，新生儿惊厥的死亡率从 40% 减少到 20%。脑电图和新生儿预后之间的关系明了。虽然新生儿脑电图的解读很难，但是其与早产儿和足月儿的结果高度相关。脑电图的异常背景预示预后较差。此外，长时间的脑电图惊厥发作（>10min/h）、多灶性周期性脑电图放电、向对侧半球扩散的脑电图惊厥发作的患儿结局较差。惊厥发作的致病原因是结局最重要的决定因素。例如继发于缺氧缺血性脑病的惊厥发作患者有 50% 的机会发育正常，而那些原发性蛛网膜下腔出血或低钙血症所致的惊厥发作的预后更好。

■ 治 疗

无论何时确诊新生儿惊厥，其治疗主要是病因的诊断和治疗（例如低血糖、低血钙、脑膜炎、停药、创伤）。控制惊厥的方案尚存争议，部分学者认为须要完全控制临床以及脑电惊厥发作，其他学者认为仅需要治疗临床发作。大多数中心支持第一种方法，但不能以全身性毒性为代价。开始使用抗惊厥药前，要决定患者是否须要初始剂量为负荷量的静脉注射治疗，或者是否须要简单地按维持剂量使用长效药物。接受静脉注射或口服负荷剂量抗癫痫药物治疗的患者常需要辅助通气，而且在观察中需要这些应急措施和必要的干预。

苯巴比妥

许多人认为苯巴比妥是治疗新生儿惊厥的首选药物。通常的起始剂量为负荷剂量，即 20mg/kg，如果该剂量无效，可增加 5~10mg/kg，最大剂量增至 40mg/kg。给药 24h 后，予以维持剂量 3~6mg/(kg·d)，通常一天两次。苯巴比妥在肝脏代谢并通过肾脏排泄，因此，这些器官的功能有任何异常，都会改变药物的代谢，并可能导致中毒。有酸中毒或严重疾病的婴儿的血清蛋白含量可能发生改变，应仔细随访监测游离血药浓度（即不与蛋白质结合）。

苯妥英和磷苯妥英

如果苯巴比妥的总负荷剂量为 40mg/kg，则苯妥英可以负荷剂量 15~20mg/kg 静脉注射治疗。给药速度不能超过 0.5~1mg/(kg·min)，以防心脏问题，并且有明显心脏疾病的患者必须避免使用该药物。注射苯妥英时应同时监测心率。苯妥英或磷苯妥英不能与葡萄糖溶液配伍，因其溶解性低可导致严重的局部皮肤反应、药物间相互作用和可能的心脏毒性。静脉用苯妥英钠没有得到广泛使用。

磷苯妥英是一种磷酸酯前体药，可优先选用。它极易溶于水，可以安全地用于静脉和肌肉注射而不会造成组织损伤。磷苯妥英相当于给予苯妥英钠当量（PE）。磷苯妥英的一般负荷剂量是 15~20PE/kg，须给药 30min 以上，也可给予维持剂量 4~8PE/kg/d。

与苯巴比妥一样，应监测血清 pH 或蛋白含量可能不正常的新生儿的药物的游离血药浓度。

劳拉西泮

最初用于控制急性惊厥发作的药物通常是劳拉西泮。它可用作一线药物或苯巴比妥和苯妥英治疗失败后的（15%~40%）二线药物。劳拉西泮能够非常迅速地分布到大脑，用药后不到 5min 就能起效。该药物亲脂性不强，不能非常迅速地从脑内清除，其作用可以持续 6~24h。通常情况下，该药物不会引起低血压或呼吸抑制。用药剂量为每 4~8h 0.05mg/kg（范围 0.02~0.10mg/kg）。

地西泮和咪达唑仑

地西泮因其高度亲脂性，能够非常迅速地分布到大脑，然后非常迅速地从脑内清除，因此有惊厥复发的风险。因为地西泮和其他静脉注射用苯二氮䓬类药物一样，可能导致呼吸暂停和低血压，特别是当患者还在用巴比妥类药物时，所以患者用药后须要观察 3~8h。地西泮常用剂量为 0.1~0.3mg/kg，静脉注射时间超过 3~5min。每 15~30min 可重复用药 1 次，总剂量最大至 2mg。然而，因地西泮的呼吸和血压副作用以及其静脉制剂含有苯甲酸钠和苯甲酸，目前不推荐作为一线药物。咪达唑仑在新生儿使用的经验越来越多，静脉注射剂量为 0.05~0.1mg/kg，液速每 5min 上调 0.5~1μg/(kg·min)，逐渐调至约 2μg/(kg·min)，连续输注以控制惊厥发作。

其他药物

临床一直在使用苯巴比妥、利多卡因、卡马西平、丙戊酸钠、拉莫三嗪、托吡酯、左乙拉西坦等药物。然而这些药中有很多可能有毒性，与年龄大的儿童相比，丙戊酸钠对 2 岁以下儿童毒性更大。另一方面，尽管没有新生儿药物代谢动力学试验的数据报道，但是大部分儿科神经科医生将托吡酯和左乙拉西坦作为二、三线药物的选择。托吡酯使用剂量为 20mg/(kg·d)，左乙拉西坦使用剂量为 10~30mg/(kg·d)。

疗 程

疗程与新生儿惊厥发展为癫痫的风险有关，发生率从 10% 增至 30%，并取决于患儿个人的神经系统检查、惊厥发作的病因和脑电图的放电情况。一般来说，如果脑电图提示无阵发性放电，那么通常可以逐渐减低药量；如果脑电图仍然提示阵发性放电，通常可在放电几个月后逐渐减低药减量。

参考书目

参考书目请参见光盘。

586.8　癫痫持续状态

Mohamad A. Mikati

癫痫持续状态是一种医疗紧急情况，任何突然癫痫发作的患者都应有预期表现，其定义为连续发作或反复癫痫发作无意识持续 >30min。一些人建议癫痫发作持续 >5min（而不是 30min），但也有人认为癫痫发作持续 5~30min 称为即将癫痫持续状态。如果任何癫痫患者急性发作持续几分钟，应该立即启动癫痫持续状态的防治对策。最常见的类型是惊厥性癫痫持续状态（全身强直、阵挛或强直–阵挛性），但也会出现其他类型，包括非惊厥性持续状态（复杂部分性发作、失神发作）、持续性肌阵挛、部分性癫痫持续状态和新生儿癫痫持续状态。约 30% 的患者首次癫痫发作即出现癫痫持续状态，其中约 40% 后期发生癫痫。热性惊厥是小儿癫痫持续状态最常见的类型。在 20 世纪 50、60 年代，报道癫痫持续状态发生率为 6%~18%。目前，识别癫痫持续状态作为一种医疗紧急情况，据观察其死亡率为 4%~5%，大多数患者死于原发病而不是癫痫发作。癫痫持续状态造成新的神经功能损害的风险约 14%，绝大部分的损害（12.5%）继发于原发病。

非惊厥性癫痫持续状态表现为精神错乱、痴呆、行为问题、多动、波动性意识障碍和有时坐立不稳或走路不稳（失神状态）、波动的心理状态、精神错乱状态、幻觉、妄想、侵略性紧张症和精神病症状。部分性癫痫持续状态的定义如前所诉，可由肿瘤、血管病、线粒体病（MELAS）和 Rasmussen 脑炎等原发病引起。

难治性癫痫持续状态是指癫痫持续状态通常在至少 2 种药物（虽然有些指定 3 种药物）治疗下，治疗失败的结果。是否应该有一个最短持续时间尚未确定，正如作者们分别引用了 30min、60min 或 2h。新发难治性癫痫持续状态（NORSE）已被确定为一种新的疾病，可以由几乎所有癫痫持续状态的病因引起，患者既往无癫痫病史。往往病因不明，可能是持续几周或更长的时间脑炎或脑炎后疾病，预后差。

■ 病　因

病因包括任何类型的新发癫痫、药物中毒（例如三环类抗抑郁药）、儿童和青少年吸毒、酗酒、停药或过量的抗癫痫药物、低血糖、电解质紊乱（低钠血症、低钙血症、低镁血症）、急性脑外伤、脑炎、脑膜炎、脑缺血（脑卒中、动脉或静脉）、颅内出血、维生素 B_6、叶酸和磷酸吡哆醛依赖、先天性代谢缺陷（见第 586.2）如新生儿非酮症高甘氨酸血症和儿童和青少年线粒体脑病伴乳酸性酸中毒和卒中样发作（MELAS）、缺氧缺血性脑损伤（例如心脏骤停后）、系统性疾病（例如高血压脑病、肾或肝昏迷）、脑肿瘤、和其他任何可以引起癫痫的疾病（例如脑畸形、神经退行性疾病、不同类型的肌阵挛性癫痫、溶酶体贮积病）。

一种罕见的情况被称为半侧惊厥 – 半侧瘫痪癫痫综合征（HHE），包括持续发热相关的癫痫持续状态，这可能是因局部急性脑炎引起病变侧大脑半球萎缩所致，导致对侧偏瘫、慢性癫痫，须要早期怀疑以便尽早控制惊厥发作。据报道，相似的情况在较大儿童中表现为发热相关的难治性癫痫性脑病（FIRES）。Rasmussen 脑炎可导致持续性部分性癫痫（见第 586.3），有时可引起惊厥性癫痫持续状态。以下更易引起癫痫持续状态的几种脑炎感染类型，例如单纯疱疹病毒（复杂部分性和惊厥持续状态）、巴尔通体（尤其见于非惊厥性持续状态）、EB 病毒及肺炎支原体（可导致任何类型癫痫持续状态的感染后脑脊髓炎）。感染后脑炎和急性播散性脑脊髓炎是癫痫持续状态包括难治性癫痫持续状态的常见病因。

■ 机　制

导致癫痫持续状态的持久惊厥活动的发生机制可能是因为 AMPA 谷氨酸受体敏感机制的失败，导致兴奋性持久增加，并因 GABAA 受体细胞内陷引起 GABA 介导的抑制作用减弱。这或许可以解释以下临床现象，例如惊厥持续时间越长，癫痫持续状态更不可能停止；以及为什么惊厥持续的时间越长，苯二氮䓬类药的有效性反而越下降。癫痫持续状态期间大脑代谢率增加，脑血流代偿性增多，约 0.5h 后脑血流增加与脑代谢率增加不再同步。这使得大脑氧张力从足量变得缺氧，加上其他因素，导致癫痫持续状态的神经元损伤。癫痫持续状态可导致神经元坏死和凋亡。认为神经元凋亡机制与细胞内钙超载和促凋亡因子有关，例如神经酰胺、Bax 蛋白以及凋亡诱导因子。

■ 治　疗

癫痫持续状态是一种医学急症，须要一直监测，保持呼吸道通气、维持循环（持续监测生命体征包括 ECG）和确定与处理病因（例如低血糖症）。实验室检查包括血糖、钠、钙或其他电解质，这些指标异常率约为 6%，一般作为常规项目检查。血和脑脊液培养、毒物筛查及先天代谢检查是经常检查的项目。抗癫痫药血药浓度检测已应用于在服用药物的患者。EEG 常用于排除假性癫痫持续状态（心理性转换反应类似癫痫持续状态）以及鉴别癫痫持续状态的类型（全面性与局灶性），以便进一步指导病因学检查和远期治疗。EEG 能帮助鉴别发作后抑郁和后期癫痫持续状态以及监测治疗，特别是监测处于瘫痪和气管插管状态患者的治疗。后期持续状态的临床表现轻微（例如轻微肌阵挛性发作）或缺乏临床表现（电－临床分离）。患者病情稳定后需考虑行神经影像学检查，特别是当临床表现或脑电图提示不对称性异常或局灶病变及惊厥病因未明时。癫痫持续状态的脑电图分为几期：初期特征性电惊厥（Ⅰ期），接着是轻重交替的电惊厥（Ⅱ期），持续性脑电图惊厥（Ⅲ期，很多病例直接始于此期），持续性发作期放电（Ⅲ期），周期性阵发性脑电抑制中断（Ⅲ期）以及低平背景上周期性癫痫样放电（Ⅴ期），其中后面两期常伴有轻微临床表现。

初始治疗通常包括静脉注射劳拉西泮其疗效至少和地西泮一样，但副作用更少（表 586-15）。婴儿往往可试用吡哆醇。如果没有静脉途径，直肠灌注咪达唑仑或鼻内滴入劳拉西泮是 2 种有效的选择方案。所有方案都有可能有呼吸抑制的副作用，所以必须监测患者，并在必要时做出相应处理。虽然一直在使用鼻内滴入咪达唑仑和直肠灌注地西泮等治疗方案，但相对其他方案而言，其用于癫痫持续状态的循证医学证据更少。

如果初始治疗药物为苯二氮䓬类，则下一种药物通常选用磷苯妥因，其负荷量通常是 15~20PE/kg，通常在用药 2h 后查血药浓度以确保达到有效治疗浓度。根据有效药物浓度立即或通常在 6h 内予以相应的维持剂量。苯妥因和苯巴比妥各 1mg/kg（磷苯妥因 1PE/kg）可增加血药浓度约 1μg/mL；对于丙戊酸，每增加 1mg/kg，可以增加血浓度约 4μg/mL。因为药物副作用和输注速度有关，所以应注意磷苯妥因和苯妥因以及其他药物的输注速度 [不超过 0.5~1mg/（kg·min）]。

苯巴比妥通常是二线治疗药物，新生儿的负荷量通常是 20mg/kg，但婴儿和儿童通常的使用剂量是 5~10mg/kg（为避免呼吸抑制），如果疗效不好可以重复应用。有证据表明静脉使用丙戊酸可作为三线治疗药物，静脉使用左乙拉西坦的地位有待于进一步研究。

在使用第 2 种或第 3 种药物后，有时是在此之前，患者需要气管插管。所有癫痫持续状态的患者，即便是抢救效果很好的患者，都需要入住 ICU 完成治疗和监护。对于顽固性癫痫持续状态，通常开始时予以静脉推注咪达唑仑、异丙酚、戊巴比妥或硫喷妥钠，接

表 586-15　常用抗癫痫药物在癫痫持续状态中的应用剂量

药物	给药途径	剂量 (mg/kg)
安定	静脉	0.05~0.1
	鼻内	0.1
咪达唑仑	静脉	0.2 负荷量
		0.08~0.23/h 维持
	肌注	0.1~0.5
	鼻内	0.2~0.3
	口服	0.2~0.5
安定	静脉	0.2~0.5
	直肠	2~5 岁：0.5
		6~11 岁：0.3
		≥ 12 岁：0.2
磷苯妥因	静脉	15~20 PE，然后 3~6/24h
水合氯醛	肌注	0.2 mL/kg
	直肠	0.4 mL/kg + 同样剂量的橄榄油
苯巴比妥		5~20
戊巴比妥昏迷		13.0，然后 1~5/h
异丙酚		1（药丸），然后 1~15/h（输注）
戊硫代巴比妥酸		5/ 第 1 个小时，然后 1~2/h
丙戊酸	静脉	负荷量：25，然后 30~60/24h

着给予相应的静脉滴注维持，这些均在 ICU 完成。随后通常根据临床和脑电图表现调节药物推注或输注速度。因为这类患者中多数须要气管插管和肌肉松弛，所以脑电图监测成为观察病情的方法。目标是减药前终止脑电惊厥发作，这通常意味着脑电达到完全低电压状态。有人认为达到爆发抑制波型已足够，抑制的持续时间必须达 5s 以上。然而，这方面仍然须要进一步研究。

要密切关注抢救中的患者的血压和全身并发症，有些患者可能发展为多器官衰竭。治疗期间，常常须要予以戊巴比妥镇静治疗患者多种升压药物维持血压。

选择何种方案处理顽固性癫痫持续状态的患者往往依赖于各医疗中心的经验。咪达唑仑或许副作用较少，但疗效稍差；巴比妥镇静效果更好，但副作用发生率高；丙泊酚输注太快 [>67μg/（kg·min）] 的部分患者可出现丙泊酚输注综合征，表现为乳酸酸中毒，血流动力学不稳定和横纹肌溶解。有鉴于此，需要监测电解质、肌酸激酶和脏器功能。巴比妥镇静或类似治疗经常需要维持 1d 或以上，之后可在数天内逐渐减量。然而有些患者，例如新发顽固性癫痫持续状态（NORSE），的治疗需要维持数周甚至数月。虽然 NORSE 的预后往往不好，很多患者不能存活，但是长

期治疗对其恢复仍有一定意义。吸入性麻醉偶尔有效，但因为氟烷能增加颅内压而安氟醚能诱发惊厥，异氟烷效果更优。

非惊厥性癫痫持续状态和部分性发作持续状态的治疗需要根据临床情况进行调整。通常是连续口服用药或有时肠道外用药，而不用巴比妥镇静或超量药物，因为这可能导致呼吸功能损害。复杂部分性癫痫持续状态的处理方法有时与处理惊厥性癫痫持续状态类似，有时介于处理部分性癫痫和惊厥持续状态之间，根据其严重程度决定。复杂部分性癫痫持续状态的远期预后已有报道，其并发症的严重程度不及惊厥性癫痫持续状态。长时间的非惊厥复杂部分性癫痫持续状态可以持续长达 4~12 周，患者表现为精神症状和意识混沌状态，治疗困难。尽管如此，患者仍然有可能完全恢复。有些患者使用激素或静脉注射丙种球蛋白可改善病情。如果怀疑自身免疫性疾病、感染后脑炎为病因时，可使用激素或静脉注射用丙种球蛋白。用于治疗惊厥性癫痫持续状态正在研究中的潜在方法有诱导性酸中毒（如通过高碳酸血症），能降低神经元兴奋性和减低温度。生酮饮食疗法已用于一些特别的病例，例如儿童 FIRES（发热性感染相关癫痫综合征）。

参考书目

参考书目请参见光盘。

（张晓磊 译，陆国平 审）

第 587 章
非癫痫性发作性疾病

Mohamad A. Mikati, Makram Obeid

据估计，其他疾病误诊为癫痫的比例高达 5%~40%，表明很多患者接受了不必要的与癫痫相关的检查和治疗。要鉴别癫痫与非癫痫发作性疾病，仔细询问病史和详细的体格检查很有必要，有时还须要借助更深入的辅助检查手段。根据年龄和临床症状，非癫痫发作性疾病可分为：①全身发作性疾病；②异常运动和姿势；③眼球运动异常；④睡眠相关性疾病（表 587-1 见光盘）。

补充内容请参见光盘。

（张晓磊 译，陆国平 审）

第 588 章
头 痛

Andrew D. Hershey

头痛是儿童和青少年常见的主诉。头痛可以是一种原发性疾病或是继发于其他疾病而表现出的一种症状，二者的区分对于选择适当的评估及治疗方式以确保正确处理头痛至关重要。原发性头痛通常是反复的发作性头痛，多数儿童是散发发病。

儿童原发性头痛中最常见的形式是偏头痛和紧张型头痛，而其他原发性头痛例如三叉自主神经性头痛则比较少见。现在越来越多地认识到原发性头痛可进展为发作频繁的慢性偏头痛和慢性紧张型头痛。频繁发作的头痛可能对儿童和青少年的生活产生巨大影响，表现为上学缺勤、学习成绩下降、不合群以及家庭互动关系发生改变。为了减少这种影响，必须采取一种以急性治疗、预防性治疗和生物行为疗法相结合的治疗策略。

继发性头痛是有潜在病因的一种症状性头痛。潜在病因应该是引起头痛的直接原因。当两个或更多的因素都与头痛有紧密关联时，要确定潜在病因就十分困难。所以经常会把偏头痛误诊为窦性头痛。通常来说，继发性头痛的关键是头痛与潜在原因之间存在可能的直接因果关系，而头痛与该原因作为同一患者某一反复发作性头痛疾病结局的可能性较低。此外，一旦潜在病因得到治疗，继发性头痛应该可以得到缓解。如果情况不是这样，就要对诊断或治疗效果进行重新评估。关键的线索就是其他检查提示存在神经系统异常的症状和体征。

588.1 偏头痛

Andrew D. Hershey

偏头痛是引起父母与初级保健者注意的最常见的反复发作性头痛。偏头痛的特点为中到重度的发作性头痛、局限于头部某一部位，有搏动，可能伴有恶心、呕吐、畏光，也可伴有典型的（视觉、感觉或失语）或不典型（偏瘫、爱丽丝梦游仙境症）等症状的先兆。另外，许多偏头痛的变异型也已经被描述。在儿科，偏头痛的变异型包括不伴有头痛的腹部相关症状以及某些儿童周期性综合征。如果偏头痛发作频繁或可致残，其治疗须要急性期治疗与预防性治疗相结合。可为急性发作、频繁或持续性发作提供生物性辅助治疗。

■ 流行病学

据报道，75% 的儿童到 15 岁时会出现一次显著的头痛（偏头痛）。头痛通常不是经常发生，但也具有一定的频率。据报道，5~15 岁儿童偏头痛的发病率为 10.6%，而年长的青少年高达 28%。如果头痛频繁，有 1% 的儿童会转变为慢性头痛。

偏头痛的发病率有微小的地域差别，但在世界各地都属常见病。事实上，偏头痛一直是儿童最常见的痛苦之一。

头痛可能导致患者上学缺勤，限制家庭活动以及社会活动，从而影响患者的生活。随着头痛频繁发生，其负面影响逐渐增加。这可能导致进一步的并发症，包括焦虑和逃学，因此针对偏头痛需要一个更广泛的治疗计划。

■ 分类和临床表现

为指导头痛的临床和科学研究，已经确立了相关标准。相关标准总结在第二版国际头痛疾病的分类杂志上（ICHD-Ⅱ）。偏头痛的不同临床类型对比见表 588-1。伴先兆的偏头痛和不伴先兆的偏头痛具体标准见表 588-2。

表 588-1　国际头痛疾病分类 第二版

偏头痛	ICHD-Ⅱ编码
不伴先兆的偏头痛	1.1
伴先兆的偏头痛	1.2
典型先兆伴偏头痛性头痛	1.2.1
典型先兆伴非偏头痛性头痛	1.2.2
典型先兆不伴头痛	1.2.3
家族性偏瘫型偏头痛	1.2.4
散发性偏瘫型偏头痛	1.2.5
基底动脉型偏头痛	1.2.6
某些为偏头痛前体的儿童周期性综合征	1.3
周期性呕吐	1.3.1
腹型偏头痛	1.3.2
儿童良性阵发性眩晕	1.3.3
视网膜型偏头痛	1.4
偏头痛并发症	1.5
慢性偏头痛	1.5.1
偏头痛持续状态	1.5.2
不伴梗死的持续先兆	1.5.3
偏头痛性梗死	1.5.4
可能偏头痛	1.6

国际头痛学会头痛分类小组：The International Classification of Headache Disorders: ed2, Cephalalgia, 2004, 24(Suppl 1): 9–160

表 588-2　伴先兆的偏头痛和不伴先兆的偏头痛的诊断标准 ICHD-Ⅱ

不伴先兆的偏头痛 (ICHD-Ⅱ, 1.1)

I. 至少 5 次发作满足条件 B~D
II. 头痛发作持续时间 4~72h（未经治疗或治疗不成功）
III. 头痛至少满足以下 2 项：
A. 单侧
B. 搏动性
C. 中到重度头痛
D. 日常体力活动可加重发作，或发作影响日常活动的进行
E. 头痛时至少有以下症状之一：
1. 恶心和（或）呕吐
2. 畏光和畏声
IV. 排除其他疾病

典型的伴先兆的偏头痛 (ICHD-Ⅱ, 1.2.1)

I. 至少 2 次发作满足条件 Ⅱ – Ⅳ
II. 有至少以下 1 种先兆，但无运动无力症状
A. 完全可逆的视觉症状
B. 完全可逆的感觉症状
C. 完全可逆的语言障碍
III. 至少满足以下 2 项：
A. 同向视觉症状和（或）单侧感觉症状
B. 至少 1 个先兆症状逐渐发展的过程 ≥5min，和（或）不同先兆接连发生，过程 ≥5min
C. 每个症状持续 5~60min
IV. 在先兆症状同时或先兆发生后 60min 内出现头痛，头痛符合无先兆偏头痛的诊断标准 Ⅱ ~ Ⅳ
V. 排除其他疾病

不伴先兆的偏头痛

不伴先兆的偏头痛是儿童和成人最常见的形式。ICHD-Ⅱ标准（表 588-2）要求是反复发作的偏头痛（至少 5 次符合标准的头痛，但并没有时间限制）。虽然反复发作性的特点可帮助区别继发性头痛和紧张型头痛，但在儿科的诊断中可能有所限制，因为患儿可能是首次头痛发作。

成人头痛的持续时间为 4~72h。儿童可能持续时间较短，为 2~72h 或 1~72h。注意，该持续时间是未治疗或治疗失败的头痛持续时间。此外，如果头痛的患儿睡着了，整个睡眠期间被认为是持续时间的一部分。这种时间限制有助于与短时程的头痛如三叉自主神经性头痛，和长时程的头痛如假脑瘤进行区别。一些长时程的头痛也可能是偏头痛，但持续超过 72h 的偏头痛被列为偏头痛的变异型，称作偏头痛持续状态。

偏头痛的性质经常是搏动性或冲击性的，但也不总是如此。在儿童，要确定这种搏动性质可能有些困难，画图或表演可能对患儿的表述有所帮助。

经典的疼痛位置为单侧（半侧头痛），儿童比较常见的是双侧头痛。因此，更恰当的描述应该是局部性疼痛，与紧张型头痛的弥漫性有所区别。特别值得关注的是局限于枕部的头痛，尽管可能是偏头痛，但

更常见于继发性头痛。

如果偏头痛持续发展加重可导致活动耐量的改变。成人表现典型，例如上下楼梯的时候疼痛加重，在儿童这种现象比较少。能够很容易发现儿童活动模式的改变，例如玩耍或体育活动的减少。年长儿头痛发作时，其运动或锻炼可能受到限制。

偏头痛可具有多种伴随症状。对于幼儿，恶心和呕吐可能是最明显的症状，往往比头痛本身要明显。这些伴随症状常常与一些胃肠道周期性疾病相重叠，包括复发性腹部疼痛、复发性呕吐、周期性呕吐和腹型偏头痛，最终都会增加进展为偏头痛的倾向。通常情况下，幼儿反复呕吐实际上可能是偏头痛，只是可能忽视了其是否存在头痛或无法描述头痛。一旦明确为以上问题，胃肠道疾病的早期诊断就不再适合。当存在头痛伴有呕吐时，需要考虑继发性头痛，尤其是与颅内高压有关。如果每天或几乎每天早上出现呕吐加重，就需警惕颅内高压进行性增加。如果出现头痛伴暂时性呕吐、不进行性加重的，则更有可能是偏头痛。源于颅内高压的呕吐与头痛经常在醒后出现，而且保持直立体位可得到一定缓解。相反，如果醒后就发生偏头痛发作的话（在儿童相对少见），起床和进行一些正常直立体位的活动往往会加重头痛和呕吐。

随着孩子年龄的增长，其对光和声音的敏感性（畏光和畏声）也变得更加明显。这可能是患儿的直接描述，也可能来自于家长对孩子行为的解释。这些症状可能是急性偏头痛发作时表现出来的高敏感性组成部分，还可能包括嗅觉敏感（恐嗅症）和触觉敏感（中枢致敏性皮肤异常疼痛）。虽然只有畏光和畏声是 ICHD-Ⅱ 的诊断标准，但这些症状的出现都对确定诊断有所帮助，并可能有助于理解潜在的病理生理变化以及决定对治疗效果。

ICHD-Ⅱ标准的最终要求是排除头痛的继发因素，这应该在头痛病史中有完整描述。

虽然 ICHD-Ⅱ 标准中并没有提到，但典型的偏头痛通常有家族史，据报道 90% 偏头痛患儿的一级或二级亲属有反复头痛病史。由于成人的漏诊和误诊，头痛家族史的必要性可能并没有被家人所认识。对于那些家族史不明的情况，可能是没有认识到家族中偏头痛病史或者孩子有继发性头痛的潜在病因。如果通过详细的直接或间接询问，仍没有发现家族中有偏头痛或相关综合征（例如晕车、周期性呕吐、月经头痛）的病史，那么这个孩子就须要影像学的检查明确有无头痛的解剖性病因。

除了以上分类特点，偏头痛可能还有一些标志性特点，包括诱发因素（不吃饭、睡眠不足或不规律、脱水以及天气变化最常见）、发病模式（青少年与月经周期有关或由于周末睡眠模式的改变和非生理性觉醒导致的星期一早上头痛）和前驱症状（头痛之前出现激惹、劳累、饥饿感）。虽然这些特征性表现可能并不持续存在，但的确可以增加偏头痛诊断的可能性，并且提供了干预的潜在机制。过去认为食物诱因非常常见，但大多数只是一些科学研究结果或者是在一些小样本病例中描述和证实的因食物因素导致的持续触发头痛发作。

伴有先兆的偏头痛

偏头痛的先兆就是发生偏头痛的一种神经系统警告。通常是在典型偏头痛发作或非偏头痛性头痛发作之前发生，也可能独立发生。典型的先兆症状有视觉性、感觉性或失语性的，持续时间为 5~60min，头痛通常在先兆症状后 60min 之内发作（表 588-2）。先兆症状持续超过 5min 的重要性在于与癫痫的发作性头痛相区别，而持续不超过 60min 时可与一些长时程的神经系统事件如短暂脑缺血发作相区别。

儿童和青少年最常见的先兆症状是闪光幻觉（到处出现闪光或光团）。这些闪光幻觉通常是多种颜色的，当闪光幻觉消失时，患儿通常不能准确描述闪光的位置。成人的典型先兆症状如闪光暗点（明亮的白色折线）或闪烁的暗点（有时被描述为一个逐渐变大的闪亮光点或有亮片的闭合幕布）。成人的先兆症状通常表现在某一侧视野，而儿童则可能是随机分散的。虽然视物模糊也常常被当作是一种先兆症状，但很难将其与畏光鉴别，或在头痛发生时很难被注意到。

感觉先兆症状不常见，通常单侧出现。很多孩子会描述有昆虫从他们手上爬行到手臂和脸上，随后出现一种麻木感。因为缺乏感觉传入刺激，一旦出现麻木感，孩子的手臂可能就很难运动，这种情况下可能会被误诊为偏瘫。

失语性先兆是典型先兆症状中最不常见的类型。它是一种语言反应的无能或困难。患者随后会描述他们对被问及的问题的理解，但他们无法回答问题，这可能是过去被称作精神错乱型偏头痛的基础。在发作的最初阶段，我们需要更加关注患儿是否有失语的可能以及他们的理解力。

其他的非典型先兆形式就更加少见了，例如偏瘫（真性肌无力而不是麻木，而且可能有家族史）、眩晕或脑神经综合征（基底型，以前被认为是基底动脉功能障碍引起，现在多认为是脑干因素）和视物变形（爱丽丝梦游仙境综合征）。无论这些罕见的先兆症状什么时候出现，都需要对患儿进行进一步的检查。

偏瘫型偏头痛是一种较为熟知的罕见的先兆症状

之一。这种短暂的单侧肢体无力通常只持续几小时，但也可能持续几天。据描述，该疾病既可以呈家族性发病，也可以散在发病。家族性偏瘫性偏头痛（FHM）是一种常染色体显性遗传性疾病，存在 3 个不同基因的突变：① CACNA1A；② ATP1A2；③ SCN1A。这些基因的多态性已经有所描述。

基底动脉型偏头痛以前因其脑干区域的功能障碍会出现许多特有的症状，包括眩晕、耳鸣、复视、视力模糊、盲点、共济失调以及枕部头痛等，被认为是基底动脉的疾病。可以出现瞳孔扩大以及明显的眼睑下垂。

HaNDL（伴有神经功能缺陷的短暂性头痛，脑脊液细胞增多）被认为是一种假性偏头痛综合征。

儿童周期性综合征是一组在偏头痛儿童中发生频率越来越高的潜在的相关症状。这些症状以该事件反复发作为特点，包括胃肠道相关症状（晕车、反复的腹痛发作、反复的呕吐发作包括周期性呕吐和腹型偏头痛）、睡眠障碍（梦游、说梦话和夜惊）、不明原因的反复发烧、甚至惊厥发作。

轻微的胃肠道症状可表现为偶尔长时间乘车时晕车，严重时可以发生难以控制的剧烈呕吐，最终导致脱水并且需要入院接受液体复苏治疗。如果后者发生在可预测的时间内，则称为周期性呕吐。发病期间患儿可能会出现面色苍白和惊吓，但并没有失去意识。经过一段时间的深度睡眠，患儿醒来后玩耍和饮食习惯可恢复正常，好像从未发生呕吐一样。许多周期性呕吐的患儿有偏头痛的家族史，而且随着年龄的增长很有可能发展为偏头痛。偏头痛的特异性疗法对周期性呕吐也是有效的，要注意的是在呕吐十分严重时需注意补液。偏头痛的周期性呕吐必须与其他胃肠道疾病进行鉴别，例如肠梗阻（肠旋转不良、间歇性肠扭转、十二指肠蹼、重复囊肿、肠系膜上动脉压迫及内疝）、消化性溃疡、胃炎、贾第虫病、慢性胰腺炎和克罗恩病。异常的胃肠道运动和肾盂输尿管连接部梗阻也可以引起周期性呕吐。代谢性因素包括氨基酸代谢障碍（鸟氨酸氨基甲酰转移酶缺乏症）、有机酸尿症（丙酸血症、甲基丙二酸血症）、脂肪酸氧化缺陷（中链酰基辅酶 A 脱氢酶缺乏症）、碳水化合物代谢障碍（遗传性果糖不耐受）、急性间歇性卟啉症以及中枢神经系统结构性损伤（后颅窝脑肿瘤、硬膜下血肿或积液）。

虽然腹型偏头痛难以诊断，但可以将其理解为没有头痛的偏头痛。跟偏头痛一样，其特征是腰部中线部位的发作性疼痛，发作间期无痛，同时可伴随恶心、呕吐（可出现于反复发作的腹痛或周期性呕吐）。疼痛通常是钝痛，也可能是中到重度的疼痛，可持续

表 588-3　儿童头痛行神经影像学检查的适应证

神经系统查体异常

有异常的或局灶性的神经系统症状或体征

・头痛发作时局灶性神经系统症状或体征（如复杂性偏头痛）

・先兆发生时出现固定于某一侧的局灶性神经系统症状或体征（除外偏头痛的典型视觉症状）；头痛期先兆的局灶性体征持续存在或反复出现

惊厥或严重的短期先兆 (<5 min)

儿童不平常的头痛

・不典型的先兆包括基底动脉型、偏瘫型

・三叉自主神经性头痛包括儿童或青少年丛集性头痛

・一次急性的继发性头痛 (如不明原因的头痛)

6 岁以下儿童的头痛或任何年龄期不能充分描述的头痛

短暂的儿童或青少年咳嗽性头痛

醒来后头痛加重或头痛使其从睡眠中痛醒

没有偏头痛或其等位症家族史的儿童偏头痛性头痛

1~72h。疼痛通常发生在中线部位，但儿童可发生在脐周或不易定位。疼痛发作时必须满足以下至少 2 项以上：食欲缺乏、恶心、呕吐或面色苍白，才符合腹型偏头痛诊断标准（图 588-3）。对于周期性呕吐，需完成完整的病史和体格检查以及合理的实验室检查以排除引起腹痛的潜在胃肠道疾病病因。因为很多时候患儿其实是偏头痛，但对孩子和父母来说，腹痛才是主要症状，所以须要仔细直接询问患儿头痛发作的情况。

■ 诊断与鉴别诊断

完整的病史和体格检查，包括特别是与头痛相关的神经系统检查，是寻找潜在病因最直接的证据。病史需要全面评估前驱症状、潜在诱因或发病时间以及伴随的神经系统症状，详细描述头痛事件，包括其发作频率、严重程度、持续时间、伴随症状、用药以及生活质量的情况。评估生活质量应评估包括对学校、家庭和社会活动的影响，用 PedMIDAS 等工具可以很容易进行评估。头痛家族史和其他神经、精神症状及一般健康状况对于识别家族性偏头痛和继发性头痛十分重要。家族性偏头痛的外显率很高，因此没有偏头痛或其等位症家族史的患者须要进行影像学检查。如果是难治性头痛，就须要找到影响治疗效果的潜在共病因素。

当神经系统查体异常或者偏头痛发作时出现异常的神经系统表现时、睡眠中孩子被痛醒或者醒后立即出现头痛并保持直立体位时、只有咳嗽或弯腰时出现短暂头痛时、当否认具有偏头痛或其等位症（例如晕车、周期性呕吐）家族史时，须要予以神经影像学检查。在这些情况下，因为 MRI 检查后颅窝病灶最灵敏，并且患儿可以避免辐射，所以影像检查首选 MRI。进行MRI 检查最关注的是幼儿的镇静问题。应该特别注意

枕部局部头痛，因为其提示存在潜在的病理过程风险更高。

如果患儿头痛发作持续时间短，临床表现不典型，则须要进一步的检查，主要是针对疑似病因的检查。例如对霹雳性头痛的患儿行 CT 扫描了解是否有出血，如果没有出血，则须要行腰穿检查了解有无化脓性改变。对于伴或不伴先兆症状的典型偏头痛患儿来说，实验室检查和脑电图检查没有意义。

■ 治疗（表 588-4）

美国神经病学学会制订了管理偏头痛的实践指南，内容如下：

· 减少偏头痛的发作频率、严重程度、持续时间以及致残率。

· 减少对耐受性差、无效或不愿服用的急性期药物的依赖性。

· 改善生活质量。

· 避免急性发作期药物升级。

· 通过教育使患者自己管理疾病，从而提高他们对于偏头痛的个人控制力。

· 减少头痛相关的困扰和心理症状。

为了达到以上目标，治疗计划中需要考虑到以下 3 个方面：

1. 急性期治疗策略应为制止头痛发作，维持稳定的状态，恢复功能；

2. 当头痛发作频繁（每周 1 次或更多）或者影响生活质量时就需要预防性治疗；

3. 开始生物行为治疗，包括讨论治疗依从性、消除治疗障碍以及养成健康习惯。

急性发作期治疗

急性发作期的治疗目的是尽快缓解头痛，恢复正常功能。治疗主要包括两类药物：非甾体类抗炎药（NSAIDs）和抗抑郁药。大多数患儿在头痛发作时服用适当剂量的 NSAIDs 类药物是有效的。关于使用布洛芬的证据最多，剂量为 7.5~10mg/kg。在使用布洛芬或其他 NSAIDs 类药物时，须要特别注意的是要确保患儿能够意识到头痛发作并且对其有所反应。当在学校头痛发作时，告诉老师并且确保已经向学校提供药物相关剂量使用指南以及用药许可是非常重要的。另外，要避免用药过度，每周服用 NSAIDs（或其他任何非处方镇痛药）不超过 2~3 次。如果布洛芬无效，可以尝试使用甲氧萘丙酸钠，剂量同布洛芬。对于年长儿（>15 岁），阿司匹林可能有效。急性期药物治疗的目的是在每次头痛发作 1h 内缓解头痛并且恢复功能。

当偏头痛十分剧烈时，单独使用 NSAIDs 药物可能不够，这种情况下可以考虑加用抗抑郁药物。目前阿莫曲坦是唯一被美国食品与药物管理局（FDA）批准可以用于治疗青少年（12~17 岁）偏头痛的药物。已经有很多研究证实了其有效性及安全性。这些研究的问题在于曲普坦类药物有效性跟成人研究结果相同，而对照组的有效率比成人研究要高。大多数青少年的治疗剂量跟成人剂量一样，年龄较小的青少年或幼儿应酌情减量。抗抑郁药的效果随着起病快慢与生物半衰期而变化，这与其脂溶性和剂量的变化有关。临床上，60%~70% 的患者可对一种抗抑郁药物有效，对于某一种抗抑郁药无效的患者中有 60%~70% 可对另一种抗抑郁药物有效。因此当患者合理使用一种抗抑郁药物（作用迅速、疗程可重复、不复发、没有副作用）后仍不能到达理想的效果时，可以尝试使用不同的抗抑郁药。抗抑郁药最常见的副作用是由血管收缩导致的下颌、胸部和手指的紧缩感以及由五羟色胺作用于中枢后产生的头昏眼花和疲劳感。发作期血管收缩症状可以通过充分补液得到缓解。

关于联合使用 NSAIDs 及曲普坦类药物的最有效的用药方式是先用 NSAIDs，每周服用不超过 2~3 次，在中到重度发作时加用抗抑郁药物，每月服用不超过 4~6 次。

血管扩张是偏头痛的一个常见特征，表现为面色苍白后潮红，发作期伴有头晕目眩的感觉。因此急性期的治疗方案中应包括补液，口服补液可以用含有电解质和糖的运动饮料帮助血管内扩容。

过去，止吐药可用于治疗急性期的恶心、呕吐。后来研究证明这些药物治疗头痛的机制在于拮抗多巴胺神经递质。因此多巴胺拮抗作用最强的止吐药（例如丙氯拉嗪和甲氧氯普胺）效果最好，可用于偏头痛持续状态或对 NSAIDs 和抗抑郁药治疗无效的偏头痛。这些药物的静脉用药方式及其他用药方式的治疗效果都不如 NSAIDs 和抗抑郁药。当急诊科或急性输液中心使用静脉止吐药联合酮咯酸以及静脉补液时，其疗效十分显著。如果仍无效，则须住院进一步使用血管扩张剂（DHE）。

预防性治疗

如果头痛发作频繁（每周 1 次）或严重影响生活质量（逃学、离家、社会活动减少或 PedMIDAS 评分 >20 分），须要采取预防性治疗。预防性治疗的目的是减少发作频率（每月 1~2 次或更少），提高生活质量（PedMIDAS<10 分）。预防性药物须要持续使用 4~6 个月，然后几周内逐渐停药。成人研究已证明，

表 588-4 儿童偏头痛药物治疗

药物	剂量	作用机制	副作用	评价
急性偏头痛				
镇痛药				
对乙酰氨基酚	每次 15mg/kg	镇痛	过量，致死性肝坏死	治疗偏头痛作用有限
布洛芬	每次 7.5~10mg/kg	抗炎和镇痛	胃肠道出血、胃不适、肾损伤	避免滥用（每周 2~3 次）
曲坦类（在美国只有阿莫曲坦被批准用于青少年）				
阿莫曲坦	12.5mg	5-HT1b/1d 受体激动剂	血管收缩、五羟色胺样症状	避免滥用（每月超过 4~6 次）
依来曲普坦	40mg	同上	同上	避免滥用（每月超过 4~6 次）
夫罗曲普坦	2.5mg	同上	同上	可能对月经期偏头痛有效；预防用药；避免滥用（每月超过 4~6 次）
那拉曲坦	2.5mg	同上	同上	可能对月经期偏头痛有效；预防用药；避免滥用（每月超过 4~6 次）
利扎曲普坦	5mg, 10mg	同上	同上	有片剂和溶剂；避免滥用（每月超过 4~6 次）
舒马普坦	口服：25mg, 50mg, 100mg 经鼻：10mg 皮下：6mg	同上	同上	避免滥用（每月超过 4~6 次）
佐米曲坦	口服：2.5mg, 5mg 经鼻：5mg	同上	同上	有片剂和溶剂；避免滥用（每月超过 4~6 次）
预防用药 (FDA 尚未批准儿童用药)				
钙通道阻滞剂				
氟桂利嗪*	5mg 每晚	钙通道阻滞剂	头痛、嗜睡、眩晕	可以增加到 10mg 每晚
抗惊厥药				
丙戊酸	20mg/kg/24h（从 5mg/kg/24h 开始）	增加脑内 GABA	恶心、胰腺炎、致死性的肝脏毒性	每两周增加 5mg/kg
托吡酯	100~200mg BID	增加 GABA 活性	疲劳、神经过敏	缓慢加量时间超过 12~16 周
左乙拉西坦	20~60mg/kg BID	尚不清楚	激惹、疲劳	从 20mg/kg BID 开始每两周加量
加巴喷丁	900~1800mg BID	尚不清楚	昏睡、疲劳、攻击、体重增加	从 300mg 开始每周加量 300mg
抗抑郁药				
阿米替林	1.0mg/kg/d	增加中枢神经系统五羟色胺及去甲肾上腺素	心脏传导异常、口干、便秘、困倦、慌乱	每两周加量 0.25mg/kg，进餐时服药以减少早上嗜睡
抗组胺类				
赛庚啶	0.2~0.4mg/kg BID	H1 受体和 5- 羟色胺激动剂	困倦、支气管分泌物黏稠	最多 0.5mg/kg/24 hr
抗高血压药				
普萘洛尔（哮喘和抑郁时禁忌）	10~20mg tid	非选择性的 β- 肾上腺素能阻断剂	头晕、昏睡	从 10mg/24h 开始，每周加量 10mg
严重难治性偏头痛				
丙氯拉嗪	0.15mg/kg IV	多巴胺拮抗剂	焦虑、肌肉强直	联合酮咯酸以补液治疗可增加疗效

GABA: γ- 氨基丁酸；GI: 胃肠道；BID: 每天 2 次；tid: 每天 3 次；Ⅳ: 静脉注射
* 在美国没有这种药

持续频繁的头痛发作提示进展为对药物反应下降以及产生耐药性的风险增加。尚不明确在儿童或青少年是否也是如此。儿童期头痛的早期治疗是否可以避免成人期的耐药，目前尚不清楚。

很多药物可以用于儿童偏头痛的预防。如果按实用性分析，只有一种药物达到了一定程度的有效性，即氟桂利嗪，美国没有这种药物。氟桂利嗪的经典剂量是 5mg/d，口服；1 个月后加量到 10mg，然后每 4~6 个月停药 1 个月。

头痛和偏头痛最常见的预防性治疗药物是阿米替林。阿米替林最早于 20 世纪 70 年代开始应用于头痛和偏头痛，随后作为预防性治疗的一线用药得到广泛应用。它的经典剂量是 1mg/（kg·d），晚饭后或夜间服药。然而为了减少副作用、提高耐受性，需要较长时间（数周）的加量期。最常见的副作用是阿米替林的抗胆碱能作用和嗜睡。成人使用阿米替林会增加体重，但儿科非常少见。阿米替林可能会加重长 Q-T 综合征，所以有长 Q-T 综合征的患者不能使用该药。如果服用该药后出现心悸或心律不齐时，也须要考虑这一点。

近来抗癫痫药物也应用于偏头痛的预防性治疗。已证实托吡酯、丙戊酸和左乙拉西坦对于成人偏头痛有效。儿科有关这方面的研究有限，但其安全性和耐受性已经在儿童癫痫的治疗中得到了肯定。

托吡酯已广泛用于成人偏头痛的预防。在青春期儿童的研究中，托吡酯同样被证明是有效的。研究表明，25mg，1 天 2 次的剂量无效，而 50mg，1 天 2 次的效果则明显优于对照组。如此看来，成人的给药方案对于青少年也是有效的，其有效剂量范围为 50~100mg，1 天 2 次。为减少认知损害，也须要缓慢加量。其他副作用包括体重减轻、皮肤感觉异常、肾结石、碳酸氢盐水平降低、出汗减少以及罕见的青光眼和血清转氨酶的改变。此外，托吡酯是否可降低青春期少女避孕药的效果须进一步讨论。

丙戊酸长期以来被用于儿童癫痫，并已被证明对于预防成人偏头痛也是有效的。儿童的有效剂量为 10mg/kg，1 天 2 次，口服。需要监测的副作用有体重增加、卵巢囊肿、血清转氨酶以及和血小板计数的改变。

其他用于预防偏头痛的抗癫痫药包括拉莫三嗪、左乙拉西坦、唑尼沙胺、加巴喷丁和普瑞巴林。

β 受体阻滞剂也已用于预防偏头痛。这方面的研究包括多种 β-受体阻滞剂之间的比较以及使用某一种 β 受体阻滞剂作为对照进行比较。普萘洛尔是研究发现最好的小儿偏头痛预防用药，疗效积极显著。

禁忌证是儿童哮喘、变态反应性疾病或糖尿病。普萘洛尔使青少年抑郁发病率增加，某种程度上应用受到一定限制。对于偏头痛的混合亚型 [基底动脉型偏头痛与体位性心动过速综合征（BAM–POTS）] 可能非常有效，已有报道普萘洛尔对于这种综合征有效。

对于非常年幼的儿童，赛庚啶可有效地预防偏头痛或其相关症状。年幼的孩子往往可以耐受赛庚啶诱导的食欲增加，但往往不能抵抗嗜睡的副作用，这在年长儿和成人也较常见。一旦孩子开始进入青春期则体重增加受限。经典的剂量是 0.1~0.2mg/kg，1 天 2 次，口服。

生物行为治疗

生物行为评估和治疗对于偏头痛的有效管理是必不可少的。它包括识别一些妨碍治疗的行为，例如孩子害羞或者偏头痛发作时不告知老师，或者老师不了解治疗的必要性。其他的障碍包括对于治疗头痛的重要性缺乏认识，一旦头痛缓解又恢复到原来的"坏习惯"。急性和预防性治疗的依从性同样至关重要。当患儿自觉病情好转时，很难坚持治疗足够疗程以减少复发（例如持续使用预防性药物）。确定一个治疗的终点和疗程（每 4~6 个月头痛发作次数少于 1~2 次）可以提高患儿治疗的依存性。

由于许多偏头痛的潜在诱发因素（不吃饭、脱水、睡眠缺乏或改变）都与孩子日常作息有关，所以健康的生活习惯是生物行为疗法的一个组成部分。健康的生活习惯包括摄入足够不含咖啡因的液体、适量的运动、规律进餐、选择健康的食物以及充足、规律的睡眠（8~9h）。因为初中和高中的上学时间很早，使得青少年睡眠结构特征转变为晚睡晚起，以致青少年很难养成良好的睡眠习惯。这就是为什么患儿上学期间头痛加重而放假后头痛可缓解的原因之一。

生物反馈辅助放松治疗已被证明是有效的急性期和预防性治疗方法，并且可以成为多种治疗方案的组成部分，该方法可以让患儿对头痛有一定程度的自我控制，并且还可以进一步帮助患儿应对频繁的头痛发作。

参考书目
参考书目请参见光盘。

588.2　继发性头痛
Andrew D. Hershey

头痛可以是其他潜在疾病的常见症状。ICHD–Ⅱ已经归类出继发性头痛的潜在病因（表 588–5）。诊断继发性头痛的关键在于认识潜在病因，找到直接的因果关系。只有这样才能确定诊断，尤其是当可疑病因很常见时。

儿童继发性头痛的常见原因包括头部外伤的后遗症和鼻窦炎。外伤后头痛的儿童常既往没有头痛病史，头痛与头部外伤在时间上密切相关。即使如此，这些孩子也可能有偏头痛或其等位症的家族史。头部外伤后头痛的程度可轻可重，随后的头痛可能是急性的（3个月内缓解，最典型的是10d之内），也可以是慢性的（每月超过15d或持续超过3个月）。卧床休息可能是急性外伤后头痛最有效的治疗方式，补充镁以及偏头痛的预防性治疗也是有效的。当孩子出现阵发性头痛时，头部外伤或日常摄入药物过量都可能会导致偏头痛持续状态或慢性偏头痛，诊断存在困难。

窦性头痛是反复发作性头痛中最容易过度诊断的。虽然儿科并没有相应的研究提供儿童偏头痛被误诊为窦性头痛的概率，但在成人，不管是患者自己的认识还是医生的诊断，误诊率高达90%。如果是反复发作的头痛，经镇痛药治疗后数小时内可以缓解，那就应该首先考虑偏头痛。无脓性鼻涕、发热或慢性咳嗽，窦性头痛的诊断就不成立。

药物过量引起的头痛常常使原发性和继发性头痛的诊断更加困难。当止痛药效果减弱或者经常很快无效（例如止痛药的反跳作用）以致需要增加止痛药剂量（OTC或处方药）时，就要怀疑是不是存在药物过量。使用无效的药物和药物剂量不足或者误诊头痛，均会

表 588-5 继发性头痛亚型诊断

	ICHD-Ⅱ 码
头部和（或）颈部外伤引起的头痛	5
急性创伤后头痛	5.1
慢性创伤后头痛	5.2
头颅或颈部血管异常引起的头痛	6
非血管性颅内病变引起的头痛	7
颅内高压引起的头痛	7.1
颅低压引起的头痛	7.2
颅内肿瘤引起的头痛	7.4
癫痫发作引起的头痛	7.6
由药物或停药引起的头痛	8
药物过量引起的头痛	8.2
感染引起的头痛	9
内环境紊乱引起头痛	10
由于头颅、颈部、眼、耳、鼻、鼻窦、牙、口或其他面部或头颅结构病变引起的头痛	11
鼻窦炎引起的头痛	11.5
精神性疾病引起的头痛	12

加重病情。所以要告诫那些频繁使用止痛药或抗偏头痛药物的患者。

严重的继发性头痛很可能与颅内压增高有关。颅内压可因肿块（肿瘤、血管畸形、囊性结构）或颅内压自身的增加[良性颅内压增高（BIH）或假性脑瘤]而增加。前者引起头痛的原因是占位效应和对硬脑膜局部的压迫，后者则是对硬脑膜的广泛压迫。BIH的病因可能是脂溶性化合物的过多摄入（例如维生素A、视黄酸、米诺环素）、激素的变化（在女性发病率增加）或静脉引流受阻（例如起源于乳突炎的横静脉窦炎）。如怀疑有颅内压增高，不管是有相应病史表现还是出现视盘水肿，都应该完善MRI、MRA和MRV检查。如果确诊没有肿块或血管异常，就应该行腰椎穿刺术。腰椎穿刺术对于BIH具有诊断和治疗的意义，但必须让患者侧卧位且双下肢伸直处于放松状态，因为腹内压的增高会人为造成颅内高压（ICP）。如果头痛持续或出现视野缺损，可以考虑使用碳酸酐酶抑制剂、视神经开窗术或分流术。

儿童继发性头痛还有一些与ICP无关的病因，包括动静脉畸形、颅内小动脉瘤、影响中枢神经系统的胶原血管疾病、高血压脑病，急性蛛网膜下腔出血和卒中。继发性头痛的治疗取决于病因。病史和体格检查是选择有效实验室检查和影像学检查的线索。顾名思义，继发性头痛有特定的原因，解决了原发病因头痛就应该得到缓解。如果头痛持续，就应该对诊断和治疗提出质疑，可能是诊断有误，头痛可能是原发性的，也可能是治疗有问题。

参考书目

参考书目请参见光盘。

588.3 紧张性头痛

Andrew D. Hershey

紧张性头痛（TTH）在儿童和青少年也很常见，但由于其程度不重、相对来说伴随症状少、对生活质量影响较小，经常被忽略。ICHD-Ⅱ将TTH分类为罕见型（1年<12次）、频繁型（每月1~15次）和慢性型（每月>15次），三者还可细分为伴或不伴颅骨膜肌肉紧张。TTH的诊断标准与偏头痛是相反的。偏头痛，不管是否为典型类型，其发作都是中到重度的，局限于某一个部位，活动后加重，所以要限制活动，并且有搏动性。而TTH则是轻到中度的，部位不局限，与活动无关（虽然患者也不愿活动），而且是非搏动性的（通常描述为恒压的）。恶心、畏光或畏声这3种伴随症状在一次TTH中不会同时存在2个及以上，TTH不会伴有呕吐。TTH必须是反复发作的，头痛发

作次数需超过 10 次，持续时间为 30min 到 7d。跟偏头痛一样，也须要排除其他继发性头痛的潜在病因。

对可疑 TTH 患者的评估须要详细询问病史，进行全面的一般和神经系统体格检查，以排除继发因素，确定诊断。如果怀疑继发性头痛，就须要进一步进行检查评估。

TTH 的治疗包括迅速缓解头痛的急性期治疗、头痛发作频繁或为慢性头痛时的预防性治疗以及行为疗法。通常我们怀疑可能有潜在的心理应激（因此误称为压力性头痛），但对于儿童往往难以确定。虽然他们的父母常常会怀疑这个原因，但在儿科并不能证实这个问题。关于儿科治疗 TTH 的研究和有效证据都还比较缺乏，但治疗偏头痛的指南和药物同样可以适用于儿童 TTH（见第 588.1）。通常情况下，简单的止痛药（布洛芬或对乙酰氨基酚）可有效针对急性期治疗。有证据表明阿米替林是预防 TTH 最有效的药物。生物行为干预也可能有效，包括生物反馈辅助放松训练和应对技能培训。

参考书目

参考书目请参见光盘。

（张晓磊 译，陆国平 审）

第 589 章
神经皮肤综合征
Mustafa Sahin

神经皮肤综合征包括一组以皮肤和中枢神经系统异常为特征的异质性疾病。大多数疾病是家族遗传，

认为是由原始外胚层分化缺陷所致。归为神经皮肤综合征的疾病包括神经纤维瘤、结节性硬化（TSC）、脑颜面血管瘤综合征（SWS）、视网膜血管瘤、PHACE 综合征、共济失调毛细血管扩张症、线状痣综合征、伊藤色素减少症和色素失禁症。

589.1　神经纤维瘤
Mustafa Sahin

神经纤维瘤属常染色体显性遗传性疾病，它不但可使肿瘤在神经上生长，还可导致其他异常如皮肤的改变及骨骼畸形。以前认为神经纤维瘤分为两种类型（1型和2型）；而现在认为它们在临床和遗传学上是截然不同的两种疾病，应该被认为是两种独立的疾病：神经纤维瘤 1（NF-1）和神经纤维瘤 2（NF-2）。

■ 临床表现和诊断

NF-1 是神经纤维瘤最常见的类型，发病率为 1/3 000，具备以下 7 个特征中的 2 个即可诊断：①6 个或 6 个以上牛奶咖啡斑，青春期前最大直径 >5mm，而青春期后最大直径 >15mm。牛奶咖啡斑是本病的标志性改变，几乎 100% 的患者都存在，牛奶咖啡斑出生时即已存在，但其大小、数量和色素沉着会随着年龄增长而增加，尤其是在出生后头几年较明显（图 589-1）。斑点散在分布于体表、躯干和四肢较常见而颜面部少见。②由多个直径 2~3mm 的色素沉着斑形成的腋窝或腹股沟斑点。皮肤皱褶处的斑通常在 3~5 岁出现。据报道 6 岁前腋窝和腹股沟出现斑点的频率达 80% 以上。③2 个或 2 个以上的虹膜色素缺陷瘤。虹膜色素缺陷瘤为位于虹膜内的错构瘤，通过裂隙灯检查最容易发现（图 589-2）。74% 以上的 NF-1 患者合并此瘤，但它并非 NF-2 的表现之一。虹膜色素缺陷瘤的患病率随年龄增长而增加，<3 岁时患

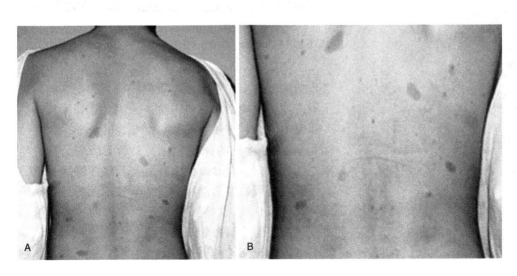

图 589-1（见彩图）　A 和 B，背部多个牛奶咖啡斑。注意位于右肩胛骨下和右背部下方的皮肤纤维瘤 摘自 Hersh JH. Cammittee on Genetics: Health supervision for children with neurofibromatosis. Pediatrics, 2008, 121: 633-642

病率仅 5%，至 3~4 岁达 42%，而到 21 岁以上的成年人发病率几乎达 100%。④2 个或 2 个以上的神经纤维瘤或 1 个丛状神经纤维瘤。典型的神经纤维瘤常累及皮肤，但可沿周围神经和血管分布甚至累及内脏包括胃肠道。这些病变在青少年或怀孕期间变得典型，提示此病受激素影响。此瘤通常为小的、伴覆盖的皮肤淡紫色变的橡胶样病变。丛状神经纤维瘤以颜面部眼眶及颞部多见，通常出生时即比较明显，起源于弥漫性增厚的神经干。丛状神经纤维瘤表面的皮肤色素沉着较牛奶咖啡斑更明显，还可导致肢体的过度生长和相应部位的骨骼畸形。⑤特征性的骨骼病变如蝶骨发育不良（可引起搏动性突眼）或长骨皮质变薄（如胫骨的骨皮质）伴或不伴假关节。⑥约 15% 的 NF-1 的患者存在视神经胶质瘤，绝大多数为低分化星形胶质细胞瘤。此类肿瘤为中枢神经系统的主要肿瘤，在 NF-1 患者中发病率明显增加。由于肿瘤的增长，建议所有年龄在 10 岁或 10 岁以下 NF-1 的患儿每年行常规眼科检查。肿瘤进展可引起眼部症状，肿瘤逐渐增大压迫视神经和视交叉导致视力和视野受损。如肿瘤扩散到下丘脑则导致内分泌功能缺陷或生长发育障碍。视神经胶质瘤的磁共振成像（MRI）检查可见弥漫性增厚、局部增大或来源于视神经或视交叉的边界清楚的局灶性肿块（图 589-3）。⑦一级亲属中有符合上述诊断标准的 NF-1 患者。

NF-1 患儿更易并发神经系统疾病。MRI 研究表明患儿在视束、脑干、苍白球、丘脑、内囊和小脑存在 T2 加权像的异常高信号（图 589-4）。"未经确认的明亮物体（UBOs）"的异常信号往往会随着年龄的增长而消失；大多数在 30 岁前消失。UBOs 的病理学改变尚不清楚，关于 UBOs 的存在和数量以及它们与

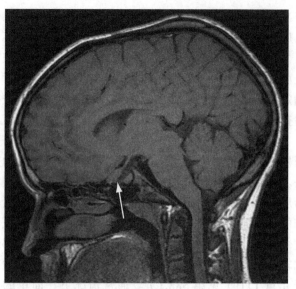

图 589-3 视神经胶质瘤。神经纤维瘤 1 患者的 MRI 矢状位扫描 T1 加权像显示增厚的视神经（箭头所示）

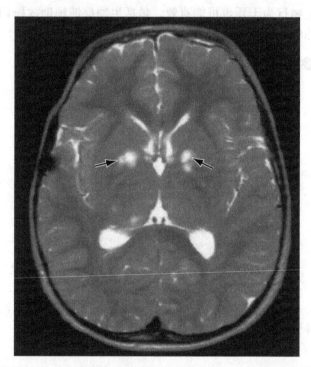

图 589-4 神经纤维瘤 1 型患者的 MRI 扫描 T2 加权像显示基底神经节区的（箭头所示）高信号（未经确认的明亮物体）

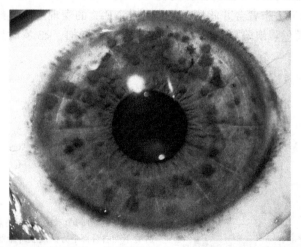

图 589-2（见彩图） 神经纤维瘤 1。虹膜色素错构瘤（虹膜色素缺陷瘤）
摘自 Zitelli BJ, Davis HW. Atlas of pediatric physical diagnosis, ed 4. st Louis: Mosby, 2002: 507

患儿学习障碍、注意力缺陷障碍、行为和心理问题以及语言障碍的关系意见仍未统一。因此影像学检查如头部 MRI 应仅用于那些有临床症状患儿。

NF-1 最常见的并发症之一是学习障碍，其发生率约为 30%。大约 8% 的 NF-1 患者存在癫痫发作。脑血管病变可发展为动脉瘤或血管狭窄而导致烟雾病（见第 594.1）。这些脑血管病变导致的神经系统后遗症包括短暂性脑血管缺血性发作、轻度偏瘫及认知缺陷。无论视交叉和下丘脑是否存在病变，性早熟都

可以是其突出表现。恶性肿瘤也是 NF-1 患者的一个重要问题，影响大约 3% 的患者。神经纤维瘤有时可分化成恶性周围神经鞘瘤（MPNST）。NF-1 患者中嗜铬细胞瘤、横纹肌肉瘤、白血病和肾母细胞瘤的发病率均高于普通人群。脊柱侧凸也是一种常见并发症，可见于约 10% 的 NF-1 患者。NF-1 患者有患高血压的风险，这可能由肾血管狭窄或嗜铬细胞瘤所引起。

NF-2 是一种少见病，发病率 1/25 000，具备以下 4 个特点之一即可诊断：①双侧前庭神经髓鞘瘤；②父母之一、同胞或子女中一人患有 NF-2 并且患有单侧前庭神经鞘瘤或存在以下任意 2 项：脑膜瘤、神经鞘瘤、神经胶质瘤、神经纤维瘤或后被膜下晶状体混浊；③单侧前庭神经鞘瘤并存在以下任意 2 项之一者：脑膜瘤、神经鞘瘤、神经胶质瘤、神经纤维瘤或后囊下晶状体浑浊；④多发性脑膜瘤（2 个或 2 个以上）和单侧前庭神经鞘瘤或存在以下任一两项：神经鞘瘤、神经胶质瘤、神经纤维瘤或白内障。耳鸣、听力损伤、面神经无力、头痛或不稳定性等症状可在儿童时期出现，虽然桥小脑角肿块更常发生在出生后 20~30 年。尽管牛奶咖啡斑和皮肤神经纤维瘤是 NF-1 的典型表现，它们在 NF-2 中更少见。该病后囊下晶状体混浊的发生率约 50%。*NF2* 基因（也称为梅林或神经膜蛋白）位于染色体 22 q1.11。与 NF-2 相关的疾病变发生率见表 589-1。

■ 处　理

由于 NF-1 的相关并发症的多样性和不可预测性，需要多学科进行密切随访。NF-1 患者应该至少每年进行一次定期临床评估，着重于对潜在高风险的潜在问题进行病史询问和体格检查。这些评估包括每年的眼科检查、神经功能评估、血压监测和脊柱侧弯的评估。必要时可进行神经心理和教育测试。NIH 总结性报告反对对 NF-1 患儿进行常规脑和视束的影像学检查，因为无临床症状的 NF-1 患儿很少须要治疗。而对于有症状的患儿（例如那些有视力障碍、眼球突出或颅内压增高的患者）必须及时行影像学检查。

■ 遗传咨询

虽然 NF-1 为常染色体显性遗传性疾病，50% 以上为散发病例，表现为新发突变。*NF1* 基因定位于常染色体 17q11.2，编码神经纤维瘤蛋白，此蛋白为原癌基因 ras 的抑制剂。NF-1 的诊断以其临床特征为基础。然而，*NF1* 基因的分子检测对许多患者是可以实现且非常有用的。以下情况行基因检测更有意义：如只符合 1 条临床诊断标准、异常严重疾病和那些需要

表 589-1　与神经纤维瘤 2 相关的病变发生频率

	与 NF-2 相关的病变发生频率
神经系统病变	
双侧前庭神经鞘瘤	90%~95%
其他脑神经鞘瘤	24%~51%
颅内脑膜瘤	45%~58%
脊柱肿瘤	63%~90%
髓外肿瘤	55%~90%
髓内肿瘤	18%~53%
周围神经病变	高达 66%
眼部病变	
白内障	60%~81%
视网膜前膜病变	12%~40%
视网膜错构瘤	6%~22%
皮肤病变	
皮肤肿瘤	59%~68%
皮肤斑块	41%~48%
皮下肿瘤	43%~48%
皮内肿瘤	少见

摘自 Asthagiri AR, Parry DM, Butman JA, et al. Neurofibromatosis type 2. Lancet, 2009, 373: 1974-1984

行产前或胚胎植入前诊断的患者。

参考书目
参考书目请参见光盘。

589.2　结节性硬化
Mustafa Sahin

TSC 是一种常染色体显性遗传性疾病，有多种表型。新生儿患病率为 1/6000。自发性基因突变的患者占 2/3。分子遗传学研究表明 TSC 患者存在 2 个突变点：TSC1 基因定位于染色体 9q34，而 *TSC2* 基因定位于染色体 16p13。TSC1 基因编码错构瘤蛋白（hamartin）。*TSC2* 基因编码马铃薯球蛋白（tuberin）；在细胞内，这两个蛋白质结合在一起共同起作用。这就是 *TSC1* 基因和 *TSC2* 基因的突变导致人患相似疾病的原因。错构瘤蛋白或马铃薯球蛋白的丢失导致多种良性肿瘤的形成（错构瘤）。因此，*TSC1* 和 *TSC2* 基因均为肿瘤抑制基因。错构瘤蛋白或马铃薯球蛋白与细胞内一个调节细胞内蛋白的合成和细胞大小的关键通路相关。调节细胞生长的方式之一是控制蛋白质合成的速度。西罗莫司靶蛋白（mTOR）被认为是细胞生长的

主要调节因子之一，mTOR 又是由细胞质内一个小鸟嘌呤核苷三磷酸酶 rheb 调控。当 rheb 被活化时，很有可能通过 mTOR 作用导致蛋白质合成通路被激活，同时引起细胞生长体积增大。

TSC 是一种高度异质性疾病，临床疾病谱广，常常在同一家族中可见到从严重精神发育迟滞和难治性癫痫到智力正常和无癫痫发作的患者。此病除了累及皮肤和大脑外还累及多个器官和系统，包括心脏、肾脏、眼睛、肺部和骨。

■ 临床表现和诊断

符合至少 2 个主要特征或 1 个主要特征加 2 个次要特征即可诊断 TSC（主要和次要特征分别见表 589-2、589-3）。

结节性硬化的标志性症状是中枢神经系统病变（图 589-5）。视网膜病变包括 2 种类型：错构瘤（桑葚状瘤样病变或斑块状病灶）和无色素斑（类似于色素减退性皮肤损伤；图 589-6）。大脑特征性病变是皮质结节（图 589-5）。头颅 MRI 是确定皮质结节的最佳方法。根据胎儿 MRI 研究，我们得知皮质结节在宫内即已形成。脑室管膜下结节是沿着侧脑室壁分布的病变，当它们发生钙化并且突入侧脑室腔内即可形成蜡滴状外观。这些病变不会引起任何问题，5%~10% 的患者中，这些良性病变可以形成脑室管膜下巨细胞型星形细胞瘤（SEGAs）。这些肿瘤可以生长并妨碍大脑周围脑脊液（CSF）的循环而引起脑积水，这时须要立即行神经外科干预。

TSC 最常见的神经系统症状包括癫痫、认知障碍和孤独症谱系障碍。TSC 在婴儿期可表现为婴儿痉挛症和脑电图高度失律（EEG）。重要的是，TSC 患者可以表现为脑电图高峰节律紊乱而不伴有婴儿痉挛症或表现为婴儿痉挛症而无脑电图高峰节律紊乱。癫痫发作很难控制，甚至在较大年龄可发展成肌阵挛（见第 586 章）。在欧洲和加拿大，用氨己烯酸治疗结节性硬化相关的婴儿痉挛症（而不是 ACTH）取得良好效果；而在美国，在氨己烯酸获得食品和药物管理局（FDA）批准用于治疗婴儿痉挛症之前，ACTH 一直是治疗本病的药物。许多 TSC 患者智力正常，仅少部分患者表现为神经系统异常。

■ 皮肤损伤

90% 以上的患者表现为典型的色素脱失斑，就像躯干和四肢上的灰树叶。用伍氏紫外线灯（Wood 氏灯）照射更容易发现色素脱失斑（见第 645 章）。必须存在 3 个以上的色素脱失斑才算作 TSC 的一个主要特征（图 589-6）。面部血管纤维瘤在 4~6 岁时开始出现，他们表现为鼻和脸颊上的红色小结节，有时易与痤疮混淆（图 589-6）。随后，血管纤维瘤不断扩大、融合，形成一个肉质外观。鲨鱼皮样斑也是 TSC 的特征性病变，它由粗糙的略高出皮肤表面类似橘皮样病变组成，以腰骶部病变为主。在青春期或青春期之后约 15%~20% 的 TSC 患者在指（趾）甲周围的皮肤形成小纤维瘤或皮肤结节（图 589-7）。

■ 其他器官的病变

约有 50% 的 TSC 患儿存在心脏横纹肌瘤，这在高危胎儿可通过超声心动图检查发现。横纹肌瘤可以是多发的或位于左心室的顶部，尽管这些病变可导致充血性心力衰竭和心律失常，但它们有缓慢自发缓解的趋势。75%~80% 的 10 岁以上患者发生肾脏血管平滑肌脂肪瘤，此肿瘤通常为良性。很多 TSC 患者血管平滑肌脂肪瘤在儿童期即已存在，到成年早期才出现问题。到 30 岁可出现腰痛和由慢性出血引起的血尿，少数患者可能出现突发性腹膜后出血。目前推荐通过每年影像学检查来随诊，当病变大于 4cm 时可利用经导管肿瘤栓塞治疗。单个或多个肾囊肿在 TSC 患者中也很常见。淋巴管肌瘤（LAM）是 TSC 患者典型的肺部病变，仅发生在 20 岁以上的女性患者。

对婴儿痉挛症或肌阵挛的患儿进行评估时应高度

表 589-2 结节性硬化的主要特征

皮质结节
室管膜下结节
室管膜下巨细胞型星形细胞瘤
面部血管纤维瘤或前额斑块
甲周纤维瘤（非创伤性）
色素脱失斑（>3 个）
鲨鱼皮斑
多发性视网膜错构瘤
心脏横纹肌瘤
肾血管平滑肌脂肪瘤
肺淋巴管肌瘤

表 589-3 结节性硬化的次要特征

脑白质放射移行线
多发性牙釉质点状凹痕
牙龈纤维瘤
骨囊肿
视网膜脱色斑
斑驳样的皮肤斑
非肾性错构瘤
多发性肾囊肿
直肠错构瘤样息肉

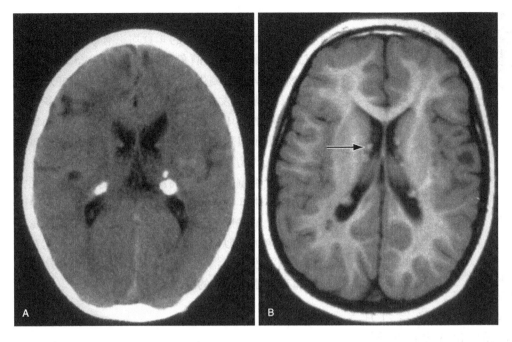

图 589-5　结节性硬化。A.CT 扫描显示结节性硬化的室管膜下特征性钙化。B. MRI 显示同一患者的室管膜下多发结节（箭头所指）。CT 和 MRI 扫描可见如同脑实质内的低密度区域的实质性结节

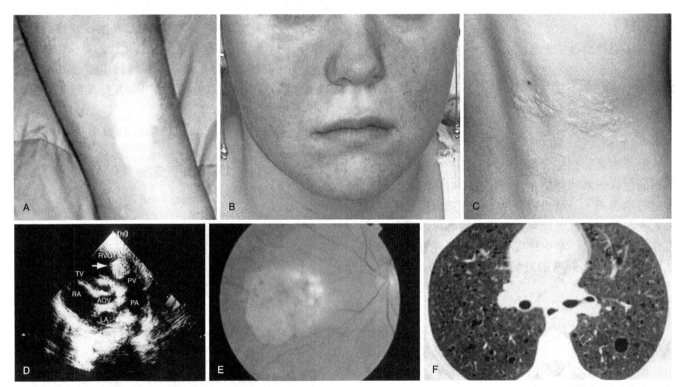

图 589-6（见彩图）　结节性硬化在皮肤、心脏和肺部的表现。A. 色素脱失斑。B. 面部血管纤维瘤。C. 鲨鱼皮斑。D. 横纹肌瘤在超声心动图检查中表现为高回声。E. 视网膜错构瘤。F. 淋巴管肌瘤
摘自 Curatolo P, Bombardieri R, Jozwiak S. Tuberous sclerosis. Lancet, 2008, 372: 657-668

警惕 TSC 的诊断。对所有患癫痫或孤独症的患者应仔细进行皮肤及视网膜病变的检查，大多数患者用头颅 MRI 可确诊。对不满足所有临床诊断标准的患者可以考虑行 *TSC1* 和 *TSC2* 基因突变的检测。对于家族中存在已知 TSC 突变的患者应行产前检查。

处　理

对于 TSC 患者的常规随访，除了体格检查外建议做如下监测：每 1~3 年行头部 MRI 检查 1 次，每 1~3 年行肾脏影像学检查（超声、CT 或 MRI）1 次，从一级病变开始行神经发育的测试。鉴于此病的并

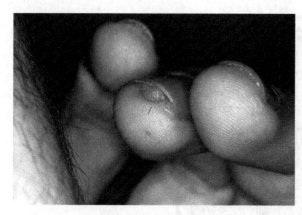

图 589-7（见彩图） 结节性硬化患者的甲周纤维瘤

发症，须对每位患者进行随访检查。颅内压增高的症状与体征提示 SEGA 阻塞了室间孔，须立即行相关检查和外科手术干预。美国 FDA 于 2010 年 11 月批准对于不适合外科手术切除的 SEGA 患者可予依维莫司治疗。

参考书目

参考书目请参见光盘。

589.3 脑颜面血管瘤综合征（斯特奇-韦伯综合征）

Mustafa Sahin

脑颜面血管瘤综合征（SWS）是一个散发的血管性疾病包含一系列症状及体征包括面部毛细血管畸形（葡萄酒色斑）、脑血管异常（软脑膜血管瘤）及导致青光眼的眼部血管异常性病变。患者可表现为癫痫发作、轻度偏瘫、卒中样发作、头痛和发育迟缓。据估计活产婴儿中 SWS 的发病率大约为 1/50 000。

■ 病 因

该病病因尚不清楚。SWS 的散发发病和局灶性特征提示存在体细胞突变，但至今尚未被证实。可能是由胚胎早期颜面部及脑的血管床发育异常所致。许多关于异常的交感神经支配、血管生长因子的增加和细胞外基质缺陷的假说，但这些假说有待进一步验证。软脑膜血管瘤的低血流似乎是导致慢性缺氧从而引起脑皮质萎缩和钙化的原因。

■ 临床表现

颜面葡萄酒色斑出生时即可出现，常发生于单侧，且常常累及到颜面上部和眼睑，其分布与三叉神经的眼部的分支分布一致。毛细血管畸形亦在颜面下部、

躯干和口腔、咽黏膜较为明显。值得注意的是，并非所有患有颜面葡萄酒色斑的儿童均患有 SWS。事实上，据报道患有颜面葡萄酒色斑的人群中 SWS 的总发病率为 8%~33%，同侧牛眼和青光眼是常见的并发症。SWS 患者癫痫的发病率为 75%~90%，并且大多数患者在出生后的第 1 年发病。他们通常是面部毛细血管畸形对侧出现典型的局灶性强直-阵挛性发作。癫痫逐渐发展成药物难治性癫痫，这与许多患者存在并伴有慢性进行性偏瘫相关。持续数天的与癫痫活动无关的短暂性卒中样发作或视觉障碍较常见，很可能由受累区域的大脑皮层静脉血栓形成引起。虽然神经发育在生后的第 1 年似乎正常，但至少 50% 患者在儿童后期出现精神发育迟滞或严重学习障碍，这或许是难治性癫痫和脑萎缩加重的结果。

■ 诊 断

MRI 增强检查是发现 SWS 中软脑膜血管瘤的特异性影像学方法（图 589-8）。脑白质异常比较常见，认为是慢性缺氧的结果。脑萎缩常发生在软脑膜血管瘤的同侧。头部 CT 检查是发现钙化灶的最佳方法（图 589-9）。对青光眼患者行眼科评估也是必要的。依据脑和颜面部的受累范围，按 Roach 标准将此病分为 3 型：

① I 型：面部和软脑膜均存在血管瘤；可有青光眼。

② II 型：仅面部存在血管瘤（未累及中枢神经系统）；可有青光眼。

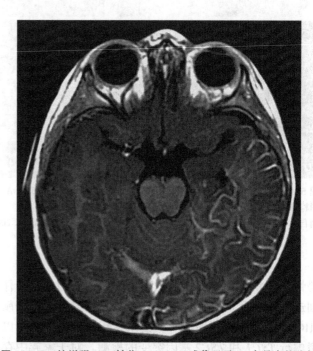

图 589-8 钆增强 MRI 轴位 T1 FLAIR 成像显示 15 个月大的脑颜面血管瘤综合征患者左侧半球软脑膜强化

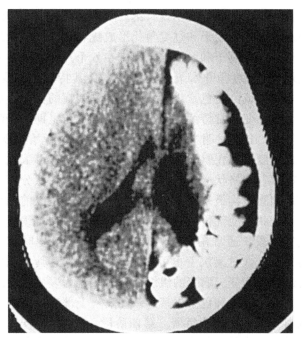

图 589-9　脑颜面血管瘤综合征患者 CT 扫描显示单侧大脑半球钙化和底层萎缩的大脑半球

③Ⅲ型：孤立的软脑膜血管瘤；通常无青光眼。

■ 处　理

SWS 的处理主要是对症处理，涉及多个学科且没有很好的前瞻性研究。其目的旨在控制癫痫发作、治疗头痛、预防卒中样发作、监测青光眼和使用激光治疗皮肤毛细血管畸形。在婴幼儿期开始的癫痫发作并不一定伴有神经系统发育落后。对癫痫控制良好且发育正常或接近正常的患儿，其处理包括抗癫痫药物的应用和对并发症的监测，例如青光眼、牛眼和异常行为等。如果用抗癫痫药物难以控制癫痫发作，特别是在婴儿期和出生后头 1~2 年，并且癫痫起源于一侧大脑半球为主的患者，大多数主张行大脑半球切除术。由于存在患青光眼的风险，应定期测量眼压。面部葡萄酒色斑经常会被同学嘲笑，从而导致心理创伤。脉冲染料激光治疗通常能很好地清除葡萄酒色斑，尤其是位于前额的葡萄酒色斑。

参考书目

参考书目请参见光盘。

589.4　视网膜小脑血管瘤（VHL）

Mustafa Sahin

VHL 病累及许多器官，包括小脑、脊髓、视网膜、肾脏、胰腺及附睾。此病发生率约 1/36 000，属常染色体显性遗传性疾病，其机制与抑癌基因 VHL 的改变有关。约 80% 的 VHL 病患者父母一方患病，约 20% 的患者为新发突变。目前利用分子检测方法几乎可检测到 100% 渊源者的突变位点。

该病主要的特征性神经系统病变包括小脑血管母细胞瘤和视网膜血管瘤。患有小脑血管母细胞瘤的患者在成年早期或此期后出现颅内压增高的症状和体征。而少数患者在脊髓发生血管网状细胞瘤，表现为本体感觉异常、步态异常和膀胱功能障碍。CT 扫描和 MRI 检查常显示伴有血管壁结节的小脑囊性病变。外科手术完整切除肿瘤治疗有效。

大约 25% 的小脑血管母细胞瘤患者患有视网膜血管瘤。视网膜血管瘤的特征性病变是由大而迂曲的小动脉和小静脉供血的薄壁毛细血管组成的小包块。它们通常位于视网膜周边，因而不影响患者视力。血管瘤的渗出可能导致视网膜剥离和失明。利用光凝术和冷凝术治疗视网膜血管瘤均能取得较好疗效。

肾脏、胰腺、肝脏、附睾的囊性病变和嗜铬细胞瘤常常与 VHL 病相关，肾癌是最常见的死亡原因。定期随访和适当的影像学检查对早期发现可治疗的病变是必要的。

参考书目

参考书目请参见光盘。

589.5　线状痣综合征

Mustafa Sahin

颜面部痣和神经系统发育异常是这种散发性疾病的特点。此痣通常位于前额和鼻部，并且常常沿中线分布。在婴儿期颜面部痣颜色很淡但随着年龄的增长逐渐角化成黄褐色。2/3 的线状痣综合征患者存在神经系统相关症状，包括脑皮质发育不良、神经胶质错构瘤和低分化神经胶质瘤。颅脑异常，主要是半侧巨脑综合征和侧脑室扩大，据报道 72% 的患者存在此病。癫痫的发生率高达 75% 而精神发育迟滞发生率为 60%。局灶性神经系统症状包括偏瘫和同侧偏盲亦可见于此病。

参考书目

参考书目请参见光盘。

589.6　PHACE 综合征

Mustafa Sahin

PHACE 综合征包括后颅窝畸形、血管瘤、动脉畸形、主动脉狭窄和其他心脏缺陷及眼部异常。腹部发育缺陷包括胸骨裂和（或）脐上裂亦称为 PHACES

综合征。面部大血管瘤可能与丹迪－沃克畸形、血管异常（主动脉狭窄、颈动脉发育不良、动脉瘤样颈动脉扩张及左锁骨下动脉畸形）、青光眼、白内障、小眼、视神经发育不全和腹部发育缺陷（胸骨裂）等相关。典型的面部血管瘤通常发生在主动脉弓同侧。丹迪－沃克畸形是最常见的脑发育畸形。其他异常包括小脑发育不全，小脑蚓部、胼胝体、大脑及透明隔发育不全。脑血管异常常导致获得性、进行性血管狭窄和急性缺血性中风。此病女性高发。PHACE综合征的基本发病机制尚不清楚。

参考书目

参考书目请参见光盘。

589.7 色素失禁症

Mustafa Sahin

这种罕见的遗传性多系统外胚层异常性疾病是以皮肤、牙齿和眼部异常为特征。这种表型是由X－染色体连锁的显性基因随机失活导致的功能镶嵌所致（*IKK-γ/NEMO*基因），对男性是致命的。男性很少受累，常常经母系遗传，女性携带者自然流产的概率增加均支持这一假说。

■ 临床表现和诊断

色素失禁症分为4个阶段，但不是全部阶段都出现在特定的患者中。第一阶段在出生时或生后头几周比较明显，病变由条索状红斑和片状水疱组成（图589-10），常见于四肢和躯干两侧。这种病变易与单纯疱疹、大疱性脓疱病或肥大细胞增多症混淆，但呈线性分布是其独特的特征。组织病理学可见表皮水肿和嗜酸性粒细胞浸润所致的表皮内水疱。嗜酸性粒细胞还可浸润到邻近的表皮和真皮。血中嗜酸性粒细胞比例常高达白细胞计数的65%。病变的第一阶段通常到4个月龄时缓解，但轻微的、短期复发的水疱可能会在发热性疾病期间出现。第二阶段，肢端的水疱缓解，此时水疱变干和过度角化形成疣状斑块。疣状斑块很少累及躯干和颜面部，常常在6个月内消失。表皮增生、过度角化和乳头瘤样增生是其特征性病变。第三阶段或称为色素化阶段是色素失禁症的标志性病变。此病变通常持续数周至数月并可能与早期病变阶段重叠，出生时明显或更常在生后头几周开始出现。色素过度沉着在躯干较四肢更常见，沿Blaschko线呈螺旋状、网格状、点状或条索状斑点或斑片状分布。腋窝和腹股沟最易受累。受累部位不一定是以前的水疱和疣状病变部位。色素病变一旦出现往往持续整个童年阶段，通常在青春早期开始消退到16岁时完全消失。少数色素沉着也可以是永久性的，尤其是腹股沟部位的病变。病变的组织病理学表现为表皮基底细胞空泡样变性和色素失禁导致的真皮上部噬黑色素细胞内广泛的黑色素沉着。第四阶段，无毛、无汗、色素脱失斑或条纹状病变常认为是色素失禁症晚期的表现；它们在第三阶段色素沉着缓解前可进一步加重。病变主要发生在小腿的屈侧，而手臂和躯干较少见。

大约80%的患儿同时存在其他缺陷。脱发，可以是疤痕性、斑片状或弥漫性，头顶最常见，可发生在多达40%的患者中。头发可以没有光泽、坚硬和粗糙。多达80%的患者存在牙齿畸形并持续终生，这些畸形包括出牙延迟、牙齿发育不全、锥形牙齿及牙齿嵌入。约1/3的患者存在中枢神经系统症状，包括运动和认知发育迟滞、癫痫、小头畸形、痉挛及瘫痪。30%以上的患者存在眼部病变如新生血管形成、小眼、斜视、视神经萎缩、白内障、晶状体后肿块等。尽管如此，90%以上的患者视力正常。少见病变包括指甲营养不良（甲嵴、指甲凹陷）和骨骼缺陷。

尽管制订了主要和次要标准来协助诊断，色素失禁症的诊断以临床依据为主。伍氏紫外灯检查对以色素异常性病变为突出表现、年龄较大的儿童和青少年患者有用。临床分子方法检测，在80%的患者可以检测到*NEMO*基因外显子4~10的缺失。鉴别诊断包括伊藤氏色素减少症，此病存在类似的皮肤病变，通常与染色体镶嵌有关。

■ 处理

由于皮肤病变为良性改变，调查性研究和治疗计划的选择取决于特异性非皮肤病变的发生。与之相关的主要病变发生率高提示遗传咨询的必要性。

参考书目

参考书目请参见光盘。

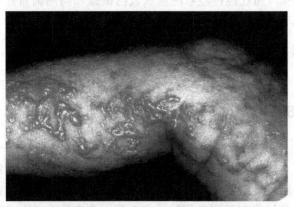

图589-10（见彩图） 色素失禁症疱疹期

（张晓磊 译，陆国平 审）

第 590 章

运动障碍

Erika F. Augustine, Jonathan W. Mink

运动障碍以异常运动或过度的不自主运动为特点，可导致姿势、音调、平衡或精细动作异常。儿童运动障碍多以不自主运动为特征，这些不自主运动可能是某些疾病的唯一表现，也可能是某些疾病众多的症状和（或）体征之一。

因此在评估运动障碍患者时，首先需要全面了解病史，同时还要进行仔细的神经系统检查并观察患儿运动情况。虽然目前没有特定的针对运动障碍的诊断试验，但对运动障碍疾病进行分类有助于对疾病的定位诊断。发作时间、年龄、异常运动活动的程度和相关的神经系统检查可帮助对其进行分类（图 590-1）。

以下有关病史及运动检查的问题将有助于运动障碍的分类：

- · 分布如何？
- · 是否对称？
- · 运动速度：快（过度运动、多动）或慢（缺乏运动、运动减少）？
- · 是否与运动相关？休息时是否存在？
- · 是否和某些特定的姿势或位置有关？
- · 是否与某些特定活动相关？
- · 是否有抑制作用？
- · 是否为刻板动作？
- · 是否有节律？
- · 发生频率为连续性？周期性？或间歇性发生？
- · 是否伴有冲动？
- · 是否在睡眠中也持续发生？
- · 是否伴有运动功能障碍？
- · 加重或缓解因素有哪些？

随着家用摄像机成本下降及手机摄像的普及，大多数患儿家庭可以记录患儿发作时短期视频。利用家庭视频可以记录到在医院就诊时未出现的间歇性发作的运动障碍有利于该类疾病诊断，所以医务人员有必要指导家长收集有用的视频数据。

一旦确认运动障碍的类别，须进一步考虑运动障碍的病因。应仔细了解患儿临床病史，包括出生史、药物或毒物暴露史、创伤史、感染史、家族史、不自主运动的进展过程、行为和生长发育史，从而协助查找根本病因。在儿童期，多动型运动障碍比少动 - 强

直型更为常见（表 590-1）。

590.1 共济失调

Denia Ramirez-Montealegre, Jonathan W. Mink

共济失调是肢体随意运动的幅度及协调性发生紊乱，无法做出流畅、准确、协调的动作。小脑功能障碍，例如小脑的传入、传出通路受损或脊髓后柱感觉通路的功能障碍均可能引起共济失调。共济失调可以是全身性的，也可以主要累及步态或双手及手臂；按病程可分为急性（表 590-2）或慢性（表 590-3）。后颅窝的先天异常，包括 Dandy-Walker 综合征、Chiari 畸形和脑膨出等疾病破坏或代替小脑，因此主要表现为共济失调（见第 585.9、585.11）。小脑蚓部发育不全在婴儿期可表现为全身肌张力减退和深腱反射减弱。运动里程碑发育延迟和躯干运动失调是典型表现。Joubert 综合征为常染色体隐性遗传，典型表现为小脑蚓部发育不全、共济失调、肌张力减退、眼球运动障碍、新生儿期呼吸困难和智力低下。突变基因定位于 6 号染色体上编码 Jouberin 蛋白的 *AHI1* 基因。*AHI1* 基因高表达于胚胎后脑，尤其高表达于形成皮质脊髓束轴突和上小脑脚的神经元中，而 Joubert 综合征患儿小脑上脚的纤维束十字交叉发生错误。MRI 是检查小脑、小脑蚓部及相关结构的先天性畸形的重要方法。Joubert 综合征的 MRI 特点为中脑和延髓交界处的第四脑室扩大（中脑水平"磨牙征"）。

共济失调的主要原因包括小脑脓肿、急性迷路炎和急性小脑共济失调。急性小脑共济失调是排除性诊断，主要发生在 1~3 岁的儿童。该病常发生在水痘病毒、柯萨奇病毒或埃可病毒感染后 2~3 周，目前认为其发病机制与病毒抗原介导小脑发生自身免疫反应（见第 242、245 和 595 章）相关。本病起病突然，躯干部的共济失调可严重到患儿不能站立或坐下。起病初期可

表 590-1　儿童不自主运动的分型

少动型

帕金森病（少动 - 强直）

多动型

刻板

抽动

震颤

肌张力障碍

舞蹈病

手足徐动症

肌阵挛

投掷症

不宁腿综合征

表 590-2　急性或复发性共济失调

脑肿瘤
转换反应
摄入药物
脑炎（脑干）
遗传性疾病
常染色体显性遗传复发性共济失调
发作性共济失调 1 型
发作性共济失调 2 型
Hartnup 病
枫糖尿症
丙酮酸脱氢酶缺乏症
偏头痛
基底型
良性阵发性眩晕
感染后或免疫
急性播散性脑脊髓炎
急性感染后小脑炎（水痘）
Miller Fisher 综合征
多发性硬化症
肌阵挛性脑病或神经母细胞瘤
假性共济失调（癫痫源性）
创伤
血肿
脑震荡后
椎基底动脉闭塞
血管疾病
小脑出血
川崎病

表 590-3　慢性或进行性共济失调

脑肿瘤
小脑星形细胞瘤
小脑血管母细胞瘤（von Hippe-Lindau 病）
室管膜瘤
髓母细胞瘤
小脑幕上肿瘤

先天性畸形
颅底凹陷症
小脑发育不全
小脑半球发育不良
Dandy-Walker 畸形
Vermal 发育不良
Chiari 畸形

遗传性共济失调
常染色体显性遗传
常染色体隐性遗传
　无 β 脂蛋白血症
　共济失调毛细血管扩张症
　共济失调无眼球运动障碍
　共济失调伴阵发性肌张力障碍
　Friedreich 共济失调
　Hartnup 病
　少年 GM_2 神经节苷脂沉积症
　少年硫苷脂质沉积
　枫糖尿症
　Marinesco-Sjögren 综合征
　丙酮酸脱氢酶缺乏症
　Ramsay Hunt 综合征
　Refsum 病（HSMN IV）
　呼吸链疾病
X 连锁遗传
　肾上腺脑白质营养不良
　Leber 视神经病
　成人发病的老年痴呆症
　耳聋
　耳聋和失明

摘自 Fenichel GM. Clinecal pediatric neurology, ed 5. Philadelphia: Elsevier, 2005: 220

有呕吐，但无发热和颈强直。约 50% 的患儿可出现明显的水平性眼球震颤。如果患儿能说话，可出现明显的构音障碍。病初脑脊液（CSF）检查大多正常，可能有轻微的淋巴细胞增多（10~30/mm³），病程后期有脑脊液蛋白中度升高。数周内共济失调开始好转，但病程可持续 2 个月。随着水痘疫苗接种的推广，本病的发生率有所下降。本病预后较好，多能痊愈，少数患者可能留有长期后遗症，包括语言和行为障碍、共济失调和运动不协调。在婴幼儿中，急性小脑共济失调和急性迷路炎鉴别较困难，后者和中耳感染有关，表现为重度眩晕、呕吐和迷路功能异常，冷热水试验阳性。

共济失调的中毒性病因包括酒精、铊（可能被用于家庭杀虫剂）和抗惊厥药物，特别当苯妥英钠血清药物浓度大于或等于 30μg/mL（120μmol/L）时。

脑肿瘤，包括小脑肿瘤、额叶肿瘤及周围神经神经母细胞瘤等，均可出现共济失调。额叶肿瘤通过破坏额叶与小脑间的联系纤维或引起颅高压而导致共济失调。周围神经神经母细胞瘤可能与其能导致副肿瘤脑病有关，其特征为进行性加重的共济失调、肌阵挛和斜视性眼阵挛（无节律的水平和垂直眼球震颤）。

有些代谢性疾病如棘红细胞 β-脂蛋白缺乏症（Bassen-Kornzweig 病），精氨酸琥珀酸尿症和 Hartnup 病以共济失调为特征。棘红细胞 β-脂蛋白缺乏症幼年发病，表现为脂肪泻和生长发育落后（见第 592 章）。血涂片可见棘红细胞增多，血清中胆固醇和三酰甘油水平下降，并有血清中 β-脂蛋白缺乏。童年后期神经系统受累明显，可出现共济失调、视网膜色素变性、周围神经炎、姿势和振动觉异常、肌无力和智力低下。伴有神经系统症状的患儿血清中检测不到维生素 E。

因遗传因素所致的中枢神经系统（CNS）退行性疾病是儿童共济失调型疾病中重要组成部分，且预后不良。共济失调毛细血管扩张症是最常见的导致儿童共济失调的中枢神经系统退行性疾病之一，为常染色体隐性遗传病。该病以 2 岁左右起病的共济失调为先兆，可逐渐进展，至青春期丧失运动能力（见第 589 章）。致病基因定位于染色体 11q22~q23 的 ATM 基因。ATM 是一种磷脂酰肌醇 -3- 激酶，可以磷酸化蛋白参与 DNA 修复和细胞周期的调控。与斜视和眼球震颤一样，眼球运动性失用症也较为常见，后者表现为眼球不能随意转向物体的方向，而是以头部的移动进行代偿，然后眼球再随之移动。有的共济失调毛细血管扩张症患儿可出现舞蹈病，而非共济失调。在儿童童年中期患儿的球结膜、鼻梁、耳朵和四肢暴露部分的表面可发现明显的毛细血管扩张，皮肤检查显示弹性丧失。免疫功能异常可导致频繁的鼻窦、肺部感染，这些异常包括：50% 以上患儿的血清和分泌型 IgA 降低，IgG2、IgG4 和 IgE 水平下降。与正常人群相比，共济失调毛细血管扩张症的儿童患淋巴网状内皮系统肿瘤（淋巴瘤、白血病和霍奇金病）和脑肿瘤的概率要增加 50~100 倍。其他实验室检查异常包括染色体断裂的发生率增加（特别是 14 号染色体）和 α- 甲胎蛋白水平升高。本病死亡原因为感染或肿瘤扩散。

Friedreich 共济失调属于常染色体隐性遗传病，可累及脊髓小脑束、脊髓后束、锥体束和小脑以及延髓。大多数患者是纯合子突变，因编码线粒体 frataxin 蛋白基因的内含子中有一段 GAA 重复扩增突变所致。突变导致过多的铁沉积在线粒体，引起相关的氧化损伤。共济失调的发病晚于共济失调毛细血管扩张症，但多发生于 10 岁以前。共济失调进展缓慢，相比上肢，下肢受累更重。Romberg 征为阳性，深部腱反射（特别是跟腱）消失以及足跖反射阳性。患儿有典型的突发构音障碍，并且大多数有眼球震颤。虽然患儿可能表情淡漠，但智力不受累，可有手足远端肌力明显减弱。由于脊髓后束变性，振动觉和位置觉常显著缺失，且远端肢体感觉改变。Friedreich 共济失调另一个特点是骨骼发育异常，包括高弓形足（高弓足）和杵状趾及进行性脊柱后凸。电生理实验如视觉、听觉脑干诱发电位和体感诱发电位的结果多为异常。大多数患儿因肥厚性心肌病发展至顽固性充血性心脏衰竭死亡。目前有研究显示抗氧化剂治疗（如辅酶 Q10 和维生素 E）可延缓部分患者病程进展。

几种其他形式的脊髓小脑性共济失调与 Friedreich 共济失调类似。Roussy-Levy 病患儿可出现下肢肌萎缩，与 CMT 患儿出现的肌萎缩形式相似；Ramsay Hunt 综合征常合并有肌阵挛性癫痫。此外，还有 20 多种呈显性遗传的脊髓小脑性共济失调，其

中有些在儿童期起病。它们可能与 CAG（多聚谷氨酰胺）重复和非编码微扩张有关。由钾或钙离子通道功能障碍引起的显性遗传性共济失调主要表现为发作性共济失调及肌无力，乙酰唑胺可能对其有效。在显性遗传性橄榄体脑桥小脑萎缩（OPCA）可表现为发病后 20~30 年内逐渐出现共济失调、脾大麻痹和感觉异常，儿童期起病时可呈急性进展，表现为共济失调、眼球震颤、构音障碍和癫痫发作。

其他退行性共济失调包括佩 - 梅病、神经元蜡样脂褐质沉积症和迟发性 GM2 神经节苷脂（见第 592 章）等。少数进行性小脑性共济失调与维生素 E 缺乏相关。一些常染色体显性遗传的进行性脊髓小脑性共济失调的病因已在分子水平上被证实，例如不稳定的三核苷酸重复扩展可能致病。

参考书目

参考书目请参见光盘。

590.2　舞蹈病、手足徐动症、震颤

Denia Ramirez-Montealegre, Jonathan W. Mink

舞蹈病指快速、混乱的动作，且似乎能从身体某一部分传导至另一部分。患者多表现为不自主运动，可出现伸舌不能超过秒钟（"标枪样舌"）以及握力不均匀，称为"挤奶女工捏力征"。本病在静息或运动时均可发生，患者常常因试图控制不自主运动，变得看似坐立不安。症状多在紧张时加重，睡眠时消失。舞蹈病可分为原发性（例如，以舞蹈为最主要症状，其病因可能是遗传性的）和继发性（表 590-4、590-5），儿科病例绝大多数属于继发性。

Sydenham 舞蹈病是儿童最常见的获得性舞蹈病。10%~20% 的患者有急性风湿热，通常在 A 组 β- 溶血性链球菌感染后数周至数月发病（见第 176.1）。发病高峰年龄为 8~9 岁，女性为主，男女患病比例为 2：1。

病理生理学的研究证实 A 组链球菌通过链球菌和宿主抗原之间的分子模仿机制促进交叉反应或者多反应性抗体的产生。目前认为抗链球菌 A 组细胞壁 N- 乙酰葡糖胺（GlcNAc）抗原表位的抗体是以人类尾壳核的 β- 微管蛋白（细胞内）和神经节苷脂 GM1（细胞外）蛋白为目标。这些抗体还可诱导钙/钙调蛋白 - 依赖性蛋白激酶 II 的活化，并可以增加突触中多巴胺的释放引起 Sydenham 舞蹈病的神经系统表现。

Sydenham 舞蹈病的临床特点是舞蹈症、肌张力低下和情绪不稳。该病多为隐匿性起病，但也可能突然起病。大多数患者有全身性舞蹈症，其中多数患者为不对称性舞蹈症，高达 20% 的患者为偏侧舞蹈症。肌

表 590-4　舞蹈病综合征病因学分类

遗传性舞蹈病

Huntington 病（儿童期很少出现舞蹈病表现）
Huntington 样病 2 型 或其他 Huntington 样病
齿状核红核苍白球丘脑下核萎缩
神经棘红细胞增多症
共济失调毛细血管扩张症
良性遗传性舞蹈病
脊髓小脑性共济失调（2、3 或 17 型）
发作性运动性舞蹈手足徐动

基底神经节结构病变

中风后血管性舞蹈病
占位性病变（如中枢神经系统淋巴瘤，转移性脑肿瘤）
多发性硬化斑块
脑桥外髓鞘破坏

感染后或免疫相关性疾病

Sydenham 舞蹈病
系统性红斑狼疮
妊娠舞蹈病
抗磷脂抗体综合征
感染后或接种后脑炎
副肿瘤性舞蹈病

感染性舞蹈病

HIV 脑病
弓形体病
囊虫病
白喉
细菌性心内膜炎
神经梅毒
猩红热
病毒性脑炎（流行性腮腺炎、麻疹、水痘）

代谢或中毒性脑病

急性间歇性卟啉病
低（高）钠血症
低钙血症
甲状腺功能亢进症
甲状旁腺功能减退症
肝、肾衰竭
一氧化碳中毒
锰中毒
汞中毒
有机磷中毒
药物引起的舞蹈病（表 590-6）

摘自 Cardoso F, Seppi K, Mair KJ, et al. Seminar on choreas. Lancet, 2006, 5: 589-602

张力低下表现为"旋前征"（当手举过头时手臂和手掌向外翻）和"舞蹈病样手"（屈腕伸指、汤匙样手）。当并发严重的舞蹈症和肌张力低下时，患儿可能无法进食、穿衣和行走。言语功能常常受累，有时说话令人无法理解。该病典型表现为无法控制的哭叫和极端的情绪交替出现，其可能是运动障碍的前驱表现。

Sydenham 舞蹈病是一种临床诊断，然而，急性期和恢复期双份血清抗链球菌溶血素 O 滴度的可能有助于确定急性链球菌感染。然而阴性结果并不能排除诊断。所有考虑 Sydenham 舞蹈病的患者应评估有无心肌炎，并开始长期抗生素预防性治疗（例如苄星青霉素 1 200 000U 肌肉注射，每 2~3 周 1 次），一减少风湿性心脏瓣膜病的风险。患儿出现舞蹈病时，可选择包括丙戊酸钠、卡马西平和（或）多巴胺受体拮抗剂等药物治疗。虽然吩噻嗪、氟哌啶醇和匹莫齐特也有效，但是它们的副作用限制了其在 Sydenham 舞蹈病中的使用。既往关于泼尼松、静注人免疫球蛋白及其他免疫调节剂是否对 Sydenham 舞蹈病有效存在争议，因此它们未被推荐为常规使用。近日，一项针对 37 名 Sydenham 舞蹈病儿童为期 4 周的随机、双盲研究发现使用大剂量强的松 [2mg/（kg·d），最多 60mg] 组患儿症状缓解的时间较安慰剂组明显缩短（泼尼松组 54.3d 与对照组 119.9d）。

通常，Sydenham 舞蹈病患者症状可在 6~9 个月后自行缓解，但也可以持续长达 2 年，甚至在极少数的情况下持续终身。最初数年复发较常见，复发率为 37.9%。其远期复发罕见，但链球菌感染、妊娠（舞蹈病剧烈呕吐）或使用口服避孕药均可诱发。

系统性红斑狼疮（SLE）是儿童中导致舞蹈症的另一个常见原因，仅次于 Sydenham 舞蹈病。某些情况下，舞蹈病可能是 SLE 的初发症状。近期，一项大型的关于儿童狼疮队列的回顾性研究调查了抗磷脂抗体和狼疮患儿神经精神症状的关系。尽管 137 例病患中只有 2 例舞蹈病，但结果显示狼疮抗体持续阳性和舞蹈病之间的关系有统计学意义（$P=0.02$）。因此，任何不明原因的儿童舞蹈病都要注意筛查是否存在抗磷脂抗体。

其他舞蹈病的原因包括代谢性疾病（甲状腺功能亢进、甲状旁腺功能减退症）、感染（莱姆病）、免疫性疾病（系统-性红斑狼疮）、血管疾病（中风、烟雾病）、遗传性变性病（Wilson 病）及药源性疾病（表 590-6）。虽然成人亨廷顿病舞蹈病主要表现为舞蹈病，但本病在儿童期往往表现为强直和运动迟缓（Westphal 变体型）或肌张力障碍，而非舞蹈病。

手足徐动症的特点是身体相同部位（通常是四肢远端、面部、颈部或躯干）反复出现缓慢的、持续的扭动动作，与舞蹈病类似，可发生于休息时，通常自主运动时加重。因为手足徐动症往往与其他运动障碍共同出现，例如舞蹈症（舞蹈手足徐动症）和肌张力障碍，所以常常难以将其作为一种独立的疾病。舞蹈手足徐动症与脑瘫、核黄疸及其他形式的基底神经节

表 590-5　遗传性舞蹈病

	遗传方式	基因定位	蛋白产物	起病年龄（岁）	临床特点
HDL2*	AD†	JPH3, 16q	Junctophilin-3	20~40	Huntington 病表型，有时出现棘红细胞增多症；几乎全为非洲人种
SCA17	AD†	TBP, 6q	TBP	10~30	小脑共济失调、舞蹈病、肌张力障碍、反射亢进、认知能力下降
DRPLA	AD†	DRPLA, 12p	Atrophin-1	大约 20	临床表型多变，包括舞蹈病、共济失调、癫痫发作、精神障碍、痴呆；在日本比在欧洲或美国更常见
SCA3/MJD	AD†	MJD, 14q	Ataxin-3	35~40	小脑性共济失调表型各种变异、突眼、舞蹈病、肌张力障碍、帕金森病样震颤、神经病变、锥体束征
SCA2	AD†	Ataxin-2, 12q	Ataxin-2	30~35	小脑性共济失调、舞蹈病、眼球运动速度变慢、反射减弱
舞蹈病-棘红细胞增多症	AR	VPS13A（以前 CHAC), 9q	Chorein	20~50	颜面部自残、肌张力障碍、神经病变、肌病、癫痫发作、棘红细胞增多症
McLeod 综合征	X 连锁隐性	XK, Xp	XK-蛋白	40~70	肌张力障碍、神经病变、肌病、心肌病、癫痫、棘红细胞增多症、肌酸激酶升高、Kell 抗原弱表达
脑铁积累和神经退行性疾病	AD	FTL, 19q	FTL	20~55	舞蹈症、肌张力障碍、帕金森病样改变；血清铁蛋白降低；MRI 可见囊肿和苍白球和壳核长 T2 信号
AT 和 ATLD	AR	ATM, 11q (AT) MRE11, 11q (ATLD)	ATM (AT) MRE11 (ATLD)	儿童	共济失调、神经病变、眼球运动障碍，其他锥体外系症状包括舞蹈症、肌张力障碍和肌阵挛。在 AT：眼皮肤毛细血管扩张；易患恶性肿瘤的 IgA 和 IgG 缺乏症，血清 α-甲胎蛋白和 CEA 升高
AOA 1 和 2	AR	APTX, 9p (AOA 1) SETX, 9q (AOA 2)	Aprataxin (AOA 1) Senataxin (AOA 2)	儿童或青春期（晚发 AOA 2)	共济失调、神经病变、眼球运动障碍，其他锥体外系症状包括舞蹈病和肌张力障碍；共济失调与眼球运动障碍 1 型：低蛋白血症和高胆固醇血症；共济失调与眼球运动障碍 2 型：血清 α-甲胎蛋白升高
泛酸激酶相关神经退行性疾病（既往为 Hallervorden-Spatz 病	AR	PANK2, 20p	泛酸激酶 2	儿童也可见于成人	舞蹈症、肌张力障碍、帕金森病样表现、锥体束征；MRI 示苍白球和黑质短 T2 信号，"虎眼"征（低信号区域内的高信号）；有时有棘红细胞增多症，异常样淋巴细胞
Lesch-Nyhan 综合征	X-联锁隐性	HPRT, Xq	次黄嘌呤-鸟嘌呤磷酸核糖基转移酶	儿童期	舞蹈症、肌张力障碍、肌张力低下、自残手指和嘴唇、智力低下；身材矮小、肾结石、高尿酸血症
Wilson 病	AR	ATP7B, 13q	铜转运 P 型 ATP 酶	<40	帕金森病样表现、肌张力障碍、震颤、偶见舞蹈病，行为和认知的改变，角膜 KF 环，肝脏疾病
PKC 综合征和 ICCA 综合征	AD	Unknown, 16p	未知	<1~40	发作性运动障碍，使用小剂量卡马西平后出现短暂的反复发作的不自主运动为特征（PKC)；与婴儿惊厥相关的反复发作的短暂不自主运动（ICCA)
良性遗传性舞蹈病	AD	TITF-1, 14q; other	甲状腺转录因子 1	儿童	舞蹈病，轻度共济失调；遗传异质性

AD: 常染色体显性遗传；AOA: 共济失调与眼球运动障碍（类型 1 或 2)；AR: 常染色体隐性遗传；AT: 共济失调毛细血管扩张症；ATLD: 共济失调毛细血管扩张症样疾病；DRPLA: 齿状核红核苍白球路易体萎缩；ICCA: 小儿惊厥及发作性舞蹈手足徐动症；MJD: Machado-Joseph 病；PKC: 发作性运动诱发舞蹈手足徐动；SCA: 脊髓小脑性共济失调（2、3、或 17 型）

* HDL1，HDL3 和 HDL4 非常罕见（仅 1 个家系），因此不包括在表中

† 基于扩展的 CAG 重复序列疾病（如 HDL2 基于 CAG/ CTG 重复；SCA17 基于 CAG/ CAA 重复），其起病年龄和重复片段大小呈负相关

摘自 Cardoso F, Seppi K, Mair KJ, et al. Seminar on choreas. Lancet Neurol, 2006, 5: 589-602

表 590-6　引起舞蹈病的药物

多巴胺受体阻断剂

吩噻嗪
丁酰苯类
苯甲酰胺类

抗帕金森病药物

左旋多巴
多巴胺受体激动剂
抗胆碱药

抗癫痫药

苯妥英钠
卡马西平
丙戊酸

中枢兴奋剂

苯丙胺类
匹莫林
可卡因

钙通道阻滞剂

桂利嗪
氟桂利嗪
维拉帕米

其他

锂
巴氯芬
地高辛
三环类抗抑郁药
环孢素
类固醇/口服避孕药
茶碱

摘自 Cardoso F, Seppi K, Mair KJ, et al. Seminar on choreas. Lancet, 2006, 5: 589~602

损伤相关，常伴有僵直，即被动运动时，无论运动速度如何，患者各个方向的屈肌和伸肌肌张力均增高，且增高的肌张力始终保持一致。这和上运动神经元损害导致速度依赖性肌张力增高的痉挛（"折刀样强直"）不同。与舞蹈症一样，手足徐动症或舞蹈手足徐动症也可以和缺氧缺血性脑损伤和使用多巴胺抑制剂有关。

震颤是一种围绕某中心点或平面的节律性、交替性摆动动作，由肌肉重复收缩与松弛造成，可累及影响四肢、头部、躯干或语音。其可按频率[速度慢（4HZ）、中（4~7HZ）、快（>7HZ）]和出现的背景进行分类。静止性震颤在安静且肌肉松弛的情况下表现最为明显，反之姿势性震颤在身体的受累部分主动保持某种姿势时表现最为明显。动作性震颤在自主活动时出现，并且可以细分为简单震颤（在肢体运动时出现）和意向性震颤（患者的肢体接近目标时出现），后者是小脑疾病的特点。

特发性震颤（ET）是成人中最常见的运动障碍，其中50%的患者在儿童期起病。因此，儿童特发性震颤患病率远远高于目前文献的报道。本病是常染色体显性遗传病，表型多样，但患者在60岁时可出现完全外显表现。虽然ET的遗传学机制尚未完全清楚，但目前认为至少有3个不同的基因位点与本病相关，它们分别是染色体3q13的 *EMT1* 基因、染色体2p22~25的 *EMT2* 基因和染色体6p23的基因。基于功能成像研究，目前认为该病是由于小脑回路缺陷所致。

特发性震颤以慢性进展型的双侧4~9Hz姿势性震颤为特征，主要累及上肢，并且已排除其他已知引起震颤的病因。尽管本病的震颤常见轻度的不对称性，然而仅单侧受累极为罕见。例如将水从一个杯子倒入另一个杯子等动作可加重本病。部分成人患者有酒精反应的病史。许多幼儿患者因父母、老师或医生发现其震颤而被关注，但患儿并未出现机体损害。在这种情况下，大部分ET患儿无须药物干预。如果患儿有书写或自主进食困难，可予以进行职业治疗评估和（或）使用辅助设备，如手腕负重或受力的银器。青少年的特发性震颤患儿损伤更多，然而其是否受自然病程或受主观因素影响暂不明确。该类患儿的治疗所用药物和成人相同，为普萘洛尔和扑米酮。普萘洛尔是一线治疗药物，剂量从30mg/d开始，逐渐加量至60~80mg/d，本药不能用于存在气道高反应性的患儿。扑米酮剂量可从12.5~25mg/d开始，睡前使用1次，逐渐加量至每天2次，大多数患者有效剂量为50~200mg/d。其他的治疗药物包括索他洛尔、阿替洛尔、加巴喷丁、托吡酯和阿普唑仑。虽然A型肉毒毒素会导致暂时性肢体无力，但是他对治疗肢体震颤有效，且肌无力程度和药物剂量有关。成人特发性震颤患者可进行手术治疗，包括深部丘脑电刺激术或单侧丘脑切除术。

虽然儿童最常见的是特发性震颤，但仍有许多其他引起继发性震颤的原因（表590-7）。Holmes震颤，以前被称为中脑或红核震颤，特点是频率缓慢、振幅高，休息及意向性运动时均可出现。其常继发于脑干、小脑或丘脑部位的病变。心理性震颤表现多样，突发突止，非进展性病程，有选择的但并不和特定动作相关联。某些情况下，震颤甚至可能是其他运动障碍的表现形式，例如特定位置或特定动作的震颤（书写性震颤）、肌张力障碍性震颤、肌阵挛震颤。

当评估患儿是否存在震颤时，排除常见的代谢紊乱非常重要，如电解质异常及甲状腺疾病。要评估其咖啡因摄入量以及了解其是否使用了可能引起震颤的药物。同时，应注意排除Wilson病，该病具有特征性的"扑翼"震颤。本病药物治疗有效。

表 590-7　儿童期震颤原因

良性

增强的生理性震颤
战栗
神经过敏
点头状痉挛

静止性伤害或结构改变

小脑畸形
中风（特别是在中脑或小脑）
多发性硬化

遗传性或退行性疾病

家族性特发性震颤
脆性 X 前突变疾病
Wilson 病
Huntington 病
少年帕金森（震颤罕见）
　Pallidonigral 变性

代谢性疾病

甲状腺功能亢进症
高肾上腺素能状态（包括嗜铬细胞瘤和神经母细胞瘤）
低镁血症
低钙血症
低血糖
肝性脑病
维生素 B_{12} 缺乏症
先天性代谢缺陷
线粒体病

药物或中毒

丙戊酸、苯妥英、卡马西平、拉莫三嗪、加巴喷丁、锂、三环抗抑郁药、兴奋剂（可卡因、苯丙胺、咖啡因、甲状腺素、支气管扩张剂）、精神安定药、环孢素、甲苯、汞、铊、胺碘酮、尼古丁、铅、锰、砷、氰化物、萘、乙醇、林丹、五羟色胺再摄取抑制剂

周围神经病变

心因性疾病

参考书目

参考书目请参见光盘。

590.3　肌张力障碍

Denia Ramirez-Montealegre, Jonathan W. Mink

肌张力障碍也属于运动障碍疾病，特点是持续的肌肉收缩，常可引起扭曲、重复运动或姿势异常。肌张力障碍的主要病因包括原发性全身性肌张力障碍、药物、代谢紊乱和围生期窒息。在本节中，我们将按引起肌张力障碍的不同病因分别进行论述。

■ 遗传性原发性肌张力障碍

原发性全身性肌张力障碍，也被称为原发性扭转性肌张力障碍或肌张力障碍畸形，是一组多见于儿童期发病的遗传性疾病。德系犹太人中常见的原发性全身性肌张力障碍是由编码腺苷三磷酸（ATP）结合蛋白 Torsin A 的 *DYT1* 基因显性突变造成的。*DYT1* 基因突变引起的肌张力障碍早期表现为间歇性单侧下肢特定姿势，特别是处于伸展和旋转位，最终可累及四肢和身体中轴线的肌肉。本病可累及颅内，但较非 *DYT1* 基因突变引起的肌张力障碍少见。本病临床表型表现广泛，即使同一家族患者临床表现可各不一样。因此，即使没有肌张力障碍的家族史，仍应考虑该疾病。

目前已发现扭转性肌张力障碍的基因突变位点超过 12 个（DYT1-DYT20）。其中的多巴反应性肌张力障碍（DRD，DYT5a），又称 Segawa 综合征，为常染色体显性遗传。*DRD* 基因编码 GTP 环水解酶 1（四氢生物喋呤合成中的限速酶），该酶是神经递质多巴胺和血清素合成的辅基。因此，*DRD* 基因突变导致多巴胺缺乏。这种疾病有昼夜波动的特点；症状可在白日恶化，夜间入睡后好转（表 590-8）。早发型患者可因下肢肌张力障碍往往出现缓慢或异常的步态，需要与不随意运动型脑瘫相鉴别。值得注意的是，如果以前被诊断为脑瘫的患儿，出现了进行性加重的昼夜波动性肌张力障碍，或已获得的运动技能消失时，应重新考虑诊断是否为多巴反应性肌张力障碍。小剂量左旋多巴即可明显改善该类患儿肌张力障碍。只要尚未出现挛缩，即使多巴反应性肌张力障碍患儿发病后数年才确诊，使用左旋多巴也可获得较好疗效。

肌阵挛性肌张力障碍（DYT11）是由 ε-肌聚糖（*SCGE*）基因突变引起，以引起上肢 [包括头部和（或）颈部] 的肌张力障碍及肌阵挛为特点。虽然肌阵挛和肌张力障碍常同时发生，但也可单独出现。当重复运动时，肌阵挛可表现为震颤样，称为肌张力障碍性震颤。如果有家族史的成人患者摄入酒精后可改善症状，则提示该病可能性大。

遗传性肌张力障碍临床表型多样，同一家族的不同患者可出现不同的临床表现、肌张力障碍的分布及严重程度。虽然原发性肌张力障碍患者最主要的临床特征是运动障碍，但其出现抑郁症的风险较正常人明显升高。肌阵挛-肌张力障碍综合征可出现焦虑症、强迫症和抑郁症等表现，因此不能忽视对该类患者精神病学共患病的筛查。

■ 药物性肌张力障碍

无论是在成人或儿童，许多药物能引起不自主运动或导致药物诱导性运动障碍（DIMD）。多巴胺阻断

剂包括抗精神病药（如氟哌啶醇）、止吐剂（如甲氧氯普胺、丙氯拉嗪）及非典型抗精神病药（如利培酮），均可引起急性肌张力障碍或延迟（迟发性）DIMD。急性肌张力障碍反应在使用药物的第1天内发生，通常累及面部和颈部，表现为斜颈、颈后倾、动眼危象或伸舌，还可出现喉痉挛和气道痉挛而危及生命。因此，需要警惕以便及时发现和处理。静脉注射苯海拉明，每次1~2mg/kg，可迅速缓解药品所致的肌张力障碍。高浓度的多巴胺受体阻滞剂使用史、年龄小和既往有张力障碍发作史均是急性肌张力障碍反应的高危因素。有报道西替利嗪也可导致急性肌张力障碍反应。

抗精神病药物恶性症候群（NMS）表现为严重的强直伴高热、自主神经症状（心动过速）出汗、谵妄和肌张力障碍，常发生于使用抗精神病药物或增加药量的几天后，以及多巴胺能药物的减量阶段。相比于数天内起病的急性肌张力障碍，本病在使用药物最初1个月内或增加剂量时均可出现。

迟发性不自主运动、迟发性运动障碍可在使用慢性神经安定药过程中出现，但一般至少在用药3个月后发生。特征表现为面部，特别是口、唇和（或）下颌等出现咀嚼和吐舌样动作。随着用药剂量和治疗时间的持续增加，本病发生的可能性增大，儿童迟发性运动障碍发生率明显低于成人。有数据表明，患孤独症谱系疾病的儿童发生迟发性运动障碍的风险较正常人明显升高。与急性肌张力障碍反应和抗精神病药物恶性症候群不同的是，停用致病药物并不能改善临床症状。但使用多巴胺耗竭剂如利舍平或丁苯那嗪可改善这些患者症状。

治疗剂量的苯妥英钠或卡马西平很少引起癫痫患儿出现进行性肌张力障碍，即使有潜在大脑结构异常的患儿也极少出现。

对于新发的肌张力障碍患者的评估，须仔细询问其既往服药病史及评估其可能潜在的诱发药物。

脑 瘫

脑瘫（CP）患儿中，10%~15%有运动障碍，主要表现为不自主运动，例如肌张力障碍或舞蹈病，痉挛相对较少。有围生期窒息史的足月儿多有运动障碍型脑瘫表现，早产儿多出现痉挛型脑瘫表现。通常这些症状体征在婴儿期即可出现，延迟数年出现肌张力障碍表现的患儿少见。与其他儿童期发病的典型肌张力障碍不同，迟发性肌张力障碍患者早期表现为累及颈部甚至上肢的肌张力障碍或出现偏身肌张力障碍（累及单侧肢体）。对肌张力障碍患儿进行初次评估时，回顾出生史非常重要，包括轻微运动障碍出现的时间，即便青春期发病的患儿也是如此。产伤、核黄疸、脑卒中、脑炎和脑外伤都是导致迟发性肌张力障碍的潜在原因。

代谢紊乱

单胺类神经递质的代谢紊乱表现为婴儿期和幼儿期出现的肌张力障碍、肌张力低下，眼动危象和（或）自主神经症状，其中DRD最常见。这组罕见疾病谱中较常见的包括DRD、酪氨酸羟化酶缺乏以及芳香族氨基酸脱羧酶缺乏。在此，我们不对它们进行详细讨论，有兴趣的话可以阅读参考书目中引述的综述。

Wilson病是常染色体隐性遗传的铜代谢障碍疾病，特征是肝硬化和以基底节为主的脑部变性疾病（见第349.2）。目前已发现Wilson病基因（WND）有多种突变，呈遗传异质性。Wilson病的神经系统表现很少出现在10岁之前，其早期表现为进行性肌张力障碍，逐渐发展为四肢震颤，开始为单侧肢体震颤，但最终变得粗大、全身性和致残。Wilson病的其他神经系统症状、体征与基底神经节病变有关，例如震颤性麻痹、构音障碍、言语障碍和舞蹈手足徐动。共济失调和锥体束征相对少见。MRI或CT显示，晚期病例中，大脑、小脑和（或）脑干萎缩引起脑室扩大，伴有基底节、丘脑和（或）脑干信号强度改变。

泛酸激酶相关神经退行性疾病（PKAN，Hallervorden-Spatz病）是一种罕见的常染色体隐性遗传神经退行性疾病。大部分患者有泛酸激酶2（PANK2）基因突变，该基因定位于神经元的线粒体中。本病常在6岁前发病，以进行性加重的肌张力障碍、肌强直和舞蹈手足徐动为特征。至青春期，痉挛、椎体束征阳性、构音障碍和智力衰退等症状明显，通常成年期早期即死亡。MRI显示苍白球病变，包括T2加权相上为低信号（由于铁沉积），前内侧区为高信号（组织坏死和水肿）或"虎眼征"。神经病理检查显示苍白球和黑质含铁色素沉积过多。虽然婴幼儿神经轴突营养不良，神经铁蛋白变性病和遗传性铜蓝蛋白缺乏症等疾病没有PANK2基因突变，但脑内铁也沉积过多，现已被归为同一类疾病，即脑内铁沉积引起的神经退行性病变（NBIA）。上述疾病中，铁在脑内沉积部位有所不同，从而可通过头部MRI对它们进行鉴别。

虽然肌张力障碍可能是代谢性或神经退行性疾病最早的孤立表现，但上述疾病更常见的表现为全身性受累（例如器官肿大、身材矮小、听力下降、视力障碍及癫痫）、严重疾病发作、倒退和认知损害。表590-8中总结了这些疾病的特异性表现。

表 590-8　儿童原发性和继发性肌张力障碍

诊断	临床特点	诊断	临床特点
Aicardi-Goutieres 综合征	脑病，发育倒退 获得性小脑畸形 无菌性发热 指（趾）和耳冻疮样皮损 癫痫 CT: 基底节钙化	Leigh 综合征	动作迟缓，无力，肌张力低下 共济失调，震颤 乳酸升高 MRI：双侧对称的基底节或丘脑高信号病灶
儿童交替性偏瘫	发作性偏瘫或四肢瘫 异常的眼球运动 自主神经症状 癫痫 逐渐发展至全身 特定环境诱因	Lesch-Nyhan 综合征（X- 连锁）	男性 自残行为 肌张力低下 口下颌肌张力障碍，吸气性喘鸣 眼球运动障碍 认知障碍 尿酸升高
芳香族氨基酸脱羧酶缺乏症 (AADC)	发育迟缓 动眼危象 自主神经功能紊乱 肌张力低下	肌阵挛性肌张力障碍	肌阵挛 头部、上肢受累
ARX 基因突变 (X- 连锁)	男性 认知障碍 婴儿痉挛，癫痫 脑畸形	尼曼匹克 C 型	肝脾大 肌张力低下 核上性凝视麻痹 共济失调，构音障碍 癫痫 精神症状
婴儿良性阵发性斜颈	发作性 仅颈部肌张力障碍 偏头痛的家族史	神经棘红细胞增多症	口、下颌舌侧肌张力障碍
复杂区域疼痛综合征	下肢受累 疼痛明显	脑铁沉积与神经退行性变	认知障碍 视网膜色素变性，视神经萎缩
多巴反应性肌张力障碍 (DRD) 药物引起的肌张力障碍	肌张力障碍昼夜变化	急性起病肌张力障碍帕金森 (DYT12)	急性起病 分布：脸 > 手臂 > 腿 延髓受累体征明显
肌张力障碍，耳聋视神经病变综合征	在儿童早期感音神经性听力损失 精神病 青春期视神经萎缩	Rett 综合征	女性 经过一段时间正常生长发育后出现倒退 刻板的手部动作 后天性畸形 癫痫
DYT1 肌张力障碍	起病时下肢受累，随后全身泛化		
戊二酸尿症 1 型	巨头畸形 脑病危象 MRI 检查：纹状体坏死	脊髓小脑性共济失调 17 型 (SCA17)	共济失调 痴呆，精神症状 帕金森病样表现
GM1 神经节苷脂沉积症 3 型	身材矮小，骨骼发育不良 颜面部肌张力障碍 语音或吞咽干扰 帕金森病样震颤 MRI 检查：壳核高信号	抽动 - 秽语综合征	刻板动作 前驱性的强烈需求，其动作可自我控制
Huntington 病 (HD)	帕金森病样震颤 癫痫 HD 家族史	酪氨酸羟化酶缺乏症	婴儿脑病，肌张力低下 动眼危象，上睑下垂 自主神经症状 和 DRD 相比，昼夜波动小
核黄疸	婴儿期黄疸 听力损害 上视麻痹 牙釉质发育不良 MRI：苍白球高信号病灶		

■ 其他疾病

虽然复杂区域疼痛综合征（CPRS）相对少见，但运动障碍包括肌张力障碍可能是该病的表现。当受伤1年内出现主要累及下肢的不自主运动，自发的疼痛与有害刺激不成比例，有皮肤血流变化时，需考虑本病。虽然持续的肌张力障碍可引起疼痛或不适，但在那些以疼痛为主要表现且受累肢体近期有创伤史的肌张力障碍患儿需考虑 CPRS 的可能。

还有一些儿童特有的疾病值得注意。婴儿良性阵发性斜颈，以生后1个月内反复出现颈部肌张力障碍为特征。斜颈可交替发生于左、右两侧，睡眠时也可持续。本病其他的症状和体征包括易怒、面色苍白、呕吐、眩晕、共济失调、偶尔出现四肢肌张力障碍。家族中有偏头痛和（或）晕车的一级亲属时，对诊断有提示意义。尽管有时发作频率较高，但婴儿良性阵发性斜颈的影像学检查无异常，而且斜颈多于3岁时开始逐渐缓解。

儿童交替性偏瘫（AHC）的特征是偏瘫发作可发生在身体的任意一侧。然而，患者也可出现肌张力障碍发作，每次持续数分钟到数天不等。本病发病平均年龄为6月龄。起病初期（甚至早在生后1周），大部分患者（93%）出现阵发性眼球运动异常。AHC 被认为是偏头痛的变异型，可因温度波动、某些食物或水的暴露而触发。随着时间的推移，可出现癫痫和认知障碍，且不自主运动可从发作性变为持续性。婴幼儿期发病和病初症状为阵发性，对诊断该病有重要的提示意义。

最后，尽管本病为排除性诊断，但当年长儿童出现反常运动或选择性障碍时须考虑儿童心理性肌张力障碍。目前器质性和心理性因素引起的运动障碍的临床表现有相当大的重叠，给诊断增加了难度。例如，器质性和心理性因素引起的运动障碍均可能在紧张时加重，放松或睡眠时消散。应注意回顾这类患者最近的压力性事件、精神症状以及是否接触了具有类似症状的人。运动障碍表现多变、运动或感觉检查不一致或暗示治疗有效均提示心理性运动障碍。早期发现这种疾病可能会减少因不必要的诊疗操作所导致的损害。

■ 治 疗

抗胆碱药苯海索（安坦）可能对全身性肌张力障碍（包括吞咽肌受累）患儿有效，可通过数月的缓慢加量减少该药副作用（例如尿潴留、精神错乱或视力模糊）出现的概率。其他药物包括左旋多巴和地西泮。肉毒杆菌毒素注射可有效控制节段性肌张力障碍（如斜颈）。通过植入固定输液泵进行巴氯芬鞘内注射可能对某些患者有效。脑深部电刺激（DBS）苍白球是治疗重度原发性肌张力障碍患儿的最佳方案。最近研究显示，对继发性肌张力障碍（如脑瘫）患儿使用DBS术也可能有较好的临床疗效。

对药物诱导的肌张力障碍，通常去除可疑药物和注射苯海拉明后可获得缓解。抗精神病药物恶性症候群患者可使用丹曲林治疗。

参考书目

参考书目请参见光盘。

（张晓磊 译，陆国平 审）

第 591 章
脑 病
Michael V. Johnston

脑病是一类广泛的脑功能障碍，可表现为急性或慢性、进行性或静止性。儿童脑病的病因包括感染、中毒（如一氧化碳、药物、铅）、代谢、遗传和缺血因素。缺氧缺血性脑病在第93.5中讨论。

591.1 脑性瘫痪
Michael V. Johnston

见第33章和91.2。

脑性瘫痪（CP）是由于发育中胎儿及婴幼儿脑的非进行性损害引起的一组持久的运动和姿势障碍导致活动受限。CP 的运动障碍常常伴有感觉、知觉、认知、交流和行为的损害，也可伴有癫痫以及继发性肌肉骨骼系统的问题。CP 是一组具有共同临床表现的神经系统疾病，其病因广泛，包括发育、遗传、代谢、缺血、感染和其他获得性因素。CP过去被认为是静止性脑病，但是 CP 的一些神经学特征可能随年龄增加发生变化或进展，如运动障碍和骨科并发症包括脊柱侧凸和髋关节脱位。许多儿童和成人 CP 患者具有良好的教育和职业水平，不伴有认知障碍。

■ 流行病学和病因

CP 是最常见的儿童期起病的慢性运动障碍疾病，治疗费用昂贵。疾病控制与预防中心的最新数据显示，CP 的发病率为 3.6/1000，男女比例为 1.4：1。一项对大约 45 000 儿童从宫内到 7 岁进行定期随访的围生期协作项目（CPP）发现大部分 CP 患儿的分娩方式为顺产。其中，80% 的病例为产前因素导致的脑发育异常。有相当数量的 CP 患儿存在中枢神经系统以外的先天畸形。仅有不到 10% 的 CP 患儿有出生窒息。孕期母体感染（绒毛膜羊膜炎、胎盘胎膜和脐带炎症、羊水污染、母体脓毒血症、分娩时体温 >38℃、尿路感染），可显著增加正常出生体重新生儿患 CP 的风险。有报道显示 CP 患儿足跟血中的炎症因子浓度较高。遗传因素与炎症反应具有相关性，最近发现 IL-6 基因的功能多态性和 CP 发病率呈正相关。

体重 <1000g 的早产儿发生为 CP 的比例大约为 15/100，其生存率的提高使得 CP 患病率有所上升。然而，过去 10 年间 20~27 周出生的早产儿在纠正胎龄 2 岁时的 CP 发病率是下降的。这类早产儿发生 CP 的主要病变是颅内出血和脑室周围白质软化症（PVL）。尽管颅内出血的发生率明显下降，但是 PVL 仍是主要问题。PVL 反映了早产儿不成熟的少突胶质细胞对缺血或感染炎症损伤导致的氧化应激具有更高的易感性。早产儿在纠正胎龄 40 周时的头颅 MRI 如有白质异常（脑室周围白质容量减少、囊性变、脑室扩张、胼胝体变薄），预示之后可能发生 CP。

2006 年，欧洲对 400 多例 CP 患儿的围生期因素、临床表现和头颅 MRI 结果进行了回顾性队列研究。与 CPP 研究结果一致，超过半数的 CP 患儿是足月儿，只有不到 20% 的患儿临床或脑成像提示可能存在产时因素如缺氧。在世界不发达地区，分娩期因素对 CP 的影响相对更大。同样，与早期数据一致，产前感染与 CP 密切相关；39.5%CP 患儿的母亲存在孕期感染，19%CP 患儿的母亲有尿路感染的证据，11.5%CP 患儿的母亲曾使用抗生素。多胎妊娠的 CP 发生率更高。在欧洲的 CP 研究中，12% 的病例源自多胎妊娠，而在该研究中多胎妊娠发生率仅为 1.5%。其他的研究也证实了多胎妊娠与 CP 的相关性，双胎发生 CP 的概率是单胎的 5~8 倍，三胎发生 CP 的概率是单胎的是 20~47 倍。如果双胎之一宫内死亡，存活者 CP 的发生率是双胎均存活的 8 倍，是单胎的 60 倍。可能是因为不孕治疗常导致多胎妊娠，所以不孕治疗与 CP 发生率也呈正相关关系。研究显示相比单胎妊娠 3.4% 的 CP 发生率，在多胎儿童中 24% 患儿的母亲曾接受不孕治疗。CP 在男孩中较常见且症状严重，在极低体重儿中尤其突出。宫内生长迟缓且体重低于 3 个百分位的男婴发生 CP 的概率是正常发育男婴的 16 倍，体重大于第 97 百分位的婴儿发生 CP 的概率为正常体重婴儿的 4 倍。

■ 临床表现

根据神经病学、神经病理学和病因学，CP 通常分为数种不同的运动综合征（表 591-1）。生理学分类区别主要的运动障碍，而局部解剖学涉及受累的肢

表 591-1　脑瘫的分类和主要原因

运动综合征（占 CP 百分比）	神经病理学 /MRI	主要原因
痉挛型双瘫（35%）	脑室周围白质软化	早产
	脑室旁白质囊肿或疤痕	缺血
	脑室扩大	
	侧脑室后角圆钝	感染
		内分泌或代谢性（如甲状腺）
痉挛型四肢瘫（20%）	脑室周围白质软化	缺血，感染
	多囊脑软化	内分泌或代谢性
	皮质畸形	遗传性或发育性
偏瘫（25%）	宫内或新生儿期卒中	血栓形成倾向疾病
	局灶性梗死或皮层、皮层下损伤	感染
	皮质畸形	遗传性或发育性
		脑室周围出血性梗死
锥体外系型（手足徐动，运动障碍）（15%）	窒息：壳和丘脑对称性损害	窒息
	核黄疸：苍白球、海马损害	核黄疸
	线粒体：苍白球、尾状核、壳核和脑干损害	线粒体
	无损伤：多巴反应性肌张力障碍	遗传性或代谢性

体。CP 患儿最主要的临床症状是运动障碍，通常可伴随一系列发育障碍，包括智力低下、癫痫，视、听、语言、认知和行为异常等。

痉挛型偏瘫的婴儿，表现为患侧肢体随意运动减少且很早出现用手偏好。上肢通常较下肢更易受累，而且在 1 岁时用手不灵活明显。独立行走通常延迟至 18~24 个月，并出现环形步态。肢体生长发育主要受对侧顶叶区域影响，当对侧顶叶受损时，通过肢体检查可以发现发育落后，尤其是手和大拇指。痉挛是指肌张力增加导致被动拮抗肌拉伸，尤以抗重力肌肉最明显。受累肢体出现痉挛，尤其是踝关节，可引起足的马蹄内翻足。患儿因抗重力的腓肠肌肌张力增高，通常呈足尖行走。当患儿奔跑时，受累的上肢呈现弯曲的姿势；踝阵挛、Babinski 征阳性、深反射亢进，手足背屈明显减弱等表现明显。约 1/3 痉挛型偏瘫的患儿在 1~2 岁时出现癫痫发作；约 25% 的患儿存在认知障碍，包括智力低下。虽然头颅 CT 有助于发现先天感染导致的钙化，但对大部分 CP 的病灶头颅 MRI 较 CT 更加敏感。欧洲 CP 研究中显示，34% 偏瘫的患儿可能在宫内时已经存在白质损伤；27% 患儿有卒中后的局灶性病变。其他偏瘫的 CP 患儿可由多种原因造成畸形，包括感染（如巨细胞病毒）、无脑回畸形、多小脑回、脑裂畸形或皮质发育不良。继发于宫内或围生期血栓栓塞的局灶性脑梗死（卒中）与血栓形成倾向性疾病相关，如存在抗心磷脂抗体表达，这是导致偏瘫型 CP 的重要原因（见第 594 章）。如果具有家族性血栓症和家族遗传性凝血障碍史（如 Leiden V 因子突变），则对母亲进行详细的评估对将来怀孕和其他家族成员生育可提供有价值的信息。

痉挛型双瘫是双侧下肢受累较双侧上肢严重的双侧瘫痪。胎龄 20~34 周时不成熟的少突胶质细胞处于易损期，痉挛型双瘫的发病与这一时期不成熟的白质受损密切相关。约 15% 的痉挛型双瘫的患儿是存在宫内损伤的足月儿。通常当婴儿开始爬行时，才能首次观察到痉挛型双瘫的临床症状。患儿前臂能正常交互爬行，但双腿拖在后面，酷似船舵（匍匐前进），而不是四肢的正常爬行。如果痉挛严重，双腿过度内收，使用尿布都有困难。如果椎旁肌受累，患儿则无法坐立。体格检查发现下肢痉挛时，反射活跃、踝阵挛、Babinski 征阳性。当患儿腋下悬空时，双下肢呈剪刀姿势。行走明显迟缓，足呈马蹄内翻，并以足尖行走。下肢失用性萎缩及生长受阻是严重痉挛型双瘫的特点，与正常发育的躯干上部形成对比。患儿智力发育预后良好，极少发生抽搐。这类患儿因多种传递感觉和运动信息的白质通路被破坏，常有学习障碍和

其他如视力等方面的缺陷。

在痉挛型双瘫的患儿中，最常见的神经病理表现为 PVL。超过 70% 的 PVL 病例可通过颅脑 MRI 观察到，其典型表现为脑室旁白质瘢痕和收缩、侧脑室代偿性扩大。然而，神经病理学同样证实皮层下少突胶质细胞减少广泛存在，并不局限于脑室周围区域，而且这些皮层下的损伤可能是引起患儿学习困难的原因。磁共振扩散张量成像（MRI-DTI）可以更加精确的显示痉挛型双瘫患儿的白质成像，且图像显示丘脑皮质感觉通路受损与运动皮质脊髓束严重程度相同（图 591-1）。这些发现使得患者感觉障碍得到重视，在康复技术的设计中起到重要作用。

痉挛型四肢瘫是 CP 最严重的形式，其四肢运动障碍显著且伴有智力低下和癫痫发作。核上性延髓麻痹时常见吞咽困难，经常导致吸入性肺炎。病理检查和头颅 MRI 最常见严重的脑室旁白质软化和多囊皮质脑软化。神经系统检查显示四肢肌张力增加和痉挛，自主活动减少，反射活跃，足跖反射。年长儿童经常出现膝、肘屈曲挛缩。这些儿童普遍伴随发育障碍，包括语言和视力障碍。痉挛型四肢瘫的患儿常有明显的手足徐动，可被归类为混合型 CP。

手足徐动型 CP，也称为舞蹈手足徐动型、锥体外系型或运动障碍型 CP，较痉挛型 CP 少见，约占 CP 的 15%~20%。这类患儿的临床特征是肌张力低、头部控制能力差、头颈松软，在几年内逐渐发展为不同程度的肌张力增高伴肌张力障碍。肌张力障碍指运动全程中肌肉处于僵硬状态，屈曲和伸展时均可出现屈肌和伸肌的不随意收缩，导致肢体呈现固定的姿势。与痉挛型双瘫不同，手足徐动型 CP 上肢受累较下肢严重。喂养困难、伸舌和流涎明显。由于口咽部肌肉受累，常见语言障碍，可能失语或词句模糊，以及音频受损。一般无上运动神经元体征，抽搐少见，多数患者智力正常。这类 CP 在欧洲称为运动障碍型 CP，与出生窒息相关。有关欧洲 CP 的研究发现，76% 的运动障碍型 CP 患者存在基底节和丘脑的损伤。锥体外系 CP 继发于分娩时急性重度窒息，伴双侧后壳核和腹外侧丘脑对称性损伤。这些损伤与神经病理学中称为基底节的大理石样病变相关。继发于高胆红素血症的核黄疸也可导致手足徐动型 CP，颅脑 MRI 显示双侧苍白球病变。锥体外系型 CP 还与遗传代谢性疾病如线粒体疾病或戊二酸尿症引起的基底节和丘脑病变有关。头颅 MRI 扫描和代谢检查对明确锥体外系 CP 患儿的病因十分重要。对肌张力障碍而颅脑 MRI 正常的患儿，要高度怀疑多巴反应性肌张力障碍（Segawa 病）。与 CP 类似，此病可导致显著的

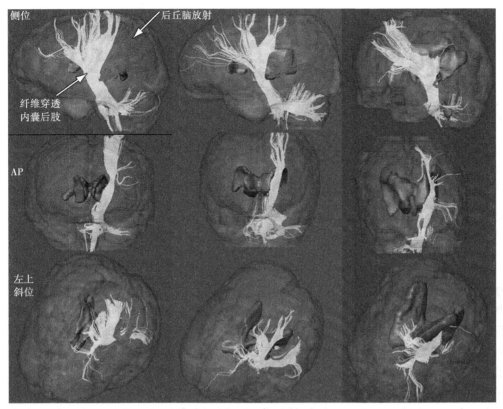

侧位

后丘脑放射

纤维穿透
内囊后肢

AP

左上
斜位

图 591-1（见彩图）　2 名痉挛性双侧瘫患者（右）与正常儿童（左）的 DTI 脑白质纤维束成像。黄色纤维是由运动大脑皮质自顶端向下投射至脑干的皮质脊髓束，红色纤维是由丘脑上行投射至皮质的丘脑皮质感觉纤维。痉挛性双侧瘫的患儿，皮质脊髓束和丘脑皮质束均较细，但是上行的丘脑皮质束受累更明显 摘自 Nagae LM, Hoon AH Jr, Stashinko E, et al. Diffusion tensor imaging in children with periventricular leukomalacia: variability of injuries to white matter tracts. AJNR Am J Neuroradiol, 2007, 28:1213-1222

肌张力障碍。这类患者症状有典型的昼夜变化，日间下肢肌张力障碍更严重，但有时可不明显。可以使用小剂量左旋多巴测试反应和（或）对脑脊液进行神经递质分析。

■ 诊　断

应通过完整的病史和体格检查排除中枢神经系统进行性疾病，包括退行性疾病、代谢性疾病、脊髓肿瘤或肌营养不良。上肢或脾大受累的患者需要考虑颅骨底部异常或其他可能影响颈段脊髓的疾病。颅脑 MRI 明确结构性损伤的位置、范围及相关的先天畸形。如果怀疑任何脊髓病变，应予以完善脊髓 MRI 扫描，其他检查还包括视、听功能的检查。伴有先天畸形（染色体）或有代谢病证据（如氨基酸和有机酸检测、磁共振波谱）的患儿应考虑进行遗传学评估。除上述表现为 CP 的家族遗传病外，尿素循环障碍精氨酸酶缺乏是引起痉挛性双侧瘫的罕见原因，亚硫酸盐氧化酶缺乏或钼辅酶缺乏症可以表现为围生期窒息导致的 CP。怀疑宫内或新生儿卒中导致 CP 的患儿，应完善血栓形成倾向障碍的遗传学检测。

由于 CP 患儿通常伴有广泛的生长发育障碍，所以在对这些儿童的评估和治疗中，多学科合作显得非常重要。

■ 治　疗

实际上，CP 的预防较治疗更为重要。CP 多变且通常病因不明确使得预防变得困难。不管怎样，最近的一项研究显示产前使用镁剂治疗可以降低纠正 2 岁儿童 CP 的发生率。

各科专业医生、物理治疗师、语言治疗师、社会工作者、教育工作者和心理学家组成的治疗团队为 CP 患儿的治疗做出重要贡献。家长须要学习如何照顾患儿的日常起居，例如喂饭、抱动、穿衣、沐浴、玩耍等，以减轻肌张力异常的影响。父母还应在专业人员指导下对患儿进行防止肌肉挛缩的运动锻炼，特别是针对僵硬跟腱的锻炼。物理疗法和职业治疗有助于提高上肢的活动性和增加其在日常生活中的使用。语言病理专家可以帮助患儿获得功能性交流方法。这些治疗师可以帮助患儿发挥潜能，予以进一步的评估并更换相应的康复设备。

痉挛型双瘫患儿最初可以使用适当的器材，例如助步器、撑杆、站立框架进行治疗。如果患儿下肢显著痉挛或有明显的髋脱位，应考虑髋带周围肌肉痉挛松解术，包括内收肌腱切断、腰大肌移植或切除术或神经根切断术。脊神经根切断术对有严重痉挛型双瘫的某些病例有相当好的效果（图 591-2）。对痉挛型偏瘫患儿的挛缩跟腱可予以跟腱切除术。四肢瘫的患

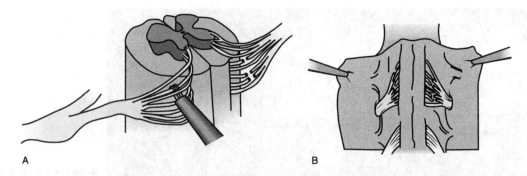

图 591-2　选择性背根切断术技术图示。A. 椎板切除术后，打开硬脊膜，暴露背侧脊髓根丝。刺激根丝可确认不正常的根丝活动。B. 切除部分根丝
摘自 Koman LA, Smith BP, Shilt JS. Cerebral palsy. Lancet, 2004, 363:1619–1631. Reproduced with permission from Wake Forest University Orthopaedic Press

儿可以使用电动轮椅、特殊的喂饭装置、改良的打字机以及定制的座椅。通过限制偏瘫 CP 患儿健侧的活动，促进受损肢体完成手和手臂功能的练习，有助于改善患儿患侧肢体的功能。这类强制性诱导运动治疗对各年龄段的患者都是有用的。

用于痉挛的治疗的药物有几种，包括苯二氮卓和巴氯芬等。虽然这些药物对部分患者有一定疗效，但是同样可能具有副作用，如苯二氮卓的镇静作用和巴氯芬降低抽搐阈值。某些药物可以用于痉挛状态的治疗，包括口服安定（每次 0.5~7.5mg，每天 2~3 次）、巴氯芬 [0.2~2mg/（kg·d），分 2~3 次] 或丹曲林 [0.5~10/（kg·d），分 2 次]。小剂量左旋多巴 [0.5~2mg/（kg·d）]可以用于治疗肌张力障碍或多巴反应性肌张力障碍。安坦（苯海索；0.25mg/d，分 2~3 次；逐渐上调）对治疗肌张力障碍有一定作用，有助于增加上肢活动和促进发音。利舍平 [0.1ug/（kg·d），分 2 次] 或四苯喹嗪（12.5~25mg，每日 2~3 次）对运动过度包括手足徐动或舞蹈病有一定作用。

使用植入泵鞘内注射巴氯芬已成功用于治疗严重痉挛患儿。而且因为药物可以直接作用于脊髓周围，减少降低传入神经纤维的神经递质，所以该方法具有一定疗效。直接脊髓给药可避免口服大剂量药物透过血脑屏障后对中枢神经系统的副作用。这种疗法可能存在植入泵装置的并发症和感染，所以须要治疗团队协作和长期随访。对于很多患者来说，肉毒素注射对解除特定肌群痉挛有非常好的效果。10%~30% 的 CP 患者有严重的流涎，传统使用抗胆碱能药物治疗流涎，现在向唾液腺内注射肉毒素同样可以减少流涎。部分僵直、肌张力障碍和痉挛型四肢瘫的患者对左旋多巴有一定反应，肌张力障碍的儿童可以使用卡马西平或苯海索。高压氧不能明显改善 CP 患儿的状况。

可以使用 Bliss 符号、发音打字机、电子语音发声装置，特殊电脑如人工智能电脑来增加运动和语言功能，提高交流技巧。显著的行为问题可以极大干扰 CP 患儿的发育，因此非常须要心理学家或精神病医生协助早期识别和管理。心理学家和教育工作者应参与对学习困难、注意力不集中和精神发育迟滞患儿的评估和管理。CP 患儿其他常见的问题如斜视、眼球震颤和视神经萎缩，则应由眼科医生进行评估。下尿路功能障碍应尽快接受检查和治疗。

参考书目
参考书目请参见光盘。

591.2　线粒体脑肌病
Michael V. Johnston

见第 81.4 和 603.4。

线粒体脑肌病是由遗传缺陷导致氧化磷酸化产生能量受损引起的一类累及多系统的临床异质性疾病。这组疾病的体征和症状反映出神经系统、肌肉和其他器官对能量缺乏的易感性。脑和肌肉功能异常（抽搐、乏力、上睑下垂、眼外肌麻痹、精神运动倒退、听力丧失、运动障碍和共济失调）伴乳酸血症是线粒体疾病显著特征。线粒体疾病还可以引起心肌病和糖尿病。

线粒体疾病体征多样，呈间歇型或复发缓解型。这类疾病在明确遗传学病因前常被描述为某种临床综合征。线粒体脑肌病伴乳酸酸中毒和卒中样发作（MELAS）表现为发育迟缓、无力、头痛和局灶性卒中的体征。脑成像显示病变与通常血管分布不符。肌阵挛癫痫伴破碎红纤维（MERRF）表现为肌阵挛、肌阵挛癫痫发作和间歇性肌无力。肌活检时 Gomori 三色染色发现部分肌纤维中有破碎红纤维，代表肌纤维膜的异常线粒体聚集。神经源性肌无力、共济失调并发色素性视网膜炎（NARP 综合征）、克恩－塞尔综合

征（KSS）（上睑下垂、眼肌麻痹、心脏传导阻滞）、亚急性坏死性脑脊髓病（Leigh 综合征）和 Leber 遗传性视神经病（LHON）被定义为相对同质性疾病的临床亚型（表 591-2）。由于线粒体 DNA（mtDNA）的高突变率以致临床症状、体征异常多变，且个体间严重程度不一，所以牢记线粒体疾病的诊断存在一定困难非常重要。

线粒体疾病可以由线粒体 DNA（mtDNA）或核 DNA（nDNA）突变引起（见第 75、80、81 章）。氧化磷酸化由线粒体内膜呼吸链的 5 种酶复合物（复合物 I ~ V）和 2 种电子传递载体（辅酶 Q 和细胞色素 c）调节，负责提供正常细胞发挥功能所必需的三磷酸腺苷（ATP）。氧化磷酸化的维持需要 mtDNA 和 nDNA 基因的共同调节。人类的 mtDNA 是一个 16.6kb 的环状双链 DNA 分子，包含 2 个 rRNA 基因、22 个 tRNA 基因和编码呼吸链亚基的 13 种结构蛋白的基因。nDNA 则负责合成约 70 种亚单位，通过分子伴侣蛋白转运至线粒体，确保它们通过线粒体内膜并调节准确的加工和组装。线粒体氧化磷酸化疾病可分为 3 型：① mtDNA 缺陷；② nDNA 缺陷；③ 核基因组和线粒体基因组通信缺陷。

mtDNA 相对于 nDNA 的独特之处在于：① mtDNA 的基因编码与 nDNA 不同；② mtDNA 结构紧密，无内含子；③ mtDNA 易于突变；④ mtDNA 缺乏损伤修复系统；⑤ 每个细胞有成百上千个线粒体，且线粒体为母系遗传。受精卵中的 mtDNA 全都来自

表 591-2　线粒体脑病临床表现

组织	症状 / 体征	MELAS	MERRF	NARP	KSS	LEIGH	LHON
中枢神经系统	倒退	+	+		+	+	
	抽搐	+	+				
	共济失调	+	+	+	+		
	皮质盲	+					
	耳聋	+		+			
	偏头痛	+					
	偏瘫	+					
	肌阵挛	+	+				
	运动障碍	+					+
神经	周围神经病变	+	+	+	+		
肌肉	眼外肌麻痹				+		
	无力	+	+	+	+	+	
	肌活检 RRF	+	+		+		
	上睑下垂				+		
眼睛	色素性视网膜病			+	+		
	视神经萎缩				+	+	+
	白内障						
心脏	传导阻滞				+		+
	心肌病				+		
血液	贫血	+					
	乳酸血症		+		+	+	
内分泌	糖尿病				+		
	矮小身材	+	+		+		
肾脏	范科尼综合征	+	+		+		

KSS: Kearn-Sayre 综合征；LHON: Leber 遗传性视神经病；MELAS: 线粒体脑肌病伴乳酸酸中毒和卒中样发作；MERRF: 肌阵挛癫痫伴破碎红纤维；NARP 综合征：神经性肌无力、共济失调并发色素性视网膜炎；RRF: 破碎红纤维

卵母细胞。如果卵细胞或受精卵的 mtDNA 发生突变，它会随机分配到下一代的细胞中。一些细胞接受极少或没有突变的基因组（正常或野生型纯质性），一些细胞可同时接受存在突变和野生型的 mtDNAs（异质性），还有些细胞主要或完全为突变的基因组（纯突变）。母系遗传和异质性的重要性在于：①疾病的遗传方式是母系遗传，但男女患病率一致；② mtDNA 突变表型出现与否取决于突变型与野生型 mtDNA 的相对比例，是突变 mtDNA 基因组表达所必需的最小临界值（阈值效应）；③在细胞分裂中，突变 mtDNA 的比例在子细胞中可能发生改变，导致相应表现型改变，称为有丝分裂分离；④子代患病率高于常染色体显性遗传性疾病。由于不同组织对氧化磷酸化代谢损伤的易感性不同，以及相同样组织的易感性可能随年龄增加，引起阈效应所需的突变 mtDNA 数量临界值可能也就不同。与 mtDNA 突变导致的母系遗传不同，nDNA 缺陷遵循孟德尔遗传规律。由 nDNA 缺陷导致的线粒体疾病包括底物运输缺陷（质膜肉碱转运体、肉碱脂酰转移酶 I 和 II、肉碱–脂酰肉碱转位酶缺陷）、底物氧化缺陷（丙酮酸脱氢酶复合体、丙酮酸羧化酶、线粒体脂肪酸氧化缺陷）、三羧酸循环缺陷（α–戊二酸脱氢酶、延胡索酸酶、顺乌头酸酶缺陷）以及呼吸链缺陷（复合物 I ~ V）包括氧化或磷酸化耦联缺陷（Luft 综合征）和线粒体蛋白转运缺陷。

mtDNA 缺陷引起的疾病可以分为母系遗传点突变相关疾病（例如 LHON、MELAS、MERRF、NARF 综合征）和 mtDNA 缺失或重复导致核基因和线粒体基因通信变异的疾病 [KSS、Pearson 综合征、严重贫血和胰腺疾病的罕见脑病、进行性眼外肌麻痹（PEO）] 两大类。这些疾病的遗传方式包括散发性、常染色体显性、常染色体隐性和包括线粒体 mtDNA 聚合酶 γ 催化亚基（POLG）在内的多基因突变。近年发现表现为难治性癫痫和肝衰竭的 Alpers-Huttenlocher 综合征与 POLG 突变有关。其他调节 mtDNA 合成所需核苷酸供给的基因与严重脑病和肝脏疾病有关。由线粒体和细胞环境之间的相互作用缺陷导致的新的疾病正在被逐渐认识。

■ 线粒体脑肌病伴乳酸酸中毒和卒中样发作（MELAS）

MELAS 患儿在生后数年内发育正常，但随后逐渐出现运动和认知发育迟缓及身材矮小。临床特征包括：①反复出现卒中样发作，表现为偏瘫或其他局灶性神经体征，常见颞叶后部、顶叶、枕叶（颅脑 CT 或 MRI 显示局灶异常信号）；②乳酸血症和（或）破碎红纤维（RRF）；③至少出现以下 2 条：部分性或全面性癫痫发作、痴呆、反复发作性偏头痛及呕吐。一项研究结果显示，62% 的患者在 15 岁前起病，偏盲或皮质盲是最常见的表现。脑脊液蛋白常增高。线粒体基因 3243 位点突变的 MELAS 患者可表现为运动不耐受、肌病、眼肌麻痹、色素性视网膜病、肥厚型或扩张型心肌病、心脏传导阻滞、耳聋、内分泌疾病（糖尿病）和近端肾小管功能障碍。两例存在双侧中央颞区损伤和部分性癫痫持续状态的患者被发现伴有 mtDNA 10158T>C 和 10191T>C 突变。MELAS 是一种进展性疾病，兄弟姐妹均可患病，主要表现为卒中发作导致痴呆（见第 603.4）。

单光子发射计算机断层成像术（SPECT）可发现局灶大脑灌注不良，磁共振波谱（MRS）可显示局灶脑组织乳酸堆积。神经病理学显示皮质萎缩伴双侧皮质和皮质下结构梗死样病变、基底节钙化和脑室扩张。肌活检可见破碎的红色纤维。肌内血管和脑小动脉的平滑肌细胞、脉络丛的血管内皮细胞可见线粒体数目增多和形态异常，导致线粒体血管病变。许多病例的肌肉生物化学研究发现复合体 I 缺陷；而复合体 I、III、IV 的多种缺陷也有相关报道。当临床评估提示 MELAS 时，应进行针对性的突变或测序分析和突变筛查。肌肉中突变基因组比例高于血液，因此肌肉组织是最佳的取样组织。虽然基因突变是非特异性的，但是约 80% 的患者在 mtDNA 的 tRNALeu（UUR）基因 3243 位点上存在点突变。另外 7.5% 的患者在 tRNALeu（UUR）基因 3271 位点存在点突变，排在第三位的是 tRNALeu（UUR）基因 3253 位点突变。本病预后不良。已报道的治疗方法包括皮质类固醇、辅酶 Q10、烟碱胺、核黄素和 L- 精氨酸。据报道，白藜芦醇有一定疗效，但尚在临床前试验阶段。

■ 细胞色素 C 氧化酶缺乏的可逆性婴儿肌病

本病是一种严重婴儿肌无力和肌张力低下的可逆性肌病。通过对 12 个家庭中 17 例患者的研究发现本病由是母系遗传的 mt-tRNAGlu 的 m.14674T>C 基因突变相关的细胞色素 C 氧化酶（COX）缺乏引起的。受累患儿生后即出现肌张力低下、严重肌无力和血乳酸增高，常须要机械通气，但是喂养和精神运动发育不受影响。新生儿期的肌活检可见破碎红纤维，提示 COX 活性缺乏，然而 5~20 个月内这些发现随着患儿症状的自然缓解而消失。在症状改善前，很难与致死性线粒体疾病患者区别。该病自然恢复的机制目前不明确，可能与线粒体 RNAs 在婴儿后期的发育转变有关。此类可逆性疾病只发生于与 mt-tRNAGlu 的 m.14674T>C 突变相关的 COX 缺乏中，因此新生儿期的严重肌无力应完善此突变检查，帮助判断预后。

肌阵挛癫痫伴破碎红纤维（MERRF）

本病特征为进行性肌阵挛性癫痫、线粒体肌病、小脑共济失调伴构音障碍和眼球震颤。儿童期或成年发病，病程可缓慢进展或者突然恶化。其他特征包括痴呆、感觉神经性耳聋、视神经萎缩、周围神经病变和痉挛。有深部感觉异常和弓形足的患者，易与 Friedreich 共济失调混淆。相当一部分患者有阳性家族史和身材矮小表现。本病属母系遗传。

病理学检查可见血清乳酸升高，肌活检可见破碎的红色纤维，特别是在齿状核和下橄榄核复合体内可见神经元明显消失和胶质细胞增生，伴 Purkinje 细胞和红核神经元丧失。可出现脊髓后柱苍白和薄束核、楔束核变性。肌肉的生化研究提示复合体Ⅲ、复合体Ⅱ和Ⅳ、复合体Ⅰ和Ⅳ或仅有复合体Ⅳ缺乏。超过 80% 的病例是由 mtDNA 的 tRNA Lys 基因的 8344 位点 G → A 点突变造成的。其他的突变还包括 tRNA Lys 基因的 8356 位点 T → C 点突变。靶向突变分析或线粒体基因组序列突变分析可以用于诊断 MERRF。

尽管辅酶 Q10 对一对有 MERRF 突变的母女似乎有一定作用，但是本病没有特定的治疗方法。抗癫痫药物左乙拉西坦可以减少本病的肌阵挛和肌阵挛发作。

Leigh 病（亚急性坏死性脑脊髓病）

已知有多种遗传病因导致 Leigh 病：丙酮酸脱氢酶复合体缺乏、复合体Ⅰ或Ⅱ缺乏、复合体Ⅳ（COX）缺乏、复合体Ⅴ（ATP 酶）缺乏和辅酶 Q10 缺乏。在 COX 缺乏的病例中，这些缺陷呈散发或常染色体隐性遗传。丙酮酸脱羧酶 E1α 亚单位缺陷为 X- 连锁遗传；复合体Ⅴ缺乏（APT 酶 6 nt8993 突变）为母系传递。约 30% 的病例是由 mtDNA 基因突变所致。Leigh 病是一种进展性退行性疾病，大多数患儿在婴儿期已出现喂养和吞咽困难、呕吐和生存困难。运动和语言时间节点明显滞后，其主要表现还包括全面发作性癫痫、无力、肌张力低下、共济失调、震颤、椎体束征和眼球震颤。间歇性呼吸伴叹息或呜咽，提示脑干功能障碍。有些患者有眼外肌麻痹、眼睑下垂、视神经萎缩以及视力急剧下降。头颅 CT 或 MRI 扫描异常，可见双侧基底神经节和脑干对称性低密度，同时 MRS 显示乳酸升高。病理改变包括丘脑、基底神经节、中脑被盖灰质、脑室周围和脑干的四叠体区域以及脊髓后柱

的局灶性对称性坏死。显微镜下，这些海绵状病变呈囊性腔伴神经元丢失、脱髓鞘和血管增生。血清乳酸升高是其特征性改变。肥厚型心肌病、肝衰竭和肾小管功能障碍也常有发生。该病整体预后不良，但是个别患者缓解期可有延长。该病没有特异性治疗，但是一些维生素包括核黄素、硫胺素、辅酶 Q 常用于改善线粒体功能。生物素、肌酸、琥珀酸盐、艾地苯醌和高脂肪饮食已有应用，但苯巴比妥和丙戊酸对线粒体呼吸链有抑制作用，应避免使用。

NARP 综合征

这类母系遗传疾病表现为 Leigh 综合征或神经性肌无力 - 共济失调 - 色素性视网膜炎（NARP 综合征）。通常由位于 ATP 酶亚基 6 基因上 8993 位点的点突变引起。疾病的严重程度与白细胞 mtDNA 基因突变比例有关，目前无治疗方法。

Leber 遗传性视神经病变（LHON）

LHON 的好发年龄为 18~30 岁，也有 5 岁儿童发病的报道，表现为因严重视神经萎缩导致的急性或亚急性视力丧失。85% 的患者为年轻男性。X- 连锁因素可能调节 mtDNA 点突变的表达。典型的眼科特征为视盘毛细血管扩张性微血管病变和视神经盘假水肿。症状包括小脑共济失调、反射亢进、Babinski 征阳性、精神症状、周围神经病变或心脏传导异常（预激综合征）。部分患者存在广泛的白质损害，症状与多发性硬化类似。乳酸血症和 RRF 在 LHON 中几乎无法见到。已经发现超过 11 种 mtDNA 点突变，包括常见的复合体 Ⅰ 的 ND4 亚单位基因第 11778 位点的碱基由 G 置换为 A，导致 ND4 的第 340 位上 1 个高度保守的精氨酸被组氨酸取代，约占所有欧洲 LHON 患者的 50%~70% 以及日本 LHON 患者的 90% 以上。伴有其他基因点突变的某些 LHON 家系与复杂的神经系统疾病有关，并且和 MELAS 综合征以及婴儿双侧纹状体坏死有共同的表现。据报道，有一个儿童期起病、进行性全身肌张力障碍伴双侧纹状体坏死的家系，其相关的 mtDNA 的 ND6 基因同质性 G14459A 突变，同也与 LHON 或 LHON 合并肌张力障碍有关。

Kearn-Sayre 综合征（KSS）

KSS 的标准表现为三联征：① 20 岁前起病；②进行性眼外肌瘫痪（PEO），眼睑下垂；③视网膜色素变性。本病至少有下列表现之一：心脏传导阻滞、小脑综合征或脑脊液蛋白含量超过 100mg/dL。其他非特异性但常见的特征为痴呆、感觉神经性听力丧失、内

分泌异常（包括身材矮小、糖尿病和甲状腺功能低下）。尽管可以给患儿放置起搏器，但预后仍然很差。其病情进行性加重，一般在 30~40 岁死亡。少见的临床表现包括肾小管酸中毒和 Lowe 综合征。也有少数重叠 KSS 和卒中样发作。肌肉活检可见破碎红纤维，还有数量不等的 COX– 阴性纤维。大部分患者存在 mtDNA 缺失，有些存在基因重复。通常，散发的 KSS 可能是由新的突变造成。部分家系表现出常染色体显性遗传。应监测内分泌功能是否异常，并及时治疗。辅酶 Q 可能有一定作用，亚叶酸用于治疗低叶酸水平。也有植入人工耳蜗治疗耳聋的报道。

散发性 PEO 伴破碎红纤维病临床表现为青春期或成年早期起病的眼肌麻痹、上睑下垂和近端肢带型无力。其进展缓慢，生活相对正常。肌活检可见 RRF 和 COX– 阴性纤维。大约 50% 的 PEO 患者存在 mtDNA 缺失，且无家族史。

■ Reye 综合征

本型脑病逐渐少见，其相关的病理特点为内脏脂肪变性和线粒体异常，生化特点与线粒体代谢性疾病一致（见第 353 章）。

有脂肪酸氧化遗传缺陷，例如质膜肉碱转运体缺乏、肉碱棕榈酰转移酶 I 和 II 缺乏、肉碱转位酶缺乏、中长链酰基辅酶 A 脱氢酶、多种酰基辅酶 A 脱氢酶缺乏、长链 L-3- 羟酰辅酶 A 脱氢酶缺乏或三功能蛋白酶缺乏的患儿可表现为复发性 Reye 样综合征。这些疾病表现为反复的低血糖和低血酮脑病，呈常染色体隐性遗传。其他表现为 Reye 综合征的遗传代谢病有尿素循环缺陷（鸟氨酸转氨甲酰酶、氨甲酰磷酸合成酶），某些有机酸尿症（戊二酸尿症 I 型）、呼吸链缺陷和碳水化合物代谢缺陷（果糖不耐受）。

参考书目

参考书目请参见光盘。

591.3 其他脑病

Michael V. Johnston

■ HIV 脑病

感染人类免疫缺陷病毒（HIV）的婴儿和儿童患脑病是常见的（见第 268 章）。在先天性感染患者中，婴儿早期可有神经体征，也可于 5 岁后出现。HIV 脑病的主要特征包括脑生长停滞、发育滞后；神经体征包括肌无力、椎体束征、共济失调、肌阵挛、假性延髓麻痹和抽搐。自 1996 年开始使用高效抗逆转录病毒治疗（HAART）和 CNS– 穿透抗反转录病毒疗法治疗 HIV 感染儿童后，其脑病发病率下降了 10%。对 HIV 儿童采用 HAART 可使 CD4 T 细胞计数增加，机会感染和器官特异疾病如消瘦综合征、血小板减少症、心肌病、淋巴样间质性肺炎等减少。与低 CNS– 穿透药物相比，高 CNS– 穿透疗法使 HIV 脑病的儿童死亡率下降了 74%。

■ LEAD 脑病

见第 702 章。

■ 烧伤性脑病

约 5% 的重度烧伤患儿在住院后数周内可发生脑病（见第 68 章）。烧伤性脑病不是单一病因所致，而是由包括缺氧（烟雾吸入、CO 中毒、喉头痉挛）、电解质紊乱、菌血症和脓毒症、大脑皮质静脉血管栓塞、伴随的头颅损伤、脑水肿、药物反应和情感创伤等综合因素引起。惊厥发作是烧伤性脑病最常见的临床表现，意识障碍、幻觉、昏迷也常发生。烧伤性脑病的处理是寻找潜在病因，治疗缺氧、惊厥发作、电解质紊乱或脑水肿。神经系统预后很好，尤其以抽搐为主要异常表现时。

■ 高血压脑病

高血压脑病是儿童肾脏病，包括急性肾小球肾炎、慢性肾盂肾炎和终末期肾病中最常见的并发症（见第 439、529 章）。对于某些患者，高血压脑病是其隐匿性肾病的最初表现。严重的高血压引起脑血管收缩，导致血管通透性增加，引起局灶性脑水肿和脑出血，可以表现为抽搐和昏迷的急性起病，或以头痛、困倦、昏睡、恶心和呕吐、视力模糊、暂时性皮质盲和偏瘫等症状隐匿起病。儿童眼底检查虽是非诊断性检查，但是患儿可能存在视盘水肿和视网膜出血。头颅 MRI-T2 加权像（T2WI）示枕叶长信号，是可逆性后头部白质脑病（PRES）的表现，易与脑梗死混淆。这些高信号也可以出现在脑干等其他部位。治疗以恢复正常血压为主，使用合适的抗癫痫药物控制惊厥。

■ 自身免疫性脑炎

边缘性脑炎是一种炎症性综合征，表现为记忆丧失、颞叶癫痫和情感症状。神经元抗体（VGKC、GAD）可能是副肿瘤（神经母细胞瘤）所致或特发性的。本病预后不良。

抗 N– 甲基 –D– 天冬氨酸受体（NMDAR）脑炎表现为情绪、人格和行为改变，癫痫，运动困难和睡眠障碍。卵巢畸胎瘤或特发性机制可能参与发病。

■ 急性放射性脑病

本病主要发生在须要每天接受大剂量放射线的年幼患者。大量放射线损伤血管内皮，导致血管的通透性增加，脑水肿和多处脑出血。患儿可突然变得易激惹、嗜睡、头痛或有局灶性神经体征和惊厥发作。如果发生继发于脑血管闭塞的脑梗死，患者会出现偏瘫。糖皮质激素对改善脑水肿和促进神经体征恢复有一定作用。迟发性放射性脑病的特征是头痛和缓慢进展的局灶性神经体征，包括偏瘫和惊厥发作。癌症患儿放射治疗时，脑过多暴露于放射线，增加了其随后发生脑血管疾病的风险，包括卒中、烟雾病、动脉瘤、血管畸形、矿物化微血管病和卒中样偏头痛。急性淋巴细胞白血病的患儿，接受鞘内注射甲氨蝶呤和脑放疗后，神经体征要数月或数年后才出现，包括嗜睡加重、认知障碍、痴呆、局灶性神经体征和惊厥发作（见第 488 章）。CT 扫描显示白质钙化，尸检证实有坏死性脑病表现。这种白血病治疗中出现的严重并发症，须要尽快重新评估并减少这类患儿颅脑放疗。

■ Zellweger 综合征 [脑肝肾综合征(CHRS)]

本病是罕见的常染色体隐性遗传性致死性疾病，与过氧化物酶病有重叠的症状、体征和生化异常（见第 80.2 ）。神经系统症状的严重性与神经母细胞在早期发育过程中迁移受阻导致巨脑回和神经元异位有关（见第 585.7 ）。

参考书目

参考书目请参见光盘。

（张晓磊　译，陆国平　审）

第 592 章
儿童神经系统退行性疾病
Jennifer M. Kwon

儿童神经系统退行性病变包含了一大类异质性疾病，这些疾病包括特异的遗传性生物化学缺陷、慢性病毒感染和许多不明原因的疾病。以往对疑有神经系统退行性病变的儿童进行脑和直肠组织活检，随着现代神经影像学技术、特异性生物化学和分子生物学诊断试验的发展，上述侵入性检查几乎已不必要。然而

诊断疾病最重要的方法仍然是详细的病史和系统的体格检查。神经系统退行性病变的标志是神经功能的退化和进行性恶化，表现为语言、视力、听力或者局部运动能力的丧失，常伴有惊厥、喂养困难和智力损害。发病年龄、进展速度和神经系统检查的主要发现取决于该病主要累及大脑白质还是灰质。白质病变以上运动神经元体征和进展性痉挛为特点；而灰质病变的特点是较早出现惊厥、智力和视力损害。详细的询问病史可以确认发育里程碑，而神经系统查体则可以对神经系统病变进行定位。尽管神经系统退行性病变目前尚无有效治疗方法，患者的最终结局一般是死亡，但是疾病的明确诊断对提供遗传咨询和实施预防策略十分重要。骨髓移植和其他新的治疗方法有可能阻断一些症状前患儿疾病的进展。对已知的特异酶缺陷的全部疾患，可以通过产前诊断（绒毛膜绒毛取样术或者羊膜穿刺术）来预防。也常可通过酶学分析发现携带者。表 592-1 按发病年龄总结了一些遗传性神经系统退行性病变和代谢性疾病。

592.1　神经鞘脂贮积病
Jennifer M. Kwon

神经鞘脂贮积病是由来源于细胞膜的鞘脂类降解代谢障碍所造成的脂类物质在细胞内贮积，神经鞘脂贮积病分为 6 个亚类：Niemann-Pick（尼曼 - 匹克）病、Gaucher（戈谢）病、GM1 神经节苷脂贮积病、GM2 神经节苷脂贮积病、Krabbe 病（球形脑白质营养不良）和异染性脑白质营养不良。尼曼 - 匹克病和戈谢病在第 80.4 节探讨。

■ 神经节苷脂贮积病（ 见第 80.4 ）

神经节苷脂是鞘糖脂，它是神经元和突触膜的正常组成部分。GM1 神经节苷脂的基本结构包含了一条附着于神经酰胺的羟基上的寡糖链和与半乳糖结合的唾液酸。神经节苷脂需要特异的限制性外切酶有序裂解糖分子来降解。降解代谢的异常导致神经节苷脂在细胞内的贮积。根据神经节苷脂的降解缺陷可分为 2 类：GM1 神经节苷脂贮积病和 GM2 神经节苷脂贮积病（图 295-1 ）。

GM1 神经节苷脂贮积病

根据发病年龄，将 GM1 神经节苷脂贮积病分为 3 型：婴儿型（1 型）、幼儿型（2 型）和成人型（3 型）。该病是常染色体隐性遗传，发病原因是酸性 β - 半乳糖苷酶的明显缺乏。这种酶可以在白细胞和培养的成纤维细胞中检测到。编码酸性 β - 半乳糖苷酶的基因

表 592-1　发育倒退相关神经代谢性疾病

发病年龄 (yr)	疾病名称	临床表现
<2 岁，伴肝大	果糖不耐受症	呕吐、低血糖症、喂养困难、生长停滞（当摄入果糖时）
	半乳糖血症	嗜睡、肌张力低下、黄疸、白内障、低血糖症（当摄入乳糖时）
	糖原贮积病Ⅰ～Ⅳ型	低血糖症、心脏扩大（Ⅱ型）
	黏多糖贮积症Ⅰ和Ⅱ型	面容丑陋、关节僵硬
	Niemann-Pick（尼曼－匹克）病，婴儿型	灰质病变、生长停滞
	Tay-Sachs 病（家族性黑矇性痴呆）	惊厥、樱桃红斑、水肿、面容丑陋
	Zellweger（脑肝肾）综合征	肌张力低下、前额突出、面部扁平
	Gauche 病	伸展姿势、易激惹
	糖类缺陷性糖蛋白综合征	髓鞘形成障碍、小脑发育不全
<2 岁，不伴肝大	Krabbe 病（球形脑白质营养不良）	易激惹、伸展姿势、视神经萎缩和失明
	Rett 综合征	女孩、头围增长缓慢、手功能丧失、搓手、语言功能受损、步态失调
	枫糖尿症	喂养困难、震颤、肌阵挛、角弓反张
	苯丙酮尿症	色素缺失、湿疹、惊厥
	Menkes 病（卷发综合征）	肌张力过高、易激惹、惊厥、头发异常
	Leigh 亚急性坏死性脑病	脑白质病
	Canavan 病	脑白质病、巨头畸形
	脑铁过量积聚性神经退行性变	脑白质病、运动障碍
2~5 岁	Niemann-Pick（尼曼－匹克）病Ⅲ和Ⅳ型	肝脾大、行走困难
	Wilson 病（肝豆状核变性）	肝脏疾病、K-F 环、后期出现认知功能受损
	神经节苷脂贮积病Ⅱ型	脑灰质病
	神经元蜡样脂褐质沉积症	脑灰质病
	线粒体脑病 [如肌阵挛癫痫、破碎样红纤维（MERRF）]	脑灰质病
	共济失调毛细血管扩张症	基底节病变
	Huntington 病（舞蹈病）	基底节病变
	脑铁过量积聚性神经退行性变	基底节病变
	异染性脑白质营养不良	脑白质病
	肾上腺脑白质营养不良	脑白质病、行为问题、学习困难、四肢瘫痪
5~15 岁	肾上腺脑白质营养不良	表现同 2~5 岁肾上腺脑白质营养不良患儿
	多发性硬化	脑白质病
	神经元蜡样脂褐质沉积症，青少年型和成人型，(Spielmeyer–Vogt and Kufs disease)	脑灰质病
	Schilder 病	脑白质病、局灶性神经系统症状
	Refsum 病	周围神经病、共济失调、色素性视网膜炎
	唾液酸贮积症Ⅱ型，青少年型	樱桃红斑、肌阵挛、共济失调、丑陋面容
	亚急性硬化性全脑炎	弥漫性脑病、肌阵挛、麻疹感染后数年发病

摘自 Kliegman RM, Greenbaum LA, Lye PS. Practical strategies in pediatric diagnosis and therapy, ed 2. Philadelphia: Elsevier/Saunders, 2004: 54

位于染色体 3p14.2。可以通过体外培养羊膜细胞，检测其中的酸性 β－半乳糖苷酶来进行产前诊断。

婴儿型 GM1 神经节苷脂贮积病常在出生时或新生儿期发病，表现为喂养困难、吸吮无力、体重增长缓慢。发育全面延迟和全面性惊厥发作为突出表现。该病临床表型很有特点，与 Hurler 综合征有许多相似之处。

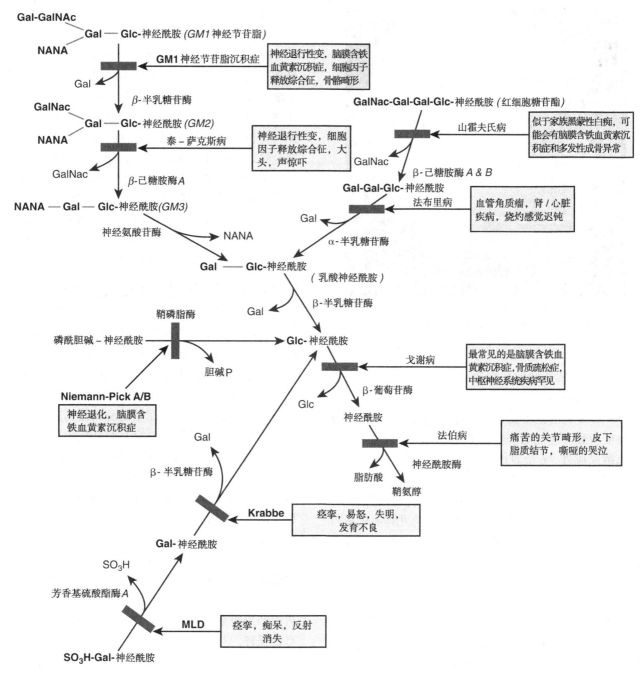

图 592-1　鞘脂代谢途径中各种酶缺陷的位点及其相关疾病。鞘脂由神经酰胺主链和含低聚糖的侧链组成

面部特征为粗糙、前额突出、鼻梁低平、巨舌和齿龈肥厚。由于泡沫组织细胞的堆积，在疾病早期即出现肝脾大，由于椎体前缘鸟嘴样改变，脊柱后凸侧弯明显。神经系统检查主要可见表情淡漠、进行性失明、耳聋、痉挛性四肢瘫痪和去大脑强直。大约 50% 的病例视网膜黄斑区可以看到樱桃红斑。樱桃红斑的特征是围绕正常红色神经凹形成一个不透光的环（为满载神经鞘脂的视网膜神经节细胞；图 592-2），患儿多于 2~3 岁之前死于吸入性肺炎。

幼儿型 GM1 神经节苷脂贮积病多延迟至 1 岁左右发病。最初症状包括运动不协调、虚弱、共济失调

和语言退化，此后惊厥、痉挛、去大脑强直和失明是主要表现。与婴儿型不同，该型患儿通常不伴有面容粗糙和肝脾大。腰椎的放射学检查可见轻微的鸟嘴样改变。该型患儿很少活过 10 岁。成年型 GM1 神经节苷脂贮积病病程进展缓慢，患者可有痉挛、共济失调、构音障碍和认知功能的逐渐丧失。

GM2 神经节苷脂贮积病

GM2 神经节苷脂贮积病是一组常染色体隐性遗传疾病，种类繁多，可以分为几种亚型：包括 Tay-Sachs病（TSD，家族性黑矇性痴呆）、Sandhoff 病、少年

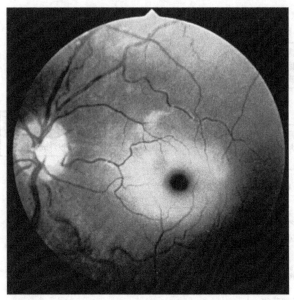

图 592-2　GM1 神经节苷脂贮积病患者的樱桃红斑。注意充满鞘脂的神经节细胞白色环围绕着视网膜凹陷

型 GM2 神经节苷脂贮积病和成人型 GM2 神经节苷脂贮积病。Tay-Sachs 病多见于德裔犹太人，携带率约为 1/30。本病是由位于染色体 15q23~q24 上的 HEXA 基因突变所致。患儿除了生后不久即对声音表现出明显的惊跳反应外，6 个月前发育正常。然后开始出现发育里程碑的落后，至 1 岁时丧失站立、坐和发声的能力。早期的肌张力低下逐渐进展为痉挛，并且日益恶化，出现惊厥、失明和耳聋，几乎所有的患儿均有樱桃红斑（图 592-2）。由于 GM2 神经节苷脂在脑内贮积量为常人的 200~300 倍，致使患儿 1 岁时头大明显。该型患儿极少活过 3~4 岁，死因多为吸入性肺炎或支气管肺炎。已经发现 TSD 患者组织内缺乏氨基己糖苷酶同工酶 A。由于本病最常发生在特定人群（德裔犹太人）中，群体筛查对于产前诊断 TSD 是一个可信且合算的预防方法。针对性筛查应该基于目前的现实，即美国极少数 TSD 患儿出生在非常规筛查的非犹太裔家庭中。可做一种精确并且廉价的检查（血清或者白细胞氨基己糖苷酶 A）检测携带者，也可通过对高危夫妇中（杂合子父母）孕妇最初 3 个月内的绒毛膜绒毛取样检查，对该病进行确诊。

Sandhoff 病临床表现与 TSD 病非常相似，包括生后 6 个月开始逐渐出现运动和语言里程碑的丧失。多数患儿有惊厥发作、樱桃红斑、巨头畸形和洋娃娃脸；但 Sandhoff 病患者也可有脾大。Sandhoff 病和 TSD 发病早期视诱发电位（VEPs）正常，而随着病情的进展会出现异常或缺失。听觉脑干诱发电位（ABRs）表现为潜伏期延长。通过检测发现血清和白细胞中氨基己糖苷酶 A 和 B 的缺乏可以确定 Sandhoff 病的诊断。

患儿通常在 3 岁死亡。本病是由于染色体 5q13 上的 HEXB 基因突变所致。

少年型 GM2 神经节苷脂贮积病在儿童中期发病，最初表现为动作笨拙，随后出现共济失调。逐渐出现痉挛、手足徐动、语言丧失和惊厥。视力进行性下降伴视神经的萎缩，但 GM2 神经节苷脂贮积病少年型很少有樱桃红斑。患儿氨基己糖苷酶缺乏程度各异（从完全缺乏到接近正常），常在 15 岁左右死亡。

成年型 GM2 神经节苷脂贮积病临床表现多样，包括缓慢进展的步态共济失调、痉挛、肌张力障碍、近端肌肉的萎缩和构音障碍。视力和智力一般不受影响。血清和白细胞中氨基己糖苷酶同工酶 A 单独或氨基己糖苷酶同工酶 A 和 B 同时活性显著降低。

Krabbe 病（球形细胞脑白质营养不良）

Krabbe 病（KD）是一种罕见的常染色体隐性遗传的神经系统退行性疾病，其特征是严重髓鞘脱失和白质内可见球形包涵体。Krabbe 病的致病基因 GALC 位于染色体 14q24.3~q32.1。本病是由于溶酶体酶半乳糖脑苷脂 β - 半乳糖苷酶严重缺乏所致。Krabbe 病是一种髓鞘破坏性疾病而不是髓鞘结构异常。正常情况下，髓鞘在胎儿第 7~9 个月时开始形成，这与脑内半乳糖脑苷脂 β - 半乳糖苷酶的活性迅速增高相一致。Krabbe 病患儿由于半乳糖脑苷脂 β - 半乳糖苷酶的缺乏，体内的半乳糖脑苷脂在髓鞘正常转化中不能被代谢掉。向实验动物的脑内注射半乳糖脑苷脂，可发生球形细胞反应。据此推测人体内也可发生类似的现象，未代谢的半乳糖脑苷脂刺激球形细胞的形成，这反映了少突胶质细胞的破坏。因为少突胶质细胞与髓鞘形成有关，少突胶质细胞的丧失导致髓鞘崩解，从而产生更多的半乳糖脑苷脂，形成一个髓鞘破坏的恶性循环。

Krabbe 病患儿在生后几个月内即有明显的临床症状，包括易怒、哭闹、不能解释的高热、呕吐和喂养困难。发病初期，患儿常常因为肠绞痛或者"奶粉过敏"而频繁更换喂养配方。全面惊厥发作在本病早期即可出现。随着疾病的进展，肌张力改变包括强直、角弓反张，视神经萎缩导致的注视不良逐渐明显。在本病晚期，失明、耳聋、深反射消失和去大脑僵直等构成本病的主要体征。多数患儿于 2 岁前死亡。MRI 和磁共振波谱可以有效地评估 Krabbe 病颅内脱髓鞘病变的范围。对症状前患儿进行无关供者的脐带血（干细胞）移植可能有改变自然病程的良好效果，但是对已经有神经系统症状的患儿没有帮助。

晚发型 Krabbe 病于儿童期或青春期起病。患儿有视神经的萎缩和皮质盲，常与肾上腺脑白质营养不良混淆。缓慢进展的步态异常（包括痉挛和共济失调）十分明显。与典型的 Krabbe 病患儿一样，脑白质中存在大量球形细胞，且白细胞中缺乏半乳糖脑苷脂 β - 半乳糖苷酶。脑脊液（CSF）检查显示蛋白含量升高，由于周围神经的节段性脱髓鞘改变导致神经传导速度明显延迟。视诱发电位的波幅逐渐降低，至病程晚期视觉诱发电位消失，而听觉脑干诱发电位的特征是只有 Ⅰ 波和 Ⅱ 波的出现。CT 扫描和 MRI 显示白质明显减少，特别是小脑和半卵圆中心处，只有少量皮层下 U 型纤维。可以通过检测绒毛膜绒毛组织或者培养的羊水细胞中半乳糖脑苷脂 β - 半乳糖苷酶的活性进行产前诊断。

异染性脑白质营养不良（MLD）

本病是髓鞘代谢紊乱，为常染色体隐性遗传，由于酰基硫酸酯酶 A（ARSA）缺陷所致。ARSA 基因位于染色体 22q13-13qter。由于酰基硫酸酯酶 A 缺乏或缺陷，不能将硫酸基从半乳糖 -3- 硫酸神经酰胺上切下，致使脑苷脂硫酸盐沉积于中枢神经系统和周围神经系统的髓鞘内。现在认为过量的脑苷脂硫酸盐可导致髓鞘崩解和少突胶质细胞破坏。可通过检测绒毛膜绒毛组织或者培养的羊水细胞中 ARSA 的活性进行产前诊断。组织标本甲酚紫染色时可见脑硫脂颗粒异染性着色，本病也因此而得名。有些个体 ARSA 的活性很低但表现为无临床症状的假缺乏状态，只有通过基因或者生物化学检测才能被发现。MLD 患者通常按发病年龄分为：晚婴型、幼年型和成年型。

晚婴型 MLD 在 1~2 岁以步态异常隐匿起病。患儿病初表现为动作笨拙和频繁摔倒，随后逐渐出现运动严重受损而只能扶行。四肢肌张力低下，深反射减弱或消失。随后几个月内，患儿不能站立，智力明显恶化。患儿出现言语不清、构音障碍、反应迟钝、表情淡漠。目光注视消失、眼球震颤、视网膜检查示视神经萎缩。自发病起 1 年内，患儿不能独坐、出现进行性去皮层姿势。由于假性延髓性麻痹出现喂养和吞咽困难，需行胃造瘘术进行喂养。患儿最终昏迷，在 5~6 岁时死于吸入性肺炎或支气管肺炎。神经生理学检查显示周围神经传导速度（NCVs）的减慢，VEPs、ABRs 和体感诱发电位（SSEPs）进行性改变。CT 和 MRI 成像显示小脑和脑白质弥漫性对称性密度减低，脑脊液检查显示蛋白含量升高。骨髓移植是晚婴型 MLD 比较有希望的一种试验性治疗方法。与 Krabbe 病一样，据报告本病只有在极早期进行干预才能取得良好的效果。

幼年型 MLD 与晚婴型 MLD 有许多共同之处，只是症状出现延迟至 5~10 岁。学习成绩下降和性格改变可能是本病的先兆，随后出现步态不协调、尿失禁和构音障碍。也可出现肌张力增高、共济失调、肌张力障碍或震颤。本病终末期，全面性强直 - 阵挛发作明显且难以控制，患儿很少能活到青春期中期。

成年型 MLD 在 10~60 岁发病。记忆力异常、精神障碍、性格改变为突出表现。缓慢进展的神经系统症状包括痉挛、肌张力障碍、视神经萎缩和全面性惊厥发作，最终卧床不起，呈去皮层状态和对外界无反应。

参考书目

参考书目请参见光盘。

592.2　神经元蜡样脂褐质沉积症
Jennifer M. Kwon

神经元蜡样脂褐质沉积症（NCLs）是一组遗传性神经元退行性溶酶体贮积病，以视力丧失、进行性痴呆、癫痫发作、运动功能恶化和早期死亡为临床特点。本病名字的来源与荧光的蜡样脂褐质在细胞内贮积有关。神经元蜡样脂褐质沉积症是一组遗传和表型异质性疾病，传统按照起病年龄和临床症状进行分型（目前 NCLs 可分为 10 种亚型）。电子显微镜可以对不同类型 NCLs 的溶酶体贮积物超微结构进行区分。过去本病的诊断需要进行神经组织（例如脑组织、直肠黏膜、结缔组织或者皮肤；表 592-1）。随着酶学和分子实验技术的进展，临床医生可以应用微创检查方法确诊本病（表 592-2）。

婴儿型神经元蜡样脂褐质沉积症（INCL, Haltia-Santavuori）在 1 岁内发病，临床症状为肌阵挛发作、智力倒退和失明。视网膜检查可见视神经萎缩和黄斑区明显褐色变，小脑共济失调症状突出。视网膜电图（ERG）可见小振幅或者波形缺如的典型改变。常在童年期死亡。婴儿型是由位于染色体 1p32 上编码溶酶体酶棕榈酰蛋白硫脂酶 1（PPT1）的基因隐性突变所致。在 INCL 患儿的许多细胞类型中，在电镜下可见特异的细胞内嗜锇细颗粒体（GRODs）。

小部分 PPT1 酶缺陷的患儿临床表现与青少年型 NCL 相似，很少出现严重的临床症状。这些"变异的 INCL"与典型的婴儿型有截然不同的病程，典型的婴儿型病情进展迅速。尽管他们也有 PPT1 的缺陷和 GRODs 病理改变，但他们没有预测表型严重程度的明确的 CLN1 基因型。

晚婴型神经元蜡样脂褐质沉积症（LINCL, Jansky-Bielschowsky）常在 2~4 岁以肌阵挛发病，起病前患儿体健。其他表现包括痴呆、共济失调伴进行性的视力下降和小头畸形。视网膜检查可以发现血管明显变

表 592-2　神经元蜡样脂褐质沉积症 *（NCLs）的临床和基因特点

NCL 类型	基因[†]	蛋白[‡]	发病年龄	临床表现
先天型	CLN10	组织蛋白酶[‡]	生后（或者晚些时间）	严重的惊厥、失明、肢体强直，早期死亡，临床表现可以类似于晚发婴儿型
婴儿型	CLN1	棕榈酰蛋白硫酯酶 -1(PPT1)[‡]	6~24 月	起病早，惊厥快速进展，认知和运动功能下降，视力丧失
婴儿变异型	CLN1		3 岁至成人期	慢性病程，最初视力丧失，随后出现缓慢的认知运动功能下降和惊厥发作
晚婴型	CLN2	三肽基肽酶 1(TPP1)[‡]	2~8 岁	常常难以控制的严重惊厥发作，性格倔强，认知和运动功能下降，视力丧失
	CLN5	部分可溶性蛋白		
	CLN6	膜蛋白		
	CLN8	膜蛋白	5~10 岁	严重的癫痫发作合并进行性智力倒退 (EPMR)
青少年型	CLN3	膜蛋白	4~10 岁	视力丧失常是首发症状，同时伴有智力运动发育落后和惊厥发作

* 所有的神经元蜡样脂褐质沉积症基因有前缀 CLN。神经元蜡样脂褐质沉积症成人型（也称为 Kufs 病，致病基因 CLN4），在上述表格中没有描述

[†] 可直接进行基因检测

[‡] 可进行酶检测

细，外周有黑色"骨针"状色素异常、视神经萎缩和黄斑区褐色样改变。视网膜电图（ERG）和视诱发电位在疾病的早期就出现异常。自体荧光物质沉积在神经元、成纤维细胞和分泌细胞中。在皮肤或者结缔组织活检标本中，电镜下可见沉积物呈典型的曲线体。神经元蜡样脂褐质沉积症晚婴型可以由几种不同的基因发生常染色体隐性突变引：编码三肽基肽酶1(TPP1)的 CLN2 基因，它在肠促胰酶肽 -8 降解过程中起着重要的作用。编码膜蛋白的 CLN5、CLN6 和 CLN8 基因，其具体作用机制仍不明确。CLN8 也是北方癫痫综合征的基因位点，北方癫痫也常被称为进行性癫痫伴智力低下（EPMR）。

　　青少年型神经元蜡样脂褐质沉积症（JNCL，Spielmeyer-Vogt 或 Batten disease）是 NCL 中最普遍的类型，为常染色体隐性遗传，由 CLN3 基因突变所致。（以前，PPT1 或者 TPP1 缺乏但临床表现类似 JNCL 的患儿分别被认为是 INCL 或者 LINCL 的变异型）。本病患儿 5 岁之后起病。最初症状为进行性视力丧失，并且病初的视网膜色素改变常被误诊为色素性视网膜炎。眼底改变与晚发婴儿型类似。起病后，患儿的认知和人格改变迅速倒退、运动不协调和惊厥发作。肌阵挛性惊厥不如晚发婴儿型明显，但是会出现震颤性麻痹，损害运动功能。患者通常在 30 岁左右死亡。在 CLN3 基因突变所致的青少年型患者，组织电镜检查可见"指纹体"沉积。外周血涂片的光镜检查可见淋巴细胞空泡样变。

参考书目

　　参考书目请参见光盘。

592.3　肾上腺脑白质营养不良

Jennifer M. Kwon

　　见第 80.2 章。

　　肾上腺脑白质营养不良是一组中枢神经系统退行性疾病，常伴有肾上腺皮质功能不全，为 X- 连锁隐性遗传。典型的肾上腺脑白质营养不良（ALD）也称为脑型 ALD（CERALD），被认为是最常见的脑白质营养不良。男孩在 5~15 岁之间起病，表现为学习困难、行为紊乱和步态异常。ALD 是因为极长链脂肪酸在神经组织和肾上腺的堆积而引起，由定位于 Xq28 的 ABCD1 基因突变所致，该基因编码 ALD 蛋白，是一种 ATP 结合半跨膜转运子。

　　ALD 的发病率在男孩约为 1/20 000。40% 的男性杂合子患者表现为经典型即脑型肾上腺脑白质营养不良，表现为炎性脱髓鞘病变。疾病的早期常有全面惊厥发作。上运动神经元体征包括痉挛性四肢瘫痪、肌肉挛缩、共济失调和继发于假性延髓性麻痹的明显吞咽障碍。这些症状在疾病终末期非常突出。约 50% 的病例有肾上腺功能减退的症状，以皮肤色素沉着异常（未经阳光照射而变黑）为特征的肾上腺功能低下可先于神经系统的症状出现。CT 和 MRI 扫描可见始于脑后部的脑室周围脱髓鞘改变，脱髓鞘病变进行性向大脑前部的脑白质蔓延。听诱发电位、视诱发电位和体感诱发电位发病早期可以正常，但最终显示潜伏期的延长和波形异常。常在出现神经系统症状的 10 年内死亡。

　　在出现临床症状前的疾病早期进行骨髓移植可以

预防疾病的进展。Lorenzo 油（LO）是三油酸甘油酯和三芥酸甘油酯的混合物，可通过抑制极长链脂肪酸的合成而降低血浆中的浓度。虽然 LO 不能有效逆转或减缓脑型肾上腺脑白质营养不良患儿神经系统症状的恶化，但在无临床症状或者核磁扫描正常的患儿，LO 可以有效延缓发病的年龄。

肾上腺脊髓神经病型约占 X 连锁 ALD 男孩的另外 40%，表现为脊髓和周围神经的慢性病变。尽管自儿童期即表现出肾上腺功能低下，患者在 20~30 岁后才开始出现缓慢进行性痉挛性截瘫、尿失禁和阳痿。肾上腺脊髓神经病患者的亲属中可有典型的 ALD。在 X 连锁 ALD 管理中最困难的问题之一就是，通常发现，同一家系患者临床病程可完全不同。例如，在一个家族中，一个男性患儿患严重典型的 ALD，最终在 10 岁死亡；而另一个男性患者（兄弟）患晚发的肾上腺脊髓神经病型；而第三个兄弟根本没有任何临床症状。神经影像学的发展可以对肾上腺脑白质营养不良病程进行有效的评估，帮助筛选适合骨髓移植的患者，可以为这些疾病提供更好的咨询。

新生儿型 ALD 的特点是明显肌张力低下、严重的精神运动发育迟缓和早期惊厥发作。该型是常染色体隐性遗传，继发于视神经萎缩的视力低下。肾上腺功能检查结果正常，但尸体解剖可以发现肾上腺的萎缩。对肾上腺功能不全的治疗对控制神经系统症状恶化无效。

ALD 的诊断通常是在临床特点的基础上提出疑诊；MRI 显示后头部的脑白质病变；血清研究显示极长链脂肪酸异常升高。典型和晚发型的 ALD 为男性患儿，但作为致病基因携带者的母亲可以表现为脊髓源性的痉挛。

592.4　唾液酸贮积病

Jennifer M. Kwon

唾液酸贮积病是溶酶体唾液酸酶缺陷的结果，继发于唾液酸酶（α - 神经氨酸苷酶，NEU1）基因的常染色体隐性突变，此基因位于染色体 6p21.3。随着体内唾液酸 - 寡糖聚集，尿中唾液酸 - 寡糖排泄也会显著升高，根据神经和躯体的临床表现本病可以分为较为温和的唾液酸贮积病 I 型和更为严重的唾液酸贮积病 II 型。

唾液酸贮积病 I 型，即樱桃红斑肌阵挛综合征（CRSM），常在 10 岁后出现症状，患者诉说视力恶化。视网膜检查可见樱桃红斑，但与 TSD 患者不同，CRSM 患儿视力下降缓慢。四肢肌阵挛逐渐加重，常使患者虚弱，最终导致患儿不能行走。肌阵挛可由自主运动、触摸和声音诱发，并且难以用抗惊厥药物控

制。多数患者的全面性惊厥能通过服用抗癫痫药控制。

唾液酸贮积病 II 型起病年龄稍早，不但有樱桃红斑和肌阵挛发作，还有面容粗糙、角膜混浊（罕见）和多发性成骨不全所致的腰椎前端鸟嘴样改变。根据发病年龄，唾液酸贮积病 II 型可以进一步分为先天型和儿童型。淋巴细胞检查发现胞质内有空泡、肝细胞活检显示 Kupffer 细胞胞质内的空泡、Schwann 细胞胞质中可见与细胞膜相连的空泡均证实唾液酸贮积病 II 型为多脏器损害。本组疾病神经影像学或电生理学检查没有特异发现。有报道称唾液酸贮积病患者可以存活超过 40 岁。

一些患者临床表现类似于唾液酸贮积病 II 型，实际是由于可防止 β - 半乳糖苷酶和 α - 唾液酸苷酶过早退化的"保护蛋白或组织蛋白酶 A"（PPCA）不足，造成两种酶联合缺陷所致。这些患者为半乳糖唾液酸贮积病，他们临床表现和唾液酸贮积病 II 型很难区分。因此那些尿中低聚糖排泄明显增多而临床表现类似唾液酸贮积病 II 型的患者应该同时检测 PPCA 和唾液酸酶的缺乏。

592.5　其他各种疾病

Jennifer M. Kwon

■ Pelizaeus-Merzbacher 病

Pelizaeus-Merzbacher 病（PMD）是一种 X 连锁隐性遗传性疾病，以眼球震颤和髓鞘形成异常为特征。PMD 是由位于染色体 Xq22 的蛋白脂蛋白（PLP1）基因突变所致，蛋白脂蛋白为中枢神经系统髓鞘形成和少突胶质细胞分化所必须。相同基因突变也可导致家族性痉挛性截瘫（遗传性痉挛性截瘫 2 型，SPG2）。PLP1 致病突变包括点突变、基因缺失、基因重复及基因剂量变化。

临床上，经典型 PMD 在婴儿期常因眼球震颤、点头时伴眼球来回转动而被发现。患儿发育里程碑落后，共济失调，舞蹈手足徐动，最终发展为痉挛状态。视神经萎缩和构音障碍是伴随症状，患者常在 10 或 20 多岁之间死亡。主要病理学改变是神经轴突完整，髓鞘缺失，提示少突胶质细胞功能的缺陷。MRI 扫描可见对称性髓鞘形成延迟。多种形式的诱发电位研究显示在疾病早期就有听觉诱发电位 III ~ V 波的缺如。这一发现有助于眼球震颤男婴病因的调查。视觉诱发电位显示潜伏期延长，体感诱发电位可见皮层反应的缺如或者潜伏期延长。目前认为 PLP1 基因突变的临床表型是一个疾病谱，其中包括 SPG2 和周围神经病变。

最近，一些临床表型和放射学改变类似 PMD 的患儿，其髓鞘形成不良被鉴定为间隙连接蛋白 α 12（GJA12 或连接蛋白 47）基因突变所致，为常染色体隐性遗传。

■ Alexander 病

这是一种导致进行性巨头畸形和脑白质营养不良的罕见病。Alexander 病由定位于染色体 17q21 胶质纤维酸性蛋白（GFAP）基因显性突变所致，家族性零星发病。脑组织的病理学检查可以发现星形胶质细胞内有嗜酸性透明包涵体的沉积，主要成分为 Rosenthal 纤维。这些沉积物在整个脑组织内沿血管分布。在本病的经典类型婴儿型 Alexander 病中，脑白质的退行性变在大脑额叶最为显著。患儿进行性智力丧失、痉挛、5 岁前死于难治性惊厥。然而，其中有些类型病情缓和，它们发病较晚，没有典型的额叶白质变性或巨头畸形的表现。

■ Canavan 病（海绵状脑白质营养不良）

见第 79.15。

■ 其他的脑白质营养不良

一些代谢性和退行性疾病可以出现明显的脑白质改变，如线粒体疾病（见第 80.1、591.2）和戊二酸血症 1 型（见第 79 章）。另外，MRI 的广泛应用，让我们对一些新的脑白质营养不良有了更多的了解。例如白质消融性白质脑病或者儿童共济失调伴中枢神经系统髓鞘化不良（VWM/CACH），它们以共济失调和痉挛为临床特点。有些患者还伴有视神经萎缩、惊厥发作和认知功能恶化。这些疾病的起病年龄和病程差异很大。早发型患者，病程进展迅速，迅速死亡；晚发型患者，智力下降通常较为缓慢和温和。有趣的是，这些疾病的急性脱髓鞘改变可以由发热或者惊吓诱发。VWM/CACH 的诊断基于临床表现、头颅 MRI 的特征性改变和致病基因的检测，本病的致病基因是 EIF2B1、EIF2B2、EIF2B3、EIF2B4 和 EIF2B5，它们编码真核翻译起始因子 eIF2B 的 5 个亚基，呈常染色体隐性遗传。

■ Menkes 病

Menkes 病（卷发综合征）是一种神经系统进行性退行性疾病，为 X 连锁隐性遗传。Menkes 基因编码 P 型铜转运 ATP 酶，蛋白突变与低水平血清铜和铜蓝蛋白以及小肠铜的吸收和转运障碍有关。生后数月出现症状，包括低体温、肌张力低下和全面肌阵挛性惊厥。

患儿面容特殊：面部丰满、双颊玫瑰红、颜色浅淡且卷而脆的头发。在显微镜下观察可发现毛发的各种异常，包括结节状脆发（沿头发轴断裂）和毛发扭曲（扭曲的头发）。喂养困难明显导致生长发育迟缓。严重智力迟缓和视神经萎缩是本病的特征。神经病理学改变包括：灰质的扭曲退行性变、因颗粒层细胞缺如和 Purkinje 细胞坏死所致的小脑明显病变。未经治疗的患儿 3 岁时死亡。

部分 Menkes 病患儿治疗结果显示铜 - 组氨酸治疗可以有效预防神经系统症状恶化，尤其是从新生儿期开始治疗，或者更理想的是从胎儿期开始治疗。因为有兄弟受累的家族史，这些症状前患儿很容易被识别出来。铜是中枢神经系统发育早期必需的元素，它的缺乏可能解释本病神经病理学改变。无临床症状的新生儿接受铜 - 组氨酸的推荐剂量为：1 岁前每天 2 次皮下注射，每次 250μg，1 岁后每天 1 次，剂量同前。只有那些在新生儿期即诊断和开始接受铜治疗，并且突变残存了部分铜转运活性的患者才有好的疗效。

枕角综合征是一种与 Menkes 病相同基因的不同突变所致的骨骼发育不良，是一种相对较轻的疾病。因为它们的生物化学异常一致，所以这两种疾病常易混淆。解决 Menkes 患者治疗的不确定性，须要仔细分析基因型和临床表型的相关性以及对铜治疗进一步的临床试验。

■ Rett 综合征（RS）

严格来说本综合征不是一种退行性疾病，而是一种大脑早期发育异常的疾病，新生儿期发育相对正常，随后出现一个脑发育迟缓和倒退的阶段。患者主要为女孩，发病率为 1/15 000~1/22 000。RS 是由 MeCP2 基因（与甲基化 CpG 岛和静息转录结合的转录因子）突变所致。患儿 1 岁前生长发育正常，随后出现语言和运动发育里程碑倒退，获得性小头畸形逐渐明显。共济失调步态或者手部运动的细小震颤是神经系统的早期症状。多数患儿有特殊的叹息样呼吸和间歇性呼吸暂停伴面色发绀。Rett 综合征的特点是重复的绞手动作，有目的和自发用手能力的丧失；这些症状在 2~3 岁前可不表现。孤独症行为是所有患儿的典型症状。大多数患儿有全面性的强直 - 痉挛发作，通常用抗癫痫药物能较好控制。常有喂养困难和体重增长缓慢。在最初阶段的神经系统发育倒退之后，病程相对稳定，孤独症行为持续存在。心律失常可能导致突然、意想不到的死亡，死亡率明显高于正常人群。通常女孩可以存活至成年期。

尸体检查显示脑重量明显减少（相当于正常人的 60%~80%），突触数量减少，伴有树突的长度及分支减少。这个表型可能与基因表达的抑制失败有关，正常情况下这些基因在生后发育早期阶段是沉默的。虽然具有经典临床表型的 RS 男性患儿难以存活，对那些只有智力低下和其他不典型神经系统病变而没有典型 RS 临床表型的男性患儿基因分析发现，MeCP2 突变的数量相当大。在正常女性携带者、Angelman 综合征女性患者、致死性脑病的男性患者、Klinefelter（47 XXY）综合征、家族性 X 连锁的精神发育迟缓患者中也已经发现了 MeCP2 基因突变的存在。

一些具有不典型 Rett 临床表型的女性患儿伴有婴儿期严重的肌阵挛发作、头围增长缓慢和发育停止，是由编码细胞周期蛋白依赖性激酶 5（CDKL5）的另一种 X 连锁基因突变所致，它可能与 MeCP2 和其他调节基因表达的蛋白相互作用。

■ 亚急性硬化性全脑炎

亚急性硬化性全脑炎是一种罕见的进行性神经系统疾病，是由中枢神经系统麻疹病毒持续感染所致（见 238 章）。本病的报道例数已显著下降至 0.06 例 /100 万，与麻疹报道例数下降呈平行关系。早期的临床表现包括性格改变、攻击性行为和认知功能的受损，本病发生在儿童早期暴露于麻疹病毒野毒株的患者。继而肌阵挛发作成为主要临床症状，然后全面性强直 - 痉挛发作、肌张力高和手足徐动逐渐明显，随后出现进行性的延髓性麻痹、高热和去皮层姿势。病初眼底检查显示大约 20% 的患者视盘水肿，多数患者可见视神经萎缩、脉络膜视网膜炎和视网膜斑点状的色素沉着。诊断须要典型的临床表现和下面条件之一：①脑脊液中麻疹抗体阳性。②疾病早期特征性的脑电图改变为正常背景活动伴周期性高幅慢波爆发。③脑活检或尸检有典型组织学发现。临床尝试应用一系列抗病毒的治疗均没有成功。通常在症状出现后 1~2 年内死亡。

参考书目

参考书目请参见光盘。

（张晓磊　译，陆国平　审）

第 593 章
中枢神经系统脱髓鞘疾病

Jayne Ness

中枢神经系统的脱髓鞘疾病引起急性或复发缓解

型脑病和其他多灶性体征，包括大脑、脑干、脊髓功能障碍。病变损伤的白质由少突胶质细胞形成的髓鞘构成，它们为神经元之间的连接提供电绝缘。尽管基因相关的脑白质营养不良（有时称为髓鞘形成障碍）也有白质损害，但脱髓鞘疾病通常是通过免疫介导机制影响已经形成的正常脑白质。儿童期常见的脱髓鞘疾病包括多发性硬化症（MS）和急性播散性脑脊髓炎（ADEM）。罕见的巨噬细胞活化综合征和单纯性中枢神经系统血管炎有时容易与急性播散性脑脊髓炎混淆（表 593-1）。

593.1　多发性硬化

Jayne Ness

多发性硬化（MS）是一种慢性脱髓鞘疾病，可累及脑、脊髓和视神经，具有时间和空间多发性的复发 - 缓解特点。

表 593-1　儿童中枢神经系统炎性脱髓鞘疾病共识摘要

单相中枢神经系统炎性脱髓鞘疾病	
ADEM	临床发作必须包括脑病 [行为改变和（或）意识改变]
	3 个月内出现新的症状或体征被认为是一次病程的一部分
CIS	临床发作可以是单病灶（例如单纯视神经炎）或多病灶，但不能包括脑病
NMO	必须有视神经炎和横贯性脊髓炎作为主要标准。必须有 MRI 上 ≥ 3 个节段脊髓损伤或 NMO-IgG 阳性
复发性中枢神经系统炎性脱髓鞘疾病	
ADEM 复发	ADEM 首次发作 3 个月后出现新的临床发作（必须有脑病）并除外激素撤退的因素
多相性 ADEM	首次发作后出现新的可满足 ADEM 诊断标准的临床发作，累及新的中枢神经系统病灶（临床或影像学）
NMO 复发	视神经和脊髓出现新的临床和影像学表现满足诊断标准
儿童 MS	≥ 2 次临床发作，其间隔时间 ≥ 4 周，发病部位不同。首次发作不能是 ADEM。如果首次发作是 ADEM，则需有 ≥ 2 次非 ADEM 发作才能诊断 MS。发病 3 个月后 MRI 上出现新的病灶也可以说明时间的多发性

所有发作必须有 CNS 炎性脱髓鞘疾病的 MRI 特征，并可排除其他疾病
ADEM: 急性播散性脑脊髓炎；CIS: 临床孤立综合征；CNS: 中枢神经系统；MS: 多发性硬化症；NMO: 视神经脊髓炎。
摘自 Krupp LB, Banwell B, Tenembaum S. Consensus definitions proposed for pediatric multiple sclerosis and related disorders. Neurology, 2007, 68(16 Suppl 2): S7–S12

■ 流行病学

儿童 MS 比较罕见，大概 2%~5% 的 MS 患者在 18 岁前出现第一个症状。6 岁之前起病的儿童 MS 男孩稍多，但 12 岁后起病者男女比例为 2∶1。

■ 发病机制

环境、感染和遗传因素之间复杂的相互作用影响 MS 的易感性。包括 T 淋巴细胞和 B 淋巴细胞在内的免疫系统失调触发了灰质和白质内的炎症、轴突脱髓鞘、轴突损伤和神经再生。缓解－复发 MS 患者活化期脱髓鞘病损区内浸润的炎性细胞成为疾病修饰疗法（DMT）的目标。神经退行性变化在进展型 MS 中占主导地位。

■ 临床表现

儿科 MS 的症状包括偏瘫或截瘫、单侧或双侧视神经炎、局部感觉减退、共济失调、复视、构音障碍及直肠或膀胱功能障碍（表 593-2）。据报道有 30% 的患者为多病灶表现。脑病不常见，出现脑病时建议考虑急性播散性脑脊髓炎（ADEM）。

■ 辅助检查

头颅 MRI 显示散在的 T2 脑白质病灶，特别是脑室周围以及脑干、小脑、皮质旁和深部灰质。此外，也可有肿瘤样 T2 病变。脊柱 MRI 通常显示为局限于 1-2 个节段的部分性至横贯性的脊髓病变。脑脊液可正常或细胞数轻度增多，特别是在年幼的儿童。异常 MS 指标 [IgG 指数增加和（或）脑脊液寡克隆带] 对于辅助诊断有重要意义，但 10%~60% 的 MS 患儿可能是阴性，尤其是青春期前的儿童（图 593-1）。诱发电位可以出现在视觉、听觉或躯体感觉通路上的异常中断。

■ 诊断和鉴别诊断

和成人 MS 一样，儿童 MS 的诊断须要有 2 次中枢神经系统不同部位的脱髓鞘发作，每次持续时间超过 24h，发作间隔超过 30d，并排除其他可疑原因。另外，如果首次发作 3 个月后颅内或脊髓出现 T2 相或增强相的多个病灶累积，说明具有时间的多发性，也有利于 MS 的诊断。儿童 MS 与其他脱髓鞘性疾病例如急性播散性脑脊髓炎（ADEM）和视神经脊髓炎（NMO）的鉴别具有一定的难度。ADEM 是一种自限性综合征，其特点是脑病、多部位神经缺损、临床症状进展和 MRI T2 相上病变消退后出现弥漫性多灶性 MRI T2 异常信号（表 593-1、593-3）。然而，一部分小儿 MS

表 593-2　不同部位多发性硬化的症状和体征

	症状	体征
大脑	认知损害	注意力、逻辑以及高级功能的缺失（早期）；痴呆（晚期）
	单侧感觉和运动障碍	上运动神经元体征
	情感障碍（主要是抑郁）	
	惊厥（罕见）	
	局灶性皮层功能障碍（罕见）	
视神经	单侧视力严重损失	暗点，视力下降，色觉，相对性传入性瞳孔功能障碍
小脑和小脑通路	震颤	姿势和动作性震颤，构音障碍
	共济失调	肢体共济失调和步态共济失调
脑干	复视，振动幻视	眼球震颤，核间性以及其他复杂眼肌麻痹
	眩晕	
	吞咽障碍	构音障碍
	言语障碍和情绪不稳	假性延髓性麻痹
	发作性症状	
脊髓	肌无力	上运动神经元性
	四肢强直和痛性痉挛	痉挛状态
	膀胱功能障碍	
	性功能障碍	
	便秘	
其他	疼痛	
	疲劳	
	温度感觉和运动耐力	

摘自 Compston A, Coles A. Multiple sclerosis. Lancet, 2008, 372:1502-1517

（10%~25 %）呈现 ADEM 样的表现，以后反复多次复发，在 MRI T2 相上出现病变的累积。传统的 NMO 是合并有脊髓炎和视神经炎表现而脑 MRI 检查正常者；现在广义上讲是检测出中枢神经系统的水通道蛋白 -4 的 NMO 抗体的一类疾病。现在的 NMO 疾病谱包括孤立的双侧视神经炎或长节段的横贯性脊髓炎，即便是存在脑部 MRI 异常或有脑病。

■ 并发症

与成人 MS 相似，小儿 MS 患者可能有一定的神经功能缺损，影响到视力和其他脑神经、运动和感觉

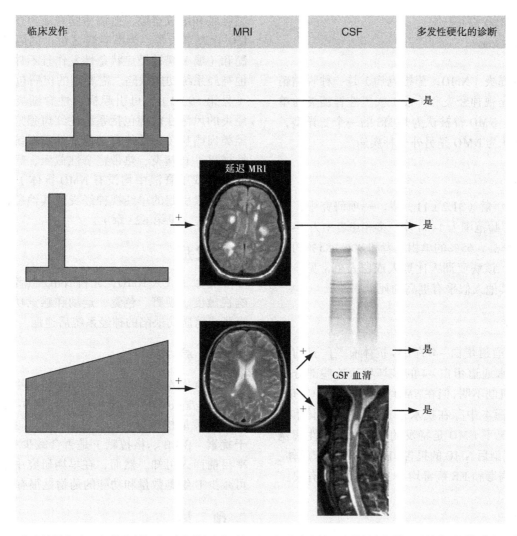

图 593-1 多发性硬化（MS）的诊断标准。原则是确定时间和空间的多发性，也就是中枢神经系统内不同部位的反复发作，至少间隔 30d。MRI 可替代一次临床发作作为诊断标准。MRI 上病变的多发性需要有：临床事件发生至少 3 个月后出现一个增强病灶或新的 T2 病灶。如果是在同一神经部位的反复刻板临床发作，MRI 病灶多发性的定义标准是满足以下 3 个特点：①1 个增强病灶或 9 个 T2 病灶；②≥ 1 个幕下病灶；③≥ 1 个皮质旁病灶；④≥ 3 个脑室周围病灶（注：一个脊髓病灶可以替代一个脑部病灶）。原发进展型 MS 的诊断需要神经系统缺陷进展 1 年并满足以下 2 条：①头颅 MRI 检查异常；②脊髓 MRI 检查异常；③寡克隆带阳性；若符合相应临床表现但不能满足所有的诊断标准可诊断为"可能 MS"；CSF：脑脊液
摘自 Compston A, Coles A. Multiple sclerosis. Lancet, 2008, 372: 1502–1517

功能、平衡能力以及直肠膀胱功能。认知功能障碍会影响学业。

■ 治 疗

复发引起的功能障碍可采用甲基泼尼松龙治疗，剂量为 20~30mg/（kg·d）（最高 1000mg/d），使用 3~5d，可以序贯或不予泼尼松逐渐减量。注射用 DMT（干扰素 -β1α 或干扰素 -β1β、格拉默）可减少复发，并降低成年 MS 的 MRI T2 病灶，尤其是治疗早期使用。虽然该药尚未获得 FDA 批准用于儿科，但已有报道超过 1000 名的儿童和青少年使用了注射用 DMT。小儿使用静脉输注 DMT、那他珠单抗和米托蒽醌的经验有限。在治疗成人 MS 的试验中，针对淋巴细胞亚型（克拉屈滨、阿仑单抗）或干扰淋巴细胞髓磷脂相互作用（芬戈莫德、那他珠单抗）的药物是有前景的。那他珠单抗治疗可能有发生进行性多灶性脑病（中枢神经系统感染人类多瘤病毒 JC）的风险。

■ 预 后

回顾性研究表明，在 DMT 广泛使用以前，儿童 MS 进展相较于成人要慢。尽管进展到不可逆功能障碍须要较长时间（20~30 年），但小儿 MS 出现不可逆功能障碍的时间早于成人。

参考书目

参考书目请参见光盘。

593.2 视神经脊髓炎
Nina F. Schor

视神经脊髓炎（NMO；德维克病）是一种脱髓鞘疾病，其特点是视神经炎和（或）横贯性脊髓炎的单相或多相发作。NMO 曾被认为是 MS 的一个变异型，但大多数学者认为 NMO 是另外一种疾病。

■ 流行病学

NMO 发病年龄（31.2±11）岁。一项研究中，单相患者的发病年龄范围为 1~54 岁，多相患者中为 6~72 岁。女性发病率高，65% 的单相患者和 80%~85% 的多相患者是女性。该病亚洲人比黑人或白人更常见，非洲血统的人比其他人似乎有更高的死亡率。

■ 发病机制

NMO 与水通道蛋白 -4 的 IgG 抗体有关。目前脊髓和视神经的水通道蛋白 -4 的破坏导致这些部分出现脱髓鞘改变机制不明，但在 NMO 患者的尸检中发现，脊髓和视神经标本中存在抗水通道蛋白 -4 抗体和 B 细胞。多数情况下 NMO 是特发的，偶有家族性病例的报道。已有感染后 NMO 的报告。HIV、梅毒、衣原体、水痘，巨细胞病毒和 EB 病毒均与 NMO 的发病有关。

■ 临床表现

NMO 可表现为视神经炎或横贯性脊髓炎或两者兼有，常见的是视野缺损和视敏度下降。横断性脊髓炎的症状和体征取决于发病的脊髓节段和炎性改变程度。NMO 不同于 MS 的是没有其他神经系统的症状或影像学检查异常。每次发作后视觉和脊髓功能一般不能完全恢复。较之 MS，视神经炎常见双侧发病而且更加严重。

■ 辅助检查

NMO 患者脑脊液中的 WBC 通常 ≥ 50/μL。与 MS 不同，它缺乏寡克隆带。血清抗水通道蛋白 -4 抗体（所谓的 NMO 抗体）阳性对于诊断 NMO 具有 73% 的灵敏性和 91% 的特异性。影像学检查可能在脑干或大脑半球白质内显示较小的、无症状的病灶，病灶通常不大（<3mm），而 MS 患者可在脑室周围白质显现椭圆形病灶。

■ 诊断与鉴别诊断

NMO 的临床诊断标准至少须要满足以下指标中的 2 项：脑 MRI 检查正常；至少累及 3 个脊髓节段的脊髓肿胀和形成空腔；血清或脑脊液白蛋白比值降低、IgG 合成率正常、无寡克隆区带；间隔数月或数年脊髓和（或）视神经症状急性发作且不伴有全身性或其他神经系统功能缺陷。需鉴别的疾病包括 MS、ADEM（见第 593.3），可引起横贯性脊髓炎和（或）视经炎的风湿性疾病包括系统性红斑狼疮、白塞病、神经类肉瘤病（通常伴有其他非神经系统表现）、特发性横贯性脊髓炎、热带痉挛性截瘫、病毒性脑脊髓炎（血清或脑脊液中均没有 NMO 抗体）以及代谢和特发性因素引起的单纯视神经炎或其他急性单眼或双眼视力丧失（见第 623 章）。

■ 并发症

类似于成人 NMO，儿科 NMO 患者往往会留下影响视敏度、视野、色觉、运动和感觉功能、平衡力及直肠或膀胱功缺陷的神经系统后遗症。

■ 治 疗

初次发作和复发的都可早期使用甲基泼尼松龙，20~30mg/kg/d（最高 1000mg/d），用 3~5d，随后序贯缓慢的泼尼松减量治疗。注射 DMT（扰素 -β1α 或干扰素 -β1β、格拉默）是否会减少 NMO 的复发频率目前尚未可知。然而，在早期研究中如利妥昔单抗可减少 B 细胞数量和功能的药物是很有前景的。

■ 预 后

NMO 患者的预后一般较差。在 1 项研究中，约 20% 的患者至少一侧持续功能性失明（例如 20/200 的视力或更差），31% 有永久性单瘫或截瘫。截瘫患者的 5 年生存率约为 90%。

参考书目

参考书目请参见光盘。

593.3 急性播散性脑脊髓炎（ADEM）
Nina F. Schor

急性播散性脑脊髓炎（ADEM）是一种是原发性炎性、脱髓鞘疾病，有多灶性神经缺陷，通常伴有脑病。

■ 流行病学

ADEM 可发生于任何年龄，但大多数报道的平均年龄是 5~8 岁，男性略多。据报道儿童发病率为每年 0.07~0.4/10 万。

■ 发病机制

细菌感染或疫苗接种诱导的分子模拟现象可触发

产生中枢神经系统自身抗原。许多患者在 ADEM 发病前的一个月患过短暂的发热性疾病。与 ADEM 有关的前驱感染包括流感、EB 病毒、巨细胞病毒、水痘、肠道病毒、麻疹、腮腺炎、风疹、单纯疱疹和肺炎支原体。有报道接种以下疫苗后出现 ADEM：狂犬病、天花、麻疹、腮腺炎、风疹、日本乙型脑炎、百日咳、白喉、脊髓灰质炎、破伤风和流感。

临床表现

ADEM 的初期症状包括嗜睡、发热、头痛、呕吐、脑膜刺激征和惊厥发作，以及惊厥持续状态。脑病是 ADEM 的一个特征性表现，意识障碍的程度从意识模糊到持续的易激惹、昏迷。局灶性神经功能缺损对于较迟钝或非常小的孩子可能难以确定，但常见的神经症状包括视力丧失、脑神经病变、共济失调、运动和感觉障碍以及由脊髓脱髓鞘引起的膀胱或直肠功能障碍。

神经影像

头颅 CT 可以正常或显示低密度区。头颅 MRI 是首选的影像学检查，典型的表现是 T2 相的大脑半球，小脑和脑干的白质内出现大片的、多灶性、有时呈融合或肿瘤样信号增强病变（图 593-2），虽然对于 ADEM 不是特异性的，但其深部灰质结构（丘脑、基底节）经常也有病变。脊髓可有异常 T2 信号或增强改变，伴或不伴脊髓炎的临床症状。ADEM 患儿 MRI 的典型改变应该具有时间的同一性，但其病变的进展可能会滞后于临床表现。连续 3~12 个月复查 MRI 检查可以发现病变的改善，通常可见 T2 异常信号的完全消失，虽然可能有残留胶质增生。

实验室检查

ADEM 没有特异的生物标志，实验室检查结果也可能有较大差异。脑脊液检查往往表现出细胞增多，淋巴细胞或单核细胞为主。脑脊液蛋白可升高，尤其是在反复检查的患者。约 10% 的 ADEM 患者 CSF 有寡克隆带和（或）免疫球蛋白升高。脑电图常表现出广泛的慢波，与脑病情况一致。ADEM 的多灶性脱髓鞘病变也可引起局灶性慢波或痫样放电。

鉴别诊断

ADEM 需要鉴别的疾病很多，但通过仔细询问病史、适当的实验室检查以及 MRI 检查可以缩小范围。考虑有感染性因素时须考虑经验性抗生素和抗病毒治

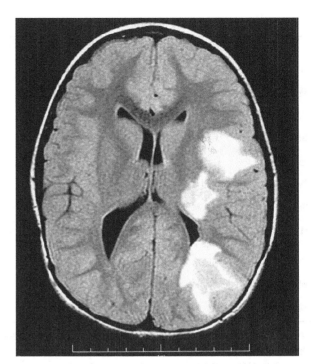

图 593-2 急性播散性脑脊髓炎（ADEM）儿童的大脑轴向 T2 加权 MRI FLAIR 相。T2 加权像上的高信号（白色）病灶显示了深部皮层下和脑室周围白质区以及左侧基底节和丘脑的脱髓鞘和水肿

疗。ADEM 后随访 MRI 检查 3~12 月可以看到病情改善。若出现新的 T2 病变或病灶扩大，应及时重新评估，考虑其他疾病如 MS、脑白质营养不良、肿瘤、血管炎、或线粒体、代谢或风湿性疾病（表 593-3）。

治 疗

虽然目前还没有随机对照试验比较儿童 ADEM 或其他脱髓鞘疾病急性期的治疗方案，但最常用的是大剂量静脉注射类固醇药物 [通常是甲基泼尼松龙 20~30mg/（kg·d），为期 5d，每天最大剂量 1000mg]。口服泼尼松逐渐减量超过 1 个月可预防复发。其他治疗方法包括静脉注射免疫球蛋白（通常为 2g/kg，用药超过 2~5d）或血浆置换（通常行 5~7 次置换，隔天进行）。关于这些治疗的时机尚未达成一致意见。

预 后

很多 ADEM 患儿都可以完全恢复，有一些可能会遗留一些运动和（或）认知缺陷。ADEM 通常是单相的疾病，但脱髓鞘症状可能反复好几个月。ADEM 后超过 3 个月的脱髓鞘反复发作是否就是 MS 或仍是 ADEM 反复，目前尚未可知。

参考书目

参考书目请参见光盘。

表 593-3　鉴别 ADEM 与 MS 首次发作的临床与 MRI 特征

	ADEM	MS
年龄	<10 岁	>10 岁
昏迷	+	−
发热或呕吐	+	−
家族史	无	20%
感觉障碍	+	+
视神经炎	双侧	单侧
临床表现	多症状的	单症状的
MRI	广泛病灶：基底节、丘脑、皮层下白质	孤立病灶：脑室旁白质、胼胝体
CSF	细胞增多（淋巴细胞）	寡克隆带
对激素的反应	+	+
随访	无新发病灶	有新发病灶

这些特征可以帮助第一次 MS 发作与其他脱髓鞘疾病的鉴别。MS 的最终诊断还是要靠后续评估和 MRI 检查

ADEM：急性播散性脑脊髓炎；CSF：脑脊液；MS：多发性硬化症；+：更可能存在；−：不太可能出现

（袁萍　译，蒋莉　审）

第 594 章
儿童卒中综合征

Adam Kirton, Gabrielle deVeber

卒中已成为新生儿和儿童期获得性脑损伤的一个重要原因。动脉缺血性卒中（AIS）和脑静脉窦血栓形成（CSVT）比脑恶性肿瘤（每年的发生率约为 5/10 万）更多见，在新生儿的发病率为 1/12 000。出血性卒中（HS）和其他脑血管疾病的发病率接近。由于对儿童卒中的病理生理和危险因素了解甚少，临床诊断存在一定困难，因此，提高儿科医生对此类疾病的认识，早期识别和诊断并进行特异性治疗，可以减少大多数卒中患者的不良神经系统后遗症。

594.1　动脉缺血性卒中（AIS）

Adam Kirton, Gabrielle deVeber

动脉血经前路颈内动脉和后路椎动脉环流到达大脑，会聚在 Willis 环。大脑中动脉区域发生卒中的概率比前循环和后循环的脑动脉更加显著。AIS 是这些动脉或其分支闭塞导致的局部脑梗死。AIS 是儿童获得性脑损伤的首要原因，围生期风险最高（见下文）。

由于临床表现不典型、复杂的鉴别诊断（见第 594.4）以及儿科医生缺乏认识，儿童卒中的诊断常常被延误或漏诊。对于儿童急性起病的神经功能缺损，应首先考虑卒中，除非可明确诊断为其他疾病。最常见的局灶性症状是偏瘫，但也可能出现急性的视力、言语、感觉或平衡功能障碍。出现这些表现的儿童须紧急行神经影像学检查，咨询儿童神经科医生，可能需要进行紧急干预。AIS 是一种临床和影像学诊断。CT 成像能显示面积大的 AIS 病灶和排除颅内出血，然而 MRI 可以发现早期的小范围梗死灶，因此须要排除缺血性卒中。弥散加权成像（DWI）可以在 AIS 发病后几分钟内显示病灶，而 MRA 可以明确血管闭塞并且说明根本病因为血管病变（图 594-1）。

现已明确多种病因与 AIS 的关系，而有些可能仅为潜在的关联因素（表 594-1、594-2）。虽然在多数儿童中都可以发现多种相似且频繁出现的危险因素，但 AIS 仍然呈特发性。需要考虑 3 个主要的病因范畴：血管性、心源性和血液性病变。对每一个患者的

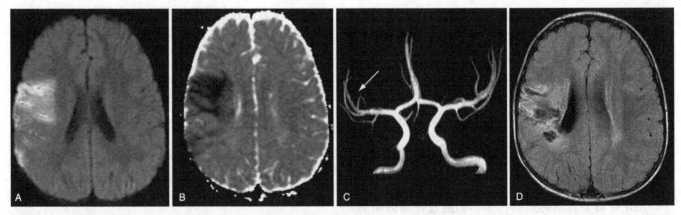

图 594-1　动脉缺血性卒中。一个健康的 3 岁男孩出现了一次突发的肢体无力。查体也证实左路偏身感觉丧失。A. MRI 弥散加权成像显示右侧颞顶部大脑中动脉（MCA）区域局部增强信号。B. 表面弥散系数图证实与脑梗塞（缺血性卒中）一致的弥散受限。C.磁共振血管造影 MCA 显示并没有血管闭塞、狭窄或流速减少。D.随访 3 个月时 MRI 可见在同一个区域的脑萎缩和神经胶质增生

表 594-1　儿童动脉缺血性脑卒中常见的危险因素

主要分类	举例
动脉源性	局灶性脑动脉病（FCA） 水痘后血管病（PVA） 短暂性脑动脉病（TCA） 儿童原发性中枢神经系统血管炎（cPACNS） 系统性或继发性血管炎（如大动脉炎） 颅颈动脉夹层 烟雾病或综合征 动脉感染（如细菌性脑膜炎，结核） 肌纤维发育不良 血管痉挛（例如，可逆性脑血管收缩综合征） 偏头痛（偏头痛性梗死）？ 先天性血管异常（如 PHACES 综合征）
心源性	复杂先天性心脏疾病（发绀、不发绀） 心导管检查或操作（例如房间隔气囊造口术） 心脏手术 心律失常 心脏瓣膜病 心内膜炎 心肌病，严重心功能不全 心内病变（例如心房黏液瘤） 卵圆孔未闭（和可能的栓子）
血液病	镰状细胞性贫血 缺铁性贫血 遗传性高凝状态（例如 V 因子 Leiden 突变，凝血酶原基因 20210A 突变） 获得性高凝状态 [例如蛋白 C/S 缺乏、抗凝血酶Ⅲ缺乏、脂蛋白（a）、抗磷脂抗体、口服避孕药、妊娠]
其他	急性全身性疾病（如脱水、败血症、糖尿病酮症酸中毒） 慢性全身性疾病（如系统性红斑狼疮，白血病） 非法药物和毒物（如可卡因） 体外膜肺氧合（ECMO） 先天性代谢缺陷（例如 Fabry 病、高胱氨酸尿症） 另外的见卒中样事件（见第 594.4）

表 594-2　卒中的各项遗传危险因素

遗传性脂蛋白异常血症
　家族性低 α 脂蛋白血症
　家族性高胆固醇血症
　高脂蛋白血症Ⅳ型，Ⅲ型
　丹吉尔病
　早衰症
遗传性结缔组织疾病
　埃勒斯 – 当洛综合征（Ⅳ型）
　马方氏综合征
　弹性假黄色瘤
　高胱氨酸尿症（胱硫醚 β – 合成酶缺乏症，或 5,20-MTHFR）
门克斯综合征
　有机酸血症
　甲基丙二酸血症
　丙酸血症
　异戊酸血症
　戊二酸尿症Ⅱ型
　线粒体脑肌病
　MELAS
MERRF
MERRF/ MELAS 重叠综合征
卡恩斯 – 塞尔综合征
法布里病（α – 半乳糖苷酶 A 缺乏症）
亚急性坏死性脑脊髓病（Leigh 病）
亚硫酸盐氧化酶缺乏症
11– β – 酮还原酶缺乏症
17– α – 羟化酶缺乏症
嘌呤核苷磷酸化酶缺乏症
鸟氨酸酶缺乏症
神经纤维瘤病 1 型
HERNS

HERNS: 遗传性内皮病伴有视网膜病变、肾病和卒中；MELAS: 线粒体脑肌病伴高乳酸血症和卒中样发作；MERRF: 肌阵挛性癫痫伴破碎红纤维
摘自 Roach ES, Golomb MR, Adams R, et al. Management of stroke in infants and children. Stroke, 2008, 39: 2644–2691

全面调查通常可以发现多种危险因素。

　　动脉病变指大脑动脉的疾病，是儿童 AIS 的主要原因，占所有病例的 50% 以上。特发性动脉狭窄被称为局灶性脑动脉病（FCA），进一步分为短暂性脑动脉病（TCA）或水痘后脑血管病（PVA），这些疾病通常表现为局灶性的单侧血管炎。更多弥漫性或双侧性血管炎可能是原发性的疾病，或与全身炎症有关（表 594-3）。动脉夹层的发生可以是自发病变或继发于外伤后，影响颅外颈内动脉、椎动脉或颅内动脉。烟雾病的发生可以呈特发性或与其他状况相关（NF-1、21 三体综合征、镰状细胞贫血症、放疗）。颅脑动脉的先天畸形（表 594-4；图 594-2）包括 PHACES 综合征，都可能是 AIS 的征兆。

　　在儿童 AIS 中，心源性卒中占 25%，可以是特发性栓塞，也可能继发于心脏介入或手术修复后。儿童心脏手术后发生 AIS 并发症的概率为 1/185，二次手

术可增加风险。复杂的先天性心脏疾病是 AIS 最常见的原因，但也应考虑到获得性疾病包括心律失常、心肌病和感染性心内膜炎。存在卵圆孔未闭可能会引起静脉血栓栓塞。所有疑似 AIS 的患儿均须要全面的心血管系统查体、心电图和超声心动图检查。

　　在血液系统疾病中属于 AIS 危险因素的疾病包括缺铁性贫血和镰状细胞性贫血（SCA），SCA 患者发生 AIS 的危险性会增加 400 倍。凝血功能障碍也是比较常见的危险因素，包括遗传性（如 V 因子 Leiden 突变）和后天性（如抗磷脂抗体）、高凝状态和血栓性药物，包括口服避孕药和门冬酰胺酶化疗。AIS 其他危险因素包括偏头痛、儿童急性疾病、慢性全身性疾病、违禁药品和毒素及罕见的先天性代谢障碍。

　　儿童 AIS 须要多方面的治疗，现已建立了 3 个专家共识指南。由于缺乏安全性方面的数据，儿科尚未建立紧急溶栓的指南。抗血栓治疗取决于可能的病因，

表 594-3　脑血管炎分类

感染性血管炎
　细菌、真菌、寄生虫
螺旋体（梅毒、莱姆病、钩端螺旋体病）
病毒、立克次体、分枝杆菌、自生阿米巴、囊虫病、其他寄生虫
坏死性血管炎
　经典的结节性多动脉炎
韦格纳肉芽肿
过敏性血管炎和肉芽肿（Churg-Strauss 综合征）
坏死性系统性血管炎重叠综合征
淋巴瘤样肉芽肿
与胶原血管病相关的血管炎
　系统性红斑狼疮
　类风湿关节炎
　硬皮病
　干燥综合征
与其他全身性疾病相关的血管炎
　白塞病
　溃疡性结肠炎
　结节病
　复发性多软骨炎
　Kohlmeier-Degos 疾病
多发性大动脉炎
过敏性血管炎
　过敏性紫癜
　药物性血管炎
　化学性血管炎
　原发性混合性冷球蛋白血症
其他
　与肿瘤相关的血管炎
　与放射相关的血管炎
　耳蜗前庭综合征
　皮肌炎 – 多发性肌炎
　X– 连锁淋巴组织增生综合征
　川崎病
原发性中枢神经系统血管炎

摘自 Roach ES, Golomb MR, Adams R, et al. Management of stroke in infants and children. Stroke, 2008, 39:2644-2691

表 594-4　烟雾病的危险因素

	例数（n）
无协同因素（原发性）	66
1 型神经纤维瘤病	16
亚洲遗传背景	16
颅脑放疗	15
下丘脑 – 视觉系统胶质瘤	8
颅咽管瘤	4
髓母细胞瘤，伴有 Gorlin 综合征	1
急性淋巴细胞性白血病鞘内化疗	2
唐氏综合征	10
先天性心脏异常，既往有手术史	7
肾动脉狭窄	4
血红蛋白病 (2 例镰状细胞性贫血，1 例 "Bryn Mawr"）	3
其他（血液病：1 例球形红细胞增多症，1 例特发性血小板减少性紫癜）	2
巨颈面血管瘤	3
脑积水分流	3
需要治疗的特发性高血压	3
甲状腺功能亢进（1 例伴有 Graves 综合征）	2

其他综合征，各 1 例：瑞氏综合征、Williams 综合征、Alagille 综合征、泄殖腔外翻、肾动脉肌纤维发育不良、先天性巨细胞病毒包涵体感染（远程）。2 例患者为未分类的综合征。有 4 个黑人，2 人有镰状细胞疾病

摘自 Roach ES, Golomb MR, Adams R, et al. Management of stroke in infants and children. Stroke, 2008, 39: 2644-2691

包括肝素抗凝或抗血小板治疗，如阿司匹林。神经保护对于防止进行性缺血性脑损伤是必需的治疗，包括严格控制血糖、温度和惊厥发作，维持收缩压在正常高值以积极保证脑灌注压。病初 72h 内的恶性脑水肿可危及生命，且在儿科更为常见，急诊手术减压可以挽救生命。针对特定病因的治疗包括在 SCA 时输血治疗、血管炎时免疫抑制治疗、烟雾病的血管重建手术治疗。长期治疗目标为卒中二级预防，包括抗血小板治疗、心源性病因治疗、抗凝治疗。对于大多数幸存者的运动障碍、语言和智力障碍、行为和社会障碍以及癫痫的治疗，必须开展以家庭为中心的多方合作康复治疗。长期关注有利于动脉健康的生活方式（避免肥胖和吸烟）也很重要。儿童卒中预后包括：6%~10% 的患儿发生死亡，60%~70% 的患儿遗留神经功能障

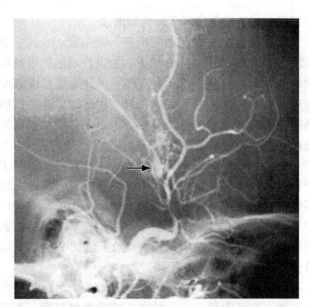

图 594-2　脑血管造影显示是的特发性床突上段颈内动脉，有典型烟雾病血管网（箭头）

碍，15% 的患者继发癫痫发作。

　　围生期卒中是足月儿脑瘫（先天性偏瘫）的首要原因，需要单独考虑。急性新生儿脑卒中的典型表现为单纯惊厥发作。可疑的围生期缺血性卒中发作表现为婴儿后期逐渐出现偏瘫，以后神经影像学上出现 AIS 表现。病因包括前面讨论的心脏和高凝状态，但孕产妇产前、产时、胎盘以及新生儿这些因素也必须考虑。急性新生儿 AIS 须要神经保护治疗，但抗血栓药物只适用于心源性栓塞。随着年龄的增加，大多数患者由于缺乏治疗出现了长期的后遗症。因此，围生期脑卒中患儿须要全面的康复治疗。

参考书目

　　参考书目请参见光盘。

594.2　脑静脉窦血栓形成（CSVT）

Adam Kirton, Gabrielle deVeber

　　大脑静脉窦引流在中央区汇合的浅表（皮层静脉、上矢状窦）和深部（大脑内静脉、直窦）静脉系统，通过成对的横窦和乙状窦以及颈静脉流出。在脑静脉窦血栓（CSVT），这些静脉的血栓闭塞可以形成颅内压增高、脑水肿，有 50% 的患者出现静脉脑梗塞（卒中）。儿童发生 CSVT 的风险高于成人，新生儿期风险最大。

　　相比 AIS，CSVT 的临床表现通常是渐进的、可变的和非特异性的。新生儿典型表现为多发的神经症状和惊厥发作。儿童可出现进行性加重的头痛、视盘水肿、继发于外展神经麻痹的复视（经常被误诊为特发性颅内压增高）或急性局灶性神经功能缺损。癫痫发作、嗜睡和精神错乱也是常见的临床表现，诊断需要临床高度怀疑和脑静脉系统的有目的的成像检查。CT 平扫对于 CSVT 很不敏感，CT 静脉造影（CTV）可以显示脑静脉系统的充盈缺损，因而通常是必需的检查（图 594-3）。但 MRI 检查包括脑实质的弥散成像和现代 MR 静脉造影（MRV）可以达到 CTV 相似的准确度。足月儿脑室内出血提示 CSVT。

　　Virchow 三联征有助于理解 CSVT 的危险因素（表 594-5）。高凝状态往往与儿童静脉血栓形成相关，包括 CSVT。儿童 CSVT 经常检测到血栓前状态的情况包括遗传性（如凝血酶原基因 20210A 突变）和获得性（如抗磷脂抗体）因素、促进血栓形成的药物（门冬酰胺酶、口服避孕药）和一些常见的儿童疾病，包括缺铁性贫血和严重脱水。白血病、炎症性肠病和肾病综合征是可增加 CSVT 风险的全身性疾病。

　　头颈部疾病可以直接影响脑静脉和静脉窦从而引起 CSVT。常见的感染包括脑膜炎、中耳炎、乳突炎都可引起静脉通道的感染性血栓性静脉炎。CSVT 可以是头部外伤的并发症，尤其是邻近颅骨的骨折。脑静脉近端的神经外科手术可能会导致 CSVT。最后，颈静脉阻塞和近端淤血也可能导致 CSVT。新生儿由于颅缝未闭合，在分娩过程中相应静脉窦可能受压迫，出生后仰卧位时枕骨压迫后矢状窦，都有可能引发 CSVT。

　　抗凝治疗在儿童 CSVT 治疗中起重要作用。尽管没有随机对照试验的证据，但已有大量的间接证据已经使儿童 CSVT 的抗凝治疗达成共识，已发表的指南一致推荐普通肝素或低分子肝素在儿童 CSVT 中进行抗凝。静脉梗塞出血性转化并不是抗凝治疗绝对的禁忌。治疗通常持续 3 个月，届时再成像可显示血管再

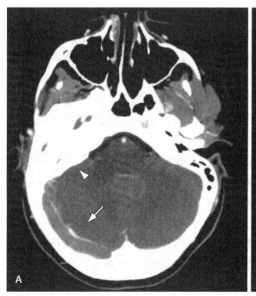
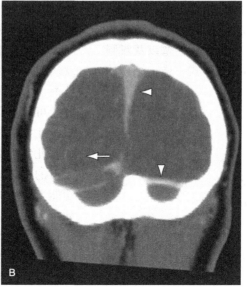

图 594-3　脑静脉窦血栓形成。一个 9 岁的女孩出现发热和进行性加重的右侧头痛。检查时发现有复视及视盘水肿。轴向（A）和冠状位（B）CT 静脉造影显示在右侧横窦有一个大血栓，增强后很清楚（箭头）。注意上矢状窦和左横窦（B 图中箭头）的充盈是正常的，而乳突气房（A 图中箭头）不清楚。原因是有中耳炎或乳突炎与横窦化脓性血栓性静脉炎

表 594-5　小儿脑静脉窦血栓形成的常见危险因素

主要分类（魏尔啸三联征）	举例
凝血	高凝状态 V 因子 Leiden 突变、凝血酶原基因 20210A 突变、蛋白 C 缺乏、蛋白 S 缺乏、抗凝血酶 III 缺乏症、脂蛋白（a）、抗磷脂抗体（狼疮抗凝物，抗心磷脂抗体）、妊娠或产褥期 脱水（如肠胃炎，新生儿生长迟滞） 缺铁性贫血 药物和毒物（如 L- 天冬酰胺酶、口服避孕药） 急性全身性疾病（如败血症、弥漫性血管内凝血） 慢性系统性疾病（如炎性肠病、白血病） 肾病综合征 先天性代谢缺陷（如高胱氨酸尿症）
血管	感染 　中耳炎、乳突炎、细菌性脑膜炎 　Lemierre 综合征（人类坏死杆菌病） 外伤：颅骨骨折 压缩：出生、新生儿枕骨受压缩 医源性：神经外科、颈外科、体外膜肺氧合 静脉畸形（如硬脑膜动静脉瘘）

通（治疗通常停止）或持续性血栓（治疗通常延长至 6 个月）。新生儿抗凝较有争议，指南也各有不同。新的证据表明，常规量的抗凝药物对于新生儿 CSVT 是安全的。约 30% 未经治疗的新生儿诊断后 1 周会继续有血栓形成导致更严重的静脉梗塞。因此，如果没有抗凝治疗，早期的重复静脉成像是极为重要的。实验支持在新生儿初始抗凝阶段可缩短治疗持续时间（例如 6 周、3 个月）。有复发的持久性危险因素的儿童可能须要长期抗凝。神经保护和支持治疗包括积极抗感染和神经保护措施（控制体温、血压和惊厥）。继发于颅内压增高的视神经病变是 CSVT 的一个重要的并发症，而且经常被忽视。需要定期由眼科医生做眼底检查以及降颅压治疗（如乙酰唑胺、腰椎穿刺）。大多数神经系统后遗症是由难治性静脉梗塞以及双侧的损伤引起的。与儿童卒中的其他形式一样，综合的神经康复治疗是必需的。

参考书目

参考书目请参见光盘。

594.3　出血性卒中（HS）

Adam Kirton, Gabrielle deVeber

出血性卒中（HS）包括了非外伤性颅内出血且出血卒中根据颅内室部位进行分类。脑实质出血可能发生在大脑中任何位置，脑室出血可以是原发性的或脑

实质出血的进展。脑外的出血可能发生在蛛网膜下、硬膜下或硬膜外。

临床表现可能因出血部位、病因以及出血快慢的不同而有所差异。急性出血可能有瞬时或雷击样头痛、意识丧失、颈强直、局灶性神经功能缺失以及惊厥发作。HS 可导致迅速死亡。与血管畸形有关的出血可能会出现搏动性耳鸣、颅血管杂音、大头畸形以及高输出心脏衰竭。诊断主要依靠影像学检查，CT 对于急性 HS 高度敏感。但有时可能需要腰椎穿刺来排除蛛网膜下腔出血。现代 MRI 灵敏度高，即使少量的急性出血也能分辨，实质出血后很长时间也能显示残留的出血后改变（图 594-4）。CT 造影、MR 或常规检查方法对于排除潜在的血管异常（例如血管畸形、动脉瘤）是必需的。

虐待性（非意外的）头部外伤伴有小儿颅内出血可表现为原发性硬膜下出血，或者没有明显外伤史可伴有脑实质出血。有轻微的头皮或耳朵青紫、多个视网膜层的视网膜出血和慢性营养不良时都需考虑。一些婴儿的硬膜下出血，需行 X 线检查以排除骨折。硬膜外血肿几乎都是外伤引起的，包括与颅骨骨折相关的脑膜中动脉损伤。因桥静脉拉伸导致的脑萎缩也可自发形成硬膜下血肿。

HS 的病因包括血管畸形以及全身性疾病（表594-6）。动静脉畸形（AVM）是儿童蛛网膜下腔及脑实质内出血最常见的原因，可能在大脑任何部位发生。一生中每年因动静脉畸形出血的风险大概是 2%~4%。其他导致出血的血管畸形包括海绵状血管瘤、硬脑膜动静脉瘘和大脑大静脉畸形。颅内动脉瘤在儿童蛛网膜下腔出血中比较罕见，可能提示某个潜在的病因（如多囊肾病、感染性心内膜炎）。脑肿瘤出血是引起 HS 的一个常见原因。通常引起缺血性卒中的动脉疾病也可以诱发 HS，包括中枢神经系统血管炎和烟雾病。其他引起实质性 HS 的原因包括高血压性出血和血液系统疾病，如血小板减少性紫癜、血友病、获得性凝血病（如弥散性血管内凝血、肝衰竭）、抗凝血治疗（如华法林）或者使用非法药物。缺血性梗死可以转化为出血，特别是在 CSVT，可能难以与原发性 HS 进行鉴别。

儿童 HS 的治疗包括紧急神经外科手术干预处理大量的或迅速进展的出血病灶。用于缺血性卒中的对功能大脑的神经保护原则也适用于 HS。促凝治疗（例如维生素 K、新鲜冰冻血浆）是必需的。而其他医疗干预措施的作用，例如 VII 因子，在儿科尚没有相应研究。有结构性病变且复发风险大的儿童，须要反复复查影像学。儿童 HS 的预后目前尚不清楚，但可能取

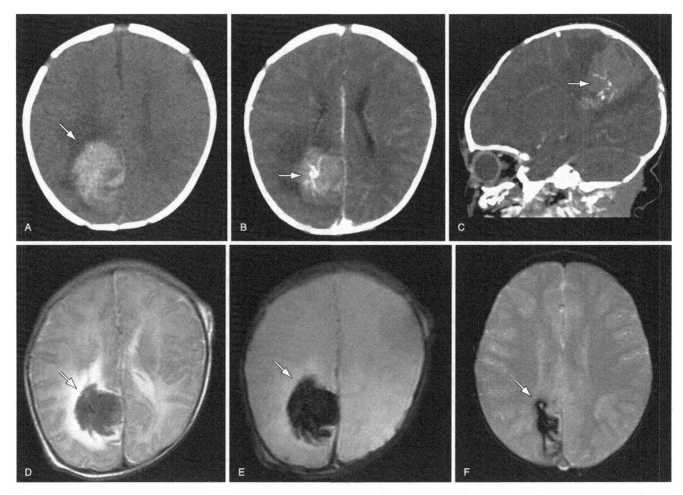

图 594-4 脑血管畸形导致的出血性卒中。一个既往健康的 1 月龄患者突然出现激惹，然后左侧肢体惊厥发作。A. 头颅 CT 显示右顶区有一大块高密度病灶周围有水肿，正是急性出血的表现。B. 轴向（B）和矢状位（C）的 CT 增强扫描显示出血中心一团异常血管。D. MRI T2 加权相可以区分急性出血和周围的水肿信号。梯度回波磁共振成像可以显示急性期（E）和 3 个月后（F）的出血病灶

决于病变的大小、位置和病因。与缺血性卒中相比，HS 的死亡率更高，但初期的神经功能缺失可以得到很大程度的恢复。

新生儿出血性卒中有所不同。经颅超声检查可以检测出大部分有意义的新生儿的出血。早产儿的生发基质出血及脑室出血是常见的（见第 93.3）。高达25% 的正常足月新生儿可以检查出蛛网膜下腔和硬膜下出血。关于足月儿的 HS 研究很少，包括前面列出的病因，但 >50% 的病例可能是特发性的。足月儿脑室内出血常继发于深部 CSVT 或脉络丛血管瘤。

参考书目
参考书目请参见光盘。

594.4　卒中样发作的鉴别诊断
Adam Kirton, Gabrielle deVeber

对于儿童卒中的诊断需要提高警惕，同时也需要充分认识到相应的鉴别诊断。急性起病的局灶性神经功能障碍或新生儿惊厥发作，除非有明确证据为其他疾病，否则都应考虑到卒中并完善神经影像学检查。儿童卒中必须与其他卒中样疾病进行鉴别（表 594-7），这些疾病都有各自特异的治疗方法。

■ 偏头痛

详细的病史询问和查体常可以发现偏头痛是急性局灶性神经功能缺损的原因。偏头痛的先兆持续5~60min 后症状可完全消失。与卒中相比，作为偏头痛先兆的神经功能缺损通常进展缓慢，其感觉障碍或肌无力通常是在数分钟内从肢体远端向近端扩散。通常会演变成偏头痛性头痛，但头痛也可能伴随急性梗死。一组罕见的偏头痛亚型可能跟儿童卒中很像，包括家族性偏瘫型偏头痛、基底动脉偏头痛和没有头痛的偏头痛先兆。偏头痛导致卒中非常罕见，称为偏头痛性梗死。

表 594-6　儿童出血性卒中的潜在危险因素

主要分类	举例
血管性疾病	动静脉畸形
	海绵状血管瘤（海绵状血管瘤）
	静脉血管瘤
	遗传性出血性毛细血管扩张症
	颅内动脉瘤
	脉络丛血管瘤（单纯脑室内出血）
	烟雾病或综合征
	炎症性血管炎（见第 611 章）
	血管不稳定的肿瘤性病变
	药物或毒物（可卡因，安非他明）
血液病	特发性血小板减少性紫癜
	溶血性尿毒综合征
	肝病或凝血功能衰竭
	维生素 K 缺乏症（新生儿出血性疾病）
	弥散性血管内凝血
肿瘤	脑膜中动脉损伤（硬膜外血肿）
	桥静脉损伤（硬膜下血肿）
	蛛网膜下腔出血
	出血性挫伤（冲击和对冲伤）
	非意外创伤（不同年龄段的硬膜下血肿）
	医源性（神经外科手术，血管造影）

■ 癫痫

长时间的局灶性癫痫发作后会出现一段时间的局灶性神经功能障碍（Todd 麻痹），通常在 1h 内缓解。极少数情况下，局灶性发作只表现为急性发作的阴性症状，局灶性神经功能缺损表现。过去有抽搐或起病时姿势强直的癫痫发作病史的患儿，结合脑电图检查结果可帮助诊断。一个新发的惊厥伴有持续存在的 Todd 麻痹则需要影像学检查，因为儿童卒中通常也以癫痫发作起病。

■ 感染

一些危及生命但可治疗的颅内感染可被误诊为卒中，包括细菌性脑膜炎和疱疹性脑炎。然而原发性中枢神经系统感染的症状通常是逐渐起病的、非局灶性的，并且有发热这一大特点。细菌性脑膜炎的儿童有发生静脉和动脉性卒中的风险。

■ 脱髓鞘

急性播散性脑脊髓炎（ADEM）、临床孤立综合

表 594-7　儿童卒中样发作的鉴别诊断

疾病	临床表现鉴别	影像学鉴别
偏头痛	起病或进展症状，持续时间短，完全缓解，偏头痛的个人史或家族史	通常是正常的 罕见有偏头痛性梗塞
癫痫	阳性症状，Todd 麻痹发生在惊厥后持续时间有限	正常或可确定癫痫病灶（如畸形、既往受伤）
感染	发热，脑病，逐渐起病，脑膜刺激征	正常或有脑炎表现，典型的是广泛和双侧的 AIS 和 CSVT 可发生于细菌性脑膜炎
脱髓鞘病	逐渐起病，多灶性症状，脑病伴有视神经炎或横贯性脊髓炎	多灶性病变，有典型的表现（如 ADEM 时斑片状，MS 时卵圆形），典型的部位（如 MS 在胼胝体周围），通常无弥散受限
低血糖	危险因素（如胰岛素治疗），与膳食、全身症状有关	双侧、对称，可以看到弥散受限，后部为主
由于缺氧缺血性脑病导致的分水岭梗死	危险因素（如低血压、败血症、心脏疾病），双侧缺损	在主动脉交界区双侧对称的弥散受限
高血压脑病（PRES）	高血压记录，双侧视觉症状，脑病	后部为主，双侧，斑片状病变，累及灰质和白质，一般无弥散受限
先天性代谢异常	既往已存在落后或倒退，多系统疾病，异常生化产物	可能有弥散受限病灶，但是双侧、对称的，而不是在血管区域 MR 波谱变化（如 MELAS 的高乳酸）
前庭病	症状只限于眩晕，平衡障碍（如没有肌无力）	正常
急性小脑共济失调	病毒感染后突然发作的两侧对称共济失调	正常
离子通道病	并非单一病灶的一组综合症候群，逐渐起病，缓慢进展	正常
交替性偏瘫	既往有对侧发病的病史 手足徐动或肌张力障碍	正常

ADEM：急性播散性脑脊髓炎；AIS：动脉缺血性卒中；CSVT：脑静脉窦血栓形成；HIE：缺氧缺血性脑病；MELAS：线粒体脑肌病伴高乳酸血症和卒中样发作；MR：磁共振；MS：多发性硬化症；PRES：可逆性后部白质脑病综合征

征（CIS）、多发性硬化症和其他脱髓鞘性疾病可以表现为急性局灶性神经功能缺损。与卒中数分钟发病相比，这些疾病的起病和发展较为缓慢（在几小时或几天）。ADEM 病例出现多灶性损害或并发脑病时，发生卒中的概率减小。

低血糖

血糖的急性降低可产生类似于卒中的局灶性神经功能缺损症状。在健康儿童新发低血糖是罕见的，诱发条件包括胰岛素依赖型糖尿病、肾上腺功能不全、停用类固醇类药物、垂体功能低下以及生酮饮食。

缺氧缺血性脑病（HIE）

脑灌注广义减少可产生分水岭脑梗死，出现卒中类似的表现。分水岭缺血性损伤应伴有低血压或诱发脑低灌注的条件，如败血症、脱水或心功能不全。相比卒中而言，其临床表现为更广泛的双侧大脑半球功能障碍，典型的梗死解剖部位在双侧分水岭区域，而不是某单一动脉的区域。

高血压脑病（PRES）

可逆性后部白质脑病综合征（PRES）可见于患有高血压的儿童，常发生于急性血压升高时。部分后部区域受累，通常导致双侧皮质视觉功能障碍相关脑病和癫痫发作。

先天性代谢障碍

线粒体脑肌病伴高乳酸血症和卒中样发作（MELAS）是一个经典的例子（表 591-2），其他线粒体病也可类似卒中。特点包括发育倒退病史、MRI 上后部（通常是双侧）非血管分布区域的病变、血清或脑脊液乳酸升高（磁共振波谱）。相对于这些"代谢性梗死"，儿童法布里病和高胱氨酸尿症则是真正有发生缺血性卒中的风险。

前庭病或共济失调

急性发作的眩晕以及伴有和不伴有的共济失调可与脑干或小脑卒中相混淆。简单的床旁试验可以可靠地检查前庭功能及其相关的脑干功能。鉴别诊断包括急性前庭神经病、病毒性迷路炎、良性发作性眩晕以及急性小脑性共济失调和阵发性共济失调。

离子通道病

越来越多的神经系统离子通道基因突变可表现为类似卒中的局灶性神经功能缺损，包括前面提到的偏

头痛综合征和越来越多的阵发性共济失调。有明确家族史时须要提高警惕，但还是需要很多的检查来证明。

儿童交替性偏瘫（AHC）

AHC 典型表现为婴儿期急性间断的偏瘫发作，持续数小时（数分钟至数周），两侧身体交替出现。偏瘫持续数分钟至数周，然后自发缓解。偏瘫的肢体通常出现手足徐动和肌张力障碍，入睡后症状消失醒来后又再次出现。需完善神经影像学检查，包括磁共振血管造影，以排除烟雾病。AHC 与某些离子通道基因突变有关。

（袁萍　译，蒋莉　审）

第 595 章
中枢神经系统感染
Charles G. Prober, LauraLe Dyner

中枢神经系统（CNS）感染是儿童伴发热相关症状的中枢神经系统疾病的最常见病因，可由多种微生物引起。根据发病年龄、宿主免疫情况及致病菌的流行病学特点，可识别引起感染的特定病原体。一般情况下，在导致中枢神经系统感染的病原体中，病毒较细菌常见，而细菌又比真菌和寄生虫常见。立克次体（洛基山斑点热、埃利希氏体属）导致的中枢系统感染相对较少见，但在特定流行病学情况中，也应该考虑到立克次体的作用。支原体也可引起中枢神经系统感染，但很难确诊。

不论哪种病因，大多数中枢神经系统感染的患者都有相似的临床症状。常见症状包括头痛、恶心、呕吐、食欲缺乏、烦躁不安、意识状态改变和易怒，但大多数症状没有非特异性。常见体征有：发热、畏光、颈部疼痛和强直、迟钝、木僵、昏迷、抽搐、局灶性神经功能缺损。疾病的严重程度及典型体征与特定病原体、宿主和中枢神经系统的受累部位相关。

中枢神经系统感染可呈弥漫性或局灶性。弥漫性感染如脑膜炎和脑炎。脑膜炎是脑膜受累，而脑炎为脑实质受累；由于两者解剖界限常不明显，脑膜和脑实质常同时受累，则称为脑膜脑炎。脑脓肿是典型的中枢神经系统局灶性感染，其神经系统表现由脓肿所在部位和大小来决定（见第 596 章）。

中枢神经系统弥漫性感染的诊断须依靠脑脊液（CSF）检查，CSF 获取常通过腰椎穿刺术（LP）。表 595-1 是关于多种中枢神经系统疾病与其脑脊液的

表 595-1　中枢神经系统疾病的脑脊液检查

条件	压力 (mm H2O)	白细胞 (mm³)	蛋白质 (mg/dL)	葡萄糖 (mg/dL)	其他
正常	50~80	<5，≥ 75% 淋巴细胞	20~45	>50（或血糖的 75%）	
常见的脑膜炎类型					
急性细菌性脑膜炎	常升高 (100~300)	100~10 000 或更多；常为 300~2 000；以 PMN 为主	常 100~500	降低，常 <40（或 < 血糖的 50%）	革兰氏染色或培养可见细菌
部分治疗后细菌性脑膜炎	正常或升高	5~10 000；常以 PMN 为主；如长时间治疗后则以单核细胞为主	常 100~500	正常或降低	革兰氏染色可见细菌；如前期治疗后 CSF 可呈无菌，凝集试验可检测出细菌抗原
病毒性脑膜炎或脑膜脑炎	正常或轻度升高 (80~150)	很少 >1 000；东部马脑炎和淋巴细胞性脉络丛脑膜炎 (LCM) 其细胞可达数千个。发病早期 PMN 为主，病程中大多数以单核细胞为主	常为 50~200	一般情况下正常；某些病毒性脑炎，特别是腮腺炎病毒（约 15%~20% 的病例）<40	局灶性癫痫发作、CT 或 MRI 或 EEG 发现有局部病灶，提示 HSV 性脑炎。肠道病毒和 HSV 病毒很少能从脑脊液中分离，但可通过 CSF 的 PCR
不常见的脑膜炎类型					
结核性脑膜炎	常升高	10~500；早期以 PMN 为主，在疾病病程中大多数以淋巴细胞为主	100~3,000；若存在梗阻情况更高	大多数病例 <50；随治疗时间而降低	结核杆菌在抗酸菌涂片上几乎不可见。在大量 CSF 培养可获得。也可通过脑脊液 PCR 检测
真菌性脑膜炎	常升高	5~500；早期以 PMN 为主，病程中以单核细胞为主；隐球菌性脑膜炎可能没有细胞性炎症反应	25~500	<50；若未接受治疗，浓度随时间逐渐减低	CSF 中或培养可见芽殖酵母，若隐球菌感染，（血清和 CSF）隐球菌抗原可能呈阳性
（急性）梅毒、钩端螺旋体病	常升高	50~500；淋巴细胞为主	50~200	常正常	CSF、血清学检查阳性。常规技术如培养及涂片常未见螺旋体，但暗视野检查可见
阿米巴（耐格里原虫）脑膜脑炎	升高	1 000~10 000 或更多，PMN 为主	50~500	正常或轻微降低	室温下，CSF 悬滴法可发现移动阿米巴原虫
脑脓肿和脑膜局灶性病变					
脑脓肿	常升高 (100~300)	5~200；CSF 中常存在各种细胞；以淋巴细胞为主；如果脓肿破裂入脑室，则以 PMN 为主，且细胞计数可 > 100 000。	75~500	正常；除非脓肿破裂入脑室系统	培养及涂片检查未见病原体，除非脓肿破裂室系统
硬脑膜下积脓	常升高 (100~300)	100~5 000；PMN 为主	100~500	正常	培养及涂片检查未见病原体，若存在髓膜炎，可在硬膜下积液中发现病原体
脑硬膜外脓肿	正常或轻度升高	10~500；淋巴细胞为主	50~200	正常	CSF 培养和涂片检查未见病原微生物
硬脊膜外脓肿	通常降低，同时伴有椎管梗阻	10~100；淋巴细胞为主	50~400	正常	CSF 培养和涂片检查未见病原微生物
化学性（药物，皮样囊肿，脊髓造影剂）	常升高	100~1000 或更多，PMN 为主	50~100	正常或轻微升高	某些皮样囊肿，显微镜偏振光检查，CSF 中可发现上皮细胞
非感染性原因					
肉状瘤病	正常或轻微增高	0~100；单核细胞	40~100	正常	无特殊发现
系统性红斑狼疮累及中枢神经系统	轻度增高	0~500；中性粒细胞为主，淋巴细胞也可并存	100	正常或轻微降低	培养或涂片检查未见病原微生物。CSF 中神经元抗体和核糖体 P 蛋白抗体呈阳性。
肿瘤，白血病	轻微增高至非常高	0~100 或更多；单核细胞或胚细胞	50~1,000	正常或降低至 (20~40)	细胞学检查可阳性

CSF：脑脊液；EEG：脑电图；HSV：单纯疱疹病毒；PCR：聚合酶链反应；PMN：中性粒细胞

异常改变的情况。

595.1 非新生儿期急性细菌性脑膜炎

Charles G. Prober, LauraLe Dyner

细菌性脑膜炎是一种发生在婴儿和年长儿的潜在严重感染，其急性并发症发生率高且长期致死率风险大。发热婴儿中细菌性脑膜炎的发病率非常高，凡伴有精神状态改变及神经功能障碍的发热患儿，就应考虑细菌性脑膜炎的可能性。

■ 病　因

在美国，1 个月至 12 岁的儿童，细菌性脑膜炎最常见的致病菌为脑膜炎奈瑟菌。在发达国家，儿童从 2 个月开始就进行肺炎链球菌和 B 型流感嗜血杆菌疫苗的接种，所以这两种细菌性脑膜炎的发病率很低。2008 年明尼苏达州报道了 5 例侵袭性流感嗜血杆菌感染，这 5 例患者先前只有部分接种或未接种疫苗，且他们之间并无接触，这证明了疫苗接种的重要性；这也是自 1992 年来，明尼苏达州发生侵袭性流感嗜血杆菌感染最多的一次。对于那些未完全接种疫苗或生活在发展中国家的人来说，须重视肺炎链球菌或 B 型流感嗜血杆菌可能引起的感染。对于那些免疫功能低下（HIV 感染、IgG 亚类缺陷）或有解剖性缺陷（脾功能障碍、耳蜗缺陷或耳蜗植入物）的人，易发生这类细菌感染。

由解剖缺陷或免疫功能障碍所导致免疫防御功能改变的患儿，易发生某些罕见病原菌引起的脑膜炎，例如金黄色葡萄球菌、铜绿假单胞菌、凝固酶阴性葡萄球菌、沙门氏菌、单核细胞增生李斯特菌。

■ 流行病学

脑膜炎的主要危险因素是年轻个体对某些特定病原体的免疫力缺失。其他危险因素包括致病菌重新定植、与脑膜炎奈瑟菌和 B 型流感嗜血杆菌的感染者亲密接触（例如在家庭、托儿所、大学宿舍、军营）、拥挤、贫困、黑人或美洲原住民、男性等。传播方式常见是人与人之间的接触传播，可能通过呼吸道分泌物或飞沫传播。另外，隐匿性菌血症婴幼患儿发生脑膜炎的风险性大；相对于肺炎球菌引起的脑膜炎，脑膜炎双球菌发生率是其 85 倍，B 型流感嗜血杆菌发生率则为 12 倍。

荚膜病原体可对免疫球蛋白产生发生改变，这种机体免疫防御缺陷增加了美国土著人和因纽特人发生细菌性脑膜炎的风险性。补体系统（C5~C8）缺陷与复发性脑膜炎双球菌感染密切相关，裂解素系统缺陷

者易患致死性流行性脑脊髓膜炎。脾功能障碍（镰状细胞性贫血）或无脾（外伤或先天性缺陷），其肺炎球菌、B 型流感嗜血杆菌的感染风险性（在某种程度上）高，而患脑膜炎双球菌性败血症和脑膜炎的风险性却很低。T 淋巴细胞缺陷（先天性或化疗导致的免疫缺陷、艾滋病或恶性肿瘤），易增加中枢神经系统李斯特菌性感染的风险。

穿破皮肤黏膜屏障的先天或后天脑脊液漏，例如颅中线或面部缺陷（筛板）、中耳（镫骨足板）或内耳瘘（卵圆孔、内听道、耳蜗导水管）、累及筛板的颅底骨折或鼻窦旁脑膜破裂的脑脊液漏，易发生肺炎球菌性脑膜炎。曾有人工耳蜗植入（用于治疗听力丧失）的儿童，肺炎链球菌性脑膜炎的发生风险，是美国普通人群的 30 倍或更多。腰骶部皮窦和脊髓脊膜膨出者，其金黄色葡萄球菌和革兰氏阴性肠道细菌性脑膜炎的发生率高。脑脊液分流术也增加了脑膜感染的风险，其致病菌有葡萄球菌（尤其是凝固酶阴性菌种）和其他定植于皮肤表面的低毒性细菌。

■ 肺炎链球菌（见第 181 章）

在 7 价肺炎球菌蛋白多糖结合疫苗（血清型 4、6B、9V、14、18 C、19F、23F）广泛使用后，明显改善了肺炎链球菌性脑膜炎的流行状况，这种疫苗是在 2000 年 2 月在美国获批后上市的，该疫苗急剧降低肺炎球菌性脑膜炎的发病率，但同时却增加了某些非疫苗血清型脑膜炎的发病率。该疫苗被推荐给所有月龄为 23 个月或 2、4、6 和 12~15 个月的儿童；主要因为侵袭性肺炎球菌感染的发病率在 2 岁内最高；在 6~12 个月的儿童发病率可高达到为 228/10 万。继发于镰状细胞贫血病的功能性无脾或感染艾滋病毒的 1~5 岁的儿童，肺炎链球菌的感染率是健康儿童的 20~100 倍。肺炎球菌脑膜炎的其他危险因素还有中耳炎、鼻窦炎、肺炎、脑脊液耳漏或鼻漏、存在耳蜗植入物以及骨髓移植后的慢性移植物抗宿主病等。现在 13 价肺炎球菌疫苗已基本取代了 7 价疫苗，还包括另外被取代的血清型 1、3、5、6A、7F 和 19A。

■ 脑膜炎奈瑟菌（见第 184 章）

致病的脑膜炎奈瑟菌常包括 5 种血清亚型：A、B、C、Y 和 W-135。流行性脑脊髓膜炎可散发或可流行。在美国，血清型 B、C、Y 分别约占 30% 左右；但血清型也随地点和时间的变化而变化。在发展中国家，流行性脑膜炎常由 A 血清型引起。该细菌性脑膜炎在一年内任何季节都可发生，但在冬、春季以及在流感病毒感染后常高发。约 1%~5% 的成人鼻咽部常

有脑膜炎奈瑟菌定植，定植时间达数周至数月，近期定植的非免疫幼儿发生脑膜炎的风险高。家庭中达指征的病例相关的脑膜炎发病率达1%，是普通人群的1000倍。在日托中心有接触史的继发病例的发生率约为1/1000。大多数感染病例都曾接触过日托中心设施或与已有细菌定植的家庭成员或脑膜炎球菌病患者有过亲密接触。脑膜炎球菌感染在年龄<5岁的儿童发病率最高，在15~24岁发病率会出现第2个高峰期。相同年龄段内，在校住宿的大一学生的脑膜炎球菌感染的发生率明显高于校外住宿。

疾病控制与预防中心（CDC）推荐给11~18岁普通人群以及2~10岁脑膜炎球菌易感人群接种1单位剂量的四价脑膜炎球菌结合疫苗。宿舍居住的大学新生，先前未免疫接种的应接种MCV4。

■ B型流感嗜血杆菌（见第186章）

在通用型B型流感嗜血杆菌疫苗出现以前，美国5岁内细菌性脑膜炎患儿，B型流感嗜血杆菌性脑膜炎占70%。B型流感嗜血杆菌的侵袭性感染主要发生在2个月至2岁的婴幼儿，发病高峰为月龄6~9个月，50%的病例发生在1岁以内。无论在家还是在日托中心，凡与已感染了B型流感嗜血杆菌的父母有过亲密接触的儿童，其感染的风险性明显增大。B型流感嗜血杆菌性脑膜炎常发生于那些不完全接种疫苗、未接种疫苗（常居住在发展中国家）或对疫苗没有免疫反应（感染HIV）的儿童。

■ 病理及病理生理

不同黏稠度的脑膜脓性渗出物，可广泛分布在脑静脉、静脉窦、大脑凸面、小脑及其脑沟、Sylvian裂、基底池及脊髓。若伴发脑室炎，其脑室液中常含有细菌和炎症细胞，这类患者（常见于新生儿）可并发硬膜下积液，但很少发生硬膜下积脓。脑膜炎也可能存在血管周围炎性细胞浸润和室管膜断裂。脑实质和血管的特征性病理改变是小动脉内膜下的多形核白细胞浸润、血管炎、小皮质静脉血栓形成、主要静脉窦的栓塞、坏死性动脉炎及由此所致的蛛网膜下腔出血等。尸检中很少发现在无血栓存在的情况下而存在大脑皮质的坏死。脑梗死是一种常见的后遗症，常由血管闭塞引起，主要病因为炎症、血管痉挛及血栓。梗死累及范围可从只有镜下发现到累及整个大脑半球。

脑膜刺激征由脊神经和神经根的炎症引起，脑神经炎症可引起视神经、动眼神经、面神经、听神经的病变。颅内压升高（ICP）可导致动眼神经麻痹，这是因为小脑幕裂孔疝使颞叶受压所致。外展神经麻痹可能是颅内压升高的非局灶性体征。

颅内压升高主要原因有细胞死亡（细胞毒性的脑水肿）、细胞因子诱导的毛细血管通透性增加（血管源性脑水肿）及静水压增高（间质性脑水肿）；这些因素可导致脑脊液在蛛网膜绒毛的重吸收障碍或脑脊液循环障碍。颅内压可高达$300mmH_2O$。系统性低血压伴脑内血流量减少导致大脑灌注压降低，当大脑灌注压（平均动脉压减去颅内压）$<50\ cmH_2O$时，脑内血流灌注量将进一步减少；抗利尿激素分泌异常综合征（SIADH）导致的水潴留。以上这些因素都能导致颅内压升高（见第553章）。细胞外的低渗状态可引起脑细胞毒性水肿，继发脑细胞肿胀和裂解。一般情况下，不会发生小脑幕、小脑镰或小脑疝，主要由于增高的颅内压力可传递到整个蛛网膜下腔，所以一般不会导致组织结构的移位；此外，如果囟门未闭，也可缓冲一定的颅内压。

脑积水是细菌性脑膜炎的急性并发症，大多情况为交通性脑积水。主要由于大脑基底池蛛网膜绒毛的粘连、增厚，导致脑脊液吸收受阻。少数为梗阻性脑积水，这种脑积水常继发于脑水导管或Magendie、Luschka孔的纤维化以及神经胶质细胞增生。

脑脊液蛋白水平增高的部分原因可能是血脑屏障的血管通透性增加，使富含白蛋白液体从毛细血管和静脉渗透到了硬膜下腔。硬膜下积液常因持续的液体渗出，在后期发生急性细菌性脑膜炎。脑脊液糖分过少（脑脊液葡萄糖水平降低）主要因为脑组织转运葡萄糖的能力降低。

引起大脑皮层损伤可能的因素包括局灶性或弥漫性的血管闭塞（梗死、坏死、乳酸性酸中毒）、缺氧、细菌的入侵（脑炎）、中毒性脑病（细菌毒素）、颅内压升高、脑室炎、渗出物（硬膜下积液）。其临床表现包括意识障碍、癫痫发作、脑神经障碍、运动和感觉障碍以及后发精神运动性迟滞。

■ 发病机制

细菌从感染部位通过血液运输到达颅内引起细菌性脑膜炎；菌血症常先于脑膜炎发生或同时发生，其致病菌主要源于鼻咽部定植的病原体；这些部位可长时间携带细菌而不致病；或更可能的是这些病原体在定植后立刻对机体浸润性感染。先前或并发病毒性上呼吸道感染可能会增强细菌的致病性导致脑膜炎。

脑膜炎奈瑟菌和B型流感嗜血杆菌先通过纤毛附着于黏膜上皮细胞的受体上，在细菌附着在上皮细胞后，破坏黏膜进入血液循环系统。脑膜炎奈瑟菌可以通过吞噬空泡的方式穿过黏膜表面，这种吞噬空泡由上皮细胞吞噬细菌后形成。细菌的生存能力和毒力密切相关，细菌常含有细菌荚膜，这种细菌荚膜有干扰调理素吞噬的作用，增强细菌在血液中的生存能力，从而增强了细菌毒力。故菌血症易发生于细菌调理素吞噬作用发育缺陷患者。未免疫接种的青年人，可能存在 IgM 和 IgG 抗荚膜抗体的缺乏；免疫缺陷者，其补体或备解素系统中成分的缺失干扰了调理素吞噬作用的有效性。脾功能障碍者，其网状内皮系统降低了调理素吞噬作用。

细菌主要通过侧脑室和脉络膜丛进入脑脊液，到达颅外脑脊液和蛛网膜下腔；细菌可在脑脊液中迅速繁殖，主要是因为脑脊液中补体和抗体的浓度不足以遏制细菌繁殖。趋化因子诱导的局灶性炎症，其特点为中性粒细胞浸润。革兰氏阴性菌（B 型流感嗜血杆菌、脑膜炎奈瑟球菌）的细胞壁脂多糖（内毒素）和肺炎球菌细胞壁成分（磷壁酸、肽聚糖）在肿瘤坏死因子、白细胞介素 −1、前列腺素 E 及其他炎症介质的作用下，诱发明显的炎症反应。这类炎症性反应的特点为中性粒细胞浸润、血管通透性增加、血脑屏障的改变及血管血栓形成。脑膜炎相关的脑损伤并不只由细菌引起，还包括宿主对由细菌成分诱导的级联炎症的反应。

引起脑膜炎的细菌很少来源于毗邻的感染灶，例如鼻窦炎、中耳炎、乳突炎、眼眶蜂窝组织炎、颅骨或脊椎骨髓炎、穿透性颅外伤的细菌感染、皮肤窦道、脊髓脊膜膨出等。

■ 临床表现

急性脑膜炎在未控制前有 2 种发展模式。一种少见的情况是，患者发病急，疾病进展迅速，出现如突发休克、过敏性紫癜、弥散性血管内凝血（DIC）、意识水平下降、甚至 24h 内昏迷或死亡。常见的情况是，患者在发病前几天出现发热，伴有上呼吸道或胃肠道症状，然后才出现中枢神经系统感染相关的非特异性症状，如嗜睡和烦躁。

脑膜炎的症状和体征与全身性感染的非特异性表现及脑膜刺激征相关。非特异性表现包括发热、食欲缺乏、头痛、上呼吸道感染、肌痛、关节痛、心动过速、低血压以及各种皮肤体征如瘀斑、紫癜或红斑性黄斑皮疹。脑膜刺激征表现为颈项强直、腰酸背痛、凯尔尼格征（髋关节曲 90° 伸或缩腿后疼痛）和巴宾斯基征（卧位时，颈部被动屈曲后膝关节及髋关节的不自主弯曲）。对于 12~18 个月的儿童，凯尔尼格征和巴宾斯基征不会一直存在。对于成年细菌性脑膜炎患者，只有约 40% 存在发烧、头痛和颈项强直等临床症状。颅内压升高征象包括头痛、呕吐、囟门凸出或

颅缝的分离（增宽）、动眼神经（瞳孔不等大、眼睑下垂）或外展神经麻痹、高血压伴心动过缓、呼吸暂停或通气过度、去皮质或去脑强直姿势、木僵、昏迷、脑疝等。视盘水肿是较为罕见的脑膜炎并发症；颅内脓肿、硬脑膜下积脓或硬脑膜静脉窦闭塞常提示疾病的慢性过程。局灶性神经体征通常是因血管闭塞引起。视神经、动眼神经、外展神经、面神经和听觉神经等脑神经的病变常由局灶性炎症引起；总体而言，约 10%~20% 的细菌性脑膜炎患儿存在局灶性神经体征。

惊厥（局灶性或广泛性），主要原因为脑炎、脑梗死或电解质紊乱，发生于约 20%~30% 的脑膜炎患者；病程第 1 天内的惊厥对预后没有临床意义，在发病 4d 后的持续性或难治性的惊厥，可能提示预后不良。

精神状态改变常见于脑膜炎患者，可能的原因是颅内压增高、脑炎或低血压等；其临床表现有易怒、昏睡、嗜睡、反应迟钝、昏迷等。昏迷患者的预后相对较差。脑膜炎的其他表现还包括畏光和脑（病）性划痕；脑（病）性划痕是指用钝器划皮肤后，在 30~60s 内皮肤出现凸起的红色条纹。

■ 诊　断

通过脑脊液（CSF）检查可确诊急性化脓性脑膜炎；脑脊液检查异常包括，脑脊液培养及革兰氏染色可检测到病原微生物、中性粒细胞增多、蛋白水平升高、葡萄糖浓度降低（表 595–1）。对于疑似细菌性脑膜炎患者，应及时行腰椎穿刺检查。立即行腰椎穿刺的禁忌证包括：①颅内压增高（除了囟门凸出外）症状，如第 3 或第 6 脑神经麻痹及意识水平下降、高血压及心动过缓伴呼吸异常（见第 584 章）；②严重的心肺功能障碍，存在休克须心肺复苏的，或者腰穿定位时会加重其心肺功能障碍的；③穿刺点周围皮肤感染。血小板减少是腰穿的相对禁忌证。如果须推迟腰椎穿刺检查，应给予经验性抗生素治疗。若头颅 CT 发现存在脑脓肿或颅内压增高的不应延误治疗。在颅内高压被纠正后或脑脓肿已排除后应立即行腰椎穿刺检查。

所有疑似脑膜炎患者都应进行血培养。约 80%~90% 的脑膜炎可检测出致病菌。

腰椎穿刺（见第 584 章）

细菌性脑膜炎的脑脊液中白细胞计数常 >1000 / mm^3，以中性粒细胞为主（75%~95%）。当白细胞计数超过 200~400 / mm^3 时，脑脊液混浊。正常新生儿脑脊液白细胞计数最多可达 30/ mm^3（通常 <10 个）；年长儿没有病毒或细菌性脑膜炎，其脑脊液中白细

胞 $<5/mm^3$；正常新生儿和年长儿的脑脊液中白细胞均以淋巴细胞或单核细胞为主。

多达 20% 的急性细菌性脑膜炎患儿其脑脊液白细胞计数 $<250/mm^3$；严重败血症和部分脑膜炎患儿脑脊液中以淋巴细胞增多为主，常预示疾病预后不良。急性细菌性脑膜炎的早期，脑脊液中可出现以淋巴细胞为主的白细胞增多；相反，在急性病毒性脑膜炎的早期，可出现以中性粒细胞主的白细胞增多，但在疾病发病的 8~24h 内，初次腰穿可发现未控制的病毒性脑膜炎脑脊液中以中性粒细胞为主转变为以淋巴、单核细胞增多为主。在未进行治疗的细菌性脑膜炎脑脊液中革兰氏阳性菌占 70%~90%。

对于疑似细菌性脑膜炎患儿的诊断难点，在于对脑脊液检查的分析判断，因为多数患儿在脑脊液检查前已接受抗生素（通常是口服）治疗。在获取脑脊液时，已有约 25%~50% 疑似细菌性脑膜炎患儿正接受口服抗生素治疗；已接受抗生素治疗的患儿，其脑脊液涂片和培养都可能为阴性。对于进行合理的静脉内抗生素用药的患儿，脑脊液检查常表现为以中性粒细胞为主的白细胞增多、蛋白水平增高、脑脊液葡萄糖浓度降低（常会持续数天）。因此，尽管细菌培养为阴性，仍可初步诊断为细菌性脑膜炎。某些临床医生对已接受过抗生素治疗的疑似细菌性脑膜炎患儿，在脑脊液中检测出了细菌抗原；当然，这种检查还存在技术上的限制。

腰椎穿刺损伤也可使脑膜炎的诊断复杂化。在较高椎间隙的重复腰穿会产生少量血性液体，这种液体含有红细胞；重复腰穿损伤会影响脑脊液白细胞水平和蛋白水平，而对脑脊液革兰氏染色、培养检查结果和葡萄糖水平无影响。虽有办法修正脑脊液中红细胞对脑脊液检查结果的影响，但也须谨慎依靠细菌学结果，而不是试图解释腰穿损伤所致的脑脊液白细胞及蛋白水平的改变。

■ 鉴别诊断

除了肺炎链球菌、脑膜炎奈瑟菌和 B 型流感嗜血杆菌外，还有许多病原体所致的中枢神经系统感染都有相似的临床表现。这些病原体包括不典型细菌例如结核分枝杆菌、诺卡氏菌、梅毒螺旋体（梅毒）、博氏疏螺旋体（莱姆氏病）、真菌、那些只流行于特定地理区域的（球孢子菌、组织胞浆菌、芽生菌）及那些有特定宿主的（念珠菌、隐球菌、曲霉属真菌）、寄生虫如鼠弓形体及能引起囊虫病的病原体以及最常见的病毒（见第 595.2；表 595-2）。局灶性中枢系统感染包括脑脓肿、脑膜旁脓肿（硬膜下积脓、脑和脊

髓硬膜外脓肿），这些常与脑膜炎相混淆。此外，非感染性疾病也可导致中枢神经系统的炎症。相对感染来说，以下因素相对罕见，例如恶性肿瘤、胶原血管病综合征、毒素暴露等（表 595-2）。

通过脑脊液检查可确定中枢神经系统感染的具体原因，脑脊液检查包括特殊染色（分枝杆菌的金杨氏石炭酸品红染色、真菌的印度墨汁染色法）、细胞学、抗原检测（隐球菌属）、血清学检查（梅毒、西尼罗河病毒、虫媒病毒）、病毒培养（肠道病毒）和聚合酶链反应（单纯疱疹病毒、肠道病毒及其他病毒）。其他有潜在诊断价值的检查包括血培养、大脑 CT 或磁共振成像、血清学检查及脑组织活检（临床很少应用）。

急性病毒性脑膜脑炎易与细菌性脑膜炎混淆（表 595-2、595-3）。一般情况下，儿童患病毒性脑膜脑炎较细菌性脑膜炎少见；这两种类型疾病的严重程度也不相同。某些细菌性脑膜炎的体征和症状可能比较轻，而病毒性脑膜脑炎的体征和症状却很重。虽然细菌性与病毒性脑膜炎的脑脊液检查结果不同（表 595-1），但在临床上其检查结果可能有部分相同。

■ 治 疗

疑似细菌性脑膜炎的治疗方案，取决于患儿早期临床表现。病程少于 24h 且疾病快速进展的患儿，在不存在高颅压情况下，行腰穿后尽快行抗生素治疗。如果已有颅内压增高或局灶性神经异常的，在行头颅 CT 检查前，就算未行腰穿检查，也应及时给予抗生素治疗，同时要治疗颅内压增高（见第 63 章）。同时还要及时纠正多器官功能衰竭、休克（见第 64 章）和急性呼吸窘迫综合征（见第 65 章）。

亚急性期较长，病程在 4~7d 的患儿，应判断其是否存在颅内压增高和局灶性神经功能缺损。偏头痛、视盘水肿及其他颅高压征象，常提示颅内存在局灶性病变如脑、硬膜外脓肿或硬膜下积脓。若存在这些情况，应在腰穿和头颅 CT 检查之前及时给予抗生素治疗。对于存在颅内压增高或局灶性神经功能缺损征象的，若要行腰穿检查，须先行头颅 CT 检查以确保腰穿的安全性。

■ 抗生素的早期应用

免疫功能正常的患儿，脑膜炎的早期（经验性）治疗，应选用对肺炎链球菌敏感的（表 595-4）并可在脑脊液中达到杀菌浓度的抗生素。由于地域差异，肺炎链球菌对抗生素耐药率不同。世界范围内来看，肺炎链球菌的耐药率正在逐渐增加；在美国

表 595-2 临床因素和与无菌性脑膜炎相关的感染性因素

病毒

肠道病毒（柯萨奇病毒、埃可病毒、脊髓灰质炎病毒、肠道病毒）

虫媒病毒：东方马脑炎、西方马脑炎、委内瑞拉马脑炎、圣路易斯脑炎、布氏和加利福尼亚脑炎、西尼罗河病毒、科罗拉多蜱热

单纯疱疹病毒（1、2）型

人类疱疹病毒 6 型

水痘 - 带状疱疹病毒

EB 病毒

细小病毒 B_{19}

巨细胞病毒

腺病毒

天花病毒

麻疹病毒

流行性腮腺炎

风疹病毒

A 和 B 型流感病毒

副流感病毒

鼻病毒

狂犬病病毒

淋巴细胞性脉络丛脑膜炎

轮状病毒

冠状病毒

人类免疫缺陷病毒 1 型

细菌

结核分枝杆菌

钩端螺旋体（病）

梅毒螺旋体（梅毒）

布氏杆菌（回归热）

博氏疏螺旋体（莱姆病）

诺卡氏菌（病）

布鲁氏杆菌

巴尔通体（猫抓病）

立氏立克次体（洛基山斑疹热）

普氏立克次体（斑疹伤寒）

犬埃立克体

伯纳特（氏）立克次（氏）体

肺炎支原体

人型支原体

沙眼衣原体

鹦鹉热衣原体

肺炎衣原体

可部分治疗的细菌性脑膜炎

局灶性细菌性脑膜炎

鼻窦炎

乳突炎

脑脓肿

硬膜下、硬膜外积脓

颅骨骨髓炎

真菌

粗球孢子菌（球孢子菌病）

皮炎芽生菌（芽生菌病）

新型隐球菌（隐球菌病）

夹膜组织胞浆菌（组织胞浆菌病）

念珠菌属

其他真菌（链格孢酶、曲霉菌、头孢霉菌、夏威夷德氏霉、巴西副球孢子菌、巴西副球孢子菌、申克孢子丝菌、黑粉菌种、接合菌纲）

寄生虫（嗜酸性）

广州圆线虫病

棘颚口线虫

浣熊拜林蛔线虫

粪类圆线虫

旋毛虫

弓蛔虫

猪带绦虫（猪囊虫病）

卫氏并殖吸虫

血吸虫

片吸虫种

寄生虫（非嗜酸性粒细胞）

鼠弓形体（弓形体病）

棘阿米巴种

福氏耐格里阿米巴

疟疾的

感染后的

狂犬病疫苗：狂犬病、流感、麻疹、脊髓灰质炎病毒

脱髓鞘性或过敏性脑炎

全身性或免疫介导的

细菌性心内膜炎

川崎病

系统性红斑狼疮

血管炎，包括结节性多动脉炎

干燥综合征

混合性结缔组织病

类风湿性关节炎

Behcet 综合征

韦格纳肉芽肿病

淋巴瘤样肉芽肿病

肉芽肿性动脉炎

肉样瘤病

家族性地中海热

伏格特 - 小柳 - 原田三氏综合征

恶性肿瘤

白血病

淋巴瘤

转移瘤

中枢神经系统肿瘤（如颅咽管瘤、神经胶质瘤、室管膜瘤、星形细胞瘤、成神经管细胞瘤、畸胎瘤）

药物

鞘内注射性感染（造影剂、血清、抗生素、抗肿瘤剂）

非类固醇抗炎药

OKT3 单克隆抗体

卡马西平

硫唑嘌呤

静脉注射免疫球蛋白

抗生素（复方新诺明、柳氮磺胺吡啶、环丙沙星、异烟肼）

其他

重金属中毒（铅、砷）

异物（分流术、永久植入物）

蛛网膜下腔出血

癫痫发作后状态

偏头痛发作后状态

Mollaret 综合征（反复发作）

脑室内出血（新生儿）

家族性噬血细胞综合征

神经外科手术后

皮样、表皮样囊肿

头痛，神经功能损伤

脑脊液淋巴细胞增多（HANDL 综合征）

摘自 Cherry JD. Aseptic meningitis and viral meningitis// Feigin RD, Cherry JD. Textbook of pediatric infectious diseases, ed 4. Philadelphia: WB Saunders, 1998: 450

Davis LE. Aseptic and viral meningitis//Long SS, Pickering LK, Prober CG. Principles and practice of pediatric infectious disease. New York: Churchill Livingstone, 1997: 329

Kliegman RM, Greenbaum LA, Lye PS. Practical strategies in pediatric diagnosis therapy, ed 2. Philadelphia: Elsevier, 2004: 961

表 595-3　脑炎分类，按病因和病原体来源

Ⅰ.感染性因素：病毒 　A.传播途径：仅在人和人之间传播 　　1.腮腺炎：未免疫人群发生频率高，症状常较为轻微 　　2.麻疹：可能有严重的后遗症 　　3.肠道病毒：所有年龄段频发，新生儿更重 　　4.风疹：少见；后遗症罕见，除外先天性风疹 　　5.疱疹病毒 　　　a.单纯疱疹病毒（1 和 2 型，可能为 6 型）：相对常见；后遗症频发；对于新生儿是毁灭性的。 　　　b.水痘-带状疱疹病毒：少见，严重的后遗症并不少见； 　　　c.细胞巨化病毒，先天或后天的：先天的可能有迟发性后遗症 　　　d.EB 病毒（传染性单核细胞增多症）：不常见 　　6.痘病毒群 　　　a.牛痘和天花：少见，但可导致严重的中枢神经系统损伤 　　7.细小病毒（传染性红斑）：不常见 　　8.流感病毒，A 型和 B 型 　　9.腺病毒 　　10.其他：呼肠病毒、呼吸道合胞体病毒、副流感病毒、乙型肝炎病毒 　B.节肢动物传播因素 　　虫媒病毒：通过蚊子或蜱传播给人类；季节性流行取决于媒介昆虫的生态学特点；以下是在美国发生的： 　　西方马脑炎病毒 　　布氏脑炎病毒 　　委内瑞拉马脑炎病毒 　　登革热病毒 　　圣路易脑炎病毒 　　科罗拉多蜱传热 　　西尼罗河病毒 　C.通过温血哺乳动物传播 　　1.狂犬病：驯养和野生哺乳动物的唾液 　　2.猿猴疱疹病毒 B（"B"病毒）：猴子的唾液 　　3.淋巴细胞性脉络丛脑膜炎：啮齿类动物的排泄物 Ⅱ.感染性因素：非病毒 　A.肺炎支原体：出现呼吸和中枢神经系统症状间存在间隔期 　B.细菌：结核性和其他细菌性脑膜炎；常有脑炎症状 　C.螺旋体：梅毒、先天或后天的、钩端螺旋体病、莱姆病； 　D.猫抓病 　E.真菌：免疫受损患者有特殊患病风险：隐球菌病、组织胞浆菌病、曲霉病、毛霉菌病、念珠菌病、球孢子菌病 　F.原生动物：疟原虫、锥虫、耐格里原虫、棘阿米巴、鼠弓形体 　G.多细胞动物：旋毛虫病、包虫病、囊虫病、血吸虫病	Ⅲ.类感染因素：感染后，变态反应性，自身免疫性 　感染因素或其他某一个因素在病因中起主要作用，但对于神经系统疾病，不能把完整的感染性因素孤立起来；在这一组中，细胞介导的抗原-抗体复合物和补体对组织的损伤中起重要作用 　　A.特定疾病相关的（这些因素可造成直接的中枢神经系统损伤；见 Ⅰ和Ⅱ） 　　麻疹 　　立克次体感染 　　风疹 　　A 和 B 型流感 　　腮腺炎 　　水痘-带状疱疹 　　肺炎支原体 　　B.疫苗相关的 　　狂犬病 　　麻疹 　　痘苗 　　黄热病 　　C.自身免疫的 　　副肿瘤性 　　特发性 Ⅳ.人类慢病毒疾病 　越来越多的证据表明，病毒常已在先前的生活中获得，与急性疾病的发生没有必然联系，但参与了其后的慢性神经系统疾病（类似情况在动物间也存在）。 　　A.亚急性硬化性全脑炎；麻疹；风疹? 　　B.克雅氏病（海绵状脑病） 　　C.进行性多灶性白质脑病 　　D.库鲁病（仅在新几内亚的前部落地区） 　　E.人类免疫缺陷病毒 Ⅴ.未知因素：复杂群体 　这群病因所致的脑炎占上报给美国疾病控制和预防中心的脑炎病例的 2/3，如发生在亚特兰大和佐治亚州发生的病例；未确诊病例的年流行曲线表明，致病菌可能为肠道病毒和（或）虫媒病毒。 　还有基于临床标准的混杂组：当前莱耶综合征仅 1 例；其他包括已灭绝的 von Economo 脑炎（流行期 1918—1928）、婴儿肌阵挛性脑病、伴视盘水肿和视网膜出血的视网膜脑膜脑炎、复发性脑脊髓炎（过敏性或自身免疫性?）、假脑瘤和良性肌痛性脑脊髓炎（冰岛病） 　脑炎的临床表现与一些已知或未知的有毒物质的吸收有关，包括铅和汞，经皮肤吸收的有作为皮肤消毒剂的六氯酚和杀疥螨药丙种六氯苯

CNS：中枢神经系统

摘自 Behrman RE. Nelson textbook of pediatrics, ed 14. Philadelphia: WB Saunders, 1992: 667

Kliegman RM, Greenbaum LA, Lye PS. Practical strategies in pediatric diagnosis and therapy, ed 2. Philadelphia: Elsevier, 2004: 967

25%～50% 的肺炎链球菌对青霉素耐药，其相对耐药（MIC=0.1～1.0μg/mL）比高水平耐药（MIC=2μg/mL）普遍；对头孢噻肟和头孢曲松耐药高达到 25%。相反，青霉素和头孢菌素却对脑膜炎奈瑟菌菌株敏感，但也有罕见耐药菌株的报道。30%～40% 的 B 型流感嗜血杆菌可产生的 β-内酰胺酶，这些菌株会对氨苄西林产生耐药，而这些能产生 β-内酰胺酶的菌株对广谱头孢菌素却敏感。

由于肺炎链球菌对 β-内酰胺类药物的高度耐药性，故对于肺炎链球菌性脑膜炎患儿的初始经验性抗菌治疗，部分推荐使用万古霉素 [60 mg/（kg·d），6h 1 次]；由于第三代头孢菌素对肺炎链球菌、脑膜炎奈瑟菌和 B 型流感嗜血杆菌性脑膜炎有高效的抗菌能力，故初始经验性抗菌治疗选择头孢噻肟 [200mg/

表 595-4　治疗细菌性脑膜炎 * 抗生素用法用量

药物	新生儿		婴儿和儿童
	0~7 d	8~28 d	
阿米卡星 ⁺⁺	15~20 间隔 12h	20~30 间隔 8h	20~30 间隔 8h
氨苄西林	200~300 间隔 8h	300 间隔 6h	300 间隔 4h 或 q6h
头孢噻肟	100 间隔 12h	150~200 间隔 8h 或 q6h	225~300 间隔 8h 或 q6h
头孢曲松 §	—	—	100 间隔 12h 或 q24h
头孢他啶	150 间隔 12h	150 间隔 8h	150 间隔 8h
庆大霉素 ⁺⁺	5 间隔 12h	7.5 间隔 8h	7.5 间隔 8h
美罗培南	—	—	120 间隔 8h
萘夫西林	100~150 间隔 8h 或 12h	150~200 间隔 8h 或 q6h	150~200 间隔 4h 或 6h
青霉素 G	150 000 间隔 8h	200 000 间隔 6h	400 000 间隔 4h 或 6h
利福平	—	10~20 间隔 12h	20 间隔 12h 或 24h
妥布霉素 ⁺⁺	5 间隔 12h	7.5 间隔 8h	7.5 间隔 8h
万古霉素 ⁺⁺	30 间隔 12h	30~45 间隔 8h	60 间隔 6h

* 剂量：mg/（kg·d）（U/kg 青霉素 G）；
⁺ 特别是低体重新生儿使用氨基糖苷类和万古霉素时，小剂量及较长的给药时间间隔是非常明智的；
‡ 推荐检测血药浓度，以确保用药安全和治疗价值；
§ 新生儿不推荐使用，因为新生儿脑膜炎使用该药的经验不足

摘自 Klein JO. Antimicrobial treatment and prevention of meningitis. Pediatr Ann, 1994, 23:76

Kliegman RM, Greenbaum LA, Lye PS. Practical strategies in pediatric diagnosis and therapy, ed 2. Philadelphia: Elsevier, 2004: 963

（kg·d），6h 一次] 或头孢曲松 [100mg/（kg·d），每天 1 次；或每次 50mg/kg，12h 1 次]。对 β - 内酰胺类抗生素变态反应或月龄 >1 个月的患儿可换用氯霉素 [100mg/（kg·d），6h 1 次]。另外，患儿也可能对抗生素产生脱敏（见第 146 章）。

对怀疑单增李斯特菌感染的婴幼儿或一些 T 淋巴细胞缺陷的，应给予氨苄西林 [200mg/（kg·d），6h 1 次]，因为头孢菌素对单增李斯特氏菌无效。也可选用静脉注射复方新诺明。

对于免疫功能低下、疑似革兰氏阴性细菌性脑膜炎的患儿，早期抗生素治疗可选用头孢他啶和氨基糖苷类。

■ 抗生素的持续应用

对于无并发症且青霉素敏感的肺炎链球菌性脑膜炎患儿的治疗，应选择第 3 代头孢菌素或青霉素静脉滴注 [400 000 U/（kg·d），4~6h 一次] 持续 10~14d。若对青霉素和第三代头孢菌素已产生耐药的，则应选用万古霉素。对于无并发症的脑膜炎双球菌性脑膜炎的治疗，可选择 5~7d 的青霉素静脉滴注 [400 000 U/（kg·d）]；对无并发症的 B 型流感嗜血杆菌脑膜炎则需用药 7~10d。对于那些腰穿检查前曾口服或静脉注射抗生素治疗的，虽没有确定是哪种病原菌感染，但脑脊液检查已确认其存在急性细菌感染，应继续给予头孢曲松或头孢噻肟治疗 7~10d。如患儿存在局灶性神经症状或对治疗无效，则提示可能存在脑膜局灶性病变，故应行头颅 CT 或核磁共振检查。

常规多次的腰穿检查不能确诊为哪种细菌性脑膜炎的患儿，多数由抗生素敏感的肺炎链球菌、脑膜炎奈瑟菌或 B 型流感嗜血杆菌所引起；对某些新生儿脑脊液反复检查，基本可以确定是革兰氏阴性杆菌还是对 β - 内酰胺类耐药的肺炎链球菌感染。若在 24~48h 内有合理的抗生素治疗，其脑脊液可呈无菌。

对于大肠杆菌或铜绿假单胞菌性脑膜炎的治疗，要求选择第三代头孢菌素，因为体外分离的菌株对第三代头孢菌素敏感。大多数体外分离的大肠杆菌对头孢噻肟或头孢曲松敏感，而铜绿假单胞菌则对头孢他啶敏感。革兰氏阴性杆菌脑膜炎应在脑脊液无菌后，继续使用抗生素 3 周或至少 2 周，脑脊液无菌常发生在使用抗生素 2~10d 后。

脑膜炎抗生素治疗的副作用包括静脉炎、药物热、皮疹、呕吐、口腔念珠菌病、腹泻。例如头孢曲松可引起可逆的假性胆囊结石。这种假性胆囊结石可经腹部超声检查确诊，可没有任何临床症状，也可伴有呕吐和右上腹疼痛。

皮质激素

快速杀灭脑脊液中细菌能有效抑制脑膜感染。但细胞裂解后可释放出有毒产物（细胞壁内毒素），这些物质参与了细胞因子介导的炎症级联反应。这种炎症反应可引起组织水肿和中性粒细胞浸润，引起神经损伤，从而加重中枢神经系统体征和症状。因此，能抑制炎症细胞因子的产生对患者非常有利。

研究数据表明可用地塞米松来治疗超过 6 周龄的 B 型流感嗜血杆菌脑膜炎患儿，其用法为静脉滴注，每次 0.15mg/kg，6h 1 次，共 2d。可以缩短发热病程、降低脑脊液蛋白水平及乳酸水平，并可减少感觉神经性听力丧失的发生。对某些其他细菌性脑膜炎的治疗，有研究数据表明应用皮质激素对儿童有益。成人细菌性脑膜炎的早期治疗，尤其是肺炎球菌性脑膜炎，糖皮质激素可明显改善其预后。

如果在抗生素使用 1~2h 前应用糖皮质激素，其效果最佳；若在第一次抗生素治疗后使用，亦可有效。糖皮质激素应用的并发症包括胃肠道出血、高血压、高血糖、白细胞增多以及反弹性发热（最后一次给药后）。

甘 油

甘油可提高血浆渗透压、减轻中枢神经系统水肿和改善脑血液循环。拉丁美洲进行的一项研究发现，对细菌性脑膜炎患儿应用甘油，可降低严重神经系统后遗症的发生率，包括失明、须行脑脊液分流的脑积水、严重的精神性运动迟缓、四肢轻瘫及四肢麻痹。由于甘油安全、廉价、有效、易于存放且可口服等优点，可用于偏远贫困地区。但在干预没有标准化之前，还须进行更多的科学研究。

支持治疗

非常有必要对细菌性脑膜炎患者进行反复的医疗和神经系统评估，以便发现心血管系统、中枢神经系统和代谢等并发症的早期征象，应经常监测脉率、血压和呼吸频率。当出现神经系统性并发症时，应进行神经系统的评估，包括瞳孔反射、意识水平、肌力、脑神经体征；评估惊厥应在发病的第一个 72h 内多次进行。还应包括其他重要实验室检查，例如血中尿素氮，血清钠、氯、钾和碳酸氢盐水平，尿量及比重，全血和血小板计数，另外还有皮肤否存在瘀点、紫癜或异常出血、凝血功能异常（纤维蛋白原、凝血酶原、部分凝血活酶时间）等。

首先应该禁食，如果患儿血量及血压正常，静脉输液量应限制在维持量的 1/2~2/3 或 800~1000 mL/(m²·d)，直到确定其不存在颅内压增高或抗利尿激素分泌异常

综合征（SIADH）。当血清钠水平正常时，静脉输液量可回到正常水平 [1500~1700mL/（m²·d）]。限制静脉输液量并不适用于存在全身性低血压的患者，因为血压下降可导致脑灌注压降低和中枢神经系统局部缺血。因此，应积极进行抗休克治疗，以防止脑和其他器官功能障碍（急性肾小管坏死、急性呼吸窘迫综合征）。休克或伴有明显颅高压、昏迷、难治性惊厥的患者，须密集监测其中央动静脉通路及生命体征，且必须住入儿科重症监护病房。对于感染性休克患者，须补液和使用血管活性药物如多巴胺和肾上腺素来纠正休克。脑膜炎的治疗目标，应尽量避免颅内压的过度升高，又不能影响重要器官的血流量和氧气。

神经系统的并发症，包括颅内压增高及伴随的脑疝、惊厥和（硬膜下积液或脑积水所致的）头围扩大。若存在颅内压增高的迹象，应急诊气管插管和过度通气（保持 PCO₂ 在约 25mmHg）；此外，还应静脉注射呋塞米（呋塞米 1mg/kg）和甘露醇（0.5g/kg）及渗透疗法以降低颅内压（见第 63 章）。呋塞米通过扩张静脉和利尿减轻大脑水肿，且不增加颅内血容量；而甘露醇增加的大脑和血浆之间的渗透压梯度，把液体从中枢神经系统转移至血浆中，从而达到渗透性利尿。

细菌性脑膜炎病程中惊厥较常见。惊厥的紧急治疗包括立即静脉注射地西泮（每次 0.1~0.2mg/kg）或劳拉西泮（每次 0.05~0.10mg/kg），并密切注意呼吸抑制的发生风险。另外还应监测血糖、钙、钠水平。惊厥在紧急处理后，还应给予苯妥英（起始剂量为 15~20mg/kg，维持量为 5mg/kg/ 24h）以减少可能的复发。镇静安眠剂中首选苯妥英，因为它可减少对中枢神经系统的抑制，能对意识水平进行评估。苯妥英的血药浓度维持在有效药物浓度范围内（10~20μg/mL）。

■ 并发症

脑膜炎的治疗过程中，中枢神经系统的急性并发症包括惊厥、颅内压增高、脑神经麻痹、脑卒中、大脑或小脑疝以及硬脑膜静脉窦血栓形成。

硬膜下积液发生于约 10%~30% 的脑膜炎患儿，婴儿常见且约 85%~90% 无任何临床症状。常见表现为囟门膨出、颅缝分离、头围扩大、呕吐、惊厥、发热以及头颅透视异常。可通过头颅 CT 或核磁共振检查确诊。若硬膜下积液患者出现颅内压升高或意识水平下降等症状，则须通过开放囟门后穿刺抽吸（见第 63、584 章），仅有发热症状不是穿刺抽吸的指征。

抗利尿激素分泌异常综合征（SIADH）也是脑膜炎的并发症之一，这种疾病可导致低钠血症和血浆

渗透压降低，从而加重脑水肿或引起低钠惊厥（见第 52 章）。

细菌性脑膜炎的发热症状常在疾病治疗 5~7d 后恢复。其中约 10% 存在持续发热（>10d）。持续发热的病因包括病毒感染、院内或继发细菌感染、血栓性静脉炎或药物反应等。二次发热是指在第一次发热缓解后，间隔一段无发热时间，体温又重新升高。院内感染应受到特别重视。脑膜炎治疗过程中，尤其是奈瑟菌性脑膜炎，易并发心包炎或关节炎。其原因可能是细菌播散或免疫复合物沉积所致。一般情况下，感染性心包炎或关节炎常发生在疾病治疗过程中，但早于某些免疫介导性疾病。

在脑膜炎治疗过程还可并发血小板增多症、嗜酸性粒细胞增多、贫血。贫血可能是因为溶血或骨髓抑制。弥散性血管内凝血与疾病的快速进展程度密切相关，常发生于休克和紫癜患者。内毒素血症和严重低血压可诱发凝血级联反应引起血栓形成，持续的血栓可导致对称性的外周坏疽。

■ 预　后

适当的抗生素和支持治疗能降低细菌性脑膜炎的死亡率，能使新生儿期后的死亡率降至 10% 以下。肺炎球菌性脑膜炎的死亡率最高。10%~20% 的细菌性脑膜炎可能并发严重的神经发育后遗症，而对于某些特殊的细菌性脑膜炎，神经发育后遗症发生率可高达 50% 以上，这些感染常都非常隐匿。若患儿月龄 <6 个月以及脑脊液中存在高浓度的细菌或细菌产物，其预后会非常差。若持续性惊厥治疗超过 4d 或存在昏迷或局灶神经性体征，易发生长期后遗症。疾病的转归预后与脑膜炎确诊前的症状持续时间无关。

神经系统后遗症包括听力丧失、精神发育迟缓、反复抽搐、语言发育落后、视力障碍以及行为问题。感觉神经性耳聋是细菌性脑膜炎最常见的后遗症，在首次确诊后将会一直存在，常由耳蜗感染所引起；这种后遗症见于 30% 肺炎球菌、10% 脑膜炎球菌、5%~20% B 型流感嗜血杆菌脑膜炎患儿。听力丧失的原因可能是听神经的炎症，故所有细菌性脑膜炎患儿在出院后应尽快接受仔细的听力检查。对门诊患儿进行频繁反复的听力检查，可发现一些存在听力缺陷的患儿。

■ 预　防

减少细菌性脑膜炎的发生主要有两种方法，疫苗接种和对高风险接触者进行预防性抗生素治疗，这两者方法无论哪种都只针对特定的细菌感染。

脑膜炎奈瑟菌

凡与脑膜炎球菌性脑膜炎患者有过密切接触的，不论其年龄大小或免疫情况，都应进行药物预防性治疗。对于与疑似脑膜炎球菌性脑膜炎或败血症患者有过密切接触的，都应尽快给予利福平预防性治疗，用法为每次 10 mg/kg，12h 一次（或最大剂量 600mg），2d。密切接触者包括家庭成员、日托中心、育婴学校接触人员和卫生保健工作人员，特别是卫生保健人员直接暴露于患者口腔分泌物（口对口人工呼吸、吸痰、气管插管）。凡是与指征病例有接触的疑似感染者，都应及时治疗，不应等到细菌学检查结果确诊后才进行治疗。此外，所有接触者都应该接受关于脑膜炎球菌病早期症状相关知识的教育，如出现这些症状，应及时就医。

两个四价（A、C、Y、W-135）共轭疫苗（MCV-4，Menactra 和 Menueo）已得到美国食品药物监督管理局的批准。隶属于疾病预防控制中心（CDC）的免疫实践咨询委员会（ACIP）推荐 11~12 岁的青少年以及超过 2 岁的高危儿童常规接种该疫苗。高危人群指那些存在解剖或功能性无脾、终末补体蛋白缺陷或不足的人群。同时脑膜炎球菌疫苗也应给那些大一新生接种，特别是在宿舍居住的；有研究表明，同一年龄段内在校居住的学生的浸润性脑膜炎球菌感染风险性明显高于那些未在学校居住的。在英国和加拿大，一种新型脑膜炎球菌四价糖共轭疫苗（MenACWY）被证实能对婴儿产生免疫性，这种疫苗也可作为一种药物预防的辅助用药，特别是针对那些接触暴露和已感染脑膜炎球菌的人群。

B 型流感嗜血杆菌

所有家庭人员、近亲属成员年龄 <48 个月、未完全免疫或免疫功能低下的，不论年龄及是否在家居住，凡与侵袭性 B 型流感嗜血杆菌患者有过密切接触的，都应预防性给予利福平治疗。家庭接触是指同指征病例或与先前曾住过院的患者一起居住，且在一起的时间 7d 中有 5d 不少于 4h。若指征病例中有疑似 B 型流感嗜血杆菌感染的，家庭成员应立即预防性给予利福平，因为在指征病例住院 1 周后，可有超过 50% 的继发性家庭病例发生。

利福平的用法用量为 20 mg/（kg·d）（最大剂量 600mg），每天 1 次，共 4d。利福平会使尿液和汗水变成橙红色以及使隐形眼镜着色，还能降低某些药物的血清浓度，如口服避孕药。怀孕期间禁用利福平。

随着 B 型流感嗜血杆菌共轭疫苗的发展和应用，儿童细菌性脑膜炎的预防取得了显著进步。在美国四价共轭疫苗已获得批准。给 2~6 个月龄的儿童接种疫苗，大都会引发不同的抗体的应答反应，保护性抗体对侵袭性感染的有效率都在70%~100%。美国本土人群中，疫苗的有效性不一致，某些人群总被认为具有较高的发病率。幼儿从2个月开始，就应该接种B型流感嗜血杆菌共轭疫苗（见第165章）。

肺炎链球菌

常规推荐2岁内的儿童应接种肺炎链球菌疫苗，儿童初次接种月龄应>2个月。具有高风险感染侵袭性肺炎球菌的人群也应该接种疫苗，包括那些功能性或者解剖性无脾和潜在免疫缺陷者（例如HIV感染、原发性免疫缺陷、接受免疫抑制剂治疗者）。

参考书目

参考书目请参见光盘。

595.2 病毒性脑膜脑炎

Charles G. Prober, LauraLe Dyner

病毒性脑膜脑炎是累及脑膜和不同程度累及脑组织的急性炎症。相对较常见，可有多种病因。其脑脊液的特点是细胞数增多、无革兰氏染色细菌以及细菌培养阴性。大多数情况下这是一种自限性疾病。事实上人群中也存在发病率和死亡率。

■ 病　因

肠道病毒是病毒性脑膜脑炎最常见的病因。到目前为止，已有超过80种小RNA病毒的血清型被确定。这种病毒感染可引起自限性轻微脑膜受累，也可导致致死性脑炎或严重后遗症。

虫媒病毒是一种以节肢动物为传播媒介的病毒，夏季的数月内，常导致脑膜脑炎。其最常见的载体是蚊子和扁虱，在叮咬被感染的鸟类或小动物后，把疾病传播给人类和其他脊椎动物如马，马脑炎（"蹒跚病"）可能是早期流行的第一个表现。农村散发感染常见，但城市和城市郊区易爆发流行。在美国，导致中枢神经系统感染的虫媒病毒，最常见的是西尼罗河病毒（WNV）、圣路易斯和加利福尼亚脑炎病毒（见第259章）。1999年西尼罗河病毒在西半球被发现，连续几个夏季在东海岸到西海岸传播。从1999到2005年，累计共有46个州报告了约19 000例西尼罗河病毒感染病例。西尼罗河病毒可能通过血液传播、器官移植传播或胎盘垂直传播。大多数感染西尼罗河病毒者无症状或有非特异性病毒样症状。其中只有约1%可进展为中枢神经系统疾病；成年人受累程度一般较儿童更严重。

疱疹病毒家族的其他成员也可引起脑膜脑炎。单纯疱疹病毒1型（HSV-1）是儿童和成人严重散发性脑炎的重要病因。大脑受累通常是局灶性的；若没经过抗病毒治疗，约70%的患儿将昏迷和死亡。单纯疱疹病毒2型（HSV-2）可引起婴儿严重脑炎伴弥漫性脑损害，婴儿常在母亲分娩时受到感染。性活跃的青少年有轻微短暂的脑膜脑炎时，常伴有生殖器疱疹病毒感染，大多为HSV-2。水痘－带状疱疹病毒（VZV）可引起中枢神经系统感染，这种感染与水痘形成关系密切。中枢神经系统受累最常表现为小脑性共济失调以及严重的急性脑炎。初次感染后，VZV病毒潜伏在脊髓神经根、脑神经根和脊神经节内，其后出现带状疱疹，有时伴有轻微的脑膜脑炎。巨细胞病毒（CMV）也可引起中枢神经系统感染，部分是先天感染或是通过免疫抑制者播散，不会导致正常婴儿和儿童发生脑膜脑炎。EB病毒（EBV）与很多中枢神经系统综合征相关（见第246章）。人类疱疹病毒6型（HHV-6）也可导致脑炎，特别易发生于免疫抑制者。

在腮腺炎疫苗没有广泛应用的地区，腮腺炎病毒也是一种常见的致病病原体。腮腺炎性脑膜脑炎症状较轻微；耳聋是一种较重的后遗症，由第8对神经损伤所致。呼吸道病毒（腺病毒、流感病毒、副流感病毒）、麻疹病毒、风疹病毒或狂犬病病毒偶尔也可以引起脑膜脑炎，所以可以通过活病毒疫苗接种的方式来预防脊髓灰质炎、麻疹、腮腺炎和风疹等病毒的感染。

■ 流行病学

病毒性脑膜脑炎的流行病学特点主要是由肠道病毒的流行病学特点决定。肠道病毒主要通过人与人直接传播，其潜伏期常为4~6d。多数感染发生在温热气候如夏秋季。无菌性脑膜炎由其他因素所致而非肠道病毒，其流行病学特点与季节、地理环境、气候条件、动物接触史以及特定病原体相关。

■ 病理生理

增殖病毒的直接浸润和破坏或宿主抗病毒抗原免疫反应可导致神经的损伤。脑组织病理学特点为脑膜、脑实质的充血和单核细胞浸润、血管周围淋巴细胞和浆细胞的套袖样分布、血管周围神经细胞坏死和髓鞘崩解、不同阶段的神经元裂解、噬神经现象和血管内皮细胞增殖或坏死等。脱髓鞘样改变明显，神经元和轴突相对完好，这是"感染后"或"变态反应性"脑炎的病理学特点。

单纯疱疹病毒常引起颞叶为主的脑部病变；虫媒病毒往往会累及整个大脑；狂犬病病毒主要浸润脊髓、神经根和周围神经。

■ 临床表现

疾病的进展和严重程度主要由脑膜和脑实质受累程度决定，部分也由特殊病因所决定。同样的病原体所引起的临床表现及病程可不相同，有些患儿开始症状轻微，但突然出现昏迷和死亡。有些患儿出现高热、剧烈抽搐、幻觉（交替出现短暂清醒期）等症状，却可完全恢复。

一般发病较急，在中枢神经体征和症状出现前，常有持续数天的发热。年长儿首发症状常为头痛和感觉过敏；而婴儿为烦躁和昏睡。头痛常为前额部或广泛性的；青少年患者主诉常为球后疼痛、发热、恶心、呕吐、畏光、颈背部和腿部疼痛。随着体温升高，还可能出现精神迟钝或木僵伴抽搐。局灶性神经体征可固定、进展或变化。西尼罗河病毒和非脊髓灰质炎肠道病毒可引起脊髓前角细胞损伤、弛缓性瘫痪、大小便失禁和情绪行为异常等。

皮疹往往先于或伴随中枢神经系统症状出现，尤其是埃可、柯萨奇、水痘、麻疹、风疹等病毒感染，偶尔是西尼罗河病毒。至少在起病阶段，查体常发现有颈项强直，但缺乏其他神经系统的异常体征。

中枢神经系统的病毒感染其临床表现复杂或可表现为特殊疾病形式，包括格林 – 巴利综合征、横贯性脊髓炎、偏瘫和小脑性共济失调。

■ 诊　断

病毒性脑炎的诊断主要基于渐进性的中枢神经系统症状，而前驱症状常不典型。诊断还依赖脑脊液检查，脑脊液中细胞轻度增多，以单核细胞为主（表595-1）。脑电图（EEG）和神经影像学检查也有一定诊断价值。EEG典型表现弥漫性慢波活动，常无局灶性异常。神经影像学（CT或核磁共振）显示脑实质肿胀。局灶性惊厥、EEG、头颅CT或核磁共振提示局灶性病灶、特别是累及颞叶的病变，这些都是单纯疱疹病毒性脑炎的特点。

鉴别诊断

很多因素能导致中枢神经系统炎症，其临床表现与病毒性脑膜脑炎类似（表595-2），其中最值得注意的感染因素是细菌感染。急性细菌性脑膜炎的临床表现比中枢神经系统病毒感染要更加危重。细菌性脑膜感染，例如脑脓肿、硬膜下或硬膜外积脓，其临床表现可与中枢神经系统病毒感染相似。某些病原体感染，例如结核分枝杆菌、梅毒螺旋体（梅毒）、莱姆病螺旋体（莱姆病）、巴尔通体及猫抓病相关的芽孢杆菌，其病程往往更长。通过脑脊液和恰当的血清学检查可鉴别感染的不同病原体。

鉴别诊断包括真菌、立克次体、支原体感染、原生动物和其他寄生虫等感染。鉴别常基于伴随症状、地域分布或宿主免疫状况。

中枢神经系统炎症相关的各种非感染性疾病，其部分临床表现与病毒性脑膜脑炎类似。这些疾病包括恶性肿瘤、胶原血管疾病、颅内出血和暴露于某些药物或毒素。可通过病史和受累器官鉴别这些疾病。

实验室检查

每立方毫米脑脊液中含数个至数千个细胞。发病早期，这些细胞常以多形核细胞为主，其后以单核细胞为主。细胞类型的改变常提示脑脊液标本已存放至少8~12h；脑脊液中蛋白质浓度水平正常或轻微增高；单纯疱疹病毒性脑炎伴弥漫脑组织破坏时，脑脊液蛋白水平非常高，葡萄糖水平一般正常。腮腺炎病毒性脑膜炎，脑脊液葡萄糖水平可显著降低。

脑脊液培养包括病毒、细菌、真菌和分枝杆菌；对于某些病例，还应包括原生动物、支原体和其他病原微生物。能否从病毒性脑膜脑炎脑脊液中成功分离病毒与标本获取时间、特殊病原体、感染引起的脑膜炎或脑炎及实验室人员的操作技能相关。发病早期最易分离出病毒，肠道病毒的分离最容易，但成功率很少超过70%。为了增加鉴别可疑病毒的可能性，培养所需标本应从鼻咽拭子、粪便和尿液中获得。虽然从1个或多个部位分离出病毒并不能证明与疾病有因果关系，但也有助于疾病的诊断。聚合酶链反应（PCR）可检测病毒的DNA或RNA，这有助于诊断单纯疱疹病毒和肠道病毒性中枢神经系统感染；另外，对于西尼罗病毒感染的诊断可选用脑脊液血清学检查。

血清标本应在发病早期获得，如果病毒培养不能确诊，应在2~3周后行血清学检查。血清学检查对于肠道病毒诊断无实际意义，这是因为肠道病毒有多个血清型，但可确诊已知的病毒血清型。通过血清学检查还可诊断中枢神经系统的非肠道病毒感染，如虫媒病毒。

■ 治　疗

单纯疱疹病毒性脑炎的治疗除了应用阿昔洛韦外（见第244章），还须支持治疗。对于症状轻微的疾病可只缓解症状。头痛和变态反应只需适当休息、口服非阿司匹林类止痛药并减少房间亮度、噪音以及访者。对于发热患者，推荐使用对乙酰氨基酚。可待因、吗啡等药物对减少恶心可能有效，但如儿童使用，可使用最低剂量，因为这类药物可引起误导性的体征和症状。若患儿食欲差、进食少，则须静脉输液；如果疾病严重，则可能需要住院治疗和重症监护。

对重症脑炎患者的监测非常重要，监测内容包括是否存在抽搐、脑水肿、呼吸交换量不足、体液和电解质紊乱、吸入性肺炎、窒息、中枢性呼吸心搏骤停。颅内压增高刺激硬膜外的压力感受器，从而增加呼吸心脏骤停或衰竭发生的风险。对于长期昏迷的患者，应给予肠外营养支持；抗利尿激素异常分泌综合征是急性中枢神经系统疾病常见并发症，对于发生这种情况则应尽早监测血清钠浓度水平（见第553章）。维持血中葡萄糖、镁和钙的正常水平，可以减少抽搐痉挛发生的可能。如果出现明显的脑水肿或惊厥等临床表现，就应采取更加积极的治疗方案。

■ 预　后

支持治疗和康复训练对患儿恢复健康非常重要。运动共济失调、惊厥性疾病、完全性或部分性耳聋和行为障碍可继发于中枢神经系统病毒性感染；也可能发生脉络膜视网膜病变所引起的视觉障碍和知觉性弱视。所以及时建立相关康复设施及机构非常必要。某些感染所致的后遗症也可能很轻微。因此，神经发育和听力学评估应作为病毒性脑膜脑炎患儿康复随访计划的重要部分。

大多数中枢神经系统病毒感染患儿都能完全康复，其预后好坏主要取决于疾病的严重程度、特定病因以及年龄。如果病情严重，且脑实质受累明显，其预后较差，还可能会存在潜在的智力缺陷、运动障碍、精神障碍、癫痫、视觉或听觉障碍等。单纯疱疹病毒感染所导致的严重后遗症常可预期。有研究表明，婴儿病毒性脑膜脑炎的长期预后较年长儿差，但其他大多数研究却得出相反的结论。2岁以内的肠道病毒所引起中枢神经系统感染，约10%有急性并发症，如惊厥、颅内压增高或昏迷；但几乎所有患儿神经学预后良好。

■ 预　防

高效病毒疫苗的广泛使用，如脊髓灰质炎、麻疹、腮腺炎、风疹和水痘病毒疫苗，在美国已基本不考虑了这些疾病所致中枢神经系统并发症。家畜动物狂犬疫苗接种计划的有效实施，明显降低了狂犬病毒脑炎发生率。但对于虫媒病毒性脑炎的控制一直不太成功，这是因为在北美洲虫媒病毒疫苗常是无效的。通过喷撒合适的灭虫剂以及根除昆虫的繁殖场所，控制昆虫传播媒介，从而可减少虫媒病毒感染的发生率。此外，通过在裸露皮肤喷洒含有二乙基甲苯酰胺的驱蚊剂，

尤其是在黎明和黄昏的户外，穿着长袖衬衫、长裤和袜子，以降低虫媒病毒感染的风险。

参考书目

参考书目请参见光盘。

595.3　嗜酸性粒细胞性脑膜炎

Charles G. Prober, LauraLe Dyner

嗜酸性粒细胞性脑膜炎是指患者每立方毫米脑脊液中存在多于10个以上的嗜酸性粒细胞。脑脊液中嗜酸性粒细胞增多的主要原因是中枢神经系统的寄生蠕虫感染。在美国等国家，蠕虫感染相当罕见，尽管如此，还是有很多其他疾病须与脑脊液嗜酸性粒细胞增多相鉴别。

■ 病　因

任何组织迁移的寄生虫都可引起嗜酸性粒细胞性脑膜炎，最常见的病因包括人感染大鼠肺蠕虫、广州管圆线虫（见第289章）。其他引起嗜酸粒细胞性脑膜炎寄生虫，包括棘颚口线虫（狗和猫蛔虫；见第289章）、浣熊拜林蛔线虫（浣熊蛔虫）、蛔虫（人蛔虫）、旋毛线虫、犬弓首蛔虫、弓形虫、卫氏并殖吸虫、细粒棘球绦虫、日本血吸虫、旋盘尾丝虫和猪带绦虫。嗜酸性粒细胞性脑膜炎也可由常见的病毒、细菌或真菌引起，但其临床表现不典型。非感染性病因包括多发性硬化症、恶性肿瘤、嗜酸性粒细胞增多综合征、对药物或脑室腹腔分流术的反应。

■ 流行病学

广州管圆线虫流行于东南亚、南太平洋、日本、中国台湾地区、埃及、科特迪瓦和古巴等地区。感染主要因为生吃或吃未熟的淡水蜗牛、蛞蝓、大虾、已感染三期幼虫的蟹等。棘颚口线虫流行于日本、中国、印度、孟加拉国、南亚。颚口线虫病主要由于吃了未熟的或生的鱼、蛙、鸟或蛇肉等。

■ 临床表现

蠕虫感染引起的嗜酸性粒细胞性脑膜炎，常在感染1~3周后发病，因为寄生虫从胃肠道迁移到中枢神经系统是需要时间的。常见临床表现包括发热、外周血嗜酸性细胞增多、呕吐、腹痛、匐行疹或胸膜炎。神经系统症状包括头痛、假性脑膜炎、共济失调、脑神经麻痹、感觉异常或由神经根炎或骨髓炎所导致的截瘫或大小便失禁等。

■ 诊 断

寄生虫感染所引起的嗜酸性粒细胞性脑膜炎的初步诊断主要依靠冶游史、接触史、典型的临床表现和实验室检查。

■ 治 疗

主要为支持性治疗，因为感染是自限性的，使用驱虫药物对于感染无明显效果。若并发头痛、神经根炎，应使用镇痛药；若存在脑积水，需行脑脊液抽取分流术以缓解其症状。成年人嗜酸细胞性脑膜炎可给予类固醇类药物以缩短头痛持续时间。

■ 预 后

预后良好，70% 的患者在住院 1~2 周后，症状就可得到完全改善后出院。嗜酸细胞性脑膜炎的死亡率 <1%。

参考书目

参考书目请参见光盘。

（杨琳 译，蒋莉 审）

第 596 章
脑脓肿

Charles G. Prober, LauraLe Dyner

脑脓肿可在任何年龄段的患儿中发生，以新生儿和 4~8 岁的儿童最常见。其原因包括自右向左分流型先天性心脏病（尤其是法洛四联症）引起的栓塞、脑膜炎、慢性中耳和乳突炎、鼻窦炎、面部及头皮的软组织感染、眼眶蜂窝织炎、口腔感染、头部贯穿伤、免疫缺陷状态和脑室 - 腹腔分流术后感染。

■ 病 理

脑脓肿在两个大脑半球之间的发生率相同，80% 的病例发生在额叶、顶叶、颞叶，两侧发病率相同。大约 20% 的脑脓肿发生在枕叶、小脑、脑干。大多数脑脓肿是单发的，但有 30% 是多发脓肿，可形成一个以上部位的脓肿。10%~15% 的患者发病病因仍然不确定。额叶脓肿通常是由来自鼻窦炎或眶蜂窝组织炎扩展引起的，然而颞叶、小脑脓肿常与慢性中耳及乳突炎相关。开放性损伤导致脓肿有其特点，常由金黄色葡萄球菌引起，然而那些由脓毒菌性栓子，先天性心脏病或脑膜炎引起的脓肿往往有多种病原菌引起。

■ 病 因

致病菌包括链球菌（米勒链球菌、化脓性链球菌 A 组或 B 组、肺炎链球菌、粪肠球菌）、厌氧菌（革兰氏阳性球菌、梭菌属、拟杆菌、普氏菌属、放线菌）和革兰氏阴性杆菌（流感嗜血杆菌株、副流感嗜血杆菌、流感嗜血杆菌、肠杆菌、大肠杆菌、变形杆菌）。枸橼酸杆菌在新生儿中最常见。70% 的脓肿可培养出 1 个病原体，20% 的患者可培养出 2 个病原体，10% 的患者中可培养出 3 种或更多病原菌。黏膜感染（鼻窦炎）引起的脓肿常存在厌氧菌。真菌性脓肿（黑曲霉、念珠菌）多见于免疫抑制的患者。

■ 临床表现

在脑炎及脑脓肿形成的早期阶段，症状表现常不典型，包括低热、头痛及精神萎靡。这些症状的意义常不能被识别，而常规给予口服抗生素后可使这些症状暂时缓解。随着炎症进程的进展，呕吐、剧烈头痛、惊厥、视盘水肿、局限性神经系统体征（偏瘫）及昏迷症状可进一步加重。小脑脓肿的典型表现是眼球震颤、同侧共济失调、辨距障碍、呕吐及头痛。如果脓肿破溃至脑室内，常会发生致死性休克及死亡。

■ 诊 断

外周血白细胞计数可正常或升高，仅有 10% 的患者血培养可为阳性。脑脊液（CSF）检查的异常表现为：白细胞及蛋白可轻度升高或正常，而葡萄糖水平可降低。脑脊液培养阳性率低，而脓液穿刺抽吸有助于细菌学诊断的建立，脓液使用 PCR 分子诊断技术来建立细菌病因学诊断这一方法正在作评估。由于脑脊液检查意义有限，且腰椎穿刺可引起小脑扁桃体疝，该方法在疑有脑脓肿的患儿中不宜进行。在 80% 以上的患者中，脑电图（EEG）显示相应的局灶性慢波，并且放射性核素脑扫描可显示由于血脑屏障破坏所出现的增强区。增强 CT 和 MRI 是脑炎和脓肿形成最可靠的诊断方法（图 596-1），MRI 是首选的诊断检查。脑炎 CT 的特征性表现为感染引起的脑实质密度减低，MRI T2 加权图像显示信号强度增加。MRI 与 CT 相反，脓肿腔显示环形的高信号区，同时在钆剂的应用下，MRI 可显示脓肿容量。

■ 治 疗

脑脓肿的初始治疗包括早期诊断并制订一个针对

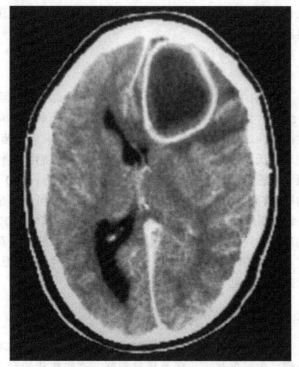

图 596-1 增强 CT：标示一个位于左侧额叶囊壁增强的巨大脓肿，造成了大脑向右侧移位。患者在 CT 扫描前无任何神经系统症状，因为脓肿位于额叶的大脑"沉默"区域

可能病因及病原微生物的抗生素治疗方案。当病原不明确时，常使用万古霉素、三代头孢菌素及甲硝唑联合抗感染治疗，此方案可适用于当中耳炎、鼻窦炎或中耳乳突炎为可能病因时的治疗。如有开放性颅脑损伤、头颅外伤或神经外科手术史时，万古霉素联用三代头孢菌素是适当的。当发绀型先天性心脏病为诱因时，可单用氨苄西林或一个三代头孢菌素加甲硝唑治疗。美罗培南对革兰氏阴性菌、厌氧菌、葡萄球菌及链球菌、包括大多数抗生素耐药的肺炎球菌均有较好的抗菌活性。值得注意的是，美罗培南对耐甲氧西林的金黄色葡萄球菌没有抗菌活性，同时其对肺炎链球菌耐青霉素菌株抗菌活性会下降。这些说明当考虑有上述两类病原体感染时，万古霉素仍在初期治疗方案中有一定地位。继发于脑室-腹腔引流术感染的脑脓肿，应首选万古霉素及头孢他啶。柠檬酸杆菌性脑膜炎（通常在新生儿）导致脓肿形成时，通常选用三代头孢菌素与 1 种氨基糖苷类抗生素联合使用作为经典组合。如果怀疑有李斯特菌感染导致的新生儿脑脓肿，在头孢菌素基础上应添加氨苄西林。对于免疫功能低下的患者，治疗上应用广谱抗生素覆盖全部病原，并考虑加用两性霉素 B 治疗。

如果脓肿直径 <2cm，病程时间短（<2 周），无颅内压增高的迹象且患儿的神经功能完整保留，脑脓肿可以用抗生素治疗而无须手术治疗。如决定单纯使

用抗生素治疗，患儿应有后续的神经影像学监测以确保脓肿尺寸在缩小。一个封闭的脓肿，特别是病灶造成占位效应或使颅压升高时，应使用抗生素联合病灶抽吸治疗。在脑脓肿治疗中很少实施外科手术，因为与脓腔穿刺相比，手术可能会导致更多的损伤。当脓肿直径 >2.5cm 时，脓肿中存在气体，病灶为多个脓腔，病灶位于后颅窝或确诊为真菌感染，可考虑实施手术。如果是乳突炎、鼻窦炎或眶周脓肿并发的感染，须要手术引流。抗生素治疗时间取决于病原微生物的种类及患者对治疗的反应，通常为 4~6 周。

■ 预 后

随着 CT 及 MRI 的使用和抗生素的及时应用及外科处理，脑脓肿的死亡率已下降至 15%~20%。入院时造成较高死亡率的因素包括：年龄 <1 岁、多发脓肿及昏迷。幸存者中至少 50% 可有长期后遗症，包括偏瘫、惊厥、脑积水、脾大异常及行为和学习问题。

参考书目

参考书目请参见光盘。

（杨琳　译，蒋莉　审）

第 597 章
假性脑瘤
Misha L. Pless

假性脑瘤，被称为特发性颅压增高症，是一种与脑瘤相似的临床综合征，其特点是颅内压（ICP）升高（婴儿 >200mmH$_2$O；儿童 ICP>250mmH$_2$O），同时脑脊液（CSF）细胞计数和蛋白含量正常，并且 MRI 检查示脑室大小、解剖结构和位置均正常。视盘水肿普遍存在于囟门已经完全闭合的年长儿童。

■ 病 因

表 597-1 列出了假性脑瘤的许多原因。有很多关于假性脑瘤发生的阐述，例如脑脊液吸收和生成的改变、脑水肿、血管舒缩控制异常、脑血流异常以及静脉阻塞性疾病。假性脑瘤的病因很多，包括代谢紊乱（半乳糖血症、甲状腺功能减低症、假性甲状旁腺功能减低症、低磷酸酯酶症、长期使用激素治疗或快速减撤激素、可能的生长激素治疗、重新喂养的严重营

养不良的儿童、维生素 A 过量、维生素 A 严重缺乏、艾迪森病、肥胖、月经初潮、口服避孕药、怀孕)、感染(婴儿玫瑰疹、鼻窦炎、慢性中耳炎及乳突炎、吉兰 – 巴雷综合征)、药物(萘啶酸、多西环素、米诺环素、四环素、呋喃妥因)、用于治疗痤疮的反式维 A 酸,特别是在联合使用四环素时,血液系统疾病[红细胞增多症、溶血性贫血、缺铁性贫血(表 597-1)、威 – 奥德里奇综合征]、静脉血栓阻塞引起的颅内引流障碍(侧窦或后矢状窦血栓形成)、颅脑损伤

表 597-1 儿童假性脑瘤的病因

血液因素

威 – 奥德里奇综合征(湿疹血小板减少免疫缺陷综合征)
缺铁性贫血
再生障碍性贫血
镰刀形红细胞性贫血
红细胞增多症
骨髓移植
血栓形成前状态

感染因素

急性鼻窦炎
中耳炎
乳突炎
扁桃体炎
麻疹
玫瑰糠疹
水痘
莱姆病
人类免疫缺陷病毒?

药物因素

四环素
磺胺类药物
萘啶酸
皮质醇药物治疗及停药
呋喃妥因
阿糖胞苷
环孢素
苯妥英钠
马沙拉嗪
胺碘酮
血管加压素?
锂制剂
左炔诺孕酮植入?

肾脏因素

肾病综合征
慢性肾功能不全?
肾移植后?
腹膜透析?

营养性因素

维生素 A 缺乏症
维生素 A 中毒
营养不良患者的静脉营养治疗
维生素 D 依赖性佝偻病

表 597-1(续)

结缔组织功能紊乱

抗磷脂自身抗体综合征
系统性红斑狼疮
白塞病

内分泌因素

月经初潮
多囊卵巢综合征
甲状腺替代治疗
甲状旁腺功能减退或亢进
先天性肾上腺皮质增生症
艾迪生病(原发性肾上腺皮质功能减退症)
重组生长激素

其他

硬脑膜静脉窦血栓形成
肥胖(青春期)
颅脑创伤
上腔静脉综合征
动静脉畸形
睡眠呼吸暂停
吉兰 – 巴雷综合征
克罗恩病
特纳综合征(先天性卵巢发育不全)

可能相关因素

囊性纤维化
胱氨酸贮积症
唐氏综合征
低血镁 – 高尿钙症
半乳糖激酶缺乏症
半乳糖血症
房间隔缺损修复后
莫比尤斯综合征
结节病?

和上腔静脉梗阻。原因不能明确者,归类为特发性颅内高压。

■ 临床表现

最常见的症状是呕吐、头痛;呕吐很少是持续性和隐匿性的,与后颅窝肿瘤相关的呕吐症状相同。短暂性视觉模糊、复视(继发的外展神经功能障碍)也可能发生。大多数患者有兴奋感并缺乏全身症状。假性脑瘤患儿其典型特征性表现为囟门膨隆和"破壶音"或麦克尤恩征(敲击颅骨所产生的共鸣声音),是由于颅缝分离所致。视盘水肿伴有盲点扩大可发生于儿童而婴儿不常见。假性脑瘤的婴儿患者可没有或者有轻微的视盘水肿(图 597-1),因为高的 CSF 压力在影响视神经前可先被前囟缓冲。早期视神经水肿在超声波检查中可能被发现。下鼻侧视野缺损也可能在常规视野检查中被发现。局限性神经系统体征提示须要

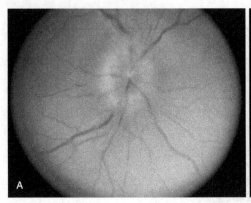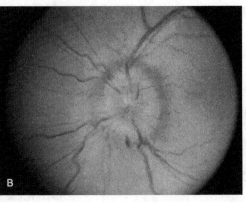

图 597-1（见彩图） 中度视神经盘水肿（A.右眼；B.左眼），一个严重缺铁性贫血导致假性脑瘤的 3 岁男性患者。右眼视神经标记轻度苍白和左眼视神经火焰样出血

进一步检查以便及时发现除了假性脑瘤以外的疾病。任何疑似假性脑瘤患者应接受 MRI 检查，怀疑硬脑膜静脉窦血栓形成的应考虑 MRA 或 MRV 检查。

■ 治 疗

治疗的主要目标是识别病因和对病因治疗。假性脑瘤的治疗没有随机临床试验的指导。假性脑瘤是自限性疾病，但是对于未经治疗的假脑瘤视患者，神经萎缩和失明是其最重要的并发症。肥胖患者应该应用减肥方案治疗，如果一种药物被认为可引起相关症状，应当停止使用。对于大多数参与这种测试的较大年龄患儿，还需要持续监测视觉功能。在这种疾病中，对于视觉灵敏度、色觉、视野这些易受损害的功能，需要持续性监测。连续的视神经检查也是必要的。如果视觉灵敏度不能准确检查时，持续视觉诱发电位检测是有用的。在 CT 或 MRI 检查后，早期腰穿放液即可以诊断，同时也是一种治疗。腰穿针在硬脑膜处穿刺出一间隙使脑脊液从蛛网膜下腔流出，从而降低 ICP。反复多次腰椎穿刺并释放足够量脑脊液使首次压力下降 50%，偶尔也会终止疾病进行性进展。乙酰唑胺，10~30mg/（kg·d），是一种有效的治疗方案。虽然糖皮质激素可以应用于有丧失视觉功能的风险和等待手术减压的重度 ICP 升高患者，但其并不作为常规应用。静脉窦血栓形成通常可通过抗凝治疗来处理。很少情况下需要脑脊液脑室腹腔分流术或颞肌下减压术，除非上述方法均无效，以及出现进行性视神经萎缩。一些医疗机构应用视神经鞘开窗术以防止视力丧失。ICP 证实的难治性患者需要考虑再次行神经影像学检查。此时再次复查可能发现生长缓慢的肿瘤或静脉窦阻塞。

参考书目

参考书目请参见光盘。

（杨琳 译，蒋莉 审）

第 598 章
脊髓疾病

598.1 脊髓栓系

Harold L. Rekate

除婴儿外，人类脊髓圆锥末端终止于腰 1 水平。先天性脊髓栓系的脊髓圆锥末端低于腰 2 水平。正常人脊柱弯曲和伸展时脊髓可以在椎管内自由地上下移动。如果脊髓被固定在某一点，脊髓在椎管内的活动度将受到限制，脊髓及相应的神经根将被拉直而损伤。所以任何原因导致脊髓在椎管内固定而使脊髓活动受限的，即称为脊髓栓系。因此而发生的严重疼痛或脊髓功能低下称作脊髓栓系综合征。

一般认为脊髓栓系综合征是由终丝增厚引起的。在正常情况下，终丝是圆锥顶部到骶尾部椎管内纤细可活动的结构。当终丝增厚变短时，脊髓圆锥通常终止于低于腰 2 水平。这种结构上的改变常在生活中引起不适症状。增厚的终丝中常有脂肪浸润（图 598-1）。

任何能导致脊髓固定的情况都可被认为是脊髓栓系综合征的病因。已被确定的病因包括脂肪瘤型脊髓脊膜膨出、脊髓脊膜膨出和脊髓纵裂。这些病因常有相关的皮肤表现，例如脊柱中线区脂肪瘤伴臀沟不对称（图 598-2）或被称为多毛症的毛斑形成（图 598-3）。最常见的有症状的脊髓栓系类型，即那些曾接受脊膜膨出修补术，其后出现疼痛和脊髓功能低下的患者。脊髓栓系综合征可能与术后脊髓软脑膜受损有关。

■ 临床表现

出生时存在开放性脊髓脊膜膨出或有皮肤裂隙表

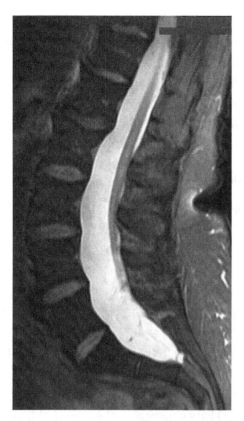

图 598-1　MRI 矢状位显示症状性脊髓栓系综合征终丝增粗（图片得到巴罗神经学研究所的许可）

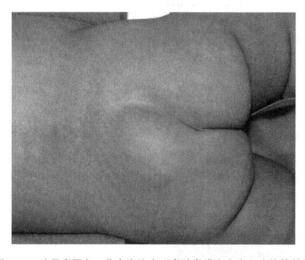

图 598-2（见彩图）　儿童脂肪瘤型脊髓脊膜膨出表现为椎管外肿块和臀沟不对称，臀沟不对称常提示潜在的隐性脊柱裂（图片得到巴罗神经学研究所的许可）

现的婴儿，其后都有可能进展成为脊髓栓系综合征，因此很有必要仔细检查新生儿背部中线皮肤病变（脂肪瘤、皮窦、尾、毛斑、血管瘤、葡萄酒色痣），这些也可能是隐匿性脊柱裂的表现。皮窦常位于臀沟下。孤立性终丝增粗的患者皮肤可没有异常改变，后在生活中可发现双脚不对称（例如一只脚大，一只脚小），较小的一只常表现为高足弓和爪形脚趾（图 598-4）。

此类患者典型体征为患侧脚跟和萎缩小腿的踝反射消失，这也常被称为神经 – 骨综合征。

病情恶化时常出现 3 种临床表现。最初表现为尿频、尿急，甚至尿失禁；然后出现下肢运动及感觉异常；最后出现放射到下肢的严重广泛性背痛，尤其是青少年和成人患者。

■ 诊断评估

当出现与脊髓栓系综合征的相关症状时，应详细检查下肢的运动和感觉情况。可选择膀胱尿动力学检查和超声评估膀胱和支配膀胱神经的功能。MRI 可以显示病灶的解剖情况，以及提供有关手术治疗风险的信息。

■ 治　疗

脊髓栓系综合征应首选外科手术治疗。某些神经

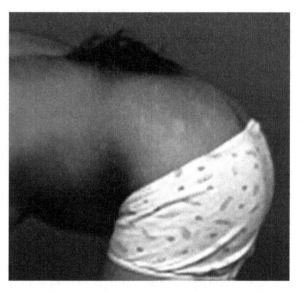

图 598-3（见彩图）　毛斑或多毛症合并脊髓纵裂（图片得到巴罗神经学研究所的许可）

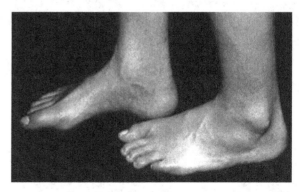

图 598-4　Neuro-orthopedic 综合征（神经 – 骨综合征）包括左足比右足大、高足弓以及脊髓栓系（不论病因）相关的踝反射消失（图片得到巴罗神经学研究所的许可）

外科医生主张，凡疑似脊髓粘连的新生儿，早期手术可防止后发神经功能恶化，但是这种办法仍有争议。是否手术，某种程度上还取决于手术风险与收益。如果选择手术治疗，首选显微外科切除，其目的是松解脊髓与硬脑膜的粘连。

■ 预　后

脊髓纵裂或终丝增粗松解术后的患者预后良好，症状复发的概率很低。症状性脊髓栓系患者，曾行脊髓脊膜膨出或脂肪脊髓脊膜膨出修补术，脊髓粘连和症状复发的可能性较大。

参考书目

参考书目请参见光盘。

598.2　脊髓纵裂：脊髓纵裂畸形

Harold L. Rekate

脊髓纵裂是相对罕见的隐性脊柱裂，其脊髓被分为两部分。这种畸形分为两种类型，1型脊髓纵裂畸形：脊髓被纤维、软骨或骨嵴完全分开，脊髓一分为二，各有其硬脊膜和蛛网膜（图598-5A）；2型脊髓纵裂畸形：脊髓被纤维组织分为两部分，但有共同硬脊膜及蛛网膜（图598-5B）。这两种畸形中被分开的两个半个脊髓其外部解剖结构基本正常，但内部神经常发育不良。未发育的神经根和齿状韧带终止在内侧硬膜管的为1型，终止在膜性中隔的为2型。这两种类型常都伴有相应脊髓节段的骨质缺损，但2型骨质缺损十分轻微。

■ 临床表现

1型和2型脊髓纵裂患者在生活中可有神经受累的细微表现，例如早期出现的单侧小腿萎缩、单脚或双脚高足弓，但下肢神经功能基本正常。若脊髓与中线被膜或硬脊膜囊粘连而发生的脊髓栓系，常会出现肠道和膀胱功能丧失或下肢运动和感觉异常。青少年和成人脊髓纵裂畸形多有背部疼痛，小儿却少有背疼。

90%的脊髓纵裂畸形有神经皮肤的异常表现。皮肤常表现为多毛症，指脊柱中线出现大片的毛斑，发生于约60%的患者。

■ 诊断评估

诊断常依赖影像学检查，MRI检查可以显示2个脊髓，X线或CT检查可发现骨骼方面的异常。

■ 治　疗

脊髓纵裂需要手术治疗。对脊髓栓系综合征这种畸形的治疗目标是松解脊髓粘连，使脊髓能够在椎管内自由活动。1型脊柱纵裂，两半脊髓位于骨和硬膜组成的管状结构中。对于这种情况下，需打开硬脑膜，切除骨性中隔及相关内侧附件，恢复成一个硬膜管。对于2型脊柱纵裂，需要松解膜性间隔，探查并松解黏附于膜性间隔的前硬膜，但不能破坏脊髓的软膜。

参考书目

参考书目请参见光盘。

598.3　脊髓空洞症

Harold L. Rekate

脊髓空洞症是一种脊髓的囊性扩张，主要是脑脊液从脊髓内到脑脊液吸收处的流动受阻而导致的。根据病因脊髓空洞症可分为3类。交通性脊髓空洞症是指脊髓内脑脊液与脑室脑脊液相交通的脊髓膨胀。非交通性脊髓空洞症指脑室内脑脊液与脊髓内脑脊液不相通，主要发生于各种髓内肿瘤或梗阻性病变。最后

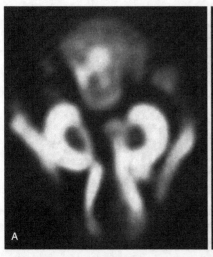
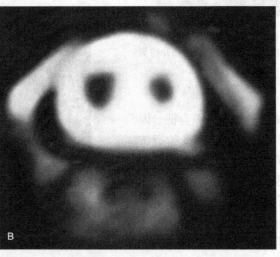

图598-5　A. MRI的T2加权像轴位显示：1型脊髓纵裂畸形，两条脊髓分别位于独立的硬膜囊内。B. 2型脊髓纵裂畸形，两条分裂的脊髓位于同一硬膜囊内（图片A和B得到巴罗神经学研究所的许可）

为创伤后脊髓空洞症指由于脊髓损伤导致脊髓软化合并脊髓周围组织瘢痕形成，从而导致进行性脊髓囊状扩张。

临床表现

脊髓空洞症症状和体征可以隐匿发展数年或数十年。典型的临床表现为脊髓损伤中央综合征。开始表现为肩部带状麻木，后进展为上肢无力和肌肉萎缩，晚期典型表现为手的营养性溃疡。由脊髓中央损伤所致的中央综合征，脊髓束定位为近端到远端，故上肢选择性受累，而下肢不受累。

其他临床表现还包括进展迅速的脊柱侧弯，可通过腹壁浅反射缺失来推测其进展程度。部分患者可表现出尿急、膀胱功能障碍和下肢痉挛。

脊髓损伤相关的脊髓空洞症表现为受损脊髓节段支配区域的严重疼痛，或伴有运动和感觉功能障碍。

诊断评估

MRI 是首选的影像学检查方法（图 598-6、598-7），应包含整个脊髓以及常规增强成像。应特别注意观察颅颈交界区，因为其常常合并 Chiari Ⅰ 和 Ⅱ 型畸形。来自第四脑室脑脊液流动受阻可导致脊髓空洞症，故大多数患者还应行头颅影像学检查。

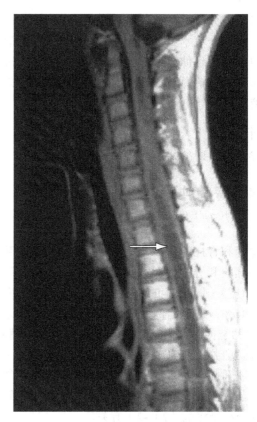

图 598-7 MRI 的 T1 加权像，上段脊髓存在广泛的脊髓空洞（箭头所示）

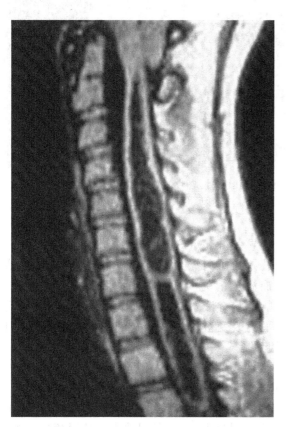

图 598-6 MRI 矢状位，该患者存在 Chiari Ⅰ 畸形和脊髓空洞（图片得到巴罗神经学研究所的许可）

治 疗

脊髓空洞症的治疗主要针对潜在病因。若致病因素得到改善或去除，空洞缩小症状会缓解。对于创伤性脊髓空洞症，若存在完全的脊髓损伤，应离断脊髓以预止脊髓扩张；若是不完全脊髓损伤，应人造管道引流脊髓内脑脊液以尽量保留脊髓功能。显微镜下松解脊髓损伤处周围的瘢痕组织，以防脊髓被脑脊液静水压挤压扭曲变形。

交通性脊髓空洞症常见于颅颈交界区，大多由炎性疾病引起，例如结核性慢性脑膜炎或脑膜癌。交通性脊髓空洞症还可能与存在于 Chiari 畸形的后脑疝相关。对于这类疾病的治疗，颅颈交界区脊髓减压术常非常有效。Chiari Ⅱ 型畸形伴脊柱裂患者，其脑积水分流术失败后常导致脊髓空洞症。这种脊髓扩张常会导致进行性脊柱侧弯以及偶尔出现下肢痉挛。对于这类脊髓空洞症的治疗，有效的办法是进行脑脊液分流道的修复。

非交通性脊髓空洞症指脑室内脑脊液与脊髓内脑脊液不相通，主要发生于髓内肿瘤或各种原因导致的脊髓脑脊液流动受阻。这类脊髓空洞症的治疗，主要行肿瘤切除或脊髓减压术。

脑脊液分流术可以导致症状和影像学改变。空洞-

蛛网膜下腔分流术是首选手术方式。空洞－胸膜腔或空腔－腹腔分流术更可能改善空洞在影像学的表现。脊髓空洞症可延伸至脊髓圆锥，在终丝都可发现残留的中央管。松解脊髓圆锥周围的组织结构可有效导流脑脊液。

参考书目

参考书目请参见光盘。

598.4 脊髓肿瘤

Harold L. Rekate

脊髓和脊柱肿瘤在儿童罕见。不同类型的肿瘤与脊髓、脊膜和脊柱的关系不同（图598-8）。髓内肿瘤源于脊髓（图598-9），占中枢神经系统原发肿瘤的5%~15%，这个比例大致是脊髓和大脑体积之比。约10%的髓内肿瘤为恶性星形细胞瘤，大部分肿瘤源于室管膜和胶质细胞，在世界卫生组织（WHO）分级中为Ⅰ或Ⅱ级。儿童常见类型为低级别的星形细胞瘤和神经节神经胶质瘤，但在成人少见。儿童室管膜瘤常与神经纤维瘤病（NF-2）有关。

除了1和2型神经纤维瘤病，髓外硬膜下肿瘤在儿童相当罕见。其中大多数为神经鞘瘤，施万细胞瘤或较少见的2型神经纤维瘤病。儿童椎管内脑膜瘤仅见于2型神经纤维瘤病的患者。髓外硬膜下区域是转移瘤的好发区域，例如白血病和原发神经外胚层肿瘤。

硬膜外脊髓肿瘤多源于脊柱骨，其原发肿瘤包括动脉瘤样骨囊肿、朗格汉斯细胞组织细胞增生症（以前称嗜酸性肉芽肿）和巨细胞瘤。婴儿硬膜外区好发神经母细胞瘤和神经节细胞瘤，肿瘤可通过椎间孔出现在脊椎棘突旁。老年患者脊椎骨好发多发性骨髓瘤或恶性转移瘤。

■临床表现

除了恶性神经胶质瘤外，其他髓内肿瘤常比较隐匿，脊髓恶性神经胶质瘤虽少见，但其病情进展却非常快。患者常主诉为肿瘤节段水平的背痛。患儿常常从睡梦中痛醒，而白天症状可缓解。在MRI没有常规使用之前，这种疾病从首发症状到确诊通常需要长达9年的时间。常规的神经系统查体仅能发现轻微体征，例如肌肉无力、步态障碍和感觉异常。其他主诉还包括脊柱侧弯、尿急和尿失禁等。

髓外硬膜下肿瘤常因偏好在椎管狭小空间内迅速生长，从而导致急性脑脊液循环梗阻。这种患儿常出现弛缓性瘫痪、尿潴留和肛门扩张。某些髓外

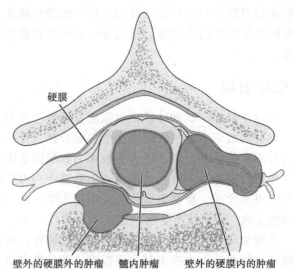

图598-8 脊柱、神经根、脊髓肿瘤的相互关系（用于神经病学基础手册）

壁外的硬膜外的肿瘤　　髓内肿瘤　　壁外的硬膜内的肿瘤

硬膜

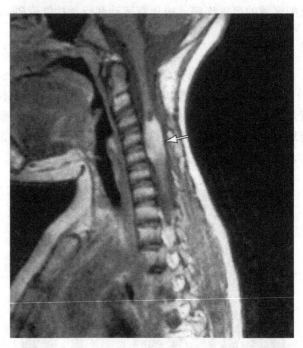

图598-9 MRI的T1加权像，脊髓肿瘤（箭头所示）。静脉注射钆类造影剂后，呈梭形扩张的颈髓得到增强

肿瘤会导致Brown-Séquard综合征，其主要表现为同侧肢体的肌肉无力、痉挛或共济失调，伴对侧肢体的痛温觉消失。有些患者可出现视神经盘水肿，这可能与脑脊液蛋白水平显著升高有关，脑脊液蛋白水平的改变被认为是脑脊液的正常循环受到干扰而引起的。

神经鞘肿瘤主要原发于感觉神经的脊神经根。这种肿瘤通常生长缓慢，出现的临床症状与受累神经根有关。常见主诉为呈带状分布的胸部疼痛或肢体的放射性疼痛。肿瘤不断生长最终会导致脊髓和相邻的神经根受压。

硬膜外脂肪间隙内很少发生肿瘤。大多数硬膜外肿瘤发生于脊柱的骨性腔隙，可导致椎体病理性骨折，从而引起突发剧烈疼痛和相应神经功能受损。良性肿瘤临床表现较隐匿，因为生长缓慢而逐渐引起脊髓受压，常见类型为巨细胞瘤和动脉瘤样骨囊肿。

■ 诊断评估

MRI 平扫或增强是脊髓疾病诊断的首选影像学检查，尤其是脊髓肿瘤的诊断，特别是髓内肿瘤，更是必不可少。大多数脊髓星形细胞瘤和室管膜瘤表现为弥散性增强，伴局灶性脊髓肿胀；这种肿瘤可累及整个脊髓（全脊髓星形细胞瘤）。MRI 还能显示脊髓正常组织与受浸润脊髓的关系。这些肿瘤常与神经管有关，其尾部可进入肿瘤组织内。神经鞘瘤典型表现为局灶性强化，MRI 可显示肿瘤从神经孔和扩张的孔道生长出来；因为脊椎骨也常受累，所以肿瘤在普通 X 线片也可发现。

脊柱的 X 线平片不但有助于显示肿瘤与脊柱的关系，而且还能显示椎体的病理性压缩骨折。当存在椎体病理性压缩性骨折时，CT 能显示肿瘤对椎体侵犯程度。脊椎骨大多数肿瘤为转移瘤，因此对肿瘤全身性分期很有必要。朗格汉斯细胞组织细胞增生症，骨骼检查可发现更多的病灶；全身骨核素扫描可评估病变的累及范围。

■ 治 疗

髓内和髓外硬膜下肿瘤的主要治疗方法为手术切除。对于低级别星形细胞瘤和室管膜瘤，首选显微外科手术完全切除肿瘤。对于所有室管膜瘤、大多数低级别星形细胞瘤和神经节细胞胶质瘤患者来说，这个目标是可以达到的。对于已行肿瘤完全切除的患者，辅助性治疗没有根据。同样，神经鞘瘤也可被完全切除。偶尔情况下，神经根也必须切除，这样做对于胸部脊髓没有太大影响。完全切除肿瘤的同时保留颈胸段运动神经根，对运动功能的保留非常关键。恶性星形细胞肿瘤无法手术切除，其死亡率高、预后差。对于 III 和 IV 级脊髓星形细胞瘤，在行减压和病检术后，可辅以放射治疗和化疗。

髓外脊髓肿瘤的诊断和治疗必须个体化。对于已有椎体膨胀或伴不稳定性病理骨折的患者，广泛切除受累椎体以及椎体融合术是有益的。对于含有软组织成分的髓外肿瘤如神经母细胞瘤，治疗主要根据肿瘤的自然特性和脊髓受压的程度来决定，还须病变组织的穿刺活检。若无明显的神经压迫症状，很少采用手术治疗。

■ 预 后

髓内肿瘤的预后某种程度上取决于选择外科手术的时机。因肿瘤而瘫痪卧床的患者术后效果不佳。术前可以自由行走、术后常表现肌力下降的患者，有可能恢复至术前肌力水平。恶性脊髓肿瘤可经脑脊液发生脑内转移，甚至可导致患者死亡。神经鞘瘤可经手术切除而治愈。但神经纤维瘤病，其他部位可有更多病变，且会随时间而不断生长，所以对于这类疾病，只有在病变比较局限时才能选择手术切除。

硬膜外肿瘤的预后取决于肿瘤的细胞类型；对于大多数患者，预后可能也与非手术、辅助治疗的有效性有关。动脉瘤样骨囊肿和巨细胞瘤可选择手术切除和椎体融合。

参考书目

参考书目请参见光盘。

598.5　儿童脊髓损伤

Harold L. Rekate

脊柱和脊髓损伤在儿童少见，幼儿更少见。幼儿脊柱活动度较大，发生骨折的可能性极低。脊柱旋转虽然并不引起脊柱骨折，但可导致脊髓损伤。无明显脊柱骨折的脊髓损伤，称 SCIWORA（没有 X 线影像异常的脊髓损伤），相对于成人来说儿童多见。SCIWORA 可分为 2 种不同类型，婴儿型指有严重的颈椎或胸椎损伤，这类患者完全恢复的可能性低。年长儿和青少年型是指脊髓损伤较轻微，完全恢复的可能性较大。与幼儿脊柱活动度有关的脊髓严重损伤相对的是，青少年型常被认为是脊髓震荡或挫伤。

尽管儿童脊髓损伤的病因包括产伤、坠落伤和儿童受虐，但造成脊髓损伤发病率和死亡率高的主要原因还是机动车车祸伤。青少年脊髓损伤的流行病学情况与成人相似，包括多发生于男性、常有低位颈椎或胸腰椎骨折和脱位。幼儿脊髓损伤的机制和诊断都完全不同，5 岁以下的幼儿，椎体骨折和附件碎裂常局限在枕骨和颈 3 椎体之间。

■ 临床表现

脊柱和脊髓明显损伤的患者约 1/3 伴有颅脑损伤，早期诊断并不容易，所以详细的临床检查和评估非常重要。在行影像学检查前须要佩戴项圈以固定颈椎。对于疑似脊髓损伤的婴儿须做详细的神经系统检查。完全性脊髓损伤会导致早期神经反射消失，即脊髓休克。严重颈脊髓损伤会导致反常呼吸，主要因为颈 3、4、5 脊髓节段支配的膈肌运动正常，而胸段脊髓支配的肋间肌群瘫痪。这种情况使胸部扩张受限而腹部膨胀。

　　轻度脊髓损伤表现为持续数秒或数分钟的短暂性四肢轻瘫，24h 可完全恢复，常伴有脊髓震荡。

　　高位颈髓横断损伤（颈 1、2）若没有辅助呼吸支持，会导致呼吸停止甚至死亡。颈 5、6 水平的颈椎骨折或脱位所导致脊髓损伤的特征性表现为弛缓性四肢瘫痪、括约肌功能丧失、胸骨水平以上感觉丧失。低位胸椎骨折或脱位（胸 12 至腰 1）会导致脊髓圆锥综合征，其临床表现为下肢瘫痪并感觉丧失、膀胱和直肠括约肌功能丧失。由脊髓挫伤和出血导致的脊髓中央损伤，常累及上肢，表现为上肢存在下位运动神经元体征，而下肢存在上位运动神经元体征，伴有膀胱功能障碍和感觉丧失。这些症状都很有可能恢复，特别是下肢症状。

　　儿童系腰部安全带而没有系肩部安全带的，在交通事故中常发生胸、腰椎骨折、脱位。这种损伤常会引起脊髓圆锥综合征，其表现为支配下肢的下位运动神经元受损和肠管及膀胱功能丧失。

■ 治　疗

　　儿童脊柱和脊髓损伤的早期治疗与成人相同。颈椎损伤须由急救专业人员进行固定。有文献认为急性脊髓损伤应立即给予 30 mg/kg 甲基泼尼松龙静注，继而以 5.4 mg/（kg·h）继续静滴 23h。这种治疗方法在儿童仍存在争议。颈椎侧位 X 线检查应在急救室内进行。如确认颈椎不稳，则应使用垫圈或颈托装置对颈椎进行固定。如出现神经功能低下，应进行 MRI 检查，观察是否存在韧带不稳情况。

　　不稳定性脊髓损伤是否须手术治疗应根据年龄大小而决定。寰枕脱位患者应尽快进行枕骨和颈 2、3椎体的融合术，甚至 >6 个月的幼儿也应如此。对颈椎内固定必须根据椎弓根的轴向骨架和其他骨性结构的发育情况来确定。

■ 预　防

　　防止儿童脊髓损伤最重要就是预防，最重要的预防措施就是在汽车上选用合适的儿童安全带。对于年长儿和青少年，在足球比赛中制订恰当的规则；针对在游泳池或天然水域中潜水的青少年，"Think First"基金会的"Feet First, First Time Program"节目所提供的一些有用的方法，都可以预防严重的颈脊髓损伤。

参考书目

　　参考书目请参见光盘。

表 598-1　横贯性脊髓炎的诊断标准 *

双侧（不必须对称）感觉运动和自主神经功能障碍
清晰明确的感觉障碍平面
急性起病，症状在 4~21d 内可迅速进展至最重
脊髓炎表现：脑脊液细胞增多或 IgG 指数 † 升高，或 MRI 增强显示脊髓病变强化
除外脊髓受压、放疗、肿瘤和血管等因素

* 与横贯性脊髓炎一致的临床事件，但与脑脊液异常或 MRI 异常发现无关，且没有明确病因的，应尽可能归为原发性横贯性脊髓炎

† IgG 指数用来衡量脑脊髓膜内的免疫球蛋白水平，计算公式为：（CSF IgG 抗体 / 血清 IgG 抗体）/（CSF 白蛋白 / 血清白蛋白），CSF 表示脑脊液

摘自 Frohman EM, Wingerchuk DM. Transverse myelitis. N Engl J Med, 2010, 363: 564-572

598.6　横贯性脊髓炎

Harold L. Rekate

　　横贯性脊髓炎是一种以快速进展的运动感觉障碍为特征的疾病（表 598-1）。其病因复杂，且易发生在 2 个不同的区域。3 岁及以下儿童，在数小时至数天内就可进展为脊髓功能障碍；多有病毒感染史或神经功能障碍出现前几周内有免疫接种史。临床上可出现严重或完全的神经功能丧失。其后功能恢复缓慢且不完全，只有约 40% 的患儿能独立行走。病理上可发现血管周围的单核细胞浸润，常提示存在感染或炎症，或脊髓坏死。

　　年长儿的临床症状略有不同。尽管起病急骤，2d 到 2 周内神经功能损害程度可达最重，但恢复快速且完全。病理学或影像学检查常发现存在急性脱髓鞘改变。

■ 临床表现

　　病变的脊髓节段不同，患者表现或主诉颈部或背部的不适或疼痛也不同。根据疾病严重程度，病情可进展为麻木、感觉缺失及躯干和四肢肌肉无力。最初为迟缓性瘫痪，但几周后进展为痉挛性瘫痪。早期表现出尿潴留，后期可进展为尿失禁。

　　鉴别诊断包括脱髓鞘疾病、严重脑膜炎、脊髓栓塞或占位性病变如骨畸形、脓肿、脊柱和脊髓肿瘤。

■ 诊断评估

　　MRI 平扫和增强，是排除须要神经外科干预的占位性病变所必需的。常有两种类型，脊柱 T1 加权像上受累部位在解剖学水平可显示为正常或为脊髓扩张。婴幼儿型，T2 加权像显示高信号可延伸到多个层面；青少年型，高信号可能局限在 1 或 2 个层面。注

射钆类造影剂后，可获得一定程度的对比增强图像，特别是婴幼儿型表现为一种炎症状态。大脑 MRI 可表现为局灶性脱髓鞘，约 30% 患儿表现与成人相同。

肿块导致的脊髓受压或者从脊髓肿胀到完全蛛网膜下腔的梗阻都被排除后，才能进行腰穿检查。这两类患儿的脑脊液单核细胞数量通常都有最低限度升高和蛋白水平轻度升高。脑脊液还应做髓鞘碱性蛋白和免疫球蛋白分析，因为在横贯性脊髓炎脑脊液中这两种蛋白水平都升高。脑脊液中存在炎性细胞是诊断横贯性脊髓炎所必需的。

对于以上条件，符合的还有可能是视神经脊髓炎（NMO；Devic 综合征），对其作血清 NMO 抗原分析，约 60% 的视神经脊髓炎 NMO 为阳性；相对于多发性硬化症的症候群来说，视神经脊髓炎为单相型疾病；在成年人考虑为横贯性脊髓炎的，年长儿就可考虑为自身免疫性疾病，尤其是系统性红斑狼疮。

■ 治 疗

横贯性脊髓炎的治疗没有任何标准。现有证据表明，免疫调节可降低疾病的严重程度以及能缩短病程。由于没有开放性临床试验，使用大剂量类固醇，特别是甲泼尼松，对于婴幼儿型疾病早期和晚期的治疗都被认为是一种合理的选择。

参考书目

参考书目请参见光盘。

598.7 脊髓动静脉畸形

Harold L. Rekate

脊髓动静脉畸形在儿童罕见。在美国，每年仅有 60 例 18 岁以下的患者接受治疗。这种疾病非常复杂。它们虽很少见，却存在多个亚型，且每个亚型的治疗策略不同。症状为背部或颈部疼痛，主要取决于所累及的脊髓段；有病案报道称，初始只存在隐匿性的运动和感觉障碍，后突然出现继发于出血的截瘫。偶尔也表现为蛛网膜下腔出血伴不明显的神经功能障碍，这与脑动脉瘤的表现类似。某些病例脊椎棘突上听诊还可听见杂音。

■ 诊断评估

当怀疑脊髓动静脉畸形时，首选脊髓 MRI 检查确定病变位置。MR 血管造影和 CT 血管造影也可提供更多疾病信息，但脊髓导管造影是获得病变解剖及制订治疗计划所必须的。

■ 治 疗

脊髓动静脉瘘和动静脉畸形的治疗首选开放性微创手术。随着介入技术的飞速发展，微创手术比例已经从 70% 下降到 30% 左右。立体定向放射治疗可作为辅助性治疗。这种复杂病变的治疗须要制订一个有计划的神经血管治疗方案。

（杨琳 译，蒋莉 审）

第 28 部分　神经肌肉病

第 599 章

评估和检查

Harvey B. Sarnat

"神经肌肉病"是指运动单位疾病，并排除脑部病变对肌肉功能的影响，如痉挛。运动单位包括 4 个部分：位于脑干或者脊髓前角的运动神经元；该运动神经元轴索，与其他轴索共同组成外周神经；神经肌肉接头；由单个运动神经元支配的所有肌纤维。不同的肌群其运动单位大小不同，由该肌肉功能需要的精细程度来决定。在大肌群中，如臀肌和股四头肌，数百条肌纤维由单个运动神经元支配，而小的负责精细动作的肌肉，比如镫骨肌和眼外肌，肌纤维和神经元的比例可以达到 1:1。运动单位受节上或上运动神经元控制，从而改变肌张力的特性，控制运动的精确性、运动时肌肉间的相互拮抗作用，并控制肌肉收缩的顺序以完成流畅协调的动作。节上神经冲动还增强或者抑制单突触牵张反射，如皮质脊髓束是抑制该反射的。

运动单位疾病常见于儿童。这些神经肌肉病可以是遗传性，先天性或者获得性，急性或者慢性，进展性或者静止性的。因为许多疾病目前已经有特异性的治疗手段，又由于遗传与预后的影响，因此准确的诊断非常重要。由于大多数疾病的临床表现有交叉重叠，因此需要实验室检查确诊。

通过基因连锁分析以及一些特异性基因的分离与克隆，已经发现了许多染色体位点与特定神经肌肉病相关。有些疾病，比如杜氏肌营养不良（DMD），已经发现其基因缺陷系一部分核苷酸序列的缺失，从而导致了 dystrophin 蛋白缺陷；而在另一些疾病，如强直性肌营养不良，基因缺陷为密码子（由三个连续的核苷酸组成的三联体，编码一个对应的氨基酸）的扩张或者重复，而不是缺失，伴随一个特定密码子的重复序列，在该病中也产生了异常的 mRNA。许多疾病在不同家系中既可以表现为染色体显性亦可为隐性遗传，这些遵循孟德尔法则的基因型尽管它们有很多共同的表型特征，肌肉活检也会有相同的组织病理改变，

但是可以源自不同染色体上的不同基因突变（如杆状体肌病），或由同一染色体位点上同一基因的微小变异所导致（如先天性肌强直）。在一些临床诊断的线粒体肌病中，认识到还有特异性 mtDNA 缺失和 tRNA 点突变。婴儿和儿童中常见的神经肌肉病的遗传方式及染色体和线粒体基因位点总结在表 600-1 中。

■ 临床表现

神经肌肉系统的检查包括了肌容积、肌张力和肌力。肌张力和肌力不要弄混淆：被动性肌张力是指围绕关节的肌肉活动范围，主动性肌张力是指对于运动的生理性阻力。当一个婴儿从卧位被拉起至坐位时，头后仰是肌无力的一种表现，而不是肌张力低下的表现。肌张力低下时肌力可以正常或者减低；肌容积增大可以是无力，也可以是强壮；菲薄废用的肌肉可能无力，也可能出乎意料有正常的肌力。肌力、肌张力及肌容积的分布情况具有诊断意义。通常，肌病常表现为近端肌无力和失用（需要强调的是强直性肌营养不良需除外）；周围神经病常见于肢体远端无力（需强调的是少年型脊髓性肌萎缩症需除外，表 599-1）。面部、舌肌、颚肌以及眼外肌受累为鉴别诊断提供了重要依据。腱反射在周围神经病和运动神经元病变时多消失，而在肌肉病中多减弱但仍保留。一些特殊的临床表现在诊断某些神经肌肉病时非常重要。肌肉震颤，常见于舌肌，是失神经支配的一个体征。感觉异常提示周围神经病。易疲劳性肌无力是神经肌肉接头病的特征。肌强直是某些肌病的特征性表现。

有些表现并不能将肌病和周围神经病变区分开来。肌肉疼痛或肌痛可见于急性的肌源性或者神经源性疾病。急性皮肌炎或急性多发性神经根神经病（Guillain-Barre 综合征）均以肌肉疼痛为特点。肌营养不良以及脊髓性肌萎缩均不伴有肌肉疼痛。肌痛也见于一些代谢性肌病以及缺血性肌病中，包括血管性疾病，如皮肌炎。肌痛提示了疾病是急性病程，但不提示疾病的性质，因此慢性进展性疾病，如肌营养不良以及脊髓性肌萎缩均无肌痛，但炎症性肌病的急性期以及急性肌肉失神经支配性疾病常出现肌痛及肌紧张。无论是出生时就有，还是在病程中逐渐发生，肌

表 599-1　运动系统异常的鉴别特点

病变部位	肌无力				腱反射	肌电图	肌活检	其他
	面部	手臂	腿	近端－远端				
中枢	0	+	+	＞或＝	正常或者升高	正常	正常	癫痫，偏瘫，以及发育落后
前角细胞	晚	++++	++++	＞或＝	0	肌束震颤和纤颤	失神经支配改变	束颤（舌）
外周神经	0	+++	+++	＜	下降	纤颤	失神经支配改变	感觉缺陷，脑脊液蛋白升高，活检见神经缺失
神经肌肉接头	+++	+++	+++	＝	正常	递减反应（肌无力）；递增反应以及BSAP(肉碱中毒)	正常	对新斯的明或者滕喜龙有反应（肌无力），瞳孔固定（肉碱中毒）
肌肉	+～++++	++	+	＞	下降	短时限，低波幅运动单位电位和肌病性多相电位	肌病性改变＊	肌酶水平升高(有变异)

+ 到 ++++，表示不同的程度；BSAP，短时限低波幅，过量运动单位电位

＊还可显示特征性改变，如在中央轴空病，杆状体肌病，肌管肌病，以及先天性肌型比例失调

摘自 Volpe J. Neurology of the newborn. 4th ed. Philadelphia: WB Saunders, 2001: 706

肉挛缩在肌病和神经源性疾病中均可出现。

在胎儿晚期和新生儿期存在肌无力的男婴，常患有隐睾。睾丸是由一对束带引导着由腹前壁主动牵拉入阴囊内的，这对束带是由平滑肌和横纹肌组成的，称为睾丸引带。睾丸引带在许多先天性神经肌肉病中都表现出无力，包括脊髓性肌萎缩，强直性肌营养不良以及许多先天性肌病。

先天性神经肌肉病婴儿的胸廓常呈漏斗形状，并且肋骨较薄，可透过射线，这是由于在宫内发育时肋

间肌无力所致，是常见于婴儿型脊髓性肌萎缩的一个特征性表现，但也可以发生于肌管肌病，新生儿强直性肌营养不良，以及其他疾病(图 599-1)。因为肌群小，新生儿出生体重可能小于孕周。

全身肌张力低下和运动发育落后是婴幼儿神经肌肉病最常见的临床表现（表 599-2）。这些表现也可见于神经源性疾病、内分泌和全身代谢性疾病、唐氏综合征等，也可以是营养不良和慢性系统性疾病的非特异性的神经肌肉表现（表 599-3）。出生时就有症

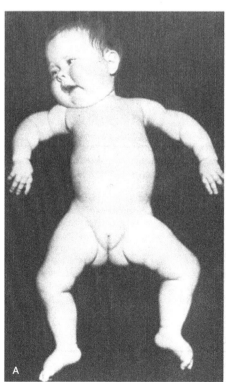
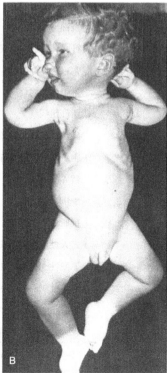

图 599-1　I 型脊髓性肌萎缩（Werdnig-Hoffmann disease）。典型的姿势：6 周时（A）和 1 岁时（B），婴儿从出生开始就伴有严重的肌无力和肌张力低下。注意下肢呈蛙形腿并且肩胛呈内旋（"壶柄"）（A）或者外旋（B）。同时注意肋间肌萎缩，尤其在 B 图中较明显，而面部表情是正常的

摘自 Volpe J. Neurology of the newborn. 4th ed. Philadelphia: WB Saunders, 2001: 645

表 599-2　先天性松软儿中肌无力的模式和部位

肌张力低下的解剖学部位	对应的疾病	肌无力的模式和受累部位
中枢神经系统疾病	染色体异常，先天性代谢性疾病，脑发育异常，脑和脊髓肿瘤	中枢性肌张力低下，中轴肌张力低下更显著，反射亢进
运动神经元	脊髓性肌肉萎缩症	全身无力，膈肌、面肌、骨盆肌和括约肌往往较少受累
神经	周围神经病	外周肌群受累，肌无力伴肌肉失用性萎缩
神经肌肉接头	肌无力综合征，婴儿型肉碱中毒	球部，眼外肌受累更明显
肌肉	先天性肌病，代谢性肌病，先天性肌营养不良，先天性强直性肌营养不良	近端肌无力显著，腱反射减弱，关节挛缩

摘自 Prasad AN, Prasad C. The floppy infant: contribution of genetic and metabolic disorders. Brain Dev , 2003，27:457－476

状的患儿常有胎动减少和宫内发育迟缓的病史。发育障碍趋于起病缓慢并逐渐进展。急性迟缓性瘫痪在大一些的婴儿和儿童有不同的鉴别诊断（表 599-4）。

表 599-3　婴儿肌张力低下的鉴别诊断

脑性肌张力低下
·良性先天性肌张力低下
·染色体异常
　Prader-Willi 综合征
　三倍体
·慢性非进展性脑病
　脑结构畸形
　围产期缺氧窒息
　出生后异常
·过氧化物酶体病
　肝脑肾综合征（Zellweger 综合征）
　新生儿肾上腺脑白质营养不良
·其他遗传性疾病
　家族性自主神经异常
　眼脑肾综合征（Lowe 综合征）
·其他代谢缺陷
　酸性麦芽糖酶缺陷（见"代谢性肌病"）
　婴儿 GM1 神经节苷脂沉积病
脊髓病变
脊髓性肌萎缩
·急性婴儿型
　常染色体显性
　常染色体隐性
　细胞色素 C 氧化酶缺陷
　X 连锁
·慢性婴儿型
　常染色体显性
　常染色体隐性
　先天性颈髓肌萎缩症

表 599-3（续）

婴儿型神经元退行性病变
神经源性关节挛缩
多神经病
·先天性髓鞘发育不良性神经病
·巨轴索神经病
·遗传性运动感觉神经病
神经肌肉传递障碍
·家族性婴儿型肌无力
·婴儿型肉碱中毒
·暂时性重症肌无力
肌纤维型比例失调性肌病
·中央轴空病
·先天性肌纤维型比例失调性肌病
·肌管（中央核）肌病
　急性
　慢性
·杆状体肌病
　常染色体显性
　常染色体隐性
代谢性肌病
·酸性麦芽糖酶缺陷
·胞色素 C 氧化酶缺陷
肌营养不良
·Bethlem 肌病
·抗肌萎缩蛋白病
·先天性肌营养不良
　原发性 Merosin 缺陷
　继发性 Merosin 缺陷
　Merosin 阳性
·先天性强直性肌营养不良

摘自 Fenichel GM. The hypotonic infant. In Clinical pediatric neurology: a signs and symptoms approach. 5th ed. Philadelphia: Saunders, 2005: 150

表 599-4　急性弛缓性瘫痪的鉴别诊断

脑干卒中

脑干脑炎

急性脊髓前角灰质炎

· 由脊髓灰质炎病毒引起

· 由其他嗜神经病毒引起

急性脊髓病

· 占位性病变

· 急性横断性脊髓炎

周围神经病

· 吉兰－巴雷综合征

· 狂犬病疫苗接种后神经病

· 白喉性神经病

· 重金属，生物毒素或者药物中毒

· 急性间歇性卟啉病

· 脉管炎性神经病

· 危重症神经病

· 淋巴瘤性神经病

神经肌肉传递障碍

· 重症肌无力

· 生物或工业毒素

· 蜱瘫痪

肌肉异常

· 低钾血症

· 低磷血症

· 炎症性肌病

· 急性横纹肌溶解

· 旋毛虫病

· 周期性瘫痪

摘自 Hughes RAC, Camblath DR. Guillain-Barré syndrome. Lancet , 2005, 366:1653-1666

■ 实验室检查

血清酶

一些由受损或者变性的肌纤维释放的溶酶体酶可以在血清中检测到。这些酶中最有意义的是肌酸激酶(CK)，仅存在于三个器官中，分为相应的三种同工酶：CK-MM 存在于骨骼肌，CK-MB 存在于心肌，CK-BB 存在于大脑。血清肌酸激酶检查并不是神经肌肉病的通用筛查，因为许多运动单位疾病的血清肌酸激酶并不会升高。CK 水平显著升高见于特定的疾病：如杜氏肌营养不良，而 CK 增加的幅度也是某些疾病的特征性改变。

分子遗传学标记

许多遗传性肌病或者周围神经病的 DNA 标记都可以从血标本中获得。如果临床表现提示某种特定的疾病，这些遗传检查可以帮助确诊，并且避免了儿童进行更有创伤性的检查，如肌活检。另一些分子标记物只能在肌活检的组织中获得。

神经传导速度

运动和感觉神经传导速度（NCV）可以利用电生理原理用表面电极测得。不同类型的周围神经病均可以检测到传导速度减慢。外伤性神经损伤的部位也可以被定位。出生时的神经传导速度大约是 2 岁时神经发育成熟时的一半。婴儿期不同年龄段的正常值都可以在表格中找到，也包括了早产儿。由于 NCV 研究检测的仅仅是一根神经中传导速度最快的神经纤维，只有 80% 的神经纤维均受累才能检测出传导速度减慢。

肌电图

肌电图（EMG）检查时需要将一根针插进一块肌肉的肌腹中，记录在不同收缩状态下的电位活动。这一检查，在儿童中的应用价值不如成人，一方面因为在年幼的孩子身上记录电位有技术上的难度，另一方面因为获得理想的结果需要患者充分的配合，包括被测肌肉完全放松和最大程度的随意收缩。许多儿童过于害怕而不能很好地配合。肌电图的特征性改变可以区分出失神经损害还是肌源性损害。通常不能通过肌电图来精确地诊断肌病的具体类型，但某些特定的肌病状态，如肌强直，可以被描记。肌电图检查可致血清 CK 水平一过性升高。

EMG 结合运动神经重复电刺激使肌肉产生搐搦状态，可以有效证实肌无力性衰减反应。此类检查用在小型肌肉，如小鱼际隆起的小指外展肌中。

肌肉影像

我们用超声、CT 扫描，更多的是用 MRI 在许多神经肌肉疾病中进行肌肉成像。尽管这些方法经常不能提供精确的诊断，有经验者仍可以用其来辅助随访疾病随时间推移其进展情况。MRI 在诊断炎症性肌病中非常有用，包括免疫因素引起的（如皮肌炎）或者感染性因素引起的（如病毒性、细菌性、寄生虫性）。MRI 还可用于脊髓或者神经根神经丛（如臂丛）成像。

肌电图

肌电图（EMG）检查时需要将一根针插进一块肌肉的肌腹中，记录在不同收缩状态下的电位活动。这一检查，在儿童中的应用价值不如成人，一方面因为在年幼的孩子身上记录电位有技术上的难度，另一方面因为获得理想的结果需要患者充分的配合，包括被测肌肉完全放松和最大程度的随意收缩。许多儿童过于害怕而不能很好地配合。肌电图的特征性改变可以区分出失神经损害还是肌源性损害。通常不能通过肌电图来精确地诊断肌病的具体类型，但某些特定的肌病状态，如肌强直，则可能被描记显示。肌电图检查可以导致血清 CK 水平一过性升高。

EMG 结合运动神经重复电刺激使肌肉产生痉挛状态，可以有效显示肌无力性衰减反应。此类检查用在小型肌肉，如小鱼际隆起的小指外展肌。

肌活检

肌活检在大部分神经肌肉疾病中都是最重要且特异性的诊断手段，如果一个遗传性疾病不能通过外周血的分子遗传学检查来诊断时。肌活检不仅仅可以区分神经源性疾病和肌病，而且可以确定肌病的类型和特异性酶的缺陷。股外侧肌（股四头肌）是最常用的肌活检部位。多数情况下应避免在三角肌取样，因为正常情况下三角肌的 60%~80% 是由 I 型肌纤维组成，所以很难识别肌型比例失调。肌活检是一个简单的门诊手术，可在局麻伴或不伴股神经阻滞下进行。某些医院也做针吸活检，但不是经皮做的，而是需要一个与肌活检类似的小切口，需要取数个样本以完成充分的组织检查。针吸活检取出的肌肉体积常不足以进行全部所需检查，包括进一步生化研究，如线粒体呼吸链酶学检查，因此一个小的清洁的开放式活检是更加推崇的。

所有儿童肌肉活检都必须进行肌肉冰冻切片的组织化学研究，因为许多先天性或者代谢性肌病通过石蜡切片利用传统组织染色是无法诊断的。免疫组化在一些病例中是非常有用的辅助检查手段，比如可以在疑诊杜氏肌营养不良患者中显示 dystrophin 的缺失，或在先天性肌营养不良中显示 merosin 的缺失。一部分肌活检标本需要固定来进一步做电镜检查，但是超微结构只是在特定的疾病中有诊断价值。肌活检样本的解读很复杂，需要有经验的病理学家进行解读。也应常规保存一部分冰冻肌肉组织进行可能的生化分析（如线粒体细胞病变、肉碱酰基转移酶、酸性麦芽糖酶）。

神经活检

最常见的神经取样部位是腓肠神经，为纯感觉神经，支配足侧面一小片区域的皮肤感觉。可以获取完整或者成束的腓肠神经活检标本。腓肠神经支配足外踝后部，90% 以上的病例中神经会发生再生，所以不会产生永久的感觉缺失。腓肠神经在许多周围神经病变中均有受累，这些神经病变临床多以运动障碍为主要表现。

大多数神经活检都要用到电子显微镜检查，因为在

光镜的分辨率下，许多形态异常并不能很好地分辨出来。单纤维分析在显示节段性脱髓鞘、轴索水肿以及其他特异性异常方面有时会有用，但这种耗时项目并不是常规检查。特殊染色可以应用在神经活检组织的普通冰冻或者石蜡切片上，来显示髓鞘、轴索和代谢产物。

心电图

一旦怀疑肌病，心脏评估也很重要，因为在肌营养不良和炎症性或者代谢性肌病中，心脏均有受累。心电图（ECG）常常可以发现早期的心肌病或者无临床症状的传导异常。有时会建议进行更加全面的心脏检查，包括超声心动图以及向小儿心血管专家进行咨询。在肌营养不良患者中以及其他慢性进展性的运动单位疾病中，肺功能检查也应该按时进行。

参考书目

参考书目请参见光盘。

（魏翠洁　译，熊晖　审）

第 600 章
肌肉发育性疾病
Harvey B. Sarnat

有一组异质性先天性神经肌肉疾病被称为先天性肌病，但是其中的一些疾病，其发病机制系原发性肌病的假说尚无定论。大部分先天性肌病是非进展性的，但部分患者临床症状逐渐加重，肌肉组织病理示伴有肌肉其他病变。先天性肌病大部分是遗传性疾病，其他是散发的。尽管临床特点，包括亚型，可以强烈指向某一种先天性肌病，确诊需要在肌活检样本中发现组织病理学改变。在缺陷基因已经确定的情况下，也可以通过外周血淋巴细胞特异性分子遗传学分析来确诊。形态学和组织化学异常与肌营养不良、脊髓性肌萎缩症以及周围神经病变是不同的。许多先天性肌病都与肌肉的胚胎发育有关，因此提示肌肉发育的基因调节过程可能存在缺陷。

■ 肌源性调节基因和遗传性肌病的基因定位

4 个肌源性调节基因家族共同编码了转录因子"basic helix-loop-helix"（bHLH）蛋白，该蛋白与普通 DNA 核苷酸序列相关（表 600-1）。这些基因

表 600-1　影响儿童的神经肌肉病的遗传规律和染色体或者线粒体位点

疾病	遗传方式	LOCUS 位点
杜氏和贝氏肌营养不良	XR X 连锁隐性遗传	Xp21.2
Emery-Dreifuss 肌营养不良	XR X 连锁隐性遗传	Xq28
强直性肌营养不良（Steinert）	AD 常染色体显性	19q13
面肩肱型肌营养不良	AD 常染色体显性	4q35
肢带型肌营养不良	AD 常染色体显性	5q
肢带型肌营养不良	AR 常染色体隐性	15q
先天性肌营养不良伴 Merosin 缺陷	AR 常染色体隐性	6q2
先天性肌营养不良（Fukuyama 型）	AR 常染色体隐性	8q31-33
肌管肌病	XR X 连锁隐性遗传	Xq28
肌管肌病	AR 常染色体隐性	未知
杆状体肌病（NEM1）	AD 常染色体显性	1q21-q23
杆状体病（NEM2）	AR 常染色体隐性	2q21.2-q22
杆状体肌病（NEM3）	AD，AR 常染色体显性， 常染色体隐性	1q42.1
杆状体肌病（NEM4）	AD 常染色体显性	9q13
Nemaline rod myopathy（NEM5） 杆状体肌病（NEM5）	AR 常染色体隐性	19q13
先天性肌型比例失调	AR，X-linked R 常染色体隐性 X 连锁隐性遗传	19p13.2，Xp23.12-p11.4，Xq13.1-q22.1；t（10；17）；sporadic
中央轴空病	AD 常染色体显性	19q13.1
先天性肌强直（Thomsen）	AD 常染色体显性	7q35
先天性肌强直（Becker）	AR 常染色体隐性	7q35
先天性副肌强直	AD 常染色体显性	17q13.1-13.3
高钾性周期性瘫痪	AD 常染色体显性	17q13.1-13.3

表 600-1（续）

疾病	遗传方式	LOCUS 位点
高钾性周期性瘫痪	AD 常染色体显性	1q31–q32
糖原累积症 II 型（Pompe；酸性麦芽糖酶缺陷）	AR 常染色体隐性	17q23
糖原累积症 V 型（McArdle；肌磷酸化酶缺陷）	AR 常染色体隐性	11q13
糖原累积症 VII 型（Tarui；磷酸果糖激酶缺陷）	AR 常染色体隐性	1cenq32
糖原累积症 XI 型（磷酸甘油酸激酶缺陷）	XR X 连锁隐性遗传	Xq13
糖原累积症 X 型（磷酸甘油酸变位酶缺陷）	AR 常染色体隐性	7p12–p13
糖原累积症 XI 型（乳酸脱氢酶缺陷）	AR 常染色体隐性	11p15.4
肌肉肉碱缺乏症	AR 常染色体隐性	未知
肌肉肉碱棕榈酸转移酶缺陷 2 型	AR 常染色体隐性	1p32
脊髓性肌萎缩症（Werdnig-Hoffmann；Kugelberg-Welander）	AR 常染色体隐性	5q11–q13
家族性自主神经异常（Riley-Day）	AR 常染色体隐性	9q31–33
遗传性运动感觉神经病（Charcot-Marie-Tooth；Dejerine-Sottas）	AD 常染色体显性	17p11.2
遗传性运动感觉神经病（轴索型）	AD 常染色体显性	1p35–p36
遗传性运动感觉神经病（Charcot-Marie-Tooth-X）	XR X 连锁隐性遗传	Xq13.1
线粒体肌病（Kearns-Sayre）	母系；散发	单一大片段 mtDNA 缺失
线粒体肌病（MERRF）	母系	tRNA 点突变，位于 8344
线粒体肌病（MELAS）	母系	tRNA 点突变，位于 3243 和 3271

AD：常染色体显性；AR：常染色体隐性；MELAS：线粒体脑病伴有乳酸酸中毒、脑卒中；MERRF：肌阵挛伴有破碎样红肌纤维；mtDNA：线粒体脱氧核糖核酸；tRNA：转运核糖核酸；XR：X 连锁隐性

引导着未分化的中胚层细胞分化为横纹肌细胞。最早启动成肌细胞分化的 *bHLH* 基因是肌源性因子 5（Myf5）。第二个基因，*myogenin* 促进了成肌细胞融合成肌管。Herculin（也称为 MYF6）和 MYOD1 是另外两个肌源性基因。如果没有 *myonenin*、*MyoD* 和 *MYF6* 的支持，Myf5 不能支持肌源性分化。这 4 个基因中的任何一个都可以激活至少一个其他基因的表达，并且，在特定的情况下，也可以自激活。

MYF5 和 herculin 的表达在个体发生早期中是短暂的，但在胎儿后期再次表达，并持续至成人期。人类 MYOD1 基因定位在 11 号染色体，非常接近胚胎横纹肌肉瘤相关区域。编码 Myf5 和 herculin 的基因位于 12 号染色体上，而编码 myogenin 的基因位于 1 号染色体上。

肌源性基因在肌肉的再生过程中被激活，并重演发育的过程；MyoD 在成人肌肉的肌源性干细胞（卫星细胞）的激活过程中尤为重要。PAX3 和 PAX7 基因在肌肉生成中也扮演了重要的角色，并和上文阐述的 4 个基本基因相互作用。另一个基因，myostatin，是肌肉发育的负性调节因子，通过抑制肌细胞再分化来发挥作用。肌源性基因在发育性肌病中的确切作用尚未明确。

成熟肌肉中的卫星细胞起到介导再生的作用，其和胚胎肌祖细胞来自于同一体节，但是基因调控使它们向不同方向分化。Pax3 和 Pax7 介导了原始成肌细胞前体由体节中的生肌节迁移到胚胎的外周肌肉部位，但只有 2 个 Pax7 基因中的一个继续在出生后的卫星细胞的生存中发挥作用。然后，它在青春期后也不再被需要，因为肌肉卫星（也就是干细胞）细胞在肌肉再生中被激活了。

600.1　肌管肌病

Harvey B. Sarnat

肌管肌病一词暗示了胎儿肌肉在孕 8~15 周肌管发育阶段的成熟受阻。它基于肌纤维的形态学表现：一列中央核位于细胞质的中心；可收缩的肌原纤维围绕这个核形成一个圆柱体（图 600-1）。许多人挑战这个解释，并根据其病理改变使用更加中立的词"中央核肌病"。这个词是非特异性的，因为中央核？发生于许多不相关的肌病中。

■ 发病机制

X 连锁隐性遗传和常染色体隐性遗传这两种形式的肌管肌病，其分子机制类似。共同的致病机制包括肌管蛋白的缺失，导致 T 管和横纹肌纤维的内质网在组成中发生结构和功能异常以及兴奋收缩偶联缺陷。此致病机制也提供了与中央轴空和多轴空微轴空肌病之间的联系，并至少部分解释了这些不同的先天性肌病在临床和组织病理上的相似性。

在患有肌管肌病婴儿的肌纤维中显示有持续高胎儿浓度的波形蛋白和结蛋白，尽管在培养的患者肌细胞中未再现。这些中间丝蛋白在胎儿肌管中作为细胞骨架的成分，连接核和线粒体到肌浆膜上，

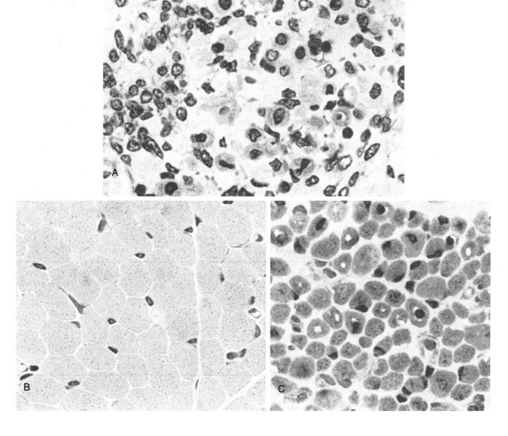

图 600-1　孕 14 周人类胎儿的肌肉横断面。A. 一个正常的足月新生儿；B. 以及患有 X 连锁隐性肌性肌病的新生儿。肌纤维在胎儿及肌管肌病患者中，细胞核是位于中央的，而在正常新生儿及成人中是位于肌纤维周边的（H&E，×500）

以保持它们位于中心位置。当细胞内组织结构随着成熟而变化时，细胞核迁移到了周边，线粒体重分布于肌纤维中。同时，波形蛋白和结蛋白逐渐减少。波形蛋白到时间完全消失，而结蛋白只少量遗留。持续的胎儿型波纹蛋白和结蛋白存在于肌纤维中，可能是"成熟骤停"的一个机制。神经肌肉传递中的继发性肌无力样缺陷，也发生于部分肌管肌病婴儿中。患者的肌细胞在体外与神经共培养可以发育出正常的神经支配，并正常的发育成熟，并不产生在体内的病理改变。

X 连锁形式的缺陷基因和 3 个常染色体隐性遗传的基因现都明确。

■ 临床表现

在晚孕期胎儿运动可减少。由于胎儿咽部无力无法吞咽羊水，羊水过多是常见的并发症。

出生时，受累婴儿中轴、肢带和远端肌群纤薄；严重的全身性肌张力低下；以及广泛的肌无力。呼吸用功可能是无效的，需要呼吸支持。由于患儿的吸吮和吞咽肌肉无力，可能需要管饲喂养。睾丸常常没有下降。面部肌肉可无力，但是婴儿不会有强直性肌营养不良的特征性面容。上睑下垂可能是一个显著的特点。在一些病例中可观察到眼肌麻痹。另外颚弓高，舌薄，但无舌肌震颤。腱反射减弱或者消失。

肌管肌病不伴心肌病（正常成熟心肌纤维就有中央核），但有报道介绍了一个确诊的 X 连锁肌管肌病患者出现完全性房室传导阻滞但不伴有心肌病。患者不伴中枢神经系统或其他系统的先天性异常，仅报道过 1 例患者伴有进行性痴呆，基因突变为移除了 2 号外显子的起始信号。

较大的儿童和成人发展为中央核肌病伴不同程度的肌无力，此病与严重新生儿型的关系目前尚不清楚。

■ 实验室检查

血清肌酸激酶（CK）水平正常。肌电图无失神经支配的证据，结果在婴儿早期经常是正常的，或者显示轻微的非特异性肌源性损害。神经传导速度可以稍慢，但常常在正常范围。心电图正常。胸片无心脏扩大；肋骨可能较薄。

■ 诊 断

出生时肌活检结果即有诊断意义，即便是早产儿。90% 以上的肌纤维很小，存在居中的，有大泡的细胞核呈单列排列。细胞核之间的空间填充满含线粒体的胞质。进行氧化酶活性和糖原等组织化学染色显示细胞核在中央分布，就像胎儿的肌管一样。肌原纤维的圆柱体用腺苷三磷酸酶染色可以显示成熟的组织化学分化。肌梭的结缔组织、血管、肌内神经以及运动终板都是成熟的。新生儿肌管肌病的超微结构特点，不同于定义此疾病的异常改变，也是成熟的。波纹蛋白和结蛋白在肌管肌病的肌纤维中显示了很强的免疫活性，而在正常足月新生儿肌肉未显示有活性。外周血的分子遗传学分析已经可以做到，这不仅仅在确诊中很有用，同时可以为早期产前诊断提供帮助。与其他形式先天性肌病的鉴别诊断见表 600-2。

■ 基 因

X 连锁隐性遗传在罹患本病的男孩中是最常见的遗传方式。受累婴儿的母亲没有临床症状，但是她们的肌肉活检显示出轻微的改变。基因定位在 Xq28 位点，不同于杜氏和贝氏肌营养不良的位于 Xp21 的基因。已发现致病基因 *MTM*1 的缺失。它编码的蛋白叫作肌管蛋白。这个基因属于一个具有相似基因的家族，这些基因编码组成二聚体的磷脂酰肌醇 -3- 磷酸酶的有活性和失活形式。致病机制是在调节酶活性以及与其他蛋白的结合上，这些蛋白是由二聚体相互作用结合在一起的。尽管只有一个基因与此病有关，*MTM*1 基因的 242 个已知突变中 5 个不同的点突变的病例只占 27%；许多不同的等位基因可以产生相同的临床疾病。其他少见的中央核肌病目前也已知的，一部分是常染色体显性或者隐性遗传的，不同性别均受累，一部分是散发的，基因未知。隐性遗传方式有时分为早发型伴或不伴有眼肌麻痹，和晚发

表 600-2 特异性先天性肌病：临床特点鉴别

肌病	新生儿肌张力低下及无力	严重的类型伴有新生儿死亡	面肌无力	上睑下垂	眼外肌无力
中央轴空病	+	0	±	0	0
杆状体肌病	+	+	+	0	0
肌管肌病	+	+	+	+	+
先天性肌型比例失调	+	±	±	0	+

+，通常是显著的特点；±，变异性的显著特点；0，不是一个显著的特点

摘自 Volpe JJ. Neurology of the newborn. 5th ed. Philadelphia; Elsevier Saunders, 2008: 820

型不伴有眼肌麻痹。常染色体显性遗传方式常常较轻，直到成年才发病，表现为广泛的缓慢进展的肌无力，以及全身性肌肉假性肥大。

治 疗

目前只有支持和姑息疗法。进展性的脊柱侧弯可以通过长后路融合术来治疗。

预 后

大约 75% 严重受累的新生儿在生命的最初的几个星期或几个月就死亡了。存活者病程不再进展，但存在严重的肢体残疾，很少能走路，并且仍然有严重的肌张力低下。

参考书目

参考书目请参见光盘。

600.2 先天性肌型比例失调

Harvey B. Sarnat

先天性肌型比例失调（CMFTD）是一个独立的先天性肌病，但也伴于各种不想关的疾病，包括杆状体肌病、Krabbe 病（球形细胞性脑白质营养不良）未出现周围神经病症状之前、小脑发育不良以及特定的其他脑结构异常、胎儿酒精综合征、某些糖原累积病、多种硫酸酯酶缺乏症、Lowe 综合征、脊髓强直性肌病，以及某些强直性肌营养不良的婴儿病例。CMFTD 应该因此被认为是一种综合征，除非特定基因突变被发现。

发病机制

CMFTD 和小脑发育不良之间的联系提示致病机制可能是异常的节上影响作用于发生在妊娠 20~28 周肌肉的组织化学分化阶段的运动单位发育。肌纤维类型以及生长由神经支配所决定，即使在成年后也是可变的。尽管 CMFTD 并不真正和任何正常发育阶段相一致，但是其表现为肌纤维类型分化和生长的胚胎障碍。

临床表现

作为一个与其他疾病无关的独立疾病，CMFTD 是一个出生就发病的非进展性疾病。患者存在全身肌张力低下和肌无力，但肌无力往往不重，呼吸困难以及吞咽困难罕见。出生时就伴有关节挛缩发生于 25% 的患者。对头部控制力差，以及大运动能力发育落后在婴儿期很常见。走路经常延迟到 18~24 个月，但往往最终会学会。因为肌张力低下，可发生髋关节脱位。

肌肉容积减少，肌肉萎缩和肌张力低下的比例要高于肌无力，体检患者可能表现得比预想的要强。心肌病是很罕见并发症。

CMFTD 患儿的面容常引起怀疑，尤其是患儿因为转诊评估发育落后和肌张力低下时。长头，面肌无力，腭弓高，躯干、四肢肌肉呈现菲薄萎缩外观。表型和杆状体肌病非常类似，后者也包括 CMFTD 作为部分病理改变。患者无肌痛主诉。临床表现非进行性。

实验室检查

在单纯 CMFTD 中，血清 CK、心电图、肌电图以及神经传导速度的结果都是正常的。如果伴有其他疾病，实验室检查则表现为相应疾病的特点。

诊 断

CMFTD 通过肌活检诊断，表现为组织化学染色下，肌纤维类型在大小和相应比例上失调：Ⅰ型纤维一致的较小，而Ⅱ型纤维较肥大；Ⅰ型纤维数量上远多于Ⅱ型纤维。不伴有肌纤维的变性和其他原发性肌病的特点。活检在出生时就可以诊断。与其他先天性肌病的鉴别见表 600-2。

基 因

尽管在某些家系很好地证明为常染色体隐性遗传，在其他一些病例可疑常染色体显性遗传性状，许多单纯型 CMFTD 的病例仍为散发。在遗传形式上基因基础具异质性；位于 19p13.2 上的胰岛素受体基因上的一个突变已被报道。在一个家系中发现染色体转位 t（10；17）。也有报道 X 连锁的遗传与 Xp23.12-p11.4 和 Xq13.1-q22.1 连锁。在 3 个无关的 CMFTD 家系中，骨骼肌 α - 肌动蛋白基因（ACTA1）的杂合错义突变被发现，但这个基因缺陷只代表了小部分病例。TPM3 突变是更常见的基因突变。这些基因是直接影响了横纹肌还是通过运动神经元介导了表达尚不清楚。在 CMFTD 伴有小脑发育不良时，遗传效应作用于小脑发育，而肌肉的表达是继发的。

治 疗

无药物治疗。对于一些日常生活中没有接受足够锻炼的患者，理疗可能帮助增强肌肉力量。轻度先天性关节挛缩通常对轻柔的关节活动度训练反应良好，很少需要石膏固定或者手术。

参考书目

参考书目请参见光盘。

600.3 杆状体肌病

Harvey B. Sarnat

杆状体（来自于希腊语，意思为"线状"）是肌纤维中杆状的，包含物样的异常结构。它们用传统的苏木精染色很难在组织学上显示出来，但是用特殊染色可以很容易看出来。它们并不是外来的包含物，而是过多的有着类似超微结构的 Z 盘物质（图600-2）。从化学成分来讲，杆包括了肌动蛋白，α-辅肌动蛋白，原肌球蛋白-3和伴肌动蛋白。杆状体的形成可能是肌纤维对于创伤的异常反应，因为这些杆状结构在其他疾病中很少见。它们在只在先天性肌病中的杆状体肌病中最为丰富。大部分杆在肌纤维内（胞质），但电镜下偶尔能看见细胞核内的杆。

■ 临床表现

目前已知的疾病形式有新生儿型、婴儿型以及青少年型。新生儿型很严重，常常因为出生时就出现呼吸衰竭而致死。在婴儿型中，全身性肌张力低下和肌无力，包括了受神经支配的球部和呼吸肌，以及非常少的肌容积是该病的特点（图600-3）。头部较长，腭弓高甚至有腭裂。下颌的肌肉过于力弱，而不能使其闭合（图600-4）。母亲有时诉胎儿活动减少，新生儿就出现缺氧和吞咽困难；可有关节挛缩。患有严重的新生儿型或者婴儿型的婴儿都有面容和表型特点，可以和那些新生儿型强直性肌营养不良区分开来，但他们的母亲的面容是正常的。青少年型表现最轻微，不伴有呼吸衰竭，但其表型，包括面部受累，都是类似的。

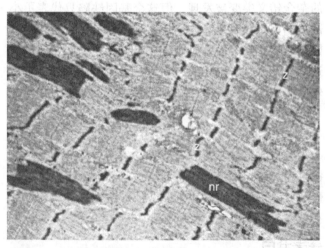

图 600-2　一个患者的肌肉电子显微图见图 600-2。杆状体（nr）在许多肌纤维中可见。与正常 Z 板的成分是一致的

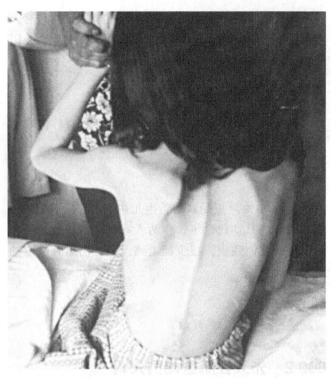

图 600-3　一个患有青少年型杆状体肌病的 13 岁女孩的背部。竖脊肌菲薄，肩胛骨边缘明显。近端和远端的四肢肌容积均明显减少

■ 实验室检查

血清 CK 水平是正常的或者轻度升高。诊断

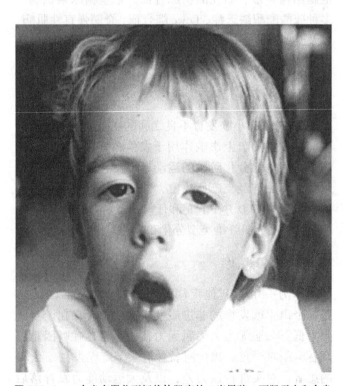

图 600-4　一个患有婴儿型杆状体肌病的 6 岁男孩。面肌无力和全身性肌肉失用性萎缩改变很严重。头长，嘴巴总是张开的，因为下颌肌肉过于无力而不能对抗重力上提下颌数秒以上

依靠肌活检。除了典型的杆状体之外，也会显示 CMFTD 或者至少显示 I 型肌纤维占优势。在部分患者中，单一 I 型肌纤维，而 II 型纤维非常少甚至没有。一部分严重的进展性的病例中，可以发现局灶的肌原纤维变性以及溶酶体酶活性增加。而细胞核内的杆状体与更严重的临床表现相关。可以通过电子显微镜来证实。因为杆状体也可以发生于其他肌病中，所以如果没有临床表现支持的情况下，不能单靠肌活检来确诊。成人型病例可能与单克隆的丙种球蛋白病相关。

■ 基　因

常染色体显性和常染色体隐性遗传在杆状体肌病中都存在，在女孩中 X 连锁显性遗传也有发生。5 个基因与此病相关。一个常染色体显性遗传的杆状体肌病（NEM1）已经被定位在 1q21-23 位点；致病基因 TPM3 产生了有缺陷的 α - 原肌球蛋白。另一个基因突变（NEM2）位于 2q21.2-q22 位点，编码原肌球蛋白，这是一个大分子，帮助 Z 盘保持完整性，遵循常染色体隐性遗传规律，尤其在德系犹太人中。原肌球蛋白缺陷占了杆状体肌病全部病例中的一半。NEM3 是由于 α - 肌动蛋白缺陷引起，常染色体显性和隐性遗传均有，且均位于 1q42.1 这一位点。NEM4 定位于 9q13，是常染色体显性遗传，导致了 β - 原肌球蛋白的缺陷。α 和 β - 原肌球蛋白缺陷很少见，只占了 3% 杆状体肌病的病例。NEM5 是常染色体隐性遗传，引起了 T- 肌钙蛋白的缺陷，位于 19q13 位点上，但其只在阿米什人群中发现；在阿米什人群中杆状体肌病的发生率高达 1：500，而在澳大利亚人中，发生率估计只有 1：500 000。这种肌病发生于所有种族的人群。

■ 治疗和预后

治疗是支持性的。生存者被限制在电动轮椅上，且很难能对抗地心引力。近端和远端肌肉均受累。可以发生先天性关节挛缩，且提示了不良的预后。对于慢性吞咽困难者，可能需要胃造口术。在青少年型中，患者可以行走且完成大部分日常生活任务。无力通常不再进展，但部分患者随着时间觉得越来越困难或者进入了进展性肌无力的阶段。很少伴发心肌病。常常因为呼吸衰竭死亡，可伴有或不伴有叠加的肺炎。

■ 参考书目

参考书目请参见光盘。

600.4　中央轴空，微轴空和多微轴空肌病

Harvey B. Sarnat

中央轴空病既有常染色体显性也有隐性遗传，是由位于 19q13.1 位点上的同一个致病基因引起的。该基因编码兰尼碱受体（RYR1），是一个四聚体受体，与位于肌浆网上的非电压门控性钙通道相结合。该基因突变也是引起恶性高热的病因。无论是在显性还是隐性遗传中，婴儿肌张力低下，近端肌无力，肌肉失用萎缩以及面肌颈屈肌受累是典型的特点，膝关节、髋关节以及其他关节挛缩均很常见。即使没有太多中轴及远端肌无力的表现，脊柱后侧突及高足弓也常常发生。另外心脏异常的发生率很高。除了关节挛缩，该病程是非进展性的。

该病的病理特点为肌纤维内中央轴空，里面只有不定形颗粒状的细胞质，缺少肌原纤维和细胞器。组织化学染色显示这些轴空内缺少所有的酶活性。除了发生恶性高热危象时（见第 603.2），血清 CK 值一般正常。中央轴空病是和恶性高热共存的，后者有时先行于中央轴空病的诊断。所有的患者在给予麻醉剂之前都需要用丹曲洛林进行特殊预防。

中央轴空病的变异类型，称为微轴空和多微轴空，在一部分家庭中有描述，但多微轴空肌病是一个不同的遗传性疾病，没有性别的差别。病例伴有 RYR1 基因上的类似突变有过报道，其他的则有硒蛋白 N（SEPN1）基因缺陷，后者与脊柱强直性肌病也有关系，但这两个基因合在一起也只占了做基因检测的患者的一半。患有此病的孩子在早婴期就出现肌张力低下，病程偏良性，但经常出现进展性的脊柱侧后突或者青春期的脊柱强直。远端关节过伸是另一个发现，尤其在兰尼碱介导的多微轴空肌病中。在一个变异病例中，眼外肌麻痹也有报道。很少的多微轴空肌病也可以有肥厚性心肌病，这与短链脂酰辅酶 A 脱氢酶缺陷有关。

沙丁胺醇的初步实验来治疗中央轴空和多微轴空肌病提示一种可能有效的治疗。

参考书目

参考书目请参见光盘。

600.5　肌原纤维肌病

Harvey B. Sarnat

大部分肌原纤维肌病患者在儿童期无症状，但是少数情况下大孩子和青少年可以有非特异性近端和远端肌无力的早期症状。婴儿型也有发生，可以导致轻

微的新生儿期的肌张力低下和肌无力，伴有不成比例的严重的吞咽困难和呼吸困难，往往导致了早期死亡。但是此病为非进展性，部分患者在晚婴期和儿童早期出现了进步，3岁左右才学会吞咽。少数患者伴有心肌病。确诊依靠肌活检：部分肌纤维中的肌节排列错误，而与同一纤维中的正常肌节间的连接发生了溶解。这些区域与z盘的流动有关，并且局部结蛋白中间丝，myotilin，和 α、β-晶状体球蛋白增加。对于肌活检组织的免疫细胞化学及超微结构研究是必要的。结蛋白基因突变为病因，在部分患者中，被检测到相关线粒体缺陷。

一种独特的存在于北美印第安婴儿的常染色体隐性遗传肌病，以严重的全身性肌张力增高为特点，不被神经肌肉阻滞剂缓解，因此从根源上是肌源性的。大多数于婴儿期由于膈肌受累死于呼吸衰竭。肌活检和许多其他肌原纤维肌病的发现是类似的（图600-5）。

600.6 脑结构畸形和肌肉发育
Harvey B. Sarnat

伴有小脑发育不良的婴儿往往有肌张力低下和发育落后，尤其是大运动能力。肌活检有时候需要进行以排除先天性肌病。肌活检可以显示肌肉成熟落后，占优势的肌纤维类型，或者 CMFTD。其他脑结构畸形也可以伴有异常的组织化学特点，但幕上病变较之脑干和小脑病变，对于肌肉发育的影响较小。沿着脑干脊髓通路下放的异常冲动可能改变了下运动神经元的放电模式，而后者决定了孕20~28周时肌肉的组织化学分化。皮质脊髓束没有参与，因为其还没有作用

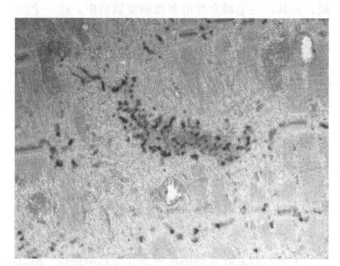

图600-5 一个1个月大的患有北美印第安肌原纤维肌病女孩的股四头肌电镜图（EM）。在同一肌纤维内，一些肌浆形成完好而其他表现为粗细肌丝排列无序和Z盘碎片。线粒体正常（×21,400）

于胎儿的这个时期。在几种先天性肌营养不良中，包括 Walker-Warburg 综合征，Fukuyama 病以及肌-眼-脑病，主要为大脑脑结构畸形，如巨脑回和小多脑回。

参考书目
参考书目请参见光盘。

600.7 肌发育不良
Harvey B. Sarnat

个体肌肉先天性缺失很常见，而且通常不对称。常见的肌不发育见于前臂腹侧的掌长肌，正常人中有30%是缺失的，通常可以由手腕的其他屈肌完全替代。单侧胸锁乳突肌缺失是先天性斜颈的原因之一。一块胸大肌缺失是 Poland 形态缺陷的表现之一。

当神经支配没有发育，比如在严重的脊髓脊膜膨出的病例的下肢中，肌肉将不能发育。在骶骨发育不全中，异常的体节不能形成骨性椎骨，也无法由同样的有缺陷的中胚层发育出肌肉，这一诱导障碍导致了节段性的肌发育不良。如果长骨没有形成，四肢的骨骼肌无法从胚胎的肌节分化出来。缺少1个长骨，比如桡骨，与相关肌肉不同程度的无发育或者发育不良相关，比如桡侧腕屈肌。终末阶段肌肉的神经源性萎缩有时叫作肌发育不良，其实这在语义上是不正确的。

全身性的肌发育不良往往导致胎儿死亡，而存活新生儿也很少能生存。一个肌源性基因的突变是可疑的致病因素，该结论来自于基因敲除的小鼠的研究，但人类身上的研究还有待证明。

600.8 肌肉发育障碍（Proteus 综合征肌病）
Harvey B. Sarnat

Proteus 综合征是细胞生长障碍，包括了外胚层和中胚层组织。原因未知，但不是孟德尔遗传方式。表现为肢体的不对称过度生长，疣状的皮肤病变，各种类型的血管瘤，骨骼增厚，症状性半侧巨脑症，以及肌肉的过度生长不伴肌无力。在新生儿期就出现的严重惊厥并不常见。组织学上，肌肉显示为独特的肌肉发育障碍。异常的区域与正常区域相邻，不遵守解剖学界限。

600.9 良性先天性肌张力低下
Harvey B. Sarnat

良性先天性肌张力低下不是一种疾病，而是对于患有不明原因的非进展性肌张力低下的婴儿或者儿童的描述。肌张力低下并不是总伴有肌无力或者发育落后，尽管有些儿童获得大运动能力较正常孩子慢。肌腱牵张反

射正常或者减弱，不伴有脑神经异常，智力正常。

诊断是一个排除性诊断，需要完善各项实验室检查，均正常后才能诊断，检查包括肌活检、头颅的影像学，尤其需要关注小脑（表 599-2）。该综合征的遗传基础目前还未被发现。鉴别诊断见于表 599-3。

预后一般良好；不需要特异性治疗。不发生关节挛缩。物理疗法有助于比预期更快达到运动里程碑（走路）。肌张力低下会持续到成人。该综合征并不总是像它的名字提示的一样"良性"，因为一个常见的并发症是反复发生的关节脱位，尤其是肩关节。脊柱的活动度过大易导致牵拉损伤，压缩，或者神经根或者脊髓的血管损害。患者如果进行体操运动或者杂技表演者是非常有害的，因为关节活动度大，但不伴有无力和疼痛。

参考书目

参考书目请参见光盘。

600.10　关节挛缩
Harvey B. Sarnat

先天性多发性关节挛缩症不是一种疾病，而是对于各种先天性关节挛缩的描述语（见第 674 章）。

参考书目

参考书目请参见光盘。

（魏翠洁　译，熊晖　审）

第 601 章
肌营养不良
Harvey B. Sarnat

"营养不良（dystrophy）"意思是异常生长，来自于希腊语"trophe"，后者意思为"营养"。肌营养不良需具备以下 4 个标准，并借此与其他的神经肌肉病区分开来：原发性肌病、有遗传基础、进行性病程、肌纤维变性和坏死发生在疾病的某一阶段。这个定义排除了神经源性疾病如脊髓性肌萎缩症，非遗传性肌病如皮肌炎，也排除了非进行性和非坏死性先天性肌病如先天性肌型比例失调（CMFTD），以及非进行性遗传性代谢性肌病。某些代谢性肌病可以符合定义中进展性肌营养不良的标准，但按传统分类不归在营养不良里（肌肉肉碱缺乏症）。

所有的肌营养不良可能最终会像代谢性肌病那样，一旦生化缺陷更明确后会重新分类。肌营养不良是一组各不相关的疾病，每一个遵循不同的遗传方式，临床病程和表现上也不相同。有些出生时即病情严重，并致早期死亡；有些遵循缓慢发展的病程，长达几十年，可以达到正常的寿命，甚至直到成人晚期才出现症状。有些肌营养不良的分类，如肢带型肌营养不良（LGMD），并不是同质性的疾病，而是一个综合征，包括了多种不同的肌病。各种肌营养不良之间的关系主要通过分子遗传学解释，而不是临床或者组织病理学特点上的相似或者不同。

参考书目

参考书目请参见光盘。

601.1　杜氏和贝克肌营养不良
Harvey B. Sarnat

杜氏肌营养不良（DMD）是最常见的遗传性神经肌肉病，在所有种族和民族中均可患病。其特征性的临床表现是进行性肌无力、认知受损、腓肠肌肥大以及肌肉中结缔组织增生。发病率是 1/3600 活产男婴。该疾病系 X 连锁隐性遗传。致病基因定位于 Xp21 位点上，是最大的基因之一。贝克肌营养不良（BMD）在机制上同 DMD 类似，在同一等位基因发生基因缺陷，但临床表现较轻，病程较长。

■ 临床表现

男婴在出生时或者婴儿早期很少有症状，只有部分患儿有轻微的肌张力减低。早期的大运动技能，如翻身、坐以及站都在适当年龄获得或者只是轻微落后。婴儿期头部控制差可能是肌无力的第一个表现。特征性的面容并不是早期表现，因为面肌无力出现较晚；在儿童后期，可见"横向的"或者水平方向的微笑。走路一般可以在正常年龄约 12 个月左右学会，但是骨盆带肌无力可能早在 1 岁后就有轻微的表现。站立时为了代偿臀部肌肉无力，幼儿可能会采取脊柱前凸姿势。早期 Gower 征一般 3 岁时就比较明显，5~6 岁时完全表现出来（图 584-5）。这个时期出现摇摆步态或者步态蹒跚。幼儿期常见的临床表现包括走路延迟、摔倒、脚尖走路以及跑步困难或者上楼梯困难、发育落后，更少见的有麻醉后恶性高热。

患儿能保持独立行走的时间因人而异。部分患者在 7 岁就被限制在轮椅上；不进行矫形手术的情况下，大部分患者能行走至 10 岁但会越来越困难。通过整形背部支撑、物理疗法以及有时候小手术（跟腱延长术），大部分能行走至 12 岁。独立行走非常重要，不仅仅因为可以延缓随个体独立性丧失而出现的心理抑郁，也因为只要还能行走，即使一天只能走 1h，脊柱侧弯就不会发展为主要的并发症；在限制于轮椅上后，脊柱侧弯会迅速的发展。

肌无力无情进展至人生的第 2 个 10 年，远端肌肉的功能一般相对良好地保留了，使得患儿能继续使用进食餐具、铅笔以及电脑键盘。呼吸肌受累可以表现为无力且无效的咳嗽、反复肺部感染以及逐渐下降的呼吸储备。咽部无力导致了误吸的发生、鼻部液体反流以及轻的或者鼻音样音质。眼外肌功能保持良好。肛门和尿道括约肌无力所致失禁很少见并且在很晚期发生。

关节挛缩常常累及踝、膝、髋以及肘关节。脊柱侧弯很常见。胸廓变形进一步降低肺活量，并压迫心脏。脊柱侧弯在患儿不能行走后往往迅速进展，令人不适或疼痛。腓肠肌肥大（假性肥大）以及大腿肌肉的萎缩都是典型特征。这种增大是由于部分肌纤维的肥大、脂肪浸润以及胶原组织增生。在腓肠肌之后，次常见的肌肉肥大部位是舌肌，然后是前臂肌肉。舌肌震颤不会出现，随意括约肌极少受累。

除非踝关节挛缩很严重，跟腱反射一般保留完好直到终末期。膝腱反射可保持到 6 岁，但是较跟腱反射减弱而且最终消失。在上肢，桡骨反射常比肱二头肌腱反射或肱三头肌腱反射强。

心肌病，包括持续的心动过速以及心力衰竭，见于 50%~80% 的患者中。心脏受累的严重程度与骨骼肌的无力程度不是完全成比例的。部分患者可能在还能走路的时候就死于严重的心肌病；其他患者可能在生命的终末阶段还保持有代偿很好的心功能。平滑肌功能异常较轻微，尤其是胃肠道（GI），但常常被忽视。

智力受损见于所有的患者，尽管只有 20%~30% 的患者 IQ<70。大多数有学习困难，但仍能在常规课堂学习，尤其是在补习的帮助下。一部分患者智力严重落后，但与肌病的严重程度之间没有关系。癫痫比正常人群的发病率稍高。抗肌萎缩蛋白（dystrophin）在脑和视网膜中也表达，就像在横纹肌和心肌一样，尽管在大脑的表达水平低于肌肉。这一分布特点可能可以解释一部分中枢神经系统症状。神经病理学上可以发现皮层结构和树突分枝的异常；在病程晚期通过 MRI 证实有脑萎缩。肌肉的退行性变和纤维化是一个无痛的过程，不发生肌痛和肌痉挛，肌肉的钙化罕见。

患者通常在 18~20 岁死亡，死亡的原因可以是睡眠中的呼吸衰竭，难治性心力衰竭、肺炎或者偶尔是误吸及气道阻塞。

在贝克肌营养不良中，男孩到青春晚期或者成人早期仍然可以行走。腓肠肌的假性肥大、心肌病以及血清肌酸激酶升高与 DMD 患者很相似。学习困难相对少见。BMD 患者无力的发生要晚于 DMD。死亡常常发生在 25~30 岁；少于一半的患者在 40 岁仍可存活；这些存活者往往有很严重的残疾。

■ 实验室检查

血清 CK 值在 DMD 中均持续显著升高，即使在症状前期包括出生时也是。通常血清浓度可以高达 15 000~35 000 U/L（正常 <160 U/L）。正常的血清 CK 水平与 DMD 的诊断不符，但是在疾病的终末阶段，血清 CK 值比起几年前会明显下降，因为此时已经没有那么多肌肉可以退变了。其他肌肉中含有的溶酶体酶，如醛缩酶以及天门冬氨酸转氨酶，也会升高，但是没有那么特异。

必须行心脏评估包括超声心动图、心电图（ECG）以及胸片，且需定期复查。诊断成立后，患者需接受儿童心脏病专科医生的长期心脏管理。

肌电图显示特征性的肌病特点，但是对于 DMD 无特异性。没有失神经支配的证据。运动和感觉神经传导速度正常。

■ 诊 断

如果临床特点以及血清 CK 值符合诊断，聚合酶链反应（PCR）对于抗肌萎缩蛋白基因突变是首要的检查。如果血 PCR 已经确诊，肌活检可以暂缓；但是如果它是正常的，而临床高度怀疑该病，那肌活检并进行更特异性的抗肌萎缩蛋白免疫组化检查可以检测出 30%PCR 正常的病例。肌肉活检组织的冰冻切片进行免疫组化染色，可以在大的抗肌萎缩蛋白分子中检测出杆状结构域，羧基端（连接肌纤维膜），以及氨基端（连接肌动蛋白肌丝）的差别，并可能提示临床预后，是 DMD 还是 BMD。肌无力更加严重的病例发生于抗肌萎缩蛋白分子的羧基端截短，而非氨基端。每个病例的诊断都需要通过血 PCR 或者肌活检来确定。Dystroglycans 以及其他的肌膜区域的蛋白，比如 merosin 和 sarcoglycans，也可以进行检测，因为它们可能出现继发性下降。

肌活检具有诊断性，并表现出特征性改变（图 601-1、601-2）。肌病样病变包括肌间质结缔组织增生，散在的退行性变和再生肌纤维，肌纤维坏死致反应性局灶单核炎症细胞浸润，仍有功能的肌纤维的轻微结构改变，以及许多致密肌纤维。这些高度聚集的肌纤维可能来自于在另一水平的节段性坏死，导致钙离子进入肌纤维膜屏障受损的部分，并触发了整个肌纤维

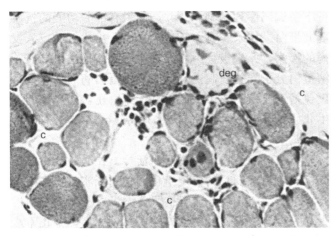

图 601-1　对患有杜氏肌营养不良的 4 岁男孩进行肌活检。萎缩的和肥大的肌纤维均可见，部分纤维已经变性（deg）。肌纤维间的结缔组织（c）增生（H&E，×400）

遗传病因和发病机制

尽管 DMD 是 X 连锁隐性遗传，仍有约 30% 的病例是新突变，其母亲并非携带者。女性携带者状态通常表现为没有肌无力或者任何临床表现，但偶尔会见到受累的女孩，通常是比男孩轻得多的肌无力。这些有症状的女孩可以用莱昂假说（Lyon hypothesisi）来解释，也就是她们正常的 X 染色体失活了，而有基因突变的那一条染色体是有活性的（见第 75 章）。伴有 Turner 综合征的一些女孩表现出了典型的 DMD 临床表现，应当是其唯一的那一条 X 染色体有 Xp21 基因缺失。

DMD 无症状携带者中，80% 伴有血清 CK 值升高。升高的水平通常是成百上千的，但不会有男性患者那么极端的值。青春期前的女孩，如果是 DMD 携带者，血清 CK 值也会升高，最高峰在 8~12 岁。大约 20% 的携带者血清 CK 值正常。如果患病男孩的母亲 CK 值正常，那也不能通过检测 CK 值来确定她的女儿是不是携带者。对可疑女性携带者进行肌活检，可检测出剩下的那 10% 血清 CK 值不高的携带者；通过对外周血进行 PCR 检查可以在基因水平确诊。部分不伴有横纹肌无力的女性携带者却罹患有心肌病。

抗肌萎缩蛋白（dystrophin），为分子量 427kd 的细胞骨架蛋白，由 Xp21.2 位点上的基因编码。这个基因包含了 79 个外显子的编码序列，2.5Mb 的 DNA，比目前已知的第二大基因大 10 倍。这个肌纤维膜下蛋白附着在肌纤维膜上，并与肌原纤维的 A 带、M 带都

的收缩。肌纤维内钙化与继发性 β-dystroglycan 缺陷有关。

有时面临决定是否进行肌活检来确诊的问题。如果这是一个家族性病例，尤其是有已经确诊的同胞兄弟，有典型 DMD 临床特点，血清 CK 值显著升高的患者可能不需要进行活检。PCR 结果也可能影响是否进行肌活检。家族中首例患者，即使临床特点很典型，仍需要确诊，以保证不是其他肌病与 DMD 混淆。最常见的肌活检取样部位是股外侧肌（股四头肌）以及腓肠肌。

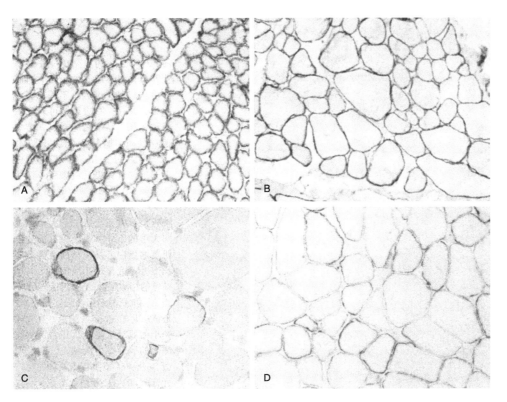

图 601-2　在一个正常的男性新生儿（A）的肌活检组织中，通过免疫组化反应对抗肌萎缩蛋白进行显示，一个 10 岁的肢带型肌营养不良的男孩（B），一个 6 岁的患有杜氏肌营养不良的男孩（C），以及一个 10 岁的患有贝克肌营养不良的患者。在正常情况下，以及在非 X 连锁肌营养不良中，抗肌萎缩蛋白都是不受累的，每个肌纤维的细胞膜都是强染色的，包括萎缩的和肥大的肌纤维。在杜氏肌营养不良中，大部分的肌纤维没有显示出抗肌萎缩蛋白，但有少数散在的纤维，也就是回复突变型肌纤维显示出了近似正常的免疫反应。在贝克肌营养不良中，异常的抗肌萎缩蛋白分子显示为肌细胞膜上菲薄苍白的染色，反应强度不仅在肌纤维之间不同，而且沿着每个肌纤维周边也不一样（×250）

有重叠，它包含了 4 个不同的结构域：氨基端包括了 250 个氨基酸，与 α－辅肌动蛋白上的 N－肌动蛋白结合位点相连接；第二个区域是最大的，包括了 2,800 个氨基酸，并包含了许多重复序列，组成了特征性的杆状结构；第三个富含半胱氨酸的区域，与 α－辅肌动蛋白的羧基端连接；最后是羧基端，包含了 400 个氨基酸，是抗肌萎缩蛋白和由 6 号染色体基因编码的抗肌萎缩蛋白相关蛋白特有的。肌纤维膜上的抗肌萎缩蛋白缺陷破坏了膜细胞骨架，并导致了细胞骨架其他成分的继发性缺失。

抗肌萎缩蛋白病的分子缺陷形式不一，包括了基因内缺失、重复或者核苷酸的点突变。大概 65% 的患者是缺失，仅 7% 的患者是重复。基因内异常的位置和大小并不总是与表型的严重程度相关；无论是杜氏还是贝克肌营养不良，基因突变都更常见于基因中央附近，包括 46-51 号外显子的缺失。表型或临床变异度可以通过改变了 mRNA 的翻译阅读框来解释，这将导致不稳定的、截断的抗肌萎缩蛋白分子，并导致了严重的经典型 DMD；保持了阅读框的突变，仍可以进

行下游编码序列的翻译，并产生了有部分功能的抗肌萎缩蛋白，临床表现为 BMD。一种程度更轻的成人发病的疾病，原来被称为股四头肌肌病，也是由抗肌萎缩蛋白分子异常引起的。抗肌萎缩蛋白病的临床谱不仅包括经典型的 DMD 和 BMD 形式，还包括严重的新生儿肌营养不良到血清 CK 水平持续 >1 000 U/L 的无症状儿童。

抗肌萎缩蛋白分析需要肌活检，并通过蛋白印记分析或者组织切片的免疫组化方法来证实，免疫组化方法包括了免疫荧光或者抗肌萎缩蛋白抗体的光镜检查（图 601-2）。在经典型 DMD 中，发现 <3% 正常水平；在 BMD 中，80% 患者的抗肌萎缩蛋白的分子量下降到正常的 20%~90%，但在 15% 的患者中抗肌萎缩蛋白的大小正常只是数量减少，而 5% 的患者产生了异常的大蛋白，源于过度的重复序列或者密码子的重复。在肌活检组织切片中进行抗肌萎缩蛋白分子不同部分的选择性免疫反应，可以区分 DMD 和 BMD（图 601-3）。缺失和重复的表现也可以通过血样的快速 PCR 来获得，它可以通过扩增 18 个外显子确定 98% 的缺失，

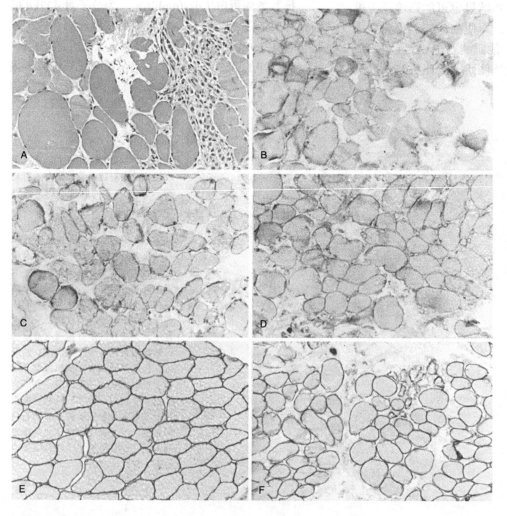

图 601-3 一例 4 岁 Becker 型肌营养不良男性患儿的股四头肌肌活检。A. 肌纤维大小不等，萎缩和肥大并存；右边区域可看到变性和坏死，巨噬细胞浸润，类似于 Duchenne 肌营养不良（H&E，×250）。分别用抗肌萎缩蛋白不同抗体行免疫反应染色：杆状结构域（B），C-端（C），N-端（D），均显示抗肌萎缩蛋白表达缺乏但没有完全缺失；大多数不同大小的肌纤维膜上保留部分抗肌萎缩蛋白但是横切面上整个周长上并不完整。相应的，与同期染色的相似年龄的正常儿童（E）相比，抗肌萎缩蛋白强度更弱。F 是该患儿的 Merosin 染色，在大的和小的肌纤维均显示正常，除非坏死的肌纤维上会缺乏。与经典型 Duchenne 型肌营养不良的比较可见图 601-2C 和图 601-5

但是不能检测到重复序列。因此可以通过肌活检或者外周血检测在分子遗传水平确诊该病，尽管有 30% 的 DMD 或者 BMD 患者的外周血 PCR 结果有假性正常；所有的抗肌萎缩蛋白病例可以通过肌活检确诊。

相同的外周血样 DNA 分析技术也可以对高危女性亲属进行携带者检测，比如姐妹和表姐妹，并明确母亲是携带者还是在胚胎发育过程中发生了新突变。通过绒毛膜标本用 Southern blot 或者 PCR 的办法进行 DNA 检测，产前诊断最早在妊娠 12 周的时候就可以进行，并可以对流产胎儿的肌肉进行 dystrophin 的免疫组化检查以验证。

■ 治 疗

该病目前尚无根治药物或者延缓进展的治疗方法。但在治疗并发症和提高患儿的生存质量上仍有很多方法。通常初始时地高辛治疗心功能失代偿效果良好。肺部感染应立即治疗。患者应避免与患明显呼吸道或其他传染性疾病的儿童接触。应接种流感病毒疫苗和其他常规疫苗。

保证良好的营养状况很重要。DMD 不是维生素缺乏性疾病，所以应避免过量补充维生素。充分摄入钙质对依赖轮椅的男性患儿以减轻骨质疏松。可以补充氟化物，特别是当地饮水未氟化时。因为久坐患儿较活动儿童消耗更少的能量，另外加之抑郁情绪，使得这些孩子进食过多体重增加。因为举起过多皮下脂肪组织的重量会消耗残存的肌肉力量，因此肥胖使得肌病患儿运动功能更差。有时需要在监管下进行饮食控制。

物理疗法延缓但总避免不了关节挛缩。有时关节挛缩可能有助于功能康复。如果关节挛缩妨碍肘部伸展超过 90 度并且上肢力量不能克服重力时，那么肘关节挛缩功能上有益于固定连枷状臂，使患者可以进食和书写。肘关节挛缩的手术矫正在技术上可行，但是结果可能有害。理疗对恢复肌肉力量收效甚微，因为患者已经用尽所有残存力量来保证日常生活，运动不能使受累肌肉力量增加。过量运动还会加速肌纤维退行性变的过程。

其他治疗方法还有泼尼松、泼尼松龙、地夫可特或其他皮质类固醇激素。糖皮质激素可降低肌管发育过程中的凋亡或程序化细胞死亡的速度，减慢肌营养不良中的肌纤维坏死。最初肌肉力量可改善，但是长期应用皮质类固醇的远期并发症包括明显的体重增加和骨质疏松可抵消其正作用甚至导致比自然病程中更严重的肌无力。虽然如此，一些早期接受糖皮质激素治疗的 DMD 患者远期预后得到改善，短期内也有改善。皮质类固醇激素可使患者比未接受治疗者多保持

数年的主动活动能力。一种方案每月前 10d 予泼尼松 0.75mg/（kg·d），可避免慢性并发症发生。应避免使用氟化皮质类固醇例如地塞米松或曲安西龙，因其可通过改变肌管内神经酰胺浓度诱发类固醇肌病。美国神经病学会和儿童神经病学会推荐在可自主活动时应用皮质类固醇。

另外一种有潜力的治疗仍在研究中，即肌内注射反义寡核苷酸药物，该药物诱导 mRNA 剪接时外显子跳跃，从而使 DMD 基因的开放读码框架得以保留。干细胞移植或激活理论上可行但是实际应用中仍未得到证实。

参考书目
参考书目请参见光盘。

601.2 　Emery-Dreifuss 肌营养不良
Harvey B. Sarnat

Emery-Dreifuss 肌营养不良，也称肩腓骨或肩胛肱骨肌营养不良，是一种罕见的 X- 连锁隐性遗传肌营养不良。致病基因位于 X 染色体长臂 Xq28 区，该区突变还可导致肌管肌病、新生儿肾上腺脑白质营养不良和 Bloch–Sulzberger 型色素失调症；距 X 染色体短臂上可导致 DMD 的基因较远。另一种更罕见的 Emery-Dreifuss 肌营养不良类型为常染色体显性遗传，基因位于 1q。这种类型可起病较晚，于青春期或成年早期发病，虽然肌肉及心脏的症状及体征相似，但是有心室颤动导致猝死的风险。

临床症状开始于 5~15 岁，但是因为进展缓慢很多患者可存活到成人晚期。目前也报道了一种更罕见的严重婴儿型。肌肉无肥大。早期即可发展至肘关节和踝关节挛缩，肩胛肱肌和腓骨肌分布的肌肉萎缩。无面肌无力，因此临床与神经源性的常染色体显性遗传的肩胛肱型和肩胛腓骨型综合征相鉴别。无肌强直，智力正常。心肌病通常较重且可引起死亡，比起难治性心肌衰竭，传导障碍和突发的室颤是更常见的死因。血清 CK 值仅轻度升高，可与其他的 X 连锁隐性遗传肌营养不良鉴别。

肌活检可见非特异性肌纤维坏死和肌内膜纤维化。许多中央核肌纤维和选择性 I 型肌纤维萎缩可使其与强直性肌营养不良混淆。X 连锁型缺陷基因称 emrin，不同于其他肌营养相关的基因表达于肌纤维膜上，emrin 表达于内层核膜上；该蛋白可稳定核膜对抗在肌肉收缩时产生的机械应力。它与 Nesprin–1 和 Nesprin–2 共同作用，对维持核膜的完整性也起重要作用。结蛋白也可发生突变而表达异常。肌活检时可

通过免疫细胞化学方法证实 Emerin 和结蛋白是否存在从而明确诊断。Emerin 也可作为一种血中的遗传标志物来测定。常染色体显性遗传类型中缺失的蛋白称为 lamin-A/C，是组成内核膜层的纤维层即核纤层的一部分。现已发现了几种亚型和不同的突变型。因其可引起心肌病和传导系统病变，Lamin A/C 基因的纯合无义突变通常是致死性的。

治疗主要为支持治疗，尤其要注意到心脏传导系统问题，可以药物治疗或安装起搏器。植入型复律器 - 除颤器现已应用并防止了 Emery-Dreifuss 肌营养不良患者的猝死。

参考书目

参考书目请参见光盘。

601.3 强直性肌营养不良

Harvey B. Sarnat

强直性肌营养不良（Steinert 病）是北美、欧洲和澳洲第二常见的肌营养不良，总人群发病率从 1∶100 000 到 1∶30 000 不等。遗传方式为常染色体显性遗传。经典型强直性肌营养不良（DM1）为染色体 19q13.3 上 DMPK 基因 3' 非翻译区的 CTG 三核苷酸重复扩展所致，DMPK 基因编码丝氨酸 - 苏氨酸蛋白激酶。第二种强直性肌营养不良（DM2）基因定位于 3q21，为锌指蛋白 9 基因的一个内含子的不稳定的 CTG 重复扩展所致。第 3 种起病较晚的类型 DM3，已发现基因定位于 15q21-q24。

强直性肌营养不良是基因缺陷导致多器官系统受累的范例。不仅横纹肌受累，还有消化道和子宫平滑肌受累、心功能改变，患者可患多种多样内分泌疾病、免疫缺陷、白内障、面部畸形、智力受损和其他神经系统异常。

■ 临床表现

除严重新生儿型以外，常见的临床病程中婴儿出生时多正常，或有面肌萎缩和肌张力低下。患儿有特殊面容，表现为倒置 V 型上唇、面颊瘦、扇形凹陷的颞肌（图 601-4）。因颞肌和翼状肌无力，在胎儿后期头面部发育时不能提供足够的侧向力，头颅可狭窄，上颚高且呈弓形。

最初几年肌无力较轻。远端肌肉进行性萎缩越来越明显，特别是手内肌。大鱼际和小鱼际隆起变平坦，萎缩的骨间肌使手指间有深沟。远端前臂肌和小腿前组肌也萎缩。舌体变薄、萎缩。胸锁乳突肌萎缩使颈部看起来细长，呈圆柱形。最后近端肌肉也萎缩，出现翼状肩胛。爬楼梯困难、Gower 征渐进展。腱反射

通常仍保留。

强直性肌营养不良的远端分布的肌萎缩与肌病的一般规律不一致：肌病通常呈近端分布而神经病变通常有远端分布的特点。从儿童期和青春期开始强直性肌营养不良的肌肉萎缩和无力缓慢进展直至成年期。即使到了成年晚期强直性肌营养不良患者也很少丧失行走能力，虽然可能会需要夹板或紧固装置来稳定踝关节。

肌强直，少数几种肌病的特征性改变，通常不会发生于婴儿期，临床和肌电图改变直至 5 岁时才可能明显。个别患者可能提前到 3 岁。肌强直是肌肉收缩之后肌肉放松非常缓慢，收缩可以是自主活动或牵拉反射或电刺激诱发。体格检查时，嘱患者握紧拳头然后快速张开手，可证实肌强直。也可通过用叩诊锤叩击鱼际肌诱发，可观察到拇指不自主的内收。肌强直还可通过用木制压舌板的边缘压向舌背，可观察到缓慢消失的深沟。肌强直的严重程度与肌无力不一定成正比，无力重的肌肉可能仅有轻度肌强直。肌强直不是有疼痛感的肌肉痉挛。肌强直性肌营养不良没有肌痛。

由于面肌、舌肌和咽喉肌受累，强直性肌营养不良患者的语言通常含糊不清。吞咽困难时有发生。病情重的患儿可有吸入性肺炎的风险。由于眼外肌无力可有不完全性眼外肌瘫痪。

胃肠道平滑肌受累可导致胃排空减慢、肠蠕动慢和便秘。有些患者因为肛门括约肌无力可有大便失禁。女性患者分娩时可有无效或异常的子宫收缩。

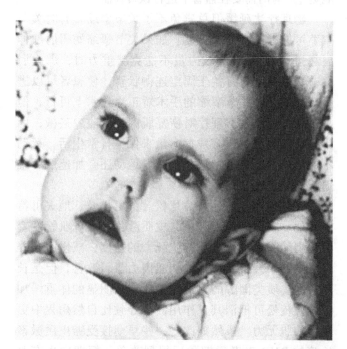

图 601-4 面肌无力，上唇呈倒 V 型，颞窝肌减少是强直性肌营养不良的特点，婴儿期即可很明显，此图为 1 例 8 个月的女性患儿

心脏受累多表现为浦肯野传导系统阻滞和心律失常而并非表现为心肌病，这不同于大多数其他肌营养不良。

内分泌异常累及多种腺体，在疾病的任何阶段均可发生，因此内分泌功能需要每年评估。甲状腺功能减退常见，甲状腺功能亢进罕见。肾上腺皮质功能不全可导致肾上腺皮质危象，甚至可发生于婴儿期。强直性肌营养不良患者常见糖尿病；有些患儿为胰岛素释放异常而非胰岛素分泌不足。青春期启动可提前，更常见的为推迟。成年人常见睾丸萎缩和睾酮分泌不足，这也是男性患者高不育率的原因。卵巢萎缩很罕见。前额秃头也是男性患者的特点之一，通常在青春期开始出现。

免疫缺陷也常见于强直性肌营养不良患者。血浆免疫球蛋白（Ig）G 水平通常较低。

白内障常见于强直性肌营养不良，可以是先天性，也可发生于儿童期或成年期的任何年龄。早期白内障只有通过裂隙灯检查才能发现；推荐定期眼科检查。患儿的视觉诱发电位通常异常，但与白内障无关。多不伴视力受损。

大概一半患者有智力损害，但少见严重的智力低下。另一半患者智力多在平均水平或少数平均水平以上。癫痫不常见。认知损害和智力低下可能是因为大脑皮层神经元中突变的 DMPK mRNA 的蓄积和异常的选择性剪接所致。

严重的先天型强直性肌营养不良发生于少数有症状的强直性肌营养不良母亲所生的婴儿。目前为止所有该类严重先天型患者为 DM1 型。单纯马蹄足畸形或更多发的先天性多关节挛缩可累及所有四肢甚至颈椎。出生时即可有全身性肌张力减低和肌无力。面肌萎缩显著。患儿在婴儿期即可发展至需要鼻饲喂养或因呼吸肌无力或呼吸暂停需要机械通气。通气时间小于 30d 的患儿多可存活，但那些通气时间更长的婴儿死亡率达 25%。通气时间短于 30d 的儿童患者比那些通气时间更长的儿童有更好的运动、语言和日常活动能力。一侧或双侧膈肌可能无功能。因胃肠平滑肌无力蠕动减慢，胃肠内充满气体腹部膨隆；这进一步使呼吸功能降低。直肠排空障碍可加重病情。

实验室检查

婴儿期发现不了典型的肌强直肌电图，但可见于学步儿童或学龄早期儿童。血清 CK 水平和其他肌肉相关血清酶学检查可正常或仅仅轻度升高至数百水平（不会到数千）。

儿童早期应每年进行 ECG 检查。为评价膈肌功能可行腹部超声检查，也可根据需要行胸部和腹部射线检查及胃肠动力对比检查。

内分泌功能评价应包括甲状腺和肾上腺皮质功能和碳水化合物代谢检查（糖耐量试验）。应行免疫球蛋白检查，必要时可进一步行更深入的免疫学检查。

诊 断

主要的确诊方法是血 DNA 分析以发现 CTG 重复序列的异常扩展，也可产前诊断。年龄较大的患儿肌活检标本可发现很多肌纤维中央核现象和选择性 I 型肌纤维萎缩，但是变性肌纤维较少且散在分布。肌纤维化很少甚至没有。肌梭的梭内纤维也有异常。该病常见类型的年龄较小患儿肌活检可以正常，或至少没有肌纤维坏死，这点与 DMD 有鲜明的对比。严重新生儿型肌强直性肌营养不良患者，肌活检可发现停滞于各发育阶段的肌纤维，有些有先天肌型比例失调。这可能是因为肌纤维膜不仅有异常的电极化特点，而且对运动神经元的营养作用无反应能力。诊断通常不需要肌活检，典型患者可通过临床表现包括家族史做出诊断。新生儿强直性肌营养不良需要与肌发育不良、层粘连蛋白表达阳性或缺失的先天性肌营养不良、先天性肌无力综合征、脊髓性肌萎缩和羊水过少继发的关节挛缩相鉴别。

遗传学

强直性肌营养不良基因缺陷定位于 19q13。基因缺陷包括 DMPK 基因 CTG 重复扩展所致，DMPK 基因编码丝氨酸 - 苏氨酸蛋白激酶。扩展长度从 50 到 2.000 以上不等，而正常值为 5-37；扩展次数越多，临床表现越重，扩展最多的见于严重的新生儿型。极少数情况下，该病未检测到重复扩展，未发现重复扩展的患者可能是发生了对先前的扩展突变自动纠正，但这一现象还不十分清楚。经典的强直性肌营养不良只与 1 个染色体位点有关，与其不同的是，另一种强直性肌营养不良（PROMM）与至少 2 个不同的染色体位点有关；其共同的独特的发病机制，都是由突变的 mRNA 介导的。RNA 剪接缺陷解释了强直性肌营养不良的胰岛素抵抗和肌强直现象。

受累的同胞之间或父母和孩子之间的临床表现和遗传表现可不同。严重新生儿型中，有 94% 的病例为母亲遗传，这种现象的原因不仅仅是因为男性患者不育症率增加。已报道了由父亲遗传的数例患者。基因分析发现新生儿起病的患者比经典型的患者通常有更多的 CTG 重复次数，与遗传于父亲还是母亲无关。强直性肌营养不良通常呈现出一种遗传早现模式：下一代比上一代更严重，传递代数越多临床表现越重。该病可行产前诊断。

■ 治 疗

无特效治疗，但心脏、内分泌、胃肠道和眼部并发症一般能治疗。新生儿型予理疗以及关节挛缩行整形手术可能有用。

通过药物提高肌纤维膜去极化阈值可能使肌强直消失，而且功能得以保存，常用药物有美西律、苯妥英、卡马西平、普鲁卡因胺和硫酸奎尼丁。这些药物也有致心脏肥厚作用，所以用前要行心功能评价。苯妥英和卡马西平的用量同用于抗癫痫时的用量（见第586.6）；苯妥英血清浓度应保持在 10~20 μg/mL，卡马西平浓度应在 5~12 μg/mL。如果患者运动障碍主要是由肌无力引起而非肌强直，那这些药物可能没有使用价值。

■ 其他肌强直综合征

大多数肌强直患者都见于强直性肌营养不良。但是，肌强直并不是强直性肌营养不良所特有，也可见于几种更少见的疾病。

肌强直伴软骨发育不良（Schwartz-Jampel 病）是一种罕见的先天性疾病，特点是全身型肌肥大和无力。面容畸形这一临床表型特点和长骨放射学检查结果很容易让人想到 Morquio 病（见第 82 章），但是检测不到异常的黏多糖。常见矮小症、关节畸形和睑裂狭小。有些患者见于近亲结婚，提示该病为常染色体隐性遗传。有些 Schwartz-Jampel 病例发现由 SJS1 基因编码的肌蛋白基底膜聚糖缺陷，这是一种大的基底膜和软骨中的硫酸乙酰肝素蛋白聚糖，这也解释了肌细胞的过度兴奋和软骨发育不全。

EMG 显示肌纤维持续电活动呈与肌强直非常相似或一样。肌活检发现非特异性肌病表现，一些病变轻一些较明显。肌管系统扩大。

先天性肌强直（Thomsen 病）是一种离子通道病（表601-1），特点是肌无力和全身性肌肥大，所以受累患儿外观似健美运动员。肌强直突出，可在 2~3 岁发病，比强直性肌营养不良发病早。临床表现静止，多年之内不会进展。肌活检仅有轻微病理改变，EMG 显示肌强直。不同家系研究发现常染色体显性遗传（Thomsen

表 601-1 离子通道病和相关疾病

疾病	临床特点	遗传方式	染色体	基因
氯离子通道病				
先天性肌强直				
Thomsen 病	肌强直	常染色体显性	7q35	CLC1
Becker 病	肌强直和肌无力	常染色体隐性	7q35	CLC1
钠离子通道病				
先天性副肌强直	副肌强直	常染色体显性	17q13.1-13.3	SCNA4A
高血钾周期性瘫痪	周期性瘫痪、肌强直、副肌强直	常染色体显性	17q13.1-13.3	CNA4A
低血钾性周期性瘫痪	周期性瘫痪	常染色体显性	17q13.1-13.3	SCNA4A
钾加重的肌强直				
波动性肌强直	肌强直	常染色体显性	17q13.1-13.3	SCNA4A
持续性肌强直	肌强直	常染色体显性	17q13.1-13.3	SCNA4A
乙酰唑胺反应型肌强直	肌强直	常染色体显性	17q13.1-13.3	SCNA4A
钙离子通道病				
低血钾性周期性瘫痪	周期性瘫痪	常染色体显性	1q31-32	Dihydropyridine receptor
Schwartz-Jampel 综合征（肌强直伴软骨发育不良）	肌强直；软骨发育不良	常染色体隐性	1q34.1-36.1	Perlecan
波纹肌病	肌耸起，僵硬	常染色体显性	1q41	Caveolin-3
Anderson 综合征	周期性瘫痪，心律失常，特殊面容	常染色体显性	17q23	KCNJ2-Kir2.1
Brody 病	松弛延迟，无 EMG 改变的肌强直	常染色体隐性	16p12	Calcium ATPase
恶性高热	麻醉诱导的松弛延迟	常染色体显性	19q13.1	Ryanodine receptor

ATPase：三磷酸腺苷酶；EMG：肌电图

摘自 Goldman L, Ausiello D. Cecil textbook of medicine. 22 nd ed. Philadelphia: WB Saunders

病）或隐性遗传（Becker 病，注意与 BMD 和 DMD 区别）。罕见强直性肌营养不良和先天性肌强直并存于同一个家庭。常染色体显性遗传和常染色体隐性遗传型基因均定位于 7q35。该基因对维持肌膜和 T 管膜的氯离子通道的完整性具有重要作用。

副肌强直是与温度相关的肌强直，由寒冷诱发，外界温暖可缓解。患者在冷水中游泳或寒冷环境中衣衫单薄时发作。先天性副肌强直（Eulenburg 病）的致病基因定位于 17q13.1-13.3，与高血钾性周期性瘫痪的基因位点相同。与先天性肌强直相比，副肌强直是一种由电压门控钠离子通道 α 亚单位突变导致的。强直性肌营养不良也是一种钠离子通道病（表 601-1）。

钠离子通道病中，运动可增加肌强直，而氯离子通道病中，运动会减少肌强直。可以通过以下简单检查证实：嘱患者重复用力闭眼睁眼，钠离子通道病患者做起来越来越困难，而氯离子通道病逐渐容易。

参考书目

参考书目请参见光盘。

601.4　肢带型肌营养不良

Harvey B. Sarnat

肢带型肌营养不良是一组主要累及髋带肌和肩带肌的进行性遗传性肌病（表 601-2）。远端肌肉最终也会萎缩和无力。有些类型有腓肠肌肥大和踝关节挛缩，需要注意与 BMD 相鉴别。现已发现 16 种 LGMD 的遗传方式，每种都有不同的染色体位点、代表不同的蛋白缺陷。LGMD 还包括一些归类到用其他传统方法分类的疾病，如核膜 lamin-A/C 缺陷（见 Emery-Dreifuss 肌营养不良）和一些类型的先天性肌营养不良。

初期临床表现很少在儿童中期或晚期之前出现，可推迟到成年早期发病。腰痛可能是突出的主诉，这因为臀肌无力导致长期弓腰姿势。多在 30 岁左右发展

至依赖轮椅。家系间疾病进展速度不同，但在同一家系可相同。虽然颈屈肌和伸肌无力很普遍，面肌、舌肌和其他延髓支配肌却很少受累。随着肌无力和肌肉萎缩的进展，腱反射渐消失。心脏受累少见。智力多正常。LGMD 的鉴别诊断包括青少年型脊髓性肌萎缩（Kugelberg-Welander 病）、重症肌无力和代谢性肌病。

大多数 LGMD 患者为常染色体隐性遗传，但有些家系呈常染色体显性遗传。后者呈良性病程，功能受损较轻。

EMG 和肌活检证实肌营养不良改变，但是仅靠两者中的任一者而无其他临床标准都不足以确诊。有些情况下，一种肌膜上的抗肌萎缩蛋白相关糖蛋白，即 α-肌聚糖（既往称 adhalen）有缺失；这种特异性缺失可通过肌活检免疫细胞化学方法证实。血清 CK 水平通常升高，但是家系间升高幅度不同。ECG 通常正常。

在一种常染色体显性遗传的 LGMD 类型中，已发现基因缺陷定位于 5 号染色体长臂。常染色体隐性遗传类型则定位于 15 号染色体长臂。肌聚糖复合物中突变的抗肌萎缩蛋白结合蛋白（肌聚糖肌病，LGMD 2C，E，F 型）与某些类型的常染色体隐性遗传 LGMD 相关。大多数肌聚糖肌病是由 α-肌聚糖突变导致，β-、γ- 和 δ- 肌聚糖缺陷也可导致 LGMD。正常平滑肌中，α-肌聚糖被 ε-肌聚糖替代，其他的都一样。

另一类 LGMD（2B 型）是由 dysferlin（DYSF）基因突变导致的，这是另一个表达与肌膜结构完整性相关重要蛋白的基因，但与抗肌萎缩相关糖蛋白复合体不相关。DYSF 与小窝蛋白 -3 或钙蛋白酶 -3 相互作用，DYSF 缺陷也可能继发于这些基因突变产物。据报道原发性钙蛋白酶 -3 缺陷（2A 型）见于阿米什、法国留尼旺岛和巴西的家族。常染色体隐性遗传（Miyoshi 肌病）和常染色体显性遗传均有报道。两者均为缓慢进展的肌病，起病在青春期或成人早期，

表 601-2　常染色体隐性肢带型肌营养不良

类型	定位	基因产物	临床特点
LGMD2A	15q	钙蛋白酶 3	8-15 岁起病，进展速度不等
LGMD2B	2p13-16	Dysferlin	青春期起病，轻度肌无力；基因定位和 Miyoshi 肌病一致
LGMD2C	13q12	肌聚糖	类似 Duchenne 肌营养不良，严重的儿童期常染色体隐性遗传性肌营养不良（SCARMD1）
LGMD2D	17q12	α 肌聚糖（adhalin）	类似 Duchenne 肌营养不良，严重的儿童期常染色体隐性遗传性肌营养不良（SCARMD2）
LGMD2E	4q12	β- 肌聚糖	表型介于 Duchenne 型和 Becker 型肌营养不良
LGMD2F	5q33-34	肌聚糖	进展缓慢，生长迟缓

LGMD：肢带型肌营养不良

摘自 Fenichel GM. Clinical pediatric neurology: a signs and symptoms approach. 5th ed. Philadelphia: Elsevier Saunders, 2005: 176, Table 7-5

远端肌肉和近端肌肉均可受累。心肌病罕见。慢性升高达数千的血清 CK 见于 dysferlin 肌病。超微结构显示基底层增厚覆盖于缺陷的肌膜上，肌纤维膜被多层小囊泡替代。再生肌纤维超过病变肌纤维。这些病以往称为高 CK 血症和波纹肌肉病，后者有时易与肌强直混淆。LGMD 与先天性肌营养不良有重叠，如 POMT 突变的 Walker-Warburg 综合征和 FKRP 基因突变的 Fukuyama 肌营养不良、Ⅵ型胶原亚单位突变的 Ullrich 肌营养不良。

参考书目

参考书目请参见光盘。

601.5 面肩肱型肌营养不良

Harvey B. Sarnat

面肩肱型肌营养不良也称 Landouzy-Dejerine 病，是临床表现相似的一组疾病而非单一疾病。为常染色体显性遗传；遗传早现见于家系的几代之内，下一代受累者较前一代病情更重起病更早。发病率 1∶20 000。常染色体显性面肩肱型肌营养不良遗传机制为 4q35 染色体上亚端粒区 3.3kb 的串联重复序列（D4Z4）缺失。与之密切同源位于 10q26 亚端粒区的 3.3kb 重复序列，通过两区的染色体易位或序列转换，易于发生 DNA 重排而致面肩肱型肌营养不良。大概 10% 的此类表型家系未发现 4q35 位点异常。

■ 临床表现

面肩肱型肌营养不良面肌和肩带肌无力起病最早也最严重。强直性肌营养不良上唇呈倒 V 型，面肩肱型肌营养不良与之不同，嘴型呈圆形，因嘴唇突出而努起。睡眠中眼不能完全闭合，是上部面肌无力常见的表现；有些患者有眼外肌无力，但眼肌不会完全瘫痪。偶尔情况下面肩肱型肌营养不良与 Möbius 综合征有关。咽喉肌和舌肌可能不受累，而且也不会像面肌受累那么重。听力丧失，可能为亚临床表现，与视网膜血管病变（与 Coats 病难以鉴别）一起也是该病的特点，特别在儿童早期起病的严重面肩肱型肌营养不良患者。

翼状肩胛突出，甚至婴儿期即可看到。三角肌轮廓扁平甚至凹陷，肱二头肌和肱三头肌萎缩无力。髋带肌和大腿肌最后也受累，肌无力及萎缩，出现 Gower 征和 Trendelenburg 步态。四肢关节挛缩少见。手指和腕关节无力偶尔为首发症状。胫前肌和腓骨肌无力可致足下垂；该并发症仅发生于疾病晚期无力严重患者。腰椎前凸和脊柱后侧凸是中轴肌受累的常见并发症。

腓肠肌假肥大非本病的常见特点，但也偶有描述。

面肩肱型肌营养不良也可病情较轻，致残轻微。儿童期可无临床表现直至成人中期发病。与大部分肌营养不良不同的是，不对称的肌无力很常见。大概 30% 的患者无症状或仅表现为轻度翼状肩胛，腱反射减弱，直至正式的神经系统查体后才被发现。

■ 实验室检查

血清 CK 和其他肌酶水平差异较大，可从正常或接近正常水平到数千升高。虽然预测 ECG 多正常，也应进行该检查。EMG 显示非特异性肌病样肌电图改变。分子诊断试验可用于判断单个病例和家系行预后。

■ 诊断和鉴别诊断

肌活检可区别出不止一种面肩肱型肌营养不良，这与 FSH 肌营养不良包括几种不同的疾病的临床证据一致。肌活检和 EMG 还可区分出是原发性肌病还是继发于受累肌肉分布相似的神经病变。肌活检大体组织病理学发现肌纤维间广泛的结缔组织增生，肌纤维肥大或萎缩，大小极度不等。一种炎症性面肩肱型肌营养不良也能区分出来，特点是肌束内广泛的淋巴细胞浸润。尽管该型与炎症性肌病相似，如多发性肌炎，但没有自身免疫性疾病的证据，糖皮质激素和免疫抑制剂不能改变临床经过。精确的组织病理诊断对治疗有良好的提示作用。小于 2 岁患儿肌活检组织见单核细胞浸润者多为面肩肱型肌营养不良，及更少见的一种先天性肌营养不良。

■ 治 疗

物理疗法对恢复肌力或延缓进展性肌无力或肌肉萎缩没有效果。足下垂或脊柱侧凸可通过整形外科矫正。被选行肩胛骨固定于胸壁手术的病例，肩部的稳定性和手臂的活动改善，但是报道有臂丛神经病变、肩周炎和肩关节骨折等并发症的发生。面部表情肌可通过重建手术得到改观，做法是移植阔筋膜到颧骨肌和唇上方肌的颧骨端。锻炼面肌可使继发的失用性萎缩最小化。目前没有有效的药物治疗。

参考书目

参考书目请参见光盘。

601.6 先天性肌营养不良

Harvey B. Sarnat

先天性肌营养不良这个名词容易令人误解，因肌营养不良均是先天遗传性疾病。先天性肌营养不良包括几种不同的疾病，共同特点是出生时即严重受累，但此后临床过程反而相对良性。为常染色体隐性遗传。

临床表现

患儿出生时常有关节挛缩和全身性肌张力减低。躯干和四肢的肌容积减少。头部控制能力差。面肌可轻度受累，但眼外肌瘫痪、咽喉肌无力和吸吮力弱不常见。少数患者有严重的吞咽困难需要管饲喂养或胃造瘘。腱反射减弱或消失。关节挛缩常见于各种类型的先天性肌营养不良（见第 600.10）。先天性肘关节挛缩与 Ullrich 先天性肌营养不良高度相关，与 3 个Ⅵ型胶原基因的 1 个或多个基因缺陷有关，这三个基因所处的染色体位点均不相同。

Fukuyama 型先天性肌营养不良是日本第二常见的肌营养不良（仅次于 DMD）；在荷兰、德国、斯堪的纳维亚和土耳其种族中均有报道。Fukuyama 型肌营养不良除骨骼肌受累外，还可伴有严重的心肌病和脑结构畸形。这些受累脏器有突出的症状和体征：心脏扩大和心衰、智力发育迟滞、癫痫、小头畸形和早期死亡。日本患者其遗传缺陷已定位于 8q31–33。

除 Fukuyama 型外，其他类型也可有中枢神经系统病变。智力和神经系统状况是变异最大的特点；如果其他症状提示肌肉病，正常脑结构和正常智力水平不能排除先天性肌营养不良的诊断。脑结构异常类型不是一成不变的，可从严重的发育不良（前脑无裂畸形，无脑回畸形）到轻度改变（胼胝体发育不良，大脑皮质和皮层下白质局灶性异位，小脑发育不良）不等。

Walker-Warburg 综合征和肌 – 眼 – 脑病型先天性肌营养不良总是伴随脑发育异常。神经病理检查可发现大脑皮层、小脑、脑干的神经母细胞移行障碍。现已发现对胎儿大脑神经母细胞移行起重要作用的 α – 抗肌萎缩相关糖蛋白的 O– 甘露糖基化基因突变（POMT1 和 POMGnT1）。研究发现 Walker-Warburg、、Fukuyama 和肌 – 眼脑病等先天性肌营养不良类型之间有相当多的遗传重叠现象，这解释了表型为中间型和混合型的病例，所以 Fukutin（FKRP）基因突变可引起 Walker-Warburg 或肌 – 眼 – 脑病表型，或 POMGnT1 可引起除经典 Walker-Warburg 型之外的表型。

另一种单独的先天性肌营养不良亚型表现为小头和智力低下。

实验室检查

血清 CK 水平多中度升高，从每升数百至数千单位不等；偶尔可发现轻微升高。EMG 呈非特异性肌病改变特点。所有类型的先天性肌营养不良患者均应进行心脏方面评估和脑影像学检查。肌活检对诊断非常重要。

诊 断

肌活检在新生儿期或其后均有诊断意义。出生时即有广泛的肌内膜内胶原增生包裹肌纤维，导致肌纤维在横断面上呈僵硬的套袖样，特别是在收缩时。肌束结缔组织和脂肪组织也增生，肌肉的成束样组织结构也被纤维化破坏。肌成纤维细胞组织培养显示胶原合成增加，但是胶原的结构尚正常。肌纤维大小不等，伴中央核现

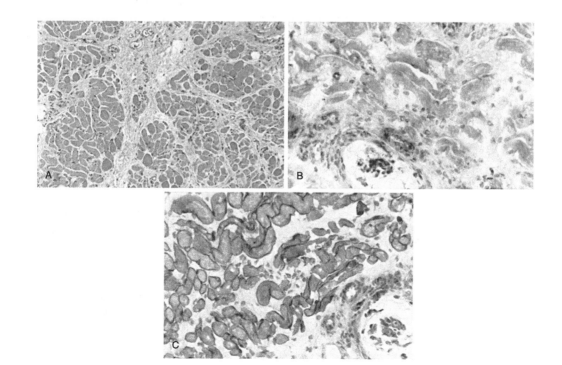

图 601-5 1 例 6 个月大的 merosin 缺乏性先天性肌营养不良女性患儿的股四头肌肌活检。A. 肌肉组织学上呈现胶原结缔组织增生，肌纤维直径大小不等，罕见肌纤维坏死。B. 所有肌纤维 merosin 免疫细胞化学染色阴性，包括底部肌梭内的梭内肌纤维。C. 抗肌萎缩蛋白表达正常（杆状结构域），可与图 601–2、601–3 和 601–6 对比

象，肌原纤维断裂及其他细胞结构改变。可见散在的肌纤维变性和再生。无炎症表现和异常的包涵体。

肌膜区行针对 Merosin 的免疫细胞化学反应（laminin 的 α2 链）可发现 40% 的患者是缺失的，其余的患者是正常的（图 601-5、601-6）。Merosin 是一种连接肌纤维膜至基底膜的蛋白。致病基因是 LAMA2，位于 6q22-q23。Merosin 也表达于脑和 Schwann 细胞。Merosin 的缺失或存在与肌病严重程度并不总是相关的，也不能预测临床过程，但完全缺失的患者更易有严重的脑受累和肌病。有些病例可继发 Adhalen（α 抗肌萎缩相关糖蛋白）减少。COL6A 基因缺陷导致 Ullrich 病患者 VI 型胶原蛋白选择性减少或完全缺失。线粒体功能障碍可能是继发性病变。

■ 治 疗

总体来说只能予支持疗法。VI 型胶原蛋白病患者环孢素 A 可能可纠正线粒体功能障碍和肌细胞凋亡。

参考书目

参考书目请参见光盘。

（魏翠洁 译，熊晖 审）

第 602 章
内分泌性肌病和中毒性肌病
Harvey B. Sarnat

■ 甲状腺相关肌病（见第 557~562 章）

甲状腺功能亢进可引起近端肌无力和萎缩，并伴肌电图肌源性损害改变。甲状腺素可与肌纤维结合，如果过量会损害其收缩功能。甲状腺功能亢进还能导致重症肌无力和低血钾性周期性瘫痪。

先天性或获得性甲状腺功能减退均可导致肌张力减低和近端肌无力。虽然肌肉萎缩为特征性，但是呆小症中的一种类型即 Kocher-Debré-Sémélaigne 综合征的特征却为全身肌肉假性肥大。婴儿可具有类似先天性肌强直那样的"运动员身材"。甲状腺功能减退性肌病患儿血清肌酸激酶（CK）水平升高，甲状腺素替代治疗后可恢复正常。

甲状腺功能减退性肌病患者肌活检呈急性肌病样改变，包括肌纤维坏死，有时为中央轴空。甲状腺功能亢进性肌病肌活检只有轻微非特异性肌病样改变，没有肌纤维坏死。

原发病经恰当治疗后甲状腺功能亢性肌病或减退性肌病的临床和病理可得到改善。许多甲状腺功能亢进的全身症状如肌病性肌无力和眼外肌瘫痪可通过应用 β 受体阻滞剂得到改善。

大部分原发性甲状旁腺功能亢进患者会有肌无力、易疲劳、肌束颤动和肌肉萎缩，这些症状可以通过切除甲状旁腺腺瘤而逆转。血清肌酸激酶和肌活检正常，但是肌电图呈非特异性肌病样特征。少数患者可有肌强直，需要注意与强直性肌营养不良鉴别。

■ 皮质类固醇肌病

原发的库欣病和由于应用外源性皮质类固醇激素而引起的医源性库欣综合征可导致无痛性、对称性、进行性近端肌无力，血清 CK 水平升高，肌电图及肌活检呈肌病样改变（见第 571 章）。肌球蛋白纤维可能选择性丢失。皮质类固醇中 9α 位被氟化的，如地塞米松、倍他米松和曲安西龙，更易引起类固醇肌病。地塞米松在发育期肌肉可改变肌管内神经酰胺的含量。有时难以鉴别皮肌炎或其他应用类固醇激素治疗的肌肉病患者是原发疾病进展还是类固醇肌病，特别是长期接受激素治疗的患者。所有长期接受类固醇激素治疗的患者都会有可逆性 II 型肌纤维萎缩，这是类固醇激素效应而不是类固醇肌病，除非进展至坏死性肌病。儿童组中需长期接受类固醇激素治疗疾病的儿

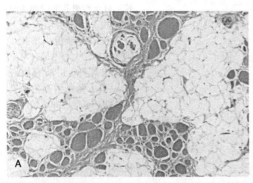
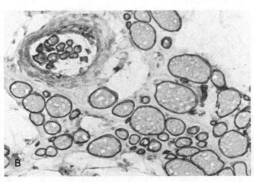

图 601-6 1 例 2 岁先天性肌营养不良女性患儿的股四头肌肌活检。A. 成束的肌纤维结构消失，肌肉被脂肪和结缔组织取而代之；残余的小片肌纤维大小不等，也包括顶部的肌梭。B. 大小不等的梭外肌和梭内肌 merosin 表达正常。先天性肌营养不良肌肉病变的严重程度与 merosin 的存在或缺失无关。可对比图 601-5

童患类固醇疾病风险最大，如哮喘、类风湿性关节炎、皮肌炎、狼疮和其他自身免疫性或炎症性疾病，以及治疗中的白血病和其他血液系统疾病。除类固醇激素外，还有其他一些可导致急性或慢性中毒性肌病的药物（表 602-1）。

醛固酮增多症（Conn 综合征）患者可有发作性、可逆性肌无力，类似周期性瘫痪。慢性病例近端肌无力可能变成不可逆，急性发作期血清 CK 水平升高，有时甚至有肌红蛋白尿。

慢性生长激素过量（有时见于非法途径获得的青年运动员或肢端肥大症）可导致部分肌纤维萎缩或肥大，散在肌纤维变性。尽管生长激素可使蛋白合成增加，但会损害肌原纤维内的三磷酸腺苷酶（ATPase）的活性，降低肌纤维膜的兴奋性；因此导致肌肉质量增大但相应的肌肉力量降低而不是增加。

参考书目

参考书目请参见光盘。

（丁娟　译，熊晖　审）

表 602-1　中毒性肌病

炎症性

　甲氰米胍

　青霉胺

　普鲁卡因胺

　左旋色氨酸

　左旋多巴

非炎症坏死性或空泡性

　降胆固醇药物

　氯喹

　秋水仙碱

　依米丁

　ε - 氨己酸

　拉贝洛尔

　环孢霉素和他克莫司

　维甲酸（维生素 A 类似物）

　长春新碱

　酒精

横纹肌溶解和肌红蛋白尿

　降胆固醇药物

　酒精

　吗啡

　苯丙胺

　甲苯

表 602-1（续）

　可卡因

　ε - 氨己酸

　喷他佐辛

　苯环己哌啶

恶性高热

　氟烷

　乙烯

　乙醚

　甲氧氟烷

　氯乙烷

　三氯乙烷

　加拉明

　琥珀酰胆碱

线粒体损伤

齐多夫定

肌强直

　2，4-d- 氯苯氧乙酸

　Anthracene-9-carboxycyclic acid

　降胆固醇药物

　氯喹

　环孢素

肌球蛋白丢失

非去极化神经肌肉阻滞剂

静脉用糖皮质激素

摘自 Goldman L, Ausiello D. Cecil textbook of medicine. 22 ed. Philadelphia: Saunders, 2004: 2399

第 603 章
代谢性肌病
Harvey B. Sarnat

代谢性肌病的鉴别诊断参见表 603-1。

603.1　周期性瘫痪（钾相关性）
Harvey B. Sarnat

周期性瘫痪是发作性、可逆性的肌无力或瘫痪，与一过性血钾水平改变有关，通常为血钾降低，偶有

表 603-1 代谢性肌病和线粒体肌病

糖原代谢障碍

Ⅱ型 α-1, 4 葡萄糖苷酶（酸性麦芽糖酶）

Ⅲ型 脱支酶

Ⅳ型 分支酶

Ⅴ型 磷酸化酶（McArdle 病）*

Ⅶ型 磷酸果糖激酶（Tarui 病）*

Ⅷ型 磷酸化酶 B 激酶 *

Ⅸ型 磷酸甘油酸激酶 *

Ⅹ型 磷酸甘油酸变位酶 *

Ⅺ型 乳酸脱氢酶 *

脂类代谢障碍

肉碱棕榈酰转移酶 *

原发性系统性 / 肌肉肉碱缺乏

继发性肉碱缺乏

β 氧化障碍

药物相关（丙戊酸）

嘌呤代谢障碍

肌腺苷酸脱氨酶缺乏症

线粒体肌病

丙酮酸脱氢酶复合体缺陷（包括 Leigh 综合征）

进行性眼外肌瘫痪

常染色体显性遗传伴多种 mtDNA 缺失

　腺嘌呤核苷酸转运体 1

　TWINKLE（C10ORF2）

　γ 多聚酶

　Kearns-Sayre 综合征

线粒体脑肌病伴乳酸血症和卒中样发作

肌阵挛性癫痫伴破碎样红纤维

线粒体神经胃肠脑肌病

线粒体耗竭综合征

Leigh 综合征伴神经病变，共济失调和视网膜色素变性

琥珀酸脱氢酶缺陷 *

---

* 如有缺陷可导致运动不耐受和肌红蛋白尿

摘自 Goldman L, Ausiello D. Cecil textbook of medicine. 22 ed. Philadelphia: WB Saunders, 2004: 2392

高钾血症。所有家族性周期性瘫痪都是由于编码肌肉电压门控通道的基因突变而导致的，如钠离子通道、钙离子通道和钾离子通道（表 603-1）。发作期肌纤维电兴奋性降低，收缩单位对钙离子的反应是正常的。

该组疾病为常染色体显性遗传。有些患者因为摄入含大量碳水化合物的食物、胰岛素、肾上腺素或情绪紧张诱发的肾上腺素水平升高、醛固酮增多症、甲状腺功能亢进、应用两性霉素 B、食用甘草等发病。与先天性副肌强直一样，高钾性周期性瘫痪的致病基因位于 17q13.1-13.3，而低钾性周期性瘫痪的致病基因位于 1q31-32。

通常婴儿期就开始发病，尤其是高血钾型。几乎所有的患儿均在 10 岁之前出现症状，男女发病概率一致。儿童晚期或青春期是低血钾型周期性瘫痪、Andersen-Tawil 综合征、先天性副肌强直的典型起病年龄。周期性瘫痪表现为发作性事件；患者觉醒后不能移动，随后的数分钟至数小时渐渐恢复肌肉力量。睡眠中仍活动的肌肉，如膈肌及心肌，不会受累。发作间期患者表现正常，但成年人发作渐频繁，而且该病引起进行性肌病伴随发作间期永久性肌无力。通常儿童期的发作频率为一周一次。鉴别诊断包括甲状腺毒性周期性瘫痪，先天性肌强直，先天性副肌强直。Andersen-tawil 综合征的三联征为周期性瘫痪、潜在致死性室性心律失常（由于晚期复极离子通道 Kir2.1 缺陷导致）、独特的外貌特征。

血钾水平的改变出现于急性发作期，并伴心电图 T- 波改变。低钾血症可能由钙梯度改变引起。发作时血清肌酸激酶（CK）水平可能轻度升高。有症状期血浆磷酸盐水平通常会降低。发作间期肌活检通常正常，但是发作期发现肌纤维呈空泡性肌病改变。不论是钠通道还是钾通道缺陷，周期性瘫痪的病理改变相似，这提示病理改变更多的是由反复发作的瘫痪引起而不是特异的离子通道改变。空泡是扩大的肌浆网和细胞外空隙向胞质内陷形成的。空泡里可能充满了糖原。本病不发生低血糖。大部分周期性瘫痪的致病基因已经被定位，至少部分致病基因已经明确。但是许多有相同临床表型的患者在已知基因上未发现突变。

■ 治 疗

低血钾性周期性瘫痪的发作通过口服补钾药物甚至含钾果汁得到最好的治疗。学龄儿童通过减少钠盐摄入和口服乙酰唑胺 125~250mg 每天 2~3 次，常可有效消除发作，或至少可减少发作频率和严重程度。学龄儿童口服螺内酯 100~200mg/d 也通常有效。

参考书目

参考书目请参见光盘。

603.2 恶性高热
Harvey B. Sarnat

该综合征通常为常染色体显性遗传，见于所有的中央轴空病患者，但不仅仅限于该肌病。中央轴空病和无此特殊类型肌病的恶性高热的致病基因定位19q13.1。至少15种不同的该基因的突变与恶性高热有关。该基因编码 Ryanodine 受体，肌浆网上的一种四聚体钙离子释放通道，与横小管上的电压门控钙通道并排。恶性高热罕见于 Duchenne 型肌营养不良和其他类型肌营养不良、其他类型肌病、伴脊柱侧凸的患儿与其他类型肌肉病不相关的独立的综合征。有些患儿有特殊面容。所有年龄段都会受累，包括剖宫产行全身麻醉母亲所生的早产儿。

急性发作可因全身麻醉诱发，偶尔由于局部麻药物引起。患者突然出现极度高热、肌强直、代谢性和呼吸性酸中毒；血清 CK 水平最高可达 35 000U/L。肌红蛋白尿可导致肾小管坏死和急性肾衰竭。

发作期或发作期后很快行肌活检可发现横纹肌溶解，即广泛散在分布的肌纤维坏死。除非有潜在的慢性肌病，发作间期肌活检正常。

识别出发生恶性高热的高危患者非常重要，因为在全身麻醉之前可通过应用硝苯呋海因钠避免其发作。高危患者，如其同胞，可通过行咖啡因收缩试验鉴别：浸在生理盐水中的新鲜肌肉活检组织与张力感受器连接在一起，然后加入咖啡因和其他药物；肌肉异常痉挛可以诊断。可以通过免疫化学方法显示肌活检组织冰冻切片的 Ryanodine 受体存在。50% 的患者有 Ryanodine 受体的基因缺陷，基因检测只在该组患者中有用。通过免疫反应也可见肌活检组织的 Ryanodine 受体。另一候选基因位于1q311。

除了遗传性疾病相关的恶性高热外，一些药物也可以导致急性横纹肌溶解并发肌红蛋白尿及肾衰竭，但是这种情况通常发生于患其他代谢性疾病倾向的患者（如线粒体肌病）。丙戊酸可导致患线粒体病或肉碱棕榈酰基转移酶缺陷病的患儿出现这种病变。

603.3 糖原累积症
Harvey B. Sarnat

该糖原累积症 I 型（von Gierke 病）实际上不是肌病，因为该病缺乏的肝酶葡萄糖 -6- 磷酸酶正常情况下在肌肉中并不存在。虽然如此，该病患儿经常有肌张力低下和轻度肌无力，原因尚不清楚。

参考书目
补充内容请参见光盘。

603.4 线粒体肌病
Harvey B. Sarnat

（见第 81.4、591.2。）

几种累及骨骼肌、脑和其他器官的疾病与线粒体的结构和功能异常有关，这些异常导致细胞有氧代谢、电子传递链和三羧酸循环缺陷。结构异常可通过电子显微镜观察肌活检切片，可发现异常形态嵴突的线粒体增多，异常的嵴形态包括异常堆积或旋涡状融合形成类结晶结构。

肌活检切片组织化学分析可发现氧化酶活性异常聚集和散在的细胞色素 C 氧化酶活性降低的肌纤维，肌纤维内中性脂肪增加，有些线粒体肌病还可有破碎样红肌纤维，一些特殊染色还可发现肌纤维膜下膜样物质堆积。

这些组织化学和超微结构改变特点通常最多见于线粒体转运 RNA 的点突变。线粒体 DNA（mtDNA）大片段缺失 5 或 7.4kb（线粒体染色体长度为16.5kb）与线粒体呼吸链氧化酶复合体缺陷相关，如果只有 2% 的线粒体受累，肌活检组织即使在电子显微镜下形态学及组织化学变化可以轻微或没有改变。所以在确诊该病方面肌肉组织的定量生物化学检查很重要。因为大部分呼吸链酶复合体的亚单位是由核基因而不是 mtDNA 编码，遵循孟德尔常染色体遗传方式而不像单纯 mtDNA 点突变那样遵循母系遗传。有些线粒体病类型的血清乳酸水平升高，脑脊液（CSF）中乳酸水平更是不断升高，甚至血清乳酸水平正常时也如此。

目前已认识了几种不同的主要累及横纹肌或肌肉和脑的线粒体病。可以分成破碎样红肌纤维病和非破碎样红肌纤维病。破碎样红肌纤维病与呼吸链酶复合体 I 和 IV 联合缺陷有关，包括 Kearns-Sayre 综合征、MELAS （线粒体脑肌病伴乳酸酸中毒和卒中样发作）综合征、MERRF （肌阵挛癫痫伴破碎样红肌纤维）综合征和进行性眼外肌瘫痪综合征。非破碎样红肌纤维病包括 Leigh 脑病和 Leber 遗传性视神经萎缩；该病与复合体 I 或 IV 单一缺陷有关，儿童还与复合物 III 和 V 联合缺陷有关。Kearns-Sayre 综合征的三联征表现为进行性眼外肌麻痹、视网膜色素变性和 20 岁前发病。常伴有心脏传导阻滞、小脑异常和 CSF 蛋白升高。视觉诱发电位异常。患者通常无躯干或肢体无力或吞咽困难。大多数患者为散发病例。

慢性进行性眼外肌瘫痪可单独出现或伴随肢体无力、吞咽困难和构音障碍。一些患眼外肌麻痹附件症的患者有中枢神经系统（CNS）受累。部分家系可发现常染色体显性遗传，但大多数病例仍为散发。

MERRF 和 MELAS 综合征是其他影响儿童的线粒体病。MELAS 综合征的特点为身材矮小，发作性呕吐，惊厥和反复发作性的大脑受累导致偏瘫、偏盲甚至皮质盲和痴呆。该病呈退行性病表现，患儿通常数年内死亡。

其他与线粒体肌病相关的中枢神经系统退行性疾病包括 Leigh 亚急性坏死性脑病（见第 81.4）和脑肝肾（Zellweger）病（见第 80.2）。目前已知的其他线粒体肌病还有细胞色素 C 氧化酶缺乏症。眼咽型肌营养不良本质上也是一种线粒体肌病。早婴型线粒体耗竭综合征的特点为所有 5 种氧化酶复合体活性均显著降低；除全身性肌无力外，新生儿和早期婴儿还有多系统受累表现，包括肝、肾、心功能衰竭，脑病，有时有大疱性皮肤损害或全身性水肿。许多其他仅见少数报道的罕见病例被怀疑是线粒体病。现在还认为继发性线粒体异常可发生在许多非线粒体病上，包括炎症性自身免疫性肌病、Pompe 病和一些脑畸形。一些药物和毒物也可导致继发性线粒体病变，因此需谨慎得出线粒体异常为原发病变。

mtDNA 与细胞核 DNA（nDNA）不同，仅遗传自母亲。线粒体存在于卵细胞胞质中，而不存在于精子头部（受精时唯一进入卵细胞的部分）。mtDNA 突变的概率是 nDNA 的 10 倍。线粒体呼吸链酶复合体的亚单位是由 mtDNA 或 nDNA 编码的。复合物 II（琥珀酸脱氢酶，一种三羧酸循环酶）有 4 个亚单位，均由 nDNA 编码。复合物 III（泛醌或细胞色素 –b 氧化酶）有 9 个亚单位，只有 1 个亚单位是由 mtDNA 编码，剩余 8 个亚单位都是由 nDNA 编码。复合物 IV（细胞色素 –c 氧化酶）有 13 个亚单位，其中只有 3 个亚单位是由 mtDNA 编码。由此看来，线粒体肌病可能更多的为常染色体隐性遗传而非母系遗传，虽然所有的线粒体遗传自母亲。

在 Kearns-Sayre 综合征中已发现单一的 mtDNA 大片段缺失，但也有其他遗传突变类型。MERRF 和 MELAS 综合征中，点突变发生在转运体 RNA（表 600–1）。

线粒体细胞病的检查包括血清和 CSF 的乳酸水平、心脏评估及对已知 mtDNA 点突变的常见线粒体病类型行相应血液分子标志物检测。肌活检为线粒体肌病的诊断提供了最好的证据，检查应包括氧化酶的

组织化学检查、电子显微镜检查，呼吸链酶复合物和辅酶 Q10 的定量生物化学检测，肌肉组织也可用于分析线粒体 DNA。

目前线粒体细胞病无有效治疗方法，但是各种"鸡尾酒疗法"常被经验性应用试图纠正代谢缺陷，包括口服补充左卡尼丁、维生素 B$_2$、辅酶 Q10、维生素 C、维生素 E 和其他抗氧化剂。虽然一些病例报道令人鼓舞，目前仍没有对照性研究的文献证实该法有效。

参考书目

参考书目请参见光盘。

603.5 类脂肌病

Harvey B. Sarnat

（见第 80.4。）

骨骼肌作为一种代谢性器官，是人体内长链脂肪酸代谢的最重要的场所，这是因为骨骼肌占人体质量的大部分，而且代谢脂肪酸的线粒体在肌纤维内含量非常丰富。引起进行性肌病的遗传性脂肪代谢障碍是一组重要的、相对常见的、常常是可治疗的肌肉疾病。肌活检组织的肌纤维内脂肪增加可见于一些线粒体肌病，且为一些特定疾病持续存在的特点而非不可预测。在破碎样红肌纤维病中，Kearns-Sayre 综合征总是表现为中性脂肪增加，而 MERRF 和 MELAS 综合征却不会，这对病理学家来说是一个很有用的诊断标记物。

参考书目

补充内容请参见光盘。

603.6 维生素 E 缺乏性肌病

Harvey B. Sarnat

动物实验发现维生素 E（α– 生育酚，一种在线粒体超氧化物生成中也非常重要的抗氧化剂）缺乏可导致进展性肌病，类似于肌营养不良。已发现人类摄入维生素 E 不足时可导致肌病和神经病变。长期吸收功能不良、长期透析患者和储备不足的早产儿最容易发病。用大剂量维生素 E 治疗可以逆转维生素 E 缺乏性肌病。长期维生素 E 过量也可导致肌病。

参考书目

参考书目请参见光盘。

（丁娟 译，熊晖 审）

第 604 章
神经肌肉接头病和运动神经元病

Harvey B. Sarnat

604.1　重症肌无力

Harvey B. Sarnat

重症肌无力是一种具有横纹肌易疲劳特点的慢性病。最常见的病因是免疫介导的神经肌肉接头阻断。轴突末端可正常释放乙酰胆碱（ACh）至突触间隙，但是突触后的肌纤维膜或运动终板对 Ach 的反应性降低。在大多数获得性重症肌无力患者中因为循环中的结合受体的抗体的存在导致有效 Ach 受体数量减少。该病是一种自身免疫性疾病而非遗传性疾病。一种罕见的家族性重症肌无力可能为常染色体隐性遗传，与血浆中抗 Ach 受体抗体无关。一种家族性类型为运动终板乙酰胆碱酯酶（AChE）缺乏。与先天性重症肌无力不同，患重症肌无力母亲分娩的婴儿可有一过性新生儿重症肌无力综合征，其病因是因为 Ach 受体抗体可透过胎盘。

■ 临床表现

儿童期可分三种类型：婴幼儿及儿童发病的青少年型重症肌无力、先天性肌无力综合征和一过性新生儿重症肌无力。青少年型上睑下垂和眼外肌无力是最常见和最早出现的症状。年长儿可能会有复视主诉，较小的儿童可能会因为眼睑下垂严重阻碍视力而用手指或拇指支撑眼睑。瞳孔对光反射仍会保留。吞咽困难和面肌无力也常见，婴儿早期喂养困难可能是重症肌无力的主要表现。因颈屈肌无力导致的竖头不稳也很显著。重症肌无力可能仅累及延髓肌，但该病仍是一种全身性疾病，在大多数患者中无力可累及肢带肌和手的远端肌。一般没有肌束颤动、肌痛和感觉异常。腱反射可减弱但很少消失。

肌肉的易疲劳特点是重症肌无力区别于其他大多数神经肌肉病的特点。如果患者连续向上注视30~90s，眼睑下垂会逐渐加重。身体平卧于检查台上然后将头抬离平面只能坚持数秒。重复握拳和张开动作可很快导致手肌肉疲劳，因为三角肌疲劳患者举起手臂时间不会超过 1~2min。症状通常在白天之后或疲惫时更明显。吞咽困难可影响进食，患儿咀嚼时下颌肌肉可很快疲劳。

如果不治疗重症肌无力可逐渐进展，呼吸肌受累和误吸可危及生命，特别是当患儿罹患上呼吸道感染时。家族性重症肌无力通常不会进展。

重症肌无力母亲的婴儿可有呼吸功能不全、吸吮和吞咽不能、全身性肌张力低下和肌无力。主动活动减少可持续数天至数周。此期有些可能需要通气支持和管饲喂养。血液和肌肉组织中异常存在的抗体消失之后这些患儿重获正常肌力，且此后发展为重症肌无力的风险并不增加。

一过性新生儿重症肌无力综合征需要与一种罕见的遗传性先天性肌无力综合征相鉴别。先天性肌无力综合征与母亲患重症肌无力无关，常是永久性疾病，不会自发缓解（表 604–1）。已发现几种不同的遗传方式，所有的均在出生时或生后不久即出现肌张力低下、眼外肌瘫痪、上睑下垂、吞咽困难、哭声弱、面肌无力、全身肌肉易疲劳，有时轻微呼吸道感染即可诱发呼吸功能不全或呼吸衰竭。胆碱酯酶抑制剂对大多数类型有良好的效果，但对部分类型可能会使症状和体征恶化。大多数先天性肌无力综合征为常染色体隐性遗传，而慢通道综合征是常染色体显性遗传。现已发现 5 种与先天性肌无力综合征发病机制相关的突触后分子缺陷，占所有病例的 85%；Rapsyn 缺陷是最常见的。乙酰胆碱受体缺陷已发现超过 60 种的遗传突变。与累及较大年龄儿童和成人的自身免疫性重症肌无力不同，血清中的抗 AchR 抗体和抗 MuSK 抗体阴性。

目前三种突触前先天性肌无力综合征已被认识，均为常染色体隐性遗传；有部分抗 MuSK 抗体阳性。这些患儿表现为眼外肌、咽喉肌和呼吸肌无力，以后逐渐出现肩带肌无力。发作性呼吸暂停也出现于先天性肌无力综合征。另一种突触型先天性肌无力综合征是由突触基板的运动终板 AchE 显著减少甚至缺乏引起的。突触后型的先天性肌无力综合征是由 Ach 受体亚单位基因突变导致的突触对 Ach 反应性发生变化。表现为高传导性和过于快速关闭的 Ach 受体通道异常可能是由影响单个氨基酸残基的受体亚单位基因的点突变所致。先天性肌无力综合征患儿不发生肌无力危象，血浆也很少有抗 Ach 抗体水平升高。

重症肌无力偶尔与甲状腺功能低下相关，且多为桥本甲状腺炎引起的；还可能与其他胶原血管病有关。成人重症肌无力患者中发现的胸腺瘤却很少并发于儿童患者，也很少见于肺癌，后者引起发生在成人的特殊重症肌无力类型即 Eaton-Lambert 综合征。儿童感染后重症肌无力通常是一过性的，多作为一种免疫反应发生于水痘带状疱疹病毒感染后，持续 2~5 周。

■ 实验室检查和诊断

重症肌无力是肌电图（EMG）诊断意义大于肌活检的少数神经肌肉病之一。重复神经刺激可见递减反应；肌肉动作电位波幅迅速下降直至肌肉对进一步刺激无反应。运动神经传导速度仍正常。这种独特的 EMG 改变与临床观察到的肌肉易疲劳有着电生理相关性，给予胆碱酯酶抑制剂后可改善。临床不受累的肌肉没有重症肌无力样的递减或很难证实其存在。在早期患者或仅有眼外肌无力的患者这个特点可能引起混淆。运动终板电位和电流的微电极研究可发现传导障碍是突触前还是突触后的缺陷。先天性肌无力综合征分类时需要行特殊的电生理学检查，包括评估每个运动终板 Ach 受体数量和体外运动终板功能实验。这些特殊检查和通道动力学特性的膜片钳记录在特殊的肋间肌活检组织上进行，检查内容包括肌肉本来的反应

和外界干扰后的反应，且检查只能在专业机构进行。如果重症肌无力仅限于眼外肌、提上睑肌、咽喉肌受累，在全身型中有诊断意义的四肢和脊柱肌肉的诱发电位 EMG 一般是正常的。

需测定血浆抗 Ach 受体抗体，但有时并不一致。大概 30% 的成人患者阳性，但青春期前重症肌无力患者仅少数阳性。许多 Ach 受体抗体阴性的青少年患者存在抗酪氨酸激酶受体（MuSK）抗体，酪氨酸激酶受体也定位于神经肌肉接头，对胎儿期神经肌肉接头发育起重要作用。与青少年型和成人型重症肌无力突触后膜反应降低不同，许多先天性重症肌无力患儿主要是由于突触前膜合成或释放 ACh 障碍。有些是由于负责合成 Ach 的胆碱乙酰转移酶基因突变致病的，另一些病例是含 Ach 的囊泡不能量子化释放导致的。这两种患者对胆碱酯酶抑制剂治疗无效。在不久的将来检测抗 Rapsyn 抗体可能会商业化。

其他自身免疫性疾病的血清学试验，如抗核抗体和异常的免疫复合物，也应该进行。如果发现阳性结果，那么更多的要考虑到其他涉及血管炎或结缔组织

表 604-1　不同先天性肌无力综合征的临床、病理和神经生理特点

	LEMS	CMS-EA	终板 AChE 缺乏	慢通道综合征	快通道综合征	ACh 受体缺陷
遗传方式	AR- 散发	AR	AR	AD	AR	AR
基因位置	17pter	3p24.2（1c 型）	2q24-q32，17p11-p12 & 17p13	17p13	17p13
基因产物		FIM	COLQ	CHRNA，CHRNB1 & CHRNE	CHRNE	CHRNE
发病机制 / 缺陷	自身免疫	突触前	突触	突触后	突触后	突触后
关节挛缩	−	+	−	−	−	−
腱反射	−	+	±	±	±	±
早期症状	+	+	+	多变	−	多变
发作危象	±	+	−	−		
对 ACh 阻断剂反应	−	+	−	−		
对 3，4-DAP 反应	有时	+	−		轻度	+
对奎尼丁反应	−	−	−	+		
低频 RS	递减	递减	递减	递减	递减	递减
高频 RS	增加	递减	递减	递减	递减	递减
重复性 CMAP	−	−	+	+	−	−
低波幅 CMAP	+	−	−	−	−	−
小 MUP	−	−	+	+	+	+
肌活检	正常	正常	异常	异常	正常	异常

AChE: 乙酰胆碱酯酶；AD: 常染色体显性；AR: 常染色体隐性；CHRNA: 乙酰胆碱受体 α 亚单位；CHRNB1: 乙酰胆碱受体 β 亚单位；CHRNE: 乙酰胆碱受体 ε 亚单位；CMAP: 动作电位；CMS-EA: 先天性肌无力综合征伴发作性呼吸暂停；COLQ: 胶原 Q；3，4-DAP:3，4- 二氨基吡啶；FIM: 家族性婴儿肌无力；LEMS:Lambert-Eaton 综合征；MUP: 运动单位电位；RS: 重复刺激；+:阳性；−:阴性；±:不确定

摘自 Zafeiriou DI，Pitt M，de Sousa C. Clinical and neurophysiological characteristics of congenital myasthenic syndromes presenting in early infancy. Brain Dev, 2004, 26: 47-52

而不单纯肌肉的自身免疫性疾病。所有患者均应行甲状腺相关的抗体检查。重症肌无力患者血清肌酸激酶（CK）水平是正常的。

心脏不受累，心电图正常。胸部射线检查常显示扩大的胸腺，但此肥大不是胸腺瘤，可通过 X 线断层摄影或前纵隔 CT 扫描进一步明确。

传统的肌活检技术对重症肌无力的诊断意义有限。大多数患者不需进行该检查，但是有 17% 的患者可有炎症性改变，有时称为淋巴细胞集积，有些内科医生称之为重症肌无力 - 多发性肌炎的混合性免疫性疾病。重症肌无力的肌活检显示非特异性的 II 型肌纤维萎缩，与失用性肌肉萎缩、皮质类固醇对肌肉的影响、风湿性多肌痛等相似。运动终板的超微结构显示膜折叠结构简化；可通过特异性结合于 Ach 受体的环蛇毒素观察到 Ach 受体位于突触后膜的折叠结构上。

一项重症肌无力的临床试验是应用短效的胆碱酯酶抑制剂，常常选用依酚氯胺。数秒钟内上睑下垂和眼肌瘫痪、肌肉易疲劳可缓解。

胆碱酯酶抑制剂用于婴儿和儿童重症肌无力诊断试验的推荐

2 岁或大于 2 岁儿童
· 患儿应有可以测量的特异性疲劳性肌无力，如上睑下垂，吞咽困难，颈肌无力不能抬头。

· 试验开始前应准备好静脉通道以确保副作用发生时可静脉应用药物。

· 试验进行时推荐心电图监测。

· 行依酚氯胺试验时准备好硫酸阿托品（0.01mg/kg）置于注射器内放在床旁，以阻断胆碱酯酶抑制剂的急性毒蕈碱样反应发生。反应主要表现为腹绞痛和或肠蠕动增强导致的突然腹泻，气管支气管分泌物增加甚至堵塞气道，罕见心律失常。有些医生在滕喜龙试验之前均给患者应用阿托品，但是除非既往有发生副作用的病史，否则这种做法并不推荐。单次使用阿托品可导致瞳孔散大和固定，最长可持续 14d。后马托品的瞳孔反应可持续 4~7d。

· 静脉应用依酚氯胺（滕喜龙）。最初先用 0.04mg/kg 剂量以确保患者没有过敏反应或显著的毒蕈碱样反应。如果试验剂量可耐受，然后应用 0.1~0.2mg/kg 的诊断剂量；不管体重大小最大剂量不应超过 10mg。体重小于 30kg 的患儿，2mg 是最大剂量；3~5 岁的患儿常用 5mg。也可通过 IM 或皮下给药，但通常不推荐，因为可能由于吸收率的不可预知性影响试验结果，甚至得不到清晰结果或假阴性结果。

· 结果应在 10s 内观察，120s 内消失。可测量的

有注射前后上下眼睑的间距、眼外肌麻痹的程度和吞咽水的能力。

· 长效胆碱酯酶抑制剂，例如溴吡斯的明，对肌无力的快速评价不如短效的效果好。也可用新斯的明试验（见后文），但不如依酚氯胺试验诊断意义大。

小于 2 岁的儿童
· 理想情况婴儿应有特异的可测量的疲劳性肌无力，如上睑下垂，吞咽困难，颈肌无力不能抬头。非特异性全身性无力而无脑神经支配的肌无力使得试验结果评价变得困难，但有时反而可能成为诊断的标准。

· 试验开始前应准备好静脉通道以确保副作用发生时可静脉应用药物。

· 试验进行时推荐心电图监测。

· 不推荐提前应用硫酸阿托品阻断试验药物的毒蕈碱样作用，但注射器内应准备好药物放在床旁。如需要的话可静脉应用（0.1mg/kg），以备胆碱酯酶抑制剂的毒蕈碱样反应发生。

· 婴儿不推荐依酚氯胺（滕喜龙）；腾喜龙效果持续时间短难以做出客观评价，而且报道可增加婴儿，特别是新生儿，急性心律失常风险。

· 肌内注射新斯的明，剂量为 0.04mg/kg。如果结果阴性或模棱两可，首剂（常用 0.5~1.5mg），4h 后再用 0.04mg/kg。高峰作用时间为 20~40min 内。禁静脉应用新斯的明，因有发生心律失常的风险，包括致死性室性颤动，特别是小婴儿。

· 口服长效胆碱酯酶抑制剂，如溴吡斯的明，对肌无力的快速评价不如短效的效果好，因为药物起效和持续时间的不可预知性。

试验应在急诊室、病房或重症监护室内进行；重要的是对于可能存在的并发症例如心律失常或胆碱能危象提前做好准备。

治 疗

轻度重症肌无力患者无需治疗。胆碱酯酶抑制剂为主要治疗用药。甲硫酸新斯的明（0.04 mg/kg）每 4~6h 肌内注射给予一次，但大多数患者耐受口服溴新斯的明，0.4 mg/kg，每 4~6h 一次。如果吞咽困难是主要问题，应在餐前 30min 服药，以改善吞咽。溴比斯的明作为备选，需用剂量是新斯的明的 4 倍，但药效可能稍微延长。过量的胆碱酯酶抑制剂导致胆碱能危象；阿托品能阻断毒蕈碱样不良反应，但不能阻断烟碱样不良反应，而烟碱样不良反应是加重肌无力的。在罕见的由于终板 AchE 缺失引起的家族性重症肌无力中，胆碱酯酶抑制剂无效，而且会导致肌无力加重，这类患者可以应用麻黄碱或二氨基吡啶治疗，这两种

药物均能增加乙酰胆碱从轴突末端的释放。

因为该病的自身免疫基础，应用泼尼松的长程类固醇疗法可能有效。应考虑胸腺切除，此方法可能使该病痊愈。胸腺切除治疗对于血浆中含有高效价的抗乙酰胆碱受体抗体且病程短于 2 年的患者最有效。胸腺切除术对于先天性和家族型重症肌无力无效。通常在治疗甲状腺功能减退症时，不用胆碱酯酶抑制剂或类固醇，也可使肌无力的症状消失。

血浆置换对某些患儿有效，尤其是对激素治疗无效的患儿，但血浆置换只是得到暂时的缓解。静脉注射丙种球蛋白（IVIG）是有益的，因其侵害性更小，应当在血浆置换之前应用。血浆置换和静脉注射丙种球蛋白对于血循环中含有高水平抗乙酰胆碱受体抗体的患者最有效。难治性患者可能应用利妥昔单抗有效，利妥昔单抗是 B 细胞 CD20 抗原的单克隆抗体。

新生儿伴暂时性母源传递重症肌无力需用胆碱酯酶抑制剂治疗仅数天，或少数数周，尤其是要允许哺乳。其他的治疗一般是不需要的。在非母传递的先天性重症肌无力，确定特异的分子缺陷对于治疗很重要，对于每种类型的特异治疗总结在表 604-2。

■ 并发症

重症肌无力患儿不能耐受神经肌肉阻断药物，如琥珀酰胆碱和潘可龙，单次剂量可引起瘫痪数周。麻醉师应该仔细评估需要手术麻醉的重症肌无力患者。同时，某些能加重肌无力的抗生素类应该避免应用，包括氨基糖苷类（庆大霉素和其他）。

■ 预 后

一些患儿在数月或数年后自行缓解，其他患儿的病情一直延续至成年。免疫抑制、胸腺切除术以及对伴随的甲状腺功能减退症的治疗可能会使疾病得以治愈。

■ 其他引起神经肌肉阻滞的疾病

有机磷酸盐化学制品，通常被用作杀虫剂，暴露于这些化学制品的儿童可引起重症肌无力样综合征（见第 58 章）。

肉毒中毒是由于摄入含有肉毒梭菌的食物而引起，肉毒梭菌为革兰氏阳性，产芽孢、厌氧性杆状菌（见第 202 章）。蜂蜜是常见的污染源。潜伏期很短，只有数小时，

表 604-2　先天性肌无力综合征的可能性治疗

乙酰胆碱酯酶（AchE）	麻黄碱 3 mg/（kg·d），分 3 次服用；先用 1 mg/kg；在一些国家不能买到此药 如果买不到麻黄碱，3，4- 双氨基吡啶 1 mg/（kg·d）分 4 次服用，成人最大量不超过 60 mg/d 禁用乙酰胆碱酯酶抑制剂
乙酰胆碱受体缺乏	乙酰胆碱酯酶抑制剂：溴吡斯的明（麦斯提龙）4~5 mg/（kg·d）分 4~6 次服用 若需要，增加 3，4- 二氨基吡啶 1 mg/（kg·d）分 4 次服用，成人最多 60 mg/d
乙酰胆碱受体快通道	乙酰胆碱酯酶抑制剂：溴吡斯的明（麦斯提龙）4~5 mg/（kg·d）分 4~6 次服用 若需要，增加 3，4- 二氨基吡啶 1 mg/（kg·d）分 4 次服用，成人最多 60 mg/d
乙酰胆碱受体慢通道	硫酸奎尼丁 成人：开始一周 200mg，每日 3 次；逐渐加量至血浆水平为 1~25 μg/mL 儿童：15~60 mg/（kg·d）分 4~6 次服用；某些国家不能买到 如果硫酸奎尼丁不能买到，成人剂量为氟西汀 80~100 mg/d 禁用乙酰胆碱酯酶抑制剂
胆碱乙酰转移酶（ChAT）	·乙酰胆碱酯酶抑制剂：溴吡斯的明（麦斯提龙）4~5 mg/（kg·d）分 4~6 次服用 ·若需要，增加 3，4- 二氨基吡啶 1 mg/（kg·d）分 4 次服用，成人最多 60 mg/d
接头蛋白 7（Dok7）	·麻黄碱 3 mg/（kg·d），分 3 次服用；先用 1 mg/kg；在一些国家不能买到此药 ·如果买不到麻黄碱，3，4- 双氨基吡啶 1 mg/（kg·d）分 4 次服用，成人最大量不超过 60 mg/d ·禁用乙酰胆碱酯酶抑制剂
层粘联蛋白 β_2	·麻黄碱 3 mg/（kg·d），分 3 次服用；先用 1 mg/kg；在一些国家不能买到此药 禁用乙酰胆碱酯酶抑制剂
肌肉特异性酪氨酸激酶受体（MuSK）	·乙酰胆碱酯酶抑制剂：溴吡斯的明（麦斯提龙）4~5 mg/（kg·d）分 4~6 次服用 ·3，4- 二氨基吡啶 1 mg/（kg·d）分 4 次服用，成人最多 60 mg/d
缔合蛋白（Rapsyn）	·乙酰胆碱酯酶抑制剂：溴吡斯的明（麦斯提龙）4~5 mg/（kg·d）分 4~6 次服用 若需要，增加 3，4- 二氨基吡啶 1 mg/（kg·d）分 4 次服用，成人最多 60 mg/d

摘自 Eyemard B, Hantai D, Estounet B. Congenital myasthenic syndromes//Dulac O, Sarnat HB, Lassonde M, editors. Handbook of clinical neurology: paediatric neurology. Philadelphia: Elsevier, vol 2

起始症状为恶心、呕吐、腹泻。脑神经症状随后很快发生，表现为复视、吞咽困难、吸吮无力、面肌无力、咽反射消失。然后全身肌张力减退和肌无力，可发展至呼吸衰竭。神经肌肉阻滞能被肌电图的重复神经刺激记录到。呼吸支持需要数天或数周直到毒素被清除出体外。无特异的解毒剂。胍剂，35 mg/（kg·24h），对于眼外肌和四肢无力可能有效，但对呼吸肌无力无效。

蜱麻痹是由于神经毒素阻断去极化引起轴突末梢释放乙酰胆碱障碍，也影响大的有髓鞘的运动和感觉神经纤维。这种毒素是由安氏革蜱或犬蜱产生，这些是在北美的阿巴拉契亚山脉和落基山脉常见的昆虫。这种蜱虫将自己的头部埋入皮肤，经常是头皮，神经毒素的产生在 5~6d 后达到峰值。运动症状包括肌无力、协调障碍及类似吉兰~巴雷综合征的上行性麻痹。腱反射消失。麻刺样感觉异常的感觉症状可以发生在面部和四肢。确诊依靠肌电图和神经传导研究以及发现蜱虫。蜱虫必须完全清除，不能遗留埋于头皮下的蜱虫头部。治疗后患儿在数小时和数天之内能够完全恢复。

参考书目
参考书目请参见光盘。

604.2　脊髓性肌萎缩
Harvey B. Sarnat

脊髓型肌萎缩（SMAs）是运动神经元退行性疾病，胎儿期发病，持续进展至婴儿期和儿童期。肌肉的进行性失神经支配能够通过毗邻运动单位的神经再支配部分性代偿，但是当再支配的运动神经元最终被累及时，巨大的运动单位随着随后肌纤维的萎缩而产生。

上运动神经元仍保持正常。

脊髓性肌萎缩分为严重的婴儿型，也被称为 Werdnig-Hoffmann 病或脊髓性肌萎缩 I 型；迟发婴儿型，进展相对缓慢，也称脊髓性肌萎缩 II 型；更加慢性或少年型，也称 Kugelberg-Welander 病，或脊髓性肌萎缩 III 型。严重的胎儿型在围产期经常是致死的，被称为脊髓性肌萎缩 0 型，早在妊娠中期的脊髓已经被证实存在运动神经元退行性病变。这些临床类型，是根据发病年龄，肌无力严重程度和疾病进程做出的；肌活检不能区分脊髓性肌萎缩 I 型和 II 型，但是 III 型显示较新生儿型更多的成人型失神经和神经再支配。脊髓性肌萎缩 0 型因为成熟停止，其肌活检的特点与肌管型肌病更相似；散在的肌管和其他未成熟的胎儿肌纤维也在 I 型和 II 型患儿的肌活检中被证实，但不占优势。大约 25% 患儿为 I 型，50% 为 II 型，25% 为 III 型，0 型罕见，所占比例少于 1%。就临床功能而言，有些患儿是 I 型与 II 型之间或 II 型与 III 型之间的过渡型。SMA 的变异型，Fazio~Londe 病，是运动神经元退行性病变导致的进行性延髓麻痹，发生退行性病变的运动神经元更多的是在脑干而不是在脊髓。其他变异型见表格 604-3。

■ 病　因

SMA 的病因是发生在胚胎时期正常的细胞程序性死亡（凋亡）的病理性延续。过剩的运动神经母细胞和其他神经元产生自原始的神经外胚层，但是只有大约一半存活并发育成熟成神经元；过剩的细胞生命周期有限并发生退化。如果停止生理性细胞死亡的过程在某一阶段被干扰，神经元的死亡就会在胎儿后期和出生后继续。运动神经元存活基因（SMN）阻止运动神经母细胞的凋

表 604-3　脊髓性肌萎缩变异型：与 SMN 无关的进行性或严重的新生儿前角细胞疾病

变异型	主要特点
SMA 伴呼吸窘迫 I 型（SMARD1）	轻度肌张力减低，哭泣无力，关节挛缩起始于远端 1~6 月龄由于膈肌麻痹出现呼吸窘迫，进行性远端无力 常染色体隐性遗传，基因定位于 11q13.2，基因：免疫球蛋白 mu 结合蛋白 2（IGHMBP2）
脑桥小脑发育不全 I 型	关节挛缩，肌张力减低，肌无力，早期延髓功能障碍；后期小头畸形，眼外肌病变，认知缺陷：脑桥小脑发育不良 分子水平缺陷未知 可能为常染色体隐性遗传
X 连锁型婴儿型 SMA 伴骨折	关节挛缩，肌张力减低，肌无力，先天性骨折，呼吸衰竭 致死原因同严重的 SMA I 型 大多数病例为 X 连锁（X9/11.3-q11.2），一些病例可能为常染色体隐性
先天性 SMA 伴显著性下肢受累	关节挛缩，肌张力减低，肌无力，特别是早期下肢远端受累 非进展性但是严重残疾 常染色体显性遗传或散发；基因定位于 12q23-24

SMA：脊髓性肌萎缩

摘自 Vole JJ. Neurology of the newborn. 5th ed. Philadelphia: Saunders Elsevier, 2008: 775

亡。与在进化过程中高度保守的大多数基因不同，SMN 是独特的哺乳动物基因。SMN 的另一个功能，是在中枢和外周转运 RNA 结合蛋白至轴突生长锥，以确保足够数量的编码蛋白的转录本，这对于胎儿发育期和生后突触重塑过程中生长锥的流动性很重要。

■ 临床表现

SMA I 型的主要表现是严重的肌张力减低（图 604-1），全身肌无力，肌容积少，腱反射消失；累及舌、面、颚肌，眼外肌和括约肌不受累。膈肌受累较晚。在出生时出现症状的婴儿表现为呼吸窘迫和喂养困难。先天性关节挛缩，从单纯的畸形足到全身的关节挛缩，发生在大约 10% 的严重受累的新生儿。婴儿表现平卧松软，活动少，不能对抗重力（图 599-1）。他们不能控制头部运动。超过 65% 的患儿在 2 岁之前死亡，许多早在婴儿期死亡。

在 SMA II 型，患病的婴儿常常能吸吮和吞咽，在婴儿早期，呼吸是足够的。这些患儿的肌无力缓慢进展，尽管受限于电动轮椅上且严重残疾，许多患儿生存至学龄期或更大。随后发展为鼻音和吞咽问题。在许多存活时间长的患儿中，脊柱侧凸成为主要的并发症。

Kugelberg-Welander 病是最轻的 SMA III 型，患儿在婴儿期可表现为正常。进行性的肌无力主要分布在近端，尤其是累及上肢带肌。患儿能走动。延髓肌无力症状少见。大约 25% 此种类型的 SMA 肌肥大而不是肌萎缩，容易与肌营养不良混淆。寿命能够延长至中年。肌束震颤是肌肉失神经支配的特征性临床体征，在瘦弱的患儿中，可在三角肌、肱二头肌、偶尔股四头肌观察到，但是连续的、不自主的、蠕虫样的运动可能被皮下脂肪厚垫掩盖。肌束震颤在舌肌最容易被观察到，舌肌几乎没有皮下结缔组织将肌肉层与上皮隔离开。舌内肌收缩时如哭泣或是伸舌，肌束震颤比舌肌放松时更难观察到。

由于肌束震颤和无力，SMA 患儿伸开的手指经常

能看到特征性的震颤。不应与小脑震颤混淆。肌痛不是 SMA 的特征。

SMA 患儿不累及心脏，智力正常。由于能量不能应用于肢体运动而转移到智力发育上，智力甚至超出正常同龄儿，同时因为社会对疾病的关注，患儿经常暴露于成人语境中而不是在青少年语境中。

■ 实验室检查

血清 CK 水平可以正常，但是轻微增高到数百更常见。很少达到数千水平。运动神经传导研究结果正常，除了在疾病终末期有轻微的下降，这是 SMA 区分于周围神经病的重要特点。肌电图显示纤颤电位和肌肉失神经支配的其他特征。在 SMA 婴儿中通过肌活检有时可以检测到线粒体 DNA 的继发性丢失。

■ 诊　断

最简单、最准确的诊断试验是外周血中针对 SMN 基因的分子遗传学标记物。肌活检显示特征性的围产期失神经支配形式，不同于成熟的肌纤维。肥大的 I 型肌纤维与成束严重萎缩的两种组化类型的肌纤维混合分布（图 604-2）。散在分布的与肌管类似的不成熟的肌纤维也被证实。在少年型 SMA，改变更类似于经历了许多周期失神经支配和神经再支配的成年肌肉组织。肌肉的神经源性改变也能通过肌电图证实，但是婴儿期结果不及肌活检可靠。腓肠神经活检有时显示轻微的感觉性神经病样病理改变，感觉神经传导速度可降低，亦可见肥大的无髓鞘的轴索。在尸检组织，背根神经节的感觉神经元和丘脑的躯体感觉核可见轻微的变性改变，但是这些改变未引起临床上的感觉缺失或感觉异常。最显著的神经病理损害时脊髓前角和脑干运动核，尤其是舌下神经核广泛的神经元变性和胶质增生。

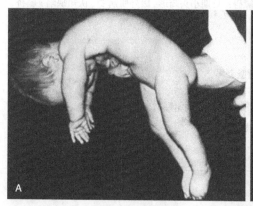
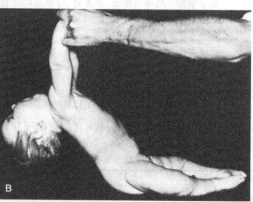

图 604-1　I 型脊髓性肌萎缩（Werdnig-Hoffmann 病）1 名出生即伴严重肌无力和肌张力减低的 6 周患儿，四肢和躯干肌无力的临床表现。注意患儿在俯卧位悬吊时明显的四肢和躯干无力（A），由卧位拉起为坐位时颈部无力（B）摘自 Volpe J. Neurology of the newborn, 4th ed, Philadelphia: WB Saunders, 2001: 644

■ 遗传学

通过 DNA 探针检测血样、肌活检组织或绒毛组织对疑诊患者进行分子遗传学诊断不仅可用于疑似病例的诊断，也可用于产前诊断。大部分病例为常染色体隐性遗传。SMA 的发病率为 10~15/100 000 活产婴儿，涉及所有的种族，是继假肥大型肌营养不良之后第二常见的神经肌肉疾病。对于常染色体隐性 SMA，杂合性缺失的发生率是 1 : 50。

3 种常见类型 SMA 的基因位点均在 5 号染色体，在 5q11~q13 的位点存在缺失，说明他们是同一种疾病的不同类型而不是不同的疾病。致病基因 SMN 包含 8 个外显子，全长 20kb，端粒端和着丝粒端外显子仅有 5bp 不同，产生的转录本编码 294 个氨基酸。另一个基因，神经元凋亡抑制基因（NAIP），与 SMN 基因相邻。在一些病例，这两个基因的端粒端和着丝粒端存在 2 个拷贝的反向重复。单独的 NAIP 基因突变或缺失不引起临床上的脊髓性肌萎缩，这个基因产生一种基本上无功能的同工型，缺少由外显子 7 编码的羧基末端氨基酸。SMA 的轻微表型中 SMN2 基因的拷贝数大于 2，在 SMN1 基因纯和缺失的晚发患者中，SMN2 基因的拷贝数为 4。在 SMA 患者中另一个定位于 11q13~q21 的基因可能有助于解释某些患者出现的早期呼吸衰竭。核苷酸扩展只能解释 5%~10% 的 SMA 患者，外显子 7 和 8 的缺失或剪切是绝大多数患者的遗传机制。另一对邻近 SMN1 和 SMN2 基因，SERF1 和 SERF2，也起到了次要的作用。

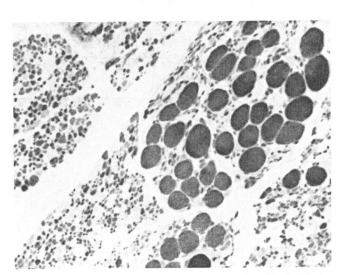

图 604-2　患婴儿型脊髓性肌萎缩的新生儿肌活检。群组化的肥大 I 型（深染）肌纤维可见于严重萎缩的两种组化类型的肌束中。这是围产期肌肉失神经支配的特征性改变。pH 4.6 预处理的肌原纤维 ATP 酶染色（×400）

少见的常染色体显性遗传的家系曾被报道过，罕见的 X 染色体连锁隐性遗传也出现过。通过定量分析来检测携带者是可行的。

■ 治　疗

医学治疗不能延缓疾病的进展。支持疗法包括矫形外科护理关注脊柱侧凸和关节挛缩、缓和的物理疗法，以及机械辅助来帮助患儿进食和尽可能地独立生活。许多患儿能很好地应用电脑键盘但不能轻松地使用铅笔。丙戊酸有时也被应用，因为它增加了 SMN2 蛋白，加巴喷丁和口服丁酸苯酯也能减缓疾病进程，但是这些治疗不能改变所有患儿的疾病进程。抗氧化剂的益处未被证实。基因替代和蛋白替代，包括慢病毒载体应用，目前都处于理论性和实验性阶段。

参考书目

参考书目请参见光盘。

604.3　其他运动神经元病

Harvey B. Sarnat

在儿童期除 SMA 外其他的运动神经元病少见。脊髓灰质炎曾经是慢性残疾的主要原因，但是自从常规应用脊髓灰质炎疫苗以来，这种病毒感染现在很少见（见第 241 章）。其他肠道病毒，例如柯萨奇病毒和埃可病毒，或是具有活性的脊髓灰质炎疫苗也能引起运动神经元的急性感染，尽管通常较轻微，也表现出与脊髓灰质炎类似的症状和体征。特异的聚合酶链式反应和脑脊液的病毒培养可确诊。西尼罗病毒也可导致运动神经元感染。

少年型肌萎缩侧索硬化很少见。上下运动神经元的丢失只在临床上表现很明显，不像 SMA 还有其他证据。病程呈进展性并最终致死。

Pena-Shokeir 和 Marden-Walker 综合征是进行性的运动神经元变性，伴随严重的关节挛缩和多个器官系统的先天性异常。脑桥小脑发育不良是从胎儿期开始的中枢神经系统的进行性变性病；有一种类型也包括类似 SMA 的运动神经元变性，但是 5 号染色体上的 SMN 基因是正常的。

运动神经元在许多神经系统的代谢性疾病中受累，比如神经节苷脂贮积病（泰 - 萨克斯病），蜡样脂褐质沉积症（Batten 病），糖原贮积症 II 型（Pompe 病），但是失神经支配的体征可能较轻，或被中枢神经系统的其他部分或肌肉更显著的症状掩盖了。

（丁娟　译，熊晖　审）

第605章
遗传性运动感觉神经病

Harvey B. Sarnat

遗传性运动感觉神经病（HMSNs）是一组进行性的周围神经病。临床主要表现为运动症状，但是也会出现感觉和自主神经症状。

605.1 腓肌萎缩症（CMT病；HMSN I 型）

Harvey B. Sarnat

CMT（Charcot-Marie-Tooth disease）病是最常见的遗传性神经病，患病率为 3.8/100 000。属常染色体显性遗传，外显率 83%；致病基因位于 17p11.2。常染色体隐性遗传也有报道，但是很少。基因产物是周围髓鞘蛋白 22（PMP22）。更加少见的 X 连锁HMSN I 型是由于 Xq13.1 位点的异常导致的，从而引起缝隙连接蛋白 connexin-32 的异常。其他的类型也有报道过（表 605-1）。

■ 临床表现

许多患者在儿童期晚期或青春期早期才出现症状，但有时患儿早在 2 岁时就表现为步态障碍。腓神经和胫神经最早受累，也是受累最严重的。该病患儿常表现为行走不便、易摔倒或被自己绊倒。起始症状可能直到 50 岁才出现。

小腿的前侧肌肉萎缩，造成双下肢特征性的鹤腿样表现。肌肉的萎缩伴随踝关节背屈进行性无力并最终表现为足下垂。这个过程是双侧对称的，但也可能轻微不对称。由于足部肌肉失神经性支配，常常发展成弓形足畸形，进一步导致步态不稳。前臂和手的肌肉萎缩不如下肢严重，但是在重症病例中腕部和手指关节挛缩形成爪行手。近端肌肉无力出现较晚，且症状较轻。躯干肌不受累。

此病终生缓慢进展，但是患者有时表现为在数年之内功能迅速恶化。尽管需要矫形器具来保持踝关节的稳定，大多数患者保留独立行走能力，且寿命正常。

感觉受累主要影响传达本体感觉信息和振动觉大的有髓神经纤维，但是痛觉阈值和温度觉阈值也上升。有些患儿诉足部麻刺感或烧灼感，较少出现疼痛感。因为肌容积减少，神经更容易因外伤和挤压而受损。自主神经症状表现为血管舒缩能力差，足部皮肤花斑或苍白以及不合时宜的足寒。

浅表神经常增粗可扪及，远端腱反射消失。脑神经不受累。括约肌控制功能保留完好。自主神经异常不影响心脏、胃肠道及膀胱。智力正常。另外 PMP22 的点突变还导致进行性听神经性耳聋，但与周围神经病相比，耳聋的发病较晚。

Davidenkow 综合征是 HMSN I 型的变异型，病变呈肩胛 - 腓骨分布。

■ 实验室检查和诊断

运动和感觉神经传导速度明显降低，有时低至正常传导时间的 20%。在一些没有家族史的新病例中，父母双方都要做检查，应行神经传导检测。

肌电图（EMG）和肌活检并不是诊断所必需，但是可以提示反复的失神经支配和神经再支配的证据。血清肌酸激酶的水平正常。脑脊液（CSF）蛋白水平可能升高，但是脑脊液中没有细胞。

腓肠神经活检可确诊。大型和中型的有髓神经纤

表 605-1　CHARCOT-MARIE-TOOTH（CMT）病

疾病	遗传方式	基因位置	基因产物
CMT1A	AD	17p11	周围髓鞘蛋白
CMT1B	AD	1q22	髓鞘 P0 蛋白
CMT1C	AD	16p13.1.1–p12.3	
CMT1D	AD	10q21.1–22.1	早期生长反应蛋白 2
CMT2A	AD	1p36	Kinosin 样蛋白，线粒体融合蛋白 2
CMT2B	AD	3q21	Ras 相关蛋白
CMT2C	AD	12q23–24	未知
CMT2D	AD	7p15	Clycyl-tRNA 合成酶
CMT2E	AD	8p21	神经丝三联 L 蛋白
CMT2G	AD	2q12–13	未知
CMT2L	AD	12q24	未知
CMT4A	AR	8q13–q21	神经节苷脂 - 诱导分化
CMT4B1	AR	11q22	肌管素 - 相关蛋白 2
CMT4B2	AR	11q15	肌管素 - 相关蛋白 13
CMT4C	AR	5q32	未知
CMT4D	AR	8q24.3	NDRG1 蛋白
CMT4E	AR	10q21	早期生长反应蛋白 2
CMTX	XLD	Xq13.1	缝隙连接蛋白 32

摘自 Bird TD. Charcot-Marie-Tooth hereditary neuropathy overview（database online）. www.geneclinics.org. Accessed April, 2010, 12

维的数量减少，胶质增生，增殖的施万细胞胞浆包绕轴索周围形成特征性的洋葱球。这个病理学发现被称为间质肥大性神经病。也可以出现广泛的节段性脱髓鞘和髓鞘再生。

可利用外周血进行特异的分子遗传学诊断。

■ 治　疗

首先需要考虑的问题是维持踝关节的稳定早期，到达小腿中部的矫正鞋能满足需要，尤其是当患者在不平坦的表面行走时，例如在冰面、雪地或石头上。随着踝部的足部背屈肌进一步无力，可以定做包裹足底和踝关节后部的轻型塑料夹板，穿在袜子里面，看不到，不影响外观。当完全足下垂时，需要体外的短肢支架。一些病例可以考虑外科的踝关节融合手术。

腿部应该避免跌打损伤。在重症病例中，可以通过用柔软的枕头垫高下肢和隔开两腿，避免睡眠期压迫性神经病的发生。足部的烧灼感不常见，苯妥英或卡马西平常可以缓解足部的烧灼感。没有药物可以终止或是延缓该病的进展。

605.2　腓肌萎缩症（轴索型）
Harvey B. Sarnat

腓肌萎缩症临床表现与 HMSN Ⅰ型相似，但是进展速度慢且致残率低。肌电图显示肌肉的失神经支配。腓肠神经活检显示轴索变性，而不是脱髓鞘，也不是 Ⅰ 型中典型的施万细胞的洋葱球样改变。致病基因位于 1 号染色体 1p35–p36；这是不同于 HMSN Ⅰ型的疾病，尽管两者都是常染色体显性遗传。常染色体隐性遗传的婴儿轴索性运动神经元神经病的临床表现与婴儿期的脊髓性肌萎缩很相似。

605.3　Déjerine-Sottas 病（HMSN Ⅲ型）
Harvey B. Sarnat

Déjerine-Sottas 病是常染色体显性遗传的间质肥大性神经病。与 HMSN Ⅰ型相似，但是更严重。婴儿早期出现症状，进展迅速。瞳孔异常很常见，例如对光反射消失和 Argyll Robertson 瞳孔。约 35% 的病例伴随脊柱后凸侧弯和弓形足畸形。浅表神经在早期增粗可扪及。

参考书目

补充内容请参见光盘。

605.4　Roussy-Lévy 综合征
Harvey B. Sarnat

Roussy-Lévy 综合征定义为 HMSN Ⅰ型和类似于 Friedreich 共济失调的小脑缺陷的联合表现，但是不伴随心肌病。

605.5　Refsum 病（见第 80.2）
Harvey B. Sarnat

Refsum 病是一种少见的常染色体隐性遗传病，致病机制是植烷酸通过 β–氧化成为降植烷酸过程中酶的缺陷。植烷酸是一种主要来自饮食的支链脂肪酸，如菠菜、坚果和咖啡均含有植烷酸。植烷酸水平在患者血浆、脑脊液和脑组织中显著升高。脑脊液显示蛋白细胞分离现象，蛋白浓度为 100~600 mg/dL。基因连锁研究确认了 2 个分别位于 10p13 和 10p13 的基因位点，分别为 PHYH 和 PEX7 基因突变。

参考书目

补充内容请参见光盘。

605.6　Fabry 病（见第 80.4）
Harvey B. Sarnat

Fabry 病是一种罕见的 X 连锁隐性遗传病，由于神经酰胺三己糖酶缺乏导致神经酰胺三己糖贮积，神经酰胺三己糖酶裂解神经酰胺三己糖末端的半乳糖（神经酰胺–葡萄糖–半乳糖–半乳糖），导致中枢神经系统（CNS）神经元、施万细胞和神经束膜细胞、肠肌层的神经节细胞、皮肤、肾脏、血管内皮和平滑肌细胞、心脏、汗腺、角膜和骨髓等组织中蓄积这种三己糖脂质。这是由于错义突变破坏 α–半乳糖苷酶 A 的晶体结构而导致的。

■ 临床表现

症状出现在儿童后期或青春期，伴随反复发作的足部和下肢的灼痛及感觉异常，表现严重以至于患者不能正常行走。这些发作通常是由发热或体育活动诱发。神经系统检查没有客观的感觉和运动缺陷，反射是存在的。特征性的皮肤病损可以在会阴区、阴囊、臀部和脐周区出现，表现为平坦或隆起的红–黑色毛细管扩张，被称为弥漫性躯体性血管角化瘤。可出现少汗症，可能伴随角膜浑浊、白内障和股骨头坏死。可出现视网膜血管以及椎动脉和基底动脉的迂曲。该病为进展性疾病。高血压和肾衰竭经常到成年早期才出现。复发性卒中是由于血管壁受累所致。通常在50岁之后由于脑梗死或肾衰竭死亡，虽然没有主要器官的衰竭，但是主要的病变在儿童期就已发生。女性杂合携带者可能无症状，或少数与男性一样受累；尽管白内障少见，但70%~80%有角膜浑浊。

■ 实验室检查

运动和感觉神经传导速度正常或仅有轻微降低，说明大的有髓神经纤维保留完好。脑脊液蛋白正常。蛋白尿出现于病程早期。

病理特点首先见于皮肤或腓肠神经活检标本。结晶的糖苷神经鞘脂类以斑马小体出现在内皮细胞、小动脉的平滑肌细胞和施万细胞溶酶体中，电子显微镜下更明显。对比于大型有髓神经纤维最易受累的大多数轴索型神经病，此病可见小型有髓神经纤维的选择性缺失而大型和中型轴索的相对保留。

缺陷酶 α-半乳糖苷酶-A 的活性可以通过皮肤成纤维细胞、白细胞和其他组织得以检测，并且能够检测出女性携带者状态，并提供可靠的产前诊断手段。

■ 治疗

（见第80.4，讲解 Fabry 病的特异性疗法，包括酶替代治疗。）

疼痛性神经病的医学治疗包括原始疾病的管理和不依赖于病因单独针对神经性疼痛的治疗。疼痛可能是烧灼样或伴随感觉异常、感觉过敏（对有害刺激的异常反应），或异常性疼痛（非伤害性刺激诱导；见第71章）。神经性疼痛通常可以通过三环类抗抑郁药可以有效缓解神经性疼痛。选择性5-羟色胺再摄取抑制剂很少有效。抗惊厥药（卡马西平、苯妥英、加巴喷丁、拉莫三嗪）有效，麻醉性和非麻醉性镇痛药也有效。酶替代治疗可以改善近期和远期预后。

605.7　巨轴索神经病
Harvey B. Sarnat

巨轴索神经病是罕见的常染色体隐性遗传病，儿童期早期发病。该病是进行性的混合性周围神经病和类似脑白质营养不良的中央白质变性。共济失调和眼球震颤伴随进行性的周围神经病体征而出现。大多数患儿的毛发是鬈缩的，显微镜下可见头发直径的变异和扭曲，类似 Menkes 病的头发改变；因此，显微镜检查头发对疑诊病例提供了简单的筛选。局灶性轴索增大在周围神经系统和中枢神经系统都可见，但是髓鞘是完整的。该病是中间丝的广泛增殖，包括轴索

的神经纤丝、脑部的神经胶质细胞突触终丝（如，Rosenthal 纤维）、头发中的细胞角蛋白以及施万细胞和成纤维细胞中的波形蛋白。

参考书目
补充内容请参见光盘。

605.8　先天性髓鞘发育不良性神经病
Harvey B. Sarnat

先天性髓鞘发育不良性神经病是周围运动和感觉神经正常的髓鞘化缺失，但中枢神经系统白质不受累。该病不是已形成的髓鞘的变性或丢失，这一点与脑白质营养不良症不同。施万细胞存在，轴索正常。同胞患病提示其为常染色体隐性遗传，MTMR2, PMP22, EGR2, 和 MPZ 基因突变在患有该病的不同患儿中发现；因此，该病是一种综合征而不是单一的疾病。

参考书目
补充内容请参见光盘。

605.9　腊肠样（过度髓鞘化）神经病；遗传性压迫麻痹易感性神经病
Harvey B. Sarnat

该遗传性神经病的特征是每一轴索周围髓鞘呈不规则的节段性增厚，导致个别的有髓神经纤维表现为腊肠样膨胀。同一条神经的其他部分可见髓鞘的丢失。这样的神经特别容易患压迫性麻痹，该病患者通常青少年期发病，表现为复发或间歇的单神经病，继发于轻微外伤或卡压性神经病，如腕管综合征、腓神经麻痹，甚至"写作性痛性痉挛"。遗传方式为常染色体显性遗传，位于 17p11.2 和 17p12 的 PMP22 基因外显子缺失。同样位于 17p12 的重复变异导致 Charcot-Marie-Tooth 病 1A 型。腓肠神经活检可诊断该病，但是应准备特异的单纤维来更清楚地显示髓鞘的异常。皮肤或结膜活组织检查也具诊断意义。电生理学神经传导检查提示异常但是不具有特异性。基因检测能确诊。

治疗以支持性为主，包括避免外伤和坐位或卧位时长时间神经受压。神经受压明显时可行受压神经缓解术。

605.10　脑白质营养不良
Harvey B. Sarnat

一些遗传性中枢神经系统白质的退行性疾病也可

引起周围神经病。最重要的是 Krabbe 病（球型细胞脑白质营养不良），异染性脑白质营养不良和肾上腺脑白质营养不良（见第 80 章和第 592 章）。

参考书目

参考书目请参见光盘。

（傅晓娜　译，熊晖　审）

第 606 章
中毒性神经病

Harvey B. Sarnat

许多化学品（有机磷酸盐）、毒物和药物能引起周围神经病（表 606-1）。重金属是熟知的神经毒素。铅中毒，尤其是慢性铅中毒，主要引起选择性累及大神经的运动神经病，如常见的腓神经、桡神经和正中神经，被称为多发性单神经炎（见 702 章）。砷可引起烧灼样痛觉异常和多发性运动多神经病。由于接触工业和农业化工品而导致中毒性神经病，儿童相对于成人少见，但是杀虫剂对于昆虫和人类都是神经毒素类，当在密闭空间用作喷雾剂时，可能会被吸入导致昏睡、呕吐、惊厥和神经病，特别是反复或长期接触。在发展中国家，青少年和儿童劳力也存在危险。河豚中毒，即使是烹调过的，通过摄食被毒液污染的鱼肉，也可产生 Guillain-Barré 样综合征。

抗代谢和免疫抑制药物，如长春新碱、顺铂和紫杉酚，导致多发性神经病，成为肿瘤化疗的并发症。这种医源性原因是儿童中毒性神经病最常见的原因。与自身免疫性神经病不同，该病通常是轴索变性而不是原发性脱髓鞘。

慢性尿毒症与中毒性神经病和肌病相关。这种神经病是由循环中过多的甲状旁腺激素引起。血清中甲状旁腺激素降低伴随临床症状的改善以及神经传导速度恢复正常。

生物神经毒素类与壁虱性麻痹、白喉、肉毒杆菌毒素中毒以及各种麻痹性贝类中毒相关。莱姆病、西尼罗病毒、麻风病、疱疹病毒（Bell 麻痹），以及狂犬病也可导致周围神经 – 或前角细胞性肌无力或瘫痪。各种先天性代谢缺陷由于代谢产物的毒性或缺乏，也与周围神经病相关（第 XI 部分和表 606-1）。

（傅晓娜　译，熊晖　审）

表 606-1　中毒性和代谢性神经病

金属

砷（杀虫剂、除草剂）

铅（油漆、电池、陶瓷）

汞（金属、气体）

铊（杀啮齿动物药）

金

职业性或工业化学制品

丙烯酰胺（灌浆、絮凝）

二硫化碳（溶剂）

氰化物

二氯苯氧乙酸钠

二甲氨基丙腈

环氧乙烷（气体灭菌）

六碳（胶水、溶剂）

有机磷酸盐（杀虫药、石油添加剂）

多氯联苯化合物

四氯联苯

三氯乙烯

药物

胺碘酮

氯霉素

氯喹

顺铂

秋水仙碱

氨苯砜

乙胺丁醇

乙醇

金

肼屈嗪

异烟肼

甲硝唑

呋喃妥因

氧化亚氮

核苷类（抗反转录病毒剂双脱氧胞苷、双脱氧肌苷、双脱氢胸苷、其他）

青霉胺

喷他脒

苯妥英

维生素 B_6（过量）

他汀类药物

表 606-1（续）

二苯乙烯脒

舒拉明

紫杉烷类（紫杉酚、多烯紫杉醇）

沙利度胺

色氨酸（嗜酸细胞增多性肌痛综合征）

长春新碱

代谢性疾病

Fabry 病

Krabbe 病

脑白质营养不良症

卟啉病

Tangier 病

酪氨酸血症

尿毒症

表 607-1　自主神经病

Guillain-Barré 综合征（见第 608 章）

自身免疫性非 –Guillain–Barré 综合征

副肿瘤性（I 型抗神经元核心抗体）

Lambert-Eaton 综合征

神经元烟碱乙酰胆碱受体抗体

P/Q 型钙通道抗体

其他自身抗体

系统性红斑狼疮

遗传性

I 型常染色体显性遗传

II 型常染色体隐性遗传（Morvan 病）

III 型常染色体隐性遗传（Riley-Day）

IV 型常染色体隐性遗传（先天性无痛无汗症）

V 型痛缺失

代谢性

Fabry 病

糖尿病

Tangier 病

卟啉症

传染性

HIV

Chagas 病

肉毒中毒

麻风病

白喉

其他

三 A（Allgrove）综合征

Navajo 印第安人神经病

多发性内分泌瘤病 2b 型

毒素类（见表 606–1）

第 607 章

自主神经病

Harvey B. Sarnat

小型或无髓鞘自主神经纤维受累可以见于许多周围神经疾病，自主神经表现轻微或仅出现亚临床症状。而某些自主神经病症状较明显，表现为调节心脏血管、胃肠道、生殖泌尿、体温、发汗和瞳孔运动的自主神经系统不同程度地受累。

鉴别诊断见表 607–1。自主神经系统功能试验见表 607–2。后天获得性自主神经功能障碍的一般治疗包括原发病（如系统性红斑狼疮、糖尿病）的治疗，以及针对特异器官受累的长期治疗（表 607–3）。自主神经症状的急性加重可以见于 Guillain-Barré 综合征。高血压或心动过速的症状迅速变为低血压或心动过缓时需谨慎对待，并应用短效药物控制症状。

607.1　家族性自主神经功能异常

Harvey B. Sarnat

家族性自主神经功能异常（Riley-Day 综合征）

是一种常染色体隐性遗传病，常见于东欧犹太人，发病率为 1/10 000~20 000，携带者估计占 1%。而在其他种族中该病发生罕见。缺陷基因定位于 9q31–q33。家族性自主神经功能异常的致病基因已被证实为 IKBKAP（IκB 激酶–相关蛋白），当发生异常剪接并产生截短蛋白时发病。此病和其他自主神经病共同被称为神经嵴病，因为异常的靶组织大部分衍生自神经嵴。

表 607-2　自主神经功能试验

在所有自主神经功能试验中均包括了自主神经系统的交感神经和
副交感神经部分

心脏副交感神经系统功能

・深大呼吸时心率的变化（呼吸性窦性心律失常）；

・时域和频域评估

・堵鼻鼓气法对应的心率

・直立对应的心率

交感肾上腺素功能

・直立姿势对应的血压（直立或倾斜平台）

・堵鼻鼓气法对应的血压

・微小神经照相术

交感胆碱能功能

・温度调节发汗试验

・定量发汗 – 轴索反射试验

・汗液印迹方法

・交感皮肤反应

摘自 Freeman R. Autonomic peripheral neuropathy. Lancet, 2005, 365: 1259–1270

表 607-3　自主神经病管理

疾病	治疗
体位性低血压	・容量和盐分补充 ・氟氢可的松（盐皮质激素） ・米多君（α 激动药）
胃肌轻瘫	促胃肠动力药（甲氧氯普胺、多潘立酮、红霉素）
胃肠道运动功能减弱	纤维素，轻泻药
泌尿功能障碍	定时排泄；膀胱导尿
多汗症	・抗胆碱能药物（格隆溴铵，propanthdine） ・皮内腊肠毒素

病理学

这种周围神经系统疾病的病理特征是传导痛觉、温度觉、味觉以及调节自主功能的小型无髓鞘神经纤维数量减少。传递来自肌梭和高尔基腱器官刺激的大型有髓传入神经纤维也存在缺失。周围神经尤其是自主神经的解剖学改变程度各不相同。舌头（味蕾）的菌状乳头缺失或数量减少，肠肌神经丛中副交感神经节细胞的数量亦减少。尽管脏器和四肢血流灌注不足，但组织中的末梢小血管仍处于高灌注状态。

临床表现

该病在婴儿期表现为吮吸和吞咽困难。容易发生吸入性肺炎。喂养困难是整个儿童期的主要症状。呕吐危险也存在。除了吞咽困难，食道运动功能障碍也能引起这些症状。阵发性嗜睡也可发生于婴儿期。多汗和皮肤红斑也是常见的临床症状，尤其在进餐时或患儿兴奋时。导致婴儿容易中暑。由于残留的发汗轴索对化学物质敏感性增高导致阵发性多汗症，而不是汗腺分泌细胞分泌亢进导致。屏气发作后出现晕厥的症状常常见于 5 岁前。

随着患儿年龄增长，对疼痛的不敏感变得更加明显，导致外伤频繁。角膜溃疡常见。新萌出的牙齿可导致舌溃疡。来自肌梭的感觉反馈减弱，导致行走延迟、行走不便，或表现为共济失调。共济失调可能与缺失的肌梭反馈和前庭神经功能障碍更相关，而不是由小脑病变所致。腱反射常常消失。脊柱侧凸为严重合并症，多数患儿可出现，且常呈进行性加重的形式家族性自主神经功能异常患儿，通常到 2-3 月龄哭泣时才出现眼泪，随后便发育障碍，哭泣时眼泪严重减少。尿失禁的发生率增加，心动过缓和其他心律失常也存在，一些患者甚至需要心脏起搏器。

约 40% 的患儿出现过全身发作性惊厥，其中部分患儿因发作时屏气出现急性缺氧的症状。部分惊厥发作与高热相关，但大多数无明显诱因。体温很难控制在正常范围，低体温和高热均可出现。智力发育落后并非继发于癫痫。学龄期儿童常常出现情绪不稳和学习障碍。青春期发育常常延迟，尤其是女孩。可出现身材矮小症，但是通过生长激素治疗，可以加速生长。说话时常口齿不清或伴有鼻音。

3 岁之后，自主神经危象开始出现，常发生周期性呕吐，可持续 24~72h 甚至数天。每 15~20min 出现一次干呕或呕吐，伴有高血压、大汗、皮肤花纹、恐惧和易激惹等症状。可出现明显的胃胀，引起腹痛甚至呼吸窘迫。呕血可合并恶性呕吐。

Allgrove 综合征是临床变异型，包括无泪、失弛缓症、自主神经功能障碍伴体位性低血压和心率变异，以及感觉运动多神经病，通常在青春期出现。可证实有胆碱功能障碍。

实验室检查

心电图显示校正后的 QT 间期延长，缺乏运动时 QT 间期缩短，是心脏传导的自主调节障碍的表现。胸片表现为肺不张和类似于囊性纤维化的肺部改变。尿液中的香草基苦杏仁酸（VMA）水平降低，高草香酸水平升高。血浆多巴胺 β – 羟化酶（该酶将多巴胺转化为肾上腺素）水平降低。腓肠神经活检显示无髓鞘神经纤维的数量减少。脑电图有助于评估惊厥发作。

■ 诊　断

缓慢静脉注射去甲肾上腺素导致血压异常升高，有助于临床诊断。输注乙酰甲胆碱后，会导致血压异常下降。皮下注射 1∶1 000 组胺磷酸盐不能产生正常的轴索红晕，且局部疼痛缺失或减少。因正常婴儿的皮肤对组胺反应更敏感，故需使用 1∶10 000 稀释后的溶液。滴注 2.5% 的乙酰甲胆碱至家族性自主神经功能异常患儿的结膜囊可使瞳孔缩小，而对正常瞳孔无影响；这是副交感神经去神经支配的非特异性体征，可由任何原因导致。在这个试验中，乙酰甲胆碱仅应用于一只眼睛，另一眼睛作为对照；每 5min 观察一次瞳孔，共观察 20min，进行给药前后对比。美国和以色列的某些中心可进行血遗传标记物的检测，可以明确诊断。

■ 治　疗

对症治疗包括：特别关注呼吸和消化系统以防止误吸和营养不良；甲基纤维素滴眼剂或局部的眼润滑药替代眼泪以防止角膜溃疡；矫形外科需关注脊柱侧凸和关节问题；应用适当的抗惊厥药物控制癫痫。氯丙嗪是有效的止吐药，在自主神经功能危象时，可给予栓剂。氯丙嗪也能减少惊恐反应并且降低血压。地西泮在一些病例中也有效。纠正脱水和电解质紊乱。氯贝胆碱，可用于治疗周期性呕吐，对另一常见并发症遗尿症的治疗也有效，并且可以增加泪液产生。因为机体缺乏疼痛感觉这一保护机制，需避免外伤。脊柱侧凸通常需要手术治疗。可能需要抗癫痫药控制惊厥发作。一些患儿可能需要心脏起搏器。对某些病例，血压监测很重要。通过口服呋喃甲基腺嘌呤来调节 IKBKAP 基因转录的表达，修正剪接缺陷，是很有前景的基因治疗方法。生育三烯酚类在治疗家族性自主神经功能异常中也有理论价值。

■ 预　后

60% 的患儿在 20 岁以前死亡，通常死于慢性肺功能衰竭或误吸。避免各种合并症的出现可显著延长预期寿命；有些患者生存超过 40 岁。胃底折叠术、胃造口术和管饲预防误吸，可降低误吸发生的风险。

参考书目

参考书目请参见光盘。

607.2　其他自主神经病
Harvey B. Sarnat

■ 肠肌层神经病

无神经节性巨结肠（Hirschsprung 病）是黏膜下层的副交感神经元和结肠、直肠段的肠肌丛胚胎发育不良所致。肠壁上纵向和环向的平滑肌之间的神经肥大，而神经节细胞缺失（见第 324 章）。

■ 先天性疼痛不敏感和无汗症

先天性疼痛不敏感和无汗症是一种遗传方式尚不确定的遗传性疾病。男孩更易受累，且多在婴儿早期发病。由于不能出汗，患儿常在环境温度增高时出现高热。痛觉的明显缺失导致频繁的烧伤和外伤。智力正常。神经活检显示传导痛觉、温度觉及自主功能的无髓神经纤维几乎全部缺失。一些低髓鞘化神经病可表现为先天性疼痛不敏感（见第605.8）。对于神经生长因子受体 TrKA 受体发生突变的病例，交感神经皮肤反应作为电生理学研究是可靠的诊断性检测。

■ 反射性交感神经营养不良

反射性交感神经营养不良是局部皮肤灼痛的一种形式，通常累及手足，但不符合周围神经的解剖学分布（见第 162.2）。持续性的灼痛和感觉过敏与受累部位血管舒缩不稳定相关，导致皮温升高、红斑和由于血管扩张和多汗症引起的水肿。在慢性疾病状态，表现为皮肤附件萎缩、皮肤湿冷以及皮肤下面肌肉和骨骼的失用性萎缩。有时不止单一肢体受累。疼痛是致残性的，尽管没有客观的关节炎的体征，但是可由于相关关节的运动而加重疼痛。制动能起到一定的缓解作用。最常见的上述事件是局部创伤，形式有挫伤、撕裂伤、扭伤或是数天或数周之前的断裂伤。

有多种推论来解释该病的发病机制。最广泛被接受的机制是，该病为自主神经反应对损伤做出的过度反应，应用局部的交感神经阻滞剂可以暂时缓解症状。物理治疗亦有效。一些患者症状可在数周或数月后能发缓解，而其他患者症状可持续存在，需行交感神经切除术以缓解症状。有些患者症状可由于精神因素所致，但很难证实。

参考书目

参考书目请参见光盘。

（傅晓娜　译，熊晖　审）

第608章
吉兰－巴雷综合征

Harvey B. Sarnat

吉兰－巴雷综合征是感染后多神经病，主要累及运动神经但是有时也累及感觉和自主神经。此综合征在各个年龄段均可发病，非遗传性疾病。大多数患者为脱髓鞘性神经病，但原发性轴索变性见于中国和日本的一些病例报道。

■ 临床表现

瘫痪出现前十天左右常常有非特异性病毒感染。感染最初可能仅仅表现为胃肠道（尤其是空肠弯曲杆菌，但幽门螺旋杆菌也有报道）或者呼吸道（尤其是肺炎支原体）症状。西尼罗病毒也可以导致吉兰－巴雷综合征，但是更多情况下此病毒产生类似于脊髓灰质炎的运动神经元病。据报道，吉兰－巴雷综合征发病以前有过狂犬疫苗的接种史、流行性感冒、口服脊髓灰质炎疫苗历史、脑膜炎双球菌疫苗接种史（尤其是 C 血清群）。

肌无力通常开始于下肢并逐渐波及躯干、上肢，最后是延髓肌，这个方式被称为 Landry 上行性麻痹。近端和远端肌肉受累相对对称，但是发现有 9% 的患者不对称。疾病呈渐进性，病程进展持续数天或者数周。肌肉触痛和肌痛经常出现在病初阶段，尤其对于突然发病的病例，患儿表现为易激惹，肌无力逐渐进展导致行走无力甚至不愿行走，最终导致迟缓性四肢麻痹。感觉异常也出现在某些病例。急性肌无力的鉴别诊断列于表 599-3，吉兰－巴雷综合征的鉴别诊断列于表 608-1。

半数的病例出现延髓受累。此病可导致呼吸功能不全。吞咽困难和面部肌肉无力常预示着呼吸衰竭。这些会影响进食并且增加了发生误吸的危险。面神经也有可能受累。一些年幼患儿表现出病毒性脑膜炎或者是脑膜脑炎的症状。眼外肌很少累及，但是在一种罕见的变异类型中，动眼神经和其他的脑神经病变在疾病早期就已经严重受累，即 Miller-Fisher 综合征。Miller-Fisher 综合征包括急性眼外肌麻痹、共济失调和腱反射消失。虽然视力受损的临床症状并不明显，但在一些病例中发现视神经乳头水肿。并发症尿失禁或者尿潴留出现在大约 20% 的病例中，但是通常为一过性。Miller-

表 608-1 儿童期吉兰－巴雷综合征的鉴别诊断

脊髓病变

急性横贯性脊髓炎

硬膜外脓肿

肿瘤

脊髓灰质炎

Hopkins 综合征

血管畸形

脊髓梗死

纤维软骨栓塞

先天性畸形或外伤相关性椎骨半脱位造成的脊髓压迫

急性播散性脑脊髓炎

周围神经病

毒物

长春新碱

吸胶毒

重金属

有机磷酸盐农药

感染

人类免疫缺陷病毒

白喉

Lyme 病

先天性代谢紊乱

Leigh 病

Tangier 病

卟啉病

危重症：多神经病或肌病

神经肌肉接头病

壁虱性麻痹、重症肌无力、肉毒杆菌毒素中毒、高钙血症

肌病

周期性瘫痪、皮肌炎、危重症肌病或多神经病

摘自 Agrawal S, Peake D, Whitehouse WP. Management of children with Guillain Barré syndrome. Arch Dis Child Edu Pract Ed , 2007, 92:161－168

Fisher 综合征与 Bickerstaff 脑干脑炎有交叉重叠，Bickerstaff 脑干脑炎与吉兰－巴雷综合征许多特征相同，共同累及下运动神经元而且有可能确实是相同的基础疾病。

在疾病早期腱反射通常就消失了，但是有时候也会存在直至后期才消失。这种可变性会干扰早期的诊断。在一些病例自主神经系统也受到累及。发生血压和心率波动、体位性低血压、发作性心动过缓以及偶

有突发性心脏骤停。心电监护十分重要。有少部分患者需要植入临时性静脉心脏起搏器。

慢性炎症性脱髓鞘性多发性神经根神经病（CIDP，有时称作慢性炎症性复发性多神经炎或者慢性持续性多神经根神经病）是吉兰－巴雷综合征的一种慢性变异型，间断复发，或者病程无改善或是缓慢进展，持续加重几个月甚至数年。大约7%的儿童吉兰－巴雷综合征可出现急性复发。患者常常肌无力严重，表现为弛缓性四肢瘫痪，伴或者不伴延髓肌和呼吸肌受累。腱反射减退或者消失几乎普遍存在。94%的病例会发生运动障碍，64%的病例会出现感觉障碍，少于1/3的患者累及脑神经。自主神经功能以及排尿功能受累程度不同。脑脊液检查显示无细胞数增加，而蛋白正常或是轻度增高。神经传导速度检测和腓肠神经病理活检结果都不正常。SH2D2A基因的多态性核苷酸重复与CIDP的易感性有关。

关于先天性吉兰－巴雷综合征的描述很少，表现为全身肌张力减低，肌无力，患病新生儿腱反射消失，满足吉兰－巴雷综合征的神经电生理及脑脊液的诊断标准，母亲无神经肌肉病病史。先天性吉兰－巴雷综合征无需治疗，出生后的前几个月会逐渐改善，并且没有证据显示疾病会在1岁时还存在残余症状。有1例病例，母亲患溃疡性结肠炎，在怀孕7个月到分娩期间内服用泼尼松和氯水杨酸治疗溃疡性结肠炎。

■ 实验室发现和诊断

脑脊液检查对于诊断至关重要。脑脊液中蛋白的含量升高到正常值上限的两倍以上，葡萄糖水平正常，无细胞数升高。脑脊液中白细胞数少于 $10/mm^3$。细菌培养结果阴性，病毒培养很少能够分离出特定病毒。急性或者亚急性多神经病患者中出现的脑脊液中高蛋白含量、低细胞反应，这种蛋白—细胞分离现象是吉兰－巴雷综合征的诊断依据。脊髓MRI表现可以排除表608-1中列出的一些病变。磁共振所见包括马尾增厚，增强扫描显示鞘内神经根强化。这些表现十分敏感，在>90%的患者中出现（图608-1）。CIDP的影像学所见相似，但是脊髓神经根的强化更明显（图608-2）。

运动神经传导速度显著降低，感觉神经传递速度通常减慢。肌电图（EMG）显示肌肉的急性失神经支配证据。血清肌酸激酶（CK）水平可轻度升高或正常。抗神经节苷脂抗体，主要抗GM1和GD1（表608-2），在吉兰－巴雷综合征患者

表 608-2　吉兰－巴雷综合征和相关疾病以及典型抗神经节苷脂抗体病理分类

疾病	抗体
急性炎症性脱髓鞘	
多发性神经根神经病	未知
急性运动和感觉轴索性神经病	GM1, GM1b, GD1a
急性运动轴索性神经病	GM1, GM1b, GD1a, GalNac-GD1a
急性感觉神经病	GD1b
急性全植物神经失调症	
局部变异型	
Fisher 综合征	GQ1b, GT1a
口咽型	GT1a
重叠型	
Fisher/ 吉兰—巴雷重叠综合征	GQ1b, GM1, GM1b, GD1a, GalNac-GD1a

摘自 Hughes RAC. Treatment of Guillain–Barré syndrome with corticosteroids: lack of benefit? Lancet, 2004，363:181–182

的血清中有时是升高的，尤其是在原发轴索病变而不是脱髓鞘性神经病的患者，说明在某些病例（表608-1）的疾病进展和（或）恢复中起重要作用。肌活检通常不是诊断所必需；标本在疾病早期显示正常，在慢性阶段显示失神经萎缩的证据。腓肠神经活检组织显示节段性脱髓鞘、局灶炎症和Wallerian变性，但通常不是诊断所必需血清学试验检测空肠弯曲菌和幽门螺杆菌感染，如果结果为阳性有助于明确病因，但并不改变治疗过程。粪便培养结果很少为阳性，因为感染是自限性的且只存在3d，而该神经病发生于急性胃肠炎之后。

■ 治疗

该病早期应当住院观察，因为上行性麻痹能在24小时内迅速累及呼吸肌。

应当监测呼吸努力程度（负力吸气，肺活量测定）来预防呼吸衰竭和呼吸停止。进展缓慢的患者应观察病情是否稳定，一般无需治疗可自行缓解。进展迅速的上行性麻痹应静脉注射免疫球蛋白（IVIG），应用2,3或5d。一般推荐剂量为0.4g/（kg·d），连续应用5d。若IVIG无效，血浆置换和（或）免疫抑制剂是备选方案。类固醇无效。免疫球蛋白和干扰素的联合应用对某些患者有效。支持疗法，如呼吸支持，迟缓性四肢麻痹的患儿预防褥疮以及治疗继发性细菌感染，是很重要的。

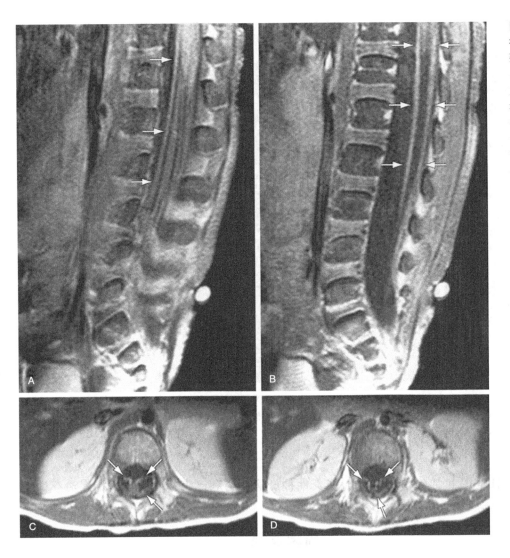

图 608-1　吉兰－巴雷综合征。不能行走的患者腰椎扫描，矢状位，钆剂增强后 T1- 加权脂肪饱和像。偏离中线（A），中线部位（B），C 和 D 分别为脊髓圆锥和近端腰神经根的横断面增强 T1- 加权像扫描。图像显示神经根广泛的对比度增强（A–D 中的箭头），与吉兰－巴雷综合征的病变一致
摘自 Slovis TL, editor. Caffey's pediatric diagnostic imaging. 11st ed. Philadelphia: Mosby Elsevier, 2008, 1: 991

　　关于慢性炎症性脱髓鞘性多发性神经病（CIDP），不论是复发－缓解型还是持续进展型，治疗也是口服或静脉注射类固醇或免疫球蛋白。皮下免疫球蛋白注射是静脉注射的备选替代。血浆置换，有时每天需要 10 次置换，是备选方案。这些患者的缓解可能会持续，但是可能在数天、数周或甚至数月后复发；复发病例通常对另一疗程的血浆置换有效。类固醇和免疫抑制剂是另外的备选，但是它们的有效性不确定。在某些病例通过静脉给予大剂量甲泼尼龙冲击是有效的。吉兰－巴雷综合征慢性型的预后较急性型更需持有保留性，许多患者遗留残疾。

　　即使粪便培养或血清学检测提示存在空肠弯曲菌感染，治疗也非必要，因为该感染是自限性的，且应用抗生素不能改变多神经病的病程。

　　治疗继发于吉兰－巴雷综合征的慢性神经源性疼痛，加巴喷丁比卡马西平有效，芬太尼的需要量减少了。

■ 预　后

　　临床过程通常是良性的，在 2~3 周内自发性恢复。尽管有些患者遗留肌无力，但是大部分患者能恢复完全的肌肉力量。腱反射通常最后恢复。改善过程的梯度方向与受累时的方向相反：延髓功能最先恢复，下肢无力最后恢复。若该综合征没有被确诊和治疗，延髓和呼吸肌受累能导致死亡。尽管通常情况下预后是好的，且大多数孩子能够完全恢复，但具有以下 3 个临床特征之一提示远期不良预后：脑神经受累、气管插管、在起病时即伴有最大程度的运动受累。传导阻滞的电生理学特征是良性结局的预测。对已恢复的吉兰－巴雷综合征患者的长期随访显示，许多患者有永久性轴索丢失，伴或不伴遗留的慢性神经病的临床体征。易疲劳是最常见的慢性症状之一，但不如重症肌无力中所见的肌肉的快速易疲劳性。吉兰－巴雷综合征的轴索型患者中，尽管有些需要数年来恢复，但大部分在病程的前 6 个月缓慢恢

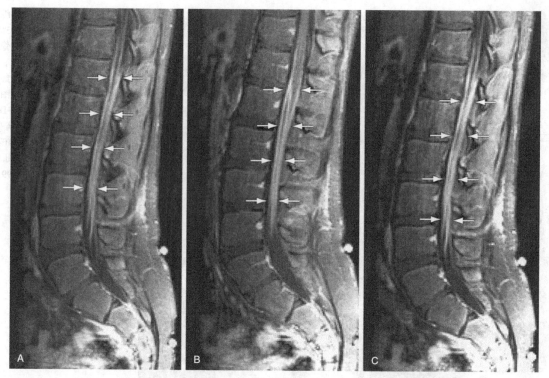

图 608-2 一例 13 岁的慢性炎症性脱髓鞘性多发性神经病（CIDP），表现为周围神经病和步态异常。矢状位，脂肪饱和 T1-加权像，中线偏右（A），中线部位（B），中间偏左（C）（摘自 Slovis TL, editor. Caffey's pediatric diagnostic imaging. 11 ed. Philadelphia: Mosby Elsevier, 2008, vol 1: 992）

复的患者最终能独立行走。肌电图和神经传导速度电生理学研究对预测远期预后不是必需的。

参考书目

参考书目请参见光盘。

（傅晓娜 译，熊晖 审）

第 609 章

Bell 麻痹

Harvey B. Sarnat

Bell 麻痹是一种急性单侧性面神经麻痹，与其他脑神经病变或脑干功能障碍无关，是从婴儿期到青春期的各个年龄阶段常见的疾病，通常在全身性病毒感染后 2 周急性起病。常常由单纯疱疹病毒、水痘-带状疱疹病毒、EB 病毒、Lyme 病、腮腺炎病毒或支原体引起（表 609-1）。活动期或激活了的单纯疱疹或水痘带状疱疹病毒可能是 Bell 麻痹最常见的原因（图 609-1）。该病偶为感染后过敏性或免疫性脱髓鞘性面神经炎，也可能是局部中毒性或炎性神经病，与利巴韦林和 α-干扰素治疗丙型肝炎相关。

■ 临床表现

上部分面肌和下部分面肌发生瘫痪，嘴角下垂，患侧闭眼障碍，夜间易发展为暴露性角膜炎。50% 的病例患侧舌部前 2/3 的味觉消失；这个发现有助于确定病变解剖界限是位于面神经鼓索分支的近端还是远端。通常不出现面部麻木和感觉异常，但是面部同侧麻木见于一些病例报道，可能是因为三叉神经和面神经的病毒（尤其是疱疹病毒）感染或病毒感染后免疫性损害。针对 Bell 麻痹有不同的评分系统，包括 Sunnybrook、House-Brackmann 和 Yanagihara 系统。

■ 治 疗

病初 3~5d 口服泼尼松 [1 mg/（kg·d），连服 1 周，随后在 1 周内逐渐减停]，有助于改善预后，是面神经瘫痪的传统治疗方法。因单纯疱疹病毒在第 7 脑神经（面神经）神经管液中的复活，亦有人推荐在泼尼松治疗的同时口服阿昔洛韦或伐昔洛韦抗病毒治疗。单独应用抗病毒药物对减少后遗症（联带运动、自主功能障碍）无效，但联合泼尼松治疗

表 609-1　急性周围性面瘫的病因

常见

单纯疱疹病毒 I 型 *

水痘带状疱疹病毒 *

少见感染

中耳炎 ± 胆脂瘤

莱姆病

EB 病毒

巨细胞病毒

流行性腮腺炎

人类疱疹病毒 6 型

鼻内流感疫苗

支原体

其他少见其他疾病

外伤

肿瘤

高血压

吉兰－巴雷综合征

结节病

Melkersson–Rosenthal 综合征 †

利巴韦林

干扰素

* 应用于特发性面神经麻痹

非干酪样肉芽肿伴面部（唇、眼睑）水肿、复发性交替性面瘫、家族史、偏头痛或头痛

可能对机体完全恢复有一定的益处。面神经管外科减压术，理论上为水肿的面神经提供了更多空间，但是该方法疗效欠佳。对一些慢性恢复差的病例推荐面肌的物理疗法，但是疗效不确定。夜间用用甲基纤维素眼药水或眼睛润滑剂保护角膜是很重要的。某些整形外科医生用肉毒菌毒素治疗慢性单侧上睑下垂，但在儿科很少应用。

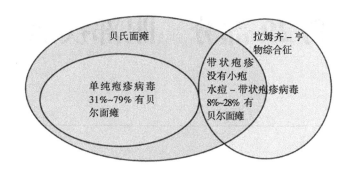

图 609-1　急性面瘫中的单纯疱疹病毒和水痘带状疱疹感染
摘自 Hato N, Murakami S. Gyo K. Steroid and antiviral treatment for Bell's palsy. Lancet , 2008，371:1818－1820

■ 预　后

该病预后很好，超过 85% 的患者自行恢复，不遗留面肌无力。另外的 10% 有轻微的面肌无力后遗症，只有 5% 遗留永久性严重面肌无力。在起病数周之内没有完全恢复的慢性患者，采用面神经电生理学检查有助于确定神经病变和再生的程度。在慢性病例中，面神经病的其他病因也应当考虑，包括面神经肿瘤，如神经鞘瘤和神经纤维瘤；白血病细胞或中耳的横纹肌肉瘤浸润至面神经；脑干梗塞或肿瘤以及面神经挫伤等。

■ 出生时面瘫

出生时面瘫通常是分娩时应用产钳导致的压迫性神经障碍，大多数患者在数天或数周之后自发性恢复。先天性降口角肌缺如可引起面部不对称，尤其在患儿哭泣时，不对称更明显，该病常常伴随其他先天性异常，尤其是心脏畸形。该病不是由面神经病变所致，而是一种影响外观的缺陷，通常不伴有喂养困难。Möbius 综合征患儿有双侧或更少见的单侧面瘫，这种综合征常由于孕中期或胎儿晚期对称性脑桥被盖和延髓钙化梗死引起，很少是脑干发育异常。

参考书目

参考书目请参见光盘。

（傅晓娜　译，熊晖　审）

第 29 部分　眼部疾病

第 610 章
生长和发育
Scott E. Olitsky, Denise Hug, Laura S. Plummer, Merrill Stass-Isern

正常足月婴儿出生时的眼球大小约为成年人的65%。生后第 1 年增长幅度最大，之后增长虽然仍较快，但增幅逐渐减缓直至第 3 年，此后缓慢增长至青春期，青春期后几乎不发生改变。一般出生时眼球前部结构相对较大，但之后增长较后部结构相对略慢。从而使眼球形状不断地改变，变得越来越接近球形。

参考书目
补充内容请参见光盘。

（肖颖　译，杨晨皓　审）

第 611 章
眼的检查
Scott E. Olitsky, Denise Hug, Laura S. Plummer, Merrill Stass-Isern

眼的检查应该是新生儿阶段儿童定期健康评估的一个常规部分。初级护理医生对发现有症状或无症状的眼疾起着至关重要的作用。安排人员在学校和社区进行普查工作对疾病的早期诊断也是有效的。最佳的筛查方法（3~5 岁）正在调查中。美国眼科学会推荐在学龄前进行视力筛查来降低可预防的视力丧失（表611-1）。儿科医生也应该对健康就诊儿童进行这个测试。眼科医生应该在发现或怀疑儿童有明显的眼部异常或视力缺陷时进行检查。那些有眼部疾病的高危儿童，如基因遗传导致的眼部状况和各种系统性疾病的，都应该由眼科医生来检查。

基本检查，无论是由儿科医生或眼科医生来做，都必须包括对视力、视野、瞳孔、眼球运动和眼位的评估，一般外眼检查和用检眼镜对屈光间质和眼底的检查。必要时，由眼科医生进行活组织显微镜（裂隙灯）检查、睫状肌麻痹下屈光测定和眼压测量。对某些特殊病例，还要使用特殊诊断方法如超声检查、荧光血管造影、视网膜电流图或视觉诱发反应（VER）检测。

■ 视　力

视力测量方法很多。采用哪种方法取决于儿童的年龄、合作能力和临床医生对检查方法的偏爱和经验。在婴儿，最常用的视力检查方法是对他们的固视和追随目标能力的评估。如果采用合适的目标，大约 6 周的婴儿能够被引出反应。首先让婴儿舒适地坐在看管人的膝上。用一个感兴趣的目标，通常为亮色的玩具，被缓慢地移动到右边然后是左边，检查者观察婴儿的眼睛是否朝着目标或跟随目标运动。检查者可用一拇指遮盖婴儿的任意一只眼来分别检查。虽然有声音的物体让视觉刺激变得不那么纯粹，但实际上在检查中能发出吱吱声或咯咯声的玩具更可引起婴儿的注意和增加其兴趣。

相对而言，人的脸是更好的视觉目标。检查者可以通过在婴儿面前慢慢移动他或她的脸。如果没有引出相应的追随运动，应该以看管人的脸来刺激重复进行试验。需要记住的是，就算视力不好的儿童也能看似不困难地对大的物体产生追随运动，尤其是在只有一只眼有疾患时。

当儿童 2 岁半到 3 岁时，一般可以用客观的方法检测视力，如用示意图或其他文盲视力表。每只眼应该分别检查。防止偷看很重要。检查者应该将遮眼板放在合适位置，并在整个检查过程中监视儿童。整个检查过程中，应该让儿童消除疑虑并鼓励他们，因为许多小孩害怕这个过程，怕得到"坏成绩"或因说错而受到惩罚。

E 视力表是让儿童指出字母的朝向。它是学龄前儿童使用最广泛的视力检查方法。左 - 右比上 - 下更易混淆。若在检查前事先练习，大多数 3~4 岁的孩子能够完成这一检查。

如果孩子认识字母的话，成人用的 Snellen 视力表可以适用于大约 5 岁或 6 岁的孩子。对于 3 岁的孩子，一般认为 0.5 的视力为正常。4 岁时，0.6 的视力常见。

表 611-1　视力筛查指南 *

功能	推荐检查	参照标准	注释
3~5 周岁			
远视力	Snellen 字母表 Snellen 数字表 E 视力表 HOTV 视力表 图形视力表 : Allen 图形，Lea 图像	20 英尺距离检查时，当检查 6 个准确数少于 4 个时，各眼应当在 10 英尺再分别检查（如 <10/20 或 20/40） 或 两眼差别 2 行以上，即使在及格范围之内（如 10/12.5 和 10/20 或 20/25 和 20/40）	按照认知难度逐级降低的顺序来检查 对有能力的儿童应该用最高级来检查 总的来说，E 视力表和 HOTV 视力表适用于 3~5 岁，Snellen 字母或数字表适用于 6 岁及以上儿童 推荐所有的视力检查的距离 3 米（10 英尺） 首选成行视力表而非单字母视力表 检查者应该用遮盖或用眼罩挡住非注视眼；检查者应该确保另一只眼没有偷看
眼位	3 米交替遮盖试验（10 英尺）	任何眼球运动	
	40 cm 随机 E 点立体检查（630 弧秒）	<6 个对 4 个	
	同时红光反射检查（Bruckner 检测）	任何瞳孔颜色，大小，亮度不对称	在暗室距离 2~3 英尺用直接检眼镜观察双眼同时红光反射 也用于观察双眼不对称的屈光不正
屈光间质的透明度（如白内障、肿瘤）	红光反射	白瞳，暗点，无反射	直接检眼镜，暗室 12~18 英寸分别观察各眼；白瞳暗示可能有视网膜母细胞瘤
6 周岁及以上			
远视力	Snellen 字母表 Snellen 数字表 E 视力表 HOTV 视力表 图形视力表 : Allen 图形，Lea 图像	20 英尺距离检查时，当检查 6 个准确数少于 4 个时，各眼应当在 10 英尺再分别检查（如 <10/15 或 20/30） 或 两眼差别 2 行以上，即使在及格范围之内（如 10/10 和 10/15 或 20/20 和 20/30）	按照认知难度逐级降低的顺序来检查 对有能力的儿童应该用最高级来检查 总的来说，E 视力表和 HOTV 视力表适用于 3~5 岁，Snellen 字母或数字表适用于 6 岁及以上儿童 推荐所有的视力检查的距离 3 米（10 英尺） 首选成行视力表而非单字母视力表 检查者应该用遮盖或用眼罩挡住非注视眼；检查者应该确保另一只眼没有偷看
眼位	3 米交替遮盖试验（10 英尺）	任何眼球运动	
	40 cm 随机 E 点立体检查（630 弧秒）	<6 个对 4 个	
	同时红光反射检查（Bruckner 检测）	任何瞳孔颜色，大小，亮度不对称	在暗室距离 2~3 英尺用直接检眼镜观察双眼同时红光反射 也用于观察双眼不对称的屈光不正
屈光间质的透明度（如白内障，肿瘤）	红光反射	白瞳，暗点，无反射	直接检眼镜，暗室 12~18 英寸分别观察各眼；白瞳暗示可能有视网膜母细胞瘤

视力评估（视力筛查）是发现儿童眼部疾患的最敏感的检查方法之一。美国儿科学会眼科分会、美国小儿眼科和斜视协会、斜视和美国眼科学会共同编制了医护人员、教育机构、公共卫生厅以及其他从事视力评定服务的专业人员的指南

* 视力筛查指南由美国儿科学会眼科分会于 1991–1992 进行了更新；Robert D. Gross, MBA. MD, Chairman, Walter M. Fierson, MD, Jane D. Kivlin, MD, et al. AAPOS; and Earl R. Crouch, Jr, MD, American Academy of Ophthalmology

5 岁或 6 岁时，大多数孩子达到了 1.0 的视力。

视动性眼球震颤（对一连续运动目标的反应；"铁道"式眼球震颤）亦可用来估计视力；这可以在一特定的距离，通过各种大小的目标（条纹的或点状的）或一转动的鼓进行测定。视觉诱发反应，是一种电生理方法来评估对光和特殊视刺激如标度条纹或方格图形的反应，亦可有挑选地研究视功能。优先注视检查可用于评估婴儿和对标准视力检查得不出结果的儿童的视力。这是一个基于观察的行为学技术，给一个选择，婴儿对有图形的刺激敏感而对无图形的刺激不敏感。由于这些检查有赖于检查者的技能，所以常用于会说话之前的儿童的研究的实验设计。

■ 视野的评估

像视力检查一样，视野的评估必须与儿童的年龄和能力相结合。规范的视野检查（周边视野检查法和

暗点测定法）一般可在学龄期儿童完成。然而检查者必须依赖面对面的检查仪器并且还得让儿童在视野象限屏上数数。很多儿童只能完成有意思的检查项目。检查者可以观察孩子对熟悉物体的反应，使轮流出现在每只眼的各个视野象限。孩子的奶瓶，喜欢的玩具和糖果是在此是很管用的。即使这一粗略方法，常常也能够检查出有诊断意义的视野改变，如视交叉损害的两颞侧偏盲或大脑损害的同侧偏盲。

■ 色觉检查

当孩子能说出检查符号的名称或其眼球能追随检查符号运动时，就可以完成色觉检查。这些符号可以是数字、Xs、Os、三角形或其他符号。并不必要对年幼的孩子都进行色觉检查，但是，有时父母要求查，尤其是当孩子在学习色彩方面似乎较慢的时候。父母常常在得知"色觉障碍"的孩子并不会说错颜色并且真正的"色盲"是非常罕见也并不影响视力的时候就能放宽心来。色觉缺陷在男性常见，女性罕见。全色盲——即色觉的完全丧失并伴有视力低下、眼球震颤和畏光偶尔可见。颜色辨别方面的异常可能是视神经或视网膜疾病的征象。

■ 瞳孔的检查

瞳孔的检查包括直接和间接对光反射、近反射和撤光反应。均应观察瞳孔大小和对称性。应特别注意区别对光反射和近反射。孩子的自然倾向是直视靠近的光，当你想检查瞳孔对光反射时也同时会诱发近反射。因此，必须尽一切努力控制注视。移动手电筒试验对检查儿童单侧的或不对称的视交叉前的传入障碍特别有用（见第 614 章 "Marcu Gunn 瞳孔"）。

■ 眼球运动

眼球运动测试是让儿童的眼球追随一个物体向各个方位注视，评估每只眼各自运动（转向）和双眼一起运动（注视，共轭运动和集合）的情况。通过角膜反光点是否对称和各眼对交替遮盖的反应来判断眼位（见第 615 章，斜视的遮盖试验）。

■ 双眼视觉

双眼视功能的评定通常是由眼科医生来完成的。Titmus 测试可以说是最常规的一个测试；让受试儿童戴上偏振镜，然后在他们面前展示一系列的三维立体图。能识别的图片的难度程度对应了双眼视功能的程度。其他的一些检查也能被用来检测由于视力低下或斜视造成得异常的双眼适应。

■ 外眼检查

外眼检查从一般的观察开始，在良好的照明下，观察眼眶的大小、形状和对称性，眼睑的位置和运动，眼球的位置和对称性。从上方观察眼球和眼睑有助于检查出眼眶的不对称、眼睑肿块、眼球突出和异常搏动。触诊在检查眼眶和眼睑肿块时亦很重要。

通过寻找泪液缺乏、溢泪和泪囊或泪腺部位发红、隆起的证据来评估泪器。当怀疑有泪道阻塞时，应按压泪囊处看有无反流。亦要检查泪点有无缺如和泪点位置。

要特别注意检查眼睑和结膜的局部病损、异物和炎症的表现。亦应注意睫毛的缺损和乱生。必要时，以下面方法翻转眼睑：①让患者向下看；②用一只手的拇指和食指捏住患者上睑的睫毛；③将一个探针、一根棉签或另一只手的拇指放在睑板的上缘；④将眼睑向下拉并向外翻转，用器械作为支点将眼睑在探针上面翻转。异物常滞留在睑缘上面凹陷处，只能通过充分翻转眼睑才能看到。

其次，用斜照光焦点照明法评估眼前节，注意角膜的光泽和透明度、前房的深度和清亮度，以及虹膜的特征。前节透照法检查有助于查出混浊和证实虹膜是否有萎缩和脱色素。当怀疑眼白化症时，后两个体征很重要，必要时可用荧光素染色法帮助诊断角膜擦伤、溃疡和异物。

■ 活组织显微镜（裂隙灯）检查

裂隙灯能对眼部各结构高度放大检查，并可看到透过眼的屈光介质——即角膜、房水、晶状体和玻璃体形成一个光学切面。不仅能辨认损伤而且能定位损伤在眼内的深度，并能分辨出房水和玻璃体中个别的炎症细胞。若使用附加的特殊透镜和棱镜，裂隙灯还可用来检查前房角和眼底。活组织显微镜对外伤和虹膜炎的检查尤为关键。它亦有助于诊断儿童时期的很多代谢性疾病。

■ 眼底检查（检眼镜检查法）

除非有神经系统疾病或其他禁忌证，最好将瞳孔散大检查眼底。0.5%~1% 的托吡卡胺（Mydriacyl）和2.5% 的去氧肾上腺素（Neo-Synephrine）被认为是短效散瞳剂。这些药对大多数儿童是安全的。但是也必须认识到它可能对全身产生的不良影响。对于很小的婴儿可使用更为稀释的制剂。从后部的标志——视盘和黄斑开始，有序地沿主要的血管分支检查四个象限周边部。如果引导儿童向上、向下、向左、向右看时，可以看到更大范围的眼底。用直接或手持检眼镜，即使仔细看，也只能看到有限范围的眼底。为了检查远周边部，需要使用间接检眼镜和充分散瞳。

屈　光

屈光检查能明确眼的屈光状态：近视、远视或散光。视网膜检影法客观地反映了需要屈光矫正的量，并适用于任何年龄。幼儿最好在睫状肌麻痹下进行检查。屈光测定的主观改进包括询问患者矫正镜片的度数和轴位是否合适，这可以在许多学龄期儿童完成。用合适的镜片矫正屈光度并测量矫正视力对于判定患者是否有视力缺陷或弱视是最基础的一步。医辅人员能通过摄影筛查相机筛查尚不能说话的儿童的屈光异常。但其准确性和实际应用效果有待进一步考查。

眼　压

眼压是测量眼内的压力。通常用独立的便携式仪器或裂隙灯压平装置进行测量。可供选择的方法还有气体的、电子的或弹回式眼压计。对于不合作的儿童若要精确测量眼压，可在镇静或全身麻醉后进行。用两个食指一起放在上睑，在睑板上方触摸眼球可粗略估计眼压高低。

参考书目

参考书目请参见光盘。

（肖颖　译，杨晨皓　审）

第612章
屈光和调节异常

Scott E. Olitsky, Denise Hug, Laura S. Plummer, Merrill Stass-Isern

正视眼是当处于休息状态（非调节状态）时平行光线聚焦在眼的视网膜上。这种理想的屈光状态是常见的，反之，屈光不正也很常见。屈光不正的三种主要类型是远视、近视和散光。大多数儿童在出生时处于生理性远视状态。然而相当一部分儿童，特别是那些早产儿则为近视，而且常有某种程度的散光。随着年龄增长，屈光状态逐渐变化，应定期进行评估。

可以客观地和主观地进行眼的屈光状态测定。客观的方法是将视网膜检影镜的一束光线直接地投射在患者的视网膜上。通过检影镜光带的运动情况以及眼前放置的镜片的度数来精确地判别眼的屈光力。这一方法可以在任何年龄进行，因为不需要患者做出反应。

婴儿和儿童最好在滴用使瞳孔散大和睫状肌麻痹（调节松弛）的眼药后进行检查。最常用的药物是托吡卡胺、环戊酮和硫酸阿托品。

主观的方法是将镜片放在眼前，让患者回答戴哪个镜片看视力表上的字母最清晰。这一方法要依靠患者的识别和交流能力。不过对认知发育达到一定程度的儿童来说，能有助于决定最佳的屈光矫正。

远　视

眼处于休息状态时，如果平行光线聚焦在的视网膜后方，这种状态称为远视。这可以由于眼的前后径太短、角膜或晶状体的屈光力小于正常引起。

远视时，看远和看近均使用调节以便将目标聚焦。如果所需的调节力不太大，儿童有清晰的视力而且远近距离工作都是舒服的。高度远视需要较大的调节力，视力可能是模糊的，儿童可能诉说"眼疲劳"，头痛或疲乏。斜视、揉眼、眼睑炎症、缺乏读书兴趣也是常见的。如果由远视带来的这些不适感很强的话，儿童可能会看不清楚并且发展为双侧弱视（屈光不正性弱视），可能合并内斜视（见第615章集合性斜视、调节性内斜视）。

有指征的话，可以开足够度数的凸镜片处方（框架镜或接触镜）。尽管有些高度远视儿童有较好的视力，但也会乐意戴眼镜，因为这样能消除为了获取清晰视力而产生的过度调节。尚未开口说话的儿童也应该戴眼镜来预防产生内斜视或弱视。有生理性远视的儿童大多是不需要这样矫正的。

近　视

近视眼是由于平行光线聚焦在视网膜前面。这可以由于眼球前后径太长、角膜或晶状体屈光力大于正常所致。主要症状是视远模糊。近视眼的远点跟近视的度数是相反的，随着近视度数增加，远点离眼睛越近。例如，1个屈光度的近视，清晰聚焦的远点是眼前1米，而3个屈光度的近视，远点仅仅是眼前1/3米。因此，近视的儿童往往将目标或阅读物拿得近、喜欢离黑板近、可能对远距离的活动不感兴趣。斜眼常见，因为当睑裂变小时，视力可以相对提高，也就是我们所说的针孔效应。

近视眼在婴儿和学龄前儿童不多见。在早产儿和患有早产儿视网膜病变的婴儿中较常见。近视也有遗传倾向，父母患近视眼的，其孩子应早期进行检查。在小学，尤其是在十岁前后，近视眼发病率增加。在生长发育期，近视程度亦随年龄而呈增加趋势。

可以开合适的凹透镜处方（框架镜或接触镜），

从而给患者提供清晰的视力和舒适感。一般需要定期更换度数，有时间隔 1~2 年，有时每隔数月。近距离用眼时如果动用过度的调节被认为可以导致近视加深。基于这个原理，一些医生提倡使用睫状肌麻痹药和双光镜、刻意欠矫或是近距离用眼时摘掉眼镜以延缓近视的进展，但对这一疗法的并未被科学证实。

1995 年来，准分子激光矫正近视被批准用于成年人。LASIK（激光原位角膜磨镶术）先用微角膜刀或飞秒激光来制作上皮 – 基质瓣以便去除其下角膜组织来矫正视力；瓣随后被盖回原位。视力矫正通常是精确并且随着时间推移是稳定的。高度近视（>10 个屈光度）的风险最大，包括产生星爆症状、光晕、物象扭曲或是重影（通常是晚上）。屈光手术目前尚未批准用于儿童患者，但是正在研究当中，尤其是对某些弱视患者的治疗。

多数病例的近视不是眼的病理改变的结果，而被认为是单纯性或生理性近视。然而，有些儿童可能患病理性近视，是由眼轴长度的病理性异常引起的一种罕见情况。常合并巩膜、脉络膜和视网膜变薄和某种程度的不能矫正的视力损害。视网膜变薄会导致视网膜裂孔和断裂产生，最终导致视网膜脱离。近视也可以是因为有其他眼疾，如圆锥形角膜、晶状体异位、先天性静止型夜盲和青光眼。近视亦是 Stickler 综合征的主要特征。

■ 散 光

散光是由于眼的各子午线屈光力不同所致。大多数病例是由于角膜曲率不规则引起，某些散光是因晶状体的改变引起。低度散光很常见，可能不会引起症状。度数较大的散光可以有视物变形。散光者为了获得较清晰的物像会使用调节或斜眼以得到针孔的效果。症状包括"眼疲劳"、头痛和疲乏。柱镜或球柱镜片可用来矫正散光症状。至于是一直需要或只是部分时间需要眼镜，取决于散光的大小和伴随症状的程度。在某些病例可使用接触镜。

在由损伤、眶周和眼睑血管瘤以及上睑下垂引起的角膜不规则的婴儿和儿童，患散光和伴随的弱视的风险增加。

■ 屈光参差

当一眼的屈光状态明显不同于另一眼时，就会存在屈光参差。如不矫正，一眼可能一直是处于离焦状态，从而导致弱视的发生。为了获得双眼正常的视觉发育，需早期检查和矫正。

■ 调 节

在调节过程中，睫状肌收缩，晶状体悬韧带松弛，晶状体变得相对呈球形，使光线聚焦在视网膜上。幼年时的调节幅度最大，随年龄增大逐渐减小。随年龄增大所出现的调节力的生理性降低称为老视。

儿童的调节失调相对罕见。过早老视偶现于年轻人。儿童调节麻痹的最常见原因是有意或无意使用了局部的或全身的睫状肌麻痹剂，包括所有的抗胆碱能药物和毒物以及具有这种作用的植物和植物物质。调节麻痹的神经源性的原因包括损伤影响了动眼神经（第III脑神经）走行过程中的任何一部分。

鉴别诊断包括肿瘤、变性疾病、血管病变、外伤和感染性疾病。由于全身情况异常引起的调节受损包括肉毒中毒、白喉、Wilson 病、糖尿病和梅毒。某些病毒感染疾病后引起的埃迪瞳孔（Adie tonic pupil）也可以引起调节缺失（见第 614 章）。调节明显缺陷可能源于精神性的，对于一个孩子来讲，常常是视力和聚焦能力正常，却假装不能阅读。

参考书目

参考书目请参见光盘

（肖颖 译，杨晨皓 审）

第 613 章

视力障碍

Scott E. Olitsky, Denise Hug, Laura S. Plummer, Merrill Stass-Isern

儿童的严重视力丧失（矫正视力低于 0.1）和失明有许多病因引起的，可能是视通路结构或功能的多重损伤（表 613-1）。在低出生体重儿和婴儿人群中，其总发病率为 2.5/100 000；发展中国家的发病率更高。致病时间最常见的是出生前和围产期；大脑 – 视觉通路、视神经和视网膜是最常见的受损部位。产前重要的因素包括常染色体隐性遗传（最常见）、常染色体显性遗传和 X – 性连锁遗传，还有缺氧和染色体综合征。围产期和新生儿期的因素包括早产儿视网膜病变、缺氧 – 缺血和感染。年长儿童当中，严重的视觉损伤在可以由中枢神经系统或视网膜肿瘤、感染、缺氧 – 缺血、损伤、神经退行性病变或少年型类风湿关节炎导致。

■ 弱 视

弱视是指侧或双侧眼球的视敏度降低，如果视力发育尚未成熟的儿童不能接收到清晰的视网膜投影就会发生弱视。不成形的视网膜像也可以继发于眼位分离（斜

表 613-1 儿童严重视力损伤或盲的病因

先天性

视神经发育不全或不良

视 – 隔发育不良

视神经缺损

先天性脑积水

积水性无脑畸形

孔洞脑

小脑畸形

脑膨出，尤其是枕部

牵牛花视盘

无虹膜

小眼畸形或无眼畸形

Peters 异常

Reiger 异常

永存瞳孔残膜

青光眼

白内障

永存增生性原始玻璃体

母斑病

结节性硬化

神经纤维瘤（特别是联合视神经胶质瘤）

Sturge-Weber 综合征

脑视网膜血管瘤病

肿瘤

视网膜母细胞瘤

视神经胶质瘤

眼周脑膜瘤

颅咽管瘤

脑胶质瘤

星形细胞瘤

后部和脑室内肿瘤并发脑积水

假脑瘤

神经变性疾病

大脑贮积病

神经节苷脂贮积病，尤其是泰 – 萨克斯病、Sandhoff 变异体、全身性神经节苷脂沉积症

其他脂质沉积和蜡样脂褐质沉积症，尤其是迟发障碍如晚期婴儿型家族黑朦性白痴和 Batten-Mayou-Spielmeyer-Vogt 病

黏多糖增多症，尤其是赫尔利综合征和亨特综合征

脑白质营养不良（髓鞘形成障碍），尤其是异染性脑白质营养不良和卡纳万病

表 613-1（续）

脱髓鞘硬化症，尤其是弥漫性硬化和 Devic 视神经脊髓炎

特殊类型：Dawson 病，利氏病，巴 – 科综合征，雷夫叙姆病

视网膜变性病：视网膜色素变性和它的变体、Leber 先天型

视神经萎缩：先天型常染色体隐性遗传型，婴儿型和常染色体显性遗传型，Leber 病，萎缩合并遗传性共济失调—Behr、Marie 和 Sanger-Brown

感染和炎症性过程

脑炎，尤其是产前感染综合征，鼠弓形体引起，巨细胞病毒，风疹病毒，梅毒螺旋体，单纯疱疹病毒

脑膜炎；蛛网膜炎

脉络膜视网膜炎

眼内炎

沙眼

角膜炎

葡萄膜炎

血液学失调

白血病伴中枢神经系统受累

血管和循环障碍

胶原血管病

动静脉畸形：大脑内出血，蛛网膜下腔出血

视网膜中央血管闭塞

外伤

视神经、视交叉、眼球、角膜挫伤或撕脱伤

脑挫伤或撕裂

大脑内、蛛网膜下或硬脑膜下出血

视网膜脱离

药物和毒素

奎宁

乙胺丁醇

甲醇

其他

其他

早产儿视网膜病

角膜巩膜化

转换反应

视神经炎

骨硬化症

摘 自 Kliegman R. Practical strategies in pediatric diagnosis and therapy. Philadelphia, WB Saunders, 1996

视性弱视），两眼所需的矫正屈光度数的不平衡（屈光参差性弱视），双眼高度屈光不正（屈光不正性弱视），

或视轴上的屈光间质混浊（形觉剥夺性弱视）。

正常情况下，视力发育在婴儿期和幼年早期进展很快。在这一早期发育过程中，任何干扰因素影响形成清晰的视网膜物像都可以产生弱视。弱视可能发生在视力发育的关键阶段，在视皮层发育成熟之前、十岁之前，越年幼，就越易发展成弱视。

诊断弱视需要经过系统的眼部检查并排除器质性疾病引起的视力下降后才能明确诊断。对一个视力低下的儿童，如果病史和眼科检查不支持弱视的诊断，就应该考虑其他原因（如神经性的、精神性的）。弱视一般无症状，只能通过筛查的方法检查出来。筛查在年长儿童是相对容易的，但正由于弱视很少发生在年长儿，治疗的效果也不好。在视觉系统尚未完全成熟的幼儿，弱视的逆转则较快。成功治疗弱视的关键是早期检查，及时治疗。

弱视的治疗通常首先是去除任何引起屈光间质混浊的因素或配合适的眼镜，让双眼均取得良好对焦的视网膜成像。好的眼睛需要被遮盖起来（遮盖疗法）或者戴眼镜或用药使看东西模糊（压抑疗法）来适当地刺激差眼的视觉发育。遮盖疗法能使视力提高得更快，但是一些儿童对阿托品压抑疗法更加耐受。对任何患者都应该按照个体基础选择最佳的治疗方法。应该彻底地理解治疗目的并仔细监督治疗。眼科医生对遮盖治疗的严密监督是至关重要的，尤其是在幼儿，避免在遮盖眼形成剥夺性弱视。许多家庭在弱视治疗过程中应该确保遮盖并给予孩子支持。尽管全天遮盖曾经被认为是弱视治疗的最佳方法，一系列的前瞻性研究已经证实一些儿童就算减少遮盖时间或使用阿托品药物也能达到接近的治疗效果。过去通常认为年长儿童对弱视治疗是没有反应的，但是也被证实是错误的。现在的研究建议对曾经认定为视觉发育已经结束并且无望提高视力的儿童也应该进行弱视治疗。

■复视

复视或重影，一般是由于眼轴不对称造成的。如果是双眼复视的话，遮盖一只眼后复视症状减轻；复视的儿童通常会出现斜眼、用手遮住一只眼，或者用一个异常头位（侧脸或者是歪头）来减轻讨厌的复视症状。这个动作，特别是对还不会说话的儿童来说，是非常重要的体现复视的线索。任何儿童的突发复视必须立刻检查评估；可能发生是一些疾病的征兆，例如颅内压增高，颅内肿瘤，或是眼眶肿物。

单眼复视是的原因有晶状体脱位、白内障以及屈光间质及黄斑病变。对这一型复视而言，遮盖非复视眼并不会减轻复视症状。

■抑制

当出现斜视时，复视是由于同一物象落在了双眼视网膜的不对称位置上。在视力发育尚未成熟的儿童，大脑皮层能通过一些方法来消除复视。这个主动的举措被定义为抑制。他只发生在儿童身上。虽然抑制能够消除恼人的复视症状，其实是潜在的第二物象在试图让双眼适当地对齐。一旦抑制形成，就会使得间歇性斜视发展为恒定性斜视，有些尽管在儿童期成功治疗了斜视之后也会再复发。

■黑矇

黑矇是指部分或全部视力丧失；这一术语经常用来形容严重的视力受损、全盲或接近全盲。先天性黑矇，首先需要鉴别诊断的就是发育畸形，或由妊娠或围产期感染带来的损伤、缺氧、围产期创伤，还有基因疾病影响到眼睛或视觉通路。通常，黑矇的原因能通过简单的眼科检查就能明确病因，例如小眼畸形、角膜混浊、严重白内障、脉络膜视网膜瘢痕、黄斑缺失、视网膜发育不全和严重的视神经发育不全。另外一种情况，视网膜本质病变并不一定在一开始的检眼镜检查时就能察觉出来，或者是缺陷是存在于大脑而非眼部。神经放射学的（CT或MRI）和电生理学的（视网膜电流图）评估对这些案例是很有帮助的。

早期视力存在的儿童若发生黑矇，则情况是不同的。在缺乏明显的眼部病变（白内障、脉络膜视网膜炎、视网膜母细胞瘤、视网膜色素变性）情况下，应该考虑到神经系统的和全身疾病影响到了视觉传道通路。突发黑矇可能提示有脑病（高血压）、感染或类感染病变、血管炎、偏头痛、白血病、中毒或外伤。它可能是急性脱髓鞘病变影响到了视神经、视交叉或是大脑。在一些病例中视力的骤降是由于颅内压增高、急速进展的脑积水或分流失效导致的。视力缓慢下降则提示肿瘤或神经退行性病变。视神经和视交叉胶质瘤和颅咽管瘤是首要考虑的诊断。

视力受损程度的临床表现取决于儿童的年龄和能力、发作形式、病损累及双眼或单眼以及其严重程度。发现婴儿黑矇的最初线索可能是眼球震颤或斜视，而视力障碍在一段时间内并不会被察觉。胆怯、笨拙或行为的改变可能是幼儿阶段的最初线索。进入学校，上述表现更加恶化，并且对校园活动不感兴趣通常是年长儿童的常见表现。学龄儿童常常试图掩盖自己的能力缺陷，一些病例进展很慢，他们自身并未意识到这个问题的严重性；有一些儿童能察觉到并及时报告了其视力的细微改变。

任何失明相关的临床表现均需要及时全面的眼科检查。小儿黑矇的完整描述及其诱因均需要深入研究分析，需要通过包括神经系统检查、电生理学检查甚至代谢和遗传学检查等。以及伴随的特殊教育背景、社会及心理学状态也是必须要考虑到的。

夜盲

夜盲是指在暗光下的视力障碍。一般表现视杆细胞功能受损，尤其在暗适应时间和感觉阈值异常。先天性静止性夜盲可以由于常染色体显性、常染色体隐性或 X- 性连锁隐性遗传而出现，可能伴有近视或眼球震颤。这样的儿童可能在去暗室睡觉时表现出很严重的问题，这可能被误认为是行为学异常。进行性夜盲一般是指原发性或继发性视网膜、脉络膜或玻璃体视网膜变性（见第 622 章）；同样也见于维生素 A 缺乏或使用了视网膜毒性药物如奎宁的情况下。

精神性障碍

精神心理因素导致的视力问题在学龄期儿童还是很常见的。转换反应和故意装假这两种情况都能遇到。往往表现为诉说单眼或双眼的视力下降，还有就是视野缩小，另有一些病例表现为复视或多视（见第 20、23 章）。

诊断的重要依据是：不恰当的情感、过多的鬼脸、行为上的自相矛盾和易受影响。为鉴别器质性和功能性视力障碍，进行全面的眼科检查是基本的。

患儿一般在受到肯定的保证和鼓励时会做得更好。一些病例需要精神方面的关照。对所有病例必须采取鼓励和非惩罚性的方法。

诵读困难

诵读困难是指阅读能力无法发育到预期水准，尽管在其他方面智力是正常的。阅读障碍和诵读困难这两个术语通常是可以互换的。许多诵读困难也会伴有书写能力低下。诵读困难是指原发性的阅读障碍，需要与其他继发性阅读困难相鉴别：智力低下、环境或教育被剥夺、身体或器质性疾病。因为对诵读困难并没有一个标准测试，诊断上主要看阅读能力和智力是否匹配，还有看是否达到预期标准。诵读困难是基于言语障碍的疾病，其本质上并不是由眼或视力的缺陷造成的，也不是眼球运动或是双眼眼位方面的缺陷引起的。我们建议有阅读障碍的儿童要进行眼部评估来帮助诊断，而且需要矫正现有的任何眼部异常，如屈

光不正、弱视或斜视，但并不能期望针对眼部的治疗能够纠正发育性的诵读困难（见第 31 章）。

参考书目

参考书目请参见光盘。

（肖颖　译，杨晨皓　审）

第 614 章
瞳孔和虹膜的异常

Scott E. Olitsky, Denise Hug, Laura S. Plummer, Merrill Stass-Isern

无虹膜

无虹膜这一术语其实是个误称，因为虹膜组织通常还是有的，只是有些发育不全（图 614-1）。2/3 的病例是高外显率的显性遗传。另外 30% 的病例是散发的并认为是新的基因突变造成的。不管遗传方式的差别，98% 的情况是双侧发病，发病率是 1/50 000。

无虹膜是全眼球的疾病，并不能认为是单一虹膜缺损。黄斑和视神经发育不全是很常见的，常常导致视力下降和知觉性眼球震颤。许多患者的视力只有 20/200，但偶尔视力会更好些。他的眼部畸形很常见，包括晶状体和角膜的畸形。角膜可能很小，少数患者角膜周边部表层有细胞浸润（血管翳），临床表现为

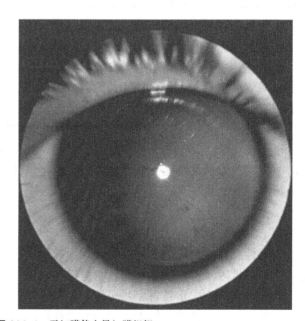

图 614-1　无虹膜伴少量虹膜组织
摘自 Nelson LB, Spaeth GL, Nowinski TS, et al. Aniridia: a review. Surv Ophthalmol, 1984, 28:621-642

灰色混浊。血管翳是由于干细胞缺乏引起的，必须通过角膜缘干细胞移植而不是角膜移植来治疗。晶状体异常包括白内障形成和晶状体不全或全脱位。在无虹膜患者中青光眼的发病率高达 75%。

无虹膜是染色体 11p13 的 PAX6 基因缺损导致的。PAX6 基因是眼形成的主要控制基因。无虹膜可以是散发的或家族性的。家族型的是完全外显的常染色体显性遗传，但是有表现变异性。散发的无虹膜 30% 伴有 Wilms 肿瘤（见第 493.1）。无虹膜合并 Wilms 肿瘤代表相邻基因综合征，毗邻的 PAX6 和 Wilms 肿瘤（WT1）基因都缺失。有些缺失形成了 Wilms 肿瘤的 WAGR 复合体、无虹膜、生殖泌尿畸形和智力低下。所有散发的无虹膜儿童都应该进行染色体缺失分析来排除是否有 Wilms 肿瘤形成。缺失检查阳性的儿童需要反复进行腹部超声波和临床检查。家族型无虹膜也有 Wilms 肿瘤的报道。因此，对这些患儿都应该进行染色体的检查。

■ 虹膜缺损

虹膜缺损是一种发育缺陷，其可以表现为虹膜的一段缺损，虹膜组织上有一裂洞或瞳孔缘切迹。单纯缺损多以常染色体显性特征遗传，可以单独出现或伴发其他异常。虹膜缺损可以是由于胚裂未闭合引起的。由于胚裂解剖位置原因，虹膜缺损通常位于下方，使得虹膜呈现锁眼样外观。虹膜缺损可能是广泛的胚裂闭合不良中唯一可见的部分，同时也累及眼底和视神经。这种情况下，视力很可能严重受损。因此，所有虹膜缺损的儿童均因做全面的眼科检查。

■ 小瞳孔

小瞳孔（先天性瞳孔缩小）表现为瞳孔小，对光反应或调节反应不存在，并且开大不良，如果一点反应都没有，可以试试药物散瞳。这种情况可以是单侧或双侧存在。在双侧发病的病例，双眼瞳孔缩小的程度可以不同。眼的其他部分可以正常也可以伴发其他眼前节异常。先天性小瞳孔通常是以常染色体显性遗传为特征，但也可以散发。

■ 先天性瞳孔散大

先天性瞳孔散大的患者，瞳孔表现为散大的，对光刺激和视近时不出现明显收缩，对缩瞳剂反应很微弱。虹膜的其他方面正常，患儿一般是健康的。需要考虑到外伤、药物性瞳孔散大和神经系统疾病。许多明显的先天性瞳孔散大病例表现出虹膜中心结构的异常，可能被认为是无虹膜的一种形式。

■ 瞳孔变形和瞳孔异位

瞳孔变形是瞳孔形状异常，瞳孔异位为瞳孔位置异常。作为先天性或获得性异常，可以同时或单独出现。

瞳孔异位通常是双侧的对称出现的，很少以孤立异常的形式出现；常合并晶状体异位（晶状体及瞳孔异位），通常晶状体和瞳孔异位方向相反。晶状体及瞳孔异位为常染色体隐性遗传的方式；近亲常见。

如果是获得性异常，瞳孔变形和异位多由外伤或眼内炎症造成，眼穿通伤后的虹膜脱出使得瞳孔在穿通的方向上变得尖锐。虹膜后粘连（虹膜与晶状体粘连）在任何原因引起的眼前节炎症中很常见。

■ 瞳孔不等

瞳孔不等是指瞳孔不等大。瞳孔大小的不同可能是局部或是神经系统疾病造成的。通常，如果瞳孔不等在明亮的点光源存在或在视近时更明显，说明是瞳孔收缩有障碍，较大的瞳孔为异常。反之，瞳孔不等在降低照明情况下更明显，则为瞳孔散大有障碍，较小的瞳孔为异常。瞳孔异常的神经系统方面的原因（副交感神经或交感神经受损）必须与局部原因如虹膜粘连、先天性虹膜缺陷（缺损、缺失）和药物引起的瞳孔不等相鉴别。单纯的中枢性瞳孔不等可以见于身体其他方面健康的个体。瞳孔不等联合上睑下垂可见于 Horner 综合征患者。

■ Horner 综合征

眼交感神经不全麻痹（Horner 综合征）的主要体征是同侧瞳孔缩小、轻度上睑下垂、眼球明显内陷伴轻度下睑上抬。也可以有面部少汗、调节幅度增加和眼内压暂时降低。如果眼交感纤维麻痹在 2 岁前出现，患眼可以出现虹膜异色伴虹膜色素减退，但可以随着时间延长而好转。

眼交感神经麻痹可以由于中脑、脑干、脊髓上段、颈部、颅中窝或眼眶损伤引起。先天性眼交感神经麻痹，常作为 Klumpke 臂麻痹的一部分是常见的，但其眼部体征，尤其是瞳孔不等，可能多年未被发现。Horner 综合征亦见于一些施行胸部手术后的儿童，如先天性心脏病。先天性 Horner 综合征可能伴有脊椎异常和肠原性囊肿。在一些婴儿和儿童，Horner 综合征是纵隔或颈部的肿瘤，尤其是成神经细胞瘤的明显体征。

Horner 综合征的诊断可以通过局部用可卡因或阿拉可乐定眼药水来证实。正常瞳孔在滴入 1 或 2 滴 4% 可卡因 20~45min 后可观察到散大，而眼交感神经不全麻痹的瞳孔缩小则难散大，如果是这种情况，用可卡因即可证实。阿拉可乐定引起瞳孔大小逆转，即受累侧（小的）瞳孔散大而正常侧瞳孔没有反应。在幼儿中应用应该慎重，因为其中枢神经系统的副作用是镇静过度。这些药理学试验在有典型的临床表现出现的情况下可能并没有必要。

儿童的 Horner 综合征可能是外伤、手术或者是成神经细胞瘤累及胸腔的交感神经链引起的。在对没有外伤或手术史可以解释的瞳孔不等大的儿童获得性 Horner 综合征病例，应该行头颅及颈部和胸腔的影像学检查。有时候，回顾以往的摄片对确定 Horner 综合征的发病年龄有帮助。

固定性瞳孔散大

大而无反应的瞳孔的鉴别诊断包括由中枢或外周神经损害引起的眼内肌麻痹、小脑幕疝形成的 Hutchinson 瞳孔、强直瞳孔、药物封闭的瞳孔和外伤性虹膜麻痹。

大而且无反应的瞳孔的最常见原因是有意或无意使用睫状肌麻痹剂，尤其是阿托品和与其有关的药物。中枢神经系统损伤如松果体瘤可导致儿童眼内肌麻痹。因为动眼神经外面携带的纤维是负责瞳孔收缩的，该神经的颅内段受压可能出现眼内肌麻痹现象，比上睑下垂和眼球运动障碍出现得更早。虽然眼肌麻痹性偏头痛是儿童第三脑神经麻痹伴瞳孔受累的常见原因，在鉴别诊断时也应该考虑到颅内动脉瘤。在持续性颅内压增高的情况下，由小脑幕疝引起的 blwon 瞳孔，常为单侧，患者有明显症状。匹罗卡品试验能有助于鉴别神经性的虹膜麻痹和药物阻滞引起的瞳孔散大。在神经性虹膜麻痹情况下，滴用 0.5%~1% 的匹罗卡品 1~2 滴，几分钟内散大的瞳孔即收缩，如果瞳孔已用阿托品散大，则滴用匹罗卡品无效。由于匹罗卡品是长效药，这一试验不能用于必须仔细检测瞳孔的急性情况下。由于瞳孔对光反应的一致性，一侧眼全盲并不会导致单侧瞳孔散大。

瞳孔强直

瞳孔强直是典型的大瞳孔，对光反应很差（反应很慢或基本无反应），对调节反应差而且慢，以缓慢、紧张的方式再度散大。强直瞳孔的特征被解释为外周的（节后的）神经切除术后和不理想的神经移植术后括约肌对胆碱能神经的过度敏感性。瞳孔强直的明显特征是对稀释的胆碱能药物的敏感性。滴入 0.125% 的匹罗卡品后受累侧瞳孔明显收缩而非受累侧瞳孔几乎没有反应。这种情况通常为单侧。

瞳孔强直可发生于虹膜部分或完全麻痹的急性期后，可见于眼或眶外伤后，也可以与中毒或感染性疾病同时出现。在儿科年龄组的患者中瞳孔强直不常见。感染的过程（原发性病毒综合征）和外伤是主要原因。瞳孔强直的特征亦可见于患有家族型自主神经功能异常（Riley-Day 综合征）的婴儿和儿童，虽然对这些发现的意义一直有争论。据报道，瞳孔强直亦见于患有 Charcot-Marie-Tooth 病的幼儿。在年青女性，出现瞳孔强直并发深部腱反射减弱被称为 Adie 综合征。

Marcus Gunn 瞳孔

Marcus Gunn 瞳孔是指一种不对称的视交叉前的传入神经缺陷。最好用移动手电筒试验来证明，这样可以比较双侧瞳孔的直接和间接对光反应。让患者固视远处视标（为了控制调节），用一亮的点光源依次交替直接照射每一只眼。如有传入神经损害，患眼的直接光反应和另眼的间接对光反应均低于正常。光线照射较好眼或正常眼引起双侧瞳孔正常反应（收缩）。光线照射患眼引起双侧瞳孔某种程度再度散大，反映传导有缺陷。这对于检测和确定视神经和视网膜疾病是很敏感而且有用的试验。只有存在"相对"的视神经传导性质差异时这项试验才会有异常，因此，双侧和对称性视神经疾病并不会表现出瞳孔的传入障碍。细微的相对传入障碍可见于某些弱视儿童。

反常的瞳孔反应

一些儿童表现为瞳孔在黑暗时出现反常收缩。当光源被关上时，起始有一快速地收缩，接着瞳孔缓慢散大。直接光反射和近反射正常。机制不明，但是在减弱光线情况下瞳孔的反常收缩可能是视网膜或视神经异常的征象。在患有先天性静止性夜盲、白化病、视网膜色素变性、Leber 先天性视网膜黑蒙和 Best 病的儿童均观察到了这一现象。它亦见于患有视神经异常、视神经炎、视神经萎缩，还可见于患有弱视的儿童。

永久性瞳孔残膜

瞳孔膜和晶状体前部血管膜的退化一般在胚胎 5~6 个月时完成。瞳孔残膜在一些新生儿中很常见，尤其是早产儿。这种残膜的原型是穿越瞳孔区的无色素闭塞血管，并可附着于晶状体或是角膜上。残膜能及时萎缩并且不遗留任何问题。然而，在一些儿童（增加"人群中"），明显的残膜仍然遮挡着瞳孔并且影响视力。极少见的情况下，尚有未闭塞的血管，当这些永存的血管破裂时就会产生前房积血。

对于广泛的并且足以阻挡视力的永存瞳孔残膜，必须在生后数月内进行早期干预以尽量减少婴儿弱视的发生。在一些病例，散瞳剂及遮盖疗法是有效的，但是还有一些病例则需要手术来创造一个足够大的瞳孔。

■ 异色症

异色症时，双侧虹膜颜色不一（虹膜异色症）或是一部分虹膜的颜色与其余不一样（虹膜异色）。单纯异色症可以作为常染色体显性特征而出现。先天性异色症亦是 Waardenburg 综合征的特征表现，为常染色体显性遗传，主要特征是内眦角和泪小点向外侧移位，色素紊乱（通常为中间额发白和皮肤脱色素斑片）和听力缺陷。虹膜的颜色可以由于外伤、出血、眼内炎（虹膜睫状体炎，葡萄膜炎）、眼内肿瘤（尤其是视网膜母细胞瘤）、眼内异物、青光眼、虹膜萎缩、眼交感神经麻痹（Horner 综合征）、眼球黑变病、内眼手术史或是一些青光眼药物的影响而改变。

■ 虹膜的其他疾病

虹膜的散在结节，称为 Lisch 结节，在神经纤维瘤病的患者中常见。Lisch 结节是虹膜的黑色素细胞错构瘤形成，形态由轻度隆起的着色区到单个球形的小瘤不等。在 >5 周岁的患神经纤维瘤病的患者中 92%~100% 出现 Lisch 结节。裂隙灯能够发现这些结节并且帮助判断是否符合神经纤维瘤病的诊断标准。

患白血病时，可以出现虹膜浸润，有时出现前房积脓，即白细胞在前房聚集，这能够预示白血病复发或是中枢神经系统受累。

青少年黄色肉芽肿（黄痣性内皮瘤）可以出现在眼部，表现为虹膜浅黄色肉芽肿或斑片。可以并发自发性前房积血、青光眼或是葡萄膜炎伴红眼。在任何有自发性前房积血的婴幼儿，都应该寻找皮肤黄肉芽肿（见第 80.3）。许多病例的眼部损害用局部皮质类固醇治疗有效。

■ 白瞳症

白瞳症囊括任意瞳孔区白色反射，也称为猫眼反射。对任何白瞳症的儿童，首先考虑的诊断是白内障、永存性原始玻璃体增生、瘢痕性早产儿视网膜病变、视网膜脱离和视网膜劈裂，还有视网膜母细胞瘤（图614-2）。亦要考虑眼内炎、机化的玻璃体积血、白血病眼病、渗出性视网膜病（如 Coats 病），还有几种少见的情况如髓上皮瘤、巨大视网膜神经胶质瘤、Norrie 病的视网膜假瘤和 Bloch-Sulzberger 综合征的假神经胶质瘤、视网膜发育不良，还有母斑病的视网膜损害。白瞳反射亦可见于眼底缺损、大片视网膜脉络

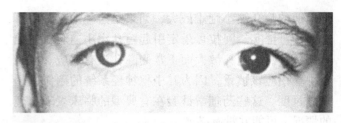

图 614-2　白瞳症。视网膜母细胞瘤患儿的白瞳孔反射

膜萎缩瘢痕和异位的视网膜神经纤维髓鞘。对白症需要进行及时和全面的检查评估。

用检眼镜和双目显微镜直接检查眼部常能做出诊断。超声波和放射学检查是有帮助的。某些情况下，要靠病理学家做出最后诊断。

参考文献

参考书目请参见光盘。

（肖颖　译，杨晨皓　审）

第 615 章
眼运动及眼位异常

Scott E. Olitsky, Denise Hug, Laura S. Plummer, Merrill Stass-Isern

■ 斜　视

斜视或眼位异常是儿童常见的眼部疾病之一，在 <6 岁的儿童中发病率约4%。斜视会导致视力丧失（弱视）并造成严重的心理影响。对斜视早期发现并治疗是防止永久性视力损害的关键。30%~50% 的斜视儿童发展成弱视。在视觉发展的早期重塑正常眼位才能使这些儿童有机会形成正常双眼视。

斜视是指"斜眼或是斜着看"。许多术语用来讨论或体现斜视的特征。

视轴正常是眼平衡的理想状况。它意味着眼运动系统处于完美的平衡状态，眼球能够在所有眼位和注视距离保持协调一致。即使打破融合，如遮盖一只眼，真正视轴正常的个体仍能保持精准眼位。实际上视轴正常是很少遇到的，大多数人都有微小的隐斜视。

隐斜视是指眼位存在潜在的分离倾向。隐斜视通常被融合机制控制，从而拥有双眼视，避免产生复视。眼偏斜只有在某些情况会出现，如疲劳、疾病、紧张，或打破正常融像功能的试验（例如单眼遮盖）。如果隐斜度数大的话，会产生一些困扰的症状，如一过性复视，头痛或眼疲劳。正常人会存在一定程度的隐斜

视，通常没有任何症状。

眼位失调时，常需要描述偏斜的类型。内隐斜和内斜视是指眼向内或集合性偏斜，通常称为交叉眼。外隐斜或外斜视是指分开或向外转的斜眼，walleye 是非专业术语。上斜或下斜分别是指向上或向下斜眼。在单眼斜视的情况下，描述斜视时所指的斜视眼常常是斜视的一部分（如左眼内斜视）。

诊　断

许多技术被用来评估眼位和眼球运动以帮助诊断斜视。对斜视或其他任何眼病的患儿，视力评估是必须的。单眼视力下降需要判断是斜视或者其他眼部异常，通常粗筛很难判断。甚至小度数斜视也因微弱而无法通过粗查发现，导致弱视或斜视性视力下降。

角膜映光检查可能是最快而简单的诊断斜视的方法。对不配合或注视差的儿童尤为适用。在进行 Hirschberg 角膜映光试验时，检查者将点光源同时投射到双眼角膜上，并让儿童直接注视光源。对比双眼角膜反光点的位置。正位眼的反光点是对称的，由于角膜和黄斑的关系，反光会在瞳孔中央稍偏鼻侧。如果是斜视眼，反光是不对称的，表现为一眼的反光移位。Krimsky 角膜映光法试验是用三棱镜放在一眼或双眼前使得反光直线对齐。对齐所需的三棱镜的度数就是偏斜的度数。虽然这是一个很实用的筛查方法，但是角膜映光试验并不能发现小角度或是间歇性斜视。

遮盖试验检查斜视需要儿童注意力集中和配合、良好的眼球运动功能和各眼有一定的视力。如果任意一条不满足，检查结果就有可能是无效的。检查包括遮盖 – 去遮盖和交替遮盖试验。在遮盖 – 去遮盖试验，儿童注视远处视标，6m 为佳。>3 岁的儿童，通常用视力表做注视视标。更小一些的儿童，发声的玩具或是影像能够帮助吸引住他们的注意力。当儿童注视远处的视标时，检查者遮住一只眼睛来观察未遮盖眼的运动。如果不动，说明没有显性斜视。测试完一只眼后，对另眼重复同样的步骤。当进行交替遮盖试验时，检查者快速地对双眼进行遮盖和去遮盖，双眼之间来回移动。如果是斜眼患儿，随着遮盖转换至另一只眼，眼球出现快速移动。遮盖 – 去遮盖和交替遮盖试验都应该分别进行远距离和近距离注视检查。遮盖 – 去遮盖试验用以区分显性斜视和隐性斜视。

临床表现和治疗

斜视的病原学分类复杂，应该根据病因分型区分，有共同性和非共性斜视之分。

共同性斜视

共同性斜视是最常见的斜视类型。患者的眼外肌通常没有问题。在各注视眼位，斜视度数是恒定的或相对恒定的。

假性斜视（假性内斜视）是儿童眼科医生最常被问及并评估的婴儿斜视病因。这种情况的特点是视轴是精准对齐的却有着斜视的假象。这个现象可能是由于扁而宽的鼻梁、明显的内眦赘皮或窄瞳孔间距。观察者可能觉得鼻侧的白色巩膜比预期少，造成了眼球往内转向鼻侧的感觉，尤其是当儿童注视任何一侧时。父母常说当他们的小孩往一边看时，眼睛就几乎不见了。当角膜反光在双眼正中央，遮盖 – 去遮盖试验不动时，假性内斜视是可以与真正的眼位不正相鉴别的。当确定是假性内斜视时，儿童的内斜视外观是可以随着发育而消除的，从而打消家长的顾虑。随着儿童生长发育，鼻梁变得明显，内眦赘皮消失，内侧巩膜看起来和外侧巩膜相称。外观上的眼位交叉是可以通过生长发育而克服的。一些有假性内斜视的儿童家长误以为他们的孩子有真正的内斜视并且能自愈。由于真正的内斜视也可以在日后发生在有假性内斜视的儿童身上，所以一旦外观上的斜眼并没有随着改善的话，家长和儿科医生应该有所警惕并重新检查评估。

内斜视是儿童眼位不正的最常见类型，占所有眼偏斜的 50% 以上。先天性内斜视是一个容易混淆的术语。鲜有先天性内斜视的儿童会生下来就存在内斜视。因此，许多文献认为婴儿的发病时间确定在 6 个月以内的也是先天性内斜视，一些学者则定义为婴儿内斜视。

先天性内斜视的特点是斜视角度大而恒定（图 615-1）。因为斜视度大，交叉固视很常见。这种情况就是儿童用左眼看右边而用右眼看左边。交叉固视下，由于内转的眼睛可以用来看对侧，所以没有必要眼球外转（外展）；这种情况类似于第六脑神经麻痹。外展功能可用娃娃头方法或短时间遮盖一只眼来确定。先天性内斜视的患儿和该年龄正常儿童一样有屈光不正的倾向。不同的是他们以高度远视合并调节性内斜视为特征。先天性内斜视患儿的弱视很常见。

先天性内斜视的治疗首要目标是尽可能地消除或减少斜眼。理想的话，能够使两眼都有正常视力，直视，并且能发展双眼视功能。早期治疗更能促进双眼视功能，这有利于维持长期正常眼位。一旦弱视矫正后，则进行手术矫正眼位。尽管手术成功，曾患先天性内斜视的患儿出现垂直斜视是很常见的。两个最常见的垂直斜视形式是下斜肌亢进和分离垂直性斜视。下斜肌亢进时，侧视时最靠近鼻侧的一眼的下斜肌力

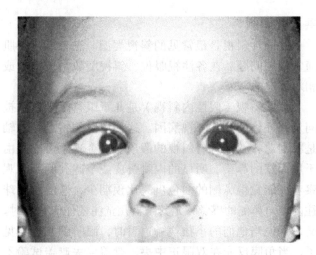

图 615-1（见彩图） 先天性内斜视。注意大角度交叉

量过度从而产生上射（图 615-2）。分离垂直斜视时，一眼缓慢向上漂移，而另一眼不动。治疗上述任一或是两种情况，手术可能是必要的。

家长要知道早期斜视手术成功只是治疗的开始，这一点很重要。因为许多儿童会重新出现斜视或弱视，在视觉尚未成熟时期，他们需要家长的严密监督。

调节性内斜视的定义是"双眼会聚性斜视联合调节反应（聚焦）的激活。"通常发生在 2~3 岁的儿童身上，并且有获得性间歇性或持续性内斜病史。绝大多数病例都存在弱视。

调节性内斜视的机制包括未矫正的远视、调节、调节性集合。进入远视眼的像是模糊的。如果远视度数不大，模糊的像能够通过调节（眼的晶状体聚焦）而清晰。调节和集合（双眼向内转）密切关联。如果儿童的远视性屈光不正度数大或者是调节引发的集合量大的话，就会产生内斜视。

远视足矫是治疗调节性内斜视的初始处方。这些镜片消除了儿童对调节的需求从而矫正内斜视（图 615-3）。虽然一开始很多家长担心自己的小孩会不愿意戴眼镜，但是，由双眼视觉和动用小聚焦力就能看清东西带来的益处，强烈刺激了儿童对戴眼镜的需求，而且普遍接受度良好。远视足矫有时使得看远眼位正常而看近还残留一部分斜视；这可以用双光镜、抗调节滴眼剂或手术来观察或治疗。

重要的是，需要告知家长调节性内斜视的儿童在初期佩戴矫正眼镜后如果不戴眼镜内斜可能会加重。家长常诉说在没戴眼镜之前，小孩的内斜视很小，然而在摘镜以后，内斜变得很大。家长常常将内斜的增加归咎于戴眼镜。这种表观上的增加其实是由于儿童在戴镜后动用了适当的调节。当去掉眼镜后，仍然在用调节聚焦物体，从而增加向内偏斜。

许多儿童在初始治疗后保持眼位正常。因为远视通常会随着年龄增长而降低，许多患者最终脱离对眼镜的依赖。一些患者尽管在戴镜的情况下，残留内斜视仍然存在。这常发生于调节性内斜视发病后治疗不及时的情况下。另一些病例，内斜可能在初始戴镜时消除，但交叉斜视又重新出现而且不能被眼镜矫正。不能再被眼镜矫正的是内斜的发展或是属于非调节部分。手术矫正这部分斜视可能恢复双眼视。

外斜视是第二位常见类型的眼位不正。外斜视可以是间歇性的也可以是恒定的。间歇性外斜视是儿童最常见的外斜视。它的特征是一眼向外偏斜，通常在儿童向远处注视时出现。斜眼常在疲劳或疾病时明显。暴露在强光下能引起外斜眼反射性闭眼。因为最初双眼在大多数时间能保持正位，因而双眼的视力良好，双眼视也正常。

间歇性外斜视的发病时间不同，但多发生于 6 个月至 4 岁。是否进行眼外肌手术取决于偏斜的量和频率。如果偏斜小而且频率低，对患儿进行观察是合理的。如果外斜度大而且频率增加，则需施行手术来维持双眼视。

恒定性外斜视可能极少是先天性的。先天性外斜视可能合并神经系统疾病或是眶骨异常，如 Crouzon 综合征。较晚发生的外斜视可能是儿童期间歇性外斜视的发展。手术可以恢复双眼视，甚至是病程长的病例也同样可以。

非共同性斜视

当一条眼肌麻痹、瘫痪或是受限时，肌肉运动不平衡出现了，此时眼的偏斜度根据注视方向不同而变化。复视在一个方向明显、发现眼偏斜在麻痹肌作用区域偏斜度增加、在用麻痹眼注视时偏斜度增大，均

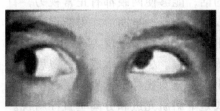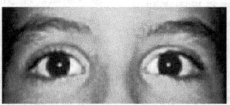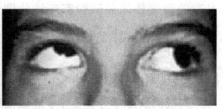

图 615-2（见彩图） 下斜肌亢进

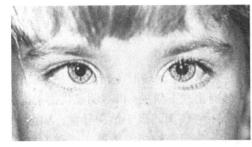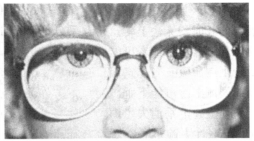

图 615-3　调节性内斜视；用镜片控制偏斜

提示是新近发生的麻痹。鉴别非共同性斜视与共同性斜视很重要，因为非共同性斜视常合并外伤、全身性疾病或神经系统异常。

第Ⅲ脑神经麻痹

在小儿科人群中，第Ⅲ脑神经麻痹一般是先天性的。先天性者常合并发育异常或分娩时外伤。发生在儿童的获得性第Ⅲ脑神经麻痹是一不好的征象，可能表明神经系统异常，如颅内新生物或动脉瘤。其他不太严重的原因包括炎症或感染损害、头部外伤、病毒后综合征和偏头痛。

先天的或后天的第Ⅲ脑神经麻痹一般导致外斜视和向下斜视，或是受累眼向下偏斜，还有完全或部分上睑下垂（图 615-4）。这种特征的斜视是由正常的失去对抗作用的肌肉即外直肌和上斜肌的作用引起的。如果第Ⅲ脑神经的内支受累，也可以看到瞳孔散大。通常眼球向上和向下转时都被限制在鼻侧。此外，由于先天性和外伤性第Ⅲ脑神经麻痹的病例神经纤维再生时的方向错误，即异常再生，临床表现和治疗可能是复杂的。它引起眼睑、眼球和瞳孔运动的异常和反常，如眼睑上抬、瞳孔收缩或在试图向内侧注视时眼球下斜。

第Ⅳ脑脑神经麻痹

这种麻痹可能是先天的或后天的。因为第Ⅳ脑神经在颅内走行最长，所以它对头部外伤敏感。然而在儿童的第Ⅳ脑神经麻痹中，先天性的比外伤性的更多见。第Ⅳ脑神经麻痹引起上斜肌功能减弱，从而导致眼向上偏斜，上斜视。因为它的拮抗肌下斜肌相对缺乏对抗，受累眼向鼻侧看时出现上射。儿童典型地表现为头向健侧肩膀倾斜，下颌内收，面部转向健侧。这种头位避开了受累肌肉的最大作用区域，可以减轻偏斜度和伴随的复视症状。长期的头位倾斜会导致面部不对称。头部这样倾斜保持了儿童的眼轴平行，因此弱视不常见。由于无颈部肌肉异常，所以试图通过锻炼和施行颈部肌肉手术来矫正头倾斜无效。由于头和眼的偏斜度小，所以上斜肌麻痹的辨认可能是困难的。可以施行眼肌手术以改善眼位和消除不正常头位。

第Ⅵ脑神经麻痹

这种麻痹产生明显眼交叉和患眼向外侧运动受限。儿童常表现为头向麻痹肌方向转动，以此帮助保持双眼视。当眼向受累肌肉方向运动时，内斜度数最大。

先天性第Ⅵ脑神经麻痹罕见。婴儿向外侧注视减少常伴随其他异常，如先天性内斜视或 Duane 眼球后退综合征（见第 585.9）。新生儿可以出现暂时性第Ⅵ脑神经麻痹，一般在生后 6 周自然消失。认为伴随阵痛和分娩过程中的颅内压增高是其发病因素。

儿童获得性第Ⅵ脑神经麻痹常是一个不好的征象，因为第Ⅵ脑神经对脑积水和颅内肿瘤时的颅内压增高敏感。儿童第Ⅵ脑神经损害的其他原因包括外伤、血管畸形、脑膜炎和 Gradenigo 综合征。良性的第Ⅵ脑神经麻痹是无痛的获得性的，可以出现在新生儿和年长儿童。通常出现在热性疾病或上呼吸道感染之前，可能会反复出现。这种麻痹通常能完全消退。虽然其他引起急性第Ⅵ脑神经麻痹的因素并不常见，但在下诊断之前需要先作排除。

斜视综合征

某些特殊类型的斜视表现出不同寻常的临床特征。此类综合征多有眼外肌或邻近组织的结构异常引起。大多数斜视综合征引发的是非共同性斜视。

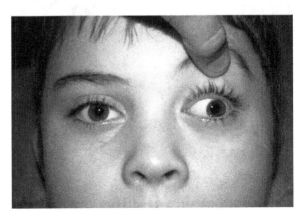

图 615-4（见彩图）　左眼第Ⅲ脑神经麻痹

单眼上转不足

单眼上转不足是指在外展和内收时均无法上转。可能是 2 个上转肌麻痹,上直肌和下斜肌,或者可能时下直肌纤维化对眼球上转功能限制所致。当儿童用非麻痹眼固视时,麻痹眼下斜,同侧上睑可能下垂。用麻痹眼固视时,非麻痹眼上斜,上睑下垂消失(图615-5)。由于这是继发于斜视的假性上睑下垂,矫正下斜视后便会消失。

Duane 综合征

Duane 综合征(见第 585.9)是种先天的眼运动失调,以眼球在内收时退缩为特征。这是由于第 VI 脑神经核团缺如,外直肌神经支配异常引起的。因而引起患眼在内收时内、外直肌联合收缩。Duane 综合征患者家谱中,可以表现为外展受损、内收受损或是在内收时患眼上视或下视。可以表现内、外斜视或相对正位眼。许多患儿出现代偿头位来维持双眼单视。有些患儿发生弱视。对合适病例施行手术可能有助于改善眼位或减少明显的面部侧转。

Duane 综合征通常是散发的。有时呈常染色体显性遗传。它一般作为一个独立疾病出现,也可以与各种其他眼和全身异常同时出现。

Möbius 综合征

Möbius 综合征的显著特征是先天性面部轻瘫和外展减弱。面瘫多为双侧、不对称、不完全的,一般不累及下面部和颈阔肌,可以发生睑外翻、溢泪和暴露性角膜病变。外展缺陷可以是单侧或双侧。病因不明。主要缺陷是因脑神经核发育不良或肌肉发育不全,还是因中枢和外周因素联合作用尚不清楚。已经有家族病例的报道。伴随的发育缺陷可以有上睑下垂、腭和舌麻痹、听力丧失、胸肌和舌肌缺陷、小颌畸形、并指(趾)、多指(趾)

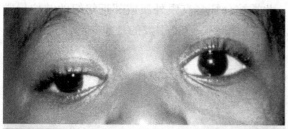

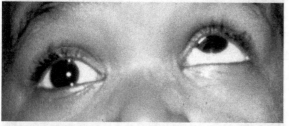

图615-5(见彩图) 右眼双上提肌麻痹。注意当用受累眼注视时假性上睑下垂消失

或手、足、指(趾)缺如。对合适病例可行内斜矫正手术。对任何伴随的弱视都应予以治疗。

Brown 综合征

Brown 综合征表现为眼内转时上转受限(图 615-6)。患眼可在内转时出现下斜视。可有明显代偿头位。

有多种原因。一些病例归因于结构异常,如上斜肌腱紧张、先天性上斜肌鞘缩短或增厚,或在上斜肌腱和滑车之间有结缔组织小梁。获得性 Brown 综合征可以发生于眼眶外伤后,包括涉及滑车区域或鼻窦的手术。它亦可以伴随炎症的过程出现,尤其是鼻窦炎和青少年类风湿性关节炎。

后天性炎症引起的 Brown 综合征用非类固醇药物或皮质激素治疗可能有效。对于真正的先天性 Brown 综合征的儿童,手术治疗可能是有帮助的。

Parinaud 综合征

Parinaud 综合征是一种垂直注视麻痹,单独出现或与瞳孔或动眼神经核(第 III 脑神经)麻痹同时出现。它表明有病损影响中脑被盖。中脑疾病的眼部体征包括垂直注视麻痹、瞳孔对光反应和近反应的分离、整体瞳孔运动麻痹、瞳孔异位、瞳孔变形、调节障碍、病理性眼睑退缩、上睑下垂、眼外肌麻痹和集合麻痹。在某些病例,有集合痉挛、集合退缩性眼球震颤和垂直性眼球震颤,尤其是企图垂直注视时。这些体征的总和称之为中脑导水管综合征。

儿童垂直注视麻痹和伴随的中脑体征的主要原因是松果体或第三脑室的肿瘤。鉴别诊断包括外伤和脱髓鞘疾病。有脑积水、垂直注视障碍和病理性眼睑退缩的儿童均可表现为落日征。暂时的核上注视障碍有时见于健康新生儿。

■ 先天性眼运动不能

先天性眼运动不能是指先天性共轭注视障碍,以随意水平注视缺陷、代偿性头部反射运动、缓慢追随和反射性眼运动停滞为特征(见第 590.1)。另外的特征是视动性眼球震颤的快相(再注视)缺如和在身体旋转时眼球的反向偏斜。患儿的典型表现为不能随意地快速注视来自任意侧的命令或是非正中心呈现的目标,但是能够追随一缓慢运动的目标任意一侧。为了补偿有意侧向眼运动缺陷,儿童快速转头将眼球带往意向位置,亦可能重复眨眼来改变注视。这些体征随年龄增长而逐渐变得不明显。

先天性眼运动不能的发病机理不明。它可能是眼球运动的径路髓鞘形成延迟的结果。在少数患者发现有中枢神经系统的结构异常,包括胼胝体和小脑蚓部发育不全、孔脑洞畸形、室间孔错构瘤和巨颅畸形。

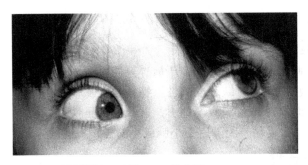

图 615-6（见彩图）　右眼 Brown 综合征

许多先天性眼运动不能的患儿表现为运动和认知发育延迟。

眼球震颤

　　眼球震颤（一眼或双眼有节律的摆动）可以由调节眼的位置和运动的三个基本机制的任何一个异常引起：固视、共轭注视和前庭机制。此外，生理性眼球震颤可以通过适当刺激而引出（表 615-1，见第 590.1）。

　　先天性知觉性眼球震颤通常合并导致视力下降的眼部异常；引起早发的眼球震颤的常见疾病包括白化病、无虹膜、全色盲、先天性白内障、先天性黄斑病变、先天性视神经萎缩。某些病例的眼球震颤作为显性或 X 连锁遗传特征出现，不伴有明显的眼部异常。

　　先天性原发动力性眼球震颤以有注视优势的水平抽搐样摆动为特征；眼球震颤在一个方向注视时通常比在另一方向明显，伴有朝向注视方向的急动。并没有引起眼球震颤的解剖缺陷，视力也基本上是正常的。

可能有某一点上眼球震颤减轻，视力也最好；发生代偿头位是让眼睛处于震颤最小的位置。先天性原发动力性眼球震颤的病因不明。在某些病例，它是家族性的。可以施行眼肌手术将视力最好的点移到正前方来消除异常头位。近期有证据显示手术能帮助提高这类患者的视觉质量。

　　获得性眼球震颤需要及时、全面评估。令人担忧的病理类型是小脑、脑干或大脑疾病的不全麻痹注视摆动或诱发注视摆动。

　　退缩性眼球震颤或集合性眼球震颤是眼球向眶内或相向的重复抽搐。常可看到有 Parinaud（中脑导水管）综合征特征的垂直注视麻痹。原因可能是新生物、血管性疾病或炎症。儿童的退缩性眼球震颤尤其提示有松果体瘤或脑积水的存在。

　　眼球震颤的推导诊断见图 615-7。

　　点头痉挛是儿童时期获得性眼球震颤的一种特殊类型（表 590-6）。它的完全型表现为钟摆样眼球震颤、点头和斜颈三联征。眼球震颤的特点是很细微、快速、水平、钟摆样；一般不对称、有时为单侧。体征一般在 1 岁或 2 岁前出现。三联征中的各项体征可以在不同时间出现。许多病例的病情为良性和自限性的，一般持续数月，有时持续数年。这种典型的点头痉挛能自然恢复，其原因尚不清楚。许多类似点头痉挛的儿童有潜在的脑肿瘤，尤其是下丘脑和视交叉神经胶质瘤的儿童。因此，对患有眼球震颤的婴儿和儿童应给予适当的神经学和神经放射学评估和严密观察。

表 615-1　眼球震颤的特殊模式

模式	说明	伴随状态
隐性眼球震颤	向观察眼的共轭跳动性眼球震颤	先天性视力缺陷，存在眼遮挡
显性眼球震颤	向观察眼快速跳动	斜视，先天性特发性眼球震颤
周期交替性	改变方向的水平循环或水平 – 旋转	由视觉和神经学状况引起
跷跷板式眼球震颤	一眼升高和内旋而另一眼下降和外旋	通常伴发视交叉缺陷
退缩性眼球震颤	双眼急速颤动相向运动或回眼眶	中脑杯盖受压引起（帕里诺综合征）
凝视诱发性眼球震颤	注视方向上跳动性眼球震颤	由药物、脑干损伤或迷路功能障碍引起
注视不全麻痹性眼球震颤	双眼急速颤动归位以维持偏心注视	小脑疾病
下视性眼球震颤	快相下跃式震颤	后颅窝病变，药物
上视性眼球震颤	快相上跃式震颤	脑干和小脑病变；某些视觉状况
前庭性眼球震颤	水平 – 扭转或水平抽搐	前庭系统功能障碍
不对称或单眼球震颤	钟摆样垂直眼球震颤	视网膜或视觉通路病变
点头状痉挛	微小、快速、摆动性眼球震颤	斜颈、点头；自发的或视路视神经胶质瘤

摘自 Kliegman R. Practical strategies in pediatric diagnosis and therapy. Philadelphia: WB Saunders, 1996

■ 其他异常的眼运动

与真正的眼球震颤相鉴别的疾病是某些特殊类型的异常眼球运动，特别是视性眼阵挛、眼辨距障碍和摆动（表615-2；见第590.1）。

视性眼阵挛

视性眼阵挛和共轭运动失调是指描述眼球自主、无节律、多方向混乱运动。双眼显得很不安，有突发的不同方向不同幅度的共轭运动。视性眼阵挛常合并脑炎。它可以是成神经细胞瘤的首发体征。

眼运动辨距障碍

眼运动辨距障碍类似于肢体辨距障碍。患者在进行再注视运动时缺乏准确性，特征是在从一点看到另一点时眼球越过（或不达），并数次校正性眼球往返摆动。眼运动辨距障碍是小脑或小脑径路疾病的体征。

颤动样摆动

颤动样摆动是间歇的眼球往返水平摆动，可以自

表 615-2　非眼球震颤眼运动的特殊模式

模式	说明	伴随状态
视性眼阵挛	不同速度和幅度的多方向共轭运动	脑积水、脑干和小脑病变、神经母细胞瘤
眼辨距障碍	眼球快速注视时过头	小脑功能障碍
眼扑动	前方注视或时有眨眼时出现水平摆动	小脑病变、脑积水或中枢神经系统新生物
眼球浮动	第一眼位时向下抽搐，持续数秒，然后恢复	脑桥病变
眼肌阵挛	眼球有节律地来回钟摆样振动，同时有非眼肌的运动	红核、下橄榄核和同侧齿状核损伤

摘自 Kliegman R. Practical strategies in pediatric diagnosis and therapy.Philadelphia:WB Saunders,1996

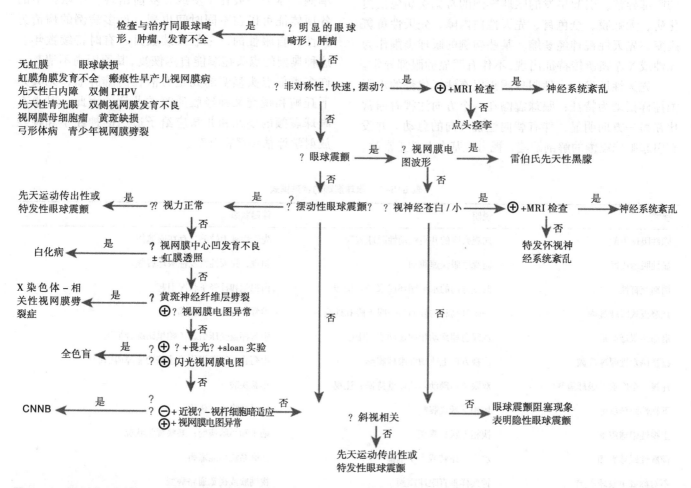

图 615-7　婴儿眼球震颤的病情诊断法则。⊕：阳性；⊖：阴性；CNNB：先天性静止性夜盲；ERG：视网膜电流图；NFL：神经纤维层；PHPV：持续增生性原始玻璃体；ROP：早产儿视网膜病

摘自 Nelson LB. Harley's pediatric ophthalmology. 4 ed. Philadelphia: WB Saunders,1998: 470

发出现或在改变固视时出现。它是小脑疾病的特征。

参考书目

参考书目请参见光盘。

（肖颖　译，杨晨皓　审）

第 616 章
眼睑疾病

Scott E. Olitsky, Denise Hug, Laura S. Plummer, Merrill Stass-Isern

■ 上睑下垂

上睑下垂时，上睑位置低于正常。先天性上睑下垂往往是由于提上睑肌营养不良导致的，提上睑肌的横纹肌纤维被纤维结缔组织所取代。这种情况可以是单侧的或是双侧的，可呈显性遗传。

父母常诉说因为眼睑下垂的原因，眼睛看起来很小。由于提上睑肌不能像正常一样插入皮肤下，上睑皱褶减小或消失。因为提上睑肌被纤维组织取代的缘故，在往下看时上睑并不能完全下落（睑后退）。如果是严重的上睑下垂，患儿经常抬高眉毛或用下颌抬高的头位来试图提高眼睑，维持双眼视。Marcus-Gunn 颌动瞬目上睑下垂征占儿童上睑下垂的 5%，在第 Ⅳ 和第 Ⅲ 脑神经之间存在异常联动，导致下颌运动时眼睑上抬。由咀嚼或吮吸产生的瞬目比上睑下垂本身看起来更明显。

虽然上睑下垂通常是单发表现，它也可能伴发其他眼部或系统疾病。系统疾病包括重症肌无力，肌营养不良，和肉毒杆菌中毒。眼部疾病包括眼睑肿瘤继发的机械性上睑下垂，睑裂狭小综合征，先天性纤维化综合征，合并提上睑肌／上直肌发育不良，还有先天性或获得性第 Ⅲ 脑神经麻痹。Horner综合征（见第 614 章）表现为轻度上睑下垂。因此，对上睑下垂的患儿进行全面的眼部和全身系统的评估是十分重要的。

上睑下垂的患儿可能发生弱视。弱视可能是由于眼睑遮盖了视轴（剥夺）或诱发散光（屈光参差）而继发的。当弱视发生时，应该先治疗弱视再治疗上睑下垂。

治疗儿童上睑下垂旨在消除异常头位，扩大视野，预防弱视，恢复正常眼睑外观。手术时机的选择取决于上睑下垂的程度，影响美观和功能的严重度，有或无代偿头位，家长的意愿和手术医生的判断。手术治疗取决于提上睑肌的功能大小。提上睑肌功能较好或中度时可以选择提上睑肌切除术。而在无功能的患者，额肌悬吊是必要的。这项技术要求悬吊材料被置于额肌和睑板之间。它让患者能用他们的眉毛或额肌来更有效地提起眼睑。即使手术矫正后弱视也不容忽视，需要严密观察。

■ 内眦赘皮

这种垂直的或斜行的皮褶从眉毛或眼睑部位延伸向鼻梁两侧，覆盖在内眦部。大多数幼儿均表现有一定程度内眦赘皮，随年龄增长而变得不明显。这种皮褶可以很大，而且覆盖在眼的内侧，使双眼呈交叉相（假性内斜视）。内眦赘皮是许多综合征的常见特征，这些综合征包括染色体畸变（三倍体）和单一基因的错乱。

■ 兔　眼

当眼睑不能完全关闭或者完全关闭有困难时称为兔眼。它可以是麻痹性的，包括轮匝肌在内的面肌麻痹，或者是痉挛性的，例如甲状腺毒症。他可以是结构性的，由于外伤（如烧伤）或疾病后的疤痕或者萎缩而导致的眼睑退缩或者变短。例如，有不同颅缝骨结合综合征的儿童可能有可疑的兔眼。有胶状膜的婴儿由于眼睑上有这种膜的限制可以有暂时性兔眼。兔眼可以伴发眼球突出或牛眼（眼内压升高导致角膜扩张），此时，尽管眼睑正常，但不能有效的遮盖扩大或者突出的眼球。一定程度的生理性兔眼可发生于正常睡眠中，但是在意识不清或虚弱患者发生功能性兔眼则可能是一个问题。

当发生兔眼时，暴露的眼球可以发生干燥、感染、角膜溃疡或者角膜穿孔，结果会导致失明，甚至需要摘除眼球。应用人工泪液制剂、眼膏或者湿房镜，对保护兔眼患者的眼球很重要。应避免用纱布垫，因为纱布会擦伤角膜。对有些病例有必要用手术的方法缝合眼睑（睑缝合术），以长期保护眼球。

■ 眼睑退缩

眼睑病理性退缩可以是肌源性的或神经源性的。甲状腺毒症时会出现上睑的肌源性退缩，同时伴有三个典型症状：凝视表情（Dalrymple 征）、瞬目减少（Stellwag 征）、眼下视时上睑迟滞（Von Graefe 征）。

神经源性的眼睑退缩发生于中脑前部受损的情况下。眼睑退缩可以时中脑导水管综合征的一种表现。

在儿童，眼睑退缩一般是脑积水的常见体征，亦可见于脑膜炎。反常眼睑退缩是 Macurs–Gunn 颌动瞬目综合征的一种表现。它亦可以出现在第Ⅲ脑神经麻痹后恢复过程中，由于神经纤维异常再生或走行方向错误所致。

与病理性眼睑退缩鉴别的情况有单纯凝视性和生理性或反射性眼睑退缩（"眼球弹出"），见于婴儿在光线突然减弱时或惊跳反应时。

■ 睑外翻、睑内翻和睑赘皮

睑外翻是眼睑边缘向外翻转，可导致泪液溢出（溢泪）和由此引起的眼睑部皮肤浸渍，暴露部结膜炎症或浅层暴露性角膜病变。常见原因为炎症、烧伤或外伤后的瘢痕或面神经麻痹所致的眼轮匝肌无力。以上可通过手术矫正。保护角膜很重要。睑外翻亦见于外眦韧带发育不良的某些儿童，这可见于唐氏综合征。

睑内翻是指眼睑边缘向内翻转，它可以因睫毛向内倒转而引起不适和角膜损伤。主要原因是感染后的瘢疤，如沙眼或 Stevens-Jonson 综合征的后遗症。还有一种罕见的先天性睑内翻。许多病例行手术矫正有效。

眼睑赘皮在儿童期是很常见的，可能会和睑内翻相混淆。眼睑赘皮时，下眼睑睫毛下方的一卷皮肤使睫毛直接垂直地接触到角膜上（图616-1）。不同于睑内翻的是，睑缘自身并不会朝着角膜内卷。眼睑赘皮通常能自行消退。当角膜出现瘢痕时，就有必要进行手术治疗。

■ 眼睑痉挛

眼睑痉挛或眼睑反复闭合可由角、结膜或面神经的刺激性疾病、疲劳或未矫正的屈光不正、常见的局部抽搐引起。为了寻找病因如倒睫、角膜炎、结膜炎或异物，需要进行全面的眼科检查。局部注射肉毒杆

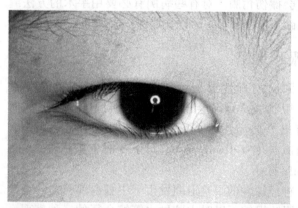

图 616-1（见彩图） 眼睑赘皮

菌毒素可减轻症状，但是需要重复给药。

■ 睑缘炎

眼睑边缘部炎症的典型表现是红斑和痂皮或鳞屑。一般症状有刺激感、灼热感和瘙痒。常累及双侧，呈慢性或复发性。主要有 2 种类型，葡萄球菌引起的和脂溢性的。在葡萄球菌性睑缘炎，常见睑缘部溃疡、睫毛脱落，且常合并结膜炎和表层角膜炎。在脂溢性睑缘炎，鳞屑多为油脂性的，睑缘稍红，一般无溃疡发生。睑缘炎多是混合型的。

每天用布或湿棉签清洗睑缘部以出去鳞屑和痂皮对于两种睑缘炎的治疗都是重要的。葡萄球菌性睑缘炎可用抗葡萄球菌的抗生素直接涂于睑缘。脂溢性睑缘炎时，同时治疗头皮很重要。

眼睫毛的虱病可以产生睑缘炎的临床表现。眼用的凡士林软膏擦于睑缘和睫毛部可杀死虱子，虱卵应该被机械性地从睫毛上除去。需要记住的是虱病是一种性传播疾病。

■ 睑腺炎

眼睑腺体的感染可以是急性的或亚急性的，有局限性的红肿和触痛。常见病原是金黄色葡萄球菌。当睑板腺受感染时，称为内睑腺炎，脓肿常较大，可以在皮肤面或者结膜面出现脓头。当感染侵及 Zeis 或 Moll 腺时，脓肿常较小，较表浅，在睑缘出现脓头；称为外睑腺炎或睑腺炎。

治疗方法是频繁热敷，必要时手术切开和引流。此外，常局部应用抗生素。如果不治疗，感染会发展成为眼睑或眼眶的蜂窝织炎，需要全身应用抗生素。

■ 睑板腺囊肿

睑板腺囊肿是睑板腺的肉芽肿性炎症，特征是上睑或下睑硬的、无触痛性结节。这种损害多为慢性，与内睑腺炎不同的是它无急性炎症表现。虽然许多病例的睑板腺囊肿可自行消退，但当睑板腺囊肿很大而视物扭曲时（作用于眼球上的压力引起散光）或者影响美观时，手术切除可能是有必要的。对于经常形成睑板腺囊肿的或是因潜在的睑缘炎而导致的角膜疾病的患者，全身应用低剂量的红霉素或阿奇霉素可能会有帮助。

■ 眼睑缺损

这种像裂口样的畸形可以表现为从眼睑游离缘的小凹陷或者切迹到几乎包括整个眼睑的大缺损。如果缺损广泛，可因暴露而发生溃疡和角膜混浊。眼睑缺损有必要行早期手术矫正。常与眼睑缺损并发的其

他畸形包括皮样囊肿或者眼球上的皮脂瘤；它们常见于眼睑缺损的相应部位。眼睑缺损亦可以与广泛的面部畸形并存，如下颌面骨发育不全（Franceschetti 或 Treacher Collions 综合征）。

眼睑肿瘤

许多眼睑肿瘤来源于表层结构（上皮和皮脂腺）。在幼年可出现痣，大多数是交界性的。混合痣往往在青春期前发展，皮肤痣在青春期生长。恶性上皮肿瘤（基底细胞癌和鳞状细胞癌）在儿童罕见。但是基底细胞痣综合征、色素性干皮病和 Rothmund Thomson 综合征的恶性损害可以发生于儿童。

其他的眼睑肿瘤来源于较深部结构（神经、血管和结缔组织）。毛细血管瘤很常见于儿童（图616-2）。尽管在婴儿时期它们以惊人的速度生长，但大多可自行消退。对患这种血管瘤的许多儿童，最好的处理办法是耐心观察，使其自行消退（见642 章）。在病损扩展很快，有阻挡视线或诱发散光而产生弱视的危险时，可考虑皮质类固醇、干扰素或手术治疗。近期，全身应用普萘洛尔证实有效。焰状痣（葡萄酒色斑）是一种不能消失的血管瘤。可以是一种单纯的损害或者同 Sturge-Weber 综合征的表现同时发生。这种患者应该做青光眼的检查。眼睑淋巴管瘤在出生时或生后不久表现为坚硬团块，以后几年内缓慢生长。病变累及结膜时，表现为透明的、囊性的、表面不平的结膜团块，是诊断

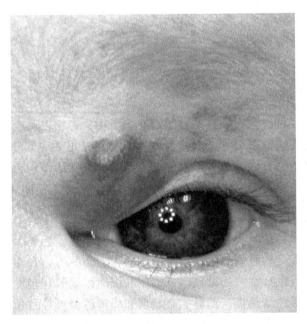

图 616-2（见彩图） 眼睑毛细血管瘤（Courtesy of Amy Nopper, MD 和 Brandon Newell, MD 提供）

线索。有些病例，病变亦累及眼眶。治疗方法是手术切除。

眼睑丛状神经瘤见于患神经纤维瘤病的儿童，最初表现为上睑下垂。眼睑看起来可能是 S 型。眼睑亦可受其他肿瘤侵犯，如视网膜母细胞瘤、神经母细胞瘤和眼眶的横纹肌肉瘤。这些情况在其他章节讨论。

参考书目

参考书目请参见光盘。

（肖颖 译，杨晨皓 审）

第 617 章

泪器系统疾病

Scott E. Olitsky, Denise Hug, Laura S. Plummer, Merrill Stass-Isern

泪 膜

这层浸润眼睛的膜实际上是由三层复合结构组成的。最内层的黏蛋白层是由结膜杯状细胞和上皮细胞，还有泪腺的腺细胞分泌的。它使得泪膜能稳定地附着于结膜和角膜上。中间的水样层占泪膜的 98%，是由主泪腺和副泪腺分泌的。它富含多种电解质和蛋白还有抗体。最外层是脂质层，大多有眼睑皮脂腺分泌，可以延缓泪膜的蒸发。泪液向内侧引流进入开口于睑缘的泪小点，流经泪小管进入泪囊，然后通过鼻泪管进入鼻腔。早产儿的泪液分泌减少。这可以掩盖鼻泪管阻塞的诊断，而且会使眼局部用药变得浓缩。快足月时泪液的生产才接近成人水平。

泪管狭窄

先天性鼻泪管阻塞（CNLDO）或泪管狭窄是泪器系统最常见的疾病，新生儿发生率达 6%。它通常是由于形成鼻泪管的上皮细胞在进入鼻腔之前的部位未完全管道化（Hasner 瓣）。尽管泪液分泌还不到正常水平，症状不会太明显，但 CNLDO 的症状在出生后即可出现。CNLDO 的体征包括泪湖过高、溢泪至眼睑及面颊、泪囊黏液反流。由于流出的泪液和分泌物的刺激和摩擦可引起皮肤红斑和浸渍。如果是完全性阻塞，症状会很严重，并且是持续不断的。不过如果只是部分阻塞，鼻泪管对基础泪液的引流也许还能胜任。但是，当泪液分泌增多后（暴露于寒冷、风、阳光下），

或鼻泪管远端阻塞因素增多（鼻腔黏膜水肿），泪液溢出变得明显或可能增多。

CNLDO 的婴儿可产生急性泪囊感染或炎症（泪囊炎）、周围组织炎症（囊周炎），或者甚至为眶周蜂窝织炎。泪囊炎时泪囊部位红、肿、触痛，还可以有感染的全身表现，如发热和烦躁。

无并发症的鼻泪管阻塞的主要治疗方法为鼻泪管按摩疗法。通常每天 2~3 次，并用温水清洁眼睑。有黏液脓性分泌物排出时可局部使用抗生素。如果眼睑皮肤被浸渍，可用温和的眼膏。大多数病例自行消退，96% 在 1 岁之前。如果 1 岁以后仍未愈，需要用鼻泪管探针，治愈率接近 80%。有些眼科医生同时进行泪道置管，因为已经证实这样有助于改善转归。

急性泪囊炎或蜂窝织炎需要及时全身应用抗生素治疗。这类患者，最后往往需要做手术处理。

泪囊黏液囊肿是一种少见的泪囊未开放，即近端和远端同时阻塞的情况。泪囊黏液囊肿发生于出生时或生后不久，表现为位于内眦韧带下方微蓝色的皮下肿物（图 617-1）。早期治疗方法通常是保守的，包括泪囊按摩 / 手指加压。如果保守治疗不奏效的话，泪道探通可能有效。有时，鼻泪管的鼻内段由于呼吸妥协的原因变得扩张。最近的研究表明，9.5% 的有泪囊黏液囊肿的婴儿有相关的呼吸妥协。这些婴儿会从早期泪道探通中获益。另外一种并发症就是泪囊炎 / 蜂窝织炎。这时需要全身应用抗生素，通常需要住院治疗。在前面提到的研究中，65% 的泪囊黏液囊肿的婴儿会发展为泪囊炎 / 蜂窝织炎。在鼻泪管阻塞还没有自愈时，一旦发生蜂窝织炎，应当行泪道探通。

并非所有的婴儿和儿童的流泪都是由于鼻泪管阻塞引起的。流泪可以是青光眼、眼内炎或外界刺激（如角膜擦伤或异物）的表现。

■ 无泪症和"干眼"

无泪症是描述泪液分泌减少或泪液缺如类疾病的一个宽泛的概念。偶见基础泪液分泌正常而情绪性泪液分泌缺如。病因可以分为综合征的、疾病相关的或

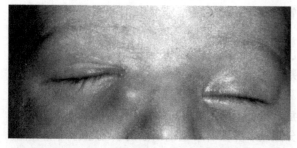

图 617-1（见彩图） 右眼内眦下方的泪囊黏液囊肿

遗传的。相关综合征包括家族性植物神经功能障碍症（Riley-Day 综合征），先天性外胚层发育不良，三联 A 综合征（Allgrove 综合征）。相关疾病包括脑神经核发育不良和泪腺发育不良 / 增生不全。在单发的先天性无泪症，常染色体隐性遗传和常染色体显性遗传都有被报道过。无泪症的患者的表现多样，有无症状的、怕光、异物感、眼痛和视力下降。这些症状一般在早期即出现。由于干燥症状明显，可以出现角膜损伤和继发的视力丧失。治疗的目的是使角膜刺激症状、角膜瘢痕以及视力丧失最小化。接触使用眼部润滑剂可以预防这些后遗症的发生。

获得性的任意泪膜层异常可能导致干眼。常见的能够导致泪膜减少或不稳定的获得性疾病包括 Sjögren 综合征、Stevens-Johnson 综合征、维生素 A 缺乏、眼类天疱疮、沙眼、化学伤、辐射伤、睑板腺功能障碍。任何泪液缺乏均可导致角膜溃疡、瘢痕或感染。治疗包括：如果可能的话矫正潜在的疾病，还有频繁使用眼部润滑剂。对有些病例，封闭泪点是有益的。严重病例有必要行眼睑缝合术以保护角膜。

■ 参考书目

参考书目请参见光盘。

（肖颖 译，杨晨皓 审）

第 618 章

结膜病

Scott E. Olitsky, Denise Hug, Laura S. Plummer, Merrill Stass-Isern

■ 结膜炎

各种细菌、病毒、过敏源、刺激物、毒物以及全身性疾病都可引起结膜的反应。结膜炎在儿童常见，可以是感染性的或非感染性的。红眼的鉴别诊断包括结膜病和其他部位的眼病（表 618-1）。

新生儿眼炎

这种结膜炎发生于年龄小于 4 周的婴儿，是新生儿最常见的眼病。致病因子的不同，它们的毒力和临床过程也有很大的差别。例如硝酸银滴眼仅引起轻度的自限性结膜炎，而淋病奈瑟菌和假单胞菌可导致角膜穿孔、失明，甚至死亡。新生儿结膜炎的风险取决于母亲感染的频率、预防措施、工作和生产的环境以

及分娩后的微生物暴露情况。

流行病学

　　新生儿时期的结膜炎通常是在经阴道分娩的过程中感染的，反映性传播疾病在社会上的流行情况。1880 年，10% 的欧洲儿童在出生时罹患淋球菌性结膜炎。新生儿眼炎是该时期主要的致盲原因。这一情况的流行病学在 1881 年发生令人注目的变化，当时

Crede 报道使用 2% 硝酸银溶液给新生儿点眼可使淋球菌性眼炎的发病率从 10% 降至 0.3%。

　　20 世纪，随着广泛使用硝酸银预防和产前筛查以及对孕妇淋病的治疗，淋球菌性新生儿眼炎的发病率在工业化国家中有所降低。目前在美国活产儿中，淋球菌性新生儿眼炎的发病率为 0.3‰。相比之下，沙眼衣原体成为美国新生儿眼炎最常见的病原体，发病

表 618-1　红　眼

疾病	病因	症状和体征	治疗
细菌性结膜炎	流感嗜血杆菌；埃及嗜血杆菌；肺炎链球菌	单侧或双侧的黏液脓性分泌物，视力正常，畏光	局部抗生素，淋球菌或流感嗜血杆菌需要肠道外使用头孢曲松
	淋病奈瑟菌	结膜充血和水肿；沙砾感	
病毒性结膜炎	腺病毒，埃可病毒，柯萨奇病毒	以上所有；可为出血性，单侧病变	自限性
新生儿结膜炎	沙眼衣原体，淋球菌，化学性（硝酸银），金黄色葡萄球菌	睑结膜滤泡或乳头；以上所有	淋球菌：头孢曲松；沙眼衣原体：红霉素
过敏性结膜炎	季节性花粉或过敏原暴露	痒；双侧较眼红严重的结膜水肿，睑结膜乳头	抗组胺药，局部肥大细胞稳定剂或前列腺素抑制剂，类固醇
角膜炎	单纯疱疹病毒，腺病毒，肺炎球菌，金黄色葡萄球菌，假单胞菌，棘阿米巴，化学性	严重疼痛，角膜肿胀，浑浊，角膜缘红斑，前房积脓，白内障；阿米巴感染时有接触镜佩戴史	细菌或真菌：特定抗生素治疗；角膜移植；疱疹病毒：阿昔洛韦
眼内炎	金黄色葡萄球菌，肺炎球菌，白色念珠菌，伴随手术或创伤	急性起病，疼痛，视力损失，肿胀，结膜水肿，充血；前房积脓和玻璃体混浊	抗生素
前部葡萄膜炎（虹膜睫状体炎）	JRA，感染后并发的关节炎和皮疹，结节病，白塞病，川崎病，炎症性肠病	单侧或双侧；红斑；睫状充血；不规则瞳孔，虹膜粘连；疼痛，畏光，小瞳孔，视力低下	局部类固醇，原发病的治疗
后部葡萄膜炎（脉络膜炎）	弓形体病，组织胞浆菌病，犬弓蛔虫病	无红斑，视力下降	针对病因体治疗
巩膜外层炎/巩膜炎	特发性自身免疫性疾病（如 SLE，过敏性紫癜）	局部疼痛，严重红斑，单侧；较结膜炎严重的血管扩张；巩膜炎可导致眼球穿孔	巩膜外层炎是自限性的；局部类固醇可加快缓解
异物	职业暴露	单侧，砂砾感；肉眼或裂隙灯可见	冲洗，移除；检查有无溃疡
睑缘炎	金黄色葡萄球菌，表皮葡萄球菌，脂溢性，泪管阻塞；少见的传染性软疣，阴虱，头虱	双侧，刺激，痒，充血，结痂，影响睑缘	局部抗生素，热敷，清洁睑缘
泪囊炎	泪囊阻塞：金黄色葡萄球菌，流感嗜血杆菌，肺炎链球菌	疼痛，压痛，红斑和泪囊区分泌物（内下方至内眦）；流泪（溢泪）；可能的眼眶蜂窝织炎	全身性，局部使用抗生素；手术引流
泪腺炎	金黄色葡萄球菌，链球菌，CMV，麻疹，EBV，肠道病毒；创伤，结节病，白血病	疼痛，压痛，水肿，泪腺区红斑（上睑颞侧）；发热，白细胞增多	全身使用抗生素；眼眶脓肿引流
眶蜂窝织炎（眶隔后蜂窝织炎）	鼻窦炎：流感嗜血杆菌，金黄色葡萄球菌，肺炎链球菌，链球菌 创伤：金黄色葡萄球菌 真菌：曲霉，毛霉菌属，伴免疫缺陷	流鼻涕，球结膜水肿，视力下降，眼球运动痛，突眼，眼外肌麻痹，发热，眼睑水肿，白细胞增多	全身使用抗生素，眼眶脓肿引流
眶周蜂窝织炎（眶隔前蜂窝织炎）	创伤：金黄色葡萄球菌，链球菌 菌血症：肺炎链球菌，链球菌，流感嗜血杆菌	皮肤红斑，温热，视力正常，少累及眼眶；发热，白细胞增多，中毒的外观	全身使用抗生素

CMV：巨细胞病毒；EBV：Epstein-Barr 病毒；ECHO：人类肠道致细胞病变的孤儿病毒；JRA：青少年类风湿性关节炎；SLE：系统性红斑狼疮

摘自 Behrman R, Kliegman R. Nelson's essentials of pediatrics. 3st ed. Philadelphia:WB Saunders,1998

率为 8.2‰。

临床表现

各种类型的新生儿眼炎临床表现无足够的特异性以做出准确的诊断。对每一种病因所致的结膜炎来说，尽管起病和特征在某种程度上是典型的，同时各种病因所致结膜炎的表现有相当部分是重叠的。因此，医生不能仅凭临床表现做出病因诊断。不论何种病原体，新生儿眼炎的共有特征是结膜充血和水肿、眼睑水肿和分泌物，分泌物可以是脓性的。

新生儿结膜炎是一种潜在致盲的疾病，可以合并需要治疗的全身症状。因此，凡有结膜炎表现的新生儿都需要及时全面检查以明确引发感染的病原，并给以恰当而必要的治疗。

硝酸银滴眼液所致的炎症常起病于生后 6~12h，24~48h 消退。淋病奈瑟菌性结膜炎的潜伏期为 2~5d，沙眼衣原体所致者为 5~14d。淋球菌感染可表现在出生时或由于眼部预防措施的部分抑制而延迟到生后 5d 后发病。淋球菌性结膜炎亦可由成人污染的手指接触已预防接种的新生儿而导致。其他细菌所致结膜炎的发病时间差异很大。

淋球菌性结膜炎开始时为轻度炎症和液性分泌物。分泌物在 24h 内变为稠厚脓性，并伴有明显的结膜水肿和眼睑致密的水肿。如未能及时给予合适的治疗，感染可能播散涉及深层结膜和角膜。并发症包括角膜溃疡和穿孔、虹膜睫状体炎、虹膜前粘连以及罕见的全眼球炎。沙眼衣原体所致结膜炎（包涵体性结膜炎）的程度可以从轻度炎症到严重的眼睑水肿，伴大量脓性分泌物。这一过程主要累及睑结膜，角膜很少受累。金黄色葡萄球菌或其他微生物引起的结膜炎与沙眼衣原体相似。铜绿假单胞菌所致结膜炎少见，是在护理过程中感染的，是一种潜在的严重过程。它的特征是在第 15~18d 出现眼睑红肿、脓性分泌物、角膜血管翳、眼内炎、脓毒血症、休克和死亡。

诊 断

生后 48h 后出现的结膜炎应考虑可能为感染性的。应做分泌物的 Gram 染色和培养。如果怀疑为病毒感染，建议将拭子放入组织培养基中进行病毒分离。衣原体性结膜炎可通过下面检查做出诊断：从睑结膜获取的经 Giemsa 染色的上皮细胞找到特征性的胞质内包涵体；通过特殊组织培养技术从结膜标本内分离衣原体；免疫荧光染色从结膜刮出物内找出衣原体包涵体；衣原体抗原或 DNA 试验。新生儿眼炎的鉴别诊断包括先天性鼻泪管阻塞伴泪囊扩张（泪囊突出）引起的泪囊炎。

治 疗

如怀疑新生儿为淋球菌性眼炎，Gram 染色显示细胞内特征性的 G 双球菌，应立即开始头孢曲松治疗，单剂量为 50mg/（kg·24h），总量不超过 125mg。此外，应使用生理盐水冲洗眼部，每 10~30min 1 次，逐渐延长至 2h 1 次，直至脓性分泌物被完全清除。替代疗法包括头孢噻肟 [100mg/（kg·24h），静脉或肌内注射，每 12h 1 次，持续 7d 或单剂量疗法：100mg/kg]。如伴有脓毒血症或其他眼外部位受累（脑膜炎、关节炎），应扩大治疗。继发于衣原体的新生儿结膜炎可口服红霉素 2 周 [总量 50mg/（kg·24h），分 4 次]。此举可治疗结膜炎并预防继发性衣原体性肺炎。假单胞菌性新生儿结膜炎也应给予全身抗生素治疗，包括氨基糖苷类抗生素，并局部生理盐水冲洗和庆大霉素眼膏点眼。葡萄球菌性结膜炎的治疗包括非肠道用的甲氧西林和局部生理盐水冲洗。

预后和预防

在新生儿眼部疾病预防措施建立之前，淋球菌性眼炎是致盲或永久性眼部损害的常见原因。如果能被合理的应用，这些预防措施将非常有效，除非是出生时就已经感染。在出生时，用蜡或塑料制的单剂量包装中的 0.5% 红霉素或 1% 硝酸银滴眼液直接点眼。硝酸银点眼后无需生理盐水冲洗。硝酸银对活动性感染无效并对衣原体作用有限。2% 聚维酮碘也可作为一种有效的预防用药。

证实母亲已受淋球菌感染，并采取合理治疗已成为产前护理的常规项目。淋球菌感染而未经治疗的母亲所生的婴儿，除了局部预防以外，还应该用单剂量的头孢曲松，50mg/kg（最大剂量 125mg）静脉或肌内注射。早产儿应减少剂量。如果母体分离的淋球菌对青霉素敏感，可使用青霉素（50 000U）。

虽然进行局部预防或治疗措施，10%~20% 暴露于沙眼衣原体的新生儿仍将发生的无热性肺炎。尽管衣原体性结膜炎通常是一种自限性疾病，衣原体性肺炎可导致严重后果。接受全身性治疗对衣原体性疾病的患儿很重要。红霉素治疗受感染的孕妇可预防新生儿发病。

急性化脓性结膜炎

此类结膜炎的特征是或多或少的广泛性结膜充血、水肿、黏液脓性分泌物、眼睑黏合（睡后眼睑黏合在一起）以及不同程度的眼部疼痛和不适。通常由细菌感染所致。最常见的病因是非典型性流感嗜血杆菌（伴有同侧中耳炎）、肺炎球菌、葡萄球菌和链球菌。细菌性化脓性结膜炎，尤其是由肺炎球菌或流感嗜血杆菌所致者可能引发流行。结膜涂片和培养有助于对各种病因进行鉴别。这些常见的急性化脓性结膜炎通常对热敷和频繁的抗生素滴眼液局部点眼反应良好。埃及嗜血杆菌所致的巴西紫癜热表现为结膜炎和脓毒血症。淋病奈瑟菌和衣原体是新生儿时期后的儿童，尤其是青少年中相对常见的急性化脓性结膜炎的病原体。这些感染需要特别的检查和治疗。患者具有以下特征时患细菌性结膜炎的风险较低：年龄大于 6 岁；起病时间 4 月到 11 月；有少量或水样分泌物；晨起时眼睑未粘住。

病毒性结膜炎

此类结膜炎的特点为水样分泌物。睑结膜常可见滤泡状改变（小淋巴细胞聚集）。腺病毒感染所致的结膜炎相对常见，有时伴角膜受累以及咽炎、肺炎。肠道病毒所致的结膜炎也爆发过，这种类型可能是出血性的。急性出血性结膜炎可由肠道病毒 CA24 或 70 引起并流行，特征为眼红、肿、痛伴有血性水样分泌物。结膜炎通常伴有全身性病毒感染表现，比如儿童的发疹性疾病，尤其是麻疹。病毒性结膜炎通常是自限性的。

流行性角结膜炎

本病由 8 型腺病毒引起，可通过直接接触传播。开始时表现为眼睑下异物感，眼痒和灼烧感。随后迅速出现水肿、畏光和结膜内大的卵圆形滤泡形成。常有耳前淋巴结肿大和结膜表面的假膜形成。常发生角膜上皮下浸润，引起视物模糊，这些浸润通常会消失，但也可导致永久性视力减退。儿童的角膜并发症较成人少，可合并上呼吸道感染和咽炎。没有特定的药物治疗可减轻症状或缩短病程。重点应放在防止疾病传播上。出现症状的 10d 后，有 95% 的患者出现了病毒复制。

膜性和假膜性结膜炎

这两种结膜炎可见于多种疾病。典型的膜性结膜炎见于白喉病时，大量的纤维蛋白渗出物在结膜表面形成，并渗入上皮层；这种假膜很难擦掉，若擦掉可留下粗糙的出血面。假膜性结膜炎的纤维蛋白渗出是表浅的，常常很易于去除，留下光滑的表面。它可见于多种细菌和病毒感染，包括金黄色葡萄球菌、肺炎球菌、链球菌或衣原体性结膜炎和流行性角结膜炎。也可见于春季结膜炎和 Steven-Johnson 病。

过敏性结膜炎

此类结膜炎常伴有剧烈的眼痒，透明的水性分泌物和结膜水肿。通常是季节性的。冷敷和减轻充血的滴眼液可缓解症状。局部应用肥大细胞稳定剂或前列腺素抑制剂同样有帮助。在特定的情况下，可在眼科医生指导下局部使用皮质类固醇。

春季结膜炎

此病常见于青春期前几年，并且可能复发多年。特异反应性似乎在发病上起了一定的作用，但其发病机制尚不明确。奇痒和流泪是常见的主诉。大而扁平的铺路石样的乳头状损害是其特征（图 618-1）。常见丝状渗出和乳白色结膜假膜。在毗邻角膜缘的结膜可见小的隆起性病变（角膜缘型）。结膜分泌物涂片可见大量嗜酸性粒细胞。局部使用皮质类固醇和冷敷可部分缓解症状。当需要长期治疗时，局部肥大细胞稳定剂或前列腺素抑制剂是有效的。同时应避免长期使用皮质类固醇。

帕里诺眼腺综合征

此病为猫抓病的一种，由汉赛巴通体所致，可由跳蚤在猫之间传播（见第 201 章）。幼猫较成猫更易被感染。人类可在被猫抓伤后感染。此外，病菌可在猫舔舐皮毛的过程中从唾液传播到其皮毛上。当人类接触猫后揉眼时，病菌可传播到结膜上。淋巴结肿大和结膜炎是本病的特点。并可出现结膜肉芽肿（图 618-2）。此病通常是自限性的，但在某些情况下可能需要使用抗生素。

化学性结膜炎

刺激性物质进入结膜囊可引起化学性结膜炎（例如新生儿应用硝酸银所致的急性良性的结膜炎）。其他常见的原因有家用清洁剂、喷雾剂、烟、雾和工业污染物。碱性物质易于在结膜组织残留，在数小时或

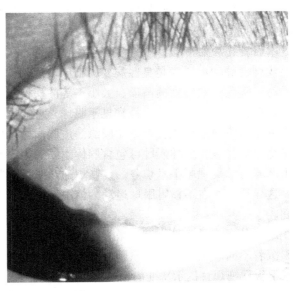

图 618-1（见彩图） 春季结膜炎

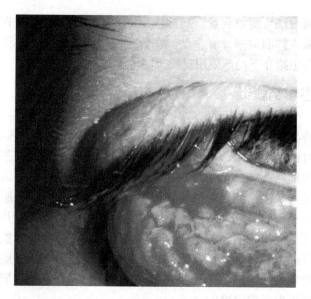

图 618-2（见彩图） 结膜肉芽肿和帕里诺眼腺综合征

数天的时间内造成持续的损伤。酸性物质使蛋白组织凝固，迅速产生破坏作用。在这两种情况下，迅速及时、彻底和大量的冲洗至关重要。否则可引起广泛的组织破坏，甚至是丧失眼球，这尤其见于碱烧伤。

其他结膜病

结膜下出血表现为球结膜鲜红或暗红色斑片，可由创伤或炎症所致。通常是自发的。偶尔可由剧烈的喷嚏或咳嗽导致。较少见的情况下，可能是血液病的表现。结膜下出血是自限性的，无需治疗。

睑裂斑是球结膜上黄白色轻度隆起的结节，通常见于睑裂区。它提示结膜存在弹性和玻璃样变性。一般无需治疗，除非为了美容需要可进行简单的切除。

翼状胬肉是肉样三角形结膜损害，可侵犯角膜。病理检查所见与睑裂斑相似。通常发生在鼻侧睑裂区。翼状胬肉的发展与紫外线暴露有关，因此常见于居住在赤道附近的人群。当病变侵犯角膜过多时，建议去除，术后复发常见。

皮样囊肿和皮脂瘤是良性病变，临床表现相似，为光滑、隆起、圆形到椭圆形、大小不等的病变。颜色从黄白色到肉红色不等。最常见于眼球外上象限；亦常见于角膜缘附近或骑跨于角膜缘。皮脂瘤由脂肪和结缔组织构成。皮样囊肿可包含腺体组织、毛囊和毛干。若为了美观可手术切除。皮脂瘤通与眼外肌粘连，这导致无法在不损害眼球运动的情况下彻底清除它们。

结膜色素痣是一种小型、微微隆起的病变，随着色素沉着不同表现为淡橙红色到深棕色。通常是良性的，但应仔细观察提示恶变的生长情况或改变。

睑球粘连是眼睑和眼球的结膜之间的瘢痕粘连，

常累及下睑。可发生于手术或创伤后，尤其是碱、酸或熔化金属的烧伤。也可是 Stevens-Johnson 综合征的严重并发症。它可能会干扰眼球运动而引起复视。应该分离粘连，并在愈合过程中防止粗糙面再粘连。必要时可行口腔黏膜移植。

参考书目

参考书目请参见光盘。

（卢淑杰 译，杨晨皓 审）

第 619 章
角膜异常

Scott E. Olitsky, Denise Hug, Laura S. Plummer, Merrill Stass-Isern

■ 大角膜

此病为非进行性系统性疾病，特征为角膜增大（直径 >12mm）和眼前段眼压正常。常伴有高度近视眼并可导致视力下降。成年后进展性晶体混浊为常见并发症。所有的遗传类型均有报道，但 X-连锁隐性遗传最常见，因此此病男性多见。全身性异常包括伴有大角膜的马方综合征、颅缝早闭和 Alport 综合征。角膜和前节增大的病因未明，可能的解释包括视杯的生长缺陷和未成形的先天性青光眼。导致此病的 X 染色体上的区域已被确定。

参考书目

补充内容请参见光盘。

（卢淑杰 译，杨晨皓 审）

第 620 章
晶状体异常

Scott E. Olitsky, Denise Hug, Laura S. Plummer, Merrill Stass-Isern

■ 白内障

白内障是指晶状体的任何形式的混浊（图 620-1）。有些并无重要的临床意义；有些可显著影响视

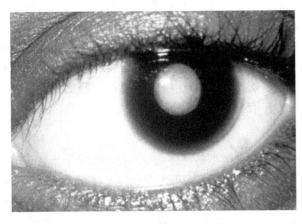

图 620-1（见彩图）　继发于白内障的白瞳症

功能。婴儿白内障的发病率大概为 2~13 人每万名存活新生儿。2003 年出版的婴儿型白内障的流行病学研究显示大约 60% 的白内障是独立的疾病；22% 为综合征的一部分；其余可合并其他非主要相关的出生缺陷。低出生体重儿中白内障更常见。≤ 2500g 的新生儿发病率提高 3~4 倍。有些白内障可伴随其他眼部或全身疾病。

鉴别诊断

　　婴儿和儿童白内障的鉴别诊断包括较大范围的发育性疾病、感染和炎症过程、代谢性疾病、中毒以及创伤性损害（表 620-1）。白内障也可继发于眼部疾病，比如早产儿视网膜病变、永存原始玻璃体增生症、视网膜脱离、视网膜色素变性和葡萄膜炎。部分儿童型白内障是遗传性的（图 620-2）。

发育变异

　　早期发育过程可导致各种先天性晶状体混浊。

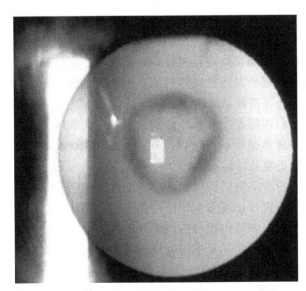

图 620-2（见彩图）　中央层状的白内障

表 620-1　白内障的鉴别诊断

发育变异
早产儿（Y 字缝上的空泡。）伴或不伴有早产儿视网膜病变
遗传性疾病
单纯性孟德尔遗传
常染色体显性遗传（最常见）
常染色体隐性遗传
X- 连锁遗传
主要染色体缺陷
染色体三体（13、18、21）
Turner 综合征（45X）
染色体缺失综合征（11p13、18p、18q）
染色体重复综合征（3q、20p、10q）
多系统遗传性疾病
Alport 综合征（听力损失、肾脏疾病）
Alström 综合征（神经性耳聋、糖尿病）
Apert 病（颅缝早闭、并指）
Cockayne 综合征（早衰、光敏性皮肤）
Conradi 病（点状软骨发育不良）
Crouzon 病（颅面骨发育障碍）
Hallermann-Streiff 综合征（小眼球、小而皱缩的鼻子、皮肤萎缩、毛发稀疏）
少汗性外胚层发育不良（齿列异常、少汗症、少毛症）
鱼鳞病（增厚、鳞屑状的角化皮肤）
色素失禁症（牙齿畸形、智力低下、皮肤损害）
Lowe 综合征（眼 - 脑 - 肾综合征：肌张力低下、肾脏疾病）
马方综合征
Merckel-Gruber 综合征（肾发育不良、脑膨出）
强直性肌营养不良
Nail-patella 综合征（肾功能不全、指甲发育不良、髌骨发育不良）
Marinesco-Sjögren 综合征（小脑性共济失调、肌张力低下）
痣样基底细胞癌综合征（常染色体显性遗传、童年发生的基底细胞癌）
Peters 异常（伴虹膜角膜发育不全的角膜混浊）
Reiger 综合征（虹膜发育不良、肌强直性营养不良）
Rothmund–Thomson 综合征（皮肤异色症：皮肤萎缩）
Rubinstein-Taybi 综合征（广阔的大脚趾、智力低下）
Smith-Lemli-Opitz 综合征（脚趾并指畸形、尿道下裂、智力低下）
Sotos 综合征（脑性巨人症）
脊柱发育异常（侏儒症、躯干短小）
Werner 综合征（20 岁发生早衰）
先天性代谢缺陷

表 620-1（续）

无 β 脂蛋白血症（无乳糜微粒，视网膜变性）

Fabry 病（α-半乳糖苷酶 A 缺乏症）

半乳糖激酶缺乏症

半乳糖血症（半乳糖-1-磷酸尿苷酰转移酶缺乏症）

同型半胱氨酸血症（晶状体半脱位、智力低下）

甘露糖苷贮积症（酸性 α-甘露糖苷酶缺乏症）

Niemann-Pick 病（鞘磷脂酶缺乏症）

Refsum 病（植烷酸 α-水解酶缺乏症）

Wilson 病（铜蓄积导致的肝硬化和神经症状）

内分泌疾病

低钙血症（甲状旁腺功能减退）

低血糖

糖尿病

先天性感染

弓形体病

巨细胞病毒感染

梅毒

风疹

围产期单纯疱疹病毒感染

麻疹

脊髓灰质炎

流行性感冒

水痘-带状疱疹

眼部异常

小眼球

眼组织缺损

无虹膜

中胚叶发育不全

永存瞳孔残膜

永存原始玻璃体增生症

原始玻璃体血管系统

其他疾病

特应性皮炎

药物（皮质类固醇）

辐射

创伤

特发性

离散的点状或白色斑片状囊膜混浊较为常见，有时可累及连续的囊膜下区域。小的后囊混浊可伴有原始透明血管系统残留（常见的 Mittendorf 点），而前囊的混浊可伴有持续的线状的瞳孔残膜或晶状体血管鞘残留。这一类型的先天性白内障通常为静止型，很少影响视力；有些病例可进展。

早产

一种特殊类型的晶体病变可见于部分早产儿，即所谓的早产儿白内障。表现为晶状体 Y 字缝上细小的一簇空泡。裂隙灯下可见，散大瞳孔后更容易看到。发病机制未明。大多数情况下，混浊可在数周内自行消退。

孟德尔遗传

许多不伴有其他疾病的白内障是遗传性的。最常见的是常染色体显性遗传。外显率和表现度不一。常染色体隐性遗传发生较少；亲缘关系近的人群中有时可见。白内障且不伴有其他疾病的 X-连锁隐性遗传相对少见。

先天性感染综合征

婴儿和儿童白内障常因产前感染所致。晶状体的混浊可发生于任何主要的先天性感染综合征（例如，弓形体病、巨细胞病毒感染、梅毒、风疹、单纯疱疹病毒）。白内障也可继发于其他围产期感染，包括麻疹、脊髓灰质炎、流行性感冒、水痘-带状疱疹和牛痘。

代谢性疾病

白内障是许多代谢性疾病的一个重要表现，特别是一些特定的糖类、氨基酸、钙和铜代谢障碍。任何患有白内障的新生儿应首先考虑半乳糖血症的可能（见第 81.2）。典型的婴儿半乳糖血症缺乏半乳糖-1-磷酸尿苷酰转移酶，白内障呈典型的带状混浊同时伴有晶状体核周皮质一处或多处的模糊或不透明，晶状体核也常出现云雾状混浊。本病早期，白内障通常呈独特的油滴状外观且充分散瞳后最易于观察到。进展为完全混浊需要数周的时间。早期的治疗（无半乳糖饮食）可逆转晶体的改变。

白内障是半乳糖激酶缺乏者唯一的临床表现。白内障通常呈带状，可以出现在生后 1 月、1 年或者儿童期更晚些时候。

青少年发病的糖尿病患者的晶状体病变不常见。有些患者可出现雪花状的白色混浊和晶状体空泡。另外一些患者可出现白内障并且迅速进展，有时可在几天内发生，尤其见于青春期。首发的表现可能是由于晶状体光学密度改变而导致的突发性近视。

先天性晶状体混浊可见于糖尿病和糖尿病前期母

亲所生的儿童。新生儿低糖血症也与白内障早期形成有关。酮症性低血糖也可伴有白内障。

白内障与低钙血症间的关系已十分明确。多种类型的晶状体混浊可见于甲状旁腺功能减退患者。

婴儿 Lowe 眼－脑－肾综合征可伴发白内障。男性患儿常在出生时即出现双侧严重白内障，可伴发青光眼和瞳孔缩小。杂合子女性患者常表现为晶状体点状混浊。

Wilson 病特征性的向日葵样白内障在儿童中不常见。神经鞘脂沉积病、黏多糖贮积症、黏脂贮积症，尤其是 Niemann-Pick 病、黏硫酸酯贮积症、Fabry 病和天冬氨葡糖胺尿症可发生各种各样的晶状体混浊（见第 80、82 章）。

染色体缺陷

多种类型的晶状体混浊可与染色体缺陷有关，包括 13、18 和 21 号染色体三体；Turner 综合征；一系列染色体缺失（11p13、18p、18q）和重复综合征（3q、20p、10q）（见第 76 章）。

药物、毒物和创伤

在众多可能引发白内障的药物和毒物中，皮质类固醇在儿科患者中具有重大意义。类固醇相关性白内障特征性的表现为晶状体后囊下混浊。发病率和严重程度不一。治疗剂量、给药方式、疗程长短以及个体易感性哪一个更重要还存有争议，类固醇诱导的白内障的发病机制尚不明确。白内障对视力的影响取决于混浊的范围和程度。在许多情况下，视力仅是轻度或中度受损。有些类固醇相关的白内障可消退。所有长期接受类固醇治疗的患儿应定期检查眼部。

眼部创伤是儿童期白内障另一主要原因。晶状体的混浊可发生于钝挫伤或穿通伤。白内障是儿童受虐的一个重要表现。

放射暴露所致的白内障是剂量和时间依赖性的。关于成人的研究显示 50% 的混浊发生于接受 15Gy 辐射的晶状体。且常常是迟发的。

其他疾病

伴有晶状体混浊和其他眼部异常的多系统综合征和疾病有很多（表 620-1）。

治疗

严重影响视力的白内障需要以下治疗：①手术移除晶状体以提供光学清晰的视轴；②框架眼镜、接触镜或人工晶状体植入以矫正无晶体眼的屈光不正；③治疗知觉剥夺性弱视。对于晶状体移除后的患儿，框架眼镜的可行性不大，有时接触镜可有助于视力康复。

人工晶状体植入已成为大龄儿童术后视力康复的主流选择。患者目前可被招募进入多中心试验以有助于明确接触镜和人工晶体在较低龄儿童中视力康复的差异。弱视的治疗对婴儿或儿童白内障患者的视力康复是最重要且最困难的。并非所有的白内障都需要手术干预。未显著影响视力的白内障可密切观察病变进展，对于儿童还应该观察弱视的情况。

预　后

白内障的预后取决于多种因素，包括白内障的性质、潜在的疾病、起病年龄、治疗时间、弱视的持续时间和严重程度以及是否合并其他眼部的异常（比如小眼球、视网膜损害、眼球萎缩、青光眼、眼球震颤和斜视）。持续存在的弱视是白内障患儿术后视力恢复不佳的最常见原因。接受手术的患儿也可继发其他并发症，比如炎症性后遗症、后发障、青光眼、视网膜脱离和眼轴长度的改变。所有这些都应在制定治疗计划时考虑到。

晶状体异位

正常情况下，晶状体通过连接于睫状体的悬韧带悬挂在虹膜后的一定位置。发育不良、疾病或创伤引发的悬挂系统异常可导致晶状体位置不稳定或移位。晶状体的移位可分为晶状体脱位（晶状体完全移位）（图 620-3）和半脱位（晶状体部分移位或倾斜）（图 620-4）。症状有视物模糊，通常源于屈光度的改变，如近视、散光或无晶状体眼性远视。部分患者会出现复视。虹膜震颤是晶状体异位的一个重要体征，是失去晶状体支撑所致的虹膜颤抖。此时，前房较正常更深。有时脱位晶体的赤道部（"边缘"）在瞳孔区可见。检影镜检查呈黑色新月状。有无晶状体的区别也可通过检查眼底时聚焦的改变而发现。

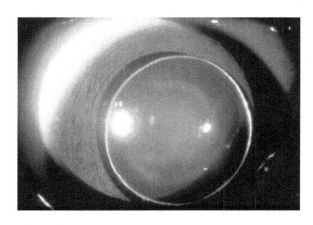

图 620-3（见彩图）　Weill-Marchesan 综合征患者，晶状体完全脱位进入前房

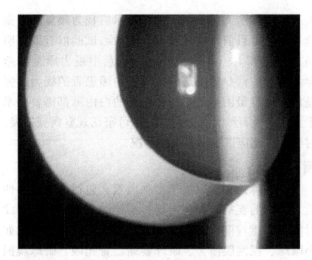

图 620-4（见彩图）　马方综合征的晶状体半脱位

鉴别诊断

眼部创伤是晶状体异位的主要原因。异位也可见于眼部疾病比如葡萄膜炎、眼内肿瘤、先天性青光眼、高度近视、大角膜、无虹膜或与白内障有关。晶状体异位亦可是遗传性的或伴有全身性疾病。

作为遗传性眼病发生的不伴有全身异常的晶状体移位称为单纯性晶状体异位，通常为常染色体显性遗传。晶状体多向上方、颞侧移位，可在出生时或生后出现。另一种遗传性晶状体脱位是伴瞳孔移位的晶状体异位。在这种情况下，晶状体和虹膜通常在相对的方向上均发生移位，且多为双侧，双眼病情呈镜像对称。虽然已有单纯性晶状体异位伴各种表现的混合存在的报道，伴有瞳孔异位的晶状体异位是隐性遗传。

伴随晶状体异位的全身疾病包括马方综合征、同型胱氨酸尿症、Weill-Marchesani 综合征和亚硫酸氧化酶缺乏（见第 79 章）。晶状体异位发生于大约 80% 的马方综合征患者；其中大约一半的异位在 5 岁前表现出来。Weill-Marchesani 综合征的晶状体异位多向下、向前，晶状体通常小而圆。

伴有晶状体异位的较少见疾病还包括：Ehlers-Danlos、Sturge-Weber、Crouzon 和 Klippel-Feil 综合征；尖头畸形和下颌面骨发育不全。显性遗传的上睑下垂、高度近视合并晶状体异位也有报道。

治疗和预后

晶状体异位通常仅导致屈光系统障碍。然而也可能发生更严重的并发症，如青光眼、葡萄膜炎、视网膜脱离或白内障。治疗方案须根据异位的类型、原因、眼部或全身情况而做个体化制定。许多患者可通过框架眼镜或角膜接触镜进行光学矫正。有时散瞳或缩瞳滴眼液对虹膜的处理也有助于改善视力。手术摘除晶状体对有些病例是最好的治疗。儿童患者的弱视应尽早进行干预。此外，对于晶状体异位的患儿，应采取安全措施以防眼部遭受外伤。

球形晶状体

球形晶状体是指小且呈球形的晶状体，可孤立发病（可能是常染色体隐性遗传）或伴有其他眼部异常，比如晶状体异位、近视或视网膜脱离（可能是常染色体显性遗传）。球形晶状体可伴发多种全身性疾病，包括马方综合征、Weill-Marchesani 综合征、Alport 综合征、下颌面骨发育不全和 Klinefelter 综合征。

前圆锥形晶状体

前圆锥形晶状体是一种罕见的双侧发病的晶状体中央前表面隆起的病变。可伴有晶状体混浊或其他眼部异常，是 Alport 综合征的一个突出特征。晶状体中央区域曲率的增加可导致高度近视。前囊膜破裂可能发生，这种情况需要及时的手术干预。

后圆锥形晶状体

后圆锥形晶状体比前圆锥形晶状体常见，特征表现为晶状体后囊和皮质呈局限性圆形或卵圆形膨出。病变局限于中央 2~7mm。早期病变在红光反射实验中呈油滴状外观。本病发生于婴幼儿，并随年龄增长而进展。膨出区域内和周围的晶状体物质最终会变浑浊。后圆锥形晶状体常常作为独立的眼部异常而发生。多为单侧，也可见于双侧。本病被认为是散发性的，尽管有些病例提示为常染色体显性遗传或 X-连锁遗传。此病的婴儿或儿童患者需要光学矫正、治疗斜视以及手术摘出进展性白内障。

参考书目

参考书目请参见光盘。

（卢淑杰　译，杨晨皓　审）

第 621 章

葡萄膜疾病

Scott E. Olitsky, Denise Hug, Laura S. Plummer, Merrill Stass-Isern

■ 葡萄膜炎（虹膜炎、睫状体炎、脉络膜视网膜炎）

葡萄膜（眼球内血管层，包括虹膜、睫状体、脉络膜）易于发生炎症，常与多种全身性疾病、感染性和非感染性疾病以及外源性因素包括创伤和毒物有关（表 621-1）。炎症可主要累及葡萄膜一部分或全部。

虹膜炎可单独发生，亦可累及睫状体即虹膜睫状体炎或伴有睫状体平坦部炎症。疼痛、畏光和流泪是急性前部葡萄膜炎的特征性症状，但隐匿发病者可无自觉症状。前部葡萄膜炎的体征包括结膜充血，尤其是角膜缘周围区域（睫状充血）、房水中有细胞和蛋白质（"房水闪辉"）（图 621-1）。亦可见角膜后表面的炎性沉积物（角膜后沉着物或"KP"）和虹膜充血。更多的慢性炎症病例表现角膜变性改变（带状角膜病变）、晶状体混浊（白内障）、青光眼的发生和视力损害；

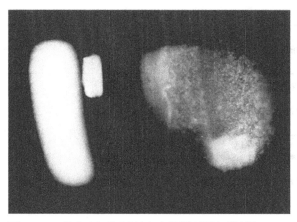

图 621-1　前房内细胞和闪辉。闪辉提示蛋白质渗漏

表 621-1　儿童葡萄膜炎

前部葡萄膜炎

青少年型类风湿性关节炎（少关节型）

结节病

创伤

结核

川崎病

溃疡性结肠炎

感染后（肠道或生殖器）的关节炎和皮疹

螺旋体性（梅毒、钩端螺旋体）

异色性虹膜睫状体炎（Fuchs）

病毒性（单纯疱疹、带状疱疹）

强直性脊柱炎

Stevens-Johnson 综合征

特发性

药物

后部葡萄膜炎（脉络膜炎——可能累及视网膜）

弓形体病

寄生虫（弓蛔虫病）

结节病

结核

病毒性（麻疹、单纯疱疹、HIV、巨细胞病毒）

亚急性全脑炎

特发性

前部和（或）后部葡萄膜炎

交感性眼炎（对侧眼受伤）

Vogt-小柳-原田综合征（葡萄膜-耳-皮肤综合征：白发、白癜风、耳聋、耳鸣、葡萄膜炎无菌性脑膜炎、视网膜炎）

白塞综合征

莱姆病

儿童患者应首先考虑类风湿性疾病，尤其是类风湿性关节炎、川崎病、反应性关节炎（传染病后）和结节病。虹膜炎可以继发于角膜疾病，如疱疹性角膜炎、细菌或真菌性角膜溃疡、角膜擦伤或角膜异物。创伤性虹膜炎和虹膜睫状体炎在儿童中尤其常见。

特别值得一提的是关节炎儿童中发生的虹膜睫状体炎。与最常见的前部葡萄膜炎不同，此型罕见引发疼痛、畏光或结膜充血。视力损害可能直到发生严重的和不可逆的损伤时才被注意到。由于缺乏症状和高发病率，常规定期对这类儿童进行检查很有必要。眼科检查的指导方针基于以下 3 个使关节炎患儿易于发生葡萄膜炎的因素：

1. 关节炎类型
2. 关节炎起病年龄
3. 抗核抗体的水平

表 621-2 由美国儿科学会为不伴有明显虹膜睫状体炎的青少年类风湿性关节炎患儿制定。

脉络膜炎是后部葡萄膜的炎症，同时亦累及视网膜；两者均发生明显炎症时，称为脉络膜视网膜炎。后部葡萄膜炎的病因多样；最常见的有弓形体病、组织胞浆菌病、巨细胞包涵体病、结节病、梅毒、结核病和弓蛔虫病（图 621-2）。病因不同，炎症表现可呈弥散性或局灶性。常伴发玻璃体反应。有许多类型的病变结果是脉络膜视网膜萎缩性瘢痕形成伴色素沉着性界限以及视力损害。继发性并发症包括视网膜脱离、青光眼和肺结核。

全眼球炎是累及眼球所有部分的炎症。常为化脓性，通常源于眼球穿通伤或败血症。可引起剧烈的疼痛、显著的充血、临近眼眶组织和眼睑的炎症以及视力损害。在许多情况下，尽管进行了强化的抗感染和抗炎治疗，许多眼球仍未能保留。必要时需行眼球摘除术或眶内容物剜出术。

交感性眼炎是一种罕见的眼球穿通伤后累及

表 621-2　不伴有明显虹膜睫状体炎的 JRA 患儿的检查方案

JRA 亚型	起病年龄	
	<7 岁	≥ 7 岁
少关节型		
ANA（＋）		
病程小于 4 年	每 3~4 个月	每 6 个月
病程 4~7 年	每 6 个月	每年
病程大于 7 年	每年	每年
ANA（－）		
病程小于 4 年	每 6 个月	每 6 个月
病程 4~7 年	每 6 个月	每年
病程大于 7 年	每年	每年
多关节型		
ANA（＋）		
病程小于 4 年	每 3~4 个月	每 6 个月
病程 4~7 年	每 6 个月	每年
病程大于 7 年	每年	每年
ANA（－）		
病程小于 4 年	每 6 个月	每 6 个月
病程 4~7 年	每 6 个月	每年
病程大于 7 年	每年	每年
全身性	不管病程如何，每年一次	不管病程如何，每年一次

ANA：抗核抗体；JRA：青少年型类风湿性关节炎

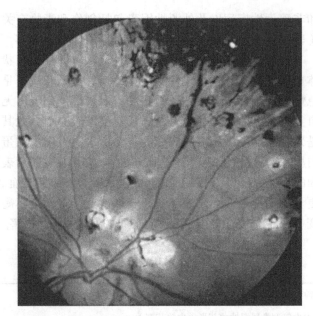

图 621-2　脉络膜视网膜炎的局部萎缩和色素性瘢痕

未受伤眼球的炎症。可在伤后数周、数月、甚至数年内后发生。最可能的病因是超敏现象。未受伤眼（交感眼）可发生视力丧失。受伤眼球的摘除可阻止交感性眼炎的发展但不能阻止已发生炎症的进展。因此，严重伤后视力恢复无望者，应考虑早期摘除眼球。

治疗

应针对具体病因对眼内的不同炎症表现进行治疗。当感染已被证实或怀疑时，应进行适当的全身性抗菌或抗病毒治疗。在有些情况下，需要行玻璃体腔注射。

眼内炎症的消除对降低严重的以及常见的永久性视力丧失的风险至关重要。如未经治疗，炎症过程可导致带状角膜变性的出现（角膜的钙沉积）、白内障、青光眼和不可逆的视网膜损害。前部葡萄膜炎对局部皮质类固醇的治疗反应良好。后部炎症常需要全身性治疗。局部和全身使用皮质类固醇可导致青光眼和白内障。为减少对局部和全身性皮质类固醇的需要，需长期使用的患者可应用全身性免疫抑制剂。常用的免疫抑制剂包括甲氨蝶呤、环孢霉素、肿瘤坏死因子抑制剂。顽固型的病例可能需要多种免疫抑制剂。睫状肌麻痹剂，特别是阿托品，也用于减轻炎症和预防虹膜晶体粘连（后粘连），尤其用于前部葡萄膜炎。广泛的后粘连可致急性闭角型青光眼。

由潜在疾病或皮质类固醇应用所致的青光眼可能需要手术治疗。白内障手术应当推迟至炎症得以控制一段时间以后。持续性葡萄膜炎患儿的白内障手术风险显著增加。在此类患者中，关于人工晶状体的使用无统一意见。

睫状体平坦部炎症是一种少见的特发性中间葡萄膜炎，特征表现为前房受累、前段玻璃体细胞和浓缩以及周边视网膜血管炎。平均起病年龄在 9 岁。易于双侧受累，更多见于男性。无痛性视力下降是常见的症状。起病早期给予充分的治疗后，预后良好。

伪装综合征有时可模仿眼内炎。视网膜母细胞瘤、白血病、眼内异物残留、青少年型黄色肉芽肿和周边视网膜脱离均可能导致类似于葡萄膜炎所见的表现。当评估葡萄膜炎疑似患者或抗炎治疗无效的患者时，应记得这些综合征。

参考书目

参考书目请参见光盘。

（卢淑杰　译，杨晨皓　审）

第 622 章
视网膜和玻璃体疾病

Scott E. Olitsky, Denise Hug, Laura S. Plummer, Merrill Stass-Isern

■ 早产儿视网膜病变

早产儿视网膜病变（ROP）是一种复杂的早产儿视网膜血管发育性疾病。本病可以是急性的（早期）或慢性的（晚期）。临床表现从轻度的，通常是周边视网膜的一过性病变到严重的进行性血管增殖、瘢痕化以及可能致盲的视网膜脱离。ROP 包括该病的所有阶段和后遗症。晶状体后纤维增殖病是其曾用名，仅描述了瘢痕期病变。

发病机制

妊娠 16 周开始，视网膜血管通常由视盘向周边视网膜发育，大约在 36 周到达视网膜的鼻侧外缘（锯齿缘），大约在 40 周到达颞侧外缘。这一过程受损导致了各种各样的病理和临床表现。在急性期首先观察到的是血管发育的停止。血管发育是突然终止的，而不是由血管化的视网膜向无血管的视网膜缓慢转变。这一突然终止在视网膜上形成一条明显的界限。这条分界线可生长为包含间叶细胞和内皮细胞的嵴。细胞分裂、分化可能会在稍后重新开始，视网膜的血管化得以继续进行。也有可能异常的血管增生穿出视网膜平面，进入玻璃体并覆盖视网膜表面。随之的瘢痕形成和对视网膜的牵引，可导致视网膜脱离。

引起 ROP 的危险因素并不完全清楚，但早产和相关的视网膜发育不成熟是其主要因素。氧化作用、呼吸窘迫、呼吸暂停、心动过缓、心脏病、感染、高碳酸血症、酸中毒、贫血以及需要输血被认为是协同因素。一般来说，胎龄越低，出生体重越低，病情越重的婴儿，ROP 的风险就越大。

ROP 的基本发病机制尚不明确。暴露于宫外环境，包括一定高浓度的氧气可能导致自由基介导的细胞损害。疾病的后期，外周缺氧发生，无血管化的视网膜内产生血管内皮生长因子（VEGFs）。这些生长因子激发了异常的血管生成，新生血管出现。由于肺功能不佳，会出现视网膜相对缺氧。这导致 VEGF 上调，在易感婴儿中，可致异常的纤维血管增生。这种新生血管的形成可导致瘢痕化和视力丧失。

分　类

目前使用的 ROP 国际分类法描述了病变位置、范围和严重程度。为了描述位置，视网膜以视盘为中心被分为三个同心区域。Ⅰ区，即后区或内区，指以视盘为中心，视盘 – 黄斑距离的 2 倍为半径的区域，或视盘向周边扩展 30°的区域。Ⅱ区，即中区，从Ⅰ区边缘至鼻侧锯齿缘和颞侧解剖赤道部的区域。Ⅲ区，即外区，是Ⅱ区外界延伸到颞侧锯齿缘的残余新月。累及范围以时钟的钟点数表示。

病变的阶段和严重程度被分为 5 期。1 期以将无血管视网膜与血管化的视网膜分开的分界线为特征。此线位于视网膜平面，呈相对平坦和白色的外观。视网膜血管的异常分支或连拱形成了此分界线。2 期特征为嵴。分界线继续在高度、宽度和体积上生长，扩展超过视网膜平面。3 期特征表现是嵴的形成，伴有视网膜外纤维血管组织生成（图 622-1A）。4 期以玻璃体内或视网膜上增殖组织牵拉所致的不完全视网膜脱离为特征表现。4 期可进一步分为两个阶段：①不累及黄斑的不完全视网膜脱离；②累及黄斑的不完全视网膜脱离。5 期是指全视网膜脱离。

后极部视网膜血管病变的表现伴随于 ROP 活动期，即称为附加病变（图 622-1B、C）。视网膜血管的扩张、迂曲经常提示伴有虹膜充血、瞳孔强直和玻璃体混浊。

临床表现和预后

此病在 >90% 的易感婴儿中可自发停止和消退，很少或没有遗留后遗症或视觉障碍。<10% 的患儿发展为重症，表现为显著的视网膜外血管增殖、视网膜瘢痕、视网膜脱离和视力损害。

部分患儿的 ROP 病变停滞或消退后会遗留分界线、周边视网膜的低血管化或视网膜血管的异常分支、弯曲或强直。有些可遗留视网膜色素改变、视网膜牵引（牵拉视盘）、黄斑异位、视网膜皱褶或视网膜裂孔。另外一些会进展为完全性视网膜脱离，一般呈漏斗状结构。临床表现经常是产生白瞳（瞳孔区白色反光）的晶状体后膜状物。还有些患者可发展为白内障、青光眼以及炎症表现。终末期眼球常常失明伴疼痛或形成眼球痨。ROP 的病变范围也包括近视眼，常常在婴儿期进展且程度严重。同时，屈光参差、斜视、弱视和眼球震颤的发病率也会增高。

诊　断

建议对有患病风险的婴儿进行系统的一系列眼部检查。2006 年，美国儿科学会（AAP）出版了新的 ROP 筛查指南。出生体重低于 1500g 或胎龄

≤ 32 周的新生儿；出生体重 1500~2000g 或胎龄 >32 周但临床状况不稳定，包括需要心肺支持的、其主治的儿科医生或新生儿医生认为有高患病风险的部分新生儿应当进行视网膜检查。初次筛查的时机基于婴儿的年龄而不同。表 622-1 是基于一项 ROP 冷冻疗法多中心试验的循证医学分析而制定的。检查对脆弱的早产儿是一种刺激，扩瞳滴眼液也可能有副作用。检查期间和检查后应该严密监测婴儿的情况。有些新生儿医生和眼科医生提倡局部使用丁卡因和（或）口服蔗糖以减少婴儿的不适和产生的刺激。根据首次检查结果和危险因素决定随访情况，通常为 2 周或更短。

治 疗

对一些病例进行无血管区视网膜的冷冻或激光光凝可使进展性 ROP 产生更严重的并发症减少。玻璃体视网膜手术技术的进步使伴有全视网膜脱离患儿（ROP 5 期）的视网膜复位获得了一定的成功，但视力预后往往令人失望。ROP 早期治疗的合作研究表明了附加病变和诊断时后极部受累对治疗的重要性。此项研究也支持激光为治疗的首选。任何 1 型 ROP 的眼球应考虑行周边视网膜消融术。任何 2 型 ROP 的眼球应接受一系列检查；如 2 型 ROP 进展为 1 型或阈值 ROP 发生可考虑进行治疗。玻璃体腔注射贝伐单抗，一种血管内皮生长因子抑制剂，可能也有治疗作用。

预 防

ROP 的预防最终取决于对早产和其伴随问题的预防。ROP 和氧饱和度之间的关联已研究了数十年。更近期的研究主要集中于将严重的早产儿在 34 周内维持在较低的氧饱和度（85%~92%）和 34 周后维持在较高的氧饱和度（92%~97%）。新生儿生命早期氧饱和度的降低可有效减少 I 期高氧血症，并刺激视网膜正常发育。提高氧饱和度逆转 II 期的缺氧可能通过下调 VEGF 的分泌而最终降低严重 ROP 的发生率。最有可能的话，通过一项多中心前瞻性随机性的研究来回答这个问题。一些研究者基于维生素 E 的抗氧化特性建议在 ROP 风险婴儿中补充维生素 E。但其有效性尚未被证实；在特定的剂量下，可能产生不希望的副作用（见第 91.2）。

■ 婴儿持续性胎儿血管

婴儿持续性胎儿血管（PFV），以前被称为永存原始玻璃体增生症，包括各部分胎儿透明血管系统和相关纤维血管组织持续存在导致的一系列病征。

发病机制

在眼球的发育阶段，透明的血管从视盘延伸至晶状体的后表面；发出的分支进入玻璃体，分支形成了晶状体血管性囊膜的后部。透明系统的后部通常在胎龄 7 月时消退而前部在 8 月时消退。少量的残留，比如视盘的丛状组织（Bergmeister 乳头）或晶状体后囊上的乳头状组织（Mittendorf 结）在健康人中是常见的现象。更广泛的残留物和伴随的并发症构成了 PFV。前 PFV 和后 PFV 是两大主要的类型。此外，可变性较大，混合或中间型也存在。

临床表现

前 PFV 常见的临床表现为在小眼球或比正常略小的眼球中，晶状体后表面血管化组织斑块的出现。常单侧受累，患儿无其他异常和早产病史。纤维血管组织往往会逐渐收缩。睫状突被拉长，前房变浅。晶状体通常比正常者小，可以透明，也可发生白内障、水肿或吸收液体。大的或异常的虹膜血管可见。前房角可伴有异常。有时角膜也成云雾状。

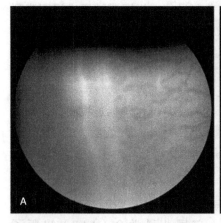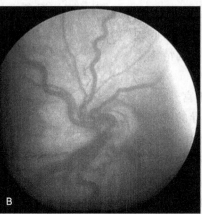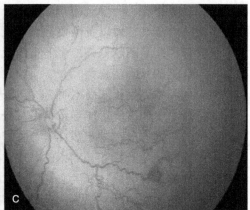

图 622-1（见彩图） 早产儿视网膜病变（ROP） A.3 期病变，可见嵴和视网膜外血管组织；B.活动期 ROP 附加病变的视网膜血管扩张和迂曲；C.1 区的 ROP 伴附加病变

表 622-1　基于出生时胎龄的初次眼部检查时间表

出生时胎龄（周）	初次检查年龄（周）	
	月经后	间隔
22	31	9
23	31	8
24	31	7
25	31	6
26	31	5
27	31	4
28	32	4
29	33	4
30	34	4
31	35	4
32	36	4

前 PFV 通常见于生后 1 周或 1 个月内。最常见的体征是白瞳症（瞳孔区白色反光）、斜视和眼球震颤。病程常呈进行性，预后差。主要的并发症有自发性眼内出血、晶状体后囊膜破裂所致的晶状体水肿和青光眼。眼球最终可能会萎缩。后 PFV 的表现包括视盘和黄斑周围的纱幕样纤维胶质、玻璃体膜样物和从视盘发出的包含透明动脉残留物的杆状物，以及子午线的视网膜皱褶。牵引性的视网膜脱离也可能发生。视力可受损，但眼球通常可以保留下来。

治　疗

为预防并发症、保留眼球和不错的外观，或在有些病例中为挽留视力，需要进行手术干预。手术治疗通常需要移除晶状体和已存的异常组织。为获得有用的视力，还需要屈光矫正和进一步的弱视治疗。在某

些情况下，受累的眼球会因为将白色组织同视网膜母细胞瘤相鉴别有难度而被摘除。超声和 CT 对诊断很有价值。

■ 视网膜母细胞瘤

视网膜母细胞瘤（图 622-2，见第 496 章）是儿童期最常见的原发性眼内恶性肿瘤。发病率约 1/15 000 活产婴儿；美国每年新诊断 250~300 例。遗传型或非遗传型均有发生；无性别或种族差异。遗传型常常是双侧和多病灶性的，非遗传型通常是单侧和单病灶性的。>15% 的单侧病例是遗传型的。双侧病例的表现早于单侧患者。单侧病变被发现时常很大。双侧发病的平均诊断年龄为 15 月龄，单侧发病者为 25 月龄。3 岁后发病的儿童不常见。出生时、青春期或成人早期发病很少见。

临床表现

视网膜母细胞瘤的临床表现的变异取决于肿瘤被检测时的阶段。大多数患者的始发症状是白色的瞳孔反射（白瞳症）。白瞳症是由于白色肿瘤的反光所致。第二大常见的体征是斜视。较少见的体征包括肿瘤在前房内播种导致的假性前房积脓（肿瘤细胞在虹膜前下方分层）、继发于虹膜新生血管的前房积血（虹膜前方血液沉积）、玻璃体积血和眶蜂窝织炎的体征。检查时肿瘤呈白色团块，有时小而相对平坦，有时大而隆起。也可表现为结节状。有时可有明显的玻璃体混浊或肿瘤种植。

视网膜母细胞瘤的基因是位于 13 号染色体 13q14 区域的隐性抑制基因。由于视网膜母细胞瘤的遗传特性，患病儿童的家庭成员应进行全面的眼部检查和遗传咨询。患者的新生儿兄弟姐妹们和孩子应在生后不久，可以在不需要麻醉下进行对周边视网膜的评估时就转诊给眼科医生。

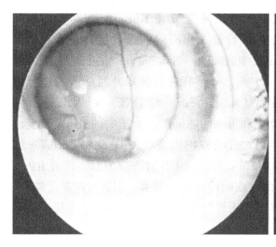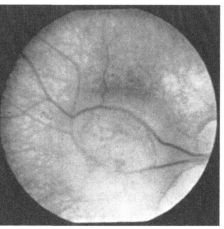

图 622-2　视网膜母细胞瘤

诊　断

可由有经验的眼科医生经直接观察而做出诊断。辅助检查如 CT 或超声成像有助于确诊并显示病变内的钙化。MRI 能更好地检测有无相关的松果体瘤（三侧性视网膜母细胞瘤）。偶尔不能明确诊断时，应考虑眼球摘除，以避免致命的肿瘤转移的可能。因为活检可能导致肿瘤的扩散，摘除前的组织学证实在大多数情况下是不可能的。因此，摘除诊断对视网膜母细胞瘤的失明眼球很可能是合适的。

治　疗

治疗方案因肿瘤的大小、位置以及病变单侧或双侧而不同。晚期肿瘤可通过摘除进行治疗。其他治疗方法包括外照射、放射敷贴疗法、激光或冷冻疗法以及化疗。自世纪之交以来，视网膜母细胞瘤的治疗发生了巨大的变化。局部治疗（激光、冷冻和近距离放射疗法）后的化学减容（全身化疗）显著减少了外部射线照射的使用，同时保留了更多的视力。生后一年内接受辐射照射的患儿在一年后发生继发性癌症的可能性高 2~8 倍。接受辐射治疗的患者易于并发脑部肿瘤和头部、颈部肉瘤。还可继发白内障。

非眼部的继发性肿瘤在发生生殖突变的患者中常见，年发病率据估计为 1%。最常见继发性肿瘤是颅骨和长骨的骨源性肉瘤。

■ 视网膜色素变性

视网膜色素变性（RP）是一种进行性视网膜变性，特征是视网膜色素的改变、动脉变细，通常伴有一定程度的视神经萎缩和进行性视功能损害。视网膜色素分散和聚集产生了多种眼底镜下可见的改变，从视网膜色素颗粒状或斑点状的阴影到独特的骨细胞样色素沉着（图 622-3）。其他眼部表现包括囊膜下白内障和圆锥角膜。

夜视力或暗适应损害常常是青少年中首个临床表现。环形暗点扩大或向心性视野缩小是周边视力进行性损失的常见表现。也可伴有中央视力的损失。视网膜电图（ERG）检查的视网膜功能呈特征性降低。病可为常染色体隐性遗传、常染色体显性遗传或 X- 连锁遗传。超过 45 种已明确的基因仅在 60% 的患者中出现。这些基因参与了光传导级联反应、维生素 A 的代谢、细胞骨架结构、信号传导或突触通路、细胞内蛋白质交换、纤毛的维持、pH 值的调节和吞噬作用。常染色体隐性遗传性 RP 的患儿更可能在早年发生症

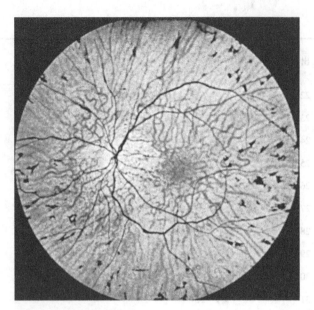

图 622-3　视网膜色素变性

状（中位年龄 10.7 岁）。常染色体显性遗传性 RP 患者更常在 20 岁出现症状。只可提供支持疗法。维生素 A 棕榈酸酯和 ω-3 丰富的鱼油可能会减缓疾病的进展。

RP 的一种特殊形式是 Leber 先天性视网膜黑矇（LCA），其中视网膜的变化往往是多形性的，伴有不同程度的色素紊乱、动脉变细和视神经萎缩。婴儿期视网膜外观正常。视力损害、眼球震颤和瞳孔反应差常在生后不久明显，早期检查异常的 ERG 可确定诊断。LCA 由至少 13 种基因突变所致。2 型 LCA 见于大约 6% 的患者，是由 RPE65 基因的突变导致的全反式视黄酯成为 11- 顺视黄醛所致。目前，基因替代疗法（视网膜下注射）显示可能对 2 型 LCA 患儿有效。

需要同 RP 相鉴别的临床表现类似的继发性色素性视网膜变性发生于各种各样的代谢性疾病、神经变性过程和累及多方面的综合征，例如黏多糖贮积症的进行性视网膜改变（尤其是 Hurler、Hunter、Scheie 和 Sanfilippo 综合征）；特定的迟发型神经节苷脂贮积症（Batten-Mayou 病、Spielmeyer-Vogt 病和 Jansky-Bielschowsky 病）；伴有进行性眼外肌麻痹的进行性视网膜变性（Kearns-Sayre 综合征）以及 Laurence-Moon 综合征和 Bardet-Biedl 综合征中的 RP 样改变。无 β 脂蛋白血症的视网膜表现（Bassen-Kornzweig 综合征）和 Refsum 病也与 RP 的改变类似。伴有 RP 样表现的后两种疾病的诊断很重要，因其治疗是可能的。RP 也可伴有先天性听力损失，如 Usher 综合征（见第 80、82 章）。

Stargardt 病（眼底黄色斑点症）

Stargardt 病是以缓慢的进行性双侧黄斑变性伴视力损害为特征的常染色体隐性遗传性视网膜疾病。通常出现在 8~14 岁且最初常被误诊于功能性视力丧失。黄斑中心凹反射变钝或呈灰色，黄斑区可由色素斑点形成，最终发生黄斑去脱色素和视网膜脉络膜萎缩。可出现黄斑出血。一些患者在黄斑以外的区域出现白色或黄色的斑点或周边视网膜色素改变；"眼底黄色斑点"常用于描述此种情况。目前已公认 Stargardt 病和眼底黄色斑点指同一种疾病的不同阶段。中央视力常降低到 20/200，但不会发生全部视力的损失。ERG 表现不一。此病与中枢神经系统异常无关，需与许多进行性代谢性神经退行性疾病相鉴别。造成 Stargardt 黄斑营养不良的基因突变已被确认。

Best 卵黄样变性

Best 卵黄样变性是一种黄斑营养不良，以独特的黄色或橙色饼状黄斑区视网膜下病变，呈完整的煎蛋黄外观为特征。常在 3~15 岁被诊断，平均发病年龄为 6 岁。早期视力常正常。病变可进展，卵黄样病变最终退化（"炒蛋样"）导致色素沉着、脉络膜萎缩和视力损害。此病常累及双眼，不伴有全身异常。通常表现为常染色体显性遗传。卵黄样黄斑营养不良基因（VMD2）已被确认，可行 DNA 检测。卵黄状黄斑变性的 ERG 反应是正常的。患者和携带者的眼电图呈异常表现，这项测试有助于诊断和遗传咨询。

樱桃红点症

由于黄斑特殊的组织学特征，累及视网膜的特定病变过程可产生检影镜可见的体征，被称为樱桃红点，即黄斑中心被灰白色或黄色晕轮环绕的亮红或暗红色点。晕轮是继发于水肿、脂质沉积或两者兼有之的视网膜神经节细胞层透明度丧失所致。由于黄斑中心凹没有神经节细胞，其周围的视网膜变浑浊而中心凹仍可以透过其下方正常脉络膜的颜色（红色），因而出现了樱桃红点。典型的樱桃红点发生于特定的神经鞘脂贮积症，主要在 Tay-Sachs 病（GM2-Ⅰ型）、Sandhoff 病变异型（GM2-Ⅱ型）以及普遍的神经节糖苷贮积症（GM1-Ⅰ型）。类似而特异性更低的黄斑病变发生于一些异染性脑白质营养不良（硫苷脂沉积症）、某些形式的神经元病变性 Niemann-Pick 病以及特定的黏质贮积症（见第 80.4、80.5）。由神经变性疾病所引起的樱桃红点应与继发于血管痉挛、眼球钝伤或视网膜中央动脉阻塞的视网膜缺血所致的特征性樱桃红点相鉴别。

母斑病

母斑病（见第 589 章）是错构瘤病的先驱病变。在 Bourneville 病（结节性硬化），独特的眼部病变是源于视盘或视网膜的可折射的、淡黄色、多结节囊肿性病变；典型病变的外观常被比作未成熟桑葚（图 622-4）。结节性硬化中有同样特点但更常见的是更平坦的、黄色到白色的视网膜病变，其大小可从小点状到接近视盘的尺寸。这些病变呈良性的星形的增殖。罕见的类似的视网膜母斑病发生于 von Recklinghausen 病（神经纤维瘤病）。在 von Hipple-Lindau 病（视网膜和小脑的血管瘤病）中，独特的眼底病损为血管瘤；这种血管性病变通常呈红色球状团块，伴有大的成对的动静脉进出。在 Sturge-Weber 综合征（脑面血管瘤病）中眼底的异常为脉络膜血管瘤；血管瘤在受累的眼底呈深色，但荧光眼底造影下最易见。

视网膜劈裂

先天性遗传性视网膜劈裂，即青少年 X 性连锁遗传的视网膜劈裂，是一种双眼发病的玻璃体视网膜营养不良，其发病年龄呈双峰型。第 1 组发病于 1.5~2 岁，伴有斜视和眼球震颤，是最常见的发病类型；第 2 组发病于 6~7 岁，伴视力低下。此病特征为视网膜分裂为内外两层。男性发病患儿的眼底镜下通常表现为视网膜内层的隆起，最常见于眼底的颞下象限，常伴有视网膜内层圆

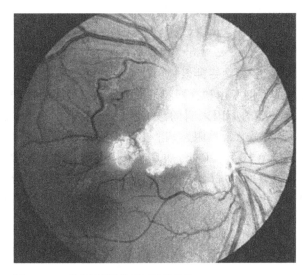

图 622-4 结节性硬化的视网膜母斑病

形或卵圆形裂孔。黄斑劈裂实际上是此病的特征，几乎见于所有的患者。眼底镜下早期的表现为内界膜小而细微的条纹。这些条纹以花瓣状或轮辐状的形式向外放射。在有些患者中，可发生明显的视网膜脱离或玻璃体积血。

视力的损害程度从轻度到严重不等；且可随年龄增长而恶化，但也可保留良好的视力。女性携带者无症状，但基因连锁研究可有助于发现携带者。

■ 视网膜脱离

视网膜脱离是指视网膜的外层与其下方的色素上皮层（RPE）的分离。在胚胎发育期间，视网膜和RPE最初是分离的。随着眼球的发育，它们通过各种生理机制联合在一起并互相支撑对方。视网膜脱离的病因可导致视网膜－RPE回到曾经的分离状态。视网膜脱离可以是先天性异常，但更常继发于其他眼部疾病或创伤。

此病可分为三种类型；每种都可见于儿童。孔源性视网膜脱离源于视网膜的裂孔，液体经裂孔进入视网膜下空间。在儿童中，此型通常发生于创伤（如虐待儿童）但也可继发于近视眼、ROP或先天性白内障手术。牵引性视网膜脱离见于玻璃体视网膜增殖膜对视网膜的牵拉，可见于糖尿病、镰状细胞病以及ROP。渗出性视网膜脱离发生于渗出超过吸收时，可见于Coats病、视网膜母细胞瘤和眼部炎症。

婴儿或儿童视网膜脱离的发病体征可以是视力丧失、继发性斜视或眼球震颤或白瞳症（白色瞳孔区反光）。除了直接的眼部检查，特殊的诊断学检查比如超声检查和神经影像学检查（CT、MRI）对明确脱离的原因和选择合适的治疗都是必要的。如要挽救视力，及时的治疗是至关重要的。

■ Coats 病

Coats病是一种以视网膜血管扩张伴有血浆渗漏并形成视网膜内和视网膜下渗出以及视网膜出血和脱离为特征的原因未明的渗出性视网膜病变（图622-5）。此病通常单眼发病。主要影响男孩，通常出现在第1个10年。Coats病是非家族性的，大部分发生在其他方面都健康的儿童。最常见的起病表现是视物模糊、白瞳症以及斜视。可发生虹膜红变、青光眼和白内障。光凝或冷冻疗法可能有益。

■ 家族性渗出性玻璃体视网膜病变

家族性渗出性玻璃体视网膜病变（FEVR）是一

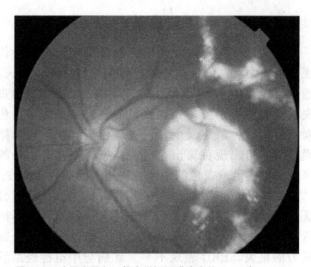

图 622-5（见彩图） 伴大量视网膜渗出的 Coats 病

种原因不明的进行性视网膜血管疾病，临床表现和血管造影检查提示为血管发育异常。周边颞侧视网膜的无血管伴赤道区域视网膜毛细血管网突然终止是大部分病例的重要表现。无血管区在颞侧子午线上常呈楔形或 V 型。神经胶质的增生或明显的视网膜脉络膜萎缩可发生于无血管区域。视网膜动静脉的过量分支、毛细血管扩张、动静脉短路、新生血管和远端血管化的视网膜内的血管渗漏均可发生。血管化视网膜的周边边缘常发生玻璃体视网膜粘连。常见牵引、视网膜牵拉和黄斑的颞侧移位、镰状视网膜皱褶和视网膜脱离。视网膜内或视网膜下渗出、视网膜出血、反复的玻璃体积血均可发生。患者也可发生白内障和青光眼。不同程度的视力损害均可出现。此病通常累及双眼。FEVR 一般为常染色显性遗传伴不完全外显。无症状的家族成员通常表现为一个区域的周边视网膜无血管。

FEVR 的表现与瘢痕期 ROP 表现相似，但与 ROP 不同的是，FEVR 的新生血管在生后数年后发生，且大部分 FEVR 患者无早产、氧疗、产前或产后外伤或感染以及发育异常等病史。FEVR 还应同 Coats 病、视网膜血管瘤、周边葡萄膜炎和其他后节疾病相鉴别。

■ 高血压性视网膜病变

高血压病的早期，视网膜可以不发生可见的病变。广泛的血管收缩和不规则变窄是常见的最早期的眼底表现。其他变化还包括视网膜水肿、火焰状出血、棉绒斑（视网膜神经纤维层梗死）和视盘水肿（图 622-6）。如果高血压病在早期得以控制，这些改变是可逆的，但长期的高血压将导致病变不可逆。血管壁的增厚可产生银丝或铜丝样外观。儿童的高血压性视网膜改变应当使医生警示患儿的肾病、嗜铬细胞瘤、胶原病变和心血管疾病，尤其是主动脉缩窄。

糖尿病视网膜病变

糖尿病的视网膜病变可分为非增殖性和增殖性。非增殖性糖尿病视网膜病变以视网膜微动脉瘤、静脉扩张、视网膜出血和渗出为特征。微动脉瘤呈细小的红点状。出血可为点状或污渍状，提示为深部视网膜内出血；碎片状或火焰状出血累及浅神经纤维层。渗出往往是深部的，呈蜡状。浅层神经纤维层梗死被称为细胞样小体、棉绒斑或视网膜水肿。这些体征可消退或再出现。通常见于后极部，视盘和黄斑周围，在直接眼底镜可见的范围内。黄斑受累可导致视力下降。

增殖性视网膜病变作为更严重的类型，以新生血管化和延伸至玻璃体的视网膜上纤维血管增殖为特征。新生血管可发生在视盘（NVD）、视网膜（NVE）或虹膜以及前房角（NVI 或虹膜红变）（图622-7）。这些血管的收缩可致出血，最终形成瘢痕。增殖性糖尿病视网膜病变威胁视力的并发症有视网膜出血、玻璃体腔积血、瘢痕化、牵拉和视网膜脱离。如果没有及时治疗，虹膜的新生化血管可继发青光眼。

糖尿病视网膜病变包括视网膜毛细血管的改建和无灌注、视网膜缺血、新生血管，但其发病机制尚未完全明确，不管是主要病理机制的发生部位（视网膜血管、周边神经元、神经胶质组织）还是涉及的特定的生化因素。对长期代谢控制的越好，越能降低糖尿病视网膜病变的风险。

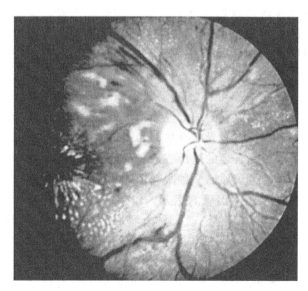

图 622-6　高血压性视网膜病变

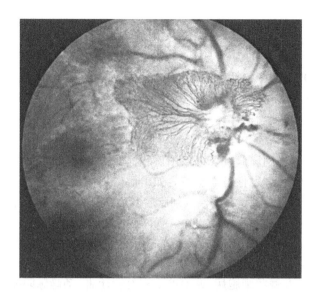

图 622-7　伴视盘新生血管的增殖性糖尿病视网膜病变

临床上，视网膜病的患病率和病程与患者的年龄和原发病病程有关。可检查到的微血管改变少见于青春期前的儿童，而在青春期后，尤其在 15 岁后，视网膜病变的患病率会显著升高。在患糖尿病后的第 1 个 5 年内，视网膜病变的发病率很低，随着病程增加，发病率逐渐增大；10 年后，增殖性视网膜病变的发病率大大增大；15 年后，视力损害的风险显著增高。

APP 推荐了眼部检查指南。如果糖尿病的控制很差，推荐在 9 岁进行初次检查。如果糖尿病控制理想，初次检查推荐在青春期后 3 年，随后推荐每年随访一次。

除了视网膜病变，青少年发病的糖尿病患者也可发生以视盘水肿和视物模糊为特征的视神经病变。糖尿病患者也会发生白内障，甚至在年龄很小的时候，有时也会进展迅速。

治　疗

黄斑水肿是糖尿病患者视力损失的首要原因。可通过光凝以降低伴黄斑水肿的患者视力进一步损失的风险。

增殖性糖尿病视网膜病变会导致最严重的视力损失和全部视力丧失，甚至眼球摘除。伴增殖性病变和表现特定高风险特征的患者应进行全视网膜光凝以保留中央视力。虹膜新生血管也应接受全视网膜光凝以阻止新生血管青光眼的发展。

玻璃体切割术和其他内眼的手术对治疗无法缓解的玻璃体腔积血或牵引性视网膜脱离可能是必要的。胰岛素泵和胰腺移植等技术进展，对预防眼部并发症的价值正在研究（见第 583 章）。

■ 亚急性细菌性心内膜炎

此病的某个阶段,视网膜病变的发生率接近40%。病变包括出血、伴有白色中心的出血(Roth斑)、视盘水肿和罕见的视网膜中央动脉栓塞。

■ 血液病

视网膜病变可以以出血和棉绒斑的形式出现在原发性和继发性贫血患者。如出血出现在黄斑区域,视力会受影响。在真性红细胞增多症,视网膜静脉色暗、扩张迂曲。视网膜出血、视网膜水肿和视盘水肿均可见。白血病中,静脉典型的扩张伴腊肠形收缩;出血,尤其是伴有中心白点的出血和渗出在急性期都很常见。在镰状细胞病,眼底改变有血管迂曲、动静脉阻塞、粉红色斑、折光物质沉积、色素病变、动静脉吻合和新生血管形成(呈海扇状),有时可致玻璃体积血和视网膜脱离。HbSC和HbS型β-地中海贫血性血红蛋白病患者较HBSS型发生视网膜病变的风险更高。一般认为,SS型患者更严重的贫血状态为视网膜血管闭塞提供了保护。

■ 创伤相关性视网膜病变

身体其他部分遭受创伤的患者可发生视网膜改变。已有记录,遭受虐待的婴儿可发生视网膜出血(图622-8,见37章)。视网膜、视网膜下、玻璃体下出血和玻璃体积血均可见于遭受神经外科创伤的婴儿和儿童。通常眼球、眼周区域或头部无直接的创伤的表现。这些病例的视网膜改变源于对婴儿剧烈的摇晃,且可以导致永久的视网膜损害。

头部或胸部遭受挤压伤患者出现的创伤性视网膜

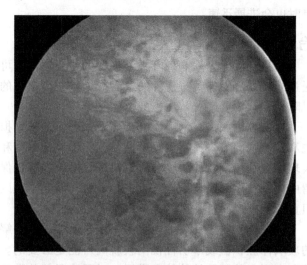

图622-8(见彩图) 摇晃婴儿综合征(造成神经创伤)。多层大量的视网膜出血至远周边部

血管病变,又称为Purtscher视网膜病变。它以视网膜出血、棉绒斑、可能的视盘水肿和视力下降为特征。病理机制未明,但有证据表明在这种情况下存在小动脉阻塞。Purtscher样眼底照片也可见于非创伤性的情况,比如急性胰腺炎、红斑狼疮和新生儿。

■ 有髓神经纤维

视神经纤维的髓鞘化正常止于视盘水平,但在有些儿童,异位的髓鞘化可延伸至视网膜的神经纤维。尽管更周边的视网膜区域也可受累,这种情况最常见于与视盘连接的地方。特征性眼底镜检查可见局灶性白色斑片,伴有羽毛边缘或刷子的外观。因为黄斑通常不受累,视力预后良好。与异位的髓鞘化区域对应的相对或绝对的视野缺损常常是唯一相关的眼部异常。然后,广泛的双眼受累也可伴随病变同侧的近视、弱视和斜视。如出现双侧高度近视和弱视,应进行合理的光学矫正和遮盖治疗。此病更常见于颅面骨发育不全、神经纤维瘤病和唐氏综合征。

■ 眼底缺损

缺损是指如缺口、槽口、缝隙或洞孔样缺陷。典型的眼底缺损是胚裂错误闭合导致的,在视网膜、RPE、脉络膜上留下缺口,因而露出底层巩膜。缺损可以是广泛的,累及视神经、睫状体、虹膜、甚至是晶状体,也可以局限于一个或多个裂缝的部分。通常的外观是界限清楚、楔形的白色区域,在视盘下方并向鼻下方延伸,有时可累及或吞噬整个视盘。在有些病例中,缺损区域会扩张或形成囊肿。较不广泛的眼底缺损可仅呈单个或多个局灶性拳击状脉络膜视网膜缺损或胚裂处线状的眼底色素异常。眼底缺损可累及单眼或双眼。视野缺损通常与脉络膜视网膜缺损相对应。视力可能会受累,尤其在缺损累及视盘或黄斑时。

眼底缺损可作为散发缺损孤立存在也可出现遗传的情况。孤立的缺损性异常常见于常染色体显性遗传,伴有高度变异的外显率和表现度。患者的家庭成员应该接受合理的遗传咨询。缺损也可伴有诸如小眼球、眼神经胶质瘤、独眼畸形或大脑畸形。它们发生于多种染色体疾病的患儿,包括13号染色体三体、18号染色体三体、三倍体、猫眼综合征和4号染色体短臂缺失。眼部缺损也可出现在许多多系统的疾病,包括CHARGE综合征(C:缺损;H:心脏病;A:后鼻孔闭锁;R:发育迟缓伴或不伴有神经系统异常;G:基因异常,伴或不伴有性腺功能低下;

E：伴或不伴有耳聋的耳异常）；Joubert 综合征；Aicardi 综合征；Meckel 综合征；Warburg 综合征和 Rubinstein–Taybi 综合征；线性皮脂腺痣；Goldenhar 综合征和 Lenz 小眼球综合征；Goltz 局灶性皮肤发育不全。

参考书目

参考书目请参见光盘。

（卢淑杰　译，杨晨皓　审）

第 623 章
视神经异常
Scott E. Olitsky, Denise Hug, Laura S. Plummer, Merrill Stass-Isern

■ 视神经不发育

视神经不发育是一种罕见的先天性异常，通常双侧发病。视神经、视网膜神经节细胞和视网膜血管均缺失。残留的硬脑膜鞘通常连接到正常部位的巩膜，但其中无神经组织。典型的视神经不发育散发于其他部位均健康的儿童。多种多样的眼部异常可并存，但眼部缺损是最常见的。

补充内容请参见光盘。

（卢淑杰　译，杨晨皓　审）

第 624 章
儿童期青光眼
Scott E. Olitsky, Denise Hug, Laura S. Plummer, Merrill Stass-Isern

青光眼一词通常用于表示由眼内压升高引起的或与其有关的伴视野损失的视神经损害。根据起病年龄和其他眼部或全身的伴随症状进行分类。3 岁以内发病的青光眼称为婴儿型青光眼（或先天性）；3~30 岁发病者称为青少年型。

原发性青光眼是指只有眼球房水引流装置（小梁网）异常的疾病。超过 50% 的婴幼儿型青光眼是原发性的。继发性青光眼与其他眼部或全身异常有关，即使也存在类似的小梁网发育缺陷。原发性婴幼儿型青

光眼发病率为 0.03%（表 624–1 见光盘）。

补充内容请参见光盘。

（卢淑杰　译，杨晨皓　审）

第 625 章
眼眶异常
Scott E. Olitsky, Denise Hug, Laura S. Plummer, Merrill Stass-Isern

■ 眶距过宽和眶距过窄

眶距过宽是指宽的双眼间隔或眶间隔距离增大，可见于骨骼形态变异、原发性畸形，或伴发育异常的继发改变，比如额叶脑膜膨出、脑膨出或持续存在的面裂。经常可伴发斜视，通常是外斜视，有时可见视神经萎缩。

眶距过窄是指眶间隔距离窄小，常见于单独眼眶的形态发生变异，或伴有其他异常，比如内眦赘皮、前脑无裂畸形或继发于颅营养不良，比如舟状头。

■ 眼球突出和眼球内陷

眼球向外突出，即眼球突出，常常提示眼眶疾病。此病可由浅眼眶所致，常见于多种颅面部畸形，或眶内增大的组织团块，比如新生物、血管性以及炎症性疾病。眼部并发症包括暴露性角膜病变、眼球运动障碍以及伴视力下降的视神经萎缩。

眼球内陷是指眼球向后方眶内异位或后沉。此病发生于眼眶骨折或眼眶组织萎缩。

■ 眼眶炎症

累及眼眶的炎症性疾病可以是原发性，或继发于全身疾病。特发性眼眶炎症（眼眶假瘤）是指一系列广泛的临床症状。起病症状包括疼痛、眼睑水肿、眼球突出、眼红和发热。炎症可累及单独的眼外肌（肌炎）或全眼眶。眶尖综合征是指累及静脉窦，挤压视神经并造成异位的严重情况。此病经常与眶蜂窝织炎相混淆，但可以通过缺失伴随的眼窦的疾病、CT 表现和全身抗生素治疗无改善而进行鉴别。眼眶假瘤与系统性红斑狼疮、Crohn 病、重症肌无力、淋巴瘤相关。治疗方法包括全身应用大剂量皮质类固醇。通常症状在治疗开始后会迅速而显著的改善。双眼发病、伴随葡萄膜炎、视盘水肿和炎症反复发作在儿科患者中常见。对于治疗无效或复发者，可能

有必要用免疫疗法或放疗。

甲状腺相关眼病被认为继发于免疫反应，导致炎症和黏多糖以及胶原蛋白在眼外肌和眶脂肪的沉积。眼外肌受累可导致限制性斜视。眼睑退缩和眼球突出会引发角膜暴露和感染或穿孔。后部眼眶受累时会压迫视神经。甲状腺相关眼病的治疗包括全身应用皮质类固醇、眼眶放疗、眼睑手术、斜视手术或眶减压术以消除症状、保护视功能。眼眶受累的程度往往独立于全身疾病的情况（见第 562 章）。

其他可导致眶内炎症的全身疾病有淋巴瘤、结节病、淀粉样变性、结节性动脉炎、系统性红斑狼疮、Wegener 肉芽肿和青少年黄色肉芽肿。

■ 眼眶肿瘤

儿童期可出现多种眼眶内或眼眶相关的肿瘤。良性肿瘤中最常见的是血管病变（主要是血管瘤）（图625-1）和皮样囊肿。恶性肿瘤中，最常见的是横纹肌肉瘤、淋巴肉瘤和转移性神经母细胞瘤。视神经胶质瘤最常见于神经纤维瘤病的患者，可表现为视力低下或眼球突出。如果发现太晚或未经治疗，视网膜母细胞瘤可扩展至眼眶。畸胎瘤是一种少见的肿瘤，通常在生后快速增长，呈现出爆发性眼球突出。

眼眶肿瘤的影响随肿瘤的部位和生长方式不同而改变。主要的体征是眼球突出、对眼球复位抵抗和眼球运动障碍，可发现明显的肿块。其他显著的体征

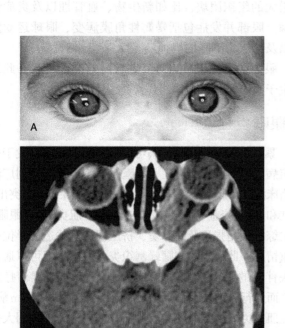

图 625-1（见彩图） 眼眶血管瘤 A.注意眼球突出；B.CT 检查

有上睑下垂、视盘充血、视神经萎缩和视力丧失。杂音和可见的眼球搏动是提示血管病变的重要线索。

眼眶肿瘤的评估包括超声检查、MRI 和 CT。伴有占位性病变体征的儿童，必须考虑眼眶假瘤的可能。在有些病例中，有必要进行病变切开或切除活检。

参考书目

参考书目请参见光盘。

（卢淑杰 译，杨晨皓 审）

第 626 章

眼眶感染

Scott E. Olitsky, Denise Hug, Laura S. Plummer, Merrill Stass-Isern

眼眶感染在儿童中常见。能够发现发生于眼眶区域的多种形式的感染很重要，这可以实现快速的诊断和治疗，以预防视力损失或感染播散至临近的颅内结构（表 618-1）。

■ 泪腺炎

泪腺炎在儿童中不常见。此病可伴发腮腺炎（通常是急性、双侧发病，数日或数周后平息）或感染性单核细胞增多症。金黄色葡萄球菌可导致化脓性泪腺炎。慢性泪腺炎可与特定的全身性疾病有关，尤其是结节病、结核和梅毒。有些全身性疾病会导致泪腺、唾液腺的增大（Mikulicz 综合征）。

■ 泪囊炎

泪囊炎即泪囊的感染。泪囊炎通常继发于鼻泪管系统的阻塞。急性泪囊炎表现为泪囊区的红肿。治疗包括热敷和全身使用抗生素。这些可有助于控制感染，但往往需要彻底治疗阻塞以减少复发率。

泪囊炎可为新生儿先天性泪囊突出的并发症。推荐应用全身抗生素和手指按压以减轻压力。一旦感染消除，鼻泪管系统的阻塞就会缓解。如果没有出现自发的缓解，可考虑在短时间内行泪道探通术。鼻内囊肿可与泪囊突出同时出现。如果发生这样的情况，需要在探通时行囊肿成型缝合术。

■ 眶隔前蜂窝织炎

不伴有真性眼眶受累的体征（比如眼球突出后眼球运动受限）的眼睑和眶周组织炎症统称为眶周或眶

隔前蜂窝织炎，这是一种表浅的蜂窝织炎，常见于幼儿，可由菌血症、创伤、伤口感染所致，或源于眼睑或眶周区域的脓肿（脓皮病、睑腺炎、泪囊炎、昆虫叮咬）。患者可表现眼睑水肿，水肿可以致密到难以评估眼球。在 B 型流感嗜血杆菌疫苗出现以前，儿科眶隔前（表浅型）蜂窝织炎的最常见病因是 B 型流感嗜血杆菌所致的菌血症。甲类链球菌感染也很常见。临床检查表现为无眼球突出、眼球运动正常和正常的瞳孔反射。CT 检查表现为眼睑和眶隔前皮下组织水肿（图 626-1）。抗生素治疗和密切监测败血症的体征和局部进展情况是必要的。

■ 眶蜂窝织炎

眶蜂窝织炎是指累及眼眶组织的炎症，伴眼球突出、眼球运动受限、结膜水肿（球结膜水肿）、眼睑炎症、肿胀和可能的视力下降。平均发病年龄大约 7 岁，但范围可及 10 月龄至 18 岁。患者通常出现病毒感染后的症状、发热、白细胞增多等。

眶蜂窝织炎可继发于伤口的直接感染、菌血症中细菌转移性沉积、更多见于感染的直接蔓延，比如眼睑、结膜、眼球、泪腺、鼻泪囊或更常见的鼻旁窦（筛窦）的延伸或经静脉感染的播散（表 626-1）。在某些情况下，眼眶原发性或转移性肿瘤可以产生眶蜂窝织炎的临床表现。儿童眶蜂窝织炎最常见的原因是副鼻窦炎。从鼻窦播散至眼眶的炎症在儿童中更普遍，这是因为他们薄的骨性间隔和窦壁、多孔性的骨骼、开放的缝线和较大的血管孔。鼻窦与周围结构的静脉和淋巴连接可以允许体液向任一方向流动，促进了逆行性血栓性静脉炎的发生，也促进了感染的扩散。常

表 626-1　鼻窦炎眼眶并发症的 Chandler 分级、临床描述

CHANDLER 分级	阶段	临床描述和定义
I	炎性水肿	眼睑水肿和红斑
		正常的眼外肌运动
		正常的视力
II	眶蜂窝织炎	眼眶内容物的弥漫性水肿，不伴有离性脓肿的形成
III	骨膜下脓肿	脓性分泌物聚集*眶壁骨膜下方
		眼球向下或横向移位
IV	眼眶脓肿	眶内脓聚集*
		眼球突出
		球结膜水肿
		眼肌麻痹
		视力下降
V	海绵窦血栓形成	双眼的表现
		衰竭
		假性脑膜炎

*骨膜下或眼眶脓肿的 CT 上放射学表现为，在肌锥外或肌锥内的空间内对比增强的团块，可能存在空穴区域，因为脓液不能通过 CT 扫描确定
摘自 Rudloe TF, Harper M, Prabhu SP, et al. Acute periorbital infections: who needs emergent imaging? Pediatrics,2010,125:e719 - e726

见的病原微生物包括葡萄球菌属，包括耐甲氧西林金黄色葡萄球菌（MRSA），链球菌属和嗜血杆菌属。

发生并发症的可能性很大。视力减退可继发于眶压升高导致的视网膜动脉阻塞或视神经炎。这更可能发生于眼眶脓肿存在的时候。感染从眼眶扩散至颅腔可导致海绵窦血栓形成或脑膜炎、硬膜外或硬膜下积脓或脑脓肿（表 626-1）。

眶蜂窝织炎必须及时确诊积极治疗。通常需要住院和全身应用抗生素治疗。所有的患者应行眼眶CT 成像（包括眶周的中枢神经系统），最好进行静脉造影以检测骨膜下脓肿、眼眶脓肿或颅内感染情况，而且必须立即开始注射抗生素。药物的抗菌谱通常需要覆盖甲氧西林敏感的金黄色葡萄球菌以及鼻窦内分离的需氧或厌氧菌，包括万古霉素和三代头孢菌素（头孢噻肟、头孢曲松）、联合 β - 内酰胺酶抑制剂（克拉维酸）的阿莫西林或替卡西林。如果怀疑为厌氧菌感染或感染波及颅内，可联合使用甲硝唑和对需氧或兼性链球菌及金黄色葡萄球菌有效的药物。如果没有改善或有进展的迹象，可能需要进行窦腔引流。眼眶或骨膜下脓肿（图 626-2）需要紧急的眼眶引流。每个患者的临床表现和病

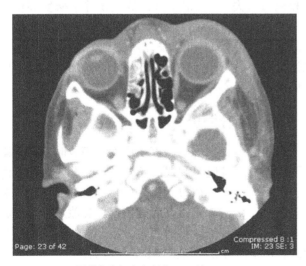

图 626-1　眶隔前蜂窝织炎患者的 CT 平扫

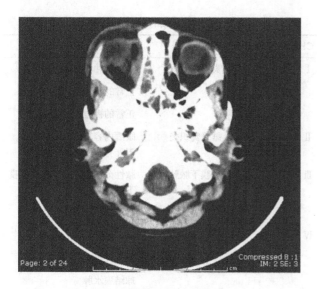

图 626-2　CT 平扫显示眼眶内侧壁的骨膜下脓肿

程决定了脓肿引流的必要性和时机。对于海绵窦静脉血栓和（或）眼上静脉血栓辅助是否使用糖皮质激素和抗凝治疗是有争议的。

参考书目

参考书目请参见光盘。

（卢淑杰　译，杨晨皓　审）

第 627 章
眼部外伤

Scott E. Olitsky, Denise Hug, Laura S. Plummer, Merrill Stass-Isern

大约 30% 的儿童失明是由创伤所致。儿童和青少年发生的眼外伤在数量上与年龄不成比例。11~15 岁的男孩最容易发生；在数量上超过女孩，比例大约为 4：1。大多数外伤与体育运动、玩具飞镖、其他投射物、棍棒、石头、烟花爆竹、彩弹球和气动 BB 枪有关。特别是气动 BB 枪会导致毁灭性的眼部和眼眶外伤。大部分创伤是可以避免的（见第 5.1）。眼眶或眼球的任何部位都有可能受累（图 627-1）。

■ 眼睑瘀斑和肿胀

眼睑瘀斑和肿胀常见于钝性创伤后。呈自限性，可自行吸收，也可用冰敷和止痛剂来治疗。眶周瘀斑时，应及时对眼球和周围结构进行仔细的检查以发现更严重的外伤，比如眶骨折、眼内出血或眼球破裂。

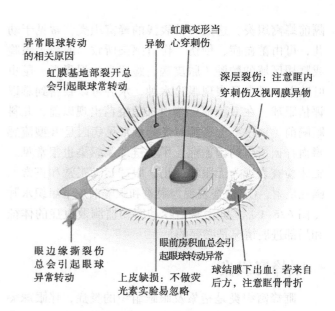

图 627-1　受伤的眼球
摘自 Khaw PT, Shah P, Elkington AR. Injury to the eye. BMJ,2004,328:36-38

■ 眼睑撕裂伤

眼睑撕裂伤从简单到复杂变化不等。当评估眼睑撕裂伤时，关键的表现有撕裂的深度、位置以及是否累及泪小管。大多数表浅的眼睑撕裂伤可经初步护理后愈合，但如果伤口较深、累及睑缘或泪小管，应当由眼科医生进行检查评估。上睑提肌负责抬高眼睑，并植根深入于皮肤和眼轮匝肌。如果上睑提肌受损，并在修复初期未被发现，将会发生上睑下垂。因此，如果在眼睑撕裂处发现眼眶脂肪，撕裂伤已经损伤了皮肤、眼轮匝肌、上睑提肌和眶隔，必须进行精心的修复，防止上睑下垂。睑缘受累也需要仔细的修复以避免眼睑位置不正和缺口的形成。这些可能导致未来的眼表疾病，造成角膜瘢痕和视力损失。涉及泪小管的撕裂伤除了修复裂伤，还需要进行鼻泪系统的插管以防未来的撕裂问题。对眼睑裂伤适当的初级修复所达到的结果往往优于二期修复。对于任何的眼睑外伤，仔细检查眼睛以及周围组织是必须的。

■ 浅层角膜擦伤

当角膜上皮被划伤、擦伤或发生剥脱时，会暴露其下方的上皮基底层和浅层角膜神经。此时会伴有疼痛、流泪、畏光和视力下降。角膜擦伤可通过滴入荧光染色剂，用钴蓝光检查而被发现。裂隙灯是理想的检查工具，但对于幼小的儿童，适合选择有蓝色滤光片的直接检眼镜或手持式 Wood 手电筒。

角膜擦伤的治疗在于促进愈合和缓解疼痛。擦伤可频繁使用抗生素眼膏点眼直至上皮完全愈合。半加压包扎并不能改善愈合时间或减少疼痛。不合适的包扎本身就会擦伤角膜。对于擦伤较大的患者，可局部使用睫状肌麻痹剂（1% 盐酸环戊通）以缓解睫状肌痉挛导致的疼痛。应该避免在家里使用局部麻醉剂，因其可延迟上皮愈合并阻止正常的瞬目反射。

眼表异物

异物通常会导致急性的不适、流泪和炎症。大多数异物可在充足光线下借助放大设备或将直接检眼镜设置于高度正镜片（+10 或 + 12）而检查发现。在许多情况想，裂隙灯检查是必要的，尤其当颗粒较深或为金属颗粒时。有些结膜异物易于停滞在上睑下方，当在眼睑运动与眼球接触时，造成角膜异物感；也可导致垂直方向线状的角膜擦伤（图 627-2）。当发现这种擦伤时，应该怀疑这种异物的存在，有必要翻转眼睑来检查（见第 611 章）。如怀疑有异物，但没有发现，应该进行进一步检查。如果病史提示为高速颗粒损伤，需要进行放射学眼部检查以排除眼内异物的可能。

使用表面麻醉剂可易于移除异物。可通过眼部冲洗或使用浸湿的棉签轻轻擦拭来去除许多异物。嵌入的或角膜中央的异物应该由眼科医生进行处理。移除异物会留下角膜上皮缺损，其治疗同角膜擦伤。金属异物会在角膜组织形成锈迹；因为锈环可能需要进一步治疗（刮除术），推荐在移除异物后的 1 或 2d，由眼科医生进行检查。

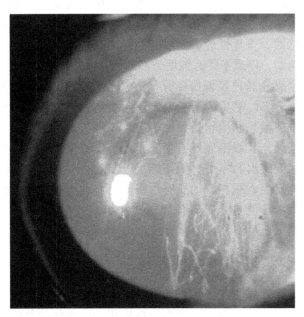

图 627-2（见彩图）　继发于上睑下方异物的垂直走向的线状角膜擦伤

前房积血

前房积血是指前房存有血液，可发生于眼球钝伤或穿通伤，表现一种潜在威胁视力的情况。前房积血表现为角膜与虹膜直接亮红或暗红色的液平，或房水弥漫性混浊模糊。前房积血的儿童表现为急性视力损失和疼痛。

前房积血的治疗包括努力减少威胁视力的后遗症的发生，比如再出血、青光眼和角膜血染。患者应卧床休息，保持床头抬高 30°。可在患眼上放置眼罩，使用睫状肌麻痹剂以固定虹膜。此外，可局部或全身应用类固醇以尽量减少眼内炎症。如果患者恶心，应予以考虑使用止吐药。必须避免使用任何非类固醇抗炎药和阿司匹林。在很少的情况下，需要住院和镇静治疗以确保某些患儿的依从性。如果眼内压升高，应使用局部或全身的降压药。若这些方法无法控制眼压，可能需要手术清除血凝块以将永久性视力损失的风险降到最低。

镰状细胞病的患者或具有继发于高眼压的视力损失或视神经坏死的较高风险的特征，需要更积极的干预。有创伤性前房积血病史的患者在以后有更高的青光眼发病率，因此应该在其后定期监测。

眼球破裂

穿通伤、穿孔伤、钝性伤在角膜或巩膜造成的损害是最常见的持续性威胁视力的外伤，统称为眼球破裂。眼球破裂是真正的眼科急诊，需要及时、仔细地检查和迅速的修复以将视力损失最小化。永久的视力损失可源于角膜瘢痕、眼内容物的丢失或感染。评估涉及详细的病史询问，包括受伤时间和过程，以及视力检查和眼部检查。角膜全层伤口常伴有经伤口的虹膜组织脱出。如果不是马上出现，可查见梨形或不规则形的瞳孔。巩膜受累时因其上方覆盖有其他结构而很难被发现。巩膜最薄弱的地方是角巩膜连接处（角巩缘）和直肌附着点稍后方。当眼球破裂伤由钝性力量所致时，这两处区域最易受累。上方的结膜可能不会受累，但可见球结膜下出血，有碍于观察。这种情况下，要检查是否存在浅前房、低眼压或受累区域出现色素。如果明确诊断为眼球破裂，应停止检查，立即放置眼罩，并联系眼科医生以将进一步眼部损害降至最低。

视神经创伤

视神经在贯穿性钝性创伤中受损。损伤可发生在眼球与视交叉之间的任何地方。不管何种原因所致的视神经创伤或发生在视神经的什么部位，都会导致视力下降和瞳孔障碍。对视神经眶内段的直接创伤可导致横断伤、部分横断伤或视神经鞘出血。波及颅底的骨折会导致对视神经管内段的伤害。因为缺乏广泛接受的指南以及视力预后多欠佳，很难选择治疗方案。

临床处理包括观察和大剂量皮质类固醇的使用，虽然没有结果表明后者可以改善视力。手术干预有针对视神经鞘出血的视神经鞘减压术。如果视神经的压迫继发于眼眶出血，及时行外眦切开术和眦切开术以降低眶内压。对于骨碎片所致的视神经压迫，可行视神经管减压术。视神经管减压术在缺乏直接骨的压迫中存在争议。

■ 化学伤

角膜和眼附器的化学烧伤是最紧急的眼科急症。碱烧伤较酸烧伤更具破坏性，因其与脂肪反应形成的皂化产物，会损伤细胞膜并导致碱性物质进一步渗透入眼。酸性物质通常会产生严重性较低、更局限的组织损伤。角膜上皮会对弱酸性物质提供中度保护，除非 pH 值达 2.5 或更低会造成轻微损害。大多数较强的酸会导致蛋白质凝固，形成对抗进一步损害的物理屏障。

轻度的酸或碱烧伤特征表现为结膜充血、水肿和轻度的角膜上皮侵蚀。角膜基质可出现轻度水肿，前房可有轻到中度的细胞和闪辉。遇到强酸时，角膜和结膜会迅速变白且不透明。角膜上皮可脱落并留下相对透明的基质；这种表现会在最初掩盖烧伤的严重性。严重的碱烧伤特征为角膜浑浊。

对于化学性烧伤的急诊处理，先是立即用大量的水或生理盐水进行冲洗。在进行冲洗时，可进行局部清创术并移除异物颗粒。若化学物质未明，pH 试纸可有助于明确其为酸性或碱性。冲洗应该持续至少 30min 或直到 2~4h 用了 2L 灌注液，对于严重的情况，要使用 10L 的灌注量。冲洗结束时，pH 应达到正常范围（7.3~7.7）。并在冲洗结束后 30min 再次检测 pH，以确保其没有改变。治疗的目标是尽量减少威胁视力的后遗症，比如结膜疤痕、角膜瘢痕和不透明、青光眼、白内障、视力丧失和眼球萎缩。

■ 眼眶骨折

眼眶是眼球周围的骨性结构。在创伤中，这些骨头都有可能骨折。眶外侧壁和下壁骨折最少见，而眶上壁骨折因为潜在的颅内损伤而最显著。眶内侧壁则因为薄的筛骨板而很容易发生骨折。可能钝性创伤所致的骨折最常见于眶底部。此型骨折被称为"爆裂性骨折"。有时，断裂处会形成暗门，在骨折处包埋眶

内容物。

患者的近期病史中常出现眶周创伤和疼痛。复视、眼睑肿胀、眼球运动受限和感觉迟钝可能会或不会存在。因为常合并眼部外伤，彻底的眼部检查包括外伤史、视力、瞳孔、眼位和眼球运动、前节和眼底。如发现眼位偏离、运动受限或眼球内陷，应考虑骨折的可能。诊断可经眼眶 CT 平扫明确。

临床处理包括伤后 24~48h，眼眶冰敷和卧床休息（床头抬高）。因眶内容物暴露于窦腔，有时推荐使用广谱抗生素 14d。眶内侧壁骨折时，应指导患者避免擤鼻子以预防眼眶气肿和继发的视神经受压。

眶上壁骨折时，考虑神经外科会诊。出现下列情况时，提示眼眶骨折需要外科修复：初发的复视或持续 2 周的向下凝视、眼球内陷和超过 50% 的眶下壁骨折。眼外肌压迫往往需要及时手术修复，因这类患者会出现显著的疼痛、恶心和难以控制的呕吐。眼外肌压迫很少引起眼心反射，需要急诊骨折修复。

■ 眼眶穿通伤

眼眶穿通伤需要仔细评估可能的眼球、视神经或大脑损伤。检查应包括检查存留的异物。眼眶出血和感染在眼眶穿通伤时常见；这些情况必须按急诊进行处理。

■ 虐待儿童

虐待儿童（见第 37 章）是眼球和眼眶区域外伤的主要原因。对于任何伴有眼睑瘀斑或裂伤、眼内或眼周出血、白内障或晶状体脱位、视网膜脱离或眼眶骨折的儿童，都必须考虑非意外创伤的可能。受累儿童的神经外伤（摇晃婴儿综合征）继发于暴力的、非偶然的、重复性的、非限制性的加速－减速头部和颈部运动，伴或不伴有钝性头部创伤，患儿一般 <3 岁。受累患儿的神经创伤在所有受虐儿童中的比例大约为 10%，死亡率高达 25%。发现儿童受虐不仅对治疗已发现的受伤状况很重要，也有助于预防进一步虐待，甚至死亡。眼部表现有很多，都可以对识别这一综合征起到突出的作用。视网膜出血是最常见的眼部表现，并能发生在视网膜的所有层级。出血的形态有助于分辨其源于受虐还是其他偶发性外伤（图 627-3）。视网膜出血可不伴有颅内病变。

■ 烟花爆竹相关性外伤

烟花爆竹相关性外伤是发生在儿童的所有眼部创伤中最具破坏性的。因烟花爆竹相关性外伤的急诊患者中，至少 20% 是因为眼部创伤。在美国，大多数此

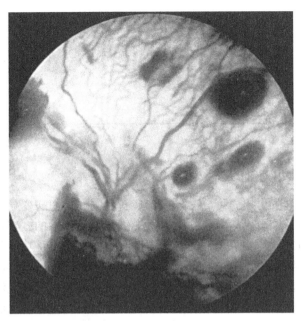

图 627-3　视网膜出血，见于伴硬膜下血肿的受虐儿童

类外伤发生于独立日，同时大部分发生在没有成年人监护的时候。

运动相关性眼部外伤和预防

　　尽管运动外伤发生在所有年龄组，参加高风险运动的儿童和青少年远远多于成人。更多数量的参与运动的儿童、不成熟运动以及使用不充足或不合适眼保护措施可能增大导致了儿童中不成比例的运动相关性眼部外伤（见第 680、684 章）。

　　眼外伤风险最高的运动是那些没有佩戴眼部防护的，包括拳击、摔跤和武术。高风险的运动包括那些使用快速移动的球类或冰球、球棒、球棍、球拍或箭头（棒球、曲棍球、长曲棍球、球拍类运动和射箭）或涉及侵略性身体接触的运动（足球和篮球）。篮球和棒球是与风险和参与频率都相关的眼外伤比例最高的运动。

　　专为特定活动设计的防护眼镜可用于大多数运动。对于篮球、球拍类运动以及其他不需要头盔或面罩的娱乐活动，建议佩戴由弹性带固定在头部的聚碳酸酯运动护目镜。对于曲棍球、橄榄球、长曲棍球和棒球（打击手），可选择特定的带有聚碳酸酯面罩的头盔和防护装置。儿童也应戴头盔运动护具。对于棒球，应在击球、接球和跑垒时佩戴护目镜和头盔；对于其他分工，单独使用眼罩通常已足够。

参考书目

　　参考书目请参见光盘。

（卢淑杰　译，杨晨皓　审）

第 30 部分　耳

第 628 章

总则与评估

Joseph Haddad, Jr.

■ 临床表现

耳及颞骨疾病通常表现以下 8 种临床症状与体征中的一种或数种。

参考书目

补充内容请参见光盘。

（幸春林　译，陆国平　审）

第 629 章

听力损失

Joseph Haddad, Jr.

■ 流行病学

双侧神经性听力损失分为：轻度（20~30dB），中度（30~50dB），重度（50~70dB）和极重度（>70dB）。全球约有 2.78 亿人存在中重度的听力损失；约有 3.64 亿人存在轻度听力损失。在美国，新生儿听力损失的发生率为 1.1/1000，不同的州发生率不同（0.22/1000~3.61/1000）。在儿童和青少年中，轻度或较严重听力损失的发生率为 3.1%，而对于在美国的拉丁人、非洲人以及低收入家庭，听力损失的发生率会更高。

听力损失可能发生于任何年龄段的儿童，在小年龄儿童中，轻中度听力损失或暂时性听力损失通常伴随有中耳疾病的发生，并且这类患者的数量还是相当多的。

■ 听力损失类型

听力损失可分为外周疾病引起的和中枢病变导致的。外周疾病引起的听力损失可能是传导性的、感音神经性的或混合性的。传导性听力损失通常是功能障碍导致的，它可能是外耳或中耳的声音传导异常所致，也可能是内耳和第Ⅷ对脑神经声音能量转换为神经活动时出现异常所致。传导性听力损失是儿童最常见的听力损失，它通常发生于外耳或中耳的声音传导障碍，传导性听力损失的常见原因有耳道闭锁或狭窄、耵聍或异物阻塞。中耳的疾病包括骨膜穿孔，听骨链断裂或固定，中耳炎性渗出，耳硬化症和胆脂瘤都可导致传导性听力损失。

内耳结构的破坏或畸形可导致感应神经性听力损失。原因包括噪声、疾病或耳毒性药物损伤外毛细胞；耳蜗畸形；圆窗或卵圆窗外淋巴漏和第Ⅷ对脑神经听觉神经损伤。混合型听力损失包括传导性听力损失和感应神经性听力损失。

中央性的（或蜗后性）听力损失通常是指沿听觉中枢神经系统通路从外周第八对脑神经到大脑皮质的听觉损失。第Ⅷ对脑神经和桥小脑角的肿瘤或脱髓鞘病变可能导致听力损失，但不损害外耳，中耳和内耳。不过这些听力损失的原因在儿童中是罕见的。其他形式的中枢听觉功能障碍，称为中枢听觉处理障碍，包括那些甚至是听力正常的孩子在有噪声的情况下选择性地听困难，难以正确地结合两个耳朵的信息，听力轻度减退时难以进行正确的语音处理，听觉信息传递慢的时候能够处理但当听觉信息传递较快时就不能正确处理了。这些缺陷可以表现为注意力差或在学校里的行为问题。针对这些障碍的策略可用于年龄较大的儿童，准确识别和诊断中枢听觉处理障碍的孩子可以帮助父母和老师采用合适的方法增强孩子的听力。

■ 病　因

听力障碍的病因取决于传导性听力损失或感音神经性听力损失。大多数传导性听力损失是后天获得的，中耳积液是最常见的原因。先天的病因包括耳廓、外耳道、鼓膜和听小骨的畸形。中耳的先天性胆脂瘤或其他肿块导致的传导性听力损失较少见。鼓膜穿孔（如外伤、中耳炎），听骨链断裂（如感染、胆脂瘤、外伤），鼓膜硬化，外耳道或中耳腔后天获得的胆脂瘤或肿块（如朗格罕组织细胞增生症、唾液腺肿瘤、血管球瘤、横纹肌肉瘤）都可以表现为传导性听力损失。还有一些不常见的影响到中耳及颞骨的疾病可表现为传导性听力损失包括耳硬化症，骨骼硬化症，骨纤维结构发育不良，以及成骨不全症。

　　感音神经性听力损失可能是先天性的或后天获得的。获得性感音神经性听力损失可能是由遗传、感染、自身免疫性、解剖结构、创伤、耳毒性药物及特发性

表 629-1　与听力损失相关的高危因素

感音神经性听力损失和（或）合并传到性听力损失的高危因素

新生儿听力筛查未通过

具有家族遗传史的听力损失的儿童

宫内感染（TORCH）

颅面畸形，包括形态学异常的耳廓，耳，颞骨异常等

出生体重 <1 500 g（3.3 lb）

高胆红素血症需要换血

耳毒性药物，包括但不限于氨基糖甙类或结合循环利尿使用

细菌性脑膜炎

Apgar 评分 0~4 在 1min 或 0~6 at 5min

机械通气 ≥ 5d; 人工膜肺

已知的可以并发其他感音神经性耳聋或传导性耳聋的基础疾病

29d 至 2 周岁的婴幼儿，当合并如下健康情况时需要重新筛查

家族中伴有听力、言语疾病发育迟缓者

细菌性脑膜炎和其他感染相关的感音神经性听力损失

已知的可以并发其他感音神经性耳聋或传导性耳聋的基础疾病；神经纤维瘤病，骨硬化病，Usher Hunter, Waardenburg, Alport, Pendred, 或 Jervell 和 Lange-Nielson 综合征

耳毒性药物，包括但不限于化疗药物或氨基糖甙类中使用多个疗程或结合循环利尿剂

复发性或持续性中耳炎积液 ≥ 3 个月

29d 至 3 周岁的婴幼儿需要定期监测的听力

有些新生儿和婴儿通过最初的听力筛查，但需要定期监测的听力检测延迟性神经性和或传导性听力损失。婴儿有这些指征者，需要听力评估至少每 6 个月 1 次，直到 3 岁年，之后和在适当的间隔内进行评估

延迟性感音神经性听力损失的指征

遗传家族史的儿童听力损失

在子宫内感染，如巨细胞病毒、风疹、梅毒、单纯疱疹、弓形体病

神经纤维瘤病 2 型和神经退行性疾病

合并传导性听力损失的指证

表 629-1（续）

复发性或持续性中耳炎积液

解剖畸形和其他疾病，影响咽鼓管功能

神经退行性疾病

注：在所有年龄段，即使没有任何危险因素，如果父母担心孩子有听力损失必须认真对待
ECMO：体外人工膜肺
摘自 American Academy of Pediatrics, Joint Committee on Infant Hearing. Joint Committee on Infant Hearing 1994 position statement. Pediatrics ,1995,95:152

因素引起（表 629-1~629-4）。这些公认的危险因素导致大约 50% 中度至重度感音神经性听力损失。

　　既往健康的孩子中突发感音神经性听力损失是罕见的，可能是由中耳炎或中耳病变引起。一般可通过病史和体格检查明确这些病因。没有明显原因的突发性听力损失通常是血管疾病影响到耳蜗器或神经，如栓塞或血栓形成（继发血栓形成的条件）。其他原因包括外淋巴瘘，药物，创伤，和一期梅尼埃综合征。在成人中，往往是特发性单侧突发感音神经性聋；可伴有耳鸣和眩晕。突发感音神经性听力损失的可识别病因包括感染（如 EB 病毒，水痘 - 带状疱疹病毒，单纯疱疹病毒），耳蜗血管损伤，内淋巴积液与炎性疾病。

感染因素

　　先天性感音神经性听力损失（SNHL）最常见的感染原因是巨细胞病毒（CMV）感染，其中在美国新生儿中的发病率为 1%（见第 247、630 章）。每年 6000~8000 名婴儿有临床表现，包括约 75% 的患儿存在感音神经性听力损失。先天性 CMV 感染值得特别注意的是因为它存在有临床症状和无临床症状的听力损失，而且它导致的听力损失可能是渐进的。一些先天性 CMV 感染的孩子会在 4~5 岁时突然失去了残余听力。还有一些不太常见的导致感音神经性聋的先天性感染包括弓形体病和梅毒。先天性巨细胞病毒，弓形体和梅毒感染也可以表现为出生后数月甚至数年后迟发的感音神经性听力损失。风疹，曾经是先天性 SNHL 最常见的病因，因为现在有效的疫苗接种使这种病因已经很少见。宫内单纯疱疹病毒感染是罕见的，而听力损失并不是它唯一的表现。

　　导致感音神经性聋的后天感染性因素包括新生儿 B 组链球菌败血症和任何年龄发生的脑膜炎。肺炎链球菌细菌性脑膜炎曾经是新生儿期后导致感音神经性耳聋最常见的病因，由于肺炎球菌结合疫苗的常规接种现在也不多见了。曾经是脑膜炎引起 SNHL 最常见原因的 B 型流感嗜血杆菌，由于流感结合疫苗的接种

表 629-2　常见的非综合征性感音神经性耳聋

位点	基因	听力表现型
DFN3	POU3F4	由耳硬化引起的传导性耳聋；进行性加重的感音神经性听力损失
DFNA1	DIAPH1	在前十年开始发生低频损失，而后进行性在整个频率产生听力下降
DFNA2	KCNQ4	开始的十年中发生对称的高频感音神经性损失而后在所有频率进展
	GJB3	二十岁开始发生对称的高频感音神经性听力损失
DFNA 6/14/38	WFS1	早发的低频感音性损失，大约 75% 的家庭型，伴有 wolframin 染色体 c 端的错义突变。
DFNA10	EYA4	在十岁开始逐步进展的平缓的听力下降型，随着年龄的增长变为陡降性
DFNA13	COL11A2	先天性中频神经性听力损失，听力损失与年龄相伴的进展
DFNA15	POU4F3	十多岁开始发生双侧进展性感音神经性损失
DFNA20/26	ACTG1	十多岁开始发生双侧进展性感音神经性损失，随着年龄的增长，听力的损失开始进展在整个频率上发生，虽然在大多数病例中为缓降型
DFNB1	GJB2, GJB6	听力损失从轻度到重度的变化 普遍的基因型 35delG/35delG；大约 90% 的孩子合并有严重的听力损失；携带复合杂合子携带 35 delg 等位基因和其他 GJB2 SNHL 等位基因突变的患儿中只有 60% 的患儿伴有严重的耳聋，在携带 2 GJB2 SNHL-causing 错义突变的患儿中，没有发现严重的耳聋
DFNB4	SLC26A4	DFNB4 和 Pendred 综合征（表格 629-3）是等位基因. DFNB4 听力损失合并单侧和双侧前庭导水管扩张。高频听力损失严重；低频听力损失范围广。可以是先天性的也可以是后天进行性的都比较常见
mtDNA 1555A > G	12S rRNA	对称性听力损失程度从轻到重变化，高频听力首先受到影响，可能在氨基糖苷类药物使用后发生急剧听力损失

SNHL：感音神经性听力损失

摘自 Smith RJH, Bale JF Jr, White KR. Sensorineural hearing loss in children, Lancet, 2005,365:879-890

表 629-3　常见的综合征性感音神经性听力损失

综合征	基因	表型
显性		
Waardenberg（WS1）	PAX3	主要的诊断标准包括：先天性听力损失、虹膜，白色的头发，一个一级相对的影响。约 60% 的儿童先天性听力损失；在 90%,损失是双侧的
Waardenberg（WS2）	MITF, others	主要的诊断标准同 WS1 型但除了：dystopia canthorum. 约 80% 的患儿有先天性听力损失;90% 损失是双侧的
Branchio-otorenal	EYA1	主要的诊断标准包括：听力损失（98%），preauricular pits（85%），and 腮裂（70%），肾脏（40%），和外耳（30%）异常. 听力损失可以是传导性也可以是神经性也可以是混合型，中度到重度的损失
隐性		
Pendred syndrome	SLC26A4	主要的诊断标准包括：先天性感音性听力损失，非进展性，大部分病例为重度，但是可以迟发型进展，合并双侧前庭导水管扩张有或没有耳蜗发育不全,高氯酸和异常放电测试或甲状腺肿
Usher syndrome type 1（USH1）	USH1A, MYO7A, USH1C, CDH23, USH1E, PCDH15, USH1G	主要的诊断标准包括：先天性双侧重度神经性听力损失，前庭反射消失，视网膜色素变性（通常才诊断隧道视野和夜盲症变得足够严重明显）
Usher syndrome type 2（USH2）	USH2A, USH2B, USH2C, 其他	主要的诊断标准包括：轻度到重度、先天性、双侧听力损失和色素性视网膜炎；听力损失可被认为是进展性的，因为言语识别率的下降继发于唇语阅读能力的丧失
Usher syndrome type 3（USH3）	USH3	主要的诊断标准包括：进行性发展感音神经性听力损失，迟发色素性视网膜炎、前庭功能损伤

摘自 Smith RJH, Bale JF Jr, White KR. Sensorineural hearing loss in children. Lancet ,2005,365:879-890

表 629-4 儿童传染性病原体与感音神经性听力损失

宫内感染

巨细胞病毒

淋巴细胞性脉络丛脑膜炎病毒

风疹病毒

弓形虫

梅毒螺旋体

继发感染

包柔氏螺旋体

巴尔病毒

b 型流感嗜血杆菌

拉沙病毒

麻疹病毒

腮腺炎病毒

脑膜炎奈瑟氏菌

肠道病毒

恶性疟原虫

链球菌引起的肺炎

水痘带状疱疹病毒

摘自 Smith RJH, Bale JF Jr, White KR. Sensorineural hearing loss in children. Lancet, 2005, 365:879-890

变得罕见了。感音神经性聋罕见的感染原因包括莱姆病、细小病毒 B19、水痘、流行性腮腺炎，疫苗接种计划使曾是儿童感音神经性听力损失常见的原因风疹和麻疹变得少见了。

遗传因素

遗传因素可能导致多达 50% 感音神经性听力损失的发生（表 629-2、629-3）。这些疾病可能与其他异常同时存在，可能是某个综合征的一部分，也可以独立存在。感音神经性聋通常伴有耳朵和眼睛异常以及代谢，骨骼，皮肤，肾脏和神经系统疾病。

常染色体显性遗传性听力损失约占所有儿童感音神经性听力损失的 10% 左右。Waardenburg（Ⅰ型和Ⅱ型）和 branchio-otorenal 综合征是 2 种最常见的常染色体显性遗传综合征型感音神经性听力损失。感音神经性听力损失的类型用 4 个字母的代码和 1 个数字编码，如下：DFN 代表耳聋，A 代表显性，B 代表隐性，数字代表发现的顺序，例如 DFNA13。除了那些刚刚讨论的常染色体显性遗传条件还包括 DFNA1-11、13、15、17、20、22、28、36、48 和晶状体蛋白基因突变（CRYM）。

常染色体隐性遗传的感音神经性听力损失，包括

综合征型和非综合征型，占了约 80 % 的儿童感音神经性听力损失。Usher 综合征（1 型、2 型和 3 型），Pendred 综合征和 Jervell、Lange-Nielsen 综合征（Q-T 间期延长综合征的一种形式）是 3 个最常见的隐性遗传的感音神经性听力损失。其他常染色体隐性遗传的包括 Alström 综合征，4 型 Bartter 综合征，生物素酰胺酶缺乏症和 DFNB1-4、6-9、12、16、18、21-23、28-31、36、37、67。

患有易于识别的综合征或存在外耳畸形的儿童，可能被确定有听力损失的风险，从而可以进行充分的监控，而非综合征型听力损失的儿童存在更大的诊断困难。已证实连接蛋白 26 和 30 基因突变引起常染色体隐性遗传（DNFB 1）和常染色体显性遗传（DNFA 3）的感音神经性听力损失，在散发的非综合征型 SNHL 患者中，多达 50% 的患者可能与连接蛋白 26 的突变有关。GJB2 基因突变定位于 13 号染色体的 DFNA 3 和 DFNB 1，与常染色体显性遗传性耳聋的易感性相关，与多达 30% 散发的重度至极重度先天性耳聋和 50% 的常染色体隐性遗传性非综合征型耳聋有关。性连锁相关的感音神经性耳聋占感音神经性听力损失的 1%~2%，包括 Norrie 病，otopalatal digital 综合征，Nance 耳聋，Alport 综合征。染色体异常如 13-15 三体，18 三体和 21 三体综合征，也可伴有听力障碍。特纳氏综合征的患者有部分或全部 1 个 X 染色体单体可能导致传导性听力损失，感音神经性听力损失或混合性听力损失，这类听力损失可能是渐进的。线粒体遗传异常也可引起感音神经性听力损失（表 629-2）。

许多基因导致的听力损害，包括综合征型和非综合征型的，直到出生一段时间后才表现出来。Alport、Alström 和唐氏综合征，神经纤维瘤病和 Hunter-Hurler 综合征等遗传性疾病可以表现为迟发型感音神经性听力损失。

物理因素

耳蜗结构发育不全或畸形包括 Scheibe，Mondini（图 629-1），Alexander 和 Michel 畸形，前庭导水管扩大（可能与 Pendred 综合征相关）和半规管异常可能是遗传的。这些异常可能发生在孕早期 8 周之内，某些原因阻止了正常的发育、导致异常生长，或两者同时存在。许多的这类异常也被认为与其他先天性疾病如宫内巨细胞病毒、风疹病毒感染有关。这些异常是很常见的；在大约 20% 感音神经性听力损失的儿童，通过高分辨率 CT 扫描或 MRI 可以发现明显或细微的颞骨畸形。

先天性疾病或综合征包括颅面畸形可能与传导性听力损失、感音神经性听力损失相关。Pierre Robin、

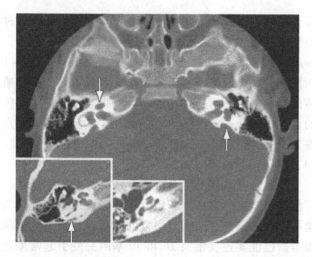

图 629-1　Pendred 综合征患儿的颞骨 CT 提示 Mondini 畸形　前庭导水管扩张和耳蜗发育不良都是出现在这个部分。大的两幅插图为正常颞骨，前庭导水管是可见的，但小得多（箭头所指）。耳蜗结构正常，在小的插图中可见看到许多异常的轴的结构，可以清楚地计算出耳蜗的轴数和内听道

摘自 Smith RJH, Bale JF Jr, White KR. Sensorineural hearing loss in children. Lancet,2005,365:879-890

Treacher Collins、短颈、Crouzon 和鳃耳肾综合征和成骨不全症常与听力损失有关。先天性异常导致传导性听力损失包括听小骨和中耳结构畸形，外耳道闭锁。

感音神经性听力损失也可以继发于毒素、化学药品和抗生素的使用。在妊娠早期，胚胎特别容易受到有毒物质的影响。耳毒性药物包括氨基糖苷类、袢利尿剂和化疗药物（顺铂）可以引起感音神经性听力损失。先天性感音神经性听力损失也可以继发于一些药物的使用，如镇静剂和类维生素 A。某些化学制品，如奎宁、铅和砷在孕期和出生后都可以导致听力损失。

创伤，包括颞骨骨折，内耳震荡，头部外伤，医源性损伤[例如手术，体外膜肺氧合（ECMO）]，辐射，噪声也可引起感音神经性听力损失。儿童感音神经性听力损失的其他不常见的原因包括免疫疾病（全身或局限于内耳），代谢异常与颞骨肿瘤。

■ 听力障碍的影响

听力障碍的影响取决于听力损失的性质和程度，以及孩子的个性特征。听力损失可能是单侧或双侧的，传导性，感音神经性或混合性的；轻度，中度，重度或极重度；突然或逐渐发生；稳定的，渐进的，或波动的；影响声音频谱的一部分或全部。其他因素，如智力，身体条件（包括伴随症状），家庭支持，发病年龄，诊断为听力损失的年龄，及时干预，也影响到听力损失对儿童的影响程度。

大多数听力障碍的孩子有一些可用的残余听力。

只有 6% 的听障人士有双侧极重度听力损失。早期发生的听力损失会影响语音和语言的发展，社会和情感的发展，行为，注意力，和学业成绩。一些听力障碍的孩子因为有足够的听力对环境的声音做出反应，可以学习一些语言，然而在课堂学习上表现却不好，这样的儿童易被误诊。

即使是轻微的或单侧听力损失也可能对儿童的发展和在学校的表现产生不利的影响。这种听力障碍的儿童在听力环境差时（如背景噪声和音响效果不佳）听力会更差，这种情况也发生在教室听课时。事实上，对于那些需要减少因为听力障碍影响学习的孩子来说，学校的听觉言语环境是不适合的。那些言语和语言困难或成绩不太好，有不良行为或在学校注意力不集中的孩子，要考虑是否存在听力损失（表629-5）。

中度，重度或极重度听力障碍的儿童和有其他障碍的儿童往往需要在特殊班级或学校接受教育。对听力障碍儿童的听觉的管理和选择于需根据沟通和教育模式个性化，因为这些孩子都是不同的个体。每个孩子和家庭都有独特的需求和能力，所以一个序列治疗对个案管理是必要的。

■ 听力筛查

听力损失对孩子的生长发育有着重要影响，而早期诊断可以改善预后，所以听力筛查被大力推广提倡并已被广泛应用。国家听觉评估和管理中心估计，每个出生的孩子听力筛查的成本为 8~50 美元，而早期发现听力损失，每名患儿进行干预和特殊教育的成本可节省 400 000 美元。来自科罗多州的新生儿听力筛查数据表明，如果听力损失患儿在 6 个月内被发现和干预，这些孩子的言语发育和同龄的听力正常儿童没有区别（除双侧极重度听力损失外）。这就非常有利于支持相关机构为所有新生儿开展听力筛查工作。美国儿科学会认为婴幼儿听力损失必须在 3 个月龄之内被检查出来，听力损失患儿干预不能晚于 6 个月龄。目前，美国的 39 个州，加上哥伦比亚特区和波多黎各已开展听力筛查。

在标准的听力筛查方法普遍建立之前，许多医院仍需继续使用其他标准检测听力损失。有些医院使用高危因素的标准（表 629-1）来决定哪些新生儿需检查；有些医院检查所有重症监护婴儿；还有些医院以上患者都做。用高危因素的标准来决定筛选会导致 50% 的听力损失患儿未被检测出来，因为有的患儿有听力损失但不符合高危因素的标准，或者有些在新生儿期后才发展成听力损失。

表 629-5　根据听力较好耳平均听阈水平的听力障碍程度表

平均听力阈值（dB）500~2000 Hz（ANSI）	描述	常见原因	没有声放大时能够听到什么	听力障碍的程度（出生后 1 周岁未及时治疗）	可能的需求
0~15	正常范围	传导性听力损失	所有的言语声音	无	无
16~25	轻度听力损失	中耳炎、穿孔鼓膜硬化，咽鼓管功能障碍；一些感音神经性听力损失	元音听到很明显，可能错过无声的辅音	在语言学习中轻微听觉障碍，感知某一些语音困难	考虑需要助听器，演讲阅读，听力训练，言语治疗，适当的手术，靠前的座位
26~30	中度听力损失	中耳炎、穿孔鼓膜硬化，严重的咽鼓管的功能障碍，感音神经性听力损失	只听到一些语音，大的声音	听觉学习障碍，轻度的语言发育迟缓，轻度的语言问题，注意力不集中	助听器唇读听觉训练语言治疗手术
31~50	中度听力损失	慢性中耳炎、耳道 / 中耳异常，感音神经性听力损失	正常讲话的声音水平上，无法听清。	语言问题语言发育迟缓学习障碍注意力不集中	上述所有再加上考虑到特殊的课程帮助辅导
51~70	中重度听力损失	感音神经性听力损失或者合并有中耳疾病和感觉神经问题	听到没有正常的语音对话	严重的语言问题语言发育迟缓学习障碍注意力不集中	上述所有，并且需要特殊的治疗
71 以上	重度听力损失	SNHL 或者混合型听力损失	听不到声音	严重的语言问题语言发育迟缓学习障碍学习障碍注意力不集中	上述所有，可能分配特殊类或学校

ANSI：美国国家标准协会

摘自 Northern JL, Downs MP. Hearing in children, 4th ed. Baltimore:Williams & Wilkins,1991

推荐的听力筛查技术是耳声发射（OAE）测试或听觉脑干诱发电位（ABR）。ABR 测试是与听力有密切相关性的听觉诱发的电生理反应，已成功并有效地应用于新生儿听力筛查和进一步确定新生儿听力损失的程度和类型。OAE 测试快速、经济且操作简便，而且测试结果比较容易解释，是提供听力损失的敏感指标，已成功应用于普遍新生儿听力筛查。不管什么原因引起的听力损失超过 30~40dB，OAE 测试不能引出，这个时候必须行 ABR 测试做最后评估。不推荐使用观察对未校准的声音做出的行为反应或使用自动化系统如 crib-o-gram（佳能）或听觉反应摇篮（即对声音做出反应的婴儿运动由运动传感器记录）等方法进行筛查。

许多孩子的听力障碍发生在新生儿期后，因此通过新生儿听力筛查不能确诊。这些孩子常常在学前班或者幼儿园进行进一步听力筛查才发现。初级保健医生和儿科医生应该警惕儿童听力障碍的迹象和症状，尽早发现没有被筛查出来的有听力障碍的儿童。对新生儿筛查的建议见图 629-2。

■ 听力损害的鉴定

听力损害对处于语言发展期的婴幼儿的影响是最大的，所以对于听力损害应尽早识别、诊断和治疗。一般而言，那些在胎儿期或围产期有高危因素的婴幼儿（表 629-2）或未通过常规听力筛查的婴幼儿需要接受有经验的临床听力专家的密切监测，直到获得可靠的听力功能的评定。儿科医生应该鼓励家庭配合接下来的诊断计划。那些有高危因素的婴幼儿在新生儿期未接受听力筛查（通常因为从一家医院转到另一家医院）应该在 3 月龄前接受听力筛查。

那些出生时有高危因素的或未通过新生儿期听力筛查的听力损失患儿只是听力损失儿童中的一部分，常染色体隐性遗传的或亚临床先天性感染导致的先天性耳聋通常到 1~3 岁才能明确诊断。通常那些较严重听力损失的患儿会在较早的年龄段被识别，但是识别的年龄还是要晚于最佳干预年龄。孩子们到了 3~4 岁的年龄通常语言得到广泛地发展（表 629-6）并表现出对正常的听觉功能的行为反应（表 629-7），未能

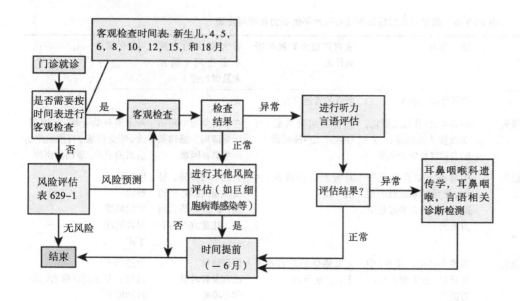

图 629-2 门诊听力评估的流程
CMV: 巨细胞病毒; ENT: 耳鼻喉
摘自 Harlor AD Jr, Bower C. Clinical report—hearing assessment in infants and children: recommendations beyond neonatal screening. Pediatrics,2009,124:1252–1263

表 629-6 建议进行听力学评估的标准

年龄(月)	言语发育迟缓患儿的推荐指南
12	没有言语模仿,没有牙牙学语
18	不会说单个词
24	小于 10 个单词
30	小于 100 个单词;没有依据的两个单词联合;
36	小于 200 个单词;不会使用短句;清晰度小于 50%
48	小于 600 个单词;不会使用简单的句子清晰度小 80%

摘自 Matkin ND. Early recognition and referral of hearing-impaired children. Pediatr Rev, 1984,6:151–156

表 629-7 儿童可疑听力障碍的参考指南

年龄(月)	正常的发育情况
0~4	受到响亮的声音惊吓,安静地听母亲的声音,听到正常讲话的声音响度时时暂时停止活动
5~6	可以正确定位的声音在的水平,至少开始模仿一个成年人发声的声音
7~12	应该正确定位声音在任何地方,对名字有反应,即使讲得很轻
13~15	当被问及时,可以正确指出声音或相似的物品或人
16~18	应该遵循简单指令或其他视觉线索;可以训练走向一有趣的玩具,当它声音响起时
19~24	可以指出身体部位;21~24 个月,可以被训练表演

摘自 Matkin ND. Early recognition and referral of hearing-impaired children. Pediatr Rev, 1984,6:151–156

满足这些标准时应进行听力评估。儿科医生应留意父母观察到的任何延迟的语音和语言的发展,因为父母的担忧通常先于正式鉴定,听力障碍要到 6 个月至 1

2480

岁的年龄才能明确诊断。

■ 临床听力学评估

即使是最小的婴儿也可以评估听觉功能。当怀疑一个小孩子存在听力障碍时,应进行可靠和有效的听觉功能评估。听障儿童成功治疗的策略依靠及时识别和持续评估以判定听觉功能恢复情况。为了使听觉言语发展最优化,需要听力学医生和专家之间多领域的合作,比如听力学、语音语言病理学、教育学和儿童发育学。听障儿童的治疗包括经常调试声放大装置,在课堂上使用 FM 系统,监测听力和听觉能力,辅导父母和家庭成员,指导教师和调整公共机构。

听力测定

听力学评估技术依年龄或发育水平、评估目的、儿童耳科状况或病史而有不同适用方法。听力图基本描述了听觉灵敏度(表 629-8)。听阈评估使用频率为 250~8000Hz 八度音阶间隔的纯音(正弦波)。耳机通常用于年龄适合及单耳独立测试听力。气导信号由耳机(或扬声器)发射并用于提供关于听觉系统灵敏度的信息。同样的测试信号由置于头部(常在乳突)的振荡器传至耳。这些信号是经骨传导的,因为颅骨将震动能量转换为声能直接传入内耳时实质上绕过了外耳和中耳。在正常耳或有感应神经性听力损失的儿童,其气传导阈和骨传导阈相同。在传导性听力损失的患儿,其气传导和骨传导阈不同。此即气骨导差,量化了由外耳和(或)中耳功能障碍导致的听力损失程度。混合性听力损失患儿其气传导阈和骨传导阈均异常并存在气骨导差。

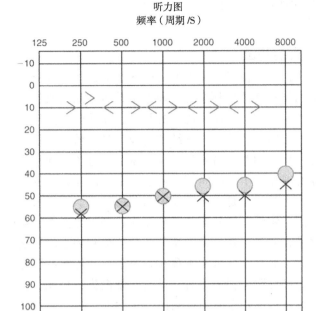

听力图
频率（周期/S）

听力图

	空气	骨
右	○	<
左	×	>

图 629-3　听力图提示双侧传导性耳聋

表 629-8　儿童和成人正常声导纳峰值（静态）的正常范围，226Hz 探头

年龄组	导纳值 （mL）	空气压力扫描的速度	
		≤ 50 daPa/sec*	200 daPa/sec†
儿童（3~5 岁）	底限	0.30	0.36
	中间	0.55	0.61
	高限	0.90	1.06
成人	低限	0.56	0.27
	中间	0.85	0.72
	高限	1.36	1.38

* 根据鼓室导抗图最低尾的导纳测量耳道容积
† 根据鼓室导抗图最低尾的导纳测量儿童耳道，成人 +200daPa
daPa=decaPascals
摘 自 Margolis RH, Shanks JE. Tympanometry: basic principles of clinical application// Rintelman WS. Hearing assessment, ed 2. Austin: PRODED, 1991: pp179–245

言语识别阈

言语识别阈（SRT）是另一种可用于描述听觉功能测试，其最低强度水平为在辨认扬扬格词时获得大约 50% 正确率的成绩。扬扬格词为 2 个音节的单词或短语且每音节重音相同，如棒球（baseball）、热狗（hotdog）和馅饼（pancake）。受试者必须熟悉所有

词汇以获取有效的测试结果。言语识别阈（SRT）应契合 500、1000、2000Hz 处纯音听阈的平均值，即纯音听阈值（PTA）。言语识别阈可作为儿童发育、言语及语言应用潜力相关的指标；因非器质性听力损失（伪聋）儿童的 PTA 和 SRT 结果不一致，SRT 也可验证测试的有效性。

基础听力成套试验包括评估儿童理解单音节词的能力以确定适合听力水平的测试。此类词语可理解性测试的表现有助于听力损害的鉴别诊断，并提供了一种当声音音量接近于周围环境时观察儿童表现的测试方法。

游戏测听

听力测试具有年龄依赖性。对发育水平相当于或超过 5~6 岁的儿童可用常规测试方法。对于 30 月龄至 5 岁的儿童可用游戏测听进行测试。游戏测听的反应常为游戏中有条件的动作行为，诸如投物入篮、置环于桩或智力解谜。此法可用于获得学龄前儿童可信的听力图。那些不愿或不能清楚重复言语识别阈中词语及可理解性测试中词语的儿童，可以图像代为指示反应。

视觉强化测听

视觉强化测听（VRA）常用于 6~30 月龄的儿童。此法以动画的（机械的）玩具作为强化刺激物并观察儿童的转头反应。如果婴儿的条件合适，通过发声时给予可视的玩具提示，视觉强化测听对音调和语音的听觉灵敏度的预估是可靠的。大多数视觉强化测听的声源来自声场中的扬声器，故无法获取单耳特异性信息。婴儿听力评估的设计目标是排除可影响言语和语言发育的听力损失。婴儿正常的声场反应水平表明听力足够即实现目标，尽管两耳间听力水平可能存在参差。

行为测听

行为观察测听（BOA）是测试对复合性（非频率特异性）测试声诸如噪音、语言或音乐的反射性反应，测试声采用来自扬声器的标准化信号或非标准的喧哗者。婴幼儿的反应水平参差不齐，通常对听力敏感度的估计并非完全可信，因此不能作为 <5 月龄婴儿的筛查方法。

对疑似听力损失儿童的完整评估应当包括各耳的纯音听阈和言语识别阈（可靠的听力图）。声场中进行的行为观察测听和视觉强化测听可估测听力优势耳的听力敏感度。

声导抗测试

声导抗测试是临床听力学测试系列的标准组成

部分，包括鼓室测压法。这是一种反映中耳功能状态的客观评估技术。鼓室测压法可以在医生的办公室进行测试，有助于中耳积液的诊断和治疗，而中耳积液是引起儿童的轻中度听力损失的常见原因。

鼓室图

鼓室测压法可反映中耳系统的传输声能（导纳或顺应性）或阻碍声能（阻抗）与外耳道气压之间的函数。因为大多数导抗测试仪器测量的声导纳，这里使用的术语是导纳。这些原则适用于任何计量单位的使用。

将一个探头塞进耳道，使耳道形成一个封闭腔。探头通过探测组件根据气压的变化发出探测音，同时监测外耳道内的声压级水平。探测音在外耳道所能产生的声压级取决于外耳道和中耳系统的顺应性。导纳可以由单位毫欧姆（mmho）表示或者由空气的体积（mL）来表示等效声导纳。测试可以得到探头和鼓膜之间密闭空间的体积。从测得的总导纳中扣除该体积所表示的等效声导纳便获得了中耳系统的声导纳。测试耳道容积还有一个诊断性的意义，如果数值过大表明鼓膜上有开口（穿孔或瘘管）。

一旦外耳道的声导纳消失，那么测得的剩余导纳就准确地反映了整个中耳系统的导纳。这很大程度取决于鼓膜的活动度。鼓膜的异常反映在鼓室导抗图的形状上，从而反映中耳功能的异常。此外，探测音的频率，空气压力变化的速度和方向，和鼓室导抗图启动时的空气压力都可以影响结果。

当耳道内的空气压力等同于中耳腔的压力，中耳系统处于最佳功能状态。因此，通过外耳道的压力处于最大时（导纳）就可以合理的预估中耳腔内的气压。这种压力是由鼓室导抗图上的最大值或峰值导纳对应在 X 轴上的数值来确定。鼓室导抗图峰值对应在 Y 轴上的数值是一个基于鼓室压测量法获得的峰值导纳的预估（表 629-8）。这个峰值测量有时被称为静态声导纳，即使它是从一个动态测量方式中进行预估（图 632-4A）。

分泌性中耳炎的鼓室测压法

患有分泌性中耳炎的儿童常常发生导纳峰值降低或鼓室测压峰压值呈高负压（图 632-4C）。然而，在积液的诊断过程中，鼓室测试最敏感和特异的指标是鼓室图的形状而不是它的峰值压力或导纳。此形状有时被称为鼓室梯度或宽度；它测量了鼓室图的图形或峰态的程度。峰值越圆润（或无峰值，平坦的鼓室图），存在积液的概率越高（图 632-4B）。重要的是了解使

用的测试设备，因为有的会自动计算梯度，有的设备不会。

声反射测试

声反射测试（ART）是声导抗测试的一部分。一个功能正常的中耳系统，通过镫骨肌和鼓张肌的活动来改变鼓室的导纳。健康的耳朵，在接收到大声音之后发生镫骨肌反射。导纳仪的设计是在监测导纳的同时，反映同侧或对侧耳的反射激活信号（不同频率的纯音或噪声）。时间锁定的信号呈现的非常小的导纳变化也被认为是中耳肌反射引起的结果。当听力损失达到一定的程度从而使信号无法达到引起反射的响度水平，或者中耳异常影响到耳朵监测到细小的导纳变化时，导纳变化可能不存在。对于存在传导系统异常的传导性听力损失患者，反射常常消失，因此，声反射测试也能用于听力损失的鉴别诊断。声反射测试也被用于评估感音神经性听力损失和神经反射弧的完整性，包括第七和第八对脑神经。

听性脑干反应

ABR 测试用于筛查新生儿听力，确诊年幼儿童听力损失，获取年幼儿童耳部特定信息，以及测试由于任何原因而无法配合完成行为测试的儿童。它在听觉神经系统的疾病和听觉功能障碍的诊断上也很重要。ABR 测试可以远程记录大量神经元每分钟的放电情况。因此，刺激必须能够引起大量神经元的同步放电。刺激需要快速开始，所以常用短声或短纯音。遗憾的是，创建一个可测量的 ABR 所需的快速起效的刺激也会造成能量被分布在频率范围中，降低了频率特异性。

ABR 结果不受镇静或全身麻醉的影响。4 个月至 4 岁的婴幼儿一般需要注射镇静剂，以减少在测试过程中肌肉活动所引起的电干扰。当孩子需要麻醉做手术时，ABR 还可以在手术室中进行。<4 个月的婴儿需要在喂养之后获得一个长时间的睡眠，以便完成 ABR 测试。

ABR 用 5~7 波表示。波 I、III 和 V 可以在所有年龄组中稳定获得；波 II 和 IV 一般较少出现。随着刺激强度或音量的减小，各波潜伏期（刺激后各波波峰出现的时间）延长，振幅降低。随着年龄的增加各波潜伏期也缩短了，且最早出现的波比后来的波更早地达到成人的水平。

ABR 测试在儿童中主要有 2 个用途。作为一项听力学检查，ABR 提供了外周听觉系统向听神经及更上一级听觉感受器传递信号能力的信息。它也应用于中枢神经系统病变的鉴别诊断或监测。听力测

试的目的是找到能引起 ABR 反应的最低刺激强度。比较不同波的潜伏期和强度之比有助于对听力障碍进行鉴别诊断。ABR 的最大优点是能对婴儿或不能配合的患者进行双耳听阈估计。用短声刺激测得的 ABR 阈值在较高频（1000~4000Hz）与行为测听听阈具有最佳的相关性。测量低频的反应性需要不同的刺激（短纯音或过滤短声）或使用掩蔽，但这 2 种方法都不能限定耳蜗的低频区域，这可能影响诊断分析。

ABR 测试不能评估"听力"。它反映了与行为听阈相关的听觉神经元的电反应，但正常的 ABR 结果只表明，听觉系统到中脑的水平对所使用的刺激是有反应的。相反，未能引出 ABR 只是表明系统的同步反应损伤，但并不意味着一定没有"听力"。有时对声音的行为反应正常，但 ABR 引不出，如神经系统脱髓鞘疾病。ABR 测试可以用来判断听觉系统是否存在受损以及受损的程度。

ABR 测试也适用于突发性，渐进性，或单侧听力损失。虽然目前认为 ABR 不同波反映了听觉系统不同部位的点反应活动水平，但是相应的神经发生源依然没有被精确地定位。在 ABR 最早的波引出之前的波极有可能是系统多层次神经放电的结果，且系统每个层次可能引出多条 ABR 的波。高强度的短声刺激常应用于神经系统。按年龄不同分析反应波形和波间期，ABR 显示波形延迟或未引出常有诊断意义。

ABR 和其他电生理反应是极其复杂和难以理解的。许多因素都可以影响测试的结果，包括仪器的设计和设置，环境，听力损失的程度和类型，以及患者自身因素。因此，与听觉相关的电生理反应的检查和结果分析必须由有经验的听力学专家完成，以避免得出不可靠或错误的结论影响患者的干预。

耳声发射（OAE）

正常听力的耳声发射源于耳蜗的毛细胞，可以被敏感的放大器检测到。耳声发射从耳蜗穿过中耳再到外耳道，并在外耳道中被微型麦克风检测到。瞬态诱发耳声发射（TEOAEs）可以用来检查耳蜗的完整性。新生儿可以在自然睡眠状态中检测耳声发射，TEOAEs 可用于婴幼儿听力筛查并发现超过 30dB 的听力损失，它没有 ABR 费时和复杂，而且在幼儿中比行为测试更敏感。中耳或内耳的各种异常都可以引起 TEOAEs 的减弱或消失。耳声发射在 >30dB 听力损失的患者中无法引出，而且也无法确定听力损失的阈值；然而，它可以筛选听力损失是否 >30~40dB。如中耳炎或先天性中耳畸形等疾病

可能会影响 TEOAEs 的传输，因此有可能会被错误判断为耳蜗听觉病变。如果由于 OAE 未引出而怀疑有听力损失，那么需要进行更多的病理学检查，然后通过 ABR 检查来确诊听力损失的类型，程度和偏侧。

声反射检查

声反射检查，用一个手持的探头放置在被检查儿童的耳道口，使用 1 个 80dB 的刺激声，从 2000~4500Hz，每 100ms 进行刺激，声反射的检查是测试评价声的反射和传递。一些医生发现声反射的检查有助于判断中耳积液的出现和消失，市场上已有家用检测中耳积液的仪器设备销售，但这个仪器不能提供任何有关于听力损失的信息，如果出现有长期的中耳积液，需要进行听力评估。

■ 治 疗

随着在听力筛查在美国各个州的开展，早期的听力诊断和治疗变得十分普遍。即使在新生儿时期也可以检测听力损失，并且如果家长怀疑患儿有问题也是需要进行听力的检查。具有听力损失高危因素的患儿应该在出生后的 6 个月内进行听力学的检查。

一旦确诊听力损失，就需要进行全面的发育和言语评估。在整个评估治疗和康复的阶段需要家长的参与和咨询。通过对中耳积液的治疗通常是可以纠正传

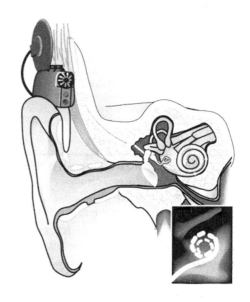

图 629-4　所有耳蜗植入设备的主要组件，包括一个麦克风、语音处理器、发射线圈，图中所示为耳后的位置。麦克风和语音处理器收集环境声音并数字化成编码信号。信号发送到发射线圈，通过皮肤传递到嵌入头骨的内部设备。内部设备将代码转换为电子信号，然后传导给耳蜗周围的电极，图例显示 X 线下刺激电极阵列的表现
摘自 Smith RJH, Bale JF Jr, White KR. Sensorineural hearing loss in children. Lancet,2005,365:879-890

导性听力损失（如中耳腔的置管手术）或者通过手术纠正异常声传导链。听力师需要对感音神经性听力损失的儿童进行评估，并且评价其助听器使用的可能性，最小到 2 个月的婴儿就可以进行助听器的选配。在科罗拉多州的听力筛查项目中得到明确的结果，与在 6 月龄后才被诊断和干预的儿童比较，在 6 个月前进行诊断干预的儿童的言语能力有明显的不同，反复的听力学检查有助于听力损失程度的诊断，更有助于对助听器的调试.

人工耳蜗的置入对重度听力损失的婴儿以及幼儿十分有效（图 629-4）。耳蜗植入的手术通过绕过 Corti 式器并且避免其损伤，然后通过耳外一个麦克风和一个转换器，将外界的声刺激型号转为电子脉冲信号，等同于正常的生理信号传导入中枢神经系统。在 2 周岁内（甚至是 1 岁内）进行人工耳蜗植入者可以有效地改善听力和言语能力，可以使 90% 的患儿回归主流教育。大多数可以达到适龄儿童的听觉感知和言语技能。

人工耳蜗植入发病率最高的并发症是严重的肺炎链球菌脑膜炎，所有进行人工耳蜗植入术的患者都必须进行 PCV-13 疫苗的接种（表 629-9）。

对重度听力损失的患儿的最佳治疗方案始终是一个有争议的话题。因为我们生活在一个主要靠言语交流的社会环境中，所以有些人主张听力治疗仅是单纯的听力和口语上的治疗，但是这种患儿受到的主要影响是社交能力的发展的落后，许多专家提倡根据每个患儿的个体差异进行完整的交流能力训练，这种训练混合手语、唇语、助听器和言语蓄念，根据患者、家庭和可用资源的不同选取适当的训练方式。

■ 遗传咨询

诊断过感音神经性听力损失或综合征合并感音神经性听力损失或传导性听力损失儿童的家庭应该进行遗传咨询，这可以指导以后怀孕是否会出现同类疾病的可能。遗传学家还可以帮助评估和进一步的测试听力损失患者明确诊断。

参考书目

参考书目请参见光盘。

（幸春林　译，陆国平　审）

表 629-9　推荐人工耳蜗植入者的肺炎球菌疫苗接种时间表

初次接种 PCV13 剂量的时间（月）*	PCV12 主要系列	PCV13 追加剂量	PPV23 剂量
2~6	3U，分 2 个月	1 个剂量在 12~15 个月大	大于 24 月后有表达
7~11	2U，分 2 个月	1 个剂量在 12~15 个月大	大于 24 月后有表达
12~23	2U，分 2 个月	无指征	大于 24 月后有指征
24~59	2U，分 2 个月	无指征	有指征
≥ 60	无指征	无指征	有指征

* 接种时间晚或者未完全接种的儿童时按该表减少 PCV13 剂量。如果患者错过接种疫苗者应该根据追赶计划表（见第 175 章）

†<1 周岁儿童接种一剂的最小间隔为 4 周

‡附加剂量应该在完成主系列接种后的 8 周后接种

§ <5 岁的儿童应首先完成 PCV13 系列的注射；PPV23 接种应该在患儿 >24 月龄，并且最后一次接种 PCV13 8 周后进行（见第 175 章） 摘自 Centers for Disease Control and Prevention Advisory Committee on Immunization Practices. Preventing pneumococcal disease among infants and young children: Recommendations of the Advisory Committee on Immunization Practices（ACIP）. MMWR Recomm Rep, 2000, 49（RR-9）：1-35

¶最低剂量之间的间隔时间是 8 周

|不推荐 >5 岁的儿童接种 PCV13

摘自 Centers for Disease Control and Prevention Advisory Committee on Immunization Practices.Pneumococcal vaccination for cochlear implant candidates and recipients: Updated recommendations of the Advisory Committee on Immunization Practices. MMWR, 2003, 52: 739-740

第 630 章
先天性畸形

Joseph Haddad, Jr.

外耳和中耳，发育自第一、第二鳃弓与鳃裂，其过程贯穿整个青春期，但发育自听泡的内耳，在胚胎早期就达到成人的大小和形状。听小骨中的锤、砧骨来自第一和第二腮弓，镫骨来自第二腮弓和耳囊。锤骨和砧骨的妊娠第 15 周达到成人的大小和形状，和镫骨在妊娠第 18 周达到成人的大小和形状，虽然耳廓、耳道和鼓膜（TM），出生后仍在发育，但这些结构的先天性异常在妊娠的前半期已初见端倪。外部和中耳畸形可能合并严重的肾功能异常、颅面骨畸形、半侧颜面发育不良和其他颅面畸形。面神经异常可伴发于任何耳和颞骨的先天性畸形。外、中耳畸形也可伴发内耳畸形、传导性听力损失（CHL）和感音神经性听力损失（SNHL）。

参考书目

补充内容请参见光盘。

（幸春林　译，陆国平　审）

第 631 章
外耳道炎

Joseph Haddad, Jr.

婴儿期的外耳道外 2/3 为软骨性，内 1/3 为骨性。年长儿及成人仅外 1/3 为软骨性。骨性部分的上皮组织较软骨部分更薄，没有皮下组织且表皮紧附于深处的骨膜；毛囊、皮脂腺和顶浆分泌腺很少，甚至缺如。耳道软骨区域的皮肤有发育良好的真皮和皮下组织包括毛囊、皮脂腺、顶浆分泌腺。耵聍类似于耳道外半部分一件保护性的蜡样防水外衣，由皮脂腺分泌的高度黏性分泌物、顶浆分泌腺分泌的水样有色分泌物混合脱落的表皮细胞共同形成。

外耳道正常菌群主要由需氧菌构成，包括格兰阴性葡萄球菌，棒状杆菌（类白喉），微球菌，偶见金黄葡萄球菌、草绿色链球菌和铜绿假单胞菌。过度潮湿（游泳、洗澡、环境湿度增加）、干燥（耳道皮肤干燥、耵聍缺乏）、其他皮肤病变（既往感染、湿疹或其他形式的皮炎）、外伤［指抓、异物、棉签（Q-tips）］均可增加耳道皮肤受定植菌群及外源菌群感染的机会。

病　因

外耳道炎（又称游泳耳，也可发生于未游泳者）最常见的病原菌为铜绿假单胞菌，但亦散见金黄色葡萄球菌、产气肠杆菌、奇异变形杆菌、肺炎克雷伯菌、链球菌、凝固酶阴性葡萄球菌、类白喉、诸如假丝酵母和曲霉菌之类的真菌。耳道过度湿润导致的浸泡和慢性刺激是外耳道炎的原因。具保护作用的耵聍缺失导致损伤是外耳道炎的重要原因，但耵聍栓塞后液体潴留也会导致感染。疱疹病毒、水痘带状疱疹病毒引起的外耳道炎症、其他皮疹和湿疹也可导致外耳道炎。

临床表现

主要症状为急性耳痛，常很剧烈，触碰耳廓、按压耳屏、咬合动作可加重。因外耳道皮肤紧附于骨膜及软骨膜下，疼痛和触痛程度与炎症程度可全不相称。瘙痒常为疼痛前驱症状，通常是外耳道慢性感染或急性外耳道炎恢复期的特征表现。皮肤及鼓膜水肿、浆液或脓性分泌物、与慢性外耳道炎相关的耳道皮肤增厚均可能导致传导性听力损失。

急性期最显著的症状是外耳道水肿、红斑、增厚、凝结成块的耳漏。该耵聍通常整体白色松软，与正常的黄色较硬耵聍不一致。耳道常因过度肿胀软脆导致耳道及鼓膜无法窥清，应在急性肿胀减轻后再行全面耳道检查。若鼓膜可见，色泽可正常或不透明。鼓膜活动度可以正常，若增厚则对正负压力的反应性下降。

其他体征可有耳周区域的淋巴结肿大触痛和耳廓 / 耳周皮肤的肿胀、红斑。少数可见面瘫、其他脑神经异常、眩晕和（或）感应神经性听力损失。如果存在这些问题，应考虑坏死性（恶性）外耳道炎。这种颞骨和颅骨的侵袭性感染应立即采血培养、静脉用抗生素并行影像学检查评估疾病程度。必要时应手术干预以取得组织培养或清除坏死组织。铜绿假单胞菌是坏死性外耳道炎最常见的病原学微生物。幸运的是，该病儿童期罕见，仅见于免疫抑制状态及严重营养不良的患儿。成人则与糖尿病相关。

诊　断

弥漫性外耳道炎应与外耳道疖、分泌性中耳炎和乳突炎鉴别。疖肿只累及覆盖毛发的外侧耳道，通常导致不超过耳周范围 1/4 的局部肿胀，而外耳道炎为全耳周肿胀并累及整个耳道。分泌性中耳炎患者的鼓膜可能穿孔、严重内陷或胀满和活动度降低，常影响听力。中耳溢液由穿孔的鼓膜或鼓膜的置管排出可导致继发性外耳道炎；由于溢液或外耳道肿胀可导致鼓膜不可见，此时可能难以鉴别急性分泌性中耳炎伴耳漏与急性外耳道炎。分泌性中耳炎很少有外耳触痛和显著的淋巴结炎，这些症状可支持鉴别诊断。有些外耳道炎患儿的耳周水肿很严重，以致耳廓被推向前方，导致难以同急性乳突炎和骨膜下脓肿相鉴别；乳突炎患儿的耳廓后沟消失，而外耳道炎患儿的耳廓后沟通常无变化。急性乳突炎患者常有分泌性中耳炎病史及听力下降，乳突显著压痛而耳廓推压痛不明显；耳镜检查见耳道后壁中间下陷。

牵涉性耳痛可来自鼻窦、牙齿、咽、腮腺、颈部、甲状腺和脑神经（三叉神经）（单纯疱疹、带状疱疹）等处病变。

治　疗

耳局部用药包括新霉素（对革兰氏阳性微生物有强大抗菌活性，对部分革兰氏阳性微生物尤其变形杆菌也有效）联合黏菌素或多黏菌素（对革兰氏阴性微生物有强大抗菌活性，尤其铜绿假单胞菌）和对治疗大多数类型急性外耳道炎有高效的糖皮质激素。最新制备的滴耳液（例如氧氟沙星，环丙沙星）更为可取，且不含有潜在耳毒性抗生素。耳道肿胀显著的患者可能需要到专科医生处清洁耳道，必要时放置纱布条引流。常推荐使用抗生素和激素滴耳液。外耳道内可塞入纱布条，每日三次滴入抗生素，维持24~48h，2~3d后移除纱布条，此时外耳道水肿通常已经显著缓解，而耳道和鼓膜更易窥及，继以局部抗生素直接滴注。疼痛严重时，可能需口服止痛药（例如布洛芬，可待因）一段时间。对严重或复发的外耳道炎患者，应仔细评估是否有潜在病变。治疗进展详见图631-1。

在炎症消退过程中，使用吸引器或棉签清洁耳道并去除分泌物可增强局部治疗的效果。对于亚急性和慢性感染，必须定期清理外耳道。严重的急性外耳道炎伴可伴随发热和淋巴结炎，可能需口服或注射抗生素；应行耳道分泌物培养，必要时基于微生物培养的药敏结果来调整经验性抗感染治疗方案。外耳道真菌感染或耳真菌病，以松软白色渣片样物为特征，有时可见黑色孢子。治疗包括耳道清除和应用抗真菌滴液如克霉唑或制霉菌素；其他抗真菌制剂包括25%甲苯醋酸，2%龙胆紫和1:1000硫汞撒。

■ 预 防

对于容易复发的儿童，尤其是游泳儿童，有必要对外耳道炎进行预防。最有效的预防方法是游泳或洗浴后立即采用稀释酒精或醋酸（2%）滴耳。急性外耳道炎发作期间应禁止游泳，洗浴时应避免耳道进水。游泳后可通过干发器吹干耳道来预防。

■ 外耳道的其他疾病

疖 肿

疖肿由金黄色葡萄球菌感染引起，只累及覆盖毛发的外1/3耳道。轻症感染应口服对金黄色葡萄球菌敏感的抗生素。如脓肿进展，可能需要切开引流。

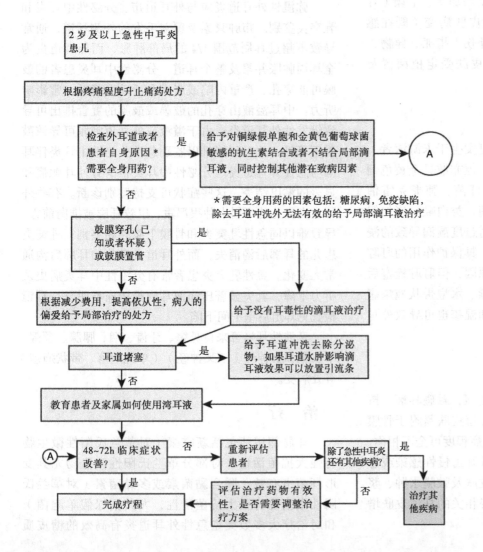

图631-1 急性外耳道炎的处理流程（AOE）摘自 Rosenfeld RM, Brown L, Cannon CR, et al. Clinical practice guideline: acute otitis externa. Otolaryngol Head Neck Surg,2006, 134:S4–S23 © 2006 American Academy of Otolaryngology-Head and Neck Surgery Foundation, Inc

急性蜂窝织炎

耳及外耳道的急性蜂窝织炎通常由 A 组链球菌，偶尔由金黄色葡萄球菌引起。皮肤表现为红、热、硬、没有清楚可辨的边界。可有发热，耳道内有少量或没有渗液。注射用青霉素或耐青霉素酶青霉素是治疗的首选。

软骨膜炎和软骨炎

软骨膜炎是累及耳软骨的软骨膜和皮肤的感染；感染蔓延至软骨称为软骨炎。外耳道也可能累及，尤其是其外侧部分。早期的软骨膜炎可能难以同蜂窝织炎鉴别，均以皮肤红肿触痛为主要表现。软骨膜炎 / 软骨炎和蜂窝织炎的主要病因为外伤（意外的或医源的，撕裂伤或挫伤），包括耳穿刺伤，尤其是穿过软骨。软骨膜炎和软骨炎最常见的致病微生物为铜绿假单胞菌，也可见其他革兰阴性菌，偶见革兰阳性菌。治疗包括全身应用抗生素（通常注射用）；脓肿切开引流；或必要时去除病变软骨及皮肤。在感染时应该禁止佩戴一切耳部佩饰。

皮肤病

多种皮肤病（脂溢性、接触性、传染性湿疹样皮炎、神经性皮炎）均是外耳道炎症的常见原因。在这些情况下，由于搔抓皮肤导致感染性微生物的侵袭导致急性外耳道炎。

脂溢性皮炎表现为从表皮剥落的油性鳞屑状碎片；相关病损常见于头皮、前额、颊部、眉部、耳后区域和外耳。

外耳或耳道的接触性皮炎可能由耳饰或耳局部治疗药物如新霉素引起，后者可导致红斑、起疱、水肿、溢液。毒葛、栎树、漆树也可导致接触性皮炎。使用护发产品可致易感患儿发病。

传染性湿疹样皮炎由外耳道，中耳或乳突化脓性感染引起；脓性分泌物分别感染耳道皮肤、外耳，或同时累及两者。病损表现为渗出、红斑、结痂。

特应性皮炎常见于有家族性及个人过敏史的儿童。外耳，尤其耳后沟，皮肤增厚、鳞屑、表皮剥脱。

神经性皮炎表现为耳部奇痒和红斑，可见耳道口及外耳局部的表皮增厚。

这些皮肤病的治疗取决于其病变类型，但应当包括恰当的局部治疗、去除已明确的感染源及接触，处理任何潜在皮肤问题。除局部抗生素（或抗真菌）外，局部应用糖皮质激素对疑似接触性皮炎、特应性皮炎、湿疹样皮炎有效。

单纯疱疹病毒感染

单纯疱疹病毒感染表现为耳部及唇周水疱。病损最终变干结痂，容易与脓疱病混淆。局部应用含 10% 过氧化氢脲的无水甘油可提供有效的对症治疗。Ramsay Hunt 综合征（耳带状疱疹合并面瘫）表现为耳道和耳廓疱疹样水疱合并面瘫和疼痛。其他脑神经也可累及，尤其是第八对脑神经。最新推荐的耳带状疱疹治疗方案包括全身抗病毒药物，例如阿昔洛韦和糖皮质激素。约 50% 的 Ramsay Hunt 综合征患儿的面神经功能障碍无法完全恢复。

大疱性鼓膜炎

大疱性鼓膜炎常合并急性上呼吸道感染，表现为较一般耳部感染更严重的耳痛。体检可发现鼓膜上血性或浆液性大疱。由于大的水疱和胀满的鼓膜容易混淆，故该病有时难以同急性分泌性中耳炎鉴别，两者的病原微生物亦相同，包括细菌和病毒。治疗包括经验性抗生素治疗和止痛处理。除了严重疼痛时应用布洛芬或可待因，具有局部麻醉性的滴耳液也可缓解部分疼痛。刺破大疱可迅速缓解疼痛，但不是必须的。

外生骨疣和骨瘤

外生骨疣表现为软骨膜和骨下的良性增生（见第 495.2）。外耳道的外生骨疣常见于在冷水中游泳的人群。外生骨疣基底宽，常多发、双侧可见。骨瘤为外耳道的良性骨质增生，病因不明（见第 495.2）。通常单发，由一细蒂附着于鼓鳞裂或鼓室乳突分隔线。男性更常见；外生骨疣较骨瘤更常见。肿块大到引发耵聍栓塞、耳道堵塞或听力损失时，应采用手术去除。

参考书目

参考书目请参见光盘。

（幸春林　译，陆国平　审）

第 632 章

中耳炎

Joseph E. Kerschner

80% 以上的儿童 3 岁前都曾患过中耳炎，该病发生的高峰期是 2 岁以前。中耳炎是就医以及使用抗生素的主要原因，也是发热性疾病的重要鉴别诊断。中耳炎是儿童使用抗生素最常见的病因，也是婴幼儿需要接受手术的主要原因之一，最常见的手术方式包括鼓膜切开置管及腺样体切除术。中耳炎也是导致儿童听力损失的最常见原因。中耳炎的一个重要的特点是

表 632-1　急性中耳炎的定义

急性中耳炎的诊断需要（1）于急性发病的症状、体征的病史，（2）出现中耳腔积液和（3）中耳炎症的症状、体征。

急性中耳炎的定义包括：

近期、通常突然发生的中耳炎症的症状和体征以及中耳积液。

任何以下情况均提示出现中耳腔积液：

鼓膜膨出

鼓膜活动度受限或缺失

鼓膜后出现液气平

耳漏

以下任一情况均为中耳炎症的症状或体征

鼓膜明显充血或

明显的耳痛（明确的耳部不适导致正常活动、睡眠受影响）

摘自 Subcommittee on Management of Acute Otitis Media.Diagnosis and management of acute otitis media. Pediatrics,2004,113:1451-1465

易于慢性化和反复发生。初发中耳炎的患儿年龄越小，其再发中耳炎的概率越高，病情越重，中耳积液持续的时间也越久。

准确诊断婴幼儿中耳炎存在一定难度（表 632-1），原因在于中耳炎症状不典型，尤其是在婴儿早期和中耳炎慢性期；鼓膜可能被耵聍遮挡，而去除耵聍又很费时费力；鼓膜的异常往往细微而又难以辨别。由于以上原因，常常对中耳炎漏诊或过度诊断。即使中耳炎诊断已经明确，该病对患儿所造成的影响以及所需的最佳治疗方案仍然存在争议。虽然中耳炎可能导致严重的感染性并发症，造成中耳和内耳破坏，引起听力损失以及间接地影响患儿言语、语言、认知和社会心理发育，但是绝大多数的中耳炎病情并不严重，并且具有自限性。因此，对于中耳炎的药物和手术治疗的受益-风险比问题，专家们仍未达成共识。

中耳炎主要分为两种类型：一种是指急性感染，称为化脓性或急性中耳炎（AOM）；另一种是指伴随渗液的炎症，称为非化脓性、分泌性或渗出性中耳炎（OME）。这两种类型的中耳炎相互关联：急性感染常常导致炎症与渗出，而这反过来又可造成感染复发。中耳积液（MEE）是急性中耳炎和分泌性中耳炎都有的特征，也是中耳黏膜潜在炎症的表现。在中耳炎患儿中，不仅中耳腔黏膜存在炎症，与之相通的乳突气房黏膜细胞也有炎症。中耳积液是中耳炎导致传导性听力损失的原因，可导致 0~50dB HL 的听力损失，21~30dB HL 最为常见。大多数中耳炎在数周内可消退，但有 10%~25% 的患儿中耳积液可持续 3 个

月甚至更长。

■ 流行病学

影响中耳炎的因素包括：年龄，性别，种族，遗传背景，社会经济状况，婴儿时期喂食牛奶的种类，吸烟暴露的程度，与其他儿童接触的程度，是否存在呼吸道高反应，季节，以及计划免疫的状态。某些特定类型先天性颅面畸形的患儿易发生中耳炎。

年 龄

尽管年龄发病率在一定程度上受社会经济状况影响，但是据报道，1 岁前至少患过 1 次中耳炎的儿童占 63%~85%，2 岁前占 66%~99%。1 岁前儿童中耳炎积液天数百分比为 5%~27%，2 岁前为 6%~18%。6~20 月龄的患病率最高。虽然到学龄早期中耳炎仍比较常见，但是在 2 岁以后中耳炎的发病率和患病率会锐减。免疫力低下以及咽鼓管结构与功能的不完善是导致婴幼儿期中耳炎高发最可能的因素。

中耳炎的初发年龄是一项评估中耳炎复发和慢性化的重要指标，年龄越小，今后出现上述情况的风险越高。

性 别

尽管有研究认为中耳炎的发生不存在性别差异，但是，从整个流行病学数据来看，男孩发病率高于女孩。实际上，在大多数中耳炎治疗的研究中，男性患儿人数总是多于女性患儿，并且男性患儿接受鼓膜切开置管和腺样体切除的比例更高，这些都说明男孩比女孩更易患中耳炎，而且病情更严重。

种 族

中耳炎在美洲原住民、因纽特人和澳洲原住民中尤为多发，且病情偏重。针对白种人及黑种人中耳炎发生率的研究尚无一致结论。大部分研究报道白种人发生率更高。

遗传背景

中耳疾病常常在"家族内好发"，这说明中耳炎的发生存在遗传因素。同卵双生的儿童发生中耳炎的一致性高于异卵双生者。中耳炎的发生可能与患儿炎症反应机制的基因多态性有关。

社会经济状况

较差的经济条件一直被认为是造成中耳炎发生和加重的重要因素，原因包括：居住环境拥挤，卫生设施缺乏，营养条件不佳，医疗资源匮乏以及依从性差。

母乳喂养与人工喂养

总体而言，研究表明母乳喂养对于中耳炎的发生是保护性因素。虽然这种保护作用非常有限，但是社会经济状况差的儿童更能从中受益。这种保护作用主要来自于母乳本身，而不是母乳喂养这一行为。

吸烟暴露的程度

有研究通过检查可替丁水平量化婴儿二手烟暴露的程度，其结果表明中耳炎的发生与烟雾之间有显著关联。这一证据说明，吸烟暴露是一项可预防的危险因素。

与其他儿童的接触

很多研究都指出，中耳炎的发生于反复接触其他儿童的程度之间呈高度正相关，这主要是指在家或家庭外的日托里接触的其他儿童数。因此，家庭社会经济状况以及与其他儿童接触的程度是发生中耳炎的两个重要的独立危险因素。

季 节

在温带气候中，中耳炎的发生往往伴随上呼吸道感染，寒冷季节发生率高，温暖季节发生率低。这一现象可解释为中耳炎的发生与病毒性呼吸道感染关系密不可分。

先天性畸形

中耳炎常见于未行修补术的腭裂患儿，也高发于黏膜下腭裂的患儿、其他颅面畸形的患儿以及唐氏综合征患儿（见第76章）。这些先天异常的共有特征是咽鼓管功能不良，导致这些儿童易发生中耳疾病。

免疫接种情况

肺炎链球菌（见第175章）一直是急性中耳炎的重要致病菌。用共价的肺炎球菌疫苗对婴儿进行免疫起到了一定的作用，减少了因中耳炎的就医次数和6%~8%的抗生素使用率。疫苗对于限制中耳炎的发作和减少鼓膜置管手术需要的作用更大。肺炎球菌疫苗降低了因肺炎球菌导致的中耳炎的发生，并且提高了生活质量（图632-1见光盘）。每年接受流感病毒疫苗免疫也降低了中耳炎的发生率。

其他因素

使用安抚奶嘴可增加中耳炎的发生与复发，尽管影响十分微弱。如果考虑到其他人口统计学因素，则母亲生产的年龄、出生体重以及出生的季节对于中耳炎发生无显著影响。斜靠体位用奶瓶喂养与中耳炎之间的关系尚缺乏数据研究。

了解中耳炎的流行病学特征对于做出准确的临床判断十分重要。患有颅面畸形的患儿需考虑到易于发生中耳炎。具有以下特征的儿童患中耳炎的可能性大，包括：经常与其他儿童接触，社会经济状况差，吸烟暴露，明显中耳炎家族史，以及初发中耳炎年龄小。认识以上因素有助于为患儿的监护人提供科学的咨询，帮助改善风险行为习惯，以及准确选择鼓膜置管的替代治疗。

■ 病 因

急性中耳炎（AOM）

绝大部分急性中耳炎的中耳积液通过标准细菌培养技术可分离出致病菌，也有的病例无细菌生长或者培养出非致病菌。急性中耳炎最常见的三种致病菌：肺炎链球菌、非典型流感嗜血杆菌和卡他莫拉杆菌。这三种致病菌总的发病率已经被肺炎球菌疫苗的广泛使用而改变。由于肺炎链球菌结合疫苗的应用，这些微生物的致病率整体发生了变化。在肺炎球菌疫苗应用的国家，非典型流感嗜血杆菌的发生率已经超过肺炎链球菌而居第1位，约占40%~50%。肺炎链球菌仍然是常见的致病菌，约占30%~50%；剩余的病例中以卡他莫拉杆菌为主。其他致病菌包括：A组链球菌，金黄色葡萄球菌以及一些革兰阴性菌。金黄色葡萄球菌和革兰阴性菌常见于院内的新生儿和小婴儿；在门诊患者中，小婴儿与较大婴儿的致病菌谱相似。分子技术识别细菌性病原体的应用发现了其他的重要致病菌，如耳炎差异球菌。

有证据表明，急性中耳炎患儿的渗出液中可检出呼吸道病毒，既可单独存在，更常见的是与致病菌共同存在。在众多病毒中以呼吸道合胞病毒最常见。急性中耳炎是毛细支气管炎的并发症之一；毛细支气管炎患儿的中耳吸出物中普遍带有致病菌，从而说明呼吸道合胞病毒并不是并发中耳炎的唯一病因。运用比标准细菌培养法更加精确的手段，比如聚合酶链反应，可以检测出更多的致病菌。关于病毒是否能导致中耳炎尚无定论，或者其作用仅仅是为细菌感染创造条件，或是可以扩大炎症反应过程以及干扰机体对致病菌的清除。病毒会影响咽鼓管功能，破坏局部免疫，增加细菌的粘附性以及改变抗生素的药代动力学，从而降低其作用。

分泌性中耳炎（OME）

使用标准细菌培养法，在急性中耳炎中常见的致病菌仅有30%出现在分泌性中耳炎。然而，在使用聚合酶链反应技术的研究中，中耳积液检出细菌DNA和病毒RNA的比例更高。这些证据表明，这些患儿的渗出液并不是如之前认为无菌的。

■ 发病机制

解剖因素

颅面畸形影响咽鼓管功能的患儿发生中耳炎概率较高。此外，在中耳炎的发生过程中，咽鼓管保持中耳腔通气的功能降低。

在通常情况下，咽鼓管处于被动关闭的状态，在腭帆张肌收缩时得以打开。咽鼓管对中耳而言有 3 个主要作用：通气、防御及清洁。中耳黏膜需要由咽鼓管的开合持续提供由鼻咽部来的空气。如果这一通气途径受阻，会触发一系列的炎性反应，包括腺上皮化生，黏膜纤毛运输系统受累，以及鼓室腔积液。咽鼓管功能测定证实，发生中耳炎时，咽鼓管由于开放的压力增大而导致功能不良。

咽鼓管阻塞包括管外阻塞和管内阻塞。管外阻塞多由肥大的腺样体组织或肿瘤引起，管内阻塞多由病毒性上呼吸道感染导致管内黏膜水肿引起。随着年龄增长，咽鼓管壁的顺应性逐渐减低，因此中耳炎的发生率也下降。咽鼓管的防御与清洁功能也与中耳炎发病相关。如果咽鼓管过度开放或塌陷，防止鼻咽部感染性分泌物反流的防御作用会减弱，从而损伤黏膜纤毛系统的清洁功能，进而导致感染的发生和持续。婴儿的咽鼓管短且位置水平，增加了鼻咽部反流的概率，且会削弱通过咽鼓管的被动自净过程。

在某些颅面畸形的患儿中，中耳炎发生率高也与咽鼓管功能异常有关。腭裂患儿中耳炎非常常见，很大程度上是因为咽鼓管过度塌陷导致开放受限所致。另一个可能的因素是腭咽闭合不良，影响鼻咽部和咽鼓管近端的空气和液体动力学。其他颅面畸形和唐氏综合征的患儿，中耳炎高发也是由于咽鼓管的结构和（或）功能异常。

个体因素

在幼儿期，免疫系统对侵犯上呼吸道的细菌和病毒的防御是否有效极大程度决定了个体是否易患中耳炎。免疫系统的逐渐成熟是儿童中耳炎发生率降低的首要原因。在一些反复发生急性中耳炎的患儿中发现 IgA 缺乏，但是其显著性尚不明确，因为 IgA 缺乏的患儿也可能不常患中耳炎。选择性 IgG 亚群缺乏（不包括血清总 IgG）可出现在反复发生中耳炎合并反复鼻 - 肺部感染的患儿。反复发生急性中耳炎而不合并其他部位重复感染的儿童较少存在明确的免疫缺陷。但是，有证据表明，细微的免疫缺陷在反复发生的急性中耳炎中起到了一定的作用，证据包括：针对各种感染和免疫的抗体应答的研究；母乳喂养对于减少腭裂患儿反复发作中耳炎的保护作用有限；肌注或者静脉注射多聚免疫球蛋白可对反复发生急性中耳炎的儿童产生保护作用。以上证据，连同伴随儿童免疫系统发展与成熟，上呼吸道感染和中耳炎的发生率锐减这一事实，共同说明了儿童的固有免疫系统在中耳炎的发病中有着重要作用（见第 118 章）。

致病病毒

虽然中耳炎的发生和持续不一定伴随明显的呼吸道感染，但是大多数发病始于病毒或细菌性上呼吸道感染。在一个对集体日间托儿所儿童的研究发现，在呼吸道合胞病毒（RSV）（见第 252 章）、流感病毒（见第 250 章）或腺病毒（见第 254 章）引起呼吸道疾病的患儿中，30%~40% 患有急性中耳炎；在副流感病毒、鼻病毒或肠道病毒引起呼吸道疾病的患儿中，中耳炎发生率为 10%~15%。病毒性上呼吸道感染可导致细胞因子和炎症介质释放，其中一些可造成咽鼓管功能障碍。呼吸道病毒也可能增强鼻咽部菌群的定植和黏附，损害个体对于细菌的免疫反应。

变态反应

虽然呼吸道变态反应不是中耳炎的首要病因，但是，变态反应可使中耳炎加重。

危险因素和宿主与病原体的相互作用在中耳炎的发病中都有着十分重要的作用。重复的暴露于病毒可改变黏膜纤毛的清洁功能，或暴露于烟草，会使致病性低的病原体易于引发疾病。经常与其他儿童接触的患儿，多重抗药性细菌在鼻咽部定植的风险增高，所引起的急性中耳炎治疗困难，病程迁延。

■ 临床表现

急性中耳炎的症状多变，特别是婴幼儿。幼儿的耳痛可能表现为易激惹或睡眠和进食习惯改变，有时表现为捂耳朵和拽耳朵（表 632-1），压耳朵没有太高的敏感性和特异性，发热也可能出现，少有鼓膜穿孔后出现脓性耳漏。也可能出现全身症状和上呼吸道感染的症状。有时可能没有任何症状，在常规体检时发现患病。分泌性中耳炎儿童自己常没有自觉症状，但是会伴有听力下降，可表现为讲话方式的改变，但如果仅单耳受累或听力损失程度较轻，就很难被发现，尤其在较小的儿童。中耳炎也可伴有平衡功能障碍或失调，较大儿童有时会主诉轻度不适和耳朵发胀。

■ 鼓膜检查

耳镜检查

耳镜的镜头可分为 2 种：一种用于手术或操作，

另一种用于诊断或鼓气检查。手术用耳镜头与可旋转的镜片和开放的光源配合使用，可为检查外耳道和鼓膜提供便利。使用手术耳镜头便于在直视下去除外耳道耵聍和异物，也是鼓膜穿刺和鼓膜切开必不可少的。诊断用耳镜头需要与放大镜片、闭合光源以及橡皮球和细胶管连接组成的短接头。检查时，将耳镜头置于外耳道并使之紧密贴合，耳镜头、橡皮球、橡胶管、耳镜以及外耳道近端就形成了一个密闭的系统。虽然为幼儿进行侵入性的耳部检查常常导致患儿不配合，但是如果检查时尽可能减轻疼痛还是可以完成的。耳道外 1/3 的皮肤下有皮下脂肪和软骨，检查时将耳镜置于这个部位可减轻不适感；耳道靠近鼓膜的部分皮肤下无结缔组织，若将耳镜置于这个部位会造成皮肤损伤和疼痛。使用带橡胶头的耳镜或者在塑料耳镜上套一个小的橡胶头可以减轻检查的不适感，并且密闭效果更好。

学会使用鼓气耳镜对于检查儿童耳部和精确诊断中耳炎十分关键。检查时，挤压、放松橡皮球，观察鼓膜随着压力变化的活动度，可以判断中耳的积液程度，而中耳积液是 AOM 和 OME 都有的重要特征。无论使用哪种耳镜头，良好的光源对更好地看清鼓膜情况都很重要。

外耳道的清洁

如果鼓膜被耵聍遮挡，可以使用手术用镜头在直视下用 Buck 刮匙（N-400-0，Storz Instrument Co）清除，残留的部分可以用 Farrell 清理器处理（N-2001A，Storz Instrument Co），在其顶端（横截面为三角形）包裹一点干棉片或酒精棉片来清理耳道。另外，使用 5 号或 7 号吸引器也可以起到同样作用。在操作过程中，最好将患儿固定于前倾体位，根据需要将患儿转向左侧或右侧。一位家属抱住患儿使其固定于检查椅上，另一位家属配合扶住患儿头部和上肢。对于能够配合操作的儿童，通常 5 岁以后，在明确没有鼓膜穿孔的情况下，采用冲洗外耳道的方法更为方便、安全、无损伤。通常来说，由于外耳道鳞状上皮的移行使耳道具有"自净"功能，家属自行使用棉签掏耳朵通常会将耵聍推向深处并且压实，导致耵聍栓塞。

鼓膜表现

鼓膜的重要特征包括：形态，颜色，半透明度，结构变化及活动性。正常的鼓膜形态有轻度凹陷，异常的形态包括鼓膜饱满或凸出，或极度内陷。正常的鼓膜颜色为珍珠灰色。鼓膜充血可能是炎症或感染的征象，但轻度的充血可因哭闹或血管扩张所致。鼓膜异常的苍白可能源于疤痕或中耳腔积液，中耳也可表

现为琥珀色、浅黄色或很少见的浅蓝色的鼓膜。正常的鼓膜呈半透明状态，在生后 1 月不透明的鼓膜也属正常，此外，鼓膜混浊提示存在疤痕或积液，后者最常见。结构变化包括疤痕，穿孔，内陷袋形成以及更严重的并发症即胆脂瘤形成。在所有可观察到的特征中，鼓膜的活动度对于诊断中耳积液最灵敏和特异。鼓膜活动度并不是"全或无"的，在没有鼓膜穿孔的情况下，鼓膜完全固定提示中耳积液存在，鼓膜活动度的改变是最常见的表现。

诊　断

明确诊断中耳炎需要符合以下要素：①近期及经常的急性起病；②存在中耳积液；③存在中耳炎症的表现，包括鼓膜充血或耳痛（表 632-1）。当患儿除了中耳积液以外，还出现新发的耳痛或鼓膜充血，或明显鼓膜饱满，或鼓膜凸出，可以快速诊断为急性中耳炎。

在临床上，大多数急性中耳炎和分泌性中耳炎还是比较易于鉴别的，尽管有时两者之间会有交叉；任何鉴别策略都有一定的局限性。在细菌耐药性高发的背景下，鉴别急性中耳炎和分泌性中耳炎对于治疗十分重要，因为后者如不伴有急性感染，不需要使用抗生素。近期发生的脓性耳漏表明急性中耳炎发作；因此，只有在没有脓性耳漏的情况下鉴别二者才有难度。不伴有耳漏的急性中耳炎和分泌性中耳炎都存在中耳积液，也就是说，至少有 2~3 个鼓膜的异常特征：鼓膜呈苍白色，发黄色、琥珀色或很少见的蓝色变色；非疤痕引起的鼓膜混浊；鼓膜活动度降低或固定。就分泌性中耳炎而言，透过鼓膜观察到鼓室气液平面或少量积液形成气泡，意味着需要尽快治疗（图 632-2）。

伴有中耳积液的急性中耳炎区别于分泌性中耳炎的表现包括，鼓膜显著饱满或凸出，伴或不伴鼓膜充血，或至少是中耳积液伴有耳痛。仅轻度的鼓膜充血不足以诊断急性中耳炎，因为哭闹或血管扩张也可导致相似表现。急性中耳炎时，锤骨不易窥清，鼓膜中央凹陷呈现面包圈样外观（图 632-3）。少数情况下鼓膜表面的大疱会使鼓膜模糊，呈现鹅卵石样外观。大疱性鼓膜炎是急性中耳炎的一种临床表现，而不是一种病因学分型。发病之后数天，鼓膜饱满可消失，但是感染可能继续存在。

在分泌性中耳炎中，鼓膜凸出很少见或程度很轻，鼓膜更容易出现内陷（图 632-4）；鼓膜充血也很少见或程度很轻，但是在哭闹或者清理耵聍导致外耳道损伤时会加重。中耳积液的患儿即使不伴有鼓膜饱满或凸出，若出现明确的耳痛也提示急性中耳炎。

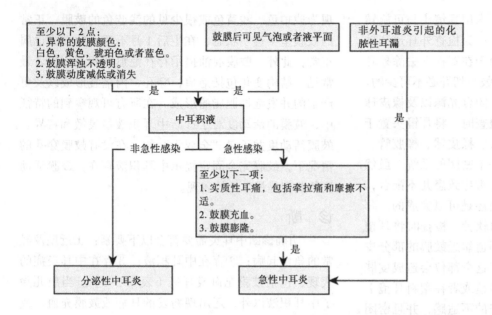

至少以下 2 点：
1. 异常的鼓膜颜色：
白色，黄色，琥珀色或者蓝色。
2. 鼓膜浑浊不透明。
3. 鼓膜动度减低或消失

鼓膜后可见气泡或者液平面

非外耳道炎引起的化脓性耳漏

是　　　　是

中耳积液

非急性感染　　　急性感染

至少以下一项：
1. 实质性耳痛，包括牵拉痛和摩擦不适。
2. 鼓膜充血。
3. 鼓膜膨隆。

是

是

分泌性中耳炎

急性中耳炎

图 632-2　区别急性中耳炎和分泌性中耳炎的方法。TM：鼓膜

通常来说，在中耳炎发生前后以及没有中耳炎的情况下，鼓膜内陷可能是中耳负压的结果，其可能的原因是中耳腔排出空气大于咽鼓管进气。轻度的内陷不一定是病理性的，即使合并了轻度的传导性听力损失。极度的内陷需要特别注意，将在中耳炎的后遗症中继续讨论。

鼓室导抗测试

鼓室导抗测试，也称为声导抗测试，是一种简便、快速、无创的测试，可以为中耳积液提供客观证据。鼓室图可以提供鼓膜顺应性的信息，鼓膜顺应性可粗略的等同于鼓膜活动度。鼓膜对于声音的吸收与鼓膜的刚性成反比。当气压作用于鼓膜表面时，鼓膜刚性越小，顺应性就越好。简而言之，任何造成鼓膜刚性

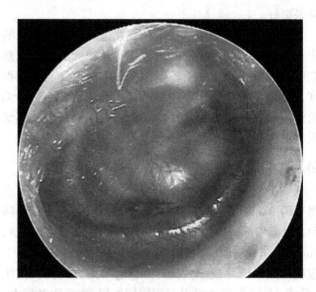

图 632-4（见彩图）　分泌性中耳炎鼓膜

增大的因素，比如鼓膜疤痕或中耳积液，可降低鼓膜的顺应性，导致鼓室图呈平坦的曲线。当耳朵里充满中耳积液时一般会出现僵硬的鼓膜和平坦的鼓室图

鼓室图主要分为 3 种类型（图 632-5）。有着相对陡峭的坡度、尖峰合并中耳气压接近大气压的曲线（图 632-5A）（A 型）被认为是中耳功能正常的图形。峰低平或没有峰合并负压或压力不明的曲线被称为"平坦型"或 B 型（图 632-5B），代表存在降低鼓膜顺应性的中耳异常，在婴幼儿中最常见的就是中耳积液。介于两者之间的曲线类型，包括低峰，或峰圆钝，或中耳负压，或以上情况合并存在（图 632-5C），代表中耳积液可能存在也可能不存在，没有诊断价值或不明确。一般来说，峰越低平，陡度越小，中耳负压越明显，中耳积液的可能性越大。

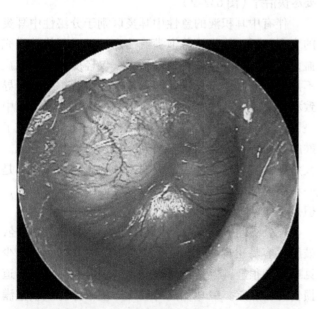

图 632-3（见彩图）　急性中耳炎鼓膜

在看鼓室图时，鼓室容积也是一个重要指标。当鼓膜存在穿孔或鼓膜置管通常的情况下，鼓室图可呈B型伴高容积。鼓室压力计测量并记录外耳道容积，当鼓膜存在穿孔或鼓膜置管的情况下，中耳和乳突气房的容积也被计入。当容积 >1.0mL 时，提示存在鼓膜穿孔或鼓膜置管通畅。因此，在鼓膜置管的情况下，平坦型的鼓室图伴容积 <1.0mL，提示鼓膜置管阻塞或无效存在中耳积液，而平坦型的鼓室图伴容积 >1.0mL，提示鼓膜置管通畅。

虽然鼓室导抗测试对于诊断中耳积液非常灵敏，但是鼓室导抗测试应用受到受试者配合度、操作者技巧以及受试者年龄因素的影响，年龄小的儿童结果可靠性降低。鼓室导抗测试在门诊筛查时应用广泛，有助于减少不配合的、既往鼓膜检查正常的儿童进行耳镜检查，筛选出鼓室图异常的儿童接受进一步治疗。鼓室图也有助于明确或修正有疑问的耳镜检查结果，量化评价中耳疾患的预后，以及明确中耳积液的诊断。尽管鼓室导抗测试可判断中耳积液，但不能鉴别是急性中耳炎积液还是分泌性中耳炎积液。

结膜炎中耳炎综合征

化脓性和红斑性结膜炎与同侧的中耳炎同时出现是一种公认的综合征，大多是不可分型的流感嗜血杆菌引起（见第 186 章）。此病通常在多个家庭成员中出现然后影响到婴幼儿。外用眼用抗生素是无效的，治疗包括口服对不可分型的流感嗜血杆菌敏感的抗生素（见下文）。

■ 治 疗

急性中耳炎的治疗

急性中耳炎一般使用抗生素治疗。由于细菌耐药性的不断增加，一些临床医生建议仅对症状持续2~3d，或病情加重的患儿使用抗生素（表 632-2）。3 个理由支持对诊断明确（表 632-1，图 632-3）的急性中耳炎应用抗生素：第一，大部分病例由细菌引起；第二，虽然也有未用抗生素最后好转的病例，但是应用抗生素后症状可以得以较快改善和缓解，感染得以控制；第三，早期、足量的抗生素可预防化脓性并症发生。20 世纪后半期，中耳炎并发症的大幅减少在很大程度上，或者说一定程度上，与常规使用抗生素密不可分。在荷兰，6 个月以上儿童使用抗生素受到严格控制，仅有 30% 的急性中耳炎接受抗生素治疗，其急性乳突炎的发生率虽然很低（<14 岁的儿童中每年是 3.8/100 000），但实际上还是略高于使用抗生素的国家（发生率为 1~2/100 000）。也正是如此，在荷兰，

对患儿的随访更认真持久，而不像包括美国在内的其他国家不能及时发现未能改善或恶化的症状。

在治疗急性中耳炎时，对于使用抗生素与不断增加的抗生素耐药性需要权衡利弊。在荷兰等使用抗生素比例低的国家，细菌耐药性也比对急性中耳炎常规应用抗生素的国家低。考虑到大部分中耳炎有自愈倾向，美国儿科医生协会发布了急性中耳炎诊疗指南（表632-2、632-2；图 632-6），以帮助临床医生在应用抗生素前进行密切随访或观察。指南中最重要的内容就是密切随访患儿症状有无自行缓解还是恶化，以及在观察期间给予足量的镇痛药物（对乙酰氨基酚，布洛芬）。在对急性中耳炎患者实施观察之前，需要考虑诊断的准确性，患儿的年龄和疾病的严重程度。2岁以下诊断明确的急性中耳炎，需要进行积极的治疗。6 个月以下的患儿，即使是怀疑患有急性中耳炎，也要使用抗生素治疗以避免感染性并发症的发生。6 个月至2 岁怀疑中耳炎而病情严重的，表现为体温 >39℃，剧烈耳痛，或全身毒性症状，也需要抗生素治疗。这个年龄段的儿童怀疑中耳炎而病情较轻的，可密切观察 2~3d。>2 岁的儿童，所有非重症的中耳炎或怀疑中耳炎都可进行观察，抗生素仅用于明确的、严重的中耳炎。

细菌耐药性

容易产生耐药菌的人群包括：2 岁以下儿童，经常与其他群体中的儿童接触的儿童，尤其是日托所中的儿童，以及近期接受抗生素治疗的儿童。细菌耐药性与中耳炎关系密切。抗生素的选择性使用和密集使用，促进了耐药菌株的产生与传播，在儿童中最常见的是急性中耳炎。急性中耳炎的常见致病菌往往对常用的抗生素耐药。

尽管细菌耐药性在不同国家存在一定差异，在美国，约 40% 的非典型流感嗜血杆菌和几乎所有的卡他莫拉杆菌对青霉素类耐药（例如氨苄西林和阿莫西林）。大部分由 β 内酰胺酶造成的耐药，可被联合 β 内酰胺酶抑制剂（克拉维酸）的青霉素抑制，或被 β 内酰胺酶稳定的抗生素抑制。一些不产 β 内酰胺酶的非典型流感嗜血杆菌对于青霉素类以及其他 β 内酰胺酶稳定的抗生素耐药是由于与青霉素结合的蛋白发生了突变。

在美国，约 50% 的肺炎链球菌株对青霉素不敏感，其中可分为中度敏感和完全耐药。在日托班的儿童中，耐药性的发生更为多见。肺炎链球菌对青霉素以及其他 β 内酰胺类抗生素的耐药不是由于 β 内酰胺酶的产生，而是由于与青霉素结合的蛋白发生了突变。目前至少有 6 种已知的青霉素结合蛋白，突变的数目越

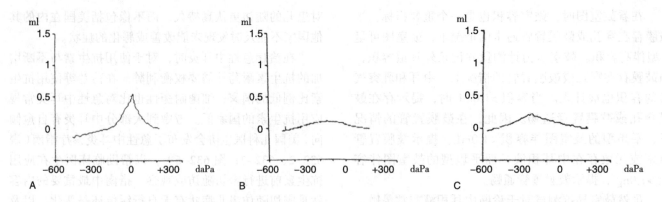

图632-5 Grason-Stadler GSI 33 中耳检测仪的鼓室导抗图。A 型: 高导抗, 陡坡度（即尖角峰），中耳压约是大气压 [0 decaPascals（daPa）]；
B 型: 低导抗, 无法测出中耳压；C 型: 稍低的导抗, 平缓的坡度, 明显的中耳腔负压

表 632-2　急性中耳炎儿童中初始抗生素治疗或观察标准

年龄	诊断明确	诊断不明确
<6 个月	抗生素治疗	抗生素治疗
6 个月至 2 岁	抗生素治疗	若疾病严重可抗生素治疗；若疾病不严重可观察
≥ 2 岁	若疾病严重可抗生素治疗；若疾病不严重可观察	观察

本表由纽约州卫生部和纽约地区性中耳炎委员会的批准修改
* 只有当确保可随访时, 才能观察。如果症状持续或加重则开始抗感染治疗。不严重的情况是有轻微的耳痛以及 24h 内体温 <39℃。严重的情况是中等 - 剧烈的耳痛或体温 ≥ 39℃。明确的急性中耳炎诊断符合 3 条标准: ①急性起病；②中耳积液的体征；③中耳炎症的症状和体征
摘自 Subcommittee on Management of Acute Otitis Media.Diagnosis and management of acute otitis media.Pediatrics,2004,113:1451‑1465

多, 耐药性越强。这种耐药性机制是可以克服的, 即在感染部位有高浓度的 β 内酰胺抗生素聚集, 且有足够的时间间隔。很多对青霉素耐药的肺炎链球菌也对其他抗生素耐药, 包括磺胺类, 大环内酯类和头孢类。总而言之, 随着青霉素耐药性的增加, 其他抗生素的耐药性也在增加。肺炎链球菌对大环内酯类的耐药性增加快, 包括对阿奇霉素和克拉霉素耐药, 导致这些抗生素对于急性中耳炎的治疗效果不佳。目前明确的大环内酯类的耐药机制有两种；一种由 mef（A）基因介导, 作用于降低细胞内大环内酯类抗生素浓度的流出泵, 造成低水平的耐药；另一种由 erm（B）基因介导, 使核糖体甲基化从而修饰核糖体 RNA, 造成高水平的耐药。后一种机制造成对克林霉素耐药, 否则克林霉素对耐药的肺炎链球菌也是有效的。与 β 内酰胺抗生素耐药不同, 大环内酯类抗生素的耐药性不能通过增加浓度来克服。虽然万古霉素一直被认为是应对肺炎链球菌的终极武器, 但临床上已经有对万古霉素耐药的肺炎链球菌菌株出现, 进一步凸显了应

对抗生素耐药的重要性和艰巨性。

一线抗生素治疗

在大多数情况下, 对于不复杂的急性中耳炎, 阿莫西林仍然是首选药物, 源于其卓越的安全性, 相对的有限性, 良好的口感及价格低廉（表 632‑3）。阿莫西林是针对青霉素敏感和青霉素不敏感的肺炎链球菌的最有效的口服抗生素。将其常用剂量 40~45mg/（kg·24h）增加到 80~90mg/（kg·24h）能有效对抗青霉素中度敏感菌株和某些青霉素耐药菌株。2 岁以下儿童, 近期使用过 β 内酰胺抗生素的儿童以及易于感染耐药菌株的儿童尤其需要使用高剂量。阿莫西林的缺陷在于可被非典型的流感嗜血杆菌和卡他莫拉杆菌产生的 β 内酰胺酶灭活。这个原因造成在婴幼儿中广泛使用肺炎链球菌疫苗后, 流感嗜血杆菌成为了急性中耳炎的首要致病菌。这两种致病菌导致的急性中耳炎通常可自愈。青霉素过敏属于 I 型变态反应, 包括荨麻疹或全身变态反应以及一些达不到 I 型变态反应的表现, 比如皮疹。对于存在非 I 型变态反应且对头孢类无交叉反应的儿童, 选用头孢地尼。对于存在 I 型变态反应或对头孢类过敏的儿童, 或者对于口感要求较高或方便性要求较高, 阿奇霉素可作为一线替代药物。复方新诺明（TMP‑SMZ）由于流感嗜血杆菌和肺炎链球菌的广泛耐药以及报道用于急性中耳炎治疗效率低, 不建议作为一线用药。

治疗时程

急性中耳炎的治疗时程通常为 10d, 大多数研究抗生素对急性中耳炎疗效的研究也以此作为标准。然而, 对于某些患儿而言, 10d 可能过长, 也可能过短。有研究表明, 低于 10d 的治疗对于 6 岁以下儿童, 尤其是 2 岁以下儿童, 治疗不彻底。因此, 对于大多数患儿而言, 维持组织抗生素浓度至少 10d 是合理的。

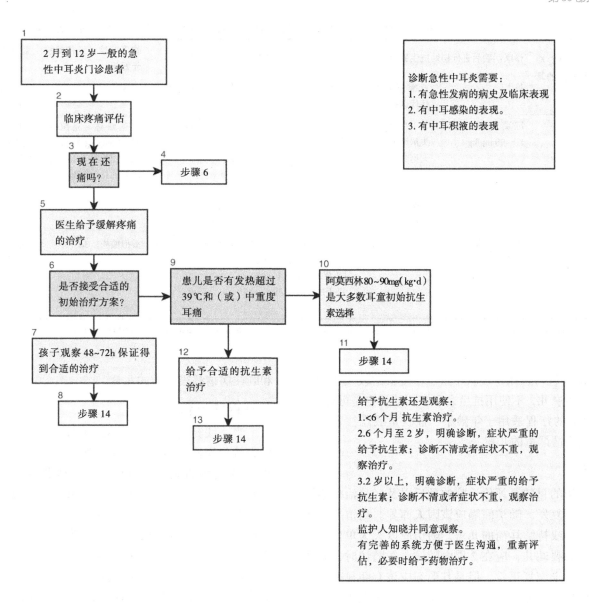

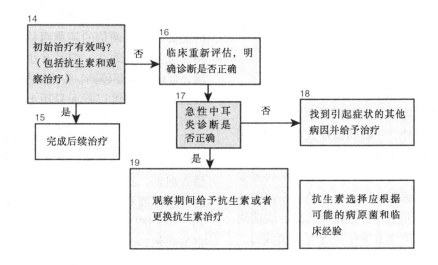

图 632-6　急性中耳炎的管理

摘自 Subcommittee on Management of Acute Otitis Media. Diagnosis and management of acute otitis media. Pediatrics, 2004, 113:1451-1465

表 632-3 以下推荐的抗生素适用于：刚开始进行抗生素治疗；观察 48~72h 无好转，初始抗生素治疗失败

体温 ≥ 39℃和（或）剧烈的耳痛	诊断明确后进行初始抗生素治疗		临床明确，经观察 48~72h 无好转		临床明确，经初始抗生素治疗 48~72h 无好转	
	推荐	青霉素过敏的替代选择	推荐	青霉素过敏的替代选择	推荐	青霉素过敏的替代选择
无	阿莫西林，每天 80~90 mg/kg	非 I 型过敏：头孢地尼，头孢呋辛，头孢泊肟；I 型过敏：阿奇霉素，克拉霉素；	阿莫西林，每天 80~90 mg/kg	非 I 型过敏：头孢地尼，头孢呋辛，头孢泊肟；I 型过敏：阿奇霉素，克拉霉素；	阿莫西林－克拉维酸，90mg/kg 每天的阿莫西林 6.4mg/kg 每天的克拉维酸	非 I 型过敏：头孢曲松，3d I 型过敏：克拉霉素
有	阿莫西林－克拉维酸，90mg/kg 每天的阿莫西林 6.4 mg/kg 每天的克拉维酸	头孢曲松，1 或 3d	阿莫西林－克拉维酸，90 mg/kg 每天的阿莫西林 6.4 mg/kg 每天的克拉维酸	头孢曲松，1d 或 3d	头孢曲松，3d	鼓膜穿刺术克拉霉素

摘自 Subcommittee on Management of Acute Otitis Media.Diagnosis and management of acute otitis media. Pediatrics,2004,113:1451－1465

3~5d 的疗程可适用于症状不重、恢复快的较大儿童，对于这些患儿，不使用抗生素和密切随访也是可行的。10d 以上的疗程适用于年龄小、症状重或既往曾患中耳炎且病情严重的儿童。

随 访

随访的目的是评价治疗的预后以及区分治疗不彻底和早期复发。随访间隔应该因人而异。病情严重的小婴儿，或持续耳痛的儿童，随访应以天为单位。易于复发的婴幼儿，应在 2 周内随访。在随访时，鼓膜有可能尚未恢复正常，但是其形态应该有明显改善。发作次数少且症状改善快的儿童，最早可在 1 个月时随访，对较大儿童，不随访也可以。急性中耳炎发作后单独持续存在的中耳积液，不是额外添加或使用二线抗生素的指征。

一线药物疗效不佳

急性中耳炎本质上来说是一个封闭空间的感染，治疗时既需要清除病原体，也需要恢复中耳的通气。除了抗生素效力不足之外，一线药物疗效不佳的原因包括依从性差，同时或继发合并病毒感染，咽鼓管功能持续不良或中耳通气不足，来自其他部位的再感染或中耳残留病原体的再感染，以及个体免疫不成熟或受损。慢性中耳炎的患儿中耳有生物膜形成，表明对于某些儿童，使用标准抗生素治疗可能有细菌残留。尽管存在以上各种原因，当症状或体征改善不明显时，或鼻腔持续有脓性分泌物提示抗生素效果不理想时，使用二线药物是可行的。二线药物也可用于已经接受过抗生素治疗的急性中耳炎或免疫缺陷儿童，或再发

和既往病情都很严重的儿童。

二线药物治疗

当一线药物治疗效果不理想时，一些二线药物可作为替代用药（表 632-3）。作为二线药物必须对产 β 内酰胺酶的流感嗜血杆菌和卡他莫拉杆菌有效，对青霉素中度敏感和完全耐药的肺炎链球菌有效。符合以上条件的抗生素只有 4 种：阿莫西林－克拉维酸、头孢地尼、头孢呋辛酯和肌注的头孢曲松。由于高剂量的阿莫西林［80~90mg/（kg·24h）］对大多数肺炎链球菌有效，且增加的克拉维酸扩展了阿莫西林的抗菌谱，包括产 β 内酰胺酶的细菌，高剂量的阿莫西林－克拉维酸非常适合作为急性中耳炎的二线用药。阿莫西林－克拉维酸14：1 的配方较之以往7：1 的配方，含有两倍的阿莫西林。腹泻是最常见的副作用，尤其在婴幼儿，但是有些患儿可以通过喝酸奶缓解，而且不需要停药。头孢地尼被证实治疗效果广泛，而且口感好，可以每天只用 1 次药。对青霉素轻度过敏的儿童能使用头孢地尼，也成为头孢地尼能成为二线用药的原因。头孢呋辛酯和头孢曲松在幼儿的应用有一定局限性。目前，可用的头孢呋辛酯的混悬液口感普遍差，接受程度低。头孢曲松的使用需要肌注，会导致疼痛和额外的费用，而且需要重复的注射（每2d，1~2 次）以达到理想效果。尽管如此，在某些严重的病例，或患儿不能口服药物，或口服二线药物（比如阿莫西林－克拉维酸或头孢地尼）治疗失败导致高选择性的病例，或诊断穿刺发现高度耐药的肺炎链球菌，可以选择使用头孢曲松。

克拉霉素和阿奇霉素对青霉素耐药的肺炎链球菌

和产 β 内酰胺酶的流感嗜血杆菌作用有限。大环内酯类的使用是造成 A 型链球菌和肺炎链球菌对其耐药的主要原因。克林霉素对大多数肺炎链球菌有效，包括耐药菌，但是对流感嗜血杆菌和卡他莫拉杆菌无效。该药可用于明确感染肺炎球菌的患儿。

以往用于治疗急性中耳炎的其他抗生素由于对耐药菌无效，且药物的副作用或可能由药物引起的并发症与治疗效果比较，弊大于利，因此不具有使用价值，包括：头孢丙烯，头孢克洛，氯碳头孢，复方新诺明及红霉素磺胺异恶唑。有研究发现，头孢泊肟有一定治疗效果，但是因口味太差而不易被接受。

鼓膜切开术与鼓膜穿刺术

鼓膜切开术治疗急性中耳炎历史悠久，但是对于接受抗生素治疗的患儿并不常用。儿童急性中耳炎鼓膜切开术的指征有：严重的、难治的耳痛；高热；急性中耳炎出现并发症，比如面瘫，乳突炎，迷路炎，或中枢神经系统感染；任何原因引起的免疫缺陷。鼓膜切开术可被视作两轮抗生素治疗失败的三线治疗。对于二线药物积极治疗而效果不佳的病例，可选择诊断性鼓膜穿刺或鼓膜切开，目的是明确病原体及其药敏特性。以上两种操作都可缓解耳痛。急性中耳炎的小婴儿如果合并全身系统疾病表现，如发热，呕吐，或嗜睡，且感染不仅仅局限在中耳，需鼓膜穿刺后进行细菌培养。使用特制的鼓膜穿刺吸引器进行穿刺，建议初级保健医生将患儿转诊到耳鼻喉科医生进行操作。很多家长认为鼓膜穿刺是有创的操作。大部分需要进行这项操作的儿童都有反复中耳炎的病史，为了确保通气管的放置，可采用全身麻醉。

治疗后早期复发

急性中耳炎治疗产生明显效果后复发的原因可能是中耳感染没有彻底清除，或是由相同或不同的致病菌再次引发了上呼吸道感染而导致。近年来抗生素的应用使耐药菌的发生率增高，早期使用二线药物治疗是可行的。

鼓膜切开术和鼓膜置管

当急性中耳炎复发时，在进行合适的药物治疗的同时，也可以考虑手术治疗，即鼓膜置管。已证实鼓膜置管能显著减少复发性中耳炎的急性发作率，且能提高复发性急性中耳炎患者的生活质量。手术是否实施需考虑到患者的个人因素包括：风险与疗效的权衡，急性中耳炎发作的严重性，患儿的生长发育和年龄，有无药物不良反应史，是否有其他疾病，以及父母的意愿。当 <6 月龄的患儿需要用 3~4 疗程的抗生素治疗急性中耳炎或 1 岁以内急性中耳炎发作 5~6 次时，需要建议家长同意做鼓膜置管。

置管后耳漏

虽然在多数儿童中鼓膜造孔置管通常能很大程度上减少急性中耳炎的发病率，但鼓膜置管的患者仍会发生急性中耳炎。在反复急性中耳炎的患儿中，鼓膜造孔置管术的一个优点是如果他们急性中耳炎发病并有有功能的合适的置管，这些患者会有脓性液体从置管排出。依此来说，带有有功能的鼓膜置管且无耳漏的儿童不会因为急性中耳炎引起持续性发热及行为改变。如果发生鼓膜置管后耳漏，一线治疗为耳局部用药。有功能的合适的置管时，感染物会排出，基本不会发生急性中耳炎严重并发症。经美国食品药品监督管理局（FDA）批准的目前可用于儿童中耳腔内的喹诺酮类药物滴耳液为环丙沙星/地塞米松（Ciprodex）和氧氟沙星（Floxin）。滴耳液局部给药较口服有更高的浓度并能很好地覆盖中耳腔常见的耐药菌株，也包括金黄色葡萄球菌和铜绿假单胞菌。这些外用制剂治愈率高，有较广的抗菌谱，引起耐药菌株的可能性低，用法相对简单，没有显著地副反应及没有耳毒性，这使他们成为置管后耳漏的首选用药。口服抗生素治疗通常用于置管后耳漏伴有其他相应全身症状的病例，或无法耐受局部用药的患者，或可能患者尝试用滴耳液失败。因为较易获得液体进行培养，且有可能是外用制剂无法覆盖的病原，比如真菌感染，因此对于初步外用药物治疗失败的患者也应进行细菌培养检查。其他耳用制剂也可以用，虽然这些药物有耳毒性风险，或没有得到应用于中耳的批准，但在现在的喹诺酮类滴剂还未发展前，许多这些制剂得到广泛的应用，且其合理的安全性和有效性受到普遍认可。在所有置管后耳漏的病例中，关注耳的清洁非常重要（比如清理外耳道分泌物，避免外耳道液体污染）。在一些渗出液黏稠、凝固的病例中，局部用药会因为药物无法达到感染部位而疗效不佳。由耳鼻喉科医生吸除及去除分泌物可能很有帮助。当置管后耳漏的患儿经常规的门诊治疗未取得理想效果时他们可能需要取出置管，或住院接受非口服抗生素治疗，或两者同时进行。

■ 分泌性中耳炎的管理

为区分持续性和反复性分泌性中耳炎，应每月进行检测直至缓解；如果积液持续超过 3 个月应进行听力评估（图 632-4）。分泌性中耳炎的治疗依赖于对其自然病程的理解和它可能的并发症及后遗症。大部分分泌性中耳炎不经治疗，在 3 个月内可缓解。当中耳积液持续超过 3 个月，可考虑行鼓膜造孔置管术。当面帮助患者做治疗方式的决定时，医生应判断分泌性中耳炎对患儿的影响。首先考虑听力损失，同时也要考虑分泌型中耳炎在儿童中引起的一些其他损害，包括易出现反复的急性中耳炎，疼痛，平衡失调，耳鸣。另外，与分泌性中耳炎相关的长期后遗症包括中耳病理性改变；鼓膜萎陷及内陷袋形成；粘连性中耳炎；胆脂瘤形成和听骨分离及传导性和感音神经性耳聋。虽然一些研究提示分泌性中耳炎对于发育的长期负面影响很小，但对言语、认知和心理发育有长期的负面影响也是需要注意的。考虑到分泌性中耳炎对于发育可能有影响，评价患儿的全面表现尤为重要。虽然分泌性中耳炎引起的单侧轻度听力损失不太可能对一个其他都健康并发育完好的儿童带来长期的负面影响，但有发育或言语发育迟缓的儿童合并哪怕是轻度听力损失也有使患儿情况恶化的潜在可能（表632-4）。至少对于持续分泌性中耳炎超过3个月的患儿应进行严密的专业的听力学检查以评估其听力；经常评估包括言语和语言在内的发育标志；关注这些患儿的急性中耳炎的复发率。

影响分泌性中耳炎治疗决策的因素

影响分泌性中耳炎治疗决策的因素包括患儿的年龄，既往急性中耳炎发作的次数和严重程度以及距最近一次发作的间隔时间，患儿近期的言语发育；是否有药物不良反应史，是否同时有其他疾病或包括参加日托在内的其他危险因素和父母的期望。分泌性中耳炎的鼓膜置管术对持续性分泌性中耳炎伴急性中耳炎反复发作的患者很有益处，因为置管可同时解决这两个疾病。治疗分泌性中耳炎时所考虑的疾病相关的因素包括积液是双侧还是单侧；积液的量；积液的持续时间（如果能准确知道更好）；听力损失的程度；是否存在其他可能的相关症状，如耳鸣、眩晕、平衡失调；以及是否有黏液脓性或脓性鼻漏，如果有持续超

表 632-4 感觉、身体、认知或行为因素使分泌性中耳炎儿童发育异常（发育迟缓或发育障碍）的风险增加

和分泌性中耳炎无关的永久性听力损失

怀疑或已明确诊断的言语发育迟缓或障碍

孤独症谱系障碍和其他综合性精神发育障碍

综合征（如唐氏综合征）或引起认知、言语发育障碍的颌面疾病

失明或不可纠正的视觉障碍

伴或不伴有其他综合征的腭裂

发育迟缓

摘自 American Academy of Family Physicians; American Academy of Otolaryngology-Head and Neck Surgery; American Academy of Pediatrics Subcommittee on Otitis Media with Effusion. Otitis media with effusion. Pediatrics, 2004, 113（5）: 1412-1429, 1416, Table 3

过2周，则提示同时存在的鼻咽或鼻窦感染，导致持续影响中耳通气障碍。

药物治疗

抗生素对分泌性中耳炎有效，可能是因为其能帮助治疗鼻咽部感染及隐匿的中耳感染。然而，由于抗生素的有效性很短以及抗生素应用引起的耐药性的发展，曾经常规抗生素治疗分泌性中耳炎已不被推荐，取而代之的是仅限制用于有细菌性上呼吸道感染或未经治疗的中耳感染的病例。因此，应使用推荐用于急性中耳炎的广谱抗生素。

皮质醇类药物对分泌性中耳炎的疗效可能是短期的。就激素的风险/利益比而言不赞成使用。抗组胺-减充血复方药物对治疗分泌性中耳炎患儿无效，即使单用抗组胺药、减充血剂、黏液溶解剂也无效。对于过敏的治疗，包括抗组胺治疗对于可疑的隐匿性中耳炎且有环境过敏依据的患儿可能有效，但缺乏相关的支持数据。尚无证据说明通过 Valsalva 法（紧紧地捏鼻，闭嘴，使劲鼓气）或其他方法扩张咽鼓管有长期效果。

鼓膜切开术和鼓膜造孔置管术

尽管经过密切的随访、观察，当分泌性中耳炎通常持续3~6个月或患儿有更长时间的单侧积液时应考虑鼓膜造孔置管术进行手术干预。仅行鼓膜切开术不置管能排出中耳积液，有时有效，但切口经常在中耳黏膜恢复正常前愈合，液体很快再次积聚。鼓膜置管提供了保持中耳通气的可能，只要管腔通畅，不移位一般平均为12~16个月，几乎均能逆转分泌性中耳炎引起的传导性听力损失。偶尔发生管腔堵塞和置管提前脱落会影响鼓膜置管的效果，置管也可能和耳漏相关。但是鼓膜造孔置管对于治疗分泌性中耳炎患儿很有效。置管脱落后的后遗症包括鼓膜的残留穿孔，鼓膜硬化，鼓膜萎缩瘢痕的局限化或弥散易发展为鼓膜萎陷或内陷袋，还有残留的传导性听力损失及胆脂瘤。更严重的后遗症较少见。置管脱落后中耳积液复发，尤多见于年幼儿童；大多数没有潜在颅面畸形的儿童仅需一次鼓膜置管就能改进中耳的健康并治愈慢性分泌性中耳炎。因为既往持续性的分泌性中耳炎甚至常常在夏季期间自愈，因此在夏季期间对多数其他都正常的分泌性中耳炎患儿仅密切随访即可。分泌性中耳炎的外科治疗最适用于双侧患病及听力损失的儿童，鼓膜置管能显著改善他们的生活质量。

急性中耳炎的并发症

急性中耳炎的主要并发症包括感染向邻近组织扩展

或病情慢性化或两者兼具。化脓性并发症在发达国家相对罕见，但在医疗条件受限的贫穷儿童中发病并不少。急性中耳炎的并发症可分为颞骨内或颅内并发症。

颞骨内并发症

指急性中耳炎的直接但有限的扩散导致的局限于颞骨内的并发症，包括皮炎、鼓膜穿孔、慢性化脓性中耳炎、乳突炎、听力损失、面瘫、胆脂瘤形成、迷路炎。

感染性皮炎

指受中耳脓性分泌物污染而引起的外耳道皮肤感染。局部皮肤表现为红肿、触痛。治疗包括注意耳部清洁卫生联合全身应用抗生素、使用适于治疗急性中耳炎和耳漏的滴耳液。

鼓膜穿孔

鼓膜破裂可以伴随急性中耳炎或分泌性中耳炎发生。虽然这样导致的鼓膜损伤大多可以自愈，但少部分会发展为慢性穿孔并需要以后进一步的手术干预。

慢性化脓性中耳炎

慢性化脓性中耳炎指中耳持续的感染伴随由鼓膜穿孔处流出的液体。此病由急性中耳炎发生鼓膜破裂后引起，乳突气房常有受累。最常见的病原菌是铜绿假单胞菌和金黄色葡萄球菌，典型的急性中耳炎病原菌也是其病因。可根据微生物检验结果进行治疗。如果没有伴随胆脂瘤，则抗生素注射治疗并勤加清理耳道很可能成功清除感染，但难治病例需要行乳突切开鼓室成形术。

急性乳突炎

所有急性中耳炎都有乳突气房的炎症，因此严格来说都伴有乳突炎。然而在疾病早期，没有出现乳突感染的症状、体征，经过抗生素治疗后，随着急性中耳炎的缓解，这一炎症过程很容易消退。感染扩展至骨膜但未累及骨质，称为急性乳突骨膜炎。在这样的病例中通常会出现乳突炎的体征，包括耳廓后区域的感染，常转移至耳廓下方和前方（表 632-5）。治疗需要注射抗生素结合鼓膜切开，如果治疗及时通常愈后好。

在急性乳突骨炎或合并乳突炎时，感染已经进一步进展引起乳突骨小梁的破坏（图 632-7）。此时通常会出现明显的乳突炎症状和体征，但也有例外。在急性岩锥炎中，感染已经进一步扩展、累及颞骨的岩锥区。由于第五脑神经眼支受刺激，因此眼痛显著。随后出现第六脑神经麻痹，提示感染沿颅底进一步扩展。岩骨尖综合征（Gradenigo syndrome）是化脓性中耳炎，有外直肌麻痹和同侧眼眶疼痛的三联征。还有较为罕见的情况为乳突感染播散至乳突外，累及附着于乳突尖的颈部肌肉组织，引起颈部的脓肿，称之为 Bezold 脓肿。

当临床上怀疑或已诊断为乳突炎时，需要进行 CT 检查进一步明确乳突炎的种类和范围（图 632-7）；乳突炎的骨质破坏必须和单纯的乳突气房阴影相鉴别，后者常见于普通的中耳炎病例。在所有急性乳突炎中最常见的病原菌是肺炎链球菌和非典型的流感嗜血杆菌。金黄色葡萄球菌也是病原菌之一，主要见于慢性化脓性中耳炎患者。儿童急性乳突炎通常需要接受静脉抗生素治疗和乳突切除术，手术范围取决于疾病的进展程度。影像学技术已经较常规地应用于患儿评估，因此能在早期识别乳突炎并进行鼓膜切开术及抗生素注射治疗。应尽可能依据微生物检查的结果来选择抗生素。

每种不同类型的乳突炎也可表现为亚急性或慢性。症状也相应不太明显。慢性乳突炎总伴随慢性化脓性中耳炎，偶尔在特定情况下可以保守治疗，但在多数病例中需要行乳突切除术。

面瘫

因为面神经穿行中耳和乳突骨质部分，它可能受

表 632-5　急性中耳炎引起的耳廓后骨膜炎／耳廓后脓肿的诊断区别

疾病	耳廓后的症状和体征				外耳道感染	中耳积液
	褶皱	红斑	肿块	柔软		
伴有骨膜炎的急性乳突炎	可能消失	有	无	通常是	无	通常是
伴有骨膜下脓肿的急性乳突炎	消失	可能有	有	是	无	通常是
向耳廓后延伸的耳廓骨膜炎	完好	有	无	通常是	无	无
向耳廓后延伸的外耳道炎	完好	有	无	通常是	有	无
耳廓后的淋巴结炎	完好	无	有（有边界）	可能	无	无

* 耳廓后皱褶在耳廓和耳廓后区之间

摘自 Bluestone CD, Klein JO.Otitis media in infants and children, ed 3. Philadelphia:WB Saunders2001,p333

邻近感染的影响。面瘫作为急性中耳炎的并发症不常见，通常经鼓膜切开和注射抗生素治疗后可缓解。然而如急性中耳炎出现面瘫须立刻引起注意，因为长时间感染会导致永久性面瘫的发生，这对患儿来说是毁灭性的影响。如果乳突炎或慢性化脓性中耳炎患儿出现面瘫则需要立刻行乳突切除术。

获得性胆脂瘤

胆脂瘤是源于中耳的囊样增生物，被角化、堆积的鳞状上皮包被；并包含了脱落的上皮细胞和（或）角蛋白（见第 630 章；图 632-8 见光盘）。获得性胆脂瘤通常是长期慢性中耳炎的并发症。其形成条件也包括较深的鼓膜内陷袋或鼓膜外伤性穿孔或鼓膜切开置管术后上皮细胞种植入中耳腔。胆脂瘤趋于扩张性生长，引起骨质吸收，通常扩展入乳突腔，可能扩张至颅内，导致潜在生命危险。胆脂瘤通常见于慢性耳漏且既往有耳部疾病病史的患者。如果耳镜检查见鼓膜内陷处或穿孔区域持续存在的白色干酪样物质，需怀疑胆脂瘤。伴随穿孔区域的耳漏，有肉芽组织或息肉形成，结合此病史和表现应立即怀疑有胆脂瘤。胆脂瘤多发于鼓膜上部分，也称为松弛部。多数患者进行听力学检查时表现为传导性听力损失。当怀疑胆脂瘤时应立刻请耳鼻喉科医生会诊。发现或治疗延迟会引起严重的长期后果，包括需要更大范围的手术治疗、永久性的听力损失、面神经损伤、迷路损伤引起平衡功能丧失及病变向颅内扩展。需要进行鼓室乳突手术来治疗胆脂瘤。

先天性胆脂瘤

先天性胆脂瘤不常见，多发现于小年龄患儿（图

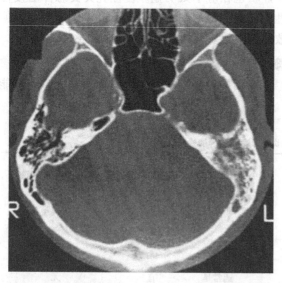

图 632-7　CT 颞骨扫描显示左侧急性中耳炎伴乳突气房骨质间隔缺损，称其为急性融合性乳突炎；右乳突正常。本例施行乳突手术
摘自 Bluestone CD, Klein JO. Otitis media in infants and children, ed 3. Philadelphia:WB Saunders,2001,p337

632-9 见光盘）。现认为先天性胆脂瘤的病因是耳部在子宫内发育期间，上皮种植入中耳腔的结果。先天性胆脂瘤多出现在鼓膜前上象限，也可出现在其他部位。耳镜检查表现为中耳腔内分离的、白色不透明的物质。其与获得性胆脂瘤不同，通常没有明确的中耳炎或慢性耳疾病病史、耳漏史或鼓膜穿孔、内陷等解剖改变。如果没有早期被发现，同获得性胆脂瘤一样，很多患者的听力评估有不同程度的异常。先天性胆脂瘤也需要手术清除。

迷路炎

迷路炎是中耳感染扩散和（或）乳突感染扩散至内耳的结果，不常发生。胆脂瘤或慢性化脓性中耳炎是常见的原因。其症状和体征包括眩晕、耳鸣、恶心、呕吐、听力损失、眼球震颤和行为笨拙。需针对基础疾病治疗，且必须立刻进行治疗以保护内耳功能及防止感染扩散。

■ 颅内并发症

急性、慢性中耳或乳突感染经直接播散、血行播散或血栓性静脉炎可发展为脑膜炎、硬膜外脓肿、硬膜下脓肿、局灶性脑炎、脑脓肿、乙状窦血栓（也称为横窦血栓）和耳源性脑水肿这些并发症。通常伴有硬脑膜邻近的骨质破坏和胆脂瘤。在中耳或乳突感染的儿童中，出现任何全身症状如高热、头痛、严重的嗜睡、脑膜刺激征表现或查体时发现任何中枢神经系统体征时应怀疑颅内并发症。

当怀疑颅内并发症时，只有在影像学检查明确没有占位或脑水肿时才可进行腰椎穿刺。脑脊液检查、通过鼓膜穿刺术获得的中耳分泌液的培养可识别病原菌，从而指导抗生素药物的选择，并行鼓膜切开术来排出中耳分泌物。同时鼓膜造孔置管术更为合适，用以持续缓解"压力下的感染"，这正是导致感染向颅内播散的原因。

中耳炎颅内并发症的治疗需要紧急的耳鼻喉科会诊，通常也需要神经外科会诊，静脉抗生素治疗，引流已形成的脓肿，合并乳突炎的患者应进行乳突切开鼓室成形术。

因各种器官的败血症性梗死而引起感染性血栓的播散可导致乙状窦血栓症。MRI 的广泛应用使此病可快速识别，早期诊断，使这一并发症已极为罕见。即使没有骨炎或合并乳突炎仍要进行乳突切除术，这在感染性血栓播散或栓塞的病例中尤为必要。没有乳突炎的情况下，通常应用鼓膜造孔置管合并静脉抗生素治疗静脉窦血栓。抗凝疗法也考虑用于治疗乙状窦血栓症；然而在开始抗凝治疗前应先进行耳鼻喉科会诊

以协调可能需要的手术介入。

耳炎性脑积水是一种假性脑瘤，不常见，其原因是颅内压增加而脑室无法扩张，其发生和急、慢性中耳炎或乳突炎有关（见第 597 章）。这一疾病常伴随乙状窦血栓症，从病理生理角度来看包括颅内静脉血栓阻塞血流引流到颈部，使脑静脉压升高，脑脊液压力也随之升高，因此主要症状是颅内压增高的症状。除了中耳炎的症状以外还包括单侧或双侧外直肌麻痹、视盘水肿，MRI 能明确诊断。治疗措施包括应用抗生素、其他药物如乙酰唑胺或呋塞米以降低颅内压、乳突切除术、反复腰椎穿刺、腰部脊髓腔–腹腔分流术、脑室腹膜分流术。如果不经治疗，耳源性脑积水可导致继发于视神经萎缩的失明。

躯体后遗症

中耳炎的躯体后遗症包括由长期中耳炎症导致的中耳结构性的异常。这些后遗症的大部分是严重的和（或）慢性的感染的结果，但也有些由长期的分泌性中耳炎这样的非感染性炎症导致。这些后遗症可单个发生，也可共同出现。

鼓室硬化由鼓膜上的白斑和中耳黏膜下层的结节样沉积物组成。这一病变包括钙盐沉积和磷酸盐晶体玻璃样变。少数情况下伴有传导性听力损失。在发达国家，鼓室硬化最常见的原因是鼓膜造口置管术。

鼓膜不张是一个描述性术语，它可应用于任何严重的鼓膜内陷；长期的鼓膜内陷、严重或慢性的炎症导致较大的中耳负压或鼓膜紧张度消失，中央部脱垂可引起严重的鼓膜内陷。内陷袋是一块局部区域的不张。鼓膜不张通常很快恢复，一般无症状，但深的内陷袋可引起听小骨侵蚀和黏连性中耳炎，可能形成胆脂瘤病灶。当出现较深的内陷袋、鼓膜萎陷并伴有耳痛、耳鸣、传导性耳聋这样罕见情况时，需要进行鼓膜造口置管术治疗，必要时行鼓室成形术。患者有持续性的鼓膜不张、内陷袋时，应让其于耳鼻喉科医生处就诊。

粘连性中耳炎由中耳腔黏膜的纤维组织增殖引起，可依次引起严重的鼓膜内陷、传导性听力损失，听小骨运动受损，听骨链中断和胆脂瘤。这种听力损失可经手术纠正。

胆固醇肉芽肿不常见，鼓膜表现为继发于中耳积液的深蓝色，胆固醇肉芽肿是发生在颞骨上的罕见良性囊肿，呈团块样扩展，这些团块由纤维膜包裹，内含液体、脂质、胆固醇结晶，鼓膜造口置管术无法有效缓解，通常需要手术清除。这一病损要和浅蓝色中耳积液相鉴别，后者在更常见的分泌性中耳炎患者中较少发生。

慢性鼓膜穿孔较少由急性中耳炎或急性外伤引起鼓膜穿孔发展而来，其更常见的原因是慢性中耳炎后遗症或鼓膜置管取出后鼓膜未愈合。慢性穿孔一般伴有传导性听力损失。推荐手术修补鼓膜穿孔以恢复听力，防止水污染中耳腔导致感染及防止胆脂瘤形成。慢性穿孔几乎都需要进行外科修补，通常在患儿中耳炎治愈的较长一段时间后进行。

永久性传导性听力损失可由前面描述的任何情况引起。永久性感音神经性听力损失较罕见，一般和急性或慢性中耳炎继发的感染或炎性物质播散至圆窗膜相关，或是化脓性迷路炎的结果。

可能的发育后遗症

永久性听力损失对于儿童的发育有显著的负面影响，尤其是语言发育方面。中耳炎影响儿童的长期发育的程度较难评估，检验此问题的研究结论矛盾。对以下情况儿童的发育可能影响最为明显：听力损失较严重、听力损失持续时间较长、双侧听力损失、有其他发育异常或发育迟缓危险因素的儿童（表 632-4）。

预　防

常规的预防中耳炎的策略有母乳喂养；尽可能避免接触有呼吸道感染的个体；避免吸烟环境及接种肺炎球菌疫苗。

免疫预防

七价肺炎球菌结合疫苗减少急性中耳炎的发病数百分比只有 6%~8%，但特异血清型的发病百分比下降了 57%。在有频发病史儿童中，发病的百分比下降了 9%~23%，使接受鼓膜造口置管手术的儿童数下降 20%。进一步发展针对急性中耳炎病原的疫苗为改善全面预防带来了希望。流感疫苗也是预防中耳炎的策略，然而病毒对于个体的暴露时间相对有限，甚至群体限制了它大范围降低中耳炎发病的效力。从外界摄入免疫球蛋白这样的被动免疫不可行，因为其会带来不适、有风险、成本高、不方便。

抗生素预防性应用

在经常发生急性中耳炎的儿童中，小剂量阿莫西林或磺胺类药物这样的抗生素在以往已应用于预防急性中耳炎的反复（不是分泌性中耳炎）。然而因为耐药个体出现的增加及抗生素应用有助产生耐药菌，现在抗生素预防的潜在风险超过了可能的益处，尤其对于日间看护中心的儿童来说会增加其多重耐药肺炎链球菌的定植风险。

■ 鼓膜切开及置管

在持续性分泌性中耳炎的儿童中，有些研究提示鼓膜造孔置管术能有效减少患儿随后的中耳积液时间，改善他们的听力水平，也能减少急性中耳炎的复发率。在急性中耳炎儿童中，研究提示鼓膜置管术能有效降低患者急性中耳炎的复发率。重要的是在分泌性和急性中耳炎儿童中，关于生活质量的研究提示接受鼓膜造口置管术的儿童的生活质量显著改善。

怎样才能对受反复发作的急性中耳炎严重影响的个体儿童做出最好的管理，这要求必须保持一种针对个人的判断决策，其依赖于多个因素，包括发作的严重程度，危险因素分析，抗生素治疗的耐受性，听力评估，父母的偏好，儿童整体的健康和发育情况。合理的干预包括连续的应用间歇性抗生素治疗，在急性中耳炎发病时关注、随访，以减少全身抗生素的应用或及时转诊行鼓膜造口置管术。

■ 腺样体切除术

腺样体切除术在某种程度上能有效降已经接受置管手术儿童的急性中耳炎及分泌性中耳炎的复发风险。在置管取出后，对于这些儿童来说中耳炎仍是个问题。其效能不受腺样体大小的影响，很可能源于去除了鼻咽部的感染灶即生物膜形成的部位，慢性感染影响咽鼓管功能，通过咽鼓管病原反复播散至中耳。然而年幼儿童伴有急性中耳炎反复发作且以前未行置管术的通常不推荐置管术和同腺样体切除术同时进行，除非出现明显的鼻腔气道梗阻或反复的鼻 – 鼻窦炎。

参考书目

参考书目请参见光盘。

（辛春林　译，陆国平　审）

第 633 章

内耳和骨迷路疾病

Joseph Haddad, Jr

遗传因素会影响内耳的解剖结构和功能。感染因素，包括病毒、细菌和原生动物，也可导致功能的异常，通常为先天感染和细菌性脑膜炎的后遗症。其他迷路的获得性疾病包括耳硬化症、骨石化病、朗罕氏细胞组织细胞增生症、纤维组织发育异常和其他类型的骨发育异常。所有这些情况都会引起传导性和感音神经性听力损失及前庭功能障碍。当前疫苗的应用降低了细菌性脑膜炎和与其相关的感音神经性听力损失发生的风险。

参考书目

补充内容请参见光盘。

（辛春林　译，陆国平　审）

第 634 章

耳和颞骨创伤

Joseph Haddad, Jr.

■ 外耳和外耳道

外耳创伤在某些运动中是很常见的，快速清除血肿可阻止不可逆的损伤发生。血肿，是血液在软骨膜和软骨之间的堆积，在进行摔跤或拳击的青少年的外伤中耳廓创伤尤其常见。当血肿扩大或复发时，立即针吸血肿、切开引流和加压包扎对避免软骨膜炎发生是必须的，否则可能会出现软骨结构的损失或耳廓畸形。活动时如果可能会出现头部创伤，应适时戴上运动头盔。

参考书目

补充内容请参见光盘。

（辛春林　译，陆国平　审）

第 635 章

耳和颞骨肿瘤

Joseph Haddad, Jr.

外耳道良性肿瘤包括骨瘤、单骨性和多骨性纤维发育不良。骨瘤表现为外耳道的多骨性的结节状隆起，仅在听力受损或外耳炎发生时需手术切除。骨瘤在临床上容易与外生骨疣混淆（见第 495.2）。乳突部肿块，如第一鳃裂囊肿，皮样囊肿和脂肪瘤，易与早期的乳头状瘤混淆。造影可以帮助确诊和制定诊疗计划。

参考书目

补充内容请参见光盘。

（辛春林　译，陆国平　审）

第31部分 皮 肤

第636章
皮肤的形态
Joseph G. Morelli

■ 表 皮

成熟的表皮是一个复层上皮组织，主要由角质形成细胞构成。表皮的功能是保护机体免受外部环境的伤害，以及防止水分的流失。表皮分化的过程导致皮肤屏障功能的形成。角质形成细胞主要由角蛋白丝构成。这些蛋白质是中间丝家族的成员。随着细胞分化，角质形成细胞内表达的主要角蛋白也在变化。表皮由四层可识别的结构组成。第一层是基底层，由柱状细胞组成，在真皮表皮交界处处于静止状态。基底层角质形成细胞通过半桥粒连接到真皮表皮交界处。基底层角质形成细胞相互黏附，并通过桥粒紧密或疏松地与棘细胞层相连。基底层角质形成细胞的作用是为表皮的正常分化持续提供角质形成细胞，并为表皮损伤后的修复提供细胞。第二层由3至4层的棘细胞构成。它们的功能是开始形成表皮屏障，并启动维生素D的合成。第三层由2至3层颗粒层组成。颗粒层细胞继续完成表皮屏障的形成过程，并准备形成由多层致密死细胞构成的角质层。死细胞主要由丝聚蛋白交联的二硫键角蛋白构成。细胞内间隙是由疏水性的脂质，主要是神经酰胺构成。随着角质层的更新，旧的角质层规律地脱落。表皮的正常分化过程从基底细胞到角质层脱落需要28d。

补充内容请参见光盘。

（李丽 译，刘笑宇 校，张立新 马琳 审）

第637章
患者的评估
Joseph G. Morelli

■ 病史及体格检查

大多数皮肤疾病很容易通过简单的检查识别，但病史和体格检查对于精确的评估是很必要的。整个身体表面包括所有的黏膜、眼结膜、毛发和指甲都应该在充足的光源下检查。皮肤的颜色、质地、温度和水分以及毛发和指甲的生长、纹理、尺寸和光泽都应该注意。皮损应该触诊、视诊，并根据其形态、颜色、质地、硬度、成分、位置和分布来分类。还需判定这些损害是原发性皮损还是感染、外伤或治疗后形成的继发性皮损。

补充内容请参见光盘。

637.1 系统性疾病的皮肤表现
Joseph G. Morelli

一些疾病有特定的皮肤表现，常表现为疾病的体征，这些体征可以方便评估患者复杂的病情（表637-2 见光盘）。

637.2 多系统的药物反应
Joseph G. lMore li

参照第146章。

系统使用药物引起的大多数的药物反应仅限于皮肤，在停止使用可疑药物后皮疹消退，并且不留后遗症（表637-3 见光盘）。更多的严重药疹可能有生命危险，快速识别很重要（见第646章）。

（李丽 译，刘笑宇 校，张立新 马琳 审）

第 638 章

治疗原则

Joseph G. Morelli

合理的皮肤治疗与护理需要鉴别原发性皮损和继发性皮损、确定诊断及对疾病自然病程的认识。如果诊断不确定，最好不要急于治疗。

局部用药时，考虑药物基质和药物本身同样重要。急性渗出皮损适合湿敷，随后使用乳剂或霜剂。对于干燥、较厚的鳞屑性皮损或治疗接触性过敏反应的皮损，由于局部药物成分，软膏是合适的。凝胶和溶液适用于头皮和其他毛发覆盖区域。累及部位是考虑的重要因素，因为理想的基质不仅具有美容作用，而且有治疗作用，如软膏用于面部和手。患者的喜好也在选择时发挥一定的作用，如果药物不适合患者，患者依从性就会很差。可接受的美容性的泡沫传输系统已被开发，可用的产品数量也在增加。

大多数乳剂是油和水的混合物，可以倾倒。水蒸发后，剩余的少量油会覆盖皮肤。一些振荡剂是不溶于水的粉末悬浮于水形成的悬浮液；当水蒸发时，会降低皮温，薄层的粉末覆盖于皮肤上。霜剂是油和水乳化而成，具有黏性，不可以倾倒（油的成分多于乳剂）。软膏是油和少量的水或无水组成，质地油腻，可以润滑皮肤，锁住水分，也可作封包。无水软膏通常不需要防腐剂，因为微生物需要水才能生存。

治疗应尽可能简单，应提供药物的使用次数、疗程等书面说明。医生应熟悉每个类别的一种或两种制剂，并能正确使用它们。非特殊成分的药物可能含有过敏成分，应尽量避免。特定的制剂，如局部抗组胺剂、敏感性的麻醉药等一般无说明。

■ 湿　敷

湿敷通过蒸发可以使皮肤降温和干燥，通过去除痂皮和渗出物可以清洁皮肤，这些痂皮和渗出物如果在皮肤上持续存在，可能会进一步刺激皮肤。湿敷料可以减轻瘙痒、烧灼感和刺痛，多用于急性炎症的渗出期和渗出性皮炎。溶液中加有不同的收敛剂和杀菌剂，有时凉水湿敷同样有效。必要时可用 Kerlix 多层敷料、纱布或柔软的棉布浸水或反复蘸湿后湿敷。湿敷应至少持续 10~20min，每 4h 1 次，通常要持续24~48h。

另外，可将棉质的长内衣、裤也可在水中浸泡后尽可能拧干，放于儿童身上，外面覆盖干燥的睡衣，连脚睡衣的效果更好。儿童应该保持睡一整晚。这种湿敷可用 1 周。

■ 沐浴油、胶体、肥皂

沐浴油在治疗患儿皮损时用处很小，它保湿效果很小，却会增加沐浴时受伤的风险。沐浴油会润滑浴缸表面，导致成人或儿童进入浴缸时摔倒。焦油沐浴溶液可以使用，对银屑病和特应性皮炎患者有益处。胶体如淀粉和胶体燕麦加入洗澡水中，可以滋润患者的皮肤，并有止痒作用。油性胶体燕麦含矿物质油和羊毛脂衍生物，如果皮肤干燥可起到润滑作用。这些也会使浴缸表面打滑。皮肤干燥或患有皮炎的患者使用普通沐浴肥皂时有刺激性，并且比较干燥。合成皂刺激性较小。当皮肤有急性炎症时，避免使用肥皂。有些患者发现含有十六烷基醇的无脂清洁剂比较温和。

■ 润滑剂

润滑剂，如乳剂、霜剂和软膏可作为干燥皮肤的润肤剂和外用药的基质，如糖皮质激素和角质剥脱剂。通常，软膏是最有效的保湿剂。众多商业制剂可供选用。一些患者不能耐受软膏；一些患者对于润滑剂的成分敏感；一些霜剂的防腐剂也是增敏剂。如果必要，每天可以使用多次。干性皮肤每日使用 2 或 3 次时，可以达到最佳的效果。包含薄荷脑和樟脑的乳剂如果使用合适的基质，可以帮助控制瘙痒和干燥。

■ 洗发液

含有水杨酸、硫、锌和二硫化硒等物质的特殊洗发液对去除头皮的鳞屑有效。大多数洗发液包含表面活性剂和洗涤剂。含有焦油的洗发液对银屑病和严重的脂溢性皮炎有效。必要时，应频繁使用以控制鳞屑。应告知患者将洗发液的泡沫在头皮保留 5~10min 后再冲掉。

■ 振荡剂

振荡剂由液体和混悬的粉末构成，对止痒有用。水包油可增加润滑性。这些制剂可与湿敷有效地结合，多用于渗出性皮炎。当水分蒸发后，粉末沉积在皮肤表面吸收水分，使皮温下降。

■ 粉　剂

粉剂可以吸湿，可作为水分过多区域的吸附剂。当局部区域干燥时，粉剂可以减少两层之间的摩擦。它们主要用于间擦部位和足趾间，这些地方运动时的摩擦的可能形成浸渍和磨损。粗的粉末可能形成块状，因此，它们应该是细小的颗粒状，除非药物在配置时也结合。

糊 剂

糊剂为软膏基质中包含细小的粉末，目前在皮肤科中很少使用；但是在特殊情况下，它们可以有效地保护易受伤害或损坏的皮肤。硬氧化锌糊是温和有惰性的，可防止尿布皮炎后的进一步刺激。氧化锌糊应较厚地完全覆盖皮肤。采用矿物油比用肥皂和水更容易清洗。

角质溶解剂

含尿素的制剂是亲水性的，它们滋润角质层，使皮肤更柔软。此外，由于尿素溶解氢键和表皮角蛋白，在治疗鳞屑性疾病时很有效。10%~40% 浓度的尿素见于一些商业乳剂和霜剂中，如果可以耐受，每日可用 1 次或 2 次。水杨酸是一种有效的角质溶解剂，可以加入不同的基质中，浓度为 6%，每日可用 2 次或 3 次。水杨酸制剂经皮吸收可能导致水杨酸中毒，故不能用于小婴儿、大面积皮肤或裸露皮肤的患者。α-羟基酸，尤其是乳酸和乙醇酸在商业制剂中可见，也可加入软膏基质中，配制 12% 的浓度。一些霜剂包含尿素和乳酸。α-羟基酸治疗角化性疾病有效，可每日使用 2~3 次。一些患者使用后出现烧灼感，对于这些患者，需要降低使用频率。

焦油化合物

焦油是从烟煤、页岩、凡士林（煤焦油）和木材中获得的，有止痒、收敛和促进正常角化的作用。可用于治疗慢性湿疹和银屑病。在去除焦油后再应用紫外线照射治疗，会增加疗效。焦油不能用于急性炎症性皮损。焦油通常比较脏，而且容易染色和有气味，因此不容易被患者接受。洗发液、沐浴油、乳剂和软膏中通常可能含有焦油。对儿童患者有用的一个制剂是将 2%~5% 的炭化酒精清洁剂加入乳膏或软膏基质中。焦油凝胶和小分子量油剂中加入焦油相对来说是比较舒服的护肤制剂，因为它们不容易引起皮肤和织物染色。焦油也可以加入糖皮质激素基质中。根据耐受程度，每日使用 1~3 次。许多患儿因为焦油气味和染色的特性而拒绝使用焦油制剂。

抗真菌药物

抗真菌药治疗皮肤癣菌和酵母菌感染时可以是粉末、乳液、霜剂和软膏。制霉菌素，奈替芬和两性霉素 B 对白色念珠菌有效，对其他真菌疾病无效。托萘酯对皮肤癣菌有效，而对酵母菌无效。环吡酮胺治疗的疾病谱包括皮肤癣菌，糠秕马拉色菌和白色念珠菌。唑类药物克霉唑，益康唑，酮康唑和咪康唑有相似的疾病谱。布替萘酚也有相似的疾病谱，但还有抗炎作用。特比萘酚对皮肤癣菌疗效更好，但对酵母菌的疗效较唑类差。对大多数真菌感染者，局部抗真菌药物每日使用 1~2 次。所有抗真菌药具有潜在的低度致敏性；添加剂如基质中防腐剂和稳定剂可能引起过敏性接触性皮炎。含 6% 苯甲酸和 3% 水杨酸的软膏是有效的角质溶解剂，也用于皮肤真菌感染的治疗，但使用后局部的刺激反应很常见。

外用抗生素

外用抗生素治疗局部皮肤感染已有多年，除了莫匹罗星、夫西地酸和瑞他莫林外，其余的外用药物疗效都饱受质疑。软膏是最好的基质（除了寻常型痤疮的治疗，见第 661 章），与其他局部药物如糖皮质激素联合使用是不适宜的。只要有可能，就应该识别和处理病原体。应该像避免广泛使用系统抗生素一样，避免广泛外用抗生素，以免导致细菌耐药。应牢记特定的外用抗生素的有潜在致敏性，如新霉素和呋喃西林。莫匹罗星、夫西地酸和瑞他莫林是目前最有效的外用抗生素，治疗轻中度脓疱疮时，它们的疗效与口服红霉素相似。多粘菌素和杆菌肽的疗效不如它们。

外用糖皮质激素

外用糖皮质激素具有抗炎作用。很多皮肤疾病经过外用糖皮质激素治疗后都可以取得很好的疗效。糖皮质激素根据其强度可分为 7 个不同级别（表638-1），实际应用中将其分为 4 个级别：低效，中效，强效和超强效。低效药物包括氢化可的松，地奈德和丁酸氢化可的松；中效药物包括倍他米松，氟氢缩松，氟氢松，糠酸莫米松和曲安奈德；强效药物包括醋酸氟氢松和哈西奈德。二丙酸倍他米松和丙酸氯倍他索是超强效药物，应严格遵医嘱执行。这些药物根据临床疗效和血管收缩程度制定不同的强度。

所有的糖皮质激素都可以配置成不同的基质，包括乳膏，软膏，溶液，凝胶和气溶胶。有些可以制成泡沫基质。激素在软膏或凝胶的基质中吸收能力增强，但基质应根据不同疾病及不同受累部位选择。需要根据激素的效能和皮疹的严重程度决定使用频率。通常局部薄薄涂一层，每日应用两次就够了。局部应用激素的副作用包括皮肤萎缩，毛细血管扩张，痤疮样皮损，色素减退和毛发生长。长期系统应用强效和超强

表 638-1　外用糖皮质激素的效能分级

1 级 – 超强效

二丙酸倍他米松，0.05% 凝胶，软膏丙酸氯倍他索乳膏，软膏，0.05%

2 级 – 强效

二丙酸倍他米松乳膏 0.05% 地塞米松乳膏，软膏，凝胶 0.05% 和 0.25% 醋酸氟轻松乳膏，软膏，凝胶，0.05%

3 级 – 中强效

二丙酸倍他米松乳膏，0.05% 戊酸倍他米松软膏，0.1% 丙酸氟替卡松软膏，0.005% 糠酸莫米松软膏，0.1% 曲安奈德乳膏，0.5%

4 级 – 中效

地塞米松乳膏，0.05% 氟氢松软膏，0.025% 曲安奈德软膏，0.1%

5 级 – 中低效

戊酸倍他米松霜 / 露，0.1% 氟氢松乳膏，0.025% 丙酸氟替卡松乳膏，0.05% 曲安奈德霜 / 露，0.1%

6 级 – 弱效

地奈德乳膏，0.05%

7 级 – 最弱效

局部外用氢化可的松，地塞米松，氟米松，泼尼松龙和甲泼尼松

摘自 Weston WL, Lane AT, Morelli JG. Color textbook of pediatric dermatology. 4ed. St Louis: Mosby/Elsevier, 2007, p 418

效激素的不良反应包括生长发育不良，白内障和肾上腺皮质轴功能抑制。

特定情况下，糖皮质激素可局部注射给药（痤疮囊肿，瘢痕疙瘩，银屑病斑块，斑秃，蚊虫叮咬的持续反应），只有有经验的医生才可应用这种给药方法。

■ 外用非甾体类抗炎药

外用钙调磷酸酶抑制剂通过抑制 T 细胞活化代替激素治疗特应性皮炎和其他炎症性皮肤病。这类药物有吡美莫司和他克莫司。它们局部使用没有像激素一样的副作用。最常见的不良反应是局部刺痛。这些药物效能等同于中效的糖皮质激素。它们应该谨慎使用，因为在动物实验和病例报告中有增加淋巴瘤的风险。

■ 防晒霜

防晒霜通常分两大类：（1）如氧化锌和二氧化钛，它们可以吸收所有波长的紫外线和可见光；（2）一大类的化学物质，选择性地吸收不同波长的紫外线。选择这类防晒霜出来考虑其防光作用外，其他需要考虑的包括防晒霜被接受的程度，对皮肤的潜在致敏作用，出汗或游泳时能否保留，使用频率和价格。防晒霜的成分包括对氨基苯甲酸（PABA）与乙醇酯，苯甲酸，肉桂酸和二苯甲酮。它们阻止大部分 UVB 和部

分 UVA。阿伏苯宗和依坎舒是有效的防 UVA 的成分。一些防晒霜中还含有抗氧化剂。目前还有可吸收 UVB 的唇保护剂。防晒霜的标准是防晒系数（SPF）。防晒系数的定义是使用防晒霜后皮肤达到轻度晒伤的时间与未使用防晒霜后的时间比。最小的 SPF 值为 15，指对大多数黄种人的皮肤日常防晒就足够了。SPF 值越高，抵御 UVB 的效果越好。防晒霜不包括任何阻挡 UVA 的效能测量。这些防晒霜的效果取决于使用说明。化学防晒霜应至少在日晒前半小时使用才能渗入表皮，从而达到防晒目的。大多数有光敏性皮损的患者需要使用能同时吸收 UVA 和 UVB 的防晒霜防护。

虽然防晒霜可以防光和减少色素痣的发展，但它们并不能抵御所有有害的紫外线。避免中午（上午 10 点到下午 3 点）日晒是防晒的首要方法。此外，防晒还可以使用衣服、帽子及待在阴凉处等。

■ 激光治疗

血管特异性的脉冲染料激光主要治疗鲜红斑痣。也可治疗蜘蛛痣，小的面部化脓性肉芽肿，浅表和溃疡性血管瘤和疣。血管特异性的脉冲染料激光产生的光容易被氧吸收，产生选择性的光热作用。

（李丽　译，刘笑宇　校，张立新　马琳　审）

第 639 章
新生儿皮肤病
Joseph G. Morelli

这组疾病是发生于新生儿的微小皮损，特别是患儿一般状况良好时，皮损虽可自然消退，但常被过度关注。大多数皮损相对常见，通常是良性的，一过性出现，不需特殊治疗。

■ 皮脂腺增生

过度增生的皮脂腺（图 639-1）常见于足月新生儿的前额、鼻部、上唇和面颊，为多发的黄白色小丘疹。这些微小的丘疹常在生后数周内逐渐缩小至完全消失。

■ 粟丘疹

粟丘疹是包含表皮的浅表囊肿，内含层叠角质物。皮损为直径 1~2mm 的有珍珠样光泽的乳白色坚实囊肿。本病可发生于任何年龄，但在新生儿最常见。皮

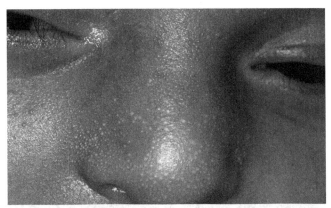

图 639-1（见彩图） 皮脂腺增生。新生儿鼻部的微小黄白色丘疹

损散在分布于面部、牙龈和上颚中线处，被称为爱泼斯坦氏小结。粟丘疹在大多数婴儿中可自行脱落，故常被忽视。那些发生于年长儿瘢痕或创伤部位的皮损可用细针轻柔挑出内容物。

■ 吮吸水疱

出生时即发生于新生儿上肢的单发散在的浅表大疱，推测可能是由于宫内大力吮吸局部皮肤所致。常见部位是前臂桡侧、拇指和食指。这些大疱可迅速消退不留瘢痕，应与吮吸垫（胼胝）相鉴别，后者见于生后数月的婴儿唇部，常同时存在细胞内水肿和角化过度。本病通过观察新生儿常吮吸的部位可以明确诊断。

■ 大理石样皮肤

表现为当新生儿暴露于低温环境时，可累及体表大部分的一过性皮损，呈花边状网状分布的红色和（或）蓝色皮肤血管网样外观。这一血管改变表明了一种过度的生理性血管舒缩反应，虽然有时在年长儿可能更明显，但通常随年龄增长而消失。先天性毛细血管扩张性大理石样皮肤的临床表现与本病类似，但皮损更为明显而持久，常节段分布，可伴有真皮缺失、表皮萎缩和溃疡。

■ 多种颜色变化综合征

多种颜色变化综合征为一种罕见的戏剧性血管病变，发生于新生儿生后不久，最常见于低出生体重儿。可能反映了一种自主血管调节机制失衡。表现为当婴儿被放置于侧卧位时，以身体纵向中线为界，上半侧呈灰白色，下半侧为暗红色。颜色改变仅持续数分钟，偶见仅累及部分躯干或面部。让婴儿反方向侧卧时，皮肤颜色改变亦相反。肌肉活动可导致全身潮红，使这种颜色改变消退。此现象可反复出现，但并不预示着永久性的自主血管调节机制失衡。

■ 鲑鱼斑 （单纯痣）

鲑鱼斑为较小的、淡粉色、边界欠清的血管性斑片，常见于眉间、眼睑、上唇和颈后部，可发生于30%~40% 的正常新生儿。皮损为局限性的血管扩张，可持续数月，哭闹或环境温度变化时常更明显。除前额正中线处皮损外，大多数位于面部的皮损可逐渐淡化甚至完全消退。而位于颈后部或枕部的皮损通常持续存在。面部皮损应与葡萄酒色斑相鉴别，后者持续存在。鲑鱼斑通常对称分布于双侧眼睑或中线两侧。葡萄酒色斑通常面积更大，非对称分布，不超过中线处（见第 642 章）。

■ 蒙古斑

蒙古斑为形状不一、界限清楚的蓝色或蓝灰色斑片，最常见于骶尾部，但亦可见于股后部、小腿、背部和肩部（图 639-2）。可单发或多发，常累及较大面积。可见于超过 80% 的黑人、亚洲人和东印度人种的婴儿，白种婴儿发病率不足 10%。皮损特有的颜色改变是由于含有黑素颗粒的黑素细胞在从神经嵴向表皮移行的过程中遗留在真皮层（真皮中部黑素增多）所致。表皮颜色的加深使得蒙古斑通常在生后数年内消退。不发生恶变。本病特有的外观和生后即有的特点可以将其和儿童虐待产生的瘀斑相鉴别。

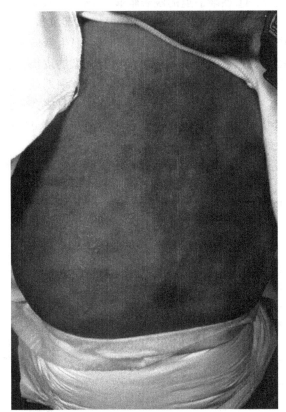

图 639-2（见彩图） 新生儿背部大片蒙古斑
由 Fitzsimons 提供

■ 毒性红斑

毒性红斑为一种良性、自限性、可逐渐消退的皮疹，发生于约 50% 的足月新生儿，早产儿通常很少发生。皮损为周围有红晕的直径 1~2mm 的坚实的黄白色丘疹或脓疱（图 639-3）。有时点状红斑是唯一的表现。皮损可稀疏或密集分布，既可群集分布于几个部位，亦可散在分布于体表大部。掌跖常不受累。发病高峰为生后第二天，但新发皮损可在生后数天内时多时少。在早产儿中，皮损偶可延迟至生后数天至数周。脓疱位于角层下或深达真皮，表现为嗜酸性粒细胞的聚集，这种聚集也可达毛囊皮脂腺上部的周围。嗜酸性粒细胞可以用皮损内容物的瑞氏染色来证实。细菌培养阴性。

毒性红斑病因不明。皮损可以类似脓皮病、念珠菌病、单纯疱疹、新生儿一过性脓疱黑变病和粟丘疹，但通过疱液涂片中特征性的嗜酸性粒细胞浸润和致病菌阴性可以鉴别。病程较短无需治疗。色素失禁症和嗜酸性脓疱性毛囊炎也有嗜酸性粒细胞浸润，但是通过皮损分布、组织病理类型和慢性病程可与之鉴别。

■ 新生儿一过性脓疱黑变病

脓疱黑变病是一种一过性、良性、自限性皮肤病，黑人新生儿较白人多见，病因不明，有三种典型的皮损表现：①逐渐消退的浅表脓疱，②脓疱破裂后可见细小的领口状鳞屑，有时伴有中央色素沉着，③皮损中央色素沉着斑（图 639-4）。皮损生后即有，可见密集或散在分布的第一型或所有类型的皮损。脓疱代表疾病早期，斑疹代表疾病末期。脓疱期很少超过 2~3d，色素沉着斑可持续存在长达 3 个月之久。虽然皮损可累及头皮、躯干、四肢和掌跖，但常见发病部位为颈前部、前额和后背下部。

活动期表现为角层内或角层下脓疱，其内多形核

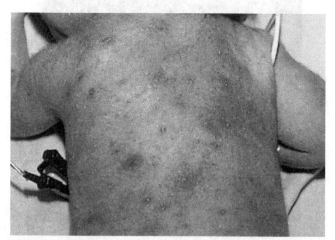

图 639-3（见彩图） 新生儿躯干部的毒性红斑

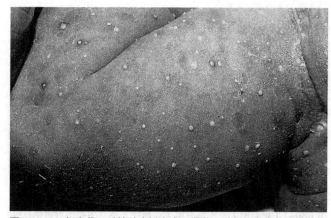

图 639-4 新生儿一过性脓疱黑变病。婴儿上肢生后即有的多发丘疹
摘 自 Weston WL, Lane AT, Morelli JG. Color textbook of pediatric dermatology. 3ed. Philadelphia: Mosby, 2002, p 331

白细胞浸润，可见核尘，偶见嗜酸性粒细胞。色素沉着斑处仅见表皮黑素颗粒增加。疱液细菌培养和涂片可被用于鉴别毒性红斑和脓皮病的脓疱，因为脓疱黑变病的疱液无细菌或致密的嗜酸性粒细胞聚集。本病无需治疗。

■ 婴儿肢端脓疱病

婴儿肢端脓疱病通常发生于 2~10 月龄，偶见生后即有。黑人男婴好发，但任何性别及种族均可发病。病因不明。

初起为散在的红色丘疹，24h 内发展为水疱脓疱，结痂脱落后愈合。伴有剧烈瘙痒。好发部位为掌跖，而以足侧缘的皮损最为密集，手足背、踝部和腕部也可见到散在的皮损。脓疱还可偶见于身体其他部位。每次发作持续 7~14d，发作期间脓疱成批出现。缓解 2~4 周后，可再次发作。循环反复发作约两年，缓解间期逐渐延长，最终持续缓解。除肢端脓疱外，患儿一般状况良好。

疱液涂片行瑞氏染色可见大量中性粒细胞，偶尔也可以嗜酸性粒细胞为主。组织病理可见边界清楚的由中性粒细胞组成的角层下脓疱，有或无嗜酸性粒细胞浸润。

在新生儿期，本病需要与新生儿一过性脓疱黑变病、毒性红斑、粟丘疹、皮肤念珠菌病和葡萄球菌性脓疱疮相鉴别。在婴幼儿，还应与疥疮、汗疱疹、脓疱型银屑病、角层下脓疱病和手足口病相鉴别。在疑似病例，可以考虑试验性抗疥疮治疗。

治疗的目的是使患儿的不适感降至最低。外用糖皮质激素制剂和（或）口服抗组胺药可以降低瘙痒的严重程度及患儿的易激惹性。氨苯砜 2mg/kg/d 分两次口服是有效的，但有潜在的严重副作用（尤其是溶血性贫血和高铁血红蛋白血症），故应慎用。

■ 嗜酸性脓疱性毛囊炎

嗜酸性脓疱性毛囊炎（EPF）是一种反复发作的瘙痒性聚集性毛囊性丘疹脓疱，发生于面部、躯干和四肢。50% 的患儿伴有外周血嗜酸性粒细胞升高，嗜酸细胞计数超过 5%，大约 30% 合并白细胞增多（>10 000/mm³）。

婴儿占全部 EPF 病例的 10%。这一疾病在婴儿期的临床和病理表现类似于免疫力健全的成人，个别例外。在婴儿，皮损主要位于头皮，但也可发生于躯干和四肢，偶见于掌跖。典型的单环或多环状离心性扩大皮损在婴儿往往见不到。在成人，如嗜酸性粒细胞浸润累及皮脂腺和毛囊外毛根鞘，常导致外毛根鞘海绵水肿。然而，在大多数婴儿的嗜酸性粒细胞浸润位于毛囊周围，不伴有外毛根鞘的海绵水肿。因为临床表现和病程在免疫力健全的成人、婴儿和在 AIDS 患者中略有不同，本病被分为经典型、HIV 相关型和婴儿型。鉴别诊断包括新生儿毒性红斑、婴儿肢端脓疱病、局限性脓疱型银屑病、脓疱性毛囊炎和新生儿一过性脓疱黑变病。

强效或超强效的外用糖皮质激素是最有效的治疗（表 638-1）。

参考书目

参考书目请参见光盘。

（褚岩　译，刘笑宇　张立新　校，马琳　审）

第 640 章
皮肤缺陷
Joseph G. Morelli

■ 皮肤陷窝

皮肤陷窝发生在骨性突起部位和肢端部位，常伴有凹坑和褶皱。可发生在正常儿童，有时也合并外表畸形。皮肤陷窝可能形成于胚胎发育过程中，由于骨性突出部位与子宫壁之间的相互挤压，使皮下组织形成减少。

陷窝也可出现于其下方骨骼发育异常时。双侧肩峰部皮肤陷窝常独立发病，有时也可伴有 18q 缺失。皮肤陷窝往往发生在先天性风疹病毒感染患儿的骶骨、Prune-belly 综合征患儿的膝盖和肘外侧部位、肢乳综合征患儿的胫前部位及吹口哨面容综合征患儿的下颌部 H 形凹陷。

骶骨部位的皮肤陷窝很常见，且单独存在。也可见于隐性脊柱裂和脊髓纵裂及其他多个综合征。当伴有其他皮肤表现（如局部多毛、皮肤缺损或血管瘤）时，要更多关注其下方有无脊柱裂（见第 585 章）。胚胎期的前 3 个月，在骶尾部结构形成前，可做 B 超检查，该方法为检测腰骶部脊柱畸形的无创性方法，具有较好的可操作性。

■ 皮肤松弛症

皮肤松弛症表现为松弛的皮肤皱褶，必须与先天性弹力组织或胶原缺陷如皮肤松弛症、Ehlers-Danlos 综合征或弹性假黄瘤相区分。位于颈后的皮肤松弛，常见于 Turner、Noonan、唐氏和 Klippel-Feil 等综合征和 1p36 单基因缺陷；大面积的皮肤松弛常见于 18-三体和短肢侏儒症的婴儿。

■ 羊膜收缩带

部分或完全收缩的羊膜带可导致肢体、手指和足趾的病变，本病在新生儿的发病率为 1/10 000-1/45 000。收缩带是由于妊娠早期羊膜破裂，随后纤维化形成纤维带缠绕胎儿肢体尤其是四肢致其萎缩。本病为偶发事件，复发的风险可忽略。缩窄性组织带的形成与腹部创伤、羊膜腔穿刺术和遗传性胶原形成缺陷（如 Ehlers-Danlos 综合征、成骨不全症）有关。

当损害累及颅面部时可造成严重缺陷，如脑膨出和颜面裂。被分裂的胎儿身体部分和新生的羊膜广泛融合形成粘着带。颜面裂的形成并不是由于羊膜带紧缩而是由于羊膜带紧缩导致伴有或不伴有羊膜粘连的血管断裂引起（见第 102 章）。

体壁综合征畸形（LBWC）的形成是由于胚胎早期血管断裂影响胚胎结构发育，它包括以下 3 个特征中的至少 2 个：颜面裂伴有无脑畸形 / 脑膨出、胸腔或腹腔器官的缺失及四肢畸形。

■ 耳前瘘管和盲孔

耳廓前区瘘管和耳瘘可能是由于第一、第二鳃弓发育不全导致的缺陷。这些异常可以是单侧或双侧，也可有家族性。多见于女性和黑种人，也可伴有面部和耳部的其他异常。Branchio-otorenal dysplasia 1 综合征（EYA-1 基因）可有耳瘘，为常染色体显性遗传性疾病，包括外耳畸形、鳃瘘、听力丧失和肾功能异常。当瘘管继发慢性感染时，可形成囊肿并间断往外排放异物，此时可进行手术切除。

■ 附　耳

附耳是一个附属于耳屏的单一带蒂的肤色丘疹，

多位于耳屏前。多个或双侧附耳不常见，好发于耳前，亦可见于颊部，沿着下颌骨线（图640-1）或颈部胸锁乳突肌的外侧缘分布。与由第二腮弓发育而来的耳廓其他部分相反，耳屏及附耳是由第一鳃弓发育而来。附耳可能是由于染色体缺陷而导致的畸形，又称第一鳃弓综合征，包括面部和耳发育异常，如附耳、唇裂、腭裂和下颌骨发育不良。附耳常见于眼-耳-脊椎综合征(Goldenhar综合征)。手术切除是合适的治疗方案。

■ 鳃裂和甲状舌管囊肿、窦道

颈部囊肿和窦道是由于在胚胎发育时期第一、二、三或四鳃裂闭合异常导致。由第二鳃裂发育而来的囊肿最常见。囊肿可为单侧或双侧（2%~3%），可开口于皮肤表面或引流至咽腔。如果继发感染则需全身使用抗生素治疗。这些异常可能通过常染色体显性方式遗传。

甲状舌管囊肿和瘘是位于或靠近颈部中线区域的类似缺陷，这些缺陷可累及舌根。肿物随着吞咽和舌伸出而上下活动是其特殊特征。受累患儿中有近50%的儿童囊肿或瘘管表现为颈上部中线部位的感染性肿物。核素扫描很难区分舌根囊肿与未下降的舌甲状腺。与鳃裂囊肿不同，甲状舌管囊肿常在上呼吸道感染后出现（见第557章）。

■ 副 乳

单发或多发副乳可沿腋前至腹股沟区呈单侧或双侧分布。黑种人（3.5%）比白种人更常见（0.6%）。副乳可伴或不伴有乳晕，有时会被误诊为先天性痣。考虑到美观因素可行手术切除。有副乳的儿童有可能合并有肾脏、泌尿和血液系统异常（见第545章）。

■ 先天性皮肤发育不良(先天性皮肤缺损)

先天性皮肤发育不良常见于头皮，皮损可多发或单发（70%），为非炎症性、边界清楚的1~2cm椭圆形或圆形溃疡。皮损表现取决于胎儿在宫内发育时的情况。妊娠早期形成的缺损在分娩前可能愈合或表现为萎缩、纤维化的瘢痕及脱发，而临近分娩的缺损则可表现为溃疡。大部分缺损发生在头顶中线两侧，但也可发生在面部、躯干和四肢，往往对称分布。溃疡的深度不一，当只有表皮和真皮浅层受累时，形成的瘢痕较小，可伴有脱发；也可累及真皮深层直至皮下组织，但很少达到骨膜，颅骨和硬脑膜。病变周围可见一圈头发称为"领圈征"（图640-2）。

预示着皮肤在宫内发育受损的体征是诊断的主要依据。病变有时会被误诊为电灼伤或产科损伤。

虽然先天性皮肤发育不良的患儿很少合并有其他异常，皮损可表现为单一损害或为其他畸形综合征的皮肤表现，如 Opitz、Adams-Oliver、眼脑皮肤、Johanson-Blizzard、4p（-）和 X-p22 微缺失综合征，13~15 三体、16~18 染色体缺陷综合征。先天性皮肤发育不全可能与胚胎发育畸形相关，如脊髓脊膜膨出、腹裂、脐膨出或脊柱裂。伴有纸样胎的先天性皮肤发育不全与胎盘或胎儿缺血或血栓形成明显相关。先天性皮肤发育不全伴水疱、皮肤脆性异常和（或）甲缺如是先天性大疱性表皮松解症众所周知的表现。该病皮肤表现还可能与监测设备或早产儿特发性斑状萎缩导致的皮肤损伤（早产儿皮肤松弛症）混淆。

先天性皮肤发育不全的主要并发症有出血、继发感染和脑膜炎。如果皮损面积较小，愈后良好，几周后上皮和伴毛发缺失的萎缩性瘢痕可逐渐形成。小的骨缺失常在生后第一年自然闭合。大的或多处的头皮缺损可行手术切除。尽管躯干和肢体缺陷常范围较广，上皮通常可以愈合并形成萎缩性瘢痕，日后可进一步进行整形修复。

面部局灶性外胚层发育不良（双侧先天性皮肤发育不良，面部外胚层发育不良）

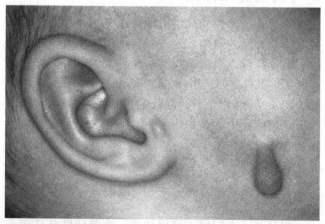

图 640-1（见彩图） 面部沿下颌角分布的副耳屏

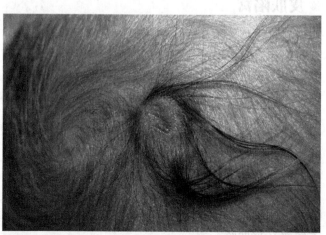

图 640-2（见彩图） 头顶部单发的先天性皮肤缺损，可见"领圈征"

面部局灶性外胚层发育不良是一种罕见的疾病，特点是颞部先天性萎缩性瘢痕样皮损。皮损处无汗、眉毛外三分之一稀疏，前额可有垂直分布的线状皱纹。本病常染色体显性和隐性遗传都有报道，两种类型同时存在的患儿往往不伴面部异常。Setleis 综合征患儿可有额颞部萎缩斑、狮面面容、鼻梁异常和前发际线低，而生长和发育正常。

局灶性真皮发育不全（Goltz 综合征）

局灶性真皮发育不全是一种罕见的中 - 外胚层和外胚层发育障碍性先天性疾病，以皮肤结缔组织和骨骼发育不良为特点。该病是由于 PORCN 基因突变导致的 X 连锁显性遗传病。皮肤表现为大量的细软乳头状瘤。其他皮肤损害有线性萎缩性皮损、网状色素减退和色素沉着、毛细血管扩张、先天性皮肤缺损、疣状增生性血管纤维瘤和唇、舌、口周区域、外阴、肛门、腹股沟、腋窝和其周围皮肤的乳头状瘤。还可出现局限性脱发、出汗异常和甲营养不良等外胚叶发育异常，但并不常见。最常见的骨骼发育畸形有：并指、趾畸形、手指弯曲、多趾畸形和脊柱侧弯。条纹状骨病是在这种疾病患者的长骨的干骺端 X 线中可发现细小的平行的垂直条纹，这些都是局灶性真皮发育不全的特征性改变但不是特异的体征。眼部异常也具有特征性，主要包括眼缺损、斜视、眼球震颤和小眼畸形。身材矮小、牙体缺损、软组织异常和特有的皮肤纹理也很常见。有时可伴有智力缺陷。

先天性角化不良（Zinsser-Engman-Cole 综合征）

先天性角化不良为一种罕见的家族性综合征，典型皮损表现为皮肤网状色素沉着（图 640-3）、甲营养不良和黏膜白斑三联征，同时伴有免疫和血液系统异常。患者表现有早老征象和肿瘤易感倾向，以鳞状细胞癌最为多见。该病可能是 X- 连锁隐性遗传（DKC-1 基因）、常染色体显性遗传（hTERC 和 TINF2 基因）或常染色体隐性遗传（NOLA3 基因）。多于儿童期发病，甲营养不良为最常见症状，表现为甲萎缩、纵嵴形成、翼状胬肉及甲完全缺失。皮肤改变往往发生于甲改变之后，表现为网状灰褐色色素沉着、萎缩及毛细血管扩张，以颈、面及前胸多见。多汗、掌跖角化过度、毛发稀疏及手足水疱也是特征性改变。睑缘炎、眼睑外翻和泪道闭锁而造成的多泪是偶见的临床表现。口腔黏膜白斑使该病患儿患鳞状细胞癌的概率明显增加。其他黏膜部位包括结膜、尿道和生殖器也可能受累。感染、恶性肿瘤和骨髓造血功能障碍

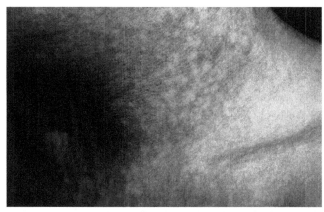

图 640-3（见彩图） 先天性角化不良颈部皮肤网状色素沉着表现

也很常见，典型病例多于 40 岁前死亡（见第 462 章）。

回状头皮

回状头皮，为头皮的不常见改变，男性多见，可能是出生时即有或在青春期出现。皮损特点为在额枕轴线上出现错综复杂的凸起的皮肤皱褶，厚度可高达 1~2cm。该疾病与其他皮肤松弛性疾病不同，皱褶不能被牵引拉平。原发性回状头皮可能会伴有精神发育迟滞、视网膜色素变性、感音神经性耳聋及甲状腺发育不良。继发性回状头皮可能是由于慢性炎症性疾病，如肿瘤、痣和肢端肥大症等引起。

参考书目

参考书目请参见光盘。

（申春平　译，刘笑宇　校，张立新　马琳　审）

第641章
外胚叶发育不良

Joseph G. Morelli

外胚叶发育不良是以累及两处及以上器官缺陷为特征的一类疾病，受累器官包括：牙齿、皮肤及附属器组织，如毛发、指甲、汗腺和皮脂腺等。尽管有超过 150 例本病患者的报道，但总体上外胚叶发育不良属于少见病，大部分病例尚未得到遗传学上的确认。

无汗性外胚叶发育不良

无汗性外胚叶发育不良表现为缺陷三联征：汗腺部分缺失（少汗）或完全缺失、牙齿异常和少毛症。

无汗性外胚叶发育不良包括 4 种已知的类型（表 641-1），其中 X 连锁型最为常见。

无汗性外胚叶发育不良 1 型，男性发病，主要表现为无汗和机体散热不良导致的异常性体温升高。临床常被误诊为发热性疾病。尤其在患者婴儿期面部表现不典型时，最容易发生这种误诊的情况。此时需依赖淀粉—碘实验，或行掌跖、头皮等部位的皮肤活检来最终确诊。头皮活检准确率为 100%。面部的典型表现包括：额部隆起、颧骨发育不良、鞍鼻；口唇厚且外翻；眶周皮肤粗糙起皱和色素沉着以及明显的耳廓位置低下等（图 641-1）。周身皮肤干燥多皱，皮肤颜色较浅，可见皮肤浅层血管扩张。本病患者在新生儿期的一种表现是皮肤脆性大，易于剥脱。皮脂腺数量少是导致皮肤干燥的原因。患者头发稀少、纤细、着色浅，除了阴毛外如眉毛和睫毛等周身的体毛均稀少。可见先天性少牙或无牙及持续终生的锥形牙冠（图 641-1）。唾液腺或泪腺的分泌减少导致耳鼻喉及眼科方面的异常。无汗性外胚叶发育不良 1 型患儿中，特异性疾病的发生率很高。胃食管反流较常见，20% 的患者可因此导致生长落后，但性征的发育通常是正常的。综合统计，婴儿期无汗性外胚叶发育不良的死亡率是 30%，家族中的女性携带者无临床表现。

X 连锁隐性遗传无汗性外胚叶发育不良患者的临床表现与常染色体显性遗传病例是一致的。唯一不同之处在于后者男女都受累但女性病例的临床表型比较轻微。无汗性外胚叶发育不良合并免疫系统缺陷的病例临床表现无特异性，但可以合并异常丙种球蛋白血症，此型患者常因反复感染而危及生命。

本病治疗首先是让患者避免暴露于高温环境中；其次，早期的口腔科随诊和必要时的牙齿修补也十分重要，既可以起到美容的效果又进而改善患者的营养状况。第

表 641-1 四种无汗性外胚叶发育不良对照表

类型	遗传类型	基因缺陷
无汗性外胚叶发育不良 1	X- 连锁隐性	外异蛋白基因（*EDA*）
常染色体隐性无汗性外胚叶发育不良	常隐	外异蛋白无汗受体基因（*EDAR*）
		致死性 EDAR 基因（*EDARADD*）
无汗性外胚叶发育不良 3	常显	*EDAR*
无汗性外胚叶发育不良合并免疫缺陷	X- 连锁隐性；常显	IκK-r（*NEMO*）基因；*NFκB-IA* 基因

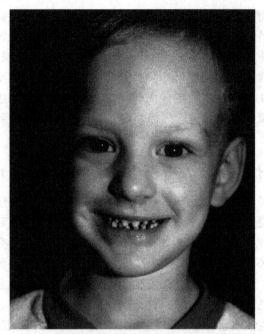

图 641-1（见彩图） 无汗性外胚叶发育不良的患者表现为耳廓尖、毛发纤细、眶周色素沉着、面中部凹陷和钉状齿畸形
图片 Fitzsimons 提供

三，应用人工泪液能有效延缓泪腺少后眼干引发的角膜损伤。佩戴假发是改善患者外观的可行方法。

■ 有汗性外胚叶发育不良（Clouston 综合征）

常染色体显性有汗性外胚叶发育不良的典型表现包括：营养不良、甲板缺失或畸形、秃发及掌跖角化增生等，另外，结膜炎和睑板炎也是常见症状。本型患者的牙齿与汗腺通常不受累。部分患者见眉毛和睫毛的缺失，以及肘膝、掌跖关节的色素沉着。本型患者可以查见与缝隙连接蛋白 30 功能相关的 *GJB6* 基因异常。伴有耳聋的另一型有汗性外胚叶发育不良系编码缝隙连接蛋白 26 的 *GJB2* 突变所致。

参考书目

参考书目请参见光盘。

（徐哲 译，刘笑宇 校，张立新 马琳 审）

第 642 章

血管性疾病

Joseph G. Morelli

儿童血管性病变可划分为血管性胎记（畸形和肿

瘤），良性获得性及遗传性疾病。家族性疾病包括动脉、毛细血管、淋巴结和静脉畸形（表642-1）。

血管性胎记

血管性胎记包括出生时即有的血管畸形和生后两月内出现的血管瘤。

血管畸形

血管畸形在血管形成过程出现，通常不能自行消退，而是缓慢增大。血管畸形应根据形成损害的主要血管来命名（表642-2）。表642-3为血管畸形和真性血管瘤。

毛细血管畸形（葡萄酒色痣）

葡萄酒色痣出生时即有，它由真皮层扩张的成熟细血管组成。皮损为边界清楚的斑疹，粉红色至紫色，且大小不一（图642-1）。头部、颈部为最常见的受累部位，大多数皮损为非对称性。黏膜可受累。随着儿童年龄增长至成人，葡萄酒色痣色泽加深，呈鹅卵石样花纹状，有时局部区域可以隆起并可自发出血。

葡萄酒色痣需与另一个常见的血管畸形即新生儿鲑鱼斑鉴别，后者相对持续短暂（见第639章）。当葡萄酒色痣位于面部三叉神经分布区域，特别是眼支时，应考虑 Sturge-Weber 综合征（青光眼、软脑膜静脉血管瘤、癫痫、对侧面部偏瘫、颅内钙化，见第589.3）。早期监测青光眼以阻止进一步眼损伤非常重要。葡萄酒色痣也可以为 Klippel-Trenaunary 综合征常见表现之一，也可见于其他综合征如 Cobb（脊柱动静脉畸形、葡萄酒色痣）、Proteus、Beckwith-Wiedemann 和 Bonnet-Dechaume-Blanc 综合征。在没有出现相关异常情况下，由这些疾病产生病变包括难

看的自我形象、其下方组织的萎缩和创伤后较多出血。

葡萄酒色痣的最有效治疗方法为脉冲染料激光。该治疗的靶目标为病变中的血红蛋白，可以避免对周围组织的热损伤。治疗后皮肤结构和色素沉着几乎正常，不留瘢痕。治疗可以从婴儿期开始，因为受累面积较小，生后 1 年为最佳治疗时机。尽管这种治疗非常有效，但是也可于治疗后 10 年出现皮损再次变暗。亦可以使用化妆品遮盖。

静脉畸形

静脉畸形包括单一静脉畸形、血管角皮瘤（角化型血管瘤）和先天性毛细血管扩张性大理石皮肤（图642-2）。

由单纯静脉组成的血管畸形可表现为小静脉结节，或由类似于静脉曲张的弥漫性浅表静脉畸形，或深在性的静脉畸形，或两种表现。结节性静脉畸形常与血管瘤混淆。静脉畸形特点为生后即有、无快速生长期和不能消退。浅表性结节性血管畸形可通过手术切除。更大的静脉畸形治疗困难，常常难以治疗。在

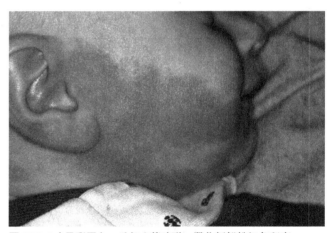

图 642-1（见彩图）　毛细血管畸形。婴儿颊部粉红色斑疹

表 642-1　常见伴有基因突变的血管性病变

疾病	染色体	基因	功能
遗传性出血性毛细血管扩张	1 型 9q34.1	内皮因子激活素受体样激酶 1 (ALK-1)	TGF-β 连接蛋白
	2 型 12q11-q14	激活素 A 受体类型 II 样 1 (ACVRL1)	TGF-β 连接蛋白
脑动静脉畸形	CCM-1 7q11.2-q21（西班牙）	KRIT 1	RapIA GTPase 信号传导通路
	CCM-2 7p13	CCM2	
	CCM-3 3q26.1	PDCD10	
播散型皮肤球血管瘤	1p21-22	Glomulin	
家族性淋巴水肿	5q35.3	VEGFR3 (FLT4)	淋巴管发育
家族性静脉畸形	9p21	Tie-2	内皮细胞/平滑肌细胞相互作用
家族性血管瘤	4q122p13.1	VEGFRTEM8	

GTPase：三磷酸鸟苷；TGF：转化生长因子

表 642-2　血管畸形

类型	示例
毛细血管	葡萄酒色痣
静脉	静脉畸形
	局灶性血管角皮瘤（角化过度型微静脉）
	遗传性毛细血管扩张性大理石皮肤（先天性静脉扩张）
动脉	动静脉畸形
淋巴管	浅表淋巴管畸形（局灶性淋巴血管瘤）
	伴巨囊性和（或）微囊性深在性淋巴管畸形（囊性水囊瘤）

彩色多普勒超声引导下静脉注射硬化剂治疗对多数患者有效，包括 Klippel-Trenaunay 综合征。

■ 局灶性血管角皮瘤

血管角皮瘤的类型已被描述。血管角皮瘤的特点是真皮浅层血管扩张和表皮明显角化，似血管瘤合并疣，其表面不规则。局灶性血管角皮瘤较为罕见，可以表现为孤立或多发的红蓝色丘疹和结节性斑块，表面呈疣状。本病好发于四肢。如需治疗，可选择手术切除。

先天性毛细血管扩张性大理石皮肤（先天性静脉扩张）

先天性毛细血管扩张性大理石皮肤为良性血管浅表毛细血管和静脉扩张畸形，出生时明显。表现为皮肤网状红斑或紫色斑，类似生理性的大理石皮肤，但是皮损更显著且持久（图 642-3）。病变可能局限于单个肢体和躯干部分区域，或广泛分布。与葡萄酒色痣可能相关。环境温度变化、活动或哭闹可能会使皮损更显著。在有些情况下，深层的皮下脂肪组织可能发育不全，在网状层可能有溃疡发生。更有甚者，骨骼生长缺陷和其他先天性异常可能发生。无需特殊治疗。仅有轻度血管病变的病例可能会逐渐缓解。Adams-Oliver 综合征、先天性毛细血管扩张性大理石综合征和皮肤－巨颅综合征为罕见的相关疾病。

■ 动静脉畸形

动静脉畸形（AVMs）为动脉和静脉通过毛细血

表 642-3　血管瘤和血管畸形的主要不同点

	血管瘤	血管畸形（毛细血管、静脉、淋巴管、动脉、动静脉，单纯性或混合型）
临床	部分出生时发现	通常在出生时即有 (AVMs 稳定不变)
	快速增长期	随皮肤等比例增长（或缓慢进展）; 持续终身
	缓慢，自然消退	
性别比　女：男	3：1 至 5：1; 有些达 7：1	1：1
病理	增殖期：内皮细胞、平滑肌细胞、肌动蛋白阳性细胞	扁平内皮细胞
	多层基底膜	薄层基底膜
	消退期多量肥大细胞	通常见不规则薄壁 (VM, LM)
放射学	多普勒超声检查可见快速血流	慢速血流 (CM, LM, VM) 或快速血流 (AVM)
	肿物 MRI 示血流排空	MRI: 慢速血流时 T2 加权像高密度信号 (LM, VM); 快速血流时 T1 和 T2 加权排空信号 (AVM)
	动脉显影示分叶状	AVM 显影示 AV 分流
骨病变	偶尔肿瘤血管迂曲，但不侵犯骨骼	慢血流的 VM: 骨骼畸形、变细、发育迟缓
		慢血流的 CM: 骨肥大
		慢血流的 LM: 骨骼畸形、肥大、骨侵犯
		高速血流的 AVM: 骨破坏、罕见时有广泛骨溶解
		联合畸形 [如慢速血流（毛细淋巴管静脉畸形，Klippel-Trenaunay 综合征或快速血流 [毛细血管动静脉畸形 Parkes-Weber 综合征)]: 四肢骨生长过快，巨人症
皮损组织免疫组化检查	增生性血管瘤：高表达 PCNA, IV 型胶原酶，VEGF, 尿激酶和 bFGF, 葡萄糖转移蛋白 –1	低表达 PCNA、IV 型胶原酶、尿激酶、*VEGF* 和 *bFGF*。一个家族型 VM 与 9p (*VMCM1*) 突变有关
	可消退血管瘤：组织中高表达金属蛋白酶 –1 抑制剂、bFGF	
血液学	无凝血功能障碍 (Kasabach-Merritt 综合征为其他类型血管瘤的并发症如 Kaposi 样血管内皮瘤和丛状血管瘤)	慢速血流 VM, LM 或 LVM 可能伴有局灶血管内凝血，具有出血倾向（DIC）

AVM：动静脉畸形；bFGF：碱性成纤维细胞生长因子；CM：毛细血管畸形 / 葡萄酒色痣；LM：淋巴管畸形；LVM：淋巴静脉畸形；PCNA：增殖性细胞核抗原；VEGF：血管内皮生长因子；VM：静脉畸形

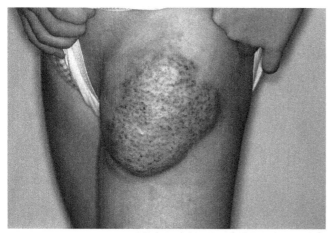

图 642-2（见彩图） 青春期腿部结节性静脉畸形

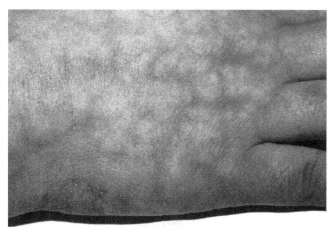

图 642-3（见彩图） 右手部斑点型先天性毛细血管扩张性大理石样皮肤

管床旁路直接相连（图 642-4）。皮肤 AVMs 非常罕见。AVMs 的诊断依据动脉触诊。很多内科医生错误地将血管畸形当成 AVMs。

■ 淋巴管畸形

见第 483 章。

Klippel-Trenaunay 和 Klippel-Trenaunay-Weber 综合征

Klippel-Trenaunay 综合征（KT）为皮肤血管畸形伴骨骼、软组织肥大和静脉畸形三联征构成的非遗传性疾病（图 642-5）。生后起病，常常累及下肢，但躯干和面部同样可以受累，且病变至少 1 处。软组织肥大通常逐渐发生且可累及整个肢体，或肢体的一部分，或部分指（趾）端。血管病变常为肥大区域的毛细血管畸形。深部的静脉系统可能缺失或发育不全。在畸形表面可能伴有静脉性囊泡和（或）血管淋巴管性损害。当患儿开始行走时血管畸形同侧肢体的厚壁静脉曲张病变可变得明显。如果合并 AVM，则可称为

Klippel-Trenaunay-Weber 综合征。

这类疾病可与 Maffucci 综合征混淆，或者当表面血管病变轻微，则与 Milroy 病混淆。本病可发生疼痛、肢体肿胀和蜂窝织炎。少见的并发症有血栓性静脉炎、关节脱位、患肢坏疽、心衰、泌尿系统受累致血尿、胃肠道受累致直肠出血、肺部病变及淋巴管畸形。动脉和静脉造影、CT 及 MRI 检查可以明确病变范围，但是手术治疗往往困难。多普勒超声引导下经皮硬化剂治疗，对以静脉为主的畸形治疗有效。由临床评估来决定是否进行放射学检查。束缚等治疗方法对静脉曲张有帮助。有些病例经过仔细评估后可以手术治疗。下肢的不等长应通过手术矫正以防止脊柱畸形的形成。最终需进行骨矫形手术来治疗显著的下肢不等长。

■ 色素性血管性斑痣性错构瘤病

色素性血管性斑痣性错构瘤病是一种罕见疾病，其特点是毛细血管畸形伴黑色素细胞性病变。典型者为弥漫性的毛细血管畸形和色素性疾病如黑色素痣

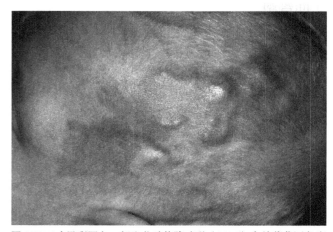

图 642-4（见彩图） 新生儿动静脉畸形（AVM）合并葡萄酒色痣

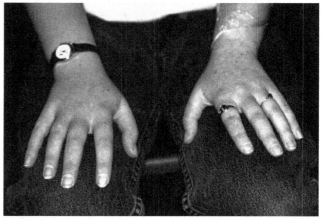

图 642-5（见彩图） 青春期 Klippel-Trenaunay 综合征患者右手及前臂肥大畸形

（蒙古斑）、咖啡斑或斑痣。无色素性皮肤病变也可发生，如贫血痣、表皮痣。个别病例伴有系统异常。

■ 贫血痣

尽管贫血痣在出生时即有，但可能在儿童期时才发现。临床表现为孤立或大量境界清楚的苍白色斑疹，最常累及部位为躯干部、也可见于颈部和四肢。本病可类似白癜风、白斑病或痣样色素减退的白斑，但可以通过它们对摩擦的反应进行鉴别。摩擦贫血痣可使周围的皮肤发红，而白斑处不发红。它们亦可以通过压玻片法诊断。贫血痣经玻片按压后界限变得模糊。尽管组织学上皮肤血管组成正常，但贫血痣内的血管对血管扩张剂无反应。目前认为持续苍白区为局灶持续的肾上腺素性血管收缩。

■ 血管性肿瘤

血管性肿瘤包括血管瘤（儿童最常见的肿瘤）、丛状血管瘤、Kaposi样血管内皮瘤、快速消退的先天性血管瘤和非快速消退的先天性血管瘤。

■ 血管瘤

血管瘤为血管内皮细胞增生性错构瘤，可能在出生时即有，通常在生后1~2个月内增生明显，然后自然消退。血管瘤为婴儿期最常见的肿瘤，新生儿中1%~2%的发病率（早产儿发病率更高），1岁以内的白种婴儿为10%。血管瘤可以分为浅表、深在性及混合性。不应再使用"草莓"和"海绵"词汇来描述血管瘤。免疫组化标记物GLUT-1可以区分血管瘤和婴儿其他类型的血管瘤。浅表性血管瘤为色泽鲜艳、界限清楚的、质软、隆起性肿物，可发生于身体任何部位（图642-6，图642-7）。尽管有时在生后即有，肿瘤常在生后前两个月内生长迅速，表现为红色或蓝色胎记，或起始为苍白区，然后进展为毛细血管扩张，之后进入肿瘤快速生长期。位于会阴和唇部的血管瘤可发生溃疡。女童比男童更易受累。好发部位为面部、颅脑、背部及前胸，皮损可为单发或多发。面部受累常为额颞部、上颌、下颌及鼻额部等区域。深在性血管瘤比浅表性血管瘤病变常常较弥漫且境界不清。皮损可为囊性、质硬或质软，其所在皮肤可能正常或为青色斑（图642-8）。

大多数血管瘤为混合性，含有浅表和深在两种成分。血管瘤经过快速生长期后，进入稳定期，然后开始自发消退。当病变区出现苍白或灰白区时，提示进入消退期，这些区域可能为纤维组织形成。整个过程可能难以预计，但大约60%的病变在5岁时达到最大消退顶峰，90%~95%在9岁。自然消退与病变大小、

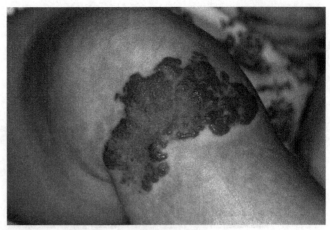

图642-6（见彩图） 右膝部浅表血管瘤

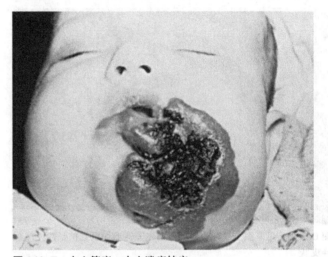

图642-7 大血管瘤，中央溃疡结痂

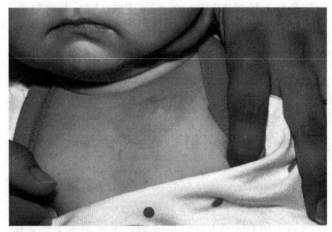

图642-8 胸部深在性血管瘤

部位无关。但唇部的病变常常较顽固。血管瘤的并发症包括溃疡形成和感染，偶尔有出血（表642-4）。有些部位的病变可导致严重功能受累（眼睑部位可影响视力、尿道部位可影响排尿、呼吸道部位可致影响呼吸功能）。呈"胡须"分布的血管瘤可能与上呼吸

道和声门下累及相关。出现呼吸道症状提示气管支气管存在病变。大血管瘤可能合并因 3 型碘化甲状腺氨酸脱碘酶所致的甲状腺功能低下，而且体征往往难以发现。其他相关的特征见表 642-5。

无明显严重并发症、或无快速增长引起压迫及毁容的血管瘤患者，其治疗可选择观察。因为绝大多数病变可以自然消退，并不需要治疗，而有些治疗可能导致进一步损害。父母需要接受反复的安慰和支持。皮损自然消退后，可出现细小美观瑕疵，如毛细血管扩张、色素减退、纤维脂肪残留，出现溃疡者可有瘢痕形成。残留的毛细血管扩张可通过脉冲染料激光（PDL）治疗。其他的并发症可通过必要的美容方法修复。

少数病例需要进一步干预，如病变表浅可通过 PDL 治疗抑制其进一步生长。PDL 对小于 4~5cm 的溃疡型血管瘤亦有效。弹力绷带可以减轻快速生长带来的组织变形，但仅适合于某些大血管瘤患者。罕见情况下，大血管瘤侵犯重要结构，损害重要功能如视力、呼吸、排便、排尿或进食，或因快速生长导致形状怪异。

有些患者还需进一步治疗。大多数婴儿对泼尼松 [2~3mg/（kg·24h）] 治疗有效。经过 2~4 周的治疗后肿瘤生长停止，有时出现部分消退。当治疗显效后，药物可逐渐减量。经验丰富的医生进行皮损内注射糖皮质激素同样可以抑制肿瘤的快速生长。普萘洛尔（2mg/kg）已用于对糖皮质激素治疗反应不佳的患儿。该治疗效果显著，但治疗的用法、剂量、疗程及长期并发症尚

表 642-4　血管瘤并发症及其治疗

临床表现	治疗
严重溃疡和浸渍	每天 2 次清洁
	碳酸氢钠稀释液浸泡
	± 脉冲染料激光
	± 口服糖皮质激素或普萘洛尔
	± 培养基础上进行系统抗感染治疗
出血（非 KMP）	吸收性明胶海绵或手术海面或普萘洛儿
	束缚治疗 ± 溶栓治疗
血管瘤伴眼部并发症	眼科医师进行治疗
	皮损内或口服糖皮质激素或普萘洛儿
声门下血管瘤	口服糖皮质激素 ± 磷酸氧钛钾激光治疗
	必要时气管切开
KMP	糖皮质激素，氨基己酸，长春新碱啊，干扰素 α ± 溶栓治疗
快速血流肝血管瘤	糖皮质激素或干扰素 ± 溶栓治疗

KMP：Kasabach-Merritt 现象

表 642-5　与血管瘤相关的临床"红色信号"

临床	参考评价
累及面部重要部位的面部血管瘤	PHACES（颅后窝发育缺陷、血管瘤、动脉、心脏、眼和胸骨异常）评估：MRI 检查眼窝内血管瘤 ± 颅后窝畸形
	心脏，眼科评估
	中线异常的评价：脐上方缝，胸骨闭锁，腭裂，甲状腺异常
胡须分布的皮肤血管瘤	气道血管瘤评价，特别是出现哮鸣音时
眶周血管瘤	眼眶 MRI，眼科评估
脊椎旁中线部位血管性病变	超声或 MRI 检查评估隐形脊柱裂
血管瘤病（多发皮肤血管瘤）	实质脏器血管瘤评估，特别是肝脏 / 中枢神经系统，粪便检查
大的血管瘤，特别是肝脏血管瘤	多普勒血流超声检查
	MRI
	甲状腺功能检查
血管瘤相关的震颤和杂音	心脏检查，心脏超声检查排除主动脉收缩期反流
	MRI 评价血流学特征和范围
头部偏斜	评价病变部位，物理治疗评估
其他评估	评估糖皮质激素副作用（肌病和体重相关）
	考虑干扰素的副作用（特别是痉挛性脑瘫）

需进一步研究。低血糖可能是其中一个治疗副反应。一些肿瘤学家使用长春新碱治疗特殊血管瘤。INF-α 亦有很好疗效，但 10% 的病例中出现痉挛性脑瘫。

血管瘤相关综合征包括 PHACES（颅后窝发育缺陷如 Dandy-Walker 畸形或脑发育不良、面部大斑块样血管瘤、脑动脉畸形如动脉瘤和中风、主动脉缩窄、眼畸形、胸骨缝缺陷如凹陷、瘢痕或脐上裂缝）、Gorham（皮肤血管瘤伴巨大骨溶解）和 Bannayan-Riley-Ruvalcaba（巨颅脂肪瘤、常染色体显性遗传性血管瘤）。

弥漫性血管瘤

弥漫性血管瘤为广泛分布的多发血管瘤。皮肤通常可见许多小的红色丘疹性血管瘤（图 642-9）。大多数受累婴儿为良性新生儿血管瘤病，表现为皮肤广泛血管瘤，不伴有明显内脏受累。弥漫性新生儿血管瘤病指多发皮肤血管瘤，同时伴有内脏相似的小病灶。内脏血管瘤可累及任何脏器，肝脏、胃肠道、中枢神经系统和肺脏为最常累及部位。良性新生儿血管瘤病皮损有出现自发消退可能，而无并发症。伴有弥漫性新生儿血管瘤病的患儿常在出生时发病。这些病例需

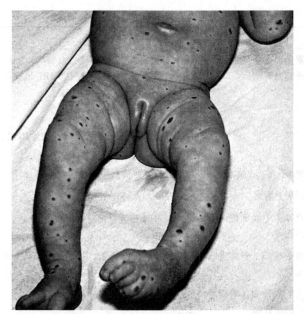

图 642-9（见彩图） 新生儿播散性皮肤（和肝脏）血管瘤病

通过超声、CT检查明确有无内脏或中枢神经系统受累。病变通常为致命性，因其可导致高输出量性心衰、内脏出血、呼吸道梗阻或中枢神经系统挤压。治疗包括单一系统给予糖皮质激素或联合长春新碱、INF-α、手术或放疗或给予血制品如红细胞、血小板或凝血因子等支持治疗。

丛状血管瘤

丛状血管瘤定义为组织学上真皮内散在分布"炮弹样"血管丛。可见两种临床类型。经典型，也是最常见型为缓慢生长的红蓝色斑块，伴卫星灶。超过50%的病变发生于头颈部。不能自发缓解。少见型表现为孤立血管性结节（图 642-10）。临床上与结节性静脉畸形鉴别困难，亦有报道此型血管瘤可自发消退。

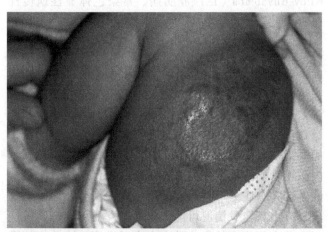

图 642-10（见彩图） 左大腿结节性丛状血管瘤

kaposi 样血管内皮瘤

Kaposi 样血管内皮瘤局部侵袭性明显，尽管不是恶性，但有时为致命性。病灶通常为孤立性、深在质实的，色泽呈紫色。本病不能自行消退。

丛状血管瘤和 Kaposi 样血管内皮瘤均治疗困难。尝试各种血管瘤的治疗方法，但结果差别非常大。Kasabach-Merritt 综合征大多数见于丛状血管瘤和 Kaposi 样血管内皮瘤患者中。

Kasabach-Merritt 综合征

Kasabach-Merritt 综合征为危及生命的快速生长的丛状血管瘤或 Kaposi 样血管内皮瘤，伴有血小板减少、微血管病性溶血性贫血和急或慢性消耗性凝血异常。在婴儿早期临床症状通常非常明显。血管性病变常局限于皮肤，内脏受累非常罕见。血小板减少可导致严重的出血，伴瘀点、瘀斑和皮损快速增大。严重的贫血可因出血或微血管性溶血所致。血小板计数结果常令人担忧，但骨髓可见正常或不成熟的巨核细胞数目增加。血小板减少由皮损内血小板吸附或破坏增加所致。低纤维蛋白原血症和消耗的凝血因子降低相对常见。

治疗包括红细胞、新鲜冰冻血浆输注来治疗血小板减少、贫血、消耗性凝血障碍。肝素的应用在本综合征中存在争议，但输血的患者可从中获益。Kasabach-Merritt 综合征的治疗包括手术切除较小的皮损、系统给予糖皮质激素、栓塞、放疗、长春新碱、氨基己酸、环磷酰胺、己酮可可碱或联合 INF-α。死亡率常显著。

快速消退的先天性血管瘤

快速消退的先天性血管瘤（RICHs），从定义上指出生时发病，表现为隆起性紫色结节伴静脉扩张，或灰色结节伴毛细血管扩张，而周围血管收缩成苍白色边缘，或为扁平浸润性斑疹，表面皮肤紫色。本病无快速生长期在 1 岁内自然消退。

非消退的先天性血管瘤

与 RICHs 相似，非消退的先天性血管瘤（NICHs）表现为孤立性血管性病变，出生时即有。可呈圆形至类圆形，中央或周边苍白，表面粗糙，其上皮肤毛细血管扩张。本病亦无快速生长期，但不能自然消退。它们最好归入血管畸形，而不是肿瘤。

良性获得性血管性疾病

化脓性肉芽肿（小叶性毛细血管瘤）

化脓性肉芽肿为红色、带蒂或无蒂的晶莹小丘疹，通常可见到上皮样衣领（图 642-11）。皮损表面渗出、

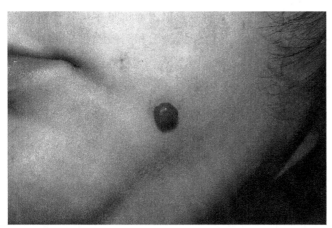

图 642-11（见彩图） 左颊部化脓性肉芽肿

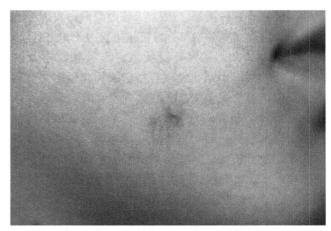

图 642-12（见彩图） 蜘蛛痣，可见中央小动脉

结痂或完全上皮被覆。化脓性肉芽肿起初生长迅速，因病变由肉芽组织组成，受外伤后容易形成溃疡和出血。本病在儿童常见，特别好发于面部、臂部及手部。位于手指的病变表现为皮下结节。化脓性肉芽肿可发生于外伤部位，但外伤史常常不明显。临床上，病变类似血管瘤，有时难以鉴别。显微镜下，早期的化脓性肉芽肿类似早期的毛细血管瘤。肿瘤基底衣领形成、基质水肿可与毛细血管瘤鉴别。

化脓性肉芽肿为良性病变，但受到外伤或病变去除不尽容易出现出血。背部，特别是肩胛间区的化脓性肉芽肿术后可出现大量的卫星灶。小病变可通过硝酸银烧灼去除。大的病变需要切除、基底部位进行电灼。脉冲染料激光可以成功的治疗小病变（<5mm）。

Mibelli 血管角皮瘤

Mibelli 血管角皮瘤特征为 1~8mm 大小的紫红色，或黑色鳞屑性角化性丘疹或结节，有时伴有结痂，常见于指趾背侧或肘膝部。偶尔，掌跖和耳部亦可受累。大多数患者在冻伤后发病。皮损受外伤后可出血或消退。冷冻、电灼、手术切除或激光烧灼均为有效的治疗方法。

蜘蛛痣

蜘蛛痣由中央动脉向周围放射性扩张形成的充血性红斑，直径数毫米至几厘米不等（图 642-12）。按压中央血管可使病变褪色。在大的蜘蛛痣中见动脉搏动证实为动脉来源。蜘蛛痣与雌激素水平升高有关，如肝硬化、妊娠时，也可见于 15% 正常学龄前期儿童和 45% 的学龄期儿童。蜘蛛痣的好发部位为手背、面部前额及耳部。青春期病变可自然消退。必要时可选用 PDL 治疗。90% 的患者单一治疗有效。

泛发性特发性毛细血管扩张

本病罕见，原因不明，通常在儿童或成人期发病。病变轻微时表现为网状毛细血管扩张性斑片，常位于肢体，有时病变进展累及躯体大部区域。本病需与结缔组织病、着色性干皮病、皮肤异色症及毛细血管扩张性共济失调引起的血管扩张鉴别。

单侧痣样毛细血管扩张

单侧痣样毛细血管扩张少见，特征为单侧分布的毛细血管扩张，通常位于面部、颈部和上肢。获得型最常见于月经期或妊娠期女性。若发生与妊娠期，毛细血管扩张可于产后自然消退。

遗传性疾病

蓝色橡皮疱痣综合征

蓝色橡皮疱痣综合征为大量皮肤、黏膜及胃肠道静脉畸形组成的综合征。典型病变呈蓝紫色橡皮样外观，皮损大小不一，数毫米至数厘米不等。有时病变有疼痛感。有时在出生时即有，但通常出现于儿童期。病变可持续终生。可出现大的不规则蓝色胎记，影响美观。病变除了发生于皮肤和胃肠道，偶可发生于肝脾和中枢神经系统，不能自然消退。反复胃肠道出血可能引起严重贫血。切除受累肠道可缓解症状。

Maffucci 综合征

同时合并有血管，有时为淋巴管畸形、长骨干骺端或骨干结节性内生性软骨瘤称作 Maffucci 综合征。内生性软骨瘤已证实存在 PTH/PTHRP-1 受体基因突变。典型血管性病变为质软，可压缩的非对称性蓝色至紫色皮下肿物，随儿童生长等比例生长，至成人期稳定。黏膜或内脏亦可受累。儿童期发病。骨骼病变可能导致肢体畸形和病理性骨折。可能的并发症为内生性软骨瘤恶变（软骨肉瘤、血管肉瘤）和新发恶性肿瘤（卵巢癌、纤维肉瘤、胶质瘤或胰腺癌，见第 495 章）。

遗传性出血性毛细血管扩张症（Osler-Weber-Rendu 病）

遗传性出血性毛细血管扩张（HHT），常染色体显性遗传，有两种类型。*HHT-1* 基因编码内皮因子，该因子为内皮细胞膜蛋白，与转化生长因子 β 相连。HHT-2 由 *ACVRL1* 基因突变所致，与肝脏受累及肺动脉高压相关。患儿在发现典型皮肤和黏膜病变前表现为反复的鼻出血。皮肤黏膜病变常在青春期进展，1~4mm 大小，境界清楚的紫色斑疹、丘疹或蜘蛛样突起，由扭曲、扩张的血管组成。鼻黏膜、唇部和舌常常受累。少见情况下，皮肤病变发生于面部、耳部、手掌和甲床。血管扩张亦可见于牙龈、咽喉、胃肠道、膀胱、阴道、气管、脑部及肝脏。

HHT 的严重并发症为广泛出血，可引起严重贫血。出血可位于鼻部、口腔、胃肠道、泌尿生殖道或肺部。鼻出血为最常见的就诊原因，80% 患者出现此症状。大约 15% 至 20% 伴有肺部 AVMs 的患者因脓肿栓塞出现中风。HHT 患者通常凝血功能正常，凝血机制正常。HHT 患者终身可无异常，除非出现严重并发症。局灶病变可通过电凝或化学烧灼暂时性去除。在有些重要部位可能需要更大的手术治疗，如肺部、胃肠道。贫血患者需接受铁剂治疗。

遗传性良性毛细血管扩张

本病罕见，为常染色体显性遗传，儿童期进展。面部、躯干上部及上肢为好发部位。本病进展但局限于皮肤。

共济失调 – 毛细血管扩张（第 590.1）

共济失调 – 毛细血管扩张由 ATM 基因突变引起的常染色体隐性遗传病。典型的毛细血管扩张见于 3 岁左右，病变首先发现于球结膜，之后至鼻梁、黄斑区、内耳、硬腭、前上胸和肘窝。除了皮肤胎记外，可出现咖啡斑、未成熟灰色毛发和硬皮病样改变。进行性小脑共济失调、神经衰弱、肺鼻窦感染和恶性肿瘤亦可出现。

弥漫性血管角皮瘤（Fabry 病）（第 80.4）

本病为先天的糖脂代谢异常（α–半乳糖苷酶）所致的 X 连锁隐性遗传病，在男性呈完全外显，而在女性携带者中呈不同程度外显。血管角皮瘤在青春期前发病，广泛发生于生殖器、臀部、大腿及脐凹、腹股沟区域，由 0.1~0.3mm 的红至蓝黑色、表面角化的丘疹组成。黏膜和结膜毛细血管扩张。在光镜下，血管角皮瘤表现为扩张充血的上皮样血管间隙。颗粒状脂质沉积可见于真皮巨噬细胞、纤维细胞和上皮细胞。

其他临床表现包括反复发热和剧烈疼痛、肢端发绀和充血、手足皮肤感觉异常、裂隙灯下角膜混浊和少汗症。肾脏和心脏受累为死亡的常见原因。本病为溶菌酶 α–半乳糖苷酶缺乏，导致神经鞘氨醇己三糖苷在组织内沉积，特别是血管内皮和尿液中（见第

80.4 治疗）。相似的皮肤损害亦可见于另一个溶菌酶疾病，α–L–岩藻糖苷酶缺乏和涎酸贮积症，为神经氨酸酶缺乏。

参考书目

参考书目请参见光盘。

（徐教生　译，王珊　张立新　校，马琳　审）

第 643 章
皮肤色素痣
Joseph G. Morelli

皮肤痣样损害的组织病理学特征是常见于皮肤的分化良好的痣细胞的聚集。血管性痣详见第 642 章。黑素细胞痣又被分为两大类：后天获得性色素痣和先天性色素痣。

■ 获得性黑素细胞痣

色素痣是由黑素痣细胞组成的良性细胞巢。这些痣细胞是由位于真表皮交界处的黑素细胞改变和增殖而来。

流行病学

获得性色素痣的数量在儿童时期会逐渐增加，在成年早期也有缓慢增多。色素痣的数目在三四十岁时达到一个稳定水平，此后数目开始缓慢下降。成人阶段的色素痣平均数目与遗传因素、肤色和光暴露有关。痣数量越多，发生黑素瘤的风险越高。个体生成色素痣数目的重要决定性因素包括：儿童期日光暴露情况，尤其是间断而强烈的日晒；色素痣数目的增多也与免疫抑制剂的使用和化疗药物的应用相关。

临床表现

色素痣有着明确的生长周期，根据痣细胞在皮肤的位置不同被分为交界痣、复合痣和皮内痣。在儿童期，超过 90% 的痣是交界痣；黑素细胞在真表皮交界处增殖并形成痣细胞巢。交界痣可以出现在身体任何部位，并呈现不同程度的棕褐色。它们相对较小、散在分布、扁平且外形各异。黑素化的痣细胞在外形上呈立方体状或上皮样，以巢的形式存在于基底膜的表皮侧。虽然一些色素痣，尤其那些位于手掌、足底和外生殖器部位的痣终生保持着交界痣的状态，但大多数会变成复合痣，黑素细胞迁移至真皮乳头，形成的

痣细胞巢位于表真皮衔接部位和真皮内。如果交界痣停止增殖，痣细胞巢只存在于真皮内，则形成皮内痣。随着痣的逐渐成熟，复合痣和皮内痣可能逐渐高出皮面，呈圆顶状、疣状或带蒂状。轻度增高的皮损通常是复合痣。明显高起的皮损通常是皮内痣。随着年纪的增长，真皮内的黑素细胞巢会退化，色素痣可能会逐渐消失（图 643-1）。

预后和治疗

获得性色素痣是良性的，发生恶变的概率很小。出现可疑的变化是手术切除和组织病理学检查的适应证。这些变化包括痣体的快速变大，出现卫星灶，出现杂色，尤其是出现红色、棕色、灰色、黑色和蓝色色素失禁，边界不规则或出现凹痕，质地变化如脱屑、糜烂、溃疡和硬化，以及局部淋巴结肿大。大多数这些变化是由于不良刺激、感染和成熟过程所致，痣在青春期颜色加深，尺寸增大以及变得突起是正常表现，通常不用担心。治疗应该考虑到发展为恶性黑素瘤的风险和患儿父母希望去除色素痣的愿望。如果对色素痣是否为良性仍存有疑问，那么手术切除是安全而简单的，并可缓解患儿及家长的焦虑。

■ 先天性黑素细胞痣

先天性黑素细胞痣在新生儿的发病率约为 1%，这些痣可以按大小进行分类。先天性巨痣是直径大于 20cm（成人后大小）或大于体表面积 5% 的痣；先天性小痣是直径小于 2cm 的痣，中型痣是指介于两者之间的先天性黑素细胞痣。先天性色素痣的特征性表现是痣细胞位于真皮网状层的下部、胶原束之间，包绕真皮下部的附属器以及真皮深层的神经和血管，并且偶尔延伸至皮下脂肪层。因为先天性黑素细胞痣可以有普通交界痣、复合痣或皮内痣的组织学特点，因此诊断经常并不明确。一些不是出生时就有的色素痣也

表现出了先天性色素痣的组织病理学特点，这些痣不应该被认为是先天性的。此外，先天性色素痣与其他类型的色素性疾病从临床上难以鉴别，增加了家长识别先天性痣的难度。先天性色素痣的鉴别诊断包括蒙古斑、咖啡牛奶斑、平滑肌错构瘤以及真皮黑素细胞增多症（太田痣和伊藤痣）。

小的先天性色素痣的好发部位是躯干下段、上背部、肩膀、前胸和四肢近端，皮损可以是平的、隆起的、疣状的或结节状的并且可为棕色、蓝色或黑色等不同的颜色。考虑到先天性小痣的确诊具有难度，因此关于其恶变可能性的数据是有争议的，也很可能有所夸大。先天性痣，尤其是小痣和中等大小的痣，继发黑素瘤的真正发病率并不清楚。因为先天性小痣继发黑素瘤在青春期前是非常罕见的，因此切除全部先天性小痣是无根据的。当判定是否进行一个痣的切除时，需要衡量许多因素，如位置、能否进行临床监测、遗留瘢痕的可能性、发生黑素瘤的其他危险因素是否存在，以及是否出现不典型临床表现（图 643-2）。

先天性巨痣（发病率低于 1/20 000）最常见于躯干背部，也可见于头部和四肢。由于先天性巨痣可以伴发软脑膜黑素细胞增多症（神经皮肤黑素细胞增多症）并有发生恶性黑素瘤的倾向，因此这类痣具有特别重要的临床意义。软脑膜受累最常见于痣体位于头部或躯干中线部位时，尤其当伴有多发的卫星状黑素细胞痣（多于 20 个）时。位于软脑膜和脑实质的痣细胞可以引起颅内压增高、脑积水、抽搐、发育迟滞和运动缺陷，并可导致黑素瘤。脑脊液细胞学检查发现含黑素的细胞可以识别出恶性黑素瘤。上述提到的先天性巨痣患者中约 30% 的患者 MRI 检查可发现无症状的软脑膜黑素细胞增多症。先天性巨痣继发恶性黑素瘤的总体发病率据估计约为 5%~10%，但更可能是 1%~2%。先天性巨痣患儿确诊继发黑素瘤的平均年龄为 7 岁。死亡率可达 100%。成年期痣体尺寸预

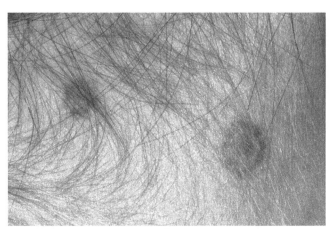

图 643-1（见彩图） 头皮的边缘痣

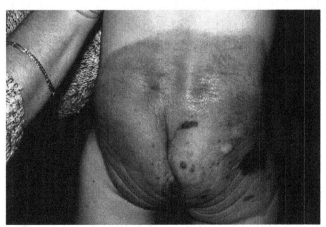

图 643-2（见彩图） "泳衣"状巨大先天性黑素细胞痣

测值大于 40cm 的先天性巨痣患儿发生黑素瘤的风险更高。先天性巨痣的治疗仍有争议,治疗团队应包括父母、儿科医生、皮肤科医生和整形科医生。如果痣体覆盖头部或脊柱区,经 MRI 检查发现神经系统黑变病,那么全部切除皮肤上的痣体也是无用的。如果不伴有神经系统黑变病,那么早期切除痣体并通过组织扩张器或植皮术修复皮损,可以减少痣细胞载量从而减少继发黑素瘤的风险,但是需要进行多次毁损性手术。位于皮下组织深部的痣细胞可以不被切除干净。随机进行痣体活检并无益处,但是如有新发生的扩大的结节则为活检指征。建议 5 岁前,每 6 个月随访一次,之后则每年随访一次。痣体的系列照片有助于监测变化。

黑色素瘤

恶性黑素瘤占全部儿童恶性肿瘤的 1%~3%,并且约 2% 的黑素瘤发生于 20 岁之前。黑色素瘤的发病率还在持续增高。10~20 岁人群中黑色素瘤的发病率是 0~10 岁人群的 7 倍。黑色素瘤主要发生于白人,男性好发于头部和躯干部,女性则好发于四肢。发生黑色素瘤的危险因素包括家族非典型痣 - 黑色素瘤综合征或着色性干皮病、获得性黑素细胞痣数目增多或非典型痣、肤色很白、过度日晒尤其是间断强烈日晒、个人或家族(一级亲属)的黑色素瘤病史、先天性巨痣和免疫抑制。在既往体健的儿童,发生黑色素瘤的最主要因素为紫外线辐射。5% 以下的儿童期黑色素瘤发生于先天性巨痣或家族性非典型痣 - 黑色素瘤综合征的家族成员。同时,约 40%~50% 的黑色素瘤发生于没有明显痣体的部位。黑色素瘤的死亡率主要与肿瘤厚度和侵入皮肤的深度有关。总体死亡率达 40% 左右,与肿瘤发生于儿童或成人无关。

由于黑色素瘤并无有效治疗方法,因此预防和早期发现是最有效的措施。预防重点是避免从上午 10 点至下午 3 点的强烈日晒,穿戴防护衣物如帽子、长袖衣服和长裤,应用防晒霜。早期检测包括对于有风险的个体(发育不良性痣综合征)经常进行临床查体和拍照,和对痣体的近期改变(大小、形状、颜色、炎症改变、出血或结痂,以及感觉异常)立刻反应和处理。ABCD 法则(不对称性,边缘不规则性,颜色变异性,和直径大于 6mm)对于成人是有用的筛查工具,但是对于儿童无效。

晕 痣

晕痣主要发生于儿童和年轻人,最常见于背部。皮损的发生可于青春期或孕期。数个色素痣经常同时发生晕环。随后,通常经过数月,中央的痣消失而脱色素区复色。仅在中央皮损性质不明确时,才是进行

切除和组织学检查的指征。有时,经数天至数周,一个获得性色素痣出现外周色素脱失带。除痣细胞外,还有密集的炎症细胞浸润如淋巴细胞和组织细胞。苍白晕的出现是黑色素细胞消失的结果。这种现象与先天性痣、蓝痣、Spitz 痣、发育不良性痣、神经纤维瘤、原发性和继发性恶性黑色素瘤有关,偶尔与白发症、伏格特 - 小柳 - 原田综合征和恶性贫血伴发。白癜风患者的晕痣发病率也相应增加。患有晕痣的个体其外周血可检测到抗黑色素细胞和痣细胞胞浆的循环抗体(图 643-3)。

■ Spitz 痣

Spitz 痣最常出现在出生后的前 10~20 年,表现为粉红到红色、光滑的、圆顶状的、坚实的、无毛发的丘疹,多发生于面部、肩膀或上肢(图 643-4)。大多数 Spitz 痣直径小于 1cm,但也能长到 3cm 大小。少数情况下,可见多发而群集的 Spitz 痣。肉眼上与 Spitz 痣相似的皮损包括化脓性肉芽肿、血管瘤、痣细胞痣、幼年黄色肉芽肿和基底细胞癌,但是这些病变可以通过组织学检查相鉴别。Spitz 痣在组织学上很难

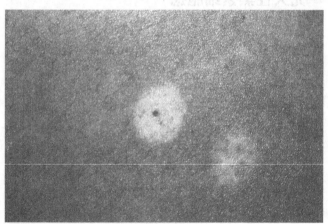

图 643-3(见彩图) 发育良好的晕痣

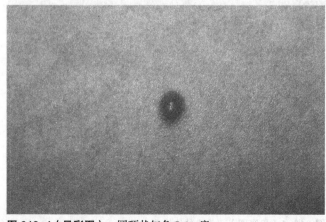

图 643-4(见彩图) 圆顶状红色 Spitz 痣

与恶性黑素瘤相鉴别,因为两者均有共同特征即细胞核的异型性,尤其是在痣的局部复发后。鉴别诊断的困难之处还在于 Spitz 痣与许多黑素细胞痣的其他临床类型具有相似的组织学特征。局部切除后的复发率可高达 5%。如果一个痣的临床表现被怀疑是黑色素瘤,那么建议对整个皮损进行切除活检。如果病理显示 Spitz 痣的切缘阳性,那么在该部位的再次切除应谨慎,以免将来难以对皮损的组织病理学结果进行解释。

斑 痣

斑痣是一种扁平褐色斑片,其上可见深褐色平坦或隆起的黑素细胞组分(图 643-5)。斑痣大小多样并可发生于身体任何部位,斑点的颜色可从浅棕到深棕,数量可多可少。斑痣很少出生时就有,通常是在婴儿后期和儿童早期出现。痣体上的深色斑点通常一开始就存在并且随着年龄的增长数目逐渐增多。深色斑点代表着交界部位或真皮内的痣细胞,棕色斑片内黑素细胞数量逐渐增加,表现为色素沉着的外观,斑痣恶变的概率不确定,但与对照组相比,斑痣更易出现在患有黑色素瘤的个体。斑痣没有必要切除,除非出现了不典型表现或近期临床变化明显。

太田痣和伊藤痣

太田痣在女性、亚洲人和黑色人种中更为常见。太田痣是一种固定不变的斑片,由部分融合的蓝色、黑色和棕色的斑点组成。随着年纪增长,痣的面积和颜色会扩大和加深。偶尔,痣的某些部分还会高出皮面。痣的颜色类似蒙古斑,多沿三叉神经第一、第二支单侧发生。太田痣有别于蒙古斑,不仅仅因为分布上的差异,还因为太田痣有斑点状外观而非均一的斑片。两者均属于真皮中部的黑素细胞增多症。太田痣中,真皮上部分布的狭长且呈树枝状的黑素细胞较真皮深部更为密集。太田痣有时出生时就有,但还有一些病

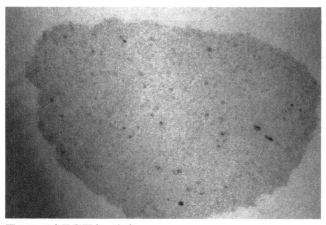

图 643-5(见彩图) 斑痣

例出现在 0~10 岁或 10~20 岁。有些患者的太田痣会累及结膜、硬腭、咽部、鼻黏膜、颊黏膜或鼓膜。太田痣恶变极其少见。激光治疗可明显减轻太田痣的颜色。

伊藤痣位于锁骨上区、肩胛区和三角肌区。伊藤痣分布较太田痣更为分散,但颜色则较太田痣更为均一。它也属于真皮中层黑素细胞增多症。有效的治疗是化妆品遮盖和激光治疗。

蓝 痣

普通蓝痣表现为孤立的、无症状的、光滑的、圆顶状的、蓝色或蓝灰色的丘疹,直径小于 10mm,经常发生于手背或足背。普通蓝痣很少形成大的斑块。蓝痣几乎都是后天获得的,经常在儿童期出现并多见于女性。组织病理学可见真皮内簇集性的纺锤形黑素细胞密集分布。普通蓝痣是良性的。

典型的细胞型蓝痣通常直径 1~3cm,最常发生在臀部和骶尾部。除了真皮深在的树枝状黑素细胞聚集外,还可见到由大的纺锤形细胞构成的细胞岛位于真皮内,甚至延伸至皮下。蓝痣的组织学改变为一连续谱,可从普通蓝痣到细胞型蓝痣。复合蓝痣是指蓝痣伴有其上的黑素细胞痣。

蓝灰色是蓝痣的特点,这是由真皮内的黑素颗粒引起的光学效应。可见光中的长波透射到真皮深层并被黑色素吸收而较短波长的蓝光不能透入而被反射回来,形成肉眼所见的蓝色或蓝灰色。

无色素痣

无色素痣常常在出生时即有;它们是局限的斑疹样色素减退性斑片或条带,经常伴有奇异的形状和不规则的边界。临床上,无色素痣类似于脱色性色素失禁症,但是前者更为局限且常局限于单侧。小的皮损也像结节性硬化症的柳叶状白斑。无色素痣的出现反映了病灶局部黑素小体向角质形成细胞转运过程中存在缺陷(图 643-6)。

表皮痣

表皮痣可生后即见或生后 1 个月或 1 年内出现。表皮痣的男女发病率相当,通常散发。表皮痣是以发生在皮肤局部区域的表皮和(或)附属器结构的过度增生为特点的错构瘤。表皮痣根据形态、程度和主要的表皮结构被分为许多类型。

表皮痣最初表现为脱色性伴轻微鳞屑的斑片,随着皮损的成熟,表皮痣逐渐变成线状的、增厚的、疣状的并伴有过度色素沉着。系统性表皮痣是指弥漫或广泛分布的病变,如高起鱼鳞病表现为双侧分布的广

泛皮损（图643-7）。临床上皮损形态学类型包括常呈线状分布的色素性乳头瘤，单侧分布的角化过度性条纹，可累及单一肢体和部分躯干，天鹅绒状的色素沉着性斑块，局限性斑块或沿 Blaschko 线分布的广泛皮损、呈漩涡状或大理石花纹状。炎性线状疣状表皮痣是一种变异型，临床上以显著瘙痒和皮损发生红斑、鳞屑和结痂样改变为特征。

虽然表皮痣的组织学表现随皮损发展成熟过程中的不同阶段而不同，但是各个发展阶段的皮损均有不同程度的明显的表皮过度增生。在某一特定皮损内，可伴有某种皮肤附属器为主的增生。各型表皮痣必须与线状苔藓、局限性淋巴管瘤、结节性硬化的鲨鱼皮样斑、先天性多毛痣、线性汗孔角化症、线状扁平苔藓、线状银屑病、色素失禁症的疣状增生期以及皮脂

腺痣相鉴别。角质溶解剂例如维 A 酸和水杨酸对于减轻鳞屑和控制瘙痒方面有一定疗效，最彻底的治疗是全层皮损的切除，当仅去除表浅的皮损时，复发很常见。此外，也可能完整保留痣体不作处理。表皮痣偶可伴有其他系统异常如皮肤和软组织、眼、神经系统、心血管、肌肉骨骼和泌尿生殖系统等。如有上述情况，则称之为表皮痣综合征，是一种镶嵌式表型的表达。然而，这种综合征并非独立的临床疾病。已经明确的伴有某一类型表皮痣及特殊出生缺陷的综合征包括变形综合征和 CHILD 综合征（先天性偏侧发育不良伴鱼鳞病样痣和肢体缺陷）。

皮脂腺痣

皮脂腺痣常发生于婴儿的头部和颈部，表现为相对小的、边界清楚的、椭圆形或线状的、高出皮面的橘黄色斑片，痣体上通常无毛发生长（图643-8）。皮脂腺痣也可偶尔发生于躯干部。虽然皮损以大量的皮脂腺增生为组织病理学特点，但是其他皮肤成分均可出现。在儿童早期皮损常为扁平和不明显的。随着皮损的成熟，通常在青春期开始出现疣状增生并布满大的橡胶样结节。临床表现的改变反映了组织学的类型，即以不同程度的角化过度、表皮增生、畸形的毛囊、大量的皮脂腺和顶泌汗腺的出现为特征。人们认为这些痣起源于多功能的原始的上皮细胞系，这些细胞能去分化形成各种各样的上皮细胞肿瘤。因此，在成人阶段，这些痣经常继发恶性肿瘤和良性的附属器肿瘤，其中最常见的为基底细胞癌或乳头状汗管囊腺瘤。*PTCH* 基因缺失，基底细胞癌中公认的基因缺陷，已经在皮脂腺痣中被发现。最佳的治疗是在青春期前完整的切除。皮脂腺痣伴有中枢神经系统、骨骼和眼部缺陷时代表表皮痣综合征的一种变异型。

Becker 痣

Becker 痣最初表现为色素沉着过度的斑片，主要

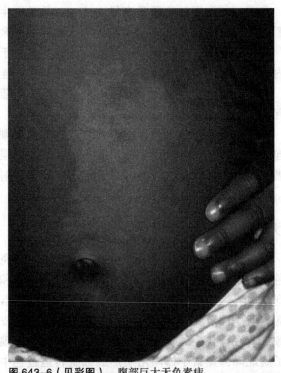

图643-6（见彩图） 腹部巨大无色素痣

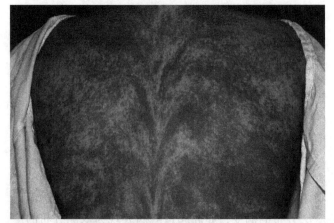

图643-7（见彩图） 表皮痣（高起鱼鳞病型）

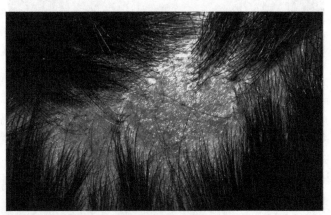

图643-8（见彩图） 头皮的橘黄色皮脂腺痣

发生在男性，多在儿童或青春期发病。病变通常可以发展为局限于色素沉着区的多毛症，进一步发展为单侧的、轻度增厚的、不规则的色沉过度的斑片（图643-9）。最常见的发生部位是躯干上部和上臂。痣表现为基底层黑素细胞数量增加和不同程度的表皮增生。痣通常伴随着平滑肌错构瘤，其表现为毛囊周围轻度隆起的丘疹或小结节。按摩这种皮损可以引起平滑肌收缩，继而使毛发直立。痣是良性的，没有恶变的风险，很少伴有其他畸形。

黑头粉刺痣

黑头粉刺痣是一种少见的上皮来源的器官样痣，是由黑头粉刺样的闭塞性毛囊构成的线状斑块。本病可以出生时即有或在儿童期出现。角栓是位于扩张、畸形的毛囊皮脂腺开口处的角质碎屑病变，多为单侧分布，可发生于任意部位。黑头粉刺痣偶尔伴有其他先天畸形，包括骨骼异常，大脑异常和白内障。虽然这些病灶通常是无症状的，但是部分患者在经历反复炎症后，会导致囊肿、瘘管和瘢痕形成。除了全层皮损切除外，没有更有效的治疗方法。规律应用维A酸制剂可以使较大的皮损减轻。

结缔组织痣

结缔组织痣是一种由胶原、弹力纤维、和（或）真皮细胞外基质即黏多糖构成的一种错构瘤。它既可以单独发生也可以作为某种疾病的表现之一。结缔组织痣可以发生于任何部位，但以背部、臀部、双臂和大腿最为常见。结缔组织痣可以是呈肤色、乳白色或黄色的斑块，通常直径为2~15cm，由许多小丘疹或呈簇的结节组成。有时由于颜色改变细微，肉眼上不易识别。痣体触诊呈橡胶样或鹅卵石样质感。病理组织学表现各异，包括大量增生的、退变的或碎裂的胶原、弹性组织或基质。发生在结节性硬化患者身上相似的皮损称之为鲨鱼皮样斑；然而，鲨鱼皮样斑只是由大量增生的胶原纤维组成。伴有多发的小丘疹性结缔组织痣的脆性骨硬化症又被称为播散性豆状皮肤纤维瘤病（Buschke-Ollendorf综合征）。

平滑肌错构瘤

平滑肌错构瘤是由于平滑肌（立毛肌）过度增生而形成的一种发育异常。它通常在出生时或出生后不久出现，表现为位于躯干或四肢的肉色的或轻度色沉的斑块，其上伴毛发增多（图643-10）。通过对皮损表面的摩擦可以诱发皮损部位一过性隆起或出现涟漪状运动，这种特点是由肌束的收缩引起的。平滑肌错

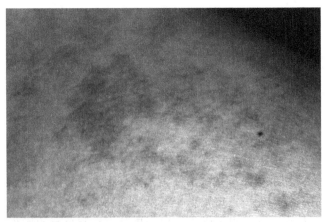

图643-9（见彩图） 青春期男性肩部的Becker痣

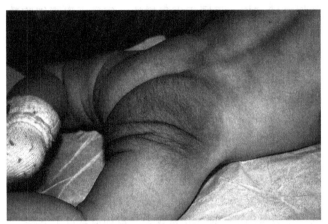

图643-10（见彩图） 臀部巨大平滑肌错构瘤

构瘤可能会被误诊为先天性色素痣，但是鉴别诊断是重要的，因为平滑肌错构瘤没有发展为恶性黑素瘤的风险，所以不需要手术去除。

参考书目

参考书目请参见光盘。

（韩晓锋 译，王珊 校，张立新 马琳 审）

第644章
色素增多性皮肤病

Joseph G. Morelli

色素异常

正常的色素需要成黑素细胞从神经嵴迁移至真皮表皮交界处，经过酶促反应而生成。色素生成后储存于结构成分中（黑素小体），向周围的角质形成细胞转运色素。泛发或局部皮肤颜色的加深可能

由于这些步骤当中任一环节的缺陷。有些皮肤颜色的异常是系统性疾病的表现，有些是泛发或局灶性的发育或遗传缺陷，还有一些是非特异性和皮肤炎症的结果。

■ 雀 斑

雀斑是直径通常小于 3mm 的浅褐色或深褐色斑点，界限不清，发生于光暴露部位，如面部、上背部、手臂和手背。日光可诱发，尤其是在夏天，冬天可能消退或消失。雀斑常见于红发和金发人种，学龄前期可首次出现。组织学上，以表皮基底细胞色素的增加为特征，比周围正常皮肤的黑素细胞拥有更多、更大的树枝状结构。不同于雀斑样痣，雀斑无黑素细胞数目的增加或表皮突的延长。雀斑被认为是除了色素痣以外的黑素瘤的一个危险因素。

■ 雀斑样痣

雀斑样痣，常被误认为雀斑或交界痣，皮损可发生于全身任何部位，表现为小面积（直径小于 3cm）圆形深褐色斑。本病与日晒无关，长久存在。组织学上，雀斑样痣有延长的、棒状的表皮突，伴随黑素细胞数量和表皮储存黑素密度的增加。无黑素细胞巢。本病是良性的，少数时候可被视为正常现象，皮损最常见于下唇。

弥漫性黑子病表现为极多小面积色素沉着斑，生后即有或儿童期出现。不合并畸形，很少累及黏膜。LAMB 综合征（黏液瘤综合征）是一种多发性内分泌瘤综合征，表现为面部和外阴的雀斑样痣、心房黏液瘤、黏膜皮肤黏液瘤和蓝痣（I 型，*PRKAR1* 基因；II 型，基因谱中定位于 *2p16–* 基因，此基因有待确认）。黏液瘤综合征的变异个体会伴随远端的关节弯曲（*MYH8* 基因）。豹斑综合征（LEOPARD）是一种常染色体显性遗传病，包括泛发、对称分布的雀斑样痣（图 644–1）、心电图异常、眼距过宽、肺动脉瓣狭窄，生殖器异常（隐睾、性腺功能减退、尿道下裂）、生长迟缓和神经性耳聋（I 型，*PTPN11* 基因；II 型，*RAF1* 基因）。其他的特征还包括肥厚型梗阻性心肌病和漏斗胸或鸡胸。

Peutz-Jeghers 综合征是以口唇黏膜上的黑斑和消化道息肉为特征。此病为常染色体显性遗传（*STK11* 基因）。婴儿期和儿童早期发病，表现为唇部和颊黏膜的黑斑。这些斑疹通常数毫米大小，大者可达 1~2cm。上颚部、牙龈、舌头及外阴黏膜偶尔可累及。皮损可发展至鼻部、手足、口周、眼周及脐部；指甲亦可表现为纵向条带或弥漫的色素沉着。在青春期和成人期色素沉着斑通常从唇部和皮肤消退，但黏膜部位一般不会消退。颊黏膜的皮损为本病最常见的特征。

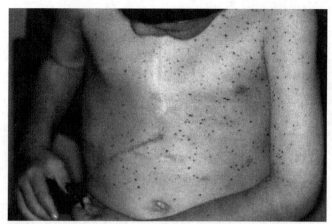

图 644-1（见彩图） 多发雀斑样痣，豹斑综合征 [雀斑样痣伴有心电图异常、眼距过宽、肺动脉瓣狭窄、生殖器异常（包括隐睾症，生殖官能不良，尿道下裂）、发育迟缓和神经性耳聋]

在一些家庭中，偶尔有家庭成员只有皮肤改变。本病偶尔可始发于成人期，表现为难以识别的色素改变，无消化道累及。也有个体散发者。

息肉病常发生于空肠和回场，也可发生于胃部、十二指肠和直肠（见第 337 章）。连续腹痛、腹泻、黑便、肠套叠为常见的并发症。年轻时期消化道和非消化道肿瘤的风险显著增高。2%~3% 的患者可合并消化道癌，消化道恶性肿瘤相对危险度为 13，非消化道恶性肿瘤，如卵巢、宫颈及睾丸肿瘤相对危险度为 9。Peutz-Jeghers 综合征需与其他有雀斑样痣表现的综合征（Laugier-Hunziker 综合征）、单纯性雀斑、Gardner 综合征、Cronkhite-Canada 综合征相鉴别，后者是一种以消化道息肉病、斑秃、甲营养不良、手掌、手指掌侧和手背散在分布的色素沉着为特征的综合征。有些病例显示用多种激光治疗 Peutz-Jeghers 综合征色素沉着斑有效。

■ 牛奶咖啡斑

牛奶咖啡斑是均匀一致的界限清楚的色素沉着斑，和正常肤色不同。在白色人种皮损表现为褐色或淡棕色，黑色人种皮损则是深棕色（图 644-2，644-3）。牛奶咖啡斑大小不一，大者可覆盖大部分躯干和四肢。一般皮损边界规整，但有的极其不规整。皮损是以表皮黑素细胞数目和黑素的增加为特征的，但无雀斑样痣特征性的棒状的表皮突。1/3 的咖啡斑见于正常儿童，约 10% 的正常儿童有咖啡斑。本病可于出生时即有，或在儿童期出现。

面积大的、分布不对称且带有不规则边界的咖啡斑是 McCune–Albright 综合征患者皮肤的特征性表现（GNAS1 基因）（第 556.6）。本病包括多骨性纤维性结构不良，可导致病理性骨折、早熟、内分泌功能亢进。色素沉着斑可能生后即有或儿童后期出现（图644-3）。皮肤的色素沉着斑最典型地大量分布于骨骼受累最严重的一侧。

神经纤维瘤病1型（Von Recklinghausen 病）

咖啡斑是神经纤维瘤病1型最常见的皮肤特点，本病是常染色体显性遗传的神经皮肤综合征（神经纤维瘤蛋白基因）（图644-2，见第589.1）。咖啡斑也可见于特定的其他疾病，包括其他类型的神经纤维瘤病。但是咖啡斑不是这些疾病的主要特点，也不是诊断要点（表644-1）。本病诊断标准：青春期前的患者，5块以上直径 >5mm 的咖啡斑；青春期后的患者，6块以上直径 >15mm 的咖啡斑。在非曝光部位，数目较多的咖啡斑常产生一种雀斑样表现，如腋下（Crowe征）、腹股沟、乳房下区和下颌。

色素失禁证（Bloch-Sulzberger 病）

详见第589.7。

■ 炎症后色素改变

不管是色素增加还是色素减退都可以是皮肤炎症的结果。色素的改变通常在严重的炎症之后发生，但有可能是轻微的皮炎。这种皮肤颜色改变在黑色人种的患儿较白种人更明显。尽管色素的改变可持续数周至数月，但这些改变只是暂时的（图644-3）。

表 644-1 伴有咖啡斑表现的疾病

神经纤维瘤病 1、2 型
McCune-Albright syndrome 综合征
Russell-Silver 综合征
共济失调毛细血管扩张
Fanconi 贫血
结节性硬化症
Bloom 综合征
基底细胞痣综合征
Gaucher 病
Chédiak-Higashi 综合征
Hunter 综合征
Maffucci 综合征
多发性黏膜神经瘤综合征
Watson 综合征
变形综合征
Turner 综合征
环状染色体综合征
Jaffe-Campanacci 综合征

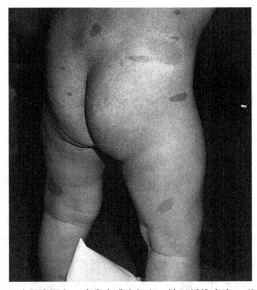

图644-2（见彩图） 多发咖啡牛奶斑，神经纤维瘤病1型患儿

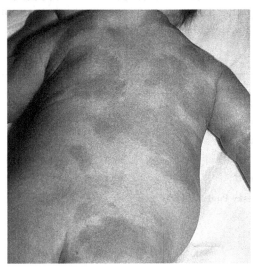

图644-3（见彩图） 多发呈图案的咖啡斑，McCune-Albright 综合征的患儿

参考书目

参考书目请参见光盘。

（翁丽 译，王珊 校，邢嫒 马琳 审）

第645章
色素减退性皮肤病

Joseph G. Morelli

■ 白化病

几种先天性眼皮肤白化病（OCA）均可见皮肤、头发和眼睛部分或完全黑素生成障碍，尽管这些部位

的黑素细胞的数量、结构和分布均正常。先天性眼皮肤白化病可分为两大类：一类因蛋白功能异常而影响黑素的形成和传递，一类伴有黑素小体的缺陷（表645-1）。酪氨酸酶是含铜酶，催化多步骤的黑素生物合成过程（见第79.2）。酪氨酸酶阳性突变型的特征是在与酪氨酸共孵育时毛发颜色加深。

眼皮肤白化病1型（OCA1）是以酪氨酸酶活性的显著降低或丧失为特征的。OCA1A，眼皮肤白化病中最严重的的一型，以毛发、皮肤和眼睛色素缺乏为特征（图645-1）。临床表现为畏光、眼球震颤、视力缺陷、白发和白皮肤。虹膜在斜射光下呈蓝灰色，反射光下呈明显的粉红色。OCA1B，或叫黄色突变性白化病，出生后即存在白发，粉色皮肤和灰色的眼睛。此型在阿米什人群中尤其流行。随着疾病的进展，毛发渐变成黄红色，日晒后皮肤有轻微的褐色改变，虹膜可累积一些褐色素，视力得到相应改善。有畏光和

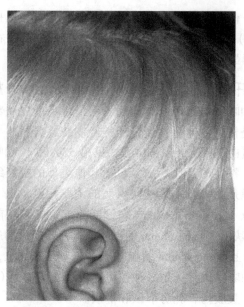

图645-1（见彩图）　眼皮肤白化病1型（OCA1）中的白发和白斑

眼球震颤存在但较轻微。OCATS是热敏型的白化病。异常的酪氨酸酶在35℃~37℃活性降低。因此，身体温度较低的部位如四肢和头部会有一定程度的复色，而其他部位无此现象。

OCA2是介于正常至1型之间的白化病。此型是世界范围内最常见的类型。生后仅有少量或没有黑色素。但是色素，尤其是黄红色素，可在白人患者的儿童时期积累产生淡黄色或淡褐色的皮肤。可产生色素痣。随着年龄增长，视力和眼球震颤逐渐好转。黑色人种患者可能会变为黄棕色皮肤，光暴露部位可有黑褐色雀斑及形成褐色虹膜。褐色OCA是OCA2的一种等位基因的变异。Prader-Willi综合征和Angelman综合征也有此基因的缺失，二者均有皮肤色素减退表现。

OCA3（红褐色白化病）主要见于非裔患者。以红色头发、红棕色皮肤、色素痣、雀斑、红棕色至棕色眼睛、眼球震颤、畏光和视力的降低为特征。

OCA4是一种少见的白化病，临床表现类似于OCA2。

Cross-McKusick-Breen综合征为酪氨酸酶阳性的白化病伴随视力异常、发育迟缓、痉挛和手足徐动。遗传缺陷不明。

由于缺乏足够数量的表皮黑色素的保护，白化病患者易得日光性角化症和皮肤肿瘤，二者发生率仅次于紫外线照射引起的皮肤损伤。因此暴露于日光时防晒服和广谱防晒措施（见第648章）是必需的。

眼皮肤白化病合并黑素小体的异常（见表645-1）

Hermansky-Pudlak综合征是常染色体隐形遗传性疾病，以眼皮肤白化病、溶酶体内蜡样质堆积和出血

表645-1　色素减退性疾病的相关基因

疾病	缺陷基因
眼皮肤白化病	
OCA1	酪氨酸酶
OCA2	P蛋白
OCA3	TRP-1酪氨酸酶相关蛋白-1
OCA4	MATP膜相关转运蛋白
Hermansky-Pudlak：综合征	
1型	HPS-1鼠（白耳）
2型	HPS-2 b3A AP3组
3型	HPS-3鼠（可可粉）
4型	HPS-4鼠（轻微耳型）
5型	HPS-5KIAA107
6型	HPS-6鼠（红眼睛）
7型	HPS-7 DTNBP1
8型	HPS-8 Bloc153
Chédiak-Higashi综合征	CHS1/LYST
Piebaldism斑驳病	C-KIT受体
	SLUG杂合子
Waardenburg：综合征	
1型	PAX-3杂合子
2a型	MITF
2b型	染色体1p
2c型	染色体8p23
2d型	SNAIL
2e型	Sox 10
3型	PAX-3纯合子
4型	SOX 10
	内皮素3
	内皮素B受体

时间延长为特征。在小鼠体内，已经识别出了 16 个产生了毛色突变表型且合并血小板缺乏的不同遗传位点。8 个遗传位点已经在人类被识别。

Chédiak-Higashi 综合征（CHS；见第 124 章）是另一个遗传异常合并溶酶体相关细胞器功能紊乱的综合征。CHS 的患者有皮肤、眼睛和毛发的色素减退、出血时间延长和容易擦伤；反复感染；自然杀伤细胞功能异常和周围神经病变等症状。CHS 由 *CHS1/LYST* 基因突变引起，此基因是溶酶体转运的调节基因。

■ 黑色素母细胞迁移异常（表 645-1）

斑驳病

斑驳病是先天性常染色体显性遗传病，以界限清楚的白斑为特征，最常发生在前额、发际（产生一簇白色额发）、腹侧躯干、肘部和膝部。白斑区内的色素岛颜色与正常皮肤一样或更深（图 645-2）。本病是永久性局限性黑素细胞缺失的结果。色素脱失的原因在于发育过程中黑色素母细胞不能从神经嵴迁移至皮肤所致。白化病是局限性而非泛发性的原因并不清楚。斑驳病需与白癜风、无色素痣和 Waardenburg 综合征鉴别，其中白癜风呈进展性，且不是先天发病。

Waardenburg 综合征

Waardenburg 综合征也是表现为出生后局限性的白斑和白发。分为四型：1 型的特点是白色额发，可以在 20%~60% 的患者中看到。只有 15% 的患者有色素脱失斑，9%~37% 的患者有耳聋，20% 的患者有虹膜异色症，一字眉（连眉）的患者占 17%~69%。内眦外移（内眦距过宽）在所有 1 型 Waardenburg 综合征的患者中均可看到。2 型跟 1 型类似，但 2 型无内眦外移，但有很高的耳聋发生率。3 型跟 1 型类似，但 3 型患者还有肢体畸形，也被称作 Klein-Waardenburg 综合征。4 型亦被称为 Shah-Waardenburg 综合征。此型患者都有

Hirschsprung 病，内眦外移几乎在此型看不到。

结节性硬化症（*TSC1*，*TSC2* 基因）

详见第 589.2。

伊藤色素减少症

伊藤色素减少症是一种先天性皮肤病，男女均可发病，通常合并一些器官的缺陷。尚无证据表明其遗传性；染色体嵌合和染色体异位曾被报道。伊藤色素减少症目前是一种描述性诊断而非最终诊断。称为沿 Blaschko 线分布的色素减少症更合适。

伊藤色素减少症的皮损通常生后即有，但亦有可能 2 岁以内出现。皮损类似于色素失禁症的反向，包括以境界清楚的涡旋状、条纹状和斑块状沿着 Blaschko 线分布的奇形怪状的、图案样式的色素减退斑（图 645-3）。不累及手掌、足底和黏膜。皮损在儿童期保持不变，但成人期可消退。色素脱失的程度从色素减退到色素缺乏均可。在色素失禁症中炎症性或水疱性皮损早于色素的改变。色素减退区基底层黑素细胞体积较正常体积小，黑素细胞及黑素颗粒数量较正常数量少。无炎症细胞和色素失禁。

本病最常合并神经系统的异常，包括智力迟钝（70%）、癫痫（40%）、小头畸形（25%）和肌肉张力减退（15%）。肌肉骨骼系统是第二常被累及的系统，表现为脊柱侧弯、胸廓和肢体畸形。25% 的患者有眼睛缺陷（斜视、眼球震颤），10% 有心脏缺陷。这些率有可能被高估，因为只有皮肤表现的患者通常不会寻求进一步的评估。鉴别诊断：①系统性无色素痣，此病是一种稳定的白斑病，不累及系统表现。②色素失禁症，尤其是色素减退的第四阶段，遗传咨询很重要，因为色素失禁症不像伊藤色素减退症，前者是遗传的。

■ 白癜风

流行病学及病因

白癜风是由黑素细胞破坏引起的色素脱失斑。此

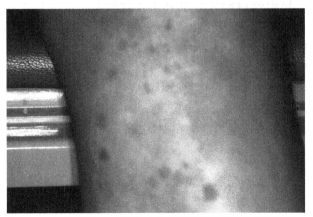

图 645-2（见彩图） 斑驳病中色素脱失斑和过度色素沉着的色素岛

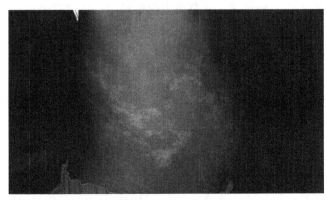

图 645-3（见彩图） 伊藤色素减少症中腹部的大理石样的色素减退条纹

病是由于环境、基因和免疫因素的复杂作用导致的最终临床表现。自身免疫、遗传、自身细胞毒作用和神经性原因是可能的病因。本病发病率 0.5%。

白癜风有明确的自身免疫因素。80% 活动期的患者有针对色素性黑素瘤细胞表面抗原的自身抗体。这些抗体似乎对黑素细胞是有细胞毒性的。疾病活动性和抗黑素细胞抗体的血清滴度有关系。黑素细胞特异性 CD8+T 淋巴细胞也参与白癜风的发病。这些抗体和 T 细胞识别不同的黑素细胞酶和结构蛋白。

从遗传流行病学上讲，白癜风一定程度上由更广泛的遗传方面的自身免疫和自身炎症引起。15%~20% 的泛发型白癜风患者有一个或更多患此病的一级亲属。在这些家庭中，遗传方式是多基因遗传，多因素遗传。而在其他患者，白癜风是特发的。

很多权威人士认为白癜风中黑素细胞破坏是内源性的细胞异常。也有人提出黑素细胞破坏是由于黑素合成过程中有毒物质的积聚和（或）缺乏对过氧化氢和其他氧自由基损伤的保护。体外证据表明这些代谢产物也许对黑素细胞是致命的。其他人认为神经化学因素破坏黑素细胞引起色素脱失。这些假说可以解释沿着皮片走形的节段型白癜风的发病方式。

临床表现

白癜风有两种类型，寻常型(非节段型)和节段型，二者可能是完全不同的疾病（表 645-2）。寻常型白癜风（85%~90%）可分为泛发型（A 型）和局限型（B 型）。约 50% 的白癜风患者 18 岁前发病，25% 在 8 岁前显现出色素脱失。大多数患儿是寻常型，但是节段型在儿童比在成人常见。寻常型白癜风患者皮损通常是明显对称性的白斑（图 645-4），边缘有色素沉着。白斑倾向于分布于肢端和（或）腔口周围。偶尔可见到几乎所有皮肤表面都色素脱失的病例。

临床上存在几种不同类型的局限性白癜风。一种局限性白癜风的形式是晕痣现象，良性痣边缘色素脱失环。头皮的白发（少年白发）也被认为是局限性白癜风的一种形式。在节段型白癜风中，色素脱失区局限分布于皮节区范围。此型白癜风起病急，局限性进展，不会在其他区域脱色素。

许多自身免疫性疾病发生于白癜风患者，包括艾迪生病、桥本甲状腺炎、恶性贫血、糖尿病和自身免疫综合征合并选择性的免疫球蛋白 A 缺陷。另外，其他可能有免疫缺陷的疾病，如斑秃和局限性硬皮病，也可合并白癜风。

小柳 - 原田综合征是白癜风合并葡萄膜炎、听力障碍、脑膜炎及皮肤、头发、眉毛和睫毛的色素脱失。Alezzandrini 综合征，白癜风合并视网膜变性和耳聋。

表 645-2　节段型和非节段型白癜风的典型特征

节段型白癜风	非节段型白癜风
常儿童期发病	可儿童期发病，但晚些发病更常见
起病急，稳定	逐渐进展
起病后迅速累及毛发	起病后期累及毛发
常不伴发其他自身免疫疾病	合并个人或家族自身免疫疾病
常发生于面部	常发生于外伤、摩擦或压力敏感部位
对自体移植反应好，稳定复色	自体移植后常原位复发
与无色素痣难区分，尤其是早期发病时	

摘自 Taïeb A, Picardo M. Vitiligo. N Engl J Med, 2009, 360:160-168

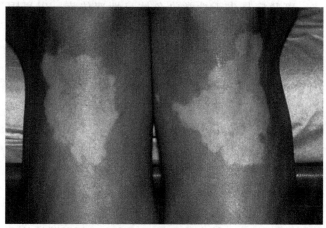

图 645-4（见彩图） 白癜风中界限清楚、对称分布的色素脱失斑

白癜风光镜下早期皮损显示轻度炎症改变。随着病程加长，黑素细胞发生退行性变化，最终黑素细胞消失。

白癜风的鉴别诊断包括其他后天性的白斑病。两种最常见的需鉴别的疾病为花斑癣和炎症后色素减退。

治 疗

局限性白癜风局部外用强效激素、他克莫司或吡美莫司。有广泛皮损的患者，窄波紫外线 [UVB（UVB311）] 可作为治疗的选择。所有类型的白癜风均对治疗的反应慢，长达数月至数年。对治疗无效的白癜风，美容性的化妆品可以应用。所有区域的白癜风对阳光损害很敏感，应该采取措施降低皮损的曝光率。自发性复色可能会在少量病例中看到。

参考书目

参考书目请参见光盘。

（翁丽　译，王珊　邢嬛　校，马琳　审）

第 646 章

水疱大疱性皮肤病

Joseph G. Morelli

水疱大疱性皮肤病表现多样，病因不一而同，在成人及儿童均可发病。皮肤的水疱样皮损为水疱大疱性皮肤病的诊断提供了直观的线索。表皮内水疱的外壁薄，松弛易破。表皮下水疱则壁厚而不易破溃。诊断和鉴别各种水疱大疱性皮肤病有赖于皮疹病理检查，特征性的裂隙位置和不同的浸润细胞种类可以为诊断提供线索。皮肤免疫荧光和电镜检查也是常用的诊断方法（表 646-1）。

646.1 多形红斑

Joseph G. Morelli

■ 病 因

多形红斑的病因不同，其中人类疱疹病毒感染是本病最常见的病因。在 60% 的多形红斑患者中可见疱疹性唇炎和生殖器炎。几乎所有复发性的多形红斑都有人类疱疹病毒感染的诱因存在，还常与日光照射相伴发。皮损位置可查见人类疱疹病毒抗原及核酸，无皮疹处则不受累。人类白细胞抗原 A33、B62、B35、DQB1*0301 及 DR53 阳性者更易罹患人类疱疹病毒感染所致的多形红斑，特别是复发病例。多数人类疱疹病毒感染所致的多形红斑患者会在 2 周左右的病程后自愈，但复发病例每次发作的持续时间和发作间的时间间隔则因人而异。对人类疱疹病毒易感者而言，并非每次病毒发作都会诱发多形红斑。

■ 临床表现

多形红斑的皮疹表现是多形性的，包括红斑、丘疹、水疱、大疱、荨麻疹样的斑块和融合性的红斑等。患者多为 10~40 岁，皮疹可非对称性散在分布，可伴瘙痒或触痛。多形红斑根据皮损的形态学表现进行诊断：环状或靶性斑块，周边环以红斑，中央可有浅色环围绕的暗紫色坏死性皮损（图 646-1，646-2）。

上臂的皮损对称性孤立出现，而面部、躯干和下肢通常表现为散在发疹。皮疹初起为红斑或荨麻疹样斑片，进而向周边发展为靶形损害，通常直径 2cm 左右，中央色暗。有些病例的皮疹在 72h 内逐步出现，位置固定不变。口唇和颊黏膜可见皮疹，但余处口腔

表 646-1 水疱大疱性皮肤病的水疱位置及诊断要点表

疾病	水疱位置	确诊检查
肠病性肢端皮炎	IE	血锌检查
大疱性脓疱疮	GL	涂片，细菌培养
大疱性类天疱疮	SE（表皮/真皮交界）	直接和间接免疫荧光检查
念珠菌病	SC	KOH 镜检，细菌培养
疱疹样皮炎	SE	直接免疫荧光
皮肤真菌病	IE	KOH 镜检，细菌培养
汗疱疹	IE	常规病理检查
单纯性 EB	IE	电镜检查；免疫荧光检查
手足局限型 EB	IE	电镜检查；免疫荧光检查
致死型交界性 EB	SE（表皮/真皮交界）	电镜检查；免疫荧光检查
隐性营养不良性 EB	SE	电镜检查；免疫荧光检查
显性营养不良性 EB	SE	电镜检查；免疫荧光检查
表皮松解性角化过度症	IE	常规病理检查
多形红斑	SE	常规病理检查
毒性红斑	SC, IE	嗜酸细胞涂片
色素失禁症	IE	嗜酸细胞涂片常规病理检查
蚊虫叮咬	IE	常规病理检查
线状 IgA 皮病	SE	直接免疫荧光
肥大细胞增生症	SE	常规病理检查
晶痱	IC	常规病理检查
新生儿脓疱黑变病	SC, IE	细胞涂片
疱疹样皮炎	GL	直接和间接免疫荧光检查 Tzanck 棘刺松解细胞涂片
寻常性天疱疮	表皮基底细胞层	直接和间接免疫荧光检查 Tzanck 棘刺松解细胞涂片
疥疮	IE	刮片找疥虫
葡萄球菌性烫伤样皮肤综合征	GL	常规病理检查
中毒性表皮坏死松解症	SE	常规病理检查
病毒性水疱	IE	Tzanck 棘刺松解细胞涂片查疱疹病毒感染，直接免疫荧光检查找单纯疱疹病毒感染，水痘—带状疱疹病毒培养；常规病理检查

EB：大疱性表皮松解症；GL：颗粒层；IC：角质层；IE：表内内；KOH：氢氧化钾；SC：角层下；SE：表皮下

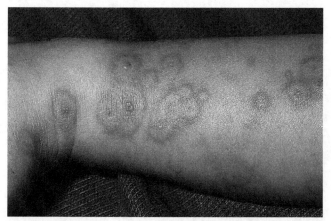

图 646-1（见彩图） 单纯疱疹病毒感染所致的多形红斑患者手背所见的固定性红色斑片样皮疹，中央呈暗紫色
摘自 Weston WL, Lane AT, Morelli J. Color textbook of pediatric dermatology. 3ed. St Louis. Mosby, 2002, p 156

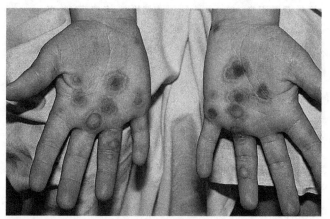

图 646-2（见彩图） 单纯疱疹病毒感染所致的多形红斑患者手掌部位的靶形皮损，也称鹰眼样皮损
摘自 Weston WL, Lane AT, Morelli J: Color textbook of pediatric dermatology. 3ed. St Louis: Mosby, 2002, p 156

黏膜通常不受累。皮疹通常经两周后痊愈，不会发展为 Stevens-Johnson 综合征，无特殊后遗症。多形红斑可以初起表现为荨麻疹样的皮损，但 24h 不消退。

发病机制

本病的发病机制不清，但学界认为是变应原刺激诱导的宿主特异性免疫介导的反应性疾病，导致角质形成细胞的损伤。HSV *Pol1* 基因在人类疱疹相关的多形红斑皮损处有所表达，其结果是激活翻译转录因子 SP1 和炎性细胞介质。活化单核细胞和角质形成细胞释放的炎性细胞介质可能诱发表皮细胞的坏死而引发临床症状。

病理学

多形红斑的皮疹病理表现随病程不同而异，但都可以协助诊断。早期皮损可见轻度的细胞间水肿及少量的角化不良细胞，可以形成表皮基底层位置的水疱

及真皮浅层血管周围的水肿伴淋巴细胞浸润。进展期的皮损可见上述病理表现进一步加重，真皮层血管周和细胞外多量的淋巴和单核细胞浸润。重度病例则呈现出真皮全层坏死的特征。

鉴别诊断

多形红斑应该与类天疱疮、天疱疮、线状 IgA 性皮炎、移植物抗宿主病、大疱性药疹、荨麻疹、人类疱疹病毒感染性皮疹、活动性关节炎综合征的皮疹、川崎病、白塞氏病、过敏性血管炎、离心性环形红斑以及结节性多动脉炎等疾病相鉴别。口腔部位受累的多形红斑需要与类天疱疮、寻常性天疱疮、大疱性或糜烂性扁平苔藓、白塞氏病、复发性龈口炎和疱疹性龈口炎等相鉴别。头孢类抗生素所致的血清病样反应亦可出现多形红斑样皮疹，通常与普通多形红斑一样呈中央颜色较暗的靶形损害，但在大多数病例，头孢类抗生素所致的皮疹会有一过性消退、瘙痒和周身散在出现的临床特征，可能是荨麻疹而不是真正的 EM。

治 疗

多形红斑的治疗以对症支持治疗为主。应用润肤剂、系统口服抗组胺药物和非甾体类抗炎药可以改善患者的症状但无法缩短病程。糖皮质激素的应用在治疗多形红斑的前瞻性非对照试验中经证实是有效的。临床中有些多形红斑患者会因为应用糖皮质激素治疗后出现人类疱疹病毒的再激活而使多形红斑皮疹复发或迁延较长的时间。可以尝试口服 6 个月疗程的阿昔洛韦来抑制多形红斑的反复发作，但停药后人类疱疹病毒或多形红斑的皮疹可以再发，发作的时程较服药前会相应减少。

参考书目

参考书目请参见光盘。

646.2 Stevens-Johnson 综合征

Joseph G. Morelli

■ 病 因

Stevens-Johnson 综合征的一种重要病因是肺炎支原体感染。药物，如磺胺药、非甾体抗炎药、抗生素和解热镇痛药等都是本综合征以及表皮坏死松解症的常见诱因。HLA-B * 1502 和 HLA-B * 5801 在接受卡马西平的汉族患者和接受别嘌呤醇的日本患者中分别涉及这两种疾病的发展。

■ 临床表现

Stevens-Johnson 综合征的皮疹初起时为红色的斑

片，随即加重，呈大面积水疱或大疱样，中央部位坏死重，周身表皮可以出现大片剥脱。本病的皮疹范围通常比多形红斑广泛且伴发两处以上黏膜损害，即口眼黏膜、上呼吸道、食管、胃肠道或泌尿生殖道出疱或黏膜剥脱（图646-3）。口唇和颊黏膜为常见的出疱部位，可以发展为上覆血痂的糜烂面。本病皮疹出现之前可以有流感样上呼吸道的前驱症状，患者的口腔糜烂痛感剧烈，但相对于表皮坏死松解症而言皮肤痛感稍轻。并发症还包括角膜炎、前葡萄膜炎、全眼炎、气管炎、肺炎、心肌炎、肝炎、胃肠炎、多发关节炎、血尿和急性肾小管炎导致的肾脏功能衰竭等。皮肤部位的弥漫大疱可以导致无感体液丢失，容易继发感染和败血症。皮疹愈合处可以再出新疹，如此反复的皮疹痊愈过程需要4~6周的治疗周期。但可以留有视力损害和支气管、食道、泌尿生殖道及肛门的狭窄。非特异性实验室检查异常包括白细胞增多，血沉升高，偶见肝功能损害和低蛋白血症。Stevens-Johnson综合征进展的最严重结果是表皮坏死松解症，由此引发的严重反应可以使皮肤黏膜大片坏死、剥脱，超过30%的体表面积（图646-4）。

发病机制

药物特异性的CD8+T细胞的介导的穿孔素、颗粒酶B以及颗粒溶素诱发的角质形成细胞坏死是本病发病最重要的途径。角质形成细胞坏死后续还会诱发溶解性脂肪酸合成酶受体/配体反应途径的炎症造成更多的细胞坏死。

鉴别诊断

Stevens-Johnson综合征需要与表皮坏死松解症、荨麻疹、药物超敏反应综合征、其他类型的药物反应和川崎病等发疹性疾病相鉴别（见第637.2）。

治 疗

Stevens-Johnson综合征需要支持和系统性对症治疗。首先要避免接触可疑药物；然后必行眼科会诊以避免发生角膜溃疡等严重的并发症。有报道称在急性期将羊膜囊包膜覆盖在角膜表面可以减少角膜瘢痕的发生。口腔黏膜皮损应该使用甘油等滋润保护剂进行口腔局部护理。外阴皮损同样需要局部精细护理预防阴道发生缩窄。外用局部止痛药，如苯海拉明、达克罗宁乳膏和利多卡因凝胶等可以缓解疼痛，在患者进食前涂抹，缓解疼痛效果尤其明显。皮肤剥脱处可以使用生理盐水冲洗，对于考虑有继发感染的皮疹要应用抗生素软膏抗感染治疗。其他的治疗措施还包括：当患者症状体征严重时转入ICU治疗，期间使用液体疗法、营养支持、水床和消毒烫伤纱布预防并发症等。

还应每日用生理盐水湿敷皮肤剥脱处、液状石蜡绷带或凝胶绷带保护皮肤创面等治疗。尤其针对眼部、口唇和鼻黏膜等部位，更要使用上述方法仔细处理，防止发生并发症。必要时还需要置尿管来保护黏膜和减轻患者痛感，保持小便通畅。对重症患者每天都要检查皮疹和黏膜的皮疹情况，来评估患者的严重程度，制定下一步的诊疗方案。对于那些皮肤或泌尿道存在感染、有潜在的金黄色葡萄球菌和铜绿假单胞菌感染败血症的患者，要及时使用系统静脉应用抗生素治疗，感染是本病的第一致死原因。不必预防性给患者使用抗生素。糖皮质激素的应用可以缩短某些患者的病程，但没有随机对照试验表明其对本病的治疗有确定的疗效。许多专家还反对应用糖皮质激素，认为激素会更容易诱发继发感染。早期应用丙种球蛋白（1.5~2.0g/kg/d，用3 d）对治疗本病是有效的。曾有2例的重症患者使用依那西普治疗后痊愈，目前还需要更多的病例总结。

参考书目

参考书目请参见光盘。

646.3 表皮坏死松解症

Joseph G. Morelli

■ 流行病学和发病机制

表皮坏死松解症的病因不明，但学界认为是各种诱因激发了表皮基底细胞发生超敏反应性损伤而致病。细胞凋亡可以导致表皮损伤（见第646.2）。Stevens-Johnson综合征的许多激发因素与本病的诱因相同，如应用磺胺药、阿莫西林、苯巴比妥、脲咪唑二酮、保泰松和别嘌呤醇等制剂。表皮坏死松解症的表现包括：①伴痛感的融合性麻疹样红斑或水疱形成；②无靶形皮疹；③24~48h的时间发疹并泛发；④皮疹病理显示表皮全层坏死和真皮无炎症浸润。以上特点也是本病与多形红斑的鉴别点。

■ 临床表现

表皮坏死松解症的前驱症状有发热、不适感、局部皮损处疼痛和弥漫的炎性红斑等。眼睑、结膜、口唇和外阴黏膜的皮损发病时间可以早于皮疹，周身可以出现松弛性大疱，进而出现大片的表皮剥脱（图646-4）。红斑水疱样皮疹处可见尼氏征（按压水疱引起疱壁向周围扩展）阳性（图646-4）。皮疹可在两周左右痊愈，但有些病例因角膜溃疡可以导致严重的眼部后遗症。患者的症状可以迅速进展而出现水电

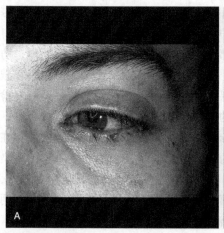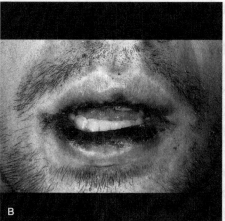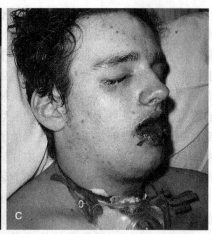

图 646-3（见彩图） Stevens-Johnson 综合征的典型皮疹：A.结膜大疱；B.口腔大疱；C.口腔进食后形成的黏膜剥脱和糜烂。外阴黏膜糜烂形成的排尿困难

摘自 Habif TP. Clinical dermatology. 4ed. Philadelphia: Mosby, 2004, p 631

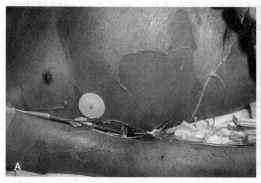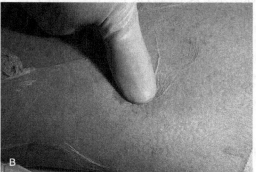

图 646-4（见彩图） A.大片状全层表皮剥脱；B.中毒性表皮坏死松解症患者初期的泛发痛性红斑。数小时后皮疹痛感加重，以手指轻触施加压力后可以造成表皮的剥脱——尼氏征阳性

摘自 Habif TP. Clinical dermatology. 4ed. Philadelphia: Mosby, 2004, p 633

解质紊乱、休克、继发感染和败血症。常见后遗症还包括皮肤色素异常、眼部损害（如少泪干眼、结膜瘢痕视力下降和睫毛脱落缺失等）和腔口黏膜狭窄等。本病的鉴别诊断包括葡萄球菌性烫伤样皮肤综合征、移植物抗宿主病、化学烧伤、药疹、毒性休克综合征和天疱疮等病。

药物超敏反应综合征（又称 DRESS 综合征，见第 637.2）是一种在应用苯妥英、卡马西平、苯巴比妥、去氧巴比妥或其他抗生素类药物后的 1~3 个月后发生的全身多系统炎症过敏反应。患者的皮肤黏膜表现可以与多形红斑、Stevens-Johnson 综合征和表皮坏死松解症相同，但临床表现还包括：淋巴结肿大、发热、肝功能损伤、肾脏和肺部损害、嗜酸细胞增多症以及白细胞计数异常等。

■ 治 疗

最重要的是祛除病因。如果考虑药物源性病因，应该马上停用可疑药。总的治疗原则与严重烫伤患者相同，可以在 ICU 或烫伤病房治疗（见第 68 章）。治疗包括床旁隔离、水电解质支持治疗、使用水床预

防褥疮和严格的创面无菌护理等。有继发感染者需系统应用抗生素治疗。皮损剥脱处可以应用生理盐水冲洗或外用抗生素凝胶，既保护创面预防感染又减少体液丢失。对口眼黏膜的处理同前述的多形红斑的黏膜处理措施，皮损疼痛可以使用局部止痛药物。本病患者有免疫异常的可能，可以早期应用丙种球蛋白治疗。但也有学者持不同意见。

参考书目

参考书目请参见光盘。

646.4 机械性大疱病

Joseph G. Morelli

■ 大疱性表皮松解症

大疱性表皮松解症（EB）是一组先天遗传性的大疱病。根据皮疹表现和严重程度、临床和病理特征、以及遗传方式的不同，大疱性表皮松解症分很多类型。但共同的特点是机械摩擦后皮肤出现水疱大疱样的皮疹。本病主要分三类：单纯型（EBS）；交界型（JEB）和营养不良型（DEB）（表 646-2）。Kindler 综

合征（*Kindlin-1* 基因突变导致），被划分为第四类
EB，在其早期病程中，除了水疱样皮疹外还包括光敏
和皮肤异色症的特征。

单纯性大疱性表皮松解症（EBS）

单纯性大疱性表皮松解症 EBS 是常染色体显性遗
传的非瘢痕性 EB，多由角蛋白 5 或 14 的基因突变引
起，最终导致表皮基底层细胞产生裂隙和水疱而发病。
还有其他一些基因缺陷也可以导致表皮/真皮间出现
水疱样皮疹。

泛发型 EBS（旧称 Koebner 型 EBS）皮疹泛发。
包括手足、肘膝、和头皮部位均可发疹、皮疹愈后不
留粟丘疹。口腔黏膜皮疹轻微，可自愈，指甲多有增厚、
变色或营养不良。预防继发感染是对症治疗的重要内
容，随年龄增长皮疹可以明显缓解。可以把水疱疱壁
消毒后刺破，外涂抗生素药膏预防感染，疱壁应尽量
保留以利创面恢复。

局限型 EBS（旧称 Weber-Cockayne 型 EBS）的
皮疹局限于手足部位，多在患儿开始学习走路时出现
症状。也可以在学龄前期因为运动增加而发病。本型
的皮疹局限于手足部位（图 646-5），偶可发生在肘
膝位置，但数日内可自愈。

Dowling-Meara 型 EBS（旧称疱疹样型 EBS）的
皮疹类似于疱疹性疾病（图 646-6）。在婴幼儿期，
患者的疱疹样皮疹泛发而严重，可以累及口腔黏膜等
位置，但环境温度高并不能导致皮疹的加重。皮疹愈
合后留有色素沉着和粟丘疹，可以造成甲板脱落。手
足部位可以出现掌跖角化和多汗症状，但随年龄增长
可逐渐消失。

■ 交界性大疱性表皮松解症（JEB）

Herlitz 型交界性大疱性表皮松解症是一种可以危
及生命的重型隐性遗传性大疱病。生后即见水疱，逐
渐加重，主要累及口周、头皮、下肢、胸部和易受摩

表 646-2 各种亚型大疱性表皮松解症新生儿期患者的临床表现和诊断要点

EB 亚型	临床特点		诊断
	皮损特点	皮肤外表现	
泛发型单纯性 EB（AD）	轻至中度水疱，多泛发 偶有瘢痕，粟丘疹	偶见黏膜水疱	EM: 表皮基底层裂隙；IF: BPAG1（BP230），BP-180（BPAG2，XVⅡ型胶原），α6β4 整合素，板层素 1，板层素 332，IV 型胶原，VII 型胶原（获得性大疱性表皮松解症抗原）在水疱基底层查见一种或多种上述抗原
局限型单纯性 EB（AD）	轻度水疱，多局限，多数在生后 2 岁内发病，但亦有大龄儿童患者 偶有瘢痕，粟丘疹	黏膜受累少见	EM: 表皮基底层裂隙 IF: 表现同泛发型单纯性 EB
Dowling-Meara 型单纯性 EB（AD）	中度到重度水疱，初起泛发，进而发展为局限型疱疹样；粟丘疹；甲萎缩/脱落	中度黏膜水疱	EM: 表皮基底层裂隙；角蛋白纤维呈簇集缠绕 IF: 表现同泛发型单纯性 EB
非 Herlitz 型交界性 EB（AR）	中度水疱；萎缩性瘢痕；甲萎缩	中度黏膜水疱；牙釉质发育不全	EM: 表皮/真皮交界处透明板位置裂隙；半桥粒减少或缺损表皮基底层裂隙 IF: 19-DEJ-1 抗原缺失；GB3、板层素 332、板层素 46 和板层素 K140 抗体染色阳性；疱顶处 BPAG1（BP230）、BP180（BPAG2，XVⅡ型胶原），α6β4 整合素染色阳性；疱底位置板层素 1，IV 型胶原，VII 型胶原（获得性大疱性表皮松解症抗原）染色阳性
Herlitz 型交界性 EB（AR）	重度泛发水疱，不易愈合；糜烂处肉芽肿样皮损；瘢痕；甲萎缩	重度黏膜水疱；常见 GI 受累；喉气管受累导致气道狭窄；泌尿生殖道受累	EM: 表皮/真皮交界处透明板位置裂隙；半桥粒减少或缺失；基底层下致密斑缺失 IF: 19-DEJ-1、GB3（板层素 332）、板层素 46 和板层素 K140 抗原缺失；疱底处 BPAG1（BP230）和 BP180（BPAG2，XVⅡ型胶原）染色阳性；板层素 -1，IV 型胶原和 VⅡ型胶原染色阳性
交界性 EB—合并幽门闭锁（AR）	重度水疱	羊水过多；幽门闭锁；泌尿生殖道受累：输尿管梗阻，肾盂积水	EM: 表皮/真皮交界处透明板以及浆膜层位置裂隙；半桥粒小 IF: 疱顶处 BPAG1（BP230）、BP180（BPAG2，XVⅡ型胶原）染色阳性；疱底位置板层素 1，IV 型胶原，VII 型胶原（获得性大疱性表皮松解症抗原）染色阳；19-DEJ-1 抗原缺失，α6β4 整合素减少或缺失

表 646-2（续）

EB 亚型	临床特点		诊断
	皮损特点	皮肤外表现	
显性营养不良型 EB（AD）	轻度到中度水疱（新生儿期重）粟丘疹，瘢痕 甲萎缩	轻度黏膜水疱	EM：表皮/真皮交界处致密板下位置裂隙；锚纤维减少 IF：疱顶 BPAG1（BP230），BP-180（BPAG2，ⅩⅦ型胶原），α6β4 整合素，板层素 1，Ⅳ型胶原染色阳性 Ⅶ 型胶原（获得性大疱性表皮松解症抗原）染色正常、减少或缺失
隐性营养不良型 EBHallopeau-Siemens 型（AR）	重度水疱 粟丘疹，瘢痕	重度黏膜水疱；GI 受累；外阴受累	EM：致密板下层裂隙；锚纤维缺失 IF：疱顶 BPAG1（BP230），BP-180（BPAG2，ⅩⅦ型胶原），α6β4 整合素，板层素 1，Ⅳ型胶原染色阳性 Ⅶ型胶原（获得性大疱性表皮松解症抗原）减少或缺失

AD：常染色体显性；AR：常染色体隐性；EB：大疱性表皮松解症；EM：电镜检查；GI：胃肠道；IF：免疫组化检查，免疫荧光抗体检查
引用自下书，并做内容微调。Eichenfield LF, Frieden IJ, Esterly NB. Textbook of neonatal dermatology. Philadelphia: WB Saunders, 2001: 159

擦的部位。黏膜容易受累且剥脱严重。在呼吸道、消化道和泌尿生殖道经常容易发生黏膜剥脱和糜烂样皮损，但较隐性遗传性大疱性表皮松解症为轻。皮疹愈

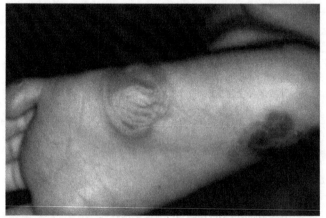

图 646-5（见彩图） Weber-Cockayne 型单纯性表皮松解症患者足部的大疱样皮损

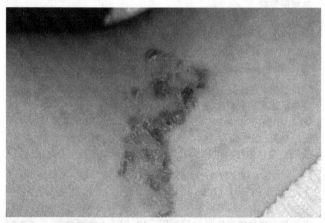

图 646-6（见彩图） Dowling-Meara 型单纯性大疱性表皮松解症患者红斑基础上的群集水疱样皮损

合速度慢，常留有增生性肉芽肿样糜烂面（图 646-7），并由此容易导致创面感染，迁延不愈合。水疱样皮疹复发处可见表皮萎缩，口腔糜烂可导致牙齿发育异常和严重的龋齿。皮疹丢失营养物质可以导致生长发育迟滞，重症患者可以出现恶病质和循环衰竭而致命。多数本型患儿死于 3 周岁以内。

非 Herlitz 型交界性大疱性表皮松解症（旧称泛发性良性萎缩性 JEB）较 Herlitz 型为轻，但婴幼儿时期难于同后者鉴别。本型的另外一类患者可以合并有幽门闭锁。

所有的 JEB 患者皮损病理检查中，光镜下可见表皮下水疱，电镜则可见致密板位置的裂隙。Herlitz 型和部分 Herlitz 型的患者还可见致密板位置处的半桥粒的减少或缺失，发病的分子机制系参与此处表皮/真皮交界处纤维结构的板层素 332 减少或完全缺失。非 Herlitz 型交界性大疱性表皮松解症的致病因子还包括其他基因，如 Col17A1 基因突变等。α6β4 整合素基因异常是合并幽门

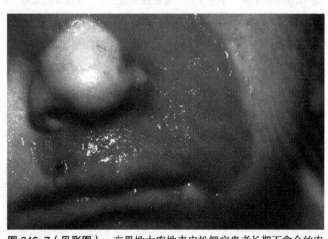

图 646-7（见彩图） 交界性大疱性表皮松解症患者长期不愈合的肉芽肿性皮损

闭锁型交界性大疱性表皮松解症的病因。

治 疗

JEB 的支持治疗十分重要，可以为患儿提供足够的能量和微量元素。对营养障碍的患儿有时需要输注红细胞悬液对症治疗，如有感染要及时抗感染治疗。目前有组织工程学皮片移植术应用于临床，对改善患者皮损有效。

■ 营养不良性大疱性表皮松解症

营养不良性大疱性表皮松解症系 Ⅶ 型胶原缺失所致，此胶原是表皮 / 真皮连接处锚纤维的重要组成成分。营养不良性大疱性表皮松解症的水疱位于表皮下，依 *Col7A1* 基因突变位置的不同有不同的临床表现。

常染色体显性营养不良性大疱性表皮松解症（DDEB）是本病最常见的类型，生后即见水疱样皮疹，多局限多发于手足肢端位置。皮疹数日即可自愈，愈后留有柔软的皱褶性瘢痕，上可见粟丘疹和色素沉着（图 646-8），甲板的异常和缺失也比较常见。多数患者病程缓慢，皮疹范围不广，黏膜皮疹有自愈的倾向。

重型营养不良性大疱性表皮松解症（旧称 Hallopeau-Siemens 型营养不良性大疱性表皮松解症）是最重型的大疱性表皮松解症。皮疹生后出现，广泛而严重，可以波及躯干和四肢，容易留瘢痕（图 646-9）。皮肤黏膜部位广泛的剥脱和糜烂常导致体液紊乱和营养丢失，最终造成生长发育迟滞。儿童期患者的严重合并症有：食管和口腔部位出现糜烂、狭窄和瘢痕；反复皮肤剥脱糜烂不愈合导致继发鳞癌；反复肢端皮损出现假性并指畸形等（图 646-10）。

目前缺乏系统的治疗方法，主要以保护皮肤和对症处理为主。如避免吃质硬食物，防止划破食道黏膜，

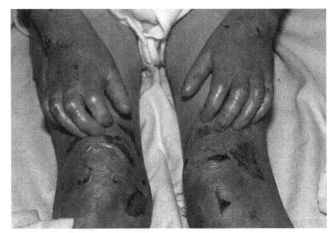

图 646-9（见彩图） 隐性营养不良性大疱性表皮松解症患者手、膝盖部位的严重瘢痕皮损

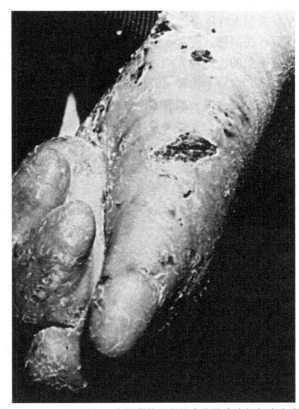

图 646-10（见彩图） 隐性营养不良性大疱性表皮松解症患者的连指手套样皮损

如果食道有瘢痕形成，则应吃半流食减少刺激。食道病损严重则需要置胃管进食。其他对症治疗还包括输注营养液补充身体营养丢失；手术松解畸形的指端皮损；局部使用抗生素预防感染等。含有角质形成细胞核成纤维细胞的组织工程皮肤对创面愈合有益处。目前有同种异体骨髓移植治疗本病的报道，但病例较少，还在研究阶段。

参考书目

参考书目请参见光盘。

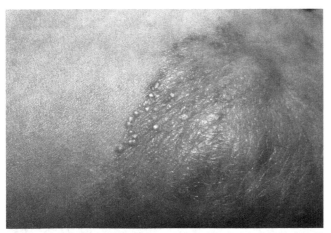

图 646-8（见彩图） 显性营养不良性大疱性表皮松解症患者膝盖部位的瘢痕样皮疹，可见粟丘疹

646.5　天疱疮

Joseph G. Morelli

■ 寻常型天疱疮

病因和发病机制

寻常型天疱疮是由于体内有抗桥粒芯蛋白 III 的抗体，导致皮肤发生水疱样皮疹的免疫性疱病。桥粒芯蛋白 III 是一种 30K 道尔顿大小的糖蛋白，与斑珠蛋白结合组成表皮／真皮位置的重要结构桥粒，参与维持皮肤稳定。桥粒是皮肤细胞粘着功能的钙黏蛋白家族的重要成员。

临床表现

寻常型天疱疮多先发于口腔黏膜，且常维持数周。数日后，在面部、躯干、受压部位和皱褶部位出现非红斑基础上的松弛性大疱。大疱处尼氏征阳性，数日后可自愈，愈后不留瘢痕，但可见色素沉着。增生型天疱疮患者在水泡破裂特别是皱褶部位的糜烂愈合后可见增生性或肉芽肿性的皮疹。寻常型天疱疮进展迅速，皮疹很快泛发，容易危及生命，所以早期诊断十分重要。患有寻常型天疱疮或已经治疗后缓解的孕母，可以把抗体通过胎盘传递给胎儿，导致发生新生儿寻常型天疱疮。孕母产前抗桥粒芯蛋白 III 的抗体滴度上升和寻常型天疱疮皮疹加重可以导致胎儿病情危险，易在生后夭折。

发病机制

患者新鲜水疱样皮损处的病理显示表皮内基底细胞层的水疱，细胞之间连接结构减少或缺失。免疫电镜显示表皮与真皮交界处抗 IgG 抗体沉积，血清中抗 IgG 抗体的滴度与患者的病程相关。病程中需要多次复查以观察病情发展情况。

鉴别诊断

寻常型天疱疮应该与多形红斑、类天疱疮、Stevens-Johnson 综合征以及中毒性表皮坏死松解症相鉴别。

治　疗

本病初发可以系统使用甲泼尼龙 1~2mg/kg/d 来治疗。此外，还可用咪唑嘌呤、环磷酰胺和甲氨蝶呤等系统治疗。对糖皮质激素不敏感的患者可以应用静脉丙种球蛋白治疗。利妥昔单抗注射液与丙种球蛋白联合治疗对重症患者有效，但仍有复发的可能。

■ 落叶型天疱疮

发病机制

落叶型天疱疮是体内 160 千道尔顿的桥粒糖蛋白 I 成分中，抗 50 千道尔顿蛋白的抗体作用所致。患者有角层下水疱所致的糜烂，本病的皮疹中水疱位置明显较寻常型天疱疮为高，因此疱壁薄，更易破溃。

临床表现

本病的水疱出疱不久即破溃，形成糜烂面，上覆渗出性痂皮（图 646-11）。尼氏征阳性，局限性皮疹可见于头面和颈部、上肢等部位。口腔黏膜鲜有受累，皮疹局部有痛痒或烧灼感。本病的皮疹有自限性，较寻常型天疱疮更容易痊愈。另一种名为巴西天疱疮的疱病，其临床表现和病理及病程均与落叶型天疱疮相同。

病　理

落叶型天疱疮的典型皮疹病理表现是表皮棘层高位水疱形成。早期病理检查对诊断很重要，免疫荧光检查见 IgG 抗体在表皮细胞间沉积，但位置高于寻常型天疱疮。

鉴别诊断

本病可以出现广泛的表皮剥脱，要与剥脱性皮炎相鉴别；局限型的红斑糜烂样皮疹应与脂溢性皮炎、银屑病、脓疱疮、湿疹和系统性红斑狼疮相鉴别。

对于本病局限型的皮疹可以只每日两次外用糖皮质激素药膏治疗。泛发皮疹的患者可以应用甲泼尼龙 1mg/kg/d 治疗，或氨苯砜 25~100mg/d 治疗也可有效。

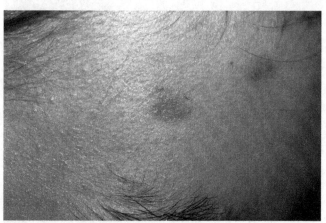

图 646-11　落叶型天疱疮形成的表浅糜烂面

■ 类天疱疮

发病机制

类天疱疮是血液中有对 180 千道尔顿或 230 千道尔顿的蛋白的循环抗体而引发大疱样皮损的一种皮肤病。230 千道尔顿蛋白是半桥粒的一种组成成分，180 千道尔顿蛋白则存在于半桥粒和致密板位置，是一种跨膜蛋白。

临床表现

类天疱疮的水疱可以发生于红斑、湿疹样皮疹等基础的皮疹之上。水疱在四肢屈侧、腋窝、腹股沟及躯干部位为多。婴儿患者皮疹可以累及手足，而年长儿童则会累及面部。不同患者的皮疹因人而异，可以是水疱、血疱或混浊的脓疱。口腔皮疹少见且较寻常型天疱疮为轻。皮疹可有瘙痒或烧灼感，皮疹周围可以水肿。

病 理

病理宜取自皮疹早期的红斑基础上的水疱样皮疹，病理特点主要表现为表皮下水疱和以嗜酸性粒细胞为主的炎症细胞浸润。直接免疫荧光见皮疹或外观正常的皮肤处 IgG 和 C3 在皮肤基底膜带沉积。间接免疫荧光抗体检查约 70% 患者可查见 IgG，但其滴度与疾病的严重程度无关。

诊断和鉴别诊断

类天疱疮在儿童少见，但应该与所有的儿童后天慢性疱病相鉴别。本病的鉴别诊断包括：大疱性多形红斑、天疱疮、IgA 皮病、大疱性药疹、疱疹样皮炎、单纯疱疹病毒感染和大疱性脓疱疮等。需要通过组织病理、免疫荧光和皮疹细菌培养等以资鉴别。本病的紧张性大疱在外观上即与寻常型天疱疮的较小的水疱有比较大的区别。

治 疗

对于本病局限型的皮疹可以只每日两次外用糖皮质激素药膏治疗。泛发皮疹的患者可以应用甲泼尼龙 1mg/kg/d 治疗。部分病例需要其他的免疫抑制治疗。

参考书目

参考书目请参见光盘。

646.6 疱疹样皮炎

Joseph G. Morelli

■ 发病机制

疱疹样皮炎（DH）患者表皮内可以查到与转谷氨酰胺酶反应的 IgA 抗体。本病所有患者均可查见谷胶敏感性肠炎，不同的患者症状轻重有差异（见第 330.2）。皮疹的严重程度和对谷胶的敏感度与患者炎性肠病的程度没有直接联系。70%~90% 的本病患者血中可以检查到一种抗平滑肌内膜抗体。90% 的患者可以查到白细胞抗原 HLA DQ2，其他 HLA DQ2 阴性的患者则为 HLA DQ8 阳性。

■ 临床表现

疱疹样皮炎的皮疹呈对称性分布，为群集的紧张性小水疱，瘙痒明显，可以有红斑样基底。皮疹呈多形性，包括红斑、荨麻疹、斑片、水疱和大疱等。分布范围多在肘膝、肩部、臀部和头皮内，黏膜损害少见，手足掌侧可见血性疱疹。瘙痒明显者可见搔抓后的表皮剥脱（图 646-12）。

■ 病 理

本病的病理显示真皮乳头处的中性粒细胞为主的炎性浸润，荧光检查可见真皮乳头尖部的颗粒状 IgA 沉积。

■ 鉴别诊断

疱疹样皮炎需要与疥疮、荨麻疹、蚊虫叮咬、接触性皮炎和斑片状湿疹相鉴别。

■ 治 疗

疱疹样皮炎行无谷蛋白饮食数周后症状可以明显缓解。口服氨苯砜（0.5~2.0 mg/kg/d，顿服或分 2 次口服）对本病有效，可以迅速缓解瘙痒等症状。需要注意氨苯砜的副作用，如高铁血红蛋白症、溶血现象和砜综合征等。局部应用止痒剂也是十分必要的，必要时行空肠活检对诊断谷胶敏感性肠炎也有帮助。无谷蛋白饮食和口服氨苯砜需要数月左右以避免病情反复。

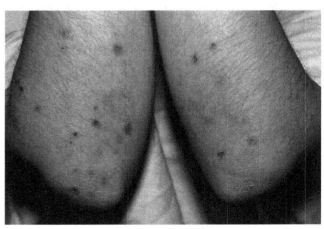

图 646-12（见彩图） 疱疹样皮炎患者肘部形成的多发糜烂皮损

参考书目

参考书目请参见光盘。

646.7 线状 IgA 皮病 (儿童慢性大疱性皮病)

Joseph G. Morelli

■ 发病机制

线状 IgA 皮病是一种多重自身抗体相关的免疫性疱病。抗 BP180 抗体的降解成分，LABD97 和 LAD-1 的 IgA 抗体是本病的病原体。线状 IgA 皮病也可以系药物性病因诱发，如万古霉素、抗惊厥药、氨苄西林、环孢素和卡托普利都可以是本病的诱发药物。

■ 临床表现

10 岁前的儿童期，特别是学龄前期是本病的高发年龄。皮疹呈紧张性的疱液清澈或血性的大疱，可以有红色荨麻疹样的基底，多见于外阴和肛周部位（图 646-13）、口周及头皮内等部位。部分皮疹呈腊肠样或花环状分布，上覆血性痂皮（图 646-14）。部分具有螺旋样边界的水疱可以扩展到很大的范围。患者可以出现瘙痒症状，偶尔伴随系统性症状。

■ 病　理

本病的病理表现为多种炎症细胞浸润的表皮下水疱形成。中性粒细胞脓肿可见于真皮乳头顶端，与疱疹样皮炎的表现类似，无法鉴别。浸润细胞还可以是类似于类天疱疮的大嗜酸性粒细胞。直接免疫荧光检查出皮疹处或周边正常外观的皮疹处 IgA 或表皮 / 真皮交界处 IgG 和 C3 沉积是诊断本病的有效措施。免疫电镜显示致密板下免疫物质沉积，也可见致密板和透明板部位的沉积。

■ 鉴别诊断

线状 IgA 皮病通过组织病理与免疫荧光检查与类天疱疮、疱疹样皮炎及多形红斑相鉴别。革兰氏染色及创面培养有助于本病同大疱性脓疱疮相鉴别。

■ 治　疗

口服氨苯砜对多数线状 IgA 皮病治疗有效。对氨苯砜不敏感的患者可以选择系统使用甲基强的松龙 1~2mg/kg/d 来治疗或与氨苯砜联合治疗，需要 2~4 年。虽然有报道称口服氨苯砜治疗后部分患者会复发，但长期应用未见明显不良反应。

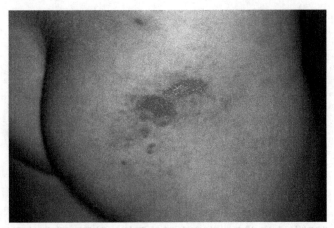

图 646-13（见彩图）　线状 IgA 皮病患者大疱样皮疹的疱壁剥脱后形成的红色糜烂面

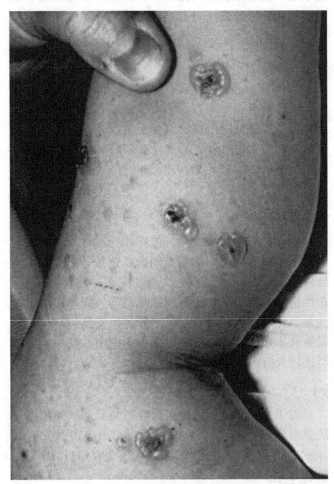

图 646-14　线状 IgA 皮病患者的花环样水疱状皮疹，中央覆血痂

参考书目

参考书目请参见光盘。

（徐哲　译，王珊　邢嬛　校，马琳　审）

第 647 章
皮炎湿疹类疾病

Joseph G. Morelli

皮炎湿疹类疾病是一组以渗出、苔藓样变皮损和瘙痒为特点的皮肤病。急性期表现为红斑、渗出及表皮内微水疱形成。慢性期表现为皮损肥厚、干燥和结痂，伴有苔藓样变及可恢复的色素沉着。各种类型的湿疹均可在儿童期发病，最常见的是特应性皮炎（详见第 139 章），同时脂溢性皮炎、变应性和刺激性接触性皮炎、钱币状湿疹、手足汗疱疹（出汗不良性湿疹）在儿童也很常见。

湿疹一旦诊断明确，对皮损进行分类对于采取合理的治疗很重要。详细的病史可为诊断提供线索。在某些情况下，此病可以根据病程及皮损特征进行分类。该病组织病理无明显特异性，所有类型均表现为表皮下海绵水肿。

647.1 接触性皮炎

Joseph G. Morelli

接触性皮炎可分为刺激性接触性皮炎和变应性接触性皮炎。前者可对皮肤造成非特异性损伤，后者可引起皮肤的迟发型变态反应。该病多发生于儿童，尤其是婴幼儿。

刺激性接触性皮炎可由于长期或反复接触某些物质引起，如唾液、橘汁、泡沫浴、洗涤剂、质地粗糙的衣物、强碱肥皂以及某些药物。唾液是婴儿最常见的内源性刺激物，多见于易流口水的婴儿或发育迟缓的幼儿面颊及颈部皱褶处。年长儿童由于口唇皮肤干燥，频繁不由自主地舔唇，导致急性边界清楚的口周皮损出现（图 647-1）。在外源性刺激物中，橘汁、某些刺激性药物、泡沫浴是比较常见的。此外，由于穿了不透气的鞋导致皮肤潮湿、大量出汗也可造成刺激性皮炎。

刺激性接触性皮炎与特应性皮炎、变应性接触性皮炎不同。详细的病史、受累部位、患儿年龄和接触物质可给诊断提供病因学依据。儿童的刺激性皮炎的诱因多种多样，有些可能是极小刺激引起，很难通过病史明确诱因。去除刺激物并局部外用糖皮质激素会使疾病痊愈（见第 638 章）。教育患儿及家长认识该病的病因是治疗成功的关键。

尿布皮炎是刺激性接触性皮炎的典型表现。由于尿布区皮肤过度湿润、通过摩擦、浸渍，且长时间接触尿液、粪便、尿布区皂液残留和护臀膏，会使尿布区皮肤出现红斑、鳞屑，常伴有丘疱疹、水疱、浸渍及糜烂（图 647-2）。皮损可散在分布或融合成片，生殖器的皱褶部位常不受累，可出现皮肤增生肥厚、扁平丘疹和浸润性结节。常见继发酵母菌感染。强烈的炎症刺激可引起患儿不适。当皮损持续存在或常规治疗效果不佳时需要考虑是否有变应性接触性皮炎、脂溢性皮炎、银屑病、皮肤念珠菌病、特应性皮炎及罕见病如朗格汉斯组织细胞增生症（组织细胞增生症 X）和肠病性肢端皮炎的可能。

简单的治疗措施可明显改善尿布皮炎的症状，而

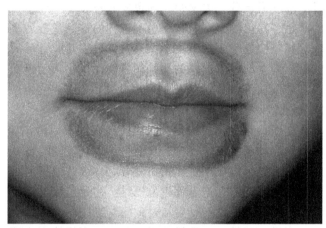

图 647-1（见彩图） 口周舌舔刺激性接触性皮炎

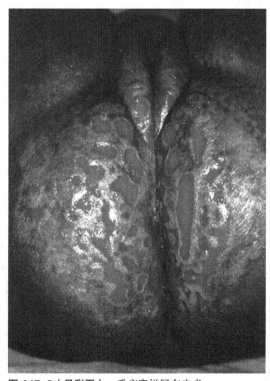

图 647-2（见彩图） 重症糜烂尿布皮炎

有些婴儿很容易患尿布皮炎，护理很困难。尿布区皮肤过度潮湿、长时间接触尿液和粪便会导致皮肤损伤，勤换尿布可以明显改善这种症状。过度清洗可以导致皮肤皲裂甚至使症状加重，应尽量避免。使用吸水能力强的一次性尿布可保持尿布区相对干燥。频繁使用温和的皮肤屏障保护剂（凡士林或氧化锌膏）可预防尿布皮炎的发生。继发念珠菌感染以出现粉红色皮损为特点，在其周围可见到直径1~2mm的脓疱和丘疹。局部应用抗真菌药物对治疗有效。

幼年跖部皮病是青春期前儿童常见的一种刺激性接触性皮炎。皮炎主要累及足底承重部位，可有瘙痒和疼痛，足底皮肤呈玻璃样外观（图647-3）。由于皮肤裂隙广泛存在，导致足底部不适。足底部皮肤过度潮湿但水分丢失又快，导致皮肤皲裂。此病患儿的双足容易出汗，喜欢穿厚重不透气的鞋，脱鞋后喜欢让双足快速晾干却不注意保湿。如果患儿脱鞋袜后或游泳后立即使用厚厚的润肤剂可使此病症状明显缓解。如果局部炎症反应较重可短期（1~2周）使用中效或强效糖皮质激素。

变应性接触性皮炎是一种由皮肤表面抗原激活T细胞引起的超敏反应。皮肤表面抗原侵入皮肤与皮肤蛋白相连接，形成半抗原蛋白复合物，被抗原提呈细胞郎格汉斯细胞运送至邻近淋巴结。初始免疫反应主要发生在局部淋巴结，后通过致敏T细胞的扩散使炎症反应进一步扩大。致敏期需要几天，当机体再次遇到该抗原刺激时，引起变应性接触性皮炎。外周循环中如有足够的抗原则皮疹会分布广泛。一旦机体出现致敏，每种新的抗原进入机体后，可在8~12h内出现炎症反应。机体对某些特殊的抗原致敏可持续数年。

急性变应性接触性皮炎临床表现为红斑、剧烈瘙痒及湿疹样皮损，严重者可出现水肿和水疱。慢性期主要为慢性湿疹样表现，如苔藓样变、痂皮、皲裂和色素改变。皮疹分布特点可为诊断提供依据。挥发剂

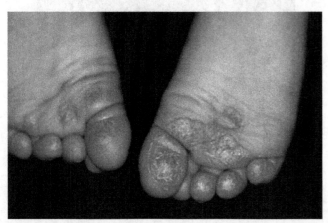

图647-3（见彩图） 幼年跖部皮病：红斑、鳞屑

过敏主要发生在身体暴露部位，如面部和上肢。珠宝、外用制剂、鞋、衣服、指甲油、纹身染料和植物引起的皮炎主要发生在皮肤接触部位。

漆树皮炎（常春藤毒毒葛、毒漆树和毒橡树）多表现为水疱，常见于树叶擦伤皮肤部位，呈线状分布（图647-4）。水疱破溃后流出的液体不具有传染性。位于皮肤、甲下和衣服上的残留抗原如果不及时用肥皂或水清洗，当再次接触皮肤时会引起新的皮损。抗原也会通过动物皮毛播散。黑色斑毒藤是一种罕见的抗原，皮损多表现为散在黑漆光泽的小丘疹，周围皮肤发红、水肿。过敏原（油树脂）可存在于活的和死的叶子中，如果机体与一种植物发生致敏反应，也可与其他植物发生交叉反应。

镍皮炎通常是由于接触首饰或衣服的金属钮扣后发病，最常见的部位是耳洞，例如当耳环材质含有镍金属而不是非金属材质或不锈钢材质，耳洞部位就会出现皮炎。裤子的纽扣经常会引起脐周皮炎（图647-5）。有些孩子对镍非常敏感，即使首饰中含有极其微量的镍，也会引起明显的炎症反应。

鞋皮炎通常影响足和脚趾背部，仅趾间部位不受累，常呈对称性分布。与刺激性皮炎不同，很少累及手掌和脚掌。常见过敏原为制鞋橡胶中含有的抗氧化剂和塑化剂、鞣制皮革或鞋染色过程中用到的铬盐。尤其是足出汗多时，这些物质就会从鞋中释放出来。

衣服中含有一定量的致敏剂，包括染料、媒染剂、织物整理剂、织物纤维、树脂和清洁剂。当衣物的色牢度较差时，汗液浸湿衣物时染料会脱落，其中部分成分是固化的酚醛树脂。衣物的弹性材料也是服装皮炎的常见原因。

外用药物和化妆品可能是意想不到的过敏原，特别是当一种药物是用来治疗皮炎而发生过敏时。最常见的致敏原是新霉素、硫柳汞、局部抗组胺药、局部麻醉剂、防腐剂和许多药物的稳定剂乙二胺。所有类型的化妆品都可引起面部皮炎，眼睑皮炎常与指甲油过敏有关。

接触性皮炎常与其他类型的湿疹、皮肤癣菌病和疱疹性疾病混淆。斑贴试验可以明确致敏原。治疗基本原则是避免接触过敏原。急性期可采取冷敷及外用中效–强效糖皮质激素乳膏。可口服抗组胺药。当出现急性大面积大疱或出现眼睛周围、生殖器肿胀时（如接触毒葛），可能需要口服糖皮质激素治疗，开始剂量1mg/（kg·d），逐渐减量，两周减停。如果出现继发感染，可能需要给予系统抗感染治疗。很少使用脱敏疗法。

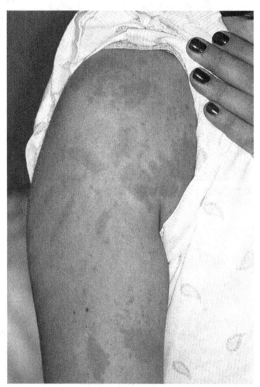

图 647-4（见彩图） 线性皮炎（接触毒葛）

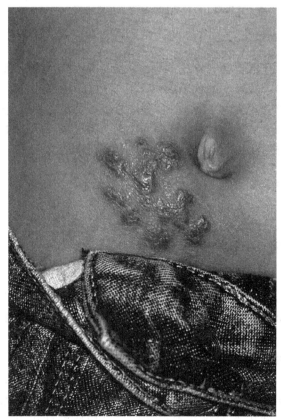

图 647-5（见彩图） 慢性脐周镍皮炎

参考书目

参考书目请参见光盘。

647.2 钱币状湿疹

Joseph G. Morelli

钱币状湿疹的特点为外观呈钱币形状的湿疹样斑块，与其他类型的湿疹无关。四肢伸侧、臀和肩部常为受累部位（图 647-6）。皮损散在浸润性分布，急性期表现为：水疱、瘙痒严重，渗出明显；慢性期，多伴有增生肥厚和苔藓样变。本病病因不清，常被误诊为体癣。但钱币状湿疹皮损界限不清，真菌镜检阴性；搔抓后渗出和流血明显。局部应用糖皮质激素制剂可使瘙痒和炎症明显缓解。使用浸有糖皮质激素的贴膏，既有治疗作用，同时也为钱币状湿疹皮损提供保护屏障。口服抗组胺药是有效的，尤其是夜间。若存在继发感染需使用抗生素。

参考书目

参考书目请参见光盘。

647.3 白色糠疹

Joseph G. Morelli

白色糠疹主要见于儿童，皮损为色素减退斑，圆形或椭圆形，轻微高出皮面，附有黏附性鳞屑（图 647-7）。皮损也可为轻度红斑，境界不清。此病好发于面、颈、躯干上部和上肢近心端。痒感轻微或不明显。病因不清，皮肤干燥可使皮损加重，被认为是一种轻度湿疹。白色糠疹常被误诊为白癜风、花斑癣或体癣。皮损反反复复最终消退。使用润肤剂可使皮损明显改善，如果伴有瘙痒可局部使用弱效糖皮质激素制剂。色素减退需要几个月时间恢复。

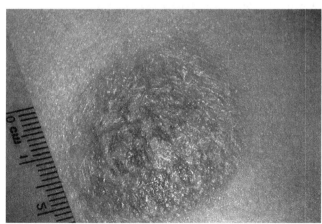

图 647-6（见彩图） 钱币状湿疹：散在、浸润性斑块

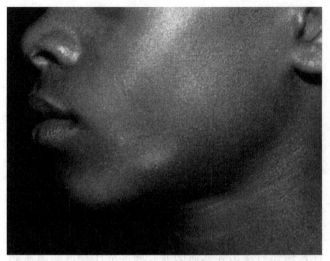

图 647-7（见彩图）　白色糠疹：片状色素减退斑，边界不清

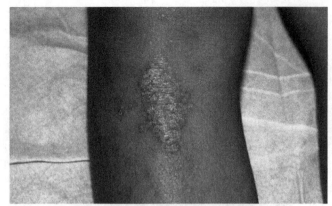

图 647-8（见彩图）　慢性单纯性肥厚性苔藓样斑块

647.4　慢性单纯性苔藓

Joseph G. Morelli

慢性单纯性苔藓以慢性瘙痒、湿疹样皮损、局限性、孤立性斑块为特点，常有苔藓样改变和色素沉着（图 647-8）。以颈后、足背、腕部和踝部最常见。虽然早期可能是由于蚊虫叮咬引起的一过性皮损，经过反复摩擦和搔抓可形成持久性斑块。控制瘙痒对于本病的控制很重要。局部使用氟化糖皮质激素效果明显，但必须避免持续性使用。对皮肤进行遮盖避免搔抓很重要。

647.5　汗疱疹（出汗不良性湿疹）

Joseph G. Morelli

汗疱疹是一种反复发作、季节性、手足起水疱的皮肤病，可发生于任何年龄段，但婴儿期少见。发病机制不明，虽然患者和其亲属过敏体质出现的概率高，尚未发现明确的基因与本病有关。本病发病特点是手足心出现反复发作的极度瘙痒性小水疱。以手足掌心和趾指侧缘多见。初发皮损为非炎症性，疱内充满清亮液体，但不是汗液，其内 pH 为生理性，且含有很多蛋白质。还会出现较大的水疱和大疱，由于反复搔抓会出现浸渍和继发感染（图 647-9）。慢性期的特征是皮损肥厚和斑块皲裂引起明显不适。汗疱疹的患者可有皮肤多汗，但两者没有必然联系。诊断主要依据临床，有可能与变应性接触性皮炎、足癣混淆，变应性接触性皮炎经常影响手背而非手掌，足癣可于皮损处行真菌镜检和培养进行鉴别。

急性期湿敷对汗疱疹治疗效果较好，湿敷后给予强效糖皮质激素外用。慢性期的治疗比较困难，可选

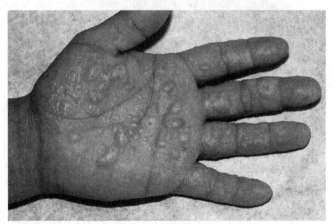

图 647-9（见彩图）　汗疱疹：跖部大疱性皮损

用含有角质剥脱作用的润肤剂与强效糖皮质激素联合使用，如继发细菌感染可系统使用合适的抗生素。应告知患者该病易反复，需要注意保护手足，避免出汗、接触化学制剂、碱性肥皂和注意恶劣气候。不幸的是，预防复发和减少发作频率几乎是不可能的。

647.6　脂溢性皮炎

Joseph G. Morelli

■ 病　因

脂溢性皮炎是一种慢性炎症性皮肤病，常见于婴幼儿和青春期，其发病情况与皮脂腺的分布、大小和活动度一致。病因不明，皮脂腺在发病中起到重要作用。虽然婴儿期脂溢性皮炎病因也不清楚，糠秕马拉色菌在其发病中起到一定作用。

目前尚不清楚婴儿期脂溢性皮炎与青春期脂溢性皮炎是否是同一疾病。尚无证据表明婴儿期患有脂溢性皮炎的婴儿到青春期也会患脂溢性皮炎。脂溢性皮炎的皮损泛发常见于儿童和青春期的 HIV 感染患者。

■ 临床表现

脂溢性皮炎多于婴儿满月内起病，1岁以内病情最严重。痂皮覆盖整个头皮，也可称为摇篮帽（图647-10），可以是早期且唯一的皮肤表现。皮损为油腻性厚痂、红斑丘疹性皮炎、不痒，可累及面、颈、耳后、腋下和尿布区。皮损可以是片状、局灶性分布，也可以累及全身（图647-11）。皮损消退后可见到炎症后色素减退斑，尤其在黑种人婴儿。当痂皮变得很明显，临床表现像银屑病，有时两者很难区分。当脂溢性皮炎皮损表现为急性渗出伴瘙痒，需考虑此时是否与特应性皮炎并存。难治性脂溢性皮炎伴有慢性腹泻和生长迟缓有可能存在系统免疫失调的问题。当慢性脂溢性皮炎样皮损对治疗反应差，有可能是朗格汉斯组织细胞增生症的患儿其皮肤表现。青年AIDS病患者也可出现脂溢性皮炎样皮损，以肥厚、油腻性头皮痂皮为特点，在面部、胸部和生殖器部位可见大量的过度角化性红色斑块。

青少年期脂溢性皮炎更局限于头皮及间擦部位，也可见于眼睑缘和外耳道。头皮皮损的变化多种多样，可表现为弥漫性或局部肥厚性、油腻性黄痂，基底为红色斑片。常伴有脱发，不痒。当皮损加重时，前额发际处、眉间、鼻唇和耳后皱褶处会出现红斑和痂皮。腋下、腹股沟区、臀沟和脐部可出现红色斑块伴黄痂。在四肢，脂溢性斑块更像湿疹皮损，红斑较轻，界限不清。

■ 鉴别诊断

脂溢性皮炎需要与以下疾病相鉴别：银屑病、特应性皮炎、皮肤真菌感染、组织细胞增生性疾病和皮肤念珠菌病。脂溢性皮炎常同时继发细菌合并念珠菌感染。

■ 治 疗

头皮损害可使用含有控制头皮皮脂分泌的洗发水（如硫化硒、硫磺、水杨酸、吡啶硫酮锌和焦油），可每日使用一次。局部外用弱－中效糖皮质激素对炎症性皮损治疗效果较好。局部外用免疫调节剂（他克莫司和吡美莫司）可适用于2岁以上特应性皮炎患儿（见第139章），也可能对其他皮炎如脂溢性皮炎有一定治疗作用。青年期脂溢性皮炎患者发生外用药物系统吸收和潜在免疫抑制的风险较高。外用抗真菌剂（酮康唑、环吡酮和联苯苄唑）对治疗马拉色菌有效。外用制剂凝胶、霜剂、泡沫制剂或洗发香波均可。对于成年患者，外用抗真菌制剂的治疗效果明显好于未使用者。湿敷适用于皮损有渗出或皲裂时，湿敷后可使用糖皮质激素软膏。脂溢性皮炎洗发水需要长期使用，治疗效果往往比较明显，除非合并有其他因素或误诊。

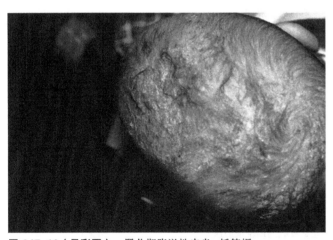

图 647-10（见彩图） 婴儿期脂溢性皮炎：摇篮帽

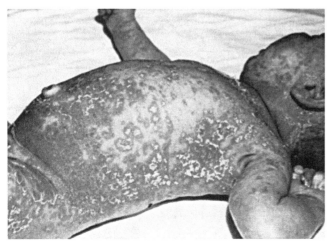

图 647-11 泛发性脂溢性皮炎

参考书目

参考书目见光盘。

（申春平 译，叶莹 校，邢燆 马琳 审）

第648章
光敏性疾病

Joseph G. Morelli

光敏性疾病是指接触日光或人工光源后产生的不同性质或数量的异常皮肤表现。

■ 急性日晒伤

急性日晒伤是儿童最常见的光敏反应，主要是由紫外线 B（UVB 波长 290~320 nm）照射导致的。日光中的 UVA（波长 320~400 nm）含量是 UVB 的数倍，但是必须要接收比 UVB 高出很多的 UVA，才可能导致日晒伤。

病理生理学和临床表现

小于 300nm 波长的光大部分被表皮吸收，大于 300nm 的经表皮黑色素不同程度的吸收后大部分被真皮吸收。儿童由于各自的皮肤类型（色素含量）不同，对紫外线的辐射有不同程度的易感性（表 648-1）。速发的色素沉着是由于 UVA 辐射诱导的光氧化而变黑，黑色素是从黑素细胞转移至角质形成细胞形成的。这种效应通常持续几小时而且没有光保护作用。UVB 引起的效应在初始曝光 6~12 小时后出现，在 24h 达到高峰。其效应包括红肿、疼痛、水肿和水疱（图 648-1）。UVB 诱导角质形成细胞产生的活性氧造成了细胞膜的损伤并参与了日晒伤的发病机制。一部分可见的红斑是由于 UVB 诱导的前列腺素 E2 和 F2 介导下产生的血管扩张造成的。迟发的黑色素生成在紫外线辐射开始后 2~3 天内，并持续数天到几周。新的

黑素在黑色素细胞内产生，而后从黑素细胞转移到角质形成细胞，树枝状的黑素细胞数目增多，活化静止的黑色素细胞产生迟发反应。这种效应降低皮肤对紫外线诱发产生红斑的敏感程度。保护的程度取决于患者的皮肤类型。附加效应和可能的并发症包括角质层厚度的增加口唇疱疹、红斑狼疮复发或加重和许多其他的不良反应（表 648-2）。

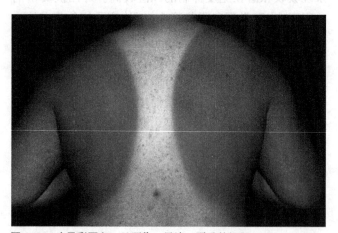

图 648-1（见彩图）　日晒伤。界清、严重的红斑

表 648-1　对日光反应的不同皮肤类型

类型和人种	晒伤，晒黑的历史
Ⅰ红发，雀斑，塞尔特人	很容易晒伤，不易晒黑
Ⅱ白皙的皮肤，金发，蓝眼睛，白种人	经常晒伤，轻微晒黑
Ⅲ深肤色白种人	有时会晒伤，浅棕色或者褐色皮肤
Ⅳ地中海人种	晒伤很轻微，总是晒黑
Ⅴ中东的白人，墨西哥人	很少灼伤，极深棕色皮肤
Ⅵ黑人	从来不晒伤，黑肤色

表 648-2　皮肤在阳光下的反应

日晒伤

光敏性药疹：

· 系统性药物包括四环素，补骨脂素，氢氯噻嗪，磺胺类，巴比妥类，灰黄霉素，噻嗪类，奎尼丁，吩噻嗪

· 外用制剂包括煤焦油衍生物，补骨脂素，水杨酰苯胺（肥皂），芳香油（例如，佛手柑油），防晒霜（例如，苯甲酸，肉桂酸，二苯甲酮）光毒性药疹

· 高剂量导致光敏性皮损：萘啶酸，5-氟尿嘧啶，补骨脂素，呋塞米，非甾体类抗炎药物（萘普生，吡罗昔康），磺胺类，四环素类，吩噻嗪类，呋喃香豆素（例如，酸橙，柠檬，胡萝卜，芹菜，茴香，芹菜，香菜）

光敏性遗传性疾病：

· 着色性干皮病

· Bloom 综合征

· Cockayne 综合征

· Rothmund-Thomson 综合征

先天性代谢缺陷：

· 卟啉病

· 哈特纳普病

光敏性相关的感染性疾病：

· 复发性单纯疱疹病毒感染

· 病毒疹（光照部位加重；例如，水痘）

光致皮肤病加剧或加速：

· 扁平苔藓

· Darier 病

· 红斑狼疮

· 皮肌炎

· 硬皮病

· 环状肉芽肿

· 银屑病

· 多形红斑

· 肉样瘤

· 特应性皮炎

· Hailey-Hailey 病

· 天疱疮

· 酒渣鼻

表 648-2（续）

・大疱性类天疱疮

由于缺乏色素导致防护不足：

・白癜风

・眼皮肤白化病

・苯丙酮尿症

・Chédiak-Higashi 综合征

・Hermansky-Pudlak 综合征

・Waardenburg 综合征

・斑驳病

治 疗

急性严重的晒伤应冷敷处理。外用皮质类固醇激素和口服前列腺素抑制剂如布洛芬和吲哚美辛能减少红斑和疼痛，但必须先降低皮温或在晒伤早期进行。一旦红斑达到顶峰，这些药物的作用将明显降低。局部使用麻醉剂是相对无效的并有潜在风险的，因为有引起接触性皮炎的可能。温和的润肤剂在脱屑阶段是有效的。

预后和后遗症的预防

慢性和强烈的阳光照射一般不会造成儿童出现长期的后遗症，但是大多数人在 20 岁前接受紫外线照射的量，已超过他们这一生所受的紫外线照射总量的一半。因此，儿科医生的一个重要角色在于教育患儿和他们的父母，在过度长时间暴露于太阳和黑光灯下，会有潜在的恶性肿瘤风险和造成不可逆转的皮肤损伤等有害影响。过早老化、弹性纤维老化、角化过度、鳞状细胞癌和基底细胞癌、黑色素瘤都在日光损伤的皮肤中有高发生率。尤其注意的是，在童年和青春期的晒伤会显著增加发展为恶性黑色素瘤的风险。对日光的防护最好是避免日晒，包括减少暴露于正午的阳光下（包括 10 点到 3 点），停留在阴凉的地方，并穿着防护服包括宽边帽。防护还包括使用各种各样的防晒剂。物理防晒霜（氧化锌，二氧化钛）阻止紫外线，而化学防晒剂 [对氨基苯甲酸（PABA），PABA 酯，水杨酸，苯甲酰甲烷，二苯甲酰甲烷（阿伏苯宗），肉桂酸，对苯二亚甲基二樟酮磺酸（依茨舒）] 吸收有害的光辐射。苯甲酰甲烷和二苯甲酰甲烷可以防护 UVA 和 UVB。奥克立林和二乙酯 2，6 - 萘二甲酸可以增加二苯甲酰基甲烷作用的时间。依茨舒和甲酚曲唑三硅氧烷是 UVA 防晒霜。维生素 C 和维生素 E 添加到防晒霜也可减少活性氧的形成。皮肤类型为 I 至 III 的孩子（见表 648-1）需要防晒指数（SPF）至少为 15 的防晒霜，因为较高的 SPF 可以提供更多的保护。

SPF 值定义为应用防晒剂后皮肤最小红斑量除以用防晒用品前的最小红斑量。SPF 仅适用于防护 UVB。在不久的将来可对防晒霜进行 UVA 的评级。

光敏反应

光敏剂与特定的波长的光作用引起皮炎，可被定义为光毒性反应或光变应反应。反应可能发生在外部为光敏物质与皮肤接触，或者发生在内部为光敏剂进入肠内或静脉，或者特定的药物在宿主体内进行反应合成光敏性物质。

光变应性反应发生在只有一小部分接触光敏剂后对光致敏的人群，发生反应需要一定的时间间隔。此后，在 24h 内再次暴露于光敏物和光后出现皮炎。光敏性皮炎是一种 T 细胞介导的迟发型超敏反应。光敏剂可作为半抗原与皮肤的蛋白结合形成抗原。光变应性反应可以表现为不同的形态，可以出现在部分覆盖或者暴露的皮肤上出现。一些主要引起光敏反应的药物的和化学物质见表 648-2。

光毒性反应在皮肤积累足够量的光敏药物或化学物质后，所有人都可出现。不需要事先致敏。皮炎在暴露于 285~450nm 的光辐射后几个小时内发生。皮损局限于光暴露区域，表现与过度的晒伤相似，但可能表现为荨麻疹或大疱。通常导致炎症后色素沉着。所有药物引起的光变应性反应也可能在足够高的剂量时引起光毒性皮炎。几种特殊的药物和接触物可引起光毒性反应，特别是植物来源的呋喃香豆素（见表 648-2）。与有毒的常春藤及橡木引起的接触性皮炎鉴别可能是困难的，但接触性皮炎的主要表现是瘙痒。在植物日光性皮炎中，灼热是主要表现，且局限于日光暴露的部位，如上眼睑、鼻和下颌和耳。炎症后色素沉着发展迅速且通常为主要标志。

尽管通过药物或化学物质引起的日光性皮炎可通过光斑贴试验诊断，但这种诊断手段仍未被广泛使用。结合已知的光敏剂的应用或摄入史及皮损出现的部位类型，可作为诊断的主要依据。终止有问题的药物或避免日晒，适当的治疗措施包括口服抗组胺药和外用皮质类固醇激素以减轻瘙痒。严重的反应需要短期系统应用糖皮质激素治疗。

卟啉病（见第 85 章）

卟啉病是由于血红素生物合成途径中酶的特异性突变引起的获得性或先天性疾病。主要发生于儿童和有光敏性是该病的一致特征。该病冬季症状表现最轻微，因为冬季日光照射最少。

先天性卟啉病（Günther 病）是一种罕见的常染

色体隐性遗传病。发生于生后数月，由于对光极度的敏感，可反复发生严重的大疱性皮损，以致形成毁损性疤痕（图648-2）。

在光暴露区域和脆弱的皮肤处出现色素沉着，角化过度和水疱。在轻度受累区出现多毛症。严重受累的部位出现瘢痕性脱发，粉红色至红色尿液，棕色的牙齿，溶血性贫血，脾大，尿液、血浆和红细胞I型尿卟啉增加，粪便中粪卟啉I数量的增加均为特征性表现。患者的尿液在wood灯下发出粉红色荧光。避免日晒是治疗的主要原则。

红细胞生成性原卟啉病，属常染色体显性遗传病，儿童早期出现，表现为小于30min的阳光照射后出现疼痛、烧灼感和刺痛感，其次是红斑、水肿、荨麻疹，少见者在光暴露部位出现水疱。甲改变包括甲板混浊、甲剥离、疼痛和压痛。轻微的全身症状如乏力，畏寒和发热，可能伴有急性皮肤反应。经常暴露于日光下可产生慢性皮炎湿疹表现为皮肤增厚、苔藓化，尤其是在手指关节（图648-3A），面部和耳的边缘会有持续的紫红色斑，溃疡，点状或线形的陈旧性萎缩性瘢痕（图648-3B）。色素沉着、多毛症、皮肤变脆和毁损罕见。肝脏疾病亦罕见，且通常表现轻微，只有3%的患者表现严重。

主要引发卟啉症皮肤反应的光波长处于400 nm的区域。大于波长320 nm光是可以穿过窗玻璃的，因而窗玻璃起不到保护作用，某一波长的人工照明也可能致病。患者必须避免阳光直射，穿防护服，并使用能有效阻止波长在400 nm左右光的防晒剂。服用β-胡萝卜素（β-胡萝卜素）120~180mg/d，达到11~15μmol/L的水平往往能有效缓解症状。

胶样粟丘疹

胶样粟丘疹是一种罕见的、无自觉症状的疾病，发生于面部（鼻、上唇、两颊上部），可以延伸到手背和颈部，皮损多发，表现为象牙黄色的坚固的小丘疹，可片状成群分布。青春期前皮损可在正常的皮肤

上出现，而成人则在晒伤的皮肤出现。单次急性的日晒伤或长期暴露在阳光下均可发病。尽管青春期后可以自行缓解，大多数病例3年内可达到最严重程度然后维持不变，组织病理学改变包括非常局限的嗜酸性物质聚集，主要聚集在真皮上部与表皮接触处。治疗方案包括皮肤磨削术、激光去除。

种痘样水疱病

种痘样水疱病是一种水疱性疾病，男孩比女孩更常见，发生于儿童早期，但在青春期可能缓解。发病高峰在春季和夏季。日晒数小时内耳、鼻、嘴唇、脸颊、手和前臂的伸侧等曝光部位对称出现红斑，瘙痒性丘疹。皮损发展为刺痛的易破溃的丘疹，出血性的水疱和大疱。种痘样水疱病严重的皮损为类似水痘的水疱。皮损出现脐凹样改变，溃疡、结痂，最终愈合成为瘢痕和毛细血管扩张。急性期偶尔出现发热和全身不适。组织病理学检查，显示表皮内多房性水疱，导致局部表皮和真皮坏死。要注意的是早期，真皮的血管周围单核细胞浸润，随后包围坏死区域。这种皮损应区别于红细胞生成性卟啉病，但卟啉病很少出现水疱。种痘样水疱病的发病与潜在的EB病毒感染有关。典型的皮损再次接受UVA或UVB光照射可重现。局部外用中效皮质类固醇可能对炎症阶段的皮损有效。应避免日晒和使用广谱防晒霜，也

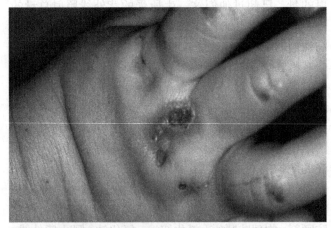

图648-2（见彩图） 在先天性卟啉症婴儿结痂和溃疡

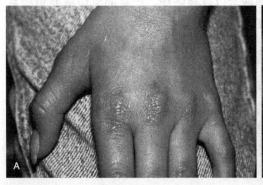
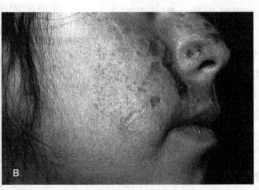

图648-3（见彩图） 卟啉症。A.掌指骨关节增厚的红斑。B.线性痂皮和瘢痕

可进行低剂量窄谱 UVB（NB-UVB）治疗或补骨脂素和紫外线（PUVA）治疗（硬化）。

■ 光线性痒疹

光线性痒疹是一种慢性家族性光敏性皮炎，常染色体显性遗传，自北美和南美之间的美国土著。HLA DRB1*0407（60%~70%）与 HLA DRB1*0401（20%）与光线性痒疹强相关。一般初发于儿童早期，几个小时至 2 天的强烈日晒后出现。大多数患者是女性且对 UVA 照射敏感。皮损为强烈瘙痒的红色丘疹，发生于面部（图 648-4）、下嘴唇、四肢远端，严重的病例可出现在臀部。面部病变可能会遗留极小的点状或线状疤痕。损害常为慢性，在没有最终消退的阶段常合并湿疹，苔藓化并出现继发感染。该病区别于其他光敏性皮损和特应性皮炎的相关的特征包括唇炎、结膜炎和眉毛的外半部分损伤性脱毛。光线性痒疹是一种慢性疾病，一般持续到成年，它在接下来的十几年可自行缓解。避免日晒，使用防护服和广谱防晒霜对于阻止皮损出现有帮助。外用中强效糖皮质激素和使用抗组胺药可减轻瘙痒和炎症。50~100mg/d 的沙利度胺是非常有效的，但它因其毒性而使用受限。

■ 日光性荨麻疹

日光性荨麻疹是一种罕见的疾病，由紫外线或可见光的照射诱导后发生。该病是免疫球蛋白（Ig）E 抗体介导的 I 型变态反应或 II 型变态反应，导致肥大细胞脱颗粒和释放组胺。这种反应发生在阳光照射 5~10min 后，在 1~2h 消失，其特点是形成广泛的严重的风团（图 648-5），可能会导致头晕、头痛、恶心、晕厥或支气管痉挛。使用 H1 抗组胺药可有效防止或减轻发作。

■ 多形性日光疹

多形性日光疹最常见于小于 30 岁的女性。皮损初次发作通常在长时间暴晒在春季或夏季的日光后。皮损在日光照射后延迟数小时出现，持续数天到数周。受累的部位常对称分布，而且受累区域对于每个患者有个体差异，包括某些但不是所有的暴露部位或轻度遮盖的面部、颈部、胸部和四肢远端。皮损有多种形态但最常见的是瘙痒性的、2~5mm 的红色丘疹、丘疱疹或直径大于 5cm 的水肿性斑块。大多数病例对 UVA 敏感，少数对 UVB 敏感。治疗方法包括避免日晒、防护服、广谱防晒霜、中强效的局部或全身性应用皮质类固醇激素外用，窄谱 UVB（NB-UVB）治疗或紫外线（PUVA）治疗（硬化）。

■ Cockayne 综合征

Cockayne 综合征为常染色体隐性遗传疾病，小于或者等于 1 岁发病，特征性的外观为在日光照射后出现的面部蝶形红斑，随后出现脂肪组织萎缩、变薄，皮肤尤其是面部的色素沉着。相关特征包括侏儒症，精神发育迟滞，大而突出的耳朵，四肢过长，大得不成比例的手和脚，且手足时有发冷和发绀，鼻部紧窄下陷，龋齿，步态不稳和震颤，关节活动受限，进行性耳聋，白内障，视网膜变性，视神经萎缩，出汗和流泪减少，头发早白。中枢和外周神经系统出现弥漫性广泛的脱髓鞘病变，并且患者前三十年通常死于动脉粥样硬化性血管疾病。有两种类型的 Cockayne 综合征。I 型（CSA 基因）没有 II 型（CSB 基因）严重。着色性干皮病 –Cockayne 综合征（xp-cs）显示了与着色性干皮病 B，D，G 组基因的互补。患者带有 XP-CS 的表型更像 Cockayne 综合征患者。光敏性是由于具有无法修复紫外线诱导损伤的缺陷，特别是在 DNA 的活性转录区域（DNA 转录偶联修复）。该综合征与早老（见第 84 章）的区别在于 Cockayne 综合征存在光敏性的表现和眼部异常。

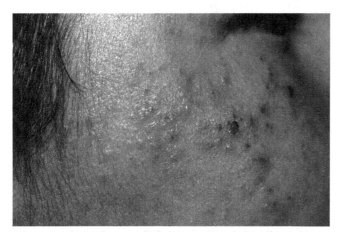

图 648-4（见彩图） 日光性痒疹的红斑，和表皮剥脱的丘疹

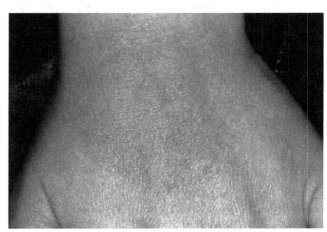

图 648-5（见彩图） 人为的 UVA 暴露 5min 后出现的荨麻疹

■ 着色性干皮病

着色性干皮病是一种罕见的常染色体隐性遗传疾病，为核苷酸切补修复的缺陷导致的。七个互补群已经确认，每一组都存在单独的修复DNA损伤能力的缺陷。着色性干皮病变是由DNA聚合酶 *ETA* 基因（POLH）突变引起的，这导致在紫外线辐射后新合成的DNA转化的缺陷。诱导DNA损伤的光的波长范围从280nm到340nm。皮肤改变最初出现在婴儿期或幼儿期，阳光暴露部位如面部，颈部，手和胳膊；病变亦可能发生在其他部位，包括头皮。皮损包括红斑、鳞屑、水疱、结痂、雀斑、毛细血管扩张、角化过度（图648-6），基底细胞癌和鳞状细胞癌、恶性黑色素瘤。眼部表现为畏光、流泪、眼睑炎、睑球粘连、角膜炎、角膜混浊、眼睑肿瘤，并可能最终导致失明。神经系统异常，如神经衰弱，约20%的患者可能发生感音神经性耳聋。

本病是一种严重的致残性疾病，受累的患者寿命通常较短。出现该病的家庭应该进行遗传咨询。着色性干皮病可做羊水细胞培养检测。患病儿童，即使是症状轻微的孩子也应完全避免日光照射，穿防护服装，戴太阳镜，使用不透明的广谱防晒霜。未经屏蔽的荧光灯发出的光线和透过玻璃窗的阳光也有害。必须早期检测和去除恶性肿瘤。

■ Rothmund-Thomson 综合征

Rothmund-Thomson 综合征因为突出的皮肤改变（图648-7），也被称为先天性皮肤异色症。它是一种常染色体隐性遗传病。发现约65%的患者存在 *RECQL4* 基因突变。造成 Rothmund-Thomson 综合征的其他基因突变是未知的。皮肤改变最早在3个月出现。红斑和水肿性斑块出现在脸颊、额头、耳朵、颈部、手背、手臂伸侧和臀部，其后逐渐变为网状色素沉着、

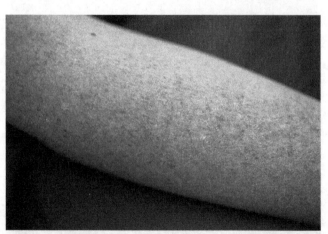

图 648-6（见彩图）　着色性干皮病的孩子，色素沉着和光化性角化病

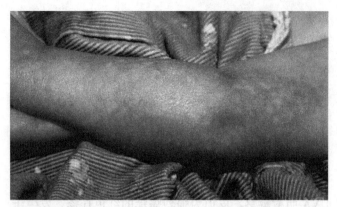

图 648-7（见彩图）　Rothmund-Thomson 综合征的的婴儿，手臂的皮肤异色

毛细血管扩张、萎缩和斑块。多数病例表现为光敏感，暴露在阳光下可能形成水疱。然而受累的部位，并没有严格按照光照部位分布。常见表现如矮小、小手小足、眉毛、睫毛、阴毛和腋毛稀疏；稀疏而细、过早花白头发和脱发；骨缺损以及性腺功能减退。年龄较小时可能出现白内障。大多数患者心理发育正常。角化病和迟发的鳞状细胞癌可在暴露的皮肤出现。最令人担忧的是，Rothmund-Thomson 综合征存在 *RECQL4* 基因突变的患者，易发生骨肉瘤。

■ Bloom 综合征

中 Bloom 综合征存在（*BLM* /*recql3* 基因）缺陷，是一种常染色体隐性遗传病。患者对紫外线敏感，他们的染色体断裂率和姐妹染色单体互换率明显升高。婴儿暴露在阳光后，出现面部蝶型分布的红斑和毛细血管扩张。嘴唇出现大疱性损害，手和前臂为毛细血管扩张性红斑。牛奶咖啡斑和色素减退斑可能存在。胎儿期和生后的身材矮小，通常有独特面容，表现为鼻子突出，耳朵小和面部狭窄，智力低于平均值。所有患者存在免疫缺陷，表现为复发性耳与肺感染。常见胃肠道吸收不良。患病儿童可能同时存在实体瘤和淋巴系统的恶性肿瘤。

■ Hartnup 病（见第 79.5）

Hartnup 病是一种罕见的常染色体隐性遗传的先天代谢缺陷。中性氨基酸，包括色氨酸，不能通过肠道和肾脏的刷状缘上皮细胞转运，导致合成烟酰胺缺乏而引起的光诱导糙皮病样综合征。尿液中单胺羧酸氨基酸的数量增加。皮肤表现先于神经系统表现，在生后最初几个月开始出现，包括湿疹，光分布的部位如面部和四肢手套和袜套样皮损，偶尔为水疱样。进一步暴露于阳光下可导致色素沉着和角化过度进一步加重。阵发性的加剧可能由发热、太阳暴晒、情绪紧

张和营养不良导致。大多数病例心理的发育是正常的，但有些患者会出现不稳定情绪和发作性小脑共济失调。神经系统症状是完全可逆的。服用烟酰胺和日光防护可改善皮肤和神经系统的症状。

参考书目

参考书目请参见光盘。

（燕丽　译，叶莹　校，邢嬛　马琳　审）

第 649 章
表皮疾病

649.1　银屑病

Joseph G. Morelli

■ 病因／发病机制

银屑病是以表皮角质形成细胞增殖、分化异常、炎症细胞浸润及真皮层 T 细胞增殖为特征的一种多基因遗传病。银屑病主要的易感基因（*PSORS1*）是 HLA-Cw*0602，许多其他的银屑病易感基因已被确定（*PSORS2-PSORS9*）。白细胞介素 IL12B 和 IL23R 是与银屑病发病最密切的基因产物。

■ 临床表现

本病为常见的慢性皮肤病，约 30% 的患者在 20 岁前发病。表现为红斑、丘疹，相互融合成边缘清晰、形状不规则的斑块。未经治疗的皮损表面覆盖厚厚的银色或黄白色类似云母样的鳞屑（图 649-1A）。剥去鳞屑后出现点状出血（Auspitz 现象）。Koebner 反应或称为同形反应，指外伤部位出现一致的新发皮损，是具有诊断价值的特征性表现。皮损可以出现在身体任何部位，好发部位是头皮，膝盖，肘部，脐，臀裂上部和生殖器。面部呈点滴状的皮疹也很常见。甲受累是一个有价值的诊断标志，其主要特征是甲板点状凹陷，与甲床分离（甲剥离），甲下皮呈黄棕色改变及甲下碎屑堆积（图 649-1B）。

银屑病很少发生于新生儿，若发生则较为严重并且顽固，诊断较困难。其他较少见的类型包括红皮病型银屑病，局限性或泛发性脓疱型银屑病及线状银屑病。

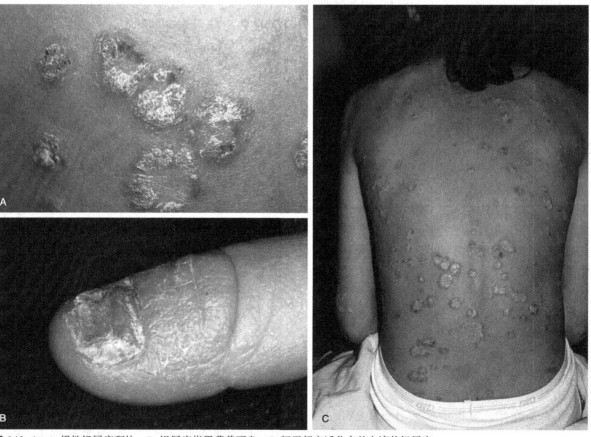

图 649-1　A. 慢性银屑病斑块。B. 银屑病指甲营养不良。C. 躯干部广泛分布的点滴状银屑病

点滴型银屑病好发于儿童，特征性表现为突发大量卵圆形或圆形的小丘疹，形态与大的银屑病斑块完全一致（图 649-1C）。好发部位为躯干、面部和四肢近端。发病多与链球菌感染相关，需要进行咽拭子培养及血清学滴度检查。点滴型银屑病也可在肛周链球菌感染、病毒感染、日晒伤后或者系统应用糖皮质激素治疗骤停后出现。

■ 鉴别诊断

银屑病的诊断主要依靠临床表现。斑块型银屑病要与盘状湿疹、体癣、脂溢性皮炎、感染后关节炎综合征、玫瑰糠疹、苔藓样糠疹和毛发红糠疹相鉴别。头皮损害表现与脂溢性皮炎、特应性皮炎及头癣相似。尿布区银屑病类似脂溢性皮炎、湿疹样尿布皮炎、肛周链球菌病或皮肤念珠菌病。点滴型银屑病易与病毒疹、二期梅毒疹、玫瑰糠疹、毛发红糠疹及慢性苔藓样糠疹（PLC）混淆。银屑病甲改变应与甲真菌病、扁平苔藓及甲营养不良相鉴别。

■ 病 理

当临床表现不足以明确诊断时，取未经治疗的皮损行组织病理学检查可显示出银屑病的特征性病理学改变：表皮角化过度、角化不全、棘层肥厚、表皮突下延、表皮层中性粒细胞浸润及真皮层淋巴细胞浸润。

■ 治 疗

由于患儿年龄、银屑病类型、皮损累及部位和范围不同，治疗方法也各不相同。应尽量避免物理及化学刺激对皮肤的损伤（之前的同形反应部分有详述）。

银屑病的治疗采用四个阶梯方法：第一阶梯是局部外用药物治疗，外用中、强效糖皮质激素治疗有效（见第 638 章），应选用能够达到疗效且强度最低的外用激素制剂，每天两次外用。外用维生素 D 衍生物卡泊三醇也是有效的。应用卡泊三醇时可有烧灼、刺痛感，因此很少用于儿童。一种常用的用法为日常应用卡泊三醇每天 2 次，周末转为应用强效或超强效糖皮质激素制剂每天 2 次。他扎罗汀是一种外用维 A 酸类药物，它可以单独使用或与其他局部外用药物治疗相结合。焦油制剂和地蒽酚也可以用于治疗头皮病变。在使用焦油洗发水后，应用含酚的盐溶液（如贝克康明斯的 P & S 头皮护理液）可有效去除鳞屑。含有强效和超强效激素的香波、乳液、凝胶剂型可在鳞屑减轻后应用。银屑病甲改变难以治疗，但可试用他扎罗汀。

第二阶梯是光疗。窄谱中波紫外线（UVB 311 nm；NB-UVB）照射是儿童银屑病 UVB 治疗的主要方法，它与 UVA 加补骨脂素（PUVA）治疗疗效相似，且没有补骨脂素相关的副作用。泛发型银屑病患儿外用药治疗无效者可尝试使用光疗。准分子激光（308 nm）的紫外线照射可用于局限性有治疗抵抗的斑块。光疗耗时且治疗部位有限。

第三阶梯是系统治疗，一些儿童重度银屑病需要系统用药。甲氨蝶呤（0.2~0.4mg/kg，每周 1 次），口服维 A 酸 [0.3~1mg/（kg·d）]，和环孢霉素 A[3~5 mg/（kg·d）] 用于重型或泛发型银屑病，口服维 A 酸可联合光疗。

治疗的第四阶梯是生物反应调节剂，包括肿瘤坏死因子抑制剂如依那西普、英夫利昔单抗、阿达木单抗，T 细胞功能抑制剂如依法利珠单抗、阿莱法赛。IL-12/23 拮抗剂优特克，是一种人类单克隆抗体，抑制白介素 IL-12 和 IL-23 与细胞表面受体的结合，对治疗中度至重度慢性银屑病和银屑病型关节炎有效。

■ 预 后

对于儿童期患者，若为局限性银屑病则预后较好。银屑病的特征是反复发作和逐步加重。关节病变是主要的皮肤外并发症。

参考书目

参考书目请参见光盘。

649.2 苔藓样糠疹

Joseph G. Morelli

苔藓样糠疹包括急性苔藓样糠疹 [PLA、急性苔藓样糠疹（PLEVA）、Mucha-Habermann 病] 和 PLC。苔藓样糠疹的急性或慢性的划分是根据皮疹的形态而不是病程。皮损的初始形态与病程没有相关性。许多患者同时存在急性期和慢性期的皮损，有时一种类型的损害也可向另一种类型转变。一种罕见的变异类型称发热性溃疡坏死性穆－哈病，也是苔藓样糠疹的一种类型。

■ 病因 / 发病机制

苔藓样糠疹的病因存在两种主要理论。第一种认为本病是遗传易感机体对于外来抗原的一种不正常的免疫反应。第二种，认为本病是单克隆 T 淋巴细胞向皮肤 T 细胞增殖过程中出现了失调所致。

■ 临床表现

苔藓样糠疹常见于 20~30 岁年龄段的人群，约 30% 的患者在 20 岁前发病。PLC 的皮疹表现为弥漫性分布的大量红褐色丘疹，直径 3~5mm，表面覆盖一层细小灰色鳞屑（图 649-2）。皮损通常无自觉症状或有轻微瘙痒，偶尔可表现为水疱、出血、结痂及继发感染。单个丘疹都在 2~6 周后变平，转变为褐色，最终形成色素沉着或色素减退斑疹，很少形成瘢痕。好发于躯干和四肢，但面部、掌跖部、头皮和黏膜不受累。

PLA 起病突然，变为大量丘疹，中央初起为水疱脓疱，之后转为紫癜样，表面附着深色的黏着性痂皮，周围有红晕（图 649-3）。初次发作后 2~3d 可出现全身症状，包括发热、乏力、头疼和关节痛。皮疹弥漫分布于躯干及四肢，与 PLC 相似。每个单独的皮疹可在数周内痊愈，其中有些留下痘疮样瘢痕。由于新发皮损陆续出现，患者身上可见不同时期的皮损表现。病情迁延数月至数年。

发热性溃疡坏死性穆 – 哈病变现为发热、溃疡坏死性斑块，直径小于 1cm，好发于躯干前部，上肢近端的伸侧。还可出现关节炎和继发金葡菌感染。溃疡坏死性损害数周后愈合，愈后留有色素减退性瘢痕。

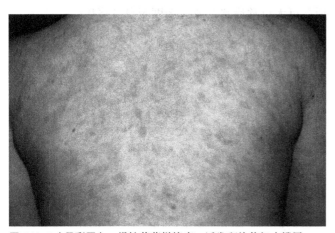

图 649-2（见彩图） 慢性苔藓样糠疹，泛发斑块伴细小鳞屑

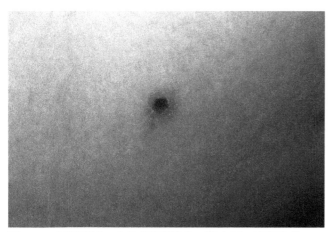

图 649-3（见彩图） 急性苔藓样糠疹，坏死病变，周围红晕

■ 病 理

PLC 在组织病理学上表现为角化不全和增厚的角质层，表皮海绵水肿，真皮浅层血管周围巨噬细胞及 CD8+ 淋巴细胞浸润，可延及表皮，真皮乳头少量红细胞外渗。

PLA 的组织病理学表现与 PLC 相比，提示病情较为严重。表皮细胞内和细胞外水肿，导致角质形成细胞变性。其他特征表现为血管周围大量单核细胞浸润，累及表皮全层，向下可延及真皮网状层；血管内皮细胞水肿；红细胞外渗至表皮及真皮层。发热性溃疡坏死性穆 – 哈病组织病理学表现类似于 PLA，偶可见白细胞碎裂性血管炎的表现。

■ 鉴别诊断

苔藓样糠疹的鉴别诊断包括点滴型银屑病、玫瑰糠疹、药疹、二期梅毒、病毒疹和扁平苔藓。其病程为慢性，可与玫瑰糠疹、病毒疹和部分药疹相鉴别。而与其他疾病的鉴别则可通过皮肤组织病理学检查。

■ 治 疗

本病实为良性病变，通常不影响儿童身体健康。若患儿无自觉症状，可仅予润肤剂去除皮疹表面鳞屑。局部外用糖皮质激素有助于控制瘙痒症状但不能缩短病程。较好的治疗方法为给予红霉素 [30~50mg/（kg·d），口服两个月]。日光照射是有帮助的。NB-UVB 是治疗泛发、瘙痒性疾病的有效办法。对于较少见的发热溃疡坏死型，则可给予全身性糖皮质激素控制病情，或系统应用免疫抑制剂、抗肿瘤坏死因子或抗 T 细胞的生物反应调节剂。

参考书目

参考书目请参见光盘。

649.3 毛周角化病

Joseph G. Morelli

本病十分常见，表现为丘疹性损害，皮疹可散在分布于四肢伸侧，也可累及身体大部分皮肤；常见发病部位是上臂和大腿的近端伸侧，双颊和臀部。皮疹触之如鸡皮疙瘩，为非炎症性病变，变现为鳞屑性毛囊性丘疹，不融合。若刺激毛囊栓，偶尔可引起毛囊周围出现红斑（图 649-4）。部分毛周角化病患者合并面部毛细血管扩张和眉部瘢痕性红斑。眉部瘢痕性红斑是以炎症性丘疹为特征的罕见皮肤病，愈后可留有面部瘢痕、萎缩及脱发。由于本病常伴发皮肤干燥，

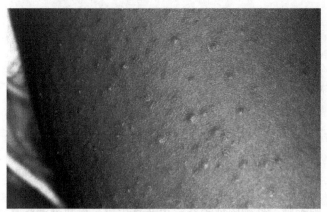

图 649-4（见彩图） 毛周角化病，毛囊角栓，其周围红斑

因此在冬天表现更明显。本病好发于特应性皮炎的患者，多见于儿童期和青年期，在 30 岁左右逐步消退。温和的保湿剂对轻度或局限性皮疹治疗有效；较显著或泛发性皮疹，则需要规律外用 10%~40% 尿素乳膏或 α–羟基酸制剂，如 12% 乳酸的乳剂或霜剂。治疗仅能改善症状，不能根治。

参考书目

参考书目请参见光盘。

649.4 小棘苔藓

Joseph G. Morelli

本病少见，多发于儿童，尤其是男童。病因不明。皮疹表面呈刺状，边缘清楚的不规则形斑块，角质性小棘从毛囊皮脂腺开口处突出于皮面。皮疹可分布于身体任何部位，但通常对称分布于躯干、肘部、膝盖和四肢伸侧。多数情况下皮疹为肤色，有时则为红色。触之明显，犹如毛囊角栓。本病与毛周角化病的区别在于后者的皮疹不会相互融合成斑块。容易与丘疹为表现的湿疹相混淆。

通常无需治疗。若患者认为皮疹影响美观，可给予角质溶解剂如含尿素的（10%~40%）润滑剂、维 A 酸凝胶或亲水性胶剂外用，可明显改善症状。通常几个月或几年后，皮疹可自行消退。

参考书目

参考书目请参见光盘。

649.5 玫瑰糠疹

Joseph G. Morelli

■ 病因 / 发病机制

玫瑰糠疹病因不明；可能为病毒感染所致。目前认为或与人类疱疹病毒 6 和 7 感染相关，但尚有争论。

■ 临床表现

玫瑰糠疹为良性病变，多发于儿童及青年。发疹前可有前驱症状，包括发热、乏力、关节痛和咽炎，但是很少见于儿童。前驱斑为单发的圆形或卵圆形损害，可见于躯干任何部位，通常发生于全身性皮疹之前，可通过其大小来判定。先驱斑直径在 1~10cm 之间，为环形，边缘稍隆起，表面有细小的黏着性鳞屑。先驱斑出现后 5~10d，躯干和四肢近端出现泛发性皮疹，呈对称性分布（图 649-5）。若皮疹分布广泛，还可累及面部、头皮和四肢远端；相反皮疹也可仅分布于上述部位。皮疹在几天内成批出现。典型皮疹为卵圆形或圆形，直径小于 1cm，稍高出皮面，粉红色或褐色。表面有细小的鳞屑覆盖，皮肤外观呈起皱改变；一些皮疹从中央向外消退，使鳞屑只附着于皮疹周围，从而形成领圈样鳞屑。丘疹性、水疱性、荨麻疹性、出血性或巨大的环形皮疹则是较少见的类型。本病的特征之一为每个皮疹的长轴均与皮纹走向一致，使背部皮肤形成"圣诞树"样表现。与皮纹一致的情况在腋前和腋后皱襞以及锁骨上区域更明显。皮疹持续 2~12 周。可无自觉症状，或有轻度至重度瘙痒。

■ 鉴别诊断

先驱斑易误诊为体癣，可行真菌镜检排除。而泛发型皮疹与其他一些疾病相似，尤其是二期梅毒。鉴别诊断还包括药疹、梅毒疹、病毒疹、点滴型银屑病、PLC 和盘状湿疹。

■ 治 疗

对于无自觉症状的患儿，无需治疗。若皮疹以鳞屑较多，可予温和的保湿剂治疗。对于瘙痒明显，尤

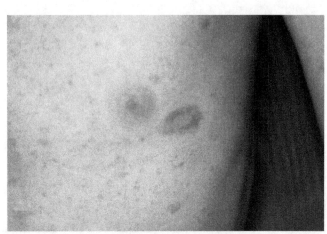

图 649-5（见彩图） 玫瑰糠疹，先驱斑和周围皮损

其是夜间加重的患者，可给予含有薄荷和樟脑的润滑液外用或口服抗组胺药止痒。偶尔可给予局部外用中效糖皮质激素制剂以减轻瘙痒。皮疹消退后，炎症后色素沉着或色素减退较为明显，尤其是深肤色患者。这些色素性改变可在随后的几周至几月自行消退。

参考书目

参考书目请参见光盘。

649.6 毛发红糠疹

Joseph G. Morelli

■ 病 因

毛发红糠疹病因不明，对于儿童期发病的患者，可能为常染色体显性遗传；但是大多数的病例均为散发。

■ 临床表现

这种罕见的慢性皮肤病起病隐匿，头皮出现似脂溢性皮炎样的弥漫性红斑和鳞屑，掌跖部出现角化过度（图649-6）。特征性损害表现为尖锐的圆顶形小丘疹，坚硬、粉红色至红色，中央为有毳毛穿出的角栓。这些丘疹相互融合，形成较大的、边界清楚的橙黄色斑块，斑块中间可见正常皮岛，从而形成本病的特征性表现。可轻易触及指（趾）近端背面的典型丘疹。与扁平苔藓相似，口腔黏膜内也可见灰色斑块或丘疹。可出现甲营养不良性改变，与银屑病相似。

■ 鉴别诊断

鉴别诊断包括鱼鳞病，脂溢性皮炎，掌跖角化症和银屑病。

■ 组织学

皮肤组织病理活检可见毛囊口角栓、角化不全，表皮角质层中交替出现角化过度和颗粒层减少，呈棋

盘状分布，据此银屑病可与脂溢性皮炎相鉴别。

■ 治 疗

由于本病病程变化较快，加重和消退交替出现，因此许多治疗方法的疗效都难以确定。轻症外用润滑剂有效。外用和口服维A酸（1mg/kg/d）是最常用的。儿童的预后相对较好。

参考书目

参考书目请参见光盘。

649.7 Darier病（毛囊角化病）

Joseph G. Morelli

■ 病 因

本病为罕见的遗传性疾病，呈常染色体显性遗传（*ATP2A2*基因）。

■ 临床表现

通常于儿童晚期发病。典型的皮损变现为肤色的坚硬小丘疹，不完全沿毛囊分布。之后皮损表面附有黄色、恶臭的痂皮，并相互融合成大的、灰褐色增殖性斑块（图649-7）；皮损通常呈对称性分布，好发在面部、颈部、肩部、胸部、背部和四肢屈侧。唇部、舌、口腔黏膜、咽部、喉部和外阴可出现丘疹、皲裂、结痂和溃疡。其他特征还有掌跖角化过度，甲营养不良和甲下角化过度。当皮损暴露在阳光下，会出现严重瘙痒、继发感染、恶臭以及皮疹加重。

■ 组织学

Darier病的组织病理学表现为：表皮角化过度，基底层上裂隙有特征性的角化不良细胞。

■ 鉴别诊断

Darier病易与脂溢性皮炎或扁平疣混淆。

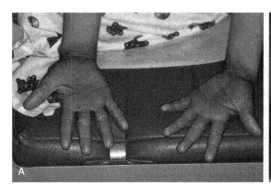
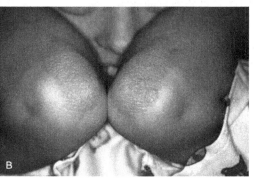

图649-6（见彩图） 毛发红糠疹，A.手掌角化过度，橙黄色。B.肘关节病变

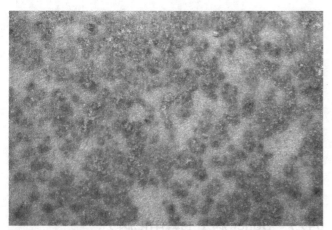

图 649-7（见彩图）　毛囊角化病，背部丘疹聚合呈斑块

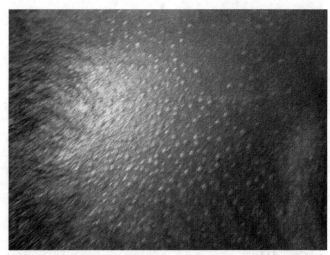

图 649-8（见彩图）　光泽苔藓，均匀的轻度色素减退丘疹

■ 治 疗

治疗是非特异性的，部分患者局部外用维 A 酸有效（封包或者不封包）。严重的疾病可口服维 A 酸控制 [1mg/（kg·d）]。继发感染可能需要局部清洁和系统地使用抗生素。患者夏天病情加重。

参考书目

参考书目请参见光盘。

649.8　光泽苔藓

Joseph G. Morelli

■ 病 因

光泽苔藓的病因尚未明确。

■ 临床表现

光泽苔藓为慢性的良性病变，皮疹的特征性表现为大小一致的坚硬丘疹，顶部扁平，直径在 1~2mm，表面有光泽；通常为皮肤色，也可为粉红色或红色，在黑人则为色素减退性丘疹（图 649-8）。好发部位为外生殖器、腹部、胸部、前臂、腕部和大腿内侧。皮疹可为稀疏或大量分布，形成大的斑块；仔细检查在搔抓部位可发现线状分布的丘疹（Koebner 现象），此现象只见于少数几种病，因此为重要的诊断线索。本病可见于所有年龄段的人群。病因不明。患者通常无自觉症状，但有时瘙痒也会明显，不影响健康。皮疹易与扁平苔藓相混淆，在极少数情况下，两者可以并发。

■ 鉴别诊断

光泽苔藓应与泛发型毛周角化病相鉴别，后者丘疹为毛囊性，且没有 Koebner 现象，故可区分。当扁平疣的皮损较小且均一时，与光泽苔藓十分相似。

■ 组织学

尽管诊断主要依靠临床表现，但必要时可行皮肤组织病理活检明确诊断。本病表现为真皮浅层局限的边界清楚的淋巴细胞和组织细胞巢，边缘清楚，周围有爪样的表皮嵴突。

■ 治 疗

本病病程为几个月至几年，最终可完全消退。局部外用中、强效糖皮质激素制剂有效，特别是针对瘙痒症状。

参考书目

参考书目请参见光盘。

649.9　线状苔藓

Joseph G. Morelli

■ 病 因

线状苔藓的病因及其呈线状分布的原因尚未明确。

■ 临床表现

本病良性，有自限性，皮损由连续或不连续的丘疹带组成，沿 Blaschkoid 线状分布。初发的皮疹表现为顶部扁平的红色或紫红丘疹，表面有细小鳞屑。之后皮疹加重，形成条带状斑块。在黑人，皮疹则表现为色素减退性丘疹或斑块。一个健康的孩子在数天至数周内陆续出现皮疹，后稳定数周至数月后，最后在两年内慢慢消退，不留后遗症。通常无自觉症状，但有些患儿主诉瘙痒明显。皮疹若累及甲后皱襞和甲床，可导致甲营养不良（图 649-9）。

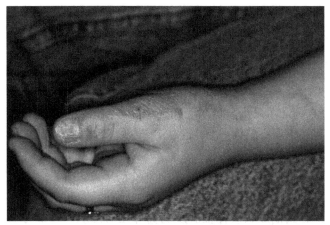

图 649-9（见彩图） 线状苔藓和指甲营养不良

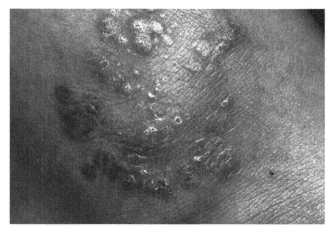

图 649-10（见彩图） 扁平苔藓，紫色多角形丘疹，顶部扁平

■ 鉴别诊断

线状苔藓需要与其他一些疾病相鉴别。初发皮疹与丘疹性湿疹或光泽苔藓相似，直至表现出线状分布的特征方可区分。线状扁平苔藓和线状银屑病可在身体其他部位出现典型的皮损。线状表皮痣为永久性皮损，比线状苔藓角化、色素沉着更明显。

■ 治 疗

当瘙痒明显时，局部应用中效糖皮质激素外用制剂有效。

参考书目

参考书目请参见光盘。

649.10 扁平苔藓

Joseph G. Morelli

■ 病 因

扁平苔藓是细胞毒 T 细胞对皮肤攻击的结果。其原因尚未明确，但扁平苔藓患者皮肤内颗粒酶 B 和颗粒溶素显著增加。

■ 临床表现

本病幼儿罕见，年长儿不常见。初发皮疹表现为紫色、边缘清晰的多角形丘疹，表面有细条纹或薄鳞屑；丘疹可相互融合成斑块（图 649-10）。瘙痒剧烈，搔抓后局部出现新发皮疹（Koebner 现象），因此常可见到丘疹呈线状分布。好发于手腕屈侧、前臂和大腿内侧。黏膜损害的特征为针头大小的白色丘疹，相互融合，呈网状或花边状，主要见于口腔黏膜，有时也可见于唇部和舌。

急性发疹型扁平苔藓是儿童最常见的类型。皮疹突然出现，类似病毒疹，遍布全身。肥厚型、线型、大疱型、萎缩型、环型、毛囊型、糜烂型和溃疡型扁平苔藓也可发生。甲病变则为慢性病程，极少见于儿童。病程常持续几个月甚至几年，但急性发疹型通常可以完全消退。皮疹消退后的色素沉着斑会持续很长时间。

■ 组织学

扁平苔藓的组织病理学表现具有特征性，表皮棘层不规则增厚，颗粒层楔形增厚，基底细胞液化变性，表皮真皮交界处的淋巴细胞带状浸润，故行皮肤活检可以明确诊断。

■ 治 疗

治疗主要是减轻瘙痒和改善皮疹。口服抗组胺药通常对本病有效。规律外用强效糖皮质激素制剂对皮疹疗效显著。少数情况下，对于泛发型和顽固型扁平苔藓，可给予系统应用糖皮质激素治疗。对于泛发型扁平苔藓亦可采取光疗。

参考书目

参考书目请参见光盘。

649.11 汗孔角化症

Joseph G. Morelli

■ 病 因

汗孔角化症是一种表皮角化功能异常的疾病。其具体病因尚未明确，但已知日照会加重病情，即继发于慢性日光暴露。

■ 临床表现

汗孔角化症是一种罕见的、慢性进行性疾病。皮疹可分为几种类型：单发斑块型汗孔角化病、线状汗

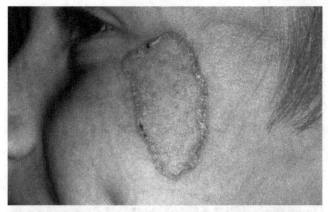

图 649-11（见彩图） 汗孔角化，边缘隆起中央凹陷的斑块

孔角化病、掌跖汗孔角化病、播散性浅表性光线性汗孔角化症。除最后一型外，其他几型常见于男性，儿童期发病。好发于四肢、面部、颈部和外生殖器。初发皮疹为小的角化性丘疹，逐步向四周扩大，导致中央凹陷，周围隆起呈围墙状或领圈状（图 649-11）。斑块可呈圆形、卵圆形或环形；边缘呈沟槽隆起，其中有角质物质突出。皮损中央为黄色、灰色或茶色，硬化、光滑和干燥；角化过度的边缘则为深灰色、褐色或黑色。疾病进展缓慢但相对无症状。有病程长的患者突变为鳞状细胞癌的个案报道。

■ 组织学

汗孔角化症的组织病理学表现为圆锥形板层（由固缩核的角质层细胞组成），临床表现呈固定的线状边缘隆起。

■ 鉴别诊断

汗孔角化症的鉴别诊断包括疣、表皮痣、扁平苔藓、环状肉芽肿和匐行性穿通性弹力纤维病。

■ 治 疗

暂无有效的治疗方法。可尝试应用液氮、激光、外用维 A 酸、外用 5- 氟尿嘧啶（5-FU），以及免疫调节剂咪喹莫特进行治疗。

参考书目

参考书目请参见光盘。

649.12 小儿丘疹性肢端皮炎（Gianotti-Crosti 综合征）

Joseph G. Morelli

■ 病因 / 发病机制

Gianotti-Crosti 综合征即儿童丘疹性肢端皮炎的

发病机制尚未明确，但推测可能是病毒感染和接种引起的免疫反应。在一项意大利的队列研究中，本病的发病与原发性乙型肝炎病毒感染相关。这种疾病通常是良性的，在美国的调查中鲜与肝炎相关。皮疹可以发生在免疫接种（甲肝或其他疫苗）后，也可发生在EB 病毒（最为普遍）、柯萨奇病毒 A16、副流感病毒和其他病毒感染后。

■ 临床表现

本病具有特征性皮疹，偶尔伴有乏力和低热，很少有其他症状或体征。发病高峰在幼儿期。通常为散发性，但也有报道称本病具有流行性。皮疹形态单一，一般不伴有瘙痒，为灰色或铜红色丘疹，顶部扁平，质地坚硬，大小在 1~10mm（图 649-12）。皮损在不同患者上有不同表现。皮疹分批出现，呈弥漫性或散在，对称性分布，主要见于面部、臀部和四肢，包括掌跖部。皮疹类似于水疱，但破后无液体流出。有时可见出血性丘疹。肢端可有线状分布的丘疹（Koebner 现象）。躯干、头皮和黏膜一般不累及。体检还可发现的异常体征如广泛性淋巴结肿大和肝大。15~60d 后皮疹可自行消退。淋巴结或肝大通常持续数月。伴有血清转氨酶和磷酸激酶水平增高，但无高胆红素血症。

■ 组织学

在 Gianotti-Crosti 综合征的组织病理表现为非特征性，表现为血管周围单核细胞浸润和毛细血管内皮水肿。

■ 鉴别诊断

小儿丘疹性肢端皮炎需与扁平苔藓、组织细胞增生症 X、多形红斑和过敏性紫癜相鉴别。

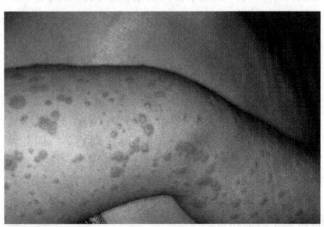

图 649-12（见彩图） Gianotti-Crosti 综合征，多发、顶部扁平的红色丘疹

■ 治 疗

本病有自限性，可以通过外用中效糖皮质激素制剂缓解瘙痒。

参考书目

参考书目请参见光盘。

649.13 黑棘皮病

Joseph G. Morelli

参见第 44 章。

■ 病 因

黑棘皮病的皮损是胰岛素抵抗或成纤维细胞生长因子受体基因变异的皮肤表现。临床表现的严重程度、组织病理学表现均与胰岛素升高的程度呈正相关。推测高胰岛素血症引起了胰岛素抵抗，导致胰岛素和活化的胰岛素样生长因子受体结合增多，从而促进表皮生长。对于伴发恶性肿瘤的成人，肿瘤分泌的生长因子和高胰岛素血症是导致黑棘皮病的直接病因。偶尔见家族发病，呈常染色体显性遗传。

■ 临床表现

本病的特征性表现为天鹅绒样的色素沉着性和过度角化性斑块，常局限分布于颈部、腋下（图 649-13）、乳房下区域、腹股沟、大腿内侧和肛门生殖器区域。通常本病与肥胖，药物（如盐酸），内分泌疾病（最常见的如糖尿病、雄激素过多症和性腺功能减退症），遗传性疾病（如成纤维细胞生长因子受体基因变异）有关联。本病更多见于非裔美洲和西班牙裔儿童。体重指数 >98% 的儿童，有 60% 以上患病。虽然本病与成人恶性肿瘤相关，但儿童少见伴有恶性肿瘤。

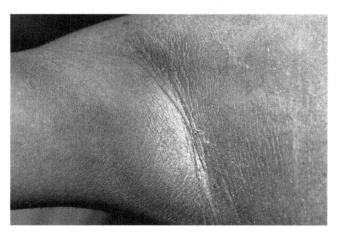

图 649-13（见彩图） 黑棘皮病，腋下天鹅绒般的色素沉着

■ 组织学

组织病理表现为乳头瘤样增生和角化过度，而棘层肥厚或色素过多则不明显。

■ 治 疗

本病治疗困难，基础疾病控制后，皮疹可明显好转。肥胖儿童黑棘皮病的发病与血糖紊乱相关，告知其家属本病的病因及后果，帮助其建立健康的生活方式，以降低心脏病及糖尿病发生的风险。对于肥胖相关黑棘皮病患儿来说，减肥是首要的目标。40% 尿素乳膏治疗各类型黑棘皮病均有帮助。

参考书目

参考书目请参见光盘。

（王忱 译，叶莹 校，张立新 马琳 审）

第 650 章
角质层疾病

Joseph G. Morelli

■ 角化性疾病

角化性疾病（鱼鳞病）是一种以临床表现为鱼鳞状鳞屑，组织病理学中表皮角化过度为特征的遗传性角化障碍性疾病。由于遗传方式、临床表现、伴随症状及组织学的不同，该疾病谱可分为 18 种亚型（表 650-1）。

胎儿鱼鳞病（丑胎）

病因 / 发病机制

丑胎是由于 *ABCA12* 基因突变所致。基因突变导

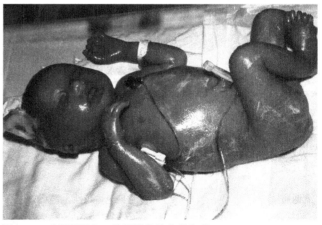

图 650-1（见彩图） 胶样婴儿的典型表现

表 650-1　通常表现在生后第一周的角化性疾病

疾病	遗传方式	临床表现	突变基因	诊断依据
丑胎	常染色体隐性	皮肤增厚，呈"盔甲状"覆盖全身，其上有裂纹	ABCA12	临床
胶样婴儿	通常常染色体隐性	有光泽的火棉胶膜	多个	临床
X 连锁隐性遗传鱼鳞病	X 连锁隐性遗传	火棉胶膜，可伴生殖系统异常	类固醇硫酸酯酶	血浆胆固醇硫酸盐
板层状鱼鳞病	通常常染色体隐性	火棉胶膜	谷氨酰胺转移酶 I ABCA12 CYP4F22	临床
先天性鱼鳞病样红皮病	常染色体隐性	火棉胶膜	谷氨酰胺转移酶 I AL0X12B ALOXE3	临床
表皮松解角化过度	常染色体显性	鳞屑和水疱	角蛋白 1, 10, 2e	临床和组织学
豪猪状鱼鳞病	常染色体显性	角化过度的斑块	角蛋白 1，GJB2	临床
家族性脱屑性皮肤	常染色体隐性	浅表性脱屑	未知	临床和组织学
舍格伦 – 拉松综合征	常染色体隐性	可变性皮肤增厚 智力、发育落后 痉挛性双侧瘫痪 抽搐 "闪光点"	脂肪醛	临床和成纤维细胞培养脂肪醛
中性脂质贮积病	常染色体隐性	火棉胶膜或鱼鳞病样红斑	CG158	血涂片寻找多核白细胞的空泡
内瑟顿综合征	常染色体隐性	鱼鳞病样红斑 毛发稀少，经常发育停滞	SPINK5 未知	临床；婴儿期毛发检查 临床；毛发显微镜检查；头发硫含量
毛发硫营养障碍症	常染色体隐性	火棉胶膜 断发	XPB XPD	
KID（角膜炎 – 鱼鳞病 – 耳聋）综合征	常染色体显性，隐性	皮肤可见红斑、角化、增厚似颗粒状皮革样	GJB2	临床；听觉诱发电位
CHILD（先天性偏侧发育不良伴鱼鳞病样红皮病及肢体缺陷）综合征	X 连锁为主	秃发 单侧黄色蜡样鳞屑 偏侧发育不良 肢体缺陷	NSDHL	临床
康拉德 – 胡尼曼综合征	X 连锁为主	沿 Blaschko 线分布，皮肤增厚，银屑病样鳞屑，全身红皮病 近端肢体短缩	ARSE	临床
毛囊性鱼鳞病	通常 X 连锁隐性遗传	皮肤毛囊突起 秃发 畏光	MBTPS2	临床
CHIME（眼缺损、心脏缺陷、鱼鳞病样皮肤病、智力障碍、耳缺陷）综合征	常染色体隐性	鱼鳞病样红皮病 心脏缺陷、特殊面容 视网膜缺损	未知	临床
戈谢病	常染色体隐性	火棉胶膜 肝脾大	β – 葡糖脑苷脂酶	临床，成纤维细胞培养

致脂质转运和 ABCA12 活性的缺失，后者是构成正常皮肤屏障的基本元素（长链神经酰胺）生长代谢所必需的物质。

临床表现

在出生时，婴儿皮肤增厚，呈"盔甲状"覆盖全身，其上有裂纹。面部、指趾分别为角质厚壳所覆盖，呈现毁容样外观及压缩性手指。严重的睑外翻和球结膜水肿使得眼眶模糊不清，耳鼻扁平，口唇反卷呈张口状态。指甲和毛发可能缺如。关节活动受限，手足僵直伴局部缺血。受累新生儿出现呼吸和喂养困难，容易诱发严重的皮肤感染。多数于生后数日至数周内死亡，但极个别患儿生存至婴儿期，并伴随有严重的鱼鳞病，通常类似于板层状鱼鳞病或先天性鱼鳞病样红皮病。

组织病理学

常见的形态学异常包括角化过度，角质细胞中脂滴的积累，正常颗粒层缺失。

治 疗

基础治疗包括摄入大量液体以避免经皮水分丢失造成的脱水，使用早产婴儿保育箱进行局部加热及加湿，外用乳膏，注意个人卫生，及口服维 A 酸（1 mg/kg/d）。通过胎儿镜检查、胎儿皮肤活检及羊水细胞显微镜检查以完善产前诊断。

胶样婴儿

病 因

胶样婴儿并非一种疾病，而只是几种常见于儿童婴儿并在新生儿期所表现的疾病，后者最终可能会发展为板层状鱼鳞病或先天性鱼鳞病样红皮病。偶见胶样婴儿进展至婴儿期伴随有其他形式的鱼鳞病或 Gaucher 病。极少数患儿可发展为无慢性皮肤病的正常儿童。

临床表现

胶样婴儿出生时全身被紧束的羊皮纸样或胶样膜所覆盖（图 650-1），此膜随后脱落。受累新生儿伴有睑外翻，耳鼻扁平，口唇固定呈"O"形嘴。毛发可能缺如或生长在其他部位。在出生后不久，随着最初呼吸运动的开始，胶样膜开始破裂并形成大片状鳞屑。这一完整过程可能需要数周，局部区域还可能形成新的胶样膜。

新生儿的发病率和死亡率可能要归结于经皮水分过度丢失引发的皮肤通透性增加，继而出现皮肤感染、吸入性肺炎（鳞屑样物质）、低体温或高渗性脱水。由于其结果的不确定性，故不可能预测出此类患儿将来是否会发展为鱼鳞病。

组织病理学

活组织检查显示角质层增厚伴角化过度。

治 疗

高湿度环境和非封包式润肤剂的使用有利于胶样膜的脱落。

板层状鱼鳞病，先天性鱼鳞病样红皮病（非大疱型先天性鱼鳞病样红皮病）

板层状鱼鳞病，先天性鱼鳞病样红皮病（非大疱型先天性鱼鳞病样红皮病）是最常见的常染色体隐性遗传鱼鳞病类型。此类型疾病多在出生时或生后不久发病。大部分此类型鱼鳞病患儿均表现为红皮病伴大量鳞屑。其中，胶样婴儿可考虑是此类型鱼鳞病的一个变种。

病因 / 发病机制

现已证实 3 种基因突变均可导致板层状鱼鳞病（LI），这三种基因分别是 LI1（TGM1），LI2（ABCA12）和 LI3（CYP4F22）。可能还存在其他与 LI 相关的基因，但目前未被证实。谷氨酰胺转移酶的突变可以导致编码角质细胞膜的异常，然而 ABCA12 的缺陷可以导致脂质转运异常，使得 CYP4F22 产生异常板层状颗粒。

现已证实 3 种基因突变均可导致先天性鱼鳞病样红皮病，这三种基因分别是 TGM1，ALOX12B 和 ALOX3。ALOX 基因可以编码脂氧合酶，后者的功能尚未得知，可能是通过脂质代谢，在表皮屏障形成过程中发挥作用。

编码鱼卵磷蛋白的基因突变既可以导致板层状鱼鳞病，也可以导致先天性鱼鳞病样红皮病发病。鱼卵磷蛋白的功能尚未得知。

临床表现

在胶样婴儿的胶样膜脱落后，存活下来的患儿可演变为板层状鱼鳞病，其皮损特征为大的深色鳞屑，呈四边形，周边游离，中央粘着于皮肤。鳞屑较为明显，常累及全身皮肤，包括皮肤屈侧（图 650-2）。面部经常受累，可出现眼睑外翻和小耳畸形。掌跖常见角化过度。头发稀疏而细软，但牙齿和黏膜表面正常。与先天性鱼鳞病样红皮病不同，本病几乎无红斑。

先天性鱼鳞病样红皮病患儿的红斑和鳞屑往往是持续的，虽然皮损较为泛发，但较板层状鱼鳞病而言，更为细小及洁白（图 650-3）。肘、膝及踝关节处角化过度尤为明显。掌跖呈现均匀的角化过度。患者常伴发头发稀疏、瘢痕性秃发、指甲营养不良。但无水疱形成。

组织病理学

板层状鱼鳞病的角质层显著增厚，表皮轻度不规

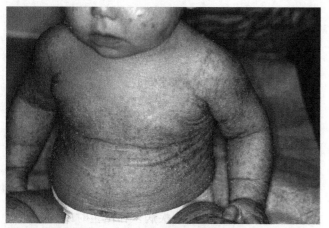

图 650-2（见彩图） 板层状鱼鳞病的泛发鳞屑

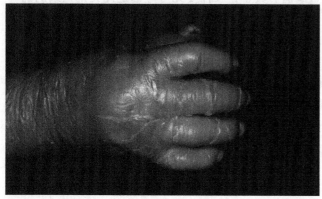

图 650-3（见彩图） 先天性鱼鳞病样红皮病突出的红斑和鳞屑表现

则增厚。先天性鱼鳞病样红皮病的表皮明显增厚伴角化不全，较板层状鱼鳞病而言，前者无明显角化过度和颗粒层增厚。

治　疗

本病瘙痒较为严重，因此需使用止痒类药物。患儿的不美观以及定植在浸渍鳞屑中的细菌产生的异味都可能会造成严重的心理问题。在冬季中高湿度环境下以及夏季中空调环境下均可减少不适感。大量和频繁地使用润肤剂和角质剥脱如 5%~12% 的乳酸或羟基乙酸、10%~40% 的尿素、0.1% 的他扎罗汀凝胶和0.1% 的维 A 酸乳膏可以在某种程度上减少鳞屑，但是如果应用到有裂隙的皮肤上，这些药物会产生刺痛。在一定情况下，口服维 A 酸（1mg/kg/d）有一定效果，但是不能改变相关的缺陷，因此，必须长期管理此类患者。使用这些药物的长期风险（致畸作用及骨毒性）可能会限制它们的应用。睑外翻需要眼科护理，有时需要整形外科手术。

寻常型鱼鳞病

病原学 / 发病机制

常染色体显性遗传或丝聚蛋白基因隐性突变导致

寻常型鱼鳞病。丝聚蛋白是一种蛋白，它装配角蛋白纤维细胞骨架，导致崩溃的颗粒细胞成经典的扁平的鳞状细胞的形状。丝聚蛋白突变导致透明角质颗粒缺如或明显减少。

临床表现

寻常型鱼鳞病是最常见的角化异常性疾病，发病率 1：250。通常 1 岁以内发病。大多数患儿症状轻微，仅表现为皮肤轻度粗糙。肢端伸侧尤其是下肢（图 650-4），鳞屑明显。屈侧皮肤，腹部、颈部、面部相对不累及。特别强调的是，毛周角化症，特别是上臂和大腿，同时掌跖角化过度以及异位性都相对较常见。鳞屑冬天重，夏季可完全缓解。不伴有毛发、牙齿、黏膜或其他器官系统病变。

组织病理学

角化过度伴粒细胞层减少或缺如是寻常型鱼鳞病区别于其他类型鱼鳞病的组织病理学表现。电子显微镜中可以看到表皮细胞中异常小的、疏松的角质透明蛋白颗粒。

治　疗

每日应用润肤剂或润滑剂可以消除鳞屑，润滑剂中包含 10%~40% 尿素、水杨酸或 α - 羟基酸，例如5%~12% 乳酸。

X- 连锁鱼鳞病

病因 / 发病机制

X- 连锁鱼鳞病涉及了硫酸酯酶的缺陷，后者水解胆固醇硫酸盐和其他硫酸化的类固醇为胆固醇。胆固醇硫酸盐沉积在角质层和血浆中。表皮中这种沉积引起细胞间脂质层改变，导致屏障受损角质形成细胞退化延迟，最终使角质细胞滞留。

临床表现

皮肤脱屑在生后即可出现，但典型表现一般自

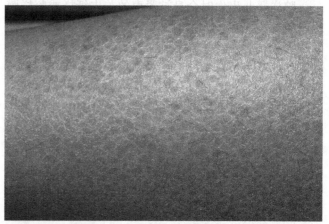

图 650-4（见彩图） 寻常鱼鳞病整个胫前覆盖鳞屑

3~6 月龄开始。鳞屑主要分布于颈部、下面部、耳前部、前胸、腹部和四肢尤其是下肢。肘膝屈侧一般不受累，但有时轻度受累。掌跖轻度增厚，多数不受累。皮损严重程度和范围逐渐加重。无毛周角化症，不伴有异位性表现。角膜混浊严重，但不影响童年后期或青春期视力发育。这种现象是本病的标志性损害，它发生于女性携带者。部分患者在 X 染色体上有更大部分基因丢失，包括临近基因，从而引发临近基因丢失综合征。Kallmann 综合征（*KALl* 基因），包括促性腺激素分泌不足的性腺机能减退和嗅觉缺失症，X 连锁点状骨骺发育不良（*ARSE* 基因），身材矮小和眼白化病。当患者同时存在 Kallmann 综合征时睾丸癌发病率升高。当神经胶质 4 出现连续基因缺陷时，注意力不足多动症和孤独症的发病风险升高（图 650-5）。

在成纤维细胞、角质形成细胞、白细胞和产前的羊水细胞、绒毛膜绒毛细胞中可以检测到类固醇硫酸酯酶酶活性降低。产前通过绒毛细胞检测即可确定类固醇硫酸酯酶基因缺陷，它通过培养绒毛细胞 DNA 或羊水细胞进行限制性内切酶分析或原位杂交技术确定受累家庭中男性成员患病情况。携带胎盘类固醇硫酸酯酶缺陷的孕妇，会导致泌尿系和血清雌三醇水平降低、产程延长和子宫对催产素及前列腺素不敏感。

组织学

X 连锁鱼鳞病组织特点是角质层角化过度、颗粒细胞层发育良好和表皮增生。

治 疗

每日应用润肤剂和含有 10%~40% 尿素的润滑剂是有效的。乙醇酸或乳酸（5%~12%）调入润肤剂和丙二醇（40%~60%）调入水混合后，晚上应用可以起到治疗作用。

表皮松解性角化过度（先天性大疱性鱼鳞病样红皮病）

病因 / 发病机制

表皮松解性角化过度具有常染色体显性遗传特质，归因于角蛋白 1 或 10 的缺陷。这些角蛋白形成表皮基底细胞角蛋白中间丝。

临床表现

最初典型的临床表现是生后即发病，红皮病的基础上出现广泛的水疱、糜烂（图 650-6）。新生儿期反复出现水疱，易与其他疱病相混淆。随着时间推移，水疱停止出现，红斑消退，同时角化过度渐渐明显。范围小、坚硬、疣状。不同的是，平行的角化过度的皮脊跨过关节屈侧，包括腋窝、腘窝肘窝和颈部、臀部。掌跖角化过度与角蛋白 1 缺陷有关。毛发、甲、黏膜

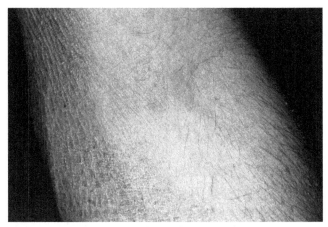

图 650-5（见彩图） X- 连锁鱼鳞病不累及腘窝

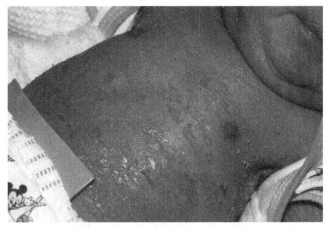

图 650-6（见彩图） 表皮松解角化过度的浅表糜烂和角化过度

和汗腺正常。皮损继发细菌感染后会有恶臭，需要相应的抗细菌治疗。

病理学

组织病理学对表皮松解性角化过度具有诊断意义，表现为角化过度、表皮颗粒层变薄伴角质透明蛋白颗粒减少、核周淡染、表皮上层细胞边界不清。电镜下，角蛋白中间丝成束、许多细胞桥粒附着于一个角化细胞，而非连接相邻的角质细胞。局部的结构类似表皮痣或掌跖角化病，但他们有着不同的组织病理学改变。

治 疗

本病治疗困难。因为早产、败血症和体液、电解质失衡使得本病在新生儿期发病率升高。当浸渍、鳞屑有细菌定植时会产生特殊的恶臭，应用抗菌性清洁剂可以除味。间断口服抗生素是有必要的。角质软化剂作用不佳。口服维 A 酸（1mg/kg/d）疗效显著。对于已知有特殊基因突变的父母，产前诊断是可行的，通过绒毛膜绒毛细胞或羊水细胞提取 DNA 测定。

可变性红斑角化症

病因 / 发病机制

可变性红斑角化症（EKV）是常染色体显性遗传病，是由连接蛋白 31 和 30.3 突变所致。连接蛋白构成细胞间间隙连接，使相邻的表皮细胞物质转运和传递信号。

临床表现

本病于生后数月即可发病，幼年期发展，青少年期稳定。具有特色的两个临床表现是：边界清楚的角化过度性斑块（图 650-7A）和一过性有固定形状的红斑（图 650-7B）。分布无显著特点，但皮损稀疏，好发于面部、臀部、腋部和四肢伸侧。掌跖可增厚，但毛发、牙齿和甲无异常。

组织学

组织病理学提示角化过度、乳头瘤样增生、表皮不规则增生。

治 疗

有文献报道外用 0.1% 他扎罗汀和口服维 A 酸 [1mg/（kg·d）] 治疗有效。

对称性进行性红斑角化症

病因 / 发病机制

本病是常染色体显性遗传病，是由编码兜甲蛋白的基因突变所致。兜甲蛋白是表皮角质细胞膜重要的组成部分。

临床表现

皮损在儿童期表现为固定的、地图状的、对称的、细小的、鳞屑性、角化过度、红色的斑块，多见于四肢末端、臀部、面部、踝部和腕部。与 EKV 比较，最主要的特征是该病缺乏 EKV 的可变性红斑。

组织学

表皮乳头瘤样增生，颗粒层增厚、角化不全和正角化。

治 疗

本病为罕见病例，有报道提示外用和口服维 A[1mg/（kg·d）] 持续治疗有效。

鱼鳞病样皮肤病

一些以鱼鳞病为基本皮损的少见的独特的综合征

Sjögren-Larsson 综合征

1. 病因学 / 发病机制　本病为常染色体隐性遗传的先天性代谢障碍性疾病，是由于脂肪醛脱氢酶（ALDH3A2）缺陷导致脂肪醇氧化异常。脂肪醛脱氢酶是脂肪醇 - 核苷酸氧化酶复合物的成分之一。

2. 临床表现　本病临床表现包括鱼鳞病、智力发育迟缓和痉挛。鱼鳞病是寻常型鱼鳞病，但屈侧和下腹部加重，表现为红皮病、小范围、更大的板层状鳞屑和黑色角化过度。不同患者之间的鳞屑程度具有显著差异。大多数患者有掌跖角化过度。皮肤改变可能与其他类型的鱼鳞病表现一致，常常需等到神经病学症状出现后才可确诊。瘙痒严重，少汗常见。眼科学标记为视网膜中心凹区有亮点。约一半患者有轻度视网膜变性。运动和语言发育迟缓一般在 1 岁前被发现，痉挛性双瘫或四肢麻痹、癫痫和精神发育迟缓一般在 3 岁前发现。一些患者可以借助支架等工具行走，但多数患者需要轮椅。通过患病父母或缺陷基因携带者的皮肤成纤维细胞培养，或产前培养绒毛膜细胞和羊水细胞，可以检测缺陷基因。尿白三烯的升高有助于早期诊断本病。

3. 治疗　治疗与其他类型鱼鳞病治疗相似，5-脂肪氧合酶抑制剂可以缓解瘙痒。

Netherton 综合征

1. 病因学 / 发病机制　本病是常染色体隐性遗传病，由 SPINK 5 基因突变所致，SPINK 5 基因编码丝氨酸蛋白抑制剂（LEKT1）。

2. 临床表现　本病特征性表现为鱼鳞病（通常为回旋型线状鱼鳞病，但偶尔是板层鱼鳞病或先天性鱼鳞病样红皮病）、套叠性脆发症和其他毛发轴异常、

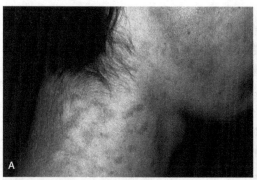
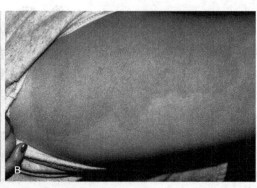

图 650-7（见彩图）　可变性红斑角化症。A. 固定的、角化过度性斑块。B. 可以动的红斑样皮损

特应性体质。本病生后或生后数月发病，初时表现为一般的红斑、鳞屑。躯干、四肢见弥漫性红斑和重叠性、多环形、匍型角化过度性皮损（图 650-8），特征性表现为双边型鳞屑。肘窝和腘窝见持续性苔藓化或角化过度性皮损。面部、头皮持续红斑、鳞屑。本病毛发轴病变中套叠性脆发症最显著。

鱼鳞病一般在生后 10d 内出现，特别是在眼周、口周和会阴部。红皮病一般在感染后加重。婴儿发育差，反复细菌、念珠菌感染、血清 IgE 升高、显著的高钠脱水。最常见的过敏症状是荨麻疹、血管性水肿、特应性皮炎和哮喘。毛发稀疏、短且易折断（图 650-9）。眉毛、睫毛和体毛均不正常。特征性的毛发异常可以通过光学显微镜证实，对于新生儿，眉毛检测是最好的方法。

3. 组织学　组织病理学可见非特异性银屑病样改变。

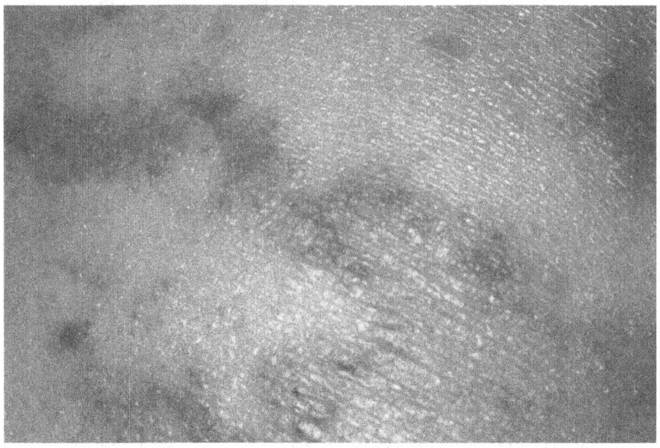

图 650-8（见彩图）　回旋型线状鱼鳞病皮损中可见匍行性红斑和角化

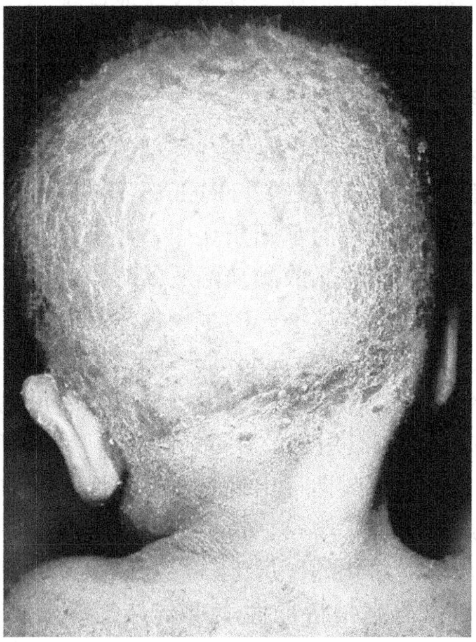

图 650-9（见彩图）　Netherton 综合征头皮非常短的毛发以及厚鳞屑

4. 治疗　因为本病本质是皮肤炎症，故口服抗组胺药和外用糖皮质激素这种类似特应性皮炎的治疗对患者有帮助。

Refsum 综合征（见第 80.2 和 605.5）

1. 病因 / 发病机制　Refsum 综合征分为两种类型。经典类型是常染色体隐形遗传，是由 *PAHX* 基因突变所致，使植烷酸水平升高。另一新的 Refsum 样病变是染色体 20（20p11.21-q12）异常，尚未明确异常基因。幼稚类型的 Refsum 综合征也是常染色体隐形遗传，是 *PEX1*、*PEX2* 或 *PEX26* 基因突变所致。过氧化物酶异常导致长链脂肪酸、2- 羟基胆甾酸、3- 羟基胆甾酸、哌啶酸和植烷酸水平升高。

2. 临床表现　Refsum综合征是累及多系统疾病，20~30 岁内发病。鱼鳞病常见，一般较轻，类似寻常型鱼鳞病。鱼鳞病可局限于掌跖部。本病主要表现为多神经炎伴渐进性麻痹和共济失调、色素性视网膜炎、嗅觉丧失、耳聋、骨畸形和心电图异常。通过皮肤或血脂分析，植烷酸水平升高即可确诊。

幼稚型 Refsum 综合征就像它的名字一样，生后不久即发病，除了经典型病变的表现，还有肝大、异常胆汁酸表现、生长发育迟缓和精神发育迟缓。

3. 治疗　植烷酸是唯一的来自于食物的叶绿素。终身避免包含植烷酸的饮食，在临床上可以缓解 Refsum 综合征。

点状软骨发育异常（见第 80.2）

1. 病因学 / 发病机制　点状软骨发育异常（CPD）是一种临床和遗传异质性疾病。Conradi-Hünermann 综合征中，CPD 表现为 X 连锁显性遗传。*ARSE* 基因突变时表现为 X 隐性遗传。肢根斑点状软骨发育异常 1 型是 *PEX7* 基因突变所致，为常染色体隐性遗传。*PEX7* 基因编码 2 型过氧化物酶病靶目标（PTS2）受体。CPD 也可以由母体维生素 K 缺陷或法华令致畸形所致。

2. 临床表现　这些异质性的疾病主要表现为鱼鳞病和骨损害。几乎所有的 X 连锁显性遗传患者和 25% 隐形遗传患者都有皮肤损害，表现为严重的红斑、鳞屑至轻度的角化过度。肢根斑点状软骨发育不良可伴有白内障、眼距过宽、视神经萎缩、四肢近端不成比例的缩短、精神性运动发育迟缓、发育不良、痉挛，大多数患者婴儿期死亡。X 连锁显性遗传的患者伴有四肢不对称的缩短和出生时与众不同的鱼鳞病样皮损。厚的、黄色的、紧紧附着的角化性斑块呈旋涡状分布于全身。皮疹在婴儿期消退，继而出现毛囊性皮肤萎缩和斑秃。

所有不同类型的患者的其他特征有白内障、鞍鼻、前额突出等特殊面容。点状软骨发育不良其特征性缺陷是软骨骨骺的点状表现。在不同的遗传性疾病中，这种缺陷常常伴随过氧化物酶缺陷和胆固醇合成异常，一般在 3~4 岁消失。

其他伴有鱼鳞病的综合征

以鱼鳞病为相同临床表现的其他少有的综合征包括：鱼鳞病伴角膜炎和耳聋（KID 综合征，连接蛋白 26 基因），鱼鳞病伴毛发缺陷，在偏振光下毛发可见带状图纹，同时硫含量降低（毛发硫性营养不良），多重硫酸酯酶缺陷，中性脂质沉积病伴鱼鳞病（Chanarin-Dorfman 病 /CGI58 基因）和 CHILD 综合征（图 650-10，先天性半侧发育不良伴鱼鳞病样红皮病和肢体缺陷，NSDHL 基因）。

■ 掌跖角化病

掌跖部过度角化可以灶状分布，亦可弥漫性分布。可以为先天性遗传性疾病，也可为慢性疾病形成，如银屑病、湿疹、毛发红糠疹、红斑狼疮和传染后关节综合征。

掌跖弥漫性角化过度（Unna-Thost，Vorner）

Unna-Thost 和 Vorner 型掌跖角化病（PPKs）尽管临床上不易区分，但仍然认为是两个独立的疾病。组织病理中，（Vorner）存在表皮松解性角化过度，而（Unna-Thost）则缺乏。他们在临床上表现为一个病谱，这些疾病是由角蛋白（KRT1 和 KRT9 基因）突变所致。本病为常染色体显性遗传，于出生后数月内掌跖出现红斑，逐渐境界分明，角化过度，斑块呈鳞屑性。斑块边缘潮红，逐渐横向发展至腕部和踝部。常伴有多汗，但毛发、牙齿和指甲正常。不同的个体可以出现条状（DSG1，DSP，KRT1 基因）和点状角化过度（图 650-11）。

移行性掌跖角化病（SLURP-1 基因）

移行性掌跖角化病是一种少见的，渐进式常染色体隐性遗传性疾病，特征表现为掌部、指部、足底和腕部、膝部、肘部屈侧的红斑和厚鳞屑。

掌跖角化病综合征（致残性皮肤角化病）

PPK 综合征是渐进性常染色体显性遗传病，表现为掌跖蜂巢状角化过度，掌跖弓不受累；在手、指、足、膝伸侧见海星状或线状角质物质；有时指趾部出现自发性断指病样缩窄，导致指趾自身断离。可伴有不同程度的斑秃。本病有两种类型已被认知。兜甲蛋白基因突变可导致 PPK 综合征伴鱼鳞病，接合蛋白 26 突变可导致 PPK 综合征伴耳聋。

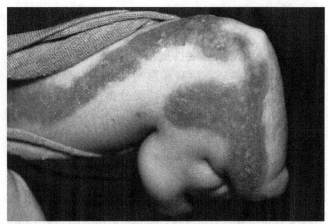

图 650-10（见彩图）　CHILD 综合征（先天性半侧发育不良伴鱼鳞病样红皮病以及肢体缺陷）的肢体发育不良和鱼鳞病样皮疹

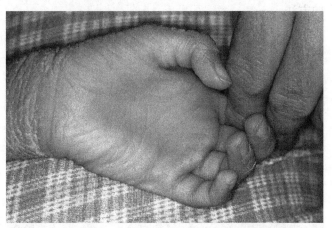

图 650-11（见彩图）　掌跖角化病活检可伴有表皮松解改变

Papillon-Lefèvre 综合征（组织蛋白酶 C 基因）

Papillon-Lefèvre 综合征是常染色体隐性遗传的掌跖红斑角化病，皮损在儿童后期可扩展至手背、足背及肘、膝部。本病可以弥漫性条纹状或点状。若无治疗，患儿 4~5 岁时因牙周炎而使牙齿脱落。

其他综合征

掌跖角化病也可以是某些类型的鱼鳞病和外胚叶发育不良的临床表现之一。Richner-Hanhart 综合征是常染色体隐性遗传的掌跖角化病，伴有角膜溃疡、进行性脑损害、和酪氨酸酶缺陷所致的酪氨酸血症。先天性厚甲为表现程度不一的常染色体显性遗传。经典类型 I（Jadassohn-Lewandowski 综合征）是角蛋白 16 基因突变所致。主要表现为甲增厚、掌跖角化病、毛囊角化症，特别是肘部、膝部，还有口腔白色角化病。在生后或生后不久即可出现具有特征性表现的甲营养不良。指甲呈管状增厚，指甲前缘向上凸起形成锥形顶覆盖在甲下角化的碎屑上。反复甲沟炎可使指甲脱落。掌跖角化病是特征性表现，与父母表现一致。其他相关特征包括手足多汗和掌跖水疱、糜烂。部分患者伴有对念珠菌识别和处理的选择性细胞调节缺陷。外科手术去除指甲和切除甲床对部分患者有帮助。

治 疗

PPK 治疗以对症治疗为主。对于轻者，润肤剂治疗即可。角化软化剂如水杨酸、乳酸、尿素霜可应用。对于外用药无效的重症患者，可以口服维 A 酸。

参考书目

参考书目请参见光盘。

（向欣 译，叶莹 校，孙玉娟 马琳 审）

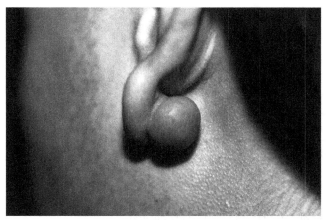

图 651-1（见彩图） 打耳洞后的瘢痕疙瘩

第651章
真皮疾病

Joseph G. Morelli

■ 瘢痕疙瘩

病因 / 发病机制

瘢痕疙瘩经常由外伤诱发，通常伴随穿耳洞、烧伤、烫伤以及外科手术发生。某些个体本身体质易形成瘢痕疙瘩，或有家族倾向性（隐性或显性遗传），或者伤口中的异物存在也有致病性。瘢痕疙瘩也是Ehlers-Danlos 综合征、Rubinstein-Taybi 综合征和骨膜增生性厚皮症的一种罕见特征。瘢痕疙瘩由一种非正常的纤维创伤愈合引起，它反映了组织修复和再生调控机制的缺失。可以看到其胶原生成量是普通瘢痕的 20 倍，而且Ⅰ / Ⅲ型胶原所占比例也异常增高。在瘢痕疙瘩组织中，TGF-β 和 PDGF 的值升高，且成纤维细胞对它们的效应更加敏感，二者的降解率也有所下降。

临床表现

瘢痕疙瘩是一种发生在创伤后，边界清楚的、良性的、真皮内密集结缔组织增生性疾病。皮损质硬，隆起于皮肤表面，粉红色，有韧性。可有触痛或瘙痒感。好发部位为面部、耳垂（图 651-1）、颈部、双肩、上背部、前胸以及小腿。在瘢痕疙瘩和肥厚性瘢痕中，新胶原形成要比正常创伤愈合需要更久的时间。

组织学

瘢痕疙瘩由漩涡样和交织存在的透明化胶原纤维构成。

鉴别诊断

瘢痕疙瘩应与肥厚性瘢痕鉴别，后者仅局限于损伤部位，并随着时间推移逐渐退化。

治 疗

每 4 周瘢痕内注射 1 次曲安西龙混悬液（10~40 mg/mL），早期的瘢痕疙瘩可望缩小。必要时可能需要更高浓度的曲安西龙混悬液。巨大或陈旧的瘢痕疙瘩可以通过外科切除，之后在切除部位注射糖皮质激素。虽然耳垂的瘢痕疙瘩对于外科切除、加压包扎及皮损内糖皮质激素注射的反应都比较好，但因其复发风险高，所以还是不建议单纯手术切除。在瘢痕疙瘩上每天放置数小时硅凝胶片，连续数周，可能对部分患者有效。

■ 膨胀性萎缩纹（妊娠纹）

病因 / 发病机制

在青春期皮肤膨胀纹的形成很普遍。其常见原因是快速生长、妊娠、肥胖、Cushing 综合征以及长期应用糖皮质激素治疗。其发病机制不明，但弹力纤维发生改变被认为是主要病因。

临床表现

薄的、凹陷的、萎缩性皮肤带状红斑最终变为银白色，伴有乳白光泽，皮肤平滑。皮损最常见于可能膨胀的区域，如下背部（图 651-2）、臀部、大腿、乳房、腹部以及双肩部。

鉴别诊断

萎缩纹和萎缩性瘢痕相似。

治 疗

萎缩纹的对照性治疗试验很少，但是随着时间推

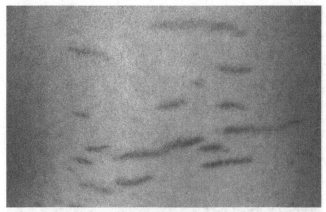

图 651-2（见彩图） 青少年背部的皮纹

移，萎缩纹会自发消退。

■ 糖皮质激素诱导性萎缩

病因／发病机制

局部和全身性糖皮质激素治疗均可以诱导激素性萎缩。它常发生于长期局部使用强效或超强效糖皮质激素的闭合面皮肤或间擦部位。角质形成细胞生长减慢，而表皮成熟加快，导致表皮和角质层变薄。成纤维细胞的生长和功能也下降，导致了真皮的变化。其机制包括Ⅰ型胶原、非胶原基质蛋白，以及皮肤总蛋白合成的抑制，同时伴有真皮蛋白聚糖和黏多糖含量的进行性下降。

临床表现

感染后的皮肤比较薄、脆性大、光滑、半透明、同时伴有毛细血管扩张、失去了正常皮肤的特征。

组织学

组织病理学检查，可以看到表皮变薄。真皮胶原和弹性纤维之间的空隙变小，形成紧凑而薄的真皮。

治 疗

理想的治疗方案是通过糖皮质激素药膏的局部合理使用来减少副作用，从而进行预防。

■ 环状肉芽肿

病因／发病机制

环状肉芽肿的病因未知。某些环状肉芽肿病例，尤其是广义形式的，可能和糖尿病或前眼葡萄膜炎相关。然而，大多数的病例见于健康儿童。

临床表现

这种常见皮肤病主要发生于儿童和青少年，且受累儿童常为健康儿童。典型的皮损开始通常是固定的、光滑的红色丘疹，后来逐渐增大形成环状斑块、外周丘疹样的边界、并可达数厘米大小的中央轻度萎缩或色素减退。皮损可发生在身体的任何部位，但是黏膜少见。好发部位包括手背（图 651-3）和足背。播散丘疹型在儿童中罕见。头皮和四肢部位的，尤其是胫前部位的皮下型环状肉芽肿倾向于进展。这些皮损是固定的，通常是无触痛的皮色结节。贯通型环状肉芽肿的特征性表现是丘疹表面发展为浅黄色中心，这是由于变性的胶原蛋白经表皮排出的结果。

鉴别诊断

因其高于皮肤向外扩展的边缘，环状皮损常常被误认为体癣，两者的区别在于环状肉芽肿是无鳞屑的。丘疹样皮损是环状肉芽肿的另一种亚型，尤其是当它们成簇地出现在指尖和肘部时，和类风湿结节很相似。

组织学

环状肉芽肿的皮损是由一个肉芽肿组成，肉芽肿的中心为坏死胶原、伴黏蛋白沉积，外周栅样淋巴细胞、组织细胞和异物巨细胞浸润。这种模式和脂质渐进性坏死及类风湿结节非常像，但其微妙的组织学差异常常可以用于区分。

治 疗

出疹期持续数月到数年，但常自然消退，且不伴残留改变。50% 的皮损会在两年内消除。虽然使用一种强效或超强效的局部类固醇制剂，或病灶内注射糖皮质激素（5~10mg/mL）可加速皮损消退，但通常并不采取干预措施。

■ 类脂质渐进性坏死

病因／发病机制

类脂质渐进性坏死病因未知，但是 50%~75% 的患者有糖尿病。而且 0.3% 的糖尿病患者可发生类脂质渐进性坏死

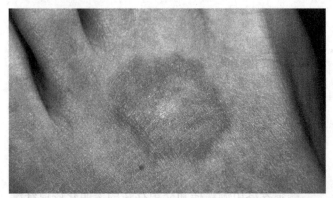

图 651-3（见彩图） 环形肉芽肿病变的特征：环状皮损，周边是凸起的丘疹，中心凹陷

临床表现

这种皮损主要表现为红色丘疹，后形成不规则的界清黄色质硬斑块，伴有中央毛细血管扩张及紫罗兰色边界。通常可见鳞屑、结痂及溃疡形成。皮损最常发生于胫部（图651-4）。皮损常随着时间缓慢进展，但也可能长期不变或者完全愈合遗留瘢痕。

组织学

皮损组织为分布范围难以界定的坏死胶原蛋白，其多位于真皮深层，且伴有粘蛋白沉积。坏死的、混乱的胶原蛋白周围是栅栏样淋巴组织细胞肉芽肿浸润。有些皮损内则坏死的胶原蛋白较少，更多的是特征性肉芽肿。

鉴别诊断

类脂质渐进性坏死在临床上必须和黄瘤病、硬斑病、环形肉芽肿、结节性红斑及胫前黏液性水肿相鉴别。

治 疗

尽管有效控制糖尿病，仍不能避免皮损存在。不过局部运用强效糖皮质激素药膏或注射皮质激素能稍微改善症状。己酮可可碱（400mg，3次/d）也被用于治疗。

■ 硬化性苔藓

病因/发病机制

硬化性苔藓的病因未知。

临床表现

硬化性苔藓起初为有光泽的、质硬的、象牙色的丘疹，且常伴紫罗兰色的晕。其表面可见含有黄色或棕色栓子的扩张毛囊皮脂腺或汗管开口。丘疹融合形成大小不等、形状不规则的斑块，其边缘可能会形成

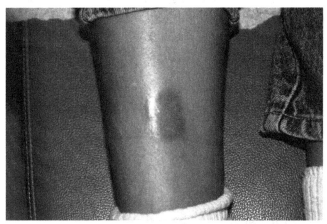

图651-4（见彩图） 胫前类脂质渐进性坏死的黄色质硬斑块

血疱。后期，皮损表面皱缩萎缩成凹陷性斑块。女孩比男孩患病率高。在女孩，皮损好发于外阴（图651-5）、肛周及会阴部皮肤。广泛受累可以形成一个硬化的、萎缩的漏斗状斑块，阴唇收缩，阴道口狭窄也可以发生。近20%的患者，阴道分泌物异常早于外阴病变发生。在男孩，皮损常累及阴茎包皮及龟头，通常与包皮过长有关。大多数患该病的男孩早期没有割掉包皮。其他部位的皮损最常见于躯干上部、颈部、腋下、手腕屈侧，以及脐周和眼周。可伴剧烈瘙痒。

鉴别诊断

在儿童，硬化性苔藓最常与局限性硬皮病（见第154章）混淆，可能两者会同时并存。在生殖器区域，可能会误诊由性虐待所致。

组织学

活检可以确诊，皮损组织表现为角化过度伴毛囊堵塞、基底细胞水肿变性、真皮的淋巴细胞带状浸润、胶原均质化及真皮浅层弹性纤维变细。

治 疗

儿童期的外阴硬化性苔藓在青春期常会有所改善，但不会痊愈，且症状终生易复发。需要长期随访观察以预防鳞状细胞癌的发生。局部运用强效类固醇可缓解瘙痒及清除包括生殖器部位在内的皮损。他克莫司和吡美莫司也已经开始局部应用。皮损组织为分布范围难以界定的坏死胶原蛋白，其多位于真皮深层，且伴有粘蛋白沉积。

■ 局限性硬皮病

病因/发病机制

局限性硬皮病是一种可以引起真皮和皮下组织硬化的疾病，其病因未明。

临床表现

局限性硬皮病皮损特征是单发、多发或线性的局限性红斑，逐渐变成硬化、萎缩的斑块（图651-6），后期可痊愈，或遗留"烧伤"后样色素改变。其常见于女性，斑块型和带状硬皮病为最常见类型。该病可以发生于任何部位的皮肤。当其以带状表现发生于额部头皮、前额及面中部时，常被称为刀砍状硬皮病。当发生于一侧面部时，被称为进行性颜面偏侧萎缩。上述形式的局限性硬皮病预后差，这是因为相关的底层骨骼肌萎缩，而这种萎缩在美容方面是损毁性的。带状局限性硬皮病跨关节则可致运动受限（图651-7）。全硬化性局限性硬皮病是很罕见的一种严重的致残类型。

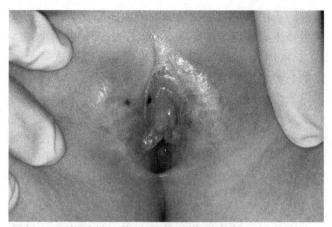

图 651-5（见彩图） 阴道口周围象牙色斑伴出血

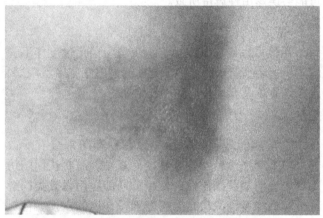

图 651-6（见彩图） 早期硬斑病：红斑，伴色素沉着

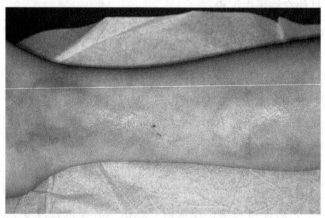

图 651-7（见彩图） 踝关节受累的线性硬皮病

鉴别诊断

局限性硬皮病的鉴别诊断包括环状肉芽肿，类脂质渐进性坏死，硬化性苔藓，及晚期的莱姆病（慢性萎缩性肢端皮炎）。

组织学

常见伴有胶原蛋白变性的真皮增厚和硬化。

治 疗

局限性硬皮病多持续存在，皮损持续扩大 3~5 年，直到发生炎症反应才终止。局部单独外用卡泊三醇或联合外用强效或超强效糖皮质激素或局部外用他克莫司已用于轻症者。对于各种形式的带状局限性硬皮病及严重的斑块性硬皮病，UVA-1（UVA-1）光疗，甲氨蝶呤每周 0.3~0.5mg/kg，及糖皮质激素每天 1mg/kg 也可能终止疾病进展，有助于缩短病程。没有比较研究证实哪种疗法最理想。对于跨关节的线性局限性硬皮病，物理疗法对维持（关节的）灵活性是有必要的。明显的炎症后色素改变可能会持续数年。

■ 硬肿病（成人硬肿病，Buschke 硬肿病）

病因 / 发病机制

硬肿病病因未知。该病分三种类型。Ⅰ型（55%的病例）发生于发热后。Ⅱ型（25%）与副球蛋白血症相关，包括多发性骨髓瘤。Ⅲ型（20%）见于糖尿病患者。

临床表现

50%的硬肿症患者小于 20 岁，并且几乎都是Ⅰ型。Ⅰ型的发生比较突然，伴有面部和颈部肌肉硬性水肿，快速累及胸部和胳膊，呈毛衣样分布。腹部和腿部很少见。面部呈现蜡状、面具样外貌。受累区域变硬发木，呈现非凹陷性水肿，与正常皮肤分界不明显。其表面的皮肤颜色正常，不发生萎缩。

Ⅱ型和Ⅲ型患者发病过程比较隐匿。全身受累不常见，常见的与Ⅱ型和Ⅲ型相关的特征是舌增厚、构音障碍、吞咽困难、耳部和关节运动受限，以及胸膜积液、心包积液和腹腔积液。心电图也常可以检测到异常，实验室检查常无帮助。

鉴别诊断

硬肿症必须和硬皮病（见第 154 章）、硬斑病、黏液水肿、旋毛虫病、皮肌炎、新生儿硬肿症和皮下脂肪坏死相鉴别。

组织学

皮肤活检显示肿胀和均质化的胶原蛋白束被大的纤维化间隙分开，导致真皮增厚。特殊染色可以证实硬肿症患者真皮中黏多糖含量增多。

治 疗

Ⅰ型硬肿症，疾病活跃期持续 2~8 周，在 6 个月至 2 年内自愈，反复发作不常见。Ⅱ型和Ⅲ型硬肿症进展缓慢，没有特殊治疗。

类脂蛋白沉积症（Urbach-Wiethe 病，皮肤黏膜透明变性）

病因 / 发病机制

类脂蛋白沉积症，是一种常染色体隐性遗传疾病，该疾病由编码 ECM-1 蛋白的 *ECM-1* 基因突变引起。在真皮组织结构中，ECM-1 蛋白（细胞外基质蛋白）通过结合到蛋白多糖、金属基质蛋白酶（MMP）9 和腓骨蛋白发挥作用。发病机制涉及玻璃样物质渗透入皮肤、口腔、喉部和内脏中。

临床表现

类脂蛋白沉积症在幼儿早期主要表现为声音嘶哑。皮损在儿童期出现，主要表现为淡黄色丘疹和结节，两者可融合形成斑块。经典特征是眼睑部位的珠状丘疹。皮损可出现在面部、前臂、颈部、生殖器、手指背部和头皮，出现在头皮可致不完全性脱发。类似沉积可在唇部、舌下、喉部、悬雍垂、会厌部和声带。舌头变大，触摸质硬甚至无法伸舌。面部可出现麻点样的萎缩性瘢痕。肥厚、角化过度的结节可在肘部和膝盖等摩擦部位看到，手掌可能会弥漫性增厚。疾病一直进展至成年早期，但是预后良好。对称骨化横向发展到内侧颞区的蝶鞍处，X 线片可见，可通过此确诊，但并不总是存在。累及喉部可致呼吸困难，尤其在婴儿，需要气管切开。其他异常包括牙齿发育异常、癫痫、腮腺导管浸润所致的复发性腮腺炎。几乎所有气管均可被波及。

组织学

类脂蛋白沉积症的特征性组织学表现包括真皮血管的扩张、均质的胞外嗜伊红玻璃样物质沿着毛细血管壁和汗腺周围的浸润。玻璃样物质包含脂质和黏多糖，呈均匀带状广泛分布于真皮浅层，形成了增厚的真皮层。

治 疗

对于类脂蛋白沉积症没有特殊治疗。

斑状萎缩（皮肤松弛症）

病因 / 发病机制

皮肤松弛症特征是局限性的皮肤松弛，及与之相关的真皮层结构的缺失。这种疾病可能没有相关的原发病（原发性斑状萎缩）或可能由炎症性皮肤病发展而来。继发性斑状萎缩可能是基于免疫学基础上的真皮弹性蛋白的直接毁损或弹性组织的分解，尤其是在抗磷脂抗体存在的情况下。这种抗体与自身免疫失衡性疾病有关。弹力纤维溶解可能由于炎性细胞中弹性蛋白酶的释放所致。

临床表现

皮损直径从 0.5~1 cm 不等，如果有炎症刺激，可能最先表现为红斑。它们相继变成薄的、皱缩的、蓝白色或者色素减退型。病灶通常凸出形成外翻。由于真皮的萎缩，触诊时易缩进皮下组织，常见好发部位包括躯干、大腿、上臂，少见于颈部和面部。皮损终身不变，新的皮损常随时间相继出现。

组织学

通过病理组织学检查，所有类型的斑状萎缩表现为弹性纤维的缺失。除非使用特殊染色，否则这种改变可能不会被发现。

鉴别诊断

皮肤松弛症的皮损有时类似局限性硬皮病、硬化性苔藓、局灶性真皮发育不良、萎缩性瘢痕，或者与慢性大疱性皮肤病的末期皮损相似。

治 疗

对于斑状萎缩，没有有效的疗法。

皮肤松弛症（皮肤松垂，全身性皮肤松垂）

病因 / 发病机制

皮肤松弛症是一组异质性疾病，与弹性组织异常有关。可能是常染色体隐性遗传（1 型 – 腓骨蛋白 5 和腓骨蛋白 4 基因，2 型 –APT6V0A2 基因），常染色体显性（弹性蛋白和腓骨蛋白 5 基因），X 染色体相关（Cu^{2+}– 转运 ATP 酶，α 多肽）或后天获得。获得性皮肤松弛症发生于发热性皮肤病和炎症性皮肤病后，比如红斑狼疮，或多形性红斑、淀粉样变性、荨麻疹、血管性水肿，及对青霉素的超敏反应，及接受青霉胺治疗的妇女所生的婴儿。

临床表现

松弛的皮肤上可能会有广泛的或局部的或轻度的皱褶，类似皮肤松垂。严重的皮肤松弛症患者有特征性面容，如老年容貌，伴有面颊部下垂（猎狗样外貌）（图 651-8），翻鼻孔的鹰钩鼻，鼻小柱短，较长的上唇，下眼睑外翻。皮肤松弛可发生在身体的任何部位，像一件不合身的外套。不会出现 Ehlers-Danlos 综合征一样的关节超弹性和超活动性。很多婴儿哭声嘶哑，很可能由声带松弛所致。皮肤的抗拉强度正常。

皮肤松弛症的主要类型可发生在任何年龄段，且多是良性的。当它发生在婴儿期时，可能和宫内生长

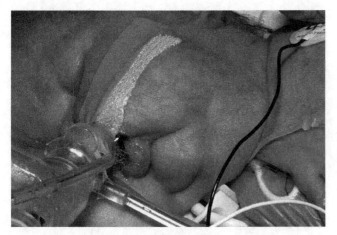

图 651-8（见彩图） 皮肤松弛症婴儿可见下垂的皮肤褶皱

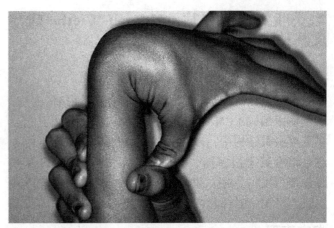

图 651-9（见彩图） 典型爱唐综合征的关节过度伸展

受限、韧带松弛及囟门延迟闭合有关。肺气肿和轻微的心血管表现也可以出现。更常见的隐性遗传式的患者更易发生严重的并发症，如多发性疝气、直肠脱垂、膈肌迟缓、胃肠道和泌尿生殖道的憩室、肺源性心脏病、肺气肿、气胸、周围性肺动脉狭窄及主动脉扩张。特征性面容包括睑裂下斜，扁平鼻及大耳。骨骼畸形、龋齿、生长发育迟缓也可以发生。这些患者通常寿命比较短。

松弛样的皮肤改变也可见于许多其他综合征，包括 De Barsy 综合征、Lenz-Majewski 综合征、骨肥大侏儒症，SCARF 综合征（骨骼异常、皮肤松弛狭颅症、两性生殖器不明、生长发育滞后、面部异常）、皱纹皮肤综合征和 Costello 综合征。

组织学

组织学上，全部真皮弹性组织减少，伴有弹性纤维的断裂、膨胀和聚集。

治 疗

皮肤松弛症的治疗方式为支持治疗。

■ Ehlers-Danlos 综合征

Ehlers-Danlos 综合征（EDS）是一组先天性结缔组织异常症候群。受累的患儿出生时表现正常，但进行性出现皮肤弹性过强，皮肤和血管脆性大，伤口愈合延迟，关节活动过度（图 651-9）。本质的缺陷是纤维蛋白含量不足。

分 类

Ehlers-Danlos 综合征被重新分为六种临床亚型。

经典型（基因 Col5a1，Col5a2，Col1a1；之前标注的 I 型—Gravis，II 型—Mitis）

这种常染色体显性遗传病特征为由于胎膜破裂所致早产、皮肤弹性和脆性过大而容易挫伤，广泛而严重的关节活动过度、脊柱侧弯及二尖瓣脱垂。微小的裂伤可能形成裂开的伤口，遗留大的、萎缩的、纸状的疤痕。其他的皮肤表现包括在承重关节的软体瘤，这是由于结缔组织的累积造成的。患者寿命不会缩减。

过度运动型（基因 Col3a1；之前标注的 III 型）

该型为常染色体显性遗传，表现为广泛严重的关节过度运动及微小的皮肤表现。肌肉骨骼疼痛是常见的，骨关节炎可能会早期形成。

血管型（基因 Col3a1 之前标注的 IV 型—动脉瘀斑）

这种常染色体显性遗传疾病表现为所有的皮肤明显变薄。因此皮下静脉网清晰可见。除了儿童期可能好一些，后期皮肤延伸度及关节活动度极小。早产、创伤后广泛的瘀斑、高发生率的瘢痕疙瘩、肠破裂（尤其是结肠）、妊娠期子宫破裂、大血管破裂、主动脉夹层动脉瘤及卒中，这些都增加发病率和缩短寿命。应建议患者避免怀孕，避免吹喇叭等 Valsalva 动作引起颅内压增高，同时应减少对皮肤的创伤。塞利洛尔，是一种 β1 受体拮抗剂和 β2 受体激动剂（血管舒张剂），可能有利于减少血管损伤。

脊柱后侧弯型（赖氨酰基羟化酶 [Plod 基因] 缺乏；之前标注的 VI 型）

这种常染色体隐性遗传类型患者具有关节炎的超延伸性常出现关节过度延伸、张力减退、脊柱后侧凸、角膜脆弱、圆锥形角膜、皮肤弹性过大及骨脆性增加。产前检查时可以通过羊水细胞中赖氨酰羟化酶活性的测定来进行诊断。通过检测到培养的真皮成纤维细胞中赖氨酰羟化酶活性的下降，也可以做出诊断。

关节松弛型（Col1a1 基因，Type A; Col1a2 基因，Type B; 之前标注的 VIIA 和 B 型—先天性多发性关节松弛）

A 型为常染色体显性遗传，以身材矮小、关节过度伸展和脱位为特征，还伴有中度弹性增强和皮肤易淤血特征。B 型为常染色体显性遗传，以皮肤弹性增强和主要关节过度运动为特点。

爱唐综合征（第 1 类 N- 肽酶胶原；之前标注的 VIIC 类）

该型为常染色体隐形遗传，临床表现包括胎膜早破、囟门迟闭、皮肤脆性增加和皮肤松弛、皮下易淤血、生长迟滞、四肢短小、脐疝，面部以小颌畸形、颚畸形及眼睑突出、浮肿为特征。

鉴别诊断

Ehlers-Danlos 综合征易与皮肤松弛症混淆，但两种疾病的特征明显不同。皮肤松弛症患者的皮肤有过多的褶皱，而 Ehlers-Danlos 综合征的皮褶为皮肤可过度伸展，以及舒展时可迅速恢复原位。因为 Ehlers-Danlos 综合征皮肤脆性明显增加，很小的创伤即可导致皮下瘀斑、出血、伴萎缩性烟纸样瘢痕愈合不良，这些症状在前额、小腿和在受压部位更加明显。外科手段具有风险，伤口开裂很常见。

■ 弹性纤维假黄瘤

病因 / 发病机制

弹性纤维假黄瘤（PXE）是一种主要发生在弹性组织的疾病。主要病因是 ABCC6 基因的突变。该疾病的主要表现为矿石样硬组织在皮内、视网膜中的布鲁赫膜和血管壁中累积。可能还存在其他类型的弹性纤维假黄瘤，但这一假说仍有争议。

临床表现

开始的皮损表现一般发于在儿童期，且早期皮损变化很微小不易被发现。其特征是卵石样皮肤，俗称"粗细不等的鸡皮样皮肤"，皮损为 1~2mm、无症状的黄色丘疹，可呈线状或网状排列，或融合成斑块。好发部位为颈部屈侧（图 651-10），腋下、腹股沟、脐、大腿、肘前和腘窝处。随着皮损逐渐明显，皮肤呈绒毛样质地，皮肤松弛下垂，形成无弹性的皱褶。面部很少受累。黏膜部位皮损包括嘴唇、口腔前庭、直肠和阴道。该病可累及结缔组织，如血管中层和血管内膜、眼部的布鲁赫膜以及心内膜或心包膜，可能导致视觉障碍、布鲁赫膜产生血管样条纹症、间歇性跛行、脑梗死和冠状动脉梗死、高血压、胃肠道和子宫或黏膜表面出血。患有弹性纤维假黄瘤的女性在妊娠前 3 个月有很高的流产风险。被累及动脉一般在成年期出现症状，但间歇性跛行和心绞痛可在早期儿童时期发生。

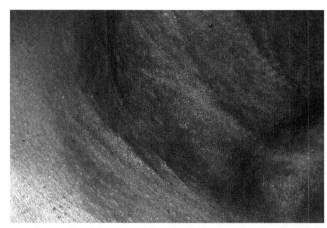

图 651-10（见彩图） 弹性纤维假黄瘤病的斑块融合成卵石样皮肤

病理学

组织病理检查表示在真皮的中、下 1/3 可见碎裂的、肿胀的、成团的弹性纤维。纤维染色可以确定为钙质。变性的弹性纤维附近的胶原在数量上减少，并分裂成小的纤维。弹性纤维假黄瘤患者中，动脉内弹性膜处的弹性纤维异常钙化导致血管管腔狭窄。

治 疗

尽管激光治疗可能对防止视网膜出血有帮助，但对于弹性纤维假黄瘤无有效治疗方法。

■ 匐行性穿通性弹性纤维病

病因 / 发病机制

匐行性穿通性弹性纤维病（EPS）以变性的弹性纤维被排出，贯穿整个真皮层为特征。主要异常可能在真皮层弹力蛋白，这些异常诱发细胞反应最终排出异常弹性组织。

临床表现

这是一种不同于其他的皮肤疾病，皮损为 1~3mm、质硬、肤色、角化性丘疹，趋于弧形和环形分布，多位于颈部后外侧和四肢（图 651-11），有时也出现在面部和躯干。一般在儿童期和青春期发病。丘疹由表皮增生的局部区域构成，这些表皮增生处与真皮下方由狭窄的通道连接。在真皮上方弹性纤维的数量和大小明显增加，此现象在真皮乳头处格外明显。将近 30% 患者合并骨发育不全、Marfan 综合征、弹性纤维假黄瘤、Ehlers-Danlos 综合征、Rothmund-Thomson 综合征、硬皮病，肢皮早老和 Down 综合征。青霉胺治疗也可能与匐行性穿通性弹性纤维病有关。

组织学

组织病理学可见异常弹性纤维排出和淋巴细胞表

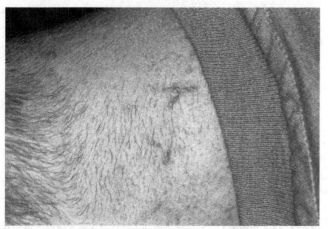

图 651-11（见彩图） 匐行性穿通性弹性纤维病的弧形角化型丘疹

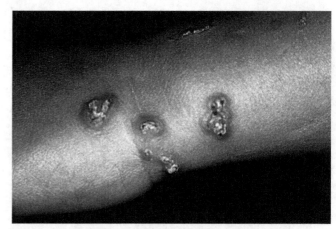

图 651-12（见彩图） 反应性穿通性胶原病的角化型丘疹

面浸润的增生性表皮。

鉴别诊断

EPS 鉴别诊断包括：体癣、穿通性环状肉芽肿、反应性穿通性胶原病、扁平苔藓、匐行疹以及汗孔角化症。

治 疗

EPS 的治疗很难起效，但皮损无症状，且可自然消退。

■ 反应性穿通性胶原病

发病机制

反应性穿通性胶原病的基本病程是变性的胶原在整个真皮层消失。据报道，该病有家系常染色体隐性遗传倾向。

临床表现

反应性穿通性胶原病通常在儿童时期发病，以手背和前臂、肘、膝部小丘疹为临床表现，有时亦可出现在面部或者躯干。大约数周后，这些小丘疹会增大至直径 5~10mm，有脐凹，之后丘疹中心形成角栓（图 651-12）。2~4 个月内，个别皮损自行消退，并遗留色素脱失的斑点或瘢痕。皮损可以在接种后出现；可以呈线状同形反应；在低温环境或浅表损伤后亦可形成，如擦伤、虫咬或者痤疮后。

组织学

在真皮乳头，胶原被吞噬，表皮呈杯状下陷。在这些火山口样凹陷中心处，可见致密炎症细胞和角质残存物质。

鉴别诊断

匐行性穿通性弹力纤维病和 Kyle 病与本病类似。

治疗方法

反应性穿通性胶原病在 6~8 周之内自愈。局部外用维 A 酸可以加快其消退。

■ 黄瘤病

见第 80 章。

■ Fabry 病（糖脂沉积症）

见第 80 章。

■ 黏多糖贮积症（见第 82 章）

一些黏多醣贮积症患者有一些特征表现如皮肤（尤其是四肢）粗厚无弹性和广泛多毛，但这些表现都是非特异性的。Scheie-Morquio 综合征可见面部、前臂、躯干和下肢毛细血管扩张。在 Hunter 综合征患者中，在其躯干上部（图 651-13）、双臂、大腿部可以见乳白色、特征性的、坚硬的带有曲皱面的丘疹结节，部分融合成对称性斑块。这些异常皮损开始出现于 10 岁以内，也有过自行消退的报道。

■ 肥大细胞增多症

病因 / 发病机制

肥大细胞增多症是包含一组症候群的疾病，包括从孤立性皮肤结节到皮肤弥漫性浸润，后者可以有其他器官的受累（表 651-1）。所有这些症候群的特征都是真皮内肥大细胞的聚集。肥大细胞综合征一共有四个亚型，分别是：孤立性肥大细胞肿瘤、色素性荨麻疹（两种形式）、弥漫性皮肤肥大细胞增生症以及持久发疹性斑状毛细管扩张。色素性荨麻疹的两种形式在儿童期出现，可以自行消退不留后遗症。该型既有可能在幼年时期发作也有可能在成年时期发作，伴

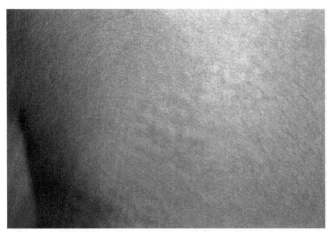

图 651-13（见彩图） Hunter 综合征中上背部的象牙色丘疹

表 651-1　肥大细胞增多症的分类 *

皮肤型肥大细胞增生症

色素性荨麻疹

小儿经典型

伴干细胞突变的慢性损害

泛发性皮肤肥大细胞增多症

皮肤肥大细胞瘤

持久性发疹性斑状毛细血管扩张

系统性肥大细胞增多症（不伴血液系统非肥大细胞性疾病或肥大
细胞性白血病）

系统性无痛性肥大细胞增多症

系统性肥大细胞增生症

系统性肥大细胞增生症伴血液系统非肥大细胞疾病

骨髓及外骨髓增生综合征

骨髓异常增生综合征

急性髓性白血病

非霍奇金淋巴瘤

系统受累的肥大细胞增生症

肥大细胞白血病

肥大细胞肉瘤

皮肤外肥大细胞增生症

* 分类来自世界卫生组织（WHO）Carter MC, Metcalfe DD. Paediatric
mastocytosis. Arch Dis Child, 2002, 86:315-319

有干细胞因子基因突变（最常见的是 *D816V* 变异）。
干细胞因子（肥大细胞生长因子）由角质细胞分泌，
可刺激肥大细胞增生，以及加速黑素细胞产生黑色素。
该病的局部及系统损害是由于（至少是部分由于）肥
大细胞通过脱颗粒释放组胺和肝素造成。尽管肝素大
量存在于肥大细胞，凝固作用的失调却很少发生。血
管扩张前列腺素 D2 及其代谢产物似乎可以加速这种

红斑反应。同时，血清雷胰蛋白酶水平常常升高。

临床表现

　　孤立性肥大细胞瘤直径 1~5cm。皮损常出生即有
或者在婴儿早期出现，可以出现在身体的任何部位。
皮损表现为反复发生的、易消退的水疱或大疱。随着
时间进展，在水肿或水疱部位，通常会出现浸润性
的、淡红色的、黄色的、或褐色的质韧斑块（图 651-
14）。其表面出现卵石样、橘皮样纹理，色素沉淀过
渡变得明显。抚摸或创伤刺激结节会使得局部组胺释
放然后导致刺痒（Darier 征）；组胺释放造成的全身
性症状十分罕见。

　　色素性荨麻疹是肥大细胞增多症最常见的亚型。
第一种类型的色素性荨麻疹，也是婴儿期的经典类型，
其皮损生后即可有，但多数于出生后的数月至 2 岁突
然出现。3~4 岁以后新的皮损很少出现。有时，早期
的大疱和荨麻疹样皮损逐渐消退，但却会在同一个部
位复发，最终形成固定的色素沉着斑。也有一些病例
最初皮损即色素沉着斑。2 岁前水疱形成会得到缓解。
单个的皮损大小从几毫米到几厘米不等，可以是斑点、
丘疹或者结节。其颜色从黄褐色到巧克力褐色，且经
常界限不清（图 651-15）。较大的结节样皮损，如肥

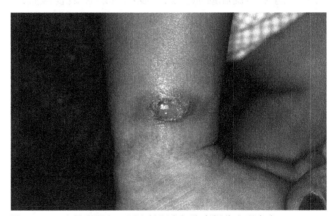

图 651-14（见彩图） 孤立性肥大细胞瘤部分出现水疱

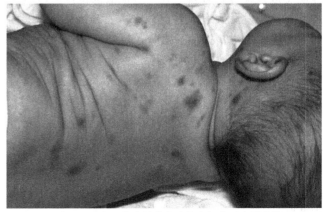

图 651-15（见彩图） 色素性荨麻疹色素沉着丘疹样皮损

大细胞瘤，会有一个特征性的橘皮样纹理。色素性荨麻疹的皮损可多可少，且常呈对称性分布。掌跖和面部与黏膜部位一样有时不受累。用力摩擦皮损部位后，常会引出红斑和水肿这样的快速反应。正常皮肤划痕症表现也很常见。受此影响的患儿会出现剧烈的瘙痒。组胺释放甚至引起全身性症状，如低血压、晕厥、头痛、阵发性潮红、心动过速、喘憋、腹痛和腹泻。这些症状在更加严重的肥大细胞增多症亚型发生更加频繁。脸红是迄今为止最常见的症状。

色素性荨麻疹的第二型可以在幼年到成年的任意时期发病。这一型并不会消退，并且新皮损的进展伴随终生。它与干细胞基因突变有关。患该型肥大细胞增多症的患者是有系统损害的人群，病情可能进展。幼年时的色素性荨麻疹是否会进展到成年期，回答这一问题的唯一方法就是证实干细胞突变。

系统性肥大细胞增生症是以肥大细胞数量异常增多为特征的疾病，而且不仅仅发生在皮肤组织。约5%~10%的存在肥大细胞增生症相关干细胞突变的患者可发生其他组织的肥大细胞异常增生，且在成年比儿童更常见。骨损害可能没有症状，但在 X 线下可以看到骨质疏松或骨硬化的区域，主要表现在中轴骨。胃肠道受累可能会出现一些症状：腹痛、恶心、呕吐、腹泻、消化不良和腹胀。黏膜浸润可通过钡餐检查或者小肠活检发现。消化性溃疡也可发生。肥大细胞增生症也可以导致肝脾大及纤维化。同样的，肥大细胞还可以在淋巴结、肾脏、肾上腺周围脂肪及骨髓中增殖。外周血异常，如贫血、白细胞增多、嗜酸性粒细胞增多，在近 30% 的患者中出现。肥大细胞白血病也可以发生。

弥漫性皮肤肥大细胞增生症的特点是弥漫性皮肤受累，而非散在色素沉着样皮损。受累患者通常出生时正常，而在出生数月后出现疾病的特征性表现。少数情况下，可能觉得全身剧烈瘙痒，却缺乏可见的皮肤改变。皮肤经常表现为厚实、淡粉色至黄色、面团样质感以及橘皮样外观。在一些褶皱部位皮肤改变更加明显。复发性大疱（图 651-16）、难治性瘙痒、面部潮红经常发生，提示系统损害。

持久性发疹性斑状毛细管扩张是另外一种类型，其由毛细血管扩张性色素沉着斑组成，这些斑通常位于躯干。当揉搓时这些皮损不会出现荨麻疹样风团。这一类型的疾病主要在青少年和成年人中多见。

鉴别诊断

孤立性肥大细胞瘤的鉴别诊断包括复发性大疱性脓疱疮、单纯疱疹，先天性黑素细胞痣以及幼年黄色肉芽肿。

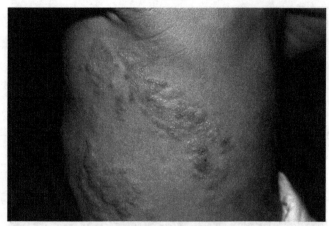

图 651-16（见彩图）　弥漫性皮肤肥大细胞增多症出现严重水疱

色素性荨麻疹容易和药疹、炎症后的色素改变、幼年黄色肉芽肿、色素痣、雀斑、黄瘤病、慢性荨麻疹、虫咬和大疱性脓疱疮混淆。

弥漫性皮肤肥大细胞增生症可能与表皮松解性角化过度相混淆。

持久性发疹性斑状毛细管扩张一定要和其他原因所致的毛细血管扩张症相鉴别。

预后

所有孤立性肥大细胞瘤和经典的小儿色素性荨麻疹均可自然消退。这些患者发生系统性临床表现的概率很低。4 岁以后皮损仍持续性进展，暗示可能是干细胞基因突变引起的慢性疾病，而且系统受累的风险高。

治疗

孤立性肥大细胞瘤通常不需要治疗。每一个水疱性皮损可以在局部外用超强效糖皮质激素 2 周后治愈。

色素性荨麻疹患者在以下情况中面部潮红可加重：过度的热水浴、用力摩擦皮肤，以及某些药物，如可卡因、阿司匹林、吗啡、酮咯酸、乙醇、筒箭毒碱、含碘的射线照相术造影剂以及多黏菌素 B（表 651-2）。避免这些触发因素是可行的；值得注意的是一般的麻醉可以在恰当预防措施辅助下安全地实施。

对于有症状的患者来说，口服抗组胺药物可以缓解病情。H1 受体拮抗剂（羟嗪）是有组胺释放等系统症状的患者最基本的用药。如果 H1 受体拮抗剂无效，H2 受体拮抗剂可能会在控制瘙痒或胃液分泌过多上有所帮助。局部外用超强效糖皮质激素有益于控制皮肤瘙痒和水疱形成。口服肥大细胞稳定剂，如色甘酸钠或酮替芬，可能对腹泻或腹部绞痛，以及一些系统症状（比如头痛或肌痛）均有效。

对于弥漫性皮肤肥大细胞增生症的患者来说，即

表 651-2　在肥大细胞增多症患者中能够加重肥大细胞介质释放的药物和物理刺激

免疫刺激物
毒液（蜂毒相关的免疫球蛋白 E）
由并发症出现的过敏毒素
生物多肽类（P 物质，生长激素抑制素）
高分子聚合物（右旋糖酐）
非免疫刺激物
物理刺激（极端温度、摩擦、日晒）
药物
阿斯匹林和相关的非甾体消炎药 *
硫胺素
酮洛酸氨丁三醇
酒精
麻醉药（可待因、吗啡）*
放射显影剂（含碘剂）

* 发生在 <10% 的患者中

来　自 Carter MC, Metcalfe DD. Paediatric mastocytosis. Arch Dis Child,2002, 86:315-319

使在儿童，其治疗与色素性荨麻疹相同。窄波 UVB 光疗（UVB 或 UVA1）或 PUVA 治疗可控制症状。

持久性发疹性斑状毛细管扩张的皮损可以通过脉冲染料激光谨慎治疗。

参考书目

参考书目请参见光盘。

（张斌　译，叶莹　校，徐子刚　马琳　审）

第 652 章
皮下组织疾病

Joseph G. Morelli

累及皮下组织的疾病通常具有坏死和（或）炎症的特点。皮损的出现可以是首发症状，也可以是各种刺激造成的，或者是疾病进展过程中的继发反应。诊断依据与病损的表现和分布、相关症状、实验室检查结果、组织病理学和病史以及外源性刺激因素有关。

糖皮质激素介导的萎缩

皮下注射糖皮质激素会导致深层组织的萎缩，伴随体表皮肤的色素沉着和毛细血管扩张（图 652-

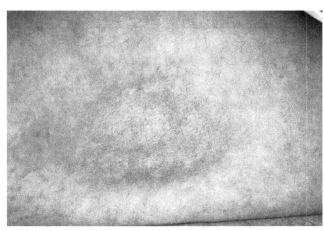

图 652-1（见彩图）　注射类固醇激素后局部出现脂肪萎缩，表面可见红斑

1）。这些改变发生在注射 2 周后，持续数月。

652.1　脂膜炎和结节性红斑

Joseph G. Morelli

皮下组织纤维脂肪的炎症可能首先累及脂肪小叶或小叶的纤维性分隔。未累及皮下脉管的小叶性脂膜炎包括应用类固醇后脂膜炎、深部红斑狼疮、胰腺的脂膜炎、α1 抗胰蛋白酶缺陷、新生儿皮下脂肪坏死、新生儿硬肿症、寒冷性脂膜炎、皮下结节病和人工性脂膜炎。伴有血管炎的脂膜炎主要表现为硬红斑，偶尔也作为克罗恩病的特征（见第 328.2）。炎症主要发生在小叶间隔，未累及血管，可见结节性红斑（表 652-1；图 652-2）、脂质渐进性坏死、进行性系统性硬化症（见第 154 章），以及皮下环状肉芽肿（见第 649 章）。累及血管的间隔性脂膜炎包括白细胞破碎性血管炎和结节性多动脉炎（见第 161 章）。

结节性红斑

结节性红斑是一种超敏反应性疾病，表现为手臂和下肢胫前多发的红斑结节，深达皮下脂肪层，有时其他部位亦可累及。皮损大小 1~6cm 不一，呈椭圆形，平行于肢体的长轴对称分布。发病初期呈鲜红色或暗红色斑疹，逐渐进展为棕色或紫色斑疹，红斑呈紧张性，伴疼痛，但一般不会溃烂（图 652-2）。最初的病变可能会在 1~2 周消退，但 2~6 周内可能会出现新的病灶。整个病程可能会持续几周甚至几个月。发病前或发病初期，可能会伴有全身表现，如发烧、不适、关节痛（50% ~90%）和类风湿因子阴性的关节炎。

30% ~50% 儿科的结节性红斑病因不明，其他病因见表 652-1。A 组链球菌感染和炎症性疾病（炎性肠病）是小儿常见的病因，青壮年患者则不排除结节病。

表 652-1　结节性红斑的病因

病毒

EB 病毒、乙型肝炎病毒、流行性腮腺炎

真菌

球孢子菌病、组织胞浆菌病、芽生菌病、孢子丝菌病

细菌和其他传染性病原体

A 组链球菌[*]、肺结核[*]、鼠疫、猫抓病、麻风、钩端螺旋体病、土拉菌病、支原体、Whipple 病、性病性淋巴肉芽肿、鹦鹉热、布氏杆菌病

其他

结节病、炎性肠病[*]、含雌激素的口服避孕药[*]、系统性红斑狼疮、白塞综合征、严重的痤疮、霍奇金病、淋巴瘤、磺胺类、溴化物、Sweet 综合征、妊娠、自发性[*]

[*] 常见

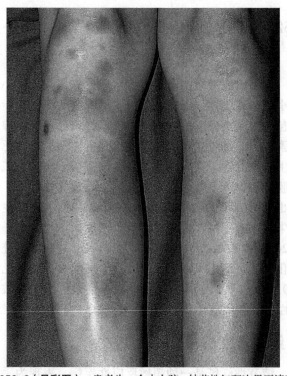

图 652-2（见彩图）　患者为一个小女孩。结节性红斑边界不清晰，触痛

摘自 Weston AL, Lane AT, Morelli JG. Color textbook of pediatric dermatology,. 3ed. St Louis: Mosby: 2002, p 212

治疗主要针对原发疾病应用非甾体抗炎药缓解症状。水杨酸类药、碘化钾制剂、秋水仙碱口服，糖皮质激素灌肠；严重的、持续的或复发病灶可口服糖皮质激素治疗。特发型则可以自行缓解。

■ 类固醇后脂膜炎

病因和发病机制

类固醇后脂膜炎具体的炎症反应机制尚未明确。

临床表现

已报道的类固醇后脂膜炎不足 20 例，大多数患者是儿童。这种疾病发生在曾接受过高剂量类固醇治疗的孩子。在停药后 1~2 周，脸颊上出现多个皮下结节，其他部位偶可累及。结节的直径范围从 0.5 到 4cm 不等，红色或皮肤色，可伴有瘙痒。

组织学

组织学表现为小叶性脂膜炎，可见淋巴细胞、组织细胞和中性粒细胞浸润，偶见散在的泡沫细胞，其内含有嗜酸性针状结晶。表皮、真皮和脂肪的纤维间隔是正常的，无血管炎表现。

治　疗

类固醇后脂膜炎无需治疗，因为这种病损会在数月后自发消退而且不留疤痕。

■ 深部红斑狼疮（红斑狼疮性脂膜炎）

病因 / 发病机制

深部红斑狼疮的发生可能是系统性红斑狼疮的一种表现，但这种变化在儿童中极为罕见。

临床表现

该病的临床表现为一个至数个坚硬、界线清楚、紫色的斑块或直径 1~3cm 的结节，最常见于面部、臀部或四肢近端。其表面的皮肤通常是正常的，但亦可有红斑、萎缩、皮肤异色或过度角化（图 652-3）。病变可有疼痛，甚至溃烂。愈合后通常留有一浅的凹陷，偶见局部的皮肤松弛。

组织学

深部红斑狼疮具有特殊的病理特征，易于与无皮肤表现的系统性红斑狼疮区别。其特点为脂肪小叶致

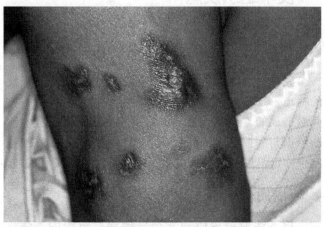

图 652-3（见彩图）　深部狼疮结节与上覆角化性病变的盘状红斑狼疮

密的淋巴细胞和浆细胞浸润。在真皮层中可见血管和附属器周围密集的淋巴细胞浸润。表皮 - 真皮交界处可见苔藓样改变。病理改变与 T 细胞淋巴瘤的组织病理学相似。狼疮带和抗核抗体检测的结果通常是阳性的。

治 疗

皮损通常持久不易消退。该病的治疗首选羟氯喹（2~5mg/kg/d）。病灶内类固醇可能会加剧残留脂肪萎缩。免疫抑制剂的应用仅限于治疗系统性红斑狼疮的其他严重表现。避免阳光曝晒和外伤也很重要。

α1 抗胰蛋白酶缺乏

病因 / 发病机制

α1- 抗胰蛋白酶缺乏症的患者具有严重的纯合子缺失或者少见的部分缺失。α1- 抗胰蛋白酶抑制剂可抑制胰蛋白酶、弹性蛋白酶、丝氨酸蛋白酶、胶原酶，VIII 因子以及激肽释放酶的活性（见第 385 章）。脂膜炎表现为 Z 亚型。

临床表现

本病表现为躯干或四肢近端的蜂窝织炎样改变或质软的红色结节（见第 385 章）。结节往往自发溃烂，流出黄色油状脓液。脂膜炎可与其他疾病相关，如全小叶气肿、非感染性肝炎、肝硬化、持久性皮肤血管炎、寒冷性荨麻疹和血管性水肿。可通过检测血清 α1-抗胰蛋白酶活性水平的下降做出诊断。

组织学

可见广泛的室间隔和小叶淋巴细胞浸润与脂肪坏死。

治 疗

脂膜炎的治疗是 α1- 抗胰蛋白酶缺乏症（见第 385 章）整体治疗的一部分。

胰脂膜炎

病因 / 发病机制

胰脂膜炎的发病机制可能涉及多种因素。脂解酶、胰蛋白酶以及淀粉酶的释放入血致脂肪细胞膜损伤和细胞内的脂解。然而脂膜炎的发生和胰腺酶的血清浓度之间并不存在相关性。

临床表现

胰腺性脂膜炎最常见于胫前区、大腿、臀部，表现为软的红斑结节，可有波动，有时有黄色油状物质排出。本病最常现于男性酗酒者，但也可发生于其它相关胰腺炎的患者，如胆源性或腹部外伤性胰腺炎，或胰腺假性囊肿破裂，以及胰腺导管腺癌或胰腺腺泡细胞癌患者。本病可伴有关节炎 [胰腺炎脂膜炎关节炎（ PPP）综合征]。近 65％患者无腹部体征或体征较轻，使诊断较为困难。

组织学

病理显示为多灶性脂肪坏死，可见厚壁无核的影细胞。坏死灶周围可见多种炎细胞浸润。

治 疗

首先要治疗原发胰腺疾病。关节炎通常是慢性的，治疗效果差，治疗药物为非甾体抗炎药和口服皮质类固醇。

新生儿皮下脂肪坏死

病因 / 发病机制

本病病因尚不清楚。婴幼儿患病可能归因于各种情况下的局部缺血，如产妇的先兆子痫、产伤、窒息，以及长期低温，但是许多患者发病的诱因无法确定。新生儿的易感性归因于其皮下组织与较大婴幼儿、儿童和成人之间的成分存在差异。其脂肪因含有高熔点饱和脂肪酸，如棕榈酸和硬脂酸，所以凝固点相对较高。

临床表现

脂肪组织的这种炎症性疾病，主要发生在出生后第一个月内或已足月的婴儿。典型病变为脸颊、臀部、背部、大腿或臂部出现橡皮样的坚硬、紫红色红斑或结节（图 652-4）。病变可为局灶性或广泛性，通常无症状，急性期可有轻微触痛。单纯性病变数周至数月内自发消退，一般不留疤痕或萎缩。在脂肪坏死区偶可见钙沉积，这是由细胞破裂和液体物质流出造成的。高钙血症是其罕见的并发症，但可能致命。1~6月龄患儿可表现为嗜睡、拒食、呕吐、生长迟缓、烦躁不安、抽搐、心电图 QT 间期缩短，或肾衰竭。高钙血症的原因尚不可知。

组织学

皮下脂肪坏死的组织病理学改变具有诊断意义，包括：脂肪坏死；淋巴细胞、组织细胞、多核巨细胞和成纤维细胞组成的肉芽肿性细胞浸润；脂肪细胞和多核巨细胞内放射状排列的三酰甘油结晶。钙沉积在脂肪坏死区常见。

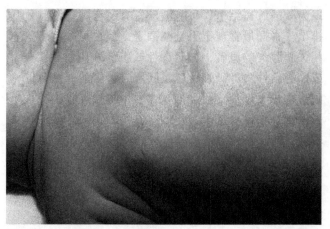

图 652-4（见彩图）　皮下脂肪坏死造成的胸部皮肤紫红色浸润性结节

鉴别诊断

皮下脂肪坏死需与新生儿硬肿症、脂膜炎、蜂窝组织炎和血肿相鉴别。

治　疗

因为病变是自限性的，无并发症的皮下脂肪坏死无需治疗。波动性病变必要时可针吸活检以避免破裂和疤痕。高钙血症的治疗是加强肾脏对水和钙的排泄，应用呋塞米（每次 1~2 mg/kg），并限制饮食中的钙和维生素 D 的摄入量。联合应用糖皮质激素 [0.5~1.0 mg/（kg·d）] 以减少肠道对钙的吸收和维生素 D 代谢转化。严重的患儿可使用帕米磷酸盐治疗 [每天 0.25~0.5 mg/kg]。

■ 新生儿硬肿症

病因 / 发病机制

本病病因尚不清楚。其发病可能存在以下四种机制：循环性休克、体温下降导致皮下脂肪硬肿；脂解酶或脂质转运存在缺陷；存在原发的严重疾病；支撑脂肪细胞的结缔组织发生了一种特殊形式的水肿。

临床表现

本病表现为突发的早产，皮肤弥漫性黄白色木质样硬结。受累的皮肤坚硬如石，皮温低且无凹陷。面具脸，皮肤弹性差，关节活动度受影响。

组织学

新生儿硬肿症的病理变化包括脂肪细胞的直径增加和纤维结缔组织间隔的增宽。易与新生儿皮下脂肪坏死相混淆，通常本病无脂肪坏死、炎症、巨细胞和钙结晶体。

治　疗

新生儿硬肿症几乎总是与严重疾病有关，如败血

症、先天性心脏疾病、多发性先天性异常或体温过低。患儿硬肿症的出现，应被视为预后不佳的征象。最终预后取决于其基础疾病对治疗的反应。

■ 寒冷性脂膜炎

病因 / 发病机制

寒冷性脂膜炎的发病机制可能类似于皮下脂肪坏死。与较大孩子及成人相比，婴幼儿更易出现脂肪凝固，原因在于婴幼儿皮下饱和脂肪酸比例较高。皮损好发于婴幼儿长时间冷暴露后，特别是在脸颊，其他长时间接触冰块、冰袋或水果冰棒等冰冷物体的部位皮肤也可发生。

临床表现

暴露后数小时至几天内，局部（脸、胳膊或腿）出现边界不清，红色到偏蓝的质硬斑块或结节，持续 2~3 周后愈合，不留痕迹。

组织学

病理组织学检查发现在真皮 - 皮下交界处和脂肪小叶中的血管周围有淋巴细胞和组织细胞浸润。第三天时，皮下组织一些脂肪细胞可破裂并融合成囊状结构。

鉴别诊断

寒冷性脂膜炎可能会与 b 流感型嗜血杆菌感染引起的面部蜂窝组织炎相混淆，但触诊该区域皮温低，并且患儿不发热，一般状态好。

治　疗

本病无需治疗，可自发缓解。但常见复发，治疗患儿的重点是对家长的教育。

■ 冻　疮

暴露在潮湿阴冷环境中的小动脉收缩痉挛致低氧血症，以及局部血管周围单核细胞浸润是冻疮的成因。本病与冷球蛋白、红斑狼疮的抗磷脂抗体、神经性食欲缺乏和瘦弱的身体有关。

临床表现

该病的特点是暴露于寒冷环境后局部出现对称性红斑、紫红色水肿性斑块和结节，常发生于肢体末端（手脚的远端、耳朵、脸，见第 69 章）。病变出现在冷暴露后 12~24h，可有瘙痒、灼热或疼痛。水疱和溃疡形成较少见。

组织学

病理组织学检查可见明显的皮肤水肿，真皮乳头、

网状真皮层血管周围和附属器周围的 T 细胞及淋巴细胞浸润。

鉴别诊断

冻疮与雷诺现象相比，后者发病更急，主要是颜色改变，无慢性病损。冻疮是由于暴露于极端寒冷环境后引起的，伴疼痛，如发生组织冻结可导致组织坏死。

治 疗

大多数情况下冻疮可自发缓解。预防是首要措施。严重的情况下可使用硝苯地平（0.25~0.5mg/kg，3 次 /d，最多 10mg/ 次）。

■ 人工性脂膜炎

病因 / 发病机制

人工性的脂膜炎可由皮下注射或外源性异物引起，最常见的异物为组织器官的分泌物如乳汁和粪便、药物如鸦片和喷他佐辛、油性材料如矿物油和石蜡以及聚维酮。

临床表现

人工性脂膜炎在临床上主要表现为硬化性斑块、溃疡、结节和液化。

组织学

其组织病理学具有多样性，并取决于注入的物质，可见双折射晶体、纤维和炎症细胞包裹的油脂囊肿以及脂肪坏死的急性炎症反应，但其脉管不受累。

治 疗

人工性脂膜炎的治疗最主要是防止患者自我伤害。

参考书目

参考书目请参见光盘。

652.2 脂肪营养障碍

Joseph G. Morelli

该类疾病比较少见，通常与脂肪组织的部分缺失或全身分布异常相关。

■ 局部脂肪代谢障碍

局部脂肪代谢障碍可分为家族性或获得性两种类型。病理组织学检查显示皮损仅仅是皮下脂肪的缺乏，并非炎症所致。

家族性局部脂肪代谢障碍（FPLD）分为 3 种类型：

1 型（FPLD1 Köbberlingg）的特征为四肢和臀部局部脂肪组织缺失。面部、颈部和躯干的脂肪分布可正常或增加。可合并有高脂血症、胰岛素抵抗性糖尿病和发疹性黄瘤。该基因尚不清楚，但只有女性发病。

2 型（FPLD2 Dunnigan）是由层粘连蛋白 A / C 基因突变引起的。在儿童期脂肪分布是正常的，青春期开始萎缩。脂肪代谢障碍见于躯干、臀部和四肢。而脂肪蓄积主要分布在面部和颈部，亦可见于腋下、后背、大阴唇和下腹部。可伴有胰岛素抵抗型糖尿病和高三酰甘油血症，但高密度脂蛋白和胆固醇水平是低的。男孩和女孩均可发病，受身体特征的影响，男性患儿的诊断更加困难。

3 型（FPLD3）由过氧化物酶增殖激活 γ 受体基因（PPARG）突变引起。脂肪代谢障碍出现在四肢和臀部区域，可同时伴有以下疾病：胰岛素抵抗糖尿病、原发性闭经、黑棘皮病、高血压和脂肪肝。

近期研究发现，AKT2 和 ZMPSTE24 基因突变可能是局部脂肪代谢障碍的原因。

获得性局部脂肪代谢障碍（Barraquer-Simons 综合征）是 LMNB2 基因突变引起的。女性更易发病。脂肪丢失始于童年或青春期，发病部位有面部、颈部、手臂、胸部和上腹部。脂肪蓄积发生在臀部和腿部，尤其是女性。普遍存在补体 C3 水平降低。C3 肾病因子阳性。C3 肾病因子稳定 C3 转化酶，激活补体替代途径，使 C3 水平下降。本病可合并膜性增生性肾小球肾炎及其他自身免疫性疾病，少见伴有胰岛素抵抗型糖尿病。

■ 全身脂肪代谢障碍

全身脂肪代谢障碍分为先天性或后天获得性两种类型。

先天性全身脂肪代谢障碍包括以下 3 型：

1 型（Berardinelli-Seip 先天性脂肪营养不良 1 型，BSCL1）是常染色体隐性遗传疾病，是由 1- 酰基甘油 -3- 磷酸 -O- 酰基转移酶（AGPAT2）基因突变引起的。

2 型（Berardinelli-Seip 先天性脂肪营养不良 2 型，BSCL2）也是常染色体隐性遗传疾病，由 seipin 基因突变导致。

3 型（CAV1）是常染色体隐性遗传疾病，由小窝蛋白 1 基因突变导致。

出生时或婴儿早期即可发生明显的脂肪代谢障碍，伴有糖尿病、高三酰甘油血症、脂肪肝、黑棘皮病以及肌肉肥大。BSCL2 是一种为更严重的类型，15% 的患儿发生过早死亡。

获得性全身脂肪代谢障碍多见于女性。最常见的相关疾病是青少年型皮肌炎（78%）。脂膜炎为17%。超过一半的儿童可能还有其他并发症，包括黑棘皮病、色素沉着、肝大、高血压、腹部隆起和高脂血症。

局部脂肪萎缩是一种特发性疾病，表现为脚踝的环状萎缩。在大腿、腹部和（或）上腹股沟出现带状半圆形凹陷，直径2~4cm，可向离心方向扩散，按压后出现蓝色斑块，周围有红色边缘。

胰岛素性脂肪萎缩通常发生在大剂量应用胰岛素后的6个月至2年。在注射部位通常出现一个陷窝或边界清楚的凹陷，然而脂肪的损失可能会超出注射部位，导致更大的、下陷更深的斑块。活检显示皮下组织显著减少或缺失，无炎症或纤维化。在一些患者则表现为肥大增生，其组织病理学切片可见真皮中部胶原被肥大的脂肪细胞代替。胰岛素性脂肪萎缩的机制可能是由于胰岛素抗体与脂肪细胞发生交叉反应。随着高纯度胰岛素的广泛使用，该病发生率已经逐渐降低。可通过经常改变注射部位防止该病发生。

参考书目

参考书目请参见光盘。

（李云珠 译，刘笑宇 校，徐子刚 马琳 审）

第 653 章

汗腺的疾病

Joseph G. Morelli

人体通过出汗蒸发水分来冷却身体，几乎整个皮肤表面均可见到汗腺。这些腺体与毛囊没有解剖学上的关系，分泌相对大量无味含水的汗液。而顶泌汗腺只分布于腋窝、生殖器皮肤、乳腺、耳耵聍腺、眼睑的莫尔腺体，还有面部和头皮的特定部位。每个顶泌汗腺的导管在漏斗部水平进入毛囊皮脂腺滤泡，分泌少量黏性的液体复合物，被微生物分解后，产生独特的体臭。这两种类型的汗腺中，一些疾病的发病机制类似，而另一些疾病的发病机制则不同。

■ 无 汗

神经性无汗为大脑中枢至外周支配汗腺的传出神经通路功能紊乱，导致出汗功能受到影响。这类疾病的特点是全身无汗。其发病原因包括下丘脑肿瘤和第三脑室底部受损等。脑桥或延髓病变可产生同侧面部或颈部以及身体其余部分的同侧或对侧无汗。麻风病、淀粉样变性、糖尿病、酒精性神经炎或脊髓空洞症引起的外周或节段性神经病变，该神经支配的皮肤可出现无汗。各种自发性出汗障碍还与小汗腺自主神经功能紊乱相关。

抗胆碱能药（如阿托品和东莨菪碱）可以麻痹汗腺。急性巴比妥或地西泮中毒可引起汗腺坏死，从而导致无汗，伴或不伴红斑及大疱。外胚叶发育不良或先天性汗腺缺乏症患者整个皮肤几乎不存在外泌汗腺，或仅在特定部位有少量表达。浸润性或破坏性的疾病，可通过压力或疤痕引起汗腺萎缩，如硬皮病、慢性萎缩性肢端皮炎、放射性皮炎、烧伤、干燥综合征、多发性骨髓瘤和淋巴瘤。汗腺阻塞发生痱子以及一些炎症性疾病和角化过度性疾病，如鱼鳞病、银屑病、扁平苔藓、天疱疮、汗孔角化症、特应性皮炎和脂溢性皮炎。汗孔阻塞也可发生于局部外用铝或锆制剂、甲醛以及戊二醛之后。

与无汗相关的多种疾病发病机制尚不清楚，包括脱水，过量的铅、砷、铊、氟或吗啡中毒，尿毒症，肝硬化，内分泌紊乱如阿狄森病、糖尿病、尿崩症、甲状腺功能亢进，遗传性疾病如 Fabry 病、伴色素失禁症和无汗性外胚层发育不良为特征的 Franceschetti-Jadassohn 综合征、伴神经迷路炎的家族无汗症。

无汗可以是完全的，但在许多情况下，无汗的临床表现实际上是由大多数汗腺无汗引起的，并不是真正所有的汗腺无汗，称为少汗。剩余的功能性汗腺可出现代偿性多汗症，特别是糖尿病和痱子。无汗症的主要并发症是体温过高，主要发生在无汗性外胚叶发育不良或其他汗腺发育不成熟的正常早产儿或足月新生儿。

■ 多汗症

病因 / 发病机制

多汗症是出汗过多而超出了生理上体温调控所必需的汗液量，发病率为3%，其中大约半数为腋窝多汗症。多数小汗腺性多汗症与神经机制异常相关，包括神经中枢至汗腺的神经通路异常，也可由非神经机制引起如直接作用于汗腺的因素导致的异常（表653-1）。

临床表现

多汗症发病的平均年龄为14~25岁。过量出汗可在连续出汗或情绪刺激后发生。严重的情况下，可以看到汗水不断地从手上滴落。

治 疗

含20%氯化铝的无水酒精外用治疗手掌、跖底

表 653-1　多汗症的病因

皮质的
　情绪上的
　家族性自主神经功能障碍症
　家族性自主神经功能障碍症
　大疱性表皮松解
　甲髌综合征
　雅–雷二氏综合征
　雅–雷二氏综合征
　掌跖角化病
下丘脑的
　药物：
　　解热药
　　催吐药
　　胰岛素
　　哌替啶
　　锻炼
　　感染
　　退热药
　　慢性病
　代谢相关：
　　虚弱
　　糖尿病
　　垂体功能亢进
　　甲状腺功能亢进
　　低血糖
　　肥胖
　　卟啉病
　　妊娠
　　佝偻病
　　巴洛（氏）病
　心血管：
　　心衰
　　休克
　　血管舒缩药
　　冻伤
　　雷诺现象
　　类风湿性关节炎
　神经系统的：
　　脓肿
　　家族性自主神经功能障碍症
　　脑炎后的

表 653-1（续）

　肿瘤
　其他的：
　　Chédiak-Higashi 综合征
　　代偿的
　　苯丙酮尿症
　　嗜铬细胞瘤白癜风
骨髓的
　生理性的味觉出汗
　脑炎
　鼻红粒病
　脊髓空洞症胸部交感神经干损伤
脊柱的
　脊髓的横断
　脊髓空洞症
血流量的变化
　马富奇综合征
　马富奇综合征
　肥大性毛细血管瘤综合征
　血管球瘤
　蓝色硬血管痣综合征

（掌多汗症）和腋窝多汗者可能有效，手掌和脚掌多汗者可用无水乙醇离子透入治疗、注射肉毒杆菌毒素或口服抗胆碱能药物治疗。严重难治性病例，可行颈胸或腰交感神经切除术。

■ 痱　子

病因 / 发病机制

　　小汗腺腺管闭塞导致汗液分泌受阻进而引起痱子。到疾病的后期，才形成角质栓。因此角质栓并非是汗管阻塞的主要原因。推测初始梗阻是由于导管表皮细胞肿胀，可能是吸水所致。逆行压力可导致导管破裂，汗水随之漏进表皮和（或）真皮层。皮疹发生最常见于热且潮湿天气，但也可由高热引起。穿得过多的婴儿在室内，甚至冬天也可出痱子，证明了上述观点。

临床表现

　　晶痱表现为突发的无症状、无炎性反应的针尖状清亮小泡，全身大面积发生，脱屑后愈合（图 653-1）。这种类型的痱子最常见于新生儿，因为其汗腺导管相对不成熟或开放延迟，处于相对温暖潮湿环境

图 653-1（见彩图） 晶痱表浅、清亮的滤泡

中的新生儿易发病。老年患者高热时也可能发病。

红痱为稍扁平的皮损，其特征是红斑和小丘疱疹，有刺痛感。病灶通常是局部的，易出现在闭塞或间擦部位，如颈部、腹股沟、腋窝等，其中摩擦因素可能在发病中起到了一定的作用。受累的皮肤可能会变得浸渍或糜烂。红痱的病变是腺体外的。

红痱的反复发作可能导致深部痱，这是由于位于真皮 - 表皮交界处的皮肤深层汗管导管破裂所致。严重而广泛的红痱或深痱可能会导致体温调节障碍。红痱病灶可合并感染，特别是营养不良或衰弱的婴儿，感染从汗腺导管扩散进入汗腺，导致葡萄球菌性汗孔周围炎。

组织学

组织学上，晶痱表现为角膜内或角膜下囊泡，与汗腺导管相通。红痱的组织病理显示，汗腺导管口角栓形成，管周皮肤棘细胞层水肿和囊泡形成。

鉴别诊断

晶痱囊泡表面有清亮液体流出，无炎症反应，这些特点可与其他起疱性疾病相鉴别。红痱可能会与尿布区其他皮疹相混淆或同时存在，如念珠菌感染和毛囊炎。

治 疗

降低患者体表温度后症状可显著缓解，如调整空调的温度和脱掉过多的衣物。对发热患者应用退烧药。局部外用药物通常是无效的，并可能使疹子更严重。

■ 腋 臭

腋臭的特征是臭味过重，可能由大汗腺或小汗腺分泌异常导致。青春期后出现大汗腺腋臭是因为腋窝厌氧假白喉菌分解大汗腺汗液，产生短链脂肪酸和氨所致。小汗腺汗臭是由于过多汗液使角质层软化，进

而被微生物降解所引发的，主要受累部位是脚底和间擦区域。多汗症、高温天气、肥胖、擦烂和糖尿病都是诱发因素。治疗应用杀菌肥皂清洗、外用克林霉素或红霉素、局部应用铝或锆制剂等方法可能有效。治疗关键是抑制多汗症状。

■ 化脓性汗腺炎

病因 / 发病机制

化脓性汗腺炎为大汗腺分布区域的皮肤病。化脓性汗腺炎的发病机制目前仍存在争议。现在认为，主要是毛囊的炎症性疾病，而不单纯是大汗腺的异常。它被认为是滤泡四分体的一部分闭塞，伴有聚合性痤疮、头皮切割性蜂窝组织炎和藏毛窦。细菌感染，尤其是金黄色葡萄球菌、米勒链球菌、大肠杆菌，和可能的厌氧链球菌，在阻塞导管的逐渐扩张中起重要作用，进而导致导管破裂、发炎、窦道形成并且破坏性疤痕形成。

组织学

疾病早期改变为大汗腺管口或毛孔口的角质栓形成以及毛囊扩张。病变通常会累及大汗腺。后期改变包括大汗腺及腺体周围的炎症。大汗腺和腺体周围相邻皮肤可见球菌菌群。疤痕形成可能破坏皮肤的附属器。

鉴别诊断

化脓性汗腺炎早期改变往往易被误诊为感染的表皮囊肿、疖、皮肤淋巴结核、放线菌病、猫抓病、性病肉芽肿或性病性淋巴肉芽肿。病变局限于被覆大汗腺的部位时，应该考虑汗腺炎。局限于肛门生殖器区域的病变，较难与克罗恩病鉴别。

治 疗

保守治疗包括戒烟、减肥和避免患处的刺激。热敷和局部应用消毒剂以及使用抗菌肥皂可能会有所帮助。对于早期轻度病变，外用 1% 克林霉素是首选的治疗方法。对于更严重的病例，治疗首选四环素（500mg，每天 2 次）、多西环素（100mg，每天 2 次）或米诺环素（100mg，每天两次）。有些患者需要间歇性或长期的抗生素治疗。口服维 A 酸（每天 1mg/kg）5~6 个月也可能是有效的。口服避孕剂是另一种选择，因其雌激素、黄体酮较高，黄体酮还可减弱雄激素的作用。彻底控制或治愈感染可能需手术治疗。

■ Fox-Fordyce 病

病因 / 发病机制

本病病因不明。

临床表现

这种病最常见于女性，发病年龄在青春期至三十岁之间，主要表现是腋下瘙痒。情绪紧张和诱发汗液分泌的刺激可加剧皮肤瘙痒。瘙痒性区域出现圆顶形皮色或轻度色素沉着的滤泡性丘疹。

组织学

组织病理学显示大汗腺导管远端可见角质栓、表皮内大汗腺导管破裂、paraductal 微泡形成以及 paraductal 棘皮症。

治 疗

Fox-Fordyce 病治疗较为困难。部分患者口服避孕药和外用皮质类固醇激素或维 A 酸可能有效。

参考书目

参考书目请参见光盘。

（李云珠 译，刘笑宇 校，徐子刚 马琳 审）

第 654 章
毛发疾病
Joseph G. Morelli

婴幼儿的毛发疾病可能由毛发生长本身的干扰、基础生化或代谢的缺陷、炎性皮肤病或毛干的结构异常所导致。过度不正常的毛发生长被称为毛发增多或者多毛症。毛发增多是在不适当的区域出现过量的毛发生长；多毛症是一种发生在女性身上的雄激素依赖性男性型毛发生长。少毛症是毛发生长不足。部分或完全的毛发脱落被称为脱发。脱发可以分型为非瘢痕性或瘢痕性；后者在儿童罕见，如果存在，最常见的原因是长期或未经治疗的炎症状态，如脓皮病或头癣。

■ 多毛症

多毛症在儿童罕见，既可为局部性的也可为全身性的，既可以是永久性的也可是暂时性的。多毛症可由多种原因引起，其中一些列于表 654-1。

■ 少毛症和脱发

一些与少毛症和脱发相关的疾病列于表 654-2。真正的脱发很少是先天性的；它常常与炎性皮肤病、机械因素、药物摄入、感染、内分泌疾病、营养不良

表 654-1 多毛症相关原因及条件

内在因素

　种族和家族型，如多毛耳，多毛肘，近端指节毛发，或全身多毛症

外在因素

　局部创伤
　营养不良
　神经性厌食症
　长期的炎症性皮肤病
　药物：二氮嗪、苯妥英钠、皮质类固醇、Cortisporin（新霉素/多黏菌素 B/氢化可的松合剂）、环孢素、雄激素、同化制剂、六氯苯、米诺地尔、补骨脂素、青霉胺、链霉素

错构瘤或色素痣

　先天性色素痣细胞痣、疣状色素痣、Becker 痣、先天性平滑肌错构瘤、小鹿尾痣并发脊髓纵裂

内分泌疾病

　卵巢上皮瘤、库欣综合征、肢端肥大症、甲状腺功能亢进、甲状腺功能低下、先天性肾上腺皮质增生症、肾上腺肿瘤、性腺发育不良、男性假两性畸形、非内分泌激素分泌肿瘤、多囊卵巢综合征

先天性和遗传性疾病

　毳毛增多症、黏多糖贮积症、妖精貌综合征、先天性全身脂肪代谢障碍、阿姆斯特丹侏儒症、十八三体综合征、Rubinstein-Taybi 综合征、面部红斑侏儒综合征、先天性半侧肥大、伴多毛症牙龈纤维瘤病、Winchester 综合征、脂肪缺乏性糖尿病（全身性脂肪营养不良综合征）、胎儿乙内酰脲综合征、胎儿酒精综合征、红细胞生成性卟啉症或先天性杂色卟啉症（日光暴露部位）、迟发性皮肤卟啉症（日光暴露部位）、多发性错构瘤综合征、鸟头侏儒症、痣样基底细胞癌综合征、3 号染色体长臂部分三体综合征、先天性遗传多毛症

表 654-2 与脱发和少毛症相关疾病

先天性全秃：伴丘疹性无毛症、Moynahan 综合征
先天性局限性脱发：表皮发育不全，颞部三角形脱发，皮脂腺痣
遗传性少毛症：Marie-Unna 综合征、伴幼年黄斑营养不良少毛症、Mar I 型少毛症、伴鱼鳞病少毛症、软骨毛发发育不全、Hallermann-Streiff 综合征、毛发鼻指骨综合征、外胚层发育不良、"纯粹的"毛发甲及其他外胚层发育不良
内分泌性弥漫性脱发：垂体功能减退、甲状腺功能减退、甲状旁腺功能减退、甲状腺功能亢进
营养性脱发：消瘦，恶性营养不良，缺铁症，缺锌症（肠病性肢端皮炎），麸质敏感性肠病，必需脂肪酸缺乏，生物素酶缺乏症
毛发周期紊乱：休止期脱发
毒性脱发：生长期脱发
自身免疫性脱发：斑秃
外伤性脱发：牵引性脱发、拔毛
瘢痕性脱发：红斑狼疮、扁平毛发苔藓、假斑秃、硬皮病（类军刀伤损害）、皮肌炎、感染（脓癣、黄癣、结核病、梅毒、毛囊炎、利什曼病、带状疱疹、水痘）、瘢痕疙瘩性痤疮、毛囊皮脂腺黏蛋白累积病、结节病
毛干异常：念珠状发、环纹发、扭曲发、套叠性脆发症、结节性脆发病、羊毛状发综合征、Menkes 病、毛发低硫营养不良、毛牙骨综合征、不可梳发综合征（玻璃丝发，三角形小管发）

或者毛发周期的紊乱相关。任何头皮的炎性疾病，如特应性皮炎或脂溢性皮炎，严重到一定程度都可能会导致局部脱发；如果基础疾病被成功治愈，除非毛囊已经被永久性破坏，否则头发生长都可恢复正常。

儿童期脱发应分为四类：先天性弥漫型；先天性局限型；获得性弥漫型；获得性局限型。

获得性局限性脱发是儿童期最常见的脱发类型。主要见于三种情况：外伤性脱发、斑秃及头癣（表654-3和表654-4）。

■ 外伤性脱发（牵引性脱发、毛发牵拉、拔毛癖）

牵引性脱发

牵引性脱发很常见，约20%的非洲裔美国在校女生可见。可由过紧的发辫或马尾辫、发带、橡胶发圈、卷发器或滚筒对毛囊的创伤引起（图654-1）。当毛发损伤与化学美发相关时，外伤性脱发的风险大大增加。在头皮边缘边界清楚的斑片处可见特征性的断发和炎性毛囊性丘疹，并且可能被区域肿大淋巴结包裹。必须鼓励患儿及父母避免使用伤害头发的工具，并且在必要时更换发型。否则可能出现毛囊瘢痕。

毛发牵拉

儿童期的毛发牵拉通常是对情绪压力的一种急性

表654-3　有助于诊断毛发疾病的病史线索

应考虑的病史	静止期脱发	拔毛癖	头癣	斑秃
皮损是否瘙痒？	否	否	是	通常否
皮损是否此起彼伏出现？	否	有时是	否	有时是
毛发是否成团脱落？	是	否	否	通常否
是否有焦虑症或强迫症倾向？	否	是	否	否

摘自 Lio PA. What's missing from this picture? An approach to alopecia in children. Arch Dis Child Ed, 2007, 92:193-198

表654-4　有助于诊断毛发疾病的体检线索

体检发现	休止期脱发	拔毛癖	头癣	斑秃
瘙痒？	否	否	通常否	否
惊叹号发？	否	否	否	是
形状不规则、长度不等的短硬毛发？	否	是	否	否
脱屑、脓疱或脓癣？	否	否	是	否
拔发测验阳性？	否	是	否	通常否
甲凹点或沟壑？	否	否	否	是

摘自 Lio PA. What's missing from this picture? An approach to alopecia in children. Arch Dis Child Ed, 2007, 92:193-198

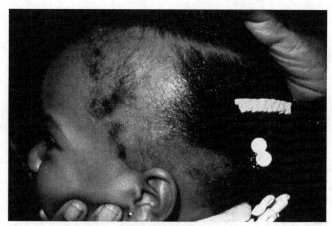

图654-1（见彩图）　牵引性脱发

反应过程。它也可能出现在拔毛癖和作为更严重的精神疾病的一部分。

拔毛癖

1. **病因学和发病机制**　拔毛癖的诊断标准包括来自牵拉的明显脱发；在拔出毛发前紧张感增加；拔出头发后感到满足或轻松；除外幻觉、妄想或皮肤炎症所致毛发牵拉。

2. **临床表现**　强迫性牵拉、扭转和头发断裂所产生的不完全脱发的不规则区域，最常见于花冠区域、枕骨和顶区的头皮。眉毛、睫毛和体毛偶尔会受到创伤。一些脱发斑块可以具有线性轮廓。脱发区域内剩余的毛发长度不均（图654-2），并且由于破损通常残端粗钝。头皮通常是正常的，虽然也可发生出血、结痂（图654-3）和慢性毛囊炎。造成毛团的食毛癖可能会复杂化这种疾病。

3. **鉴别诊断**　鉴别诊断应考虑急性反应性毛发牵拉、头癣及斑秃（表654-3，654-4）。

4. **组织学**　组织学变化包括正常和受损的毛囊共存、毛囊周围出血、部分毛囊萎缩和毛发退行性变。在晚期可能会出现毛囊周围纤维化。长期反复的创伤可能会导致不可逆转的损害和永久性脱发。

5. **治疗**　拔毛癖与强迫症密切相关，对一些患儿来说可能是其表现的一方面。当拔毛癖继发于强迫症时，氯米帕明50~150mg/d或者氟西汀40~80mg/d可能是有益的，特别是联合行为干预相疗法时（见第22章）。N-乙酰半胱氨酸也可能是有益的。

■ 斑　秃

病因和发病机制

斑秃是一种免疫相关性无瘢痕性脱发。其病因仍不明确。有假说提及在遗传易感个体中，对毛囊的免疫赦免缺陷允许T细胞炎症反应攻击生长期的毛囊，

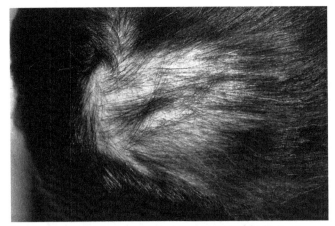

图 654-2（见彩图） 毛发牵拉。毛发在不同长度折断

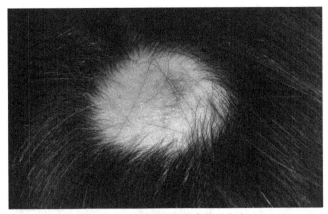

图 654-4（见彩图） 圆形秃发斑与正常外观头皮

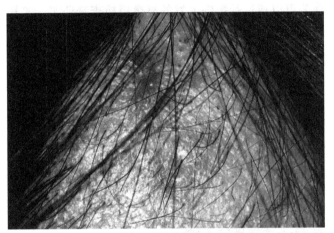

图 654-3（见彩图） 继发于毛发牵拉的出血和结痂

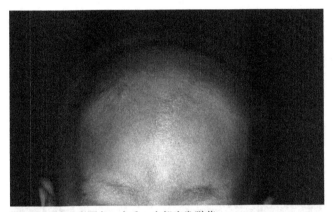

图 654-5（见彩图） 全秃：全部头发脱落

导致毛发生长停止。

临床表现

斑秃的特征是快速而完全的脱毛，在头皮（图 654-4）或身体其他部位形成圆形或椭圆形斑片。全秃指所有头发全部脱落（图 654-5）；普秃指全身和头皮的毛发全部脱落。斑秃的发病率是人口的 0.1%～0.2%。超过一半的患者年龄小于 20 岁。

脱发斑内显露的皮肤是正常的。斑秃与特异反应性有关；伴有甲凹点（图 654-6）、纵纹以及白甲病等指甲的变化；在自身免疫性疾病如桥本甲状腺炎、艾迪森病、恶性贫血、溃疡性结肠炎、重症肌无力、胶原血管疾病和白癜风中也可见到。据报道，斑秃的发病率在唐氏综合征患者中有升高（5%～10%）。

鉴别诊断

鉴别诊断应考虑头癣、脂溢性皮炎、拔毛癖、外伤性脱发和红斑狼疮（表 654-3，654-4）。

组织学

在从活跃区取得的活检标本中可见到在毛囊周围浸润的炎症圆形细胞。

治 疗

其病程难以预测，但通常在 6～12 个月自发缓解，特别是表现为比较小、稳定的脱发斑时。复发也很常见。青少年时期发病、大量或长期脱发、多次发作以及相关的萎缩通常标志着预后不良。普秃、全秃和一种表现为环状脱发的斑秃即匐行性脱发（图 654-7）均不易缓解。由于病程的不稳定性和不可预测性，治疗很难评估。外用高效或强效的糖皮质激素对于部分患者是有效的。每 4～6 周皮内注射类固醇激素（氟羟泼尼松龙 5mg/mL）可以刺激局部毛发生长，但这种治疗模式对于幼儿或弥漫性脱发患者是不切实际的。系统应用皮质类固醇疗法（1mg/kg/d）有时可收到良好效果；但其治愈的持久性是值得怀疑的，并且长期口服糖皮质激素的副作用是个严重阻碍。其他疗法有时是有效的，包括短期应用地蒽酚、外用米诺地尔以及与方酸二丁酯或二苯莎莫酮接触性致敏。由于通常会自发缓解，一般情况下家长和患者可以放心。新生头发生长最初可能直径较细并且颜色较浅，但可以预期最终能生长为正常毛发。

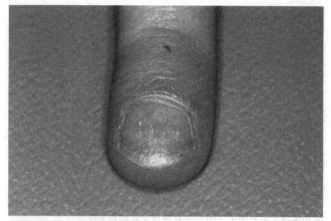

图 654-6（见彩图） 斑秃患者的多发甲凹点

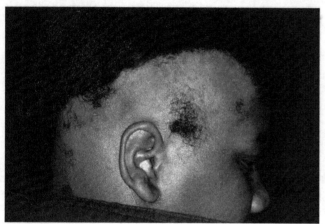

图 654-7（见彩图） 匐行性脱发样斑秃

■ 获得性弥漫性脱发

休止期脱发

休止期脱发表现为突然脱落大量头发，经常在刷、梳理和洗头时发生。从过早转换生长的毛发或通常构成 80%~90% 毛发的生长期毛发，到静止或休止期毛发，均会发生弥漫性脱落。脱发通常在直接原因后的 6 周至 3 个月被注意到，原因可能有分娩、发热、手术、包括献血的急性失血、突然严重的体重减轻、大剂量糖皮质激素或口服避孕药停药以及精神压力。休止期脱发也是婴儿生后最初几个月内的脱发的病因，尤其是对于有瘙痒、特应性皮肤的婴幼儿，床单的摩擦可能会加剧这个问题。休止期脱发皮损部位没有炎症反应；毛囊保持完好，显微镜下可见脱落毛发的休止期球部。因为很少涉及大于 50% 的头发，所以脱发通常不严重。由于正常头发的生长约需要 3~6 个月，家长应该可以放心。

中毒性脱发（生长期脱发）

生长期脱发是一种急性、严重的弥漫性生长期毛囊生长抑制，导致大于 80%~90% 的头发脱落。毛发变得营养不良，并且毛干在狭窄段发生断裂。毛发脱落是弥漫性的、快速的（治疗后 1~3 周）和暂时性的，在停用问题试剂后可再生。生长期脱发的原因包括辐射、癌症化疗剂如抗代谢物、烷化剂和有丝分裂抑制剂、铊、硫脲嘧啶、肝素、香豆素类、硼酸、以及维生素 A 过多症。

■ 先天性弥漫性脱发

先天性弥漫性脱发是指先天性毛发稀疏，大多与毛囊发育不全或毛干结构缺陷有关。

毛发结构缺陷

毛干的结构缺陷可能是先天性的、反映已知的生化异常、或与带来损伤的梳理方式相关。所有的结构缺陷可以通过受影响毛发的显微镜检查来证实，尤其是通过扫描和透射电子显微镜检查。

结节性脆发症

先天性结节性脆发症是一种常染色体显性遗传疾病。头发干燥、脆弱、无光泽，毛干有间隔不规则的灰白色结节。在显微镜下，结节呈两把互相咬合的刷状（图 654-8A）。该缺陷是由毛皮质细胞破坏引起的结节处毛干断裂所导致。结节性脆发症也可见于一些患有 Menkes 综合征、毛发低硫营养不良和精氨酸尿症的婴幼儿。

获得性结节性脆发症

获得性结节性脆发症是最常见的头发断裂病因，通常会以两种形式出现。一种是近端缺陷，最常见于非洲裔美国儿童，通常主诉不是脱发而是头发不能生长。受累毛发很短、纵向裂开、打结，头发检查可见发白结节。头发沿长轴轻柔牵引可轻易断裂。可有相关家族病史。该问题可能由遗传易感性、粗糙的梳理刷洗带来的机械创伤累积、头发拉直处理以及烫发等原因综合造成。患者必须注意避免有创的梳理方式，应选择使用柔软天然毛刷和宽齿梳。本病是自限性疾病，避免有创操作后 2~4 年可以缓解。另一种是远端结节性脆发症，在白种及亚裔儿童更常见。毛干的远侧部分变细、粗糙并且褪色；可见白色斑点，有时被误认为虫卵，应注意到其为沿轴方向的。集中皮损区毛发显示画刷缺陷、过度脆弱易破损。上下唇胡须区域也可受累。避免有创的梳理、定期修剪受累发端以及使用发膏减轻缠绕可改善病变。

扭曲发

扭曲发患者表现为全部头发长度不均、闪烁发光、脆弱并且粗糙。其结构缺陷表现为毛干上有凹槽、不规则间隔地出现扁平发以及不同程度地沿长轴扭转。

正常头发出现的轻微扭曲不应被误诊为扭曲发。毛囊的弯曲明显地导致了毛干的扁平化和旋转。孤立的扭曲发的遗传缺陷未知，常染色体显性和隐性形式均有描述。有扭曲发的毛干异常并涉及其他皮肤及系统异常的综合征包括 Menkes 卷发综合征、Bjornstad 综合征（扭曲发伴耳聋；*BCS1L* 基因）、多种外胚层发育不全综合征。

Menkes 卷发综合征（毛发灰质营养不良）

有着这种 X 连锁隐性遗传特征的男性患者，其母亲通常不受影响并且孕期正常。新生儿患者面临的问题包括低体温、肌张力减退、食欲缺乏、癫痫以及生长缺陷。出生时稀疏的毛发是正常的，但随后被短、细、脆的浅色毛发所替代，并可能有结节性脆发症、扭曲发或者念珠状发的特点。患儿皮肤色素减退，有典型的矮胖脸，并且鼻梁塌陷。在婴儿早期可注意到渐进的精神运动发育落后。本病系编码铜转运 ATP 酶蛋白的 *ATP7A* 基因突变所致。这是由于铜在体内分布不均所导致的。通过小肠刷状缘的铜吸收增加，但从细胞进入血浆的铜运输是有缺陷的，所以身体总铜储存量降低。在生后两个月开始肠道外给予组氨酸铜是有益的。

念珠状发

这种毛干缺陷是一种常染色体显性遗传病，其发病年龄、严重程度及病程均多变。毛发角蛋白 *HBI* 和 *HB6* 基因的突变已经确定。毛发出现干燥、无光泽、脆弱、自发或轻创后折断。眉毛、睫毛、身体、会阴处毛发以及头发均可受累。念珠状发可生后即有，但通常是正常的头发在生后最初数月被异常毛发所替换；本病有时在儿童期初次起病。毛囊性丘疹可能在颈部和颈后发际出现，偶尔遍布整个头皮。短脆串珠样头发从毛囊性角栓冒出呈现出独特的外观。毛发角化病和指或趾反甲也可能存在。显微镜下，特殊、规律的串珠图案样毛干显而易见，特征在于椭圆形结节与结节间狭细萎缩部分交替存在（图 654-8B）。并非所有头发都有结节，正常和串珠样头发均可能断裂。

应建议患者轻柔打理头发以尽量减少断发。治疗一般无效。

毛发硫营养不良

毛发硫营养不良的毛发通常稀疏、短、脆并且不均匀；头发、眉毛或者睫毛均可受累。显微镜下，头发扁平、折叠并且直径多变；可见沿纵轴方向的凹槽；并且有类似结节性脆发症的膨大结节。偏振光显微镜检查可见明显的明暗带交错。由于高硫基蛋白成分的大量减少以及构成改变，异常毛发的胱氨酸含量低于正常含量的 50%。毛发硫营养不良可以作为一个独立的临床表现，也可与各种综合征相关，包括智力障碍、身材矮小、鱼鳞病、甲营养不良、龋齿、白内障、生育能力下降、神经系统异常、骨骼异常以及免疫缺陷。部分患者有光敏性和 DNA 修复机制受损，与 D 组着色性干皮病表现类似；皮肤癌的发病率并没有增高。毛发硫营养不良患者有着共同点，如下颌回缩、招风耳、声音刺耳以及善交际的外向性格。毛发横断的裂发症在各种与毛发硫营养不良相关的综合征中可见。毛发横断在其他毛发异常中也可见描述，尤其是在念珠状发。

套叠性脆发症（竹节样毛发）

本病的特点是不伴明显生长的短、稀疏、脆弱毛发，主要在 Netherton 综合征可见（见第 650 章）。也有报道在其他鱼鳞病样皮肤病可见。毛发远端内陷入杯样的近端部分，形成一个脆弱的膨大结节（图 654-8C）。

环纹发

环纹发可见毛干上特征性的交替明暗带变化。在光学显微镜下观察时，空气异常聚集填充于毛干内局部空腔，使得正常情况下透射光下应变暗的毛干区域反而变亮。毛发并不脆弱。该缺陷可能是常染色体显性遗传或者偶发。假环纹发是正常金发的变体；由于在部分扭曲和扁平处毛发表面发生光折射与反射造成的一种光学效应，呈现带状外观。

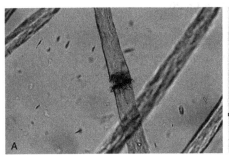
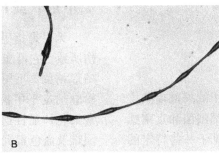
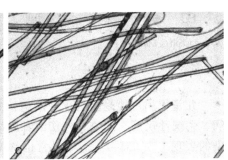

图 654-8（见彩图） A. 显微镜下可见结节性脆发症的毛发断裂。B. 念珠状发的毛发小珠。C.Netherton 综合征的杯状异常毛发

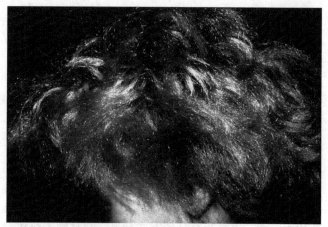

图 654-9（见彩图） 蓬发综合征患者的杂乱银色金发

羊毛状发

　　这种疾病表现为发生在非黑色人种在生后即有的独特紧密卷曲的异常毛发。常染色体显性遗传及隐性遗传（*PKRY5* 基因）均有描述。羊毛状发痣是一种散发形式，仅涉及边界清楚的一部分头发。受累毛发纤细、紧密卷曲、色浅且生长不良。在显微镜下，受累头发呈卵形，并且呈现沿轴线 180 度扭转。

蓬发综合征（玻璃丝发）

　　本综合征患者的毛发生长方向紊乱，通常呈银白色或金色发（图 654-9），试图控制毛发方向的重复而徒劳的努力可能折断毛发。本病很可能为常染色体显性遗传。眉毛及睫毛是正常的。一个恒定特征是一条沿毛干的纵向沟壑，并且多数毛囊和毛干是三角形的(三角形小管发)。毛发形状根据其长度不同而多变，但是防止了毛发倒伏

参考书目

　　参考书目请参见光盘。

　　　（梁源　译，刘笑宇　校，孙玉娟　马琳　审）

第 655 章

甲　病

Joseph G. Morelli

　　儿童甲病可能是全身皮肤疾病、甲周局部皮肤疾病、系统性疾病、药物、外伤或者局部细菌和真菌感染的表现（表 655-1）。甲异常也常见于一些特定的先天性疾病（表 655-2）。

表 655-1　白色甲或甲床变化

疾病	临床表现
贫血	弥漫白色
砷中毒	米斯线：横向白线
肝硬化	Terry 甲：大部分甲，游离缘粉色带（见图 655-3）
先天性白甲（常染色体显性遗传；多形）	白甲综合征；指节垫，耳聋；单发；偏白
毛囊角化病	纵向白色条纹
对半甲	近端白色，远端粉色，氮血症
高热（某些疾病）	横向白线
低蛋白血症	Muehrcke 线：固定成对横带
低钙血症	多种白色
营养不良	弥漫白色
糙皮病	弥漫乳白色
点状白甲病	常见白色斑点
癣菌和酵母菌	多形
铊中毒（灭鼠药）	多种白色
创伤	反复修甲：横纹
缺锌症	弥漫白色

摘自 Habif TP. Clinical dermatology. 4ed. Philadelphia: Mosby, 2004, p 887

表 655-2　伴甲缺陷的先天性疾病

甲增大	先天性厚甲、Rubinstein-Taybi 综合征、偏侧肥大
甲缩小或甲缺如	外胚层发育不良、指甲 – 髌骨综合征、先天性角化不良、局部真皮发育不全、软骨 – 毛发发育不全、软骨 – 外胚层发育不良、扁脸关节脱位足异常综合征、大疱性表皮松解症、色素失禁症、先天性血管萎缩皮肤异色病、先天性卵巢发育不全、腘蹼综合征、13 三体综合征、18 三体综合征、尖头并指综合征、钙化性牙源性囊、21 号染色体长臂部分缺失、耳腭指综合征、胎儿酒精综合征、胎儿乙内酰脲综合征、妖精貌综合征、指甲缺少症、小儿肠病性肢端皮炎
其他	大拇趾甲先天性排列不齐、家族性营养不良甲脱落

■ 甲形状或尺寸异常

　　无甲是指甲板的缺如，通常是先天性疾病或者创伤所致。它可能是一个独立的表现，也可能与指（趾）畸形相关。反甲是指四周翘起、中心凹陷的失去正常轮廓的扁平甲板，形成匙状甲（图 655-1）。反甲为常染色体显性遗传，或者与缺铁性贫血、缺铁性吞咽困难及血色素沉着症相关。甲板在生后 1 至 2 年较薄，因此在正常儿童也可能见到匙状甲。

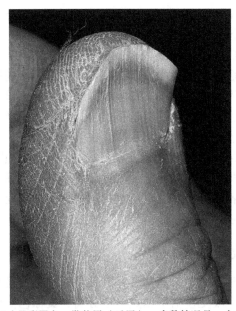

图 655-1（见彩图） 匙状甲（反甲）。多数情况是一个正常变种
摘自 Habif TP. Clinical dermatology. 4ed. Philadelphia: Mosby, 2004:
p 885

先天性甲发育不良是一种常染色体显性遗传疾病，表现为生后即有的纵纹和甲板变薄。可见长满横向褶皱并累及所有脚趾及手指的扁平甲和反甲。

指甲-髌骨综合征是一种常染色体显性遗传疾病，其指甲为正常大小的 30%~50%，并常可见三角形或金字塔形的甲半月。拇指指甲经常受累，尽管在某些情况下只有尺侧一半指甲可能受累或缺如。指甲的损害程度从食指到小指逐渐减轻。髌骨小于正常，这种异常可能会导致膝关节不稳定。髂骨后面生长骨刺、关节过度伸展、皮肤松弛以及肾脏异常均可能出现。指甲-髌骨综合征是由转录因子 LMX1B 基因突变引起的。

对于先天性厚甲的讨论，见第 650 章。

习惯性刺激所致甲畸形包括甲中心凹陷，并伴有从中延伸出的数条横贯甲面的水平嵴。由于相邻手指的长期摩擦和抠挖，一侧或双侧拇指经常受累。

由于基质和指（趾）骨之间纤维血管组织的增生，杵状甲（希波克拉底甲）有远端指（趾）肿胀、甲板与近端甲襞的夹角（罗维朋角）大于 180 度、指间关节按压时的海绵感（图 655-2）等特征。其发病机制尚不清楚。杵状指被认为与多器官系统疾病相关，包括肺、心血管（发绀型心脏病）、胃肠道（腹部疾病、炎性肠病）、肝（慢性肝炎）系统，以及在健康个体的特发性或家族性表现。

■ 甲颜色改变

白甲是指甲板白色浑浊，可以波及全部甲板，也

可以呈点状、条纹状（表 655-1）。甲板本身光滑且无破损。白甲的病因可以为创伤、感染（如麻风病和结核病）、皮肤病（如扁平苔藓和毛囊角化病）、恶性肿瘤（如霍奇金病）、贫血以及砷中毒（米氏线）。累及全部甲表面的白甲是一种罕见的常染色体显性遗传病，可能与先天性表皮囊肿和肾结石相关。被称为 Muehrcke 线的成对平行白色条纹并不随甲的生长而移动，反映了甲床的改变，并与低蛋白血症相关。当甲的近端部分为白色，而远端 20%~50% 为红色、粉色或棕色时，这种病变被称为对半甲或 Lindsay 甲。其在肾脏疾病患者种最为常见，但也可能作为正常变体出现。肝硬化患者的白甲，或称 Terry 甲（图 655-3），以全甲或甲的近端边缘呈白色毛玻璃样外观，以及甲的远端 1~2mm 呈正常粉色为特征表现。这一表现通常与低蛋白血症相关。

遍及整块甲板的黑色色素沉着或线性色素沉着带（线状黑甲）常见于黑色人种（90%）和亚洲人种（10%~20%），在白色人种少见（<1%）。其色素通常为黑色素，由位于甲基质和甲床的交界痣黑色素细胞产生，并且无重要影响。考虑到恶变的可能性，色素的延展或变化应通过活检评估。

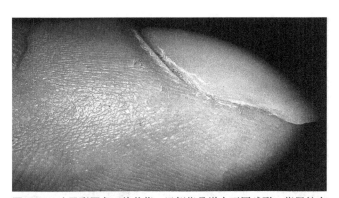

图 655-2（见彩图） 杵状指。远侧指骨增大至圆球形。指甲扩大并且变弯、变硬、增厚
摘自 Habif TP Clinical dermatology. 4ed. Philadelphia: Mosby, 2004: 885

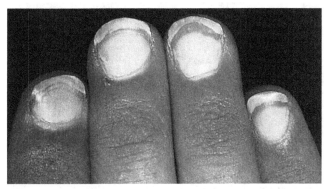

图 655-3（见彩图） Terry 甲。甲床是白色，在远端末端可见一粉红色窄带
摘自 Habif TP. Clinical dermatology. 4ed. Philadelphia: Mosby, 2004: 885

蓝黑色至浅绿色甲可能是由于假单胞菌感染造成的（图 655-4），尤其是与甲剥离或慢性甲沟炎相关时。其着色是由于细菌组织来源的甲下碎片和绿脓菌素色素。

黄甲综合征表现为增厚、过度弯曲、生长缓慢、无甲半月的黄色甲。多数患者全部指（趾）甲受累。相关的系统性疾病包括支气管扩张症、复发性支气管炎、乳糜胸、以及四肢和面部的局部水肿。淋巴管发育不全所致的淋巴引流缺乏，被认为导致了本综合征的发生。

裂片形出血最常见病因为轻微外伤，但也有可能与亚急性细菌性心内膜炎、血管炎、朗格汉斯细胞组织增生症、重度类风湿关节炎、消化性溃疡病、高血压、慢性肾小球肾炎、肝硬化、败血症、旋毛虫病、恶性肿瘤以及银屑病相关。

■ 甲分离

甲分离是指甲板从远端甲床分离。常见原因有外伤、长期暴露于潮湿环境、多汗、化妆品、银屑病、真菌感染（远侧甲分离）、特应性或接触性皮炎、卟啉症、药物（平阳霉素、长春新碱、类维生素 A 药物、

吲哚美辛、氯丙嗪）、以及四环素（图 655-5）或氯霉素引起的药物诱导光毒性。

博氏线是甲板上的横向沟槽（图 655-6），表现为甲板形成的暂时中断。在引起甲生长中断的因素发生后数周出现博氏线。在 4~6 周龄的婴儿，单条横嵴出现在近端甲皱，并随着甲的生长向远端移动，其可能反映了分娩后的代谢变化。在其他年龄段，博氏线通常可见于周期性创伤，或者偶发的甲母质停止生长，后者继发于全身性疾病，如手足口病、麻疹、腮腺炎、肺炎或者缺锌症。脱甲病是加剧的博氏线病变，导致近端甲床的分离（图 655-7）。

■ 甲改变相关皮肤病

甲改变尤其可能与各种其他疾病相关。最典型的银屑病甲改变包括甲凹点、甲分离、黄棕色变色以及增厚。在扁平苔藓的甲改变包括在近端甲襞和甲床的紫红色丘疹、白甲、甲纵嵴、全甲板变薄以及胬肉形成。胬肉是指角质层异常向前覆盖甲板，或者甲板局部损毁后露出的甲床。感染后反应性关节炎综合征指甲改变可包括甲襞根部的无痛性红斑硬结、甲下角化不全脱屑、增厚、浑浊或者甲板皱褶。涉及甲襞的皮炎可能会导致甲营养不良、粗糙以及甲凹点。甲改变在特应性皮炎比其他累及手部的皮炎类型更为多见。毛囊角化症以红色或白色条纹纵向延伸并穿过甲半月为特

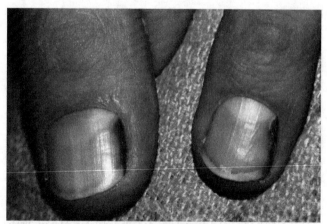

图 655-4（见彩图） 继发于假单胞菌感染的甲缘绿/黑变色

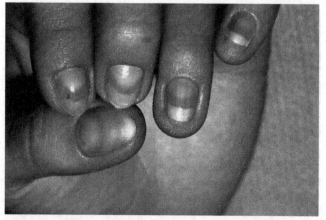

图 655-5（见彩图） 继发于口服四环素和紫外线照射的远端甲分离

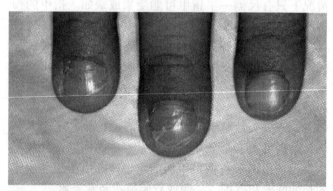

图 655-6（见彩图） 博氏线。指甲纵向损毁

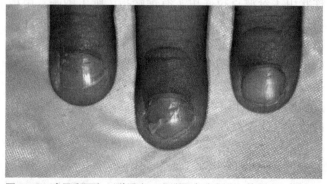

图 655-7（见彩图） 脱甲病。近端甲床分离

征。当条纹遇到甲远端边缘，可能呈现一个 V 型切口。也可出现全白甲。横行排列的微小凹点是斑秃的特征。在重症病例，全甲表面均可粗糙。肠病性肢端皮炎患者由于甲周皮炎可导致甲横向凹槽（博氏线）和甲营养不良。

指甲粗糙脆裂（20 甲营养不良）

指甲粗糙脆裂的特点是甲出现纵嵴、凹点、脆弱、变薄、远端切口、以及所有指（趾）甲乳白色变色（图 655-8）。患者没有相关的皮肤或系统性疾病，并且没有其他外胚层缺陷。其与斑秃的偶然相关性令一些作者认为指甲粗糙脆裂可能反映了对甲基质的异常免疫应答。组织病理学研究显示它可以是扁平苔藓、银屑病或者甲母质的皮肤棘细胞层水肿性（湿疹性）炎症的表现。这种疾病必须同真菌感染、银屑病、斑秃的甲改变、继发于湿疹的甲营养不良相鉴别。湿疹和真菌感染很少同时导致所有指（趾）甲改变。本病为自限性，成年后缓解。

甲感染

甲真菌感染已被划分为 4 种类型。白色浅表甲癣表现为趾甲表面弥漫性或斑片样白色变色。它主要是由毛癣菌侵入甲板引起的。这种微生物可以被刀片从甲板刮掉，但治疗最好是通过加入一种外用唑类抗真菌剂来实现。远端甲下甲癣波及甲分离的远端甲板下病灶，或沿横向甲凹槽，随后伴有角化过度和黄棕色变色发展。远端甲下甲癣涉及远端甲板下或沿着侧面甲沟甲剥离，随后伴有角化过度和黄棕色变色。该过程向甲近侧延伸，从而导致甲板增厚、块状崩落（图 655-9），并从甲床分离。红色毛癣菌，偶尔也有石膏样毛癣菌，可以感染趾甲；指甲疾病则几乎完全是由于红色毛癣菌感染，这可能与足跖面和手指面浅表

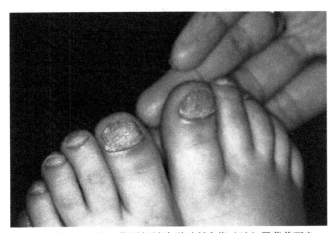

图 655-8（见彩图）　指甲粗糙脆裂时所有指（趾）甲营养不良

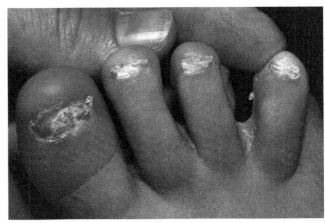

图 655-9（见彩图）　继发于皮肤癣菌感染的变色、角化过度以及破碎的趾甲

脱屑相关。癣菌最容易在受累甲板的甲床近端区域或者相邻腹面部分被发现。外用药物治疗，如 8% 环吡酮胺涂剂可能对单发的甲感染有效。因为特比萘芬或伊曲康唑在甲中半衰期长，用其行冲击疗法（每月 1 周，持续 3~4 个月）是有效的。药物剂量根据体重而定。两种药物均优于灰黄霉素、氟康唑或酮康唑。该治疗最应关注的风险为肝毒性，冲击剂量疗法使口服治疗成本亦减至最低。

甲沟炎

甲沟炎可以是急性或慢性的，通常波及 1 或 2 个手指的甲襞。急性甲沟炎表现为红斑、皮温升高、水肿、近端甲皱压痛，最常见的致病菌为金黄色葡萄球菌或链球菌（图 655-10）。热敷和口服抗生素通常是有效的，偶尔可能需要切开引流。慢性甲沟炎可发生于长时间浸水后（图 655-11），如发生在手指或拇指吸吮、暴露于刺激性溶液、甲襞外伤，或包括雷诺氏现象、胶原血管疾病和糖尿病在内的疾病。近端甲襞肿胀后甲襞与其下甲板分离并化脓。嵌在甲襞真皮的异物，将成为炎症以及念珠菌和细菌混合菌群感染的病灶。慢性甲沟炎需要联合重视诱发因素、细致烘干手部、长期外用抗真菌药物及外用强效糖皮质激素这几方面来达到成功治疗。

嵌甲发生于甲侧缘，包括从甲板分离的针状体，长入侧面甲襞的软组织中。急性表现可有红斑、肿胀、疼痛，外侧大拇趾最常受累；反复发作可导致肉芽组织的形成。诱发因素包括：①先天性排列不齐（特别是大脚趾）；②不合脚的鞋子压迫脚趾的一面，特别是当大脚趾异常长和侧面甲襞突出；③不径直剪掉而不适当地以曲线方式修剪趾甲。治疗方式包括选择合适的鞋子，让趾甲生长长度超过游离缘后再径直修剪趾甲，温水浸泡，如果蜂窝组织炎波及侧面甲襞则予抗生素口服；在重症、复发患者，针对肉芽组织应用

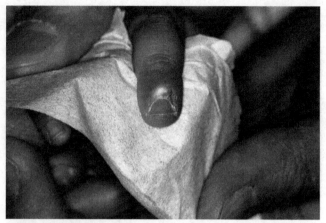

图 655-10（见彩图） 继发于金黄色葡萄球菌的急性甲沟炎

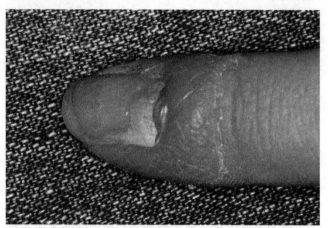

图 655-11（见彩图） 伴红斑和侧甲襞分离的慢性甲沟炎

硝酸银、撕脱指甲或切除甲外侧面后行甲床切除术均是可行的。

■ 甲沟肿瘤

甲沟区肿瘤包括化脓性肉芽肿、黏液囊肿、甲下外生骨疣和交界痣。发生在童年后期的甲周纤维瘤提示可能是结节性硬化症。

参考书目

参考书目请参见光盘。

（梁源 译，刘笑宇 校，孙玉娟 马琳 审）

第 656 章

黏膜疾病

Joseph G. Morelli

黏膜疾病可能与发育障碍、感染、急性或慢性皮肤疾病、遗传性皮肤病、良性或恶性肿瘤有关。

■ 唇 炎

唇炎和口角炎（图 656-1）最常见的病因是干燥、皲裂和舔嘴唇。尤其是在神经功能缺陷的儿童，过度流涎、流口水等慢性刺激也可引起炎症。口腔的鹅口疮偶尔可累及口角。可以通过经常使用温和的药膏如凡士林进行保护。念珠菌病应使用抗真菌剂治疗，口周皮肤的接触性皮炎可外用弱效的皮质类固醇软膏及凡士林或类似的润肤剂治疗。

■ 福代斯斑（Fordyce 斑）

Fordyce 斑是无症状的、极小的、位于嘴唇的唇红缘和口腔黏膜的黄白色丘疹。这些异位皮脂腺可在正常人中发现，无需治疗。

■ 黏液囊肿

黏液潴留囊肿是直径 2~10mm 的有波动感的、表面紧张的蓝色无痛性丘疹，位于唇部（图 656-2）、舌、颚或颊黏膜。小唾液腺导管的创伤性破裂导致分泌的黏液在黏膜下潴留。受累部位为口底部的颌下腺或舌下腺唾液腺管时即出现舌下囊肿。病变大小通常会出现变化，甚至可能因外伤破裂而暂时消失。可以通过切除囊肿预防复发。

■ 阿弗他口腔炎（口腔溃疡）

阿弗他口腔炎为单发或多发的疼痛性溃疡，发生在唇（图 656-3）、颊、舌黏膜和舌下、腭或牙龈黏膜（见第 307 章）。病变最初表现为红斑，硬结，迅速侵蚀形成边界清晰锐利的坏死性溃疡，溃疡有灰色的纤维素性渗出物和边缘的炎性红晕。直径 2~10mm 的轻微口腔溃疡可在 7~10d 内自行痊愈。直径 > 10mm 的严

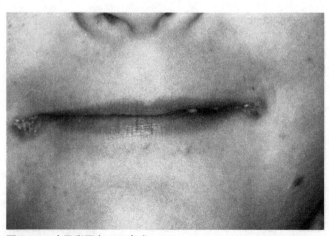

图 656-1（见彩图） 口角炎

重口腔溃疡需要 10~30d 痊愈。第三种类型的疱疹样阿弗他溃疡是在外观上表现为多发的簇集的 1~2mm 的皮损，往往融合成斑块，愈合超过 7~10d。反复发作的患者约 30% 有家族史（见第 307 章鉴别诊断）。

阿弗他口炎病因多样，同种口腔表现可能是多种不同病因的结果。细胞毒性 T 细胞聚集活化后，局部细胞介导的免疫系统改变，导致局部黏膜破裂。阿弗他口炎常常被误认为是单纯疱疹病毒感染的表现。复发性疱疹病毒感染局限于嘴唇，很少越过皮肤黏膜交界；口腔黏膜病变仅限于原发感染。

阿弗他口炎的治疗是保守的。轻症病例多数情况下不需要治疗。对于疼痛的缓解，特别是在进食前，可给予局部麻醉剂，如利多卡因混悬液或长效的苯海拉明与利多卡因溶液联合使用的含漱液，并口服抗酸剂。需要注意的是，使用局部麻醉后，避免食用辛辣食物和饮料。外用皮质类固醇激素的黏膜黏附剂可以帮助减轻炎症，外用四环素漱口水也可能加速愈合。在严重的消耗性的病例，全身使用糖皮质激素、秋水仙碱、西咪替丁或氨苯砜治疗可能会有帮助。

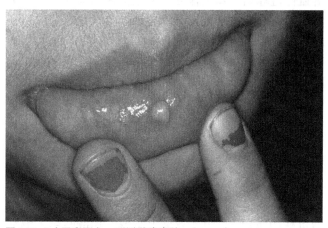

图 656-2（见彩图） 下唇黏液囊肿

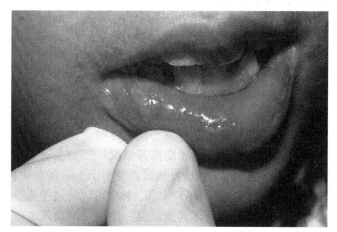

图 656-3（见彩图） 下唇口腔溃疡

■ Cowden 综合征（多发性错构瘤综合征）

Cowden 综合征是一常染色体显性遗传病，通常症状出现在 20~30 岁，表现为腭、牙龈、口唇黏膜处的光滑、粉红色或白色丘疹。肿瘤抑制基因 *PTEN* 基因突变导致 Cowden 综合征。该综合征特征性的良性纤维瘤可融合成一个鹅卵石样外观的大丘疹。脸上，特别是嘴巴、鼻子、耳朵周围会出现数目众多的肤色丘疹，这些丘疹是最常见的一种毛囊良性肿瘤，即毛外根鞘瘤。相关损害可能包括肢端角化性丘疹、甲状腺肿、胃肠道息肉、乳腺纤维囊性结节、乳腺癌或甲状腺癌。

■ 爱泼斯坦氏结节（新生儿牙龈囊肿）

爱泼斯坦氏结节是出现在约 80% 新生儿的上腭或牙槽黏膜的白色的含角蛋白的黏膜囊肿。通常没有症状，一般在几周内消退。

■ 地图舌（良性游走性舌炎）

地图舌是由丝状乳头和上皮细胞暂时性萎缩形成的单个或多个不规则的边界清楚的舌背光滑的红色斑块，由丝状乳头增厚形成高起的灰色边缘（图 656-4）。轻微的烧灼或刺激症状偶尔会令人烦恼。病变发展迅速，数小时到数日都可出现变化。有些患者在压力变大或食辛辣食物后可加重病情。地理舌与脓疱性银屑病的组织病理相似。除安抚患者外，没有有效治疗方法。

■ 阴囊样（裂隙）舌

大约 1% 的婴儿和 2.5% 的儿童在舌背表面有许多皱襞和深槽，称为裂纹舌。表现为鹅卵石或皱纹外观。有些病例是先天性的，由于舌头的两部分未完整融合导致；其他病例与感染、创伤、营养不良或低维生素 A 水平有关。许多本病的患者也有地图舌。食物

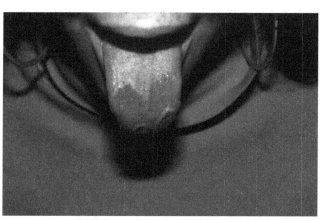

图 656-4（见彩图） 地图舌

残渣可能残留在裂缝中，导致发炎和口臭。建议小心地冲洗或用软毛牙刷清洁口腔。

■ 黑毛舌

黑毛舌是指舌的丝状乳头增生和延长导致舌背部黑色覆盖物形成。产色细菌和真菌过度生长，菌斑残留的色素和脱落的角蛋白形成包裹物加重黑色覆盖物形成。病变往往开始于舌背后部，并向前逐渐延伸。成年人最常见，但也可在青春期出现。诱发因素包括口腔卫生不良和细菌过度生长、系统应用抗生素如四环素（可促进念珠菌生长）治疗和吸烟。必要的治疗包括改善口腔卫生和用软毛牙刷。

■ 口腔毛状黏膜白斑

口腔毛状黏膜白斑发生在大约 25% 的艾滋病患者，儿童罕见。主要症状为舌侧缘的正常垂直褶皱加重和增厚的白斑。黏膜变白、不规则增厚，但质地仍柔软。病变可偶尔蔓延向舌腹侧、口底、扁桃体和咽。病变是由于 EB 病毒感染上皮细胞上层所致。斑块没有恶变的可能。该病主要发生在感染艾滋病毒的患者，也可以发生在因其他原因造成的免疫抑制患者，如器官移植、白血病、化疗和长期使用吸入性类固醇的患者。该病通常是无症状的，不需要治疗。

■ 急性坏死性溃疡性齿龈炎（Vincent 口炎，急性坏死性溃疡性龈炎，战壕口）

急性坏死性溃疡性齿龈炎表现为牙间乳头的穿孔溃疡、坏死、出血。溃疡表面覆盖一层灰白色假膜。可累及颊黏膜、唇、舌、咽喉和扁桃体，可能出现口腔疼痛、臭味、低热和淋巴结肿大。它最常发生在 20~30 岁，特别是存在口腔卫生差，坏血病或糙皮病者。

■ 坏疽性口炎

坏疽性口炎是一种严重的梭螺菌性坏疽性口炎，发生于 2~5 岁营养不良的儿童，曾患有疾病如麻疹、猩红热、结核、恶性肿瘤或免疫缺陷者。它表现为在上牙槽缘出现一个疼痛的、红色的质硬丘疹，随后出现溃疡和坏疽，并毁损口鼻处软组织。还可能累及头皮、颈部、肩膀、会阴和外阴。新生儿坏疽性口炎表现为生后第一个月的唇、鼻、口腔和肛门区域的坏疽性病变。患病的婴儿通常为早产儿、营养不良，或经常患病的个体，特别是患有铜绿假单胞菌败血症者。护理包括营养支持、坏死软组织清创，经验性使用广谱抗生素如青霉素和甲硝唑，对新生儿坏疽性口腔炎的例使用抗假单胞菌的抗生素（见第 43 章）。

参考书目

参考书目请参见光盘。

（燕丽　译，王珊　校，孙玉娟　马琳　审）

第 657 章
细菌感染性皮肤病

657.1　脓疱疮

Joseph G. Morelli

■ 病原学 / 发病机制

脓疱疮是全世界儿童最常见的一种皮肤感染，主要分为大疱型和非大疱型两种类型。

在美国，金黄色葡萄球菌是引起非大疱型脓疱疮最主要的病原菌，在一些皮损中也可以分离到 A 组 β 溶血性链球菌。噬菌体 II 组的金黄色葡萄球菌可以引起葡萄球菌性烫伤样皮肤综合征。金黄色葡萄球菌一般从鼻腔传播到正常皮肤上导致皮肤感染，而 A 组 β 溶血性链球菌至少在皮肤上平均定植 10d 以上才能引起脓疱疮。皮肤是 A 组 β 溶血性链球菌定植的主要部位，同时也是脓疱疮传播的主要途径。在临床上，由葡萄球菌感染引起的非大疱型脓疱疮皮损与 A 组 β 溶血性链球菌感染引起的皮损很难鉴别。

大疱型脓疱疮一般由金黄色葡萄球菌引起，这种细菌可以分泌表皮剥脱毒素。葡萄球菌分泌的表皮剥脱毒素（ETA，ETB，ETD）可以水解人类表皮内的桥粒芯蛋白 1，引起表皮下水疱。在落叶型天疱疮患者中，桥粒芯蛋白 1 也是自身抗体的靶抗原（见第 174 章，第 176 章）。

■ 临床特点

非大疱型脓疱疮

临床中至少 70% 的脓疱疮都表现为非大疱型脓疱疮。典型的皮损通常开始于面部或四肢易受外伤的部位。非大疱型脓疱疮常继发于昆虫叮咬、擦伤、撕裂伤、水痘、疥疮、虱病和烧伤等情况。最初表现为小的水疱或脓疱，之后快速发展成直径小于 2cm 的斑块，覆有蜜黄色的痂皮（图 657-1）。感染可以通过手指、衣服和毛巾传播到身体其他部位。皮损可不出现或仅有轻微疼痛，周围没有红斑，一般不伴有并发症。偶

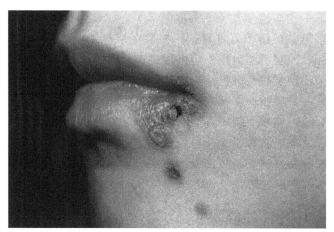

图 657-1（见彩图） 脓疱疮多处结痂及渗出性皮损

尔会出现瘙痒，一半的患者会出现白细胞计数升高。

大疱型脓疱疮

大疱型脓疱疮主要引起婴幼儿感染。一般在面部、臀部、躯干、会阴和四肢出现松弛性透明大疱。

新生儿大疱型脓疱疮一般开始于尿布区，大疱很容易破溃，遗留边界清楚的潮湿糜烂面。一般不出现周围红斑。大疱型脓疱疮的皮损可以是局限性葡萄球菌烫伤样皮肤综合征的表现，也可以在正常的皮肤上发生。

鉴别诊断

非大疱型脓疱疮主要与病毒感染（单纯疱疹、带状疱疹）、真菌感染（体癣、脓癣）、节肢动物叮咬和寄生虫感染（疥疮、虱病）相鉴别，上述疾病都可以呈脓疱疮样改变。

在新生儿发生的大疱型脓疱疮主要与大疱性表皮松解、肥大细胞增多症、疱疹病毒感染和早期的葡萄球菌烫伤样皮肤综合征相鉴别。大龄儿童发生的大疱型脓疱疮，当治疗后皮疹无好转时，应考虑过敏性接触性皮炎、烫伤、多形性红斑、

线状 IgA 大疱性皮肤病、天疱疮和大疱性类天疱疮的可能。

■ 并发症

大疱型和非大疱型脓疱疮很少出现并发症，并发症包括骨髓炎、化脓性关节炎、肺炎和败血症。仅有局部皮疹的儿童极少出现血培养阳性。有报道 10% 的非大疱型脓疱疮患者会合并蜂窝织炎。有链球菌感染时偶尔会合并淋巴管炎、化脓性淋巴结炎、点滴型银屑病和猩红热。由链球菌感染引起的脓疱疮皮疹的数目与临床上淋巴管炎累及程度或是否发展成蜂窝织炎没有相关性。

致肾炎型 A 组 β 溶血性链球菌感染可能会发生急性链球菌感染后肾小球肾炎（见第 505.1），而临床上引起本病的脓疱疮皮疹也没有特征性。最常发生于 3~7 岁的学龄前期及学龄期儿童，从脓疱疮发展到急性链球菌感染后肾小球肾炎的时间平均为 18~21d，比一般由咽炎发展到急性链球菌感染后肾小球肾炎的时间长 10d。链球菌感染后肾小球肾炎一般都在咽部炎或皮肤感染后出现流行。M 群 2 型、49 型、53 型、55 型、56 型、57 型和 60 型感染可以引起脓疱疮的流行。在美国，引起脓疱疮流行的 A 组 β 溶血性链球菌一般很少或没有致肾炎型菌株。脓疱疮一般不会导致急性风湿热。

■ 治 疗

脓疱疮的治疗方法取决于皮疹的数目和位置。一般局部外用 2% 莫匹罗星、夫西地酸和 1% 瑞他莫林。

如果皮损累及泛围广，发生在口周会导致外用药物容易被舔掉，或出现蜂窝织炎、疖病、脓肿或化脓性淋巴管炎时，都可以系统口服抗生素治疗。一般初始给予头孢氨苄，每天 25~50 mg/kg，分两次服用。没有证据显示 10d 疗程比 7d 疗程更有效。如果在 7d 内临床效果不明显可能提示出现耐甲氧西林金黄色葡萄球菌感染，需要进行细菌培养，根据药敏结果调整抗生素后再使用 7d。

参考书目

参考书目请参见光盘。

657.2 皮下组织感染

Joseph G. Morelli

软组织感染的治疗原则取决于是否发生坏死。如果没有坏死，单独使用抗生素治疗即可，如果出现坏死，则需行外科手术及时去除坏死组织，再使用抗生素治疗。一般局部组织迅速坏死，全身产生毒素反应会威胁生命。组织坏死应该与蜂窝织炎相鉴别。蜂窝织炎时炎性感染会波及皮下组织，但不会导致其坏死。组织坏死进展的速度和程度在早期往往缺少典型的皮肤征象。

■ 蜂窝织炎

病原学

蜂窝织炎累及疏松结缔组织的感染和炎症反应，仅局限于真皮和其相关的表皮。皮肤破损创伤、手术或潜在的皮肤病变易诱发蜂窝织炎。在淋巴回流受阻、

糖尿病或免疫抑制的人群中好发蜂窝织炎。

化脓性链球菌和金黄色葡萄球菌是最常见的病原菌。免疫功能缺陷或糖尿病患者还可以合并其他细菌或真菌感染，常见的有绿脓杆菌、嗜水气单胞菌，偶见大肠杆菌、军团菌、真菌（包括毛霉、根霉和犁头霉）和新型隐球菌。肾病综合征的患儿一般会因为大肠杆菌感染引起蜂窝织炎。B型流感嗜血杆菌是引起3个月到3~5岁儿童面部蜂窝织炎的主要致病菌，但随着对此病原菌的免疫反应建立，发病率已经显著下降。

临床表现

蜂窝织炎典型的临床表现为局限性水肿性红斑，表面皮温高，质地柔软。因为浸润较深，境界不清楚，主要累及真皮及皮下组织，按压后可出现凹陷。尽管每个患者临床表现没有很大的差别，但是由金黄色葡萄球菌导致的蜂窝织炎可能更加局限，并且易于化脓，而由化脓性链球菌（A群链球菌）感染导致的蜂窝织炎发展更迅速，更易于发展成淋巴管炎。地区性腺病和原发的症状体征如发热、寒战和精神萎靡不常见。皮下脓肿、菌血症、骨髓炎、化脓性关节炎、血栓性静脉炎、心内膜炎和坏死性筋膜炎是蜂窝织炎的常见的并发症。由化脓性链球菌感染引起的蜂窝织炎还可以并发淋巴管炎或肾小球性肾炎。

诊　断

大约25%的患者在炎症部位、皮肤活检组织或血培养中可以培养出到病原菌。蜂窝织炎初始部位有擦伤或溃疡，培养出的病原菌有30%是致病菌。从炎症反应最重的部位取材阳性率高于边缘部位。如果病原菌的数目很少则培养阳性率很低。

治　疗

蜂窝织炎的治疗取决于病史、部位、特征、患者的年龄和免疫状态。新生儿发生的蜂窝织炎很快会发展成败血症，应静脉给予耐β内酰胺酶抗生素（如甲氧西林或万古霉素）或氨基糖苷类抗生素（如庆大霉素）或头孢菌素（如头孢噻肟）。婴儿和小于五岁的儿童患有蜂窝织炎时，可给予对化脓性链球菌、金黄色葡萄球菌、流感嗜血杆菌和肺炎链球菌有效的广谱抗生素。血培养需要进行，如果患儿小于1岁，表现为全身毒性反应，或没有进行足够的检查，还需要进行腰椎穿刺。大部分蜂窝织炎无论年龄大小，化脓性链球菌和金黄色葡萄球菌都是主要的致病菌，但一般不会出现菌血症。出现脓肿时应做血培养。

如果没有出现发热、淋巴结炎和其他并发症（白细胞计数小于15 000），治疗蜂窝织炎主要由门诊给予口服耐青霉素酶的抗生素如双氯西林、邻氯西林或

第一代头孢菌素（如头孢氨苄）。如果怀疑为MRSA感染，可给予万古霉素。如果在治疗24~48h内临床症状改善不明显或疾病进展迅速，必须静脉给药。如果出现发热、淋巴结炎和其他并发症，在治疗开始时就应静脉给药。苯唑西林或萘夫西林对大多数患者都有效。如果系统中毒症状明显，可考虑联合使用克林霉素或万古霉素。一般经过10d门诊治疗后，红斑、水肿和发热症状可消失。在疾病早期固定和抬高患肢可以帮助缓解肿胀和疼痛。

■ 坏死性筋膜炎

病原学

坏死性筋膜炎是浅筋膜深层的皮下组织感染，面积大，累及表皮和深部筋膜以及肌肉。

相对而言，单一的微生物产生的毒素一般不会导致坏死性筋膜炎。本病大部分（55%~75%）是由多种病原菌共同导致的，一般平均可分离到4种微生物。主要包括金黄色葡萄球菌、链球菌、克雷伯杆菌、大肠杆菌和厌氧菌。

其他病例和一些爆发性感染包括中毒休克综合征和高致死性病例主要由化脓性链球菌引起（见第176章）。链球菌坏死性筋膜炎一般不出现毒素休克症状，有潜在的致命风险，而且发病率很高。金黄色葡萄球菌、产气荚膜梭菌、败毒梭菌、铜绿假单胞菌、弧菌（尤其是创伤弧菌）、毛霉目真菌（特别是根霉属、毛霉属和犁头霉属）偶尔也可导致坏死性筋膜炎。也有报道在极少数情况下由非-A组链球菌引起，如B、C、F或G组链球菌、肺炎链球菌、B型流感嗜血杆菌。

临床上不容易区分是病原菌单独感染或混合感染。由革兰氏阴性菌如大肠埃希氏菌、克雷伯氏杆菌、变形杆菌或产气单胞菌感染时会出现捻发征。

临床表现

坏死性筋膜炎可发生在机体任何部位。多重病原菌感染易发生在会阴部和躯干部。系统或局部组织免疫功能低下的人群（如糖尿病、肿瘤、接受手术治疗的外周血管疾病、静脉滥用药物治疗或正在使用皮质类固醇激素治疗的人群）易于患本病。感染初始于小的外伤伤口、擦伤、撕裂伤、外科手术（如腹部、胃肠道、泌尿道或外阴手术）或皮下注射。

自20世纪80年代中期以来，化脓性链球菌致暴发性软组织坏死发病率已缓慢上升。此种感染可发生在健康人群中。链球菌性坏死性蜂窝织炎一般好发在四肢，患处可能有近期外伤或者手术的病史。疾病也可发生在水痘感染较严重的时期。儿童在水痘

发病 3~4d 后，出现反复或持续高热和明显的中毒症状。新生儿若有脐炎或者行龟头包皮环切术后易感染此病。

坏死性筋膜炎起始表现为局部红肿热痛。此病常出现发热、压痛，同时有皮肤以外的症状，如筋膜和肌肉症状。一般不会出现淋巴管炎和淋巴结炎。感染沿着浅层筋膜蔓延，最初几乎没有皮肤症状，预示着皮下组织坏死的严重程度。营养血管出现栓塞和皮肤缺氧 24~48h 后，皮肤会出现改变。早期皮损的临床表现为水肿范围超过红斑，后形成水疱，颜色由淡黄色转变为偏蓝色、血色，皮肤从红色转变为紫色、青色。最后由于缺血坏死，皮肤失去感觉、组织发生坏疽。皮损出现水疱、大疱、瘀斑、捻发音、失去感觉、坏死都提示病情加重。儿童水痘早期无合并侵袭性化脓性链球菌感染的表现如红斑、水肿。坏死性筋膜炎会出现严重的全身中毒症状，包括休克、器官衰竭和死亡，伴随这种症状的感染进展很快，在数小时内出现死亡。患者同时有深浅筋膜和肌肉感染，比仅局限在筋膜上的皮下组织感染病情进展更快，系统表现更明显。有一种极端情况，以过度肿胀、运动时疼痛、远端感觉缺失为表现的筋膜室综合征，需要紧急手术。

诊 断

坏死性筋膜炎是靠手术切开确诊的。一旦疑似此疾病，应立即手术。坏死的筋膜和皮下组织呈灰色，且对钝探头反应迟钝。虽然核磁共振检查可以辅助判断感染的范围和深度，但这也不能耽误手术干预。手术中的冰冻切片可以帮助在疾病的早期作诊断，同时判断手术的范围。组织的革兰氏染色中发现革兰氏染色阳性球菌对判断感染化脓性链球菌非常有帮助。

治 疗

坏死性筋膜炎需要早期进行支持治疗，实施外科清创术、静脉使用抗生素。清除坏死组织需要切除到新鲜组织边缘，24~36h 后需要再次清创确保无坏死组织残留。可能需要数次清创操作，直至再无新的坏死组织出现。每天细心护理伤口很重要。

治疗需要一开始尽快静脉使用抗生素，且要求广谱抗生素覆盖所有可疑病原体。经验用药可选择覆盖革兰氏阳性菌的万古霉素、利奈唑胺、达托霉素、奎奴普丁和覆盖革兰氏阴性菌的喹诺酮类药物。治疗方案需要根据细菌培养的药敏试验结果调整。

预 后

化脓性链球菌感染引起的坏死性筋膜炎合并中毒性休克综合征的总体死亡率（儿童和成人）高达 60%，但儿童若不合并中毒性休克综合征，死亡率并不高。

参考书目

参考书目请参见光盘。

657.3 葡萄球菌性烫伤样皮肤综合征（Ritter 病）

Joseph G. Morelli

■ 病因和发病机制

葡萄球菌性烫伤样皮肤综合征是由感染第 II 噬菌体组葡萄球菌引起的疾病，特别是 71 型和 55 型。病原体出现在局部的感染部位。感染灶多为鼻咽部区域，其次为脐部、泌尿道、浅表擦伤的皮肤、结膜和血液。葡萄球菌性烫伤样皮肤综合征由于无特异性抗表皮松解毒素（即表皮剥脱毒素 A、B）的抗体，因此易通过血行播散发病。这种毒素已在动物模型和人体志愿者身上模拟了此病。婴幼儿的肾脏对毒素的清除能力弱，故易导致此病发生。由细菌染色体编码的表皮松解毒素 A 是耐热的，由 37.5kb 大小质粒编码的表皮松解毒素 B 是不耐热的。水疱裂隙出现在角质层下。毒素通过结合并破坏桥粒芯蛋白 I 产生水疱。完整的水疱一般是无菌性水疱，不同于大疱性脓疱疮。但是来自所有可疑局限感染部位都需要细菌培养，通过血培养了解表皮松解毒素的来源。

■ 临床表现

葡萄球菌性烫伤样皮肤综合征主要好发于婴儿和小于 5 岁的儿童。此病包括一系列的临床表现，从局限性的大疱性脓疱疮到泛发性皮肤皮损伴系统累及。在出现皮疹之前患者会表现为不适、发热、易激惹和皮肤有强烈疼痛感。猩红热样红斑可弥漫分布，尤其在屈侧和口周部位。很快在皱褶部位出现鲜红色斑片，严重时出现无菌、松弛的水疱，甚至出现糜烂。眼周、口周和鼻周的红斑会有特征性表现，呈放射状皲裂、结痂。这种情况下，皮损在轻轻外擦后表皮就会分离（尼氏征阳性）（图 657-2）。大片表皮剥脱后会露出潮湿、亮红色裸露皮肤，一般从屈侧部位逐步扩散到身体其他部位（图 657-3）。病情加重会导致继发皮肤感染、败血症和水电解质紊乱。在皮肤红斑出现后 2~5d 皮损开始脱屑，经过 10~14d 愈合，不留疤痕。患者可能合并咽炎、结膜炎和唇部浅表糜烂，但口腔内黏膜不受累。有部分患者会很不适，但大多数患者除了有皮肤触痛外，无其他明显不适。

■ 鉴别诊断

此病的顿挫型表现为弥漫分布猩红热样红斑伴皮

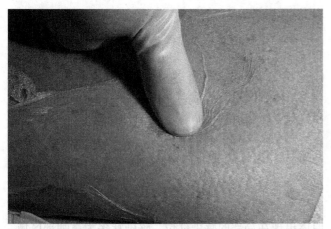

图657-2（见彩图） 尼氏征。拇指轻轻按压皮肤，其皱褶向外侧
延伸，与真皮分离
摘自 Habif TP. Clinical dermatology. 4ed. Philadelphia: Mosby, 2004

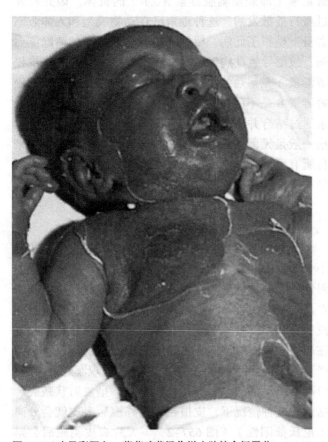

图657-3（见彩图） 葡萄球菌烫伤样皮肤综合征婴儿

肤触痛，尤其在屈侧部位，但一般不会出现水疱，患
者尼氏征阴性。这种皮损和猩红热很相似，但无草莓
舌和腭部瘀点表现。葡萄球菌性烫伤样皮肤综合征可
能会误诊为其他大疱性和表皮剥脱性疾病，包括大疱
性脓疱疮、大疱表皮松解症、表皮松解性角化过度症、
天疱疮、药疹、多形红斑和中毒性表皮坏死松解症。
中毒性表皮坏死松解症一般有用药史，尼氏征仅出现
在红斑处，无口周结痂，表皮坏死增厚，真表皮交界
裂隙处出现水疱。

■ 组织病理学

通过组织活检在颗粒层可发现裂隙。缺乏炎症浸
润是其特点。组织病理和落叶型天疱疮和角质层下脓
疱病一致。

■ 治 疗

治疗需要半合成的耐青霉素酶的青霉素类药，因
为金黄色葡萄球菌通常对普通青霉素不敏感，联合使
用克林霉素，口服或静脉系统给药治疗防止细菌毒素
进一步生成。皮损需保持湿润和清洁。可使用润肤剂
使皮肤润滑，减少不适。无需外用抗生素。疾病恢复
很快，但并发症例如大量体液流失、电解质紊乱、体
温控制不佳、肺炎、败血症和蜂窝织炎会加重病情。

参考书目

参考书目请参见光盘。

657.4 臁 疮

Joseph G. Morelli

参见第 182 章和 202 章

臁疮起始表现似非大疱型脓疱疮，后缓慢进展成
深部慢性感染灶。皮损表现为在红斑基础上出现水疱、
脓疱。由于感染从表皮到真皮层导致溃疡出现，其周
围隆起。溃疡表面堆积着干燥的紧密粘连的痂皮（图
657-4），此现象是由于炎症持续存在和形成疤痕导
致的。此病可通过自体接种扩散，可出现直径达 4cm
的皮损，好发在腿部。此病由一些瘙痒性皮损发展而
来，如虫咬、疥疮、虱病因反复搔抓、卫生条件差、
皮肤营养不良而发病。并发症包括淋巴管炎、蜂窝组
织炎，极少见链球菌感染后肾小球肾炎。病原菌通常
为 A 组 β 溶血性链球菌，从皮损培养到的金黄色葡
萄球菌通常是继发感染的病原体。痂皮热敷后轻柔去
除。像脓疱疮一样，需要系统给药，几乎所有的皮损
对青霉素治疗都是敏感的。

坏疽性臁疮表现为表面覆盖灰黑色痂皮的坏死性
溃疡。这是铜绿假单胞菌引起败血症的一种表现，常
发生在免疫抑制的患者身上。有 6% 系统感染铜绿假
单胞菌的患者出现坏疽性臁疮，此病也可以来自原发
皮肤感染。皮损初始表现为瘙痒性红斑，后出现小疱、
溃疡，其边缘皮肤呈粉色至紫罗兰色。隆起的溃疡逐
步发展为边缘突起，中央呈致密、压迫状黑痂。皮损
可单发也可多发。菌血症的患者其汗腺部位一般有皮
损。其他病原体感染如金黄色葡萄球菌、嗜水气单胞
菌、肠杆菌属、变形杆菌属、洋葱伯霍尔德杆菌、粘

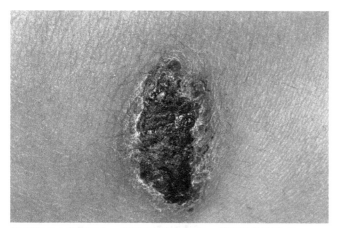

图 657-4（见彩图） 深脓疱疮表面干燥、紧密黏着的结痂

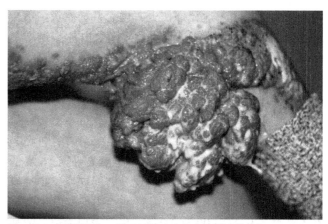

图 657-5（见彩图） 增殖性脓皮病的大的增殖性皮损

质沙雷菌、曲霉菌、毛霉菌、大肠杆菌和念珠菌属，临床上也可出现类似皮损。细菌侵犯真皮静脉的外膜和中膜，不侵犯动脉。血管内膜和管腔不受累。此病需要血液和活检组织的培养检查。一旦发病需要立即系统经验使用广谱抗生素，需覆盖假单胞菌。

参考书目

参考书目请参见光盘。

657.5 其他皮肤细菌感染疾病

Joseph G. Morelli

■ 芽生菌病样脓皮病（增殖性脓皮病）

芽生菌病样脓皮病是一种对细菌感染的皮肤反应，好发在营养不良和免疫抑制的患儿。病原体大多数为金黄色葡萄球菌和 A 组链球菌，也可见其他病原菌如铜绿假单胞菌、变形杆菌、类白喉菌、芽孢杆菌属和气荚膜梭菌。此病的特点是四肢处出现疣状增生的斑块（图 657-5），是由许多细小化脓性陈旧脓肿融合而成。皮损慢慢发展为溃疡和窦道，在原发部位的远处可出现新的皮损。局部淋巴结肿大很常见。发热不多见。组织病理学发现上皮瘤样增生，脓肿内包含中性粒细胞和嗜酸性粒细胞，不含巨细胞（图 657-6）。需要鉴别诊断的病包括深部真菌感染尤其是着色芽生菌病，皮肤结核和不典型分枝杆菌感染。患者应排除潜在的免疫缺陷，因为此病对普通抗生素反应较差，抗生素的选择需要根据药敏试验结果。

■ 水疱性远端指炎

水疱性远端指炎是一种发生在手指或拇指远端掌侧部位的浅表水疱性皮肤病（图 657-7）。多个手指累及，也可发生在近端趾骨、手掌和脚趾的掌侧。水疱里含有脓液，其内有多核白细胞，通常可见革兰氏

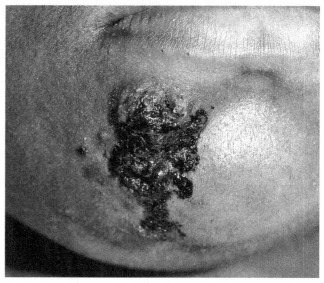

图 657-6（见彩图） 皮肤芽生菌病。15 岁男孩下巴疣状外生性红色斑块，伴有呼吸系统症状和骨痛
摘自 Paller AS, Mancini AJ. Hurwitz clinical pediatric dermatology. 3ed. Philadelphia: Elsevier, 2006: p 471

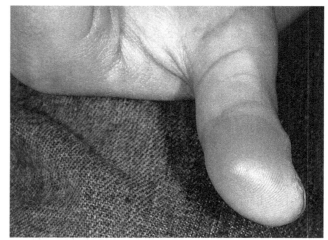

图 657-7（见彩图） 水疱性指炎。7 岁女孩拇指水肿和紧致水疱。疱液培养出金黄色葡萄球菌，而不是更常见的 A 组乙型溶血性链球菌（GABHS）
摘自 Paller AS, Mancini AJ. Hurwitz clinical pediatric dermatology. 3ed. Philadelphia: Elsevier, 2006, p 372

阳性球菌。患者一般无外伤史，也无系统症状。不会发生链球菌感染后肾小球肾炎。大多数由 A 组链球菌感染引起，也有金黄色葡萄球菌感染。若不治疗，水疱会持续增大累及甲周部位。治疗需要切开排脓，系统使用 10 天抗生素。

■ 肛周感染性皮炎

　　肛周感染性皮炎大多发生在年龄 6 月至 10 岁的男童（70% 的病例），90% 表现为肛周皮炎，80% 有瘙痒症状（图 657-8）。肛周感染性皮炎的发病率现在不清楚，从 1/2 000 至 1/218。皮损表现为边界清楚的浅表红斑，没有硬结，和肛周皮肤融合成一片。急性期（小于 6 周）皮损为鲜红色、潮湿，皮肤有触痛。在这一阶段，会出现白色假膜。慢性期皮损表现为肛周持续疼痛性裂隙，分泌干性黏液，会出现银屑病样斑块伴边缘处黄色痂皮。女童感染此病会合并外阴阴道炎。男童阴茎可能受累。约 50% 的患者有直肠疼痛，大多数患者在排便时感到肛周烧灼感，33% 的患者大便带血丝。便秘是反复感染的表现。有些患者表现为点滴状银屑病。虽然皮肤可能发生局部硬结或水肿，但一般无全身症状如发热、头痛、不适，感染累及皮下组织，但不会发生蜂窝织炎。家庭内可出现集体发病，尤其是成员一起洗澡或使用相同的水。

　　肛周感染性皮炎是由 A 组 β 溶血性链球菌引起，也可由金黄色葡萄球菌引起。患者和家属应该接受皮损细菌培养，在经过一疗程的治疗后应再次细菌培养观察疗效。

　　鉴别诊断包括银屑病、脂溢性皮炎、皮肤念珠菌病、蛲虫感染、性虐待和炎症性肠病。

　　若为 A 组 β 溶血性链球菌感染，需要使用 7 天头孢呋辛（每天 20mg/kg，分两次使用），比使用青霉素效果好。如果培养出金黄色葡萄球菌，需要根据药敏试验指导用药。

■ 丹　毒

　　见第 176 章。

■ 毛囊炎

　　毛囊炎或毛囊的浅表感染最常由金黄色葡萄球菌感染引起（Bockhart 脓疱疮）。典型皮损为小的、散在的、点状的脓疱伴有红色基底，分布于毛囊皮脂腺的开口（图 657-9）。毛发生长不受损害，皮疹愈合不留瘢。好发部位包括头皮、臀部以及肢端。卫生条件差、浸渍、伤口或脓肿排脓以及腿部刮毛都可以成为好发因素。其他如焦油疗法或封闭治疗也可以引发毛囊炎。

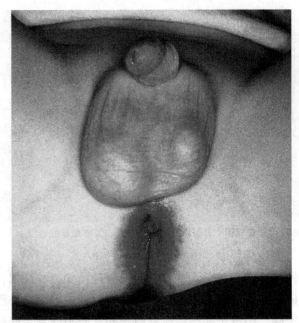

图 657-8（见彩图）　肛周葡萄球菌皮炎。亮红色红斑伴有湿润、柔软的表面

摘自 Paller AS, Mancini AJ. Hurwitz clinical pediatric dermatology. 3ed. Philadelphia: Elsevier, 2006: p 372

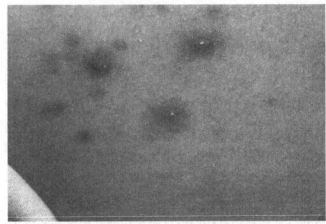

图 657-9（见彩图）　毛囊炎。多发的脓疱性毛囊炎

潮湿的环境促进细菌的增殖。在 HIV 感染者中，金黄色葡萄球菌可在间擦部位引起融合性红色斑片伴发脓疱卫星灶，以及头皮、腋下或腹股沟部位的浅表毛囊性脓疱形成的紫红色斑块。鉴别诊断包括酵母菌感染，其可引起毛囊周围卫星灶脓疱以及间擦部位红斑周围的脓疱；糠秕马拉色菌感染，可引起 2~3mm 瘙痒性红斑、毛囊周围丘疹以及脓疱，发生在背部、前胸和肢端，尤其是患有糖尿病或口服糖皮质激素或抗生素的患者。诊断是依据氢氧化钾检验皮损部位的皮屑。马拉色菌的发现需要经过皮肤活检，在毛囊口见到簇状的酵母菌和短棒状的菌丝（"通心粉和肉丸"）混合有角质碎片。

　　轻症通常需要外用抗生素治疗，但在更多的严重病例中需要系统应用抗生素如双氯西林或头孢氨苄。治疗抵抗的患者需要细菌培养。在慢性复发性毛囊炎，需要每日外用 5% 过氧化苯甲酰凝胶和清洗以促进恢复。

须疮是毛囊炎中的一种深在的、更加严重的复发性炎症型，是由金黄色葡萄球菌感染累及整个毛囊引起的。红色毛囊性丘疹和脓疱发生在下巴、上唇、下颌角，主要发生在肤色黑的年轻男性。丘疹可融合成斑块，愈合后可出现瘢痕。受累者常可见金黄色葡萄球菌定植。治疗可采用温盐水湿敷、外用抗生素如莫匹罗星通常可控制感染。更严重的情况，复发的病例需要系统应用耐 β-内酰胺酶类抗生素并清除金黄色葡萄球菌的定植。

热水浴毛囊炎是由绿脓杆菌引起的，主要是血清型 O-11 型。皮损是暴露部位 8~48h 之后发生的瘙痒性丘疹和脓疱或深红色或紫色的结节，尤其是覆盖泳衣的部位较为密集（图 657-10）。患者偶可出现发热、不适以及淋巴结炎。脓液中常可培养出病原菌。皮疹通常可在 1~2 周内自发消退，常遗留有炎症后色素沉着。青年患者伴有全身症状时需要使用系统抗生素治疗（环丙沙星）。免疫抑制患儿有可能出现假单胞菌毛囊炎（蜂窝织炎），需要避免热水浴。

■ 疖和痈

病 因

疖和痈的发病原因通常是金黄色葡萄球菌，其可通过破损皮肤的毛囊周围入侵。易感疖的因素包括肥胖、多汗、浸渍、摩擦和预先存在皮炎。疖病在低血清铁、糖尿病、营养不良、HIV 感染或其他免疫抑制状态的患者中较为常见。反复发作的疖病常和鼻孔、腋下或外阴的金黄色葡萄球菌定植相关，或者与家庭成员携带者的密切接触相关。其他细菌或真菌也偶可引起疖和痈。

临床表现

毛囊性皮损可起始于先前的毛囊炎或者可起初即为深在的、质软的红色毛囊周围结节。尽管皮损起初质硬，但后可出现中央坏死和化脓，引起中央的坏死组织破裂以及毛囊的破坏（图 657-11）。愈合后留有瘢痕形成。好发部位包括覆盖毛发的位置如面部、颈部、腋下、臀部以及腹股沟。皮损发生在皮肤相对固定的位置时可非常疼痛，如外耳道和鼻软骨。患有疖的患者通常不伴有系统症状，偶然可以继发细菌感染。罕见情况下，上唇部位或面颊部皮损可能导致海绵窦血栓形成。邻近毛囊的感染伴有多个排脓口、外周结缔组织伴有炎症改变时成为痈。痈可伴随发热、白细胞增多以及菌血症。

治 疗

疖和痈的治疗包括规律使用抗菌皂清洁、穿宽松衣服以减少疖形成的易感因素。频繁使用湿润热敷治疗可减少皮损口的排脓。较大的皮损可通过小皮损的切除而治疗。大的痈和大量的疖需要使用系统性抗生素治疗，依据之前进行的培养和药敏结果来决定。

■ 窝状角质松解

窝状角质松解最常发生于潮湿热带气候和亚热带气候，尤其是脚长时间保持潮湿的个体，如足部多汗症、长时间穿靴子或浸入水中者。常发生在青春期至 20 多岁的年轻男性。皮损表现为足底角质层 1~7mm 大小的不规则浅表糜烂，尤其分布于承重部位（图 657-12）。表面可见灰色污秽的斑点。不同于经典的点状皮损，还有一种罕见的变异表现为变薄的、红色至紫色的斑块。该病通常伴有臭味，但有 50% 患者出

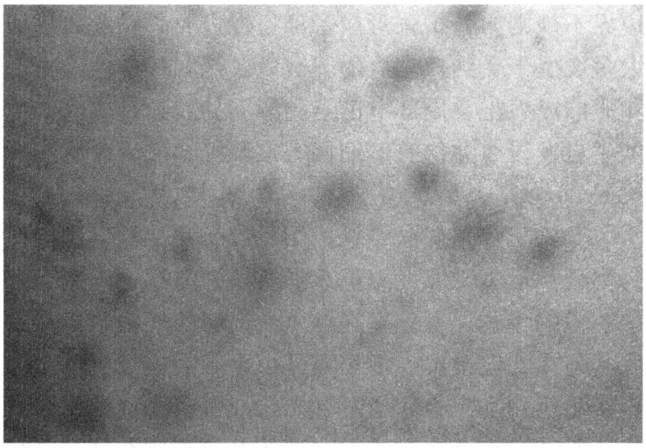

图 657-10（见彩图） 毛囊炎的丘疹和脓疱

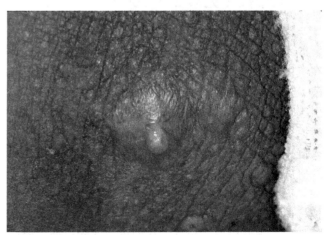

图 657-11（见彩图） 疖破裂排脓

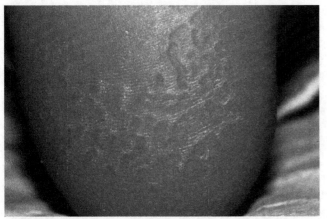

图 657-12（见彩图） 窝状角质松解的角质层浅表糜烂

现疼痛。对可能的病因是棒状杆菌。刚果嗜皮菌和鸟肠球菌都曾从皮损中分离出。对于多汗症的治疗是必要的。避免潮湿和浸渍可以使感染缓慢地自发恢复。局部或系统使用红霉素并外用咪唑类软膏是标准治疗方法。

■ 红　癣

　　红癣是极小棒状杆菌引起的一种良性的慢性浅表皮肤感染。易感因素包括温热、潮湿、肥胖、皮肤浸渍、糖尿病以及卫生条件差。大约20%的患者有趾间受累。其他容易受累的位置包括潮湿、间擦部位如腹股沟和腋下。乳房下和肛周部位偶有受累。界限清楚、边界不规则、轻度鳞屑性的棕红色斑片是该病特征性的表现。轻度的瘙痒是唯一的持续症状。极小棒状杆菌是一种病原相关产物卟啉的复合物，可以在紫外线下显示出明亮的珊瑚红色荧光。依据伍德氏灯检查可以将红癣与皮肤癣菌感染和花斑癣相鉴别，诊断十分容易。在伍德氏灯检查后20h内沐浴，可以清除水溶性的卟啉。皮肤碎屑用美兰染色或革兰氏染色表现为多形的、丝状、球杆菌状。

■ 皮肤结核（见第 207~209 章）

　　皮肤的结核感染是世界性的，尤其是与 HIV 感染、营养不良以及公共卫生条件差相关。原发性皮肤结核在美国罕见。所有形式的皮肤结核都是由结核分枝杆菌、牛结核分枝杆菌引起的，偶尔由卡介苗（BCG）引起，一种由牛结核分枝杆菌制备的减毒活疫苗。该病原菌引起的皮肤结核临床表现与其他的有所不同。入侵皮肤后，分枝杆菌或进入巨噬细胞进行复制，导致疾病进展，或被宿主免疫反应控制。

　　原发性皮肤结核（结核性下疳）是人或牛结核分枝杆菌通过创伤到达皮肤或黏膜的结果。好发部位包括面部、下肢以及生殖器。初期皮损在病原菌入侵受

损组织后的 2~4 周出现。红棕色丘疹逐渐增大形成浅肤色、坚实的、界清的溃疡。可见卫星灶。有些皮损产生结痂，类似脓疱疮，其他皮损在边缘聚集成疣状。原发皮损也可以表现为发生在结膜、牙龈或硬腭的无痛性溃疡或无痛性甲沟炎。无痛的区域淋巴结肿大可以出现在原发皮损之后的数周，可伴有淋巴管炎或淋巴结炎，或皮肤表面穿孔，形成瘰疬性皮肤结核。未治疗的皮损在 12 个月内形成瘢痕，但仍然可为活动性，可以形成寻常狼疮或罕见地进展为急性粟粒性结核。因此，需要抗结核治疗（见第 207 章）。

　　人或牛结核分枝杆菌可以从皮损或局部淋巴结中培养出来，但组织切片的抗酸染色尤其是在感染被控制时很难发现病原菌。鉴别诊断很广泛，包括梅毒硬下疳、深在真菌病或非结核性分枝杆菌感染；麻风；兔热病、猫抓病；孢子丝菌病；奴卡菌病；利什曼病；对外源物质的反应如锆、铍、丝绸或尼龙缝线、滑石粉或淀粉；脓疱型玫瑰痤疮；以及颜面播散性粟粒性狼疮。

　　瘰疬性皮肤结核是由于冷脓肿的扩大以及淋巴结破坏而形成，最常见于颈部，延伸至皮肤。线状或匍行的溃疡和瘘管以及皮下神经束发展为很多质软的结节。自发缓解需要数年的时间，最后形成条索状的瘢痕疙瘩样瘢痕。也可发展为寻常狼疮。颈部的瘰疬性皮肤结核常起源于喉部，这与过去的牛奶中含有牛结核分枝杆菌有关。皮损也可以起源于潜在的感染关节、肌腱、骨骼或附睾。鉴别诊断包括梅毒树胶肿、深部真菌病、放线菌病以及化脓性汗腺炎。病程是惰性的，通常不伴有全身症状。需要抗结核治疗（见第 207 章）。

　　在既往感染过结核菌的免疫力中等或强的个体直接经皮肤接种结核菌，起初会产生小丘疹伴有周围炎症。当该丘疹逐渐角化和变为疣状时，形成疣状皮肤结核，附近的一些小丘疹融合或单个丘疹逐渐外周扩大形成棕红色或紫色、渗出性的、结痂的疣状斑块。边界不规则向外扩张形成了匍行性边界。儿童的皮损大多发生于受到外伤后的下肢以及接触感染性的物质如痰液或泥土。局部淋巴结受累罕见。数月或数年后发生自发缓解并伴有萎缩性瘢痕。抗结核治疗后恢复缓慢。

　　寻常狼疮是皮肤结核中罕见的、慢性的、进行性的类型，发生于原发感染后对结核杆菌有中度到高度敏感性的个体。发生率在凉爽、湿润的气候中更高，尤其是在女性中。寻常狼疮是由附近的关节或淋巴结直接蔓延而发生；或通过淋巴管或血源播散；或罕见地，通过皮肤接种 BCG 疫苗而发生。通常在颈淋巴结

炎或肺结核后发生。大约 33% 的病例由瘰疬性皮肤结核进展而来，90% 的病例表现在头部或颈部，鼻部或面颊更常见。躯干部位受累不常见。典型的孤立性皮损表现为质软的棕红色丘疹，玻璃切片压片后呈现苹果酱样结节。偶尔，丘疹的外周扩展或数个丘疹的融合形成大小和形态不同的不规则的皮损。可以出现一个或多个皮损，包括扁平的或匐行性的、增生型的疣状，或外观肿胀的斑块和结节。中央的皮损可见自发缓解，且在萎缩部位再次出现特征性皮损。慢性化是该病特征，且常见斑块长达数年的持续和进展。淋巴结炎可见 40% 的寻常狼疮患者，其中 10%~20% 有肺部、骨骼或关节的感染。广泛的畸形可由营养质量引起或鼻部、颊黏膜和结膜、腭部、牙龈或口咽的溃疡导致。也可发展为鳞状细胞癌，其具有相对较高的转移风险，通常发生在该病的数年之后。经历短暂的免疫损伤之后，尤其是在麻疹感染（发疹性狼疮）之后，可由于血源播散在潜在感染病灶的远隔部位出现多发皮损。组织病理学表现为不伴干酪样坏死的结核样肉芽肿，很难见到病原体。鉴别诊断包括：结节病、非结核性分枝杆菌感染、肥大细胞瘤、着色芽生菌病、放线菌病、利什曼病、三期梅毒、麻风、肥厚性扁平苔藓、银屑病、红斑狼疮、淋巴瘤以及 Bowen 病。小的皮损可以切除，抗结核治疗常可以阻止进一步播散并诱导退化。

口腔结核发生于黏膜和口腔周围的皮肤，是由分枝杆菌感染部位进展而来的自发播散。是疾病进展并预后不良的征象。皮损表现为疼痛性的、黄色或红色的结节形成鸟眼状溃疡，伴周围黏膜的炎症和水肿。治疗包括找到感染源、抗结核治疗。

粟粒性结核（血源性原发结核）罕见于皮肤，常见于婴儿和免疫抑制的个体，如化疗后、麻疹感染后或 HIV 感染。皮疹包括簇状的对称分布的微小的红色或紫色斑疹、丘疹或水疱。皮疹可发生溃疡、渗液、结痂、形成窦道或形成皮下树胶肿，尤其是伴有免疫力下降的营养不良儿童。可见原发的征象或症状，可发展为白血病样反应或再生障碍性贫血。在活动性皮损中容易见到结核杆菌。需要预防暴发性结核的出现，应使用强效的抗结核治疗。

单个或多个的转移性结合囊肿（结核性树胶肿）可发生于抵抗力下降尤其是营养不良或免疫抑制的儿童的四肢和躯干，由原发灶的血性播散而来。表现为波动性的、非触痛的、红色皮下结节，可以形成溃疡或窦道。

BCG 疫苗通常在接种两周之后特征性地产生一个小丘疹。丘疹逐渐增大，2~4 个月内出现溃疡，缓慢愈合、结痂。该情况在每百万个疫苗接种者中发生 1~2 例，属于 BCG 病原体引起的并发症，包括区域淋巴结炎、寻常狼疮、瘰疬性皮肤结核以及皮下脓肿形成。

结核疹是组织上具有结核样特点但并检测不到结核菌的一类皮疹。皮损发生在对结核菌素中高度敏感的宿主，或曾患有其他器官的结核病，通常对抗结核治疗敏感。结核疹的病因尚不清楚。大多数受累患者身体健康，在发病时没有明确病灶。最常见的结核疹是丘疹坏死性结核疹。表现为四肢伸侧、手足背部、臀部的反复发作的对称分布的、无症状的、坚实的、无菌的、暗红色丘疹。丘疹中央可发生溃疡，愈合后遗留界清的环状凹陷性瘢痕。皮疹的病程各异，但通常在原发感染之后迅速消退。瘰疬性苔藓是结核疹的另一类型，特征性表现为无症状的、成组分布的、针尖大小的、粉色或红色小丘疱疹形成的盘状斑块，主要位于躯干部位。皮损愈后不留瘢痕。

非结核性分枝杆菌感染可以引起儿童皮损。海鱼分枝杆菌可存在于海水、淡水以及患病的鱼。在美国最常见来源于热带鱼缸和游泳池。皮肤外伤是该病原菌入侵的主要途径。大约接触 3 周之后，出现孤立的红色丘疹并逐渐扩大发展为紫色结节，或偶见发展为疣状斑块（图 657-13）。偶尔皮损破溃，形成溃疡性结痂或化脓性脓肿。孢子丝菌病样的红色结节沿淋巴管分布，也可出现化脓和排液。皮损最常见于游泳者的肘部、膝部以及足部，或者水族箱接触者的手部和手指。不伴有系统体征和症状。近位淋巴结偶尔出现肿大但并不破溃。罕见感染播散，尤其是在免疫抑制人群。发展完全的皮损活检可见到结核样肉芽肿。治疗包括四环素、多西环素、米诺环素、克拉霉素，以及利福平联合乙胺丁醇。受累部位进行热疗也许是有效的辅助治疗手段（见第 209 章）。

堪萨斯分枝杆菌主要引起肺部疾病，皮肤受累罕见，常发生于免疫抑制宿主。最常见的表现为皮肤外

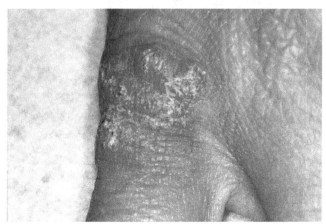

图 657-13（见彩图） 海鱼分枝杆菌感染的紫色的疣状斑块

伤部位的孢子丝菌样结节。皮损可呈溃疡性、结痂性或疣状斑块。病原菌对抗结核治疗相对敏感，可作为药敏试验的选择基础。

瘰疬分枝杆菌在年幼儿引起颈部淋巴结炎（瘰疬性皮肤结核），尤其是在下颌下区。淋巴结肿大持续数周，之后溃疡、流液。局部反应是非触痛的、局限性的，不伴有全身症状，通常没有肺部受累或其他器官受累的证据。其他的非结核性分枝杆菌可引起类似的症状，如鸟分枝杆菌复合体、堪萨斯分枝杆菌和偶发分枝杆菌。治疗可采用切除和抗结核药物治疗（见第 209 章）。

溃疡分枝杆菌（Buruli 溃疡）引起皮肤外伤接种部位的无痛性皮肤结节。大多数感染发生于热带雨林地区的儿童。结节通常会发生溃疡，发展为破坏性的边缘，可延伸至大片范围，最常见于肢端。局部皮下脂肪坏死和间隔性脂膜炎是特征性的。溃疡持续数月至数年，后可自发消退，伴有瘢痕形成，偶有淋巴水肿。不伴有系统症状和淋巴结炎。在 32℃ ~33℃ 下培养病原阳性可作出诊断。治疗可选择早期切除皮损。热疗法和化疗可能对一些患者有益。

鸟分枝杆菌复合体由 >20 种亚型组成，最常引起慢性肺部感染。偶尔发生颈淋巴结炎和骨髓炎，原发播散可罕见丘疹和化脓性腿部溃疡。皮损可有各种形态，包括红斑丘疹、脓疱、结节脓肿、溃疡、脂膜炎以及沿淋巴管分布的孢子丝菌病样的皮损。治疗见第 209 章。

偶有分枝杆菌复合体在免疫抑制的宿主引起疾病的报道，主要通过皮肤外伤、注射或手术而种植。种植后 4~6 周可发展为结节、脓肿或蜂窝织炎。在免疫抑制的宿主，可出现大量的皮下结节，可破溃流脓。治疗依据病原学检查和药敏试验。

参考书目

参考书目请参见光盘。

（刘盈 译，王珊 校，徐子刚 马琳 审）

第 658 章

皮肤真菌感染

Joseph G. Morelli

■ 花斑癣

花斑癣是一种常见的良性皮肤角质层慢性真菌病，由球形马拉色菌 / 卵圆形糠秕孢子菌感染所引起。

病 因

球形马拉色菌是常驻菌群的一部分，主要以酵母的形式存在，皮脂丰富处尤为突出。疾病发作时，则以菌丝形式增殖。易感因素包括：温暖、潮湿的环境，出汗过多，毛孔阻塞，血浆糖皮质激素水平较高，免疫抑制，营养不良及基因易感性。该病在青少年和青年中最为普遍。

临床表现

花斑癣皮损的颜色变化较大，在白种人个体中通常呈红褐色斑疹，而在黑种人个体中可以是色素减退斑或色素沉着斑。典型斑疹表面覆有细小鳞屑。皮损多自毛囊周围开始，逐渐扩大，并最终融合成斑片，常见于颈部、上胸部、背部和上臂（图 658-1）。青少年皮损多见于面部，偶见于前臂、手背和耻骨。很少或无明显皮肤瘙痒。受累部位日晒后不晒黑。这种毛囊周围的丘疹脓疱性改变可能发生在背部、胸部，有时是四肢。

鉴别诊断

伍德氏灯检查下显示金黄色荧光。诊断标准是将刮出的鳞屑放在 KOH 制备的载玻片上，显微镜下显示出成簇的厚壁孢子和无数的短、粗、棱角分明的菌丝。对于早期毛囊受累的病例，通常需要皮肤活检，包括组织培养，特殊染色（高碘酸－雪夫）来明确诊断。显微镜下，可在扩张的毛囊入口处见到微生物和角蛋白碎片。

花斑癣需要与皮肤癣菌感染、脂溢性皮炎、白色糠疹和二期梅毒疹相鉴别。如果患者清洗皮损，并去除鳞屑后，花斑癣很像某些不伴有脱屑的色素异常疾病，如炎症后色素改变。球形马拉色菌毛囊炎应与其他类型的毛囊炎相鉴别。

图 658-1（见彩图） 躯干上部花斑癣的典型皮损：大小不等的边界清晰的色素沉着斑

治 疗

很多方法可以成功治疗本病。但由于马拉色菌是人体皮肤寄生的正常菌群,很难从皮肤上根除该病原体,故在易感人群中,本病极易复发。适当的局部治疗可包括以下几方面:①每晚使用二硫化硒洗剂洗澡,连用 1 周,之后每周用 1 次,连用 4 周。②每天使用 2 次咪唑类或特比萘芬乳膏外涂,连续 2~4 周。口服抗真菌药治疗本病可能更为便捷,可用酮康唑或氟康唑每天 400mg,1 周后重复 1 次或用伊曲康唑,200mg/24h,连服 5~7d。若复发,可重复上述治疗。可每周应用一次二硫化硒用于维持治疗。

皮肤癣菌病

皮肤癣菌病是一组密切相关的丝状真菌感染入侵皮肤角质层、毛发及指甲引起的疾病。引起该病的 3 个主要致病菌为毛癣菌属、小孢子菌属和表皮癣菌属。

病因

皮肤癣菌可引起所有角质层(包括皮肤、指甲、毛发)感染,其中红色毛癣菌是皮肤癣菌病中最主要的致病菌。小孢子菌主要入侵毛发,表皮癣菌主要入侵皮肤间擦部位。皮肤癣菌感染的疾病通常用受累的解剖部位加“癣”字来命名。皮肤癣菌又根据来源和自然栖息地做以下分类。从土壤中分离出的真菌称为亲土性真菌,偶尔可感染人类,刺激后引起炎症反应。从动物处获得的皮肤癣菌称为亲动物性真菌,患者可通过直接或间接接触被感染的动物毛发或衣物而被传染上疾病,受感染的动物常常无症状。来自于人类自身的皮肤癣菌称为亲人性真菌,可引起慢性较低程度至急性炎症反应。表皮癣菌属感染仅为人与人之间的感染,但毛癣菌属及小孢子菌属的感染可来自人类及非人类。

流行病学

宿主的防御能力对感染的严重程度有重要影响。在某些罹患糖尿病、淋巴系统恶性肿瘤、免疫受抑制及血浆高糖皮质激素(如库欣综合征状态)的患者中,疾病往往更为严重。一些皮肤癣菌,最主要是亲动物性真菌,在人体内,往往会引起更加严重的化脓性炎症反应。大多数受感染的人可获得一定程度的抗再感染能力,可能与迟发性超敏反应有关。目前没有证据证明宿主的抗体水平与对疾病的抵抗程度有相关性。感染的频率及严重程度与地域、宿主的遗传易感性及皮肤癣菌菌株的毒性有关。其他的局部易感因素包括皮肤创伤、皮肤受浸泡后浸渍、毛囊阻塞和温度升高。

偶尔会出现继发性皮疹即癣菌疹,是由原发感染释放的真菌抗原经循环在已致敏的个体上出现的损害。其皮损特点是簇状分布的丘疹(图 658-2)、水疱,偶有无菌性脓疱,也可能会出现对称性荨麻疹样损害和泛发性斑丘疹。该反应多与足癣相关,也可与头癣相关。

头 癣

临床表现

头癣是一种由皮肤癣菌感染头皮所致的疾病。致病菌多为断发毛癣菌,偶有犬小孢子菌,极少数为其他小孢子菌属和毛癣菌属感染。最常见于黑人儿童,好发年龄 4~14 岁。在小孢子菌属及部分毛癣菌属感染时,孢子像套子样分布于毛干周围(发外感染);而断发毛癣菌的感染则发生在毛干中间(发内感染)。发内感染可能会自毛发生长期持续至休止期,在感染时间上比发外感染更为漫长,后者仅在毛发生长期发生感染。断发毛癣菌是亲人性真菌,多通过接触影剧院座椅、帽子或梳子而被污染的毛发及上皮细胞感染。皮肤癣菌孢子也可能是通过周围环境中的空气进行传播,现已证明在非感染的学生和家庭成员中有较高携带率。犬小孢子菌是亲动物性真菌,多通过猫、狗等进行传染。

头癣的临床表现随感染病原菌不同而有所变化。如断发毛癣菌等发内感染可引起黑点癣,其特征为较多圆形脱发斑,病发长出头皮即断(图 658-3)。其他头癣的临床表现为弥漫性鳞屑,继发少量脱发,外观与脂溢性皮炎、银屑病或特应性皮炎相似(图 658-4)。断发毛癣菌可能会造成慢性弥漫性脱发,并伴淋巴结肿大(图 658-5)。一些严重的炎症反应可形成隆起的、表面布满脓疱、潮湿的肉芽肿性斑块(脓癣)(图 658-6A),通常还会伴有发热、局部疼痛和淋巴结肿大,最终形成永久性疤痕,并导致终生脱发(图 658-6B)。亲动物性的犬小孢子菌和亲土性的石膏样

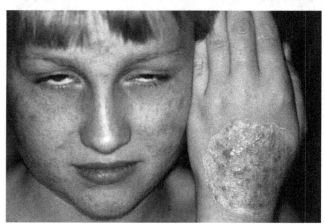

图 658-2(见彩图) 癣菌疹:与严重的手癣相关的面部丘疹

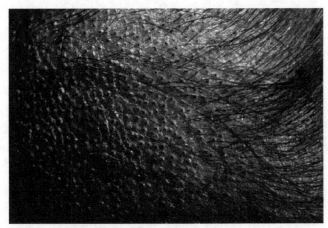

图 658-3（见彩图） 黑点癣：病发出皮就断

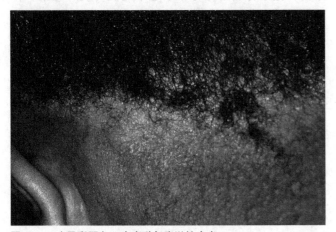

图 658-4（见彩图） 头癣酷似脂溢性皮炎

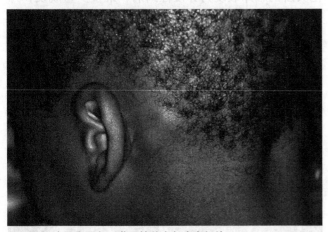

图 658-5（见彩图） 淋巴结肿大与头癣相关

小孢子菌也可形成脓癣样皮损。20 世纪四五十年代奥杜益小孢子菌是头癣最常见的致病菌，皮损以毛囊根部小丘疹为特点，向外扩散，形成圆形红斑、鳞屑，受累区域毛发变脆，易断裂。较多脱发斑逐渐融合，患者出现严重瘙痒。目前在美国，奥杜益小孢子菌已不再是常见致病菌。黄癣是一种慢性头癣感染形式，在美国极为少见，由许兰氏毛癣菌感染引起。黄癣最

初表现为毛囊开口处黄红色丘疹，逐渐扩大并融合成黄色杯状斑块，表面结痂，在伍德氏灯下发出暗绿色荧光。

鉴别诊断

头癣应与脂溢性皮炎、银屑病、斑秃、拔毛癣及某些营养不良性毛发疾病相鉴别。当炎症较为明显时，如脓癣则需与原发性或继发性细菌感染相鉴别。在青少年中，二期梅毒相关的虫蚀状脱发类似于头癣，应相鉴别。如果形成瘢痕，则需与盘状红斑狼疮、毛发扁平苔藓相鉴别。

对各种皮肤癣菌病而言，重要的诊断程序包括用伍德氏灯检查受累毛发，将受感染的材料放在 KOH 制备的载玻片上，放置于显微镜下检查，真菌培养明确病原体。伍德氏灯下，小孢子菌感染的毛发通常呈现亮青绿色，而毛癣菌属感染的毛发则无荧光反应。

从皮损活动边缘处拔出毛发放在 KOH 制备的载玻片上，放置于显微镜下检查，可显示出大量孢子。其中小孢子菌属感染时，可在毛干周围见到小孢子，而断发毛癣菌感染时，可在毛干内部见到链状孢子。鳞屑中几乎见不到真菌成分。可通过将病发种植在沙氏培养基，并抑制其他微生物生长，从而得到头癣的具体致病菌。这种检查通常需要 2 周及以上的时间。

治 疗

口服灰黄霉素 [20mg/（kg·d）] 可以治疗所有形式的头癣，需要连服 8~12 周，并在复查真菌培养阴性后方可停药。在真菌培养阴性后再服用 1 个月可以将复发的概率降到最低。灰黄霉素的不良反应罕见，包括恶心、呕吐、头痛、血象异常、光毒性和肝毒性。对灰黄霉素不耐受或过敏的患者可口服伊曲康唑，剂量为 3~5mg/kg/d，与食物同服，连服 4~6 周，因其可能导致腹泻，故胶囊效果优于糖浆。特比萘芬也可有效地治疗本病，剂量为 3~6mg/（kg·d），连服 4~6 周，但对犬小孢子菌治疗效果有限。但是无论伊曲康唑还是特比萘芬，均未获美国 FDA 批准用于治疗儿童皮肤癣菌感染。单独局部治疗是无效的。但是因其可降低孢子的脱落，故可以有效辅助治疗。无症状的皮肤癣菌携带者在家庭成员中常见，1/3 的家庭里至少有 1 名成员是携带者。因此，患者及相关携带者使用含杀孢子成分的洗发液治疗可以加速临床症状的消失。使用含有 2.5% 硫化硒、吡啶硫铜锌或酮康唑的洗发液洗头有助于恢复健康。没有必要将受累头皮刮除。

体 癣

临床表现

体癣是指人体光滑皮肤上（除手掌、足底和腹股

沟外）的真菌感染，可由大部分的皮肤癣菌感染引起，其中红色毛癣菌和须癣毛癣菌是最主要的致病菌。在儿童中也常见犬小孢子菌感染。体癣是通过与受感染者的直接接触或接触环境表面受污染的鳞屑、毛发而发病。犬小孢子菌感染通常是接触受感染的宠物而获得。

最典型的临床症状最初为轻度红斑、干燥性鳞屑、隆起性丘疹或斑块，之后呈离心性扩大，中心消退，形成特有的环状损害，故俗称"钱癣"（图 658-7）。有时，斑块边缘进展较快，逐渐扩大为较大面积。有时变异为成簇分布的脓疱。大部分皮损在数月内自然消退，但有些可迁延成慢性感染。皮损中央不一定总会消退（图 658-8），由于宿主反应上的差异，临床表现上会有较大变化。比如：形成肉芽肿性损害——Majocchi 肉芽肿。后者是由于致病菌沿毛囊穿透至真皮层产生真菌性毛囊炎和毛囊周围炎（图 658-9），脓癣样损害与深在性体癣有关。Majocchi 肉芽肿常见于外用糖皮质激素不当，特别是应用超强效的药物后。

鉴别诊断

体癣需要与许多感染性及非感染性皮肤病相鉴别，后者包括环状肉芽肿、钱币状湿疹、玫瑰糠疹、脂溢性皮炎和慢性游走性红斑，前者包括花斑癣。当怀疑真菌感染时，应在 KOH 制备的载玻片上，应用显微镜检查皮损鳞屑，并进行真菌培养。伍德氏灯下，体癣通常无荧光显示。

治　疗

体癣通常只用一种外用抗真菌药即可治愈。抗真菌药包括咪唑类、特比萘芬、萘替芬，每天应用 2 次，连用 2~4 周。异常严重或皮损泛发的患者必要时可口服灰黄霉素，连用 4 周。很多患者口服 1~2 周伊曲康唑也取得良好效果。

股　癣

临床表现

股癣是发生在腹股沟的真菌感染，多发生在青年男性，多由亲人性的絮状表皮癣菌或红色毛癣菌感染所致，偶有亲动物性的须癣毛癣菌。

皮损最初为大腿内侧小的有突起的红斑，表面覆有鳞屑，之后向四周扩散，在活动性边缘可见较多小丘疱疹。最终形成对称性分布、不规则的、边界清楚的色素沉着斑，中心可见鳞屑。在某些感染如须癣毛癣菌的患者身上，由于炎症反应较突出，感染可能扩散至小腿区域。此感染较少累及阴茎，可与念珠菌感染相鉴别。病程早期皮肤瘙痒明显，但炎症消退后可自行缓解。若继发细菌感染，可以改变临床表现。本病可以和红癣及念珠菌病并存。股癣常见于肥胖者及出汗过多穿着紧身衣的人群。

鉴别诊断

将皮损处刮出的鳞屑进行真菌培养得到阳性结果，或将鳞屑放置在 KOH 制备的玻片上显微镜下寻找到分隔菌丝，都可以明确体癣的诊断。需与间擦疹（褶烂）、接触性皮炎、念珠菌病和红癣相鉴别。当局部出现严重的炎症反应时，应防止局部继发细菌感染。

治　疗

建议患者穿着宽松棉质的内裤。严重感染者，局部使用咪唑类药物，因为这些药物可以同时有效地治疗混合的皮肤念珠菌感染。

足　癣

临床表现

足癣（运动员脚）是双足底、足趾间真菌感染性疾病，儿童罕见，多发生在青春期前和青春期的男孩，其常见的致病菌为红色毛癣菌、须癣毛癣菌和絮状表皮癣菌。

外侧足趾间（第三与第四趾间、第四与第五趾间）和趾腹下裂隙、浸渍及周围皮肤表皮剥脱是最常见类型（图 658-10），临床上以严重瘙痒、疼痛、持久异味为主要特征。这些病症可能持续较长时间。此类型疾病可继发细菌的过度生长，常见细菌包括：不动杆

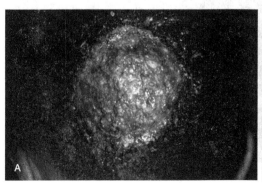

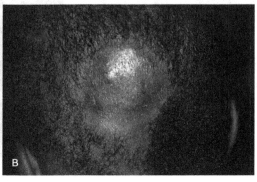

图 658-6（见彩图）　A. 脓癣：头皮可见潮湿的肉芽肿性斑块。B. 脓癣后瘢痕形成

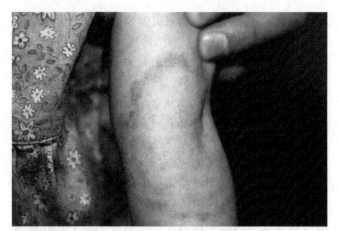

图 658-7（见彩图） 体癣中央消退形成环状斑块

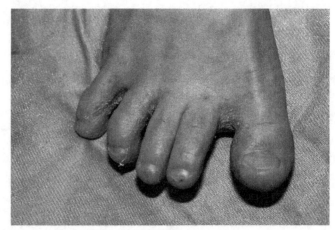

图 658-10（见彩图） 趾间型足癣

发展为水疱、大疱甚至脓疱（图 658-12）。穿着密闭的鞋子，温暖潮湿的天气是本病的易感因素。足癣可在公众淋浴及泳池处传播。

鉴别诊断

足癣应与儿童常见的单纯性趾间浸渍脱屑相鉴别。白色念珠菌及某些细菌（红癣）感染可能与足癣

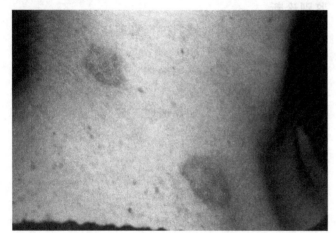

图 658-8（见彩图） 体癣中央未消退

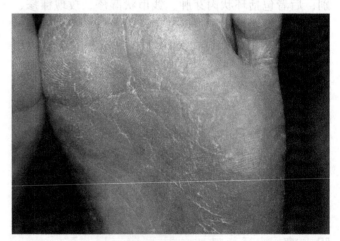

图 658-11（见彩图） 弥漫性红斑型足癣

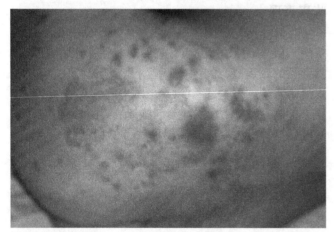

图 658-9（见彩图） 在局部使用超强效激素后，可见毛囊性丘疹、脓疱形成的 Majocchi 肉芽肿

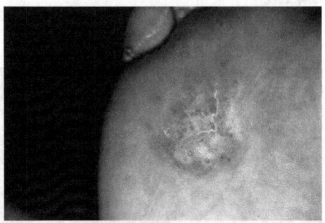

图 658-12（见彩图） 水疱型足癣

菌、表皮短杆菌及革兰氏阴性细菌。而足底轻度红斑伴弥漫性角化过度的类型较为少见（图 658-11）。多数情况下，可同时累及双足及单手。而此型感染更难治疗，且易复发。须癣毛癣菌感染可出现炎症性水疱，此类型最常见于幼儿。本病可累及足部任何部位，包括足背表面，且为局限性分布。皮损最初为丘疹，渐

相类似，有时还会与足癣并存。接触性皮炎、足部汗疱性湿疹、特应性皮炎和青少年足底皮炎也可能与足癣相似。在 KOH 制备的载玻片上，应用显微镜直接镜检找到真菌菌丝，或进行真菌培养得到致病菌均可明确诊断。

治 疗

对于轻微感染者，可采取简单的措施，如避免穿着密闭的鞋子，洗澡后保持足趾间清洁干燥并外用含有抗真菌成分的粉末，如十一烯酸锌。大多数病例应用局部咪唑类药物可达到治愈。这些药物抗念珠菌感染亦有效。疗程需要数周，而对于低浓度慢性感染者，特别是红色毛癣菌感染的可能比较难治。口服灰黄霉素可治愈难治性病例，但不能避免复发。

甲 癣

临床表现

甲癣是指甲板处的皮肤癣菌感染，多在足癣患者中发生，故认为足癣可能为原发感染灶。本病可由多种皮肤癣菌感染引起，其中最常见的是红色毛癣菌和须癣毛癣菌。

浅表性甲癣（浅表性白色甲真菌病）多数由须癣毛癣菌感染引起，多表现为指甲表面单个或数个不规则的白色斑点，与甲沟炎或深在感染无关。红色毛癣菌侵袭力强，多自指甲外侧远端开始引起甲下性甲癣，疾病初期往往有轻度甲沟炎，感染发生在甲板中下层，可能累及甲床。疾病初期，受累指甲开始变黄，此后缓慢增厚、变脆，并从甲床开始松动（图 658-13）。进而，病甲变成深褐色至黑色，并可能会裂开或折断。

鉴别诊断

甲癣需与各种甲营养不良、外伤后甲改变、银屑病甲表现、扁平苔藓甲受累、湿疹甲受累及脆甲症相鉴别。白色念珠菌感染的指甲有许多显著的特点，最

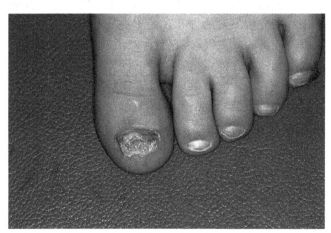

图 658-13（见彩图） 甲真菌病中指甲的过度角化

明显的是甲皱肿胀。应在受感染的指甲较深层刮取鳞屑，并在 KOH 制备的载玻片上，应用显微镜检查同时进行真菌培养，必要时反复检查以证实真菌的存在。剪下的指甲行组织病理检查，特殊染色下找到真菌菌丝也可诊断。

由于伊曲康唑在指甲中有较长的半衰期，故可采用短期间歇冲击治疗（每月应用 1 周，用量为正常剂量的 2 倍，连续 3~4 个月）。口服特比萘芬也可治疗甲真菌病，每日 1 次，连服 12 周，比伊曲康唑冲击治疗更有效。而口服灰黄霉素及在甲床上外用抑菌剂往往是无效的，故不推荐使用。

掌黑癣

掌黑癣较为罕见，好发于青少年及儿童，是特殊的浅表真菌感染。本病是由双相型真菌中的威尼克暗色环痕霉感染引起，在手掌形成灰黑色斑疹，其特征性皮损是边界清楚的色素沉着斑，无明显红斑及鳞屑，无自觉症状。掌黑癣常被误诊为交界痣、黑素瘤或是接触染料所致疾病。治疗上主要应用咪唑类抗真菌药。

■ 念珠菌感染（念珠菌病；参见第 226 章）

念珠菌属于双相型酵母，在环境中普遍存在，而白色念珠菌通常会导致儿童念珠菌病。该病原体并非皮肤的常驻菌群，但常在皮肤上短暂停留，并可能作为腐生物定植在消化道及阴道内。在一定环境下，特别是在潮湿情况下，能从皮肤上更多次地分离出白色念珠菌。很多细菌菌种可以抑制白色念珠菌的生长，应用抗生素改变皮肤的正常菌群分布可以促进酵母的过度生长。

口腔念珠菌病（鹅口疮）

见第 226 章。

阴道念珠菌病（见第 114 和 226 章）

白色念珠菌在 5%~10% 的妇女阴道中长期驻扎，阴道念珠菌病在青春期女童中并不少见。许多因素可诱发本病发生，包括抗生素的使用、糖皮质激素的使用、糖尿病、妊娠和口服避孕药。临床表现为阴道黏膜表面红斑，伴有较厚的黄白色乳酪样分泌物。本病病症可能较轻微，也可能会引起外生殖器及周围皮肤较为明显的炎症，可出现鳞屑，甚至会进展为水疱及溃疡。患者自觉阴道周边严重瘙痒及灼热。在治疗前，应依靠显微镜检查及 / 或培养来明确诊断。可应用制霉菌素或咪唑类片剂、栓剂、霜类或泡沫制剂塞入阴道来消除感染。如果上述治疗均无效，加服 1 次氟康唑 150mg 有效。

先天性皮肤念珠菌病

见第 226 章。

念珠菌性尿布皮炎

念珠菌性尿布皮炎是新生儿普遍存在的问题，虽然本病是良性病变，但由于其容易复发而令人烦恼。在易感患儿消化道中通常会携带白色念珠菌。在闭塞的尿布区，皮肤表面温暖、潮湿，提供了念珠菌最佳的生长环境。脂溢性皮炎、特应性皮炎或原发刺激性接触性皮炎通常为酵母菌的入侵提供方便。

临床表现主要包括鲜艳的红斑，圆形边界清楚的融合性斑块。后者是由无数个丘疹、水疱和脓疱融合而成。皮损附近散在分布脓疱性卫星灶是局部念珠菌感染的标志。本病常累及肛周皮肤、腹股沟皱褶处、会阴和下腹部（图 658-14）。在男婴中，还可累及尿道口周围，诱发糜烂性龟头炎，皮疹累及整个阴囊、阴茎。在女婴中，皮损可累及阴道黏膜及阴唇。在一些婴儿中，皮损泛发，可在远离尿布区的地方出现红斑样皮损。在某些病例中，皮损泛发可能是对真菌的过敏反应。

念珠菌性尿布皮炎的鉴别诊断包括其他可能与念珠菌感染并存的尿布区皮疹。因此，在 KOH 制备的载玻片上，应用显微镜检查或进行真菌培养，对于本病而言至关重要。

治疗包括每日应用 2 次咪唑类乳膏。如果炎症明显，可外用含有糖皮质激素和抗真菌剂的复合制剂，但是如果在诊断不明确时使用，可能会使症状更混乱。糖皮质激素应用时间不可持续过长。尿布区局部应涂抹较厚的氧化锌糊以起到保护作用，同时对抵抗念珠菌也有一定帮助。矿物油比肥皂水更容易将氧化锌糊清洗掉。在成功治疗尿布皮炎的同时，真菌的过敏反应可逐步减弱，也可外用温和的糖皮质激素治疗。当尿布区念珠菌病复发频繁时，可考虑口服抗念珠菌药物治疗一个疗程，以减少消化道中酵母的数量。有些婴儿可能是白色念珠菌的易感宿主，也可能从定植的成年人那里再次获得。

擦烂性念珠菌病

擦烂性念珠菌病最常发生于腋窝、腹股沟、颈前（图 658-15）、乳房下、腹部脂肪下垂的皱褶里、肚脐中央及臀裂处。典型皮损是不规则红斑，在潮湿处可融合成大片，表面浸渍、有光泽，周边可见鳞屑。在红斑基础上的小水疱、脓疱可组成卫星灶。此后，擦烂性念珠菌病逐渐出现苔藓化、干燥鳞屑性斑块，受累皮肤易受到刺激和浸渍。在大量出汗时（特别是在肥胖儿童及糖尿病等内科相关疾病患儿中），很可能出现念珠菌的交叉感染。与之相似的是指间念珠菌

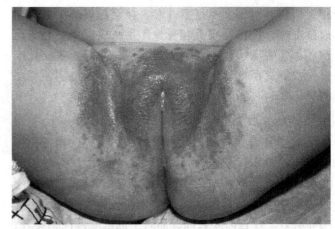

图 658-14（见彩图） 由念珠菌感染引起的红斑融合成斑块

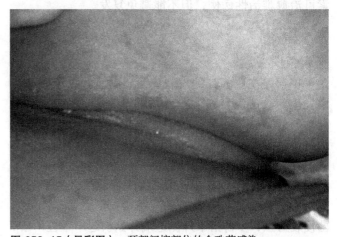

图 658-15（见彩图） 颈部间擦部位的念珠菌感染

病，后者也好发于双手长期浸泡入水的患者中。指缝间发生裂隙，中心裸露出红斑，周围覆白色上皮样薄膜。足趾可有类似情况，多数源于密闭的鞋子。与其他念珠菌感染采用同种治疗方案。

肛周念珠菌病

肛周皮炎发生在皮肤易刺激的部位，多数由于局部闭塞、潮湿、卫生条件差、肛裂或蛲虫感染引起的瘙痒而引起。该病可合并念珠菌感染，特别是口服抗生素或糖皮质激素的患儿。受累皮肤可出现红斑、浸渍、表皮剥脱。皮损与擦烂性念珠菌病及念珠菌性尿布皮炎相同。在外用抗真菌药的同时，必须要改善局部卫生条件，才能有效地治疗该病。如有潜在的蛲虫感染，也必须给予治疗（图 285）。

念珠菌性甲沟炎和甲床炎

参见第 655 章。

念珠菌性肉芽肿

念珠菌性肉芽肿是一种罕见的对侵袭性念珠菌感染的反应性皮疹。皮损表现为头面部、四肢远端的疣状斑块、表面结痂、角化性赘生物。此类患者可能

有单一的或混合的免疫系统缺陷，外用药通常无效，系统性应用抗念珠菌药物可以有效地缓解或根除此类感染。

参考书目

参考书目请参见光盘。

（肖媛媛　译，尹瑞瑞　校，徐子刚　马琳　审）

第 659 章
皮肤病毒感染
Joseph G. Morelli

■ 疣

病　因

人乳头瘤病毒感染可导致一系列疾病，病谱自疣至皮肤、黏膜（包括喉部，参见第 382.2）鳞状细胞癌。人乳头瘤病毒被分为不同的属、种、型。目前已知有 200 种以上的类型，其中约 100 种病毒可以测出完整的基因序列。对于儿童和青少年，疣的发病率是最高的。人乳头瘤病毒可以通过直接接触和自体种植而感染，也可以通过污染物传播。由于人乳头瘤病毒类型、病毒数量、宿主的免疫状态和接种部位不同，HPV 常在感染后 1 个月发病。

临床表现

5%~10% 的儿童可感染皮肤疣。寻常疣最常见，由人乳头瘤病毒 2、4 型感染所致，好发于手指、手背（图 659-1）、甲周、面部、膝部及肘部。表现为边界清楚的丘疹，表面粗糙、不规则，角质增生。表层去除

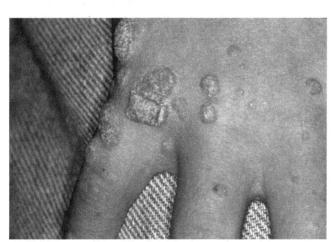

图 659-1（见彩图）　手背部疣状丘疹

后可见黑点，是真皮毛细血管血栓形成所致。甲周疣可发展至甲板下，使甲板与甲床分离（图 659-2），常常引发疼痛。

跖疣，外观近似寻常疣，但它是由人乳头瘤病毒 1 型感染所致。而且由于跖部承重作用，跖疣一般与足底平齐。当跖疣凸出足底时（图 659-3），会引发疼痛。类似的皮损也可累及手掌。皮损界限清晰，常有角质环。有时需要把表面角质物去除后才能分辨疣的边界。许多邻近的疣体（人乳头瘤病毒 4）可以融合成一个大的斑块，称之为镶嵌疣。扁平疣，由人乳头瘤病毒 3、10 感染所致，稍高出皮面的角化过度性丘疹，一般直径 <3mm，颜色由粉色至褐色不一。多发生于面部、臂部、手背及膝部。典型皮损为数枚疣体呈线性分布（图 659-4）。疣体可以通过剃胡须或腿毛时播散，也可以在梳头时把发际线附近的疣体播散到头皮中。疣状表皮发育不良（EVER1，EVER2 基因），主要由人乳头瘤病毒 5、8 型（β - 乳头瘤病毒，种属 1）感染所致，表现为散在的疣状丘疹。也可与人乳头瘤病毒 9、12、14、15、17、25、36、38、47

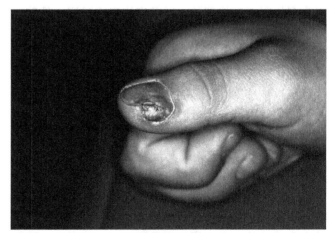

图 659-2（见彩图）　甲周疣伴甲损坏

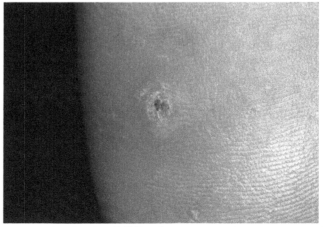

图 659-3（见彩图）　角化性跖疣

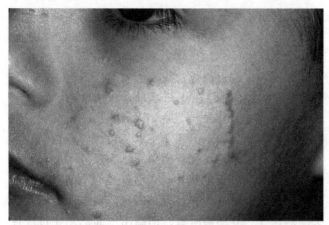

图 659-4（见彩图） 面部沿外伤分布的多发性扁平疣

和 50 感染有关。本病为常染色体隐性遗传，但有人认为是 X 连锁隐性遗传。本病约 10% 的患者可以发展为鳞状细胞癌。

生殖器人乳头瘤病毒感染多发生于性活跃的青年，多由人乳头瘤病毒 6 型和 11 型感染所致。尖锐湿疣（黏膜疣）表现为表面潮湿、肥厚的乳头瘤样损害，多见于肛周（图 659-5）、外阴、阴道口、会阴部、阴茎、冠状沟和龟头部。有时疣体可以阻塞尿道口或阴道口。因为多局限于间擦部位，所以疣体表面湿润、易破。未治疗时，疣体增殖并融合，体积增大数倍，有时可形成较大的菜花样团块。本病也可发生于唇部、齿龈、舌部和结膜部。儿童生殖器疣可能是由于生产过程中接触产道被感染，也可能为性虐待所致或皮肤疣偶尔感染所致。大部分生殖器疣所感染的人乳头瘤病毒类型与皮肤疣感染病毒一致。宫颈感染人乳头瘤病毒是发生癌变的危险因素，尤其是人乳头瘤病毒 16、18、31、33、35、39、45、52、59、67、68 或 70 型感染。目前针对人乳头瘤病毒 6、11、16、18 感染的免疫接种是有效的。喉乳头瘤所感染的病毒与肛门、生殖器乳头瘤感染的人乳头瘤病毒类型一致。考虑由生殖器

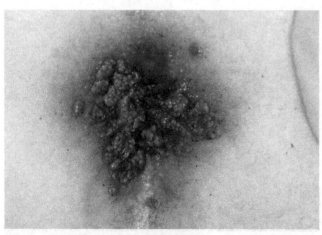

图 659-5（见彩图） 幼儿肛周尖锐湿疣

人乳头瘤病毒感染的母亲传染给新生儿，在出生过程中吸入病毒所致。

组织病理学

不同类型的疣的基本改变是表皮细胞的异常增生和角质细胞的空泡样变性，其中包含嗜碱性包涵体（病毒颗粒）。疣仅累及表皮，没有所谓的"根"。当个体细胞免疫受损时，易受人乳头瘤病毒感染。感染后可以产生抗体，但其保护作用微弱。

鉴别诊断

寻常疣易与传染性软疣混淆。掌跖疣难以与点状角化、鸡眼和胼胝区分。与胼胝比较，疣使皮肤的正常纹理消失。青少年的扁平疣应与扁平苔藓、光泽苔藓、血管纤维瘤、汗腺瘤、粟丘疹及痤疮相鉴别。尖锐湿疣可能与二期梅毒的扁平湿疣相似。

治 疗

疣有多种有效的治疗方法。65% 以上的疣可以在两年内自行消退。疣是表皮皮损，除非手术切除或过度侵袭性治疗，一般不留瘢痕。角化过度性皮损（寻常疣、掌跖疣）在用手术刀削去增厚的角质层后治疗反应更佳，深度至刚刚露出毛细血管血栓，超过此深度易致出血。为获得最佳疗效，应 2~4 周重复治疗。

寻常疣可应用液氮或脉冲染料激光治疗。每日将涂有水杨酸的火胶棉置于患处作用缓慢，但无疼痛感，对部分患者有效。掌跖疣可外用 40% 的水杨酸膏药。每次连续应用 5 天，停用 2 天，循环应用。取下膏贴后将手或足在热水中延长浸泡，再应用指甲锉或浮石将过度增生的角质层去除。尖锐湿疣，每周应用 25% 鬼臼酊是最有效的方法。每次药物停留在疣体 4~6h 后洗掉。鬼臼酊对生殖器（臀部）周围的角化性疣无效。5% 咪喹莫特乳膏每周应用 3 次有效。咪喹莫特乳膏主要治疗生殖器疣，但它对其他部位的疣也有效。对于非生殖器部位的疣，咪喹莫特需要每日应用。对其他治疗方法反应不佳的多发疣的儿童患者可应用甲氰米胍，每日剂量为 30~40mg/（kg·d）。也可应用方酸或病灶内念珠菌抗原的免疫疗法。无论哪种治疗方法，都需要保护好皮损周围的正常皮肤，免受刺激。

■ 传染性软疣

病因

传染性软疣是由痘病毒感染所致，痘病毒是一种大双链 DNA 病毒，在宿主上皮细胞的细胞质内复制。本病可由三种类型病毒感染所致，根据临床表现、发病部位、患儿年龄、性别分布无法区分。1 型病毒是

主要的感染病毒。本病通过直接接触患者或其污染物传染，也可以自体接种。2~6 岁健康儿童和个别免疫抑制的儿童易被感染。本病潜伏期 ≥ 2 周。

临床表现

表现为散在、珍珠样、肤色、光滑、圆顶丘疹、直径 1~5mm。典型表现为中心脐凹见干酪样栓子。本病可发生于身体的任何部位，但面部、眼睑、颈部、腋下和大腿更常见（图 659-6）。对性活跃的青年患者，本病可以成簇分布于外生殖器周或腹股沟部，同时可伴有其他性传播疾病。儿童患者也可发生于生殖器部位，但大多数不是性传播所致。软疣周围可以出现轻度的红斑或湿疹样表现（图 659-7）。艾滋病患儿感染本病时，疣体较大，数目多，好发于面部。白血病和其他免疫缺陷的患儿皮损可高度增生。特应性皮炎患儿的皮损在皮炎累及部位易泛发。个别患儿皮损可以表现为脓疱疹（图 659-8）。这不是继发细菌感染，而是对软疣病毒的免疫反应，不需要抗感染治疗。此型反应后常可见到萎缩性瘢痕。

鉴别诊断

鉴别诊断包括毛发上皮瘤、基底细胞癌、异位皮脂腺、汗管瘤、汗腺囊瘤、角化棘皮瘤和疣状角化不良。

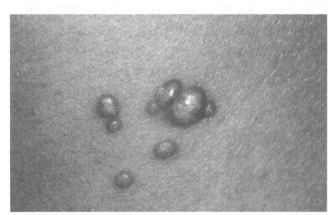

图 659-6（见彩图） 群集的传染性软疣

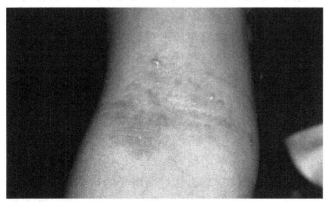

图 659-7（见彩图） 皮炎周围的传染性软疣

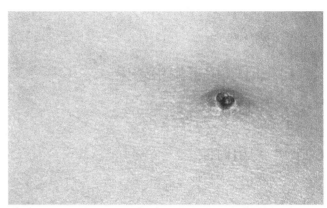

图 659-8（见彩图） 感染的传染性软疣。早期传染性软疣部位的陈旧性丘疹

对于艾滋病患儿，隐球菌感染不易鉴别。在免疫功能不全的宿主，少见的球孢子菌病、组织胞浆菌病或马尔尼菲青霉菌感染容易与本病混淆。

组织病理学

表皮增生、肥厚至真皮层，乳突上延至皮肤表面。软疣中心栓子可以被挤出，显微镜下可以看到栓子是由病毒细胞构成。这种圆形、杯状的均匀物质团块常为分叶状，具有诊断意义。大多数患儿可以检测到传染性软疣的特殊抗体，但它没有明确的免疫学意义。细胞免疫对宿主的防御起重要的作用。

治 疗

传染性软疣是自限性疾病。平均持续 6~9 月。但皮损也可持续数年，可传播至远隔部位，也可传染给他人。患儿应避免应用公共浴缸和毛巾。对于特应性皮炎或免疫缺陷患儿，皮损传染较快、较多，甚至可达数百个。对于可耐受疼痛的较大的患儿，可选择刮除术治疗。对于年幼患儿，可外用斑蝥素，同时应用胶布绷带固定以免发生周边水疱。用药后皮损处出现水疱，软疣和水疱一同消退。斑蝥素不用于面部。面部的软疣影响美观，更易引起孩子和家长的烦恼，如果没有明显刺激，可以选择外用咪喹莫特乳膏。软疣是表皮皮损，不要治疗过度以免留有瘢痕。

参考书目

参考书目请参见光盘。

（向欣 译，尹瑞瑞 校，徐子刚 马琳 审）

第660章
昆虫叮咬和寄生虫感染

660.1 昆虫叮咬

Joseph G. Morelli

昆虫叮咬是儿童的常见疾病，偶尔在诊断时出现问题。患者往往不清楚皮损的来源，或否认叮咬史，这就使皮损解释很困难。在这些患者中，他们的生活习惯和环境，人类常见的昆虫叮咬后的临床表现等有助于正确诊断。

■ 临床表现

昆虫叮咬后发生反应的类型取决于昆虫的种属和人类宿主的年龄群和反应性。昆虫可以通过各种机制对宿主造成损伤，包括机械性创伤，如采采蝇刺伤；入侵宿主组织，如蛆；接触性皮炎，如反复暴露于蟑螂抗原；残余口器的肉芽肿样反应；全身疾病的传播；叮咬后刺激性毒性物质或药理性的活性物质注入体内，如鳌毒的透明质酸酶、蛋白酶、肽酶和磷脂酶以及诱导的过敏反应。昆虫叮咬的大部分反应取决于唾液或毒性抗原物质形成的抗体形式。主要的反应类型由先前暴露于昆虫的相同或相关物种的相似程度决定。有些人第一次被咬时并没有反应。偶见速发反应时可出现瘀点。反复叮咬后，敏感反应增强，大约在叮咬后24h形成瘙痒性的丘疹（图660-1），这种反应在较小的儿童中最常见。如果被长期、反复叮咬，则在叮咬后几分钟内出现风团，随后在24h后形成丘疹；这种反应形式在较大的儿童中常见。青少年和成人仅有风团形成，不伴随延迟性的丘疹出现。因此，在同一个家庭里，可能儿童发病而成人不发病。最终，当个体对叮咬不敏感后，就不再出现反应。这个无反应阶段会持续保持，直到个体继续被持续规律地叮咬。出现丘疹样荨麻疹的患者位于最初的延迟性丘疹反应和速发的荨麻疹样反应的过渡阶段。

昆虫叮咬后可以是孤立的、多发的或融合性的皮损，与昆虫的饮食习惯有关。跳蚤会在宿主一个小的局限性的区域内叮咬数次，而蚊子攻击宿主时，更倾向于随机分散区域。叮咬后的迟发超敏反应性皮损在年轻人和非初次接触者中主要表现为坚实的，持续存在的丘疹，可能出现色素沉着，常伴有渗出和结痂。瘙痒可轻微或严重，可为一过性或持续存在。常可见中心点，但当皮损陈旧或被搔抓后消失。速发过敏反应的特点是出现逐渐消退的，红斑样的风团。如果水肿明显，细小的水疱可覆于风团上。几种甲虫叮咬后可由于班蝥素反应产生大疱样皮损，其他昆虫，包括甲虫和蜘蛛，可导致出血性结节和溃疡。下肢叮咬后皮损常比其他部位更严重和持久，或容易出现水疱。昆虫叮咬后的并发症包括脓疱疮、毛囊炎、蜂窝织炎、淋巴管炎和严重的过敏反应，尤其见于特殊的膜翅目昆虫叮咬后。组织病理学表现多种多样，取决于昆虫的种类、皮损出现的时间和宿主反应。急性荨麻疹样皮损显示真皮水肿和浅层、深层血管周围炎性细胞浸润，炎性细胞常见大量的嗜酸性粒细胞。但有时真皮出现致密的细胞浸润，类似于淋巴瘤。许多年龄小的儿童在蚊子叮咬后表现为泛发的非红斑性、无痛性真皮水肿（"蚊子"综合征），需要口服抗组胺药治疗。需与蜂窝织炎（疼痛、触痛、红）鉴别。残留的口器可能引起异物肉芽肿反应。

丘疹样荨麻疹主要见于10岁以内的儿童。它可以发生于10岁以内的任何年龄。最常见的原因是跳蚤、螨虫、虱子、臭虫和蚊子叮咬。丘疹样荨麻疹患者在发展的不同时期主要表现为介于延迟性丘疹和速发风团之间的过渡性皮损，主要表现为水肿性、红棕色丘疹（图660-2）。患者皮损常常开始为风团，然后被丘疹代替，两种皮损轮流出现。一个已有的叮咬可能会在远处部位产生自身反应，出现红斑、丘疹或荨麻疹样斑块。一两个季节后，反应从过渡性皮损发展到速发性的高敏性的荨麻疹样反应。

最常见的昆虫叮咬是人、狗或猫身上的跳蚤（家庭蚤科）叮咬。位于脏处的卵出现裂纹后，产生幼虫，最后形成茧。茧的阶段可以持续长达1年，而跳蚤听到声音后出现，常攻击住进新房子的宿主。成年犬跳蚤没有吸血可以存活60d。跳蚤寄生到不常见宿主身

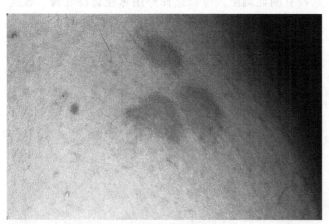

图660-1（见彩图） 臭虫叮咬后的瘙痒性丘疹

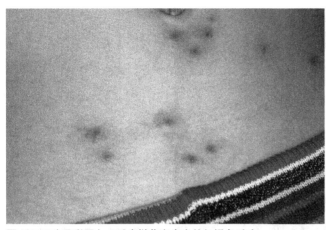

图 660-2（见彩图） 丘疹样荨麻疹中的红褐色丘疹

上后，更容易对宿主发生攻击；寄存在猫和狗身上的跳蚤在其宿主频繁去某地时，比长期寄生时叮咬更厉害。跳蚤叮咬后形成成组的、不规则的成簇皮损。宠物身上的跳蚤经常看不见。跳蚤叮咬的诊断通过检查动物睡觉时铺垫的物品碎屑确定。摇晃铺垫物品，将这种碎屑收集到塑料袋中，找到跳蚤或它们的卵、幼虫或粪便。

治 疗

口服抗组胺药或冷敷减轻瘙痒，外用强效糖皮质激素也有效。外用抗组胺药是有效的免疫增强剂，在治疗昆虫叮咬时无效。如果出现严重反应，尤其是眼周损害，短期口服激素治疗是有用的。驱虫剂含有避蚊胺（DEET），对蚊子、跳蚤、苍蝇、恙螨和蜱的叮咬有适度的保护，但对马蜂、蜜蜂和大黄蜂的攻击保护能力相对较差。避蚊胺必须暴露于皮肤和衣物上才有效。对蚊子、跳蚤和其他吸血节肢动物的最有效的保护是使用涂有避蚊胺和氯菊酯的衣物，但对于白蛉沙蝇无效，白蛉沙蝇可传播利什曼病。

应努力识别和消灭病原体，宠物也应该仔细检查。动物和鸟类经常出没的爬行空间、屋檐、房子和建筑物应及时清理，地板裂缝、垫子、地毯、家具和动物睡觉的地方也应该打扫。有效清除家庭跳蚤的药物包括林丹、拟除虫菊酯类和有机硫氢酸盐。有跳蚤的宠物应该用含有鱼藤酮、拟除虫菊酯、马拉硫磷粉剂或甲氧滴滴涕治疗。

参考书目

参考书目请参见光盘。

660.2 疥 疮

Joseph G. Morelli

疥疮是由雌性人疥螨寄生并释放毒素和抗原物质造成的。决定疥疮传播最重要的因素是与受感染者接触的时间和程度。儿童、成年感染者的性伴是高危人群。疥疮很少由污染的物品传播，因为疥螨脱离人体后 2~3d 内即死亡。

病因和发病机制

成年雌螨约 0.4mm 长，有四对腿，有一个半球形躯体，其上有横向波纹和棕色毛刺，背部有毛。雄螨大小是雌螨的一半，结构与雌螨相似。孕雌螨钻入皮肤表面后，吞噬角质物，钻成隧道进入角质层，常在 30min 内形成浅的洞穴，它们以 0.5~5mm/24h 的速度逐渐延伸隧道，直至颗粒层边界。它们每天会产生 10~25 个虫卵和大量的褐色粪便。产卵完成后 4~5 周，雌螨死于隧道内。虫卵在 3~5d 内孵化，释放幼虫并转移到皮肤表面脱皮成为若虫，2~3 周后成熟。交配后，雌虫再钻入皮肤形成下一个循环。

临床表现

在免疫功能正常的宿主，疥疮常有剧烈瘙痒，尤其是在晚上。临床早期表现为 1~2mm 的红色丘疹，部分表面有渗出、结痂和鳞屑。线性隧道是疥疮皮损的典型表现（图 660-3），但在婴儿少见。婴儿常见大疱和脓疱。皮损还可见到风团、丘疹、水疱和重叠的湿疹样皮炎（图 660-4），手掌、足底和头皮均可受累。年龄较大的儿童和青少年的临床表现和成人相似，受累部位更常见于指缝、腕屈侧、腋下、踝部、臀部、脐周、腹股沟、男性生殖器和女性乳晕，头颈和掌跖通常不受累。腋下、腹股沟和生殖器等非暴露部位经常可见到红棕色结节，很少变化，称为疥疮结节。其他临床线索包括面部不受累、家庭成员同患、对抗生素无效、对激素疗效为一过性等。未治疗时，疥疮可引起湿疹样皮炎、脓疱疮、臁疮、毛囊炎、疖病、

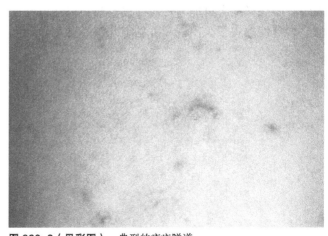

图 660-3（见彩图） 典型的疥疮隧道

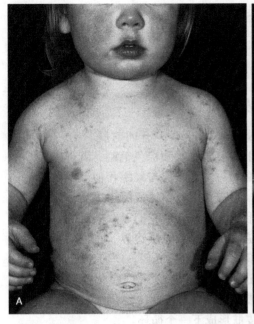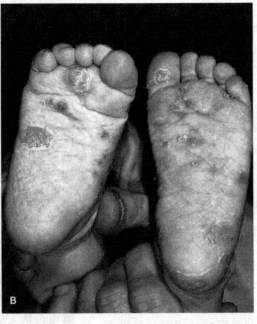

图 660-4（见彩图） A. 婴儿弥漫性疥疮，面部很明显，皮损主要位于腋下、胸部和腹部。B.疥疮，掌跖感染常见于婴儿，水疱样损害全部破裂

摘自 Habif TP. Clinical dermatology. 4ed. Philadelphia: Mosby, 2004, pp 502-503

蜂窝织炎、淋巴管炎及自身反应。疥疮损害引起的淋球菌性脓疱疮在儿童可导致肾小球肾炎。在一些热带地区，疥疮是引起脓皮病的主要原因。感染后潜伏期大约 1 个月，因此，在接触那些无症状的携带者后可能不出现瘙痒，皮肤损害也不明显。但是，反复感染后，对螨抗原的反应会在几小时内出现。

■ 鉴别诊断

临床中经常需要对疥疮做出鉴别诊断，显微镜下在上皮碎屑中找到疥螨（图 660-5A）、卵和粪便可确诊（图 660-5B）。在隧道或新鲜皮损部位刮取碎屑阳性率最高。一个可靠的方法是在选定的皮损处滴一滴矿物油，然后用 15 号刮片刮取，并将刮取的碎屑置于玻璃片上。

鉴别诊断取决于皮损表现的类型。隧道是人类疥疮的重要特征。丘疱疹样损害容易与丘疹样荨麻疹、犬疥螨、水痘、病毒疹、药疹、疱疹样皮炎和毛囊炎混淆。湿疹样损害可能与特应性皮炎和脂溢性皮炎类似。大疱性损害很少出现，可见于儿童，婴儿如果出现水疱样损害，应怀疑疥疮。疥疮结节经常被误诊为色素性荨麻疹或朗格汉斯组织细胞增生症，疥疮结节的组织病理学表现为深在的、致密的、血管周围淋巴细胞、组织细胞、浆细胞和非典型的单核细胞浸润，类似恶性淋巴瘤。

■ 治 疗

治疗疥疮选择 5% 氯菊酯霜（一种抗寄生虫药），应从颈部以下涂于整个身体，尤其注意受累严重的部位，这是标准的治疗。婴儿疥疮经常位于颈部以上，头皮也需要治疗。药物应该在皮肤上停留 8~12h。必要时可在 1 周内再次使用 8~12h。其他治疗还有外用 1% 林丹液或霜和口服伊维菌素。治疗后疥螨的传播不会超过 24h，瘙痒是由于对疥螨抗原的过敏反应造成的，可能持续数天，也可通过外用糖皮质激素减轻。如果治疗后瘙痒持续 >2 周，并且出现新的皮损，那就应该对患者重新做疥螨检查。疥疮结节对治疗很抵抗，可能需要几个月的时间才能消退。由于照料受感染的儿童，所以整个家庭成员都需要治疗。衣物、床

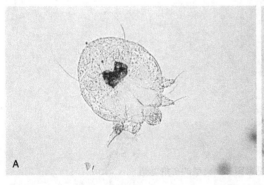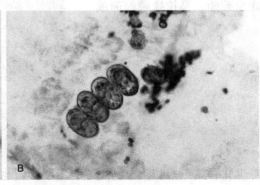

图 660-5（见彩图） A. 刮擦获得的人疥螨。B. 疥螨卵和粪便

上用品和毛巾应该彻底清洗。

■ 挪威疥疮

人疥疮的变异是挪威疥疮，具有高度的传染性，主要发生于精神和身体虚弱的患者，尤其见于收容机构及唐氏综合征的患者、皮肤感觉很差的患者（麻风，脊柱裂）、有系统性疾病的患者（白血病，糖尿病）和免疫抑制的患者（HIV 感染）。受感染者头皮和皮肤的痂及渗出物中有无数螨栖息。甲可能增厚和营养不良，甲碎片内可找到大量疥螨。感染常伴有淋巴结肿大和嗜酸性粒细胞增多。在疥螨聚集的地方可见到大量的角化过度和角化不全、银屑病样表皮增生、灶状海绵水肿和中性粒细胞脓肿。挪威疥疮被认为是免疫缺陷宿主对微生物的反应。治疗很困难，需要严格的隔离，去除厚的鳞屑，反复并小心应用5% 菊酯霜。伊维菌素（200~250μg/kg）单剂量疗法已成功治疗难治性病例，尤其是 HIV 感染者。第二剂量应该在 1 周后使用。食品药品监督局（FDA）还没有批准这种药品治疗疥疮。

■ 犬疥螨

犬疥螨是由犬变种 S 疥螨，一种常伴有疥螨的狗螨虫引起。可在人类中发生，常通过抱被感染的小狗传播，表现为小丘疹、水疱、风团和渗出性湿疹样斑块。隧道不常见，因为螨虫不常在人体角质层定居。皮损瘙痒，常见于上肢、胸部和腹部，这些是与狗最常接触的部位。通常在接触后 1~10d 突然出现，可能由于对疥螨抗原的过敏反应引起。皮屑中很难找到疥螨或虫卵。由于人类不是合适的宿主，本病有自限性。洗澡和更换衣物通常是必要的。必须离开和治疗受感染的动物。对症治疗瘙痒是有用的。少数患儿的鳞屑中可以找到疥螨，采用与人疥螨相同的方法根除。

■ 其他类型的疥螨

其他疥螨偶尔叮咬人类，它们包括恙螨或收获螨（阿氏真恙螨），更喜欢生活在草、灌木、藤本植物、茎和籽粒中。幼虫有钩状的口器，可以让恙螨附着于皮肤上，但不通过隧道吸血，最常见于小腿。恙螨常见于与鸡或沙鼠密切接触者，人类偶尔被位于户外的巢、阁楼、通风口或空调处定居恙螨攻击。皮肤损害是可变的，包括位于腕部、颈部、胸部、脐和腋下的成组的丘疹、风团和水疱。在皮炎的原因和来源发现之前，常需要长期观察。

参考书目

参考书目请参见光盘。

660.3 虱 病

Joseph G. Morelli

人类宿主专属的虱子有三种类型：身体和衣物上的虱子（体虱），头上的虱子（头虱）和外阴部的虱子（阴虱）。仅有体虱是人类疾病传播的载体（斑疹伤寒、战壕热、回归热）。体虱和头虱有相似的物理学特征，它们的长度是 2~4mm，阴虱仅有 1~2mm 长，宽度比长度更长，外观类似于蟹类。雌虱寿命约 1 个月，每日可产 3~10 枚卵，通常将卵产于衣物接口的缝隙处。卵或幼虫粘在头发或衣物纤维上，不会直接位于身体表面。卵在 1~2 周内孵化，再需要经过 1 周才能成熟。一旦卵孵化后，幼虫会粘在头发上，像空壳中的囊液。新孵出的幼虫如果在 24h 内和隔几天没有进食就会死亡。若虫和成虫吸食人类的血液，将自己的唾液注入机体内，将粪便沉积在皮肤上。感染后的症状不会立即出现，但会随着个体敏感性增加进展。所有类型虱病的特点都是瘙痒。

儿童体虱很罕见，一般在卫生条件很差的情况下，尤其在寒冷地区，缺乏常规的更换衣物的条件时出现。体虱主要通过污染的衣物和床上用品传播。常见皮损为小而剧烈瘙痒的红色斑疹或中央有出血点的丘疹，位于肩部、躯干或臀部。其他皮损还包括抓痕、风团和湿疹样感染性斑块。大量感染时可伴随发热、全身不适和头痛等系统症状。慢性感染可导致"流浪者"皮肤，表现为苔藓样、鳞屑性色素沉着斑，常见于躯干部位。虱子只有在其叮咬皮肤时可以在皮肤上一过性发现，其他时间它们定居在衣物的接缝处。幼虫牢牢附着于衣服纤维上，存活时间长达 1 个月。当宿主再次穿衣服时，虫卵遇到宿主温暖的身体后孵化。治疗包括改善卫生条件，热水烫洗所有传染的衣物和床上用品。恒定温度 65℃，不论湿性或干性环境下，15~30min 可杀死所有的虱子和卵。另外，如果衣物储存在 75~85 ℉两周后则出现虫卵孵化和幼虫饿死。

头虱是虱子感染头发，并引起剧烈瘙痒。污染物和头–头接触是重要的传播方式。美国地区夏季几个月和热带地区全年都是好发季节，共同使用梳子、刷子或毛巾是传播虱子的重要因素。半透明的 0.5mm 的虫卵定植于毛干的近端部分，粘着在毛干一侧（图 660-6），幼虫不能用手指从毛干去除。搔抓引起的继发性脓皮病使头发粘在一起，可引起枕部和颈部淋巴结肿大。头虱是头皮脓皮病的主要原因，尤其在热带环境中。虱子总是找不到，但头发上的虫卵可见到，最常见于枕区和耳朵上面，很少见于胡须和阴毛，经

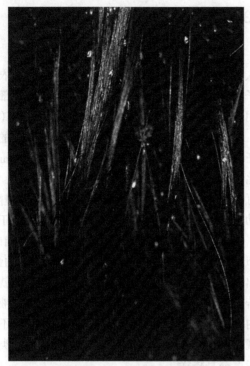

图 660-6（见彩图） 人毛发中完整的卵

常可见到颈部和耳廓皮炎样损害。还可引起自身反应，表现为红斑和斑块，尤其见于躯干上。非洲裔的美国人很少感染头虱，原因尚不清楚。

由于头虱对拟除虫菊酯耐受，所以 0.5% 的马拉硫磷异丙醇是治疗头虱的选择，应该用于干燥的头发上，直至头发和头皮变湿，药物需要在头皮上停留12h，必要时可在第一次治疗 7~9d 后进行第二个疗程的治疗。这种产品易燃，使用时应避免明火。马拉硫磷，像林丹洗发液一样，没有标明可用于新生儿和婴儿。其他批准用于难治性头虱的治疗药物包括多杀菌素（年龄 >4 岁）、苯甲醇洗剂（年龄 >6 个月）和伊维菌素。所有的家庭成员应同时接受治疗。在用湿毛巾湿敷头皮 30min 后，可以用细齿的梳子去除虫卵。衣物和床上用品用热水烫洗或干洗；刷子和梳子应该丢弃或用灭虱液涂抹 15min 后在沸水中彻底清洗。儿童在初次治疗后可以返校。

阴虱是通过与感染者皮肤 - 皮肤接触或性接触传播的；性接触后传播的概率是 95%。感染通常见于成人，儿童偶尔可在睫毛上出现阴虱。患者有轻至中度瘙痒，搔抓后可出现继发性脓皮病。抓痕通常比较浅，继发感染的发生率低于体虱。皮疹为蓝灰色的斑点，直径通常 <1cm，可能出现在外生殖器、胸部、腹部和大腿。肉眼可见卵圆形的半透明的颗粒牢固地附着于毛干上，在放大镜或显微镜下更容易见到（见图 660-6）。由于附着的颗粒很牢固，有时候当手指穿过头发时可以感受到。成年阴虱比头虱和体虱更难

找到，因为它们活力很低，而且身体小而透明。由于阴虱偶尔会扩散或从污染物传播到其他部位，所以躯干、大腿、腋下、胡须和睫毛等终毛部位要检查有无虫卵。也要考虑是否合并其他性传播疾病。应用除虫菊酯治疗 10min 是有效的。必要时可以在 7~10d 后重复使用 1 次。林丹洗发液洗 10min 也可选用，但林丹霜和乳液不再推荐治疗阴虱。睫毛感染可以完全根治，采用凡士林每 24h 应用 3~5 次，连续应用 8~10d 即可。衣物、床上用品及毛巾可能被胡须毛发的虫卵污染，应该彻底烫洗和干洗。

参考书目

参考书目请参见光盘。

660.4 海水浴疹

Joseph G. Morelli

海水浴疹是一种严重的瘙痒性炎性丘疹性皮肤病，常见于接触海水后约 12h 内，主要发生于泳衣接触的部位。皮疹最初在佛罗里达和加勒比海游泳者中被描述。皮疹主要包括脓疱、水疱和荨麻疹样斑块，常见于在离开水后仍长时间穿泳衣的人群中。皮疹常伴有系统症状，如全身不适、发热、寒战、恶心和头痛；在一个大的病例研究中，大约有 40% 的小于 16 岁的儿童伴有发热。瘙痒和皮疹持续时间为 1~2 周。损害包括浅部和深部血管周围和间质的淋巴细胞、嗜酸性粒细胞和中性粒细胞浸润。皮损出现可能是由于顶针水母幼体的毒液引起的过敏反应。治疗主要是对症，外用强效糖皮质激素对部分患者有效。

（李丽 译，尹瑞瑞 校，徐子刚 马琳 审）

第 661 章

痤 疮

Joseph G. Morelli

■ 寻常痤疮

痤疮，特别是粉刺，发生于 80% 的青少年。

发病机理

寻常型痤疮的皮损发生于毛囊皮脂腺，后者由较大的多个皮脂腺小叶组成，其分泌物引流至毛囊导管。皮损初始为微粉刺，逐渐发展为粉刺。粉刺为内衬上皮的扩张毛囊，其内充满层叠的角化物、皮脂和细菌。

开放性粉刺，也称黑头粉刺，其扩张的毛囊皮脂腺开口处可见脂栓；闭合性粉刺，也称白头粉刺，仅有针尖大小的开口；前者的炎症反应常较后者轻。粉刺破裂排出内容物至邻近的真皮层即发展为炎性丘疹或结节，是由中性粒细胞介导的炎症反应。如果炎症反应较为浅表即为丘疹或脓疱，若较为深在发生于真皮则形成结节。化脓和偶尔发生的对角蛋白和毛发的巨细胞反应是形成结节囊肿的原因。这些并不是真正的囊肿而是炎性碎屑液化形成的团块。

痤疮最初的病理改变为：①毛囊上皮的异常角化，导致囊腔内的角质细胞堆积；②皮脂腺生成皮脂增多；③毛囊内的痤疮丙酸杆菌增殖；④炎症。粉刺型痤疮（图661-1），特别是位于面中部者，常为青春期发育的第一个体征。青春期时，由肾上腺来源的雄激素活力增强导致皮脂腺增大，皮脂分泌增多。大多数痤疮患者并没有内分泌异常。

皮脂腺细胞对雄激素的高反应性很可能与个体的痤疮严重程度相关。皮脂腺细胞和毛囊的角质形成细胞含有 5α-还原酶、3β-和17β-羟基类固醇脱氢酶，它们具有代谢雄激素的能力。很多患痤疮的女性（25%~50%），特别是那些相对轻微的丘疹脓疱型患者，注意到她们的痤疮会在月经前一周加重。

新生成的皮脂由三酰甘油、蜡酯、鲨烯和甾醇酯组成。正常毛囊里的细菌生成脂酶，可以将皮脂中的三酰甘油水解为游离脂肪酸。那些中长链的脂肪酸（C8~C14）可能是激活某些炎症反应的刺激因子。皮脂也能为细菌增殖提供良好的培养基。痤疮丙酸杆菌似乎对游离脂肪酸的形成有很大的作用。皮肤表面的痤疮丙酸杆菌计数与痤疮的严重程度并不相关。但痤疮丙酸杆菌计数减少与寻常型痤疮的改善程度相关。很可能是由于细菌产生的蛋白酶、透明质酸酶和水解酶生成了细胞外生物活性物质，后者可以增加毛囊上皮的渗透性。毛囊内细菌释放的趋化因子使中性粒细胞和单核细胞聚集。吞噬细菌过程中由中性粒细胞产生的溶酶体酶进一步破坏毛囊壁从而使炎症反应加剧。

临床表现

寻常型痤疮以四个基本类型皮损为特点：开放和闭合型粉刺、丘疹、脓疱（图661-2）和结节囊肿（图661-3和表661-1）。一般以一种或一种以上的皮损为主。最轻微的类型，皮损往往仅为面中部的粉刺，此型常见于青少年的早期皮损。皮损也可累及胸部、后背上部和三角肌区。主要位于前额的皮损，特别是闭合型粉刺，常与长期使用油腻的护发产品有关（发蜡痤疮）（图661-4）。躯干部明显受累最常见于男性。

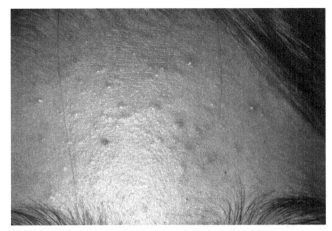
图661-1（见彩图） 7岁女孩痤疮的主要表现为粉刺

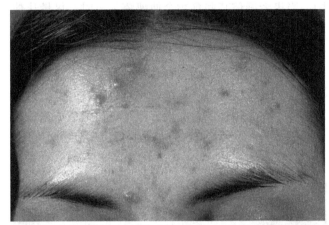
图661-2（见彩图） 炎性的丘疹和脓疱

表661-1 痤疮的分类

程度	描述
轻度	粉刺（非炎性损害）为主要的损害。可出现较小的和少量丘疹和脓疱。（通常<10）
中度	出现中等数量的丘疹和脓疱（10~40），中等数量的粉刺。躯干可出现轻微症状。
近重度	出现多数的丘疹和脓疱（40~100），常伴有较多的粉刺（40~100），偶见较大的深在性结节炎性损害（5个以下）。面部、胸背部均可受累。
重度	结节囊肿性痤疮和聚合性痤疮，有大量较大的疼痛性结节或脓疱性损害，伴有大量较小的丘疹、脓疱和粉刺。

摘自 James WD. Clinical practice: acne. N Engl J Med, 2005, 352:1463–1472

皮损缓解后常遗留炎症后红斑和色素沉着。在严重、深在和慢性病程中可见散在分布的点状萎缩性或增生性瘢痕。虽然寻常型痤疮需要与扁平疣、毛囊炎和其他类型的痤疮相鉴别，但痤疮的诊断并不困难。

治 疗

除使用异维A酸治疗外，没有证据证明早期治疗能改变痤疮的病程。通过合理的维持治疗直至疾病过程自发缓解，痤疮能够得到控制并可以避免严重瘢痕的形成。治疗需个体化，以通过抑制毛囊角化过度和减少皮脂生成、减少毛囊中痤疮丙酸杆菌数量及游离脂肪酸产物而预防微粉刺形成为目标。根据痤疮严重程度（表661-2；图661-5），初始治疗持续6~8周。预防痤疮对青少年造成的潜在的严重情感影响也同样重要。

儿科医生必须知晓痤疮的严重程度和心理影响的弱相关，特别是在青少年中更为明显。因为青少年开始关注他们的外表，所以即使给那些痤疮非常轻微的年轻人提供治疗也可以提升自我形象。

饮 食

极少的证据表明特殊食物的摄入会诱发痤疮加剧。当患者确信某些食物会使痤疮加重时，尽量让他或她避免吃这些食物。

气 候

气候对痤疮的影响表现在痤疮常在夏季改善，冬季加剧。夏季缓解可能和压力相对较小有一定关系。在许多个体，精神压力和疲劳似乎可使痤疮加重；具体机制不明，但有人提出与肾上腺皮质反应增强有关。

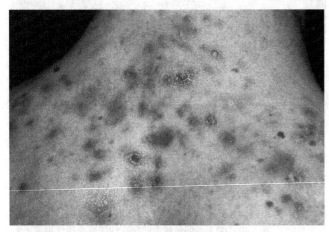

图661-3（见彩图） 严重的结节囊肿性痤疮

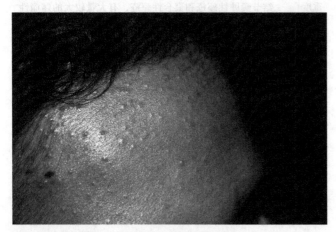

图661-4（见彩图） 沿着发际线的发膏剂痤疮

表 661-2　痤疮的主要治疗方案
粉刺性痤疮
外用维A酸或壬二酸
轻度的丘疹脓疱性痤疮
外用维A酸加过氧化苯甲酰或过氧化苯甲酰/外用抗生素或过氧化苯甲酰/口服抗生素
严重的丘疹脓疱性或结节性痤疮
外用维A酸加过氧化苯甲酰和口服抗生素或异维A酸 1 mg/kg/d

清 洁

使用肥皂和水清洗可以去除表面的皮脂使皮肤看上去不油腻，但是没有证据证明体表的皮脂在痤疮皮损的生成中起作用。浅表的干燥和剥脱仅清洁即可达到，几乎任何温和的肥皂和爽肤水都足以完成。反复清洁可能是有害的，因为可以刺激皮肤使其变粗糙。含有磨砂和去角质成分，比如硫磺、间苯二酚和水杨酸的清洁产品可以暂时去除皮肤表面的皮脂。它们具有轻度干燥和剥脱的作用，从而有限地抑制皮损。但它们不能防止微粉刺形成。没有证据表明含有酒精或六氯酚的产品能减轻痤疮，这是因为体表的细菌与痤疮的发生不相关。必须停用油腻的化妆品和护发产品，因为它们可以使原本存在的痤疮加重，并进一步堵塞毛囊孔。挤压面部皮损只会使完整的皮损破裂并激发局部的炎症反应。

局部治疗

所有外用制剂必须连续使用6~8周直至有确定的效果。轻型痤疮可以单独使用维A酸治疗，但是联合治疗常更为有效。常用的有效的联合治疗是早上使用过氧化苯甲酰凝胶，睡前使用维A酸。

1. 维A酸类　外用维A酸类药物是寻常型痤疮的一线治疗用药。外用维A酸有多重功效，包括抑制微粉刺形成并减少其数量，减少成熟粉刺的形成，减轻炎症反应和调节毛囊上皮的正常角化。维A酸应当每日用于所有受累区域。维A酸的主要副作用是刺激症状和皮肤干燥。并不是所有患者最初都能耐受每日使用维A酸。治疗开始时每两天或每三天使用一次并缓慢增加使用频率直至耐受。维A酸、阿达帕林和他佐罗汀（表661-3）是市售的维A酸剂型。虽然阿达帕林刺激性最小，他佐罗汀对粉刺型痤疮功效略佳，但三者总体疗效大致相当。

2. 过氧化苯甲酰　过氧化苯甲酰最初是抗微生物制剂。较其他外用抗生素的优势在于它不会增加耐药性。目前有多种配方和浓度可供选择。凝胶剂型最佳，因为最为稳定并且能够更持续地释放活性成分。洗涤和清洁剂对胸背部受累的大面积痤疮有效。和维

全球联盟痤疮治疗程序

痤疮严重程度	轻度		中度		重度
	粉刺性	混合性丘疹 / 脓疱	混合性丘疹 / 脓疱	结节状（2）	结节状 / 球状
首选	局部外用维 A 酸	局部外应维 A 酸 + 局部抗菌	口服抗菌剂 + 外用维 A 酸 ± 过氧化苯甲酰	口服抗菌剂 + 外用维 A 酸 + 过氧化苯甲酰	口服异维 A 酸
备选	外用维 A 酸或杜鹃花酸或水杨酸	外用维 A 酸、抗菌剂或者外用维 A 酸、壬二酸	口服抗菌剂 + 外用维 A 酸 ± 过氧化苯甲酰	口服异维 A 酸或口服抗生素 + 外用维 A 酸 + BPO / 壬二酸	大剂量口服抗生素 + 外用维 A 酸 + BPO
女心备选	参考首选方法	参考首选方法	口服抗雄激素 + 外用维 A 酸 / 壬二酸 ± 局部抗菌	口服抗雄激素 + 局部外用维 A 酸 ± 口服抗菌剂 ± 抗菌	大剂量口服抗雄激素 + 局部维 A 酸 ± 局部抗菌
维持治疗	局部外用维 A 酸			局部抗菌 + BPO	

1. 局部外用维 A 酸。2. 有小结节（<0.5cm）。3. 第二疗程防止复发。4. 如果怀孕，选择有所限制。5. 完整讨论见 Gollnick H. et al. JAAD, 2003.49 (Suppl):1–37

图 661-5 痤疮治疗原则。BPO：过氧化苯甲酰。
摘 自 Thiboutot D, Gollnick H. Global Alliance to Improve Acne, et al. New insights into the management of acne: an update from the global alliance to improve outcomes in acne. J Am Acad Dermatol, 2009, 60:S1–S50

A 酸类一样，主要的副作用是刺激和干燥。过氧化苯甲酰还会漂白衣物。

3. **外用抗生素** 外用抗生素对炎性痤疮有应用指征。克林霉素最为常用。但它并不像口服抗生素那样有效。它不应被单独应用，因为它并不能抑制微粉刺形成并有诱导耐药的潜在可能。刺激和干燥通常较维 A 酸类和过氧化苯甲酰为轻。外用抗生素最好被用于复方制剂中。最常用的是过氧化苯甲酰 / 克林霉素。维 A 酸 / 克林霉素的联合剂型也可使用。

4. **壬二酸** 壬二酸（20% 的乳膏）有轻微的抗菌和角质软化特性。

系统治疗

抗生素特别是四环素及其衍生物（表 661-3）对下列患者有应用指征：对外用药物治疗反应不佳、中到重度炎性丘脓疱疹和结节囊肿型痤疮、有形成瘢痕倾向。四环素及其衍生物通过抑制痤疮丙酸杆菌的生长和代谢发挥作用，有抗炎特性。对于大多数青少年患者，初始治疗应当是每日两次，连续服用 6~8 周，并逐渐减量至最小有效剂量。应同时联合外用维 A 酸或过氧化苯甲酰，而不是外用抗生素。食物、牛奶、铁制剂、氢氧化铝凝胶和钙盐、镁盐可抑制四环素的吸收。应当在餐前 1h 或餐后 2h 空腹服用。米诺环素

和多西环素可与食物同服。四环素及其衍生物的副作用罕见。四环素的副作用包括阴道念珠菌病，特别是那些同时服用口服避孕药者；胃肠道刺激；光毒反应，包括甲分离和褐甲；食道溃疡；抑制胎儿骨骼生长；正在生长的牙齿染色，限制了它在妊娠期和 8 岁以下儿童的使用。多西环素是光敏性最强的四环素衍生物。罕见米诺环素导致的头晕、颅内压增高、皮肤黏膜蓝染、肝炎和狼疮样综合征。长期系统应用抗生素的可能并发症是革兰氏阴性细菌，特别是肠杆菌属、克雷伯氏菌、大肠杆菌、铜绿假单胞菌的增殖，可导致严重的难治性毛囊炎。

激素水平异常的女性患者，对抗生素治疗无反应或不适合异维 A 酸治疗者，应当考虑试验性激素治疗。口服避孕药是最早的激素治疗形式。螺内酯也有效。

异维 A 酸（13- 顺式维 A 酸，Accutane 阿克糖丸）适用于重度结节囊肿型痤疮和轻中度对常规治疗反应欠佳的病例。推荐剂量为 0.5~1.0mg/（kg·d）。美国的标准疗程是连用 16~20 周。一疗程结束时，40% 患者治愈，45% 需要常规外用和（或）口服药物维持至完全缓解，15% 复发需要再使用异维 A 酸治疗。<0.5mg/（kg·d）的剂量或累积量 <120mg/kg，与较高的治疗失败率和复发率相关。如果在异维 A 酸第一

表 661-3　痤疮的药物治疗

药物	剂量	副作用	其他事项
外用药			
维生素 A 衍生物			
维 A 酸	每晚 1 次，有 0.025%~0.1% 的浓度**	刺激（皮肤发红或脱屑）	一般均有效
阿达帕林	每日 1 次，早上或晚上，0.01%**	刺激性小	
他扎罗汀*	每晚 1 次，0.05，0.1%	刺激	少量数据表面单用他扎罗汀较交替外用更有效
抗菌剂			
过氧化苯甲酰或过氧化苯甲酰和锌复合制剂，2.5%~10%	每日 1 次或每日 2 次外用	过氧化苯甲酰可漂白衣物和床上用品	相对有效，2.5%~5% 的浓度和 10% 的疗效相当，更容易保湿。
克林霉素† 红霉素†	每日 1 次或 2 次	常有耐药	对炎性损害有效（与粉刺相比），单独应用容易耐药。
过氧化苯甲酰和克林霉素或红霉素联用维 A 酸和克林霉素联用	每日 1 次或 2 次		联用较单独外用抗生素有效；有耐药性；单用较联用经济且疗效相当。
其他外用药			
壬二酸，磺胺醋酰钠，水杨酸	每日 1 次或 2 次	耐受性好	良好的辅助治疗及可选治疗
口服抗生素‡			
四环素§	250~500mg，每日 1 次或 2 次	胃肠不适，大脑假性运动	价格便宜，根据需要选择剂量，空腹服用
多西环素§	50~100mg，每日 1 次或 2 次	光毒性，大脑假性运动	抗炎仅需要 20mg，有效性数据有限
米诺环素§	50~100mg，每日 1 次或 2 次	牙齿、口腔黏膜和皮肤的色素沉着；长期治疗可产生狼疮样反应，大脑假性运动	
磺胺甲基异恶唑	每日两次，每次剂量（160mg 甲氧苄啶，800mg 磺胺甲噁唑）	表皮的中毒性坏死和过敏性皮疹	甲氧苄啶可单独应用，每日两次，每次 300mg；有限制用量
红霉素	250~500mg，每日 2 次	胃肠不适	耐药问题；疗效一般
激素类			
螺内酯§	50~200mg，分次服用	月经不规律，乳房胀痛	大剂量更有效但可引起更多副作用；最好与口服避孕药联用。
雄激素口服避孕药	每日	可能的副作用包括血栓栓塞	
口服维 A 酸			
异维 A 酸ǀ	0.5~1.0mg/（kg·d），可分次服用	出生缺陷；药厂制定必须要避孕，包括两次妊娠试验为阴性；高甘油三酯，肝功能结果显示升高，异常夜视，良性颅内压升高，口唇、眼、鼻、口腔黏膜和皮肤干燥，继发葡萄球菌感染，关节痛也可能是常见和重要的副作用；剂量稳定前应每月监测血脂和肝功能	<16 岁患者首次治疗后，累及躯干的非常严重的痤疮，和成年女性应用后复发率高。

* 他扎罗汀是孕期 X 类药：怀孕者禁用
† 克林霉素、红霉素和壬二酸孕期 B 类药：人类无明确的风险
‡ 有下列情况的可口服抗生素：中重度痤疮；胸背部或肩部的痤疮；局部联用失败或不能耐受的炎症性痤疮患者
§ 此药是孕期 D 类药：人类应用有一定风险
激素治疗仅可用于女性患者
ǀ 异维 A 酸是孕期 X 类药：怀孕者禁用。仅可用于口服和外用联用无效的严重的痤疮患者
** 乳膏或凝胶
摘自 James WD. Clinical practice: acne. N Engl J Med, 2005, 352:1463-1472

疗程后两个月病情无缓解，应考虑开始第二疗程。异维A酸可使皮脂腺体积缩小，分泌减少，调节毛囊上皮角化，预防新发微粉刺形成，减少痤疮丙酸杆菌数量，并发挥抗炎作用。

异维A酸有很多副作用。因其高度致畸，妊娠期绝对禁用。停止治疗6周内应避孕。要求同时使用两种避孕措施，并每月进行妊娠测试。尽管已做出警告，但为了防止意外妊娠，有一个厂家注册程序 iPLEDGE（www.ipledgeprogram.com），要求医生开异维A酸处方之前，登记并认真进行患者妊娠筛查。很多患者也出现唇炎、皮肤干燥、周期性鼻出血和睑结膜炎等副作用。血清三酰甘油和胆固醇水平升高也很常见。在开始治疗前应除外已经存在的肝病和高脂血症，治疗开始后4周复查上述指标。相对少见但严重的副作用还包括关节痛、肌痛、一过性毛发变细、甲沟炎、光敏性增加、形成化脓性肉芽肿和皮肤金黄色葡萄球菌定植导致的脓疱疮、继发性感染性皮炎及头皮毛囊炎。超过一个疗程后罕见骨肥大脊柱病变发生。四环素和异维A酸忌联合应用，因为这两种药物，特别是合用时，可导致良性颅内压升高。虽然并未建立因果关系，但在开出异维A酸处方之前和使用过程中，药

物诱导的精神障碍与抑郁和（或）自杀要求医生密切关注患者的心理健康。

外科治疗

使用30号针头的结核菌素注射器皮损内注射小剂量（3~5 mg/mL）中效糖皮质激素（如曲安西龙）可以加速单个疼痛性结节囊肿型皮损的愈合。只有当皮损炎症期过后才能考虑行磨皮术或激光磨削术减轻瘢痕。瘢痕治疗见图661-6。

脉冲染料激光对治疗炎性痤疮的作用还有争议，疗效不确定。

■ 药源性痤疮

正接受系统性糖皮质激素治疗的青春期和青春期后患者易患激素性痤疮。此种形态单一的毛囊炎主要发生于面部、颈部、胸部（图661-7）、双肩、上背部、臂部，很少见于头皮。大约激素治疗两周后开始发病。皮损为小的红斑性丘疹或脓疱，可泛发，并全部处于相同的阶段。接着出现粉刺，但少见结节囊肿型损害和瘢痕。偶有瘙痒。假如长期用药，则激素性痤疮相对难治，外用维A酸和过氧化苯甲酰凝胶可有一定疗效。

其他药物也可在易感个体引起痤疮样皮损，包括

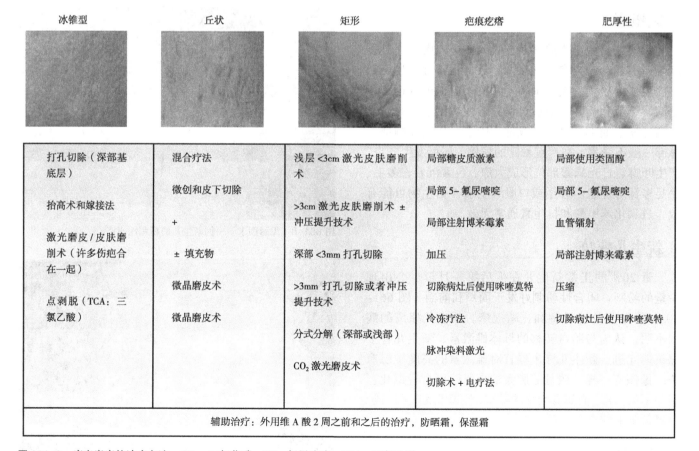

冰锥型	丘状	矩形	疤痕疙瘩	肥厚性
打孔切除（深部基底层） 抬高术和嫁接法 激光磨皮/皮肤磨削术（许多伤疤合在一起） 点剥脱（TCA：三氯乙酸）	混合疗法 微创和皮下切除 + ± 填充物 微晶磨皮术 微晶磨皮术	浅层 <3cm 激光皮肤磨削术 >3cm 激光皮肤磨削术 ± 冲压提升技术 深部 <3mm 打孔切除 >3mm 打孔切除或者冲压提升技术 分式分解（深部或浅部） CO_2 激光磨皮术	局部糖皮质激素 局部 5-氟尿嘧啶 局部注射博来霉素 加压 切除病灶后使用咪喹莫特 冷冻疗法 脉冲染料激光 切除术 + 电疗法	局部使用类固醇 局部 5-氟尿嘧啶 血管镭射 局部注射博来霉素 压缩 切除病灶后使用咪喹莫特
辅助治疗：外用维A酸2周之前和之后的治疗，防晒霜，保湿霜				

图661-6 痤疮瘢痕的治疗方法。CO_2：二氧化碳；FU：氟尿嘧啶；TCA：三氯乙酸
摘 自 Thiboutot D, Gollnick H. Global Alliance to Improve Acne, et al. New insights into the management of acne: an update from the global alliance to improve outcomes in acne. J Am Acad Dermatol, 2009, 60:S1–S50

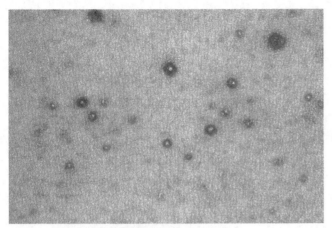

图 661-7（见彩图）　激素性痤疮单一的丘疹

异烟肼、苯妥英钠、苯巴比妥、三甲双酮、碳酸锂、雄激素（促同化激素类）和维生素 B12。

■ 卤素痤疮

含碘化物或溴化物的药物的应用，少见的摄入大量含维生素矿物质的制剂或含碘的"保健食品"如海藻可引起卤素痤疮。常为炎性损害。停止刺激和适当的局部治疗常可获得不错的治疗效果。

■ 氯痤疮

氯痤疮是由于皮肤接触、吸入或摄入卤化的芳香族羟所引起，包括多卤化联苯、聚卤代萘和二噁英。皮损主要为粉刺。炎性损害不常见，但也可有丘疹、脓疱、结节和囊肿。愈后可留萎缩性或肥厚性瘢痕。本病好发于面部、耳后、颈部、腋下、外阴和胸部，鼻部一般不受累。在严重暴露的病例，还可发生肝炎、产生卟啉、日光暴露部位形成大疱、色素沉着、多毛、手足多汗等症状。外用或口服维生素 A 衍生物可能有效，过氧化苯甲酰和抗生素通常无效。

■ 新生儿痤疮

近 20% 的正常新生儿在生后第一月至少会出现少量的粉刺。闭合性粉刺好发于面颊和前额（图 661-8）；偶见开放性粉刺和丘脓疱疹。新生儿痤疮的病因不明，认为与胎盘转移的母体雄激素、新生儿肾上腺机能亢进、新生儿终末器官对雄激素的高度敏感有关。像痤疮一样，数月后肥大的皮脂腺可自行退化。通常不需治疗。假如有治疗的需求，外用维 A 酸和（或）过氧化苯甲酰有效。

■ 婴儿痤疮

婴儿痤疮常发生于 1 岁后，男孩多于女孩。较新

生儿痤疮的数量更多、形态更多形、更严重，持续的时间更久（图 661-9）。开放和闭合性痤疮好发于面部。丘疹和脓疱多见，偶见结节囊肿性损害。10%~15% 的患儿可见凹陷性瘢痕。病程可能比较短暂，也可持续数月，常在 3 岁左右消退。外用过氧化苯甲酰和维 A 酸可在数周内治愈。有时需要口服红霉素。难治性痤疮患儿应寻找雄激素的异常来源，如男性化肿瘤或先天性肾上腺皮质增生。

■ 热带痤疮

热带痤疮是痤疮的一种严重类型，由热带气候下的高热潮湿引起。毛囊皮脂腺单位的水合作用可能加重了导管的堵塞。受累者之前有青少年痤疮的病史，发病时处于静止期。皮损好发于背部、胸部、臀部和大腿，主要为化脓性丘疹和结节。可并发金黄色葡萄球菌感染。假如环境因素持续存在，痤疮治疗效果不佳。

■ 聚合性痤疮

聚合性痤疮是一种慢性进行性炎性疾病，多发于男性，白人较黑人多见，可自青春期开始。患者之前

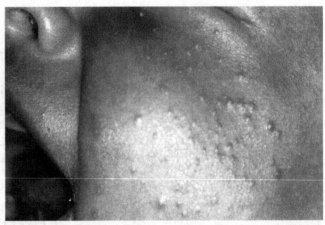

图 661-8（见彩图）　一例新生儿的粉刺性痤疮

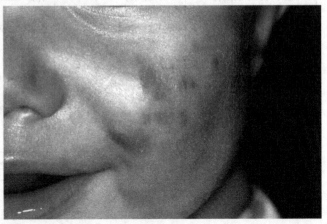

图 661-9（见彩图）　炎症性的婴儿痤疮

常有寻常性痤疮的病史。主要的损害为结节，也常有粉刺、丘疹、脓疱、结节、囊肿、脓肿和皮下多槽性窦道的混合损害。可发生在胸背部、臀部、腹部、手臂和大腿，面部相对较少。炎性过程可伴随出现全身症状和贫血。皮损处常可培养出凝固酶阳性的葡萄球菌和 β–溶血性链球菌，但不是主要的发病机理。聚合性痤疮偶与化脓性大汗腺炎和头皮蜂窝织炎（如毛囊闭塞三联症）伴发，也可并发侵袭性关节炎和强直性脊椎关节炎。目前尚无内分泌学的研究。常规的痤疮治疗方法通常无效。系统应用糖皮质激素可抑制强烈的炎症反应。异维 A 酸对某些患者非常有效，但开始阶段可能会引起痤疮的爆发。

暴发性痤疮（急性发热溃疡性痤疮）

暴发性痤疮表现为突然发作的广泛的炎症性痤疮样损害，有触痛，可形成溃疡，好发于青少年的胸背部。它的显著特征为由大的结节融合成渗出性、坏死性、溃疡性、结痂性斑块。面部通常不受累，愈合后留下瘢痕。大多数患者之前有轻微的丘疹脓疱性或结节性痤疮的病史。常有全身症状和体征，包括发热、无力、关节痛、肌痛、体重减轻和白细胞增多。血培养无致病菌。胫前有时可出现结节性红斑样损害。锁骨、胸骨、骨骺生长板可出现溶骨性损害；受累的骨治愈后可正常，也可轻微的硬化或肥厚。水杨酸盐可能对肌痛、关节痛和发热有效。首先给予糖皮质激素（泼尼松 1.0 mg/kg），1 周后加用异维 A 酸（0.5~1 mg/kg）。对不能用异维 A 酸的患者，氨苯砜可能有效。大约 6 周后将糖皮质激素逐渐减量。除非有继发感染的迹象，一般不用抗生素。与聚合性痤疮相比，暴发性痤疮的患者更年轻、发病更急剧、更易出现全身症状和溃疡结痂性损害，很少有多头粉刺，面部通常不受累。

参考书目

参考书目请参见光盘。

（褚岩 译，尹瑞瑞 校，徐子刚 马琳 审）

第 662 章
皮肤肿瘤
Joseph G. Morelli

（参见第 499 章，第 643 章）

表皮囊肿

表皮囊肿是儿童最常见的皮肤结节，表现为局限性圆顶状的肤色结节，质地坚实，基底活动（图 662-1 请见光盘）。结节中央常有浅凹或小孔，为堵塞、扩张的毛囊口。表皮囊肿好发于面部、颈部、胸部或上背部，可周期性地发炎和继发感染，尤其伴发寻常痤疮时。如囊壁破溃，可引起真皮炎症反应。囊壁来源于毛囊漏斗部，为复层鳞状上皮，囊腔内充满奶酪样物质。表皮囊肿也可起源于闭塞的毛囊皮脂腺，穿通性损伤所致的植入性上皮或表皮其他部位。多发性表皮囊肿见于 Gardner 综合征和痣样基底细胞癌综合征。治疗可手术切除，尤其在继发感染时，应将囊壁及内容物完整切除。但破溃感染的囊肿应先予抗生素治疗有效控制金黄色葡萄球菌感染，待炎症控制后，再行手术切除。

补充内容请参见光盘。

（孙娟 译，尹瑞瑞 校，徐子刚 马琳 审）

第 663 章
营养代谢性皮肤病
Joseph G. Morelli

肠病性肢端皮炎

肠病性肢端皮炎是一种罕见的常染色体隐性遗传病，因肠道锌转运基因 SLC39A4 的缺陷，不能正常吸收食物中的锌元素而致病。生后数月即发病，常发生于母乳转换为人工喂养的婴儿。皮损表现为水疱大疱、湿疹样皮损、干燥、脱屑、银屑病样改变，对称分布于口周、肢端及会阴部（图 663-1）以及面颊、膝盖、肘部（图 663-2）。毛发表现为特殊的红色，伴不同程度的脱发。眼部症状包括畏光、结膜炎、眼睑炎、裂隙灯检查可见的角膜营养不良。伴随症状包括慢性腹泻、口腔炎、舌炎、甲沟炎、甲营养不良、生长迟缓、易激惹、伤口愈合延迟、细菌感染及白色念珠菌的二重感染。患者淋巴细胞功能及自由基的清除活性受损。如不予治疗，症状可长期间歇反复，不断进展。症状较轻时，仅表现为生长发育迟缓。

通过临床表现及血锌浓度可确诊。皮损组织病理改变并无特异性，表现为角化不全及表皮上部细胞淡染。本病临床表现多样，可能与锌参与多种金属酶的构成，在多种代谢通路中起重要作用有关，如铜、蛋

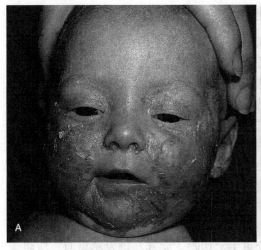
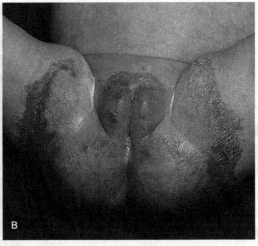

图 663-1（见彩图） A. 口周皮疹。B. 尿布区皮疹。本患者为母乳情况下锌缺乏，皮损为典型锌缺乏的皮肤表现
摘自 Eichenfield LF, Frieden IJ, Esterly NB. Textbook of neonatal dermatology. Philadelphia: WB Saunders, 2001, p254

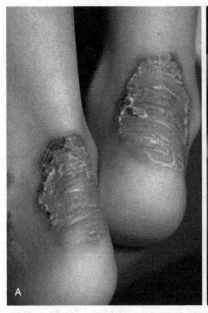
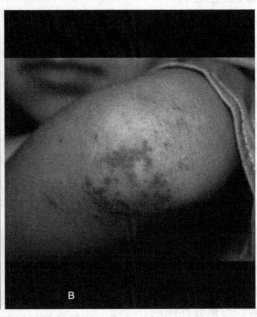

图 663-2（见彩图） A. 锌缺乏致踝关节处银屑病样皮损。B. 肘部相似皮损

白质、必需脂肪酸、前列腺素的代谢。

可选择口服锌剂治疗，如硫酸锌、醋酸锌或葡萄糖酸锌，剂量为婴儿 50mg/d，儿童最大量可至 150mg/d。应监测血锌浓度，以便剂量个体化。口服锌剂治疗可迅速缓解临床症状。已发现一种与肠病性肢端皮炎相似的综合征，该综合征发生于长期肠外营养或慢性吸收障碍综合征导致继发性锌缺乏的患者。有报道母乳喂养缺乏锌元素的婴儿及糖尿病、有机酸尿症、甲基丙二酸血症、生物素酶缺乏、必需脂肪酸缺乏、严重的蛋白营养不良（恶性营养不良）及囊性纤维变性患者出现与肠病性肢端皮炎相似的皮损。

■ 必需脂肪酸缺乏症

必需脂肪酸缺乏导致弥漫的脱屑性皮炎，表现为皮肤肥厚、红斑、脱屑性斑块。动物实验中，无脂饮食喂养的动物可出现皮损，严重慢性吸收不良患者如短肠综合征、长期无脂饮食者及无脂肠外营养者亦可出现同样皮损。缺乏亚油酸（18：2 n-6）和花生四烯酸（20：4 n-6）的患者血浆中出现异常代谢物 5，8，11- 二十碳三烯酸（20：3 n-9）。三烯酸与四烯酸比值异常有诊断价值。其他临床表现包括脱发、血小板减少及发育停滞，皮肤角质层出现微小裂隙，屏障功能异常，经表皮失水增加。外用亚油酸可改善皮肤临床症状及生化表现。同时应适当补充营养。

■ 恶性营养不良病

热量摄入足够，但严重缺乏蛋白质及必需氨基酸可导致恶性营养不良病，尤其发生在停母乳后以小麦、米饭或大豆为主食的婴儿（见第 43 章）。典型的皮肤表现为弥漫性红棕色鳞屑（油漆剥落征）。在严重病例中，可出现糜烂及沿皮肤切线的皲裂纹（图 663-3）。皮损不仅累及曝光部，也可累及足部及手背。甲板薄而软，毛发稀疏，细而色淡，有时可出现黑白交替的标志性特征，反映营养状况。皮肤表现与肠病性肢端皮炎相似。患者血清锌浓度常降低，部分患者补锌后皮损可迅速消退。

■ 囊性纤维变性（见第 395 章）

囊性纤维变性患者中，5%~10% 存在蛋白 - 热量营养障碍。囊性纤维变性的婴儿很少发生皮损及营养障碍，但可能在 6 岁时出现。皮损最初表现为鳞屑、红色斑丘疹，1~3 岁时进展为弥漫脱屑性丘疹。皮损好发于口周、会阴部及肢端（下肢 > 上肢）。可出现脱发，但黏膜及甲不受累。

■ 糙皮病（见第 46 章）

糙皮病表现为水肿、红斑、面、颈、手背、前额及足等光暴露部位皮肤晒伤。日晒、压力、摩擦、炎症可诱发皮损。面部皮损常呈蝶形分布，颈部环状皮炎被称为 "Casal 项链"。可出现水疱及鳞屑，皮肤进行性干燥、粗糙、肥厚、裂隙及色素沉着。皮肤感染异常严重。糙皮病发生于烟酸和（或）色氨酸摄入不足或吸收障碍者。异烟肼、6- 巯基嘌呤及 5- 氟尿嘧啶可引起糙皮病。主要治疗是补充烟酰胺及防晒。

■ 坏血病（维生素 C 或抗坏血酸缺乏）（参见第 47 章）

坏血病表现为角化过度性毛囊炎及上臂、背部、

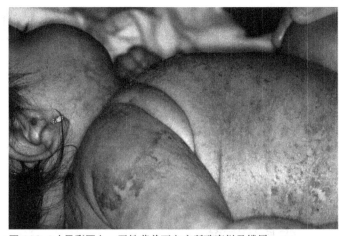

图 663-3（见彩图） 恶性营养不良症所致糜烂及鳞屑

脐部、下肢肢端毳毛卷曲。其他特征包括毛囊周围炎、红斑、出血，尤其是下肢，可发展为大面积出血，牙龈红肿、口腔炎及骨膜下出血。最常见的危险因素为酒精中毒、社会经济地位低、精神病，这些因素都可导致营养状况差。最佳诊断方法为实验性补充维生素 C。

■ 维生素 A 缺乏症（见第 45.1）

维生素 A 缺乏症最初表现为暗适应受损。皮肤改变包括干皮病、表皮角化过度，尤其毛囊及皮脂腺部位。严重者可出现明显脱屑。

参考书目

参考书目请参见光盘。

（孙娟 译，尹瑞瑞 校，徐子刚 马琳 审）

第1篇　整形外科问题

第664章
生长和发育

Lawrence Wells, Kriti Sehgal, John P.Dormans

儿童的生长和发育常存在个体差异，从统计学的角度看，正常值的定义应为人群95%CI±2SD。

补充内容请参见光盘。

（景延辉　译，马瑞雪　审）

第665章
儿童评估

Lawrence Wells, Kriti Sehgal, John P.Dormans

详细的病史和全面的体格检查对儿童骨科疾病的评估是非常重要的。一般而言，患儿的家人和亲属是重要的信息来源，特别是年幼的儿童和婴儿。影像学检查及实验室检查对临床诊断非常有价值。

■ 病　史

一个全面的病史应包括产前、围生期及产后的详细信息。产前病史应包括孕产妇健康问题：是否吸烟，产前维生素的应用，非法使用的药物或毒品，饮酒，糖尿病，风疹和性传播感染等。孩子的产前和围生期病史应包括孕周，分娩持续时间，分娩方式（剖宫产或顺产），是否有胎儿宫内呼吸窘迫的证据，分娩过程中是否吸氧，出生时间，体重，Apgar评分，出生时肌肉张力，喂养史，治疗史。在较大婴幼儿中，对姿势，运动，灵敏性，社会活动和语言发展的评估是很重要的。具体的骨科问题应着眼于关节、肌肉、四肢或中轴骨骼等。这些部位的任何疼痛或其他症状的

信息，均应引起重视（表665-1）。家族史可以为遗传性疾病提供线索，也可以预测患儿未来的发展和在必要时提供适当的干预。

■ 体格检查

骨科体检包括全面的神经肌肉系统检查。肌肉骨骼检查包括视诊、触诊、运动评估、稳定性和步态。基本的神经系统检查，包括意识查体、运动功能和反射。骨科体检要求有关节活动的范围、轴线和稳定性解剖学的基本知识。许多常见的肌肉骨骼疾病可以通过病史和体格检查得到诊断。在成人中有效的一种筛查方法已开始应用于儿童。儿童步态、上下肢以及脊柱（pGALS）测试，见图665-1。

视　诊

儿童体格检查开始于视诊。视诊的主要内容见图665-2。

触　诊

触诊包括局部的温度和压痛的评估；肿胀或肿块，

表665-1　疼痛的特点，目前症状

位置：疼痛是否位于一个特定部位或涉及更大的区域
强度：在1~10疼痛量表
性质：肿瘤疼痛往往是难以忍受的、渐进的，并且经常出现在夜间 夜间的疼痛特别提示骨样骨瘤。炎症和感染的疼痛通常是持续的
发病时间：是急性的或与外伤有关或者是隐匿的？创伤后的急性疼痛提示骨折
持续时间：疼痛是短暂的，仅持续了几分钟，或持续数小时或数天。疼痛持续时间超过3~4周提示一个严重的潜在问题
进展情况：是静态的？是加重还是减轻？
放散痛：疼痛放散到上肢、下肢或四肢麻木，刺痛等
加重的因素：有关系的任何活动，如游泳或潜水，或任何特定的活动
缓解因素：经过休息，热敷和（或）药物疼痛缓解？脊柱裂、Scheuermann病、炎症性关节病、肌肉拉伤或过度疲劳，通过在休息后可以好转
步态和姿势：伴有疼痛干扰

表 665-2　对于肌肉骨骼异常儿童体格检查纲要

要给患者提供舒适的体位并提供良好的暴露和光线（以免遗漏一些重要的结果）。婴幼儿可以放在他们父母的腿上进行检查，让他们感到更安全，更合作
注意患者检查前后的步态和移动。包括平衡、姿势和步态
一般体格检查应包括皮疹、咖啡斑、牛奶斑、多毛症、酒窝、囊肿、头发绺或脊柱中线的缺陷等
一般情况，如果有恶病质、脸色苍白和营养不足，应引起注意
注意是否有明显的脊柱不对称、肢体或躯干畸形、躯干失代偿、肌肉痉挛或挛缩。向前弯曲试验可以用来评估脊柱的不对称性和运动
神经系统检查是非常重要的。应该检查运动，感觉和反射测试并记录
肢体长度以及肌肉萎缩的任何差异应予以记录
所有关节的活动范围，如关节的稳定性和过度松弛和关节周围的触诊。所有病人还要注意有否淋巴结肿大证据

痉挛或挛缩，骨或关节畸形；肢体解剖轴线和长度的评估。

挛缩是指由于先天性或后天性原因使关节运动缺失，通常是由于关节周围的软组织纤维化或跨越关节的肌肉受累所引起。先天性挛缩见于多关节挛缩症（见第 674 章）。痉挛是一种姿势的过度反应，常见于脑性瘫痪。

骨或关节的畸形是由先天性或后天性的原因使肢体出现的异常形态。通过临床检查来评估畸形的类型、位置、程度是很重要的。同时需要判断畸形是固定，或可以通过被动或主动得到矫正，以及是否有任何相关的肌肉痉挛、局部压痛或运动时疼痛。畸形的分类取决于畸形的位置：内翻（肢体的远端偏离中线）或外翻（肢体的远端朝向中线；冠状面），或反张或屈曲畸形（矢状面）。脊柱畸形可以定义为脊柱侧凸、后凸、前凸以及脊柱侧后凸等。

关节活动范围

应当进行主动和被动关节运动活动范围的评估并记录，同时要双侧对比。客观的评价应该采用测角仪来完成，并记录在案。

关节运动的方向描述如下：

外展：远离中线；

内收：朝向中线；

屈：从起始位置肢体折回的运动；

伸：从弯曲到起始位置；

旋后：手掌朝向身体前方或手掌向上的旋转动作；

旋前：手掌转向身体后方或手掌向下的旋转动作；

内翻：指向内侧翻转的动作，多用于足的距下关节；

外翻：是相反的动作；

内旋：身体轴线向内的动作；

外旋：身体轴线向外的动作；

步态评估

儿童通常在 8~16 个月开始独立行走。早期独立行走的特点是短步幅，快节奏，行走不连续。步态周期是顺序发生的活动时相。开始于足跟触地，然后足趾离开地面，腾空，足跟触地。这四个事件组成一个步态周期，包括两部分，负重期和摆动期。负重期是指足与地面接触的间期。摆动期是足离开地面，身体重量由对侧肢体担负（见第 664 章）。正常的步态是对称、平稳的过程。任何异常都应引起注意。

神经系统的发育对行走步态非常重要。随着神经系统的发育成熟，步态逐步变化。婴儿通常具有更大的髋关节和膝关节屈曲。随着神经系统发育，行走的效率逐渐增加。7 岁儿童的步态特征与成年人相似。当神经系统异常（脑瘫），步态受影响，会出现病理反射和异常运动。

一系列骨骼疾病均可引起步态异常。肌肉无力（如脊柱裂、肌营养不良症），痉挛（如脑性麻痹）或挛缩（如关节挛缩）等都可导致步态异常。其他引起步态异常的原因包括跛行、疼痛、内八字脚和外八字脚、尖足、关节异常，肢体不等长等（表 665-3）。

■ 跛　行

全面的病史及体格检查是诊断跛行的第一步。跛行可为疼痛的（避痛性）或无痛的，病因有良性的病变，更为严重的病因（化脓性髋关节炎，肿瘤等）。在疼痛的步态过程中，儿童为了减少肢体疼痛的时间导致负重期缩短。在无痛的步态过程中，由于近端肌肉无力或髋关节不稳，负重期双下肢平均，但儿童需要通过转移重心来获取平衡，产生步态摇摆。Trendelenberg 症是髋外展肌力减弱引起的。单脚站立，Trendelenberg 症阳性提示髋外展肌无力。

引起跛行的原因与年龄有关。跛行原因与年龄相关性见（表 665-4，665-5）。神经系统疾病，尤

表 665-3　异常步态的原因

跛行
疼痛
扭转畸形
尖足
关节异常
下肢不等长

步态

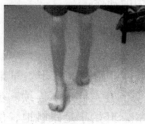
A. 观察儿童用足尖行走

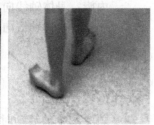
B. 观察儿童用足跟行

手臂

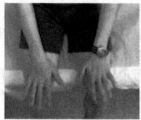
C. 伸出双手并掌心朝下

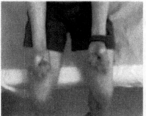
D. 掌心朝上并握拳。并将拇指与食指捏在一起

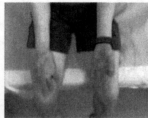
E. 用拇指接触各指尖

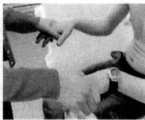
F 挤压掌指关节

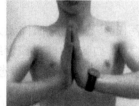
G. 双手掌心相对并拢

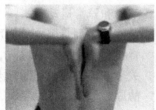
H. 双手背相对并拢

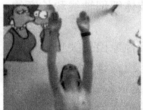
I. 看屋顶，伸双上肢，指尖朝上

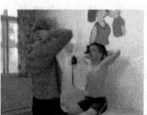
J. 双手放于颈后

腿

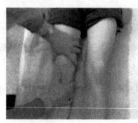
K. 浮膑试验

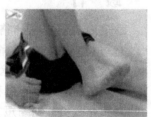
L. 屈伸膝关节。主动活动膝关节感受捻发音

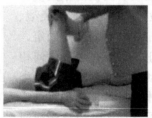
M. 髋关节内旋被动屈膝90°

脊柱

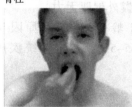
N. 张口并将自己中间三指放于口腔中

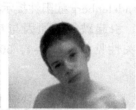
O. 颈部侧方弯曲并尽量使耳部与肩部接触

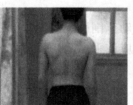
P. 观察脊柱后侧

Q. 弯腰用手指接触足趾，从侧方和后方观察脊柱曲度

图 665-1（见彩图） 儿童步态的组成：如图所示，包括上肢、下肢和脊柱（pGALS）的运动。筛选问题：①你的关节、肌肉或背部有疼痛或僵硬吗？ ②在你独自穿衣时有困难吗？ ③在你上下楼梯时有困难吗

摘自 Foster HE, Kay LJ, Friswell M, et al.Musculoskeletal screening examination （pGALS） for school-age children based on the adult GALS screen. Arthritis Rheum,2006,55:709–716

表 665-4　跛行与年龄相关的常见原因

避痛步态	屈登伦伯戈征	下肢不等长
婴儿（1~3 岁）		
感染	髋关节脱位（DDH）	-
化脓性关节炎	神经肌肉疾病	
髋关节	脑瘫	
膝关节	脊髓灰质炎	
骨髓炎		
间盘炎		
隐匿性外伤		
幼儿骨折		
肿瘤		
儿童（4~10 岁）		
感染	髋关节脱位（DDH）	+
化脓性关节炎	神经肌肉疾病	
髋关节	脑瘫	
膝关节	脊髓灰质炎	
骨髓炎		
间盘炎		
短暂性滑膜炎，髋关节		
LCPD		
跗骨融合		
风湿性疾病		
JRA		
创伤		
肿瘤		
青少年内（11+ 岁）		
SCFE		+
风湿性疾病		
JRA		
创伤：骨折，过度使用		
跗骨融合		
肿瘤		

表 665-5　跛行的鉴别诊断

避痛步态

先天性

　跗骨融合

后天性

　股骨头骨骺骨软骨病

　股骨头骨骺滑脱

创伤

　扭伤、拉伤、挫伤

　骨折

　隐匿性

　幼儿骨折

　滥用

肿瘤

　良性

　·单房性骨囊肿

　·骨样骨瘤

　　恶性

　·骨肉瘤

　·尤因肉瘤

　·白血病

　·神经母细胞瘤

　·脊髓肿瘤

感染性

　化脓性关节炎

　反应性关节炎

　骨髓炎

·急性

·亚急性

　关节盘炎

风湿性

　幼年型类风湿关节炎

　髋关节滑膜炎（毒性短暂性滑膜炎）

特伦德伦堡卧位

发育性的

　发育性髋关节发育不良

　下肢不等长

神经肌肉

　脑瘫

　肿瘤

摘 自 Thompson GH.Gait disturbances//kliegaman Rm · Practical strategies of pediatric diagnosis and therapy. Philadelphia /N/:WB Saunders, 1996,757-778

其是脊髓或周围神经功能紊乱，也可以引起跛行。避痛性跛行主要由创伤、感染或病理性骨折引起。Trendelenberg 步态通常是由于先天性、发育性疾病所致。跛行在某些情况下也可能是由非骨骼等原因引起，如睾丸扭转、腹股沟疝和阑尾炎等。

■ 背　痛

儿童常有一些特定的引起背部疼痛的原因。小儿背部疼痛最常见的原因是创伤、峡部裂、腰椎滑脱症和感染（表 671-2）。在全面的临床评估和适当的检查前，肿瘤及瘤样病变引起的背部疼痛容易被漏诊。非骨骼系统原因引起的背痛包括尿路感染、肾结石和肺炎。

■ 神经系统评估

神经系统的评估是肌肉骨骼检查（见第 584 章）的一部分。评估应包括发育状态、肌力、感觉评估、肌张力和肌腱深反射。神经系统也应包括对脊柱畸形的识别，如脊柱侧凸和后凸畸形，或异常的脊柱活动度。特定的周围神经检查也是必要的。

随着神经系统的成熟，发育中的大脑皮质抑制儿童出生期的一些基本反射（见第 584 章）。因此，这些反射的持久存在预示着神经系统异常。最常见深反射检查包括肱二头肌、肱三头肌、股四头肌、腓肠肌和比目鱼肌腱。局部的或弥漫性的反射减弱需要注意。在神经肌肉疾病中，必须对肌力进行评估。

■ 影像学评估

X 线片是大多数肌肉、骨骼疾病评估的第一步。其他的特殊检查包括同位素骨扫描、B 超、CT、MRI和正电子发射断层扫描（PET）。

X 线片

常规 X 线片是第一步，包括在一个关节上下方的前后位和侧位。在一些特殊情况下，可以采用对侧对比。临床医生要注意未成熟骨骼的正常 X 线变异。一些特殊的骨骺影像可能被误诊为骨折。一个患者 X 线表现未见异常，但有持续性疼痛或症状，可能需要进一步的影像学检查。

核医学成像

骨扫描显示的是生理信息，而不是单纯的解剖信息，并依赖于注射给患者的核苷酸的能量释放。适应证包括早期化脓性关节炎、骨髓炎、股骨头缺血性坏死、肿瘤（骨样骨瘤）、转移病灶、隐匿性和应力性骨折和儿童虐待。

全身核素扫描（锝 -99）用于确定骨病变、炎症性肿瘤和应力性骨折非常有价值。肿瘤血管也可以从流相和血池的图像中推断。镓或铟扫描对于局部感染具有高灵敏度。铊 -201 在检测恶性骨或软组织肿瘤中具有 >90% 的敏感性和 80% ~90% 的准确性。

超声检查

超声检查对评估怀疑有积液的病变如腘窝囊肿及髋关节积液是有价值的。超声检查的主要适应证是胎儿的脊柱和四肢的筛查，包括检测先天性异常，如

spondylocostal 骨发育不全，提示成骨不全症、发育性髋关节发育不良、关节积液、隐匿性新生儿神经管闭合不全、软组织异物以及腘窝囊肿。

磁共振成像

MRI 是诊断多数骨骼肌肉病变精确程度最高的成像模态。 MRI 检查可避免电离辐射和任何已知的有害影响。它形成肌肉骨骼系统的优异图像，包括软组织、骨髓腔、脊髓和大脑。它对于判断软组织病变和损伤的程度尤其有用。精细的组织平面，允许更准确地评估肿瘤对邻近结构的侵犯。软骨结构可视化（膝关节软骨可以从纤维软骨区分开来）。 MRI 检查在婴幼儿的肩、肘以及臀部都很有帮助。

磁共振血管造影

磁共振血管造影（MRA）在血管病变和骨肿瘤的术前评估中已经在很大程度上取代了常规的血管造影。 MRA 能提供末梢血管分支和原发性骨肿瘤的新生血管良好的成像。

计算机断层扫描

CT 为多种肌肉骨骼疾病的评估提供帮助。CT 的冠状面、矢面状和轴位成像，并且可以进行三维重建，从而显示躯干和四肢骨骼的复杂病变。它显示详细的骨骼解剖结构以及相邻结构的关系。CT 对于副舟骨、感染、生长板阻滞、骨样骨瘤、胫骨假关节、骨与软组织肿瘤、峡部裂、腰椎滑脱等非常有价值。对于评估骨病变和骨皮质破坏（甚至细微变化），包括钙化、骨化和骨折等，CT 要优于 MRI 检查。

■ 实验室检查

实验室检查也会应用于评估儿童肌肉骨骼疾病。包括完整的血细胞计数、红细胞沉降率、 C- 反应蛋白测定、莱姆滴度。在感染性疾病中，如化脓性关节炎、骨髓炎的血液、伤口分泌物、关节液、骨髓等细菌培养。在疑似风湿性疾病中，类风湿因子、抗核抗体和人白细胞抗原 B2。肌酸激酶、醛缩酶、天门冬氨酸氨基转移酶和抗肌萎缩蛋白等应用于检测儿童肌肉疾病，如假肥大型或 Becker 型肌营养不良等。

参考书目

参考书目请参见光盘。

（景延辉 译，马瑞雪 审）

第 666 章
足和足趾

Harish S. Hosalkar, David A. Spiegel, Richard S. Davidson

足可以被划分成前足（足趾和跖骨），中足（楔骨、舟骨和骰骨）和后足（距骨与跟骨）。胫距关节（踝关节）提供了跖屈和背伸，跟距关节（距骨和跟骨之间）所形成的倾斜面，提供内翻和外翻。内翻指跖屈内收的组合，外翻指背伸及外展。在不平的地面跟距关节尤为重要。由距舟和跟骰关节连接中足和后足。

形成足的骨或关节结构畸形的原因可能是先天性、发育性、神经肌肉异常或炎症感染。足或趾的畸形可能与自身的结缔组织疾病有关，也有过度使用综合征，这在年轻运动员中较常见。症状包括足疼痛和异常磨损。

666.1　跖骨内收

Harish S. Hosalkar, David A. Spiegel, Richard S. Davidson

跖骨内收常见于新生儿，是前足相对于后足的内收。当前足旋后和内收，畸形被称为跖骨内翻（图666-1）。最常见的原因是子宫内体位，50%的病例是双侧的。非子宫内体位原因的足部畸形，应注意进行髋关节检查。

■ 临床表现

前足内收（偶尔旋后），而中足和后足都是正常的。脚的外侧缘是凸的，而第五跖骨基底出现突出。踝关节和距下关节的运动范围是正常的，应记录其活动度。当从足底面观察时，通过足跟中点的直线（平行于）通常应延伸过第二脚趾。对于灵活性的评估方法是，一只手把后足和中足稳定在中立位置，用一只手将压力施加在第一跖骨头。对于跖骨内收畸形没有接受治疗已经行走的患者，可以看到足趾步态和异常的足磨损。一部分患者，出现动态拇趾内收畸形。通常会自行改善，不需要治疗。

■ 影像学评估

并不需要常规 X 线检查，但是站立位的前后（AP）和侧位 X 线片可以显示幼儿或年长儿的残余畸形。正位的 X 线片显示跗跖关节处的跖骨内收及第一和第二跖骨之间的角度增加。

■ 治　疗

跖骨内收的治疗基于畸形的韧性。多数孩子不需要手术治疗。可以见到柔软性的畸形被矫枉过正。矫正畸形至中立的位置，练习伸展运动或保持在一个稍微过度位的夹板或支具鞋固定。全天穿戴（22h/d），4~6周后重新评估。如果出现改善，可以继续保守治疗。如果没有改善，应予考虑序列的石膏固定。矫正跖骨内收时，应注意保持后足在中立位或轻微内翻，以避免造成后足外翻。如果足不能被动矫正到中立位置，可能需要序列石膏矫形。在 8 个月之前开始治疗效果较好。除了拉伸软组织，其目的是改变生长板生长和重塑，从而达到根治。柔性和轴线恢复后，通常需要矫形器额外固定一段时间。动态拇内翻通常会自行改善，不需要积极治疗。

手术治疗适用于对上述治疗无效的残余畸形患者。手术年龄要推迟至 4~6 岁。疼痛或无法穿着某种特定的鞋常导致患者考虑手术治疗。手术治疗的选择包括软组织松解或截骨术。截骨术的效果是最肯定的。

参考书目
参考书目请参见光盘。

666.2　跟骨外翻

Harish S. Hosalkar, David A. Spiegel, Richard Davidson

跟骨外翻在新生儿中较常见（30%~50%的新生儿有轻度外翻），往往继发于子宫内的体位改变。可以见到后足的过度背伸和外翻，前足有内收。通常伴有胫骨外旋。

■ 临床表现

婴儿通常表现足的背伸和外翻，偶尔足背是与小腿前外侧面接触。跖屈和内翻受限。合并其他宫内位置畸形，应仔细检查髋关节；如果有异常，应考虑髋

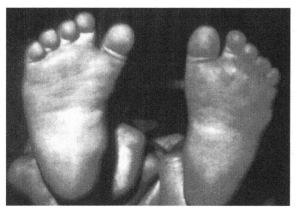
图 666-1　跖骨内收临床图片和对侧正常的脚

关节超声检查。跟骨外翻容易与先天性垂直距骨混淆，并很少与胫骨的后内侧弓关联。在大龄儿中也可见到跟骨外翻畸形，尤其那些神经肌肉失平衡，如腓肠肌、比目鱼肌肌群无力或瘫痪的患者（脊髓灰质炎，脊髓脊膜膨出）。

■ 影像学评估

X线片通常不是必需的，但对于早期治疗效果不佳的患者有必要进行X线检查。包括正侧位及最大跖屈侧面X线片，这有助于与垂直距骨鉴别。必要时加拍胫腓骨的正侧位片。

■ 治 疗

轻度的跟骨外翻，在出生时被动活动良好，不需要积极治疗。通常会在出生后1周内好转。对于运动受限的患儿，可以采用轻柔的拉伸锻炼，重点是跖屈和内收。对于活动严重受限，需要系列石膏矫形来恢复运动和力线。对于跟骨外翻很少用到石膏矫形。对于合并胫骨后内侧弓患者处理方法相似。

666.3 马蹄内翻足

Harish S. Hosalkar, David A. Spiegel, Richard Davidson

马蹄内翻足（又称马蹄）是一种涉及跟骨距骨舟骨排列畸形的疾病。畸形可以用CAVE来表示，（高足、前足内收、跟骨内翻和踝关节马蹄）。尽管这主要是一个后足畸形，同时有前足跖屈（高弓足）和内收。后足为内翻和马蹄。马蹄内翻足畸形有姿势型的、先天性或与各种神经肌肉综合征有关。

姿势型马蹄内翻足是足在子宫内的特殊体位造成，新生儿期检查足的活动性良好。先天性马蹄内翻足轻重表现不同，同时合并神经肌肉综合征表现较为僵硬，更难以治疗。脊髓发育不良及多关节挛缩症患儿更为常见（见第674章）。

先天性马蹄内翻足发病率大约1/1000，其病因是多因素的，可能与环境因素及遗传因素有关。当父母和一个兄弟姐妹有马蹄足时发生风险是25%。男性高于女性（2∶1），多是双侧病例50%。病理变化包括跗异常形态（跖骨和距骨的头颈部内侧偏斜）和跗骨在所有三个平面之间的异常位置，以及足底和内侧软组织挛缩。

■ 临床表现

通过详细的体格检查排除合并肌肉骨骼和神经肌肉的问题。包括脊柱是否有隐匿性闭合不全等。婴幼

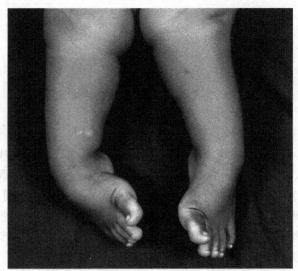

图666-2（见彩图） 临床图片展示马蹄内翻足

儿马蹄内翻足主要症状为前足高弓、内收和后足内翻及跖屈（图666-2）。足的灵活性不同，所有患者均出现小腿肌肉萎缩。一部分患者出现胫骨内旋和下肢不等长（患侧下肢短缩）。

■ 影像学评估

需要拍摄正位和侧位X线片，建议在足的最大矫正位上拍摄。多种放射测量方法可描述跗骨之间排列不齐。在3~6岁之前，舟骨没有骨化，所以影像学解释的重点是足的各部分之间的对线关系。一个常见的影像学改变是，侧位片距骨和跟骨延长线"平行"，表示后足内翻。许多医生认为，X线片在婴儿期马蹄内翻足的评估和治疗中是不必要的，但对于持续性或复发性的较大儿童的畸形仍有一定的价值。

治 疗

所有婴幼儿出生后均应尽早开始接受非手术治疗。技术包括手法按摩、系列石膏矫形和功能治疗等。从结果上看，通过手法和系列石膏矫形治疗的患者多数在3~12月龄需要手术松解。尽管手术松解后多数对线良好，但相当比例患者因为复发或残存畸形需要再次手术。柔韧性在随访中需要长期关注。疼痛在儿童和青春期较为少见，但成年期更为多见。这些问题导致治疗更倾向采用非创伤的方法。

Ponseti方法是通过手法复位和系列石膏矫形，是一种更佳微创的治疗方法。矫正的顺序遵守CAVE。每周更换石膏，通常需要5~10次石膏更换。最难矫正的畸形是踝关节马蹄，为此90%的患者需要在门诊进行经皮跟腱切断术，跟腱切断后，采用背伸复位后

的长腿石膏 3 周；然后患者开始采用支具治疗。3 个月的全天佩戴，然后夜间佩戴 3~5 年。一部分复发的患者需要行胫前肌转移术。尽管大多数患者需要某种形式的手术，但相比软组织松解术创伤较小。在长达 40 年的随访中，Ponseti 方法的治疗效果良好。支具治疗的依从性是非常必要的，否则容易复发。功能性治疗，法国的方法，包括日常手法按摩（在物理治疗师的监督下），并用松紧带固定，以及在宝宝睡觉时持续被动运动（机器下）。虽然早期的效果显著，但该方法需要大量的人工投入，在美国是否能够普及还是未知数。这些微创的治疗方法开始越早，效果越好。

手术治疗适用于部分特定患者，尤其是在保守或微创治疗失败的，或合并神经肌肉和马蹄足综合征而非常僵硬者。在这种情况下，非手术方法如 Ponseti 法具有降低手术创伤的价值。常用的手术方法包括关节囊松解，后内侧肌腱延长，把足固定在矫正位。根据足畸形的独有特性来选择手术方法。对于未经治疗的年长儿童，复发或残留畸形的病例，除了软组织手术外可能需要骨性手术（截骨术等）。三关节融合术适用于青少年和成人。

参考书目

参考书目请参见光盘。

666.4　先天性垂直距骨

Harish S. Hosalkar, David A. Spiegel, Richard S. Davidson

先天性垂直距骨是一种罕见的足部畸形。约 40% 都与潜在的神经肌肉综合征有关（表 666-1）；虽然剩下的 60% 被认为是特发性，有越来越多的证据表明，其中的一些可能与单基因缺陷有关。神经性原因包括骨髓增生异常、脊髓栓系以及骶发育不全。其他包括关节弯曲、拉尔森综合征和染色体异常（13-15, 19 三体综合征）。年龄不同，鉴别诊断包括跟骨外翻，斜形距骨（距舟关节活动度减小），跟腱挛缩的扁平足和跗骨融合等。

■ 临床表现

先天性垂直距骨也称为摇椅足（图 666-3）或波斯拖鞋足。足底表面凸，且距骨头突向足的跖面，前足背伸、后足马蹄并外翻，以及前外侧（胫前，趾伸肌）和后方组织（跟腱）等的挛缩，畸形通常是僵硬的。需要注意鉴别伴发的神经和（或）肌肉骨骼发育异常（图 666-3）。

■ 影像学评估

当被怀疑时应拍摄最大跖屈位的 X 线片。跖屈

表 666-1　先天性垂直距骨的病因

中枢神经系统和脊髓
脊髓脊膜膨出
脊髓性肌萎缩
脊髓纵裂
骶骨发育不全
肌肉
远端关节弯曲
多关节挛缩
神经纤维瘤病
染色体异常
18 三体综合征
15 三体综合征
13 三体综合征
已知的遗传综合征
神经纤维瘤病
梨状腹综合征
Rasmussen syndrome
手足裂

摘自 Alaee F, Boehm S, Dobbs M. A new approach to the treatment of congenital vertical talus. *J Child Orthop*, 2007, 1:165-174

视图有助于鉴别中足的半脱位或脱位。虽然舟骨直到 3~6 岁才骨化，但可以评估距骨与第一跖骨之间的关系。

■ 治疗

最初治疗包括手法复位和石膏矫形，出生后不久即开始。先矫正前足和中足相对于后足的背侧脱位。随后再矫正后足的挛缩。这些畸形通常是僵硬的，多数需要手术治疗。序列石膏有助于拉伸挛缩的软组织。一般是 6~12 月龄行手术治疗；软组织松解分 1~2 次进行，一部分为松解和延长挛缩的前方软组织，距舟关节的切开复位。而另一部分为松解和延长后方的肌腱组织。必要时可用克氏针固定。手术后，可以采用石膏固定；也可使用矫形器固定。对于年龄较大的复发或残留畸形儿童，可以采用距下关节或三关节融合术。

参考书目

参考书目请参见光盘。

666.5 扁平足（柔性扁平足）

Harish S. Hosalkar, David A. Spiegel, Richard S. Davidson

扁平足（也称为平足症）是一种比较常见的疾病，具有高达 23% 的患病率，取决于诊断的标准。可以被分为 3 种类型：柔韧的扁平足、柔韧扁平足伴跟腱挛缩和僵硬的扁平足。扁平足为一种足的形态变化，包含跗骨之间的异常位置关系。距下关节外翻、后足外翻，并且足弓下陷。前足相对固定，距骨头部裸露和突出于中后足的后内侧缘。柔性扁平足比较多见，但这些孩子很少有症状。扁平足在新生儿和幼儿中普遍，这与生理韧带松弛有关。在 5 和 10 岁足弓逐步显出。可以推荐使用有特殊鞋底的鞋。柔韧的扁平足持续到青春期和成年期通常与家族性韧带松弛有关，在家族其他家庭成员中往往也能见到。

■ 临床表现

典型患者在非负重时有正常的足弓弧线，但在站立时足弓消失。后足外翻和足弓下陷明显。多伴有韧带松弛。需要评估距下和踝关节的活动范围，柔韧性扁平足活动范围正常。当评估踝关节运动范围，应在内翻位测量背伸。如果脚是中立或外翻，结果可能掩盖跟腱挛缩。如果距下关节活动度降低，足的柔韧性下降，应考虑其他诊断如跗骨融合和幼年型类风湿关节炎等。有时，在距骨内侧头有压痛和（或）骨痂生成。鞋子内侧缘有过度磨损的迹象。

■ 影像学评估

无症状柔韧的扁平足常规 X 线片无异常。需要拍摄负重 X 线片（正侧位）来评估畸形。在正位 X 线片，有距骨纵轴与跟骨之间的角度增大，提示跟骨外翻。侧位显示距骨的长轴和第一跖骨之间（图 666-4）正常直线关系消失，正常的内侧弧线变平。

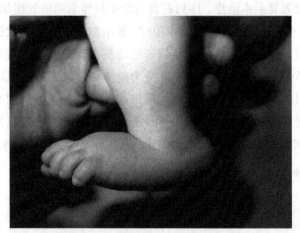

图 666-3（见彩图） 先天性垂直距骨

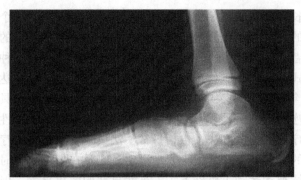

图 666-4 负重侧位 X 光片显示出扁平足的特点

■ 治 疗

柔韧性的扁平足的发病史尚不清楚，但没有证据表明，这种情况会导致远期残疾。对那些出现症状的患者需要治疗。

对于后足疼痛或有异常足磨损者可能需要矫形器，如内侧足弓支撑。严重者多合并潜在的结缔组织疾病，如埃勒斯 - 当洛综合征或唐氏综合征相关，可能会受益于一个定制矫形器，如 UCBL（加州生物力学实验室的大学），以更好地控制后足和防止足弓塌陷。虽然矫形器可缓解症状，但对足的形态和跗骨对线关系没有改变。

柔性扁平足伴有跟腱紧张应进行伸展锻炼，部分需要通过手术延长。对于少数持续性疼痛患者，可以考虑手术治疗。

目前手术集中在外侧柱延长，有效解决了畸形。该过程涉及跟骨截骨术和梯形骨移植。跟腱的延长是必需的，而且往往同时行内侧楔骨的跖屈截骨术。相比距下或三关节融合术，此手术保留了后足关节的活动性。后足关节融合术可以矫正畸形，但压力转移到邻近关节可导致迟发性的、痛苦的退行性改变。另一种选择是插入一个垫片放入跗骨窦，防止距下关节外翻。

参考书目

参考书目请参见光盘。

666.6 跗骨融合

Harish S. Hosalkar, David A. Spiegel, Richard S. Davidson

跗骨融合（也称为腓痉挛性平足）是先天性的原始间质分割失败的结果，导致两个或两个以上跗骨的融合。疾病特点是疼痛、僵硬的扁平足畸形和腓骨（小腿外侧）肌肉痉挛。改变正常的活动和距下关节的旋转产生跗骨融合的临床表现。因此，先天性畸形、关节炎或炎症性疾病、感染、肿瘤和外创伤是可能的诱因。

最常见的跗骨融合发生在距跟关节、跟舟关节。融合可以是纤维、软骨或骨性的。跗骨融合发生率约1%，为一种常染色体显性遗传。约60％跟舟融合和50％距跟融合为双侧。

■ 临床表现

约25％的患者出现症状，多数在20~40岁。虽然扁平足和距下关节运动的减少可能是从小一直存在，出现症状则可能与软骨骨化中运动受限相关。距舟关节骨化时间为3~5岁，跟舟关节8~12岁，跟距关节12~16岁。后足常出现疼痛，特别是在跗骨窦和距骨头下。症状随运动的增加逐渐加重，尤其是在不平的地面。无论是负重或不负重均能看到平足。距下关节活动受限。

影像学评估

应拍摄负重位的正侧斜位X线片（表666-2）。在斜位上跟舟关节显示最清晰。在侧位片可显示跟舟融合的食蚁兽的标记。在Harris位摄片可以看到距跟融合。在侧位片，可看到距下关节后关节面缩窄和Lateur C形征的表现。距骨的前侧面上鸟嘴状是常见的，来源于应力的分布改变。这一发现并不意味着退行性关节炎的存在。不规则的软骨表面可以看到软骨融合，而在骨性融合可以看到骨桥。

纤维性融合可能需要额外的检查。平片或许可以诊断，但CT扫描（图666-5）是首选的影像学检查。除了明确诊断，CT检查有助于确定距跟关节融合的程度。

■ 治　疗

对于有症状跗骨融合治疗需结合融合的类型和程度，患者的年龄和症状的严重性。治疗主要适用于有症状患者，初始治疗包括限制活动和非甾体类抗炎药。症状明显者可短腿石膏固定4~6周。

对于慢性疼痛的患者除了非手术治疗外，手术治疗应综合考虑，并选择包括融合切除、截骨术、关节融合术。对于跟舟关节融合，切除和伸趾短肌的移位是有效的。距跟融合的手术治疗要参考融合的程度。融合<50％，可以采用融合处切除脂肪填塞或屈拇肌腱移位。对于广泛融合和（或）退行性变，三关节融合术可能是最好的选择。截骨术在跗骨融合的治疗尚需进一步研究。

表666-2　跗骨改变的间接放射影像学征象

距骨断裂
跟骨后距下关节面变窄
距骨侧面变圆以及压扁
距骨发育不全、距骨颈缩短
前鼻征
杵臼踝关节
连续性C形征
扁平足畸形
舟状形改变（广泛的或者侧面逐渐变尖）
载距突变形（在侧位片可见其扩大以及呈卵形改变）

摘自 Slovis TL, Caffey's pediatric diagnostic imaging. 11ed. Philadelphia：Mosby, 2008, vol 2: 2604

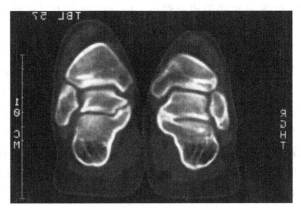

图666-5　距跟融合的CT扫描图像

666.7　高弓足畸形

Harish S. Hosalkar, David A. Spiegel, Richard S. Davidson

高弓足的特征是足纵弓增高，多伴有爪形趾畸形或足跟内翻（图666-6）。家族性高弓足多见，但大多数患者有潜在的神经肌肉疾病。首先需要排除病因，这些病因包括脊髓畸形（隐匿性闭合不全、脊髓栓系、脊髓灰质炎、脊髓发育不良、弗里德赖希共济失调）和外周神经的异常（遗传性运动和感觉神经病变，如进行性神经性腓骨肌萎缩症，德热里纳－索塔斯病，雷夫叙姆病）。单侧高弓足多数是由椎管内异常导致，双侧受累多数为神经或肌肉疾病，高弓多合并后足畸形。对于合并遗传性运动和感觉神经病变的患者多表现为高弓内翻足。在平整路面，后足必须内翻。马蹄高弓足，后足表现跖屈。

■ 治　疗

第一步要明确诊断，再来确定治疗方案。轻度畸

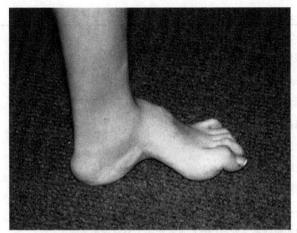

图 666-6 （见彩图） 临床图片展示高弓足

形，伸展足底筋膜康复锻炼，以加强肌肉力量延缓进展。脚踝关节矫正器能够稳定和改善行走。

手术治疗的适应证为非手术失败并畸形逐渐加重患者。根据畸形的程度和病因个体化治疗。在合并神经肌肉异常时，畸形复发较常见。需详细告知家长有关疾病的进程，并告知手术的预期效果。手术的目的是恢复运动和提高肌力。对于较轻的畸形，足底筋膜的软组织松解，合并肌腱移位。对于合并足的固定骨畸形患者，可能需要一个或多个截骨。在严重复发畸形的年长儿中，可能需要三关节融合术（跟骰、距舟和距下关节）。

666.8　骨软骨炎

Harish S. Hosalkar, David A. Spiegel, Richard S. Davidson

骨软骨炎是骨化中的局部疾病，涉及骨骺等。特发性缺血性坏死（如 KÖhler 病），第 2 个或第 3 跖骨头（Freiberg 坏死）不多见。KÖhler 病（图 666-7）多见于 5 岁或 6 岁的孩子，男孩发病率是女孩的 3 倍。Freiberg 坏死多见于女孩，在 8~17 岁，该病多有自愈倾向，常引起活动相关疼痛。治疗多根据症状的严重性和包括制动等。对于 KÖhler 病，短腿石膏固定（6~8 周）可显著缓解症状。Freiberg 坏死可以采用石膏固定或特殊的鞋进行治疗，如摇杆鞋、硬底鞋等。退行性变偶尔发生于逐渐愈合过程中，部分需要手术介入。手术方法包括关节清理术、骨移植术、截骨术、跖骨头的大部或完全切除、关节置换。

骨突炎代表肌群附着点反复牵拉形成的炎症，在快速生长期是最常见的。这些应力会导致纤维软骨插入位的微裂，进而形成炎症。跟骨骨突炎是小儿足跟疼痛最常见的原因；治疗包括非甾体抗炎药、跟腱伸展运动、鞋跟垫子或支架。Iselin 病代表在第 5 跖骨基底骨突炎，该病更为少见，当病变是单侧且治疗无效时应行 X 线检查。

666.9　足的穿刺伤

Harish S. Hosalkar, David A. Spiegel, Richard S. Davidson

大多数足的穿刺伤需要在急诊室进行合理的处理。治疗包括彻底冲洗和注射破伤风；多数需要抗生素。大多数患者治愈后无并发症。部分患者出现蜂窝织炎，最常见的是金黄色葡萄球菌感染（见 174 章），需要静脉注射抗生素或手术引流。深部感染较少见，可能与化脓性关节炎、骨软骨炎、骨髓炎等有关。最常见感染菌是金黄色葡萄球菌和绿脓杆菌（见第 197 章）；治疗包括彻底的清创术后全身抗生素短期应用（10~14d）。 X 线片可发现任何金属碎片，超声检查可以帮助确定玻璃或木刺。不需要常规手术探查和去除异物，但当症状复发或怀疑感染时除外。疼痛和（或）步态障碍提示足底表面的异物。当钉子刺穿鞋等特殊情况时有假单胞菌感染的高风险，需在全身麻醉后彻底冲洗和清创，并全身抗生素治疗 10~14d。

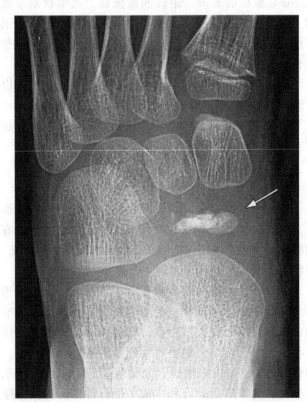

图 666-7 Kohler 疾病。7 岁男孩正位 X 线片。伴有发烧，疼痛，以及中足肿胀。左脚出现了一个小的，碎裂的舟骨骨硬化（箭头）

摘　自 Slovis TL.Caffey's pediatric diagnostic imaging.ed 11.Philadelphia,：Mosby，2008,vol 2

666.10　足趾畸形

Harish S. Hosalkar, David A. Spiegel, Richard S. Davidson

外　翻

女性（踇）外翻更为常见，通常与家族性韧带松弛有关，有阳性家族史多见，其病因是多因素的，包括遗传因素、韧带松弛、扁平足、穿鞋鞋头过紧、下肢痉挛（脑瘫）等。

临床表现

第一跖趾关节（MTP）突出和慢性刺激的红斑。大脚趾外翻、旋前且有前掌张开。扁平足或者伴有足底挛缩。影响美观是主要问题，有的患者表现为第一跖趾关节疼痛和穿鞋困难。

影像学评估

拍摄负重足的正侧位片。在正位片上，测量第一和第二跖骨间的夹角（夹角 <10° 是正常的）及第一跖骨与近节指骨的夹角（踇外翻角，<25° 是正常的；图 666-8）。在侧位 X 线片，距骨与第一跖骨之间的角度关系，可以与扁平足相鉴别。 X 线片可帮助确定手术方案。

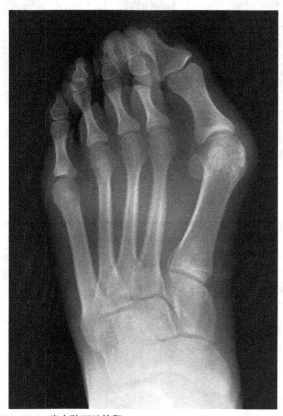

图 666-8　14 岁女孩踇趾外翻
摘自 Slovis TL, editor: Caffey's pediatric diagnostic imaging.ed 11.Philadelphia,: Mosby，2008,vol 2

治　疗

青少年（踇）外翻的保守治疗主要为定制鞋子。鞋的宽度适应前脚是非常重要的。患者应避免鞋头过于狭窄的鞋或高跟鞋。鞋的特殊修饰如松软的鞋帮等是有用的。若有扁平足，通过矫形恢复内侧纵足弓很有价值。跟腱挛缩可以通过伸展锻炼。夜间支具的价值仍有待确定。

手术治疗适用于非手术治疗失败且有持续性疼痛和致残风险的患者。手术不建议纯粹是为了美容效果。手术通常是推迟到骨骼成熟后，以减少复发的风险。术前准备应行 X 线检查，评估畸形的程度（踇外翻角、跖骨间角、跖骨远端关节角）和相关的特点，如第 1 跖骨，内侧楔关节倾斜。手术治疗通常包括在第 1 MTP 关节的软组织松解和关节调整，第 1 跖骨的单或双截骨术，以减少足的宽度和沿着前足的内侧柱重新调整。为防止复发，也可以采用第一跖趾关节的融合术。

■ 卷毛脚趾

卷毛脚趾是由趾长屈肌挛缩引起的，并且有弯曲的 MTP 和趾间关节伴有趾部的内侧偏移。足趾藏于邻趾下方，而第 4 和第 5 脚趾最常受累。畸形很少引起症状，不建议采取积极的治疗。大多数情况下，随着时间的推移，症状逐渐改善。对于罕见的病例，其中有慢性疼痛或皮肤激惹，可以考虑屈趾长肌的远侧指间关节的松解手术。

■ 重叠的第五脚趾

第 5 脚趾背伸和内收，重叠于第 4 趾。伴有脚尖的旋转畸形，以及趾甲趋于指向外侧。畸形通常是双侧，可有遗传倾向。涉及足趾背部的疼痛。

非手术治疗效果不理想。对于有症状的患者，已经介绍了几种不同的方法。包括松解痉挛的伸肌腱和 MTP 关节囊。部分去除近节趾骨和创造第 4 和第 5 脚趾的并趾畸形等。

■ 多　趾

多趾是最常见的先天性趾畸形，发生率大约 2/1000，50％为双侧。多趾可能会发生在踇侧（大脚趾）或小趾侧（第 5 趾），偶尔为中央多址。1/3 的患者合并手多指。多趾常伴有 Ellisvan 畸形、胫骨的纵向发育不良和唐氏综合征等。足的 X 线平片可以了解解剖和骨的异常。

治疗的目的为美观和不影响穿鞋。这涉及多余足趾的手术切除，手术年龄一般在 9~12 月龄。

■ 并趾畸形

并趾涉及趾蹼连接,这可能是不完全的或完全的(延伸到脚趾的末端)和趾甲汇合。多数有家族史,而第3和第4脚趾最常见。很少有症状。只在伴有多趾时需要治疗(图666-9)。在这种情况下,多趾切除,多余的皮肤覆盖创口。如果没有合并多趾,只需要观察。Apert综合征患者多伴有复杂的并趾畸形。

■ 锤状趾

锤状趾继发于近侧趾间关节固定性屈曲畸形,远侧趾间关节可以是固定的或柔韧的,以及跖趾关节过伸。第2趾最常受累,足趾背侧形成痛苦胼胝。非手术疗法是无效的,有症状的病例需要手术治疗。多数需要进行屈趾肌腱的松解。部分笔者建议屈肌腱转移至伸肌腱。对于严重的僵硬病例,可能需要近节趾骨部分或完全切除,或关节融合。

■ 槌 趾

槌趾远侧趾间关节固定屈曲畸形。患者在足底可出现一个痛苦的胼胝。由于非手术治疗通常无效,慢性症状者需要手术治疗。对于年幼的柔韧畸形,建议行屈趾长肌肌腱松解。对于年长儿的坚硬畸形,建议手术切除中节趾骨头或行关节融合术。

■ 爪形趾

爪形趾畸形涉及MTP关节的过伸,以及在PIP和DIP关节的屈曲,常伴有MTP关节背侧半脱位。大多数都有潜在的神经系统疾病,如腓骨肌萎缩症等,其病因通常是肌肉不平衡,以及胫前肌减弱后被伸肌腱来代替。首选手术治疗,伸趾(或踇)肌腱转移到跖骨颈伴MTP关节融合或趾间关节融合。

■ 羊膜束带

羊膜束带与羊膜破坏综合征(早期羊膜破裂序列,先天性缩窄带综合征、环形带综合征)可缠绕四肢,从而产生包括子宫内截肢(图666-10),或缠绕肢体的收缩环(图666-11;见第102章)。宫内缠绕环,如果够深,可损害动脉或静脉血流。组织活力一般正常,但静脉回流不畅引起的肿胀往往是一个大问题。束带的治疗包括观察;但如果动脉或静脉血流受阻,则需要急诊手术来松解束带。

巨 趾

巨趾表示异常的足趾肥大,可以独立发病或合并其他综合征,如Proteus综合征(图666-12)、神经纤维瘤病、结节性硬化症和klippel-trenaunay-weber综合征。这种情况是由于组织的异常生长,并有1个或1个以上组织(骨、神经、淋巴管、血管、纤维脂肪)的过度增生。足的巨趾可以单独发生或合并整个足的

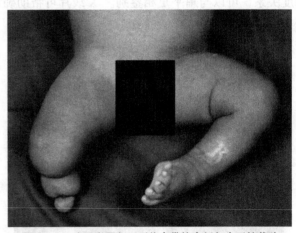

图 666-10(见彩图） 环状束带综合征与先天性截肢

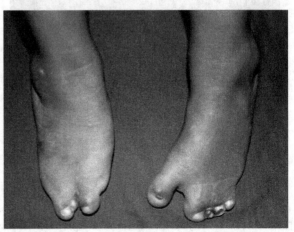

图 666-11（见彩图） 环状束带综合征与足

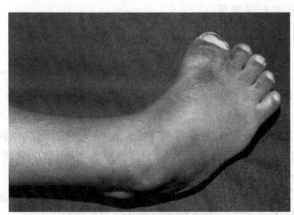

图 666-9（见彩图） 踇趾多趾

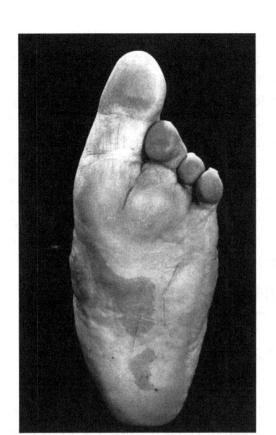

图 666-12（见彩图）　蹞趾巨趾并 Proteus 综合征

肥大。除了影响美观外，患者常有穿鞋问题。

　　如果允许可以观察为主。手术治疗较为困难，且常有术后并发症。对于单个脚趾受累，最好的选择可能是巨趾切除（包括跖骨）。如果范围较大，需对增生组织切除，或同时行骨性结构的阻滞术。复发率很高，并且手术可能需要多个切口。如果手术效果不佳，部分患者可以选择截肢手术。

■ 甲下外生骨疣

　　甲下外生骨疣是从脚趾的背侧和内侧表面异常增生的骨组织，病因不明，但可能与反复轻微创伤有关。拇趾最常见。患者出现不适，和趾甲抬高。X 线检查可以确诊，组织学包括正常骨组织与纤维软骨帽。治疗以手术切除为主，复发率在 10% 左右。

■ 嵌趾甲

　　嵌甲比较常见于婴幼儿，通常涉及大脚趾的内侧或外侧缘。症状包括慢性刺激和不适；严重的出现感染和肉芽肿。保守治疗包括矫正鞋，热敷。修剪趾甲若无法控制症状，建议手术拔除趾甲。几种手术方法可用，包括趾甲拔除并去除底层的生发层（表 666-3）。

表 666-3　足部疼痛鉴别诊断

0~6 岁
不合脚的鞋子
异物
骨折
骨髓炎
白血病
刺伤
绘制血
趾头炎
幼年型类风湿性关节炎（JRA）
6~12 岁
不合脚的鞋子
Sever 病
Enthesopathy（JRA）
异物
副舟骨
跗骨融合
尤文氏肉瘤
扁平足
外伤（扭伤，骨折）
刺伤
12~20 岁
不合脚的鞋
应力性骨折
异物
嵌趾甲
跖骨炎
足底筋膜炎
骨软骨炎（缺血性坏死）
Freiberg 病
Kohler 病
跟腱炎
外伤（扭伤）
跖疣
跗骨融合

参考书目

　　参考书目请参见光盘。

666.11　足的疼痛

Harish S. Hosalkar, David A. Spiegel, Richard S. Davidson

在不同年龄段的足部疼痛鉴别诊断见表 666-3。除病史和体格检查，X 线片最有助于确立诊断。部分需要进一步特殊检查。

666.12　鞋

Harish S. Hosalkar, David A. Spiegel, Richard S. Davidson

在幼儿和儿童中，推荐使用柔软的鞋底。这项建议是基于如果不穿鞋更有利于足弓的发育。随着儿童在硬地面上运动参与的增多，良好的缓冲，减震鞋可以帮助避免出现过度使用综合征。小鞋中的减震元件往往过大。在学龄期结缔组织逐渐稳定。学龄儿童必须在适当的缓冲和成长需要的机械刺激中寻找平衡，以帮助肌肉和骨骼发展。结缔组织的强度和关节的活动性在 15 岁达到成人水平。

参考书目

参考书目请参见光盘。

（景延辉　译，马瑞雪　审）

第 667 章
旋转和成角畸形

667.1　正常肢体发育

Lawrence Wells, Kriti Sehgal

儿科医生在诊断病理情况进行常规和有针对性的检查时，对正常肢体发育的认识是必不可少的。在宫内生长的第 7 周，下肢内侧旋转，（踇）趾朝向中线。第 11 周髋关节形成；股骨近端和髋臼继续发育，直到青春期骨骺闭合。在出生时，股骨颈向前旋转约 40°，称为前倾角（股骨颈和经踝股骨轴线之间的角度），前倾角的增大可增加髋关节的内旋。8~10 岁股骨的前倾角降低到 15°~20°。肢体旋转的第 2 个来源为胫骨。婴儿的胫骨向内侧旋转 30°，发育成熟的旋转是 5° 内侧旋转和 15° 外侧旋转之间（图 667-1）。胫骨的过度内旋称为胫骨中轴扭转。胫骨扭转是膝关节的轴线和经踝股骨轴线之间的角度差。内侧或外侧旋转超出平均值 ±2 个标准差（SDS）被认为

是异常的旋转。

肢体旋转，同样出现在足部。原因可能是过度内收或外展。旋转畸形可能是简单涉及单个部分，也可能涉及多个部分。复杂的畸形可能是复合的（内侧胫骨旋转和内侧股骨旋转兼而有之）或代偿性的（外侧胫骨旋转和内侧股骨旋转互为代偿）。

在出生时正常的胫股角为 10° ~15° 生理性内翻，18 月变化至 0°，3~4 岁生理外翻高达 12°。5~8 岁 7° 外翻（图 667-2）。超过 2 岁持久性内翻可能是病理性的。总体而言，95% 的生理膝内翻和膝外翻随成长好转。持续性膝外翻或者青春期的膝外翻被认为是病理性的，应进一步检查。

参考书目

参考书目请参见光盘。

667.2　评　估

Lawrence Wells, Kriti Sehgal

在相关的肢体评估中，儿科医生应了解发病、进展、功能障碍、既往治疗、神经肌肉疾病的相关证据，有无任何阳性家族史。

检查应当评估确切的旋转畸形，包括：①足成角趋势；②股骨的前倾角；③胫骨与股骨远端的成角；④足内收和外展。

■ 足成角

行走步态中的肢体姿势用足偏移角（FPA）来表示，表示足的轴线与行走方向之间的角度差。通常通过患儿在门诊走廊的行走进行评估（图 667-3）。向内侧旋转被记为负值，向外旋转被记为正值。在儿童和青少年时期，正常的 FPA 为 10 度（范围为 –3°~20°）。FPA 角度用于界定是否存在内八字脚或外八字脚的步态。

■ 股骨前倾角

患儿取俯卧位测量髋关节旋转，自然屈曲或伸展髋关节和大腿，膝盖弯曲 90°，间接评估前倾角（图 667-4）。双髋同时进行评估。当下肢同侧旋转，将引起髋关节内旋，而相反侧的旋转引起外旋。过度前倾增加了内侧旋转，后倾增加外旋。

■ 胫骨旋转

胫骨的旋转是使用经踝角（TMA）测定。TMA 的是垂直于内外踝（图 667-5 见光盘）的轴线和大腿的纵向轴线之间的角度。在没有足畸形的情况下，优

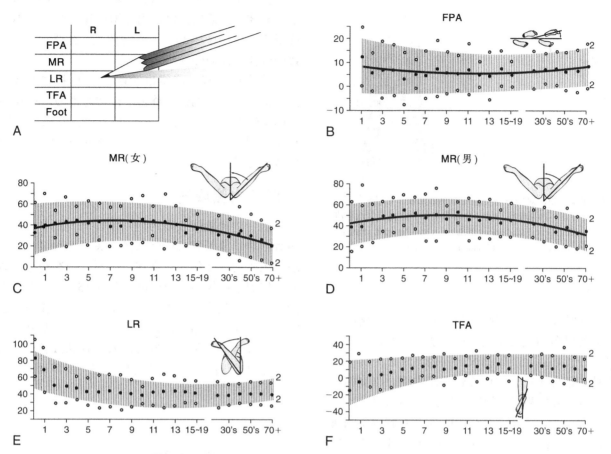

图 667-1 从出生到发育成熟的旋转曲线。所有的图表包括 2 个标准差，平均足偏移角（FPA）和股内侧旋转（MR）及外侧旋转（LR），以及大腿尺角（TFA）

摘自 Morrissey RT, Weinstein SL.Lovell and Winter's pediatric orthopaedics.ed 3.Philadelphia：Lippincott Williams & Wilkins，1990

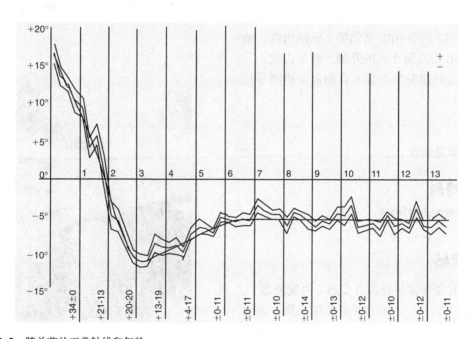

图 667-2　膝关节的正常轴线和年龄

摘自 Salenius P, Vanka E. The development of the tibiofemoral angle in children. J Bone Joint Surg Am，1975，57:259-261

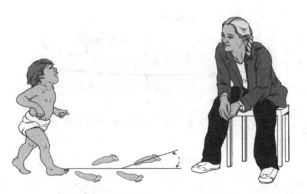

图 667-3 足偏移角。足的轴线与行走方向的比较。如果足的轴线偏外，该角度为正。如果轴线向内，角度是负的，并提示内八字脚摘自 Thompson GH. Gait disturbances//Kliegman RM.Practical strategies in pediatric diagnosis and therapy. Philadelphia: Saunders,2004

先考虑胫骨股骨角度（TFA；图 667-6）。患儿俯卧，测量大腿的纵向轴线与足的纵向轴线形成的角度。它用于测量胫骨和后足旋转情况。向内旋转记为负值，向外旋转被记为正值。向内旋转提示内侧胫骨旋转，而向外旋转代表外侧胫骨旋转。在子宫内正常位置下，婴儿平均为 -5°（范围 -35°~ 40°）。在青少年到成年发育过程中，平均 TFA 为 10°（范围为 -5°~30°）。

■ 足部形状和位置

取俯卧和直立位观察足部的任何畸形。足跟平分线（HBL）是用来评估足部的内收和外展畸形。HBL将脚跟沿纵向轴线（图 667-7）分为相等的两部分。它通常延伸到第 2 趾。当 HBL 指向第 2 趾的内侧，前足外展，而当 HBL 指向第 2 趾的外侧，前足内收。

注意识别患儿的髋关节发育不良和神经肌肉等相关问题（如脑瘫）。

参考书目

参考书目请参见光盘。

667.3 旋转畸形

Lawrence Wells, Kriti Sehgal

■ 股骨内侧旋转

过度的股骨前倾常常导致内八步态（内旋步态）。女性比男性多见（2∶1），在 3~6 岁的年龄段，股骨旋转的原因具有争议，一些人认为它是先天和持久性股骨前倾的结果，而另一些人认为它是坐姿习惯继发后天畸形。有些孩子坐姿不良或俯卧睡觉。经检查，

这种情况下大多数孩子有韧带松弛。步态检查发现，下肢整体向内旋转。髋部内旋增加超过 70°，导致外旋受限仅为 10°~20°。当脚伸直，髌骨向内收，导致胫骨代偿性的外旋。

临床检查基本能得出诊断；CT 可提供客观的依据。治疗主要是观察和矫正不正常的坐姿。8~10 岁以下的旋转通常可以纠正。持续性畸形，外观严重畸形，功能障碍，前倾角 >45° 是手术干预的指征，如股骨旋转截骨术。

■ 胫骨内侧旋转

胫骨内侧旋转表现为内八字步态，通常与先天性跖骨内翻、膝外翻或股骨前倾有关。这种情况通常出现在出生的第 2 年。通常在出生时，内踝位于外踝后方，但到了成年期，则相反，会有 15° 的胫骨外旋。治疗基本上是观察和安慰，因为随着生长发育会逐渐矫正。在儿童开始开始站立和行走之前，症状通常不会显著改善。最早在 4 岁可以看到症状改善，或者在8~10 岁的年龄。对于持续的畸形与功能障碍的治疗措施为髁上截骨矫形术。

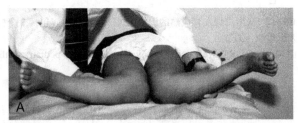

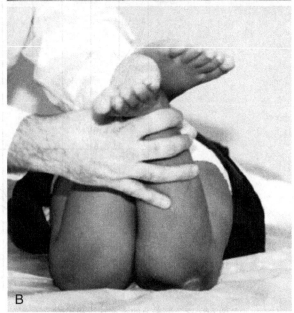

图 667-4（见彩图） 前倾角的测量

后倾可产生功能障碍，如严重的外八步态和坐姿时屈膝不能。后者可以使青春期少女致残。如果发生这种情况，必须行旋转截骨术。

胫骨外旋

胫骨外旋较内旋少见，通常合并跟骨外翻。它可以是股骨前倾的代偿，或特发性或继发于髂胫束挛缩。自然生长引起的胫骨外旋，可以随着时间的推移逐渐加重。临床检查可见当足伸直时，髌骨向外。TFA 和 TMA 的增加。有可能会伴有膝关节疼痛伴髌骨不稳定。虽然一些症状可以通过生长改善，但部分症状严重患儿需要行踝上截骨术，通常 10~12 岁较为适合。

跖骨内收

跖骨内收（见第 666.1）表现为前足内收，伴有跖骨反转。10%~15% 伴有髋关节发育不良。非手术治疗后大部分可以得到改善，预后良好。伸展运动的治疗可以使脚灵活，矫正至中立位水平。对于不能完全矫正的则行序列石膏矫正。僵硬性畸形，通过康复不能纠正，治疗措施为 2 岁时第 1 跖骨楔骨关节截骨矫形和软组织松解术。跖骨基部的截骨通常在 6 岁之后进行。

参考书目

参考书目请参见光盘。

667.4　冠状面畸形

Lawrence Wells, Kriti Sehgal

膝内翻和膝外翻是小儿常见的膝关节畸形。膝关节角度与年龄相对应的正常的值列于图 667-2。在第一年的胫骨弯曲是常见的，O 形腿在第 2 年很常见，膝外翻在 3~4 岁的年龄段最突出。

膝内翻

生理膝内翻是一种常见的下肢畸形（图 667-8）。随正常的生长发育可以逐渐矫正。超过 2 岁的持续性膝内翻可能是病理性的。原因可能是代谢性骨病（维生素 D 缺乏症、佝偻病、低磷酸酯酶症），非对称生长停滞（创伤、感染、肿瘤、Blount 病等），骨骼发育异常（侏儒症、干骺端发育不良），以及先天性和神经肌肉疾病（表 667-1）。需要注意的是区分 Blount 病（表 667-2）的生理弯曲。生理弯曲应与佝偻病和骨骼发育异常相鉴别。佝偻病有经典的骨质改变与囊状扩大的骨骺（第 48 章）以及干骺端的增宽和磨损。

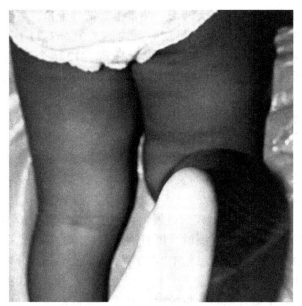

图 667-6（见彩图）　大腿足夹角

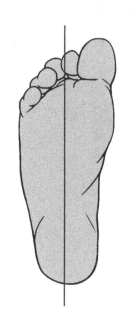

图 667-7　足跟骨平分线

股骨外旋

股骨外侧旋转时，常伴有股骨头骨骺滑脱（SCFE）；年龄 >10 岁的患儿应拍摄骨盆 X 线片。特发性的股骨旋转，常是双侧的。这种疾病与外八字步态和退行性关节炎有一定关系。股骨外旋的临床检查显示髋关节过度外旋和内旋受限。臀部外旋可达 70°~90°，而内旋只有 0°~20°。如果检查发现股骨头骨骺滑脱，需要外科手术治疗。股骨头骨骺滑脱后持续性股骨头

■ 胫骨内翻

特发性胫骨内翻，或 Blount 病，是由胫骨近端骨骺异常软骨内骨化导致内翻和胫骨（图 667-9 见光盘）的内旋，导致发育畸形。在非裔美国人和超重的学龄儿童发病率更高，有家族史，或早期学步。发病年龄被分为 3 个阶段：婴幼儿（1~3 岁），学龄前（4~10 岁）和青少年（11 岁及以上）。学龄前和青少年的形式，通常表现为迟发性胫骨内翻。胫骨内翻的确切原因仍然不明。

婴幼儿期的胫骨内翻最为常见；它的特征表现为黑人女孩多见，约 80% 为双侧受累，突出的内侧干骺端，胫骨内旋，和下肢不等长（LLD）。学龄前和青少年期胫骨内翻（迟发性）的特点包括：黑人男孩常见，正常或高于正常身高，约 50% 为双侧受累，缓慢渐进的膝内翻畸形，主诉为疼痛而不是畸形，未扪及近端干骺端内缘，胫骨轻微内旋，轻度内侧副韧带松弛，轻度下肢不等长。婴幼儿期胫骨内翻发生率较高。

检查包括患侧肢体保持髌骨朝前的侧位片以及正位片（图 667-10）。负重 X 线片是首选，可以在允许的情况下呈现最大畸形。测量干骺端骨干角，可以区别生理性膝内翻和早期胫骨内翻（图 667-11）。Langenskiöld 在 X 线片上表现为（图 667-12）6 个阶段。骨骺分化是基础，胫骨的内侧骨骺缘的分裂，胫骨内侧平台抑制，并形成一个骨桥。必要时行 CT 的三维重建或 MRI，以评估半月板，胫骨近端后内侧关节面，胫骨近端骨骺的完整性。

治疗基于疾病分期，患儿的年龄和（原发性或复发性畸形）疾病的发展阶段。在患儿未满 3 岁和 Langenskiöld 阶段 <3，1 年的支具治疗是有效的，可以控制 50% 的患儿疾病进展。如果 1 年后畸形矫治不满意，或者病情进展时，则有矫形截骨术的指征。手术治疗的指征包括患儿年龄 >4 岁，Langenskiöld 分期 >3 和有严重畸形的患儿。近端胫骨外翻截骨术和相关腓骨骨干截骨术是常见的手术方式。在迟发性胫骨内翻，矫正的同时有必要恢复膝关节的轴线。

■ 膝外翻 （碰撞膝）

正常外翻在 4 岁时得到矫正。6 岁前变化可达

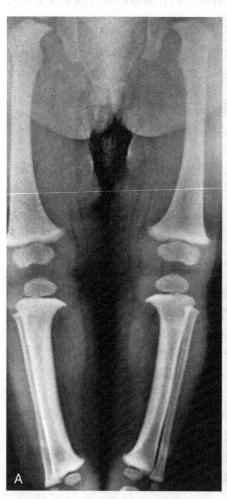
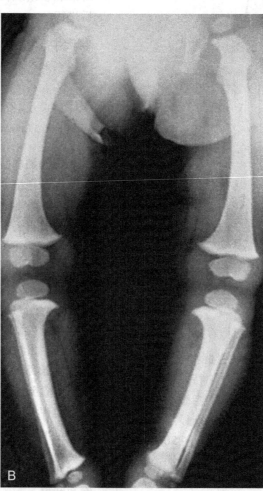

图 667-8　A. 在横卧位，胫骨和股骨弯曲但是下肢不表现弯曲。B. 在负重位，双脚踝直立姿势，双下肢弯曲

摘自 Slovis TL. Caffey's pediatric diagnostic imaging.ed 11.Philadelphia: Mosby, 2008

表 667-1　膝内翻的分类（O 形腿）

生理性

非对称增长

　胫骨内翻（布朗特病）

　　·婴儿

　　·少年

　　·青少年

　局灶性纤维软骨发育不良

　骨骺损伤

　创伤

　感染

　肿瘤

代谢紊乱

　维生素 D 缺乏（佝偻病营养）

　抗维生素 D 佝偻病

　低磷酸酯酶症

骨骼发育不良

　干骺端发育不良

　软骨发育不全

　内生软骨瘤病

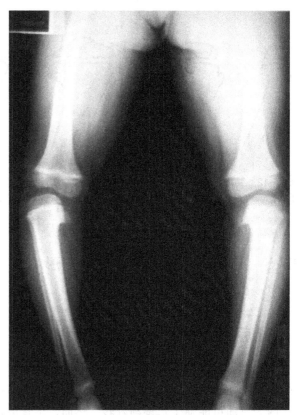

图 667-10　布朗特病双两膝正位 X 线片

表 667-2　小腿弯曲的鉴别

生理性弯曲	布朗特病
轻度和对称	不对称畸形，突变，和角度较大
干骺端 – 骨干夹角 <11°	干骺端 – 骨干角 >11°
胫骨近端生长板正常	内侧骨骺倾斜，骨骺增宽，干骺端碎裂
无显著外侧推力	明显外侧推力

15°，因而在这个年龄段之前，生理外翻有很好的矫正机会。踝关节间距通常 <2cm，在严重的外翻畸形时它可以 >10cm。病理情况导致外翻有代谢性骨病（佝偻病，肾性骨营养不良），骨骼发育不良，创伤后骨骺阻滞，肿瘤和感染。膝关节外翻的加重，引起机械轴的外侧偏差，内测膝关节的牵拉致膝关节疼痛。畸形 >15° 和大于 6 岁是不可能生长纠正的，需要手术治疗。在骨骼未发育成熟，胫骨内侧骨骺阻滞术可以尝试矫正。骨骼成熟后，在外翻的中心进行截骨术是必要的，多是在股骨的远端。在术前必须拍摄负重位下肢全长正位 X 线片。

参考书目

　　参考书目请参见光盘。

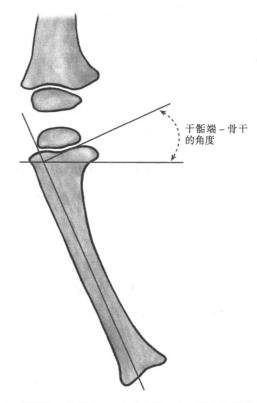

干骺端 – 骨干的角度

图 667-11　干骺端 – 骨干（M–D）的角度。在 X 线上绘制通过胫骨近端骨骺线。绘制胫骨外侧皮质平行线。最后，画胫骨平行线的垂线

摘自 Morrissey RT, Weinstein SL. Lovell and Winter's pediatric orthopaedics.ed 3.Philadelphia：Lippincott Williams & Wilkins, 199

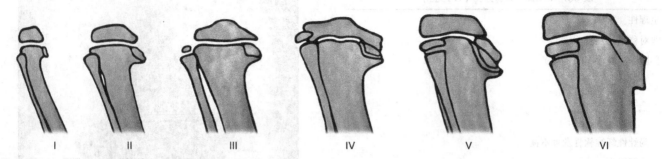

图 667-12 婴儿 Blount 病的各阶段的描述
摘自 Langeskiöld A.Tibia vara [osteochondrosis deformans tibiae]: a survey of 23 cases. Acta Chir Scand, 1952, 103:1

667.5 胫骨和腓骨先天性成角畸形

Lawrence Wells, kriti Sehgal

■ 胫骨后内侧弯曲

先天性后内侧弯曲多并存跟骨外翻，很少有胫骨的继发外翻，确切原因尚不清楚。不建议早期手术治疗，因为弯曲可能随生长逐渐好转。然而，尽管成角有矫正，但可能造成肢体长度缩短。平均生长抑制是12%~13%（5%~27%）。成熟后平均腿长度差异（LLD）为4cm（3~7cm）。X 线片可以证实诊断，显示后内侧成角并除外其他骨性异常。跟骨外翻畸形可以通过康复训练和支具治疗得到改善。预测 LLD<4cm 可以通过正常下肢的骨骺阻滞术矫正。LLD>4cm 可以通过健侧的骨骺阻滞术及患侧的肢体延长来综合治疗。部分患者可能需要截骨矫形术。

■ 胫骨前内侧弯曲（Postaxial 半肢畸形）

腓骨半肢畸形是胫骨前内侧弯曲的最常见原因。腓骨发育不良可能表现为腓骨缺失或近端和远端的部分发育。同时合并存在股骨、膝、胫骨、踝关节和足的变形。股骨较短，并且外侧髁发育不良，造成髌骨不稳定和膝外翻畸形。胫骨前内侧弯曲限制了生长潜力。治疗的关键是踝关节的稳定性和足部畸形。脚踝类似于一个球窝关节，外侧不稳定。足畸形的特征是马蹄内翻足和跗骨融合。

手术方法较多，治疗需要结合患者的要求和家长的认可。一个严重畸形足可行 Syme 或 Boyd 截肢，配合假体治疗。下肢不等长可以采用对侧下肢骨骺阻滞术或同侧肢体延长术。

■ 胫骨前外侧弯曲

胫骨前外侧弯曲与先天性胫骨假关节相关。50%的患者有神经纤维瘤病，但只有10%的神经纤维瘤病患者有此病变。假关节通常位于胫骨的中下 1/3。Boyd 认为严重性取决于囊性发育不良的变化。对于本病的治疗一直是非常令人沮丧、效果差。在病程早期建议使用支具固定以防止骨折；然而，效果不理想。许多外科手术已经尝试来治疗骨不连。如有或无植骨髓内固定术，以及应用 Ilizarov 支架固定等。随着显微手术的到来，新鲜腓骨移植术已被采用。考虑到手术效果欠佳及双下肢的不等长，膝下截肢后早期康复可能是不错的选择。但是不要尝试任何截骨术矫正胫骨弯曲。

■ 胫骨纵向发育不良

胫骨的纵向发育不良是一种常染色体显性遗传。根据胫骨的缺损部位被分成 4 种类型。其他相关畸形有足部畸形、髋关节发育不良以及手的指关节粘连。治疗围绕近端胫骨原基的存在和股四头肌功能。对于Ⅰa 型畸形，胫骨近端原基不存在，建议膝关节离断后佩戴假肢。对于Ⅰb 和Ⅱ型，胫骨原基存在，治疗应早期行 Syme 截肢，待胫骨腓骨骨性愈合，佩戴膝关节下的假体。Ⅱ、Ⅲ型是罕见的，主要处理方法是Syme 截肢和佩戴假肢。Ⅳ型畸形伴有踝关节分离，这需要重建踝关节稳定性和后期矫正下肢不等长。

参考书目

参考书目请参见光盘。

（景延辉 译，马瑞雪 审）

第 668 章

下肢不等长

Jared E. Friedman, Richard S. Davidson

多种先天性或后天性原因可导致小儿下肢不等长（表 668-1 见光盘）。先天性原因包括半侧肢体肥大症、血管和淋巴管畸形导致的不对称生长、贝－维综合征、半侧肢体萎缩、骨骼发育不良 [股骨近端点状发育不良（PFFD）]、腓骨和胫骨半侧肢体畸形（图 668-1 见光盘）和 Proteus 综合征。肢体不等长的后天原因包括骨骺骨折、累及骺板的感染、骨折愈合过程中过度生长、幼年型类风湿性关节炎和髋内翻。神经肌肉疾病，包括脊柱裂、脑性麻痹、头部外伤、脊髓脊膜膨出。这些病因导致结构性肢体长度差异，但下肢软组织挛缩也可引起功能性肢体长度差异。髋关节发育不良可导致功能性的明显肢体不等长。

补充内容请参见光盘。

（景延辉　译，马瑞雪　审）

第 669 章

膝关节

Lawrence Wells, Kriti Sehgal

■ 膝的正常发育

膝是主要的滑膜关节，其在胚胎第 3~4 个月间发育。股骨远端的次级骨化中心在胚胎第 6~9 月间形成，而胫骨上端的次级骨化中心在胚胎第 8 月至产后第 1 月间形成。女性 2~4 岁出现髌骨骨化中心，而男性则 3~5 岁出现。

■ 正常活动度

正常情况下膝关节中立位是完全伸直的。正常的活动度范围为中立位至 140°，大部分活动是在屈膝 0°~70° 完成。在儿童膝过伸 10°~15° 被认为是正常的。

膝是人体最大的关节，也是一种改性（modified）铰链型滑膜关节，这种关节允许适当的旋转。它由三个关节组成：位于中间的髌骨与股骨，位于内外侧的股骨与胫骨髁。股骨远端呈凸状，允许其滑动及铰链运动。膝主要由内外侧副韧带、前后交叉韧带和内外侧半月板来制约。膝周围有数个滑囊，因为大多数膝周的肌腱与骨平行并纵向牵拉跨过膝关节。　膝痛是年长儿童和青少年最常见的主诉。其大部分与创伤相关，但也可能是隐性疾病的发作。痛常伴发膝关节积液。依据关节内病因，膝关节内的积液可能是血液（创伤性或血友病导致的关节积血）、炎性液体（幼年型类风湿性关节炎）或者脓性物质（化脓性关节炎）。关节积血中存在脂肪球则提示隐性骨折。反复发作的关节积液提示慢性结构紊乱疾病，如半月板撕裂。关节液穿刺吸引对诊断和缓解症状是必要的（见第 684 章）。

669.1　侧盘状半月板

Lawrence Wells, Kriti Sehgal

外侧盘状半月板（DLM）是外侧半月板的解剖变异，其可能无症状或出现膝绞锁弹响症状。外侧盘状半月板分为三型。第一型为 Wrisberg 韧带型，此型外侧半月板在后方与胫骨平台没有连接，但板股韧带或 Wrisberg 韧带将外侧半月板后角与股骨内侧髁外表面连接。在伸膝时该韧带阻止半月板滑动，使半月板活动时突然停止，导致半月板肥大和不规整。第二型为完全型，其表现为增厚的外侧半月板，不向关节中心移进移出，并有正常的周围附着。第三型为不完全型，其较完全型小，并不塞满外侧间室。

■ 临床表现和诊断

盘状半月板的病因尚不明确，但可能是半月板中心胚胎期退变障碍。正常的半月板附着在边缘并在膝活动时前后滑动，但盘状半月板活动度减低或出现撕裂。偶尔半月板的后外侧没有附着，这样在屈膝时半月板会向前移位，造成大声的弹响。　常见的主诉为能被患儿和父母听到和感知的膝关节弹响。患儿常大于 6 岁。大多数的弹响是无痛的，患儿活动良好。另一些患儿并无膝部症状，但表现为自发性或伤后疼痛、弹响或在外侧关节线上的绞锁。体格检查能发现轻度积液、关节外侧的触痛以及活动时弹响。典型的症状为屈伸膝时明显的弹响。在外侧关节线上，检查者感觉到膨胀，因为半月板似乎伸出到胫骨边缘以外。当膝活动时，半月板弹入髁间切迹，膨胀消失。　膝关节前后位摄片可表现为膝关节外侧间隙增宽，其他表现有股骨外侧髁（方形）变扁和胫骨平台呈杯状。为明确诊断必须行 MRI 或关节镜。治疗许多有盘状半月板的儿童不需要治疗。这些患儿需要随访并在发生疼

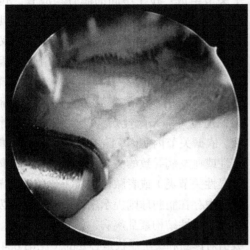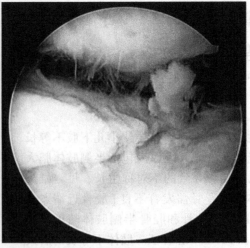

图 669-1（见彩图）　盘状半月板关节镜图像和关节镜下半月板切除术刨削

痛或活动受限时进行治疗。当盘状半月板患儿出现关节绞锁、肿胀、活动受限、无法奔跑或无法参加体育活动时，才考虑手术治疗。治疗方式为关节镜下切除撕裂并半月板成形（图 669-1）。偶尔，半月板不稳需要修复或重建。如果其他措施无法成功，可能需要行外侧半月板全切。

参考书目

参考书目请参见光盘。

669.2　腘窝囊肿（Baker 囊肿）

Lawrence Wells, Kriti Sehgal

　　腘窝囊肿或 Baker 囊肿在儿童中很常见。其是发生于腘窝的填充着凝胶状物质的囊性肿物，常常没有症状，并与关节内病理无关。囊肿常自发消失，但可能需要数年时间。腘窝囊肿常为膝部后侧肿物，第一次发现时已经很大。常无膝关节结构紊乱疾病的症状。体格检查发现腘窝固定肿物，常位于内侧并达腘窝下极。患儿俯卧位伸膝时肿物最明显。腘窝囊肿最常见的起源位置为腓肠肌和半膜肌滑囊。另一个起源位置为膝关节后侧疝。在组织学上，囊肿被归类为纤维性、滑膜性、炎性或过渡性。囊肿透光试验是体格检查中一种简单的诊断试验。膝关节摄片正常，但需要鉴别骨软骨瘤、剥脱性骨软骨炎和恶性肿瘤等病变。超声（以鉴别实性囊性肿物）和穿刺吸引可确诊。在大多数病例中，囊肿常可自愈，不予处理。腘窝囊肿的手术切除指征为有严重症状并在数月无好转。如发现实性肿物需进一步行 MRI 检查。

参考书目

参考书目请参见光盘。

699.3　剥脱性骨软骨炎

Lawrence Wells, Kriti Sehgal

　　剥脱性骨软骨炎发生在骨与关节软骨交界区缺血并最终与其下的骨分离。其准确的病因不明，但导致骨软骨骨折的原因包括股骨髁与高大的胫骨髁间脊撞击、压缩的直接撞击、旋转力量和关节压力。青少年型可表现为骨骺发育异常，伴有与骨骺分离的附属"小岛"，其常有家族遗传倾向。大多数病变位于股骨内侧髁的外侧部，但也可累及股骨外侧髁和髌骨。病变的典型病理表现包括在两次有裂缝的无血管坏死区域，其上覆盖的透明软骨不同程度的缺血和纤维化临床表现和诊断　最常见的主诉为膝部隐痛。如果剥脱碎片变松，可出现摩擦音、弹响、软腿和偶尔的绞锁，伴或不伴轻度肿胀。体格检查发现有限，包括髌骨周围触痛、股四头肌萎缩和活动时轻度疼痛。Wilson 试验被认为是特异性诊断指征。检查时屈膝 90°，胫骨完全内旋，而后逐渐伸膝。阳性表现为屈膝 30° 时疼痛，这个角度时病变位于股骨内侧髁前方。病变常在膝关节正侧位和切线位时发现。早期表现为关节软骨面小的透光区域。更进一步的病变表现为边界清楚的软骨下骨碎片伴有透亮线将之与股骨髁分开。在小龄儿童中，小的骨化点可出现在主要骨化中心的边缘。当血管再生，骨自愈。随着年龄的增加，关节软骨骨折和骨性碎片分离的风险增加，从而产生游离体。MRI 对判断关节软骨的完整性和病变的稳定性有帮

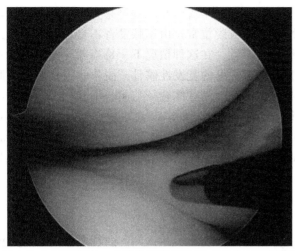

图 669-2（见彩图） 典型关节镜下剥脱性骨软骨炎病变图像

助。关节镜是评估病变状态的最可靠的方法（图 699-2）。良好预后的因素常有年龄较小、病变小、不在负重区和没有移位。剥脱性骨软骨炎按进展分为四期。Ⅰ期为小区域的软骨下压缩；Ⅱ期为部分分离的碎片；Ⅲ期为碎片完全分离但没有移位；Ⅳ期为游离体形成。治疗骨骺未闭的儿童剥脱性骨软骨炎的初期治疗包括限制活动使症状缓解的情况下观察。大部分稳定病变可数月后自愈。Ⅰ和Ⅱ期的病变调整活动、等长练习和使用膝制动装置。愈合情况可通过复查 X 线片确定，以决定患儿何时可恢复正常活动。保守治疗无效及通过体征、症状、检查认为是不稳定病变是关节镜手术指征。Ⅲ期病变通过克氏针固定。Ⅳ期病变，如果较小可行切除术，如果较大或在负重区应替代或内固定。伴有大块碎块缺失的严重病例需要进行骨软骨移植。术后患儿参加物理治疗以达到术前的活动水平。虽然部分严重病变在后期还有症状，但早期有效的剥脱性骨软骨炎治疗可预防成年后再发。

参考书目

参考书目请参见光盘。

669.4 胫骨结节骨软骨炎

Lawrence Wells, Kriti Sehgal

Osgood-Schlatter 病表现为生长发育期儿童胫骨结节疼痛。髌韧带止于胫骨结节，其是胫骨近端骨骺的延续。Osgood-Schlatter 病很可能是胫骨结节生长板和毗邻髌韧带的骨突炎。其主要发生在儿童或青少年，运动员常发生，很可能由反复的牵拉微损伤造成。发生年龄在 10~15 岁，女生发作较男生早 2 年。但常在男生发作。在大多数患儿中，此疾病是自限性的，随

着骨成熟而自愈。胫骨结节疼痛是主要主诉，并常发现胫骨结节肿胀。疼痛在运动后加重，且休息后仍持续。体格检查发现胫骨结节和髌韧带远端压痛。常发现胫骨结节突起增加。仅需 X 线摄片即可诊断（图 669-3）。在一些病例中发现胫骨结节骨化中心碎裂，有时为正常变异。有些病例伴有髌骨 alta。休息、限制活动和偶尔的膝关节制动是必要的，结合等长运动和柔韧性练习项目。让患方安心很重要，因为患儿和父母担心肿胀的胫骨结节可能为恶性肿瘤。胫骨结节生理性痊愈（生长板闭合）而达到症状的完全消退可能需要 12~24 个月。针对有持续性致残症状的患儿，偶尔需要去除胫骨结节。并发症包括胫骨结节骨骺早闭造成膝反张畸形和髌韧带断裂或胫骨结节撕脱。

■ 髌股紊乱

髌股关节稳的定性依靠限制性韧带、肌力和髌骨沟关节解剖之间的平衡。导致髌股关节不稳的因素包括股四头肌力量不足、股骨内旋、股骨外旋、滑车沟表浅、外侧紧张、内侧关节囊薄弱、髁发育不良和膝外翻。

髌骨拥有 V 型的底部，以引导其在股骨远端沟中滑行。股四头肌和髌腱产生的肌组织拉力并不在一条直线上，因为髌腱相较于股四头肌力线稍微向外侧倾斜。这通常被称为 Q 角（Q angle）。这种横向移动加上限制韧带的移动，导致髌股向外侧移动。股内侧肌对对抗外侧作用力是必要的。这些因素中的一个或一

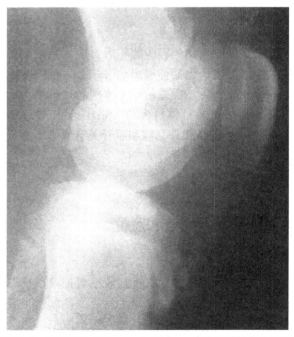

图 669-3 膝侧位片显示 Osgood-Schlatter 病中胫骨结节的骨突炎

组异常可导致髌股关节功能异常。髌股关节极度不稳可表现为急性髌骨脱位、复发性髌骨半脱位／脱位、习惯性脱位和慢性脱位。

参考书目

参考书目请参见光盘。

669.5　特发性青少年前膝疼痛综合征
Lawrence Wells, Kriti Sehgal

特发性青少年前膝疼痛综合征（髌骨应力综合征）是一种常见的髌骨关节疾病，之前被称为髌骨软化，在青少年女孩中常见，常与活动有关，疼痛定位不明确并能导致活动不能。其起初被认为是关节软骨面紊乱所致，随着更多的证据显示该病关节软骨正常，该疾病名称被更改。

■ 临床表现和诊断

症状常由如奔跑等剧烈体育活动导致。此前常无外伤史。无如绞锁、软腿或反复肿胀这样的机械性症状。

需要评估膝关节主动和被动活动度、下肢力线、膝稳定性、髌骨轨迹、压痛区域和步态以确定导致膝痛或膝不稳的显著原因。包括前后位、侧位、切线位的膝关节常规摄片对评估青少年前膝疼痛的原因帮助不大，但可以排除其他病因。在青少年人群中，股骨头骨骺滑脱也可表现为不明确的膝痛，当需排除该病可能时，应考虑髋关节摄片。

■ 治　疗

前膝疼痛的自然病程为数年后自愈。治疗主要以非手术治疗为主，包括伸展运动锻炼、力量练习（股四头肌等长收缩）、反差治疗（冰敷和热敷）、矫形器和药物治疗（非甾体抗炎药 NSAIDs）。有效率可达 70%~90%。关节镜评估膝和髌骨关节面常不必要。

参考书目

参考书目请参见光盘。

669.6　髌骨半脱位和脱位
Lawrence Wells, Kriti Sehgal

复发性髌骨脱位被定义为被观察者记录或被患者清晰描述的大于一次的脱位事件。复发性髌骨半脱位为大于一次的髌骨半脱位事件而无完全脱位。习惯性髌骨脱位被定义为每当膝关节屈曲时均发生的脱位，慢性髌骨脱位是在膝关节运动弧上从未复位的脱位。

创伤性髌骨半脱位和脱位可是直接创伤导致。习惯性半脱位或脱位常是由于膝发育不良和股四头肌外侧部挛缩所致。在这种情况下，每当膝屈曲髌骨均外侧脱位。最常见的复发性髌骨　脱位病因是股四头肌外侧力线不直。一些综合征与髌骨不稳相关，包括唐氏综合征（Down syndrome）、特纳综合征（Turner syndrome）、歌舞伎脸谱综合征（Kabuki make-up syndrome）和鲁宾斯坦泰比综合征（Rubinstein-Taybi syndrome）。

■ 临床表现和诊断

体格检查发现常提示诊断。急性脱位之后，可能有关节囊撕裂或骨软骨骨折造成的关节积血。如果患儿近期发生过脱位，将有髌骨周围压痛和轻度肿胀。

体检发现患儿髌骨轨迹不佳有脱位倾向时，完全伸膝表现为末端半脱位。触诊髌骨侧方面下表面时可有压痛。在髌骨不稳的患者中，膝刚开始屈曲时髌骨就向外移位，而当进一步屈曲时髌骨则向内移。这种髌骨外移继而内移被称为 J 轨迹（J traking）。另一经典体征为费尔班克斯恐惧征（Fairbanks apprehension sign）。屈膝 30° 位，检查者用手将髌骨向外侧脱位并造成主观的半脱位感，导致患者抓住检查者的手阻止脱位。

评估患者膝扭转轮廓以排除股骨或胫骨或两者旋转异常是重要的。

摄片能帮助确定造成髌骨复发性脱位或急性脱位的原因。摄片需包括髌骨前后位、侧位、地平线切线位（完全屈膝下摄片）以评估股骨外侧髁或髌骨的骨软骨骨折。其他投射包括 MacNab 位（MacNab view）（屈膝 40° 下摄片），其能够显示髌骨与股骨髁间沟前部的关系，也能显示髌骨或外侧髁的游离体和骨折；Merchant 位在屈膝 45° 下摄片；Laurin 位屈膝 20°。

■ 治　疗

首发的创伤性髌骨脱位需要用膝制动支具治疗以减轻疼痛。数天后，患者应开始股四头肌等长力量练习，当压痛缓解后患儿可以进行更剧烈的力量练习。一旦制动停止（6 周），等长练习需要继续，膝能够完全恢复。通过这种方法治疗，约 75% 的患者将不会复发脱位。

髌骨复发脱位的初始处理应是非手术治疗。如果半脱位是由于动力肌肉的不平衡，如股内侧肌肌力锻炼这样的特殊肌肉康复计划可能有效。虽然髌骨稳定矫形器的作用机制和功效尚不确定，但其可能有用。

对持续发生脱位或髌骨半脱位保守治疗无效的，手术稳定髌骨是必要的。对生长发育中的患儿手术的重点在重塑股四头肌力线，通常联合外侧松解和制造髌骨内侧限制。重塑伸肌力线可通过改变肌组织本身、改变其在髌骨止点或改变髌骨在胫骨上的附着来完成。根据受累程度，可行关节镜下外侧松解伴或不伴力线重塑软组织重建。股骨或胫骨的旋转畸形可通过股骨远端或胫骨近端旋转截骨处理，很少需要截骨。

参考书目

参考书目请参见光盘。

（夏天　译，马瑞雪　审）

第 670 章

髋关节

Wudbhav N. Sankar, B. David Horn, Lawrence Wells, John P. Dormans

髋关节是下肢的关键节点，其功能需求稳定性和灵活性。在解剖学上，髋关节是位于股骨和髋臼之间的球窝关节。

■ 生长和发育

妊娠第七周，原始的肢芽间充质开始出现裂缝时，髋关节开始发育。妊娠第 11 周时，这些前软骨细胞分化成一个完整的软骨化的股骨头和髋臼（见第 6.1）。

在新生儿，髋臼完全由软骨构成，附带有一薄层纤维软骨称为髋臼唇。

髋臼松软的透明软骨与 Y 形软骨连续，分隔并连接骨盆的三部分骨质（髂骨，坐骨和耻骨）。髋关节的凹形状由球形股骨头的出现而决定。

有几个因素决定髋臼的深度，包括伴随髋臼软骨的间质的生长、软骨膜下的外生生长，和相邻的骨质生长（髂骨，坐骨和耻骨）。在新生儿，整个股骨近端都是软骨的结构，其中包括股骨头，大、小粗隆。三个主要的生长区域是骨骺板、股骨大转子的生长板及股骨颈峡部。在生命的第 4~7 个月，股骨近端的骨化中心开始出现（在股骨头的中心）。这个骨化中心沿着它的软骨基质继续扩大，直到成年，剩余一薄层关节软骨。在这一生长阶段，这个骨质生长核周围以及髋臼软骨的厚度都是逐渐下降的。近端股骨的生长受肌肉牵拉、通过髋关节传递的承受体重带来的压力、正常的关节营养、血液循环以及肌肉紧张度等影响。这些因素的变化可以对股骨近端的生长带来重大的影响。

■ 血液供应

股骨头骨骺的血供是非常复杂的，而且随着股骨近端的生长不断变化。股骨近端接受骨内动脉供应（主要是旋股内侧动脉）和骨外静脉供应（图 670-1）。支持带血管（骨外的）位于股骨颈表面，因为其从周围进入骨骺，所以也称为囊内血管。这使得血液供应容易受到化脓性关节炎、创伤、血栓形成和其他血管损伤的影响。脆弱的血液供应的中断将会导致股骨头缺血性坏死及髋关节的永久性畸形。

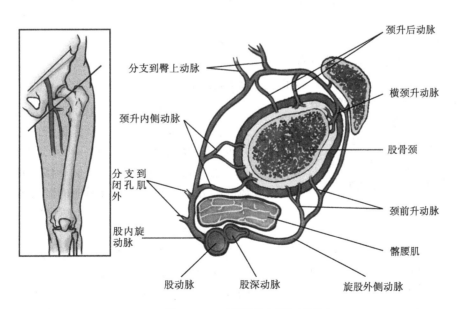

图 670-1　近端股骨血管解剖图解

670.1 发育性髋关节发育不良

Wudbhav N. Sankar, B. David Horn, Lawrence Wells,
John P. Dormans

发育性髋关节发育不良（DDH）是指在不成熟的髋关节发育过程中出现的一系列病理学表现。起初，它被称为先天性髋关节脱位，后来被发育性髋关节发育不良所取代。发育性髋关节发育不良更为准确地反映了该疾病表现的多变性，包括轻度发育不良及明显的髋关节脱位。

■ 分 类

髋臼发育不良包括髋臼形态和发展异常；髋关节半脱位的定义是股骨头与髋臼之间有部分的接触，而脱位是指一个髋关节表面的各关节部分之间没有任何的接触。DDH 可分为两大类：典型的和畸形学的。典型的 DDH 发生在其他情况都正常的患者或是那些没有明确综合征或遗传条件的患者；畸形学的 DDH 通常有可识别的病因，如关节挛缩或一种遗传综合征，并且发生在出生前。

■ 病因及危险因素

虽然确切的病因尚不清楚，但 DDH 发展的最终共同通路是髋关节囊松弛度增加，无法维持一个稳定的股骨髋臼关节。这种松弛度的增加可能是激素、机械因素与遗传因素综合作用的结果。在 12~33 % 的 DDH 患者中发现有阳性家族史。DDH 在女性患者中更常见（80%），这被认为是由于女性胎儿对母体激素如松弛素等具有更大的易感性，从而增加了韧带的松弛度。虽然臀先露出生的婴儿只占总体的 2%~3%，但是对 DDH 患者来讲，臀先露体位出生者占 16%~25% 的比例。

任何导致子宫内空间更为紧张，相应的正常胎儿活动范围更少的情况，都可能与发育性髋关节发育不良有关。这些情况包括羊水过少，出生体重大，和第一次怀孕。其他和 DDH 关联比较多的子宫内塑形异常情况，如斜颈和跖骨内收等，都支持"拥挤现象"理论在 DDH 发病机制中发挥一定的作用。左髋关节是最常受累的关节，因为在最常见的胎儿体位下，为对抗母体骶骨的压力，左髋关节常处于内收状态。

■ 流行病学

虽然大多数关于新生儿筛查的研究表明，可在 1 / 250~1 / 100 的婴儿检测到一定程度的髋关节不稳定，实际脱位的或可脱位的髋关节并不多见，在活产婴儿中，该比例是 1/ 1000~1.5/ 1000。

DDH 的发病有显著的地理和种族差异。依据不同地理范围报道的发病率从瑞典的 1.7 / 1000 例婴儿到南斯拉夫 75 / 1000，再到加拿大马尼托巴的一个区的 188.5/1000。在中国和非洲的新生儿中，DDH 发病率几乎是 0%；而在白人新生儿中，髋关节发育不良发生率是 1%，而髋关节脱位发生率是 0.1%。这些差异可能是由于环境因素的影响，如抚养孩子习惯，而不是遗传素质的影响：非洲和亚洲的抚养者传统上用一条围巾托住婴儿，使孩子的髋部是弯曲、外展，并可以自由活动。这使得髋关节维持在稳定性以及软骨质的股骨头促进发育中的髋臼动态塑形的最佳位置。在美国本土和东欧文明社会，其 DDH 发病率相对比较高。在那里抚养的儿童，通常被包裹在狭窄的衣物里，使他们的髋关节处于伸展位，增加了腰大肌肌腱的张力，导致髋关节容易移位，并最终使髋关节向侧方和上方脱位。

■ 病理解剖学

在 DDH 患者中，一些继发性的解剖结构改变会妨碍脱位的髋关节复位。无论是在髋臼隐窝（如丘脑枕）里的脂肪组织，还是增生的圆韧带，都会妨碍股骨头的复位。髋臼横韧带通常也会增厚，从而明显地缩小髋臼的开口。此外，短缩的髂腰肌腱紧绷在髋关节前，使关节囊形成一个沙漏样的外形，这限制了进入髋臼的机会。随着时间的推移，脱位的股骨头对髋臼缘和髋臼唇持续施加压力，导致髋臼唇逐渐向内折叠和变厚。

一个正常股骨头髋臼的形状取决于两者之间的同心圆复位。髋关节脱位的时间越长，髋臼越有可能发育不正常。如果没有股骨头提供一个基盘，髋臼会进行性变浅，髋臼顶变倾斜，髋臼内侧壁增厚。

■ 临床发现

在新生儿

DDH 在新生儿是无症状的，必须通过特殊的手法进行筛查。体检必须在一个温暖舒适的环境中，将婴儿脱去衣物，仰卧位放置在一个平坦的检查桌上进行。

巴卢刺激手法是用来评估非移位髋关节潜在脱位风险的方法。检查者内收屈曲的髋关节，轻轻地向后推动大腿，试图使股骨头脱位(图 670-2)。试验阳性者，会感觉到股骨头滑出髋臼。当检查者放松大腿近端的推力，可以感觉到股骨头再次滑入髋臼。

蓝尼测试是巴卢测试相反：检查者试图复位脱位的髋关节（图 670-3）。检查者把孩子的大腿抓在拇指和食指之间，用第四、五指顶住大转子，同时外展

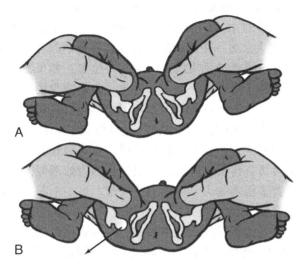

图 670-2 屈膝屈髋姿势下做 Barlow 刺激试验，A. 握住患者大腿，内收患者大腿，向后方用力。B. 半脱位的髋关节这个检查为阳性

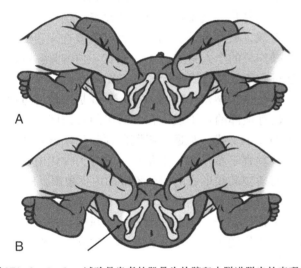

图 670-3 Ortolani 试验是患者的股骨头从髋臼中脱进脱出的表现，A. 检查者握住患者大腿，两指托住大转子，缓慢的外展髋关节。B. 当髋关节外展时，股骨头进入髋臼并伴有弹响，是为阳性

髋关节。当试验阳性时，股骨头会滑入髋臼窝，同时伴有一种微妙的可以触及而非听到的碰击声。该操作应该温和的施行，避免使用暴力。

髋关节的弹响是在对 DDH 进行巴洛和蓝尼测试过程中外展最后阶段感觉到的一种尖锐的感觉（或声音）。严格来讲，髋关节弹响是在股骨头滑进滑出髋臼时感觉到的，是不同于髋关节碰击声的。髋关节的弹响通常来源于圆韧带，或偶尔来自于阔筋膜或腰大肌肌腱，它并不提示明显的髋关节异常。

在婴儿

当婴儿进入生长的第 2、第 3 个月，软组织开始

变紧，蓝尼和巴洛测试不再是可靠的。在这个年龄组，检查者必须寻找其他特定的物理检查结果：包括髋关节外展受限、患侧大腿的明显缩短、大转子近端的位置、臀部或大腿的褶皱不对称（图 670-4），及髋关节的活塞活动。外展受限是这个年龄组髋关节脱位最可靠的标志。

大腿的缩短，盖氏征，最好通过将髋关节在屈曲 90° 时比较膝盖的高度，寻找不对称（图 670-5）。大腿和臀部皮肤皱襞不对称可以在 10% 的正常婴儿中见到，但其仍提示有 DDH。另一个有用的测试是 klisic 试验，检查者将第三指放在股骨大转子上，同时将食指放在髂前上棘；在一个正常的髋关节，两个手指尖连成一条假想线指向脐部；在脱位的髋关节，大转子是升高的，该连线指向脐和耻骨连线的中点位置（图 670-6）。

在可以行走的儿童

对于可以行走的儿童前来就医，多半是家长已经注意到孩子跛行，摇摆的步态，或下肢不等长。患侧下肢常较对侧短缩，患侧脚尖着地行走。在这些孩子当中，Trendelenberg 征通常是阳性的；而且当他们行走时，外展倾斜现象通常可以观察到。在年幼的孩子当中，患侧髋关节外展受限，而且当髋关节屈曲是双膝关节不等高（盖式征）。为了改变髋关节的生物力学，往往会继发严重的脊柱前凸，并且通常是就诊时的主诉。

■ 诊断性检查

超声检查

因为它优于放射检查评价软骨结构，超声检查是一种在股骨头骨化中心出现之前（4~6 个月）诊断 DDH 的可能方法。然而在新生儿期（0~4 周），体格检查优于超声检查，因为在这个年龄组超声检查的假阳性发生率比较高。除了阐明股骨髋臼的静态关系，

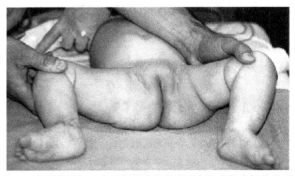

图 670-4（见彩图） 先天性髋关节发育不良的患儿大腿皮纹不对称

超声检查提供了髋关节的关于稳定性的动态信息。超声检查可用于监测髋臼发育，尤其是在吊带治疗的婴幼儿患者；该方法能减少接受 X 线摄片的次数，而且能够帮助临床医生更早发现治疗方法的失败。

在格拉夫技术中，将传感器放置在股骨大转子上，可视化观察髂骨、骨性髋臼、唇、和股骨骨骺（图 670-7）。通过双侧髂骨连一条线，以髋臼顶作一条切线，两者形成的角度是称为 α 角，它代表髋臼的深度。α 值 >60° 被认为是正常的；α 值 <60° 意味着髋臼发育不良。以髋臼唇作切线，连接两侧髂骨呈

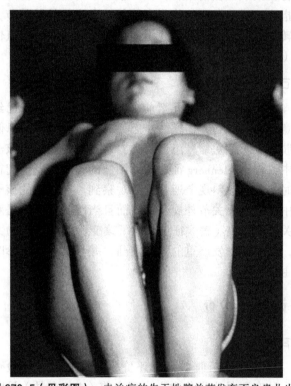

图 670-5（见彩图） 未治疗的先天性髋关节发育不良患儿出现 Galeazzi 征阳性

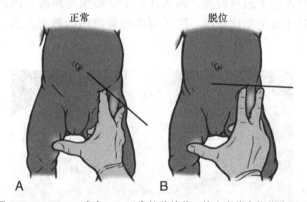

图 670-6 Klisic 试验。A. 正常的髋关节，检查者将食指指尖置于髂骨，中指指尖至于大转子，通过这两指尖做连接线，应该指向肚脐。B. 在半脱位的髋关节，这两指尖的连线通过肚脐下方，因为大转子的位置变得异常的高

一条线。两者的夹角称为 β 角，它代表髋臼的软骨顶。一个正常的 β 角小于 55°，当髋关节不全脱位时，β 角增大。另一个有用的检查方法是评估股骨头的中心位置与髂骨的垂直线之间的相对位置：如果髂骨垂线在股骨头中心的外侧，骨骺被认为是减少的。如果垂线在股骨头中心内侧，股骨头则是半脱位或脱位的。

对于 DDH 超声筛查仍然是有争议的。虽然在欧洲进行常规超声检查，但在美国，超声筛查并没有被证明为所宣传得那样有效，主要是因为处理假阳性结果花费了很多物力。目前的建议是，每一个新生儿都要接受髋关节稳定性的临床物理检查。那些有 DDH 可疑风险的孩子应该超声随访。大多数作者同认为，有 DDH（臀位，家族史，斜颈）危险因素的婴儿，无论有无临床表现，都应该进行超声筛查。

放射学检查

通常在 4~6 月这个年龄段的婴儿，一旦股骨近端骨骺开始骨化，就推荐行放射学检查。该片已被证明是更有效，成本更低，相对于超声波检查，它更少依赖于操作员的个人素质。前后（AP）位的骨盆视图可以通过几条经典的线进行解释（图 670-8）。

希尔格雷纳尔（Hilgenreiner）线是一条通过两个 Y 形软骨顶部的水平线（在髋臼里的清洁区）。珀金斯（Perkins）线，是通过缘髋臼顶骨化区最外侧的垂直线，垂直于希尔格雷纳尔线。股骨头骨化中心应位于这两条交叉线形成的四分象限的内下象限。Shenton 线是一条从股骨颈内侧到耻骨上支下缘的连线。在髋关节正常的孩子，它是一个连续的弧线。在髋关节半脱位或脱位的患儿，本线包括两个独立的弧线，看起来就像破了一样。

髋臼指数是希尔格雷纳尔线和髋臼内外侧边界连线之间形成的角度。该角度可以监测髋臼骨化顶盖发育的过程。在新生儿，髋臼指数可达到 40°；在 4 个月的婴儿，髋臼指数正常情况下应不超过 30°。在年龄较大的儿童，中心边缘角是检测股骨头覆盖度的一个有用的指标。它是由珀金斯线和髋臼侧缘到股骨头中心连线相交而形成角。在 6~13 岁的儿童，中心边缘角正常情况是 >19°；而在大于 14 岁的儿童，该角 >25° 才被认为是正常的。

治 疗

DDH 治疗管理的目标是获得和保持股骨头在髋臼的中心性复位，以此确保提供一个股骨头和髋臼正常发育的最佳环境。DDH 的确诊越晚，要实现这些目标越困难，髋臼和股骨近端重建的潜能越小，后期需要的治疗更复杂。

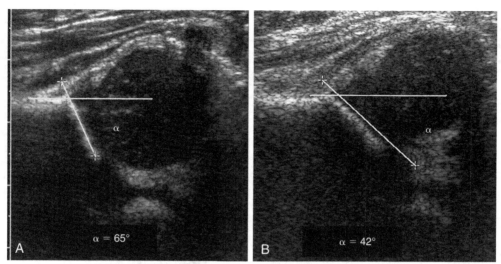

图 670-7　A. 正常婴儿的髋关节超声波图片。α 角大于 60°。与髂骨切线方向画线，应该通过股骨头中心的外侧。B. 患有 DDH 的患儿，左髋 α 角为 42°，只有不到 50% 的股骨头在切线以内的髋臼中

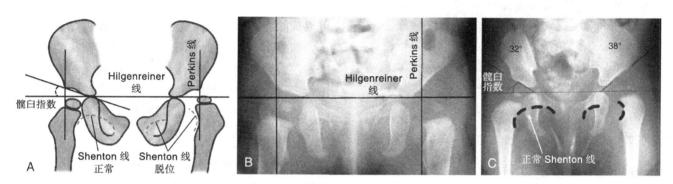

图 670-8　A-C 影像学测量对于评估 DDH 有非常大的意义。Hilgenreiner 线是通过双侧髋臼 Y 型软骨的线。Perkins 线是平行于髋臼外缘做的垂直于 Hilgenreiner 线的垂线。两线交叉将髋臼划为四区，正常股骨头骨化中心应在其内下区，若位于其他地区，则为脱位。脱位侧骨化中心常较小。Shenton 线：正常骨盆 X 线中耻骨下缘之弧形线与股骨颈内侧之弧形可以连成一条完整的弧度称作兴登氏线。凡有髋脱位，半脱位病例中，此线完整性消失。自 Y 形软骨中心至髋臼边缘作连线，此线与 Hilgenreiner 线间夹角称髋臼指数，正常新生儿的髋臼指数平均为 27.5°，并随着年龄不断减小

对于新生儿及 6 个月以内的婴儿

对于巴洛征阳性（髋关节复位但可脱出）或蓝尼征阳性（髋关节脱臼但可复位）的患儿，一旦做出 DDH 的诊断，就应该尽快采用 Pavlik 吊带逐渐治疗。对于 <4 周龄的髋关节发育不良的婴儿的治疗尚不明确。这些髋关节很大比例会在 3~4 周时恢复正常，因此，在做出治疗决定之前，许多医生倾向于数周之后重新体检这些患儿以确定是否有髋关节发育不良。

三角尿布或捆绑尿布在新生儿发育性髋关节脱位的治疗上没有作用，它们通常是无效的，而且给家长一种虚假的安全感。髋臼发育不良、关节半脱位或脱位，都可以进行治疗。虽然其他的支撑方法也是可用的（如 von Rosen 夹板，frejka 枕头），Pavlik 吊带仍然是全球最常用的装置（图 670-9）。通过用 Pavlik

吊带矫正蓝尼征阳性髋关节六周，95% 的患儿解决了髋关节不稳定的情况。在 >6 月的儿童，Pavlik 吊带法的失败率 >50%，在日益活跃、爬行增多的儿童身上，Pavlik 吊带很难维持。要经常检查和调整以确保 Pavlik 吊带安装正确。之前的 Pavlik 吊带应加以调整保持髋关节屈曲（通常约 100°），不提倡过度屈曲，因为那样有麻痹股神经的风险。后来 Pavlik 吊带改装设计成鼓励外展的类型。这些吊带都逐渐改装成允许内收至中立位的类型，因为 Pavlik 吊带强迫外展可导致股骨头骨骺缺血性坏死。

如果随访体检和超声波检查发现 3~4 周吊带治疗后髋关节中心复位不佳，应放弃继续 Pavlik 吊带治疗法。超过这个时间继续使用 Pavlik 吊带治疗持续性的髋关节脱位可引起"吊带病"；或是磨损髋臼的后壁，

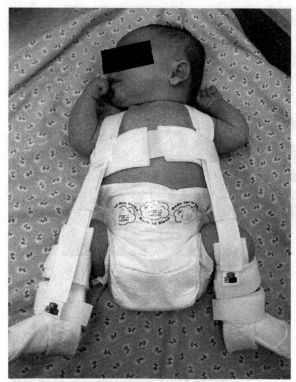

图 670-9（见彩图） 帕夫利克约束带的照片

会降低髋臼最终的复位稳定性降低。

对于 6 个月到 2 岁的儿童

对于在后期诊断的髋关节发育不良，其治疗的主要目标是在不损伤股骨头的前提下，尽量获得和维持髋关节的中心性复位。闭合复位是在手术室全麻下进行的。移动臀部来确定髋关节复位后的活动范围。以它来对比最大的活动范围从而构建一个"安全角"（图670-10）。在病变期行关节内造影有利于评估减少的深度和稳定性（图 670-11）。良好模塑和中度屈曲和外展位人字石膏可以维持关节的间隙。在手术后，CT或 MRI 可用于确认脱位的程度。闭合复位后 12 周，

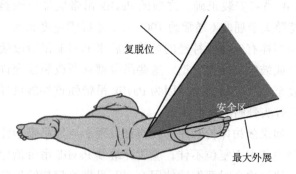

图 670-10 图解 Ramsey 安全区

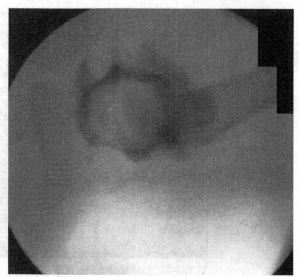

图 670-11 髋关节关节造影评价下降稳定性

可以拆除石膏模型，外展矫形器可以促进髋关节进一步重塑。闭合复位如果不能得到稳定的髋关节往往意味着需要切开复位。对于小于 2 岁的患儿，很少需要进行二次关于髋臼和股骨的手术。闭合或切开复位后髋臼的发育效果良好，一般可持续 4~8 年。

2 岁以上的患儿

对于 2~6 岁的患儿髋关节脱位通常需要一个切开复位。在这个年龄组中，经常进行股骨短缩截骨术，以减少对股骨近端的压力，减少骨坏死的风险。因为在这些年龄较大的患者中，髋臼发育的潜力是显著减少，通常是在与切开复位结合进行骨盆截骨术。术后，人字石膏固定需要 6~12 周。

■ 并发症

DDH 最重要的并发症是股骨头骨骺缺血性坏死。在压力下或在极端诱拐减少股骨头可导致骨骺血管闭塞而产生的骨骺部分或总梗死。如果血运重建良好，可能可以恢复，但如果骨骺严重受损，可能发生生长发育异常。出现骨化核之前 4~6 个月。臀部是最容易出现这种并发症。如前面所述，干预是为了尽量减少这种并发症。通过适当的治疗，DDH 发生缺血性坏死的概率降至 5‰ ~15‰。其他并发症包括 DDH 再脱位、半脱位残留、髋臼发育不良、术后并发症以及伤口感染。

参考书目

参考书目请参见光盘。

670.2　暂时性单关节滑膜炎

Wudbhav N. Sankar, B. David Horn, Lawrence Wells,
John P. Dormans

暂时性滑膜炎是一种典型影响髋关节反应性关节炎，是幼儿髋关节疼痛最常见的原因之一。

■ 病　因

暂时性滑膜炎的病因仍然不明。多数作者认为暂时性滑膜炎是一种非特异性炎症。也有人建议，该病症是病毒感染后免疫性滑膜炎，因为它趋向于遵循最近病毒性疾病。

■ 临床表现

暂时性滑膜炎可发生于各年龄组，多见于 3~8 岁的儿童，平均发病年龄在 6 岁。约 70% 的儿童在症状出现前 7~14d 有非特异性上呼吸道感染。往往急性起病，通常疼痛位于腹股沟，大腿前部，膝，或髋部。

髋部屈曲、旋转一般不受限，除非存在显著积液。瞬态单关节滑膜炎的儿童走路痛苦，跛行步态。他们往往不发热或有低热，体温 <38℃。

■ 诊　断

暂时性滑膜炎是一种临床诊断，但实验室和影像学检查有重要意义，以排除其他更严重的疾病。在暂时性滑膜炎，血沉（ESR），血清 C- 反应蛋白（CRP）和白细胞计数（WBC）都比较正常，但有时可观察到 ESR 轻度升高。骨盆 X 光片通常也是正常的。髋关节超声优于 X 线，经常表现为关节积液。

确认毒性滑膜炎的诊断前要排除的最重要的条件是化脓性关节炎。化脓性关节炎的儿童通常会出现暂时性滑膜炎伴全身不适。化脓性关节炎引起的疼痛更严重，孩子们往往拒绝走路或活动髋关节。高热，拒绝行走，血沉，血清 C 反应蛋白，白细胞支持化脓性关节炎的诊断。如果临床表现怀疑化脓性关节炎，应进行超声引导下髋关节的抽吸以明确诊断（见第 677 章）。

■ 治　疗

暂时性髋关节滑膜炎的治疗是对症治疗。推荐疗法包括制动，避免负重，直到疼痛消退。抗炎剂和止痛剂，可缩短疼痛的持续时间。大多数儿童在 3 周内完全恢复。

参考书目

参考书目请参见光盘。

670.3　Legg-Calvé-Perthes 病

Wudbhav N. Sankar, B. David Horn, Lawrence Wells,
John P. Dormans

Legg-Calvé-Perthes（LCPD）病是一种病因不明，由于血液供应暂时中断，股骨近端骨骺缺血髋关节功能障碍，导致骨坏死股骨头畸形。

■ 病　因

目前病因尚未完全清楚，多数作者认为在 LCPD 发展的最终环节是血液供应中断，股骨头骨骺缺血和坏死。感染，创伤，和滑膜炎是危险致病因素，但未经完全证实。导致血栓形成的因素，增加血栓形成和低纤溶以及减少溶解血栓能力的因素已经被证实。因子 VLeyden 突变，蛋白 C 和 S 缺乏，狼疮抗凝物，抗心磷脂抗体，抗胰蛋白酶，纤溶酶原激活可能在异常凝血机制中发挥作用。这些异常的凝血级联反应，被认为是增加血液黏度和静脉血栓形成的危险。静脉流出的增加导致骨内压，这反过来又阻碍了动脉血流，引起缺血和细胞死亡。

■ 流行病学调查

在美国，儿童 LCPD 总发病率约为 1 / 1200。男性多于女性，4:1 或 5:1，发病高峰是 4 和 8 岁。大约 10% 的患者双侧受累。

■ 发病机制

在早期病理改变一般为股骨头缺血坏死，继而表现为修复。Waldenstrom 首先将其分为 4 个阶段，尽管此分类系统已被多次描述。该疾病的初始阶段，通常持续 6 个月，特征是关节滑膜炎，关节不稳和早期股骨头坏死。血运重建导致破骨细胞介导的坏死部分吸收。然而，骨坏死是由维管组织和无新骨替代。股骨头骨骺结构完整性丢失。第二阶段是碎裂阶段，通常持续 8 个月。在这一阶段，股骨头骨骺开始塌陷，通常在侧面，并使髋关节间隙狭窄。愈合期，一般持续约 4 年，开始在软骨下区新骨形成。再骨化开始集中和扩大在各个方向。股骨头畸形的程度取决于瓦解与重塑的发生量的严重程度。最后的阶段是终末阶段开始，整个头部有变形。一个缓慢的股骨头重塑仍然继续，直到孩子达到骨骼发育成熟。LCPD 经常损坏股骨近端骨骺导致短颈和转子过度生长。

■ 临床表现

最常见的症状是肢体不等长和跛行。常常伴有疼痛，多在腹股沟或大腿前内侧，常常和活动有关。大腿或膝盖的疼痛常常是髋关节的继发改变，有时可导致诊断延误。一些不常见的症状，不恰当的行走姿势可能加重病情，一些父母陈诉，创伤性事件可引发症状。保护性姿势（其特征在于缩短步态相位在伤侧减轻负重疼痛跛行）可能会在剧烈活动后尤为突出。髋关节的运动，主要是内旋和外展，是有限的。在病程的早期，有限的制动是继发性滑膜炎和肌肉内收肌群痉挛；然而，随着时间的推移和随后的畸形发展，制动的限制可以成为永久性的。一些患者表现为轻度的髋关节弯曲挛缩。大腿或小腿部肌肉萎缩。

■ 诊 断

常规 X 线平片对儿童股骨头缺血性坏死具有重要诊断价值。AP 和劳恩施泰因（蛙）侧视图用于诊断，分期，提供预后，遵循疾病的过程和评估结果（图670-12）。它是在以下的所有平片被依次与以前的平片相比，评估疾病的阶段并确定骨骺受累的真实程度，病程最重要。

在儿童股骨头缺血性坏死的初始阶段，影像学改变包括减少骨化中心的大小，内侧关节间隙加宽的股骨头软骨下骨折和生长不规则。在碎裂阶段，骨骺出现分裂，有零星的射线可透性增加。再骨化期，骨密度恢复正常的新骨形成（织物）。终末阶段的股骨头再骨化明显，直至骨骼发育成熟的头部形状的渐变重塑和髋臼重建。

除了这些影像学变化，几种典型的 X 线征象的报道，描述了一个"头严重畸形的风险"。骨骺的水平侧向挤压，骨骺，骨骺钙化的外侧，髋关节半脱位和一个透亮水平 V 骨骺的侧面（计征）已与不良预后相关。

在平片上未发生变化，特别是在疾病的早期阶段，锝 –99m 放射性核素骨扫描可以显示股骨头骨骺的血管。MRI 检测梗死敏感但不能准确地反映愈合阶段。它在 LCPD 管理角色没有定义。关节造影可以动态地评估股骨头的形状是否改变。

■ 分 类

Catterall 提出基于股骨头骨骺受累和一套影像"头危险"标志的四组分类。第一组的臀部有前组股骨头受累 25%，无死骨，并没有干骺端异常。第二组的臀部有 50% 的受累，界线分明，无关的片段。可能出现干骺端囊肿。第三组的臀部有 75% 受累和一个大的死骨。在第四组，股骨的整个头部受累。由于观察者间的高度变异性，使用 Catterall 分类系统有一定的局限性。在疾病的活动期确定治疗和预后，Herring lateral pillar 分类系统是使用最广泛的影像学分类系统（图670-13）。

与 Catterall 分类系统不同，Herring 分类系统具有高度的观察者间的可靠性。分类是基于早期骺碎裂期数次 X 线片。Perthes 病外侧柱分类采用髋关节前后位评估股骨头骺的外形。股骨头分成三个区或柱。外侧柱占整个股骨头外侧宽度的 15%~30%，中央柱占 50%，内侧柱占 20% ~35%。外侧柱依病变范围再分为 3 组。在 A 组中，X 线片外侧柱正常。在 B 组中，X 线片有低密度改变，但仍维持外侧柱原高度的 50%。在 C 组中，X 线片上比 B 组有更多的低密度改变，且高度 <50%。Herring lateral pillar 分类系统增加了一个 B / C 组边界描述的外侧柱倒塌 50% 例。

■ 自然病程和预后

畸形和发病年龄是影响儿童股骨头缺血预后的主

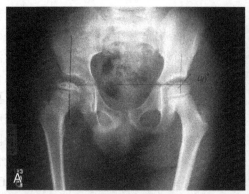
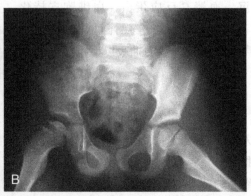

图 670-12 A. 骨盆正位片显示右髋骨骺骨折，典型的股骨头骨骺骨软骨病：股骨头骨骺的骨软骨病的骨骺骨折表现。B. 蛙位片示软骨下骨折，可贱股骨头密度增高、塌陷

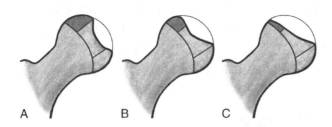

图 670-13　股骨头骨骺骨软骨病：股骨头骨骺的骨软骨病累积后柱的分类，A，后柱不受累。B，保留大于 50% 的后柱高度。C，不到 50% 后柱高度保留

要因素。儿童发展的迹象和症状小于 5 岁，往往恢复无残留问题。患者年龄超过 9 岁的预后较差。这种差异的原因是，在年幼儿童股骨头的重塑潜力高。更大程度的疾病过程中的股骨头的参与和持续时间与预后不良相关的附加因素。Catterall 第三、四组及 lateral pillar C 组预后较差。

■ 治　疗

儿童股骨头缺血性坏死的治疗目标是保留股骨头，覆盖股骨头并维持髋关节活动范围。虽然儿童股骨头缺血性坏死的治疗仍存在争议，大多数作者同意遵循包容的原则。这个原则是基于这样的事实：当股骨头碎裂的时候，最好将它完整的包容在髋臼这个柔软的环境里，这样髋臼可以充当股骨头重塑的模具。相反的，如果没有成功的包容，股骨头则会出现变形，导致脱出或撞击髋臼边缘（外展受限）。只有在股骨头还有可塑性的阶段将其良好包容才可能成功。一旦股骨头成型，再次定位股骨骺也无法改善股骨头的重塑，反而会加重症状。

非手术治疗则包括解除活动受限，维持负重力线，非甾体类抗炎药及物理治疗以维持髋关节活动度。伴有严重疼痛的病人可以通过卧床与牵引得到缓解。一些外展支具已经被用来改善髋臼对股骨头的包容性。Petrie 石膏是由两个长腿石膏与一个连接杆构成，可以帮助双髋保持外展内旋位（实现最佳包容的体位）。使用最广泛的外展矫正器是 Atlanta Scottish Rite 矫正器。这些矫正器被认为只通过固定髋关节外展提供髋关节对股骨头的包容，而没有将其固定于内旋位。但最近的研究表明，没有证据支持这种支架的有效性。

外科手术可以通过股骨侧截骨，髋臼侧截骨或两侧同时截骨加强髋关节对股骨头的包容性。股骨近端截骨是最常见的手术方式。幼年畸形性骨软骨炎 Pelvic 截骨术可以分为三种类别：髋臼旋转截骨术，髋臼造盖术，内移截骨术或 Chiari 截骨术。当单纯髋臼截骨无法纠正严重的畸形时，这些髋臼截骨术都可

以与股骨近端截骨联用。

当骨骺愈合后，外科手术的重点就从维持髋臼对股骨头的包容转移到修复余下的畸形。外展受限及髋关节不协调的患者可以通过骨骨近端外翻截骨得到改善。髋内翻及大转子过度生长可以通过手术方式解决。这可以帮助维持髋臼生物力学的长度 - 紧张关系，缓和肌肉疲劳。由于股骨头形状不规则导致髋臼撞击综合征的病人常可以通过骨成形术或不规则部位的骨切除术得到缓解。

参考书目
参考书目请参见光盘。

670.4　股骨头骨骺滑脱

Wudbhav N. Sankar, B. David Horn, Lawrence Wells,
John P. Dormans

股骨头骨骺滑脱（SCFE）是一种常累及 11~16 岁青少年的髋关节疾病，表现为股骨头与股骨颈的相对关系在发育和位置上出现异常。

■ 分　类

SCFE 可以根据不同情况进行分类，根据其起病的快慢分为：急性，慢性，慢性急性发作；根据其负重稳定性可分为：稳定与不稳定；或者根据 CT 扫描或 X 线平片提供的形态学特征，即股骨骨骺相对于股骨颈相对位移的程度，分为：轻度，中度，重度。

急性 SCFE 被定义为病人的前驱症状小于 3 周，同时必须区分正常髋关节由于创伤导致的骨骺分离（Salter-Harris Ⅰ型骨折；见第 675 章）。急性骨骺滑脱的病人经常诉有腹股沟区，大腿或膝关节的前驱疼痛，同时会诉有轻微的外伤史。例如扭伤或摔倒，但这种外伤绝不足以导致创伤性的骨骺分离。骨坏死是 SCFE 常见且显著的并发症，文献报告的发生率为 17%~47%。

慢性 SCFE 是最常见的类型。典型的症状表现为青少年诉数月定位不明确的腹股沟，大腿或膝关节疼痛及跛行病史。影像学发现股骨骨骺有程度不一的向后移位，股骨颈相同方向的重塑，股骨上端发育产生股骨颈的弯曲。

慢性股骨头骨骺滑脱急性发作的患儿，通常同时存在慢性与急性 SCFE 的特点。前驱症状一般持续时间大于三周，进而出现突然加剧的疼痛。影像学检查示股骨颈重塑，同时进一步的骨骺滑脱超过股骨颈重塑的位置。

按照负重稳定性的分类主要依据患者的行走能力，这种分类方式更有利于判断预后和制订治疗方

案。稳定型 SCFE 患儿可以不依靠拐杖行走。不稳定型 SCFE 的患儿依靠或不依靠拐杖都无法行走。不稳定型 SCFE 的患儿出现骨坏死的概率（高达 50%）明显高于稳定型 SCFE 的患儿（基本为 0）。这种骨坏死最有可能是由于最初的移位损伤血管而导致。

股骨头骨骺滑脱也可以根据股骨颈部骨骺滑脱的程度分类，与正常侧相比，头 – 轴角差异小于 30° 的是轻度滑脱，30°~60° 为中度滑脱，大于 60° 为重度滑脱。

病因及发病机制

SCFE 极有可能由复杂的机械及内分泌因素综合致病。绝大部分滑脱的分离平面通过长骨体生长部的肥厚区。在正常青春期，长骨体生长部向更加垂直的方向调整，使纵向的挤压力演变为剪切力。此外，在青春期，肥厚区由于提高的循环激素水平变得可以拉长，长骨体生长部的增宽降低了机械失稳的临界值。正常的成骨过程由众多因素决定，包括甲状腺素，维生素 D 和钙。故而在内分泌失调的患儿，例如甲状腺功能减退症，垂体机能减退症，肾性骨营养不良的患儿身上可以观察到 SCFE 发病率的增高。显然，最显著的导致 SCFE 发生的危险因素是即影响长骨体生长部的机械负荷，同时又影响循环激素水平，这两者混合作用导致长骨体生长部逐渐的失稳，进而导致股骨颈与股骨头的位置改变。

流行病学

在人群中 SCFE 的年发病率约为 2/100 000。发病率变化范围在日本东部最低为 0.2/100 000，在美国东北部最高，为 10.08/100 000。有报告称非洲裔美国人与波利尼西亚人中 SCFE 发生率有增高趋势。与 SCFE 发病关系最紧密的危险因素为肥胖，有 65% 的 SCFE 患者的年龄体重指数在大于 90% 人群的区间中。男性患儿明显多于女性患儿，同时左髋受累明显多于右髋受累。百分之六十的患者为双侧受累，其中一半起病即为双侧。

临床表现

典型的 SCFE 患者表现为 11~16 岁肥胖的非洲裔美国男童。女性患儿起病较早，通常为 10~14 岁。慢性及稳定型 SCFE 的患儿一般在出现症状数周至数月后求诊。患者通常有不同程度的跛行，同时有下肢轻度的旋转。体检可发现患侧髋关节存在内旋，外展及屈曲活动受限。通常，检查者会发现患髋屈曲，大腿外旋（图 670-14）。大部分患者会诉腹股沟疼痛，

同时患者常诉闭孔神经牵扯痛导致的大腿及膝关节疼痛。事实上，很多主诉为膝关节痛的患儿由于没有及时拍髋关节 X 线片而出现漏诊及不及时的诊断。不稳定型 SCFE 的患儿则常常出现突然地症状加剧。典型的患儿拒绝活动髋关节，髋关节处在被动外旋位。

诊断研究

通过骨盆正位片及骨盆蛙位侧位片通常可以明确诊断。大概有 25% 的患者疾病初期就有对侧的滑脱，故接诊医生必须严密检查双侧髋关节。影像学表现包括：长骨体生长部的增宽和不规则，髋臼中心部骨骺厚度下降，股骨颈近端新月形密度增高区，"钢铁漂白征"则由股骨颈滑脱与股骨头重合导致的双重密度

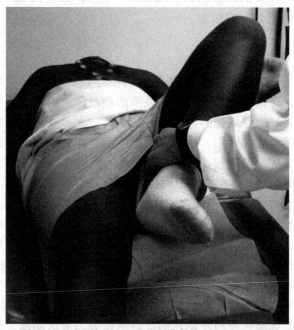

图 670-14（见彩图） 极度屈曲外旋：knee-axilla 征

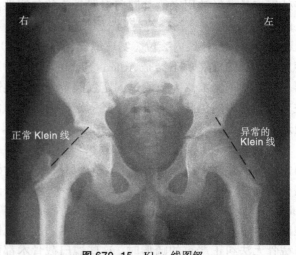

图 670-15 Klein 线图解

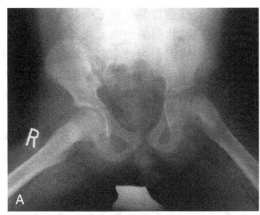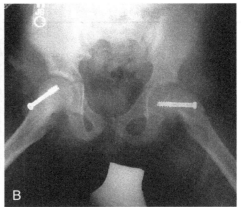

图 670-16　术前（A）和术后（B）展示 SCFE 原位固定术

造成。在不受累的患者身上，Klein 线（骨盆平片上延股骨颈上缘皮质画线）应该与股骨头骨骺部分相交。当骨骺滑脱不断进展，Klein 线不再与骨骺相交（图 .670-15）。虽然有时骨盆平片提供的影像学证据不很明显，但是通过蛙位片绝大多数情况下很容易做出诊断，可以明显发现骨骺与股骨颈的相对位移。

■ 治　疗

一旦作出诊断，应该立刻将患者收入院，并嘱其卧床。允许患儿不治疗回家可能导致稳定型 SCFE 演变为不稳定型 SCFE，进而出现更严重的滑脱。主诉不典型的患儿（年龄小于十岁的瘦弱患儿）应该常规进行实验室检查以排除潜在的内分泌疾病。治疗的目的是防止骨骺进一步的滑脱并稳定骨骺。虽然在过去存在多种形式各异的治疗方法，包括髋人字石膏，现在的标准治疗方案是原位使用大的，单个的螺钉固定骨骺（图 670-16）。原位固定意味着不试图复位滑脱的骨骺，因为这样会增大骨坏死的风险。植入螺钉通常在显微镜下经皮植入。术后大部分病人可以挂拐杖部分负重 4~6 周，并按照指导逐渐负重直至正常。患者在恢复过程中需要数次复查平片，以确定骨骺已经闭合，滑脱是否稳定。达到最初的稳定后，患者部分残留的畸形则需要通过截骨术解决，减少撞击，改善关节活动。

由于 20%~40% 的患儿会有对侧的 SCFE，部分的骨科医生倾向于将对侧骨骺用螺钉固定，以避免潜在的滑脱风险。必须要平衡利弊，有利在于避免潜在滑的脱风险，缺点则是你可能做一个不必要的手术。数项近期研究倾向于分析手术的决策模型，但是关于最佳手术方式的争论仍在继续。

■ 并发症

骨坏死与软骨溶解是 SCFE 两大最严重的并发症。骨坏死或缺血性骨坏死，常见于韧带内走行的血管损伤。有可能由初始的损伤导致，特别是不稳定滑脱，急性或不稳定型 SCFE，或由关节囊内血肿压迫或手术医源性损伤导致。骨坏死的局部表现还有可能在内固定术后出现；可能由于内固定损伤骨骺内血管导致。另一方面，软骨溶解表现为髋关节软骨的急性溶解。这种并发症的原因还不十分明确，但是我们可以观察到在非洲裔美国人患者和女性患儿中，滑脱越严重的患者出现软骨溶解的概率越高，同时传出软骨面的固定螺钉也会导致软骨溶解的发生。

参考书目

参考书目请参见光盘。

（夏天　王达辉　译，马瑞雪　审）

第 671 章

脊　柱

David A. Spiegel and John P. Dormans

脊柱畸形可在患儿出生时（先天性）、儿童时期或青少年时期发生，或可能由创伤导致。脊柱力线的改变常因影响外观而受到患儿和家长的关注。脊柱畸形可导致疼痛、心肺功能障碍、坐姿失平衡。早期发现有助于治疗并诊断和处理与脊柱畸形伴发的内脏和（或）神经问题。常用的脊柱畸形分类如表 671-1所示。

表 671-1　脊柱畸形的分类

脊柱侧凸

特发性

　婴儿型

　少年型

　青少年型

先天性

　椎体形成不全

　　·楔形椎

　　·半椎体

　椎体分节不全

　单侧骨桥形成

　阻滞椎

　混合型

神经肌肉性

　神经性疾病

　　上运动神经元

　　脑瘫

　　脊髓小脑退变（Friedreich 共济失调，进行性神经性腓骨肌萎缩症）

　　脊髓空洞症

　　脊髓肿瘤

　　脊髓损伤

　　下运动神经元

　　脊髓灰质炎

　　脊髓性肌萎缩

　肌病性

　　假肥大型肌营养不良症

　　关节挛缩

　　其他肌营养不良

　综合征性

　　神经纤维瘤病

　　马凡综合征

　代偿性

　　双下肢不等长

脊柱后凸

　姿势性后凸（柔软型）

　休门氏病

　先天性脊柱后凸

　椎体形成不全

　椎体分节不全

　混合型

脊柱侧弯是一种复杂的三维畸形，其最常被描述为脊柱额状面的侧向弯曲。大多数脊柱侧弯病例没有明显的病因，而被命名为特发性。脊柱侧弯可以为先天性的并可能与大量神经肌肉疾病或综合征相关。脊柱侧弯也可继发于骨盆以下的畸形，如下肢不等长或髋关节周围软组织挛缩（内收或外展）。

在矢状面上，在颈部（前凸）、胸部（后凸）和腰部（前凸）存在正常的弯曲以维持身体节段相对于重力的关系。维持中心对平衡和维持直立所需最小化肌肉活动量（节能）是重要的。从第 7 颈椎做垂线正常情况下向下通过骶骨后上角。矢状面力线异常包括胸椎过后凸和腰椎过前凸。

胸椎过度后凸常见于患有姿势性驼背或谢尔曼疾病（脊柱骨软骨病）的患儿。腰椎过度前凸可能与脊柱滑脱有关或继发于髋关节屈曲挛缩。

671.1　特发性脊柱侧弯

David A. Spiegel, John P. Dormans

■ 病因和流行病学

脊柱侧弯是一种脊柱的复杂三维性畸形，在冠状面、矢状面和轴面上的畸形。诊断是以矢状面 Cobb 法测量弯曲大于 10° 为基础。特发性脊柱侧弯是排他性诊断，其他原因必须被排除（表 671-1）。特发性脊柱侧弯的病因不明，很可能是多因素的，涉及基因和环境因素。其主要理论基于遗传因素、代谢功能障碍（褪黑素缺乏、钙调蛋白）、神经功能障碍（颅颈的、前庭的和眼前庭的）和生物力学因素（脊柱生长不同步、脊柱前部过度生长和其他）。至于遗传因素，虽然数个不同的遗传模式已被提出（常染色体显性、多染色体的、伴 X 染色体的），但基因位点尚未确定。在结缔组织、肌肉和骨确定的畸形表现为继发性。褪黑素和钙调蛋白可能有间接效应，前庭、眼和本体感受功能微妙异常提示平衡异常也可能发挥作用。

特发性脊柱侧弯根据发病年龄分类，分为婴幼儿（少见，出生至 3 岁）、少儿（3~10 岁）和青少年（≥11 岁）。青少年特发性脊柱侧弯（AIS）最为常见（约70%）。脊柱侧弯（弯曲角度大于 10° ）的发病率为2%~3%，但大约 0.3% 弯曲大于 30° 。对于小于 10° 弯曲的，男女发病比例基本相等，但弯曲大于 30° 的女孩危险度为男孩 10 倍。

■ 临床表现

患儿通常表现为被家人和（或）朋友发现外观上

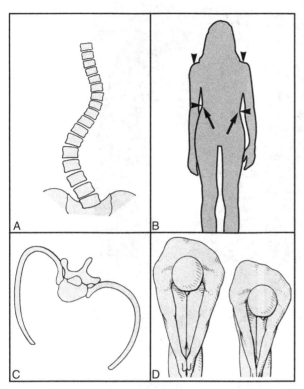

图 671-1 特发性脊柱侧弯的结构改变。A.随着侧弯加重，原发弧及继发弧区域的身体结构改变也加重。B.双肩高度，腰线及肩到肘腹距离的不对称是常见表现。C.脊柱侧弯患者特征性的胸廓改变与脊椎旋转及凸侧后方肋骨的移位有关。D.在学校进行脊柱侧弯筛查时，患者向前弯腰，即使是轻度的肋骨不对称也很明显

摘自 Scoles PV: Spinal deformity in childhood and adolescence. In Behrman RE, Vaughn VC III, editors: Nelson textbook of pediatrics, update 5, Philadelphia, 1989, WB Saunders

的改变，或通过学校护士或初级保健医生筛查发现。患儿站立位接受评估，从正面和侧面检查以确定任何的胸壁、躯干和（或）肩部的不对称。前屈时候胸壁的不对称（Adams 试验）是早期的畸形（图 671-1）。椎体旋向凸面大致后方附着肋骨的旋转和突出。前胸壁在凹度上变扁，导致胸壁和肋骨向内旋转。可伴随肩部抬高、躯干侧向移位和下肢不等长表现。患儿也应从侧方评估。胸椎通常有一个平滑、圆润的后凸（T_3~T_{12} Cobb 角 20~50°）延伸至胸腰结合处，腰椎通常前凸（T_{12}~L_5 Cobb 角 30°~60°）。相对于成人和青少年，儿童通常颈椎前凸较小腰椎前凸较大。典型的脊柱侧弯在侧弯区域导致正常胸椎后凸减小（相对胸椎前凸）。

常应进行细致的神经查体。一部分侧弯伴随潜在的神经诊断，特别是在婴幼儿和少儿（20% 伴随有椎管内畸形）。表现为背部疼痛或神经症状、咖啡牛奶斑、骶部浅凹或中线皮肤异常（血管瘤、毛发或皮赘）、单侧足畸形或非典型弯曲模式的更应高度怀疑。腹壁

浅反射的不对称（或一侧反射消失）可能提示潜在的脊髓空洞症诊断。

假设自然病程可通过支具影响、早期确诊病例减少术后复杂性和风险的前提下，脊柱侧弯筛查有助于早期诊断和治疗。筛查可在初级保健时完成或作为学校筛查项目的一部分。一项专业机构（美国儿科学会，美国骨科医师学会，北美小儿骨科学会，脊柱侧弯研究学会 American Academy of Pediatrics, American Academy of Orthopaedic Surgeons, Pediatric Orthopaedic Society of North America, and the Scoliosis Research Society）的调查声明如果筛查被实施，需要对 10~12 岁的女孩和 13~14 岁的男孩进行筛查。Adams 前屈试验已被用来确定任何胸椎和（或）腰椎区域的不对称，而倾角计（scoliometer, Orthopaedic Systems Inc.）也被用来测量不对称的角度。用来参照典型变化的度数变化从 5~7，而这些项目的参照率变化从 3%~30%。学校筛查仍有争议，美国少于一半的州有正式的项目。美国预防服务工作组 The U.S. Preventive Services Task Force（USPSTF）最近已建议在 2004 年行学校筛查，进一步的研究被要求以制定政策。

特发性脊柱侧弯的自然病程基于诊断年龄相当多样。超过 80° 的脊柱侧弯可导致限制性肺疾病，超过 100°~120° 的弯曲因肺源性心脏病和心肺衰竭可导致预期寿命的下降。婴儿和儿童期诊断的脊柱侧弯较青少年期诊断的更易达到这种程度。通常，没有经过治疗的青少年特发性脊柱侧弯成年患者与同年龄的对照组相比，有相似的预期寿命和功能活动，心肺并发症也无显著增加。背部疼痛可能更常见，但并不表现为更易致残。在成人胸腰段弯曲和腰段弯曲更易引起疼痛，特别是伴有椎体平移时。胸椎弯曲大于 80° 时常有呼吸困难。骨骼成熟后小于 30° 的胸椎弯曲很少进展，但那些大于 45° 或 50° 的能以每年 1° 的速度持续进展。未经治疗的青少年特发性脊柱侧弯畸形美观方面是最被大多数患者关注的。

■ 放射评估

发现临床症状患者的初始评估建议脊柱全长站立高质量后前为和侧位摄片。在后前位摄片，弯曲角度通过 Cobb 法测定。此法测量上下端椎（倾斜成角）之间的成角（图 671-2）。通过每个端椎的上端椎板画线，这些线的垂线所成的角被测量。虽然做 MRI 的指征不同，但有助于基于年龄（婴幼儿、儿童）的怀疑脊柱侧弯的潜在原因、病史查体异常发现、和非典型摄片表现 [弯曲状态和（或）个体特征]。非典型摄片表现包括不常见的弯曲状态，如左胸弯、双胸弯、

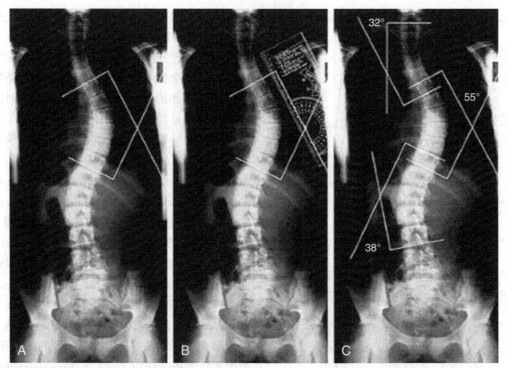

图 671-2 A~C.Cobb 角测量
摘自 Morrissy, RT, Weinstein, SL: Lovell & Winter's pediatric orthopaedics, ed 6, Philadelphia, 2006, Lippincott Williams & Wilkins

高位胸弯、椎管增宽、和椎体或肋骨侵蚀或发育不良改变。在侧位片上，胸椎后凸的增加或节段脊柱前凸的消失可提示存在潜在诊断。

■ 治 疗

治疗的选择包括观察、支具和手术治疗。根据每个弯曲的自然病史决定治疗，其与年龄（骨骼成熟度或剩余生长能力）、弯曲程度相关，并偶尔和伴随疾病和（或）医疗状况有关。阳性的家族史并不能帮助预测个体弯曲。小于 20° 的弯曲通常都有观察指征。较大程度的弯曲需要支具或手术治疗。弯曲进展的因素有生长剩余量、弯曲度和性别。决定剩余生长量时不止一种参数需要被记录，临床（年龄、年生长速度、月经状态、Tanner 期）和影像学（Risser 征、骨龄、鹰嘴成熟度）记录都应提供。如果存在显著的剩余生长能力（还未月经初潮、Tanner Ⅰ 或 Ⅱ 期、Risser 0 或 1）弯曲将很可能进展。弯曲在 20° ~30° 的月经初潮前的女孩较初潮 2 年后相同曲度的女孩有更大的进展风险。当使用其他成熟标准判断时，同样弯曲程度的男孩表现出相似的进展风险；但评估男孩的骨骼成熟更为困难。

支 具

支具的目的是防止畸形进展，因而减少手术治疗的需要。在青少年特发性脊柱侧弯中支具的疗效存在争议，但是北美的大部分中心有选择的向进展性侧弯患者提供支具。在青少年特发性脊柱侧弯中，佩戴支具的典型指征为弯曲大于 30° ，或者弯曲在 20° ~25° 进展大于 5° ，并且为骨骼未成熟患者（Risser 0、1 或 2）。支具被认为对弯曲大于 45° 患儿无效。50% 支具校正在 Cobb 角上是令人满意的。

支具的成功被认为增加了大量的时间在支具上，理想的计划是每天佩戴支具 23h。操作上每天佩戴 16~23h，必须承认在青少年人群中获得完全的服从是很难达到的。考虑到显著进展的可能性大并需要延期做最终治疗，对婴幼儿和少儿脊柱侧弯支具通常被作为一种拖延的方式。婴幼儿和少儿脊柱侧弯支具成功率很低，但目标是拖延进展。

支具的选择有很多种（图 671-3）。密尔沃基支具，提供从颅骨到骨盆的纵向牵引并从胸壁侧方加压，可随年龄增长调节，因此适用于婴幼儿和少儿脊柱侧弯。腋下支具（波士顿支具或威明顿支具）不易被发现，常用在青少年中。查尔斯顿支具提供校正力并只在夜间使用。

手 术

当其他治疗方法对控制畸形已经失败并能够预期继续进展将导致无法接受的外观和（或）生理畸形时，手术治疗适用于大多数婴幼儿和少儿脊柱侧弯，并有

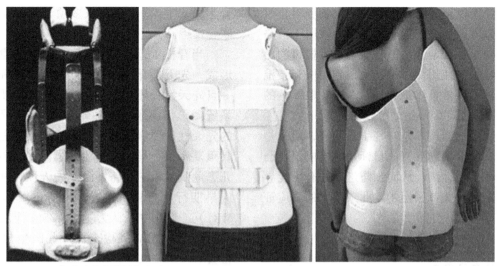

图671-3　各种治疗脊柱侧弯支具

摘自 Morrissy, RT, Weinstein, SL: Lovell & Winter's pediatric orthopaedics, ed 6, Philadelphia, 2006, Lippincott Williams & Wilkins

选择的适用于青少年特发性脊柱侧弯。这种畸形典型的最终手术是脊柱关节固定术（融合）。大多数婴幼儿和少儿脊柱侧弯基本上需要脊柱关节固定，目标是拖延至呼吸系统和胸腔成熟并且躯干长度以最大而行最终手术。

另一种方案要求不用支具延缓弯曲进展。在一些中心，对一些特定的婴幼儿和少儿脊柱侧弯在全麻下石膏固定以达到可佩戴支具的范围，再行脊柱矫形。其他针对进展性侧弯的选择有"生长棒"概念。1根脊柱棒（或2根）被固定附着于弯曲的顶端和底端，应用牵伸力达到校正。棒维持脊柱于正确的位置，并必须每6个月延长一次以维持校正。许多侧弯通过这种方式已被控制多年，最终融合被拖延至更佳的年龄。

对于青少年特发性脊柱侧弯，手术治疗的指征常为胸弯大于45°的进展性骨骼不成熟患者和胸弯大于50°~55°骨骼成熟患者。腰弯更易进展，如果有显著的与骨盆和下肢相关的躯干改变，弯曲达到35°~40°即需要手术稳定。手术的目的是防止畸形进展、改善外观并最小化不稳定脊柱节段数。这些通过脊柱融合或关节固定实现，内植物被用于提供矫形骨性应力并维持脊柱在矫形位置直到脊柱融合。术后制动通常没有必要。植骨的选择包括自体骨（髂骨）或同种异体骨，近些年，大多数手术者使用多孔同种异体骨骨移植，加或不加增强剂，如去矿质的骨基质。

最常见的手术是使用器材的脊柱后路融合术，而典型的脊柱植入结构包括2根棒以钩、钢丝和（或）螺钉固定在脊柱上（图671-4）。在最近的几年，在每个节段使用椎弓根钉已成为兴趣。虽然通过这种技

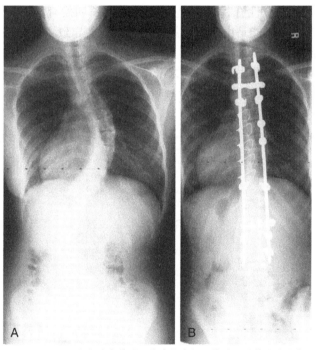

图671-4　A,14岁女孩术前站立位脊柱全长正位片显示其骨骼发育未成熟,胸椎右侧凸68°,腰椎左侧凸53°。躯干右侧偏移,左肩低。B,考虑到将来侧弯进展,治疗采用脊柱后入路进行T3到L3的椎体融合及内固定。胸部侧弯纠正到20°,腰部纠正到10°。冠状位脊柱平衡及肩膀高度恢复。

术矫正轴向畸形更为显著，但患者预后是否改善还不清楚。经胸或胸腰入路前方松解和融合适用于单个胸腰弯和腰弯的，以改善更僵硬的弯曲的可矫正性，并预防还有相当大生长潜能患儿（"机轴"）脊柱前方持续生长的侧弯进展。多椎弓根钉结构允许手术者在许多更大或更僵硬弯曲（更有力的矫正）中和更年轻

的患者（足够僵硬以至于限制脊柱前方生长和阻止机轴）中使用前方入路。胸腔镜手术也已经被用于前路松解伴或不伴内置物和融合，但自从胸椎弓根钉的出现这项技术已经很少使用。对于特发性胸腰椎和腰椎侧弯，使用器械（通常椎体螺钉连接 1 或 2 根棒）的前方融合能够提供保存腰椎运动节段的选择。

另一项发展中的新技术是脊柱生长阻滞，通常是在弯曲的凸侧放置金属门形钉。目标是减慢或阻止凸侧生长而让凹侧生长继续，从而预防进展并有可能导致永久矫正而不需要关节固定术。此项技术的适应证和远期效果还待决定。

参考书目

参考书目请参见光盘。

671.2 先天性脊柱侧弯

David A. Spiegel, John P. Dormans

先天性脊柱侧弯是由脊柱的生长和发育异常所致，很可能是由于妊娠第六周宫内事件导致。可能是部分或完全的形成失败（楔形椎或半椎体），部分或完全的分节失败（单侧未分节的骨桥），或两者的组合（图 671-5）。一项或多项骨性异常可孤立发生或联合发生。

当脊柱（包括神经）和内脏在子宫内第 6 周左右形成，先天性脊柱侧弯患儿常有内脏和椎管内异常。一旦先天性脊柱异常被诊断，首先需要排除其他器官系统畸形。泌尿生殖系畸形被认为发生在 20%~40% 的先天性脊柱侧弯的患儿中，包括单侧肾缺如、输尿管重复畸形、马蹄肾、生殖器畸形。约 2% 的这些患儿患危及生命的尿路梗阻。先天性脊柱侧弯的患儿都应早期行肾脏超声检查，也需要做其他检查（CT、MRI）。患儿中被认为 10%~25% 伴发心脏异常。需要进行细致的心脏检查；一些医生建议常规行心超检查。

20%~40% 的患儿有椎管内异常。在脊柱区皮肤畸形的婴儿应行超声排除潜在的椎管闭合不全。当进入治疗进程，建议行 MRI。脊柱闭合不全是用来描述此病变（见第 585 和 598 章）的名词。此类疾病包括脊髓纵裂、脊髓分裂症、椎管内脂肪瘤（硬膜内的或硬膜外的）、蛛网膜囊肿、畸胎瘤、皮样窦、纤维带和终丝牵拉。皮肤的异常可在闭合性的脊柱闭合不全患者上发现，包括毛发补丁、皮赘或凹陷、窦和血管瘤。

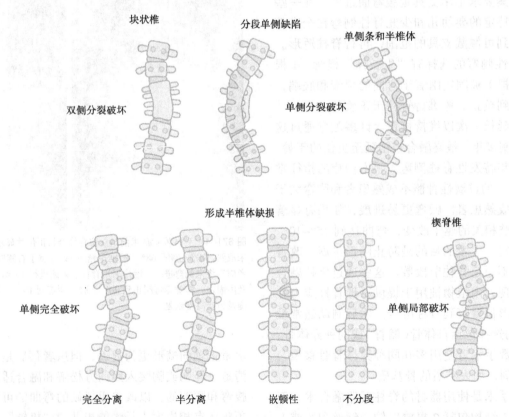

图 671-5 脊柱发育过程中可能发生的分节不良或形成不良

摘自 McMaster MJ. Congenital scoliosis//Weinstein SL, editor: The pediatric spine: principles and practice. ed 2. Philadelphia: Lippincott Williams & Wilkins, 2001: p 163

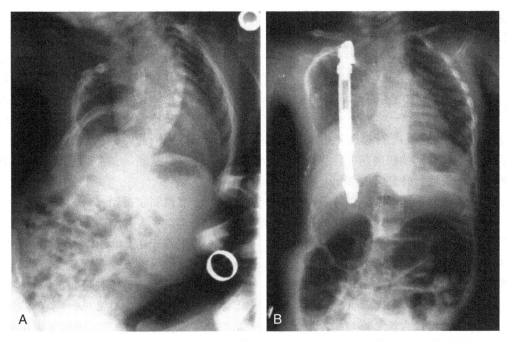

图 671-6　A.7 月男婴，术前正位片提示先天性脊柱侧弯及肋骨融合。胸部三维 CT 重建提示两肺体积只有 173.2 mL3。B. 植入可延长钛合金肋骨假体并延长 33 个月后正位片。两肺体积增加到 330.3mL3，增加了 90.7%

摘自 Gollogly S, Smith JT, Campbell RM. Determining lung volume with three-dimensional reconstructions of CT scan data: a pilot study to evaluate the effects of expansion thoracoplasty on children with severe spinal deformities. J PediatrOrthop, 2004, 23:323–328

临床症状包括背部和（或）腿痛、小腿萎缩、进行性单侧足畸形（尤其是马蹄内翻足）及肠道和膀胱功能异常。

进展的风险取决于每个患者的生长潜力，个体差异较大，所以需要密切行影像学检查随访。这些侧弯的进展在生长迅速期变得显著，也就是 2~3 岁前和青春期生长高峰。先天性脊柱侧弯最严重的形式是单侧未分节的骨桥伴随对侧半椎体。在这种畸形，脊柱在一侧融合（未分节骨桥）并在相同水平另一侧有一个生长中心（半椎体）。迅速进展的弯曲被发现，所有这样的患儿都需要手术稳定。单侧未分节骨桥也与显著进展相关并在大多数情况下手术干预。未分节段骨桥可能摄片不显影，但毗邻的胸腔上的肋骨可能融合，而提供诊断线索。孤立的半椎体必须密切随访，其中许多与需要手术干预的进展性畸形相关。与此相反，孤立的大块椎体生长潜力较小，很少需要治疗。

进展性侧弯需要早期诊断和立刻治疗。由于其结构特点，大多数先天性侧弯不适用支具治疗，但少数为控制弯曲度、在脊柱其他区域代偿性弯曲也可使用支具。进展性弯曲的治疗优先选择脊柱关节固定，常要求脊柱前后均行融合。针对特定患儿其他手术方式包括单纯后路脊柱融合（有时原位融合）、凸侧半骨骺阻滞（生长期畸形仅一侧脊柱融合可行此矫正）和部分或完全半椎体切除（通常在腰椎）。脊柱关节固定术理想情况下应在显著畸形发生前进行，因为手术矫正很难达到并且神经并发症风险高。

当胸椎多节段受累时，特别是存在融合肋骨时，胸壁进展性三维畸形能危害肺的发育和功能，导致胸廓功能不足综合征。这种综合征被描述为胸壁无力而无法支持正常呼吸。胸廓功能不足综合征可被发现于一些已知疾病中，如 Jarcho-Levin 综合征（脊柱肋骨发育不良或脊柱胸廓发育不良）和 Jeune 综合征（窒息性胸廓发育不良）。有被称为扩张胸廓成形术的试验性技术被用来治疗复杂病例，此技术通过渐进延长脊柱畸形凹侧胸廓（有些病例为脊柱双侧）的长度来逐渐扩张胸廓。手术涉及开放性楔形胸廓造口术，继而植入垂直可扩张的钛肋骨假体，然后定期牵伸（加长；图 671-6）。主要目标是逐渐矫正胸壁畸形以提高肺功能，而次要目标才是矫正脊柱畸形。此技术目前尚未被批准用来治疗有胸廓功能不足的脊柱侧弯，进一步的研究将有助于精炼（并可能扩大）该技术的适应证。

参考书目

参考书目请参见光盘。

671.3 神经肌肉源性脊柱侧弯、遗传综合征和代偿性脊柱侧弯

David A. Spiegel, John P. Dormans

■ 神经肌肉源性脊柱侧弯

脊柱侧弯常在患有神经肌肉疾病患儿中发现，如脑性瘫痪、肌营养不良和其他肌肉病变、脊髓性肌萎缩、弗里德赖希共济失调、脊髓脊膜膨出、脊髓灰质炎和关节挛缩，其病原和自然病程异于特发性和先天性脊柱侧弯。大多数病例由躯干肌肉系统的虚弱和（或）不平衡所致，强直也在许多患儿中起作用。脊膜膨出的患儿中可被发现与先天性脊柱异常共存。神经源性脊柱侧弯在不能行走的人群中最常见，在脑瘫不能行走患儿中诊断达 68%，而在杜氏肌营养不良患儿中大于 90%。最常见的模式为长 C 形弯曲，常伴有骨盆倾斜。通常其临床进程取决于神经肌肉症状的严重程度及潜在疾病病程性质（特别是进展性的）。

在神经肌肉源性人群中进展性脊柱侧弯的结果涉及功能（站和坐的平衡）和护理难易度；在一些病例中，脏器功能受累。对坐轮椅的患儿，需要一只手臂支持躯干，这使上肢功能受损。相关的骨盆倾斜导致坐时压力不对称，可能限制坐时耐受力并导致坐骨压疮。严重的弯曲可导致肺储量的减少，特别是当肺尖位于脊椎合并已有呼吸疾病时。在大的胸腰弯时，疼痛来源于胸腔和髂嵴的撞击。临界行走患者可因脊柱侧弯而丧失行走能力。

■ 治 疗

神经肌肉源性脊柱侧弯的治疗取决于患儿的年龄、潜在疾病和进展程度。目标是实现或维持在骨盆平面以上直的脊柱，特别是对于那些坐轮椅的患儿，需要在曲度和僵硬程度增加前早期干预。与特发性和先天性脊柱侧弯相比，神经肌肉源性弯曲在骨骼成熟后可持续进展。通常弯曲大于 40°~50° 将随时间恶化。

虽然在远期支具不会阻止进展，但这种方法能有助于减慢进展速度直到更明确的治疗能够实施。因为神经肌肉源性患者对标准的特发性脊柱侧弯支具耐受不佳，常建议使用柔软的脊柱矫形器或坐姿修正。除了延迟进展，这些矫正器提高坐姿平衡（上肢功能）、坐姿耐受和护理易度。

通常，脊柱关节固定术被用于进展性弯曲大于 40°~50° 的患儿。适应证因潜在疾病不同多少有所不同。杜氏肌营养不良患者当弯曲进展超过 20~30°，在心肺功能显著下降至不能耐受手术前需要手术治疗。痉挛性四肢瘫痪者脊柱融合的指征存在争议，特别是当患儿存在严重的智力缺陷时。在这类人群中，适应证必须个体化并有功能、护理易度或慢性不适下降的记录。与特发性脊柱侧弯有相似曲度的患者常常可行走，以相似的原则和手术技术治疗。不能行走的患儿常伴有骨盆倾斜，常通过从上胸椎到骨盆的脊柱融合治疗。

部分节段固定被用来最大化硬度（弯曲的每个节段作为固定点），典型的结构包括每个节段的椎板下钢丝，其附着于 1（单元棒）或 2 根脊柱棒。这些棒向下伸入髂骨后方以获得腰骶关节的固定。术后通常不使用支具。虽然与非神经肌肉源性侧弯相比神经肌肉源性侧弯并发症相对常见，现有文献提示患者在功能和护理易度上获益。手术理想地应在有显著经验（受培训的脊柱外科医生、麻醉、ICU）的中心进行。

■ 综合征和遗传疾病

综合征和遗传疾病构成一组多样的诊断。典型的例子包括神经纤维瘤病、成骨不全、结缔组织疾病（马方氏综合征、埃－当氏综合征）和 Prader-Willi 综合征。这些疾病的患儿应在看初级保健医生时常规脊柱检查。至于其他类型的脊柱侧弯，预后和治疗基于患儿年龄、畸形程度、是否有已被记录的进展和潜在疾病。

■ 代偿性脊柱侧弯

下肢不等长常见并常与小的腰椎代偿性侧弯相关（见第 668 章）。其是筛查检查假阳性原因之一。骨盆向短侧倾斜与腰椎侧弯有关（凸向较短腿侧）。少有证据提示小的腰椎代偿性侧弯造成患儿侧弯进展或背痛风险。因为患有下肢不等长的患儿可能同时患有特发性或先天性脊柱侧弯，所以站立位摄片常在短缩侧脚下垫高（以校正下肢不等长）使骨盆水平。如果当下肢不等长校正后侧弯消失，此时可以诊断为代偿性脊柱侧弯。另一选择是坐位后前位摄片。在一些诸如脊髓灰质炎或脑性瘫痪的神经肌肉疾病中，髋内收或外展挛缩（固定的骨盆下挛缩）可被腰椎侧弯代偿以维持站立或坐的平衡。对于可行走的患儿，10° 的固定挛缩将导致至少 3cm 的下肢不等长。

参考书目

参考书目请参见光盘。

671.4 脊柱后凸（圆背）

David A. Spiegel, John P. Dormans

正常矢状位脊柱轮廓在胸椎是后凸，而在腰椎是前凸。胸椎正常后凸界定为以 Cobb 法测量 T3 和 T12 弯曲 20°~50°，而 Cobb 角大于 50° 则被定义为过后凸。过后凸的患儿常表现为外观关注和（或）背痛，但很少有神经功能障碍。"有弹性的"或"体位性的"被用来描述可自行矫正的弯曲。如果通过主动或被动方式不能完全矫正，此时固定的或结构性的成分表现出来。这种结构性的过后凸更有可能与如休门氏病或先天性脊柱后凸这样的潜在性疾病有关。

大量的病例可能与过后凸有关，大多数因为机械完整性不佳或脊柱前部组分生长不佳。例子有损伤（压缩性或爆裂骨折）、感染（细菌性、结核性、真菌性）、代谢性疾病（成骨不全、骨质疏松）、肿瘤性疾病（嗜酸性肉芽肿、白血病）、先天性疾病（形成或分节失败），与神经肌肉疾病相关性疾病、胶原疾病（马凡综合征）和一些骨发育不良（神经纤维瘤病、软骨发育不全、粘多糖贮积症）。进展性的脊柱后凸也可发生在椎板切除术或放疗之后。

治疗以畸形严重程度、症状表现（疼痛、神经损伤）和潜在疾病的自然病史为基础。

■ 弹性脊柱后凸（体位性脊柱后凸）

体位性脊柱后凸患儿常表现为外观关注、畸形可自行矫正。在站立位侧位片上椎体无异常。体位性脊柱后凸不会进展为结构性畸形，也没有证据表明患儿今后有问题。任何伴随的背痛都是轻度的、和活动相关的、并发生在中胸段弯曲的顶点处。除了安慰之外，活动调整被用来治疗不适，增强脊柱伸肌的力量也有潜在的好处。此疾病的治疗不需要支具或手术。

■ 结构性脊柱后凸

舒尔曼病

舒尔曼病是结构性脊柱过后凸最常见的病因。其被定义为在胸腰椎站立位侧位片上，畸形顶点连续 3 个以上的椎体楔形变（>5°）。相关的 X 线片发现有椎体终板不规则、椎间盘区变窄和 Schmorls 结节（椎间盘髓核组织通过终板突入椎体内）。报道的发病率在 0.4%~10%，男孩较女孩好发。组织学标本已显示软骨内成骨的紊乱状态，但这些发现是因为潜在的遗传或代谢疾病造成，还是反复的机械压力造成还不明确。其病因很可能是多因素的，涉及遗传性易感患者中的机械力影响。与同年龄对照组相比，舒尔曼病患者更高、更重、体重指数更大，但这些发现不与弯曲的程度相关。患者常表现为青春期急剧生长，而且弯曲很可能在此时进展，其发病率为 1%~8%，男孩易患。

临床表现

除了胸椎过后凸以外，畸形的顶点典型的在胸椎下段而不是中段，而且弯曲在顶点处有更锐利的轮廓。患儿不能自动矫正畸形。疼痛是较常见主诉，为轻度、与运动相关、位于后凸顶点处。脊柱侧弯研究会的近期研究发现更高的脊柱后凸程度关联更重的疼痛、更低的自我形象，并使功能和活动减少。神经症状很少出现，如出现主要是由于后凸顶点处或邻近胸椎间盘脱出造成。

舒尔曼病的自然病程相对良性，虽然未经治疗的舒尔曼病成年患者有更为严重的背痛，但背痛的患病率与总体人群无差异。患者可选择久坐的职业，受教育程度也与总体人群无差异。

影像学评估

应摄站立后前位和侧位片（图 671-7）。侧位片摄片技巧为双臂交叉叠于胸前。从 C7 放下铅垂线应与骶骨前上角相交以维持脊柱矢状位平衡。伴发的脊柱滑脱很少在侧位片上发现。站立后前位片常发现轻

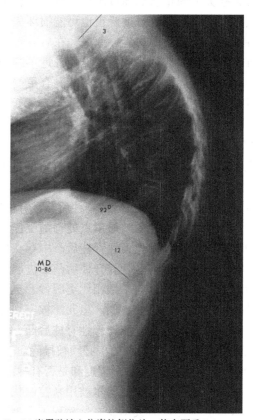

图 671-7 14 岁男孩站立位脊柱侧位片，伴有严重 Scheuermann 脊柱后凸畸形。T_3 到 T_{12} 有 92° 后凸。T_6，T_7，T_8 及 T_9 椎体楔形变。正常胸椎后凸 ≤ 40°

度的脊柱侧弯，其很少进展。出现神经症状时需要行 MRI 检查，一些外科医生在脊柱后凸矫形前常规行 MRI。

治疗

治疗是个体化的，并与患儿的骨骼成熟程度、畸形严重程度和症状表现相关。后凸畸形 >90° 常在外观上无法接受，并出现症状进行性加重。超过 100° 的畸形可能出现肺功能障碍，典型的为限制性肺疾病。

骨骼成熟的轻度畸形患者可通过过伸锻炼获益，但此方法在自然病程中的效果尚需资料支持。生长剩余时间 >1 年并且后凸 >50°~60° 的患者可使用支具。密尔沃基支具（图 671-3）延伸至颈部，被推荐用于顶点高于 T7 的弯曲，但低位顶点患者常以胸腰部支具治疗。支具建议每天佩戴 23h。有时，系列石膏塑形（或拉伸）计划被用在支具之前，以获得弹性。虽然支具的作用是预防进展，但一些患儿被观察获得永久的改善。当支具在获得永久改善上有效，X 线片表现为椎体前方高度的恢复（楔形变逆转）。无痛或轻微疼痛的骨骼成熟患者和外观可接受患儿无需治疗。

典型的手术适应证为畸形 >70°~80° 并有持续背痛而手术治疗无效和（或）外观无法接受。手术目标为获得脊柱关节固定从而通过矫正胸椎后凸在正常范围以恢复矢状位轮廓。过度矫正也可能损坏矢状位平衡，特别是韧带较紧的患者。原来，在后方脊柱融合前先行前方松解以获得可弯曲性，但最近单纯的后方多重截骨（去除后方骨性成分）脊柱融合更受关注，植入器械和融合从上胸椎至下腰椎。

■ 先天性脊柱后凸

先天性脊柱后凸可因椎体形成失败（更易进展更危险）或分节失败造成。在前方形成失败（Ⅰ型）中，椎体前部重大缺失，导致进行性脊柱后凸或脊柱倒塌。这种畸形如果不经治疗，畸形顶点处脊髓受压将导致神经功能障碍。在Ⅱ型先天性脊柱后凸中存在椎体前方分节失败，受累椎体融合。脊柱后凸的进展起因于脊柱后方组分的生长，与Ⅰ型相比更缓慢、更多变。造成神经功能障碍的机会更低。患儿需被密切随访，大量的病例需要治疗。至于先天性脊柱后凸，其他器官系统的畸形（心、肾、脊髓）必须被排除。

治疗基于畸形分型、畸形程度和是否有神经症状。支具对原发性弯曲无效，但偶尔被用来控制代偿性弯曲。手术是进展性弯曲或不良自然病程（Ⅰ型）的唯一的有效选择，常涉及脊柱融合术。理想状态下，应在严重畸形发展前实施手术。因为Ⅰ型脊柱后凸的自

然病程很差，常在诊断后短期内进行手术。除后路脊柱融合外，基于畸形程度和（或）神经功能障碍，残余椎体切除被用来脊髓减压和恢复力线。残余椎体可在后路手术前经前路切除，也可融合手术时后路同时切除。手术融合可阻止进展，但畸形矫正可能要求获得一个平衡的脊柱。轻度畸形患者通过后路脊柱融合，脊柱前柱继续生长可随时间造成弯曲进一步改善。脊柱后凸手术有很大的神经并发症的风险，特别是在Ⅰ型畸形中。

参考书目

参考书目请参见光盘。

671.5 儿童背部疼痛

David A. Spiegel, John P. Dormans

背部疼痛在儿童和青少年中是一个相当常见的主诉，并且鉴别诊断众多（表 671-2）。传统上认为大多数儿童青少年背痛有器质改变基础，表示需要对所有患者经行广泛的评估（包括影像学检查）。虽然婴儿和学步儿背痛常与潜在疾病相关，但在年长儿和青少年中确立诊断的可能性更小，大致与成人样本相似。明确的诊断可能为 22%~36%。发病率（5%~75%）随年龄增长，到 18 岁时发病率接近成人，大多数背痛发作在 6 周内缓解。背痛也可为髋部、骶髂关节或内脏的牵涉痛。有证据表明背痛在背较重背包人中更常见。需要完善的病史和体格检查及影像资料以排除潜在的疾病。背痛的治疗基于潜在疾病的诊断。

■ 临床评估

询问病史从症状的部位、特点和持续时间开始。持续疼痛、休息无缓解和夜间痛醒很可能继发于感染或肿瘤，并有系统体征（发热）和症状（寒颤、体重减轻、乏力）。神经功能障碍症状也提示很可能有潜在疾病。病史必须揭示神经根症状、步态不稳、肌力减弱、感觉改变以及肠道和（或）膀胱功能改变。

体格检查包括完整的肌肉骨骼和神经病学评估，腹部检查也应进行。在部分的病例，妇科检查也是有帮助的。肌肉骨骼检查从站立位开始，注意任何额状面或矢状面的力线改变。应评估屈曲、背伸和侧弯的活动度。屈曲增加脊柱前部（椎体和椎间盘）的压力，背伸导致后部（关节突关节、椎弓峡部）压力增加。屈曲时疼痛提示椎体或椎间盘异常。幼儿应被要求拾起地板上物体，疼痛常因椎间盘炎引起。过背伸（要求维持过背伸姿势 10~20s）疼痛可能为脊椎峡部不连。触诊可发现任何压痛区和（或）肌痉挛。占位时触诊髂骨翼顶端，下肢长度也被评估。因为脊柱疼痛可能

表 671-2　背痛的鉴别诊断

炎症或感染

椎间盘炎

椎体感染（化脓性，结核性）

硬膜外脓肿

肾盂肾炎

胰腺炎

风湿性

幼年类风湿性关节炎

Reiter 综合征

强直性脊柱炎

牛皮癣性关节炎

发育性

椎关节僵硬

椎体滑脱

休门氏病

脊柱侧凸

创伤性（急性 VS 反复性）

髋关节 – 骨盆畸形

椎间盘突出

过度使用综合征

椎体应力骨折

上颈椎不稳

肿瘤性

脊柱肿瘤

良性

　嗜酸性肉芽肿

　动脉瘤样骨囊肿

　骨样骨瘤

　成骨细胞瘤

恶性

　骨肉瘤

　白血病

　淋巴瘤

　转移性肿瘤

脊髓，中枢神经和神经根性

　脊髓内肿瘤

　交感神经干

　节细胞神经母细胞瘤

　神经母细胞瘤

其他

腹腔内或骨盆病变

腰椎穿刺后

转化反应

幼年骨质疏松症

为牵涉性的，应该行复位体检，在女性，妇科检查也是有必要的。通过按压髂骨翼或屈膝 90° 下髋外旋来向骶髂关节施加压力。紧张的肌肉应被评估，因为挛缩常与休门氏病、脊柱峡部不连或脊柱滑脱、椎间盘突出或其他疾病相关。

神经检查包括肌肉检查、感觉和本体感受评估。通过轻划脐周 4 象限皮肤来检查腹壁浅反射。正常情况下，脐向刺激区域移动，正常的检查被定义为对称的反应（在双侧出现或缺失）。不对称提示脊髓功能异常，最常见的脊髓空洞症。直腿抬高试验为伸膝时上抬一腿。此试验评估下脊髓神经根的张力，神经根症状（膝以下疼痛或麻木）将被引出。根性疼痛可能的原因有椎间盘突出、脊柱滑脱、脊髓栓系等。进一步确认神经根异常按压或牵拉，肢体可能降低到症状不再出现位置。背屈足时再次出现症状提示神经根受压或牵拉。

■ 影像学和实验室评估

在儿童和青少年背痛评估中没有特定的影像指南。对有任何相关体征和症状的患儿，或对有持续症状的患儿，初始的检查通常是受累脊柱区域的正侧位片。对于腰部疼痛，临床医生常加拍左右斜位片。神经查体正常的患者，骨扫描有助于确定病变部位，SPECT 对压力反应和脊椎峡部不连更有特异性。当神经症状存在时，MRI 检查更有帮助。CT 最适用于界定骨性病灶，CT 薄层扫描有助于脊椎峡部不连的评估。

实验室检查也需要，特别是当系统性体征或持续性症状存在时，可包括血常规、血沉、C 反应蛋白，偶尔包括类风湿因子、抗核抗体、螺旋体和（或）HLA–B27。

参考书目

参考书目请参见光盘。

671.6　脊椎峡部不连和脊柱滑脱

David A. Spiegel, John P. Dormans

脊椎峡部不连是一种涉及单侧或双侧椎弓峡部缺陷（上下关节突之间的骨性区域）的获得性疾病。脊椎峡部不连被认为在成人中占 4%~6%，并被认为是反复的过背伸导致，可能导致上椎体的下关节突和下椎体的椎弓峡部机械撞击。反复的拉伸负载也在一些病例中发现，而骶骨生长板的异常也在一些病例中涉及。过程可从应力反应开始，此后导致应力性骨折，最后形成椎弓峡部假关节（不连）。脊椎峡部不连在需要反复过背伸脊柱的成人中常见，如体操运动员、橄榄球运动员（特别是内线前锋球员）、举重运动员和摔跤运动员。腰椎过度前凸的人有更高的风险，遗传因素也被提出。病变最常见于 L5，但也可在腰椎更高节段发现，很少多节段发生。其自然病程各异，一些患者没有症状，但另一些有限制活动和需要治疗的腰部疼痛。约 15%~25% 的患者发展为脊柱滑脱。

脊柱滑脱为一椎体在另一椎体上的滑动，常发生于 L5（85%~95%）。在儿童和青少年，大多数类型为发育不良型（先天性）和峡型（应力骨折导致）。在发育不良脊柱滑脱中，脊柱后部保持完整但变长。脊柱滑脱进展与高滑动度（>50%）、腰骶后凸（滑动角 >40°）和圆顶状骶骨有关，在女性和年轻患者中更常见。

■ 临床表现

有症状的脊柱峡部不连和脊柱滑脱患者表现机械性腰痛，这种疼痛可向臀部和大腿放射，但很少痛至膝以下。脊柱过背伸时因压迫脊柱后部而疼痛加重。一个有用的诱发试验为患者站立使脊柱过背伸并维持 10~20s。这使脊柱后部压缩并引出症状。与此相反，椎间盘区域病变导致的疼痛在脊柱屈曲时加重。体格检查也可出现受累椎体棘突的压痛。腿后方痉挛伴或不伴挛缩也常被观察到。

查体发现在脊柱滑脱的患者中更为显著。臀部扁平（骶骨更为垂直、腰骶椎后凸），而腹部表现更为突起（腰骶椎后凸以上区域过度前凸）。受累节段棘突常发现明显的台阶，特别是对于高度滑脱。腿后肌痉挛或挛缩比脊椎峡部不连更显著。步态异常也被观察到，典型表现为轻度下蹲、步幅减小和不完全的迈步期。需要进行仔细的神经病学检查。除背痛之外，神经症状（神经根病或肠或膀胱功能障碍）可能起因于马尾或神经根的压迫。根性症状或发现并不常见，除非在高度脊柱滑脱中，此时下腰椎神经根有过度张力（或机械性压迫）。与腰椎间盘突出最易累积下位神经根（L4~L5 椎间盘突出压迫 L5 神经根）相反，L5 相对 S1 脊柱滑脱累积 L5 神经根。

■ 影像学评估

腰区的初始评估应包括高质量的前后位、侧位和斜位片。椎弓峡部在斜位片上最易观察，椎弓峡部缺损被命名为苏格兰狗征。如果查体提示侧弯和过后凸同时存在，需站立后前和侧位摄片（图 671-8，671-9）。平片正常的患者 SPECT 骨扫描能有助于脊椎峡部不连在骨折和假关节形成前的早期诊断（应力反应）。CT 薄层扫描可确定峡部缺损或假关节的存在。如果骨扫描显示该区域没有摄取增加，CT 显示峡部缺损，愈合的潜在能力被认为有限。虽然在有马尾或神经根症状时才有 MRI 检查指征，但在诊断期也越来越常用。

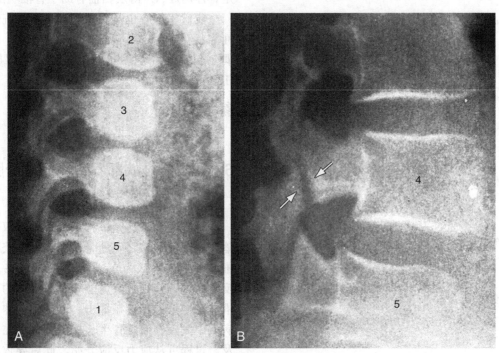

图 671-8 A.9 月龄婴儿正常脊柱。B,10 岁儿童 L4 椎弓峡部裂
摘自 Silverman FN, Kuhn JP. Essentials of Caffrey's pediatric x-ray diagnosis. Chicago: Year Book Medical Publishers, 1990: p 94

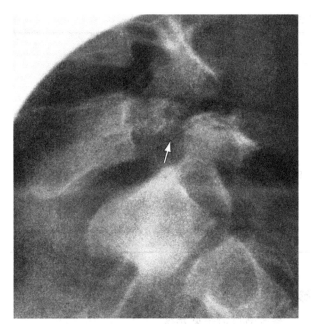

图 671-9 L5 椎弓峡部（剪头所示）缺陷（峡部裂）导致 L5 椎体向前滑脱（腰椎滑脱）
摘自 Silverman FN, Kuhn JP: Essentials of Caffrey's pediatric x-ray diagnosis, Chicago, 1990, Year Book Medical Publishers, p 95

脊柱滑脱根据相对下椎体滑动的程度分级如下：1 级：<25%；2 级：35%~50%；3 级：50%~75%；4 级：75%~100%；5 级：完全移位或椎间脱位。上椎体相对于下椎体的旋转度数也被测量，骶骨后缘做延长线和 L5 上终板延长线的交角（滑脱角）。脊柱滑脱患者偶尔需拍摄屈曲位和背伸位片以确定稳定性（在活动范围内极度平移）。因为在骨骼不成熟患儿中滑脱可能进展，每 6~12 个月应随访腰椎站立侧位片。

治　疗

无症状的脊椎峡部不连患者不需要积极治疗，但有疼痛的患者应休息和（或）活动调整、理疗（关注腿后侧牵拉和腹部肌肉组织力量）、以及非麻醉性镇痛药的使用。在应力反应和早期应力骨折而无假关节形成的患者中，可通过非手术治疗达到治愈。与双侧缺损相比，单侧缺损更可能治愈，在邻近椎弓根 MRI 表现为高信号的更有机会治愈。改良型腰骶部支具较少腰椎前凸（腰椎屈曲 15°）并固定脊柱，被建议全时段佩戴 3~4 个月。对于已经形成假关节的患者，目标是缓解症状而不是愈合。总的来说，非手术治疗在大多数患者中取得成功，而成功的临床结果并不依靠病变的治愈。

当症状持续存在而足够的非手术治疗无效时应选择手术治疗。对于脊椎峡部不连，手术选择包括修复峡部缺损和脊柱融合。如果峡部不连发生在 L5，后路

融合 L5 和 S1 最为常用。对一些 L4 或更高节段的不常见病例，可考虑修复缺损的峡部。如果成功将避免行手术融合。一些术者使用 MRI 评估该节段椎间盘，当发现椎间盘变性时选择融合而不是修复。

治疗脊柱滑脱的建议基于患者的年龄、症状 [疼痛和（或）神经症状]、畸形程度、和较小程度上的外观关注。对于保守治疗无效的伴有慢性症状的低级损伤（<50% 滑脱），单纯后路融合，使用或不使用内固定都可成功。对骨骼未成熟儿 >50% 的滑脱，有或没有症状，考虑到进展的风险应手术治疗。高级别滑脱的手术方式因术者和机构而各异。主要原则通过脊柱融合为稳定的脊柱节段，可选用后路或前路联合后路脊柱融合内固定。

是否在手术的同时复位脊柱滑脱还存在争议。复位可通过重力、术中体位或手术植入来实现。虽然通过稳定化神经症状可得到缓解，但神经减压常作为高级别脊柱滑脱稳定化手术的常规步骤。

参考书目
参考书目请参见光盘。

671.7　椎间感染
David A. Spiegel, John P. Dormans

椎间盘炎和椎体骨髓炎都被认为是感染性脊柱炎的年龄依赖性变异。椎间盘炎在小于 5 岁的儿童中常见，而椎体骨髓炎发生在年长儿童和青少年中。这可通过解剖学来解释；在婴儿和幼儿的椎体中有血管通道连接椎体终板和椎间区，允许细菌在椎间区种植（表 671-3）。一旦这些通道关闭，感染局限在椎体。

可获得证据显示椎间盘炎为低级别细菌感染而不是炎性过程。血培养或椎间盘培养阳性率只有 50%~60%，金黄色葡萄球菌（见第 174 章）最为常见。症状出现小于 6 周培养更可能为阳性。其他细菌包括金氏杆菌（见第 676 章）、A 型链球菌（见第 176 章）、大肠杆菌（见第 192 章）。

鉴别诊断包括感染、炎症、肿瘤和发育性疾病。肉芽肿感染，如布鲁氏菌病和结核，以及真菌感染典型的累及脊柱前份，在特定情况下（免疫功能不全宿主、特定区域旅游史、从特定区域移民）必须被考虑。肿瘤性疾病常累及前部，包括嗜酸性肉芽肿、白血病和淋巴瘤。如青少年特发性关节炎的炎症性疾病也可出现与椎间盘炎类似的临床表现。背痛也可为其他部位的牵涉痛。鉴别诊断的其他疾病包括腹内疾病（阑尾炎、肾盂肾炎）、骶髂关节化脓性关节炎、腰大肌脓肿或髋部疾病（化脓性关节炎或其他）。

表 671-3　脊柱非结核性感染的特征

体征，症状和人群特征	椎间盘炎	椎体感染
好发年龄	年龄 7 岁以下，最多见于 3 岁	年龄在 8 岁以上
症状	跛行，背痛，拒绝走路	同椎间盘炎
受损部位	腰椎	脊柱任何节段
发热	少见（28%）	多见（79%）
实验室检查（血细胞计数，血沉）	非特异升高	非特异升高
平片	早期：正常。20d 后：椎间隙异常	早期：正常。7~20d：椎间隙和椎体异常
MRI	局部受累	局部受累，明确的软组织受累
血培养	常阴性	常阳性
抗生素治疗	有争议	需要

■ 临床表现

建立椎间盘炎的诊断要求高度谨慎，特别是在年幼患儿中。鉴别包括椎体骨髓炎（表 671-3）。除背痛和（或）发热外，患儿可出现乏力，初学行走儿童可出现跛行或拒绝行走或坐。脊柱活动自发减少以缓解疼痛，常出现椎旁肌肉痉挛。脊柱屈曲压迫脊柱前部，使不适增加。可通过拾物试验来检查。腰椎前凸可能消失。神经症状很少见。患儿可能没有发热，虽然全血计数可维持正常，但血沉和 C 反应蛋白常升高。年长儿童可有发热和腹痛。

■ 影像学检查

当怀疑此诊断时，应首先行胸腰椎后前位和侧位摄片，椎间隙变窄和邻近椎体终板不规则这些表现在首次症状后 2~3 周才出现。其他在平片上关注的变化包括脱钙化、椎体边缘侵蚀和椎体高度减少。可通过锝骨扫描或 MRI 建立早期诊断。MRI 提供更多信息并对识别脓肿和排除椎体骨髓炎十分有助。在随访期的平片中可发现数月后邻近椎体边缘硬化（钙化），尽管椎体高度能恢复，但椎间区狭窄常持续存在，在一些病例中邻近脊椎融合或增大。

■ 治　疗

一旦诊断建立，治疗包括对症治疗和使用抗生素。制动、镇痛、脊柱支具固定都有助于缓解症状。典型患者胸腰椎支具佩戴 4~6 周。对金葡菌有效的抗生素使用 4~6 周，虽然治疗方案不同，但静脉给药通常使用 1~2 周。当症状和炎症指标明显好转时，可改用口服药。CT 引导下椎间盘活检用于上述治疗无效或怀疑其他诊断的患者。很少需要切开活检和脓肿引流术。

参考书目

参考书目请参见光盘。

671.8　椎间突出和滑脱椎体隆起

David A. Spiegel, John P. Dormans

椎间突出和滑脱椎体隆起在儿童中极为少见，而在青少年中常见。症状和体格检查发现与成人相似。虽然病因不明，但两者的发病诱因可能包括椎间盘退变、先天性畸形（改变局部生物力学）、遗传和环境因素（创伤或反复应力）。椎间盘突出是反映从椎间盘物质从纤维环单纯突出到疝入椎管的一系列病变。两者均为占位性病变，症状是由于对神经根（或马尾）的直接机械压迫，或对邻近神经的炎症反应。环状隆起在 6 岁左右开始骨化，约 17 岁与椎体融合。滑脱的椎体隆起导致环状隆起部分突出，伴或不伴骨性附着。症状与椎间盘突出相似，一项研究发现在 28% 的青少年椎间盘突出中两者共存。

■ 临床表现

青少年椎间盘突出的症状与成人相似，主要主诉为背部疼痛，根性症状（如有）通常在病程后期表现。背痛通常在咳嗽或拉紧时加重。虽然在小部分病例中发现急性损伤病史，但多数患者有反复应力病史，比如年轻优秀运动员。一些患者有腰骶椎先天异常。查体发现双侧椎旁肌痉挛活动度减少常见。大多数患者缺乏明显的受累神经体征，但直腿抬高试验常为阳性。直腿抬高试验阳性，神经查体发现常与病变节段不一致，需要与椎管内肿瘤鉴别。

■ 影像学评估

由于肌肉痉挛，摄片常发现腰椎前凸消失和腰椎弯曲（不是真正的侧弯）。退变和（或）椎间隙高度减少偶尔在平片中发现；但骨突很少被发现。MRI 是诊断的最佳检查方式，CT 在于滑脱隆起相关骨性碎片的观察上有助。滑脱椎体隆起分型包括皮质边缘撕裂伴或不伴松质骨碎片、侧方骨折、从上椎体终板到下椎体终板的后壁骨折。

■ 治 疗

对大多数患者初始治疗的保守治疗，以休息、活动调节、镇痛和理疗为主。支具可用来缓解症状。保守治疗无效或开始就明显存在神经、马尾症状可考虑手术治疗。

不幸的是，儿童和青少年对保守治疗的反应不如成人，大部分需要手术干预。手术技术涉及椎板切开术和椎间盘次全切术以对神经减压。滑脱椎体隆起病例中，以相似方式对神经减压，但对隆起碎片是否去除尚有争议。一些术者对有神经症状的患者去除碎片。一项报告显示术中对隆起碎片评估是有意义的，该作者只去除松散碎片。取病理的病例可能需要双侧椎板减压。

虽然大多数患者的初始疗效显著，但有文献表明超过三分之一的患者在长期随访中背痛和腿痛症状复发。再次手术率达 15%，与成人相当。当有脊柱不稳表现是需行脊柱融合术。

参考书目

参考书目请参见光盘。

671.9 肿 瘤

David A. Spiegel, John P. Dormans

背痛可能是患脊柱脊髓肿瘤儿童的最常见主诉。其他相关症状包括下肢无力、脊柱侧弯、肠道或膀胱功能损失。大多数肿瘤是良性的（见第 495 章）。病灶可在脊柱前部，包括动脉瘤样骨囊肿、嗜酸性肉芽肿、白血病和淋巴瘤；累及后部的常见肿瘤包括骨样骨瘤和成骨细胞瘤。累及脊柱的恶性肿瘤可能为骨性（骨肉瘤或尤文氏肉瘤），极少数是转移性肿瘤。脊柱旁软组织病变最可能为神经源性，涉及脊髓和交感神经（神经节细胞瘤、神经母细胞瘤、成神经细胞瘤）。除高质量平片之外，形态检查包括骨扫描（定位、寻找其他病灶）、MRI（软组织扩张、神经压迫）和 CT（清晰的骨性细节）在大多数病例中制定治疗计划前完成。常需要活检明确诊断，脊柱肿瘤的治疗要求多学科的处理，理想状态下在有经验的中心治疗。

（夏天　王达辉　译，马瑞雪　审）

第 672 章
颈 部

672.1 斜颈

David A. Spiegel, John P. Dormans

斜颈是一种症状，而不是一个诊断，临床表现为头部倾斜于左侧或右侧以及头部旋转组合到对侧。先天性肌性斜颈（CMT）是最常见的病因，但其他各种原因也可造成斜颈，通常需要一个详细的检查排除其他诊断，这样的患者缺乏 CMT 的特征（约 20%）（图 672-1）。鉴别诊断包括创伤（锁骨骨折或臂丛神经损伤），中枢神经系统的眼部疾病，肿瘤或畸形，先天性骨性畸形（Klippel-Feil 综合征），炎症，和其他诊断包括寰枢椎旋转位移或桑迪弗综合征（表 672-1）。

大多数情况下先天性肌性斜颈（CMT）在出生的最初几个月就被发现，发生率高达 1 / 250 活产婴儿。其他诊断包括新生儿锁骨骨折，和（或）臂丛神经损伤。虽然 CMT 的病因尚不清楚，目前的证据（肌肉活检和 MRI 研究显示纤维化）支持在子宫肌的压缩或拉伸可能会导致局部缺血和肌肉筋膜室综合征。CMT 在长子比较常见，常伴随难产。

左侧胸锁乳突肌挛缩导致头向左边倾斜和旋转，反之亦然。约 50% 的患者在胸锁乳突肌处可见到明显纤维化肿块，通常在生命的第一个月消失，由一个纤维带所取代。CMT 可以视为婴儿综合征的一部分，其他研究结果认为与宫内机械变形，如髋关节发育不良，斜头畸形，面部不对称，足畸形如跖内收组合出现。一项前瞻性研究显示连续出生的 102 个新生儿 73% 出现形态"不对称"，包括斜颈（16%），下颌不对称畸形（13%），面部不对称（42%），和颅骨不对称（61%）。面部研究与 CMT 相关的包括颧骨和眶下眉位移。也有证据表明，持续的胸锁乳突肌挛缩可导致渐进变形；虽然颅骨和颅底形态异常可能会在婴儿期观察到，面部不对称的发展或在超过 5 岁的年龄出现。髋关节发育不良发生在 3%~9% 的 CMT 患者，虽然正常患儿的髋关节检查指南尚未建立，但应考虑做一个超声波扫描（年龄 1 个月）或髋关节 X 线片（4 月龄）。早期发展里程碑延迟在 CMT 患儿中有报道，但最有可能的解释是在清醒状态下俯卧位时通气下降。

斜颈也可能是先天性脊柱畸形（包括 Klippel-

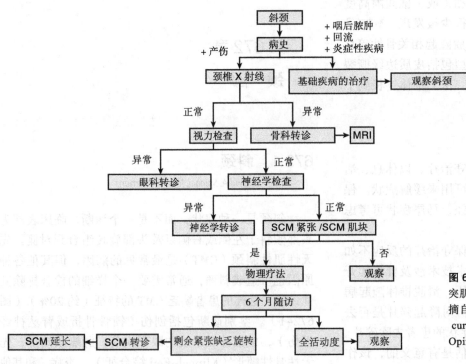

图 672-1 肌性斜颈评估图。SCM，胸锁乳突肌

摘自 Do TT.Congenital muscular torticollis: current concepts and review of treatment.Curr Opin Pediatr，2006，18:26-29

表 672-1 斜颈的鉴别诊断

先天性
　骨质异常（半椎体，单词寰枕关节融合，Klippel-Feil 综合征）
　软组织异常（单侧胸锁乳突肌缺如，蹼颈）
获得性
　位置性畸形或先天性肌性斜颈
　创伤（肌肉损伤，骨折）
　颈椎失稳（寰枕关节半脱位，寰枢关节半脱位，轴下关节半脱位）
　寰枢关节旋转移位
炎症性
　颈椎淋巴结炎
　咽后壁脓肿
　椎间盘炎或椎体骨髓炎
　风湿性关节炎
神经源性
　视觉障碍（眼球震颤，上斜肌瘫痪）
　肌松药物（吩噻嗪类，氟哌啶醇，胃复安）
　肿瘤性病变（颈髓及后窝肿瘤）
　Chiari I 畸形和（或）脊髓空洞症
　Wilson 病
　肌张力障碍
　点头痉挛（眼球震颤，头部摆动，头部倾斜）
其他
　急性颈椎间盘钙化
　Sandifer 综合征（胃食管反流，食管裂孔疝）
　轻度阵发性婴幼儿斜颈
　骨肿瘤（嗜酸性粒细胞肉芽肿）
　软组织肿瘤
　癔症

Feil 综合征）造成的。虽然没有正式的指南介绍以 X 线片排除潜在的先天性骨畸形，但是具有典型临床表现的先天性肌性斜颈应行颈椎 X 线片检查。这个建议在一项研究中未得到支持，在 502 例没有产伤的斜颈婴儿筛选中只有 4 例先天性脊柱畸形；在单一症状的患者中影像学检查将作为一种禁忌。

　　斜颈的治疗包括拉伸、刺激、制动等方法，也包括物理治疗。95% 的患者治疗都有效果，尤其是出生 4 个月前就开始治疗，在胸锁乳突肌内注射 A 型肉毒毒素（Botox）可能在 CMT 耐药情况的考虑，但需要进一步的研究来确定这种方法的有效性和适应证。并发症包括短暂的吞咽困难和颈部虚弱。

　　对于延误诊断或通过牵拉训练不能纠正畸形的患者，需要通过胸锁乳突肌手术松解。目前最佳手术时机还存在争议。一些学者认为在 12~18 月龄进行颅面成型手术比较适合，因为年轻患者有更大的发育潜力。也有人认为延迟手术时机甚至到上学的年龄效果比较好。即使在青少年，手术松解后运动也能够得到加强。一项研究比较了 1~4 岁和 5~16 岁的两个年龄组的结果，得出的结论是，虽然在面部不对称、挛缩残余和主观的措施上没有显著差异，但年长组无手术疤痕和头部倾斜。90% 以上的患者通过外科手术可以得到足够的功能和美观要求。通过早期诊断和治疗，外科手术应只在极少数情况下需要。

　　当缺乏 CMT 的典型临床症状时，斜颈的评价变得更加复杂，没有观察到常见的临床表现，或畸形发生在较大的年龄。需要询问详细的病史和体格检查，补充额外的影像学检查，并请眼科医生，神经科，或其他专科的专家会诊。X 线平片应排除潜在的先天性骨畸形，大脑和颈椎 MRI 在许多情况下都可以用来排除肿瘤（颅后窝或脑干）或发育性疾病如 Chiari I 畸形 / 脊髓空洞症。

斜颈可导致先天性脊柱畸形或先天性脊柱侧凸，需要手术矫正。眼性斜颈可导致斜视（第四脑神经衰弱）或上斜肌麻痹。斜颈并发胃食管反流征称为桑迪弗综合征。寰枢椎旋转性位移及旋转不良（脱位），最有可能是因为关节运动的病理性改变。这种畸形在刚开始是可以还原的，但经过几个星期到几个月的时间就会成为固定的不可改变。因此，及时诊断和治疗是至关重要的。

许多因素都可导致旋转移位，包括上气道、颈部组织和（或）咽部（Grisel 综合征）的炎症或感染。外伤性损伤（通常是次要的）也与之有着密切的联系，口咽部、耳朵、鼻子的复杂外科手术也可以造成旋转移位。需要通过 CT 诊断，从枕部通过 C2 中立位和向左、右最大旋转轴向图像。图像可以扫描出 2 个椎骨之间的运动曲线，确定是否有任何旋转不良及能否还原、部分还原或固定。通过对运动曲线，C1 和 C2 之间存在着旋转固定的关系。

斜颈的治疗需要根据不同的病理表现和慢性症状来决定。如果患者出现症状才几天的时间，可以用止痛药和尝试软环固定。若症状超过一周则需要住院治疗，包括镇痛、使用肌肉松弛剂和颈椎牵引。如果仍然无法恢复正常的解剖结构和运动，可以尝试颈椎环形牵引。由于对下颌骨的压力，颈椎牵引重力限制在 5~8 磅。当使用牵引环或加德纳威尔斯钳的时候，可以适当增加牵引重量。如果纠正了倾斜及恢复了颈部运动，患者通常需要用背心固定至少 6 周。一些中心采用无孔颈椎环来固定斜颈患者，因为它不需要早头骨放置引脚，从而有更好的耐受性。对牵引无效的患者，通常会发生固定的畸形，或畸形复发，可能需要一个后路寰枢椎关节融合手术来固定。

婴儿阵发性斜颈是比较罕见的，可能是由于前庭功能障碍。症状持续 <1 周，和畸形交替出现。该病有自限性，2 岁以后症状可以改善，通常 3 岁的时候基本消失。约 50% 的患者是因为毛细胞发育和精细运动的延迟，并有一个典型的偏头痛家族史。斜颈也可以在椎间盘炎、骨髓炎、幼年型类风湿关节炎和颈椎间盘钙化等疾病中伴随出现。

参考书目

参考书目请参见光盘。

672.2　Klippel-Feil 综合征

David A. Spiegel, John P. Dormans

Klippel-Feil 综合征包含了一系列先天性的单或多节段的颈椎融合（分节失败），临床表现上的短颈，低发际线和颈椎活动受限的三联征仅可见于约 50% 的患者。大部分患者有着颈枕连接处、枢椎以下或两者均有的先天性异常（图 672-2）。已发现坐落在 8 号染色体长臂上的家族遗传基因。并且还需要同时排除其他器官系统上的异常。合并的异常常常出现在泌尿生殖系统中（30%~40% 的患者可出现单侧肾不发育，双集合系统和马蹄肾），听觉系统，心脏，神经轴突和骨骼肌肉系统（脊柱侧弯，1/3 患者合并高肩胛畸形）。先天性的颈椎融合及畸形还常见于患有戈氏综合征，莫尔综合征，VACTERL 综合征 [椎体异常，肛管闭锁，心血管异常，气管食管瘘，食管闭锁和（或）桡神经异常，肢体缺如] 以及胎儿乙醇综合征的患者中。

特异性的体征包括较低的发际线和短蹼颈。颈椎活动受限较常见，其受限程度都取决于融合节段的位置和数量。C1~C2 节段融合将导致颈椎丧失 50% 以上的活动度，而枢椎以下的单节段融合对颈椎活动度的影响几乎可以忽略。患者应拍摄颈椎后位，前位，侧位和斜位 X 线片。特征性的表现是 ≥ 2 个节段的椎体融合（分节不良），多节段椎体受累也可能出现。由于这种先天性异常可出现在脊柱的多个区域，也应同时进行胸椎和腰骶椎的影像学检查。接近 75% 的患者为上位的 3 个颈椎受累，最常受累的节段是 C2–C3 节段。约一半的患者受累节段少于 3 个椎体。动力位片也应作为常规检查以排除颈椎不稳，MRI（可选择动力位）也应作为常规的检查手段。

成年人的症状较幼儿和青少年而言更为常见，常包括有疼痛和神经功能缺损。过度的节段运动可在临床上表现为脊髓型或神经根型颈椎病，脑干受压症状也可能出现。椎管狭窄也可能导致疼痛和（或）神经功能缺损。由于机械压力异常和常见于融合节段相邻节段的过度运动（不稳），可导致椎间盘和（或）关节突关节的退变。这一风险随着融合节段的增加而增大。MRI 显示 85% 的患者均合并有其他异常，包括退行性改变（椎间盘突出，骨赘形成，椎管狭窄）和神经功能异常（脊髓空洞症，Chiari I 畸形，脊髓纵裂）。近期的一项研究发现融合节段的椎体宽度将降低（可能由于同位椎体生长受抑制），并且留给脊髓的空间在这些节段有所增大。手术治疗常常包括狭窄节段的减压（无论是否植骨融合）和为防止不稳的脊柱融合

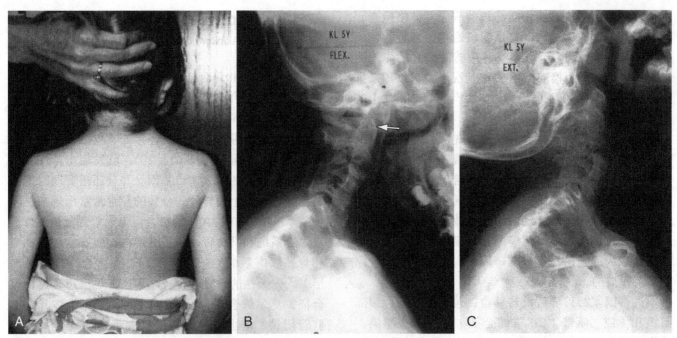

图 672-2　一例患有 Klippel-Feil 综合征的 5 岁患儿的临床照片。A. 明显的短颈和低发际线。颈椎 X 线片（B. 过屈位；C. 过伸位）表明先天性融合以及脊柱不稳表现（箭头）

摘　自 Drummond DS. Pediatric cervical instability//Weisel SE, Boden SD, Wisnecki RI, editors: Seminars in spine surgery.Philadelphia：WB Saunders, 1996: 292–309

手术。少数情况下，进行性的颈胸椎侧弯可能需要稳定手术以预防畸形的发生。

参考书目

参考书目请参见光盘。

672.3　颈椎异常及失稳

David A. Spiegel, John P. Dormans

枕颈联合部位和（或）下位颈椎的异常改变可能单独出现，也可能同时与其他异常同时出现，如遗传综合征及骨质发育异常。这些先天性异常可能源自同源框基因突变。同时出现的可能出现在其他器官系统（肾脏，心血管，椎管内）的病变必须要先排除。由于这些异常中的大多数情况都没有明显症状，也未被及时诊断出来，这一疾患的真实发病率无从知晓。然而，这些异常中的很多情况将使得患者处于可能由于颈椎失稳或椎管狭窄而导致的神经损伤的风险之中。对于这一疾病的症状，体征及治疗而言，其是否为综合征或仅为单一疾病并不重要。颈椎失稳性改变可能同时合并有先天性异常，也可能合并其他异常而使得颈椎处于过度松弛，活动度过大的状态（结缔组织异常，代谢异常）。颈椎异常或失稳的原因在表 672-2 中进行了分类和汇总。

患者将表现出一系列包括头痛，颈部疼痛和如

表 672-2　儿童颈椎失稳原因

先天性
椎体（骨性异常）
颅枕骨异常（枕骨基底受压，枕骨发育不良，枕髁发育不良，寰椎枕骨化）
寰枢关节异常（寰椎椎弓发育不良，枢椎齿突发育不良）
轴下异常（分节不良或融合，脊柱裂，脊柱滑脱）
韧带或联合性异常
发现在出生时的机体异常
综合征异常
唐氏综合征
Klippel-Feil 综合征
22q11.2 缺失综合征
Larsen 综合征
Marfan 综合征
Ehlers-Danlos 综合征
获得性
创伤
感染（化脓性炎，肉芽肿性炎）
肿瘤（包括多发性神经纤维瘤）
炎症反应（如青少年类风湿性关节炎）
骨软骨发育异常（如软骨发育不全，间向性发育不良，骨骺发育不良）
贮积异常（如黏多糖贮积症）
代谢异常（佝偻病）
混杂性（包括成骨不全症，手术后遗症）

根性疼痛或无力（脊髓型）等神经症状的主诉。由于枕颈联合部位异常所导致的其他症候群还包括发育障碍，吞咽困难，呼吸睡眠暂停，斜颈以及脊柱侧弯。这一神经功能障碍的病理生理学改变可能包括神经受压（脊髓或脑干），血管受压（脊髓基底动脉综合征）和（或）脑脊液动力学改变。

体格检查常常可以看到颈椎活动受限，伴或不伴神经功能异常。在上位颈椎，屈伸主要由寰枕关节完成，旋转主要依赖于寰枢关节。这两个关节均没有内在的骨性稳定，是由韧带和关节囊的完整性来限制其活动。除了完整的病史采集和体格检查，所有有症状的患者和有已知颈椎异常或失稳性疾病的患者均应常规行影像学检查。

影像学检查常规应包含前后位，侧位以及张口位，动力位片大多数情况下可作为补充资料。动力位片用以评价椎体之间的相对位移，特别是 C1 和 C2 椎体，也可评估寰枕关节和轴下颈椎。对于寰枢关节失稳的诊断，枢椎齿突前间隙应小于 5mm。轴下关节失稳表现为椎体相对位移大于 3.5mm 和大于 11°的成角。对于寰枕关节的影像学诊断标准仍有待考证。CT 检查可用以评估异常椎体的骨性解剖结构，MRI（包括动力位）则是评估神经受压的最好检查手段。

对症治疗有一定效果，然而对于存在颈椎失稳改变和（或）神经受压的患者仍需要进行手术减压和（或）融合手术。固定畸形合并前路受压，在进行后路颈椎融合前，应先进行前路减压手术。

寰枕关节病变包括寰枕关节融合（寰椎枕骨化），颅骨基地受压或内陷，枕骨或枕髁发育不良或寰枕关节失稳。合并的疾患常包括软骨发育不良，结构发育不良，骨骺发育不良，Morquio 综合征（黏多糖病）和 Larsen 综合征。枕骨和寰椎的融合（枕骨化）常常同时伴有神经症状，通常是由于枕骨大孔节段的后缘压迫导致。共有 4 中形态异常，而伴有 C2 和 C3 通常会有更高的风险（57%）的症状性寰枢关节失稳。颅底凹陷即齿突移位进入枕骨大孔，其常在患有佝偻病，骨质发育不良，骨形成不良和神经纤维瘤病的患者中被诊断出。枕骨髁发育不良导致的上颈椎失稳较为少见。枕骨和 C1 之间的失稳常常合并有一系列韧带过度松弛性疾病（唐氏综合征，Ehler-Danlos 或其他的结缔组织异常，创伤后遗症）或家族遗传性颈椎发育异常。

寰枢椎异常包括寰椎的发育不良（或不发育），常常表现为斜颈，并可能合并椎动脉受压。很多变异型也已被报道。齿突的发育不良（或不发育）可出现在唐氏综合征，Morquio 综合征和其他骨质发育不良

中，且常常合并有寰枢关节失稳性改变。家族遗传性颈椎发育不良是一种常染色体显性遗传病，包含一系列涉及 C1 和 C2 的异常改变。齿突小骨（齿突游离）表现为齿突中段的连续性丧失，齿突上段游离到 C1 的环内，从而使得脊髓所需空间变小，且使得脊髓处于受损的风险中。齿突游离的病因学仍在争论中，而在大多数情况下，均怀疑为创伤后改变，一项近期研究发现，其病因同时包含创伤和发育异常。

下位颈椎（轴下颈椎）的最常见异常表现为 Klippel-Feil 综合征，而下位颈椎先天性融合可见于高达 50% 的胎儿酒精综合征。这些区域的失稳常见于创伤后或由于先天性颈椎融合所造成的压力异常分布（见第 672.2）。

唐氏综合征

韧带松弛是唐氏综合征的一种特征性表现，可导致寰枕关节或寰枢关节的过度活动和失稳（第 76 章）。在患有唐氏综合征的患儿中，40% 的患儿可出现 C1~C2 的过度活动或失稳表现，而寰枕关节活动过度则出现在高达 61% 的患儿中。这些患者可同时合并有先天性或发育性的颈椎异常，如寰椎枕骨化，寰椎弓发育不良，颅底凹陷，齿突小骨形成和齿突发育不良。所有患者均应进行病史采集、体检和至少一个系列的颈椎影像学筛查，包括侧位动力位片。这一检查的目的在于建立患者颈椎活动度正常，活动过度和失稳的资料。尽管在不同国家其推荐的特异性检查可能不尽相同，然而，在参加残奥会之前的临床和影像学筛查仍然是需要的。

这类神经功能异常人群的临床诊断较为困难，且如活动能力下降和步态异常（易跌倒）等精细改变可能是最早出现的症状。尽管正规的神经功能测试可能很难实现，体检中可能发现肌阵挛和反射亢进。影像学检测常被用以诊断和随访椎体失稳或过度活动的患者。对于寰枢关节，寰齿间隙的测量是测量中立位，过屈位和过伸位上齿突到寰椎前弓之间的距离（图 672-3）。唐氏综合征患者正常的齿突前间隙（ADI）应小于 4.5mm。活动过度被定义为 ADI 介于 4.5mm 至 10mm 之间，而 ADI>10mm 意味着失稳性改变，并有着较高的神经功能损伤风险。过屈过伸位的 MRI 检测，通常需要在监测下完成，可帮助进一步评估颈椎失稳和神经受压情况。尽管颈枕关节活动过度可见于>50% 的唐氏综合征患儿，大部分患儿并无失稳和神经症状。这一关节的连接情况难以在平片上测量，常需动力位 MRI 检查来辅助诊疗影像学上的可疑表现。轴下颈椎受累较少，典型病例常见于成人唐氏综合征

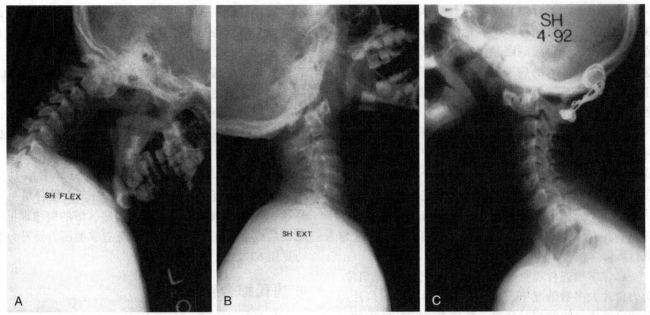

图 672-3 唐氏综合征患者过屈位（A）和过伸位（B）X 线片表现出寰枕关节活动过度及半脱位。C. 在经过颈枕融合手术后，颈椎不稳及症状均缓解

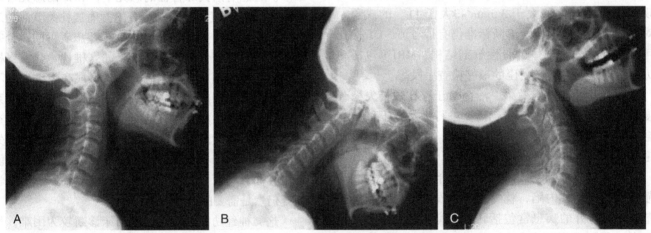

图 672-4 22q11.2 缺失综合征患儿颈椎影像学，可见颅底扁平，枕颈失稳，寰枢关节失稳。A. 中立位 B. 过屈位 C. 过伸位
摘　自 Drummond DS. Pediatric cervical instability//Weisel SE, Boden SD, Wisnecki RI. Seminars in spine surgery, Philadelphia：WB Saunders,1996: 292–309

患者。退变和（或）失稳将可导致疼痛，根性症状和脊髓病变症状。

用以监测唐氏综合征患儿潜在颈椎失稳风险的推荐方法存在争议，并无完整的正式指南。每年均应进行神经功能检查。对所有的唐氏综合征患者，均有理由进行常规的颈椎正侧位和动力位片检查。每两年应进行一次过屈过伸位摄片和常规的临床体检。出现了异常表现和症状的患者，以及怀疑有神经受压的患者，均应拍摄动力位 MRI 检查。影像学表现正常且同时神经功能正常的患者被允许正常活动。而被诊断出活动过度的患者应避免进行接触性强的运动以及其他可能导致颈椎损伤的高风险活动。仅有一小部分脊髓型颈

椎病患者和由于颈椎失稳（ADI>10 mm）而可能导致神经功能受损的患者需要进行后路寰枢椎（枕颈关节）融合手术，因为在唐氏综合征的患者中，出现严重并发症（死亡，神经功能紊乱，融合不良）的可能性非常高。

■ 22q11.2 缺失综合征

染色体 22q11.2 缺失是一种常见的染色体异常而导致的基因遗传综合征，包含一系列异常，如心功能，味觉异常以及免疫系统异常。在所有患者中，至少出现枕骨或一个节段椎体的发育异常（图 672-4）。枕骨异常一般表现为颅底扁平或颅底凹陷。寰椎变异包

括形态异常，后弓不连和寰椎枕骨化，枢椎变异包括齿突异变。此类患者常有一系列的颈椎融合表现，特别是在 C2 和 C3 椎体。动力位片上，超过 50% 的患者出现节段活动度增加，且常常多于一个节段。所有患者均应接受影像学筛查，其中部分患者应接受颈椎的定期随访。

参考书目

参考书目请参见光盘。

（夏天　译，马瑞雪　审）

第 673 章
上　肢

Robert B. Carrigan

■ 肩关节

肩关节和髋关节一样，都属于球窝关节；然而，与髋关节相比较，肩关节的活动范围更大。由于肱骨头相对于肩臼的大小，以及肩胸运动的存在，肩关节位于沿着手理论位置的表面，其中心位于盂肱关节。

分娩性臂丛损伤麻痹

由于伸展机制，臂丛损伤可以发生在围产期。这种麻痹通常与胎儿的体型较大以及肩难产有关。发病率为 1/1000~3/1000。受伤程度可以为机能性麻痹，也可以为神经根撕裂甚至完全性断裂。通常损伤仅为臂丛上根（C5、C6），而非完全性臂丛神经麻痹。单独的、较低位神经丛（C8 和 T1）损伤则较为少见。产后 C5~6 臂丛麻痹的临床表现为服务员小费位，手臂处于肩内收内旋，肘关节伸直，腕关节屈曲位，即典型的 Erb 麻痹。

治　疗

臂丛损伤的职业治疗应该迅速的限制肢体被动活动范围，并鼓励患者使用手臂。如果肱二头肌在患儿 3 个月时仍没有恢复迹象，或是在患儿 5 个月时仍表现出持续性的无力，则应该考虑神经根断裂或撕裂的可能性。这时则有手术探查或神经移植的指征。这种情况下核磁共振成像和肌电图的结果不一定可靠。

婴儿或者年长儿童发生肩关节发育不良和脱位（类似于先天性髋关节发育不良）可能是因为肌肉失衡，可能需要在关节镜下或是切开复位以平衡肌肉。

仍然有肩关节外展外旋无力的年长儿童可以受益于肌肉转移。截骨术则用于因持续性肩关节内旋挛缩而导致严重的肩关节畸形以及功能障碍患者。

Sprengel 畸形

Sprengel 畸形或是先天性肩胛高位症，是涉及高位肩胛以及肩胛胸骨活动受限的发育性障碍。肩胛骨源于早期胚胎第四颈椎平面后方，然后在发育过程中逐渐下降至第七颈椎平面以下。无论单侧或是双侧肩胛骨的下降过程受阻都将导致 Sprengel 畸形。畸形的严重程度取决于肩胛骨下降的位置和发育程度。在轻度病例中，肩胛骨仅为简单的旋转，容易触及或是在靠近斜方肌的上内侧观察到明显的包块，功能通常不受影响。在中度病例中，肩胛骨位置较高并与脊柱有异常的肩胛脊柱韧带甚至骨性的连接。肩关节的活动，尤其是外展受限。而在重度病例中，肩胛骨通常较小，并且位于颈项后，脖子也可能有蹼样连接。大多数患者还可能具有骨骼肌肉系统的异常，尤其是脊柱，因此对脊柱进行评估非常重要。

治　疗

尽管可以通过手术切除肩胛骨的内上角来处理肩胛骨突出明显以及外观问题，对于轻度病例，通常并不需要特殊的治疗。对于严重病例则可以通过手术切开复位肩胛骨以及松解平衡肩胛骨所附着的肌肉来改善其功能和外观。

■ 肘关节

肘关节是身体中最一致的关节。肘关节的稳定性是通过骨骼的一致性以及内外侧副韧带所保证的。肩关节位于沿着手理论位置的表面，而肘关节位于该空间内。肘关节是通过肱尺关节进行伸屈运动，通过桡腕关节进行前后旋运动。

表 673-1　伴有桡骨缺如的常见综合征

综合征	特征
Holt-Oram 综合征	先天性心脏病，多表现为房间隔缺损
血小板减少性桡骨发育不全综合征	出生时血小板减少，随着年龄的增加逐渐缓解
VACTERL 综合征	脊髓异常，肛门闭锁，心脏畸形，气管食管瘘，食管闭锁，肾功能衰竭，径向发育异常，下肢畸形
范科尼贫血	出生时没有再生障碍性贫血，大约 6 岁时起病，如果不进行骨髓移植会危及生命；可用于早期诊断染色体断裂激发试验

摘自 Trumble T, Budoff J, Cornwall R.Core knowledge in orthopedics: hand, elbow, shoulder.Philadelphia：Elsevier, 2005,425

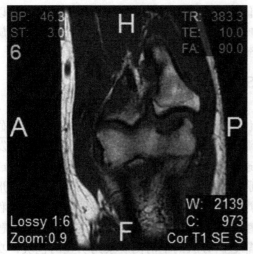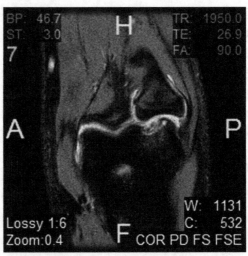

图 673-1　T1（A）和 T2（B）肘部冠状位核磁共振成像显示潘纳尔病的肘部改变

■ Panner 病

Panner 病是肱骨小头的关节软骨和软骨下骨的血运受损（图 673-1）。通常发生在 5~13 岁的男孩。症状包括肘关节侧面疼痛，活动度受限，在某些严重病例，甚至出现肘关节机械力学改变。

受损机制可以是体操或棒球运动中发生的关节撞击或过度负荷，也可以是自发性的。肘关节的平片可以正常，也可以在肱骨小头内显示一个较小的透亮区。核磁共振成像技术可用于可疑肱骨小头受损的患者。核磁共振成像技术在显示关节面的完整性以及受损程度优于普通平片。

治 疗

通常采取保守治疗。休息，限制活动，以及向患者宣教是初始治疗方案。对于有关节软骨块以及形成关节游离体的病例则需要通过关节镜技术取出游离体并在受损处钻孔。

桡骨短缩

前臂的桡骨短缩包含了一系列导致桡骨发育不良或是缺失的致病条件和疾病（图 673-1）。这个疾病过去被称为桡侧球棒手，不过现在名称已经改为更符合病情的桡骨短缩。临床特点包括一个小而短的肢体，手和腕过度向桡侧倾斜。桡骨短缩的严重程度根据 Bayne 和 Klug 分法从轻微到严重被分为了四种类型（表 673-2）。桡骨短缩还可能与 Holt-Oram 贫血和先天性全血细胞减少症等有关。

治 疗

桡骨短缩的治疗目标应以前臂的手和腕为中心，平衡腕关节周围肌肉，保持适当的手指运动。出生后不久，鼓励患儿的父母被动拉伸手和腕关节以延长挛缩的软组织。由于手臂过细，这个时期使用连续的石膏和夹板固定是无效的。

对于手术治疗，术前计划应该起始于仔细体检患者，手术之前还考虑拇指和肘关节的功能。手术时间通常选择在患儿 1 岁。纠正桡骨发育不良以及中心化腕关节可以通过不同的手术技巧完成。这些技巧包括切开松解，关节囊重建，平衡肌腱。外固定技术也在某些地方使用。

牵拉肘

牵拉肘是韧带半脱位，而非桡骨小头的半脱位或完全性脱位。桡骨近端或桡骨小头与尺骨近端被环状韧带所固定，就像从尺骨伸出一条皮带围绕桡骨小头一圈后，再返回至尺骨。如果桡骨向远侧牵拉，环状韧带可以从桡骨小头近侧滑脱并卡进桡骨小头和肱骨间的关节中（图 673-2）。这种损伤的产生通常发生于纵向牵引手臂的时候，如用手牵拉一个快要摔倒的孩子，或用是拉孩子的手。损伤通常发生在婴幼儿，很少发生在年龄超过 5 岁的孩童。环状韧带半脱位后会立即产生疼痛和旋后受限。肘部的曲伸通常不收影响，也没有明显的肿胀。通过询问和体检可以诊断，而普通 X 线片通常显示正常。

治 疗

环状韧带可以通过向桡骨小头加压时后旋前臂来复位。复位时可以明显的感觉到咔哒声。而后患儿可以立即恢复主动旋后运动，之前的不适感立刻得到缓解。制动不是必需的，但是环状韧带半脱位有复发的可能性，家长应避免牵拉患肘。患儿的父母也可以学习复位方法以避免在复发时再次就诊急诊或儿科医生。超过 5 岁的儿童发生环状韧带半脱位的可能性很

表 673-2 桡骨发育不全分类

分类	特点
I	桡骨短小 桡骨轻度分离
II	发育异常的桡骨近端和远端异常生长 桡骨中度分离
III	桡骨部分缺如 桡骨严重分离
IV	桡骨小头完全缺如 最常见的类型

摘 自 Bayne LG, Klug MS.Long-term review of the surgical treatment of radial deficiencies.J Hand Surg Am , 1987, 12（2）:169-179

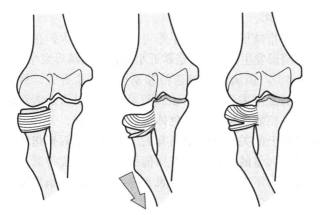

图 673-2 牵扯手臂是环状韧带被部分撕裂，桡骨小头脱位，牵扯力量突然撤去后韧带被挤进关节中
摘自 Rang M.Children's fractures. ed 2.Philadelphia：JB Lippincott, 1983: 193

小。无法复位的半脱位通常可以自发恢复，症状也在数天内逐渐消失，极少需要手术治疗。

■ 腕关节

腕关节是由两块前臂骨以及八块腕骨组成。腕关节可以通过桡腕关节或腕骨间的关节进行屈伸、尺侧或桡侧偏。腕关节的前后旋转是通过尺桡骨远端关节作用的。腕关节是一个复杂的，涉及附着的多条韧带和软组织结构。其复杂的运动学允许其进行各种运动，然而其运动学发生改变则会出现明显的功能障碍。

Madelung 畸形

Madelung 畸形是腕关节的畸形，其特点是以桡骨远侧关节面呈桡掌侧成角畸形。手腕具有径向和手掌 angulations 远端方面的半径。桡骨远侧桡掌侧生长面可因此畸形出现生长停滞。也可能涉及骨骺损伤和桡月韧带（Vicker ligament）的异常。这种畸形可以双

侧同时出现，女性患儿较为多见。

治 疗

Madelung 畸形的治疗通常是观察。轻度畸形在性成熟前可暂观察。中度至重度畸形在出现疼痛或是功能受限时可能需要手术治疗。手术治疗主要是改观外形，患者及其家属通常关心腕关节向掌侧成角以及导致的尺骨远端突出。

Madelung 畸形可以选择不同程度的手术方式。对于骨骺未闭合的患者，切除挛缩的软组织（Vicker ligament）以及自然分解（骨骺内骨损伤导致的脂肪移植）是首选。对于骨骺已经闭合的患者，通常选择截骨术。背侧楔形，圆顶以及尺骨缩短截骨可以单独或是联合应用以达到理想的手术效果。关于 Madelung 畸形的远期顾虑主要在远端桡尺骨关节不稳以及早期骨性关节炎。

腱鞘囊肿

作为滑膜关节，腕关节由滑膜分泌的滑液所润滑，并被关节囊包绕。关节囊的缺损可导致关节液漏入周围软组织，从而导致腱鞘囊肿。囊肿并不适合该病，因为关节外的液体集聚并没有真正的包膜。创伤可能导致关节囊的缺损。尽管现病史中创伤很少作为一个特征。关节液通常聚集于舟状骨和新月状关节间，从而导致腕关节绕背侧发生腱鞘囊肿。腱鞘囊肿也可以发生在别处，例如腕关节掌侧，或是液体由屈肌腱鞘渗透至手掌。儿童中，疼痛一般与腱鞘囊肿无关，即使伴有疼痛，也不能确定是因囊肿引起。查体可以明确诊断，尤其是病变透照时。伸肌腱鞘炎或是肌肉的异常需与该病鉴别，通常不需要行 X 线或核磁共振检查。超声检测对该病的诊断是有帮助的，还可以让患者及家属安心。

治 疗

超过 80% 的发生于小于 10 岁儿童的腱鞘囊肿发病一年内自动消失。如果腱鞘囊肿引起疼痛或是困扰患儿的年龄超过 10 岁，可以选择治疗。简单抽吸有较高的复发率，也可能由于使用大孔径针头抽吸而引起疼痛。手术切除腱鞘囊肿的根部包括连接至关节囊的部分有较高成功率，虽然仍有可能复发。

■ 手

手和手指可以进行复杂而精细的操作。这些精细复杂的操作是由外侧屈、伸肌以及内侧屈伸肌之间的平衡而达到的。先天性手及上肢异常的发生率仅次于

心血管异常，同时也和心血管异常类似，如果没有合适的确诊及诊治可以引起长期后果。

屈曲指

屈曲指是非创伤性引起的近端指间关节屈曲挛缩，通常逐步加重。小指和环指通常受到影响。三分之二的病例都是双侧发病，导致屈曲指的病因很多，已提出了有多种假说。屈曲指可以分为三种不同的类型（图 673-3）。

治 疗

屈曲指的早期治疗通常选择非手术治疗。小于 30 度的轻度挛缩通常能够耐受而不需要特别的治疗。石膏矫正法以及静态及动态的夹板固定可以预防挛缩的进一步进展。这个方法可以应用至患者骨骺闭合。

手术治疗仅限于治疗严重的挛缩。手术时需要松解所有挛缩和异常的组织。然而松解术的效果仍不确定，通常为了改善伸直可能会丧失一定的屈曲度。

指弯曲

指弯曲是手指在冠状平面，远离掌指关节的成角畸形。最常见的结果就是小指在指间关节远端平面轻度的桡侧倾斜。这个通常是因为中节指骨为三角形或四边形。在某些病例，中节指骨的骨骺受损造成纵行的骺架。这个骺架被认为是形成指弯曲中常见的"三角指骨"的根本原因。指弯曲还可以发生在其他手指，例如大拇指，环指等。

治 疗

对指弯曲的治疗通常是观察，而非手术。对于严重的畸形并且影响大拇指功能的患者，手术也是有指征的。手术在技术上具有挑战性。因为对于矫正明显成角畸形涉及切除骺架，矫正截骨并且切除生长板等常规步骤。经过正规的手术治疗，术后效果良好，且复发率极低。

多指畸形

多指畸形或是重复手指可以作为靠近大拇指的轴前的畸形发生，也可以是靠近小指轴后的畸形发生（图 673-4）。该病可能与遗传和基因等因素有关，然后小指的复指主要发生于非洲裔美国人，且可能为双侧发病。该病通常是常染色体显性遗传传递，并和 2 号染色体上的关联基因缺陷有关。Wassel 等对拇指的复指做了大量的研究。他根据拇指的复指程度将其进一步细分为了 7 种亚型，如表 673-5 所示。小指重复畸

表 673-3 先天性指屈曲分类

分类	特点
I	先天性，无性别差异，仅见于小指
II	后天的，7~11 岁发病，通常逐渐加重
III	严重挛缩的，双向的，与其他肌肉骨骼相关的综合征

摘自 Kozin SH.Pediatric hand surgery//Beredjiklian PK, Bozentka DJ.Review of hand surgery, Philadelphia：WB Saunders, 2004,223-245

表 673-4 多指畸形综合征

尖头多指并指综合征
Ellis-van Creveld 综合征
Meckel-Gruber 综合征
并指
13 三体综合征
口面指综合征
Rubinstein-Taybi 综合征

表 673-5 复拇畸形分类

分类	特点
I	双歧末节指骨
II	重复末节指骨
III	双歧近节指骨
IV	重复近节指骨
V	双歧掌骨
VI	重复掌骨
VII	三指节畸形

摘自 Wassel, HD.The results of surgery for polydactyly of the thumb. A review, Clin Orthop, 1969，125:175-193

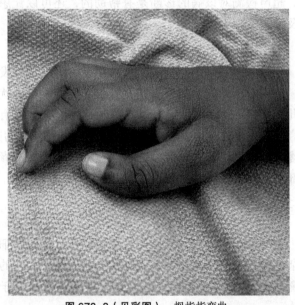

图 673-3（见彩图） 拇指指弯曲

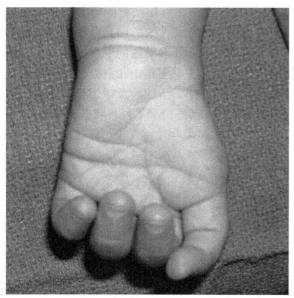

图 673-4（见彩图）　先天性拇指缺如

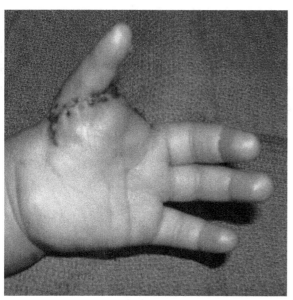

图 673-5（见彩图）　拇化术术后图像

形应该被分为两种类型。A 类是发育良好的手指。B 类是短小，通常未发育良好的手指。

治　疗

拇指和小指重复畸形通常采用多指切除术治疗。治疗方案的选择取决于严重程度。发育较差的手指可采用缝合结扎治疗。发育较好的手指需要行重建术，注意保留重要的结构，如侧副韧带和甲襞。

拇指发育不良

拇指发育不良无论对医生还是对患者而言都是一个挑战。手功能的 40% 由拇指来完成，一个不完美的拇指在一个人的生长发育过程中会严重限制患者的功能。拇指发育不良的范围包括轻度的短缩以及肌肉欠发达而不足以行使拇指功能。影像学有助于骨异常的诊断。最重要的是在体检中发现腕掌关节是否稳定。这一发现有助于手术治疗。

治　疗

如果拇指的腕掌关节稳定，建议行重建手术。拇指再造的关键要素在于重建腕指关节的尺侧副韧带，肌腱转移有利于外展以及加深指底间隙的操作。

如果拇指的腕掌关节不稳定，可行拇指化术（用一个手指来重建拇指的手术）以彻底治疗。拇指化术是一个复杂的过程，在手术中需要沿是指的神经血管旋转食指使之成为一个拇指。该手术通常选择在一岁左右进行，同时可进行指底间隙的加深以及外展功能的锻炼。

并　指

在发育过程中手指分离异常会导致并指畸形。并指畸形是一种上肢比较常见的畸形。在新生儿中发病率为 0.5/1000。并指畸形可分为：简单的（单纯皮肤未分开），复杂的（骨和肌腱未分开），完全性并指（从基底到之间完全融合，包括指甲）和不完全性并指（仅部分相连）。

治　疗

并指畸形的分离手术应该选择在 2 岁以前进行。考虑到手指长度相差很大的因素，边缘的手指应该更早的行分离手术（3~6 个月）。对于手指长度差不多的手指，例如环指和中指，应该等到 12~18 个月再行手术治疗。指底间隙和甲襞的重建以及适当的皮肤移植确保达到最佳的功能及美观效果。

表 673-6　并指综合征

尖头并指畸形综合征
尖头多指并指畸形综合征
德朗热综合征
心手综合征
口面指综合征
多指并指
21 三体综合征
胎儿乙内酰脲综合征
劳 - 穆 - 比综合征
范科尼全血细胞减少
13 三体综合征
18 三体综合征

指套伤

年幼的孩子们痴迷于门框或车门等狭小的空间，致使指尖受到挤压伤很常见。损伤的范围可以从一个简单的指甲下血肿到指尖的部分或完全切除。影像学对于排除骨折非常重要。甲床损伤的骨骺骨折是高风险的开放性骨折，如果不及时行外科清创治疗，可能导致骨髓炎，生长停滞和畸形。累及远端指骨的指端粉碎性骨折是常见的，除了对软组织损伤处理以外，不需要特殊的治疗。

软组织损伤的治疗取决于损伤的类型。对于缝合修复，只能选用可吸收线，因为给一个年幼孩子行指尖拆线可能需要镇静或全身麻醉。如果存在指甲下血肿，但指甲是正常的，无移位的骨折存在，指甲不必因甲床修复而去除。如果指甲撕裂或撕脱，则应该去除指甲，甲床和皮肤应该用可吸收线修复，指甲（如果指甲缺损可以用一小块衬垫代替）应在指甲与皮肤反折处更换，以防止瘢痕粘连到甲床，可以防止指甲再生。

如果手指完全截肢，治疗取决于截肢的水平和孩子的年龄。对于2岁以内的儿童，末梢截肢的皮肤和脂肪可以作为一个可能存活的复合移植物。年龄较大的儿童类似截肢可以治愈不更换皮肤只要没有骨暴露和截面积小。各种覆盖程序存在截肢通过指甲的中间部分。

考虑到微血管再植，在接近近侧边缘处截肢应紧急前往移植中心。所有的截肢部位都应该被保存，包裹在盐水浸湿的纱布里，置于防水的包裹中，然后浸入冰水中。冰不直接接触截肢部位，因为它可以引起严重的渗透和热损伤。

扳机拇指和手指

拇指和手指的屈肌腱经过一系列由纤维管构成的手指掌面腱鞘。这些纤维管在最近端及第一环形滑车可以变得紧张，其原因尚不清楚。底层肌腱发生肿胀，并且肌腱不在腱鞘内滑行。在儿童中最常见的手指是拇指。以往认为这是一个先天性的疾病，但是通过大样本的新生儿的筛查发现未能找出一个单一的原因。病史中创伤是一个很罕见的因素，病情往往是无痛的。功能很少受损。触发拇指通常表现为无法完全伸直拇指指间关节。在拇指基底部可触及一个明显的结节。脑瘫后遗症的拇指掌畸形是和扳机拇指类似的情况。类似的结果在手指很少见，可与炎性病症如幼年型类风湿关节炎相关联。

治 疗

1岁以内儿童扳机拇指的自愈率超过30%。超过1岁往往不能自愈。注射皮质类固醇类在成人中是有效的，但是在儿童中是无效的而且存在损伤周围手指神经的风险。在第一环形滑轮的手术松解术是一种治愈手段，通常在1~3岁实施。儿童扳机手指的治疗不同于扳机拇指的治疗，治疗涉及评估和治疗的任何相关的炎症过程和在某些情况下外科屈肌鞘减压。

（夏天 译，马瑞雪 审）

第 674 章
关节挛缩

Harish S. Hosalkar, Denis S. Drummond, Richard S. Davidson

■ 定 义

先天性多发性关节挛缩是指新生儿先天性多屈伸关节的发育异常（图674-1见光盘），因为存在多达300个可能的病因，关节挛缩是一种描述性术语，而不是一个确切的诊断。

补充内容请参见光盘。

（夏天 译，马瑞雪 审）

第 675 章
常见骨折

Lawrence Wells, Kriti Sehgal, John P. Dormans

在一岁以上的儿童中，创伤是致死及致残的首要原因。多种因素的作用导致未成熟骨骼的骨折较成熟骨更为特殊。儿童的骨骼系统与成人相比，在解剖、生理、代谢方面截然不同。因此，骨折的表现多样，诊断困难，治疗手段上需要重视保存生长及功能。

骨骺线、骨膜反应、生长阻滞线、先天性骨折、假性骨折等在放射线下的复杂表现，时刻干扰着儿童的骨折的鉴别诊断。大部分儿童期的骨折及时治疗不同也能获得良好的愈合，这使得一些非专科处理会导致灾难性结局的特殊骨折也总是被低估或者忽略。儿童骨骼系统结构的特殊性导致了儿童损伤及损伤保护机制与成人的差异。主要的特征包括未骨化的软骨和骨骺，更加厚实、强壮、成骨能力强的骨膜，这些结构能够快速大量地产生被称为"骨痂"的新骨。儿童的骨骼密度低，孔道丰富。密度低是因为矿物质含量低，孔道丰富是因为哈佛氏管和血管沟数量众多。这些特点造成了弹性模量和抗弯强度相对降低。儿童骨折可以发生于张力或者挤压两种情况下，骨折线的走行方向与成人不同，发生粉碎性骨折的机会也相对低。

关节损伤，外伤性脱臼及韧带撕裂在儿童中少见。然而，邻近部位的骨骺损伤相对常见。指突状乳头体和软骨膜环加强了骨骺的强度。从生物力学的角度来说，骨骺不如韧带或者干骺端骨质坚强。骨骺最能抵抗纵向的牵拉力，最不能对抗扭转暴力。骨膜疏松地覆盖在骨干的表面而在骨骺外围变得相对致密。所有的骨折中都伴有骨膜的损伤，但通常不会发生完全离断，这是由于骨膜对于骨干的包裹是相对疏松的。这个完整的铰链或套骨膜有助于减少骨折的移位，并为复位提供一定程度的帮助。厚厚的骨膜也可以成为闭合复位的障碍，特别是如果骨折断端已经穿出骨膜，或复位已经脱位的骨骺生长板。

675.1　儿童骨折的特点

Lawrence Wells, Kriti Sehgal, John P. Dormans

■ 骨折塑形

塑形是骨折愈合生物学的第三阶段，也是最后阶段，在炎症和修复阶段之后出现。这是一个复合的过程，在骨畸形的凹侧沉积，在骨畸形的凸侧吸收，以及非对称的骨骺生长。因此，复位精度方面的要求与成人相比重要性相对下降（图 675-2）。影响骨折端成角校正潜力的预测方面有 3 大主要因素，即骨龄，距离关节中心的距离，以及是否符合关节转向轴。在旋转畸形和关节的运动轴方向不同的成角畸形不太可能获得良好的塑形。后续的生长潜能为塑形重构提供了基础；年幼的孩子有更大的塑形潜力。在关节运动轴的平面吻合的成角畸形，因为靠近骨骺，这样的骨折能够获得最大程度的塑形。远离肘关节和接近膝关节的骨折通常有更大的潜力，因为骨骺提供了最大的增长能力。即使在骨骼成熟前几个月，塑形仍然如期发生直到骨骼成熟时。骨骼成熟度在女孩通常为 13~15 岁，而男孩通常在 14~16 岁。

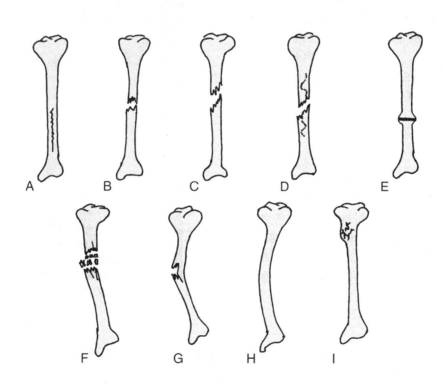

图 675-1　骨折线模式说明。A. 与骨干轴线平行的纵形骨折线。B. 垂直于骨轴的横行骨折线。C. 与骨轴成角的斜形骨折线。D. 围绕骨轴的螺旋形骨折线。E. 冲击骨折断端压缩在一起。F. 粉碎性骨折碎裂为三个或更多的部分。G. 青枝骨折且凸侧不完全性骨折骨弯曲。H. 弯曲型骨塑性变形。I. 圆环状压缩骨折

摘自 White N, Sty R. Radiological evaluation and classification of pediatric fractures. Clin Pediatr Emerg Med , 2002，3:94-105

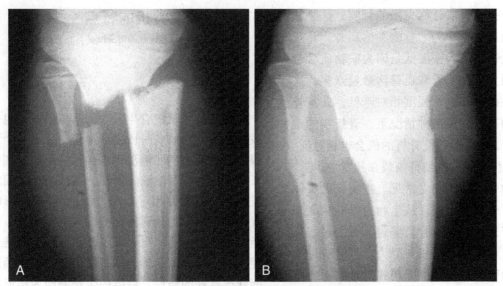

图 675-2　儿童的塑形往往是广泛的，例如胫骨近端骨折（A）和 1 年后（B）

■ 过度生长

骨折愈合相关的充血刺激骨骺引起过度生长。在长管骨如股骨，这个现象通常是突出的。生长加速，通常发生在伤后 6 个月至 1 年，不呈现持续式生长除非合并罕见的动静脉畸形。儿童的年龄小于 10 岁的股骨骨折，通常过度生长 1~3cm。一定程度的重叠和嵌插是可以接受的，以弥补预期的过度生长。这种过度的现象会导致相同或相近的肢体长度在骨折重建结束阶段。年龄 10 岁以上，过度生长，不再是一个问题，首选解剖学复位。在骨骺损伤方面，生长刺激与使用植入或内固定相关，植入物可能慢性刺激骨的纵向生长。

■ 进行性畸形

对骺板损伤可并发伴随生长而逐渐加重的畸形。最常见的原因是完全的或者部分的生长板闭合。这种生长板闭合可以导致成角畸形、缩短，或两者的合并畸形。局部损伤可能是边缘的，中心的，或两者的联合。畸形的程度取决于所涉及骨骺以及剩余的生长潜力。CT 和 MRI 是评估骨骺部分损伤和制订治疗的重要手段（图 675-3）。

■ 快速愈合

与成人相比，儿童骨折愈合快。这归功于儿童的成长潜力以及较厚的，更活跃的骨膜。当孩子进入青春期和成熟，愈合的速度开始下降变得类似于成人。

参考书目

参考书目请参见光盘。

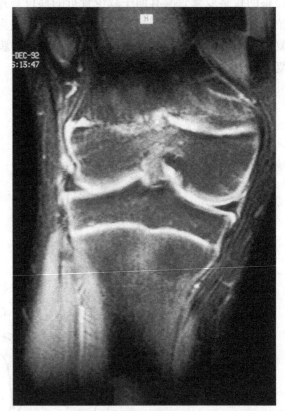

图 675-3　MRI 梯度回波序列，提示股骨远端骨骺骨桥形成

675.2　小儿骨折

Lawrence Wells, Kriti Sehgal, John P. Dormans

特有的儿童骨折的模式源于儿童特有的骨骼系统结构。小儿骨折大多数可以通过闭合方法治疗并愈合良好。

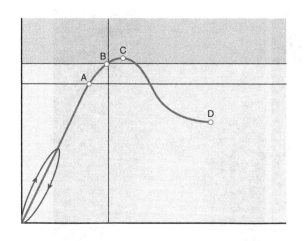

图 675-4　骨性畸形（弯曲）和应力（纵向压缩）之间图形关系显示，弹性响应的限制不是骨折本身而是塑性畸形。如果力的继续，骨折终将发生。A.压力下反转弓状畸形；B.微骨折发生；C.最大强度点；C 与 D 之间，弓形骨折；D.线性骨折的发生

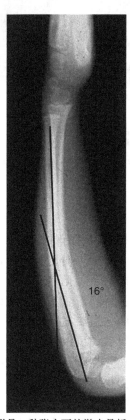

图 675-5　塑性变形是一种张力下的微小骨折，无可见的骨折线。
Courtesy of Dr. John Flynn, Children's Hospital, Philadelphia

■ 塑性变形

塑性变形是儿童特有的骨折表现。最常见于尺骨，也可见于腓骨。骨凹侧也显示出压缩破坏的证据。骨的角度范围超过其弹性极限，但能量尚不足以产生骨折。因此，无影像学可见的骨折线（图 675-5）。塑性变形是持续性的，一个 4 岁的儿童 20 度尺骨成角

弯曲可以随着生长塑形。

■ 扭曲或竹节样骨折

一种通常发生在干骺端和骨干交界处的骨压缩骨折，尤其是在桡骨远端（图 675-6）。这种损伤被称为竹节样骨折，因其与经典的希腊柱基底部周围升高装饰带基本相似。他们本质上是稳定的，简单的固定治疗 3~4 周就可以愈合。

■ 青枝骨折

这些骨折的发生是当骨头弯曲，并有对拉伸失效（凸）的骨面。骨折线不传播到骨的侧凹。凹侧显示与塑性变形的微观失效的证据。要打破对凹侧骨由于塑性变形反冲才能复位骨折的变形。

完全骨折

传播完全通过骨被称为完全骨折。这些骨折可分为螺旋，横向，或斜形，取决于骨折线的方向。旋转力通常导致螺旋形骨折，由于一个完整的骨膜铰链的存在骨折复位相对容易。斜形骨折通常与骨轴线成角约 30°，特别的不稳定。横向骨折发生在 3 点弯曲力，通过利用凹侧骨膜复位容易成功。

■ 骨骺骨折

骨骺损伤通常累及生长板。畸形发生的可能性持续存在，因此长期观察是必要的。桡骨远端骨骺损伤是最常见的骨骺损伤。Salter-Harris（SH）将骨骺损伤分为 5 类（表 675-1 和图 675-7）。这种分类有助于预测损伤的结果和提供指引，制订处理原则。I 型和 II 型骨折通常可以通过闭合复位技术管理，不要求完美对齐，因为他们往往能随着生长塑形。股骨远端骨骺 SH II 型骨折需要解剖复位。SH 型 III 和 IV 骨骺骨折涉及关节面需要解剖复位，需要防止移位和重新排列骨骺的生长细胞。SHV 型骨折通常无法当时诊断。他们表现为继发性的不等长生长。其他损伤主要是骨骺撕脱伤，例如胫骨结节、脊柱横突和骨盆骨骺附件。骨软骨骨折也被定义为骨骺损伤，但通常不涉及生长板。

■ 虐待儿童

骨科医师接触到 30%~50% 的身体虐待的孩子。儿童虐待骨折通常是行走期的儿童发生下肢长骨骨折（见第 37 章）。无特征性骨折分类或者分型可以特异性地诊断儿童虐待骨折；任何类型的骨折都可以是非意外地创伤。故意伤害导致的儿童骨折包括儿童股

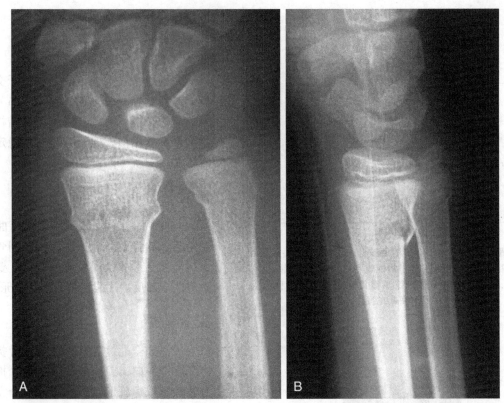

图 675-6　扭曲骨折是一种挤压下的部分骨折：桡骨远端前后位（A）和横向侧位（B）的 X 线片

表 675-1　salter-harris 分类表

Salter-Harris 类型	特征
I	骨骺分离，通常是贯穿肥大和退化的软骨细胞柱区
II	骨折线横贯部分骺板且延伸到干骺端
III	骨折线横贯部分骺板延伸穿过骨骺直到关节面
IV	骨折线穿越干骺端、骺板和骨骺
V	骺板挤压性损伤

骨骨折，股骨远端干骺端骨折，肋骨骨折，肩胛骨棘突骨折，肱骨近端骨折。骨骼全面排查在每一个可疑的儿童虐待情况下是必要的，因为它可以证明在其他骨折愈合的不同阶段。放射影像学可以鉴别某些与儿童虐待类似的全身疾病，如成骨不全，骨髓炎，卡菲疾病，和疲劳骨折。很多医院已经成立一个多学科小组，来评估和治疗的虐待儿童。通常这是需要强制性向社会福利机构报告的情况。

参考书目

参考书目请参见光盘。

675.3　上肢骨折

Lawrence Wells, Kriti Sehgal, John P. Dormans

■ 指骨骨折

儿童指骨骨折呈现特有的模式，包括骨骺骨折、干骺端骨折和骨干骨折。损伤机制通常是一个直接暴力打击或手指被门挤压（见第 673 章）。末节指骨的挤压损伤通常包括骨膜下骨损伤（粉碎性骨折），甲床的中断，严重的软组织损伤。这些伤害需要应用抗生素，预防性注射破伤风以及良好的清创才能获得良好的结果。一个锤状指畸形表现为无法伸直末节手指，通常由一个过伸损伤引起。它提示的末节指骨骨骺部的撕脱骨折。治疗是过伸位夹板固定 3~4 周。近、中节指骨骨骺骨折也是类似的夹板固定。骨干部的骨折可能表现为倾斜的，螺旋的以及横向裂缝等多种形态。他们需要仔细评估手指屈曲位时有无角度和旋转手指畸形。任何旋转不良或成角畸形都需要纠正以获得最佳的手部功能。这些畸形需要采用闭合复位纠正，如果不稳定，还需要内固定。

■ 前臂骨折

儿童的手腕和前臂骨折很常见，约占全部骨骼未成熟的骨折的一半。最常见的损伤机制是摔倒时手臂

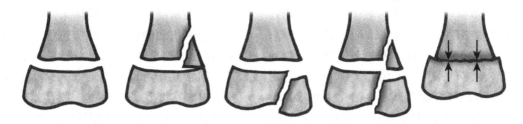

图 675-7　骨骺骨折 Salter-Harris 分型：Ⅰ～Ⅴ型

伸出。约百分之八十的前臂骨折为尺桡骨下段骨折，15% 为中段，余下的是少见的尺桡骨近段骨折。前臂骨折大多为青枝骨折或者竹节样骨折。竹节样骨折是压缩型骨折，并有轻微的软组织肿胀或出血。他们只需要短臂石膏（肘关节下方）固定通常 3~4 周就可愈合。竹节样骨折也被一个可拆卸的夹板治疗成功。压缩型骨折或者青枝骨折往往是本质上是稳定的（没有皮质中断），可以用软绷带

　　骨干骨折可能比桡骨远端骨折更难处理，因为可接受的复位结果极为严格。一个前臂骨干骨折畸形愈合，可导致显著的内旋和外旋的永久性丢失，进而导致功能的障碍。这类骨折体检必须侧重于软组织损伤并排除任何神经及血管的损伤。前后（AP）和侧位的前臂和手腕的 X 线片可以明确诊断。移位和成角的骨折需要全身麻醉下手法闭合复位。他们需要长臂石膏固定至肘上至少 6 周。复位失败和不稳定骨折需要切开复位内固定术。

■ 肱骨远端骨折

　　肘关节周围骨折，因为更积极的治疗才能达到好的效果而受到更多的重视。许多损伤是关节内，涉及骨骺软骨，可导致罕见的畸形愈合或不愈合。为肱骨远端从一系列的骨化中心，骨化中心的发展，这些可能被没有经验的医师误认为骨折。仔细的影像学评价是诊断和治疗肱骨远端损伤的一个重要组成部分。常见的骨折：肱骨远端骨骺分离（经髁骨折），肱骨髁上骨折，和内侧或外侧髁骨骺骨折。损伤机制属于摔倒时手部外展支撑。体格检查包括骨折的位置和软组织肿胀程度，还需要排除任何神经及血管损伤，特别是骨间前神经受累或骨筋膜室综合征的证据。在新生儿经髁骨折应提高怀疑虑待儿童。对涉及肢体进行前后位和侧位的 X 线片是必要的诊断手段。如果骨折线不明显，但肱骨及桡骨和尺骨之间的关系有一个改变或后脂肪垫征存在，经髁骨折或隐匿性骨折应当高度怀疑。影像学检查如 CT，MRI 和超声检查，可为作为进一步检查来确认诊断。

　　在一般情况下，肱骨远端骨折需要很好的恢复关节的解剖关系。这是预防畸形和允许的正常生长和发育的必要条件。单纯闭合复位用或者不用经皮内固定，都是首选的方法。不能通过闭合方法复位的情况下开放复位骨折是指征。复位不充分可能会导致肘内翻畸形，肘外翻，和罕见的骨不连或肘关节不稳定。

■ 肱骨近端骨折

　　儿童肱骨近端骨折在所有儿童骨折中 < 5%。损伤机制通常是摔倒过程中伸展的手臂支撑。骨折形态往往随着患儿年龄不同。儿童年龄 <5 岁的通常为 SH Ⅰ 型伤害，那些 5~10 岁的孩子则为干骺端骨折，儿童 11 岁以上者通常为 SH Ⅱ 型损伤。体格检查包括全面的神经评估，特别是腋神经。诊断是根据前后位肩部 X 线片，轴位相可以排除任何脱位。通常 SH Ⅰ 型损伤因为有优良的塑形能力简单悬吊 2~3 周就足够了。肱骨近端增长占全部肱骨的 80%。干骺端骨折通常不需要复位，除非成角大于 50°。此类骨折闭合复位后用吊带固定治疗就足够了。SH Ⅱ 型骨折成角小于 30°，移位 <50% 者吊带管理。移位的骨折采用闭合复位，不稳定者进一步内固定治疗。偶尔，因为骨折的断端通过肱二头肌肌腱或者三角肌穿出而嵌顿，则需要切开复位。

■ 锁骨骨折

　　新生儿锁骨骨折是由于出生时的直接外伤导致的，通常新生儿通过一个狭窄的骨盆分娩或者肩难产。他们可以在最初被误认为假性麻痹。儿童期的锁骨骨折通常是摔倒落在受影响的肩膀或直接损伤锁骨的结果。骨折最常见的部位是中间和外侧锁骨 1/3 交界处。锁骨上压痛就可以做出诊断。全面的血管神经检查对于骨折相关的臂丛神经损伤的鉴别诊断十分重要。

　　锁骨的前后位 X 线显示骨折并能显示片段重叠。骨骺损伤发生在内侧或外侧的生长板，有时很难与肩

锁关节、胸锁关节脱位鉴别。进一步的影像学检查如CT扫描可以进一步确定损伤。大多数锁骨骨折的治疗包括一个八字锁骨带的应用。这将牵伸延长的双侧肩膀并最小化的骨折碎片重叠量。大龄青少年与断裂片段侵犯皮肤者，更多的采用手术治疗。骨骺骨折与吊带固定简单，没有任何必要尝试复位治疗。通常，解剖复位是不可实现的，也不是必要的。骨折愈合迅速，通常在3~6周。通常体型瘦小的孩子在锁骨区可以看到一个骨痂性质的肿块。骨折在6~12个月内塑形满意。肩关节运动功能有望完全恢复。

参考书目

参考书目请参见光盘。

675.4 下肢骨折

Lawrence Wells, Kriti Sehgal, John P. Dormans

■ 髋部骨折

儿童髋关节骨折在所有的儿童骨折 <1%。这些伤害是高能量创伤造成，往往与胸部伤，头部，或腹部伤有关。小儿髋关节骨折的治疗并发症发生率高达60%的，整体的股骨头坏死率约50%，畸形愈合率达30%。股骨头独特的血液供应是导致股骨头坏死率高的主要原因。骨折分类为股骨头下骨骺分离，经股骨颈骨折，股骨颈基底部骨折，股骨近端转子间骨折。治疗原则包括紧急解剖复位（切开或闭合），稳定的内固定（如果可能避免穿越骺板），和髋人字石膏。

■ 蹒跚学步的骨折

蹒跚学步的骨折发生在年幼的学步儿童。这种骨折的年龄范围通常是在1~4岁。损伤常发生看似无害的扭曲或跌到后，经常被忽略。在这个年龄组的儿童通常无法表达的损伤机制，也不能描述损伤的部位。X线片有时会显示没有骨折；有时仅仅依据体格检查就要做出诊断。典型的症状是拒绝承担重量，可表现为抗议和拒绝牵拉患肢。胫腓骨骨干前后位和横向侧位可能会显示一个无移位的胫骨远端干骺端骨折。斜位摄片往往有助于诊断，骨折断裂线有时只在3个视图中的1个显示。一个三相锝骨扫描可以帮助排除感染如化脓性关节炎和骨髓炎。这类骨折通常大约3周膝上石膏固定就可以治疗。

■ 胫腓骨骨干骨折

胫骨骨折是最常见的小儿下肢骨折。这种骨折一般是直接损伤的结果。大多数的胫骨骨折与腓骨骨折

相关，平均年龄是8岁。孩子有疼痛，肿胀，伤腿畸形和无法承受的重量。肢体末端的神经血管查体很重要。前后位和侧位片范围应包括膝盖和脚踝。闭合复位和固定是治疗的标准方法。大多数的骨折愈合良好，并且通常儿童可以获得良好的预后。开放性骨折，需要经过多次冲洗和清创术。伴有非常严重的软组织损伤的胫腓骨骨折最好采用外固定治疗。在开放性骨折，骨折愈合需要比闭合性损伤更长的时间。

■ 股骨干骨折

儿童股骨骨折是常见的。所有年龄组，从幼儿到青春期时，都会发生。损伤的机制从低能量扭曲型损伤到在车辆事故中的高速度伤害。2岁以下儿童股骨骨折应该高度关注虐待儿童。一个彻底的身体检查以排除其他的伤害和评估血管神经的状况是必要的。在高能量损伤的情况下，任何血流动力学不稳定的迹象，应及时检查者寻找出血来源。前后位和侧位横向股骨X线片可以显示骨折。骨盆前后位的X线片可以排除相关的骨盆骨折。骨干骨折治疗原则在不同的年龄组各不相同，如表675-2所示。

■ 三平面和 Tillaux 骨折

三平面和 Tillaux 骨折发生在生长末期，是由于胫骨远端骨骺骺板和骨的交接区域非对称的闭合过程中的相对强度变化特点造成的。三平面骨折是如此命名是因为损伤发生在冠状面，矢状面，和横向面（图675-8）。Tillaux 骨折是胫骨远端骨骺前外侧发生的撕脱骨折。X线平片和CT三维重建影像是必要的进一步影像学分析手段。三平面骨折累及关节面，需要解剖复位。复位的结果需要采用内固定来进一步稳定。Tillaux 骨折可以通过闭合复位治疗。如果关节面残余无法纠正的移位，则需要进行切开复位。

■ 跖骨骨折

跖骨骨折在儿童中常见。他们通常是由于足背受

表 675-2　股骨干骨折的治疗选择的年龄

治疗方案的选择	0~2 岁	3~5 岁	6~10 岁	>11 岁
髋人字石膏	X	X		
牵引、石膏		X	X	X
髓内针		X	X	X
外固定器	X*	X*	X*	
螺钉或钢板		X	X	X

* 开放性骨折

摘自 Wells L. Trauma related to the lower extremity// Dormans JP.Pediatric orthopaedics: core knowledge in orthopaedics, Philadelphia:Mosby, 2005, 93

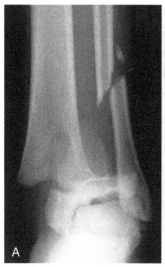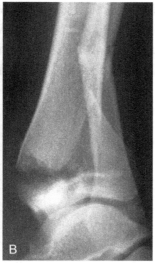

图 675-8 三平面骨折是一种过渡期特有的骨折：前后位（A）和横向侧位（B）片
摘自 Dormans JP.Pediatric orthopedics: introduction to trauma, Philadelphia: Mosby, 2005,38

到直接的损伤。高能量创伤、多发的跖骨基底骨折通常伴随明显肿胀。足部骨筋膜室综合征的发生率较高，如果必要需要进行骨筋膜室压力测定。诊断需要进行前后位、侧位和斜位 X 线片检查。大多数的跖骨骨折可以通过在膝下石膏固定的保守处理治疗。如果疼痛可以耐受，就可以负重。移位的骨折需要闭合或开放复位内固定。经皮穿入光滑的克氏针就可提供足够强度的内固定。如果骨筋膜室压力增加，彻底的切开减压是必要的。

■ 趾骨骨折

踇趾以外的脚趾骨折是常见的，通常是由于受到直接打击。他们通常发生在光着脚的孩子，存在脚趾肿胀，瘀斑，疼痛。可能会有轻微的畸形。诊断需要借助放射学检查。出血往往提示开放性骨折的可能。踇趾以外的趾骨骨折通常不需要闭合复位除非显著移位。如果有必要，通常将脚趾纵向牵引来完成闭合复位。石膏通常是不必要的。巴迪胶带固定骨折的脚趾到相邻的稳定脚趾，通常提供满意的对位并缓解症状。在软组织肿胀和疼痛不适减少前，可以使用拐杖和足跟负重走路。

参考书目

参考书目请参见光盘。

675.5　手术治疗

Lawrence Wells, Kriti Sehgal, John P. Dormans

4%~5% 的儿童骨折需要手术。在儿童和青少年

表 675-3　小儿骨折外固定的常见的适应证

Ⅱ级和Ⅲ级开放性骨折
严重烧伤伴发的骨折
软组织缺失需要游离皮瓣或皮肤移植的骨折
显著的骨丢失需要骨迁移的骨折
不稳定的骨盆骨折
复合头部受伤及肢体痉挛的儿童骨折
血管或神经修复或重建相关的骨折

表 675-4　骨折并发症

急性
血管神经损伤
出血
脂肪栓塞
骨筋膜室综合征
亚急性或慢性
成熟前生长板早闭
延迟愈合
骨不连 / 假关节
畸形愈合或畸形
骨性连接
异位骨化或骨化性肌炎
骨髓炎、化脓性关节炎
创伤后骨溶解
缺血性坏死
外伤性囊肿
医源性
软组织感染
内固定错位，迁移，或感染
石膏的并发症
固定造成的低血钙
肠系膜上动脉综合征
深静脉血栓形成和肺栓塞
过度生长
再骨折
交感神经营养不良综合征
过早的退行性骨关节病（骨关节炎）

摘自 Slovis TL. Caffey's pediatric diagnostic imaging. ed 11.Philadelphia: Mosby, 2008,vol 2:2781

中常见的适应证包括移位的骨骺骨折，移位的关节内骨折，不稳定骨折，多发伤，开放性骨折，年龄较大的儿童复位不满意，复位不能维持和某些病理性骨折。

手术的目的是为了获取解剖学的对位对线和相对稳定性。成人中为了早期活动而采用坚固内固定的方式在儿童是不必要的。在外固定的辅助下相对稳定的内固定就足够了。SH III 和 IV 型伤害需要解剖对齐，如果它们是不稳定的，内固定用（光滑的克氏针，最好避免贯穿整个生长板）。应当禁止对同一个骨骺骨折进行多次的闭合复位，因为他们能够对骨骺的生长细胞造成永久性损伤。

■ 外科技术

手术中软组织和皮肤的保护十分重要。切开复位内固定术的其他适应证：脊柱不稳定骨折，同侧股骨骨折，神经血管损伤需要修复，股骨和胫骨开放性骨折。闭合复位微创内固定是治疗肱骨髁上骨折，远端指骨骨折，股骨颈骨折的标准操作。闭合复位无法获得的解剖复位也是切开复位的指征。

外固定的主要标志是总结在表 675-3。外固定器的优点包括：对骨折坚强固定，开放性伤口的持续治疗，方便病人搬动、转移和运输从而进行进一步的诊断和手术操作。外固定器固定术并发症多数是针道感染，慢性骨髓炎，拆除钢针后再骨折等。

参考书目

参考书目请参见光盘。

675.6 儿童骨折的并发症

Lawrence Wells, Kriti Sehgal, John P. Dormans

儿童特有的并发症主要包括随诊生长矫正的成角畸形，过度生长，迅速愈合引起的再骨折等（表 675-4）。对线不齐和晚期成角是胫骨近侧干骺端骨折的常见问题。骨骺损伤会导致成角畸形或缩短。成角畸形可以通过半侧骨骺阻滞或截骨术治疗。肢体缩短可以通过在骨骼接近成熟阻滞对侧腿的骺阻滞骨骼成熟度或短肢体延长术治疗。再骨折导致更多的畸形，需要切开复位。其他的并发症是交感神经营养不良，韧带不稳定，骨折畸形愈合，不愈合，脂肪栓塞，血管损伤。

675.7 结果评估

Lawrence Wells, Kriti Sehgal, John P. Dormans

经验与主观评价容易导致错误的结论，也使得结果难以和其他的研究结果比较。有 3 种评估量表来评估肌肉骨骼损伤不同的治疗方式：儿童主动活动范围评估量表，儿童功能性健康结果的评估量表，和儿科结果数据收集量表。美国骨科医师学会建立了儿童功能性健康结果量表作为衡量健康状况的一个例子。

（张网林　译，马瑞雪　审）

第 676 章
骨髓炎

Sheldon L. Kaplan

儿童骨感染比较常见，由于患病后可能会导致永久性残疾而显得尤为重要。在小年龄患者中的早期识别以及及时适当的抗炎和手术治疗，可以将损伤最小化。如果骨骺生长板被损坏，风险就非常大。

■ 病　因

细菌是急性骨骼感染最常见的病原体。在所有年龄组，包括新生儿，金黄色葡萄球菌（见第 174.1）是感染最常见的病原菌。社区获得性耐甲氧西林金黄色葡萄球菌（CA-MRSA）菌株占 >50% 的金黄色葡萄球菌分离株的骨髓炎患儿在一些报告中可以痊愈。在美国，金黄色葡萄球菌 USA300 克隆是最常见的 CA-MRSA 分离株，它比其他金黄色葡萄球菌克隆或其他细菌更容易引起急性骨髓炎患儿的静脉血栓形成，但具体的原因不清。

B 组链球菌（见第 177 章）和革兰氏阴性肠杆菌（大肠杆菌，见第 192 章）在新生儿也是常见的病原体；A 群链球菌（见第 176 章）感染小于 10%。年龄 6 岁以上的骨髓炎，大多数情况下是由金黄色葡萄球菌、链球菌或铜绿假单胞菌引起（见第 197 章）。铜绿假单胞菌感染的病例几乎均与脚的穿刺伤口相关，从鞋的泡沫填充到骨或软骨直接接种铜绿假单胞菌，它发展为骨软骨炎。沙门氏菌（见第 190 章）和金黄色葡萄球菌是镰状细胞贫血症儿童骨髓炎两种最常见的原因。肺炎链球菌（见第 175 章）最常见的导致年龄小于 24 个月且患有镰状细胞贫血儿童的骨髓炎。巴尔通体（见第 201.2）可导致任何骨的骨髓炎，尤其是骨盆和脊椎骨。

金氏 kingae 可能是部分地区年龄 <5 岁性儿童骨髓炎中第二常见的病原体。K. kingae 是一种生长缓慢的革兰氏阴性，β-成对或短链短杆菌溶血菌。这种曾经罕见的病原体，越来越被视为骨髓炎、化脓性

关节炎和脊柱椎间盘炎、菌血症以及相对少见的在感染性心内膜炎的原因。它已被确定为肺炎和脑膜炎的病原体。已经确定近 90%K kingae 感染发生在年幼的孩子。

非典型分枝杆菌感染（见第 209 章）、金黄色葡萄球菌、铜绿假单胞菌可以继发于开放性穿透性损伤。真菌感染通常发生的多系统弥散性疾病的一部分（见第 226 章）；念珠菌骨髓炎有时会发生在新生儿的真菌血症，不论是否留置血管内导管。

近 60% 的骨髓炎可以证实为微生物致病，50% 的患者血培养阳性。现有的抗生素治疗以及脓液对微生物生长的抑制作用均可能解释细菌产量的降低。

■ 流行病学调查

肌肉骨骼系统感染在儿童的平均年龄是 6 岁。儿童骨髓炎的发病率约为 1：5000，男孩比女孩更为常见；男孩的特性可能是导致他们的创伤性事件较多而发。除了骨骼感染在镰状细胞病患者发病率的增加外，骨髓炎的发病率没有种族的差别。

健康儿童发生骨髓炎大多数是血源性的。小的闭合性损伤，是一种常见的诱因事件，在骨髓炎的病例中约占 30%。感染的骨骼可以继发于穿透伤或开放性骨折。整形外科手术后骨感染罕见。宿主防御的受损将增加骨骼感染风险。其他风险因素见表 676-1。

表 676-1　骨髓炎患者检出的微生物结果及其临床相关性

最常见的临床相关问题	微生物
任何类型的骨髓炎常见的微生物	金黄色葡萄球菌（敏感或耐甲氧西林）
与异物相关的感染	凝固酶阴性葡萄球菌、其他皮肤菌群、非典型分枝杆菌
医院感染	肠杆菌科细菌、铜绿假单胞菌、念珠菌
褥疮	金黄色葡萄球菌、链球菌和（或）厌氧菌
镰状细胞病	沙门氏菌、金黄色葡萄球菌、肺炎链球菌
暴露于猫	汉赛巴通体
人或动物咬伤	多杀性巴氏杆菌或啮蚀艾肯氏菌
免疫功能低下的患者	曲霉、白色念珠菌或分枝杆菌属
肺结核易感人群	结核分枝杆菌
地方性的病原体易感人群	布鲁氏菌、贝氏柯克斯体、在特定的地理区域发现真菌（球孢子菌病、芽生菌、组织胞浆菌病）

摘自 Lew DP, Waldvogel FA. Osteomyelitis.Lancet，2004, 364:369-379

■ 发病机制

长干骨独特的解剖和循环结构使得细菌通过血源在局部入侵和繁殖成为可能。在干骺端，营养动脉在骨骺处分支成毛细血管末端，进入静脉窦引流入骨髓前形成尖锐的环流。在这个区域的血流量被认为是"迟滞的"，从而诱发细菌入侵。一旦建立了一个细菌巢，吞噬细胞迁移到现场并生产炎性渗出物（形成干骺端脓肿）。蛋白水解酶产生有毒的氧自由基，细胞因子，降低氧张力，pH 降低，骨溶解和组织破坏。作为炎症渗出物的进展，压力逐渐增加，并通过多孔的干骺端空间中的哈氏系统和 Volkmann 管进入骨膜下间隙。骨膜下的脓液使骨膜离开骨表面，进一步损害了供应到骨皮质和干骺端的血供。

在新生儿和婴幼儿，跨骺板的血管连接着骨骺板和干骺端，因此，脓液从干骺端进入关节腔是很常见的。这种跨越骺板的扩展，据报道具有导致异常生长和骨关节畸形的可能。在生命形成早期的第一年的后半部分，骨骺的形成，穿通骺板的血管逐渐蜕化，并由此形成一种屏障。关节受累时，由于骨骺屏障的存在，导致了干骺端位于关节内（髋，踝，肩，肘），由此骨膜下脓液破溃进入关节腔。

在儿童期，骨膜逐渐服帖，有利于脓液突破骨膜而减压。在青春期后期一旦生长板闭合，血源性骨炎往往开始于骨干并扩散到整个髓腔。

■ 临床表现

骨髓炎最早的症状和体征，往往是轻微而非特异性的，一般都与患儿的年龄大小相关。新生儿可出现假性麻痹或患肢的运动（如换尿布）时的疼痛。半数的新生儿并不发热且无特征性表现。年龄较大的婴儿和儿童可能有发热、疼痛和局部症状，如肿胀，皮肤红和皮温升高。如果下肢受累，则接近半数的患者出现跛行或者拒绝行走。

长骨局部压痛是一个非常重要的体征。骨髓炎局部的红肿可能意味着感染从干骺端蔓延出来到达骨膜下间隙，代表一系列继发性的软组织炎症反应。骨盆骨髓炎可以发射到邻近部位，如臀部、大腿或腹部疼痛的表现。需要注意的是：椎体骨髓炎则会表现为背部疼痛，伴或者不伴椎体棘突的压痛。

骨髓炎主要累及长干骨（表 676-2）；股骨和胫骨受累的概率均等，两者之和构成了几乎所有病例的一半。1/4 的病例为上肢的骨骼受累。扁骨受累较少见。

骨髓炎通常只是一个单一的部位的骨或关节受累。多骨骼受累的病例不到 10%；但新生儿骨髓炎除外，近半数的新生儿患病时存在两个或更多的骨骼受

表 676- 2　儿童骨髓炎发病部位

骨骼	%
股骨	23~28
胫骨	20~24
肱骨	5~13
桡骨	5~6
指（趾）骨	3~5
骨盆	4~8
跟骨	4~8
尺骨	4~8
跖骨	~2
椎体	~2
骶骨	~2
锁骨	~2
颅骨	~1
腕骨	<1
肋骨	<1
掌骨	<1
骰骨	<1
楔骨	<1
梨状孔	<1
鹰嘴	<1
上颌骨	<1
下颌骨	<1
肩胛骨	<1
胸骨	<1
足骨	1

摘 自 Gafur OA, Copley LA, Hollmig ST, et al.The impact of the current epidemiology of pediatric musculoskeletal infection on evaluation and treatment guidelines.J Pediatr Orthop, 2008，28（7）:777-785

累。亚急性症状的儿童，在干骺端区域有症状，（通常是胫骨）可能有布罗迪脓肿，X线可见透亮、周围的反应骨。

■ 诊　断

　　骨髓炎的诊断以临床为主；所有疑似病例应当进行血培养。根据影像学检查结果（见后文）穿刺或骨或骨膜下脓肿穿刺活检并行革兰氏染色、细菌培养，和可疑的骨组织活检并培养等均可以辅助确定诊断。这些标本通常由放射科医生定位或手术引流时由外科医生获取。临床标本直接接种于需氧血培养瓶可以提高 K kingae 的检出率，特别是如果培养1周。聚合酶

链反应检测（PCR）检测 K kingae 似乎是最敏感的方法，抗生素治疗开始后的6天就可以检测到。

　　骨髓炎的实验室检查没有特征性。白细胞计数和分类，红细胞沉降率（ESR），或 C- 反应蛋白（CRP）一般都升高，但在骨感染的儿童是非特异性的，并不能有助于鉴别骨骼感染和其他炎症。白细胞计数和血沉在感染的最初几天可以是正常的，且正常的测试结果并不能排除骨骼感染的诊断。然而，大多数急性血源性骨髓炎的孩子们存在 ESR 且/或 CRP 升高。监测 ESR 和 CRP 的变化可以帮助评估患儿对治疗的反应以及并发症的判断。

■ 影像学评价

　　影像学检查在骨髓炎的评估中起着至关重要的作用。常规的 X 线片、超声、CT、MRI 和放射性核素的检查都有助于明确诊断。平片通常用于初步评估，排除其他原因如外伤及异物。MRI 已成为最敏感和最特异的检查方法而被广泛用于诊断。放射性核素研究或 MRI 的选择往往取决于患儿的年龄、受累的部位以及临床表现。

平　片

　　在骨髓炎出现局部症状的72h内，受累区域采用软组织技术并与正常侧作对比进行 X 线平片检查，可以显示因深层组织水肿而引起的相邻的干骺端周围深肌层间隙的位移。30%~50% 的骨质被破坏之前，X 线无法发现骨破坏的变化。长管状骨在感染后 7~14d 内可以不出现骨破坏的改变。而在扁骨和不规则骨在感染后更长的时间才能出现骨破坏改变。

计算机断层扫描（CT）和磁共振成像（MRI）

　　CT 能精确地显示骨和软组织异常和软组织内的气体。在疑似的儿童无法保持安静或镇痛有效的情况下，进行 CT 检查非常必要。对于急性骨髓炎，MRI 比 CT、核素显像更敏感，是鉴别脓肿、骨和软组织感染最好的影像学成像技术。MRI 提供骨膜下脓液，化脓性碎片及干骺端骨髓等精确的解剖细节以帮助手术计划的判断。急性骨髓炎在 T1 加权图像中，化脓性碎片和水肿呈现低信号，信号强度较低，而脂肪呈现高信号（图 676-1）。在 T2 加权像上所见相反。脂肪的信号可以通过脂肪抑制技术而减少，使得脂肪得以简单鉴别。或者使用造影剂来做增强 MRI。蜂窝组织炎及窦道表现为 T2 加权图像上的高信号强度区。MRI 也可以有效鉴别化脓性关节炎，脓性肌炎以及静脉血栓形成。

放射性核素的检查（同位素、核医学检查）

　　放射性核素显像对于怀疑骨感染的病例有辅助

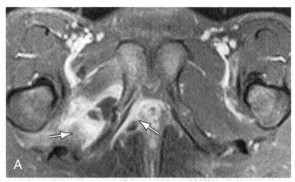
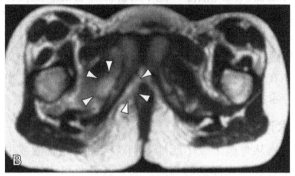

图 676-1 8 岁女孩 MRI 提示急性骨盆血源性骨髓炎。A．轴向 T1 加权 MRI 脂肪抑制揭示了一个非增强液态聚集于发炎的耻骨联合周围。B．液态聚集呈现 T2 加权图像上对应位置的高信号（箭头）。此外，可以看到在相邻的闭孔内肌处的对比增强信号（箭头），提示骨盆急性血源性骨髓炎合并相邻的脓肿形成和软组织感染

摘 自 Weber-Chrysochoou C, Corti N, Goetschel P. Pelvic osteomyelitis: a diagnostic challenge in children.J Pediatr Surg , 2007，42:553-557

诊断的价值，尤其对病程早期的感染、怀疑多部位受累或特殊部位受累，例如骨盆。锝亚甲基二磷酸盐（99mTc），在骨代谢增加的区域不断积累而呈现的放射性核素的浓聚，实现骨核素显像，因此成为首选的检查（三相骨扫描）。骨髓炎导致增加的血管，炎症，并增加成骨细胞的活性，从而显示浓度增加。任何区域的血流量增加或炎症可导致在第一和第二阶段的 99mTc 摄取增加，但骨髓炎导致 99mTc 摄取增加在第三阶段（4~6h）。在血源性骨髓炎 99mTc 三相位成像具有极好的灵敏度（84%~100%）和特异性（70%~96%），可以检测到症状出现后 24~48h 内的阳性病例。由于骨矿化的不良，新生儿的敏感性要低得多。放射性核素显像的优点包括无须镇静，费用相对低廉，并能为多发病灶检测整个骨架图像。

■ 鉴别诊断

骨髓炎常常需要与蜂窝组织炎或外伤（意外或虐待）进行鉴别。肌炎或化脓性肌炎也表现出现类似于骨髓炎的发热、肢体的发热和肿胀、跛行；但受影响的软组织压痛通常比急性骨髓炎更加弥漫。然而，临床上对于肌炎或化脓性肌炎与急性骨髓炎进行鉴别往往很困难。MRI 提示在骨髓炎的周围经常可以发现肌炎和脓性肌炎。脓性肌炎通常是由金黄色葡萄球菌或链球菌引起，骨盆肌肉容易受累，临床表现与骨盆骨髓炎极其相似。MRI 是鉴别和定位盆腔脓性肌炎最特异性的检查。一个髂腰肌脓肿可出现大腿疼痛、明显跛行、发热，此时必须考虑与骨髓炎进行鉴别。髂腰肌脓肿可能是原发性（血源性：金黄色葡萄球菌）或继发感染于邻近骨骼（金黄色葡萄球菌）、肾（大肠杆菌）或肠（大肠杆菌，拟杆菌属）。HIV 感染患者可以出现结核杆菌的感染。

阑尾炎、泌尿道感染和妇科疾病等均属于与骨盆骨髓炎进行鉴别的疾病。儿童白血病通常有骨疼痛或关节痛的早期症状。神经母细胞瘤骨受累可能被误诊为骨髓炎。原发性骨肿瘤需要小心，除了尤文肉瘤外，通常不出现发烧和其他局部症状。对于镰状细胞病患者，骨梗死与骨感染的鉴别具有挑战性。慢性复发性多灶性骨髓炎（Mo）和滑膜炎、痤疮、脓疱病、骨质增生和骨炎综合征是罕见的非感染性疾病，其特点包括：复发性骨关节炎、皮肤异常、掌跖脓疱病、牛皮癣、痤疮、中性粒细胞性皮肤病（Sweet 综合征；见第 163 章）和坏疽性脓皮病。

■ 治 疗

骨骼感染的最佳治疗需要多学科协作，儿科医生、骨科医生和放射科医生。在给予抗生素前留取培养（血液、骨膜脓肿、骨）十分必要。因为大多数骨髓炎患者是一个缓慢的、非 - 危及生命的过程，即使是在应用抗生素几小时后，仍然应该进行细菌培养。

抗生素治疗

初始经验性抗生素的应用基于如下的共识：在不同的年龄可能的细菌病原体的知识、革兰氏染色结果以及其他因素。一个新生儿，青霉素，如萘夫西林或苯唑西林 [150mg/（kg·24h），静脉注射，每 6h 1 次]，联合一种广谱头孢菌素，如头孢噻肟 [150~225mg/（kg·24h），每 8h 1 次，静脉注射]，覆盖金黄色葡萄球菌、B 组链球菌、革兰氏阴性杆菌。如果怀疑是耐甲氧西林金黄色葡萄球菌，用万古霉素替代萘夫西林。如果新生儿是一个小的早产儿或有一个中心静脉导管，应当考虑院内细菌感染的可能性（假单胞菌、凝固酶阴性葡萄球菌）或真菌（念珠菌）。在年龄较大的婴儿和儿童，主要的病原体是金黄色葡萄球菌和链球菌。

影响经验治疗选择的主要因素是社区中耐甲氧西林金黄色葡萄球菌的分离率。如果 MRSA 占社区金黄

色葡萄球菌≥10%株，在初始经验性抗生素治疗方案中需要其中一种抗生素覆盖CA-MRSA。万古霉素[45mg/（kg·24h），每8h1次或60mg/（kg·24h），静脉注射，每6h1次]是治疗侵袭性MRSA感染的金标准用药，特别是当孩子病危时。克林霉素[30mg/（kg·24h），每8h1次]也是在克林霉素耐药率≤10%社区金黄色葡萄球菌分离株且孩子病情不是很重。头孢唑啉[100mg/（kg·24h），每8h1次，静脉]或萘夫西林[150mg/（kg·24h），每6h1次]是对甲氧西林敏感金黄色葡萄球菌引起的骨髓炎所推荐的静脉治疗剂。青霉素是治疗骨髓炎敏感株肺炎链球菌以及所有A组链球菌一线选择。头孢噻肟或头孢曲松被推荐覆盖对青霉素耐药的肺炎球菌菌株或大部分的沙门氏菌。

特殊情况需要偏离通常的经验性抗生素的选择。例如镰状细胞病并非骨髓炎，革兰氏阴性菌（沙门氏菌）和金黄色葡萄球菌都是常见的致病菌，所以除万古霉素、克林霉素外，还需要一种广谱头孢菌素如头孢噻肟[150~225mg/（kg·24h），每8h1次]。如果患者对β-内酰胺类药物过敏，可以用克林霉素[40mg/（kg·24h），静脉注射，每6h1次]替代。除了针对葡萄球菌的良好抗菌活性，克林霉素对厌氧菌的广谱活性、对于治疗二次穿透伤或复合性骨折继发的感染很有帮助。免疫功能低下的患者，应当启动联合治疗，如万古霉素和头孢他啶，或哌拉西林他唑巴坦与氨基糖苷类。K. kingae通常对β-内酰胺类抗生素敏感，如头孢噻肟。虽然其对B.通体引起骨髓炎的治疗疗效不确定，仍然可以考虑阿奇霉素加利福平。

当病原体鉴定及抗生素敏感性测定结果出来时，我们必须进行适当的调整。如果一个的病原体是不确定而患者的状况正在改善，治疗时仍维持最初选择的抗生素。由于社区MRSA菌株的存在，目前这种选择更复杂。如果病原不明确且患者的病情没有改善，应考虑重复培养或活检并开始考虑非感染性疾病的可能性。

抗生素治疗的持续时间根据个体化决定，主要取决于病原体的确认和临床对治疗的反应情况。大多数感染，包括那些由金黄色葡萄球菌引起，抗生素的最小持续时间是21~28d，只要患者阳性症状和体征明显好转（在5~7d内）且CRP和ESR恢复正常；这样需要共计4~6周的治疗。A群链球菌、肺炎链球菌或b型流感嗜血杆菌，治疗时间可能会相对短些。对于假单胞菌感染骨软骨炎，手术时彻底刮除坏死感染组织，术后共计7~10d的治疗就足够了。免疫功能低下的患者如分枝杆菌或真菌感染，通常需要长期的治疗。

当患者的病情明显改善和孩子退烧≥48~72h，可以考虑静脉注射抗生素改为口服给药。对β-内酰胺类药物敏感的金黄色葡萄球菌或链球菌感染的口服抗生素，可选头孢氨苄[80~100 mg/（kg·24h），每8h1次]。对克林霉素敏感的CA-MRSA儿童以及患者存在严重的过敏或不能耐受β-内酰胺类抗生素，则可以口服克林霉素[30mg/（kg·24h），每8h1次[来完成治疗。口服治疗可以降低长期静脉治疗相关的并发症的风险，可以让患者更舒适，如果治疗的依从性良好可以在医院外治疗。经中心静脉导管的手段使得门诊静脉抗生素可以完成治疗，作为住院治疗一种替代；然而，导管相关的并发症，包括感染或机械梗阻问题，可导致再次住院或急诊就诊。

在静脉血栓的孩子如果合并骨髓炎，需要在血液科专家的监督下使用抗凝剂，直到血栓完全解决。

手术治疗

当从骨膜下或干骺端穿刺获得弗兰克脓液或根据MRI表现高度怀疑的病例，通常具备外科引流手术指征。外科干预也往往遗留一个穿透伤类似的通道，并且引流管的保留很可能类似异物。在特殊的情况下，引流导管的放置由介入放射学家进行更加合适。

慢性骨髓炎的治疗包括现有窦道和死骨的完整切除。抗生素治疗要持续数月或更长的时间，直到临床和影像学的结果表明骨愈合为止。在大部分慢性骨髓炎病例中监测CRP和ESR的价值有限。

康复治疗

康复医学的主要作用是一种预防性的手段。如果一个孩子躺在床上下肢固定在屈曲位，在几天内就可以出现伸展受限。受影响的肢体应保持在伸直位，可以采用延长的沙袋、夹板，如有必要则需要短时石膏固定。如果有潜在病理性骨折的风险，也需要石膏固定。经过2~3d，当疼痛缓解时，被动的活动范围训练就应当开始，一直持续到孩子恢复正常活动。如果发现了屈曲挛缩，就必须进行长期的康复治疗。

■ 预 后

当完成脓液引流和开始适当的抗生素治疗后，临床可以发现症状迅速改善。72h未能改善或恶化的病例需要重新审视：抗生素治疗的适当性，手术治疗干预甚至诊断的正确性。急性期反应可能是有用的监测指标。血清CRP通常在治疗开始后7d内恢复正常，而ESR通常上升5~7d，然后缓慢下降，10~14d后迅速下降。这两种急性时相反应未能出现者，需要重新考虑治疗的准确性问题。小于10%的患者中可以发生治疗后的复发和演变成慢性感染。

因为孩子们处于一个动态的生长阶段，骨骼感染的后遗症可能不是几个月或几年就可以发现；因此，长期随访是必要的，临床需要关注关节的运动范围和骨骼长度。虽然关于延迟治疗对于治疗结局的影响尚没有可靠的数据支持，发病 1 周内的开始治疗和手术的患者比延迟治疗预后较好。

参考书目

参考书目请参见光盘。

（张网林　译，马瑞雪　审）

第 677 章

化脓性关节炎

Sheldon L. Kaplan

婴儿和儿童的化脓性关节炎可能会导致永久性残疾。幼儿化脓性关节炎在感染扩散之前早期识别并予以合适的药物和外科治疗可以减少对滑膜、邻近软骨和骨的进一步破坏。

病　因

既往婴幼儿细菌性关节炎有超过一半以上是由 b 型流血嗜血杆菌（见第 186 章）引起。随着疫苗接种的推广，目前 b 型流血嗜血杆菌引起的关节感染很少。金黄色葡萄球菌（见第 174.1）在各年龄段已成为最主要的病原菌。在美国许多地区和全世界金葡菌感染中耐甲氧西林金葡菌均占有很高的比例（>25%）。A 型链球菌（见第 176 章）和肺炎链球菌曾占化脓性关节炎的 10%~20%；肺炎链球菌多发生在小于 2 岁的婴幼儿。金格杆菌在小于 5 岁的婴幼儿中（见第 676 章）也是相对多见的病因，可以通过改良细菌培养方法和聚合酶链式反应（PCR）鉴别出。在性活动活跃的青少年中，淋球菌（见第 185 章）常常是化脓性关节炎和暂时性滑膜炎的病因，常常发生在多个小关节或者单个大关节的中等感染（膝关节）。脑膜炎奈瑟球菌（见第 184 章）引起的化脓性关节炎常常只会持续数日，或者在注射抗生素后会出现典型的持续数日的反应性关节炎。B 型链球菌（见第 177 章）是新生儿化脓性关节炎重要的病因。

真菌感染常常并发于全身多系统感染；假丝酵母菌关节炎在新生儿中会引起全身感染，无论此新生儿有无留置导管。原发的病毒性关节感染少见，如果关节炎伴有多种病毒感染（细小病毒，腮腺炎，风疹活疫苗），常常提示有免疫缺陷所引起。

在化脓性关节炎中，细菌学病因的检出率大概占到 65%。早期抗生素治疗和脓液对细菌生长的抑制作用或许可以解释细菌培养低阳性率。此外，一些细菌性关节炎不是原发的，而是并发于胃肠道或者泌尿系统感染后（见第 151 章）。莱姆病引起的关节炎更类似风湿性关节炎，而不具有典型的化脓性关节炎特点。

流行病学

化脓性关节炎在年幼儿童中较多见。一半的患儿小于 2 岁，小于 5 岁的患儿占到 3/4。青少年和新生儿更容易患淋球菌性化脓性关节炎。

大多数化脓性关节炎的患儿是血源性感染，偶尔也会发生于穿刺损伤或者创伤、关节镜、关节修复手术、关节内胆固醇注射、矫形手术后。免疫缺陷或者风湿性关节炎的患儿患关节感染的风险明显增加。

发病机制

化脓性关节炎是滑膜腔隙中的病原体血源性种植的结果。通过直接种植或者邻近区域的扩散传播患病相对较少。滑膜有着丰富的血供，但缺乏基底膜，这为血源种植提供了理想的环境。关节内细菌产物（内毒素和其他毒素）刺激关节内产生细胞因子（肿瘤坏死因子 $-\alpha$，白细胞介素 -1）诱发炎症连锁反应。细胞因子诱导中性粒细胞进入关节腔，释放出蛋白水解酶和弹性蛋白酶，破坏软骨。滑膜细胞和软骨细胞本身产生的蛋白水解酶也会破坏软骨和滑膜。细菌产生的透明质酸酶分解了滑膜液体中的透明质酸，使滑膜液黏稠性降低，减弱了滑膜液的润滑作用和对关节软骨的保护作用。关节内软骨的破坏增加了关节特别是负重关节内的摩擦力。脓性物质的积聚增加了关节内压力，减少关节内血液供应，引起软骨的压力性坏死。蛋白水解酶和机械因素共同作用，导致了滑膜和软骨的破坏。

临床表现

大多数化脓性关节炎是单关节，体征和症状由于患儿年龄不同而表现不同。发病早期体征和症状轻微，特别是新生儿。尽管在各年龄段关节炎均可引起骨髓炎，但新生儿和婴幼儿的化脓性关节炎由于感染可以经过骨骺扩散，更容易并发邻近的骨髓炎（见 676 章）。

较大的婴幼儿可能会有发热和疼痛，感染的关节肿胀、颜色变红、皮温高。骨盆和下肢关节感染，常会有跛行或者拒绝行走。

表 677-1　化脓性关节炎解剖分布

骨	百分比（%）
膝关节	~40
髋关节	22~40
踝关节	4~13
肘关节	8~12
腕关节	1~4
肩关节	~3
指（趾）间关节	<1
跖骨	<1
骶髂关节	<1
肩锁关节	<1
掌骨	<1
足趾	~1

摘自 Gafur OA, Copley LA, Hollmig ST, et al. The impact of the current epidemiology of pediatric musculoskeletal infection on evaluation and treatment guidelines. J Pediatr Orthop, 2008，28:777-785

由于关节内滑膜的肿胀位置较表浅，骨干骺端位置较深，化脓性关节炎感染处的软组织和皮肤的红肿往往比骨髓炎表现出来的较早。但由于髋关节位置很深，化脓性关节炎的表现并非如前所述。

化脓性关节炎下肢关节受累占 75%（图 677-1），其余的 25% 则见于肘、腕、肩关节，其他小关节少有感染。大年龄患儿由于长干骨的骨骺端延伸至关节内，髋、肩、肘、踝关化脓性关节炎常常并发股骨近端、肱骨近端、胫骨远端的骨髓炎。

■ 诊 断

任何可疑化脓性关节炎都需要进行血培养。当病史和体格检查提示存在化脓性关节炎时，抽取关节液进行革兰氏染色和细菌培养依旧是决定性的诊断方法。抽取的关节脓液为进行细菌培养明确诊断提供了最好的标本。如果怀疑淋球菌性感染，应当进行子宫颈、肛门、咽拭子培养。除了固体培养基培养之外，血培养基有利于培养鉴别金格杆菌。PCR 目前可能是诊断关节液中金格杆菌最敏感的方法。

对滑膜液的分析如细胞计数、细胞分类、蛋白质和葡萄糖的分析存在局限性，因为一些非感染性的炎症性疾病，如风湿热和风湿性关节炎，同样也会引起过度反应如细胞、蛋白质增多和葡萄糖减少。尽管如此，细胞计数 >50 000~100 000 细胞 /mm³ 常常提示感染存在。滑膜液特点能提示化脓性关节炎，但是不足以用于排除感染。

白细胞计数和分类，红细胞沉降率（ESR），C-反应蛋白（CRP）可以用来提高关节感染诊断，但不具有特异性，在鉴别感染和其他炎症反应时可能证据不足。中性粒细胞和 ESR 在感染早期可能表现为正常，常规检查不能排除化脓性关节炎。ESR 和 CRP 持续监测对于评估治疗效果和鉴别并发症可能更有价值。

影像学评价

影像学检查对评估化脓性关节炎起着至关重要的作用。传统的 X 线片、超声、CT、MRI 和放射性核素都有助于诊断（图 677-1）。

平 片

化脓性关节炎的平片可见关节囊增宽、软组织肿水肿、正常脂肪线消失。髋关节平片还可以显示闭孔内肌向骨盆侧内移（闭孔征），臀肌脂肪线外移或消失，申通线上移，泪点弓变宽。

超 声

超声特别有助于检测关节渗液、软组织中和骨膜下积聚的液体。超声对于检查关节特别是髋关节渗液特别敏感。>50% 的髋关节化脓性感染当平片还显示正常时，就可以通过超声诊断出。超声检查还可以引导髋关节穿刺。

CT 和 MRI 成像

CT 和 MRI 有助于明确可疑骨髓炎患儿关节中是否有液体。MRI 可用于排除邻近的骨髓炎。

放射性核素

与平片相比，放射性核素成像可以为明确化脓性

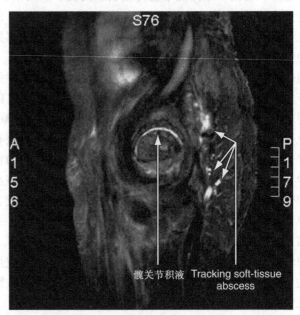

图 677-1　左髋金黄色葡萄球菌化脓性关节炎的 MRI，在臀肌平面中有液体聚集。箭头提示聚集的液体
摘自 Matthews CJ, Weston VC, Jones A, et al.Bacterial septic arthritis in adults.Lancet, 2010，375:846-854

关节炎提供更敏感的证据；在症状出现的 2d 内核素扫描就可提供阳性的证据。用锝亚甲基二磷酸盐的三阶段成像可以显示两侧关节和邻近骨性结构的核素局部吸收情况。对于评估骶尾关节也有帮助。

■ 鉴别诊断

化脓脓毒性关节炎的鉴别诊断主要需要考虑关节和临近结构以及患儿年龄。对于髋关节，要考虑鉴别病毒性滑膜炎、股骨头缺血性坏死、股骨头骨骺滑脱、腰大肌脓肿、股骨近端、骨盆、椎骨骨髓炎以及间盘炎。对于膝关节，要考虑鉴别股骨远端、胫骨近端骨髓炎，少关节的风湿性关节炎，髋关节的牵涉痛。其他如创伤、蜂窝组织炎、脓性肌炎、镰状细胞病、血友病、过敏性紫癜都会有化脓性关节炎的表现。当牵涉到几个关节时，需要考虑血清病、胶原血管疾病、风湿热、过敏性紫癜。胃肠道和生殖系统细菌感染、寄生虫感染、链球菌性咽炎、病毒性肝炎等引起的关节反应都与急性化脓性关节炎表现相似（见第 151 章）。

治 疗

化脓性关节炎的最佳治疗依赖于儿科医生、骨科医生和放射科医生的合作。

抗生素治疗

经验性治疗基于对不同年龄段病原菌的了解、抽取液革兰氏染色结果和其他一些考虑。对于新生儿，抗葡萄球菌的青霉素类例如萘夫西林或苯唑西林 [150~200mg/（kg·24h），每 6h 分次静脉注射] 和广谱头孢菌素例如头孢噻肟 [150~225mg/（kg·24h），每 8h 分次静脉注射] 的抗菌谱覆盖了金黄色葡萄球菌、b 型链球菌、革兰氏阴性菌。如果是耐甲氧西林金葡菌，需要选用万古霉素作为萘夫西林或者苯唑西林的补充。如果新生儿是未成熟儿，或是有中心血管留置导管，一些院内感染菌（如铜绿假单胞菌和凝固酶阴性葡萄球菌）或者真菌（假丝酵母菌）需要考虑。

对于年长的化脓性关节炎婴幼儿，经验性用药需要覆盖金黄色葡萄球菌、链球菌和金格杆菌，如头孢唑林 [100~150mg/（kg·24h），每 8h 分次使用] 或者萘夫西林 [150~200mg/（kg·24h），每 6h 分次使用]。

在社区耐甲氧西林金葡菌不小于 10% 的地区，甲氧苯青霉素常无效，需要使用对社区耐甲氧西林金葡菌有效的抗生素。可选用克林霉素 [30~40 mg/kg 每 8h 分次使用）或者万古霉素（15mg/kg，每 6~8h 静脉注射）治疗上述感染。对于免疫系统缺损患儿，首选联合治疗，例如万古霉素和头孢他啶，或广谱青霉素和氨基糖苷类 β – 内酰胺酶抑制剂。一项研究显示了一

种可能的治疗方案：使用 4 天地塞米松和抗生素治疗有利于治疗脓毒性关节炎，但是还没有对社区耐甲氧西林金葡菌关节炎患儿进行过临床试验。

当病原菌明确后，可以酌情改用有针对性的抗生素。如果病原菌无法明确，但是患者状况在改善，则继续使用之前选用的抗生素。如果病原菌无法明确，但是患者状况没有改善，可以再次抽吸脓液或者考虑非感染性疾病的可能。

抗生素的个性化治疗取决于分离出的病原菌和临床过程。对于链球菌、肺炎双球菌、金格杆菌感染，10~14d 的治疗足够；对于金黄色葡萄球菌和革兰氏阴性菌感染，需要更久的治疗时间。ESR 和 CRP 正常提示可以停止抗生素治疗。一些患者治疗完成前的关节摄片（特别是骨膜处产生的新骨）表明之前对骨髓炎治疗不够彻底，则需要延长抗生素治疗时间。一旦患儿持续 48~72h 没有发热且有明显的好转，可以口服抗生素完成治疗。

手术治疗

髋关节感染由于股骨头血供容易受阻，常常需要急诊手术。对于髋关节以外的其他关节，只需要滑膜液常规穿刺抽吸。常常穿刺抽吸 1~2 足够，如果 4~5d 后关节液持续累积，需要进行切开手术或者关节镜手术。在手术过程中，需要使用生理盐水冲洗，不需要使用抗生素灌注，因为抗生素灌注会刺激滑膜组织，并且足量全身用药抗生素可以抵达关节液中。

■ 预 后

当去除脓液、给予合适抗生素治疗后，体征和症状会有明显好转。如果 72h 内没有改善甚至病情加重，需要重新评估抗生素治疗，考虑再次手术干预或者诊断正确与否。急性期的反应可作为有用的监测手段。采用常规治疗后，急性期反应显示治疗没有成功，则需要进一步充分考虑治疗方案的合理性。患儿疾病复发率和治疗后转为慢性感染率 <10%。

因为儿童还会继续成长，骨骼感染引起的后遗症在数月甚至数年内也可能不会明显，因此长期随访很有必要。随访的重点是要注意关节活动度和骨的长度。尽管关于延误治疗后果的数据不一定可靠有用，但数据显示出现症状后 1 周内给予内科治疗或者进行了手术的患儿长期预后较延期治疗要好。

参考书目

参考书目请参见光盘。

（张网林 译，马瑞雪 审）

第2篇　骨科问题

第678章
损伤的流行病学和预防

Gregory L. Landry

美国疾病控制和预防中心建议中所有青少年要进行适量的体育活动。体育活动对于年轻人控制高血压，肥胖和血脂水平有着积极的影响。而对于成人，体育活动可以降低心血管疾病、2型糖尿病、骨质疏松、结肠癌和乳腺癌的发病率。

儿科医生应该促使其患者多进行体育活动，尤其对于那些平时体育活动较少的患儿，也包括那些有特殊医疗保健需求的患儿和家庭经济条件较差的患儿。在促进患儿参与体育活动的同时，医生也承担着对于体育运动损伤的诊断和进行损伤康复的责任。

在美国，近3000万儿童和青少年参加有组织的体育运动。而每年在体育运动中受伤的患儿约有300万人。因体育运动而发生死亡极为罕见，由心脏病所引起的非创伤性死亡占了大多数（见第430章）。总体而言，运动损伤率、损伤的严重程度随着儿童年龄的增长和青春期的发展而增加，和体育运动的速度，力量和竞争强度相关。

认识运动损伤的机制、执行可以降低损伤可能的规则，包括惩罚性危险的活动，可以减少灾难性伤害的发生率。运动损伤的概率也可通过移除危害环境而减少，如在体操和蹦床（VS分离）固定基地在垒球，通过足球比赛过程中补充水分、减少体育活动时间来减少运动中中暑。在运动中戴护齿套能减少牙齿损伤。对旧伤缺乏适当的康复治疗是发生再次受伤的一个常见原因，适当的康复训练可以降低受伤的概率。高中运动员赛前训练的重点以速度、敏捷度、跳跃训练和灵活性为主，这可以降低足球比赛中受伤的概率和女性运动员发生膝盖严重受伤的可能性。传统的伸展动作或按摩可能不会减少受伤的风险或肌肉酸痛的程度，但脚踝防护非常有助于防止踝关节的再次损伤。设置一些体育运动中的防治受伤的策略和检测无法康复的伤害被称作为参与体育运动前检查项目（PSE）。

■ 运动前检查（PSE）

PSE是一个定向的历史和身体的检查，包括肌肉骨骼的检查。它可以确定1~8%的运动员可能存在潜在问题，并可以排除<1%的不符合条件的运动参与者。但PSE不是目前所推荐的年度综合评价的替代品，年度综合评价是对于那些有可能有害于青少年的行为，如性行为、吸毒、暴力、抑郁症和自杀意念进行评估。PSE的目的包括发现那些可能存在受伤或致死风险的参与者，从而延迟或取消其参加体育运动的资格；发现那些在参与体育运动前需要进一步行健康状况评估和康复的人群；对于存在健康问题的患者在参与体育运动前提供指导，且满足法律和保险的义务。如果可能的话，PSE应结合年度综合健康评价，预防性保健为其重点（见第5和14章）。

■ 体育考试前的PSE

每个州对于青年需要行PSE的频率有着不同的要求，有的州每年进行一次的PES，有的州规定每进入一个新的学习层次（初中，高中，大学）才需要进行PSE。至少，对于一个健康年轻的运动员来说，年度中期健康评价是必要的。而在年度中期健康评价3~6周前行PSE是最合适的。

历史和体格检查

PSE的核心是聚焦医学和肌肉骨骼的检查。有明显症状时则需更为细致的调查（表678-1和678-2）。若没有临床症状，则没有必要进行实验室检查。

75%的重大发现都由病史确定；为家长和运动员制订一份标准化的问卷很重要，因为年轻运动员可能不知道或可能会忘记他或她的病史情况。问卷调查应包括对以往的用药、手术、心脏、肺、皮肤、神经系统、视觉、心理、肌肉骨骼、月经等问题，以及热性疾病、药物、过敏、免疫接种与饮食等情况的问询。发现的最常见的问题是无法恢复的损伤。对于既往损伤的调查包括诊断测试、治疗、和现在所表现出来的功能状态。

运动过程中发生的猝死可能源自未发现的心脏疾病，如肥厚性心肌病或其他心脏疾病，如异常的冠状动脉血管，或由马凡综合征所致的主动脉破裂（见第

表 678-1　体育考试预练习 (SPE)

体能检测内容	需检测情况
生命特征	高血压，心脏病，心动过速
升高体重	肥胖，饮食失调
视力以及瞳孔大小	失明，无眼，弱视，瞳孔大小不均
淋巴结	传染性疾病，恶性肿瘤
心脏疾病（站位和仰卧位）	心杂音，术前手术，心律失常
肺部	复发性和运动诱发支气管痉挛，性肺疾病
腹部	腹部肿块
皮肤	传染性疾病（脓疱病、疱疹、葡萄球菌，链球菌）
泌尿生殖系统	精索静脉曲张，隐睾，肿瘤，疝
骨骼肌系统	急性和慢性损伤，身体异常（脊柱侧弯）

693 章）。在许多情况下，潜在的心脏病难以发现，往往直至死亡才发现原有的心脏疾患（见第 430 章）。胸片、心电图（ECG）、超声心动图、不作为常规推荐的筛查检测。如果怀疑有心脏疾病，如晕厥、心悸，或运动时的呼吸困难，或有家族病史，如肥厚性心肌病或 QT 间期延长或马凡综合征，应该进行完整的评价，其中包括一个 12 导联心电图、超声心动图、24h 动态心电图和与心脏压力负荷试验。若要确定为心脏病的诊断应该咨询心脏病专家的意见。

美国儿科学会已经规定了参与体育运动的各种限制因素和准入标准（表 678-2）。运动也可以按强度（图 678-1）和身体接触情况（表 678-3）进行划分。运动员可能会违背医疗建议寻求参与体育运动，甚至是专业的体育竞技。1973 年通过的康复法案的第 504 章（a）

表 678-2　医疗条件和体育参与

条件	可以参与	解释
寰枢椎不稳（颈椎 1 和 2 之间的关节不稳）	合格的	运动员（特别是如果他或她有唐氏综合征或幼年型类风湿性关节炎且颈部受累）需要评估在运动参与脊髓损伤的风险，尤其是蹦床运动
出血性疾病	合格的	运动员需要被评估
糖尿病	可以	可参加所有的体育运动，但需有适当的关注和适当的调整饮食（尤其是碳水化合物的摄入量），血液中的葡萄糖浓度，水化，和胰岛素治疗
饮食失调	合格的	在参加体育运动前饮食失调的运动员需要行医学和精神病学的评估
发烧	不允许	升高的核心温度表明身体的病理改变（感染或疾病），通常表现为静息代谢增加和心率增快。因此，运动员平时锻炼期间，发烧会导致更大的储热，降低耐热性，增加中暑的风险，增加心肺负担，降低最大运动能力，因为血管张力的改变和脱水，也易增加低血压的风险。在罕见的情况下，发热伴心肌炎或其他情况，可以使平常的训练变的危险
中暑的病史	允许	由于存在复发的可能，需对每个运动员的发病诱因进行评估，做出相应的预处理方案，包括前期充分适应环境（对环境和运动强度和持续时间）、空调，水和盐的摄取，以及其他有效措施提高热耐受性和减少热损伤的风险（例如，配置相关保护装备）
HIV 感染	允许	由于较其他因素相比，HIV 感染时进行体育活动，风险明显最低，只要运动员的状态允许，那么可以进行所有的运动（特别是在病毒载量非常低或已检测不到时）所有的运动员，皮肤损伤时要妥善覆盖，而体育工作人员在处理出血时需要做好一般性的防护措施。某些体育项目（如摔跤和拳击）可能会出现有利病毒传播概率（出血加上皮肤破损）；如果可以检测到病毒载量，则应尽量避免这样的高接触性运动
恶性肿瘤	合格的	需要进行个别评估
肌肉骨骼疾患	合格的	需要进行个别评估
肌病	合格的	需要进行个别评估
肥胖	是	由于中暑和心血管疾病风险的增加，肥胖的运动员特别需要注意在训练和竞技时运动环境的适应、运动强度和持续时间的掌握，充分补水
器官移植者（和服用免疫抑制药物的人）	合格的	接触和有限接触的运动，需要对运动员进行个别评估。除了潜在的感染风险，一些药物（如强的松）也会增加擦伤感染的风险
皮肤感染，包括单纯疱疹病毒、传染性软疣、疣、葡萄球菌和链球菌感染 [疖疮痈疮、蜂窝组织炎、耐甲氧西林金黄色葡萄球菌和（或）脓肿]、疥疮、癣	合格的	在传染期不允许参与体操或啦啦队，与垫、武术、摔跤或其他的碰撞，接触，或有限的接触的运动也是不允许的

表 678-2（续）

条件	可以参与	解释
脾大	合格的	如果脾脏急性增大，应禁止参与体育活动，以免发生脾破裂的危险 如果脾脏是呈慢性增大，那么在参见含有碰撞、接触或有限的接触运动前需要进行评估
心血管的		
心肌炎（心脏的炎症）	不允许	心肌炎可以导致突然死亡
高血压	允许	那些高血压 >5mmHg 汞柱以上，超过年龄，性别和身高的第九十九百分位的人群，应避免重举重、力量举、健身和高压型运动 持续性高血压的人群（大于年龄，性别，和高度 95th 百分位）需行评估 全国高血压教育项目工作组报告定义的儿童和小于 18 岁青少年的前期高血压和 1、2 期高血压
先天性心脏病（出生时就存在的结构性心脏缺陷）	合格的	需向心脏病专家咨询 那些患有轻微心脏疾病的患者可以参加大多数的体育活动；那些患有中等至严重心脏病、曾经做过心脏手术的患者需行相关的评估 第 36 届贝塞斯达会议把轻微、中等和严重的心脏疾病视为常见的心脏损伤
心脏杂音	合格允许	如果杂音并不提示心脏存在器质性病变，则可以参加任何的体育活动；否则需要对运动员行评估（排除心脏的器质性疾病，特别是肥厚性心肌病和二尖瓣脱垂）
节律障碍（心律不齐）		
长 QT 综合征	合格允许	需要咨询心内科医生。那些有症状的患者（胸痛、晕厥、头晕、气急或是其他可能的心脏节律障碍的表现），还有那些体检发现有二尖瓣反流证据的患者需要行评估；其余人群可以参与所有体育活动
恶性室性心律失常	合格允许	
症状性心脏功能缺陷预激综合征	合格允许	
传导阻滞	合格允许	
心源性猝死的家族史或之前突发的心脏疾病病史	合格允许	
心脏起搏器植入	合格的	
获得性器质性心脏病		
肥厚性心肌病	不允许	需要咨询心内科医生。第 36 届贝塞斯达会议提供了详细的建议。若行剧烈体育活动，大多数情况伴随着心源性猝死的高风险。肥厚性心肌病需要详细和反复地评估，因为此病在青少年后期的临床症状会发生改变。马方氏综合征会并发大动脉瘤，在剧烈运动中这会导致猝死发生。因为蒽环类药物对冠脉的损伤作用，曾使用过蒽环类药物也会增加心源性事件的风险，此类人群行阻力运动应格外小心；力量训练是允许的。运动员则需被评估
冠状动脉疾病	不允许	
右室心律失常性心脏病	限制参与	
急性风湿热	限制参与	
Ehlers-Danlos 综合征，血管型	限制参与	
马方氏综合征	限制参与	
二尖瓣脱垂	限制参与	
使用蒽环霉素	限制参与	
结节性脉管炎	限制参与	
川崎病（冠状动脉炎）	限制参与	建议咨询心内科医生。运动员需要行个体化评估，以确认在此疾病程度下运动的风险、病例改变和医学摄生学
肺动脉高压	限制参与	

条件	可以参与	解释
眼		
功能性—眼失明	合格的	一侧眼睛失明的运动员，是指患眼纠正后最佳视力仍低于 20/40。健侧眼睛遭受损害会致此类运动员严重的残疾，此类运动员就像已失去一侧眼睛。不推荐一侧眼睛失明的运动员进行拳击和武术运动，因为在此类运动中眼睛得不到、也不允许进行保护。一些运动员之前做过眼睛手术或眼睛受过伤，其眼睛的组织十分脆弱，在运动中更易受伤。在美国，体育活动中对于眼睛行防护及穿戴其他的防护装置是允许的，但这也基于个人情况
失去一只眼睛	合格的	
视网膜脱离或者家族成员有年轻时视网膜脱离的病史	合格的	
高度近视	合格的	
结缔组织紊乱，例如马凡氏或是 Stickler 综合征	合格的	
做过眼睛手术或眼睛受过严重损伤	合格的	
传染性结膜炎	限制参与	患有传染性结膜炎者不允许游泳
胃肠		
吸收不良综合征（脂泻病和囊性纤维化）	合格的	对于一般营养失调或者是特殊的营养缺乏需要对运动员行单独评估；在合适的治疗后，患者可以参加正常的体育活动
短肠综合征和其他需要特殊营养支持的疾病，如肠道外和肠道内的营养支持	合格的	需要对运动员参与的碰撞、接触或有限接触的运动做个体化评估。对中心或者外周静脉导管行特殊的评估，在导管因为运动或是其他情况发生故障时需要有应急准备
传染性肝炎（主要是丙肝）	是	所有运动员在参加体育运动前均需接种乙肝疫苗。出于保护其他运动员考虑，只有运动员的健康状况允许，才可参加 所有的运动员，皮肤的损伤应妥善覆盖，而体育工作人员在处理血液时需做好一般性的防护措施
肝大	合格的	如果肝脏增大迅速，为避免肝脏破裂，应避免体育活动 如果肝脏呈慢性增大，那么在进行含有碰撞、接触或有限的接触运动前需要行评估 肝脏呈慢性增大的患者，其肝脏功能会发生改变，这会影响到患者的耐力、精神状况、凝血功能、营养状况
传染性腹泻	限制参与	除非症状较轻并且患者已充分补水，否则不应参与体育运动，因为腹泻可增加脱水和中暑的风险。
泌尿生殖器		
缺少一个肾脏	合格的	在进行含有碰撞、接触或有限的接触运动前需要对运动员行个体化评估。在大多数运动中允许佩戴防护性装置，这可以降低剩余肾脏受损的概率
缺少一个卵巢	可以	剩余卵巢因运动严重受损的概率很小
孕期和产后期	合格的	需要对运动员行个体化评估 随着孕程进展，常规的运动量的需要减少，并且应该禁止那些有可能跌落和造成腹部损伤的运动。潜水和引起高原梵音的活动在孕期也是不允许的 生理和形体水平在产后 4~6 周才会恢复正常
隐睾或是缺少一个睾丸	允许	一些特殊的运动需要防护罩
神经病学		
大脑性麻痹	合格的	需要评估参加者特殊体育活动的能力

表 678-2（续）

条件	可以参与	解释
严重大脑、脊髓外伤或畸形，包括颅骨切开术、硬膜外出血、硬膜下出血、脑实质出血、二次冲击综合征、脑血管畸形、颈部骨折	合格的	在进行含有碰撞、接触或有限的接触运动前需要对运动员行个体化评估
脑震荡历史（轻微的脑损伤），多次脑震荡历史和（或）者复杂脑震荡	合格的	对运动员行个体化评估 研究支持一项保守的方法对脑震荡行管理，包括当有症状出现或出现认知障碍时禁止参加体育活动，当恢复正常后参加体育活动不受限制
周期性头痛	是	对运动员行个体化评估
惊厥，控制良好	是	参加体育运动时发生惊厥概率很低
惊厥，控制不良	合格的	在进行含有碰撞、接触或有限的接触运动前需要对运动员行个体化评估 以下运动是禁止的：箭术、步枪打靶、游泳、举重、健力、伸展训练和高处运动；参加以上运动会使参与者和周围人均处于危险中
周期性的神经丛病损和伴有永久损伤的颈髓神经失用症	合格的	在进行含有碰撞、接触或有限的接触运动前需要对运动员行个体化评估；肌力恢复对于重返体育运动非常重要
呼吸系统		
肺损伤，包括囊性纤维化	合格的	运动员需要行个体化评估，但是总体来说，如果在分级运动测试中肺的氧和满意，则可以参加所有的运动 患有囊胞性纤维症的运动员需要适应气候环境、充分补水从而降低运动时中暑的风险
哮喘	是	只有严重哮喘才需要限制参与体育运动 对于使用吸入器的患者，推荐制订一份纸质行动计划并且每天使用峰值流量计 患有哮喘的运动员参加潜水时可能会有发病风险
急性上呼吸道感染	合格的	上呼吸道感染可以影响肺功能 除了轻微疾病，运动员需要行个体化评估（参见发热部分）
风湿病		
幼年型类风湿性关节炎	合格的	患有系统性或多关节性的幼年型类风湿性关节炎的运动员和有颈椎受累的运动员需要行第一、二颈椎摄片，以评估脊椎受伤的风险 为了防止运动中心脏疾病的发生，对于患有系统性或 HLA-B27 相关性的关节炎的运动员需要行心血管评估 对于那些小颌畸形（开式咬合并且暴露牙齿），护齿是很有用的 如果伴有葡萄膜炎，则运动中眼睛受伤的风险增高；则需要行眼科的评估 视力损伤的运动员，可参照一侧眼睛失明的运动员的情况
青少年皮肌炎，先天性肌炎	合格的	患有皮肌炎或者全身性红斑狼疮且伴有心脏损伤的运动员在参加运动前需要行心血管评估。 接受系统性皮质类固醇治疗的运动员更容易发生骨质疏松骨折和缺血性坏死，此类运动员需要在参加运动前行评估。服用免疫抑制药物更易罹患严重感染。肌炎活动时禁止参加体育活动。 患有先天性肌炎和其他肌肉疾病的运动员在剧烈运动中发生横纹肌溶解可以导致肾脏的损害。 对于光敏性青少年皮肌炎和系统性红斑狼疮的患者，户外运动时需行防晒保护。雷诺现象的患者暴露在寒冷中会损害患者的四肢
系统性红斑狼疮	合格的	
雷诺现象	合格的	
镰状细胞		
镰状细胞疾病	合格的	

表 678-2（续）

条件	可以参与	解释
镰状细胞性贫血特质	是	一般来讲，如果疾病状况允许，则体育运动均可参加；然而，任何需要多度劳累、多度受热、脱水的运动都是禁止的。患有此病的儿童不能参加在高海拔处的运动，特别是没有适应高海拔环境时运动会导致镰状细胞危象 患有镰状细胞性贫血特质病的患者在正常环境条件下参加体育活动并不会增加其猝死或发生其他健康问题的风险；然而，当在极端条件下，如炎热、高湿度环境中进行大负荷运动时，偶有灾难性的并发症发生。 像所有运动员一样，镰状细胞性贫血特质病的患者在进行运动前需要逐渐适应运动的环境、强度、耐力、充分补水，降低因劳累所致的中暑和横纹肌溶解的发生风险。 根据美国国立卫生研究院的健康管理指南，镰状细胞性贫血特质病并不是参加体育运动的禁忌，在参加体育运动前并不需要筛查。 对于镰状细胞性贫血特质病的潜在风险和是否需要对运动员行镰状细胞性贫血特质病的筛查，还需要更加深入的研究。

这张表格供医学及非医学人员使用。"需要评价"意味着一个有适当知识和经验的医师应对运动员的医学状况及其行体育运动的安全性进行评价。除非另有说明，否则考虑到疾病严重程度的可变性、特殊运动的伤害风险，则均需行以上评价

摘自 Rice SG. the Council on Sports Medicine and Fitness, American Academy of Pediatrics: Medical conditions affecting sports participation, Pediatrics, 2008，121:841-848

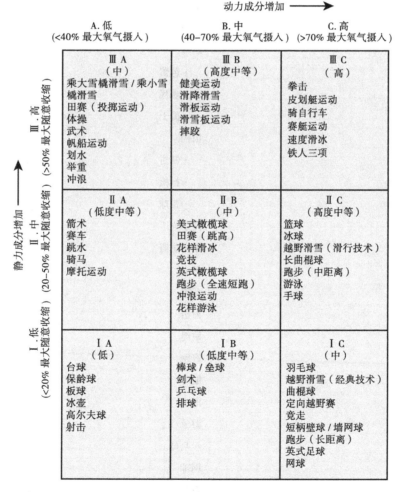

图 678-1　根据心血管需求进行体育的分类（基于静态的组合和动力性要素）。这种分类基于在竞技中的静态峰值和动力性要素来划分的。在训练中也许可以达到更高的估值。渐增的动力性要素按照获得的最大耗氧量百分比（最大 O_2）和心输出量的增加的结果定义。渐增的静态分量是最大随意收缩率的估计相关（MVC）达到增加血压负荷。渐增的静态分量则与估计的最大随意收缩率（MVC）和血液压力负荷的增加结果相关。运动的最低的总心血管需求（心输出量和血压）在盒 IA 上显示，运动的最高的总心血管需求在盒 Ⅲ C 显示。盒 Ⅱ A 和 I B 描绘了低度至中度心血管总需求的运动；盒 Ⅲ A，Ⅱ B，和 IC 描述中度心血管总需求的运动；盒子 Ⅲ B 和 Ⅱ C 描绘高度心血管总需求时的运动。这些类别的进步在图上表现为对角线从图的左下到右上。a. 身体碰撞的危险。b. 发生晕厥增加的风险。c. 美国儿科学会不建议的参与。d. 美国儿科学会将板球运动分类于 IB 盒（低静态组件和中等动力分量）

摘自 Mitchell JH, Haskell W, Snell P, et al: 36th Bethesda conference. Task force 8: classification of sports. J Am Coll Cardiol 45:1364-1367, 2005

表678-3 按照身体接触对体育活动分类

接触或碰撞型运动	·水
篮球	滑板运动
拳击*	单板滑雪
潜水	垒球
曲棍球	壁球
足球，抢断	终极飞盘
冰上曲棍球†	排球
曲棍球	帆板运动
武术	**非接触性运动**
竞技表演	剑术
橄榄球	羽毛球
跳台滑雪	健身
足球	保龄球
手球	独木舟
水球	赛艇
摔跤	冰壶
有限接触运动	跳舞
棒球	·芭蕾
自行车	·现代
啦啦队	·爵士
皮划艇	田径
剑术	·铁饼
田径	·标枪
·跳高	·铅球
·撑竿跳	高尔夫
室内曲棍球	定向越野‡
橄榄球，旗子	健力
体操	竞走
手球	射击
马术	跳绳
壁球	赛跑
滑冰	航海
·冰	潜水
·冰鞋	游泳
·滚轴	乒乓球
滑雪	网球
·越野	竞赛
·滑降	举重

*美国儿科学会建议不要参与

†美国儿科学会建议限制大量的身体检查的数量从而允许≤15岁的曲棍球运动员减少受伤

‡比赛中选手使用地图和指南针在不熟悉的地区找到道路

摘自 the American Academy of Pediatrics, Committee on Sports Medicine and Fitness: Medical conditions affecting sports participation.Pediatrics，2001，107:1205

规定禁止对残疾人运动员的歧视，如果他们有参与体育竞技的能力，便可参与到体育运动中去。这在1990年通过的美国残疾人法案中得到加强。一位业余运动员没有绝对的权利，决定是否参与竞技体育。参与竞技体育被认为是一种特权，而不是基本权利。克纳普 v 西北大学成立"困难的医学决策，包括复杂的医疗问题可以通过医生谨慎负责的判断（当决定性的科学证据不足或相互矛盾时，判断必然是保守的）、专业顾问的推荐及参照专家们制定的指南进行规定。"

参考书目

参考书目请参见光盘。

（张网林　译，马瑞雪　审）

第 679 章
骨骼肌肉系统损伤的处理

Gregory L. Landry

■ 损伤机制

急性损伤

大部分的肌肉骨骼损伤是由扭伤、拉伤、挫伤引起的。扭伤是指韧带或关节囊损伤；拉伤是肌肉或肌腱的损伤；挫伤则是任何软组织的挤压伤。损伤的病史可以不清楚，但在评估膝盖和肩膀损伤时尤为有用。更严重的损伤，提示结构紊乱，可能出现急性的体征和症状，如迅速肿胀、畸形、麻木或无力，不能继续玩耍，需跛行才能行走，响亮并伴疼痛的摩擦音，关节的机械绞索，或关节不稳定的感觉。大多数扭伤分为 1~3 级，1 级意味着一些纤维已被撕裂，而查体时没有关节松弛的证据。2 级就意味着更多纤维撕裂而造成韧带一定程度上的松弛，但却是一个局限的压痛点，提示不是所有的纤维都撕裂了。3 级扭伤意味着所有纤维撕裂，按压韧带时触痛是弥散的。拉伤也分 1~3 级，1 级测试肌肉时有轻度疼痛和无力。2 级疼痛增加伴中度无力。3 级拉伤意味着肌肉和肌腱的完全撕裂，出现明显的无力，有时在触诊时可及肌腱或者肌肉的缺失。

过度使用损伤

过度使用损伤是由超过身体修复能力的反复微创造成的损伤，发生在肌肉、肌腱、骨、滑囊、软骨和神经。在所有的运动中都可发生过劳性损伤，但更普遍的出现在重复的动作（游泳、跑步、网球、体操）中。因素可分为外在因素（训练错误、设备差或体育锻炼器械？表面）与内在因素（运动员的解剖或医疗条件），训练错误是最常见的因素。在体育锻炼计划的开始，运动员训练可以超过的规定 10% 范围内：即每周不超过 10% 的运动持续时间或强度。内在因素包括异常生物力学（小腿不等长，扁平足，内翻足，跗骨融合、跟骨外翻、胫骨外旋扭转、股骨前倾角），肌力不平衡或肌肉缺乏弹性（柔韧性），疾病因素（健康恶化、营养缺乏、闭经、肥胖）。运动员应当被询问训练的专业。跑步运动员应问及他们的鞋子、支具、跑步界面、每周英里数和跑步时长，跑步的速度以及爬山锻炼，旧伤以及康复情况。一旦确定致病因素后，他们可以取消或修改以便在康复后运动员不采用同一方案训练（相同的训练方案）和再损伤遭受。

对于那些因超量运动而出现过劳性损伤的运动员，通常没有必要削减所有训练。治疗方式是减少训练负荷（相对的休息）结合康复计划，旨在让他们能尽早恢复运动，同时减少再损伤的暴露。过劳性损伤的早期识别需要较少的改变锻炼方案。

治疗的目标是控制疼痛和痉挛，恢复灵活性、力量、耐力、和本体感觉缺失（表 679-1）。在许多过劳性损伤中，炎症改变非常轻微。对于大多数肌腱损伤来说，肌腱炎这个说法已经废弃了，因为肌腱的组织病理学上很少有或没有炎症。相反，存在组织的微创伤。现在大多数这些情况被适当的称为"肌腱变性"。当肌腱存在疤痕或者异常时，被称为"肌腱病"。除了镇痛以外，消炎药在其中作用甚微。

■ 肢体损伤的初始评估

首先，应当检查肢端脉搏以及毛细血管再充盈率，以及大体活动和感觉功能来评估神经血管损伤。最优先应当是维持血管和骨骼的稳定。

关键是要立即引起注意以及快速骨科咨询包括血管和神经的嵌顿，以及开放性骨折。开放性伤口应用无菌湿盐水纱布覆盖，受伤的肢体应当用敷料包裹及适当的固定。任何部位的活动性出血都应当加压包扎。此外还包括深层跨关节的撕裂伤、不可复性脱位、Ⅲ度（完全性）肌肉 - 肌腱撕脱以及移位，明显的骨折成角（取决于受累的骨骼、移位及成角程度以及肢端

表 679-1

等级	分极症状	治疗
I	活动后疼痛 不影响性能或强度 广泛性触痛 在下次之前消失	改性活动, 考虑交叉训练 家庭康复计划
II	最小的疼痛与活动 不干扰性能 更局限性的压痛	改性活动 考虑交叉训练 家庭康复计划
III	疼痛会干扰活动和表现 确定触痛区域 通常在一段时间消失	对活动的重大修改 强烈鼓励交叉训练 家庭康复计划 以及门诊物理治疗
IV	日常生活中活动的疼痛 在一段时间内疼痛不会消失 标志着干扰性能和训练强度	暂时停止活动, 仅交叉训练, 口服止痛 家庭康复计划和强化门诊物理治疗
V	疼痛干扰日常生活活动 组织损伤的迹象(如:水肿) 慢性或复发性症状	长期停止活动, 仅交叉训练, 口服止痛 家庭康复计划和强化门诊物理治疗

神经血管状态)。

■ 从开始治疗到恢复常态的过渡期

骨骼肌肉损伤的康复应当从损伤当天开始。

第一阶段

第一阶段限制进一步损伤、控制肿胀和疼痛,并尽量减少强度和灵活性方面的损失。这就需要使用拐杖或吊带、冰敷、加压包扎、抬高患肢以及止痛。拐杖,空气(透气)U 形夹可以用在踝关节扭伤中,而吊带可以用于上肢损伤,办公用品中 4~8in(1in ≈ 2.54cm)的弹性绷带可以用于加压包扎。用塑料袋封装的冰块可以直接放置在皮肤上,每天 3~4 次,每次 20min,直到肿胀消退。加压包扎可以限制进一步出血以及肿胀,但不能太紧以免影响血运。抬高患肢可促进静脉回流和限制肿胀。非甾体类抗炎药物(NSAID)或对乙酰氨基酚可以用来镇痛。

无痛的等容收缩以及关节活动应当尽早开始。疼痛会抑制肌肉的全长收缩;如果疼痛和由此产生的肢体废用持续数天到数周会导致不适应,将延误恢复。损伤的本质和康复运动的专业知识,包括用书面指导的讲义以及康复运动的图解是有用的。

第二阶段

第二阶段,直到损伤结构愈合时改善力量和关节活动度(如灵活度)。当患者的力量和灵活性得到改善及日常活动无疼痛时可以去除防护设备。灵活性可以通过特殊的拉伸训练来改善,每次拉伸活动 15~30s,重复 3~5 个循环,每天 1~2 次。在这个过程中,指导运动员的物理治疗师或教练员是非常重要的。保护设备在参与体育运动中可能需要数月。游泳、涉水、慢跑和固定式自行车是很好的有氧运动,可以使受伤的肢体获得相对的休息或当维持心血管系统健康锻炼时保持无痛。

第三阶段

第三阶段,使受损结构接近正常的力量以及灵活性,进一步改善或维持心血管训练。力量和持久度可以通过应用弹性绷带、逐渐增加负重或运动设备的可控性来改善。本体觉训练允许运动员重建运动觉,这对关节功能和稳定性起重要作用。

第四阶段

无限制下重返训练或者比赛。当运动员差不多已经恢复了正常的灵活性、力量、本体感受、持久力时,他或她可以开始专业性的体育训练。运动员将从康复计划过渡到适应体育活动的功能性康复计划中。单纯为了康复的替代锻炼是不恰当的;相反,应该是逐步功能性地回复到一个完整的活动或者竞赛项目中。例如,篮球运动员从踝关节损伤中恢复到竞赛前,可能需要进行走-跑-冲刺-投篮的康复训练。在此过程中的任何时候如果出现疼痛,运动员需要立即停止,冰敷,避免跑动 1~2d,继续做踝关节的练习,然后恢复相应的低强度训练。

相对休息和重返运动指南

相对休息意味着,运动员在受损的结构不进一步受损情况的 24h 内可以做他或她想做的任何事。超过痛阈的训练将延迟愈合。

■ 肌肉骨骼疼痛的鉴别诊断

创伤、风湿、感染、血液疾病、心理疾病以及肿瘤都可导致肌肉骨骼系统的疼痛。例如疲劳、体重减轻、皮疹、多关节疼痛、发热、急慢性疾病以及持续性疼痛等症状都提示，除了运动相关性创伤以外的其他诊断可能。

参考书目

参考书目请参见光盘。

679.1　生长板损伤

Gregory L. Landry

在急诊室中约20%儿童运动性损伤为骨折，其中25%骨折累及骺板或骨骺（见第675章）。长骨的生长主要发生在3个区域，且容易受伤。不成熟的骨骼的急性损伤可以发生在骨骺（Salter-Harris骨折）、关节表面（剥脱性骨软骨炎）或者骨突（撕脱性骨折）。男孩的骨骺骨折是女孩的两倍；骨折的发生率高峰出现在身高速率高峰期（女孩，12±2.5岁；男孩,14±2岁）。骺板是一个压力生长板，在骨骼的纵向生长中起主要作用。骨突是肌腱在骨骼的附着点，是牵拉性骨骺。骨骺是长干骨的末端，远端或者近端，包含了关节软骨面。

最常见的骺板损伤发生在桡骨远端，其次是指骨和胫骨。在滑板运动、旱冰以及滑板车导致的前臂骨折中，约94%为桡骨远端损伤。发生在膝关节的骨骺损伤（股骨远端、胫骨近端）较罕见。生长板损伤后出现的生长紊乱取决于部位和骨骺骨折的部分。这些因素导致骨折可能发生，引起生长停滞。在上肢纵向生长的最大贡献来源于肱骨近端和尺桡骨远端；在下肢则来源于股骨远端和胫骨和腓骨的近端。这些部位的损伤相比长干骨另一端的骨骺损伤更容易导致生长紊乱。骨骺骨折的分型相对于生长紊乱的风险在Salter-Harris分型系统中进行描述（表675-1）。I型损伤可能最少出现生长紊乱，而V级最有可能导致生长紊乱。

剥脱性骨软骨（OCD）影响软骨下骨及其关节表面（见第669.3）。软骨下骨缺血性坏死时，关节面表面变扁，软化，或断成碎片。病因学不明，但可能与一些患者反复应力损伤有关。在儿童和青少年中，51%的病变发生在股骨内侧髁的外缘，17%在外侧髁，7%在髌骨。13%~30%的病例报告存在双侧受累。OCD病变也可发生在踝关节（距骨）、肘关节（通常累及肱骨小头）和桡骨头。典型的OCD发生于运动员的二十几岁年龄段，最常见的表现是定位不清的膝关

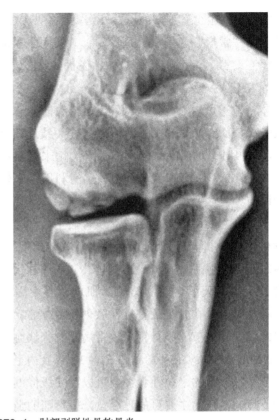

图 679-1　肘部剥脱性骨软骨炎
摘自 Anderson SJ. Sports injuries. Curr Prob Pediatr Adolesc Health,2005,35:105-176

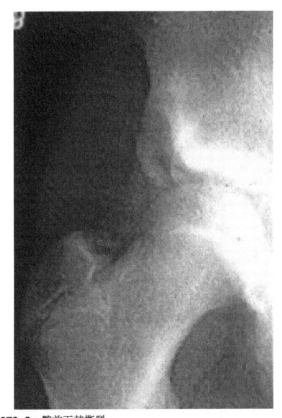

图 679-2　髂前下棘撕脱
摘自 Anderson SJ. Lower extremity injuries in youth sports.Pediatr Clin North Am,2003,49:627-641

节疼痛。他们很少有近期的急性外伤史。一些 OCD 无症状（由"常规"影像学摄片诊断），但大多数都有关节积液、疼痛、活动受限和机械性症状（绞索、弹响、嵌顿等表现）。活动通常加重疼痛。

体格检查可以没有任何特殊发现。有时屈膝时可在股骨髁表面有深压痛。诊断通常通过 X 线片即可做出（图 679-1）。Tunnel 摄片能更好的用来观察股骨髁后 2/3 情况。OCD 患者应当由一名骨科医生来做进一步评估。

当强有力的肌肉收缩将骨突从骨骼上分离时，就会发生撕脱骨折。他们最常发生在髋关节周围（图 679-2），且无须手术治疗，其他骨突（膝盖和手肘）的急性骨折需要紧急骨科咨询。肌肉-骨突附着处慢性牵拉可导致在骨突处重复性微创伤和疼痛。最常受累区域是膝关节（胫骨粗隆软骨病和髌骨缺血性坏死）、踝关节（Sever 病）（图 679-3）以及内上髁。膝关节和踝关节的牵拉性骨突炎可以在初级保健机构进行治疗。治疗的主要目的是尽量减少疼痛的强度和发生率以及功能障碍。增加附着在骨突处肌肉的强度、

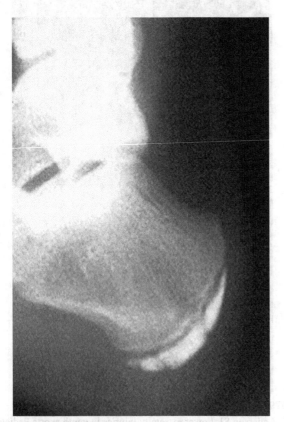

图 679-3　跟骨骨突炎
摘自 Anderson SJ. Sports injuries. Curr Prob Pediatr Adolesc Health,2005,35:105–176)

灵活性和耐受性，相对休息的原则是适用的。如果不加以治疗，症状可以持续 12~24 个月。随着生长发育的减缓，症状可以减轻。

参考书目

参考书目请参见光盘。

679.2　肩部损伤

Gregory L. Landry

肩部疼痛伴放散至上臂的痛症状提示可能存在颈部损伤。颈部疼痛、压痛或颈部活动受限需要颈椎制动，运动员应当被转运去进行进一步评估检查。如果没有颈部疼痛、压痛，及颈部活动受限，肩部可能是原发损伤部位。

■ 锁骨骨折

锁骨骨折是最常见的肩部损伤之一。损伤通常由单侧肩膀摔伤或伸展的上肢摔伤，或者直接打击所致。约 80% 的骨折发生在锁骨中三分之一，通过上臂吊带治疗。内侧或外侧三分之一非移位的骨折通常保守治疗。移位的内侧或外侧三分之一骨折需要骨科介入，因为外侧发生肩锁关节骨关节炎的发生率很高，内侧可出现生长紊乱。

■ 肩锁关节分离

肩锁关节分离最常发生在运动员肱骨在内收位时肩峰的直接打击，致使肩峰向下和向内侧移位。患者可在肩锁关节出现弥散的压痛，在锁骨远端和肩峰之间可出现明显的分离（图 679-4）。

Ⅰ 型：肩锁关节损伤可累及肩锁韧带，没有明显的外观畸形，X 线表现也正常。上臂在胸前交叉可在肩锁关节出现剧烈疼痛。Ⅱ 型损伤累及肩锁韧带及喙锁韧带，体检可发现锁骨远端有些轻微地突起，但是平片通常是正常的（肩锁关节可能表现出轻微的增宽）。Ⅰ 型和 Ⅱ 型损伤非手术治疗，吊带和止痛剂对疼痛控制有用。在疼痛控制后即开始进行关节活动度的训练，当无痛活动范围改善后，即可进行肩袖、三角肌、斜方肌的肌力训练。Ⅰ 型损伤 1-2 周后即可返回活动，Ⅱ 型 2~4 周后。当肩锁关节没有压痛，肩关节活动正常同时患者拥有足够的肌力来防护冲撞或摔伤并能执行体育项目的规定动作时，可以恢复正

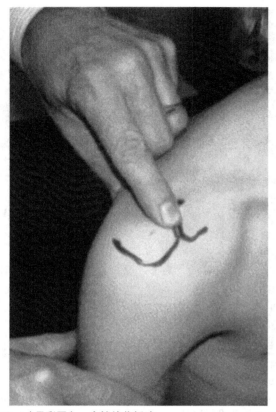

图 679-4（见彩图） 肩锁关节颤动
摘自 Anderson SJ. Sports injuries. Curr Prob Pediatr Adolesc
Health,2005,35:105–176）

常活动。

Ⅲ型损伤加重了韧带撕裂，三角斜方肌筋膜从锁骨远端撕脱。Ⅲ型损伤极少情况下需要手术治疗，主要是出于美观的考虑。大部分Ⅲ型损伤可以进行类似Ⅰ型和Ⅱ型损伤的治疗。Ⅳ型、Ⅴ型和Ⅵ型肩锁关节损伤更进一步加重韧带损伤以及筋膜撕裂，从而加重锁骨移位。幸运的是，这类损伤比较少见，但需要手术修补。

■ 前脱位

前脱位最常见的损伤机制是肩膀外展 90 度和有力外旋时与另一运动员冲撞所致。后者的一个常见的例子是一个橄榄球运动员仅用一只胳膊抓住另一个球员。患者抱怨剧烈疼痛，以及肩膀"从原来的地方蹦出来"或"移位"。未复位的前脱位患者在肩峰下方有一个中空的区域，而在肩关节的前方出现因肱骨头前脱位所致的凸起。外侧三角肌区（腋神经）以及前臂近端伸肌表面的异常感觉应当引起注意。

如果没有捻发音，前脱位应当被尝试复位。一旦脱位复位，且 X 线表现位置正常，制动数天即可。制

动时间存在争议，但是大多数运动医学治疗师认为早期关节活动和强度训练很重要。随着肩袖肌肉肌力加强，更大角度的外展和外旋逐步加强。当强度、灵活性和本体感觉与健侧相同时患者可恢复活动，这样能保护肩膀进行无痛的专业运动活动。在大多数情况下不建议手术，除非肩关节脱位至少 3 次以上。那些高风险冲撞运动的运动员因为复发率非常高，可以考虑早期修复。

■ 肩袖损伤

肩袖由冈上肌、冈下肌、小圆肌、肩胛下肌组成。冈上肌最常受损。肩袖肌腱炎表现为在运动弧的顶点出现肩部疼痛。疼痛通常很难定位，可能感觉在三角肌区域。起病可能是隐匿的，活动时疼痛加重，但在休息时也经常出现，包括夜间痛。肩袖肌肉的肌力测试可产生疼痛，且与对侧未损伤的肩关节比较表现出肌力下降。在所谓的"空罐位"，即冈上肌肌腱炎可产生疼痛。

治疗包括冰敷、改进技术、休息、伸展、加强肩袖和肩胛骨稳定肌肉，物理治疗和镇痛。预防包括避免过度劳累，适当技术，加强伸展练习。有时在成人称为肩袖撞击综合征，由于与肩袖前方的骨性结构撞击所致。而年轻运动员的肩袖疼痛几乎总是继发于肱盂关节不稳定。单单牵拉可以加重疼痛，而康复的最重要的侧重面是加强肩袖肌肉肌力。

盂唇撕裂可类似肩袖肌腱炎的出现。最常见的病变之一是 SLAP 病变（上方盂唇的前方和后方），临床上很难诊断。肩部敲击或者抓握时产生疼痛应当怀疑存在盂唇撕裂。X 线片通常正常，MRI 是用来确定病变的最好的手段。

肱骨近端应力骨折（骨骺分离）是肩部近端疼痛少见的原因之一，当肩部疼痛对于常规治疗手段无效时应当怀疑该病变。肩关节深部疼痛逐渐起病于年轻运动员（骺板开放）反复过头运动中，比如垒球或者网球，但没有外伤史。肱骨近端压痛通常明显。平片上骺板增宽、扫描核素摄取量增大或者 MRI 骺板肿可明确诊断。治疗为彻底禁止投掷动作 6~8 周。

参考书目

参考书目请参见光盘。

679.3 肘部损伤

Gregory L. Landry

■ 急性损伤

最常见的肘关节脱位为后脱位。损伤的机制是伸展的上肢在伸肘位时摔倒所致。脱位可能累及肱动脉。上肢远端的桡动脉和尺动脉搏动表明血管未受累。当鹰嘴向肱骨远端后方突出时畸形明显。复位可通过轻柔地轴向牵引前臂，同时对肱骨远端施以轻柔地向上的压力来进行。如果不能复位，上肢应当包扎制动，将患者转运至急诊科。肘关节损伤可累及桡神经、正中神经以及尺神经。

肱骨髁上骨折可由肘关节脱位的相同损伤机制所造成，可并发肱动脉、正中神经、桡神经以及尺神经损伤。此类骨折可引起急性骨筋膜室综合征（图679-5）。

肘关节撞伤可引起鹰嘴滑囊出血，导致鹰嘴滑囊炎。很少需要针吸，且可通过冰敷、镇痛以及加压包扎来处理。适当的衬垫可提供舒适并辅助防止再损伤。

■ 慢性损伤

过度使用损伤主要发生于投掷运动中，需要重复性屈腕或伸腕动作，或需要用手负重（体操运动）。"小联盟肘"是几个不同肘关节问题的广义的术语。

过肩投掷产生肘关节外翻应力，使关节内侧开放，外侧加压应力。

肘内侧疼痛通常在年轻投掷者，由于腕关节屈曲－旋前肌肉群和它们在内侧骨突的附着点反复外翻过度负荷所致。在仍有成熟次级骨化中心的青春期前儿童中，可能发生内上髁的牵拉性骨突炎。患者沿内上髁有压痛，当外翻应力或抵抗屈腕和旋前时疼痛加重。治疗包括禁止投掷4~6周，加强无痛肌力训练和牵拉屈曲－旋前肌肉群，继而进行1~2周渐进性功能性投掷项目来加速康复。因为存在骨突的骨不连和慢性疼痛的风险，这个问题应当通过休息来治疗。如果出现急性疼痛，应当考虑存在内上髁撕脱骨折。任何投掷者存在急性肘关节疼痛时都应当拍摄X线片（图679-6）。如果内上髁撕脱，骨科应当介入。

在大年龄青少年和年轻成人中，他们的骨突已经融合，此时易受伤害的结构是尺侧副韧带（UCL）。UCL撕裂通常发生在投手中，但也可以发生于任何投掷运动员中，当肘关节屈曲到30°肘关节施以外翻应力时关节松弛可能很明显。磁共振造影或超声往往是评估UCL完整性所必需的。如果完全撕裂，运动员想

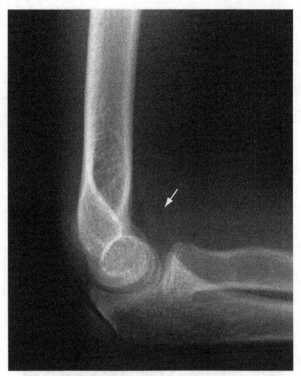

图 679-5 肱骨髁上骨折
摘自 Gomez JE.Upper extremity injuries in youth sports.Pediatr Clin North Am,2002,49:593-626

要继续投球事业的话，可进行外科手术修复。尺神经功能障碍可以是一种外翻过量的并发症，可能出现在任何以前讨论过的诊断中。

肘外侧疼痛可以发生在肱桡关节投掷动作的压力动作中。Panner疾病是一种肱骨小头的骨软骨病，发生于7~12岁（图679-7）；肱骨小头的OCD发生在13~16岁（图679-1），两者可能构成一个同一种疾病的统一体。虽然两种状况的患者均表现出隐匿起病的投掷时加重的肘外侧疼痛，但剥脱性骨软骨炎患者有机械症状（弹出、绞索），和更多见的关节活动范围变小；而Panner病患者没有机械症状，且关节活动范围正常。Panner病的预后很好，治疗方法包括相对休息（禁止投掷），短期制动，以及6~12周复查平片来评估骨重塑情况。而剥脱性骨软骨炎需要骨科介入。

肱骨外上髁炎，或者网球肘，在成年人肘关节过度使用损伤中最常见。儿童和青少年少见。由是伸肌在外上髁起点的肌腱变性所致。腕关节被动屈曲和伸腕抵抗时，外上髁可出现疼痛。治疗包括相对休息，镇痛以及特殊伸展和强度训练。功能康复，例如恢复打网球，应当逐步地渐进地进行。

手肘受伤可能无法通过季前赛拉伸和加强锻炼

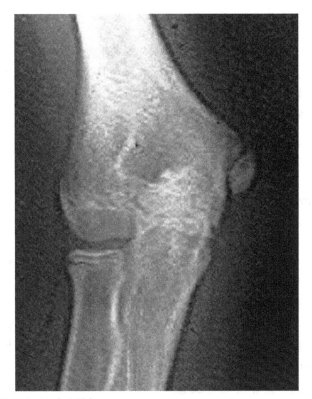

图 679-6 内上髁炎
摘自 Anderson SJ. Sports injuries. Curr Prob Pediatr Adolesc Health,2005,35:105-176

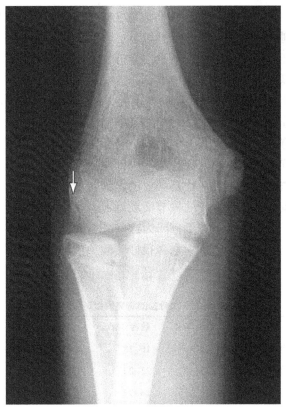

图 679-7 潘纳尔病。肱骨小头破碎与关节面扁平（箭头）
摘自 Courtesy of Ralph J,Curtis, MD//Gomez JE.Upper extremity injuries in youth sports.Pediatr Clin North Am,2002,49:593-626

来预防。预防投掷者肘关节损伤最重要的是限制投掷次数，并且建议投掷者、教练以及运动员，当肘关节疼痛时应当即刻停止。如果疼痛持续存在，他们需要医学评估。建议年轻的投手对投掷计数有特定年龄的限制。良好的经验法则是：投者每年每场比赛的投掷最大数目应当是，投者年龄的 6 倍。有关详细信息，请参阅在线棒球联赛网站 www.littleleague.org/media/newsarchive/03_2006/06pitch_count_08-25-06.htm。

其他导致肘关节疼痛的少见病因为尺神经病变、三角肌腱炎、鹰嘴骨突炎以及游离体。

参考书目
参考书目请参见光盘。

679.4 下背部损伤
Gregory L. Landry

■ 脊椎峡部裂、椎体滑脱和关节突综合征

脊椎峡部裂

脊椎峡部裂是运动员背痛的常见原因，由峡部应力性骨折造成（见第 671.6）。它可以发生在任何椎体水平，最常见 L_4 或 L_5。估计青少年运动员腰背痛的发生率是 13%~47%。除了急性伸展过度导致急性骨折外，损伤的机制既可是先天性的缺陷，也可是峡部发育不全加剧了腰椎伸展的负重，或由于重复腰椎伸展过度所致的应力性骨折。芭蕾舞、举重、体操、足球等都是可发生反复腰椎过伸的体育项目，也可发生在任何重复过伸的活动中，包括游泳。

患者的疼痛往往起病隐匿，然而也可能发生在猛冲损伤，例如跌落或者一次过伸。伸展时加重疼痛，可放射至臀部，最终影响日常生活。休息或者仰卧位通常能缓解疼痛。

体检方面，当站立时，尤其当单足站立时腰椎伸展活动可以产生疼痛（即单足过伸试验）。前屈受限和腘绳肌紧张也可发生。神经系统检查应当正常。在受累侧棘突外侧缘可有定位清楚的深压痛，通常位于 L_4 或者 L_5。

腰椎斜位 X 线片发现峡部缺损可明确诊断。此缺损在脊柱正位及侧位片上很少看到。当 X 线片表现正常时，骨单光子发射断层扫描（SPECT）可被用来明确诊断。CT 平扫能帮助明确受累骨骼的程度，有时也用来评估愈合情况。

治疗包括缓解疼痛和限制活动。康复包括躯干强化、屈髋肌伸展锻炼，在大多数情况下腘绳肌牵张锻

炼也很重要。防前凸支具的应用还存在争议性，可能对椎体滑脱的应力型骨折最有效。

椎体滑脱和关节突综合征

脊柱峡部裂、椎体滑脱和关节突综合征是发生于椎体后方的损伤。当双侧峡部骨折缺损时椎体滑脱发生于双侧峡部应力骨折缺损并向前移位，或其下方椎体的滑移（见第671.6）。关节突综合征有着类似，体格检查可发现脊柱峡部裂。它是由不稳定或小关节损伤所致，发生于峡部后方，位于上下关节突之间的关节面。通过在 CT 上发现的关节突异常或通过非诊断性 X 片以及核素扫描排除峡部裂可诊断关节突综合征。

后柱原件损伤的治疗为保守治疗，旨在减少活动时伸展动作，通常为 2~3 个月。步行、游泳以及骑车为适合的康复活动。

■ 腰椎间盘突出、扭伤以及挫伤

腰椎间盘突出症表现为背痛，前屈、侧弯以及久坐疼痛加剧，尤其在坐车时。相对于成人，儿童和青少年不易发生坐骨神经痛（见第671.8）。体格检查的阳性体征可能很少，但通常发现向前弯曲和侧弯时疼痛。在椎间盘损伤的年轻运动员中，直腿抬高试验阳性或者任何神经学功能异常很少发生，在受损椎间盘平面的棘突处可能有压痛。通常，MRI 证实临床诊断。假设突出物不大或者疼痛不难治，治疗的选择是镇痛和物理治疗，而很少需要卧床休息或手术。

急性腰扭伤或者挫伤在突发损伤后发生。体格检查可发现在脊柱的外侧存在弥散的压痛。

治疗在允许情况下包括镇痛、按摩以及物理治疗。成年人急性背痛未经治疗的自然病程，50% 在 1 周内好转，80% 在 1 个月内，90% 在 2 个月内好转。年轻运动员的背痛病程可能与成年人相似。

■ 骶髂关节炎

骶髂关节炎表现为腰痛，通常为慢性，但偶尔也会与外伤史相关联。患者 Patrick 试验阳性，即把患侧的足放在对侧膝上（屈髋90度），稳定对侧髂嵴，患侧髋关节外旋（把患侧膝关节向下向外推压）。骶髂关节摄片若为阳性，需要进行风湿疾病鉴别（强直性脊柱炎、幼年型类风湿性关节炎、溃疡性结肠炎）。

治疗为相对休息、非类固醇抗炎药，与物理治疗。如果腰背痛的发病年龄早于 40 岁、活动后晨僵有所缓解，疼痛缓慢起病，且持续超过 3 个月，更有可能是强直性脊柱炎。

■ 其他原因

腰背痛的其他原因包括感染（骨髓炎、椎间盘炎）和肿瘤，当出现发热、体重减轻、其他周身症状或对初始治疗反应差的患者更应当考虑。腰背部或骨盆的骨髓炎经常有，但不总是有发热。

参考书目

参考书目请参见光盘。

679.5 髋和骨盆损伤

Gregory L. Landry

髋和骨盆损伤代表了一小部分的运动损伤，但他们潜在的严重性需要及时的诊断。髋关节病变可表现为膝关节疼痛，而膝关节检查结果正常。

在儿童中暂时性滑膜炎是最常见的原因。它通常表现为急性跛行，患儿拒绝使用受累下肢以及活动检查时疼痛。可能会有轻微外伤史。这是一个自限性的疾病，通常在 48~72h 缓解。

Legg-Calvé-Perthes 病（股骨头缺血性坏死）也表现为儿童期隐匿起病的跛行以及髋部疼痛（见第670.3）。

年轻运动员直到骨骼成熟（表679-2）都很容易受到骨突损伤（如髂前上棘）。骨突炎由过度使用或直接创伤发展而来。撕脱性骨折发生在青少年突然速度爆发的运动时（图679-8）。大块肌肉收缩产生的力量大于固定骨突的肌肉产生的力量。撕脱性骨折（和附着的肌肉）最常见的部位是髂前上棘（缝匠肌）、髂前下棘（股直肌）、股骨小转子（髂腰肌）和坐骨结节（腘绳肌）。症状包括局部疼痛和肿胀，肌力下降和活动受限。平片是必要的。最初治疗包括冰敷、镇痛、休息和无痛的关节活动练习。通常需要拄拐行走。手术通常不需要，因为这些骨折大部分 – 甚至大的或者移位的骨折 – 愈合很好。髋关节和骨盆周围骨

表 679-2 髋关节和骨盆的骨突的出现和融合年龄

骨突	出现年龄	融合年龄	相关肌肉群
髂前下棘	13–15	16–18	股四头肌
髂前上棘	13–15	21–25	缝匠肌
小转子	11–12	16–17	髂腰肌
大转子	2–3	16–17	臀肌
坐骨结节	13–15	20–25	股后肌群
髂嵴	13–15	21–25	腹斜肌和背阔肌

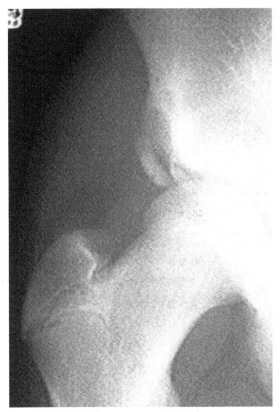

图 679-8　骨突撕裂

摘自 Anderson SJ.Sports injuries. Curr Prob Pediatr Adolesc Health,2005,35:105-176

膜下血肿接触后的剧痛，为髂骨隆突挫伤。对症护理包括休息、冰敷、镇痛和保护免受再次受伤。

股骨头骨骺滑脱通常发生在 11~15 岁骨骼生长快速期（见第 670.4）。

股骨颈应力性骨折可表现在耐力型运动员中，钝性渐进性的髋部疼痛。有女运动员三联征的女孩尤其危险。对于大腿前方出现钝痛的跑步运动员应该始终牢记这一诊断。体检时，被动伸展屈髋肌以及髋关节旋转时疼痛。如果平片没有与应力骨折有关的骨膜反应，可能需要骨扫描或者 MRI 检查。因为轻微外伤或者持续负重下容易发生骨不连以及骨折移位，骨科会诊是必要的。此类骨折增加发生股骨头缺血性坏死的风险。

耻骨骨炎是发生在耻骨联合的炎症，可能由于骨盆左右过度摇摆所致。它可以见于任何跑步运动员中，更常见于更多需要使用内收肌的运动，例如冰球、足球、轮滑等运动。运动员通常表现为可能是单侧或双侧的腹股沟区含糊不清的隐痛或钝痛。在体格检查时，耻骨联合处可有压痛，有时在内收肌近端。内收强度测试引起不适。影像学证据（不规则、硬化，骨溶解所致耻骨联合间隙增宽）可能在症状出现 6~8 周之后

出现。骨扫描和 MRI 对早期变化更为敏感。可能需要 6~12 周相对的休息，有些患者需要皮质类固醇注射作为辅助治疗。

在髋部可能发生髋臼盂唇撕裂，类似于在肩关节盂盂唇撕裂。运动员可能有外伤史，主诉髋前方锐痛，合并有弹响和嵌顿的感觉。临床诊断很困难，磁共振造影对诊断有帮助。

髋关节弹响综合征是由髂腰肌肌腱骑跨在关节囊前房或髂胫束骑跨于股骨大转子之上所致。它常见于芭蕾舞演员和跑步者，可急性发作或者发生于过度使用损伤（更常见）。运动员常表变现为疼痛或者无痛的髋关节弹响，通常位于前方或外侧，深达关节。体检经常诱发出症状。诊断通常不需要摄片。治疗包括镇痛、相对休息、生物力学评估和灵活性及力量训练。允许情况下运动员可返回到活动。

参考书目

参考书目请参见光盘。

679.6　膝损伤

Gregory L.Landry

膝部是青少年最常见的受损部位。一些青年可能更容易受到这种伤害（表 679-3）。急性膝关节损伤立即出现功能障碍很可能发生骨折、髌骨脱位、前交叉韧带（ACL）损伤或半月板撕裂。损伤的机制通常是一个负重的事件。受伤后，如果一名运动员不能在几分钟内负重，很有可能是骨折或者膝关节内严重损伤。如果一名运动员能够在损伤后负重并返回活动，则不太可能是严重损伤。如果膝关节在损伤后数小时内肿胀，可能是关节积血和更严重的损伤。

最有可能发生与关节积血有关的损伤是 ACL 损伤，通常由直接暴力、跳跃时失衡降落或者跑步及膝关节过伸时突然快速改变方向所致。经常表现为明显肿胀以及关节不稳定。ACL 损伤的运动员绝大多数需要骨科干预和 ACL 重建。没有重建前 ACL 的功能性的支具增加半月板损伤和关节不稳定复发的风险。

后交叉韧带损伤发生于胫骨近端直接暴力，例如可能发生于仪表板痛或排球砸伤。后交叉韧带损伤很少见，通常选择保守治疗。

内侧副韧带（MCL）损伤由膝关节外部外翻的暴力打击所致。孤立的外侧副韧带损伤是不常见的，由明显的膝内翻应力所致。因为是关节外损伤，孤立的副韧带损伤不应当产生膝关节积液或功能障碍。不管严重程度如何，孤立的内侧和外侧副韧带损伤选择非手术治疗和积极康复。

表 679-3 增加前交叉韧带损伤危险的可变或不可变内在危险因素的总结

可变的危险因素	不可变危险因素	可能的控制或治疗方法
解剖学的		
	体质指数	监管体重
	股骨切迹指数（ACL 大小）	
	NM 训练减少危险因素	
	膝反屈	NM 训练改善膝关节的屈曲
	全身关节松弛	NM 训练改善关节僵硬
	家族史（遗传倾向）	NM 训练减少其他危险因素
	既往受伤史	损伤以后全身康复训练
发育和激素		
	性别，女	在危险因素出现前 NM 训练
	青春期前和青春期后	青春前期 NM 训练
	排卵期前的月经状况	女性患者口服避孕药 *
	前交叉韧带的拉伸强度	
	NM 训练减轻其他危险因素	
	神经肌肉分流	NM 训练去改善神经肌肉控制
生物力学		
膝关节外展		NM 训练改善冠状面负重
胫前剪		NM 训练改善膝关节屈曲
躯干侧运动		NM 训练提高躯干的力量及控制
胫骨旋转	训练	NM 训练针对控制横向运动和矢状面减速
动力足内翻		脚矫形器
疲劳抗性		力量和调节训练
地面反作用力		NM training targeted to improve force absorption strategies
神经肌肉的		
相关肌腱的补偿		NM 训练改善肌腱力量
髋关节外展的力量		NM training targeted to improve high strength and recruitment
躯干的本体感觉		NM 训练改善躯体的力量和控制

ACL：前交叉韧带；BMI：体重指数； NM：神经肌肉的
* 初级证据显示其可能为对照策略
摘自 Alentorn-Geli E, Myer GD, Silvers HJ, et al. Prevention of non-contact anterior cruciate ligament injuries in soccer players. Part 1: mechanisms of injury and underlying risk factors.Knee Surg Sports Traumatol Arthrosc,2009,7:705–709

半月板撕裂的发生机制与 ACL 损伤相同。都会出现关节积血、关节线疼痛以及过屈时疼痛。当疑似半月板撕裂时需要骨科干预。

髌骨脱位通常由于非接触性损伤所致，当股四头肌强力收缩伸膝，而小腿外旋时发生。髌骨脱位是第二种关节积血最常见的原因。髌骨几乎总是向外侧脱位，将内侧髌支持带撕裂，导致关节出血。髌骨不稳定时复发肿胀较轻。髌骨不稳定通常是选择保守治疗，

用稳定髌骨的护具和积极康复来治疗。复发的不稳定可能需要手术治疗。

■ 急性膝关节损伤的初始治疗

医生应该检查有无积液和明显畸形。如果存在任何畸形，医生应该评估神经血管状况，转移患者进行急救护理。如果没有严重的畸形存在，无神经血管受累，初始治疗包括全范围被动伸膝、并在伸膝时对膝

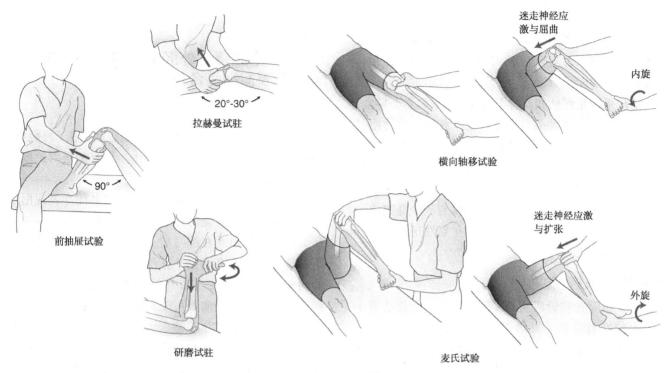

图 679-9 检查动作包括拉赫曼试验,前抽屉试验,横向轴移试验,阿普雷压缩试验,麦氏试驻;使用右膝盖展示.拉赫曼试验检查前交叉韧带(ACL)损伤时,需要患者仰卧位,膝盖弯曲 20~20°。前抽屉试驻检查前交叉韧带(ACL)损伤,需要患者仰卧位,膝盖屈曲 90°。横向枢轴移位试验需要患者仰卧位,髋关节屈曲 45°,膝盖完全延伸。内旋胫骨,同时向外按压膝盖使膝盖屈曲至 40°(压着膝盖内侧),用于检查半月板完整性的 Apley 研磨试驻,患者需要俯卧位,检查者的膝盖应该在患者的大腿后方。胫骨向外旋转,同时向下压胫骨。用于检查半月板完整性的妄氏试驻需要患者仰卧位,检查者站在患侧进行

关节进行轻柔外翻应力。如果完全伸膝时外翻膝关节出现关节松弛,那么 ACL 和 MCL 存在损伤。应当注意患者能否收缩股四头肌,股四头肌收缩时疼痛或无法收缩股四头肌意味着伸膝装置的受损。髌骨内侧、内侧支持带和(或)收肌结节压痛与髌骨脱位相关。局部压痛提示骨折或深层组织损伤。内侧半月板撕裂可表现为沿内侧关节线压痛,但内侧关节线压痛不单单表现在内侧半月板损伤中。当旋转胫骨时出现疼痛或被动屈伸膝关节受限则意味着半月板损伤,而韧带损伤表现为适度触诊下疼痛和关节松弛。

如果患者不能无痛负重或有临床上有不稳定症状,膝关节应当制动、拄拐以及拍片。如果髌骨脱位,可以伸膝通过进行复位。按照渥太华膝关节规则,有膝关节损伤并有以下发现的儿童患者应当进行摄片:单纯髌骨压痛、腓骨头压痛、不能屈膝 90°,不能负重,无论是受伤时还是在急诊室内不能行走 4d(无论跛行与否)。伸膝位护膝提供非框架式的支撑,有舒适的作用。如果使用了支具,铰接的括号表明损伤等

稳定时前十字韧带和内侧副韧带受伤可能。下肢应弹力加压包扎、抬高,铰链式支具可用于可疑有 ACL 和 MCL 损伤者。

慢性损伤

髌股关节应激综合征

髌股关节应激综合征(PFSS)是膝前疼痛的最常见原因。PFSS 也被称为是髌股关节疼痛综合征或髌股关节功能障碍(见第 669.5)。它是排除其他同膝前病症相关疾病的诊断。疼痛通常难以定位。患者指示疼痛来自于膝关节前方弥漫性的区域,或可能来自髌骨后方。双侧疼痛常见,疼痛经常在上楼梯或久坐、蹲、跑以后出现。没有明显的肿胀病史,否则将意味着更加严重的损伤。常见活动方式改变的病史,如训练表面或地形的改变,增加培训方案,或执行新任务。

检查应通过站姿和步态评估下肢力线、肌组织、和足过度外翻。应评估腘绳肌、髂胫束和腓肠肌的柔

韧性，因为当这些结构紧张时会增加髌股关节的压力。应评估髋关节的运动范围，以排除髋关节疾病。髌骨内侧压痛或挤压髌股关节的疼痛用以在体检没有积液和其他阳性发现时明确诊断。PFSS 通常是临床诊断，而没有影像学证据。

治疗重点是评估和改善柔韧性、力量和步态异常。在存在中足外翻（踝关节外翻）时，穿新鞋或使用足弓支撑物可以改善髌股关节机械作用并改善疼痛。冰敷和镇痛药能有助于控制疼痛。减少整体活动或训练在康复初期很重要。到返回活动时，建议从正常量的 50% 和工作强度开始，每周增加 10% 直到全部完成。通过家庭锻炼持续的康复训练对防止复发是必要的。很少有手术指征。

胫骨粗隆骨软骨病病

胫骨粗隆骨软骨病病是发生在髌腱于胫骨结节止点的牵拉性骨突炎（见第 669.4），也涉及伸膝装置的过度使用，所以胫骨粗隆骨软骨病病的治疗与 PFSS 相同。可以用护垫保护胫骨结节以防直接创伤。最常见的并发症是在外观上，患侧的胫骨结节（或双侧）可能有点轻微地突起。如果跛行的话，患者仅需限制活动一段时间即可。

■ 其他慢性损伤

髌骨缺血性坏死病是发生在髌骨下极的牵拉性骨突炎。它最常见于排球和篮球运动员。治疗与 PFSS 和胫骨粗隆骨软骨病病相仿。

髌腱变性（跳高运动员膝）是由髌腱反复的微创伤所致，通常发生于髌骨下极。约 10% 的病例髌骨上方的股四头肌肌腱一同受累。它与跳高运动有关，但也可发生在跑步者中。治疗与 PFSS 相似。相对休息对髌腱变性更为重要，因为慢性疼痛与肌腱的不可逆改变有关。

髂胫束摩擦综合征是慢性膝关节外侧痛的最常见的原因。通常它没有肿胀或关节不稳定。是由于髂胫束在膝外侧摩擦所致的滑囊炎。沿髂胫束可有压痛，在其行径的侧髁，或其止点 Gerdy 结节，沿胫骨平台外侧。Ober 试验可引出髂胫束的紧张。做 Ober 试验时，运动员接触床面取侧卧位，上方的下肢呈伸髋屈膝位，检查者于半空中握住踝关节，如果膝盖能向下方活动，提示髂胫束弹性良好，为 Ober 试验阴性。如果膝盖和小腿维持在半空中，提示髂胫束紧张挛缩，为 Ober 试验阳性。除治疗重点在于改善髂胫束的弹性外，治疗原则同 PFSS。

参考书目

参考书目请参见光盘。

679.7　小腿痛：外胫夹，应力性骨折，慢性骨筋膜间隔综合征

Gregory L. Landry

小腿应激损伤是一个发生于从轻微损伤（外胫夹）到应力骨折的一个连续的统一体。所有都是由过度使用机制所致。

外胫夹，也称为胫骨内侧应力综合征，表现出沿单侧或双侧胫骨内侧的疼痛，是小腿最常见的过度损伤。疼痛最初出现在练习后，如果在没有康复的情况下继续锻炼，疼痛恶化并在练习阶段早期出现。在胫骨内侧远 1/3 到 1/2 处存在弥漫性压痛。任何局部压痛或胫骨近端的压痛都可能是应力性骨折。应力性骨折所造成的疼痛贯穿于整个训练过程中。胫骨应力性骨折较外胫夹压痛更为局限（2~5cm），也更为严重。外胫夹和应力性骨折代表了胫骨一系列的应力损伤，与胫骨上比目鱼肌的牵拉相关。

通过病史和体格检查即可做出诊断。外胫夹和损伤后 2 周内的胫骨应力性骨折平片结果正常。而后，若存在应力性骨折，平片则会出现骨膜反应。通过 4 个视图的胫骨摄片，可增加平片的灵敏度：前后位、侧位以及两张斜位片。骨扫描是诊断应力性骨折最为敏感的检查，它可显示在应力性骨折部位离散示踪剂的摄取。在外胫夹中可看到沿骨膜表面呈梭形明显的摄取增加。如果骨扫描结果正常，诊断可能是外胫夹或慢性骨筋膜间隔综合征（CCS）。MRI 已在很多医学中心取代了骨扫描而成为用来诊断应力性骨折最为敏感的检查工具。

外胫夹和胫骨应力性骨折的治疗是类似的，包括相对休息、纠正训练错误和动力学链功能障碍，以及经常使用更好的跑步鞋。健身可以通过非负重活动，如游泳，骑自行车，和水中慢跑来维持。7~10d 后，外胫夹患者通常可以开始步行慢跑训练。如果疼痛加剧，3d 无痛后才能恢复步行慢跑训练。应该每天用冰敷和镇痛来控制疼痛。对于足过度旋前的患者矫形器或新鞋可能有用。拉伸跖屈肌群和加强踝关节背屈肌群很有用。在开始训练前建议无痛 7~10d。

CCS 发生在一名运动员在跑步运动中，通常在大负荷训练期间。这是由于肌肉肥厚及训练时筋膜室内压力增加所致。通常是在出现无法定位的持续性搏动痛之前出现典型的锻炼开始的前 10min 左右无疼痛期。

在锻炼后它会持续几分钟到数小时，冰敷或抬高患肢可以得到缓解。在经典的情况下，足麻木与相应肌间隔压力增高有关。受影响的最常见的肌间隔是小腿前外侧肌间隔，伴有腓总神经压迫。诊室中体检通常正常，但可出现蹭长伸肌肌力减弱以及第1、2趾间感觉减退。

如果怀疑存在慢性骨筋膜室综合征，则需要转诊去适当的外科医生（骨科或血管外科）去测量筋膜间室压力。治疗通过手术进行筋膜切开来缓解压力。

参考书目

参考书目请参见光盘。

679.8　踝关节损伤

Gregory L. Landry

踝关节损伤是最常见的急性运动损伤。大约85%的踝关节损伤是扭伤，而其中85%是内翻损伤（足固定于地面，外踝朝向地面活动）、5%是外翻损伤（足固定于地面，内踝朝向地面活动）、10%为联合损伤。

■　检查及损伤分级

在显而易见的骨折或脱位情况下，首先应尽量在活动较小的情况下评估神经血管状态。如果没有明显畸形，下一步是检查水肿、瘀斑和解剖变异。触诊关键点为：腓骨全长；内踝和外踝；第五跖骨基底部；关节间隙前方、内侧和外侧；足舟状骨和跟腱复合体。同时评估主动活动范围包括背屈、跖屈、内翻和外翻，以及抗阻力下关节活动范围。

激发试验用来评估韧带的完整性。一个存在明显肿胀、疼痛的踝关节的患者，由于肌肉痉挛和无意识的自我保护，激发试验很难奏效。在出血和水肿发生之前的球场上更有用。前抽屉试验用来评估前移的距骨和距腓前韧带的作用。内翻应力试验用来检测前腓前韧带和跟腓韧带（图679-10）的能力。在急性情况下，胫腓韧带和下胫腓联合的完整性通过下胫腓联合挤压试验来检测。挤压小腿时疼痛意味着骨间膜、胫骨和腓骨间联合的损伤，使严重的损伤可疑更大。有这种损伤的运动员不能承受任何重量，足外旋时也有严重的疼痛。偶尔踝关节扭伤同时腓骨肌腱从腓侧槽内脱出。为了评估腓骨肌腱不稳定性，检查者从腓骨肌后方施加压力，来抵抗外翻和跖屈，腓骨肌向前方弹跳而出。如果怀疑胫腓联合损伤或急性腓骨肌脱位，应寻求骨科咨询。

■　影像学检查

当踝关节疼痛、不能负重或胫腓骨远端后方压痛时，应当进行踝关节前后位、侧位以及踝穴摄片。渥太华的足踝规则有助于定义谁需要射线照相（图679-11）。当患者中足疼痛或足舟状骨或第五跖骨压痛，应进行足系列摄片（前后位、侧位以及斜位）。鉴别第五跖骨近端撕脱性骨折与第五跖骨近端 Jone 骨折（跖骨近端2cm透亮线）很重要。前者按照踝关节扭伤处理；后者骨折骨不连的风险增加，需要骨科咨询。距骨穹隆骨折表现为不能改善的踝关节扭伤。最初摄片可以有细微的异常。最初摄片怀疑距骨穹隆骨折需要骨科咨询及进一步影像学检查。在早期的青少年，总是仔细观察胫骨骨骺。未移位的 Salter Ⅲ 型骨折可以是很轻微，需要早起识别并迅速转至骨科医生。

■　踝关节扭伤的早期处理

踝关节扭伤的治疗遵循 RICE：休息、冰敷、加压和抬高患肢。这需要在外伤的48~72h 内即刻进行，以尽量减少出血和水肿。对于踝关节损伤，这包括拐杖和弹性绷带，虽然其他的加压装置例如空气马镫夹板等效果也很好。这允许早期保护下负重，并可以康复时去除。尽早开始康复很重要。

康复训练

受伤伊始就应该开始康复。对于运动时疼痛的患者，可以进行等容收缩加强。同时需要纠正包括背屈受限、腓骨肌肌力下降、本体感觉减弱等重要缺失。直到这些缺失得到恢复之前，踝关节很容易再次受伤。

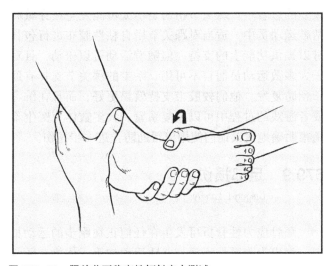

图 679-10　踝关节不稳定性倾斜应力测试
摘 自 Hergenroeder AC.Diagnosis and treatment of ankle sprains. A review. Am J Dis Child,1990,144:809-814

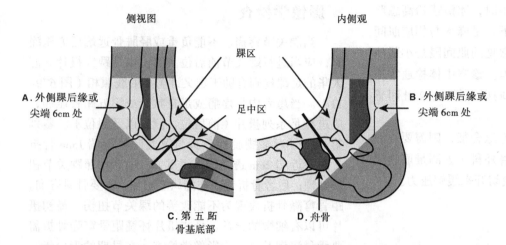

图 679-11 足踝关节骨折快速诊断规则
摘自 Bachmann LM, Kolb E, Koller MT, et al. Accuracy of Ottawa ankle rules to exclude fractures of the ankle and mid-foot: systematic review. BMJ,2003,326:417-419

侧视图　　　　　　内侧观

踝区

足中区

A. 外侧踝后缘或
尖端 6cm 处

B. 外侧踝后缘或
尖端 6cm 处

C. 第 五 跖
骨基底部

D. 舟骨

只有在踝部区域有一些疼痛和一些发现时，才需要一系列踝关节 X 线片：
· A. 处骨压痛
· B. 处骨压痛
· 在紧急情况下不能立即承受重量

只有在足中区域有一些疼痛和一些发现时，才需要一系列踝关节 X 线片：
· C. 处骨压痛
· D. 处骨压痛
· 在紧急情况下不能立即承受重量

当确定当一名运动员何时准备好跑步时，必须有全范围的关节活动度以及与健侧相比将近全部肌力恢复。当仅用健侧站立时，可能的话运动员必须被指示跳 8~10 次。当做到这一点没有疼痛时，运动员可以开始跑，着手慢跑，进而逐步 1/2 速度、3/4 速度，最终冲刺跑。如果有明显疼痛，或跛行，必须立即停止跑步。最后，在回到运动之前，运动员必须能够全力冲刺，以及舒适地用受伤的脚踝来改变方向。执行一些与体育相关的任务，也是有助于回到运动前的准备。

复发性踝关节损伤更有可能发生在那些未经完全康复的患者中。踝关节扭伤是不太可能发生在穿戴高帮鞋运动员中。适当对踝关节用自粘性胶布进行包扎可以提供功能上的支持，但随着活动可以松动，且对于大多数运动员而言不可用。系带的踝关节支具有助于预防复发。他们较胶带支持效果更好，而且在练习或者游戏的过程中可以反复系紧。大多数体育医生不是很明确地建议他们使用以帮助防止进一步扭伤。

679.9　足部损伤

Gregory L. Landry

跖骨应力性骨折可发生在任何正在跑步的运动员中。病史为隐匿性疼痛，并随活动加重。体检在跖骨干中部可有压痛点，最常见位于第二或第三跖骨。疼痛出现 2 周或以上之前在平片上可能没有骨膜反应。治疗是相对休息 6~8 周。提供良好足弓的鞋能减少跖

骨的应力。

运动员在跑步运动中含糊不清的足背疼痛可表明为舟骨应力性骨折。不像其他应力性骨折那样，它在体检时定位可能不是很清楚。如果在足舟状骨周围存在任何压痛，应怀疑存在应力性骨折。应力性骨折在平片上有所反应能需要数周，所以应该进行骨扫描或 MRI 检查来做出诊断。因为这种骨折有发生骨不连的高风险，制动和免负重 8 周是常用的治疗。在制动固定后，允许进行 CT 扫描来评断是否完全愈合。

Sever 病（跟骨骨突炎）发生在跟腱在跟骨的止点处，表现为活动相关的疼痛（图 679-3）。它在男孩中更为常见（2：1），往往是双侧的，通常发生 8~13 岁。在跟腱于跟骨止点处可有压痛，尤其是在挤压跟骨时（挤压试验阳性）。Sever 病与跟腱紧张以及因中足过度旋前导致足跖屈肌群应力增高有关。治疗包括相对休息、冰敷、按摩、拉伸以及加强跟腱。用支具、足跟支持物以及更好的鞋子对于大多数患有 Sever 病的运动员来说很重要。如果足位于中立位伴有轻度过度旋前，鞋跟垫高 1/4 英寸将有助于减轻跟腱及其止点的负重。在最佳的治疗下，症状在 4-8 周将得到改善。一般来说，当运动员活动时没有跛行时，即可恢复活动。

足底筋膜炎是由过度使用导致跖筋膜产生退行性变。青春期前儿童罕见，更可能出现于青少年或者成人。运动员诉一天开始第一步或免负重后几个小时活动时出现足跟痛。于跟骨结节内侧压痛。免负重相对

休息很有帮助。当运动员穿戴不适合的足弓支撑鞋子时可出现足底筋膜炎。新鞋或半刚性足弓支撑使用往往能减轻疼痛。拉伸小腿和足底筋膜也有帮助。有些患者受益于夜间夹板，即使他们可以使睡眠困难。只要运动时没有跛行，运动员就可以继续参与。通常 6 个月后可以得到完全恢复。皮质类固醇和体外冲击波治疗可用作严重的慢性病例的治疗。

跟骨应力性骨折出现在跑步的大龄青少年或年轻的成年人中。任何负重下都有足跟痛。体格检查显示跟骨挤压痛。疼痛 2~3 周后可以在前后位和侧位上显示局部硬化。在一些病例诊断中需行骨扫描或磁共振成像检查。跟骨是一个少见的应力性骨折的部位。它与骨质疏松有关（闭经女孩）。治疗是休息，禁止跑步与进行其他负重活动至少 8 周。很少需要制动。

参考书目

参考书目请参见光盘。

（倪晓燕　译，马瑞雪　审）

第 680 章
头颈损伤
Gregory L. Landry

■ 头部损伤

疾病控制和预防中心估计在美国每年有 300 000 体育相关脑震荡发生。每年超过 62 000 高中运动员发生脑震荡，足球占了 63%。关于脑震荡，儿科医生需要排除很多因素（表 680-1）。轻度脑损伤可发生与或没有意识（LOC）的损失。体育活动中大部分脑震荡无 LOC，一般外伤后很少出现神经和认知功能障碍。

表 680-1　高中运动员脑震荡注意事项

· 高中运动员比大龄运动员更易发生脑震荡，且需要更长时间来恢复
· 未能适当处理脑震荡能导致长期累积的后果
· 意识丧失不是脑震荡存在与否的合适指标
· 如果在一次赛季中发生过一次脑震荡，高中运动员有 3 倍以上的可能发生再次脑震荡
· 在进行冲撞运动时，每年有超过 5% 的高中运动员发生脑震荡

摘自 Theye F, Mueller KA. "Heads up": concussions in high school sports. Clin Med Res, 2004, 2（3）: 165-171

低风险因素在表 680-3 中指出。

运动性脑震荡是一个复杂的病理生理过程，影响大脑，导致外伤性生物力学应力。自 20 世纪 70 年代以来它的定义、评估和治疗已得到长足的发展。尽管因为多种标准具有争议，分级标准仍然发表用来评价严重脑震荡。2008 年 11 月，第三届运动医学国际学术研讨会确认外伤 - 分级标准应不再使用。参会者废弃了在 2005 年的第 2 次专题讨论会上建议的简单与复杂分级标准。相反，个别反应应当用来指导评价和做出返回到活动的决定。当怀疑有脑震荡时，运动员应从停止活动，进行医学评估。外伤后的最初几小时的监测非常重要。该会议建议使用称作运动脑震荡评估工具（SCAT）的工具用来帮助临床评估。

脑震荡通常 7~10d 得到缓解，且没有并发症。在一项大学运动员大规模研究中发现，3~5d 平衡缺失得到恢复，5~7d 基础认知功能得到恢复，其他症状 7d 得到缓解，尚不知高中运动员的反应是否相似。运动员需停止活动直到没有症状，返回到活动也是逐步的过程。"认知休息"，在这期间年轻运动员限制行使期间的日常工作以及与课业，在康复中运动员返回活动应当进行系统的任务，并表现为没有症状（表 680-4）：

· 休息直到没有症状；
· 少量有氧训练，无抵抗训练；
· 运动 - 特殊训练；
· 非接触操练；
· 全接触操练；
· 比赛训练。

如果运动员表现出任何脑震荡的症状（表 680-2），他或她至少 24h 不能返回任务。运动员在返回活动项目中不能使用治疗症状的药物。

患有多重脑震荡症状的运动员可能需要更加保守地处理。持续的认知功能障碍的症状包括注意力或集中力差、记忆功能障碍、烦躁、焦虑、郁闷的心情、睡眠障碍、持续低度头痛、头晕和（或）畏光或嘈杂的声音。运力通常加重脑震荡症状。经常受伤的运动员需要更详细的诊断。专门治疗这种损伤的医生应管理这些患者。

在脑震荡，CT 和 MRI 是通常正常。对于大多数的脑震荡，神经影像学通常是不必要的。然而当怀疑存在颅内结构病变时应进行神经影像学检查，因为神经学检查和症状有局部发现时表明疾病的严重性。当出现持续的呕吐、长期头痛、持续顺行健忘（短期记忆力差）、癫痫发作、格拉斯哥昏迷量表得分 <15 和存在颅底骨折或颅骨凹陷性骨折的迹象时颅内病变风险增加。

表 680-2　脑震荡症状与体征

脑震荡症状

头痛或头部"压力感"

恶心或呕吐

平衡问题或眩晕

视觉模糊或重影

对光敏感

对嘈杂音敏感

感觉迟缓，朦朦胧胧，云里雾里，或头晕眼花

注意力或记忆问题

混乱

"感觉不对"或者"情绪低落"

脑震荡体征

出现眩晕或昏眩

对工作分配或位置而烦恼

忘记指令

对比赛、得分和对手不肯定

活动笨拙

回答问题慢

意识丧失（甚至短暂地）

显示的情绪、行为或人格的变化

在击打或摔伤前不能回忆事件（逆行性遗忘）

在击打或摔伤后不能回忆事件（顺行性遗忘）

摘自 the Centers for Disease Control Heads Up Concussion Campaign//Grady MF, Goodman A: Concussion in the adolescent athlete, Curr Prob Pediatr Adolesc Health.Care, 2010,40:153-169

表 680-3　有临床意义的脑损伤的低危特征

正常的谨慎状态

没有意识丧失

无呕吐

没有严重损伤机制

无颅底骨折体征

无严重头痛

摘自 Grady MF, Goodman A. Concussion in the adolescent athlete. Curr Prob Pediatr Adolesc Health Care，2010，40:153-169

■ 颈部损伤

　　最常见的颈部损伤是软组织损伤（挫伤、肌肉拉伤、韧带扭伤）。然而，当一名运动员抱怨的中线颈椎痛或颈部活动时疼痛，有局灶性神经功能缺损，或已失去了知觉，必须假定颈椎骨折。应固定颈椎，以及制动去除前拍摄颈椎前后位、侧位、斜位以及张口

位。如果无法主动前屈和后伸，需行 CT 检查（见第598.5）。

　　颈部扭伤、拉伤和挫伤时可有重叠。几种影像学征象表明颈椎不稳定：棘突间增宽、椎体半脱位、椎体压缩性骨折和颈椎前凸消失。MRI 非常敏感，应该用于诊断和确定韧带及脊髓损伤。当影像学检查骨折征象阴性，且神经系统检查正常后，颈部可以用柔软的颈托固定以求舒适。休息和抗炎药物有益于轻微损伤。渐渐地去除颈托开始活动范围训练。运动员可能会返回发挥，一旦恢复了力量和全部活动范围，专项运动颈部功能也恢复后运动员可返回运动。确立一个颈椎调理方案以防复发很重要。

　　运动中颈椎间盘损伤通常是由不受控制的侧弯或屈曲引起的。颈椎间盘损伤通常少于腰椎间盘受伤，且在儿童中少见。大多数颈部间盘疾患在休息数月、制动、抗炎、活动修改和颈部牵引后能得到恢复。症状得到改善后应当进行运动范围和后续的力量训练。

■ 臂丛损伤

　　臂丛包括源自 $C_5 \sim T_1$ 和从脊柱在颈深三角发出的神经。上干（C5~C6）在足球中用肩抢球或头部强力向外侧屈曲时发生挫伤或拉伤。臂丛神经也可由向前胸的直接打击所造成损伤。表现为单侧的烧灼感、

表 680-4　活动时间表

1. 不允许活动：完全身体以及认知休息直到休息时没有症状

　一旦运动员休息时没有症状，进行以下步骤

　每一步需至少 24h 去完成

　仅当新活动没有症状时可以进行下一阶段

　如果新的阶段引起症状，回到前一步至少 24h。

2. 运行进行低度的强体力活动（症状不会加重，活动中或活动后进行）

3. 允许中度强体力活动

　包括运动 - 特定训练，例如冰球的滑冰、足球的跑步，但不能进行头部的活动

4. 非接触性运动特定运动，包括足球和冰球中的传球；可以开始进行性负重训练

5. 体检合格后进行全部接触训练，参与正常训练活动

6. 正常竞赛

一般来说，运动员只要他 / 她在每一步都没有症状，则可以进行下一步。如果第一步就出现症状，他 / 她需要回到之前的一步至少 24h。运动员不能使用任何用来治疗症状的药物，以便明确休息时是没有症状的。

摘自 Grady MF, Goodman A. Concussion in the adolescent athlete. Curr Prob Pediatr Adolesc Health Care，2010，40: 153-169

感觉异常、上肢力弱， $C_5\sim C_6$ 通常表现为肩关节前屈和外展受限。这些症状往往在几分钟内自然恢复。双侧的症状，例如四肢瘫痪，是缩减活动的指针，直到 MRI 评估。如果患者经常性"stingers"，应当进行颈椎 MRI 检查寻找间盘病变。

参考书目

参考书目请参见光盘。

（倪晓燕　译，马瑞雪　审）

第 681 章
热损伤

Gregory L. Landry

热性疾病在美国高中运动员的主要死因中排名第三，是一种临床症状和体征可以从轻度（热应力）到致命（中暑）的连续过程（见 64 章）。儿童比成年人更容易发生热性疾病。他们较成年人有更大的体表面积／体重比，在活动期间单位公斤体重比比成人产生更多热量。儿童出汗率更高且更多，在更温暖、更潮湿环境下（一般连续 8~12d 左右连续持续 30~45min 的暴露）儿童需要更长的时间来适应。且儿童口渴反应较成人更为迟钝，活动中预防脱水所消耗的水量也不够。

通常热疾病分为 3 个类别：热痉挛、热衰竭和中暑。然而，热疾病随着核心温度增高，存在症状反复和进展。

热痉挛是最常见的热损伤，常见于轻微的脱水和或盐耗竭，通常影响小腿和腿部肌肉。常常于活动后期当肌肉疲劳及水分和钠离子消耗恶化时发生。口服补液盐和轻柔的拉伸运动可有效缓解。当活动能力没有受损时可以继续活动。热晕厥是长时间的运动后发生晕厥，发生原因主要在于血管紧张度降低和血管内容量减少，补充液体、冷却及采取仰卧位有助于缓解。热水肿是在刚暴露于热性环境时发生手和脚的轻度水肿，适应环境后能逐渐恢复。热抽搐指热相关性过度通气引起的手足刺痛或痉挛，移动至温度较低的环境并降低呼吸频率（或吸入呼入袋内气体）可有效缓解症状。

热衰竭是体温达到 100 ℉~103 ℉（37.7℃~39.4℃）时发生的中度疾病。患者运动行为受到明显影响，此时若存在中枢神经系统（CNS）功能障碍，则表现较为轻微。表现为头痛、恶心、呕吐、头晕、体位性低血压、虚弱、竖毛并可能出现晕厥。采取的措施包括将患者移动至凉爽的环境、用风扇物理冷却身体、去除多余的衣服、以及放置冰块于腹股沟和腋下冷却身体。如果患者不能接受口服补液，可以给予静脉补液。应监测患者包括直肠温度在内的热中风的迹象。如果没有快速改善，建议转移到急救部门。

中暑是一种表现为中枢神经系统紊乱和潜在的组织损伤的严重疾病。是一种医疗紧急情况，致死率达 50%。体育相关性热中风特点是大量出汗和紧张性劳累，而干热皮肤的"典型"的中暑，在老年人和慢性疾病患者中起病缓慢。直肠温度通常大于 104 ℉（40℃）。如果不及时治疗可能对心、脑、肝、肾、肌肉产生致命性损害。治疗措施包括立即使用冷水浸泡来迅速冷却身体。应不断监测气道、呼吸、循环、核心温度和中枢神经系统状态。当核心温度达到 101 ℉~102 ℉（38.3℃~38.9℃）时应停止快速冷却。第一个小时静脉滴注生理盐水或乳酸林格溶液 800mL/m² 改善血管内容量和人体的散热能力。发生中暑必须直接对患者进行急救设施。患者症状完全缓解前禁止锻炼非常关键。

脱水在所有热性疾病中都很常见；因此，防止脱水的措施也可以预防中暑。口渴不是人体水分储存状态的绝对指标，因为口渴机制在脱水达到 2%~3% 时才启动。建议运动员在运动前保证充足的水分补充，且运动期间每 20min 进行水分补充（推荐体重达 40kg 者补充量为 5 盎司、体重达 60kg 者补充量为 9 盎司、>60kg 者补充量为 10~12 盎司）。训练时应随时有饮用水供应。在进行足球练习时，应每 20~30min 定时休息，休息期间摘掉头盔、远离热源能有效减少热暴露的累积量。练习和竞赛最好安排在清晨和傍晚，尽量避开一天最热的时间段。目前已有关于对温度和湿度有关的活动的调整措施发布（图 681-1）。去除头盔，适当的着装（如短裤和短袖）可以改善人体散热。活动前及活动后的体重监测可以辅助确定个体液体补充需要量（每一磅的重量损失补充 8 盎司）。

对大部分活动时间小于 1h 的人，水分都是足够的，不需要额外补充，虽然有证据显示儿童喝比需要更多的水。对于活动时间超过 1h 的人碳水化合物以及电解质溶液的补充更为重要。对大多数人来说不应当使用钠片，因为有高血钠症和延迟胃排空的风险。但对大量出汗或者复发性热性痉挛可能有效。在长时间运动（例如马拉松）仅有水分补充的情况下有导致低钠血症的风险。

参考书目

参考书目请参见光盘。

热指数 °F（°C）													
	相对湿度 °F（°C）												
温度 °F（°C）	40	45	50	55	60	65	70	75	80	85	90	95	100
110 (47)	136 (58)												
108 (43)	130 (54)	137 (58)											
106 (41)	124 (51)	130 (54)	137 (58)										
104 (40)	119 (48)	124 (51)	131 (55)	137 (58)									
102 (39)	114 (46)	119 (48)	124 (51)	130 (54)	137 (58)								
100 (38)	109 (43)	114 (46)	118 (48)	124 (51)	129 (54)	136 (58)							
98 (37)	105 (41)	109 (43)	113 (45)	117 (47)	123 (51)	128 (53)	134 (57)						
96 (36)	101 (38)	104 (40)	108 (42)	112 (44)	116 (47)	121 (49)	126 (52)	132 (56)					
94 (34)	97 (36)	100 (38)	103 (39)	106 (41)	110 (43)	114 (46)	119 (48)	124 (51)	129 (54)	135 (57)			
92 (33)	94 (34)	96 (36)	99 (37)	101 (38)	105 (41)	108 (42)	112 (44)	116 (47)	121 (49)	126 (52)	131 (55)		
90 (32)	91 (33)	93 (34)	95 (35)	97 (36)	100 (38)	103 (39)	106 (41)	109 (43)	113 (45)	117 (47)	122 (50)	127 (53)	132 (56)
88 (31)	88 (31)	89 (32)	91 (33)	93 (34)	95 (35)	98 (37)	100 (38)	103 (39)	106 (41)	110 (43)	113 (45)	117 (47)	121 (49)
86 (30)	85 (29)	87 (31)	88 (31)	89 (32)	91 (33)	93 (34)	95 (35)	97 (36)	100 (38)	102 (39)	105 (41)	108 (42)	112 (44)
84 (29)	83 (28)	84 (29)	85 (29)	86 (30)	88 (31)	89 (32)	90 (32)	92 (33)	94 (34)	96 (36)	98 (37)	100 (38)	103 (39)
82 (28)	81 (27)	82 (28)	83 (28)	84 (29)	84 (29)	85 (29)	86 (30)	88 (31)	89 (32)	90 (32)	91 (33)	93 (34)	95 (35)
80 (27)	80 (27)	80 (27)	81 (27)	81 (27)	82 (28)	82 (28)	83 (28)	84 (29)	84 (29)	85 (29)	86 (30)	86 (30)	87 (31)

类别	热指数	高危人群可能存在的热疾病
极度危险	130°F or higher（54°C or higher）	中暑或可能中暑。
危险	105–129°F（41–54°C）	中暑、肌肉抽筋和（或）中暑的可能。中暑，可能由于长时间的暴露和（或）体力活动。
非常谨慎	90–105°F（32–41°C）	长时间的暴露和（或）身体活动可能会引起中暑，肌肉痉挛和（或）热衰竭。
谨慎	80–90°F（27–32°C）	长时间的暴露和（或）体力活动可能会感到疲劳。

由 National Weather Service, Tulsa, Oklahoma. 提供的热量指数参考图表
注意：暴露于充分的阳光下，可将热指数值提高高达 15°F

图 681-1　中暑指数

摘自 Jardine DS: Heat illness and heat stroke, Pediatr Rev 28:249-258, 2007

（倪晓燕　译，马瑞雪　审）

第682章

女运动员：月经问题和骨质疏松风险

Gregory L. Landry

特别来说，骨质矿化不受月经不调的影响（超过连续三月月经不调），可能会受到不正常的饮食模式，或 " 乱吃 " 影响。当饮食紊乱、月经不调以及骨质疏松一起发生时形成了"女运动员三联征"。卫生监督和赛前体检应当特别关注任何三联征的特征。

月经异常（包括闭经）是下丘脑分泌的促性腺激素释放激素受抑制所引起的。据报道闭经由能量获得性减少导致，定义为能量摄入量减去支出量，摄入低于 30kcal/（kg·d）的瘦体重（LBM）阈值被认为会导致月经紊乱。能量负平衡也会影响瘦素水平，从而影响营养状态和生殖系统。其他应排除的原因包括怀孕、垂体肿瘤、甲状腺功能异常、多囊卵巢综合征、蛋白同化雄性类固醇的使用以及其他药物的副作用。

雌激素低水平易导致女运动员骨质疏松和应力性骨折，尤其增加脊柱和下肢骨折的风险，使她闭经的低雌激素状态。如果任其发展，尽管月经周期持续、雌激素替代治疗或补钙治疗，骨质丢失也是不可逆的。常规骨密度检查不建议使用，但可以对于严重病例可以指导治疗并作为能否返回运动的提示指标。

闭经运动员可以重新恢复正常排卵和月经周期。这通常涉及运动量的减少和（或）卡路里的摄入量的增加。然而许多运动员对减少他们的训练量和其他方法，例如激素补充存在抵触心理，这一点值得探讨。营养咨询对帮助运动员制定增加卡路里摄入的计划非常。同时应增加钙的摄入量，目标量至少 1500mg/d。如果已闭经超过 6 个月以上，建议补充激素。

闭经中可出现三种饮食失调：神经性厌食，表现为体重小于估计的理想体重的 85%，伴有饥饿感，表现为心动过缓、体温过低，体位性低血压或体位性心动过速；神经性贪食，表现为体重减少或者正常体重，比基于报告的卡路里摄入量和锻炼预估的体重波动范围大。或者非特定的饮食紊乱症，可以既有神经性厌食症又有神经性贪食症的特征，但不符合《精神障碍的诊断及统计学手册》第四版所有的标准以及诊断（见 26 章）。第三种饮食障碍症有时被诊断为非典型进食紊乱。多个症状和特征可以一起出现，从不健康的热量或脂肪摄入限制到暴饮暴食和清除。这一症候群表现为体重减轻、食物限制、抑郁、疲劳和运动表现恶化以及过度关注卡路里和体重。运动员可能回避围绕进食发生的事件或可能隐藏和丢弃食物。症状和体征包括脂肪消耗、肌肉萎缩、心动过缓从基线恶化、直立性低血压、便秘、寒冷耐受不良、体温过低、胃动力问题，以及在某些情况下汗毛问题。电解质异常可导致心脏节律异常。精神问题（抑郁、焦虑、自杀的风险）在该人群中发生率较高。

饮食失调治疗的中心主题是症状的控制。第一步要纠正的是运动员的行为异常和不健康的体重。通常，当体重低于 85% 估计的理想体重时不建议进行锻炼。当然也有例外，特别是运动员月经正常的情况下。如果运动员不能独立通过营养和医疗咨询增加体重，则需要寻求心理咨询。

大多数运动员起初不会承认问题的存在，且很多人并未意识到身体造成的严重后果。在和这些运动员谈话时敏锐地指出其性能问题有很大帮助。对力量、耐力和注意力的降低的教育对治疗可能是一个激励因素。通常情况下，运动员的家庭成员应当参与治疗参与，且应该鼓励运动员向家庭成员揭示问题所在。心理学或精神病学治疗对于饮食失调的多学科治疗很重要。当医生关心运动员饮食失调心理健康方面的同时监测运动员的身体健康同样重要。

参考书目

参考书目请参见光盘。

（倪晓燕 译，马瑞雪 审）

第683章

性能增强药物

Gregory L. Landry

至少从公元前 776 年开始运动员就已经使用提升运动表现的药物了。强化剂是用来增强表现能力的药物，其中大部分是非常规使用的补剂（表 683-1）。1994 年膳食补充剂与健康教育法限制美国食品药物管理局对任何标为补剂的产品的管理。很多补剂有明显的副作用且没有被证明具有增强机体机能的能力。2005 年，美国儿科学院发表政策声明，强烈谴责在儿童和青少年使用此类药物。美国 2004 年受控物质法宣布禁止买卖甾体类补剂，例如四氢孕三烯酮（THG）和雄烯二酮（Andro），脱氢表雄酮（DHEA）除外。

表 683-1

功能增强药物	分类	使用目的	运动效果	副作用
合成代谢-雄激素类固醇	受控物质	增大肌肉体积及强度	增大肌肉体积及强度	多器官系统：不孕不育、男性乳房发育症、女性男性化、高血压、动脉粥样硬化、骺板早闭、侵略性格、抑郁
雄烯二酮	受控物质	增加睾酮，增大肌肉体积及强度	无明显效果	在男性增加雌激素；重叠与类固醇的系统性风险
脱氢表雄酮（DHEA）	营养剂	增加睾酮以获得肌肉质量、强度	无明显效果	男性增加雌激素，制备中存在杂质
生长激素	受控物质	增加肌肉体积、强度和界限	减少皮下脂肪；没有性能影响	肢端肥大效果：增加血脂、肌病、葡萄糖不耐受、骺板早闭
肌酸	营养剂	增加肌肉体积、强度	增加肌肉强度收益；在短暂缺氧情况下性能提高	脱水、肌肉痉挛、肠胃不适、肾功能损害
麻黄碱	可能归为营养剂	增加体重丢失，延迟疲劳	增加新陈代谢；物明确性能提高	脑血管意外、心律失常、心肌梗死、癫痫、精神病、高血压、死亡

From Calfee R, Fadale P. Popular ergogenic drugs and supplements in young athletes. Pediatrics，2006，117:e577-e589.

终身使用类固醇在美国男性中最为普遍（约占 5.1%）；欧洲的一项关于酒精及其他药物使用的调查项目发现 1% 的欧洲青年声称曾使用过类固醇。动态趋势表明类固醇的使用从 2006 年至 2010 年下降了一半。类固醇激素有口服剂、注射剂、和皮肤霜剂等不同剂型。药物循环（cycling）用来描述在一段时期内使用多剂量的类固醇，停止一段时间后重新开始使用的过程。堆叠（stacking）是指通过口服以及注射等多种方式来使用不同类型的类固醇。聚合（pyramiding）指缓慢增加类固醇剂量到最大用量然后再逐渐减量。

促同化-雄激素类固醇激素（AAS）因其有增加肌肉的尺寸和强度、减少体脂的能力被超生理剂量使用。AAS 增加肌肉体积和强度的证据尚存争议，但有客观的数据支持。其作用似乎与激动雄激素受体产生的肌增重作用以及分解代谢介导的糖皮质激素受体竞争性拮抗作用有关。AAS 有明显的内分泌副作用，如在男性能降低精子数量以及导致睾丸萎缩，在女性导致月经不调和女性男性化。肝脏损伤问题包括转氨酶和 γ-谷氨酰基转移酶增高、胆汁淤积性黄疸、紫癜性肝炎和包括肝细胞癌在内的多种肿瘤。也有证据表明 AAS 也可能会导致心血管问题，包括升高血压、降低高密度脂蛋白、升高低密度脂蛋白和同型半胱氨酸，以及降低糖耐量。心理影响包括侵略性、多种人格障碍和各种其他心理问题（焦虑、偏执狂、躁狂、抑郁、精神病）。对形态学的影响包括男子女性型乳房、睾丸萎缩、黄疸、痤疮及明显擦痕，女性可以发展为多毛症，声音低沉和男性型秃发。

睾酮前体（也被称为激素原）包括雄烯二酮和脱氢表雄酮。他们在青少年中使用与在运动员中的使用明显增加。两者都属于雄激素，但未被证明具有合成代谢作用。如果有，则他们通过增加睾酮来作用。他们还可增加雌激素的代谢物。副作用与 AAS 相似，但远远超过任何增强剂的效果。自 2005 年 1 月起，这些药物没有处方不能销售。

肌酸是一种氨基酸，主要是存储在骨骼肌中。其主要特点是能二次磷酸化二磷酸腺苷与三磷酸腺苷，因此能增加肌肉的功能。它的使用近年来有所增加，特别是因为其他的补剂的退市。有 30% 的高中足球运动员使用肌酸。有证据表明肌酸作为能增加能量的来源，在训练中使用时能增强力量和最大化训练表现。目前没有证据显示肌酸能影响水合作用或温度调节。有关诱发肾炎的个案报道没有对照研究支持。然而有几个长期研究来评估肌酸的使用。

参考书目
参考书目请参见光盘。

（倪晓燕　译，马瑞雪　审）

第684章
特殊运动和相关损伤

Gregory L. Landry

■ 体操

体操运动员在 5~6 岁开始这项运动，在十几岁时达到比赛最高水平，常常 20 岁前退役。男孩更易于发生上肢损伤，而女孩更易于发生下肢损伤。除了机械或创伤性损伤，女子体操运动员往往倾向于月经初潮延迟，下丘脑性闭经或月经过少，这些都与低体重相关。优秀体操运动员的典型身体状态表现为相对于身高减轻的体重，以及闭经或月经减少，提示对于女性体操运动员骨密度降低是一个问题。但大多数的体操运动员的骨密度往往较高，推测该表现继发于重复性高强度活动。尽管她们的骨密度增高，但应力性骨折仍是一个重大的问题。与男、女体操运动员相关的矮身材可能由选择偏倚造成，而非进行体操训练所

导致。

常见的问题包括急性创伤性损伤，如踝关节扭伤和慢性过度损伤，又如腕关节和脊柱应力性骨折。损伤的发生率随着技能水平的提升而增加，且在地面练习时损伤发生率最大。慢性上肢负重引起的手腕疼痛可以由桡骨远端 Salter I 型应力性骨折所致，典型发生于桡骨远端背侧，被动伸展和触诊时加重。其他腕关节损伤包括三角纤维软骨复合撕裂、舟状骨骨折、背侧神经节和腕关节韧带损伤。

以上几乎所有损伤的治疗都包括一段时间的固定，冰敷，以及镇痛药品使用。如果疼痛持续存在，需要进行 MRI 或关节镜检查以排除关节内撕裂、游离体或韧带不稳定以做出正确的诊断。对于休息后未得到改善的腕关节损伤，儿科医生应该降低转诊门槛，及时将其转诊至手外专科医生。韧带松弛更容易导致肘或肩关节脱位和踝关节扭伤。脊椎问题包括由重复伸展负重所致的腰椎峡部裂（椎弓峡部应力性骨折）、脊柱滑脱（见 671.6）。

补充内容请参见光盘。

（倪晓燕　译，马瑞雪　审）

第3篇　骨骼发育不良

第685章
总　论

William A. Horton，　Jacqueline T. Hecht

多种多样的基因和临床表现的一类骨骼生长发育异常疾病称为骨骼发育不良、骨发育不良和骨软骨发育不良，其发病率大约为新生儿的 1/4000，分为由成骨不全症（见 692 章）为代表的骨发育不良和软骨发育不良，后者是由于骨骼生长发育至关重要的基因突变所致。临床影像学资料显示骨骼的异常，临床表现可能仅局限于骨骼，但大多数情况骨骼外组织也受累。这种异常可

能导致胎死宫内或临床症状轻微而不被发现。

补充内容请参见光盘。

（王达辉　译，马瑞雪　审）

第686章
软骨基质蛋白相关异常

William A. Horton, Jacqueline T. Hecht

软骨基质蛋白的功能障碍导致一些骨骼和关节疾病。根据相关主要缺陷蛋白将他们分为五组疾病：三

个胶原和非胶原蛋白质 COMP（软骨寡聚基质蛋白），软骨基质蛋白 3，聚焦蛋白聚糖。各组内与组之间的临床特点不同，尤其是脊柱骨骺发育不良（SED）组。在某些组之间，临床严重程度有本质的差异。

脊椎骨骺发育不良

脊椎骨骺发育不良这一术语指的是一组异质化的疾病，特点是躯干短小而四肢在较小程度上受累。严重程度范围从软骨发育不良Ⅱ型到较轻度的软骨发育低下（这两种类型在围产期都是致命的）到先天性 SED 及其变体，包括 Kniest 发育不良（出生时发病，通常不致命），再到晚发 SED（直到青春期或更晚也不发病）。影像学的特征是椎体和骨骺的异常发育，其影像学严重程度与临床症状严重程度一致。大部分的 SEDs 源于 COL2A1 杂合基因突变；属于常染色体显性遗传疾病。突变是分散于整个基因；突变变异的位置与临床表型结果几乎没有相关性。对于家族性的病例，如果突变基因被确定，就可能进行产前诊断。Schimke 免疫 - 骨发育异常可能是一个例外，因为它是一种常染色体隐性遗传疾病，其特征是身材矮小，色素沉着的斑疹，特殊面容，蛋白尿和进行性的肾功能衰竭，脑缺血，T 细胞缺陷的淋巴细胞减少症和反复感染。

致死性脊椎骨骺发育不良

软骨发育不良Ⅱ型（OMIM 200610）的特点是颈部和躯干严重短缩，尤其是四肢，头大而软。胎儿水肿和早产常见；婴儿死产或出生后不久死亡。软骨发育低下（OMIM 200610）是指临床表型介于软骨发育不良Ⅱ型和先天性 SED 之间。在新生儿时期通常是致命的。

影像学改变的严重程度与临床严重程度相关（图 686-1）。这两种情况形成短而宽、干骺端呈杯状的管状骨；骨盆骨发育不良，颅骨钙化差。软骨发育不良Ⅱ型的整个脊柱椎体骨化差，颈椎和骶椎发育不良，但椎弓根有骨化。

先天性脊椎骨骺发育不良

先天性 SED（OMIM 183900）这组疾病的特点在出生时就较为明显。头部和面部通常是正常的，但是常见腭裂，颈短，胸部呈桶形（图 686-2），脊柱后凸和过度的腰椎前凸也较为常见。肢体的近端比手和脚都短。一些婴儿存在马蹄内翻足畸形或表现出肌张力减退。

新生儿骨骼放射线片显示管状骨短，椎体和肢体近端骨骺骨化延迟（图 686-3~686-8）。齿状突发育不良，骨盆短平，耻骨联合骨化不明显，干骺端明显轻度不规则。

婴儿通常出现标准的发育标志，在幼年早期通常出现标志性的鸭步态。儿童期的并发症包括由于脊柱畸形和脊髓上段不稳定导致脊髓压迫引起的呼吸受限。随着年龄的增长不相称和短缩逐渐进展加重，成人的身高范围从 95~128cm。近视是典型表现；成年人容易罹患视网膜脱落。在成年期过早发生骨关节炎需要进行关节置换手术。

Kniest 发育不良

Kniest 发育不良这组变异的 SED（OMIM 156550）表现为出生时躯干和四肢短，伴有平面、突眼、关节粗大、腭裂和马蹄内翻足畸形。放射线片显示有缺陷椎体和不规则骨骺、干骺端膨大呈哑铃状的短管状骨。

尽管患儿智力正常，但因为关节畸形导致运动发育通常滞后。在儿童时期常常出现听力障碍和近视，后期可能并发视网膜脱离。儿童时期关节进行性膨大和疼痛，逐渐出现屈曲挛缩和肌肉萎缩，可能在青春期就失去活动能力。

晚发性脊椎骨骺发育不良

晚发性脊椎骨骺发育不良是一种轻度至非常轻微的临床表型，特征是轻微身材矮小，放射线片检查轻微的骨骺和椎体异常。通常在儿童或青少年时期发现，甚至因为过早出现骨关节炎而到成年时才被发现。这个疾病分类命名是为了有别于迟缓型 SED，后者尽管临床表现但却是 SEDL X 染色体连锁基因突变的结果。

参考书目

参考书目请参见光盘。

（王达辉 译，马瑞雪 审）

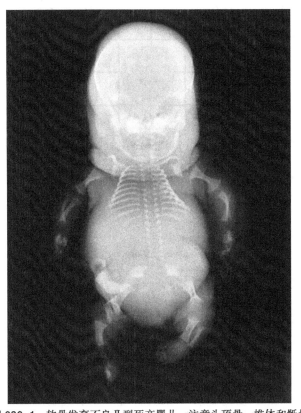

图 686-1　软骨发育不良Ⅱ型死产婴儿。注意头顶骨、椎体和骶骨骨化差；骨盆骨发育不良，以及呈杯状干骺端的短管状骨

第687章
跨膜受体相关疾病

William A. Horton, Jacqueline T. Hecht

　　跨膜受体相关疾病是由于编码 FGFR3（成纤维细胞生长因子受体 3）和 PTHR（甲状旁腺激素受体）的基因杂合突变所致。基因突变导致受体在没有生理配体情况下被激活，从而使正常受体对骨骼生长的负向调节功能更为突出。基因突变的作用即通过这些负性功能实现。FGFR3 突变组，临床表型的范围从重到轻，严重程度似乎与受体激活的程度相关。PTHR 尤其是 FGFR3 突变往往在不相关的个体中出现。

■ 软骨发育不全组

　　软骨发育不良组占据了软骨发育不良患者相当大的比例，包含最常见的致死性软骨发育不良（致死性侏儒，TD，发病率约 1/35 000），最常见的

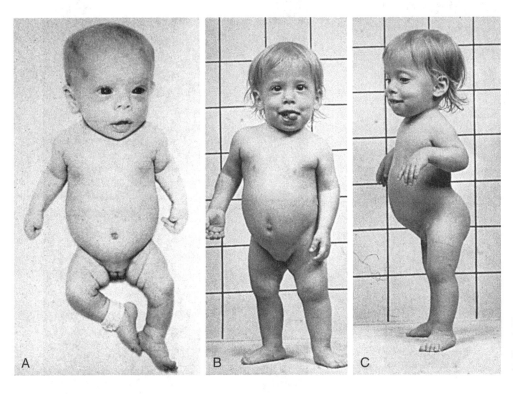

图 686-2　所示先天性脊椎骨骺发育不良婴儿（A）和早期儿童（B、C）。注意四肢短，相对正常的手，平脸和过度的前凸

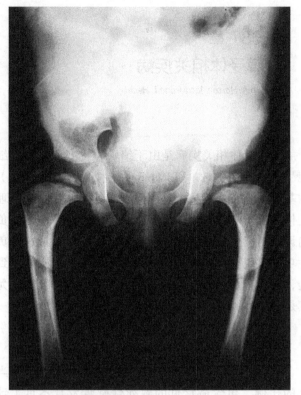

图 686-3 先天性脊椎骨骺发育不良 X 片显示方骨盆、股骨头骨骺发育不良和股骨颈宽而短

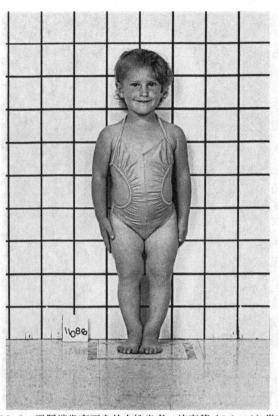

图 686-5 干骺端发育不良的女性患者，施密德（Schmid）类型。颜面正常，轻度矮小，胫骨轻度内翻

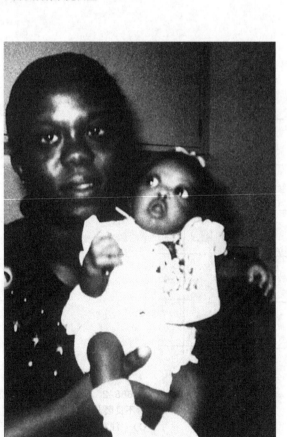

图 686-4 母亲和孩子 Stickler 综合征。平脸、突眼

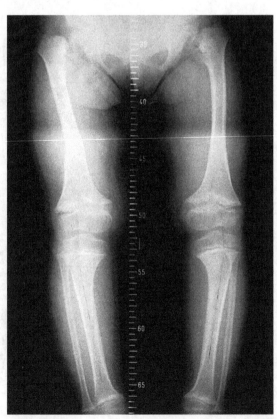

图 686-6 施密德（Schmid）干骺端发育不良下肢 x 光片显示管状骨短和干骺端膨大和不规则，股骨头骨骺和股骨颈异常。骨骺正常，伴有髋内翻

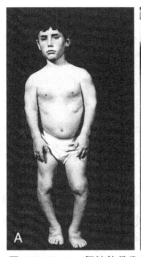
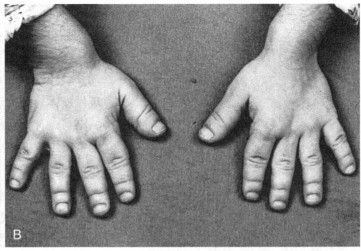

图 686-7　A，假性软骨发育不良的青少年男孩。颜面和头围正常，四肢短缩和下肢弓状畸形。B，手的 X 片显示手指粗短

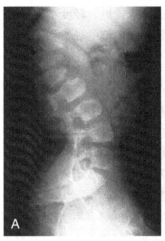
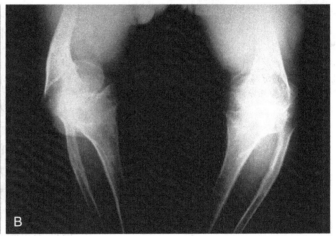

图 686-8　A，假性软骨发育不良患者脊柱胸腰椎侧位 x 光片显示上腰椎和下胸椎的前方中央突出（伸舌状）。注意椎体高度减低（扁平椎）和二次前凸。B，假性软骨发育不良患者下肢的 x 光片显示巨大的干骺端，骨骺形成差明显的长骨弯曲

非致死性软骨发育不良（软骨发育不全，发病率约 1/40 000~1/15 000），以及软骨发育不良；这 3 种的 FGFR3 基因上都有少量的位点突变。突变位点与临床表型有很强的相关性。

致死性侏儒

TD（OMIM 187600，187610）出现在出生前或出生时。前者，妊娠中晚期超声检查显示头很大而四肢很短；往往出现孕期羊水过多或早产。出生时主要临床表现有四肢短小，颈短，胸廓狭长，头大伴中面部发育不良（图 687-1）。有时出生时主要临床表现有四肢短小，颈短，胸廓狭长，头大伴中面部发育不良。新生儿期因胸廓小常有严重的呼吸窘迫，虽然可以通过呼吸道辅助通气治疗，但长期的预后很差。

根据骨骼平片表现不同可分为 TD Ⅰ 和 TD Ⅱ 两种不同的形式。最常见的是 TDI，放射线照片显示头顶巨大、颅底小，侧位片上很直观地看到椎体明显变薄、变扁，肋骨很短，盆骨严重发育不良以及非常短而弯曲、干骺端外翻的管状骨（图 687-2）。股骨弯曲，形似一个电话听筒。TD Ⅱ 不同在于股骨更长、更直。

TD Ⅱ 的临床表现与 FGFR3 密码子 650 的突变有关，谷氨酸替代赖氨酸，激活酪氨酸激酶受体将信号传递至细胞膜内。650 密码子出现蛋氨酸替代赖氨酸的突变时，则出现介于 TD 和软骨发育不良之间的一种临床亚型称为重型软骨发育不全伴发育迟缓和黑棘皮症（SADDAN）。TD Ⅰ 的临床表型主要与细胞外区域受体的两个区域突变相关，细胞外的半胱氨酸残基由其他氨基酸替代。游离的半胱氨酸残基则形成二硫

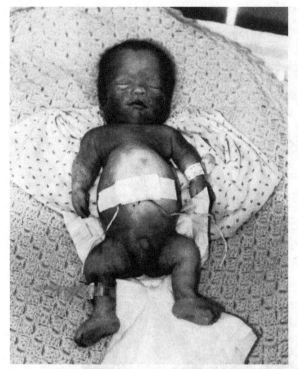

图 687-1　致死性发育不良的死产婴儿，四肢很短，上肢伸展只有到三分之二的腹部。胸廓狭窄腹部异常膨隆，头部相对较大

键促进受体分子形成二聚体，从而激活受体实现信号传导。

TD Ⅰ和 TD Ⅱ对正常的父母而言是新的突变，复发的风险很低。因为 TD 变异的密码子发生突变的原因不明以及生殖细胞嵌合体风险性理论，建议对下一次的妊娠进行产前监测。

软骨发育不全

软骨发育不全（OMIM 100800）是软骨发育异常的原型。它典型表现是出生时肢体短、狭长的躯干和前额突出、脸面中部发育不全的大头（图 687-3）。近端肢体短缩最明显，手指经常呈三叉戟状。大多数关节可过伸，但肘部伸直受限，常伴有胸腰椎后凸。通常出生长度略小于正常偶尔可以在正常低限范围。

诊　断

骨骼放射线片可以确诊（图 687-3，图 687-4）。头颅顶骨很大，而颅底和面部骨骼很小。侧位 X 线片显示整个脊柱椎弓根短。正常人的椎弓根间距离从腰 1 到腰 5 椎体通常会逐渐增加，而软骨发育不全正常人的椎弓根减少。髂骨短而圆，髋臼顶正常人的椎弓根。管状管状骨短、轻度不规则且呈喇叭状展开。腓骨相比胫骨不成比例的长。

临床表现

婴儿通常表现运动系统发育迟缓，通常不会独走，直到 18~24 月。主要是由于肌张力减退，以及相对正常大小的躯干以及短小的四肢而言超大比例的大头导致机械力学的平衡困难。除非中枢神经系统受累，一般智力是正常的。当孩子开始走路，背部后凸通常导致腰椎的过度前凸。

软骨发育不全的婴儿和儿童的长度和身高渐进性地低于正常标准。可以根据软骨发育不全患者的生长标准绘制他们的生长曲线。通常成人男性的高度通常是 118~145cm，女性为 112~136cm。可以通过手术肢

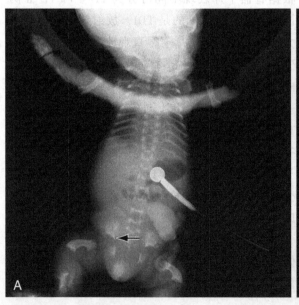

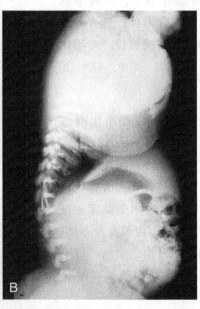

图 687-2　A. 致死性发育不良新生儿的 X 线照片。注意内侧髋臼的棘（箭头所指），发育不良的髂骨，股骨弯曲，股骨近端圆形突出，发育不全的胸廓以及菲薄的椎体。B. 致死性发育不良脊柱胸腰椎侧位 X 光照片显示明显椎体变扁和短肋，椎体中央部分骨化缺失

体延长和人类生长激素治疗来增加高度,但两者都是有争议的。

几乎所有软骨发育不全的婴儿和儿童都有头大的表现,而只有一小部分真正是因为脑积水导致的头大。需要根据软骨发育不全的标准来监测头围的生长,还需要对神经系统功能进行评估。椎管狭窄和脊髓受压可以发生在枕骨大孔和腰椎。前者通常发生在婴幼儿及小龄儿童,可能会出现肌张力降低、发育迟缓、四肢瘫痪、中枢性或阻塞性呼吸暂停以及猝死。严重狭窄需要手术矫正。椎管狭窄症一般直到成年早期才会出现,症状包括感觉异常、麻木、下肢跛行,晚期并发症有膀胱和肠道失禁。

弓状腿畸形较常见,可能需要外科手术矫正。其他常见问题包括牙列拥挤、发音困难、肥胖和频发的

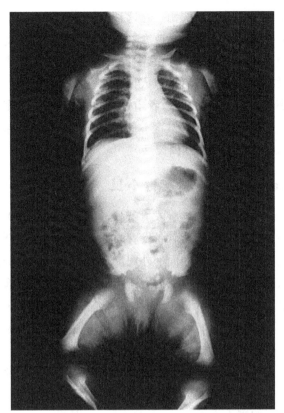

图 687-4　软骨发育不良婴儿的 x 光片,显示腰 1 至腰 5 椎体椎弓根椎窄,髂骨短圆,髋臼顶平,管状骨短,伴有干骺端轻微不规则

中耳炎,严重者可出现听力丧失。

遗传学

所有典型的软骨发育不全患者在不全密码子都有突变。该处突变对应于受体的跨膜区域,可使受体的二聚体结构保持稳定,受体信号增强,最终使骨骼的线性生长受到抑制。软骨发育不良表现为常染色体显性遗传;多数是来自正常父母的一个新突变。

因为该处突变对应于受体的跨膜区域,可使受体的二聚体结构保持稳定,受体信号增强,最终使骨骼的线性生长受到抑制。的软骨发育不全发病率高,软骨发育不全的成人结婚相对而言较为普遍。这样的夫妇将他们的软骨发育不全杂合子突变遗传给每个子代的概率是 50%,而纯合子突变则是 25%。这样的夫妇将他们的软骨发育不全杂合子突变遗传给每个子代的概率是 50%,而纯合子突变则是 25%。目前可进行产前诊断,常用于诊断软骨发育不全的纯合型。

软骨发育不良

软骨发育不良(OMIM 146000)类似于软骨发育不全,但症状稍轻。通常在儿童期才显现出来,当出现轻度矮身材并累及四肢较为明显才被发现。患者的

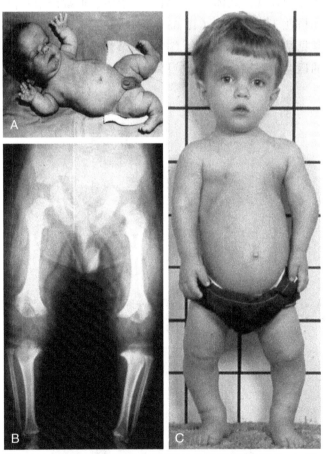

图 687-3(见彩图)　不同年龄阶段软骨发育不良的特点。A. 软骨发育不良婴儿有巨头,前额突出,颜面中部发育不良,胸廓小,肢体肢根型短缩,皮肤松弛皱褶,关节过度松弛,注意手短指和三叉戟畸形,内收的髋关节。B. 软骨发育不良孩子典型的影像学表现。所有的管状骨都短,但腓骨相对胫骨较长。股骨远端骨骺有突起到干骺端,形成军装 V 型畸形,胫骨近端也有少部分。髂骨是圆形的,髋臼顶水平,骶骨坐骨凹陷小。C.3 岁软骨发育不良的典型特点见 A。注意没有过多的皮肤皱褶,关节松弛也改善,肢体肢根型短缩更明显,伴有胫骨弓状畸形

体型矮胖，前额稍突出。在这种情况下，学习障碍可能是更常见的。影像学改变轻微，与轻度软骨发育不全的临床表型相符。并发症少见，一些这样的患者从来没有被诊断。患者的成人期身高在116~146cm。在许多软骨发育不良的患者中证实FGFR3在540密码子上产生突变。软骨发育不良存在遗传异质性，希望将来能证实到其他基因位点。

■ Jansen 干骺端发育不良

Jansen 干骺端软骨发育异常（OMIM 156400）是一种罕见的显性遗传软骨发育异常，主要特点是严重四肢短缩，不寻常的面部外观。有时伴有马蹄足畸形和高血钙。出生时，根据上述典型临床表现和影像学上显示短缩的管状骨、干骺端异常特征如喇叭形张开状、不规则钙化、碎裂征以及骺板增宽就可以诊断，骨骺是正常的。

关节增大，随年龄增大活动受限。髋关节和膝关节发生屈曲挛缩，导致过度弯曲的姿势。智力正常，有时出现听力丧失。

Jansen 干骺端软骨发育不良主要是由于PTHR1的激活突变所致。这个G蛋白耦联跨膜受体充当了甲状旁腺素（PTH）和PTHrP的受体。信号通过这个受体在骨生长的关键步骤阻碍了软骨细胞的终末分化。由于突变激活了受体，增强阻碍作用，从而减缓骨骼生长。在临床特征与Jansen 干骺端软骨发育不良极相似的Blomstrand 软骨发育不良检测到无功能的PTHR1突变。

参考书目

参考书目请参见光盘。

（王达辉　译，马瑞雪　审）

第688章
离子转运蛋白相关疾病

William A. Horton，Jacqueline T. Hecht

根据严重程度递减，离子转运蛋白相关疾病包括软骨生成不全Ⅰ B型，骨发育不全Ⅱ型和骨畸形发育不良。病因是一种称为DTDST的硫酸盐离子转运蛋

白功能的缺失所致，这类蛋白也称为SLC26A2（溶质载体家族26，成员2）。这种蛋白质运送硫酸盐离子进入细胞，对软骨细胞是非常重要的，促使硫酸盐基到新合成的蛋白聚糖，运往软骨细胞外基质。蛋白聚糖基质是形成软骨特性的原因，允许它作为骨骼生长的模本。各种临床表现是由于软骨蛋白聚糖未被硫酸化所致。

DTDST 基因已发现很多等位基因突变，他们可不同程度地影响转运蛋白的功能。这类疾病是隐性遗传，需2个等位基因突变同时存在。临床表型由突变等位基因的组合形式所决定，一些等位基因存在于不同的疾病中。

■ 骨畸形发育不良

骨畸形发育不良（OMIM 22600）出生时即有特征性的表现：肢体短、马蹄足、手短、近端拇指脱位如搭便车手样外观（图688-1）。手通常偏向尺侧。常见掌指关节骨性融合（指间关节粘连），许多关节的运动受限制，包括髋、膝和肘部。生后不久即出现

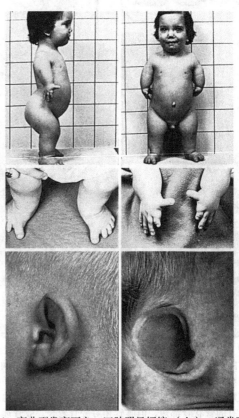

图 688-1　弯曲型发育不良。四肢明显短缩（上）。通常可以看到马蹄内翻足畸形（左中）。手指短，尤其是食指；拇指近端明显脱位，呈"搭顺风车人"特有的外观（右中）。产后3~4周耳朵上的耳廓肿胀（左下），炎症自愈，遗留下一个菜花样的耳廓畸形（右下）

外耳发炎。炎症多自愈，但会遗留外耳纤维化和挛缩样畸形（"菜花"样耳畸形）。许多新生儿有腭裂。

放射线片显示短而宽的管状骨，膨大的干骺端，平坦、不规则的骨骺（图688－2）。

股骨头骨骺发育不良，股骨头宽大，尺骨和腓骨不成比例短缩，腕骨骨化超前，第一掌骨通常呈卵圆形，跖骨向内侧弯曲，可能有椎体异常，包括颈椎椎板裂，腰椎的椎弓根间距变窄。

并发症最初是畸形并趋向严重和进展性。新生儿期马蹄内翻足畸形通常对常规治疗无效，需多次矫正手术。脊柱侧凸通常在儿童早期即出现进展，通常需要多次外科手术来控制，有时在年龄较大儿童出现呼吸功能受损。尽管有骨骼畸形，患者的寿命通常正常，成人身高在105~130cm范围内，身高范围与脊柱侧弯的严重度有关。骨畸形发育不良患者可进行生长曲线的监测。

部分患者症状较轻，表现出身材稍矮和轻度关节挛缩，没有马蹄内翻足畸形或腭裂，影像学变化也很轻。轻症的表型在家族中往往易于复发。常染色体隐性遗传的复发概率是25%。超声检查可用于产前诊断，但如果DTDST突变在患者或父母中检测出，分子基因诊断也是可能的。

软骨生成不全Ⅰb型和骨发育不全Ⅱ型

软骨发育不全Ⅰb型（OMIM 600972）和骨发育不全Ⅱ型（OMIM 256050）是罕见的隐性致死性软骨发育不良。最严重的是Ⅰb软骨发育不全Ⅰb型，通常由于严重骨发育不良在宫内或流产时发现。肢体异常短小，头颅软，骨骼X线片示颅骨、椎体、腓骨和踝骨骨化少甚至缺失骨盆发育不全，短肋。股骨短，干骺端呈不规则梯形。

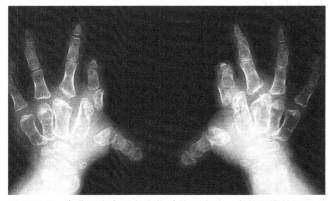

图688－2　弯曲型发育不良患儿手的X光片：掌骨和指骨短而不规则，第一掌骨卵圆形。

骨发育不全Ⅱ型的婴儿常死产或出生后不久死亡，常见早产。他们表现出非常短的四肢，特别是骨骼近端部分。也可以看到马蹄内翻足和肘、膝关节脱位。放射线片上可见椎体发育不良，特别是颈椎和腰椎。股骨和肱骨发育不良，呈棒状的外观。远端肢体骨骼，包括尺骨和腓骨很少骨化。

两者都有25%的复发概率，如果等位基因的突变在父母中得到了证实，也可以通过基因突变分析进行产前诊断。超声检查可以做产前诊断。

参考书目

参考书目请参见光盘。

（王达辉　译，马瑞雪　审）

第689章
转录因子相关疾病

William A. Horton，Jacqueline T. Hecht

有三种转录因子异常可导致骨发育不良。一是肢体弯曲发育不良，历来被认为是软骨发育异常。另外两个是锁骨颅骨发育不良和指甲髌骨发育不良综合征，也被认为骨发育不良或单一骨发育异常。编码这些转录因子的基因有SOX9、RUNX2（CBFA1）和LMX1B，分别是更大的基因家族的成员。例如，SOX9是SOX基因家族的成员，与SRY基因（Y染色体的性别决定区域）相关；RUNX2（CBFA1）属于小型家畜的转录因子的基因家族，LMX1B是LIM同源基因家族中的一员。三种疾病均是由于各自基因产物的单倍体不足所造成；疾病都是显性性状。对锁骨颅骨发育不良和指甲髌骨发育不良综合征这种家族性疾病，如果突变基因被证实，就可能行产前诊断。肢体弯曲发育不良是由新发生突变造成，再次怀孕其复发率低。

■ 肢体弯曲发育不良

肢体弯曲型发育不良新生儿的特征性表现：长骨弯曲（尤其是下肢），短骨，呼吸窘迫，其他异常包括颈椎、中枢神经系统、心脏和肾脏的缺陷。有几例报道与男性相关的XY两性畸形存在。放射线片明确有弓状畸形，且经常显示肩胛骨和骨盆骨发育不良（图689-1）。患病婴儿通常在新生儿期死于呼吸窘迫。存活的儿童和青少年的并发症包括身材矮小和进展性的脊柱后侧凸，反复呼吸暂停和呼吸系统感染，以及学习困难。

■ 锁骨颅骨发育不良

锁骨颅骨发育不良（OMIM 114290）在婴儿即可辨认肩下垂、囟门开放、前额突出、轻度身材矮小和牙齿异常（图689-2）。放射线片显示锁骨发育不全或缺如，颅骨多个骨化中心骨化延迟（沃姆骨），以及骨盆骨骨化延迟。这些症状除了脱位，尤其肩关节以及牙齿发育异常需要治疗，处理并不复杂。

指甲髌骨发育不良综合征

指甲发育不良、髌骨缺损或发育不良、肘关节畸形以及髂骨棘状或角状突起称为指甲髌骨发育不良综合征（OMIM 119600），也称为骨-指甲发育不良。一些患者有肾炎表现，类似于慢性肾小球肾炎。严重程度不等，某些患者在儿童早期即有表现，而有些患者成人期仍无症状。

参考书目

参考书目请参见光盘。

（王达辉　译，马瑞雪　审）

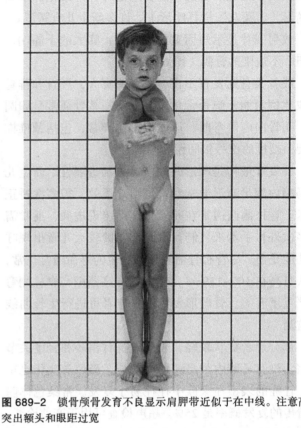

图 689-2　锁骨颅骨发育不良显示肩胛带近似于在中线。注意高而突出额头和眼距过宽

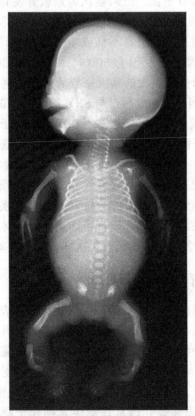

图 689-1　弯肢发育不良怀孕21周的胎儿X线片。发现包括大头盖骨小脸；肩胛骨体发育不全/缺如；11对肋骨；胸椎椎弓根无骨化；高而窄的髂骨翼；肢体短，股骨成比例长而弯

第 690 章
骨吸收异常疾病

William A. Horton, Jacqueline T. Hecht

表现为骨密度增加的骨发育异常疾病较为罕见。骨硬化症有许多亚型，固缩性骨发育障碍源于骨吸收缺陷。

■ 骨硬化症

骨硬化症有两种主要形式：一种是较为严重的常染色体隐性遗传（OMIM 259700）型，发病率约为1/250 000活产儿；另一型较轻，为常染色体显性遗传（OMIM 166600），发病率约为1/20 000活产儿。在大多数隐性遗传患者中发现，由于编码破骨细胞亚单位空泡质子泵（TCIRG1）变异导致破骨细胞功能异常。编码氯离子通道蛋白（CLCN7）的基因突变，见于显性遗传型骨硬化症。两种类型的突变均导致破骨细胞正常功能所需的酸化作用紊乱。

严重型在婴儿期或更早出现，表现为巨头、肝脾肿大、耳聋、眼盲和严重的贫血。X 片示广泛骨硬化，此后 X 片可显示其特征性改变——骨内骨（图 690-1）。随年龄增长表现为生长迟缓，精神运动发育迟缓，渐进加重的脑神经病变和贫血。牙齿问题，下颌骨骨髓炎，病理骨折也常见。最严重的导致婴儿期死亡，次严重的很少能存活至 20 多岁。存活超过婴儿期的患儿通常存在学习障碍，尽管有失聪和失明表现，智力可能是正常的

临床表现

多数临床表现是由于骨生长不能再塑形引起的，如颅神经孔狭窄、侵占髓腔，出现的并发症有眼和面神经功能障碍，贫血伴代偿性的肝脾髓外造血。异常致密的骨骼增加了骨折的风险。

常染色体显性遗传的骨硬化症（Albers-Schonberg 病，骨硬化病，骨石症）在儿童期或青少年期有骨折和中度贫血，不常出现脑神经功能异常、牙齿畸形或下颌骨骨髓炎。骨骼 X 片示骨密度总体增加和杵状干骺端。透亮区与致密区相间造成椎体三明治样改变。X 片表现有时在无症状的青少年和成人中发现。

治　疗

一些严重的骨硬化症患者通过骨髓移植治疗有效。钙盐和干扰素也被用于该病，但疗效不明。对症治疗有牙齿护理，输血治疗贫血，抗生素治疗感染，这些对婴儿期仍存活的患者非常重要。

■ 固缩性骨发育障碍

固缩性骨发育障碍（OMIM 26580）是常染色体隐性遗传的骨发育不良，儿童期的临床表现有肢体短、特征面容、前囟开放、头呈前后突起增大和牙齿畸形。手足短宽，指甲发育不良。巩膜蓝色，微创伤可造成骨折。对症治疗主要针对牙齿畸形和骨折。预后一般较好，患者身高 130~150cm。

骨骼 X 片示骨密度增加，与其他此类疾病相比，其干骺端正常。其他改变包括颅骨骨缝宽，下颌骨小和远节指骨（图 690-2）。

已发现一些突变位于编码蛋白水解酶 K 的基因，蛋白水解酶 K 是破骨细胞中一种高度表达的半胱氨酸蛋白酶。这些突变引起酶功能丧失，提示破骨细胞失去了降解基质的能力，使骨塑形能力降低。

参考书目

参考书目请参见光盘。

（裴新红　译，马瑞雪　审）

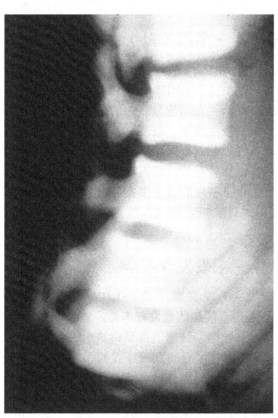

图 690-1　此后 X 线片显示其特征性骨内骨表现

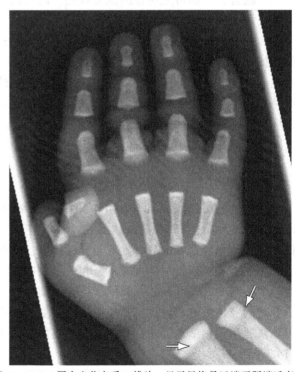

图 690-2　2 周大患儿右手 X 线片。显示尺桡骨远端干骺端透亮带（箭头所示）和短小的管状骨

摘自 Stark Z, Savarirayan R. Osteopetrosis. Orphanet J Rare Dis, 2009,4:5

第 691 章
不明原因的发育异常疾病

William A. Horton, Jacqueline T. Hecht

有许多软骨发育不良或软骨发育不良的临床表型，对它们的遗传学原因或基本机制知之甚少或尚不了解。因为在其他疾病中无类似表现，在软骨发育不良的命名和分类的演进中，这些特征具有历史性意义。

■ Ellis-van Creveld 综合征

Eliis-van Creveld 综合征（OMIM 225500），又被称为软骨外胚层发育不良，是一种骨骼和外胚层的发育不良性疾病。骨骼发育不良表现为出生时肢体短，尤其是中、远段，同时伴有轴后的手多指及部分足的多趾畸形。指（趾）甲发育不良及牙齿畸形（包括新生牙、缺失和提前丢失以及上唇缺陷）构成了外胚层发育不良。常见表现还包括房间隔缺损和其他先天性心脏病。

骨骼 X 线片可见：短管状骨末端呈杵状，近端胫骨和尺骨尤为明显（图 691-1）。腕骨可见额外的骨化中心及融合；手部可见明显的锥形骨骺。髋臼内侧面上方经常可见骨刺。

Ellis-van Creveld 综合征最常见于安曼人，是一种常染色体隐性遗传疾病。已明确突变位于 EVC1 基因或者位于 EVC2 基因，在 4 号染色体，其基因产物的作用尚不清楚。大约 30% 的患者在婴儿期死于心脏和呼吸系统疾病。若能平稳渡过婴儿期，则寿命可正常；成人期身高范围在 119~161cm。

■ 窒息性胸廓营养不良

窒息性胸廓营养不良（OMIM 20850），或称 Jeune 综合征，类似于 Ellis-van Creveld 综合征，是一种常染色体隐性遗传的软骨发育不良性疾病。新生儿表现为胸腔狭长以及与肺发育不全相关的呼吸系统功能不全。新生儿经常死亡。其他新生儿期临床表现包括轻度的肢体短和后轴性多指（趾）。突变发生在编码胞浆肌动蛋白 2 重链 1（DYNC2H1）基因，位于 11q14.3-q23.1。

骨骼 X 线片表现为向前伸展的非常短的肋骨，肢体管状骨短并伴有球状末端；手部可见锥形骨骺。髂骨短方、髋臼内侧面上方可见骨刺。

如果婴儿在新生儿期存活，呼吸功能通常会随着

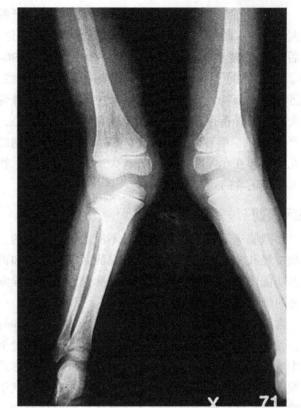

图 691-1 埃利伟氏综合征中下肢的 X 光照片。管状骨短。临近腓骨短。骨化是侧面的胫骨发育迟缓，引起了膝外翻畸形。

胸廓的生长而改善。胸廓侧方延长术能改善肋骨生长并增加胸廓的横径。在儿童期间经常发展为进行性的肾功能障碍。肠吸收不良和肝功能障碍也有报道。

■ 短肋骨 – 多指（趾）综合征

所有四种类型的短肋骨 – 多指（趾）综合征（Ⅰ~Ⅳ型）（OMIM 263530，263520，263510，269860）在新生儿期均是致命的。新生儿表现为呼吸窘迫，胸廓极度狭小，肢短，多指（趾）以及其他多种的非骨性缺陷。X 线片显示非常短的肋骨和各类型各异的特征性管状骨。所有四种类型均为常染色体隐性遗传。在Ⅲ型短肋骨 – 多指（趾）综合征中已检测出 DYNC2H1 突变，使之与窒息性胸廓营养不良具有同源性。

■ 软骨 – 毛发发育不全

软骨 – 毛发发育不全（OMIM 250250）也称作 McKusick 型干骺端软骨发育不良。常于生后第二年出现肢体生长缺陷、胸廓下部呈喇叭形、胸骨突出、下肢弯曲而被诊断。还可出现手足短，手指短，伴有极度的韧带松弛。毛发细、稀疏，颜色淡，而指（趾）甲发育不全，皮肤色素减少。

X 线片显示短小的管状骨，其干骺端呈不规则钙

化的杯口状，喇叭口形（图 691-2）。膝关节受累多于髋关节，腓骨长于胫骨且不成比例；掌骨和指骨短而宽。脊柱表现轻度的扁平椎。

软骨-毛发发育不全与骨骼无关的临床表现包括免疫缺陷（T 细胞异常，中性粒细胞减少症，白细胞减少症以及对水痘的易感性；儿童也可能会出现天花和脊髓灰质炎疫苗接种后的并发症），吸收异常，乳糜泻以及先天性巨结肠。成人期存在患恶性肿瘤的危险，尤其是皮肤肿瘤和非霍杰金氏淋巴瘤。成人身高可达 107~157cm。

软骨-毛发发育不全为常染色体隐性遗传。尽管罕见，但安曼和芬兰人群中发病率较高。编码处理加工线粒体 RNA（RMRP）的酶复合物的一个大的未翻译 RNA 成分的基因突变可导致该病发生。该基因产物的缺失干扰了 mRNA 和 rRNA 的处理加工过程，失去 rRNA 的处理加工过程与骨发育不良的范围有关；丧失了 mRNA 的处理加工与毛发发育不全、免疫缺陷和血液系统异常的程度相关。RMRP 基因突变偶尔能在轻度的干骺端发育不良的患者中检测出，无 CHH 骨骼系统之外的临床表现。产前诊断适用于已知父母一方存在基因突变。

■ 间向性发育不良

两种已知形式的间向性发育不良（OMIM 156530，250600），一种是常染色体显性遗传，另一种是常染色体隐性遗传，尽管隐性遗传形式是否存在

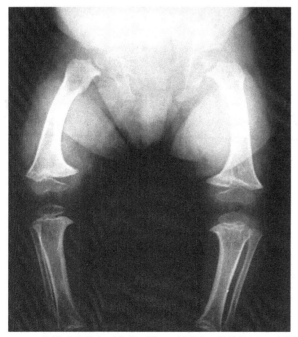

图 691-2　软骨毛发发育不全的下肢 X 光照片。管状骨短，干骺骨向外展开并且不规律。和胫骨比起来腓骨长不成比例。股骨的颈部较短

仍存在争议。在显性遗传类型中，已经发现编码钙通透性阳离子通道蛋白的 *TRPV4*（瞬时受体电位家族 4）基因的杂合突变。

无论何种类型，新生儿均表现为狭长的躯干和短小的四肢。有时可见一个尾状物自尾椎部延伸。常见齿状突发育不全，可能引起颈椎不稳定。脊柱后侧凸出现于婴儿晚期，并在整个儿童期中进行性加重，非常严重时可使心肺功能受累。除手部关节，其他关节变大且进行性活动受限。儿童期髋关节和膝关节经常呈挛缩状态。虽然重症的婴儿经常在早期就死于呼吸衰竭，但是多数通常会存活。这些患儿在成人期可由于进行性的畸形而致残。成人身高在 110~120cm。

骨骼 X 线片的特征性改变：严重的扁平椎，管状骨短小且伴有增宽和畸形的干骺端，呈哑铃状（图 691-3）。骨盆骨骼发育不良，小骶骨坐骨切迹，加上髋臼外侧缘上方有一小切迹使骨盆呈戟状。

■ 脊柱干骺端发育不良 -Kozlowski 型

Kozlowski 型脊柱干骺端发育不良（SMDK）（OMIM 184252），是一种被检测出含有 TRPV4 等位基因突变的常染色体显性遗传的畸形发育不良。TRPV4 突变已被证实为显性遗传形式，典型的表型在 X 线片上可见进行性加重的脊柱侧弯和扁平椎。

SMDK 的临床表现为，儿童期早期出现轻度身材矮小，多数累及躯干，蹒跚步态，手、足粗短。X 线片显示椎体扁平。长管状骨的干骺端增宽且不规则钙化，尤其在股骨近端。骨盆诸骨表现为轻度发育不良。

青春期可以发展为脊柱侧凸。疾病并不复杂，且仅限于骨骼。成人身高可达 130~150cm。Kozlowski 型脊柱干骺端发育不良是一种常染色体显性遗传病。

■ 细丝蛋白相关疾病

编码细丝蛋白 A 和细丝蛋白 B 的基因突变，已经在多种骨骼发育异常中被检测出。细丝蛋白 A 突变见于 I 型和 II 型耳腭指综合征，额骨骺发育不良和 Melnick-Needles 综合征（OMIM311300，304120，305620，309350）；细丝蛋白 B 突变可见于 Larsen 综合征和 I、III 型围生期致死性成骨不全（OMIM150250，108720，108721）。细丝蛋白的功能是将细胞基质中蛋白和细胞内结构蛋白连接起来，使得细胞同其周围的微环境相关联，这是骨骼生长发育的基础。

■ 青少年骨软骨病

青少年骨软骨病是一种异质性疾病，是由于局段性骨生长障碍引起的非炎症性关节病变。表 691-1 中

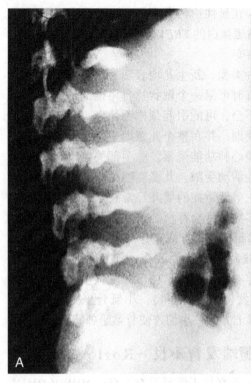
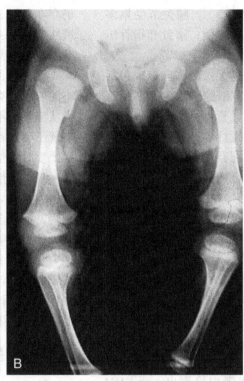

图 691-3 A. 侧面的胸腰部脊柱的 X 光照片显示变形性骨发育不全表明了严重的扁平椎。B. 下部肢体的 X 光照片在变形性骨发育不全中表现为有变宽干骺骨的短管状骨。股骨有一个哑铃状的外观

表 691-1 少年骨软骨病

名称	受累区域	出现年龄
股骨头骨骺骨软骨病病	股骨头骨骺	3~12 岁
胫骨粗隆软骨病病	胫骨结节	10~16 岁
Sever 病	跟骨	6~10 岁
Freiburg 病	第二跖骨头	10~14 岁
舒尔曼病	椎体	青春期
Blount 病	近端胫骨骨骺内侧面	婴儿期或青春期
剥脱性骨软骨炎	膝、髋、肘、踝的软骨下区域	青春期

总结了这一类疾病。一些病患表现为局部疼痛和压痛（Freiburg 病，胫骨粗隆软骨病病，剥脱性骨软骨炎），另一些表现为无痛性关节运动受限（股骨头骨骺骨软骨病病，舒尔曼病）。骨生长可能中断，导致畸形。X 线片可确诊，对症治疗。这些疾病的发病机制可能骨化中心的原发和继发性缺血性坏死。虽然有报道过家族性发病，但是这些疾病通常呈散发。

■ Caffey 病（婴儿骨皮质增生症）

婴儿骨皮质增生症是一种原因不明的罕见病，以骨皮质增生及周围筋膜和肌肉炎症为特征。通常为散发，但显性和隐性遗传均有报道。在 3 个无亲属关系

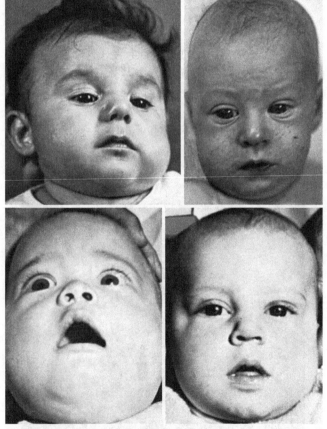

图 691-4 婴儿成骨不完全的脸部形态。在几乎所有的案例中，在前五个月的生命中出现变化。婴儿 12 周时左脸颊和左边下巴的单侧肿胀

摘自 Kuhn JP, Slovis TL, Haller JO. Caffey's pediatric diagnostic imaging. 10 ed. vol 2, Philadelphia：Mosby, 2004

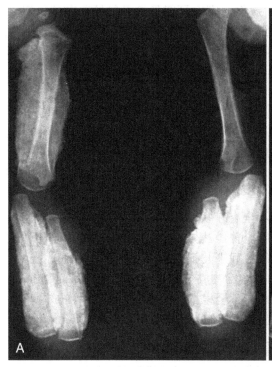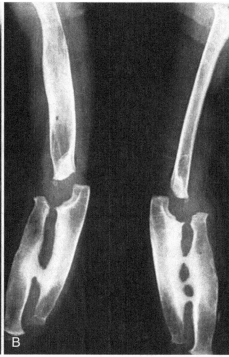

图 691-5　婴儿皮层的骨质增生中剩余的多骨位于桡骨和尺骨之间。A. 四个半月时桡骨和尺骨都有大量的皮层增厚。表面增厚的压力迫使桡骨头向侧面离开肘。B. 在 12 个半月时，发病后的 9 个月，所有感染的骨仍然严重肿胀，很大程度上由于骨髓腔的膨胀，尽管仍有之前皮层增厚的残留物。桡骨头仍然脱臼，桡骨骨干被尺骨骨干固定在异位位置，一个单个骨桥在右边而三个在左边。在 32 个月时，这些骨桥仍然是非活性的，尽管他们在管径有轻微减痕。这些骨桥有可能代表部分骨间膜的骨化

摘自 Kuhn JP, Slovis TL, Haller JO. Caffey's pediatric diagnostic imaging. 10 ed. Philadelphia: Mosby, 2004, vol 2

的显性遗传家族中，检测出与 COL1A1 基因（编码 I 型胶原 α 链）突变有关。

可在产前即起病，但更常见的是生后起病。产前起病的可以是轻型（显性遗传），也可为重型（隐性遗传）。严重的产前病例以典型的骨病变、羊水增多、胎儿水肿、严重的呼吸窘迫、早产和高死亡率为主要特征。在婴儿期（特别是 6 个月内，平均 10 周）起病最常见，临床表现包括突发的易激惹、受累骨骼皮质增生并伴有周围软组织肿胀、发热、食欲减退。肿胀常伴疼痛、硬度较高，仅有轻微的皮温升高或发红，且为非化脓性。病情缓解和复发难以预料，一般病程可能持续 2 周至 3 个月。最常受累的骨骼包括下颌骨（75%）（图 691-4），锁骨和尺骨。若没有肿胀或肿胀不明显，诊断可能较为困难。

特征性的检验结果包括血沉快，血浆碱性磷酸酶升高，一些患者中也有血浆中前列腺素 E 升高，也可以有血小板增多症和贫血的表现。影像学特征包括软组织肿胀、钙化和骨皮质增生（图 691-5），除了指骨和椎体，所有骨骼均可受累。鉴别诊断包括其他骨皮质增生的疾病，如慢性维生素 A 中毒、动脉导管依赖型心脏病患儿长期服用前列腺素 E、原发骨肿瘤和坏血症。

并发症不常见，但可出现由于肢体或肩胛骨受累导致的假性瘫痪、胸腔积液（肋骨受累）、斜颈（锁骨），下颌偏斜、骨融合（肋骨或尺桡骨），以及骨成角畸形（多见于严重的产前起病的患儿）。

参考书目

参考书目请参见光盘。

（裴新红　译，马瑞雪　审）

第 692 章

成骨不全

Joan C. Marini

骨质疏松，是遗传和获得性疾病的特点之一，经典地表现为骨骼系统的脆弱以及轻度或无关紧要的外伤易造成长骨骨折或脊椎压缩。成骨不全（OI）（脆骨病），是最常见的基因异常引起的骨质疏松，是一种全身性结缔组织病。成骨不全的疾病谱相当广泛，从围生期致死型到成人期可疑诊断的轻型。

■ 病　因

成骨不全的所有类型均由 I 型胶原的结构缺陷或数量不足造成，I 型胶原是皮肤和骨骼细胞外基质的基本组份。约 10% 临床上难以同 OI 辨别的病例，在 I 型胶原蛋白生化或分子上未发现缺陷。还有一些病

例有正常胶原的生化特性和未知的基因。在其他一些病例中发现胶原蛋白的过度修饰和重度或致死性成骨不全样骨发育不全表现。这些病例是因为位于修饰胶原的酶（3-脯氨酰羟化酶1，由位于染色体1p34.1的LEPRE1基因编码）或相关的CRTAP蛋白上的基因发生隐性无效突变所致。

■ 流行病学

成骨不全常染色体显性遗传方式几乎发生于所有种族人群中，但隐性遗传仅发生于近亲结婚的人群中。西非人发现在非裔美国人中Ⅷ型成骨不全突变基因携带率占1/200~1/300。在婴儿中可以检测到的成骨不全的发病率大约是1/20 000。轻度形式和Ⅰ型成骨不全的发病率相似。

■ 病理学

胶原蛋白结构突变导致成骨不全的骨骼整体异常。骨基质含有异常Ⅰ型胶原蛋白纤维和相对增加的Ⅲ型和Ⅴ型胶原蛋白。另外，骨基质中几个非胶原性蛋白质的含量也有所减少。骨基质上的羟基磷灰石的沉积与纤维的长轴对线不良。

■ 发病机制

Ⅰ型胶原蛋白是由两条 a1（Ⅰ）链和一条 a2（Ⅰ）链构成的异质三联体。这些链被作为中央螺旋区两端带有短球形延长端的前胶原蛋白分子而合成，螺旋区是由 Gly-X-Y 序列连续的重复构成的，其中 Gly 是甘氨酸，X 为脯氨酸，Y 为羟脯氨酸。每个第三位残基上甘氨酸的出现对于螺旋区域的形成至关重要。因为其小的侧链需与螺旋三联体内部的空间相适应。在羧基末端延伸处利用交叉排列位点，这些链被组合成螺旋结构，然后螺旋以线性方式从羧基向氨基方向继续进行。伴随螺旋的装配和形成。这些链在赖氨酸残基处被糖基化。主要有两种类型的胶原蛋白缺陷：80%是点突变，造成由其他氨基酸代替甘氨酸残基。20%是单个外显子剪接缺陷。临床上轻度的Ⅰ型成骨不全由定量突变造成，α1（Ⅰ）等位基因的无效突变导致正常胶原数量的减少。

两条 α 链甘氨酸的替换可出现不同的基因型-临床表型。在 α1 链 1/3 的突变是致命的，而那些出现在 α2（Ⅰ）的突变常为非致死性的。α1（Ⅰ）的两个致死性突变区对应于胶原螺旋的主要配体结合区域。α2（Ⅰ）致死突变常出现在胶原纤维的基质蛋白多糖结合区域对应的 8 个固定间隔集群。

经典的 OI 是一种常染色体显性遗传病。一些反复出现 OI 病例的家庭可能是由于父母存在胶原嵌合突变。在北美隐性遗传的 OI（Ⅶ~Ⅷ型）均占新发OI 的 5%~7%。这些类型是由于内质网上编码胶原两个组份的 proly3-OH 复合物基因无效突变引起的，这一基因为 LEPRE1，编码 P3H1 或 CRTAP。这一复合物的作用是修饰转录后的脯氨酸残基 P986. 目前这种复合物的缺失或这种修饰作用是否为隐性遗传性 OI 的关键性特征尚不明确。

■ 临床表现

成骨不全有三联征，即脆骨、蓝色巩膜和早期耳聋。成骨不全曾经被分为出生时能被检查出来的"先天型"，以及后来儿童期被检查出来的"迟发型"，这种分类不能反映成骨不全的多样性。目前 Sillence 分类法将成骨不全根据临床表现和 X 线片分成 4 种，其余的类型依据组织学特征进行区分。

Ⅰ型成骨不全（轻度）

该类型非常轻，以至于经常在大的系谱中才被发现。许多Ⅰ型家族成员在儿童期具有蓝色巩膜，反复的骨折以及老年性听力丧失（30%~60%）。Ⅰ型和Ⅳ型均根据牙本质生成的有（B）和无（A）又被分成 A 亚型和 B 亚型。其他的结缔组织异常可能包括容易挫伤，关节松弛以及与家庭其他成员相比身材略矮。轻至中度的创伤导致骨折，而青春期后减少。

Ⅱ型成骨不全（围生期致死）

这些婴儿可能是死产或在 1 岁内死亡。出生体重和身高小于孕龄。骨骼和其他结缔组织的脆性非常大。存在宫内长骨的多发性骨折，X 线片上有皱褶样表现。存在十分异常的肢纤细和肢体弯曲；下肢保持在与身体成直角的外展位，呈"蛙式位"。多发性肋骨骨折产生念珠状表现，而小胸廓导致呼吸功能不全。相对于身体的大小，颅骨大且前后囟增大。巩膜呈暗蓝灰色。

Ⅲ型成骨不全（进行性畸形）

这是最严重的非致死性成骨不全，导致明显的身体残疾。出生体重和身高经常是正常低限，宫内通常发生骨折。相对的大头畸形和三角形面容（图 692-1）。产后无关紧要的创伤即可以发生骨折且畸形愈合（图 692-2）。骨基质的无序性导致干骺端的"爆米花样"改变。肋骨在其基底呈喇叭口形，且常见畸形。事实上，所有的Ⅲ型患者均有脊柱侧弯和椎体压缩。1 岁时生长发育明显低于正常下限；所有Ⅲ型患者均身材很矮。巩膜色彩从蓝到白之间。

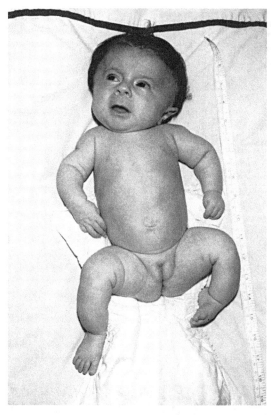

图 692-1 患有成骨不全症第三型的婴儿呈现出短的弯曲的四肢，胸部的畸形和相关的畸形巨头

Ⅳ型成骨不全（中度严重）

Ⅳ型成骨不全可以在出生时即有宫内骨折或下肢长骨弯曲的形式。他们也可以表现为行走后反复发生的骨折。多数儿童即使不经常骨折，也有中度的弯曲。Ⅳ型成骨不全儿童需要矫形外科和康复科的干预，但是他们通常有行走的能力。青春期后骨折的发生率下降。X 线片显示，骨质疏松，干骺端呈喇叭口形和脊椎压缩。Ⅳ型患者有中度的身材短小。巩膜色彩可以是蓝色或白色。

Ⅴ型成骨不全（增生的骨痂）+Ⅵ型（矿化缺陷）

Ⅴ型和Ⅵ型的临床表现同Ⅳ型，但在骨组织学上不同Ⅴ型患者有过度增生的骨痂，前臂的骨间膜有钙化，以及 X 线干骺端致密带。没有胶原蛋白的缺陷支持该型诊断。遗传学病因尚不明确。两型占 OI 的比例不足 5%。

Ⅶ型成骨不全 + Ⅷ型（隐性）

Ⅶ型和Ⅷ型成骨不全分别由 P3H1 和 CRTAP 的无效突变造成。临床表现分别对应于Ⅱ、Ⅲ型。但是不同点包括白巩膜、近端肢体长度不成比例，小至正常的头围。存活的患儿有严重的骨软骨发育不良，身材极度矮小，并且双能 X 线吸收值测定 Z 值范围在 –6~7。

■ 实验室检查

通过皮肤活检培养纤维母细胞进行胶原的生化研究，能确诊Ⅰ ~ Ⅳ和Ⅶ ~ Ⅷ型 OI。显性和隐性遗传病例均可在蛋白电泳上出现过度修饰的宽带或延迟带，尽管显性遗传病例可能出现假阴性。在Ⅰ型成骨不全中，通过蛋白电泳检测发现Ⅰ型胶原蛋白减少会导致Ⅲ型胶原蛋白与Ⅰ型胶原蛋白之比增加。DNA 测序可明确 COL1A1、COL1A2、LEPRE1 或 CRTAP 的突变，以易于家族筛查和产前诊断。

严重的成骨不全能够通过二级超声技术最早在产前 16 周时检测出来。成骨不全和致死性发育不良易被混淆。胎儿超声可能不会检测出Ⅳ型成骨不全，而且很少会检测出Ⅰ型成骨不全。针对复发病例，绒毛膜绒毛活检能用于生化或分子学研究。尽管对羊膜细胞的生化研究可产生假阳性结果，但可用于合适病例的分子学研究。

在新生儿期，成骨不全的正常至升高的碱性磷酸酶水平可以使之与低磷酸酯酶症相鉴别。

■ 并发症

成骨不全的发病率和死亡率与心肺有关。儿童期可发生反复的肺炎和一过性心衰，成人可见肺心病。

神经系统并发症包括基底内陷、脑干压缩、脑积水以及耳咽管脊髓积水。多数Ⅲ型和Ⅳ型成骨不全存在基底内陷，但是脑干压缩少见。基底内陷最好使用颅颈连接处的螺旋 CT 进行检测（图 692-3）。

■ 治 疗

成骨不全不能治愈。针对严重的非致死性成骨不全，尽早积极的身体锻炼可以使儿童获得比单纯进行矫形外科治疗的患儿更高的功能水平。Ⅰ型和部分Ⅳ型成骨不全儿童能自发的行走。Ⅲ型和严重的Ⅳ型儿童需长腿矫形支具，助步器以及游泳计划和训练。严重受累的个体需要轮椅进行社区Ⅳ活动，而且可以获得转移和自我护理技术。十几岁的成骨不全少年可能需要体型问题方面的心理学支持。

成骨不全矫形外科的治疗目的是骨折的治疗和畸形的矫正以恢复患者的功能。骨折时应迅速地运用夹板或石膏固定；成骨不全骨折愈合良好，而去除石膏目的在于减少制动造成的骨质疏松。长骨畸形的矫正需要进行截骨术并放置髓内钉。

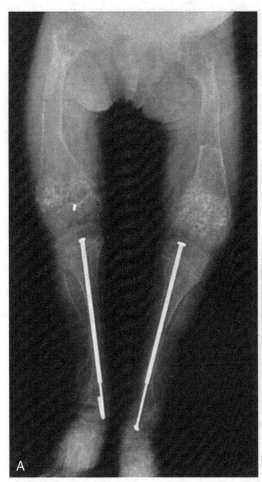
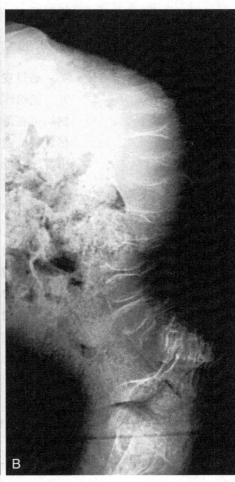

图 692-2 患有成骨不全症第三型的六岁儿童的 X 光照片的典型特征。A. 下长骨是骨质疏松的,有很明显的干骺端,生长板上有"爆米花"式构造,还有骨髓内柱的布置。B. 被压缩和骨质疏松的垂直的躯体

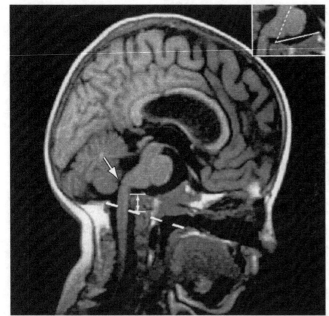

图 692-3 颅底凹陷症的典型特征表现,在有成骨不全症第三型的无症状儿童的矢状面 MRI。有齿状的内陷位于硬腭枕大孔线之上,引起在脑桥延髓接合点(箭状物)的压缩和扭结

钙或氟化物或者降钙素的治疗不会改善成骨不全。生长激素在对生长易感的儿童中(通常是 I 型和 IV 型)可以改善骨的组织学特点。二磷酸盐药物的治疗在改善许多患者的可动性及减少症状中是有效的。静脉内注射帕米磷酸盐或口服二磷酸盐可以改善生活质量并抑制骨吸收,因此增加骨的矿化;虽然基质仍然含有突变的 I 型胶原蛋白,但是这些药物可以减少骨折和骨痛。针对小梁骨的益处显得最有前途和希望,它可以增加脊椎骨的骨密度和高度。治疗的效果不依赖严重性、突变类型或者治疗开始的时间。二磷酸盐对于长骨发育和皮质骨的力学特点的效果正在研究中。

■ 预　后

成骨不全是限制生命时限和功能水平的一种慢性疾病。II 型成骨不全的婴儿通常在几个月至 1 岁内死亡。偶尔有个别 X 线片显示 II 型成骨不全且有严重生长缺陷的儿童可能存活至十几岁。III 型成骨不全患者在儿童早期,十几岁时以及 40 岁期间,由于肺部原

因使得生命时限减少。Ⅰ型成骨不全和Ⅳ型成骨不全可有完整的生命时限。

Ⅲ型成骨不全的患者通常需要依赖轮椅。随着不断康复训练，他们可能获得转移的技巧和在家里行走。Ⅳ型成骨不全的儿童通常可以独立或依赖助步器在社区行走。

■ 遗传咨询

成骨不全是一种常染色体显性遗传疾病，受累个体将该基因传递到其后代的风险是 50%，受累儿童通常与其父母具有几乎相同严重程度的成骨不全；但是，表达具有可变性，儿童的疾病可能较之父母更严重或没有他们严重。

从经验上讲，对于明显没有受累的一对夫妻再生第二个孩子患成骨不全的风险是 5%~7%；这是父母具有种系镶嵌现象的统计学机会。未受累父母的胶原蛋白突变出现于一些生殖细胞中，而且可以出现于体细胞组织。如果遗传学实验揭示父母受是镶嵌显像的携带者，那么复发的风险可达 50%。

参考书目

参考书目请参见光盘。

（裴新红　译，马瑞雪　审）

第 693 章

马方综合征

Jefferson Doyle, Harry Dietz III

马方综合征是由于编码细胞外基质蛋白微纤维蛋白 fibrillin-1 的基因突变导致的一种常染色体显性遗传病。主要累及骨骼、心血管和眼部，基因表达并具有有相似的外显率，但也有多种不同的表达。诊断主要依据临床表现，部分病例是有年龄依赖性的。

■ 流行病学

本病发病率约为 1/10 000 活产儿 ~1/5000 活产儿，约 30% 散发病例由首发突变造成，可能与高龄父母有关。

■ 发病机制

MFS 是一种与 fibrillin-1 生物合成异常相关的疾病。Fibrillin-1 是一种 350kd 的 ECM 蛋白，是微丝的主要组份。Fibrillin-1 基因位于 1 号染色体长臂内（15q2I），含有 65 个外显子，整个 FBN1 基因分布有超过 1000 个突变，在同一疾病中具有"唯一"的特性。除起病早的严重的 MFS 与 26-27 和 31-32 外显子突变有关，其他没有明确的表型与突变相关性。同一家庭内也存在多型性，因此表观遗传、基因修饰、环境因素，或其他未知因素可能也影响该病的表达。

因为在 MFS 患者中可见皮肤和主动脉的弹性减低，并伴有纤维碎片，MFS 传统上被认为是结缔组织的结构缺陷。Fribrillin-1 的减少导致原发性弹力纤维沉积的排列紊乱。在应力作用下，主动脉近端（如血流动力下）受累器官由于这一结构缺陷加速退行性病变，然而，用这种结构缺陷的理论又很难去解释某些临床表现（如骨骼的过度生长更倾向于细胞过度增长）。

其他研究已明确了，细胞因子调控在 Fribrillin-1 引起的 MFS 中发挥作用。Fribrillin-1 与潜在转化生长因子 β（TGF-β）结合蛋白（LTBPS）有显著的同源性。细胞分泌的 TGF-β 是大的潜在复合物之一（LLC），LLC 还包括成熟的细胞因子（TGF-β），是一个氨基端修饰的被称为潜在相关肽（LAP）的前肽二聚体。小鼠基因中出现 fribrillin-1 基因突变时，可以表现为许多 MFS 的经典特征，包括，进行性的主动脉根的扩张，TGF-β 信号在这些小鼠的主动脉中增强；同样也出现在 MFS 患者的主动脉中，提示在 MFS 中,fribrillin-1 基因突变引起的 ECM 中的 LLC 无功能使 TGF-β 信号通路增强。TGF-β 的中和抗体可以在小鼠体内减少主动脉的直径并改善主动脉壁的构架。

异常的 TGF-β 信号通路可以引起广泛的 MFS 临床表现。在 MFS 小鼠的许多组织中均可见到 TGF-β 信号通路增强，包括肺发育、骨骼肌、二尖瓣和硬脑膜，给予这些小鼠 TGF-β 信号的拮抗剂，减少或阻止了肺气肿、肌病和二尖瓣粘液流的退行性变。存在 TGF-β 受体 1、2 杂合突变的患者有类似 MFS 的临床表现，而 fribrillin-1 正常，但这些突变也可以使 TGF-β 信号通路增强。Loeys-Pietz 综合征（LPS）有许多临床表现同 MFS 相同，但也有许多不同的特征（见鉴别诊断）。

■ 临床表现

MFS 是一个多系统的疾病，主要是在骨骼、心血管和眼部。

骨骼系统

不成比例的长骨过度生长是最显著和直观的 MFS 临床表现。胸廓前壁畸形是由于肋骨的过度生长将胸骨推向前方（鸡胸）或后方（漏斗胸）所致。过度生长的上下肢使臂展大于身高的 1.05 倍或在没有脊柱侧弯的情况下，躯干和下肢的比值减少。蜘蛛指（手指过度生长）因人而异。长手指和松弛的关节出现特征性的 Walker-Murdoch 征或腕征；即握腕时拇指的远节可与第 5 指重叠（图 693-1）。Steinberg 征或拇指征是指，在有或无辅助下，拇指对掌时，指尖可超过小鱼际边缘（图 693-2）。

胸腰段脊柱侧弯是常见的临床表现，有助于诊断中的系统评分（表 693-1）。髋臼内凸（即髋臼凸入骨盆内）。在成年早期通常是无症状的，但 X 线片可见（图 693-3）。

平足是常见表现，程度从无症状的轻型到严重畸形不等。内踝内侧移位导致足弓塌陷引起髋膝功能失常。有趣的是有些患者高弓畸形（高弓足）。

心血管系统

MFS 在心血管系统的临床表现简单的分为心脏受累和血管受累两类。心脏中房室瓣最常受累，常为增厚的 AV 瓣，并同二尖瓣或三尖瓣脱垂伴发，可能出

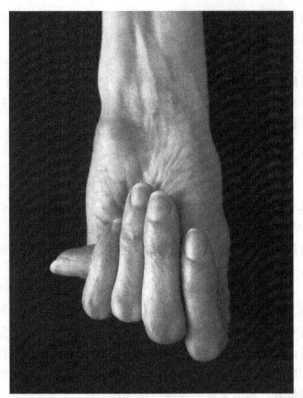

图 693-2 拇指的迹象。当没有任何帮助下手被紧握时，整个拇指指甲会脱离出手掌
摘自 McBride ART, Gargan M: Marfan syndrome, Curr Orthop 20:418-423, 2006

现不同程度的反流。在儿童期起病或严重的 MFS 病例中，二尖瓣功能不全可能引起充血性心力衰竭、肺高压及婴儿死亡，这些表现是小龄儿童发病和死亡的主要原因（见第 422.3 章）。主动脉瓣失常通常为迟发病变，自主动脉根部向下延伸形成动脉瘤。在 MFS 患者中似乎主动脉和主动脉瓣反复出现钙化。

室性心律失常可见于 MFS 儿童（见第 429 章），当与二尖瓣功能障碍有关时也可发现室上性心律不齐（如心房颤动、室上性心动过速），MFS 患者常有心电图 QT 间期延长的表现。由主动脉瓣或二尖瓣反流造成的扩张性心肌病，在 MFS 中的发病率也有增加，可能提示 fibrillin-1 在心室肌中也发挥一定作用，但发生率低。轻中度的心室收缩功能障碍通常是由于二尖瓣或主动脉不全和 β 肾上腺体阻滞剂引起的。

主动脉瘤和主动脉剥脱是 MFS 最致死的临床表现。这一表现是年龄依赖性的，尽量进行终生的心电图或其他影像监测。严重的病例在宫内即可出现主动脉窦扩张，但主动脉的尺寸通常达不到需要外科干预的程度。与主动脉粥样硬化和其他降主动脉瘤相反，在 MFS 时主动脉根部的扩张最大，正常主动脉的尺寸因年龄和身材各异，因此主动脉的尺寸可参照年龄依赖的曲线图。两种主要的因素决定主动脉剥脱的危险

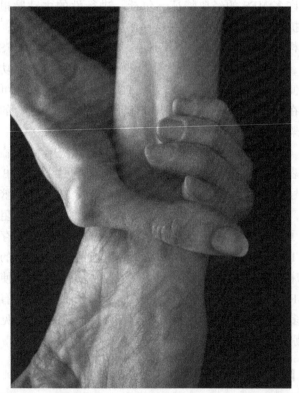

图 693-1 手腕的迹象。当手腕被另一只手抓紧时，拇指与第五个手指指甲末端重叠
摘自 McBride ART, Gargan M: Marfan syndrome, Curr Orthop 20:418-423, 2006

性，一个是主动脉的最大横径，另一个是家族史。

最大直径达到 50mm 的成年人建议施行主动脉修补术。对于那些有早期主动脉剥脱家族史的患者也考虑早期干预。对于儿童尚无明确的手术时机的指导办法，在这个年龄段非常罕见剥脱，不考虑主动脉的尺寸，很多已采纳成人的 50mm 的标准。早期手术同样适用于动脉瘤加速生长（每年 >10mm）或明显的主动脉反流急症患者。大多数有急性主动脉剥脱的患者，有典型的症状，包括严重的胸痛，通常沿剥脱的方向放散。剥脱通路几乎无一例外开始于主动脉根部（Ⅰ型），并且为孤立型。剥脱（Ⅱ型）可沿降主动脉轴延伸。急性起病的充血性心力衰竭典型的原因是严重的主动脉瓣关闭不全。并发的剥脱造成的根据是否存在颈动脉的受累。一些患者可以出现神经症状。由于脑血管损伤，累及冠脉，可引起心梗或心源性猝死。死亡的原因包括破裂进入心包引起心包填塞。慢性主动脉剥脱和剥脱早期通常起病隐匿，无胸痛。尽管少见，但也可出现肺动脉、降胸腰主动脉扩张。

■ 眼部系统

尽管不是马方综合征唯一的表现，但任何程度的晶状体异位（晶状体脱位）构成该病诊断标准的主要部分（表 693-1）。晶状体异位在该病中的发生率为60%~70%，故一经发现，应进一步评估是否存在马方综合征，尽管高胱氨酸尿症、Weill-Marchesani 综合征和家族性晶状体异位也存在晶状体异位，但该病的其他眼部表现还包括早期高度近视，扁平角膜，眼轴长度增加，虹膜发育不全，睫状肌发育不全导致的瞳孔缩小，并且马方综合征患者伴有视网膜脱离和早期白内障或青光眼的倾向。

肺　部

MFS 患者中，几种因素可能导致肺部疾患。漏斗胸或进行性脊柱侧弯出现限制性肺病。肺大泡可出现自发气胸（通常在上叶），在 MFS 中发生高过 15%。肺容量和功能的评估时，应注意到下肢过长可能导致总肺容量减少，但如果胸廓和坐高正常，肺功能检测通常正常。

皮　肤

与其他结缔组织异常相反（如埃勒斯 - 当洛斯综合征），MFS 患者通常皮肤的质地和弹性正常，大多数（约 1/3）患者表现为断裂纹，与其他的出现断裂纹的结缔组织异常不同。MFS 患者在无肥胖、肌肉迅速膨胀或妊娠情况下出现断裂纹，并且出现在没有皮肤扩张的部位（例如肩关节前方和腰部）。另外，在

MFS 常见腹股沟斜疝可以是生后即有，也可以是青春期获得，手术及术后复发风险高。

硬脑膜膨出

63%~92% 的 MFS 患者出现硬脑膜增宽或硬脑膜膨出，尽管硬脑膜膨出可引起腰痛，但通常是无症状的。应进行腰骶部 CT 或 MRI 检查，可用于诊断中系统评分。硬脑膜膨出在其他结缔组织疾患中的研究尚未明确。约 24% 的 Ehlers-Danlos 综合征和许多 LDS 患者也有表现。

■ 家族遗传史

目前马方综合征诊断标准强调独立患者的一级相关性，这与之前的以家族遗传史为主的诊断标准的并不冲突。新的诊断标准要求出现如表 693-1 所述相关基因突变，可诊断为马方综合征。

■ 诊　断

由于马方综合征与其他疾病难以鉴别，故应由在结缔组织疾病领域经验丰富的个人或团队做出评估、诊断。诊断要基于标准，包括临床症状诊断及基因分析（表 693-1）。

无家族史的患者，满足以下 4 种情况之一，可诊断马方综合征：

（1）存在主动脉根部扩张（Z 评分 ≥ 2，标准化年龄和体重）或者夹层，晶状体异位，并排除 Sphrintzene-Goldberg 综合征，Loeyse-Dietz 综合征和血管型埃勒斯 - 当洛斯综合征等类似疾病（表 693-2），不管有没有系统性特征，可明确诊断为 MFS。

（2）存在主动脉根部扩张（Z 评分 ≥ 2）或者夹层，并且检测到致病性 FBN1 基因突变，即使没有晶状体异位，也足以确立诊断。增强 FBN1 基因突变致病信心的标准总结见表 693-1。包括替代或创建半胱氨酸残基的错义突变，改变表皮生长因子（EGF）结构域中钙结合位点重要的保守氨基酸残基，创建提前终止密码子（无义突变），删除或插入编码序列，以及扰乱前体 mRNA 剪接的共识序列。其他类型错义突变的致病性证据包括，至少 400 例人种匹配对照染色体中缺失，并且与家系疾病表现型共分离，或者在散发病例中初发（确认亲子关系）。有明确的证据显示对 FBN1 易感基因单倍体型连锁分析可替代 FBN1 基因突变以用于诊断，但这种连锁分析需要病人家属和马方综合征相关的 FBN1 等位基因之间至少有 6 个信息配子数相符。

（3）存在主动脉根部扩张（Z 评分 ≥ 2 分）或者

表 693-1　马方综合征的诊断标准（MFS）

无家族史的患者，满足以下任一情况，可诊断马方综合征：

1. 主动脉窦主动脉直径 Z 评分 ≥ 2，并且存在晶状体异位 =MFS*

2. 主动脉窦主动脉直径 Z 评分 ≥ 2，并且存在 FBN1 基因突变 =MFS

3. 主动脉窦主动脉直径 Z 评分 ≥ 2，同时系统评分 ≥ 7=MFS*

4. 晶状体异位，并且检测到与主动脉病变相关的 FBN1 基因突变 =MFS

无家族史的患者，马方综合征的替代诊断：

1 晶状体异位 ± 系统评分，同时检测到与主动脉病变相关性未知的 FBN1 基因突变或者未检测到 FBN1 基因突变

2. 主动脉窦主动脉直径 Z 评分 <2，同时系统评分 ≥ 5（至少有一个骨骼系统特征）不伴有晶状体异位 =MASS 表型

3. 二尖瓣脱垂，同时主动脉窦主动脉直径 Z 评分 <2，系统评分 <5 不伴有晶状体异位 = 二尖瓣脱垂综合征

有家族史的患者，满足以下任一情况，可诊断马方综合征：

1. 晶状体异位，并且有马方综合征家族史 = MFS

2. 系统评分 ≥ 7，并且有马方综合征家族史 = MFS*

3. 主动脉窦主动脉直径 Z 评分 ≥ 2（20 岁以上）或 ≥ 3（20 岁以下），有马方综合征家族史 = MFS*

系统特征评分（分值）†

腕征和拇指征 = 3（腕征或拇指征 = 1）

鸡胸畸形 = 2（漏斗胸或胸部不对称 = 1）

足跟畸形 = 2（扁平足 = 1）

气胸 = 2

硬脊膜膨出 = 2

髋臼内陷症 = 2

US/LS 减少，并且手臂 / 下肢增长，同时没有严重的脊柱侧凸 = 1

脊柱侧弯或胸腰段后凸畸形 = 1

伸肘减少 = 1

面部特征（3 / 5）= 1（长头畸形，眼球内陷，眼睑裂下斜，颧骨发育不良，下颌后缩）

皮纹 = 1

近视屈光度 >3 = 1

二尖瓣脱垂（所有类型）= 1

FBN1 基因突变因果标准

之前在马方综合征家系中分离的基因突变

任何一个新生突变（有亲子鉴定证明并且父母无该疾病）：

无义突变

帧内和帧外删除 / 插入

剪接位点突变影响典型的剪接序列，或显示在 mRNA/cDNA 水平上改变剪接

影响 / 创建半胱氨酸残基的错义突变

[（D/N）X（D/N）（E/Q）Xm（D/N）Xn（Y/F），其中 m 和 n 代表氨基酸残基的量变数；D, 天冬氨酸；N, 天冬酰胺；E, 谷氨酸；Q, 谷氨酰胺；Y, 酪氨酸；F, 苯丙氨酸]

其他的错义突变：和家系疾病共分离时，如果可能的话，在 400 例人族匹配对照染色体中缺失 +；如果没有家族史，在 400 例种族匹配对照染色体中缺失。

FBN1 基因位点单倍体型连锁分析 N ≥ 6 个信息配子数

US/LS: 上肢 / 下肢比率。* 没有 SGS, LDS, 或 vEDS 明确特征（表 693-2），如果需要的话行 TGFBR1/2，胶原生化检测，COL3A1 检测。随着时间的推移将出现其他状况或基因

† 总分值：20 分；评分 ≥ 7 表示系统受累。摘自 Loeys BL, Dietz HC, Braverman AC, et al. The revised Ghent nosology for the Marfan syndrome. J Med Genet, 2010,47:476 - 485

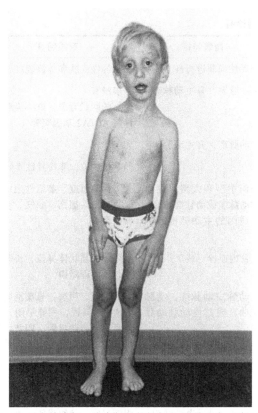

图 693-3　马方综合征。注意细长的长相，眼睑下垂，明显的细长指，轻微的脊柱侧凸

夹层，而不存在晶状体异位，并且未检测 *FBN1* 基因，或者检测结果为阴性时，对马方综合征的诊断主要根据是否有足够的全身表现（≥ 7 点；表 693-1）。但是支持 SGS，LDS 或者 vEDS 的特征必须被排除在外，并且应该进行合适的替代基因检测（*TGFBR1 / 2* 基因、*Col3a1* 基因和其他新发现的基因存在突变，或者胶原生化检测）。

　　（4）存在晶状体异位，但是不存在主动脉根部扩张或者夹层时，一旦确定存在之前提到的与主动脉疾病相关的 FBN1 基因突变就足以诊断马方综合征。如果 FBN1 基因突变和先证者相关或无关的心血管疾病都没有明确关系时，患者应被归类为"晶状体异位综合征"。

　　有马方综合征阳性家族史的患者（其某一家庭成员已经根据上述诊断标准被单独诊断），诊断标准如下：

　　①存在晶状体异位；
　　②系统评分 ≥ 7 分（见表 693-1）；
　　③存在主动脉根部扩张（Z 评分 ≥ 2 分，年龄 ≥ 20 岁或者 Z 评分 ≥ 3 分，年龄 <20 岁）。

　　在情形 2 和 3（比如存在系统评分 ≥ 7 分或主动脉根部扩张），支持 SGS、LDS 或者 vEDS 的特征必

须被再次排除在外，并且应该进行合适的替代基因检测（同上）。

　　应特别考虑到无马方综合征阳性家族史的年轻患者（<20 岁），其往往与上述 4 种情形都不相符。当不存在 FBN1 基因突变时，如果没有足够的系统性特征（评分 <7）和（或）存在交界性主动脉根部测量（Z 评分 <3），应考虑为"非特异性结缔组织疾病"，直到在随访中的超声心动图评价显示主动脉根部扩张（Z 评分 ≥ 3）为止。如果在散发性或家族性病例中确定存在 FBN1 基因突变，但主动脉根部测量 Z 评分 <3，应考虑为"潜在的马方综合征"，直到主动脉根部测量达到阈值。新生儿马方综合征并不作为一个单独的类别考虑，其往往预示疾病谱的严重预后。

　　在成人患者（> 20 岁），还有其他 3 大类诊断：晶状体异位综合征（ELS），MASS 表型 [近视、二尖瓣脱垂、边界性主动脉根部扩大（Z 评分 <2 分），皮肤和骨骼病变] 以及二尖瓣脱垂综合征（MVPS）。

　　总的来讲，因为不同个体表型的重叠，这些结缔组织病不断进展的特征，在合适基因的筛查中未发现突变，或表型和基因型之间的背离，一些患者仍然会很难分类。然而，这些患者应该是比较罕见的，希望在未来能对这些无法归类的情况有更好的定义。

■ 鉴别诊断

　　基于骨骼，心脏或眼部表现（表 693-2）的相似性，以下几种疾病应与马方综合征进行鉴别。许多可疑马方综合征患者可能同时发现有全身结缔组织疾病的表现，包括四肢长、胸廓畸形、萎缩纹、二尖瓣脱垂，中度进行性的主动脉根部扩张，但不符合马方综合征诊断标准。这一系列特征不符合马方综合征的诊断要求，因此按照首字母缩写统称为 MASS 表型，主要强调二尖瓣、主动脉瓣、皮肤和骨骼方面的表现。MASS 表型可以在大的家系中分离并随着时间的推移保持稳定。当面对一个单独的年轻患者时这一鉴别诊断是最具挑战性的，在这种情况下，认真的随访对区分 MASS 表型和初发马方综合征显得尤为重要，尤其是儿童患者。

　　其他的原纤维蛋白病，比如家族性二尖瓣脱垂（MVP）综合征和家族性晶状体异位，也包括亚诊断表现，可能是由于编码原纤维蛋白 1 的基因突变造成的。

　　高胱氨酸尿症也包括在疾病的鉴别诊断中，因为患者体内胱硫醚缺乏胱硫醚合成酶素。高胱氨酸尿症的患者往往表现为高个子，长骨增生和晶状体异位，但是他们通常不会有典型的主动脉扩张或夹层。不同

表 693-2　马方综合征的鉴别诊断

鉴别诊断	OMIM 编号	心脏特征	血管特征	系统特征
MASS	604308	二尖瓣脱垂	边界性或非进行性	非特异性皮肤和骨骼表现，近视
家族性胸主动脉瘤	132900	一般没有伴随 PDA 的罕见形式	主动脉窦，升主动脉瘤	一般没有 罕见的网状青斑，虹膜囊肿并且伴随 ACTA2 基因突变
BAV 伴随 AoA	109730	两瓣叶主动脉瓣	主动脉窦，升主动脉瘤	无
家族性晶状体异位	129600	无	无	晶状体脱位，非特异性骨骼特征
Ehlers-Danlos 综合征 type IV 型	130050	二尖瓣脱垂	任何中型和大型肌性动脉动脉瘤或动脉瘤破裂无诱因的主动脉根部扩大	关节活动过度，萎缩性疤痕，皮肤透亮，易擦伤、疝气、空腔脏器破裂
高胱氨酸尿症	236200	二尖瓣脱垂	血管内血栓形成	高个子，晶状体异位，长骨过度生长，心理障碍
Loeys-Dietz 综合征	609192	动脉导管未闭；房间隔缺损，两瓣叶主动脉瓣	主动脉窦动脉瘤，动脉迂曲，或其他动脉动脉瘤 年轻患者和小口径动脉的血管内膜分离	眼距过宽，腭裂，悬雍垂增宽或分叉，外斜视，颅缝早闭，颧骨发育不全，蓝巩膜，四肢细长，漏斗胸畸形，脊柱侧弯，关节松弛，容易瘀伤，营养不良的疤痕，皮肤透亮，颈椎不稳，足内翻畸形，罕见的发育延迟
Shprintzen-Goldberg 综合征	182212	无	罕见的主动脉窦动脉瘤	眼距过宽，颅缝早闭，拱形腭，蜘蛛指，漏斗胸畸形，脊柱侧弯，关节松弛，发育延迟

AoA：升主动脉瘤；BAV：主动脉瓣前后连合；MASS：二尖瓣、主动脉、皮肤和骨骼表现；OMIM：在线人类孟德尔遗传；PDA：动脉导管未闭。摘自 Judge DP, Dietz HC. Marfan's syndrome. Lancet,2005,366:1965－1976

于马方综合征，高胱氨酸尿症（第 79.3）是常染色体隐性遗传，受影响的患者往往有智力障碍，血栓栓塞倾向，以及冠状动脉粥样硬化的高发生率。观察到血浆同型半胱氨酸浓度严重升高，是区分高胱氨酸尿症和马方综合征的有效方法。

家族性胸主动脉瘤（FTAA）综合征单独作为主要特征，和马方综合征表现出相同的血管疾病，包括主动脉瘤和主动脉夹层。但是，这些患者往往没有马方综合征的其他任何全身表现，并且其他家庭成员的主动脉瓣前后连合和升主动脉瘤之间的存在关联，这也一个主要特征，而且内膜撕裂部位往往延升主动脉向前，位于主动脉窦和升主动脉连接处的远端。有新的证据表明主动脉瓣前后连合和动脉瘤各自代表一个单基因缺陷的主要表现，先证者的家庭成员可以有动脉瘤而不合并瓣膜病。这类患者往往不显示出任何结缔组织疾病的系统性表现。

不像马方综合征，许多患有 FTAA 综合征，同时伴有主动脉瓣前后连合和动脉瘤的家庭外显率降低。

虽然目前发现一些遗传位点和基因与胸主动脉瘤

综合征相关，但他们所占的比例并不足以进行有效的分子学检测，因此应该对高危家庭成员进行临床随访持续。在大多数情况下，对马方综合征的治疗原则已经证实同样适用于家族性主动脉瘤的其他形式。

对洛伊迪茨综合征（LDS）的鉴别非常重要。和马方综合征一样，LDS 患者也表现出颧骨发育不全、拱状腭，下颌后缩，漏斗胸畸形，脊柱侧凸，关节松弛，硬脊膜扩张，和主动脉根部动脉瘤和夹层的症状。虽然这类患者的手指会比较长，长骨过度增长往往比较轻微或不存在，但并不表现出晶状体异位。LDS 有一些典型特征，比如眼距过宽，唇颚裂或是悬雍垂分叉，大中血管迂曲（主要是颈部血管）的发病率较高，以及在整个动脉树中动脉瘤和动脉夹层的发生风险较高。相比马方综合征，主动脉根部动脉瘤更倾向于年轻化，并且比较小，往往导致儿童早期死亡。因此考虑到 LDS 严重的血管病变特征，对这些患者而言，正确的诊断和积极地治疗非常重要。

LDS 还包括以下与马方综合征不相关的特征：蓝巩膜，皮肤透亮，容易瘀伤，颅缝早闭，腭裂，大脑

Chiari Ⅰ型畸形，学习障碍，先天性心脏病（动脉导管未闭、房间隔缺损、主动脉瓣前后连合），和马蹄内翻足畸形。LDS 综合征和 Shprintzen-Goldberg 综合征有一些重叠的症状：包括颅缝早闭，眼距过宽，拱形腭，学习障碍、骨质增生、漏斗胸畸形和脊柱侧凸。相比 LDS 综合征，Shprintzen-Goldberg 综合征的血管病变比较罕见。

实验室检查

实验室检查应该证明尿氰化物试验或特定氨基酸的检测呈阴性，以排除胱硫醚合成酶缺乏（高胱氨酸尿症）。虽然据估计即便不是全部，但大多数经典的马方综合征患者有 FBN1 基因突变，但在马方综合征该基因较大并且具有极端的等位基因异质性，因此缺乏有效的分子诊断措施。突变筛查的效率根据技术和临床表现变化。最近的研究显示 >95% 的典型马方综合征患者有一个可识别的 FBN1 基因突变。目前尚不清楚"失踪"的突变基因是否是位于 FBN1 基因或发生于其他基因上的非典型特征。一些研究显示，在经典的马方综合征中偶尔可以检测到 TGFβR2 基因的突变，但这些患者是否存在 LDS 综合征的识别特征还有待进一步确定。

其他疾病的鉴别，比如 MVP 综合征、MASS 表型、家族性晶状体异位、Weill-Marchesani 综合征和 Shprintzen-Goldberg 综合征，都与 FBN1 基因位点的突变有关。对于马方综合征患者，根据 FBN1 基因突变的位点和特征，很难甚至不可能预测到其表型。因此，分子遗传学技术可以有助于诊断，但它们不能代替临床综合评价和随访。FBN1 基因突变的存在或不存在，既不足以排除，也不能确定诊断。

治　疗

治疗的重点是预防并发症和遗传咨询。鉴于一些患者可能需要复杂性的治疗，有必要建立有经验的马方综合征多学科中心。儿科医生应与儿科专科医师协调工作找出一种合理的方法来监测和治疗潜在的并发症。必须每年评估心血管病变，脊柱侧凸，或眼部病变。

目前和未来的治疗方法

大多数目前可用的或正在研究的治疗方法其目的是减少主动脉并发症。主要分为活动限制，手术，心内膜炎的预防，目前的药物治疗和新兴的或实验中的治疗策略。

活动限制

物理治疗可以改善婴儿的神经肌肉张力，推荐儿童和成年应该进行适度的有氧运动。应该避免进行剧烈的体力消耗，竞技性体育运动，特别是等长收缩的活动，比如体重增加与主动脉并发症的风险增加或视网膜脱离等眼部疾患有关。共识指南中已经对活动限制部分进行了扩展。

主动脉瘤外科手术

主动脉根部动脉瘤瘤的成功手术修复是迄今为止可以改善马方综合征患者寿命最重要的原因。

相比限期或急诊手术，择期手术的手术效果对患者更有利。因此，马方综合征患者主动脉根部手术的适应证包括：主动脉根部直径 ≥ 50mm，主动脉根部扩大率增长过快（每年 >5~10mm），或有早期主动脉夹层家族史。虽然马方综合征患者原有的主动脉瓣的长期耐久性还有待于进一步研究，但在进行修复的同时应该注意保护原有的主动脉瓣，希望可以避免终身使用华法林进行抗凝治疗。

不再推荐使用肺根自体移植行主动脉根部替换术（Ross 术式），因为当暴露于全身血压肺根会逐渐扩大，最终宣告自体移植失败。

感染性心内膜炎的预防

美国心脏协会（AHA）不再经常建议心脏结构或瓣膜病变的患者预防性使用抗生素，但对感染性心内膜炎中有高风险预后较差的患者是例外。

美国国家马凡氏基金会的专业咨询委员会认为马方综合征患者（以及其他有高风险可以进展为严重的迅速恶化的多个心脏瓣膜变性和功能障碍，或者某些需早期或者反复进行心血管外科手术的结缔组织疾病）应该继续接受亚急性细菌性心内膜炎（SBE）的预防治疗。SBE 的预防治疗尤其重要，因为仍然尚不清楚，但马方综合征的典型黏液瘤瓣膜非常有可能更容易首先感染心内膜炎。

目前的药物治疗方法

根据血流动力学应力在马方综合征患者主动脉扩张的可能作用，β-受体阻滞剂由于其负性变力和负性变时作用历来被认为是标准的治疗方法。虽然在多个小型观察性研究中证明 β-受体阻滞剂可以对马方综合征患者起到保护作用，心得安治疗可以降低马方综合征小鼠模型的主动脉生长速率，但另有分析认为有目前尚无足够的证据来支持在患者中的日常使用。钙通道阻滞剂（比如：维拉帕米）和血管紧张素转换酶（ACE）抑制剂（比如：依那普利）可作为替代的治疗方案。然而，同样目前没有明确的证据来支持这两类药物马方综合征中的应用。

■ 新出现和研究中的治疗方法

有大量研究显示血管紧张素 II 与 TGF-β 活化和信号转导相关。此外，已有文献报道血管紧张素 II（独立的 TGF-β 配体）可以级联式直接激活 TGF-β 反应信号转导通路。在马方综合征小鼠模型中，血管紧张素 II 受体阻滞剂（ARB）氯沙坦已被证明可以完全抑制病理性主动脉根部的生长，并可以使主动脉壁的厚度和结构趋于正常，而在安慰剂治疗组和心得安治疗组的小鼠中并未发现此现象。这些数据显示抑制 TGF-β 可以潜在地影响马方综合征主动脉壁重塑。值得注意的是，在氯沙坦组的小鼠中也出现了肺和骨骼肌病变的改善，进一步支持了这一治疗方法是通过降低 TGF-β 信号通路而不是简单地减少易患病组织的血流动力学应力起作用。

为了证明其在人类的相关性，一项研究评估了 ARB 在患有严重主动脉根部扩张并忽略之前替代治疗的小队列马方综合征儿童患者中的治疗效果，结果显示 ARB 可以显著延缓主动脉根部以及主动脉窦和升主动脉连接处的扩张率（两者均发生在马方综合征患者中），而远端延伸的主动脉（在马方综合征患者中通常不会扩张）则不受影响。鉴于越来越多的证据，一项评估 ARB 在马方综合征患者中治疗效果的多中心前瞻性临床研究工作正在进展中。

■ TGF-β 中和抗体

部分研究显示，该抗体可以通过拮抗 TGF-β，控制马方综合征小鼠的病变表现：肺泡中隔病变，房室瓣黏液瘤，骨骼肌肌病和主动脉根部动脉瘤。目前，TGF-β 中和抗体的给药途径不能适用于人类。但是，人源化抗-TGF-β1 单克隆抗体（CAT-192）是目前正在研究的治疗其他 TGF-β 相关的疾病的热点，可以考虑作为马方综合征的潜在治疗手段。

■ 其他 FDA 已经批准的药物

目前认为在治疗马方综合征方面，血管紧张素转换酶抑制剂（ACE）比血管紧张素受体阻滞剂（ARB）更有效。通过抑制血管紧张素 II 的产生，ACE 抑制剂可以有效地抑制 1 型和 2 型血管紧张素受体信号转导通路（分别为 AT1R 和 AT2R）。相比之下，ARB 选择性阻断 AT1R 受体，但实际上可能会增加 AT2R 受体信号转导通路。鉴于 AT2R 信号通路可能会促进细胞死亡，同时可以抑制 TGF-β 信号通路，这两种方法哪种更有效性仍有争议。几个小型研究显示在治疗马方综合征方面 ACE 抑制剂可以起到保护作用，但要明确其具体作用仍需要进一步的基础实验和临床研究。

另外其他的研究显示多西环素可能会改善马方综合征患者的主动脉根部病变。基质金属蛋白酶（MMP）2 和 9 是可以引起弹性纤维损伤的细胞外 TGF-β 反应蛋白酶。多西环素，通过广泛的抑制基质金属蛋白酶，有助于减轻马方综合征小鼠模型主动脉根部的增长和破裂。

■ 预 后

虽然预后高度可变，但马方综合征患者的平均寿命与正常人群接近，特别是那些在 1980 年后接受主动脉根部手术的患者。然而，仍存在与疾病相关的发病率和早期死亡率，这给患者及其家属带来身体和精神上的压力。对这些问题的警惕并推荐支持服务，这些都可以促进患者从积极的角度来看待疾病。

■ 遗传咨询

马方综合征的遗传特性造成复发风险（遗传）咨询的强制性。大约 30% 的病例是其家庭中第一个受影响的个人。平均而言这些散发病例的父亲比一般人群的父亲年长 7~10 岁。这一父亲年龄效应提示这些病例代表新的显性突变，因此正常父母未来的后代复发风险相对最小。由于对表型正常的性腺嵌合体父母性腺嵌合体少有报道，表型正常的父母复发风险可视为低但不为零。对于一个父母患病的儿童，有 50% 的风险因遗传到第 15 对染色体上的马方综合征基因突变而患病。故遗传风险的咨询最好交由具有丰富经验的专业人士完成。

参考书目

参考书目请参见光盘。

（裴新红 译，马瑞雪 审）

第 4 篇　代谢性骨病

第 694 章

骨的构建、生长和激素调节

Russell W. Chesnesy

也可参见第 48 章和第 564 章

骨骼持续发生着塑形及重塑，是一个能迅速更新、负重，承受身体活动压力变化的动力器官。其不断形成与反复再造，是体内钙、磷、镁的主要储存库。影响骨骼以及与矿化作用的疾病叫作代谢性骨病。

补充内容请参见光盘。

（裴新红　译，马瑞雪　审）

第 695 章

原发性软骨营养不良（干骺端发育不良）

Russell W. Chesnesy

骨骼发育不良可分为 3 个亚类：骨发育不良、软骨发育不良和骨化不良。骨发育不良影响骨的密度，通常导致骨质疏松；软骨发育不良是软骨的基因相关疾病，导致力线方向生长障碍；骨化不良累积单骨。

补充内容请参见光盘。

（陪杏红　译，马瑞雪　审）

第 696 章

低磷酸酶血症

Russell W. Chesnesy

低磷酸酶血症的定义是：血清碱性磷酸酶活性低

并且 X 线片有类似佝偻病改变。是一种常染色体隐性遗传病，主要影响骨骼和牙齿，是由非特异的组织（肝，骨，肾）碱性磷酸同工酶（TNSALP）活性缺陷引起的先天性代谢缺陷，但该美在胎盘和肠道的功能正常。在体外实验中，碱性磷酸酶基因的单个位点突变，抑制活性酶的表达，提示此酶是骨正常矿化作用所必需的。迄今为止，大于 100 个基因突变大部分已经明确使错译突变，但分裂点突变、小缺失和编码框漂移也可出现。低磷酸酶症是这些突变唯一的表型。一些非基因突变的患者是由于酶的调节功能障碍造成的。

补充内容请参见光盘。

（裴新红　译，马瑞雪　审）

第 697 章

高磷酸酶血症

Russell W. Chesnesy

高磷酸酶血症以血清骨的碱性磷酸酶的同工酶过度升高和明显的生长障碍为特征。骨膜下类骨质增生导致骨皮质与骨膜分离。常见于骨干弯曲增厚伴骨质疏松（图 697-1 请参见光盘）。本症一般在 2~3 岁起病，伴疼痛的四肢发育畸形导致步态异常，有时会骨折。其他常见的有胸骨隆凸、脊柱后侧凸、肋骨磨损。头颅增大、颅骨变厚（板障宽）等可能引起进行性畸形加重导致耳聋。X 线片，骨结构多样性，密度增高区显示（像棉衣毛起绒样）散在分布，期间有 X 线可透区域和一致性的骨质疏松。长骨呈现圆柱状，失去干骺端塑形，并存在致密骨晕的假囊。

补充内容请参见光盘。

（裴新红　译，马瑞雪　审）

第 698 章

骨质疏松症

Ruessell W. Chesney

骨质疏松症是一种由多种病因引起的，产生故容量减少和多发骨折的疾病。与低骨矿物化而骨容量正常的骨软化相比，骨质疏松症的骨组织学显示骨质有正常程度的矿物化，但骨容量减少，尤其是骨小梁。儿童的骨质疏松症可以是原发性的，如特发性青少年骨质疏松症，骨质疏松伴假神经胶质瘤综合征和成骨不全。也可以是继发性的，如克莱恩费尔综合征、特纳综合征、白血病、高胱氨酸尿和长期糖皮质激素的摄入（Box699-1）。当不能检测到明显的继发原因而有以下的临床症状时，要考虑特发性青少年骨质疏松症的诊断；先于青春期出现的长骨和腰背部疼痛、椎体骨折、长骨及跖骨骨折、脊柱和长骨的洗脱征象，在青春期期后有加剧。脊柱的骨小梁变化尤其明显。一般来说，血的矿物质、维生素 D 代谢物，碱性磷酸酶和甲状旁腺素正常。DEXA 评价显示骨矿物量和骨密度明显下降。尽管现有多种方式进行治疗（包括口服钙补充剂、双磷酸盐、降钙素）并取得了一些成功，但治疗的效用还是相当难来衡量，因为一些患儿青春期后有自愈倾向。

骨质疏松症伴神经胶质瘤是一种常染色体隐性遗传病，不同的年龄有不同的表现，骨质疏松、儿童期多发骨折，不正常的眼发育。其基因定位于染色体 11q12–13 有异常，基因突变使低密度脂蛋白受体相关蛋白 5（LRP5）功能丧失，而这种基因功能增加性的突变可造成骨密度增加。

儿童期的低矿物化或骨质疏松最终会出现骨矿物质的增加，这是一个正常的周期。避免成人绝经后骨质疏松的重要因素是当时的骨质量（正常骨质量的高峰出现在 20 岁左右）。由于这个原因，强调口服维生素 D（每天 400~800U），口服钙（每天 ≥ 1200mg），以及儿童和青少年的负重训练是相当重要的。禁止吸烟和饮酒时有益的。奶制品、鱼类、绿叶蔬菜、含钙的饮料（如橙汁）是口服补钙的主要食品。成人骨质疏松症也是由于未确定的基因因素引起的，造成了超过 75% 的骨质量高峰的变化。用双磷酸盐治疗以一些继发性骨质疏松症（尤其是类固醇激素导致的）和成人骨质疏松症已经取得了相当的成功。

参考书目

参考书目请参见光盘。

（裴新红　译，马瑞雪　审）

第 33 部分　环境对健康的危害

第 699 章
儿童辐射损伤
Thomas L. Slovis

■ 基本原则

辐射损伤包括内辐射（50%）与外（人为）辐射（50%）。内辐射大多数（37%）由氡气引起。在 20 世纪 80 年代中期，外辐射比例竟然由 15% 上升到了 50%。在所有的辐射中，CT 占 24%，而在外辐射中，它则占了 50%（图 699-1 见光盘）。据估计，CT 研究显示，美国有高达 2% 的癌症与辐射有关，但是 75% 的放射科医生和急诊医生都低估了 CT 的辐射剂量。而有些影像学检查是不产生辐射的（表 699-1 见光盘），而且并不是所有产生辐射的检查过程都对儿童产生相同剂量的辐射（表 699-2 见光盘）。

参考书目

补充内容请参见光盘。

（章岚　译，杜立中　审）

第 700 章
化学污染物
Philip J. Landrigan, Joel A. Forman

自第二次世界大战以来，有多达 80 000 多种的合成化合物威胁着儿童的健康。儿童最有可能受到约 3000 种高产量化合物（HPV）的污染，而这些化合物的年产量高达 100 万磅以上，广泛分布于世界各地。美国疾病控制和预防中心（CDC）对全美人口 200 种合成化合物生物监测数据表明美国儿童正受大量合成化合物的威胁。在某些地方，儿童的身体负担甚至要重于成人。2006 年世界卫生组织（WHO）公布文件：通过健康环境预防疾病：对疾病中的环境负担进行估计，表明 0~1 岁死亡儿童大约有 1/3 可以归因于环境因素。东南亚和西太平洋地区的占世界儿童总数的一半，而这些又是全球工业化最快的地区，这就导致了这些地区只能对环境污染有限控制。

参考书目

补充内容请参见光盘。

（章岚　译，杜立中　审）

第 701 章
重金属中毒
Prashant V.Mahajan

威胁人类健康的重金属常见有铅（见第 702 章）、镉、汞、砷。最普遍的是铅中毒。本章主要讨论汞中毒和砷中毒。

一般人群主要通过食物暴露于汞，鱼是甲基汞暴露的主要来源。接触受污染的食物或水可引起砷中毒。据估计，全球有超过 1 亿人长期饮用高砷含量的水。重金属通过大面积破坏重要细胞的功能而导致机体多器官中毒。重金属暴露的方式多种多样，因此在诊断中要详细了解患者的暴露史。

参考书目

补充内容请参见光盘。

（章岚　译，杜立中　审）

第 702 章
铅中毒
Morri Markowitz

铅以 4 种同位素形式存在，属于金属类。化学上来说，铅熔点低，容易形成稳定化合物，因而数百种产品的生产中都要用到铅。临床上，铅纯粹是一种毒素，任何生物都不存在必须依赖铅的重要功能。但经济利益引诱人们开发上百万吨铅矿，这使铅存在于我们环境的各个角落。

过去的 50 年中，经过广泛的研究，铅引发的生化、亚临床和临床问题的阈值水平经过多次重新确定。血铅水平（BLL）是观察健康状况的金标准。美国疾病控制和预防中心（CDC）/美国儿科学会（AAP）和许多其他国家和国际组织（如全球网络联盟－结束儿童铅中毒、印度的铅中毒转诊中心）认为血铅水平 >10 μg/dL 应是共同关心的问题。然而，血铅水平低于此阈值也会发生铅中毒，目前安全的血铅水平还没有被认定，疾病预防控制中心目前也没有相关报道。

■ 公共卫生历史

从 1976 年到 1980 年，85% 以上的美国学龄前儿童血铅水平高于 10 μg/dL，98% 的非裔美国人的学龄前儿童血铅升高。随后的 25 年，政府采取了一系列措施防治铅暴露的 3 大罪魁祸首：①不再使用四乙基含铅汽油；②在封存食物和饮料罐时禁用含铅焊接剂；③推行联邦规则，使家用油漆的铅含量按重量算低于 0.06%。CDC 持续监测，发现目前血铅水平高于 10 μg/dL 的儿童显著减少，到 2004 年，所有学龄前儿童血铅水平低于 1.5%。然而，6% 的学龄前儿童血铅水平为 5~10 μg/dL，23.6% 的血铅水平为 2.5~5 μg/dL。总之，近 1/3 美国学龄前儿童的血铅水平是可以用目前的实验室方法测得的。因此，近 600 万名儿童持续存在铅暴露，有近 300 000 的儿童血铅水平达到了 CDC 认为应该担心的水平。幸运的是，很少有儿童的血铅水平高到致命的情况，但儿童因血铅水平过高而死亡的事情还是偶尔发生。增加铅中毒风险的危险因素，除了学龄前儿童以外，还包括社会经济地位低，居住旧房，主要是 1960 年以前的建筑，居于城市，非裔美国人的种族，另一个高危因素是新近来自贫穷国家的移民，包括收养者。

全球各地都取得了一些铅中毒防治的进展。在墨西哥，随着 1990 年无铅汽油的引入，在 1990 年到 1997 年，小学一年级学生的血铅水平从 17 μg/dL 下降至 6.2 μg/dL。到 2009 年，除了 17 个国家已经完全淘汰含铅汽油的使用，其余的国家如原苏联国家和北非等仍继续使用含铅汽油。在马耳他，自从禁止进口红铅漆和禁止面包制作时使用含铅木材做燃料后，孕妇和新生儿的血铅水平下降了 45%。在尼加拉瓜，生活在电池厂周围的孩子的血铅水平为 17.2 μg/dL，

而生活在污染控制社区的孩子的血铅水平为 BLL 7.4 μg/dL，所以电池厂被关闭。尽管取得了进步，世界卫生组织（WHO）估计，仍有近三百万人血铅水平高于 5 μg/dL，这些人群大多为孩子，且 90% 生活在发展中国家，在某些地区血铅水平可能是发达国家的 10~20 倍。

不幸的是，铅污染继续发生。2010 年，美国 CDC 确定了多个尼日利亚北部的村庄有铅污染。在矿石中提取黄金的过程引起了大量的含铅灰尘传播。这导致数百名儿童死亡，而其他的孩子均有铅中毒，且 97% 的孩子血铅水平 ≥ 45 μg/dL。

■ 铅暴露源

铅中毒在子宫内就可发生，因为铅可以通过母血进入胎盘。铅对胎儿的毒性作用与对新生儿的毒性作用相似。母体内的血铅可来源于内源性铅储存池（如骨骼）的再分布，也可以因暴露于铅污染环境而新获得。

数百种产品都含有铅，如电池、电缆外壳、化妆品、矿物质补充剂、塑料、玩具（表 702-1）和传统药物（表 702-2）。美国儿童主要的铅暴露源是旧的含铅

表 702-1 铅的来源

油漆碎片
灰尘
土壤
父母的或者年长的孩子的职业暴露（汽车修理、冶炼、建筑、装修、水暖、枪/子弹接触、画）
釉面陶瓷
草药（如阿育吠陀药物）
家庭药物，包括止汗剂、除臭剂
珠宝（玩具或父母的）
电池外壳（或居住于电池冶炼厂附近）
含铅汽油
月光酒
墨西哥糖果；厄瓜多尔巧克力
室内射击
进口香料
含铅的化妆品
含铅管道（水管）
含铅罐进口食品
进口玩具
家里装修
古董玩具和家具

表 702-2　与传统药物相关的铅性脑病的例数

传统医疗系统	铅性脑病的例数（%）	使用 CAM 或药物治疗的儿科病例数
Ayurveda	5（7）	1（20）
Ghasard	1（1）	1（100）
中东传统药物	66（87）	66（100）
Azarcon, Greta	2（3）	2（100）
中药	2（3）	2（100）
合计	76（100）	72（95）

CAM：补充替代治疗

摘自 Karri SK, Saper RB, Kales SN.Lead encephalopathy due to traditional medicines, Curr Drug Safety, 2008, 3:54 - 59

油漆。据估计目前有 3800 万个家庭内残留含铅油漆，这些房屋主要建于 1950 年之前。油漆老化后如粉状、片状剥脱，化成灰尘。不恰当的油漆表面修复会使室内铅尘播散，铅尘会覆盖在所有物体表面，包括儿童的手上，所有这些形式的铅都可能被摄入。若重建工作通过加热来剥除油漆，室内铅蒸汽浓度会升高引起吸入性铅中毒。

病理生理

年幼儿童非营养性手 – 口行为是铅进入这些儿童体内的主要途径。几乎所有铅都是通过舔物体表面的灰尘和吞下油漆碎片摄入的。饮用被含铅水管或含铅的黄铜接头污染的水，或者吃装在含铅瓷釉的陶瓷器皿中的食物或酒有时也会造成铅污染。皮肤接触无机铅复合物，如色素，不会导致大量铅的吸收。相反，有机铅化合物如四乙基铅能渗透皮肤。

肠道中铅的吸收情况与下列几个因素有关：铅颗粒大小、pH、肠道内的其他物质和必需元素的营养状况。大的油漆碎片很难消化，大都排泄出去。粉尘更容易溶解，尤其在酸性介质中容易溶解。空腹摄入铅比餐后摄入更易吸收。另一方面，铁（可能还包括钙）缺乏会促使铅的吸收、潴留并增强其毒性作用。

铅吸收后通过血液遍布全身。大多数铅积存在骨骼，并持续存在多年。铅在循环系统中与红细胞结合，约 97% 结合在红细胞表面和内部。血浆中的铅含量很少，传统的检测方法很难测定。但是这些血浆成分可能进入细胞引起毒性。因此，临床实验室报告的血铅水平并不是血清或血浆中铅含量。

铅在细胞内会诱发多种效应。铅能与酶结合，特别是硫氢基团，改变该基团的结构并消除其功能。所有细胞中都存在血红素途径，其中有 3 种酶对铅的抑制性效应敏感。该途径最后一个酶，亚铁螯合酶，能使原卟啉和铁螯合，从而形成血红素。红细胞中的原卟啉可以测定，若原卟啉水平高于 35 μg / dL 是异常的。铅中毒、缺铁和近期感染都会使原卟啉持续升高。

血红素缺乏影响多个代谢路径。过多的原卟啉和其他血红素前体积聚在细胞中就对细胞有害。因此测定红细胞原卟啉（EP）水平是监测铅生化毒性的有用工具。通常，易感人群血铅水平达到 20 μg / dL 后数周，EP 水平开始升高。几乎所有血铅水平超过 50 μg / dL 的儿童 EP 水平都会升高。血铅水平下降数周后 EP 水平开始下降，因为 EP 的下降有赖于骨髓红细胞前体停止过度增殖和细胞停止更新。

铅中毒的第二个机制是与钙竞争结合位点。许多钙结合蛋白对铅的亲和力很高。铅和这些蛋白结合，改变他们的功能，诱发细胞内和细胞间的信号通路异常。例如，神经递质释放一部分是钙依赖过程，铅对其有不利影响。

以上两个毒性机制是可逆的，铅损害的第三条路径是通过制约正常脑内三级结构的发育来进行。铅可抑制未成熟的哺乳动物脑内正常的删除过程，使脑内多个细胞间联系不能消除。这个过程是人类定期发展顺序的一部分。在生后最初几年脑内不能构建合适的三级结构会造成永久性的脑功能异常。我们很容易从这些解剖结构中推断出儿童铅中毒与注意缺陷多动症的关联。

临床效应

血铅水平是测定儿童铅含量的最佳方法。血铅水平升高会引起临床和亚临床表现，但也会有显著的个体差异。例如，铅性脑病在血铅水平超过 100 μg/dL 的儿童中多见。但是，血铅水平达到 300 μg/dL 的儿童可能没有症状，也可能引起昏迷。其敏感性可能与基因编码的铅结合蛋白的多态性有关，如 δ – 氨基乙酰丙酸脱水酶，一种血红素生产过程中的酶。

横向流行病学研究显示铅能诱发一些亚临床效应。儿童听力和身高与血铅水平负相关。尽管铅对儿童的听力或身高的影响还不至于需要临床干预，但在研究人群中，随着血铅水平的升高，各个频率都需要加大音量才能达到听阈值。与之相应，血铅水平高的儿童较血铅水平较低的儿童矮小。血铅水平每增加 10 μg，儿童平均矮小 1cm。慢性铅暴露还可引起青春期延迟。

另外，一些纵向研究随访了几组儿童 20 年，分析血铅水平升高与儿童各个年龄认知测验分数的关系。这些研究主要用于明确铅是否引起认知缺陷或铅是否是认知缺陷的标志。通常，2 岁左右测得血铅水平或整合不同年龄多次血铅水平的测定结果都发现血铅与认知测验分数负相关。血铅水平每升高1μg/dL，认知分数平均下降0.25~0.50分。儿童早期的血铅水平能预测今后的认知测验分数。这意味着铅对认知的影响是永久性的。

子宫内铅暴露的影响尚不明确。采用贝利量表对出生于中产阶级的婴儿进行2年的智力测定，每隔6个月重复一次，结果发现智力水平与血铅水平呈负相关，即与宫内铅暴露有关，但与各个发育期测定的血铅水平无关。但2岁后对该组儿童用所有其他智力测验进行测定，随访10年以上，发现智力分数与2岁后的血铅水平相关，与脐血铅水平不相关。因而出生前铅暴露对儿童脑功能的影响可由早期儿童事件和儿童以后的血铅水平来取代。另一项研究对墨西哥儿童进行了产前及产后的血铅水平监测，探究宫内铅暴露和产后儿童认知能力的关系。在此研究中，血铅水平没有确定的阈值，在妊娠前三个月母亲血铅水平介于0和10μg/dL者，其孩子在10岁以前的认知分数平均下降6分。

另一个针对中度铅中毒儿童的干预性研究中，这些儿童最初血铅水平20~55μg/dL，积极治疗6个多月，包括关于铅的来源和缓解办法的宣教、营养指导、多次家访和就诊及对某些患者采取螯合治疗。治疗后，儿童平均血铅水平下降，认知分数与血铅水平的变化负相关。血铅水平每下降1μg/dL，认知分数平均增加约0.25分。

铅还能干扰行为。有铅中毒病史和血铅升高的儿童常有多动。骨铅高的年长儿童更易于发展冲动行为，更易于出现那些预示青少年犯罪的行为。一份报告支持早期铅中毒对机体有长远的不利影响。此纵向研究从母亲怀孕期间开始记录，在怀孕早期、出生时和婴儿生后6年内多次测定血铅水平。研究提示暴力犯罪与血铅水平增高有显著关系。对产前血铅水平升高者，血铅水平每升高5μg/dL，犯罪率为1.40（95%可信区间，1.07~1.85），对6岁血铅水平升高的儿童，犯罪率为1.27（95%CI: 1.03~1.57）。

铅对行为的影响是否可逆还不清楚。在一个小范围研究中，血铅水平在20μg/dL左右的7岁组的多动儿童随机给予螯合剂（青霉胺）、哌甲酯或安慰剂。前面两组儿童在老师和父母的行为分级评估中有明显改善，但仅有使用螯合剂组的儿童血铅水平下降了。一项纳入2岁铅中毒儿童的对照研究中，将安慰剂组和螯合剂治疗组进行比较，发现当他们4岁和7岁时，两组儿童行为无差异。

这些研究都认为早期铅接触会长期影响儿童的认知和行为，并且减少铅的摄入可能改善儿童认知能力。

■ 临床症状

胃肠道和中枢神经系统

铅中毒的胃肠道症状包括食欲缺乏、腹痛、呕吐和便秘，症状可能反复出现，持续1周以上。血铅水平高于20μg/dL的儿童，胃肠道症状的发生率是血铅水平相对较低的儿童的两倍。中枢神经系统症状与脑水肿和颅内压增加有关。血铅水平低于100μg/dL的儿童很少出现头痛、神志不清、嗜睡、视神经乳头水肿、昏迷甚至死亡，但曾有儿童血铅水平达到70μg/dL就出现这些症状的报道。美国2006年因为铅中毒死亡的儿童，其血铅水平超过180μg/dL。目前没有与多动相关的血铅水平的指标，但血铅水平超过20μg/dL的儿童确实更容易出现多动。

铅中毒可影响其他器官，但通常症状不明显。儿童血铅水平超过100μg/dL常引起肾小管功能障碍，诱发可逆性范可尼综合征（见第523章），红细胞存活期缩短，可能引起贫血。几乎所有的铅中毒儿童的贫血都还有其他因素的参与，如铁缺乏和血红蛋白病。老年患者可能出现周围神经病变。

■ 诊 断

筛 查

几乎99%的铅中毒儿童由筛查而不是通过临床症状发现被发现。直到1997年，全球12~24个月龄的儿童血铅水平筛查才得以标准化。因为美国铅中毒的发病率下降，目前已修订了推荐方案，主要是有目的地针对高危人群进行血铅测试。"高危人群"的判定主要基于铅暴露的可能性。卫生部门负责测定当地铅中毒的发生率和1950年以前建造的房屋的百分比，因为当时普遍使用含铅量很高的油漆。若当地卫生部门掌握了这些信息，筛查工作才能展开。例如，在纽约州，很大一部分房屋是1950年以前建造的，因而卫生部门建议所有的儿童都应做铅中毒的血样分析。因为目前没有所有儿童血铅水平标准化的数据库，研究人员应继续测定所有儿童的血铅水平。在铅中毒和老式房子较少的地区，有目的的筛选工作应建立在危险评估的基础上。危险评估调查问卷包括3个问题（表702-3），与现场或个人有关的项目都应加在问卷中。例如，若儿童住所附近有铅工业，或儿童刚从使用含铅汽油的州搬过来，或儿童已经出现了发育迟缓的表现，就必须检测儿童的血铅水平。若条件允许，应尽可能静脉采血测血铅，因为毛细血管采血测血铅的假阳性和假阴性率都较高。

表 702-3　人最低风险调查问卷

1. 孩子是否居住在或经常去 1950 年之前建造的房屋里？（包括日托、保姆或亲戚所在地）

2. 儿童是否居住在或经常去 1978 年之前建造的房屋里，且该房屋近期或正进行（过去 6 个月）翻新？

3. 儿童是否有铅中毒的同胞或玩伴？

摘自 Centers for Disease Control and Prevention. Screening young children for lead poisoning: guidance for state and local public health officials. Atlanta, 1997

对血铅水平的理解

铅效应的阈值水平和针对风险管理的血铅水平是不一样的，而实验室问题则使我们对铅浓度在 0~5 µg/dL 的水平区间的测定更加困难。CDC 及某些实验室能够将铅浓度精确到 2 µg/dL，而其他的则只能测到 5 µg/dL。浓度超过 2 µg/dL 提示有过铅暴露，就需要进行第二轮测试来确诊并决定正确的干预措施。何时重复测定依据初次的血铅水平而定（表 702-4）。若诊断性测试（二次测试）确认血铅水平确实升高了，则按照推荐的计划还需进行一系列更多的测试（表 702-5）。若儿童静脉血铅水平大于 45 µg/dL，需迅速应用螯合剂。

其他评价工具

虽然其他方法也能评价儿童组织和体液中的铅水平，但只有血铅测定是评价儿童是否铅中毒的金标准。实验室研究发现：X 线荧光测定（XRF）能直接并且非侵入性测定骨铅含量。XRF 可用于铅污染的蓄电池回收厂的长期铅暴露的工作人员的检测。有研究发现学龄儿童骨铅水平升高而血铅水平正常，这与骨铅代谢缓慢而血铅代谢迅速有关，前者需要数年而后者仅

表 702-4　筛选测试的随访

筛查的血铅水平（ug/dl）	CDC 重复诊断性静脉血铅测试	AAP 重复诊断性静脉血铅测试
<10	没有定义；< 1 年	没有定义
10~19	3 个月	1 个月
20~44	1 周 ~1 个月（血铅水平越高时间越短）	1 周
45~59	48h	48h
60~69	24h	48h
≥ 70	即刻	

AAP：美国儿科学会；CDC：美国疾病控制与预防中心

摘自 Screening young children for lead poisoning. guidance for state and local public health officials, Atlanta, 1997, Centers for Disease Control and Prevention; and American Academy of Pediatrics, Committee on Environmental Health: Screening for elevated blood lead levels, Pediatrics, 1998, 101: 1072-1078

表 702-5　儿童血铅水平升高时采取的应对措施

血铅水平（µg/dL）	措施
<10	与血铅水平在 10~14 µg/dL 一样
10~14	有关铅的教育（来源，摄入途径）
	膳食咨询（钙和铁）
	教育方法（减少污染的方法）
	3 月内重复测试
15~19	有关铅的教育
	膳食
	教育
	1~2 个月内重复测试
	如果血铅水平在 20~24µg/dL，继续采用措施：在静脉血检查后 3 个月血铅水平仍在此范围或
	血铅浓度增加
20~44	有关铅的教育
	膳食
	教育
	1 周 ~1 个月内复查血铅水平（血铅水平越高时间越短）
	完整的病史和体格检查
	实验室检查：
	血红蛋白和血细胞比容
	铁状态
	环境调查
	减少铅危害
	神经系统发育检查
	腹部放射学检查（如果怀疑有铅摄入）
45~69	有关铅的教育
	膳食
	教育
	复查血铅水平
	完整的病史和体格检查
	实验室检查：
	血红蛋白和血细胞比容
	铁状态
	游离红细胞原卟啉（EP）或锌原卟啉（ZPP）
	环境调查
	减少铅危害
	神经系统发育检查
	腹部放射学检查
	螯合治疗
≥ 70	即刻住院和开始螯合治疗
	如果血铅水平在 45~69 µg/dL 继续采用措施

任何血铅水平都不推荐的检查：

在牙龈寻找铅线

评估肾功能 [除开 CaNa2EDTA（乙二胺四乙酸）螯合治疗期间]

测试的头发、牙齿或指甲

长骨的射线成像

长骨的 X- 射线荧光

摘自 American Academy of Pediatrics. Lead exposure in children: prevention, defection, and management, Pediatrics, 2005, 116: 1036-1046

需数周。这也说明儿童体内可能有很多铅，用常规的血铅检测是查不出来的。如果骨骼的再吸收率突然增加，比如制动1周以上或处于妊娠期间，这种储存铅可能会释放，造成毒性血铅水平。因而，有血铅升高病史的儿童停止摄入铅很久以后依然有再发铅中毒的危险，还有可能会把铅传给下一代。目前，XRF还不适用于儿童的临床使用。

尿中的铅也可以测定。铅的自发性排泄量很少，即使对血铅水平很高的儿童而言也是如此。给予螯合剂可刺激铅排泄，这是螯合剂的作用机制。尿铅排泄量测定－铅动员测试用于明确有铅负荷的儿童是否对螯合剂治疗敏感。在此测试中，需要在服用1剂或2剂螯合剂后定时收集其尿液并测定尿液不过，该测试已经不再推荐。

头发中的铅也可以测定，但易受外界环境污染。发铅水平是否可靠还需要进一步研究。其他一些测试方法可用来间接评估铅暴露水平和铅潴留情况。长骨X线片能显示干骺端软骨的骨密度线，这条线很难与生长停止线区分，但若能肯定该线由铅潴留引起，说明患者至少受铅暴露数月或数年。对有急性症状的儿童，若不能马上获得血铅结果，肾－输尿管－膀胱（KUB）的X线摄片有助于诊断。若近期患儿摄入含铅灰泥或含铅油漆碎末，可在患儿肠道内观察到不透X线的斑点。但放射结果阴性也不能排除儿童铅中毒。

因为血铅水平反映近期铅摄入情况或近期铅从其他组织的重新再分布，血铅水平与患儿的铅负荷和铅毒性不完全相关，因此需要检测铅对儿童产生的影响。铅潴留数周后，若血铅水平超过 $20 \mu g/dL$，EP水平就会上升至 $35 \mu g/dL$ 以上。EP不受铁缺乏或近期感染史的影响，因而可通过它反映铅的效应，也可作为评价铅治疗是否成功的指标。经过减少摄入和促进排泄的治疗，数周后EP水平会开始下降。因为EP对光敏感，因而所采的全血在分析前应用铝箔或类似物包裹。

■ 治 疗

因为骨铅释放缓慢，即使应用药物也很难去除。另外，铅引发的认知/行为影响是不可逆的。因此，治疗铅中毒的重点在于预防铅中毒的发生和预防铅中毒儿童进一步摄入铅。这些治疗适用于所有孩子（和成人），主要包括：①确认和消除环境铅污染的来源；②行为矫治以减少非营养性手－口活动；③膳食咨询以确保摄入足够的钙和铁。少数孩子存在严重铅中毒，需要进行药物治疗增加铅的排泄。

健康随访期间，应该进行危险因素的排查，包括以下有关问题，是否存在最常见的铅暴露源？旧油漆的状况？是否有职业性铅暴露的成人同时居住而存在次级职业性铅暴露？是否与工业性污染源较近？若能明确铅暴露源，那么消除它通常需要卫生部门、房产部门的帮助和面向父母的教育咨询。家庭应搬离有铅污染的公寓直到住所维修完成。维修期间应反复清洁地面，尽量多使用高效粒子积聚真空吸尘器来减少含铅灰尘引起的铅暴露。仔细选择负责排铅工作的承包人是很有必要的。草率的工作会引起家庭内或居室内铅尘和含铅油漆碎片的播散，进一步使儿童的血铅水平升高。排铅工作完成后，应该从地上、窗台和窗井采集灰尘擦拭样本以明确铅暴露的危险性已减少。

还有这样的例子经常发生：一个家庭居住了多名成员，包括几名儿童，但仅发现一例铅中毒病例，即使该家庭的铅暴露源是由于剥落的含铅油漆所致。有部分儿童在同样的环境中不会引起铅中毒。父母努力减少铅中毒儿童的手－口行为对降低儿童铅摄入是非常必要的。洗手能有效地去除铅，但在铅尘飞舞的居室内，铅会在儿童洗手后又迅速积聚到儿童手上。因此，最好在马上要开始营养性手－口活动前洗手。

由于和其他必需元素之间存在竞争，因此需要给儿童提供富含钙和铁的健康饮食。随着年龄不同，推荐的每日摄入的必需元素量也不同。通常，1岁以上儿童钙摄入量1天达到1g就够了。大概是1夸脱牛奶（约1200mg/qt）或高钙橙汁中的钙含量。钙的吸收有赖于维生素D。虽然牛奶富含维生素D，但并不含有其他有助于钙吸收的营养素，因此医生应给予喝牛奶较少的儿童和晒太阳不足的儿童含维生素D的多种维生素制剂。铁的需求也随年龄的变化而变化：婴儿6mg/d，青少年12mg/d。若儿童生化检查提示铁缺乏，医生应给予儿童铁元素5~6mg/（kg.d），连续用3个月。摄入抗坏血酸（柑橘类果汁）有助于铁吸收。儿童每天摄入钙或铁超过以上推荐剂量是否会对儿童产生其他影响目前还在研究之中，现在还不推荐这种做法。

对铅性脑病的儿童来说去除铅的药物是挽救生命的治疗。若铅中毒儿童未出现脑病，药物治疗可防止症状进展出现更多的毒性。通常依据儿童血铅水平来决定是否使用螯合治疗。儿童静脉血铅水平大于 $45 \mu g/dL$，应进行药物治疗。美国有4种治疗药物：二硫琥珀酸（DMSA）、依地酸盐（CaNa2EDTA）、二巯基丙醇（BAL）和青霉胺。DMSA与青霉胺可以口服，而

表 702-6　螯合治疗

名称	同物异名	剂量	毒性
Succimer	Chemet, DMSA	350 mg/m² 体表面积（而非 10mg/kg），每 8 小时口服，连服 5d，随后每 12 小时口服，连服 14d	胃肠道不适，皮疹，肝功能异常，白细胞数目减少
Edetate*	CaNa2EDTA 、versenate	1000~1500 mg/（m²·d）；持续或间断性静脉输液；每日分 4 或 2 次肌注，连续肌注 5d	较少见的蛋白尿、脓尿、血尿素氮/肌酐增加。若输液过快引起血钙过高，输液渗透压高引起组织炎症
British antilewisite（BAL）	Dimercaprol（二巯基丙醇），不列颠抗路易斯毒气，British antilewisite	300-500 mg/（m²·d），每日分 4 次肌注，连续肌注 3~5d，仅在血铅水平 ≥ 70 μg/dL 时应用	胃肠道不适，精神差，肝功能异常，若葡萄糖 -6- 丙酮酸脱氢酶缺乏症则溶血不合并铁剂治疗
D-Pen	青霉胺	口服 10mg/（kg·d），2 周后剂量增加到 25~40mg/（kg·d），每日隔 12h 用药，用药 12~20 周	皮疹，发热，吞咽困难，肝功能异常，蛋白尿，与青霉素有交叉反应

* 一直都是没有钙的钠盐

G6PD,LFT, liver function test：肝脏功能测试

摘自 Markowitz ME. Lead poisoning, Pediatr Rev, 2000, 21: 327–335

EDTA 和 BAL 只能胃肠外给予。根据铅中毒的严重性、药物的有效性和给予方式选择不同的药物（表702 - 6）。儿童血铅水平在 44~70 μg/dL 应给予单一药物，优先选用 DMSA。儿童血铅水平在 70μg/dL 以上应两药合用：①对无脑病并发症的儿童，CaNa2EDTA 与 DMSA 或 BAL 合用；②有脑病并发症的儿童，CaNa2EDTA 与 BAL 合用。儿童血铅水平在 100μg/dL 以上合用 CaNa2EDTA 与 DMSA 的资料很少。

药物的副作用一般很少且是可逆的，包括肠胃不适、暂时性的转氨酶升高、尿沉渣检查异常和中性粒细胞减少。应用 CaNa2EDTA 和 DMSA 时这些情况发生最少，应用 BAL 和青霉胺时较常出现。若在推荐应用的周期内给予足够的剂量，所有的药物对降低血铅水平都会有明显的疗效。但是，这些药物可能会引起儿童对肠道铅的吸收增加，因此儿童应在无铅环境中应用这些药物。有些专家推荐在给予螯合剂前或同时应用清泻剂可清除肠道内存在的铅。

但没有一种药物会把身体内所有的铅都清除掉。在治疗完成后的数天至数周内即使没有新摄入铅，血铅水平也会升高。血铅水平反弹很可能是因为骨铅的存在。测定骨铅含量的一系列 X 线荧光检测表明 CaNa2EDTA 螯合治疗后儿童骨铅水平降低，但是即使多个疗程后儿童残存的骨铅还能检测到。

若血铅水平反弹至 45μg/dL 以上，就需要再进行螯合治疗。若儿童初次血铅水平大于 70μg/dL 可能需要不止一个疗程的螯合治疗。疗程之间至少要间隔 3d，尽可能预防治疗副作用，如肾损伤。

对血铅水平低于 45μg/dL 的儿童来说，是否需要螯合剂治疗没有明确标准。这些药物应用于血铅水平在 20~44μg/dL 的儿童会引起一过性血铅水平下降，某些儿童会伴有可逆性的铅诱发的酶抑制。有很少一部分儿童螯合期间铅排泄明显增加，这使人们产生了这种疗法是否会带来长期疗效的疑问。某研究由血铅水平 20~44μg/dL 的两岁儿童参加，随机被分为 DMSA 治疗组和安慰剂组，结果发现：DMSA 组最初 6 个月血铅水平下降较多，但随访 1 年后两组血铅水平近似，4 岁和 7 岁时进行认知测验发现两组没有显著性差异。因而，不推荐血铅水平 20~44μg/dL 的儿童进行螯合治疗。要证明螯合剂对铅含量低于 45μg/dL 的儿童有效，还需要进一步研究。例如，如果儿童对试验剂量的螯合剂出现尿铅升高的反应，就证明该螯合剂能够永久性除铅，但它是否会改善其临床/亚临床症状呢？同时，美国或其他地方所采用的其他螯合剂是否能够使机体的骨铅量大大减少或改善铅中毒导致的认知障碍还需要研究。

若治疗成功，血铅水平会下降，治疗最初 2 个月下降最明显。随后，血铅水平下降幅度变缓，因而治疗 6 ~12 月后中度铅中毒（BLL > 20μg/dL）儿童的血铅水平平均降低 50%。血铅水平更高的儿童可能需要数年时间才能恢复 10μg/dL 水平，即使所有的铅暴露来源已经消除，儿童行为得到矫治，营养状况改善需要数年的时间。因而，最好的处理方法是早期筛查，预防儿童铅中毒。

参考文献

参考书目请参见光盘。

（章岚　译，杜立中　审）

第703章
非细菌性食物中毒
Denise A. Salerno, Stephen C. Aronoff

703.1　菌类中毒
Denise A. Salerno, Stephen C. Aronoff

菌类是高蛋白、低脂肪、低热量的食物，可以提供丰富的营养来源，除了部分菌类食用后引起很高毒性的反应之外，菌类是人类的理想食物。采摘和食用野生菌类在美国越来越流行，这导致严重甚至致命的菌类中毒报告逐渐增多。

参考书目
参考书目请参见光盘。

703.2　龙葵碱中毒
Denise A. Salerno, Stephen C. Aronoff

龙葵碱是存在于绿色和发芽土豆中的几种相关毒素的混合物。阳光照过或者发芽的土豆会产生许多含有胆固醇衍生物龙葵碱的生物碱甙。在绿色土豆的皮和芽中含有高浓度的两种糖苷，分别是 α-龙葵碱和 α-查茄碱。一些龙葵碱可以通过煮沸而不是通过烘烤除去。α-龙葵碱和 α-查茄碱的主要作用是抑制胆碱酯酶，其心脏毒性和致畸作用也有报道。

参考书目
参考书目请参见光盘。

703.3　海鲜中毒
Denise A. Salerno, Stephen C. Aronoff

■ 鱼肉中毒
世界上海鲜中毒疾病报道中最常见的是鱼肉中毒。主要的鱼类中毒事件多发生在佛罗里达、夏威夷、法属波利尼西亚、马绍尔群岛、加勒比海、南太平洋和维尔京群岛。随着现代信息传播的发达，全球范围内均有该病的发生。鱼类已证实的最常见毒素来源是鼻鲈，其次是鲷鱼、无鳔石首鱼、琥珀鱼、海豚、鳗鱼和梭鱼。也有养殖的鲑鱼中毒的报道。

参考书目
参考书目请参见光盘。

703.4　三聚氰胺中毒
Denise A. Salerno, Stephen C. Aronof

三聚氰胺（1,3,5-三嗪-2,4,6-三胺或 C3H6N6），是 1830 年研制出的一种化合物，在许多塑料、黏合剂、层压制品，水泥，清洁剂，防火涂料等都有使用。直到 2007 年美国发生被三聚氰胺污染的宠物食品造成很多猫狗死亡才首次出现三聚氰胺食物污染中毒事件报道。在 2008 年，中国发生超过 30 万名儿童食用了三聚氰胺污染的婴儿配方奶粉后导致肾脏损伤事件，造成 5 万人住院，6 人死亡。这是第一次报告三聚氰胺污染牛奶制品。

参考书目
参考书目请参见光盘。

（章岚　译，杜立中　审）

第704章
生化武器
Theodore J. Cieslak, Fred M. Henretig

在过去的 10 年中，世界各地的事件提醒我们，恐怖分子可以在任何时间利用任意数量的非常规武器，包括生物和化学试剂。在这些袭击平民的事件中儿童们常常不能幸免，事实上，学校和托儿所可能是这些行动的目标。儿科医生必须熟悉生物和化学制剂中毒的临床表现，如果能早期诊断、及早治疗，制订积极预防措施，其中许多可以被成功救治。

参考书目
参考书目请参见光盘。

（章岚　译，杜立中　审）

第705章
动物咬伤和人咬伤
Charles M. Ginsburg

除了狗和猫之外，还有许多动物能造成咬伤，包括一些大型猫科动物（老虎，狮子，豹），野狗，土狼，狼，鳄鱼及其他爬行类动物。咬伤情况因国家和地区而不同。在美国估计每年有 300 万至 600 万因动物造成的咬伤，其中 80%~90% 来自狗，5%~15% 来自猫，2%~5% 来自啮齿动物，其余来自兔子，白釉，家畜，猴子及其他爬行类动物。大约 1% 的狗咬伤和 6% 的猫咬伤需要住院治疗，而因咬伤每年在健康保健费和误工费方面就会造成 100 万美元的损失。狗咬伤在孟加拉，印度，巴基斯坦和缅甸等国是最普遍的，然而，在尼泊尔因黄牛和水牛造成的咬伤占到了咬伤中的一半以上，紧随其后的是狗，猪和马咬伤。

■ 流行病学

在过去 30 年中，美国每年有大约 20 例患者死于狗咬伤；65% 发生在 11 岁以下的儿童中。攻击儿童的犬品种各不相同，表 705-1 通过对 341 种狗咬伤的研究描述了其危险指数。罗特维尔犬，比特犬和德国牧羊犬占了致命咬伤的 50% 以上。纯正公狗占袭击的 75%；哺育幼崽的成年犬往往会向试图碰触其幼崽的儿童发起攻击。

大部分与狗相关的袭击事件多发生在 6~11 岁的

表 705-1 美国儿童犬咬伤中犬的品种与咬伤的群体发病率

犬种	狗咬次数（%）	在总体中的数量百分比（%）	风险指数
德国牧羊犬	105（34）	12	2.83
杜宾犬	8（3）	1.1	2.71
波美拉尼亚丝毛狗	5（2）	1.1	1.81
北京哈叭狗	10（3）	1.9	1.56
达克斯猎狗	22（7）	5.2	1.35
雪纳瑞犬	5（2）	1.5	1.33
柯利牧羊犬	10（3）	2.3	1.30
猎犬	15（5）	3.9	1.29
贵宾犬	10（3）	3.1	0.98
罗特韦尔犬	3（1）	1.1	0.92
贝高犬	3（1）	1.2	0.80
小猎犬	15（5）	8.1	0.61
伯恩山犬	3（1）	1.7	0.58
拉布拉多犬	11（4）	8.2	0.49
杂交犬	39（13）	28	0.46
西班牙猎犬	5（2）	6.5	0.31
西施犬	1（0.3）	1.2	0.26
玛尔济斯犬	0（0.0）	1.1	0.00

关于狗的分布的数据收集来自当地社区狗登记。风险指数是用来评估相应犬种在犬的总群体中咬伤的发生率

摘自 Schalamon J, Ainoedhofer H, Singer G, et al. Analysis of dog bites in children who are younger than 17 years, Pediatrics, 2006, 117:374-379

儿童中。男孩比女孩更容易被攻击（比例为 1.5:1）。大约 65% 的攻击发生在家里，75% 的动物都为孩子们所熟悉，50% 的袭击是在未出现任何挑衅的情况下发生的。在加拿大也有相似的统计数据，在一份研究报告中显示出，所有狗咬伤中的 70% 发生在 2~14 岁的儿童；65% 发生在自己家中、社区中或别人家中。

美国每年大约有 45 万起猫咬伤事故，几乎所有咬伤都是由家养动物造成的。因为关于鼠咬伤，沙鼠咬伤从来没有过此类记录，所以几乎没有关于此类咬伤的流行病学，而由啮齿类带来的咬伤或抓伤引起的感染也同样一无所知。

我们并没有关于儿童患者在人咬伤方面的发生率和统计数据；然而，在因人咬伤造成的伤害中，幼儿园和早期学龄儿童却是有着最高的危险性人群。在美国的日间医疗中心中因被人咬伤造成的伤害是非常普遍的。尤其青少年中人咬伤的发生比例是最高的，青少年因为拳击口部（牙齿）导致的受伤都与打架有关。

■ 临床表现

与狗相关的咬伤可以分成三种类型：擦伤，刺伤，撕裂伤（伴随或不伴随周围组织撕裂伤）。狗咬伤也可能是挤压伤。猫和鼠类的咬伤，最常见的是刺伤。猫咬伤常常会刺进人的深层组织中。人咬伤分两种类型：一种是人的上下齿同时咬伤身体部位所致的环形伤口，另一种为优势手握拳后撞击另一个人的牙齿所致的拳头击打伤，多发生在年龄较大的儿童和年轻人中。

■ 诊　断

在诊断咬伤患儿过程中需要详细询问病史，同时还需要全面的体格检查。对于发生咬伤的过程应详细询问，如动物的类型（家养或野生）、攻击是否有诱发因素及咬伤的具体部位；另外还需要了解药物过敏史；孩子的免疫接种情况（破伤风）和动物的免疫接种情况（狂犬病）。在体格检查中，必须非常注意伤口的类型、大小、深度、是否有异物存在于伤口中及深层组织受损程度等；伤口位于四肢时，还需要了解伤口周围的关节活动度。在患者的病历中应记录伤口的直径。如果伤口深及骨或关节，或者伤口内有异物存在的话还需要进行 X 线片检查。如果伤口在颅面部，就需要考虑颅骨骨折或被穿透的可能，尤其是颅骨较软的小婴儿被伤及头面部时。

■ 并发症

无论被哪种动物咬伤，伤口感染是最常见的并发症，是否考虑对伤口部位组织进行培养，取决于动物

的物种，咬伤后至就诊间隔的时间长度，伤口的深度、伤口是否被异物污染，以及伤口是否已经有感染的迹象。尽管在被狗咬伤后 8h 内对伤口组织进行细菌培养，有多达 80% 的病例可以发现潜在致病菌，但事实上，在被狗咬伤后 8h 内及时就医，伤口感染的概率很小（2.5%~20%）。因此，被狗咬伤不到 8h，一般不需要进行组织的细菌培养，除非有证据表明伤口被污染或有早期伤口感染迹象，另外对于有免疫缺陷的患儿也需要及时进行细菌培养。免疫缺陷的患儿被狗咬伤后，有 5% 的患儿伤口中可以培养到非常少见的犬源性嗜二氧化碳嗜细胞菌。和被狗咬伤不同，被猫咬伤的患儿，即使得到早期的治疗，仍有 50% 的伤口感染率。所以为了谨慎起见，被猫咬伤的患儿都需要对伤口组织进行细菌培养。另外，对于咬伤时间大于 8h 的，无论被何种动物咬伤，都需要进行组织细菌培养。

啮齿动物咬伤后伤口的感染率尚不清楚。老鼠的大部分口腔菌群与其他哺乳动物类似；约 50% 为念珠状链杆菌，25% 为小螺旋菌。这些菌都有潜在可能引起感染症状（见第 705.1）。

所有被咬伤的患者，无论损伤的机制，都非常有可能继发感染，应视为携带高感染风险而进行组织细菌培养。因为绝大多数咬伤后的感染都是厌氧菌感染，所以除了进行常规组织细菌培养外，还应该进行厌氧菌培养。

狗，猫或人咬伤后软组织细菌感染常见的原因记录在表 705-2。高感染风险的咬伤伤口如下：手、脚或生殖部位被咬伤，骨头或肌腱的穿透性损伤，人类或猫咬伤，延误治疗时间超过 24h，伤口有异物，免疫抑制（无脾脏）及挤压或深度刺伤。

■ 治疗（表 705-3）

对组织取样进行细菌培养后，就应该对伤口实施局部麻醉，清洗，应用大量的生理盐水冲洗伤口。对伤口使用含有抗生素的液体进行冲洗是完全没有必要的，反而可能会对局部伤口组织造成刺激。对于刺伤的伤口更应该仔细清洗，应用细导管或钝头针进行小心冲洗，并且应避免高压冲洗。撕裂或失活组织需要实施清创术，出现波动感的区域需要切开引流。

目前对于清创后的伤口处理有很多争论，很少数据帮助确定咬伤的伤口是否应该进行直接缝合、延迟一期闭合（3~5d），或是应该允许二期愈合。考虑的影响因素有伤口的类型、大小和深度，解剖位置，是否存在感染；受伤后多久，以及是否有毁容的可能。对于伤口比较深，面积较大或者伤及骨骼和关节的患者需要进行外科手术咨询；对于感染性伤口需要进行开放式引流。虽然人们普遍认为，对于受感染的伤口

表 705-2　与叮咬有关的微生物

狗咬伤
葡萄球菌属
链球菌属
艾肯菌属
巴斯德菌属
变形杆菌属
克雷伯氏菌属
嗜血杆菌属
肠杆菌属
DF-2 或嗜二氧化碳嗜纤维菌属
拟杆菌属
莫拉克斯氏菌属
棒状杆菌属
奈瑟氏菌属
梭菌属
普氏菌属
紫单胞菌属

猫咬伤
巴斯德菌属
放线菌属
丙酸菌属
拟杆菌属
梭菌属
梭状芽孢杆菌属
类杆菌属
消化链球菌属
葡萄球菌属
链球菌属

食草动物咬伤
林氏放线杆菌
猪放线杆菌
出血败血性巴斯德氏菌
巴斯德菌
猪葡萄球菌

猪咬伤
产气巴斯德菌
多杀巴斯德菌
拟杆菌属
变形杆菌
猪放线杆菌
链球菌属

表 705-2（续）

黄杆菌属

支原体属

啮齿类动物咬伤—鼠咬热

念珠状链杆菌

鼠咬热螺旋体

灵长类动物咬伤

拟杆菌属

梭形杆菌属

啮蚀艾肯菌

链球菌属

肠球菌属

葡萄球菌属

肠杆菌科

猿疱疹病毒

爬行动物咬伤（鳄鱼、短吻鳄）

嗜水气单胞菌

类鼻疽假单胞菌

铜绿假单胞菌

变形杆菌

肠球菌属

梭菌属

摘　自 Perkins Garth A, Harris NS. Animal bites（website）.http://emedicine.medscape.com/article/768875–overview. Accessed December 3, 2010.Reprinted with permission from eMedicine.com, 2009

表 705-3　避免人或动物咬伤的预防管理

管理种类	处置
提纯	过滤可见的污物，用灌洗器采用大量高压无菌盐水冲洗
	刺伤不要冲洗，应用标准预防
受伤组织培养	除非明确感染存在，否则不适用于新鲜伤口
	适用于伤口出现 8~12h 以上和伤口有明显感染征象
X 摄片	穿透性深入伤口与骨头或关节有重叠，可疑骨折，或评估有异物进入
清创术	清除失活组织
清创术和探查	适用于下列任何一种情况 大面积创伤（失活组织） 涉及掌指关节（闭合性拳击伤） 大型动物造成颅骨咬伤
缝合伤口	适用于选择新鲜的非穿透性咬伤（文中可见）
评价破伤风免疫状态	需要
评价动物咬伤的狂犬病风险	需要
评价人咬伤后的乙型肝炎患病风险	需要
评价人咬伤后的免疫缺陷病毒感染风险	需要
抗菌素治疗	适用于下列情况 ·中等或严重的咬伤，尤其出现水中时和挤压伤时 ·刺伤，尤其损伤骨头，腱鞘或关节 ·手和脚的咬伤 ·生殖器部位咬伤 ·免疫抑制或无脾患者的伤口 ·感染伤口
随访	48h 内检查伤口是否有感染征象

* 应用 18 号标准针头的大容量注射器是有效的。应用抗菌剂或抗感染溶液不起作用反而增加组织刺激风险。† 需氧菌和厌氧菌培养均需要完成
摘 自 American Academy of Pediatrics. Bite wounds//Pickering LK, Baker CJ, Long SS, et al. Red book: 2006 report of the committee on infectious disease, 27 ed, Elk Grove Village, IL, 2006: 191–195

和受伤时间超过 24h 的不应缝合，但是对于非感染性伤口且受伤时间小于 8h 的伤口，缝合的有效性和安全性还是有争议的。所有手上的伤口感染的风险均很高，特别是有肌腱断裂或骨片穿透的伤口，因此除了轻微的手部伤口，其他伤口均建议延迟缝合。另外与手部伤口不同的是面部伤口，由于血供丰富，所以很少继发感染。很多整形外科医生推荐对于在咬伤后 6h 内及时就医的面部受伤患者，在进行充分的伤口清洗和清创后进行缝合处理。

目前很少有研究明确表明抗生素对咬伤伤口治疗有效。但普遍的共识是，除了由狗、猫和老鼠轻度咬伤的伤口，其他所有伤口无论有无感染都应用抗生素。被咬伤后感染的伤口细菌学研究可以反映咬伤动物的口腔菌群，至少能反映被咬伤皮肤的菌群（表 705 – 2）。因为咬伤动物口腔内长期生存的厌氧菌群或需氧菌群都有可能入侵局部组织进行繁殖，从而引起组织结构的破坏，绝大多数被咬伤的伤口感染是多种微生物造成的。有证据表明，在狗咬伤的感染伤口中，至少可以分离出多达 5 种不同的细菌。

尽管在人类、狗、猫口腔中有大量同源菌群，但重要的是物种之间的不同源菌群，这就导致了被不同生物咬伤后可能发生不同类型的伤口感染。在狗咬伤伤口中分离最多的依次为金黄色葡萄球菌（20%~30%）、巴斯德菌（20%~30%），中间葡萄球菌（25%）和狂犬病菌；大约一半的狗咬伤都是厌氧菌混合感染。猫咬伤的感染伤口中培养的细菌与狗相似，不同的是被猫咬伤的伤口中有 50% 是巴斯德菌，

在老鼠口咽部大约有50%是念珠棘虫属的链球菌,25%是另一种需氧革兰氏阴性小螺菌。在人类咬的感染伤口中培养出的细菌主要是一些非典型菌种,如B型流感嗜血杆菌的菌株,啮蚀艾肯菌,金黄色葡萄球菌,α-出血性链球菌,和β-内酰胺酶需氧菌(约50%)等。拳头撞击牙齿后的伤口尤其容易感染啮蚀艾肯菌(25%)和厌氧细菌(50%)。

治疗采用口服还是注射用抗菌药物主要根据以下情况综合判断:伤口的严重程度,是否伴有感染症状及感染严重程度,是否有全身中毒症状,以及患者免疫状态。阿莫西林-克拉维酸对于绝大多数被咬伤伤口中分离出来的细菌都有效,所以被作为经典的口服治疗咬伤的药物。同样,替比西林-克拉维酸或氨苄西林加舒巴坦的配伍给药是肠外治疗的首选。对于鼠咬伤患者可以考虑普鲁卡因青霉素作为预防和治疗首选药物。第一代头孢菌素对于咬伤感染伤口的巴斯德菌和啮蚀艾肯菌杀伤力有限,不应用于咬伤伤口的治疗。青霉素过敏患者的治疗选择有限,因为其他可替代的药物对引起咬伤后伤口感染的一种或多种细菌效果不明显。对于狗和猫咬伤患者如果青霉素过敏可以考虑红霉素,但是红霉素不能完全杀死巴斯德杆菌及念珠状链杆菌,对于啮蚀艾肯菌则没有杀伤效果。同样,克林霉素和组合复方新诺明对巴斯德杆菌和厌氧菌的杀伤力都很有限。阿奇霉素和酮内酯类抗生素可以考虑应用于咬伤伤口,因为这两种药对于咬伤伤口的需氧菌及厌氧菌都有效果。对于老鼠咬伤的青霉素过敏患者,四环素是首选药物。

虽然被人类或动物咬伤后很少发生破伤风,但是仍然需要非常仔细地询问患者的免疫接种史,对于没有经过正规免疫接种的或最后一次免疫接种时间在10年以前的患者都需要注射破伤风类毒素。对于猫狗咬伤患者是否需要接种狂犬病疫苗主要看这些猫狗是否正规进行免疫接种及社区周围是否有狂犬病病例(见第266章)。在发展中国家,咬人的狗、猫、狐狸、臭鼬、浣熊等均有狂犬病的高风险。每年在世界范围内,动物咬伤后导致超过10万元治疗费用。每年估计至少有55 000人死于狂犬病,大多数死亡病例发生在发展中国家的低收入家庭。如不清楚当地咬人动物的免疫接种状况以及是否存在已知的社区狂犬病流行情况,可向当地卫生部门咨询当地的实际发生情况。暴露后乙型肝炎预防是很罕见的情况,仅存在于被人类咬伤的患者,如果咬人的人本身感染了乙型肝炎,则被咬伤者需要进行乙型肝炎预防(见第350章)。除了轻度的手部咬伤外,所有咬伤患者都需要将伤口周围的关节固定在功能位3~5d,对于咬伤伤口在四肢的则需要把患侧肢体抬高24~36h或直到患侧肢体水肿消退以后。所有咬伤患者在受伤后24~36h都需要进行评估随访。

■ 预 防

动物咬伤很难预防,但是我们可以通过加强看管以尽可能地降低咬伤事件的发生。父母应在孩子出生前的孕期教育及孩子出生后的健康体检过程中获得家庭宠物咬伤人的潜在危险性的相关知识,尤其要注意来历不明的动物。应警告所有患者不能将野生动物作为宠物。此外,儿童的监护人应该警惕的是那些容易攻击人类的动物种系及在哺乳期母畜所表现出的防御攻击本能。应该密切监督保护所有儿童,特别是当周围有动物时,并从小告知儿童应该学会尊重动物,并意识到动物有伤及人类的可能性(表705-4,705-5)。

为减少人类咬伤,尤其是在日托中心和学校,应该保证看护人员与孩子的比例要充足。

参考书目

参考书目见光盘。

705.1 鼠咬热

Charles M. Ginsburg

■ 病 因

鼠咬热是一个总称,它被应用于至少由两种不同细菌引起的两种不同的临床综合征。

鼠咬热的病原体中最多见的为念珠状链杆菌,

表705-4 处理狗的行为编码

狗的特点	推荐的人类行为
狗通过嗅觉交流信息	把狗当成宠物之前先让它嗅嗅你
狗喜欢追踪活动物体	不要在狗的面前快跑
狗比人跑得快	不要尝试比狗跑得快
尖叫容易引起狗的捕食行为	在狗靠近时保持安静
表达需求时先要有命令或迹象	不要拥抱或亲吻狗
直接目光对视为进攻表现	避免与狗直接目光对视
狗易于攻击四肢、脸或颈部	如果出现攻击站着别动(并脚站)和用手和武器保护颈部和面部
躺在地上引起攻击	如果躺着被攻击立即站起来,脸向下,用手挡住耳朵。不要移动
狗的搏斗中只要是近距离的东西它都会咬	不要停止与狗的搏斗

摘自 Schalamon J, Ainoedhofer H, Singer G. Analysis of dog bites in children who are younger than 17 years. Pediatrics, 2006, 117:374-379

表 705-5　防止狗咬伤的措施

- 根据实际的生活环境、生活方式并向专业人士（如兽医、动物行为学家或专业的饲养者）咨询后在认真考虑适合饲养的狗的品种

- 有攻击史的狗不适合有小孩的家庭饲养

- 发现孩子有恐惧或害怕狗的表现时，接受狗的时间会延迟

- 在买和收养狗之前花时间去了解狗。有婴儿或幼儿的家庭将狗或小狗带入家庭时要特别小心。

- 都切除了卵巢 / 无性能力的所有的狗（这一点容易引起攻击行为）

- 不能留下小婴儿或儿童单独与几只狗在一起

- 接受过正确训练的狗进入家庭。教会狗的顺从行为（比如仰卧暴露下腹和没有吠叫地放弃食物）

- 当狗产生攻击或令人讨厌的行为后立即搜索专业的建议（比如兽医、动物行为学家或专业的饲养者）

- 不能和你的狗玩攻击性游戏（比如搏斗）

- 教孩子跟狗在一起的基本安全知识并不断的规律复习

- 不要靠近不熟悉的狗

- 不能尖叫着从狗面前跑过

- 当一只部首席的狗靠近你时保持不动（比如不动像一棵树）

- 如果躺着被狗攻击，立即蜷缩身体如球形和继续躺着（比如仍然像一根圆木）在成人的监督下才能和狗一起玩

- 狗走失后或狗对成人出现不寻常行为时应立即报告

- 避免和狗直接对视

- 当一只狗在睡觉、吃东西或在照顾小狗时不要去打扰它

- 当狗没有事先看和嗅你时不要去宠爱它

- 如果被狗咬了，立即告知成人

摘自 Centers for Disease Control and Prevention. Dog bite-related fatalities—United States, 1995-1996, MMWR Morb Mortal Wkly Rep, 1997, 46:463-467

此病原体在美国、巴西、加拿大、墨西哥、巴拉圭、英国和法国等国家均有报道，在欧洲和澳大利亚也有诊断。在 10%~100% 的健康实验室大鼠和 50%~100% 健康野鼠的鼻咽部找到了 S 念珠棘虫属，它是一种革兰氏阴性杆菌，大部分 S 念珠棘虫属感染发生在被老鼠咬伤后。然而也有被老鼠抓伤后感染或人类摄入被老鼠传播的细菌（哈弗希尔热菌）污染的牛奶引致感染的报道（此报道中人类提供了死亡老鼠）。鼠咬热也可以通过被野鼠咬伤感染。虽然偶尔也有报道鼠咬热来自其他动物咬伤，但这些报道的可靠性均未经证实。

鼠咬热螺旋体引起的鼠咬热亦称为鼠咬热，这种类型澳大利亚报道得最多。鼠咬热螺旋体是一种很小的螺旋体型需氧革兰氏阴性微生物。这种类型鼠咬热的潜伏期比上述链状杆菌的潜伏期要长（14~21d）。此病的临床表现很少有肌肉疼痛和关节炎。

非洲的鼠咬热报道很罕见，对此病的认识不够造成诊断缺失的可能性较非洲不发生此病的可能性更大。

■ 临床过程

鼠咬热链状杆菌的潜伏期从 3~10d 不等，疾病的特点为突然发生高热到 41℃（报道的病例中 >90% 的患者出现发热），严重的搏动性头疼，强烈的肌肉疼痛，寒战和呕吐。事实上所有病例在首发症状出现之前皮肤上的咬伤部位已愈合。发热开始后不久 75% 的患者会出现多型性皮疹。大部分患者的皮疹中包括斑疹和红色的斑丘疹，并经常伴发皮肤瘀点。皮疹的分布变化较大，但经常密集出现于四肢（图 705-1）。在手脚部位容易发展为血泡，医生触诊时需谨慎（图 705-2）。

大约 50% 的患者伴发关节炎，一般首次出现在患鼠咬热的第一周末，早期关节炎呈迁移性发作。如果不治疗，发热、皮疹和关节炎将持续发作 14~21d，而发热与关节炎经常呈现双向式模式。鼠咬热患者的报道中有大量的并发症，最常见的有肺炎、永久性关节炎、脑和软组织脓肿；较少见的并发症有心肌炎或心内膜炎。未给予治疗的鼠咬热死亡率估计为 13%。

螺旋菌属引起的鼠咬热临床表现为发热和化脓性硬结。咬伤部位伤口不愈合，使咬伤部位局部淋巴结长期存在淋巴结炎与淋巴结病。最明显的是当发热出现时许多患者出现全身性的斑疹。未治疗的患者鼠咬热呈复发性的过程，5~7d 后时冷时热和发热症状缓解，但 7~10d 后会再次发生。如果疾病没有得到认识和治疗这样的循环会反复出现。

■ 诊　断

链状杆菌感染所致的鼠咬热诊断较困难，因为这个疾病较罕见，最易误诊为洛矶山斑疹热（见第 220 章），其次为脑膜炎球菌血症（见第 184 章）。此外，采用标准的细菌学技术鉴别和分离出 S 念珠棘虫属也是很困难的。S 念珠棘虫属需要富含多种营养素的培养基才能生长，而且易被聚茴香脑磺酸酯钠抑制，聚茴香脑磺酸酯钠是一种商业血培养基的添加剂。最终的诊断需要在患者的血液、关节液或其他可用于鉴别的人体组织标本中通过分子生物学技术如聚合酶链反应分析技术（PCR）找到 S 念珠棘虫属的 DNA，聚合酶链反应分析技术（PCR）已经证明可成功的鉴别出人体和实验室动物的鼠咬热 S 念珠棘虫属 DNA。

鼠咬热的诊断有些只能来源于临床诊断，因为没有血清学实验协助诊断，而 S 念珠棘虫属在一般的人工培养基上也很难生长。在咬伤的感染部位取样涂片染色找到病原体是很罕见的。

■ 治 疗

两种鼠咬热都可选用青霉素治疗。疗程推荐静脉注射青霉素 G7~10d，然后改为口服青霉素 V7d。如果患者 5~7d 症状明显改善，也没有伴发心内膜炎，即可转为口服青霉素。青霉素过敏的患者可选择四环素或链霉素治疗也是有效的。S 念珠棘虫属感染引起的

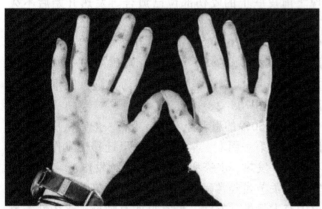

图 705-1（见彩图） 鼠咬热患者手部小的暗红色的斑丘疹
摘自 Van Nood E, Peters SH. Rat-bite fever, Neth J Med, 2005, 63: 319-321

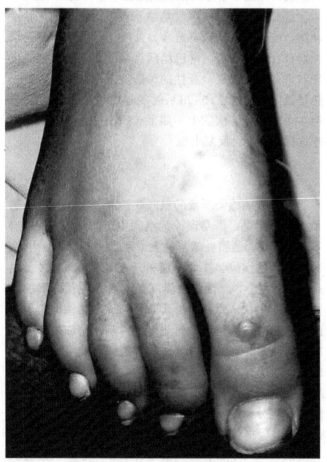

图 705-2（见彩图） 鼠咬热患者病情进展过程中第一和第三脚趾的血泡
摘自 Elliott SP. Rat bite fever and Streptobacillus moniliformis, Clin Microbiol Rev, 2007, 20: 13-22

伴发心内膜炎的患者需要大剂量应用青霉素 G 和链霉素或庆大霉素。

参考文献

参考书目见光盘。

705.2 猴 痘

Charles M. Ginsburg

■ 病 因

猴痘是由猴痘病毒感染引起的，随着天花病毒引起的天花的消灭，猴痘病毒成为人类正痘病毒属中最重要的成员。此病的首次报道见于半个世纪之前丹麦动物园里猴子患此病的描述。猴子是猴痘病毒的主要寄主，在非洲雨林中的松鼠也常出现此病，还有非洲的老鼠、家养猪、豪猪和负鼠均有此病报道。美国有动物园中的大象被土拨鼠传染此病的报道。其病情的严重度因传染源和寄主的不同而不同。在食蟹猴身上发生此病感染则病情较轻微，在猩猩身上发生则病情严重。

1970 年在非洲的中部和西部首次发现猴痘病毒感染人的现象，那时也是天花在那个地区逐渐被消灭的时期。在 1970 年，未接受牛痘疫苗接种的下一代感染天花的患病率为 3%，较之前的 80% 明显下降。接下来的二十年患病率更低。然而当血液中天花抗体的滴定度不再存在时 1990 年出现了一次天花暴发感染，二代感染率超过了 75%。苏丹报道过猴痘爆发感染。2003 年猴痘被意外传染入美国，推测可能是从加纳的啮齿类动物传染给了当宠物饲养的土拨鼠。超过 70 人被感染，饲养土拨鼠的家庭成员以及宠物商店和宠物医院的照顾者均被感染。主要的传播途径是人被动物咬伤或人接触了感染动物的血液、动物伤口或体液含有病毒。人与人之间的传播途径尚不知道，但现在可以确信的是美国发生的猴痘暴发过程中有人传染人后引发的新病例。

■ 临床表现

猴痘与天花的临床表现、症状和病程均相似，虽然猴痘病毒经常显得弱一点。猴痘病毒感染后有 10~14d 的潜伏期，这段时间病毒在淋巴组织中完成复制。潜伏期后患者会感觉全身乏力，发热、肌肉疼痛、头痛和严重的背部疼痛。干咳、恶心、呕吐和腹部疼痛也有发生，全身的淋巴结病在天花患者中很少见，在猴痘患者的急性期常常出现。2~4d 的前驱症状后出现皮疹，首发于头部然后向下发展。随着皮疹的进展，发热的高峰开始下降。最初的皮疹常常首发于面部，由红色斑疹组成，首发后数小时内由红色斑疹转变为

较硬的丘疹并迅速出现水泡，2~3d 后演变为脓疱。故皮疹不像天花皮疹而与水痘皮疹类似。猴痘的皮肤损害会分批出现，然后进入疾病的第二周，皮疹开始干燥、结痂、结疤和脱落。

很多前驱症状类似非典型水痘同时具有接触土拨鼠和外来哺乳动物（如冈比亚鼠和绳松鼠）病史的儿童被怀疑患有猴痘，最终诊断要符合下列所有标准：

· 分离培养出猴痘病毒

· 临床样本采用 PCR 测试检出猴痘病毒 DNA

· 使用电子显微镜证实看到病毒形态符合正痘病毒属，同时视野下未发现其他的正痘病毒属病毒

4. 使用免疫组织化学方法证明组织中出现正痘病毒属病毒，而同时未发现其他的正痘病毒属病毒

■ 治　疗

猴痘没有循证的有效的治疗方法。尽管有证据证明天花疫苗在预防和减弱天花患病中有 85% 的有效性，但因天花的患病率已极低，根据实际的暴露与传染趋势全世界大规模接种的意义不大。可以进行牛痘苗的管理，对于天花患者家庭中的密切接触者和为患者提供疾病照顾的工作者可以接受牛痘疫苗注射，接触患者后两周内接种疫苗都能起到预防作用。免疫系统缺陷和存在危及生命的过敏史（如乳胶、天花疫苗、多粘菌素 B、链霉素、金霉素、新霉素过敏）者不能接受天花疫苗接种。

虽然西多福韦在体外试验的研究中证实治疗猴痘病毒有效，也被应用于预防动物中的猴痘病毒感染，但没有数据支持此药在人类感染治疗中的有效性。

要密切注意观察患者的皮肤卫生，维持皮肤足够的营养和水分，对可能发生的继发性感染要及时局部用药和系统治疗，防止猴痘在人与人之间传播，需联合应用美国国家疾病控制与预防中心的飞沫和空气传播感染预防指南。

参考文献

参考书目见光盘。

（章岚　译，杜立中　审）

第 706 章

毒液螫伤

Bill J. Schroeder, Robert L. Norris

对患者来说，很少有经历比被有毒动物或昆虫叮咬可怕。蜘蛛，蛇和蝎子等有毒动物的叮咬只引起局部周围的疼痛而无需治疗。世界范围上存在许多物种的有毒动物，而每一个国家 / 地区都有自己的一套生物谱系。

在这一章节，venomous 和 poisonous 的概念经常被混淆。Venomous 通常在虫体特定腺体产生，然后通过叮咬传播。而 poisonous 则指的是食用或触碰某一植物、动物或昆虫后人体产生的有害效应。两者间的主要区别在于 poison 产生于整个虫体，而 venom 则之局限于某一腺体。

另外一个概念则说明了不是每次被毒物叮咬都会致害。大多数情况下，叮咬不会传播毒素，称为所谓的干咬。干咬的产生机制多种多样，包括毒液传播途径中断和毒素耗尽。干咬的范围涵盖超过 20% 的蝮蛇咬伤，80% 的珊瑚蛇咬伤和几乎 50% 的毒蛇咬伤。

美国毒物控制中心 2007 年的数据显示，有 70 833 份病例与动物叮咬相关，而被叮咬者中约 1/3 年龄小于 19 岁。成人中，3 人死亡，2 人被蛇咬伤，1 人被昆虫叮咬。

■ 儿童中毒的一般处理方法

儿童在玩耍和探索周围环境时可能被叮咬。如果对儿童接触环境和潜在攻击生物不清楚，那么对儿童中毒的评估也会受阻，尤其是尚未形成语言能力的儿童。毒物叮咬对儿童的总体效应可能较成人更为严重，因为儿童被叮咬后摄入等量的毒素，但循环血量少对毒素的稀释作用减弱。

一般处理

面对中毒儿童时，医生应预见到一个动态的演变过程，它可能随时间而加重。医生应竭尽全力避免错过某些潜在的检查结果。与其他疾病的过程一样，中毒儿童的治疗开始于对患儿的初级评估和管理，包括气道，呼吸，循环（ABCs）。大多数中毒患儿都需局部伤口护理，疼痛控制，安慰，和可能的观察。严重中毒患儿可能需要气道和呼吸的保护和支持（如高浓度氧、气管插管），如果可能还应在未受影响的肢体建立足够的静脉通路。早期低血压往往与血管舒张功能相关，应选择恰当的溶液进行扩容（生理盐水 20mL/kg；根据需要可重复多达 3 次）。对扩容不起反应的休克患者可能还需要血管活性药物如肾上腺素或多巴胺（除了抗毒血清以外）。

被咬伤部位应固定在功能位，水肿区应标记、测量和监控。如果有合适的抗毒血清（AV）可用于治疗，就应该使用足够的剂量（至少一个起始剂量）。在美国，区域性的中毒控制中心可以在这方面提供帮助，尤其是当侵入物种为外来物种时。关于 AV 合适剂量的信

息一般可以在药物包装袋上发现，尽管发展中国家的一些产品提供的信息有可能不够准确。对于毒蛇咬伤和毒虫蜇伤方面经验不够丰富的医生应该询问当地或区域内的专家。

抗毒血清的使用

特定的 AV 适用于世界上许多有毒动物，特别是蛇，蜘蛛，蝎子。它们基本上都可以让被害人接受被动免疫，应在中毒事件发生后尽早给予。AV 只有进入循环中才能中和血液中的游离毒素。

抗毒血清呈液态或胶冻状。大多数的 AVs 通过静脉注射。在叮咬的局部位注射 AV 没有好处。一旦确认需要应用 AV，就立即把它加入溶液中（一般用生理盐水稀释为 20mL/kg，总量可达到 250~1000mL）。

作为异源性血清制品，AV 存在诱导过敏或发生过敏性反应的风险。因此，医生应密切监测患者，输液过程中陪伴在旁，备好所有抢救所需的设备和药物。AV 制造商经常会建议使用前先行皮肤测试，然而却是不可靠的，并无必要。

静脉注射 AV 应缓慢开始，后逐渐增加，速率由患者耐受性决定，全部剂量最好在大约 1h 内完成。

如果病患对血清有反应，立刻终止输注，肌肉注射肾上腺素和静脉内应用抗组胺剂和类固醇。然后，以更慢的速度和更低的浓度重新启动 AV 注射。如果反应严重，必须基于患者临床症状，针对该 AV 注射的益处是否大于过敏反应的风险做出决定。

AV 也可导致免疫球蛋白 G 和 M 介导的延迟性血清病。血清病发生于血清输入后 1~2 周，表现为发热，肌痛，关节痛，荨麻疹，和潜在的肾脏和神经系统受累。口服类固醇，抗组胺药，对乙酰氨基酚即可治疗。

一般伤口护理

与皮肤的其他损伤类似，咬伤和蜇伤需要基本的伤口护理，包括尽可能在加压下用大量清水或生理盐水冲洗。按需进行破伤风免疫。水泡应保持其完整性，可作为天然的绷带并帮助防止感染。暴露组织应用敷料覆盖，一些蛇和蜘蛛咬伤造成的坏死创面应谨慎清创，仅去除明确坏死的部分组织。皮肤移植或肌肉/腱移植重建手术可能是必要的。一般来说不必使用抗生素预防感染，除非施救者操作不当，加深伤口或对伤口进行吸吮。暂时不用抗生素有利于观察继发感染的迹象。

■ 蛇咬伤

大多数蛇咬伤由无毒蛇造成，除了伤口具有潜在感染的可能，并无其他严重后果（图 706-1）。不过毒蛇每年还是会造成全世界成千上万的人死亡。精确的数量难以确定，因为在发展中国家数量最多。而发达国家因为建立了医疗保健系统，死亡人数相对较少。

世界上大部分地区毒蛇咬伤的肇事者属于蝰科或眼镜蛇家族（表 706-1）。在发展中国家，大多数蛇毒中毒发生于农业工人在田野中偶然接触毒蛇的过程中。发达国家则有很多发生于青少年，他们出于好奇试图抓住毒蛇。伤口位于手足的情况占病例的 95% 以上。在美国，几乎 98% 的毒蛇咬伤由毒蛇（蝮蛇科亚科蝮亚科）造成。在南部和西南部地区有小部分由珊瑚蛇（眼镜蛇科）和外来蛇引起。

毒素及其作用

蛇毒成分复杂，包括引起局部组织破坏的大分子酶和具有更致命的全身影响的小分子多肽。毒蛇咬伤的症状和严重程度根据蛇的类型、注入的毒液量和咬伤位置的不同而不同。无论是否有毒液注入，被蛇咬伤后的恐惧会引起恶心，呕吐，腹泻，皮肤发冷潮湿，甚至晕厥。一般来说，毒蛇的毒液可以伤害所有的器官系统。大多数毒蛇咬伤引起明显的局部疼痛、肿胀、瘀斑和被咬肢体不同程度的坏死（图 706-2）。疼痛和肿胀在咬伤后很快出现，且随后几小时或几天内逐渐进展。严重的中毒可能导致消耗性凝血病，低血压，呼吸窘迫。相反，眼镜蛇蛇毒很少或根本没有局部组织损伤，却具有更强的神经毒性。这些叮咬引起的局部疼痛和全身效应的发作可能会延迟几小时。神经毒性开始一般表现为脑神经麻痹如眼睑下垂，构音障碍，吞咽困难，可能进展为呼吸衰竭和完全瘫痪。但也有例外，一些眼镜蛇家族的成员较少产生神经毒性却导致严重的组织坏死（例如，非洲眼镜蛇）。其他也有一些毒蛇会造成明显的神经毒性作用（例如，某些人群的莫哈维响尾蛇/小盾响尾蛇）。医生应学习当地重要物种，包括物种如何被识别，其毒液的预期效果，和管理的合理途径。

管 理

院前急救的重点应放在固定伤口和迅速运送到急诊室。紧身衣，珠宝和手表应摘除，受伤的身体部位应在心脏水平以功能位固定。现有的现场治疗蛇咬伤的方法，如止血带，冰，电击，切口，吸吮，已被证明是有问题的，大多无效且有害。

在医院里，应注意遵循 ABC 原则，加强支持性护理。努力确定毒蛇种类，然后确定适当的抗蛇毒血清。在不受影响的肢体部位建立静脉通道，得到标准的实验室标本，实验室测试项目包括全血细胞计数（CBC），凝血功能，纤维蛋白原浓度，血清生化分析包括总肌

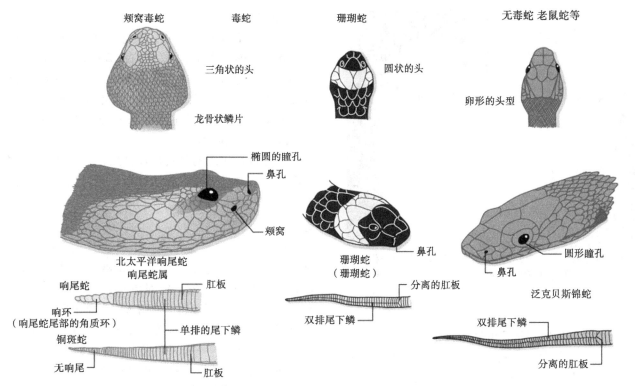

图706-1 美国蝮蛇，银环蛇和无毒蛇的解剖比较
注意：北太平洋响尾蛇已被定义为美响尾蛇
摘自 Adams JG, et al. Emergency medicine, Philadelphia, 2008

酸激酶。尽管在蛇伤时很少需要输注血制品，但还是应该送检血型血交叉。临床后期采集的血标本有可能难以进行血交叉检查，因为毒液和 AV 会干扰检查。外行人放置在咬伤部位的止血带应在获得静脉通路后谨慎去除。密切观察并治疗其不利影响，可能会突然出现代谢性酸中毒，或高钾血混合毒液进入全身循环。被咬伤的肢体部位至少应在伤口近端 2 处以上部位进行标记，并每隔 15min 评估这些位置的循环状况以监测渐进性水肿，如果出现这种现象表明毒素正在发挥作用。

AVS 具有相对种属特异性，故它们被设计来抵抗毒素作用。将不具备种属特异性的 AV 注入人体并没有好处，反而存在巨大的风险（例如，过敏性反应）和费用问题。如果确定孩子需要 AV，应尽快寻找适当血清，可从医院药房开始，还有当地毒控中心，也许还可从当地的动物园和博物馆中饲养的蛇得到。

表706-1 医学上重要的蛇科

科别	毒性？	位置	举例	毒素作用/其他影响
游蛇科	一些物种有	世界上大部分地方	束带蛇（束带蛇属），大王蛇和乳蛇（小滑鳞蛇属）	蛇中最大科；大多数对人体无害，少部分致命（如：非洲树蛇[树栖鳞蛇]）
蟒蛇科科	无	世界上大部分地方	蚺属，蟒属	大蟒；儿童单独不允许观看
亚科蝮亚科（蝮亚科）	所有	美洲，亚洲	响尾蛇属，蝮蛇属，矛头腹属	热灵敏，每只眼睛和鼻孔间具颊窝
蝰蛇亚科	所有 无热灵敏颊窝	欧洲，非洲，中东，亚洲	鼓腹巨蝰 加篷蝰	
眼镜蛇科	所有	美洲，非洲，中东，亚洲	眼镜蛇属，树眼镜蛇，蝙蝠蛇属，珊瑚蛇属，澳大利亚毒蛇	毒力效应高——一些高神经毒性，其他造成严重局部损伤
海蛇科	所有	太平洋温暖水域，印度洋和其他海水水域（大西洋中无）	长吻海蛇	神经毒性，肌肉毒性；除非受到挑衅否则不会咬人

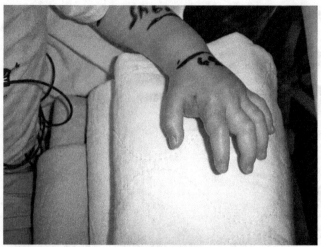

图 706-2（见彩图） 一个 2 岁男孩被南太平洋响尾蛇咬伤。注意尖牙痕迹，肿胀和组织瘀伤。（照片摄于受伤 2h 后）（图片由 Sean Bush 博士提供）

抗蛇毒血清的应用指征可见表 706-2。

偶尔，蛇（包括无毒蛇）尖利的弯曲的牙齿会留在伤口内；应通过软组织摄片或超声检查确定后取出。

表 706-2　抗毒蛇血清的管理指标

全身中毒症状	
血流或呼吸不稳	低血压，呼吸窘迫
血液毒性	临床上显著出血或凝血功能异常的研究
神经毒性	毒性的证据：开始通常颅神经异常，进展为下行瘫痪，包括隔膜
局部毒性证据	渐进软组织肿胀

处　理

只要儿童可能被毒蛇咬伤，无论是否有毒蛇咬伤的证据，就应对其进行至少 24h 的密切观察。

■ 蜘蛛咬伤

已确定 20 000 多种的毒蜘蛛，但因其缺乏强力的毒液或毒牙不够长，无法穿透人的皮肤，而没有医学意义。没有蜘蛛被认为是真正致命的，这意味着可能造成死亡的是未经处理的咬伤。医学上有意义的蜘蛛，大致可分为 2 大类：一类可以引起神经毒性综合征，另一类导致组织坏死。在美国，唯一发病率显著的是由下列属的蜘蛛引起：毒蛛（寡妇蜘蛛）或刺客蛛科隐蛛属（小提琴状）（图 706-3）。

神经毒性蜘蛛

主要的毒蜘蛛为寡妇蜘蛛（毒蛛属），漏斗网蜘蛛（发现于澳大利亚）和香蕉蜘蛛（原产拉美的巴西游走蛛属）。

毒力作用

毒蜘蛛都有毒液作用于神经突触，包括神经肌肉接头和自主神经系统处的。所有的寡妇蜘蛛 [毒蛛属，包括研究较深入的黑寡妇（表 706-3）和澳大利亚红背蜘蛛] 具有非常相似的毒液，最重要的神经毒素是 α-latrotoxin。悉尼漏斗网蜘蛛的神经毒素（漏斗蛛 robustus）是 robustoxin。

神经毒性蜘蛛的叮咬往往剧痛，全身的影响可能有高血压，心动过速，心动过缓，唾液过多，出汗和弥漫性肌肉痉挛。

管　理

治疗神经毒性蜘蛛咬伤主要通过良好的支持治疗。有几种 AV 可用于治疗，这些 AV 对无论何种寡妇蜘蛛咬伤都有效。针对悉尼漏斗网蜘蛛也存在 AV，这是唯一致死种属（使用 AV 后则无致死病例）。美国南部的香蕉蜘蛛也有特异性的 AV。这些 AV 的使用应有一定标准，一般只用于出现叮咬的全身症状后。产品外包装上的信息有助于指导治疗。

在美国，毒蛛属 AV 用于缓解寡妇蜘蛛咬伤的严重全身效应。可静脉或肌注应用，注射 1h 后发挥疗效，可观察到全身毒性状况好转和疼痛减缓。有时还可能需要第二剂。在美国曾报道 AV 急性过敏反应相关的死亡病例，因此管理时应采取谨慎措施并密切监测。

如果存在应用 AV 的禁忌或得不到 AV，可用大剂量的阿片类镇痛药和苯二氮䓬类药物来缓解症状（尽管这可能需要长达 72h 的治疗）。

处　理

大多数被神经毒性蜘蛛咬伤的受害者，甚至是那些需要注射 AV 的，如果治疗疗效显著，可从急诊室出院。父母应该警惕毒素复发将孩子送返医院治疗。情况更严重的则需留院观察 24h。

组织坏死性蜘蛛

毒力作用

虽然许多蜘蛛可能叮咬后会导致少量的局部组织损伤，但使皮肤坏死最臭名昭著的就是丝蛛（Loxosceles）刺客蛛科隐蛛属。最有名的是褐隐毒蛛（Loxoscelesreclusa）（图 706-4），在美国中西部和南部发现。丝蛛的毒液含有磷脂酶，鞘磷脂酶 D，它攻击细胞膜，可引起局部组织损伤，偶致严重损伤。这种蜘蛛咬伤通常是无痛的，最初容易被忽视。咬伤后几个小时，咬伤部位局部缺血引起的疼痛开始出现。一天之内，该部位可能有一个中央明确，充满血液的囊泡，周围有瘀斑和局部缺血性苍白色边缘。在几天或几周内病变进一步扩大，直到坏死组织脱落并开始

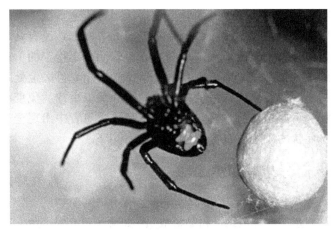

图 706-3（见彩图） 黑寡妇蜘蛛，Latrodectusmactans，拍摄于对移民劳工营病媒的研究中。虽然蜘蛛大多是对人无害，但两个属，Latrodectus 属黑寡妇蜘蛛和 Loxosceles 属，包括棕色隐士蜘蛛，叮咬对人有毒

摘自 The Centers for Disease Control and Prevention Public Health Image Library, Image #5449

愈合。

全身中毒症状虽然很少见，但在幼儿中比成人更常见。目前全身毒性症状包括发热、寒战、恶心、全身乏力、弥漫性黄斑皮疹和瘀斑，并可能出现溶血，凝血功能障碍或肾衰竭。

管 理

坏死性蜘蛛咬伤伤口的管理涉及良好的支持治疗，包括第一个 72h 前间歇性局部冰敷治疗，如果有继发细菌感染，使用抗生素。每日清洗伤口，用夹板固定被咬区域，直到伤口愈合。

被蜘蛛咬伤后没有任何明确的办法被证实是可以减轻坏死程度的。类固醇对治疗坏死没有任何帮助。虽然氨苯砜被用于成人丝蛛叮咬后的治疗，但没有被

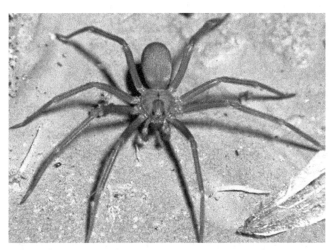

图 706-4（见彩图） 雄性隐蛛。请注意头胸部和背部的不同提琴形标记。（图片由 Michael Cardwell/Extreme Wildlife Photography 提供）

批准使用于儿童，医生不应在处方中使用。

出现全身不适的孩子应该立刻住院，并进行实验室检查（血常规、凝血功能检查、以及尿液）。全身毒性作用主要治疗方法包括补液，肾衰竭的管理，以及短程使用类固醇来稳定红细胞膜。虽然文件记录美国曾有南美小提琴蜘蛛（Loxosceleslaeta）致死的记录，但从未有明确证据表明褐隐毒蛛叮咬致死。在美国，没有市售的 AV 治疗坏死蜘蛛咬伤。

处 理

只要有可能被蜘蛛咬伤的儿童都应观察几天，并每天检查伤口。受伤局部间歇冷却治疗持续约 72h。任何可能被坏死性蜘蛛咬伤和有全身中毒症状的儿童应入院观察有无溶血和凝血功能障碍。

■ 蝎子蜇伤

全球有超过 1200 种蝎子，但只有少数叮咬后除了疼痛还会导致其他效应。在美国，有一种蝎子在医学上有重大意义，即树皮蝎（Centruroidessculpturatus，曾叫 Centruroidesexilicauda]）。虽然过去这种蝎子曾造成患儿死亡，但极为罕见，只有在亚利桑那州及周边区域有发现。而在世界其他地区，尤其是拉丁美洲，非洲，中东和亚洲，经常有蝎子叮咬致死的报道，特别是幼儿。

毒力作用

蝎子毒液的重要成分是神经毒素，能改变神经细胞膜离子通道，通过乙酰胆碱和儿茶酚胺释放引起自主神经和心血管功能紊乱。孩子被蝎子蜇伤后的表现轻重不一，可能包括疼痛、感觉异常、眼球活动异常、脑神经功能障碍、角弓反张、癫痫发作、高血压危象、心血管功能衰竭、呼吸衰竭。

管 理

大多数蜇伤只需疼痛控制，对冰敷，固定和止痛药反应良好。严重蜇伤的管理应该从 ABC 开始。阿片类镇痛药可能与蝎神经毒素有一定的协同作用，应小心使用。苯二氮卓类可能更有用，特别是对严重的肌肉痉挛或对激惹不安的镇静作用。世界各地大约有 20 种不同的蝎子 AV，但它们的使用还具有争议，因为疗效的不确定性其和潜在的过敏反应的风险。执业医生应熟悉照顾与治疗被蝎子蜇伤患儿的地方标准，必要时可咨询当地专家寻求帮助。在美国，目前没有市售的树皮蝎 AV，亚利桑那州的一些医院试验性应用墨西哥抗蛇毒血清（Alacramyn）来治疗，并积累了一定的经验。医生可联系亚利桑那州毒物控制和援助中心来了解详细信息（520-626-6016）。在世界的某些

地区，用哌唑嗪来治疗严重蝎子蜇伤后的急性心血管症状。

处 理

若孩子有被蝎子蜇伤的全身中毒症状，应对其进行至少24h的监护（包括心脏监测）。如果情况严重，应在儿科重症监护室进行监控。若无全身中毒症状，并且疼痛得到足够控制，年龄超过1岁的孩子就可由监护人带领出院回家。

■ 膜翅目昆虫叮咬

昆虫膜翅昆虫包括刺蚂蚁，蜜蜂和黄蜂，其特征在于其腹端部的变形产卵刺，虫体通过其传播毒液。该目各成员都可以在世界各地找到。

毒力作用

膜翅目昆虫的毒液是蛋白质和血管活性物质的混合物，但并不引起什么效应。大多数蜇伤只导致局部疼痛、发红、肿胀，其次是瘙痒，随后缓解。有些患者出现了大范围的局部反应，甚至肿胀超出叮咬部位，可能累及整个肢体。0.4%~0.8%的儿童由于膜翅目毒液过敏而威胁生命，处于危险之中。在美国，估计每年有50~150人被膜翅目昆虫叮咬造成过敏性休克的（见第64章）。但迟发性血清病的情况极少，随着非洲化蜜蜂（东非蜂）的传播，全身中毒症状（低血压、呼吸衰竭、休克、溶血和肾衰竭）的发生率在拉丁美洲和美国西南部各州似乎正大规模上升。

管 理

有典型局部反应的儿童可通过冷敷，并用止痛药，根据需要使用抗组胺药来治疗。局部反应较强的儿童也应口服糖皮质激素5d，出院前还需向其开具肾上腺素自动注射试剂盒处方（并说明其使用方法）。患者若有荨麻疹，血管神经性水肿，气喘，或呈现低血压等症状，应积极肌注肾上腺素治疗过敏反应（0.01mL/kg，最高至0.3~0.5mg，比例为1:1000制定），需要时进行气道管理，给氧，静脉输液，或服用抗组胺药和皮质类固醇。大规模叮咬后严重的儿童应接受和过敏反应一样的治疗。

处 理

仅有局限的局部反应的儿童可以出院后继续护理，但在出院前应指导伤口护理及其他相关注意事项。具有全身症状的儿童则较难决定是否可以回家。如果儿童仅有弥漫性荨麻疹，经过一段时间观察后若情况稳定，可在监护人照顾下出院，并继续使用抗组织胺

药和类固醇，同时带回肾上腺素注射针。这些孩子发展为全身性过敏反应的风险较低。除荨麻疹外还有其他症状如（气喘，喉头水肿或心血管功能不稳定的）的孩子应入院观察24h，并转介到过敏症专科医生处进行膜翅目昆虫毒液的敏感性测试和免疫治疗。免疫疗法可减缓全身性过敏反应，在高风险患者中出现全身症状的风险从30%~60%降至5%以下。

■ 海洋生物中毒

最常见的有毒海洋生物是水母（刺胞动物门），黄貂鱼（软骨鱼纲）和鲉科成员，如狮子鱼，蝎子鱼，石头鱼。虽然大多数的伤害都发生在当孩子出现在动物的自然环境的时候，但狮子鱼（环纹蓑鲉属）通常存在于私人水族馆，如果儿童试图抓住这些美丽的鱼儿，就可能被蜇伤。

毒力作用

水母都具有独特的刺细胞，称为丝囊。这些细胞中含高度折叠的小管，一旦有外物接触，小管就外推注射毒液。毒液作为抗原，随物种的不同，产生不同的效应，可使皮肤坏死、溶血或产生心脏毒性、神经毒性。即使水母已经死亡，但与身体脱离的丝囊还是可以蜇刺。澳大利亚箱形水母，含心脏毒素，是已知迅速导致死亡的水母之一。虽然在美国沿海水域有报道水母蜇伤导致过敏反应而死亡，但其实这种情况很罕见。美洲临床医生对水母蜇伤的最初关注点是局部疼痛，它可与感觉异常或瘙痒相关。海洋生物蜇伤受害者很少有全身症状，如恶心、呕吐、头痛、发冷。

黄貂鱼的刺尖锐，且呈回旋锯齿状，在其尾巴底部还存在毒腺。黄貂鱼隐藏在水面下，受害人一旦接触就会被蜇伤。蜇伤后伤口呈锯齿状，其中毒液具有缩血管性，可导致组织坏死和伤口愈合缓慢。黄貂鱼蜇伤后立即出现疼痛，且持续24~48h。有些患者出现恶心，呕吐，肌肉痉挛，偶尔还有低血压或癫痫发作。

鲉科鱼具有毒性背鳍，腹鳍和臀鳍，受到威胁时就会直立。这些鳍上带有毒腺，可产生直接的肌肉毒性导致心脏、平滑肌和骨骼肌麻痹。毒素还会引起即刻的疼痛并持续数小时或数天。受害者还可能有局部组织破坏，其中继发感染是常见的。全身症状包括呕吐，腹痛，头痛，谵妄，惊厥，呼吸衰竭。

管 理

水母蜇伤的治疗在海洋中就要开始。被蜇伤的皮肤，应迅速用海水冲洗（淡水可能会进一步刺激丝囊发射毒液）。可用醋或酒精涂抹被蜇部位以

抑制丝囊发射毒液。肉眼可见的触手碎片应戴着手套或用钳子去除，而微小的碎片则可通过轻轻刮患处而去除。民间偏方，如用沙子摩擦或用尿敷并没有什么帮助，并导致更多的刺激。松肉粉也是无效的。肿胀和荨麻疹可用抗组胺药和皮质激素治疗。不需要抗生素。

黄貂鱼和鲉科蜇伤的治疗是相似的。这些毒素具热不稳定性，热水（约42℃）浸泡30~60min后蛋白成分变性，疼痛显著减缓。伤口应彻底清创，并在受伤局部进行麻醉，以去除伤口处的毒刺碎片。X线无法穿透魟刺，故对受伤部位拍片可能会找到残留的魟刺。撕裂伤应延迟初期治疗或二期愈合。必要的话应给予全身性的阵痛措施。因存在继发细菌感染的风险，故预防性应用抗生素的门槛可以降低，以预防葡萄球菌，链球菌和弧菌的感染。最初几天，每天都应检查伤口的情况。

处　理

进行伤口护理后，大多数患儿都可由监护人带领回家。如果在疼痛控制后还有显著的全身症状，应将孩子收住入院进行监护及进一步的治疗。

有毒生物叮咬孩子的现象屡见不鲜，但他们大多数不造成重大的发病或死亡。大多数此类伤害在良好的支持护理下都能取得较好的疗效。在严重的情况下，采用ABC原则结合具体的干预措施（如AV）使最终结果最优化。必要时尽可能咨询当地的毒物控制专家。

参考书目

参考书目请参见光盘。

（章岚　译，杜立中　审）

第34部分　实验医学

第707章
婴幼儿和儿童的实验室检查
Stanley F. Lo

参考区间，通常又称为正常值。建立儿童参考区间是较为困难的。遗传组成、生理发育、环境影响以及亚临床疾病等方面的差异都是建立参考区间时需要考虑的变量。为了准确地定义参考区间，还应当考虑性别和年龄的影响。最常使用的参考区间通常表示为参考人群测定值的平均值 ±2 标准差（SD）。当受检人群的检测结果分布基本上符合高斯分布时，这样表示的参考区间是可用的。儿童血清钠浓度受到生理方面严格地控制，其检测结果基本上符合高斯分布；采用平均值 ±2 标准差计算出的血清钠浓度参考区间，与实际测得的 95% 的儿童血清钠浓度非常接近（表707-1 见光盘）。但是，并不是所有分析物的检测结果都符合高斯分布。血清肌酸激酶水平受多种因素影响，不能被自主地控制，因此不符合高斯分布，实际检测到的结果与通过平均值 ±2 标准差（SD）预测的参考区间之间的不一致性恰好证实了这一点。此类情况下，通常采用第 2.5 至第 97.5 个百分位数来定义参考区间。

参考诊断界值通常由大量参考人群为基础的大型研究确立。这类例子就是胆固醇、三酰甘油和新生儿胆红素等的诊断界值。如果患者的检测结果超过这些诊断界值，表明该患者将来有患有相关疾病的风险。为建立一个参考区间所需要做的最后修饰是参照性成

熟的坦纳（Tanner）分期，这对于评估脑垂体和性腺功能方面是最有用的。

建立通用参考区间仍然是一个难以实现的目标。虽然有一些患者的检测结果在不同的实验室间和不同的检测方法间是直接可比的，但是大多数的检测结果之间是不可比的。对于患者检测结果的仔细解释必须考虑检测在什么时间和用什么方法进行的。更高级的方法，即更准确和精密的方法仍然处于缓慢的发展之中。这对于检测的标准化和通用参考区间的建立将是至关重要的。

参考书目
补充内容见光盘。

（杨惠　译，毛萌　审）

第708章
实验室检测的参考区间
Stanley F. Lo

在可能的情况下，光盘中表 708-1 至 708-6 分别提供适用于婴幼儿、儿童和青少年的参考区间。然而对于很多分析物来说，并没有划出分别属于儿童和青少年的参考区间。为了解释一个检测结果，由从事检测的实验室所提供的参考区间总是仪器或和方法依赖性的。关于计量的估算见图 708-1 至 708-3（见光盘）。

（杨惠　译，毛萌　审）

彩图（下册）

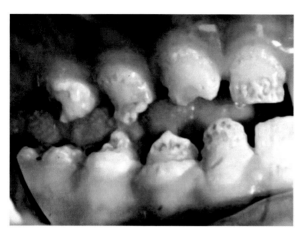

图 299-1　釉质发育不全的类型。釉质缺陷导致部分区域无釉质覆盖或釉质很薄，出现凹槽和坑

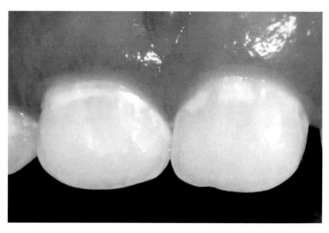

图 304-1　龋齿开始的病灶（白色点状病灶）在下颌骨中切牙颈部

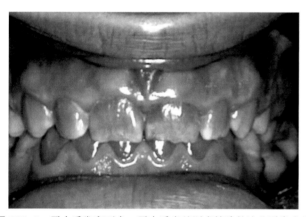

图 299-2　牙本质发育不全。牙本质有基因有缺陷的这些牙齿出现蓝色、乳白色的光泽。这种情况可能与成骨不全症有关

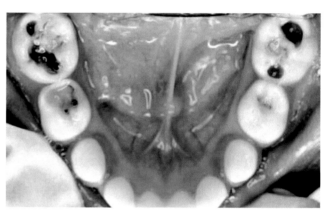

图 304-2　3 岁孩子猖獗龋。下颌骨磨牙表面缝隙中看到变黑和空洞形成的龋齿

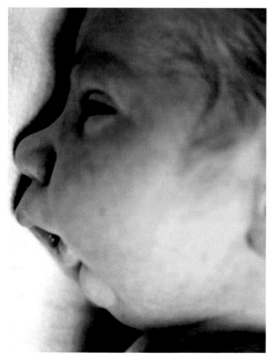

图 303-1　Pierre-Robin 综合征

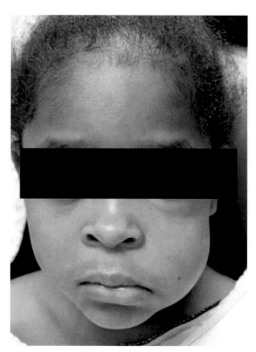

图 304-4　乳磨牙脓肿引起的面部肿胀。抗生素治疗后，随后拔除牙齿或根管治疗受影响的牙齿可以解决炎症

1

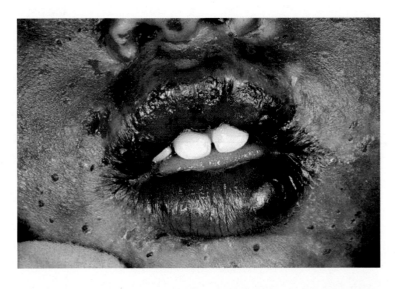

图 307-1 疱疹性龈口炎，唇糜烂伴口周多发疱疹病灶

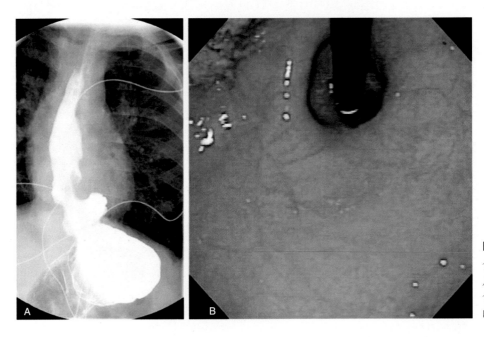

图 314-2 A.上消化道造影显示巨大的食管裂孔疝在膈面上扩张，阻碍了造影剂从食管流向胃。造影结果也显示了向上段食管的反流。B.上消化道内镜检查时疝的翻转影像

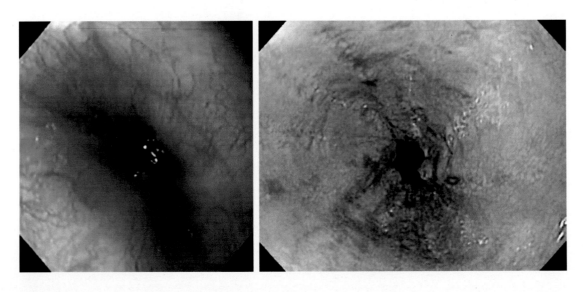

图 315-2 A.内镜下的正常食管。B.糜烂性消化性食管炎

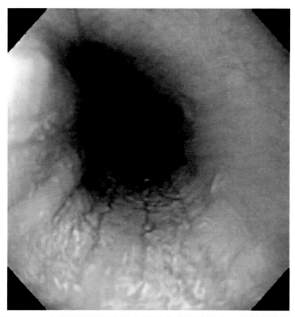

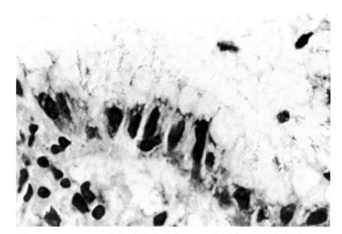

图 327-1　Giemsa 染色下胃黏膜表面 Hp 的图片（高倍视野）

图 316-1　内镜下嗜酸细胞性食管炎典型的皱襞和白斑的黏膜外观

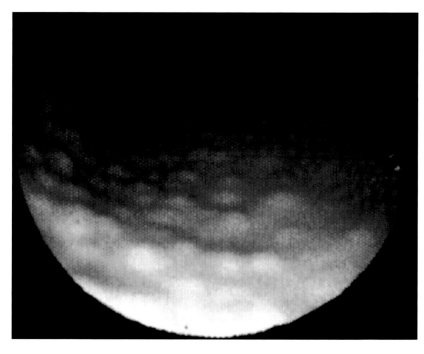

图 327-2　内镜下胃窦黏膜淋巴样结节增生

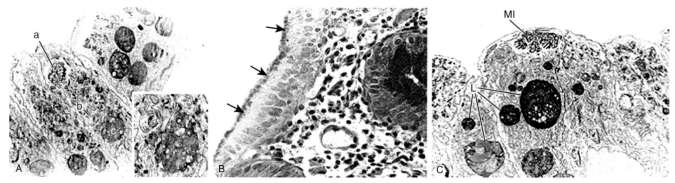

图 333-3　微绒毛包涵体病　A. 肠上皮细胞从顶端至基底部结构：微绒毛包涵体（a），少数颗粒（b），溶酶体（c）。b、c 分别放大 11 000 及 21 500 倍。B.PAS 染色在肠上皮细胞胞质内显示 PAS 阳性（箭头）。C. 肠绒毛缺乏刷状缘微绒毛，而顶端细胞质中含有微绒毛包涵体（MI）和大量溶酶体（L）×5 500

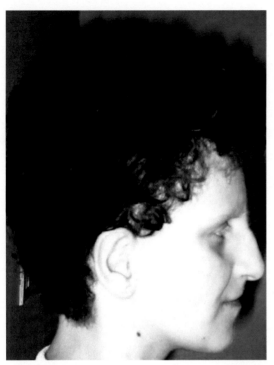

图 333-4 表型腹泻患儿面部形状异常，增宽，头发卷曲，似羊毛。病因不明，兄弟姐妹同时患病显示为常染色体隐性遗传

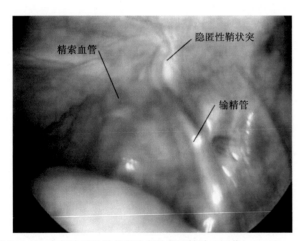

图 338-3 左侧隐匿性鞘状突诊断性腹腔镜检查图像

精索血管
隐匿性鞘状突
输精管

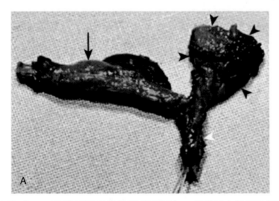

图 348-3 A.胆道闭锁患儿的手术后标本，术后标本的照片显示在闭塞的肝外胆管在肝门区有纤维导管残留（黑色箭头所示），残留的胆囊（短箭头所示）和纤维化的胆总管（白色箭头所示）。纤维导管的残留是 1 个三角锥形的团

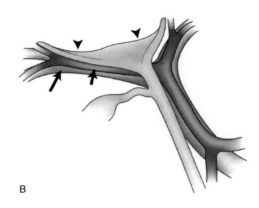

B

图 348-3（续） B.为示意图代表纤维导管与肝门周围血管的解剖学关系。呈三角锥形纤维导管残留（黑色箭头，绿色）在门静脉（长箭头，蓝色）和肝动脉（短箭头，红色）的稍前方

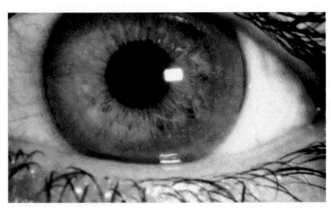

图 349-1 Kayser-Fleischer（K-F）环。由于铜沉积在后弹力层膜，角膜外缘有一个棕色的污点。在这里清楚地看到逆关淡绿色虹膜。裂隙灯检查是必须的

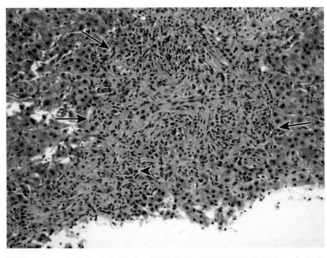

图 354-1 自身免疫性肝炎。肝活检显示汇管区纤维膨胀，中度的淋巴细胞浸润，浆细胞丰富（箭头）。有广泛的界面性肝炎（箭头）。原始放大倍数 × 20

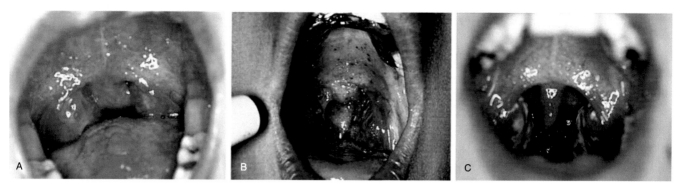

图 375-1 咽扁桃体炎。这种常见的症候群有多种致病原。A. 此处所见扁桃体和咽部弥漫性红斑是非特异性的发现，可由一系列病原引起。B. 深红色的斑点，同时可见急性扁桃体肿大和上腭瘀点，高度提示 A 组 β - 链球菌感染，尽管其他病原也可引起这些表现。C. 图中的渗出性扁桃体炎在 A 组链球菌感染和 EB 病毒感染中最常见

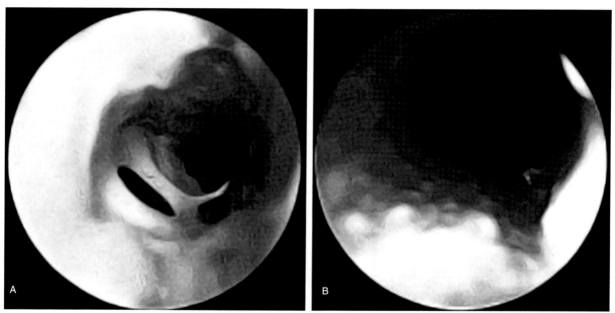

图 377-4 硬质支气管镜下见气管黏膜增厚。声门上炎常见。A. 黏稠、附壁的分泌物。B. 远端支气管树显示不清。与哮吼相反，整个气管可见黏稠分泌物；与支气管炎相反，支气管未被影响

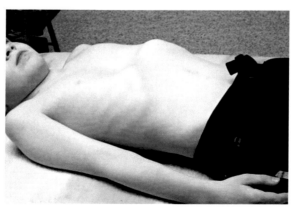

图 411-1 漏斗胸

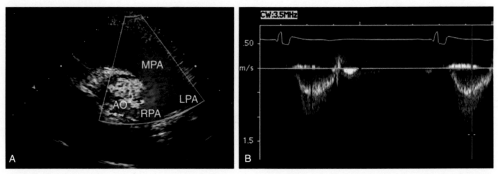

图 417-21 彩色和脉冲多普勒评价肺动脉血流。A.胸骨旁短轴切面彩色多普勒超声评价,显示正常的流量通过肺动脉瓣主、肺动脉分支。远离探头的血流颜色是蓝色。Ao:主动脉;LPA:主肺动脉;MPA:主肺动脉;RPA:右肺动脉。B.脉冲波多普勒显示经肺动脉瓣的低速血流(<1.5 m/sec),提示跨瓣压力差小

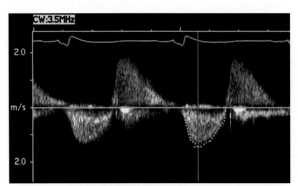

图 417-22 一位曾接受法洛四联症根治术后患者的多普勒评价显示伴有轻度肺动脉狭窄和中度肺动脉瓣返流

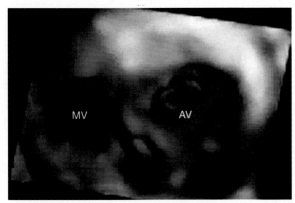

图 417-23 3-D 超声心动图显示左心室短轴切面。AV:主动脉瓣;MV:二尖瓣

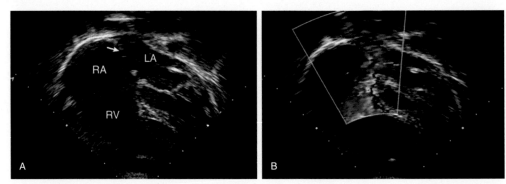

图 420-2 继发性房间隔缺损(ASD)超声心动图表现。A.2-D 超声心动图(心尖四腔心切面)显示中型继发型房间隔缺损(箭头)。B.彩色多普勒超声心动图显示左向右分流(红色代表血流方向是流向超声换能器,不是代表血液氧合水平)。LA:左心房;RA:右心房;RV:右心室

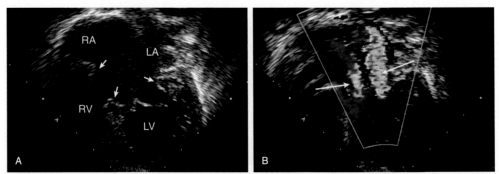

图 420-6 房室间隔缺损超声心动图表现。A.肋下四腔切面显示共同房室瓣(箭头)横跨房间隔和室间隔缺损。B.多普勒影像图显示两股通过共房室瓣膜左部的返流(箭头)。LA:左心房;LV:左心室;RA:右心房;RV:右心室

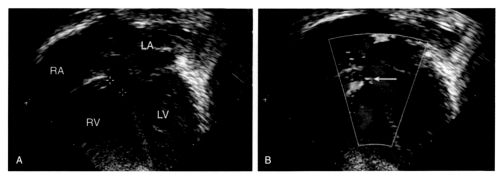

图 420-9　膜周型室间隔缺损超声心动图。A. 心尖四腔切面显示缺损位于主动脉瓣下方（两个十字之间的轮廓）。B. 彩色多普勒影像图显示通过缺损的左向右分流（箭头）（红色代表血液方向是流向超声换能器，不是代表血液氧合水平。LA：左心房；LV：左心室；RA：右心房；RV：右心室

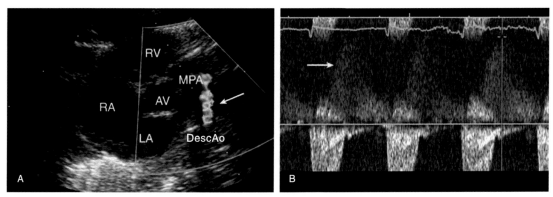

图 420-10　中小型 PDA 未闭新生儿超声心动图。A. 胸骨旁短轴切面显示由主动脉进入主肺动脉的血流（箭头）。B. 多普勒评价显示舒张期血流逆流进入肺动脉。AV：主动脉瓣；DescAo：降主动脉；LA：左心房；MPA：主肺动脉；RA：右心房；RV：右心室

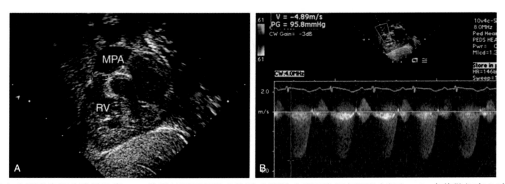

图 421-3　超声心动图明确肺动脉瓣狭窄。A. 肋下切面显示肺动脉瓣叶增厚（平行线相交阴影之间）。B. 多普勒超声心动图显示跨狭窄瓣膜压力梯度为 95mmHg 峰值。MPA：主肺动脉；RV：右心室

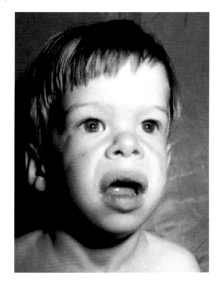

图 421-5　威廉姆斯综合征

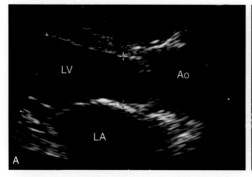
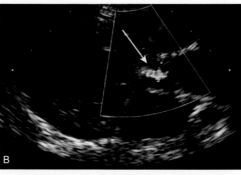

图 421-6 超声心动图显示主动脉瓣狭窄伴返流。A. 胸骨旁长轴影像，心脏收缩期可观察到狭窄的朱动脉瓣膜隆起呈拱形。平行线相交影痕勾勒出主动脉瓣环。B. 多普勒超声心动图显示主动脉瓣关闭不全（箭头）。Ao：主动脉；LA：左心房；LV：左心室

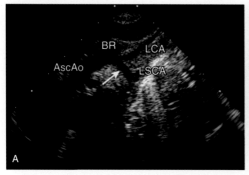
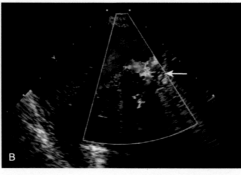

图 421-8 超声心动图显示主动脉缩窄伴横弓发育不良。A. 锁骨上切迹二维超声心动图显示头臂动脉远端开始出现明显狭窄。B. 彩色多普勒超声心动图显示管旁区域出现的湍流（箭头）。AscAo：升主动脉；BR：头臂动脉；LCA：左颈总动脉；LSCA：左锁骨下动脉

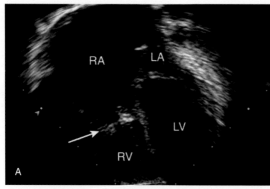
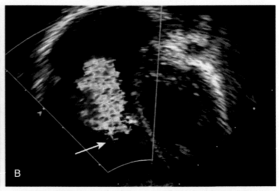

图 424-12 超声心动图检查显示三尖瓣 Ebstein 畸形。A. 肋下，四腔，二维心动图显示三尖瓣瓣叶（大箭头）大幅度下移至右心室。双箭头描述三尖瓣环位置。瓣环与瓣叶之间的右心室部分是"心房"成分。B. 彩色多普勒检查显示发育不良的三尖瓣出现严重反流。影像显示：瓣叶移位的位置，三尖瓣反流引起湍流（箭头）并再次回流至右心室腔。LA：左心房；LV：左心室；RA：右心房；RV：右心室

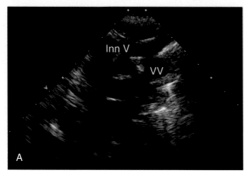
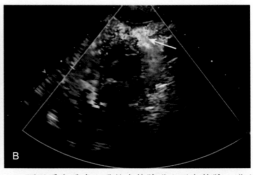

图 425-7 胸骨上的二维超声图显示心上型全肺静脉回流异常（I型）。A. 可以看出垂直上升的大静脉进入无名静脉，进入上半身经脉系统的异常静脉存在中度狭窄。B. 彩色多普勒检查显示了表示血液从心脏向传感器移动的静脉血流信号（红色）（所有静脉血流正常应回流到心脏），即肺静脉回流异常的诊断。图像上可以看出，当垂直静脉进入无名静脉时血流加速。Inn V：无名静脉；VV：垂直静脉

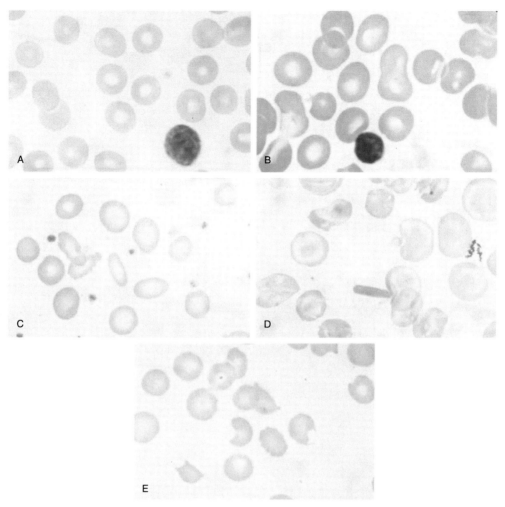

图 441-2　红细胞的异常形态。A.正常。B.大细胞型（叶酸或维生素 B_{12} 缺乏症）。C.小细胞低色素型（铁缺乏症）。D.靶细胞（HBCC 病）。E.溶血性尿毒综合征

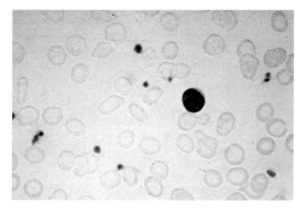

图 449-1　这是严重的缺铁性贫血患者的外周血涂片。染色不足是明显的。正常的淋巴细胞，体积可比正常红细胞小，可见许多小红细胞。椭圆形红细胞（雪茄样）红细胞是典型的缺铁。注意红细胞大小的变化（华盛顿大学／美国血液学学会涂片库）

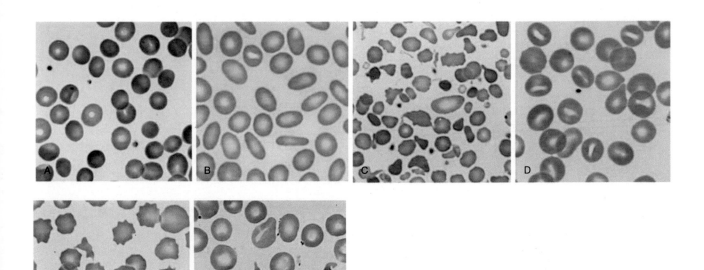

图 452-4 异常红细胞变形。A. 遗传球形红细胞增多症。B. 遗传性椭圆球形红细胞增多症。C. 遗传性变形红细胞增多症。D. 遗传性口型红细胞增多症。E. 棘形红细胞。F. 溶血时红细胞碎片

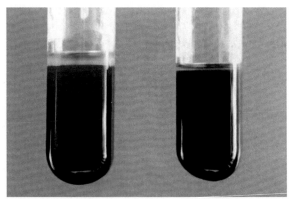

图 456-6　正常血液标本与高铁血红蛋白血对比。动脉血含 1% 高铁血红蛋白（左侧），动脉血含 72% 高铁血红蛋白（右侧）。血样呈现巧克力棕色，双份标本均暴露于 100% 氧气并震荡。可作为床边快速诊断高铁血红蛋白症的方法。左侧标本变成明亮的红色，右侧标本仍是巧克力棕色。方法：同一患者同时取血，测定血红蛋白浓度 11.7g/dL，计算高铁血红蛋白量为 11.7g/dL×0.01=0.117g/dL（左侧）及 11.7g/dL×0.72= 8.42g/dL（右侧）。加 0.1mL 的 0.144mol 硝酸盐（右侧），0.1mL 生理盐水对照（左侧）可在体外增加高铁血红蛋白水平，取血后及给予暴露于 100% 氧气，加入硝酸钠 20min 后均经过碳氧血红蛋白测定（原则经与 Dr. Ali Mansouri 商定，2002）

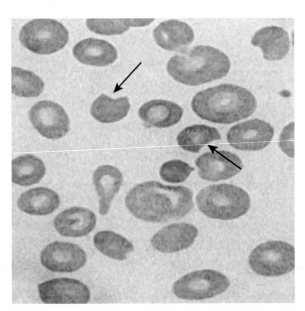

图 457-3　红细胞形态变化（多形红细胞，咬细胞）在急性溶血 G6PD 缺陷患者。箭头显示咬细胞。多形红细胞是红细胞的形状或大小异常

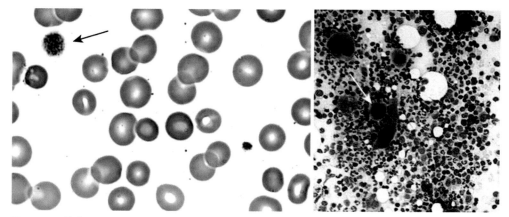

图 478-3　特发性免疫性血小板减少性紫癜患儿的血液涂片和骨髓抽吸物显示大血小板 [血液涂片（左）] 和巨核细胞数量增加，其中许多显示不成熟 [骨髓抽吸物（右）]

摘自 Blanchette V, Bolton-Maggs P. Childhood immune thrombocytopenic purpura: diagnosis and management. Pediatr Clin North Am, 2008, 55: 393–420, p400, Fig 4

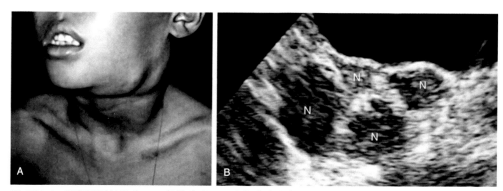

图 487-1　颈部淋巴结肿大。A. 体检发现。B. 和超声检查发现。　N：异常肿大淋巴结

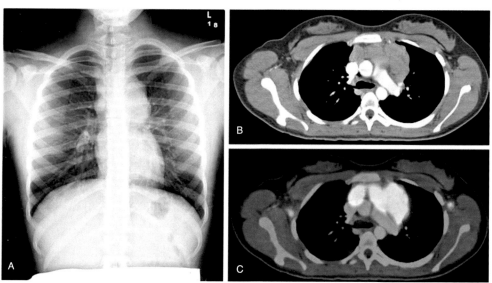

图 487-2　非霍奇金淋巴瘤的前上纵隔肿物。A. 胸部 X 线。B.CT 扫描。C. 正电子成像术（PET）扫描

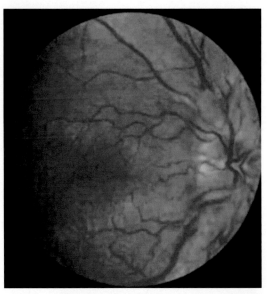

图 487-3　眼底镜检查视乳头水肿

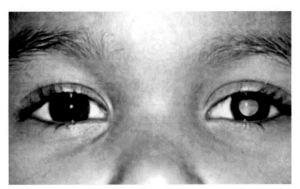

图 487-4　左眼白色瞳孔反光

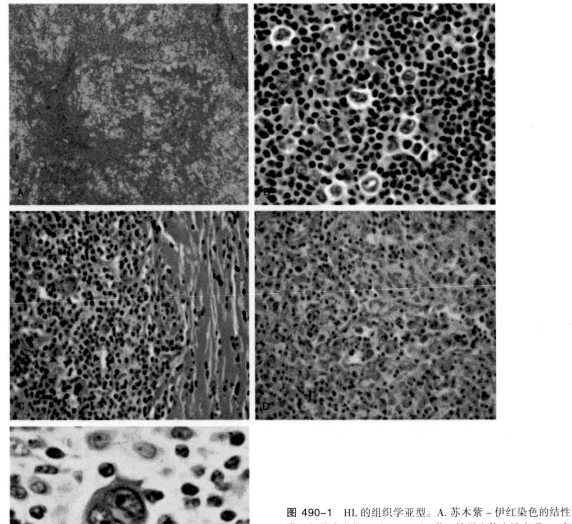

图 490-1　HL 的组织学亚型。A. 苏木紫 – 伊红染色的结性淋巴细胞为主的 HL（NLPHL），淋巴结增生伴虫蚀表现。B. 高倍镜显示 NLPHL 中的 L 和 H 细胞。C. 典型 HL，结性坏死亚型。在炎性细胞的背景下可见大的单核和双核 R-S 细胞。D. 典型 HL，混合细胞亚型，在炎性细胞背景下可见大量 R-S 细胞，不伴有硬化。E. 高背景下典型镜影细胞，双核，有明显的嗜酸性颗粒，胞浆丰富

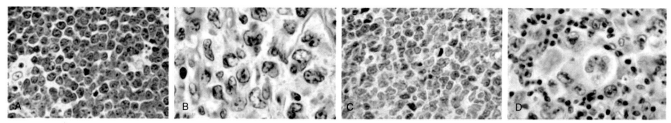

图 490-6　儿童和成人 NHL 分布。A.苏木紫－伊红染色显示 Burkitt 淋巴瘤形态（高倍镜）。B.弥漫大 B 细胞淋巴瘤（高倍镜）。C.前 T 淋巴母细胞淋巴瘤（高倍镜）。D.间变大 B 细胞淋巴瘤（高倍镜）

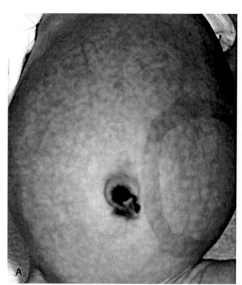

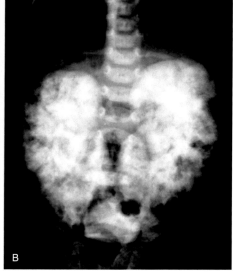

图 515-1　A.该患儿腹部膨隆、双侧肾脏肿大，诊断婴儿多囊肾，如上所述。静脉肾盂造影显示肾髓质边缘不清呈毛刷样改变，肾皮质及输尿管扩张。B.同一患者的静脉肾盂造影显示出特征性的斑驳性肾影像，伴继发于因造影剂存在而扩张的皮质和髓质集合管刷状髓质不透明症

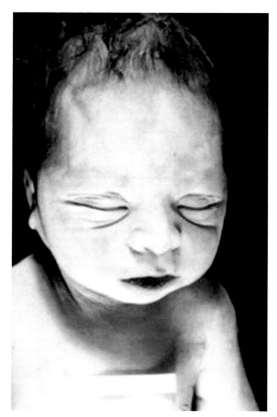

图 531-1　肾脏发育不全的死胎呈现典型的 Potter 面容

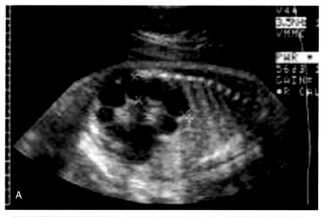

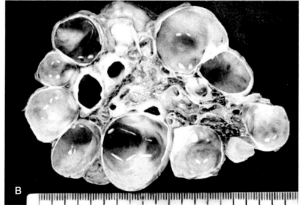

图 531-2　A.产前超生显示多囊性肾发育不良。B.外科手术标本

13

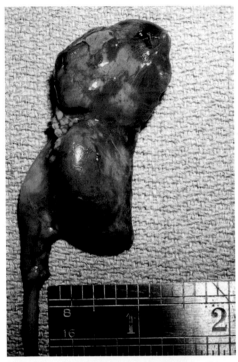

图 532-2　反复肾盂肾炎引起的瘢痕肾

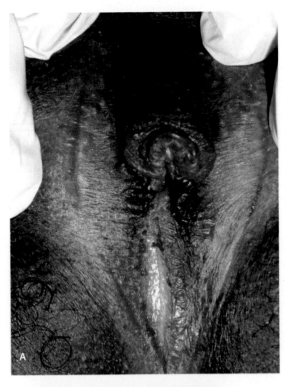

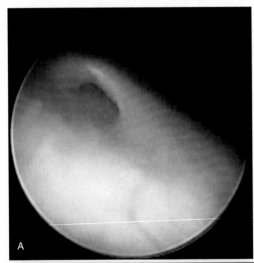

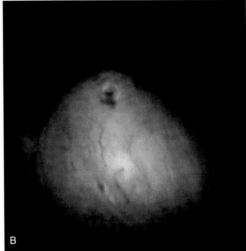

图 533-11　A. 内窥镜下右输尿管反流。B. 同样输尿管注入糖体微球后

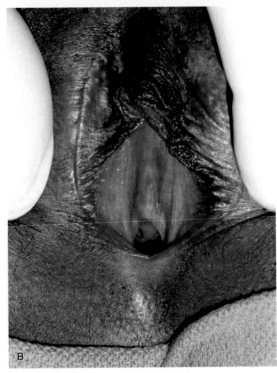

图 537-5　A. 阴唇粘连。不能看到尿道口及阴道。B. 行粘连松解术后恢复正常女性外生殖器外观

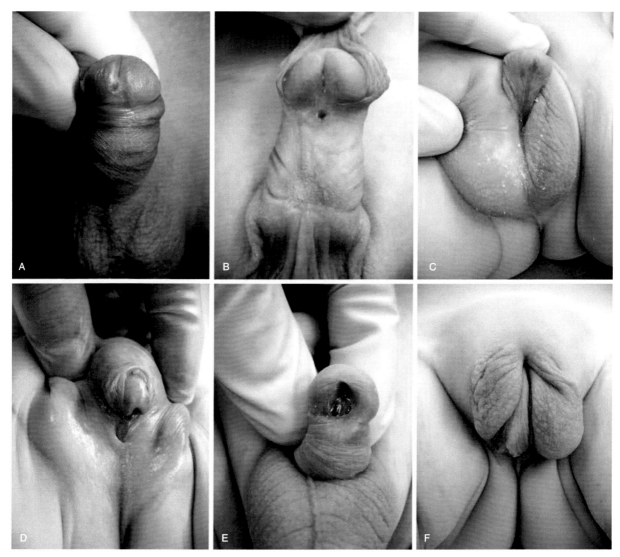

图 538-1　各种类型的尿道下裂。A.龟头型尿道下裂。B.冠状沟下尿道下裂，背侧包皮头巾样改变。C.伴阴茎下弯的阴茎阴囊型尿道下裂。D.会阴部尿道下裂，伴阴茎下弯和部分阴茎阴囊移位。E.包皮环切术后尿道下裂的巨尿道口变异，无包皮头巾样改变。F.完全阴茎阴囊移位伴阴囊型尿道下裂

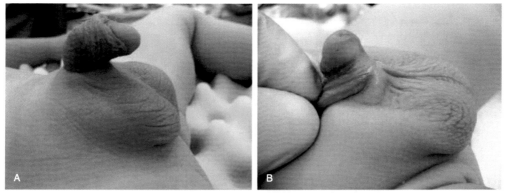

图 538-2（见彩条图）　A 和 B 是阴茎下弯伴尿道下裂的两个例子。包皮头巾样改变和正常的尿道口位置

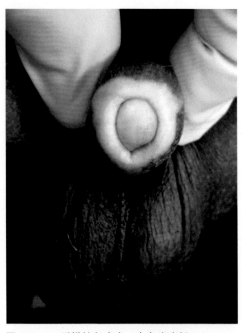

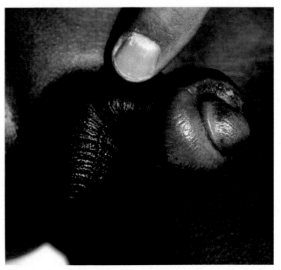

图 538-4 包皮嵌顿。包皮从近端缩回龟头，并由于静脉淤滞变得明显肿胀

图 538-3 干燥性龟头炎。白色瘢痕板

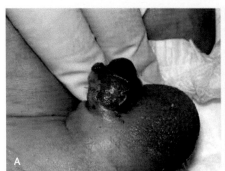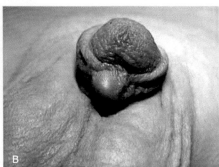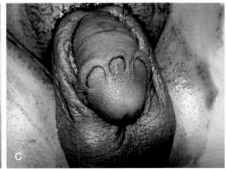

图 538-5 包皮环切术的并发症。A.阴茎损伤。在治疗后可以恢复正常。B.中线上皮囊肿。C.纤维化的阴茎皮肤桥

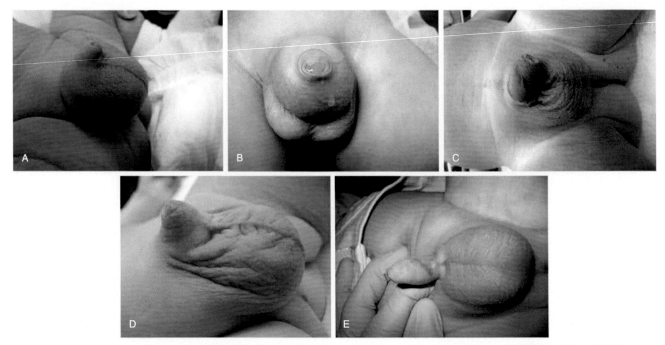

图 538-6 先天畸形中新生儿包皮环切术的禁忌证例子。A.隐匿阴茎。B.巨包皮。C.阴茎向左侧扭转。D.蹼状阴茎，阴囊与阴茎相连。E.中缝移位，移向左边，这暗示可能是阴茎扭转或尿道下裂

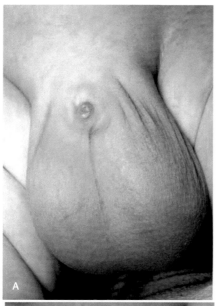

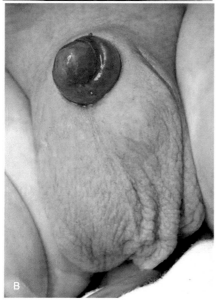

图 538-8 A. 包皮环切术导致的陷没（隐匿）阴茎。B. 包皮环切术后的同样的患者

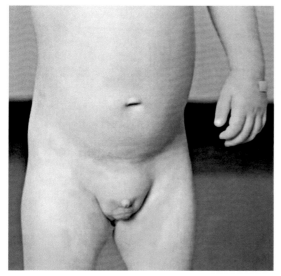

图 538-9 8 岁男孩，继发于尿道下裂的小阴茎。

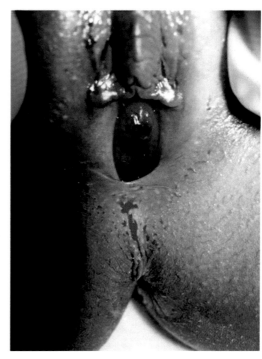

图 538-10 4 岁美国非裔女孩，尿道脱垂伴内裤上有血点

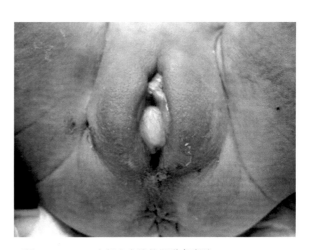

图 538-11 一个新生女孩的尿道旁囊肿

17

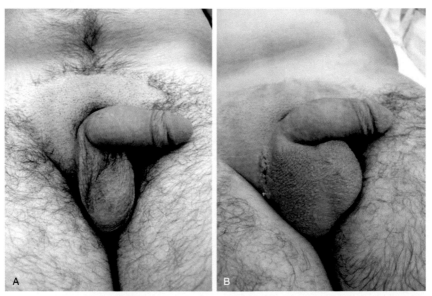

图 539-1　A.患者只有左侧睾丸。B.右侧睾丸假体移植后

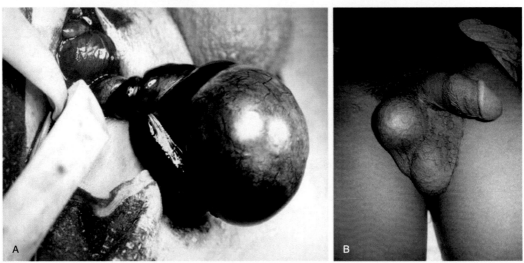

图 539-2　A.阴囊急症，睾丸已坏死。B.睾丸扭转后1月，炎症消失，睾丸位置变高

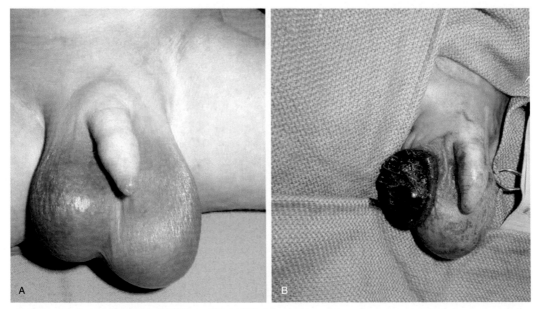

图 539-3　右侧宫内睾丸扭转，阴囊色黑，睾丸硬结增大

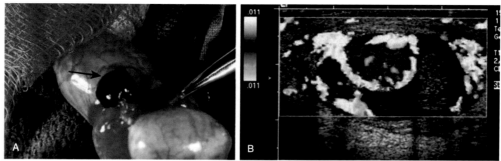

图 539-4　A.睾丸附件扭转，附件坏死（箭头所示）。B.彩色多普勒睾丸血运增加，附件血运缺失，药物治疗后症状消失

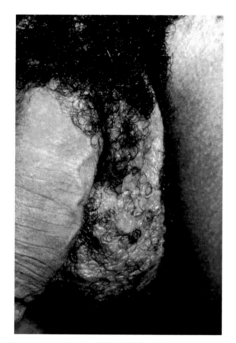

图 539-5　成人左侧精索静脉曲张

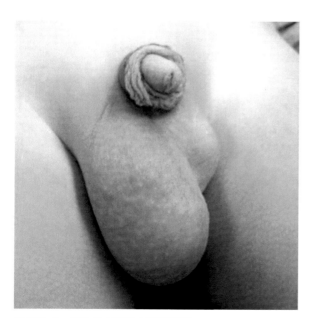

图 539-6　新生儿右侧巨大鞘膜积液

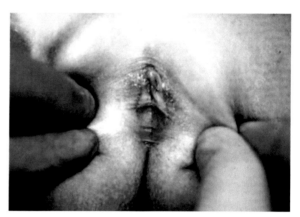

图 543-1　阴唇粘连

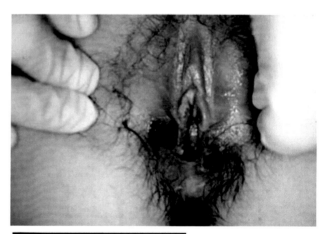

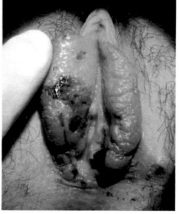

图 543-2　外阴阿弗他溃疡

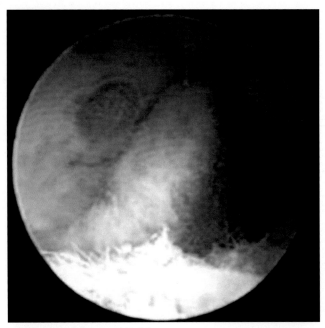

图 543-3　阴道镜下的阴道异物

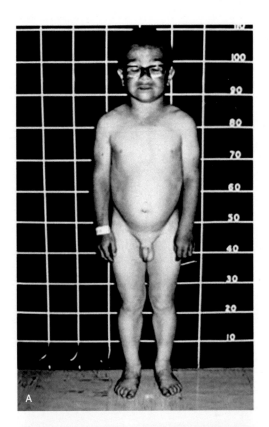

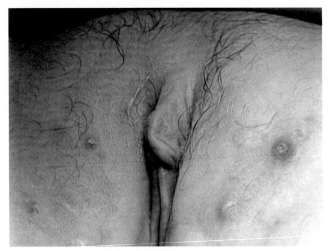

图 543-4　接触传染性软疣

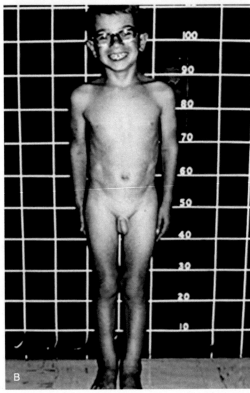

图 559-4　A. 患甲状腺功能减退症的 12 岁男孩，特征为身材矮小（108cm，小于第 3 百分位数），全身黏液性水肿，困倦的表情，腹部隆起，头发粗糙。依据他的年龄看，身体比例不成熟（1.25∶1）。B. 该男孩治疗 4 个月后，身高增长了 4cm。由于全身黏液性水肿消失，注意其体型发生了显著的改变，肌张力改善和面部表情变活泼

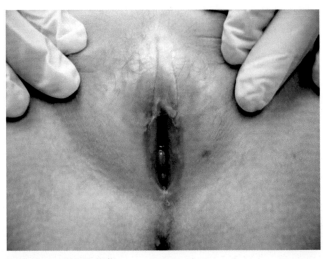

图 543-5　硬化性苔藓

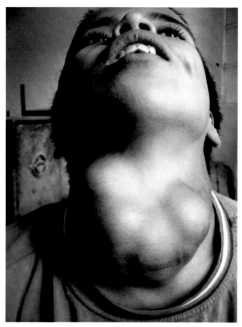

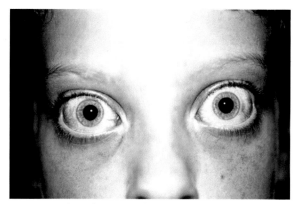

图 562-2　凝视时上睑回缩（Dalrymple 征）

图 561-2　2004 年在摩洛哥北部一个严重碘缺乏病地区发现的一名 14 岁的大结节性甲状腺肿的男孩。他有气管、食管压迫和声音嘶哑的症状，可能由于喉返神经受损所致

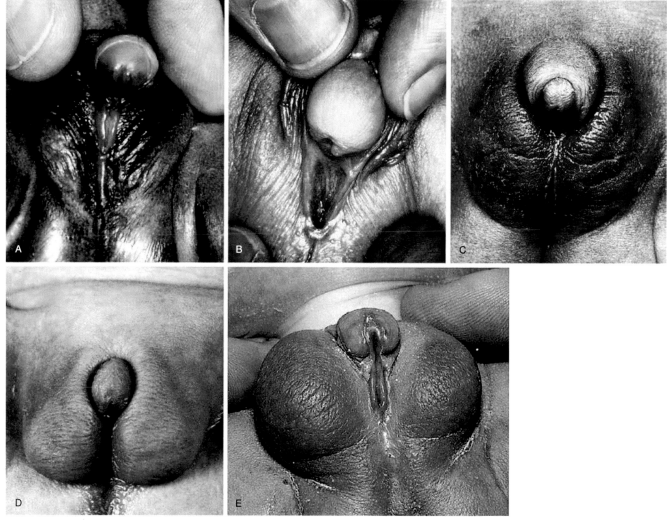

图 582-2　非典型生殖器举例。包括：卵睾性发育异常（A）和先天性男性化肾上腺增生（B~E）

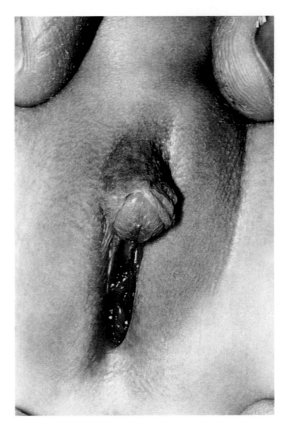

图 582-3　5α - 还原酶缺乏

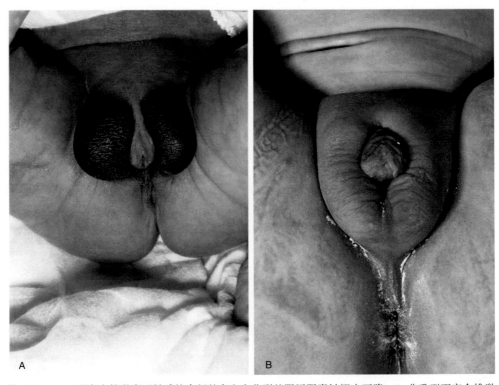

表 582-4　A. 不完全雄激素不敏感综合征的睾丸在分裂的阴唇阴囊皱褶中下降。B. 非重型不完全雄激素不敏感综合征，及严重的尿道下裂和睾丸下降不良

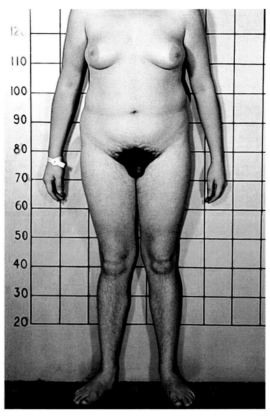

图582-5 青春期不完全雄激素不敏感综合征，作为男性抚养。外周芳香化酶使睾酮转换为雌激素，形成男性乳房增大。阴毛较多提示仅部分抵抗

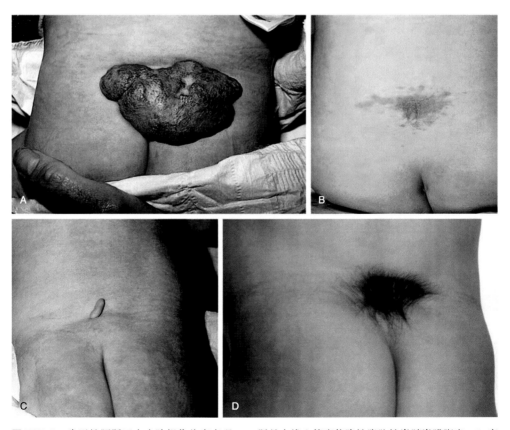

图585-2 先天性腰骶正中皮肤损伤临床表现。A. 骶骨中线血管瘤伴隐性脂肪性脊髓脊膜膨出。B. 表皮窦患者毛细血管畸形伴多毛微斑。C. 脂肪性脊髓脊膜膨出婴儿的人类尾巴伴底层脂肪瘤。D. 多毛中线区域（尾骶部），上覆一片色素沉着

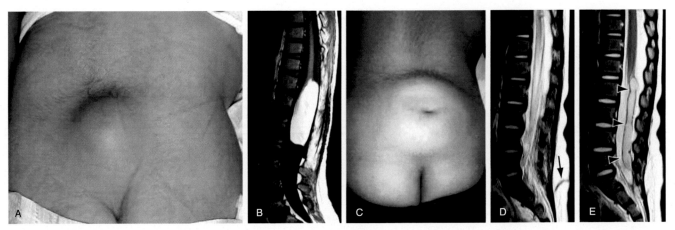

图585-3 隐性脊柱闭合不全临床特点和影像学表现。A. 2个月女婴脊髓脂肪瘤。臀沟中线部位上有皮肤覆盖的腰骶肿块，周围多毛。B. 矢状面 T1 加权像显示巨大硬膜内脂肪瘤，与上脊髓圆锥融合。C. 脂肪瘤和中央皮肤窦道。D、E. 8 岁女童皮肤窦道伴皮样囊肿。矢状窦旁 T2 加权像显示骶部皮肤窦道向下斜入皮下脂肪（箭头方向；D）。正中矢状面 T2 加权像显示硬膜囊内巨大的皮样囊肿（箭头），向上延伸至延髓圆锥末端（E）。肿块比脑脊液信号稍弱，显示为边缘较薄的低信号。

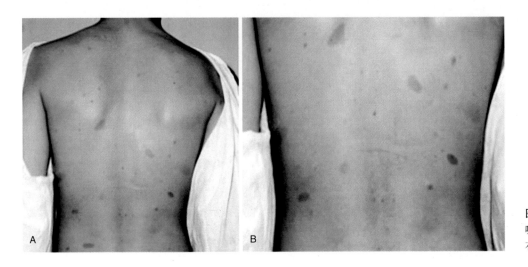

图 589-1 A、B. 背部多个牛奶咖啡斑。注意位于右肩胛骨下和右背部下方的皮肤纤维瘤

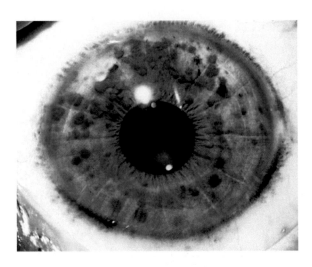

图 589-2 神经纤维瘤 1。虹膜色素错构瘤（虹膜色素缺陷瘤）

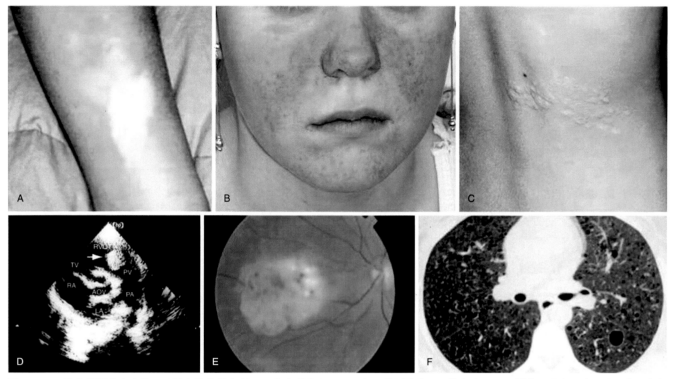

图 589-6 结节性硬化在皮肤、心脏和肺部的表现。A. 色素脱失斑。B. 面部血管纤维瘤。C. 鲨鱼皮斑。D. 横纹肌瘤在超声心动图检查中表现为高回声。E. 视网膜错构瘤。F. 淋巴管肌瘤

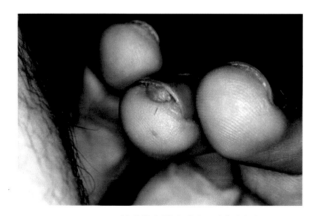

图 589-7 结节性硬化患者的甲周纤维瘤

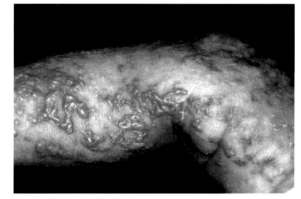

图 589-10 色素失禁症疱疹期

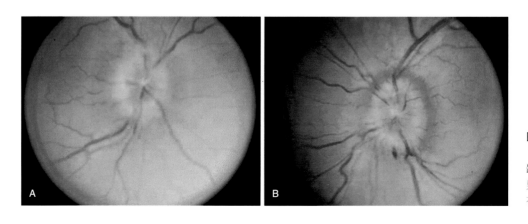

图 597-1 中度视神经乳头水肿（A. 右眼；B. 左眼），一个严重缺铁性贫血导致假性脑瘤的 3 岁男性患者。右眼视神经标记轻度苍白和左眼视神经火焰样出血

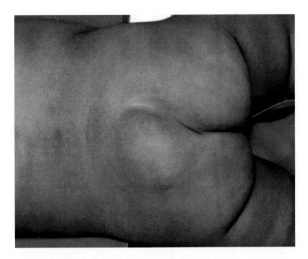

图 598-2　儿童脂肪瘤型脊髓脊膜膨出表现为椎管外肿块和臀沟不对称，臀沟不对称常提示潜在的隐性脊柱裂

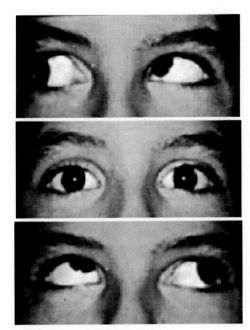

图 615-2　下斜肌亢进

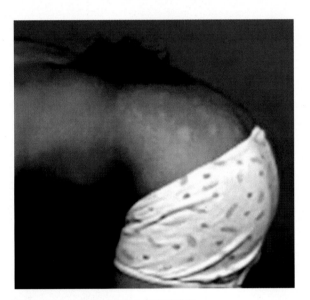

图 598-3　毛斑或多毛症合并脊髓纵裂

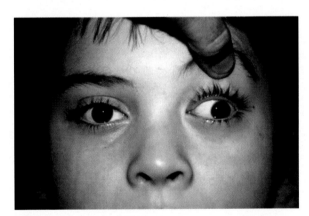

图 615-4　左眼第Ⅲ脑神经麻痹

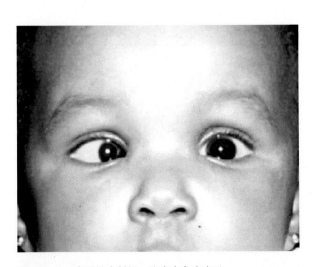

图 615-1　先天性内斜视。注意大角度交叉

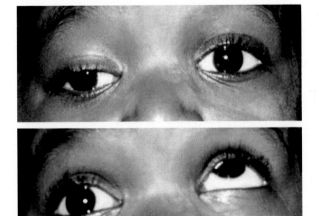

图 615-5　右眼双上提肌麻痹。注意当用受累眼注视时假性上睑下垂消失

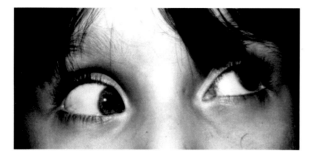

图 615-6 右眼 Brown 综合征

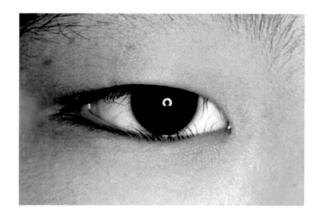

图 616-1 眼睑赘皮

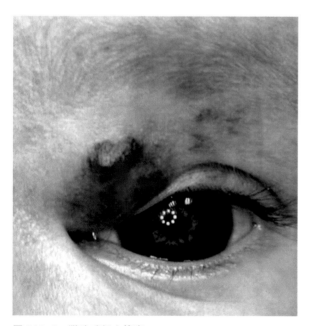

图 616-2 眼睑毛细血管瘤

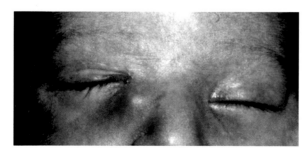

图 617-1 右眼内眦下方的泪囊黏液囊肿

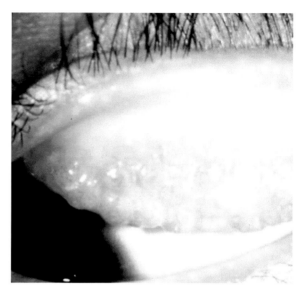

图 618-1 春季结膜炎

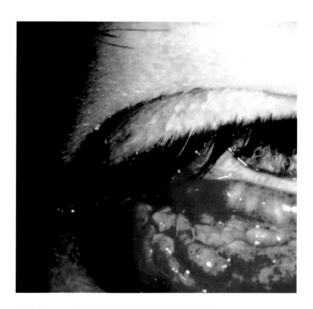

图 618-2 结膜肉芽肿和帕里诺眼腺综合征

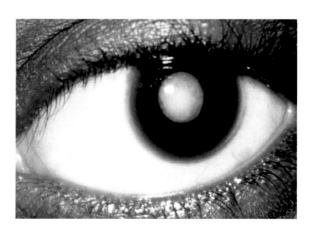

图 620-1 继发于白内障的白瞳症

27

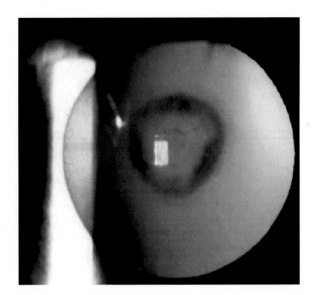

图 620-2　中央层状的白内障

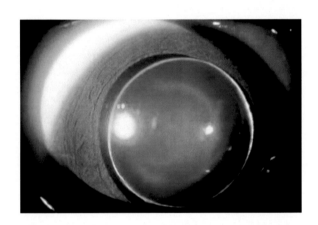

图 620-3　Weill-Marchesan 综合征患者，晶状体完全脱位进入前房

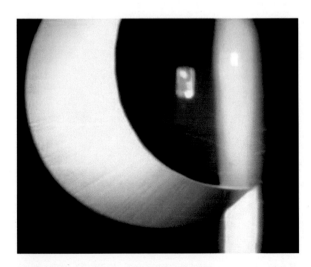

图 620-4　马方综合征的晶状体半脱位

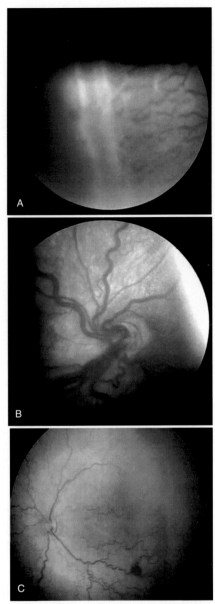

图 622-1　早产儿视网膜病变（ROP）　A.3 期病变，可见嵴和视网膜外血管组织。B.活动期 ROP 附加病变的视网膜血管扩张和迂曲。C.1 区的 ROP 伴附加病变

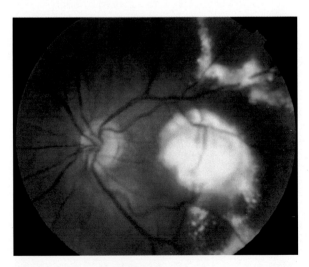

图 622-5　伴大量视网膜渗出的 Coats 病

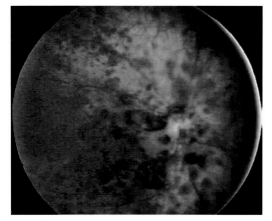

图 622-8　摇晃婴儿综合征（造成神经创伤）。多层大量的视网膜出血至远周边部

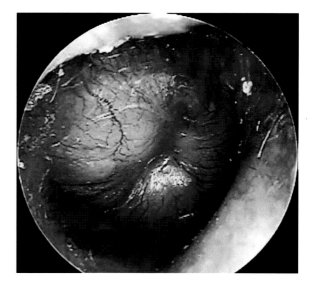

图 632-3　急性中耳炎鼓膜

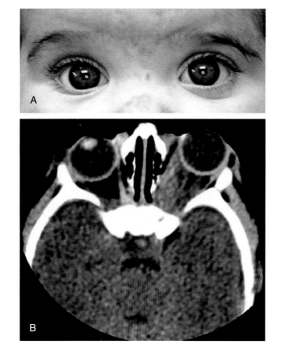

图 625-1　眼眶血管瘤。A. 注意眼球突出。B.CT 检查

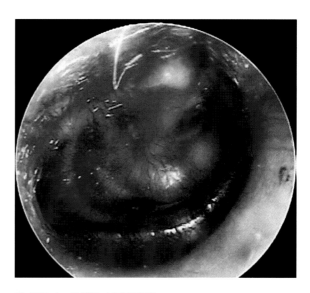

图 632-4　分泌性中耳炎鼓膜

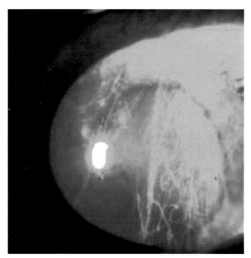

图 627-2　继发于上睑下方异物的垂直走向的线状角膜擦伤

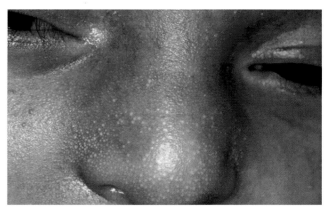

图 639-1　皮脂腺增生。新生儿鼻部的微小黄白色丘疹

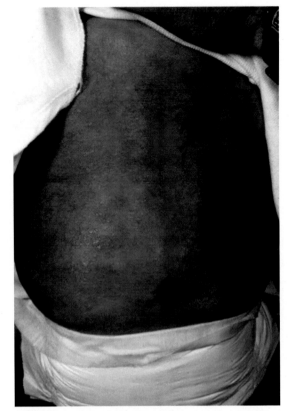

图 639-2　新生儿背部大片蒙古斑

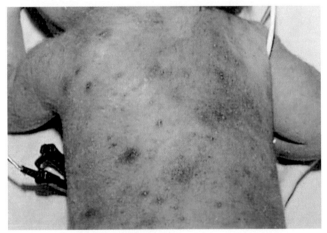

图 639-3　新生儿躯干部的毒性红斑

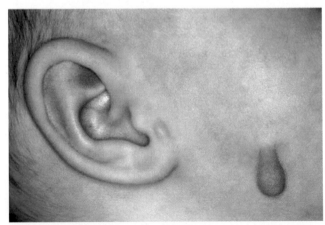

图 640-1　面部沿下颌角分布的副耳屏

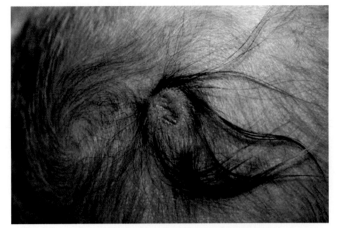

图 640-2　头顶部单发的先天性皮肤缺损，可见"领圈征"

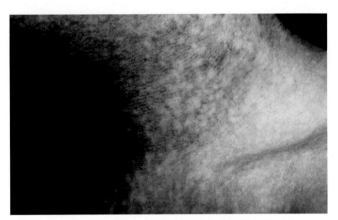

图 640-3　先天性角化不良颈部皮肤网状色素沉着表现

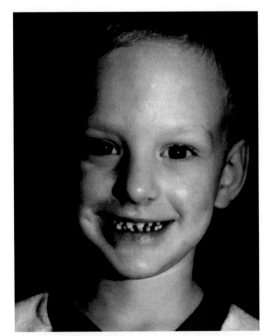

图 641-1　无汗性外胚叶发育不良的患者表现为耳廓尖、毛发纤细、眶周色素沉着、面中部凹陷和钉状齿畸形
摘自陆军医学中心教学文件由 Fitzsimons 提供

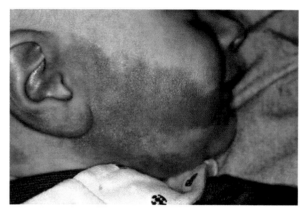

图 642-1 毛细血管畸形。婴儿颊部粉红色斑疹

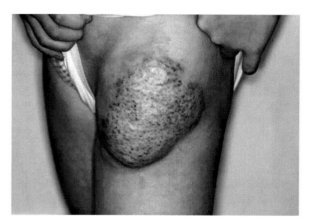

图 642-2 青春期腿部结节性静脉畸形

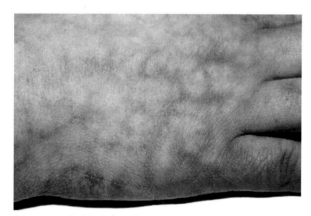

图 642-3 右手部斑点型先天性毛细血管扩张性大理石样皮肤

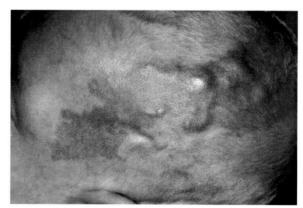

图 642-4 新生儿动静脉畸形（AVM）合并葡萄酒色痣

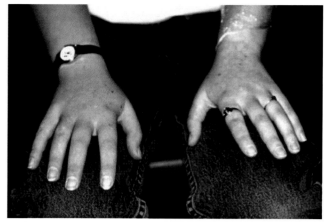

图 642-5 青春期 Klippel-Trenaunay 综合征患者右手及前臂肥大畸形

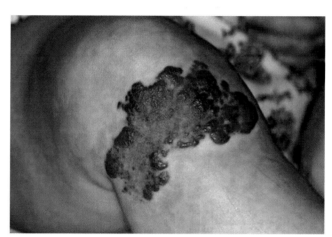

图 642-6 右膝部浅表血管瘤

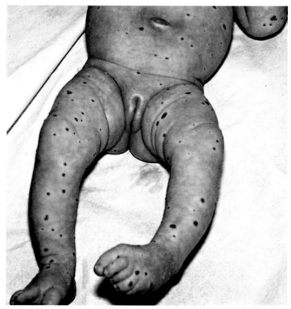

图 642-9 新生儿播散性皮肤（和肝脏）血管瘤病

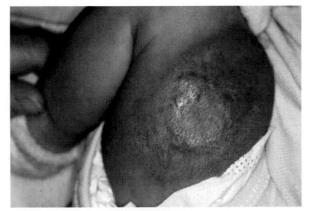

图 642-10　左大腿结节性丛状血管瘤

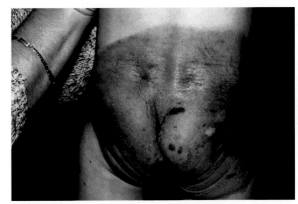

图 643-2　"泳衣"状巨大先天性黑素细胞痣

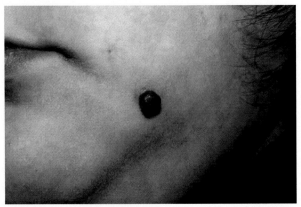

图 642-11　左颊部化脓性肉芽肿

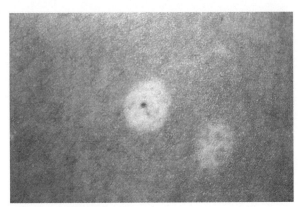

图 643-3　发育良好的晕痣

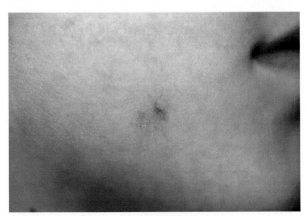

图 642-12　蜘蛛痣，可见中央小动脉

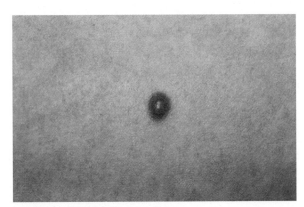

图 643-4　圆顶状红色 Spitz 痣

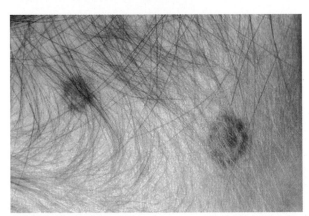

图 643-1　头皮的边缘痣

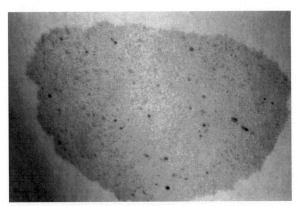

图 643-5　斑痣

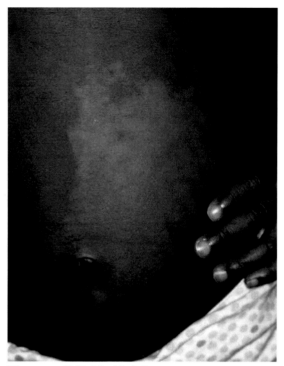

图 643-6　腹部巨大无色素痣

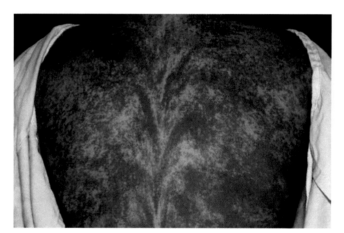

图 643-7　表皮痣（高起鱼鳞病型）

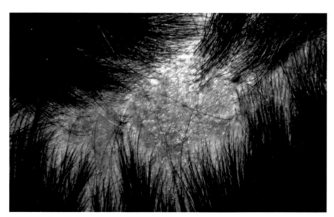

图 643-8　头皮的橘黄色皮脂腺痣

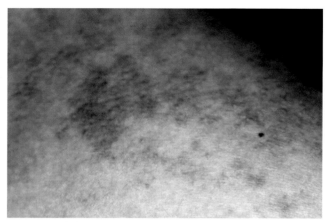

图 643-9　青春期男性肩部的 Becker 痣

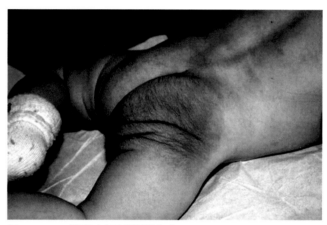

图 643-10　臀部巨大平滑肌错构瘤

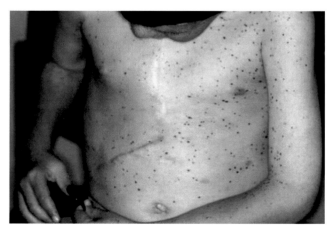

图 644-1　多发雀斑样痣，豹斑综合征 [雀斑样痣伴有心电图异常、眼距过宽、肺动脉瓣狭窄、生殖器异常（包括隐睾症、生殖官能不良、尿道下裂、发育迟缓和神经性耳聋）]

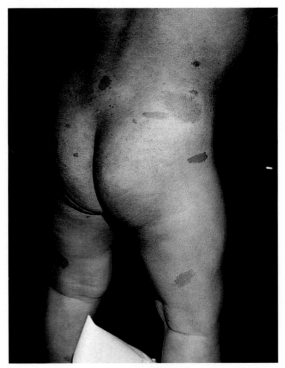

图 644-2 多发咖啡牛奶斑，神经纤维瘤病 1 型患儿

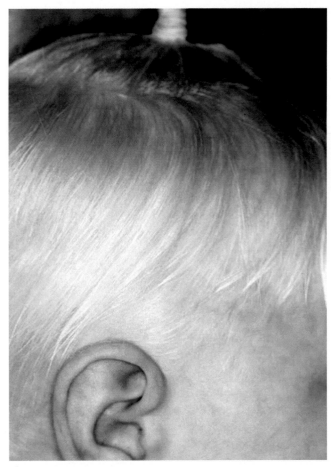

图 645-1 眼皮肤白化病 1 型（OCA1）中的白发和白斑

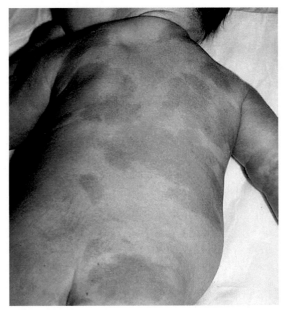

图 644-3 多发呈图案的咖啡斑，McCune-Albright 综合征的患儿

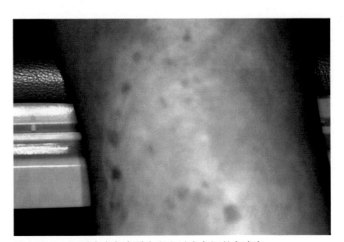

图 645-2 斑驳病中色素脱失斑和过度色沉的色素岛

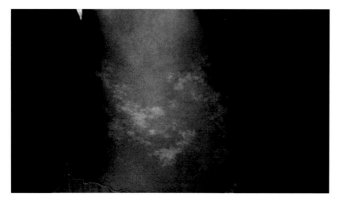

图 645-3　伊藤色素减少症中腹部的大理石样的色素减退条纹

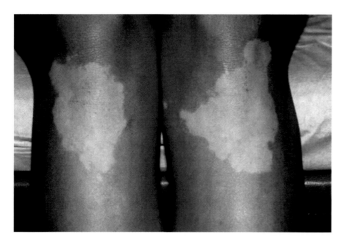

图 645-4　白癜风中界限清楚、对称分布的色素脱失斑

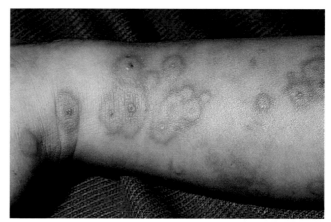

图 646-1　单纯疱疹病毒感染所致的多形红斑患者手背所见的固定性红色斑片样皮疹，中央呈暗紫色

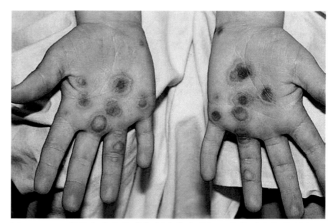

图 646-2　单纯疱疹病毒感染所致的多形红斑患者手掌部位的靶形皮损，也称鹰眼样皮损

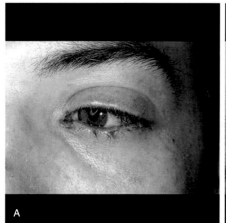

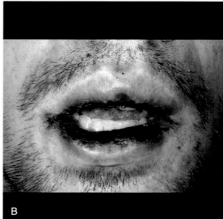

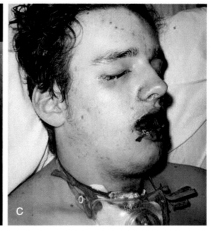

图 646-3　Stevens-Johnson 综合征的典型皮疹。A. 结膜大疱。B. 口腔大疱。C. 口腔进食后形成的黏膜剥脱和糜烂。外阴黏膜糜烂形成的排尿困难

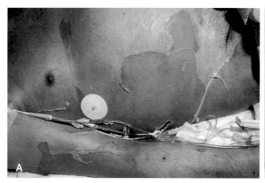

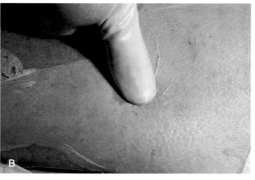

图 646-4　A. 大片状全层表皮剥脱；B. 中毒性表皮坏死松解症患者初期的泛发痛性红斑。数小时后皮疹痛感加重，以手指轻触施加压力后可以造成表皮的剥脱——尼氏征阳性

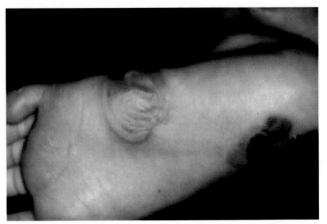

图 646-5 Weber-Cockayne 型单纯性表皮松解症患者足部的大疱样皮损

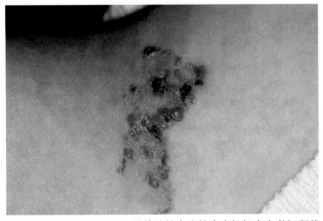

图 646-6 Dowling-Meara 型单纯性大疱性表皮松解症患者红斑基础上的群集水疱样皮损

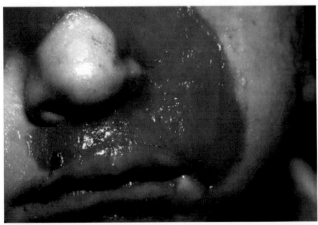

图 646-7 交界性大疱性表皮松解症患者长期不愈合的肉芽肿性皮损

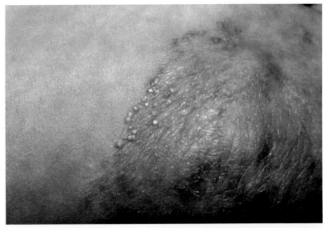

图 646-8 显性营养不良性大疱性表皮松解症患者膝盖部位的瘢痕样皮疹，可见粟丘疹

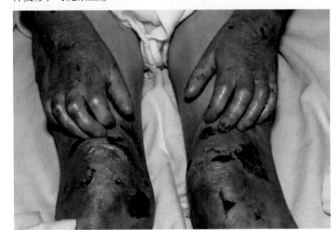

图 646-9 隐性营养不良性大疱性表皮松解症患者手、膝盖部位的严重瘢痕皮损

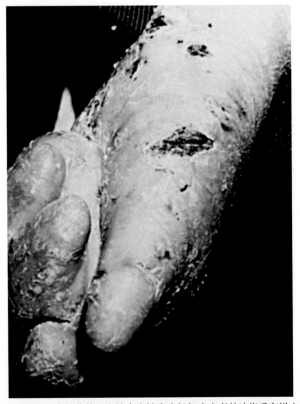

图 646-10 隐性营养不良性大疱性表皮松解症患者的连指手套样皮损

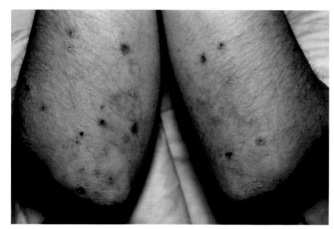

图 646-12 疱疹样皮炎患者肘部形成的多发糜烂皮损

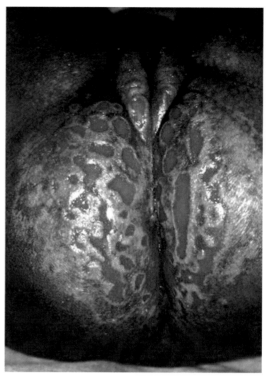

图 647-2 重症糜烂尿布皮炎

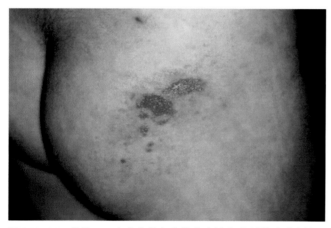

图 646-13 线状 IgA 皮病患者大疱样皮疹的疱壁剥脱后形成的红色糜烂面

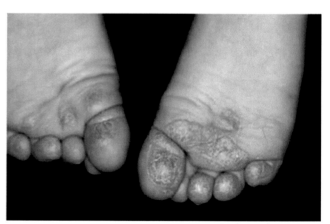

图 647-3 幼年跖部皮病：红斑、鳞屑

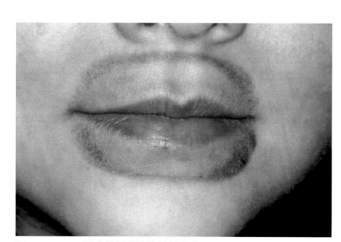

图 647-1 口周舌舔刺激性接触性皮炎

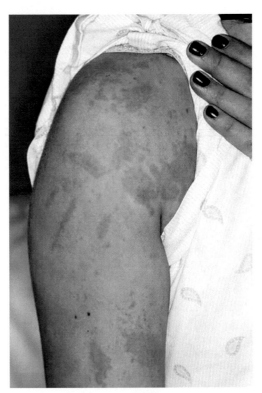

图 647-4　线性皮炎（接触毒葛）

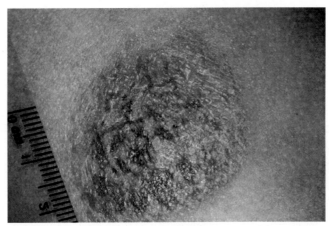

图 647-6　钱币状湿疹：散在、浸润性斑块

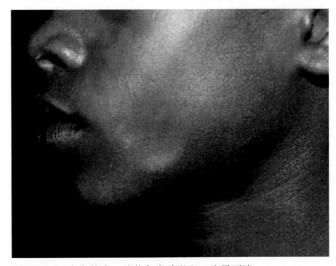

图 647-7　白色糠疹：片状色素减退斑，边界不清

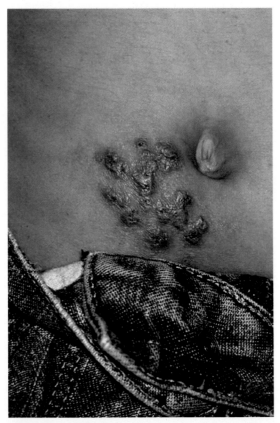

图 647-5　慢性脐周镍皮炎

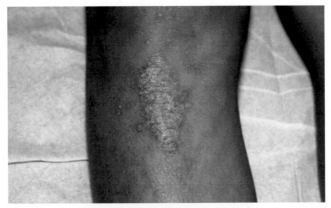

图 647-8　慢性单纯性肥厚性苔藓样斑块

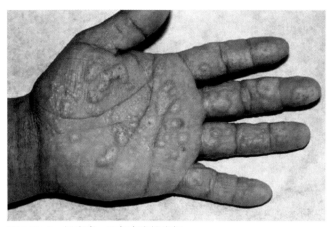

图 647-9　汗疱疹：跖部大疱性皮损

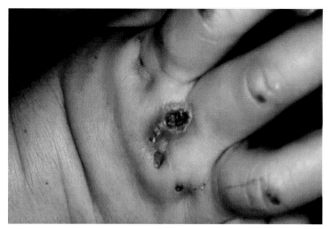

图 648-2　在先天性卟啉症婴儿结痂和溃疡

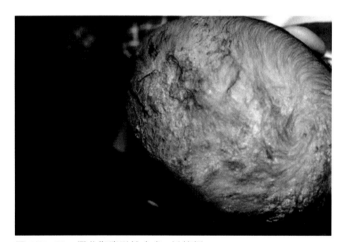

图 647-10　婴儿期脂溢性皮炎：摇篮帽

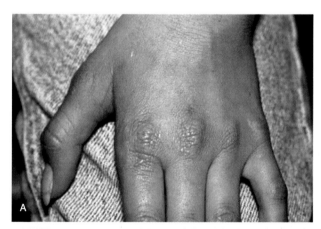

A

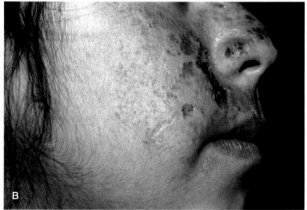

B

图 648-3　卟啉症。A.掌指骨关节增厚的红斑。B.线性痂皮和瘢痕

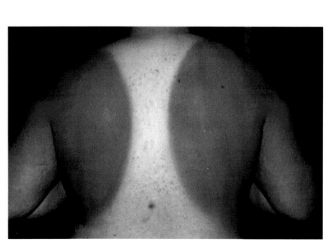

图 648-1　日晒伤。界清、严重的红斑

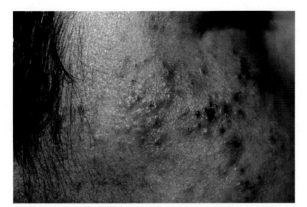

图648-4 日光性痒疹的红斑和表皮剥脱的丘疹

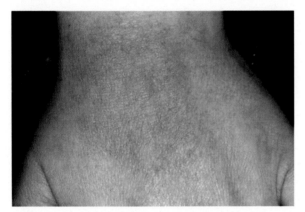

图648-5 人为的 UVA 曝露 5min 后出现的荨麻疹

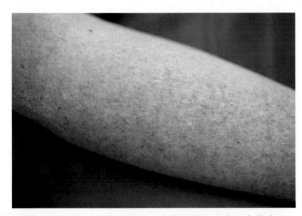

图648-6 着色性干皮病的患儿,色素沉着和光化性角化病

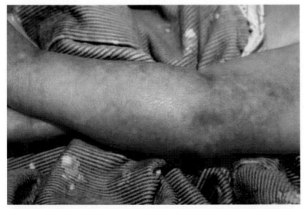

图648-7 Rothmund-Thomson 综合征的的婴儿,手臂的皮肤异色

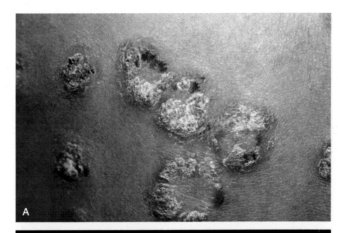

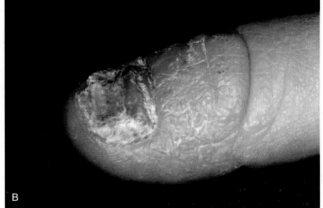

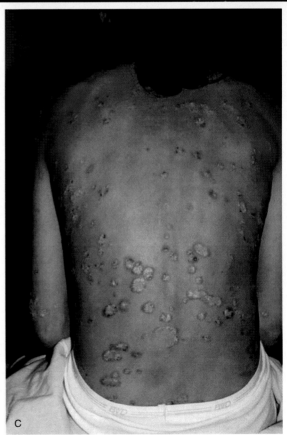

图649-1 A.慢性银屑病斑块。B.银屑病指甲营养不良。C.躯干部广泛分布的点滴状银屑病

40

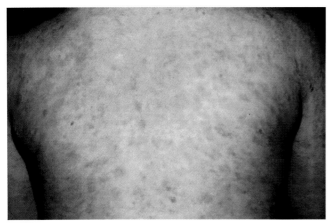

图 649-2 慢性苔藓样糠疹，泛发斑块伴细小鳞屑

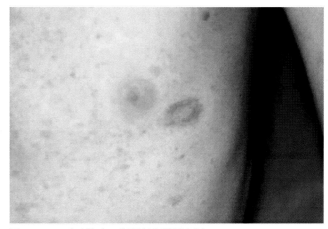

图 649-5 玫瑰糠疹，先驱斑和周围皮损

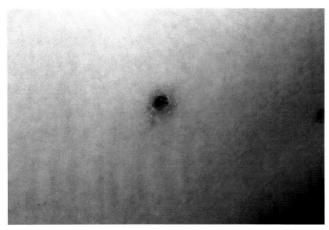

图 649-3 急性苔藓样糠疹，坏死病变，周围红晕

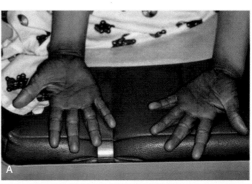

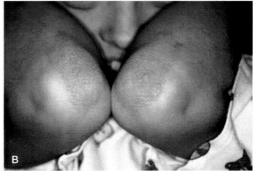

图 649-6 毛发红糠疹，A.手掌角化过度，橙黄色。
B.肘关节病变

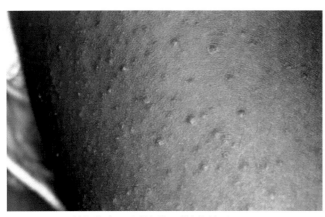

图 649-4 毛周角化病，毛囊角栓，其周围红斑

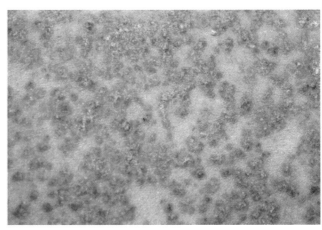

图 649-7 毛囊角化病，背部丘疹聚合呈斑块

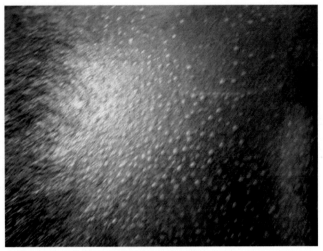

图 649-8　光泽苔藓，均匀的轻度色素减退丘疹

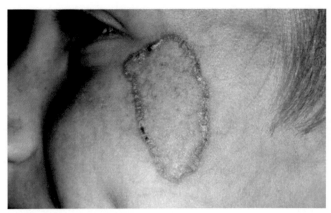

图 649-11　汗孔角化，边缘隆起中央凹陷的斑块

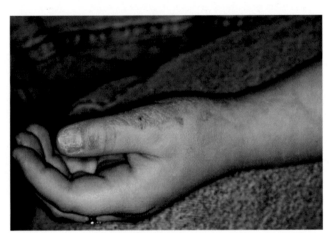

图 649-9　线状苔藓和指甲营养不良

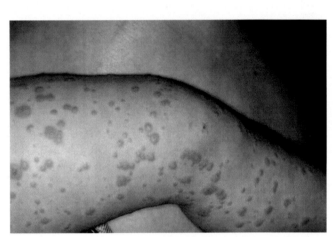

图 649-12　Gianotti-Crosti 综合征，多发、顶部扁平的红色丘疹

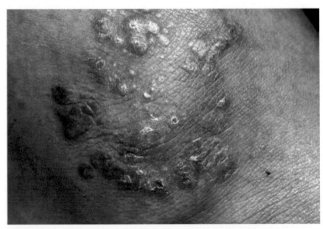

图 649-10　扁平苔藓，紫色多角形丘疹，顶部扁平

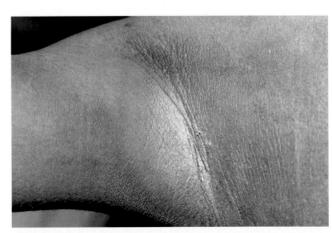

图 649-13　黑棘皮病，腋下天鹅绒般的色素沉着

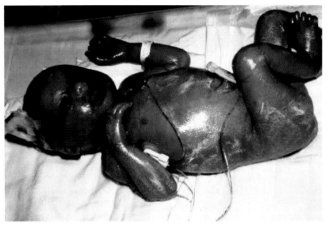

图 650-1　胶样婴儿的典型表现

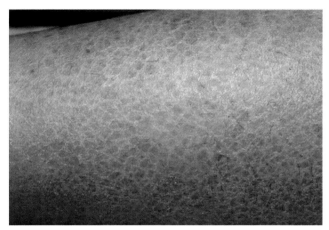

图 650-4　寻常鱼鳞病整个胫前覆盖鳞屑

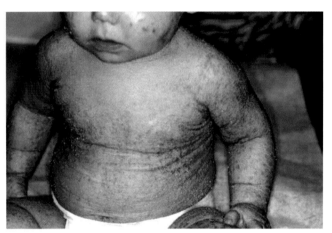

图 650-2　板层状鱼鳞病的泛发鳞屑

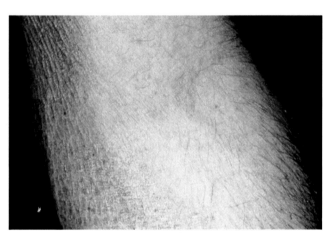

图 650-5　X-连锁鱼鳞病不累及腘窝

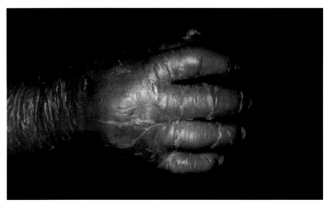

图 650-3　先天性鱼鳞病样红皮病突出的红斑和鳞屑表现

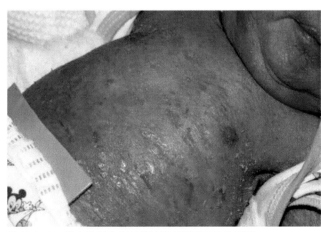

图 650-6　表皮松解角化过度的浅表糜烂和角化过度

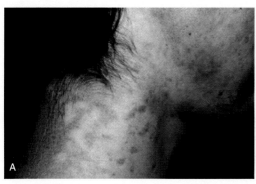
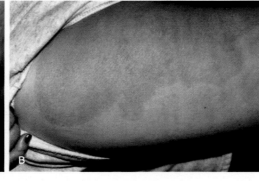

图 650-7 可变性红斑角化症。A.固定的、角化过度性斑块；B.可以动的红斑样皮损

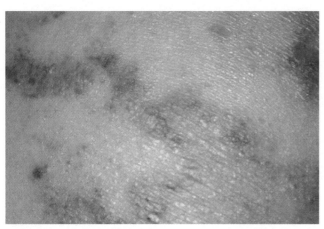

图 650-8 回旋型线状鱼鳞病皮损中可见匍行性红斑和角化

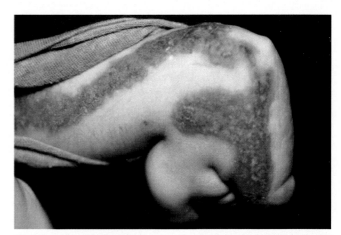

图 650-10 CHILD 综合征（先天性半侧发育不良伴鱼鳞病样红皮病以及肢体缺陷）的肢体发育不良和鱼鳞病样皮疹

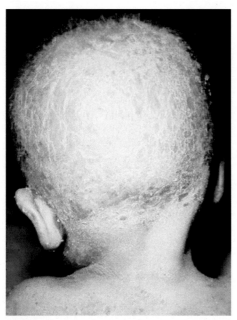

图 650-9 Netherton 综合征头皮非常短的毛发以及厚鳞屑

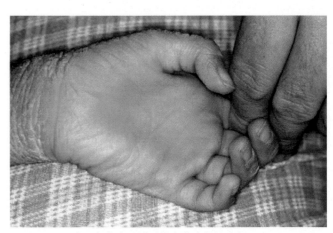

图 650-11 掌跖角化病活检可伴有表皮松解改变

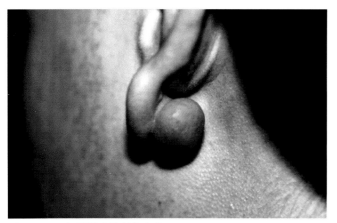

图 651-1　打耳洞后的瘢痕疙瘩

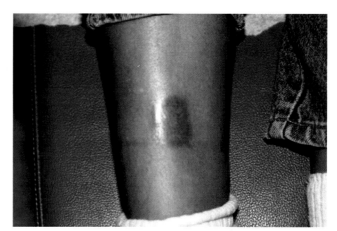

图 651-4　胫前类脂质渐进性坏死的黄色质硬斑块

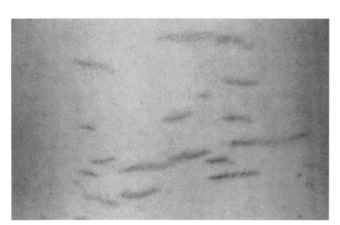

图 651-2　青少年背部的皮纹

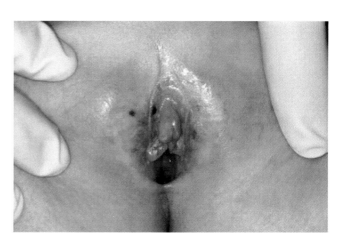

图 651-5　阴道口周围象牙色斑伴出血

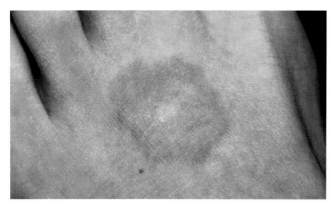

图 651-3　环形肉芽肿病变的特征：环状皮损，周边是凸起的丘疹，中心凹陷

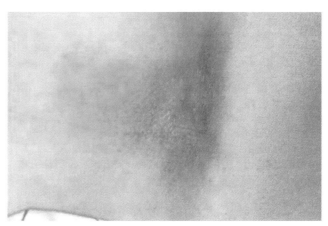

图 651-6　早期硬斑病：红斑，伴色素沉着

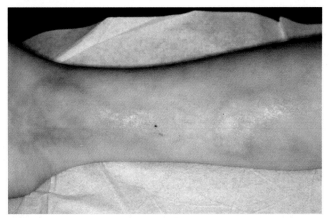

图 651-7　踝关节受累的线性硬皮病

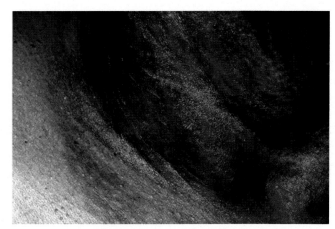

图 651-10　弹性纤维假黄瘤病的斑块融合成卵石样皮肤

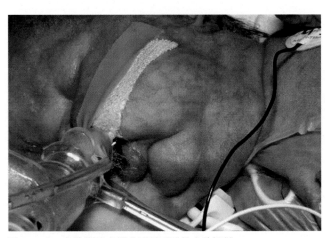

图 651-8　皮肤松弛症婴儿可见下垂的皮肤褶皱

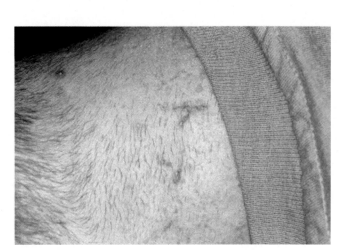

图 651-11　匐行性穿通性弹性纤维病的弧形角化型丘疹

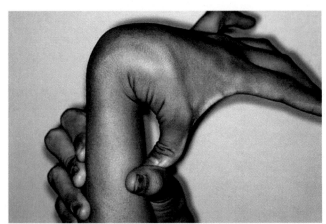

图 651-9　典型爱唐综合征的关节过度伸展

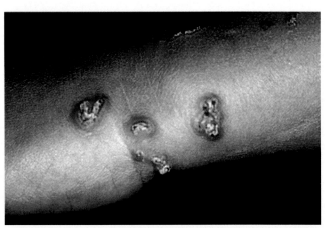

图 651-12　反应性穿通性胶原病的角化型丘疹

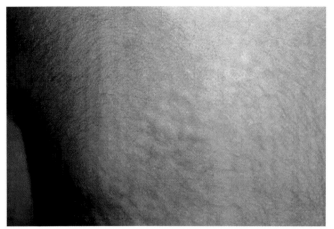

图 651-13　Hunter 综合征中上背部的象牙色丘疹

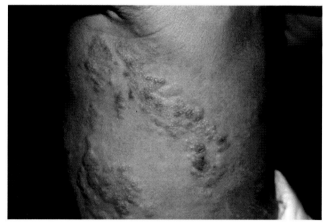

图 651-16　弥漫性皮肤肥大细胞增多症出现严重水疱

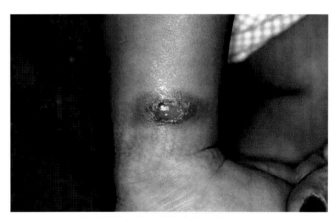

图 651-14　孤立性肥大细胞瘤部分出现水疱

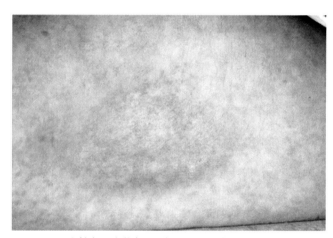

图 652-1　注射类固醇激素后局部出现脂肪萎缩，表面可见红斑

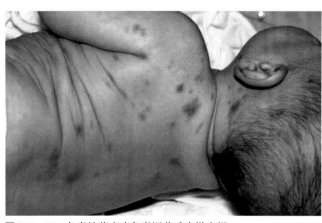

图 651-15　色素性荨麻疹色素沉着丘疹样皮损

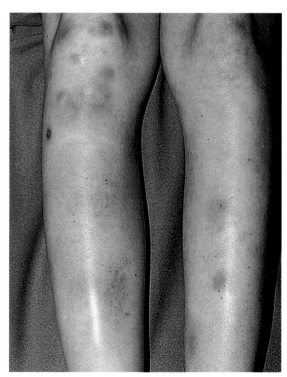

图 652-2　患者为一个小女孩。结节性红斑边界不清晰，触痛

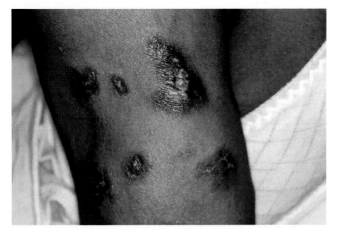

图 652-3　深部狼疮结节与上覆角化性病变的盘状红斑狼疮

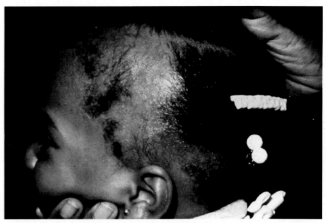

图 654-1　牵引性脱发

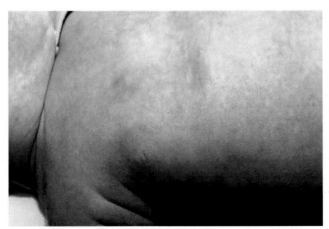

图 652-4　皮下脂肪坏死造成的胸部皮肤紫红色浸润性结节

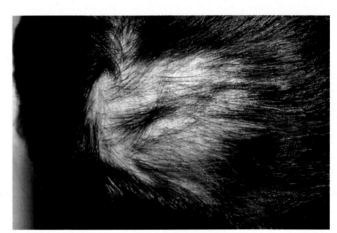

图 654-2　毛发牵拉。毛发在不同长度折断

图 653-1　晶痱表浅、清亮的滤泡

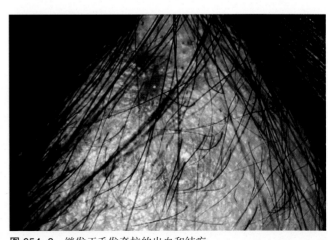

图 654-3　继发于毛发牵拉的出血和结痂

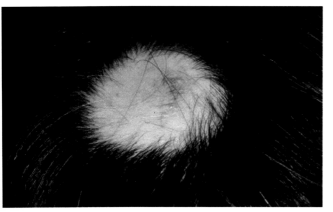

图 654-4 圆形秃发斑与正常外观头皮

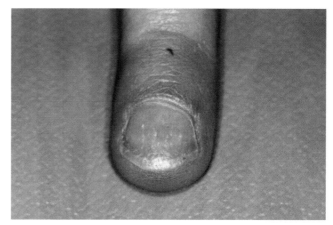

图 654-6 斑秃患者的多发甲凹点

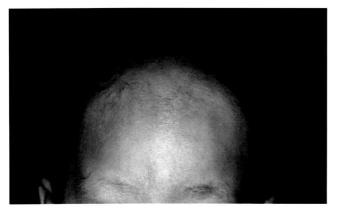

图 654-5 全秃：全部头发脱落

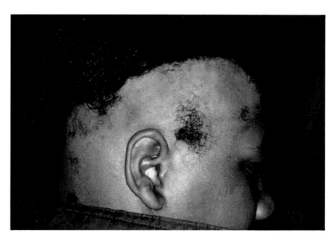

图 654-7 匐行性脱发样斑秃

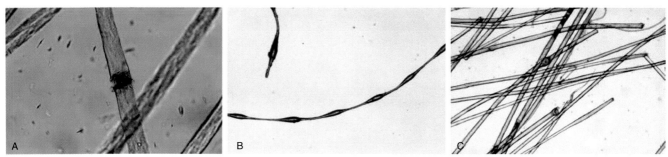

图 654-8 A.显微镜下可见结节性脆发症的毛发断裂。B.念珠状发的毛发小珠。C.Netherton 综合征的杯状异常毛发

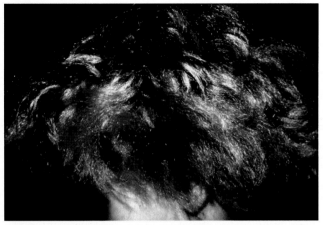

图 654-9 蓬发综合征患者的杂乱银色金发

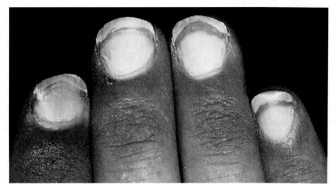

图 655-3 Terry甲。甲床是白色，在远端末端可见一粉红色窄带

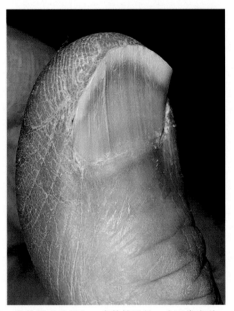

图 655-1 匙状甲（反甲）。多数情况是一个正常变种

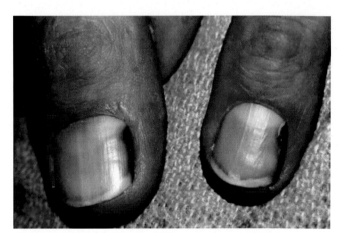

图 655-4 继发于假单胞菌感染的甲缘绿/黑变色

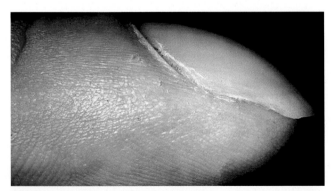

图 655-2 杵状指。远侧指骨增大至圆球形，指甲扩大并且变弯、变硬、增厚

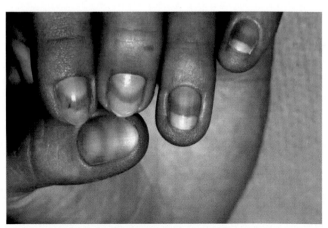

图 655-5 继发于口服四环素和紫外线照射的远端甲分离

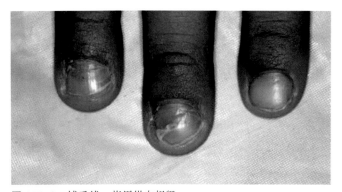

图 655-6 博氏线。指甲纵向损毁

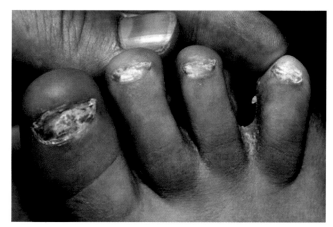

图 655-9 继发于皮肤癣菌感染的变色、角化过度以及破碎的趾甲

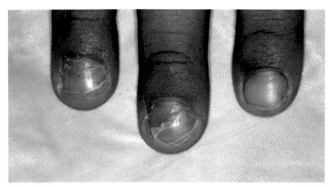

图 655-7 脱甲病。近端甲床分离

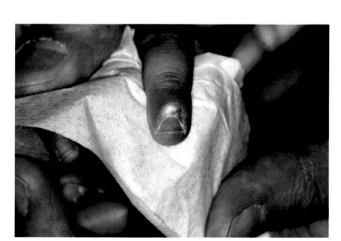

图 655-10 继发于金黄色葡萄球菌的急性甲沟炎

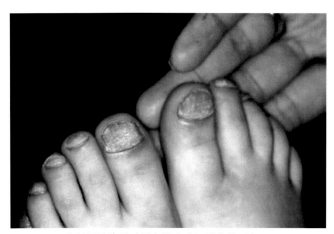

图 655-8 指甲粗糙脆裂时所有指（趾）甲营养不良

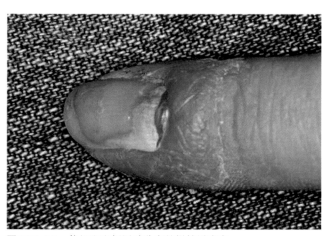

图 655-11 伴红斑和侧甲襞分离的慢性甲沟炎

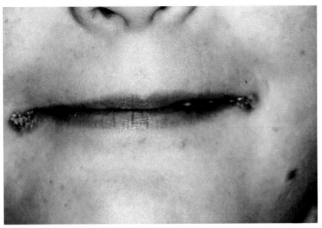

图 656-1 口角炎

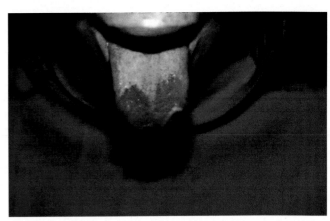

图 656-4 地图舌

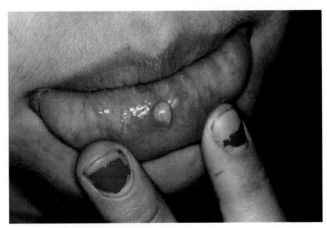

图 656-2 下唇黏液囊肿

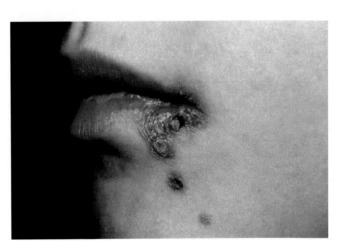

图 657-1 脓疱疮多处结痂及渗出性皮损

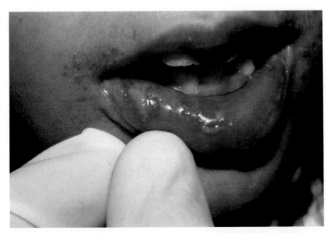

图 656-3 下唇口腔溃疡

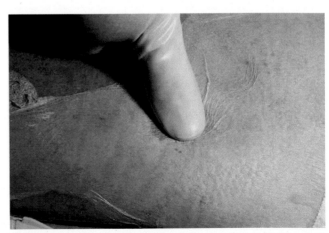

图 657-2 尼氏征。拇指轻轻按压皮肤，其皱褶向外侧延伸，与真皮分离

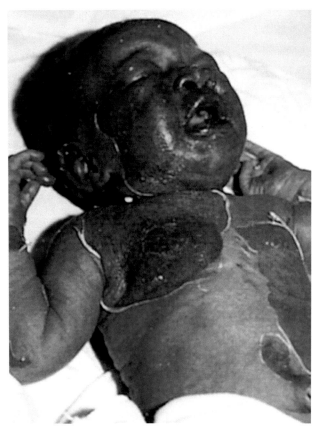

图 657-3　葡萄球菌烫伤样皮肤综合症婴儿

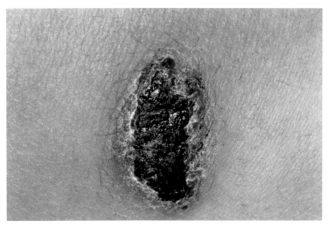

图 657-4　深脓疱疮表面干燥、紧密粘着的结痂

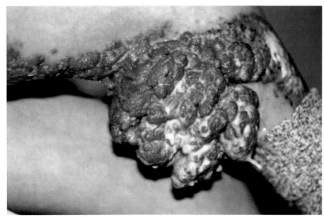

图 657-5　增殖性脓皮病的大的增殖性皮损

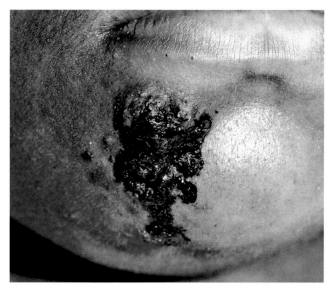

图 657-6　皮肤芽生菌病。15 岁男孩下巴疣状外生性红色斑块，伴有呼吸系统症状和骨痛

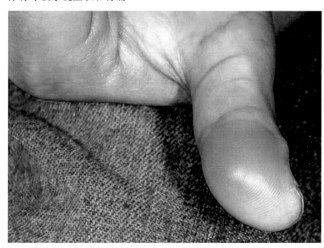

图 657-7　水疱性指炎。7 岁女孩拇指水肿和紧致水疱。疱液培养出金黄色葡萄球菌，而不是更常见的 A 组乙型溶血性链球菌（GABHS）

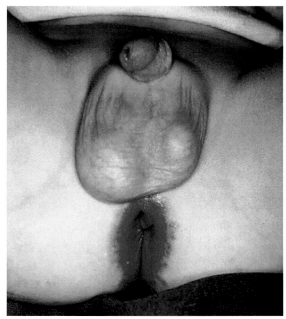

图 657-8　肛周葡萄球菌皮炎。亮红色红斑伴有湿润、柔软的表面

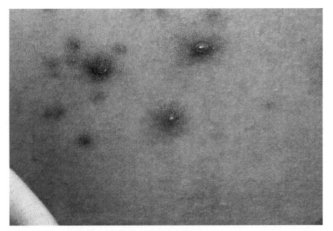

图 657-9　毛囊炎。多发的脓疱性毛囊炎

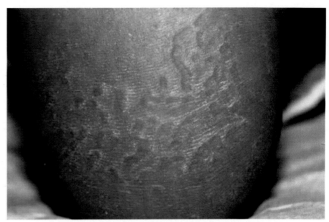

图 657-12　窝状角质松解的角质层浅表糜烂

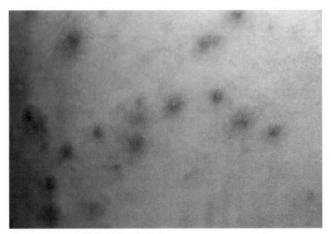

图 657-10　毛囊炎的丘疹和脓疱

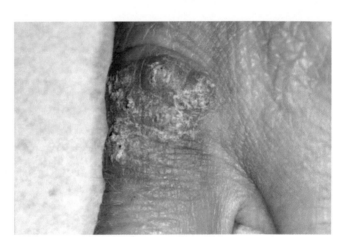

图 657-13　海鱼分枝杆菌感染的紫色的疣状斑块

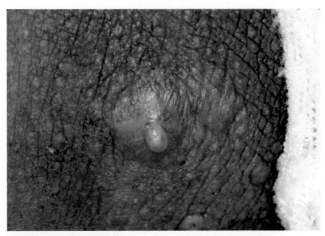

图 657-11　疖破裂排脓

图 658-1　躯干上部花斑癣的典型皮损：大小不等的边界清晰的色素沉着斑

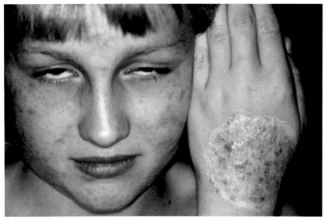

图 658-2 癣菌疹：与严重的手癣相关的面部丘疹

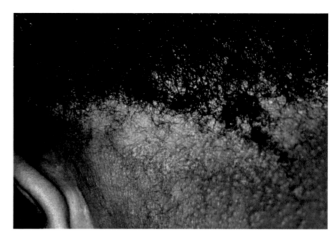

图 658-4 头癣酷似脂溢性皮炎

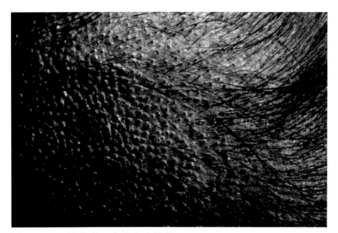

图 658-3 黑点癣：病发出皮就断

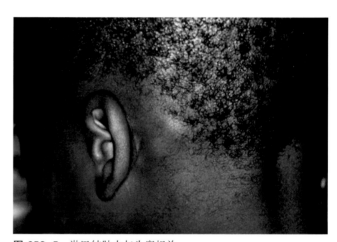

图 658-5 淋巴结肿大与头癣相关

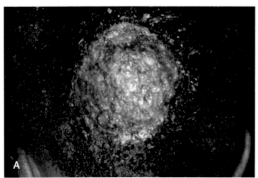

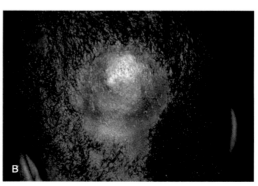

图 658-6 A. 脓癣：头皮可见潮湿的肉芽肿性斑块。B. 脓癣后瘢痕形成。

55

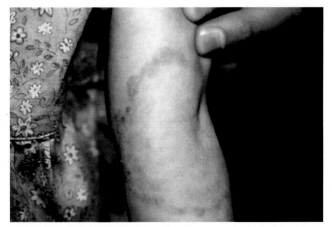

图 658-7　体癣中央消退形成环状斑块

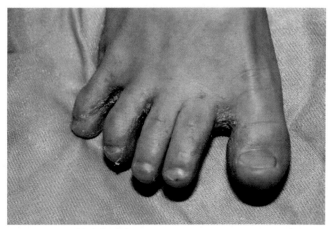

图 658-10　趾间型足癣

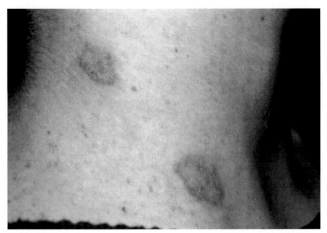

图 658-8　体癣中央未消退

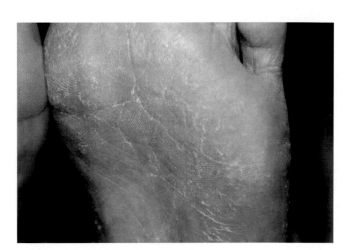

图 658-11　弥漫性红斑型足癣

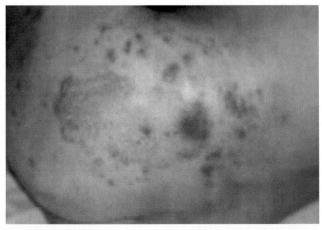

图 658-9　在局部使用超强效激素后，可见毛囊性丘疹、脓疱形成的 Majocchi 肉芽肿

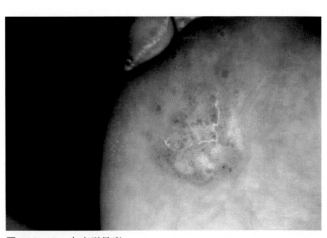

图 658-12　水疱型足癣

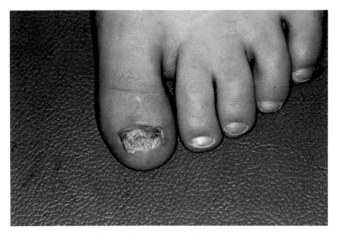

图 658-13 甲真菌病中指甲的过度角化

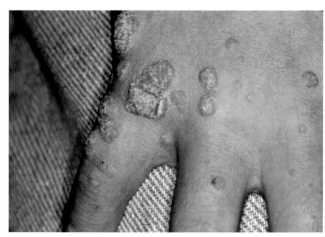

图 659-1 手背部疣状丘疹

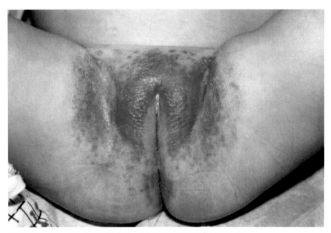

图 658-14 由念珠菌感染引起的红斑融合成斑块

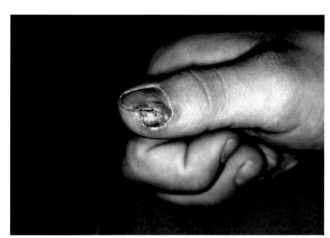

图 659-2 甲周疣伴甲损坏

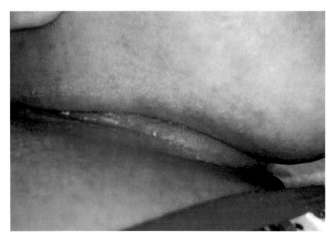

图 658-15 颈部间擦部位的念珠菌感染

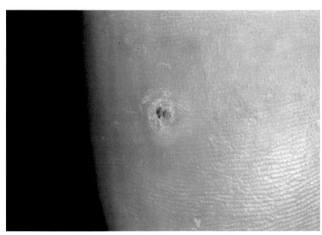

图 659-3 角化性跖疣

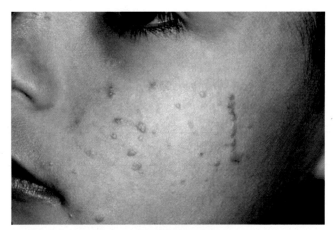

图 659-4 面部沿外伤分布的多发性扁平疣

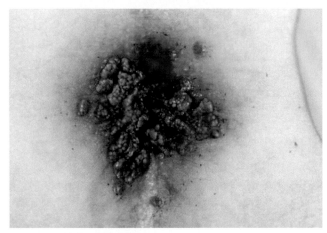

图 659-5 幼儿肛周尖锐湿疣

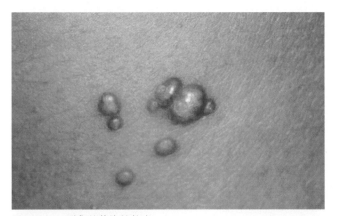

图 659-6 群集的传染性软疣

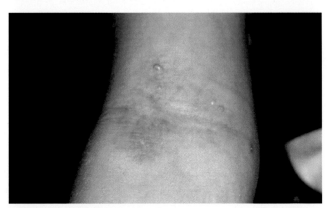

图 659-7 皮炎周围的传染性软疣

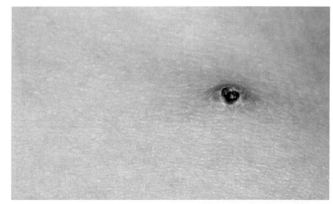

图 659-8 感染的传染性软疣。早期传染性软疣部位的陈旧性丘疹

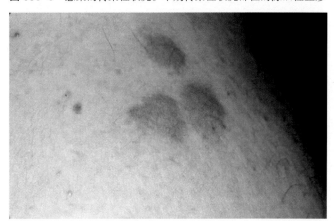

图 660-1 臭虫叮咬后的瘙痒性丘疹

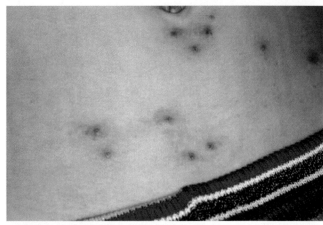

图 660-2 丘疹样荨麻疹中的红褐色丘疹

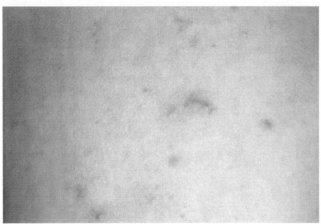

图 660-3 典型的疥疮隧道

58

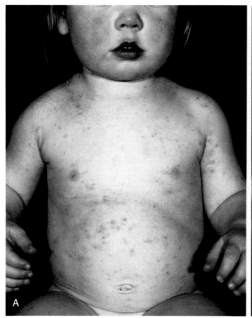

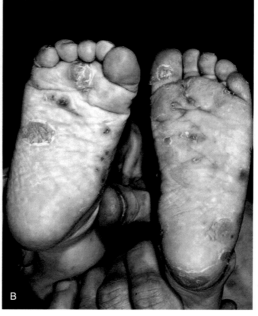

图660-4　A.婴儿弥漫性疥疮，面部很明显，皮损主要位于腋下、胸部和腹部。B.疥疮，掌跖感染常见于婴儿，水疱样损害全部破裂

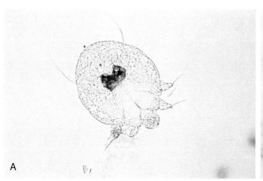

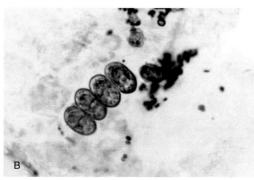

图660-5　A.刮擦获得的人疥螨。B.疥螨卵和粪便

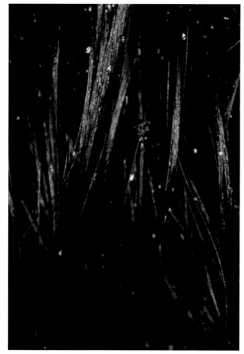

图660-6　人毛发中完整的卵

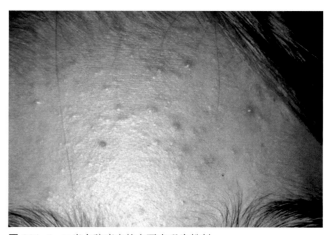

图661-1　7岁女孩痤疮的主要表现为粉刺

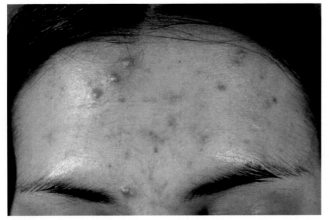

图 661-2　炎性的丘疹和脓疱

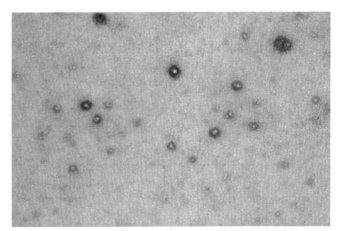

图 661-7　激素性痤疮单一的丘疹

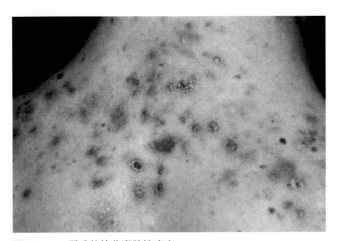

图 661-3　严重的结节囊肿性痤疮

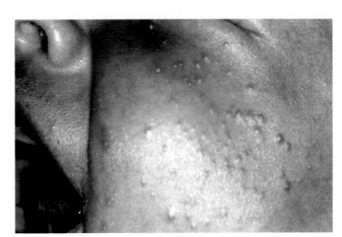

图 661-8　一例新生儿的粉刺性痤疮

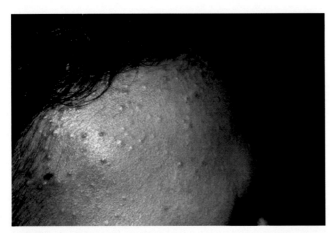

图 661-4　沿着发际线的发膏剂痤疮

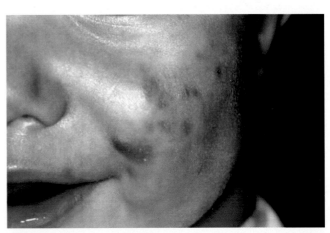

图 661-9　炎症性的婴儿痤疮

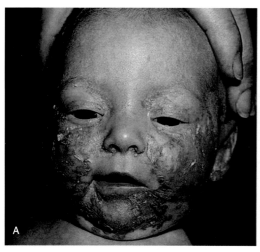
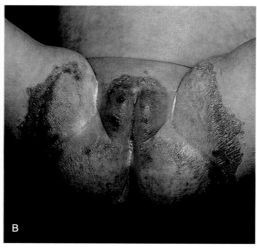

图 663-1　A.口周皮疹。B.尿布区皮疹。本患者为母乳情况下锌缺乏，皮损为典型锌缺乏的皮肤表现

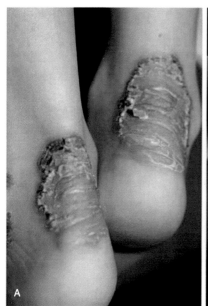
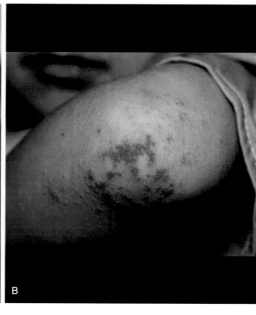

图 663-2　A.锌缺乏致踝关节处银屑病样皮损。B.肘部相似皮损

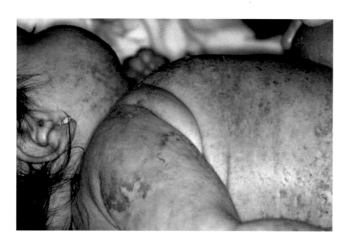

图 663-3　恶性营养不良症所致糜烂及鳞屑

步态

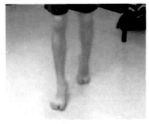

A. 观察儿童用足尖行走

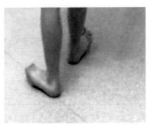

B. 观察儿童用足跟行

手臂

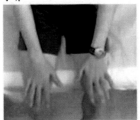

C. 伸出双手并掌心朝下

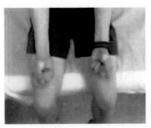

D. 掌心朝上并握拳。并将拇指与食指捏在一起

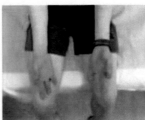

E. 用拇指接触各指尖

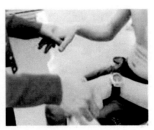

F 挤压掌指关节

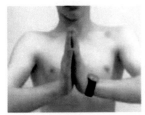

G. 双手掌心相对并拢

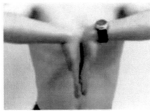

H. 双手背相对并拢

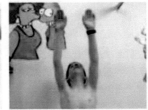

I. 看屋顶，伸双上肢，指尖朝上 J. 双手放于颈后

腿

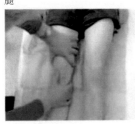

K. 浮膑试验

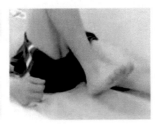

L. 屈伸膝关节。主动活动膝关节感受捻发音

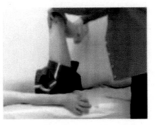

M. 髋关节内旋被动屈膝 90°

脊柱

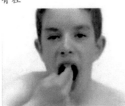

N. 张口并将自己中间三指放于口腔中

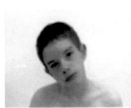

O. 颈部侧方弯曲并尽量使耳部与肩部接触

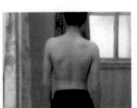

P. 观察脊柱后侧

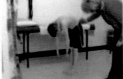

Q. 弯腰用手指接触足趾，从侧方和后方观察脊柱曲度

图 665-1 儿童步态的组成：如图所示，包括上肢、下肢和脊柱（pGALS）的运动。筛选问题：①你的关节、肌肉或背部有疼痛或僵硬吗？②在你独自穿衣时有困难吗？ ③在你上下楼梯时有困难吗

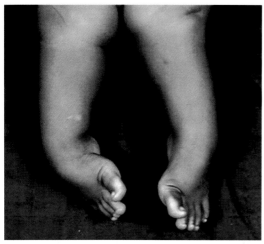

图 666-2　临床图片展示马蹄内翻足

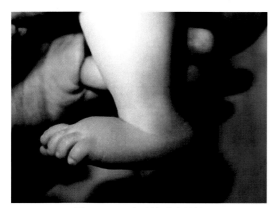

图 666-3　先天性垂直距骨

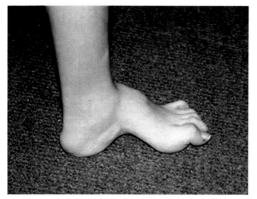

图 666-6　临床图片展示高弓足

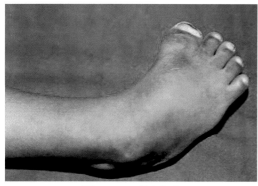

图 666-9　蹞趾多趾

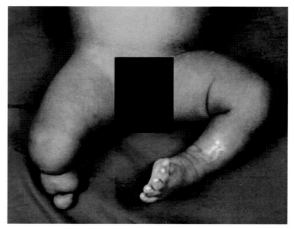

图 666-10　环状束带综合征与先天性截肢

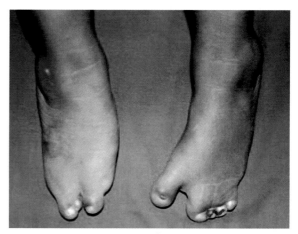

图 666-11　环状束带综合征与足

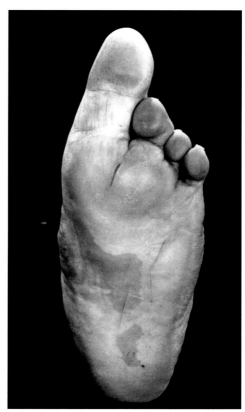

图 666-12　蹞趾巨趾并 Proteus 综合征

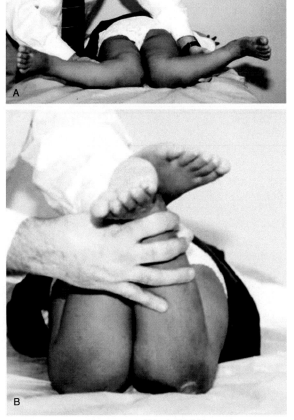

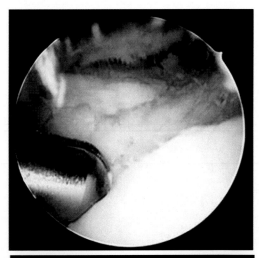

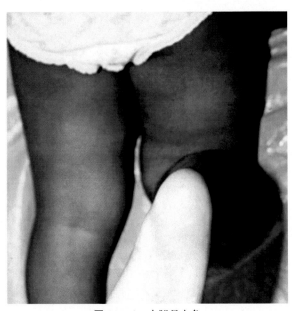

图 667-4 前倾角的测量

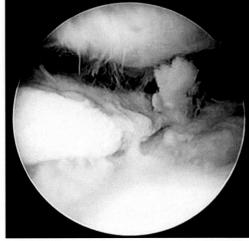

图 669-1 盘状半月板关节镜图像和关节镜下半月板切除术刨削

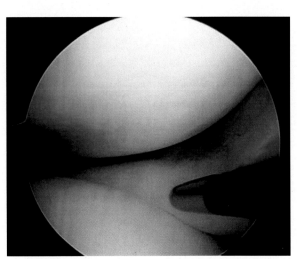

图 667-6 大腿足夹角

图 669-2 典型关节镜下剥脱性骨软骨炎病变图像

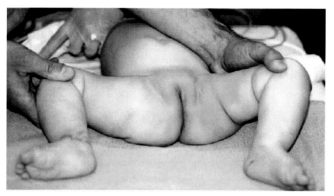

图 670-4　先天性髋关节发育不良的患儿大腿皮纹不对称

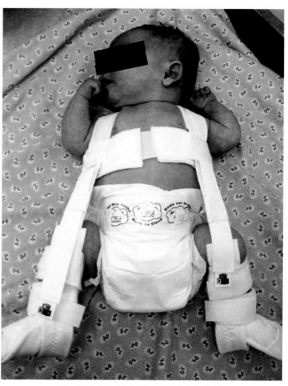

图 670-9　帕夫利克约束带的照片

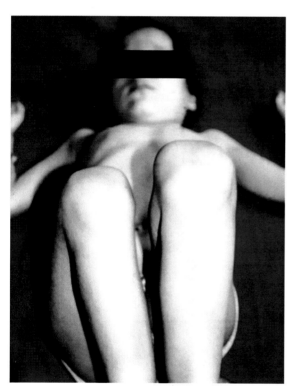

图 670-5　未治疗的先天性髋关节发育不良患儿出现 Galeazzi 征阳性

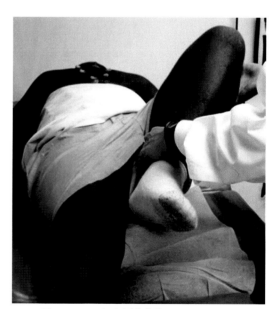

图 670-14　极度屈曲外旋：knee-axilla 征

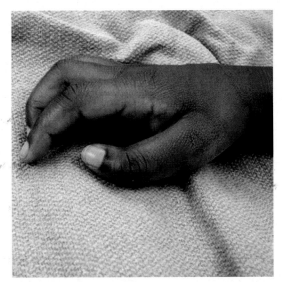

图 673-3　拇指指弯曲

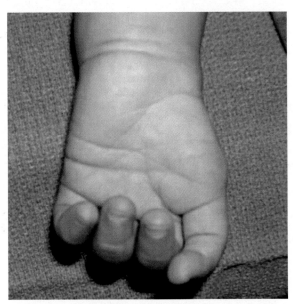

图 673-4　先天性拇指缺如

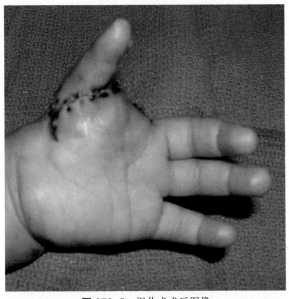

图 673-5　拇化术术后图像

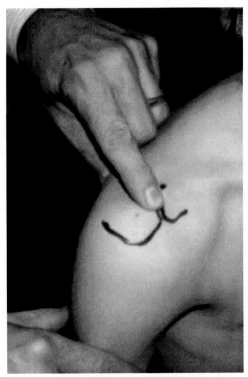

图 679-4　肩锁关节触诊

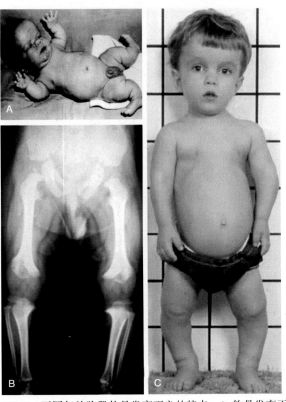

图 687-3　不同年龄阶段软骨发育不良的特点。A.软骨发育不良婴儿有巨头，前额突出，颜面中部发育不良，胸廓小，肢体肢根型短缩，皮肤松弛皱褶，关节过度松弛，注意手短指和三叉戟畸形，内收的髋关节。B.软骨发育不良孩子典型的影像学表现。所有的管状骨都短，但腓骨相对胫骨较长。股骨远端骨骺有突起到干骺端，形成军装 V 型畸形，胫骨近端也有少部分。髂骨是圆形的，髋臼顶水平，骶骨坐骨凹陷小。C.3 岁软骨发育不良的典型特点见A。注意没有过多的皮肤皱褶，关节松弛也改善，肢体肢根型短缩更明显，伴有胫骨弓状畸形

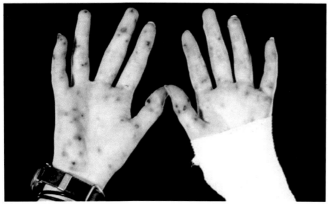

图 705-1　鼠咬热患者手部小的暗红色的斑丘疹

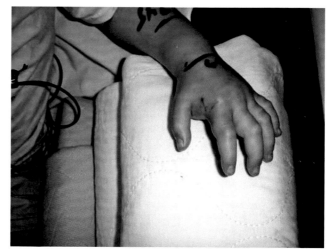

图 706-2　一个 2 岁男孩被南太平洋响尾蛇咬伤。注意尖牙痕迹，肿胀和组织瘀伤。（照片摄于受伤 2h 后）

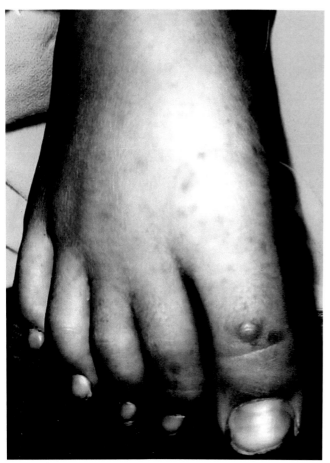

图 705-2　鼠咬热患者病情进展过程中第一和第三脚趾的血泡

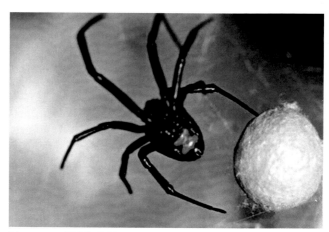

图 706-3　黑寡妇蜘蛛，Latrodectusmactans，拍摄于对移民劳工营病媒的研究中。虽然蜘蛛大多是对人无害，但两个属，Latrodectus 属黑寡妇蜘蛛和 Loxosceles 属，包括棕色隐士蜘蛛，叮咬对人有毒

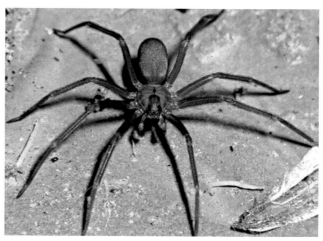

图 706-4　雄性隐蛛。请注意头胸部和背部的不同提琴形标记